U0267040

WANG ZHONGCHENG
王忠诚
神经外科学
NEUROSURGERY

王忠诚　主编　张玉琪　副主编

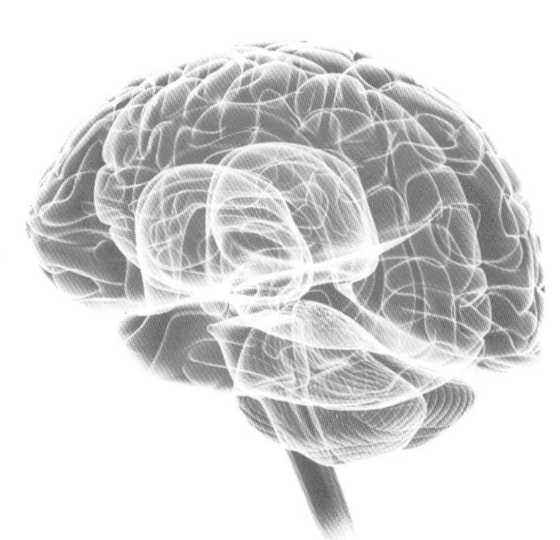

長江出版傳媒　湖北科学技术出版社

图书在版编目（CIP）数据

王忠诚神经外科学 / 王忠诚主编；张玉琪编. －2版. —武汉：湖北科学技术出版社，2015.1（2023.7 重印）

ISBN 978-7-5352-7240-9

Ⅰ. ①王… Ⅱ. ①王… ②张… Ⅲ. ①神经外科学 Ⅳ. ①R651

中国版本图书馆CIP 数据核字（2015）第 250253 号

策　　划：那拓祺　熊木忠

责任编辑：熊木忠　　　　封面设计：戴　旻

出版发行：湖北科学技术出版社　　　　电　　话：027-87679468

地　　址：武汉市雄楚大街 268 号（湖北出版文化城 B 座 13-14 层）　　　　邮　　编：430070

网　　址：http://www. hbstp.com. cn

印　　刷：湖北恒泰印务有限公司　　　　邮　　编：420223

889 × 1194　1/16　　68 印张　　6 插页　　2290 千字

2005 年 3 月第 1 版　　2015 年 1 月第 2 版　　2023 年 7 月第 18 次印刷

定　　价：368.00 元

主编简介

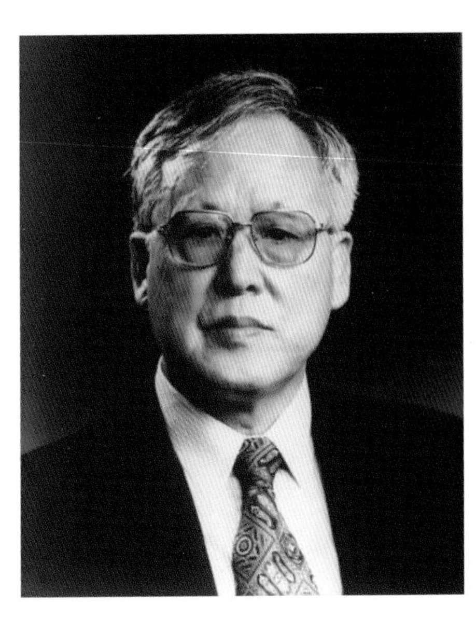

王忠诚(1925 年 12 月 -2012 年 9 月),1950 年 6 月毕业于北京医学院(现北京大学医学院)。历任北京宣武医院院长、北京市神经外科研究所所长、北京天坛医院院长、清华大学临床神经科学研究院院长等职务,是中国工程院院士、首都医科大学教授、清华大学双聘教授。是国家最高科学技术奖获得者。

王忠诚院士是我国神经外科事业的开拓者之一,在 1950 年代协助组建了北京市的神经外科系统, 在 1960 年代协助组建了北京市神经外科研究所, 在 1970 年代重建了北京天坛医院,2011 年组建了清华大学临床神经科学研究院。于 1985 年创建了中华医学会神经外科学分会(任首届主任委员),于 1986 年创办了《中华神经外科杂志》(任首届总编辑),于 2004 年创建了中国医师协会神经外科分会(任首届会长)。他用毕生所获得的奖励金,成立了北京市王忠诚医学基金会,继续资助中国神经外科事业的发展。

王忠诚院士是著名的医学科学家,在神经外科诊断、治疗、科研、教学、预防各个方面都进行了系统研究,取得了突出成就,在中枢神经系统肿瘤、脑血管疾病、颅脑外伤等方面的研究均有独到之处和重大贡献。他率先开展脑血管造影,于 1965 年撰写出版了《脑血管造影术》,填补了我国这一领域的空白。20 世纪 70 年代末,他开展我国显微神经外科,使神经外科手术跃上一个新台阶。他是世界上脑血管畸形手术经验最丰富的专家,并成功地实施了上千例颅内动脉瘤手术。他率先开展了对神经外科"禁区"脑干肿瘤和脊髓髓内肿瘤的临床与基础研究,完成了 600 余例脑干肿瘤、500 余例脊髓内肿瘤的显微手术治疗,数量、质量居世界前列,在神经外科领域为中国赢得了荣誉,成为国际上著名的神经外科专家。一生发表学术论文 290 余篇,出版专著 20 余部,主持完成国家攻关课题 7 项,获得科研成果奖 66 项,其中国家级奖励 8 次。

王忠诚院士是著名的医学教育家,培养了 80 余名神经外科博士和硕士研究生。于 2010 年代,主持制订了中国神经外科专科医师培养方案,为国家实施正规化医学住院医师(专科医师)制度奠定了基础。

内容提要

本书的编写集中了全国最优秀的神经外科专家，按照专家的特长，以自己的临床和科研实践为基础，参照国外的研究成果，分别撰写相关章节，以充分体现中国神经外科的真实水平。

本书的内容编写按照部位和病变性质两者相结合的形式，以体现神经外科的整体学科体系。神经外科学的部位涉及：中枢神经系统（脑、脊髓）和外周神经系统。神经外科病变性质涉及：基础、小儿神经外科、神经创伤、神经肿瘤、脑血管病、功能神经外科、脊髓脊柱外科、头皮和颅骨病变和感染性疾病。比较全面、系统地介绍了当今神经外科领域中有关颅脑、脊柱脊髓、交感神经和外围神经系统各种疾患的诊断与治疗技术。并在最后发表与提高神经外科医师素质有关的篇章。全书图文并茂，内容翔实，既介绍了行之有效的传统的神经外科诊疗技术，亦反映了近年来先进的神经影像学诊断技术、显微神经外科技术、立体定向放射外科技术、介入放射治疗技术。本书反映了当前国内神经外科诊疗的发展水平，也介绍了国外神经外科的发展状况，有助于神经外科医生诊疗技术的提高，是各级神经外科医生和研究生的学习教材和工具书。

《王忠诚神经外科学》

作 者 名 单

（按姓氏笔画为序）

于春江　教授，首都医科大学附属北京三博脑科医院

于炎冰　主任医师，卫生部中日友好医院

马四海　副主任医师，清华大学玉泉医院

王忠诚　教授，院士，北京市神经外科研究所

王贵怀　主任医师，首都医科大学附属北京天坛医院

王汉东　主任医师，南京军区南京总医院

石祥恩　教授，首都医科大学附属北京三博脑科医院

白　勤　主任医师，北京市神经外科研究所

白吉伟　副主任医师，首都医科大学附属北京天坛医院

白　杰　副主任医师，内蒙古医科大学附属医院

甲　戈　主任医师，首都医科大学附属北京天坛医院

刘佰运　主任医师，首都医科大学附属北京天坛医院

刘恩重　教授，哈尔滨医科大学附属第一医院

刘阿力　主任医师，北京市神经外科研究所

只达石　教授，天津医科大学总医院

孙　波　主任医师，北京市神经外科研究所

乔　惠　主任医师，北京市神经外科研究所

任晓辉　副主任医师，首都医科大学附属北京天坛医院

任祖渊　教授，北京协和医院

李春德　副主任医师，首都医科大学附属北京天坛医院

李　欢　副主任医师，首都医科大学附属北京天坛医院

李庆彬　主任医师，天津环湖医院

李　龄　教授，华中科技大学附属协和医院

《王忠诚神经外科学》

主　编　王忠诚

副主编　张玉琪

宋家仁　教授，宁夏医科大学附属医院

张玉琪　教授，清华大学玉泉医院

张亚卓　教授，北京市神经外科研究所

张建宁　教授，天津医科大学总医院

张　赛　教授，武警后勤学院附属医院

吴中学　教授，北京市神经外科研究所

杨学军　主任医师，天津医科大学总医院

杨玉山　主任医师，天津环湖医院

余新光　主任医师，解放军总医院

肖　庆　副主任医师，清华大学玉泉医院

陈拓宇　副主任医师，清华大学玉泉医院

罗世祺　教授，首都医科大学附属北京天坛医院

罗其中　教授，上海交通大学附属仁济医院

罗毅男　主任医师，吉林大学附属第一医院

苗延俊　教授，中国医学科学院肿瘤医院

林　松　主任医师，首都医科大学附属北京天坛医院

周文静　副主任医师，清华大学玉泉医院

赵继宗　教授，院士，首都医科大学附属北京天坛医院

赵雅度　教授，北京市神经外科研究所

钱海鹏　副主任医师，中国医学科学院肿瘤医院

姜　涛　副主任医师，首都医科大学附属北京天坛医院

栾国明　教授，首都医科大学附属北京三博脑科医院

费　舟　主任医师，第四军医大学附属西京医院

戴钦舜　教授，哈尔滨医科大学附属第一医院

戴建平　教授，首都医科大学附属北京天坛医院

前言

由王忠诚院士主编的《神经外科学》于1998年出版，2005年以《神经外科学》为蓝本编撰了《王忠诚神经外科学》。出版后受到全国神经外科医师的关注，几近做到了全国神经外科医师人手一册，虽经多次重印，也难以满足需求。在本次第二版的编写过程中，王忠诚院士于2012年9月不幸仙逝，此次修订的第二版保留了《王忠诚神经外科学》的书名，以表达对王忠诚院士的缅怀和敬意。

在近十年的神经外科各领域都取得了不同程度的进步，为了适应神经外科新理论的大量涌现和治疗方法不断更新的形势，本着全面系统阐述目前神经外科基础理论和概念，反映当前神经外科治疗的新技术和新方法的精神，我们对《王忠诚神经外科学》第一版进行了全面的修订和增补。对近年来变化较大的内容邀请国内学有专长的作者进行了改写或重写，如增设了"小儿神经外科篇"，对原书未涉及的新技术进行了详尽地补写，从而使再版的《王忠诚神经外科学》学科体系更加完整，学术观点更加符合世界神经外科发展的潮流。《王忠诚神经外科学》第二版的编写过程中保留了第一版的部分内容，强调反映当今神经外科的基础理论和综合治疗技术的新进展，尽量便于读者全面系统地掌握现代神经外科专业理论与技术。根据读者的需求，增加了多幅彩色插图，采用全彩印刷，便于读者阅读和理解，因此，《王忠诚神经外科学》第二版亦可称为彩图版。

由于本书为全国各地的众多学者共同撰稿，每个人的阐述重点和撰稿风格不尽相同，全书的内容难免有重复或不连贯之处，衷心希望神经外科的同道对本书的内容予以批评指正，使我们能够不断予以改进。

2014年11月

目　录

Ⅰ　神经外科基础篇

Ⅱ 小儿神经外科篇

Ⅲ 颅脑损伤篇

Ⅳ 神经系统肿瘤篇

Ⅴ 脑血管疾病篇

Ⅵ 功能神经外科篇

Ⅶ 脊髓脊柱外科篇

Ⅷ 头皮和颅骨疾病篇

Ⅸ 颅内感染性疾病篇

Ⅹ 其他篇

I

神经外科基础篇

1. 神经系统解剖生理基础

1.1 头 皮

1.1.1 头皮的解剖(anatomy of scalp)

头皮是被覆在头颅穹隆部的软组织,按位置可分为额顶枕部和颞部。见图 1–1–1。

(1)额顶枕部

范围界限:前至眶上缘,后至枕外粗隆和上项线,侧方至颞上线。该范围内头皮有 5 层结构。自外向里依次是,

1)皮肤:厚且致密,内含汗腺、皮脂腺、淋巴、血管、毛囊及头发。

2)皮下组织:为众多致密结缔组织分隔的小叶,其间充以脂肪、血管和神经,位于皮肤和帽状腱膜之间。

3)帽状腱膜:为白色坚韧的膜状结构。它前连额肌,后连枕肌,侧方与颞浅筋膜融合,可认为是颅顶肌的一部分。该层与皮肤由纤维束紧密连接,与骨膜连接疏松。

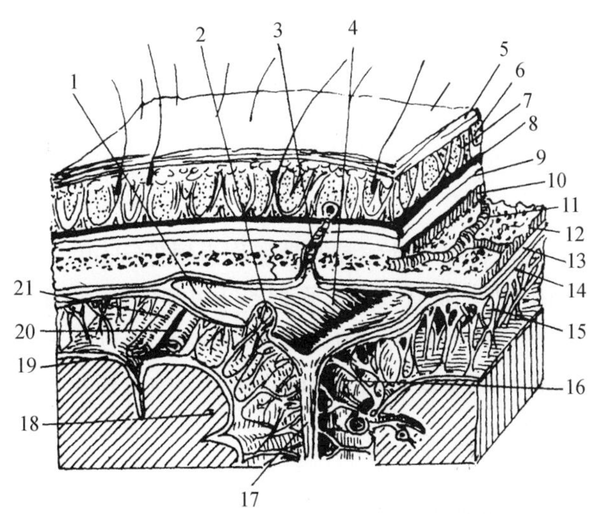

图1–1–1 颅顶软组织、颅骨及静脉窦

1. 窦外侧隐窝 2. 蛛网膜颗粒 3. 导静脉 4. 矢状窦 5. 皮肤 6. 皮下 7. 皮下网状组织 8. 帽状腱膜 9. 骨膜 10. 外板 11. 板障静脉 12. 板障 13. 硬膜 14. 蛛网膜 15. 蛛网膜纤维 16. 蛛网膜下腔 17. 大脑镰 18. 脑皮质 19. 软脑膜 20. 脑动脉 21. 脑静脉

4）腱膜下层：为薄层疏松结缔组织，其间有许多导血管与颅内静脉窦相通，是颅内感染和静脉窦栓塞的途径之一。

5）骨膜：贴附于颅骨表面，在颅缝处贴附紧密，其余部位贴附疏松，故骨膜下血肿可被局限。

（2）颞部

该部的上界为颞上线，下界为颧弓上缘。它分为6层：皮肤、皮下组织、颞浅筋膜、颞深筋膜、颞肌和骨膜。在颞浅、深筋膜之间，颞肌与颞深筋膜之间，都充有脂肪。骨膜与颞骨结合紧密，不易分开。

1.1.2 头皮的血管、神经、淋巴（blood vessel, nerve and lymph）

（1）血管

头皮的血液供应丰富。动、静脉伴行，动脉之间、静脉之间都有多个吻合支。若头皮创伤破裂，则出血凶猛。供应头皮的血管来自颈内、外动脉系统。有额动脉、眶上动脉、颞浅动脉、耳后动脉以及枕动脉。与动脉伴行的静脉，其血液都回流至颅内静脉窦，仅有枕部和颞部的静脉血，部分回流至颈外静脉。头皮的静脉借导血管与板障静脉、静脉窦相交通。正常情况下，板障静脉和导血管内的血流很不活跃；当颅压增高时，颅内静脉血可经导血管流向颅外，因而长期颅压增高的病人可出现板障静脉和导血管扩张现象。

（2）神经

除面神经分布于额肌、枕肌和耳周围肌外，颅顶部头皮的神经都是感觉神经。额部皮肤主要有三叉神经第一支眼神经的眶上神经和滑车上神经分布。颞部皮肤主要有三叉神经第三支下颌神经的耳颞神经分布。耳郭后面的皮肤有颈丛的分支和耳大神经分布。枕部皮肤有第二颈神经的枕大神经和颈丛的枕小神经分布。

（3）淋巴

颅顶没有淋巴结，因此头部浅淋巴管均注入头颈交界处的淋巴结。如额、颞、顶部的淋巴注入颌下和耳前的淋巴结，颅顶后半部的淋巴注入耳后淋巴结，枕部的淋巴注入枕淋巴结。经上述各淋巴结最后注入颈浅、颈深淋巴结。头皮的血管与神经见图1-1-2。

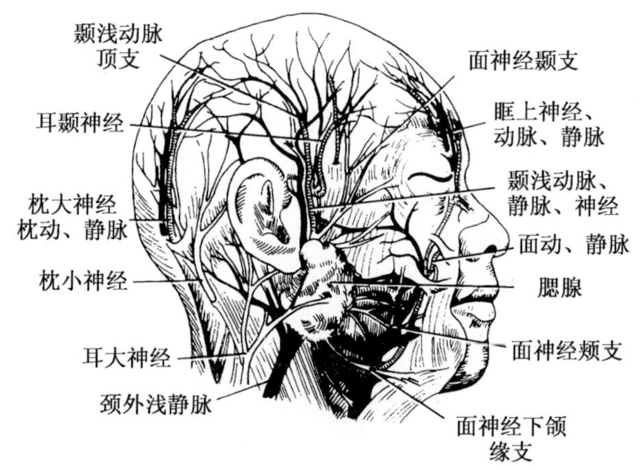

图1-1-2　头皮血管与神经

1.2 颅　骨

通常将组成脑颅腔的骨骼称为颅骨（skull）。颅骨是由额骨、枕骨、蝶骨、筛骨各一块和顶骨、颞骨各一对相互连结而成。颅骨借枕外粗隆—上项线—乳突根部—颞下线—眶上缘的连线分为颅盖和颅底。

1.2.1 颅盖部（calvaria）

（1）颅盖骨

是由内、外骨板和两者间的骨松质（或板障）构成。颅骨厚度不均匀，在额、顶结节处最厚，颞、枕鳞部最薄。在内、外骨板的表面有骨膜被覆，内骨膜亦是硬脑膜的外层。在颅骨的穹隆部，内骨膜与颅骨内板结合不紧密，因而颅顶骨折时易形成硬膜外血肿。在颅底部，内骨膜与颅骨内板结合紧密，故颅底骨折时硬脑膜易撕裂，产生脑脊液漏。颅骨板障内的板障静脉有：额、枕、颞前和颞后4对，它们之间借分支吻合成网，并有导血管与颅内、外静脉相通。

（2）颅盖外面

在外骨板表面可见锯齿状的骨缝（在内骨板表面呈直线状）。在顶骨与额骨间为冠状缝，两顶骨之间为矢状缝，顶骨与枕骨之间为人字缝，颞骨与额顶枕骨之间为鳞状缝。在额骨前面居两眉弓之间的颅骨中空部分是额窦。见图1-2-1。

（3）颅盖内面

由于脑回、蛛网膜颗粒、静脉窦和脑膜血管的压迫，使颅盖内面凹凸不平。在正中线有矢状窦的压迹，称矢状窦沟。在两侧有呈树枝状的压迹，为硬脑膜中动、静脉的压迹。硬脑膜中动脉经棘孔进中颅窝，在颞部分成前后两支。前支粗大向上方走行，后支较小并走向后上方。前支在顶骨前下角处（相当于颅外翼点处）多走行于骨性管中。若颞骨骨折往往撕断前支造成硬膜外血肿。见图 1-2-2。

1.2.2 颅底部（skull base）

（1）颅底的内面

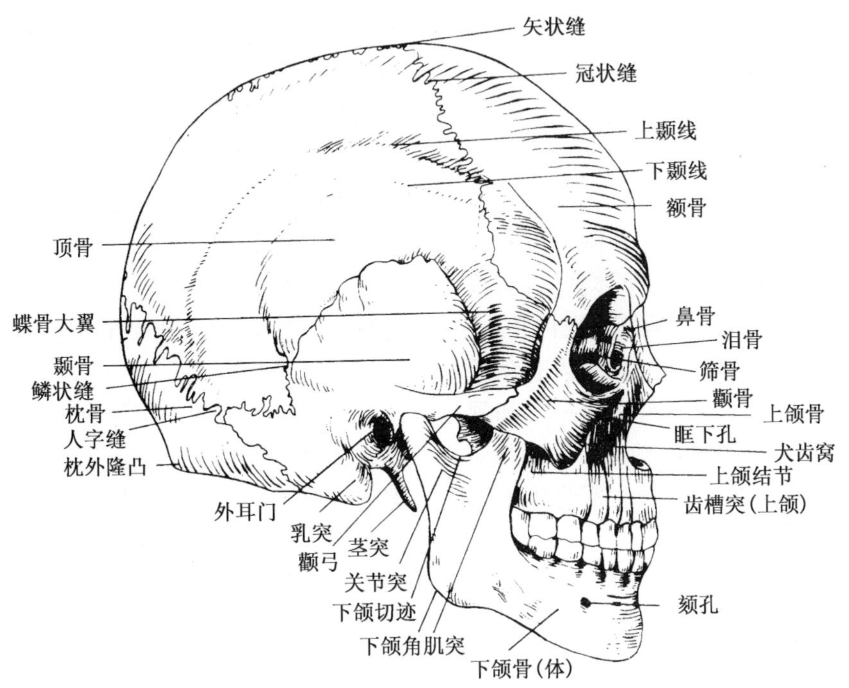

图1-2-1 颅骨侧面观

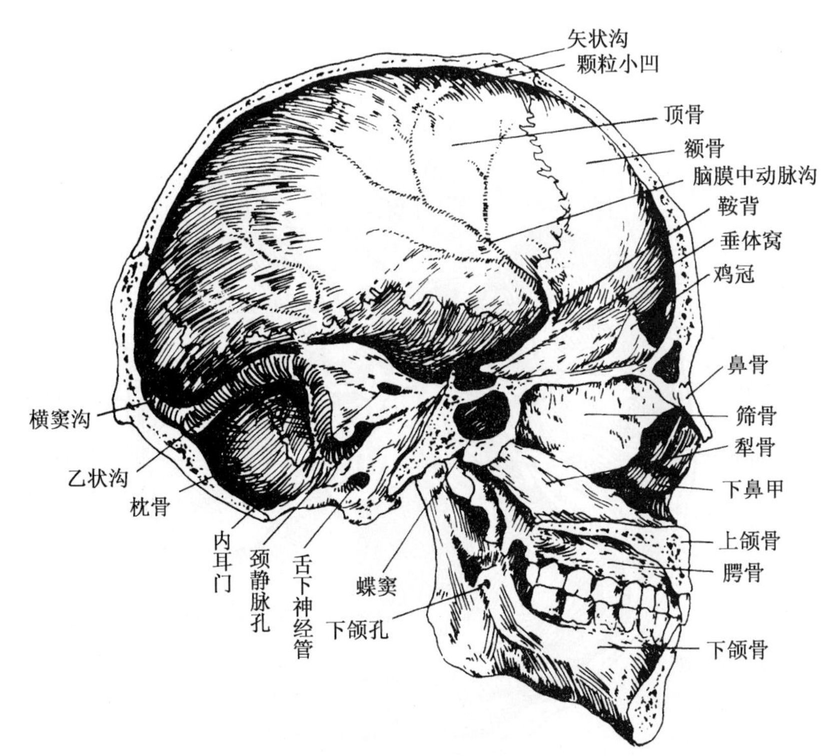

图1-2-2 颅骨内面观

蝶骨嵴和岩骨嵴将颅底分为前、中、后窝。见图1-2-3。

1)颅前窝：由额骨的眶板、筛板、蝶骨体前部和蝶骨小翼构成，容纳脑的额叶。窝中央凹下，在正中的纵形骨嵴为鸡冠，两侧为多孔的筛板，嗅丝自筛孔入颅。蝶骨体前部平坦，蝶骨小翼尖端可到翼点(额、颞、顶骨的交汇点)。额骨的眶板薄且不平，构成筛板外侧颅前窝的底，也是额窦和筛窦的顶以及眶顶，是颅底骨折的好发部位。

2)颅中窝：形似蝴蝶，有一个正中部和两个外侧部。

正中部为不规则状的蝶骨体，骨体中空为蝶窦，体的上面称蝶鞍，鞍中央凹陷为垂体窝，容纳脑垂体。鞍前有横行的视交叉沟，其两侧为视神经孔，视神经由此入眶。蝶鞍两侧是海绵窦，窦内有动眼神经、滑车神经、外展神经、三叉神经的第一支和颈内动脉通过。当颅底骨折伤及颈内动脉出现颈内动脉海绵窦瘘时，表现为海绵窦综合征。蝶骨体也是骨折易发部位。

外侧部低凹，前方为蝶骨小翼，后方为岩骨上缘，由蝶骨大翼、颞骨岩部和鳞部构成颅中窝的底，容纳脑的颞叶。在大、小翼之间为眶上裂，有动眼神经、滑车神经、外展神经和三叉神经眼支经此入眶。眶上裂骨折时，将出现眶上裂综合征。在大翼的根部，从前向后有圆孔、卵圆孔和棘孔，依次为三叉神经第二支、第三支和硬脑膜中动脉通过之处。岩骨尖与蝶骨体共同构成破裂孔，有颈内动脉、岩浅大神经、交感神经丛和静脉丛通过。破裂孔的外侧，岩骨上面有三叉神经半月节压迹，半月神经节在其前方。在半月节压迹的外侧有弓状隆起，下隐内耳的上半规管，隆起外侧为薄层骨板(鼓室盖)，下有中耳鼓室。若岩骨骨折伤及内耳迷路，将出现眩晕和平衡障碍。伤及鼓室盖并伴脑膜撕裂，则出现脑脊液耳漏，可经耳咽管出现鼻漏。

3)颅后窝：前界为岩骨嵴，后界为枕横沟。由颞骨岩部和枕骨组成，窝底最低，其两侧容纳小脑半球。窝中央为枕骨大孔，其前方为平坦的斜坡，承托延髓和脑桥。舌下神经管位于枕骨大孔前外侧缘，舌下神经经此出颅。

颅后窝后壁的十字隆起中点为枕内隆凸，其两侧有枕横沟，并向前下续为乙状沟，为横窦和乙状窦的压迹。乙状窦外侧壁即是乳突小房的内侧壁。乙状沟的末端接颈静脉孔，颈内静脉和舌咽、迷走、副神经由此通过。若颅底骨折损伤颈静脉孔，出现颈静脉孔综合征。

(2)颅底的外面

前部被面颅遮盖，后部的中央为枕骨大孔。孔的前外侧有枕骨髁，孔的后方为枕外嵴，其上为枕

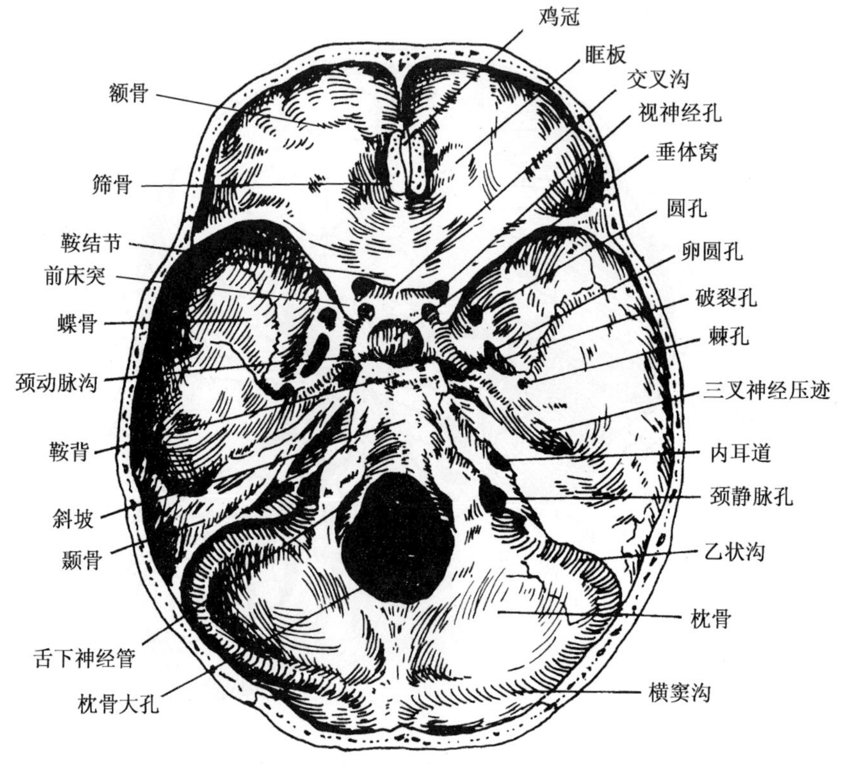

图1-2-3　颅底内面观

外粗隆。粗隆两侧是上项线(与枕横沟相对应)。颅底外面有多个孔,即颅底孔洞的外口。在茎突的后方有一小孔，为面神经通过的茎乳孔。见图1-2-4。

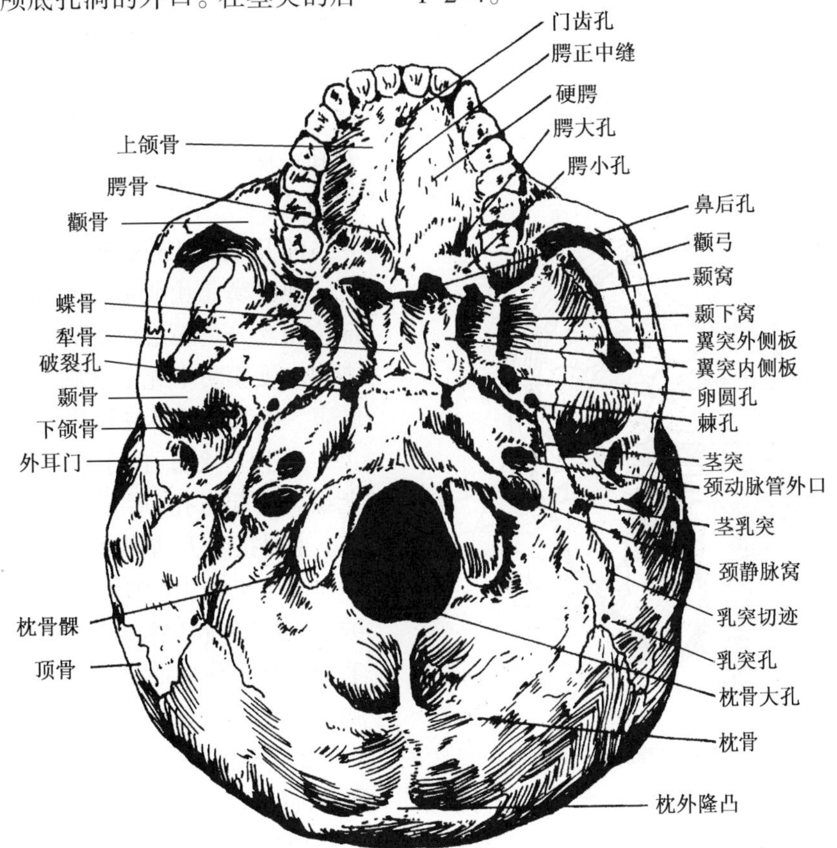

图1-2-4　颅底外面观

1.3 脑　膜

脑表面有三层被膜，由外向内依次是硬脑膜、蛛网膜和软脑膜。

1.3.1　硬脑膜(dura)

硬脑膜由两层坚韧致密的胶原纤维构成,缺乏弹性,在两层之间有薄层网状组织,有血管和神经从其中通过。其外层附于颅骨内表面,称为骨膜层,内层则称脑膜层。

在成人,硬脑膜与颅顶骨附着疏松,易于分离,故形成一潜在的腔隙(硬膜外腔),在颅底部硬脑膜与颅骨外膜相连续,不易分离。当颅底骨折时硬脑膜随之撕裂。在颅骨的骨缝和骨嵴处,硬脑膜与颅骨贴附牢固。

(1)硬脑膜突起

硬脑膜内层伸入颅腔至脑裂中形成突起,它们是大脑镰、小脑幕、小脑镰及鞍隔等。见图1-3-1。

1)大脑镰:呈镰刀状,在矢状位由颅顶向下伸至两大脑半球之间。其前端窄,连于筛骨的鸡冠;后端宽,连于小脑幕顶。上缘附着在颅顶内面的矢状窦沟,内隐上矢状窦;下缘游离与胼胝体相邻,游离缘内隐有下矢状窦。

2)小脑幕:呈半月状横位于小脑与大脑枕叶和部分颞叶之间。其后缘附着于枕骨的枕横沟,外侧缘附着在蝶骨的后床突和颞骨岩部(内隐岩上窦),内侧缘游离构成小脑幕切迹。并与鞍背围成小脑幕孔,有中脑和动眼神经通过,是脑疝好发部位之一。幕孔的游离缘上方，是颞叶内侧的海马沟和海马回,游离缘下方是小脑上蚓部和小脑前叶。幕孔与脑干之间为脑池,前方是脚间池,后方是四叠体池,两侧是环池。上述脑池是小脑幕下脑脊液流向幕上的必经之路。基底动脉在幕孔处分出大脑后动脉和小脑上动脉，分别走行于小脑幕上下。由于小脑幕切迹附近结构较多，倘若出现小脑幕切迹疝，邻近结构受压迫，可呈现相应的症状和体征。大脑镰的后端附在小脑幕上形成幕顶，内隐有直窦。

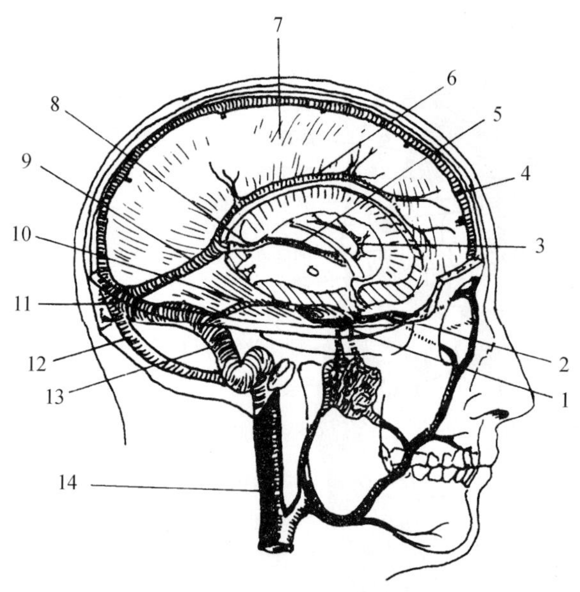

图1-3-1(a) 硬脑膜突起与静脉窦(侧面观)

1. 海绵窦 2. 蝶顶窦 3. 终静脉 4. 上矢状窦 5. 大脑内静脉 6. 下矢状窦 7. 大脑镰 8. 大脑大静脉 9. 直窦 10. 岩上窦 11. 窦汇 12. 枕窦 13. 乙状窦 14. 颈内静脉

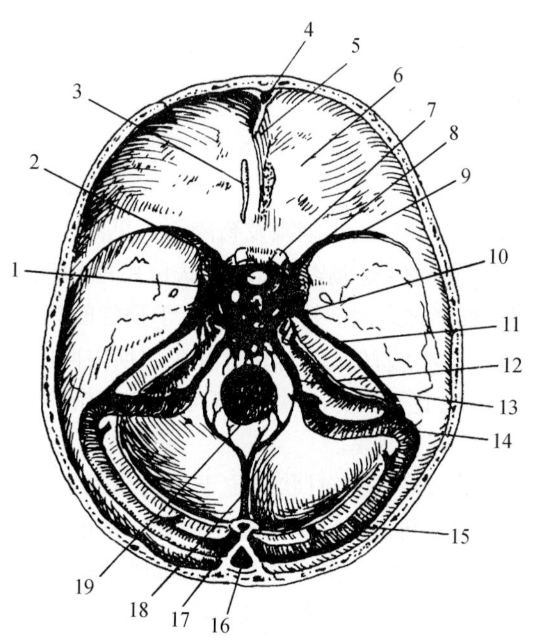

图1-3-1(b) 硬脑膜突起与静脉窦(上面观)

1. 海绵窦 2. 垂体漏斗 3. 嗅球 4. 上矢状窦 5. 大脑镰 6. 前颅凹 7. 视神经 8. 颈内动脉 9. 蝶顶窦 10. 基底静脉丛 11. 岩上窦 12. 小脑幕切缘 13. 岩下窦 14. 乙状窦 15. 横窦 16. 下矢状窦 17. 直窦 18. 枕窦 19. 枕骨大孔

3)小脑镰：后部附着于枕内嵴(内隐枕窦)，前缘游离，呈镰刀状，部分分隔小脑两半球。向上连于小脑幕，下接枕骨大孔边缘。

4)鞍隔：为环状皱襞，中央有一孔，漏斗从此通过。其前方附着于鞍结节和前床突，后方附着在鞍背和后床突，两侧附着在小脑幕游离缘，构成垂体窝的顶。

(2)硬膜窦(静脉窦)

硬膜窦是由硬脑膜的骨膜层和脑膜层在特定部位相互分离而形成的腔隙，在腔隙内面衬有内皮细胞。硬膜窦中充以静脉血并与静脉相续，故称静脉窦。因其壁厚不易塌陷，当损伤时出血凶猛。

1)上矢状窦：位于颅顶中线偏右，居大脑镰的上缘。前起盲孔，后至窦汇，内腔自前向后逐渐增宽。主要接受大脑背外侧面上部和部分内侧面的静脉血。上矢状窦两侧壁上有许多静脉陷窝，蛛网膜绒毛(或蛛网膜颗粒)伸入其中。脑脊液通过上述绒毛的再吸收作用而进入静脉窦。因此，上矢状窦是脑皮质静脉和脑脊液回流的必经之路。

2)下矢状窦：位于大脑镰下部的游离缘，在小脑幕的前缘处与大脑大静脉汇合，共同延伸为直窦。

3)直窦：位于大脑镰和小脑幕的汇合处，直行向后，在枕内隆凸附近与上矢状窦汇合成为窦汇，并向两侧延伸为横窦。

4)横窦和乙状窦：横窦位于枕骨横沟处，即小脑幕的后外侧缘，向前行至岩枕裂处转向下续为乙状窦。乙状窦位于颞骨的乙状沟内。

5)窦汇：为上矢状窦、下矢状窦、直窦和左、右横窦的汇合处。实际上以上各窦完全汇合在窦汇者少见（仅占22%），如上矢状窦大多注入右侧横窦(占30%)，直窦偏左而入左横窦(占18%)等。若上矢状窦分支时，则右支常比左支宽大，右横窦也较左横窦宽大。在临床处理窦损伤时，注意窦间的关系和引流方向。

6)枕窦：位于小脑镰内，自枕内隆凸沿枕内嵴向下，至枕骨大孔边缘时分为左、右支，在枕骨大孔后缘形成环窦。

7)海绵窦：位于蝶骨体两侧，是不规则状的静脉窦。海绵窦左右由垂体前、后、下方的海绵间前窦、海绵间后窦和海绵间下窦相连通。海绵窦前部接受眼静脉和沿蝶骨小翼后缘走行的蝶顶窦的静脉血。海绵窦的后缘借岩上窦和岩下窦与横窦、乙状窦相连。海绵窦借卵圆孔等处的导血管与翼静脉丛相交通，借眼静脉与内眦静脉相交通。海绵窦内又有颈内动脉、动眼神经、外展神经、滑车神经和眼神经通过。

(3)硬脑膜的血管

主要来自上颌动脉发出的脑膜中动脉，是营养硬脑膜的重要血管。它从颅底的棘孔入颅中窝,沿颞骨内面的脑膜中动脉沟走行。该动脉在颞骨和蝶骨大翼相接处(翼点)分成前、后支。较大的前支沿蝶骨大翼向上,行至蝶骨嵴的外端时穿入骨深部,在形成的骨管中走行 1 ~ 3cm,在脑膜上走行的路径相当于大脑中央前回的位置。后支则向后上走行,路径相当于颞叶和顶叶。在颅骨骨折时,脑膜中动脉前支的损伤机会较多,可迅速形成硬脑膜外血肿。

硬脑膜的血管中,尚有来自筛前动脉的脑膜前动脉,咽升动脉的脑膜后动脉和椎动脉及枕动脉的脑膜支。

1.3.2 蛛网膜(arachnoid membrane)

蛛网膜薄而透明,缺乏血管和神经。蛛网膜与硬脑膜之间是硬脑膜下腔，与软脑膜之间是蛛网膜下腔。在蛛网膜下腔内有蛛网膜小梁，腔内充满脑脊液。在脑表面的凹陷处,蛛网膜下腔扩大,称为脑池。按脑池所在部位分为:小脑延髓池(也称枕大池)、脑桥池、环池、四叠体池、脚间池、终板池、视交叉池、大脑大静脉池和外侧裂池等。(图 1-1-1,图 1-3-2)

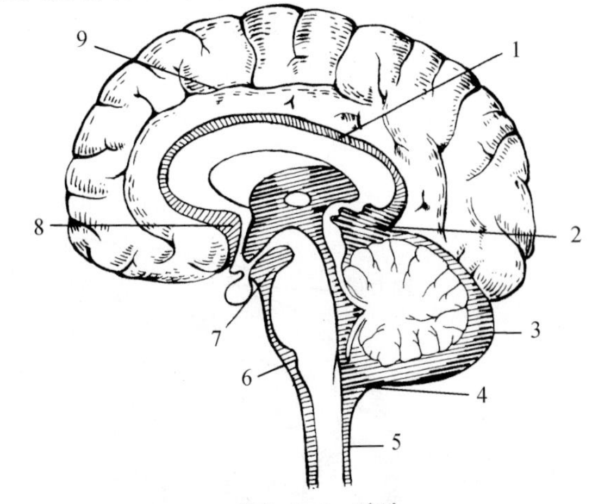

图1-3-2 脑池

1. 胼胝体池 2. 大脑大静脉池 3. 蛛网膜 4. 枕大池 5. 脊髓蛛网膜下腔 6. 脑桥 7. 脚间池 8. 视交叉池 9. 脑沟内蛛网膜下腔

1.3.3 软脑膜(pia mater)

软脑膜薄且透明,紧贴在脑的表面,并且伸入到脑的沟裂中。脑的血管在软脑膜内分支呈网,并进入脑实质浅层，软脑膜也随血管进至脑实质一段。由软脑膜形成的皱襞突入脑室内,形成脉络丛,分泌脑脊液。

1.4 脑

脑(brain)由大脑、间脑、脑干和小脑组成。脑干包括中脑、脑桥和延髓。

延髓是脊髓的延续,在腹侧面它与脑桥间有桥延沟相分隔,脑桥上端与中脑大脑脚相接。脊髓的中央管开放成为延髓、脑桥和小脑间的共同室腔(第四脑室)。中脑的导水管下通第四脑室、上通间脑的第三脑室。导水管的背侧为四叠体的上丘和下丘,腹侧为中脑的被盖和大脑脚。自室间孔到视交叉前部的连线,为间脑和大脑的分界线,自后连合到乳突体后缘的连线为中脑和间脑的分界线。大脑向前、向上、向后扩展,并覆盖间脑、中脑和小脑的一部分。大脑两半球内的室腔为侧脑室,它借室间孔与第三脑室相通(图 1-4-1)。

1.4.1 大脑(cerebrum)

大脑包括左、右两半球及连接两半球的中间部分,即第三脑室前端的终板。大脑半球被覆灰质,称大脑皮质,其深方为白质,称为髓质。髓质内的灰质核团为基底神经节。在大脑两半球间由巨束纤维胼胝体相连。

(1)大脑半球各脑叶

大脑半球表面凹凸不平，布满深浅不同的沟，称脑沟,沟间的隆凸部分称脑回。见图 1-4-2。

1)额叶:位于中央沟以前。在中央沟和中央前沟之间为中央前回。在其前方有额上沟和额下沟，被两沟相间的是额上回、额中回和额下回。额下回的后部,由外侧裂的升支和水平支分为眶部、三角部和盖部。额叶前端为额极。额叶底面有眶沟界出的直回和眶回,其最内方的深沟为嗅束沟,容纳嗅束和嗅球。嗅束向后分成内侧和外侧嗅纹,其分叉界出的三角区称为嗅三角,也称为前穿质,前部脑底动脉环的许多穿支血管由此入脑。在额叶的内侧面，中央前、后回延续的部分，称为旁中央小叶。

2）顶叶：位于中央沟之后，顶枕裂与枕前切迹连线之前。在中央沟和中央后沟之间为中央后回。横行的顶间沟将顶叶余部分为顶上小叶和顶下小叶。顶下小叶又包括缘上回和角回。

3）颞叶：位于外侧裂下方，由颞上、下沟分其为颞上回、颞中回和颞下回。隐在外侧裂内的是颞横回。在颞叶的侧面和底面，在颞下沟和侧副裂间为

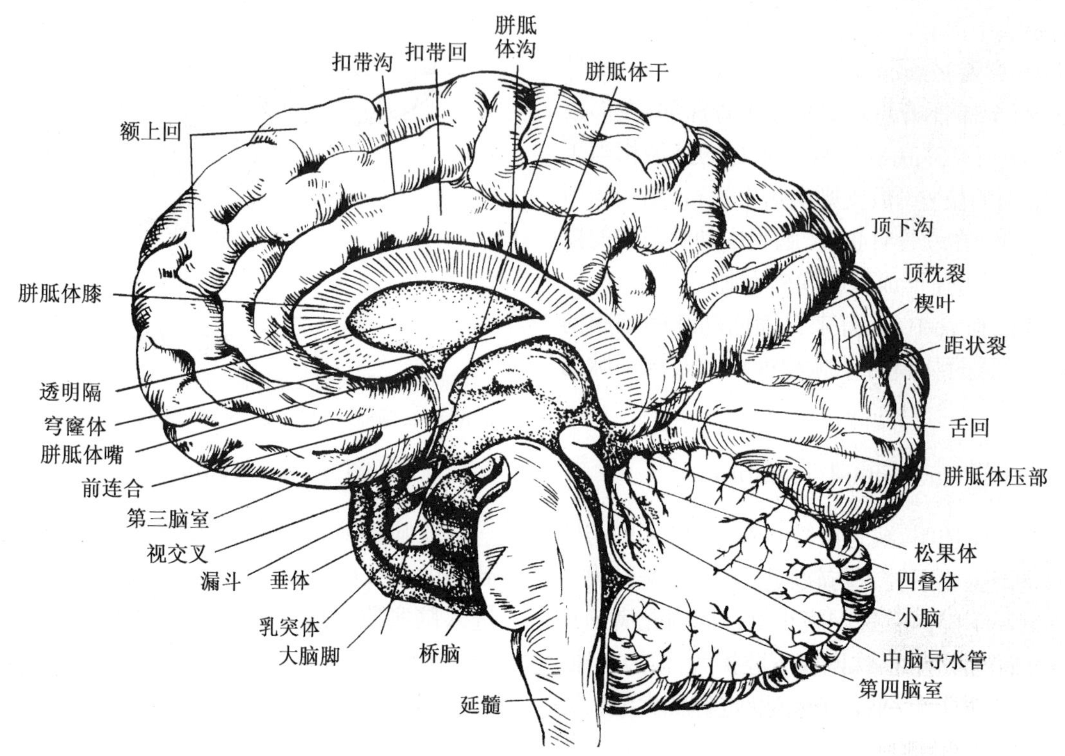

图1-4-1　脑内侧面观

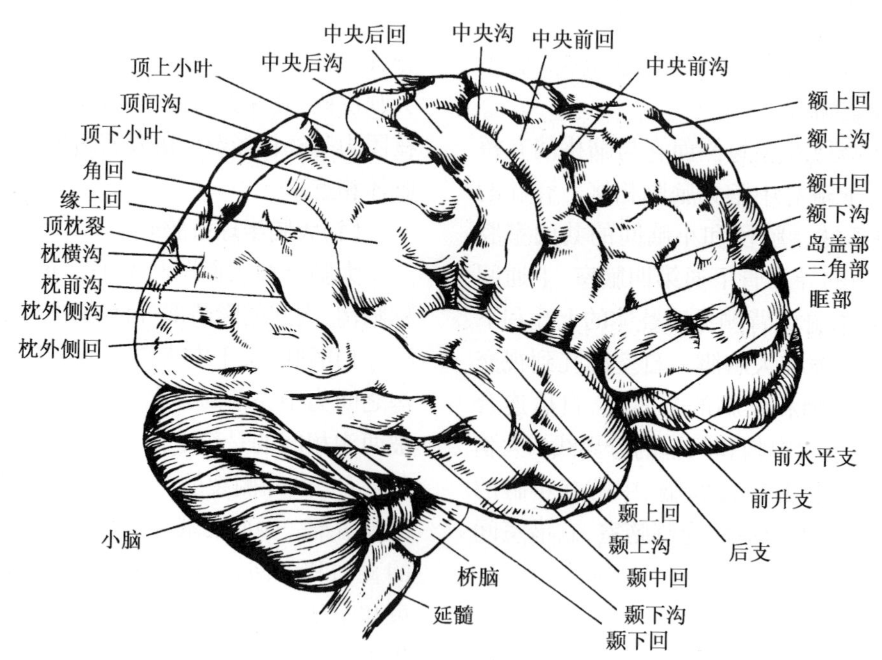

图1-4-2(a)　脑外侧面观

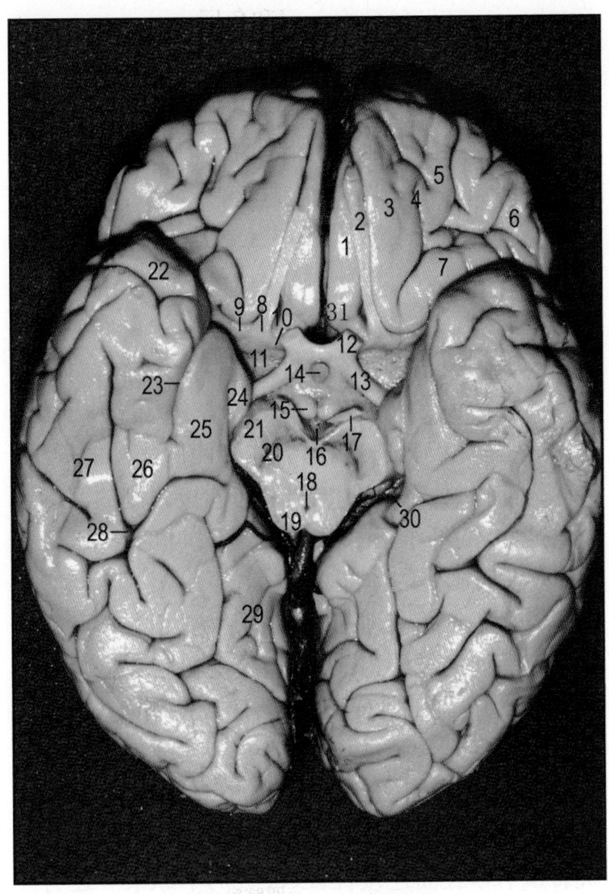

图1-4-2(b) 脑底面观

1. 直回 2. 嗅束 3. 内侧眶回 4. 眶沟 5. 前眶回 6. 外侧眶回 7. 后眶回 8. 嗅三角 9. 外侧嗅纹 10. 内侧嗅纹 11. 前穿质 12. 视神经 13. 视束 14. 漏斗 15. 乳突体 16. 后穿质 17. 动眼神经 18. 中脑导水管 19. 上丘 20. 黑质 21. 大脑脚 22. 颞极 23. 侧副沟 24. 钩回 25. 海马旁回 26. 枕颞内侧回 27. 枕颞外侧回 28. 枕颞沟 29. 舌状回 30. 海马裂

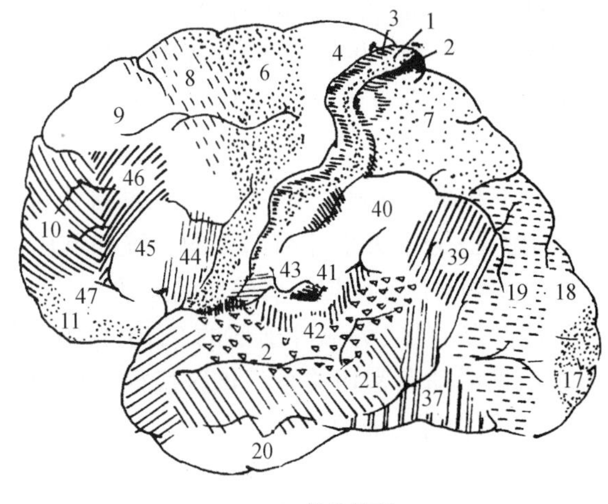

(a) 背外侧面

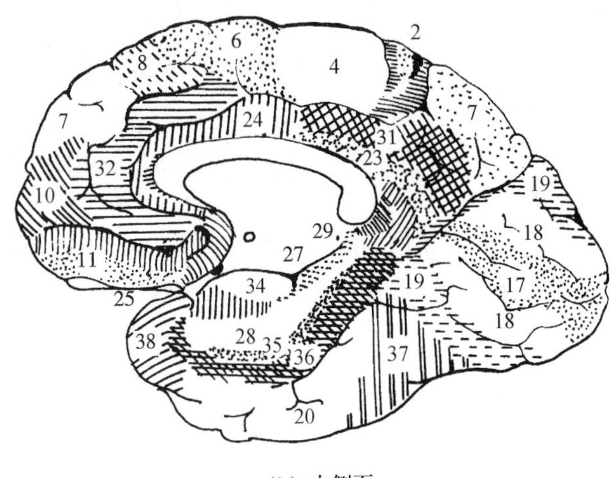

(b) 内侧面

图1-4-3 大脑皮质分区图

梭状回，侧副裂与海马裂之间为海马回，围绕海马裂前端的钩状部分称为海马沟回。

4)枕叶：位于顶枕裂和枕前切迹连线之后。在内侧面，距状裂和顶枕裂之间为楔叶，与侧副裂后部之间为舌回。

5)岛叶：位于外侧裂的深方，其表面的斜行中央沟分其为长回和短回。

(2)大脑皮质功能定位

大脑皮质为中枢神经系统的最高级中枢，各皮质的功能复杂，不仅与躯体的各种感觉和运动有关，也与语言、文字等密切相关。根据大脑皮质的细胞成分、排列、构筑等特点，将皮质分为若干区(图1-4-3)。现在按Brodmann提出的功能区定位简述如下。

1)皮质运动区：位于中央前回(4区)，是支配对侧躯体随意运动的中枢。它主要接受来自对侧骨骼肌、肌腱和关节的本体感觉冲动，以感受身体的位置、姿势和运动感觉，并发出纤维，即锥体束控制对侧骨骼肌的随意运动。若一侧中央前回损伤，可造成对侧肢体瘫痪、肌张力增高、腱反射亢进，并出现病理反射。

2)皮质运动前区：位于中央前回之前(6区)，为锥体外系皮质区。它发出纤维至丘脑、基底神经节、红核、黑质等。与联合运动和姿势动作协调有关，也具有自主神经皮质中枢的部分功能。该区损伤可以引起性格改变和精神症状。

3)皮质眼球运动区：位于额叶的8区和枕叶19区，为眼球运动同向凝视中枢，管理两眼球同时向对侧注视。该区受损出现双眼向患侧凝视。若受刺激，则双眼向健侧凝视。

4)皮质一般感觉区：位于中央后回(3、1、2区)，接受对侧身体的痛、温、触觉和本体感觉冲动，并形成相应的感觉。顶上小叶(5、7区)为精细触觉和实体觉的皮质区。在皮质感觉区损伤后的初期，对侧身体各种感觉都消失，但痛觉可在日后逐渐恢复，而精细触觉却难以恢复。旁中央小叶后部接受对侧足、趾的感觉；旁中央小叶前部支配膀胱和肛门括约肌的运动和对侧小腿以下骨骼肌的运动。

5)额叶联合区：为额叶前部的9、10、11区，与智力和精神活动有密切关系。该区病损可出现智力、性格和精神等方面的改变。

6)视觉皮质区：在枕叶的距状裂上、下唇与楔叶、舌回的相邻区(17区)。每一侧的上述区域皮质都接受来自两眼对侧视野的视觉冲动，并形成视觉。当一侧视皮质损伤时，出现双眼对侧视野偏盲。

7)听觉皮质区：位于颞横回中部(41、42区)，又称Heschl回。每侧皮质均接受来自双耳的听觉冲动产生听觉，当一侧听觉皮质损伤时，只出现听力减退。

8)嗅觉皮质区：位于嗅区、钩回和海马回的前部(25、28、34和35区的大部分)。每侧皮质均接受双侧嗅神经传入的冲动，当一侧皮质损害时，不产生嗅觉障碍。

9)内脏皮质区：该区定位不太集中，主要分布在扣带回前部、颞叶前部、眶回后部、岛叶、海马及海马沟回等区域。该区损伤时出现胃肠、血压、心率和呼吸等功能的紊乱。

10)语言运用中枢：由于人类的社会实践，产生了语言文字(即第二信号系统)和使用工具等特殊的机能活动，这些活动在一侧皮质上也有较集中的代表区(优势半球)，也称为语言运用中枢。它们分别是：①运动语言中枢：位于额下回后部(44、45区，又称Broca区)。该区损伤后，病人虽然能发音，但不能组成语言，称为运动性失语。②听觉语言中枢：位于颞上回42、22区，该区具有能将听到的声音理解成语言的功能。此中枢损伤后，只能听到声音，却不能理解，不能正确地与别人对话，此现象称为命名性失语，也称感觉性失语。③视觉语言中枢：位于顶下小叶的角回，即39区。该区具有理解看到的符号和文字意义的功能。若此区受损，病人虽然有视觉，但不能理解所视对象的意义，称为失读症。一般伴有计算功能的障碍。④运用中枢：位于顶下小叶的缘上回，即40区。此区主管精细的协调功能，受损后病人丧失使用工具的能力。⑤书写中枢：位于额中回后部8、6区，即中央前回手区的前方。此区损伤后，虽然手的一般动作无障碍，但病人不能进行书写、绘画等精细动作，也称失写症。

(3)大脑半球内白质

大脑半球内的白质为有髓纤维所组成，也称为髓质。它分为三类。

1)连合系：即两侧大脑半球之间或两侧的其他结构之间的纤维束。主要的有3个连合纤维。①胼胝体：为连接两半球新皮质的纤维，它自前向后依次称为嘴部、膝部、体部和压部。嘴部为前下方的窄短部分，与终板相连；膝部为连接两侧额叶的纤维，又称为前钳；体部(也称干部)为连接两侧的额、颞、顶、枕各叶的纤维；压部为连接两枕叶的纤维，又称后钳。在胼胝体的体部腹面，有透明隔、穹隆与之相连。②前连合：位于胼胝体嘴的后方，由连接两侧嗅球及海马回的纤维组成，也连接两侧杏仁核。③海马连合：为穹隆部的交叉纤维，连接两侧海马结构。

2)固有连合系：固有连合系为大脑半球同侧各部皮质之间互相联合的纤维。如相邻脑回间的弓状纤维，额极和颞极间的钩束，额、颞、顶、枕叶间的上纵束和半球底面连接枕极、颞极的下纵束。还有连接胼胝体与额叶前部以及海马回的扣带束等。

3)投射系：投射系是指大脑皮质、基底神经节、间脑、脑干、脊髓等结构之间的连接纤维，如内囊的纤维、视放射的纤维等。

(4)大脑半球深部结构

大脑半球深部的重要结构有基底神经节、间脑和内囊(图1-4-4)。在此仅叙述基底神经节和内囊。

1)基底神经节：基底神经节是大脑皮质下的一组神经细胞核团，包括纹状体、杏仁核和屏状核(带状核)。纹状体又包括尾状核、豆状核两部分，而豆状核是由苍白球和壳核组成。根据种系发生又把尾状核和壳核称为新纹状体，把苍白球称为旧纹状体。①尾状核：位于侧脑室的外缘。自前向后分为头、体、尾三部分。头部膨大，突入侧脑室前角并成为前角的下外侧壁。尾状核头的腹面邻接前穿质，外侧借内囊与豆状核分开，下部则与壳核相连。尾状核体部较细，位于侧脑室底的外侧，借终纹与丘脑相隔，沿丘脑的背外侧缘延伸形成侧脑室体部的基底。在丘脑后端外侧，尾状核更细，称为尾部，深入颞叶，组成侧脑室下角的上壁，并向前终于尾状核头的下外侧，杏仁核的后方。②豆状核：位于岛叶的深方，呈楔形，底凸向外侧，顶端指向内侧。它的

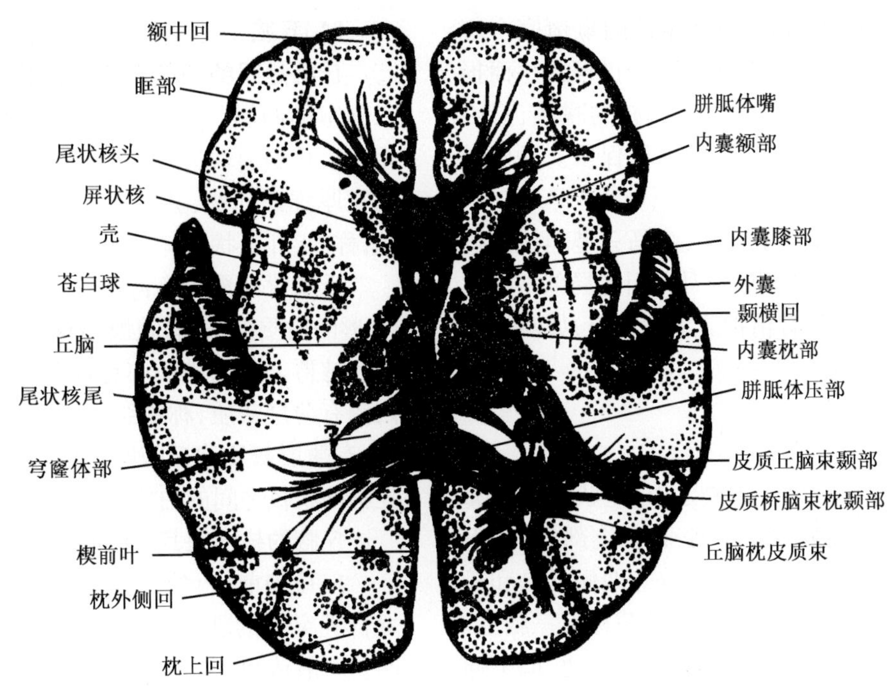

图1-4-4 大脑深部结构

前方与尾状核头相连，其余部分借内囊与丘脑相隔。豆状核的外侧，借薄层的外囊纤维与屏状核相隔。屏状核外侧的白质称为最外囊，再向外为岛叶皮质。豆状核由内、外髓板分成三部。外侧部称壳核，其余为外侧苍白球和内侧苍白球。

纹状体是丘脑锥体外系重要结构之一，是运动整合中枢的一部分。它主要接受大脑皮质、丘脑、丘脑底核和黑质的传入冲动，并与红核、网状结构等形成广泛的联系，以维持肌张力和肌肉活动的协调。

2)内囊：内囊位于豆状核、尾状核和丘脑之间，是大脑皮质与下级中枢之间联系的重要神经束的必经之路，形似宽厚的白质纤维带。在大脑半球水平断面上，内囊呈横置的V形，尖端朝内。内囊可分三部：额部称前肢，介于豆状核和尾状核之间；枕部称后肢，介于丘脑和豆状核之间；两部的汇合区为膝部。在前肢主要有额桥束及额叶丘脑纤维，膝部为皮质脑干束通过，后肢由前向后依次为皮质脊髓束、枕颞桥束、丘脑皮质束、听辐射和视辐射纤维所通过。由于内囊各种传导纤维密集排列，则内囊区的损伤常引起上、下行传导束的损伤，产生对侧偏瘫、偏身感觉障碍和对侧同向性偏盲。

(5)嗅脑和边缘系统

1)嗅脑：位于脑的底面，包括嗅球、嗅束和梨状皮质。梨状皮质分为外侧嗅回(前梨状区)和内嗅区(海马回钩和海马回前部)，前者为一级嗅皮质，与嗅觉感知有关；后者为二级嗅皮质，与嗅冲动和其他冲动的整合功能有关。

2)边缘系统：边缘系统由皮质结构和皮质下结构两部分组成。皮质结构包括海马结构(海马和齿状回)、边缘叶(扣带回、海马回和海马回钩)、脑岛和额叶眶后部等。皮质下结构包括杏仁核、隔核、视前区、丘脑上部、丘脑下部、丘脑前核及背内侧核、中脑被盖部等。

边缘系统不是一个独立的解剖学和功能性实体，它管理着学习经验，并整合新近与既往经验，同时，也是启动和调节各种行为和情感反应的复杂神经环路中重要的一部分。

边缘系统的结构和联系较为复杂，而且对结构与各种行为功能之间的相互精确关系尚不明了。从功能上看，它主要与内脏功能调节、情绪行为反应和记忆有关。例如，动物实验表明，刺激杏仁核、隔区、海马时，出现伴有内脏活动和内分泌活动改变的复杂的行为变化，表现出恐惧、激怒、嘶叫等攻击状态。切除杏仁核区，动物变得温驯伴性欲过度。刺激杏仁核和扣带回前部，出现流涎、吞咽、肠蠕动增强、泌尿、排便及血管功能的改变等。

海马与近期记忆有关。在双侧海马结构及海马旁回受损伤之后将丧失记忆。双侧颞叶内面手术切除的病人，出现顽固的健忘症（术前的事情完全忘记），记新事物的能力减弱，短时记忆也很差。而损伤双侧海马和海马至乳突体、丘脑核的联系，只引起短时记忆的丧失，而远时记忆有所保留。颞叶最前部切除，不影响记忆。

海马结构与嗅觉功能无关，海马只是间接地接受内嗅区的纤维。轻微刺激海马可引起局部癫痫发作。在其发作时将伴有精神运动性效应，如嗅、视、听、触觉和其他幻觉。

1.4.2 间脑（diencephalon）

间脑（图 1-4-5）位于中脑之上，尾状核和内囊的内侧。间脑一般被分成丘脑、丘脑上部、丘脑下部、丘脑底部和丘脑后部五个部分。两侧丘脑和丘脑下部相互结合，中间夹一矢状腔隙称第三脑室。第三脑室经其两侧的室间孔与侧脑室相通，向下通过中脑导水管与第四脑室相通。

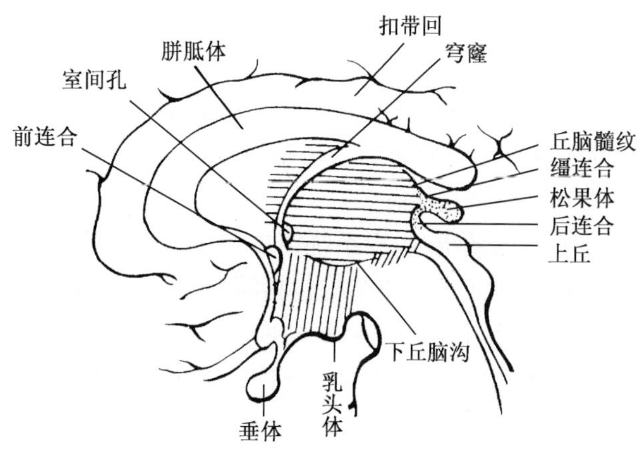

（a）间脑矢状切面

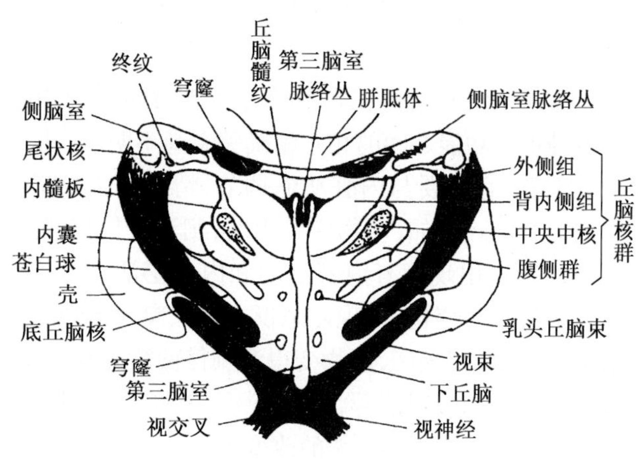

（b）间脑冠状切面

图1-4-5 间脑的毗邻关系

（1）丘脑

丘脑是间脑中最大的卵圆形灰质核团，位于第三脑室的两侧，左、右丘脑借灰质团块（称中间块）相连。丘脑前端尖圆隆凸称为丘脑前结节，后端钝圆宽厚称丘脑枕，其后下方为丘脑后部，有两个隆起，称内、外膝状体。

丘脑背面覆盖一薄层纤维，称带状层。丘脑被 Y 形的白质板（称内髓板）分隔成前侧、内侧和外侧三大核群。在内髓板中有板内核群，在丘脑内侧核内侧有薄层灰质，称中线核。在丘脑外侧核群的外侧，有薄层灰质称丘脑网状核。在丘脑外侧核群与丘脑网状核之间的白质板，称丘脑外髓板。

丘脑的核团及其纤维联系如下。

1）丘脑前核：位于丘脑前结节的深方，它接受发自乳突体的乳突丘脑束，发出纤维投射至扣带回。一般认为此核与嗅觉和内脏调节有关。

2）丘脑内侧核：接受丘脑其他核的纤维，发出纤维投射到额叶前部皮质。

3）丘脑外侧核：又分为较小的背侧部和较大的腹侧部。背侧部接受丘脑其他核团纤维，发出纤维至顶叶皮质。腹侧部与脊髓、脑干以及小脑有广泛联系，为感觉传导通路第三级神经元所在地，它们发出的纤维组成丘脑皮质束投射至大脑皮质运动区、运动前区和感觉区，参与皮质对肌肉运动的调节。丘脑外侧核腹侧部，自前向后又分为腹前核、腹外侧核和腹后核。腹后核又分为腹后内侧核和腹后外侧核。腹前核接受苍白球纤维，发出纤维至纹状体。腹外侧核接受结合臂的纤维，发出纤维至运动中枢。腹后内侧核接受三叉丘系纤维，发出纤维至大脑皮质。腹后外侧核接受脊髓丘脑束和内侧丘系的纤维，发出纤维至大脑皮质。

另外，在丘脑内的中线核群、板内核群及网状核群均接受丘脑各核团以及纹状体等结构的纤维。从功能上看，它们是脑干网状结构上端的延续，属于网状结构的非特异投射系统。

（2）丘脑上部

位于第三脑室顶部周围。它包括左、右缰三角、缰连合以及后方的松果体。起于嗅觉中枢的丘脑髓纹止于缰三角的灰质，自灰质发出纤维到脑干的内脏运动核。故丘脑上部与嗅觉内脏反射有关。

（3）丘脑下部

丘脑下部借丘脑下部沟与丘脑分界，内侧面是第三脑室侧壁的下部。丘脑下部包括视交叉、终板、灰结节、漏斗、垂体及乳突体。

丘脑下部的体积很小，但它却控制着机体多种重要机能活动，成为内脏活动、内分泌与精神行为之间维持平衡的中枢。其特点有二：一是神经细胞不多，但联系复杂而广泛，有些神经元不仅接受神经冲动，也接受血液和脑脊液中各种理化信息；二是除了一般神经元外，还含有内分泌神经元，它具有普通神经元的特点，又具有内分泌细胞合成激素的功能，其轴突传导神经冲动同时又输送和释放激素，经血液循环送到靶器官。所以下丘脑既是神经中枢又是内分泌器官，可视下丘脑是神经系统控制内分泌系统的枢纽。在这里构成了完整的神经体液调节机能，以维持体内、外环境的稳定和统一。

丘脑下部的主要机能如下：

1)水代谢：在视交叉上方第三脑室底部，自上而下分布有室旁核和视上核。这两个核团的胞体分泌激素(如抗利尿激素、血管加压素)，其激素沿轴突输送到垂体后叶贮存。当丘脑下部受损伤，特别是伤及上述两核团时，出现尿崩症。室旁核还有一部分轴突，止于漏斗垂体门静脉，通过门静脉系统到达垂体前叶，影响前叶的功能。

2)体温调节：丘脑下部的前部，有散热中枢，丘脑下部的后外侧部，有产热、保温中枢。当丘脑下部体温调节中枢受到损害时，病人可以出现中枢性高烧达41～42℃，也可出现低体温或体温随环境温度而改变。

3）糖代谢：丘脑下部—垂体前叶与糖代谢有关，尤其是室旁核损伤可造成持久的糖代谢紊乱，抗胰岛素性糖尿病。

4)脂肪代谢：丘脑下部内侧损害可出现肥胖，结节部病变可造成肥胖性生殖不能症。

丘脑下部的损伤还可以引起嗜眠症、性早熟以及胃肠道出血和溃疡。

在丘脑下部尚有小的神经分泌细胞呈散在分布，到目前，已经从下丘脑提取出十多种肽激素，它们由小细胞产生，经轴突组成的结节漏斗束运送至正中隆起，然后由门静脉系统转至垂体前叶的靶细胞，对靶细胞的激素分泌起促进或抑制作用。例如促黄体生成激素、促甲状腺释放激素和生长抑制激素等，统称为促垂体激素。

(4)丘脑底部

它是中脑被盖与背侧丘脑的过渡区，其中有丘脑底核和Forel区。接受苍白球和皮质运动区的纤维，发出纤维到红核、黑质及中脑的被盖。此部位损伤，出现对侧肢体不自主运动。

(5)丘脑后部

位于丘脑后外侧的下方，包括内侧膝状体、外侧膝状体和丘脑枕。内侧膝状体接受外侧丘系的听觉纤维，发出纤维组成听辐射，投射至颞叶皮质听区。外侧膝状体接受视束的纤维，发出纤维称视辐射，投射到枕叶皮质。丘脑枕的深方为枕核，它接受内、外侧膝状体核发出的纤维，发出纤维至顶下小叶、枕叶和颞叶后部的皮质。

1.4.3　脑干(brain stem)

脑干包括延髓、脑桥及中脑。延髓尾端在枕骨大孔处与脊髓接续，中脑头端与间脑相接。延髓和脑桥恰卧于颅底的斜坡上。

(1)脑干外部形态

脑干的外部形态见图1-4-6。

1)脑干腹侧面：在延髓的正中裂处，有左右交叉的纤维，称锥体交叉，是延髓和脊髓的分界。正中裂的两侧有纵行的隆起，为皮质脊髓束(或锥体束)所构成的锥体。其外侧有卵圆形的下橄榄体，舌下神经从其前方的橄榄前沟出脑。在下橄榄体的背侧，自上而下依次有舌咽、迷走和副神经出(入)脑。

脑桥的下端以桥延沟与延髓分界，上端与中脑的大脑脚相接。宽阔的横行隆起构成脑桥的基底部。在基底部正中的纵行浅沟为基底动脉压迹，称为基底沟。基底部的横行纤维向左右集中，构成伸向小脑的脑桥臂（小脑中脚）。在脑桥基底向脑桥臂的移行处，有粗大的三叉神经根丝出(入)脑。在桥延沟，自内向外两侧有外展神经、面神经和位听神经出(入)脑。位听神经恰居小脑、脑桥、延髓三角处。

中脑有锥体束纤维组成的一对大脑脚，其内侧面有浅的动眼神经沟，动眼神经由此出脑。两大脑脚之间的深窝为脚间窝，窝底深方有许多小血管并穿进脑内，该处脑质称为后穿质。

2)脑干的背面：延髓可分为上、下两段。下段称为闭合部，其室腔为脊髓中央管的延续，正中沟的两侧为薄束结节和楔束结节，其中分别隐有薄束核与楔束核。延髓上段称为敞开部，脊髓的中央管扩展成第四脑室底的下半部，薄、楔束结节撇向外侧方。脑桥的背面构成第四脑室底的上半部。在第四脑室底具有横行的髓纹，是延髓和脑桥的分界标志。

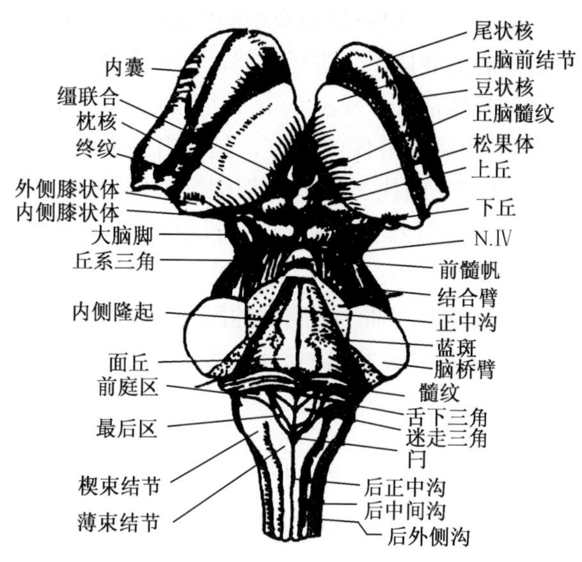

(a) 背面观

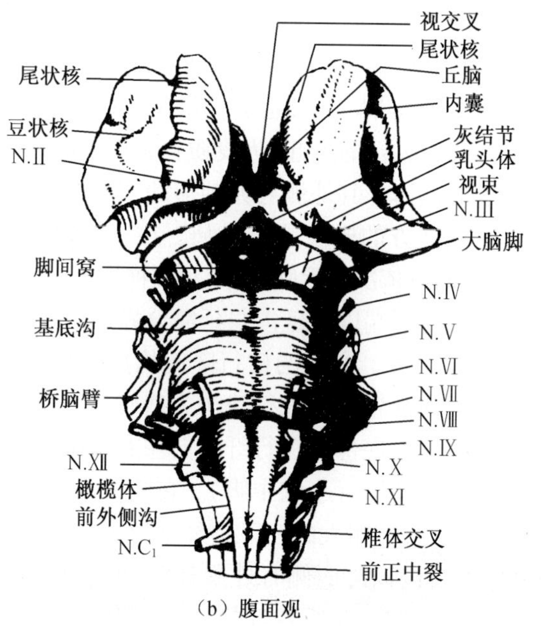

(b) 腹面观

图1-4-6 脑干

中脑的背部称为顶盖，由上下两对小丘组成，分别称为上丘和下丘，合称四叠体。在左右小丘间的纵沟上端容纳松果体。上丘是皮质下视觉反射中枢，通过上丘臂与外侧膝状体相连接；下丘是听觉通路上的重要中枢，通过下丘臂与内侧膝状体相连接。在下丘的下方，有发自中脑的滑车神经出脑。它在前髓帆内行左右交叉，再绕行大脑脚侧方至腹面。中脑顶盖的深方为被盖部，其中有纵贯中脑被盖的中脑导水管，此管与间脑的第三脑室和脑桥、延髓背方的第四脑室相贯通。

(2)第四脑室

第四脑室为菱形的室腔，宽而浅，位于脑桥、延髓与小脑之间。它下接脊髓中央管，上接中脑导水管。脑室向两侧扩展，成为第四脑室外侧隐窝。第四脑室顶朝向小脑，由前髓帆和后髓帆以锐角会合而成顶隐窝。

第四脑室底称菱形窝，由脑桥和延髓开敞部的背面构成。自两侧的外侧隐窝行向中线的髓纹，将菱形窝分为上、下两部，即脑桥部和延髓部。上部的侧壁是小脑小脚（结合臂），下部的侧壁是小脑下脚（绳状体）、楔束结节和薄束结节。铺在室底的灰质与脊髓中央管和中脑导水管周围的中央灰质相连续，其下隐有重要的神经核团。

在菱形窝的上、下角之间有正中沟，将窝底分为左、右对称的两半，每半又有界沟分为内、外两区。在正中沟与界沟之间又称内侧隆起。

在髓纹以上（脑桥部），内侧隆起有圆形的小丘，由其深方的外展神经核与绕外展神经核的面神经膝所形成，称面神经丘。在界沟的上端，于深方隐有蓝斑核。

在髓纹以下（延髓敞开部），内侧隆起被起自界沟的两条浅沟分为两个小的三角区，其中内上方是舌下神经三角，下隐舌下神经核，外下方是迷走神经三角或灰翼，深方隐有迷走神经背核。在灰翼和第四脑室边缘之间呈一窄带，称最后区，此区含有丰富的血管、神经胶质及少量神经细胞。

在髓纹上、下的整个界沟外侧区呈一大三角区，总称为前庭区，其深方为前庭神经核。在前庭区的外侧有听结节、内有蜗神经后核。

第四脑室的下角似笔尖，称为写翮，其两侧的边界为后髓帆与延髓的附着线，称为第四脑室带，两侧脑室带的交点称为闩。后髓帆逐渐菲薄，续于第四脑室脉络组织。

第四脑室脉络组织为室顶的膜壁，外覆含丰富血管的软脑膜，内衬一层室管膜上皮，该结构突入脑室腔内，构成第四脑室脉络丛，产生脑脊液。第四脑室菱形窝下角有一正中孔，左右外侧隐窝开口形成外侧孔。脑脊液通过上述三个孔与周围的蛛网膜下腔相交通。

(3)脑干内部结构

脑干内部结构包括两部分（图 1-4-7），一是分散存在的若干灰质核团，一是分布于灰质间的白质纤维。在灰质核团中与脑神经相关的称脑神经核团，自神经核发出运动纤维的核团称为脑神经运动核；接受脑神经感觉纤维终止的核团称脑神经感觉核。在灰质核团中尚有一些与脊髓、小脑、间脑、纹状体等有关的传导通路上的中继核团，如薄束核、楔束核、黑质、红核等结构。脑干的白质，多位于脑干各部中缝两侧和周边，其中在脑干中继的传导束，交叉越边至对侧再上行。脑干内网状结构分布广阔，有许多重要的生命中枢位于其中。本节重点介绍脑干网状结构，其余内容将在有关章节中涉及。

（4）脑干网状结构

网状结构是指脑干内除边界明显的灰质和白质以外的细胞体和纤维相互混杂分布的部分。其中细胞大小不一，散在分布，神经纤维交错穿行于其间。网状结构接受外周的终支和侧支，又发出上、下行的纤维，直接或间接地与中枢神经系统各部保持密切联系，实现着复杂的生理功能。

1）脑干网状结构的核群及纤维联系：脑干网状结构的核群主要分布于脑干的被盖。目前多数学者认为它分布在脑干背外侧1/3区和腹内侧2/3区和中缝区。在网状结构内，神经元的大小及其发出的轴突长短、粗细都有很大差异，大多数神经轴突的侧支和树突的分支多而分散，相互重叠的范围较大。因此网状结构内不仅神经传导速度有快慢之差，而且一个神经元可接受4000个以上神经元的传入冲动，它发出的轴突又可影响25000个其他的神经元。

2）网状结构的传入传出纤维（图1-4-8）：脑干网状结构传入纤维主要来自脊髓。起于脊髓后角细胞的脊髓网状束，经脊髓的前外侧索进入脑干，止于同侧的脑干网状核；舌咽神经、迷走神经有少量感觉纤维进入脑干网状核；孤束核、三叉神经脊束核、前庭神经核和蜗神经核的二级感觉纤维的侧支进入脑干网状结构；小脑（尤其顶核）发出纤维进入

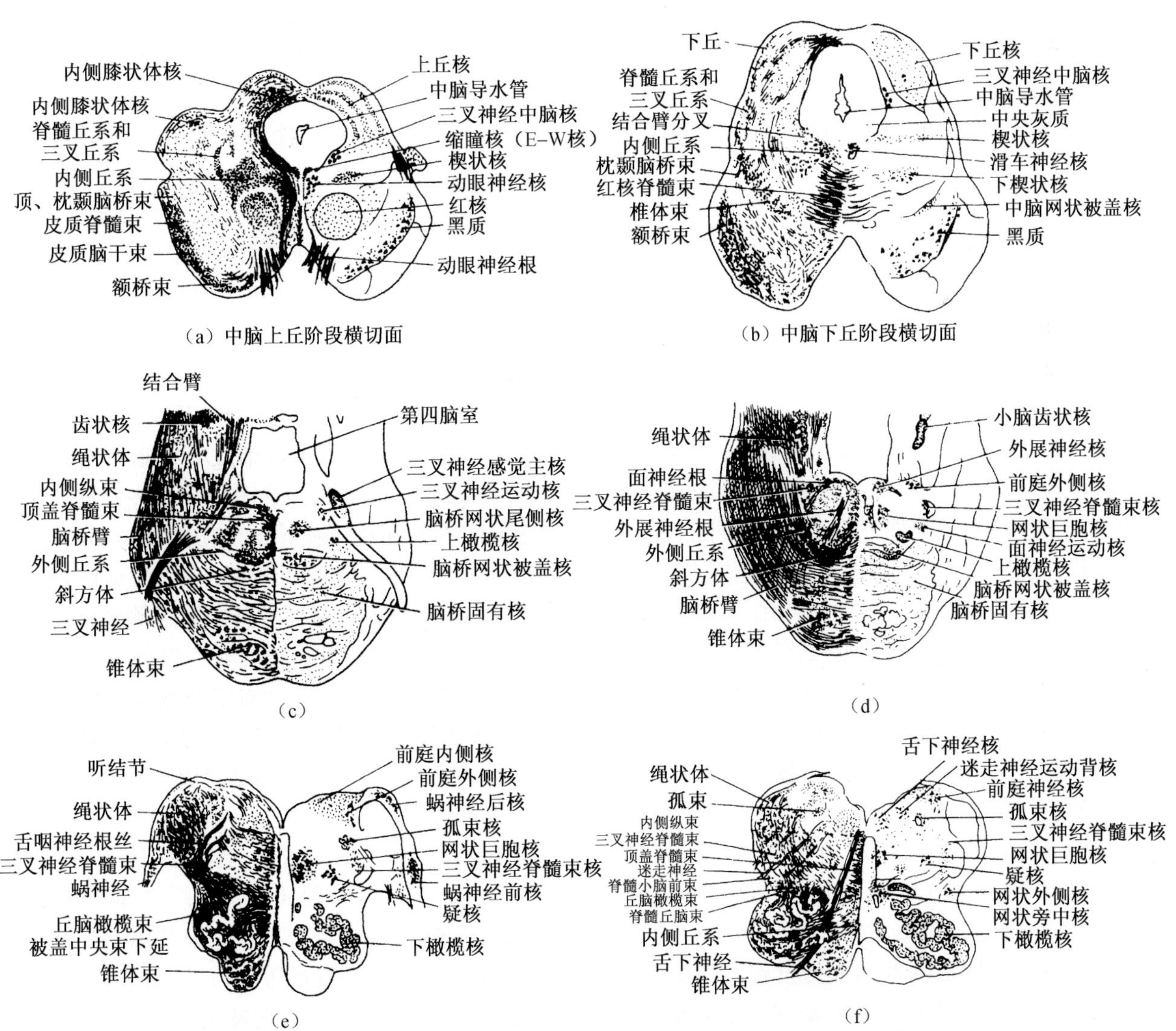

图1-4-7 脑干内部结构

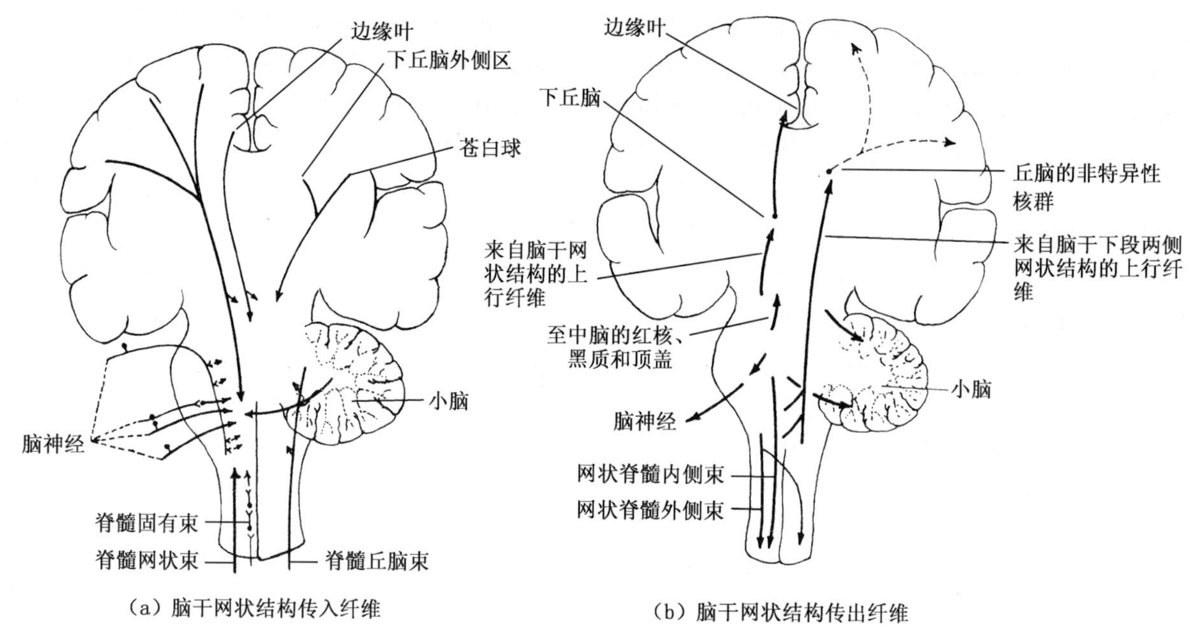

（a）脑干网状结构传入纤维　　（b）脑干网状结构传出纤维

图1-4-8　脑干网状结构的传入传出纤维

延髓网状结构内侧 2/3 区；下丘脑外侧区、苍白球的纤维止于中脑网状结构；广泛的新皮质区，尤其是感觉运动皮质发出的皮质网状纤维与皮质脊髓束同行，止于脑桥尾侧网状核及首侧网状核的尾侧部，也止于延髓的巨细胞网状核区，尚有少量皮质网状纤维止于中脑网状结构的外侧区。

传出纤维包括下行纤维和上行纤维两种。下行投射的纤维有起于延髓和脑桥网状结构内侧 2/3 区的大、小型细胞。其中，脑桥网状脊髓束主要起自脑桥首侧网状核的尾侧部及尾侧网状核，其纤维止于被盖部的内侧区，在脊髓前索内下行，称为网状脊髓内侧束。在延髓，起于巨细胞网状核的纤维交叉或不交叉经脑干被盖部下行于脊髓前外侧索内，称为网状脊髓外侧束。上述的网状脊髓内（外）侧束纤维不直接止于脊髓前角运动神经元，内侧束主要止于脊髓灰质第Ⅷ层及其邻近区；外侧束止于灰质第Ⅶ层及其邻区。而不交叉的延髓网状脊髓束纤维，其起点有定位排列关系，即投至颈髓的神经元在背侧部，投至胸腰段的则集中在腹侧。网状结构发出长的上行纤维，其胞体集中在延髓和延髓上段以及脑桥下段内侧 2/3 区域。上行纤维中，部分是交叉越边上行。外侧 1/3 区发出短纤维。中脑红核周围的网状结构亦有纤维发出并上行。网状上行纤维的终止以及中继后的冲动如何投到大脑皮质各区，目前尚不清楚。自脑桥和延髓网状结构发出的上行纤维，大多行于被盖中央束内，止于丘脑非特异性核团；中脑网状结构的纤维，经背侧纵束、乳突脚和前脑内侧纵束等上行，止于下丘脑。

脑干网状结构除上下行投射纤维外，尚有终支和侧支进入脑干的一些运动核团和感觉性中继核（薄楔束核）及红核、黑质、顶盖和小脑等部位。

中缝核是中脑灰质与脊髓联系的一个重要的“中继站”，有来自脊髓、小脑、大脑皮质等处的纤维中止于中缝核；中缝核的传出纤维上行并分布广泛。其中包括中脑的中央灰质、下丘脑诸核团，丘脑核群、部分杏仁核、海马结构、隔区、新纹状体和大脑皮质。传出的纤维少量进入脊髓，并进到蓝斑和小脑。

脑干网状结构内，尚含有许多与神经递质有关的核团。在延髓和脑桥下段的内侧 2/3 区以及中脑的楔形区和黑质，含有胆碱能神经元，这些神经元发出背、腹两条上行路径。其中被盖侧区核团发出的纤维，进入顶盖与丘脑的非胆碱能神经元相联系，腹侧路径的纤维（发自中脑被盖腹侧区核团及黑质）进入丘脑底部、丘脑下部、视前区和苍白球等处。胆碱能的网状上行纤维是组成网状上行激动系的重要部分。

在延髓、脑桥的被盖部，含有去甲肾上腺素能神经元。起自延髓下段腹侧部的纤维，向下投至脊髓前角和侧角，向上经被盖中央束和前脑内侧束投至丘脑、杏仁核和边缘叶等处。蓝斑是去甲肾上腺素能神经元中最大的核，它发出的纤维，除少部分进入网状结构、中缝核外，大部分与中枢神经系统各部有关。它参与了许多行为、生理和内分泌机能。

多巴胺能神经元主要位于中脑。在黑质的致密部最为密集，少量分布在被盖腹侧及中脑网状结构腹侧部。它们发出纤维到纹状体、嗅结节、杏仁核及额叶皮质。

5-羟色胺能神经元胞体主要集中在中缝核区。自中缝大核及中缝苍白核发出纤维，下行止于脊髓灰质的第Ⅰ、Ⅱ和Ⅴ层。上行纤维发自脑桥和中脑的中缝核，经被盖中央束和前脑内侧束达下丘脑和前脑结构（杏仁核、新纹状体、隔核、海马和大脑皮质等），也有纤维投射至下丘、网状结构和蓝斑。中缝背核发出纤维到蓝斑。5-羟色胺能神经元的广泛投射影响许多脑区的机能，如诱发慢波睡眠、调节体温和镇痛等。

3）脑干网状结构的功能：脑干网状结构复杂，纤维联系广泛，因此它的生理功能也极为重要。归纳起来，网状结构的主要功能有四类。①对躯体运动的作用：在脑干网状结构中，存在一个抑制区和一个易化区（图1-4-9）。抑制区位于延髓网状结构腹内侧区，通过对脊髓的下行性影响，抑制脊髓牵张反射，抑制大脑皮质引起的躯体运动行为。其效应为双侧性；以同侧为主，称为伸肌抑制区。易化区位于抑制区的背外侧，分布在延髓、脑桥和中脑的网状结构内，向上可至丘脑底部、下丘脑及板内核群。其对脊髓的效应是双侧性的，引起伸肌的易化，称伸肌易化区。抑制区和易化区在正常情况下协调作用，使肌紧张处于平衡状态。②对自主神经和内分泌功能的作用：在自主神经功能方面，主要表现

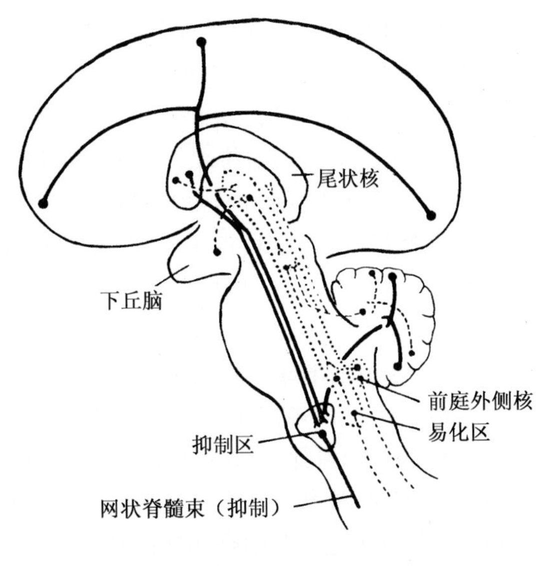

图1-4-9 脑干网状结构

在呼吸功能和心血管活动功能上。在延髓网状结构腹内侧区，相当于巨细胞网状核区内有吸气中枢；在其背外侧及头侧，相当于小细胞网状核区内有呼气中枢。吸气中枢和呼气中枢在位置上有重叠，其上界可到面神经核水平，下界至闩的下方。两中枢在维持正常的呼吸节律上起重要作用。在脑桥中下部网状结构的外侧部有长吸中枢，该中枢发放冲动使延髓吸气中枢的活动加强。在脑桥上端和中脑下端网状结构的背外侧部有呼吸调整中枢，它可以调节长吸中枢的活动，使之成为正常呼吸节律。一般认为，当迷走神经正常时，延髓呼吸中枢主要由迷走神经传入冲动进行调节，当迷走神经损伤后，呼吸调整中枢对维持正常的呼吸节律十分重要。延髓网状结构的呼吸中枢受到破坏，则呼吸停止；脑桥和中脑的呼吸中枢损伤，则出现呼吸节律紊乱。在心血管功能的调节上，延髓网状结构内有心加速中枢和血管收缩中枢，它们分布在第四脑室底下凹附近的网状结构内。心抑制中枢是灰翼深方的迷走神经运动背核；在第四脑室底，闩的两侧和最后区的网状结构中，有血管舒张中枢。以上几个中枢对维持心血管的正常活动是必不可少的。在网状结构中还有一些其他内脏调节中枢，如支配咽喉肌的疑核，调节唾液分泌的上、下涎核，延髓网状结构外侧部的呕吐中枢及最后区附近的呕吐反射的触发中枢等。延髓的网状结构还参与调节骶髓的副交感功能。脑干网状结构对内分泌活动的影响，是通过网状结构中胆碱能神经元和单胺能神经元发出的纤维上行到丘脑及其核团，并直接或间接地对下丘脑某些细胞发生影响，从而影响释放因子和抑制因子的合成、运输和释放，进一步影响垂体前叶的活动。同样，垂体后叶功能也受影响。脑干网状结构还可以通过胸交感神经和颈上神经节作用于松果体。③网状结构对感觉冲动在中枢传导的影响：感觉冲动在中枢的传导是通过两条路径来实现的，即特异传导系统和非特异传导系统。特异传导系统是指那些专门的传导束，它将感受器受刺激后发放的神经冲动，通过一定的传导路径迅速地传至大脑皮质的特定部位，形成相应的意识感觉，并激发大脑皮质发出神经冲动。例如视、听、嗅觉，四肢躯干的深浅感觉和头面部的痛、温、触觉等。在非特异传导系统，各级感觉传导第二级神经元通过脑干时，发出侧支与脑干网状结构的神经元发生突触联系，经网状结构内的神经元中继后，其上行纤维抵达丘脑

内侧部分的核群，经此再将冲动弥散性地投到大脑皮质的广泛区域，引起非特异性的感觉。非特异系统在维持和改变大脑兴奋性，使之保持清醒状态方面具有重要作用。另外，网状结构对传入中枢的感觉信息有修改、加强或抑制等多方面的影响。例如刺激中脑网状结构，可增加视网膜神经元放电的频率，刺激网状结构可抑制薄束核、楔束核及三叉神经脊束核的传导过程，针麻机理研究证明针刺某些穴位时，脑干网状结构发出抑制性冲动，影响痛觉冲动的传入等。④脑干网状结构对睡眠、觉醒和意识的影响：脑干网状结构内存在着网状上行激活系统和网状上行抑制系统，前者的正常活动可维持大脑皮质的觉醒状态。它的部位在延髓、脑桥和中脑网状结构的内侧区，其中中脑和间脑的尾侧区是上行激活系统的关键部位。中脑和间脑尾侧损伤的患者，出现昏睡和昏迷。脑干上段损伤的患者，出现睡眠过度，称无动缄默症（akinetic mutism）或睁眼昏迷（coma vigil），表现为 EEG 慢波，不活动，不说话，眼活动正常。脑桥下 1/3 和延髓病损的病人不一定出现昏迷现象。例如幕下肿瘤造成枕骨大孔疝的病人，在停止呼吸之前仍保持着清醒的意识。上行激活系统的正常活动，需要外界各种传入冲动的支持，其中三叉神经、蜗神经、视神经的传入冲动最重要。

网状上行抑制系统主要分布在脑干的下段。它通过脑干上段向大脑皮质的传入，发挥抑制性影响。

1.4.4 小脑（cerebellum）

（1）小脑的位置和外形

小脑位于颅后窝内，其上面借小脑幕与大脑的枕叶相隔。小脑借上、中、下三对脚与脑干相连。上脚（结合臂）与中脑被盖相连，中脚（脑桥臂）与脑桥的基底部相连，下脚（绳状体）与延髓相连。小脑在脑干菱形窝的背方，与菱形窝之间的空间为第四脑室。

小脑可分为蚓部和半球部。蚓部的下面凹陷，前缘的凹陷称小脑前切迹，与脑干相适应；后缘凹陷称小脑后切迹，内容硬脑膜的小脑镰。蚓部从前向后分别为蚓小结、蚓垂和蚓锥。蚓部的两侧为小脑半球，每侧小脑半球又可分为中间部（旁蚓部）和外侧部。半球下面有一对绒球，其后方有小脑扁桃体。扁桃体邻近枕骨大孔，当颅内压增高时，可造成小脑扁桃体疝。

根据小脑的发生、机能和纤维联系，小脑被分为几个部分。根据小脑的后外侧裂，可将小脑分为绒球小结叶和小脑体两大部分，小脑体又以原裂分为前叶和后叶。按发生的先后，可将小脑分为古小脑、旧小脑和新小脑三部。古小脑即绒球小结叶，接受前庭来的纤维，又称前庭小脑。旧小脑包括前叶的蚓部和后叶的蚓锥体和蚓垂，可能也包括旁绒球，主要接受来自脊髓的纤维，故又称脊髓小脑。新小脑则占小脑其余的大部分，它主要接受大脑皮质的投射，也称为脑桥小脑。上述的前庭小脑、脊髓小脑和脑桥小脑之分，也与其传出纤维相对应，即它们的最主要传出纤维分别直接或间接地作用于前庭核、脊髓和大脑皮质。

（2）小脑的内部结构

小脑表面为一层灰质，叫小脑皮质，其下为大量纤维组成的白质，叫小脑髓质。在髓质内有灰质核团，称为小脑中央核。

小脑皮质由神经元胞体和树突组成。由表及里分为分子层、梨状细胞层和颗粒层。在小脑皮质内的细胞成分有 5 种，即粒细胞、高尔基（Golgi）细胞、外星形细胞、篮状细胞及蒲肯野氏细胞。有两种传入纤维，即攀缘纤维及苔藓纤维。此外，小脑皮质内还有蓝斑的去甲肾上腺素能纤维，中缝核的 5- 羟色胺能纤维等。

小脑髓质主要由进出小脑的纤维组成，即小脑的上、中、下三对脚及小脑皮质与小脑中央核之间的联合纤维。小脑上脚包括的传入纤维有脊髓小脑前束、红核脊髓束、顶盖小脑束、三叉中脑核小脑束；传出的纤维包括小脑丘脑纤维和小脑红核纤维。小脑中脚包括脑桥小脑束。小脑下脚包括的传入纤维有脊髓小脑前束及吻侧束的一部分、红核小脑束、顶盖小脑束、三叉中脑核小脑束；传出的纤维有小脑丘脑纤维和小脑红核纤维的一部分。

小脑的中央核有顶核、齿状核、栓状核及球状核，分别分布在两半球的髓质深方。顶核靠最内侧位于第四脑室顶的中线附近；齿状核最大，位于髓质中间近于蚓体处；栓状核位于齿状核内；球状核位于顶核和栓状核之间。顶核接受蚓部皮质的纤维，球状核和栓状核接受小脑半球中间部皮质的纤维，齿状核接受小脑半球外侧部皮质的纤维。齿状核在人类最发达，与小脑半球的发展进化有关。顶核和球状核的传出纤维主要投射到前庭核和延髓网状结构，球状核、栓状核和齿状核的后内侧部发出纤维到红核的大细胞部及中脑、脑桥的被盖，齿状核的前内侧部发出纤维至红核的小细胞部和丘脑。

(3)小脑的功能

小脑接受与运动有关的大量感觉信息和大脑皮质有关运动中枢的信息,其传出纤维直接或间接地影响脊髓、脑干及大脑皮质的功能,因此小脑在中枢神经系统中是调节运动的重要中枢。它的主要功能表现在三方面,即维持身体平衡,维持、调节肌肉的张力,维持肌肉间运动的协调(共济运动)。绒球小结叶和后叶蚓部损伤,出现平衡障碍,或伴有眼震。前叶蚓部损伤,出现肌张力协调障碍,表现为共济失调性步态和躯干的共济失调。新小脑的功能是调节精细的随意运动,即共济运动的维持和调节有赖于新小脑功能的完好。在小脑半球内,其中间部主要与控制姿势反射有关,其外侧部则主要与随意运动有关。当一侧小脑外侧部或半球出现疾患时,表现为同侧肢体的共济失调,指鼻试验阳性,辨距不良,甚至与语言运动有关的肌肉出现共济失调,表现为爆发性语言,声音拖长而慢,同侧肌力减退,腱反射低下,伴有粗大的水平眼震。倘若损伤累及小脑核,则运动障碍较严重并持久,但是损伤小脑皮质,只要损伤范围不大,则可能无症状。这一般解释为身体各部在小脑皮质有双重代表区,起到了一定的代偿作用。应该指出,近年来实验研究表明,小脑的传入传出纤维以及身体各部在小脑定位是比较复杂的,因而小脑各部位的功能以及损伤后出现的症状也难以孤立地截然分开。

1.5 脊　髓

脊髓位于椎管内,与脊神经直接联系,是人躯体和内脏机能活动的一个低级中枢。脊髓与脑之间,在形态和机能上有密切的联系,它既接受脑的控制和调节,又对脑的机能活动有着重要的影响和调节作用。

1.5.1 脊髓的位置与外形(location and outline of spinal cord)

脊髓位于椎管腔内,其外形呈前后略扁的圆柱状。脊髓上端在枕骨大孔处与延髓相续,下端逐渐变细呈圆锥形,称脊髓圆锥。圆锥末端在成年人可达第一腰椎下缘水平。脊髓全长 40~45cm。见图 1-5-1。脊髓的被膜:脊髓的被膜总称脊膜,从外向内依次为硬脊膜、蛛网膜和软脊膜。硬脊膜为硬脑膜内层向椎管内的延续,在硬脊膜与椎骨骨膜之间为硬膜外间隙,其中有椎管内静脉丛和脂肪组织。在纵长的脊髓外,由硬脊膜形成管状硬膜囊包裹着脊髓。硬脊膜上端紧附于枕骨大孔,下端终于第二骶椎平

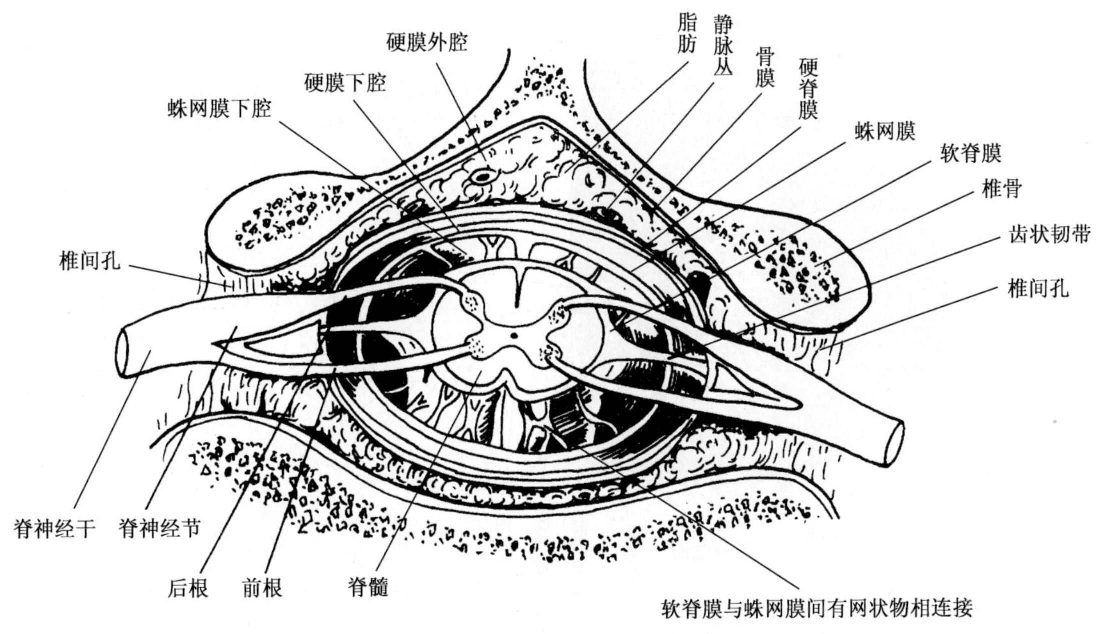

图1-5-1 脊髓的位置与被膜

面，在此水平以下，硬膜囊形成硬脊膜终丝，与尾骨背面的骨膜接续，成为尾韧带。在蛛网膜与硬脊膜之间为硬脊膜下腔，蛛网膜和软脊膜之间为蛛网膜下腔。脊髓蛛网膜下腔正常情况下，应缺少纤维小梁，脑脊液充满此腔。在脊髓两侧的软脊膜向外伸展成双层皱襞，并在脊髓前、后根之间形成突起，突起的尖端穿过或顶着蛛网膜附着于硬脊膜内面，使其皱襞成为齿状韧带。齿状韧带对脊髓具有固定和保护的作用。

脊髓表面有纵行的沟裂，在前面有前正中裂，软脊膜和血管伸入其中，后面有后正中沟。一对前外侧沟，脊神经前根的根丝自此发出；一对后外侧沟，脊神经后根的根丝自此进入脊髓。在颈髓和上胸髓，在后正中沟和后外侧沟之间有后中间沟。

脊髓共发出 31 对脊神经，它是由成对的前根和后根合成。每对脊神经根与脊髓相应的部分称为脊髓节。脊髓共分 31 个节段，即颈髓 8 节，胸髓 12 节，腰髓 5 节，骶髓 5 节，尾髓 1 节。脊髓的粗细与四肢的发达程度有关，人类有颈膨大和腰膨大。颈膨大位于 $C_4 \sim T_1$ 节段，腰膨大位于 $L_2 \sim S_3$ 节段。中胸节段脊髓较细，脊髓下端呈尖细锥状，由软脊膜向下延伸，成为圆锥下终丝，其上段悬浮于蛛网膜下腔内，称为内终丝，下段被硬脊膜包裹，称外终丝，和硬脊膜一起附着于尾骨。

在脊髓和脊椎的生长发育过程中，脊髓的生长速度比脊椎迟缓，因而脊髓的长度较脊椎短。在刚出生的婴儿，脊髓下端至 L_3 水平，在成人则仅在 L_1 的下缘水平。在临床上，脊髓和椎体的对应关系是脊髓病变定位诊断的重要依据。脊髓节段与椎骨序数的关系如下：颈髓和上胸髓节段比相应的椎骨高 1 个椎骨；中胸髓较相应的椎骨高 2 个椎骨；下胸髓较相应的椎骨高 3 个椎骨；腰髓则位于 $T_{10} \sim T_{12}$；骶髓位于 $T_{12} \sim L_1$ 之间。L_1 以下的椎管内，已无脊髓。脊髓的每一个节段都有前根和后根在椎间孔处合成一条脊神经，以后穿出椎管。由于脊髓短于脊柱，则各椎间孔与相应脊髓节的距离由上而下逐渐增加，从胸髓开始，神经根要向下斜行一段才能到达相应的椎间孔。腰、骶、尾部的脊神经根垂直下降很远才到达相应的椎间孔，这些垂直下降的神经根围绕终丝，形成束状，称马尾。

1.5.2 脊髓的内部结构(internal structure)

脊髓由灰质和白质两部分组成。灰质集中在内部，在横断面上呈蝶形，主要包括神经元的胞体和树突，白质分布在灰质的外层，主要为神经纤维。在灰质的中央有一窄细腔隙，称中央管，该管腔随年龄的增长可发生闭塞或狭窄。见图 1-5-2。

(1)脊髓的灰质

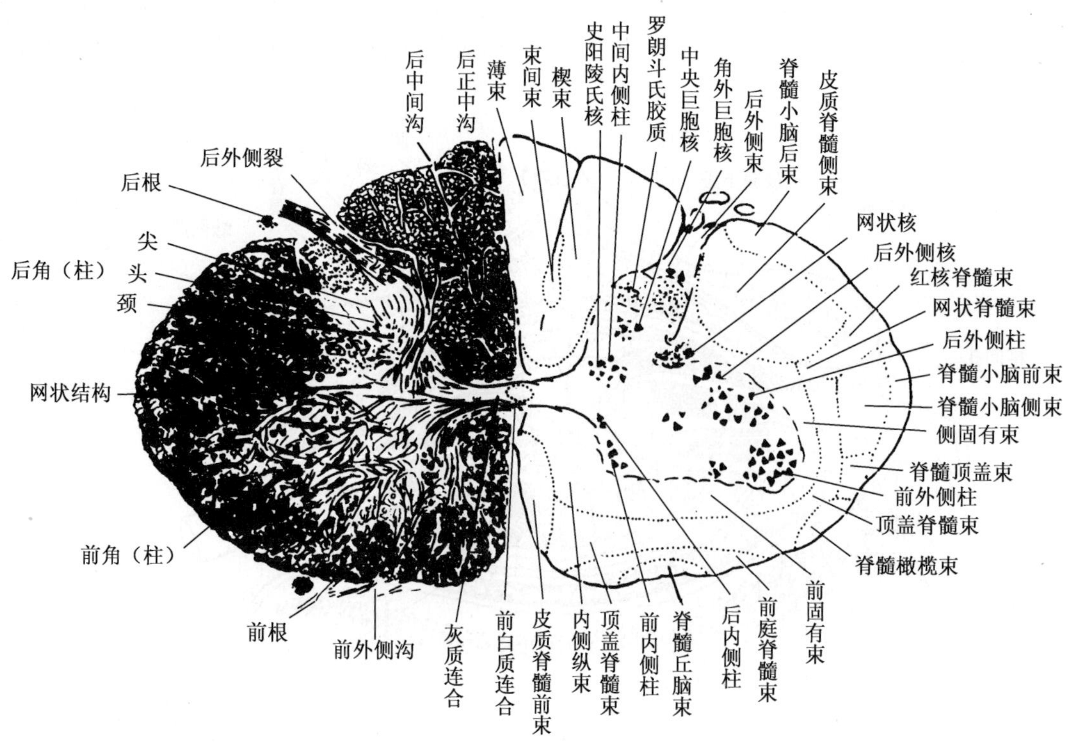

图1-5-2 脊髓的内部结构

自颈髓至骶髓，脊髓灰质呈一连续的蝶形细胞柱，其前、后、侧方的突出部分，分别称为前柱、后柱和侧柱。在脊髓横断面上，上述的突出部分则称为前角、后角、侧角。在前角，主要是多极的运动神经元，它们的轴突组成前根，出脊髓组成脊神经，支配躯干及四肢的横纹肌。根据前角细胞的体积和功能，又分为 α 神经元和 γ 神经元，前者的轴突支配肌梭以外的肌纤维，它的兴奋引起横纹肌的收缩；后者的轴突分布至肌梭内肌纤维，它兴奋时，只引起梭内肌收缩，从而调节肌梭的放电，对肌肉的收缩进行反馈性调节，这对维持姿势、肌张力及平衡等有着重要的作用。在正常情况下，前角细胞的活动受脑，特别是大脑皮质的控制。当大脑皮质对脊髓的抑制作用解除，前角运动神经元的机能出现亢进，将出现病理反射。灰质的后角内，主要是中间神经元，它们接受从脊髓后根传来的感觉性冲动（即躯干、四肢的痛、温、触觉及非意识性的本体感觉冲动），发出轴突进入白质组成上行传导束或与前角细胞联络。后角和前角之间的灰质称为中间带，在中间带内侧部的细胞占脊髓全长，可能与内脏的感觉和运动有关，中间带外侧部的细胞组成灰质的侧角，它起自 C_8，向下延续至 $L_{2\sim3}$，此节段内的侧角细胞属交感神经节前神经元。在 $S_{2\sim4}$ 的前角基部的外侧，分散存在的细胞被称为骶副交感神经核，发出的纤维至盆腔的副交感神经节。

(2)脊髓的白质

在脊髓的表面有纵长的沟、裂，按沟、裂与脊髓前、后根的位置关系，将白质分为 3 个索。后正中沟与后根之间的白质为后索，前、后根之间的白质为侧索，前根与前正中裂之间的白质为前索。

各索内分布许多传导束，它们可分长、短不同距离的两类。短距离联络性的固有束分布在脊髓灰质的周边，上行或下行一个短距离，止于邻近脊髓节段的灰质，主要媒介脊髓的节段间反射活动。长距离的传导束，分布在固有束的外围，占据白质的大部分，主要完成脑和脊髓、中枢与周缘之间的相互联系。由途径和功能相同的纤维组合成束，各束在脊髓内占据一定的位置。脊髓的传导束将在有关章节内叙述。

1.5.3 脊髓的功能(function)

脊髓内多种上、下行的传导束，将脑和躯干、四肢联系成为整体，实现着各种感觉和运动的功能。当脊髓的某部分发生病变后，脊髓的传导功能受到影响，则在身体的相应部位出现感觉和运动的障碍。

另外，神经系统活动的基本方式是反射活动。当机体受到刺激后，就会产生一定的反应，这种活动是在神经系统参与下完成的。反射活动的解剖基础就是由 2 个或 2 个以上神经元组成的反射弧。脊髓反射的反射弧由 5 个部分组成：感受器，即位于皮肤、黏膜、运动器和内脏的感觉神经末梢器，它们接受刺激并将其转化为神经冲动；感觉神经元，即脊神经节细胞，将感觉冲动传入脊髓；反射中枢，即脊髓节段内的中间神经元；运动神经元，即前角运动细胞、中间外侧核及骶髓副交感核，它们发出轴突经脊髓前根外出，控制效应器；效应器为运动神经末梢所支配的器官，如肌肉、腺体等。反射弧各部分保持完整，才能实现正常的反射活动。临床上检查脊髓反射对了解脊髓的功能状态和神经系统的定位诊断具有重要意义。

在临床上常用的脊髓反射有膝跳反射、跟腱反射、肱二头肌反射、肱三头肌反射等。此外，脊髓内有交感神经和部分副交感神经的节前纤维，因此脊髓内存在着内脏反射中枢。如血管张力反射、发汗反射、排尿反射和排便反射等。

1.6 脑 脊 液

在蛛网膜下腔和脑室中，充满无色透明的液体——脑脊液(cerebrospinal fluid)。该液的总量在正常成人为 100 ~ 150ml，其比重为 1，呈弱碱性，在 $1mm^3$ 内细胞数在 8 个以下，主要是上皮细胞和淋巴细胞。

脑脊液的产生：在中枢神经系统内，脑脊液产生速率为 0.3ml/min，日分泌量在 400 ~ 500ml。脑室内的脉络丛组织是产生脑脊液的主要结构。脉络丛主要分布在侧脑室的底部和第三、第四脑室的顶部，其结构是一簇毛细血管，其上覆盖一层室管膜上皮，形似微绒毛。此微绒毛犹如单向开放的膜，只向脑室腔和蛛网膜下腔分泌脑脊液。也有人认为室管膜和脑实质也有产生脑脊液的作用。

脑脊液的循环：脑脊液的流动具有一定的方向性。两个侧脑室脉络丛最丰富，产生脑脊液最多，这些脑脊液经室间孔流入第三脑室，再经中脑导水管流入第四脑室。各脑室脉络丛产生的脑脊液都汇至第四脑室并经第四脑室的正中孔和外侧孔流入脑和脊髓的蛛网膜下腔。最后经矢状窦旁的蛛网膜颗粒将脑脊液回渗到上矢状窦，使脑脊液回流至静脉系统。脑脊液的回流（或吸收）主要取决于颅内静脉压和脑脊液的压力差以及血脑屏障间的有效胶体渗透压。脑和脊髓的血管、神经周围间隙和室管膜也参与脑脊液的吸收。

脑脊液不断产生又不断被吸收回流至静脉，在中枢神经系统起着淋巴液的作用，它供应脑细胞一定的营养，运走脑组织的代谢产物，调节着中枢神经系统的酸碱平衡。并缓冲脑和脊髓内的压力，对脑和脊髓具有保护和支持作用。

脑脊液的性状和压力受多种因素的影响，若中枢神经系统发生病变，神经细胞的代谢紊乱，将使脑脊液的成分和性状发生改变；若脑脊液的循环路径受阻，颅内压力将增高。因此，当中枢神经系统病损时，脑脊液的检测成为重要的辅助诊断手段之一。

1.7 颅神经和脊神经

1.7.1 颅神经（cranial nerves）

颅神经共有 12 对，常用罗马字母表示。它们是：（Ⅰ）嗅神经、（Ⅱ）视神经、（Ⅲ）动眼神经、（Ⅳ）滑车神经、（Ⅴ）三叉神经、（Ⅵ）外展神经、（Ⅶ）面神经、（Ⅷ）前庭蜗神经或位听神经、（Ⅸ）舌咽神经、（Ⅹ）迷走神经、（Ⅺ）副神经、（Ⅻ）舌下神经。

12 对颅神经按其所含神经纤维可分三类：感觉神经（Ⅰ、Ⅱ、Ⅷ）、运动神经（Ⅲ、Ⅳ、Ⅵ、Ⅺ、Ⅻ）和混合神经（Ⅴ、Ⅶ、Ⅸ、Ⅹ）。其中Ⅰ、Ⅱ分别与端脑和间脑相连，其余均同脑干相连，Ⅺ尚有来源于上颈髓的纤维。

（1）嗅神经与嗅觉传导通路

起于鼻腔嗅黏膜中的双极嗅细胞，其周围突伸向黏膜表面，呈细毛状，而中枢突组成无髓的嗅丝，即嗅神经，从鼻腔向上穿过筛骨的筛孔，止于嗅球的腹侧面。

嗅觉的传导路径：嗅觉冲动沿嗅神经传至嗅球，嗅球中的蓬头细胞和僧帽细胞发出轴突组成嗅束，嗅束将嗅觉冲动传至脑的其他部分，它包括前嗅核、嗅结节、杏仁核簇、梨状皮质、隔核和下丘脑。嗅束行于额叶底面眶部的嗅沟内，向后逐渐变扁，进入嗅三角。

（2）视神经与视觉传导通路

由视网膜节细胞的轴突组成视神经。视神经穿过颅骨的视神经孔入颅后，和对侧来的纤维合在一起成为视交叉（鼻侧纤维交叉，颞侧纤维不交叉），交叉后的纤维组成视束，其终末止于丘脑枕部的外侧膝状体、顶盖前区（丘脑到四叠体顶盖之间的转变区）。

视神经按其与颅骨的关系可分为三段，自眼球到视神经孔为眼眶段，位于骨性管中的部分为视神经管内段，自视神经管内口至视交叉为颅内段。视神经的颅外部分与脑一样，其表面包裹三层薄膜，最外层的硬脑膜向前同眼球的巩膜相延续，在视神经孔周围与颅底的骨膜相接合。视神经穿出视神经孔内口处，其表面被硬脑膜皱褶所覆盖，被覆盖的视神经长度 1～2mm。视神经的余部没有硬脑膜包被。在视神经的蛛网膜和软膜之间，亦有蛛网膜下腔，其中充以脑脊液并与交叉池相通。

视觉的传导路径是由三级神经元组成的。即视网膜的双极细胞，视网膜的节细胞及外侧膝状体核。外侧膝状体细胞发出的轴突组成膝距束，以扇形（称视放射）并有一定次序地走向大脑枕叶距状裂附近的皮质。视网膜内感受器发出的冲动，在枕叶皮质内被整合而形成视觉。

视觉传导路径中各级纤维的排列与视网膜有明确的定位关系。在视神经内，视网膜上象限发出的纤维位于视神经横断面的上半部；视网膜下象限发出的纤维位于横断面的下半部；其他左右及中央各部以此类推。在视交叉部，两个视神经颞侧的纤维不交叉，而鼻侧的纤维发生了交叉，则每侧视束包括两眼同半侧视网膜发出的纤维。在外侧膝状体，视网膜黄斑处发出的纤维中止于其中央和上部，视网膜上象限发出的纤维止于外侧膝状体腹内侧部，下象限的纤维止于外侧膝状体的腹外侧部。自外侧膝状体发出的纤维，经过内囊的豆核后部形成视放射。视放射纤维中，来自外侧膝状体内侧部的纤维走行在背侧，最后投射到距状裂的上唇(楔叶)；来自外侧膝状体外侧部的纤维走行在腹侧，最后投射到距状裂的下唇(舌回)。外侧膝状体中央部代表黄斑的纤维占视放射中间的大部止于距状皮质后 1/3，向前依次为视网膜周围部代表区。

在枕叶皮质中与视觉有关的是 17、18、19 区。17 区皮质功能主要属于视知觉的，其中黄斑代表区是专门感受视觉的细节，即感知视线范围内光强度的变化、物体的运动位置、一般形状和色泽。19 区则涉及更复杂的组合、整合和相关、定向及演算，并对再现有重要意义。顶叶后部的皮质在这些功能中与之有密切联系。

由于以上视觉纤维定位排列，在视觉通路上的损害将出现相应的视野缺损(图 1-7-1)。

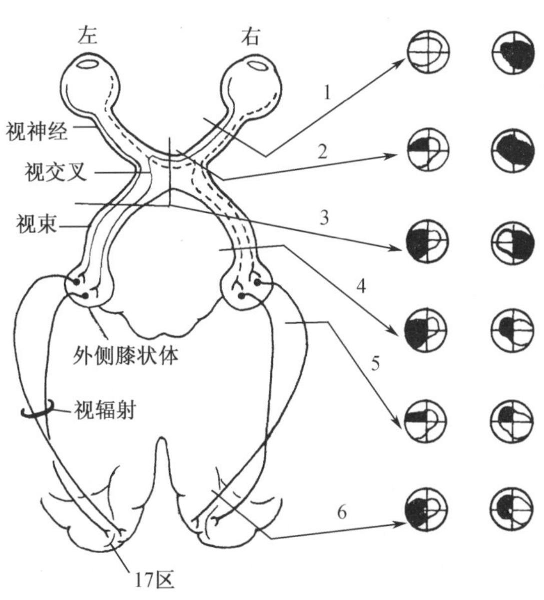

图1-7-1 视觉通路的损伤与视野缺损

(3)动眼神经

动眼神经属于运动性神经，其运动纤维分别起自中脑上丘水平的动眼神经核和动眼神经副核。动眼神经自大脑脚内面的动眼神经沟出脑，向前穿过海绵窦的侧壁，在此处动眼神经分为上下两支穿过眶上裂入眶，在总腱环内位于视神经外侧。动眼神经的上支较短，支配提上睑肌和上直肌；下支较长，支配内直肌、下直肌和下斜肌。在外直肌和视神经之间有睫状神经节，发自动眼神经副核的副交感节前纤维在睫状神经节内形成突触，睫状神经节的细胞发出节后纤维，分布至瞳孔括约肌和睫状肌，分别控制瞳孔的收缩和晶状体的调节。

(4)滑车神经

滑车神经属于运动神经，其纤维发自中脑下丘水平的滑车神经核。纤维自核发出后，绕导水管到脑干的背面，左右交叉后在前髓帆系带的两侧穿出，绕过大脑脚向前，穿海绵窦侧壁，经眶上裂入眶，支配上斜肌。

(5)三叉神经

三叉神经在脑干表面位于脑桥中部的腹外侧面，由大的感觉根和小的运动根组成。三叉神经的感觉纤维发自半月神经节内的假单极细胞，其中枢突聚成三叉神经感觉根，自颞骨岩部向后内方走行入脑桥，终止于脑干内三叉神经感觉主核和三叉神经脊束核；其周缘突形成三个干支：眼神经、上颌神经和下颌神经，分布到头部的皮肤和黏膜，司痛觉、温度觉和触觉的传导(图 1-7-2)。

眼神经是三叉神经中最小的一支，起于三叉神经节前内侧部，向前进入海绵窦的外侧壁。在眶上裂的后方，它分成三支：泪腺神经、额神经和鼻睫神经，经

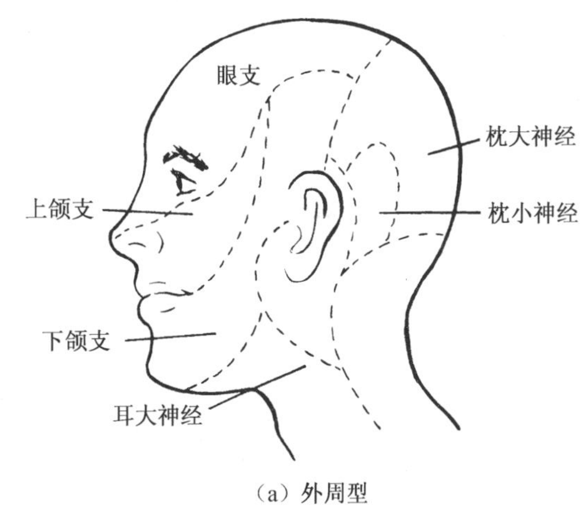

(a) 外周型

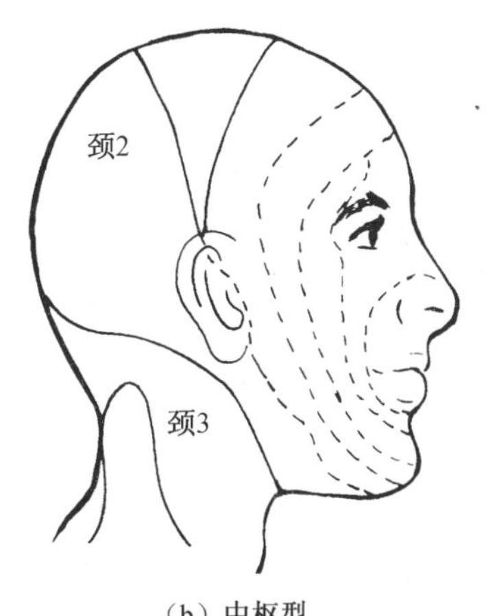

(b) 中枢型

图1-7-2 三叉神经在面部皮肤的分布

眶上裂入眶。分布到筛房、蝶窦和额窦黏膜、泪腺、结膜、角膜(鼻睫支)、眼睑的皮肤、眼旁颞区、前额皮肤以及鼻的黏膜和皮肤等。眼神经在头部向后的分布区可延伸到通过颅顶的两耳郭尖间连线为止。眼神经在海绵窦内接受来自颈动脉丛的交感神经纤维,经泪腺神经将交感纤维带往泪腺。眼神经在海绵窦内尚发出一小的感觉支(感觉纤维)幕神经到小脑幕。

上颌神经自半月神经节前中部发出,穿海绵窦侧壁的下部,经卵圆孔出颅至翼腭窝,在窝内发出小支连于蝶腭神经节。上颌神经穿过眶下裂入眶,延续为眶下神经行于眶下管中,最后出眶下孔到达面部。上颌神经在近半月神经节处发出脑膜支,伴脑膜中动脉的前支至颅中窝的硬脑膜。上颌神经司颅中窝硬膜、上颌窦与蝶窦黏膜、鼻中隔黏膜、鼻甲、硬腭以及咽鼓管开口、上颌牙和齿龈、眼下方和鼻下方的皮肤、口腔前庭和黏膜、上唇和前颞区的皮肤等处的感觉。

下颌神经是最大的三叉神经分支,自半月神经节前外侧部发出,经卵圆孔出颅。下颌神经发出棘孔神经和翼内肌神经,棘孔神经伴硬脑膜中动脉经棘孔入颅,分布在硬脑膜司痛觉,分布到乳突小房的黏膜司感觉。下颌神经在颅外的感觉纤维终末支分布至舌前 2/3 的黏膜,下颌齿及齿龈,面颊的黏膜、面下部、颏部和耳颞部的皮肤。

三叉神经运动根较细,其纤维发自脑桥中部的三叉神经运动核,在脑干表面运动根位于感觉根的内侧稍前方,走行于半月神经节的下方,在卵圆孔处与三叉神经的下颌支合并,一起穿过卵圆孔出颅。下颌神经中的运动支分布到咀嚼肌、翼内肌和翼外肌、鼓膜张肌、腭帆张肌、下颌舌骨肌以及二腹肌前腹,支配上述肌肉的运动。三叉神经中脑核发出周缘突随运动根一起分布至咀嚼肌、齿及齿根,接受牵张感受器和压力感受器的冲动,经中脑核发出的中枢突传至三叉神经感觉主核。

三叉神经感觉纤维在脑干内有一部分组成了三叉神经脊髓束,止于三叉神经脊束核。该核较长,上自三叉神经入脑处,下至脊髓 3、4 颈节。来自面部皮肤的感觉,特别是传导痛、温觉的纤维是按着面部机能区有序地终止于核内的。面区以上为中心,从前向后分成 5 个带,它们的感觉纤维在核内终止的顺序则是 5、4、3、2、1 自上而下依次排列,因此,在中枢性损伤(三叉神经脊髓束核损伤或三叉丘脑束损伤)时,由于损伤阶段的不同,在面部呈现"洋葱皮"型感觉缺失现象(图 1-7-2)。

(6)外展神经

外展神经是运动神经,其纤维发自脑桥的展神经核。神经根自桥延沟出脑,向前行于蝶骨的鞍背外侧,经蝶岩韧带的下方穿入海绵窦,经眶上裂内侧入眶,支配眼的外直肌。

(7)面神经

面神经属混合性神经,由感觉根和运动根组成。在脑干表面,面神经位于脑桥下方小脑下脚与橄榄之间的隐窝处。面神经的运动根居内侧,感觉根(中间神经)居中间,外侧为位听神经。面神经的运动纤维发自脑桥被盖部的面神经核,面神经经内耳孔进入颞骨岩部,走行在面神经管中,自茎乳孔出颅,进入腮腺实质内,并在此分成颞支、颧支、颊支、下颌缘支和颈支,分别支配面部的表情肌、颊肌、头皮和外耳的肌肉、颈阔肌、二腹肌后腹、茎突舌骨肌以及镫骨肌。感觉根又称中间神经,它包括的纤维有 3 个来源:起自膝状神经节细胞的周缘支,通过鼓索及舌神经,分布于舌前 2/3 的味蕾,司味觉,其中枢突止于孤束核;起自膝状神经节的周缘支,通过面神经与面部的深感觉有关,中枢突亦止于孤束核;起自脑桥泌涎核的纤维,通过鼓索及舌神经到下颌神经节,下颌神经节发出的节后纤维支配颌下腺及舌下腺。

面神经的颅内段,在岩骨内行程较长,当颞骨岩部发生骨折时,面神经干易受损。

(8)位听神经与听觉传导束

位听神经属于特殊的感觉神经,由耳蜗神经和前庭神经两部分组成,在脑干表面,它位于面神经的外侧。经内耳门出颅。其中耳蜗神经传导听觉,它的纤维发自耳蜗螺旋神经节的双极细胞,其周缘突止于戈蒂氏螺旋器,中枢突止于脑干的耳蜗背核和耳蜗腹核。前庭神经传导位置觉(平衡觉),其纤维发自内耳道中的前庭神经节之双极细胞,周缘突行向半规管、椭圆囊及球囊,中枢突入脑干,止于前庭上核、前庭内侧核、前庭外侧核以及前庭下核(脊核),也有纤维止于小脑绒球小结叶。

自耳蜗背核和腹核发出的纤维,组成同侧和对侧的外侧丘系到达丘脑的内侧膝状体,内侧膝状体的神经元发出的轴突组成听放射,投射到大脑颞横回皮质,形成听觉。

自前庭诸核发出纤维组成内侧纵束,向上与眼肌运动神经核发生联系。前庭外侧核还发出前庭脊髓束，止于脊髓的前角细胞，使脊髓的运动神经元受前庭反射的控制。当内耳半规管中的壶腹嵴受到刺激或前庭神经受刺激时，通过上述传导路径常可反射性地改变眼外肌活动，出现眼震颤及颈部和四肢的肌紧张。另外，在延髓部前庭神经与植物性中枢发生联系，当前庭神经受刺激时往往引起植物性机能反应，表现为眩晕、恶心等。在颅脑损伤时，倘若位听神经完全受损，则除听觉丧失外，前庭功能亦丧失，但无眼震和眩晕。若听神经部分性损伤，则产生听觉障碍（听觉减低或过敏），同时伴有前庭神经受刺激而造成的眼球震颤和眩晕。

（9）舌咽神经

舌咽神经属于混合性神经，在脑干表面位于延髓后侧沟上端，自颈静脉孔出颅。它包含的运动性纤维有：发自脑干疑核的纤维，支配茎突咽肌；发自下涎核的副交感节前纤维，在耳神经节交换神经元后，其节后纤维分布至腮腺，控制腮腺的分泌。感觉纤维的细胞体位于岩神经节内，其中枢突进入脑干的孤束核，周缘突分布于舌后 1/3 味蕾，司味觉。另一部分周缘突司一般感觉，分布于咽部、舌后 1/3、扁桃体、咽鼓管、鼓室等处的黏膜。

（10）迷走神经

迷走神经属于混合性神经，在脑表面位于延髓后沟的上部，自颈静脉孔出颅。它包含的运动纤维分别发自迷走神经运动背核和疑核，前者发出的纤维分布到迷走神经丛的自主神经节，支配胸腹部内脏，后者发出的纤维止于咽部和喉部的横纹肌。迷走神经包含的感觉性纤维有：起自颈静脉神经节细胞的纤维，其中枢突止于三叉神经脊髓束核，周围突分布到外耳的皮肤；发自结状神经节细胞的纤维，其中枢突止于孤束核的迷走后部（也称孤束旁核），周围突分布到咽、喉、气管、食管及胸腹腔内脏的上皮质；起自结状神经节细胞的纤维，中枢突止于孤束核，周围突止于会厌和舌后 1/3 味蕾。

迷走神经的根丝和舌咽神经的根丝在延髓处不易分清楚，因为它们在下橄榄核背侧的延髓后外侧沟中排成一直行，直至出颈静脉孔时两者才分开，通过各自的硬脑膜裂隙穿出。颈静脉神经节和结状神经节均为迷走神经干上的膨大部分，它位于颈静脉孔内或恰在其下方。

迷走神经受损时，主要造成软腭和咽喉肌的麻痹，产生吞咽困难、声音嘶哑、说话不清、有鼻音等现象，有时还有心动过速的表现。

（11）副神经

副神经属于运动性神经，由延髓根和脊髓根两部分组成，在脑干表面位于延髓后沟，舌咽和迷走神经的下方。副神经主干支经颈静脉孔出颅。延髓根来自延髓的迷走神经运动背核和疑核，这两部分的轴突一起形成副神经的延髓支，它们出脑后立即离开副神经主干，其中发自迷走神经背核的纤维加入迷走神经，组成副交感节前纤维分布至内脏；发自疑核的纤维同样与迷走神经一起分布到喉的横纹肌，支配其运动。副神经的脊髓根起自脊髓上六颈节前角的副神经核，它们集成三或四个小根，出脊髓后在齿状韧带的后方上行并联合成脊髓根，在椎动脉的后方经枕骨大孔入颅后窝，暂时与延髓根连接，自颈静脉孔出颅。出颅后行向后外侧越过环椎横突，降入颈部支配胸锁乳突肌和斜方肌的运动。

副神经受损伤后，胸锁乳突肌、斜方肌麻痹，造成头颈不能旋转和不能耸肩。由于舌咽神经、迷走神经以及副神经均经颈静脉孔出颅，所以在颅底颈静脉孔处骨折时，可同时损伤这三个神经，产生斜颈、吞咽困难、失音、同侧舌后部味觉丧失等症状。

（12）舌下神经

舌下神经属运动性神经，其纤维由延髓的舌下神经核发出，在下橄榄核的内侧向腹外侧走行，于脑表面的锥体和橄榄体之间的延髓前侧沟出脑。然后通过舌下神经管到颅外，在迷走神经外侧于颈内动、静脉间下行，沿舌骨舌肌外侧入舌，支配舌的内、外在肌的运动。

舌下神经损伤造成同侧舌肌的瘫痪和萎缩，当伸舌时舌尖偏向患侧。

1.7.2 脊神经（spinal nerves）

脊神经自脊髓发出，经椎间孔离开椎管，分布于躯干和四肢。脊神经有 31 对，即颈神经 8 对、胸神经 12 对、腰神经 5 对、骶神经 5 对和尾神经 1 对。每一个脊神经由前根和后根在椎间孔处合成。前根属运动性，由脊髓前角和侧角细胞的轴突组成，分别支配躯体的横纹肌、内脏和血管的平滑肌、心肌和腺体，前根内也有些纤维起自后根上脊神经节内的细胞，其纤维与痛觉传导有关。后根属于感觉性，在根上有一脊神经节，为感觉神经元胞体所在地，其中枢突组成后根进入脊髓，周围突随脊神经分布于皮肤、肌肉和内脏感受器，构成脊神经中的感觉成分。由前根和后根汇合形成混合性的脊神经总干，其中含有4种纤维：①躯体传出纤维，支配骨骼肌活动。②躯体传入纤维，传导来自皮肤的痛、温、触、压觉和肌肉、关节、韧带的本体（姿势）感觉。③内脏传出纤维，仅见于$T_1 \sim L_2$和$S_{2\sim4}$的前根内，支配平滑肌、心肌和腺体的活动。④内脏传入纤维，分布于心血管和内脏的感受器，传导内环境变化的各种信息。

每条脊神经出椎间孔后，分为脊膜支、前支和后支。脊膜支细小，通常起自脊神经总干或交通支，经椎间孔返回椎管，分布于脊膜、椎骨血管和韧带。后支细小，分布于背部皮肤和背部深层肌肉。前支粗大，分布于躯体腹侧和四肢的皮肤和肌肉。前支中除$T_2 \sim T_{11}$保持分节状态，按次序分布于肋间肌、腹肌和胸腹部皮肤外，其他的前支都互相交织成丛，然后再分布到所支配的区域。神经丛有颈丛、臂丛和腰骶丛三组。自丛上发出的神经，有单纯感觉或单纯运动性神经，但大多数为混合性神经。脊神经中，分布于皮肤的称皮支，主要传导皮肤的痛、温、触觉；支配骨骼肌的称肌支。此外，在脊神经前支的根部尚发出交通支，连于交感干，分布于内脏器官（属自主神经系）。

（1）颈丛

颈丛由颈神经1～4的前支构成，分皮支和肌支两部分。皮支在胸锁乳突肌后缘中点稍上方处，自深方浅出，分布于枕部、颈部和肩部的皮肤。肌支又分为数支，支配颈部深层诸肌、舌骨下肌群和膈肌。膈神经除支配膈肌运动外，尚传导胸膜、心包和部分腹膜的感觉冲动。

（2）臂丛

臂丛由颈神经5～8的前支和第1胸神经前支的大部分构成，主要分布于上肢和胸背部的皮肤和肌肉。臂丛的分布按发出部位分锁骨上、下二部，下部为长神经，上部为短神经。自臂丛发出的长神经有以下几支：

1）正中神经（$C_6 \sim T_1$，时有C_5）：其肌支支配前臂前群肌肉的桡侧半，手的大鱼际肌和第1、2蚓状肌；其皮支主要分布在掌面桡侧三个半手指和大鱼际的皮肤。

2）尺神经（C_8、T_6）：肌支支配前臂前群尺侧半、小鱼际、拇收肌、骨间肌和第3、4蚓状肌；皮支分布在掌面小鱼际皮肤和尺侧一个半手指的皮肤，背面分布于尺侧两个半手指的皮肤。

3）肌皮神经（$C_5 \sim C_7$）：肌支支配喙肱肌、肱二头肌和肱肌；皮支分布于前臂外侧面皮肤。

4）桡神经（$C_5 \sim T_1$）：肌支支配上肢全部伸肌以及肱桡肌、旋后肌和拇长展肌；皮支分布到上臂后面、前臂后面、手背的桡侧半及桡侧三个半手指的皮肤。

5）腋神经（$C_5 \sim C_6$）：肌支支配三角肌和小圆肌；发出臂外侧皮神经到臂部的上外侧面皮肤。

6）臂内侧皮神经（C_1）：分布于腋区和臂内侧面皮肤，与邻近的皮神经有广泛的重叠。

7）前臂内侧皮神经（C_8、T_1）：分布于前臂内侧半的前后面皮肤。

自臂丛发出的短神经包括：胸前神经，支配胸大、小肌；胸背神经，分布到肩胛外侧至背阔肌；胸长神经，支配前锯肌。

（3）胸神经前支

胸神经前支共有12对，上11对为肋间神经，第12对为肋下神经。其肌支支配肋间内、外肌，腹内、外肌，腹横肌和腹直肌。皮支分布于胸腹壁皮肤。皮支分布有明显的节段性，每一皮支分布区形如自背向腹的条带，每条带按神经的序数自上向下依次排列。胸神经前支分布的节段水平如下：第2胸神经的分布区平对胸骨角，第4胸神经的分布区平对乳突，第6胸神经分布区平对剑突，第8胸神经分布区平对肋弓，第10胸神经分布区平对脐水平，第12胸神经分布区对腹股沟韧带中点水平。

（4）腰骶丛

腰骶丛又分为腰丛和骶丛，腰丛由第1～3腰神经前支和第4腰神经前支的大部分组成，亦有第12胸神经的交通支参加。骶丛由第4腰神经的小部分与第5腰神经和1～3骶神经组成。

自腰骶丛发出的长神经主要有以下几支：

1）股神经（$L_2 \sim L_4$）：在腰大肌和髂肌之间走行，经腹股沟韧带的深方、股动脉的外侧入下肢。肌支支配股四头肌和缝匠肌，皮支分布于大腿的前面、小腿的内侧和足内侧缘的皮肤。

2）闭孔神经（$L_2 \sim L_4$）：自腰大肌内侧缘下行入小骨盆，沿侧壁向前穿闭孔至大腿内侧，支配大腿内收肌群，皮支分布于大腿内侧皮肤。

3）坐骨神经（$L_3 \sim S_3$）：是全身最大的神经。它出坐骨大孔（投影点在坐骨结节和髂后上棘连线的中点处），于臀大肌的深面、经股骨大转子与坐骨结节之间，下行至大腿的后面，沿途分支支配大腿后群肌肉。约在腘窝上方，坐骨神经分为胫神经和腓总神经，其中胫神经的肌支支配小腿后群肌肉和全部足底肌肉，皮支分布于小腿后面和足底的皮肤。腓总神经又分为腓深神经和腓浅神经，分别支配小腿前群肌肉和外侧群肌肉，其皮支分布至小腿外侧面、足背和足趾的皮肤。

自腰骶丛发出的短神经主要有髂腹下神经、髂腹股沟神经、臀上神经、臀下神经、阴部神经，分别支配下腹部、腹股沟部、臀部、会阴部诸肌肉及其附近的皮肤。

(5)皮肤的节段性神经分布

一条脊神经所支配的皮肤区域称为一个皮节。身体的皮神经分布都是按节段顺序排列的（图1-7-3），这种排列关系在胸部表现得最明显，自锁骨和胸骨上缘到腹股沟韧带，自背侧中线至腹部中线，皮支支配区形成连续横行的环带，依次排列着C_1～L_1脊神经皮支的支配区。在四肢，这种节段性分布比较复杂，上肢的皮神经来自C_5～T_1，它们按肢体的长轴顺序排列，即自桡侧的上臂、下臂到手，转向尺侧自手、下臂到上臂，依次排列。下肢的皮神经来自L_2～S_3，它们排列的顺序是从大腿、小腿的前面，经足背、足底绕到小腿、大腿的后面，直至臀部和会阴为止。

面部皮肤由三叉神经分布。

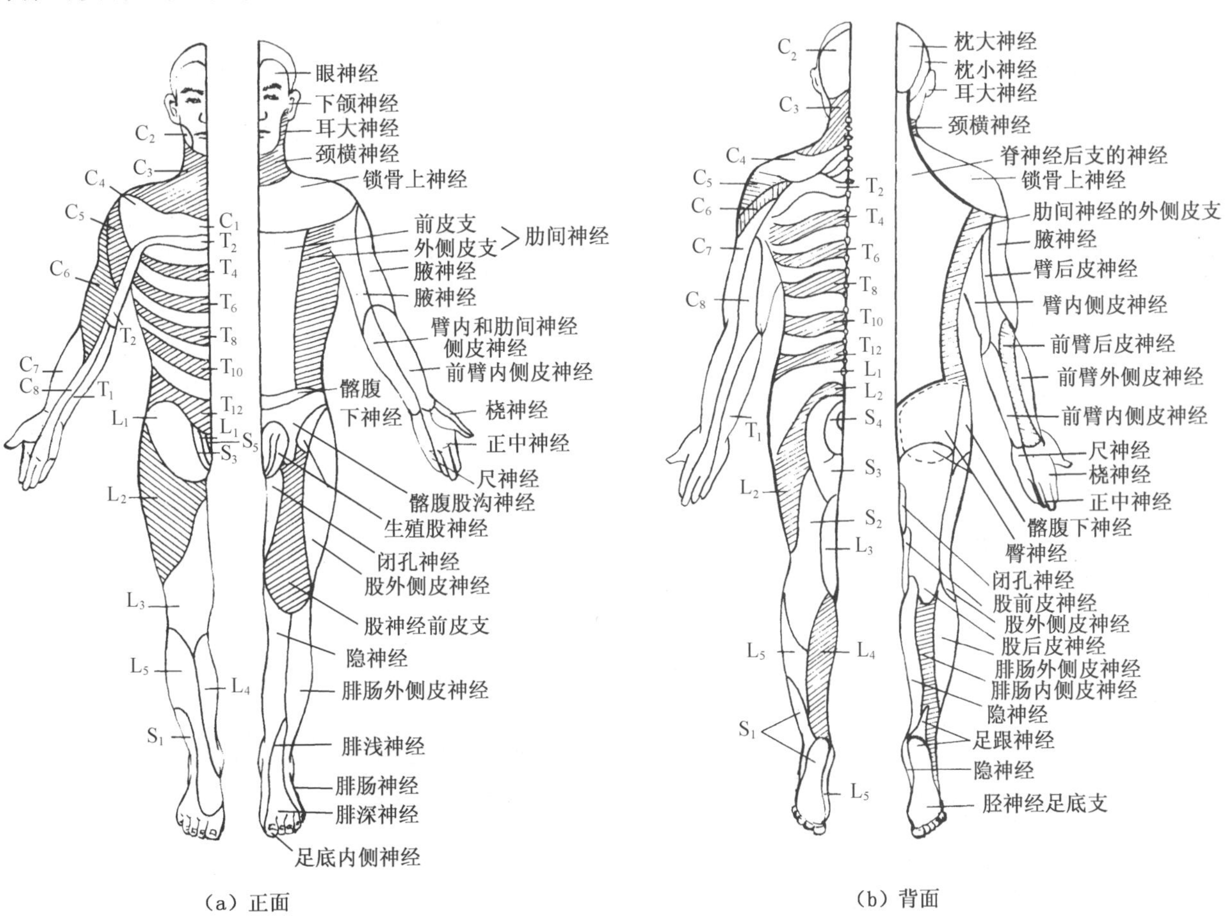

图1-7-3 皮肤的节段性神经分布

1.8 自主神经系统

自主神经系统（vegetative nervous system）是由神经节、神经、神经丛集合而成，它广泛地分布于全身各处，特别是头、颈部和胸、腹腔内，支配内脏、腺体、心、血管及其他各处的平滑肌。自主神经包括内脏运动和内脏感觉两种纤维成分。一般称自主神经是指内脏运动成分。

自主神经的内脏运动功能是由节前神经元和节后神经元共同完成的。节前神经元的细胞体位于脑干和脊髓的胸、腰、骶部，它们发出的纤维称节前纤维；节后神经元的细胞体在外周的自主神经节内。自主神经节位于脊柱的两侧(椎旁神经节或交感干神经节)、脊椎的前方(椎前神经节，如腹腔神经节等)以及脏器附近或脏器壁内。由节后神经元发出的轴突称节后纤维。节前纤维终止于自主神经节，与节后神经元形成突触，节后纤维则终止于效应器(图 1-8-1)。

自主神经根据其形态、结构、功能以及中枢部位的不同，又被分为交感神经和副交感神经两部分。

1.8.1 交感神经(sympathetic nerve)

交感神经由交感干、交感神经节、神经和神经丛几部分组成。交感干位于脊柱两侧，由椎旁神经节和节间支连成，呈链状。交感干上端附于颅底外面，向下延伸至第 2 尾椎前面，左右相连构成奇节。它分为颈、胸、腰、骶、尾五部。交感神经节前纤维的细胞体位于全部胸髓和 1 ~ 3 腰髓，也称胸腰部。由胸腰部灰质侧角的中间外侧柱内细胞发出轴突(节前纤维)，经脊神经前根出脊髓，再行入交通支走行至胸腰部交感干神经节，在此可分为三个去向：止于交感干神经节；沿交感干上行或下行，止于颈部或骶部的交感干神经节；穿过交感干止于椎前神经节，如腹腔神经节、主动脉肾神经节、肠系膜上神经节和肠系膜下神经节等。交感干神经节和椎前神经节为节后神经元胞体所在地，节前纤维在此与之发

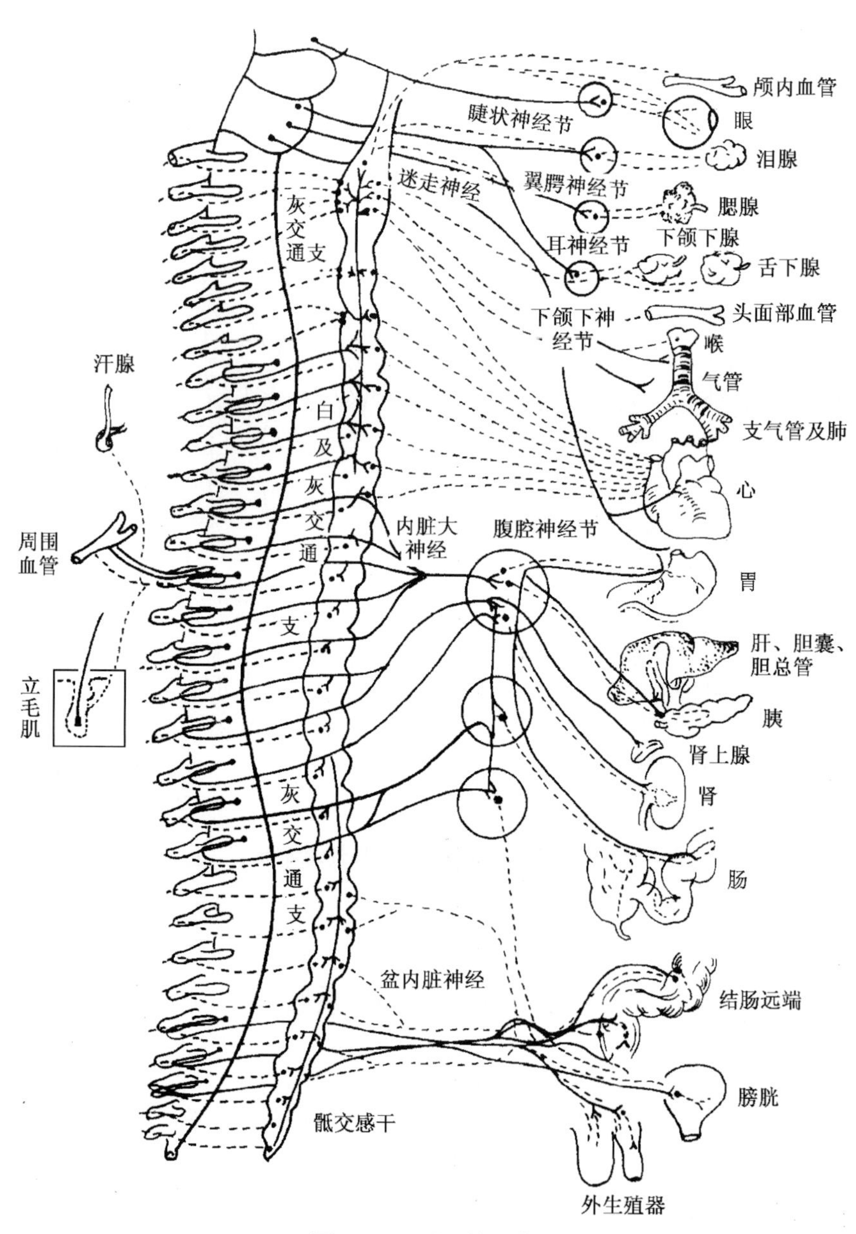

图1-8-1 翼腭神经节

生突触联系。自节内发出的节后纤维大部分与副交感神经纤维共同组成自主神经丛，再一起分布到内脏器官；一部分纤维再经交通支返回脊神经，并随之一起分布到皮肤的汗腺、立毛肌和小血管平滑肌。

交感神经干发出的分支，除了交通支外主要是由交感干上的神经节发出的纤维所构成。根据其分布和走行，可将其分为以下几部：

1)颈部：有颈上、中、下三对神经节。颈上神经节最大，呈梭形，长25～45mm，位于第2～3颈椎横突的前方。一般认为此节是最上3～4个交感节合成，它接受上胸髓侧角发出的节前纤维。颈上神经节发出的节后纤维有：灰交通支进入第1～4颈神经；颈内动脉神经，攀附颈内动脉组成颈内动脉丛，随血管入颅，在海绵窦内颈内动脉丛发出分支，经眶上裂入眶，最后分布至瞳孔开大肌和脉络膜血管以及眶内的平滑肌，颈内动脉丛的细支也随颈内动脉的分支走行，并形成大脑前动脉丛和大脑中动脉丛等，可能成为缩血管的纤维；颈外动脉神经，攀附颈外动脉形成颈外动脉丛，伴颈外动脉分支而分布；颈静脉神经，分布至颈静脉球和颅后窝的脑膜，并有交通支与舌咽、迷走神经的感觉神经节相连；颈上心神经分布至心脏组成心丛。

2)胸部：胸交感干有10～12对胸神经节，其中第1胸节常与颈下神经节融合为星状神经节，或有T_{12}与L_1节融合。自上胸各节发出细支至心、肺和胸主动脉。中胸以下各节发出的内脏大、小神经，分别止于腹腔神经节和主动脉肾神经节，其节后纤维分别支配肝、脾、肾及胃至结肠左曲一段的消化管。

3)腰部：腰交感干神经节的位置和数目变异较大，一般有3～4对神经节，发出的分支大部分到腹主动脉，形成腹主动脉丛、肾丛等。

4)骶、尾部：有3～4对骶神经节和1个尾节，发出的分支至盆腔，组成盆丛，有分支至骶中动脉和髂内动脉等处，形成动脉丛。

1.8.2 副交感神经(parasympathetic nerve)

副交感神经的中枢核分别位于脑干和S_2～S_4节段内，故亦称脑骶部。副交感神经节前纤维多与交感神经纤维组成自主神经丛，至器官附近或在器官内部交换神经元，因而节后纤维很短，即入效应器。

属于副交感神经在脑干的核团，在颅神经内容中已叙述，现只简述之。缩瞳核：发出节前纤维随动眼神经到膝状神经节，节后纤维至瞳孔括约肌和睫状肌。脑桥泌涎核：节前纤维伴面神经至蝶腭神经节，节后纤维至泪腺、鼻腔和腭的黏膜腺体。有些节前纤维经鼓索至下颌下神经节，自此发出节后纤维至颌下腺和舌下腺。延髓泌涎核：节前纤维至耳神经节，节后纤维至腮腺。迷走神经运动背核：节前纤维组成迷走神经，分支到心、肺、食管、胃、肠、肝、胰、肾等器官内换神经元，其节后纤维分布至上述各器官的效应器。

骶部的副交感纤维，起自S_2～S_4灰质的中间内、外侧核，其节前纤维形成盆内脏神经，加入盆丛，分支到结肠左曲以下的消化管和盆腔的泌尿生殖器官，在器官旁或器官的壁内换神经元，节后纤维支配器官的效应器。

1.8.3 自主神经的功能(function of vegetative nerve)

自主神经系统是整个中枢神经系统不可分割的一部分，它同样接受大脑皮质和皮质下各级中枢的控制与调节。自主神经系统通过多种内脏反射活动，管理和调整人体的重要生命活动（如呼吸、循环、消化、体温调节和代谢等）。

多数脏器是由自主神经的交感神经和副交感神经双重支配的，而交感和副交感神经的效应却是相互拮抗、彼此对立的。总体说来，交感神经兴奋多在机体活动时，特别是在“应激”状况下表现出来。此时出现瞳孔开大，心跳加快，血压升高，呼吸加快加深，皮肤和腹腔脏器血管收缩，冠状动脉和骨骼肌内小动脉舒张，血糖升高，胃肠及消化腺活动减弱，毛发竖立等等。在此过程中，机体将消耗较多的能量以适应内、外环境变化的需要。

副交感神经的作用是保障机体在平静时的生理状态，表现为瞳孔缩小，心跳减慢，胃肠蠕动增强，消化腺分泌，支气管缩小等等。此过程有助于消化过程的正常进行，有助于储存能量。

对于一个器官来讲，当平静状态时，以副交感神经活动为主，当内、外环境发生急骤变化时，以交感神经活动为主，两者互相依赖，对立而又统一，从而保证了脏器活动的生理节律，也保证了脏器活动适应机体的需要。但是，自主神经系统的功能在一定程度上不受意识的直接控制，在功能上有显著的相对自动节律性。在脏器去除神经支配后，脏器的功能将发生紊乱，然而一般不出现脏器萎缩。

1.9 神经系统主要传导束

在神经传导路中，把神经冲动传向大脑皮质的传导束称为感觉传导束(又称上行传导束)；把大脑皮质的冲动传向脑干、脊髓运动核团的传导束称为运动传导束(又称下行传导束)。

1.9.1 感觉传导束(sensory tracts)

临床上通常将感觉分为三大类：①特殊感觉，如视觉、听觉、嗅觉。我们已经在以前的章节叙述过。②一般感觉，其中分为浅感觉(如痛觉、温度觉和触觉)和深感觉(肌、腱、关节感觉和精细触觉)。③复合感觉(即皮质感觉)，是由大脑皮质内感觉分析器的高级分析和综合功能所产生的，包括关节位置觉和实体觉等。

感觉传导束由三级神经元组成，一级神经元胞体位于中枢神经系统以外的脑、脊髓神经节内；二级神经元位于脊髓或脑干内，其轴突全部或部分地交叉越边；三级神经元位于丘脑，其轴突上行投射到大脑皮质的各感觉区，引起意识感觉。此外感觉信息也通过上行传导路径至脑干和小脑，以调节肌肉张力和运动协调等。

(1)薄束和楔束

此二束纤维传导意识性本体感觉(深感觉)和精细触觉。第一级神经元是脊神经节细胞，其周围突分布至肌、腱、骨膜、关节的本体感受器和皮肤的精细触觉感受器，中枢突经后根进入脊髓，在后索中上行，组成薄束和楔束。薄束位于后索内侧，传导来自下胸节、腰节和骶节后根传来的冲动；楔束位于薄束的外侧，传导来自上胸节、颈节后根所传来的冲动。薄束和楔束分别止于延髓的薄束核与楔束核。第二级神经元是薄束核和楔束核，它们发出的二级纤维随即于延髓下段中央管腹侧交叉越边，称为丘系交叉，并立即折向上行组成内侧丘系，向上经脑桥、中脑，终于丘脑腹后外侧核。第三级神经元是丘脑腹后外侧核，它发出三级纤维，经内囊后角，最后终于大脑皮质中央前、后回躯体感觉区。

由于后索内的上行纤维呈分层定位排列，因而薄束核和楔束核亦有相应的定位关系，它们的定位排列自内向外依次为骶、腰、胸、颈。后索病变的特征为同侧精细触觉和意识性深感觉减退或消失，而痛、温觉保存，发生感觉性共济失调。患者倘若闭目，就不知道关节的位置和运动方向，两点辨别觉和振动觉亦减退或消失，从而导致随意运动的不协调和不准确。

(2)脊髓丘脑束

此束传导躯干和四肢的痛、温、触、压等浅感觉。脊髓丘脑束的第一级神经元是脊神经节细胞，其周围突经脊神经分布至皮肤、黏膜等处的痛、温、触、压觉感受器；中枢突经后根进入脊髓，上行1~2节止于后角细胞。第二级神经元即后角细胞，发出的二级纤维经中央管前方白质前连合交叉越至对侧的外侧索、上行形成脊髓丘脑束。此束散在于对侧的前索和外侧索内，故传统上又将其分为脊髓丘脑侧束和脊髓丘脑前束。脊髓丘脑束经过脑干，在延髓锥体交叉水平位于内侧丘系外侧，到脑桥中段以上时与内侧丘系汇合，经中脑到丘脑，止于丘脑腹后外侧核。脊髓丘脑束亦可发出侧支，与一些伴行的短纤维一起，止于脑干网状结构神经元，形成脊髓网状丘脑通路系统，最后止于丘脑板内核群，传导较弥散、缺乏定位的痛觉。第三级神经元即丘脑腹后外侧核，它发出三级纤维，经内囊后肢的后1/3至大脑皮质中央后回的四肢、躯干一般感觉区。

脊髓丘脑束的纤维亦呈分层定位排列，即传导骶部信息的纤维位于最外侧，传导颈部信息的纤维位于最内侧，自外向内依次是骶、腰、胸、颈，这种定位顺序在鉴别髓内、外病变上具有重要的意义。当髓内病变时，痛、温感觉障碍自病变节段逐渐向身体下部发展；当髓外病变时，则随着病变自外向内进展，痛、温感觉障碍将从身体下部向上部发展。另外，一侧的脊髓丘脑束损伤或手术切断之，将产生对侧痛、温觉障碍，出现障碍的节段水平较受损的相应平面低1~2个髓节，且痛觉障碍只限于体壁的浅部和深部。

(3)头面部痛、温、触觉传导束

半月神经节细胞为第一级神经元，其周围突经三叉神经各支至头面部皮肤感受器，中枢突组成三叉神经根入脑桥，发出分支上下行，上行支止于三叉神经感觉主核(传导触觉冲动),下行支组成三叉神经脊髓束,止于三叉神经脊髓束核(传导痛、温觉冲动)。第二级神经元即感觉主核和脊髓束核,它们发出二级纤维交叉至对侧上行,组成三叉丘系,经脑干各部止于丘脑腹侧后内核。丘脑腹侧后内核发出第三级纤维,经内囊投射至中央后回头面部感觉区。

1.9.2 运动传导束(motor tracts)

运动传导束包括锥体系和锥体外系两大部分。

(1)锥体系

锥体系是支配骨骼肌随意运动的神经传导通路,它由两级神经元组成。第一级神经元胞体位于大脑皮质运动区,第二级神经元胞体位于脑干和脊髓。锥体系包括两个传导束,即皮质脊髓束和皮质脑干束。

1)皮质脊髓束:起于大脑皮质中央前回的颈、躯干和四肢运动区的巨型锥体细胞,其纤维向下经内囊后肢、中脑的大脑脚、脑桥基底部至延髓聚成锥体,其中大部分纤维交叉至对侧,称为锥体交叉。交叉后的纤维在脊髓侧索下行,称为皮质脊髓侧束。该束下行至脊髓最下部,在下行过程中其纤维陆续止于灰质,直接或中继后与前角运动神经元形成突触联系。由前角运动神经元发出纤维,出前根经脊神经分布至颈、躯干和四肢的骨骼肌。

皮质脊髓束在延髓部不交叉的纤维向下行,在脊髓内又分两个路径:走在前正中裂两侧的称为皮质脊髓前束,走行于外侧索前部的称为前外侧皮质脊髓束。皮质脊髓前束在下降过程中陆续经白质前连合越边,止于对侧灰质,与前角运动神经元发生突触联系。此束仅下行至颈髓和上胸髓,参与颈肌和上肢肌的支配。前外侧皮质脊髓束的纤维细小,在下行中陆续止于同侧灰质,与前角运动神经元发生突触联系,参与支配四肢近端的肌肉。

2)皮质脑干束:该束起自中央前回头、面区和中央后回皮质,纤维下行经内囊膝部、大脑脚底和脑桥基底部降入延髓。下降途中,分出小束进入脑干的被盖部,止于同侧或对侧的支配横纹肌的颅神经运动核及感觉中继核。

皮质脑干束向颅神经运动核的投射大多为双侧的。例如,支配眼肌、咀嚼肌、面上部表情肌、咽、喉及软腭的运动核,都接受双侧的纤维;而支配面下部表情肌的运动神经元(面神经核的外侧群)和支配颏舌肌的运动核,只接受对侧的纤维。支配斜方肌和胸锁乳突肌的副神经核,接受同侧皮质脊髓束的控制。

当一侧皮质脑干束损伤时,受双侧控制的肌肉仅有轻度的肌力减弱,无明显症状。而受单侧支配的肌肉则出现瘫痪,如伸舌时舌尖偏向麻痹侧,笑时口角偏向患侧,不能行示齿、鼓腮等动作。若双侧皮质脑干束损伤,则控制咀嚼肌吞咽、语言和呼吸的肌肉麻痹,临床称为假性球麻痹。

皮质脑干束中,发自中央前、后回的一些细纤维,可止于薄束核和楔束核;发自额叶、顶叶皮质的纤维,可止于三叉神经感觉核和孤束核。以上皮质脑干束至感觉中继核的纤维,一般是穿内侧丘系或网状结构,对有关核实现兴奋或抑制作用。

锥体系的损伤可造成随意运动的障碍(或瘫痪),临床上通常将这些障碍分为上运动神经元性和下运动神经元性两大类。上运动神经元指那些组成皮质脊髓束和皮质脑干束的大脑皮质的锥体细胞和它的轴突,下运动神经元指脊髓前角运动细胞及其分布于横纹肌的轴突。以肢体瘫痪为例,上运动神经元损伤时,出现全肌群性的完整的动作障碍,肌肉张力增高,腱反射亢进,病理反射(Babinski 氏征)和电测验无变性反应;下运动神经元损伤时,出现个别肌肉或肌群瘫痪为主,肌肉张力降低,肌萎缩明显(早期即出现),腱反射减退或消失,病理反射阴性,常有皮质营养障碍和电测验有变性反应。

颅神经运动核所支配的肌肉瘫痪,亦有上、下运动神经元之分。习惯上颅神经的上运动神经元瘫痪又称为中枢性或核上性瘫痪,下运动神经元瘫痪亦称为周围性或核性或核下性瘫痪。上、下运动神经元损伤造成肌肉瘫痪的特点与上述的肢体瘫痪的特点相似。

在锥体系,不同部位、不同阶段的损伤所造成的障碍是不同的,这里不赘述。

(2)锥体外系

锥体外系指锥体系以外与运动有关的通路,它包括大脑皮质到脊髓的许多结构。现将其中的纹状体系和小脑系分述如下。

纹状体系是锥体外系的主要下行通路(图1-9-1)。大脑皮质的躯体运动区、躯体感觉区和扣带回都发出纤维,止于尾状核和壳核;丘脑和脑干网状结构也发出纤维至尾状核和壳核。尾状核和壳核又把冲动传至苍白球,苍白球发出的纤维经底丘脑核、红核、黑质和脑干网状结构的中继,再经网状

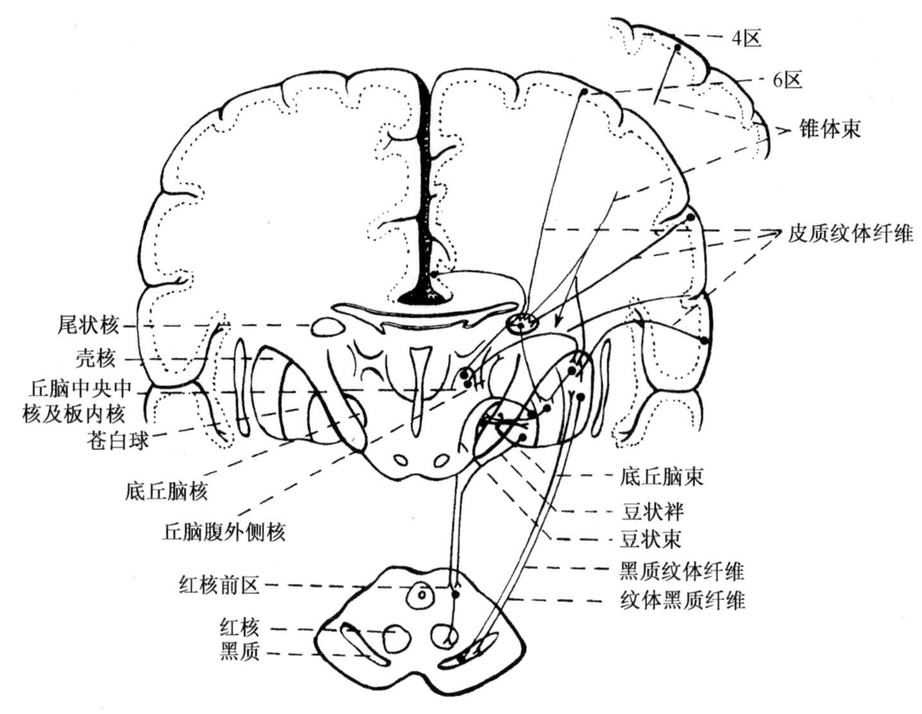

图1-9-1　纹状体的主要联系

脊髓束、顶盖脊髓束、前庭脊髓束和红核脊髓束等止于前角细胞中的 γ 运动神经元（锥体束纤维止于 α 运动神经元）。

小脑系则是大脑皮质额、枕、颞各叶发出纤维至脑桥基底部，止于脑桥核。脑桥核发出纤维止于小脑皮质。小脑皮质又发出纤维至齿状核。齿状核发出的纤维组成结合臂，一部分纤维经交叉后止于红核。由红核发出的红核脊髓束止于前角细胞。再一部分纤维上行至丘脑的腹外侧核后部，此核发出纤维到大脑皮质中央前回运动区，构成对大脑皮质的反馈抑制。

另外，在纹状体系，尚存在对皮质的反馈通路，如苍白球发出纤维到丘脑腹外侧核的前下部，此核又发出纤维至大脑皮质。

锥体外系的功能主要是调节肌张力、肌肉的协调运动和平衡，维持体态姿势和粗大的随意运动。锥体外系的这种功能，是为配合锥体系的活动而使肌肉做好完成运动的准备，从而保证锥体系完成精确的理想的随意运动。由于锥体外系同丘脑和丘脑下部亦有纤维联系，锥体外系也参与表情（如哭、笑）的心理反射。在人类的一些熟练的刻板的自动运动（如行走时摆臂等）中亦有锥体外系的参与。在正常情况下，锥体外系的机能似乎在表面上不易得到反映，但是当纹状体病变后，便会出现运动障碍。例如，由于黑质损害，纹状体内多巴胺不足，多巴胺与乙酰胆碱平衡失调，苍白球呈释放现象，故产生少动、强直、静止性震颤和姿势不平衡等症状，称为震颤麻痹（Parkinson 病）。而尾状核、壳核病变，则产生肌张力减低 - 运动增多综合征，又称舞蹈病。

1.10 脑和脊髓的血液循环

1.10.1 脑血液循环(blood circulation of brain)

脑循环系的特点:由成对的颈内动脉和椎动脉在脑底相互衔接组成的动脉环;静脉系多不与同名动脉伴行,所收集的静脉血先进入静脉窦再汇入颈内静脉;各级静脉都没有瓣膜。

(1)脑的动脉系统

脑的动脉系统(图 1-10-1)包括颈内动脉系和椎 - 基底动脉系。大脑半球的绝大部分和间脑前半部由颈内动脉系供应,脑干、小脑、间脑后半部、颞叶和枕叶,主要由椎 - 基底动脉系供应。脑动脉依其位置、走行和分布,可分为皮质支和中央支。皮质支在脑的软膜下呈网状吻合,自吻合网上发出细小分支垂直进入脑实质;中央支发自脑底动脉环及其邻近的动脉干,它们垂直穿入脑实质。

1)颈内动脉系统:颈内动脉自颈总动脉发出,在颈部上升至颅底,进入颞骨岩部颈内动脉管,前行至破裂孔处入颅。约在后床突侧方进入海绵窦,沿颈内动脉沟前行,于前床突侧方出海绵窦,分出大脑前动脉和大脑中动脉。临床上将颈内动脉分为四段:①颈段:位于颈部;②颈内动脉管段:位于颞骨岩部颈内动脉管内,也称岩骨段;③海绵窦段:位于海绵窦内,被海绵窦内膜包绕;④床突上段:位于前、后床突上方。通常将海绵窦段和床突上段合称颈内动脉虹吸部。颈内动脉的主要分支如下:①眼动脉:起自颈内动脉穿出海绵窦硬膜处,伴视神经穿视神经孔入眶。其较大的分支为视网膜中央动脉,该动脉穿入视神经并在视乳突处分为视网膜颞侧上、下和鼻侧上、下四支动脉,供应视网膜和眼球的血液。②后交通动脉:是颈内动脉和椎 - 基底动脉相互沟通的动脉。该动脉在视交叉外侧由颈内动脉发出,沿乳突体外侧向后行,与椎 - 基底动脉的大脑后动脉相吻合。后交通动脉变异较多,不仅在管径的粗细和长短上有别,而且在形状上也有不同,偶有一侧或两侧缺如的现象。③脉络膜前动脉:在后交通动脉稍上方,自颈内动脉发出。行于颞叶钩回与大脑脚之间,沿视束上内侧向后外达外侧膝状体附近分为多个小支,其主干沿海马裂进入侧脑室下角,分布于侧脑室脉络丛组织。其分支达颞叶皮质、视束、大脑脚、纹状体以及内囊的一部分。④大脑前动脉及前交通动脉:在视交叉外侧正对嗅三角处由颈内动脉发出。其主干向前再向上折入大脑纵裂,并借前交通动脉与对侧同名动脉相交通。主干在半球内侧沿胼胝体沟,绕胼胝体膝部、体部直达胼胝体压部后方,再斜向后上,移行于楔前动脉。大脑前动脉的皮质支,眶动脉:在前交通动脉前方自大脑前动脉主干发出,供应直回及眶回内侧部,在眶回外侧部与大脑中动脉的眶额支相吻合。额极动脉:约在胼胝体膝部附近从大脑前动脉发出,供应额极前部和额极内、外侧面。胼周动脉:行于胼胝体沟内的大脑前动脉主干部分,它供应胼胝体及半球内侧面皮质。胼缘动脉:自胼周动脉发出的分支,供应扣带回、旁中央小叶及额上回。楔前动脉:分布于楔前叶 2/3 和扣带回后上部及顶上小叶等皮质。大脑前动脉的中央支(又称前穿动脉),内侧前穿动脉(回返动脉或 Heubner 返动脉):发自前交通动脉根部附近的大脑前动脉,其分支自起点处折向后,行于嗅三角后缘并以直角分出 2~3 小支进入前穿质。该动脉是供应附近皮质和深部基底节区域的较为恒定的血管。其分支分别供血给外囊、豆状核前外侧部、尾状核前部及内囊前肢等结构。大脑前动脉近侧段远端的中央支:位于视交叉前方,经前穿质入脑,供应丘脑下部的视上区、穹隆柱、胼胝体膝和透明隔等区。大脑前动脉近侧段起始端的中央支:位于视交叉外侧,每侧有 3~4 小支,经前穿质入脑,供应尾状核前部。⑤大脑中动脉:此动脉在颈内动脉分支中管径最大,一般认为它是颈内动脉的直接延续。它位于视交叉的外侧、嗅三角和前穿质的下方,自颈内动脉向外走行,先折入侧裂窝再向外侧裂,沿此裂向后上方走行。在侧裂窝处发出多个中央支进入前穿质,在外侧裂沿途陆续发出多个皮质支,分布到大脑半球背外侧面的广大区域。大脑中动脉的皮质支:皮质支较多,其

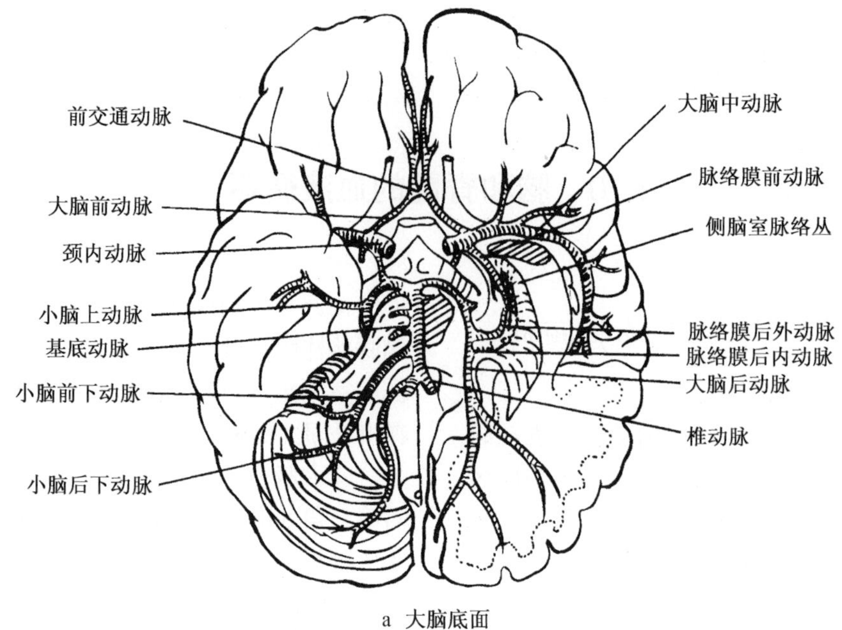

a 大脑底面

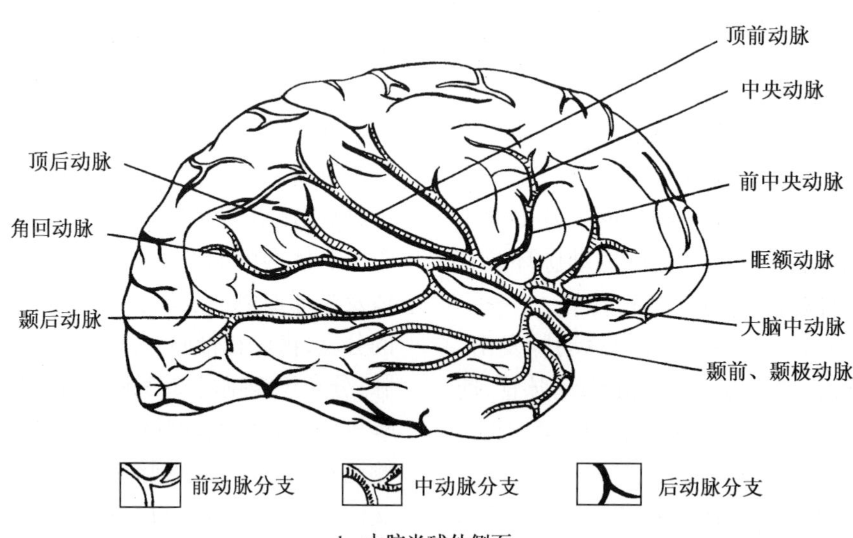

b 大脑半球外侧面

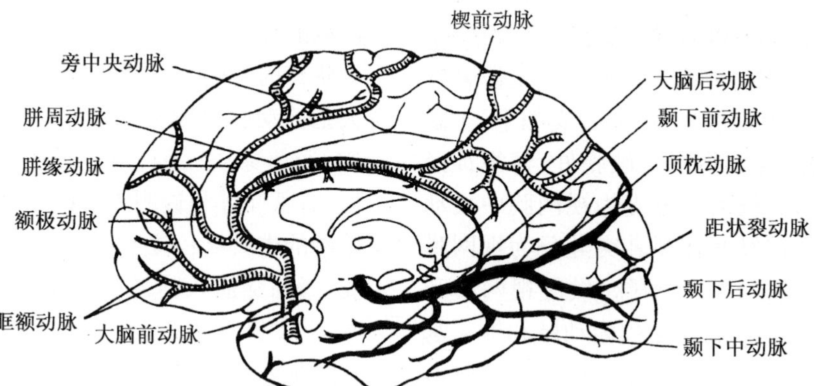

c 大脑半球内侧面

图1-10-1 脑的动脉系统

供应范围也较广泛，包括运动中枢、感觉中枢、听觉中枢和语言中枢等。其皮质支如下：额眶动脉：供应眶部外侧半及额叶前部；中央沟前动脉：供应额中回后部和中央前回前部下3/4的皮质；中央沟动脉：供应中央前、后回下3/4的皮质；顶前动脉：供应中央后回下3/4和顶间沟前部上、下缘的皮质；顶后动脉：该动脉也称缘上回动脉，供应缘上回和顶上小叶下缘的皮质；角回动脉：供应角回顶上小叶后部上缘的皮质；颞后动脉：供应颞叶，上、中、下回的后部皮质；颞前动脉：供应颞极和颞中、下回前部的皮质；大脑中动脉的中央支：该动脉也称穿动脉或称豆纹动脉，它分两组。

内侧豆纹动脉：自大脑中动脉水平段近端10mm以内发出，为一组（2～3支）彼此平行的细小血管，各支自主干呈直角发出后，行于蛛网膜下腔内8～10mm后进入前穿质。外侧豆纹动脉：自大脑中动脉水平段近端10mm以外发出，也是一组（4～6支）彼此平行的细小动脉（比内侧豆纹动脉略粗），以直角自主干发出后，约在蛛网膜下腔内走行8～12mm，再进入前穿质。

内、外侧豆纹动脉供应壳核、尾状核、内囊前肢、内囊膝部的背外侧和内囊后肢的背部，外囊和屏状核也由它们供应。

2）椎－基底动脉系统：椎动脉为椎－基底动脉系的主干动脉，左右各一。起自锁骨下动脉第一段，向上穿行颈部上6个颈椎横突孔后，经枕骨大孔入颅，至脑桥下缘与对侧椎动脉汇合，形成一个基底动脉称为椎－基底动脉。自椎－基底动脉发出的分支，分别供应脊髓、脑干、小脑、大脑颞叶的底面和枕叶内面及底面，也部分供应间脑和内囊。其主要动脉干和分支如下：①小脑后下动脉：该动脉多从左、右椎动脉汇合处的下方1.2～2cm处发出，是一支较长的回旋动脉，绕橄榄体行向延髓背上方。发出的主要分支为延髓支、小脑支和脉络膜支。其中延髓支供应延髓背外侧面的诸神经核团以及附近的传导束等结构；小脑支供应小脑蚓部和小脑半球后下面，在此与小脑的其他动脉有吻合；脉络膜动脉支伸进第四脑室，分支细小，参与第四脑室脉络丛的构成，并与其附近动脉吻合。②小脑前下动脉：起自基底动脉下段，向外行，分支供应小脑前下面、绒球、蚓锥、蚓小结及小脑髓质和齿状核。该动脉在走行中也发出小分支，供应附近的脑桥基底部、延髓、脑桥臂和绳状体以及第四脑室脉络丛等。③内听动脉（或迷路动脉）：发自基底动脉的下段或发自小脑前下动脉，该动脉在内耳道中穿行（随面神经和位听神经走行）并进入内耳，分出小支供应内耳的结构。④脑桥支：是指走行在基底沟内的基底动脉段发出的3组动脉，它们是：旁中央动脉，供应脑桥基底部中线附近的结构；短周边动脉，分布至脑桥腹外侧，供应附近的结构；长周边动脉，绕脑桥腹外侧分布至脑桥被盖部的脑实质内，供应该区域内的颅神经核团和传导纤维，在此与小脑上动脉和小脑前下动脉有吻合。⑤小脑上动脉：起自基底动脉近终点处，发出后走向外上方，绕大脑脚走向结合臂上方和小脑幕游离缘的下方，再经小脑前上缘至四叠体后部。发出分支供应小脑半球上面、上蚓部、结合臂、小脑髓质、齿状核等中央核团。也有小分支供应脑桥被盖、脑桥臂、中脑被盖外侧以及松果体和第三脑室的脉络丛组织。⑥大脑后动脉：自基底动脉的终末段发出，自脚间池向外，环绕大脑脚，转向上至中脑后外侧，沿颞叶钩回内侧和胼胝体压部之间向后走行于小脑幕上方，分出枕支和颞支。大脑后动脉的皮质支有：颞下前动脉：供应颞下回前部及背外侧面，有分支进入海马裂；颞下中动脉：经侧副裂向外，供应梭状回及颞下回中部皮质；颞下后动脉：供应梭状回后部、舌回和枕叶的背外侧面皮质；顶枕动脉：是大脑后动脉的终支，供应楔叶和楔前叶的后部以及枕叶背外侧面。距状裂动脉：也是大脑后动脉的终支，分布于距状裂皮质，也有分支至枕叶外侧面；大脑后动脉的中央支：大脑后动脉的中央支发自大脑后动脉的根部，是多组的小细支，它们进入蛛网膜下腔走行很短的距离后，穿入后穿质内，供应中脑、间脑以及内囊的一部分。中央支如下：后内侧中央支：其头侧群供应垂体、漏斗和灰结节区域，穿入脑实质深处的丘脑穿动脉，供应丘脑前部和内侧部。其尾侧群供应乳突体、丘脑底部及丘脑的内壁和核团；后外侧中央支：供应膝状体、丘脑枕和丘脑外侧部分核团；四叠体动脉：供应四叠体、松果体；脉络膜后动脉：发自大脑后动脉的外侧段，有2支，一支绕大脑脚向后，到上丘附近时转向上，沿松果体外侧向前行至第三脑室顶，供应第三脑室脉络丛、顶盖、丘脑上面和内侧面及松果体等。另一支发出后向外侧走行，穿脉络裂到侧脑室下角，在此与脉络膜前动脉吻合，供应侧脑室脉络丛组织。它也有分支到穹隆脚、海马连合、穹隆体、穹隆前柱、丘脑背内侧和丘脑枕等。中脑支：发自大脑后动脉的内侧部,和基底动脉分叉处及后交通动脉根部发出的小动脉细支一起,在脚间窝处形成动脉丛,并有分支进入后穿质或形成短的周边动脉。它们供应中脑大脑脚、脚间窝、黑质、被盖外侧及中脑上部。

3)脑底动脉环:又称大脑动脉环或 Willis 环,位于脑底面。它是由两侧的颈内动脉、后交通动脉、大脑后动脉近侧段、大脑前动脉近侧段和一条前交通动脉组成。前交通动脉沟通左、右颈内动脉系,后交通动脉沟通颈内动脉系和椎－基底动脉系。脑底动脉环是脑内主要动脉间的吻合结构，在正常情况下,动脉环左、右之间血流互不沟通,只有当环上的某一动脉血流量突然出现变化时,血液才能自一侧流向另一侧,从而保证脑血流量的稳定,因而动脉环又可被认为是一个潜在的侧副循环代偿装置。

(2)脑的静脉系统

脑的静脉(图 1-10-2)多不与动脉伴行,脑静脉分为浅静脉和深静脉,浅静脉主要收集大脑半球的皮质和髓质的静脉血;深静脉主要收集大脑深部髓质、间脑、基底神经节、内囊和脑室脉络丛等处的静脉血。由浅、深静脉引流的静脉血首先注入硬膜窦,再汇流至颈内静脉,最终汇至心脏。在浅、深静脉之间有广泛的吻合支,以保证静脉的充分引流。脑静脉没有典型的防止血流回流的瓣膜,仅有类似瓣膜的装置,如在静脉开口处和硬膜窦内具有隔膜及小梁结构,它们可以防止颅内静脉引流过速。

1)脑的浅静脉:大脑浅静脉是由大脑皮质和皮质下髓质的毛细血管汇集成小静脉,小静脉在软膜内吻合成网,并进而汇成较大的静脉。它分为 3 组,即大脑上静脉、大脑中静脉和大脑下静脉。①大脑上静脉:主要分布在大脑半球外侧面,每侧有 7 ~ 10 条,收集半球外侧面上部和内侧面上部(胼胝体以上)的静脉血,向上注入上矢状窦。其中走行于中央沟内的一条静脉，主要引流中央回区域的静脉血,称为中央静脉。该静脉损伤或结扎,将造成对侧偏瘫。②大脑中静脉:它与同名动脉伴行,起始于大脑外侧裂,斜向前下达大脑底面,它收集外侧裂附近的静脉血,注入蝶顶窦和海绵窦。此静脉与大脑上、下静脉有较多的吻合,因而使大脑中静脉与上矢状窦及横窦相沟通。③大脑下静脉:位于大脑半球外侧面下半和底面,有 2 ~ 3 条,它主要收集颞叶大部和枕叶外侧面及下面的静脉血,向后注入横窦。

大脑上、中、下静脉之间相互吻合,使静脉回流更完善。其中有大脑上、中静脉间的上吻合静脉(又称 Trolard 吻合静脉)和大脑中、下静脉间的下吻合静脉(又称 Labbé 吻合静脉)等。

小脑浅静脉:可分为小脑上静脉和小脑下静脉两组,小脑上静脉的血流入大脑大静脉和直窦以及横窦和岩上窦。小脑下静脉的血液流至岩下窦、横窦和枕窦。

2)脑的深静脉:位于脑深部的静脉,主要收集大脑半球深部髓质、基底神经节、间脑以及脑室脉络丛

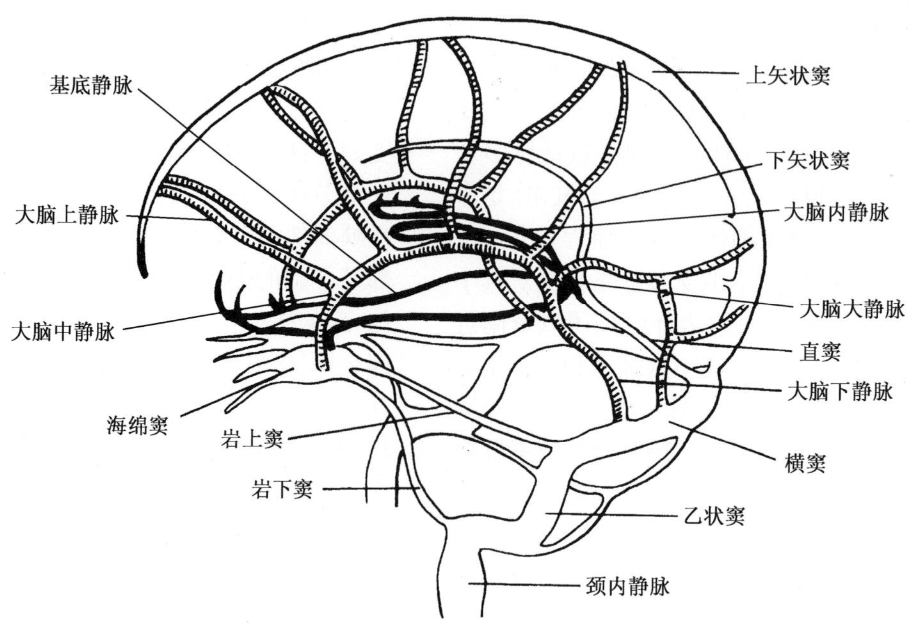

图1-10-2 脑静脉系统

等处的静脉血。主要的深静脉如下:①大脑大静脉:又称 Galen 大脑大静脉。它位于胼胝体压部的后下方或松果体的后方,由左、右大脑内静脉汇合而成。此静脉粗短,通常不超过 1cm,其壁薄。在大脑镰和小脑幕相连接处的前端与下矢状窦汇合续为直窦。它是脑内深静脉最终汇流处,因而它的损伤将造成严重的后果。②大脑内静脉:也称 Galen 大脑小静脉。位于第三脑室顶的上方,由隔静脉和丘脑纹状体静脉在室间孔的后上缘处汇合而成。左、右大脑内静脉自前向后并行至第三脑室后方合并成一条大脑大静脉。该静脉主要收集豆状核、尾状核、胼胝体、侧脑室和第三脑室脉络丛以及丘脑等处的血液。③丘脑纹状体静脉:位于尾状核及丘脑之间的终沟内,左右各一条,是由分布于脑室壁、纹状体和丘脑等处的静脉汇合而成。它自后向前行至室间孔后缘与隔静脉相连。主要收集丘脑、胼胝体、穹隆、纹状体、侧脑室前角的血液。④隔静脉:位于透明隔两侧、侧脑室前角的内侧壁上,由前向后走行。主要收集透明隔、胼胝体嘴部和额叶深部的血液。⑤基底静脉:位于视丘下部,是比较粗大、行程曲折而长的静脉,其腹侧段位于脑底面,背外侧段绕大脑脚行于环池,再向上转至脑干与间脑交界的背方汇入大脑大静脉。收集垂体、基底节、前穿质、后穿质、灰结节、乳突体、岛叶、海马沟回及大脑脚的血液。

1.10.2 脊髓的血液循环(blood circulation of spinal cord)

脊髓的动脉来源于椎动脉颅内段和脊柱附近的节段动脉(图 1-10-3)。

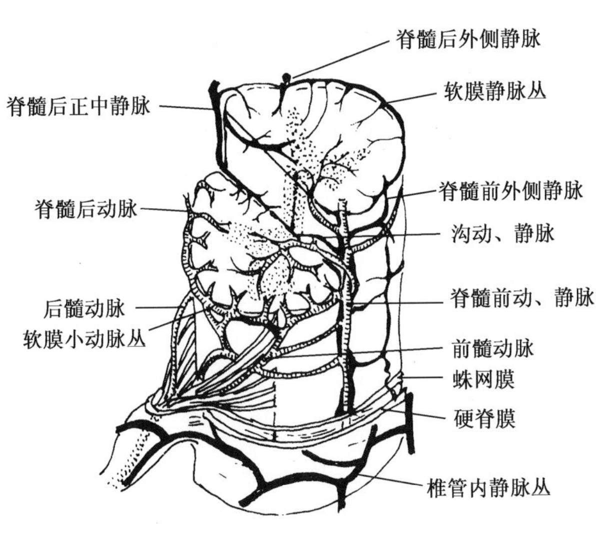

图1-10-3 脊髓的血液供应

(1)脊髓前动脉

起自椎动脉的末端,左右各一,向下行至锥体交叉平面时,两支血管合在一起形成一条血管,沿脊髓前正中裂下行,也称前正中动脉。该动脉在下行过程中,接受发自节段动脉的前根动脉的补充,使脊髓前动脉延续到终丝。脊髓前动脉发出多个小动脉分支,走向脊髓正中裂的深方,称为沟动脉。沟动脉左右交叠地进入脊髓,供应前角、侧角、中央灰质、后角根部及前索和外侧索。沟动脉的数目在脊髓各段不等,一般在中胸段较少,颈和上胸段次之,下胸和腰骶段较多。在同侧上、下沟动脉之间有吻合,在左、右沟动脉之间吻合甚少。

(2)脊髓后动脉

起自椎动脉较低的部分,发出后分别绕向颈髓的外侧,沿脊髓背方的左右后外侧沟下行。在下行过程中,也有发自节段动脉的后根动脉给予补充,使脊髓后动脉得以延伸。

脊髓前、后动脉都有分支至脊髓表面,沿脊髓冠面呈环形分布,称脊髓冠状动脉环。自动脉环上发出小支,相互吻合,与前、后根动脉的小分支一起,共同组成脊髓表面的软膜小动脉网。动脉网在脊髓的背侧较腹侧密集,自网上发出许多细支供应邻近部位的脊髓实质。脊髓后动脉、后根动脉及其附近的软膜动脉网,主要供应脊髓后角和后索。

脊髓小动脉的上段,发出细支至延髓腹侧,称延髓支,供应中缝两旁诸结构。脊髓后动脉的上段,亦发出延髓支,供应背侧及背外侧诸结构。

(3)根动脉

起自节段动脉。成对的节段动脉起于椎动脉第一二段(行于上 5 ~ 6 个颈椎横突孔内)颈深动脉、颈升动脉、肋间动脉、腰动脉、髂腰动脉和骶外侧动脉。节段动脉供应椎旁肌肉和椎骨,也有分支经椎间孔入椎管,分出根动脉。沿脊神经前、后根走行的根动脉分别至硬脊膜、脊神经、软脊膜和脊髓。进入脊髓的根动脉又称为髓动脉。

脊髓各节段动脉的配布不均匀,颈髓和上 3 胸节,血液供应主要来自脊髓前动脉和髓动脉,沟动脉多且较粗,故此节段内血供丰富;中胸(T_4 ~ T_8)节段,血液供应主要来自髓动脉,沟动脉少且细,是脊髓血液供应最薄弱的部分;自下位胸髓至圆锥,血液供应主要是来自腰动脉的大前髓动脉和沟动脉,沟动脉较多,管径相对较粗,因此该节段血液供应亦丰富。除血液供应有差别外,脊髓内血管中的血流方向也不一致。临床上通常认为脊髓易发生缺血性损伤的部位是上胸髓（尤其是 T_4 节）和第一腰髓。

（4）脊髓的静脉

脊髓静脉的分布大体上与脊髓动脉相同。脊髓实质内的静脉血由沟静脉和一些小静脉引流至脊髓表面，经软膜静脉丛和一些纵行的静脉丛引流至脊髓前、后静脉，再经根静脉的引流与胸、腹腔内的静脉相交通。

（石祥恩　彭玉涛）

参考文献

［1］蒋大介，杨国源. 实用神经外科手术学[M]. 上海：上海科学技术出版社，1990.
［2］刘明铎. 实用颅脑损伤学[M]. 北京：人民军医出版社，1992.
［3］唐竹吾. 中枢神经系统解剖学 [M]. 上海：上海科学技术出版社，1986.
［4］张培林. 神经解剖学[M]. 北京：人民卫生出版社，1987.

2. 颅脑局部显微解剖

2.1 视神经与视交叉区

视神经与视交叉分别位于颅前窝底部的下方和颅中窝蝶鞍的上方，在发生上与脑相同，其外被覆脑膜，浸于蛛网膜下腔的脑脊液内。

2.1.1 视神经(optic nerve)

按视神经所在部位，可将其分为颅外段和颅内段，自视乳突后方到视神经管内口为颅外段，其中自视乳突后方到视神经孔(视神经管外口)又称为眶腔段，自视神经孔到视神经管内口称为视神经管段。自视神经管内口到视交叉前缘为颅内段。

(1)视神经颅外段

视神经颅外段的特点：此段视神经具有坚韧的硬膜，自视神经管内口的骨壁向前伸至眼球的巩膜，并与之融合，形成包绕视神经的硬膜鞘。在视神经孔处，视神经与硬膜鞘贴附紧密，视神经不能回缩。在硬膜下方为蛛网膜、软膜包被着视神经，浸于蛛网膜下腔的脑脊液中(图 2-1-1)。

1)视神经的眶腔段：眶腔是前宽后窄与视神经管相续的锥形腔。眶腔的外侧壁较坚固，其余各壁薄且半透明。顶壁为颅前窝的底，其前方有额窦，底部通上颌窦，内侧壁与筛窦相通，筛后孔与视神经管外口距离约 6.3mm。筛窦向后通蝶窦，向前通鼻腔前庭；外侧壁的前份为颞窝，后份为蝶骨大翼和小翼之间的眶上裂；下壁为颧骨，在侧壁与下壁之间为眶下裂。

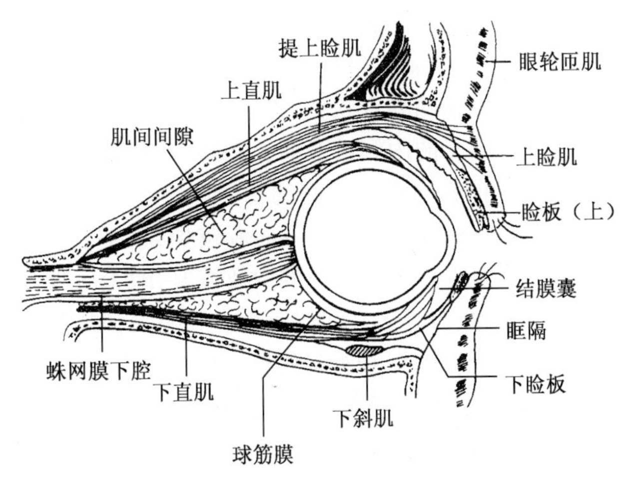

图2-1-1 视神经眶内段

在眶腔内，眼球占前 1/2，肌肉和脂肪占后 1/2 的大部分。眼肌贴于眶腔壁形成肌圆锥，其后方起自视神经管外口和视神经硬膜鞘上的纤维环边缘，前方以带状腱膜止于巩膜。在肌肉和视神经之间充以脂肪，视神经眶腔段被保护在致密的蜂窝组织间隙内（图 2–1–2）。

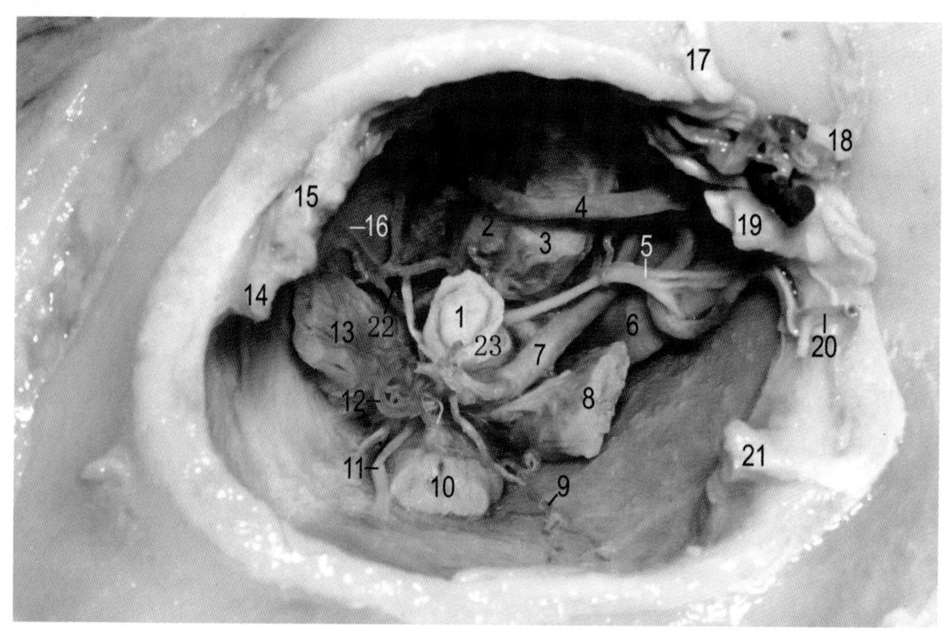

图2–1–2　切除眼球及眶脂体，前面观球后结构

1. 视神经　2. 提上睑肌　3. 上直肌　4. 眼上静脉　5. 鼻睫神经　6. 上斜肌　7. 眼动脉　8. 内直肌　9. 眼动脉眶周支　10. 下直肌　11. 睫状神　12. 睫状动脉　13. 外直肌　14. 外眦韧带　15. 泪腺　16. 泪腺动脉神经　17. 眶上神经　18. 眶上动脉　19. 上斜肌腱环　20. 滑车动脉　21. 内眦韧带　22. 睫状动脉　23. 视神经鞘

2）视神经的视神经管段：视神经管位于蝶骨小翼根部和蝶骨体之间，管的外口开于眶腔后内方，内口开于颅前窝底小翼根与鞍结节的侧方。视神经管的长度为 5.5 ~ 11.5mm，平均 9.22mm；其内口附近的宽度为 5.0 ~ 9.5mm，平均 7.18mm；外门附近的宽度为 4.0 ~ 6.0mm，平均 4.87mm。视神经被覆三层膜：硬膜鞘、蛛网膜和软膜，和眼动脉一起自管内通过。视神经管的内侧壁菲薄，为蝶窦和筛窦壁的一部分。视神经与蝶窦之间的骨壁厚度在多数人是 0.1 ~ 0.4mm，骨厚度大于 1mm 者较少，小于 0.1mm 者更少。但也有不容忽视的少数情况，即无薄骨存在，在视神经与蝶窦之间仅有视神经鞘膜和蝶窦黏膜相隔。有些个体，视神经管突进蝶窦的前上方，突进蝶窦内的视神经管长度为 4.5 ~ 13mm，平均 7mm。

（2）视神经颅内段

视神经颅内段被覆着软膜，包围在蛛网膜下腔（视交叉池）内。视神经自视神经管内口到视交叉前缘的长度为 5 ~ 19mm，其平均值在国外资料中为 12mm，在我国则为 9.24 ~ 9.9mm。左、右视神经间的距离在国外资料中为 9 ~ 24mm，平均 14mm，我国的报告是 7.44 ~ 17.0mm，平均 12mm。视神经的宽和厚，各资料基本接近，即宽度在 3.5 ~ 7.0mm，平均 5mm 左右。视神经厚度为 1.58 ~ 6.0mm，平均为 3mm 左右。在视神经管内口处，视神经被硬脑膜反褶成的镰状皱襞所覆盖，称此段视神经为视神经的膜部。此皱襞的长度在国人为 0.5 ~ 3.5mm，短于国外报告的 0.5 ~ 8mm。在左、右视神经之间有视交叉沟和鞍结节，当鞍结节隆起的高度超过视神经管内口处视神经的水平时，经额入路进行垂体手术将受限制。

2.1.2　视交叉（optic chiasm）

在视神经中，来自两眼鼻侧半视网膜的纤维进行左右交叉，来自两眼颞侧半视网膜的纤维不交叉，这些交叉和不交叉的纤维有序地组成视交叉，在视交叉后续为视束，止于外侧膝状体。

视交叉和视神经颅内段均位于视交叉池内。视交叉池的上面与终板池的前下部相接,后下方与脚间池毗邻,前下方以鞍隔为界,前上方以鞍结节为界,两侧方以一层蛛网膜与颈内动脉池相隔。在视交叉池内,除视神经、视交叉外,尚有眼动脉、垂体柄和供应视交叉和垂体柄的多个小动脉。

在视交叉前,左、右视神经内缘线的延长线相交所形成的角度称视交叉角,视交叉角以锐角为多,一般在 50° ~80° 范围内,偶见 80° 以上。根据视交叉与鞍结节、垂体的位置关系,将视交叉的位置分为 3 种:正常位、后置位、前置位。正常位占多数,后置位和前置位较少。视交叉正常位,即视交叉位于鞍隔和垂体的上面偏后,垂体前部不被覆盖,自鞍结节到视交叉前缘距离为 2 ~ 6mm,平均 4mm。视交叉后置位,即视交叉位于鞍背上方或部分位于鞍背后方,垂体完全位于视交叉的前方,鞍结节与视交叉前缘的距离为 5 ~ 9mm,平均 7mm。视交叉前置位,即视交叉与鞍结节紧贴,或位于鞍结节的上方,鞍结节与视交叉前缘的距离在 2mm 以下。视交叉前置位也给经额入路的鞍部手术带来了困难。见图 2–1–3。

2.1.3 视神经和视交叉的血液供应

视神经的血液供应来自颈内动脉的分支眼动脉。眼动脉多起自颈内动脉海绵窦段穿过硬脑膜移行于膝段处,一般多发自颈内动脉上表面内侧 1/3 处,中 1/3 处发出的较少,发自外 1/3 处者更少些。眼动脉起始部的直径为 0.5 ~ 3.0mm,平均 2mm,其颅内段长度一般为 3mm 左右,最长可为 7mm。有少数眼动脉自膝段发出后立即进入视神经管。更有极少数眼动脉自颈内动脉海绵窦段发出,在视神经管的底部穿过骨孔入视神经管内。在视神经管内,眼动脉走行于视神经的下外方,并和视神经一起进入眶腔(图 2–1–4)。

视交叉的血液供应主要来自大脑前动脉和前交通动脉发出的细小分支。大脑前动脉的水平段多位于鞍旁视交叉的上方,其上的分支主要供给视交叉的前上方,前交通动脉发出的分支供给视交叉前中部。眼动脉的颅内段发出分支,供给视交叉的前外侧部。视交叉的中段和后下方,有来自颈内动脉、大脑后动脉和后交通动脉的分支供血(图 2–1–5)。

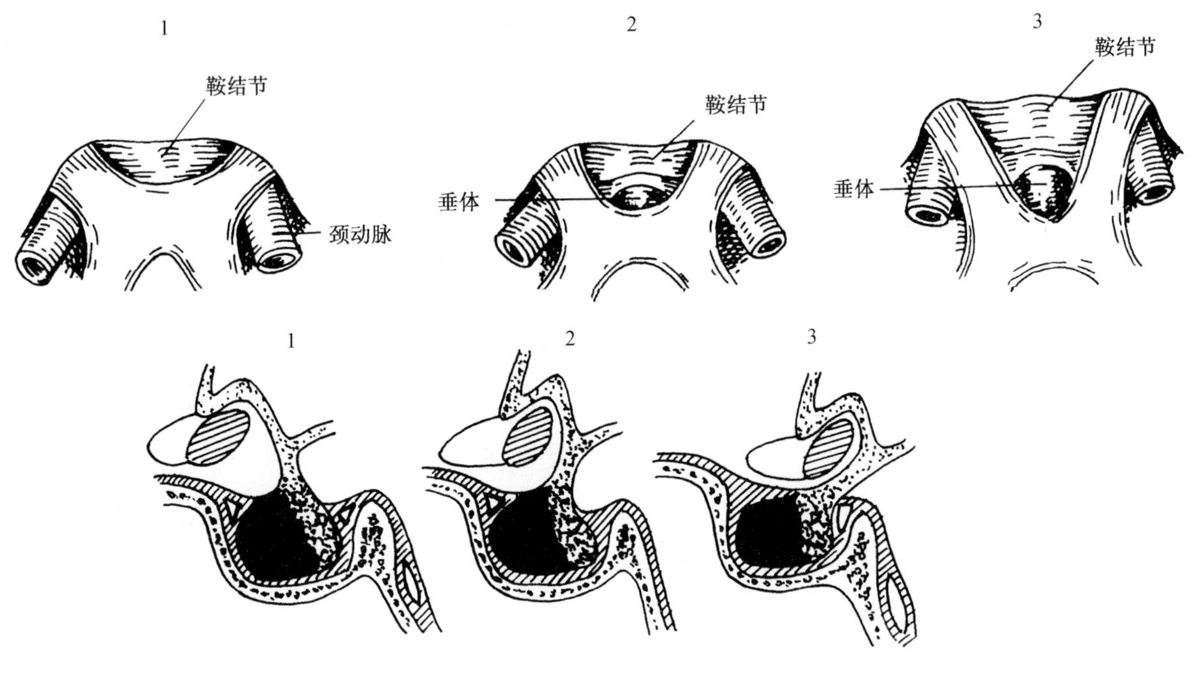

图2–1–3 视交叉的三种位置

1. 前置位 2. 正常位 3. 后置位

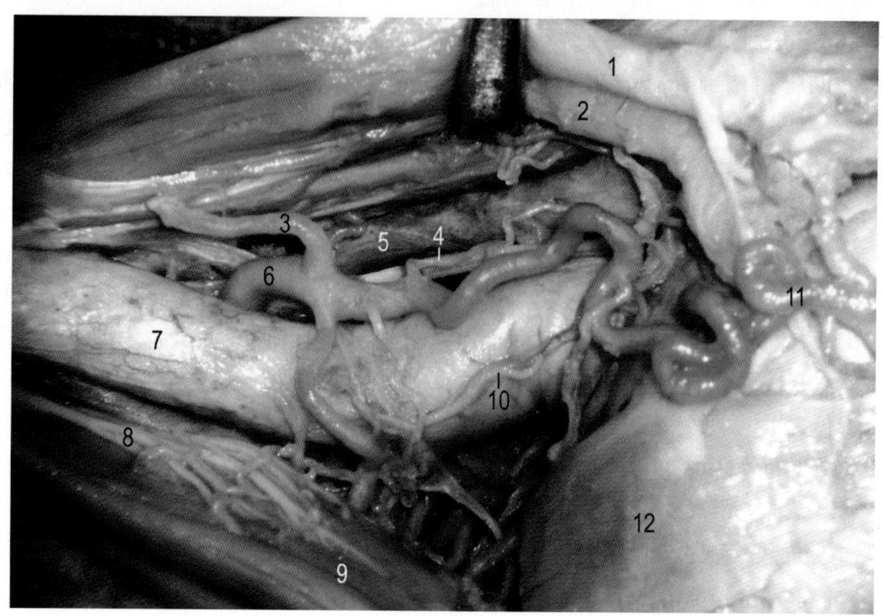

图2-1-4 外面观视神经及眼动脉分支

1. 提上睑肌 2. 上直肌 3. 眼动脉肌支 4. 睫状动脉 5. 眼上静脉 6. 眼动脉 7. 视神经眶内段 8. 动眼神经下直肌支 9. 下直肌 10. 睫状神经 11. 眶上动脉 12. 下斜肌

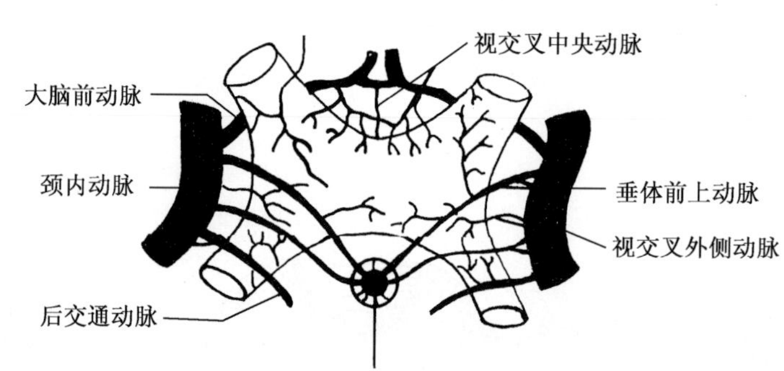

图2-1-5 视交叉底面观，视交叉的血液供应

2.2 蝶 鞍 区

蝶鞍区系指颅中窝的蝶鞍及其附近的结构。蝶鞍位于蝶骨体的中部，前界为鞍结节，后界为鞍背，鞍结节和鞍背之间为凹下的垂体窝，其中容纳垂体。在鞍结节两侧的突起为前床突，鞍背两侧的突起为后床突。在同侧的前、后床突之间由硬膜形成的床突间韧带相连接。在蝶骨体两侧方有颈内动脉沟，颈内动脉的海绵窦段在此处自后向前走行。蝶鞍的两侧是海绵窦，蝶鞍的下方是蝶窦。

2.2.1 蝶鞍(sella)

蝶鞍的形态、大小及蝶鞍骨壁的厚度与垂体手术关系密切。蝶鞍的形状，自侧面观有弓形、椭球形、球形、U形、盘形和勺形，随年龄的增长，球形和U形有所增加。鞍底的形状在成年人多见中间有浅凹，其次是平坦的，少数可见中间部有轻度上凸。蝶鞍具有3个骨壁：鞍前壁、鞍底和鞍后壁。鞍底骨质厚度≤1mm者占82%,>1mm者占18%，最薄者仅有几微米,最厚可达4mm。蝶鞍的容积以简化的椭球体积公式计算。Tavcras(1964)测量的结果,最大为1 094mm³,平均值为594mm³;Renn(1975)报告的最大为1 056mm³,平均值为621mm³;万丽明(1980)测量国人的蝶鞍结果是322.0～1 609.5mm³,平均为(719.9±236.5)mm³。蝶鞍的长度以矢状径上鞍结节到鞍背的距离表示,蝶鞍的宽度以鞍底的最大横径表示,蝶鞍的高(深)以鞍底至鞍结节—鞍背连线的最大垂直距离表示。Taveras(1964)报告蝶鞍的长度最大值为17mm，宽度为10～15mm，深度最大为13mm;Renn（1975）报告的长、宽、深依次是7～14mm（平均10mm),10～16mm（平均14mm),5～12mm(平均9mm);万丽明(1980)报告的长、宽、深依次是8.0～14.5mm(平均11.1mm),8～19mm(平均14.5mm),6.5～12mm(平均8.8mm)。

2.2.2 鞍膈(diaphragm of sella)

鞍膈为硬膜水平折叠而成,位于蝶鞍顶部。蝶膈的横径为6～15mm,平均11mm,纵径5～13mm,平均8mm。横径大于纵径者占84%,两径相等者占16%。鞍膈呈平直状者占42%,向下凹入鞍内者占54%,向上凸起者占4%。鞍膈自后床突上缘至鞍结节的上缘或下方几毫米的附着点变化较大,可向前或向后倾斜。鞍膈一般是周缘较厚,中间的开口(鞍膈孔)处较薄,其厚度相当于一层硬脑膜者占38%,薄鞍膈占62%,其中有些鞍膈缺如。鞍膈中间有圆形或椭圆形小孔,漏斗从小孔通过。小孔的直径大多为5mm。当其直径大于5mm或无鞍膈的情况下,蛛网膜可下陷到鞍内,可能是空蝶鞍形成的前提,同时在经蝶手术时无屏障作用,易损鞍上结构。

2.2.3 垂体(hypophysis)

正常成年人的垂体重约750mg，男性在350～800mg,女性为450～900mg。后叶较小,仅占垂体重量的20%左右。妊娠期前叶逐渐扩大,一般可达1.05g,分娩后3个月重量迅速下降。垂体的形态和大小在个体间有差异。一般宽大于长和高,呈蚕豆形。也有长、宽、高基本相等的方形、球形,少数为不规则形。垂体的表面也有凸、平或凹状。如鞍膈孔较大时,垂体表面呈凹状。有些垂体的侧方或侧下方被两侧扭曲了的颈内动脉压迫,使垂体表面呈三角形或垂体侧方出现舌状隆起。当舌状隆起超出颈内动脉的背部时,应在垂

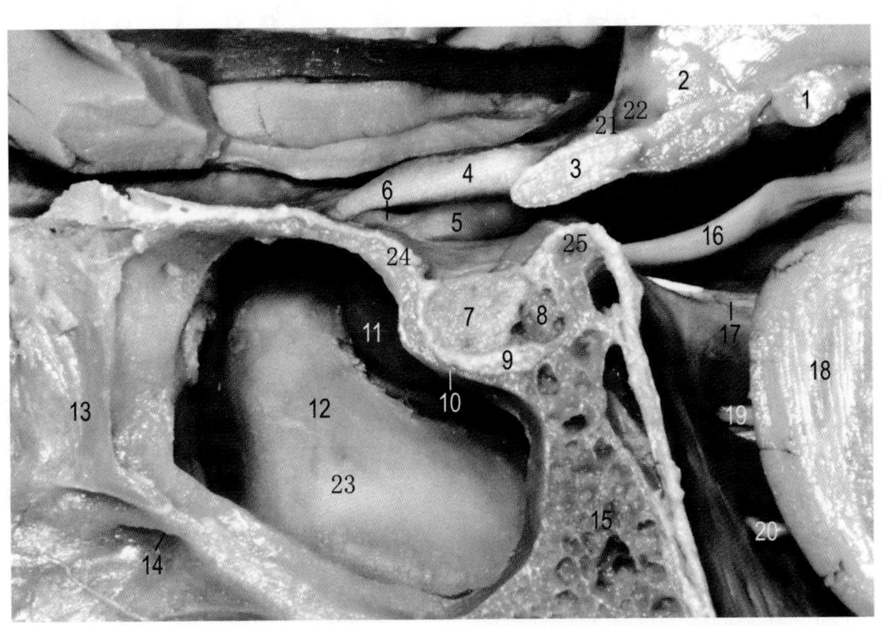

图2-2-1 侧面观鞍区结构

1.乳突体 2.下丘脑 3.视交叉 4.视神经 5.颈内动脉床突上段 6.眼动脉 7.垂体前 8.垂体后叶 9.鞍底硬膜 10.鞍底骨质 11.颈内动脉海绵窦段 12.蝶窦 13.鼻中隔 14.蝶窦口 15.骨性斜坡 16.动眼神经 17.滑车神经 18.脑桥 19.三叉神经 20.外展神经 21.终板 22.视交叉隐窝 23.上颌神经隆突 24.鞍结节 25.鞍背

体手术中给予充分的重视。垂体的前、下、后部形态与垂体窝相关部位大致一致。垂体的侧方无骨壁，而是海绵窦软组织，两侧的颈内动脉有结缔组织桥索与垂体的被膜相连接，因而垂体的宽度难以用X线确切判断。一般认为鞍背或鞍底的宽度与垂体的宽相接近。垂体的高度与鞍深并不完全一致，有些垂体的高仅为鞍深的1/2或不到1/2，垂体并不完全充满蝶鞍。垂体柄和垂体共同包裹在一个单层薄膜内，此包膜为垂体囊，该膜伸入垂体，并构成垂体前、后叶之间的界膜。在包被垂体的硬膜内，有海绵间静脉窦分别位于垂体的前、后、下方。其中以垂体前方的海绵间静脉窦的出现率最高，其窦腔大小也不一致。垂体窝底部交织成网状的巨大静脉窦和垂体前方的静脉窦在经蝶入路垂体手术中不可忽视(图2-2-1，图2-2-2)。

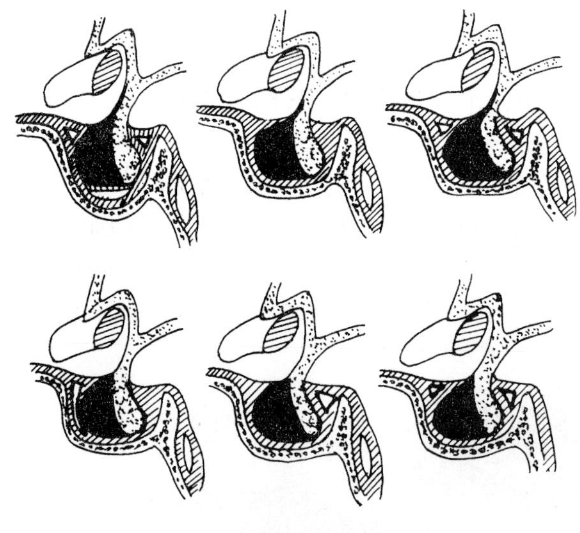

图2-2-2 海绵间静脉窦位置

2.2.4 蝶窦(sphenoidal sinus)

蝶窦在人初生时仅呈微小的腔，在青春期以后开始发育。到成年后，蝶窦的扩大与骨壁的吸收同时发生。蝶窦最大者可前至翼状突根部或蝶骨大翼，向后可抵枕骨基部。根据蝶窦的气化程度，可分为甲介型、鞍前型和鞍型三种(图2-2-3)。甲介型的特点是窦腔小，尚未扩展到蝶骨体中，在窦腔与蝶鞍之间骨壁厚度至少10mm。此种蝶窦常见于12岁以前的儿童，在成年人尚未见到。鞍前型蝶窦的特点是其后壁位于鞍前壁垂直而以前，即鞍底不在窦腔内。鞍型则是窦腔扩展至整个蝶骨体，向后突入斜坡。成年人鞍型最多，其次是鞍前型。在经蝶窦进行垂体手术时，鞍前壁和鞍底的骨质及其厚度极为重要。在鞍前型中，鞍结节处骨厚在0.2～3.0mm，平均1.5mm，鞍前

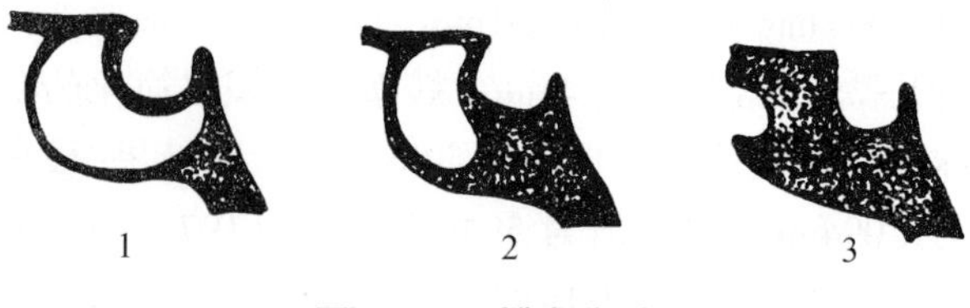

图2-2-3 蝶窦分型

1. 鞍型 2. 鞍前型 3. 甲介型

壁在0.3～1.5mm，平均0.7mm；在鞍型中，鞍结节骨厚0.2～4.2mm，平均1mm，鞍前壁为0.1～0.7mm，平均0.4mm，鞍底0.1～3.0mm，平均0.7mm，斜坡骨厚在0.2～10cm，平均2.7mm。蝶窦腔的前方有蝶窦口，左右各一，分别与左、右鼻腔相通。自蝶窦口到鞍前壁的距离为1.2～2.3cm，平均1.5cm。蝶窦的形态、大小很不一致，它与窦内间隔的有无以及间隔的数量、位置有关。蝶窦由一个中隔分成左、右两个腔者占大多数，其中左、右窦腔并不完全对称，窦间隔常常偏离中线。有些蝶窦没有窦间隔，呈现一个大的窦腔。少数蝶窦有两个间隔，将蝶窦分为三个腔。尚有窦间隔处于横位、斜位乃至出现多个不规则的窦腔。这些不规则的隔与腔对经蝶窦入路手术不利(图2-2-4)。

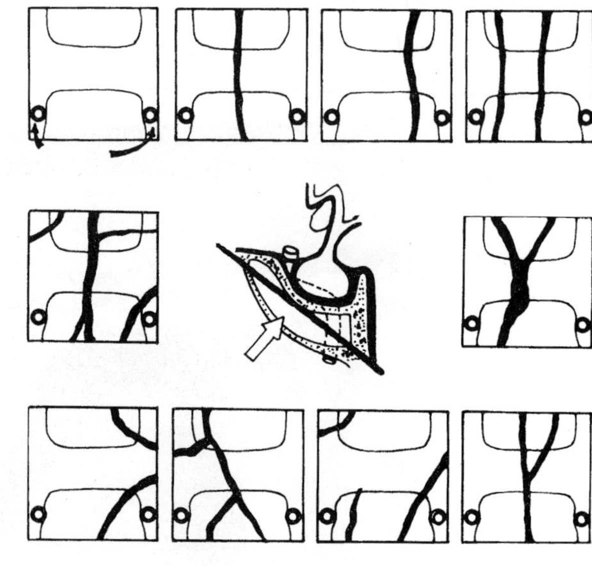

图2-2-4 蝶窦内间隔

按图中斜线切割蝶窦，从箭头方向观察蝶窦，示9种分隔的情形(摘自Renn等，1975)

当蝶窦腔很大时，其窦壁很薄，则周围的某些结构在窦壁上形成隆起凸向窦腔内。在这些隆起的表面仅有一层薄骨(1mm以下)或没有骨壁。如视神经管可在蝶窦前上部凸入窦腔，其中少数视神经管下方的骨壁缺如，视神经仅以神经鞘膜和蝶窦黏膜与窦腔相隔。在此种情形下，若手术不慎伤及视神经和

眼动脉,将造成视力障碍。颈内动脉的虹吸部往往凸向蝶窦的后上部,其中少数亦无薄骨壁。蝶鞍两侧的颈内动脉相互靠近,其间最小距离在 4 ~ 18mm,平均12mm,这个最小距离多数位于鞍结节之下,其次位于鞍底水平,因此经蝶窦打开鞍底时,有造成大出血的可能。另外,三叉神经的上颌神经也有少数膨入蝶窦的中下部。当然,利用视神经、颈内动脉和三叉神经与蝶窦壁的关系,采用去掉相关蝶窦壁的方法,暴露相应的结构,也将成为对这些结构进行手术的另一途径。

2.3 海绵窦区

海绵窦区系指海绵窦及其附近有关的神经和血管。

2.3.1 海绵窦的位置(location of cavernous sinus)

海绵窦位于颅中窝蝶鞍的两侧,是两层硬膜之间较宽大而不规则的腔隙,其中有许多纤维小梁,把窦腔分成多个相互交通的小腔隙,形似海绵状(图 2-3-1)。

海绵窦的毗邻:前部至眶上裂,与视神经管和颈内动脉床突上段相邻;后部达颞骨岩部的尖端,与颈内动脉管和半月节相邻;内侧壁与垂体、蝶鞍、蝶窦相邻;上外侧邻大脑的颞叶,下壁为蝶骨,与圆孔、卵圆孔相邻。

海绵窦的交通:两侧的海绵窦借海绵间静脉窦相连结。海绵间静脉窦按其与垂体的位置关系,分为前间窦、下间窦、后间窦和基底窦。海绵窦的前部与蝶顶窦相通,并借眼静脉与面部内眦静脉相通;海绵窦的后部借岩上窦与横窦相通,借岩下窦与乙状窦和颈内静脉交通。它收纳眼上、下静脉、大脑浅静脉、蝶顶窦的静脉血,由岩上窦、岩下窦以及颅底的导静脉引流(图 2-3-2)。

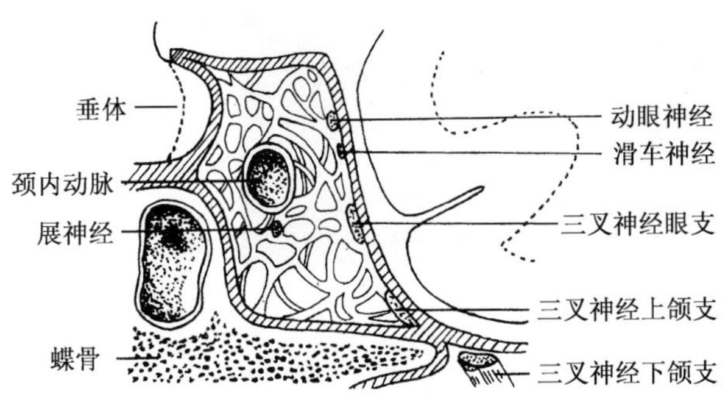

图2-3-1 右侧海绵窦中部冠状断面

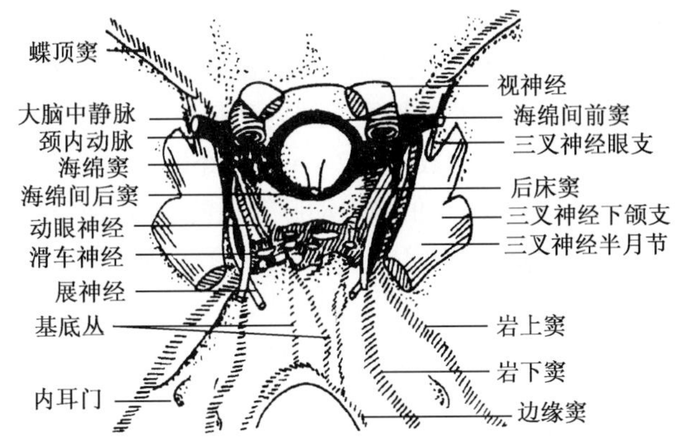

图2-3-2 海绵窦的交通

2.3.2 海绵窦内的结构(structure of internal cavernous sinus)

(1)海绵窦内的神经

海绵窦的壁可分为 5 个面,上壁、后壁、内壁、外壁和下壁。自海绵窦中部行冠状切,在切面上可见在外壁内自上而下是动眼神经、滑车神经、展神经(不在外壁)、三叉神经眼支和上颌支(图 2-3-3)。动眼神经自小脑幕的游离缘的内下方、后床突的侧

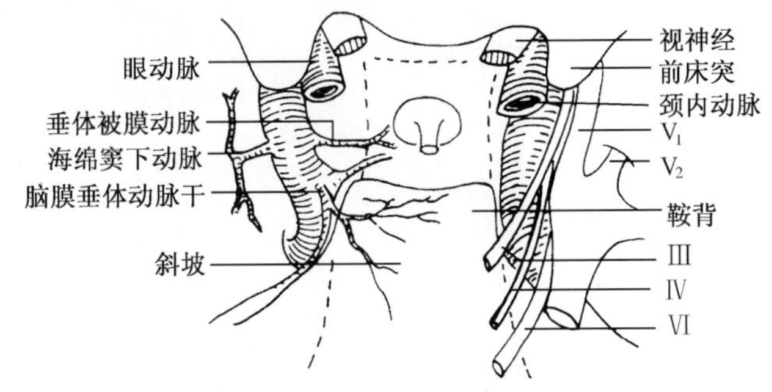

图2-3-3 海绵窦内的神经与动脉示意图

左侧:去掉硬膜及神经,示颈内动脉海绵窦段的分支

右侧:去掉硬膜,示颅神经与颈内动脉

方3～11mm（平均5mm）进入海绵窦外壁的顶壁，在窦内的位置接近窦顶，向前至窦的前端，穿外侧壁经眶上裂入眶，在海绵窦内的长度平均为9.3mm。滑车神经进入海绵窦的位置紧靠动眼神经的后外方，穿过窦顶进入海绵窦内，水平地沿着颈内动脉水平段走行于动眼神经和外展神经之间，最后穿出窦前。图2-3-3海绵窦内的神经与动脉示意图左侧：去掉硬膜及神经，示颈内动脉海绵窦段的分支；右侧：去掉硬膜，示颅神经与颈内动脉进眶上裂，在海绵窦内的长度平均为10.9mm。外展神经跨过岩下窦达其前外侧，经岩蝶韧带下方穿后壁进入海绵窦，先在颈内动脉后升段的外侧，继而在水平段的下外方前行，经眶上裂入眶，在海绵窦内的长度平均为17.9mm。外展神经于颈内动脉后升段的外侧变得扁平，且有少数分成2～5条神经根丝。三叉神经半月节的深面正值颈内动脉管顶的上方，故三叉神经半月节承受颈内动脉的搏动。三叉神经眼支于海绵窦外壁的后下部进入海绵窦，在窦中长度为15.8mm，向前上方走行至眶上裂。三叉神经上颌支的后下部与海绵窦接触，其长2.4mm。

（2）海绵窦内的动脉

海绵窦内的动脉是指颈内动脉及其分支。颈内动脉经颈动脉管及破裂孔进入海绵窦，先向上达到后床突根旁，继而转向前方，在前床突的内侧转向上方，穿出海绵窦前部的上壁。海绵窦内的颈内动脉部分称为颈内动脉海绵窦段。该段动脉按其形态又可分为后升段、后曲段、水平段、前曲段和前升段5个连续的部分。自颈内动脉海绵窦段发出的分支动脉，在颅内肿瘤、颈内动脉海绵窦瘘以及脑血管畸形等疾患的诊断和治疗中有重要意义，尤其在颅内超选择血管造影和球囊导管术方面有较大意义。

颈内动脉海绵窦段的分支主要有3个，即脑膜垂体动脉干、海绵窦下动脉和Mc Connell垂体被膜动脉（图2-3-4，图2-3-5，图2-3-6）。

1）脑膜垂体动脉干：它是海绵窦段颈内动脉最大最恒定的分支，主要起自后曲的顶壁。干的外径为0.42～1.0mm，平均0.85mm，长度小于1mm者占55%，其余则大于1mm，最长可达5～6mm。自干上发出3个分支：小脑幕动脉、脑膜背侧动脉和垂体下动脉。上述类型可称为典型的脑膜垂体干型，出现率较高（占44%～83%）。在后面的顶壁处，可见到小脑幕动脉、脑膜背侧动脉和垂体下动脉都直接自颈内动脉发出，或它们两个分支共干，另一分支直接起自颈内动脉。这种情况实际上是无干，因而可称为非干型的脑膜垂体动脉。三个分支动脉的走行：①小脑幕动脉：自后曲顶部发出时，其外径为

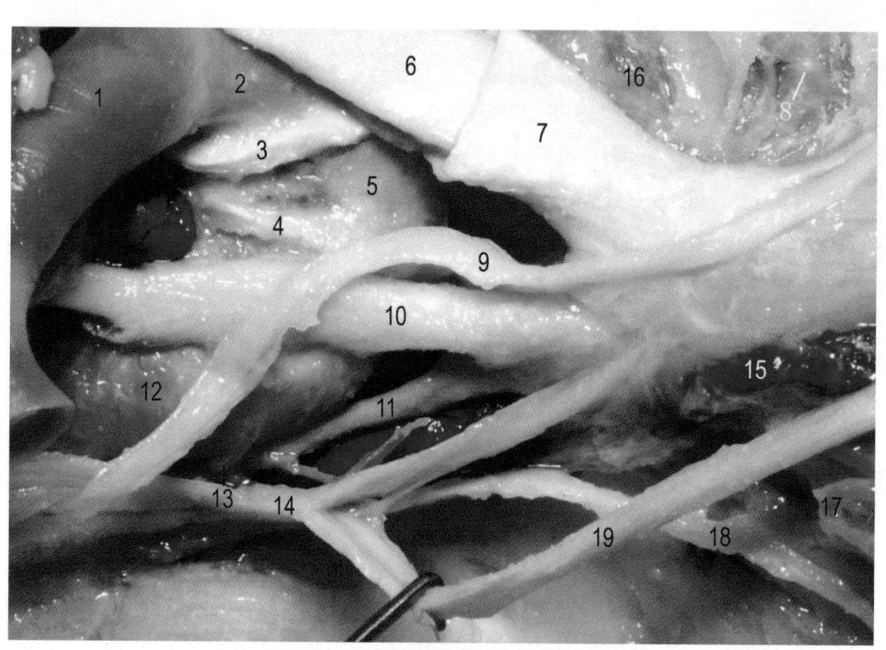

图2-3-4 外侧观海绵窦前中部结构

1. 颈内动脉颅内段 2. 颈内动脉床突段 3. 颈内动脉上环 4. 颈内动脉下环 5. 颈内动脉床突下段 6. 视神经 7. 视神经鞘 8. 后组筛窦 9. 滑车神经 10. 动眼神经 11. 外展神经 12. 颈内动脉海绵窦段 13. 垂体下动脉 14. 三叉神经眼支 15. 眶下静脉 16. 蝶窦 17. 眶脑膜动脉 18. 泪腺神经 19. 额神经

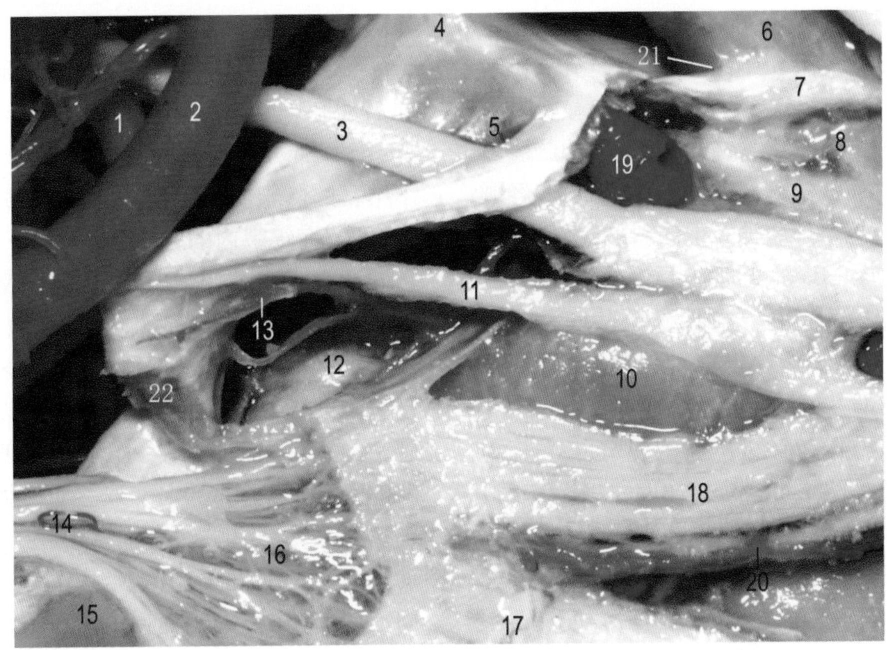

图2-3-5 外面观海绵窦中后部结构

1. 小脑上动脉 2. 大脑后动脉 3. 动眼神经颅内段 4. 后床突 5. 动眼神经隐窝 6. 颈内动脉床突段 7. 颈内动脉上环 8. 颈内动脉床突下段 9. 颈内动脉下环 10. 颈内动脉海绵窦段 11. 滑车神经 12. 外展神经 13. 小脑幕缘动脉 14. 三叉神经根 15. 岩尖 16. 三叉神经节 17. 三叉神经上颌支 18. 三叉神经眼支 19. 海绵窦静脉丛 20. 颈内动脉海绵窦外侧支 21. 颈内动脉凹 22. 后床岩皱襞

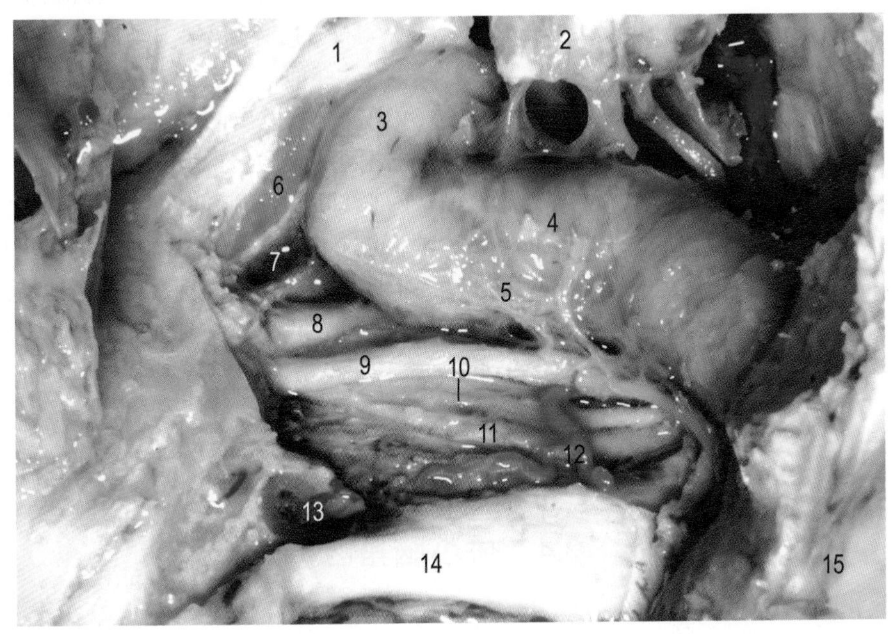

图2-3-6 内面观海绵窦内结构

1. 视神经 2. 垂体 3. 颈内动脉床突下段 4. 颈内动脉水平段 5. 颈内动脉壁上的交感神经丛 6. 眼动脉 7. 视柱 8. 动眼神经 9. 外展神经 10. 滑车神经 11. 三叉神经眼支 12. 脑膜垂体动脉 13. 海绵窦内侧壁 14. 三叉神经上颌支 15. 上斜坡

0.3～0.85mm。走行在海绵窦后外方，穿过海绵窦上壁至颞骨岩部，继而沿小脑幕游离缘延伸，沿途分支供应海绵窦上壁、外壁、动眼神经、滑车神经和半月节被囊的深面，并与眼动脉的脑膜支以及对侧的同名动脉相吻合。该动脉较长，大致为5～35mm，若其长度超过40mm且呈波浪状属于异常。②脑膜背侧动脉：其外径与小脑幕动脉相同，自后曲顶壁走向海绵窦后下方，穿后壁走向斜坡。沿途分支供应斜坡部硬膜和外展神经，并有细分支伸向鞍背后方的基底窦，与对侧同名动脉吻合。极少数的脑膜背侧动脉起自颈内动脉后升段，外径细，穿后壁经蝶岩韧带 Dorello 氏管伴外展神经走向斜坡。③垂体下动脉：外径为 0.3 ~ 1.0mm，自后曲的顶壁或顶壁的内侧向海绵窦后内侧走行，并伸延至鞍底后份硬膜，在其中分支并穿过硬膜供应垂体后叶、鞍底及鞍背前方的硬膜，并与对侧同名动脉吻合。

2)海绵窦下动脉：外径为 0.4 ~ 0.95mm，平均为 0.82mm；长度 4.0 ~ 8.85mm，平均 4.20mm。多数起自颈内动脉水平段的外侧面，少数起自脑膜垂体动脉干或与小脑幕动脉共干。该动脉一般在越过外展神经上方后分出前后两支，供应海绵窦外壁下部和下壁，小分支直至卵圆孔和棘孔区硬膜，并与硬脑膜中动脉相吻合。两支在沿途又发出小支，供应附近的颅神经。海绵窦下动脉与颅底关系密切，当颅底骨折时此动脉易受损伤。少数海绵窦下动脉的后支也发出半月神经节被囊动脉，供应被囊的深面。海绵窦下动脉的前支发出幕缘动脉，其起始段外径为 0.35 ~ 0.98mm，最长可达 34.60mm。它在海绵窦内行程较长，自起始处开始，先向窦的前方伸向动眼神经和滑车神经的深面，再呈袢状反折到两神经的浅面，向后向上走行在海绵窦顶部，最后穿过海绵窦上壁后部抵小脑幕附着缘。眼动脉在海绵窦内可起自海绵窦下动脉的前支或幕缘动脉以及颈内动脉水平部的前 1/3 处。

3)Mc Connell 垂体被膜动脉：它的出现率较低，多起自颈内动脉水平段的内侧方，直接伸向鞍底前部的硬膜内，在此处又分成前、后两小支，分别与同侧的垂体下动脉和对侧的同名动脉相吻合。

颈内动脉海绵窦段的分支大部分都与对侧的同名动脉有吻合，还通过脑膜支与颈外动脉有吻合，当海绵窦近端颈内动脉闭塞时，该吻合支保证了丰富的侧副循环途径。

(3)海绵窦内的腔隙

海绵窦内结构复杂，在临床上常把海绵窦分为前、中、后三部。前床突以前的区域为前部，后床突以后的区域为后部，前后床突间的区域为中部。由于窦内的神经和血管的走行不同，以及血管上的交感神经和窦内的纤维性小梁结构，使得海绵窦内腔隙的有无、大小都不太一致。而海绵窦的腔隙与海绵窦手术入路有关。海绵窦内腔隙有 3 个，在颈内动脉和垂体之间为内侧腔，其宽度可达 7mm；在颈内动脉前曲的下方为前下腔，在颈内动脉与后部窦顶之间为后上腔。上述腔隙也往往由于颈内动脉的扭曲而变化乃至闭塞。

海绵窦的手术入路往往经过海绵窦的外侧壁、上壁和岩骨段颈内动脉。例如切开滑车神经的下缘与三叉神经眼支的上缘，向后到鞍背斜坡的硬膜区（Parkinson 三角），可以暴露海绵窦的后部和外下部，其中的结构有颈内动脉的后升段、后曲和水平段的外侧面以及动眼神经后 2/3 部分，还有自该段颈内动脉上发出的部分分支动脉。切开眼支与上颌支之间的硬膜区（Mullan 三角），可暴露海绵窦的前下部，即颈内动脉前曲的底面和外侧面以及动眼神经的前 1/3 部分。自海绵窦上壁切开由动眼神经穿过上壁点和后床突外缘及床突上段起端前缘三点连线围成的硬膜（内侧三角），可暴露颈内动脉海绵窦段的大部分，以及后曲上发出的分支。

2.4 桥小脑角区

脑桥小脑三角是指脑桥、延髓与其背方的小脑相交的区域。它的前界为颞骨岩部后面，后界为小脑前面，上界是脑桥和小脑中脚，下界是小脑二腹小叶。有关的骨性结构有内听道、颈静脉孔、岩骨尖部和斜坡侧缘。有关的颅神经有三叉神经、外展神经、面神经、中间神经、位听神经、舌咽神经和迷走神经；有关的动脉有小脑后下动脉、小脑前下动脉和内听动脉等（图 2-4-1）。解剖关系复杂，是神经外科领域的重点和难点之一。

2.4.1 骨性结构

主要是由颞骨岩部后面组成，从外向内有外下方的前庭小管外口，外上方的弓状下窝、内耳道、内耳门内侧的岩尖和斜坡侧缘（图 2-4-2）。

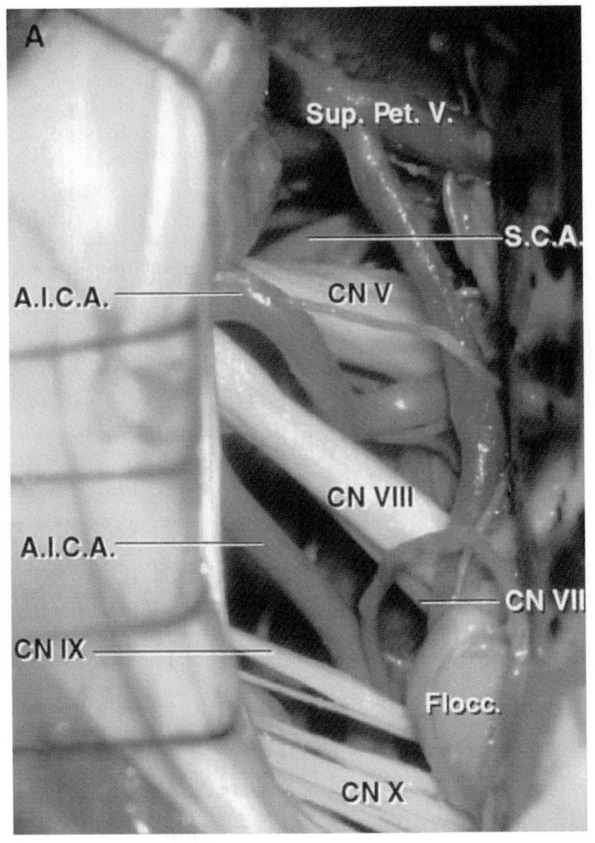

图2-4-1 脑桥小脑三角

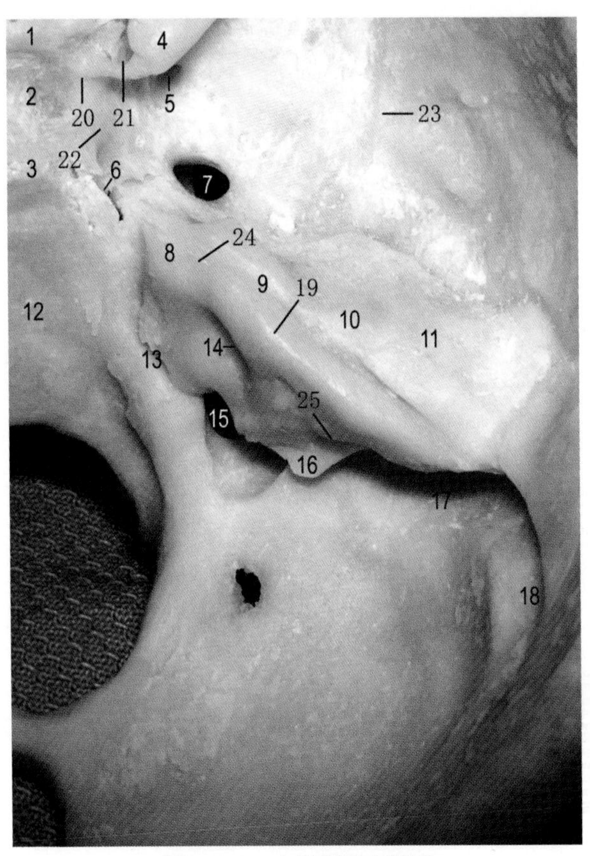

图2-4-2 中后颅底内面观

1. 鞍结节 2. 垂体窝 3. 鞍背 4. 前床突 5. 圆孔 6. 颈动脉管内口 7. 卵圆孔 8. 岩尖 9. 岩上窦沟 10. 弓状隆起 11. 鼓室盖 12. 枕骨斜坡 13. 岩下窦沟 14. 内耳门 15. 颈静脉孔 16. 颈静脉孔内侧突 17. 乙状窦沟 18. 横窦沟 19. 岩骨嵴 20. 中床突 21. 颈动脉床突孔 22. 颈动脉沟 23. 脑膜中动脉沟 24. 三叉神经节压迹 25. 内淋巴管

2.4.2 神经结构

脑桥小脑三角内有三叉神经、面神经、蜗神经、前庭上、下神经和中间神经穿过(图 2-4-3)。

三叉神经位于小脑幕附着缘之下,向前外侧走行,越过岩骨嵴后进入 Meckel 腔,与半月神经节相连。向后下弯曲抵达脑桥旁,穿脑桥臂根部入脑。该段神经根实际是由半月神经节的中枢支组成,其中包括传导面部痛、温觉的大根,传导头面部轻触觉的中间根和执行三叉神经运动功能的小根。在脑桥侧池内上述 3 个根可被辨认,在一般情况下,三叉神经的运动根黏附在感觉根前内侧的上方,当枕下入路时不易见到运动根。三叉神经后根长约 6.91mm,直径约 4.17mm,位于展神经外上方约 5.65mm,面神经、前庭蜗神经内上方约 7.94mm。

外展神经起于脑桥下缘的桥延沟,位于面神经内侧。沿基底动脉外侧上行于脑桥与斜坡之间的脑桥前池。当越过岩下窦之后便急转向前,经岩床韧带、岩尖和鞍背三者之间的 Dorello 管进入海绵窦后部。在脑桥腹面走行时与小脑前下动脉关系密切,小脑前下动脉从该神经腹侧越过者为常见,少数也自该神经背方越过。当自背方越过时可使外展神经受到压迫。外展神经自脑发出进入蛛网膜下腔段,多数是单个根,少数自脑开始分为上、下两根,在 Dorello 管入海绵窦前或后再合为单根抵达外直肌。展神经脑池段长约 5.76mm,距外侧的面神经、前庭蜗神经约 6.84mm,进入 Dorello 管处距中线约 3.45mm。

面神经包括运动根(即面神经根)和感觉根(中间神经),位听神经包括前庭神经(又分为前庭上神

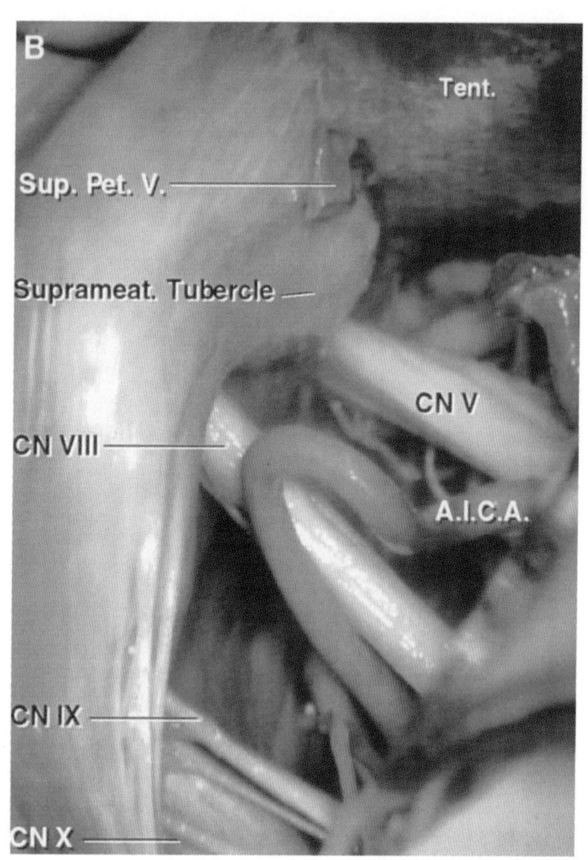

图2-4-3 脑桥小脑三角

经和前庭下神经)和耳蜗神经。面神经在桥延沟的外端起自脑干,中间神经、前庭神经和蜗神经依次在其后下方进入或离开脑干。面神经与前庭蜗神经进入脑干处相距 2.31mm(1.45 ~ 3.61mm)。在脑桥小脑池内面神经走行在前庭蜗神经前上方,前庭蜗神经在后下方,中间神经在两者之间。前庭蜗神经束脑池段长度约 11.27mm(9.17 ~ 14.32mm),内耳道口处直径 3.26mm(2.14 ~ 5.31mm)。

中间神经为面神经的感觉根,单根占 70%,自前庭上神经的前上方分出,在内听道内位于前庭上神经的前方。少数呈多根,最多者由 3 条根丝组成,但在与面神经汇合之前先合并为单根。中间神经可分为三部分:起始段为听神经的一部分,长 6.52mm(5.38 ~ 8.32mm),在内耳道入口处,面神经运动根贴在前庭蜗神经前上方的凹槽内,中间神经夹于前庭蜗神经及面神经运动根之间;中间游离段长度平均约 6.21mm,完全在内听道内者仅占 15%,在脑桥小脑三角池者占 85%;第三段与面神经合并走至内听道底,平均长约 4.72mm。走行于前庭上神经前方(图 2-4-4)。

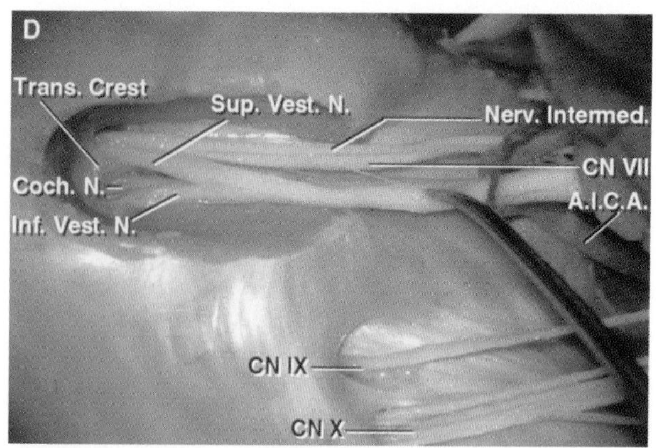

图2-4-4 中间神经走行及行程

舌咽神经由延髓橄榄体与小脑下脚之间的橄榄后沟出脑,位于面神经、位听神经根的下方和迷走神经根的上方。舌咽神经起点与面神经起点的距离为 2.7 ± 1.2mm,在内耳道水平两神经相距 3.9 ± 1.5mm。舌咽神经根丝向外侧走行并集合成干。其中感觉根位于背侧,运动根位于腹侧。经第四脑室脉络丛的腹侧、绒球前面,最后通过颈静脉孔出颅。舌咽神经脑池游离段长度为 17.7 ± 1.9mm,舌咽神经在颈静脉孔处口径为 1.2 ± 0.5mm。

迷走神经的根丝自延髓出脑的位置位于舌咽神经根的下方,向外走行,经第四脑室侧孔脉络丛和绒球的腹侧,穿颈静脉孔出颅。迷走神经从脑干到颈静脉孔的游离段长度为 18.5 ± 2.6mm,进入颈静脉孔的迷走通道,迷走神经颈静脉孔处直径为 0.8 ± 0.6mm(图 2-4-5)。

副神经的延髓根从迷走神经根的尾侧出脑,两者紧邻。副神经脊髓根位于延髓根的尾方,两者之间距离小于 1.5mm。副神经的延髓根和脊髓根常合成一短干进入颈静脉孔后外侧部。而副神经延髓根起源于迷走神经核,所以在通常情况下,副神经延髓根与迷走神经根汇成一束进入颈静脉孔的迷走道。副神经自颈 1 到迷走道的长度为 17 ~ 26mm。

颈静脉孔与舌咽、迷走和副神经关系密切。颈静脉孔是枕骨和颞骨岩部之间的一个骨间孔,岩下窦位于其前份内,乙状窦位于后份。舌咽、迷走和副神经行经其中份。颈静脉孔的孔腔由两部分组成。后外部称为静脉部,有颈静脉球、迷走神经、副神经和脑膜后动脉通过。前内部称为神经部,有下岩窦和舌咽神经通过。在静脉部与神经部之间有纤维桥相隔,纤维桥恰跨越在岩骨的颈静脉棘和枕骨的颈静脉突之间。覆盖在颈静脉孔上的硬脑膜向孔内延续，形成两个孔道：一个是舌咽道，在神经部内，呈漏斗状，内大外小，其中有舌咽神经通过。另一个是迷走道，在静脉部内，位于颈静脉球的前方偏内，形状似凹筛，道内径大，有迷走和副神经通过。在舌咽道与迷走道之间有硬膜构成的隔膜，使两道相隔 0.5 ~ 4.9mm。在两道的道口处，硬脑膜皱襞呈唇样突起，自前外缘向后内方伸出，盖在道内的神经上。舌咽道口的硬膜皱襞较迷走道口的长而多见。其长度最长可达 2.5mm。

舌咽、迷走神经根起始端的上方，沿橄榄上窝解剖可达第四脑室外侧孔。这里是小脑延髓外侧池的起始处，也是椎 - 基底动脉汇合点水平的标志。脉络丛经第四脑室外侧孔突出，位于面神经和前庭蜗神经下方，舌咽神经背面，外侧为小脑绒球，恰好位于面、前庭蜗神经起点水平，是术中寻找面、前庭神经脑干端的重要标志。（图 2–4–5）。

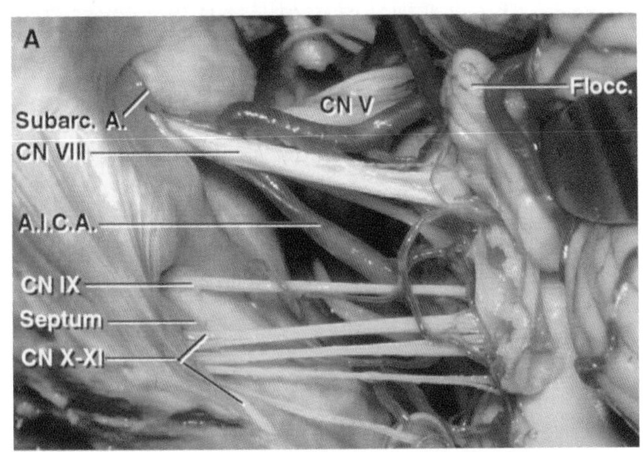

图2–4–5　脑桥小脑三角神经结构

2.4.3　血管结构

血管结构如图 2–4–6 所示。

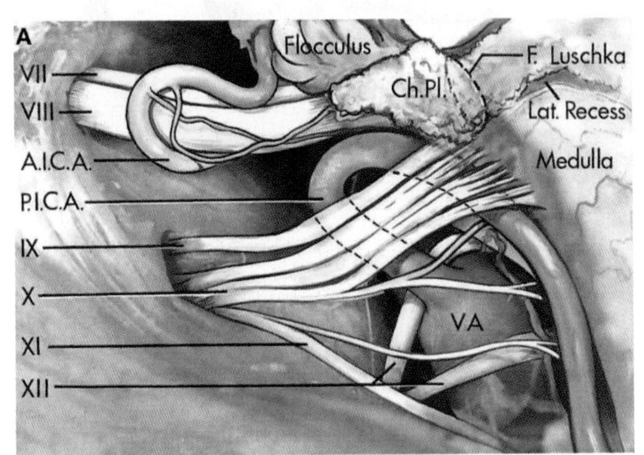

图2–4–6　脑桥小脑三角动脉走行

（1）小脑下前动脉

绝大多数发自基底动脉（90%），主要从下 1/3 段发出（85%），起点与基底动脉形成一个向下开放的 45° 角。多数为 1 支（90%），少数为 2 支（10%），通常两侧对称。外径平均 1.42mm（0.52 ~ 2.40mm），发出后向外侧斜行，在小脑中脚处形成桥臂袢，至绒球外上方弯向下内侧，形成一个凸向外的内耳道袢，最后分为内侧支和外侧支，分布于小脑下面的前外侧部，还发支至脑桥、延髓及第Ⅵ、Ⅶ、Ⅷ对脑神经根及齿状核。

小脑下前动脉与展神经起始段的关系极密切，动脉行于神经腹侧者占 75%，动脉行于神经背侧者占 10%，动脉穿神经根者占 15%。小脑下前动脉与面神经及前庭神经的关系也很密切，动脉位于神经根腹侧者占 35%，位于神经根背侧者约占 10%，穿两神经之间或面神经与中间神经之间者占 45%，呈袢状围绕此两神经者占 10%。动脉袢顶位于内耳门处者或稍突入内听道者占 40%，袢顶突入内听道的中、外 1/3 交界处者占 50%，袢顶达内耳道全长一半以上者占 10%。

（2）迷路动脉

迷路动脉细长，通常为小脑下前动脉的分支，也可发自基底动脉下段、小脑下后动脉或副小脑下前动脉。一组 40 例迷路动脉多为 1 支（60%）或 2 支（35%），少数为 3 ~ 4 支（5%），主支的外径平均 0.2mm。发自小脑下前动脉者 32 例（80%），4 例发自基底动脉（10%），2 例发自小脑下后动脉（5%），2 例发自椎动脉（5%）。走行于前庭蜗神经和面神经腹侧者占 75%，伴行于两神经之间者占 15%，位于神经背侧者占 5%，其他 5%。从内耳门前内方与面神经之间入内听道，在内听道前内侧壁与面神经之间向道内行进，然后经面神经深面潜入前庭蜗神经前上面的凹槽中。在此，除分支至神经外，主支继续向内听道底方向行进，穿内耳道底入内耳。

（3）小脑下后动脉

起自椎动脉者占 90%，起自基底动脉者占 10%。多数为单支，仅见 1 例成双干者，1 例缺如者。小脑下后动脉发自椎动脉颅内段者占 85%，主要从中 1/3 段发出，相当于橄榄下端平面，发自椎动脉颅外段者占 15%。外径平均 1.56mm（1.21 ~ 2.03mm），两侧相等或左侧稍粗于右侧者占多数。

小脑下后动脉与第Ⅸ、Ⅹ、Ⅺ对脑神经的位置关系极密切，可分为三型：背侧型，即动脉的前段和外侧段位于神经根的背侧，约占25%；腹侧型，即动脉位于神经根的腹侧，约占15%；穿神经根型，即尾袢穿行于第Ⅸ、Ⅹ、Ⅺ脑神经根之间，约占60%，根据穿过神经根的不同，此型又可分为穿副神经根根丝者占20%，穿副神经与迷走神经根之间者占15%，穿迷走神经根根丝者占10%，穿舌咽神经与迷走神经之间者占5%，其他占10%。

(4)引流静脉

脑桥小脑三角区多数静脉引流到岩上窦。岩静脉又称Dandy静脉，是一粗短干，起源于脑桥小脑角池，由来自脑桥、小脑半球、脑干和第四脑室的许多属支汇合而成。汇合点位于三叉神经感觉根背侧者占65%，位于绒球外侧者占25%，位于小脑水平裂者占10%。通常在三叉神经下方向前外走行，正好在内耳门上方、三叉神经腔的外侧注入岩上窦（图2-4-7）。

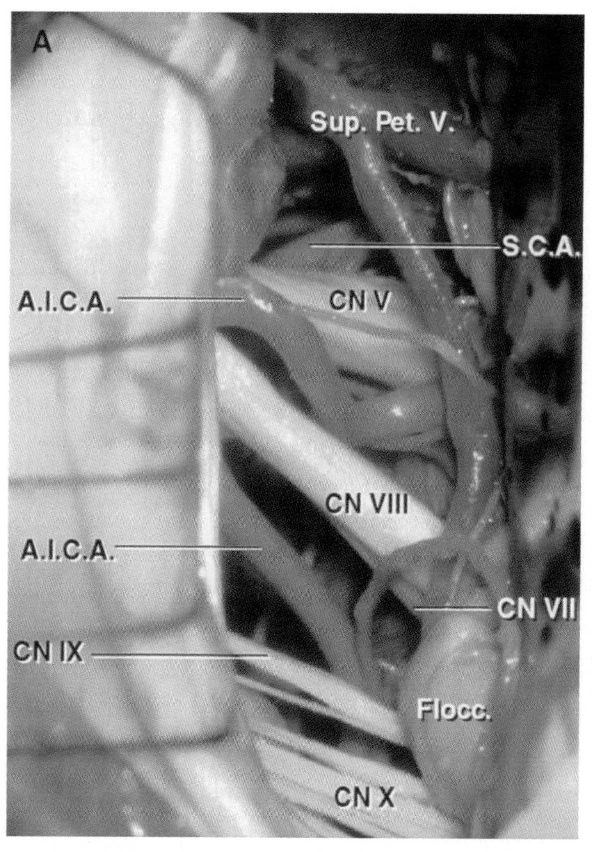

图2-4-7 岩静脉毗邻

乙状窦和岩下窦：前者从横窦沟外端沿颞骨乳突部延伸到颈静脉孔，后者从颞骨岩部尖向下沿岩枕裂延伸到颈静脉孔。乙状窦沟宽度约10.45mm（8.21～13.48mm）。乙状窦沟上曲与颅外面及外耳道后壁位置关系极密切。此部与外耳道后壁的平均距离约12.57mm（0.24～25.36mm）。上曲上方颅骨的平均厚度为5.26mm（3.57～9.31mm），一组35例中5例（7%）此部厚度如薄纸。乙状窦沟的上界和前界与乳突—上嵴及外耳门后缘存有一定距离者占85%，乙状窦沟前缘紧贴乳突—上嵴或超过者占10%，乙状窦沟降部前缘与外耳道上嵴下缘的距离在5mm以内者占5%。

其中颈静脉球是一个需要引起重视的结构。它位于内耳道的后下方，颈静脉孔外侧，至内耳道的距离变异较大（5.1±3.7mm），其中1例颈静脉球高达内耳道水平，紧邻内耳道底。

2.4.4 内听道解剖

内听道位于颞骨岩部后面，向前外方走行，前上方与三叉神经孔相邻，后下方为颈静脉孔，内侧为小脑和脑干，是面神经和位听神经出入颅腔的孔道。

内听道的开门为内耳门，形态以椭圆形最多，占75%，其次为圆形、肾形等。内听道口前后径约7.45mm（5.54～8.76mm），内听道口上下径约5.61mm（3.89～6.69mm）。内听门上壁的外侧部分通常有一骨性突起称为内听道上结节。内听道上结节宽度10.61mm（8.74～13.15mm），上下径4.82mm（2.16～6.89mm），至三叉神经压迹12.31mm（10.92～16.72mm）。内听道总长度约为9.32mm。

内听道内含有面神经、前庭蜗神经和迷路动脉，有时还有小脑下前动脉的内听道袢（图2-4-8）。

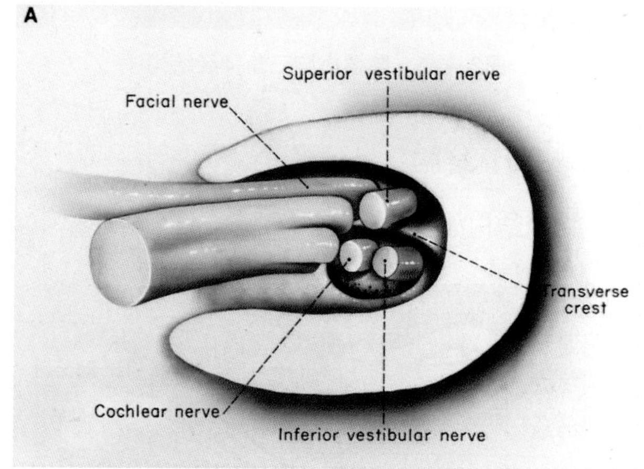

图2-4-8 内听道内神经走行

面神经和前庭蜗神经穿脑膜时共同被蛛网膜及硬脑膜所形成的鞘包裹并延伸入内耳道。位听神经分为前庭神经和蜗神经，面神经干位于它们的上方，在内耳道底，面神经、蜗神经和前庭神经的分支分别通过相应孔区进入内耳。

内听道底为一有筛状小孔的骨板封闭，此处被一横嵴分为上下两部，横嵴长约 6.84mm（5.17 ~ 8.53mm），上部又被一垂直骨嵴分为前后两区，垂直嵴长约 2.97mm(2.24 ~ 3.67mm)(图 2–4–9)。前上方为面神经区，是面神经管入口处，后上方为前庭上区，有数个筛状小孔，壶腹神经通过上方的小孔至上、外半规管的壶腹嵴，椭圆囊神经通过下孔至椭圆囊斑。横嵴下部的前内侧为蜗区，有螺旋状排列的小孔，蜗神经经此进入耳蜗。横嵴下部的后外侧为前庭下区，前庭下神经经此到球囊斑。

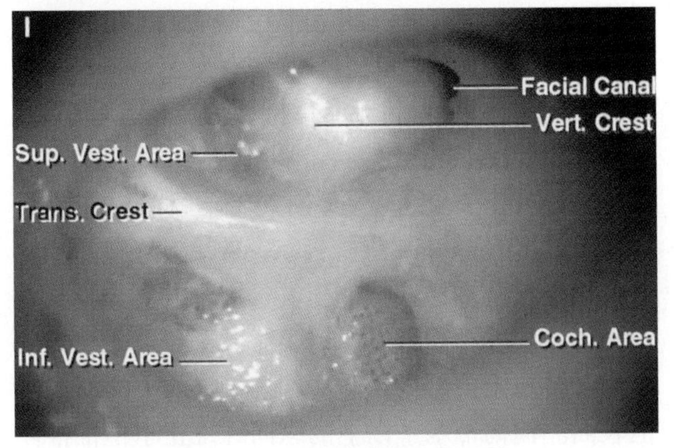

图2–4–9 内听道底结构(左侧)

内听道内走行有迷路动脉，多为小脑前下动脉内听道袢的内耳道前段或内听道段发出的终末动脉，非常细小，走行在面神经和位听神经的前上方，还可分为 2 ~ 3 支，供应耳蜗和前庭。

2.5 枕骨大孔

枕骨大孔(foramen magnum)位于颅后窝最低部的中央，孔的前后径（3.5cm 左右）大于左右径(3.0cm 左右)，呈卵圆形。枕骨大孔由枕骨、寰枢椎及其韧带共同组成，是颅颈交界的通道，前部为枢椎齿状突占据，后部容纳脑干和椎动脉，两侧穿行后组脑神经和上颈髓脊神经。

2.5.1 骨性枕骨大孔

形成枕骨大孔主要部分的枕骨由四部分组成：前方的基底部(basal part)，后方的鳞部(squamosal part)，以及两侧的髁部(condylar part)。鳞部的内面凹陷，中间为纵行的枕内嵴，是小脑镰的附着点。枕内嵴的下端向两侧分开形成枕骨大孔的后缘。枕骨基底部是一厚的骨板，也称斜坡(clivus)，以 45° 角向上延伸与蝶骨相融合。斜坡的内面略向内凹陷，两侧以岩枕裂(petroclival fissure)与颞骨的岩部分开，其颅底外侧面的咽结节(pharyngeal tubercle)是重要的手术解剖标志，是咽缝(raphe pharyngis)的附着点。成对的髁部位于枕骨大孔的前半部，形成枕骨大孔的两侧缘，其向下的关节面，与寰椎髁突相关节，内侧面的髁结节是齿状韧带（dentate ligament)的附着点。舌下神经管(hypoglossal canal)是舌下神经的出颅通道，位于枕髁的上半部，从后向前，从内向外：髁窝(condylar fossa)位于枕髁的后方，常有髁管(condylar cnnal)的开口，是髁静脉凹流乙状窦的通道。

寰椎(atlas)是第一颈椎，与其他颈椎不同的是它没有椎体和棘突，而是由两边的侧块（lateral mass)、前方短的前弓(anterior arch)和后方较长的后弓(posterior arch)组成，其相当于椎体的位置由枢椎的齿状突所占有。侧块的上方和下方各有椭圆形的关节面，分别与枕髁和枢椎相关节，其内侧的结节是齿状韧带的附着点。侧块的横突是许多肌肉的附着点，是体表可触及的重要手术解剖学标志，分别与颈内静脉后组颅神经和椎动脉有重要毗邻关系。C_1 椎体的横突孔(transverse foramen)位于侧块和横突之间，椎动脉经其达后弓上表面水平向内穿寰枕筋膜入颅，并形成椎动脉压迹。

枢椎(Axis)是第二颈椎，其突出的特点是前方向上的齿状突(cdontoid process)。齿状突的前方有光滑的关节面，与寰椎前弓后方的关节面相关节，其尖端有翼状韧带(Alar ligament)附着，根部后方有寰椎横韧带(transverse ligament)经过。枢椎的横尖较小，其横突孔指向外上与寰椎横突孔相呼应。

2.5.2 韧带和关节联系

寰、枢椎和枕骨之间的韧带和关节联系是枕骨大孔手术需要考虑的重要因素。枕骨和寰椎之间的联系主要依赖两侧成对的寰枕关节和前后寰枕筋膜。寰枕关节(atlanto–occipital joint)由枕骨的枕髁和 C_1 的髁突及共关节囊组成,位于枕骨大孔前半部的两侧。前方的寰枕筋膜(anterioratlanto-occipital membrane)位于枕骨大孔前缘和 C_1 前弓之间，后方的寰枕筋膜(posterioratlanto-occipital membrane)位于枕骨大孔后缘和 C_1 后弓之间，两者于椎动脉和 C_1 神经根的后方交汇并常形成围绕椎动脉的钙化。

枕骨和枢椎之间的连接由四部分组成:顶盖筋膜、尖端韧带和成对的翼状韧带。顶盖韧带(tectorial membrane)是后纵韧带的头侧延伸,覆盖于齿状突和十字韧带的后表面，起自枢椎体的后方,上达枕骨大孔前方枕骨基底部的上部。翼状韧带(alar ligament)起自齿状突上部的两侧,止于枕骨髁内表面的结节。尖端韧带(apical ligament)位于前寰枕筋膜和十字韧带之间，起自齿状突的尖端,终于枕骨大孔的前缘。

寰椎和枢椎之间的关节关系由四个滑囊关节组成：中间两个分别位于齿状突的前方和后方,两侧的两个则位于寰椎和枢椎上下相对的侧块之间。前方和后方齿状关节的关节囊分别是独立的,前者位于齿状突的前方和寰椎前弓的后方,后者位于软骨覆盖的横韧带的前方和齿状突的后方。

寰椎和枢椎之间的韧带联系有十字韧带、前纵韧带、后纵韧带以及位于寰枢椎后弓之间的黄韧带。十字韧带(cruciform ligament)位于齿状突的后方,横纵纤维呈十字交叉。横向纤维也称作横韧带(transverse ligament),围绕齿状突的后方连接两侧的寰椎侧块结节。横韧带位于齿状突后方部分较其他部分均宽大,并与纵向的纤维相联系。横韧带上方的纵向纤维位于顶盖韧带和尖端韧带之间上达斜坡的上表面。横韧带水平以下的纵向纤维止于枢椎椎体的后表面。前纵韧带(anterior longitudinal ligament)和后纵韧带(posterior longitudinal ligament)分别位于寰枢椎前弓的前方和后方,前者起自寰椎的前弓和枢椎的椎体,后者则达十字横韧带以上及斜坡。

脑神经毗邻关系如图 2-5-1，图 2-5-2,图 2-5-3 所示。

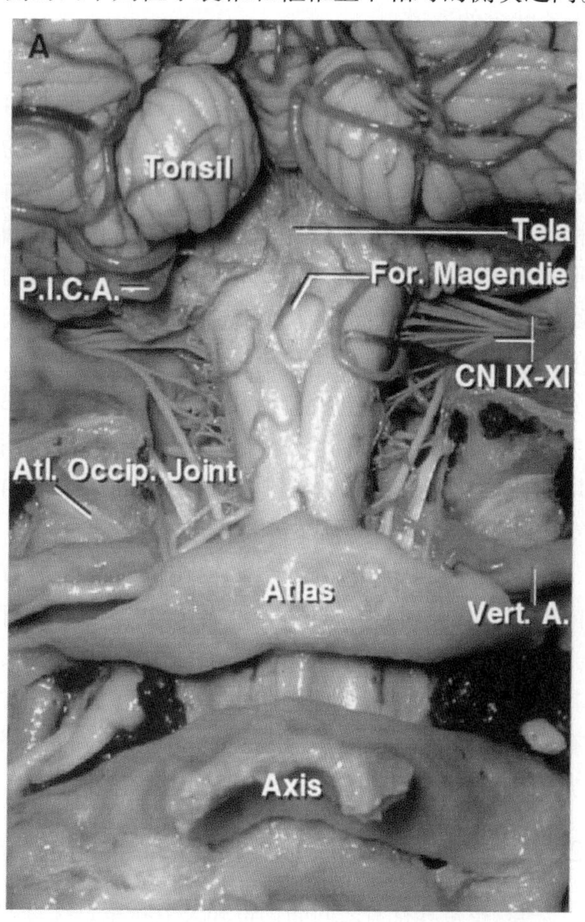

图2-5-1 枕骨大孔延髓周围解剖关系

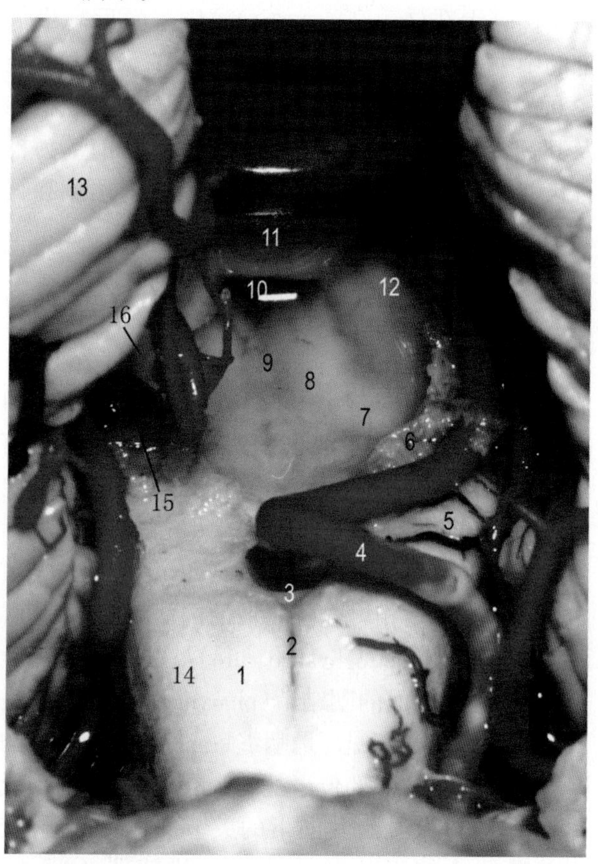

图2-5-2 抬起小脑扁桃体,显示第四脑室底结构

1. 延髓 2. 后正中沟 3. 闩 4. 小脑后下动脉 5. 小脑下脚 6. 脉络丛 7. 面神经丘 8. 中间隆起 9. 中间沟 10. 中脑导水管 11. 上髓帆 12. 小脑上脚 13. 二腹叶 14. 楔束结节 15. 外侧隐窝 16. 齿状结节

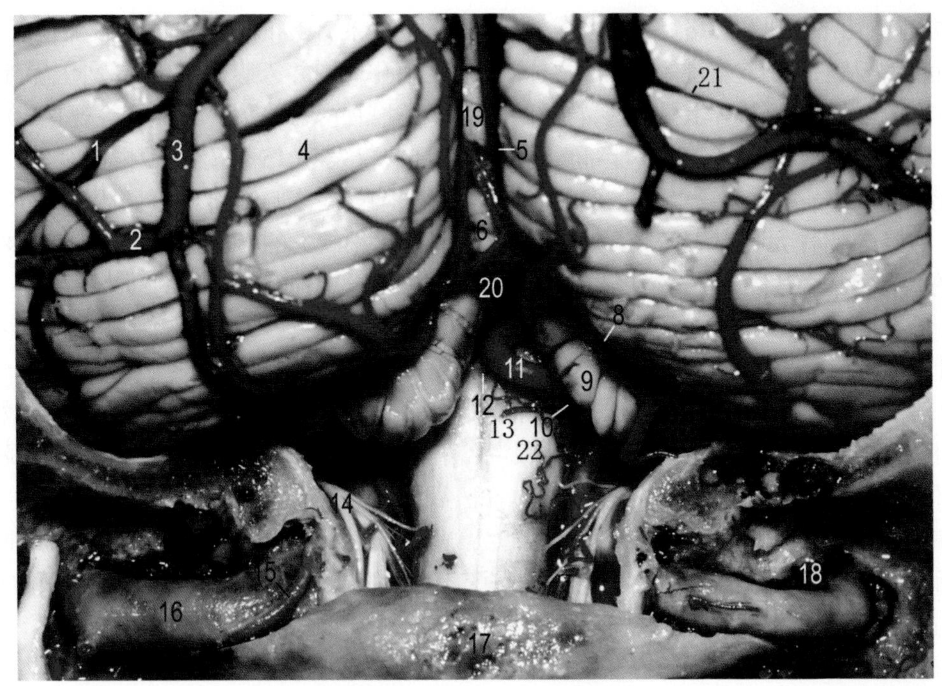

图2-5-3 枕大孔区结构后面观

1. 二腹前裂 2. 小脑二腹叶静脉 3. 小脑下半月叶静脉 4. 小脑二腹叶 5. 旁正中裂 6. 小脑蚓垂 7. 小脑后下动脉二腹叶支 8. 扁桃体二腹裂 9. 小脑扁桃体 10. 小脑延髓裂 11. 小脑后下动脉 12. 闩 13. 延髓 14. 副神经 15. 脑膜后动脉 16. 椎动脉 17. 寰椎后弓 18. 枕部海绵窦 19. 小脑锥体 20. 小脑谷 21. 枕下裂 22. 延髓楔束

枕骨大孔周围的脑神经结构主要包括：脑干的尾部、小脑及第四脑室、头侧的脊髓、后组脑神经和上颈髓脊神经。脊髓和延髓以 C_1 神经根为分界线，区分延髓和颈髓以 C_1 的腹侧根较为可靠，因为腹侧根的出现率几乎是100%，而背侧根则常常缺失。这一界限明确了位于 C_1 神经根头侧的是延髓而不是脊髓占据着枕骨大孔。

第一齿状韧带是一白色三角形的纤维片，位于脊髓和硬膜之间。它的内侧缘成一连续的线，位于腹背脊神经根之间，外侧缘以三角形的纤维突附着在枕骨大孔周围的硬膜上。最头侧的纤维突位于枕骨大孔水平颅内椎动脉起始部之上，尾侧的纤维突位于颅内椎动脉起始部下方，两者之间的齿状韧带外侧缘与椎动脉、脊髓后动脉和 C_1 神经根粘着在一起，术中难以相互分离。

（1）脑脊髓毗邻关系（brain-spinal relationships）

延髓经枕骨大孔与脊髓相续，前部由延髓锥体构成，面对斜坡、枕骨大孔的前缘和头侧部分的齿状突，其前正中沟位于两侧锥体之间分开延髓上部，但于锥体交叉处消失，又于锥体交叉下方出现并与脊髓前正中沟相续。延髓的侧面由下橄榄核构成，其后面的小脑下脚由内侧的薄束和结节构成，外侧由楔束及结节构成。脑桥位于斜坡之上，从上到下，从左到右向前凸起。小脑（cerebellum）位于枕骨大孔的后上方，两侧半球之间的浅沟为后正中切迹（posterior cerebellar incisura），是小脑镰和小脑蚓部所在。蚓部的上部称为锥体（pyramid），下部称为小脑蚓垂（uvula）。正中切迹的下端正对枕骨大孔的后方，经小脑扁桃体之间的小脑谷（Vallaecula cerebelli）和第四脑室正中孔（foramen magendie）与第四脑室（fourth ventricle）相通。与枕骨大孔关系最密切的小脑部分是下部由两侧的二腹叶和扁桃体组成的半球，以及由蚓锥体、蚓垂和蚓结节构成的小脑下蚓部。二腹叶（biventral lobule）位于枕骨大孔的外侧缘，扁桃体位于枕骨大孔的后下缘。

小脑扁桃体（tonsil）与枕骨大孔疝有密切关系：其下极和后面对枕大池，是枕下入路需要经常显露的部分。腹侧上方的扁桃体正对第四脑室顶的下部，其前面的上极以小脑延髓沟与延髓的后方分开。每侧的扁桃体分别为二腹叶所覆盖，在实际脑疝的病理发生过程中，二腹叶同样参与了重要的作用。

小脑延髓沟（cerebellomedullary fissure）位于小脑和延髓之间的前上方，沿第四脑室顶部从内向外向外侧隐窝，其后壁由中间的蚓垂和两侧的扁桃体、二腹叶构成，前壁由下髓帆和脉络丛组织构成，术中显露小脑延髓沟需从后极抬起扁桃体或切除之(图2-5-4)。下髓帆位于蚓垂和扁桃体上极之间，与第四脑室脉络丛组织共同组成第四脑室顶的下半部。

(2)脑神经(cranial nerves)

下四对脑神经与枕骨大孔有着密切的解剖关系，枕骨大孔的病变常常将其侵及在内。形成副神经脊髓根(spinal accessory nerve)的神经根位于脊髓前后根丝之间，有时可达 C_7 水平，其主干经枕骨大孔的外侧缘后部椎动脉的后方由椎管入后颅窝，而形成舌下神经的根丝则起自与发出脊髓神经腹侧根丝的脊髓前外侧沟，位于橄榄核的前缘。根丝与椎动脉之间的关系有三种情况：位于椎动脉的后方，位于椎动脉的腹后两侧，位于椎动脉的前方。舌咽神经、迷走神经和副神经与枕骨大孔的关系详见前桥小脑角章。多数副神经的根丝与脊神经根丝有联系。

(3)脊神经(spinal nerves)

枕骨大孔区周围的脊神经根自脊髓发出后直接经硬膜孔达硬膜外。C_1 神经根是与枕骨大孔关系最密切的颈神经，恰好位于枕骨大孔的下缘，与其他脊神经所不同的是其后根的组成。C_1 的腹侧根一般由 4～8 条神经根丝组成，出硬膜前腹侧根连同背侧根(如果存在)粘着在硬膜内椎动脉起始部的后下方，偕同椎动脉一起出硬膜孔后沿椎动脉切迹底部的稍前方达 C_1 横突的外侧面下行与颈神经丛发生联系。C_1 的背侧根远较腹侧根复杂，发出后于硬膜孔周围并入腹侧根(内或外)，其组成与副神经脊髓根有密切关系。Rhoton 等观察 50 例 C_1 神经根组成，仅发现 15 例脊髓后根出现，且这 15 例脊髓后根均接受来自副神经脊髓根的纤维。其余 35 例脊髓后根缺失的 C_1 神经根，其中有 28 例也直接接受了来自副神经脊髓根的纤维联系。

2.5.3 动脉毗邻关系

动脉是手术中需要处理的重要结构，与枕骨大孔有关系的大血管有椎－基底动脉及其分支小脑后下动脉(posterior inferior cerebellar artery)、小脑前下动脉、椎动脉脑膜支(meningeal branch)、颈外动脉(external carotid artery)和颈内动脉(internal caronal artery)。

动脉毗邻关系如图 2-5-4 所示。

1)椎－基底动脉：椎动脉(vertebral artery)经过 C_6～C_2 椎体横突孔以后，椎动脉上升并向外偏斜穿寰椎的横突孔，然后向后内侧绕寰椎侧块的后方进入枕下三角，沿其内侧缘向前向上，穿枕骨大孔和寰椎之间的硬膜和蛛网膜进入后颅窝，并在穿过硬膜处形成一厚的硬膜环带。在斜坡的后方、脑干腹侧，桥延沟附近，两侧椎动脉汇合成基底动脉，其主要分支有脊髓后动脉、脊髓前动脉和小脑后下动脉和起自基底动脉的小脑前下动脉和椎动脉的脑膜支。

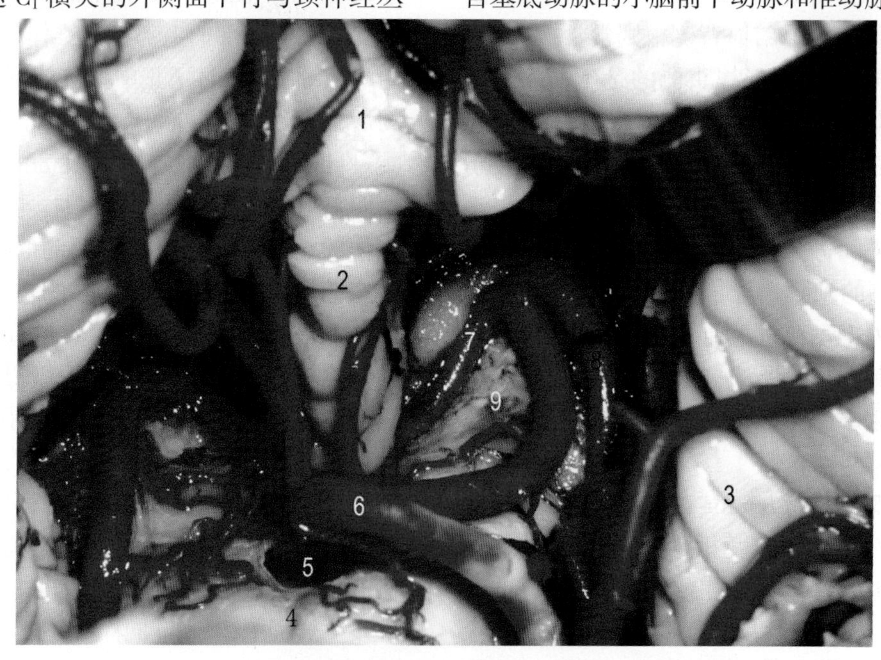

图2-5-4 切除双侧小脑扁桃体，显示小脑后下动脉及分支

1. 小脑锥体 2. 小脑蚓垂 3. 小脑半球枕下面 4. 延髓后部 5. 正中孔 6. 小脑后下动脉
7. 小脑后下动脉脑桥背内侧动脉支 8. 小脑后下动脉脑桥背外侧动脉支 9. 脉络膜

A. 脊髓后动脉(posterior spinal artery):成对的脊髓后动脉起自椎动脉硬膜孔的周围、硬膜外或硬膜内,或起自小脑后下动脉,入蛛网膜下腔后齿状韧带的头侧分别分为向上的延髓支和向下的脊髓支。

B. 脊髓前动脉(anterior spinal artery):起自椎动脉的前方,左右各一,两侧向下、向内合成一干循前正中裂下行。其中一支常为脊髓前动脉的延续,而另一支则有可能中止于延髓,其主干于前正中沟周围穿枕骨大孔下行于脊髓前方。

C. 小脑后下动脉 (posteroinferior cerebellar artery,PICA):多发自椎动脉,少部分起自基底动脉。直径 0.84~3.36mm,平均 1.6mm。左右两侧小脑后下动脉的直径常有差异,其穿行后组颅神经的关系大致有四种形式:发自第一齿状韧带周围的小脑后下动脉穿副神经根丝;起自舌下神经孔周围者穿迷走神经和副神经根丝或之间;起自舌下神经孔与桥延沟之间穿迷走神经根;起自基底动脉沟绕舌咽神经和颈静脉孔。

D. 小脑前下动脉 (anteroinferior cerebellar artery,AICA):小脑前下动脉起自基底动脉,直径 0.82~1.48mm,平均 1.19mm。一侧的小脑前下动脉对同侧的小脑后下动脉有一定代偿作用。

E. 椎动脉的前、后脑膜支:椎动脉脑膜前支多经 C_2 和 C_3 椎间孔入椎管内并穿行与后纵韧带和硬膜之间。椎动脉脑膜后支起自硬膜外寰椎髁突周围的椎动脉或硬膜内小脑镰附近的颅内椎动脉,供应颅颈交界周缘的硬膜。另外,枕骨大孔周围尚有咽升动脉 (ascending pharyngeal artery)、枕动脉(occipital artery)的脑膜支、海绵窦段颈内动脉脑膜垂体干的脑膜支、小脑后下动脉、脊髓后动脉和颅内椎动脉的起始部常发出脑膜支供应枕骨大孔区硬膜血运。

2)颈外动脉(external carotid artery):颈外动脉位于颈内动脉的前方,在其分为终末的上颌动脉和颞浅动脉以前发出前后两组共 6 条分支,前组包括甲状腺上动脉、枕动脉和耳后动脉,其中后组的部分分支与枕骨大孔有关。

A. 咽升动脉(ascending pharyngeal artery):是颈外动脉后组的第一条分支,供应颈静脉孔区周围的大部分硬膜,颈动脉分叉或颈内、外动脉的近端,沿颈内、外动脉之间上行,发出许多分支供应周围的肌肉、神经和淋巴结。其脑膜支经破裂孔供应中颅窝底的硬膜,并经颈静脉孔或舌下神经孔供应颈静脉孔及枕骨大孔的硬膜。

B. 枕动脉(occipital artery):是后组的第二大分支,起自颈外动脉后表面,在二腹肌后腹与颈内静脉之间斜向上行,达乳突的内侧,头最长肌的浅面或深面,如果是深面则位于二腹肌沟内侧的枕动脉沟内。经过头最长肌后枕动脉经头夹肌的深面穿胸锁乳突肌和斜方肌起点之间的筋膜,最后达上项线的皮下组织。枕动脉发出数个肌肉和硬膜的分支,并与其他颈外动脉的分支,如岩升动脉,还有椎动脉的分支相吻合。其脑膜支经颈静脉孔或髁管进入后颅窝,供应枕骨大孔的硬膜。

3)颈内动脉(internal carotid artery):颈动脉一般在颈 3、4 椎体之间分叉发出颈内动脉和颈外动脉,颈内动脉发出后垂直上行,于颈外动脉的后方。颈内动脉的前内侧达颈动脉管,在颅底水平与颈内静脉一起包绕于颈动脉鞘的基部纤维之中,两者以颈动脉嵴分隔,之间有外侧的舌咽神经和内侧的迷走神经、副神经和舌下神经。颈内动脉海绵窦段的脑膜垂体干的脑膜支供应枕骨大孔区硬膜血运。少数情况下咽升动脉起自颈内动脉的下部,其脑膜支供应枕骨大孔区硬膜血运。

2.5.4 静脉毗邻关系

静脉毗邻关系如图 2-5-5。枕骨大孔周围的静脉系统由三部分组成:硬膜外静脉组(extradural venous group)、硬膜内静脉组 (intradural venous group)和硬膜静脉窦组(sinus group)。硬膜外组由椎静脉丛(vertebral venous plexus)和脊髓外静脉丛

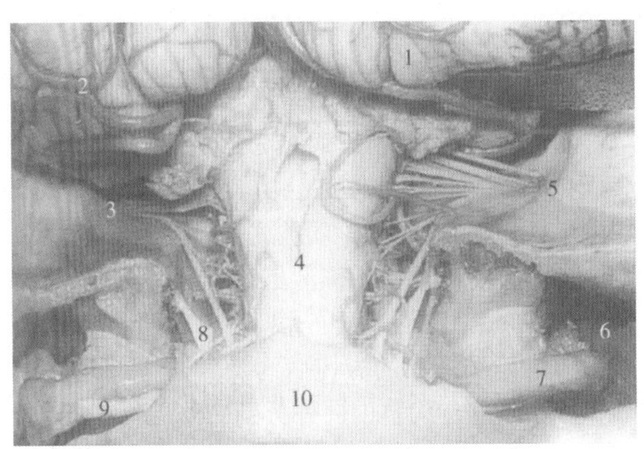

图2-5-5 枕骨大孔延髓周围静脉关系

1. 岩静脉 2. 小脑上脚 3. 绒球 4. 小脑中脚 5. 前庭蜗神经 6. 小脑下脚静脉 7. 桥静脉 8. 舌下神经 9. 延髓侧静脉 10. 延髓正中静脉

(extraspinal venous plexus)组成，且两者之间有丰富的交通。椎静脉丛由围绕深部肌肉和椎体的静脉丛包裹椎动脉周围而得名，脊髓外静脉丛由围绕椎管前后的脊膜外间隙静脉丛组成。

硬膜窦组包括缘上窦（marginal sinus）、枕窦（occipital sinus）和基底静脉丛（basal venous plexus）三部分。缘上窦(marginal sinus)位于枕骨大孔周缘的硬膜外，环绕枕骨大孔，并与基底静脉丛和硬脊膜外静脉丛相联系。枕窦(occipital sinus)起自窦汇(torcular)，沿小脑镰切迹下行，其下端向两侧分开与乙状窦或颈静脉球相接。基底静脉丛(basal venous plexus)位于斜坡区的硬膜外，上达鞍背，下至枕骨大孔缘，两侧沟通两侧岩下窦，上接两侧海绵窦，下续枕骨大孔缘上窦。

硬膜内静脉组主要引流小脑的下部、脑干周围、上部颈髓和小脑延髓裂的静脉。发自延髓和上颈髓的静脉于枕骨大孔周围交汇，延髓后动脉起自延髓后正中沟，上达延髓闩部分为两支沿第四脑室下缘两侧小脑下脚表面向上，与两侧的延髓外侧静脉相吻合，其下行与颈髓后正中静脉相延续。约30%的延髓有与侧方硬膜窦相连的桥静脉存在，位于枕骨大孔缘稍上方。小脑下部及其周围脑干的静脉引流主要沿小脑蚓部表面向上注入窦汇的下方，延髓前面及外侧面的静脉主要经脑桥小脑三角形成岩静脉注入岩上窦，两者之间与从内向外的小脑延髓裂静脉相沟通。

2.6 斜 坡 区

斜坡位于颅后窝正中，是由鞍背到枕骨大孔的一条倾斜的骨坡，表面十分平坦。从上到下为鞍背、蝶骨体的后面和枕骨基底部。斜坡的上端(两侧颞骨岩部尖端连线水平)比较窄厚，在幼年时该部位借软骨与蝶骨相连接，一般在19～20岁时，此软骨结合全部骨化；鞍背之间为大脑脚和脚间窝；中部有一浅凹，承托脑桥，其下承载延髓（图2-6-1）。斜坡长平均约4.5mm，最窄处为鞍背，鞍背平均宽约1.8mm，最宽处位于两侧舌下神经管之间，平均约2.3mm。

2.6.1 斜坡区主要毗邻结构

(1)延髓和脑桥

斜坡背侧平坦，自下而上为延髓和脑桥。延髓腹面正中裂两侧的锥体和脑桥腹面宽大的横形隆起即脑桥基底部，斜卧于斜坡之上。舌下神经根在锥体与橄榄之间的前外侧沟出脑，与脊神经前根出脊髓的部位相当；舌咽神经根、迷走神经根和副神经根，自延髓侧面的橄榄后沟及其向下的延线出脑。脑桥延髓沟内自内向外分别有外展神经(Ⅵ)、面神经(Ⅶ)和前庭蜗神经(Ⅷ)根出脑。动眼神经(Ⅲ)自鞍背上前方的脚间窝出脑。斜坡的左右侧缘与小脑延髓外侧池、小脑脑桥池邻近，斜坡与脑桥、延髓之间的脑池为脑桥前池和延髓前池。因此，舌下神经和动眼神经分别与斜坡的尾端和头端邻近，

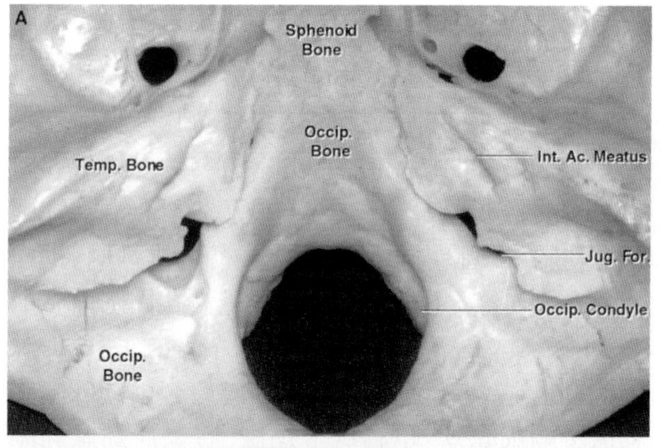

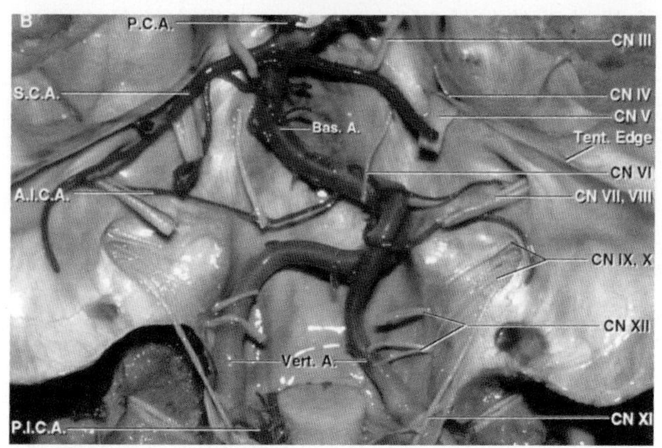

图2-6-1 斜坡的解剖

外展神经走行在脑桥前池中，舌咽神经、迷走神经、前庭蜗神经均走行在斜坡侧方的脑池内。

(2)椎动脉与基底动脉

椎动脉入颅后，由后下向前上走行到斜坡，在斜坡下端，两侧的椎动脉合成基底动脉。上行基底动脉全长约3cm，起点一般在桥延沟中点，居左、右展神经之间，向上行于基底沟中。基底动脉在基底沟内上行，一般呈直线，亦有少数呈曲线行走或偏离基底沟。基底动脉多数为单干，少数呈双干或更多，此种变异在行该部位手术时值得注意。基底动脉自下向上发出三对较大分支，依次为小脑前下动脉、小脑上动脉和大脑后动脉。其中小脑前下动脉在基底动脉上的起点可有变异，通常起于基底动脉的下1/3段，少数起于基底动脉上1/3或中1/3段。自基底动脉发出的脑桥支，分布在基底沟两侧，少量自基底沟穿入脑桥，或向外侧走行。

(3)岩下窦

位于斜坡的头端侧方，左、右侧颞骨岩缝与枕骨之间的硬膜内，它引流海绵窦，收纳迷路静脉和局部静脉血，终于颈内静脉。

(4)基底窦

位于斜坡之上，硬脑膜之下，是一宽阔的纤维小梁间隙，自斜坡向上延至鞍背。基底窦与蝶鞍两侧的海绵窦以及颞骨岩部的岩上下窦相通，其尾侧与椎静脉丛相交通。在基底窦内可见颈内动脉海绵窦段分支即脑膜背侧动脉。该动脉穿海绵窦后壁，向上后方攀斜坡侧缘伸向基底窦内，再发出小支与对侧同名动脉吻合。脑膜背侧动脉的小分支沿斜坡部展神经走行，营养展神经。有少数来自颈内动脉后曲下方的血管，外径仅有0.3~0.5mm，穿蝶岩韧带经Dorello管沿外展神经走向斜坡。

2.6.2 斜坡分段

Sekhar将斜坡分为三段：

(1)上斜坡

从鞍背及后床突到外展神经穿经Dorello管处，包括岩尖、横跨岩尖的三叉神经。上斜坡范围：外侧是位于海绵窦内的颈内动脉、神经、血管等结构，小脑幕裂孔，颞叶；后界：基底动脉及基底动脉向中脑发出的分支；前界：蝶鞍和蝶窦。

(2)中斜坡

从Dorello管到颈静脉孔神经部，包括Ⅸ、Ⅹ、Ⅺ对脑神经。中斜坡后界为基底动脉及其分支、椎基底动脉结合部、脑桥；外侧界包括岩尖、Ⅶ、Ⅷ脑神经；前界为鼻咽部和咽后组织。

(3)下斜坡

从Ⅸ、Ⅹ、Ⅺ对脑神经到枕骨大孔下缘，包括枕髁、舌下神经管。其后界为下斜坡，有椎动脉、桥延结合部、延髓上颈髓结合部；外侧界为舌下神经、乙状窦、颈静脉；前界为鼻咽部，后界为咽后组织。

（石祥恩　彭玉涛）

参考文献

[1] 王致瑜，井叔金. 颈内动脉海绵窦段显微解剖[J]. 中华神经外科杂志，1988，4：26.

[2] 万玉碧，李振强. 黄家鼎，等. 颈内动脉海绵窦段分支及其对脑神经血供的显微解剖[J]. 解剖学杂志，1990，13：124.

[3] 周定标综述，段国升校. 海绵窦的显微解剖和直接手术[J]. 国外医学神经外科学分册，1990，17：4.

[4] 蒋大介，杨国源. 实用神经外科学手术学[M]. 上海：上海科学技术出版社，1990.

[5] 石祥恩，钱海，王社军. 显微神经外科解剖与手术技术要点[M]. 北京：中国科技出版社，2008年10月.

3. 颅内压增高和脑疝

3.1 颅内压增高

颅内压增高（increased intracranial pressure, intracranial hypertension）不是独立的疾病种类,而是因各种原因引起的以颅腔内压力增高超过正常生理压力,病人以头痛、呕吐和视神经乳突水肿为主要表现的一种综合征。颅内压增高是神经外科临床工作中最常见的一个重要问题,如不能将增高的颅内压降低到正常压力水平,其发展结果是脑组织受压、移位,严重者发生脑疝危象,病人常由于继发性脑干损伤致呼吸循环衰竭而死亡。因此,及时诊断和解除颅内压增高的病因,并采取有效降低颅内压力的措施,是每一名神经外科医师必须掌握的最基本知识。

3.1.1 颅内压的定义

正常成年人的颅腔为一密闭的骨性结构,其内容物主要有脑神经组织、血液和脑脊液三种成分,由这些内容物对颅腔壁产生的生理性压力,称为颅内压(intracranial pressure, ICP)。正常情况下,颅内压与人体侧卧位时经腰蛛网膜下腔穿刺（腰穿)测得的脑脊液压力基本相同,因此临床工作中常用腰穿压力来代表颅内压。也可以在病人平卧位时,直接穿刺侧脑室测量压力,此方法测得的压力比腰穿压力更接近实际的颅内压。成年人正常颅内压为 80～180mmH_2O(0.8～1.8kPa),儿童正常颅内压为 50～100mmH_2O(0.5～1.0kPa)。在病理状态下,颅内压持续超过上述正常颅内压的上限值,即成人超过 180mmH_2O(1.8kPa),儿童超过 100mmH_2O(1.0kPa),从而引起相应的临床综合征称为颅内压增高。

颅内压的测量方法有开放式和闭合式两种方法。开放式测压法:采用腰穿针直接穿刺侧脑室或腰蛛网膜下腔，当有脑脊液流出后用测压管或测压表测定其压力。因颅腔的封闭性被破坏,有脑脊液引流到颅外来,图 3-1-1 在颅内压越高时,这一因素所造成的误差就越大，因此开放测压只是一种相对的压力。闭合式测压法:采用平衡装置,不让脑脊液流

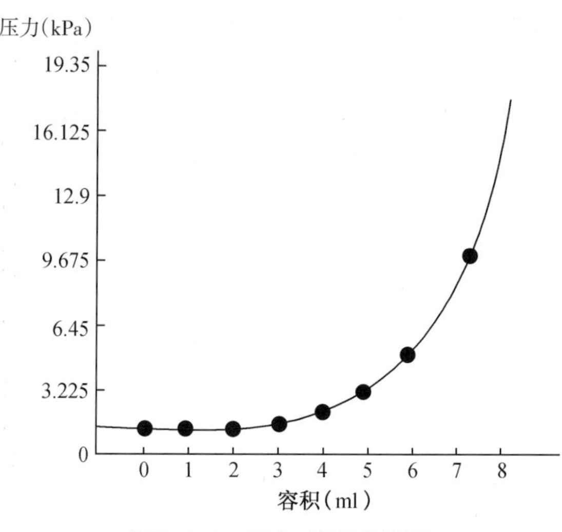

图3-1-1 压力-容积曲线图

出颅外，或用压力换能器来测压，比较准确。但由于换能器放置的部位不同，常可引出各种不同的压力，如脑室内压（IVP）、硬脑膜下压（SDP）、硬脑膜外压（EDP）、脑脊液压（CSFP）及脑实质内压（BTP）等。脑室内压与脑脊液压是很接近的，硬脑膜下压力实际上也就是脑脊液压力。但硬脑膜外压力则不同，它不是颅内液体的压力，在动物实验及临床实际监护中都发现它要比其他三种压力为高，随着颅内压的增高差异也越大。差异的产生可能与测压时必须将换能器紧贴于硬脑膜表面以克服硬脑膜的张力有关。

3.1.2 颅内压的调节与代偿

成人颅腔容积为1 400～1 500ml，其内容物中脑神经组织（也称为：脑实质）体积为1 150～1 350cm^3，占80%以上；脑脊液总量约150ml，占10%左右；颅内血容量占2%～11%，变动较大。颅腔的容积基本上恒定，颅腔内容物总的体积也是基本保持稳定。若脑神经组织、脑脊液、血液三者中，有一种的体积增大或增加，其他两种内容物的量则相应减少，以此来保持颅内压在正常的平衡状态。此三者的平衡关系称为：Monroe-Kellie 原理。

（1）脑脊液的调节作用

脑脊液主要从脑室内的脉络丛分泌，大部分经大脑凸面的蛛网膜颗粒被吸收入硬膜静脉内，小部分经脊髓蛛网膜腔被吸收入静脉内。生理情况下它的分泌量与吸收量是平衡的，脑脊液的30%分布在脑室系统内，70%分布在蛛网膜下腔和脑池内。当供应脑的血流量或脑实质的体积有所增加时，一部分脑脊液被挤出颅腔，进入脊髓蛛网膜下腔，同时它的分泌减少，吸收增加，结果颅内脑脊液量减少，以缓冲颅内压的变化。当发生颅内压增高时，脑脊液比脑血流更容易且较快地被挤出颅腔，是颅内压调节中起主要缓冲作用的因素，快速减少颅腔内的脑脊液是快速降低颅内压的有效治疗措施，如穿刺侧脑室放出脑脊液。依靠脑脊液的调节能力，最多可减少颅腔总容积的10%，在一般的颅内压增高情况下可达到降低颅内压的作用，但如不能从根本上解除导致颅内压增高的原因，则最终导致恶性颅内压增高。

（2）脑血流的调节作用

脑血流对颅内压的调节作用主要是通过脑阻力血管的自动调节功能实现的，即脑血管随其管内压力变化能自动改变其管径大小从而调节颅内血流量。当动脉压增高时，管壁承受的压力大，血管收缩，使血流减少；反之，动脉压降低，管壁承受压力小，血管扩张，使血流增加。这种脑血管随管内压力变化而改变管径的能力，称为脑血管的自动调节作用，以保持颅内压在正常范围内波动。在正常生理状态下的血压范围内（60～180mmHg）这一功能是很活跃的，否则将受到影响，甚至完全消失。但值得注意的是，脑血流量是保障正常脑功能所必需的，有复杂的生理机制保证它的供应稳定。对于机体的生命保存而言，脑血流的稳定可能比颅内压的稳定更为重要。当两者不能兼顾的时候，往往是宁可使颅内压稍稍增高，以换得脑血供的不致缺乏。由此可见，脑血流量对颅内压的调节作用没有脑脊液的调节作用快速和有效。

（3）脑神经组织的调节作用

脑实质是不可能迅速地被压缩来调节颅内压的。但在慢性发展的颅内压增高时，脑实质可以缩减，这是通过脑细胞死亡及纤维束的退行性变来实现的。因此这是一病理性调节过程。当存在脑组织水肿改变时，水分积聚在细胞内或细胞外间隙，应用脱水剂使水分进入血液循环中，达到减少脑组织体积的作用，从而降低颅内压力。

3.1.3 颅内压增高发病机理

颅腔容量的缩小或内容物体积的增加不超过其容积的8%～10%，就不会导致颅内压增高；但一旦超过这一代偿容积，就可产生颅内压增高。其发病机理及病理生理过程如图3-1-2所示。

（1）颅内容物体积或量的增加

1）脑体积增加：最常见的原因是脑水肿、脑挫裂伤、颅内血肿、颅内肿瘤、脑脓肿、脑血骨疾病、脑寄生虫病等。主要是由于颅内容积不能适应颅内容物体积的增加，代偿失常，致颅内压增高。

2）颅内血容量增加：多种因素可使脑血管扩张，脑血容量急剧增加，如呼吸道梗阻或呼吸中枢衰竭引起的二氧化碳蓄积或碳酸血症，丘脑下部、鞍区或脑干部位手术，使自主神经中枢或血管运动中枢受刺激等，均可产生颅内压增高。

3）脑脊液量增加：见于脑脊液吸收障碍，脑脊液循环受阻，脑脊液分泌过多。

（2）颅腔容积缩小

颅腔容积缩小改变了容积与压力关系：①大片凹陷骨折使颅腔变窄。②狭颅症，颅缝早闭，颅腔容积狭小，不适应脑的发育增长。

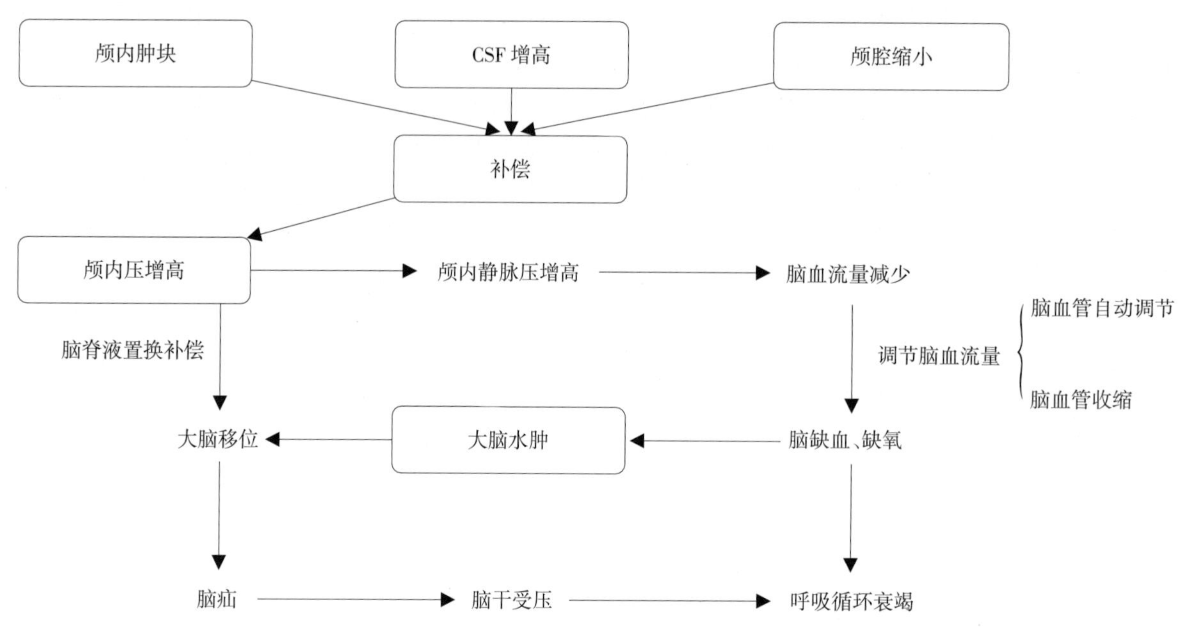

图3-1-2 颅内高压的发病机制

3.1.4 病理生理

(1)影响颅内压增高的因素

年龄：婴幼儿及小儿的颅缝未闭合或尚未牢固融合，颅内压增高可使颅缝裂开而相应地增加颅腔容积，从而缓和或延长了病情的进展。一旦颅缝完全闭合，使颅腔容量固定、代偿能力下降，则病人耐受颅内压的能力下降。老年人由于脑萎缩使颅内的代偿空间增多，故病程亦较长。

病变的发展速度：1966 年 Langlitt 在猴的颅内幕上硬膜外放置一小球囊，每 1h 向囊内注入 1ml 液体，在注入 5ml 之前颅内压无明显增高，以后每增加 1ml，颅内压增高幅度显著升高。这一试验结果，得出了压力/体积关系曲线(图 3-1-1)。压力骤增的转折点即临界点，达到这一临界点之前，通过上述的颅内压调节功能颅内对其内容物体积的增加尚有代偿能力，暂时达到一个机体可以承受的病理平衡；但一旦超过临界点即失代偿，颅内容物体积的微量增加，颅内压亦会急剧增高，加重脑移位与脑疝，发生中枢衰竭现象。由图 3-1-1 可以看出：①颅内压力与体积之间的关系不是线性关系而是类似指数关系；②若原有的颅内压已超过临界点，那么释放少量的脑脊液即可引起颅内压显著下降；若颅内压在代偿范围内(即临界点以下)，那么释放少量脑脊液仅仅引起微小的压力下降，这一现象称为体积压力反应(volume-pressure response)。这一关系可以解释一些临床现象：如颅内压增高已有脑受压的患者，由于呼吸不畅、躁动、咳嗽、大便时用力、搬动患者头部时头颈屈曲，可使患者突然昏迷甚至呼吸停止；再如进展缓慢的颅内占位性病变患者，可以长期不出现颅内压增高症状，一旦由于颅内压调节功能失代偿，则往往在短期内即出现颅内高压危象或脑疝。

病变部位：颅脑中线或颅后窝的占位性病变易阻塞脑脊液循环通路而发生梗阻性脑积水，以致颅内压增高症状可早期出现而且严重；颅内大静脉窦附近的占位性病变早期即可压迫静脉窦，引起颅内静脉回流或脑脊液的吸收障碍，使颅内压增高症状亦可早期出现。

伴发脑水肿的程度：脑寄生虫病、脑脓肿、脑结核瘤、脑肉芽肿等由于炎症性反应均可伴有较明显的脑水肿，故早期即可出现颅内压增高症状。

全身系统性疾病：尿毒症、肝昏迷、毒血症、肺部感染、酸碱平衡失调等都可引起继发性脑水肿而致颅内压增高；高热往往会加重颅内压增高的程度。

(2)颅内压增高的病理后果

颅内压持续增高，可引起一系列中枢神经系统功能紊乱和病理变化，主要病理改变包括以下 6 点：

1)脑血流量的降低、脑缺血、甚至脑死亡：脑血流量(cerebral blood flow,CBF)是指一定时间内一定重量的脑组织中所通过的血液量,通常以每100g脑组织每分钟通过的血液毫升数表示，正常值为50～55ml/min。正常成人每分钟约有1 200ml血液进入颅内,脑血流量主要取决于脑血管阻力(CVR)和脑灌注压(CPP),通过脑血管的自动调节功能进行调节,其公式为:

$$脑血流量(CBF)=\frac{脑灌注压(CPP)}{脑血管阻力(CVR)}$$

$$脑的灌注压(CPP)=平均动脉压(MAP)-颅内压(ICP)$$

因此,该公式又可改写为:

$$脑血流量(CBF)=\frac{平均动脉压(MAP)-颅内压(ICP)}{脑血管阻力(CVR)}$$

正常的脑灌注压为70～90mmHg，脑血管阻力为1.2～2.5mmHg。此时脑血管的自动调节功能良好。当颅内压增高时,脑灌注压下降,则可通过血管扩张,以降低血管阻力的自动调节反应使上述公式的比值不变,从而保证了脑血流量的稳定。

如果颅内压不断增高使脑灌注压低于40mmHg时,脑血管自动调节功能基本丧失,处于麻痹状态。这时脑血管不能再作相应的进一步扩张以减少血管阻力,公式的比值就变小,脑血流量随之急剧下降,就会造成脑缺血。此时为了保持必需的血流量,机体还会通过自主神经系统的反射作用,使全身血管收缩、血压升高、心搏出量增加(全身血管加压反应),以提高脑灌注压。

如果颅内压严重增高接近平均动脉压水平时,颅内血流几乎完全停止,患者就会处于严重的脑缺血状态,甚至出现脑死亡。说明颅内压增高时,如果临床救治过晚,则任何治疗措施均不能奏效。

2)脑移位和脑疝(参见本章第二节)。

3)脑水肿:颅内压增高可直接影响脑代谢和血流量从而产生脑水肿(cerebral edema),使脑体积增大,进一步加重颅内压增高。脑水肿时液体的积聚可在细胞外间隙(血管源性脑水肿),也可在细胞内(细胞毒性脑水肿)。前者多见于脑损伤、脑肿瘤等病变的初期，主要是由于毛细血管的通透性增高,导致水分在神经细胞和胶质细胞间隙潴留;后者可能是由于某些毒素直接作用于脑细胞而产生代谢功能障碍,使钠离子和水分子潴留在神经细胞和胶质细胞内所致,但没有血管通透性的改变,常见于脑缺血、脑缺氧的初期。在颅内压增高时,由于上述两种因素可同时或先后存在,故出现的脑水肿多数为混合性,或先有血管源性脑水肿以后转化为细胞中毒性脑水肿。

4)库兴反应(Cushing's response):库兴于1900年曾用等渗盐水注入狗的蛛网膜下腔以造成颅内压增高,当颅内压增高接近动脉舒张压时,出现血压升高、脉率减慢、脉压增大,继之出现潮式呼吸、血压下降、脉搏细弱,最终呼吸停止,心脏停搏而死亡。这一实验结果与临床上急性颅脑损伤所见情况十分相似:颅内压急剧增高时,患者出现血压升高(全身血管加压反应)、心率和脉率缓慢、呼吸节律紊乱及体温升高等各项生命体征变化,这种变化即称为库兴反应。这种危象多见于急性颅内压增高病例,慢性颅内压增高者则不明显。

5)胃肠功能紊乱及消化道出血:部分颅内压增高患者可首先出现胃肠道紊乱,表现为呕吐、胃十二指肠溃疡、出血甚至穿孔等。这与颅内压增高引起下丘脑自主神经中枢缺血后的功能紊乱有关。也有学者认为,颅内压增高时,消化道黏膜血管收缩造成缺血而产生广泛的消化道溃疡。

6）神经源性肺水肿：在急性颅内压增高病例中,发生率高达5%～10%。这是由于下丘脑、延髓受压导致肾上腺素能神经活性增强,血压反应性增高,左心室负荷过重,左心房及肺静脉压增高,肺毛细血管压增高,液体外渗,引起肺水肿。典型临床表现为患者呼吸急促,有大量血性泡沫痰,可闻及痰鸣音,血氧饱和度降低。

3.1.5 病因与分型

(1)颅内压增高的常见病因

颅脑创伤:颅脑创伤引起颅内血肿、脑挫裂伤伴有的脑水肿是最常见的原因。蛛网膜下腔出血伴脑血管痉挛、脑梗塞、脑脊液循环不畅,致外伤性脑积水也引起颅内压增高。

颅内肿瘤:颅内肿瘤常伴有颅内压增高,一般肿瘤体积愈大,颅内压增高也愈明显,但肿瘤的部位、性质和生长速度也有很大的影响。

颅内感染:脑脓肿、化脓性与病毒性脑膜炎多伴有颅内压增高,结核性脑膜炎晚期,因颅底部炎性粘连,使脑脊液循环通路受阻,引起梗阻性脑积水,以致出现颅内压增高。在炎性病灶的周围常伴有严重的脑水肿,也是导致颅内压增高的原因。

脑血管疾病:多种原因引起的脑出血都常有明显的颅内压增高。蛛网膜下腔出血后,颈内动脉血栓形成和脑血栓，脑软化区周围水肿，也可产生颅内压增高。

脑寄生虫病：脑猪囊虫病可引起弥散性脑水肿，单个或数个囊虫在脑室系统内阻塞室间孔、导水管或第四脑室，产生梗阻性脑积水，是引起颅内压增高的原因。

颅脑先天性疾病：多种病因可引起颅内压增高，如婴幼儿先天性脑积水，颅底凹陷和先天性小脑扁桃体下疝畸形，狭颅症等。

脑缺氧：心搏骤停或昏迷病人呼吸梗阻，在麻醉过程中出现喉痉挛或呼吸停止，癫痫持续状态和喘息状态（肺性脑病）等均可导致严重的脑缺氧和继发性脑水肿，从而出现颅内压增高。

其他：如良性颅内压增高（又称假脑瘤综合征）、颅内静脉窦（上矢状窦或横窦）血栓形成；维生素A摄入过多、药物过敏和病毒感染所引起的中毒性脑病等均可引起颅内压增高。但大多数颅内压增高症状可随原发疾病好转而逐渐恢复正常。

（2）颅内压增高的分型

1）根据病因不同，颅内压增高可分为两类：

弥漫性颅内压增高：由颅腔狭小或脑实质的体积增大而引起，其特点是颅腔内各部位及各分腔之间压力均匀升高，不存在明显的压力差，因此脑组织无明显的移位。临床所见的弥漫性脑膜脑炎、弥漫性脑水肿、交通性脑积水等所引起的颅内压增高均属于这一类型。

局灶性颅内压增高：因颅内有局限的扩张性病变，病变部位压力首先增高，使附近的脑组织受到挤压而发生移位，并把压力传向远处，造成颅内各腔隙间的压力差，导致脑室、脑干及中线结构移位。患者对这种类型的颅内压增高耐受力较低，压力解除后神经功能的恢复较慢且不完全，这可能与脑移位和脑局部受压引起的脑缺血和脑血管自动调节功能损害有关。由于脑局部受压较久，该部位的血管长期处于张力消失状态，管壁肌层失去了正常的舒缩能力，因此血管腔被动地随颅内压而扩张，管壁的通透性增加并有渗出，甚至发生脑实质内出血性水肿。

2）根据病变发展的快慢不同，颅内压增高可分为以下三类。

急性颅内压增高：见于急性颅脑损伤引起的颅内血肿、高血压性脑出血等。其病情发展快，颅内压增高所引起的症状体征严重，生命体征（血压、呼吸、脉搏、体温）变化剧烈。

亚急性颅内压增高：病情发展较快，但没有急性颅内压增高那么紧急，颅内压增高的反应相对较轻或不明显。亚急性颅内压增高多见于发展较快的颅内恶性肿瘤、转移瘤及各种颅内炎症等。

慢性颅内压增高：病情发展较慢，可长期无颅内压增高的症状和体征，病情发展时好时坏。多见于生长缓慢的颅内良性肿瘤、慢性硬膜下血肿等。

急性或慢性颅内压增高均可导致脑疝发生。脑疝发生后，移位的脑组织压迫脑干，引起一系列危急症状。脑疝发生又可加重脑脊液和脑组织血液循环障碍，使颅内压力进一步增高，从而使脑疝更加严重。

3.1.6 颅内压增高的分期与临床表现

（1）代偿期

颅腔内容物虽有增加，但并未超过代偿容积，颅内压可保持正常，临床上也不会出现颅内压增高的症状。代偿期的长短，取决于病变的性质、部位和发展速度等。

（2）早期

病变继续发展，颅内容物增加超过颅腔代偿容积，逐渐出现颅内压增高的表现，如头痛、呕吐等。此期颅内压不超过体动脉压的1/3，在2～4.7kPa（15～35mmHg）或200～480mmH_2O范围内，脑组织轻度缺血缺氧。但由于脑血管自动调节功能良好，仍能保持足够的脑血流量，因此，如能及时解除病因，脑功能容易恢复，预后良好。

（3）高峰期

病变进一步发展，脑组织有较严重的缺血缺氧。患者出现明显的颅内压增高"三联症"：头痛、呕吐及视神经乳突水肿。头痛是颅内压增高最常见的症状，多出现于晚间和晨起，咳嗽、低头、用力时加重，部位常在额部或双颞，也可位于枕下或眶部。头痛剧烈时，常伴恶心、呕吐，呈喷射状，一般与进食无关，但进食后易诱发呕吐。较长时间的颅内压增高可引起视神经乳突水肿，表现为视乳突充血，边缘模糊，中央凹消失，静脉怒张，严重者可见出血。若颅内压增高长期不缓解，视神经血供减少，则出现继发性视神经萎缩，表现为视神经乳突苍白，视力减退，甚至失明。除此以外，患者可出现不同程度的意识障碍。病情急剧发展时，常出现血压升高、脉搏缓慢有力、呼吸深慢等生命体征改变（Cushing's response)。此期的颅内压可达到平均动脉压的一半,血流量也仅为正常的1/2。$PaCO_2$ 多在50mmHg以上,脑血管自动调节功能丧失,主要依靠全身血管加压反应。如不能及时采取有效治疗措施,往往迅速出现脑干功能衰竭。

(4)衰竭期

病情已至晚期,患者呈深昏迷状态,一切病理和生理反射均消失,双侧瞳孔散大,去脑强直,血压下降,心跳快弱,呼吸不规则甚至停止。此时颅内压高达平均体动脉压水平,脑灌注压 <20mmHg,甚至为零,脑组织几乎无血液灌流,脑细胞活动停止,脑电图呈水平线。即使抢救,预后也极差。

3.1.7 诊断

通过全面而详细地询问病史和认真地神经系统查体,可发现许多颅内疾病在引起颅内压增高之前已有一些局灶性症状和体征,由此可做出初步的病因诊断。头痛的原因很多,大多并非颅内压增高所致,但毕竟又是颅内压增高患者的主要症状,因此,对有头痛主诉者,应想到颅内压增高的可能。临床中应注意鉴别神经功能性头痛与颅内压增高所引起的头痛的区别。对于头痛伴有呕吐者,则应高度警惕颅内压增高的存在。当发现视神经乳突水肿及头痛、呕吐三联症时,颅内压增高的临床诊断当可成立。但是患者的自觉症状常比视神经乳突水肿出现的早,因此,及时地有选择地作以下辅助检查以尽早诊断、治疗。

(1)头颅X线摄片

颅内压增高的常见征象为:①颅缝分离,头颅增大,见于儿童;②脑回压迹增多;③蝶鞍骨质吸收;④颅骨板障静脉沟纹和蛛网膜颗粒压迹增多加深。以上征象多需持续3个月以上的颅内压增高方可出现。早期的颅内压增高在颅骨X线片无异常表现,不能因此否定颅内压增高的存在。

(2)腰椎穿刺

可以直接测量压力,同时获取脑脊液标本做化验。但对颅内压明显增高的患者作腰椎穿刺有促成脑疝的危险,应慎重进行。

(3)颅内压监护

颅内压监护是将导管或微型压力传感器探头置于颅内,导管或传感器的另一端与颅内压监护仪连接,将颅内压力变化转化为电信号,显示于示波屏或数字仪上,并用记录器连续描记,以随时了解颅内压的一种方法。根据颅内压高低和波形,可及时了解颅内压变化,判断病情,指导治疗,估计预后,目前已广泛应用于神经外科ICU病房。

需要指出的是,引起颅内压增高的病因很多,对一个具体患者而言,不仅要判断其有无颅内压增高,还要鉴别颅内压增高的原因(病因诊断),有的尚需确定病变部位(定位诊断)。为达此目的,应该仔细分析病史,认真查体,并作必要的影像学检查,包括X线片、计算机辅助断层扫描(computed tomography,CT)、磁共振成像(magnetic resonance imaging,MRI)、数字减影血管造影(digital subtraction angiography,DSA)、CT血管造影(CT angiography,CTA)和磁共振血管造影(magnetic resonance angiography,MRA)等。

3.1.8 颅内压增高的治疗

(1)一般处理

凡有颅内压增高的患者,应留院观察。密切观察病人的神志、瞳孔、血压、呼吸、脉搏及体温的变化,以掌握病情发展的动态。有条件时可作颅内压监测,根据监测中所获得压力变化信息来指导治疗。频繁呕吐者应暂禁食,以防吸入性肺炎。不能进食的患者应予补液以进行营养支持,并预防水电解质紊乱及酸碱平衡失调;但应该注意补液过多有促使颅内压增高恶化的可能。用缓泻剂来疏通大便,不可作高位灌肠,以免颅内压骤然增高。对意识不清的患者及咳痰困难者要考虑作气管切开术,并保持呼吸道通畅,防止因呼吸不畅而使颅内压更加增高。给予氧气吸入有助于降低颅内压。病情稳定者需尽早查明病因,以明确诊断,尽早进行去除病因的治疗。

(2)病因治疗

病因治疗是最根本和最有效的治疗方法,如开颅切除颅内肿瘤、清除颅内血肿、切除脑脓肿或穿刺引流、控制颅内感染等。只有病因解除,颅内压才能彻底恢复正常。但对于颅内压增高已引起急性脑疝时,应争分夺秒地进行抢救或手术处理。在紧急情况下,如出现脑疝表现,即使病因未明,可做侧脑室穿刺持续脑脊液外引流,可快速有效地降低颅内压,以赢得时间做进一步的病因检查。

(3)对症治疗

对于暂时尚未查明病因或虽已查明病因但仍需非手术治疗的颅内压增高患者,临床上可积极地采取如下对症治疗，以降低颅内压。

1）脱水：限制液体入量：原则是以维持 24h 出入水量负平衡为宜，即 24h 入量 <24h 出量；其差值大小应根据患者病情和机体耐受能力来调整。值得注意的是，对颅内压增高患者，输液速度不可过快。使用渗透性脱水剂（甘露醇）：口服或静脉输入高渗液体，提高血液渗透压，造成血液与脑组织和脑脊液间的渗透压差，是脑组织内的水分向血液循环转移，从而使脑水肿减轻，脑体积缩小，颅内压降低。常用的渗透性脱水剂有：20% 甘露醇注射液 125 ~ 250ml，静脉快速滴注，紧急情况下可加压推注，每 6 ~ 12h 一次。甘露醇注射液性质稳定，脱水作用强，反跳现象轻，是当前应用最广泛的渗透性脱水剂，但大剂量或长期应用可能对肾有损害。甘油果糖 250ml 静脉滴注，每 8 ~ 12h 一次。甘油果糖既有脱水作用，又能通过血脑屏障进入脑组织，被氧化成磷酸化基质，改善微循环，且不引起肾损害。使用利尿性脱水剂（速尿、双氢克尿噻）：能抑制肾小管对钠和氯离子的再吸收而产生利尿脱水作用，但脱水作用较弱，且易引起电解质紊乱，故很少单独使用。如与渗透性脱水剂合用，则可加强其降低颅内压的效果。氢氯噻嗪（双氢克尿噻）25mg，口服，每日 3 ~ 4 次。呋喃苯胺酸（速尿）20 ~ 40mg，静脉或肌肉注射，每 8 ~ 12h 一次。利尿酸钠 25 ~ 50mg，肌肉注射，每 8 ~ 12h 一次。

应用脱水疗法需注意：根据患者的具体情况选用脱水剂；渗透性脱水剂应快速滴注或加压推注；长期应用时应警惕水和电解质紊乱；严重休克，心、肾功能障碍，或颅内有活动性出血而无立即手术条件者，禁用脱水剂。

2）激素：肾上腺皮质激素能改善血脑屏障通透性，减轻氧自由基介导的脂质过氧化反应，减少脑脊液生成，因此长期以来用作重型颅脑损伤等颅内压增高患者的治疗。皮质激素的使用方法分常规剂量和短期大剂量冲击疗法两种。在治疗中应注意防止并发高血糖、应激性溃疡和感染。但近年来很多学者对用皮质激素来降低颅内压的疗效提出了质疑，提倡不使用激素。

3）低温治疗：低温治疗是在神经节阻滞药物的保护下，加用物理降温使机体处于低温状态以作为治疗的方法。低温能保护血脑屏障，防治脑水肿；降低脑代谢率和耗氧量；保护脑细胞膜结构；减轻内源性毒性产物对脑组织的继发性损害。按低温程度可分为轻度低温（33 ~ 35℃）、中度低温（28 ~ 32℃）、深度低温（17 ~ 27℃）和超深低温（<16℃）。临床上一般采用轻度或中度低温，统称为亚低温。各种配方的冬眠合剂是低温治疗最常用的药物，常用的冬眠合剂及作用特点见表 3-1-1。

表3-1-1　常用的冬眠合剂

	氯丙嗪	异丙嗪	哌替丁	氢化麦角毒	异丁烯二酸乙酰丙嗪
冬眠合剂 Ⅰ	50mg	50mg	100mg		
冬眠合剂 Ⅱ		50mg	100mg	0.6mg	
冬眠合剂 Ⅲ		50mg	100mg		
冬眠合剂 Ⅳ		50mg	100mg		20mg

应用低温疗法需注意：根据患者的具体情况选用药物和用量；加强呼吸道管理，保持呼吸道通畅；注意观察病情，防止体位性休克、冻伤和压疮；儿童和老年人慎用，休克、全身衰竭或房室传导阻滞者忌用。

4）辅助过度换气：过度换气可以降低 $PaCO_2$，使脑血管收缩，减少脑血容量，降低颅内压。但有脑缺血的危险，需适度掌握过度通气的持续时间。

5）手术治疗：包括侧脑室穿刺外引流术、颞肌下去骨瓣减压术和各种脑脊液分流术。

3.2 脑　疝

整个颅腔分为三个大的容腔：由小脑幕将颅腔分为幕上和幕下两个容腔；在幕上容腔中，由大脑镰将其分为左、右两个容腔。幕上与幕下通过小脑幕切迹孔相交通，两侧大脑半球通过大脑镰下裂隙相交通，幕下与椎管通过枕骨大孔相交通。颅内病变所致的颅内压增高到一定程度时，可使一部分脑组织移位，通过上述交通孔道被挤压至压力较低的部位，形成脑疝(brain hernia)。脑疝是颅脑损伤、颅脑疾病引起颅内压增高加剧的必然结局，是一种严重的危象。只有早期预防和积极治疗颅内压增高，减轻脑疝，使脑干损害成为可逆性的，治疗上才能取得良好的预后。

根据脑疝发生部位和疝出的脑组织的不同，脑疝可分为：小脑幕切迹疝(颞叶钩回疝)、小脑幕切迹上疝(小脑蚓部疝)、枕骨大孔疝(小脑扁桃体疝)和大脑镰下疝(扣带回疝)等。这几种脑疝可单独发生，也可同时或相继出现(图 3-2-1，图 3-2-2，图 3-2-3)。临床最常见的是小脑幕切迹疝，最危险的是枕骨大孔疝。

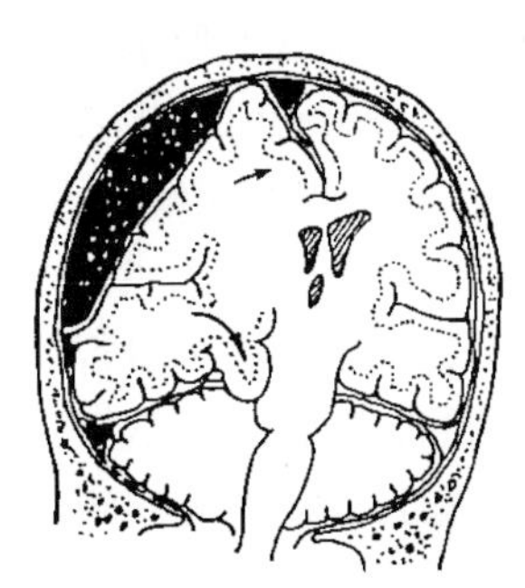

图 3-2-1　小脑幕切迹疝和扣带回疝

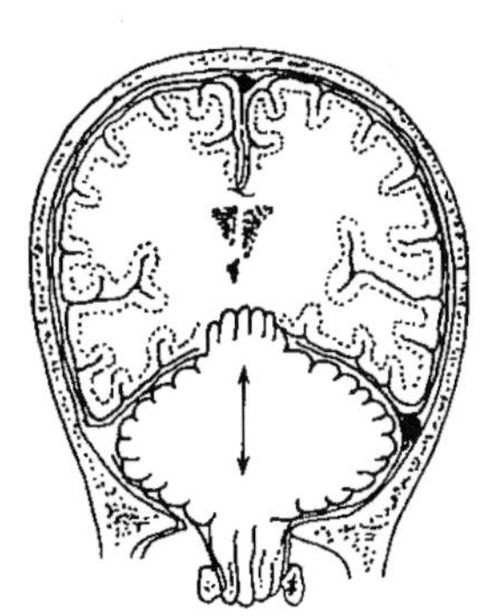

图 3-2-2　上小脑幕切迹疝和枕骨大孔疝

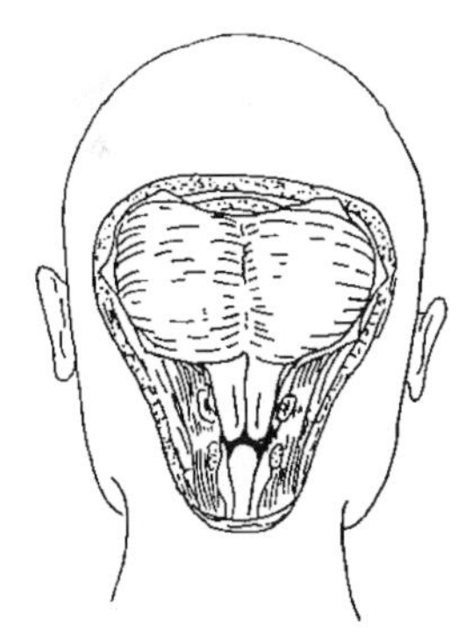

图 3-2-3　枕骨大孔疝

3.2.1　小脑幕切迹疝

(1)外科解剖

小脑幕切迹是小脑幕前缘的游离缘形成的切迹，其与鞍背围成一前宽后窄的裂孔。其中有中脑通过，中脑周围的脑池有三个：①中脑前方的脚间池是最大的一个，位于中脑腹侧部与鞍背之间，它上与视交叉池和两侧大脑外侧裂池相连接，两旁与环池相交通，下与桥池相延续。在此池内有动眼神经、后交通动脉、基底动脉和大脑后动脉等通过。②绕中脑两侧的是环池，其外侧部分为环池翼，滑车神经向前和大脑后动脉向后走行都经过此池内。③四叠体池位于四叠体与切迹缘之间，此池较宽，内有大脑大静脉经此池进入直窦内，又称为大脑大静脉池。中脑周围的这些脑池是脑脊液回流必经之路。

(2)病理生理改变

当幕上一侧占位性病变不断增长引起颅内压增高时，脑干和患侧大脑半球向对侧移位。半球上部由于由大脑镰限制，移位较轻，而半球底部近中线结构如颞叶钩回等则移位较明显，可疝入脚间池，形成小脑幕切迹疝(transtentorial hernia)，使位于此处的动眼神经、脑干、后交通动脉及大脑后动脉受到挤压和牵拉。

1)动眼神经损害：动眼神经受损的方式可能有四种。①颞叶钩回疝入脚间池内，直接压迫动眼神经及其营养血管；②钩回先压迫位于动眼神经上方的大脑后动脉，再使夹在大脑后动脉与小脑上动脉间的动眼神经受压；③脑干受压下移时，动眼神经遭受牵拉；④脑干受压，动眼神经核和邻近部位发生缺血、水肿或出血。

2)脑干损害：小脑幕切迹疝发生后，不仅中脑直接受压，同时由于脑干下移引起的供血障碍，还可向上累及丘脑下部，向下影响脑桥乃至延髓。

脑干变形和移位：中脑受钩回挤压时，前后径变长，横径缩短，疝出的脑组织首先压迫同侧大脑脚。如继续发展则可累及整个中脑；脑干下移时使脑干纵行变形，严重时发生扭曲。

脑干缺血、水肿或出血：小脑幕切迹疝引起脑干缺血或出血的原因可能有二：①脑干受压，静脉回流不畅淤滞，以致破裂出血；②脑干下移远较基底动脉下移为甚（基底动脉受大脑后动脉、后交通动脉和颈内动脉固定），造成中脑和脑桥上部旁中区的动脉受牵拉，引起血管痉挛或脑干内小动脉破裂出血，导致脑干缺血或出血，并继发水肿和软化。

3）脑脊液循环障碍：中脑周围的脑池是脑脊液循环的必经之路，小脑幕切迹疝可使该脑池阻塞，导致脑脊液向幕上回流障碍。此外，脑干受压、变形、扭曲时，可引起中脑导水管梗阻，使导水管以上的脑室系统扩大，形成脑积水，颅内压进一步升高。

4）疝出脑组织的改变：疝出的脑组织如不能及时还纳，可因血液回流障碍而发生充血、水肿以致嵌顿，更严重地压迫脑干。

5）枕叶梗死：后交通动脉或大脑后动脉直接受压、牵拉，可引起枕叶梗死。

（3）临床表现

1）颅内压增高：表现为头痛加重、频繁呕吐、躁动不安，提示病情加重。

2）意识障碍：患者逐渐出现意识障碍，由嗜睡、朦胧到浅昏迷、昏迷，对外界刺激的反应迟钝或消失，系脑干（中脑）网状结构上行激活系统受累的结果。

3）瞳孔变化：典型表现为最初可有时间短暂的患侧瞳孔缩小，但多不易被发现。以后脑疝侧瞳孔逐渐散大，对光反射迟钝、消失，说明动眼神经背侧部的副交感神经纤维已受损。晚期则双侧瞳孔散大，对光反射消失，眼球固定不动。临床中，脑疝患者瞳孔的变化有许多复杂现象，因此不能仅仅根据瞳孔变化而对病变定侧，而应综合患者病情考虑。

4）锥体束征：由于患侧大脑脚受压，出现对侧肢体力弱或瘫痪、肌张力增高、腱反射亢进、病理反射阳性。有时由于脑干被推向对侧，使对侧大脑脚与小脑幕游离缘相挤，造成脑疝同侧的锥体束征，需注意分析，以免导致病变定侧的错误。

5）生命体征改变：表现为血压升高、脉跳缓慢而有力、呼吸深慢、体温上升。但到晚期，生命中枢逐渐衰竭，出现潮式呼吸或叹息样呼吸，脉跳快而弱，血压和体温下降；最后呼吸停止，继而心跳亦停止。

（4）治疗

根据典型的临床表现，特别是单侧瞳孔的变化，小脑幕切迹疝的诊断并不困难。但临床上由于发现不及时或处理不当而酿成严重后果甚至死亡者，并不鲜见。因此，对颅内压增高患者，应抓紧时间明确诊断，力争在脑疝未形成前或脑疝早期进行处理。一旦出现典型的脑疝征象：单侧瞳孔扩大且对光反射减弱或消失，应按具体情况，做如下的紧急处理：①维持呼吸道通畅；②立即经静脉推注20%甘露醇注射液 250～500ml；③病变性质和部位明确者，立即手术切除病变；尚不明确者，尽速检查确诊后手术或作姑息性减压术（颞肌下减压术，部分脑叶切除减压术）；④对有脑积水的患者，立即穿刺侧脑室做持续外引流术，待病情缓解后再开颅切除病变或做脑室—腹腔分流术。

经以上处理，疝出的脑组织多可自行还纳，表现为散大的瞳孔逐渐回缩，患者意识好转。但也有少数患者症状不改善，估计疝出的脑组织已嵌顿，术中可用脑压板将颞叶底面轻轻上抬或切开小脑幕，使嵌顿的脑组织得到缓解，并解除其对脑干的压迫。

3.2.2 枕骨大孔疝

枕骨大孔疝（transforamen magna hernia）又称小脑扁桃体疝，大多发生于颅后窝占位病变，直接引起幕下腔压力严重增高，使小脑扁桃体经枕骨大孔疝出到椎管内，从而压迫延髓；另外多见于小脑幕切迹疝的中、晚期，此时，幕上压力增高传到小脑幕下颅腔内，最后也将并发枕骨大孔疝。枕骨大孔疝分慢性疝出和急性疝出两种，前者见于长期颅内压增高或颅后窝占位病变患者，症状较轻；后者多突然发生，或在慢性疝出的基础上因某些诱因，如腰椎穿刺、咳嗽或排便用力等，使疝出程度加重，延髓生命中枢遭受急性压迫而功能衰竭，患者常迅速死亡。

（1）外科解剖

枕骨大孔位于后颅窝底之中央，形似卵圆前窄后宽，延髓经此孔与脊髓相延续，椎动脉、副神经脊髓根经此孔向上进入颅内。小脑扁桃体位于延髓之两侧后面,延髓后面为宽敞的小脑延髓池,第四脑室正中孔通向此池。延髓的主要生理功能是控制人体的呼吸和循环系统,一旦发生急性枕大孔疝,延髓受压,将在数分钟之内致病人呼吸和心跳停止。

(2)病理生理改变

后颅窝容积小,因而其代偿缓冲容积也小,较小的占位病变即可使小脑扁桃体经枕骨大孔疝入颈椎管上端,造成以下病理变化。

1)延髓受压:慢性枕骨大孔疝患者可无明显症状或症状轻微;急性延髓受压常很快引起生命中枢衰竭,危及病人生命。

2)脑脊液循环障碍:由于第四脑室正中孔梗阻引起的脑积水和小脑延髓池阻塞所致的脑脊液循环障碍,均可使颅内压进一步升高,脑疝程度加重。

3)疝出脑组织的改变:疝出的小脑扁桃体发生充血、水肿或出血,使延髓和颈髓上段受压加重。慢性疝出的扁桃体可与周围结构粘连。

(3)临床表现

1)枕下疼痛、颈项强直或强迫头位:疝出组织压迫颈上部神经根,或因枕骨大孔区脑膜或血管壁的敏感神经末梢受牵拉,可引起枕下疼痛。为避免延髓受压加重,机体发生保护性或反射性颈肌痉挛,患者头部维持在适当位置。

2)颅内压增高:表现为头痛剧烈,呕吐频繁,慢性脑疝患者多有视神经乳突水肿。

3)后组颅神经受牵拉,或因脑干受压,出现眩晕、听力减退等症状。

4)生命体征改变:慢性疝出者生命体征变化不明显;急性疝出者生命体征改变显著,迅速发生呼吸和循环障碍,先呼吸减慢,脉搏细速,血压下降,很快出现潮式呼吸和呼吸停止,如不采取措施,不久心跳也停止。

与小脑幕切迹疝相比,枕骨大孔疝的特点是:生命体征变化出现较早,瞳孔改变和意识障碍出现较晚。

(4)治疗

治疗原则与小脑幕切迹疝基本相同。凡有枕骨大孔疝症状而诊断已明确者,宜尽早手术切除病变;症状明显且有脑积水者,应及时作幕上侧脑室穿刺引流并给予脱水剂,然后手术处理病变;对呼吸骤停者,立即作气管插管辅助呼吸,同时行幕上侧脑室穿刺引流,静脉内推注脱水剂,待病情稳定后做开颅术切除颅内原发病灶。我们一定要牢记:当发生枕骨大孔疝时,抢救病人生命最有效的紧急处理措施是做幕上侧脑室穿刺持续外引流术。

3.2.3 小脑幕切迹上疝与大脑镰下疝

(1)小脑幕切迹上疝

(upward transtentorial hernia)

为颅后窝占位病变使小脑蚓部上端和小脑前叶的一部分,经小脑幕切迹向上疝出,因此又称小脑蚓部疝,其多与枕骨大孔疝同时存在。另外颅后窝占位病变易致梗阻性脑积水,对其行侧脑室穿刺引流术后,由于幕上压力骤降,常突然发生此类脑疝。同样疝出的脑组织可压迫中脑及其后部的四叠体和背盖部,以及大脑大静脉等,中脑受压产生出血软化,可导致严重后果。其临床表现与小脑幕切迹疝类似;治疗原则同治疗小脑幕切迹疝和枕骨大孔疝。

(2)大脑镰下疝

又称为扣带回疝(hernia of cingulate gyrus),是指大脑半球内侧面的扣带回及邻近的额回经大脑镰下缘向对侧移位。常由于一侧幕上占位病变或一侧半球水肿,使脑组织向对侧移位所致;另外,由健侧脑室穿刺放液,也可以促进大脑镰下疝的发生、发展。一般扣带回疝不引起特殊症状,但有时由于扣带回疝可使大脑前动脉及其分支胼缘和胼周动脉受压而部分阻塞,导致本侧额叶内侧面或旁中央小叶出现软化、坏死,因此出现对侧下肢运动和深感觉障碍以及排便功能障碍等。

大脑镰下疝常与小脑幕切迹疝并发,仅根据临床表现较难做出诊断。脑部CT和MRI扫描检查不仅能明确脑疝的部位,还能对疝出脑组织、中线移位、脑室受压程度及原发灶的部位、大小做出准确的判断。其治疗原则包括积极治疗原发病及降颅压对症处理等。

3.3 颅内压监护

颅内压监护是将导管或微型压力传感器探头安置于颅腔内，导管与传感器的另一端与ICP监护仪连接，将ICP压力动态变化转为电信号，显示于示波屏或数字仪上，并用记录器连续描记出压力曲线，以便随时了解ICP的一种技术。根据ICP高低及压力波型，可及时准确地分析病人ICP变化，对判断颅内伤情、脑水肿情况和指导治疗、估计预后等方面都有重要参考价值。因此，神经外科ICU病房，较常应用这一监测技术，国外资料约有1/3的ICU病人采用。其他如神经科、儿科、内科、心脏骤停复苏时亦常用。

3.3.1 ICP监护时，测压的方式分为两种

(1)植入法

通过头皮切口与颅骨钻孔，将微型传感器置入颅内，又称体内传感器或埋藏传感器法。传感器直接置于硬脑膜外、硬脑膜下、蛛网膜下腔或脑实质内等处，使之与脑膜或脑实质接触而测压。近年来应用新发展光导纤维传感器装置技术，将此型传感器代替传统压触式传感器，具有"零点"不漂移，更适于连续监测ICP变化的特点。这种方法可用于硬脑膜外、蛛网膜下腔、脑实质与脑室内，且可用于去骨瓣后或小儿前囟门的头皮之上进行ICP监护。

(2)导管法

一般按侧脑室穿刺引流法，在侧脑室内置入一条引流导管，借引流出的脑脊液或生理盐水充填导管，将导管与体外之传感器连接，通过导管内液体对颅内压传导，及与传感器接通而测压。

3.3.2 神经外科ICP监护的适应证

(1)颅脑损伤

凡是颅腔损伤病人格拉斯哥昏迷分级计分≤8分者，均适于行ICP监护。在诊断上ICP监护有助于原发性与继发性脑干损伤的鉴别，原发性脑干损伤的病人，临床表现严重而ICP多正常。颅脑损伤病人在ICP监护过程中，如ICP逐渐出现上升趋向，并高于5.33kPa，提示有继发颅内血肿的可能，需要紧急手术。ICP保持在正常水平时多无须手术。在治疗方面，如ICP在2.67kPa波动，多属一般性脑水肿的反应，首先应纠正呼吸道不畅，控制躁动，保持适宜的体位，发热时应降低体温。如ICP>3.33kPa，持续上升，应开始降压治疗。

(2)颅内肿瘤

颅内肿瘤病人术前、术中与术后均可应用ICP监护，了解ICP的变动。术前2～3d，应用脑室法ICP监护，既可测压，又可以通过脑室引流，使ICP维持在2.0～2.67kPa之间，减轻颅内淤血，改善病人周身情况，可以缓解颅内高压危象，有利于肿瘤切除及提高病人对手术的耐受力。术后监护有利于早期发现颅内血肿并发症及指导抗脑水肿的治疗。

(3)蛛网膜下腔出血

蛛网膜下腔出血后常合并脑积水。脑室法ICP监护，可了解颅内压变化，同时行脑脊液引流，具有减少蛛网膜下腔积血，减轻脑血管痉挛及脑水肿的作用。

(4)脑积水与脑水肿

ICP监护可以了解ICP变化，反映脑积水、脑水肿的状况，以判断脑脊液分流手术效果。同时行脑脊液引流，暂时使颅内高压缓解，也可促使脑水肿消退。

(5)其他

凡因其他原因导致ICP增高而昏迷的病人多存在脑缺氧与脑水肿，也可考虑用ICP监护。

3.3.3 ICP监护方法

常用的有脑室内压、硬脑膜外压、脑组织内压监测3种方法。

(1)脑室内压监护

步骤与技术：①侧脑室穿刺与导管置入。一般选择侧脑室前角穿刺，穿刺点在冠状缝前2cm，中线旁2.5cm交点。切开头皮，作颅骨钻孔及前角穿刺。穿刺深度4～6cm。进入脑室后，安置导管于侧脑室内。②将导管从另一头皮小切口引出于颅外与颅内

压传感器及颅内压监护仪连接。③颅内压监测。如导管位于侧脑室内并且很通畅，即在仪器压力记录仪及示波屏上显示出脑脊液曲线，脑脊液压力搏动与脉搏同步跳动，说明仪器运转正常。④将传感器固定并保持在室间孔水平（参考零点）。颅内压监护期间，光导纤维传感器预先调零后，可以连续监测不会发生零点漂移。应用液压传感器，应定时调整零点，以保证数据的准确性。

本法的优点是方法简便，测压准确，是 ICP 监测的"金标准"，可以兼做脑室引流减压，其缺点是易并发颅内感染的机会，ICP 增高，脑室受压变窄和移位时，脑室穿刺及安管较困难，一般监护时间不宜超过 5d，以免增加颅内感染的机会。

（2）硬脑膜外压监护

此法采用光导纤维微型扣式传感器，按侧脑室前角穿刺术方法，将传感器安置于钻孔下、硬脑膜外，注意将传感器放平。对手术病人，可以将传感器探头置于术区硬脑膜外。此种监测方法，由于硬脑膜完整，并发颅内感染的机会较少，因此，可以延长监护时间。但如果传感器探头安置不够平整，与硬脑膜接触不均匀，可能影响压力测定的准确性。

（3）脑组织内测压监护

将传感器直接插入脑实质内，进行压力监护，仪器连接方式同前。监护完毕时，拔出脑内导管或取出传感器。

3.3.4 颅内压波型与分析

（1）ICP 波型的组成及 ICP 压力高低的分级

连续记录下来的正常 ICP 波曲线，是由脉搏波以及因呼吸影响于颅内静脉回流的增减形成的波动所组成。正常脑压波振幅大小主要取决于脉络丛血压搏动的强弱。颅内静脉回流通畅与否对压力波振幅的大小有密切影响。正常脑压波的振幅为 0.44kPa（3.3mmHg），压力上界可高达 0.8～1.1kPa（6～8mmHg），ICP 增高时，ICP 波动的振幅随之增大。颅内压高低的标准为：正常 <2.0kPa（15mmHg）；轻度增高 2.0～2.67kPa（15～20mmHg）；中度增高 2.67～5.33kPa（20～40mmHg）；重度增高 >5.33kPa（40mmHg）。一般将压力 >2.67kPa（20mmHg）的中度增高，作为临床需要采用降低颅内压处理的界值。

如压力低于此值，即不必采用脱水治疗等措施，因此可以用于指导治疗。

（2）ICP 波型

1）正常波型：压力水平在正常范围，压力曲线平直，无快速与大的幅度升降，但也可有轻微的起伏变动（图 3-3-1）。

2）A 波：又称高原波（或平顶波）（图 3-3-2），见于 ICP 持续增高情况下，出现压力波型骤然升高，其波幅可达 8.0～13.33kPa（60～100mmHg），持续 5～10min 以上。而后又突然下降至原来的水平或更低。此类高原波多呈间歇性发作。此时病人临床表现有明显的颅内压增高症状：头痛加剧、恶心、呕吐、颜面潮红、呼吸急促、脉速，有时出现烦躁、精神错乱及意识障碍等，严重时，甚至可有抽搐及强直性发作。A 波出现的机理，一般认为是脑血管自动调节功能障碍所致，是机体对 ICP 的代偿功能趋向衰竭的表现。因此，出现 A 波，是一种病情危急的信号，应采取积极有效的降低 ICP 抢救措施。

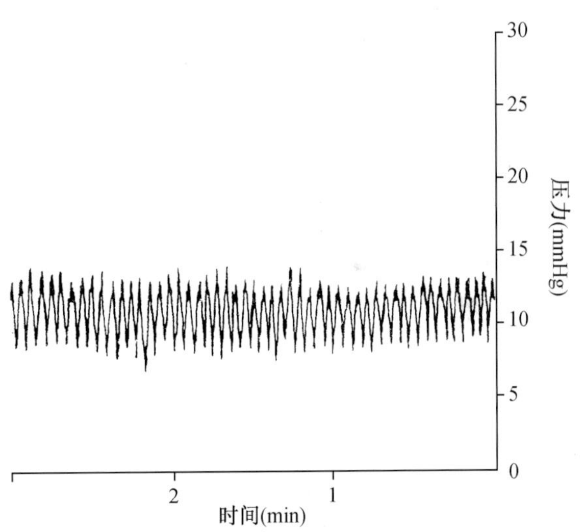

图3-3-1 正常颅内压波型

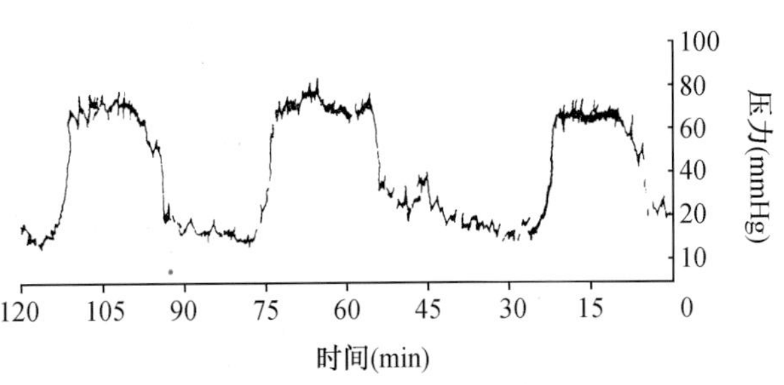

图3-3-2 颅内压波型(A波，即高原波)

3)B 波:是 ICP 一种节律性波动,振幅增高不超过 0.667～1.33kPa(5～10mmHg),持续 0.5～2.0min(图 3-3-3)。是正常人或病人在睡眠时出现的 ICP 波形,有时也是颅内代偿机制受损的表现,可能与脑干的血液灌注不足,导致脑干功能失调有关。

4)C 波:较少发生,每分钟 4～8 次的节律性振荡,振幅小于 B 波。这种波与全身动脉压不稳定引起 ICP 的波动有关,无重要临床意义。尚有一些“非典型”ICP 波,其代表意义有时难以解释。

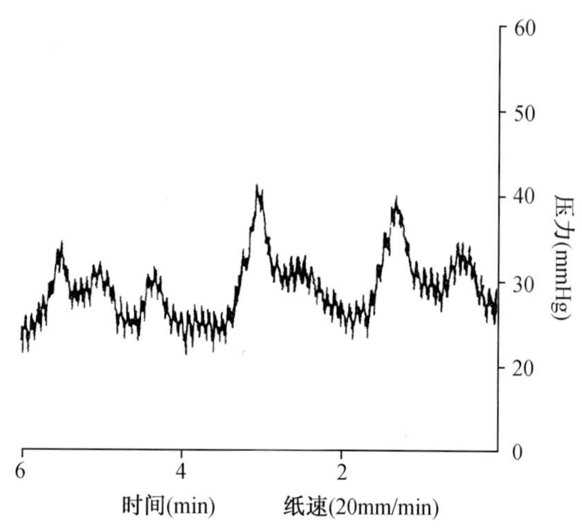

图3-3-3 颅内压波型(B波)

3.3.5 颅内压监护注意事项

1)监护前调整记录仪与传感器的零点。为了获得准确的监护数据,监护的零点参照点,一般位于外耳道水平的位置,ICP 监护时病人保持平卧或头高 10°～15° 角。

2)注意保持适当的体位,使呼吸道通畅,病人躁动时,酌用镇静药以免影响监护。高热时给予降体温措施。

3)严密预防感染。ICP 监护整个操作过程中,从安置脑室内导管或颅内传感器,至监护期间和取出传感器,都要严格执行无菌操作技术。监护时间一般 3～5d,不宜过长。

(张玉琪 刘伯运)

参考文献

[1] 史玉泉. 中国医学百科全书-神经外科学[M]. 上海:上海科学技术出版社,1984.
[2] 刘明铎. 实用颅脑损伤学[M]. 北京:人民军医出版社,2003.
[3] 周定标. 外科学[M]. 北京:高等教育出版社,2004.
[4] 王忠诚. 王忠诚神经外科学[M]. 武汉:湖北科学技术出版社,2005.

4. 神经外科病史采集与体格检查

20世纪80年代以来，随着信息科学和技术的进步，神经影像学的发展空前兴旺。磁共振成像(magnetic resonance imaging,MRI)和计算机断层成像(computed tomography,CT)对于脑血管病、脑肿瘤、脑外伤等疾病都具有定位和定性诊断价值。经颅多普勒超声(Tanscranial Doppler,TCD)可探知颅内血管及其血流动力学情况。因此,神经外科医生依赖高科技设备诊断疾病已成为普遍现象。这样,我们的注意力更多集中在影像学的结果,而不是以患者为主体进行全面的病史采集,系统、完善的体格检查,从而得到必要的疾病信息。

针对这一现状国内外不少专家都呼吁年轻医生努力学习并全面掌握神经外科专科查体的技巧。只有将患者病史及体格检查结果并综合影像学图像全面分析才能做出正确诊断。因篇幅有限,我们在此仅简要介绍神经外科病史采集与体格检查的重点和难点,而如《诊断学》等已详细阐述细节的步骤及方法在此不再长篇赘述。

4.1 神经外科病史采集

神经外科病史采集(history taking of neurosurgery)是神经外科医生接诊的第一步,全面完善的病史采集可以帮助临床医生做出初步的定性和定位诊断。传统的病史采集内容包括患者所叙述的现病史、既往史、个人史、婚育月经史、家族史等。临床医生依据上述内容及体格检查结果得出相应的主诉及诊断。

现病史是患者当前最直观的疾病过程,是神经外科最重要的问诊内容。如脑肿瘤的患者往往伴随头痛等症状,脊髓肿瘤的患者往往伴随运动和感觉障碍等,脑血管病患者常伴随严重的脑膜刺激征。

既往史也很重要，如基底节区脑出血的病人常有高血压病病史，脑转移癌患者伴有原发灶肿瘤病史。

个人史中的出生、生长环境可以协助判断脑寄生虫病,脑膜炎,先天性或后天性因素导致的脑瘫、脑积水、脑发育不良等。

婚育月经史可以协助判断女性病人是否发生了绒癌脑转移，或在高 HCG 的情况下判断颅内占位是否为生殖细胞肿瘤。

而不少神经纤维瘤病患者、多发性硬化及血管网织细胞瘤患者都有家族病史。

因此,病史采集的内容完善了,加之相应的辅助检查,做出正确的定性和定位诊断并不困难。

4.2 神经外科体格检查

神经外科的体格检查和神经内科的体格检查略有不同,对患者一般状态,尤其是意识状态的判断至关重要,往往关系到患者预后生死。其系统检查主要包括:一般状态,12 对颅神经,运动系统,感觉系统,反射,共济协调,自主神经系统等。通过体格检查,医生能对患者的病变部位、性质及疾病的严重程度产生初步印象,从而证实在病史采集中的判断。

4.2.1 一般状态

(1)意识状态

意识状态代表患者的觉醒程度和精神活动两方面,是患者对周围环境及自身状态辨识和感知能力的表现。是神经科查体的重点内容。按照意识障碍的严重,由轻到重分为以下几类。

嗜睡(drowsiness):是一种病理性倦睡,表现为睡眠状态延长。当呼唤或轻拍患者时,可清醒,并能进行交谈或正确执行命令,有正确的意识活动。一旦撤除刺激后,患者又继续入睡。病理生理上为大脑皮质轻度功能抑制或因上行网状激活系统功能障碍。

昏睡(sopor):是一种比嗜睡更深的意识障碍。普通的外界刺激不能使其觉醒。当给予强烈的刺激时,可有短暂的意识清醒期,但维持时间短。当外界刺激减弱后,迅速进入昏睡状态。病理生理原因与嗜睡相似,只是程度更深。

意识朦胧(twilight):为意识范围的狭窄状态,表现为:答非所问或回答问题时对时错,注意力不集中,意识涣散,判断和思考能力下降,无法正确应对复杂问题。病理生理上多见掌管高级神经活动功能的大脑皮质被抑制。

意识模糊(confusion):即意识水平较意识朦胧进一步下降,表现认识功能有障碍,语言、文字表达能力丧失,不能对答,但对声、光、疼痛等能做出反应,为大脑皮质高级神经活动功能基本丧失的表现。

昏迷(coma):即脑功能处于严重抑制状态,造成患者高级神经功能活动丧失,对于内外环境刺激的反应有不同程度的受损。根据患者觉醒状态、意识内容及躯体运动丧失的病程演变和脑功能丧失的程度不同,通常将昏迷分为浅昏迷,中度昏迷和深度昏迷。目前国际上最流行、最普遍使用的昏迷评价方法即 1977 年英国 Glasgow 大学 Jennett 教授等首先创用了 GCS 昏迷程度评定表法。评判方法将睁眼、言语、运动这 3 项得分相加,共 15 分,其中 14—12 分为浅昏迷,11—9 为中度昏迷,8—4 分为深度昏迷,3 分为过度昏迷或脑死亡状态(表 4-2-1)。

表4-2-1 格拉斯哥昏迷量表

内容	反应	评分
睁眼	自主睁眼	4
	呼叫睁眼	3
	刺痛睁眼	2
	不能睁眼	1
言语	回答正确	5
	回答错误	4
	胡言乱语	3
	只能发音	2
	不能发音	1
运动	按嘱活动	6
	刺痛定位	5
	刺痛逃避	4
	刺痛屈曲	3
	刺痛强直	2
	刺痛无反应	1

(2)特殊类型的意识障碍

谵妄(delirium):表现为觉醒下意识内容清晰度的降低,伴有睡眠与觉醒周期紊乱和精神运动性行为异常。对客观环境的认识能力及反应能力均有轻度下降,注意力涣散,记忆力减退,具体表现在对时间、地点、人物、事情的定向力和判断力完全或部分发生障碍,常产生大量的错觉和幻觉。此类症状多见于酒精中毒或滥用毒品者。

去大脑皮质状态(decortical state):为大脑皮质广泛、严重受损,而下丘脑、基底节区、中脑、脑桥、延髓功能保持完整。此类患者虽意识丧失,但部分原始神经功能得以保存。临床表现为患者睁眼昏迷,即无目的性的自主睁眼,并可有眨眼及眼球转动,貌似清醒。并能偶尔出现无意识的胡言乱语。部分患者瞳孔对光反射、角膜反射、掌颌反射、吸吮反射等活跃,对痛、温觉刺激保持原始逃避反射,双侧病理征阳性,可保持有觉醒周期。电生理、脑电图多呈弥漫性中至高波幅的慢波,少数可见到电静息状态。

无动性缄默(akinetic mutism,AM):因特定区域大脑皮质功能受损导致的思维、情感、运动系统受累,但痛刺激有反应,部分可自主睁眼,确无法产生主动运动反应。分为 AM Ⅰ型和 AM Ⅱ型。如损伤部位在前额叶及边缘系统称之为 AM Ⅰ型,如在间脑和中脑等处,称为 AM Ⅱ型。其区别在于 AM Ⅰ型可有痫性发作,而 AM Ⅱ型可有动眼神经脑桥核等受损所表现出的相应神经症状。

闭锁综合征(locked-in syndrome):又称脑桥腹侧综合征,病变主要位于脑桥腹侧的皮质脊髓束和支配三叉神经以下的皮质延髓束受损所致,因脑桥腹侧所有的输出功能全部丧失,而脑桥背侧的上行网状激活系统的输入功能保存。临床表现除了眼睑运动或眼球垂直运动外其他的主动运动不存在。此类患者貌似意识障碍,实际意识清醒,只是存在无法表达。

持续性植物状态(persistent vegetative state):有较正常的觉醒与睡眠周期,但对自身和外界环境毫无感知,无法做出任何回应的状态。其下丘脑及脑干的功能保持完整,其余部位脑功能完全丧失。此类症状持续达 3 个月而不见好转者可诊断为持续性植物状态,俗称植物人或植物生存状态。

(3)语言

语言是人类区别于其他动物所特有的高级脑神经活动,在体格检查中为判断患者意识状态的重要指标。经过几十年潜心研究,语言及神经病学家提出了经典的语言中枢概念:听觉性语言中枢位于颞上回后部(22 区),视觉性语言中枢位于顶下小叶的角回(39 区),书写中枢位于额中回后部(8 区),运动性语言中枢位于额下回中部(44 区)。由于语言中枢多位于左大脑半球,多数学者认为左大脑半球不同部位的病变所导致的言语障碍有其特异性。Kreisler 等的研究表明优势大脑半球病灶部位决定失语症类型:如左额下回后部病变引起运动性失语(broca 失语),左颞上回后部病变引起感觉性失语(wernicke 失语),左深部白质的弓状束及缘上回病变引起传导性失语症,优势半球分水岭区病变引起经皮质性失语,左额顶颞叶病变引起完全性失语,左颞顶枕结合区病变引起命名性失语症,优势半球纹状体—内囊区或丘脑引起皮质下失语等。因而失语的完整检查应包括:①自发性语言;②听觉理解;③阅读理解;④重复;⑤命名;⑥书写。

失语的严重程度也和病变部位息息相关。如颞上、中回,缘上回,角回及皮质下白质区域的病变,引起的失语症往往较为严重。病变的范围大小也严重影响失语的预后,如语言功能区的小病灶往往比损伤更大、但未伤及语言功能区的病灶引起的失语更难恢复。

(4)精神状态与皮质高级智能检查

包括:记忆力、定向力、计算力、幻觉、情感等的检查与评估,我们将其统称为认知(cognition),即指通过心理活动形成概念、知觉、判断或想象等获取知识。习惯上将认知与情感、意志相对应。我们可以借助简易精神状态量表 MMSE(Mini-mental state examination)来判断。其中语言能力的得分有助于失语症的判断(表 4-2-2)。

表4-2-2 简易智能精神状态检查量表(MMSE)

定向力	分数	最高分
现在是(星期几)(几号)(几月)(什么季节)(哪一年)?		5
我们现在在哪里:(省市)(区或县)(街道或乡)(什么地方)(第几层楼)		5
记忆力		5
现在我要说三样东西的名称,在我讲完之后,请您重复说一遍。 请您记住这三样东西,因为几分钟后要再问您的。 (请仔细说清楚,每一样东西一秒钟)。 "皮球""国旗""树木" 请您把这三样东西说一遍。(以第一次答案记分)		3

续表

定向力	分数	最高分
注意力和计算力		5
请您算一算 100 减去 7,然后从所得的数目再减去 7,如此一直的计算下去,请您将每减一个 7 后的答案告诉我,直到我说“停”为止。 (若错了,但下一个答案是对的,那么只记一次错误) 93…,86…,79…,72…,65…。		
回忆力		3
现在请您说出刚才我让您记住的那三样东西。“皮球”“国旗”“树木”		
语言能力		
(出示手表)这个东西叫什么?		1
(出示铅笔)这个东西叫什么?		1
现在我要说一句话,请您跟着我清楚地重复一遍。“四十四只石狮子”		1
我给您一张纸请您按我说的去做,现在开始:“用右手拿着这张纸,用两只手将它对折起来,放在您的大腿上”。(不要重复说明,也不要示范)		3
请您念一念这句话,并且按上面的意思去做。闭上您的眼睛		1
记下所叙述句子的全文。________________		
这是一张图,请您在同一张纸上照样把它画下来。(对:两个五边形的图案,交叉处又有个小四边形)		1

评分参考:

分数在 27 ~ 30 分:正常

分数 <27 分:认知功能障碍

21 ~ 26,轻度认知功能障碍

10 ~ 20,中度认知功能障碍

0 ~ 9,重度认知功能障碍

(5)头颅与脊柱外观的检查

此类检查包括:头颅大小,头颅形状,头皮异常,婴幼儿颅缝,囟门及紧张度,头部运动异常,强迫头位、头颅听诊,脊柱外型,脊柱包块等。不少颅脑外伤及神经外科先天性畸形的疾病仅靠外观检查便能大体判断。

4.2.2 十二对颅神经检查

(1)Ⅰ.嗅神经(olfactory nerve)

嗅神经的损伤在临床上多见于外伤等至前颅底骨折或嗅沟脑膜瘤等病症,也常见于额下入路手术导致的副损伤。如筛孔四周硬脑膜被破坏,常伴随脑脊液鼻漏症状。检查时用手指压住一侧鼻孔,然后用醋、酒精等带有无毒刺激性气味的小瓶分别放于鼻前,让病人说出所嗅到的气味,同法检查对侧。嗅觉正常时可明确分辨出测试物品的气味。如一侧嗅觉减退或丧失,则为同侧的嗅球或嗅束损害,但应注意排除鼻黏膜炎症或萎缩导致的嗅觉障碍。

(2)Ⅱ.视神经(optic nerve)

检查包括视力、视野和眼底检查。其中视力检查应运用标准视力表来判断,注意患者是否有复视等情况,并排除近视、老花、青光眼等眼科疾病。视野检查应动用视野仪来精确得出,但在没条件的情况下可用手指粗测法,即嘱病人保持眼球不动,医师用手指分别自上、下、左、右由周边向中央慢慢移动,注意手指位置应在检查者与病人之间,正常人双侧视野范围可达 120 度以上。视野缺损常说明视传导通路损害,如鞍区占位。眼底检查需要眼底镜辅助，当看到视神经乳突水肿时则表明患者颅内高压症状的存在。

(3)Ⅲ. 动眼神经(oculomotor nerve)、**Ⅳ. 滑车神经**(trochlear nerve)、**Ⅵ. 外展神经**(abduct nerve)

此三对都属于眼动神经，起控制瞳孔大小、眼球全项运动及上抬眼睑的作用。

动眼神经支配瞳孔括约肌、上睑提肌、上直肌、下直肌、内直肌及下斜肌的运动，检查时如发现一侧瞳孔扩大，上睑下垂，眼球向内、上、下方向活动受限，即为动眼神经麻痹症状。当患者动眼神经因颅内占位使动眼神经受压初期可出现动眼神经刺激症状，其表现与动眼神经麻痹症状相反。滑车神经支配眼球的上斜肌，如眼球向下及外展运动减弱，提示滑车神经有损害。外展神经支配眼球的外直肌，检查时将目标物分别向左右两侧移动，观察眼球向外转动情况，展神经受损时眼球外展障碍。

以上三组脑神经的完整检查应包括瞳孔大小、形状、直接及间接对光反射、调节反射；眼睑下垂；眼球突出，眼球凹陷，眼球位置，眼球震颤，眼球运动及复视。

其中瞳孔的检查最为重要，瞳孔的大小、形态及反射也千差万别：如严重的颅高压会造成颞叶沟回疝，会压迫同侧动眼神经造成瞳孔散大；交感神经中枢至眼部的通路上受到任何压迫和破坏，引起瞳孔缩小、眼球内陷、上睑下垂及患侧面部无汗的综合征，也称 Honer 综合征；一侧视神经损伤引起光照患侧时，不能引起任何一侧瞳孔缩小，而光照对侧时，可引起双侧瞳孔缩小；如患侧动眼神经损伤，光照任何一侧眼球，患侧瞳孔无反射，而对侧瞳孔缩小；麻醉药品或有机磷农药中毒导致的针状瞳孔或阿托品中毒导致的瞳孔散大；中脑外伤，中脑被盖部肿瘤，如四叠体、松果体、第三脑室、导水管部的肿瘤等导致的阿罗氏瞳孔（Argyll robertson syndrome)。

复视的检查在临床工作中也常常被忽视。我们都知道复视是由于支配眼球转动的六条肌肉中的任意一条或几条功能障碍所致，但是通过复视的临床表现而推测出神经损伤的部位往往是个难点，这需要我们熟记神经的支配范围与眼肌的运动方向(内、外直肌负责眼球向内或外转动；上、下直肌收缩时，眼球上转或下转，同时还使眼球内转；上斜肌主要使眼球内旋，同时还使眼球下转和外转；下斜肌主要使眼球外转，同时还使眼球上转和外转)。

(4)Ⅴ. 三叉神经(trigeminal nerve)

具有运动与感觉两种功能。检查内容包括面部感觉检查、咀嚼肌运动功能检查及角膜反射检查。

角膜反射的检查主要是判断三叉神经第一支即眼支是否受到损害。面部感觉检查应分别检查面部三叉神经分布区域(前额、鼻部两侧及下颌)内皮肤的痛觉、触觉及温度觉，两侧对比，观察有无减退、消失或过敏。咀嚼肌运动功能检查时医师将双手置于病人两侧下颌角上咀嚼肌隆起处，嘱病人作咀嚼动作，即可对比两侧嚼肌力量强弱的差异。正常人两侧翼内、外肌肌力相等，张口检查时下颌位于中间而无偏斜。当一侧三叉神经运动支受损时，张口时下颌偏向患侧。

(5)Ⅶ. 面神经(facial nerve)

面神经检查包括面部表情肌运动和味觉检查两部分。面部表情肌运动检查主要是判断患者是否患有面瘫，可嘱病人做皱眉、闭眼、露齿、鼓腮或吹口哨等动作，并观察额纹、睑裂、鼻唇沟及口角两侧是否对称。同时，鉴别核上瘫和核下瘫对于面瘫的治疗及预后极其重要。核上瘫即中枢性面瘫，即由面神经脑桥核以上损伤导致的一侧颜面下部表情肌瘫痪；核下瘫也称周围性面瘫，多见于面神经炎或贝尔麻痹导致的一侧完全性表情肌瘫痪。两者的鉴别要点在于面神经的双侧支配性导致一侧核上瘫不会引起额纹变浅或消失。

面神经还传导舌前 2/3 的味觉，同时支配泪腺和涎腺的副交感神经纤维也伴随面神经传导。

(6)Ⅷ. 前庭蜗神经(vestibulocochlear nerve)

顾名思义，检查包括前庭神经功能检查和耳蜗神经功能检查两部分。

耳蜗神经的检查主要通过简单步骤，如挫手指发声，或复杂实验（Rinne 试验、Weber 试验、Schwabach 试验等)检测听力水平。前庭神经司职平衡功能，受损后会出现眼震，患者自觉天旋地转，恶心呕吐，出现站立不稳，行走困难。

(7)Ⅸ. 舌咽神经（glossopharyngeal nerve)，**Ⅹ. 迷走神经**（vagus nerve)，**Ⅺ. 副神经**（accessory nerve)

统称为后组颅神经，但舌咽和迷走神经常一同检查。

检查舌咽和迷走神经时，舌后 1/3 味觉及口咽的感觉检查比较困难，医师往往先观察悬弓垂是否居中，两侧软腭高度是否一致，再嘱病人张口发

“ā”音，若一侧软腭不能随之抬起及悬弓垂偏向健侧，并病人伴随有吞咽困难、饮水呛咳等症状，则可诊断为后组颅神经神经麻痹。副神经主要支配胸锁乳突肌和斜方肌，前者主要作用是向对侧转颈，后者作用为耸肩。检查时，需注意观察有无肌肉萎缩，有无斜颈及垂肩等。

(8)Ⅻ. 舌下神经（hypoglossal nerve）

舌下神经支配同侧舌肌运动，其上运动神经原位于对侧大脑半球。舌下神经作用是伸舌向前，并推向对侧。检查时嘱病人伸舌，观察有无舌偏斜舌肌萎缩及舌肌颤动等。出现以上现象提示舌下神经核病变或舌下神经纤维受损。

4.2.3 运动系统检查

神经外科的运动系统功能检查应包括肌容量(muscle bulk)、肌力（muscle strength)、肌张力(muscle tone)、不自主运动(involuntary movement)、姿势和步态(stance and gait)5项内容。

1）肌容量的检查主要是观察肌肉是否有萎缩或假性肥大，其中肌肉萎缩大多与支配神经受损有关。

2)肌力是指肌肉或肌群收缩的力量，分0—V共六级，必要时注明“＋”或“－”号。具体评估方法如下：

0级　无可探测的肌肉收缩

I级　可触及肌肉有轻微收缩，但无关节运动

I+级　肌肉有强力收缩，但无关节运动

II-级　去除肢体重力的影响，关节能活动到最大活动范围的1/2以上，但不能达最大活动范围

II级　去除肢体重力的影响，关节能活动到最大活动范围

II+级　去除肢体重力的影响，关节能活动到最大活动范围，如对抗重力，可活动到最大活动范围的1/2以下

III-级　可对抗肢体本身重力，关节能活动到最大活动范围的1/2以上，但不能达最大活动范围

III级　可对抗肢体本身重力，关节能活动到最大活动范围

III+级　可对抗肢体本身重力，关节能活动到最大活动范围，且在运动终末可抗轻度阻力

IV-级　能对抗比轻度稍大的阻力活动到最大活动范围

IV级　能对抗中等度阻力活动到最大活动范围

IV+级　能对抗比中等度稍大的阻力活动到最大活动范围

V-级　能对抗较充分阻力稍小的阻力活动到最大活动范围

V级　能对抗完全阻力活动到最大活动范围(manual muscle testing，MMT)Lovett，1916

3）肌张力评估主要是对主动肌和秸抗肌静息状态下基础状态的评估，其中痉挛性机张力增高：多由锥体系损伤引起，是以速度依赖的紧张性牵张反射增强伴腱反射亢进为特征的运动障碍。强直性肌张力增高：多由锥体外系(如：纹状体、黑质)损伤所致，呈铅管或齿轮样强直，多见于脑炎恢复期或不随意型脑性瘫痪。肌张力降低可由外周神经、所支配肌肉，或神经—肌肉接头病变所致。

4)不自主运动又称为随意运动，指患者在意识清醒状态下，出现不受意志控制的骨骼肌异常运动。其原因可为先天性的，也可以是后天因脑肿瘤、脑血管病或脑外伤所致的，与精神因素关系不大。大脑皮质运动区、椎体束、基底节区、脑干、小脑、脊髓、周围神经等病变均可引起不自主运动。如舞蹈样动作、手足徐动、扭转痉挛多由尾状核、豆状核和杏仁体(统称新纹状体)病变引起；节律性与局限性肌阵挛与下橄榄核、齿状核及红橄榄束的损害有关；舞动运动为对侧丘脑底核的病变所致；震颤可由苍白球内、外侧核(统称旧纹状体)，小脑及其附属结构病变引起；肌束颤动多见于运动神经元病变或肌肉自身病变。

5）姿势和步态主要观察患者：痉挛性偏瘫步态、痉挛性截瘫步态、小脑性步态、慌张步态、醉酒步态、感觉性共济失调步态、跨阈步态、肌病步态、癔症性步态等。并从体格检查一开始就注意患者坐、立姿势，观察有无异常。

4.2.4 感觉系统检查(sensory system examination)

感觉系统检查和患者的配合程度及主观因素密切相关，检查时必须进行两侧对比、上下对比及综合对照。感觉检查包括浅感觉检查、深感觉检查和复合感觉检查。其中浅感觉有：皮肤痛觉、深部组织痛觉、触觉、温度觉。深感觉有：运动觉、位置觉、振动觉、压觉。复合觉有：皮肤定位觉、书写觉、两点辨别觉、图形觉、实体觉、重量觉。通过检查得出患者是否有感觉过敏、感觉减退、感觉缺失、感觉分离等症状，最终用画图形式予记录。浅感觉障碍多见

于丘系通路病变,深感觉障碍多见于脊髓丘脑束病变,而复合感觉障碍多见于大脑半球或其联系纤维病变。

4.2.5 反射检查(reflection examination)

反射检查与检查者的检查技术密切相关,主要包括生理反射(浅反射、深反射)、病理反射及脑膜刺激征。

(1)浅反射(superficial reflex)

即检查皮肤反射,包括:腹壁反射、提睾反射、肛门反射、足跖反射。浅反射的反射弧较长:脊神经后根节前感觉纤维传入的冲动循脊髓上升达大脑皮质,经处理后再下行经锥体束至脊髓的前角运动细胞,因而上运动神经元瘫痪可出现浅反射减弱或消失,锥体束受损后也常产生浅反射(皮肤反射)减退或消失并伴随深反射(肌腱反射)亢进。

(2)深反射(deep reflex)

即检查肌腱反射,包括肱二头肌反射、肱三头肌反射、桡骨膜反射、膝腱与跟腱反射等。反射仅由感觉神经元和运动神经元直接形成的反射弧产生,不经过高级神经中枢。反射弧的任何部位的中断可产生深反射减弱或消失。深反射减弱或消失是下运动神经元瘫痪的一个重要体征。

(3)病理反射(positive pathological reflex)

病理反射主要包括 Babinski 征、Gordon 征、Chaddoch 征、Hoffman 征、阵挛。是生理反射的反常形式,其中多数属于原始的脑干和脊髓反射。主要是锥体束受损时的表现,故称病理反射。最常运用的病理反射为 Babinski 征:用竹签轻划足底外侧,自足跟向前至小趾部足掌时转向内侧,Babinski 征阳性表现为拇指背屈伴其他足趾扇形展开。病理反射的出现必然出现生理反射的异常。但 1 岁以下婴儿出现的病理反射为原始反射,属正常现象。

(4)脑膜刺激征(meningeal irritation sign)

严格来说脑膜刺激征和传统的病理征本质完全不同,多见于各种中枢神经系统感染、蛛网膜下腔出血、脑脊液物理或化学性状改变等,在神经外科手术后也常会导致患者脑膜刺激征阳性。检查应包括:项强,Kernig 征,Brudzinski 征。但部分疾病如:寰枕畸形、脊髓栓系、脊神经根病变、椎间盘突出等病症的病人会出现脑膜刺激征假阳性,应注意鉴别诊断,必要时可行腰椎穿刺检查以化验脑脊液结果。

4.2.6 共济(协调)运动

是指机体完成随意动作时协调一致的组群肌肉运动,这种协调一致是在视觉、本体感觉、前庭神经、小脑、锥体外系、外周神经及所支配肌群的共同参与下完成的。不少神经科教材将共济(协调)运动的检查归为运动系统检查的一部分,但笔者认为将此类检查项目单独列出对神经系统疾病的定位诊断十分有帮助。在检查中应首先了解患者日常活动的随意动作有无协调障碍,如书写、系扣,进食等,并仔细观察有无动作性震颤和言语顿挫等,之后可进行指鼻试验、快复轮替试验、跟膝胫试验、反跳试验、Romberg 征试验等。

共济失调大体分为四类:深感觉障碍性共济失调、小脑性共济失调、前庭迷路性共济失调、大脑性共济失调。而临床上的"共济失调",多指小脑性共济失调。是由于先天性小脑发育不良或肿瘤、外伤、脑血管病等侵犯小脑及其相关结构引起的症状。

4.2.7 自主神经系统

亦称自主神经系统(autonomic nervous system)。它包括中枢自主神经系统和周围自主神经系统。其功能主要是支配内脏器官(消化道、呼吸道、心血管、膀胱等)和内分泌腺、汗腺、外周血管、竖毛肌等,起到调节内脏功能和腺体分泌,保护躯体正常状态等作用。

自主神经系统检查分为一般检查和反射检查。一般检查中要观察皮肤的色泽、温度、汗液分泌及营养状况,有无肛门括约肌功能障碍及性功能障碍等情况。观察皮肤的过程中还应注意是否有牛奶咖啡斑、皮肤结节、血管痣等皮肤异常,这些认真仔细的检查将有助于如:结节性硬化、神经纤维瘤病、Von Hippel-Lindau's 综合征、Horner 综合征等疾病的定性诊断。

自主神经反射检查主要检查患者眼心反射、颈动脉窦反射、竖毛反射和皮肤划痕征。眼心反射主要检查患者三叉神经眼支的传入纤维及迷走神经的传出纤维。迷走神经麻痹者心率减慢不明显,迷走神经兴奋者心率显著减慢,这一结果与压颈试验后颈动脉窦反射的意义颇为类似。竖毛反射与皮肤划痕征则主要检查患者的交感或副交感神经紧张度。

4.3 小儿神经系统检查

成人的神经系统检查方法不完全适用于幼儿，特别是婴儿，因为小儿不仅不能很好配合，而且小儿发育尚未完全成熟，有些体征和成人不完全相同，如1岁左右的小儿，正常情况下足跖反射也为阳性，但并无病理意义。现结合小儿神经发育阶段叙述小儿的神经系统检查。

4.3.1 颅神经检查

因为婴幼儿很难配合，检查颇为困难，只能根据检查所见结合病情进行分析。婴幼儿一般情况下习惯于母亲的化妆品气味，可用化妆品的气味分别检查两侧嗅觉，如改用其他不适气味则推开或躲闪。新生儿生后，虽然双眼紧闭，但对强光刺激会出现皱眉或不安反应。足月新生儿可短时注视大的移动物体，3个月婴儿开始用双眼近视移动物体，并对惊吓产生保护性眨眼反射。6个月婴儿可随意转动双眼寻找物体凝视，1岁小儿双眼活动更为灵活并逐步出现会聚反射。正常小儿瞳孔直间接反射都很敏感，检查小儿视野非常困难，医生只能在小儿背面用小焦点光束从四个象限分别检查以观察小儿反应，推断视野情况。婴儿检查眼底也难配合，可在熟睡时检查，必要时用阿托品进行散瞳，新生儿都有远视，必须将检眼镜调到+2D～+3D方能看清眼底；新生儿眼底血管发育尚未成熟，故色泽较白，不可误认为是眼底萎缩，视网膜色素沉着也不完全，故眼底较为明亮。

检查眼运动神经时观察有无眼睑下垂和斜视以及眼球运动和瞳孔反射等。小儿都有远视常需要过度辐辏，因此常有轻度斜视，故6岁以前儿童下斜视诊断时必须慎重。

检查三叉神经切忌先检查痛觉，以免小儿反感，应先检查运动，相继检查触觉，最后检查痛觉。

面神经检查可根据小儿哭笑表情来判定运动情况。舌前2/3味觉可用甜苦对比反应，但想精确测定很难。根据泪腺分泌可判定膝状神经节有否损伤。

听神经需反复观测，新生儿对突然噪声的反应是惊跳或哭叫；3～4个月婴儿对母亲声音有期待反应，头能转向母亲发声一侧。新生儿生后前庭功能发育比较完善，可以坐在母亲膝上进行旋转椅检查来观察眼震。

检查舌咽神经和迷走神经可根据发音的改变、软腭反射和运动来判定，必要时可强行观察声带运动。

检查副神经时，一侧损害，头不能转向患侧，如双侧受损头不能保持直立位置。较大儿童可令其模仿医师耸肩以观察斜方肌瘫痪情况。

检查舌下神经时通过吸吮动作观察舌的功能，舌肌瘫痪，吸吮动作不完全，婴幼儿玩耍时常自动伸舌，借以观察有否偏斜，也可强迫患儿开口，借其哭叫时观察舌的运动。

4.3.2 运动检查

新生儿的大脑皮质、锥体束和纹状体发育尚未完全，生后头几周的运动是由间脑和苍白球来调节，因此不仅动作缓慢，而且如蠕虫样动作。6个月以前的婴儿可观察俯卧抬头情况，以及两足蹬力、两手强握反射和拥抱反射等，对比双侧肌力是否对称。6个月小儿可以坐，8个月可以爬，1岁左右可以走，2岁能独立行走，4岁能独立上下楼梯。新生儿肌张力增高，随着随意运动的发展，则肌张力相应减低，使随意运动更加准确。婴儿不能配合肌张力检查，可通过腘窝角来判定，正常婴儿，腘窝角为180°，小于180°提示肌张力增高，大于180°提示肌张力低下。婴幼儿无法检查共济运动，可和正常同龄儿比较玩耍时准确运动情况以及步态情况来推断。

4.3.3 感觉检查

小儿痛刺激阈较成人为高，因此对痛刺激反应及对痛触觉定位精确度比成人为差。检查方法同成人，只是配合和判定都有一定困难。

4.3.4 反射检查

婴儿生后浅反射引不出，4～6个月时可引出提睾反射，1岁左右出现腹壁反射，新生儿生后即有吸吮反射和强握反射，3个月后强握反射消失，相继出现拥抱反射(moros reflex),6个月后拥抱反射消失,则出现抬躯反射。正常婴儿可出现足跖反射阳性,因此1岁以前无病理意义,吸吮反射1岁时才消失。

总之,检查小儿反射时,不仅牢记哪些是终生永存的反射,哪些是暂时存在的反射,而且检查很难一次完成;要在玩耍和正常活动中逐步检查,并和同龄正常儿对比检查。凡能引起小儿反感的检查都等到最后再查,为了确切了解神经系统某个情况时也可强迫检查。

4.3.5 婴幼儿昏迷评分法

因为婴幼儿合作程度有限,无法用GCS法评定昏迷程度。日本关西医科大学小儿科提出了婴幼儿昏迷程度评定法,在国际上已被引用。详见表4-3-1,分数愈高病情愈重。

(陈拓宇)

表4-3-1 婴幼儿意识昏迷评分指数标准(日本关西医科大学小儿科)

Ⅰ	无刺激呈清醒状态 1 哄逗时能发笑 2 哄逗时不发笑,但有视线倾注 3 不能随母亲方位移动视线
Ⅱ	刺激时觉醒,停止刺激则又入睡 10 给予饮物或母乳可有吸吮动作 20 呼之睁眼,并有视线倾注 30 反复呼叫能艰难睁眼Ⅲ给予刺激也不清醒
Ⅲ	给予刺激也不清醒 100 给予刺激可以出现排斥动作 200 给予刺激手足能动,但无排斥动作 300 给予刺激无反应

5. 神经系统疾病的定位诊断

为说明神经系统定位诊断是神经系统疾病诊断中的一个重要环节，首先简介神经病学临床诊断所遵循的一般规律和方法：①通过询问病史和查体获得病人的症状和体征；②从解剖和生理角度去解释上述相关的症状和体征，揭示诸项之间的内在联系和对应的解剖、生理方面的异常，总结出一系列的综合征；③根据这些临床症状和体征所反映的功能变化与解剖异常的对应关系，进行定位诊断，又称局部解剖学诊断，即明确疾病所累及的神经系统的解剖部位，并经必要的影像学等资料的验证；④根据既往史、现病史，特别是疾病发生、发展和经过，以及其他系统的伴随表现和实验室检查明确该病的病因和发生机制，推断该病的病理性质，即病因诊断；⑤对功能障碍的程度和预后做出推断。上述诊断程序总结为：Ⅰ. 临床调查（病史和神经系统检查）→Ⅱ. 根据生理和解剖知识解释症状和体征→Ⅲ. 病变综合征的确立和定位→Ⅳ. 解剖诊断 + 发病和病程模式 + 其他临床资料 + 适当的实验室检查做出病理和病因学诊断。

总之，完整的神经系统疾病诊断应回答“在哪里”和“是什么”。前一个临床诊断过程为定位诊断；后一过程为定性诊断。其中神经系统疾病的解剖学诊断，即定位诊断对神经外科具有重要意义：不仅要知道病变在哪里，而且要掌握病变详尽的局部解剖，为手术做好充分准备。

从功能解剖的角度，神经系统可以分为三大部分：周围神经系统、中枢神经系统和自主神经系统。各部神经均有一定的功能，损失后表现为相应的症状和体征。周围神经系统包括脊神经、脑神经，司皮肤、肌肉和骨骼的感觉和运动功能；中枢神经系统包括大脑、间脑(丘脑和下丘脑)、小脑和基底节、脑干以及脊髓,司感觉、运动的整合和情感、精神等高级活动。自主神经系统包括交感和副交感神经两部分,司内脏的感觉和活动。

本篇将扼要叙述神经系统的定位诊断,详细情况请参阅参考文献所列举的参考书。

依据病变对神经系统功能的影响,可分为破坏性和刺激性症状两类。如运动区的胶质瘤起初引起癫痫,为刺激症状,最后造成瘫痪,为破坏症状。

依据不同病变对定位诊断的意义不同,又可分为定位、邻接、远隔和假性的定位症状或体征。例如小脑蚓部病变引起躯干性共济障碍和脑积水,进而造成蝶鞍扩大、视力下降和肥胖等鞍区和下丘脑功能障碍等症状,共济障碍为定位征,其余为远隔症状或称假性定位征。

一般说来,神经系统的功能与解剖有一定的对应关系。这一对应关系称作神经系统功能定位,也是神经系统定位诊断的基础。不同部位的病变造成相应部位的功能变化。因此,通过其功能损害与解剖部位在空间上的对应关系,以及症状和体征在时间上的演变过程,逆推病变侵害的部位和扩展的范围,即是定位诊断的主要内容。

但也不是所有部位的病变都能够通过临床定位诊断确定病变部位。对于处于疾病早期的或位于"静区"的无症状或体征的病变的定位目前还须借助于影像学手段诊断,此为定位诊断的局限性。

定位诊断不应孤立进行,除开疾病发展的空间关系外,还应注意疾病发展的时间线程。临床检查仅是对病人现存症状和体征进行全面估价,对于过去的症状和体征还应与病史调查相互补充、印证,这样才能掌握其全过程。通过病史调查,了解该病变的起病方式和首发症状、疾病的发生、发展过程,将其所掌握的症状和体征按照出现时间的先后排序(chronicle),然后再分析和推断疾病的原发部位和扩展情况。疾病发生后,随时间的推移,器质性病变由小到大逐步扩展,症状与体征也逐步由无到有,由轻到重,由少到多地表现出来,不同时间内总有不同的症状存在,而且越先出现的症状越具有定位价值。这一原则称为定位诊断的"时间法则"。

如上所述,病人的症状和体征并不是都具有同等定位诊断价值。各种症状和体征对于定位诊断价值的"权重"也大不相同。因此应运用解剖和生理知识及临床经验对各种症状和体征的诊断价值由表及里,去伪存真,做出一番分析和评估,正确区分何为直接定位症状和体征,何为邻接症状和体征,何为远隔或假性定位症状和体征,最终方能得出正确的诊断。

关于定位诊断有如下原则可循:

①所有的线索交叉于一点,则提示病变即位于该交点上。交叉于该点上的线索越多,该诊断的可靠性越大。②如果各线索出现多个交叉点,必须进一步检查寻找新的线索,以弥补证据的不足,而这些新的证据可能导致作为诊断依据的新交点的产生。③从概率来说,所有检查结果应用一元论解释。仅当用一个病变无法解释全部结果时,应想到其他的可能性,如多灶性病变的可能性。④如果检查结果需要用两个或两个以上的病灶来解释,该病变可能是多灶性的,应进一步分析这些多发的病灶的共同特性。

定位诊断对神经外科尤其重要。因为外科手术不仅需要精确地掌握病变的部位,而且需要了解病变侵及的层次、范围以及与周围结构的关系等方面问题。Yasargil 强调术前对病变至少应明确五大方面的问题:三维解剖 + 变异 + 病理。如此复杂的问题单独依靠临床定位诊断是不够的,有幸的是现代医学影像学,如功能成像技术以及电生理等辅助检查技术的发展已能大体满足神经外科定位诊断的需要。这些辅助诊断手段的正确应用不仅为临床诊断提供了十分有价值的信息,而且对临床诊断的确立提供了重要客观佐证。

现代影像学的进步,已经可以对病变及其相关结构进行三维重建,甚至可以进行功能定位,为临床诊断提供了重要的信息。但是,应该强调的是"临床医师要为其手术的是病人而不是胶片"。目前忽视病史调查和体格检查等临床基本功的培养,片面依赖 CT 或 MRI 等辅助检查做临床诊断的倾向已引起医学教育家们的关注。片面依赖辅助检查结果,忽视临床综合思维和综合判断的倾向,不仅贻误病人,而且贻误医生自己。

正如 Yasargil 指出的那样,仅知道病变位于哪个部位是远远不能应对手术中的复杂情况的。作为神经外科手术医师,术前应对病变局部解剖学进行详尽而准确的充分把握和精细的研究。

1)病变是弥漫性或局灶性?是多发或单发?是原发或继发?

2)病变位于中枢部或外周部?位于颅内或椎管内?

3)颅内病变是原发于颅内、颅底,或颅外向颅内侵袭?

4)如颅内外一并受累,颅外侵袭到什么结构和间隔? 眼,耳,鼻,口,咽或颈?

5)如为颅内,病变侵袭什么部位和层次? 扩展的范围? 与周围结构的关系? 是侵及哪一个或哪几个层次? 哪个或哪几个间隔? 幕上,幕下或幕上下都有,甚至由颅后窝到椎管内(颅脊管病变)?

6)病变属于神经轴内(intrinsic)病变,或神经轴外(extrinsic)病变? 明确这一问题对于区分病变性质和确定治疗方案有重要意义。

7)病变与主要功能区和神经传导束关系如何?

8)该病变的血液循环如何? 是血管性病变,还是多血性或少血性的非血管性病变的血供来自颈外动脉、颈内动脉,还是颅内外双重供血? 如是仅颅内动脉供血,前循环、后循环,或前后循环双重供应?

病变附近有无重要动脉? 病变与该动脉的关系是压迫、推挤,还是包裹、绞窄?

供血动脉的类型:过路动脉,滋养动脉,或过路兼滋养动脉?

该病变的回流静脉与静脉窦如何?

9)该病变与脑室和脑脊液循环通路有何关系?

10)如病变位于颅外,是位于脊髓,神经根,神经干,神经丛,还是某知名神经?

11)如累及脊髓,是椎管外还是椎管内? 对于后者,病变在横轴上是在硬膜外或硬膜内? 髓内或髓外? 波及的范围是半离断,还是横贯性损害? 在纵轴上,病变侵袭的上下节段如何?

为回答上述诸多问题,除具备扎实的临床基本功外,还必须借助于现代影像学和其他必要的辅助检查手段。对于有些术前无法判断的问题,须术中留心观察和判断,以积累经验。

因此,术前必须对病人进行详尽的病史调查,细心的体格检查,辅以必要的辅助诊断手段才能做出正确的定位诊断和定性诊断。

对于疾病定性诊断,应参考病人的年龄、性别、病史、起病方式和诱因、首发症状、伴随症状、演变过程,定位诊断的提示,疾病分布和病理学特点以及全身表现,还有 CSF 检查、生化检验和影像学检查等资料综合分析。

就局部病变而言,回答上述问题的过程即是术前对病变的充分分析和把握的过程;就病人而言,还需要全身各系统的检查和评估,以把握全局和整体。

临床诊断只有经得起多方面的印证才能保证其正确性和完整性,换言之,搜集的证据越充分,诊断正确性也就越高。切忌只顾一点,不顾其余的片面性。

在现代影像学出现之前,有人统计过有经验的临床医师的诊断率仅在 60%左右,这说明临床诊断方法的不足。由于神经疾病的复杂性,有时即使最严格地运用临床方法和实验室检查,也会有许多病人诊断不明。在这种情况下建议:①集中分析主要的症状和体征,避免一些无关紧要的体征和不可靠的临床资料分散注意力。②避免先入为主和过早下结论。最先做出的仅是“印象诊断”,或称试验性的工作假设,需要经过实践的检验。随着新的资料的不断获得和疾病发展过程中出现新的情况,这一假设需要调整,甚至是纠正才能成为正确的诊断。③当临床表现不符合所考虑的疾病特点时,应该考虑另一种可能的诊断,但是,临床上碰到的常见病的不典型表现要比罕见病的典型表现的机会大得多,因此还是首先应从常见病考虑,然后再逐一排除。④重视每项症状和体征在该疾病中出现的统计学概率和循证医学所提供的资料,即重视该项症状和体征对诊断的“权重”和意义,尽管医师总是喜欢囿于自己以往的经验做出判断。⑤在术前或术中判断不清时,应积极采取活检和病理学诊断,以便确诊和积累经验。

本章讨论的仅是传统的神经定位诊断,即通过病人的症状和体征推测病变部位及扩展范围。

5.1 大脑半球病变的定位诊断

5.1.1 大脑半球病变的一般表现(general manifestation of lesions affecting cerebral hemispheres)

脑为中枢神经系统头端最为发达的部分,浸浴在脑脊液中,被覆三层被膜,封装在颅骨内,分为大脑、基底节、间脑(丘脑和下丘脑)、脑干(中脑、脑桥和延髓)以及小脑。大脑皮质分为额叶、颞叶、顶叶、枕叶和脑岛。侵袭大脑半球的病变临床上常表现为如下症状:

智能和行为的异常:为保证脑功能的正常活动,整个脑必须是完好的。某些区域的病变尽管侵犯范围很广泛,但很少引起智能缺欠;然而优势半球功能区的很小的病变却能引起显著的功能缺欠。颅内占位病变引起颅压高、脑水肿、脑移位(脑疝)等,常在局灶症状的基础上伴随非特异的泛化的智能和行为障碍。因此,对于病人叙述的近期任何智能行为的异常或人格的改变都应视为严重问题对待。对此病人有时未能察觉,家属或同事的叙述常会提供有价值的线索。

记忆的损害、注意力丧失、激惹、技能丧失、行为异常等均提示大脑病变的存在。

侵及大脑半球的疾病包括累及硬膜内外,蛛网膜下腔,脑实质内(皮质、白质和深部灰质),脑室内各层次内的各种病变,包括:局灶性原发和继发的浸润性或膨胀性生长的新生物;血管的狭窄、闭塞、栓塞和出血;由于变性或代谢紊乱造成的神经功能的弥漫性损害;各种感染;先天畸形等。

5.1.2 额叶病变的定位诊断(localization of lesions affecting frontal lobe)

额叶分背外侧面、内侧面和底面,控制随意运动、语言、情感和智能,并与眼球运动、内脏活动和共济运动有关。大体上讲,额叶前部与精神和智能有关;额叶后部与运动有关;额叶内侧面和底面与内脏活动相关。各主要功能区如下:

第Ⅰ躯体运动区:位于中央前回和旁中央小叶。身体各部位的运动代表区的投影恰如倒立的人形,但头部是正立的。功能主要是支配对侧肢体随意运动,参与内脏活动的受双侧皮质支配的肌肉如眼肌、咽喉肌和呼吸肌的运动。运动区功能与肌力有关,与肌张力无关。

第Ⅱ运动区:位于额下回的岛盖部和大脑外侧裂的上唇。此区投影为正立的人形。刺激引起对侧肢体运动。

附加运动区:额上回后部的大脑内侧面,发出纤维加入锥体束。投影为头朝前,脸朝上的仰卧人形。损伤后引起癫痫发作。

运动前区:位于额上回的后部、内侧面和中央前回下部的前半部。轴突构成锥体外系的一部分,对随意运动产生抑制性控制作用。单纯运动区损伤造成迟缓性瘫痪,但少见,多见与运动前区损害合并出现,因而表现为痉挛性瘫痪。

额叶凝视中枢:位于额中回后部。刺激性病变引起双眼向健侧的同向凝视;破坏性病变引起向病侧的同向凝视。

语言运动区:位于优势半球的额下回后1/3,但也有例外。破坏性病变造成运动性失语。因癫痫行颞叶切除时,为准确判定语言中枢所在,临床应用Wada试验,即向颈内动脉注射戊巴比妥观察有无运动性失语。

书写中枢:位于优势半球的额中回后部。

额前区:包括额叶的眶回、额叶内侧面和额上、中、下回的大部,司精神、智能和内脏活动。

额叶病变常引起的症状:明显记忆障碍,直到不同程度的痴呆,并常伴随少动和尿失禁。后者可能与额中回的排尿中枢受累有关。尿失禁合并进行性智能障碍是额叶损害的特征。此外,语言与环境和场所不符也是额叶损害的表现之一。

额叶前部的损害表现为精神、情感、人格、行为和智能障碍。共济失调以对侧步态异常为主。释放症状有强握反射、摸索反射和吸吮反射等。额叶后部为中央前回,刺激症状为对侧局灶性癫痫发作,继之为Todd麻痹;破坏性病变引起对侧相应的上运动神经元瘫痪症状。运动前区的病变表现为锥体外系症状。刺激症状为对侧眼和面部的痉挛发作；破坏性病变造成对侧痉挛性瘫痪、强握等。额叶底面病变刺激症状表现为呼吸间歇、血压升高等植物功能障碍；破坏性病变造成精神障碍、愤怒或木僵。扣带回前部的病变引起瞳孔扩大、脉搏徐缓、呼吸变慢等。

严重额叶损害除痴呆外，可影响基底节和小脑，造成假性 Parkinson 病和假性小脑体征等。

5.1.3 颞叶病变的定位诊断(localization of lesions affecting temporal lobe)

颞叶病变引起人格改变，同时伴有记忆障碍。人格缓慢恶化伴随发作性异常。后者突然发生或又突然停止，如精神运动性癫痫。突然发作的行为异常提示颞叶病变。

病人可有各种各样的与颞叶功能相关的前驱症状：眩晕、幻视或幻听、幻嗅、不适的内脏感觉、不能控制的深呼吸、预感可怕的事情即将发生等。

颞叶损害的症状非常复杂，但均有突然发作和突然停止的特点：癫痫样的不自主的口部运动、无目的地摆弄衣服、累及面部和上肢的局灶性癫痫可能发展为意识障碍和大发作。

体征：除非属急性病变如血肿或高度恶性的胶质瘤，颞叶病变均较恒定地引起颞叶癫痫发作，但仅有 10%的颞叶癫痫系由肿瘤引起的。轻微的人格改变不如额叶那样明显，郁闷或精神障碍，但男性病人患有颞叶肿瘤的人格改变发生率很高，应警惕。单侧病变少有记忆障碍。对侧上 1/4 同向象限盲是 Meyer 袢损害的证据。如发展为偏盲，说明病变波及到附近的顶叶。颞叶病变常累及面部的运动皮质，造成轻微的面部无力。颞叶病变的体征出现在疾病的晚期。如出现迅速进展的偏盲，伴有意识混浊、头痛和语言障碍，则说明病变进展迅速。

颞横回病变引起听觉障碍、耳鸣和幻听。颞上回前部病变引起乐感丧失，后部病变引起感觉性失语。颞中回和颞下回病变表现为对侧躯干性共济障碍。深部病变合并对侧同向上 1/4 象限缺损。颞叶内侧部刺激性病变引起颞叶癫痫、钩回发作；破坏性病变引起记忆障碍。

颞叶癫痫：颞上回病变造成听觉和平衡觉障碍。颞顶枕视觉辅助区病变引起复杂性幻视。杏仁核和钩区病变引起幻嗅。伴随颞叶癫痫的病变可能表现出以下各部症状：

海马：记忆障碍。

脑岛：不随意的内脏活动常伴随颞叶发作引起的口唇和咀嚼运动。

异常的内脏感觉，性欲亢进。

远离颞叶但与之关系密切的皮质区如额叶眶面和矢旁病变也可造成颞叶癫痫症状。

记忆障碍：颞叶内侧面及与乳突体的连接和脑干的上部的累及双侧的病变可造成记忆障碍。切除双侧颞叶前部位可造成 Kluver-Bucy 综合征，表现为不认亲友的精神性盲，但单侧病变不会造成严重障碍。造成记忆障碍的两侧性病损多见于代谢和感染性疾病，如缺氧、低血糖、电休克、疱疹病毒引起的脑炎和双侧大脑后动脉的闭塞等。

5.1.4 顶叶病变的定位诊断(localization of lesions affecting parietal lobe)

顶叶损害的体征：顶叶是位于中央沟和顶枕裂之间的一块皮质小区。在功能上与邻近区域有重叠。中央后回司对侧半身感觉，缘上回和角回连同颞叶的上部与语言有关。顶叶前部(中央后回)的刺激症状为对侧局灶性感觉性癫痫和感觉异常；破坏性病变引起对侧偏身感觉障碍。顶上小叶病变表现为复杂的皮质觉，如实体觉、两点辨别觉和立体觉丧失。顶下小叶(主侧)病变表现为失用、失写和失读等(图 5-1-1)。

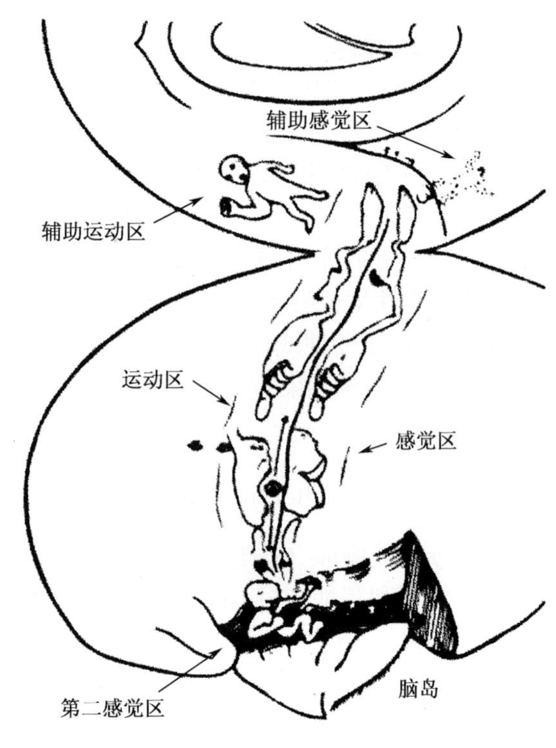

图5-1-1 运动和感觉中枢的功能定位

5.1.5 枕叶病变的定位诊断(localization of lesions affecting occipital lobe)

枕叶病变较少见。视幻觉如无定形的闪光色彩异常提示此区病变。累及此区病变造成的同向偏盲，伴有“黄斑回避”，即两侧黄斑的中心视野保留。如同时波及附近顶叶,则伴有失认和失读。双侧枕叶视皮质损伤造成皮质盲。病人失明,但瞳孔对光反应存在。梭回后部病变造成精神性视觉障碍,表现为视物变形或失认,病人失明但自己否认(Anton 征)。

5.1.6 胼胝体病变的定位诊断(localization of lesions affecting corpus callosum)

前 1/3 病变造成失语和面肌麻痹,膝部病变造成上肢失用,中 1/3 病变造成半身失用,压部病变造成下肢失用和同向偏盲。广泛性病变造成精神淡漠,嗜睡无欲,记忆障碍等症状。完全性离断造成裂脑综合征。胼胝体切开的范围不应超过 3cm。

5.1.7 半卵圆区病变的定位诊断(localization of lesions affecting hemifororamen ovale)

半卵圆区,又称辐射冠,内含司神经信息传递的复杂的白质纤维。因与胼胝体纤维交叉编织分布,纤维分布相对广泛而分散。半卵圆区局灶性病变引起的运动障碍区别于内囊和脑干,一般引起偏瘫较少,单瘫多见。即使有偏瘫,也是上下肢瘫痪程度不均等。

半卵圆区前部病变造成对侧肢体单瘫和运动性失语;中部病变造成对侧皮质感觉障碍,远端重于近端;后部病变造成对侧同向偏盲和听力障碍。

5.1.8 边缘系统病变的定位诊断(localization of lesions affecting the limbic system)

边缘系统包括海马、海马回、钩、杏仁核、扣带回、部分脑区、峡区、Broca 嗅区和额叶眶面等结构及其纤维连接。

边缘系统的广泛损害造成自主神经系统的内脏功能障碍、情绪改变、记忆障碍和本能行为如进食和性行为异常等。

5.1.9 与神经外科相关的常见的大脑半球病变综合征(syndromes of cerebral lesions related neurological surgery)

Fulton 综合征：病变累及前额中央前回前方的前运动皮质区,造成对侧的强握反射和摸索反射。

Gerstmann 综合征:优势半球角回病变,造成失认、失写和失算。

Silverstem 综合征:病变累及顶叶,造成偏身感觉障碍、肌肉萎缩和发育障碍。

Kosakoff 综合征:病变累及额叶、颞叶和边缘系统,造成近事遗忘及虚构症。

Kluver-Bucy 综合征:病变累及颞叶、海马、钩回和杏仁核,有易怒等情绪改变和性欲、食欲亢进等症状。

5.2 间脑病变的定位诊断

间脑位于中脑的上方，大部分被大脑皮质包被。从功能和发生上分为丘脑部、丘脑底部(sub-thalamus)和丘脑下部;从结构上划分为丘脑上部(epithalamus)、丘脑(thalamus)、丘脑底部(subthalamus)和丘脑下部(hopythalamus)。丘脑部包括丘脑、丘脑底部、丘脑上部和丘脑后部。丘脑发生上出现较晚,位居背侧部,为感觉的皮质下中枢,与大脑新皮质和新纹状体联系密切。丘脑上部最古老,与生物昼夜节律调节有关。丘脑下部也较古老,与内脏和代谢等机体内稳态有关。

5.2.1 丘脑和丘脑底部

丘脑为位于第三脑室的外侧的大脑半球深方的灰质核团。丘脑核团分五群:前群、中线群、内群、外群和后群。功能详见定向外科章节。丘脑上部由松果体、后连合、缰核和缰三角组成。丘脑下部位于丘脑底部的腹侧，构成第三脑室的底和下外侧壁，包括乳突体、灰结节、漏斗和视交叉。核团分为前组、外组、内组和后组。丘脑后部由丘脑枕和内外侧膝状体组成。丘脑底部与锥体外系有关。

丘脑上部病变：累及松果体，引起性早熟。常见于松果体区肿瘤。

丘脑后部病变：累及外侧膝状体，对侧同向偏盲，累及内侧膝状体，听力减退。

枕部病变造成对侧同向注视麻痹和丘脑手。

丘脑病变：刺激症状引起对侧半身丘脑痛，弥漫性，定位不准，痛苦难忍。部分合并痛觉过敏，破坏性症状为对侧半身深浅感觉障碍，深感觉障碍重于浅感觉障碍，远端重于近端，还可见对侧半身共济障碍，舞蹈病，多动症和丘脑手等。

丘脑底部在中脑被盖和丘脑背侧之间，前内为丘脑下部，外侧为内囊，含丘脑底核，与苍白球、红核、黑质有纤维联系。

丘脑底部病变：累及 Luys 体，对苍白球的抑制解除致对侧投掷症。

5.2.2 丘脑下部

丘脑下部又称下丘脑或下视丘，在正中矢状面上，下丘脑以水平走行的下丘脑沟与丘脑分界。分视上部、结节部和乳突体部三部分(图 5–2–1)。

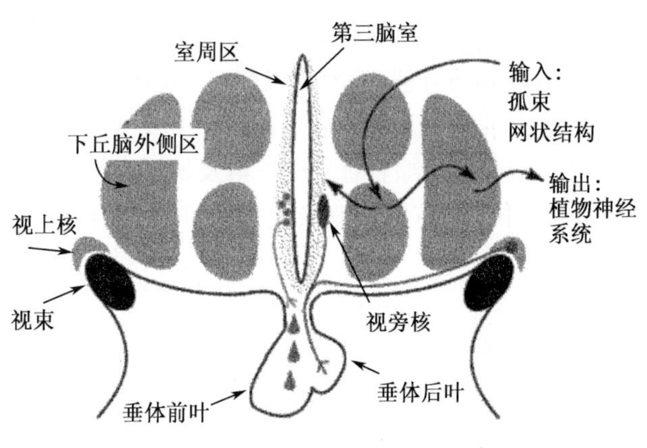

图5–2–1 下丘脑对垂体的调节

下丘脑横向分为三个带：室周带、内侧带和外侧带；纵向从前向后分为四个区：视前区、视上区、结节区和乳突区。

从中脑和大脑来的上下行纤维走行于下丘脑的外侧部，远离手术区域。位于脑室周围的维持内环境的稳定和生殖功能的神经内分泌核团在暴露第三脑室时易造成损伤。对钠和糖浓度的化学感受器也在室旁区，手术和牵拉时易受到损伤。

下丘脑前区的核团包括视上核和视旁核，与抗利尿激素分泌有关并控制渴感。下丘脑内侧部核团与体温调节有关，调控皮肤的血管和汗腺分泌。下丘脑后区的核团包括背核、后核、乳突体上核和乳突体核，与食欲、进食、消化、社交活动和交感神经活动有关。下丘脑外侧区含下丘脑外侧神经核，还含有大量的联系纤维，与醒觉、睡眠体温调节和食欲等方面均有关系。

下丘脑功能：包括三方面内容：控制交感和副交感神经系统；与网状结构有广泛投射；通过神经途径(视上垂体束和结节垂体束)和血管途径(垂体门脉系统)两种不同的机制控制垂体的功能。下丘脑的功能广泛而且复杂，概括地说，与内分泌、热量平衡、渴感和渗透压调节、体温调节、自主神经的平衡、醒觉和睡眠、感情和行为、记忆以及躯体运动等方面功能有关。

下丘脑病变：神经外科常见于原发于下丘脑和鞍区、鞍上病变及第三脑室病变引起的继发损害。下五脑损伤引起的综合征详见表 5–2–1。

视上核、视旁核受累：尿崩症。

室旁核和室旁垂体束受累：糖代谢障碍、低血糖或糖尿病。

结节核受累：进食行为改变、脂肪代谢障碍。

结节漏斗受累：性发育和性功能障碍。

网状结构受累：意识和睡眠障碍。前者开始多为嗜睡或浅昏迷，呼之能应，逐渐发展为深昏迷；后者如发作性睡病或周期性睡病等。

表5–2–1 下丘脑损伤的定位诊断

下丘脑视交叉前部综合征	
内侧部病变	失眠 体温过低 (永久性) 渴感丧失 SIADH
外侧部病变	失眠 体温过高 (一过性) 渴感丧失 尿崩症
生理性障碍	副交感性神经通路 渗透压感受器 温度感受器 视上感受器

续表

下丘脑结节部综合征	
内侧部病变	内分泌病 肥胖/贪食 情绪障碍 记忆障碍 婴儿间脑综合征 体温过高 尿崩症
外侧部病变	厌食、消瘦 渴感丧失 情绪障碍
生理性障碍	1 社会行为 2 室旁视上束 3 结节漏斗束 4 血糖感受器(?) 5 渗透压感受器 6 体温调节通路 6 内脏传入
下丘脑后部综合征	
内侧部病变	多睡 淡漠/少动 体温不恒定,变温(低体温?) Wernicke-Korsakoff 综合征 性早熟
外侧部病变	多睡 体温不恒定,变温(高体温?) 情绪障碍
生理性障碍	自主神经效应器系统 产热系统(内侧) 散热系统(外侧) 网状激活系统 内脏传出 体温调节控制点失常

前区损害:破坏性损害造成中枢性高热、体温不稳定和尿崩症等;刺激性病变造成呼吸及心律变缓、胃肠蠕动加强、排尿量少而次数增多等副交感神经亢进症状。

后区损害:累及乳突体、后核和网状结构。破坏性症状为体温过低、嗜睡;刺激症状为瞳孔散大、血压升高、心率和呼吸变慢和立毛多汗等交感神经亢进症状。

下丘脑广泛性损害:自主神经调节失控、瞳孔大小不等多变、心律不齐、血压和体温不稳定,还可表现为间脑癫痫发作。结节区的广泛受累引起应激性溃疡,常见于颅脑损伤和第三脑室肿瘤术后并发症。

5.2.3 与丘脑和下丘脑相关的综合征(syndromes of lesions affecting thalamus and subthalamus)

无动无语缄默症:下丘脑网状结构受损,参见神经系检查特殊意识障碍一节。

间脑癫痫:1929 年由 Penfield 首先提出。脑外伤、第三脑室肿瘤和丘脑肿瘤均可发生,表现为自主神经系统一系列功能发作性亢进症状:面部潮红、大汗淋漓、瞳孔散大、竖毛、流涎、流泪、心动过速、血压升高,多见于严重颅脑损伤病人。

婴儿间脑综合征:又称营养不良综合征,见于下丘脑前部患有胶质瘤的 2~6 个月婴儿。临床表现为以长期消瘦为特征的间脑综合征,包括皮肤苍白、低血糖、生长激素水平升高,高颅压征少见,有时可见视神经萎缩。半数病儿有眼震、CSF 内蛋白增多,CT 见第三脑室变形,有占位病变存在。自然病史 12~18 个月,但经放射等治疗,有的存活期可达 10 年。

Frohlich 综合征:又称肥胖性生殖无能症,1900 年首先由 Babinski 描述,为下丘脑的底部,特别是正中隆起的损伤引起此综合征。损伤腹内侧核引起肥胖,正中隆起损坏影响青春期发育和性功能障碍。

神经源性尿崩症:以烦渴、多尿为特点,尿比重 1.000~1.005 之间,尿量 8~10L/d。约 40%病例为原发的家族遗传性的疾病或来自下丘脑外的疾病。其余均为视上核—下丘脑系统中断引起。颅底骨折、创伤后视交叉池的蛛网膜炎和其他特异和非特异性炎症,也可发生于怀孕后或漏斗区的肿瘤如胶质瘤、颅咽管瘤、髓母细胞瘤、生殖细胞瘤等。外科手术损伤或损伤垂体柄也可造成尿崩症,其严重性与垂体柄损伤高度有关。经鼻蝶窦切除垂体瘤术后多见一过性尿崩症。

5.3 脑干病变的定位诊断

脑干：解剖学上脑干包括间脑，但从功能上和临床定位诊断上所指的脑干是指头端腹侧从乳突体后缘，背侧至后联合以下，尾端为颈髓最高水平之间的中脑、脑桥和延髓三部分。脑干因神经核团密集，上下行纤维纵横交错，造成定位诊断的复杂性，但如先理解一下各种神经核团和长束纤维大体分布规律，定位诊断就有一个大体框架可循了。概括地讲，脑干纵轴上分三段、横轴上分三层，各神经核（功能柱）位于导水管和第四脑室的腹侧，呈规律性排列（图 5-3-1，图 5-3-2）。

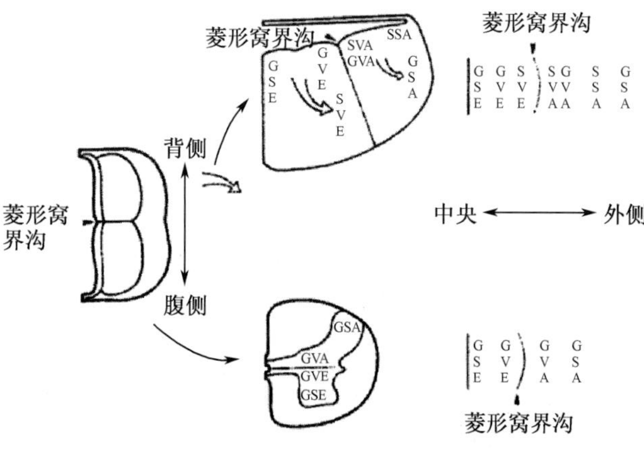

图5-3-1　脑干神经核团的排列规律

神经系统由神经外胚层卷成的神经管发育而来。神经管两侧在横断面上分基板和翼板两部分，中间以界沟分界。此沟一直延伸到间脑。脊髓基本保持了原始的形态。脑干和脊髓的基本结构相似。在延髓下半部基本保持了脊髓的构筑。在脑桥，由于小脑各脚和司平衡觉和听觉纤维的加入，基底部加入很多横行的纤维而变得十分粗大。延髓的上半部和脑桥被盖部的形态主要是由于随第四脑室的发育，脊髓中央管向后敞开，胚胎时的基板（司运动的各核团，相当脊髓前角）和翼板（司感觉的各核团，相当于脊髓后角）在横断面上的相对位置关系由腹—背的关系随第四脑室向外的敞开变成了内—外的关系。因此在脑干内，司运动的各神经核团位于脑干的前内，司感觉的各神经核位居后外。脊髓神经核团按功能排列，从腹侧向背侧依次是一般躯体运动、一般内脏运动、一般内脏感觉、一般躯体感觉，保持了这四种功能成分。至于脑干，由于支配鳃弓的成分（特殊内脏传出）的参与，以及嗅、味（特殊内脏传出）、视、听觉（特殊躯体传入）的出现，由脊髓的四种成分增加为脑干的七种成分。

躯体运动成分：在中脑有动眼和滑车神经核，在脑桥有三叉神经运动核、外展神经核和面神经核。在延髓有副神经核和舌下神经核。疑核属特殊内脏运动成分。

内脏运动：在中脑有动眼神经 E-W 核，在脑桥有脑桥泌涎核，在延髓有泌涎核和迷走神经背核。

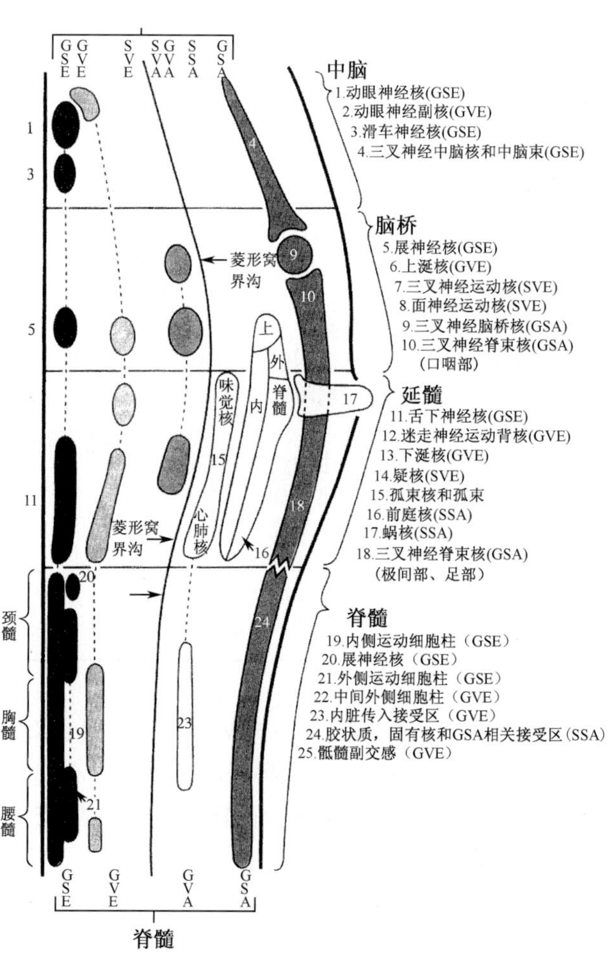

图5-3-2　脑干神经核的规律分布(鲍圣德，2002)

GSE 一般躯体传出，GVE 一般内脏传出，SVE 特殊内脏传出，SVA 特殊内脏传入，GVA 一般内脏传入，SSA 特殊躯体传入，GSA 一般躯体传入

内脏感觉：孤束核大部位于延髓，小部分位于脑桥。头端接受味觉，为特殊内脏感觉，其余为一般内脏感觉。

躯体感觉：三叉神经主核和脊束核，从中脑延伸到脊髓。前庭神经核和耳蜗神经核，位于脑桥下段，菱形窝的外侧部。

自中脑发出的神经为动眼神经和滑车神经。后者是唯一从脑干背侧发出的脑神经。自脑桥发出Ⅴ、Ⅵ、Ⅶ和Ⅷ对脑神经。自延髓发出Ⅸ、Ⅹ、Ⅺ、Ⅻ对脑神经。这样根据脑神经的损害，大致可以确定脑干损害的节段高低和范围。

脑干内部结构在横断面上分三层：腹侧为运动纤维层，含司运动功能的皮质脊髓束和皮质延髓束，中层为感觉纤维层，含司感觉的主要通路，背侧为各脑神经核。根据以上何种成分受累，大致可以确定病变在脑干横断面上的范围。

皮质脊髓束在脑干的腹侧面即中脑的大脑脚下行，支配下肢的纤维在大脑脚的外侧，支配上肢的纤维位于内侧。在脑桥水平被通往小脑的桥横纤维分离成若干束，在脑桥的下部再度集中，在延髓移行为锥体交叉，支配上肢的纤维在内侧，并在支配下肢的纤维的上方越过中线，形成对侧脊髓的皮质脊髓束的内侧部分，支配前角细胞。由于锥体交叉内的支配下肢的纤维偏下，因而位于锥体交叉一侧的病变可能压迫来自对侧已经交叉的支配上肢和同侧尚未来得及交叉的支配下肢的运动纤维，结果造成同侧上肢和对侧下肢无力。皮质脊髓束在延髓节段业已交叉完毕，颈髓的锥体束均为来自对侧的皮质脊髓束纤维。

皮质延髓束经内囊的膝部随运动束转向走行到大脑脚的最内侧，越过中线支配对侧脑干的脑神经核团。

三叉神经运动核受双侧皮质支配，单侧皮质病损造成的核亡性损害不能引起明显的嚼肌无力。面神经核支配额肌的部分受双侧皮质支配，一侧皮质病变也不引起额肌瘫痪，但支配睑裂以下的表情肌的核团仅受对侧皮质支配，因而有定侧意义。Ⅸ、Ⅹ、Ⅺ对脑神经的运动核团的核上支配不恒定，因人而异。

对于脑干病变的一般定位，首先根据脑神经和体神经症状和体征在侧别上“交叉”的特点，明确有无脑干受累，然后再根据脑神经的损害确定病变在脑干长轴上节段的高低和范围，根据损伤的成分确定病变在脑干横断面上的波及范围，最终建立病变在脑干的三维空间定位。

除内部构造外，脑干的血管构筑规律与脊髓和大脑也是大同小异，分深浅两个系统。深动脉系统为旁正中动脉，相当于深穿动脉支，从腹侧面直接进入脑干，供应深部灰质。浅动脉系统分为长旋动脉和短旋动脉，在脑干表面走行一段距离后进入脑干，相当于大脑的皮质支。

原发于脑干内和脑干外的病变有不同的临床表现：前者脑神经核性症状出现早，多以“交叉性”障碍表现出来，易发展为双侧脑神经症状，易出现去脑强直和假性延髓麻痹，神经缺失症状远较颅压高症状明显；后者多以脑神经的刺激症状起病，如耳鸣、面痛等，邻近多个脑神经相继受累，颅压高症状出现早。

5.3.1 中脑病变的定位诊断（localization of lesions affecting mecencephalon）

中脑腹侧部受损造成Weber综合征。中脑被盖部受损造成Benedikt综合征。四叠体上丘受损造成Parinaud综合征。

Weber综合征：同侧动眼神经麻痹，加上同侧大脑脚受累造成对侧偏瘫，见于颞叶钩回疝和脚间窝病变。

Benedikt综合征：同侧动眼神经和同侧红核受损造成同侧眼肌麻痹加上对侧肢体多动，如舞蹈症、震颤和手足徐动症。

Parinaud综合征：眼球共轭运动受损，不能向上注视，见于松果体区病变。

5.3.2 脑桥病变的定位诊断（localization of lesions affecting pontine）

脑桥下部腹侧部受损造成外展神经交叉瘫，如Millard-Gubler或Foville综合征。脑桥中段腹侧部受损造成三叉神经交叉瘫。脑桥下段较广泛的损害造成Raymond综合征。此外在脑桥外侧部的病变会产生典型的桥小脑角综合征。

Foville综合征：同侧面肌麻痹，同侧外展麻痹加上对侧肢体偏瘫。

Raymond-Cestan或Cestan-Chenais综合征：四肢瘫痪，伴随感觉障碍和眼震，多因基底动脉深穿支血栓造成脑桥软化，累及锥体束、内侧丘系和内侧纵束等结构。

小脑脑桥角综合征：最初位听神经受累，出现耳鸣和耳聋，随之Ⅴ、Ⅵ、Ⅶ、Ⅸ、Ⅹ、Ⅺ和Ⅻ也相继受累，出现面部麻木、面瘫、吞咽困难并伴有小脑半球和脑干症状，出现眩晕、走路不稳、构音困难和长束症状等，最后出现颅内压增高征，最多见于听神经瘤，其次为表皮样囊肿。后者多伴有面痛症状，脑神经损害以刺激症状为主，波及三叉神经、面神经和位听神经。

5.3.3 延髓病变的定位诊断（localization of lesions affecting medula oblongata）

延髓位于脑桥和颈髓之间，下半部结构与脊髓相近，上半部的背侧开放为第四脑室的底。临床症状和体征取决于受损部位。延髓上段腹侧的损害引起舌下神经交叉瘫，上段背外侧部损害引起 Wallenberg 综合征、上段中央部的损害取决于受损脑神经核，可引起 Jackson、Avellis 或 Schmidt 等综合征。

去大脑强直：头部、四肢和躯干的全身范围的伸肌呈持续紧张的强直性姿态。为网状结构与姿势调节有关的抑制区损伤造成过度的伸张反射和强直（图 5-3-3，图 5-3-4）。

呼吸、循环以及吞咽和呕吐反射的整合障碍：

潮式呼吸（Cheyne-Stokes 呼吸）。

延髓麻痹（球麻痹）。

意识障碍：上行网状激活系统损伤。

迷路反射、加速反射和姿势反射异常。

后四对脑神经核性和核下性损伤造成如下综合征：

Avellis 综合征：Ⅹ和Ⅺ（延髓部）受累，疑核、孤束核及附近的脊髓—丘脑束受累，造成迷走神经、副神经延髓根和上行感觉束损害，表现为同侧软腭、咽喉肌肉运动瘫痪和感觉麻痹，造成构音困难、吞咽障碍、对侧半身感觉分离、温痛觉丧失而触觉保留。

Schmidt 综合征：除上述结构外，副神经脊髓根也受累。因此除上述症状外，加上胸锁乳突肌和斜方肌瘫痪。

Jacbdon 综合征：Ⅹ、Ⅺ、Ⅻ核性或根性损害，造成同侧软腭和咽喉运动瘫痪和感觉麻痹、同侧胸锁乳突肌和斜方肌瘫痪、同侧舌肌萎缩。

Tapia 综合征：Ⅹ和Ⅻ的神经核或运动根受累，造成同侧咽喉肌瘫痪和同侧舌肌萎缩。

Babinski-Nageotte 延髓综合征：Ⅸ、Ⅹ、Ⅺ的延髓部及部分Ⅴ受累，表现为同侧舌、咽喉肌麻痹，同侧后 1/3 味觉丧失，同侧 Horner 综合征，同侧面部温痛觉消失，同侧协同共济障碍。向病侧倾倒，对侧肢体偏瘫伴随感觉分离。

Wallenberg 综合征：除无偏瘫外，余同上。

Cestan-Chenais 综合征：绳状体、脊髓丘脑束、交感神经纤维、Ⅹ、Ⅺ脑神经核和Ⅴ脑神经核的降束受累引起相应症状和体征。

Bonnier 综合征：病变来自前庭神经外侧核及附近结构，Ⅷ、Ⅸ、Ⅹ，有时包括Ⅲ和Ⅴ受累。症状包括 Meniere 氏病表现、对侧偏瘫、有时嗜睡、心动过速和无力等症状。

去皮质强直和去大脑强直：两者均为锥体外系病变引起的姿势异常。前者病变位于大脑脚以上的双侧皮质或内囊；后者病变位于中脑红核水平以下。

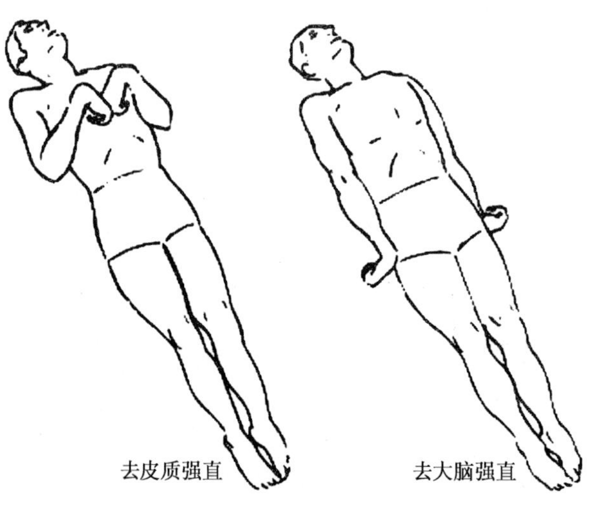

图5-3-3　去皮质强直和去大脑强直姿势的区别

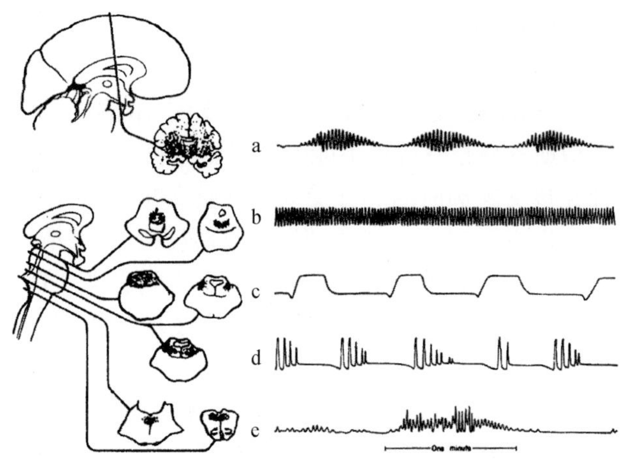

图5-3-4　脑干不同阶段衰竭呼吸节律和类型的改变

脑干下行性衰竭综合征（rostrocaudal deterioration），又称中央疝，是指中枢神经系统从皮质、间脑直到脑干各节段功能进行性衰竭的过程。与颞叶沟回疝同属于幕上小脑幕裂孔疝。多数是因为脑干头端同时受到两侧向下的轴性压迫造成的。除了神经系统的体征进行性恶化外，还伴随呼吸、循环等生命征的同步进行性衰竭。临床分为四期，各期神经系统的表现如下。

动眼神经麻痹早期：同侧瞳孔扩大，对侧锥体束征阳性，对疼痛有定位反应，前庭反射存在；

动眼神经麻痹晚期：同侧瞳孔扩大，对疼痛等刺激出现同侧去皮质或去大脑强直状态，前庭反射出现眼球运动分离；

中脑—上脑桥衰竭期：两侧瞳孔均扩大、固定。对强烈疼痛出现对侧去皮质强直或去大脑强直，前庭反射消失，姿势反射双侧异常；

延髓衰竭期：对强刺激也无反应，前庭反射消失，弛缓性瘫。

5.4 颅神经病变的定位诊断

脑干的基本结构大体与脊髓相同，只是由于含有特殊的躯体感觉和内脏感觉的传入纤维以及支配鳃弓演化的骨骼肌运动的特殊传出纤维，因此在脊髓的四种纤维成分的基础上加上这三种成分后形成了七种成分的纤维，即一般体感传入和传出、一般内脏传入和传出、特殊体感传入（视觉、位听觉）和内脏传入（嗅觉、味觉）以及特殊内脏传出（表情肌、咽喉肌）。与之对应，不同的脑神经分别含有上述不同的纤维成分。

纯感觉神经三对：

Ⅰ（olfactory）

Ⅱ（optic）

Ⅷ（vestibulocochlear）；

纯运动神经五对：

Ⅲ（oculomotor）

Ⅳ（trochlear）

Ⅵ（abducent）

Ⅺ（accessory）

Ⅻ（hypoglossal）；

混合神经四对：

Ⅴ（trigeminal）

Ⅶ（facial）

Ⅸ（glossopharyngeal）

Ⅹ（vagus）。

其中三叉神经含一般躯体传入（头面部皮肤感觉）和特殊内脏传出（咀嚼肌）。面神经含一般躯体传入（耳部皮肤感觉）、特殊内脏传入（舌前 2/3 味觉）、一般内脏传出（泪腺、颌下腺颌舌下腺）和特殊内脏传出（表情肌等）。舌咽神经含一般躯体传入（耳部皮肤感觉）和内脏传入（舌后 1/3 味觉）、一般内脏传出（腮腺）和特殊内脏传出（茎突咽肌）。迷走神经含一般躯体（部分耳郭皮肤感觉）和内脏传入（胸腹内脏感觉）、一般（心肌、平滑肌和腺体等）和特殊内脏传出（腭肌等）。

5.4.1 嗅神经（olfactory nerves）

嗅觉是最古老的感觉之一。在低等哺乳动物，嗅觉高度发达，占据了大脑半球的大部分，但在人类仅与边缘系统和某些脑干神经核相联系，与感情表达和内脏活动有关。

临床意义：

失嗅症（anosmia）：是嗅觉外周通路损害的结果。颅脑损伤时，通过筛板的前颅窝骨折常撕毁嗅神经纤维，造成失嗅。枕部的轻微伤偶尔也可造成嗅神经纤维的损伤，导致失嗅。此外，双侧额叶冠状开颅时也易拉断嗅神经。

逐渐发生的单侧失嗅，往往提示额叶底面的肿瘤。典型者如嗅沟脑膜瘤，早期发生失嗅。随后向后发展压迫同侧视神经造成视神经萎缩，随占位病变的增大，发生颅压高造成对侧视乳突水肿，形成 Foster-Kennedy 综合征。额叶受压可能造成冷漠，丧失主动性，缺乏洞察力，丧失社会行为的约束力等。

嗅幻觉常是部分复杂性癫痫的先兆。病人常感强烈的、不愉快的气味，如臭鸡蛋、腐肉或烧着的织物等气味，随后意识丧失，出现口唇和下颌的不自主运动。因其病灶通常位于钩回，因此又称钩回发作（uncinate fits）。

嗅觉倒错（parosmia）：见于鼻旁窦积脓，嗅神经或嗅球的损伤。老年抑郁症伴随的嗅觉倒错是功能性改变。

5.4.2 视神经(optic nerves)

眼睛是心灵之窗。视神经定位诊断对神经疾病诊断有重要意义。视神经定位诊断通过视力、视野和眼底三方面检查完成。

(1)视野

视觉通路是从视网膜延伸到枕叶,行程部分在脑实质外,部分在脑实质内。由于视觉纤维分布位置的恒定,因此视野缺损极有定位价值。

不同部位病变的视野缺损见图 5-4-1。

1)视网膜病变:视网膜神经细胞位于眼后的脉络膜上,最密集的部位位于黄斑。从黄斑发出黄斑乳突束进入视盘,组成视神经。这些细胞对毒性物质十分敏感,如烟酒、某些药物和维生素 B_1、B_{12} 缺乏等均可引起损伤,造成中心盲点(centrocecal scotoma),形成位于注视点和盲点间,并将之完全包围的水平视野缺损区。视网膜中央动脉分上、下两支供应视网膜,一旦栓塞,视野缺损不超过眼球水平子午线。

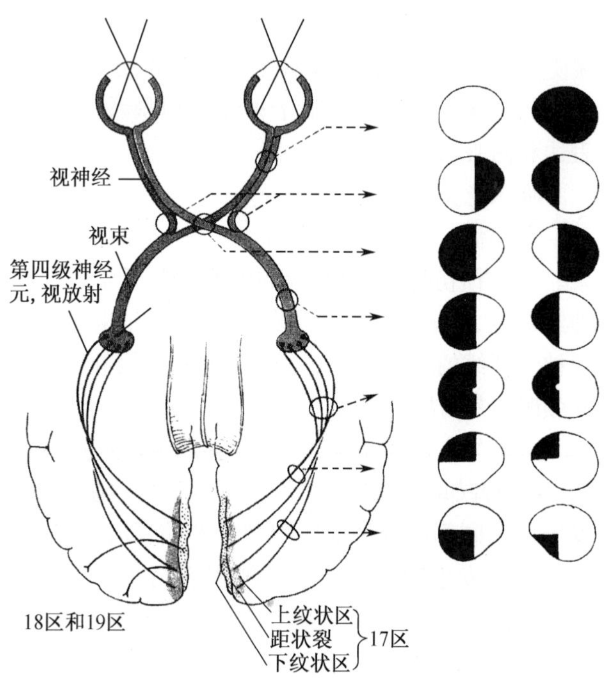

图5-4-1 视觉传导束不同节段损伤对应的视野缺损

2)视乳突病变:视乳突水肿(papilledema)造成的视野缺损有数种方式。视乳突的水肿蔓延到周围的视网膜细胞,造成盲点扩大;黄斑的原发或继发出血,造成突然的失明;慢性水肿导致视乳突胶质增生,但视力下降常开始于周边视野缩小,这是因为水肿边缘的纤维首先受损。第三脑室扩张,撑大了视交叉,有时可能造成双鼻侧偏盲。脑疝将大脑后动脉挤压于小脑幕切迹缘,造成伴随黄斑回避的同向偏盲,可造成定位诊断错误。

3)视神经病变:①急性球后视神经炎:这是视神经对内、外源性毒性物质的反应,也可能是多发硬化症的表现之一。眼球运动时不适或疼痛,伴随视力明显下降,病人常有雾蒙蒙之感。红色视野的中央盲点扩大。虽可有视乳突水肿,但以明显的视力障碍与颅压高的视乳突水肿相区别。②视神经受压:传送中心视力的乳突黄斑束对压力最为敏感,因此压迫性病变易造成缓慢发展的中心盲点扩大。眼底检查可发现视神经萎缩。③视神经胶质瘤:多发于儿童或患有多发神经纤维瘤病的成人。视野内出现暗洞,可发生于视野的任何一处,视肿瘤发生部位而定。眼底检查可见视神经萎缩。④转移瘤:淋巴瘤等恶性肿瘤可转移到视神经。

4)视交叉病变:前置型视交叉仅占 3%,位于鞍结节的上方,而后置型占 10%,位于鞍背的上方,其余位于垂体之上。因乳突黄斑束位于视神经的中央,视交叉受压的晚期才出现视力障碍。下半鼻侧纤维(上半颞侧视野)经视交叉的前下部到对侧视束,首先受到来自底面的垂体瘤的压迫,上半鼻侧纤维(下半颞侧视野)位于视交叉的后上部,首先受到力自视交叉后上方的病变的压迫,主要是颅咽管瘤。①视交叉前方的病变:视神经与视交叉的结合部可能从任何方向上受压。此部位的脑膜瘤除引起病侧眼的进行性视力障碍外,也常有对侧周边视野缺损和嗅觉减退,Ⅲ、Ⅳ、Ⅴ和Ⅵ对脑神经障碍,称 Traquir 前视交叉综合征。在鞍区手术,如经颅的垂体瘤手术后 3~4d 病人出现进行性视力减退,甚至失明,是因为术中损伤了供应前部视交叉的血运(来自颈内动脉和大脑前动脉)所致,称前视交叉(梗塞)综合征。②视交叉病变:典型的视野缺损是双颞侧偏盲,从颞侧的上半扩展到下半。症状进行缓慢,到晚期突然出现视力障碍。早期可出现内分泌变化,如男性的阳痿和女性的闭经。此区病变如垂体瘤、颈内动脉动脉瘤和鞍背脊索瘤等均可造成视交叉损害。颅咽管瘤从上方和后方压迫视交叉,造成双颞侧偏盲,从颞侧的下半扩展到上半。同时儿童可出现垂体性侏儒。成人视力障碍可伴随不同程度的垂体功能不足或亢进。老年人的颅咽管瘤阻塞第三脑室引起脑积水、痴呆和继发于视乳突水肿的视力障碍。③视交叉侧方的压迫:颈内动脉海绵窦段因动脉硬化或动脉瘤扩张造成压迫,常见于女性。视野缺损为单侧性鼻侧缺损,但严重者视交叉被压向对侧颈内动脉时,也可能造成双鼻侧缺损。如突然发作,有时还伴有眼外肌麻痹;另外一种,可能是第三脑室扩张,将视交叉向两外侧撑开,将视交叉的外侧部挤压到颈内动脉上。

5)视束病变:产生不对称性的同向偏盲。垂体瘤、颅咽管瘤、脑膜瘤和脊索瘤都可造成视束损伤。有时同侧大脑脚受压,可造成对侧轻度锥体束征。膝状体前视觉通路的病损造成的视力和视野障碍程度差异极大,从仅对红色视野的缺损到眼前数指。膝状体后的视觉通路的损害造成的症状较为一致,同向偏盲。

6)视放射损害:①颞叶病变:颞侧上半视野的纤维向前下进入颞叶,形成 Meyer 氏襻。此襻前部的纤维较分散,受损时视野缺损不对称,但转向后因纤维集中视野多为对称性缺损。②顶叶病变:下半视野的视放射的纤维位于顶叶的前部,因此顶叶前部的视放射纤维受损造成下 1/4 象限的同向偏盲。但此部纤维很快与来自颞叶上半部视野的纤维汇合,因此典型的顶叶病变损伤所有的纤维,造成完全的同向偏盲。

7)视皮质前部的病变:周边视野由距状裂最前部的视皮质管理。此区由大脑后动脉供血,大脑后动脉的闭塞,造成黄斑回避性同向偏盲。小脑幕脑膜瘤压迫此区皮质,也可造成同样症状。双侧视皮质前部的梗塞,造成极狭窄的管状视野。

8)黄斑皮质的病变:枕极的尖端受损,造成极小的对称性同向偏盲。

(2)视神经乳突水肿(papilledema)

定义为继发于颅内压增高的视乳突水肿。颅内蛛网膜下腔的压力传导到视神经鞘,引起循环障碍和轴浆流的受阻。静脉淤血、轴索肿胀、代谢产物堆积和不同程度的缺氧,导致视力损害。

其眼底检查表现如下:①视乳突隆起;②静脉扩张;③视网膜毛细血管扩张;④视网膜出血;⑤中央凹陷尚存;⑥动脉搏动消失。

临床特征为:①视力正常,除非水肿波及视网膜,黄斑或引起视神经萎缩;②有色视野正常,瞳孔对光反射正常;③视野改变为中央盲点扩大;④视乳突水肿为双侧性改变,除非 Foster-Kennedy 综合征。

视神经乳突水肿的过程:①静脉管径增粗,迂曲;②视乳突中心稍苍白,血管如埋入视盘状,视盘筛孔消失。鼻侧视盘边缘开始变模糊;③整个视盘边缘模糊,视盘隆起如火山口状,血管经视盘缘时隆起呈弓背状,严重者视网膜有出血和渗出。

(3)视神经炎

临床特征为:①病侧视力下降;②色觉障碍;③瞳孔直接对光反应迟钝;④典型的视野改变:中央盲点扩大伴随周边视野缩小;⑤眼内存在炎症。

(4)视神经缺血

临床特征为:①急性视力丧失;②视乳突弥漫性或节段性苍白、水肿;③视盘上有稀疏的小动脉存在;④视野缺损为弓状、经线状或斑片状等;⑤瞳孔直接对光反应迟钝或消失;⑥节段性受累的病人色觉正常。

(5)原发视神经萎缩

在外伤、中毒、受压、缺血、炎症或脱髓鞘累及视神经后,出现原发的视神经萎缩,眼底检查表现为视盘明显苍白,筛孔清晰可见,边界清楚。早期视力和红视野可能无改变。

(6)继发视神经萎缩

如果视乳突水肿持续 6 ~ 10 周后,即使视盘水肿已消退,视盘边缘仍旧模糊,视盘色泽开始变成灰白色。视网膜上的渗出结疤,加重了视力的恶化,为继发视神经萎缩。

5.4.3 第Ⅲ、Ⅳ、Ⅵ对脑神经(oculomotor, trochlear and abducent nerves)

(1)动眼神经

从脚间窝发出,在大脑后动脉和小脑上动脉之间穿行,彼此远离,平行后交通动脉向前进入海绵窦,走行于窦外侧壁两层硬膜之间,经眶上裂入眶,分成两支、上支支配上睑提肌和上直肌,下支支配其余眼外肌。

(2)滑车神经

神经核位于脑干的背侧,两侧纤维在前髓帆内交叉,支配对侧的上斜肌,为交叉支配。该神经在后颅窝的行程很长,然后绕大脑脚进入海绵窦,越过动眼神经进入眶顶的前部,支配上斜肌。

(3)展神经

在脑干前面桥延接合部离开脑干,在脑干的前面上行,到眶尖急转向前,进入海绵窦内,经眶上裂入眶,向外支配外直肌。

这三对脑神经在颅内的行程很长，司眼外肌和瞳孔的运动。

眼肌的协调运动，保证物体在两侧视网膜对称点上成像。如眼球位置不对称或运动不能协调，造成同一物体分别成像在两侧视网膜的不同位置，即产生复视（Diplopia）。

瞳孔及其反应：瞳孔改变包括大小、形状和对称性；直接和间接对光反应；调节反应。

病人是否上过眼药？瞳孔不等大，哪个是异常的？上睑下垂伴同侧瞳孔缩小——该侧 Horner 综合征。上睑下垂伴同侧瞳孔扩大——该侧动眼神经麻痹。对光反应和调节反应在前者正常，在后者无反应。如果无上睑下垂对光反应和调节反应均正常的瞳孔不等大，为生理变异，如 Adie 瞳孔（女性，伴膝腱反射消失）。

瞳孔的年龄变化：瞳孔大小在婴儿较小，少年较大，成人为正常大小，老年人再度变小且对光反应难于察觉。有许多人的瞳孔对光反应有相应变化：先是收缩，后扩张，称为虹膜震颤，无病理意义。

瞳孔的大小和对光反应：瞳孔的尺寸由受副交感神经纤维支配的瞳孔括约肌控制。瞳孔开大肌由交感神经支配。静息状态的瞳孔的大小取决于照射到两侧瞳孔的光线强度和副交感神经的完整性。情绪激动引起的交感神经兴奋会使瞳孔轻微扩张。瞳孔大小很少引起视力改变，因此是无症状性的，不被病人察觉。

副交感神经通路：进入瞳孔的光线强度刺激视网膜，冲动由视神经传到视交叉，然后分离成两束进入双侧视束和双侧外侧膝状体，到达后者的纤维中，10%用于对光反应，传送到中脑导水管两侧旁中央灰质内的 Edinger-Westphal 核，因此进入一侧瞳孔的光线引起双侧瞳孔收缩。此核还可因附近的司内直肌的动眼神经核的活动而兴奋，因此出现瞳孔的调节反应——辐辏反射。副交感神经纤维随动眼神经入眶，位于背侧浅方。最后的纤维从眶后部的睫状神经节发出 8～10 条睫状神经，进一步分成 16～20 根分支进入眼球内支配瞳孔括约肌。

1）副交感神经通路：①瞳孔的大小和对光反应取决于至少一个瞳孔接受的光线。枕叶病变造成的双侧皮质盲时，光反应通路正常，因此双侧保留对光反应。较轻微的病变位于视网膜、视神经、视交叉、视束，如多发硬化造成的视神经损害，引起“传入通路性损害”，称为 Marcus Gunn 氏瞳孔，当强光刺激正常侧瞳孔时无异常，但刺激病侧眼时，对光反应迟缓，短暂且不完全（瞳孔逃逸现象）。据认为是能够正常传导的纤维减少所致。②单侧视束病变并不影响静息状态下的瞳孔大小，仅当光线刺激半侧完整的视网膜时，才有反应，称 Wernicke 氏瞳孔，不过临床难以引出。③病变损坏中脑顶盖的四叠体上丘，影响导水管旁的光反射交叉纤维，瞳孔扩大，光反应消失，同时还伴有上视不能（parinaud syndrome）。④Argull-Roberstson 瞳孔的定位也在导水管旁区，临床表现为瞳孔小，不规则，对光反应消失，但辐辏反应存在。通往缩瞳核（E-W 核）的光通路的损害。应与虹膜的病变相鉴别。见于松果体瘤、糖尿病、脑干炎等。⑤累及动眼神经的病变是否波及瞳孔运动的纤维，具有鉴别诊断意义。如神经干的梗塞时，浅层纤维幸存。一般说来，瞳孔受累的病变多是外科疾病，反之，瞳孔未受累的多是内科疾病。⑥睫状神经节内的神经元退变，造成 Holmes-Adie 氏瞳孔，又称强直性瞳孔，同时伴有膝反射消失和排汗障碍。⑦眼球钝挫伤损伤巩膜内的睫状短神经，造成瞳孔不规则扩张，对光反应迟钝，称为外伤后的虹膜麻痹（posttraumatic iridoplegia）。

2）交感神经通路：交感神经元在颈内动脉表面，随之入颅到达眼球和眼睑，随动眼神经支配上睑提肌。鼻睫神经纤维穿越睫状神经节供应眼部血管，另外部分纤维作为长睫状神经穿过眼球周围，支配瞳孔。

交感通路的异常表现为 Horner 综合征，其表现如下：①病侧瞳孔略小，这种不对称性在强光下变小，弱光下变大，瞳孔对光反应和辐辏反射正常，但超过减小的程度；②不同程度的上睑下垂，下垂的程度仅达到瞳孔边缘且不恒定，较难察觉；③结膜因失去血管张力而轻度充血；④额部排汗障碍。

病因：①大脑半球的大块梗塞或半球切除引起同侧 Horner 氏征。②脑干病变：脑干内的交感纤维与脊髓丘脑束伴行全程，因此脑干病变引起的 Horner 综合征伴有对侧半身的温痛觉障碍。脑干内的血管病变，脑桥胶质瘤，脑干炎等都可能引起此征。③颈髓病变：交感纤维在胸 1 水平位于侧索的中心，因此脊髓中央的病变可产生此征。脊髓空洞，髓内的胶质瘤引起上肢痛觉丧失，腱反射消失和双侧的 Horner 综合征。④胸 1 神经根损害：此根位于胸膜顶，常因转移性肿瘤损坏。肺尖癌引起的典型的 Pancoast 综合征，表现为腋部疼痛，手部肌肉萎缩和 Horner 综合征。⑤颈部交感链因颈部肿瘤浸润或颈部和颅底的手术误伤，引起此征。⑥其他：先天的 Horner 综合征，偏头痛等均可能发生。海绵窦和眶内的病变同时损害交感和副交感纤维时，瞳孔处于半扩张状态，对光反应消失同时伴有眼外肌和其他脑神经的麻痹。

3）昏迷病人的瞳孔异常：①对光反应正常，等大：提示无紧急的外科手术指征。如无外伤史，应寻找导致昏迷的代谢原因。70%非颅内疾病引起的昏迷是由于糖尿病，低血糖，其他代谢障碍或药物中毒。②瞳孔不等大：单侧瞳孔散大是极重要的体征，如除外眼球的直接外伤或点过散瞳药，往往是同侧颞叶钩回疝，需紧急手术的指征。③双侧瞳孔散大：颞叶钩回疝的继续恶化，病情垂危。④双侧针尖样瞳孔：另一个致命的征兆，常见于脑桥出血。

（4）Ⅲ、Ⅳ、Ⅵ对脑神经病变的定位

Ⅲ、Ⅳ、Ⅵ三对脑神经易受到颅底蛛网膜炎损害，如结核、细菌和真菌感染和癌性脑膜炎等，鼻旁窦和鼻咽部肿瘤侵袭到颅底，Gullain-Barre 综合征和疱疹病毒等。临床特征为多根或双侧性的脑神经损害，提示广泛性弥漫性病变。基底动脉上段的动脉瘤，也可引起多根脑神经损害和双侧动眼神经麻痹。

动眼神经受损可有以下方式：①后交通动脉瘤的直接压迫，急性发作并伴有疼痛，瞳孔总是受累。②颞叶钩回疝，同侧瞳孔散大，对侧肢体偏瘫，同时可有不同程度的意识障碍。

滑车神经很少单独受累。

外展神经常因颅压高而受损，常见于儿童的颅后窝肿瘤造成脑积水，整个大脑向下推压脑干，使外展神经受到牵拉而麻痹，因此无定位价值。

5.4.4 三叉神经（trigeminal nerves）

三叉神经是脑神经中最大的运动和感觉的混合性神经，司头面部的感觉和咀嚼肌运动。感觉神经元胞体位于三叉神经半月节，本体感觉来自三叉神经中脑核。

三叉神经第一支分布区在发际之后的头顶部，第二支在半侧鼻部和部分上唇，在神经胚胎时期分布于额鼻突。第三支分布区相对较小，在下颌角处的皮肤有一部分由 C_2 和 C_3 分布。第三支的运动根支配颞肌、嚼肌和翼内、外肌。临床症状有面部自发性疼痛或感觉丧失。单侧的咀嚼肌瘫痪有时不引起病人的注意。面神经、舌下神经和迷走神经都有本体感觉传入，神经元胞体分别位于面神经膝状神经节、舌下神经上神经节和迷走神经的颈神经节，外周突起分布于后颅窝的硬脑膜，耳郭和外耳道的皮肤，中枢突起终止于三叉神经的脊束核。因此三叉神经接受所有脑神经的本体感觉传入。

脑干和上颈髓的中枢性病变，引起的三叉神经温痛觉障碍的节段，呈洋葱皮样的分布。

面部感觉障碍的定位：三叉神经半月节或部分神经节或感觉根的损伤造成眼神经、上颌神经或下颌神经分布区的感觉障碍。海绵窦和眶上裂的病变可能累及眼神经，颅底部的肿瘤，如鼻咽癌可能累及上颌神经等。

上颌骨骨折累及眶下神经。带状疱疹常累及眼神经。Tolosa-Hunt 综合征，可波及眶尖、眶上裂、海绵窦前部，造成痛性突眼和眼神经分布区的感觉障碍。

半月节和感觉根的病变或更向外周的延伸，造成整个三叉神经分布区的感觉全部消失。

温痛觉丧失而触觉保留，提示病变位于三叉神经下行束或神经核，倾向于洋葱皮样分布。见于延髓空洞症和颅颈交界处病变。椎动脉和小脑后下动脉的闭塞，造成同侧面部和对侧半身的温痛觉丧失，为 Wallenberg 综合征表现之一。

触觉丧失而温痛觉保留，提示病变累及脑桥的感觉主核，见于脑桥的肿瘤或血管病。

相关症候群：

三叉神经痛，不典型的面部疼痛和其他面痛综合征。

Raeder 综合征：又称旁三叉神经综合征，一侧眼交感神经麻痹和同侧三叉神经受累。前者发生的 Horner 综合征不完全，可不发生面部无汗和上睑下垂。此征提示颅中窝三叉神经节附近的病变。同侧血管性头痛伴随的 Horner 综合征无定位价值。

Frey 综合征：又称耳颞综合征，缘自耳颞神经损伤。耳颞神经司腺体分泌的纤维再生时错位到汗腺和血管运动的终末器官，造成进食时颧颊部潮红多汗。

Sturge-Weber 综合征：又称眼—面—颅血管瘤综合征，面部三叉神经分布区的血管痣或血管瘤，伴随枕叶皮质的"铁轨样钙化"（血管瘤钙化），常有癫痫发作。

5.4.5 面神经（facial nerve）

解剖：主要支配面部表情肌，见图 5-4-2。此外，还有感觉和副交感纤维，由中间神经携带，包括一般内脏传出，司颌下腺、舌下腺、泪腺和鼻咽等处黏液腺的腺体分泌；特殊内脏传入，司舌前 2/3 的味觉；一般内脏传入，司唾液腺和鼻咽黏膜的感觉；一般本体传入，来自外耳。运动核位于脑桥深部的特殊内脏运动柱内，在同一条线上还有三叉神经运动核和疑核(nuleus ambigus)。运动束行向背内侧，绕过外展神经核形成内膝。后者隆起于第四脑室底，形成面丘。然后转向腹外侧，在桥延接合部走出脑干，在桥小脑角池内进入内听道。在内听道的前上1/4 象限进入面神经管，向外侧走去，然后急转向后，形成外膝，在鼓室的后下方出茎乳孔。在沿鼓室后壁走行时发出镫骨肌支。出颅后穿行于腮腺内，分支支配表情肌和二腹肌后腹。

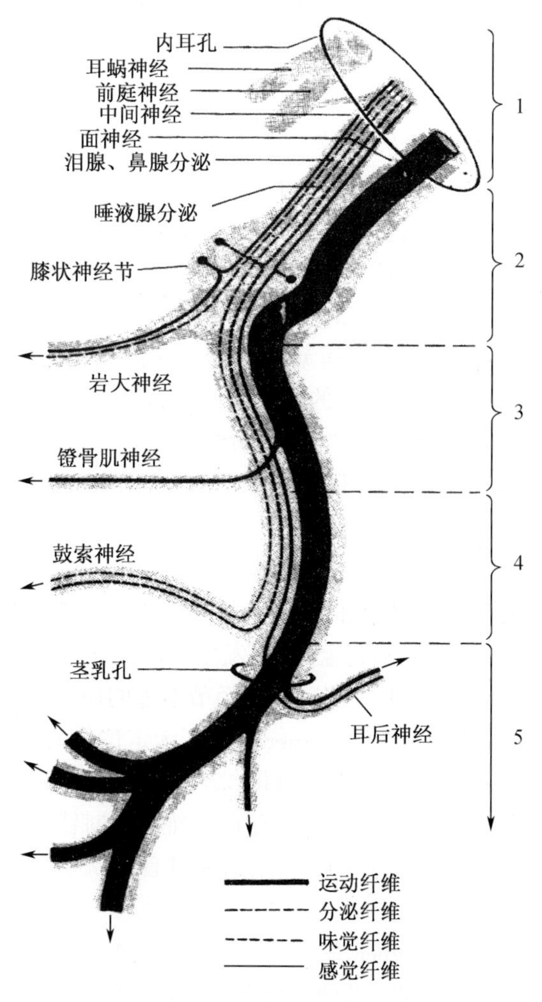

图5-4-2 面神经解剖示意图

从膝状神经节发出感觉纤维，司舌前 2/3 的味觉纤维，经舌神经和鼓索神经到膝状神经节，中枢部终止于孤束核。来自唾液腺的感觉纤维路径与此相同。鼓膜和外耳道的本体感觉纤维终止于三叉神经的脊束核。

司腺体分泌的纤维，从上涎核经岩浅大神经到达泪腺、鼻咽和腭部的黏液腺。经鼓索、翼腭神经节、舌神经和颌下神经节到颌下腺和舌下腺。

面瘫的定位诊断如下。

1)皮质延髓束病变(核上性面瘫)：面瘫在主动运动时尤为明显，累及面部的下半部。

2)额叶深部病变：额叶深部累及丘脑和基底节及纤维，产生情感性或模仿性的面瘫。这种面瘫在情感表达时口角明显㖞斜，但随意运动时反而不明显。病人可以按命令上提口角，但在微笑时表现出口角㖞斜。这是丧失了基底节对面神经核的调节作用之故。

3)脑桥病变(核性面瘫)：产生同侧外周性面瘫，常伴随同侧外展神经麻痹和对侧偏瘫，称Millard-Gubler 氏综合征。

4)核下性面瘫：①桥小脑角病变：最常见于听神经瘤。尽管在早期面神经在内听道受压，但面神经瘫却发生于晚期。病人耳鸣进而耳聋，有时可因中间神经受损造成舌前 2/3 味觉障碍和泪腺分泌减少。疾病晚期面神经麻痹，同侧三叉神经和小脑半球受压并出现脑干受压和颅压高。②膝状神经节区病变：同侧外周性面瘫，舌前 2/3 味觉障碍。常因带状疱疹侵害形成。Ramsay-Hunt 综合征除上述症状外，还伴有耳痛和外耳道疱疹。③膝状神经节以后，蹬骨神经起点以前的病变：外周性面瘫，同侧舌前 2/3 味觉丧失，听觉过敏。泪腺分泌不受影响。④蹬骨神经以后，鼓索以前的病变：除无听觉过敏外，其余症状与上相同。⑤鼓索以后的面神经管内的病变：仅有面瘫，无味觉、听觉和泪腺分泌障碍。

腮腺和面部的病变：损伤面神经部分分支，造成不完全性面瘫。见表 5-4-1。

表5-4-1 面神经损伤的定位诊断

解剖部位	临床症状
核上性	上运动神经元性面瘫
A 运动皮质控	主动型
制随意运动	
B 底节和丘脑控	模仿型
制不随意运动	

续表

解剖部位	临床症状
核性(脑桥)	Miiard-Gubler's syndrome
	Raymond's syndrome
	Foville's syndrome
核下性	
A 桥小脑角和内听道	CPA syndrome
B 膝状神经节	Ramsay-Hunt syndrome
C 颞骨 - 乳突部	颅底骨折
	Bell 氏面瘫
D 面部	面部创伤

持续性面肌颤动(facial myokymia):单侧不自主的持续性面肌细小的颤动，见于脑桥的器质性损害,是面神经核上性控制丧失的表现。良性面肌抖动见于正常人疲劳时,并与下睑一并发生。

眼睑痉挛(blepharospasm):不明原因的反复的双侧眼睑不自主地闭合,伴随眼球向下运动,紧张时加重。

面肌抽搐(facial tic):又称习惯性痉挛,反复发作性的眨眼,抽鼻,作鬼脸或清嗓子等动作,多见于儿童和青年人。

半侧面肌痉挛(hemifacial spasm):不自主的阵发性的面肌阵挛,在发作初,限于眼睑,然后波及面神经支配的各肌肉,紧张时加重,睡眠中仍旧发作。Janetta 认为是颅后窝微血管压迫综合征的表现之一,临床已证明颅后窝微血管减压术有效。此病应与上述各类疾病相鉴别。面部运动型癫痫伴有头和眼向对侧倾斜。习惯性痉挛在睡眠中停止,有的动作并不限于面神经所支配的肌肉。眼睑痉挛是双侧性同时发作。面肌颤动是呈波动性的面肌运动,于本病的阵发性的张力性的半侧面肌运动区别很大。

鳄泪综合征:膝状神经节近侧的损伤造成的外周性面瘫,在再生过程中,司唾液腺的纤维迷走到泪腺分泌通路,形成异常的味觉—泪腺反射,进食时伴随同侧泪腺分泌。

5.4.6 前庭蜗神经(vestibulocochlear nerves)

包括两个特化的感受器:前庭器和耳蜗,浸浴在颞骨内的淋巴液中,后者与脑脊液相通。位听神经破坏性病变损伤引起听力丧失,刺激性病变造成耳鸣和眩晕。

引起眩晕的常见疾病:①良性位置性眩晕。②前庭神经炎。③Meniere 氏病。④偏头痛。⑤多发硬化。⑥药物中毒。⑦脑干缺血发作。⑧颞叶癫痫等。

此神经也是颅内最易发生神经鞘瘤的部位。详见颅后窝病变一节。

5.4.7 舌咽神经(glossopahryngeal nerves)

舌咽神经几乎可看作纯感觉神经,因仅有一根运动纤维支配茎突咽肌。其余支配咽喉和软腭的感觉。

此神经与迷走神经在解剖和功能上均很密切。同一疾病往往侵害这两根神经,故与迷走神经一并叙述。

舌咽神经痛:剧烈的吞咽痛,如三叉神经痛。从咽喉部或扁桃体开始，放散到同侧外耳道和耳后，剧痛持续 20 ~ 30s,进食,咳嗽均可诱发疼痛发作。如仅鼓室支受累,疼痛限于外耳道和耳部。

Reichert 氏综合征：为鼓室支受累的不完全的舌咽神经痛,可采用颅内舌咽神经切断术治疗。

累及舌咽神经的外周性损害可出现以下 Vernet 综合征和 Villaret 综合征(见下)。

5.4.8 迷走神经(vagus nerves)

迷走神经损伤产生的症状可分三方面:运动障碍;感觉障碍和自主神经功能紊乱。

运动障碍有失音 (aphonia)、发音困难(dys-phonia)、吞咽困难(dysphagia)、软腭运动麻痹和食道痉挛等。

迷走神经是支配软腭和声带肌的运动神经。软腭运动麻痹造成进食时鼻腔反流和说话带鼻音。喉返神经麻痹造成喉麻痹,因声带肌麻痹声嘶。

喉麻痹常见原因如下:①先天性:颅颈交界区异常,Chiari 畸形,扁平颅底和颅底陷入症,延髓积水。②创伤:颈椎前路融合,甲状腺切除术,经颈静脉孔的颅底骨折等。③肿瘤:延髓内肿瘤,颈静脉孔区,颈部的甲状腺淋巴结和神经源性的肿瘤,纵隔和肺部的肿瘤等。④神经病:糖尿病,酒精中毒,中毒性神经病等。⑤炎症：颅底结核性蛛网膜炎，

Guilain-Barre 综合征,放射病和白喉等。⑥血管性:Wallenberg 综合征,椎动脉或主动脉瘤等。⑦原因不明:进行性延髓性麻痹。

与喉麻痹相关的症状是构音困难(dysarthria),语言发声困难,是从脑神经到中枢控制的复杂运动的障碍过程。根据神经受累的成分不同分以下几型:①唇音性构音困难:面肌麻痹造成的。②鼻音:双侧软腭麻痹,见于迷走神经麻痹。③声嘶:声带麻痹。④舌性构音困难:舌肌麻痹。⑤搜寻性语音(scanningspeech):见于小脑性疾病。⑥假性延髓性麻痹:缓慢的痉挛性的带喉音的语音。

感觉障碍限于咽喉部和外耳部,刺激性病变造成该区域的疼痛,毁损性病变造成感觉消失。

自主神经功能失调:心率失常,胃扩张等。

5.4.9 副神经(accessory nerves)

纯运动神经,有脑神经和脊神经两个根。脑神经根为两根小根,从疑核的尾端发出,在延髓的侧面,在迷走神经根的下方作为 4~5 根发出,向外走向颈静脉孔并与脊神经根汇集离开颈静脉孔后,与脊神经根分离,与迷走神经根混杂,支配咽肌和迷走神经的喉返支,供应软腭和喉的固有肌群。

外周型瘫痪是最常见的损伤,见于颅颈交界区的先天性异常,颅脊管和颈静脉孔的肿瘤,以及外科手术的损伤。

核性瘫痪见于脊髓和延髓空洞和高位颈髓内肿瘤等。

5.4.10 舌下神经(hypoglossal nerves)

纯运动神经,支配舌的外在和内在肌群。舌下神经核主要来自对侧中央前回下部经内囊膝的纤维支配。伸舌运动主要是两侧颏舌肌将舌拉向前方。核上性麻痹病变对侧颏舌肌瘫痪,故伸舌偏向健侧。

核性或核下性病变:脑干内的肿瘤可造成单侧和双侧性损伤,还见于延髓空洞、颅底骨折累及前髁突管、颈动脉外科并发症、大的颈静脉孔区的肿瘤等。核下性麻痹造成同侧颏舌肌瘫痪,故伸舌偏向病侧,同时伴有舌肌萎缩等。进行性延髓性麻痹常使双侧舌下神经受累。

5.5 颅底病变的定位诊断

5.5.1 颅前窝(anterior cranial fossa)

Forster-Kennedy 综合征:同侧视神经萎缩,对侧视神经乳突水肿,伴同侧嗅觉丧失。见于局限于一侧的嗅沟脑膜瘤,偶见于额叶底面肿瘤。

5.5.2 颅中窝(middle cranial fossa)

(1)视交叉综合征

双颞侧偏盲伴随垂体内分泌紊乱,同时可伴有视神经萎缩和蝶鞍的改变,为垂体瘤鞍上蔓延的典型临床症状。

(2)眶上裂和眶尖的病变

许多眶后部及视神经孔肿瘤引起明确的综合征,如脑膜瘤(40%),血管网状细胞瘤(10%),胶质瘤(5%),眶内假性肿瘤(5%),其余 40% 为泪腺癌,神经纤维瘤,骨纤维发育不良症,肉瘤,上皮囊肿,黑色素瘤,脂肪瘤,动静脉畸形,Hand-Schuller-Christian 以及 Tolosa-Hunt 综合征等。眶内肿瘤的扩展方式:①恶性肿瘤的浸润性生长迅速,造成动眼神经麻痹和突眼。②良性肿瘤缓慢地生长,尽管突眼很明显,视力障碍和神经麻痹直到晚期才出现。复视是纯眼球移位造成的。③眶上裂和此裂后方的颅内肿瘤引起神经麻痹,但很少引起突眼。④眶内病变在早期就引起突眼,严重疼痛和眼球充血,必须考虑到假性眶内肿瘤。后者血沉快,对激素治疗有良好的反应。此外,还应考虑 Tolosa-Hunt 综合征,为生长在球后的肉芽肿。单侧突眼伴上直肌无力,可能为甲状腺功能亢进。⑤血管性肿瘤和动静脉畸形,在病人屏气时出现上睑下垂。

眶尖综合征(Rollet's syndrome):病变累及第Ⅲ、Ⅳ,Ⅴ对脑神经的 1、2 支和第Ⅵ对脑神经,造成视神经萎缩或水肿,上睑下垂,眼球固定,角膜反射消失,眼神经和上颌神经分布区感觉障碍。

眶上裂综合征(Rochon-Duvigneaud's syndrome):除无视神经变化外,余同上。

(3)海绵窦区病变

1)海绵窦血栓性静脉炎,多起自面部或鼻旁窦炎症引起的败血症。外展神经走行在海绵窦内,最易损伤。外展麻痹伴有疼痛、突眼、结膜和眼睑水肿,有时可能扩展到对侧。

2)鞍内肿瘤向外扩展到海绵窦,常造成动眼神经麻痹。

3)颈内动脉海绵窦段动脉瘤,多发生在年长的患有高血压病的女性患者。分前后两型:前型病变位于窦前端的膨胀,造成同侧突眼,眼球和眼睑因静脉回流受阻而淤血水肿，视神经受压而失明,在严重疼痛之后发生动眼神经麻痹;后型病变位于窦后端膨大，眼神经受刺激造成严重的三叉神经痛，并伴有外展麻痹,眼球淤血并突出。如动脉瘤在海绵窦内破裂,则即刻发生病侧搏动性突眼,经海绵间窦交通可累及对侧，造成单侧或双侧的颈内动脉—海绵窦瘘。后者也可发生于颈内动脉的在海绵窦段的创伤性破裂之后。

海绵窦综合征:第Ⅲ、Ⅳ、Ⅴ和第Ⅵ对脑神经受累,眼球固定,瞳孔散大,角膜反射减弱,可合并突眼及眼静脉回流障碍。如为动静脉瘘,因颈内动脉向静脉丛内注血导致静脉压升高,结膜水肿,眼静脉淤血和搏动性突眼。

(4)岩部病变

1)岩尖病变:展神经在此易受损害。①乳突炎症扩散到岩骨造成岩上窦血栓性静脉炎，临床表现为严重的耳痛和第Ⅳ、Ⅶ、Ⅷ对,有时还有第Ⅴ对脑神经麻痹,称 Gradenigo 综合征,区别于 Ramsay-Hunt 综合征,后者常为疱疹病毒感染,耳部有疱疹并面瘫。②乳突炎引起侧窦血栓造成颅压高,外展神经直接或间接受累。③鼻咽部或鼻旁窦的恶性肿瘤沿颅底裂隙侵蚀,可能造成突发的无痛性外展神经瘫痪,成为首发征兆。④儿童在轻微的感染后,有时发生一过性的外展麻痹,数周后自行恢复。

岩尖综合征(Gradenigo's syndrome):同侧三叉神经受累致面部疼痛或麻木,外展神经受累致眼球内斜,复视。

2)三叉神经旁综合征(Raeder's syndrome):病变位于岩骨前段三叉神经半月节附近,三叉神经受累致面部疼痛,颈动脉交感丛受累致同侧 Horner 综合征。

3)蝶—岩综合征(Jacob's syndrome):蝶岩交界处病变引起第Ⅲ、Ⅳ、Ⅴ和Ⅵ对脑神经麻痹,造成同侧眼肌麻痹和三叉神经感觉障碍。如累及视神经则造成视力障碍。

5.5.3 颅后窝(posterior fossa)

(1)内听道综合征

病变起自内听道，同侧面神经外周性瘫痪,同侧位听神经受累引起耳鸣、耳聋、眼震和平衡障碍。

(2)桥小脑角和颈静脉孔区病变

桥小脑角是位于小脑脑桥的外侧和岩骨嵴内 1/3 之间的三角形空间,又称小脑脑桥池。腹侧呈三角形,上有三叉神经从脑桥到岩尖,下是舌咽神经,从延髓的外侧走向颈静脉孔。外展神经向上走行在此三角的内侧缘,面神经和位听神经横过此三角走向内耳门。面听神经因病变常易损伤,成为此区病变的主要症状。

听神经鞘瘤:常起自前庭神经,但临床症状是来自听神经。随肿瘤的增大,压迫脑神经、小脑和脑干,按一定顺序出现典型的临床症状。最初是耳鸣,随之是缓慢进行的听力下降,最后是无察觉的听力丧失。眩晕在听神经瘤的早期阶段并不多见。面神经虽然在早期被波及,但面瘫症状出现却较晚。如早期出现面神经症状,听神经瘤的可能性很小。最恒定的早期症状是角膜反射减弱或消失,肿瘤向下发展出现后组脑神经症状,如呛咳和声嘶。对小脑的压迫出现小脑语言和共济失调,对脑干的压迫出现长束症状，对导水管的压迫出现梗阻性脑积水。听神经瘤病史为 2 ~ 10 年。双侧者为神经纤维瘤病的表现之一。典型的听神经瘤临床进展可分四个阶段:第一期:仅听神经受累,耳鸣而后耳聋;第二期:第Ⅴ、Ⅶ、Ⅸ、Ⅹ和Ⅺ对脑神经受累,面部无力,面部感觉减退,吞咽困难,构音障碍;第三期:小脑受累,共济和协同障碍;第四期:脑室和导水管受压,颅压高进展迅速。

除听神经瘤外,脑膜瘤、表皮样囊肿也较常见。基底动脉瘤，三叉神经和面神经鞘瘤也偶见报道。以上病变均可造成类似的临床症状。但首发症状和症状出现的先后顺序有助于鉴别诊断。

脑桥胶质瘤多见于儿童,使脑桥变粗,并可有肿瘤结节突出脑桥外。一旦突向桥小脑角,可能产生类似神经轴外肿瘤,如听神经瘤的症状。如病人为儿童或患有神经纤维瘤病的成人,应考虑此病的鉴别。

小脑的星形细胞瘤和髓母细胞瘤也可突向桥小脑角，但有明显的颅压高和共济障碍等小脑体征。病史较短，病程在数月左右。

鼻咽癌侵蚀斜坡和岩骨间的颅底。其显著临床特征是外展神经极易受累，病程早期三叉神经也受累，造成面部疼痛或麻木。应与单纯颅内的肿瘤相鉴别。

(3)颈静脉孔区病变

颈静脉孔综合征(Vernet's syndrome)：此孔是乙状窦移行为颈内静脉时，向下在岩骨内的膨大部分，斜向前外，乙状窦位居其外，第Ⅸ、Ⅹ和Ⅺ对脑神经通过此孔的内侧部，此三神经在颈静脉球的前部出颅后，颈静脉位居其后，颈动脉位其居前方，此外，舌下神经是出舌下神经管，在颅底的外侧面与此三神经靠边，颈交感神经随颈动脉上升到此区域。经颈静脉孔的三根神经(Ⅸ，Ⅹ，Ⅻ)均受累，一般是原发于颅内的病变容易产生此综合征。病变如位于颅外，舌下神经和颈部交感神经也会受累。

Collet-Sicard(枕骨髁突后区)综合征：后四根脑神经受累，病变通常发生在颈静脉外门处。此处恰位于枕骨髁突之上，后四对脑神经在此彼此靠拢。颅内病变也可产生此症，但常伴有脑干受累的长束症状。

咽后间隙综合征(Vilaret's syndrome)：此区的前方即咽后壁，除后四根脑神经外，颈部交感神经也易受累，除后四对脑神经症状外，还伴有 Horner 综合征。

引起颈静脉孔综合征的原因：①颅内病变：桥小脑角区病变向下延伸，可造成后四根脑神经损害。如有三叉神经症状，并除外颅外病变存在，较易诊断。此区颅内病变多为原发于第Ⅸ、Ⅹ、Ⅶ对脑神经的神经鞘瘤。年轻女性的左侧舌下神经最易受累。此处也可发生脑膜瘤和胆脂瘤，压迫脑干产生长束症状，严重者发生四肢瘫痪。脑干内病变因波及脊髓丘脑束而产生对侧半身感觉障碍。②颅外病变：Horner 综合征是颅外病变的有力证据，因颈交感链并不经过颈静脉孔。上述颅内病变可延伸到颅外，表现为下颌角区的肿块。寰椎横突过长或颈部淋巴结均可能被误认为此区的肿瘤。③多发脑神经炎：病因不清，预后良好的多发脑神经损害。④颈静脉球和颈动脉体瘤：化学感受器瘤，也可异位发生于内耳和第Ⅸ、Ⅹ对脑神经周围。发病年龄高峰为30～40岁间。多血管的侵蚀性肿瘤，有时破坏颞骨，出现在外耳道。

(4)颅脊管综合征

枕骨大孔附近的病变如肿瘤、先天畸形等，常侵犯颅后窝和高位椎管两个间隔，先后累及小脑、延髓、后组脑神经和上颈髓等解剖结构，因起始部位和发展方向不同分为颅—脊型和脊—颅型。

颅神经和脑干损害引起的相关综合征见表5-5-1。

表5-5-1 颅神经和脑干相关综合征

综合征	解剖及病理	临床表现
Foster-Kennedy	嗅沟和蝶骨嵴内1/3脑膜瘤。	同侧失嗅，中心盲点和视神经萎缩，对侧视盘水肿，偶见同侧突眼。
Tolosa-Hunt	侵及前部海绵窦，眶上裂和眶尖的原因不明的肉芽肿。	前额和球后疼痛，随之突眼，Ⅲ，Ⅳ，Ⅵ，V_1，交感纤维和视神经可能受累。间隔数月或数年反复发作。对激素反应良好。造影示颈动脉虹吸部不规则，眶静脉闭塞。
Duane	原因不明，外直肌发育不良，受Ⅲ异常支配或可能与上睑提肌纤维化。	眼向外注视受限，眼裂在外展时变宽，内收时变窄。病人无复视。
Weber	病变位于大脑脚，累及锥体束和Ⅲ神经根。	同侧Ⅲ麻痹，对侧肢体偏瘫。
Benedikt	病变位于中脑被盖，累及红核结合臂，Ⅲ神经根和锥体束。	同侧Ⅲ麻痹，对侧上肢共济障碍，半身偏瘫。
Claude	同上，但锥体束幸免。	同侧Ⅲ麻痹，对侧小脑性共济失调和震颤。
Nothnagel	病变位于中脑顶盖。	同侧Ⅲ麻痹，同侧小脑性共济障碍。

续表

综合征	解剖及病理	临床表现
Parinaud	病变位于中脑顶盖附近，松果体或第三脑室后部肿瘤脱髓鞘性或血管性疾病。	上视不能，瞳孔可能扩大，对光反应消失，脑积水时视盘水肿。
Gradenigo	见于急性乳突炎，蔓延到岩尖。还可见于硬膜外脓肿。	眼及前额疼痛（半月节受累），角膜反射（-），外展麻痹，Ⅶ也常受累。
Millard-Gubeler	病变位于脑桥腹侧旁正中。	同侧Ⅵ无力，Ⅶ核下性瘫及对侧偏瘫及Ⅵ神经核和锥体束，多因梗塞。
Raymond	同上，上述综合征的轻型。	同侧Ⅵ无力，对侧偏瘫。
Foville	病变位于脑桥被盖的背外侧。	同侧向外注视麻痹，同侧外周性面瘫及面部感觉麻痹，同侧 Horner 综合征，同侧耳聋。临床多表现出以上部分症状。
Steele-Richard-son-Olszewski	基底节、脑干和小脑的退行性变。	核上性眼肌麻痹，特别是向下注视逐渐进展，出现其他眼肌和面肌瘫痪，语言及吞咽困难，还可能出现颈部肌萎缩，面具状面容和肌强直。
Locked-in	闭锁综合征，脑桥基底部病变，因血管病，肿瘤或创伤。本体感觉和上行网状激活系统保留，皮质脊髓束和皮质延髓束受损。	除眼球和眼睑运动外，其他运动功能全部丧失，无动无语，只能通过眼部动作表达。
Central	脑桥中央髓鞘溶解综合征。	病情危重，迅速发生四肢迟缓性瘫痪。
Pontine mvelinolvsis	选择性非炎性脱髓鞘，但保留脑桥基底部某些区域。	延髓麻痹造成语言、咀嚼和吞咽功能丧失。瞳孔光反射，眼球运动正常。临床类似闭锁综合征。CT 示脑桥内低密度病灶。
Wallenberg	延髓背外侧部梗塞，因椎动脉或 PICA 的闭塞，也可因动脉瘤，延髓内肿瘤或转移瘤，颅后窝手术损伤。	急性发作的面部疼痛和麻木，眩晕，呕吐，吞咽困难，声嘶，Ⅸ、Ⅹ、Ⅺ脑神经麻痹，眼震，震颤和共济失调同侧 Horner 综合征，同侧面部和对侧半身温痛觉丧失等。
Avellis	椎动脉栓塞引起延髓盖部的梗塞。	同侧软腭咽喉和声带麻痹，对侧半身温痛觉消失，Horner 综合征。
Jackson	延髓盖部的血管性梗塞。	Ⅹ、Ⅺ、Ⅻ脑神经麻痹，软腭咽喉和舌肌，胸锁乳突肌和斜方肌瘫痪。
Collet-Sicard	咽后和腮后间隙内的病变，如腮腺肿瘤，淋巴结转移，颅底颈静脉孔附近的肿瘤等。	Ⅸ、Ⅹ、Ⅺ、Ⅻ脑神经麻痹。
Vilaret	同上	同上，外加 Horner 综合征。
Vernet	颈静脉孔区的肿瘤和经此孔的颅底骨折。	Ⅹ、Ⅺ、Ⅺ脑神经麻痹，颈静脉可能被堵塞，引起颅压高。
Tapia	腮腺或其他肿瘤或上颈部的穿通。	Ⅹ、Ⅻ脑神经麻痹，Ⅺ脑神经也可能受累。

表5-5-2 颅底肿瘤引起的临床综合征(Adam,2002)

病变部位	综合征	临床表现	病理
前颅底	Foster-Kennedy	嗅觉障碍、精神异常、癫痫 见上表	额窦、颅底肿瘤，如嗅沟脑膜瘤等
中颅底眶上裂	翼腭窝（Behr）和眶底（DeJean）Rochon-Duvigneauz 综合征	上颌骨及翼突病变演变为眶上裂综合征，累及Ⅲ、Ⅳ、Ⅵ和 V_1，眼球疼痛、眼肌麻痹、V_1 区麻木，突眼，部分有自主神经紊乱	肿瘤：脑膜瘤、皮样囊肿、骨瘤、骨巨细胞瘤，眶内和鼻咽部肿瘤罕见的视神经胶质瘤。血管瘤和嗜酸性肉芽肿炎症、创伤
眶尖	Jacob-Rollet（常合并眶上裂综合征）；Dandy 床突下综合征	视觉障碍、视乳突水肿、视神经萎缩、偶有突眼、球结膜水肿	视神经胶质瘤、ICA 床突下动脉瘤、眶内肿瘤、创伤等
海绵窦	Foix-Jefferson；蝶岩裂综合征(Bonnet)	Ⅲ～Ⅵ麻痹，分三种，前上部：与眶上裂综合征对应；中部：眼球运动及 $V_{1\sim2}$ 麻痹；后部：三叉神经节部受损	蝶鞍、鞍旁、颅中窝和鼻咽部肿瘤、ICA 动脉瘤和海绵窦段瘘
岩尖	Gradenigo-Lannois	Ⅴ、Ⅵ受累、面部疼痛，复视	炎症、三叉神经和颅底肿瘤等
蝶—岩综合征	Jacod	Ⅲ、Ⅳ、Ⅵ麻痹，眼球运动障碍，全盲，面部感觉障碍或疼痛	蝶骨、岩骨、颅中窝和鼻咽部肿瘤
颈静脉孔	Vernet	Ⅸ、Ⅹ、Ⅺ麻痹，吞咽困难、声嘶，胸锁乳突肌和斜方肌麻痹	颈静脉球瘤、神经瘤、表皮样囊肿、脑膜瘤，创伤和炎症等
桥小脑角		Ⅴ、Ⅶ、Ⅷ及后组脑神经障碍，小脑症状，脑干症状和高颅压	

5.6 小脑和锥体外系病变的定位诊断

5.6.1 小脑(cerebellum)

小脑分两个部分:中线组包括前方的小舌、中线部的蚓部和后方的绒球小结叶; 外周组为两小脑半球。后者分前、后两叶,内含齿状核和上方的顶核。

从功能上,小脑分为古小脑、旧小脑和新小脑三部分。古小脑包括绒球和蚓小结,二者以绒球脚相连,称作绒球小结叶,主要是保持人体空间的定向力,损伤后引起躯干性共济障碍。冲动从迷路经前庭小脑束至绒球小结叶,再到顶核,再经钩束到前庭外侧核。旧小脑为小脑前叶,小脑上面包括首裂以前的部分,控制肌肉对抗重力,冲动来自对抗重力的肌肉, 经脊髓下脑束到山顶和小脑中央小叶,经小脑球核和栓核经结合臂到达红核。首裂后面的部分除蚓部外为后叶,属新小脑,为随意运动的"刹车"装置,控制精细运动的准确性。冲动自大脑皮质运动区和运动前区(brodmam4,6 区)发出经脑桥小脑束经小脑襻传递到齿状核,经结合臂到红核和丘脑,再发出纤维回到 brodmam4 和 6 区。

小脑损害的症状:中线组的损害引起严重的共济障碍。小脑的病变延伸到上髓帆,导致滑车神经麻痹,如延伸到小脑上脚,引起病侧严重的震颤。蚓部病变引起严重的躯干性共济失调,无搀扶下病人很难直立站稳。绒球小结的损伤,引起共济失调和前庭性眩晕和呕吐,常见于听神经瘤术后。中线部的占位病变早期, 引起导水管或第四脑室梗阻,造成颅压高,如刺激第四脑室底,将引起严重的呕吐。

小脑损害的体征:小脑半球的损害产生步态性共济障碍, 病人总是想寻找任何可利用的支持物,走路虽不倾倒但左右摇晃。此外,还有肢体共济障碍和轮替运动障碍。躯干性共济障碍见于中线部病变。无支持很难站立,绒球小结受累产生前庭症状。小脑其他体征有病侧肌张力降低,眼震常见于绒球小结受损,所谓小脑性语言是因呼吸运动和语言的整合障碍造成的。书写障碍常是写字偏大。强迫头位的原因有可能性:头部倾斜,以代偿滑车神经麻痹造成的复视;病侧肌张力降低,使头部向病侧倾斜;颅压高、慢性扁桃体疝引起强迫头位。

由小脑病变引起的呕吐有 3P 特征: 姿势性(postural)、位置性(positional)和喷射性(projectile)。后者是无任何恶心先驱症状, 而突发的强烈呕吐,具特征性。

小脑半球病变:同侧四肢共济失调,粗大的水平眼震,辨距不良,轮替障碍,指鼻和跟膝胫试验阳性,搜索样语言,同侧半身肌张力降低。

蚓部病变:躯干性共济障碍,小脑暴发性语言,少有肌张力降低和肢体异常。

齿状核病变:运动过多,肌阵挛。

小脑脚病变:小脑上脚(结合臂),同侧小脑性共济障碍,对侧红核受累引起不自主运动,头偏向病侧。小脑中脚(脑桥臂):额叶性共济障碍。小脑下脚(绳状体),同侧小脑性共济,平衡障碍,眼震及书写障碍。

小脑、脊髓后索和前庭均与锥体外系功能相关,症状鉴别见表 5-6-1。

5.6.2 基底神经节和锥体外系(basal ganglia and extrapyramidal system)

基底神经节由尾状核、壳核、苍白球、下丘脑核与黑质组成,构成锥体外系的主要神经核团。

锥体外系是指锥体束以外的,不通过内囊和延髓锥体的, 有关协调运动的核团和纤维通路的总称。锥体外系原本控制低等动物如鱼类的运动,自鸟以上的动物运动功能由锥体束取代以后,其功能处于辅助运动的作用。

锥体外系损伤后的症状主要表现为肌张力的改变和不随意运动的出现。症状大体可分为两组综合征:

肌张力增高—运动过少综合征:苍白球和黑质损害引起的。典型疾病为 Parkinson 病,表现为肢体震颤、全身强直、运动减少,肌肉收缩不受影响,但自主运动减缓, 肌肉松弛和收缩时的肌张力相等,出现"铅管样"强直,在运动的全范围内被动运动均有阻力,面容常呈假面具状,瞬目增多,静止时发生震颤,步态迟缓、蹒跚,又称震颤麻痹。苍白球及其以下病变引起的震颤的频率较恒定，每秒 5 ~ 6 次，皮质性震颤的频率每秒 10 ~ 12 次，可资鉴别。

肌张力降低—运动增多综合征：尾状核和壳核损害引起的一组综合征，包括舞蹈病、手足徐动症、扭转痉挛等。后者表现为躯干和腰部明显的、缓慢的和收缩性的躯体扭曲，面部呈苦脸状。

舞蹈样综合征：如 Huntington 舞蹈病（慢性遗传性的纹状体变性）、Sydenham（风湿性）舞蹈病、妊娠性舞蹈症等。为无节律的，强迫的，不规则的，无目的的快速运动，面部作苦脸状。

手足徐动综合征：不规则的，缓慢的，无目的的肢体曲折运动。

表5-6-1 小脑、后索和前庭损害的鉴别

症状和体征	小脑综合征	后索综合征	前庭综合征
感觉障碍	(–)	震动和位置觉丧失	外周病变伴耳聋中枢病变听力正常
眩晕	(–)	(–)	本征特征
恶心呕吐	仅在颅压高时出现，第四脑室阻塞或蚓部病变，直接刺激迷走神经核	(–)	急性外周性病变时十分常见
眼震	纯小脑病变部引起眼震，眼震是由于前庭小脑通路受累或前庭核直接受刺激	(–)	眼震为水平，垂直或旋转性。体位变动影响眼震的程度和性质
视觉影响	去掉视觉保护，症状无变化或轻微恶化	症状显露恶化去掉视觉保护	天旋地转，地板与身体一同旋转和倾倒
Romberg 征	(–)	(+)	(–)
震颤	注意性震颤	假性手足徐动	(–)
辨距不良	(+)	闭眼时明显	(–)
步态	蚓部病变：两脚分开难以站立和行走，向任何方向倾倒。半球病变：向病侧倾倒	两脚分开，用眼注视足和地面，闭眼或在暗处难以往返行走	冲击性共济障碍，无法控制的倾倒感，或向一侧倾斜感

5.7 脊髓病变的定位诊断

脊髓为下运动神经元所在和各种传导束的经路。为便于比较，将叙述整个传导束在不同节段损害的症状和体征。

5.7.1 运动障碍（dyskinesia）

（1）上运动神经元

锥体束征（皮质脊髓束）：瘫痪波及对侧面部，对侧半身和肢体，但瘫痪的分布取决于锥体束受损的部位。单侧大脑皮质的病变引起偏瘫，如果是部分锥体束受损，可能引起单瘫。两侧大脑皮质病变引起双侧瘫或截瘫，如婴儿产伤后的双瘫。如果是脊髓或脑干内的两侧锥体束病变则引起四肢瘫。双侧幕上病变如矢旁病变有时引起截瘫样改变。

锥体束病变引起的瘫痪累及成组的肌肉，肌张力增高并呈折刀样强直，且上肢为屈肌，下肢为伸肌的张力增高较显著。肌肉瘫痪远端重于近端，精

细动作重于粗大动作。瘫痪侧的深反射亢进而浅反射消失,可以引出病理反射。瘫痪的肌肉无纤颤或束颤,电生理检查无去神经电位。

锥体外系综合征:表现最明显。见 5.6.2 一节。

(2)下运动神经元

前角综合征:典型见于肌萎缩侧索硬化,脊髓空洞症,脊髓灰质炎。软性瘫痪成节段性分布,无例外地均有肌肉萎缩。肌肉束颤是前角综合征的特征性表现。由于反射弧中断,肌肉无收缩反应,无感觉障碍存在,除非波及脊髓或感觉束。肌电检查示去神经电位存在,肌肉活检示去神经性肌萎缩。

前根综合征:间盘病,椎关节强直,髓外硬膜下肿瘤(神经纤维瘤和脊膜瘤),表现大体与前角综合征相同,但也有细微差异:①如后根受累,出现根性痛;②在相同节段有相应的感觉障碍;③根性损伤的范围均较局限,仅为 1~2 节段的神经根受累。

神经丛综合征如下:

臂丛综合征:常见于新生儿产伤,成人的牵拉伤和锐器伤,神经纤维瘤或肺的转移瘤等。上干,下干或整个臂丛均可受累。如胸部 1 神经根受累,还产生 Horner 综合征。靠近脊髓的神经根撕脱,可在椎管造影上看到蛛网膜憩室。臂丛上部损伤累及 C_5、C_6 神经根,病人上肢有特征性体位:肩关节外展和内旋,前臂伸肘,屈腕和旋前,指关节伸直。臂丛下部损伤累及 C_8 和 T_1 神经根,同侧 Horner 综合征,手固有肌萎缩,呈爪形手畸形。前臂和内侧两指的感觉障碍。臂丛完全损伤,上肢完全瘫痪,感觉消失,各种反射均丧失。

腰骶丛综合征:常见于骨盆骨折和后腹壁肿瘤的侵润。引起骨盆带肌和下肢的不同情况的瘫痪和感觉障碍。

外周神经综合征:见于急性神经炎,慢性的神经绞窄综合征和原发于神经的肿瘤。因多数神经为混合神经,因此在相应的特定神经支配区运动和感觉障碍合并存在。

神经肌肉接头和原发肌肉病:属神经内科范畴。

5.7.2 感觉障碍(sensory disturbances)

(1)外周神经

单根神经:症状取决于受累神经的类型是运动性、感觉性或混合性。外周神经感觉损伤为支配区所有的感觉均丧失。感觉障碍的程度和性质,取决于受累神经的性质和范围。神经外在的压迫,累及传导触觉和压力觉,较粗的纤维较之较细的痛觉纤维为重。混合性神经除感觉障碍外,软瘫伴随肌萎缩。束性神经痛为神经部分损伤的结果。

多发性神经损害:感觉障碍对称分布,足、腿和手较易受累。成手套和袜套状。神经末梢较神经干更易受累。感觉缺失的边界模糊。尽管可能程度有差异,各种感觉均丧失。在糖尿病和酒精中毒的病人可伴有灼痛性感觉障碍。腱反射减弱或消失,受累肌肉软瘫。

后根综合征:常见于间盘病和椎关节强直,椎管内硬膜外的转移瘤和髓外硬膜下肿瘤。沿神经走行的放射痛,引起颅内和椎管内压力增高的因素可诱发疼痛发作。感觉障碍为根性分布,如前根受累也可伴随肌无力。

(2)脊髓和马尾节段

完全离断或横贯性损害:病变平面以下所有的感觉均消失,部分病人可能查出在感觉消失区的上缘有一窄条感觉过敏带,病变平面以下的所有肌肉均瘫痪。急性期为脊髓休克期,肌肉软瘫,无反射。后期为痉挛性截瘫,伴随深反射亢进。急性期尿潴留,后期膀胱自动排空。预后差,长期卧床。

脊髓半离断综合征:常见于创伤,髓内/外肿瘤或血肿。病变平面以下,皮质脊髓束损伤造成病侧运动和本体感觉丧失,脊髓丘脑束损害引起对侧的温痛觉消失。但临床典型病例较少,或多或少有些差异。

脊髓空洞综合征:在脊髓空洞症状病人为典型表现,也可见于脊髓创伤,出血或髓内肿瘤。由于温痛觉纤维在白质前联合交叉,在椎管内延伸一段距离的病变可造成多节段的,两侧对称性分布的温痛觉丧失。因触觉保存,故出现分离性感觉障碍。由于痛觉丧失,病人对病变区的损伤性刺激,如割伤或烧伤,常常不能及时察觉。因神经营养不良,出现 Charcot 氏神经性萎缩。腹侧灰质受累,导致节段性的肌无力和肌萎缩。随病变的进展,白质也受累,波及皮质脊髓束、脊髓丘脑束和后索,引起相应症状。由于脊髓丘脑束司身体上部感觉的纤维在内侧,而司下部感觉的纤维在外侧,因此当病变由脊髓中央向外周扩展时,症状的进展呈由上到下的下行性发展规律,同时骶部的痛觉保存。

脊髓中央性挫伤,发生于颈椎过伸的挥鞭样损伤时,脊髓在前后方向上被挤压。因锥体束内支配上肢的纤维偏近中央,而支配下肢的纤维偏于外周,故瘫痪上肢重于下肢。损伤平面下有不同程度的感觉障碍,常有痛觉过敏和括约肌功能障碍。

后索综合征:病变平面以下出现位置觉和震动觉丧失,而温痛觉和触觉保留,感觉性共济失调和闭目难立(Romberg 征)为特征。在多数临床病例中(亚急性脊髓联合变性,多发硬化,恶性贫血等),皮质脊髓束也常一并受累。

前脊髓综合征(脊髓前动脉综合征):受累节段以下截瘫,温痛觉丧失而后索功能保存,呈分离性感觉障碍。除脊髓前动脉闭塞外,脊髓腹侧受压也可引起。

圆锥和马尾综合征:圆锥和马尾病变引起的感觉障碍,呈鞍状分布。圆锥病变感觉障碍呈对称性,常为分离性感觉障碍,无自发痛,运动障碍的分布也呈对称性,括约肌功能和性功能早期即出现,膝反射存留及阳性下肢病理反射;马尾病变与之主要区别,在于有明显的放射痛,感觉和运动障碍分布不对称。括约肌功能仅在病程的晚期才出现,而且表现为不完全性的功能障碍。

(3)脑干节段

延髓综合征:典型为 Wallenberg 综合征,表现为交叉性的感觉障碍。因波及三叉神经核或降束和脊髓丘脑束,病侧面部和对侧半身的温痛觉丧失。

脑桥和中脑综合征:在延髓以上的脑干内,来自对侧面部和对侧半身的痛温觉纤维已走行到一起,故造成对侧面部和对侧半身的温痛觉障碍。

(4)丘脑节段

丘脑综合征:丘脑是接受未经处理的感觉信息的主要核团,累及腹后外侧核和腹后内侧核的病变造成对侧半身的全部感觉均丧失。常见于血管病或胶质瘤的浸润。在感觉丧失区,常伴有难以忍受的自发性烧灼性感觉。

(5)大脑皮质

顶叶综合征:造成对侧半身的所有感觉的障碍。但主要是辨别觉障碍较重,而疼痛、触觉、震动觉损伤程度相对较轻。丧失位置觉、两点辨别觉、实体觉和图形觉是顶叶感觉皮质损伤的特点。附近顶叶辅助区受累,可能还表现出构筑性失用,定向能力丧失。中央后回刺激性病变还可能表现出局灶性(Jackson 氏)感觉性癫痫。

(6)精神性

非器质性感觉障碍综合征(神经官能性或诈病性感觉障碍):感觉分布不规则,不符合神经定位规律,不伴有器质性损害所见,如肌力或反射的改变。反复检查表现不一致。

5.7.3 脊髓不同节段病变的定位诊断

完整的脊髓病变的定位诊断,应包括病变的层次:硬膜内或硬膜外?髓内或髓外?纵轴上病变的部位和侵犯的节段,包括病变的上下界?横断面上侵犯哪些结构和成分?

脊髓内外病变的鉴别诊断见表 5-7-1。

外周神经定位诊断请参阅外周神经损伤一章。

**表5-7-1 脊髓内和脊髓外病变的鉴别诊断
(仿张葆樽,安得仲)**

症状和体征	髓内病变	髓外病变
根性疼痛	极少有	特征性症状
脑脊液冲击征	-	++
感觉障碍类型	节段性	传导性
锥体束征	出现晚	早期出现
脑脊液蛋白	轻度增高	明显增高
脊柱 X 线平片	少有改变	椎弓根变形,距离增宽,椎间孔扩大

(刘恩重)

参 考 文 献

[1] 鲍圣德等译. 最新神经解剖图谱[M]. 南京:江苏科学技术出版社,2002,164-165.
[2] 郭斌等译,亚当斯—维克托神经病学[M]. 第七版. 北京:人民卫生出版社,2002.
[3] 刘恩重,杨富明,韩风平. 显微神经外科学中的解剖层次概念及意义[J]. 国外医学[神经病及神经外科分册],1993,20:311-313.
[4] 刘恩重. 现代颅脑显微外科学[M]. 北京:中国医科大学协和医科大学出版社,2003.
[5] 刘宗惠,胡威夷等译. 神经系统疾病定位诊断学[M]. 北京:海洋出版社,1995.
[6] 张葆樽,安得仲. 神经系疾病定位诊断[M]. 第二版. 北京:人民卫生出版社,1993.
[7] 张天锡. 神经外科基础与临床[M]. 上海:百家出版社,1991.
[8] 张为龙. 临床解剖学丛书. 头颈部分册 [M]. 钟世镇主编. 北京:人民卫生出版社,1988.
[9] 章翔,易声禹主编. 现代神经系统疾病定位诊断学[M]. 北京:人民军医出版社,2001.
[10] 郑建仲,田时雨. 神经病诊断学[M]. 上海:上海科学技术出版社,1991.
[11] Chusid,JG. Corrrelative Neuroanatomy & Functional neurology. 18th Ed,Large mediacal Pub,Los Altos,1982.
[12] Patten,J. Neurological Differential Diagnosis. New York Springer-Verlag,1977.
[13] Yasargil,MG. Microneurourgery,IVA,Georg Thieme Verlag,1994.

6. 腰椎/脑室穿刺术和脑脊液检查

脑脊液(CSF)主要由侧室内的脉络丛分泌,自侧室经室间孔相继进入第三脑室、导水管至第四脑室,从正中孔和侧孔流入脑蛛网膜下腔,最后经蛛网膜颗粒汇入上矢状窦。CSF 具有保护脑、脊髓和神经的功能,并通过血管周围间隙供给营养,维持神经细胞的渗透压、酸碱平衡和运出代谢产物。当脑、脊髓、脑膜及其神经发生病变时,CSF 可出现相应的变化并随病变性质而异。因此,脑脊液检查对神经外科疾病的诊断、鉴别诊断、疗效观察和预后判断均具有重要意义。但需结合病史、体格检查及有关实验全面分析,以利做出正确的判断。

6.1 腰椎穿刺术

6.1.1 适应证(indication)

1)鉴别脑震荡、脑挫裂伤和颅内血肿。有蛛网膜下腔出血者,可用作诊断、减压及引流治疗。

2)出血性脑血管病与缺血性脑血管病的诊断和鉴别诊断,以利于拟订治疗方案。

3)CNS 感染性疾病。

4)颅脑手术后检查颅内压及出血情况。

5)用于椎管内注射药物和减压引流的治疗。

6)特殊检查,如脊髓造影和核素脑池扫描等。

6.1.2 禁忌证(contraindication)

1)凡有脑疝征象(双侧瞳孔不等大,呼吸抑制,去脑强直)者,属绝对禁忌。

2)临床诊断为颅内占位性病变,颅内压增高明显者。

3)穿刺部位的皮肤和软组织有感染者,腰穿易将感染带入椎管内甚至颅内。

4)开放性颅脑损伤或有感染的 CSF 漏,腰穿放出 CSF 时可将感染吸入蛛网膜下腔。

5)穿刺部位的腰椎有畸形或骨质破坏者。

6)全身严重感染(败血症)、休克或濒于临床休克者,或躁动不安不能合作者。

7)高颈段脊髓压迫性病变,腰穿术后易使病情恶化甚至呼吸停止。

8)血液系统疾病出血倾向者,使用肝素等药物导致的出血倾向者。

6.1.3 穿刺方法

1)体位:一般均采用去枕侧卧位,头部向胸前尽量俯屈,下肢尽量向腹部屈曲,使脊背弯成弓状,椎间隙增大到最大程度。如病人意识不清,应有助手协助以维持体位。

2)消毒:严格无菌操作技术,术者戴上无菌橡皮手套,局部用碘酊、酒精消毒皮肤,铺盖消毒巾。

3)穿刺点:先触摸好准备穿刺的椎间隙,一般取 $L_3 \sim L_4$ 或 $L_4 \sim L_5$ 椎间隙(两侧髂嵴最高点的连线与背正中线的交点为第四腰椎棘突)。

4)麻醉:用普鲁卡因于穿刺点做一皮丘,然后垂直刺入,浸润皮下及深层组织。

5)进针:术者以左手拇指尖紧按住此棘突间隙的一端以固定皮肤,右手持穿刺针,由原穿刺点取垂直脊背面稍向头位倾斜的方向刺入,当过黄韧带和硬脊膜时,可感阻力突然减小,即进入蛛网膜下腔,然后缓慢抽出针芯,即可见 CSF 外滴。

6)测压及放液:穿刺成功后接上测压管,嘱病人完全放松,平稳呼吸,将头稍伸直,双下肢改为半屈位,接上测压管,先测初压,如压力高时,不可放 CSF,将针拔出, 仅将压力管中 CSF 作细胞计数及蛋白定性检查,如压力不高,可缓慢放出需要量的 CSF。

7)术毕:最好嘱病人俯卧,或者去枕仰卧,把足端的床头垫高 4 ~ 6h,以免产生由于 CSF 经穿刺孔漏入硬膜外腔,引起颅内低压所致的腰穿后头痛。

穿刺失败原因的原因主要有: 穿刺方向不当、歪斜、太浅或过深。穿刺针选择不合适,成人用细针,小儿用粗针容易失败。病人过分紧张、乱动,可使椎间隙变小。脊柱侧凸畸形,病人过度肥胖等。

6.1.4 脑脊液压力及动力学检查

1)压力:通常用测压管检查。侧卧位穿刺的正常压力为 0.785 ~ 1.766kPa(80 ~ 180mmH$_2$O),咳嗽、用力、紧张、哭泣可使 CSF 压力升高,深呼吸可使压力上下波动。为测得准确的压力应注意:①让病人安静;②穿刺针通畅;③肌肉放松;④头垫一薄枕,使头颅与检查台面平行, 可避免造成颅压高的假象;⑤头部尽量向胸前俯屈,下肢尽量向腹部屈曲;⑥嘱病人平稳呼吸。为测定椎管是否通畅,常进行以下检查。

2)压腹试验:其机理为当压腹时,腹腔深静脉受压,脊髓腔静脉丛淤血,引起脊髓腔 CSF 压力上升,去压后恢复原有水平。借此可了解穿刺针头是否在椎管蛛网膜下腔。方法是用手掌或拳头压迫腹部时,可见 CSF 压力迅速上升,一般约增高 1 倍左右;压迫去除后(放开手后),压力迅速下降,15 ~ 20 秒恢复至正常。如穿刺针未在蛛网膜下腔内,不通畅或椎内完全梗阻,则压腹时压力不升。

3)压颈试验(queckenstedt 氏试验):其机理为当压迫颈静脉,阻断颅内静脉回流时,引起颅内压骤然升高,其压力必然通过 CSF 迅速反映在连接腰穿针的测压管或压力表上。正常时压力亦见相应上升;解除压迫后,压力随之下降。借此可帮助了解脑和脊髓蛛网膜下腔是否通畅, 颅内静脉窦是否阻塞。操作方法(手压法):腰穿,留置穿刺针与测压管,然后用两手压迫两侧颈静脉 10 秒钟,记录压力上升情况;再解压 10 秒钟后,记录压力下降情况。测试侧窦是否阻塞,可先后压迫一侧颈静脉,观察上述压力变化,并将两侧对比。

压颈分析:①蛛网膜下腔无阻塞时,CSF 压力在加压后 15 秒左右上升至最高点,减压后 15 秒左右降至初压水平。②蛛网膜下腔部分阻塞时,颈部加压后 CSF 压力上升及下降均缓慢,或上升迅速而下降缓慢,或减压后,压力不能降至原来水平。

6.2 前囟穿刺术

前囟穿刺术仅适用于前囟未闭合的婴儿。

6.2.1 适应证

1)经前囟穿刺硬膜下腔,用以诊断及治疗婴儿硬膜下血肿、积液或积脓等。

2)经前囟穿刺侧脑室,行脑室引流。

3)如单纯为采集 CSF 标本,只是在腰穿有困难时,方可考虑行该穿刺术。

6.2.2 禁忌证

1)前囟狭小或已过早闭合者,穿刺易损伤上矢状窦。

2)局部有感染者。

6.2.3 操作方法

1)前囟硬膜下穿刺:先剃去婴儿前囟部头发,酌情给予镇静剂或基础麻醉,应有专人扶头,患儿取仰卧或侧卧位,于前囟外侧局麻后,用 20 号或 22 号腰穿针于前囟右外侧角(通常自右侧穿刺)垂直或稍向前外方呈 30° 角刺入,当穿透硬膜时阻力消失即达硬膜下腔 (一般深度在 1cm 左右), 拔出针芯,此时即见脑脊液(液体)滴出。

2)前囟脑室穿刺:穿刺部位同上,但将腰穿针斜刺透头皮后即改为垂直方向刺入,每进针 1cm 拔出针芯一次，以观有无 CSF 流出。宜缓慢刺入,约 3～5cm 后突有发空感时,拔出针芯,如见有 CSF 流出,即可进行测压、放液或注药、引流等。前囟硬膜下穿刺或脑室穿刺，其穿刺点不可距中线过近,以免损伤上矢状窦(图 6–2–1)。

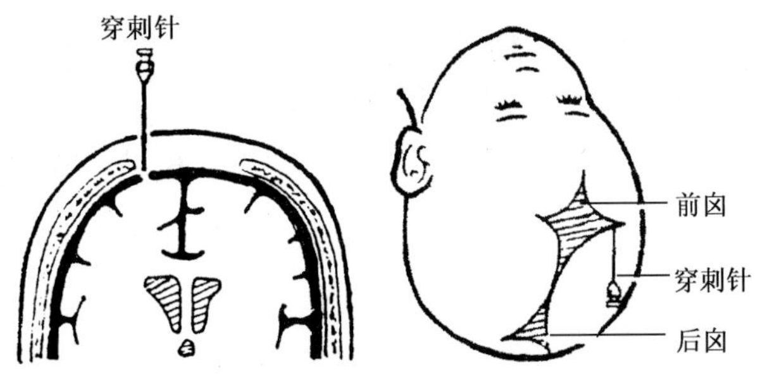

图6–2–1　前囟穿刺图

6.3　侧脑室穿刺术

为对某些颅内压增高疾病进行急救或确定诊断采用此术。

6.3.1　适应证

1)用于脑室造影,对颅内肿瘤或其他脑室系统梗阻性疾病进行诊断。

2)具有严重颅内压增高征象,或出现脑疝危象进行减压放液。

3）颅脑术后有颅内压增高者，可用来脑室放气、放液或引流。

4)脑室出血,穿刺引流,用以急救。

6.3.2　禁忌证

1)脑脓肿如靠近脑室,有时因脑室穿刺放液而造成脓肿破入脑室。

2)广泛性脑水肿,脑室狭小者。

6.3.3　穿刺点选择及方法

1）额部：患者仰卧位，于发际内或冠状缝前 2cm,中线旁 3cm 处为钻孔点(图 6–3–1a),用粗 2～2.5mm 的三棱钻钻孔,以脑室穿刺针向想象的双外耳道连线方向刺入。穿刺深度为 4～6cm。

2)顶部:患者侧卧位,于枕外粗隆上 7cm,中线旁 3cm 处为钻孔点(图 6–3–1b),做切口及颅骨钻孔,穿刺方向朝向眉间,一般应先穿刺低位侧脑室。到达脑室的深度为 7～9cm，脑室扩大者为 4～5cm。

3）颞部:外耳道上、后方各 3cm 为钻孔点(图 6–3–1c)。如枕角有侧移位时,侧位穿刺仍可刺中。此径路已很少应用。

4)眶顶:以眉毛中点、眼眶上缘和眼球之间作为穿刺点(图 6–3–1d),针尖向上后方呈 45° 倾斜,直达眶顶,刺透或击透,按原方向略斜向内侧穿入,即可进入侧脑室额角底部。因伤及血管及出血机会较多,方向不正确亦可伤及基底神经节,故只作为紧急抢救减压之用。

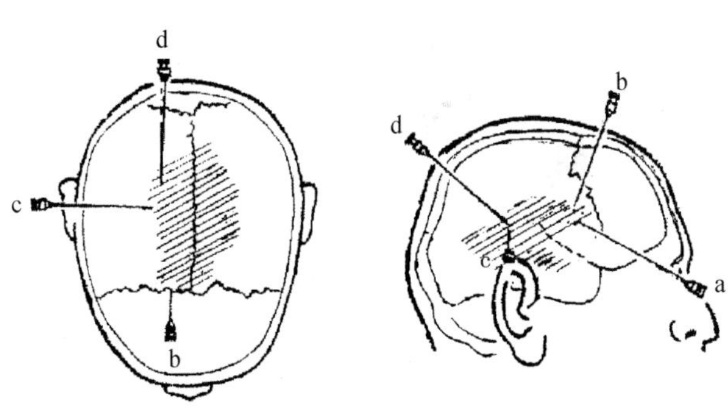

图6–3–1　侧脑室穿刺术

a. 经眶部穿刺侧脑室额角　b. 经额部穿刺侧脑室
c. 颞部穿刺侧脑室颞角　d. 经顶部穿刺侧脑室三角区

选择上述各穿刺点进针，当脑针穿入脑皮质 2～3cm 后即拔出针芯，当穿入脑室后感到阻力略减,管内立即有 CSF 流出;若一次穿刺未中,拔出脑针酌情改变方向再刺。放 CSF 时应缓慢,一般放至正常压力为止或连接脑室外引流装置。

6.4 脑脊液化验检查

6.4.1 常规检查

(1)外观

正常 CSF 应为无色透明液体。若为红色或粉红色血性，则为穿刺损伤或病理性出血所致。如系前者，流出的 CSF 先浓后淡，沉淀后上清液无色透明，镜检红细胞形态基本无变化，不见吞噬细胞，放置后可有凝固；如系后者，流出的 CSF 均匀一致，沉淀后上清液微黄，镜检红细胞皱缩，可见吞噬细胞，放置后无凝固，表示蛛网膜下腔有血液存在(蛛网膜下腔出血、脑室出血、肿瘤出血、颅脑外伤出血等)。若为黄色，则为出血的后果或为椎管阻塞所致。前者是在颅内出血红细胞溶解的基础上发生的，常见于蛛网膜下腔出血之恢复期；后者多由于 CSF 中蛋白含量增多所致，常见于椎管内肿物，特别是脊髓低位段严重梗阻如马尾肿瘤，常可使 CSF 蛋白含量显著增高而使 CSF 呈"黄变症"，且离体后放置片刻液体可自行凝固，称为 Froin 综合征，是因为蛋白质过多所致。若为云雾状浑浊，表示含有大量白细胞、细菌、霉菌，脓样或米汤样液表示含有大量脓细胞，见于各种化脓性脑膜炎。若将 CSF 搁置后出现薄膜样沉淀物，表示含有大量纤维蛋白，见于结核性脑膜炎。

(2)显微镜检查

1)细胞计数：正常 CSF 白细胞数为 $0\sim5\times10^6$/L，70%为淋巴细胞，30%为单核细胞。常规检查仅能区别单核细胞和中性白细胞，但应用 CSF 细胞玻片离心仪等检查极易区别和辨认细胞的各种形态(见 6.4.2 脑脊液细胞学检查)。

2)涂片检查：有时可找到细菌、霉菌、寄生虫卵及瘤细胞等，有助于病原学诊断。应用玻片离心沉淀法检查可大大提高各种病原菌和瘤细胞的检出率(见脑脊液细胞学检查)。

(3)生化检查

1)蛋白质：包括白蛋白及球蛋白。正常情况下潘氏(Pandy)球蛋白定性试验为阴性。蛋白定量在临床上更为重要，正常 CSF 的蛋白含量：腰池液为 0.15～0.45g/L(15～45mg/dl)，脑池液为 0.1～0.25g/L(10～25mg/dl)，脑室液为 0.1～0.15g/L(10～15mg/dl)。蛋白增高多见于神经系统炎症、脑出血、颅内肿瘤、脊髓压迫症等。特别是 65%～80%脑和脊髓肿瘤 CSF 蛋白定量增高而细胞数正常，故对脑、脊髓肿瘤的诊断具有重要意义。在含血的 CSF，蛋白质亦增高。为鉴别原来有无蛋白增高，可用每立方毫米红细胞 700 个，增加蛋白量 0.001g/L(1mg%)来推算：含血 CSF 的蛋白量，减去含红细胞数折算成的蛋白质，即为原 CSF 的蛋白质。

2)糖：正常 CSF 含糖 2.5～4.4mmol/L(50～75mg/dl)，为血糖的 1/2～1/3。糖降低可见于急性化脓性脑膜炎、结核性脑膜炎和颅内恶性肿瘤如脑膜癌等，前者系病菌致白细胞破坏，释放出葡萄糖分解酶，分解葡萄糖所致；后者可能与下列原因有关：①增殖活跃的瘤细胞加速糖的分解；②瘤细胞本身可使糖代谢不正常；③瘤细胞可阻止糖从血脑屏障通过。癌肿转移时，糖含量可降至零。糖增高见于糖尿病患者，或在静脉注射葡萄糖之中或之后进行腰穿时，CSF 含量亦增高，需注意检查血糖以鉴别之。

3)氯化物：正常 CSF 氯化物为 120～130mmol/L(700～760mg/dl)。CSF 氯化物的含量亦反映血中氯化物的含量，故凡能使血氯化物降低者，均能使 CSF 氯化物含量降低。CSF 氯化物降低多见于 CNS 细菌感染如急性化脓性脑膜炎、结核性脑膜炎、脑脓肿等，这是由于病菌可将葡萄糖分解成乳酸与丙酮酸，使 CSF 的 pH 值降低，氯化物含量亦降低，因这种氯化物降低是由于细菌的糖代谢的结果；亦可见于各种原因引起的低氯血症如长期呕吐和肾上腺皮质功能不全等，CSF 氯化物随低氯血症而降低。

4)蛋白质含量：胶体金试验为球蛋白定性试验。当脑脊液有感染时，蛋白质含量会升高。

(4)病原学检查

疑有感染时，如有必要尚需进行细菌培养、病毒分离和动物接种，对致病原确定具有决定性意义。但花费时间较长，难以做出早期诊断。

6.4.2 脑脊液细胞学检查

脑脊液细胞学检查能准确而可靠的提示脑内的病变情况，同时能对 CSF 中出现的各种正常和异常细胞进行辨认和分类，此为 CSF 常规检查所不及。CSF 中常见的细胞种类有：

1)圆细胞(免疫活性细胞)：①淋巴细胞：小淋巴细胞、中淋巴细胞、大淋巴细胞。②激活淋巴细胞：转化型淋巴细胞、大淋巴样细胞、脑样细胞；③浆细胞。

2)单核—吞噬细胞：单核细胞、单核样(激活)细胞、吞噬细胞。

3)巨细胞。

4)粒细胞：嗜中性粒细胞、嗜酸性粒细胞、嗜碱性粒细胞。

5)CSF 腔壁细胞：脉络丛细胞、室管膜细胞、蛛网膜细胞。

6)肿瘤细胞：中枢神经系统原发性肿瘤细胞、转移性肿瘤细胞、白血病细胞、淋巴瘤细胞。

7)污染细胞：骨髓细胞、红细胞。

8)其他：退化细胞、皮肤细胞、裸核细胞、神经元细胞及神经胶质细胞。

CSF 细胞离体后自然溶解速度常常加速，特别在室温条件下，如耽误时间则自溶现象更为严重。其中中性和嗜酸性细胞最敏感，首先发生细胞溶解。淋巴细胞则保存时间最长，浆细胞变性也较快，肿瘤细胞早期即有变性；粒细胞的变性出现核的融合，或者形成细胞残影。为了尽量避免穿刺后的细胞溶解，CSF 应尽快做定性或定量的细胞学检查。

6.4.3 CSF 细胞学在神经外科的应用

1)中枢神经系统肿瘤：CNS 肿瘤分为原发性和继发性两大类。前者除髓母细胞瘤以外的原发性脑瘤 CSF 中瘤细胞检出率一般较低(15%～20%)，后者可达 30%～75%。中枢神经系统淋巴瘤可由周围淋巴组织经血行播散，继发侵犯蛛网膜下腔并同时伴有脑实质、脑膜、脊髓实质和脊膜的侵润。

2)颅脑外伤：当颅脑外伤后，致使脑血管破裂出血，引起相应的 CSF 细胞成分改变和 CSF 细胞学改变。颅脑外伤中性粒细胞反应的程度与损伤和出血的范围有关。出血早期即出现不同程度的嗜中性粒细胞反应，3～4d 后嗜中性粒细胞反应逐渐减弱，代之以单核—吞噬细胞增加，以吞噬和清除红细胞及其代谢产物。以后随病情的好转和出血的吸收，CSF 细胞学逐渐恢复正常。细胞学检查红细胞增多则说明有新鲜出血或血肿扩大，急性者多为血性 CSF，稍久则转呈黄色清亮液体，红细胞含量逐渐减少。脑室出血可见血性 CSF，如数次后 CSF 转清，细胞学检查红细胞减少或消失，提示病情好转。颅脑外伤继发 CNS 感染，中性粒细胞升高甚至是大量的脓细胞。CSF 漏的诊断首先是确定漏液的性质，CSF 含糖量较高，故可用尿糖试纸测定之。早期一般漏出液混有血液，可行漏液细胞学检查，发现大量嗜中性粒细胞则提示并发颅内感染。此外一些颅脑外伤病人手术后腰穿测压确定有无颅内压增高，此时行 CSF 细胞学检查可帮助术后病情判断，如红细胞逐渐减少，特别是各类吞噬细胞的出现提示病情恢复，预后良好。

3)出血性脑血管病：出血早期可见大量的红细胞和明显的嗜中性粒细胞反应，3d 后随着嗜中性粒细胞的下降，出现单核—吞噬细胞反应，这是为清除 CSF 中红细胞及其分解产物而出现的一组特殊细胞，其中又以红细胞、含铁血黄素细胞和胆红素吞噬细胞的出现具有诊断价值。这类吞噬细胞一般分别于出血后 1～3、5～7、7～10d 内相继出现。而在穿刺误伤性出血 CSF 中是绝对不会出现上述吞噬细胞的，故对病理性出血和穿刺误伤性出血有鉴别诊断意义。

4)CNS 感染：CSF 的细胞总数增多和细胞异常。但不同的 CNS 感染和不同时期的 CSF 细胞异常亦不同。与神经外科有关的 CNS 感染有以下几种。

A. 脑脓肿：病理过程一般包括三个阶段，即急性脑炎阶段、化脓阶段和包膜形成阶段。在急性脑膜炎阶段，以 CSF 中性粒细胞反应为主，有时可见到相应的致病菌。当脓肿形成时中性粒细胞逐渐减少，代之以单核—吞噬细胞反应为主；待包膜完全形成时，CSF 细胞学检查可以淋巴细胞反应为主，甚至完全正常。此外，对于脓肿壁较厚的单发性脓肿，可通过穿刺抽出的脓液及在脓腔引流出的脓汁进行细胞学检查，以判断治疗效果。

B. 硬膜下脓肿：是指颅内发生化脓性感染后，脓液累积于硬脑膜和蛛网膜之间的硬脑膜下腔。病理变化主要是硬脑膜的内层发生炎性改变，故 CSF 细胞学检查可见白细胞总数增高和中性粒细胞反应为主的细胞学异常。小儿施行前囟穿刺，在硬膜下抽出脓液；成人经钻孔探查在硬脑膜下可发现脓肿。

C. 结核瘤：是一个不断演变的肉芽肿，影像学虽显示一些特征性改变，但临床上常常诊断为脑肿瘤。脑结核瘤往往多发，不少伴有结核性脑膜炎，CSF 细胞学检查以混合细胞反应为主，且持续时间较长，短时期内常无明显变化为其最显著特征，有时可查到结核杆菌。不伴有结核性脑膜炎的单纯脑结核瘤，其 CSF 细胞学检查多属正常或轻微改变。术后病人 CSF 蛋白可明显增加，糖和氯化物减低，细胞数检查视脑膜受累而定。

D. 新型隐球菌性肉芽肿：颅内新型隐球菌感染以脑膜炎多见，肉芽肿少见，但常合并存在。影像学检查不能明确肉芽肿性质，而 CSF 细胞学检查有助于诊断。合并脑膜炎者的 CSF 细胞学与结核性脑膜炎相似，但常可在 CSF 标本中用墨汁染色或/和 MGG 染色找到新型隐球菌。用葡萄糖蛋白胨琼脂培养基培养也可有隐球菌生长，是确诊的重要依据。

5)CNS 寄生虫病：寄生虫常被看作是一种巨大而复杂的糖蛋白复合抗原，一旦进入 CNS 可刺激参与免疫反应的嗜酸性粒细胞增多，故 CNS 寄生虫病病人的 CSF 细胞学检查所见呈持续的嗜酸性粒细胞增多为其主要特点（正常值成人 <1%，儿童 <4%）。影像学对囊虫的辨认有一定的帮助，而 CSF 细胞学检查也是重要的诊断依据。几乎每例 CSF 中均可见典型的激活淋巴反应，相当一部分病例 CSF 中可见到嗜酸性粒细胞反应，一般多在 4% ~ 10% 左右，最高可达 60%或更高。脑弓形体病可在脑内扩展形成脑内多个散在的弓形体肉芽肿，可以急性进行性颅内压增高和占位病变为主。CSF 细胞学检查在急性期可先有嗜中性粒细胞的出现和增多，随后即以持续的嗜酸性粒细胞为主，伴有不同数量的单核—吞噬细胞和浆细胞的出现。

6)医源性 CSF 细胞学异常

A. 神经外科手术：颅内肿瘤或其他神经外科手术后的 CSF 因创伤所致炎性反应使其细胞分类困难。一些恶性程度较高的邻近脑室或蛛网膜下腔的恶性肿瘤如多形性胶质母细胞瘤、髓母细胞瘤、转移瘤等，术后 CSF 中可发现脱落的瘤细胞。一般在术后头 4d 还可见较多的多形核细胞、淋巴细胞、单核—吞噬细胞，以后见激活单核细胞和吞噬细胞（含铁血黄素、粒细胞）增高。非交通性脑积水做分流手术后的 CSF 细胞学应视为异物反应性改变，特别是儿童脑分流术后的细胞数增多，主要为淋巴细胞、单核—吞噬细胞。

B. 脊髓造影：注入造影剂时 CSF 细胞总数明显增高，特别是嗜中性粒细胞，其次为嗜酸性粒细胞和单核—吞噬细胞，这些细胞增高可解释异物（造影剂）引起的非特异性炎性反应。还可见脉络丛细胞、室管膜细胞和蛛网膜细胞以及裸核细胞等，提示这些细胞为蛛网膜下腔中脱落的腔壁细胞。这些细胞体积较大、成簇，需注意与肿瘤细胞鉴别。

C. 重复穿刺：重复穿刺后 CSF 细胞成分的改变是正常还是异常现象，这是经常遇到的问题，但多次穿刺后会出现嗜中性粒细胞、单核—吞噬细胞反应，有的因穿刺外伤机会增多，而在 CSF 中出现红细胞及吞噬红细胞和含铁血黄素吞噬细胞，后者可长期存在。

（张玉琪）

参考文献

[1] Csako G, Chondra p. Bronchioloalveolar carcinoma presenting with meningeal carcinomatosis: cytologic diagnosis in cerebrospinal fluid. Acta Cytol, 1986, 30: 653.

[2] 郑建中，田时雨. 神经病诊断学[M]. 上海：上海科学技术出版社，1988:87-88.

[3] 粟秀初，孔繁元. 实用脑脊液细胞学彩色图谱[M]. 北京：人民军医出版社，1989:8-32.

[4] Onda K, Tanaka R, Tanaka SH, et al. Cerebral glioblastoma with cerebrospinal fluid dissemination: a clinical pathologicai study of 14 cases examined by complete autopsy. Neurasurgery, 1989, 25: 533.

[5] 刘道宽，汪无极. 神经病学[M]. 上海：上海医科大学出版社，1990:47-48.

[6] 丛志强. 腰椎穿刺和脑脊液细胞学检查临床应用中的几个问题[J]. 中国实用内科杂志，1995;15(11):692-694.

[7] 粟秀初，孔繁元. 实用脑脊液细胞学彩色图谱 [M](第二版). 北京：人民军医出版社，1996:13~39.

[8] 黄如训，梁秀龄，刘焯霖. 临床神经病学[M]. 北京：人民卫生出版社. 1996:38-46.

[9] 粟秀初，邓艳春，赵纲. 中国脑脊液细胞学检查的临床应用现状及展望[J]. 中风与神经疾病杂志，1997;14(6):377-378.

[10] 粟秀初，孔繁元. 现代神经内科急症学[M]. 北京：人民军医出版社，1999:38-48.

[11] 孔繁元，范学文. 脑脊液细胞学检查的临床应用[J].新医学，2000;31(5):303-304.

[12] 粟秀初，孔繁元. 神经系统脑脊液细胞学[M]. 北京：人民军医出版社，2001:57-82.

[13] 粟秀初，吴保仁，黄远桂. 新编神经病学[M]. 西安：第四军医大学出版社，2002:86-91.

[14] Green AJ, Keir C, Thompson EJ. A specific and sensitive ELISA for measuring S-100b in cerebrospinal fluid. J Lmmunol Methods, 1997; 205: 35-41.

[15] Lamers KJ, van Engelen BG, Gabreels FJ, et al. Cerebrospinal fluid neuron-specific enolase. S-100 and MBP in neurological-disorders. J Acta Neurol Scand, 1995, 92: 247.

[16] Buttner T, Weyers S, Postert T, et al. S-100 protein: serum marker of focal brain damage after ischemia territorial MCA infarc-tion. Stroke, 1997, 28(10): 1961-1965.

7. 颅脑放射学检查

7.1 头颅平片

头颅平片是神经放射学检查的最基本步骤,对某些颅脑疾病可提供重要的定位、定性信息,并可为进一步检查提供依据,但平片检查阴性者并不能完全排除颅内病变。

7.1.1 投照位置(skull projections)

常规头颅平片包括头颅后前位及侧位片,可以显示颅骨和颅腔的全貌(图 7–1–1、图 7–1–2),但由于颅骨结构复杂,常相互重叠,故需要某些特殊位置作为补充。颏顶位(颅底位)用于观察颅底结构,特别适于显示中颅窝;30° 额枕位(汤氏位)用于观察后颅凹结构;53° 后前斜位(视神经孔位)用于观察视神经孔、前床突、眶顶及后组筛窦;45° 后前位(斯氏位)用于观察岩椎、内耳道、乳突和内耳结构;眼眶位(柯氏位)用于观察眼眶诸骨,包括蝶骨大小翼、眶上裂、额骨眶顶部。局部切线位可观察病灶与骨板的关系。体层摄影可用于观察颅底结构、或易于重叠的钙斑及骨质变化。

7.1.2 正常X 线表现(the plain radiographs of the normal skull)

(1)颅盖

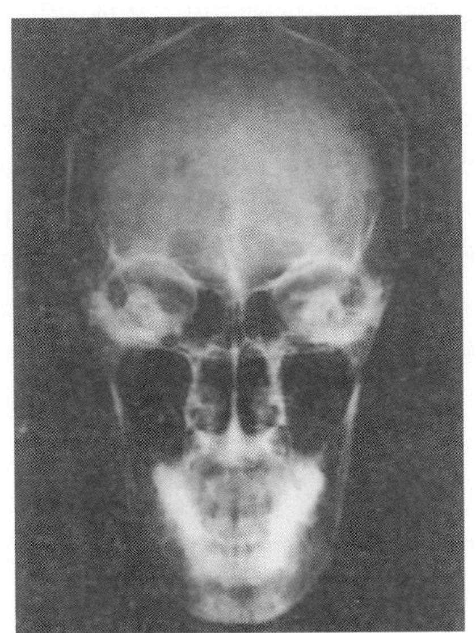

图7–1–1 头颅正位平片

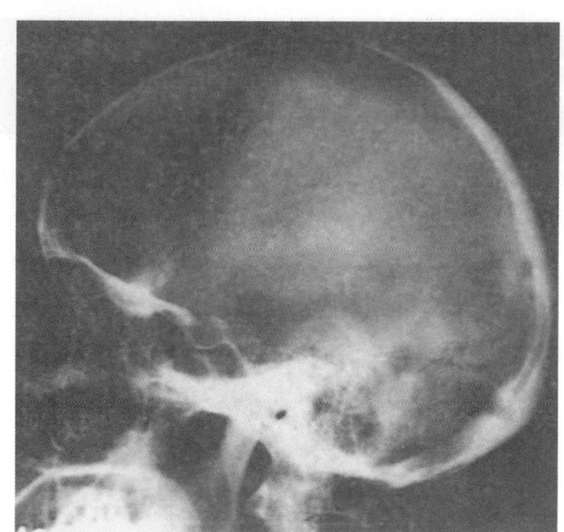

图7-1-2 头颅侧位平片

1)颅盖骨的厚度:颅盖骨为扁骨,厚度差异很大,与年龄、部位、个体有关,儿童较薄,老人较厚。额部和顶部较厚,枕骨粗隆处最厚,颞骨鳞部较薄。成人颅盖骨有三层结构:内板、外板和内外板之间的板障。颅骨内板和外板为皮质骨,密度较高;板障为松质骨,密度较低,是较透明的结构。

2)颅缝:各颅骨间的骨缝在X线平片上表现为透明的锯齿状条形阴影。侧位片可见冠状缝、人字缝,正位片可见矢状缝、人字缝。额缝在出生后6个月开始闭合,在5~6岁完全闭合,但也完全或部分存在于少数正常成人。其余颅缝在30岁以后闭合,矢状缝闭合最早,继而为冠状缝、鳞状缝,人字缝和枕乳缝闭合最晚,并且可终生不闭。

3)血管压迹:常见者有以下几种。①脑膜中动脉:最常见,是脑膜中动脉搏动在颅骨内板形成的压迹,在侧位片上表现为线条状低密度影,起自中颅凹,向上行分为前后两支,前支较大,行向后上,显示清楚,后支较小,向后走行不易见到,在正常情况下两侧的压迹应对称。②板障静脉:是颅骨板障内的营养静脉,最多见于顶骨,其次为额骨和枕骨。表现为较粗且不均匀弯曲的管状低密度影,可彼此吻合成网状,吻合处可形成较宽的小池,并可越过骨缝至邻骨。③静脉窦:表现为宽阔、边缘整齐而不分支的带状低密度影。横窦显示最清楚,侧位像横窦自枕内粗隆起,向前行至乳突后方,再弯向下而成乙状窦。④导静脉:是贯穿颅内外的静脉,在侧位平片上,最常见的是经乳突后方进入乙状窦的乳导静脉,为短小而透明的阴影。⑤蛛网膜颗粒:是压在颅骨内板上的小凹陷,X线表现为边缘锐利,但不规则的小洞样低密度透光区,常对称地分布在额、顶骨矢状缝两侧4cm以内的区域内。

4)脑回压迹:两岁以前压迹浅而少,两岁以后多而明显,成人少而不明显。X线表现为颅骨内板上圆形或卵圆形的密度减低区,其间是密度较高的骨嵴,压迹与脑沟回一致,而骨嵴与脑沟相对应。

(2)颅底

侧位观分前、中、后三个颅窝,由前向后依次下降。

1)前颅窝:自蝶窦后壁开始到蝶骨小翼止,居于鼻腔、眼眶上方。正位像上中央为筛板和蝶骨平面所构成的凹面,在其两侧相当于眶顶处,可见多条水平方向密度增高的弧线,为额骨水平板上脑回压迹所构成。侧位像前颅窝表现为多条不规则致密线影相互重叠,自前向后略上凸者为眶顶,低洼的蝶骨平台和筛板自鞍结节向前到额窦后壁,呈轻度上凸。

2)中颅窝:位于前颅窝后下方,自蝶骨小翼后缘始,到鞍背和岩骨嵴上,中央为蝶鞍。在侧位像上,蝶鞍显示最清晰,中颅窝底为由蝶骨大翼构成的向下凹的曲线,其向后达乳突。中颅窝的结构,额顶位显示最佳,可清楚显示蝶骨嵴和岩骨嵴形态,还可显示卵圆孔、棘孔和破裂孔,如观察视神经孔、眶上裂和圆孔,需摄取特殊位置X线片才能显示。

3)后颅窝:位于中颅窝后下方,自鞍背和岩骨嵴开始,止于枕内粗隆。后颅窝中线部骨质较厚,而底部骨质较薄称枕鳞。观察后颅窝以30°额枕位(汤氏位)最佳,可显示枕骨大孔、两侧颈静脉孔和舌下神经孔,更重要的是可显示内听道和岩骨背面的内听道口。正常人内听道管径为4~7mm,两侧大小常不对称,但如两侧差异超过2mm,则应考虑可能出现病变。

4)蝶鞍:位于颅底中央。侧位片正常蝶鞍有椭圆形、圆形及扁平形三种形态。成人多为椭圆形,儿童以圆形为主,扁平形较少见。蝶鞍前缘为鞍结节,后面为鞍背,两者之间弧形凹陷为鞍底,鞍底与蝶窦有薄层骨板相隔。蝶鞍顶为鞍隔,是一层硬膜组织,X线片上不能显示。鞍背向上竖起的结构为后床突,前床突位于蝶鞍前上方,是蝶骨小翼向内侧伸展而突出的结构,较后床突尖而长,距中线较远。前后床突间韧带可发生钙化或骨化,侧位像上似将蝶鞍包绕起来,形成所谓的桥形蝶鞍。蝶鞍的大小因人而异,前后径(最大径)为8~16mm,平均11.5mm,深度(前、后床突间连接到鞍底的最大距离)为7~14mm,平均为9.5mm。

(3)颅内生理性钙化

1)松果体钙化:是颅内最常见的生理性钙化,但10岁以下发生钙化者罕见,20岁以上有20%~30%可发生钙化。钙化呈米粉样,一点或数点聚在一起,正位片上位于中线,侧位片上位于鞍背上方向后,向上3cm处。松果体钙化位置较恒定,是良好的定位标志。

2)侧脑室脉络丛钙化:常发生在侧脑室三角区脉络丛,两侧多同时钙化,其形态为多数小点状影聚集成堆,约1cm左右大小。正位像上位于眶上缘上方,中线两旁约2.5cm处,侧位像上位于松果体钙化的后方或后下1~1.5cm处。

3)硬脑膜钙化:最常见于正位像,好发于大脑镰,表现为竖于中线的三角形或直线状致密影,侧位不易见到。小脑幕边缘钙化显示为平行于岩骨上方的片状阴影。

4)其他生理钙化:老年人蛛网膜颗粒有时可发生钙化,表现矢状窦附近细小的颗粒状钙化。

7.1.3 异常头颅平片(the plain radiograph of skull lesions)

(1)头颅先天畸形

1)狭颅畸形:本病是先天性头颅畸形,由于颅缝过早骨化闭合而引起。①长头畸形:又称舟状头,由于矢状缝过早闭合引起,可伴有顶颞缝和蝶枕缝过早闭合,头颅宽径生长受限,长径生长过度,头长而窄。矢状缝前部升高,后部相对较低。②尖头畸形:又称塔头畸形,矢状缝和冠状缝均过早闭合,头颅前后径及横径生长受限,垂直径过度增大,额顶部上隆显著,中、后颅凹加深,临床上出现高颅压症状。③短头畸形:因冠状缝过早闭合,可伴人字缝闭合,头颅前后径生长受限,垂直径和横径变长,中、后颅窝变短、加深。④偏头畸形:又称斜头畸形,一侧颅缝闭合过早,另一侧则代偿性过度生长,引起两侧不对称。⑤小头畸形:所有颅缝均过早闭合,使脑发育受阻,还常有颅压增高征象。

2)颅底凹陷症:颅底凹陷症是颅颈交界区常见畸形,以枕骨大孔为中心的颅底向上凹陷,使后颅凹体积减小。测量腭枕线或基底线是X线诊断颅底凹陷症的重要方法。腭枕线(Chambelian线)是侧位片上由硬腭后端至枕骨大孔后唇的连线,正常齿突应在此线下方或附近,如齿突超过此线3mm以上应考虑颅底凹陷,基底线(Mcgreger线)是侧位片上由硬腭后端到枕骨鳞部外板最低点的连线,如齿状突超过此线6mm以上即为异常。

3)扁平颅底:扁平颅底是颅底角较正常为大,颅底变平。颅底角是在头颅侧位片上,鼻额缝、蝶鞍中心和枕骨大孔前缘三点连线所成之角,正常为135° ±10°,如大于145°即诊断为扁平颅底。

(2)颅骨变薄、破坏与增生

1)颅骨变薄:常见于慢性颅压增高,颅骨骨质吸收,密度减低,骨结构轮廓显示模糊,这些变化多发生在蝶骨大小翼和颞骨鳞部。颅骨局限性变薄多见于颅内占位性病变,内板、板障消失,可见局限密度减低区,边缘常模糊不清。

2)骨质破坏和骨缺损:引起颅骨局部骨质破坏的最常见病变是脑膜瘤,颅内病变引起的颅骨破坏自内板开始向外发展。颅骨的骨质破坏也可以由颅骨本身病变引起,其骨质破坏多位于板障,但也可累及内、外板。颅骨缺损可见于脑膜膨出、神经纤维瘤病、开放性颅脑损伤、颅脑手术后以及某些溶骨性颅内病变。

3)骨质增生:生长缓慢的颅内肿瘤,可引起局部骨板的骨质增生,可仅累及内板,也可累及颅骨全层,其边缘常较锐利,多见于脑膜瘤。颅骨本身病变,如骨瘤、畸形性骨炎、骨纤维异常增殖症等,也可引起颅骨骨质增生和增厚。

(3)蝶鞍改变

蝶鞍增大、变形和破坏是颅内病变常见的表现,可见于颅内压增高、鞍内肿瘤、鞍上或鞍旁肿瘤。

1)颅压增高:可引起蝶鞍的骨质吸收和扩大,最先累及后床突,表现为骨质稀疏模糊,进一步发展,鞍背和后床突可完全破坏消失,但也可使蝶鞍呈球形扩大。

2)鞍内肿瘤:压迫蝶鞍骨壁,使蝶鞍呈球形扩大,前后径、深径均增大,由于鞍内肿瘤的发生部位和生长方向不同,还可出现蝶鞍双边,前床突变尖、上翘,鞍背后移等改变。

3)鞍上肿瘤:表现为蝶鞍前后径加大,呈扁平形,鞍背变短变薄。

4)鞍旁肿瘤:蝶鞍出现双边影,一侧前床突变尖上抬,是蝶鞍一侧结构破坏或受压引起的表现。

(4)病理性钙化

颅内肿瘤、炎症、寄生虫、血管疾病,均可发生钙化。

1)肿瘤钙化:颅咽管瘤钙化最常见,多位于鞍内、鞍上，钙化呈片状、点状或弧线状高密度影，其次为少枝胶质细胞瘤、脑膜瘤、松果体瘤和畸胎瘤，幕上肿瘤钙化较幕下多见。

2）炎症钙化：结核性脑膜炎治愈后可发生钙化，为散在的斑片状致密影，多位于蝶鞍上方的基底池。脑脓肿、脑炎等也可发生钙化，但罕见。

3）寄生虫钙化：颅内寄生虫常发生钙化的有肺吸虫病、囊虫病、包虫病、弓浆虫病。脑囊虫和弓浆虫病为小点状弥散分布的致密影；肺吸虫病呈圆形或椭圆形，常排列成串；包虫多为蛋壳样钙化。

4）脑血管疾病钙化：常见于动脉硬化、血管畸形、动脉瘤和脑颜面血管瘤综合征（Sturge-Weber 氏综合征）。动脉硬化的钙化常见于颈内动脉虹吸部，呈双弧状；血管畸形钙化呈团状；动脉瘤钙化呈弧形；脑颜面血管瘤综合征钙化最具特点，钙化常能勾画出脑回的形态。

5）其他：结节性硬化、血肿、甲状旁腺功能低下也可引起颅内钙化。

（5）颅内压力增高

颅内压增高是许多颅内病变的共同表现，颅内压增高到相当的程度并持续一定的时间，才能反映到颅骨上而引起相应的 X 线变化。

1）颅缝分离：是较常见且可靠的征象，儿童和青少年颅缝增宽明显，常见于颅顶部颅缝，冠状缝最明显，如颅底缝亦分离，说明长期而又相当严重的颅内压增高，成人颅缝已闭合不易分离。

2）蝶鞍变化：是成人颅内压增高的重要征象，颅压增高常引起蝶鞍扩大和骨质吸收。骨质吸收始于后床突和鞍背，使之轮廓模糊，密度减低、变短、变薄，甚至完全破坏消失。蝶鞍扩大常表现为前后径扩大，也可为深径扩大或两者同时扩大。

3）脑回压迹增多：脑回压迹属正常生理现象，颅压增高时脑回压迹可明显加深，但脑沟处的骨嵴也可因颅压增高而能被吸收，以致显示不清。但慢性颅压增高时，骨嵴仍保持清晰，使脑回压迹增多十分明显。除脑回压迹十分显著增多外，单一的脑回压迹增多不宜作为颅内压增高的依据。

4）颅骨普遍性吸收：长时间颅内高压后，可出现颅骨骨质普遍吸收，骨板密度减低，原骨质较薄或颅腔内突起部分常常轮廓模糊，但由于颅骨密度差异大，此征象只对诊断有辅助意义。

（6）颅骨异常血管压迹、骨折、凹陷、颅内积气、异物

1）异常血管压迹：表现为一侧脑膜中动脉血管压迹增粗弯曲，说明该动脉供血区内出现血供丰富的肿瘤。

2）骨折、凹陷骨折：X 线平片上出现低密度骨折线，呈线状也可呈星星状、分叉状。凹陷骨折为颅骨全层向内凹陷，骨折线不规则或呈环状。

3）颅内积气、异物：提示颅骨开放性骨折。

7.2 脑室和脑池造影

气脑与脑室造影是用造影剂来显示脑室和蛛网膜下腔，观察其位置与形态，从而确定病变的位置和性质。但随着 CT、MR 越来越广泛的应用，气脑与脑室造影的应用已逐渐减少。

7.2.1 检查方法（technique of Ventriculocisternography）

（1）气脑造影

1）适应证：①脑退行性萎缩病变。②颅内占位病变，尤其是鞍区及后颅凹占位病变。③颅脑损伤和颅内炎症的后遗症。④颅脑先天性畸形。

2）禁忌证：①严重的颅内压增高并有脑疝的前驱症状。②视力严重减退近乎失明者，气脑造影可使视力丧失。③颅内急性炎症或穿刺部位感染。④急性颅内出血。⑤已做脑室心房或脑室静脉分流术的病人。

3）术前准备：造影前 6h 禁食，造影前可静脉注射 50% 葡萄糖溶液 60 ~ 100ml。对颅内压高者，可用甘露醇脱水，对重症患者在手术前一日或当日进行检查，甚至先作颅骨钻孔，以便病情恶化时能立即作脑室穿刺引流，对情绪紧张者术前给少量苯巴比妥和阿托品，以减轻术中反应，对儿童和不合作患者在气管插管全麻下进行。

4）造影方法：注气一般取腰穿途径，病人取坐位，头前屈 15°（听眦线在水平线下 15°）。小剂量分次气脑造影一般不放脑脊液，腰穿后即注入过滤空气，或放液量少于注气量，为注气量的 1/2～1/3，注气总量不超过 30ml，注射速度缓慢，为 1～2ml/min，通过控制头位来选择性地充盈脑室和蛛网膜下腔，达到诊断目的，摄片在注气间隔进行。大剂量气脑造影，腰穿后先放脑脊液，后注过滤空气，注气速度为 2ml/min 或稍快，作等量气水交换，每次 5～10ml，脑室无扩大者注气 40ml，扩大者注 60～80ml，通过转动头位使脑室各部显影。大剂量气脑造影不适用于颅内肿瘤，因其反应较重故应用较少。

5)反应和并发症：气体进蛛网膜下腔后常出现头痛，随气体量增加而出现恶心、呕吐、出汗等症状。此时可暂停注气并针刺合谷、内关、太冲等穴，以减轻症状，待反应减轻继续进行。反应极重者可出现大汗、脉细、血压下降、意识模糊等症状，应立即拔针，平卧给氧并对症治疗，积极抢救。由于气体对脑膜的刺激，病人在造影后数天内可仍有头痛、头晕、恶心等反应，体温也可略上升，一般无须治疗，取头低脚高位，卧床休息数天，反应均可自行消失。

(2)气脑室造影

是指将气体直接注入侧脑室后行 X 线检查，多用空气或氧气。

1)适应证：①有明显的颅内压增高，有脑疝前驱症状，不宜实行气脑造影的病人；②中线和后颅凹占位病变气脑造影失败或效果不佳者；③各种原因造成的梗阻性脑积水。

2)禁忌证：①弥漫性脑肿胀、脑室不大者，造影不易成功并可加剧脑水肿。②颅内炎性病变尚未满意控制者和头皮有化脓性皮肤病。③蛛网膜下腔出血者未明确出血原因之前。④颅内高压晚期伴视力极度减退者，脑室造影有可能导致失明。⑤不适于手术治疗者。

3)术前准备：与气脑造影术前准备相同，并做好开颅手术的准备。

4)造影方法：脑室造影前可先行脑室穿刺术，穿刺部位可在侧脑室前角、后角、三角区，穿刺路径宜选择在病变侧，但要远离病变。先放出脑脊液再缓慢注入空气，注气量随脑室容积而异，一般要少于放液量 20%，可分次进行，直到抽出脑脊液混合气泡为止。注气时头向穿刺侧侧卧，以使对侧脑室充盈。气脑造影的投照位置根据具体要求而不同，应使气体流向待检部位，进行各位置摄片，一般作前后、后前位、仰卧水平(俯卧水平位)摄片，再根据片中所见补摄特殊位置。

5)反应及并发症：与气脑造影相似，但较重。气脑室造影可因穿刺造成组织损伤，引起颅内出血。还可出现脑水肿。引起术后颅内高压危象，所以应及时放出脑脊液和水以降低颅压，如病变不适于手术应行脑室引流。

(3)碘液脑室造影

脑室内注入水溶性碘剂，使脑室系统显影，常用的造影剂包括 60%碘卡明(Bis-Conray)和非离子型有机碘造影剂，如阿米培克(Amipaque)。

1)适应证：①中线和后颅凹占位病变。②各种原因造成的脑积水，而脑室扩大不明显者。

2)禁忌证：①颅内炎性病变尚未满意控制者。②碘过敏者。

3)术前准备：术前应做碘过敏试验，其余同气脑造影。

4)造影方法：通过脑室穿刺插入导管至脑室额角，先注气 3～5ml，以确定导管是否在脑室内。注药方法有两种：①临床定位不明确，脑室扩大不显著时，通过导管抽出脑脊液 3～5ml，与 5ml 造影剂混合后注入脑室，如此反复 3～4 次，使造影剂均匀分布在脑室系统。②临床定位明确，脑室扩大明显时，抽出 2ml 脑脊液与 5ml 造影剂充分混合后注入侧脑室。头前屈，比重较大的造影剂可自室间孔进入第三脑室，再流入第四脑室。一般要摄正位和侧位，必要时加摄不同位置。因药物弥散、吸收快，摄片应于 20min 之内完成。造影完毕后，应开放脑室导管，使脑脊液引流出来，并密切观察病人 12h。

5)反应及并发症：该检查比较安全，没有或只有轻度反应，检查过程中可能出现头痛、恶心，少数人可有呕吐，一般无须特殊处理。如使用离子型造影剂，并有较多量进入蛛网膜下腔，可导致抽搐，甚至昏迷，一旦发生，急需对症处理。

7.2.2 正常脑室和脑池造影表现(the normal ventrculocisternographical encephalogram)

(1)脑室

1) 侧脑室：侧位像能显示侧脑室全部(图 7-2-1)，它通过室间孔与第三脑室相通。以室间孔为界，前方为额角(前角)，后方为体部，体部后方为三角区，三角区的后方为枕角(后角)，三角区下方为颞角(下角)，三角区即侧脑室体部、枕角、颞角的汇合处。①前后位片：可见两侧额角、体前部和颞角的前部两侧对称，位于中线两旁，中间隔着呈线状致密的透明隔(图 7-2-2)。额角呈长方形,淡而大,其靠中线部可见三角形更透光区域,三角形上部更加透光为侧脑室体部,下部略淡为额角与体部交界处,长方形下缘可毛糙不平,为脑室脉络丛,侧脑室体外上角呈尖角形,左右对称,两侧外上角之间的最大距离约为颅腔最大横径的 1/4。如颞角显影,侧位于眼眶内呈凸面向外上的半环形,左右对称。②后前位片:显示两侧脑室枕角、三角区及体部和颞角后部(图 7-2-3),两侧脑室相互分开呈"八"字形,三角区部透光最强,枕角略向内突,三角区上方近中线部是侧室体部,颞角向外下伸展。③侧位片:颞角形态较膨大,其下缘密度较高,侧脑室体部呈向上隆起的弓形,轮廓光整,枕角指向后方,两侧常不对称,颞角伸向前方,前端投影在鞍背后方略高处,两侧对称,三角区前缘为脉络丝状球,较大者可呈乳突状突入三角区。④正常变异:两层透明隔之间的

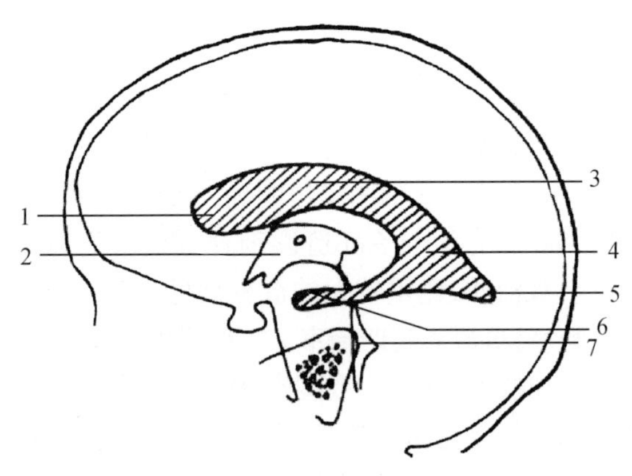

图7-2-1 脑室造影侧位

1. 侧脑室额角 2. 第三脑室 3. 侧脑室体部 4. 侧脑室三角区 5. 侧脑室枕角 6. 侧脑室颞角 7. 第四脑室

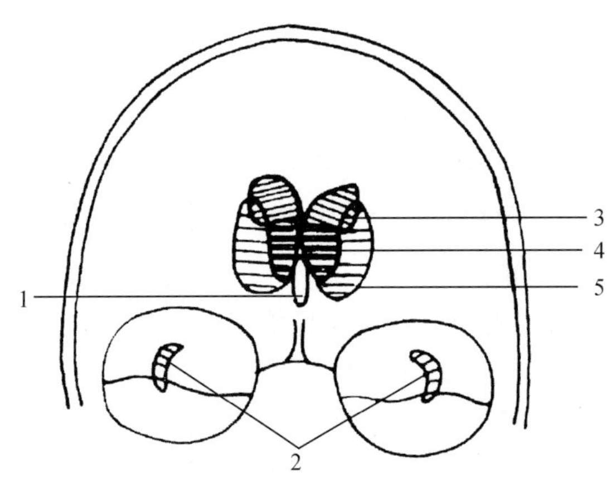

图7-2-2 脑室造影前后位

1. 第三脑室 2. 侧脑室颞角 3. 侧脑室体部 4. 侧脑室额角、体部交界处 5. 侧脑室额角

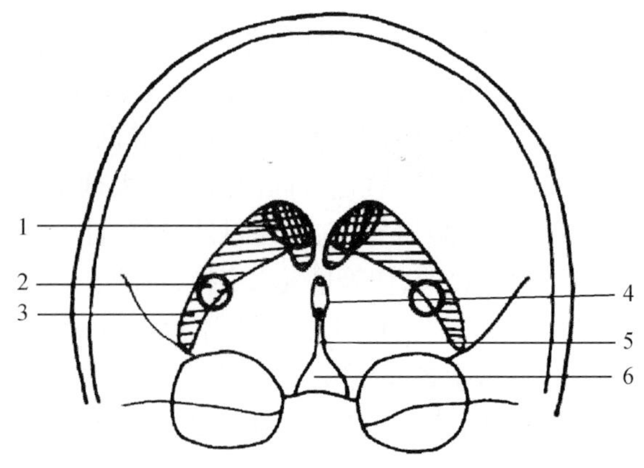

图7-2-3 脑室造影后前位

1. 侧脑室体部 2. 侧脑室枕角 3. 侧脑室颞角 4. 第三脑室 5. 导水管 6. 第四脑室

潜在间隙含有液体时,透明隔之间致密影增宽,如与脑室相通,则可见气体进入,在透明隔部位出现含气的腔,称透明隔间隙或第五脑室。第五脑室前界为胼胝体膝和嘴,后缘为胼胝体与穹隆结合部,其上下缘与侧脑室体顶与底平齐。第五脑室后方胼胝体之下,海马联合之上,常可出现第六脑室。

2)第三脑室:①前后位:位于中线透明隔之下,呈狭窄的带状,宽约 5mm。②后前位:呈三角形,较前后位圆而大。③侧位:充气较多时,可显示全貌,呈不整齐的四边形,上、下缘光滑,上缘上凸。前后缘短而不整齐,前缘较低,上部为终板,经室间孔与侧室相通,下部有两个突起,上为视隐窝,下为漏斗隐窝,位于蝶鞍之上;后缘较高,也有两个突起,上为松果体上隐窝,下为松果体隐窝,三室中心偏上可见小圆形致密影,为中间连合。

3)中脑导水管:前后位一般不显影。后前位可见中线部细条状透光影,上端与第三脑室下部重叠,下端扩大与四室相通,侧位片呈轻微向后上凸起的小管,连接第三脑室与第四脑室。

4)第四脑室:前后位一般不显影。后前位第四脑室居于中线,形态因投照位置变化而不同:仰头时为菱形,低头时为伞顶,顶钝圆。侧位片上第四脑室呈三角形,底向前,顶在后,顶上部为前髓帆较平直;下部为后髓帆,略凹陷,有脉络丛附着可不光整。

(2)蛛网膜下腔(图 7-2-4)

1)小脑延髓池(枕大池):位于后颅凹下方,小脑和延髓的背侧,侧位观察最佳,前后径约为 1~2cm,长 3~4cm,大小差异大,可延伸至枕骨大孔下;后前位显示为四室周围的斑点状或斑片状透亮区。

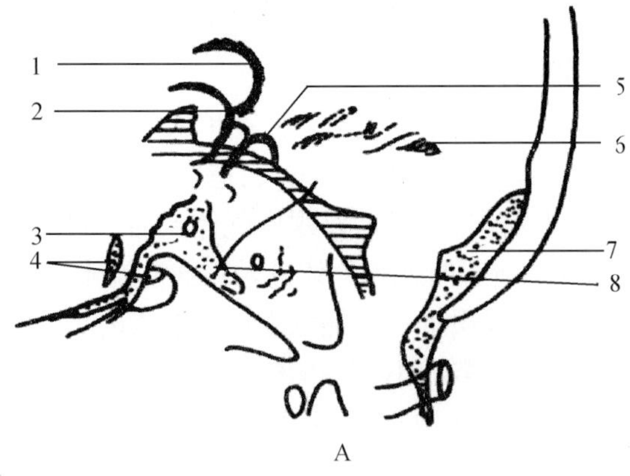

A

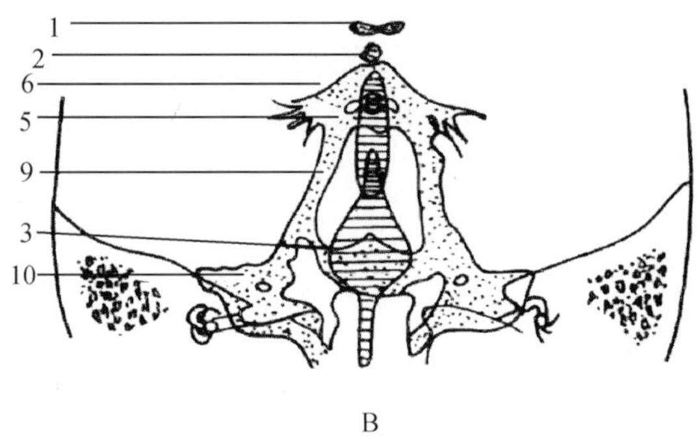

B

图7-2-4 蛛网膜下腔（A侧位，B正位）

1. 胼胝体池 2. 三室上池 3. 脚间池 4. 视交叉池 5. 四叠体池 6. 小脑沟 7. 枕大池 8. 脑桥池 9. 环池 10. 桥小脑角池

2）桥前池及桥小脑角池：脑桥池位于脑桥之前，向两侧延伸至桥小脑角。侧位可见桥池呈条状位于鞍背与脑桥之间，宽0.4～0.8cm，其中可见基底动脉，向上移行为脚间池。脑桥向两侧移行为桥小脑角池，易显示于低头位时后前位片，桥小脑角池呈翼状伸向内听道的上方，其中可见三叉神经的投影。

3）脚间池：侧位片上位于桥前池之上，鞍背后上方0.5～1.5cm的范围内，向前与视交叉池相通，池内有时能显示大脑后动脉和动眼神经。

4）视交叉池：侧位见于鞍结节和前床突上方，充气较多时可见视神经、视交叉，表现为直条状软组织影。

5）终板池和胼胝体池：终板池侧位上呈倒置逗号形，靠近三脑室前缘，向下与交叉池，向上与胼胝体池相通。胼胝体池顺胼胝体走行，呈凸起的弧线，向后下与四叠体池相连，后前位呈对称短横条影，位于胼胝体上缘，并靠近中线。

6）四叠体池（大脑大静脉池）：侧位显示于大脑导水管背侧，呈不规则片状，池下缘可见上、下丘，向前上方与第三脑室上池（中间髓帆腔）相通，后前位上位于中脑导水管上方并可见一对上丘或下丘，两侧与环池相通。

7）环池：环池包绕中脑两侧，为环池本部，易见于后前位，环池在幕上沿冠状面伸向丘脑枕部后方的部分为环池翼部，侧位显示清楚，呈两个凹面向前的弧形。

8）大脑外侧裂池：前后位，位于岛叶表面，两侧对称，侧位沿侧裂方向自前向后上斜行。

9）脑沟：数目众多常相互重叠，一般宽为1～3cm。小脑沟因其细小，而不易显影。

7.2.3 异常脑室和脑池造影表现（the ventriculocisternographical encephalogram of brain lesions）

（1）脑室狭窄、变形和闭塞

多因占位病变压迫或累及脑室引起。根据脑室的变形可确定肿瘤所在的位置、大小、深浅。肿瘤的位置浅，与脑室距离远，脑室的压迹则平缓；肿瘤与脑室越近，脑室受压变形越明显，如肿物在脑室内生长，则可出现充盈缺损。脑水肿可引起广泛性脑室均匀狭窄变细。此外，脑室的变形，也可由于脑穿通损伤和局部脑膜瘢痕牵拉造成，应注意与之鉴别诊断。

（2）脑室扩大

脑室扩大的范围与病变所在的部位有密切关系。因为肿物压迫可使脑脊液流通不畅，甚至梗阻，使梗阻部位以上脑室积水、扩大，如室间孔肿瘤可使一侧脑室扩大，而后颅窝肿瘤则可能使整个脑室系统扩大。脑室扩大的程度与肿物生长的快慢，与引起脑脊液循环通路阻塞的程度有关，缓慢生长与阻塞严重能使脑室显著扩大。脑室的扩大也见于脑萎缩性病变。

（3）脑室移位

当占位病变发展到一定程度时，将压迫脑组织，使脑室系统移位，这是定位诊断的重要征象。脑室移位与病变的大小，距脑室的远近、脑水肿、脑室扩大的程度有关。颅内某些位置固定的组织与占位的关系对脑室移位也有很大的影响。如大脑镰前部窄而薄，后部宽并与小脑幕相连，位置较固定，因此脑室移位多为额角、体部移位，三角区和枕角不易移位。透明隔位于大脑镰前部下缘，也容易移位，而三室下部受脑底颅神经的固定作用而较难移位。

（4）蛛网膜下腔变形

多由占位病变的挤压所致，肿瘤伴发颅内压增高时,蛛网膜下腔常变窄或闭塞,不易充气,脑外占位病变常使局部蛛网膜下腔扩大,而肿瘤显示为被撑大的蛛网膜下腔或脑池内的充盈缺损,蛛网膜粘连可使相应脑池不充盈。

(5)脑室不充盈

颅压严重增高时,气脑造影常不能使脑室充气,或充气不全。脑室不充气常由于后颅窝后方占位病变使四室正中孔闭塞,脑室不全充气多见于幕上中线、大脑深部、大脑半球巨大的占位病变,使导水管受压闭塞时出现,造影仅见幕下脑室充气,阅片时应注意排除使造影失败的技术因素。

(6)脑萎缩

灰质萎缩表现为脑沟增宽,白质萎缩表现为脑室扩大,脑局限性萎缩可使相应的脑室、蛛网膜下腔扩大。

(7)脑积水

1)阻塞性脑积水:可见脑室扩大,扩大范围取决于阻塞部位。如脑体积很大,造影时注气量不宜过多,要不断调整头位,以观察气体流通,确定梗阻部位。气脑造影时如见气体进入侧脑室就能排除完全性阻塞性脑积水。当侧脑室极度扩大时,在侧室壁上可形成许多大小不一的气泡,不要误为病变。脑室内压力显著增高时还可出现脑室疝和透明隔撕裂。

2)交通性脑积水:气脑造影时气体可顺利进入脑室,但脑室系统有不同程度的扩大,侧脑室前部扩大最显著。蛛网膜下腔阻塞部位可有不同范围的蛛网膜下腔扩大。

7.3 脑 CT 检查

1972 年 G.N.Hounsfield 在英国设计制造了第一台头颅 CT 扫描机,从此,CT 开始应用于临床,受到很高的评价,被誉为 X 线诊断技术的一次革命,划时代的新技术。

7.3.1 CT 基本原理和检查方法(the basic principle and technique of CT)

(1)CT 扫描原理

1)原理:CT 是传统 X 线与计算机技术的结合。利用一薄束 X 线扫描人体的某一层面,通常为横断面,X 线穿过人体时,被人体组织吸收,使穿过不同组织的 X 线的强度产生差异,再用探测器接收透过的 X 线,并记录 X 线强度的差异,最终转化为数字信号,经过计算机处理,重建出 CT 图像。

2)CT 值:根据成像原理得知,CT 图像实际为数字图像,每一个图像是由大量的不同密度的点组成,每个点就是一个"像素",每个像素都有各自的 X 线吸收值,并显示出相应的密度,诸多像素排列在一起就形成了有密度差异的 CT 图像,反映出人体不同组织对 X 线的吸收差异。在 CT 图像中为了量化组织密度,将水的密度规定为"0"CT 值,单位是"Hu",将致密骨规定为 1000Hu,空气为-1000Hu,这样就可以根据组织的 CT 值来判断组织的密度。CT 值实际上是组织对 X 线吸收值。

3)窗宽和窗位:由于人体组织的密度差异比较大,而人眼一般只能分辨出 16 个灰阶,并不能完全同时分辨出各级组织的密度。因此,我们利用计算机和数字化的 CT 图像特点,通过控制显示的窗心和窗宽来显示某特定组织密度差异。窗心又称窗位,是显示的中心 CT 值,可根据欲观察组织的 CT 值来确定。窗宽就是以窗心为中心,CT 值的显示范围。超出显示范围的 CT 值,其密度与显示范围的最大或最小 CT 值的密度相同,如窗心为 40,窗宽为 100,就是以 40Hu 的 CT 值为中心,上下加减 50,显示 90~10Hu 的 CT 值,超过 90Hu 的 CT 值,显示密度同 90Hu,低于-10Hu 的显示密度同-10Hu。

4)分辨率:是评价 CT 扫描图像的重要参数,包括空间分辨率和密度分辨率。空间分辨率指能够分辨清楚的最小几何尺寸,空间分辨率高低取决于像素的大小,图像运算方法等因素。密度分辨率又称对比度分辨率,是指可以清楚区分的最小密度差别。要求既有高空间分辨率,又有高密度分辨率。

5)部分容积效应和伪影:CT 扫描的层面有一定的厚度(即层厚),如果这个厚度由两种或两种以上的不同密度组织所构成时,那么 CT 图像所测得的 CT 值就不能反应其中任何一种组织的 CT 值,这种现象就称为部分容积效应(图 7-3-1)。头颅 CT 图像中可出现各种伪影,常见的原因有头部运动，颅内异物，颅骨的骨嵴和钙化及 CT 扫描机本身故障等。

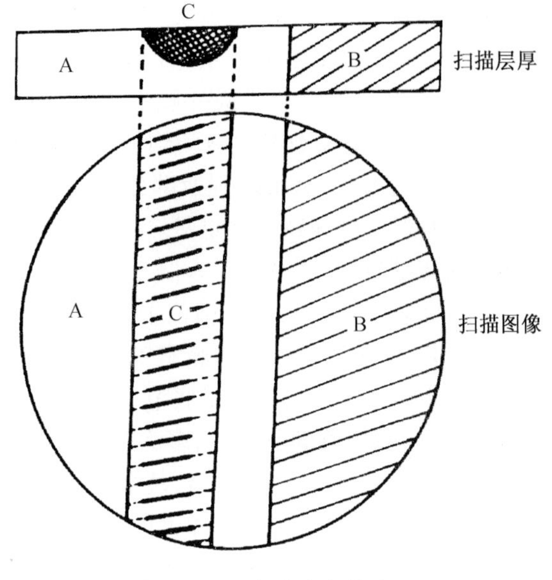

图7-3-1 部分容积效应

A. 低密度组织 B. 中等密度组织 C. 高密度组织

A、B 组织占据整个扫描层厚，在扫描图像上可显示为各自的密度，C 与 A 组织重叠，在扫描图像上表现为中等密度，既不是 A 组织的低密度，也不是 C 组织的高密度，这就是部分容积效应

(2)检查方法

1)扫描技术。①摆位和扫描层面：常规头颅 CT 扫描，病人仰卧位取听眉线用最少的扫描层面包括最大的检查范围。对特殊部位的病变，扫描层面应能充分显示局部解剖关系和病变与周围组织的关系。鞍区扫描时，冠状位可显示垂体上缘、垂体柄、鞍底和海绵窦及其相互的关系。眼眶冠状面可显示视神经、眼肌与眶骨的关系。常规轴位扫描需 10～12 层，对特殊部位和病变可酌情增减。②层厚和层间距：层厚即每一扫描层面的厚度，常规用 10mm。对体积较小的部位，如鞍区、眼眶、后颅凹，可应用薄层扫描，以减小部分容积效应，发现小病灶，并可减少伪迹。层间距为两个相邻层面中心之间的距离，常等于层厚。动态 CT 扫描时，层间距为零，可在同一层面注药后多次扫描，以观察增强与时间的关系。③扫描野和扫描时间：扫描野是指每一层面的扫描范围，对较大部位如胸腹用较大扫描野，但空间分辨率将下降。对较小的部位，如鞍区、眼眶，可用小扫描野提高空间分辨率，但缺点是图像信噪比下降。随着 CT 技术的不断提高，扫描时间也不断缩短，多为 2～5 秒，对不合作病人和血液循环较快的增强病变应采用快速扫描。④X 线扫描条件：对组织密度大的部位，如后颅窝应提高 KV 和 MA，以提高 X 线的穿透能力，如用薄层扫描，也应加大 X 线剂量，提高信噪比；对小儿头颅扫描，应减少 X 线强度和剂量。

2)检查方法：常用平扫、增强、脑池造影扫描、脑室造影扫描和动态 CT 扫描。①平扫：为常规头颅扫描，对于急性脑血管病、3d 以内的蛛网膜下腔出血、脑积水、脑萎缩、先天畸形、脑血肿和陈旧性脑梗死的随诊可只行平扫。②增强扫描：在平扫后有时需要增强扫描，即静脉注射碘造影剂后再行 CT 扫描。造影剂既可一次全部推注，也可静脉滴注。颅内肿瘤、脑血管疾病、颅内炎性病变和先天性疾病，均应先做平扫，再做增强扫描。增强扫描须做碘过敏试验，以防出现过敏反应。注入造影剂后常见的反应有恶心、呕吐，严重者血压下降、休克，甚至死亡，因此，应准备必要的抢救药品和设备。③脑池造影 CT 扫描：将非离子型碘造影剂或空气经腰椎穿刺注入蛛网膜下腔，使脑池充盈而显影。非离子型碘造影剂用于观察脑池内等脑脊液密度的病变，空气造影多用于观察桥小脑角，特别是内听道开口内的微小听神经瘤。④脑室造影 CT 扫描：常在 Conray 脑室造影后 6h 进行。延时目的是降低碘浓度，以便显示出脑室内等脑脊液密度的病灶，观察、评价脑脊液通路是否通畅。⑤动态 CT 扫描：注入造影剂后在同一层面不同时间作多次扫描，通过增强幅度与增强时间的关系，观察病变的循环情况。动态 CT 扫描要求注药快，选层准，扫描间隔时间短。⑥CT 血管造影(CT angiography，CTA)：是指经周围静脉快速团注碘造影剂后，在检查部位靶血管内造影剂的高峰期对其进行 CT 连续多层面的扫描，然后将扫描数据进行三维图像处理，从而显示血管立体图像。近年来血管腔内成像技术的成熟使得 CTA 不但能够观察血管外部形态，也可以模拟观察血管腔内形态。CTA 主要用于观察颈部、脑内血管的狭窄、闭塞以及动脉瘤等脑血管病。⑦CT 灌注成像：它依据放射性示踪剂稀释原理和中心容积定律，通过静脉内快速团注一定剂量的对比剂，同时对选定层面进行连续动态扫描；然后对所获得的动态时间—密度曲线，根据不同的数学模型计算得到 rCBV(局部脑血容积)、rCBF(局部脑血流速度)、MTT(平均通过时间)、PT(最大峰值时间)等反映脑组织血液循环动力学的指标。由于目前使用的脑 CT 灌注成像计算模型的前提条件是血脑屏障保持完整，对比剂完全在血管内被稀释,无血管外渗漏,故脑CT灌注成像现多用于观察缺血性脑血管病的脑组织血液灌注状况。

7.3.2 颅内病变的基本CT征象(common CT sign of intracranial lesions)

基本CT的征象包括直接征象和间接征象。所谓直接征象是指病灶本身在CT图像上的表现,间接征象则是病变引起周围组织或结构继发改变的征象。

(1)直接征象

1)密度:密度是指CT值,表现为CT图像的不同黑白对比。病变密度与正常脑组织比较,分成高密度(高于脑平均密度)、等密度(等于脑平均密度)、低密度(低于脑平均密度)及钙化。病灶密度为两者以上表现者称为混合密度。密度的改变不仅能直接显示病灶,还有助于病变的病理诊断。钙化的CT值大于100Hu,脂肪组织CT值小于0Hu。

2)大小:指病变的体积,病变的大小不仅对定性有用,还对治疗方案的选择起着很大作用。

3)边缘:病灶边缘清或不清,光滑锐利与否,有利于判断病变的良恶性和脑内外定位的诊断。良性脑外肿瘤边缘光滑锐利,恶性脑内肿瘤边缘模糊不清。

4)形态:病变的形态有利于病灶的定性诊断,病变形态代表着一定的生长方式,脑膜瘤常为球形,而胶质瘤多不规则。

5)结构:病变的结构指其内部结构,通过病变密度的差异和病变特异性CT值所表现。如蛛网膜囊肿为脑脊液密度;脂肪瘤表现为脂肪密度;畸胎瘤含多种成分,可同时出现钙化和脂肪密度。

6)多少:病灶多发或单发能反映病变的特性,如转移癌以多发者多见,而胶质瘤则以单发为主。病灶的多少有利于定性诊断。

7)部位:准确判断肿瘤起源,对于定性是十分有益的。对于手术方案的设计,部位诊断是必不可少的。

8)种植:所谓种植是指通过脑脊液的肿瘤播散,一般多见于室管膜或蛛网膜下腔的种植,这对定性和治疗也相当重要。

9)骨增生和破坏:这是肿瘤侵犯骨的直接证据。

10)增强:病灶的增强是CT检查最重要的征象之一。所谓病灶增强是指:①血管内的增强,如动脉瘤、AVM等。②造影剂在血管外的渗出,机制在于血脑屏障的破坏,如胶质瘤的增强。③无血脑屏障肿瘤的增强,如脑膜瘤、转移癌、听神经瘤、垂体瘤等。增强的形式有利于定性诊断,病变的强化还有助于显示等密度的病灶。就病灶增强而言,分为增强或不增强,例如星形细胞瘤Ⅰ级一般不增强,脑膜瘤有明显增强。在增强组中,又分为均匀一致性增强、中心增强、周边增强、环形增强及部分增强,其中环形增强较为常见,但无特异性意义。

(2)间接征象

1)正常结构的移位:这包括位于中线结构内的血管、透明隔、第三脑室、第四脑室等侧移位,也包括其他解剖结构,如侧脑室、基底节、脑干、脑沟等移位。移位一般朝着健侧方向,多为肿瘤和水肿引起。脑血管病变的移位轻于肿瘤,甚至没有。

2)变形:主要指的是脑室和大的脑池的变形。一般原则是远离的病灶,使脑室的改变是移位多于变形,而邻近脑室的病变使脑室变形多于移位。

3)充盈缺损或填充:指的是脑室不完全显影或脑池部分显影。一般说,这一征象说明病灶已居于脑室内或脑池内。

4)脑积水:指脑室扩大。脑积水分为梗阻性和交通性两种。占位病变所致多为梗阻性脑积水,即肿瘤压迫脑脊液循环通道,使压迫部位以上脑室扩大。还可视脑室之大小,来推断病灶之良恶性。一般良性肿瘤,病变发展缓慢,脑室得以扩大。恶性生长快的肿瘤,脑积水的程度反而较轻,但脑室旁白质内常出现水肿。

5)脑水肿:水肿一般系渗出性水肿,表现为肿瘤周围白质的分指状低密度区。由于渗透压改变的结果,还可见室旁水肿,常见于双侧额角附近,这一征象说明为急性梗阻性脑积水。此外,细胞内水肿多位于皮质,常为脑缺血所致。当然,水肿的大小、部位、程度对推断肿瘤性质及肿瘤定位有着一定帮助,也有利于鉴别脑血管病。

6)骨改变:这里指的是骨板的受压变薄或增厚,而不是指肿瘤直接侵犯颅板,变薄多由于肿瘤压迫,变厚说明脑萎缩。有时骨的侵蚀为动脉搏动所致。

7)脑池的扩大:由于脑组织被脑池内的肿瘤压迫推挤而发生移位,使局部蛛网膜下腔被撑开,是脑外肿瘤的表现。

8)脑疝:常见有大脑镰下疝、小脑幕切迹疝及不常见的蝶骨嵴疝、直回疝、小脑扁桃体疝等,虽然依据脑疝判断病变不如CT时代以前重要了，但脑疝的征象有助于制定临床的抢救措施。

（3）定位征象

一般根据病变显示的部位不难定位，在横轴的CT片上准确定位主要应依据病灶同一层面所显示的骨、脑室、脑裂和脑白质来区分大脑半球的额叶、颞叶、顶叶、枕叶各部占位病变。然而有时区别脑内、外和幕上、下还有一定困难。

1）脑外占位征象：表现为占位病变附近脑池被撑大，脑表面及脑表面血管向内移位，脑白质向内推挤移位，颅骨常受侵，肿瘤以骨结构为基底，并以广基与脑外结构相连。脑外肿瘤一般边缘光滑锐利，呈球形或分叶状膨胀性生长。

2）脑内占位征象：表现为脑组织局部膨胀，压迫周围脑池使之变窄，脑皮质受压紧贴于骨板，颅骨常无改变，而病灶多以锐角与骨结构相切即所谓的“O”字征。脑内肿瘤一般密度不均匀，边缘模糊不清，呈浸润性生长。

3）幕上和幕下联合受侵征象：对于判断小脑幕上、下联合受侵，在横断面的CT上有时较困难，即使增强扫描也不宜供小脑幕增强来判断幕上、下病灶。冠状扫描有助于正确判断。幕上、下联合受侵有6条通道。①脑干：可见于经中脑的幕下脑干和幕上视丘胶质瘤。②导水管：只发生在脑脊液种植的情况下。③基底动脉：只有动脉瘤时才发生。④骨：特别是岩骨尖部占位，可使岩骨尖部骨质破坏，导致中、后颅凹肿瘤的沟通，肿瘤在岩骨尖部较小，而在中、后颅凹较膨大，呈哑铃形。⑤小脑幕本身：在小脑幕脑膜瘤幕上、下生长时发生。⑥脑池通道：最为多见，可见于脑内颞叶内侧面肿瘤疝至幕切迹下，但更多见于脑外肿瘤，如桥前池上皮样囊肿和颅咽管瘤幕上、下联合受侵，而经环池、桥小脑角池则多见于脑膜瘤、三叉神经节肿瘤及上皮样囊肿引起的幕上、下联合受累，值得指出的是，幕下脑膜瘤向幕上生长时，常由于小脑幕的限制表现为“逗点”征。

（4）定性征象

1）CT值：一定的CT值代表一定的组织成分，但因各种组织成分可以重叠而产生部分容积效应，并无绝对的特异性。

2）钙化：CT的钙化检出率高于普通X线。钙化就某种肿瘤而言，有特点，例如额叶的少枝胶质瘤呈不规则斑点或斑片状，鞍区的颅咽管瘤呈蛋壳样改变，脊索瘤表现为不规则多发钙化等，这对定性有一定帮助。

3）注药前后的病灶密度及两者间的对比：不同肿瘤各自有其特点，如桥小脑角的脑膜瘤平扫为等或稍高密度，增强扫描可见明显均匀增强，而听神经瘤平扫则为等密度和低密度，增强扫描有不均匀明显强化。

4）病灶部位：即肿瘤的起源媒界，脑内最常见胶质瘤，脑外以脑膜瘤最多，不同肿瘤的起源各有特点，例如鞍区肿瘤，鞍内常为垂体瘤，而鞍上常为颅咽管瘤等。

5）病灶的形态和分布：病变性质不同，可表现为不同的形态。肿瘤的良恶性不同，其边界、形态也不同，例如呈圆形且边缘清楚者常为良性肿瘤，边缘不清且形态不规则者多为恶性肿瘤。而楔形变者常为脑梗死，并且病变按血管分布区分布。

6）环形增强：根据环形增强壁的厚薄及形态有不同的病理基础，如薄壁环形增强常为周围脑组织的反应性血管增生，花边样厚壁增强，常为恶性肿瘤中心坏死后残存的肿瘤。脓肿壁呈薄壁光滑的环行强化。

（5）其他征象

1）蝴蝶征：肿瘤位于中线两侧，并按胼胝体纤维分布，两侧对称而呈蝴蝶样改变，称“蝴蝶征”，常为胼胝体肿瘤的特有征象。

2）靶征：指的是靶心高密度。巨大动脉瘤瘤壁常发生钙化而表现为高密度，瘤内常可有血栓形成，增强扫描血栓部分不发生强化，只有动脉瘤中心部位出现强化，此征象就称为靶征。

3）透明隔增厚征：如透明隔增厚超过3mm即为透明隔出现肿瘤浸润。

4）白质推挤征：是诊断慢性硬膜下血肿的特有征象，此时病变与灰质密度相等，不易与正常灰质区分，因而只能见白质大范围的内移及推挤。

5）三角征：指上矢状窦栓塞后所表现的高密度，甚至可以有钙化。

6）牛眼征：指血肿周围吸收后，增强扫描时其周围反应性增强而呈环形高密度，包绕着尚未被完全溶解的高密度血块，增强与血块间由溶解的血液所间隔。

7）雾期征：指脑梗死3周左右时病灶由原来的低密度升高为等密度，占位表现消失，是脑梗死在特定阶段的CT表现，又称模糊效应。

8）逗点征：指肿瘤幕上下联合侵犯时受小脑幕

限制，由小脑幕游离缘内侧向上生长时，形成逗点样的特殊形态，常见于由幕下向幕上生长的脑膜瘤。

9）带征（Cord sign）：指静脉和静脉窦内的血栓在呈低密度的水肿脑组织和梗死区的衬托下，显示为高密度的条带样阴影。

7.3.3 常见颅内病变的CT诊断与鉴别诊断（CT diagnosis and differential diagnosis for intracranial lesions）

（1）脑血管病

1）脑梗死：脑梗死即由于缺血而造成的梗死灶，梗死灶大小不一，按血管分布区分布，以皮质易受累，典型病灶呈楔形。新鲜梗死为边缘不清，密度可略降低，可伴基底节模糊，脑沟消失并可出现占位征象。24h后梗死灶表现为低密度区。随着时间的推移可表现为"雾期征"即密度基本正常，而后密度越来越低，边缘趋于锐利，此时可伴有脑室扩大和脑沟增宽等负压性改变。当出现大片新鲜脑梗死时，在血管走行部位有时可看到条状高密度，可能为血管内血栓的表现。梗死灶也常发生在基底节区或白质放射冠区，这是由于穿支动脉供血不足所致。小的腔隙性梗死，以边界清楚的低密度为特点。出血性梗死，CT检查可见高密度灶，但与血肿相比密度值要低，占位征少些，而随诊观察则发现其比血肿吸收的快，且常有低密度梗死灶相伴。脑梗死增强后，特别在雾期，病灶可增强，在脑梗死的CT表现中、后颅窝小脑半球的急性梗死，表现为幕上脑室扩大，四室缩小或消失，可有或无小脑半球的低密度。白质血源性脱髓鞘，有脑室扩大，室旁半卵圆中心低密度，常为双侧，且多伴有小的腔隙性梗死灶。CT灌注成像有助于判断缺血脑组织的存活性，从而指导临床治疗。

2）脑出血：表现为脑内边界清楚，密度均匀的高密度区，形态不规则。①基底节和丘脑血肿，常为高血压脑出血，有时前者可合并侧脑室血肿或脑叶血肿，而后者则可合并三脑室血肿。②脑叶型出血，常由于动静脉畸形或细菌性动脉瘤，前者可有蛇形增强相伴，而最终诊断二者，并与高血压脑出血鉴别则需依靠脑血管造影。③单纯脑室内出血，一般与Moyamoya血管病有关，但需血管造影后确诊。④脑池、脑裂内的出血，多与动脉瘤破裂有关。动脉瘤所在的脑池、脑裂常被累及，大的动脉瘤破裂也引起脑内血肿，此类血肿多限于脑表面。脑干、小脑出血也常见于高血压病。肿瘤卒中可由伴发的肿瘤或注药CT增强扫描时的肿瘤染色而诊断。

3）动脉瘤：动脉瘤可由蛛网膜下腔出血、脑内出血等间接表现提示，大的动脉瘤可表现为边缘清楚的高密度影，注药后可明显增强，常合并动脉瘤内血栓和钙化，动态增强扫描可见增强部分的CT值很快下降。对鞍区的任何可疑者都必须由血管造影来证实。梭形动脉瘤，特别是椎动脉的梭形动脉瘤，平扫常表现为高密度，注药后有增强的粗条样病灶，在CPA病变鉴别中非常值得注意。CT血管造影可以消除颅骨和周围重叠的血管的影响，显示动脉瘤的完整立体形态，精确测量动脉瘤大小、颈部的宽窄；通过多角度旋转观察，可获得观察动脉瘤形态最佳角度的多幅图像；应用电影回放进行动态观察；应用CT模拟血管内窥镜图像技术可观察血管内部形态。

4）血管畸形：可分为动静脉畸形、海绵状血管瘤、单纯静脉畸形和毛细血管增生症。①动静脉畸形：平扫表现为在畸形血管部位出现可增强的点状或蛇形高密度影，并可见钙化，占位征不明显，增强扫描可见上述异常密度明显强化，还要特别注意直窦、横窦、海绵窦，在动静脉畸形时由于血流量增大，常有增宽的改变。②海绵状血管瘤：好发于中颅凹，平扫表现为稍高密度、边缘整齐的圆形阴影，注药后明显强化，不易与脑膜瘤相鉴别，但后者常有骨增生的改变，而前者多以骨压迫为主。血管造影两者易区分，因为脑膜瘤染色快而明显，而海绵状血管瘤的染色常需要延时造影才能看到。海绵状血管瘤也可发生在脑内，表现为小片状高密度影，常可多发。③静脉畸形：本病由于CT检查广泛应用而使发现率大为提高，常表现为脑实质内的一个增强的条状影，需血管造影证实，以仅有静脉单纯扩张为特点。④动静脉瘘：动静脉瘘特别是海绵窦瘘常有突眼、眼静脉怒张、海绵窦肥厚、岩静脉增粗等CT表现。注药后上述表现更加清楚。⑤窦栓塞：急性窦栓塞，特别是上矢状窦栓塞，除可见呈三角形的窦内血栓或钙化外，主要表现为两侧大脑半球肿胀，且可在肿胀的实质内见到散在斑点样出血，此时侧脑室多因脑肿胀而变小。

（2）脑肿瘤

由于CT值能表现特殊组织成分，如脂肪、出血、钙化、脑脊液等，均有各自特定的CT值，因此有利于脑肿瘤定性诊断。但事实上，CT诊断常与一定区域内的鉴别诊断分不开。首先任何肿瘤都有占位征，据此可以在颅脑病变中鉴别出肿瘤。在脑肿瘤的 CT 诊断中，我们将按下述分区，借讨论鉴别诊断的机会达到定性诊断的目的。

1）鞍区病变：包括起源于血管的动脉瘤、动静脉瘘和血管畸形；起源于垂体的腺瘤；起源于视神经和视交叉的胶质瘤；起源于垂体柄、下视丘的胶质瘤；起源于鞍隔、鞍结节及鞍旁硬膜的脑膜瘤；起源于鳞状上皮的颅咽管瘤；还有生殖细胞瘤、三室内胶样囊肿；来自蝶窦的病变如黏液囊肿、鼻咽癌；来自斜坡的骨性肿瘤（脊索瘤、巨细胞瘤、软骨瘤等）；以及居于脑池内的上皮样囊肿、畸胎瘤等。原则上讲，囊肿打药前后 CT 表现为低密度，边界清楚，以脑脊液密度为特点，空蝶鞍以脑脊液漏入蝶鞍为特点。胆脂瘤和畸胎瘤二者区别在于前者一般表现为均匀低密度，形态不规则，沿脑池生长，注药后无强化；后者常伴有钙化和脂肪，成分复杂，注药后不均匀增强。而表现均匀一致的高密度影，注药后有增强者，包括动脉瘤、脑膜瘤、视交叉胶质瘤、生殖细胞瘤和垂体瘤。其中垂体瘤一般居于鞍内并伴有蝶鞍扩大；视交叉胶质瘤有典型的向视束或视神经的蔓延生长表现；脑膜瘤可有骨质增生；动脉瘤可伴有钙化和血栓；生殖细胞瘤的增强幅度较大而常有垂体柄受累，三室内的胶样囊肿位置特定，打药前后不增强，均为高密度；颅咽管瘤可向上突入三室，向下伸入鞍内，常有蛋壳样的钙化，有一定的特异性，作为颅咽管瘤的内容物，密度可高可低，但一般颅咽管瘤都有周边增强的特点。至于起自鞍下的病变，蝶窦黏液囊肿有窦腔扩大、骨壁变薄，且不因注药而增强，具有脑组织样密度；鼻咽癌有广泛的骨破坏，注药增强，且有鼻咽部受累，气道变小的改变。斜坡的肿瘤，以脊索瘤最常见，有钙化，注药可增强，软骨瘤的钙化程度更高；巨细胞瘤非常罕见。

2）三室后病变：三室后病变可有起源于胼胝体压部的胶质瘤；大脑大静脉的静脉瘤；硬膜和软膜结构的脑膜瘤；松果体起源的松果体瘤、畸胎瘤及生殖细胞瘤；来自视丘、中脑四叠体的胶质瘤；脑池内的上皮样囊肿，囊虫和囊肿及来自上蚓部的胶质瘤。这一区肿瘤表现为低密度，打药不增强者有上皮样囊肿、囊肿和囊虫。其中囊肿和囊虫为脑脊液密度；上皮样囊肿近似脂肪密度。畸胎瘤也为低密度，不增强，但有钙化。胶质瘤视其分级可增强，也可不增强，但中脑、视丘、胼胝体和上蚓受累为其特点。脑膜瘤、大脑大静脉的静脉瘤、松果体瘤和生殖细胞瘤常为高密度，注药后均匀一致性增强。其中大脑大静脉扩张可伴有血管畸形和直窦引流，而鉴别脑膜瘤可观察是否偏侧，是否与三室后有距离等，有时还依据血管造影。鉴别松果体瘤和生殖细胞瘤很困难，从概率上讲后者比前者多得多，而前者可有钙化。

3）大脑半球中线病变：大脑半球中线病变有来自大脑镰的脑膜瘤；胼胝体的胶质瘤、转移瘤、淋巴瘤和脂肪瘤；也可为来自纵裂的囊肿、上皮样囊肿及大脑半球内侧面的胶质瘤。这组病变中，脑膜瘤以高密度、均匀一致的增强为特点。淋巴瘤类似脑膜瘤表现，但其密度稍高一些，特别是占位性较小。胶质瘤和转移癌增强以混杂密度居多，且后者十分罕见。而脂肪瘤密度低，CT 值小于零，注药后不增强，仍然为脂肪密度。

4）视丘病变：还包括环池翼部和侧室三角区的病变。视丘病变应有侧室体上抬、颞角外移、三室呈弧形向对侧移位的特点。而三角区肿瘤，一般大而截断脑室，有颞角扩大的改变。沿环池向上进入翼部的病变在横切面扫描有时不易与视丘肿瘤鉴别，如果肯定病灶来自视丘，多为胶质瘤。来自三角区的病变最多见的为脑膜瘤，也可以是室管膜瘤、动脉瘤、脉络丛乳突状瘤及囊虫。而伸入环池翼部的肿瘤多是上皮样囊肿，易被误为低密度的胶质瘤。

5）皮质和皮质下病变：皮质下病变为脑梗死、胶质瘤、脑脓肿、局限性脑炎和转移瘤。其中梗死以典型的血管分布区，表现为楔形低密度，早期可有占位征，随诊观察占位征越来越小。而脓肿表现为薄壁环形增强，并有典型病史而有别于其他病变。转移瘤多发，水肿明显，相对病灶小而中心坏死，边缘增强，老年人多见。局限脑炎常单发，小结节增强，居于小片水肿之中，以年轻病人多见。胶质瘤常不仅限于皮质和皮质下且多有白质受累，一般注药不增强，要与梗死相区别，前者不按血管分布，随诊变化不大。

6）后颅凹脑内中线病变：包括突入四室内的蚓部髓母细胞瘤和起源于室管膜的室管膜瘤，前者一般以均匀密度、无钙化，好发于蚓部为特点，此时常有四室受压的改变；后者一般密度不均匀，有钙化，且多见四室扩大和肿瘤向下突入枕骨大孔区。

7）后颅窝小脑半球病变：常见而需要鉴别诊断

的是胶质瘤和血管网状细胞瘤。后者常为小结节大囊，且囊的密度等于脑脊液，结节平扫多为等密度，打药后明显增强而似直窦密度，好发于青年人。胶质瘤也可有囊及结节，但囊内蛋白含量高，密度较高，增强后肿瘤结节可染色，好发于年龄小者。

8）后颅窝脑外 CPA 病变：这一组病变较多，常见有三叉神经节神经鞘瘤、听神经鞘瘤、脑膜瘤、囊肿、血管畸形和椎动脉的梭形动脉瘤。本组中鉴别诊断主要是注药后都可以表现为均匀一致增强的三叉神经节神经纤维瘤、听神经瘤和脑膜瘤。三叉神经节神经纤维瘤在注药前为等或低密度，岩骨尖骨质破坏。听神经瘤注药前多为低密度，骨改变以内听道扩大为特点。而脑膜瘤注药前可为等密度，更多为高密度，肿瘤基底部可长于岩骨任何部位伴骨增生。

（3）脑炎性病变

颅内炎性病变包括脑膜炎、脑炎、脑脓肿、硬膜下积脓、脑膜脑炎。脑膜炎的平扫多表现为池裂消失，注药后有软膜强化。脑炎主要表现为脑肿胀，且脑白质水肿明显，脑膜脑炎具有上述两种病变的表现。脑脓肿常有薄壁环形增强伴水肿及发热的病史。硬膜下积脓注药后边缘具有明显的高密度，且居于脑外。

（4）脑白质病

脑白质病是指白质的疾患，CT 表现以出现白质低密度为主要改变，脑室可大可小。

（5）脑萎缩及大脑先天性疾病

萎缩性病变 CT 表现是脑实质变小，脑室扩大，骨板增厚，脑沟变宽。大脑先天发育异常中灰质异位较常见，因胚胎 12 周起形成皮质的神经细胞由近脑室处跨过，形成白质的边缘层时受阻，致使灰质团块在白质内的异常发育，白质内的灰质团块没有功能且常引起癫痫发作，同时可伴发脑裂畸形、透明隔缺如、胼胝体缺如或发育不良等。Sturge-Weber 综合征表现为顶叶和枕叶皮质出现脑回样钙化。

7.4 脑磁共振成像检查

磁共振成像（MRI）是影像学领域内自 CT 问世以来的又一次飞跃，具有无辐射、无骨伪迹和优良的软组织分辨率的特点，并且能做各个方向扫描，尤其适用于中枢神经系统。

7.4.1 磁共振成像的基本原理和成像系统

（1）磁共振现象

原子核由质子和中子组成。质子和中子都具有自旋的特性，如果它们的数量是偶数就会互相抵消，只有当质子、中子或质子加中子数为奇数时才能产生原子核自旋，才能产生磁共振现象。在人体中氢原子具有核自旋的特性，而且在人体中含量丰富，目前临床应用磁共振成像系统均选择激发氢质子做磁共振成像，氢原子由一个质子构成，带有一个正电荷，我们知道带电粒子旋转时都会产生磁场，氢质子自旋也会产生一个微小的磁场。因此每个氢质子都相当于一个小磁棒，但由于大量氢质子排列杂乱无章，互相抵消，就不会使人体产生磁性（图 7-4-1）。将人体置于磁场中后，由于外加磁场的作用，体内的氢质子将按磁场方向排列，如在低能状态下顺磁场方向排列，在高能状态可逆磁场方向排列，但顺磁场方向排列的氢质子将多于逆磁场方向排列的氢质子，这样沿外加磁场方向就会产生一个净磁化（图 7-4-2）。同时氢质子还将沿着外加磁场方向转动，称为进动（图 7-4-3，图 7-4-4），进动的频率又称拉莫频率，可用公式 W=rBO 表示，W 为进

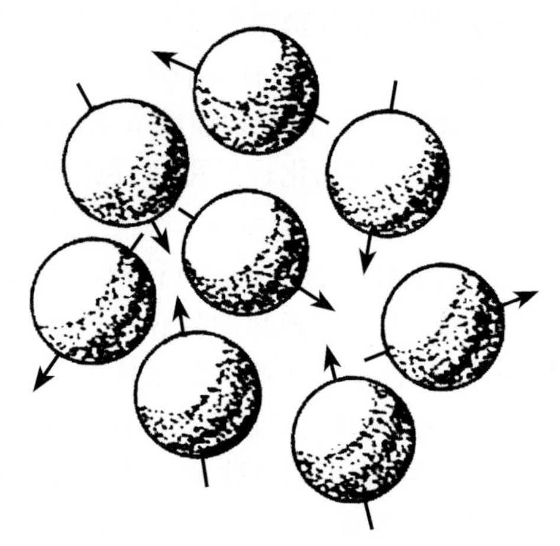

图7-4-1 自然状态下的氢质子

氢质子自旋可产生一个微小的磁场，由于氢质子排列杂乱无章，相互抵消就不会表现出磁性

动频率，BO 为外加磁场的强度，r 为常数(磁旋比)。

以一个频率与进动频率相同的射频脉冲(RF)激发氢质子，就会引起氢质子共振，即磁共振。磁共振使氢质子吸收能量，并偏离外加磁场方向，转向射频脉冲方向。常用 90° 脉冲和 180° 射频脉冲。在 90° 脉冲作用下，氢质子偏转 90° 倒向与外加主磁场方向垂直，从而形成横向磁化矢量（图 7-4-5)，RF 激发停止后，受激发的氢质子将吸收的能量放出，产生 MR 信号，同时恢复到激发前的状

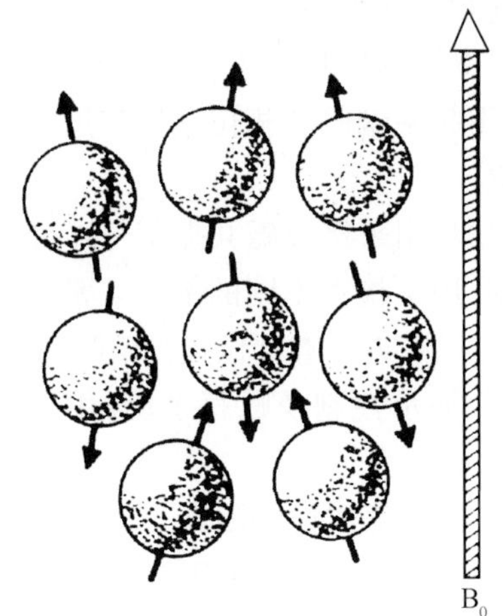

图7-4-2 磁场内氢质子

在外加磁场 B_0 的作用下，氢质子与 B_0 方向成一定的夹角，高能级氢质子逆 B_0 方向，低能级顺 B_0 方向排列，但顺磁场方向排列的氢质子多于逆磁场方向排列的氢质子，因此氢质子沿 B_0 方向产生磁化

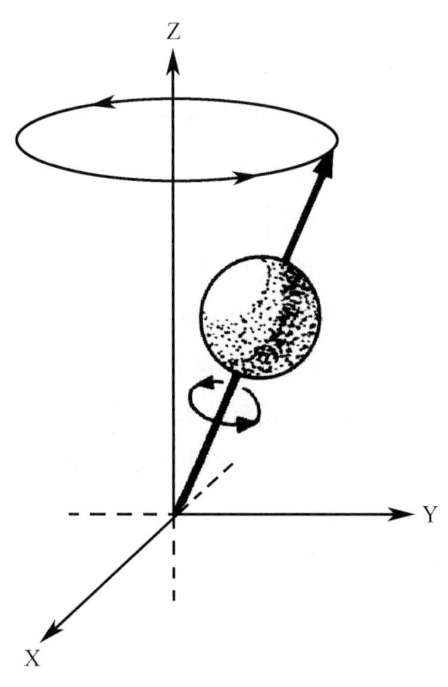

图7-4-3 磁场中的氢质子

Z 轴为外加磁场方向，氢质子在自转的同时，还绕 Z 轴旋转，即进动

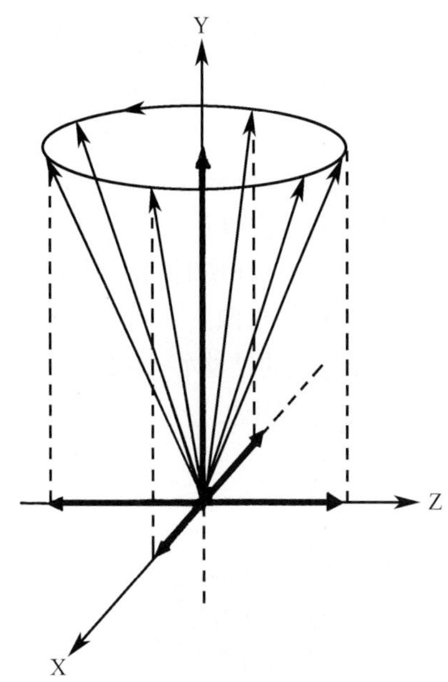

图7-4-4 大量绕Z轴进动的氢质子在Z轴产生磁化矢量，而在x、y平面产生的磁化矢量则相互抵消

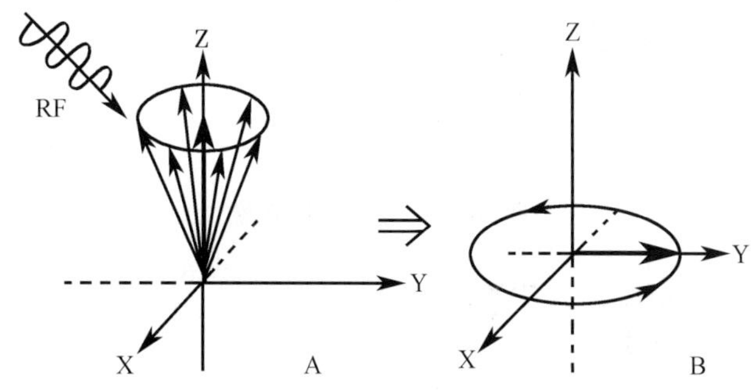

图7-4-5

A. 氢质子受射频脉冲(RF)激发，所有氢质子都倒向 Y 轴；
B. 氢质子倒向 Y 轴后，在 Y 轴产生磁化矢量，同时氢质子仍然绕 Z 轴旋转

态，这个恢复过程就称为弛豫。不同的组织内的氢质子在 RF 激发后恢复时间是不同的，这段恢复时间就称为组织的弛豫时间，包括 T_1 弛豫时间和 T_2 弛豫时间(图 7-4-6)。T_1 弛豫时间就是氢质子受激发偏离主磁场，并与主磁场方向垂直，而处于高能状态到完全恢复到主磁场方向，恢复激发前状态所需要的时间，又称纵向弛豫时间或自旋—晶格弛豫时间。T_1 可反映分子运动频率与拉莫频率之间的关系，两者频率接近时 T_1 时间较短，而两者相差较多时 T_1 时间较长。在 RF 激发下，大量氢质子呈同相位偏离主磁场，而产生一横向磁化，RF 激发中止后，由于氢质子间相互作用使相位发生变化，横向磁化逐渐减少，最后完全消失，横向磁化由最大到

完全消失的时间即 T_2 弛豫时间，又称横向弛豫时间或自旋—自旋迟豫时间。分子运动频率增加 T_2 时间将变长。应当指出，T_1 和 T_2 弛豫时间是同时进行的两个过程，并不是弛豫的两个阶段，而且 T_1 弛豫时间不同而使图像信号强度产生差异的图像称 T_1 加权像，主要由于组织 T_2 弛豫时间不同而产生不同信号强度的图像称 T_2 加权像。不同组织的 T_1、T_2 值是不同的，这是由组织的结构特点决定的，因而可以产生不同信号强度的图像。

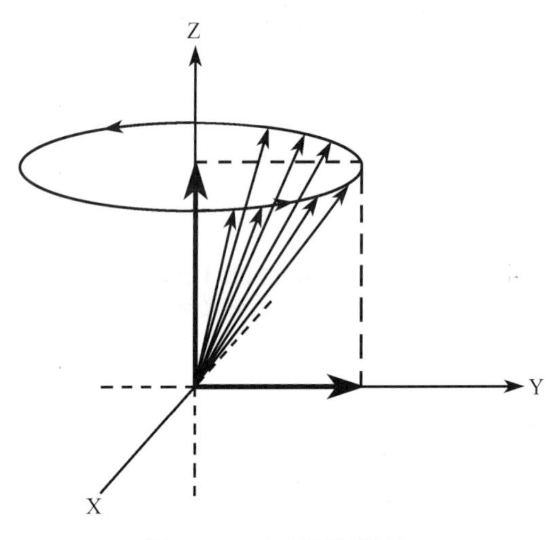

图7-4-6 氢质子的弛豫

RF 停止后，氢质子将恢复到激发前状态，逐渐恢复在 Z 轴上的磁化矢量，直至完全恢复，即 T_1 弛豫或纵向弛豫，在纵向弛豫的同时，由于氢质子间相位相互变化，而使 Y 轴上的磁化矢量逐渐减小，最后完全消失，即 T_2 弛豫或横向弛豫

(2)磁共振成像系统

磁共振成像系统是用来发光并收集人体的磁共振信号，由磁体、射频发射系统、梯度线圈、信号接收系统、计算机系统、显示控制及贮存系统组成(图 7-4-7)。

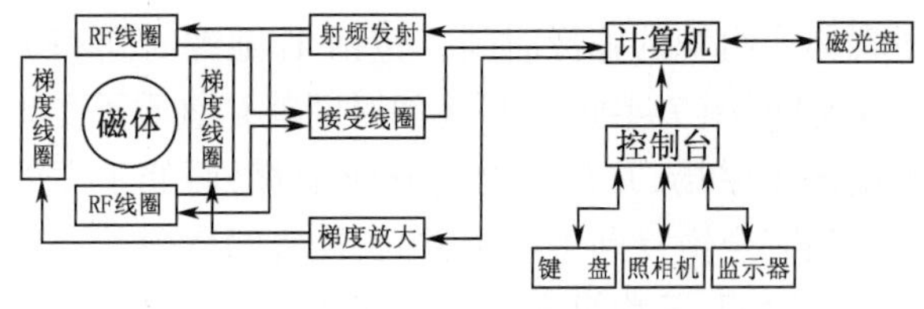

图7-4-7 磁共振成像系统结构示意图

磁体：是产生磁场的关键部位，要求产生的磁场十分均匀，磁体的种类包括超导型、常导型、永磁型三类。超导型磁体目前应用最广泛，一般场强在 0.5 ~ 2T 之间。常导磁体的磁场强度一般在 0.28T 以下，对电源、冷却系统要求较高，而且信噪比低，图像质量较差。永磁型磁铁场强在 0.3T 以下，因可产生垂直磁场，故信噪比较高，但它体积大，场强和磁场均匀度易受外界环境的影响。一般认为高场强 1.5T 适用于中枢神经系统检查，中低场强 0.3 ~ 1.0T 适用于综合性检查，特别是腹部检查。

射频发射系统：用来产生射频场，激发磁共振信号。射频发射的不同参数脉冲序列，是扫描时产生 T_1、T_2 像的关键。

梯度线圈：在主磁场中产生梯度场，以改变局部磁场强度和局部组织内氢质子进动的频率，来选择激发某部位的磁共振信号。并通过选层梯度场选择层面，再用频率编码和相位编码梯度场对层面进行空间定位。

接收线圈：用来接收磁共振信号。分固定线圈和表面线圈，用于检查不同的部位。常用各种不同的表面线圈，以贴近检查部位提高信噪比。

计算机、显示控制及贮存系统：用于图像的重建、显示和贮存。

(3)影响磁共振成像的因素

MRI 图像信号主要与组织氢质子的含量、组织结构、体内顺磁性物质、流空效应等因素有关，这些因素基本上是组织所固有的特点，是磁共振图像的基础，磁共振扫描就是要显示出不同组织的不同特点，即各组织间信号强度的差异。除此之外，磁共振图像的组织对比、图像质量、信噪比还与扫描时所选择的参数密切相关，主要包括回波时间(TE)、重复时间(TR)、扫描层面、矩阵、平均次数、接收线圈的选择、扫描野大小等。

回波时间(TE)是从射频脉冲激发到采集磁共振信号所间隔的时间。重复时间(TR)是两次射频脉冲的间隔时间，选择不同的 TE 和 TR，可以产生 T_1 或 T_2 加权像，使组织对比不同。TE 延长，图像 T_2 成分加强，组织信噪比降低；TE 缩短，图像 T_2 成分减少，组织信噪比增高。TR 延长，组织信号强度增加，扫描层次可增多，T_1 成分下降，而且扫描时间延长；TR 缩短，组织信号强度降低，扫描层数减少，T_1 成分增加，扫描时间缩短。

扫描层厚增加，可提高图像信噪比，但是图像的空间分辨率下降，部分容积效应增加。矩阵大小即图像的频率编码数乘相位编码数，矩阵越大，图像的空间分辨率越高，图像信号强度越下降。如相位编码数增大，扫描时间将延长。平均次数是扫描采样的重复次数，图像经数次采样后叠加信号再重建图像,平均次数越多,信号强度越高,但扫描时间也相应延长数倍。

扫描野增大,可包括较多的组织,可提高信号强度,使空间分辨率下降。使用表面线圈可提高信号强度,因其接收范围较小使扫描野降低。使用体线圈可使扫描野提高,但信号强度降低。

(4)磁共振成像中的特殊现象

1)流空效应:在 RF 对扫描层面激发时,该层面的血管内血液也受到激发,由于血液在不断流动,并当流动速度较快时,血液将在收集信号前流出扫描层面,而流入未受激发的血液,就造成血管内血流信号的降低,称为流空效应(图 7-4-8),利用这个效应可以观察层面内的血管形态(图 7-4-9)。

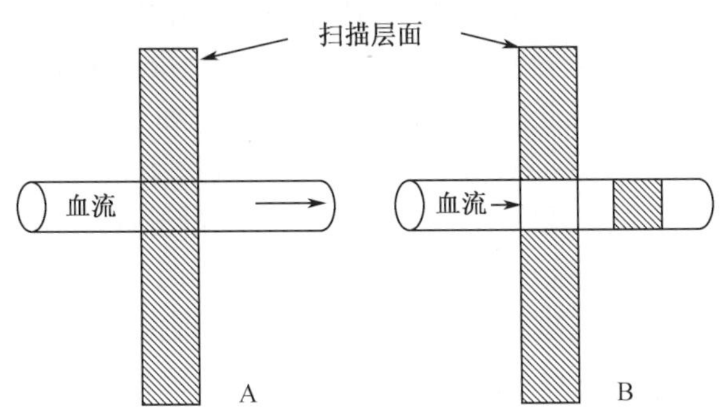

图7-4-8 流空效应

A. 磁共振扫描时,扫描层面中的血流与扫描层面一道受到激发
B. 接受信号时,受激发血流流出层面外,而流入未受激发的血流

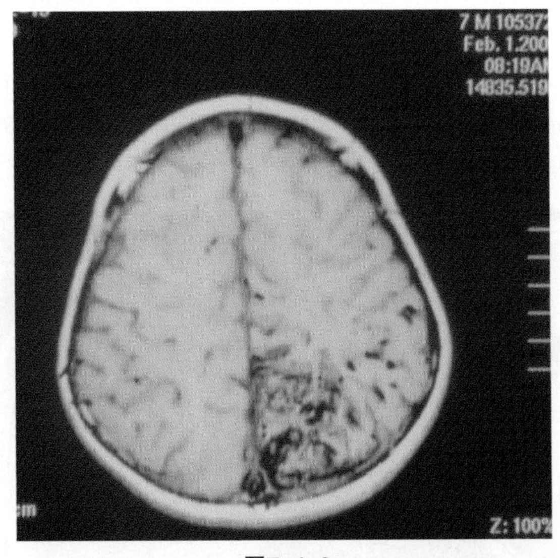

图7-4-9

2)化学位移:氢质子的确切共振频率受它周围环境的影响,与氧原子相连的氢质子和与碳原子相连的氢质子在共振频率上略有差别。在 1.5T 的场强中,两者相差 220Hz,这个频率差异使图像在频率编码方向上,对氢质子定位不准,产生移位,就是化学位移。化学位移常见于水与脂肪交界处,表现为图像频率编码方向上水、脂肪交界一侧产生低信号而另一侧出现高信号,利用脂肪与水在共振频率上的差异,还可以对水或脂肪信号抑制。

3)磁敏感效应:不同物质在磁场中都会产生一定的磁化,但磁化的程度不同。因此,在两种磁化程度差异较大的物质的交界面就会引起局部磁场不均匀,产生出一个微小的梯度场。当梯度回波和长 TE 扫描时,使交界面附近氢质子很快去相位,T_2 弛豫时间缩短,而产生低信号。自旋回波对此效应不敏感,而梯度回波最敏感。此效应表现为气水交界出现低信号,交界面模糊。体内顺磁性物质沉积时,也可因此效应而产生低信号,如陈旧出血时含铁血黄素沉积表现为低信号。

7.4.2 磁共振检查方法和正常脑磁共振信号(imaging technique and normal MRI signal intensity of the brain)

(1)检查方法

1)脉冲序列:在磁共振成像时,应用一系列不同射频脉冲反复对氢质子进行激发,以产生磁共振信号,这些射频脉冲就称为脉冲序列。通过选择脉冲序列可以得到组织对比不同的磁共振图像。常用的脉冲序列有:①自旋回波法(SE):在临床应用中最广泛,是磁共振常规使用的脉冲序列,T_1 加权像 TE:16～30ms,TR:400～600ms,T_2 加权像 TE:60～100ms,TR:1 500～4 000ms,质子密度加权像 TE:16～30ms,TR:1 500～4 000ms。在这个序列的基础上还有多回波扫描法,即在一个 TR 间隙内在不同 TE 时间多次采集信号,而得出数张 TE 不同但 TR 相同的图像。快速自旋回波法(fast spin echo,FSE)为最近发展的新方法,它将扫描时间大大缩短,为原来的 1/4～1/16,而图像质量与常规自旋回波法基本相同。②反转回波法(IR):显示 T_1 加权图像的脉冲序列,扫描参数除 TE、TR 外还有反转时间 T_1,短 T_1 可抑制脂肪信号(场强为 1.5T 时,T_1=160～170),中等 T_1 用于显示病变,长 T_1 可用于区分肿瘤和周围水肿。③梯度回波法(GRE):能扫描 T_1、T_2 加权像,而且扫描速度快,快速梯度回波一次屏气就可完成扫描,扫描参数有 TE、TR 和翻转角。一般来讲,翻转角越小,图像中 T_2 加权就越强,翻转角越大,图像的 T_1 加权就越强。④平面回波扫描(EPl):是最新的快速成像扫描技术,扫描时间极短,仅数十毫秒。且能够进行常规 T_1、T_2 加权扫描。注药后可观察脑血流的灌注情况,取得类似于PET的效果。对脑内水扩散也可成像,有利于鉴别水肿与肿瘤、肿瘤与栓塞。现正在逐步应用到临床中来,如弥散和灌注成像的应用。

2)磁共振血管造影。①时间飞越法(Time-of-Flight,TOF):首先将欲造影部位加饱和脉冲,使扫描范围内所有组织处于饱和状态,即不再产生磁共振信号。因血液不断流动,饱和血液将流出,而流入未被饱和的血液,这些新流入的血液就可以产生较高的磁共振信号,而周围静止组织信号则很低,这样就可以提高血液的信号,而抑制周围组织的信号,经计算机重建后,就可显示出血管形态。这种方法又分为二维(2D)、三维(3D)两种方式。

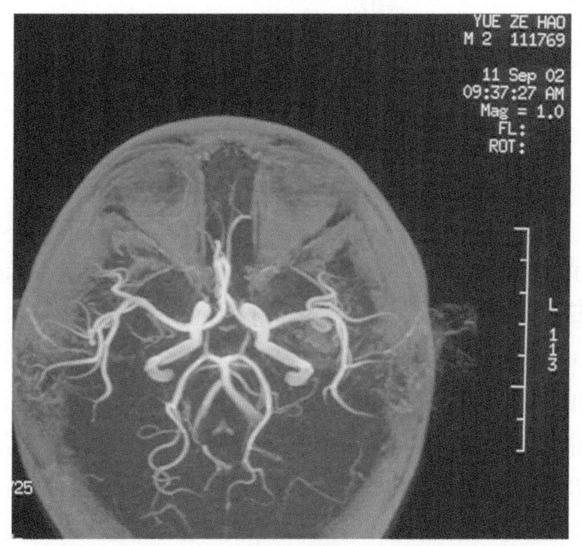

图7-4-10

2D方式用上述方法行层厚1mm薄层的扫描,一般要扫描数十层,再重建出连续的血管形态。3D方式同时扫描一大厚层,这个厚层包括28、60或120个薄层面,每个薄层层厚约0.7~1.00mm,然后重建血管形态(图7-4-10)。2D TOF用于观察颈动脉分叉,评价基底动脉、闭塞性疾病和颅内静脉血栓形成,对速度较慢的血流敏感。3D TOF信号高,空间分辨率高,对快和中等流速血流敏感,用于评价颈动脉闭塞,观察动静脉畸形和颅内动脉瘤,增强后可观察静脉瘤。②相位对比法(phase contrast,PC):在血液流动的过程中,氢质子的相位可发生变化,而静止的组织中不会发生这种相位变化,使用PC血管造影技术就可区别血流和周围组织,并使周围组织的信号完全消除。它还能够选择血流速度以显示不同流速的血管,选择血流方向使不同方向血流表现为高或低信号。相位差法也有2D和3D两种造影方式。3D PC具有较高的空间分辨率和高信噪比,适用于观察AVM、颅内动脉瘤、静脉闭塞和畸形,较大动脉分支的闭塞;2D PC扫描时间短,能够对血流方向进行编码,用于3D扫描前血管定位扫描(图7-4-11),并对低流速病变显示清楚,结合电影技术能够观察脑脊液的流动情况。

3)磁共振增强扫描:磁共振造影剂有多种,最常应用于临床的是一种顺磁性物质,金属钆的赘生物Gd-DTPA,注药量通常为0.1mmol/kg。磁共振造影剂安全、副作用小。增强扫描用 T_1 加权像脉冲序列。增强检查可明确病变的数目并能发现平扫不能发现的病灶,鉴别肿瘤和周围水肿,显示肿瘤内部结构,有利于病变的定性诊断和鉴别诊断,还能帮助显示微小的病变(图7-4-12,图7-4-13)。

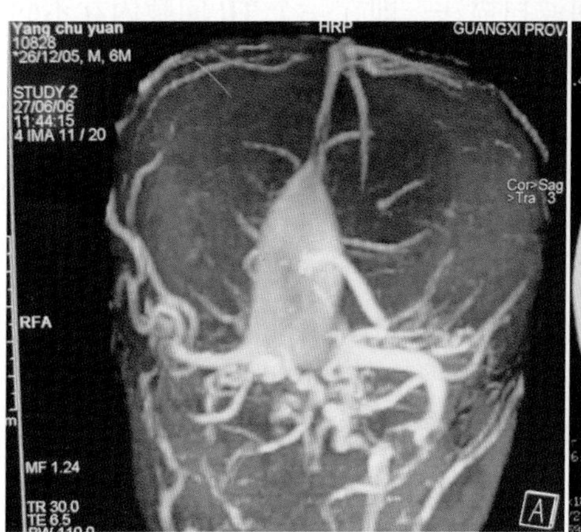

图7-4-11

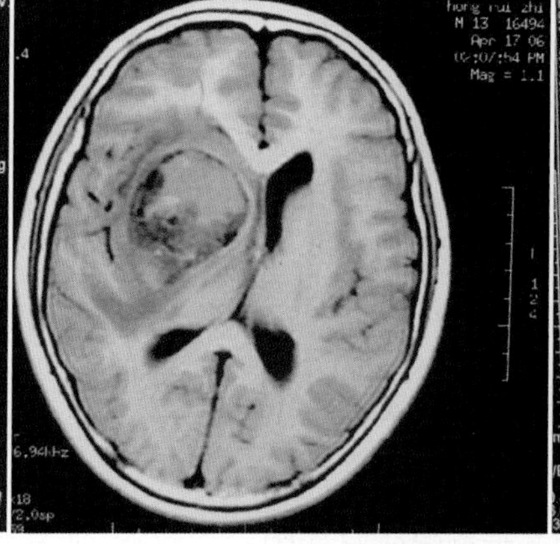

图7-4-12 T_1 加权像

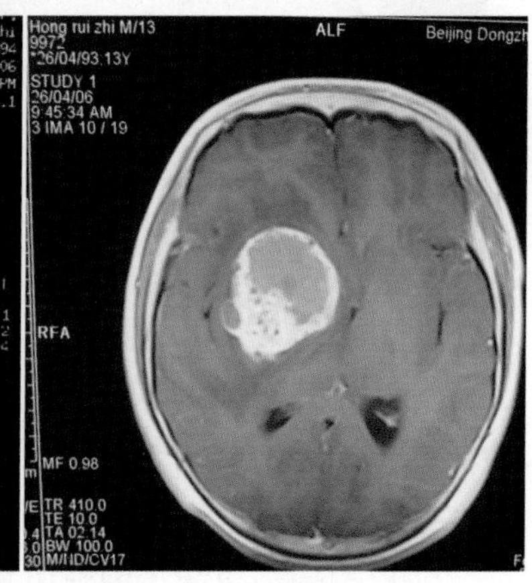

图7-4-13 T_1 加权增强扫描

4)水/脂肪抑制:应用此技术可清楚显示脂肪包裹或与脂肪关系密切的病变,如用于眼眶内和颅底占位时。还可用于鉴别病变是否含脂肪组织。①STIR法:应用反转回复(IR)脉冲序列,通过选择 T_1 时间,使脂肪组织处于回复的"零点",此时脂肪组织在主磁场内的磁化矢量为零,将不再产生磁共振信号,因而脂肪信号被抑制,不同组织回复到零点时间不同,一般为该组织 T_1 时间的69%,抑制脂肪 T_1 大约160~170ms(磁场强度1.5T时),此技术称短 T_1 反转回复(Short T_1 inversion recovery,STIR)。②化学抑制法(Chemsat):水和脂肪中氢质子所处的化学环境不同,它们的共振频率也略有差别,水比脂肪快约220Hz(磁场强度为1.5T,场强越高,频率相差越大),扫描过程中在水或脂肪的频率上,加预饱和脉冲,就使相应信号消失,产生抑制效果。

5)心电门控:心脏大血管搏动常造成大量的伪迹而影响诊断,使用心电门控是消除此种伪迹的有效方法。此技术通过心电波中R波来触发扫描,使数据采集固定在心脏搏动的某一时相上,心脏相对静止,使心跳伪迹消失,同时也减轻血流与脑脊液搏动的伪影。

6)电影:应用GRE快速扫描技术,结合2D PC血管造影,来动态观察心脏血流和脑脊液运动过程。在心动周期内不同时刻但同一部位,多幅连续的扫描,得到各时期的图像,再连续放映,产生心脏搏动的电影。

7)弥散成像(diffusion weighted magnetic resonance imaging,DWI):弥散成像是以图像形式显示分子微观运动的检查技术。弥散是分子的任意运动,称布朗运动。弥散运动受分子结构和温度的影响,分子越松散,温度越高,弥散运动就越强。人体中,自由水分子较结合水分子的弥散程度强。弥散磁共振成像测绘出体内水的质子微观运动。目前,用表观弥散系数(apparent diffusion coefficient,ADC)描述生物分子在体内的扩散量。弥散加权像主要根据D值分布成像。DWI主要用于脑缺血、脑梗死诊断,特别是急性期的早期诊断;炎性肉芽肿和脓肿等的鉴别诊断;与灌注成像结合对肿瘤诊断和鉴别诊断等。

8)灌注成像(perfusion weighted magnetic resonance imaging,PWI):灌注成像是反映组织微循环的分布及血流灌注情况、评价局部组织的活力和功能的检查技术。根据成像原理可分为三种方法:①对比剂首过灌注成像:当顺磁性造影剂通过团注瞬间首过毛细血管床时,可导致成像组织的 T_1、T_2(T_2*)值缩短,以 T_2 值缩短明显。利用超快速成像方法进行扫描成像来观察组织微循环的 T_1、T_2(T_2*)值的变化,从而得到信号强度—时间曲线,计算相对脑血容量(rCBV),相对脑血容量图(rCBV map)等。②动脉血质子自旋标记法。③血氧水平依赖对比增强技术(blood oxygen level dependent,BOLD)。PWI主要用于脑梗死的诊断,肿瘤的诊断及鉴别诊断等方面。PWI在脑肿瘤的检查中有重要的价值,根据肿瘤组织与正常组织和水肿组织微循环的不同,对脑肿瘤的研究有可能提供判断肿瘤的实际大小和范围的指标,为有效的手术和放射性治疗打下基础。PWI或结合磁共振波谱检查,在对肿瘤的鉴别,尤其对复发肿瘤与放射性坏死的鉴别诊断方面有重要的临床实用意义。

9)磁共振波谱检查:磁共振波谱(magnetic resonance spectroscopy,MRS)是利用MR中的化学位移来测定分子组成及空间构型的检查技术。在同一均匀磁场中,不同化合物的相同原子核由于其所处化学环境不同,其周围磁场强度会有细微的变化,同一种原子核的共振频率会因此而有差别,这种现象称为化学位移。由于化学位移的不同,不同化合物可以根据其在MRS上共振峰的位置加以区别。原子核的共振频率与外加磁场强度有关,在分析MRS时,为使在不同场强的磁场中获得结果具有可比性,通常使用一个参照物,将被测物的共振频率与参照物的共振频率进行比较,从而得到化学位移的相对值,化学位移采用磁场强度的百万分之一为单位(part per million,ppm)。中枢神经系统常用的是1H原子核-MRS。正常脑组织的1H-MRS所显示的最高波峰是NAA(N-乙酰天门冬氨酸),常显示相对较低的Cho(含胆碱化合物)和Cr(肌酸)。MRS在临床中的应用范围不断扩大,尤其在中枢神经系统的应用方面,如肿瘤的诊断和鉴别诊断等。

(2)正常脑组织磁共振信号强度

MRI影像对比,取决于质子密度、分子结构、流空效应、蛋白含量、氢质子周围环境及组织的 T_1、T_2 弛豫时间等因素。在 T_1 加权像上,信号强度由高到低排列为:脂肪>髓质骨>白质>灰质>脑脊液>脑膜>皮质骨。T_2 加权像信号强度由高到低排列顺序为:脑脊液>脂肪>髓质骨>灰质>白质>脑膜>皮质骨。以上信号强度是在常规自旋回波序列中得到的,应用不同的扫描技术和扫描参数，上述顺序可能会发生变化。

7.4.3 颅内病变的磁共振诊断（MRI diagnosis of intracranial lesions）

（1）颅内肿瘤

1）颅内肿瘤的基本征象：①颅内肿瘤的信号改变：颅内发生肿瘤时，颅内肿瘤出现异常信号，与正常脑组织比较可分为高信号、低信号、等信号和混杂信号。肿瘤信号特点可提示肿瘤的良恶性和肿瘤本身出现的一些变化，间接反映肿瘤的性质。如生长较快的恶性肿瘤，中心常出现囊变、坏死而表现为混杂信号，边缘多不规则。良性肿瘤信号均匀，边界清楚，形态规则。②颅内正常结构移位：颅内肿瘤可引起邻近脑组织移位是MRI定位、定性诊断的重要依据。由于肿瘤压迫周围组织引起，肿瘤周围脑组织水肿也是引起移位的重要原因。③脑水肿：T_1加权像呈略低或等信号，T_2加权像呈高信号，包绕在肿瘤的周围并沿白质呈分指状分布。脑水肿信号有时与肿瘤实质的信号不易区别，注药强化对两者特别有帮助。④脑积水：多为阻塞性脑积水。表现为梗阻部位以上脑室扩大，如在脑室旁发现水肿，提示急性脑积水。⑤肿瘤周围组织改变：肿瘤累及骨板常引起局部骨质增生或破坏，脑膜瘤累及静脉窦常使之闭塞，流空效应消失。

2）各种颅内肿瘤的MRI表现。①胶质瘤：一般表现为T_1加权像为低信号，T_2加权像为高信号，边界不清，不易与脑水肿信号区别。肿瘤内常出现囊变、钙化、蛋白含量高、出血等，使肿瘤表现为混杂信号。注药后肿瘤实质部分可出现强化。星形细胞瘤：T_1加权像呈略低信号，T_2加权像呈高信号。低级星形细胞瘤边界清楚，恶性度较高者信号混杂，边界不清，占位征明显，肿瘤周围水肿较重，肿瘤内常见出血和含铁血黄素沉积。注药后良性者可无强化，恶性度高者出现各种形式的增强。室管膜瘤：多见于儿童，位于后颅凹，T_1加权像为低或等信号，T_2加权像为高信号。肿瘤信号常不均匀，可见多数小囊变和钙化。成人多发于半球，表现为与脑室相连的脑实质内占位，并可见大片囊变，肿瘤实质部分可强化。少支胶质细胞瘤：多发生在大脑半球额叶的皮髓交界处。T_1加权像为混杂信号，T_2加权像为高信号。肿瘤边缘较清楚，占位征较轻。当肿瘤大片钙化时，T_1加权像、T_2加权像均为低信号。②脑膜瘤：多数脑膜瘤信号与脑灰质信号相似，T_1加权像呈等信号，少数为低信号，T_2加权像可呈高、等、低信号。肿瘤内部信号表现多样，但又相对均匀，呈颗粒状、斑点状和轮辐状，这与肿瘤内血管流空、钙化、囊变、瘤体内纤维分隔及出血等因素有关。脑膜瘤常以颅骨为基底，可引起颅骨附着处的骨质增生。脑组织受肿瘤压迫有明显的白质推挤征象和脑水肿。脑膜瘤与脑组织之间，经常见到一层包膜相隔，呈不连续线状低信号影，实际上是由大量的瘤周滋养血管、钙化、纤维组织及脑脊液组成的假包膜。注药后肿瘤均匀、明显增强。③转移瘤：好发于中、老年人，灰白质交界处，常为多发。T_1加权像肿瘤信号与脑灰质信号相似，或略低，T_2加权像为等或高信号。肿瘤出血后表现为混杂信号，瘤周水肿明显。增强扫描可见肿瘤明显增强并能发现平扫未发现的新病灶。软脑膜转移表现为蛛网膜下腔内结节性肿块，脑膜增厚，注药后见脑膜广泛增强。④神经鞘瘤：T_1加权像为低和等混杂信号，T_2加权像为高信号，其中混杂略低信号。肿瘤边缘清楚，好发于CPA区和岩骨尖。发生于CPA区的神经鞘瘤呈圆形或分叶状，边缘清楚并可见内听道扩大，并可压迫脑干。三叉神经鞘瘤好发于岩骨尖，呈哑铃形，骑跨在中后颅凹之间，岩骨尖骨质有破坏。⑤垂体瘤：肿瘤位于垂体窝内，T_1加权像呈稍高信号，T_2加权像呈高信号，信号均匀，边界清楚。当瘤内出血、坏死、囊变时，肿瘤信号不均，瘤内还可出现液面。蝶鞍可见扩大。肿瘤向鞍上生长可填充鞍上池，使视交叉受压、上抬，两侧海绵窦也可受累，垂体微腺瘤可仅表现为垂体体积增大，注药后肿瘤明显增强。⑥颅咽管瘤：多见于鞍上池或脚间池内，可累及鞍内，瘤内常发生囊变，由于囊变内成分不同及常发生钙化，T_1加权像、T_2加权像肿瘤表现多样，T_1加权像信号可高可低，T_2加权像常为高信号，肿瘤常呈圆形、椭圆形或分叶状，边缘光滑。⑦血管网状细胞瘤：囊性肿瘤T_1加权像囊为低信号，壁结节为等信号，T_2加权像均为高信号。实性肿瘤T_1加权像为等信号，T_2加权像为高信号。肿瘤周围可见肿瘤血管的流空影，呈蛇形、条形迂曲扭结成一团。多数病灶边界清楚，好发于幕下。注药后明显均匀强化。⑧髓母细胞瘤：为儿童最常见的后颅凹肿瘤。T_1加权像呈低信号，T_2加权像呈高或等信号。信号比较均匀，呈圆形或椭圆形，可发生囊变，边界清楚。注药后实质部分可见明显均匀强化。⑨生殖细胞肿瘤：包括表皮样囊肿、皮样囊肿、畸胎瘤和生殖细胞瘤。表皮样囊肿又称胆脂瘤，表现为 T_1 加权像低信号，T_2 加权像高信号，似脑脊液信号，形态不规则，沿蛛网膜下腔生长，好发于 CPA 区。皮样囊肿 T_1 加权像为高信号，T_2 加权像也为高信号，呈圆形、椭圆形，边界清楚，好发于中线，囊肿内脂类物质可破入蛛网膜下腔，表现为脑沟、池内的脂肪信号影，并可随体位改变而改变位置。畸胎瘤在 T_1、T_2 加权像均表现为混杂信号，同时可见脂肪、骨质信号，呈圆或结节形，边界清楚，注药后实性部分明显强化，好发于松果体区和鞍区。生殖细胞瘤 T_1 加权像为等信号，T_2 加权像为稍高信号，注药后可见明显强化，好发于松果体区和鞍区。⑩其他肿瘤：脂肪瘤 T_1 加权像为高信号，T_2 加权像均为稍高信号，多位于中线附近，边界清楚，形态不规则。蛛网膜囊肿 T_1 加权像、T_2 加权像信号特点与脑脊液完全相同。脊索瘤 T_1 加权像信号低而不均匀，T_2 加权像为不均匀高信号，并可见斜坡骨质破坏。颈静脉球瘤 T_1 加权像等信号，T_2 加权像高信号，但因肿瘤富于血管，T_1 加权像、T_2 加权像均有曲线或点状的血管流空影。这个表现具有一定的特异性。

（2）脑血管病

1）脑梗死：栓塞后 1h，MR 就可以显示脑梗死引起的改变，主要表现为局部脑水肿，脑沟变窄、消失，灰白质分界不清，基底节和岛叶模糊，以及占位性表现。T_1 加权像像呈稍低信号，T_2 加权像稍高信号，随着病变发展，T_1 加权像信号更低。慢性期梗死灶液化坏死似脑脊液信号。脑水肿引起的占位效应在 1 周后开始减轻。发病 24h 后注药，病灶可出现强化。在脑梗死的急性期，PWI 和 DWI 均显示出全部的脑缺血病灶，PWI 表现为低灌注，甚至无灌注，rCBV 减少。应用 DWI 可进行新旧脑梗死的鉴别诊断，对缺血性卒中预后判断有重要的临床价值，表现为高信号病灶影（超急性期），陈旧性梗死灶为低信号表现。MRA 可显示梗死血管，表现为血管的中断和该血管分布区分支减少。腔隙性脑梗死表现为点状的低信号 T_1 加权像、高信号 T_2 加权像，多累及脑深部结构。皮质下动脉硬化性脑病表现为两侧脑室旁不规则小片状 T_1 加权像低信号，T_2 加权像高信号区，并伴有脑室扩大和腔隙梗死。

2）脑出血：表现为形态不规则的异常信号区，根据出血时间不同，信号强度也发生变化，超急性期：<24h，T_1 加权像、T_2 加权像都为等信号，动脉内流空消失；急性期：1～3d，T_1 加权像血肿为等信号，T_2 加权像为低信号；亚急性早期：3～7d，T_1 加权像血肿周边为高信号，T_2 加权像仍为稍低信号；亚急性晚期：7～14d，T_1、T_2 加权像均呈高信号；慢性早期：2～3 周，T_1 加权像血肿中心为高信号，周围等信号，T_2 加权像血肿中心呈高信号，周围亦是等信号；慢性期：>3 周，T_1 加权像呈低信号，T_2 加权像为高信号，但周围有低信号包绕，形成一个囊腔。

3）动脉瘤：由于流空效应，表现为边缘清楚的低信号区，并与动脉相连。血栓形成后，动脉瘤可表现不同的信号强度，据此可判断血栓的范围、瘤腔的大小及是否并发出血。瘤腔多位于动脉瘤的中央，为低信号，如血液滞留可为高信号，血栓因血红蛋白代谢阶段不同，其信号也不同，T_1 加权像、T_2 加权像均表现为高信号。

4）动静脉畸形：显示为条状、弧形互相扭结在一起的血管流空影，并可见出血引起的不同信号表现，为不规则高信号及含铁血黄素引起的低信号。如无血肿，一般无占位表现。PWI 表现为高灌注区。

5）窦栓塞：栓塞的静脉窦内流空现象消失，经该窦引流的静脉增粗，有或无脑水肿。

6）烟雾病：颈内动脉供血分布区出现多发梗死灶，双侧大脑中动脉流空影变细消失，鞍上池内和两侧基底节区可见增粗的穿支动脉，表现为大量细小的血管流空影。

7）海绵状血管瘤：T_1 加权像呈等或稍高信号区，T_2 加权像为不规则不均匀高信号区，周围有低信号包绕或只见到低信号影，常多发，梯度回波对本病显示最佳。PWI 表现为血流速度缓慢的低灌注区。

（3）颅内其他病变

1）炎症：脑炎 T_1 加权像为白质内不规则略低信号区，T_2 加权像为明显的高信号，并可有占位效应，注药后不规则弥漫强化，脑脓肿 T_1 加权像表现为边界清楚的低信号区，T_2 加权像呈高信号区，周围可见明显脑水肿，一般脓肿壁边界清楚、光滑，注药后可见脓肿壁呈环形强化。

2）多发硬化：表现为团块状稍低信号 T_1 加权像，高信号 T_2 加权像，常见于两侧脑室旁、基底节、脑干和小脑，并可多发，多数病人有白质萎缩的表现。

3）脑积水和脑萎缩：在 MRI 显示十分清楚，脑积水可见脑室扩大，脑萎缩表现为脑沟、池增宽，脑室扩大等表现。

4)先天畸形,MRI 优于任何检查方法,如观察胼胝体缺如,灰质异位,脑裂畸形、Dandy-Walker 综合征等,都可直接观察到大脑结构的畸形。

7.5 脑血管造影检查

脑血管造影是将碘造影剂注入颈动脉或椎动脉使脑血管系统显影,以了解脑血管的形态、病变的血供、病变与血管的关系、病变的性质,并对占位病变定位。虽然 CT、MRI 的出现减少了脑血管造影的应用,但脑血管造影仍然是观察脑内血管情况的最佳手段。

7.5.1 检查方法(techniques of angiography)

(1)适应证

1)颅内血管性病变。如动脉瘤、血管畸形等。

2)脑内和蛛网膜下腔出血的病因检查。

3)观察占位病变的血供与邻近血管的关系及某些肿瘤的定性。

(2)禁忌证

1)对造影剂和麻醉剂过敏者。

2)有严重出血倾向者。

(3)术前准备

病人术前需做碘过敏试验,麻醉剂过敏实验,以及穿刺部位备皮,检查病人出凝血时间,向病人解释造影时可能出现的反应,并嘱病人头部不能移动,对不合作病人应全身麻醉。术前还应检查 X 线机的工作状态,尽量避免出现术中故障。

(4)造影设备

1)X 线设备:现代脑血管造影常需要连续快速的摄片,因此要求 X 线机具有大毫安、高千伏,一般为 1.500mA,150kV,摄影速度不低于 3 张/s,同时要求能进行双向摄影,由于要进行连续快速摄影,就需要 X 线管球具有高热容量。管球焦点一般为 0.6mm,0.3mm 以下焦点可用于放大摄影。为随时观察导管的位置,还应有透视系统,血管造影床能做各个方向的移动。现代的血管造影系统还包括影像增强器(以减少投照剂量)、磁带录像机、电影立体摄影等观察、记录系统,还有用于数字减影的计算机系统。

2)造影器械:造影器械的选择常因个人的经验、习惯而不同,一般包括穿刺针、导丝、扩张器、导管及血管造影器械包。导管选择得当与否对造影的成败有很大的影响,一般股动脉导管全脑血管造影常用 6.5F 猎狗头聚四氟乙烯导管,10 岁以下儿童常用 4F 的 Hanafee 自制导管,年龄较大、动脉硬化、主动脉弓迂曲者常用 HSH 或 Simmon 导管,即“大问号”导管。导丝是由动脉内穿刺针过渡到动脉内导管的重要工具,选择导丝一定要与导管配套,它不仅能保证造影顺利完成,也有利于动脉选择和超选择。

3)高压注射器和造影剂:高压注射器是现代脑血管造影不可缺少的设备,它可以保证在短时间内快速通过阻力很大的导管,向血管内注射造影剂。选择注射压力时应考虑导管与注射血管的耐受能力,注前还应注意排气。脑组织对造影剂的耐受能力较差,要求造影剂具备下列条件:①对比强,可清晰显示细小的血管。②毒性小。③排出快。④黏度低。常用 Conray 和 Omipaque,前者在检查中少数人会出现头晕、恶心等反应,后者属非离子型造影剂,毒性反应大大降低。

(5)造影方法

1)股动脉导管脑血管造影术:股动脉导管脑血管造影术容易掌握,与颈部穿刺比较相对安全,并可进行全脑血管造影。

股动脉穿刺时病人取仰卧位,术侧下肢略外展外旋以充分暴露穿刺部位,常规消毒双侧下腹部及大腿根部,以备一侧穿刺失败及时穿刺另一侧。股动脉穿刺点选择在股动脉搏动最强点,穿刺点如偏上,出血进入小骨盆不易观察,偏下股动脉位置过深,分支也较多。在股动脉穿刺点下 1.5~2.0cm 处先用 1%普鲁卡因做一个 0.5cm 左右的皮丘,然后在股动脉周围注射 4ml 普鲁卡因,可防止股动脉痉挛,便于穿刺。在皮丘上用手术刀尖刺长约 0.5cm 的小口,取穿刺针通过切口,针尖指向病人头侧,与皮肤成 45°~60°角,刺入股动脉搏动最强点,穿刺针穿过股动脉后,可感觉进针阻力减少,拔出针芯,再缓慢边转动边拔出针管,直到有鲜血自针管内喷出，则证明针管已进入动脉腔内，否则穿刺失败，拔出穿刺针略微调整进针方向后再次穿刺。针管进入动脉腔后应迅速插入导丝 20～30cm，然后压迫穿刺点，并将穿刺针退出，退针时边退针边将导丝上血液擦净。取扩张器套入导丝尾端，送入并扩张动脉穿刺口，然后拔出扩张器，同时注意要压迫穿刺点止血，并擦净导丝。取造影用导管，套在导丝尾部，逐渐顺导丝插到皮肤切口处，因导丝长于导管，当导丝尾端穿过导管暴露出来后，连同导管与导丝一同插入股动脉内，导管进入腹主动脉下端后，拔出导丝，在导管尾端抽回血，证实导管在动脉内，再注射 20ml 的 1∶1 000 肝素液冲洗导管，然后在透视下将导管送至主动脉弓。

在选择造影血管时，应首先检查与病变关系最密切的血管，以保证造影失败时重要的血管已检查完毕。①右颈总动脉：将导管送至右胸锁关节处或主动脉弓的起始部，旋转导管，使导管开口向上，然后向上送即可进入无名动脉，再向上送到 C_5 椎体水平即进入右颈总动脉，试验性注射少量造影剂可证实导管是否进入颈总动脉内。颈内、外动脉选择性造影时，要注意颈内动脉开口于颈动脉分叉的后外，而颈外动脉开口于前内，只要旋转好导管的方向，就可顺利进入相应血管。一般颈内动脉造影将导管口置于 C_2 椎体水平，而颈外动脉造影，导管不可过于上送，否则易进入分支血管，因此造影前必须做试验性注射造影剂。②右椎动脉：导管进入无名动脉后轻微转动导管，使导管口转向外侧，然后稍送入导管，使之越过右颈总动脉开口，再将导管口转向内上方，向上送入导管，即可进入右椎动脉。③左颈总动脉：将置于无名动脉的导管，轻轻下拉且令导管头指向内侧，导管自无名动脉弹出后就可弹入左颈总动脉。也可将导管头置于主动脉弓内脊柱椎体右缘处，轻轻旋转导管，亦可见导管弹入左颈总动脉，然后送导管至 C_5 椎体水平。左颈总动脉位于无名动脉和左锁骨下动脉之间，且开口于主动脉弓之后上，选择比较困难，应注意操作技巧，熟悉左颈总动脉的走行。④左椎动脉：最容易选择，在降主动脉内，导管开口保持向外上，送导管进入左侧锁骨下动脉后，旋转导管，使导管头转向内侧，再向上送即进入左椎动脉。⑤注意事项：导管进入待检血管后，均应于造影前进行实验性注射造影剂，以最后证实导管是否在待检动脉内；摄影完毕后要立即将导管拉下至主动脉弓处，以防止血管痉挛，减少反应；操作要迅速、准确，随时观察穿刺点和病人的情况；透视下拔出导管；椎动脉造影时导管不宜送入过深，以防血管痉挛。⑥术后监测：造影结束导管拔出后，立即重压穿刺点，止血 15min，术后还应监测足背动脉、穿刺点是否有血肿及双足的温差，一般术后 1h 内每 15min 观察 1 次，以后 2h 每 30min 1 次，以后每小时 1 次，观察 6h，病人还应平伸术侧下肢，平躺 8h。

2）经皮穿刺法颈动脉造影：由于开展了股动脉导管造影法，经皮穿刺法颈动脉造影应用已经大为减少。穿刺时病人取仰卧位，头过伸，常规消毒皮肤，局麻。选择颈动脉搏动最强点（一般平甲状软骨）进针穿刺，当穿刺针进入颈总动脉后拔出针芯即可见血液喷出，且有搏动，随后插入钝头针芯，并将穿刺针向动脉腔内送入 1.5～2cm，然后将头恢复成平卧位并摄片。注射造影剂后不同时间摄片可获得不同时相的血管像，摄片常在 6 秒之内完成。摄片后，湿片观察满意，即可拔出穿刺针，压迫穿刺处数 min 止血，术后病人应严密观察 2h。

3）穿刺法椎动脉造影：已极少应用。造影时于颈椎 5～6 横突孔处直接穿刺椎动脉，注药时压力不宜太大。

4）肱动脉逆行血管造影：右肱动脉造影可使右颈总动脉和右椎动脉同时显影，左肱动脉造影可使左椎动脉显影。造影时病人取仰卧位，上肢外展，常规消毒，经皮直接穿刺肱动脉或从肘内侧部切开暴露肱动脉后穿刺肱动脉。这种方法可能引起正中神经分布区感觉障碍。

5）经腋动脉脑血管造影：是股动脉导管法脑血管造影失败时选择的替代方法之一。病人取仰卧位，术侧上肢外展，略旋后与身体呈 135° 角平放于侧支板上，腋下皮肤常规消毒，于腋动脉搏动最强点穿刺，穿刺入动脉腔内后，再送针约 1cm，经导丝将导管送入动脉腔内，再行左右颈总动脉造影。术后压迫穿刺点 20min，上臂稍上抬约 6h，以防血肿。这种方法最大的缺点是可能造成臂丛神经损害。

（6）反应及并发症

1）局部并发症：指穿刺部位的并发症，包括局部血肿、感染、血管损伤、动脉血栓形成和罕见的麻醉药过敏。特大血肿处理不当可产生假性动脉瘤，血管损伤可导致夹层动脉瘤。

2）神经功能损害：造影后出现癫痫、失语、抽搐等，可能由于造影剂毒性刺激和病人特异性体质引起脑血管痉挛、血脑屏障功能障碍和脑水肿所致，还可能产生脑栓塞、颅内出血。应对症抢救，多数可于数小时到数十小时内恢复，对并发症应从预防着手，提高造影技术。

7.5.2 正常脑血管造影表现（the normal cerbral vascular angiogram）

(1)颈总动脉造影

颈内动脉：颈内动脉自颈总动脉分出后，几乎与颈外动脉紧靠着，沿咽侧壁平行上升至颅底，进入岩骨内颈动脉管后，转为水平向内行，入颅腔后穿过硬膜外层上行到鞍底后部，然后沿鞍底转向前行至前床突下方，此段为海绵窦段。在前床突下穿过硬膜内层后，突然折向后上，直达后床突附近并进入蛛网膜下腔，然后转上行一小段后即分为大脑前、中动脉。颈内动脉在鞍旁连续的几个弯曲称为虹吸弯，虹吸自上而下被分成 $C_1 \sim C_5$ 五部分(图 7-5-1)。

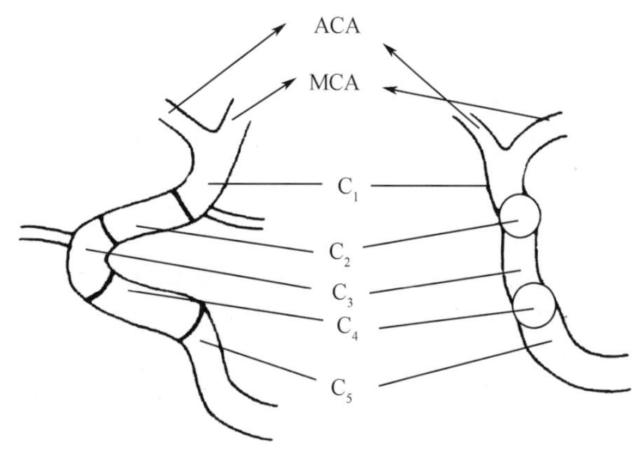

图7-5-1 颈内动脉虹吸弯部及其分段

ACA. 大脑前动脉 MCA. 大脑中动脉

颈内动脉大分支有眼动脉、脉络膜前动脉、后交通动脉、大脑前动脉和大脑中动脉(图 7-5-2)。①眼动脉：90%可显影，多起自 C_2 前端或 $C_2 \sim C_3$ 交界处，近端投影于蝶骨平台下，前行 1~2cm 后呈波浪状沿眶顶前行。②脉络膜前动脉：自 C1 段发出，先向下行约 5mm，后上行形成凹面向上的弯曲，继而又弯向下方，形成一凸面向上的弧线。③后交通动脉：少数可显影，在脉络膜前动脉下方 2~3mm 处发出，常与大脑后动脉共同显影，但其管径较大脑后动脉略细，与大脑后动脉连接处多向上成角。当大脑后动脉粗大时，在其起始部可能发生漏斗状扩张，易被误诊为动脉瘤，如其直径不超过 3mm 应视为正常。④大脑前动脉：可分为水平段和垂直段，水平段为大脑前动脉自颈内动脉发出后呈水平或略弯向下方向内侧行的部分，到达中线后经前交通动脉与对侧同名血管相连，然后转向上行后成为垂直部。前后位，可显示水平段向内行至中线，再沿正中矢状面转向上行为垂直段，垂直段下部可见多数小分支跨越中线两旁、上部有许多分支在中线部重叠绕行，内缘整齐居于中线，侧位可见大脑前动脉上行，先分出眶额动脉和额极动脉，然后围绕胼胝体膝部向上向后行，称为膝段，在胼胝体膝部附近发出胼缘动脉、胼周动脉。胼缘动脉向后上走行，分出额前、中、后动脉以及旁中央动脉(图 7-5-3)。⑤大脑中动脉：自颈内动脉分出后，先向外走行即水平段，然后沿外侧裂向上行，在脑岛表面发出数支向上的分支。前后位像可见大脑中动脉水平段向外走行，可略弯曲，发出颞前动脉、眶额动脉和纤细的豆纹动脉，然后转向后上方，转折处称大脑中动脉膝部，膝部以后为大脑外侧裂段。此段大脑中动脉发出数支升支及颞中动脉，最后分成顶后动脉、角回

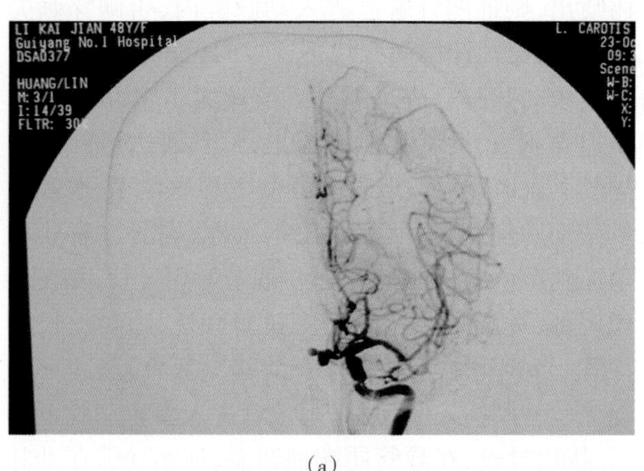

(a)

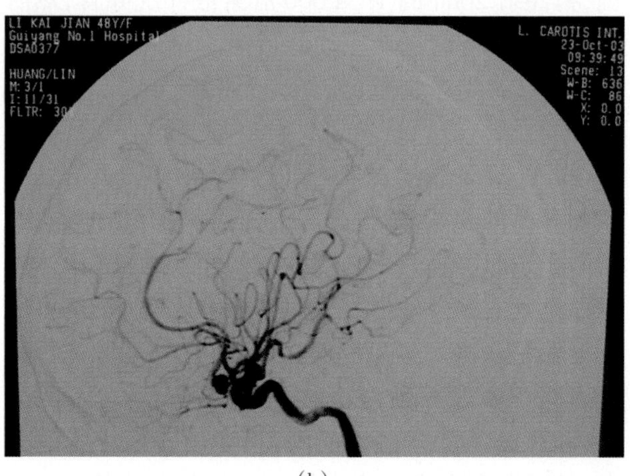

(b)

图7-5-2

动脉和颞后动脉。升支上行分布到大脑凸面，分成中央沟前动脉、中央沟动脉和中央沟后动脉。外侧裂段多呈凹面向外的多支相互重叠的血管，侧位水平段与X线束方向平行，此段显示不清，大脑中动脉侧裂动脉干分成数支，沿外侧裂走行，并在外侧裂发出分支沿岛叶上行形成“侧裂三角”，然后弯向下行，绕过脑盖下缘到大脑表面，表现为波浪状起伏的小分支(图7-5-4)。

(2)椎动脉造影

1)动脉期：椎动脉入枕骨大孔后，行向前、内侧，在桥延沟与对侧椎动脉汇合成基底动脉。侧位像，椎动脉在枕骨大孔稍上发出小脑后下动脉，小脑后下动脉先下行，在小脑延髓之间折向上，形成

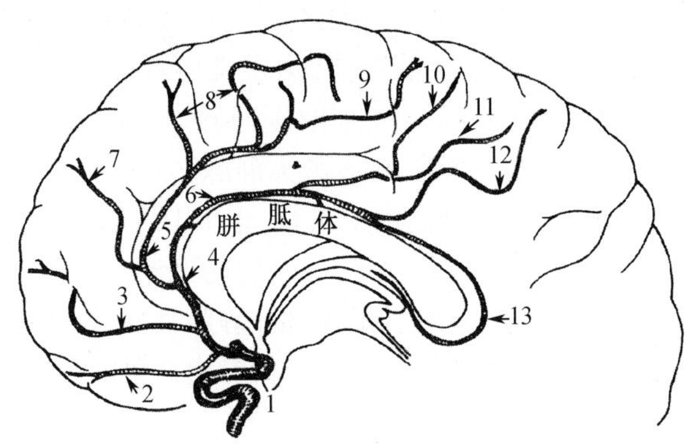

图7-5-3 大脑前动脉分支示意图

1. 大脑前动脉水平段 2. 眶额动脉 3. 额极动脉 4. 大脑前动脉膝段 5. 胼缘动脉 6. 胼周动脉 7. 额前动脉 8. 额中动脉 9. 额后动脉 10. 旁中央动脉 11. 楔前动脉 12. 顶下动脉 13. 胼周动脉胼胝体压部支

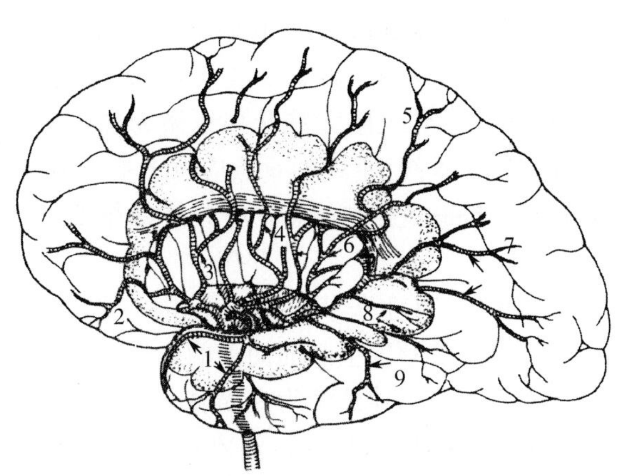

图7-5-4 大脑中动脉走行、分支示意图

1. 颞前动脉 2. 眶额动脉 3. 中央沟前动脉 4. 中央沟动脉 5. 中央沟后动脉 6. 顶后动脉 7. 角回动脉 8. 颞后动脉 9. 颞中动脉

一“U”形转弯称尾袢，相当于扁桃体上缘，然后分布到小脑的后下面；基底动脉沿斜坡后方上行至鞍背后上方，分成双侧大脑后动脉，大脑后动脉分出后先向后下，然后向后行，分出枕支和颞支，枕支位置较高，颞支位置稍低；大脑后动脉发出后3～4cm处常可见向上、向前的弧形，为脉络膜后动脉；在大脑后动脉下方5cm处可见小脑上动脉自基底动脉发出。额枕位(汤氏位)可见椎动脉行向内上方至中线形成基底动脉，再沿中线上行，末端分成两侧大脑后动脉，绕中脑走向两侧然后折向上方，靠内侧为枕支，外侧为颞支，小脑上动脉在大脑后动脉下方外行后折到大脑后动脉内侧上行(图7-5-5)。

2)静脉期：可见脑桥中脑前静脉位于鞍背后脑干前缘，可指示脑干前缘的位置；小脑中央前静脉，位于小脑上蚓部前，紧靠第四脑室顶的后方，引流入大脑大静脉；上蚓静脉和下蚓静脉可勾画出蚓部的轮廓，上引静脉引流入大脑大静脉，下蚓静脉引流入直窦。

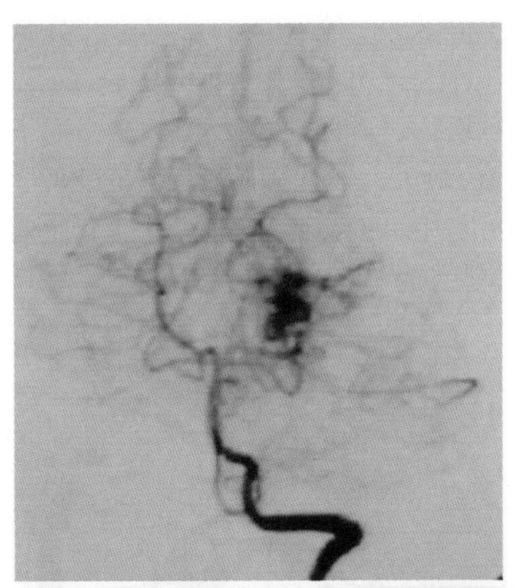

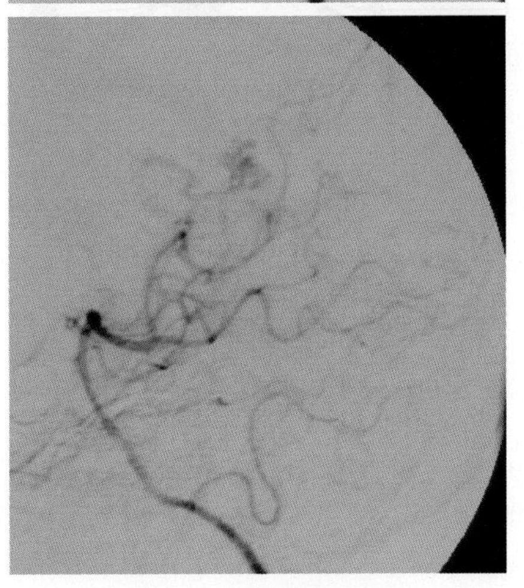

图7-5-5 左椎动脉造影

(a)正位 (b)侧位

(3)颈动脉—基底动脉吻合

为少见先天变异,在血管造影时偶然发现。

1)永存原始三叉动脉:相对常见。造影时可见粗大的血管起源于颈内动脉海绵窦段外侧,绕过鞍背在斜坡上缘与基底动脉吻合,吻合远端基底动脉系统充盈良好,吻合近端基底动脉或椎动脉细小。

2)永存舌下动脉:少见。造影可见颈内动脉在第二颈椎处分叉,前支为颈内动脉走行,后支为永存舌下动脉,上行经髁前孔与基底动脉在斜坡下缘吻合,椎动脉常发育不良或缺如。

3)永存内听动脉:罕见。永存内听动脉发自颈内动脉岩骨段,向后行穿过内听道,连接于基底动脉中段。

(4)大脑的静脉

1)浅静脉。①升静脉组(大脑上静脉):引流大脑凸面上部和内侧面血液入上矢状窦,有 6~12 支,其中央沟静脉也称 Trolard 静脉、大吻合静脉、上吻合静脉,是最大的浅静脉,并吻合大脑中静脉与大脑上静脉。②侧裂静脉(大脑中浅静脉 Sylvian 静脉):主干位于外侧裂内,汇入蝶顶窦或海绵窦。③降静脉组(大脑下静脉):引流大脑凸面下方和脑底的血液,最大为颞枕静脉(Labbe 静脉、下吻合静脉),它可与中央沟静脉和侧裂静脉吻合,向后向下汇入横窦(图 7-5-6)。

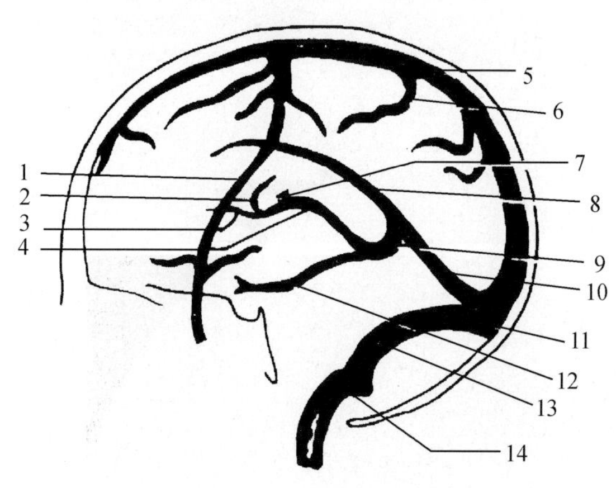

图7-5-6 脑静脉系统

1. 大吻合静脉(Trolard 静脉) 2. 丘纹静脉 3. 膈静脉 4. 大脑内静脉 5. 上矢状窦 6. 大脑上静脉 7. 静脉角 8. 下矢状窦 9. 大脑大静脉 10. 直窦 11. 窦汇 12. 基底静脉 13. 横窦 14. 乙状窦

2)深静脉:引流大脑深部结构血液,其位置较恒定,可作为定位诊断标志。每侧的隔静脉和丘纹静脉汇合成大脑内静脉,两侧大脑内静脉与基底静脉在中线汇合,形成大脑大静脉再注入直窦。①隔静脉:在透明隔下方呈直线或略弯曲后行,于室间孔附近与丘纹静脉汇合,其长度可反映额角大小。②丘纹静脉:沿侧脑室体底部的下外侧面走行于丘脑和尾状核之间的髓纹内,从后向前行并稍向上凸,在室间孔附近与隔静脉汇合。它反映出丘脑与尾状核的边界,也反映出侧室体部的大小,正位从外上行自内向下至中线,呈牛角形,可反映脑室体部底的位置。③大脑内静脉:起自室间孔后缘,由隔静脉和丘纹静脉汇合而成,两侧大脑内静脉在第三脑室脉络丛中近似平行走行,在胼胝体压部下方中线处汇合成大脑大静脉,侧位呈前段微上凸后段微下凹的弧形,正位显示为偏离中线 1cm 左右,因投影重叠,而呈短条状上、下走行。④基底静脉:又称 Rosenthal 静脉,起于前穿质,由多支小静脉汇合而成,包括大脑前静脉、大脑中深静脉、纹状体静脉等,向后上绕过中脑汇入大脑大静脉。正位此静脉呈“蛙腿”状,自下外向内上走行,止于中线部。侧位基底静脉始于鞍上 1~1.5cm,向后向上注入大脑大静脉。⑤大脑大静脉:又称 Galen 静脉,绕胼胝体压部,呈凹面向上的弧形,与下矢状窦成直角汇合后,注入直窦,侧位呈凹面向上的弧形,正位呈圆点状居于中线。

3)静脉角:丘纹静脉在侧脑室体底部向前内行,在室间孔后与膈静脉汇合并成锐角转入大脑内静脉,这个角就是静脉角,其前缘相当于室间孔的后缘,是判断深静脉移位的重要标志。

静脉角的测量方法:①自鼻根至鞍结节做基线,过静脉角顶至此基线做垂线,静脉角应位于鞍结节后方 10~27mm 之间,基线上方 34~46mm 之间;②由鞍结节到大脑大静脉切线做为基线,过静脉角到基线作垂线,垂线的垂点应位于基线中点前 6.5mm,后 5mm 之间,静脉角在基线上方 23~40mm。

4)静脉窦。①上矢状窦:位于脑内中线,起于鸡冠,止于窦汇,沿颅顶呈凸面向上的弧形,其前段较细,后段粗大,可单独延续为右横窦。②下矢状窦:沿大脑镰下缘弧形上凸后行,注入直窦。③直窦:由大脑大静脉和下矢状窦汇合而成,呈直线向后下斜行,止于窦汇,也可单独延续为左侧横窦。④窦汇:直窦与上矢状窦汇合点,流向两侧横窦。⑤横窦:常两侧不对称,右侧较大,在岩骨的基底部急转向下移行为乙状窦。⑥乙状窦：最粗大的静脉窦，呈"S"形向下流入颈内静脉。⑦海绵窦：位于蝶鞍的两侧，与眼上、下静脉及大脑中静脉相连，经岩上窦与横窦相通，经岩下窦与颈内静脉相连。

7.5.3 异常脑血管造影表现(the cerebral vascular angiogram of brain lesions)

(1)脑血管病

1)动脉瘤：好发于脑底动脉环血管分叉处。造影可显示动脉瘤的大小、部位、形状(图 7-5-7)。常为边缘清楚的圆形或椭圆形，除有血肿或瘤体体积很大外，一般动脉瘤不引起邻近血管移位，如动脉瘤内血栓形成，有时可不显影或仅部分瘤腔显影。由于动脉瘤内血流较慢，故循环时间延长，称为滞流现象。梭形动脉瘤造影可见动脉管腔梭形扩张。摄片时应注意改变投照角度以显示出动脉瘤蒂。

2)脑动静脉畸形(AVM)：动脉期造影可见畸形血管缠绕在一起，一般能见到一支或数支粗大的供血动脉，引流静脉明显增粗迂曲，并可出现静脉短路，使引流静脉或静脉窦提前显影，这是诊断静脉畸形的重要依据(图 7-5-8)。除非脑动静脉畸形伴血肿，一般不引起正常脑血管移位。

3)海绵窦动静脉瘘：造影时造影剂在动脉早期就由颈内动脉进入海绵窦，使海绵窦、眼静脉、岩上窦等提前显影，循环时间缩短，并可见上述血管及颜面部静脉扩张，而瘘口远端的动脉则显示不佳。

4)烟雾病(Moyamoya 病)：表现为单侧或双侧颈内动脉末端及大脑前、中动脉狭窄或闭塞，闭锁部位出现纤细的异常血管，排列杂乱无章，呈烟雾状或网状。颅外血管和椎基底动脉系统向狭窄动脉的分布区供血，形成侧支循环。

5)颅内血肿：脑内血肿表现为血肿周围血管移位，血肿局部出现无血管区。硬膜下血肿正位片表

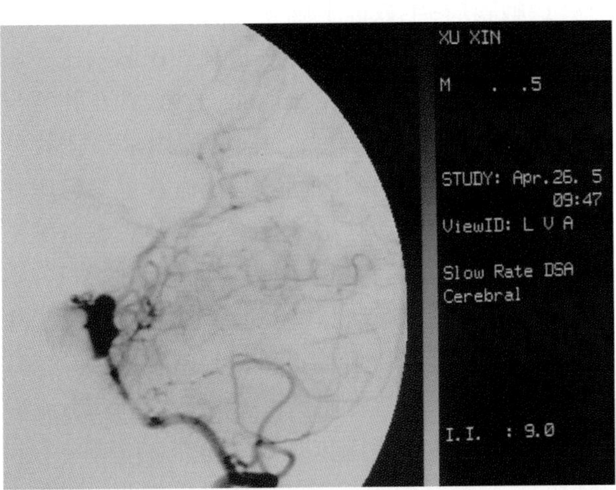

(a)为正位像

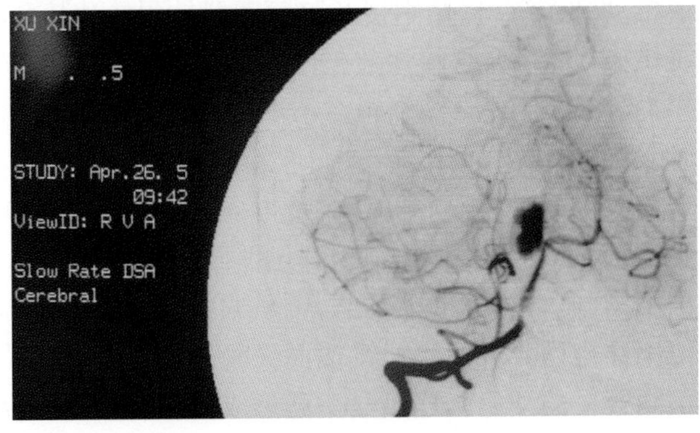

(b)为侧位像

图7-5-7 基底动脉瘤

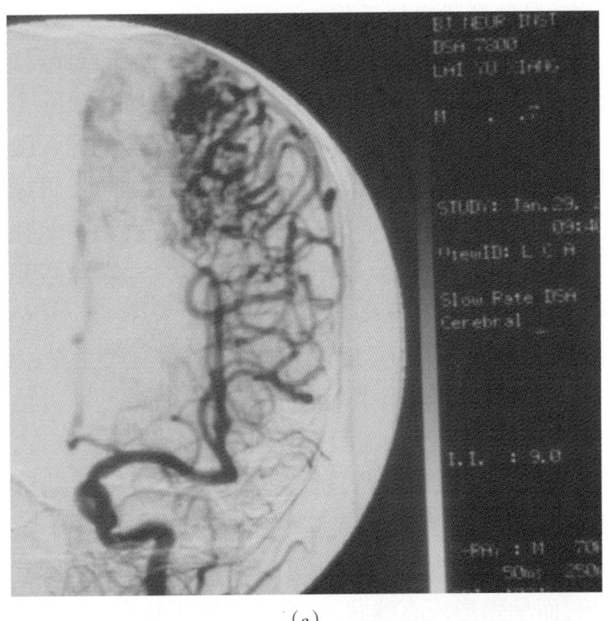

(a)

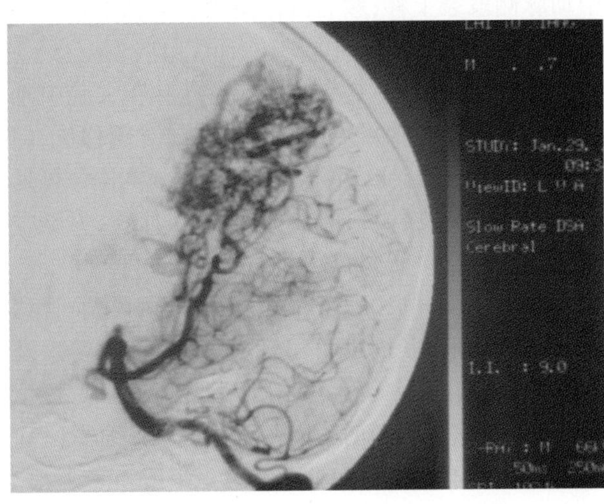

(b)

图7-5-8 脑动静脉畸形

现为大脑前动脉向对侧移位,大脑中动脉被推向对侧,其小分支远离颅骨内板形成新月形无血管区。而硬膜外血肿则表现为梭形无血管区。

(2)颅内占位病变的定位诊断

颅内肿瘤的血管造影表现包括:①血管移位。②血管形态改坐。③血循环改变。④出现病理血管。前两者为定位诊断依据,后两者为定性诊断依据。

1)额叶占位:正位像大脑前动脉向对侧移位,大脑前、中动脉水平段受压,巨大肿瘤可使大脑前、中动脉距离加大。侧位像虹吸部受压变扁,凸面病变使大脑中动脉主干和外侧裂段向后下移位,额顶升动脉伸直分散。占位在额叶内上方者,使大脑前动脉膝段、水平段下移,变平,分支伸直;额叶内下占位,使大脑前动脉垂直段后移;额极病变使大脑前动脉膝和垂直段后移。

2)顶叶占位:正位像大脑前动脉后部向对侧移位,顶内占位使大脑前动脉远端移位明显,顶外占位病变使大脑中动脉凸面分支向下挤。侧位像大脑中动脉主干向前弯曲增大,顶内占位使胼周、胼缘动脉呈弧形下移或受推挤,顶外占位使大脑中动脉侧裂后分支伸直、分开、推挤。大脑后动脉、脉络膜前动脉分支可向下移位。

3)颞叶占位:正位像大脑前动脉向对侧移位,程度较轻,大脑中动脉主干抬高,略内移;颞前占位使大脑中动脉及侧裂段呈直线向内上移位;颞后占位使侧裂段弧形外凸,脉络膜前动脉、大脑后动脉均向内移位。侧位像大脑中动脉向上移位,主干拉直;颞前占位可使 C_1、C_2 与大脑中动脉主干明显上抬,而呈弧形或直线状,额顶升支被推挤向上,大脑中动脉侧段裂上移;颞后占位使侧裂动脉干远端和颞后、顶后、角回动脉向上移位,而无虹吸弯变形。

4)枕叶占位:主要累及大脑后动脉和大脑中动脉的末端,正位像可见大脑前动脉向对侧移位,但较轻,大脑后动脉向内移位,分支伸直。侧位像可见大脑后动脉分支伸直,向前上方移位、伸长,大脑中动脉凸面血管向前、上略移位。

5)鞍区占位:病变局限于鞍内不引起血管移位,当向周围生长时即可出现血管改变,主要累及虹吸弯、大脑前、中动脉起始段、后交通动脉。正位像,病变向鞍旁生长时,可见颈内动脉海绵窦段向外移位;鞍上占位使大脑前动脉水平段拉直外移。侧位像,鞍内病变向鞍旁生长时,可使虹吸弯开口增大:鞍上占位病变位于蝶鞍前方可使 C_1、C_2 向后下移,虹吸变扁,大脑前动脉垂直段,膝段向后上移位,位于蝶鞍后方者可使 C_1、C_2 移向前上,虹吸开口增大,后交通动脉、脉络膜前动脉向上移位。

6)后颅窝占位病变:①小脑占位病变:额枕位可见同侧小脑后下动脉伸直和小脑上动脉变直上凸,均可向对侧移位,侧位可见基底动脉前移,小脑后下动脉可因扁桃体下疝而移至枕骨大孔以下。②桥小脑角占位:额枕位示小脑上动脉、大脑后动脉的近端向内、上移位,小脑后下动脉和基底动脉可向对侧移位,侧位像小脑上动脉、大脑后动脉近端扁平或上移,基底动脉后移。③脑干占位病变:侧位上基底动脉前移,贴近斜坡,两侧小脑上动脉和大脑后动脉均可上移。④鞍背斜坡占位:可见基底动脉后移。

(3)颅内占位病变的定性诊断

血管造影定性诊断的主要依据是:①肿瘤血管的形态。②肿瘤血管的分布范围。③肿瘤的循环速度。④肿瘤供血血管的来源和引流静脉。⑤脑血管的移位和变形。同时还应结合 CT、MRI 等影像学检查及其他临床检查方法,全面分析。

1)脑膜瘤:半数以上脑膜瘤的瘤体可出现血管染色,肿瘤的供血血管主要来自颈外动脉系统。造影时供血动脉可提前充盈、迂曲、增粗,并在肿瘤与颅骨内板附着处进入肿瘤,向肿瘤内呈星芒状分布,同时肿瘤周围的颈内动脉系统血管也参与向肿瘤供血,但以颈外动脉系统为主。这种双重血供是脑膜瘤的特点之一。脑膜瘤多为脑外良性肿瘤,质地较硬,常压迫邻近动脉,使其呈弧形包绕肿瘤,并能勾出肿瘤的形态。肿瘤血管排列整齐,粗细均匀,循环时间延长,静脉窦期仍可见肿瘤染色。引流静脉粗大,并在肿瘤周围出现粗大迂曲的静脉,不同部位的脑膜瘤常引起邻近的脑膜血管扩张、增粗。

2)胶质母细胞瘤:供血血管来自颈内动脉系统或椎动脉系统,仅个别侵及脑膜者偶见颈外动脉系统供血。病理血管较弥散,多无明显边界,血管被牵拉而伸直分开,但移位相对不明显,肿瘤周围无血管包绕。因肿瘤生长迅速,病理血管分化不成熟,表现为大小不一、排列不整、数量可多可少,血管模糊不清,大、中血管因肿瘤浸润、包埋而表现为管腔粗细不均,血管轮廓毛糙不清,可呈粟粒状动脉瘤样,似串珠排列。肿瘤生长迅速而又呈破坏性者,常使不同管径的动静脉连接在一起形成窦状血管间隙,使动静脉直接交通,局部循环加速,动脉期即出现引流静脉,如肿瘤囊变或坏死也可出现无血管区。

3)转移瘤:脑内转移瘤多为颈内动脉系统大脑中动脉供血,供血动脉一般不增大,仅肿瘤附近处略增粗。肿瘤血管呈小圆形,密度均匀的阴影,直径多为1~3cm大小,常发生于脑动脉分支的末梢处。肿瘤血管也可呈团状,但密度不均,可见许多粗细不一的小血管,中央因肿瘤中心坏死而为透光区。肿瘤附近皮质动脉可呈局限性弧形移位。肿瘤的循环时间也快于或等于脑循环,有些病例局部浅静脉在动脉期内充盈,但增粗不明显。如肿瘤为多发,则更有诊断意义。

(4)脑积水

1)前后位:可见大脑前动脉平直地靠近中线,但无侧移位,大脑中动脉亦变平直,侧裂段外移,豆纹动脉也向外扩展。静脉期丘纹静脉变干或呈向下凸的弧形并向外侧伸长。丘纹静脉可反映出侧脑室扩大的程度。

2)侧位:大脑前动脉呈圆弧形上移,膝段圆钝,胼周、胼缘动脉上移,呈弧形隆起,大脑中动脉呈直线上抬,侧裂段向前上方聚集。扩大的第三脑室可使虹吸开口增大或减少,后交通动脉、大脑后动脉和脉络膜前动脉变平或稍向下移位。静脉期大脑内静脉下移变平,大脑大静脉弧度增宽。

(戴建平)

7.6 神经核医学检查

核医学影像技术的发展经历了三个阶段,第一阶段为简单的线性扫描成像,这是Gassen等人于1950年发明的第一台用于核医学的扫描设备。第二阶段是1957年Anger发明γ照相机,它实现了用一次成像代替费时的逐点扫描仪,同时可以观察动态变化。第三阶段则是20世纪70年代末期发展起来的发射计算机断层扫描(emission computed tomography,ECT)。电子计算机的应用把核医学推进到定量核医学及动态核医学的新阶段。ECT是相对X线CT而言的同位素CT,它的出现虽然不像XCT那样轰动放射学界,但也是核医学领域的一大进展。它可以提供如同X线CT一样的真正断层图像,因而对深层部位病变鉴别能力大大改善。ECT将核素显像与CT的三维摄像原理相结合,可以给出不同截面的核素分布图像。它不仅能精确地显示形态上的病变,而且能更好地反映脏器的血流、功能及代谢变化。以下首先简单介绍一些非ECT脑扫描的情况,然后重点介绍ECT(SPECT/PET)的原理、临床应用及其最新研究进展。

7.6.1 脑平面显像及脑脊液循环检查(plain imaging and cisternography)

(1)脑平面显像

1)原理:正常时,由于血脑屏障的存在,血液中某些水溶性放射性药物不能穿透血脑屏障到达脑组织内,故大脑半球放射性很低,在脑显像时呈现为放射性空白区。当脑组织有疾病时,如脑肿瘤、脑脓肿等时,血脑屏障遭到破坏,使病变部位放射性药物增多,局部呈现为放射性浓集区。其他原因还有病变部位血管增生、血管渗透性异常、胞饮作用、细胞间隙的扩大、反应性水肿、细胞代谢及免疫学机制等,亦可引起颅内病变浓集放射性药物。

2)脑显像剂:理想的放射性核素脑平面显像剂应具备下列条件:①静脉注射后能迅速出现病变组织与正常脑组织之间的高比值。②放射性药物在血液及正常脑组织中的浓度很低。③放射性核素发射出的γ射线能量应在100~200keV之间,易于用γ相机或其他显像仪器探测。④放射性药物的有效半衰期短,以减少患者的辐射吸收剂量。⑤容易制备,且价格低廉。近年来较常用的有:$Na^{99m}TcO_4$、^{99m}Tc-DTPA(二乙三胺五乙酸)、^{99m}Tc-GH(葡萄糖酸盐)、113mlnDTPA等。目前以$^{99m}TcO_4$及$^{99m}TcDTPA$最为常用,能量适宜,引入体内后有一半从血液中清除,剩余部分清除缓慢,可进行多体位检查,$^{99m}TcO_4$并能口服给药。但缺点是脉络丛、腮腺、甲状腺等可以吸收^{99m}Tc,故显像前需用过氯酸钾400~600mg封闭上述器官。

3)检查方法:脑平面显像分为动态及静态两大类,前者即放射性核素脑血管造影,后者为早期或延迟显像。早期显像主要提供脑血池放射性的信息,延迟显像提供血脑屏障异常的信息。

4)位置:常规做两个位置,即正位(前后位或后前位)及侧位(左右侧或右前侧位)。还可视病变适当增加前倾位、后角位或顶位。

5)正常图像。①正常动态图像:一般由肘静脉注入 $^{99m}TcO_4$,8~12 秒后开始在颈内动脉及颅内大动脉显示放射性充盈,12~16 秒两侧大脑半球显示放射性均匀分布;以后,放射性药物经静脉汇入静脉窦。前后位检查时,注射放射性药物后 14~18 秒上矢状窦充盈最明显,然后在颅内大血管中的充盈逐渐减少;两侧大脑半球的放射性逐渐稀疏,上矢状窦的放射性充盈逐渐减少;一般在注射后 18~22 秒两侧大脑半球的中心重新显示为无放射性充盈的"空白区",上矢状窦的放射性充盈亦减少到最低程度。②正常静态图像:前后位:正常脑实质的放射性接近于本底水平,有时在左右大脑半球间显示出带状的放射性浓聚区,由顶部向下延伸,反映出中线血管中的放射性;头颅轮廓为头皮、颅骨板、软组织以及上矢状窦的放射性浓聚;鼻部、眼眶以下放射性浓聚较多,反映出眶周组织、面部肌肉、鼻腔黏膜及唾液腺的放射性。侧位:外周为头皮、颅骨和上矢状窦形成的放射性增高带,此带前面放射性较低而细,后面放射性较高而粗;以横窦为界的上下两部分的放射性接近于本底,分别为大脑半球和小脑半球;鼻根部和外耳道口连线以下为颞肌、眶内容物、面部肌肉血管、鼻腔及鼻旁窦黏膜等组织的放射性;外耳道与枕骨粗隆连线以下为颅底肌肉的放射性浓聚区。后前位:外周放射性对称分布,脑实质为对称性的放射性减低区,横窦将颅后凹分开,横窦自窦汇向外伸延,向下后形成颅后凹的侧缘;横窦有时并不对称,右侧常大于左侧。顶位:外周放射性呈椭圆形分布,其外侧缘的中部放射性较高,此部位为颞肌、腮腺的放射性;两侧大脑半球间有一带状分布,前端为口腔及鼻部的放射性,中间为上矢状窦的放射性,后端为窦汇的放射性。

6)脑显像适应证:①原发性脑瘤的初筛和定位。②转移癌的复发和定位。③脑血管疾患的诊断。④鉴别弥散性和局限性炎性疾患,脑脓肿和硬膜下积脓定位。⑤颅脑外伤的定位。⑥上述诸病的过程和疗效观察。⑦脑死亡的判断。

7)各种主要疾患影像表现:①脑瘤:可见颅内与症状相联系部位有团块样放射性浓聚,边缘是否整齐与病变恶性程度相关。当发展迅速时,病变中心坏死,可出现"月晕征"即浓聚区中心放射性减低。病变与动脉供血分布不一致,生长迅速时可越过中线。②脑血管疾患:缺血性病变的放射性异常浓聚,是由于机化过程中新生毛细血管长入缺血区,新生毛细血管管壁的屏蔽机能尚未形成时,$^{99m}TcO_4$ 可进入缺血区。脑梗死显像特点为浓聚区与缺血区一致;浓聚区随时间呈现变化,即早期(1~2 周)浓聚,2 个月后浓聚逐渐减低。脑出血急性期显影剂可随血液溢出而显阳性,成团块状浓聚区。出血停止后为阴性,以后变化如脑梗死。③脑炎性疾患:放射性核素脑平面显像对某些脑炎性疾病早期诊断有很大价值。脑脓肿早期,脑显像阳性率达 90%。当脓液引流脓腔修复时,则转为正常;脑脓肿显像有时也可见轮圈征,但不具特异性。④脑外伤:脑平面显像缺乏特异性,灵敏度低。⑤脑死亡:脑死亡时,颅内无放射性,静脉窦也不显示。

(2)脑脊液循环的放射性核素检查

脑脊液循环的放射核素检查主要为脑脊液显像。发射 γ 射线的放射性药物注入蛛网膜下腔或脑室后,随同脑脊液循环,在不同时相内对脊髓蛛网膜下腔、脑池、脑室用 γ 相机或扫描机进行显像。主要目的是观察脑脊液动力学及间隙的形态。脊髓蛛网膜下腔显像对诊断脊髓蛛网膜下腔有否梗阻有参考价值。

脑池显像主要用于观察交通性脑积水、脑脊液耳漏或鼻漏、脑穿通畸形或蛛网膜囊肿。脑室显像在临床上主要用于梗阻性脑积水的诊断及脑室分流手术导管功能的评估。

7.6.2 单光子发射计算机断层扫描(SPECT)(single photonemission computed tomography)

(1)基本原理

发射计算机断层(以下称 ECT)是一种能给出核素在体内的立体分布图的核素显像技术。用于这种显像的仪器称为 ECT 机。它在体外从不同方位多次摄取放射核素在体内的分布图像,再用计算机综合加工,重建为三维图像,并可按横切面、冠状面、矢状面或任意角度的剖面进行影像重建。用 ECT 机技术得到的剖面影像能基本上排除层面以外放射性的干扰,因而定位更精确,分辨率更高。

目前这种断层仪可分为两大类:一类以普通发射体为探测对象,称为单光子发射计算机断层仪,简称 SPECT 机(Single photon ECT);另一类以正电子发射体的湮灭辐射(Annihilation)为探测对象,称为正电子发射计算机断层仪，简称PET机(positron emission tomograph)。相应的技术分别称为单光子发射和正电子发射计算机断层,分别简称SPECT和PET。还有可做以上两种断层扫描的仪器,称作混合型发射计算机断层仪。

SPECT所使用的同位素是放出单光子的放射性核素,它是与正电子比较而言的。从反应堆生产的放射性核素一般是富中子的同位素,它们在衰变过程中将一个中子转化为质子,同时放射出一个负β粒子(n(n+β-),在退回到基态时发射出一个γ光子(一次衰变),因而称为单光子放射性核素。

与此相反，从回旋加速器中生长的同位素一般是缺中子的同位素。它们在衰变的过程中将一个质子转化为中子,同时放出一个正电子(n(n+β-)。正电子在物质中只能瞬态存在，它立即与媒质中的负电子结合产生两个能量相等(511keV)、方向相反的γ光子,正、负电子对本身消失,称为湮灭辐射。在正电子发射CT中所用的同位素即为此类同位素。

SPECT机工作时,探测器围绕病人的纵轴方向旋转360°或180°，接受人体内放射性核素由不同放射放出的γ光子，光子打击到探头碘化钠(Nal)晶体上产生闪光,闪光经光电倍增管放大为电信号,再经一系列电子处理,计算机根据由不同角度、间隔取得的数据,应用一定的数学算式,将重建图像在荧光屏上显示出来。在图像重建原理上,ECT是从一系列不同方向的投射测量,求断层面内各点的放射性浓度分布,这点与XCT类似,只不过XCT是求断层平面内各点的X线衰减值。

PET的工作原理为将含有正电子核素（如^{15}O、^{11}C、^{13}N、^{18}F等)的药物注入或吸入人体,随着血液循环,放射性核素存储在人体组织里。当放射性核素衰变发出的正电子与人体组织中的电子发生湮灭时,发出两个γ光子,这两个光子彼此以180°角发射,用符合探测技术(coinicidence)可以探测来自同一湮灭点的两个光子,于是便可获得方向和位置的信息,计算机将获取的数据经过反投影、滤波和图像重建处理,就可以得到被检器官的三维影像。

(2)主要结构

ECT机正处于发展过程中,现有的仪器有多种不同结构。

SPECT机中,最简单的一种实际上就是可旋转360°的γ照相机。探头每旋转一定角度就同时对几个断层面进行“投影”摄像,旋转一周完成整个断层过程。仪器通常可兼做γ照相机用,缺点是完成一次断层的时间较长(15～30min),不适宜做快速动态检查,而且每一方位仅做一次“投影”,要求受检区有较高的放射性活度，才能满足统计学的要求,故灵敏度较低。对上述仪器的一种改进是采用两个相对的大视野γ照相机，围绕受检者做同步旋转,整个探头只需转180°即可完成断层过程,时间有一定缩短,灵敏度也有适当提高。

另一类改进的SPECT机是采用一圈或数圈多晶体探测器,受检者处于圈的中央,以代替单探头γ照相机,每圈探测器可排列成圆环状,也可排列成正方形或三角形的环。进行断层摄影时,位于不同方位的探测器同时摄影“投影”,亦即每一方位都有多次“投影”,所以灵敏度较高,加上经过改进软硬件的快速计算机处理装置,扫描及重建所需时间也进一步缩短。为了避免固定的多孔准直器造成“投影”死角,整个探头仍需有一定的旋转运动,有的仪器以小角度的来回摆动或旋转代替大角度的旋转,还有的仪器采用特制的铅屏蔽环,环上有几条随机排列的狭缝,以使屏蔽环旋转来达到消除死角的目的。

SPECT的优点:①可用^{99m}Tc等常用核素标记的放射性药物,因此其使用可不限于装备加速器的单位;②仪器结构简单,价格较PET便宜,也可由某些普通γ照相机改装；③能同时用于全部常规显像检查,包括功能检查,故实际用途较广。

(3)神经系统方面的临床应用

最近几年来,随着临床医生对SPECT了解的增加以及SPECT本身探测能力的改进,放射性药物的发展,特别是获得其他显像装置不能获得的功能改变的能力,SPECT已由一种研究工具变得越来越广泛为临床所接受。

SPECT可使用临床上常规应用的一些放射性核素,如^{99m}Tc、^{123}I、^{133}Xe等(主要用于脑血流量的测定)。以往放射性核素脑显像使用$^{99m}TcO_4^-$（高锝酸盐)，但由于$^{99m}TcO_4^-$只能通过受损的血脑屏障,而使其使用受到限制。1981年有人利用^{133}Xe吸入或颈动脉注射,并用与之匹配的SPECT机进行脑血流测定。由于颈动脉注射会造成病人创伤,而^{133}Xe吸入需要复杂的呼吸机，特别是^{133}Xe很快由脑清除,没有特殊与之配套的SPECT机,便难以显像。以后又有人对静脉注射^{123}I标记的IMP（异－丙基－P－苯内胺)后的SPECT进行描述。这种示踪剂可通过正常的血脑屏障,并很好地显示脑血流分布,目前应用非常普遍,但由于 ^{123}I 系回旋加速器生产,来源不及 ^{99m}Tc 方便,且价格较贵,使其受到限制。

一种常用的脑血流显像剂为 ^{99m}Tc-HMPAO(六甲基丙二肟胺)。^{99m}Tc-HMPAO 是一种非极性的脂溶性复合物,能透过血脑屏障(BBB),又能较长时间滞留于脑组织内。静脉给药后,脑摄取很快,1min 可达 3.5%~6%;2min 后洗出摄入量的 15%,以后除 ^{99m}Tc 本身衰变外,该药较稳定,因此为脑显像提供了充足时间。它在脑内分布与脑局部血流量成正比,即浓集于血流丰富的脑组织中,断层图像显示大脑皮质灰质、基底节、丘脑及小脑等高放射性浓集区,而在脑室及其他部位则表现为低放射性区。所得脑血流分布图像与应用 ^{133}Xe、^{123}I-IMP 所得影像十分相近。另外 ^{99m}Tc 具有图像更为清晰,且病人所受的放射量并不增加。

另外一种目前在临床应用较多的 SPECT 脑血流显像剂为 ^{99m}Tc-ECD(双半胱乙酯)。其显像效果与 ^{99m}Tc-HMPAO 类似,所具有的放射化学优点是:对 ^{99m}Tc 洗脱液的新鲜程度要求不高,放化纯度稳定。

对于急性脑血管病,SPECT 脑血流显像可做出早期诊断。XCT 对脑梗死的诊断要在出现脑形态学改变后才可做出,一般需要 24~48h,最早也要在发病 3h 以后。而 SPECT 脑血流显像不仅可反映脑的形态学变化,而且主要反映脑的功能变化,只要脑血流发生变化,SPECT 脑血流显像就有相应改变。且这种改变能更准确地反映脑缺血的部位及程度,其表现的缺血范围往往大于 XCT 所显示的低密度梗死灶—形态学变化范围,提示在发生形态学改变的梗死灶周围有相对血流量减少区,在脑梗死时实际的灌流障碍区不仅限于 XCT 所显示的低密度区。另外对于远隔影响(remote effect),如交叉性小脑联系障碍(crossed cerebellar diaschisis)现象,SPECT 脑血流显像也可发现。可对外科手术及药物治疗脑血管病效果做出客观评价,进行动态观察。

SPECT 脑血流显像对于癫痫灶的定位和定性也非常有价值,以往对于癫痫的诊断主要依靠 EEG。癫痫是一种脑功能异常疾患,而 XCT 反映的是脑形态变化,所以对癫痫诊断缺乏特异性。应用 SPECT 脑血流显像可看到在癫痫发作时,病灶处脑血流量增加,而发作间期脑血流量减少,甚至在没有临床发作,而有局灶放电的癫痫病灶中灌注量也是增加的。因此,对于癫痫反复发作而药物又难以控制的,准备行功能性神经外科治疗的病人,SPECT 脑血流显像非常有帮助。SPECTrCBF 显像发现癫痫发作期癫痫灶的 rCBF 明显增高,而发作间期 rCBF 降低,与致痫灶的葡萄糖癫痫变化一致。动物实验证实,发作期病灶处异常放电活跃,相应 rCBF 增高,局部代谢增加,而发作间期病灶及周围电活动明显受到抑制,rCBF 及局部代谢降低。研究表明,癫痫发作期 SPECTrCBF 显像,在阳性率、显像灵敏度及特异性方面均明显高于发作间期显像。报告显示,癫痫发作间期 SPECTrCBF 显像灵敏度为 70%,而癫痫发作期 SPECTrCBF 显像灵敏度可提高到 90%。而且多数作者 rCBF 结果与 EcoG 及术后病理结果吻合率也在 90%以上。有作者认为,癫痫发作间期 PET 显像与癫痫发作期 SPECTrCBF 显像可提高致痫灶的定位特异性,排除非致痫灶病变及发作过程中痫性电活动的泛化,具有较好的互补性。故癫痫发作期 SPECTrCBF 显像的重要性和必要性越来越受到重视。癫痫发作期 SPECTrCBF 显像成功的关键是密切观察以发现癫痫发作起始的瞬间,在最短的时间内通过事先建立的静脉通道注射显像剂。

SPECT 脑血流显像对于脑血管畸形的分类也有一定价值。根据血管畸形的类型不同,脑血流显像可发现血流的增多或减少,可了解脑血流动力学变化及代偿能力,对选择手术或介入治疗有益。

SPECT 脑扫描在脑肿瘤诊断中也越来越多地被广泛应用。有报告在一组脑胶质瘤病人将 ^{99m}Tc-HM-PAO-SPECT 与 Gd-DTPA-MRI 进行对照分析,结果显示生长活跃的肿瘤 rCBF 增加。另一报告发现,与不同恶性程度的神经胶质瘤相比,脑膜瘤局部 HMPAO 摄取明显较高,神经胶质瘤的局部摄取随恶性程度增高而增多。对肿瘤标本进行高压液相谷胱甘肽(GSH)含量的组织化学分析,发现局部 HMPAO 摄取与 GSH 之间明显相关,证明 GSH 是新脂性化合物转变为新水性衍生物的决定因素。近年来在脑肿瘤 SPECT 研究中应用较多的示踪剂 ^{201}TI,为加速器生产,半衰期为 72h。^{201}TI-SPECT 显像可很好地鉴别放射性坏死与脑肿瘤复发。同样,^{201}TI 显像可用于区分肿瘤是脑膜瘤、纤维瘤还是恶性脑瘤。

恶性程度较高的胶质瘤,其 ^{201}TI 摄取较高,而恶性程度低的胶质瘤,其 ^{201}TI 摄取较低。

^{201}TI 显像对脑幕、脑干及小脑胶质瘤的复发与 ^{18}F-FDT 显像有类似价值,在许多报告中已得到病

理证实。在星形细胞瘤术后进行放射治疗或化学治疗过程中,进行 ^{201}TI 显像,可对预后做出评价。如果 ^{201}TI 摄取增加,提示预后不佳,反之则预后良好。

此外,有报告认为 ^{201}TI 显像也对脑膜瘤组织学分型有帮助。各种类型脑膜瘤在注射 ^{201}TI 后早期(10~15min)扫描均显示为摄取增加,而在延迟扫描时(4h),脑膜内皮型瘤摄取下降,而纤维型、混合型及间变性脑膜瘤仍为高摄取。

最近也有研究将 ^{201}TI 与 ^{99m}Tc-MIBI 脑显像进行对比。在对儿童脑肿瘤,特别是星形细胞瘤的探测中发现:MIBI 对于肿瘤边界显示清楚,有利于放疗范围的确定,而 ^{201}TI 对深部肿瘤显示更具有优势。

有报告将 ^{201}TI-SPECT、^{18}F-FDG-PET 及增强 MR 扫描结合用于原发性脑肿瘤研究,结果显示:在大脑半球胶质瘤注射 Gd-DTPA 后,MR 扫描增强的病灶中,有 ^{201}TI 摄取及 FDG 增加的为恶性程度高的胶质瘤,反之为恶性程度偏低的胶质瘤;在脑干胶质瘤注射 Gd-DTPA 后,MR 扫描增强的病灶中,有 ^{201}TI 摄取及 FDG 增加的为恶性程度高的胶质瘤,反之为恶性程度偏低的胶质瘤;在脑干胶质瘤注射 Gd-DTPA 后,MR 扫描不增强,SPECT/PET 也未见增强。

7.6.3 正电子发射计算机断层扫描(PET)(positron emission tomography)

(1)简介

脑显像方法在过去 20 年中快速发展。1970 年以前,脑的临床显像工作主要为动脉造影、气脑造影以及放射性核素脑扫描,用以了解血脑屏障(BBB)的大致改变。由于 CT 及 MRI 的出现,使人们可以更详细地了解到脑的解剖结构的改变。脑水含量的变化如脑水肿,也很容易通过 MRI 看到。在 CT 及 MR 检查中,使用静脉注射对比增强剂,可更清楚地了解脑肿瘤及脑组织的血脑屏障变化。

反应脑生物学改变的放射性标记物显像的出现,为人脑生理学、生化学及药物学变化的研究提供了机会,使用放射性标记物产生的脑显像,反映了脑的功能,并可与在 CT 及 MRI 所显示的详细解剖结构进行校正。PET 是当前核医学最高水平的标志,PET 技术是目前唯一的用解剖形态方式进行功能、代谢和受体显像的技术。基于它可显示生物物质相应生物活动的空间分布、数量及其随时间的变化,故称之为生化显像或分子显像。PET 已能将人类视、听等活动在脑皮质定位,它首先"打开一个揭示大脑奥秘的窗口"。随着以分子生物学为基础的医学发展,临床医生需要从单纯理解以解剖学为基础的图像技术所提供的信息,增加对疾病的发生过程存在的生化改变信息的理解。PET 是目前唯一以定量评价体内生化改变的显像设备,可为临床提供反映疾病特性的独特信息,是解剖显像技术很有用的补充。脑和脑肿瘤的功能显像主要通过以下两种方法获得:首先,主要注意力是直接了解生理学或生化学过程或肿瘤及周围脑组织放射标记物的分布及定位,核心是获取肿瘤部位及相邻或远隔脑组织的特异物过程(如:血流、葡萄糖利用、氧消耗、氧摄取率、蛋白合成、受体或抗原含量等)或参数的定量测定。这种功能性或参数显像,可以反映感兴趣区的生物过程,并对肿瘤及不同脑部位进行对比。另一方面,注意的焦点为在肿瘤周围脑组织同位素的不同程度分布的相对比较,不注重生物过程的实际定量。肿瘤与脑的相对差别通常是用通过远隔脑区(即白质或小脑)相比的率或指数表达。这些远隔脑区被认为具有可靠的参考价值,肿瘤与脑的比率或直接观测图像,被一些人认为是很有效的临床方法,但也有人认为这种方法欠精确,但这种方法所得到的功能影像一般比较容易,不需要采集血标本及多次反复扫描。影像主要基于原始采集的重建,而通常不进行组织摄取的校正。因此,非定量或设定参数所进行的 PET 脑功能显像与常规核医学扫描相似。

1)PET 与 SPECT 的区别:PET 与 SPECT 之间主要有以下两点不同。①同位素衰变的探测方法下同;②可与发射正电子的核素进行标记的特异生化物要多于可用于 SPECT 的标记物。SPECT 所用单光子探测技术为低能量伽马发射(100~200keV);PET 使用成对符合探测线路探测正电子湮灭后的成对高能 γ 射线(511keV)。成对符合探测技术减少不规则静射线的影响,可进行精确的衰减校正,得到更好的空间分辨及更精确的放射活性测定。与 SPECT 相比,PET 具有多种可与正电子同位素标记的放射性药物及高空间分辨,使其具有更优越的脑功能显像的能力,肿瘤与脑的对比增加,并可提供肿瘤及脑功能定量测定的条件。

反之,在仪器价格及使用费用方面,SPECT 明显低于 PET,在一般无条件使用 PET 的医疗单位,SPECT 得到广泛应用。

2)PET 探测原理:PET 所用同位素具有同位素衰减至相对稳态时，原子核可进行原子重组的特征,在原子核进行重组过程中核质子(如正电子、α 质子、β 质子、电子等)或光子(γ 射线)发射出来这种放射物质可以测到,从核子发射的正电子带正电荷,其在组织内进行短距离运行。当正电子穿过组织时失去能量,并与负电荷电子相碰,在相碰过程中,正、负电子发生湮灭,电荷相抵,很小的质量转变为两个光子形式(γ 射线)的电磁能。

PET 断层是探测电子中正电子湮灭所发射的 γ 射线,这个过程中有两个因素是重要的,因为其影响影像分辨及 PET 断层测定的精确性。①首先,并非所有正电子发射产生相同能量。具有较高发射能量的正电子,在湮灭发生前,运行较大的距离,并发射 γ 射线。这种运行导致放射标记物衰减时间在空间定位上的失真,对于如 ^{82}铷这种同位素(经常用于心血流及 BBB 完整程度定量显像)正电子发射具有高能 (3.15MeV), 在组织中大约运行 11.4mm,而在 ^{18}氟(用于标记脱氧葡萄糖测定组织代谢)正电子发射能量相当低(0.635MeV),在组织中大约运行 2.3mm。这两种同位素发射能量的不同,在当前的 PET 扫描机均可见到。扫描机在 5mm 环内平面分辨具有半高宽。这种探测能力使 γ 射线发射点的空间定位得到明显改善。②其次,由于在正电子湮灭时发射两个方向相反的(180°)光子(γ 射线),故 PET 可以使用符合成对探测线路。只有当这两个相反方向的 γ 射线在很小的限定时间内(约 10 秒)产生符合时,可被两个相对的探测器记录。因此可知湮灭起源发生在这两个探测量的连线上。此外,所发射 γ 射线具有完全相同的能量, 0.511MeV(511keV);相对于 SPECT 使用的大多数较低能的单光子(100 ~ 200keV),正电子所生 γ 射线在到达断层探测器之前，很少被组织摄取（吸收)。这样,PET γ 射线探测的敏感性不受湮灭发生位置的影响。此外，在穿透扫描时，使用外设 511keV γ 射线源可对通过头部的 γ 射线的吸收进行精确测定。

正电子探测的特异性，使 PET 较 SPECT 具有更好的图像分辨及更精确的定量能力。通过使用环绕头部的多符合探测器,完成头部断层。扫描期间, PET 探测器记录到数据为精确的计算机平面影像重建提供角度信息,代表了放射性标记物在组织中的空间位置。使用多环符合探测器及交叉环数据采集软件,可同时获得沿轴位的多层、多平面数据。随着计算机设计及影像排列程序的进步,多平面数据将更普遍地以三维形式表示。

3)设备进展。①同机图像融合(表 7-6-1):从表 7-6-1 可以看出,X 线 CT 具有很高的空间分辨率,而 PET 具有很高的检测灵敏度,MRI 介于 CT 和 PET 之间。如果将 CT 和 PET 两种不同成像原理的设备有机地结合在一起,有可能发挥各自的优点和弥补各自的不足。为此,GE 公司在 1999 年首先在市场上推出全新概念的设备,它既有解剖定位的功能,又有单光子和正电子显像的功能,该机商品名为 HAWKEYE，目前在我国大陆已经安装了近 30 台。目前具有最先进诊断功能的 CT 和正电子符合成像(PET)功能的设备已在国内安装。这种设备可以同时完成 CT 检查、正电子符合成像检查和同机图像融合，并且用 X 线对核医学图像进行衰减校正。将解剖和功能分子影像设备整合在一起,并不是 CT 功能和功能分子影像进行简单的相加，它能够获得单独 CT 和单独功能分子影像设备原本不具有的功能。解剖和功能图像的融合对于病灶精确定位、手术治疗和放射治疗计划具有重要价值。②用 X 线进行衰减校正:正电子符合探测系统图像和单光子断层图像不同,它必须进行图像衰减校正。由于同位素方法得到的穿透图像系统分辨率一般在 12mm,而 X 线穿透图像系统分辨率在 1mm,所以采用 X 线进行衰减校正后图像质量明显优于采用同位素穿透源的方法。X 线方法的图像信息量远远大于同位素方法。另外,X 线方法容易操作,图像质量高,图像质量稳定(同位素方法放射性核素存在衰减)。但是 X 线方法的缺点是成本明显高于同位素方法。采用 X 线方法对功能分子影像进行衰减校正是最近几年功能分子影像技术中重要的进展。

4)PET 放射性核素及示踪动力学:大多数 PET

表7-6-1　图像融合参数

	空间分辨率（mm）	时间分辨率(ms）	检测灵敏度（mol/kg 全身）
X 线 CT	0.3	125	10^{-3}
常规 ECT	>10	>300	10^{-9}–10^{-12}
符合探测系统（PET)	5	>300	10^{-9}–10^{-12}
MRI	0.5	50	10^{-5}
MRS	10	60	10^{-5}

所用放射性核素由现场加速器生产，如同许多特异的放射性药物或化合物如神经受体兴奋剂或拮抗剂一样。^{15}O，^{13}N，^{11}C，可作为自然存在的放射标记物。由于不存在正电子发射氢同位素，^{18}F 由于其与碳可紧密结合并有理想的生理半衰期（110min），允许更多时间进行放射标记及 PET 扫描，故常被作为氢的替代物。^{82}Rb 及 ^{68}Ga 由于其可由发生器生产而且不需要昂贵的现场加速器，也被作为 PET 扫描常用的放射性核素。^{82}Rb 及 ^{68}Ga 发生器类似 ^{99m}Tc 发生器，普遍被核医学科采用。示踪动力理论基于如下前提：生物活性化合物的放射性核素取代物不改变该化合物的化学及生物学行为。这个前提得到许多放射标记化合物的确证。在建立脑特殊部位或脑瘤的特异生物模型或参数时，对 PET 数据进行定量测定分析时，该前提也被视作基本条件。由于组织的放射活性取决于血流的动态变化，组织及血流数据均被获得，这些数据被用来做进一步分析，包括血流和组织间放射性分布信息的生理及药物动力学模型的应用，通过如上分析，获取所需参数（如葡萄糖利用或血流量）的数值。根据进行数据分析的动力模式不同的两种 PET 数据采集方式：静态或均衡测定，动态测定。①静态或均衡测定：为放射标记化合物在组织或血中浓度已处于稳态或真正平衡状态时进行 PET 测定。通常是在 PET 测定过程中持续摄入放射标记化合物，即连续摄入 ^{11}C、^{15}O 或 ^{82}Rb，以分别测定脑血流或脑毛细血管通透性。虽然有时多核素测量方法也可显示静态分布，但目前主要是单核素测量采用这种方法。②动态测定：为在组织或血中放射标记化合物动态变化及不同摄取时进行 PET 测定，而不是静态状况。通常在静脉注射放射性药物后进行组织或血浓度的动态或连续采集，将血及组织摄取率综合分析，通常是将所获数据与表示组织或血中放射活性时间过程的动力学模型进行对照分析。

5）脱氧葡萄糖方法：用于测定组织利用葡萄糖的脱氧葡萄糖方法，有以下几个突出特征：①葡萄糖或类葡萄糖，如脱氧葡萄糖、氟化脱氧葡萄糖，可通过相同的途径或携带传递系统进入脑及脑瘤的毛细血管。②葡萄糖、脱氧葡萄糖、氟化脱氧葡萄糖的己糖磷酸激酶磷酸化相同，所不同的是分子磷化率不同。③当进行磷酸化时，一般经三羧酸循环的磷酸葡萄糖及脑组织所利用葡萄糖的总利用率与经磷酸葡萄糖化率成正比例，因此，通过测定葡萄糖磷酸化率，即有可能了解脑内葡萄糖利用率。④为测定活体脑组织磷酸激酶活力，常用的葡萄糖同化物为脱氧葡萄糖及氟化脱氧葡萄糖，这两种同化物由组织磷酸酶磷酸化，而磷酸化产物—磷酸脱氧葡萄糖及磷酸氟化脱氧葡萄糖（FDG）无代谢活性，基本存在于组织内，PET 扫描过程中，磷酸 –FDG 的蓄积及组织内磷酸 –FDG 的含量反映磷酸激酶活力。在不同状态下，磷酸 –FDG 量的效率反映葡萄糖磷酸激酶磷酸化的效率及葡萄糖利用总效率。脱氧葡萄糖反应方程是由 Sokoloff 提出的，而且是以放射示踪剂生化反应效率的一般方程为基础得出的：

$$\text{反应率}=\frac{\text{单位时间内产生的标记产物}}{\text{同位素作用校正因子}\times\text{特异反应前体积分}}$$

值得指出的是，近期研究表明：摄入葡萄糖会影响正常脑及脑瘤的葡萄糖摄取。因此，常规脑及脑肿瘤 PET 扫描在血糖正常或空腹状态下进行。

（2）功能性癫痫灶定位

1）致痫灶 PET 显像表现：手术切除和放射毁损癫痫灶是治疗难治性癫痫的有效方法。而癫痫灶的准确定位是影响手术成功率的主要因素之一。^{18}F-FDGPET 显像是一种直接显示癫痫灶能量代谢状况的显像方法，其他放射性标记物如 $H_2{}^{15}O$、^{11}C-FMZ 等 PET 脑显像结果也有报告。^{18}F-FDGPET 显像采用氟 –18 标记的脱氧葡萄糖（^{18}F-FDG）作为显像剂，静脉注射后用正电子发射断层显像仪（PET）进行显像而获得脑局部葡萄糖代谢情况。不管病变是否已形成结构性改变，只要脑局部发生了葡萄糖代谢改变，用本法就可显示出异常。研究表明，癫痫发作期脑内致痫灶葡萄糖代谢增加，而发作间期，致痫灶葡萄糖代谢降低。由于显像剂 ^{18}F-FDG 在病灶处聚集较慢，很难进行发作期显像，故一般只行发作间期显像检查。癫痫发作期 ^{18}F-FDG 摄取增加与癫痫发作时能量消耗有关；癫痫发作后短时间 ^{18}F-FDG 摄取增加与细胞膜静止电位延长，细胞膜内外化学物质恢复平衡所耗能有关。由于癫痫灶残留神经元减少，导致葡萄糖消耗减少，从而发作间期癫痫灶局部出现葡萄糖代谢降低区域。在 PET 脑显像用于癫痫研究的种类中，主要对象是拟采用手术治疗的难治性癫痫，其中颞叶癫痫是研究最多的一种类型。颞叶癫痫灶的病理基础是神经元丧失和神经胶质增生等，Hajeck 等报道，颞叶内侧癫痫表现为颞叶弥漫性低代谢，以颞极和海马区域明显；颞叶外侧癫痫表现为颞叶外侧部低代谢；颞叶肿瘤，结构异常引起的癫痫低代谢灶较为局限。一般情况下，发作间期 PET 脑显像显示的低代谢区域要比颞叶内侧硬化或其他颞叶病变范围大得多。Engel 也发现，深部电极明确为癫痫起源于杏仁核或海马的病例，在 PET 脑显像显示为一侧颞叶的低代谢区域，其范围比实际颞叶癫痫灶的范围要大。PET 脑显像显示的发作间期低代谢区在脑电图上表现为相应区域的棘波或尖波发放区。PET 脑显像对于颞叶癫痫致痫灶的代谢改变具有较高的敏感性，但有研究报告显示，PET 脑显像所显示的代谢改变程度与颞叶病灶形态学改变及病理改变程度并不相符。

2）PET 用于癫痫定位诊断的适应证：①临床表现癫痫，电生理检查显示双侧放电灶。②临床诊断颞叶癫痫，形态学检查无明显影像改变。③发作间期及发作期 SPECT 脑血流显像结果与临床诊断不符者。

3）PET 阳性率：致痫灶是指直接引起癫痫发作的脑功能或结构异常区，但形态学神经影像检查所见结构异常区并非都是致痫灶，致痫灶可能位于形态异常区内，也可能位于邻近区域。致痫灶（EcoG 棘波区）的超微结构改变包括神经元变性固缩，胞核形态异常，胞膜增厚，星形细胞肿胀，突触后肿胀等。这些变化中，多数改变既可以是“因”，也可以是“果”，其中突触变化，神经元形态异常，微循环障碍，可能是棘波放电的病理学基础，这些病理学改变往往包括在 ^{18}F-FDGPET 显像低代谢区内。按 PET 脑显像表现低代谢程度，可将其分为四类：一类：无异常代谢区。二类：局限性低代谢区。低代谢区域位于皮质的一小部分，最大直径不超过 4cm；与周围正常脑代谢区边界清楚。三类：扩展性低代谢区。低代谢区域范围广泛，累及一个脑叶的大部分，或同侧几个脑叶的相邻部分，合并或不合并同侧丘脑或基底节区的低代谢区。从低代谢区域至正常脑代谢区域有一个癫痫渐变区。四类：混合性代谢区。同侧多处低代谢区域不相邻，或双侧皮质皮质下低代谢区；低代谢区域边界清楚或与正常代谢区域有渐变区。只有临床表现确定为癫痫，且频繁发作者，不管形态学检查是否有阳性所见，发作间期 ^{18}F-FDGPET 显像 90%以上有阳性发现。第一类很少见，第二类为 20%～30%。典型的颞叶癫痫的 PET 脑显像常表现为第三类扩展性低代谢区域，与相邻的正常脑代谢区有一渐变性的分界区，其低代谢区域明显大于实际病变区，颞叶癫痫病人发作间期 ^{18}F-FDGPET 显像颞叶低代谢区发生率为 70%～86%。发生部位以颞极及海马明显。颞叶癫痫在 PET 脑显像上表现为混合性低代谢区的发生率仅为 1%～2%。Swartz 认为，PET 脑显像显示颞叶的低代谢早于颞叶硬化在形态学显像出现信号或密度异常，故 PET 脑显像有助于早期显示颞叶的变化。有时颞叶癫痫可以合并额、顶、丘脑或基底节区域的低代谢区，但合并的非颞叶低代谢区域在程度上往往没有颞叶低代谢区域明显。采用颞叶切除后，具有颞叶低代谢区表现的病人的预后改变更显著。

4）在治疗决策中的价值：各种诊断手段对于临床表现癫痫的病人的治疗方法的选择的价值各有不同。在诊断技术快速发展和普及的临床实践中，对于癫痫病人，CT 检查应该作为首选，以排除器质性病变；如果无器质性病变发现，可考虑 MRI 检查，除对于颞叶癫痫具有重要意义的颞叶海马冠状薄扫（T_2 或 FLAIR 成像）外，常规成像仍是必需的。因为典型的颞叶癫痫只占全部癫痫的 20%～50%。即使 MRI 发现颞叶或海马信号异常，如果考虑采用功能神经外科治疗，仍需进一步采用功能影像学检查，因为颞叶或海马信号的异常既可以是致痫灶，也可能是长期癫痫发作的后果。在形态学改变部位以外，仍可有其他代谢异常区域存在。当然，对于 MRI 检查阴性者，功能影像学检查更是必需的。癫痫的病理生理异常为神经元膜电位的不稳定性，形成去极化偏移现象，表现为异常放电。CT、MRI 等形态学显像机制与癫痫的病理生理基础无关，所以不能作为癫痫的诊断依据，但有助于发现癫痫的病因。EEC 等电生理检查可以记录癫痫异常放电，即癫痫样波，如棘波、尖波、棘尖慢复合波及其他爆发样异常。其可以作为癫痫诊断的客观依据。但在癫痫发作间期，常规 EEG 的阳性率仅为 30%～40%，定位癫痫灶非常困难；深部或皮质 EEG 为有创性检查，使用受限。癫痫病人 ^{18}F-FDGPET 显像与 SPECTrCBF 显像的目的不是为了诊断或排除癫痫，而是为形态学显像或电生理检查不能明确癫痫灶的具体位置，而拟采用神经外科或功能神经外科治疗的病人进行癫痫灶的探测和定位。癫痫病人 ^{18}F-FDGPET 显像发作期高代谢区与发作间期低代谢区的一致性是确认致痫灶的可靠标准。但有报告双侧颞叶低代谢区病人中，仅 67%病人单侧皮质电极异常。所以即使 ^{18}F-FDGPET 显像颞叶低代谢区，特别是多发低代谢区病人,仍需电生理检查证实及确定致痫灶。即使在癫痫患者的PET影像上出现异常的代谢增高或降低区,也只提示该区可能为癫痫灶,其可靠程度取决于其与癫痫发作类型及电生理检查、形态学影像检查的吻合程度,吻合越一致,可靠程度越高,治疗效果越好。功能影像学检查结果对于手术方式的选择有具体意义。颞叶癫痫外科手术疗效与术前癫痫灶定位的准确性密切相关。诊断明确的颞叶癫痫的外科手术疗效可达90%以上。皮质电极监测下致痫灶切除术是治疗难治性癫痫的确切方法,在临床表现为典型颞叶癫痫发作,MRI显示海马信号或体积改变时,^{18}F-FDGPET显像颞叶低代谢区与EcoG异常的符合率在位置上可达90%以上。在临床实际工作中,对于某些MRI明确显示海马信号或体积改变的病人,往往不再实行^{18}F-FDGPET显像。临床表现典型颞叶癫痫,单一颞叶低代谢灶,同时伴有电生理及MRI颞叶海马显像异常,且部位相符,此类病人约占40%,其手术切除效果最好。Hajeck等观察颞叶癫痫手术前后PET脑显像的变化,发现将颞叶病灶切除后,病变周围低代谢区域的范围低代谢程度明显减少。对部分双侧颞叶低代谢者,切除其代谢减低更严重的一侧,发作也会改善;颞叶外癫痫手术效果不如颞叶癫痫好;病灶局限者,手术效果优于伴有其他部位皮质代谢改变者;单侧多脑叶代谢改变者,大脑半球切除术效果好;双侧大脑多脑叶弥漫性病变者,手术效果差。究其原因,可能与在癫痫放电阈值较低的皮质区被切除后,原处于潜伏状态,阈值较高但非正常皮质区会成为新的致痫灶。所以严格的癫痫灶定位,需要神经外科医师、神经内科医师、影像科医师一起对癫痫病人的发作类型、电生理检查、形态学及功能影像学结果进行综合判断。根据结果分析,分别选用病灶切除,前颞叶切除,软脑膜下横纤维切断术,立体定向放射外科(X刀,γ刀),立体定向杏仁海马复合体毁损术等不同治疗方法。由于EcoG能够最确切地显示致痫灶,目前,在采用手术切除致痫灶时,仍以EcoG棘波区决定切除范围。有报告,按照^{18}F-FDGPET显像低代谢区进行立体定向放射外科(X刀,γ刀)治疗,对癫痫的控制也能取得较好的疗效。一般情况下,在PET脑显像显示的低代谢区域,其范围比实际癫痫灶的范围要大,故立体定向放射外科(X刀,γ刀)治疗时,按照^{18}F-FDGPET显像低代谢区选择照射野(中心及周边剂量)能够完全覆盖致痫灶,所以往往可以取得较好疗效。但对于位于功能区的致痫灶,在选择照射野时,对于中心及周边剂量的设定,应该十分慎重。癫痫为一复杂病种,具有多种病因及类型,病灶部位不同,病灶多少不同,癫痫灶放电的传播途径也不同。同时还存在许多未知因素。随着现代癫痫诊断技术的发展,包括近年来逐渐由实验转向临床的MR弥散成像,MR灌注成像,MR波谱,MRDTI(diffusion tensor imaging),脑磁图以及新的PET显像剂的应用,致痫灶的定位可更加准确,对癫痫的了解会更加全面。

(3)脑及肿瘤代谢

由于PET的研究结果,对脑的研究日益向体内化学进展,PET已能在活的人体内精确地测定生物学重要分子的放射性示踪物的绝对量。PET对诊断脑部疾病,如脑肿瘤、癫痫、脑血管疾病等方面有独特的作用。PET显像能够在脑肿瘤的诊断和处理方面提供特有信息,如在肿瘤良、恶性的鉴别及肿瘤的分级和分期,鉴别肿瘤的复发和坏死,探测残留肿瘤方面,PET提供的显像信息极具意义和价值。

另外,利用PET氧代谢显像或葡萄糖代谢显像,结合脑血流显像进行分析,可明确判断急性脑梗死病人梗死区脑组织是否存活,这对预测急性脑梗死早期介入治疗的疗效有重要价值。

由于回旋加速器的简单化和使用自动化,使PET的应用迅速增加,计算机硬件和影像重建的进展,也对PET影像设备的改进做出了贡献。在过去十几年中,PET的空间分辨率已由15mm提高到4mm。由于研制出特异性强的核素标记物,故对正常和异常脑功能进行了研究。当前PET的应用包括葡萄糖及氨基酸代谢、氧代谢及脑血流量测定、神经递质及神经受体测定等。

1)葡萄糖利用:用氟标记去氧葡萄糖(^{18}F-FDG)进行正常脑功能研究,可客观反映脑的不同功能区。例如在说话、阅读、思维及运动时,都可在脑的PET图像上发现有相应功能区的葡萄糖代谢的增强,这对活体脑功能的基础研究具有重要意义。氟化脱氧葡萄糖PET扫描也广泛用于脑瘤代谢研究,主要是由于大多数PET中心可以做这种检查,而且可以得到明确的肿瘤显像,很容易与周边正常组织鉴别,并可得到精确的定量分析。

2)放射性坏死:在美国,NIH最早进行脑瘤FDG-PET显像研究时就已指出,该方法可以鉴别放射性脑坏死及脑瘤复发。由于CT及MRI目前尚不能很好地区分这两种状况，故PET方法对临床有更重要的价值。在PET影像上，放射性脑坏死表现为低FDG摄取，而肿瘤复发表现为高FDG摄取。该项研究已超过10年，并且在许多研究中心得到确认。NIH的研究人员认为，FDG-PET/SPECT结果与CT/MRI结果进行计算机处理，可使脑瘤复发部位得到更精确显示，有利于手术及活检。

3）脑瘤的级别及进展情况：该项研究最早也是由NIH进行的。在一组32个病人中，恶性程度高的肿瘤摄取率为8.6±2.8mg/min，而在恶性程度低的肿瘤摄取率为3.6±1.4mg/100g/min，P值小于0.02，有显著差异。恶性胶质瘤的FDG-PET摄取明显高于正常脑白质。脑其他肿瘤，如脑膜瘤，其FDG的摄取与脑膜瘤的亚型有关。

研究还显示，FDG摄取的高低与病人的存活率有十分密切的关系。对一组45例患Ⅲ及Ⅳ级胶质瘤的病例分析显示：FDG摄取高的肿瘤（肿瘤与对侧脑相应部位比率>1.4），其病人存活率平均为5个月；而FDG摄取低的肿瘤（肿瘤与对侧脑相应部位比率<1.4），其病人平均存活率为19个月。数据显示，FDG-PET扫描可作为判断预后的指征。同样，FDG-PET脑功能显像也可作为低级胶质瘤预后随访，如果肿瘤摄取FDG由低至中或由低到高，提示肿瘤有恶变以及肿瘤在分级上由低级程度向高级程度转变。随着研究的进展，FDG-PET扫描有可能成为观察恶性肿瘤复发和低恶性肿瘤变化及制定治疗及处理计划的一项重要试验方法。

4）对治疗反应的观察：FDG-PET也可用于观察病人对化疗及放疗的应用，有数据显示，如果肿瘤对治疗敏感则FDG摄取明显减低。有研究显示，FDG摄取减少的肿瘤经CT证实，肿瘤体积也减小，同时临床症状有所改善。而摄取无改变或增加的病例，其CT扫描显示肿瘤增大，临床症状加重。虽然氧利用率、脑血流及脑血容量测定也可用于进行同样研究，但研究显示，FDG摄取变化与对治疗的反应有更好的相关性。连续的FDG-PET随诊，作为一种肿瘤代谢的功能检查方法，可能要优于增强CT或MR扫描，但需要更多病例进行研究比较。

5）肿瘤脑代谢的远隔效应：研究显示，脑肿瘤可产生非肿瘤生长部分的明显的FDG摄取减低，包括肿瘤邻近区的水肿及脑联系障碍现象—非水肿造成的皮质灰质代谢减低，这些区域与肿瘤生长部位有功能性联系，最常见的为交叉性小脑联系障碍，即由于顶叶下传运动通路受累或运动束受肿瘤所影响造成对侧小脑半球FDG摄取减少。研究还表明，由于一侧视皮质损害，造成偏盲时，可使对侧枕叶葡萄糖利用下降8%～38%。在大脑半球巨大肿瘤时，也可见到正常侧半球CBF及葡萄糖消耗减低，而且通过开颅减压或活检可见部分恢复，全身肿瘤所致远隔影响作为与肿瘤相关的综合征，也有特异性的受累脑结构的葡萄糖代谢下降。

6）氧代谢：稳态PET技术可用来测定局部脑氧利用率（$rCMRO_2$）和用氧吸收率（rOER），在恶性脑肿瘤（如胶质瘤3～4级）与水肿的白质之间及与对侧半球灰白质之间以及正常人脑之间，$rCMRO_2$与rOER有明显不同。肿瘤的氧利用率明显低于正常脑，尤其是在灰质；而在白质区，肿瘤的平均值轻度低于正常白质，但无明显差异。肿瘤区rOER变化范围相对较小，在灰白质平均为39%。数据显示，脑肿瘤区氧需求低于氧供给。

OER研究数据显示分级高的脑肿瘤为非缺血性，然而，这个结论及结果难以解释与脑分级较高胶质瘤坏死的频率及程度的关系，特别是在假设肿瘤坏死与组织缺血相关的条件下。关于这一点，目前有各种推论，包括：与肿瘤内的坏死组织区的显微分布相比PET的空间分辨率相对较低，以及数据分析时的部分容积效应。脑肿瘤对侧脑组织OER略高于正常脑组织，这实际上反映了一种自身补偿机制，而非氧利用改变。肿瘤区OER与其对侧半球OER之比进一步显示：与肿瘤周围组织相比，肿瘤本身氧摄取比较低。其他研究认为，尽管水肿的白质及履盖其表面灰质表现轻度氧利用减少，但并无明显缺血。然而，与正常人相比，伴有轻度OER增高的脑瘤病人其半球血流动力学补偿能力下降。

7）对比研究：有人将相同病人的FDG摄取、氧利用、氧摄取结果进行了对比分析，并将较高级及低级恶性程度肿瘤进行比较，结果为：恶性程度较高肿瘤，伴有低$CMBO_2$、低OER以及高中度的FDG摄取。也有少数报告为：低或高恶性程度肿瘤之间整体FDG摄取无明显差异，而另一研究报告有两倍差异。这三个报告均提示肿瘤远隔部位为FDG摄取减低及OER增加。如果以上用于测定正常脑代谢的测定方法适用于脑瘤的话，该结果反映出氧消耗及葡萄糖利用之间的不匹配，而为需氧糖原酵解增加的指征。如上所述，这种结论及试验数据难以解释在活体肿瘤代谢试验所得到的乏氧糖原酵解增加的结果。最近有人报告了 FDG-PET 与 ^{1}H 及 ^{31}P 磁共振波谱学的结果比较。乙酰天冬氨酸在不同区域变化很大。在脑内位置较高的肿瘤伴有较高的 FDG 摄取。胆碱及肌酸酐水平与肿瘤恶性程度不相关。另一组研究结果显示:低恶性程度肿瘤 ^{31}P 波谱正常,而高恶性程度肿瘤 FDG 摄取率高,磷酸二酯酶为低峰值及碱性 pH 值。

8)组织 pH 值:有报告指出肿瘤细胞有氧酵解与无氧酵解同样增加,基于这种理论,对于在新生物内氢离子水平及乳酸水平增加的现象,可认为是葡萄糖利用增加。发现肿瘤 pH 值下降有两个重要意义:首先,人脑胶质瘤在低 pH 值对放疗不敏感;其次,低 pH 值可影响某些化疗药物的细胞毒性作用,例如,阿霉素及氮芥在低 pH 值水平作用减弱。

脑及脑肿瘤的 pH 值采用以下两种示踪剂进行 PET 测定,即连续吸入 ^{11}C-CO_2(碳$_{-11}$标记二氧化碳)及连续吸入 ^{11}C-DMO。这两种示踪剂为弱酸,Pka 分别为 6.12 及 6.13,均为稳态测定。示踪剂的非离子部分很容易通过生物膜,而离子部分不能通过,因为离子和非离子快速交换及组织细胞内离子的分布是由组织细胞内的 pH 值决定的。通过了解稳态情况下组织及血液内弱酸的分布及采用 Henderson Hasselbalch 关系法,了解弱酸的 Pka 及血液 pH 值,便可计算出组织 pH 值。

两种 PET 研究方法均显示与正常组织相比,肿瘤 pH 值为碱性。^{11}C-DMO 测定肿瘤 pH 值为 6.88~7.26;而正常灰白质 pH 值分别为 6.74~7.09 及 6.77~7.03,与正常脑组织及血脑屏障破坏的肿瘤相比,其 ^{11}C-CO_2 测定 pH 值略高。然而,与以上结果相反,微电极研究提示与肿瘤周围组织相比,肿瘤细胞更偏酸性。目前,使用 MRS(磁共振波谱学)已成为可能,通过进一步研究,将可更好地了解肿瘤的代谢及 pH 值。

(4)脑血流

通过测定稳态吸入 ^{15}O 标记的 CO_2 来测定脑肿瘤的局部脑血流(rCBF)变化,已被广泛应用。大多数研究显示,肿瘤区 rCBF 范围很大,肿瘤的恶性程度与血流之间无一定相关性,血流量多少与肿瘤病症也不相关。在肿瘤相邻水肿区及同侧和对侧半球的远隔区可见到 rCBF 减少,尽管有时肿瘤的血流量已低于 20ml/100g 甚至 10ml/100g,而在正常脑皮质平均 rCBF 为 55ml/100g,在正常脑白质平均 rCBF 为 28ml/100g,如同以前指出的,氧摄取数据提示肿瘤及相邻脑组织并无缺血,肿瘤血流与血管容量之间也无明显相关性,这与在正常脑组织的发现形成鲜明对比。

由 PET 得到的与肿瘤代谢及血流相关的数据,必须慎重考虑。因为在显微水平我们已了解到肿瘤组织是变化多端的,需要与某些特殊模型的放射性分布进行对比,而且,PET 扫描机的空间分辨率与其 FWHM 也有关,可在 0.5~1.5cm 之间变化。再者,许多用来显示组织和血流之间示踪剂分布的动力学模型是假设测定区组织是均一的,这样,就可以理解为什么有些脑瘤所得 PET 数据表现出不相关性。

(5)血管通透性及血脑屏障(BBB)

对比剂增强的 CT 及 MRI 已反映 BBB 变化,我们已知,低恶性程度脑肿瘤在注射对比剂后不增强或轻微增强,而恶性程度高或转移性肿瘤一般表现为明显增强,PET 研究为了解脑肿瘤或邻近组织的血管通透性及进行定量测定提供了一个机会。血管通透性测定,通常用血浆清除率或血—脑流入指数(K_1)表达。K_1 的单位为:血浆清除量/单位时间/单位面积(容量),表达为:ml/min/g 脑,血管通透性也可用计算通透指数(p 单位为 cm/sec)或用通透性计算。表面区域产品(PS)表示,PS 所用单位相当于 K_1 或血流的单位。如果血浆清除率(K_1)及血流量(F)是已知的,就可容易地测出组织摄入量(E),即:($E=K_1/F$)。

PET 血管通透性测定,可采用下述几种方法:①稳态测定。②动态测定,^{68}Ca(镓)和 ^{82}Rb(铷)是最常用于测定脑肿瘤血管通透性的两种放射性核素。82Rb 已被用于动静态研究,而 ^{68}Ca-EDTA(乙二胺四乙酸)螯合剂仅用来进行动态研究以得出 K_1。采用不同方法,所得出的结果是相吻合及相互印证的。

正如所推测的一样,不同脑肿瘤其血管通透性改变不同,^{82}Rb 测出的萃取率清楚地显示了这一推测。有报道认为血管通透性与肿瘤级别有关,而另一些报告认为在两者之间无明显相关。这种差别可能与肿瘤大小及测定时的部分容积效应有关。在一项报告中,2 名患低级星形细胞瘤病人测定结果为:K_1= 每克 26μl/min 肿瘤及 K1=0.32μl/min 肿瘤脑组织,在另外 4 例恶性胶质瘤病人测定结果为:K_1= 每克 5.9~12.1μl/min 肿瘤,而正常脑为 K_1= 每克 0.21~0.40μl/min 脑组织。在另一项研究中,发现

转移性肿瘤 K_1 高于低级胶质瘤，而低于恶性胶质瘤及脑膜瘤。

只有少量研究显示放射治疗及立体定向治疗后,血管通透性发生改变。放疗与血管通透性改变无直接关系。有报道认为肾上腺皮质激素影响血管通透性,8 名患原发及转移性脑肿瘤的病人静脉给予 100mg 地塞米松后 6h，其 K_1 值减低 16%(从每克 92μl/min 肿瘤降至每克 77μl/min 肿瘤)。在另外 8 名病人首次给予 100mg 地塞米松，以后每 h 加给 24mg,24h 后 K_1 值降低 29%(每克 56~44μl/min 肿瘤)。这些研究结果表明,使用激素可能减少水溶性化疗药物的给予量。这个问题有待进一步研究。

(6)动态内化疗药物动力学

有人研究动脉内给予放射性标记化疗药物与常规静脉给药的区别,将同侧颈内动脉或椎动脉灌注 ^{13}N 标记顺铂及静脉治疗胶母细胞瘤进行比较,结果显示动脉给药初期，肿瘤瘤床的浓度明显增加,而以后动、静脉给药的浓度基本相同。

有人进行了颈动脉虹吸弯以上超选择导管给予 ^{11}C-BCNU，导管放置在大脑中动脉或更接近肿瘤的供血血管内,并经造影证实。将这种超选择给药后 10min，肿瘤内药物分布与静脉给药后同样时间的药物分布进行比较，在对药物剂量进行处理后,动/静脉比在 2.46~99.1 之间。这种差异与由肿瘤血流量及心输出量造成的差异不同。最近研究认为,超选择动脉给药结果与药物和血流不完全混合及在脑内选择性分布有关。而这种分布与导管放置位置相关。

(7)酶解物摄取及定位

1)氨基酸:许多氨基酸已被合成为正电子放射标记物并用于脑肿瘤显像，由 ^{11}C 标记的氨基酸包括:酪氨酸、甘氨酸、环亮氨酸、色氨酸、缬氨酸,^{13}N 标记的谷氨酸和 ^{18}F 标记的苯丙氨酸也已应用于研究。但目前只知道某些氨基酸标记物可增强肿瘤定位,有关摄取时间,放射标记代谢物在血及组织中出现时间以及标记物与蛋白或其他微分子结合的情况尚有待进一步研究。

到目前为止,所得到的试验数据大多数是采用 ^{11}C 标记蛋氨酸。可对脑瘤范围、恶性程度及复发进行检查。静脉注射后 5min,蛋氨酸快速被脑及肿瘤摄取，在高恶性胶质瘤，肿瘤/脑摄取率之比为 1.9~4.8;而在低恶性胶质瘤该摄取率之比为 0.8~1.0。这项结果在许多报告中得以证实,目前正进行 ^{11}C 标记蛋氨酸与 ^{18}F 标记 FDG 的对比试验。一项采用非天然 α-氨基酸(+^{11}C-ACBC)PET 显像结果显示,其对脑肿瘤诊断价值优于 FDG-PET。

蛋氨酸进入脑及脑肿瘤是通过与 L 型大的中性氨基酸传递系统的中介携带作用完成的,静脉灌注支链氨基酸提高血浆氨基酸浓度以与蛋氨酸竞争载体。^{11}C-蛋氨酸在肿瘤及正常脑均显示明显摄取减低,进入肿瘤及正常脑内的蛋氨酸中介载体高于蛋氨酸左旋及右旋异构体，在 ^{68}Ga-EDTA、BBB 改变以及 ^{11}C-蛋氨酸代谢率变化范围很大。静脉注射后 60min，血浆中测得原始蛋氨酸仅占 37%(16%~72%)，酸性沉淀蛋白占 45%(13%~74%),其他代谢产物占 18%。另一研究报告认为,注入 50min 后,经数据校正,肿瘤对 ^{11}C 蛋氨酸摄取呈线样改变。

有研究报告在比较了蛋氨酸-PET 显像与对比增强 CT 后认为：蛋氨酸-PET 显像在对肿瘤实际边界的显示上较后者更精确,因为肿瘤经常扩展至血脑屏障破损区。然而在少数病例报告中,经立体定向活检对比,蛋氨酸-PET 显像在肿瘤定位上,也存在过大或过小的情况,但只占很小比例,无论如何，蛋氨酸-PET 技术为脑肿瘤显像提供了一种类似 FDG-PET 技术的方法。

2)其他酶解物:采用其他酶解物进行脑肿瘤显像工作正在小范围内进行研究。目前已有报告的包括 ^{11}C-丙酮酸和 ^{11}C-丁二胺，正在进行尝试使用 PET 定量测定脑的蛋白合成,同样 ^{11}C-胸腺嘧啶脱氧核苷也正在被尝试用来进行 PET 显像,以测定脑瘤的 DNA 合成。然而,与血液及组织内胸腺嘧啶氧核苷代谢物有关的问题,与胸—苷穿过 BBB 的有关问题，与内源性胸—苷合成及 ^{11}C 短物理半衰期有关的问题还有待解决。

3)抗原—受体直接定位:研究人员正在探索具有某种脑瘤特异性的脑瘤表面抗原或者受体,特异性相关的放射性标记物，以提高脑瘤的探测准确性,对于脑肿瘤这种研究刚刚开始。在全身肿瘤这种技术已得到应用,如与卵巢及乳腺癌相关的放射性标记雌激素异质体已用于 SPECT 显像；再例如,与直肠癌抗原决定簇相关的放射性标记单克隆抗体,也已用于直肠癌显像及治疗。

外周性苯丙二氮杂蕈结合部位在胶质瘤表达明显。使用 PET 及选择性表达外周性苯丙二氮杂蕈结合部位的配体(^{11}C-PK22295),可以显示在胶质瘤部位放射活性增加，而且与饱和程度相关。

同样，在胶质瘤病人，外皮生长因子受体(EGFR)的水平明显高于正常脑细胞，与EGFR相关的放射性标记单克隆抗体SPECT显像已用于胶质瘤定位。而使用PET进行的这类研究正处于开始阶段。

7.6.4 展望(future)

从影像诊断仪器的发展趋势看，越来越强调人体生物物理化学过程的三维描述。使用PET技术测量人体内脑糖、脂肪酸、氨基酸和其他基质(Substrate)的代谢，以及人脑的受体浓度等有很大潜力。毫无疑问，诸如脑梗死、癫痫、衰老、精神分裂症以及脑移植等，PET是这些生命过程研究中很有价值的工具。

核医学显像的发展决定于两个最基本的客观条件，即放射性药物和核医学显像仪器。世界上许多工业先进国家都在致力于PET仪器和放射性药物方面的研究，可以说PET脑功能显像成就，为人脑功能的研究及疾病的诊断开辟了新的天地，并将取得更大进展。

(孙 波)

参考文献

[1] 王世真. 中国医学百科全书. 核医学[M]. 上海：上海科学技术出版社，1986. 33-37.

[2] Ronald G. Blasberg The Contribution of PET to our Understanding of Brain Malignacy and to the Management of Patients. In: Jerome B. Posner. eds. Neuro-Oncology IV: Recent Development in the Management of Nearo-Oncological Illnesses. New York: Cancer Contem. 1991. 29-58.

[3] 孙波，王忠诚，戴建平，等. SPECT脑血流显像[J]. 中华核医学杂志，1988. 2:71.

[4] 陈盛祖. SPECT现代和未来[J]. 国外医学放射医学与核医学分册.1988. 11:163.

[5] Journal of Functional Molecular Imaging. Beijing: GE Medical System China. 2003.

8. 脊柱脊髓放射学检查

8.1 脊 柱 平 片

8.1.1 投照位置(spinal projections)

常规检查为后前位和侧位。可显示椎体及其附件的形态和结构，如欲观察椎弓和两侧椎间孔，可摄两侧斜位片。为便于椎体计数，在摄上胸椎时应包括下颈椎，摄下胸椎时应包括上腰椎。

8.1.2 正常脊柱 X 线表现(normal plain radiographs of the spine)

(1)正位片

椎体呈方形或长方形，边缘光滑致密，各椎体自上而下逐渐增大。椎弓根与椎体重叠，呈卵圆形，投影于椎体偏外侧，两侧大致对称，椎弓根之间的距离能反应椎管的大小，椎弓根之间的距离自 C_2 开始增大，C_5 ~ C_6 处增大显著，为颈膨大，C_7 以下逐渐缩小，至 T_4 ~ T_6 最狭小，到 T_{11} 开始又逐渐增大，为腰膨大和马尾部位。棘突呈长圆形，位于椎体中央。横突位于椎体的两旁。在椎弓根上下方可见上下关节突。两椎体之间的透光带为椎间隙(图 8-1-1)。

(2)侧位片

椎体也呈方形或长方形，边缘光滑，前、后缘略向内凹。椎弓位于椎体后方，椎管的大小可反映在椎体后缘和后椎板的前缘之间的距离上，一般 L_3 ~ L_5 最狭窄，其余部位变化不大。椎板后方突起为棘突，胸椎棘突相互重叠，呈叠瓦状，腰椎棘突呈板状水平后突。两侧横突相互重叠。椎体之间可见椎间隙，自上向下逐渐增大，腰椎间隙前部略宽而后部稍窄。侧位片还可观察脊柱的生理弯曲(图 8-1-2)。

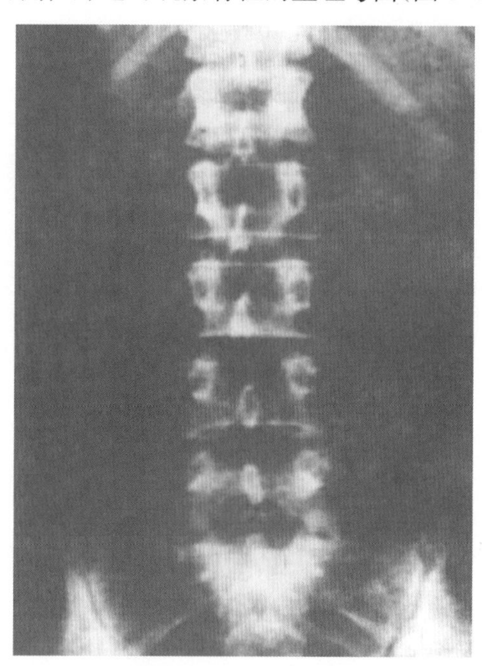

图8-1-1 腰椎正位平片

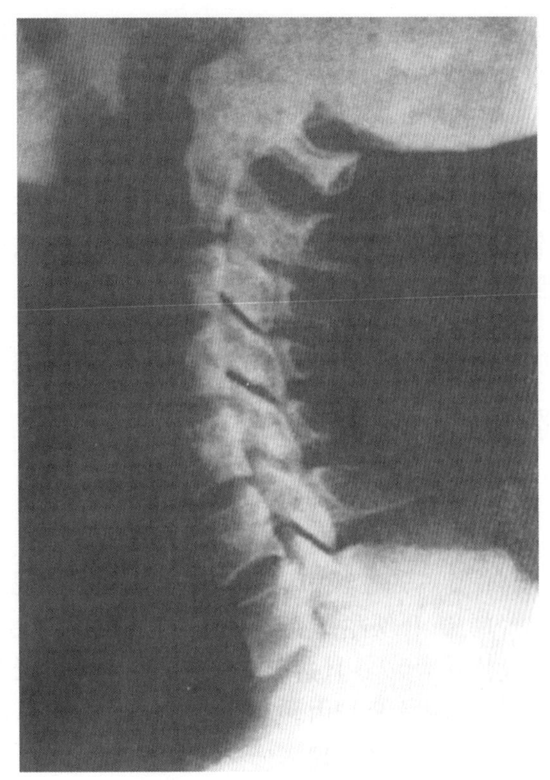

图8-1-2 颈椎侧位平片

(3)斜位片

显示椎间孔呈卵圆形。

8.1.3 异常脊柱X线表现(plain radiograph of spinal lesions)

(1)椎管内肿瘤

1)局部椎管扩大和骨破坏:正位表现为椎弓根距离增大。侧位显示椎管前后径加大,肿瘤压迫椎板可使之变薄,椎体后缘可内凹,而椎间盘一般不受影响。肿瘤向一侧生长可使一侧椎弓根内缘呈弧形外凸。骨质破坏表现为骨结构消失,皮质骨局部破坏消失,骨质密度降低且不均匀,边缘不规则与正常组织分界不清。

2)椎间孔扩大:发生于神经根处的肿瘤可跨越椎间孔,使椎管内、外同时受累,椎间孔扩大,上、下两椎体椎弓根变细,椎体后缘向前凹陷,椎间孔周围骨密度减低。

3)椎旁软组织影:通过椎间孔向外生长的肿瘤可压迫横突,使与病变相邻的横突边缘出现压迹和骨质吸收,位于胸段者还可累及肋骨。胸椎椎旁占位在肺部气体的衬托下,可显示为椎旁软组织块。

4)病理性钙化:少数脊膜瘤和血管网状细胞瘤可钙化。

(2)脊柱病变

1)脊椎骨折或脱位:脊椎骨折多为压缩性骨折,多发生于颈上、下段,胸腰交界。正位片表现为椎体上部塌陷,上缘有折断和下凹,椎体上部松质骨压缩,密度增高,骨小梁排列紊乱。侧位椎体前缘压缩呈楔形变,椎体前部致密,前缘皮质中断。脊椎骨折可伴椎体附件骨折和脊柱前后脱位。脊椎脱位易发生于颈椎中下部,一般不伴有椎体及其附件骨折。半脱位时,侧位平片可见颈椎生理弯曲消失,上椎体的下关节突轻度前移,椎体后缘连续线中断。全脱位时,上椎体前移,其下关节突移至相邻上关节突的前方。胸腰椎脱位少见,且多伴发椎板、小关节突骨折,侧位片可见椎体后缘连续线中断、错位,并可见椎体附件骨折。

2)脊柱结核:腰椎最常见,其次为胸椎和颈椎。根据病变在椎体的发生部位,可分为中心型、边缘型和骨膜下型。病变的主要X线表现为椎体出现骨质破坏,为边缘模糊的透亮区,椎体多压缩变形,呈楔形变。中心型早期表现为椎体松质骨呈局限性毛玻璃样改变,继而出现空洞。边缘型早期椎体边缘皮质骨模糊,椎间隙轻度狭窄,随病变进展椎体边缘出现骨质破坏。儿童好发生于胸椎,多为中心型,严重者可累及多个椎体,如椎体塌陷可引起脊柱后突,压迫脊髓。成人受累椎体很少超过两个,且多发在下胸椎和腰椎,邻近无明显破坏的椎体可嵌入已被破坏的椎体。椎间盘破坏,椎间隙狭窄,椎旁可见脓肿阴影,颈椎脓肿侧位片可见椎前软组织影增宽;胸椎脓肿呈梭形或球形;腰椎脓肿可使腰大肌弧形外突。

3)脊柱先天性畸形:脊柱裂多发生于下腰椎和骶骨上部。小儿不易显示椎弓裂隙,但可见椎弓根距离增宽,成人可见椎板中央裂隙,棘突畸形或缺如,如伴发脊膜膨出和脊髓脊膜膨出,可见局部软组织密度块影。椎体融合指两个或两个以上的椎体融合成一块,可完全或部分融合,但椎体的总高度正常,多见于腰椎,其次为颈、胸椎。脊椎滑脱好发于第五腰椎,可见椎体向前移位,椎弓峡部出现透亮裂隙。脊柱先天性畸形还包括半椎、蝴蝶椎、腰椎骶化、骶椎腰化和环枕融合等。

4)脊柱肿瘤:常见有转移癌、脊索瘤、血管瘤,表现为骨质破坏和增生。良性肿瘤骨质破坏边界清楚,边缘常有硬化;恶性肿瘤骨质破坏,边缘不清,形态不规则,一般不累及椎间盘。

5)脊柱退行性骨关节病和椎间盘病变:脊柱退行性骨关节病多见于腰椎和下胸椎,表现为椎间隙狭窄,椎体边缘密度增高,并可见唇样骨质增生,严重者在两椎体间形成骨桥,髓核可穿过终板突入椎体,形成许氏结节(Schmorl 氏结节),表现为椎体上或下缘弧形凹陷,还可见椎体附件骨质增生,小关节面模糊、致密,关节间隙变窄。椎间盘脱出可见椎间隙不均匀变窄,后宽前窄,下腰段曲度消失,节段性变直,脊柱侧弯等,还可见椎间盘外出现钙斑。

6)颈椎病:多见于 40 岁以上者,好发于 C_5 ~ C_6,其次为 C_6 ~ C_7 和 C_4 ~ C_5。X 线平片表现为颈椎生理弯曲变直或后突,椎体骨质唇样增生,小关节和钩椎关节骨质增生、变尖,使相应椎间孔变窄,椎间隙变窄。

8.2 脊髓造影

随着 CT、MRI 的问世,脊髓造影在临床应用已经越来越少。特别是 MRI 具有优异的软组织分辨率和可任意平面扫描的特点,对脊髓病变的部位、范围、大小及与周围组织的关系上都远优于脊髓造影。

8.2.1 脊髓碘油造影(positive contrast myelography)

(1)适应证

1)椎管内肿瘤。

2)椎管内蛛网膜粘连,椎间盘后突,黄韧带肥厚者。

(2)禁忌证

1)急性蛛网膜下腔出血。

2)穿刺部位感染。

(3)术前准备

对情绪紧张者,应给镇静药,做好麻醉过敏试验和碘过敏试验,对小脑延髓池穿刺者应做手术野准备,要求 X 线机能够透视、照片,并倾斜检查床。

(4)造影方式

分上行性、下行性两种。下行性造影是指造影剂经小脑延髓池穿刺注入使其下降,一般用于检查 T_7 以上病变。上行性造影经腰椎穿刺注入造影剂,使其上行,用于检查 T_7 以下病变。造影剂选用碘苯酯类碘油,用量一般为 3 ~ 6ml,通过腰椎穿刺或小脑延髓穿刺缓慢连续将造影剂一次全部注入。因造影剂比重大于脑脊液,调整病人体位(头高或头低)使造影剂流入待检部位,并在透视下观察造影剂流动情况,发现或可疑病变时摄片,常规摄正位或侧位,必要时加斜位。造影时应尽量避免造影剂进入颅内,避免造影剂分散。造影后要通过腰穿或在手术时尽量抽出碘油。

(5)反应和并发症

可使原有的症状加重和体温升高,重者出现坐骨神经痛、大小便障碍。碘油长期在体内可发生炎症和异物反应。造影误入颅内可引起脑蛛网膜炎和颅神经炎,而出现头痛、颅神经症状和癫痫发作,故术中应注意操作,一旦造影剂进入颅腔应抬高头部,使造影剂回流到椎管内。

(6)正常造影表现

正位像上造影剂充盈的椎管为直柱状,中间密度较低者为脊髓,两侧密度较高者为蛛网膜下腔。在相当于椎间隙水平,神经根鞘充盈时可见小三角形突起,突起指向椎间孔,颈段突起小而成直角方向突出,胸腰段较长,且斜行向下,骶部呈树根样伸展。正常时神经根鞘浅小或不显影,脊髓圆锥以下即第一腰椎以下,碘柱密度均匀。侧位片上造影剂也呈柱状,前缘光滑,在相当于椎间盘的部位轻微内凹,一般不超过 2mm。后缘多平直。

(7)异常造影表现

1)髓内占位:可见碘柱中央透光影呈梭形膨胀,并常超过数节段,肿瘤较大可完全阻塞椎管产生大杯口,杯口在各角度均位于中央,其下脊髓也无移位,神经根鞘一般无变形移位。

2)髓外硬膜下占位:造影剂可勾画出肿瘤轮廓,显示为蛛网膜下腔充盈缺损,蛛网膜下腔完全阻塞可出现杯口征,肿瘤压迫脊髓移位,使移位部位肿瘤侧蛛网膜下腔呈三角形撑宽,肿瘤侧神经根鞘可变形、移位。

3)髓外硬膜外占位:蛛网膜下腔受硬膜处压迫而变形,使碘柱在病侧和健侧均变尖,并向健侧移位,并且碘柱边缘至椎弓根的距离增宽大于 2mm,即硬膜外组织增宽征,是硬膜外肿瘤的特点。如蛛网膜下腔完全阻塞，断端呈水平状或锯齿状，神经根鞘两侧不对称、变形、移位。

造影可见，碘柱受阻呈杯口状，仅有少量碘油通过，为髓外硬膜下占位，病理为神经鞘瘤

4)椎间盘突出：俯卧位水平投照显示最佳，可见碘柱腹侧面有硬膜外充盈缺损，与病变椎间盘对应。正位可见碘柱单侧或双侧齿状缺损，如影响神经根鞘，可使其变形、移位，突出严重者可使蛛网膜下腔完全阻塞，但突出较轻可无异常表现。

5)脊髓蛛网膜粘连：表现为造影剂分散成斑点状或不规则条状，分布范围较大，透视下造影剂流动滞缓，与正常无明显分界。

6)脊髓血管畸形：表现为粗大迂曲的条状透光影，透视下可见病变部位异常搏动，造影剂流动缓慢，除非合并蛛网膜粘连，一般无梗阻。

8.2.2 脊髓空气造影(air myelography)

(1)适应证

1)颈段、腰段椎管内占位，无论脑脊液通路是否受阻，均适应此造影，但不适用于胸段。

2)脊髓萎缩性病变。

3)蛛网膜粘连。

(2)禁忌证

1)急性蛛网膜下腔出血。

2)穿刺部位感染。

(3)术前准备

造影前6h禁食，情绪紧张者给镇静药，做麻醉剂过敏试验。

(4)造影方法

1)颈段造影时，病人取坐位，头前屈，使颈部处于最高位置，腰椎穿刺后缓慢分次作气水交换，共注气60～80ml。摄坐位颈椎水平侧位片和仰卧位头过伸水平侧位片。

2)腰段造影时，取侧卧位，头低臀高，注气方法同颈段，注气量80～100ml，摄片时X线垂直投照正立、侧位片和侧位体层片。

(5)造影反应和并发症

造影反应常有头肩部、胸腰骶部酸痛，空气进入颅腔后有头痛、恶心、呕吐，造影后有低热、颈硬等反应，多在数天后消失。

(6)正常脊髓空气造影表现

1)颈段：俯卧水平位颈段前后径8～10mm，背侧蛛网膜下腔呈狭条状透光影，宽2～4mm，C_3处最窄，向上逐渐增宽，并与小脑延髓池相通，C_3向下亦稍增宽。仰卧水平位显示腹侧蛛网膜下腔也呈狭条状透光影，宽2～5mm，上下较一致，气柱前缘与椎体后缘之间为后纵韧带(图8-2-1)。

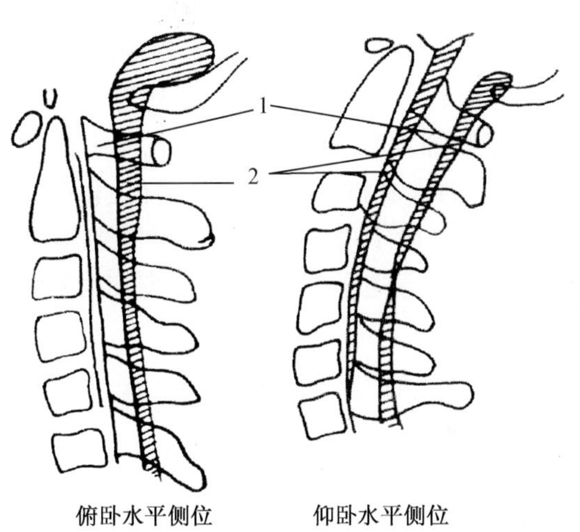

图8-2-1 颈段脊髓空气造影

1. 脊髓 2. 蛛网膜下腔

2)腰段：呈宽阔的透光气柱，向下逐渐变细，止于第二骶椎水平。气柱前缘与椎体后缘之间软组织厚约2mm，椎间隙处可稍厚，气柱内还可见条细线状软组织影，为马尾神经。

(7)异常脊髓空气造影表现

1)髓内占位：表现为蛛网膜下腔气柱对称性逐渐变细，衬出局部梭形肿大的脊髓，长度可达数个椎体，脊髓前后径多超过1cm。

2)髓外硬膜下占位：气柱中出现软组织影，脊髓受压移位，位置固定，气体流动不畅。

3)髓外硬膜外占位：出现气流不畅，蛛网膜下腔气柱狭窄移位，脊髓移位。

4)脊髓萎缩：脊髓变细，前后气柱之和超过椎管前后径的1/2。

5)蛛网膜粘连：可见粘连的索带，粘连部脊髓活动度降低。

脊柱CT扫描对椎体骨质观察优于MRI，但对椎管内、外软组织的观察不及MRI。

8.3 脊柱 CT 扫描

8.3.1 检查方法(technique)

病人仰卧于检查床,常规做横断面扫描,层厚10mm,层间距 10mm。观察椎间盘病变,扫描平面要与椎间隙平行,一般层厚和层间距均为 2 ~ 3mm,重点扫描椎间隙及其上下经过椎间孔与小关节的层面,扫描后照骨窗和软组织窗像。脊柱和脊髓病变的 CT 检查一般不用增强扫描。椎管造影后延时6h,可行 CT 椎管造影扫描。扫描时要加大射线强度和剂量。

8.3.2 正常脊柱 CT 扫描表现(computed tomography of the normal spine)

(1)椎体

椎体横断面为卵圆形或肾形,后缘平直或略内凹。骨窗像椎体边缘是高密度的骨皮质,椎体内是骨小梁结构。扫描层面过椎弓时,可见椎管为骨性的环状结构。在椎板的两侧为横突,后方中线部可见棘突。各部椎骨有各自的特征:颈椎椎体较小,椎孔较大,横突上有孔;胸椎椎体后部可见肋凹与肋骨相连,棘突细长,彼此重叠,关节突呈冠状;腰椎椎体粗大,棘突无重叠,关节突呈矢状位。

(2)椎间盘和韧带

椎间盘周缘密度高于中心密度,原因是周缘含大量纤维组织并且邻近椎体终板,可产生部分容积效应。前纵韧带位于椎体前方和侧面,后纵韧带在椎体后缘中线部,前、后纵韧带不易与椎间盘区别。黄韧带位于椎板间隙的前部,起自椎板下部的前面,插入下一椎板的后面,其 CT 值与肌肉相似。

(3)椎管和脊髓

颈段椎管大致呈三角形,椎管内脂肪组织少,硬膜囊不易显示。颈段蛛网膜下腔较大,脊髓较周围脑脊液密度稍高,位于椎管正中,呈椭圆形。胸椎椎管上部似颈椎,下部似腰椎,椎管内脂肪较多位于两侧,脊髓呈圆形,下胸椎脊髓稍增粗。腰椎椎管上段呈圆或卵圆形,下段呈三角形,硬膜囊前方和前外侧可见明显的脂肪低密度,尤其在侧隐窝处最明显。侧隐窝前界为椎体,后缘为上关节突的前面与椎弓板和椎弓根连接处,外界为椎弓根的内界。在脂肪低密度衬托下,能显示出椎间盘与硬膜囊的关系。腰段蛛网膜下腔较粗,脊髓圆锥在 L_2 水平形成终丝。

(4)椎管造影 CT 扫描

造影剂进入蛛网膜下腔和神经根鞘,使其密度升高,能够清楚地显示脊髓、神经根和终丝的形态,表现为高密度蛛网膜下腔内的低密度影。

8.3.3 脊柱病变 CT 扫描表现(computed tomography of the spinal lesions)

(1)椎管内肿瘤

1)髓内肿瘤:胶质瘤最常见,多为室管膜瘤和星形细胞瘤。平扫可见脊髓密度增高,肿瘤密度稍低或等密度,少数星形细胞瘤密度稍高,与正常脊髓的分界不清。增强扫描后肿瘤可见强化,椎管造影后 CT 扫描可见蛛网膜下腔变窄、闭塞、移位,可显示出膨大脊髓的外形。血管网状细胞瘤平扫表现为低密度,脊髓不规则粗大,有时可见不规则多发点状、条状钙化,如囊变有时可见更低密度影,增强扫描可见肿瘤明显强化,有时在脊髓的背侧可见到迂曲的血管影。其他一些髓内肿瘤 CT 扫描多呈低密度,注药后多无强化,CT 扫描很难发现较小的肿瘤。

2)髓外硬膜下肿瘤:神经鞘瘤最常见,平扫可见肿瘤使椎弓根骨质破坏,椎管扩大,一侧椎间孔也扩大,肿瘤密度较脊髓略高,常为圆形实性占位,脊髓受压移位。注药后脊髓均匀中度强化,肿瘤可穿透硬膜囊,经神经根鞘向椎管外生长,表现为哑铃形的肿块。椎管造影后 CT 扫描能显示出脊髓与肿瘤分界、脊髓移位的情况,还可见肿瘤上、下局部蛛网膜下腔扩大。脊膜瘤平扫时可见邻近骨质有增生性改变,肿瘤多呈圆形或椭圆形实性占位,密度略高,可发生钙化,脊髓受压移位,注药后可见强化。

3)硬膜外占位:表现为椎管内软组织肿块,压迫硬膜囊,使之变形,并常可见骨质破坏。转移瘤 CT 平扫可见椎弓根和椎板呈溶骨性破坏,位于硬膜外的肿瘤边界不清,呈弥漫浸润,密度常与肌肉相似,肿瘤还压迫硬膜囊,使脊髓受压、移位。增强扫描可出现强化。脂肪瘤平扫为低密度影，边缘清楚，注药后无强化，淋巴瘤可见溶骨性骨质破坏，椎旁肿块经椎间孔侵入硬膜外腔，肿瘤多呈实质，密度均匀，绕硬膜囊生长，使之变窄，脊髓受压移位，常累及多个节段。增强扫描可见肿瘤边缘不规则强化。

（2）脊柱退行性改变

1）椎间盘脱出和膨出：椎间盘脱出表现为椎间盘的局部突出，弧形超过椎体后缘，其密度与椎间密度一致。硬膜外脂肪消失，硬膜囊受压内凹，向侧后突出的椎间盘，使侧隐窝前后径变小，并压迫相对应神经根。椎间盘膨出表现为椎间盘均匀对称性增大，椎体边缘可见一圈软组织影，可压迫相应神经根，产生临床症状（图 8-3-1）。

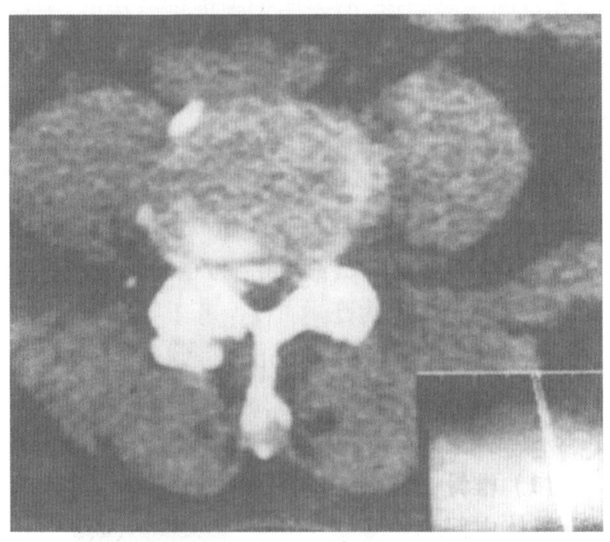

图8-3-1 腰椎退行性变CT扫描

椎间盘周围可见椎体上增生的骨质，椎管狭窄，两侧小关节增生，椎间盘膨出

2）骨质增生和小关节增生：椎体的骨质增生表现为椎体边缘毛糙不清，有大量的毛刺样突起，椎体后缘骨质增生还可引起椎管狭窄。小关节增生时可见上下关节突增厚、变尖、前突，关节面毛糙，关节间隙变窄，小关节增生肥大是侧隐窝狭窄的主要原因。

3）椎管狭窄和韧带肥厚：椎管狭窄的主要原因有黄韧带肥厚，椎体后缘骨质增生，椎间盘突出和后纵韧带钙化，主要表现为椎管的正常形态消失，椎管横断面积变小，可见椎体后缘增生的骨质突入椎管，黄韧带肥厚常超过 5mm，后纵韧带钙化常在颈部出现。

（3）脊柱外伤

CT 扫描可观察椎体和椎板骨折，骨折移位及是否有创伤性椎间盘脱出。出血表现为椎管内高密度影，使脊髓受压移位。硬膜外血肿为紧贴椎管壁，并包绕硬膜囊的高密度影；髓外硬膜下血肿表现类似椎管造影后 CT 扫描，高密度出血充满蛛网膜下腔，包绕这低密度脊髓；脊髓挫伤水肿表现为脊髓外形膨大，内部密度不均，可见点状高密度；脊髓横断后相应硬膜囊必然破裂，此时椎管造影 CT 扫描可见高密度造影剂充满整个椎管，脊髓结构紊乱。

（4）脊柱先天性畸形

CT 扫描可显示椎骨异常和经脊柱裂突出的膨出物，椎骨异常表现为椎管发育不全，在相应椎弓和棘突发育缺陷后方，可见到边缘清楚的圆形或椭圆形结构，与硬膜囊相通，其密度与脑脊液一致，周围有硬膜包绕，椎管造影 CT 扫描显示膨出物与蛛网膜下腔相互交通，为脊膜膨出。在此基础上膨出物内出现脊髓或神经根时，就是脊髓脊膜膨出，表现为膨出物内的类圆形稍低密度影。如伴发脂肪瘤，膨出部位可见到低密度的脂肪结构，称脂肪脊髓脊膜膨出。

（5）脊柱结核

脊柱结核常发生在两个邻近的椎体和其中的椎间盘，CT 示受累椎体呈弥漫的溶骨破坏，而椎体后部结构不受累，椎旁可见脓肿，其密度不均匀，表现为肿大的肌肉出现模糊的低密度区，椎体前方脓肿可压迫主动脉使之向前移位。

8.4 脊柱磁共振成像检查

脊柱MRI检查能够直接观察脊髓、蛛网膜下腔、脊椎椎体、椎间盘等结构,MRI还可以做多方向扫描,能够充分显示出脊柱的正常解剖、病变及其与周围组织的关系,在脊柱的检查上明显优于CT。

8.4.1 检查方法

(1)扫描层面

脊柱MRI检查常规行矢状面和横断面扫描,必要时行冠状扫描。矢状面可显示脊髓全貌及其前后移位,观察病变的上下范围和椎间盘后突情况,还用于观察脊柱的生理弯曲和蛛网膜下腔形态,矢状面扫描要求摆位准确。横断面可显示脊髓的横径,鉴别脊髓内、外病变和脊髓向前后左右移位的程度,并可观察椎管的情况,对判断椎间盘后突的确切位置也非常有利。冠状面主要用于观察脊髓的左右移位情况,了解病变在椎管内外的侵犯范围,有时也有利于髓内、髓外病变的鉴别诊断。

(2)脉冲序列

常规用自旋回波脉冲序列扫描矢状面T_1加权像、T_2加权像,横断面行T_2加权像扫描,冠状面行T_1加权像扫描,能够有效地显示病变与周围组织的关系。扫描时应注意相位编码的方向,因为大血管血流伪迹与相位编码方向一致,选择好相位编码方向,能使检查部位避开伪影的影响。对呼吸时胸腹部脂肪运动而产生的伪影,消除办法是对运动部位使用饱和脉冲消除该部位信号,从而将伪迹消除。横断面扫描时可对扫描面上下部位加饱和脉冲,抑制信号产生,使该部位内血液信号也同时抑制,可减少扫描层面内血流伪迹。

8.4.2 正常脊柱磁共振表现(MRI of the normal spine and spinal cord)

(1)椎骨

椎体内部为松质骨,其信号强度与骨髓中水、脂肪和血液的含量有关。随着年龄增长,髓质骨内脂肪成分增多,其信号强度也有相应的改变,在成年人T_1加权像信号较高,但低于皮下脂肪,T_2加权像为等低信号。椎体边缘为皮质骨,T_1加权像和T_2加权像均呈低信号。椎体在各断面均为方形,由颈至腰逐渐加大,椎间盘位于两椎体之间,T_1加权像为较低的信号,T_2加权像周围为低信号纤维环,中央为高信号髓核。椎体后方椎弓、椎板围成椎管,椎弓、横突、棘突上、下关节突等椎体附件内含髓质骨,T_1加权像呈较高信号,T_2加权像为等低信号。椎间孔呈圆或椭圆形,但在中下腰椎呈三角形,内呈脂肪信号,以腰段最明显,其中可见点状、条状等信号影,为椎间孔内走行的神经根和血管。

(2)椎管

椎管内容纳脊髓、神经根、蛛网膜下腔、硬膜及硬膜外间隙。脊髓位于椎管的中央,其末端成人约在L_2水平,在颈端和圆锥可稍膨大。T_1加权像脊髓信号高于脑脊液信号,T_2加权像低于脑脊液信号。脊髓表面光滑,横断面为圆形或椭圆形,高分辨扫描有时可见脊髓两侧的神经根。腰部马尾神经根则可以经常显示于矢状面T_2加权像,但T_1加权像不易见到,T_2加权像轴位表现为脑脊液高信号中的

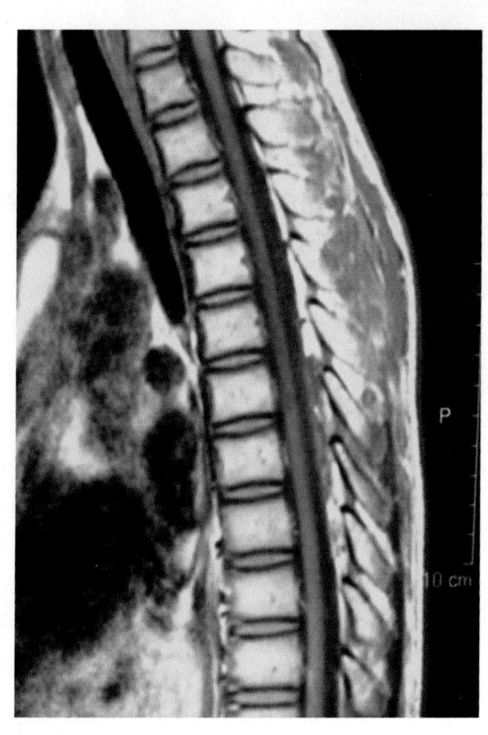

图8-4-1 正常胸段矢状面T_1加权像

多个点状低信号，位于椎管后侧。蛛网膜下腔内含脑脊液，在 T_1 加权像为低信号，而 T_2 加权像为高信号，位于硬膜囊内。硬膜在 T_1 加权像不易显示，T_2 加权像为较低信号。硬股外间隙内容脂肪、血管、脊神经等，颈段脂肪较少，下胸段脂肪多在两侧，而腰骶段分布在椎管前部，血管和脊神经根信号较低在周围脂肪的衬托下显示清楚（图 8-4-1，图 8-4-2）。

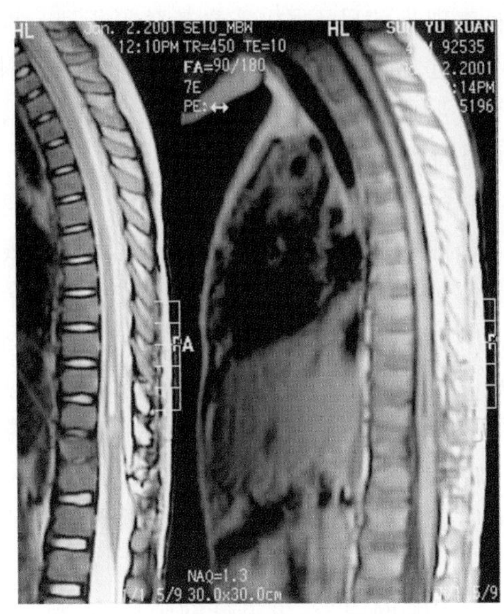

图8-4-2　正常腰段矢状面T_2加权像

8.4.3　脊柱病变磁共振表现(MRI of the spine lesions)

(1)椎管内肿瘤

1)髓内肿瘤：表现为脊髓增粗，蛛网膜下腔变窄。绝大多数为胶质瘤，以室管膜瘤和星形胶质细胞瘤为主，血管网织细胞瘤、髓母细胞瘤、转移瘤较少见。室管膜瘤 T_1 加权像脊髓局部明显增粗，相应椎管可扩大，并可累及多个平面，肿瘤呈等或稍低信号，病变上下脊髓常可见低信号囊腔，T_2 加权像呈高信号，不均匀，注药后可见肿瘤实质均匀明显增强。星形细胞瘤常见于颈段与胸段，呈浸润性生长，常累及多个节段，可引起继发性空洞，T_1 加权像脊髓增粗较广泛，肿瘤信号不均匀，边界不清，T_2 加权像病变呈高信号，且因不能区分水肿与病变，故病变范围较 T_1 加权像大，注药后肿瘤呈斑点状不规则强化，肿瘤边缘模糊，多位于脊髓后方。血管网织细胞瘤好发于颈、胸段，T_1 加权像脊髓呈弥漫性低信号，因囊腔形成，故其信号不均匀，并可见到迂曲的血管流空影，增强扫描可见肿痛结节均匀明显强化，边缘清楚，位于脊髓或囊腔壁。脂肪瘤、皮样囊肿、畸胎瘤均可发生于脊髓各节段，因含脂肪成分，T_1 加权像和 T_2 加权像均呈高信号。其他髓内肿瘤还有转移瘤、髓母细胞瘤、少枝胶质细胞瘤、皮样囊肿等，一般无特异性表现，均为脊髓增粗、蛛网膜下腔狭窄等髓内占位表现(图 8-4-3)。

2)髓外硬膜下肿瘤：表现为局部脊髓受压变扁并移位，局部蛛网膜下腔被撑开而增宽，多为神经鞘瘤和脊膜瘤。神经鞘瘤最常见，T_1 加权像呈略高或等脊髓信号，为局限性团块，边界清楚光滑，局部椎管扩大，T_2 加权像可见肿瘤表现为高信号，肿瘤可穿过硬膜囊经神经根鞘向椎管外生长，位于硬膜

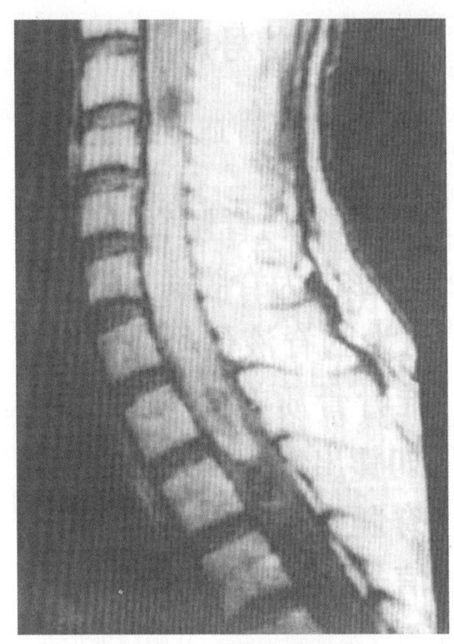

图8-4-3　圆锥室管膜瘤

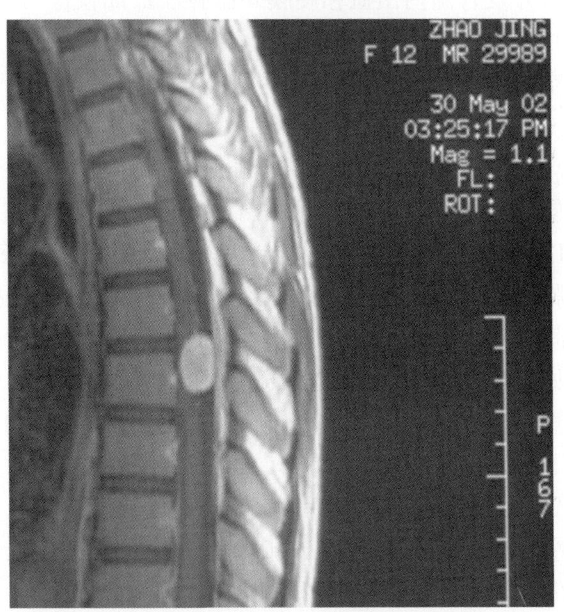

图8-4-4　胸段水平神经鞘瘤

的内、外，即可见哑铃形占位，在冠状位上显示最清楚，并可观察脊髓左右移位情况和相应椎间孔扩大，注药后可见肿瘤明显均匀增强。脊膜瘤好发于胸段蛛网膜下腔后方，T_1 加权像为等信号，位于脊髓背侧，呈圆形或卵圆形，脊髓受压变形并移位，T_2 加权像肿瘤信号略高或等脊髓信号，注药后有均匀明显强化(图 8-4-4)。

3)硬膜外椎管内肿瘤：表现为脊髓受压移位，病变上、下蛛网膜下腔变窄，常见转移瘤、脂肪瘤、胆脂瘤、皮样囊肿、淋巴瘤。转移瘤髓质骨 T_1 加权像表现为稍低信号，T_2 加权像骨囊样破坏而呈高信号，成骨转移者呈低信号，椎旁可见软组织肿块，椎体骨质破坏而椎间盘大多正常，脊髓可受压，还可出现病理性骨折。脂肪瘤具有脂肪的信号特点，一般呈纵向生长，位于胸段背侧、腰段的背侧或腹侧，也可包绕硬膜囊，脊髓可见受压。淋巴瘤好发于胸腰部，常为等信号，环绕硬膜囊生长，使脊髓受压变细，如椎体受累可见信号降低。

(2)脊髓空洞症

MRI 矢状扫描可显示空洞全貌，T_1 加权像脊髓中央出现条状等脑脊液信号的低信号影，并可有等信号分隔，T_2 加权像为高信号，其信号特点与脑脊液相似，脊髓可增粗、正常或细小，横断面脊髓实质变薄呈圆环状，内部为空洞。注药扫描无强化，脊髓空洞还常伴小脑扁桃体下疝，据此可与肿瘤性继发空洞鉴别。

(3)脊髓血管畸形

矢状面可见脊髓增粗，脊髓内部信号不均匀，可并发脊髓内出血和硬膜外血肿。T_1 加权像、T_2 加权像上脊髓内混杂信号，及多条迂曲的管状血管流空影，脊髓背部常见粗大的引流静脉。

(4)脊柱退行性病变

可见椎间盘变性、膨出和脱出，及椎管狭窄、骨质增生等表现。椎间盘脱出最常见于腰椎 $L_4\sim L_5$、$L_5\sim S_1$ 椎间盘，其次是颈椎，以 $C_4\sim C_5$、$C_5\sim C_6$ 最多，胸椎最少。正常椎间盘髓核 T_2 加权像信号较高，椎间盘变性时其水分缺失，信号降低。椎间盘脱出时可见髓核突出，椎间盘后突压迫硬膜囊，腰椎表现为椎管内脂肪线中断或出现压迹，颈椎突出椎间盘的上、下椎体后方见条状高信号，这是由于硬膜外静脉丛受压所致。椎间盘向后外突出还可使一侧椎间孔变窄，相应脊神经受压。破碎的髓核还可游离到椎管内。椎间盘膨出表现为椎间盘向四周向心性膨大，并超出椎体终板的周边，双侧对称，也可使椎间孔变窄。椎管狭窄在 MRI 矢状面上显示最佳，可见蛛网膜下腔变窄、闭塞，脊髓可受压变形，轴位像椎管前后、左右径均变小，可见椎间盘突出和韧带肥厚，小关节骨质增生，T_2 加权像为高信号的关节间隙消失，椎体骨质增生可见椎体上下缘唇样增生。

(5)脊柱外伤

MRI 能清楚地显示椎管、脊髓和椎体情况。矢状面可见椎体错位成角，并压迫脊髓，脊髓内可有出血而表现为信号不均，严重者脊髓断裂。椎体压缩性骨折时，常伴有椎间盘脱出。慢性脊髓损伤者，损伤部位形成脊髓空洞，与脑脊液信号相似，其远端还可见脊髓萎缩变细等表现。

(6)脊柱炎性病变

1)脊柱结核：椎体骨质破坏，T_1 加权像表现为低或等信号，T_2 加权像为高信号，常累及两个以上椎体。出现病理骨折后，可见受累椎体压缩骨折、楔形变，严重者向后成角，压迫脊髓。椎间盘也受累，可见椎间隙变窄、模糊，表现为 T_1 加权像低信号，T_2 加权像高信号，椎旁可见软组织肿块，增强扫描可见受累椎体、椎间盘和椎旁软组织肿块的边缘强化。

2)脊髓蛛网膜炎：可见蛛网膜粘连、肥厚，T_1 加权像呈低信号，稍高于脑脊液信号，T_2 加权像呈高信号，但略不均匀。蛛网膜与脊髓可发生粘连，并使脊髓移位，脊髓外形不规则。马尾神经根有时可出现向心性集结或偏心性集结。急性期给药后可见条形蛛网膜增强。

3)硬膜外或硬膜下脓肿：为继发性感染，T_1 加权像呈低信号，但较脑脊液信号稍高，T_2 加权像呈高信号，但较脑脊液信号低。脓肿常压迫脊髓，在脓肿和硬膜囊之间常可见细线状低信号影为脓肿壁。增强扫描可强化。

(7)脊柱先天畸形

常见脊柱裂，可伴发脊膜膨出、脊髓脊膜膨出、脂肪脊髓脊膜膨出等。脊膜膨出为脊膜通过脊椎缺损向椎管外呈囊状膨出，内为脑脊液信号并与蛛网膜下腔相通，相通部位的椎骨骨质有缺损，T_2 加权像囊内也为脑脊液信号。如膨出囊内出现脊髓及神经根，可出现相应信号，为脊髓脊膜膨出。如伴发脂肪瘤，膨出囊内见到脂肪信号，为脂肪脊髓脊膜膨出。脊髓固定综合征表现为脊髓过长，下缘低于 L_2，脊髓固定综合征常伴发于各种脊髓先天畸形，如脊髓脊膜膨出、脂肪瘤等。

8.5 脊髓血管造影

8.5.1 适应证和造影方法(indication and technique of spinal vascular angiography)

(1)适应证

1)脊髓血管性病变,如AVM。

2)观察脊髓缺血性疾病。

3)了解肿瘤与血管的关系。

(2)造影方法

成人用全麻或神经安定镇痛麻醉,儿童全麻。造影前在病人胸前贴相应椎体的铅号,以使在透视下辨认椎体。颈段脊髓动脉造影,用脑血管造影的方法行椎动脉、肋颈干、颈升动脉造影,胸腰段脊髓血管造影常用4~5F导管,导管的远端常塑成反“S”形,经股动脉穿刺插管,插管操作要轻柔,可感觉到导管尖进入肋间动脉开口,再稍插入导管,导管尖端的弯曲度加大,然后试验性造影,确定是否进入动脉。如有减影装置可采用连续摄影,一般1张/s,共8秒,当Adamkiewicz动脉显示有脑血管发育性疾病时,摄片时间可延长10~20秒,如果术前病变位置已经明确,造影应包括病变上下四对根动脉。

8.5.2 正常脊髓血管造影表现(the normal angiogram)

正常脊髓血管造影表现见图8-5-1、图8-5-2。

(1)颈段

脊髓前动脉在两侧椎动脉汇合前由两侧椎动脉发出,在延髓前面斜向内下方,在锥体交叉附近与对侧同名动脉汇合,沿前正中裂下降,并不断接受各阶段前髓动脉,使其纵贯脊髓全长。椎动脉、肋颈干、颈升动脉都有脊支分布于脊膜和脊髓。侧位片脊髓前动脉紧贴于椎体后缘。脊髓后动脉在正位片位于中线旁,非常细小,有时很难见到,侧位片远离椎体后缘。

(2)中胸段

包括T_4~T_8节段脊髓,此段脊髓前动脉较细,却是此段脊髓的主要供血动脉,所以易发生缺血性疾病。

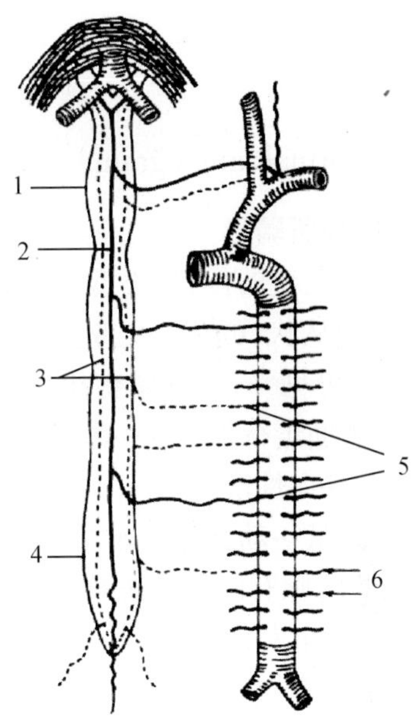

图8-5-1 前后根髓动脉正面像

1. 颈膨大 2. 脊髓前轴 3. 脊髓后轴 4. 腰膨大 5. 前后根髓动脉 6. 根动脉

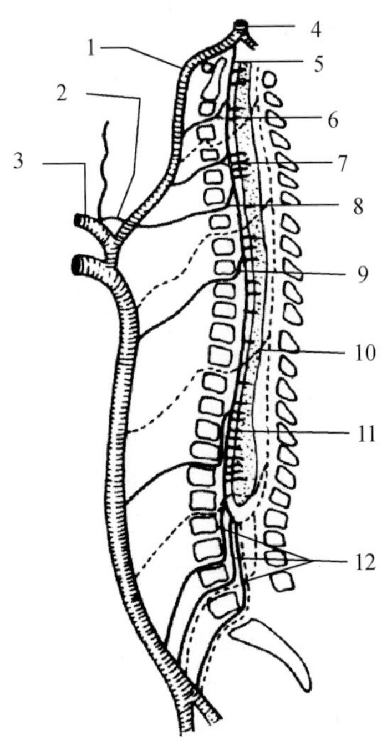

图8-5-2 前后根髓动脉侧位像

1. 椎动脉 2. 颈深动脉 3. 锁骨下动脉 4. 基底动脉 5. 脊髓前动脉 6. C_3~C_4根髓动脉 7. C_5~C_7根髓动脉 8. C_7~T_3根髓动脉 9. T_3~T_{11}根髓动脉 10. 脊髓后动脉 11. Adamkiewicz动脉 12. 腰骶根动脉

（3）胸腰段

脊髓前动脉较粗大，主要是来源于Adamkiewicz动脉。Adamkiewicz动脉入椎管后向上走行距离较长，到达脊髓前正中裂后分为上升支和下降支，上升支较纤细，下降支粗大，呈发夹样转向下行，其末端走行稍弯曲。

8.5.3 异常脊髓血管造影表现（the abnormal angiogram）

（1）脊髓血管畸形

可显示出病变的位置、类型、范围和供血动脉。畸形血管团为丛状，可有一支或多支供血动脉和引流静脉，有时可见一、二支紧密纠缠在一起的粗大血管在脊髓表面走行很长的一段距离。

（2）脊髓缺血性疾病

可表现为某一动脉分支闭塞而不显影，或动脉狭窄，病变的动脉有时呈串珠样改变，还可见侧支循环，供血动脉粗大迂曲。

（3）脊髓肿瘤

主要用于血管网织细胞瘤的诊断，表现结节状的肿瘤染色，可伴有血管移位；也可只表现为血管移位，而无结节状肿瘤染色。

（戴建平）

参考文献

[1] 上海第一医学院《X线诊断学》编写组. X线诊断学[M]（第二册）. 上海：上海科学技术出版社. 1978.

[2] Os Borm AG Introducions Cerebral Angiog raphy. Harjoar&Rov Publishers. 1980.

[3] 戴建平主译. 神经影像学手册[M]. 北京：科学技术出版社，1993.

[4] 戴建平. 脑肿瘤MRI诊断. 首届全国神经放射学学术会议资料汇编，1987.

[5] 戴建平. 脊柱病变的MRI诊断. 首届全国神经放射学学术会议资料汇编，1987.

[6] 戴建平. 脑血管病的MRI诊断. 首届全国神经放射学学术会议资料汇编，1987.

[7] Turski P. et al;Vascular Magnetic Resonance Imaging. Signa Applications Guide Volume Three. GE company，1990.

[8] Field SA. Wehrli FW;Signa Application Guide Volumme one. GE Company，1990.

[9] Prorlk RJ;Signa Application guide Volume two. GE Company，1990.

[10] Reller PJ;Basic Principles of Magnetic Reso-nance Imaging. General Eletric. 1990.

[11] 张培林. 神经解剖学[M]. 北京：人民卫生出版社，1987.

[12] 吴恩惠. 头部CT诊断学[M]. 北京：人民卫生出版社，1985.

[13] 李果珍等. 体部CT诊断学. 北京：人民卫生出版社，1986.

[14] 吴恩惠等. 介入性治疗学[M]. 北京：人民卫生出版社，1994.

[15] Sze G et al;Gadolinium-DTPA in the Evalua-tion of Intradural Extramedullary Spinal dis-ease. AJNR 1988;9;153-163.

[16] Pariel PM;GD-DTPA-Enhenced MR Imaging of Spinal Tum-ors. AJNR 1989;10;249-259.

[17] Keller PJ;Time-of-Elight Magnetic Reso-nance Angiography. Neuroimaging Clinics of North America 1992;2;639-656.

[18] Turski P & Korosec F. Technical Features and Emerginy clinical Applications of Phase-Con-strast Magnetic Resonance Angiography，Neu-roimaginy Clinics of North America 1992;2;785-800.

[19] Stark DD;Magnetic Resonance Imaging. The C.V. Mosby Co-mpany. 1988.

[20] Bradleg WG;MR Appearance of Hemorrhage in the brain. R-adiology，1993:189:15-16.

[21] Sugahara T，Korogi Y，Kochi M. et al.Corre lation of MR im-aging determined cerebral blood volume maps with histologic and angiographic determination of vascularity of glioma. AJR，171:1479.1998.

[22] Krabbe K，Gideon P，Wagn P，et al. MR diffusion imaging of human intracranial tumor. Neuroradiology，39:483. 1997.

[23] Tedeschi G，Lundbom N，Raman R，et al. Increased choline s-ignal coinciding with malignant degeneration of cerebral gliomas:a serial prot on magnetic resonance spectroscopy imaging study.J Neurosurg，87:516.1997.

[24] Ott D，Henning J，Ernst T，human brain tumors:assessment with in vivoproton MR spectroscopy .Radiology，186:745. 1993.

[25] Poptani H，Gupta RK，Roy R，et al. Characterization of intrac-ranial mass lesions with vivo proton MR spectroscopy. AJNR AM J Neuroradiology. 16:593. 1995.

[26] Sugahara T，Korogi Y，Kochi M. et al. Usefulness of diffusion weighted MRI with echo planar technique in the evaluation of cellularity in gliomas. JMRI，9:53. 1999.

[27] Sugahara T，Korogi Y，Tomiguchi S. et al. posttherapeutic int-raaxial brain tumor:the value of perfusion sensitive contrast enhanced MR imaging for differentiation tumor recurrence from nonneoplastic contrast enhancing tissue. AJNR，21(5): 901. 2000.

[28] Adams WM，Laitt RD，Li KL，Jackson A，Sherrington CR，Talb-ot P:Demonstration of cerebral perfusion abnormalities in moyamoya disease using susceptibility perfusion-and diffusion-weighted MRI. Neuroradiology 41:86-92，1999.

[29] Baird AE，Warach S:Magnetic resonance imaging of acute str-oke. J Cereb Blood Flow Metab 18:583-609，1998.

[30] Carroll，Timothy J. Teneggi，et al. Absolute Quantification of Cerebral Blood Flow With Magnetic Resonance，Reproducibi-lily of the Method，and Comparison With H1520 Positron Emission Tomography. International Society of Cerebral Blood Flow and Metabolism. 22(9)1149-1156，2002.

[31] Wolf RL. Alsop DC. McGarvey ML.et al. Susceptibility contrast

and arterial spin labeled perfusion MRI in cerebrovascular disease. Journal of Neuroimaging. 13(1):17-27,2003.

[32] Tadensz W. Stadnik,Cristo Chaskis. Diffusion-weighted MR Imaging of Intracerebral Masses:Comparison with Conventional MR Imaging and Histologic Findings. American Journal of Neuroradiology. 22:969-976,2001.

9. 神经系统电生理学检查

9.1 脑 电 图

脑电图(electroencephalography,EEG)检查是将大脑细胞群的自发生物电活动通过放大器放大并描记出来的一种客观记录大脑功能的检测方法。由于它检查方便、无创性、费用低廉,多年来已广泛应用于临床评价大脑功能状态、诊断脑部病变和对脑功能的科学研究中。

临床上将电极放置在头皮上所记录的脑电信号称为 EEG(图 9-1-1a、示柱状电极、1b 示盘状电极及 1c 示脑电图机),用开颅手术的方法将电极直接放置在硬膜外或脑皮质上,或将电极埋入脑皮质中记录的脑电信号称为皮质脑电图(Electrocorticography,ECoG)(见图 9-1-2,示各种皮质条状电极、皮质片状电极),另有将电极插入或埋入脑的深部结构,如杏仁核、丘脑核团等处记录脑深部电活动的称脑深部电图(图 9-1-3,示深部电极)。

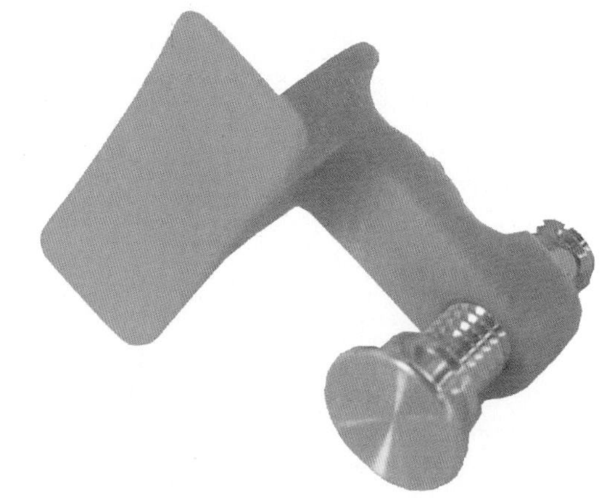

图9-1-1a 柱状电极

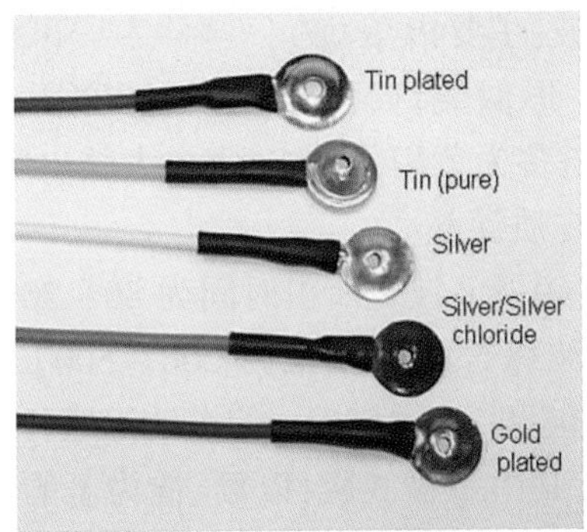

图9-1-1b 盘状电极

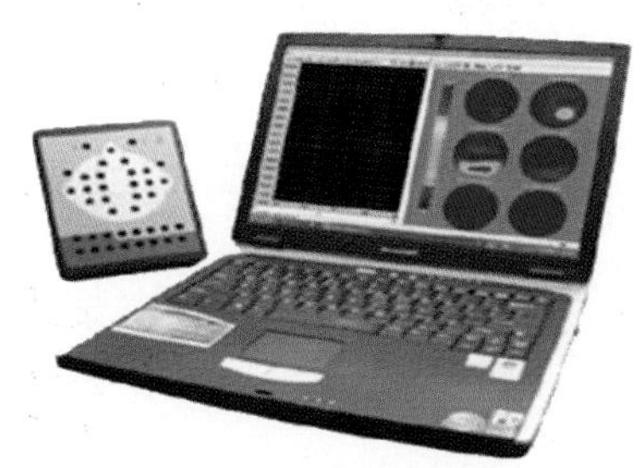

图9-1-1c 脑电图机

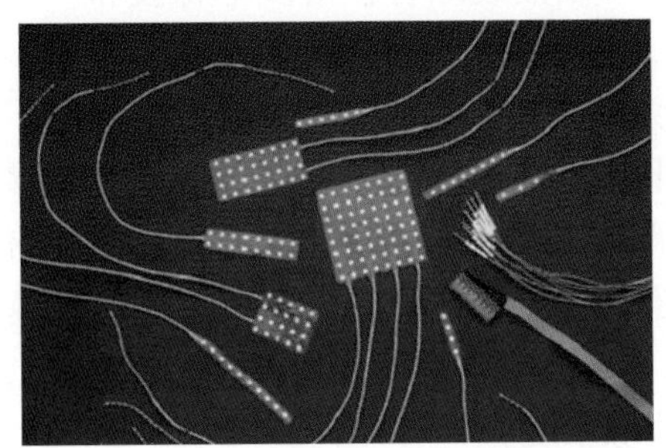

图9-1-2 各种皮质条状电极、皮质片状电极

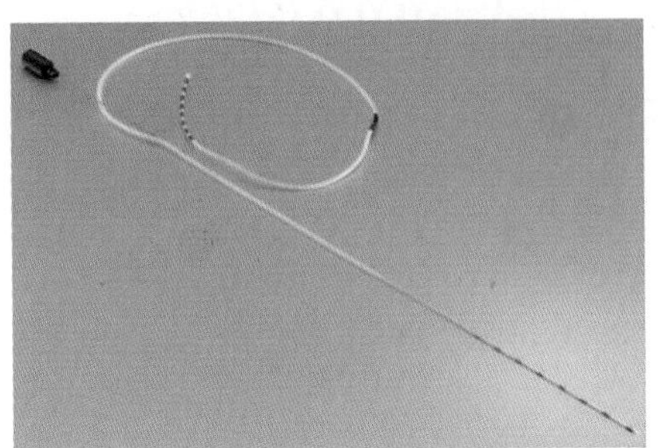

图9-1-3 深部电极

9.1.1 检查方法

(1)检查前的准备及要求

1)除特殊情况外，检查前三天停用任何药物，尤其是作用于中枢神经系统的药物（如抗癫痫药物、镇静药物等)，避免药物对脑电图产生的影响。

2)患者应在进餐后 1～3h 内接受检查，以避免产生低血糖而影响正确诊断。

3)检查前一天洗头，禁用发油、发蜡、发胶等，以免检查时头皮电阻过大而产生伪差。

(2)电极的安装

按国际通用的 10/20 系统电极安装法放置电极。电极数不应少于 19 个，电极至少要覆盖双侧额、中央、顶、枕、颞前、颞中和颞后区。

具体方法是以鼻根至枕骨粗隆的连线为中线，再做两外耳孔的连线，左侧从前向后，各按 10% 及 20% 的距离放置电极，电极左侧为 FP_1、F_3、C_3、P_3、O_1、F_7、T_3、T_5 右侧同前描述，从前向后为 FP_2、F_4、C_4、P_4、F_8、T_4、T_6，A_1 和 A_2 为双耳垂参考电极（见图 9-1-4，示国际 10-20 系统电极安装法示意图)。

(3)导联方法

常规 EEG 应采用单极(参考电极)导联和双极导联描记，特殊情况下如颞叶病变时则需加用蝶骨电极或鼻咽电极等深部电极或皮质电极。

(4)诱发试验

若常规 EEG 检查中未发现异常电活动时应加做各种诱发试验，常用的有过度换气、闪光刺激、睡眠诱发、剥夺睡眠诱发和药物诱发等，可根据患者的具体情况选择。

(5)长程脑电图监测

有动态脑电图监测和视频脑电图监测两种。

动态脑电图是采用携带式脑电记录盒，将患者 24h(或更长时间)的脑电信号记录在磁盘上，然后通过专用回放系统进行回放。患者可携带记录盒自由活动(图 9-1-5，示动态脑电信号采集装置)。

视频脑电图是在动态脑电图的基础上加入了录像装置，使人们在分析患者脑电信号的同时观察到患者的临床表现(图 9-1-6，示视频脑电监测回放装置)。

9.1.2 脑电图的一般性质和分类

脑电图(EEG)是大脑皮质神经细胞自发放电的总和，它是记录头皮上两点间的电位差(即双极导联所描记)，或头皮和无关电极(双耳垂)之间的电位差(即单极导联所描记)，它的特征是具有节律的波形，能灵敏地反映大脑功能的改变。EEG 由周期、振幅、位相三个基本参量组成。

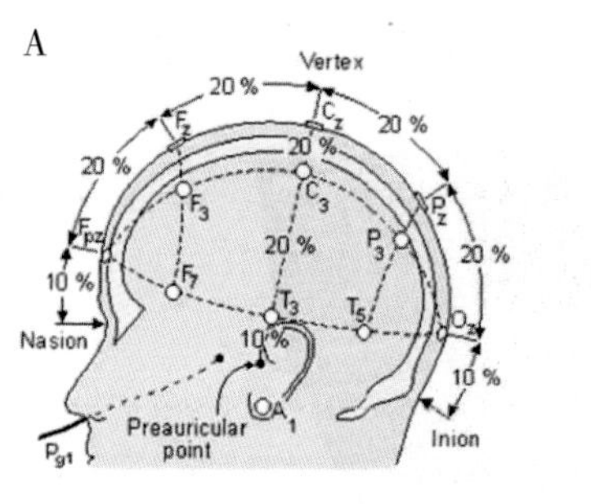

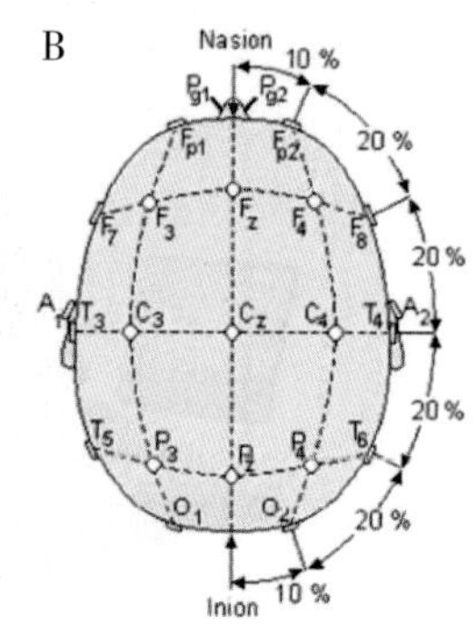

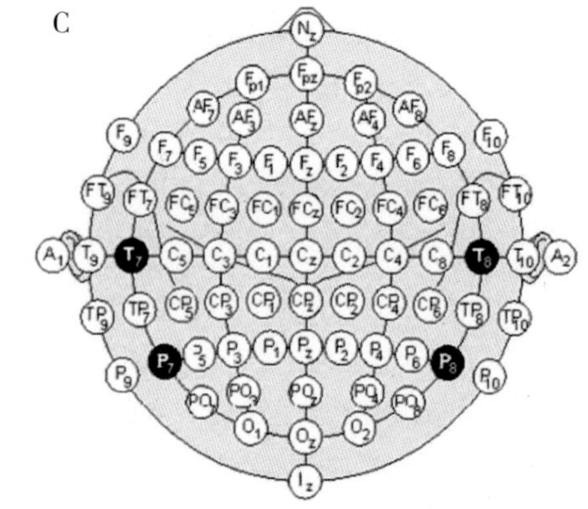

图9-1-4 国际10-20系统电极安装法示意图

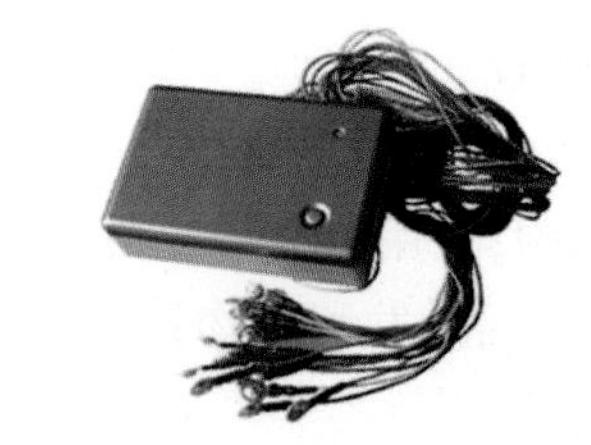

图9-1-5 动态脑电信号采集装置

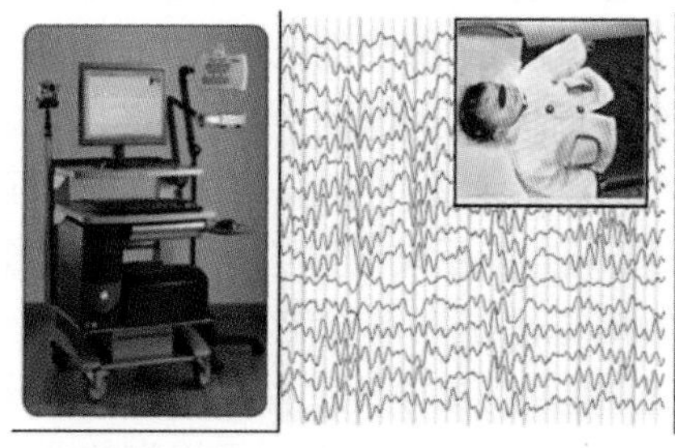

图9-1-6 视频脑电监测回放装置

(1)按周期分类

α 波:频率为 8 ~ 13Hz,波幅为 100 ~ 150 μV,平均 50 ~ 70 μV。

β 波:频率为 14 ~ 30Hz,波幅不超过 50 μV,一般为 25 μV左右。

δ 波:频率为 0.5 ~ 3Hz,波幅不超过 30 μV。

θ 波:频率为 4 ~ 7Hz,波幅不超过 50 μV。

(2)按波形分类

正弦波:主要指 α 波。

棘波:形似尖钉,波顶尖锐,波宽所占时间在 80ms 以下,多为负相(阴性),来自大脑皮质,双相棘波则来自皮质深部。

尖波(锐波):波宽所占时间为 80 ~ 200ms。

棘慢波综合:由波幅为 200 ~ 500 μV的 20 ~ 60ms 的棘波和 200 ~ 500ms 的慢波组成,两侧对称同步出现,其中每秒 3 次,以额、枕为著的棘慢波是失神发作的特异电活动,而每秒 2 ~ 4 次的棘慢波多见于儿童顽固性癫痫,又名 Lennox-Gastaut 综合征。

多棘波慢波综合:由多个棘波和一个慢波组成,呈暴发性出现,多见于肌阵挛。

锐慢波综合:由锐波和慢波组成。

阳性棘波:频率有 6Hz 和 14Hz 两种,多见于疲倦时的 EEG 中,目前已认为对癫痫无诊断价值,也有报道认为见于儿童及青少年,系病态睡眠的表现,主要来自中线组织,也有认为来自视丘,视丘下部或边缘系统。

峰波:(顶部尖波)为睡眠时期在顶部出现的 100 μV的尖波,双侧同步对称。

纺锤波:睡眠中期出现的 12 ~ 14Hz 波形,因似纺锤状的梭形节律波称纺锤波,主要出现在中央区和顶区。

K- 综合:深睡时在双侧大脑半球出现高波幅的 0.5 ~ 1.5Hz 慢活动,这时若受到声刺激会出现短程的 12 ~ 14Hz 节律波,这种觉醒现象称为 K- 综合,如果双侧不对称则提示皮质功能异常。

三相波:见于肝昏迷前期。

多形性 δ 波:为 0.5 ~ 3Hz 高幅不规则的 δ 节律波,见于脑肿瘤、脑皮质严重受损区。

爆发性抑制波:由爆发性高幅 δ 波和平坦波组成,是皮质高度抑制的表现,多见于大脑炎的急性期和麻醉过深状态。

阵发性节律性慢波:为高幅、正弦样的 δ 波和 θ 波,多以阵发形式出现,成人以额部为多见,小儿以枕区多见,此波来自皮质下中线结构,故多见于后颅凹和中线病变中。

9.1.3 正常脑电图

(1)正常成人 EEG

正常成人的 EEG 基本波是由 8 ~ 13Hz 正弦形的 α 波和 14 ~ 30Hz 的 β 波组成。α 波的频率以 9 ~ 10Hz 为多见,α 波在各个脑区均可出现,但以枕，顶叶最明显，波幅不超过 100μV，平均为 50～70μV，其中 α 和 β 波呈节律性有规律的变化，α 波波幅由低逐渐变高而后又逐渐变低而形成一纺锤状，每一周期的中间为 β 节律，每一周期为 1～10 秒，通常为 2～3 秒，称为 α 波的调幅现象。α 波睁眼时被抑制。

正常人 80%以上均是以 α 节律活动为主。β 波主要见于颞，额区和 α 波调幅的周期间歇期，波幅在 50μV以下，有 6%～10%的正常人脑电图背景波以 β 波为主。

正常人颞、额区有少数低幅不规则的 θ 波，δ 波几乎看不到。

正常成年人 EEG 诊断如下(须符合下列各项)：

1)脑波分布呈正常部位差别，左右基本对称；

2)清醒闭目时全头部 α 波频率差小于 2Hz；α 波主要分布在双侧顶、枕区，且波幅最高，调幅好，生理反应敏感；

3)β 波主要分布于双侧额、颞部，数量占全脑 20%以下，波幅低于 20μV；

4)θ 波数量小于 5%，波幅低于 30μV；

5)全部导联几乎看不到 δ 波；

6)各种诱发试验无异常；

7)各种生理性睡眠波顺序出现，睡眠周期正常；

8)无棘波等病理波。

(2)正常儿童 EEG

胎儿在神经细胞的尼氏小体和神经核基本成熟时开始有脑电活动。新生儿的脑电图由低波幅、不规则的 0.5～2Hz 的波形，波幅为 10～20μV，上面重叠有 α、β 波的似基线不稳的低幅 δ 波组成，随着年龄的增长，频率加快，波幅增高。脑波频率的变化与脑成熟呈正相关，1 岁以内的小儿背景脑波以 δ、θ 为主；2～3 岁小儿 δ 波逐渐减少，为 θ 波所代替，头后部可见 α 波，脑波不稳定且易变：6 岁开始 α 波占优势，θ 波急速减少；9 岁后头顶部波幅有降低倾向：10 岁以上脑波与成人相似：18 岁才能形成稳定的 α 波。儿童大脑皮质的发育是逐渐的，但并非匀速，一个是 5～6 岁，一个是 13～14 岁，儿童枕部 α 波在 9 岁时成熟，额区成熟于 11 岁，整个大脑成熟于 13～14 岁。

正常儿童 EEG 诊断如下(须符合下列各项)：

1)全导脑波活动的频率、波幅、节律性、调节性和分布均符合相应的年龄范围；

2)双侧相应部位波形对称，波幅差小于 50%；

3)出现与该年龄段相对应的各种生理波；

4)各种诱发试验反应正常；

5)生理性睡眠波顺序出现，睡眠周期正常；

6)各种状态下无棘波等病理波。

9.1.4 异常脑电图

不符合上述各项标准的均属异常。其主要可表现在：

(1)正常节律异常

表现为 α 波、β 波在全脑区或局部脑区的减弱或消失。

(2)脑波异常

表现为脑波频率变慢，在全脑或局部脑区 δ、θ 活动增多。

(3)出现异常电活动

如在全脑或局部脑区有棘波、棘慢综合波、阵发性 δ、θ 活动等。

根据脑波变化的情况可分为广泛和局限异常两种。

在成人 EEG 中广泛异常按其程度又分为：

1)广泛轻度异常(符合以下一项者)：

A. 基本节律以 α 波为主，但 α 波频率变化范围大于 2Hz；两侧频率不对称，8Hz 的 α 波增多，两侧波幅差大于 50%，生理反应性不明显或不对称；

B. β 波数量增多且波幅增高大于 50μV；

C. θ 波数量明显增多，波幅增高可达 50～100μV，呈阵发性出现，以额部为著；

D. δ 波轻度增多。

2)广泛中等度异常(符合以下一项者)：

A. α 频率变慢，以 8Hz 为主或消失；

B. α 频率及波幅明显不对称；

C. 额颞部有阵发性高幅 α 节律，而枕部较少，或 α 泛化；

D. 中波幅 θ 节律占优势；

E. 中波幅 δ 波成组或持续出现；

F. 有较多的异常波；

G. 正常生理性睡眠波在一侧或双侧消失，或正常睡眠周期消失。

3)广泛重度异常(符合以下一项者)：

A. α 波消失，或仅有少量频率很慢的 α 波散在；

B. 波幅和频率无规则，完全失去节律性；

C. 广泛性中、高波幅 θ 节律或 δ 节律，其间

夹以高波幅 β 波；

D. 异常病理波呈节律出现或反复爆发出现；

E. 周期现象或呈现爆发－抑制；

F. 持续低电压或电静息状态。

局限性异常：病变局限在一侧半球或一个脑区，按其病变轻重程度不同和脑波的不同可以分为：

1）δ 波病灶：病理波主要以 δ 为以主，δ 波出现于脑实质受严重破坏的区域，多见于生长发育较快的胶质瘤、脑脓肿、脑软化、脑炎等，频率越慢提示破坏性越大。

2）θ 波病灶：病理波以 θ 为主，多见于破坏性较小的良性肿瘤和早期转移肿瘤或硬膜外血肿等。

3）慢波病灶：正常脑波被抑制，常见的有

A. α 波和 β 波减弱：表现为病灶区 α 波、β 波频率变慢和波幅降低，多见于枕叶良性肿瘤和硬膜外血肿等。

B. 纺锤波减弱：表现为睡眠中的 12～14Hz 的纺锤波在局部脑区减弱或消失。

C. 闪光刺激时病变区不能同步，或出现棘波，棘慢波病灶，多见于脑外伤后癫痫患者。

在儿童中出现以下情况属于明确异常，并应结合临床表现：

1）背景波异常：表现在

A. 背景波发育延迟，清醒时基本脑波频率明显落后于相应年龄的基本节律，该年龄段应有的脑波数量少或未出现或应消失的脑波未消失；

B. 各部位脑波分布单一，无差别；

C. 双侧半球对应区域脑波明显持续不对称；

D. 广泛或局限的持续性慢波；

E. 出现高度节律紊乱、爆发性抑制、周期性波、低电压或电静息；

F. 睡眠周期或睡眠结构异常，或在长时间的睡眠监测中正常睡眠波始终一侧减弱或消失。

2）诱发试验时脑电图异常：表现在

A. 过度换气时诱发出棘波、尖波等异常波或出现双侧慢波明显不对称；

B. 闪光刺激诱发出棘波、尖波或出现光搐搦反应。

3）出现异常波：表现在

A. 任何状态及背景下出现明确的癫痫样放电，包括棘波、多棘波、棘慢综合波、多棘慢综合波、尖波、尖慢综合波、棘波节律或高幅快节律等；

B. 任何明显有别于背景的阵发性波或节律。

9.1.5 脑电图的临床应用

1）癫痫的诊断和分类：由于癫痫是大脑皮质异常放电的结果，若临床上有发作性病变，脑电图中有相应的癫痫波出现就可以明确诊断，同时还可根据癫痫波的类型，对癫痫进行正确的分类，从而指导医生做出正确的治疗。

以下为临床上不同类型癫痫发作患者的部分脑电图：

A. 简单部分性发作，脑电图表现为局限性棘慢波（见图 9-1-7，示右额棘慢波）；

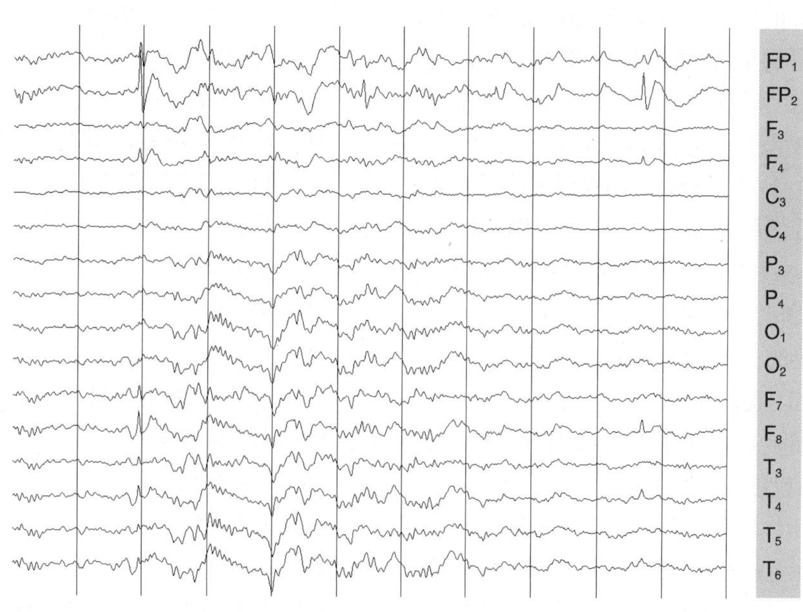

图9-1-7 右额棘慢波

B. 复杂部分性发作,脑电图表现为颞叶局限性尖波(见图 9-1-8,示左颞尖波);

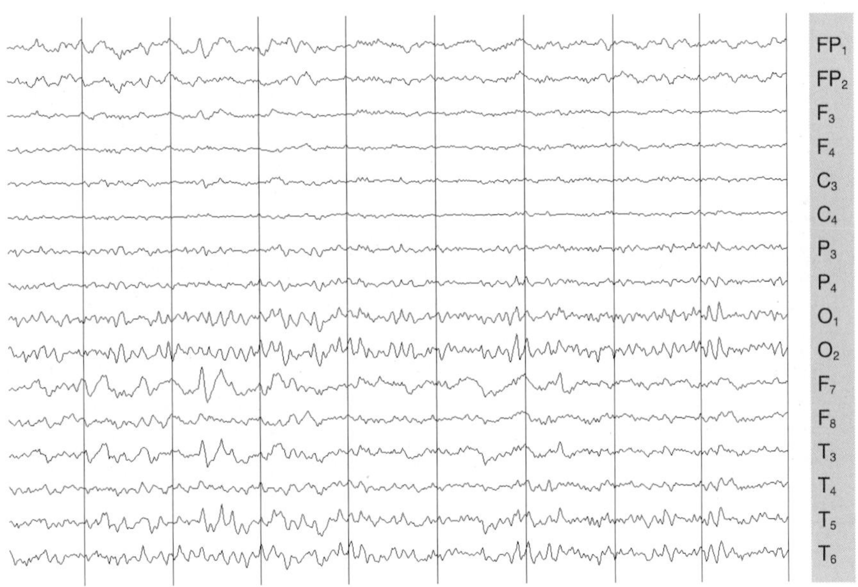

图9-1-8 左颞尖波

C. 失神小发作,脑电图表现为全导爆发性棘慢波(见图 9-1-9,示全导爆发性 3Hz 的高幅棘慢波);

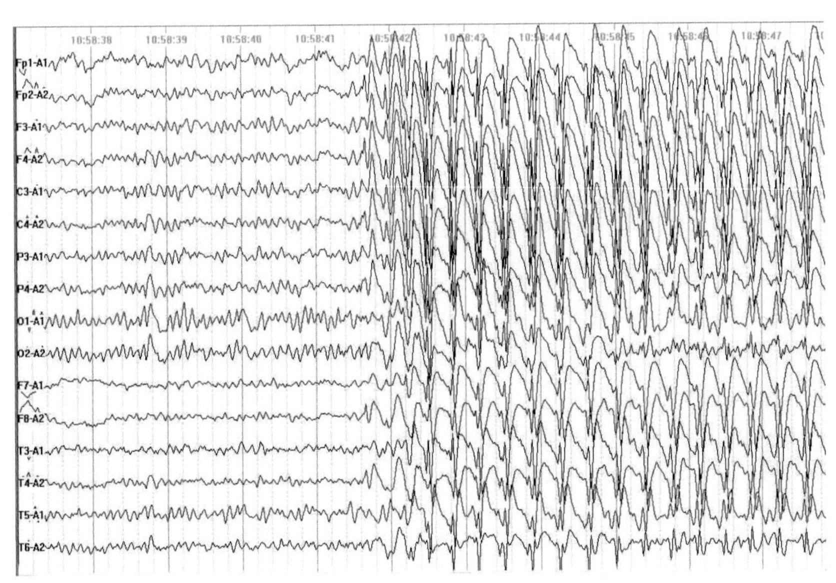

图9-1-9 全导爆发性3Hz的高幅棘慢波

D. 全身大发作，脑电图表现为全导棘波、多棘波、棘慢波（图 9-1-10，示全导爆发性出现的棘波、多棘波、棘慢波）。

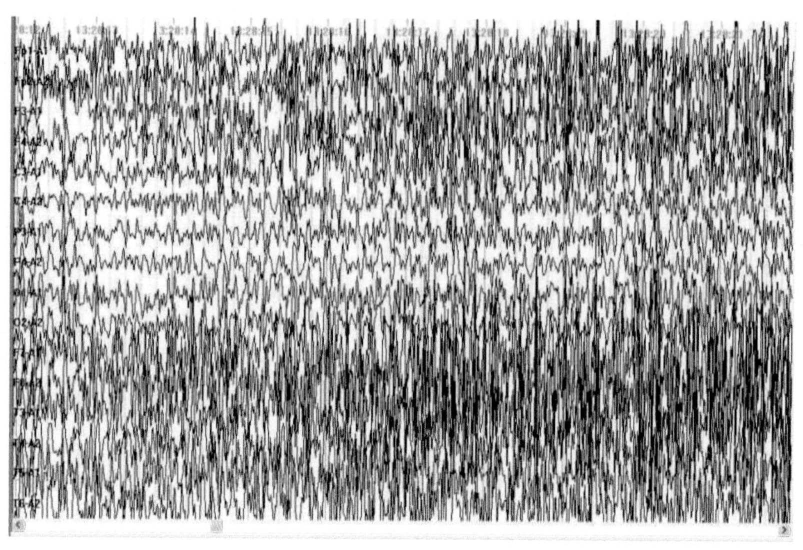

图9-1-10 全导爆发性出现的棘波、多棘波、棘慢波

2)颅内占位病变（肿瘤，脓肿，血肿）定位诊断。

3)脑血管疾病脑功能的评价。

4)脑炎的早期诊断。

5)脑外伤、脑损伤的评定。

6)大脑弥慢性病变（如脱髓鞘病等）脑功能评价。

7)肝性脑病的早期诊断。

8)代谢性脑病的脑功能评价。

9)手术及麻醉监测。

10)药物监测。

11)昏迷及脑死亡评定。

9.1.6 长时间的脑电监测

长时间脑电监测的方法有两种：一种是由病人随身携带一个电子盒及记录设备时的监测，称动态脑电图（ambulatoryEEG，AEEG），另一种是固定在实验室内，同时带有摄像扫描装备，可记录患者的临床表现，称视频脑电图（videoEEG，VEEG）。

长时间脑电监测的意义主要在于鉴别癫痫和非癫痫疾病，可提高癫痫诊断的阳性率；有利于癫痫类型的确定；指导治疗方案及用药的选择及药物的调控等。两种长时间脑电监测各有优点和缺点，应根据具体病人及临床发作情况选择检查方法，如不适合长时间在实验室监测的儿童及有精神症状不合作的病人，可能选择 AEEG 更为合适。

(1)动态脑电图（A-EEG）

A-EEG 也称携带式脑电图，它的优点，允许患者在正常的环境中从事一些日常活动，记录可以在医院里，也可以带回家。

具体方法是，用火棉胶或胶布将盘状电极按 10/20 系统固定电极，电极的数目根据记录盒前置放大器的导程数来定，一般为 16 导、32 导等，前置放大器应距头皮电极很近，以避免身体运动伪差及外部的干扰，其中一个导联连接数字定时器，以准确地记录下发做出现的时间，任何发作的事件均可在记录过程中加以标记，以便在回放中寻找，在记录脑电的同时也可以同时记录心电图及肌电图，以监测发作性意识障碍的病人情况。虽然 24h 监测中可以自由活动，但要求病人尽量安静度过监测期，以免出现伪差干扰脑波的识别。

记录器初期用磁带，现已用磁卡，记录完成后在计算机上进行回放，回放时可根据不同情况选择不同的速度，有的配有监听器，可通过声音改变来发现问题，回放机与计算机相连并配有各种分析软件，可对 24h 的脑电信号做出各种图形分析，其中包括脑电图分析，睡眠分期，棘波提取等。

24h 脑电的分析必须是有经验的脑电技术人员，因在回放检测和提取中尚需要识别是伪差干扰的信号还是癫痫发作的脑波信号，因初学者对脑电变化规律，尤其是小儿脑电、生理波和病理波分辨不清，容易造成误诊。

24h 动态脑电监测多适用于儿童和发作频繁，有特征性发作的患者。

（2）视频脑电（V-EEG）

V-EEG 是在记录脑电信号的同时，同步记录患者面部及全身发作时的表现，使脑电信号与患者发作时的表现同步显示在同一屏幕上，为医生直接提供患者发作时脑电变化与临床表现的信息，为鉴别癫痫与非癫痫发作及假性发作提供客观的科学依据。

由于癫痫是脑细胞超同步化放电导致的一过性大脑功能障碍的临床综合征，临床发作前及发作时脑电图可显示脑功能异常变化的过程，如发作前脑波频率加快，波幅升高，局部或全脑叶有发作波出现等，同时患者在临床上可出现抽搐或意识障碍等不同的症状，而在一些非癫痫发作性疾病中，如常见的偏头痛发作、肠痉挛发作、多发性抽动等，在临床上虽有发作，但脑电图并没有癫痫发作波，脑电图多属正常。其他因各种器质性病变引起的发作症状，如脑血管病，先天性心脏病的青紫发作、心律失常引起的阿－斯综合征、破伤风的强直惊厥等，这类疾病发作时的脑电图一般为正常或仅有非特异性的异常，这些通过视频脑电监测均可即时排除癫痫，为进一步明确诊断提供线索。对心因性发作的患者也能通过视频脑电的监测排除癫痫的诊断。

其次，在临床上还可见到在已确诊为癫痫的病人中可能合并有非癫痫性发作，或心因性发作的患者误视为癫痫性发作而对诊断和治疗产生误导作用的，做视频脑电同样有助于鉴别，因非癫痫发作期无发作波，而癫痫发作时的脑电有特异变化规律。

视频脑电对确定癫痫发作类型以及癫痫灶的定位均有重要意义，不同的癫痫类型脑电图在间歇期变化有其特异的改变，如单纯部分性发作的脑电图，常常是在局部的脑叶有单个阴性棘波、尖波、棘慢波、尖慢波或慢波持续出现，而背景脑波多正常，在发作期，癫痫发作波也首先是从局部脑叶开始而后扩散到其他脑区或全脑；复杂部分性发作其癫痫发作波常出现在颞叶；全身性失神发作的脑电图则显示全脑 3Hz 的棘慢波放电；肌阵挛发作的脑波为高波幅多棘慢波，呈阵发性发放，背景脑波呈高度失律表现；全身强直阵挛发作的脑波多以全脑阵发性高波幅慢波发作的形式出现。

同时由于不同类型的癫痫对药物的敏感性不同，因此脑电图对药物的选择同样有指导作用。

视频脑电对癫痫在外科治疗手术方式的选择中有非常重要的指导作用，因视频脑电能同步记录脑电变化与患者发作的临床表现，两者结合综合分析可以较准确地找出癫痫源的部位，尤其是对发作期脑电变化过程的客观记录。因发作前发作波一般首先出现在局部的脑区，继之扩散到其他脑区，发作结束时癫痫灶的发作波是最后消失的，在整个记录中依据癫痫源灶部位的发作波放电的频度（次数）最多、发作波最早出现、棘波的幅度最高等特征确定癫痫灶，只有确定了癫痫源的部位才可确定外科治疗的方式。

视频脑电还有助于监测各型癫痫持续状态的动态变化过程，帮助确定意识障碍的程度。

视频脑电在癫痫外科中的主要应用有以下几种。

1）确定癫痫发作的类型：由于视频脑电监测可同时观察到病人在癫痫发作时的全身和局部的临床表现以及此时的脑电图变化，并可重放反复看后讨论，因此，可根据癫痫的不同类型特点进行正确的分析和分类，从而也有助于用不同的方法治疗和深入的研究。

2）确定癫痫在大脑中的起源部位：由于视频脑电可观察到的发作时的临床表现，并可同时监测到脑电中异常波首次出现的部位。这一点对于需要通过神经外科手术的方法治疗癫痫帮助极大，可以此来确定病灶的部位、位置及切除范围。我们总结以下位置可能为癫痫的起源部位：

A. 癫痫发作前或发作时脑电图中最早出现棘波的位置；

B. 癫痫发作时脑电图中棘波波幅最高的位置；

C. 对在癫痫发作间歇期脑电图为双侧或多导非同步棘波的病人，应注意能引起癫痫发作的棘波位置；

D. 癫痫发作后脑电图中棘波最后消失的位置；

E. 若发作时脑电图为爆发性的全导棘波，没有首先在某个局部出现的局限性棘波，而不能识别起源部位时，应注意发作前阵发性高幅慢波的首发位置和最后消失的位置；

F. 对在监测中没有癫痫发作的病人，应把病人在各种状态下（包括清醒活动期、清醒闭目期和睡眠期）脑电图中均频发出现棘波的位置视为癫痫的起源位置；

G. 对在监测中没有癫痫发作的病人，若只在清醒活动期时有局限性的棘波出现，而睡眠期和清醒闭目期时均没有棘波的，不应立即确定癫痫的起源位置。

3）手术切口部位的确定：原则上根据脑电图中

癫痫起源的位置决定，但还应具体情况具体分析。

A. 棘波所在大脑的位置，如左右侧，位置是否为不宜手术的功能区；

B. 棘波的位置是否有占位性病变；

C. 视频脑电图所确定的癫痫起源位置是否与占位性病变的位置一致。

4)手术切除范围的确定：原则是尽量在处理癫痫灶的基础上使脑组织的损伤范围缩小到最低点，因此在观察视频脑电图时应特别注意：

A. 对脑电图和临床发作相符合的癫痫病人，应准确判断棘波的位置，将癫痫的起源范围尽量缩小，以指导术者确定精确的切除范围；

B. 在有较大范围棘波的脑电图中，应将棘波波幅最高处视为切除范围的中心点；

C. 对在脑电图中呈全导棘波，无论是双侧同步出现的还是先从一点或一侧出现、继而全导出现的，应提醒术者扩大切除范围，以进行选择性的胼胝体切开术；

D. 对颞叶有局限性低幅棘波或尖波的病人，应考虑有颞叶内侧面的病变，故也应适当扩大切除范围，以便术者切除一侧的海马或杏仁核；

E. 在只有脑电图中有棘波，而影像学上无明显改变的癫痫病人，多数用热灼皮质的方式来治疗癫痫，此时开颅的范围应大，以满足皮质上能放置比较多的监测电极，指导术者准确地处理癫痫灶。

另外，目前脑电图计算机分析也受到关注，其中偶极子定位法（DLM）的研究，对癫痫源灶有定位价值，它是对棘波电场的时空特征进行定量分析，以数学方法求出等值偶极子模型，可提示癫痫起源灶的位置和传播方向，还可以发现多个分立的棘波灶，被认为是未来癫痫灶无创性定位的重要发展方向。

其次是数字化脑电的临床应用，它有利于癫痫和 ICU 重症的监护，数字化脑电可自动选出其中可能是棘波或发作波的波形，便于进行回顾分析和确认，大大节约时间，提高工作效率，ICU 重症的脑电监测能动态、客观观察患者脑功能变化情况，尤其对有意识障碍的患者提醒医生早做处理，同时对治疗效果也能即时客观地进行分析做出正确的判定。

9.2 脑电图术中监测

9.2.1 概述

EEG 是反应大脑功能变化客观而灵敏的指标，外科手术行癫痫灶切除时，应描记皮质脑电图，以根据其结果切除病变的脑组织。过去由于脑电图机的抗干扰性能差，特别是脑电记录时又需停用电刀等手术器械，从而限制了 EEG 的术中应用。近年来，随着科学技术的发展，克服了各种因素干扰，使 EEG 的术中监测成为可能。故脑电图现已广泛应用于神经外科的手术中监测，ICU 重症监测，全身麻醉过程中麻醉程度的监测，脑血管病介入放射时脑功能的监测等。

在脑电监测中不仅是原始图形的监测，同时还有通过计算机处理后的动态脑电地形图、压缩功率谱阵图，峰值频率趋势曲线图等形式，直观灵敏地显示脑功能变化情况。

同时，从另一方面，在手术过程中利用手术机会可对大脑功能及神经疾病的发病机制进行探讨和研究，为神经科学的发展提供更多有价值的信息。

9.2.2 癫痫手术的 EEG 监测（intraoperative monitoring of EEG of epilepsy）

癫痫手术治疗已有 100 年，近 10 年来由于新的诊治技术不断改进与发展，特别是对癫灶的定位准确性的提高，用手术治疗药物不能控制的顽固性癫痫的方法也有了新的进展，手术的安全性与有效治愈率有了提高，使 10%～20%的顽固性患者成为手术治疗的受益者，而手术治疗效果提高的关键在于，一是术前对癫痫患者病情的正确评估，二是手术处理癫痫灶即手术方法的正确选择。

(1)癫痫手术治疗的方法

方法很多，但有理论根据和实际效果和被大家公认的方法可归纳为三大类：

1)癫痫源病灶切除术包括：①脑回切除；②脑叶切除；③多脑叶切除；④大脑半球切除。

局部癫痫源病灶切除术是传统的手术治疗方

法,对有明确局限癫痫灶的患者疗效较好。

2)阻断癫痫灶放电的扩散途径,提高阈值,毁损胼胝体的兴奋结构。常用的手术有:①立体定向破坏杏仁核术;②Forel-H 区破坏术;③胼胝体切开术。

3)刺激抑制结构,以加强对兴奋性冲动的抑制,如 DBS,慢性小脑刺激术。

(2)癫痫手术前的准备及要求

1)癫痫手术的指征及手术方式的确定:癫痫手术治疗的一般指征是①长期系统地足够量(最好有药物浓度监测为依据)抗癫痫药物治疗仍有频繁发作者。②通过 EEG 检查确定明确的癫痫灶部位,CT 或 MRI 有相应结构改变者,如 CT 或 MRI 阴性,可结合临床病史及体征判定者。③考虑手术不致产生明显功能损害,不影响患者的语言,记忆或运动者。④近年来有人提出虽经药物治疗有效,但有严重的药物毒性反应者,亦考虑合适的手术治疗。

总之手术的确定要根据手术指征,详细的临床病史、临床各项检查的结果,手术的方式效果等多方面的因素来确定是否手术,并采用何种手术方法。

2)术前停用抗癫痫药物的问题:由于 EEG 会受药物的影响,尤其是抗癫痫药可抑制癫痫波的发放,癫痫病灶切除术完全是以皮质 EEG 中棘波出现部位作为切除的依据,而抗癫痫药物能抑制棘波发放,因此在手术前一定要停服抗癫痫药,癫痫发作频繁者应逐渐停药,以免突然停药引起癫痫持续状态,如果手术当天癫痫发作,手术应延缓。

3)如果确定用局部麻醉需做电刺激测定皮质功能时,需向病人说明手术过程及电刺激的反映和感觉,以解除病人的顾虑,充分取得病人的合作。

(3)麻醉的选择

应根据病人的具体情况及手术方式确定麻醉方式。

1)局部麻醉:对能与医生合作的成人,做局部癫痫源灶切除或立体定向核团毁损的患者可采用局部麻醉:

2)全身麻醉:对儿童,不能合作的成人,手术时间长的患者,一般均采用全身麻醉,但在全麻的用药上要有选择,因为许多全麻药对 EEG 的波形及发作波有较大的影响,掌握不好,会给癫痫灶的定位带来困难,造成错误的定位或不能定位,因此必须选择好。我们曾对癫痫患者全身麻醉的用药进行了探讨,包括麻醉前诱导的用药,EEG 记录的时间为给药前、给药后 5'、10'、30'、60'分别记录 EEG。麻醉诱导分两组,I 组给 γ-羟基丁酸钠,按时 60~80mg/kg体重,静脉注射 5min 后记录 EEG;II 组给硫喷妥纳,按 8~10mg/kg 体重,静脉注射后 5min 后记录 EEG,以上两组均在记录完 EEG 后注射肌松剂(琥珀酰胆碱 1.5~2.0mg/kg 体重或潘龙 0.1mg/kg 体重,芬太尼 8~10μg/kg 体重)然后行气管内插管,接呼吸机,并将潮气量调至 10~12ml/kg 压力 15~20cm 水柱控制呼吸,麻醉维持用笑气,其笑气与氧气的比例是 2:1,采用紧闭缩环式麻醉,间断吸入 0.5%~2%的异氟醚。EEG 仅见波幅降低,θ 波稍有增多,由于该手术时间较长(6~12h),特别是紧闭循环式吸入法,用呼吸机控制呼吸,过度通气可造成脑血管痉挛,出现缺血性的低幅慢波,非常有必要在血气监测下保持 $PaCO_2$ 稳定在 35mm 汞柱左右,如有条件应采用半开放式吸入全麻更安全。总之,在癫痫外科治疗中为保证手术的成功,尤其是在做病灶切除时,患者采用全麻情况下要求不影响脑电图的变化,同时以能客观记录棘波灶,指导医生切除病灶,因此要选适当的麻醉药物,我们的结论是在采用吸入全麻时以笑气为主辅佐低浓度异氟醚吸入比较适宜,为防止强烈的伤害性刺激引起脑电图尖样高幅波与癫痫的棘波放电相混淆,应辅助以芬太尼及肌松剂以加强麻醉作用,麻醉诱导应根据术前 EEG 棘波出现的频繁程度分别选用硫喷妥钠或 γ-羟基丁酸钠,氨氟醚易诱发高幅棘波放电,不宜采用。

(4)不同手术方法的 EEG 监测

1)局部癫痫源灶切除术:此种手术被认为是传统的手术治疗方式,它从 1886 年由英国神经外科医生 Horsley 成功地进行了第一例局部皮质切除术治疗癫痫,同年在大不列颠医学杂志上报道,1934 年 Foers 首先采用皮质脑电图监测下指导癫痫病灶的切除,1936 年 Penfield 用此方法做了较大量手术,并将手术规范化,使其成熟,沿用至今,1951 年 Bailey 等对临床有癫痫发作,EEG 有棘波病灶,但无病理性病灶(瘢痕、肿瘤,AVM 感染等),原因不明的患者进行病灶切除,此种手术在国内外被广泛应用,据统计加拿大蒙特利尔神经外科研究所到 1978 年已进行这种手术 1 102 例,Jensen1975 年统计世界各国完成这种手术到 1973 年已达 2 282 例。蒙特利尔神经外科研究所在对 1 145 例局部病灶切除术后长期随访 3/5 病例，完全无发作或基本无发作，50%行脑叶部分切除术，其成功率达 71%，近 10 多年来由于诊断水平的提高如长期(24h，甚至几天)的脑电监测、遥测脑电、视频脑电等新的脑电监测技术的应用，使得癫痫源灶的部位、范围在术前能精确的定位，手术中的皮质脑电的监测，使病灶的切除范围最大限度地限于真实的癫痫灶区，尽可能保护及留下正常的脑组织，减少不必要的脑组织的损伤，有效地提高治愈率，降低并发症及死亡率，要做到这一点，在术前就要选择好适应证和手术方式，在决定是否手术及手术方式的确定上，术前病情的正确判断和正确的 EEG 找病灶源有主要的作用，如 Bancaud(1984)描述有自动症(如咀嚼)表现的精神运动性癫痫，80%为颞叶灶常位于颞叶内侧结构，而以姿势性活动表现的自动症，癫痫灶 75%位于额叶内侧皮质如扣带回前部。详细观察病人发作的表现，对决定手术方法是极有益的。

决定手术的病人术前 EEG，至少有三次对癫痫源病灶的确定，三次的结果一致，与临床的症状、体征和其他检查如 CT、MRI 结果一致方能确定，如果临床症状、体征的表现与 EEG 的结果不符，则需进一步作长时间的 EEG 监测，诱发 EEG、深部电极 EEG、视频 EEG、SPECT、rCBF、MEG 等以综合各检测结果分析讨论，使癫痫源灶的确定准确。

陈石金(1988)报道了密集电极法探测癫痫灶的研究，提出对可疑致癫痫灶病区(如头皮瘢痕、颅骨凹陷、脑内钙化斑)和 CT 所见高密度或低密度区使用 12～16 个电极，极间距离 2～2.5cm 的密集电极脑电描记，使常规 EEG 的定位率由 10%提高至 90%，弥补了因癫痫灶小，棘波电压低时常规 EEG 易漏诊的缺点。

癫痫病灶切除术 EEG 监测的步骤：

手术当天，麻醉前记录术前的头皮 EEG，记录后将开颅一侧的电极摘下，待开颅手术进展到剪开硬膜暴露皮质时，将消毒好的皮质电极按每个电极极间 1cm 的距离顺序放置在皮质上，记录皮质脑电。记录时首先应对暴露皮质区做广泛的描记，然后再将电极集中在有棘波的部位，当出现多个部位的棘波时，要根据棘波出现时间前后、波幅的高低、波形等来确定癫痫灶。一般来讲，癫痫灶的棘波多为单个的阴性棘波，它出现的时间最早、波幅最高。明确癫痫灶切除的部位和范围后临床医生第一次进行病灶切除，切完后再将电极放在切除的创面和边缘的皮质上记录皮质 EEG，若棘波消失，或棘波有明显抑制趋势，则手术及监测可结束，若有的部位还有棘波发放则需再切除或热灼病灶区，若遗留的棘波位于功能区(运动、语言中枢)则不能切除而只能靠术后继续服药控制。病例介绍如下：

病例 1，李×，男，14 岁(图 9-2-1，示癫痫手术前头皮脑电图)。

病史：4 岁开始出现原因不明的左半侧面部阵发性抽搐，一个月后波及左上肢、左下肢，以后逐渐波及全身。近来发作频繁，每周 40 余次，有时打人，性情暴躁。

神经系统检查：神志清楚，智力低下，语言欠清，跛行，左侧肢体轻度萎缩，肌张力高，左侧 Babinski 阳性，CT(-)。

临床诊断：①癫痫。②右大脑发育不全。

EEG：①广泛重度异常。②右半球慢波病灶。③右额颞棘波，棘慢波病灶

手术：右额颞病灶切除术。

切除前：右额颞有明显高幅棘波放电（图 9-2-2，示病灶切除前右额、颞皮质脑电图)。

切除后：右额、颞棘波放电消失(图 9-2-3，示病灶切除后右额、颞皮质脑电图)。

2)大脑半球切除术：1950 年 Krgnauw 首先对大脑性婴儿偏瘫引起的顽固性病儿做了大脑半球切除术，不仅癫痫缓解，而且行为异常也有改善，这很快被英、美、欧洲的神经外科中心所证实，继之全世界都采用了该手术。Wilson 观察 50 例，68%术后无发作，30%停用抗癫痫药，14%发作频率和严重程度减轻，仅 4%无改善，偏瘫侧的运动障碍术后不加重，另一显著特点是肌肉痉挛缓解，多在几周内可独立行走，此类患者的 EEG 常见双侧异常放电，甚至健侧半球有棘波放电，而病侧半球呈波幅低平懒波。谭郁玲观察 18 例一侧大脑半球萎缩的大脑性婴儿偏瘫患者棘波出现的双侧，但以对侧明显的有 11 例，占 61%，棘波出现在萎缩半球一侧的仅有 5 例，占 28%，棘波放电的形式多数是以单个、散在性阴性棘波或棘慢波形式，少数病例为多个暴发连续放电的形式。对此类病人不能只看棘波出现的部位来确定癫痫病灶的位置，此类病人脑损伤最严重，损伤的变化是生理性的 α 波和 β 波明显减少，波幅低平，近似平坦波，这是最有定位价值的变化特点，出现此种变化有可能是此类患儿首次癫痫发作的年龄较小，由于神经细胞长期处于缺血、缺氧状

态而致神经细胞固缩，髓鞘脱失而失去了接受和传递信息的功能。因此这类患者在萎缩一侧半球的脑电活动，生理性的 α 波和 β 波明显减少，波幅低平，此种波型是皮质机能低下的表现，棘波的出现是皮质兴奋性增高的表现，癫痫患者的皮质兴奋性普遍均有升高，因此在大脑的各区均可记录到棘波放电，在萎缩侧的皮质由于神经细胞失去其正常功能故棘波可减弱或消失，即棘波的出现必须是神经细胞还具有一定的传递信息和对各种刺激产生反应的机能，神经细胞未发育成熟就受到严重损伤时，神经元失去正常的机能，因此棘波在萎缩的对侧明显，总之对具有一侧脑萎缩的癫痫病人，不能只以棘波出现的部位确定癫痫源病灶的部位，此类患者在 EEG 上最有定位意义的变化是：①睡眠 EEG 在萎缩半球出现纺锤波、快波减弱即 α 波，快波数目减少，波幅低平或消失。②有半数病例睡眠 EEG 的背景脑波以 β 节律为主，看不到睡眠的特征波（峰波、纺锤波丘波）。③清醒时的脑波两侧明显不对称，萎缩侧生理波明显减少。④棘波在呈平坦波的一侧有半数消失，多数出现在对侧。

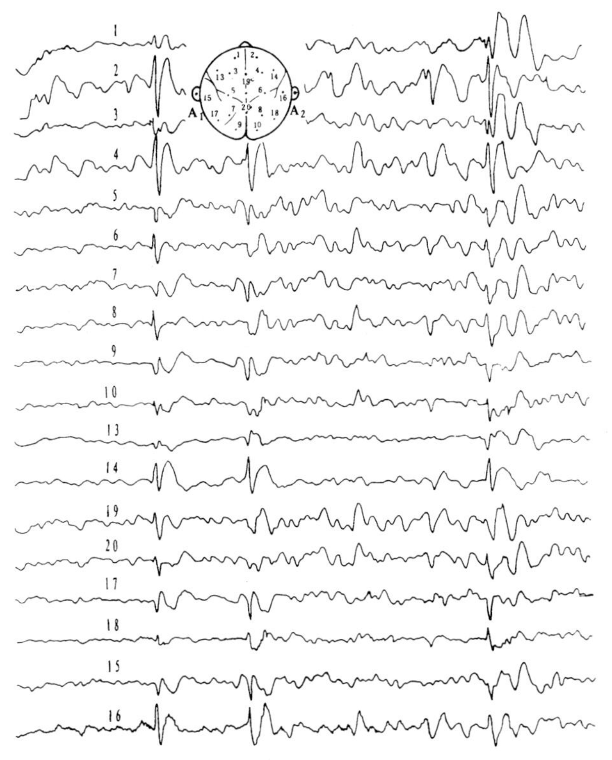

图9-2-1 癫痫手术前头皮脑电图

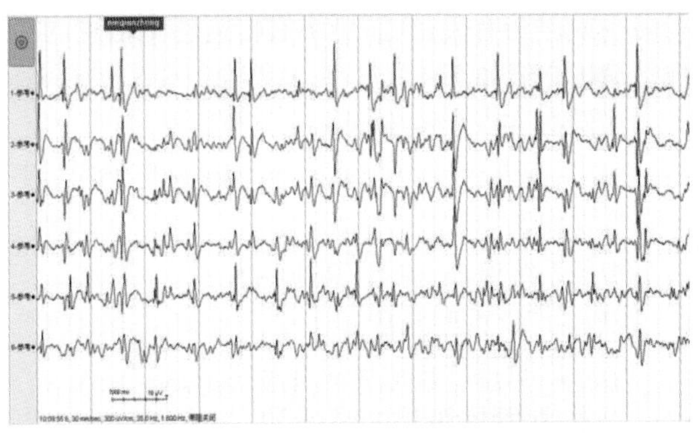

图9-2-2 病灶切除前右额、颞皮质脑电图

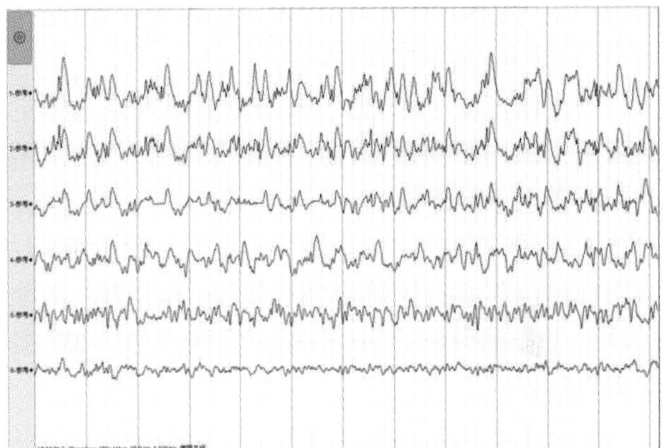

图9-2-3 病灶切除后右额、颞皮质脑电图

3）胼胝体切开术：1940 年 Wagenen 和 Herren 首先报道了大脑联合切开治疗癫痫以来，国内外开展此项手术日渐增多，国内据不完全统计已有百例以上的报道，目前对其生理机制尚不清楚，但在动物实验中观察到癫痫灶部位的神经元放电可以通过胼胝体的相互传递而扩散和加强，因此在做胼胝体切开前后同样可以用 EEG 来监测其客观效果，胼胝体在神经元同步化的作用在我们的病例中也得到验证。

此方法的手术指征：①发作期间有一侧或继发双侧 EEG 棘波发放；②局部局限性结构损害，不宜将部分病灶切除者；③智商正常；④早期出现偏瘫，婴儿性偏瘫；⑤伴有局部发作的全身性发作，包括不能控制的顽固性癫痫。

胼胝体切开的方法有多样，如切开胼胝体前部、后部、全部（包括海马联合，但不包括穹隆及前联合）。陈炳桓 1986 年采用电生理监测下行选择性胼胝体切开及病灶切除术。术后有效率为 67.5%～80%以上，通过术前、术后电生理、心理检查的比较，其结论是：①胼胝体切开术对智力和记忆无显著损害，②切开后性格、脑损害程度，部分病例 IQ 升高，与手术本身无关，与术后癫痫发作次数减少和用药

量减少或停药有关;③胼胝体有传递感觉信息的功能。病历介绍如下:

病例2:王×,女,37岁

病史:间断性性全身抽搐伴意识丧失25年,平均每月发作5~6次

神经系统检查:神清,其他(-)

EEG:广泛重度异常

临床诊断:癫痫(全身强直发作型)。

手术:胼胝体切开2~8节段

切开前在暴露皮质部位作皮质EEG,可见右额后、颞前有明显的棘波放电,做胼胝体2~8段切开后,皮质脑电的棘波基本消失。

4)立体定向手术:近年来采用不同入路立体定向术毁损脑内不同结构治疗各类疾病的报道,常用的靶点有以下的部位。

A. 杏仁核破坏术:此种手术适应于颞叶癫痫、顽固性癫痫伴有行为障碍如狂暴、攻击行为或精神运动性发作的癫痫患者,根据症状轻重,增加毁损双侧前扣带回。

此类手术均采用局部麻醉,在毁损前将深部电极插入靶点,记录自发和诱发脑电,同时用电刺激观察病人的反应以进一步验证靶点准确否,对癫痫患者需寻找到发作波的部位进行毁损才能收到良好的手术效果。

电刺激一般用单极刺激电极,无关电极固定在身体其他部位,常用下肢小腿或手术野肌群,这种单极刺激电极与隔器器相联,以连续单个方波进行刺激波宽,0.5~1ms,电压0~20V,频率1.5~150Hz,输出电阻低于1 000Ω,一般由阈值下电量开始,以后渐增至反应,常用1V、2ms、60Hz刺激。病历介绍如下:

病例3:李×,男22岁。

病史:4岁开始无原因地抽搐,为全身强直发作,每4~5d发作一次,药物不能控制,近来发作后打人、骂人、想自杀等精神障碍症状。

临床诊断:癫痫。

手术:右杏仁核毁损术。

常规EEG:广泛重度异常。

杏仁核破坏前连续单个棘波发放,毁损后棘波放电消失。

B. Forel-H区破坏术:此种手术适用于原发性癫痫、非局限性癫痫、药物治疗失败,影响生活,智能和行为障碍者。

C. 丘脑底核破坏术:以丘脑下部后内侧核为主,多用于癫痫性精神病,有攻击行为者。

D. 丘脑腹后外侧核破坏术:主要用于治疗帕金森综合征或者其他运动障碍性疾病,靶点刺激的反应一般有两种,一种为运动反应,表现为肌肉收缩式关节运动,另一种则为感觉反应,有麻木,刺痛或触电样感觉,大多分布在头面部、上下肢,半身四个部位。

5)小脑慢性刺激:首先是1973年Cooper将此技术用于治疗癫痫及其他运动系统疾病,报道治疗顽固性癫痫36例,随访27例,63%发作停止,25%减轻,20%无效,谭启富1989年治疗6例顽固性癫痫,有明显疗效。

刺激电极放置于双侧小脑前叶,刺激器以波宽1ms,频率7~200Hz、强度0.5~14V的方波脉冲,每小时刺激5~10min,此刺激法对缓解肢体痉挛的效果是明显的,是一种安全的方法,但抗癫痫的效果尚有争议,还需要更多的病例及更长的时间的观察才能有可靠的结论。

孙涛1989年在猫急性青霉素诱发的全身性癫痫模型上,观察到刺激小脑前叶对脑电图上的癫痫样放电有明显的抑制作用,而对小脑半球表面刺激时对癫痫样放电的抑制作用弱,同时也观察到刺激参数也有一定的关系,波宽0.1ms刺激时不能抑制癫痫样放电,而采用0.5ms、1ms、6V、10V的一定部位高频刺激可抑制癫痫样放电。

(5)癫痫手术过程中脑机能定位的研究

1)皮质脑电图的定位:20世纪50年代后蒙特利尔神经外科研究所利用手术采用皮质脑电图帮助定位,Jasper指出局限棘波灶,仅仅从大约1cm皮质产生。皮质电图引起大家兴趣的是,它能记录自发放电,同时还可以记录电刺激的效应,通常每一电极均可增加电流直到得到躯体运动、躯体感觉或放电。引起放电的阈值每例患者不同,同一患者不同区域也不一样,通过刺激使手术者得出结论,放电阈值最低的区域即为致痫区。然而,只有1/3患者自发放电的阈值低于正常点。因此,单纯放电不是唯一的指征,电刺激引起的反应常用以指导癫痫灶的定位,电刺激对中央区价值较大,而颞叶就不易引起反应,只偶尔产生发麻、面和口部抽动、内脏感觉和运动反应,少数病例还见到失记忆、梦境或其他精神症状,语言中断可由颞叶产生,刺激杏仁核可产生自动症伴有意识丧失,偶尔还产生大发作。

2)胼胝体皮质相关定位研究：为探讨胼胝体切开治疗顽固性癫痫的机理，揭示人的胼胝体与大脑各区机能联系及胼胝体的作用，谭郁玲等在30例顽固性癫痫病人行胼胝体切开手术过程中进行了有关研究，其方法是按国际标准10/20系统给患者放置电极，开颅侧放在皮质上，对侧的电极放在头皮，采用电刺激胼胝体不同节段(胼胝体分12节段，节段间隔1cm)，在大脑各区记录诱发电位，联系多的诱发电位出现的概率就高，联系少的诱发电位出现的概率就少，传递信息量大的其反应波就明显，振幅就大，相反的诱发电位的振幅就小(图9-2-4，示刺激第一区时额前反应明显；图9-2-5，示刺激第四区时额中区反应明显)。根据诱发电位出现率的百分数我们画出了胼胝体与大脑各区在机能联系上的相关定位(图9-2-6，图9-2-7，均示人大脑皮质各区在胼胝体上的投影)，以直观准确地显示它们之间的机能联系.根据这个结果，我们提出选择性胼胝体切开术即如果发作波主要出现在额区时，胼胝体切开的部位在前5段，发作波主要出现在额后及颞区者，胼胝体切开的部位在体部5~8段或者2~8段，发作波出现在顶枕部者，胼胝体切开的部位应在9-11段，胼胝体切开范围的大小，还可以根据术中皮质脑电的监测来调节，先做小范围的切开，而后做皮质脑电，如果棘波明显减少或消失，则为恰到其好，如果棘波放电不减少，则可扩大切开的范围，这样既避免了切开范围过大而引起的引起的裂脑综合征，同时又保证手术疗效。

通过观察胼胝体切开前后皮质脑电的对比看到了胼胝体对癫痫灶部位的神经元放电的传递扩大和加强的作用。

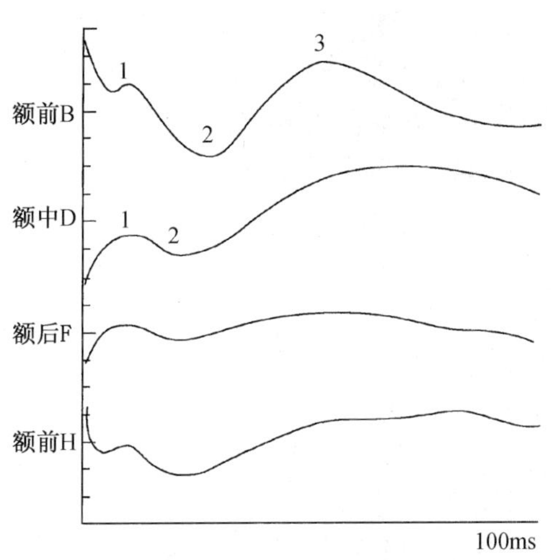

图9-2-4　刺激第一区时额前反应明显

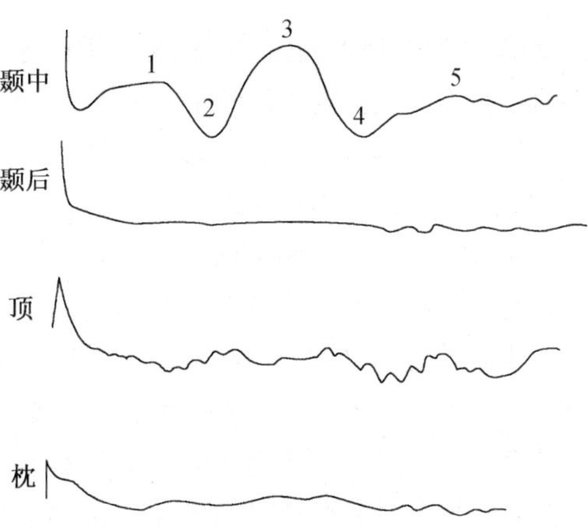

图9-2-5　刺激第四区时额中区反应明显

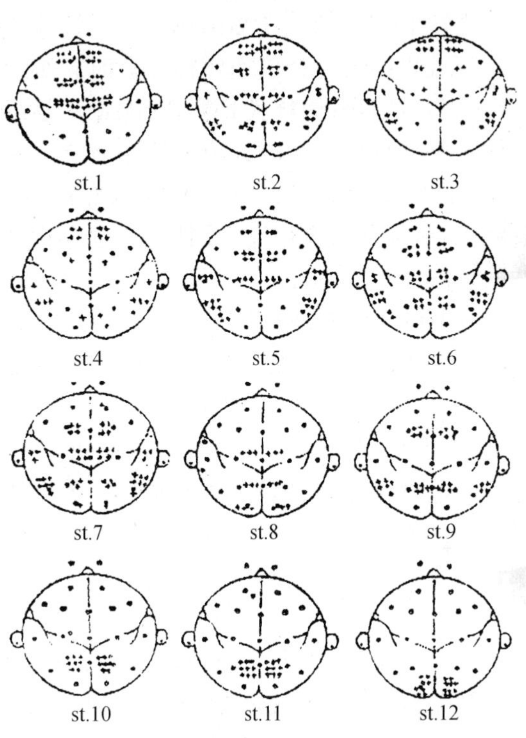

图9-2-6　人大脑皮质各区在胼胝体上的投影

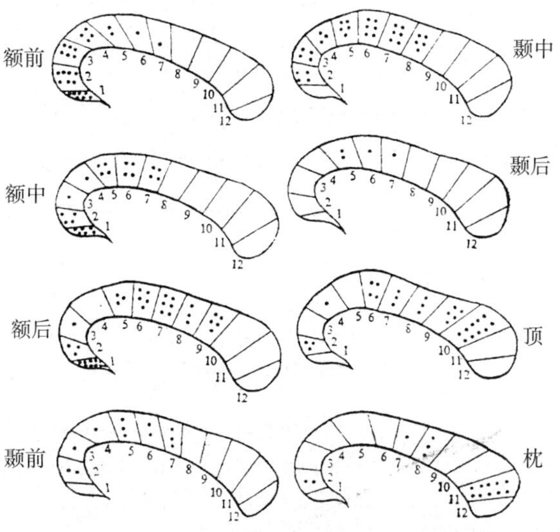

图9-2-7　人大脑皮质各区在胼胝体上的投影

3)癫痫发病机制的探讨:为了探讨癫痫发病的物质基础，我们对24例局限性病灶的癫痫患者在手术切除范围内用银片电极记录皮质脑电，电极间隔1cm,然后分别在棘波最显著的部位和无棘波的部位取大脑皮质作透射电镜观察,全部病例均见到明显病变,而且病变的形式是一致的:主要是选择性轴突变性、轴突非对称性突触前末梢严重水肿、突触小泡减少或消失,突触的病变与癫痫的异常电变化密切相关,癫痫活动中突触非对称性突触前末梢释放、大量兴奋性神经递质作于突触后使其产生兴奋性突触后电位,大量的同步化的兴奋性突触后电位在EEG上表现为棘波图形，当递质被反复大量释放再摄取与合成速度跟不上时，小泡即减少或消失,此过程消耗大量能量,能量不足即发生突触水肿变性。无棘波部位的突触也有上述病变,只是数量少,程度轻,提示在反复发作的严重癫痫病人,病变的范围广泛,无棘波部位存在产生棘波的可能性。

4)皮质棘波传递的特点:在记录皮质电图时我们采用密集式的放置电极，电极间隔0.5～1cm的距离,棘波的出现并不像容积导体那样向周围扩散和衰减,电极很近,但一个是很高的棘波,而另一个是正常的电波活动,，在有棘波发放的皮质上用针电极在同一水平,只是深1cm的部位,以及胼胝体的部位分别放电极记录其他部位则记不到棘波放电，结果说明棘波主要来源于皮质的灰质部分,棘波的传递是沿着一定的传导途径的,正如Jasper指出局限棘波病灶仅仅从大约1cm皮质产生。

5)视丘电位(图9-2-8,示视丘电位):是以6～7Hz、波幅200μV左右的较规律的 θ 波为主,其中混有少数21Hz、波幅为60μV左右的快波,以及散在或阵发性2～3Hz中幅的 δ 波，其波型与皮质、皮质下电活动有明显差异,视丘电位从前部至后部所记录的电位均为一致。

6)胼胝体电位(图9-2-9,示胼胝体电位):胼胝体电位其主要的频率是以9Hz左右,波幅100μV左右的 α 波为主,同时混有频率17Hz、波幅60μV左右的 β 波及少数5～6Hz、波幅180μV的 θ 波以及少数2～3Hz、波幅350μV左右的 δ 波,胼胝体电位从嘴部至尾部所记录的电位,其频率、波幅、位相、波形均为一致。

7)皮质、皮质下、胼胝体电位的比较:从皮质、皮质下、胼胝体三个不同水平同时记录的脑电活动,其主要的频率是 α 波,同时混有少数快波和 θ 波,三者的频率不完全一致,频率的变化由表层到深部逐渐变慢,波幅由高变低,三者在位相上没有明显位相倒置的关系。

8)视丘与皮质相关的研究:松本圭藏(1983年)在为患者做视丘核团破坏手术,以及动物实验的过程中探讨了视丘与皮质的相互联系,在毁损前视丘内插入直径为1.8mm的针电极为同心电极,电极间距离1.5mm,刺激电压1～20V(多在10V以下)头皮记录,电极位置为F_3、F_4、C_3、C_4、P_3、P_4,刺激视丘核团记录自发和诱发电位,其反应见图9-2-8、图9-2-9所示。

(白勤)

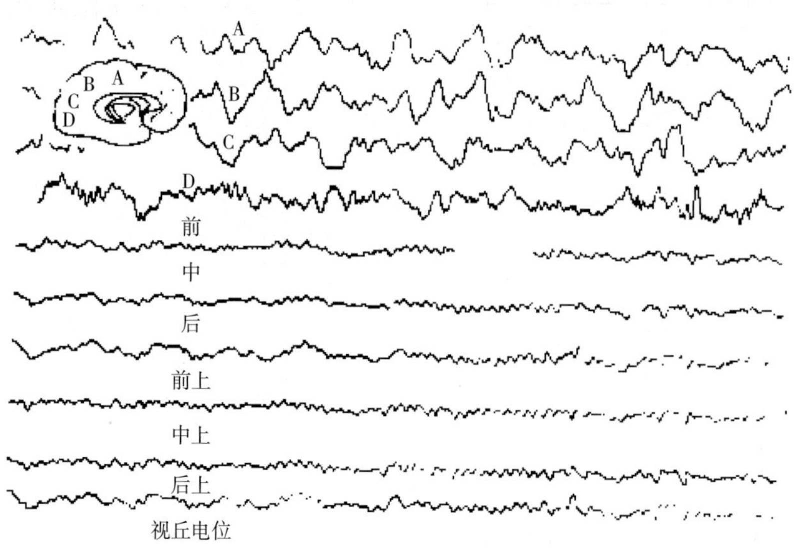

图9-2-8 视丘电位

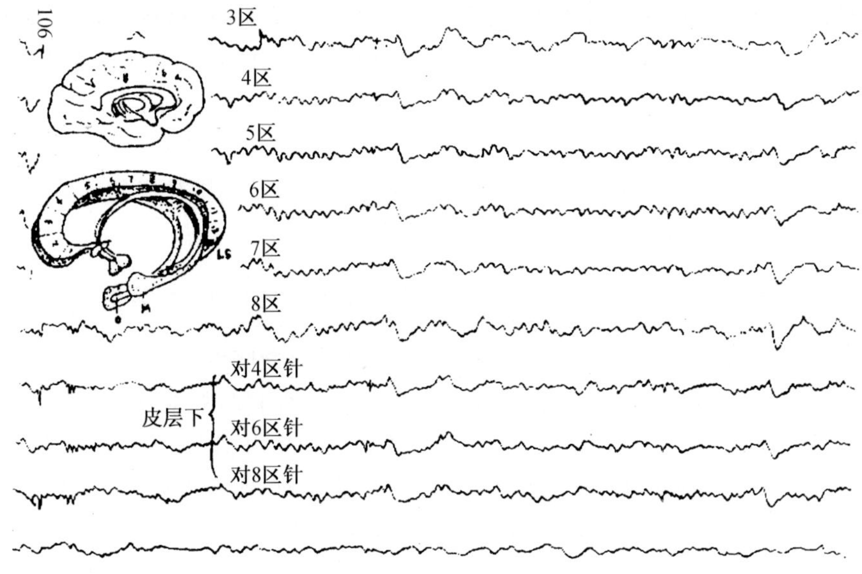

图9-2-9 胼胝体电位

9.3 诱发电位

诱发电位(evoked potentials,EP)是应用计算机叠加技术检查神经功能状态的一种重要监测手段。近20年来的临床和科研实践证实,EP监测是一种有临床辅诊价值和科学研究前途的电生理诊断技术,在监测中枢神经系统的完整性及评价神经系统的功能方面具有很大的优势,可用于神经外科、骨科手术监测、判断脑外伤和缺氧昏迷患者的预后、研究麻醉机制和判断麻醉深度等。本章就EP监测在神经外科手术中应用的一些问题进行阐述。EP是对神经系统某一特定部位给予相宜的刺激,在该系统和脑的相应部位产生可以检出的、与刺激有相对固定时间间隔和特定位相的生物电反应。

9.3.1 诱发电位的特点

EP是神经系统对特异性外界刺激的反应,EP具有如下特点:EP的出现与给予刺激之间具有一定的时间关系;某一种刺激引起的EP在中枢神经系统中有一定的空间分布形式;不同形式刺激引起的EP具有不同的反应形式。

9.3.2 诱发电位的分类

根据不同标准可将EP分为不同类型。例如感觉刺激引起感觉EP,皮质运动区或运动神经刺激引起运动EP,以及与认知有关的事件相关电位等。

(1)根据刺激的模式

根据感觉刺激模式可将EP分为:

1)体感诱发电位(somatosensory evoked potential),简称SEP;

2)视觉诱发电位(visual evoked potential),简称VEP;

3)脑干听觉诱发电位(brianstem auditory evoked potential),简称BAEP;

4)听觉诱发电位(auditory evoked potential),简称AEP;

5)运动诱发电位(motor evoked potential),简称MEP。

(2)按潜伏期

根据潜伏期,可将EP分为以下几种。

1)短潜伏期EP:短潜伏期AEP的潜伏期<10ms。SEP,上肢刺激腕正中神经,<25ms;下肢刺激胫后神经,<45ms。

2)中潜伏期EP:AEP,10~50ms;SEP,25~120ms。

3)长潜伏期EP:AEP,>50ms;SEP,120~150ms。

(3)按记录电极距神经发生源远近

1)近场电位:例如从头皮记录的 VEP,脊髓电位,周围神经动作电位等。

2)远场电位:例如 BAEP 以及短潜伏期 SEP 的某些成分。

短潜伏期 EP 因其重复性好，受麻醉和觉醒水平或主观意志的影响少,是目前临床监测中应用最多的一种方法。中潜伏期 EP 发生于脑皮质,与皮质特异性的感觉区相关较好,可被麻醉药或过度换气等生理因素改变,对麻醉深度的研究有作用。长潜伏期 EP 与注意力、期望、失落等情绪状态密切相关,还未应用于手术中监测。

每一种 EP 形式在反映相应神经传导通路功能完整性方面都具有独特的作用。手术中监测主要应用 SEP 的短潜伏期成分、MEP 和感觉神经动作电位。感觉 EP 短潜伏期成分有:BAEP 和短潜伏期体感 EP(SLSEP)。BAEP、SLSEP、MEP 等之所以被广泛地应用于手术中监测，主要原因是其神经发生源和传导路径相对明确，不受意识水平的影响，易于引出，重复性好，而且受麻醉药物和麻醉水平影响较小。相反,长潜伏期成分由于神经发生源不够明确,加之易受麻醉和患者意识水平的影响，在手术中监测中应用受到限制。由于 EP 能够敏感而客观地反映神经传导通路的功能状况，同时在头皮和皮肤表面就能采集到这种电位，这就为手术医师及时了解神经系统功能状况提供了一种简便、快速而且完全无创的监测手段,手术中 EP 监测技术在 20 世纪 80 年代引起了神经外科医师的浓厚兴趣，并在神经外科领域得到了迅猛的发展和推广。手术中监测的优点在于:①不影响手术操作;②受麻醉影响较小;③连续监测手术过程。向手术医师提供有关神经损伤程度的信息,为手术医师及时调整手术节奏和方法,权衡进一步手术的利与弊提供有价值的参考，从而使手术操作由经验解部阶段进入功能解剖阶段。④EP 监测的手术前和手术后比较研究为评估手术效果提供了一个准确而客观的指标。目前,世界上许多外科中心将手术中 EP 监测作为神经外科手术的常规监测项目。手术中 EP 监测的主要目的是及时发现并提醒手术医师减少对神经组织的损伤，有助于降低手术致残率和致死率,提高患者手术后生存质量。

9.3.3 手术中诱发电位监测的基本技术方法

手术中神经系统监测技术基本包括:①SEP 监测上行感觉神经传导系统的功能;②MEP 监测下行运动神经传导系统的功能；③BAEP 通过听觉传导通路监测脑干功能状态及听神经功能；④肌电图(electromyography,EMG）及神经肌肉激发电位(triggered EMG)监测支配肌肉活动的脑神经、脊髓神经根丝以及周围神经的功能;⑤VEP 监测视觉功能状况。

9.3.4 有关的技术参数

(1)刺激频率

在选择刺激频率时存在着矛盾的二重性:较快的刺激频率可引起 EP 的波幅衰减和波形改变,带来一定困难;慢频率刺激是诱发高质量电位的最好方法。但是,在手术中监测中,一方面不允许用很多时间去采集一个电位;另一方面,也没有必要过分追求一个“高质量”的电位。较好的办法是在尽可能短的时间内获取一个可识性波,而不致引起过分的波幅衰减和波形改变。对于 BAEP，刺激频率可达 30Hz;上肢 SEP,刺激频率为 10Hz 以下;下肢 SEP,刺激频率不宜超过 5Hz。在临床实践中，为了减少 50Hz 电源的影响,选择刺激频率时常避免使用 5 和 5 的倍数。

(2)滤波器

滤波器的设置应满足获取最大程度清晰而稳定的 EP，同时最小程度的减少背景噪声这一基本要求。滤波带通常限制在一个相对窄的范围。在手术室中,噪声信号既有低频成分,也有高频成分。通过选择不同类型的滤波器，滤除不同的噪声成分。同样,EP 也有低频和高频成分,通过不同的滤波器选择性地放大或衰减不同成分。常用的滤波器有:①高频滤波器;②低频滤波器;③陷波滤波器;④数字滤波器。

1)高频滤波器:使低频率成分通过,衰减并滤除高频成分,有人也称之为低通滤波器。当高频截止频率增加时,EP 快成分的波幅逐渐增大,并有相位提前;高频截止频率降低,可引起某些波形衰减,甚至消失,并有相位延迟。

2)低频滤波器:使高频成分通过,滤除低频成分,因此,也有人称为高通滤波器。滤波器不仅可改变信号的波幅,还可改变信号的相位,当低频截点增加时,诱发信号(此为低频成分)波幅衰减,相位(潜伏期)提前。这种相位效果对于手术中监测十分重要。监测人员必须十分清楚手术中 EP 潜伏期的改变是由真正的神经损伤引起还是由改变滤波范围造成的。

3)陷波滤波器:50Hz 或 60Hz 陷波滤波器是用来滤除来自电源的干扰。这种滤波方式对 BAEP 有效,但对 SEP 可产生人为假象,所以在 SEP 检查中应小心或者不予使用。对于 60Hz 陷波滤波器。环状伪迹多发生在 16.6ms 和 33.3ms;对于 50Hz 陷波滤波器,环状伪迹多发生在 20ms 和 40ms。这些伪迹易与上肢 SEP 中 16~20ms 的 EP 成分和下肢 SEP 中 30~40ms 的 EP 成分相混淆。应该注意的是,如果不适当地使用这种滤波器,环状伪迹会在整个过程中持续而稳定地存在,即使神经传导通路已出现损伤。此外,陷波滤波器还可将频率为 50~60Hz 左右的有用 EP 成分滤掉。

4)数字滤波器:上面提到的高频、低频和陷波滤波器均是模拟式滤波器,诱发电位仪中数字滤波最常用的就是其平滑功能。这种平滑功能可减少像肌电这样高频瞬态信号引起的不连续性。在某种程度上,平滑功能就像一个高频滤波器,滤除信号中的高频成分。数字滤波器在导致信号衰减和相位移动方面比模拟滤波器小得多,无论是数字滤波器还是模拟波器,去噪的最好方法是消除干扰源,而不是过分依赖滤波器。

(3)滤波带通选择

带通就是指通过滤波器的频率范围。带通选择的最基本目的就是将处于不同频率范围的 EP 信号和噪声信号分开,并对噪声信号进行衰减,从而获得一个清晰而突出的 EP 波形。

(4)减少噪声的步骤

平均和滤波可减少噪声干扰,提高信号-噪声比,使记录信号更加清楚。有些噪声可通过改进方法和技术加以消除,具体步骤如下:去除皮肤上的皮脂和角质层;电极与皮肤之间用导电糊藕合;电极阻抗保持在 2kΩ 左右;记录导线尽可能短,将记录导线拢成一束;将刺激导线和记录导线分开,避免传输电缆互相编织,不要摇晃导线;拔除不用设备的插头,避免使用没有接地的两相插头;当放大器"饱和"时停止平均;调节灵敏度、排除干扰;设置记录延迟。

9.3.5 诱发电位监测的适用范围

广义上讲,任何与神经系统(包括中枢神经系统和周围神经系统)有关的手术均可受益于神经生理监测。具体地讲,在神经外科脑肿瘤、血管畸形或癫痫病灶切除的手术中,可根据神经电生理测定的大脑皮质运动区和感觉区的定位,决定手术皮质入路及切除范围。为中央区附近的肿瘤和脑血管病的手术提供了一个客观的依据,以减少手术对运动皮质的损伤。在桥小脑角手术及脑干、颅底手术监测脑干功能以及脑神经情况决定手术入路及切除范围。

在选择性神经根切除、脊髓粘连和腰骶脊髓肿瘤分离的手术中,可根据刺激神经根丝引发的肌电图、神经—肌肉激发电位的结果决定分离、切除和保留的范围,对保护尿道括约肌、肛门括约肌功能提供了极大的帮助。

在脊柱侧弯矫形手术中,手术医师可根据即时的感觉、运动传导束功能测定的结果,决定对侧弯矫正的程序;在骨科或神经外科腰骶椎脊柱器械固定手术中,可根据神经—肌肉激发电位的结果,了解置人体内的器械(例如椎弓螺丝钉等)是否破入椎管或离脊髓神经根太近;在颈动脉内膜切除手术中,可根据经颅脑血管超声波的结果,即刻了解大脑通过基底动脉环对侧辅助供血的情况,结合脑电图、SEP 和脑血氧饱和度测定的综合结果,提供给手术医师详细、明确的大脑功能状态,以决定手术中是否使用分流导管,以降低手术中因放置分流导管而造成的脑血管栓塞。

一般来讲,在各科各类手术中,凡是可能影响到脑、脊髓、神经根和周围神经功能的手术,均可在手术中通过不同方式的神经监测技术直接了解神经功能的完整性,减少神经损伤的机会,提高手术质量。

9.4 术中体感诱发电位监测

9.4.1 体感诱发电位相关的解剖

手术中 SEP 监测是通过电刺激周围神经(上肢腕部正中神经和下肢踝部胫后神经)的本体感觉的神经成分,刺激产生的信号经脊髓后索向上传递,在感觉神经传导通路上不同部位记录到明确的电活动，再将这些信号通过信号放大器放大，放大后的波形就是 SEP。通过分析波形波幅和潜伏期的改变来判断神经传导功能是否正常，从而给手术医师提供可靠的信息，以防止手术操作对神经功能造成的不必要损伤。应用于手术中监测的 SEP 主要是其短潜伏期成分，上肢 SLSEP 为 25ms 以内的电位成分，下肢 SLSEP 为 45ms 以内的电位成分。中枢传导时间(central conduction time，CCT)，即 N20 与 N13 潜伏期差值，是反映感觉神经传导通路中枢传导的重要参数。

SEP 具有受肌肉松弛药影响小、容易操作、不干扰手术操作、刺激电压低和能够连续监测的优点。缺点是波幅低只有微伏级，容易受外界干扰，需要平均叠加不能实时反映，只能间接反映运动神经系统功能状态。

SEP 向上传递的信号经感觉传导束的三级传递至大脑皮质。来自周围神经刺激产生的感觉神经冲动通过脊髓传导到达脑部，第一站是在延髓下端、脊髓上端的薄束、楔束核内，形成第一级神经元的突触联系，交换后的二级神经元的轴突交叉到对侧构成内侧丘系上行至丘脑的腹后外侧核。在丘脑核团内交换后的三级神经元的轴突从丘脑发出后，构成内囊后肢，由内向外放射状的沿侧脑室散开投射在大脑感觉皮质区的不同部位(图 9-4-1)。

感觉皮质是人类接受感觉信息的皮质，主要位于顶叶皮质的前部和中央沟的后部。感觉信息代表区域的排列按躯体顺序，与中央沟前的运动代表区相对应。来自对侧足部的信息在半球纵裂深处，胼胝体之上；臀部和大腿的投射部位接近大脑皮质顶部；从中线向外侧感觉的顺序排列依次是肩、肘、腕和手指，大拇指在最外侧。此后打破惯例，头面部的排列位于紧靠大拇指的外侧，最后在感觉皮质带的最外侧，临近外侧裂和颞叶的感觉皮质是口、舌、咽喉的代表区。

SEP 包括短、中、长潜伏期电位。短潜伏期电位一般不受意识状态的影响，中、长潜伏期电位则明显受意识状态的影响。短潜伏期电位神经发生源明确、稳定的特性适合手术中监测以及神经系统疾病的诊断。

在 SEP 的波中，向上的称为负向波(negative waveform，N 波)，向下的称为正向波(positive waveform，P 波)。反映人类复杂感觉系统功能的皮质 SEP 有多个波形组成，在不同记录导联中有不同的分布、波幅和潜伏期。手术中监测 SEP 短潜伏期电位，上肢主要观察的波有 P_{15}、N_{20}、P_{25}，下肢主要观察的波有 N_{32}、P_{40}、N_{55}。

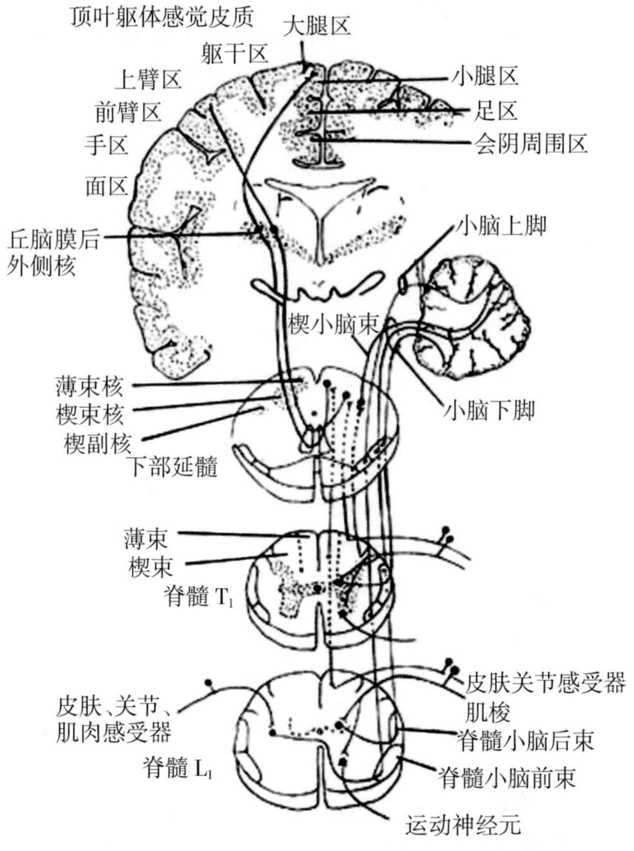

图9-4-1 本体和实体感觉传导通路

9.4.2 体感诱发电位监测技术

手术中监测 SEP 时，在头顶放置记录电极，刺激电极是放在上肢和下肢的周围神经部位。

(1)参数选择

SEP 常用单个脉冲电刺激，刺激频率：2.4 ~ 4.8Hz；刺激时程：200 μs；刺激强度：上肢 15 ~ 25mA/ 下肢 35 ~ 45mA；灵敏度：1 ~ 5 μV。

带通滤波范围 30Hz(低通) ~ 500Hz(高通)，陷波滤波器(notch filter)关闭，信号平均次数 200 ~ 500 次，信号分析时间 50 ~ 100ms。

(2)刺激电极的选择

刺激电极采用表面片电极，也可采用金属条型电极，安装在皮肤表面，上肢刺激部位为腕部正中神经，下肢刺激部位为踝部胫后神经。

(3)记录部位

上肢记录电极安装位置按照国际脑电 10 ~ 20 标准，采用皮下针电极。上肢感觉神经 EP 的记录部位常包括：锁骨上窝处的 Erb’s 点，记录从刺激点到锁骨上窝周围神经产生的神经电位反应；$C_{6\sim7}$ 椎体水平放置颈部电极，记录颈髓电位；头皮电极记录点为 C3'和 C4'，记录中央区感觉皮质产生的皮质电位（图 9-4-2A）。下肢感觉神经 SEP 的记录部位包括：腘窝电极记录的来自胫后神经刺激产生的腘窝电位；T_{12} 或 L_1 椎体水平放置电极，记录腰髓电位；头皮电极记录点为 Cz，记录中央区旁中央小叶感觉皮质产生的皮质电位（图 9-4-2B）。

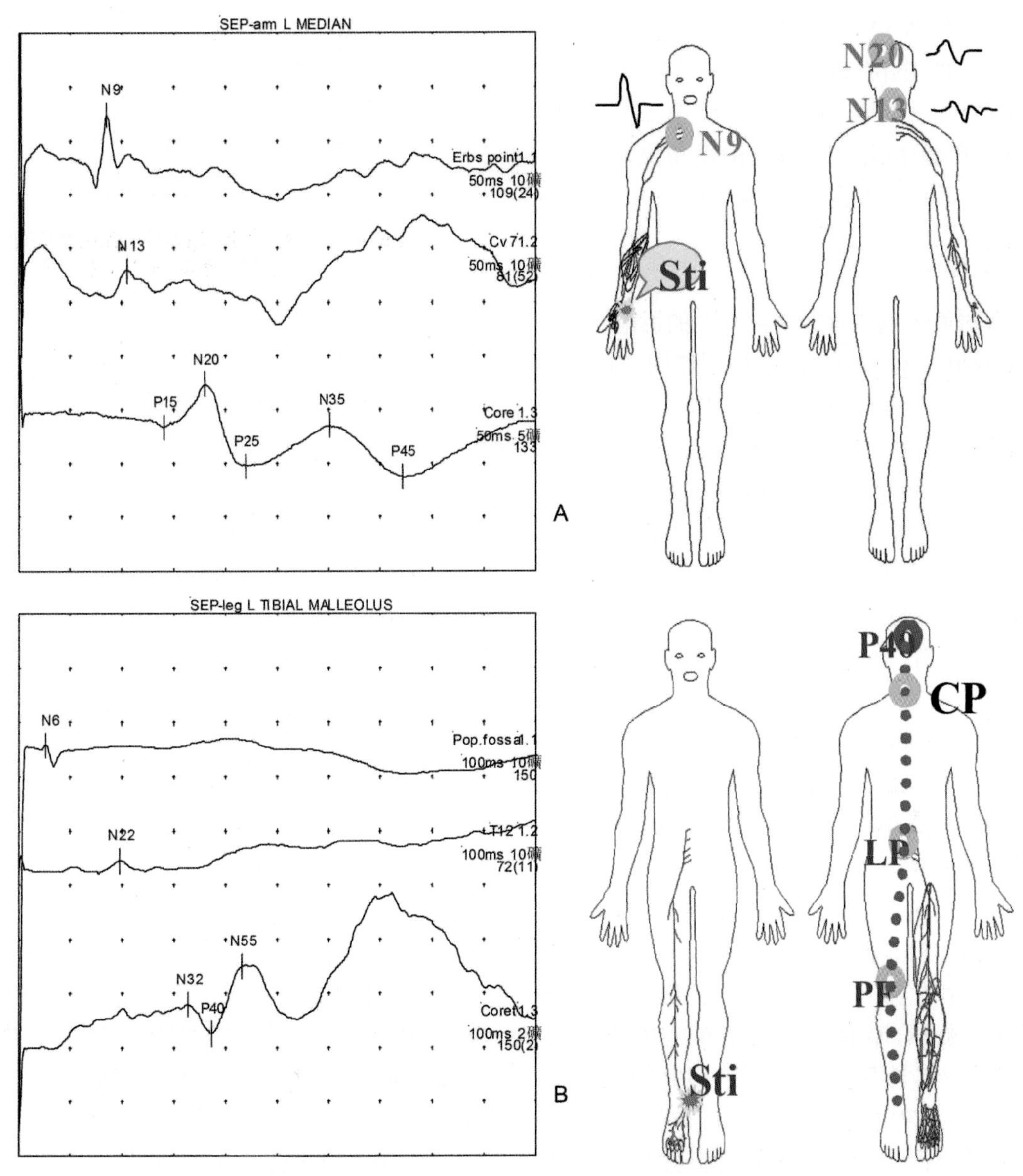

图9-4-2 上肢（A）和下肢（B）体感的示意图

（4）指标和分析

1）SEP 的分析主要是根据波形分化、潜伏期和波幅进行分析

A. 峰潜伏期（PL）：自刺激开始到各波波峰的传导时间。因参量近正态分布，所以较为恒定，均值大于 2.5～3 个标准差为异常。

B. 峰间潜伏期：为两峰间距，亦反应中枢传导时间，较为稳定。

C. 波幅（μV）：由波峰到基线，或前一波谷到后一波峰的垂直高度，由于参量属非正态分布，所以变异较大和客观性较差，但有时可预示病变早期的变化。

D. 左右侧差：包括左右潜伏期及波幅差，正常情况下双侧应基本对称。

2)SEP 的各成分—可能的神经发生源

A. 上肢：N_9 为臂丛电位，N_{11} 为颈髓后索的电位，N_{13} 为颈髓后角的突触后电位，P_{14} 为内侧丘系的电位，N_{20} 为顶叶后中央回躯体感觉区的电位，

B. 下肢：腘窝电位（PF）为胫后神经电位，马尾电位（CE）的第一个 N 波为传入神经，第二个 N 波为传出神经，腰髓电位（LP）为腰髓后角突触后电位。P_{40} 为中央后回躯体感觉区的电位。

9.4.3 诱发电位影响因素和警报标准

(1)麻醉对躯体感觉神经诱发电位的影响

由于全身麻醉对神经传递有抑制作用，特别是对大脑皮质细胞传递有明显的抑制作用，所以对 SEP 也有明显的抑制。全身麻醉中使用的所有吸入麻醉药对 SEP 的影响均与使用剂量（浓度）有关。吸入达到一定浓度时均可造成 SEP 的潜伏期延长、中枢传导时间（CCT）延长和波幅降低。

在吸入麻醉中必须明确一个非常重要的概念，即肺泡最低有效浓度（minimum alveolar concentration，MAC），其定义是在一个大气压下有 50%患者在切皮刺激时不动，此时肺泡内麻醉药物的浓度即为 1 个 MAC。通过 MAC 指标可进行各种吸入麻醉药药效（或副作用）的比较。静吸复合麻醉时异氟烷、七氟烷达到 0.5～1.0MAC 时 SEP 较为理想，1.0～1.5MAC 时 SEP 波幅降低和潜伏期延长，1.5MAC 时 SEP 波形降低和延长明显，趋于消失（图 9-4-3）。所以，推荐应用对 SEP 影响较小的麻醉药物进行静脉复合麻醉。麻醉引起的皮质 SEP 衰减在儿童和青少年尤为明显，对下肢 SEP 的影响较上肢 SEP 影响大，对皮质下 SEP 成分影响最小。在条件允许的情况下，可使用静脉麻醉药丙泊酚，剂量 1.5～2.5mg/kg/min，可完全不影响 SEP 的波幅，但潜伏期可延长 8%～20%。

手术中因需要而辅助应用的药物，例如降压药，在降低血压的同时可引起脑血流量减少，使 SEP 改变。神经电生理监测人员必须了解这些药物的作用，并及时同麻醉医师和手术医师商量。

手术中人体的生理状态亦可对 SEP 的潜伏期和波幅造成较大的影响。①体温：肢体温度升降可使周围神经传导速度相应增减。②血压：低血压可使 SEP 的波幅降低和潜伏期延长。

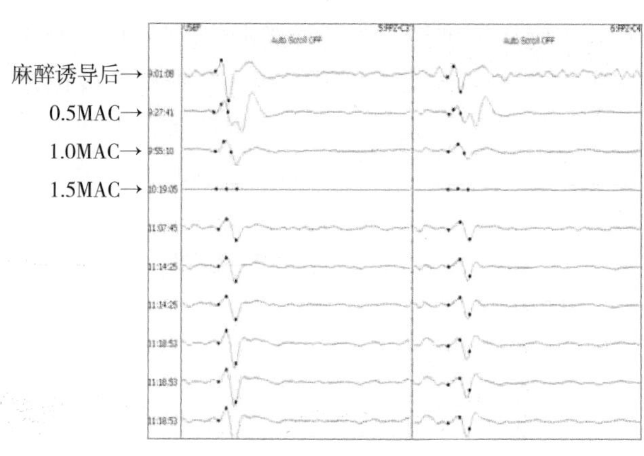

图9-4-3 吸入性麻醉剂不同肺泡最低有效浓度对体感诱发电位的影响

(2)警报标准

手术中 SEP 的报警原则是将手术中监测到的结果与基线进行自身对照。由于患者是处于麻醉状态，所以手术前门诊检查结果仅能作为参考。为了减少外界因素干扰造成误报，应在麻醉诱导后设定自身基线。一般认为波幅反映的是轴索同步活动，潜伏期反映的是神经纤维传导速度。在手术中，SEP 的报警标准一般是波幅降低 50%或潜伏期延长 10%。

9.4.4 手术中体感诱发电位监测的应用

(1)适应证

脊髓、脑干、幕上不同节段的感觉神经传导通路的传入神经元的突触改变皆可影响 SEP，导致其潜伏期延长、波幅降低或成分丢失。因此，SEP 不仅可监测特殊的感觉神经传导通路，而且对远处神经结构的改变也非常敏感。所以，手术中 SEP 监测适用于：幕上中央沟附近和纵裂入路手术；中线及脑干附近手术；血管畸形和动脉瘤手术；颈动脉内膜剥脱术；脊髓手术和神经介入手术等。

(2)手术中 SEP 监测的作用

手术中 SEP 监测的主要作用在于：①确定神经传导通路上与手术有关的急性损伤及部位；②确定由于急性全身改变（例如低血压或低血氧症等）所致的神经功能障碍；③确定肿瘤周围或肿瘤内的神经组织，并尽可能减少对正常神经组织的伤害。

(3)在各类手术中的应用

1)脑干及毗邻部位的手术：脑干病变、损伤累及内侧丘系者可表现出相应的 SEP 改变，主要表现为 N_{13}–N_{20} 峰间潜伏期延长和 N_{20} 缺失；反之，N_{13}–N_{20} 峰间潜伏期改善或 N_{20} 恢复也与临床病情好

转相一致。Witzmann 等在 97 例患者进行了手术中 SEP 监测。在手术后出现神经功能损伤的 18 例患者中，中枢传导时间(CCT)明显延长的有 13 例，N_{20} 消失 5 例。认为，N_{20} 成分缺失是神经功能损伤的敏感指标，持续的 CCT 延长（N_{13}–N_{20} 峰间潜伏期）或（和）两侧间 CCT 之差>2ms 常常提示手术后偏瘫，特别是伴有波幅降低时。张亚卓等对猫的脑干及其周围手术进行了 EP 监测的实验研究，对中脑、脑桥、延髓不同的脑干部位及其周围进行分离、牵拉、止血、电凝损毁等常见的脑干手术操作，发现 SEP 的 N_{20} 变化较为敏感，刺激与牵拉均可引起不同程度的改变。轻度牵拉引起的 EP 改变多有可能恢复，神经系统改变也轻微。重度牵拉，尤其是持续一段时间，对脑干造成的损伤则是致命的，而电凝损毁造成的改变常常是不可逆的。乔慧等对 41 例脑干肿瘤患者进行了手术中 SEP 连续监测，观察到手术中 SEP 变化最敏感的是 N_{20} 的变化及 N_{13}–N_{20} 的 CCT，N_{20} 持续性缺失的患者手术后大多出现偏瘫。手术中 N_{20} 一过性消失考虑为牵拉所致的损伤，并不影响肢体运动；同时发现 N_{13}–N_{20} 的 CCT 变化与预后症状好坏具有明显相关性，其持续性延长提示患者预后不佳。

2）动脉瘤手术和颈内动脉内膜剥脱手术：在颅内动脉瘤切除和颈内动脉内膜剥脱手术中，常常需要暂时夹闭供血动脉近端，以减少病变动脉壁张力，防止破裂出血。对夹闭血供区的大脑功能状态进行监测，可及时发现脑缺血性损伤，纠正手术操作，避免手术后神经功能障碍(图 9-4-4)。动物实验表明，脑血流量低于 15ml/100g/min 就可引起 SEP 改变，而导致细胞代谢受到影响的脑血流量大约是 10ml/100g/min，可见在脑血流改变未造脑细胞代谢病理性障碍时就可出线 SEP 改变。因此，根据 SEP 改变的程度，适当调整可引起脑损害的手术操作是安全可行的。目前认为，SEP 波幅降低 50%以上或中枢传导时间延长 1ms 时有临床意义。中枢传导时间(CCT)反映 SEP 在中枢通路的传导状况。颈内动脉闭塞时，由于大脑半球和皮质下结构供血不足，皮质 SEP 会明显衰减，CCT 延长。在一定时间内解除颈内动脉闭塞，皮质 SEP 和 CCT 可恢复正常，手术后不会出现肢体运动功能障碍。临床实践表明 CCT 在提示中枢通路传导功能方面是一个较为敏感、可靠的指标。例如，大脑中动脉、颈动脉末端、基底动脉、大脑后动脉暂时闭塞都可引起 CCT 显著延长甚至皮质 SEP 成分丢失。因此 SEP 监测在动脉瘤手术中能够提供有价值的信息。

由于 SEP 反映的是感觉神经传导通路功能的完整性，因此 SEP 监测效果与夹闭动脉瘤的部位密切相关。根据脑动脉的血流分布，大脑中动脉供应皮质手部的感觉运动区，大脑前交通支和大脑前动脉供应皮质足部区血流。所以，在这些手术中宜分别选择腕正中神经或胫后神经进行监测。Friedman 等在 50 例大脑中动脉瘤切除术患者发现，正中神经 SEP 监测的敏感性为 83%，特异性 90%。Manrinen 等指出，对于椎基底动脉瘤手术，SEP 仅能预测 38%的手术后神经损伤。关于动脉瘤夹闭所允许的确切时间和 SEP 改变在手术中干预的价值，国外学者认为 SEP 的 N_{20} 渐进性减退至消失的患者，只要血流在 10min 内再通，便无并发症发生；对于 N_{20} 波幅仍大于对照 50%或 CCT 延长不超过 1ms 的患者，如果波形不再发生恶化，则夹闭时间可适当延长；对于无 N_{20} 波幅改变的患者，手术尽可仔细、缓慢地进行；而出现 SEP 迅速改变的患者，手术中干预的效果不佳，并且预后较差。

3）脊髓和脊柱手术：脊柱侧凸手术中应用 SEP 监测主要有两个目的：第一，防止手术中损伤神经结构；第二，指导手术医师确定安全校正曲线的限度。Forbes 等在 1 000 例脊柱侧凸手术中进行了 SEP 监测，他们发现 SEP 监测及时、可靠和实用，并且明显较唤醒试验灵敏，值得取代和推广。Kearse 等在脊髓内手术中应用了 SEP 监测，结果发现手术中 SEP 监测可预测手术后运动功能。如果手术前不能记录到 SEP，则手术中 SEP 记录非常困难，所以此类类患者不应选作手术中监测。这些手术监测的难点在于神经损伤可在短时间内发生，这时必须有良好的信噪比才能迅速获得理想的 SEP 记录。

在脊柱矫形手术中，脊髓可能受到损害，SEP 监测有助于发现脊髓损伤，并改善患者的神经功能预后。Ashkenaze 等认为：脊柱侧凸手术中 SEP 监测的可测得率为 72%，60%出现显著改变，并且置入器械的种类对 SEP 具有明显的影响。Bouchard 等认为，脊髓前减压手术中持续监测 SEP，A 组 34%的患者在脊髓减压后 SEP 立即好转，B 组 66%的患者在手术中 SEP 保持稳定；手术后，A 组患者的神经功能恢复较 B 组快。国内程怡华监测了 42 例脊髓脊柱手术患者的 SEP，将手术中 SEP 的改变分为四型：Ⅰ型，无明显改变；Ⅱ型，有明显改

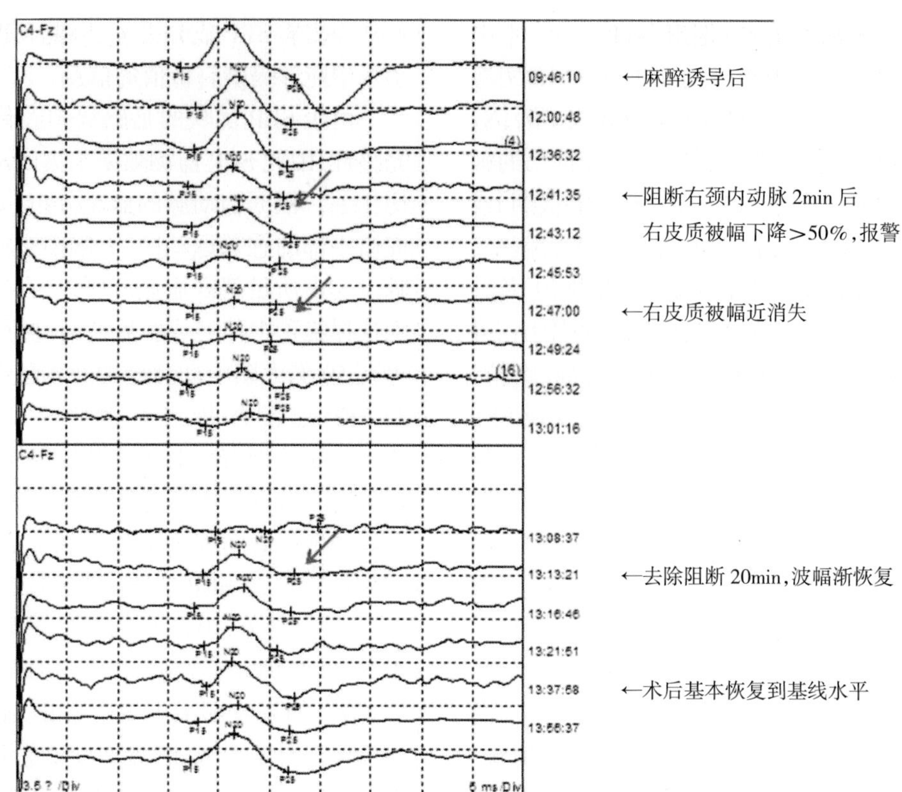

图9-4-4 右颈内动脉C_7段动脉瘤，术中行体感诱发电位监测，术后患者无肢体活动障碍及其他阳性体征

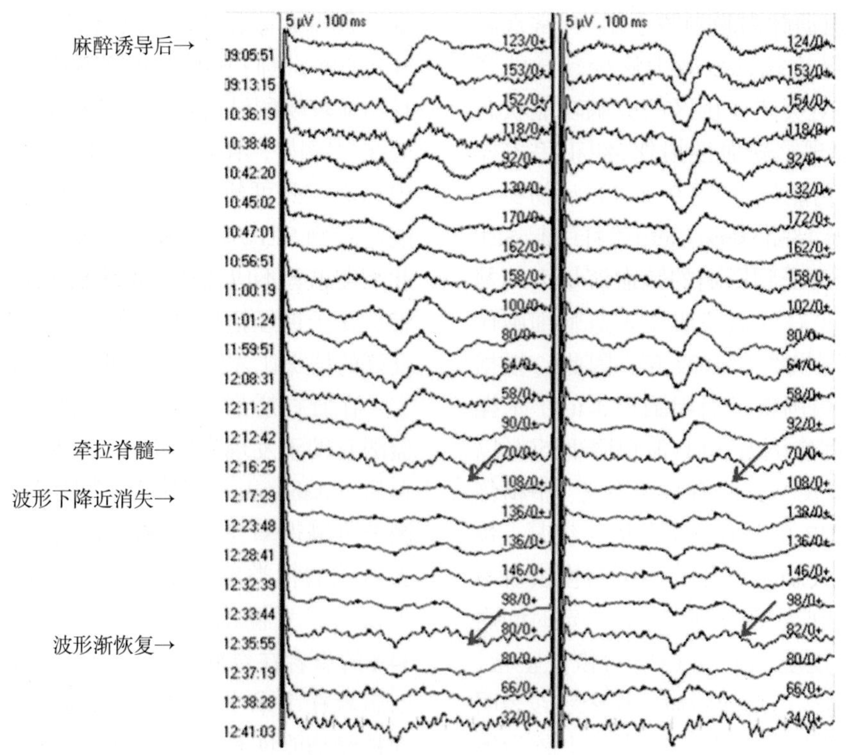

图9-4-5 肿瘤切除中牵拉脊髓，双下肢SEP波幅下降超过50%近消失，术毕恢复，术后双侧下肢未见明显感觉及运动障碍

变，但很快恢复至标准水平；Ⅲ型，有明显改变，能部分恢复至标准水平；Ⅳ型，波形消失，不再有改变。已经证实，SEP 改变为Ⅲ型者，手术后 100%发生神经功能缺陷。

北京市神经外科研究所曾对脊髓肿瘤切除手术中 SEP 监测进行了研究（图 9-4-5），对脊髓功能进行 SEP 和 MEP 联合监测能够获得满意的结果。手术中联合应用 SEP 和 MEP 监测时，应用丙泊酚全静脉麻醉，其波形稳定可靠，有利于避免“假阴性 / 假阳性”结果以及手术后神经功能障碍的发生。

（4）手术中 SEP 监测的局限性

当 SEP 监测的路径不包含受影响的血管、血流改变未超过 SEP 发生变化的血流阈值或损害仅影响了运动神经传导通路而未影响感觉神经传导通路时，就会出现假阴性结果。关于影响 SEP 监测的因素，Weinstein 等认为其容易受手术中环境改变的影响，包括血压、室内温度和麻醉深度等。Ashkenaze 等研究发现，平均动脉压低于 12kPa 可严重影响手术中 SEP 监测的质量，温度降低 1 ~ 2℃，SEP 的质量亦降低。

9.5 术中运动诱发电位监测

9.5.1 概述

MEP系用电或磁刺激脑运动区或其传出通路，在刺激点下方的传出路径或效应器、肌肉记录到的电反应。此电反应为一复合肌肉动作电位（compound muscular activity potentials，CMAPs），其第一个波命名为“D”（direct）波，即直接波；随后的一个波称为“I”（indirect）波，即间接波。D 波的潜伏期很短，I 波相互的时间间隔均约在 1ms，第一个 I 波是一个单突触兴奋性突触后电位（EPSP），连续几个 I 波的波间期可能反映了各个突触放电的延迟。这种肌肉反应具有毫伏级或近毫伏级的高波幅，一般不需要信号平均技术，极易记录。

根据所用刺激器及记录部位的不同可分为，经头颅电刺激运动皮质产生肌肉动作电位的方法，称为经颅电刺激运动神经诱发电位（TCeMEPs）；经头颅磁性刺激运动皮质产生肌肉动作电的方法，称为经颅磁刺激运动神经诱发电位（TMsMEPs）；经硬膜外或硬膜下直接刺激脊髓，并在手术野下段脊髓记录 EP，称为脊髓诱发电位（SCEPs）；经椎板、椎间盘、棘间韧带间接刺激脊髓，在周围神经干记录神经诱电位反应的方法，称下行神经源性诱发电位（DNEPs）（图 9-5-1）。

9.5.2 手术中运动诱发电位监测技术

SEP 应用于手术中监测脑和脊髓功能，对于保护感觉传导通路功能的完整性发挥了积极有效的作用，但其并不能提供有关运动功能的信息，近年来逐渐完善和发展的手术中监测运动神经传导功能的方法，对监测和评估运动功能的完整性及降低手术致残率，提高患者的手术后生存质量具有重大意义。经颅磁刺激无痛、安全，但价格昂贵，对手术部位、器械及麻醉条件等要求较高，故应用于手术中监测有一定困难。经颅电刺激（transcranial electrical stimulation，TES）具有定位准确，刺激仪器价格便宜，安全、方便、可靠、实用等优点，被广泛应用于手术中运动功能的监测。

（1）经颅电刺激运动诱发电位

1980 年 Merton 和 Morton 开创了在正常清醒状态下经颅电刺激技术，1984 年 Levy 等在动物及临床研究的基础上，记录出手术中 MEP。

1）参数选择：MEP 常用一般采用短串电刺激，每个串刺激由 4 ~ 8 个单刺激组成，刺激强度 100 ~ 400V，刺激间期 1 ~ 2ms，灵敏度 50 ~ 500 μV，带通滤波范围 30（低通）~ 3 000Hz（高通），50 或 60Hz 陷波滤波器（notch filter）关闭，信号平均次数 1 次，信号分析时间 100ms。

2）刺激电极的选择：根据国际脑电图导联的 10/20 系统的头皮电极定位法，刺激电极一般采用盘状电极或针电极安放于头顶脑皮质手部和足部的投射区，即在 10/20 系统中 C_3、C_4 和 Cz 点的前方 2cm 处，C_1 ~ C_2 互相作为对侧的参考电极，而阳极是有效电极，即刺激电极。

3）记录部位：一般采用针电极放置于刺激皮质对侧相应的肢体肌腹中，并且每个肢体应在两组或两组以上不同的肌群安装记录针电极，结果可以互

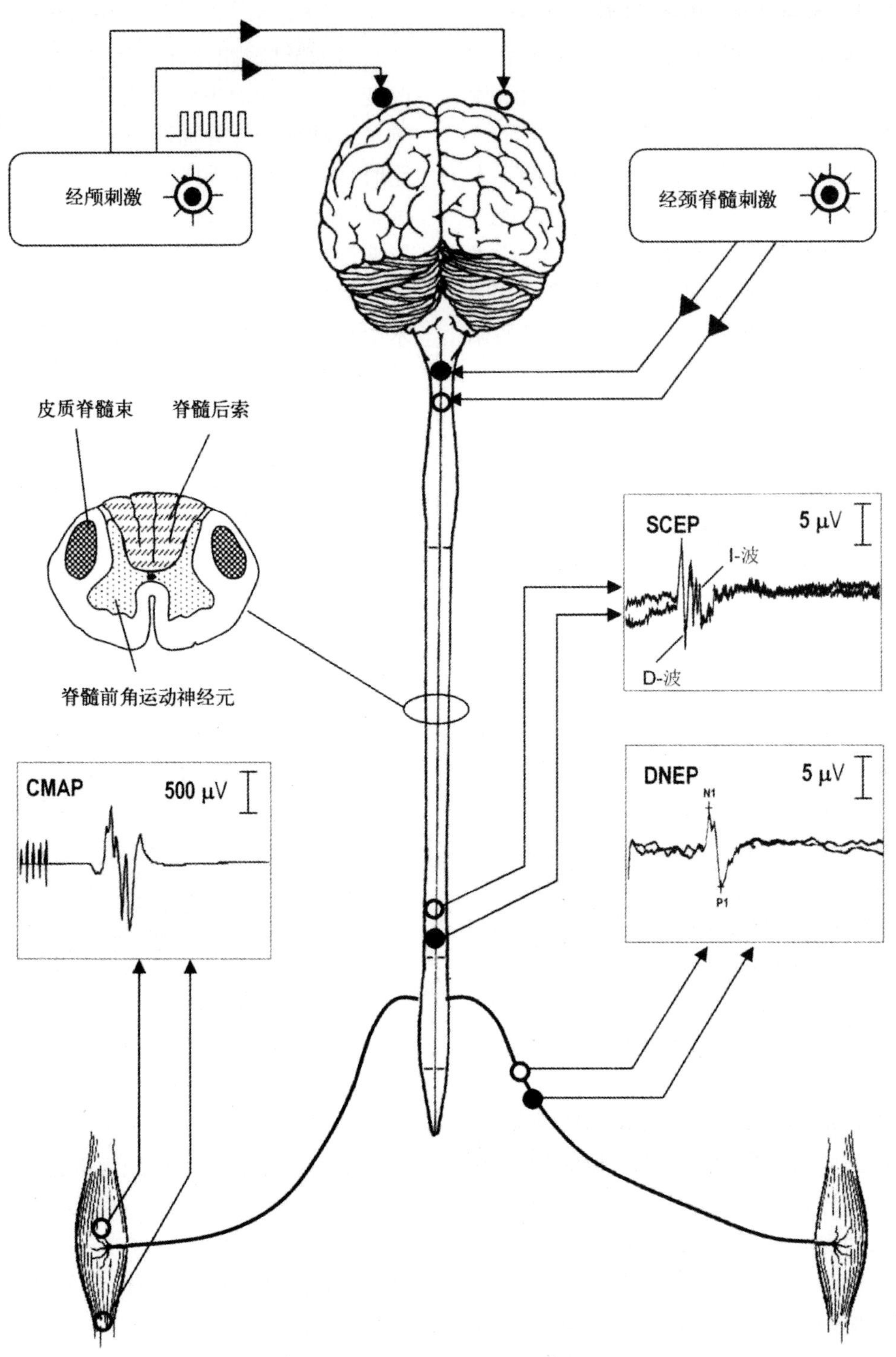

图9-5-1 运动诱发电位示意图

相参照，其中一组电极脱落或接触不良等情况时仍可确保记录的稳定。记录肌群上肢通常采用伸指总肌、鱼际肌等，下肢通常采用胫前肌、拇短展肌等。

(2)直接皮质电刺激

手术中对功能区定位的方法是直接皮质电刺激(direct electrocortical stimulation, DES)。

对语言功能区的定位要求在唤醒状态下进行，对麻醉的要求十分严格。通常采用静脉麻醉手术中唤醒技术，经鼻气管插管或插入喉罩通气道保证有效通气，减少 CO_2 蓄积，并且需要保证患者手术中清醒度以确保手术中功能监测获得的数据真实可靠，避免发生危险。患者可于手术前进行语言功能评估，皮质电刺激采用大脑皮质功能定位系统，双极刺激进行皮质定位，两电极之间距离 5mm，双相脉冲方波，脉冲宽度 200μs，50Hz，刺激时程 4s。电刺激电流初始量为 1mA，每次增加 1mA，最大量为 15mA。如果手术中电刺激情况下测试患者出现语言障碍，则协助术者判断此处皮质为语言功能区，为患者手术后语言能力得以保留发挥重要作用。

单纯应用 SEP 波形翻转定位中央沟，不能提供完整准确的有关运动功能的信息，最初感觉运动皮质的定位是在唤醒状态下进行的，由于唤醒状态对全凭静脉麻醉技术要求很高，如果患者在手术中则会做出一些无意识的动作，可能会发生呛咳、躯干与肢体无意识乱动等情况，如果出现这种情况非常危险。在累及运动皮质及其附近的外科手术中，手术中在全身麻醉状态下应用直接皮质电刺激定位和监测运动神经传导功能，协助手术医师选择安全可靠手术入路及鉴别重要的功能区。

手术中刺激参数选择：刺激频率 60Hz；刺激时程 100～200μs；刺激强度 3～20mA（强度由低到高递加）；灵敏度 50～100μV；带通 30～3000Hz。

根据手术的需要，也可应用皮质下刺激定位，以达到尽可能多的切除肿瘤，最大限度保留运动功能，提高患者生存质量。

9.5.3 运动诱发电位影响因素和报警标准

（1）运动诱发电位影响因素

肌肉松弛药和吸入麻醉药对 MEP 监测的影响较大，其影响到皮质运动神经元、皮质脊髓束、锥体纤维与脊髓神经元间的突触联系、前角运动神经元及神经肌肉接头等运动传导通路的各个部分，从而引起 MEP 波幅的降低。此外为保证监测顺利进行，必须在手术中保持麻醉药物的稳定，避免静脉注射等单次大剂量给药直接改变监测结果。

肌松药选择性地作用于神经肌肉接头型 N 型胆碱能受体，暂时干扰阻断了正常神经肌肉接头兴奋的传递，使肌肉松弛。监测过程中使用肌肉松弛药将严重影响 MEP 的监测，须禁用肌肉松弛药，如果必须使用，也要尽量使用超短效肌肉松弛药，平稳给药，避免单次大剂量给药。

吸入麻醉是利用气体剂型麻药或液体剂型麻药挥发出来的气体通过呼吸道进入体内而起到麻醉作用的。大脑皮质是吸入麻醉药干扰冲动信息传递的重要部位，吸入麻醉药对大脑皮质作用首先表现的是抑制，吸入麻醉药达到一定浓度即能产生肌肉松弛作用，七氟烷浓度为 0.5～1.0 时，MACMEP 非常不稳定；1.0～1.5MAC 时，MEP 基本消失。因此，进行 MEP 监测应禁用吸入麻醉药七氟烷等。

此外，MEP 的引出成功与否还与刺激电极的位置，病变部位、手术切口、患者年龄及手术前运动功能的评价密切相关。

（2）运动诱发电位报警标准

由于 CMAPs 波幅存在很大差异，临床应用肌源性 MEP 作为手术中监测的预警标准很难统一。Glassman 等认为，应把经颅电刺激运动诱发电位的波幅降低 50%以及起始潜伏期延长 2.5ms 作为提醒手术医师的标准。但也有报道称，波幅降低基线的 80%与手术后神经功能损伤无相关性；大多数作者仅采用肌源性电位的有或无作为神经损伤的指标。目前普遍认为，任何一个病例，如果手术中诱发出 CMAPs 的经颅电刺激阈值增加 100V 或更高且保持超过 1h，其将增加手术后运动功能减退的可能。（图 9-5-2）

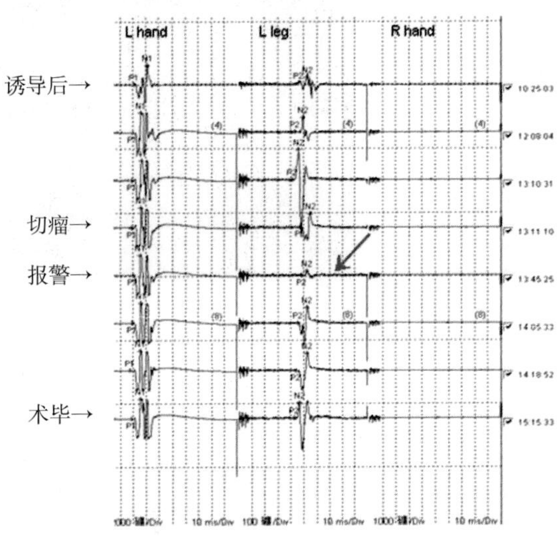

图9-5-2 肿瘤切除过程中（80%），患者左上肢MEP波幅下降超过50%，报警后暂停操作，波幅恢复切前水平，2周后随访患者肌力基本同前

9.5.4 运动诱发电位手术中应用

使用适当的刺激方法、设置合适的刺激参数及保证一定的麻醉条件，MEP 监测可应用于手术中监测，例如脊髓脊柱外科手术、累及功能区及其附近的肿瘤、脑血管病手术时的皮质和皮质下缺血，桥小脑角手术面肌 MEP、颅底脑干手术及其他一些神经外科手术等，以达到最大程度切除肿瘤，并在患者的脑脊髓功能出现不可逆性损害前发出警报，保证运动神经传导通路及其功能的完整性和辅助预测患者手术后运动功能,从而降低病残率、有效提高患者手术后的生存质量。

【典型病例】

病例1，患者女性,61岁，主因左上肢麻木17年,四肢无力2年,经查四肢肌力Ⅳ级,双上肢、胸背部浅感觉减退,MRI检查提示血管网织细胞瘤可能性大,约9mm×9mm×15mm大小。手术中和手术结束时TCeMEP刺激量、波幅、潜伏期基本同手术前,运动功能保留完好(图9-5-3)。

病例2,患者男性,40岁,主因发作性肢体抽搐伴意识丧失3个月,经查双上肢肌力Ⅳ级,左下肢肌力Ⅳ级,右下肢肌力Ⅴ级,左下肢浅感觉减退。手术中辨明运动区后在不影响手术野的前提下将刺激电极放置在肌肉动作电位波幅最高的皮质表面,在切除肿瘤的过程中进行实时监测。手术结束时直接皮质电刺激同手术前,手术后随访患者情况良好(图9-5-4)。

病例3,患者女性,30岁,主因发作性头痛1年余,出现四肢抽搐意识不清1次,经查四肢肌力Ⅴ级。MRI检查显示肿瘤位于上矢状窦，右大脑镰旁,大约62mm×54mm×60mm,行右额顶开颅肿瘤切除术,中图显示手术中经皮质体感诱发电位翻转确定中央沟位置,下图显示经直接皮质电刺激确定出上下肢所在功能区，手术后随访患者情况良好(图9-5-5)。

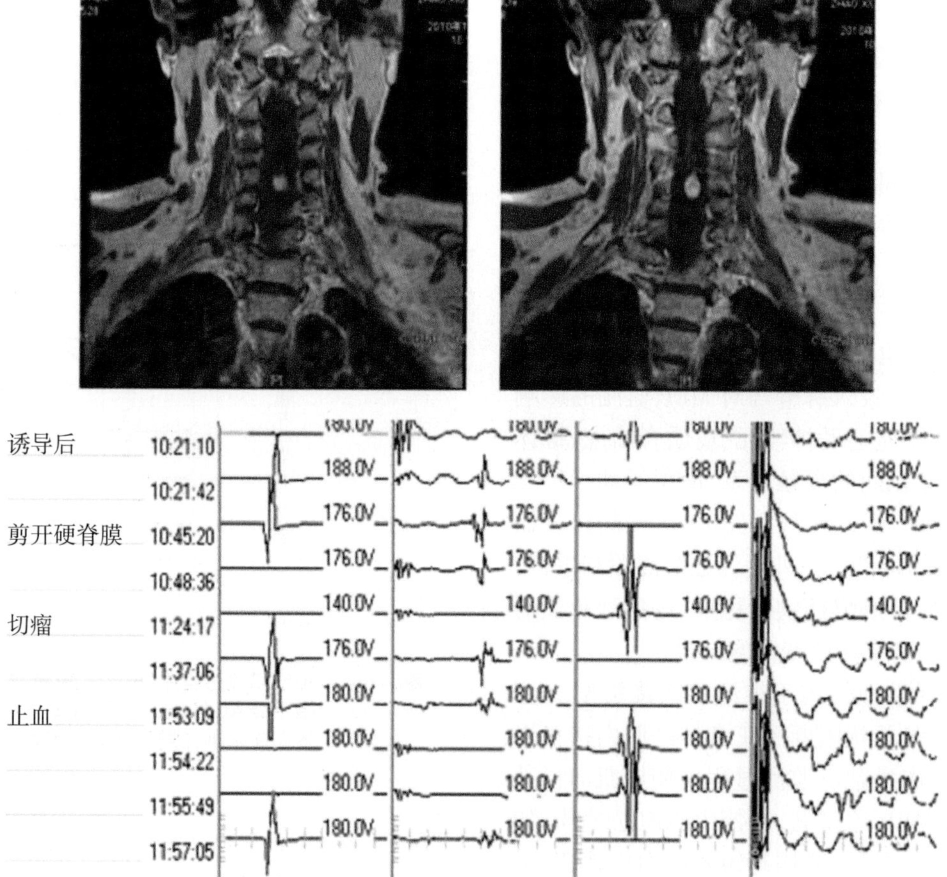

图9-5-3 C_4、C_5髓内占位术中经颅运动诱发电位实时监测图形

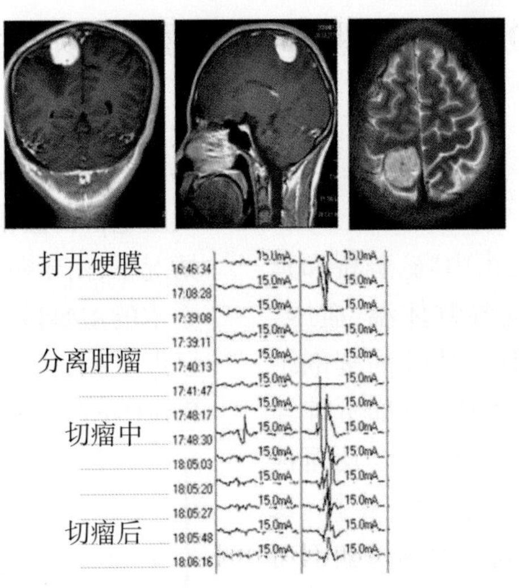

图9-5-4　右额顶脑膜瘤术中直接皮质电刺激实时监测图形

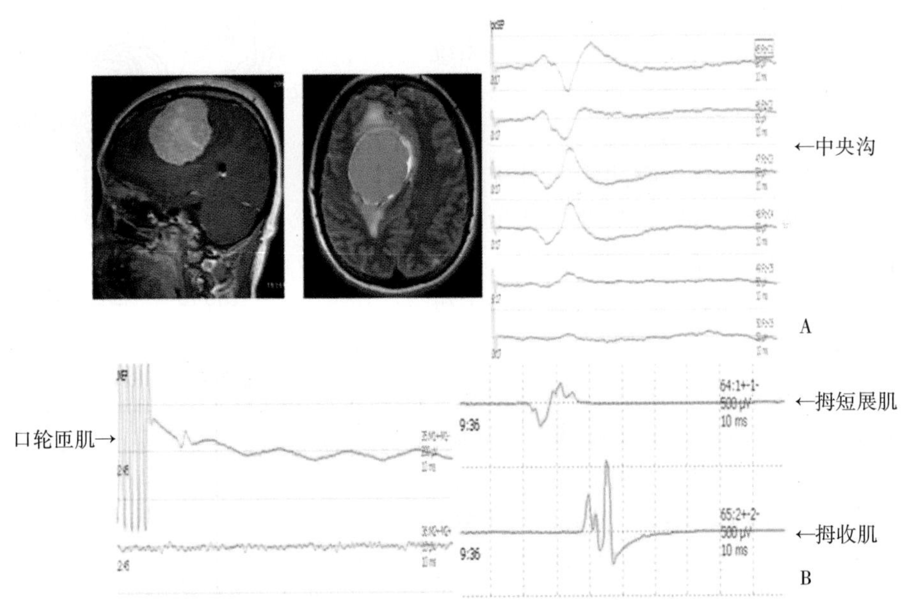

图9-5-5　脑膜瘤术中体感诱发电位波形翻转(A)及直接皮质电刺激(B)监测图形

9.6 术中脑干听觉诱发电位监测

9.6.1 脑干听觉诱发电位相关的解剖

脑干连接大脑、小脑和脊髓，由中脑、脑桥和延髓三部分组成，位于后颅窝中，是控制体温、血压、脉搏和呼吸的生命中枢。由于脑干特殊的解剖结构，在后颅窝的各种神经外科手术中，例如听神经瘤、斜坡肿瘤、基底动脉瘤、动静脉畸形以及面神经、三叉神经微血管减压术等都可能由于牵拉、暴露增加对脑组织的压力，直接或间接地伤及脑干而造成各种后遗症状。在这种情况下，手术中用神经电生理学的方法连续监测脑干功能，早期预报脑干功能的完整性非常重要。

手术中监测脑干功能的重要方法是BAEP。由于检查方法简单，安全，因此，已广泛地应用于临床神经诊断和手术中监测脑干功能。

当一定强度的声音刺激听觉器官时，听觉系统就会发生一系列的电活动，称为BAEP，根据潜伏期和波幅的不同，通常将BAEP分为以下三种类型：①短潜伏期BAEP，其反应波峰的潜伏期在10ms之内，波幅通常在0.2μV左右，主要产生在脑干内；②中潜伏期BAEP，其反应潜伏期在10～50ms之间，波幅通常在1μV左右。其反应电位大概产生于早期的皮质兴奋；③长潜伏期BAEP是指反应潜伏期开始于50ms之后的EP反应，其波幅通常在1～10μV之间。其反应电位代表晚期皮质兴奋。

手术中监测BAEP的重点是观察从外周耳蜗神经和脑干部位产生的EP反应，短潜伏期BAEP受意识状态、麻醉药物等因素影响小，所以手术中监测采用的是短潜伏期EP。在没有相应神经损伤的前提下，手术中BAEP能100%地被检测出。BEAP有Ⅰ～Ⅶ七个主波成分，其Ⅰ、Ⅲ、Ⅴ三个波最容易辨认，辨认率几乎高达100%。BAEP各波的神经发生源见表9-6-1，Ⅰ波神经发生源位于听神经颅外段，Ⅱ波神经发生源位于听神经颅内段和耳蜗核，Ⅲ波神经发生源位于上橄榄体，Ⅳ波神经发生源位于外侧丘系，Ⅴ波神经发生源位于下丘，有时与Ⅳ波形合并为一(图9-6-1，表9-6-1)。

BAEP常用来快速地监测听觉和脑干功能。当手术中由于牵拉、暴露等原因造成脑干受压时，这些反映电位的波幅、潜伏期会出现相应的改变。在许多情况下，由于听神经瘤瘤体较大，保留听觉功能不是手术的主要目的，在这种情况下，即使同侧的听神经已经受损，丧失了同侧的BAEP，仍然可通过健侧的BAEP的改变，及早发现脑干功能的变化。

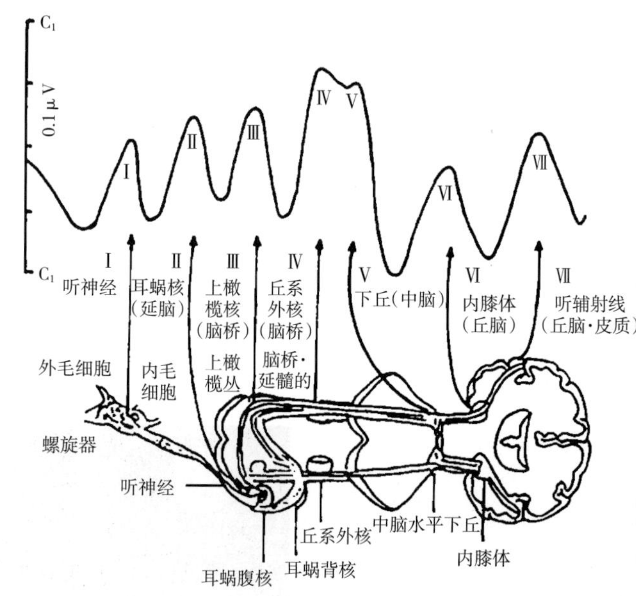

图9-6-1 BAEP各波来源示意图

表9-6-1 BAEP各波的神经发生源

成分	神经发生源
Ⅰ	听神经颅外段
Ⅱ	听神经颅内段和耳蜗核
Ⅲ	上橄榄体
Ⅳ	外侧丘系
Ⅴ	下丘
Ⅵ	内侧膝状体
Ⅶ	丘脑听放射

9.6.2 脑干听觉诱发电位监测技术

手术中监测所用的刺激和记录参数与实验室所用基本相同，不同的是，刺激耳机改用耳道插入式耳机和刺激的声速率加快。实验室所有的降噪耳机（TDH-39）在手术时会明显干扰手术野，而且在手术过程中容易发生移位，造成给声强度的变化。耳道插入式耳机一方面可避免侵犯手术野，另一方面亦可使耳机稳定地固定在耳道内。应该指出的是，插入式耳机的橡胶导管可延迟声波的传导，所以，采用插入式耳机诱发的 BAEP 诸波潜伏期大约比普通噪耳机（TDH-39）所诱发 BAEP 延迟 1ms。此外，手术中监测所用的声刺激强度比实验室要快，这符合在尽可能短的时间内诱发出可识波的要求。声刺激速度的范围可为 11.1 ~ 51.1Hz。声刺激和记录参数详见表 9-6-2。

表9-6-2 BAEP监测的刺激和记录参数

刺激参数
耳机：耳道插入式耳机 类型：Click 脉宽：0.1ms 强度：80 ~ 90dBHL 极性：交替波或疏波 速率：11.1 ~ 51.1Hz 掩蔽：对侧耳用低于给声强度 20 ~ 40dB 的白噪声掩蔽
记录参数
导联方式：A1-Cz，A2-Cz 低频截止点：100 ~ 150Hz 高频截止点：3 000Hz 陷波滤波：关闭 扫描次数：1 000 ~ 2 000 次 分析时间：10ms

（1）电极的选择及记录部位

监测 BAEP 时，记录电极采用皮下针电极放在乳突或耳垂，参考电极放在头顶 Cz。记录的是以耳蜗到脑干之间的电位活动。

还有一种是直接记录第八对脑神经的复合性动作电位（compound action potential），又称“CAP 动作电位”。记录电极采用棉芯电极放置在听神经脑干端，即肿瘤与脑干之间。参考电极放在头顶 Cz。可以直接记录来自听神经的动作电位。这种方法记录的动作电位，波幅高，信号平均（Signal average）时间短，只需十几次信号平均即可获得很好的波形（图 9-6-2）。这种监测方法特别适用于三叉神经痛、面肌痉挛、吞咽神经痛等各种后颅窝微血管减压术。文献报道，由于手术中采用第Ⅷ对脑神经动作电位监测，这类手术中由听神经损伤造成的听力丧失发生率从 6% ~ 7%降低到了 0。但是，这种监测方法在较大的听神经瘤手术中应用具有一定的限制，因为暴露听神经的脑干侧，放置棉芯电极较为困难。此法的缺点是：手术中暴露、牵拉、切除肿瘤等操作可造成电极位置移动而远离第Ⅷ对脑神经，从而导致反应信号减弱或消失。

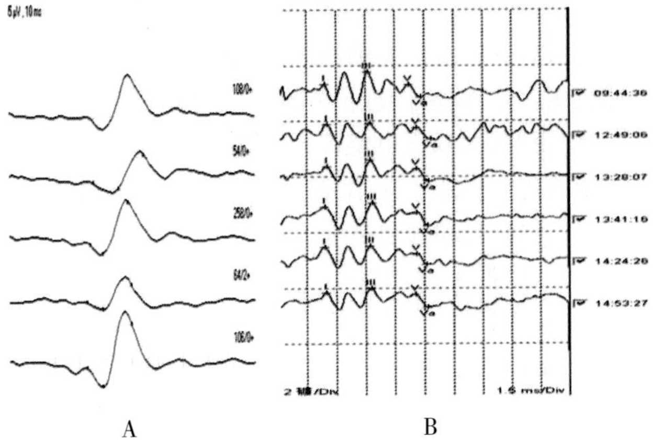

图9-6-2 听神经动作电位（A）及脑干听觉诱发电位（B）监测

（2）脑干听觉诱发电位的解释和警报标准

BAEP 最主要的波形是Ⅰ、Ⅲ、Ⅴ，应重点监测这三个波形峰电位的反应潜伏期。峰间潜伏期（Interpeak latency）的测量主要是Ⅰ-Ⅲ、Ⅲ-Ⅴ和Ⅰ-Ⅴ。波幅的测量主要是Ⅲ和Ⅴ。

1）手术中 BAEP 监测结果的解释：对手术中 BAEP 监测结果的解释需要综合判断。

A. 要综合考虑麻醉因素（静脉麻醉药物、吸入麻醉药物、镇痛药物）、生理因素（体温、血压、氧含量、血液稀释等）、技术因素（来自于电、声音等）和手术因素（直接的手术操作造成神经结构的损伤或是继发于手术操作造成的神经结构缺血）等的影响。

B. 每个患者应以本人麻醉后测量数据为对照基准，手术中的改变与此相对比。

C. 任何不同于基线的改变，特别是在手术的关键步骤，应及时报告手术医师，如果改变持续存在或加重，则有可能造成脑干神经结构损伤。持续的 BAEP 消失通常伴持久性神经功能损害。

2）警报标准：以下几点可作为警报参考依据。

A. AEP 波形消失，应报告手术医师。单侧改变多与手术操作有关,双侧改变则应考虑麻醉、技术因素、体位和体温等因素的影响。

B. 如果手术医师正在第Ⅷ对脑神经近脑干侧操作,同侧反应潜伏期突然延长在 0.5 ~ 1.5ms 之间应立即报告手术医师。

C. 任何大于基线 1.5ms 的潜伏期延长或波幅改变大于 50%应查找原因,特别是突然的改变。进行性潜伏期延长和波幅降低均应视为有重要意义的改变。

(3)影响脑干听觉诱发电位的因素

BAEP 对麻醉药物和镇静药物的作用保持相对稳定,常规剂量不会引起明显的改变。体温降低可引起 BAEP 波潜伏期和波间期的明显改变,并呈线形相关。手术室中电干扰的因素对记录的影响很大,使用单极、双极电烧或超声雾化吸引器、电动手术床等都会引起干扰信号,绝大多数监测仪器对这类噪音都有自动抑制系统。

9.6.3 BAEP 的手术中应用

BAEP 可监测整个听觉通路功能状态, 包括听神经颅外段、听神经颅内段、耳蜗核、上橄榄体、外侧丘系、下丘脑等,是脑干功能障碍的灵敏指标。主要应用于脑干手术、神经外科桥小脑角手术,例如听神经瘤、脑膜瘤和面肌痉挛微血管减压术等,以及昏迷患者的监测。

脑干功能的手术中,通过监测 BAEP 的改变,可间接了解脑干受压或受牵拉的功能状态。即使手术同侧的听神经在手术前已被损害或在手术中损伤,仍可根据对侧 BAEP 的变化来了解脑干的功能状态。

1)手术中听觉通路的损伤与 BAEP 改变的关系:BAEP 的Ⅲ、Ⅴ峰潜伏期,Ⅰ-Ⅲ、Ⅲ-Ⅴ、Ⅰ-Ⅴ峰间潜伏期均是手术中监测的关键性参数。实验表明单纯的潜伏期和峰间潜伏期延长,经对脑干采用保护性措施,在手术的观察期间,如果有恢复的趋向,则提示脑干功能的改变可能因手术操作引起的刺激性病变,预后多良好。BAEP 波峰的消失一般难以恢复。重度牵拉多引起不同程度的 BAEP 波峰的缺失,如伴有对侧 EP 的改变,说明脑干移位较重,同时伴有严重的破坏性病变。

手术中早期听觉通路的损伤通常表现为 BAEP 的Ⅲ、Ⅴ波潜伏期延长。如果听神经本身受到牵拉,就可出现波形Ⅰ-Ⅲ峰间期的延长, 即波峰Ⅰ的潜伏期无变化,而波形Ⅲ的潜伏期延长。波形Ⅴ的潜伏期也随着波形Ⅲ潜伏期延长而延长。但波形Ⅲ-Ⅴ峰间期时间无改变;如果神经受损主要是发生在脑干侧, 则以波形Ⅲ-Ⅴ峰间期延长和波峰Ⅴ的潜伏期延长为主,波形Ⅰ、Ⅲ的潜伏期相对无变化,如果一侧脑干受牵拉或挤压过重,将会导致左、右两侧 BAEP 的Ⅲ-Ⅴ峰间期的延长。

2)BAEP 在听神经瘤手术中的应用:Peter 等将手术中的 BAEP 变化分成三种类型。第一种表现为Ⅲ、Ⅴ峰潜伏期(PL)延长,超过 1.0ms,手术后脑干和听觉功能正常,或听力轻度降低。第二种表现为手术侧Ⅰ波后的诸波突然消失,手术后表现为该侧听力严重减退、甚至失聪。第三种类型是手术对侧Ⅰ波后的各波消失,这是脑干移位的征象。

3)BAEP 在微血管减压手术中的应用: 在手术中放置牵开器后,BAEP 的Ⅴ波潜伏期明显延长;在神经和血管之间放置海绵时,Ⅴ波潜伏期进一步延长且波幅降低;取出牵开器后,Ⅴ波潜伏期有所恢复;关闭伤口时,Ⅴ波波幅明显恢复、增高,但潜伏期缩短。

9.7 术中肌电图(颅神经)监测

9.7.1 概述

神经电生理手术中监测最重要的进展之一就是应用诱发 EMG 技术监测周围运动神经的功能。最初使用这种方法是在听神经瘤切除术时监测面神经的功能,即给面神经以机械刺激,在其支配的肌肉记录 EMG 活动, 为神经外科医师提供即时信息。诱发 EMG 同样可用来监测其他脑神经运动功能。例如动眼神经(下直肌)、滑车神经(上斜肌)、三叉神经(咀嚼肌)、舌咽神经(茎突咽肌)、副神经(斜方肌)和舌下神经(外侧舌肌)等。手术时还可通过颅内刺激识别手术野内的神经,以避免手术引起的脑神经运动功能损伤。

在腰椎手术时可用 EMG 监测脊神经功能。腰椎手术时脊神经根监测的原理同脑神经运动功能监测类似。将针电极插入由腰骶神经根支配的肌肉，例如股直肌($L_2 \sim L_4$)、胫骨前肌($L_4 \sim L_5$)、腓骨长肌($L_5 \sim S_1$)和腓肠肌($L_5 \sim S_2$)等，在手术过程中监测诱发肌电活动。如果出现神经牵张放电则提示相应神经根受到过度的刺激。诱发 EMG 监测脊神经根的优点在于它可为神经手术医师提供即时的可靠信息，手术时可对多个神经根同时进行监测。

诱发肌电图对麻醉药物的影响不敏感，信号较大，易于监测，但神经肌肉松弛药的用量会影响肌电图信号，因此需限制其用量。诱发肌电图的缺点是，目前尚无明确标准确定神经根牵张放电至何种程度才表明神经受损。

脑神经功能监测是后颅窝手术中神经功能监测的另一个主要内容。1979 年，Delgado 首先报道了手术中用面部肌肉表面电极监测面肌肌电活动，手术中监测记录到的肌肉电活动间接反映了支配它的神经的功能状态。监测中可分为自由 EMG 和诱发 EMG，自由描记肌电图(free run EMG)记录的自发性肌电反应(spontaneous EMG activity)即时了解神经受刺激的情况。这些刺激包括机械性刺激，例如牵拉、肿瘤分离、冷热冲洗液冲洗、单双极电凝器、激光、超声雾化吸引等等。诱发 EMG 是通过使用微量电流刺激器直接刺激神经，在该神经支配的肌肉上就能记录到肌肉电活动。只有直接与刺激探针接触的神经组织才能被刺激兴奋，刺激强度过大还可能灼伤神经组织。如果神经已经在手术过程中损伤，应从远端开始刺激，逐渐向近端移动。因为如果神经已经严重损伤，将不可能在近端节段引出诱发肌电反应，但远端部分受到刺激后仍可出现活跃的肌电反应。

9.7.2 术中肌电图监测的应用

(1)EMG 监测

手术中 EMG 监测主要适用于。

1）面神经功能监测：神经外科的颅后窝肿瘤(例如听神经瘤)等凡涉及面神经保留的手术，均可进行在手术中进行面神经功能监测，利用诱发面肌的肌电图寻找和辨认难以与肿瘤组织区别的面神经，尽最大努力避免损伤，同时又可全部切除肿瘤，可明显降低面瘫的发生率。

2)辨认神经和对可疑组织进行区分和定性：手术中出现位置和结构上均发生变异的重要神经结构时，应尽量避免损伤它，同时又不影响手术效果。手术中可采用微量电刺激神经，由插入此神经支配肌肉的电极记录电活动，说明刺激的是该神经，如果无反应则有可能不是神经组织或已损伤。

EMG 监测报警是实时和连续的。手术中 EMG 反应可能是对神经的机械牵拉所致，也可能是神经断裂伤。一般来讲，神经撕裂伤在短暂爆发性电活动后伴有持续性电活动，可达数分钟。

(2)自由描记肌电图

对于即时检测自发性肌电反应和机械性刺激引发的肌肉爆发电位，自由描记肌电图是最简单、实用的监测方法。神经外科手术中肌电图常常出现单个爆发的肌电反应(burst EMG activity)或出现连续爆发的肌电反应(train EMG activity)(图 9-7-1)。

1)单个或几个爆发性肌电反应：是指单个运动单位出现的短暂、相对同时爆发的电位。这种肌电反应大多是与直接神经损伤、冲洗、将浸有生理盐水的纱布放置在面神经上或是电灼等因素有关。可能是神经轴突机械感受器的一种特性，与神经直接受压有关。

2)连续爆发性肌电反应：是指一组运动单位在不同时间内连续出现不同步的放电活动。爆发性肌电反应可持续几秒钟甚至几分钟。这种情况大多数出现在神经受到明显牵拉，通常是由外向内侧牵拉，也可出现在电灼后，很可能与神经本身缺血或较长时间机械性牵拉、挤压有关，与手术后神经功能减退相关联。

3)自发性肌电活动：有时在刺激源消失后，肌肉放电活动仍可持续较长时间，表现为规则性、有节律、放电频率较慢的电位活动。

(3)诱发肌电图

手术中电刺激脑神经有两个目的，即鉴别该神经与其他脑神经、组织或肿瘤的关系和确定神经功能的完整性。正常情况下，如果肿瘤比较小，神经的关系比较容易辨认；如果肿瘤比较大，则有可能将神经挤压成扁片或细丝状，有时很难与蛛网膜等组织相区分，在这种情况下，电刺激是鉴别脑神经走行的唯一可靠、有效方法。

确定面神经与邻近脑神经的关系时，可通过刺激面神经所产生肌肉反应的潜伏期来判断。桥小脑角肿瘤较大时，由于占位的原因，改变了脑神经正常的解剖关系，特别是面神经和三叉神经，彼此相互靠近，有时会产生交叉反应现象，即在肌电图反

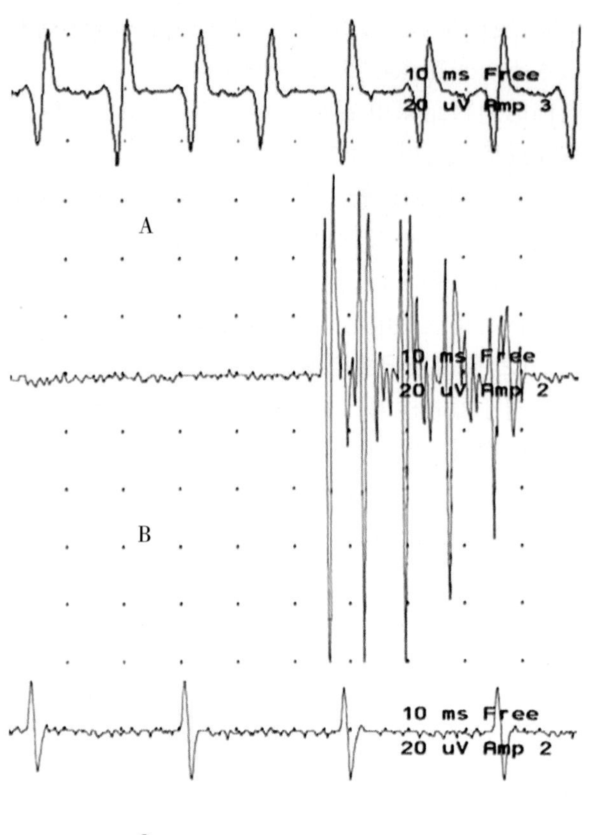

图9-7-1 不同形式自发性肌电

A 为单个爆发肌电;B 为连续爆发肌电;C 为自发性肌电

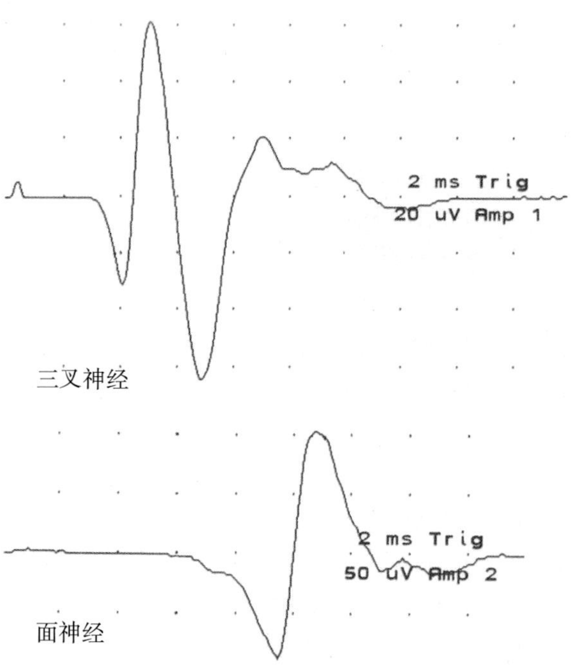

图9-7-2 三叉神经和面神经诱发的肌电

应中,三叉神经刺激诱发的肌肉反应也可同时出现在面神经支配肌肉的导联上,而面神经刺激诱发的反应又可出现在三叉神经导联上。鉴别的方法主要根据刺激神经后出现肌肉收缩反应的潜伏期。面神经反应的潜伏期大约为 7ms,而三叉神经反应的潜伏期一般小于 5ms(图 9-7-2)。

应该指出的是:在肿瘤切除后,只有解剖结构上保留了面神经,虽然面神经对电刺激无反应,并且手术后也出现了面瘫,但是当面神经纤维再生后,仍有极大可能最终恢复面神经功能。

9.7.3 肌肉松弛药对脑神经监测的影响

在临床麻醉中,肌松药主要是用于麻醉诱导时方便气管插管和全身麻醉时减少肌张力提供良好的手术条件,其可选择性作用于神经肌肉接头 N 胆碱受体,暂时阻断正常神经肌肉接头兴奋的传递,使肌肉松弛,从而可影响脑神经监测。因此,脑神经监测中应尽量避免应用肌松药。

9.7.4 不同脑神经监测方法

神经外科手术中,脑神经监测的内容包括动眼神经(Ⅲ)、滑车神经(Ⅳ)、三叉神经(Ⅴ)、展神经(Ⅵ)、面神经(Ⅶ)、舌咽神经(Ⅸ)、迷走(Ⅹ)、副神经(Ⅺ)、舌下神经(Ⅻ)(图 9-7-3)。

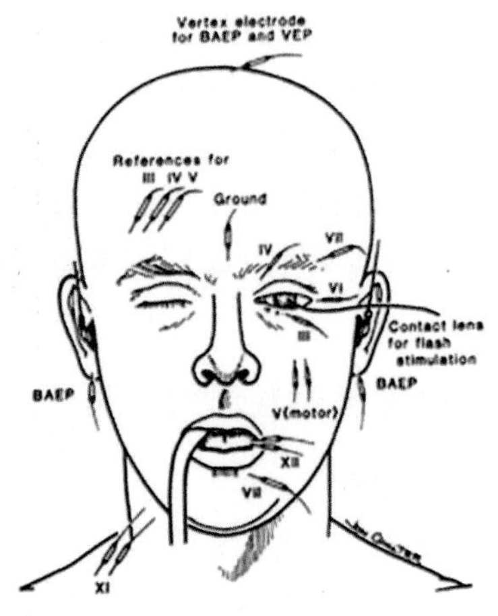

图9-7-3 脑神经监测位置

(1)面神经

面神经在脑神经监测中最常用。由于后颅窝手术中监测的是颅内段面神经主干,而且大多数情况下还要同时监测其他后组脑神经的功能,所以肌电图导联的数目受到一定的限制。因此,面神经监测的肌肉记录点只需要两组导联，即手术侧的眼轮匝肌和口轮匝肌。

(2)三叉神经

三叉神经是最大的脑神经，由感觉与运动纤维混合组成。三叉神经的运动纤维起自脑桥中部的三叉神经运动核。其运动纤维包含在三叉神经下颌支内，支配各咀嚼肌，包括咬肌、颞肌、翼外肌和翼内肌等。三叉神经监测的记录电极通常是放在咀嚼肌上。

(3)后组脑神经

舌咽神经、迷走神经、副神经和舌下神经为最后四对脑神经(Ⅸ、Ⅹ、Ⅺ、Ⅻ)，无论是在解剖上或是临床上，它们均有密切的关系。在临床上，较大的听神经瘤、颅底后外侧肿瘤(例如颈静脉孔区肿瘤、脑膜瘤等)，在生长过程中均可直接或间接影响此四对后组脑神经的功能，造成手术后出现吞咽、发音障碍、肩部肌力减弱和疼痛。手术中对后组脑神经功能的监测，可减少运动损伤及手术后并发症的发生率。

舌咽神经和迷走神经均有三种不同的功能的神经纤维(感觉、运动和副交感神经)。两个神经各由数条并列的根丝组成，它们的躯体运动纤维均是从疑核发出，支配咽、扁桃体、软腭和咽上部腭弓的运动，其中迷走神经分出的喉上神经和喉返神经的运动纤维支配声带运动的环甲肌和其他声带运动肌。迷走神经监测可通过安置在气管导管上的记录电极直接记录声带肌的肌电活动。手术中刺激迷走神经产生的肌肉动作电位的反应潜伏期为4～6ms。手术中迷走神经受到刺激可引起心血管系统的变化，例如心动过缓，甚至心搏停止。

舌咽神经运动纤维支配的唯一肌肉是茎突咽肌(stylopharyngeus muscle)，而这一肌肉不容易直接将记录电极针插入，但是，可通过插在软腭后的针电极间接接收茎突咽肌的肌电活动。

副神经和舌下神经的手术中监测比较直接，可将一对针电极插在手术同侧副神经支配的斜方肌上和(或)胸锁乳突肌。舌下神经监测是将一对针电极插在手术同侧的舌肌上。

在后颅窝手术中，要根据肿瘤部位，最可能影响到的神经结构，综合考虑、合理设计监测导联的设置。通常听神经瘤的监测项目包括BAEP、SEP、颅神经肌电图，包括面神经监测。在后颅窝手术中，颅神经监测的导联设置通常为四个导联，即三叉神经的咀嚼肌、面神经的眼轮匝肌和口轮匝肌、副神经的斜方肌或胸锁乳突肌。有时根据肿瘤的部位，还可选择性监测动眼神经、滑车神经、展神经、舌咽神经和迷走神经。因此，导联的设置要根据情况，灵活掌握。

【典型病例】

患者，男性，19岁，主要症状为右上肢震颤3个月，MRI显示左侧桥臂、脑桥多发性占位病变，较大者约46mm×35mm×4mm，四脑室和脑桥受压变形，幕上脑室扩大。手术中监测三叉神经、双侧面神经和迷走神经。手术中脑神经反应良好，手术结束时BAEP基本同手术前(图9-7-4)。

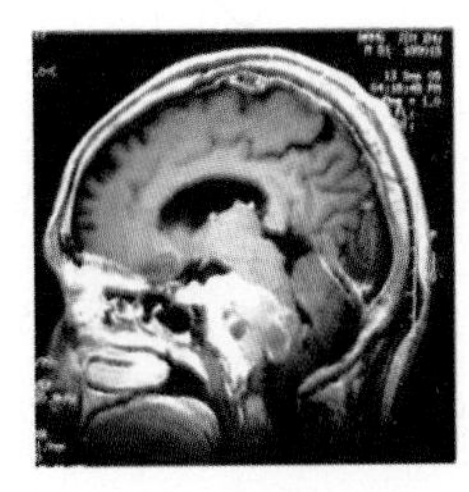

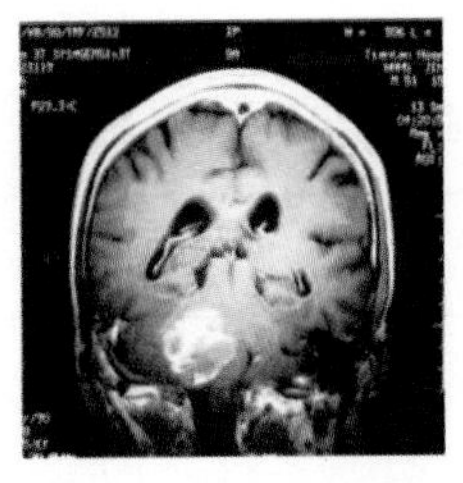

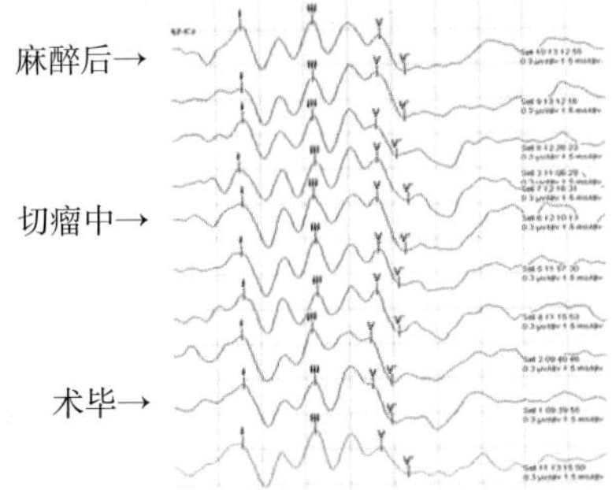

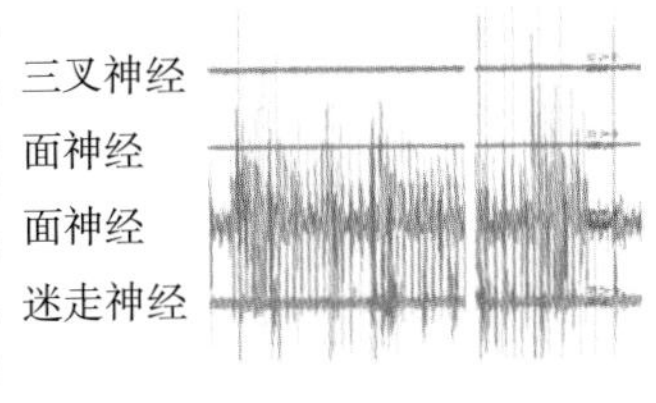

图9-7-4　脑干占位手术中监测BAEP及自由肌电的监测图形

9.8 术中视觉诱发电位监测

VEP是感觉EP中最难判读的一种类型。在手术中监测中，闪光刺激代替模式翻转刺激，这就使VEP的判读更加困难。一方面，因为闪光刺激的强度不稳定；另一方面，在麻醉状态下患者的瞳孔大小和眼球注视方向不容易控制，使视网膜不易获得稳定而均匀的成像刺激。此外，VEP中的P100成分属长潜伏期电位，容易受麻醉药物、麻醉深度、血压水平、低温和缺氧等因素的影响。这些均使VEP监测在手术中的应用受到限制。

VEP对血管损伤引起的视觉传导通路障碍敏感，颈动脉系统的局部一过性缺血可影响同侧闪光VEP，引起波幅降低。黄斑区变性亦可引起VEP异常。

VEP应用于手术前和手术后视觉功能评估已有多年。垂体瘤患者由于视力和视野的降低和缺失，VEP出现异常，手术切除垂体瘤后，随着对视觉传导通路压迫的解除，VEP的潜伏期和波幅明显改善。

9.8.1 刺激和记录参数

记录电极Oz、O_1、O_2，参考电极Cz或耳垂，刺激和记录参数见表9-8-1。刺激频率每2～3频率比快频率成功率高。吸入麻醉对VEP具有明显的影响，静脉麻醉影响比较弱。近年来，丙泊酚的使用明显降低了麻醉对VEP的影响。

表9-8-1 BAEP监测的刺激和记录参数

刺激参数
Goggle眼镜 1.9Hz闪光刺激
记录参数
Oz-Cz(一导记录) 带通:5～100Hz 陷波方式:关闭 分析时间:500ms 平均次数:200次

9.8.2 VEP改变的意义

据报道，在丙泊酚静脉麻醉下实施经蝶垂体瘤手术，闪光VEP的P100波幅在麻醉诱导后比较基线水平变化在1.5SD情况下，没有视觉损伤。

VEP的P100潜伏期在手术中持续延长预示着视觉神经受到压迫。据报道，在经鼻窦内窥镜手术中，闪光VEP的P100潜伏期能够预测视神经损伤，但P100波幅的意义则不明显。

9.8.3 VEP手术中监测的应用

对于视神经周围的肿瘤和动脉瘤，解除对视神经压迫可使VEP得到不同程度的改善。VEP的改善预示患者手术后视力可得到改善。VEP监测可帮助手术医师辨认卷入肿瘤的视神经，牵拉视神经和在视神经附近操作均会引起VEP的改变。图9-8-1显示了垂体瘤切除手术中VEP监测的过程。手术前P100消失，肿瘤切除后，P100开始恢复，但潜伏期仍然明显延长。手术结束时，P100潜伏期进一步缩短。手术后3d，患者的视力、视野均明显恢复。

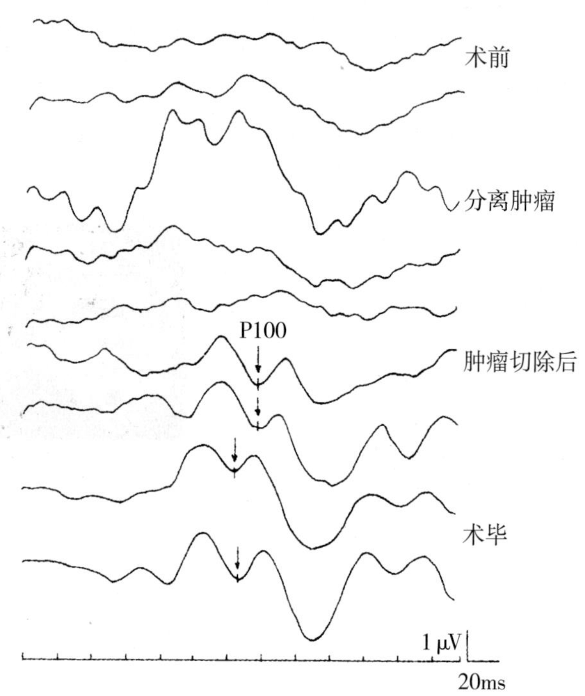

图9-8-1 垂体瘤切除手术中VEP的变化

总之，手术中EP监测技术确实为手术医师及时了解手术中神经系统功能状况提供了极有价值的信息,使手术更加精细、准确和安全。手术中EP监测应符合以下要求:①可行性:信号采集过程中,不宜过多地干扰手术过程和延长手术时程。②敏感性:EP的改变与手术中发生的情况相关,例如低氧、缺血、CO_2潴留、体位和牵开器张力等。EP改变必须具有相当的敏感性。③有用性:这包括给予警告和阻止损伤性操作。④可靠性:为了向手术医师做出准确地警告,要求EP具有相当的灵敏性,而且能够确实反映神经功能状况,即手术中EP改变与手术后神经功能具有良好相关性。

每一项EP监测技术均具有一定的适用范围和使用价值,应根据病变部位选择合适的监测方法。手术中联合应用不同监测方法,无疑可提高EP监测的敏感性和准确性。

(乔 慧)

参考文献

[1] 王忠诚. 王忠诚神经外科学[M]. 武汉:湖北科学技术出版社,2004:181-218.

[2] 周琪琪,张小锋. 神经监测技术在临床手术中的应用 [M]. 北京:中国社会出版社,2005,267-274.

[3] 潘映辐. 临床诱发电位学 [M]. 第2版. 北京:人民卫生出版社,2000:55-56.

[4] 乔慧,张忠,江涛,等. 术中直接皮质电刺激判断大脑功能区在胶质瘤切除手术中的应用[J]. 临床神经电生理学杂志,2006,15(6):331-334.

[5] Haghjghi SS,Sirintrapun SJ,et al. Supperssjon of spinal and cortical somatosensory evoked potentials by desflurane anesthesia. J Neurosurg Anethesiol,1996,8(2):148-53.

[6] Chen X,Sterio D,Ming X,et al. Success rate of motor evoked potentials for intraoperative neurophysiologic monitoring:effects of age,lesion location,and preoperative neurologic deficits. J Clin Neurophysiol,2007,24(3):281-285.

[7] Glassman SD,Zhang YP,Shields CB,et al .An evaluation of motor-evoked potentials for detection of neurologic injury with correction of an experimental scoliosis. Spine,1995,20(16):1765-1775.

[8] Neuloh G,Schramm J. Monitoring of motor evoked potentials compared with somatosensory evoked potentials and microvascular Dopplerultrasonography in cerebralaneurysm surgery. J Neurosurg,2004,100(3):389-399.

[9] KangDZ,Wu ZY,Lan Q,et al. Combined monitoring of evoked potentials during microsurgery for lesions adjacent to the brainstem and intracranial aneurysms. Chin Med J,2007,120(18):1567-1573.

[10] Kawaguchi M,Furuya H. Intraoperative spinal cord monitoring of motor function with myogenic motor evoked potentials:a consideration in anesthesia. J Anesth,2004,18(1):18-28.

[11] Rachid F,Bertschy G. Safety and efficacy of repetitive transcranial magnetic stimulation in the treatment of depression:a critical appraisal of the last 10 years. Neurophysiol Clin,2006,36(3):157-183.

[12] Zhou HH,Kelly PJ. Transcranial Electrical Motor Evoked Potential Monitoring for Brain Tumor Resection. Neurosurgery,2001,48(5):1075-1080.

[13] Lotto ML,Banoub M,Schubert A. Effects of anesthetic agents and physiologic changes on intraoperative motor evoked potentials. J Neurosurg Anesthesiol,2004,6(1):32-42.

[14] Loiselle DL,Nuwer MR. When should we warn the surgeon? Diagnosis based warning criteria for BAEP monitoring. Neurology,2005,65(10):1522-1523.

[15] James ML,Husain AM.Brainstem auditory evoked potential monitoring When is change in wave V significant? Neurology,2005,65(10):1551-1555.

[16] Danner C,Mastrodimos B,Cueva RA. A Comparison of Direct Eighth Nerve Monitoring and Auditory Brainstem Response in Hearing Preservation Surgery for Vestibular Schwannoma. Otolo Neurotol,2004,25(5):826-832.

[17] Yamakami I,Oka N,Yamaura A. Intraoperative monitoring of cochlear nerve compound action potential in cerebellopontine angle tumour removal.J Clin Neurosci,2003,10(5):567-570.

[18] Wiedemayer H,Fauser B,Sandalcioglu IE,et al. The impact of neurophysiological intraoperative monitoring on surgical decisions:a critical analysis of 423 cases. J Neurosurg,2002,96(2):255-262.

[19] Moller AR. Monitoring and mapping the cranial nerves and the brainstem. In: DeletisV,Shils J. Neurophysiology in neurosurgery. Amsterdam,Academic Press, 2002:291-318.

[20] Iselin-Chaves IA,El Moalem HE,Gan TJ,et al. Changes in the Auditory Evoked Potentials and the Bispectral Index following Propofol or Propofol and Alfentanil. Anesthesiology,2000,92(5):1300-1310.

[21] Sala F,Krzan MJ,Deletis V. Intraoperative neurophysiological monitoring in pediatric neurosurgery:why,when,how? Childs Nerv Syst,2002,18 (6 -7):264-287.

[22] Pelosi L,Lamb J,Grevitt M,et al. Combined monitoring of motor and somatosensory evoked potentials in orthopaedic spine surgery.Clin Neurophysiol,2002,113(7):1082-1091.

[23] MacDonald DB. Safety of intraoperative transcranial electrical stimulation motor evoked potential monitoring. J Clin Neurophysiol,2002,19(5):416-429.

[24] Sloan TB, Heyer EJ. Anesthesia for intraoperative neurophysiologic monitoring of the spinal cord. J Clin Neurophysiol,2002,19(5):430-443.

[25] Anderson RC,Dowling KC,Feldstein NA,et al. Chiari I Malformation:Potential Role for Intraoperative Electrophysiologic Monitoring. J Clin Neurophysiol,2003,20(1):65-72.

[26] Sala F,Lanteri P,Bricolo A. Motor evoked potential monitoring for spinal cord and brain stem surgery. Adv Tech Stand

Neurosurg, 2004, 29: 133-169.

[27] Neff BA, Ting J, Dickinson SL, et al. Facial Nerve Monitoring Parameters As a Predictor of Postoperative Facial Nerve Outcomes after Vestibular Schwannoma Resection.Otol Neurotol, 2005, 26 (4): 728-732.

[28] Fenton JE, Chin RY, Fagan PA, et al. Predictive factors of longterm facial nerve function after vestibular schwannoma surgery.Otol Neurotol, 2002, 23(3): 388-392.

[29] Reilly J, Myssiorek D. Facial nerve stimulation and postparotidectomy facial paresis. Otolaryngol Head Neck Surg, 2003, 128(4): 530-533.

[30] Holland NR. Intraoperative electromyography. J Clin Neurophysiol, 2002, 19(5): 444-453.

[31] Grayeli AB, Guindi S, Kalamarides M, et al. Four-Channel Electromyography of the Facial Nerve in Vestibular Schwannoma Surgery: Sensitivity and Prognostic Value for Short-Term Facial Function Outcome. Otol Neurotol, 2005, 26(1): 114-120.

[32] Morawski KF, Niemczyk K, Bohorquez J, et al. Intraoperative-Monitoring of Hearing During Cerebellopontine Angle Tumor Surgery Using Transtympanic Electrocochleography. Otol Neurotol, 2007, 28(4): 541-545.

[33] IsaacsonB, Kileny PR, El-Kashlan HK, et al. Intraoperative monitoring and facial nerve outcomes after vestibular schwannoma resection. Otol Neurotol, 2003, 24(5): 812-817.

[34] Isaacson B, Kileny PR, El-Kashlan HK. Prediction of Long-Term Facial Nerve Outcomes with Intraoperative Nerve Monitoring. Otol Neurotol, 2005, 26(2): 270-273.

[35] Meier JD, Wenig BL, Manders EC, et al. Continuous intraoperative facial nerve monitoring in predicting postoperative injury during parotidectomy. Laryngoscope, 2006, 116(9): 1569-1572.

[36] Lowry TR, Gal TJ, Brennan JA, et al. Patterns of use of facial nerve monitoring during parotid gland surgery. Otolaryngol Head Neck Surg, 2005, 133(3): 313-318.

10. 神经外科基础治疗方法

10.1 水、电解质与酸碱平衡

10.1.1 神经外科水、电解质平衡(water electrolyte balance in neurosurgery)

(1)神经外科病人水、电解质平衡的处理特点

神经外科病人水、电解质平衡失调与其他各科相比有其特殊性,具有下述特点:

1)颅脑疾病病人常有意识障碍,伴有高颅压时呕吐频繁,影响正常进食,易引起水、电解质平衡紊乱。

2)长时间使用高渗性脱水剂和利尿剂,持续脑脊液外引流,可导致钠、钾等电解质的大量丢失。

3)病人伴有高颅压和脑水肿时,输液必须注意限定输液的量、速度,稍有忽视即可加重脑水肿,严重时可引起致命的脑疝。

4)病理状态下血脑屏障的完整性遭到破坏,通透性增加,水、电解质平衡的紊乱会进一步加重脑水肿,故必须及时加以纠正。

5)丘脑下部、垂体部位的病变往往对神经内分泌调节系统产生影响,造成中枢性水、电解质平衡紊乱,引起中枢性尿崩症、抗利尿激素分泌不当综合征(syndrome of inappropriate secretion of the antidiuretic hormone,SIADH)、脑性盐耗综合征(cerebral salt wasting syndrome,CSWS)、高钠血症等特殊类型代谢紊乱。

(2)神经外科病人水、电解质监测指标和理化检查

1)定期测量体重,准确记录水分出入量。

2)尿液检查:测量尿比重、尿电解质量、尿渗透压。

3)血液检查:血清钠、钾、氯等电解质浓度、血糖、尿素氮、肌酐、血红蛋白、红细胞压积、血浆(清)蛋白、血渗透压。

4)血气分析:血液氧分压(PaO_2)、二氧化碳分压($PaCO_2$)以及 pH 值等。

(3)不同颅脑疾病对体液平衡的影响

1)丘脑下部及鞍区病变:病人体内水分常减少,血浆电解质轻度增高,相对的 K^+ 增多,Na^+ 与 K^+ 的比值小,血浆蛋白浓度、红细胞压积呈浓缩倾向。在没有尿崩症、意识障碍的情况下,看不到明显的变化。伴有尿崩症时,可出现严重的水、电解质代谢紊乱。对肾上腺皮质机能低下、血液浓缩明显者,病人易出现脱水,但突然快速多量补液是很危险的,要引起注意。

2)幕上脑肿瘤:颅内压增高明显时,多有细胞外液减少,循环血量轻度减少,水分向组织间隙移动致组织间液相对增多,而红细胞压积往往停留在正常范围内。补水过多使血浆渗透压降低,可导致脑水肿状态恶化。

3)幕下脑肿瘤:颅内压明显增高的病人因频繁呕吐、进食差易发生脱水,血浆蛋白、红细胞压积都减少,细胞外液、循环血量、血糖量增加,称为细胞外液扩张(extracellular fluid expansion)。术前应输血、补充电解质液体。

4)颅脑外伤:对低血压休克病人要保证维持好血压,防止脑缺氧造成脑不可逆损害。但多数病人血压升高,由于血管收缩,循环血量减少,长期使用脱水剂可造成血浆蛋白、红细胞压积、血清电解质浓缩。脑外伤严重出血血管麻痹阶段,毛细血管内压低下,循环血量增加,可引起急速贫血和低蛋白,细胞外液扩张,加重脑水肿。这种现象在重度颅脑外伤病人中潜在存在,切勿促其恶化。

5)蛛网膜下腔出血:颅内动脉瘤发生蛛网膜下腔出血的病人可出现低钠血症或高钠血症,可能与下丘脑损伤有关。

(4)颅脑手术术中、术后的体液处理

1)术中处理:此项工作一般由麻醉师负责处理。术中如有大量输血、输液,细胞外液增加,血浆蛋白减少,电解质也因细胞外液低张而被稀释。术中应按出血量、红细胞压积、血浆蛋白、尿量等作为输液的考虑。估计术中不感觉蒸发水分,每小时约为 200ml。

2)术后水、电解质代谢的变化及补充。①钠:脑手术后钠潴留可持续 2~3d,以后数日为钠负平衡。术后 3d 内,不要简单地把血浆钠的测定值作为补充钠的标准,因为术后常有水分潴留,且一部分钠进入细胞内,虽然有钠潴留,血浆钠测定值还可能比较低,只要血钠不低于 125mmol/L,就不必补充钠盐,水潴留消失后,血钠浓度可恢复正常。尿钠排出增加后需注意补钠,防止出现低钠血症。术后第一天钠必要量是 60~120mmol/kg(相当于氯化钠 3.5~7.0g),术后钠每天持续量 1.6mmol/kg(相当于氯化钠 0.09g),应参考血钠变化酌情增减。②钾:脑手术后钾排除量增加,术后 2~3d 钾呈负平衡,进食后转为正常。术后由于反复使用高渗脱水剂可使钾的丢失进一步增加,钾及钠向细胞外释放,肾功能正常便保留钠排除钾,尿中大量排除钾,故补钾应从术后第一天开始。使用肾上腺皮质激素或输入大量葡萄糖时需注意补充钾。如出现代谢性中毒,尿内排钾增加,常伴有缺钾,需要补钾。一般情况下每日约补钾 40~60mmol,能口服者尽量口服。静脉补钾时,每日不超过 100~150mmol,每 1.5g 氯化钾需用 500ml 液体稀释,静滴不超过 20mmol/h,防止输钾过快引起心脏停搏。凡有尿闭及肾功能不全者禁忌静脉补钾。③水代谢:术后因机体的应激反应,ADH、醛固酮分泌增加,致体内水潴留。补液时需严格计算水分排出量(包括尿量、不显性失水量、外引流量等),以免水分输入过多加重脑水肿。术后第一天补液量为不感蒸发水(平均 940ml/d)减去体内氧化内生水(200ml/d)加尿量(以术前 24h 尿量计算约 1 500~2 000ml)。以后观察体重改变、红细胞压积、血浆蛋白、尿量、尿比重及血液电解质浓度来决定补液量。脑手术后血脑屏障受损,补液不当,容易招致脑水肿。近 10 年来有人提倡用 0.45% 氯化钠加 5%~10% 葡萄糖的混合液。

3)颅脑手术后水电解质失衡的几种类型及处理。①普通型:出血量在 500ml 以下的脑手术后,其水和电解质改变与一般外科手术基本相同。术后 1~2d 水分潴留,尿量减少,尿比重增加,这与术后抗利尿激素ADH分泌增加有关。术后3~4d开始尿量增加，此时水代谢呈负平衡，以后逐渐恢复常态。②幕上、幕下脑肿瘤型：手术时间长，出血量多，术中输血量超过200ml的脑肿瘤手术后，出现全身水分及细胞外液量扩大，术后2周左右显示水分潴留，血钠低，尿钠排泄多，类似ADH分泌不当综合征。如病人有意识障碍，不能经口进食，输液时葡萄糖输入过多，以及长时间使用脱水药，可造成低钠性脱水，应结合电解质情况来补充。③丘脑下部—垂体型：A. 中枢性尿崩症：由于手术损伤垂体后叶、垂体柄及下丘脑，造成ADH合成、分泌减少，使肾脏对水的重吸收减少。尿崩症可以为暂时性或长期性，临床特征为：病人口渴明显，饮水增多；尿量明显增多（每日可达数升以上），尿比重低（小于1.005），尿渗透压低（小于150mOsm/L）；血电解质检查，血钠可在正常范围内或稍高。治疗原则：a. 适当给予ADH，如垂体后叶素、弥凝等，持续尿崩者需长期替代治疗；b. 补充水分，维持体液平衡。B. 抗利尿激素分泌不当综合征（SIADH）：手术刺激下丘脑渗透压感受器、垂体后叶，ADH分泌增加，造成肾脏对水重吸收增加，导致体内水潴留。SIADH亦可见于颅脑外伤、蛛网膜下腔出血等情况。临床特征为：血容量增加，血压正常或增高；低血钠（小于130mmol/L），低血渗透压（小于270mOsm/L）；肾功能正常，尿钠排除量增加（大于80mmol/d），尿渗透压增高（大于300mOsm/L）。治疗原则：a. 限制液体入量（小于1 000ml/d），使用利尿剂以纠正稀释性低钠血症；b. 对于严重低钠血症（小于120mmol/L），应在利尿同时补充高渗盐水。C. 脑性盐耗综合征（CSWS）：发病机制尚不明确，可能与利尿钠因子的分泌失衡有关。临床特征有：血容量减少，血压降低，呈脱水状态；尿量增加，尿钠高，尿比重正常；血钠降低。治疗原则：补充血容量，纠正低钠血症，严重低钠者可使用高渗盐水。D. 脑性潴盐综合征：亦称神经源性高钠血症，主要与下丘脑渗透压感受器、渴中枢受损有关。亦见于颅脑外伤、前交通动脉瘤、中枢性感染等情况。临床特征为：血容量减少，低血压；高血钠（大于150mmol/L），且限盐后仍不降低；肾功能正常，低尿钠。治疗原则：治疗原发病，补充水分以恢复血容量；限制钠盐摄入，在血钠高且血容量充足的情况下可使用利尿剂，以促进钠的排出。

10.1.2 神经外科酸碱平衡（acid base equilibrium in neurosurgery）

酸碱平衡是靠血液的缓冲系统、肺呼吸和肾的排酸来调节，维持血浆pH值在7.35~7.45。有关血液的缓冲系统和肾的排酸调节请参考外科学。肺呼吸是由呼吸中枢来调节的，延髓呼吸中枢对肺泡内PCO_2和PO_2敏感，为适应血液pH，出现呼吸深度、次数的改变。同样血液中PO_2、PCO_2、pH的改变通过颈动脉体及主动脉体化学感受器，作用于延髓呼吸中枢。二氧化碳约达到9kPa呼吸相反受到抑制。在缺氧的情况下呼吸中枢受到影响引起换气过度，呼吸深度和次数增加，血液中PCO_2下降。另外，血脑屏障具有保护呼吸中枢作用，而且不与血液pH值变化直接联系。

在神经外科中由于脑部病变、颅脑外伤、呕吐、昏迷不能进食、呼吸道及肺部感染，常常引起酸碱平衡紊乱。

（1）代谢性酸中毒

1）病因：因病人有意识障碍不能进食、高热、缺氧及脱水等原因，机体内脂肪大量分解，酮体蓄积，酸性代谢产物过多，缓冲这些物质时，HCO_3^-消耗过多。

2）临床表现：往往被脑部病变掩盖，表现为疲乏、嗜睡、感觉迟钝，烦躁不安。呼吸深而快，面红，心率加快，血压常偏低，尿少，尿液呈酸性。重者伴有昏迷、腱反射消失，伴有严重缺水症状，出现休克。

3）诊断：结合病情、临床表现及血气分析结果可帮助诊断。血pH下降或正常（代偿期），HCO_3^-降低，二氧化碳结合力下降。

4）治疗：关键在于病因的治疗，轻度的代谢性酸中毒（血HCO_3^-在16~18mmol/L）在补液后自行纠正。重症酸中毒者（血HCO_3^-<10mmol/L），在纠正容量的同时应选用碱性溶液作静脉注射。常有三种药物如下。①碳酸氢钠：1.25%碳酸氢钠溶液，适用于酸中毒伴有明显脱水而需补液较多的病人。急需纠正酸中毒时，可采用5%碳酸氢钠溶液。其公式为：HCO_3^-需要量（mmol）=［HCO_3^-正常值（mmol/L）−HCO_3^-测量值（mmol/L）］×体重（kg）×0.4。②乳酸钠：与碳酸氢钠相比，无优越之处，而且病人需要有良好的心脏和肝功能，现已较少使用。③三羟甲基氨基甲烷（THAM）：不含钠的强有力碱性缓冲剂，作用较碳酸氢钠为强，既能纠正代谢性酸中

毒，也能纠正呼吸性酸中毒。常用浓度为3.6% THAM(即0.3摩尔质量)，每升约含300毫当量。一般供应7.2%溶液，稀释1倍后即可静脉滴注。补给量公式：

补3.6%THAM(毫当量数)=

$$\frac{\text{二氧化碳结合力下降容积值}}{2.24}\times \text{体重(kg)}\times 0.6$$

(*0.6为男性患者取值，意即体液占体重的60%；女性患者取0.55)

(2)代谢性碱中毒

1)病因：颅脑病变引起频繁呕吐，胃液大量丢失；大量使用利尿剂时钾大量丢失，造成细胞外碱中毒；输入大量碱性药物。

2)临床表现：轻者症状不明显，有时呼吸变慢且浅、嗜睡及精神异常，较重病人常伴有低渗性缺水症状，伴有谵妄昏迷，但易被脑部病变症状掩盖。血 K^+ 低，Ca^{2+} 减少，可出现手足麻木，手足抽搐，跟腱反射亢进。

3)诊断：依据临床症状，血中 K^+、Na^+、Cl^- 减少，血气分析：二氧化碳结合力增高，pH增高或正常(代偿期)，HCO^-_3 增高。一般尿液呈碱性，尿 Cl^- 减少。

4)治疗：治疗原发病变的同时纠正碱中毒。尽快恢复血容量，纠正体液代谢失调，改善肾功能。对轻度病人，在补充等渗盐水和氯化钾后，多能纠正碱中毒。对血钾低的纠正，尿量每h超过40ml时，可补给氯化钾溶液，根据病情结合血 K^+、Na^+、Cl^- 和二氧化碳结合力的测定结果来判定纠正情况。对重症碱中毒病人（pH>7.65，[HCO^-_3]45～50mmol/L），可采用稀释的盐酸溶液(0.1～0.2mmol/L)。注意：盐酸溶液须经静脉导管缓慢滴入，一般24h滴完，纠正碱中毒不可过快，亦无须完全纠正。在输入期，根据钠、钾欠缺情况给予等渗盐水和氯化钾溶液，必须强调4～6h重复测定血钠、钾、氯和 HCO^-_3 浓度，随时调整治疗方案。有手足抽搐者用10%葡萄糖酸钙20ml静脉注射。

(3)呼吸性酸中毒

1)病因：常见于呼吸中枢受损，呼吸道梗阻及并发肺炎时，肺的换气功能降低，致使血中 CO_2 蓄积，HCO^-_3 增多。

2)临床表现：表现为呼吸困难、换气不足、气促、紫绀、头痛、胸闷、躁动不安，有时以突发心室纤颤为第一表现。严重时出现血压下降、谵妄、昏迷。

3)诊断：呼吸性酸中毒可根据病史和体征做出诊断。血气分析：pH值下降和 $PaCO_2$ 增高。

4)治疗：解除呼吸道梗阻为最重要，注意预防并治疗肺内感染。对肺不张者需定时翻身叩背，加强排痰。必要时可行气管切开，呼吸机辅助呼吸。如果有呼吸中枢性抑制，可使用呼吸中枢兴奋剂，如尼可刹米每小时0.25～0.5g，或者回苏灵每次8mg，肌注或加5%葡萄糖中静脉滴注。呼吸性酸中毒严重的病人应用碱性药物，用法同前。

(4)呼吸性碱中毒

1)病因：主要由于肺通气过度所致，使体内 CO_2 排除过多，血 $PaCO_2$ 降低。在神经外科常见的：有应用人工呼吸器或手术麻醉时过度换气，颅脑外伤或高热不退者。

2)临床表现：典型的表现为呼吸急促，病人感觉头晕，胸闷，手足、面部麻木或针刺样感觉异常，心率加快。严重时呼吸由快深转为浅或短促，间以叹息样呼吸，出现昏迷、肌肉强直、四肢抽搐。

3)诊断：易被脑神经外科原发病变掩盖和互相混淆，依靠病史和临床表现来明确诊断。血气分析：pH值升高，$PaCO_2$ 降低，二氧化碳结合力减弱。

4)治疗：主要是积极处理原发疾病，对症治疗，减少二氧化碳呼出，或采用吸入含5%CO_2 的氧，有可能改善症状。

10.2 脱水疗法

脑水肿是构成颅内压增高的主要因素之一，所以，控制脑水肿的发生和发展是降低颅内压关键之一。其目的是为了减轻脑水肿，争取时间进行病因治疗。要使颅内压控制在较低水平，保证正常的脑灌注压及能量供应，防止或减轻脑移位或脑疝形成，有4种脱水疗法。

10.2.1 高渗脱水剂(hypertonic dehydrant)

高渗脱水剂应用的目的在于缩减脑体积，减轻脑水肿。目前常用的有甘露醇、甘油。

（1）甘露醇

脱水作用快、作用强、作用时间较长。成人每次用量为 20%～25%甘露醇 200～250ml，30min 内静注完，6h 后可重复使用 1 次。注药后 10～20min 内颅内压开始下降，半小时降到最低水平，可使颅内压降低 50%～90%。约 1h 后颅内压开始回升，4～8h 回升到用药前水平。

这种高渗脱水剂应用后有明显利尿作用，使钠的排除量比正常时显著增加。如果不用高渗脱水剂，手术后病人当天一般是少尿，钠排除量为 44±17mmol，钾排除量为 55mmol。但使用高渗脱水剂后，其尿量达 2 840±860ml/d，钠排除量为 77±37mmol（增加 1 倍），钾的排除量达到原来的 1.5 倍。所以使用高渗脱水剂的病人，钠的补充要达到每日 90～180mmol（相当于氯化钠 5.2～10.4 克），钾则术后早期即需补充。

使用高渗性液体后，由于血容量突然增加，可增加心输出量 50%～100%，可因循环负担加重而导致心力衰竭或肺水肿，特别是儿童、老年人及心脏衰竭者，更应注意，此时用速尿是有益的。

（2）甘油

可口服，亦可静脉滴注。一般认为很少导致电解质紊乱，很少出现反跳现象。口服剂量，一般为 1～2g/（kg·d），亦可大剂量 5g/（kg·d）。一般首次量 1.5g/（kg·d）。每日可服 4 次。口服副作用为恶心、呕吐。

静脉注射为 10%甘油溶液 500ml。成人每日 10%甘油 500ml，共使用 5～6d。甘油浓度大于 10%，可产生注射部的静脉炎，或引起溶血、血红蛋白尿甚至急性肾功能衰竭等副作用。

10.2.2 利尿脱水剂（diuretics dehydrant）

利尿剂因有利尿脱水作用，导致血液浓缩，渗透压增高，从而使脑组织脱水与颅内压降低。常用者为速尿和利尿酸。应用剂量为 0.5～2.0mg/（kg·次），肌注或静注，每日 1～6 次。成人 1.0mg/kg 速尿可排尿为 1～2L，注射后 5～10min 开始利尿，1～2h 发挥最大作用。

10.2.3 碳酸酐酶抑制剂（carbonic anhydrase inhibitors）

乙酰唑胺（醋唑磺胺、醋氮酰胺）是一种碳酸酐酶抑制剂，它能使脑脊液的产生减少 50%而达到降低颅内压的目的。成人剂量为 250mg，每日 3 次，儿童剂量为每日 5mg/kg。

10.2.4 肾上腺皮质激素（adrenal cortex hormones）

近 20 年来肾上腺皮质激素被广泛用于预防或治疗脑水肿，但其机理尚不十分清楚，可能与改善血脑屏障功能、降低毛细血管通透性有关。

地塞米松：成人首次剂量为 12mg，以后每 6h4mg，1 周后停药，儿童 0.5～1.0mg/（kg·次），每天 3～6 次。

氢化可的松：为次选药物，成人剂量 100～800mg/d，儿童 8～10mg/（kg·次），每天 1～2 次。

肾上腺皮质激素副作用为消化道出血或溃疡，降低机体抵抗力，故应以抗生素加强抗感染。也有抑制纤维细胞的生成作用。

10.3 激素疗法

自从 1945 年 Prados 报告了肾上腺皮质激素能防止脑水肿及可以引起脑电图变化以来，不少报告认为应用激素有临床效果，但也有人对疗效持怀疑态度。在中枢神经系统的外伤和手术后，多种原因可引起神经细胞损伤、膜结构崩解，溶酶体释放水解酶等多种因子，加重细胞的损伤。而激素具有抗炎、抗免疫反应、抗休克等功能，可以保护生物膜结构，减轻细胞水肿，阻止创伤后局部缺血的发展。目前激素疗法在神经外科治疗中主要用于阻止脑水肿形成和促进脑水肿的消散，在一些肿瘤主要是垂体腺瘤手术前后防止或纠正功能低下可用激素进行治疗。神经外科治疗中尤其强调控制颅内压力，防止诱发脑疝。激素尤其是肾上腺皮质激素通过一系列环节对防治脑水肿起一定的作用。

治疗原理：研究表明，肾上腺皮质激素可改善或调整血脑屏障功能与降低毛细血管通透性。因此，对血管源性脑水肿疗效较好。同样，它对神经组织损害较少的脑水肿疗效也较好，如对脑瘤或脑脓肿周围的水肿效果明显一些。对重型脑创伤及脑水肿的病人,有作者主张用大剂量激素,通过激素抗脂质过氧化反应,增加局部血流和改善离子通过等作用而减轻创伤脑组织的继发性损害。许多作者指出,大剂量激素可阻止去甲肾上腺素或五羟色胺等生物胺的血管收缩作用,还可通过阻止前列激素的生成及促进具有对抗血栓烷素 A2 血管收缩和血小板凝集作用的前列环素的生成而增加局部血流量。Fox 报道大剂量激素有直接的血管扩张作用。

脑创伤时,由于脂质过氧化反应增强,局部血流量减少和钙离子在细胞内积聚等致伤因素的存在,引起创伤周围水肿组织的继发性坏死。膜的脂质过氧化反应的增强在脑的继发性损伤中起关键作用。大剂量激素之所以能治疗脑外伤及创伤性水肿,最主要的也在于它能作用于各种膜结构,促进膜的稳定性,从而达到抗脂质过氧化,稳定离子通道及增加局部血流量等作用。总之,激素的作用可以归纳为下述三点:①由于激素的抗炎作用,能强化细胞及细胞膜。②预防病变血管壁及细胞膜透过性亢进。③对于血脑屏障的损害有防卫作用和修复作用。

基于上述三点,激素治疗的抗脑水肿效果还是有根据的。另外,在垂体腺瘤等鞍区手术前后均需给予皮质酮类药物,以利于顺利过渡手术期。手术有尿崩症者,有时也需给予垂体后叶素治疗。

(1)应用原则

1)种类选择:激素为体类激素物质,具有双极性,借助于疏水力可镶嵌在膜内,从而阻止自由基攻击不饱和脂肪酸。由于激素类分子具有不完全相同的结构,所以它们怎样精细地嵌入膜内也不完全一致。这就解释了为什么并不是所有的激素都有稳定膜的作用,也说明了为什么不同的激素其稳定膜的作用大小不完全一致。泼尼松龙由于泼尼松的结构上引入了 1,2 位双键,从而使其抗炎作用增加 4 倍。而 6 位再引入甲基的甲基泼尼松龙其抗炎作用又比泼尼松增加 5 倍。地塞米松所以被广泛地应用于治疗脑创伤,则是由于 9-α 氟基使其抗炎作用比泼尼松增加 30 倍。由于 16-α 甲基使其盐皮质功能(排钾保钠、升高血压)减弱,又由于 1,2 位双键使其血清半衰期延长到 5h。

2)制剂与剂量:根据激素作用机理不同,神经外科治疗中一般应首选地塞米松(氟美松),因其抗炎作用最强。一般成人首次剂量 12mg,以后每 6h 4mg,1 周后逐渐停药。儿童每次 0.5 ~ 1mg/kg,每日 3 ~ 6 次。成人口服剂量 2 ~ 4mg,每日 3 ~ 4 次,小儿 0.1 ~ 0.25mg/kg·d,分 3 ~ 4 次服用。次选药物为氢化可的松,以 5%葡萄糖或 0.9%盐水稀释后静脉滴注。成人常用剂量 100 ~ 800mg/d, 儿童每次 8 ~ 10mg/kg,每天 1 ~ 2 次。其他泼尼松或泼尼松龙等口服制剂,可在急性期症状缓解后服用。

(2)副作用与注意事项

1)应用皮质激素的病人有发生消化道出血、形成溃疡的可能,故在治疗过程中常规的应用抑酸治疗是有益的。

2)应注意维持用药时间,保证维持脑创伤局部的激素含量,必须重复给药,必须选择适当的给药方案。应用皮质激素时,可暂时抑制人体内分泌的活动, 短期应用停药后正常内分泌可于数日内恢复,但长期应用则缓慢恢复,故应逐渐减量后停药。

3)由于激素有抑制成纤维细胞生成的作用,可影响手术伤口的愈合,故应予以重视。

4)肾上腺皮质激素有降低机体免疫的作用,故可增加局部或全身感染的机会,对昏迷或已有感染的病人,应及时加用抗生素预防或治疗感染。

10.4 冬眠低温疗法

冬眠低温疗法是应用药物和物理方法使患者体温降低,以达到治疗的目的。其作用机理为降低脑耗氧量,维持正常脑血流和细胞能量代谢,减轻乳酸堆积与降低颅内压力。1990 年 Diethich 等报道了低温对脑缺血后血脑屏障功能的影响,证明低温具有保护血脑屏障功能,低温还具有抑制白三烯 B4 生成,减轻脑水肿作用,抑制脑损伤后内源性有害因子的生成和释放。另外,低温还能调节脑损伤后钙调蛋白酶Ⅱ活性和蛋白激酶的活力,并且可能与低温脑保护机理有关。当体温降至 30℃,脑的耗氧量为正常的 50% ~ 55%, 脑脊液压力较降温前低 56%。一般以体温下降至 25℃效果显著。但在这样温度下容易出现心室纤颤，故临床都以降温至 30～32℃为限，但治疗效果不很显著。

近年来轻中度低温（27～35℃，简称亚低温）对缺血性和外伤性脑损伤后的脑保护作用再次引起国内外学者的关注。他们发现亚低温能显著减轻脑缺血和脑外伤后脑形态和功能损害，并且无并发症。1989 年 Moller 等发现 27℃亚低温能有效地保护缺血性脑损害。1991 年以来 Hoffman 等观察了低温（31℃）对脑缺血伴低血压动物脑组织病理形态和神经功能预后的影响。他们发现，31℃低温能显著减轻脑缺血后神经功能障碍和病理损害程度，并且神经功能障碍程度与脑病理损害程度呈正相关。该研究结果表明，亚低温不但能减轻脑缺血后病理损害程度，而且能改善脑缺血后神经功能。

降温方法：一般对颅内压增高伴有躁动不安，体温升高，抽搐、去大脑强直等现象的病人，应及时配合采用冬眠低温方法，以获得更好的疗效。亦可用冰帽选择性地降低颅内温度，可单独应用或与降低全身体温联合应用。应用冰帽可使脑温低至 28℃，而体温保持 32℃。具体方法是：根据病人需要首先给冬眠Ⅰ号或Ⅱ号，首次可能需要全量，也可能半量就充分达到冬眠低温要求。给药后，在颈动脉、腋及肱动脉、股动脉等主干动脉表浅部位放置多个冰袋或水袋。如果病人不出现寒战及皮肤鸡皮反应就说明用药量已充足，如出现这些反应可适当追加用药。经过这样处理之后体温便渐渐下降，当达到需要的温度时（最好测肛温）即可转入维持阶段，适当减少水袋，每 4～8h 追加用药（1/2～1/3 剂量）。追加用药时多数用冬眠Ⅱ号，因为Ⅰ号含有度冷丁，对呼吸有抑制作用。低温冬眠持续时间一般为 2～3d。如果需要更长时间低温冬眠，可在每 2～3d 按时升温解除一次，观察状态。如需要，可再次低温冬眠。

具体用药：神经外科病人应防止度冷丁引起呼吸抑制，一般慎用冬眠Ⅰ号，多采用冬眠Ⅱ号，但其降温效果不如冬眠Ⅰ号。

目前低温治疗具体方案，治疗机理及临床疗效尚未有定论。深低温已不太使用，亚低温有再次兴起的趋势。

10.5 高压氧治疗

高压氧治疗，系指在高压氧仓内，给予 1 个大气压（101.33kPa）以上的纯氧，通过人体血液循环以携带更多的氧到病损组织和器官，增加血氧弥散和组织内的氧含量，迅速改善和纠正组织缺氧，防止或减轻缺氧性损害的发生和发展，促进病损组织的修复和功能恢复，从而达到治疗或抢救的目的。

现代生理学认为：正常肺泡通气量可维持肺泡气氧分压（PO_2）约 14.0kPa（105mmHg），在体温 37℃时，每 100ml 血浆能溶解氧 0.3ml；在吸入纯氧、肺泡 PO_2 达 89.5kPa（673mmHg）时能增加到 2.0ml，即增加了 1.7ml；在氧分压达到 20kPa（150mmHg）时，所有的血红蛋白浓度为 14g/100ml 计算，此时血红蛋白能负荷的最大氧容量应为 14r1.34=19ml / 100ml。按照氧离曲线的特点，在 PO_2 从 150mmHg 下降到 70mmHg，O_2 饱和度的下降并不明显（由 97.4%下降到 94.1%）。由此看到，一般情况下人体所需 O_2 主要靠血红蛋白结合氧。

脑为机体代谢最为旺盛的器官之一，脑的耗氧量较高，约为机体总耗氧量的 20%，而灰质的耗氧量较白质高 5 倍。在常温常压下，一般组织的储氧量为 13ml/kg，而脑储氧量仅为 7～10ml/kg，一旦发生血氧供应障碍，常压下脑缺氧往往不易纠正。但在高压氧状态下，由于脑组织氧分压和储氧量明显增高，可迅速改善脑缺氧的发生和发展，纠正脑缺血缺氧性损害。

一些动物实验和临床研究结果给高压氧治疗以鼓舞。Weinstein 等曾对沙土鼠的急性脑缺血模型进行高压氧治疗研究：在双侧颈动脉结扎 20min 过程中，置高压氧仓内 15min（纯氧，1.5 个大气压），死亡率为 16%，而对照组死亡率为 100%，P 值为 0.001。表明高压氧治疗对急性缺血型脑损害有明显的保护作用。组织学检查也显示，双侧缺血型神经元损害的范围，治疗组中存活者要比对照组小得多，有统计学意义。该作者对猫进行临时性大脑中动脉阻塞后高压氧处理对照研究，处理组神经功能缺损状况较非治疗组有改善，且其效果持续于阻塞继续存在期间。组织学检查也显示处理组梗塞病灶范围要小于非处理组，又提示效果早期处理为好。Contreras 等对经冷冻致死的大鼠脑组织就葡萄糖的利用进行研究，结果表明：高压氧处理前葡萄糖的利用受抑制，处理后较对照组明显改善，统计学意义显著。并指出，这种变化不仅存在于治疗期间，于治疗以后也继续存在。脑外伤性损伤后出现缺血缺氧性损害是常见的病理过程，损伤后即可出现低氧血症、低血压、贫血等，缺血和低氧血症的影响更多地是对于继发性脑损伤的病理学改变上。Reckswold 等曾对 168 例闭合性脑损伤的病人进行了高压氧治疗的前瞻性研究。他们应用单室仓，1.5 个大气压氧，每 8h 治疗 1h，持续 2 周或直到病人醒转，平均治疗 21 次。随机分治疗组和对照组对结果进行卡方检验，并随访 12 个月。其结果是治疗组 84 例，对照组 82 例；治疗组死亡率为 17%，对照组死亡率为 32%，P 值 0.037；GCS4～6 共分 80 例，治疗组死亡率 17%，对照组死亡率 42%。随访结论：就良性恢复和轻度致残转归来说，高压氧治疗和非高压氧治疗并无明显差异。他们还指出，高压氧治疗的不同治疗参数，可能会影响治疗的质量。在颅内外动脉架桥手术前行高压氧治疗，如果神经症状出现改善，提示脑损伤是可逆的，架桥手术可能有效；反之，如果高压氧治疗后神经症状不见改善，说明神经损伤已处于不可逆状态，架桥手术难以收到效果。另外，神经外科手术后，脑血管痉挛、血管阻塞和脑水肿等原因导致神经精神功能障碍，应用高压氧治疗神经外科手术后并发症也有一定效果。大量的临床和实验证明，高压氧可以增加脑组织和脑脊液的氧含量和储氧量；提高血氧弥散能力和增加有效的弥散距离；高压氧下通过提高氧分压，降低脑血流，增强脑的氧化代谢等综合作用，可以改善脑缺氧所致的脑功能障碍，促进脑功能的恢复；通过使脑血管收缩降低颅内压，高压氧下既可以提高血、脑组织和脑脊液的氧分压，又有减轻脑水肿降低颅内压的双重作用，从而打断脑缺血、缺氧的恶性循环，促进脑功能恢复；促进周围神经再生。

高压氧治疗的副作用主要有气压伤、氧中毒和减压病等，只要按照一定的治疗方案，严格操作，均可以防止发生。

高压氧治疗和其他临床疗法一样仅在一定的范围内发挥作用，所以必须与临床上其他各种治疗措施密切结合才能取得良好的疗效。

10.6 术后颅内感染及治疗

颅内感染是神经外科术后常见的严重并发症，其直接影响手术治疗的效果和患者的预后，是临床工作中比较棘手的疾病。国内外文献报道发生率为 3.00%～5.00%。颅内感染发生的时间多数为手术后的 3～7d。一旦出现颅内感染后，炎症不易局限，并迅速累及中枢神经系统，因此临床应遵循以预防为主的原则。对于颅内感染应做到早期诊断、早期治疗等措施降低死亡率、提高治愈率并改善患者的生活质量。

10.6.1 术后颅内感染的原因

颅内感染有很多种形式：如脑脓肿、脑室内积脓、脑膜炎、蛛网膜下腔积脓、硬膜下积脓及硬膜外积脓等。但是开颅术后的颅内感染十分特殊，术后脑室、蛛网膜下腔、硬膜下腔可能完全相通，此种颅内感染多包括上述几个类型的感染的混合存在，严重者有可能从皮下到脑室内都存在积脓，这是开颅术后颅内感染的特点。下面总结开颅术后并发颅内严重感染的十点原因：①围手术期未合理运用抗菌药物和运用的抗菌药物难以通过血脑屏障而起到有效作用。②因手术环境未达到严格的无菌环境或者手术操作不当未行严格的无菌操作。③颅内的挫碎脑组织及肿瘤组织的坏死液成为颅内感染细菌的良好的培养基。而脑脊液中缺少补体和抗体，没有吞噬细胞，本身就是细菌良好的培养基。④严重的全身性疾病，老年、婴幼儿等全身免疫功能低下者。⑤术后局部伤口颅内外交通。⑥脑外伤者颅内存在异物碎片。⑦重型颅脑损伤开颅术后昏迷患者存在早期免疫缺陷。⑧手术时间手术时间的长短与颅内感染的发生密切相关。James 等研究称 329 例手术时间 >4h，术后 47%发生颅内感染，指出手术时间与感染率平行增加。分析其中原因，一方面可能与来自于手术室的空气中所含的细菌有关。随着手术时间延长，术野直接暴露于空气的时间也就越长，感染机会增加。另一方面，手术时间长，手术操作增加，对脑组织的破坏增加，导致局部抗感染能力下降。⑨颅内置管时间。研究认为，颅内置管时间<4d，发生颅内感染的概率很低，随着置管时间的延长，颅内感染的概率有上升的趋势。也有研究显示脑内引流管留置超过 48h，术后颅内感染率增加。由于引流管为一异物，使脑内与外界相通，增加感染的可能性。若引流管留置时间超过 48h，则逆行感染机会增加，而更换引流袋等操作也增加了污染机会。另外后颅窝手术因该部位暴露困难，手术时间长，手术操作要求高，脂肪层厚，易发生脑脊液漏，而术后 CSF 漏等，则更容易发生感染。Blomstedt 等通过对 1 039 名颅内手术的患者进行回顾性研究时发现，术后脑脊液漏是感染的唯一的高危因素。⑩有报道称术后应用 H_2 受体阻滞剂以及质子泵抑制剂可使胃液 pH 升高，杀菌能力减弱，使细菌通过胃逆蠕动增加口咽部细菌的定植，进而可以进入呼吸道引起感染。开颅术后颅内严重感染的因素并非上述某单一因素，而是多个因素共同作用的结果。开颅术后发生的颅内感染常与脑水肿、脑积水、脑膨出互为因果，相互促进。所以其中任何一个因素处理不当都会使病情加剧[8]。

10.6.2 术后颅内感染的途径

开放性伤口使颅内容物直接与外界相通，致病菌经创口进入颅内或颅内存有异物、碎骨片及污物引起颅内感染； 神经外科手术破坏了血脑屏障或血脑脊液屏障，致使各种条件致病菌极易从血液循环进入脑内或脑室内引起感染。

10.6.3 术后颅内感染的诊断标准

颅内感染者按以下标准执行。①有发热、头痛、颈项强直等颅内感染症状和体征并除外其他因素引起。②脑脊液中白细胞数 $>0.01\times10^9$/L，其中多核白细胞 >50%，外周血中白细胞 $>10.0\times10^9$/L。糖定量 <45mg/L，蛋白 >450mg/L。③脑脊液细菌培养呈阳性结果。④有肯定感染原因，如脑脊液漏等。⑤影像学见及脑脓肿、硬膜下或硬膜外脓肿。凡符合第③条即可确诊，如脑脊液细菌培养阴性，则需符合其他条件并作具体分析。

10.6.4 术后颅内感染的早期诊断及其意义

颅内感染严重影响患者预后，应注意早期诊断和及时治疗颅内感染的早期诊断对患者的预后意义极大，诊断早、处理早则预后好，反之则疗效即预后较差。临床上早期诊断神经外科术后颅内感染，对如下情况的患者应要高度重视和严密观察：①开颅手术后第 3、4d 患者体温突然或逐步升高。②手术后患者头痛加重，且发生呕吐，脑膜刺激征加重等。③患者的神经系统阳性体征加重，如偏瘫、失语等。④对手术时间 >4h 的患者。⑤因多发血肿或迟发血肿行 2 次手术的。⑥系污染手术或开放伤的患者。⑦对于合并有脑脊液耳漏、鼻漏的患者要提高警惕。

回顾北京天坛医院神经外科小儿组近年 111 例经侧脑室与第三脑室手术切除颅内病变的病例，术后均脑室内留置引流管，且平均引流时间为 8d。如表 10-6-1 所示 111 例患者其中 48 例做了脑脊液培养，脑脊液检查阳性率为 20.8%，其中造成术后颅内感染的主要致病菌属是 G^+ 葡萄球菌（占 50%），敏感抗生素为万古霉素、利福平、四环素、环丙氟哌酸，MIC 均小于 2。脑脊液检查阴性率为 80%。Hall 等统计了 2 111 例颅内手术术后感染的患者，16 例脑脊液培养为阳性，其中造成其感染的主要致病菌为金黄色葡萄球菌占 50%，短小棒状杆菌占 25%，铜绿假单胞菌占 6.3%。

表10-6-1

	病原菌	例数	百分比
G^+ 球菌	表皮葡萄球菌	1	50%
	耳葡萄球菌		
	溶血葡萄球菌	1	
	孔氏葡萄球菌亚种	2	
解糖鞘氨杆菌		1	10%
洛非不动杆菌		1	10%
枯草杆菌		2	20%
奴卡氏菌		1	10%
总计		10	

现将 111 例患者根据颅内感染诊断标准及留置——拔除脑室外引流管前后发热情况，结合脑脊液常规、生化与细菌培养结果，分为 A 组（脑室外引流置管 - 拔管期间体温均正常，其中 15 例虽体温正常，但脑脊液检查异常，拔管前预防性脑室灌洗为 A1 组；44 例脑脊液检查正常，仅静脉常规给药为 A2 组）、B 组（脑室外引流置管期间体温均正常，

拔管后发热，置管期间脑脊液检查异常者 17 例，正常者 7 例，其中置管期间脑脊液异常并预防性脑室灌洗 2 例为 B1 组；其余者仅静脉常规给药为 B2 组）及 C 组（脑室外引流置管期间与拔管后体温均呈现波动性发热，拔管前脑脊液检查异常 22 例，正常者 6 例，其中因脑脊液异常且预防性脑室灌洗 3 例为 C1 组，其余仅静脉给药者为 C2 组），详见表 10–6–2。本项研究 111 例患者，除 C2 组 1 例患者要求自动出院，余者出院时体温及相关检查均正常。

表10–6–2

A 组	A1	15 例	25%
	A2	44 例	75%
B 组	B1	2 例	8%
	B2	22 例	92%
C 组 *	C1	3 例	11%
	C2	25 例	89%

* 注：拔除脑室外引流管后，仍持续发热且脑脊液检查异常者，需行多次腰穿或腰大池置管外引流辅助静脉给药。

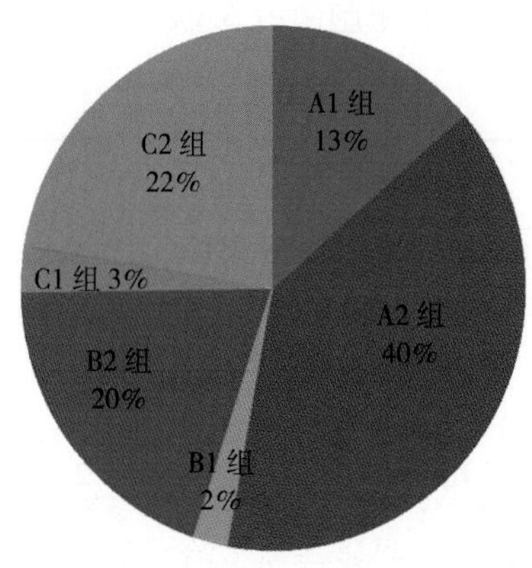

图10–6–1

10.6.5 治疗

（1）非静脉治疗

目前非静脉应用抗菌药物主要集中在鞘内给药和脑室内给药。

1）抗生素鞘内注射治疗颅内感染，自从应用临床以来已治愈大量病例并取得良好的疗效，但同时也存在许多失败的病例，在学术界存在争议。有报道鞘内注射 ^{131}I 的研究显示，1h 后脚间池出现放射性活动，24h 后在同一部位仍有相当大的放射性活动；用猴作形似研究，鞘内注射 ^{131}I 剂量超过估计脑脊液总量 25% 时，脚间池 1h 出现放射活动。Hochberg 等发现成人鞘内注射氨基糖苷类 24h 后脑室药物浓度不足，脚间池药物浓度是腰大池的一半。因此有人认为，治疗失败主要因素是脑室系统持续感染，细菌可以持续进入脑脊液中，保持活动性感染，其次是脑脊液单向流动限制了鞘内注射药物进入脑室内系统。另外反复穿刺容易造成再次感染的机会。进行抗菌药物椎管内注射给药时，应严格参照药物安全使用说明，以小剂量、低浓度、慢速度、逐次增量为宜。

2）鞘内注射抗菌药物难以使药物弥散于脑室及蛛网膜下腔内，脑室外引流冲洗给药则可以弥补这点不足，且不受血 – 脑屏障的限制，药物可直接作用于病变部位，故该方法常用于治疗顽固性颅内感染。从上述图表（表 10–6–1、表 10–6–2）中可以看出，A 组虽然未发热但脑脊液异常并预防性的给予脑室内灌洗者占 25%，故拔管前即便体温正常，但若脑脊液检查异常，均应预防性的进行脑室内灌洗，降低颅内感染的风险。B 组拔管后发热并证实颅内感染者占 70.8%，其中静脉给药占 92%，而采用脑室灌洗仅占 8%，其中脑室内给药拔管后发热和脑脊液检查异常平均仅 1.5d，而静脉给药拔管后平均发热和脑脊液检查异常平均 4.4d；C 组拔管前就发热并证实颅内感染者占 78.5%，其中静脉给药占 89%，而采用脑室灌洗仅占 11%，其中预防性的脑室内给药拔管后平均发热和脑脊液检查异常平均仅 3.3d，而静脉给药拔管后平均发热和脑脊液检查异常平均 8.8d。在 10 例脑脊液培养阳性的患者中，3 例行脑室内引流给药在拔管后无感染迹象并且脑脊液培养转为阴性，控制感染时间平均 4.5d。其余 7 例未行脑室内引流给药控制感染的时间明显延长平均 10d。可见脑室内灌洗给药与仅静脉给药相比感染时间明显缩短，所以发热并结合脑脊液检查异常并增加进行脑室内灌洗对控制颅内感染是有意义的，在置管期间凡符合颅内感染诊断标准的即发热并脑脊液检查异常和脑脊液培养异常者均应进行脑室内灌洗，以降低拔管后再次发生颅内感染，从而降低拔管后的多次腰穿鞘内注射给患者带来的痛苦，并且能有效地控制颅内感染。其中有些术后发热的患者，脑脊液三次检查，培养均正常，考虑是术后中枢性发热即非感染性发热，除外其他均应考虑应用脑室内灌洗。关于脑室内置管持续外引流引起颅内感染的文献报道存在争议，有研究认为，脑室外引流管本身即是颅内感染的危险因素；另有报道脑室外引流管的患者发生颅内感染率没有统计学差异。脑室外引流配合局部应用抗生素的方法简便易行、安全有效,既减少了由于大量全身用药毒副作用,又可在感染区达到有效药物浓度。经脑室内灌洗注药,使感染的脑脊液减少,又使脑室及蛛网膜下腔保持较高的药物浓度,对预防颅内感染后蛛网膜粘连、脑积水的发生起到积极作用。实验研究发现,脑脊液与脑组织之间仅有室管膜或软膜阻隔,物质交换更容易。因此,用将药物进入脑室,对术后颅内感染治疗可以起到很好的治疗效果。为提高治疗效果,除了选用敏感、能通过血脑屏障的抗生素,加强营养支持治疗外,加强引流,使细胞因子、炎症因子、细菌毒素等直接排出体外,减轻对脑组织的损伤。Solomon 等报告脑室外引流后发生感染的机会是未行引流的 9.4 倍。近年,Petersen 等报道传统脑室外引流感染率高达 27.2%。而采用封闭式颅压监护脑脊液外引流方法感染率为零,目前,新一代的脑室外引流密闭系统,大大降低了反复操作带来感染的可能。如美敦力公司特有的 BioGlide 技术应用聚乙烯吡咯烷酮修饰脑室端导管,使细菌不易黏附;在抗生素溶液浸泡后能有效抑菌 3~7d;该系统带有三通阀门,可以实现向脑室局部给药、抽取脑脊液。有效延长了引流管留置时间并提高了脑室灌洗效率。其优势在于方便无菌取样及护理观察,外引流管不易脱落,折叠,同时规范整个处理程序,明显减少脑室系统感染机会。需要指出的是在行脑室内脑脊液置换术时由于药物对脑室的刺激可产生癫痫、精神症状甚至昏迷死亡等毒副作用。而脑室双侧同时引流有其优点:能较好地保证了引流的通畅,脑室内感染时,可以一管冲洗一管引流。避免冲洗液引流不畅而引起颅内压剧烈波动。脑脊液置换过程要严格的控制冲洗速度,避免因冲洗速度过快。造成颅内压急剧增加而出现颅内出血等严重并发症。使用静脉输液泵控制其冲洗速度,10~20ml/h 的均匀速度冲洗。并保持引流管的通畅。定时观察冲洗液量、引流管引流情况及病人的基本情况。引流液出量基本是与冲洗液量相等或稍多,未出现颅内压骤然上升的并发症。更换引流瓶或病人过床时一定夹闭脑室引流管,防止操作时脑脊液倒流,气体进入脑室内引起气颅。其缺点也较明显,毕竟脑室穿刺是一种创伤较大方法,并且可能继发感染。另外美国食品药品监管局未批准任何抗菌药物用于脑室内注射,适应证也无法确切定义,但是根据 2004 年发表的细菌性脑膜炎治疗指南(美国感染性疾病协会(IDSA)制订)所提到的,脑室内注射抗菌药经验使用剂量见表 10-6-3,剂量和给药间隔根据药物 CSF 浓度调整。第 1 剂脑室内注射给药后,第 2 剂的用量可通过计算"抑菌系数"来确定。在第二次脑室内注射给药前,取 CSF 测定药物谷浓度。"抑菌系数"即 CSF 中药物谷浓度与致病菌对此药物的 MIC 值的比值。为保障细菌清除,抑菌系数应超过 10~20。需要指出,这不是标准治疗方法,仅是经验性治疗。

表10-6-3　脑室内注射给药推荐用量

抗菌药物	每日用量(mg)
万古霉素	5~20[1]
庆大霉素	1~8[2]
妥布霉素	5~20
阿米卡星	5~50[3]
多粘菌素 B	5[4]
多粘菌素 E	10
奎奴普丁 / 达福普汀	2~5
替考拉宁	5~40[5]

注:尚无资料提供脑室内注射抗菌药物的确切剂量。

1. 大多数研究应用 10mg 或 20mg;
2. 一般婴幼儿日剂量 1~2mg,成人 4~8mg;
3. 常用日剂量为 30mg;
4. 幼儿每日 2mg;
5. 一项研究中每 48~72h 给药 5~10mg。

另外,关于腰大池置管脑脊液外引流,脑脊液置换并鞘内注入抗生素使之越过血脑屏障,增加脑脊液中药物浓度,明显提高了治疗效果。腰蛛网膜下腔置管持续引流有许多优点:①脑脊液持续排出体外可将细菌、毒素、炎性物质排出更彻底;②可促进脑脊液的生成加快脑脊液更新;③脑脊液不断由上而下冲洗炎症部位。可减轻脑膜刺激症状,减少脑积水、蛛网膜粘连等并发症;④使逆行性感染的机会减少;⑤起到持续治疗的作用;⑥延长放置引流管的时间也不会明显增加颅内感染的机会。以上优点使颅内感染的治疗效果有明显改善。

(2)围手术期预防用药

根据图 10-6-1 可以看出,A2 组拔管后未发热及未感染者占 40%,故围手术期抗生素应用很重要,神经外科手术多属于Ⅰ和Ⅱ类手术,且均符合预防性应用抗菌药物的指征。颅脑手术中常见的病原菌为金黄色葡萄球菌和凝固酶阴性葡萄球菌，可选用头孢拉定或头孢曲松；如果患者对青霉素过敏不宜应用头孢类抗菌药物时，针对葡萄球菌、链球菌可选用克林霉素联合庆大霉素，针对革兰阴性杆菌可选用氨曲南。万古霉素一般不用作预防用药，但在已证实有耐甲氧西林金黄色葡萄球菌所致的手术部位感染时，可斟酌选用。根据细菌性脑膜炎治疗指南——2004 年发表的美国感染性疾病协会（IDSA）制订的用药指南如下：

（3）怀疑或已证实细菌性脑膜炎时，抗菌药物的选择

一旦 CSF 检查结果支持细菌性脑膜炎，就应开始抗菌治疗。CSF 革兰染色确定出致病菌后，给予针对性抗菌治疗（见表 10-6-4）。如前所述，万古霉素联合头孢曲松或头孢噻肟的经验治疗，常用于疑为细菌性脑膜炎的婴幼儿患者，也有些专家推荐用于成人。当腰穿延迟时（如送去做头部 CT 的患者），或当革兰氏染色阴性时，给予经验抗菌治疗。不论是针对性治疗还是经验治疗，当前病原菌对抗菌药物的敏感性为选择用药的重要依据。开始治疗前，必须考虑细菌的耐药的问题。针对性抗菌药物和剂量分别见表 10-6-5、表 10-6-6 及表 10-6-7。

（4）经验用药

神经外科急性颅脑损伤等的抗菌治疗通常在未获得细菌培养和药物敏感试验结果的情况下即已开始，通常根据感染的部位、性质以及常见病原菌经验性选用抗菌药物。而对于颅脑感染选用抗菌药物时主要应考虑以下两点：一是根据抗菌药物的抗菌谱和细菌对药物的敏感性选用药物；二是根据药物能否透过血 - 脑和血 - 脑脊液屏障选用药物。各种抗菌药物由于脂溶性、离子化、分子大小、蛋白结合以及脑膜炎症状程度的不同，其透过血 - 脑屏障进入脑脊液的浓度不同。颅内感染最好选择脂溶性、非离子化以及相对分子质量较小的药物，其中氯霉素、磺胺类药物、甲硝唑、利福平、氟康唑、头孢噻肟、头孢他啶、头孢呋辛、拉氧头孢以及某些氟喹诺酮类药物等在脑膜炎症时易透过血 - 脑屏障，在脑脊液中能达到有效浓度。中枢神经系统感染常见病原菌主要有肠杆菌科细菌、铜绿假单胞菌、葡萄球菌、金黄色葡萄球菌和不动杆菌属等，可选用第三代头孢类抗菌药物联合甲硝唑，而考虑金黄色葡萄球菌感染的可能，必要时也可联用万古霉素。美国感染性疾病学会（IDSA）发布的临床指南推荐，对于颅脑贯通伤、平诊神经外科术后以及脑脊液分流患者，抗菌药物可选择万古霉素联合头孢吡肟、头孢他啶或美罗培南之中的一种。对于重症颅内感染患者的经验治疗，可选用降阶梯疗法，即初始治疗选用抗菌药物要具有足够的抗菌谱覆盖面，并根据细菌培养及药物敏感试验结果，尽快降低抗菌谱的覆盖面，进而转入目标性治疗。通常抗菌药物经验性治疗一般疗程为 1 周，进一步抗感染应根据细菌培养结果采用针对性治疗，过长时间的广谱抗菌治疗将导致真菌感染。

（5）根据病原学培养及药敏试验用药

根据脑脊液药物敏感试验结果选择合适的抗菌药物是治疗颅内感染的关键环节，由于目前抗菌药物的过度使用，导致致病菌株容易产生耐药，因此建议应以药物敏感试验为依据选用抗菌药物，以减少耐药菌株的产生。另外，为避免用药后影响细菌培养的阳性率，应尽量在未应用抗菌药物之前采血。有报道称，平均 1 ~ 3ml 血液中仅有 1 个细菌，所以足够的血量也是成功培养细菌的关键。临床中脑脊液细菌培养常呈阴性，但可以辅助检测降钙素原、C- 反应蛋白等检验指标，在颅内感染时，C- 反应蛋白含量的测定可有助于鉴别细菌性脑膜炎和病毒性脑炎。但要注意的是，治疗应结合实际情况选择敏感的抗菌药物，IDSA 发布的临床指南建议在对金黄色葡萄球菌以及表皮葡萄球菌进行针对性抗菌治疗时，应考虑联合应用利福平，而复方磺胺甲噁唑则可作为耐甲氧西林金黄色葡萄球菌的备选药物。此外，在对肠杆菌科细菌以及铜绿假单胞菌进行针对性抗菌治疗时，备选药物可选用氨曲南；铜绿假单胞菌的针对性抗菌治疗应考虑联合应用氨基糖苷类药物。

（6）颅内真菌感染原因及治疗

有报道称术后颅内感染其中脑脊液真菌阳性检出率为 7.13%，临床上应予以高度重视并及时治疗。导致颅内真菌感染的原因主要有三个方面：①各种原因如免疫抑制性治疗，免疫抑制性疾病和全身严重性疾病造成的人体免疫机能低下。②长期使用广谱抗生素造成菌群失调。③医疗器械及体内留置导管造成医源性感染。

目前治疗真菌感染的药物主要有氟康唑和伊曲康唑等两性霉素 B 是大环内酯多烯类，与真菌细胞膜麦角固醇结合使膜渗透性发生变化造成真菌死亡。它抗菌谱广，几乎对所有的真菌都有较强的抗菌作用，用于治疗深部真菌感染，特别是对曲菌的

表10-6-4　成年患者通过革兰氏染色确定可能致病菌后，推荐抗菌治疗方法

致病菌	推荐治疗	备选治疗
肺炎链球菌	万古霉素＋三代头孢[1,2]	美洛培南(C-Ⅲ)、氟喹诺酮类[3](B-Ⅱ)
脑膜炎奈瑟菌	三代头孢[1]	青霉素、氨苄西林、氯霉素、氟喹诺酮类、氨曲南
单核细菌增多性李斯德菌	氨苄西林[4]或青霉素[4]	复方新诺明、美洛培南(B-Ⅲ)
无乳链球菌	氨苄西林[4]或青霉素[4]	三代头孢[1](B-Ⅲ)
流感嗜血杆菌	三代头孢[1](A-Ⅰ)	氯霉素、头孢吡肟(A-Ⅰ)、美洛培南(A-Ⅰ)、氟喹诺酮类
大肠杆菌	三代头孢[1](A-Ⅱ)	头孢吡肟、美洛培南、氨曲南、氟喹诺酮类、复方新诺明

注：除特殊注明外，所有建议都是A-Ⅲ级。儿童患者当致病菌为单核细胞增多性李斯德菌时，在标准治疗方法(头孢曲松或头孢噻肟联合万古霉素)的基础上再联合氨苄西林，如果是革兰阴性杆菌感染则考虑联用氨基糖苷类。

1. 头孢曲松或头孢噻肟；
2. 如果应用了地塞米松，一些专家认为应当加用利福平；
3. 加替沙星或莫西沙星；
4. 应考虑联合氨基糖苷类。

表10-6-5　不同年龄和易感因素的化脓性脑膜炎经验抗菌治疗(A-Ⅲ)

易感因素	常见致病菌	推荐抗菌治疗
年龄		
<1个月	无乳链球菌、大肠杆菌、单核细胞增多性李斯德菌、克雷伯菌属	氨苄西林联合头孢噻肟； 氨苄西林联合氨基糖苷类
1～23个月	肺炎链球菌、脑膜炎奈瑟菌、无乳链球菌、嗜血流感杆菌、大肠杆菌	万古霉素联合三代头孢[1,2]
2～50岁	脑膜炎奈瑟菌、肺炎链球菌	万古霉素联合三代头孢[1,2]
>50岁	肺炎链球菌、脑膜炎奈瑟菌、单核细菌增多性李斯德菌、需氧革兰阴性杆菌	万古霉素联合氨苄西林联合三代头孢[1,2]
脑外伤		
颅底骨折	肺炎链球菌、流感嗜血杆菌、A群β溶血性链球菌	万古霉素联合三代头孢[1,2]
开放性脑外伤	金黄色葡萄球菌、凝固酶阴性葡萄球菌(尤其表皮葡萄球菌)、需氧革兰阴性杆菌(包括铜绿假单胞菌)	万古霉素联合头孢吡肟； 万古霉素联合头孢他啶； 万古霉素联合美洛培南
神经外科术后	需氧革兰阴性杆菌(包括铜绿假单胞菌)、金黄色葡萄球菌、凝固酶阴性葡萄球菌(尤其表皮葡萄球菌)	万古霉素联合头孢吡肟； 万古霉素联合头孢他啶； 万古霉素联合美洛培南
脑脊液分流术后	凝固酶阴性葡萄球菌(尤其表皮葡萄球菌)、金黄色葡萄球菌、需氧革兰阴性杆菌(包括铜绿假单胞菌)、痤疮丙酸杆菌	万古霉素联合头孢吡肟[3]； 万古霉素联合头孢他啶[3]； 万古霉素联合美洛培南[3]

注：1. 头孢曲松或头孢噻肟；
2. 某些专家在应用地塞米松的同时加用利福平；
3. 对于婴幼儿，万古霉素可以单独应用，除非革兰氏染色显示存在革兰阴性杆菌。

表10-6-6 在细菌培养和药敏结果基础上，细菌性脑膜炎的针对性抗菌治疗

细菌及药敏	标准治疗	备选治疗
肺炎链球菌		
青霉素 MIC<0.1μg/ml	青霉素或氨苄西林	三代头孢[1]，氯霉素
青霉素 MIC0.1～1.0μg/ml[2]	三代头孢[1]	头孢吡肟(B-Ⅱ)，美洛培南(B-Ⅱ)
青霉素 MIC≥2.0μg/ml	万古霉素＋三代头孢[1,3]	氟喹诺酮类[4](B-Ⅱ)
头孢噻肟或头孢曲松 MIC≥1.0μg/ml	万古霉素＋三代头孢[1,3]	氟喹诺酮类[4](B-Ⅱ)
脑膜炎奈瑟菌		
青霉素 MIC<0.1μg/ml	青霉素或氨苄西林	三代头孢[1]，氯霉素
青霉素 MIC0.1～1.0μg/ml	三代头孢[1]	氯霉素，氟喹诺酮类，美洛培南
单核细胞增多性李斯德菌	氨苄西林或青霉素[5]	复方新诺明，美洛培南(B-Ⅲ)
无乳链球菌	氨苄西林或青霉素[5]	三代头孢[1](B-Ⅲ)
大肠杆菌或其他肠杆菌科细菌[7]	三代头孢(A-Ⅱ)	氨曲南，氟喹诺酮类，美洛培南，复方新诺明，氨苄西林
铜绿假单胞菌[7]	头孢吡肟[5]或头孢他啶[5](A-Ⅱ)	氨曲南[5]，环丙沙星[5]，美洛培南[5]
流感嗜血杆菌		
不产 β-内酰胺酶株	氨苄西林	三代头孢[1]，头孢吡肟，氯霉素，氟喹诺酮类
产 β-内酰胺酶株	三代头孢(A-Ⅰ)	头孢吡肟(A-Ⅰ)，氯霉素，氟喹诺酮类
金黄色葡萄球菌		
甲氧西林敏感株	奈夫西林或苯唑西林	万古霉素，美洛培南(B-Ⅲ)
耐甲氧西林株	万古霉素[6]	复方新诺明，利奈唑胺(B-Ⅲ)
表皮葡萄球菌	万古霉素[6]	利奈唑胺(B-Ⅲ)
肠球菌属		
对氨苄西林敏感	氨苄西林＋庆大霉素	
对氨苄西林耐药	万古霉素＋庆大霉素	
对氨苄西林和万古霉素耐药	利奈唑胺(B-Ⅲ)	

注：除特殊注明外，所有建议均为 A-Ⅲ级。

1. 头孢曲松或头孢噻肟；
2. 对头孢曲松或头孢噻肟敏感株；
3. 当头孢曲松 MIC 值>2ug/ml 时考虑联合利福平；
4. 加替沙星或莫西沙星；
5. 应考虑联合氨基糖苷类；
6. 考虑联合利福平；
7. 特异性抗菌药物的选择必须以体外药敏实验结果为指导。

表10-6-7 细菌性脑膜炎患者抗菌治疗推荐剂量

抗菌药物	一日总量(给药间隔)			
	新生儿,按天计算		婴幼儿	成人
	0~7[1]	8~28[1]		
阿米卡星[2]	15~20mg/kg(12)	30mg/kg(8)	20~30mg/kg(8)	15mg/kg(8)
氨苄西林	150mg/kg(8)	200mg/kg(6~8)	300mg/kg(6)	12g(4)
氨曲南	–	–	–	6~8g(6~8)
头孢吡肟	–	–	150mg/kg(8)	6g(8)
头孢噻肟	100~150mg/kg(8~12)	150~200mg/kg(6~8)	225~300mg/kg(6~8)	8~12g(4~6)
头孢他啶	100~150mg/kg(8~12)	150mg/kg(6~8)	150mg/kg(8)	6g(8)
头孢曲松	–	–	80~100mg/kg(12~24)	4g(12~24)
氯霉素	25mg/kg(24)	50mg/kg(12~24)	75~100mg/kg(6)	4~6g(6)[3]
环丙沙星	–	–	–	800~1200mg(8~12)
加替沙星	–	–	–	400mg(24)[4]
庆大霉素[2]	5mg/kg(12)	7.5mg/kg(8)	7.5mg/kg(8)	5mg/kg(8)
美洛培南	–	–	120mg/kg(8)	6g(8)
莫西沙星	–	–	–	400mg(24)[4]
奈夫西林	75mg/kg(8~12)	100~150mg/kg(6~8)	200mg/kg(6)	9~12g(4)
苯唑西林	75mg/kg(8~12)	100~150mg/kg(6~8)	200mg/kg(6)	9~12g(4)
青霉素	0.15mU/kg(8~12)	0.2mU/kg(6~8)	0.3mU/kg(4~6)	24mU(4)
利福平	–	10~20mg/kg(12)	10~20mg/kg(12~24)	600mg(24)
妥布霉素[2]	5mg/kg(12)	7.5mg/kg(8)	7.5mg/kg(8)	5mg/kg(8)
复方新诺明[6]	–	–	10~20mg/kg(6~12)	10~20mg/kg(6~12)
万古霉素[7]	20~30mg/kg(8~12)	30~45mg/kg(6~8)	60mg/kg(6)	30~45mg/kg(8~12)

注:1. 极低体重(<2000g)新生儿建议给药方法为小剂量、长间隔;
2. 需监测血清药物峰浓度、谷浓度;
3. 肺炎球菌脑膜炎推荐用更大剂量;
4. 治疗细菌性脑膜炎的最佳剂量尚无资料;
5. 每日最高剂量 600mg;
6. 剂量按甲氧苄啶计算;
7. 维持血清药物谷浓度为 15~20μg/ml。

感染有效，但对葡萄球念珠菌及皮癣菌来源的真菌感染无效，对人体胆固醇产生毒性作用，影响肝脏功能；氟康唑主要是抑制真菌细胞的麦角固醇的合成，抑制真菌过氧化物酶!造成真菌细胞内过氧化物堆积而导致细胞死亡，它抗菌谱广，对白色念珠菌和隐球菌的效果好，但对曲菌感染无效，对克柔念珠菌、光滑念珠菌效果差，同时毒性低，可穿透血脑屏障，并可透入眼球。伊曲康唑是三唑类抗真菌药，它的抗菌谱广，对白色念珠菌、隐球菌、青霉菌、曲霉菌以及双相型真菌、耐药克柔念球菌、光滑念珠菌都有效。

颅内真菌感染多呈慢性或亚急性发病，发病隐匿，早期全身反应不明显，后期出现的颅内高压症状和神经定位体征缺乏特异性，临床诊断比较困难。常见的致病真菌包括两类，一类常只感染有免疫缺陷的患者，包括念珠菌、曲霉菌、毛霉菌，另一类可感染正常人群，如隐球菌、组织胞质菌、球孢子菌及芽生菌等，绝大多数是条件致病菌，当机体防御能力降低和血－脑屏障破坏时即侵犯脑组织，表现为脑膜炎及脑炎、硬膜外（下）积脓、颅内肉芽肿或脓肿、真菌性动脉瘤和动脉炎等，分为局部感染和弥散感染，前者主要见于球孢子菌、隐球菌、念珠菌等。

处理

①采用双侧侧脑室穿刺，冲洗方法同前，严密观察引流情况，如出现一侧慢速滴注冲洗，另一侧无液体流出，则应高度怀疑侧脑室孔被脓球或碎裂脑组织阻塞，应即时停止冲洗。②运用敏感抗生素控制感染，临床可采用能透过血脑屏障的 β 内酰胺酶类抗生素如青霉素、氨苄等。尽量避免使用广谱抗生素以防止出现真菌感染。如果出现耐药菌感染则应联合运用耐药菌株较少的碳青霉烯类抗生素。若出现真菌感染则应立即停止使用广谱抗生素并加用抗真菌药物治疗。如为白色念珠菌或隐球菌感染，则用氟康唑治疗；如出现曲霉菌或其他耐氟康唑真菌感染，可使用伊曲康唑、两性霉素 B 治疗。③补充血液类制品和免疫调节剂提高患者的免疫能力，控制感染的发展。如全血、生物反应调节剂、粒细胞菌丛刺激素、粒巨噬细胞集落刺激因子、白介素 2 等。④开颅术后的颅内感染常同时存在脑膨出，手术伤口裂开和脑脊液漏。颅内外直接交通持续地成为颅内感染的感染来源。对此种情况处理十分重要，对颅内有积脓并与皮下相通的患者应在伤口周围皮下潜行置管引流颅内积脓并定时用抗生素溶液冲洗，不要盲目向伤口内直接安置引流管，否则可能引起更加严重的颅内混合感染。对于尚未出现积脓的伤口，可使用弱消毒剂如双氧水、0.1%高锰酸钾、1%醋酸、4%硼酸溶液清洗伤口处理以致使感染的创面脱腐，待颅内感染控制后择期修复硬脑膜和头皮部裂开伤口。

10.6.6 颅内感染药物治疗进展

随着神经外科的发展，对颅内感染机制和治疗的研究也日益精进，除进一步完善既有的抗菌药物疗法以外，经过改良以便更好地透过脑脊液的抗菌药物以及抗菌药物的新搭配也在防治颅内感染方面起到了重要的作用。Schoeman 等采用沙立度胺辅助治疗 4 例反复发作的顽固性脑结核患者，取得了良好的效果；Dahan 等发现对反复的颅内诺卡尔菌属感染采用甲氧苄啶（或磺胺甲异噁唑）联合亚胺培南比单纯应用莫西沙星治疗效果更佳。此外，我国传统的中医药也在颅内感染的治疗中发挥着重要作用，王瑞文等采用中医辨证施治，以调理阴阳平衡为原则，采用中西结合疗法治疗颅底骨折继发颅内感染患者 44 例，结果证明其疗效明显优于单纯的西医治疗。颅内感染是一个复杂的病症，可由多种原因引起，除外科治疗以外，药物治疗也对颅内感染的治愈起着重要的作用。随着新药物疗法的发展和药物治疗方案的不断完善，我们相信药物治疗必将给颅内感染治疗带来更大的帮助。

（甲 戈　宫 剑）

参考文献

[1] 尚爱加，程东源，周定标. 清洁开颅术后颅内感染的治疗[J]. 中华医院感染杂志，2002，12(2):84-86.

[2] Pons V G, DEninger S L, GUglielmo B J, et al. Ceftizoxime versus vancomycin and Gentamicin in neurosurgical prophyla-xis; A randomized propective blinded clinical student. Neurosurgery, 1993, 33:416.

[3] 卢岩，彭松林. 神经外科颅内感染危险因素的病例对照研究[J]. 中国感染控制杂志，2008，7(6):398.

[4] Kourbeti IS, J acobs AV, Koslow M. Risk factors associated with postcraniotomy meningitis. Neurosurgery, 2007, 60(2):317-325.

[5] 袁先厚. 开颅术后发生严重"脑膨出"的原因及其处理[J]. 武汉医学杂志，1987，4:251-252.

[6] Wolach B, Sazbon L, Gavrieli R, et al. Early immunological defects in comatose patients after acute acute brain injury. J Neurosurg, 2001, 94:706-712.

[7] 吴涛. 重型颅脑损伤昏迷患者的早期免疫缺陷[J]. 华中医学杂志，2001，5:279-280.

[8] 吴涛,吴志敏,袁先厚,等,脑外伤开颅术后顽固性脑蕈的原因及处理[J]. 中华创伤杂志,2002,18:498.

[9] Park P,Garton H,Kocan MJ,et al. Risk of infection with prolonged ventricular catheterization. Neurosurgery,2004,55 (3):594-599.

[10] 邓敏,林宁. 神经外科医院感染相关危险因素临床研究——非条件 Logistic 模型[J]. 中华医院感染学杂志,2005,15(7):739-742.

[11] Blomstedt GC. Infections in neurosurgery:a retrospective study of 1143 patients and 1517 operations. Act a Neurochir,1985,78(3-4):81-90.

[12] 黎沾良. 应用抗菌药物防治外科感染的进展 [J]. 中国医师进修杂志,2007,30(1):18-19.

[13] 邱修辉, 罗毅, 阮玉山. 颅脑术后颅内感染的预防与诊治[J]. 右江民族医学院学报,2006,(3):401-402.

[14] 周丽华. 颅内感染病例药学监护[J]. 抗感染药学,2008,5(2):105-108.

[15] 景海涛. 外科危重病人的抗菌药降阶梯治疗 [J]. 农垦医学,2008,30(1):37-39.

[16] 王恩顺, 李玉香. 血液的细菌培养 [J]. 中国实验诊断学,2006,10(8):936.

[17] 梁成. C 反应蛋白及神经元特异性烯醇化酶含量在颅内感染患者血清和脑脊液中的测定及意义 [J]. 现代预防医学,2008,35(16):3148-3149.

[18] 徐明,史中华,唐明忠,等. 神经外科患者脑脊液细菌流行病学和耐药性 10 年监测[J]. 北京医学,2007,29(10):583-586.

[19] Hochberg LR,Sims JR,Davis BT.West nile encephalitis in Massachusetts. N Engl J Med,2002,346(8):1030-1031.

[20] 尚爱加,程东源,周定标. 清洁开颅手术后颅内感染的治疗[J]. 中华医院感染学杂志. 2002,12 (2):84.

[21] 吴峰.鞘内注射治疗颅内感染的临床进展[J]. 中国综合临床,2002,18(12):1059.

[22] 张朝贵. 重症颅内感染 74 例内科治疗体会 [J]. 基层医学论,2008,12(13):414-415.

[23] 李扬,马晓东,任贺成,等. 腰大池引流治疗术后颅内感染及脑脊液漏[J]. 中国临床神经外科杂志,2008,13(5):282-284.

[24] Solomon TM,Ooi MH,Beasley DWC,et al. West nile encephalitis. BMJ,2003,326(6);865-869

[25] Petersen LR,Marfin AA. West nile virus:A primer for the clinician Ann. Intern Med,2002,347(2):173-179.

[26] Petersen LR,Roehrig JT,Hughes JM. Outlook:west nile virus encephalitis. N Engl J Med,2002,347(2):173-179.

[27] 戴自英. 实用抗菌药物学 [M]. 上海: 上海科学技术出版社,1991. 302-304.

[28] 王忠诚. 神经外科学[M]. 武汉:湖北科学技术出版社,1998.377-378.

[29] 袁先厚,开颅术后发生严重"脑膨出"的原因及其处理[J]. 武汉医学杂志,1978,4:251-252.

[30] Wolach B,Sazbon L,Gavrieli R,et al.Early immunological defects in comatose patients after acute brain injury. J Neurosurg,2001,94:706-712.

[31] Schoeman JF,Fieggen G,Seller N,et al. Intractable intracranial tuberculous infection responsive to thalidomide:report of four cases. J Child Neurol,2006,21(4):301-308.

[32] Dahan K,El Kabbaj D,Venditto M,et al. Intracranial Nocardia recurrence during fluorinated quinolones therapy. Transpl Infect Dis,2006,8(3):161-165.

[33] 王瑞文,米中波,陈瑞敏. 中西医结合治疗颅底骨折继发颅内感染临床观察[J]. 河北中医,2008,30(5):507.

[34] 时忠华,蔡学见,王玉海. 颅内细菌感染的诊治[J]. 中华医院感染学杂志,2005,15(12):1367-1368.

[35] 靳桂明,董玉梅,余爱荣. 开颅手术后颅内感染流行病学调查的荟萃分析[J]. 中国临床神经外科杂志,2007,12(3):151.

[36] 罗晓媛,李晋. 浅谈颅内感染的药物治疗[J]. 中国医药生物技术,2009,4(5):382.

[37] Shearwood McClelland III,Walter A. Hall,et al. Postoperative Central Nervous System Infection:Incidence and Associated Factors in 2111 Neurosurgical Procedures. Clinical Infectious Diseases,2007,45:55(9):58.

10.7 深静脉高营养疗法

随着现代神经外科的发展,病人的营养支持问题逐渐为神经外科医生所重视。对于神经外科重症病人,常伴有意识障碍而无法进食,因此合理的营养支持对于病人能否安全度过围手术期和顺利康复至关重要。对于伴有消化道出血和频繁呕吐的病人,无法经口服途径和使用完全胃肠内营养来满足病人的需要。传统的静脉输液法无法提供充足的能量,营养物质的比例亦不合理,不符合临床要求。这时必须采用完全胃肠外营养支持(TPN)。TPN 是指完全从静脉供应病人所需要的全部能量和营养物质,包括必需和非必需氨基酸、水溶性和脂溶性维生素、电解质及微量元素,使病人在不进食的状况下仍然可以维持良好的营养状况。

(1)TPN 在神经外科的适应证

1)不能经口或经消化道插管进食者。

2)营养状态不良,体重减轻超过 10%者。

3)代谢亢进,呈异化状态者。

4)胃肠道消化、吸收功能障碍者。

5)病情危重、有意识障碍的病人,营养补充不足者。

6)并发严重感染、应激性溃疡等致机体消耗增加者。

(2)TPN的常用途径

TPN所用营养液多为高浓度、高渗透压,故营养液的输入不能通过外周静脉,需采用经深静脉置管输入的方法。深静脉导管的置入包括外周静脉切开插管法和经皮静脉穿刺插管法。静脉切开插管法是直接显露外周静脉(如大隐静脉),将静脉切开后置入导管,使其前端到达深静脉。此方法安全、可靠,但操作复杂,易污染,同一静脉不能重复使用。经皮静脉穿刺插管法是使用特殊穿刺针直接经皮穿刺颈外静脉、颈内静脉、锁骨下静脉或股静脉,置入静脉导管。其优点是操作简便,同一静脉可反复使用,但不熟练者易出现穿刺并发症。选择不同种方法应视操作者经验和病人的具体情况而定。目前常用经锁骨下静脉途径或颈内静脉途径作中心静脉插管,一般情况下每根导管可保留3个月以上,如管理得当可保留1年以上。近年来采用从周围静脉向中心静脉置入导管(如PICC管),此方法损伤小,并发症少,目前已逐渐被广泛使用。

(3)营养液的配制

临床上根据营养液成分的不同分为两种类型:应用氨基酸—高浓度葡萄糖—脂肪系统和应用氨基酸—中浓度葡萄糖—脂肪系统。前者必须通过中心静脉输入,而后者可通过中心静脉或周围大静脉输入。使用高浓度葡萄糖供能时易造成代谢紊乱且并发症较多,故主张使用中浓度葡萄糖。

1)营养液的能量:根据病情和患者的状况来确定能量的需要,只有提供充足的能量才能解决负氮平衡问题,一般每日需要100~134kJ(24~32kcal)/kg。

2)能量的来源:能量由葡萄糖和脂肪乳剂来提供,二者的比例以1:1或6:4为宜。输入高浓度葡萄糖(20%~50%)时,需应用适当的胰岛素以避免出现高血糖,葡萄糖与胰岛素的常用比例为4~6:1,对于糖尿病患者应根据实际血糖水平来调整。脂肪乳剂除了提供能量外,尚可补充必要的脂肪酸。

3)供氮量:每日0.15~0.20g/kg,为保证氮的有效利用,它与所提供的非蛋白热量应保持合适的比例,一般情况下热氮比以100~150kcal:1g为宜。氨基酸作为TPN中的重要营养成分,直接影响到体蛋白、内脏蛋白、免疫蛋白和酶及激素的合成。合理选用不同种类、不同浓度的氨基酸甚为重要,以营养支持为目的的TPN应选用平衡氨基酸液,包括全部的必需氨基酸和非必需氨基酸,二者的比例以1:2为宜。应激状态下可选用高支链氨基酸液,常可收到减少蛋白分解、增加尿潴留、促进蛋白合成的效果。增加血中支链氨基酸浓度,对减轻脑病和预防脑病的发生有一定意义。

4)维生素和微量元素:应根据病情的变化需要给予全面、足量补充。

5)水和电解质:神经外科病人的水分及电解质的用量须作精确计算,避免应用不当加重脑水肿。

(4)TPN应用中的注意事项

1)保持适当、恒定的注入速度,避免突然大幅度的改变,建议使用输液泵来精确控制速度。

2)定期检查血常规,血电解质,肝、肾功能,血浆蛋白等。

3)准确记录每日出入量。

4)每周测体重1~2次,每2周测上臂中点周径及皮褶厚度。

5)导管穿刺处每日或隔日换药,避免感染。

6)配置及输入营养液时必须严格遵守无菌的原则,输入时建议使用终端过滤器,防止微生物的侵入。

7)根据检查结果,掌握营养状态,及时建立处理对策。

(5)TPN的并发症及预防

1)穿刺损伤:与穿刺操作技术有关,操作不当可能会损伤胸膜造成气胸、血气胸,损伤上腔静脉致大出血,误入锁骨下动脉,损伤臂丛神经、膈神经、纵隔、气管、胸导管等邻近脏器。插管时还可能出现空气栓塞、静脉栓塞等。熟练掌握穿刺技术,严格遵守操作规程,可避免并发症的发生。

2)感染:导管引起的感染及败血症是TPN的严重并发症,发生率在3%左右,严重时可导致病人死亡。病原体多从导管穿刺部位直接侵入,亦可通过输液器或营养液侵入。使用TPN的病人若出现不明原因的发热,应考虑有导管感染的可能,需立即更换输液器及营养液,同时取病人血样和营养液做细菌、真菌培养。当明确有导管感染时应及时拔除静脉导管,留取导管尖端做细菌、真菌培养及药敏试验。经合适抗生素抗感染治疗及对症处理,一般不引起严重后果。

3)代谢并发症:常见的有,①高糖高渗性非酮性昏迷,与输入大量高浓度葡萄糖及内生胰岛素不足有关,注意输入葡萄糖的浓度并补充适当胰岛素可避免其发生。②高糖渗透性利尿,可造成机体失水、电解质紊乱及神经系统功能紊乱。③高氨血症与高氯性代谢性酸中毒,与氨基酸的不适当使用有关。④肝功能损害。⑤某些营养物质如微量元素、维生素缺乏等。这些并发症的出现有时可达到相当严重的程度,需及时处理。严格遵循 TPN 使用常规,及时有效的监测是防止这些并发症的发生、发展的最有效措施。

10.8 脑手术后监护

近年来,国内外已有许多医院建立重症监护病房(intensive care unit,ICU)。ICU 对严密观察病情,使病人得到良好的治疗和护理,提高治愈率,降低死亡率有很好的作用。脑手术后根据病情在监护病房观察 24~72h 最为理想。如果无监护病室,术后病房也应设有术后紧急处理设备,如气管切开或插管设备、腰穿设备、床档、吸引设备、吸氧设备、人工呼吸设备、急救药品,以及癫痫发作处理所需的开口器、压舌板等。

脑手术后的病人被送至监护病房(ICU),需要监护的项目包括对心电、脉搏、血压、呼吸等生命体征及颅内压的连续监测,血气与其他生化检查的监测,还可按需要作脑电图与诱发电位等检查项目。

10.8.1 生命体征(vital signs)

在监护病房的病人,一般 24h 监测血压、脉搏、呼吸、体温等项目并记录其血压应保持在 18.7/8kPa (140/60mmHg)左右,脉搏为 70~80 次/min,呼吸为 10~20 次/min,体温在 38.5℃以下,如果进行人工冬眠及低温疗法,要求体温下降到 27~31℃。如果出现脉搏缓慢而洪大、每分钟 60 次以下,呼吸慢而深大,血压升高,常提示有术后颅内血肿的出现,此时病人需作 CT 检查,确诊后送到手术室清除颅内血肿。如果未及时治疗,解除脑受压,病人将进入晚期失代偿阶段,出现脉搏快而弱、血压下降、呼吸异常或突然停止。颅脑损伤病人多表现低热,丘脑下部损伤病人常出现中枢性高热,而脑手术后可出现间隙高热。术后病人当体温恢复正常后有突然的上升,应考虑伤口感染、颅内、肺部和泌尿系统感染的可能性。

10.8.2 意识状态(consciousness)

意识障碍是颅脑损伤及脑手术后病人常见的症状之一,它与脑皮质和脑干网状结构的机能状态有关。可表现为嗜睡、朦胧、浅昏迷和昏迷。意识障碍的有无及深浅程度、时间长短和演变过程是分析病情轻重的重要指标。哥拉斯格昏迷指数(GCS)是反映意识状态的客观指标,共 15 分,3 分为深昏迷,7 分以下为昏迷。临床应用方便,可广为利用。

10.8.3 瞳孔的改变(pupil change)

瞳孔改变对判断病情特别是出现颅内压增高危象——小脑幕切迹疝时非常重要。因此要观察两侧瞳孔的对光反射、瞳孔大小,两侧是否对称、等圆,并且要连续观察其动态改变。检查瞳孔应分别检查左右侧,并注意直接光反应与间接光反应,这对鉴别脑内病变与视神经或动眼神经损伤所引起的瞳孔改变有重要意义。

10.8.4 运动障碍(movement disorders)

(1)神志清醒者

1)令病人活动左右上下肢,观察有无偏瘫。

2)笑、露齿、皱额纹时面肌有无瘫痪。

3)左右侧握力、分指力检查及对比。

4)双上肢前伸举上,瘫痪侧先坠落。

5)观察卧床姿势、自然体位。

(2)神志不清者

1)给予疼痛刺激,观察病人反应。

2)拉举双侧上肢,瘫痪侧迅速落下。

3)双下肢屈膝立起,瘫痪侧不能维持起立体位。

4)观察去皮质强直或去脑强直状态。

10.8.5 感觉障碍(sensory disorders)

(1)神志清醒者

1)令病人闭眼,观察对轻刺激的反应。

2)用针、钉轻刺,或用棉棒擦触。

3)刺激左右两侧,进行对比。

(2)神志不清者

1)强捏皮肤。

2)强握肌腱。

3)压迫骨突出部。

4)用针、钉刺痛。

除注意肢体活动反应之外,还要注意面部肌肉表情活动。

10.8.6 眼球运动(eye movements)

观察眼球运动应包括眼球位置和运动两种内容。具体包括5项:①两眼协同运动。②两眼周期性瞬目。③眼震等异常运动。④眼球突出或凹陷。⑤左右眼裂宽度等。

眼球位置包括:①共同偏视。②单侧或双侧眼球突出。③单侧或双侧眼球凹陷。④眼睑下垂或眼裂狭窄。

眼球运动的观察对于神志清醒合作者,可令病人上下左右运动眼球。正常者两眼呈协同运动,无眼震及异常运动。眼睑运动也正常。昏迷患者眼球多无运动,凝视于一点,但也有呈左右缓慢自动者。将昏迷病人的头向左右转动,其眼球可发生与头动相反方向的运动,称为"布娃娃现象"。如果此现象消失,意味着脑干的脑桥、中脑水平有严重障碍。当然,颈髓损伤者不宜进行此项检查。

10.8.7 颅内压监测(monitoring of intracranial pressure)

目前的颅内压监测分为脑室内、蛛网膜下、硬膜外监测。三种检查各有利弊,可根据病人的具体情况和条件选用。通常监测不超过1周。作为显示颅内压的客观指标,对掌握术后颅内压变动甚为有用,据此能做出合适的处理。

10.8.8 血气电解质监测(monitoring of blood gas and blood electrolyte)

并非所有的病人术后都需要做血气和电解质监测,在病情危重,变化较多时,血气分析和血离子检测必不可少。通常包括测定动脉血的pH值、实际碳酸氢根(AB)、剩余碱(BE)、氧分压(PaO_2)、二氧化碳分压($PaCO_2$),以及血钾(K^+)、钠(Na^+)、氯(Cl^-)、钙(Ca^{2+})离子等。通过这二项检查可明确是否有酸碱中毒及类型,血离子的高低,以指导制定治疗方案。近年来,血氧饱和度监测仪(SaO_2)开始在临床上应用,其具有无创伤和长期监测的优点,如SaO_2值保持在96%以上,可减少动脉血的穿刺监测。

10.8.9 脑电监护(monitoring of EEG)

脑电监测一般不列为术后常规监测范围,但对癫痫病人或术后发生癫痫可能性较大的病人,可实行该监护。目前常用的有24h脑电动态描记仪(EEG Holter),必要时可进行连续的视频脑电监测。

10.9 神经系统疾病的康复治疗

康复系指恢复患病以前状态而言。但就神经系统疾病来看,有些机能可以恢复,有些机能是不可能完全恢复的,不可避免残留不同程度后遗症。对于能够完全恢复的机能应采用各种疗法促其早日恢复;对于不能完全恢复的机能,应当使病人对病情有个正确理解与认识,顺应机能受累情况,寻求代偿机能,最大限度地确保完好的机能,减轻后遗症。以恢复病人日常生活或社会生活为目的治疗就是康复治疗。可见,治疗和康复治疗就像一辆车的两个车轮一样,两者是缺一不可的。

一般来说,在疾病的急性期,治疗是主要的。当病情稳定之后,才进入以康复为主的时期。但这并不是说急性期就可以完全不考虑康复。比如,急性期忽略了康复,形成关节强直、肢体挛缩或变形,就给康复治疗带来很大困难。从这一观点出发,有人把和脑损害直接相关的运动障碍、感觉障碍、失语、失认、失行等称为一次性损害,把长期安静卧床造成的症状称为二次性损害。早期康复就是针对二次性损害所做的预防或治疗而言的,主要是保持良好的肢体位置与姿势,按时转换体位,防止肢体的强直、挛缩、变形。定时保持肌肉的被动或主动运动按摩,防止肌肉萎缩的发生。意识清醒的病人应早期坐起,自己进食,自我管理生活,练习语言,给以后的康复治疗打下基础。一旦病情稳定,就应及时开始各种康复治疗。

10.9.1 物理康复治疗

物理治疗是包括应用天然的和人工的物理因子(如光、电、声、磁、冷、热等)达到治疗和康复目的之方法。在神经系统疾病中,物理治疗被广泛应用,特别是对功能康复、并发症治疗,是手术和药物疗法难以取代的。

(1)直流电药物离子导入疗法

用直流电将药物离子通过皮肤、黏膜或伤口导入体内进行的方法,称为直流电药物离子导入疗法。根据电学上“同性相斥”的原理,直流电可使电解质溶液阳离子从阳极、阴离子从阴极导入体内。包括衬垫法、电水溶法、体腔法以及创面、穴位导入法等。用10%碘化钾,眼—枕法,作用极放眼部接阴极,导入前用2%的碘化钾滴眼。每日1次,每次15~20min,20~30次为一疗程。碘能促进陈旧性出血灶及坏死组织的消散、吸收,减少瘢痕形成。

(2)低频脉冲电疗法

应用频率100Hz以下的脉冲电流治疗疾病的方法称为低频脉冲电疗法。常用的有神经肌肉电刺激疗法、功能性刺激、经皮电刺激神经疗法、间动电疗法感应疗法、超刺激电疗法等。

(3)中频电疗法

应用频率为1~100kHz的电流治疗疾病的方法,称为中频电疗法。这种疗法对神经肌肉组织有兴奋作用,与低频电相比,能作用到更深的组织。常用的有干扰电疗法、正弦调制中频电疗法音频电疗法。

(4)高频电疗法

高频电流分为长波、中波、短波、超短波、微波五个波段。应用高频电流治疗疾病的方法称为高频电疗法。近30年来,长波、中波疗法应该逐渐减少,短波、超短波、微波疗法得到广泛的研究和应用。

(5)磁疗法

应用磁场治疗疾病的方法称为磁疗法。磁场可以通过对神经的刺激反射作用于全身,通过对体液的作用影响组织的新陈代谢和生理病理过程,还能通过对经穴的刺激影响经络的传感。包括静磁场疗法、动磁场疗法及磁针法。

物理疗法还包括光疗法(红外线疗法、紫外线疗法)、超声波疗法、温热疗法(石蜡疗法、砂疗法)、冷疗法、水疗法(水中运动疗法、脉冲疗法),不再赘述。

10.9.2 运动疗法

(1)强制性使用运动疗法

强制性使用运动疗法的基本概念是限制使用健肢,强制性反复使用患肢。将强制性使用运动疗法与常规治疗相比较,连续治疗2周进行功能评定,结果显示,强制性使用运动疗法组患者的运动功能明显改善,并保持2年以上,而常规治疗组没有改善或仅有短时间改善,且在随访中这种改善消失。强制性使用运动疗法的机制不清楚,可能与大脑皮质的重组有关。强制性使用运动疗法是从动物实验到临床应用,具有可靠的神经科学基础,它极有可能成为21世纪神经系统康复治疗体系中的一枝新秀。

(2)运动再学习疗法

运动再学习疗法把中枢神经系统病变后运动功能的恢复训练视为一种再学习或再训练过程。它以作业或功能为导向,在强调病人主观参与认知重要性的前提下,按照科学的运动学习方法对患者进行再教育,以恢复其运动功能的一套完整方法。运动再学习疗法的指导思想是强调早期活动、主动活动,明确提出治疗与训练加创造环境要在病人学习代偿以前开始。运动再学习疗法具有主动性、科学性、针对性、实用性和全面性。

(3)减重训练

减重训练是通过部分减重以减轻下肢负荷,产生动力学和不同速度下无帮助行走。临床工作发现,即使脑卒中患者肌肉活动恢复,但肌肉收缩的时相仍存在异常,如常见的偏瘫步态。为此,脑卒中患者的新治疗目标被提出,即使促进肌肉激活、和谐的肌肉收缩时相、足够的承重能力和耐力。而大量研究表明,减重训练是实现上述目标的最好措施。因此,减重训练已成为当前脑卒中患者步态训练最有效的技术。除卒中、脑瘫、帕金森病、多发性硬化等神经系统疾病所致下肢功能障碍(包括步态异常)外,脊髓损伤、运动系统疾患所致的下肢功能障碍也适合减重训练治疗。

(4)等速肌力训练

等速肌力训练的特点主要表现为:①是动力性的运动,可达关节的最大运动幅度;②等速肌力仪能提供一种顺应性阻力,使整个肌肉产生全面的训练效应;③多数等速肌力仪适用于往返运动,可同时对一组拮抗肌进行锻炼,使其平衡发展;④对于3级以下肌力可先在持续被动运动装置下进行运动,有利于肌肉的早期训练；⑤等速肌力训练可防止患肢失用性改变等。因此，等速肌力训练对于促进神经系统损害后的肌力恢复，防治肌萎缩，维持肌肉收缩功能，改善生活质量等，都具有重要意义。

10.9.3 生物反馈疗法

生物反馈疗法是将人们正常意识不到的体内功能变化，借助电子仪器，把它转变为可以被人意识到的信号，以视觉和听觉的形式，显示体内诸如肌电、心率、血压等生理活动过程，让患者根据这些信号，通过指导和自我训练，学会控制自身不随意的功能，用于治病或训练的方法。其特点是无创伤性、无痛苦、无药物副作用，医患共同参与，能调动患者的主观能动性。

10.9.4 针灸治疗

头针取穴的选择应根据症状。中枢神经疾病的症状变化多样，一般规律为，偏瘫选对侧运动区；偏身感觉障碍者，选对侧感觉区；感觉性失语选对侧的语言 3 区；命名性失语选对侧的语言 2 区；瘫痪肢体浮肿选对侧血管舒缩区。当然也可用体针配合治疗，酌情取穴。

10.10 心理治疗

近年来不少神经科医生已经意识到，要想做好临床工作，不仅对神经系统本身的损害应当理解，而且对于认识、行动，情感方面的损害也应理解。情绪常常是心理致病的主要因素，愉快的情绪有益于健康，不愉快的情绪、焦虑、紧张可促进神经功能紊乱，内分泌功能失调，免疫能力低下，进而引发疾病或加重症状。可见治疗过程中，注意病人的心理状态，针对病人的心理活动，设法维持病人的良好心理状态是必要的。

脑外科手术病人无论病情轻重均有焦虑反应，对脑手术有恐惧心理。据调查，术前有顾虑者占 76%，只有 24%的患者术前顾虑不明显。手术焦虑的主要原因是怕麻醉，怕手术以及对手术效果的疑虑。焦虑者有明显的个体差异，如年龄大者焦虑轻，年龄小者焦虑重；在性格方面以内向不善言语者和既往有心理创伤者为多。对手术缺乏了解也是产生焦虑的重要因素。所以，对患者术前进行心理干预是一项重要的工作。一般采用心理指导及行为训练，包括给病人介绍有关基础知识和信息，给病人情绪上支持和鼓励，同时指导病人进行特殊的行为训练，如放松训练，尽快增强心理应付能力。手术后短期内，多数因为度过手术，症状改善而高兴。但从神经机能恢复过程来看，过了术后急性期、症状明显改善之后，便转入症状改善缓解或维持平衡状态的阶段。此时，病人在心理上对疾病恢复失去信心，对恢复工作失去希望，因而导致心理上的烦躁、忧郁、甚至轻生。对这样的病人必须给予同情、关怀、鼓励，帮助其按计划进行治疗或康复。

非手术恢复期病人也有可能出现病理心理反应而影响愈合。其主要原因可为：智能缺陷；社会适应能力差；术前焦虑过度；对手术缺乏了解；对手术的效果期望过高。其临床病理心理反应可表现为意识障碍、抑郁状态等，不消除不良的心理行为因素，很难用生理医学的治疗方法获得康复。心理治疗要求做到简单、易行，心理效果明显，尽早建立患者生活的目标，矫正不健康的行为，改变心理应付方式与人际关系，最常用的是气功，放松训练，以“松”与“静”为核心。

日常心理治疗的主要内容归纳如下：医生的行为、态度、表情都对病人的心理产生不可低估的影响。通过这些去影响病人的感受和认识，以改变病人的心理状态；注意语言对病人的心理影响。医用语言必须要有礼貌性、安慰性，起到治疗的辅助作用。任何冷淡、鲁莽、粗暴、高傲的言语都必然会恶化病人的心理状态。诊断治疗方案要使病人理解、接受，并且也应说明哪些事情需要病人的良好配合；做好保护性医疗工作，避免对病人的各种不良刺激，使病人心身充分休息，早日康复；有条件的单位应争取做些心理方面的检查，正确评价病人心理状态，争取心理专业人员的治疗，对病人会更为有利。

10.11 抗肿瘤的药物治疗

脑胶质瘤在中枢神经系统肿瘤中约占44.7%，近年来，其治疗效果虽有改善，但恶性胶质瘤单纯手术治疗存活期仅为6～12个月。手术后继以放疗已成为必须进行的术后疗法之一。此外，尚需采用化学疗法，以及近年开始的免疫治疗等综合治疗方法。本节仅对抗肿瘤的药物疗法作简单介绍。

10.11.1 肿瘤细胞周期（tumor cell cycle）

从一次细胞分裂结束算起，到下一次细胞分裂完成为止，称为细胞周期。周期分为两个阶段，M期（有丝分裂期）和G1、S、G2期（间期）。每一参与增殖分裂的细胞必须按顺序经过下列四个阶段的生化过程：

1）G1期（DNA合成前期）：产生诱导DNA合成的物质；形成DNA模板；形成各种碱基核苷酸；形成DNA聚合酶；合成蛋白质和RNA。

2）S期（DNA合成后期）。

3）G2期（DNA合成后期）。

4）M期（有丝分裂期）。

10.11.2 脑肿瘤细胞动力学分析（analysis of dynamics of tumor cells）

脑肿瘤细胞分裂完成之后，一部分进入G1期，继续进行增殖，称为增殖细胞群。而另一部分进入暂不增殖状态，但保留增殖分裂能力，需要时再进入增殖周期，称为非增殖细胞群。非增殖细胞群也称G0期细胞。肿瘤增殖细胞数与整个肿瘤细胞数之比称为肿瘤生长系数（GF），生长系数大则肿瘤生长迅速，恶性度也高。

10.11.3 肿瘤细胞的增殖分析（analysis of tumor cell proliferation）

脑肿瘤的直径在CT片为2.72cm，肿瘤细胞为10^{10}，即10g时就可出现临床症状，如直径达5.85cm，细胞数可达10^{11}，即100g时，就可能危及病人生命。设治疗直径为6cm的胶质母细胞瘤重量为100g，即细胞数为10^{11}个细胞。手术加放疗把瘤细胞数减少到1/100（2log），则残存细胞数为10^{9}个细胞，即1g。此时在CT图像上不能查出，临床上可能判定为完全治愈。放任之，残存瘤细胞仍会分裂增殖，恢复到手术前的10^{11}个细胞数只需50余日。如果手术加放疗把瘤细胞数减少到1/1 000（3log），则恢复到手术前的10^{11}个细胞需要70余日。故手术放疗后必须化疗，进一步对已缩小的肿瘤进行控制，防止其增殖，使之进一步缩小。如果只做到部分切除，那就更需要化疗了。

10.11.4 应用抗肿瘤药物的原则（applied principle of antineoplastic agents）

1）根据细胞周期选择药物：药物选择按细胞周期可将药物分成二大类：①细胞周期非特异性药物，这类药物对增殖细胞群和非增殖细胞群都有杀伤作用，如卡氮芥（BCNU）、环磷酰胺（CTX）、更生霉素（Action-D）、环已亚硝脲（CCNU）。②细胞周期特异性药物，这类药物作用于增殖细胞群，如5-氟脲嘧啶（5-Fu）、甲氨喋啶（MTX）、长春新碱（VCR）。

2）按是否通过血脑屏障选择药物：肿瘤组织不具备血脑屏障，而正常脑组织却具有血脑屏障。故此，不透过血脑屏障的药物只作用于肿瘤局部，而不损害正常脑组织。一般来说，残留肿瘤多的或复发的病例时选用此类药物较好。但对肿瘤周边与正常脑组织的交界处常常残留肿瘤细胞，或有小的卫星肿瘤，为了控制此部肿瘤，选用透过血脑屏障的药物较好。脂溶性药物易于透过血脑屏障，水溶性药物难以透过血脑屏障。两者合用较好。

10.11.5 联合应用抗肿瘤药物的原则和途径（principle and approach of combined antineoplastic agents）

（1）原则

采用作用时相不同的多种化疗药物，以增殖周期各个时期的肿瘤细胞受到最大杀伤为目的，多主张联合用药。在联合用药时要注意药物配伍，避免出现相减作用。同时要避免加重副作用。常用的用药方案有：PCV（PCB+CCNU+VCR），MCV（MTX+CCNU+VCR），MOP（Mechlorethamine+VCR+PCB）。

(2)用药途径

1)全身给药:主要有静脉、肌肉、口服法。全身用药方便、简单。但肿瘤局部药量与身体其他部位药量相同,未能侧重肿瘤局部是其不足之处。

2)局部给药:肿瘤内注射,残腔留置 Ommaya 导管,按时向手术残腔内注药。术中或立体定向法,将多聚体缓释剂置于肿瘤组织内,化疗药物缓慢释放达到治疗作用。目前运用于临床的 Gliadel,该制剂是由 PCPP-SA (poly [bis-(p-carboxy phenxy) propane-sebacic acid])和 CCNU 组合而成。

3)鞘内给药:一般通过腰椎穿刺将药物注入蛛网膜下腔,亦可通过脑室穿刺及脑室置管注药。

4)动脉内注射法:应用颅内超选择导管,在眼动脉远端给药,以避免眼毒症(失明)的发生。常用 BCNU,每平方米体表面积 150 ~ 200mg,2 ~ 3h 内注入。肿瘤摄取药物浓度是静脉给药的 10 ~ 100 倍。已有报告,CT 证实超选择性动脉灌注后肿瘤影像缩小或消失。有人认为在注射化疗药物之前注射药物(如甘露醇)开放血脑屏障,可以增强疗效。

治疗脑肿瘤常用化疗药物见表 10-11-1。

表10-11-1 治疗脑肿瘤常用的化疗药物

药物类别	名称	用法	剂量
细胞周期非特异性药物			
1. 烷化剂	环磷酰胺(CTX)	口服或静注	3mg/(kg·d)或 15mg/kg·周
	抗瘤新芥(AT-581)	口服或动、静脉注射	成人每日 10 ~ 20mg,共 10 次
	硝瘤芥(AT-1258)	同上	成人每日 20 ~ 40mg,共 10 次
	塞替哌	静注、颈动脉	0.1 ~ 0.2mg/(kg·d),共 10 次
		注射、髓内注射	0.5 ~ 1mg/kg·次 5 ~ 10mg/次
2. 亚硝基脲芥	△* 卡氮芥(BCNU)	静脉快速点滴	80 ~ 100mg/m²·d 或 2.5 ~ 3.0mg/kg·d,连续 3d,每 6 ~ 8 周重复一次
	△* 环己亚硝脲(CCNU)	口服	100 ~ 130mg/m²·次,每 6 ~ 8 周重复一次
3. 抗生素类	争光霉素及博来霉素	静注或肌注	成人每 d 或隔日 15 ~ 30mg
	争光辉霉素及光神霉素	静注	2 ~ 6mg/d(成人)共 7 ~ 10 次
	更生霉素及放线菌素 D	静脉注射	500μg/d(成人)或 7 ~ 50μg/kg·d,连续 5d
4. 其他	甲基苄肼(PCB)	口服	150mg/m²·d,连续 30d 休息 30d 后再重复
细胞周期特异性药物			
1. 抗代谢药	* 甲氨喋啶(MTX)	鞘内	0.2 ~ 0.5mg/(kg·d),每周 1 ~ 2 次,共 5 ~ 7 次
	溶癌呤(AT-1438)	鞘内	静注 200mg/次,每 2 ~ 3d 1 次(成人)200mg/d(成人)(须溶于稀醋酸中)
	5- 氟脲嘧啶(5-FU)	静脉滴注	成人 500mg/d
	阿糖胞苷	鞘内	0.5 ~ 1mg/(kg·d),连续 5 次,4 周后可重复
2. 生物碱	5- 溴脲嘧啶脱氧核苷	鞘内 颈动脉持续注射	每日 100mg 每日 1.0mg
	长春碱	静注 颈动脉注射	成人 150μg/kg/周 儿童 250μg/kg/周 500μg/kg/次
3. 其他	长春新碱羧基脲(Hu)	静注、颈动脉注射、口服	40 ~ 80μg/kg·周,1 ~ 2mg/次,25 ~ 50mg/(kg·d)或 60 ~ 80mg/kg·次,每周 2 次

注:1. △易透过血脑屏障 * 可优先选用;2. 本表引自薛庆澄主编. 神经外科学. 1990.

10.11.6 脑瘤化疗注意事项(attention of antineoplastic chemotherapy)

1)密切注意毒性和副作用、恶心呕吐等胃肠反应,可应用镇静剂。

2)化疗可引起脑水肿、出血及颅内压增高,应及时应用脱水剂及大剂量激素。故手术切除肿瘤后再用化疗较为安全。

3)抗肿瘤药物大多可产生骨髓抑制,每周做白细胞及血小板计数。如白细胞下降到3000～4000/mm^3或出现出血倾向后应当停药。

4)定期检查肝功能、肾功能,防止肝肾功能受损。

5)化疗同时应当配伍使用提升白细胞的药物,如鲨肝醇、利血生等。也应维持好病人的营养状态。

10.11.7 脑肿瘤的免疫疗法

免疫学的进展已经证明,恶性肿瘤的病人免疫机能低下,放疗和化疗也能造成免疫功能低下,尤其化疗常常需要多疗程反复使用,这就更加促进免疫功能低下。所以免疫疗法对治疗恶性脑肿瘤也成为必需的手段。不过在脑肿瘤治疗上,特异免疫疗法目前尚未达到实用阶段,非特异免疫疗法已经应用于临床。

(1)卡介苗疗法

卡介苗接种后骨中的干细胞、T细胞、B细胞及巨噬细胞机能得到增强,因而能提高病人的免疫功能。曾有报告,脑胶质瘤病人的93.7%结核菌素反应阴性。经卡介苗接种治疗胶质瘤病人2年存活率为68%,3年存活率为38%,非接种组病人2年存活率为25%,3年存活率为13%。说明卡介苗治疗胶质瘤是有好处的。不过,由于其他免疫疗法的兴起,卡介苗治疗脑胶质瘤已经较少应用。

(2)转移因子

转移因子是淋巴因子中的关键性因子,分子量在5000以下,不是蛋白质,没有抗原性,能使正常淋巴细胞转化,增殖成为具有特异性的致敏T细胞,增加致敏淋巴细胞的数量。即转移因子能把供体细胞的免疫机能转移给受体,从而激发和增强机体的免疫机能。

我们使用的转移因子是从正常人末梢血、扁桃体、脾组织中提取的。每2ml中含血细胞或淋巴细胞4亿～5亿个(4×10^8～5×10^8)。用于皮下注射,尤以腋部皮下注射更好。每周1次,每次2～4ml,10～20支为1疗程,3～6个月后可重复第2疗程。

(3)干扰素

人血白细胞干扰素是由健康人血液中正常生理功能的白细胞在特定诱生剂作用下产生的一种蛋白制剂。干扰素具有广谱抗病毒作用,并对肿瘤细胞生长有明显的抑制作用,是一种有希望的抗肿瘤药物,对免疫活性细胞有激活作用。

我们使用的是冻干人血α干扰素,是经真空冷冻干燥法制备的干燥粉末。用前溶解于2ml注射用水中,肌肉注射,每日1次。用后能提高病人的免疫功能。

(4)LAK和白细胞介素

淋巴因子活化的杀伤细胞(LAK)具有十分广阔的抗瘤谱,能杀伤多种肿瘤细胞而不杀害正常细胞。脑胶质瘤病人LAK细胞活性明显低于正常人。但脑胶质瘤病人LAK细胞活性与白细胞介素IL-2呈正相关,增加IL-2含量可使LAK活性增加,从而提高胶质瘤的免疫功能。LAK细胞是利用一种淋巴因子——白细胞介素-Ⅱ与病人周围血中淋巴细胞直接产生的,即只有在IL-2存在的情况下,LAK才能发挥效应。

给药方法有4种:①瘤床散布。②瘤床内注射。③瘤体+瘤体周围注射。④脑室或蛛网膜下腔给药。各种方法给药剂量不同。例如,经Ommaya管给药,取LAK细胞10^9～10^{10}个,加IL～2000U/kg,再加生理盐水2ml,注入贮液囊中,注入速度1ml/min;实质性者0.4ml/h。24h后第2次注射,5次1疗程。蛛网膜下腔或脑室注入LAK细胞5×10^8个/次,每周2～3次,总量1×10^{10}个细胞。

Barba报告有肿瘤缩小的病例,也有人采用LAK细胞和IL-2蛛网膜下腔注射,治疗髓母细胞瘤脑脊液转移8例,4例症状改善,脑脊液细胞培养阴性。可见LAK和IL-2治疗脑胶质瘤是有前途的新疗法。

(5)单克隆抗体的应用

应用单克隆抗体特异性对肿瘤进行治疗是免疫治疗的方法之一。主要有免疫交联物方法和针对与肿瘤生长有关受体的单抗治疗。前者又分为免疫核素、免疫毒素和免疫化疗三种方法。免疫核素法是应用放射性核素与特异性单抗偶联为杀伤剂,对肿瘤细胞进行放射性非周期性杀伤。常用的放射性核素有^{131}I、^{99}Tc和^{181}Re等。免疫毒素法是应用与单抗偶联的植物毒素和细胞毒素起杀伤作用，现用于临床的有蓖麻籽毒素。免疫化疗是利用与单抗偶联的化疗药物对肿瘤进行化疗，已用于临床的有柔红霉素(DXR)等。

肿瘤的生长与许多生长因子有关，在肿瘤组织中一些生长因子受体可变异或过度表达。作用于这些受体的单抗，通过抑制受体的活性达到抑制肿瘤生长的目的。目前试用于临床的有表皮生长因子受体(EGFR)单抗。由于BBB的存在和肿瘤的血管灌注差异，交联物和单抗达肿瘤各处的浓度不一，影响临床疗效。这是将来要解决的问题。

10.11.8 基因疗法在脑肿瘤治疗中的应用(gene therapy for brain tumor)

随着对肿瘤发生发展基因调控机制的深入了解，为开展肿瘤的基因治疗开启了新思路。目前已发现许多细胞因子和细胞内代谢通路与肿瘤的发生发展有关。这些因子参与组织细胞的增殖和凋亡过程，通过对这些与之有关的基因进行修饰达到抑制生长甚至治愈肿瘤的目的。目前备受关注的是生长因子家族和肿瘤耐药基因家族。通过基因工程的方法，以病毒或质粒为载体，将反义RNA或DNA导入肿瘤细胞内，对靶基因的翻译或转录进行抑制，影响基因表达，抑制细胞增殖，从而达到治疗肿瘤的目的。目前已将表皮生长因子受体(EGFR)基因的反义RNA和反义DNA试用于病人，发现有抑制恶性胶质瘤生长的作用。但距普遍应用于临床尚有待时日。

(栾国明)

参 考 文 献

[1] 薛庆澄. 神经外科学[M]. 天津:天津科技出版社,1990:203.
[2] 张天锡. 神经外科基础与临床[M]. 上海:百家出版社,1993:34.
[3] 滕燕生. 高压氧对缺血性脑血管病的治疗进展[J]. 国外医学神经病学分册,1991,18:147.
[4] 刘昌孝. 药代动力学数据库[M]. 北京:中国医药科技出版社,1994:20-103.
[5] 裘法祖. 黄家驷外科学 [M]. 第6版. 北京: 人民卫生出版社 2001,245,367.
[6] 陈孝平. 外科学[M]. 北京:人民卫生出版社,2002,79.
[7] 丁育基. 颅脑重症与手术并发症的临床处理[M]. 北京:北京出版社,2002,131,147.
[8] 李德志, 张玉琪. 王忠诚. 下丘脑区手术后水钠紊乱的研究进展[J]. 中华神经外科杂志,2003,19(2):156-159.
[9] 陈心谦. 新编药物学[M]. 第15版. 北京:人民卫生出版社,2003.
[10] 王新德,神经病学. 第21卷神经康复学[M]. 北京:人民卫生出版社,2001.
[11] Hosino T,Prados M,Wilson CB,et al. Prognostic implications of the bromodeoxyusidine Labeling endex of human gliomas. J Neurosurg, 1989,71:335.
[12] Haines SJ. Antibiotic prophyiaxis in neurosurgery,Neurosurg in North Am,1992,3:355.
[13] Rockwold GL,Ford SE,Anderson DC,et al. Results of a prospective randomized trial for treatment of severely brain injured patients with hyperbaric oxygen. J Neurosurg, 1992,76:929.
[14] Tindall GT. Trend in neurosurgery: the 1989 AANS presidential address. J Neurosurg,1989,71:471.
[15] Weinstein PR,Anderson GG,Telles DA,et al. Results of hyperbaric oxygen therapy during temporary cerebral artery occlusion in unanestherized cats. Neurosurgery,1987,20:518.
[16] Weinstein PR,Hameroff SR,Johnson,et al. Effect of hyperbaric oxygen therapy or dimethyl sulfoxide on cerebral ischemia in unanesthetized gerbils. Neurosurgery,1986,18:528.
[17] Wen DY. The intraventricular use of antibiotics. Neurosurg Clin North Am,1992,3:343.

11. 神经外科放射治疗

11.1 普通放射治疗

(1)概念

普通放射治疗，是一种非侵入性治疗手段，在颅外远距离照射，多采用高能光子、质子、中子或电子束，以外部X线机、^{60}钴机、加速器做放射源。放射率为每分钟2.0～3.0Gy。病人每天接受1.8～2.0Gy的放射剂量，一般常规放射治疗量需要50～60Gy(5 000～6 000rd)，照射5周左右的时间。如果高于这一放射剂量，虽对脑瘤的治疗效果可以进一步提高，但可能引起肿瘤周围正常脑组织的坏死、全身性造血组织的抑制等并发症，因此，选择适合的放射源，既能使脑瘤得到最大最均匀的照射，又使正常脑组织受到最低的损害是人们关心的课题。现就常用放射源、深部X线治疗机、^{60}钴治疗机、电子直线加速器、电子回旋加速器、高LET射线等的治疗原理与适应证分述如下。

(2)放射治疗原理

X线治疗机发射出的X线有两种成分，即①特征辐射。②韧致辐射。韧致辐射形成的谱是连续的，是X线谱中的主要成分，自最大能量以下在任一能量范围内，光子均有一定的强度，而在某些特定能量处强度最大。X线管的加速电压越高，线谱越向高能方向移动，治疗越是有利。但要增加管电压有一定困难，因此，为获得满意的能谱分布，往往要加一些滤过，把低能的谱线去掉。

临床治疗用的X线机根据能量高低分为：临界X线(6～10kV)；浅层X线(60～160kV)；深部X线(180～400kV)；高压X线(400kV～1MV)以及高能X线(2～50MV)，后者主要由各种形式的加速器产生。普通X线机与^{60}钴机、加速器相比，由于深度剂量低、能量低、易于散射、剂量分布差等缺点，逐步被后者取代。

^{60}钴治疗机：1951年在加拿大第一台钴60远距离治疗机建成使用，40多年来得到了迅速而广泛的使用。^{60}钴γ线的特点：^{60}钴源的γ线半衰期为5.27年，平均能量为1.25MeV单能。外照射用的^{60}钴源通常由1mm×1mm的柱状源集合在一个不锈钢的圆筒形的源套内，其源套直径一般在2～2.6cm范围，其高度决定于整个源的总活度。^{60}钴与深部X线机比有如下独特优点：①穿透力强，由于高能射线通过吸收介质时的衰减率比低能X线慢，因此，比低能X线有较高的百分深度量。②保护皮肤，^{60}钴γ线最大能量吸收发生在皮下4～5mm深度，皮肤剂量相对较小，因此，给以同样的肿瘤剂量而引起皮肤反应轻微。③骨与软组织有同等的吸收剂量：普通X线由于光电吸收占主要优势，而^{60}钴γ线以康普顿吸收占主要优势，故每伦琴剂量吸收在每克骨中与软组织近似相同，这样当射线穿过骨组织时不致引起骨损伤。由于具同等吸收能力在一些组织交界面处等剂量曲线形态变化较小，治疗剂量比较准确。④旁向散射小，因此，保护了射野边缘外的正常组织和减低了全身积分量。

医用加速器：随着高能X线、高能电子线在肿瘤放射治疗上的应用及其优点，近年来加速器有了广泛的发展，迄今已有数十种之多，但在医疗上应用最多的有电子感应加速器、电子直线加速器和回旋加速器。它们既可以产生高能电子束，又可以产生高能X线和快中子，其能量范围在5～50MeV内。现以直线加速器为例述之：

电子直线加速器：是采用微波电场把电子加速到高能的装置。一般使用的频率为3 000MHz(波长10cm)，由于加速管是一个微波波导管，其激励的电磁场为TMO_1波。在电子加速过程中有一种波称为行波,利用这种波加速电子的直线加速器称为行波电子直线加速器。当适当调节反射波的相位和速度,可以产生驻波,利用驻波来加速电子的直线加速器称之为驻波电子加速器。在加速器中有一个耦合腔,所有时间内电场为零,是起耦合作用和输送微波功率的作用;另有一个为加速腔,起加速作用。这种驻波加速器由于利用了行波的反射波,因此,功率消耗比行波加速器的要小,所以同样能量的加速器其长度可进一步缩短,是医疗上应用最理想的加速器。低能单光子(4~6MV)直线加速器和中(高)能量(单)双光子带电子束的直线加速器,约80%的深部肿瘤6MV-X线可满足治疗要求,因此,6MV-X线低能直线加速器仍是当今肿瘤放射治疗的主流机器,而对某些较深部位的肿瘤,使用较高能量的X线(16~18MV)仍有一定的物理优点。使用电子能量(4~20MV)范围时,治疗深度以1~6cm为好。医用加速器性能比较:电子感应加速器的优点是:①技术上较简单。②制造成本低。③电子束输出量大。④能量调节范围宽,对使用电子束治疗最理想。但其缺点是:X线的输出量比较低,对于20cm×20cm照射野来说,调整后只能得到20cGy/min左右,虽国外用三倍频的办法提高输出量,但也提高了成本并带来技术上的问题,另外,它体积大,重量沉,也给安装使用带来一定困难。而直线加速器的电子束,X线均有足够高的输出量,且也扩大了照射野(40cm×40cm)采用偏转系统后,按等中心安装,便于使用。电子直线加速器能量不仅可达20MeV以上,而且可以产生双能,甚至三能的X射线,并能提供能量多档可变的电子束,做到一机多用。但其主要缺点是:结构复杂,维护要求高,成本昂贵。电子回旋加速器,既有电子感应加速器的经济性,又有电子直线加速器的高输出特点,能在很大范围内调节。由于它综合了感应加速器和直线加速器的优点,结构简单,体积小,成本低,无疑是今后医用高能加速器的发展方向。

高LET射线:深部X线,^{60}钴γ线,加速器的X线电子束,其特点是在组织中沿着次线粒子径迹上的线性能量传递(简称LET)较小,一般称之为低LET射线。这些射线的生物效应大小对肿瘤乏氧细胞和G期细胞作用小而高LET射线的生物效应大小对细胞的含氧情况和生长周期依赖较小。高LET射线的特点:高LET射线系指快中子、质子、负π介子以及氦、碳、氮、氧、氖等重粒子。除快中子不带电外,所有具他粒子都带电。带电粒子的物理特点就是在组织中,水中或其他介质中具有一定的射程。当粒子线束射入介质时,在介质表面能量损失较慢,随深度增加粒子运动速度减低,粒子能量损失率逐渐增加。接近射程最后一段距离时粒子能量很小而运动很慢,能量损失率突然增加,形成电离吸收峰,即Bragg峰,其峰值深度处的LET值最大,但Bragg峰值区较窄,需加宽峰区范围,才能适合放射治疗的要求,可用两种方法完成:①调节能量,治疗期间使粒子能量在一定范围内连续变化使Bragg峰拉宽,能量可根据其具体大小而定。②固定粒子能量在粒子束途径加一个山形滤过器,加宽Bragg峰区范围。这样只用一射野就可获得理想的剂量分布,简化射野的设计,提高肿瘤治疗剂量的准确性。

细胞对高LET射线及低LET射线放射敏感性不同。由于电离密度高生成高LET射线的氧增强比低LET射线低,故高LET射线放射敏感性对细胞中含氧状态的依赖性较小;另一方面高LET射线生成的细胞亚致死损伤的修复比低LET射线的低。因乏氧细胞存在着影响低LET射线治疗的治愈率,故使用高LET射线就可提高乏氧细胞的治疗增益。细胞动力学研究证明放射敏感性随细胞分裂周期而变化,高能LET照射可杀死对X线抗拒期的瘤细胞,以达放疗目的。

(3)普通外放射治疗的适应证

1)中枢神经系统白血病(脑膜、脑白血病):可行外放射治疗;采用高能射线行全脑+全脊髓放疗,延长生存期,提高治愈率。

2)脑胶质瘤的放射治疗:星形细胞瘤Ⅰ~Ⅱ级,可在术后进行预防性放疗;星形细胞瘤Ⅲ~Ⅳ级是常见脑恶性肿瘤,此类肿瘤对放疗较敏感,放疗可提高存活率,手术时在肿瘤残存处用银夹定位,利于术后放疗。射野面积应包括瘤床边缘外2cm,剂量应为5000~5500cGy/5~6周,通常可先行全脑放疗3500cGy,局部小野追加1500~2000cGy,术后尽早放疗是防止复发和提高疗效的有效途径。

3)各部位的室管膜瘤,一般主张对恶性程度高及位于后颅窝的室管膜瘤需行全神经系统(全脑、全脊髓)照射(4000~4500cGy),局部加量达5500cGy,对低度恶性的幕上室管膜瘤采用局部照射,但照射野应大些。

4)髓母细胞瘤对放疗敏感,在术后放疗是公认的有效方法,一般应行术后全脑、全脊髓范围的放射治疗加局部原发部位小野追加剂量的方法。因髓母细胞瘤是一恶性很高的肿瘤，单纯手术疗效不佳，而术后配合放疗可使疗效提高。

5)脑干肿瘤：由于脑干结构重要，手术将肿瘤完全切除很困难，因此手术加术后放疗是治疗脑干胶质瘤的主要方法。放射剂量以5000～6000cGy为宜。

6)脑膜瘤：过去认为脑膜瘤对放射抵抗，故手术是治疗脑膜瘤的主要手段。但近年来越来越多的实例证明对性质较恶的脑膜瘤放射治疗可减轻头痛，改善症状，对不完全切除者可延迟术后复发，提高存活率，有人报告对恶性脑膜瘤，放射治疗剂量为6000～7000cGy/50d，疗效满意，可使复发率降低。

7)颅咽管瘤：是鞍区常见肿瘤，70%以上为囊性，是囊内同位素治疗的最好指征。但有人主张对颅咽管瘤进行手术切除，残留部分行外放疗，放射治疗方法多采用两颞侧野，照射剂量为5000～6500cGy/6～7周，每次剂量应低于200cGy。

8)脊索瘤：是一种罕见的低度恶性瘤，起源于胚胎脊索，适合手术切除，对难切除部分需行术后放射治疗，放射剂量以中等剂量为宜，可采用分割放疗为好，即每日2次分割，每次100cGy，总剂量4000～4500cGy。

9)垂体腺瘤：垂体腺瘤按大小可分为微腺瘤和大腺瘤，按生长方式又可分为良性腺瘤，浸润性腺瘤，垂体癌。早年照射治疗是治疗垂体瘤极重要的方法之一，随近年来显微外科手术的开展和新药物的发现，放射治疗只用作辅助治疗，绝大多数是在术后配合外放疗，外照射多采用^{60}钴或加速器，对小的肿瘤一般采用三野照射或两颞侧野对穿照射。总剂量4500～5000cGy，4.5～5周完成。

11.2 伽马刀放射外科

伽马刀是一种立体定向放射外科治疗装置。通过一次性高剂量放射线聚焦照射，达到不开颅而精确毁损颅内病灶的目的；这是瑞典的神经外科专家Lars Leksell教授在1951年首先提出的立体定向放射外科(stereotactic radiosurgery)的概念。他与生物物理学家Boje Larsson共同将这一设想付诸实践。第一台以^{60}Co为放射源的放射外科治疗装置于1967年在斯德哥尔摩问世，它采用179个同心的^{60}Co放射源，球形排列，所发出的γ射线聚焦在中心点，照射后的脑组织形成一个盘形坏死灶(图11-2-1)，其边界清晰犹如刀切一般，且一次性的治疗风格如同手术一样。

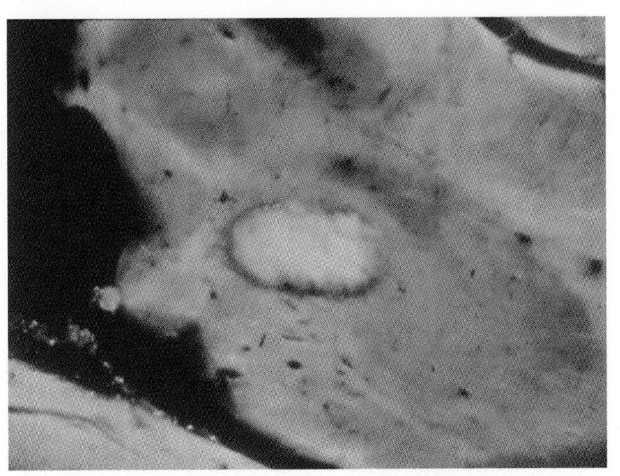

图11-2-1 伽马刀照射后，脑组织圆盘形坏死

1975年改进的第二代伽马刀，设计了201个^{60}Co放射源，能产生近球形的射线剂量分布靶区，更适合颅内肿瘤等占位性病变的治疗。1984年瑞典医科达(ELEKTA)公司推出B型伽马刀，内含201个^{60}Co放射源，外有4mm、8mm、14mm和18mm四种准直孔头盔，采用CT、MRI或血管造影现代影像定位，半计算机化的Kula治疗计划系统进行剂量设计。1993年实现了全计算机运算的Leksell GammaPlan治疗计划系统。1999年的C型伽马刀添加了三维坐标自动摆位系统(APS)，使整个治疗过程更加自动化。2006年瑞典医科达公司宣布了具有革命性创新意义的智能化伽马刀(leksell gamma knife perfexionTM)(图11-2-2)，准直系统由原来的半球形改为圆锥形，治疗空间从脑部扩大到颅外、颅底－颈部。PerfexionTM的192个^{60}Co放射源分布在圆锥体的8块扇区上，每块扇区4mm、8mm、16mm三组准直孔、加一组堵塞模式。治疗计划系统上可做出多种射束流合成的等剂量曲线，动态靶区适形功能可以实时、动态掌握多靶点组合的变化，使靶区的适形性和选择性更加优良；这样，在破坏病变的同时，可以最大限度地保护周边重要脑组织。三维移动的治疗床使患者在治疗过程中感受更舒适。主机的双层防护设计，大大减少了对环境和人员的辐射作用。

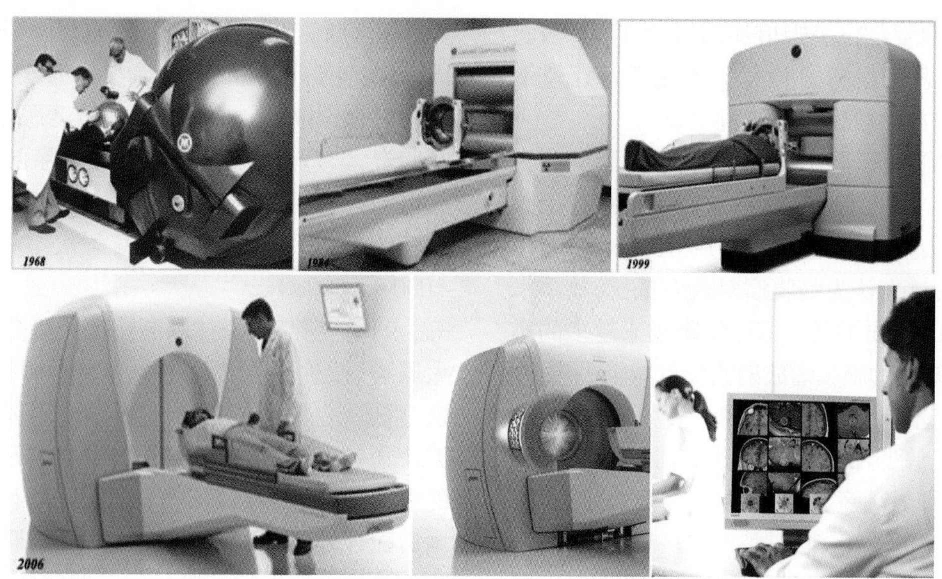

图11-2-2 伽马刀放射外科设备的发展

无论设备如何改进，其基本原理为“交叉聚焦照射”，1980年代后，不少放射物理专家基于这个理念，通过改良的直线加速器（X-刀）作放射外科的治疗。当下高精度放疗有几种选择，调强放射治疗，直线加速器放射外科，影像引导的放射外科设备，还有借助Bragg峰效应的质子束立体定向放疗系统。但这些设备的校准维护、精准度、使用的便捷性等方面远不及Leksell伽马刀。1993年至今，我国共引进了20余台Leksell伽马刀。1995年我国也研制了自主知识产权的OUR旋转式伽马刀。并有数十台设备在临床应用。

立体定向放射外科从概念到实践，途经坎坷度过了60多年，尤其1980年代后，在现代神经影像技术（CT、MRI、DSA）和计算机技术的支持下，神经放射外科技术快速传开。至今在世界范围有300余台Leksell伽马刀设备在临床应用，治疗的累加病例数超过60万，治疗的疾病谱大约44%的颅内恶性肿瘤，以转移瘤为多；36%的颅内良性肿瘤；13%的脑血管病，以脑AVM为主；功能性疾病只占7%左右。立体定向放射外科使数十万病人受益，避免了开颅手术的风险，增加了治愈率，并大大改善了治疗后病人生存的质量。

北京市神经外科研究所自1994年12月6日开始应用B型伽马刀治疗第一例病人，2002年6月升级C型，2011年10月更新至Perfexion型，到2012年底共治疗了17,027例病人；其中血管性病变的病例占14.0%，良性肿瘤52.5%，恶性肿瘤者31.1%，功能性疾患仅占2.4%。

（1）Leksell伽马刀的组成及工作程序

伽马刀由主机，头盔准直器，立体定向头架，治疗计划工作站和操作控制台组成。主机内的放射源按一定的空间夹角排列，再通过不同口径的头盔准直器，将射线精确聚焦在半球体、或圆锥体的中心。主机上的两扇屏蔽门可被电动开启，治疗床按指令进出。

伽马刀的治疗步骤：①佩戴立体定向头架：局部消毒、麻醉，借以4个螺钉将头架固定在病人的颅骨上。②定位影像扫描（MR，CT或DSA）：带有定位标记的图框衔接到立体定向头架上，将病人的头颅置于三维空间进行扫描；根据病灶性质选择扫描序列，更好地显示病灶及其周边的组织关系。③治疗计划设计：将所有定位影像和测量数据传输入治疗计划系统，然后根据病灶大小、形态和性质，选择合适的准直器，布置靶区射点，由计算机叠加出等中心剂量曲线分布，医生要根据对病变的认知，仔细调整计划，然后给予处方剂量。④上机照射治疗：将病人的头架衔接到主机上，按照治疗计划的靶区设计，实施定时照射治疗。

治疗后给予减轻放射性急性反应的药物治疗，无急性反应及其他系统性疾病的患者，可在治疗后数小时内出院。

（2）伽马刀的放射生物学研究

单次高剂量的放射外科与常规分次的放疗在放射生物学表现上没有本质的区别，只是治疗的靶区体积不同。放射外科适于小的病灶，一次性用较高的放射剂量精确地覆盖靶区，杀伤无论是良性的还是恶性的病变组织；而靶区以外的剂量曲线陡峭衰减，保证病变周围组织的功能正常。可以说，伽马刀立体定向放射外科主要通过病变组织与正常组织所受放射线剂量的差异达到治疗目的，这与主要通过两者对放射线敏感性的差异实现治疗目的的常规放疗有很大不同。

放射生物学家根据正常组织器官对放射线敏感性不同，将其分为早反应组织和晚反应组织。用表述剂量－效应关系的线性二次方程中两个系数 α 和 β 的比值（α/β）反映不同组织分次照射后的敏感性。早反应组织更新快，对射线敏感，α/β 比值高，如骨髓系统、睾丸、淋巴组织，黏膜、上皮组织等。晚反应组织更新慢，对射线不敏感，α/β 比值较低，如成人的神经组织，成熟的骨骼、肌肉等。分次照射的研究显示，晚反应组织的脑或脊髓，α/β 比值约为 2；而早反应组织的皮肤和黏膜红斑反应的 α/β 比值常介于 5 到 8 之间。又有实验证实，恶性肿瘤类似早反应组织，α/β 比值为 10 左右，但不同肿瘤的 α/β 比值相差很大。

放射生物学家 Eric Hall1960 年代通过细胞周期同步化实验，提出的“4R”概念被视为分次放疗的生物学原则。①亚致死损伤的修复（repair of sublethal damage）：指受照射后，细胞的部分区域所累积的电离损伤，通常指 DNA 的单链断裂。细胞有修复亚致死损伤的能力，从而保持自身的增殖能力。②细胞周期时相的再分布（redistribution within the cell cycle）：在细胞增殖周期（G_1 期→S 期→G_2 期→M 期→G_1 期）中，各时相细胞的放射敏感性不同。细胞合成后期到分裂期（G_2–M 期）细胞的放射敏感性高。实验研究证实，分次照射中存在着处于相对放射抗拒时相的细胞向放射敏感时相移动的再分布现象。③乏氧肿瘤细胞的再氧合（reoxygenation）：细胞对电离辐射的效应依赖于氧的存在。肿瘤组织内存在着一定比例的乏氧细胞，分次放疗中乏氧细胞的再氧合使细胞对射线的敏感性增加，可以更好地逐步杀灭之。④再群体化（repopulation）：指损伤后组织细胞在机体调节下增殖、分化、恢复群体原有形态的过程。这个过程的启动时间在不同组织之间有所不同。大部分早反应组织较快速再群体化，而晚反应组织一般不发生再群体化。恶性肿瘤细胞的 α/β 比值高于正常组织的，它的亚致死损伤修复远不及正常组织的。分次放疗可以反复在放射敏感期杀死更多的肿瘤细胞，使更多的乏氧细胞再氧合，近一步提高细胞对射线的敏感性。分次放射治疗就是利用恶性肿瘤细胞比正常组织细胞对射线更敏感达到更好疗效。

颅内的许多病变对射线反应不敏感，如良性肿瘤、动静脉畸形（AVM）等病灶，与脑组织同为晚反应组织。Larson 等为放射外科总结了四种不同靶区类型，Ⅰ型：晚反应的病灶包埋在晚反应的正常组织中，如 AVM，这一型适合放射外科的放射生物学效应，而分次放疗不具备优势；Ⅱ型：晚反应病灶被晚反应的正常组织围绕，如脑膜瘤或其他不侵入脑实质的肿瘤；Ⅲ型：早反应病灶包埋在晚反应的正常组织中，如星形细胞瘤，该肿瘤中正常的神经胶质细胞和肿瘤细胞同时存在，放射外科不会有好的治疗比。虽然有过报道，放射外科对毛细胞星形细胞瘤有较好疗效，也是因为这种肿瘤主要发生在儿童，对体积小的肿瘤，定向照射比大野能更好保护正在发育的脑组织；Ⅳ型：早反应病灶被晚反应的正常组织围绕，如转移瘤等。与常规放疗比，立体定向放射外科更适宜Ⅰ型和Ⅱ型的病例，也可以作为Ⅲ型病例的辅助治疗；对Ⅳ型的病例放射外科治疗的异议是：单次有效剂量可以杀死氧合细胞，却对乏氧细胞作用小，一旦乏氧细胞再氧合后就得不到相应的控制。但临床实践证明：单纯的放射外科对脑转移瘤有高的肿瘤控制率，并致残率较低。显微镜下，肿瘤细胞的密度明显减少，不亚于传统的分次放射治疗；这种一次性将射线聚焦在小体积靶区上，所产生强有力的放射生物学效应是常规分次放疗不能实现的。

伽马刀的放射生物学效应颇为复杂，尽管有专门的研究，但实际上临床经验一直发展在前。目前认为肿瘤的放射生物学反应主要是直接的细胞毒性作用和间接的延迟血管反应。研究表明肿瘤细胞的凋亡在治疗后的早期效应中，也起重要作用。一些临床资料也证实对某些恶性肿瘤边缘给予较小的剂量，就能使肿瘤很快缩小、消失，其实这样的剂量不太可能引起细胞坏死的炎性反应或血管反应。另外，放射外科治疗后的肿瘤中心失强化表现及 AVM 受照射后发生的血管内皮的增生反应均被认为是延迟的血管性反应，一般发生在治疗后的 3～24 个月。

（3）选择治疗剂量的原则

放射外科是遵循放射生物学原则的，在获得较好疗效的同时，也存在一定并发症的风险。治疗剂量的选择是在有效治疗病灶而又不引起那些不可接受的并发症之间作权衡。图 11–2–3 为肿瘤控制

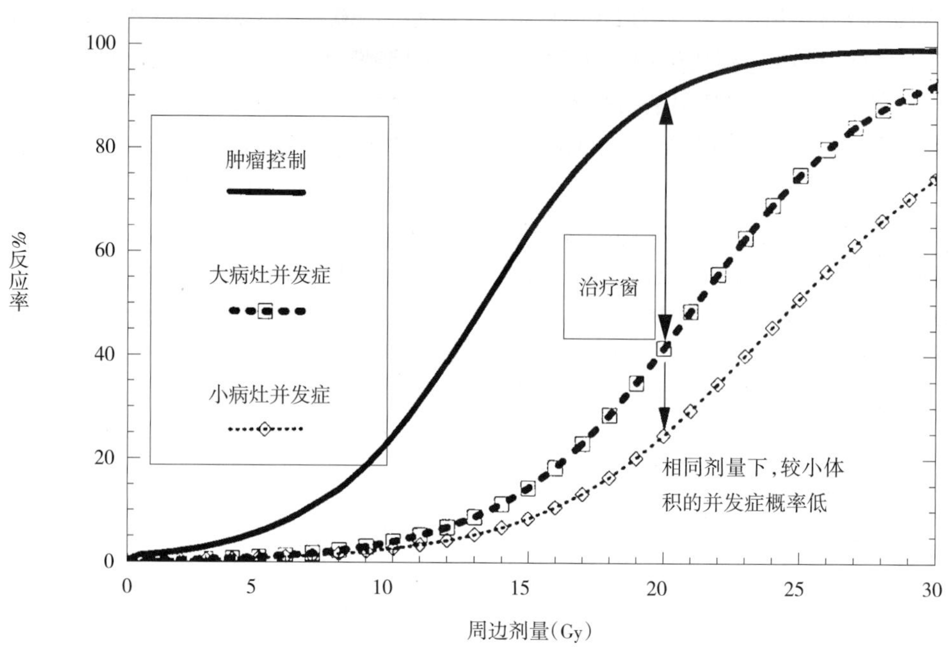

图11-2-3 肿瘤控制和并发症的剂量-效应曲线

和并发症的剂量－效应曲线说明病灶周边剂量与疗效及并发症的关系。实线表示肿瘤控制或AVM闭塞的概率，两条虚线分别为大病灶和小病灶发生射线损伤并发症的概率。实、虚曲线之间的区域为治疗窗，肿瘤控制与并发症的比称为治疗比。图中表明，在同等剂量下，减小照射的体积可以有效降低放射外科并发症的风险，从而改善治愈率。

在探讨放射外科剂量的研究中，人们用剂量—效应曲线评价不同剂量时疗效与并发症的关系；用线性二次方程试图说明细胞坏死与放射剂量的关系；还有Kjellberg的1%等效线和逻辑整合公式预测产生放射性脑坏死的剂量—体积相关危险。但这些研究方法仍不能把所有选择剂量的因素考虑周全。通过数十年的临床实践，目前普遍认为对良性肿瘤，放射外科治疗的周边剂量12～18Gy（习惯用50%的等剂量曲线包裹），长期的肿瘤控制率可达80%～90%；对单发较小的转移瘤周边剂量可为20Gy，甚至更高；但对多发者，需要考虑综合治疗的因素；当病灶周围有重要组织结构时，处方剂量要考虑这些组织对射线的耐受性。对颅内AVM的血管巢，用16～24Gy的边缘剂量，2年的AVM完全闭塞率70%～90%。在功能神经外科中，用小靶点极高的剂量（最大可达180～200Gy）摧毁特定的核团，达到修正异常运动功能或止痛等作用。总之，目前尚没有统一标准的剂量模式让临床医生遵守，剂量的选择是多因素决定的。

1）体积因素：放射外科治疗时，体积因素最重要。任何小体积病灶尚未对周围正常组织造成严重损害，且与小病灶相接触的正常组织的体积亦少，可适当地选择较高剂量。

2）性质因素：虽然肿瘤的病理性质及对射线的敏感程度在放射外科中不如传统的放射治疗中显得重要，但也是要考虑的重要因素。良性肿瘤的治疗目的是使病人终生受益；治疗剂量选择是依据肿瘤的大小，并参照瘤周正常脑组织所能耐受的剂量，应用过高的剂量造成影响生存质量的副作用是不可取的。而治疗恶性肿瘤是为了延长病人生命，提高有限生存期的生活质量；此时射线引起的远期及轻度的神经功能障碍就变得不那么重要。

3）部位因素：像外科手术一样，额、颞叶的胶质瘤可能切除范围较广，为了防止这种浸润性肿瘤的复发，甚至牺牲一些“非功能”区的脑组织。而下丘脑的肿瘤，哪怕是过多的肿瘤牵拉就有可能致命。对放射外科而言，脑内的各种组织对射线的承受力是不一样的，颅神经相对较差，且损伤后病人有明显的残疾表现，所以在治疗颅底、鞍上及脑干等颅神经密集区病灶时，要注意控制治疗剂量。

4）计划质量因素：在一定的剂量下，过多包裹正常组织的靶区受照射后会引起严重的副反应；而对病灶不完全覆盖的规划也会导致不佳的治疗结果。只有对肿瘤的病理学及影像学有很好的认知，靶区的等剂量曲线做到高适形性（与病灶形态高度吻合）和高选择性（病变外散射线更少），才能保证高质量的治疗计划。

5）综合因素：既往的治疗史包括手术、放疗及化疗等都会对治疗个体产生影响，在选择治疗剂量时应予充分考虑；同时对需要后续综合治疗的也要留有余地。

6）颅神经的耐受性：颅神经的功能重要，损伤后引人注目。经长期大量实践证实：特殊感觉神经对射线最敏感，如视神经和听神经；其次为躯体感觉神经；再者是运动神经。其中视神经为最敏感的颅神经，受线量 8～10Gy，相对安全；有研究证明一次性给予视神经 10～12Gy 剂量时，永久性视神经损伤的发生率<2%。再由于对听神经鞘瘤的伽马刀治疗，直接验证了听神经、面神经及三叉神经对放射外科的反应不同；从早年给予肿瘤周边 18～20Gy 的剂量，逐步降至近些年的 12～14Gy；这个剂量范围内可以很好地保护面神经的功能，并有效控制肿瘤。对于运动神经，一次承受≤18Gy 的照射剂量，一般不会造成神经功能障碍。需要说明的是，颅神经受损的风险与神经受照射的长度紧密相关，小肿瘤与相关颅神经接触少，可以选择允许范围内较大的剂量；反之，用较小的剂量。除了对视路及面听神经的关注外，对颅底及海绵窦颅神经出入密集区域，选择治疗剂量时应该慎重。

（4）伽马刀的临床适应证及疗效分析

不论从伽马刀的设计上，还是放射生物学角度讲，伽马刀适合治疗颅内深在的、中小型的、边缘清楚的病变；并且治疗效果一般不是立即出现的。

1）颅内动静脉畸形（AVM）：伽马刀治疗 AVM 的机制是射线损伤畸形血管巢的内皮细胞，使其不断增生，管壁增厚、玻璃样变，最终使畸形血管巢管腔完全闭，合达到治愈目的；这个过程需要 1～2 年，甚至更长的时间。

伽马刀适合颅内深部的，最大直径<3cm（体积<10cm^3）的 AVM，或年长、不宜外科手术的患者。病例选择更要根据神经影像分析畸形巢是否存在潜在出血的风险，及临床有无癫痫、头痛，或者进行性神经功能障碍等表现。伽马刀放射外科治疗可以作为主要治疗手段，也可和手术或栓塞治疗综合进行。对于无症状的、巨大型的 AVM 患者，预计生存期中，出血的风险不如放射外科并发症概率高，不要强行干预治疗。

伽马刀治疗后 AVM 闭塞是一个逐渐的过程，治疗后两三个月就有早期的闭塞的报道。治疗后一年的畸形闭塞率约为 50%，两年 80%，三年 90%（图 11-2-4）。伽马刀的治疗计划习惯用 50%的等剂量曲线包裹畸形巢，对供血动脉和引流静脉不做特殊处理，根据病灶体积、周边组织器官和既往治疗史给予靶区边缘 16～24Gy 的剂量。有研究证实，AVM 的闭塞率与治疗的病变体积、处方剂量有关，如果病变<4cm^3，灶周的处方剂量≥20Gy，治疗数年后畸形团的闭塞率可达 90%以上；如果病变>8cm^3，灶周的处方剂量<16Gy，这个闭塞率明显下降，约 66%左右。随着畸形的闭塞，癫痫、头痛等临床症状随之缓解。如果治疗三年后仍有 AVM 残留，可以考虑再次放射外科治疗。对于需要治疗的较大的 AVM，没有更好解救办法时，伽马刀的分次治疗，包括剂量分次，或体积分次，也为病人提供了一种可行的治疗方法，两期治疗后 5 年的预期闭塞率 50%左右。对于合并硬脑膜、海绵窦动静脉瘘者，且难以栓塞，或手术治愈的病例，伽马刀也有出色的疗效。

伽马刀治疗颅内 AVM 后中－短期的主要并发症为射线相关的灶周围水肿，MR 的 T_2-WI 表现为高信号（RIC），发生在 30%～40%的病例中，程度轻重不一，症状视部位而异，多数经过对症治疗可缓解；持续的神经功能障碍为 3%～5%。这些并发症与病灶部位、体积、辐射剂量，以及畸形的形态、血流动力学有关。治疗后远期，甚至 10 年以上的并发症极少见，但也不鲜报道，如 AVM 闭塞后的再出血；延迟性局部囊肿形成，甚至明显占位性效应；还有病灶周围组织机化，形成新的类海绵状血管瘤样的异常血管团及瘢痕等。放射线引发新肿瘤，如多形胶母、疑似脑膜瘤等偶有报道。

伽马刀治疗的另一个缺点是等待完全疗效期间的再出血，虽然这种可能性不多于每年 4%自然出血概率。但一经出血，需要得到即时救治。放射外科失败的原因，主要是对畸形巢认知不足，包括靶区血管巢未完整覆盖、未使用 DSA 和 MR 联合定位、剂量不足、由于血肿团块压迫，或先前的栓塞治疗，使畸形巢难以完整辨认等。还有一些血流动力不稳定的 AVM，治疗后继续“长大”，及 AVM 本身的某些未知因素。

2）海绵状血管瘤：可以选择性的伽马刀治疗。脑内的海绵状血管瘤为血管造影隐匿性的血管畸

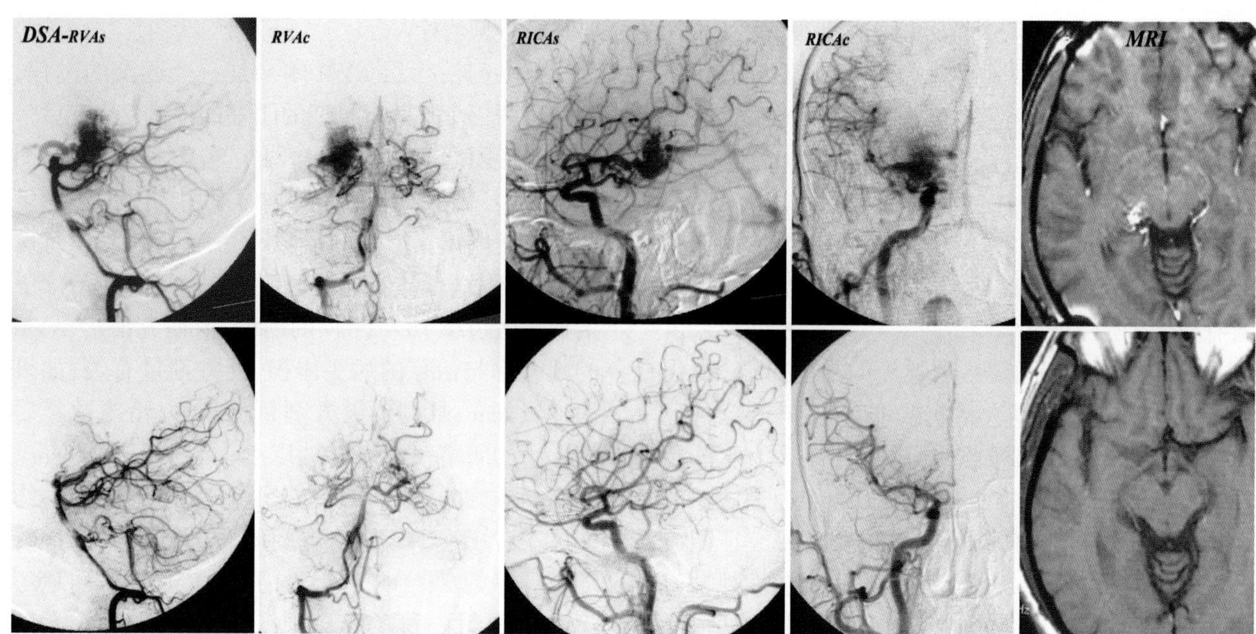

图11-2-4 右侧翼池、累及大脑脚的AVM，由右侧颈内动脉-脉络膜前动脉和椎基底系统-大脑后分支参与供血。
上排：治疗前的DSA和MRI；
下排：伽马刀治疗后3年的影像，AVM完全消失，脑血管和组织结构基本恢复正常。

形，它的病理是由单层内皮细胞的囊状血窦组成的血管畸形；扩张的薄壁小血管中充满红细胞。异常血管之间没有正常的神经组织，也没有供血动脉和引流静脉。海绵状血管瘤的出血形式不同于AVM，它是毛细血管期的出血，压力较小，出血常常覆盖在畸形灶上。这样，在发病的急性、亚急性期，影像上的出血信号往往大于实际病灶，到恢复期，出血信号可以自行消失，取代以含铁血黄素沉积等影像。对于这类病灶，放射外科使薄壁血窦闭塞、形成完全瘢痕组织所需的时间较长，不能避免在等待完全疗效期间的再出血。

伽马刀作为一种微创性的治疗手段，对颅内一些深部的、非软膜及室管膜表面的海绵状血管瘤病灶可以实施治疗；要掌握好病灶影像学特征，选择适当的治疗时机。作合理的治疗规划，可以大大降低治疗相关的副作用。SRS还可以缓解癫痫发作，我们一组伽马刀治疗海绵状血管瘤的资料显示，92例（114个病灶）伽马刀治疗后经平均4.1年随诊；其中43例有癫痫症状病例中，27.9%（12/43）癫痫完全缓解，55.8%（24/43）部分缓解，再有3例癫痫发作同治疗前，4例发作加重，但其中2例为一过性。治疗的可能机制为射线破坏病灶区域，打断异常放电，控制了再出血的刺激。有较多的资料经长期随诊证明，放射外科可以明显地减少海绵状血管瘤远期出血的概率，并有助于控制癫痫发作。

3）听神经鞘瘤：治疗的选择，①中、小型的、进行性生长的肿瘤，影像上肿瘤平均直径一般小于3cm；②手术后残留，或复发的肿瘤；③年老及身体状况不宜接受开颅手术者；④小型的、多发的神经纤维瘤病。但是，如果肿瘤严重压迫脑干，或使第四脑室变形引发高颅压的患者，应该首先选择显微外科手术。

就当今的设备和认知水平，伽马刀治疗给予肿瘤周边12～14Gy的处方剂量，听神经鞘瘤的生长控制率可达到90%以上（图11-2-5）；面神经功能的保留率96%～100%，一过性轻度面瘫和/或三叉神经功能障碍的概率<10%，保留原听力的可能在50%～70%。我们一组157例听神经鞘瘤接受伽马刀治疗病例，经平均6.3年治疗后随诊，其中60例患者随诊时间≥10年，用Kaplan-Meier分析：肿瘤的累积控制率3年为94%，5年为92%，10年为87%；治疗后听力的累积保留率3年为94%，5年为85%，10年为64%；轻度一过性面瘫1.3%；面部麻木的2.5%；没有永久的面神经及三叉神经功能障碍者。本组52.2%（82/157）患者治疗后半年至1年的MRI随访发现肿瘤中心信号减低，并伴一过性肿胀，但只有少数病人出现头晕等临床症状，经休息及对症治疗多数可缓解。个别病例由于肿瘤膨大，第四脑室受压、变形，引发梗阻性高颅压，需要根据个体情况，行脑脊液分流术，以尽快缓解临床症状。有时听神经鞘瘤在影像上并未对四脑室造成压迫，肿瘤也

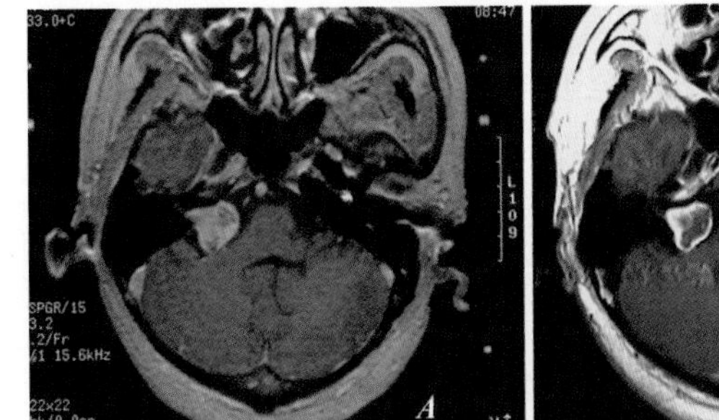
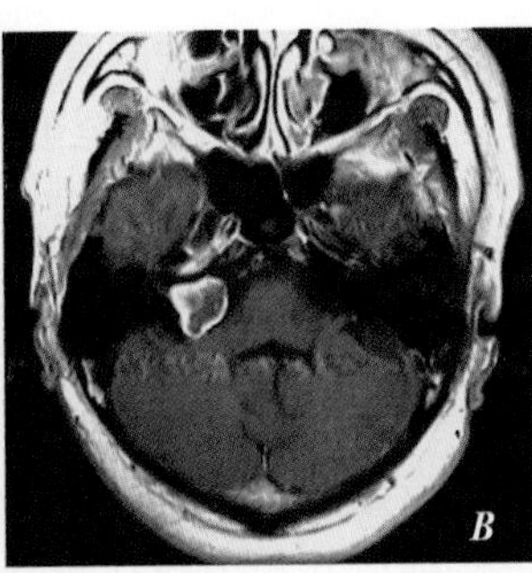
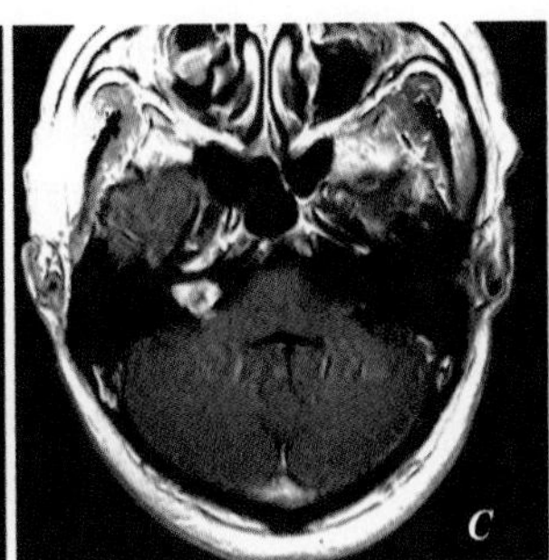
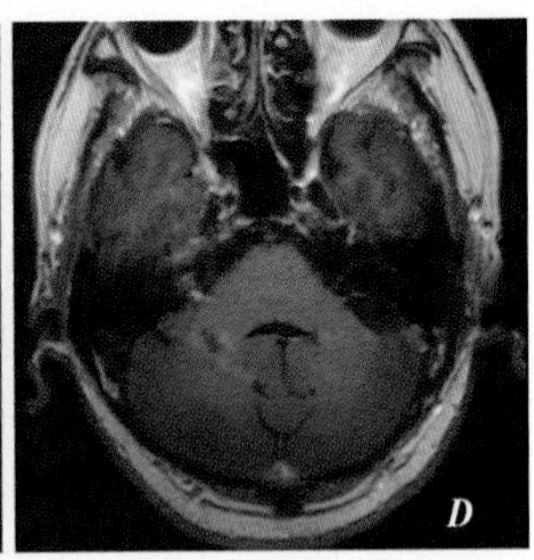

图11-2-5 听神经鞘瘤MRI：A. 伽马刀治疗定位像；B. 治疗后6个月；C. 治疗后4年；D. 治疗后10年。

并未长大，也可以出现颅内高压，可能与肿瘤患者脑脊液成分异常有关，分流术也是有效的治疗。

有研究表明，治疗后有效听力的保留及面瘫发生概率与治疗时面听神经束受照射的长度及剂量有关。肿瘤与正常神经接触面越大，处方剂量越高，就越有可能损伤神经。对于良性肿瘤治疗计划的等剂量曲线不但适形性要好，其靶区的选择性也要有更高的要求。所谓适形性是指治疗的等剂量曲线与靶区的吻合度；而选择性则是在适形性的基础上，考虑了射线对周围正常组织的影响；选择性越高，射线对周围组织的散射越小。

4）脑膜瘤：脑膜瘤绝大多数为良性，为脑实质外的肿瘤，边界清楚，对周围组织多呈压迫性；有利于伽马刀治疗的剂量规划；肿瘤生长缓慢、多富血管性，有足够的时间产生单次大剂量照射治疗后的放射生物学效应，包括延迟的血管反应。伽马刀适宜小型的、部位深在的，尤其颅底的、或手术后残存或复发的脑膜瘤；老年患者及不能全身麻醉开颅手术者，可偏重考虑伽马刀治疗。SRS减少了开颅手术可能发生的神经功能障碍及各种并发症；但对于大的，特别是凸面的、前颅窝底的脑膜瘤，如有明显的影像学占位效应，患者需要尽快缓解相应临床症状时，则应首选开颅手术治疗。

伽马刀的适应证选择得当，靶区周边14～16Gy的处方剂量，对脑膜瘤的长期控制率可达95%左右。由于脑膜瘤本身硬韧、基质致密等病理特性，治疗后肿瘤皱缩的时间及其程度均不如其他良性肿瘤（图11-2-6）。

伽马刀治疗的副作用是治疗后数月到1年，有些病例会出现病灶周围的水肿，尤其是凸面的、或侧脑室的脑膜瘤，重则引发相应的临床症状，需要脱水降颅压、类固醇皮质激素等对症治疗；绝大多数是可以恢复的。对手术后残留病灶的伽马刀治疗，相对安全，部分肿瘤切除后，局部反而有承受放射性水肿的空间。

间变、恶性脑膜瘤对放射外科治疗有较明显的反应，即在数月至年的期间肿瘤体积可以明显缩小，但由于肿瘤本身的生长习性，容易复发，所以治疗往

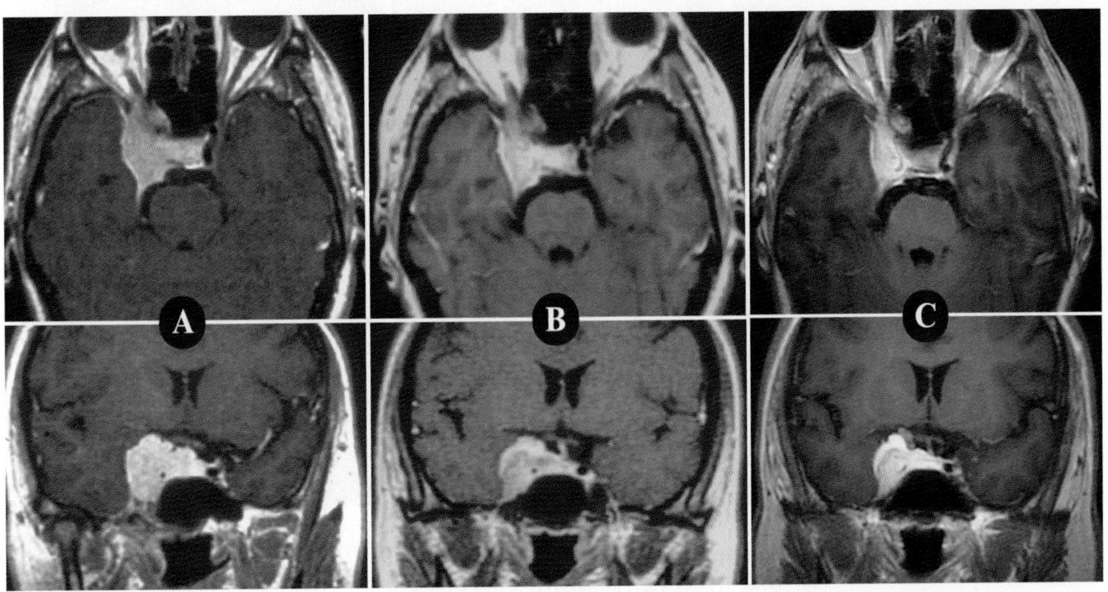

图11-2-6 脑膜瘤：A. 右侧海绵窦脑膜瘤治疗前；B. 伽马刀治疗后3年；C. 治疗后7.5年。

往是多方面的综合治疗，伽马刀也可以重复治疗。

总之，SRS对颅内深部、手术高风险的小脑膜瘤可作为主要的治疗方法，对显微外科手术后残留、复发的脑膜瘤为辅助的治疗方法。特别是颅底、和一些窦旁的脑膜瘤，伽马刀的辅助治疗对防止肿瘤复发大有益处。在现行的脑膜瘤治疗策略中伽马刀已成为不可或缺的部分。

5)垂体瘤：治疗目的为控制肿瘤生长和使垂体功能正常化，同时又不能破坏周围正常组织的功能。伽马刀治疗应选择：①手术后残留及复发的，或对海绵窦有侵犯的垂体腺瘤；②有手术史并常规放疗后肿瘤再增大的；③不愿意接受开颅手术或药物治疗无效的垂体腺瘤；④老年或伴有内科疾病不能承受手术者。但如果肿瘤已对视路造成损伤的大腺瘤，和需要使内分泌尽快恢复的患者，不适宜首选伽马刀治疗。

伽马刀治疗无功能型垂体瘤的平均边缘剂量12～16Gy，就可以很好地控制肿瘤生长；而对分泌型垂体瘤的平均边缘剂量20～30Gy。视神经及视交叉的受线量＜9Gy，有研究表明：一次性给予视神经10Gy～12Gy剂量时，永久性视神经损伤的发生率＜2%；海绵窦外侧壁的剂量最好≤15Gy，也有报道这个剂量≤18Gy，主要取决肿瘤对组织的侵及状况。

疗效：伽马刀治疗对垂体瘤的生长控制率为94%～100%；平均随诊2年的肿瘤缩小率可超过60%，体积无明显变化者30%左右(图11-2-7)。内分泌功能正常化与多种因素有关，以治疗后2年的时间为基准，报道GH降至正常的57%～70%；PRL正常的仅为30%左右；ACTH型(多为微腺瘤)63%～98%；且对Nelson综合征的控制肿瘤生长有一定治疗价值。对异常激素水平下降不满意者，要综合药物治疗。

伽马刀治疗的主要并发症：①新的视觉或其他颅神经功能障碍：只要适应证选择得当，控制好视神经及海绵窦外侧壁颅神经的辐射剂量，可有效避免这些并发症。2%～10%的肿瘤治在皱缩前有一过性膨胀，对较大体积病灶者可能会引起视力、视野障碍，但多数经脱水、类固醇激素治疗可缓解症状；如果药物治疗不奏效，或根本由于肿瘤卒中、再度生长引起新的视觉障碍，需尽快手术减压，以恢复病人的视力。②垂体功能低下：与手术和传统的放射治疗相比，伽马刀治疗造成垂体功能低下的概率低得多，各家报道0%～33%不等。治疗后的垂体前叶功能低下的发生率，与肿瘤和正常垂体是否能在影像上区分有关，与正常垂体的平均受照射剂量有关；尽可能降低正常垂体的照射剂量，可增加保护垂体功能的概率。

6)颅内转移瘤：治疗目的是延长患者生存期，提高生存期的生存质量。目前神经外科对脑转移瘤治疗的选择：①少于3个中小型的转移瘤，尤其是原发病灶尚未处理者可以首选或单纯伽马刀治疗；②三个以上多发的、对射线敏感的转移瘤可首选全脑放

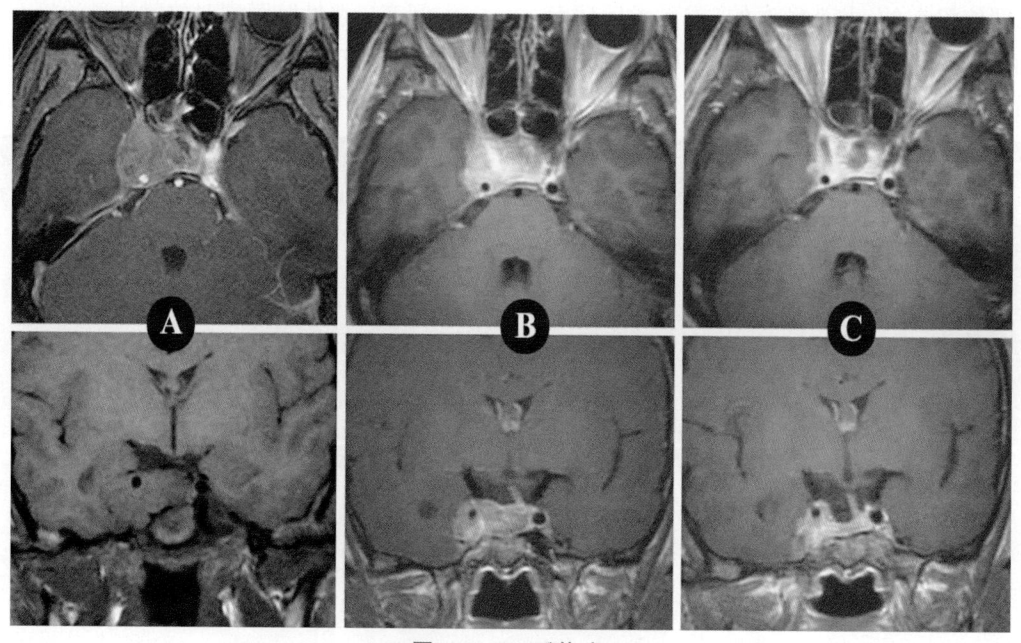

图11-2-7 垂体瘤
A. 生长激素型垂体瘤手术后残留，GH：29.8ng/ml；
B. 伽马刀治疗1年，肿瘤缩小，GH：11.1ng/ml；
C. 治疗后1.5年，肿瘤明显缩小，GH：5.7ng/ml。

疗，或伽马刀治疗后择期全脑放疗（30Gy/10～15次)；③全脑放疗和手术野外的及复发的肿瘤可辅助伽马刀治疗；④如果肿瘤较大，引起明显的影像学占位效应及临床症状，类固醇药物不能使其缓解，又无手术禁忌证者可开颅手术尽快缓解症状。在推荐治疗方法时，需要考虑的因素包括：患者的年龄，临床症状、体征，系统性疾病的情况，有无其他脏器的转移，既往脑部病变的治疗史，同时也要尊重患者本人意愿，及病人对治疗风险的承受力。

脑转移瘤通常边界清晰，是放射外科治疗的良好靶灶（图 11-2-8）；建议肿瘤的平均边缘剂量 14～24Gy，对肿瘤的局部控制率可达 80%～90%；一般患者的中位生存期 9～14 个月。伽马刀治疗的副作用小、致残率低，方法简单不费时，使在脑转移瘤的治疗中占重要地位。提高转移瘤患者的总体疗效，更要重视原发病灶的控制，和放、化疗，靶向治疗等相互间对病人个体的作用。

有关转移瘤的详述，见 28.颅内转移瘤章节。

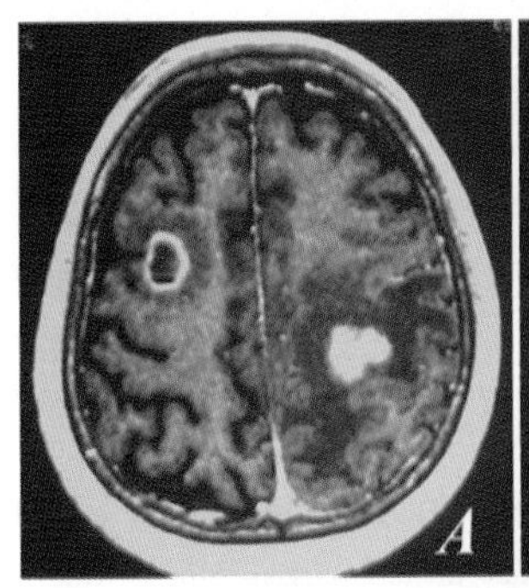

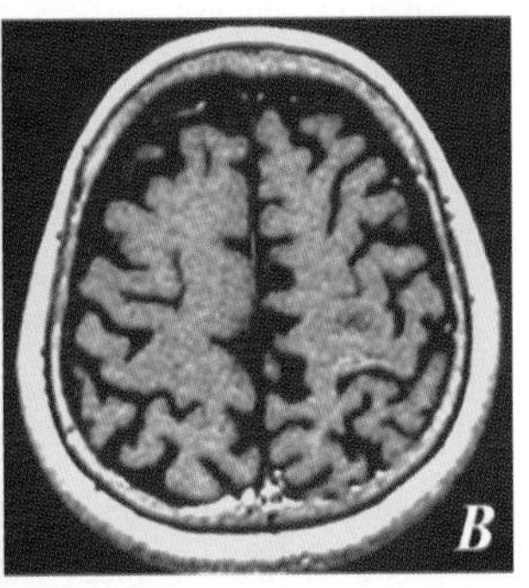

图11-2-8　转移瘤：颅内多发性转移瘤，原发灶为肺腺癌。A. 伽马刀治疗前；B. 伽马刀治疗后4个月，肿瘤几乎消失。

7）胶质瘤：对于分化较好的胶质瘤，如毛细胞型星形细胞瘤、低级星形细胞瘤及良性室管膜瘤等，肿瘤的影像边缘清楚，且病变允许较长时间的临床观察；不论对手术后残存或复发的，还是那些无明显影像占位效应的小型肿瘤，伽马刀应视为主要治疗手段。

目前对于恶性胶质瘤，如星形细胞瘤Ⅲ-Ⅳ级，多形胶质母细胞瘤尚无特效的治疗方法。传统的手术、放疗及化疗还在延续，免疫及基因治疗也在研究之中。任何一种或多种方法治疗后，使肿瘤的体积缩小，但又没有完全控制肿瘤时，可以考虑局部辅助伽马刀治疗。

8）其他肿瘤：伽马刀也应用于其他的颅内良性肿瘤，如三叉神经或后组颅神经的神经鞘瘤，颈静脉孔球瘤，颅咽管瘤，血管网状细胞瘤等，和有恶性行为的脊索瘤，生殖细胞的肿瘤，血管外皮细胞瘤，淋巴瘤等等。还可以从几个解剖区域分类。

颅底区：由蝶骨嵴和岩骨嵴将颅底分为前、中、后颅窝。又以肿瘤发生地为基准分为：眶部、鞍区、海绵窦区、桥小脑角区、颈静脉孔区及枕大孔区等。脑组织坐落在颅底骨上，所有的颅神经和血管皆从颅底的骨孔出入颅内，颅内的所有类型的肿瘤均可在此处发生，包括脑膜的肿瘤、颅神经鞘瘤、胚胎残余的肿瘤、骨性肿瘤、血管性肿瘤、神经上皮组织肿瘤、转移瘤等。

熟悉颅底解剖，利用各神经、血管及颅底骨对射线耐受性的差异，根据肿瘤不同的病理性质，做出良好的治疗规划。伽马刀放射外科对于小型的良性肿瘤，可使患者终身受益；对手术后残留的肿瘤，是一种重要的辅助治疗；对恶性肿瘤也是不可缺少的综合治疗手段之一。

松果体区：松果体区的肿瘤仅占颅内肿瘤的 1%～2%；其特点为肿瘤类型较多，且组织病理学差异大。有恶性行为、易播散游走的生殖细胞瘤占该部位的 50%左右；源于松果体实质细胞的松果体母细胞瘤，恶性程度高，而松果体细胞瘤为良性；此区域胶质瘤和脑实质其他部位一样，有 WHO Ⅰ级，也有间变，或胶母恶性的；源于脑镰、小脑幕，或是第三脑室的脉络组织脑膜瘤多为生长缓慢的良性肿瘤等等。

伽马刀治疗的选择：①无论良、恶性的小型的肿瘤，临床上无梗阻性高颅压，影像学无浸润生长迹象者，可以首选伽马刀治疗。这样，对良性肿瘤可达到长期控制生长作用；对恶性肿瘤需要后续的放、化疗等综合治疗。②对射线敏感的、并有沿脑脊液播散倾向的肿瘤应首选常规放疗或化疗，如有明显高颅压症状，应先行脑脊液分流术；对不能完成全脑放疗、或肿瘤复发的患者，局部辅以放射外科治疗。③对已形成高颅压的良性肿瘤，应首先开颅切除肿瘤缓解症状；如有肿瘤残存，可辅以伽马刀治疗。

良、恶性的肿瘤对射线敏感度不一样，伽马刀治疗后有不同的转归。如生殖细胞瘤边缘给予 10～12Gy 的剂量，治疗 1～2 个月后肿瘤就会缩小 90%左右；但是，如果没有后续的综合治疗，肿瘤很可能在不长的时间内就会复发、播散。而良性肿瘤，如脑膜瘤在伽马刀治疗后 1～2 年的随诊影像上，肿瘤不会明显缩小，数年后，肿瘤体积才会皱缩。我们可以根据这些特点，进一步明确肿瘤的内在品质，为下一步诊疗提出更合理的建议。放射外科技术使用得当，既克服了手术的致残及死亡率，又避免了传统放疗引起的脑坏死、智力减退等恶性并发症，特别是对那些正在生长发育的儿童。

眼眶区：从眼球后至眶尖的类锥形的狭小空间，内含血管、神经、肌肉和脂肪等。眶尖与颅内沟通，由于解剖结构密集，手术难度大。常见肿瘤有：视神经鞘脑膜瘤，神经鞘瘤，视神经胶质瘤，及一些血管性肿瘤和畸形；眼内肿瘤有视网膜母细胞瘤，脉络膜黑色素瘤等，这些病变可以选择性的伽马刀治疗已不乏报道。伽马刀无论作为主要治疗，还是辅助治疗可有效地控制肿瘤生长，避免了手术对正常组织的创伤，可以帮助保护病人容颜。

9)功能神经外科方面：①三叉神经痛：对原发性药物难以控制的，或其他治疗失败的三叉神经痛可实施伽马刀治疗。在MRI的定位下，用4mm准直器照射三叉神经根近脑桥段，最大剂量75～90Gy；或聚焦于近半月神经节处。治疗的可能机制是阻断神经元突触间的电生理传递，使痛阈值增加，从而降低患者对疼痛的感知。治疗后对三叉神经痛的明显缓解率可达80%～90%，而面部麻木或感觉丧失等并发症不足10%。对疗效不显著，或疼痛复发者，仍可再次伽马刀治疗。第二次治疗的剂量为50～70Gy，一般认为两次照射之间的安全间隔时间是6个月。②顽固性疼痛：对癌症晚期的恶痛，外伤，或血管病引起的中枢性疼痛，药物及周围阻滞治疗难控制者，可试行高剂量的放射外科摧毁丘脑特定核团，或垂体破坏治疗。③震颤麻痹：对药物难以改善的帕金森病，可选择伽马刀治疗，高分辨影像指导的精确靶区定位至关重要，小准直孔，120～150Gy的中心剂量，摧毁丘脑腹侧Vim和Vop核，临床上能较好缓解震颤，治疗相对安全，且疗效持久；对僵直型患者，可作苍白球Gpi摧毁损治疗。④癫痫：人们在用伽马刀治疗脑血管畸形和肿瘤的同时，发现对症状性癫痫有所控制；经动物实验证明，射线能从生物理化及形态上抑制致痫神经元活动。颞叶癫痫患者，行选择性的海马和杏仁核毁损，靶区周边剂量为24±1Gy；至少2年的随诊，65%(13/20)的患者无癫痫发作。其他方式的癫痫治疗，也有一些临床实践。⑤在精神病、戒毒等方面，还有青光眼、眼底的黄斑变性的伽马刀治疗均有所应用、探索。

伽马刀治疗作为一种综合学科的治疗方法，还在不断进展，并向多个学科中的一些传统观念提出新的挑战。临床的放射外科生物学研究，神经保护剂和病变放射致敏剂的研究等都将进一步完善这种治疗方法。

（刘阿力）

参考文献

[1] Van der Kogel A:Central nervous system radiation injury in animal models;in Gutin P,Leibel S,Sheline G(eds):Radiation Injury to the Nervous System. New York,Raven Press,1991, pp91-111.

[2] Larson DA,Flickinger JC,Loeffer JS:The radiobiology of radiosurgery. Int J Radio Oncol Biol Phys 1993:25:557-561.

[3] San-Galli F,Vrignaud P,Robert J,et al. Assessment of the experimental model of transplanted C6 glioblastoma in Wistar rats. J Neurooncol 1989:7:299-304.

[4] Flickinger JC. The integrated logistic formula and prediction of complications from radiosurgery. Int J Radiat Oncol Biol Phys 1089:17:879-885.

[5] Kjellberg R,Hanamura T,Davis K,et al. Bragg-peak proton-beam therapy for arteriovenous malformations of the brain. N Engl J Med 1983:309:269.

[6] Flickinger JC,Kondziolka D,Lunsford LD. Dose and diameter relationships for facial,trigeminal,and acoustic neuropathies following acoustic neuroma radiosurgery. Radiother Oncol 1996:41:215-219.

[7] Tishler RB,Loeffler JS,Lunsford LD,et al,Tolerance of cranial nerves of the cavernous sinus to radiosurgery. Int J Radiat Oncol Biol Phys 1993:27:215-221.

[8] Morita A,Coffey RJ,Foote RL,et al:Risk of injury to cranial nerves after gamma knife radiosurgery for skull base meningiomas:experience in 88 patients. J Neurosurg 1999:90:42-49.

[9] Ali Liu,A Wang,C Sun,Set al. Gamma knife radiosurgery for tumors involving cavernous sinus. Stereotact Funct Neurosurg 2005:83:45-51.

[10] Coffey RJ,Link MJ,Nichols DA,et al. Gamma knife radiosurgery and particulate embolization of dural arteriovenous fistulas,with a special emphasis on the cavernous sinus. In Lunsford LD,Kondziolka D,Flickinger JC (eds):Gamma Knife Brain Surgery. Prog Neurol Surg. Basel,Karger,1998,vol 14, pp60-77.

[11] Kano H,Lunsford LD,Flickinger JC,et al. Stereotactic radiosurgery for arteriovenous malformations,Part 1:management of Spetzler-Martin Grade I and II arteriovenous malformations. J Neurosurg 2012:116:11-20.

[12] Berman EL,Eade TN,Brown D,et al. Radiation-induced tumor after stereotactic radiosurgery for an arteriovenous malformation:case report. Neurosurgery. 2007:61(5):E1099.

[13] Sheehan J,Yen CP,Steiner LJ Neurosurg. Gamma knife surgery-induced meningioma. Report of two cases and review of the literature. 2006 Aug:105(2):325-9.

[14] 刘阿力,王忠诚,戴珂. 伽马刀治疗颅内海绵状血管畸形 中国医学科学院学报 2005:27:18-20.

[15] Prasad D,Steiner M,Steiner L. Gamma knife surgery for vestibular schwannoma. J Neurosurg 2000:92:745-59.

[16] Noren G. Long-term complications following gamma knife radiosurgery of vestibular schwannomas. Stereotact Funct Neurosurg 1998:70(suppl 1):65-73.

[17] 孙时斌,刘阿力,罗斌,等. 听神经鞘瘤伽马刀治疗 10 年以上的长期随访. 中华神经外科杂志 2011:27:975-979.

[18] Kondziolka D,Lunsford LD,Coffy RJ,et al. Stereotactic radiosurgery of meningiomas. J Neurosurg 1991:74:552-559.

[19] Kobayashi T,Kida Y,Mori Y. Long-term results of stereotactic gamma radiosurgery of meningiomas. Surg Neurol 2001:55:325-331.

[20] Pendl G,Eustacchio S,Unger F:Radiosurgery as alternative treatment for skull base meningiomas. J Clin Neurosci 2001:8 Suppl 1:12-14.

[21] 罗斌,刘阿力,王忠诚,等. 颅底脑膜瘤的伽马刀治疗[J]. 中华神经外科杂志 2005:21:297-299.

[22] Sheehan JP,Kondziolka D,Flickinger J,et al. Radiosurgery for residual or recurrent nonfunctioning pituitary adenoma. J Neurosurg 2002:97(5 Suppl):408-414.

[23] Mokry M,Ramschak-Schwarzer S,Simbrunner J,et al. A six year experience with the postoperative radiosurgical management of pituitary adenomas. Stereotact Funct Neurosurg 1999:72 Suppl 1:88-100.

[24] Wowra B,Stummer W. Efficacy of gamma knife radiosurgery for nonfunctioning pituitary adenomas:a quantitative follow up with magnetic resonance imaging-based volumetric analysis. J Neurosurg 2002:97(5 Suppl):429-432.

[25] Feigl GC,Bonelli CM,Berghold A,et al. Effects of gamma knife radiosurgery of pituitary adenomas on pituitary function. J Neurosurg 2002:97(5 Suppl):415-421.

[26] Leenstra,James L.,Tanaka,Shota,Kline,Robert W. et al. Factors associated with endocrine deficits after stereotactic radiosurgery of pituitary adenomas. Neurosurgery. 2010:67(1):27-33.

[27] Flickinger JC,Kondziolka D,Lunsford LD. Radiosurgery management of brain metastasis from systemic cancer. In Lunsford LD,Kondziolka D,Flickinger JC (eds):Gamma Knife Brain Surgery. Prog Neurol Surg. Basel,Karger,1998,vol 14,pp145-174.

[28] The role of SRS in the management of patients with newly diagnosed brain metastases:a systematic review and evidence-based clinical practice guideline. J Neurooncol(2010) 96:45-68.

[29] Kondziolka D,Lunsford LD,Flickinger JC. Stereotactic radiosurgery for the treatment of trigeminal neuralgia. Clin J Pain 2002:18:42-47.

[30] Nicol B,Regine WF,Courtney C,et al. Gamma knife radiosurgery using 90 Gy for trigeminal neuralgia. J Neurosurg. 2000:93 Suppl:3152-3154.

[31] Jean Régis,et al. Gamma Knife Surgery in Mesial Temporal Lobe Epilepsy:A Prospective Multicenter Study. Epilepsia. 2005 Mar:46(3):457-460.

[32] Schrottner O,Unger F,Eder HG,et al. Gamma-Knife radiosurgery of mesiotemporal tumour epilepsy observations and long-term results. Acta Neurochir Suppl. 2002:84:49-55.

11.3 脑和脊髓的放射性损伤

11.3.1 放射生物学

(1)组织耐受性

肿瘤所能接受的放射剂量主要受周围正常脑组织对反射线的耐受力限制。组织耐受剂量(TTD)常以最小 TTD 剂量和最大 TTD 剂量表示正常组织和器官所能耐受的放射剂量。最小 TTD($TTD_{5/5}$)是指标准放疗后 5 年内,放射性损伤并发症率不超过 5%的照射剂量。最大 TTD($TTD_{50/5}$)是指标准放疗后 5 年内,放射性损伤并发症率不超过 50%的照射剂量。标准放疗的条件为,①百万伏特照射:1～10MeV。②放疗计划:每天 2Gy,每周 5 次,其后间歇 2d。③疗程:6～8 周。脑和脊髓的 $TTD_{5/5}$ 和 $TTD_{50/5}$ 见表 11-3-1。

表11-3-1 脑和脊髓放射损伤的剂量(Gy)

组织	损伤程度	照射野	$TTD_{5/5}$	$TTD_{50/5}$
脑	梗塞、坏死	全脑	60	70
		25%脑	70	80
脊髓	梗塞、坏死	10 cm	4.5	5.5

(2)每次分割量与放射损伤的关系

放射生物学所指的细胞死亡是指细胞经照射后失去持续增殖能力;反之,受照射细胞保留完整的增殖能力,可无限分裂产生子细胞形成一个克隆的细胞称为存活细胞。一般使细胞丧失增殖能力的致死剂量小于 2Gy。每次分割量与放射性损伤的关系可用单次X线照射体外细胞生存曲线来说明。在治疗剂量(2Gy)以下,曲线呈一平缓下降的初始肩区,随剂量增大,曲线呈急剧下降的直线。细胞杀灭由两部分组成,一部分是与剂量成比例(αD),另一部分与剂量的平方成比例(βD^2),用公式表示为:$S=e^{-(\alpha D+\beta D2)}$。S表示生存细胞率;系数α代表初始斜率,决定低剂量照射下的损伤程度;系数β代表急剧下降的直线斜率,决定大剂量照射下的损伤程度;D为照射剂量。α/β值是指αD和βD^2在杀伤部分相等时的剂量,即α/β=D。低α/β值说明在低剂量照射下可产生明显的分割效应,高α/β值预示在低剂量照射时其分割效应很小。

一般对射线有急性反应的组织(如肠黏膜、口咽上皮和精细胞)的α/β值较高,为7~13。晚期反应组织(如脑和脊髓)的α/β值较低,为1.6~5,即在此范围内不同剂量的分割,将产生明显不同的细胞杀伤分割效应。大剂量分割产生的晚期放射反应比低剂量分割要严重;中枢神经系统对放射线的晚期反应(坏死)主要是由于每次分割量过大所致。当每次分割量大于2Gy,中枢神经系统所能耐受的总量急剧减少;而每次分割量小于2Gy,耐受总量呈非常缓慢的增加。

11.3.2 放射损伤的类型

依照症状出现的时间,将中枢神经系统放射性损伤分为:急性放射损伤、亚急性放射损伤和晚期放射损伤。影响损伤的危险因素主要有三个:照射范围(脑)和照射长度(脊髓)、每日分割量和照射总量。

急性放射性坏死是指在放疗后数小时或数日内,被照射的组织发生急性坏死。病人多表现为恶心和呕吐,继之出现定向力错误、肌肉协调丧失、呼吸抑制、腹泻、癫痫、昏迷和最终死亡。此情况多为在短时间内接受大剂量(≥100Gy)的射线照射,一般为放射意外事件所致,很少发生在有控制条件下的临床治疗中。在成规放疗中,每天剂量小于2Gy,病人在治疗过程中可发生脑水肿反应,给予激素治疗可得到缓解。

亚急性放射反应多出现在放疗后数周至数月,这种亚急性放射反应是由于照射后神经组织发生脱髓鞘病变的结果。脑照射后,病人可有嗜睡综合征,表现为:嗜睡、厌食、低热、情感淡漠、头痛、眩晕、恶心和呕吐,极少有颅神经麻痹症状。脊髓照射后,病人表现为拉米特氏综合征(Lhermitte's),表现为:当头颈屈曲时,突然有麻刺样电击感觉向下扩散。这些症状通常是暂时性的,经过数周到数月后可自行缓解或消失。对出现上述症状的病人可给予激素治疗。要特别注意的是:这些反应性症状并不预示着肿瘤复发,因此,不应中断或改变原定的治疗计划。

11.3.3 晚期放射损伤

(1)晚期放射损伤的临床表现

中枢神经系统晚期放射性损害的效应多发生在放疗后半年至数年间,高峰为1~3年,晚期效应的首发症状很少发生在4~5年以后。脑组织的晚期放射性损伤主要病理改变为神经组织的纤维增生和放射性坏死,从而导致神经功能障碍甚至死亡。

延迟性放射性脑坏死有以下特点:①治疗剂量40~70Gy,疗程2~7周,照射后可发生部分组织坏死。②从放疗到发生坏死,中间没有临床症状期。③有明显的组织病理改变。发生脑坏死的TTD5/5和TTD50/5的范围见表。一个疗程的放疗(72.5~75Gy,分割量2Gy)后,约有25%的病例可发生脑坏死。

脊髓的晚期放射性损伤有三种类型:急性完全性截瘫、下运动神经元病和慢性进行性放射性脊髓炎。急性完全性截瘫表现为:数小时到数日内,病人从无神经功能障碍发展为完全性神经功能缺失。下运动神经元病表现为:肌萎缩、深腱反射消失和肌束震颤。慢性进行性放射性脊髓是最可怕的脊髓放射性损伤的晚期并发症,病人表现有:感觉异常和痛、温觉丧失,在以后的半年内,症状加重,甚至所有脊髓功能丧失。脊髓放射性坏死的剂量见表11-3-1。不同节段的脊髓对放射线的敏感程度不同,胸段脊髓最敏感,其次是颈段和腰段脊髓。因此,对胸段脊髓的照射总剂量要相应的减少。脊髓照射的范围越长(>10cm),则其耐受力下降。

中枢神经系统组织本身有病变,可使其对放射线的耐受力下降。如脑瘤病人接受50~60Gy总剂量的照射,每次分割量2Gy,肿瘤周围的脑白质有发生坏死的倾向,说明此区域组织对放射线损伤更敏感。全身或鞘内应用抗肿瘤药物后,也可以显著降低神经组织对放射线的耐受力。年龄也是影响神经组织耐受力的一个重要因素,3~5岁以下的儿童接受颅脑照射后,引起功能障碍或丧失的危险性增大。

(2)晚期放射损伤的病理改变

迟发性放射脑坏死的形态学改变主要是组织

缺损，由于脑白质层发生空洞，导致脑皮质皱缩和塌陷。也可有毛细血管扩张和局部出血。迟发性放射脊髓坏死引起脊髓变细，灰质柱呈边缘弥散样（washed-out appearance），白质传导束所占区域缩小。在显微镜下可见白质和深层融合、凝固，血管上皮细胞变形或缺失，血管增厚，毛细血管扩张和血管增生。

放射性坏死病灶多发生在肿瘤附近的白质，因此需要与治疗性肿瘤坏死或自发性肿瘤坏死相区别。放射性坏死灶的特点为坏死灶周围有星形细胞增生，且病灶内有典型的放射性血管改变。

中枢神经系统发生迟发性放射性坏死的机制主要有三种学说：①血管损伤学说；②放射线直接杀伤神经细胞学说；③免疫反应学说。血管损伤学说认为神经组织的坏死失继发于血管损伤改变，由于血管损伤导致脑和脊髓局部缺血缺氧。原发性神经细胞损伤学说认为脱髓鞘病变先于血管损伤出现，迟发性放射性坏死多原发在白质，而不是血供丰富更易受放射损伤的灰质。缓慢增殖的少枝胶质细胞由于放射损伤导致死亡，改变了氧化酶对星形细胞的活力，从而导致脱髓鞘改变。放射引起的血管内皮死亡也同时促进了神经坏死。免疫反应学说的观点是基于在一些病例中发现：迟发性放射坏死是由中央坏死灶和其周围散在的脱髓鞘斑块组成，偶尔有斑块状出血。可见到许多未闭塞的血管和血管周围呈套管状浸润的淋巴细胞和浆细胞。由此认为，由于少枝髓鞘质（oligodendromyelin）和它的抗原物质的刺激而产生了炎性细胞的积聚。上述三种学说都不能完整地解释迟发性放射坏死的发病机理，对某一病例的解释需要综合此三种学说。

（3）晚期放射损伤的影像学检查

在头颅 CT 扫描上，脑放射性坏死的特征为无占位效应的低密度区，注射对比剂后病灶有增强现象。病灶呈局灶性，也可以呈弥散性，一般在放疗后 9～28 个月出现 CT 改变。当照射剂量较大时，病灶可提前出现。上述 CT 改变无特异性，不易与肿瘤复发的影像相鉴别。在 CT 或 MRI 扫描上，脊髓有增宽改变，提示为放射性脊髓病，这种增宽可在数月后回缩到正常脊髓的直径。

在头颅 MRI 扫描上，放射性脑坏死也没有特异性，病灶在 T_1 相呈低信号，在 T_2 相呈高信号，不易与复发肿瘤相鉴别。

正电子发射扫描（PET）可以将放射性脑坏死和恶性胶质瘤复发相鉴别。主要是依据两者的代谢状况不同，复发肿瘤比周围脑组织的代谢率要高，而坏死灶的代谢率低于周围脑组织。PET 对诊断低恶性胶质瘤的价值有限。

（4）晚期放射损伤的治疗

手术活检的组织学检查是鉴别放射性脑坏死和肿瘤复发的唯一可靠方法。对位于脑非功能区的局限性病灶，或由于高颅压导致症状加重的病人，手术切除病灶可使病情得到明显改善，甚至完全恢复。对弥散性病灶，或位于脑重要功能区（如脑干、视神经等），不适合手术治疗，可做内科治疗。

对不适合手术的放射坏死灶，皮质激素治疗可改善/减轻临床症状和放射影像上的不正常表现。一般常用地塞米松，12～16mg/d，疗程 4～6 周，以后在 4 个月内逐渐减量直到停药。高压氧对治疗神经组织放射性损伤有一定的疗效，对脑的放射性损伤的疗效尤其明显；对脊髓炎可改善感觉功能，而对运动功能的改善不明显。

（张玉琪）

12. 神经介入治疗

12.1 脑血管病的介入治疗

12.1.1 颈动脉海绵窦瘘(endovascular embolization of carotidcavernous fistula,CCF)

(1)经动脉途径栓塞

1)可脱性球囊栓塞治疗(A 型 CCF):可脱性球囊有乳胶和硅胶两种材质,按球囊阀的形式又可分为两种:一种带自闭阀,另一种是将球囊用乳胶线固定于球囊微导管上(仅适用于乳胶球囊)。自闭阀球囊比较常用。

可脱球囊栓塞 CCF 的步骤:Seldinger 技术穿刺一侧股动脉,放置 8F 导管鞘,通过导管鞘一次性给予 5 000 ~ 10 000 单位的肝素。造影导管选择插入患侧颈内动脉,对侧颈内动脉和一侧椎动脉,行脑血管造影。观察瘘口的位置,大小和静脉引流形式。将造影导管再次插入患侧颈内动脉,交换 8F 输送导管,连接高压持续滴注系统。根据瘘口远端颈内动脉系统显影情况判断瘘口大小,选择相应型号的球囊。球囊在血流的冲击下进入瘘口。球囊位置满意后,注入造影剂将其充盈,注意注入造影剂的量。经输送导管造影观察瘘口闭塞情况,同时观察球囊与颈内动脉的关系,如球囊大部在颈内动脉内则不能解脱球囊,需重新调整位置。如果瘘口闭塞满意,持续缓慢撤除球囊管,将球囊解脱。

关于颈内动脉闭塞:闭塞瘘口并保留颈内动脉的通畅是 CCF 治疗的理想结果,但常常无法实现。在有些情况下,不得不闭塞颈内动脉。颈内动脉闭塞主要用于以下情况:①海绵窦内颅底骨折片刺破球囊,使球囊无法充盈。②瘘口巨大或颈内动脉已断裂,即使联合使用任何球囊闭塞,也无法重建内膜,并增加假性动脉瘤和血栓栓塞的形成的危险。③经多次治疗 CCF 仍复发。④蝶鞍部假性动脉瘤形成伴发严重鼻出血,海绵窦静脉曲张。⑤球囊脱入颈内动脉腔内,出现进行性颈内动脉狭窄症状。⑥术后静脉引流发生改变,分流的血液形成危险的静脉回流通路。若球囊堵住了向后的静脉引流,导致向前回流到眼上静脉的血流明显增加,造成静脉压急剧改变,可引起继发性眶内出血。回流到蝶顶窦和皮质的血流增加会造成颅内血肿,此时,经静脉入路往往时间上不允许,并且也会发生静脉回流改变。

需要重点指出的是,闭塞颈内动脉时要完全闭塞瘘口,最好在瘘口内用球囊闭塞。单纯在瘘口近端闭塞颈内动脉来治疗 CCF 是不可取的 (20 世纪初是通过结扎颈内动脉来完成的)。通过 Willis 动脉环和眼动脉的侧支循环的返流仍可造成盗流现象。在瘘口巨大或颈内动脉断裂的情况下,在瘘口处闭塞颈内动脉是不可能的。此时只能行瘘口孤立:在瘘口的近端用球囊闭塞颈内动脉,再用导引微导管经椎动脉 – 患侧后交通动脉 – 患侧颈内动脉 C_2 段途径到达瘘口放置微弹簧圈栓塞。

可脱性球囊治疗的并发症及处理:①球囊意外解脱:球囊意外解脱是球囊尚未到达瘘口时即发生解脱。由于血流优势,球囊意外解脱后,多进入瘘口停留在海绵窦内,一般不会引起不良反应。但如果瘘口不够大,解脱的球囊则会进入大脑中动脉内,引起严重的并发症,如偏瘫、失语,甚至死亡。②球囊早泄：球囊早泄的原因可能与球囊的质量有关。术前应检查球囊的质量，注意球囊的颜色有无改变。另外，球囊阀的位置过于靠近球囊或球囊颈的尾部，也是球囊早泄的可能原因。但大多数情况下，球囊早泄所形成的血栓块会被血流冲散，导致CCF的复发，有时会因静脉栓塞而失明，通常需要再次栓塞治疗。③球囊脱入到颈内动脉或漂移：球囊脱入到颈内动脉或漂移可能与以下原因有关：窦腔狭窄而瘘口宽阔；潜在的宽颈动脉瘤；球囊早泄；球囊将瘘口扩大。球囊脱入颈内动脉后导致颈内动脉腔狭窄，再次栓塞往往不能成功，常需要颈内动脉闭塞。球囊漂移到颈内动脉系统远端会造成严重的神经功能障碍，需要用"套圈"或手术取出。球囊在海绵窦内漂移可能会改变静脉的引流方向，如果出现危险静脉引流则需要急症处理。④脑缺血：术中出现缺血症状与导管系统形成血栓或球囊发生早泄、漂移有关。⑤颅神经麻痹：在闭塞CCF时应用多个球囊或单个大体积球囊容易造成第Ⅲ、Ⅳ、Ⅴ、Ⅵ颅神经的麻痹。神经麻痹多为暂时性的。⑥假性动脉瘤：在球囊发生早泄后，瘘口和海绵窦可形成假性动脉瘤。假性动脉瘤常没有症状，并随着时间的推移逐步缩小。但有些假性动脉瘤早期会出现疼痛和眼肌麻痹症状，称为症状性假性动脉瘤。治疗有症状的假性动脉瘤的方法是闭塞颈内动脉。⑦感染：除原发感染外，栓塞治疗造成的感染很少。⑧正常灌注压突破：慢性CCF可引起局部盗血现象，甚至表现出缺血症状。局部缺血造成局部脑组织压力增高，动脉慢性扩张并失去正常的自动调节能力。当瘘口被闭塞后，血流恢复正常，扩张的血管不能相应地收缩，造成继发的脑水肿甚至脑出血。这种情况常见于慢性CCF。

2)弹簧圈栓塞治疗：对于A型CCF在以下情况可选择经动脉途径弹簧圈栓塞治疗：①由于解剖因素或瘘口太小，球囊无法闭塞瘘口，特别是病人又无法耐受颈内动脉的闭塞。小瘘口的CCF，瘘口远端的颈内动脉系统受盗血现象的影响较小，病人可能不能耐受颈内动脉的闭塞，即瘘口孤立术。微弹簧圈栓塞是最佳选择。②CCF合并Ehlers-Danlos综合征。由于三型胶原缺乏，Ehlers-Danlos综合征的病人不仅血管脆性增加，硬膜和其他结缔组织的脆性也增加。③球囊闭塞后形成的假性动脉瘤，球囊很难再进入瘘口，可采用微弹簧圈栓塞治疗。④合并动脉硬化，颈动脉系统血管迂曲。应用球囊栓塞时，需要大直径的输送导管，而微弹簧圈栓塞治疗所需输送管的直径较小。

微弹簧圈栓塞治疗CCF的优势和局限性：微弹簧圈对海绵窦的适配性较球囊佳。微弹簧圈栓塞对颈内动脉的形态影响较小，即颈内动脉的解剖修复效果好。这一特性减少了因治疗对颈内动脉造成的进一步损伤。可供选择的微弹簧圈的大小和形态比较广泛，而球囊的大小和形态较少。治疗一段时间后，球囊容易出现泄漏。球囊治疗后假性动脉瘤的发生率较高。对于高流量的CCF，微弹簧圈不能停留在海绵窦内，有时需要控制近端的血流。微弹簧圈放置的位置不佳或数目不够，常很难闭塞瘘口，而放置太多的微弹簧圈则可能出现占位效应。微弹簧圈栓塞治疗的最大缺点是弹簧圈的移位和正常血管的栓塞。因而要确保微弹簧圈在海绵窦内，放置突入颈内动脉内。选用可控性弹簧圈可减少此类情况的发生。另外，放置弹簧圈的过程中有可能刺破动脉化的海绵窦造成致命的出血，因此弹簧圈的放置一定要轻柔。

3）经动脉途径栓塞治疗B,C,D型（硬脑膜）CCF：B,C,D型CCF的治疗比较复杂，不像A型CCF那么简单、有效。这些类型的CCF的治疗是有选择性的。对于具有"恶性"临床表现的病例如眶内压增高，视力减退，进行性突眼，结膜水肿，复视等，选择血管内治疗；而临床呈"良性"过程的病例，则选用颈总动脉压迫等保守治疗或单纯观察。经动脉途径一般应用于以下情况：①由于解剖因素经静脉途径未成功。②供血动脉粗大便于微导管的进入。③有皮质静脉引流，引流静脉曲张。经动脉途径可减少向皮质静脉的引流，并能防止因经静脉途径栓塞治疗引起的广泛的静脉血栓形成和脑静脉梗塞。

B,C,D型CCF供血动脉和静脉引流：硬膜的CCF主要累及海绵窦壁硬膜，供应该处硬膜和神经的血管都参与供血。如果瘘口位于海绵窦的前部，供血动脉主要来自颈内动脉的海绵窦下动脉、眼动脉，颈外动脉的圆孔动脉、脑膜副动脉。如果瘘口在海绵窦的外侧壁，供血动脉主要来自海绵窦下动脉，脑膜中动脉和脑膜副动脉。如果瘘口在海绵窦的后部，供血动脉主要为脑膜垂体干和咽升动脉的斜坡分支，椎动脉的脑膜支也可参与供血。引流静脉主要为同侧的眼上、下静脉，岩上、下窦和翼丛。有时会有颞中浅静脉和中脑周围静脉的引流。对侧海绵窦的引流也比较常见。

常用栓塞材料有微弹簧圈，颗粒栓塞剂如PVA，液体栓塞剂如NBCA等。微弹簧圈栓塞目前已较少应用，因其只能栓塞供血动脉主干，栓塞后复发率高，但在处理脑膜垂体干和海绵窦下动脉的供血时较应用PVA和NBCA安全。

（2）经静脉途径栓塞

1）经静脉途径栓塞治疗的适应证：①为B，C，D型CCF的首选治疗；②A型CCF经动脉途径（球囊或弹簧圈栓塞）未能成功者；③颈内动脉闭塞；④瘘口孤立未能成功；⑤有动脉穿刺禁忌者（如Ehlers-Danlos综合征）。主要有股静脉—岩下窦入路和经眼静脉入路（眼上静脉暴露穿刺和股静脉－面静脉－眼上静脉入路）。

2）经静脉途径栓塞治疗的并发症：经静脉途径（经眼静脉和经岩下窦）可避免脑梗塞并发症，但由于海绵窦的分隔以及逆向血流插管，微导管到位比较困难。经静脉途径不能完全闭塞海绵窦时，引流方向的改变可导致严重的并发症。

12.1.2 脑动静脉畸形

1960年，Luessenhop等成功地经颈外动脉插管向颈内动脉注入塑料及钢珠栓子治疗脑动静脉畸形（cerebral arteriovenous malformations AVM），做了开拓性工作。Sebinenko在细导管的顶端系一个球囊，将其送入皮质动脉分支，对80例AVM的300多根供血动脉进行球囊闭塞术，其中，50例平均随访4年半，效果满意。以后许多作者又对微导管进行改良，使之不断完善。目前，血管内栓塞治疗脑AVM做为单独治疗或开颅手术的重要辅助手段。

（1）栓塞材料和导管

1）黏附性液体栓塞材料：即氰丙烯酸盐，包括α－氰丙烯酸异丁酯（α-lsobutyl-2-cyanoacrylate，IBCA）和α－氰丙烯酸正丁酯（α-bucrylate，NBCA），这两种高分子物质分子量相同，结构相似，是同分异构体，均为负离子型瞬间粘合剂。IBCA和NBCA作为栓塞剂的特点：它不仅能栓塞动静脉畸形的供血动脉、更重要的是它能闭塞一个供血动脉所分布的畸形病变血管床，这一点是其他栓塞物质难以做到的。IBCA和NBCA同各种液体接触后聚合凝固的时间不同，同血液接触后1～2秒内迅速凝固，直至形成管腔铸形硬块。将IBCA和NBCA与碘苯酯各半混合，聚合时间增加（摄氏22度血液中5秒），但黏度仅轻微增加。由于其黏度低，可经小导管注射。注射前后用5%葡萄糖冲洗导管，以避免在导管内聚合。影响IBCA对血管的栓塞有三个因素，即聚合时间、注射速度和血流特点。

2）非黏附性液体栓塞材料。

3）固体栓塞材料。①微弹簧圈：微弹簧圈一般只能栓塞供血动脉，不能闭塞畸形团，目前很少单独应用。在合并较大动静脉瘘的AVM，可先用弹簧圈将动静脉瘘闭塞再用NBCA栓塞，可减少NBCA进入引流静脉系统。②聚乙烯醇泡沫（PVA）。

4）微导管：最常用的微导管有两种，漂浮性微导管和导丝导引导管。

（2）适应证

1）影响适应证选择的因素：适应证的选择受到导管、栓塞物质及栓塞技术的制约。由于作者们采用的导管、栓子不同，对适应证的选择意见不统一。目前对于一些巨大动静脉畸形，功能区的或深在的动静脉畸形，单纯手术切除是很困难的。在这种情况下可考虑用人工栓塞术。特别当动静脉畸形有较大的供血动脉，手术易出血或不易到达的情况，这包括外侧裂的及大脑后动脉（PCA）供血的动静脉畸形。另一个指征是高流量动静脉畸形，易于在手术中发生“循环突破现象”，术前预先栓塞可减少其发生的可能性。

2）血管内栓塞的适应证：①巨大AVM（>6cm）者。②功能区或深部AVM。③小脑AVM。④高流量AVM。⑤混合型AVM（即脑AVM合并硬脑膜AVM）。⑥AVM开颅手术前栓塞治疗。

（3）各种栓塞材料

IBCA（或NBCA），非黏附性液体栓塞材料的应用（以ONYX为例），微弹簧圈和丝线段。

（4）栓塞术后处理

1）栓塞后穿刺点压迫止血，术后病人卧床休息6～8h。

2）全身用抗生素5～7d。

3）如有神经系统症状，可扩容治疗。

4）术前如有癫痫，术后应继续抗癫痫治疗。

5）如系分期栓塞病例，再次栓塞应在1个月之后进行。

6）某些病例栓塞术后及早AVM切除。

（5）血管内栓塞AVM的并发症

1）栓塞后脑出血：脑出血约占2%，见于下列情况：①微导管穿破血管；②栓塞剂闭塞了引流静脉而畸形团栓塞不完全；③正常灌注压突破。

2)栓塞后脑水肿:脑水肿一般为迟发性,栓塞后脑水肿在 CT 上可发现非特异性低密度区。其机理大概是:动静脉畸形所引起长期脑盗血,动静脉畸形周围缺血的血管失去正常调节功能,栓塞后缺血的血管突然充血扩张,即所谓血管源性脑水肿:正常血管被误栓,引起脑水肿。

3)栓塞后脑梗塞:见于正常血管被误栓;导管多次反复插入,引起 ICA 或 MCA 等大血管持续痉挛。

12.1.3 颅内动脉瘤

50%~70%的蛛网膜下腔出血是由于动脉瘤破裂造成的。其中 15%的出血病人未到医院就已死亡,其余病人 2 周内再出血者占 20%,1 月内再出血者为 30%,6 个月内再出血为 40%,而再出血又会造成 40%的病人死亡。5~10mm 的动脉瘤最容易破裂,小于或大于这一范围的动脉瘤出血机会相对要小。

治疗动脉瘤的目的就是将其孤立于脑血液循环之外,防止动脉瘤破裂出血。开颅手术夹闭一直被认为是动脉瘤治疗的首选方法,但随着血管内技术的发展,血管内栓塞治疗已经成为动脉瘤的重要治疗手段。在欧洲地区,80%的动脉瘤首选血管内治疗,北美地区为 40%,而国内则为 15%~20%。在一项多中心合作、包括大宗病例的前瞻性研究中,对手术夹闭和血管内治疗进行了比较,结果表明二者均可有效地防止动脉瘤再出血,但血管内治疗的死亡率和致残率则明显小于手术夹闭。

(1)血管内治疗前的影像学检查

1)CT:CT 可发现出血征象、分布形式可提示动脉瘤的部位:后交通动脉瘤的出血多分布鞍上池,基底池或形成颞下血肿;前交通动脉瘤的出血以纵裂,额底为主,也可破入侧脑室或第三脑室;大脑中动脉动脉瘤主要是侧裂池出血,基底节血肿或额颞血肿;基底动脉顶端动脉瘤出血可在基底池和第三脑室;小脑后下动脉动脉瘤为第四脑室出血和小脑脑桥脚或小脑蚓部出血。CT 出血形式也可判断病人的预后。Fisher 发现颅内出血的量和部位与继发血管痉挛的程度和部位密切相关,并以此进行分级,见表 12-1-1。对于未破裂动脉瘤,强化 CT 可发现大或巨大的动脉瘤,表现为边缘清楚的高密度影像,少见水肿征象,并可见动脉瘤内有血栓形成。小于 6mm 的动脉瘤,约有 1/3 强化 CT 不能发现。螺旋 CT 对了解动脉瘤的形态、瘤颈,与周围血管的关系有一定帮助。

表12-1-1 动脉瘤出血的Fisher分级

分级	CT 发现	预测血管痉挛程度
1	未发现出血	无严重血管痉挛
2	出血弥散	无严重血管痉挛
3	出血密实集中,在冠切面上厚度大于 1mm(纵裂池,岛池,环池)或者在横切面上纵向和横向厚度大于 5mm×3mm(侧裂池,脚间池)	严重血管痉挛
4	脑实质内血肿或脑室内出血但基底池无血或仅有弥散性出血无严重血管痉挛	无严重血管痉挛

2)MRI 和 MRA 检查:对于大的颅内动脉瘤,MRI 不仅可显示动脉瘤瘤腔,还可显示动脉瘤瘤壁,瘤内血栓以及动脉瘤与周围结构的关系。高清晰度的 MRA 可发现小至 3~4mm 的动脉瘤,还可了解 Willis 环状态。

3)脑血管造影:是颅内动脉瘤诊断的金标准,对每一例疑有动脉瘤的病人都应进行尽可能充分的脑血管造影。其目的有:发现颅内动脉瘤;显示动脉瘤的颈部,为血管内栓塞治疗提供最佳工作角度;显示动脉瘤邻近血管,或从动脉瘤上发出的血管;检查有无多发动脉瘤;检查有无动脉痉挛存在。三维脑血管造影(3D DSA)可从多个角度对动脉瘤进行分析,再了解动脉瘤颈的情况,动脉瘤与比邻血管的关系等方面要明显由于普通脑血管造影,并且更为省时,方便,准确。

(2)治疗前的评估(适应证和禁忌证)

对破裂出血的动脉瘤的处理,在不同时期、根据不同条件的医疗单位处理上存在着显著的不同。随着技术的不断发展,近年来认为对破裂出血的动脉瘤应早期外科干预,来减少再出血的危险,并通过药物的使用防止血管痉挛,减少由于缺血造成不良预后。然而在急性期手术(1~3d)、或亚急性期手术(4~14d)由于病人的临床情况(Hunt-Hess 分级)较差,有时在很大程度上制约了手术的可行性。

血管内栓塞治疗主要要考虑的因素是动脉瘤的大小、动脉瘤囊与颈的比例,而对动脉瘤的位置则要求不高,这正是介入治疗优于手术治疗之所在。在小的草莓型动脉瘤(<15mm)和具有恰当 RSN(≥1.5)的较大动脉瘤(≥15mm≤25mm)是有望用 GDC 完全严密填塞。而当中等程度的 RSN(>1.2 或<1.5)或不理想的 RSN(≤1.2),则较难获得紧密的填塞和稳定弹簧圈形态。再塑型技术的引进及血管内支架的应用,在一定程度上提高了血管内治疗的适应证。巨大动脉瘤不是弹簧圈栓塞良好适应证,因为它带来高复发率的风险。这种动脉瘤的治疗方法要么是用球囊闭塞载瘤动脉,要么是外科手术。

(3)栓塞材料

弹簧圈,球囊,非黏附性液体栓塞材料(ONYX 胶)。

(4)特殊血管内技术

再塑形技术(remodeling technique),支架结合弹簧圈技术,Trispan 技术,双微导管技术,可脱性动脉瘤衬里结合弹簧圈技术,3-D 微弹簧圈的应用。

(5)载瘤动脉闭塞治疗颅内动脉瘤

载瘤动脉闭塞是颅内动脉瘤的重要治疗方法之一。在适当选择的病例,载瘤动脉闭塞可获得非常满意的效果。随着血管内技术和术前闭塞试验的完善,用血管内技术闭塞载瘤动脉治疗颅内动脉瘤正在完善。

1)颈内动脉闭塞治疗颅内动脉瘤:颈内动脉闭塞适用于手术无法夹闭又不能进行囊内栓塞的颈内动脉系统的梭形动脉瘤,巨大动脉瘤,宽颈动脉瘤,特别是颈内动脉海绵窦段的动脉。①颈内动脉球囊闭塞试验:颈内动脉闭塞有时会引起比较严重的,永久性的神经功能障碍。多年来,人们一直在探索一条可靠的方法来判定颈内动脉是否可以永久性闭塞。颈内动脉球囊闭塞试验是目前比较常用的方法。②颈内动脉永久性闭塞:颈内动脉闭塞所用的可脱性球囊有乳胶和硅胶两种材质。也可用弹簧圈闭塞颈内动脉:在颈内动脉的上颈段放置较大直径的带纤毛弹簧圈。

2)椎动脉闭塞治疗椎 - 基底动脉动脉瘤:椎 - 基底动脉动脉瘤不能行囊内栓塞,也不能行手术夹闭并能耐受闭塞试验者,可考虑行椎动脉闭塞治疗。①椎动脉闭塞试验和永久性闭塞所需材料:装置不可脱球囊的微导管可用于椎动脉的闭塞试验。如果估计病人能够耐受闭塞试验,也可用装置可脱球囊的微导管,闭塞试验结束后解脱球囊将椎动脉闭塞。椎动脉闭塞所需球囊与颈内动脉闭塞所需球囊相同。可脱性微弹簧圈也可用于椎动脉的闭塞。②椎动脉闭塞试验:试闭塞部位的选择与动脉瘤的部位有关。Ⅰ. 在小脑后下动脉(PICA)起始点的远端。适用于 PICA 起始点远端的椎动脉动脉瘤,动脉瘤距 PICA 的起始点大于 5mm,或者是基底动脉动脉瘤。试闭塞部位也是以后椎动脉永久性闭塞的部位。Ⅱ. 椎动脉的 C1 水平。椎动脉闭塞的目的是减少向动脉瘤的供血。在此段闭塞后,颈外动脉系统如枕动脉可通过吻合支向基底动脉供血。大多数情况下,闭塞一侧椎动脉可足以使动脉瘤血栓形成。如果动脉瘤仍未闭塞,可于 3 ~ 4 周后,再行对侧椎动脉的闭塞试验,闭塞对侧的椎动脉,基底动脉由后交通动脉供应。闭塞试验持续 30min,在此过程中要不断观察神经功能。病人耐受椎动脉闭塞的标准同颈内动脉闭塞试验。③椎动脉永久性闭塞:如果病人能够耐受闭塞试验,可行椎动脉永久性闭塞。如果用可脱性弹簧圈,可先在动脉瘤内放置弹簧圈直至将动脉瘤和载瘤动脉一并闭塞。

(6)动脉瘤血管内治疗的并发症及处理

1)脑栓塞:脑栓塞是血管内治疗最常见的并发症。可由于血管内操作过程中血栓形成或血管壁粥样硬化斑块脱落形成的栓子所造成的。为预防脑栓塞并发症,血管内治疗前全身肝素化是非常必要的。一旦出现脑栓塞,应仔细行脑血管造影检查以确定栓塞的部位、程度和侧支循环情况。是否进行溶栓治疗也要根据具体情况决定。对于新近出血的动脉瘤,如果动脉瘤未进行栓塞或栓塞不完全,应禁止溶栓治疗。如果受累血管不是重要血管,并且有较好的侧支循环,可不进行溶栓治疗,但必须加强抗凝治疗,必要时可同时提高收缩压以保证受累区的血液供应。对于重要功能区的大血管的栓塞,则必须进行溶栓治疗。溶栓过程中,不断行脑血管造影以判定溶栓的效果。

2)动脉瘤破裂出血:在动脉瘤治疗过程中,动脉瘤破裂并不多见。与之相关的因素可能有操作不当,微管自身的不稳定性,弹簧圈使用不当等。如果动脉瘤在栓塞过程早期出现,可按急性出血的动脉瘤处理。如果动脉瘤破裂时微导管已到位,不要撤除微导管,应放置弹簧圈防止进一步出血。如果在放置弹簧圈时,弹簧圈穿破动脉瘤,应继续填塞动脉瘤直至动脉瘤完全栓塞。

3)弹簧圈解旋、断裂和移位:为防止弹簧圈解旋和断裂,要尽量避免反复推拉弹簧圈。当推送或撤除弹簧圈遇有阻力时,一定要查明原因,不要勉强推送或回撤。弹簧圈移位多见于宽颈动脉瘤。为防止弹簧圈移位,第一枚弹簧圈的直径不能小于瘤颈。对于宽颈动脉瘤最好应用再塑形技术或支架技术。如果弹簧圈发生解旋、断裂或移位,可根据情况应用弹簧圈回收器将弹簧圈取出。

12.1.4 硬脑膜动静脉畸形(dural arteriovenous fistul,DAVF)

(1)分类

根据静脉引流的类型,DAVF 可分为单纯 DAVF 和混合型 DAVF。混合型 DAVF 即 DAVF 合并脑 AVM 或(和)头皮及颅骨 AVM。根据部位又分为横窦 - 乙状窦区,海绵窦区,小脑幕切迹区,前颅窝底区 DAVF 等。(表 12-1-2,表 12-1-3)

表12-1-2 DAVF静脉引流分类(Djindjan,1978年)

Ⅰ型	引流至静脉窦(或脑膜静脉)
Ⅱ型	窦引流伴有脑静脉回流
Ⅲ型	单纯皮质静脉引流
Ⅳ型	伴有幕上、下静脉湖表

表12-1-3 DAVF静脉引流分类(Cognard,1995年)

Ⅰ型	引流到静脉窦,窦的血流方向正常Ⅱ型
Ⅱ型	引流到静脉窦,有反向血流
Ⅱa	只有窦的反向血流
Ⅱb	只有皮质静脉反向血流
Ⅱa+b	窦和皮质静脉均有反向血流
Ⅲ型	直接引流到皮质静脉,但无皮质静脉扩张
Ⅳ型	直接引流到皮质静脉,皮质静脉扩张大于 5mm 或是引流静脉的 3 倍
Ⅴ型	向脊髓引流

(2)症状的多变性及转归

DAVF 在自然病史和治疗过程中具有多变性。从临床症状看,DAVF 有两种情况:一种称为重型,表现为:①颅内高压:头痛,恶心呕吐,视力障碍,视乳突水肿;②颅内出血:DAVF 伴脑皮质静脉引流者易颅内出血,前颅窝底的 DAVF 最易出血,其次是小脑切迹区,再次为上矢状窦区和窦汇,而横窦 - 乙状窦区和海绵窦区则较少出血;③局灶性神经功能障碍;④癫痫;⑤智力障碍;⑥上行性脊髓障碍。另一种为非重型,表现为单纯头疼,颅内杂音,眼部症状(与颅内高压无关)突眼等。

DAVF 临床表现根据病变的部位,静脉引流类型和引流特点其症状各异。而且其症状具有多变性。DAVF 起初仅流入静脉窦,而 DAVF 的血栓形成可使静脉流出通路继发性血栓形成,从而导致向皮质静脉引流,导致 CNS 局灶性症状和(或)出血性并发症。在脑内出血或局灶性 CNS 表现发生之前突然杂音消失,可能由于静脉引流的改变。血栓也可以导致 DAVF 的自发痊愈。除了颅神经受累之外,DAVF 的症状可能都与静脉引流的特点和一过性变化有关。但是 DAVF 不是一种静止的疾病,它可以自然退化或在造影及出血后退化:压颈可促使“慢流型”DAVF 血栓形成,颈部穿刺亦可能引起退化。但是在高流量 DAVF,有皮质静脉引流的 DAVF 以及儿童少见退化。自发进展所致的症状的严重性取决 DAVF 部位和静脉引流类型。伴有皮质静脉引流的 DAVF 进展变化是静脉出血和静脉血栓形成;窦和脑膜静脉引流的 DAVF 的进展是血栓形成、静脉引流的再通或高颅压。这两型均有动静脉分流的增加。

(3)术前血管造影

如临床怀疑 DAVF,应做选择性血管造影,即使 CT 检查正常也如此。血管造影可证实 DAVF 诊断,病灶的硬膜血管起端,和供血动脉相引流静脉的走行。从治疗角度来看,造影应为超选择性,应证实危险吻合、静脉引流特点、动脉供血和静脉引流支临近的正常区域。以及证实伴有的静脉或窦的血栓或畸形以及其他异常。彻底检查头、颈和脑血管结构。大脑镰和小脑幕均无血管屏障,所以潜在的幕上下供血动脉都应检查。

(4)血管内栓塞治疗

随着导管技术、栓塞材料、数字减影技术的发展,血管内治疗已成为大多数部位 DAVF 的主要治疗手段。对横窦区的 DAVF,血管内治疗常用的入路有经股动脉至病变的颈外动脉的供血动脉和经股静脉至同侧或对侧的静脉窦。对海绵窦区的 DAVF,可经动脉途径栓塞颈外动脉的供血动脉。但有颈内动脉分支供血的,有时需要经眼上静脉或岩下窦等静脉途径进行栓塞。横窦和海绵窦区的 DAVF 也可手术暴露病变的静脉窦直接穿刺注胶或放置弹簧圈栓塞。小脑幕的 DAVF 可选择血管内治疗,手术治疗以及二者联合治疗。前颅窝的 DAVF 因有致眼动脉闭塞的危险,多不能实行血管内治疗,而考虑手术治疗。上矢状窦的 DAVF 可选择血管内治疗。

治疗原则和治疗方法选择:治疗措施和治疗迫切性取决于病变的引流类型。无论任何治疗,目的是从形态上完全闭塞异常动静脉交通处,尽量保留静脉流出口。血管内栓塞治疗的适应证:

1)一般认为,DAVF 首选血管内栓塞治疗,特别是供血动脉粗大的高流量 DAVF。

2)下述情况需分步栓塞:儿童 DAVF 伴有严重心功能不全者;术中技术困难,如造影剂和液体量限制,幼儿低温,供血动脉过细;手术时间过长等。对于儿童有严重心功能不全的病例,第一步目标是减少 DAVF 血流,从而纠正或减轻心功能不全症状,当病人稳定时再行病灶完全栓塞。

3)下述情况须急诊栓塞:具有皮质静脉引流的 DAVF 发生出血时;伴有多发静脉血栓或静脉迂曲扩张者;海绵窦、前颅窝底、眶部的 DAVF 伴有急性视力减退者。

4)对于 DAVF 不完全栓塞病例,是否需进一步栓塞,应具体分析,分别处理。

5)DAVF 的局部解剖学特点一般对于栓塞的取舍无大影响。但是某些特定的解剖学特点应给予重视。例如,前颅窝的 DAVF 必须迅速治疗并且效果要确实,因为可能出现颅内出血并发症。上矢状窦的 DAVF 的栓塞较难,因为栓子输送系统较难到达病灶的末梢部位。位于小脑幕的 DAVF 应尽量避免对病灶实行不完全栓塞,从而避免来自颈内动脉系统的侧支循环的形成。

(5)血管内栓塞治疗 DAVF 的途径

经动脉和经静脉途径。

12.2 支架血管成型术

(1)颅外段脑血管的血管成形和支架放置术

1)颈动脉粥样化狭窄性疾病(颈动脉单纯球囊成形术):1980 年,Kerber 首先报道了颈动脉狭窄的单纯球囊成形术。1987 年,Theron 等报告了 48 例单纯球囊成形术病例,成功率为 94%,重残率为 4.1%。Kachel 检索了 1995 年的相关文献,单纯球囊成形术 523 例,技术成功率为 96.2%,致残率为 2.1%,一过性轻微并发症为 6.3%。1996 年,Gil-Peralta 报告了 4 年内 82 例颈动脉狭窄(>70%)病人的 85 次单纯球囊成形术,技术成功率为 92%(残留狭窄 <50%),30d 死亡率为 0,重残率为 4.9%,效果明显优于 NASCET 的结果。随访 18.7 个月,再狭窄率为 6.7%(均为无症状性)。再狭窄多发生在 3~6 个月。而颈动脉内膜切除术 1 年内的再狭窄率为 10%。

2)椎动脉粥样化狭窄性疾病:主要有球囊技术和支架技术。1981 年,Motarjeme 等首先报道了单纯球囊血管成形术。以后,许多作者报道了这项技术治疗椎动脉粥样化狭窄性疾病的短期效果。Higashida 报道了 33 例椎动脉粥样化狭窄性疾病,技术成功率 100%(残余狭窄 <30%),一过性并发症为 9%,无永久并发症。5 个月血管造影随访,再狭窄的发生率为 9%。12 个月的临床随访,所有病人均有症状的改善,但有一例死于对侧椎动脉动脉瘤破裂。Kachel 复习了 1996 年以前的相关文献资料,共报告椎动脉的球囊血管成形术 268 例,技术成功率为 95.1%,致残率为 0.7%,轻度并发症为 3.3%,无与操作有关的死亡。多普勒的检查发现椎动脉血管成形术中所产生的栓子明显少于颈动脉的血管成形术。这是由于椎动脉与颈动脉粥样化斑块在病理组成和斑块表面不同所造成的。

1996 年,Storey 首次将支架放置术应用到椎动脉的粥样化疾病,主要是解决球囊成形术后的再狭窄问题。他报道了 3 例球囊成形术后再狭窄的病例,均成功进行了支架放置术。12 个月的造影随访发现其中 2 例的椎动脉保持通畅。Malek 报道了 21 例锁骨下动脉和椎动脉的症状性狭窄性疾病,其中椎动脉的病变 8 例。所有病例均成功放置了支架,平均狭窄程度从 75%降至 4.5%。无椎基底动脉系统的卒中,1 例出现一过性脑缺血发作。平均随访 21 个月,90.5%的病人症状得以改善。Chastain 对 50 例病人的 55 条椎动脉行支架放置术,成功率为 98%,无与操作有关的并发症。随访 15~35 个月,2 例(4%)临床症状复发。90%的病人行 6 个月的造影复查,再狭窄率为 10%。从目前的资料看,椎动脉放置术的成功率和长期效果都明显优于单纯球囊成形术。

(2)颅内血管成形术

用于蛛网膜下腔出血所致的脑血管痉挛和颅内动脉粥样硬化狭窄性疾病。本节主要介绍颅内动脉粥样硬化狭窄性疾病的血管成形术。

1968 年,Hass 等分析了 4748 例脑血管造影,22.6%的病例发现颅内动脉粥样硬化狭窄性疾病。颅内动脉粥样硬化狭窄性疾病多是全身动脉粥样硬化性疾病的一部分,具有较高的致残率和死亡率,年龄上要比颅外段狭窄性疾病年轻。颅内动脉粥样硬化狭窄性疾病易于出现脑梗塞,而 TIA 发作相对少,并且以 TIA 起病的病例常在数月内发展为脑梗塞。

1)单纯球囊成形术:球囊成形术一般用于严格内科治疗无效的病人。Mori 等对颅内动脉粥样硬化狭窄性疾病进行了脑血管造影分类判定血管成形术成功的可能性。分类如下:

A 型:短(小于 5mm);中心性狭窄或中度偏心性狭窄;无闭塞。

B 型:管状(5 ~ 10mm);重度偏心性狭窄;中度成角。

C 型:弥漫性(大于 10mm);重度成角;近端血管非常迂曲。

A,B,C 型的血管成形术的成功率分别为 92%,86%和 33%。1 年后的再狭窄率分别为 0,33%和 100%。

单纯球囊成形术的主要并发症有脑梗塞,夹层动脉瘤致靶血管急性或迟发性闭塞,假性动脉瘤,血管破裂,小穿动脉闭塞等。与操作有关的脑梗塞为 8% ~ 50%,而夹层动脉瘤的形成可高达 38%。

确定实行血管成形术前,要行 CT 或 MRI 检查以排除有无新近发生的脑梗塞。一般认为近期脑梗塞是血管成形术的相对禁忌证,因为在血管成形的过程中出现血栓并发症需要进行溶栓治疗,而近期脑梗塞使溶栓治疗受到限制。通常建议脑梗塞后 6 周,再行血管成形术相对安全。常规血的化验中要注意 PT 和 APTT 有无异常。术前 12h 禁食水,但必需的口服药物仍服用。长期口服抗凝药物的病人,手术前一天改为静脉给予肝素。手术前 3d 要口服抗血小板药物。

2)颅内段血管的支架放置术:支架的放置可防止血管回缩,在一定程度上也可减少医源性血管夹层的发生。由于颅内血管迂曲,细小,并且没有专门为颅内血管设计的支架,使颅内血管支架的放置受到限制。尽管如此,新型柔软冠脉支架的出现,使颅内血管支架放置术成为可能。

12.3 富血管肿瘤术前栓塞术

头面部富血管肿瘤包括脑膜瘤、血管网状细胞瘤(即血管网状细胞瘤)、颈静脉球瘤、鼻咽部纤维血管瘤及部分神经纤维瘤等。这些肿瘤血运十分丰富,给手术切除造成困难。术前血管内栓塞,可明显减少这些肿瘤的血液供应,为手术切除肿瘤提供了极大便利。

(1)脑膜瘤的术前栓塞

脑膜瘤供血动脉特点可分为 4 型:Ⅰ型:单纯颈外动脉供血;Ⅱ型:颈内、颈外动脉联合供血,以颈外动脉为主;Ⅲ型:颈内、颈外动脉联合供血,以颈内动脉为主;Ⅳ型:单纯颈内动脉供血。

术前血管造影和栓塞适应证选择:术前血管造影可以了解肿瘤的供血动脉口径、数目、走行,是否有栓塞的必要性,一般由神经外科主管医生根据脑膜瘤的部位和脑膜瘤毛细血管染色来确定是否需要术前栓塞。

虽然脑膜瘤术前栓塞是血管内治疗技术中最简单的一种,但是仍然具有一定危险性,其并发症高于血管造影,而且费用较高。因此,术前栓塞的病例选择要慎重。一般不做术前栓塞也可顺利切除的病例,就不应做术前栓塞。栓塞材料的选择:不主张使用液体材料(如 IBCA 等),因为液体材料可能进入危险吻合血管,造成并发症。许多学者对脑膜瘤血管内栓塞的材料和栓塞效果进行了研究,其结论是不论何种栓塞材料,都可使脑膜瘤供血减少,然而大的栓子不能进入肿瘤血管床,仅仅闭塞供血动脉近端,其结果脑膜瘤血管床通过侧支循环很快恢复供血。

(2)其他颅内和头面部富血管肿瘤的术前栓塞

包括血管网状细胞瘤(即血管网状细胞瘤)、颈静脉球瘤、鼻咽部纤维血管瘤等。一般来说，这些肿瘤血运十分丰富，给手术切除造成困难。对上述富血管肿瘤进行术前血管内栓塞，可明显减少这些肿瘤的血液供应，并可造成这些肿瘤坏死。如上述富血管肿瘤病人因年龄或身体其他脏器有较严重疾患不适合开颅手术，可分期行血管内栓塞。

12.4 血管内药物治疗

12.4.1 颈内动脉持续灌注化疗治疗颅内恶性肿瘤

颅内恶性肿瘤（脑恶性胶质瘤、脑转移癌等）的预后很差，手术加放疗后的平均存活期亦不满1年。在手术后抗肿瘤药物治疗方面，化疗可经口服、肿瘤局部注射、肌肉注射、静脉注射等途径，均获得一定治疗效果。近20多年来，许多研究者努力探索新的给药途径和新的药物。为了提高肿瘤局部药物浓度，减低全身中毒反应，延长药物作用时间，提高治疗效果，使用了动脉内注射。目前许多单位采用超选择性导管化疗术，即将导管插入脑动脉至肿瘤的供应支，采用动脉内持续灌注化疗，使脑恶性胶质瘤、脑转移癌的疗效进一步提高。一般多用于手术后，与放射治疗同时或者在放射治疗后早期进行。

（1）超选择性导管化疗术原理

影响颅内恶性肿瘤治疗效果的因素有三种。

1）血脑屏障（BBB）和细胞膜的通透性：药物转送到瘤细胞须通过BBB和细胞膜，正常情况下，一些大分子药物尤难以通过。颅内恶性肿瘤由于肿瘤周围水肿，尤其在手术及放疗后，BBB和细胞膜的通透性遭到破坏，原来不能透过的药物也容易透过。

2）细胞周围的药物浓度，采用超选择性动脉插管，药物以较高的药物浓度直接进入肿瘤周围的滋养血管，从而在肿瘤达到较高的药物浓度。Theron用PET标记BCNU在脑细胞内的摄入量，发现动脉途径较静脉高出10倍以上。

3）药物与细胞的接触时间：由于脑动脉的血流速度很快，短暂高浓度的药物，不足以对脑瘤起治疗效果，采用动脉灌注，持续较长时间足够的药物浓度，可以弥补这一不足。

（2）药液配制及灌注

灌注药液一般在插管成功后在导管室配制，需避光，以防药物分解。灌注药物总量和药物稀释方法，因药物种类及病人状态不同而有不同。可根据药品说明书配制药液。可将一次灌注药液稀释于125～250ml生理盐水中，以每小时600ml的速度持续灌注，在15～30min内注完。对于卡铂灌注药液的使用，北京市神经外科研究所的方法是：用卡铂剂量为400mg/m^{2}一次给药，溶于5%葡萄糖液体中，用高压注射器按6～10ml/s注射，30～40min内注完。

（3）常用抗肿瘤药物和辅助用药

1）常用抗肿瘤药物：动脉灌注的理想抗肿瘤药物应具备有以下特点：药物作用时间较短；药物的有效成分容易透过血脑屏障，进入肿瘤或脑内后容易被吸收或发生生物学转变，或在血循环中首次通过肿瘤或脑毛细血管后即被代谢，或在首次通过肺部时被排出体外；药物在通过肿瘤或脑毛细血管时能迅速地、均匀地透过细胞膜。目前仍认为亚硝基脲类药物是较好的动脉灌注抗肿瘤药物。

卡氮介（BCNU，Carmustine），是亚硝脲的衍生物，为细胞周期依赖性药物，作用于增殖细胞各期，亦作用于非增殖状态的细胞。脂溶性，分子较小，故能通过血脑屏障和细胞膜。血中半衰期为15～16min。经多种动物实验和临床脑瘤治疗证明有效。使用剂量每次100～200mg/m^2，注入持续时间为30～120min，每隔4～6周重复一次。如果白细胞和血小板计数允许的话，BCNU总剂量为1500mg/m^2。

盐酸嗒陡亚硝脲（ACNU），是一种氢氯化物，也是亚硝脲的衍生物，为水溶性，能透过血脑屏障。用量和用法：通常把下述用量每5mg用本药之注射用水1ml溶解，静脉或动脉给药。用法有两种：一种是每次2～3mg/kg，注入持续时间为30～90min，根据末梢血象，每隔4～6周重复一次。另一种是作为盐酸嗒陡亚硝根每次2mg/kg间隔1周、2周和3周给药，根据末梢血象4～6周停药。至少于手术后放射治疗前和放射治疗后各用2次。另外，根据年龄、症状适当增减。临床应用效果：据生产厂家的说明书介绍,ACNU 的临床实验进行了 44 次,共计有 963 例病人接受试验治疗,其中,单独用本药 632 例,联合用药 331 例。对于脑肿瘤等单独用药有效率为 30.7%,联合用药有效率为 35.1%。

炭铂(卡铂)(Carboplatinum):为白色絮状粉末或海绵块状物,为周期非特异性抗癌药,直接作用于 DNA。对于小细胞肺癌、卵巢癌,睾丸肿瘤及淋巴细胞肉瘤颅内转移以及头颈部癌有较好疗效。主要从肾脏排泄,但有小部分从胆汁和粪中排出。注射前用 5%葡萄糖制成 10mg/ml 溶液,再加入 5%葡萄糖溶液 250~500ml 中滴注。维持剂量为 300~400mg/m^2,一次给药。平均 4 周重复给药一次,每 2~4 周为一疗程。

其他曾经用于动脉灌注的药物,有氨芥、长春新碱、氨甲蝶呤等,由于临床效果不满意,同时可能发生血栓性血管闭塞等并发症而未被推广使用。

2)辅助用药:高渗性脱水剂,为了让抗肿瘤药物通过血脑屏障,到达瘤细胞,许多学者主张使用帮助开放血脑屏障的药物,其中,最常用的是甘露醇。方法是在灌注前 1h 静脉快速滴注 20%甘露醇,颈动脉 125ml/30min,椎动脉 80ml/min。其目的有二:一是血脑屏障通透性暂时性升高,使抗癌药进入肿瘤细胞量增加;二是经脱水后,肿瘤周围组织水肿减轻,药物在细胞周围的浓度增高。但是有人认为颅内恶性肿瘤由于肿瘤周围水肿,尤其在手术及放疗后,血脑屏障和细胞膜的通透性已遭到破坏,原来不能透过的药物也容易透过。因此,血脑屏障是否开放,对化疗效果影响不大。

类固醇激素:在化疗前应用皮质类固醇可减轻化疗药物的副反应和威胁生命的脑水肿。一般应用 3~5d 后,肿瘤邻近的脑白质水肿即大为消退。常用地塞米松每日总量为 20mg,分次静脉滴入,每 6h 一次。也有用氢化可的松 600mg,每天一次。常规在动脉灌注前给予 3~5d。

肝素盐水:在导管术和灌注药物的整个操作过程中静脉滴入肝素盐水,同时,在导管内间断注入肝素盐水,防止脑血栓及导管内血栓形成。

苯巴比妥钠:有人在颈动脉灌注化疗前,全身应用苯巴比妥,一般在术前两天使用 0.29g,每天两次,肌肉注射。其作用有:维持肿瘤周围有较高抗癌药物浓度;使药物浓度维持较长时间;降低周围循环中抗癌药浓度,减少对骨髓的毒性作用。但是苯巴比妥可以引起肝脏中微粒体酶的活性增加,因而加速亚硝基根的代谢,Muller 在实验中发现化疗前应用苯巴比妥,可显著减少大剂量 CCNU 的致死性毒力,同时,发现显著减弱 CCNU 抑制鼠皮下接种的室管膜母细胞瘤生长的能力,至今已知几百种化合物能促使肝脏微粒体酶的激活,包括巴比妥类、安眠药、止痛药、硫代硫酸钠等。这些药虽然可减轻抗肿瘤药物毒性反应,但对化疗效果有不利影响,必须引起重视。而颈内动脉灌注可以避免这一不利因素。

其他,如尿素、罂粟碱也有开放脑 BBB 的作用。尿激酶静脉滴注可用于防止血栓形成的并发症。

(4)颈内动脉灌注化疗的疗效

一般恶性胶质瘤化疗有肯定的效果。单纯手术切除,平均存活期 17 周,1 年生存率小于 5%,无 1 例存活 2 年,手术、化疗和放疗综合治疗后,平均存活期 50 周,1 年生存率 45%,2 年生存率达 20%以上。转移癌如果手术后加放疗,18 个月的生存率为 5%~10%,如再加化疗,18 个月至两年的生存率为 5%~10%。但是众所周知,近年来,尽管很多学者对恶性胶质瘤的综合治疗进行了大量研究,然而进展不明显,恶性胶质瘤的预后仍然很差。

(5)颈动脉灌注化疗的并发症

所有抗肿瘤药物都有毒性,可引起机体组织的损害,此外,毒性与药物溶媒有一定关系。抗肿瘤药物的药物溶媒一般为酒精。

1)头痛和眼症状:颈内动脉眼动脉之前灌注时可出现眶部胀痛,结膜充血、流泪。较重者感到同侧额顶部(颈内动脉灌注)或枕部(椎动脉灌注)疼痛,部分病例不能忍受,需用吗啡止痛。严重的并发症是进行性视觉丧失,一般发生在重复灌注的患者。超选择性导管灌注化疗术上述症状较轻,可避免药物对视神经的严重损伤,但对脑损害可能加重。

2)脑损害症状:一些研究工作表明,脑动脉插管给药由于流程短,流速快,药物在血流中分布极不均匀,可能会有过高浓度的药物流至脑血管的某个分支而造成脑组织损伤。而且插管部位越高,血管越细,药物浓度越高,这对肿瘤细胞会产生大量杀伤,对脑组织也会产生相应的毒性。轻的脑损害包括脑水肿、脑血管炎等;严重脑损害包括脑白质损害、脑出血、脑梗塞。临床表现有偏瘫、失语、癫痫发作及定向障碍等。

3)胃肠道反应:有恶心、呕吐。

4)其他:骨髓抑制、再生障碍性贫血、肝肾损害等很少见于超选择性导管灌注化疗术,但重复灌注的患者要注意。

12.4.2 超选择性动脉内溶栓治疗急性脑梗塞

超选择性动脉内溶栓的作用:各种溶血栓药物大剂量使用均可能引起出血性并发症。而局部用药不仅使脑梗塞部位的溶血栓药物剂量达到很高浓度,而且由于溶血栓药物总剂量减少,因此减轻出血性并发症。

(1)溶血栓药

1)链激酶(SK):该药进入血液循环后,先与血浆纤溶酶原结合成一个复合物,后者再激活血液循环中及血栓表面的纤溶酶原使之转化成纤溶酶。在循环中生成的纤溶酶可被抗纤溶酶抑制,尤其是被吻-巨球蛋白抑制。链激酶小剂量给药,那么所有形成的纤溶酶均可能被抗纤溶酶抑制。如增加链激酶的剂量,产生的大量纤溶酶可使抗纤溶酶耗尽,随后产生的活性纤溶酶使血循环中的纤维蛋白原降解(纤维蛋白原溶解)和使纤维蛋白凝块分解(纤维蛋白溶解)。链激酶的半衰期在血浆中约为23min。主要的不良反应是引起出血症。

2)尿激酶(UK):尿激酶是由二条肽链组成的分子,既有像存在由纤溶酶原和组织纤维蛋白溶血酶原激活剂(-TPA)中的结合部位,也有使纤溶酶原激活成纤溶酶的独立的活性部位。目前得到的尿激酶是含高分子量(成分超过75%)和低分子量两种形式的混合物,虽然低分子量对纤维蛋白原更大一些,但二种分子量形式都是纤溶酶原的有效激活剂。与链激酶不同的是,使用尿激酶不必考虑抗原问题,故该药的副作用较小,疗效的变化性也小于链激酶。UK的血浆半衰期约为16min。不良反应有轻度的出血倾向,罕见有低血压反应。

3)组织纤维蛋白溶酶原激活剂(r-TPA):r-TPA是一种人体内天然存在的纤维蛋白溶解剂,以单链和双链形式存在,两者都有溶解纤维蛋白的活性。能直接活化纤溶酶原。当它注入血循环中,血中纤溶酶原活性显著增强,结果产生选择性的溶血栓活性。r-TPA的血浆半衰期约为9min。r-TPA是一种能迅速引起血管再通的高效溶血栓药。最主要的不良反应是出血。肝病患者对r-TPA比较敏感,易发生出血并发症。

(2)动脉内溶栓治疗的时机和适应证

1)溶栓治疗的时机:急性脑梗塞发病至治疗的时间最好在6~12h以内,如病人在发病6h内应用了脑保护剂,发病至治疗时间可适当延长。超过20h者疗效多不理想。

2)适应证:关于适应证的选择现在观点不一。以下供参考:①有恒定神经定位体征,包括偏瘫、失语,但无明显意识障碍;早期CT扫描无大面积低密度区也尤高密度出血者。②经脑血管造影证实为颅内动脉主干或大的分支闭塞者。③需排除有脑出血病史或血压过高者及有明确的出血倾向体质者。

3)禁忌证:一般公认的抗凝、溶栓治疗的禁忌证(如血友病、严重肝脏功能不全等)和CT可见的出血性脑梗塞。

(3)溶栓效果

1)急性椎基底动脉闭塞的预后不良。溶栓疗法可提高病人预后。治疗越早越好。

2)短期超选择导管内大剂量溶栓疗法可提高血管再通率。

3)在治疗脑梗塞方面r-TPA并不优于尿激酶,即使大剂量也如此。

(4)并发症

溶栓治疗中的主要并发症是出血性倾向,包括颅内出血、消化道出血及穿刺点渗血。随着CT的应用,人们注意到急性脑缺血并发出血性脑梗塞的发生率可高达40%~50%。其发生率与发病时间、血管的损伤程度及血流的再灌注有关。

(吴中学　姜除寒)

参 考 文 献

[1] Deruty R,Pelissou-Guyotat I,Mottolese C,et al. The combined management of cerebral arteriovenous malformations. Experience with 100 cases and review of the literature. Acta Neurochir (wien) 1993;123:101-112.

[2] Schumacher M,Horton JA. Treatment of cerebral arteriovenous malformationswith PVA.Results and analysis of complications. Neuroradiology1991;33:101-105.

[3] Fournier D,TerBrugge KG,Willinsky R,et al. Endovascular treatmentof intracerebral arteriovenous malformations:experience in 49 cases. J Neurosurg 1991;75:228-233.

[4] Wilms G,Goffin J,Plets C,et al. Embolization of arteriovenous malformationsof the brain:the role of endovascular treatment. J Belge Radiol 1993;76:299-303.

[5] Jafar JJ,Davis AJ,BerensteinA,et al. The effect of embolization with N-butyl cyanoacrylate prior to surgical resection of cerebralarte riovenous malformations. J Neurosurg 1993;78:60-69.

[6] Nakstad PH,Bakke SJ,Hald JK. Embolization of intracranial arteriovenous malformations and fistulas with polyvinyl alcohol particles and platinum fibre coils. Neuroradiology 1992;34:348-351.

[7] van den Berg R,Rinkel GJ,Vandertop WP. Treatment of ruptured intracranial aneurysms: implications of the ISAT on clipping versus coiling. Eur J Radiol 2003;46 (3):172-177.

[8] inuela F,Duckwiler G,Mawad M. Gugliemi detachable coil embolization of acute intracranial aneurysm:peroperative anatomical and clinical outcome in 403 patients. J Neurosurg 1997;86:475-482.

[9] Cognard C,Pierot L,Boulin A,et al. Intracranial aneuryss: endovascular treatment with mechanical detachable spirals in 60 aneurysms. Radiology 1997;202:783-792.

[10] Debrun G,Fox A Drake C et al. Giant unclippable aneurysms: treatmentwith detachable balloons. AJNR 1981;2:167-173.

[11] Berenstein A,Ransohoff J,Kupersmith M,et al. Transvscular treatmentof giant aneurysms of the cavernous carotid and vertebral arteries:functional investigation and embolization. Surg Neurol 1984;21:3-12.

[12] Fox AJ,Vineula F,Pelz DM,et al. Use of detachable balloons forproximal artery occlusion in the treatment of unclippable cerebralaneurysms. J Neurosurg 1987;66:40-46.

[13] Higashida RT,Halbach VV,Dowd C,el al. Endovascular detachable balloon embolization therapy of cavernous carotid artery aneurysms:results in 87 cases. J Neurosurg 1990;72:857-863.

[14] Higashida RT,Halbach VV,Dowd C,et al. Intracranial aneurysms:interventional neurovascular treatment with detachable balloons-results in 215 cases. Radiology 1991;178:663-670.

[15] Aymard A,Gobin YP,Hodes JE,et al. Endovascluar occlusion of vertebral arteries in the treatment of unclippable vertebrobasilar aneurysms. J Neurosurg 1991;74:393-398.

[16] Nichols DA,Meyer FB,Piepgras DG,et al. Endovascular treatment of intracranial aneurysms. Mayo Clin Proc 1994;69:272-285.

[17] 王忠诚. 脑血管病及其治疗[M]. 北京:北京出版社,p86-87.

[18] Hurst RW,Goldberg HI. Transient monocular blindness in carotid occlusion testing. AJNR 1994;15:255-257.

[19] Russell EJ,Goldberg K,Oskin J,et al. Ocular ischemic syndrnme during carotid balloon occlusion testing. AJNR 1994 15:258-262.

[20] Lylyk P,Ceratto R,Hurvitz D,et al:Treatment of a vertebral dissecting aneurysm with stents and coils:Technical case report. Neurosurgery 1998;43:385-388.

[21] Marks MP,Drake MD,Stinberg GK,et al. Stent placement for arteial and venous cerebrovascular disease preliminary experience. Radiology 1994;191:441-446.

[22] Mase M,Banno T,Yamada K,et al. Endovascular stent placement for multiple aneurysms of the extracranial internal carotid artery: Technical case report. Neurosurgery 1995;37:832-835.

[23] Mericle RA,Wakhloo AK,Rodriguez R,et al. Temporary balloon protection as an adjunct to endosaccular coiling of wide-necked cerebral aneurysms:Technical note. Neurosurgery 1997;41:975-978.

[24] Moret J,Cognard C,Weill A,et al. The "remodelling technique" in the treatment of wide neck intracranial aneurysms: Angiographio results and clinical follow-up in 56 cases. Interven Neuroradiol 1997;3:21-35.

[25] Perez-Cruet MJ,Patwardhan RV,Mawad ME,et al:Treatment ofdissecting pseudoaneurysm of the cervical internal carotid arteryusing a wall stent and detachable coils:Case repot. Neurosurgery1997;40:622-626.

[26] Sekhon LHS,Morgan MK,Sorby W,et al. Combined endovascularstent implantation and endosaccular coil placement for the treatmentof a wide-necked vertebral artery aneurysm: Technzikical casereport.Neurosurgery 1998;43:380-384.

[27] Sterioff S:Etymology of the word "stent". Mayo Clin Proc 1997;72:377-379.

[28] Szikora I,Guterman LR,Standard SC,et al. Endovascular treatment of experimental aneurysms with liquidpolymers:The protective potential of stents. Neurosurgery 1996;38:339-347.

[29] Szikora I,Guterman LR,Wells KM,et al. Combined use of stentsand coils to treat experimental wide-necked carotid aneurysms:Preliminary results. AJNR 1994;15:1091-1102.

[30] Turjman F,Massoud TF,Ji C,et al. Combined stent implantation and endosaccular coil placement fortreatment of experimental wide-necked aneurysms:A feasibilitystudy inswine. AJNR Am J Neuroradiol 1994;15:1087-1090.

[31] Wakhloo AK,Schellhammer F,de Vries J,et al. Self-expanding and balloon-expandable stents in the treatment of carotid aneurysms:An experimental study in a canine model. AJNR 1994;15:493-502.

[32] Wakhloo AK,Tio FO,Schllhammer F,et al. Self-expanding nitinol stents in canine vertebral arteries:Hemodynamics and tissue response. AJNR et al 1995;16:1043-1051.

[33] Yadav JS,Roubin GS,Iyer S,et al. Elective stenting of the extracranial arteries. Circulation 1997;95:376-381.

[34] Ryu YH,Chung TS,Lee JD,et al:HMPAO SPECT to assess neurological deficits during balloon test occlusion. J Nucl Med 1996;37:551-554.

[35] Kurata A,Miyasaka Y,Tanaka C,et al:Stump pressure as a guide to the safety of permanent occlusion of the internal carotid artery. Acta Neurochir (Wien)1996;138:549-554.

[36] Hurst RW,Goldberg HI. Transient monocular blindness in carotid occlusion testing. AJNR 1994;15:255-257.

[37] Baker DW,Jungreis CA,Horton JA,et al:Balloon test occlusion of the internal carotid artery:Change in stump pressure over 15 minutes and its correlation with xenon CT cerebralbolld flow. AJNR 1993;14:587-590.

[38] McIvor NP,Willinsky RA,TerBrugge KG,et al. Validity of test occlusion studies prior to internal carotid artery szcrifice.

Head Neck 1994;16:11-16.

[39] Yadav JS,Roubin GS,King P,et al. Angioplasty and stenting for restenosis after carotid endarterectomy:lnitial experience. Stroke 1996;27:2075-2079.

[40] Djindjian R,Merland J,Theron J. Superselective arteriography of the external carotid artery. New York:Springer-Verlag, 1977,pp606-628.

[41] Chaudhary M,Sachdev V,Cho S,et al:Dural arteriovenous malformations of the major venous sinuses:an acuquired lesion. AJNR 1982;3:13-19.

[42] Brainin M,Samec P. Venous hemodymics of arteriovenous meningeal fistulas in the posterior cranial fossa. Neuroradiology 1983;25:161-169.

[43] Graeh D,Dolman C. Radiological and pathological aspects of dural arteriovenous fistulas. J Neurosurg 1986;64:962-967.

[44] Cognard C,Gobin Y,Pierot L,et al. Neurological symptoms of intracranial dural arteriovenous fistulas:clinical and angiographic correlation in 205 cases. A revised classification of the venous drainage. Radiology 1994;194:671-680.

[45] Halbach V,Higashida R,Hieshima G,et al:Tansvenous embolization of dural fistulas involving the transverse and sigmoid sinuses. AJNR 1989;10:385-392.

[46] Urtansun F,Biondi A,Casasco A,et al. Cerebral dural arteriovenous fistulas:percutaneous transvenous embolization. Radiology 1996;199:209-217.

13. 神经内镜治疗

13.1 神经内镜治疗概述

内镜（endoscope）是能够将光线导入人体腔道并进行观察和操作的工具。自 1806 年，德国医师 Philipp Bozzini 发明内镜至今已有 200 余年的历史。自 1910 年用于神经系统疾病的诊治（通常称作神经内镜）至今也已 100 余年的历史，几经兴衰。经过最近 30 年的快速发展，内镜已成为现代微创神经外科的重要领域之一。

按神经内镜的功能分为单功能镜及多功能镜，单功能镜主要是指没有工作通道仅有光学系统的观察镜，多功能镜除了具有观察镜的功能外，在同一镜身还具有至少一个以上的工作通道，具有照明、手术、冲洗及吸引等多种功能；按神经内镜所达到的部位或应用领域的不同分为脑室脑池内镜、颅底内镜、脊髓脊柱内镜；根据内镜观察角度不同分为：0°、25°、30°、70°、110° 等等；根据神经内镜的结构和形状分为硬性内镜和软性内镜。

随着神经内镜设备及内镜手术器械的不断改进与完善，内镜技术的不断开发与推广，内镜神经外科学的范畴也不断扩展。目前，神经内镜技术已广泛应用于神经外科的多个领域。

脑室脑池内镜用于各种脑室脑池疾病的诊断与治疗（包括各种类型的脑积水、颅内各个部位的囊肿、脑室内血肿、感染、寄生虫以及脑室与脑室旁肿瘤），其代表性手术是内镜下第三脑室底造瘘术治疗梗阻性脑积水，软性内镜因镜体柔软、纤细、光滑，组织顺应性好，可通过狭小空间，不易损伤神经血管，操作范围大，在脑室脑池外科中有其独特优势，是未来脑室脑池内镜的发展方向；颅底内镜主要使用各种角度的观察镜，已用于多种颅底疾病的手术治疗（包括前、中、后颅窝诸如垂体瘤、颅咽管瘤、脊索瘤、胆脂瘤以及颅颈交界区等部位的病变），代表性手术是内镜下经蝶垂体瘤切除术；脊柱脊髓内镜可用于 Chiari 畸形、颈、胸、腰椎疾病以及脊髓空洞、脊髓栓系等疾病的手术治疗；神经内镜还可用于脑脊液漏、三叉神经痛、面肌痉挛、脑脓肿等神经外科疾病的手术。随着内镜设备的改进、创新和医师对内镜操作经验的不断积累，神经内镜治疗的适应证还将越来越广，手术效果也会越来越好。

13.1.1 脑积水

传统治疗脑积水的方法多采用脑室 - 腹腔分流术，但存在分流管堵塞、感染等较多并发症，易造成治疗失败，另外还可能导致分流管依赖以及心理障碍。目前，内镜下第三脑室底造瘘术（ETV）已经成为治疗梗阻性脑积水的首选方式。ETV 治疗脑积水操作简便，构建的脑脊液循环较脑室 - 腹腔分流术更符合生理状态，且无须放置分流管，消除了分流手术的诸多缺点。

既往认为 ETV 手术后出现颅内高压即提示 ETV 手术无效，应行分流手术。Cinalli 通过 CT 及

MRI 动态观查，证明术后多数患者早期的颅内压增高与蛛网膜下腔对突然增多的脑脊液吸收缓慢相关，无须再行分流术。多数学者认为 ETV 手术失败的原因是造瘘口过小或瘘口再次粘连闭合所致，最新资料证明 ETV 治疗脑积水失败可能更多是由于患者存在脑脊液吸收障碍，蛛网膜下腔不能完全吸收增多的脑脊液所导致。因此目前特别强调在实行 ETV 手术前动态评价脑脊液的吸收功能。对于脑脊液吸收功能正常的脑积水患者，即使影像学提示交通性脑积水，ETV 对部分患者仍然有效。对于脑脊液吸收障碍的脑积水患者，即使影像学提示为梗阻性脑积水，仍应采取分流手术。

对于交通性脑积水能否采用 ETV 治疗一直是争论的热点之一，国外有研究指出形成交通性脑积水的原因是由于脑室顺应性降低，增高的脑搏动压使脑室扩张。ETV 术后，脑室内脑脊液经造瘘口排出，使脑内过高的收缩压下降。有报道，临床应用中，ETV 治疗交通性脑积水术后症状改善率达 66.5%，其中步态不稳的改善率高达 75%。

其他用于治疗梗阻性脑积水的手术有中脑导水管扩张术，适用于中脑导水管狭窄、闭塞所引起的梗阻性脑积水。导水管扩张后直径应达 3mm 大小，有人主张在导水管内放置支架以保证术后导水管不再闭塞。

另外，特殊造瘘技术的应用，包括透明隔穿通术、室间孔成形术、侧脑室一四叠体池穿通术也被应用于复杂脑积水的治疗，取得了良好的临床效果。对于单侧侧脑室脑积水，可行透明隔造瘘沟通左右侧脑室，再行分流手术或 ETV，内镜手术治疗脑积水可同时对病灶进行活检，并可以避免置管时的盲目性，减少分流管堵塞的概率。多房性脑积水可用单极、双极电凝或激光刀烧灼以及 Forgarty 微导管扩张球囊来打通脑室分隔，将多房变为单房以利分流。

13.1.2 颅内囊肿以及脑室内及脑室旁病变

颅内囊肿包括蛛网膜囊肿、脑室内囊肿、脑实质内囊肿以及透明隔囊肿等。这些疾病大多为先天性病变，对于有症状者是内镜手术很好的适应证。应用神经内镜技术治疗颅内囊肿能够做到较大范围的囊壁开窗或部分囊壁切除，不强求全切囊壁，使囊肿液流入蛛网膜下腔、脑池或脑室内即可，目前所有颅内囊肿均应首选神经内镜手术治疗。

在切除脑室内病变时，神经内镜不仅能看清脑室内形态和结构，还能使术者明确脑室内病变的位置以及多发病变的数目，从而避免盲目操作可能带来的副损伤。同时，神经内镜可观察和切除显微神经外科手术盲区、阴影区的残留肿瘤，对手术有重要的指导作用。

13.1.3 颅底疾病

神经内镜治疗颅底疾病是近年日益兴起的研究热点。当前内镜经鼻、经口至颅底中线区域的手术有着显著的发展。由于颅底的特殊结构，存在许多腔隙，显微镜观察常有死角，而使用内镜可直接显露从前颅底到鞍区、斜坡、甚至枕骨大孔周围的病变。

(1)垂体瘤

从早期仅能开颅手术切除垂体瘤，到近五十年来可经蝶手术，垂体瘤的治疗质量获得了显著提高。但社会进步和科学发展促使人们不断地追求更高的生存质量。外科医生将减小手术创伤，同时尽可能地切除病变，减少复发率，降低致残率，提高生存质量作为努力的方向。神经内镜技术的发展与逐步完善，正是科学技术发展的结果。当前神经内镜在神经外科领域发挥着越来越广泛的作用，其中内镜下经鼻蝶手术切除垂体瘤的技术已经比较成熟。与传统的显微镜经蝶垂体瘤切除术比较。应用内镜治疗垂体瘤，可以利用鼻腔生理通道，无须切开唇下或鼻内黏膜，也无须使用蝶窦牵开器，甚至术后可以不填塞油纱，从而将手术创伤降到最低。进一步减少了以往手术入路的创伤，扩大了病灶的显露，增加了直观切除病变的机会，最大限度地保护了鼻腔的正常结构。

多角度内镜还可观察深部术野侧方的情况，进行直视下操作，便于掌握肿瘤的切除情况，可以更多地切除肿瘤，减少对垂体和周围重要结构的损伤，且止血可靠，减少了术后出血的可能性，保证了手术的安全和彻底，提高了手术质量。术中结合超声、神经导航和激素水平监测，内镜下切除垂体腺瘤可获得更加令人满意的结果。。

总之，内镜经鼻蝶手术治疗垂体瘤是一种创伤小，操作简便，治疗效果好的微侵袭神经外科技术，目前已经成为许多国内外医疗机构的首选方法，随着科学技术的进步，必将不断发展、完善。

(2)脊索瘤

目前神经内镜应用于颅底脊索瘤的范围包括：①经鼻蝶入路，并以此为中心向周围扩展，适合于在蝶筛窦、中上斜坡向前方生长为主的肿瘤；②经口咽入路，适用于位于下斜坡、枕骨大孔、上位颈椎前方的肿瘤；③内镜与显微镜结合使用，则主要考虑到生长范围广泛，单纯一种方法难以彻底切除的肿瘤。

内镜治疗颅底脊索瘤光源充足，术中投照的视野相对宽广，颅底肿瘤显露良好，能发现在显微手术中"死角"处的肿瘤，有利于全部清除肿瘤，降低肿瘤复发。手术中随着肿瘤的分步切除，操作腔隙可进一步扩大。故而应用神经内镜切除脊索瘤能够增加肿瘤的显露，减小非直视盲目切取肿瘤的范围，且手术创伤小，术后严重并发症少，患者恢复快，住院时间短。

(3)颅咽管瘤

随着内镜手术技术、颅底重建技术及设备的不断进步，对于完全位于硬膜内的颅咽管瘤也开始采取神经内镜手术技术切除。适合内镜经鼻切除的颅咽管瘤为鞍内型、鞍内鞍上型以及部分鞍上型颅咽管瘤，不适合内镜经鼻切除的颅咽管瘤为三脑室型。

(4)脑膜瘤

颅底脑膜瘤基底位于肿瘤腹侧，血供主要也来源于腹侧，而其相邻的重要血管和神经则位于肿瘤背侧，所以从肿瘤的腹侧切除颅底脑膜瘤更适合肿瘤的病理特点和生长方式。

但是因为解剖结构的限制，内镜经鼻手术目前主要应用于切除颅底中线区域的颅底脑膜瘤，其优势为可以首先切除肿瘤的基底，首先切断肿瘤的血供，而且对于肿瘤基底的切除更彻底。

(5)胆脂瘤

颅底胆脂瘤有沿蛛网膜下腔向邻近部位生长的特性，从而形成巨大不规则占位性病变。因病变不规则，传统开颅切除术对正常脑组织创伤大，单纯显微手术常因镜下存在"死角"而使肿瘤难以全部切除。神经内镜能直接到达颅内深部，凭借其良好的光源和不同角度的镜头，施术者可清晰地观察到各种直线视野无法看到的死角病变以及周围的结构，有助于发现残存在显微镜"死角"处的肿瘤，提高全切率，减少肿瘤复发；同时能够有效地避免损伤深处病灶周围重要的脑神经、血管，减少手术并发症。

13.1.4 颅内实质肿瘤

应用神经内镜技术切除脑内实质肿瘤最近才开始逐渐兴起，目前这项技术仍然处于起步阶段。Di 等人于 2007 年报道应用神经内镜作为单独照明工具在导航技术的辅助下切除了两例患者的颅内多发占位。他报道的内镜尖端装有探测装置，在立体影像技术的协助下，进行内境下肿瘤切除，取得了良好的手术效果。2009 年 Kassam 等报道应用内境神经外科技术切除了 21 例患者的脑实质性肿瘤，8 例患者肿瘤全部切除而没有发生术后神经功能障碍或者血管损伤。上述实例表明了内境神经外科技术对于治疗脑实质内肿瘤的可行性，对于此项技术的应用还需要长期的观察来验证。

13.1.5 动脉瘤

颅内动脉瘤手术中最大的难度是手术空间小，容易造成神经和血管的损伤。神经内镜应用可以减小动脉瘤手术的开颅范围，缩小头皮切口，避免过多地暴露脑组织。神经内镜最适合未破裂或瘤已破裂但蛛网膜下腔出血已吸收的动脉瘤手术，特别是深部动脉瘤。使用神经内镜不但可以多角度观察动脉瘤结构，还可以探察到瘤蒂具体位置以及动脉瘤后壁下隐藏的穿通支血管，并可以在动脉瘤夹闭后从后方、侧方观察瘤夹的位置是否恰当，从而减少对周围脑组织、重要神经和血管的损伤，降低手术后并发症的发生率，有助于患者早日康复。

13.1.6 颅内血肿

神经内镜手术技术可用于治疗外伤性和自发性脑室内出血、脑实质内血肿、慢性硬膜下血肿等。其原则是在不损伤血肿壁或引起新的出血的前提下，尽量清除血肿，不强调彻底清除血肿，能够达到急性减压的目的即可。较传统治疗方法，手术创伤更小。

13.1.7 肿瘤活检

内镜神经外科技术对于邻接脑室或脑池且位置深在的肿瘤活检不失为一理想的工具，它可以尽可能地减少周围重要结构的损伤，同时能够直视下进行活检操作。与影像学介导的立体定向活检比较，神经内镜介导的直视下操作大大减少了活检组织的误差，并可以在获得明确诊断的前提下尽量减少并发症。神经内镜最大的优势在于脑室肿瘤经常会伴有脑积水的发生，神经内镜可以在活检的过程中同时处理这些病变。辅助神经导航等技术可以增加内镜活检手术的准确性。新出现的技术，诸如"freehand"无关节臂导航棒技术更加拓宽了内镜活检的应用范围。

13.1.8 脑脓肿

非手术治疗对于直径较大(≥4cm)的脑脓肿疗效差，外科手术是此类脑脓肿的主要治疗手段,但传统开颅术创伤较大。神经内镜与立体定向技术相结合对脑皮质层及脓肿周围正常脑组织损伤小,既能直视脓肿腔冲洗脓液,也可避免盲视操作下穿刺引起的脑出血。内镜治疗时,对于厚壁脓肿可用显微剪刀切开脓肿壁进行脓液吸引和引流,从而彻底清理病灶;对于多房性脑脓肿,可在内镜直视下打通脓肿腔之间的间隔，以便更有效的冲洗引流,较开颅术治疗彻底且创伤小。

13.1.9 脑脊液瘘

脑脊液鼻漏是由于硬膜和颅底支持结构破损，使蛛网膜下腔与鼻腔相通，脑脊液经鼻腔流出而形成,常见于外伤、肿瘤、鼻窦疾患和手术后。用内镜经鼻腔修补脑脊液漏有微创、直视下操作、术中瘘口判断准确、无开放式切开术的面部瘢痕、不易感染等优点,已成为治疗脑脊液鼻漏的首选治疗方法。

13.1.10 微血管减压

使用神经内镜进行微血管减压术具有锁孔开颅、对脑组织牵拉轻微、照明清楚、寻找责任血管确切、能够多角度观察等优点。最近,Shahinian 等报道一组内镜下微血管减压术(EVD)治疗三叉神经痛以及舌咽神经痛病例,指出内镜可以提供更加清晰的解剖成像。他们比较了 255 例使用神经内镜进行微血管减压手术(EVD)与 1600 例应用显微镜进行微血管减压术(MVD)的手术效果,EVD 术后成功率为 95%,3 年随访成功率为 93%,而 MVD 术后成功率为 91%,3 年随访成功率为 80%，结论是 EVD 手术效果优于 MVD。

13.1.11 脊柱脊髓

现今,随着微侵袭外科理念的深入人心,神经内镜治疗脊柱脊髓病变逐渐被人们所重视。技术、方法以及设备的系统化和现代化使神经内镜能够治疗许多脊柱脊髓的病变。采用特制的椎管内镜可行椎管内脊髓探查. 并能明确诊断经椎管造影、数字减影血管成像、核磁共振检查不能确诊的脊髓病变。神经内镜下应用管状牵开器切除硬脊膜内外肿瘤,可使肿瘤完全切除,与传统的后正中椎板切开肿瘤切除术比较,具有创伤小、住院时间短、失血少、术后麻醉药剂量少等优点。经皮内镜下椎间盘切除、椎间孔成形术已渐趋成熟。内镜下治疗寰枢椎脱位或畸形、脊髓空洞症、脊髓栓系以及内镜下脊柱内固定、椎旁脓肿引流、胸交感神经节切除术等报道也日益增多。神经内镜技术可以减少脊柱脊髓手术时间,明显减少术中出血,手术切口小,患者住院时间明显缩短,恢复期的疼痛也明显减轻。

内镜应用于脊柱外科尚有一些不足,例如所有器械都从细长管腔通过,操作困难;手术路径缺乏明确解剖标志,常需结合术中导航技术;术中出血难控制等等。这些缺点使脊柱内镜的应用受到限制,与传统开放手术相比,其疗效并没有大幅度的提升。因此,严格掌握其适应证,不盲目应用才能更大地发挥神经内镜在脊柱脊髓领域的优势。

神经内镜手术较常规神经外科手术具有手术创伤小、出血少、术后反应轻、住院时间短、患者恢复快、预后明显改善等特点。

其主要优点为:①扩大手术视角:神经内镜本身可带有侧方视角，到达病变时可获得全景化视野,对病变进行"特写",放大图像,辨认病变侧方及周围重要的神经和血管结构,引导切除病灶及其周围病变组织,消除显微镜直视下的盲区,可显示某些手术显微镜所无法到达的部位。而且为深部视野提供更好的观察质量,可以将术野情况清晰同步地显示在监视器上，避免了盲目操作可能带来的损伤,明显增加手术操作的精确性和安全性,获得更好的手术质量。②照明强度高、直视性强:在较深的术野,手术显微镜的光亮度已出现衰减,而神经内镜系近距离照明。虽然图像的立体感较显微镜图像略有差距,但深部术野的清晰度明显增加,局部照明效果好。③微创性:神经内镜的镜身长,横截面小,适合于在狭长的腔隙、孔道内操作,避免了脑组织的牵拉以及神经、血管的副损伤。利用"锁孔"手术,较小的切口便可完成过去骨瓣开颅较大切口才能完成的对病变的观察及切除,达到了微创手术的目的和要求。同时,内镜下对变异解剖结构的近距离识别,对复发性颅底肿瘤的手术更有优势,其术式本身也较少引起粘连或鼻腔结构变化,有利于再次经鼻腔手术。神经内镜手术结合神经影像导航系统、超声引导技术、计算机三维成像等新技术，可对病灶精确定位、设计最佳手术入路，可以使手术创伤进一步缩小。④省时：对于部分疾病，神经内镜手术较常规神经外科手术可简化手术步骤，缩短手术时间。⑤不良反应小、副损伤小，能够获得更好的预后。

另一方面，神经内镜手术作为一种新技术，也有其不足之处，其适应证具有局限性。

首先，神经内镜对术者的熟练程度要求更高。由于采用神经内镜手术时，术野位置深在，手术空间狭小，内镜在术野中移动很容易造成邻近的血管和神经损伤，尤其是当使用有角度的神经内镜时，监视器上显示的为神经内镜侧方的图像，如果使用不熟练，更易引起副损伤。故神经内镜手术操作时手法一定要轻柔准确，避免大幅度移动和转动内镜，在导入和导出神经内镜时应尽量在监视器下进行；其次，神经内镜手术野小，操作空间有限，应对手术意外能力差，特别是术中有较多出血时病变处理较为困难，可能需改行开颅手术。对较大的实体肿瘤，使用神经内镜手术切除也有一定难度。因而要求术者必须清楚了解相关解剖结构，并且接受过良好的神经内镜操作训练。在已掌握神经内镜基本操作的基础上，还要有扎实的显微神经外科技术，以应对可能出现的手术意外。另外，神经内镜缺少立体感的二维影像以及边缘图像的变形常使术者操作不适，并可能使术者对术野深度、宽度估计困难。鼻腔间隙的"狭窄"使内镜、吸引器等器械操作不协调。如何发挥神经内镜手术的优势，尽量减少或避免其不利影响是我们应该思考和总结的问题。

（肖 庆）

13.2 内镜下经鼻腔蝶窦入路治疗垂体瘤

神经内镜的临床应用已有近 1 个世纪的历史，最初由于当时科技发展水平的限制，其仪器设备尚不能适应神经外科手术的要求，因此临床进展相当缓慢。随着近年来内镜光学系统和成像系统的改进，各种相应的辅助设备不断的配套完善，神经内镜技术在最近 20 年来获得了较快的发展，尤其是近 10 年来，我国很多神经外科医生积极参与了这项技术的研发，做了大量的基础和临床研究工作。尽管与传统的神经外科技术相比，神经内镜技术仍处于比较年轻的阶段，但已充分展示了巨大的潜力。

早在 20 世纪 60 年代初，已有人报道了应用内镜技术治疗垂体瘤。到了 20 世纪 90 年代，欧美均有学者逐步开始探索应用内镜技术切除垂体瘤的方法，并且努力使手术方法不断完善。早期人们应用此方法切除垂体腺瘤，常常造成鼻内正常结构的较大破坏，同时显露的范围也不够广泛。近些年来人们通过去除术中牵开器，大大增加了内镜及相应的器械在鼻蝶、鞍内的自由度；高速微型磨钻的应用，增加了对术区骨性结构处理的安全性；术中冲洗装置保证了术中持续清晰的术野；不同角度的内镜使用，各种相应器械的配套完善，已经使得内镜经鼻腔蝶窦切除垂体瘤成为了一个十分成熟的手术方法。

13.2.1 局部应用解剖学

熟悉局部应用解剖学，是开展此项工作的基础条件。鼻腔为对称性结构，两侧鼻腔有上、中、下鼻甲，并同鼻腔外侧壁构成上、中、下鼻道（图 13-2-1，图 13-2-2）。经内镜手术的鼻部入路，是在鼻中隔和鼻甲间进行的，蝶窦开口是手术中应识别的重要解剖标记，常位于中、上鼻甲根部和鼻中隔之间的蝶窦隐窝内。开放蝶窦开口时，应尽量减少蝶窦内黏膜的损伤，常只需在扩大蝶窦开口的开窗处去除蝶窦黏膜。当内镜进入蝶窦时，可以在中线部确认斜坡，斜坡两侧覆盖在颈内动脉骨性隆起，斜坡上方为蝶鞍，顶端为鞍结节，其两端的隆起为视神经管。通常情况下这些解剖结构辨认较容易。但在窦腔骨化不良，间隔过于复杂等特殊情况时，仍需 X 线定位，确切地了解鞍底位置。

13.2.2 内镜仪器与器械

在应用内镜技术施行垂体瘤切除术中，优质、适宜的内镜系统和配套的器械是基本的保证。常规的内镜为硬质 0°、30° 和 70° 镜，其中以 30° 镜为最常用（图 13-2-3）。在瘤腔较大时 70° 镜也是必不可少的。内镜的直径一般为 4mm，过小将影响

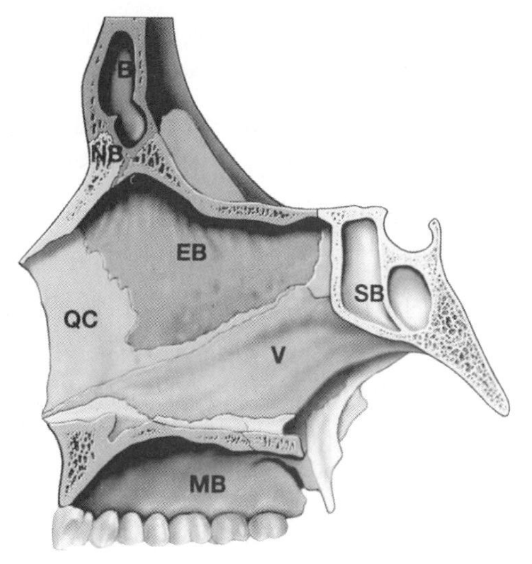

图13-2-1　鼻腔内侧壁解剖

EB= 筛骨　FB= 额骨　MB= 上颌骨　NB= 鼻骨　QC= 鼻中隔软骨　SB= 蝶骨　V= 梨骨

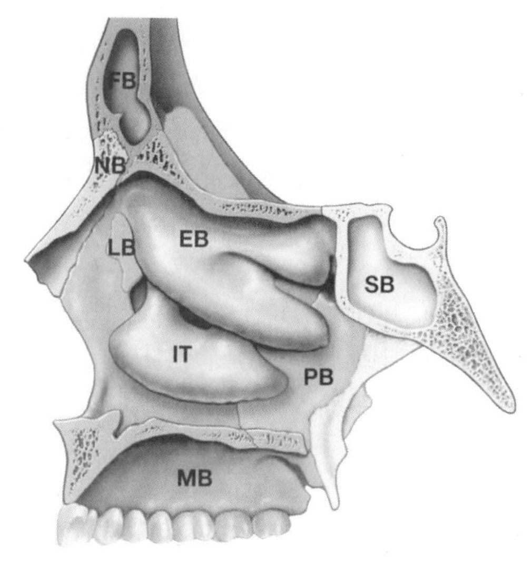

图13-2-2　鼻腔外侧壁解剖

EB= 筛骨　FB= 额骨　MB= 上颌骨　NB= 鼻骨　SB= 蝶骨　LB= 泪骨　IT= 下鼻甲　PB= 腭骨

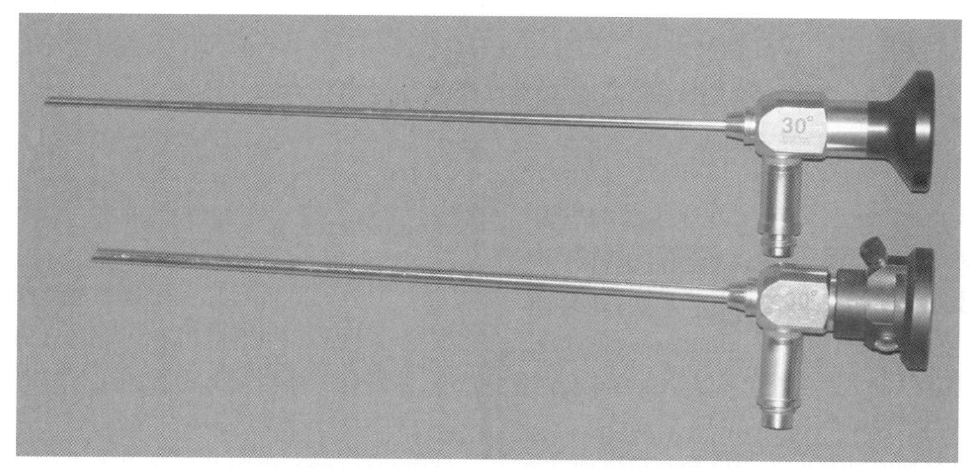

图13-2-3　常用于垂体瘤手术的两种内镜

光照质量，过大会影响操作空间。内镜的长度多为18～20cm。与内镜相关的重要附属设备包括光源、摄像和显示系统，其中摄像的质量尤其重要。内镜的手术中，清晰度是最关键的。内镜中还应含有冲洗系统。目前，许多厂商都能生产具备冲洗功能的内镜系统，并可配备实时控制的冲洗泵（蠕动泵），与内镜的冲洗管道相连接。如没有这样的冲洗泵，也可以用具备加压能力的输液器替代。在操作时，有的学者应用内镜的固定支持系统；我们认为在多数情况下，如果有一个好的助手协助操作吸引器等，术者手持的内镜可以随时深浅移动，更能增加手术操作的灵活性。

在手术中配套的器械是成功的关键。尖刀、剪刀、镰状刀、吸引器、双极都应当是专门特制的器械。各种咬钳（黏膜咬钳、筛窦咬钳）、高速磨钻，各种方向的环形刮匙也是必备的（图 13-2-4）。

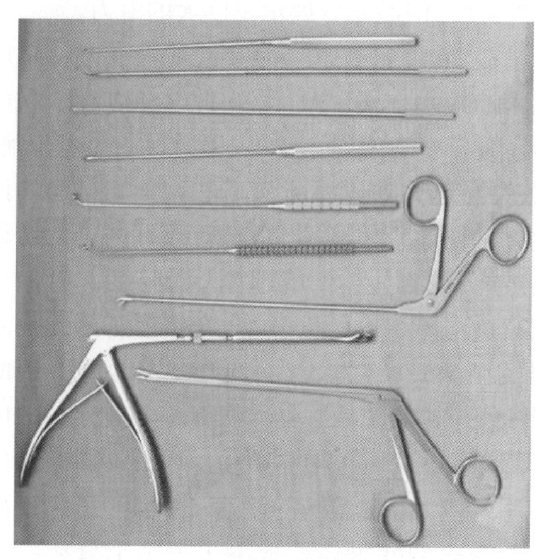

图13-2-4　内镜切除垂体瘤专用器械

13.2.3 手术适应证与禁忌证

内镜下经鼻蝶进行垂体瘤切除术与传统的显微外科下经口鼻蝶、经鼻蝶等手术的适应证基本类似。如生长于鞍内或自鞍内向鞍上和蝶窦内生长的垂体瘤，部分侵蚀海绵窦的垂体瘤。与其他方法不同的是，当肿瘤向鞍上生长较大，应用带角度的内镜可以在瘤腔内操作，增加手术切除肿瘤的机会。

手术的禁忌证主要包括鼻腔和鼻窦的急性炎症、重症慢性炎症致鼻腔过窄，畸形。蝶窦严重气化不良；侵袭性垂体腺瘤向鞍上、鞍旁广泛生长或呈哑铃形等。而一般情况的鼻息肉等，可在术中顺便切除，不应影响手术。

13.2.4 手术前准备

常规的术前准备与显微镜下进行垂体瘤切除相似。除通常的神经科、内分泌、眼科检查外，应当重视 MRI 和 CT 的检查，轴位和冠扫 CT 能提供详细的鼻旁窦骨性解剖学资料，这些对手术操作有重要的帮助。对垂体功能低下者，术前常规给以肾上腺皮质激素口服 3～4d。术前 2～3d 应用抗生素滴鼻液。术前剪鼻毛。

常规应采用气管内插管，全身麻醉，患者仰卧位，头部后仰 15°，向术者方向(一般为头部的右侧方）偏转 10～20°。上下眼睑闭合并用护眼膜保护好。咽部用常规纱布绷带填塞。术者和助手位于病人头部的两侧。监视器应面对术者，病人头顶 1 米左右的距离，监视器、摄像、光源、冲洗泵、双极电凝器如能布置在同一器械车上，有利于术中管理，监视器的高度应与术者的视线尽可能平行。术中的所有冲洗液中均含有抗生素。

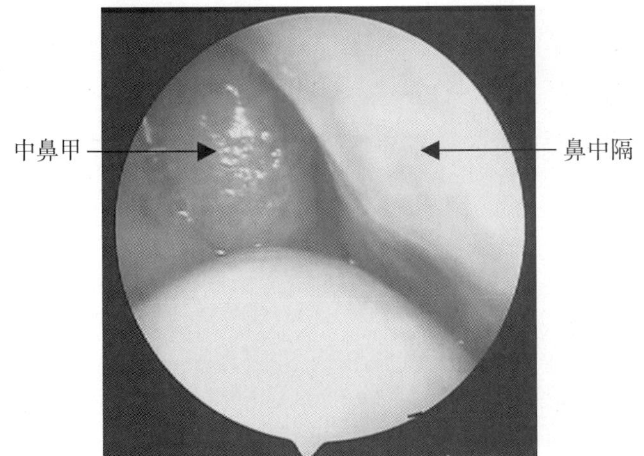

图13-2-5 显示鼻中隔、下鼻甲和中鼻甲

13.2.5 手术方法

1)消毒：常用 5%碘伏消毒面部，用 0.05%碘伏纱条消毒鼻腔。

2）选择鼻孔：按术前头冠扫 CT、MRI 各平面片，对鼻道情况进一步判定，术中也可以用消毒棉探查鼻腔。依据上述检查决定利用哪侧鼻腔手术。在通常情况下，作者习惯于应用右侧鼻孔。有人主张对微腺瘤的手术，如果双侧鼻腔都能使用，主张用肿瘤对侧鼻腔进行内镜手术。

3）探查和扩大蝶窦开口：在内镜下寻找中鼻甲，沿中鼻甲与鼻中隔间塞入 2cm×4cm 的副肾素盐水浸泡的棉条，以扩张手术腔道(图 13-2-5)。扩张范围，自中鼻甲上缘到中鼻甲根部和鼻中隔之间的蝶筛隐窝。在蝶筛隐窝内，常可探查到蝶窦开口(图 13-2-6)。蝶窦开口的暴露状态常有很大差距，大约 1/3 的病人，蝶窦开口直接暴露在术野；有一些病人中，蝶窦开口因骨结构增生而部分封闭。于从蝶窦开口的内上缘起始，弧形向后切除一侧鼻中隔黏膜，将黏膜瓣掀向后方，显露内下方的骨性结构，用高速磨钻或筛窦咬钳切除蝶窦前壁，顺序为先内、下，后上、外侧，再向上外侧扩大。扩大蝶窦开口时，应注意防止损伤蝶窦外侧壁的视神经、颈内动脉和海绵窦等重要结构。一般蝶窦开口扩大范围应直径不小于 2cm。

4)蝶窦和鞍底的处理：进入蝶窦后，常可遇到方向不同的蝶窦间隔，如纵横交错，使判断鞍底结构困难(图 13-2-7)，此时应及时采取术中定位。切除影响手术操作的黏膜，充分显露鞍底，应自上而下地显露，从鞍结节到斜坡凹陷处，两侧达到海绵窦水平。辨清鞍底及相关的重要解剖结构，在内镜

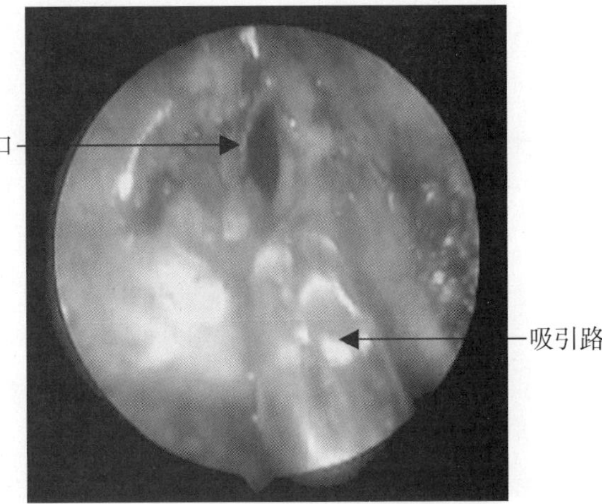

图13-2-6 术中显示蝶窦开口

下可见鞍结节头侧方向的11点和1点的位置为视神经前结节，颈内动脉和海绵窦位于鞍结节的侧方。颈内动脉位于斜坡凹陷的尾侧5点位和7点位。选择鞍底的薄弱区开窗，也可以自鞍底下部开窗，逐渐扩大，直径应大于1cm(图13-2-8)。暴露硬膜后，用尖刀十字切开硬膜（图13-2-9，图13-2-10)，电灼硬膜，使其收缩，暴露鞍内结构。如果肿瘤很小，切硬膜时避免过高和过于偏外，防止海绵窦间的汹涌出血。

5)切除肿瘤：切开硬膜，确认肿瘤后，先用取瘤钳留足标本，然后用刮匙、环形刮圈和吸引器分块切除肿瘤(图13-2-11)。如果肿瘤足够大，切除部分

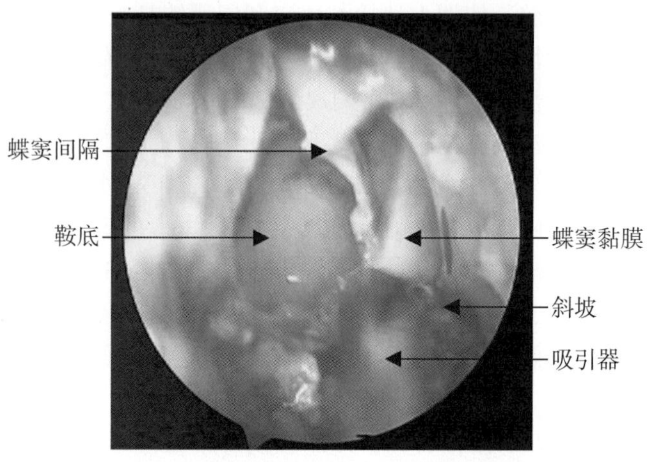

13-2-7　内镜下显露蝶窦中隔，进一步分离蝶窦黏膜

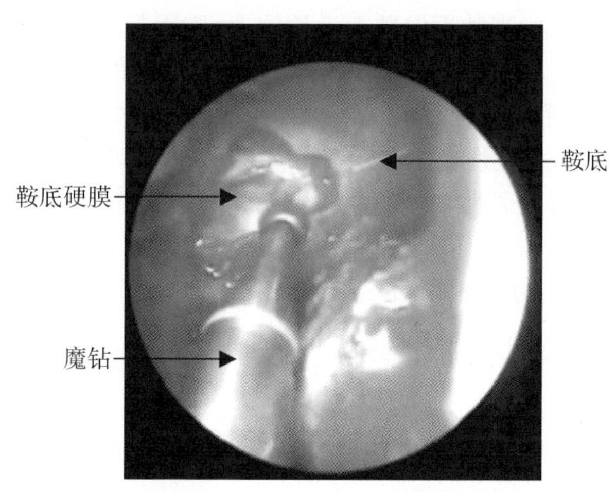

图13-2-8　内镜下磨除鞍底

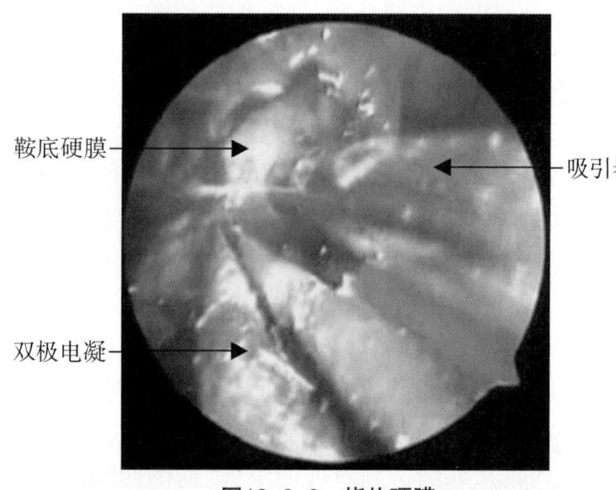

图13-2-9　烧灼硬膜

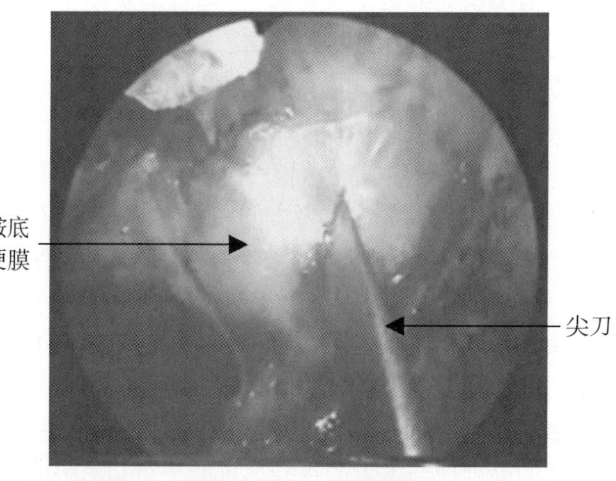

图13-2-10　切开硬膜

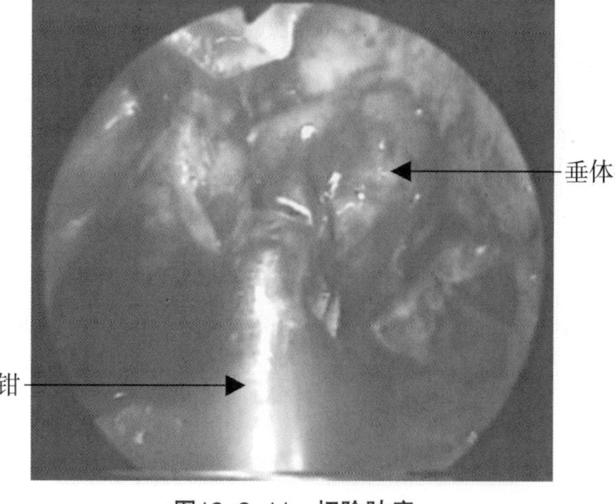

图13-2-11　切除肿瘤

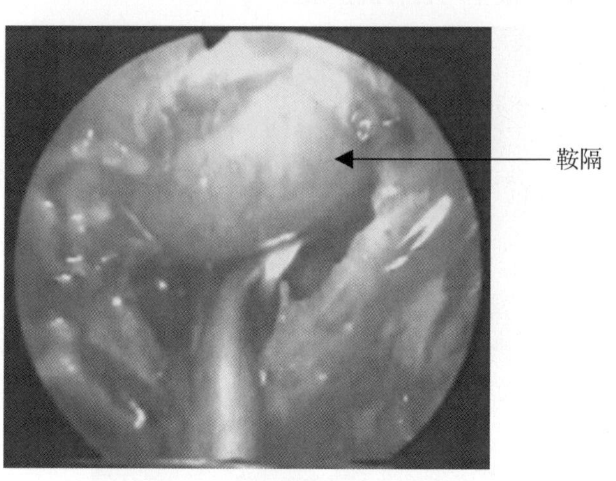

图13-2-12　切除残余肿瘤，可见鞍隔下降

肿瘤后，形成残腔；用 30° 或 70° 镜探入瘤腔，直视下切除残余肿瘤(图 13-2-12)。瘤腔内出血可用双极电凝烧灼，或明胶海绵压迫止血。术中尽可能防止鞍隔破裂。切除肿瘤后鞍内可填充明胶海绵、止血纱布，也可以充填脂肪组织。如有鞍隔破裂则应用生物胶封闭。封闭鞍底后，应仔细清理蝶窦腔，防止过多充填物，恢复空腔蝶窦应有的功能。及时吸除鼻咽腔内的血液。手术侧鼻腔充填凡士林纱条一根。

6)术后处理：密切监测激素水平，常规应用抗生素 3 ~ 5d。手术后当天可以恢复正常生活，3d 可以拔除手术侧鼻腔填充物，3 ~ 5d 可以出院。(图 13-2-13 至图 13-2-18)

综上所述，应用神经内镜技术切除垂体瘤仍为一门较新的技术，明显的优势是可以在最大限度地保留病人鼻的正常结构的前提下，最大限度地切除肿瘤，手术当天患者可以恢复生活，缩短了住院时间，减少了并发症。不足之处在于操作方式与传统的显微手术操作方式不同，每个术者都要经历系统训练的学习过程；由于鼻腔毕竟空间相对狭小，术中应付特殊意外的快捷能力受到一定的限制，目前适合于此类手术的器械不够精细完备。相信这些不足之处可以逐渐获得克服，随着相应技术、仪器设备、器械的完善，经鼻内镜下垂体瘤切除的技术会得到进一步的完善和发展。

(张亚卓)

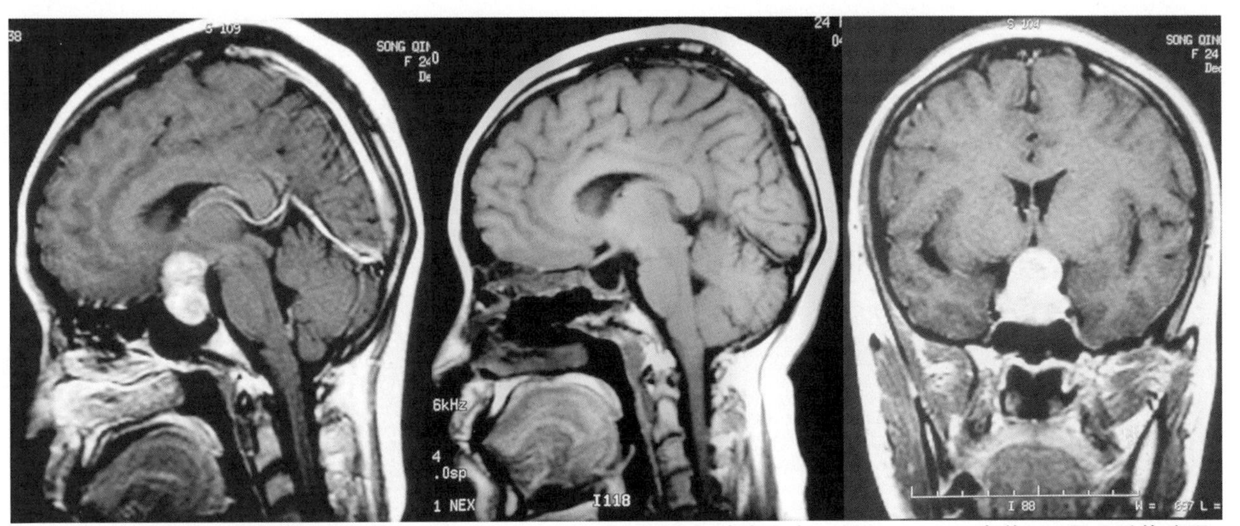

图13-2-13 术前MRI显示垂体瘤明显强化，从鞍内侵至鞍上，并压迫第三脑室

图13-2-14 术后MRI显示肿瘤完全切除，视神经无受压，走行正常

图13-2-15 术前MRI显示垂体瘤强化，压迫视神经和第三脑室

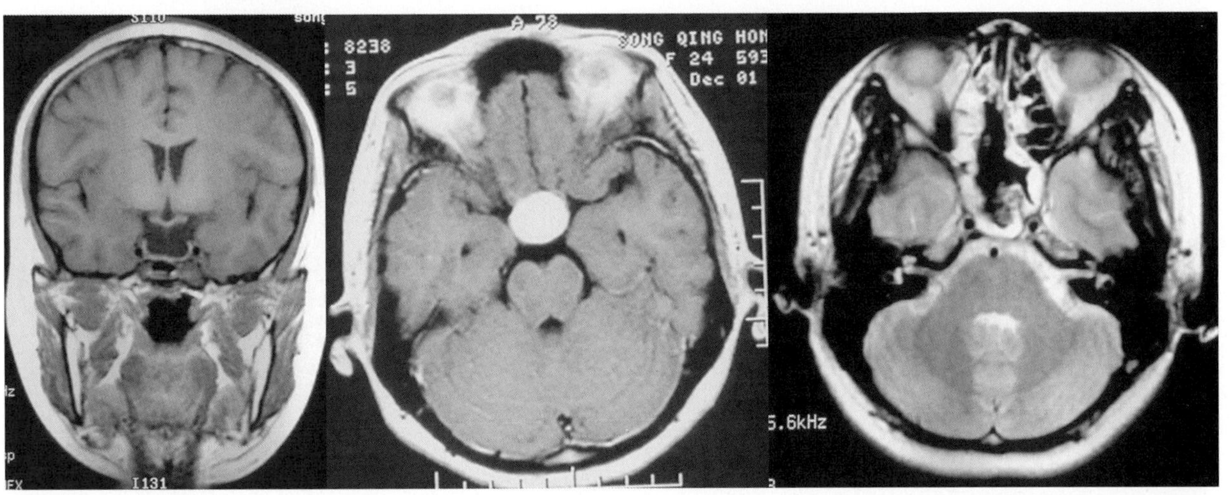

图13-2-16 术后MRI显示肿瘤完全切除，视神经无受压

图13-2-17 术前MRI显示鞍上池内的垂体瘤，呈均匀强化

图13-2-18 术后MRI显示肿瘤完全切除，鼻窦呈术后改变

参 考 文 献

[1] Carrau RL, Jho HD, Ko Y. Transnasal-transsphenoidal endoscopic surgery of the pituitary gland. Laryngoscope 1996, 106: 914-918.

[2] Rodziewicz GS, Kelley RT, Kellmam RM, et al. Transnasal Endoscopic surgery of the pituitary gland: technique note Neurosurgery, 1996, 39: 189-193.

[3] Jho HD. Endoscopic endonasal pituitary surgery: Technical aspects. Contemp Neurosurg 1997, 6: 1-7.

[4] Jho HD, Carrau RL. Endoscopic endonasal transsphenoidal surgery: Experience with 50 patients. J Neurosurg 1997, 87: 44-51.

[5] Cappabianca P, Alfieri A. Endoscopic transsphenoidal approach to the sella: towards functional endoscopic pituitary surgery (FEPS). Minimin Invas Neurosurg, 1998, 41: 66-73.

Ⅱ 小儿神经外科篇

14. 小儿神经外科学

14.1 中国小儿神经外科现状

小儿神经外科学(pediatric neurosurgery)是治疗儿童(15 岁以下)中枢神经系统疾病的外科学,主要包括有先天畸形、颅脑外伤、脑肿瘤、脑血管疾病、脊髓疾病、感染性疾病、癫痫等等与神经系统有关的疾病，由于儿童自身生长发育的生理特点,故小儿神经外科学是一部有完整体系的学科,它绝不是成人神经外科学的缩影。小儿神经外科的疾病在神经外科领域中占相当一部分比例,病儿除了具有成人一般神经外科的疾病表现外，尚有其独特性。因此,在处理小儿神经外科疾病时在参考和借鉴成人神经外科理论外，还要充分考虑到小儿在生理、解剖、病理、免疫上的特点。许多疾病的特点与成人明显不同，有些疾病在成人从不发生或很少发生，如狭颅征、髓母细胞瘤、生殖细胞瘤;有些疾病虽然成人和小儿同样可发生，但其临床表现也有所不同,如颅咽管瘤、烟雾病;有些成人的疾病是从儿童期发展而来的,到成人期才出现临床表现,如脑动静脉畸形。由此可见,小儿神经外科是儿科学、小儿外科学和神经外科学的结合体。作为一名小儿神经外科医师,要有普通(成人)神经外科的知识,同时要充分认识到儿童生长发育的特点,要掌握儿科学和小儿外科学的一般知识,要用发展的观点看待每一个病儿。只有这样才能更准确地处理好病人,提高疗效。

14.1.1 国外小儿神经外科发展历史

小儿神经外科是伴随普通神经外科的发展而发展的。1926 年,美国 Cushing 医师在波士顿举行的一次小儿外科的会议上报告了 18 例儿童（15 岁以下)脑肿瘤和脊髓肿瘤的手术结果,此次会议被认为是世界上第一次的小儿神经外科会议。1929 年,Ingraham 医师在波士顿儿童医院开始了小儿神经外科专科。此被认为是小儿神经外科正式从普通神经外科的分离,开始了正式意义上的小儿神经外科。从廿年代到五十年代,加拿大多伦多的儿童医院和芝加哥的儿童纪念医院,被认为是另外两个小儿神经外科中心。

1954 年,Ingraham 和 Matson 出版了世界上第一部《幼儿和儿童神经外科学》(Neurosurgery of Infancy and Childhood),奠定了小儿神经外科的专业地位。此书在 1969 年出版了第二版。到 1982 年,在此书的基础上,由美国神经外科医师学会的小儿神经外科专业组将其改版为《小儿神经外科学》(Pediatric Neurosurgery: Surgery of the Developing Nervous System),做为本书的第一版。从 1994 年的第三版开始,此书由美国神经外科医师学会的小儿神经外科专业组和美国小儿神经外科医师学会共同编写。到 2001 年,此书到了第四版。另外一本关于小儿神经外科手术学的专著《小儿神经外科学》(Pediatric Neurosurgery: Theoretical Peinciples, Art of Surgical Techniques)是由 Anthony J. Raimondi 于 1987 年编写出版,1998 年出版了第二版。

小儿神经外科的专业杂志有《儿童神经系统》(Child's Nervous System)和《小儿神经外科》(Pediatric Neurosurgery)。前者是"国际小儿神经外科学会"、"欧洲小儿神经外科学会"和"日本小儿神经外科学会"的官方学术杂志。后者是美国小儿神经外科医师学会的官方学术杂志。

目前在世界上许多发达国家已经成立了小儿神经外科学会。1967 年,欧洲的国家成立了"欧洲小儿神经外科学会"(European Congress of Pediatric Neurosurgery),每年有年会,并有计划地培养年青的小儿神经外科医师。1971 年,美国神经外科医师学会(American Association of Neurological Surgeons, AANS)专门成立了"小儿神经外科专业组"(Section of Pediatric Neurosurgery of the AANS)。1973 年,国际上成立成立了"国际小儿神经外科学会"(International Society for Pediatric Neurosurgery),每年开一次年会,目前有各国的注册会员 419 人。1973 年日本成立了"日本小儿神经外科学会"(Japanese Society for Pediatric Neurosurgery)。1978 年 1 月,18 名从事小儿神经外科的北美地区的神经外科医师倡导成立了"美国小儿神经外科医师学会"(American Society of Pediatric Neurosuergeons),出版《小儿神经外科》(Pediatric Neurosurgery)杂志,每年开一次年会,现有注册会员 150 人。

14.1.2 中国小儿神经外科发展历史

中国的小儿神经外科自新中国成立后才逐渐有所发展。在 1960 年我国第一个神经外科中心即北京市神经外科研究所成立之日,就组建了独立的小儿神经外科病房,并有专职的小儿神经外科医师。1992 年,北京天坛医院小儿神经外科对 2000 例小儿脑瘤做了翔实的总结,出版了由罗世祺教授主编的《儿童颅内肿瘤》,2006 年再版了《儿童神经系统肿瘤》,对发展中国的小儿神经外科事业起到了推动作用。1994 年,武汉同济医科大学蒋先惠教授主编了我国第一部《小儿神经外科》专著。

中国的神经外科在王忠诚院士的领导下已有了飞速发展,但应当说在小儿神经外科这个重要分支上仍是一个薄弱环节。在观念上应当认识到小儿神经外科并非一般神经外科医师都能做好做细,并不是每个神经外科医师都符合小儿神经外科医师资质要求。法国著名小儿神经外科学者 Maurice Choux 教授在 1997 年的美国神经外科医师协会第 65 届年会上讲:只有经过普通神经外科临床实践 10 年以上的神经外科医师,才有可能成为一名小儿神经外科医师。美国小儿神经外科医师学会要求:只有每年做小儿神经外科手术 120 例以上的神经外科医师,才有资格申请加入小儿神经外科医师学会。

我们要清醒地认识到我国小儿神经外科整体水平与世界其他国家的差距。要保持我们已有的先进水平,全面提高中国小儿神经外科的水平。如何做到这一目标,需要我们全体神经外科医师和小儿外科医师的共同努力。王忠诚院士和张金哲院士都指出:发展中国小儿神经外科是我们的奋斗目标,全面提高中国小儿神经外科水平是我们的努力方向。首先,我们应当承认我们已经取得的成绩和拥有的地位;其次,我们应当争取医学界同行们的认可;最后,我们应当走向世界,在世界小儿神经外科领域取得应有的地位。这将是一个艰难的历程,需要我们有足够的勇气去面对它,有百倍的信心迎接挑战,有坚定的恒心来进行实践。要立足中国,走向世界,发展有中国特色的小儿神经外科事业。

14.1.3 中国小儿神经外科发展道路

(1)提高思想认识

每一名神经外科医师都应该对小儿神经资科有一个正确的认识:小儿神经外科是收治 15 岁以

下需要外科处理的神经系统疾病病儿的学科，小儿神经外科不是成人神经外科的年龄翻版（缩小版），是综合了小儿内科、小儿外科和神经外科的学科体系，是神经外科的重要分支之一。主要疾病范围包括：先天畸形（发育异常）、脑积水、脑肿瘤、颅脑创伤、脑血管疾病、颅内感染以及功能性疾患等，其疾病谱广泛、发病率高、患病儿童基数巨大。例如儿童脑肿瘤是儿童全身肿瘤的第二位（20%），儿童第一位肿瘤是白血病（33%），每年儿童脑肿瘤发病率为 2～5 例/10 万人口，换言之，全国每年新增 2.6 万～6.5 万名儿童脑肿瘤，带瘤生存的病儿估计在 10 万人以上，而全国神经外科医师约有 1.3 万名，能做儿童脑肿瘤手术的医师则少而又少。可以说：目前我国的相当多的儿童脑肿瘤没有得到应有的治疗而死亡。因此，这是每一名神经外科医师、各级政府部门和全社会必须面对的重大问题。

尽管在 50 多年前，北京市神经外科研究所就成立了国内第一个独立病房的小儿神经外科，但目前在全国综合性医院中，也只有少数医院有独立病房的小儿神经外科和专职的小儿神经外科医师（如：清华大学玉泉医院，北京天坛医院，新疆医科大学附属第一医院，广州医学院附属第二医院，福建医科大学附属第一医院等）。其他绝大多数医院没有独立的小儿神经外科，只有个别神经外科医师兼职做小儿病人。在全国儿童医院系统内，有独立小儿神经外科或床位超过 30 张的医院（如：南京儿童医院，重庆医科大学附属儿童医院，上海儿童医学中心）也极少。与十年前相比，由于各大神经外科中心领导者对小儿神经外科的认识水平的提高和大力推动，这种兼职小儿神经外科医师也在逐渐增多。

下述三个方面对小儿神经外科的发展可能有助：第一，高年神经外科医师应主动关注小儿病人，在条件较好的医院（病人来源、硬件条件和技术水平）要设立小儿神经外科；第二，在全社会普及小儿神经外科的科普教育，使每一个人都认识到儿童颅脑疾病的重要性，特别是媒体的宣传作用；第三，政府和社会组织的经费投入，支持医学科研和减免治疗费用。与儿童白血病治疗相比较，开展小儿神经外科所需要的硬件条件要求不高，儿童神经系统疾病的治疗费用低，早期治疗成功率高，长期疗效好。不高的经济投入，较好的治疗效果，每个单位经费可使更多的儿童病人受益。要彻底纠正只片面关注白血病儿童的现象，关键在于我们大声呼吁和努力争取。

（2）临床水平的提高

临床水平的提高要依赖两方面的发展：扩大规模（床位数和医师数）和提高医师水平。目前我国小儿神经外科主要分布在两大系统：儿童医院系统和综合医院的神经外科中心系统。与中国神经外科整体发展相比较，中国小儿神经外科存在规模和水平上都未达到应有的高度。由于全国各大神经外科中心的水平较高，也带动了小儿神经外科治疗水平的提高，但总体规模很小。目前我国综合医院中神经外科床位数为 6%，而其中能分配给小儿神经外科的床位则极其有限。提高全国小儿神经外科临床治疗水平，关键在于提高儿童医院系统的小儿神经外科水平：改变小儿神经外科医师的培养体系（医师来源问题），提高医师的诊治水平（学习问题），改善硬件条件（显微镜和显微手术器械）。近十年来，全国许多儿童医院添置了手术显微镜，使小儿神经外科的治疗水平上升到了新高度，改变了单纯依靠肉眼手术的状况。现在的关键是：不断提高显微手术技术，从而提高治疗水平。

在疾病治疗方面，儿童医院主要集中在先天畸形（脑脊膜膨出、脊髓拴系和狭颅征）和脑积水的治疗，综合医院神经外科主要集中在脑肿瘤、脑血管病和颅脑创伤等方面。今后还要将小儿神经外科的治疗范围扩展到孕期保健阶段，建立起胎儿神经系统的常规检查体系（B 超筛查，MRI 确诊），要建立新生儿神经系统发育异常疾病的申报或登记体系。对常见的小儿先天性疾病（如脑积水、脑脊膜膨出、脊髓拴系）制定出规范化治疗指南，采取正确的治疗方法。在保持和发展临床特色中，我们也越来越关注病儿认知功能（智力发育）的问题，在诸多基础研究方面也有了一定的进步。

在儿童医院系统和综合医院神经外科中心，建立和加强具有疾病治疗特色的小儿神经外科中心。通过不断的学术交流，采取“走出去、请进来”的方法，各级各类医院的医师之间开展相互学习、达到共同提高。儿童医院和综合医院的小儿神经外科要通力合作，进一步做好儿童颅脑疾病谱的流行病学调查，从而合理确定各自的学术目标，合理使用医疗资源（人力和物力），从各个方面为提高中国小儿神经外科的临床水平做贡献。

（3）学术水平的提高

一个学科的学术水平主要体现在：①加入到国内外学术组织。②在国内外学术杂志发表文章。③有本学科的专著。④建立学科体系。在中国医师协会神经外科医师分会的支持下，张玉琪于2006年创建了中国首个小儿神经外科学术组织:中国小儿神经外科专家委员会，张玉琪教授任首届主任委员。《中华神经外科杂志》和《中华小儿外科杂志》每年都出版小儿神经外科的专刊,发表了大量有学术价值的小儿神经外科方面的文章,这是展示中国小儿神经外科发展的最好平台和窗口。有许多高质量的学术文章在国际性学术杂志(《Pediatric Neurosurgery》和《Child's Nervous System》)上发表,使国际小儿神经外科同行逐渐认识了中国小儿神经外科的发展现状。出版了《儿童神经系统肿瘤》《下丘脑错构瘤》和《颅内生殖细胞瘤》等中国小儿神经外科专著。我们正在积极准备撰写《中国小儿神经外科学》专著。上述均表明了中国小儿神经外科蒸蒸日上的大好局面。

中国神经外科医师(张玉琪、马杰)参加了"国际小儿神经外科学会"(International Society for Pediatric Neurosurgery，ISPN)，成为国际学术组织的委员。与国际学术组织建立了良好的学术交流平台,并争取2015年在上海举行ISPN年会,这是中国小儿神经外科的骄傲,证明了中国小儿神经外科的水平得到了国际同行的认可。

十年来,国内小儿神经外科的学术活动日益活跃。自2007年,国内每年都举办小儿神经外科的专题学术研讨会和学习班。在与国际学术交流中邀请ISPN专家曾在北京、上海、苏州等地多次召开小儿神经外科学习班。与许多国际著名小儿神经外科学者（如Paul Steinbok，Tadanori Tomita，Hajime Arai）建立了良好的友情。国内学者也多次参加ISPN或其他国际性小儿神经外科的学术会议,许多文章被会议采用,并在会议上作学术演讲。中国学者(张玉琪)也曾受邀到韩国、中国香港、台湾地区做专题小儿神经外科的专题报告,提高了中国小儿神经外科在国际上的学术地位。

在全国范围内建立起小儿神经外科学科体系是指:充分调研全国小儿神经外科疾病谱,根据各医院的具体情况,建立具有治疗特色和学术水平的小儿神经外科疾病治疗中心,使中国小儿神经外科治疗范围覆盖先天畸形(发育异常)、脑积水、脑肿瘤、颅脑创伤、脑血管疾病、颅内感染以及功能性疾患等,解决单一医院治疗疾病谱窄的缺陷。单一儿童脑肿瘤治疗优势,或单一脑积水、先天疾病治疗优势,均不能代表中国小儿神经外科的整体学术体系或水平,学科的均衡发展是中国小儿神经外科今后要重视的问题。

(4)医师培养体系的建立

小儿神经外科医师(pediatric neurosurgeons)首先是神经外科医师，要经过正规的神经外科专科培养,若干年后,再专业于小儿神经外科疾病的诊治。而在我国儿童医院系统内,小儿神经外科医师主要来自于小儿外科医师，在其培养过程中主要学习的是小儿外科领域，没有经过正规的神经外科学术体系的培养。随着我国专科医师规范化培养体系的建立，小儿神经外科医师的培养正逐步纳入神经外科的培养体系中来，在制度上保证了小儿神经外科医师的能力培养。目前,越来越多儿童医院的领导者也认识到：小儿神经外科医师应该来自于经过正规培养的神经外科医师或研究生，神经外科来源的小儿神经外科医师水平高于小儿外科来源的医师水平。因此有越来越多的神经外科医师或研究生到儿童医院开展工作，也有许多儿童医院的小儿外科医师到综合医院的神经外科中心进修学习。

综上所述,当前要以神经外科体系为主,积极协调与小儿外科学术界的关系,互助合作,发挥各自学科的专长,共同提高中国小儿神经外科事业的发展。只有在制度上将小儿神经外科纳入到神经外科体系中，中国小儿神经外科规模才能得到扩大，整体水平才能得到进一步提高。

14.2 儿童中枢神经系统先天畸形

14.2.1 前脑无裂畸形(holoprosencepaly)

前脑无裂畸形是由于在胚胎期前脑不能正常发育成为大脑半球。根据大脑半球融合的程度,将前脑无裂畸形分为三种类型:无脑叶型、半脑叶型和脑叶型。无脑叶型是最严重的类型,表现为颅腔中线处单一的脑室，两侧额叶完全融合成一体，没有半球间的大脑纵裂结构。半脑叶型表现为在大脑半球的后部有不完全的半球间纵裂，枕叶和侧脑室的枕角结构正常。脑叶型的畸形程度最轻，双侧半球结构接近正常，有正常的脑沟，只表现有双侧额级或枕叶皮质的融合。约90%的前脑无裂畸形合并有面部畸形，一些病儿需要做面部畸形的整形手术。颅内的畸形多无特殊治疗方法，如脑室进行性扩大，可考虑做脑室－腹腔分流术，但其长远效果不明确(图14-2-1)。

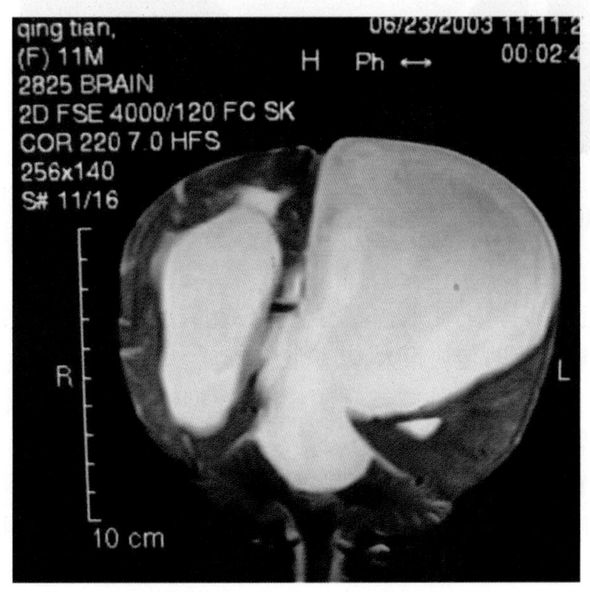

图14-2-1 大脑半球未发育畸形

14.2.2 无脑畸形(anencephaly)

无脑畸形在头颅表现为头盖骨没有闭合，颅腔内没有大脑组织。在脊柱表现为脊柱裂，椎管内没有脊髓组织。发生的原因是由于神经管没有正常地闭合。没有特殊的治疗方法，病儿不能长期生存。

14.2.3 皮毛窦(dermoid 或 dermal sinus tract)

颅内有外胚层组织，并且与皮肤形成了不正常的沟通连接。表现为颅内或椎管内皮样囊肿，囊肿和皮肤间的窦道，以及皮肤表面的结构异常，如皮肤裂口、色素沉着、多毛、异常分泌物等。上述三个结构可以同时存在，也可单独存在。发生部位多在中线，少数在非中线部位，如颞部。根据畸形的具体情况，可以做手术治疗。

14.2.4 胼胝体脂肪瘤

胼胝体部位的脂肪瘤多合并有其他的畸形，如胼胝体缺失或发育不全、透明隔缺失、前部循环脑血管发育不全(如单根大脑前动脉)、脑膨出和额叶畸形等等。脂肪瘤大小不等，巨大者可侵犯周围的许多结构（图14-2-2），肿瘤阻塞室间孔引起脑积水。胼胝体脂肪瘤的主要临床表现为癫痫，抗癫痫药物治疗效果不佳。脂肪瘤本身多不需要手术切除，可以对其引起的并发症或合并的其他畸形进行手术，如脑积水的分流术。胼胝体脂肪瘤患儿可以终身带瘤生存，不提倡开颅手术切除脂肪瘤，因为肿瘤包绕了前动脉系统的血管并侵犯周围脑组织，不可能作到肿瘤的全切除，手术风险大，且切除肿瘤对控制癫痫几乎没有治疗效果(图14-2-2)。

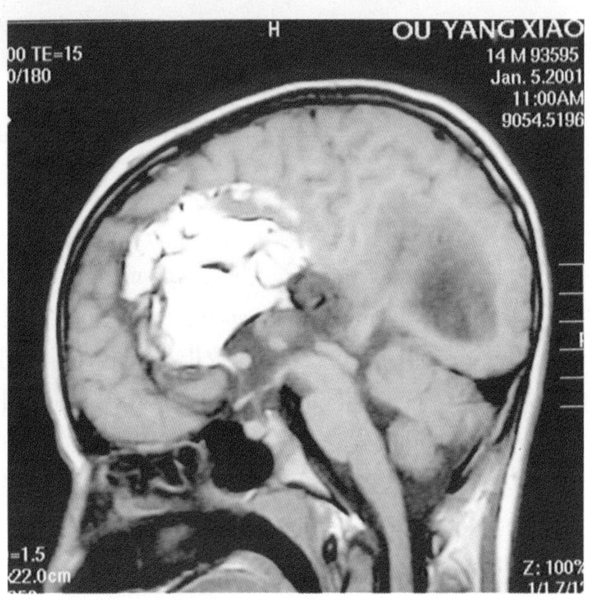

图14-2-2 胼胝体前部脂肪瘤，并胼胝体缺失

14.2.5 脑膜和脊膜膨出

(1)颅裂和脑膜膨出

脑内容物经过颅骨缺损处突出到颅腔以外。脑膨出有三种类型，只有脑膜和脑脊液的突出称为脑膜膨出(meningocele)，脑组织和脑膜共同的突出称为脑膜脑膨出(encephalomeningocele)，脑膜脑膨出合并有脑室的突出称为积水性脑膜脑膨出(hydroencephalomeningocele)。约85%脑膨出发生在枕部，其次为额部颅底。约70%的枕部脑膨出为男性，额部颅底的脑膨出无性别差异。目前最好的诊断方法是根据MRI扫描，CT可以明确颅骨的改变。要特别注意脑血管的情况，可以做MRA的检查。手术修补硬膜是最好的治疗选择，手术中要特别注意脑血管、硬膜静脉窦和重要神经结构。

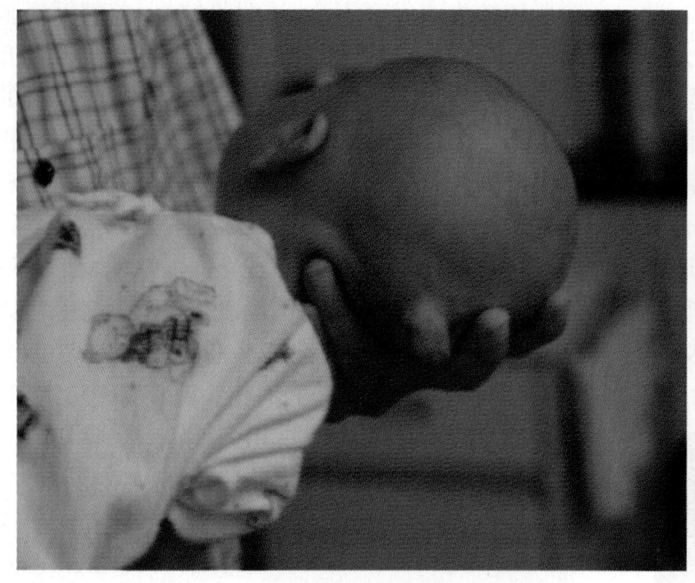

A

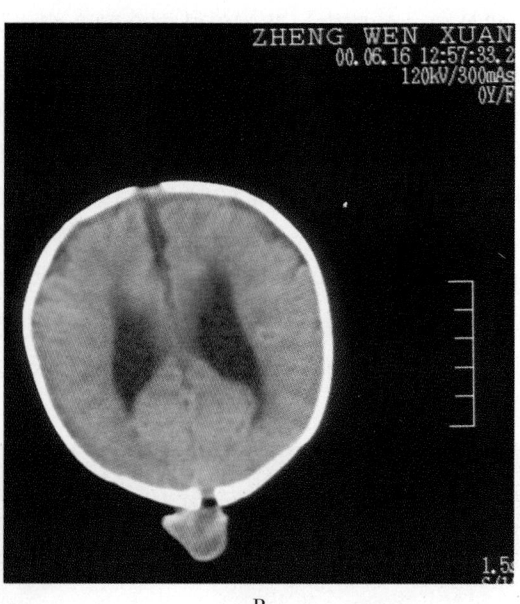

B

图14-2-3 枕部脑膜膨出(A. 照片 B. 头颅CT)

(2)脊柱裂和脊膜膨出

脊柱裂(spinal bifida)、脊膜膨出(meningocele)和脊膜脊髓膨出(myelomeningocele)是儿童最常见的出生缺陷，由于先天性因素致椎板闭合不全,同时存在脊膜、脊髓、神经向椎板缺损处膨出。病因可能与怀孕早期叶酸缺乏有关。此症多发于脊柱背侧的中线部位,以腰骶段最为常见,少数发生在颈段或胸段(图 14-2-3)。脊膜膨出有时与脑积水并存。

依照病理与形态以及合并的畸形组织可分为下述三类。

1)脊膜膨出:在背部中线未闭合的椎板处的软组织内膨出一囊状物,其包囊大小不等,表面皮肤多属正常。膨出的硬脊膜形成膨出囊之内衬。脊柱裂合并脊膜膨出 (a. 腰骶部;b. 颈 - 胸段囊肿样包块)。囊内充满了无色、透明的脑脊液,无神经组织,或仅见一条细纤维束带连至脊髓表面。囊颈通常较细小。椎管内的脊髓为正常形态。少数病人的膨出囊外表皮肤呈瘢痕样改变。

2)脊髓脊膜膨出:脊膜囊从椎板缺裂处膨出,囊内衬里为硬脊膜,囊颈一般较宽。囊内容物有两种情况:①一种为伴有少数神经根突向囊内、并附着于囊壁,也即膨出囊内存在有神经根和脑脊液的成分。②另一种为腰骶部脊髓、脊膜膨出,囊内有脊髓及神经根突入和附着。脊髓与神经组织有的先突入至囊内,后又卷曲、返回于椎管的硬脊膜囊内。

部分脊膜膨出与脊髓、脊膜膨出及脂肪瘤合并存在,称为“脂肪瘤型脊髓和(或)脊膜膨出”。此种病变有时包块很大,其基底多较宽大,且包囊肥厚。

3)脊髓外露或脊髓膨出:此型最为严重,临床较为少见。椎板缺裂较宽,椎管与硬脊膜广泛敞开,脊髓与神经组织直接显露于外。其外表只有一层蛛网膜,一般不形成囊性包块,可见其内的脊髓与神经根组织与搏动,多有神经组织变性。有时尚有一层硬脊膜覆盖。

治疗原则：均应在肛门括约肌和下肢肌肉电生理监测下采取手术治疗,手术愈早,则效果愈好。手术基本点:①多采用横切口,远离肛门,以便术后切口管理。切除脊膜膨出囊和修补软组织缺损,对单纯性脊膜膨出者,经此手术可以获得治愈。②探查脊髓与神经根向脊膜囊内膨出的情况，宜在手术显微镜下将其进行游离和分解,使之还纳于椎管内,绝不能盲目地予以切除。③对于脊髓、脊膜膨出手术时,通常需要向上、向下扩大椎板切开范围,以便于对椎管内进行探查和处理，这有利于将膨出神经组织的还纳。④对合并脑积水、且出现颅内压增高症状者,应先作脑积水分流术,以缓解颅内高压,第二步才作脊膜膨出切除修补术。

14.2.6 脑裂畸形(schizencephaly)

是脑皮质的畸形，表现为脑皮质结构异常、半球裂隙、脑室周围有脑组织异位等。脑裂畸形包括无脑回畸形(lissencephaly),脑表面光滑,没有脑回结构。巨脑回畸形(pachygyria)是脑回的数目少,而每个脑回肥厚。

14.2.7 Chiari 畸形

也称为小脑扁桃体下疝畸形，主要分为以下三种病理类型,其严重程度依次加重。Chiari Ⅰ 型:单纯的小脑扁桃体下疝进入椎管，一般不超过 L_2 水平,常合并有颅底畸形,但很少合并有脑积水,不合并有神经管闭合不全。Chiari Ⅱ 型:小脑下蚓部和脑干下部均疝入椎管内，下疝的组织可超过枢椎水平,常合并有脑积水和神经管闭合不全,或合并有多种其他神经轴的畸形,如脊膜脊髓膨出。Chiari Ⅲ 型:部分小脑和脑干疝入椎管内,常合并有脑积水。

临床上最常见的是 Chiari Ⅰ 型，有 50% ~ 75% 的病例合并有脊髓空洞,合并有脑积水的发生率约 3%，合并颅底和颅颈关节畸形的发生率在 50%以上。诊断 Chiari 畸形最可靠方法是头颅和脊髓 MRI 扫描,对有颅骨或脊柱畸形,可做 X 线片检查。

早期发现和早期手术治疗 Chiari 畸形是确保病儿功能恢复的关键。手术方法分为:骨性减压、膜性减压和下疝物切除三种方法。骨性减压是单纯去除后颅窝的颅骨,膜性减压是在骨性减压的基础上做硬膜敞开或硬膜扩大修补。以上两种手术方法没有从根本上解决下疝物压迫延髓问题,由于人为扩大了后颅窝空间,导致下疝的小脑扁桃体继续挤压进入椎管内。因此,病人在术后早期症状有缓解,而长期则症状加重,甚至导致瘫痪。下疝物切除术是根本解决 Chiari 畸形的手术，在切除了下疝物后,要做硬膜原位缝合或仅做缺损硬膜的修补,以防止后颅窝内容物下疝。对于儿童 Chiari 畸形合并脊髓空洞,笔者发现在脊髓中央管开口处(闩部)有一层淡黄色的薄膜(图 14-2-4),用尖刀切开此膜后,有液体流出,饱满的脊髓即刻塌陷。这表明脊髓中央管开口阻塞是导致脊髓空洞的原因之一。

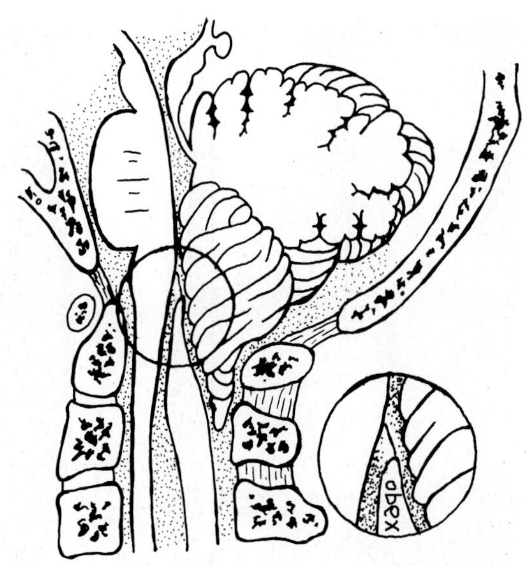

图14-2-4 Chiari畸形示意图,在闩部形成假膜,并脊髓空洞

14.2.8 脊髓脊膜膨出(myelomeningocele)

脊髓脊膜膨出是在脊柱裂(spina bifida)的基础上,脊髓、脊膜膨出到椎管外。膨出物为脊膜和脑脊液的称为脊膜膨出(meningocele),椎管内的脊髓发育正常。膨出物在体表为水囊样皮下包块,表面的皮肤结构基本正常。脊膜膨出常合并有脊髓拴系(spinal cord tethering 或 tethered cord)。

膨出物为脊髓和脊膜的称为脊髓脊膜膨出,这种类型的畸形其脊髓发育不正常,在胚胎期原始脊髓管没有融合,出生后的脊髓外形呈平板状。脊髓脊膜膨出在体表的表面几乎没有皮肤,膨出的表面为薄膜结构,周围的皮肤发育不良,故膨出物的外薄膜极易破溃引起脊膜炎或脑膜炎,严重的引起脑室炎。几乎所有的脊髓脊膜膨出都合并有 Chiari 畸形和脑积水，而单纯的脊膜膨出没有这些并发症。也可合并有脊髓拴系。脊髓脊膜膨出的治疗要在病儿出生后 72h 内做手术,超过 72h 可能因破溃而引起中枢神经系统感染。

14.2.9 脊髓拴系综合征(tethered cord syndrome)

先天性的脊髓被固定(也称为拴系)在某一个点,使之不能随脊柱的生长而发生移动,脊髓像皮筋一样被逐渐拉长,病儿进行性出现神经功能和膀胱功能的障碍。由于 MRI 检查的应用,现在发现新生儿的脊髓末端(圆锥)水平基本等同于成人,一般位于腰椎体 1、2 的水平。这对于早期诊断单纯性脊髓拴系(终丝紧张)有帮助。圆锥向下变细成纤维丝条状,叫做终丝,在脊膜内的称为内终丝;继续向外生长,穿过脊膜以外的部分叫外终丝。

引起脊髓被拴系的原因有许多，如终丝紧张、脊髓纵裂、脊髓脊膜膨出、腰骶管内皮样囊肿(图 14-2-5)和腰骶脂肪瘤(图 14-2-6)等等。脊髓拴系常合并有脊柱裂或其他的先天畸形。

手术前一定要做括约肌和下肢神经电生理学

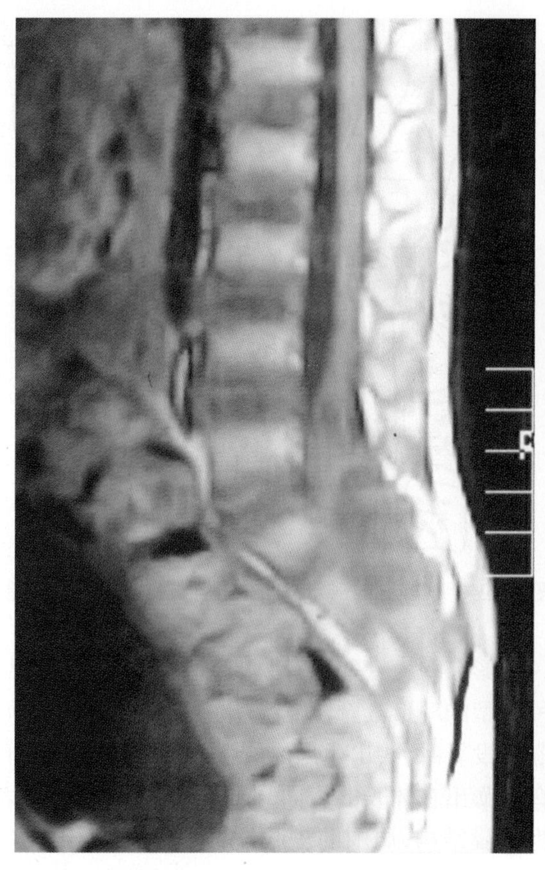

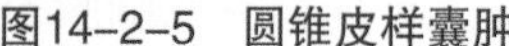

图14-2-5　圆锥皮样囊肿

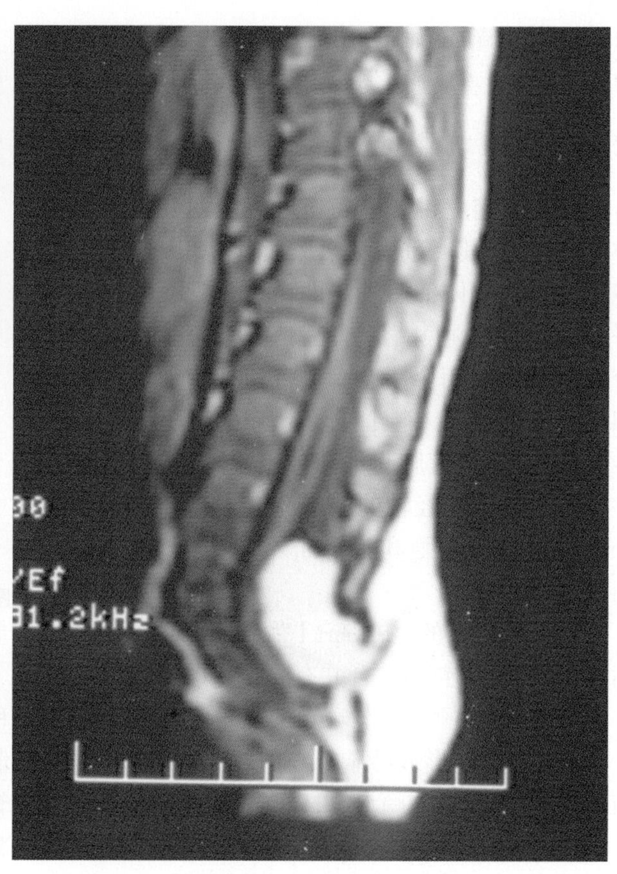

图14-2-6　腰骶部脂肪瘤

检查，以及尿动力学检查，以明确神经系统和泌尿系统的功能状况。对于脊髓拴系的治疗有多种观点。一般对单纯性脊髓拴系可采取预防性的手术治疗，即早期做终丝切断术，以预防病儿出现神经和膀胱的功能障碍。也有人主张对没有症状的病儿做随访观察，一旦出现症状才可做手术治疗。对于合并有其他病变的脊髓拴系，如皮样囊肿和脊髓脊膜膨出，应积极手术治疗。对腰骶脂肪瘤的手术治疗要采取谨慎的态度，或只做椎管外的脂肪瘤切除，由于椎管内的脂肪瘤体与脊髓完全融合在一起，不可能做到肿瘤的全切除，因此不可过多地切除椎管内的瘤体，以免加重术后的神经和膀胱的功能障碍。术中提倡做神经电生理监测。

14.2.10　脊髓脂肪瘤

根据解剖学脂肪瘤与脊髓的关系，将脊髓脂肪瘤可分为三种类型：硬膜下脂肪瘤、圆锥脂肪瘤和终丝脂肪瘤。发生在腰骶部椎管内、外的脂肪瘤（包括上述三种类型）称为腰骶部脂肪瘤。

圆锥脂肪瘤约占腰骶脂肪瘤的 75%（腰骶管的硬膜下脂肪瘤占 6%～20%），约 90%以上的肿瘤伴有硬膜缺失和脊柱裂，椎管内的脂肪瘤体与皮下脂肪连成一体。腰骶部皮肤有异常表现，如多毛、皮肤痣、皮赘（短尾巴）、包块等。部分病例脂肪瘤合并有脊髓膨出（称为 lipomyelocele）或合并有脊髓脊膜膨出（称为 lipomyelomeningocele）。硬膜下脂肪瘤很少见，约占 4%。肿瘤多位于脊髓后方，硬膜完好。肿瘤压迫脊髓产生相应脊髓阶段的症状。硬膜下脂肪瘤多见于腰骶管内（图 14-2-7，图 14-2-8）和颈部椎管内。可伴有椎体畸形、椎管增宽和椎板、脊突等畸形。终丝脂肪瘤约占腰骶脂肪瘤的 13%～26%，瘤体局限在终丝神经丛内。大多数病儿的腰骶皮肤无异常表现，病儿多无临床表现。

脊髓脂肪瘤可合并有许多其他的局部畸形，如皮下脂肪瘤、血管瘤、局部皮毛窦、皮肤凹陷、皮肤赘生物、脊髓脊膜膨出、脊髓拴系等。病儿可以表现有下肢无力或力弱、走路跛行，可以有尿失禁或尿潴留和尿道感染。腰骶部 MRI 扫描可以明确椎管内外的病变情况和解剖关系，为手术治疗提供有价值的信息。手术前一定要做括约肌和下肢神经电生理

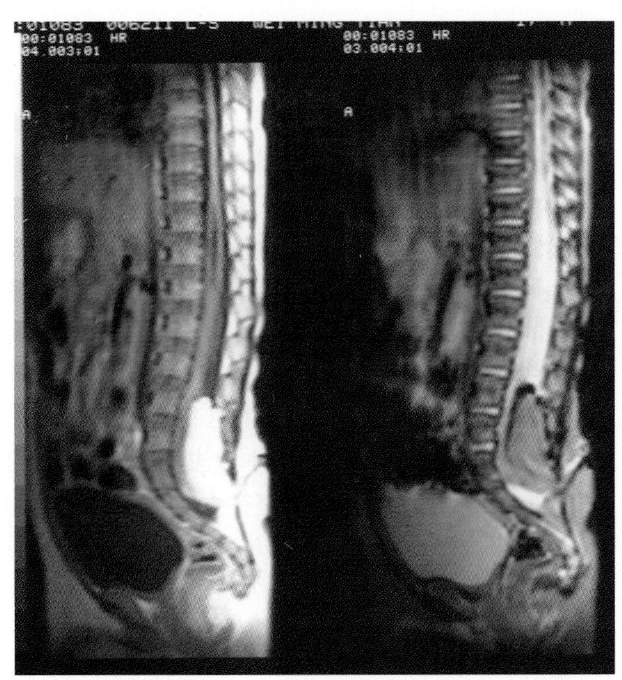
图14-2-7 瘤体大部在椎管内

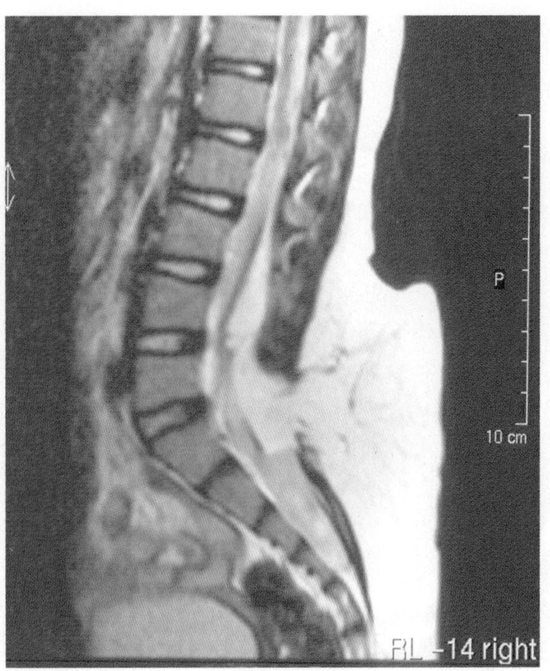

图14-2-8 瘤体大部在椎管外

学检查，以及尿动力学检查，以明确神经系统和泌尿系统的功能状况。

对于脊髓脂肪瘤（或腰骶脂肪瘤）要根据病变的具体情况而定，手术的主要目的是：解除拴系、预防进行性外形畸形、预防神经功能障碍和保护排尿功能（括约肌）功能。对于圆锥脂肪瘤是不可能做到肿瘤全切除的，术后的并发症多且严重。因此，圆锥脂肪瘤以解除拴系为目的，不追求肿瘤的过多切除。对于在术中发现为终丝脂肪瘤，在保护终丝神经的前提下，可以多切除脂肪瘤体。对于没有症状的脊髓脂肪瘤，可以考虑做手术切除瘤体，目的是预防神经功能和括约肌功能的障碍。术中提倡做神经电生理监测。

14.2.11 先天性颅内囊肿

神经上皮囊肿是来源于神经外胚层碎片的一种神经胶质性囊肿，根据囊肿所在的部位，可分为脑室内的脉络丛囊肿、脑外的蛛网膜囊肿和特殊类型的 Dandy-Walker 综合征。

（1）脑室脉络丛囊肿

常见的有侧脑室三角区脉络丛囊肿、透明隔囊肿、第三脑室神经上皮囊肿等，见图 14-2-9。这些囊肿的囊壁为灰白色，质地比蛛网膜厚、韧，囊内的液体为正常的脑脊液。脑室内囊肿多不引起临床表现，偶尔有头痛。巨大的脑室内囊肿可引起梗阻性脑积水，有高颅压的临床表现。头颅 CT 和 MRI 扫描可以发现脑室局部的圆形或椭圆形扩大，有明确的边界，囊肿的密度与脑脊液相同。治疗方法有开颅手术切除囊肿壁和脑室镜下做囊壁造瘘。由于囊肿壁较厚，脑室分流管不能穿破囊壁，故不提倡做囊肿 - 腹腔分流术。

（2）脑外蛛网膜囊肿

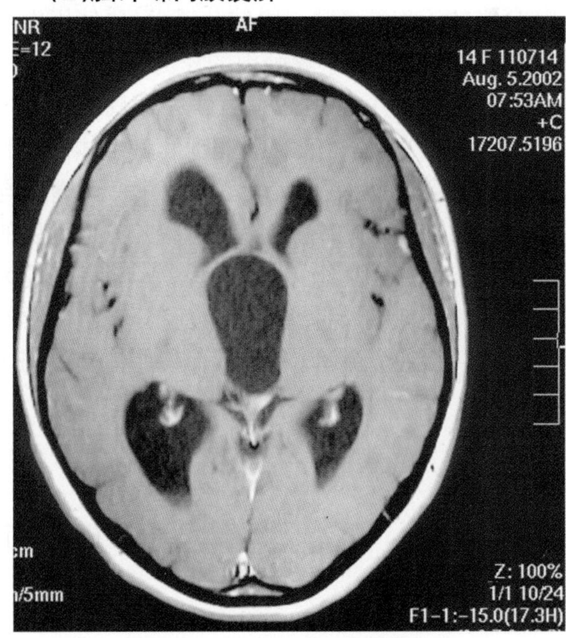

图14-2-9 第三脑室蛛网膜囊肿

脑外蛛网膜囊肿位于脑表面和硬膜之间，常见的发生部位有颞叶（图 14-2-10）、颞顶、脚间池和松果体区等。囊肿壁为外观与蛛网膜相同的膜，实际就是蛛网膜结构，其囊液为正常的脑脊液。由于囊

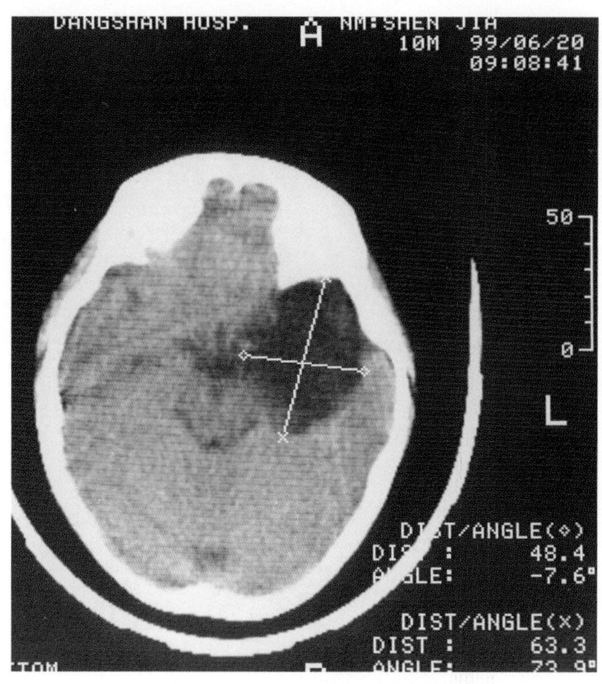

图14-2-10　左颞前蛛网膜囊肿

肿内的压力高于脑组织的搏动压,造成囊肿长期对脑组织的压迫,使受压的脑组织不能正常发育。病儿多没有临床表现,少部分有癫痫发作。多数病儿因其他原因行头颅 CT 或 MRI 扫描才发现蛛网膜囊肿,其信号与脑脊液相同。

最好的治疗是囊肿 - 腹腔分流术,要使用中压非抗虹吸分流管,由于囊肿内的压力下降,脑的搏动压高于囊肿内压,受压的脑组织在数周或数月内即可膨胀到正常状态。对于脚间池和松果体区囊肿应采取开颅手术,尽可能切除囊壁,并打通囊肿与周围脑池的通路。有部分做囊肿 - 腹腔分流术后的病例,在术后数年后发生裂隙脑室综合征,表现为高颅压和脑室变小,可做脑室 - 腹腔分流术或腰蛛网膜下腔 - 腹腔分流术。目前提倡使用体外可调压分流管,以预防裂隙脑室综合征的发生。

(3)Dandy-Walker 综合征

此综合征包括小脑蚓部发育不全、四脑室囊性扩大和幕上脑积水三个病理表现,见图 14-2-11。但其根本的病理改变是小脑蚓部发育不全和四脑室囊性扩大,幕上脑积水是继发性的病理改变。认识上述的病理改变,是正确治疗 Dandy-Walker 综合征的基础。1 岁以内病儿的主要表现是头颅增大和高颅压表现,很少有颅神经麻痹、小脑体征和运动障碍等表现。头颅 MRI 扫描是正确诊断 Dandy-Walker 综合征的根本方法。对于后颅窝的病变是囊肿,还是单纯的脑室扩大,可做脑池造影 CT 扫描即可鉴别。由于 Dandy-Walker 综合征的病因是第四脑室囊肿,故其治疗是做囊肿 - 腹腔分流术。单纯做幕上脑室 - 腹腔分流术不能解决幕下的囊肿。

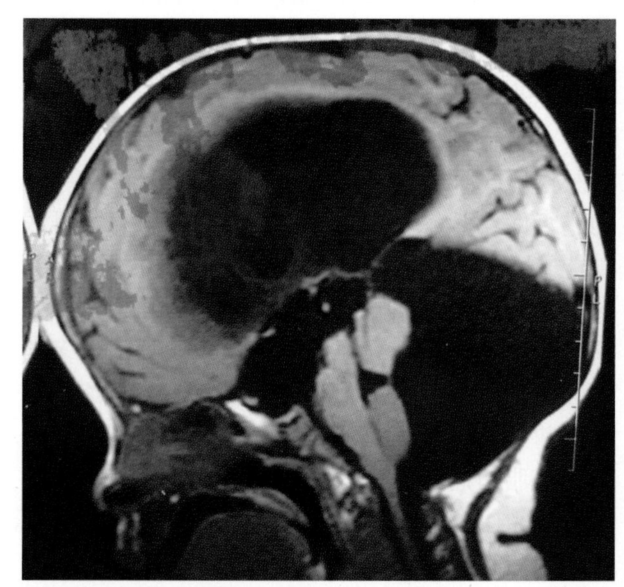

图14-2-11　后颅窝囊肿(Dandy-Walker综合征)伴幕上脑积水

14.3　儿童颅骨畸形——狭颅征

狭颅征(craniosynostosis)是指婴幼儿的颅骨骨缝在正常生理闭合前提早闭合,引起病儿头颅或(和)面部的外观形态异常。病儿主要表现是头颅和面部的外观美学上的改变,少数病儿有高颅压的表现。颅缝早闭后限制了脑组织的正常生长发育,因此,没有经过手术治疗的狭颅征主要造成病儿身体和智力发育迟缓,年龄增大后可因头颅畸形而引起心理障碍。

提早闭合的骨缝限制了颅骨的正常生长,而没有闭合的骨缝能正常生长,导致头颅生长的不对称性。不同颅缝的闭合引起的头颅外形改变也不同,各自具有特征性。多数病儿的颅缝早闭属于单纯性病变，不合并有其他的畸形，称为非综合征性的狭颅征，一般无颅内压增高的表现，常见的头颅畸形名称见表 14-3-1。

表14-3-1 非综合征性的狭颅征

名称	英文	相关颅缝	头颅外形
舟状头	scaphocephaly	矢状缝	前后狭长呈船状
鞍顶头	clinocephaly	矢状缝	严重的舟状头：头顶凹陷
三角头	trigonocephaly	额缝	三角状
斜头	plagiocephaly	单侧冠状缝或人字缝	左右头盖骨不对称生长
短头	brachycephaly	双侧冠状缝或人字缝	左右增宽
三叶头	kleeblattschadel	所有骨缝（额缝、冠状缝和人字缝）	额部和左右顶骨呈三瓣状

合并有其他颅面畸形综合征的狭颅征称为综合征性狭颅征（见表 14-3-2），其分子生物学上多有纤维原细胞生长因子（fibroblast growth factor，FGF）受体（FGFR）或转录因子的缺乏。此类的狭颅征多有颅内压增高，主要的头颅畸形有：尖头（acrocephaly），多条骨缝早闭，通常为严重的短头畸形。如病儿眼眶浅，称为眶颅尖头（Oxycephaly）。塔头（turricephaly）。多条骨缝早闭，通常为严重的舟状头畸形。

表14-3-2 综合征性狭颅征的主要类型

	Apert 综合征	Crouzon 综合征	Pfeiffer 综合征	Seathre-Chotzen 综合征
颅骨畸形	1. 尖头或塔头（双侧冠状缝 +++，双侧人字缝 ++，矢状缝 +） 2. 额缝增宽 3. 双颞膨隆	尖头（冠状缝、人字缝、颅底软骨融合）	Ⅰ型 塔头（双侧冠状缝、额颞缝） Ⅱ型 三叶头 Ⅲ型 严重塔头（双侧冠状缝、额颞缝、矢状缝、双侧人字缝、额缝）	尖头、斜头或舟状头（冠状缝 +++、额缝 +、双侧人字缝 +）
颅面畸形	1. 眼窝发育不良和眉弓凹陷 2. 五官距离宽 3. 上腭弓形抬高 4. 颅骨缺损 5. 短鼻 6. 上颌骨发育不良 7. 下颌骨前凸 8. 上腭弓形抬高 9. 泪管闭锁 10. 颞肌发育不良	1. 蝶鞍扩大 2. 颈静脉孔狭窄 3. 眼窝浅和眼球凸出 4. 五官距离宽 5. 斜视 6. 鼻泪管狭窄 7. 鹰钩鼻 8. 上颌骨发育不良 9. 下颌骨前凸 10. 上腭弓形抬高	1. 眼窝狭窄和突眼 2. 眼睑回缩 3. 颈静脉孔狭窄 4. 听小骨发育不良 5. 中面部发育不良 6. 下颌骨前凸 7. 上腭弓形抬高 8. 双叉悬雍垂 9. 牙齿畸形 10. 鼻后孔闭锁 11. 外耳道闭锁	1. 发际低 2. 扁平额部 3. 五官距离宽 4. 眼睑下垂 5. 鼻泪管狭窄 6. 上腭弓形抬高 7. 下颌骨前凸 8. 有角的和小圆形外耳
骨骼畸形	1. 2、3、4 手指完全性和对称性并指 2. 副指 3. 掌骨和腕骨融合 4. 拇指弯曲 5. 上臂（肱骨）短 6. 肩和肘萎缩或僵硬 7. 脊柱侧凸和前弯	1. 指关节粘连 2. 第一拇指骨增宽 3. 中指骨发育不良 4. 趾骨 - 楔骨融合 5. 肘僵硬 6. 桡骨头半脱位 7. 第一跖骨增宽 8. 蝴蝶形椎体 9. C_2-C_3，C_5-C_6 椎体融合 10. 椎体发育不全	1. 拇指大且向内侧偏离 2. 2 和 3 趾软组织性并趾 3. 肘僵硬 4. 桡骨 - 肱骨融合 5. C_2-C_3 融合	1. 短指畸形 2. 2 和 3 指并指畸形 3. 桡骨 - 尺骨融合 4. 拇指增宽 5. C_2-C_3 融合

续表

	Apert 综合征	Crouzon 综合征	Pfeiffer 综合征	Seathre-Chotzen 综合征
其他表现	1. 胼胝体畸形 2. 透明隔畸形 3. 鼻中隔偏离 4. C_5-C_6 椎体融合 5. 脊柱裂 6. 漏斗胸 7. 法乐氏四联征 8. 食管闭锁 9. 气管狭窄 10. 气管 - 食管瘘 11. 异位肛门 12. 肾盂积水 13. 多囊肾 14. 隐睾 15. 双角子宫	1. 黑色棘皮症 2. 角膜炎 3. 双侧圆锥角膜	1. 两尖瓣型大动脉瓣 2. Prune-Belly 综合征 3. 髂骨动脉发育不全 4. 肾脏畸形 5. 隐睾 6. 异位肛门和阴囊 7. 肠管扭曲 8. 胆囊发育不全 9. 幽门狭窄 10. 脐疝	1. 乳突小 2. 心脏畸形 3. 隐睾 4. 肾脏畸形 5. 肛门无出孔
症状和体征	1. 智力差 2. 高颅压 3. 脑积水 4. 脑萎缩 5. 蛛网膜下腔增宽 6. 视神经萎缩	1. 高颅压 2. 视神经萎缩和视乳突水肿 3. 脑积水 4. Chiari 畸形 5. 智力差 6. 睡眠性呼吸暂停 7. 脊髓空洞	1. 高颅压 2. 脑积水 3. Chiari 畸形 4. 视神经萎缩 5. 严重智力差 6. 传导性听力下降 7. 上呼吸道阻塞引起通气不足 8. 睡眠性呼吸暂停	1. 智力差 2. 传导性听力下降
遗传学改变	1. $FGFR_2$ 突变 2. 显性常染色体 3. 偶发性 +++(父亲来源) 4. 家族性 +	1. $FGFR_2$ 或 $FGFR_1$ 突变 2. 显性常染色体 3. 偶发性 ++(父亲来源) 4. 家族性 ++	1. $FGFR_2$ 突变 2. $FGFR_1$ 突变 3. 显性常染色体 4. 偶发性 ++ 5. 家族性 ++	1. TWIST 基因突变 2. 显性常染色体 4. 偶发性 + 5. 家族性 +++

注：+ 表示可能的程度。

狭颅征的病因分为先天性和继发性。先天性狭颅征主要表现为头颅的畸形，继发性狭颅征多合并有其他的疾病(表 14-3-3)。

表14-3-3　继发性狭颅征的常见病因

代谢性病因	软骨病、维生素 D 抵抗性软骨病、低磷酸盐血症、甲亢
血液性病因	脾大性红细胞增多症、地中海贫血、镰刀细胞贫血、先天溶血性黄疸
药物性病因	氨甲蝶呤(抗肿瘤药)、氨蝶呤、丙戊酸、苯妥英(抗癫痫药)、视黄酸
黏多糖贮积病和黏脂贮积病	
结构性病因	分流术后过度引流、头小畸形(microcephaly)、脑膨出、前脑无裂畸形(holoprosencephaly)

狭颅征的诊断主要依靠病儿的头颅外形改变(图 14-3-1)和放射学影像检查，主要是头颅 X 光片(图 14-3-2)和 CT 扫描，特别是三维 CT 扫描更能明确颅缝闭合的具体情况。

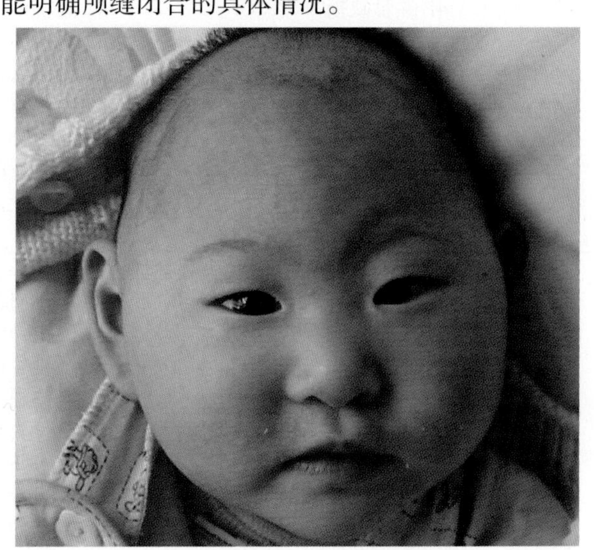

图14-3-1　狭颅征　病儿头外形照片

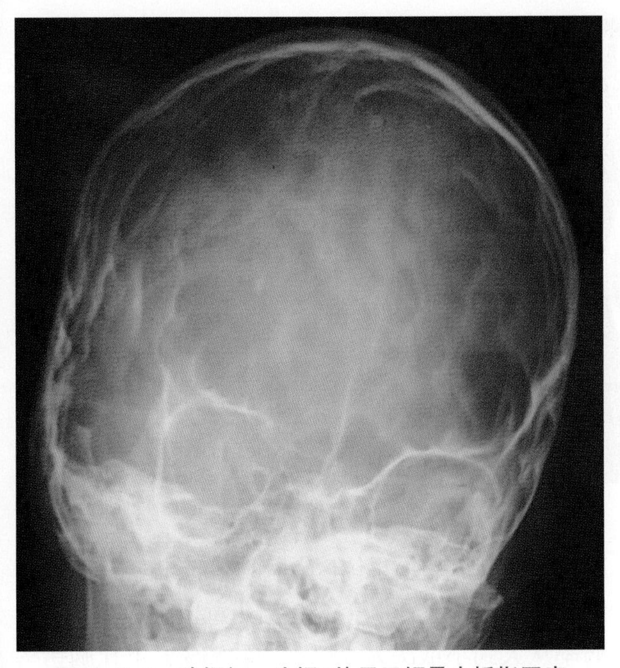

图14-3-2 狭颅征 头颅X片显示颅骨内板指压痕

手术治疗是唯一的选择，一定要在病儿出生12个月内做手术，超过此时间的治疗效果不明显。手术方法是在闭合的骨缝处咬出足够宽的骨槽(3～4cm)，以保证术后短期内新生骨不再融合；骨槽要足够长，以保证颅骨的正常生长不受限制，如咬除额缝要尽可能到眉心点，咬除双侧的冠状缝要尽可能到达颧弓处，矢状缝从前到后方的人字缝处。有一些病儿在术后2～3个月骨槽即被新生骨长满，又一次形成颅骨缝的闭合，为预防此情况，过去的手术方法是在骨槽的一端缝合上硅胶条，以阻止骨槽两端的新生骨融合，现在已经基本不用此方法。手术的最大问题是术中大量的血液丢失，可应用术中血液回收－回输器，并及时补充体液的丢失。

14.4 儿童颅脑肿瘤

儿童(15岁以下)中枢神经系统肿瘤的发病率约占儿童全身肿瘤的20%，仅次于儿童白血病，占第二位。每年的新增儿童颅脑肿瘤发病数为2～5人/10万人口，按照我国13亿人口计算，我国每年新增儿童颅脑肿瘤2万6千～6万5千人（26 000～65 000人/年）。由于神经影像检查技术的发展和普及，其实际发现率(或检出率)可能更高。儿童颅内肿瘤占所有年龄段颅内肿瘤的15%～20%。

儿童与成人的颅内肿瘤相比较，儿童的优势肿瘤有：髓母细胞瘤（图14-4-1）、颅咽管瘤（图14-4-2）、室管膜瘤、生殖细胞瘤、畸胎瘤（图14-4-3）和错构瘤(图14-4-4)等。成人的优势肿瘤有：脑膜瘤、垂体瘤、神经纤维瘤和转移瘤等。星形细胞瘤没有明显的年龄差别。根据罗世祺(1992年)2000例儿童颅脑肿瘤的统计，前4位肿瘤的发病率依次为：胶质瘤(68.2%)、髓母细胞瘤(18.5%)、颅咽

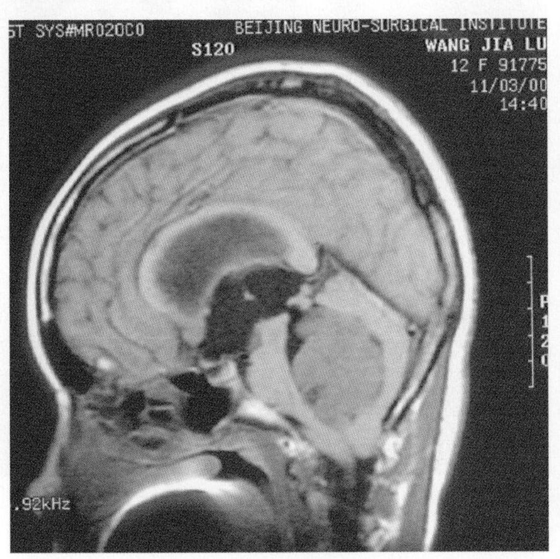

图14-4-1 后颅窝髓母细胞瘤

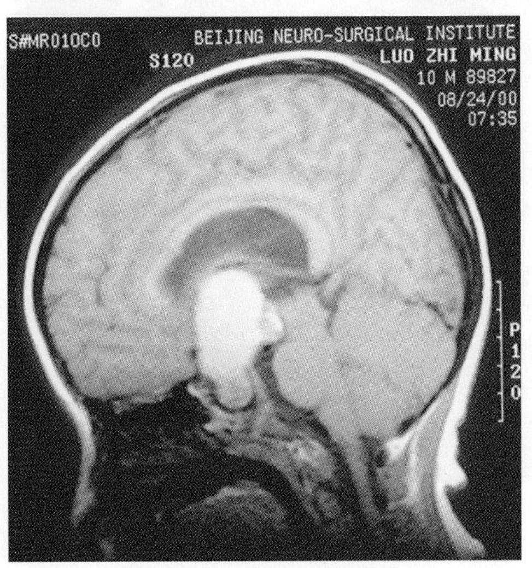

图14-4-2 鞍上颅咽管瘤

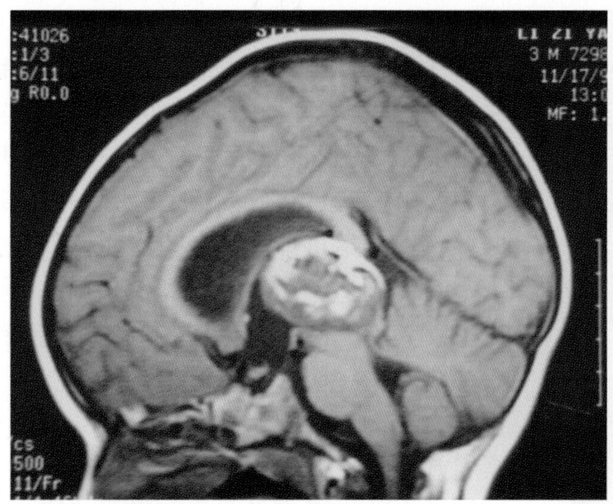

图14-4-3 第三脑室后部畸胎瘤

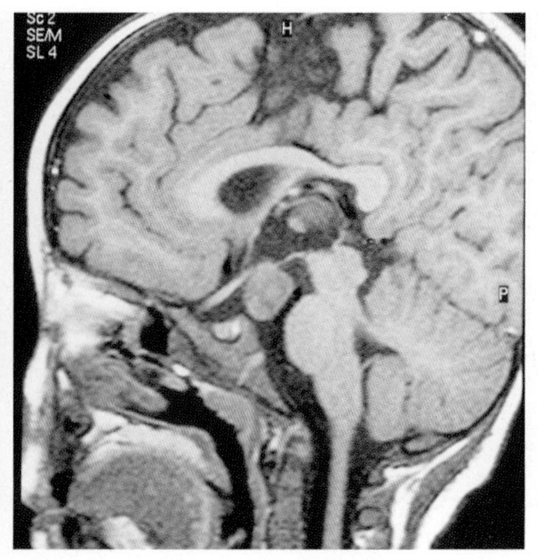

图14-4-4 下丘脑错构瘤

管瘤(16.6%)和室管膜瘤(12.3%)。

有些儿童颅内肿瘤有明显的性别优势。一般将性别在比例1.3∶1以上视为优势性别。男孩的优势肿瘤有:垂体瘤、恶性星形细胞瘤、松果体区和基底节区的生殖细胞瘤、颅咽管瘤、脑干肿瘤、皮样囊肿(或上皮样囊肿)、畸胎瘤、少支胶质瘤、淋巴瘤、小脑神经节胶质瘤、脉络丛肿瘤、幕下和脊髓的脑膜瘤、神经纤维瘤和室管膜瘤等。女孩的优势肿瘤比较少,主要有:鞍区生殖细胞瘤、下丘脑错构瘤、幕上脑膜瘤、小脑混合性胶质瘤、幕上星形细胞瘤等。

儿童幕上肿瘤约占54%,幕下肿瘤为41%,脊髓肿瘤约5%。与成人颅内肿瘤的发生部位不同,儿童颅内肿瘤多为中线肿瘤,很少有颅神经的肿瘤(视神经胶质瘤除外)。从前颅窝到后颅窝中线部位包括鞍区、第三脑室、松果体区、小脑蚓部和脑干等。我们统计1998年到2002年283例儿童鞍区肿瘤,其发病率从大到小依次为:颅咽管瘤(53%)、下丘脑错构瘤(14%)、星形细胞瘤(包括视神经胶质瘤)(10%)、生殖细胞瘤(9%)、垂体瘤(7%)、畸胎瘤(3%),其他少见的肿瘤有:脑膜瘤、皮样囊肿、拉克氏囊肿和绒癌。由于我们医院特殊的地位,下丘脑错构瘤的比例非常高,不能代表实际比例数字。儿童第三脑室和松果体区肿瘤常见有:星形细胞瘤、畸胎瘤、脉络丛乳突状瘤等。最常见的后颅窝中线肿瘤是髓母细胞瘤,其次是室管膜瘤、星形细胞瘤和皮样囊肿。儿童脑干肿瘤最常见的是脑桥星形细胞瘤(图14-4-5A、B),一般病儿无临床表现,当出现走路不稳或颅神经麻痹症状时,肿瘤已经很大无法手术。

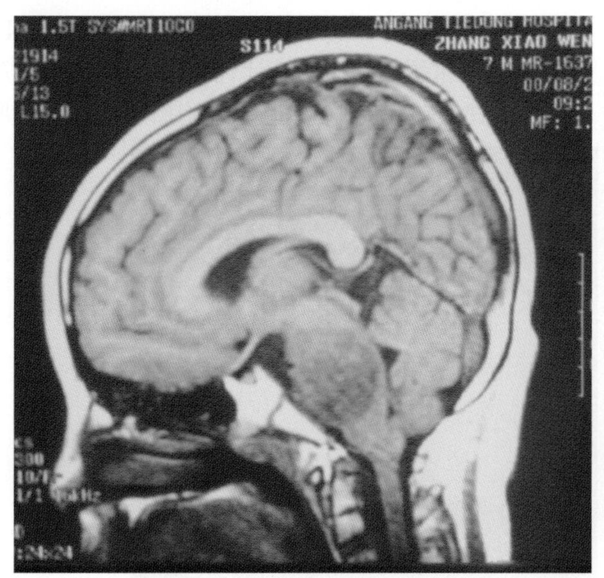

图14-4-5A 儿童脑桥占位矢状像

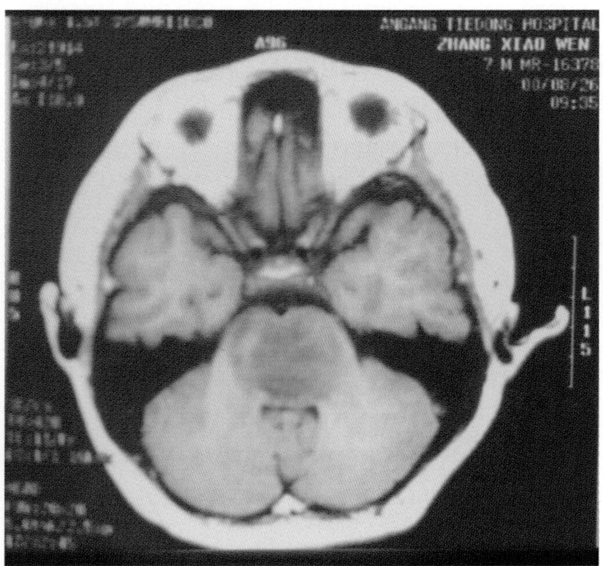

图14-4-5B 同一病儿,轴位像

在15岁以下儿童的死亡原因中，第一死亡是意外伤害死亡，第二就是各种类型和部位的肿瘤，约占儿童总死亡率的11%。在儿童所有类型和部位的肿瘤中,第一位发病率是白血病,约占33%,即3个儿童肿瘤病人中就有1个是白血病;第二发病率就是中枢神经系统肿瘤（主要是脑肿瘤），约占20%,即5个儿童肿瘤病人中就有1个是脑肿瘤。随着神经系统检查手段的提高和普及，特别是头颅CT和MRI在基层医院的普及应用，儿童脑肿瘤的检出率在大幅度地提高,越来越多的儿童脑肿瘤需要得到治疗。每年的新增儿童脑肿瘤发病数为2~5人/10万人口,按照我国13亿人口计算,我国每年新增儿童脑肿瘤2.6万~6.5万人。目前,国内外医学界和社会大众都在关心儿童白血病,而很少关心儿童脑肿瘤。无论在社会公众的关注度,或是在政府科研经费的投入上,儿童脑肿瘤都没有得到应有的重视。

根据北京天坛医院小儿神经外科1 267例儿童神经系统肿瘤的统计资料显示(2004年),儿童最常见的前5位脑肿瘤是:星形细胞瘤(30%)、颅咽管瘤(20%)、髓母细胞瘤(16%)、生殖细胞瘤(8%)和室管膜瘤(6%),这5种类型均是恶性的肿瘤,占儿童神经系统肿瘤的80%。在全部儿童神经系统肿瘤中,恶性肿瘤占91%,而良性肿瘤只占9%。以下分析前4位的星形细胞瘤、颅咽管瘤、髓母细胞瘤和生殖细胞瘤的治疗进展情况。

14.4.1 儿童星形细胞瘤

儿童星形细胞瘤的治疗效果与其不同的病理亚型和生长部位有密切的关系。在治疗方面,肿瘤的切除程度是首要条件,术后放疗和化疗对提高病儿的生存率有极大的帮助。毛细胞型星形细胞瘤对放射线非常敏感,病儿预后好。下面分析不同部位的星形细胞瘤的治疗策略。

生长在鞍上区域的视神经胶质瘤、下丘脑胶质瘤和第三脑室胶质瘤(中间块胶质瘤),病理多为毛细胞型星形细胞瘤，手术切除大部分肿瘤即可,避免了过多切除肿瘤造成的下丘脑功能损伤,术后放疗可使瘤体明显缩小或消失，病儿可获得长期生存。而生长在大脑半球和丘脑的星形细胞瘤较少为毛细胞型,即使手术做到全切除或近全切除,并辅助术后的放疗和/或化疗,病儿的预后也不好。生长在小脑半球的星形细胞瘤是良性肿瘤,不是恶性肿瘤。在形态学上包括三种类型:实性瘤体、瘤在囊内和囊在瘤内。瘤在囊内型将肿瘤结节全切除后,病儿无须放疗;实性瘤体和囊在瘤内如能做到肿瘤的全切除,辅助术后常规外放疗,病儿可获得长期生存（甚至临床治愈）。脑干胶质瘤分为脑干内弥漫型、局限型和脑干外生型,弥漫型无法手术,局限型和脑干外生型星形细胞瘤手术后辅助放疗和化疗,病儿可获得较长期的生存。术者的手术精细操作是保证脑干肿瘤手术效果的关键。

14.4.2 儿童颅咽管瘤

由于颅咽管瘤与下丘脑在解剖和功能上的密切关系,使得颅咽管瘤的治疗成为对每一名神经外科医师的挑战。目前治疗颅咽管瘤的方法有:手术切除、外放疗、同位素内放疗、瘤内置管化疗、瘤内置管抽囊液,上述方法单独应用以及不同组合应用等等。而国内外学者的主流观点认为:尽可能手术全切除肿瘤,并辅助术后外放疗是治疗颅咽管瘤的最根本方法,其他的治疗方法是辅助方法。目前,颅咽管瘤手术全切除率在90%以上，手术死亡率为1%~3%。

颅咽管瘤有两种病理类型:牙釉质型和鳞状乳突型。传统上认为颅咽管瘤是良性肿瘤,但病理学研究、肿瘤学研究和临床研究均证实牙釉质型颅咽管瘤的侵袭性,应该是恶性肿瘤。儿童颅咽管瘤几乎全部是牙釉质型的囊性颅咽管瘤。儿童颅咽管瘤的形态多样性表现与囊性瘤壁的生长有关,肿瘤周边的较固定解剖结构可以阻碍软性囊壁的生长,这些结构有:视神经、前交通动脉、颈内动脉、垂体柄、鞍结节、鞍背。囊壁就向阻力较小的空间生长,如第一间隙、第二间隙、外侧裂、脚间池、第三脑室。鞍内型颅咽管瘤起源于垂体前叶(腺垂体),囊壁的表面为鞍膈,随肿瘤生长,鞍膈逐渐向上膨隆。鞍上型颅咽管瘤起源于垂体柄，向前可以通过第一间隙生长,向外侧可以通过第二间隙向外侧裂生长,向上可突破第三脑室底长入第三脑室,向后可以向脚间池、斜坡生长。这种生长方式是选择手术入路的主要根据。

合理选择手术入路的原则是:肿瘤显露充分,且要在直视下分离肿瘤与下丘脑的粘连。对手术医师来讲,下丘脑内侧面(第三脑室前下外侧壁)是我们要重点保护的区域，此处肿瘤囊壁与第三脑室前下外侧壁的有非常严重的粘连。应该强调第一次手术时尽可能做到肿瘤全切除或近全切除，大部切除颅咽管瘤不是治疗目的。颅咽管瘤的囊壁是真正的肿瘤组织，囊液来自囊壁的分泌。因此，手术切除囊性颅咽管瘤一定要将切除囊壁，而不能只吸出囊液。

儿童颅咽管瘤患儿术前 70%～80%有内分泌功能损害，术后患儿 80%～90%有水电解质紊乱，术后 10%的癫痫发生率，肿瘤全切除率越高，术后并发症率越高。因此，围手术期的处理重点是防治下丘脑功能损害。术前要补充激素（如泼尼松和甲状腺素）。术后血钠的变化是诱发癫痫的一个重要因素，术后要重点监测血钠变化，高钠血症和低钠血症对病儿的恢复均有不利影响，但更不利的因素是血钠水平的急剧变化（如上升过快或下降过快），一般 24h 内血钠波动超过 10mmol/L 就有诱发癫痫的危险，平稳地调整血钠水平是治疗水电解质紊乱的关键。一旦发生癫痫，病儿都有血钠异常，在用药控制癫痫发作的同时，一定要及时调整血钠水平。对于颅咽管瘤全切除的病儿可以不做放疗，而近全切除的病儿应该给予术后常规放疗。而肿瘤大部切除的病儿不要做放疗，应该寻求第二次手术切除肿瘤，在达到全切除或近全切除的情况下，可以做术后放疗。儿童颅咽管瘤患儿术后长期生存的主要问题是下丘脑－垂体功能低下，如：第二性症发育差、身材矮小、肥胖、尿崩症。如何在病儿生长发育阶段给予适当的激素替代治疗，是今后的研究方向之一。与内分泌功能低下和手术影响有关的是患儿智力发育问题，也是今后的重点研究方向。

14.4.3 儿童髓母细胞瘤

儿童髓母细胞瘤分为高危组和低危组。分级的依据主要是：有无蛛网膜下腔转移，患者的年龄和术后残留的大小（表 14-4-1）。

表14-4-1 儿童髓母细胞瘤的分级

	低危组	高危组
年龄	＞3 岁	≤3 岁
颅内播散	无	有
术后残留	＜1.5cm^2	＞1.5cm^2

儿童髓母细胞瘤治疗效果的改善主要归功于三个方面：手术全切除率的提高、术后全脑全脊髓放疗和化疗。目前我们可以达到肿瘤显微镜下全切除率 95%以上，手术死亡率在 1%左右。肿瘤切除后要将硬脑膜缝合，尽可能将骨瓣复位，这样可以减少因为敞开硬脑膜和去除骨瓣导致的诸多并发症，提高病儿的生存质量。

术后一般要采取先放疗再化疗的治疗方案。髓母细胞瘤对放化疗非常敏感，全脑全脊髓放疗是儿童髓母细胞瘤术后的首选治疗，病儿的 5 年生存率可以达到 90%左右。在病儿放疗后再给予合理的化疗方案，如：长春新碱、CCNU、顺铂和泼尼松的不同化疗组合方案。对于部分有全脑肿瘤播散的病儿，应该首选化疗。放疗和化疗对儿童的神经系统都会造成不同程度的损害，在加强放疗和化疗作用的同时，如何降低其副作用是今后的研究方向之一，如超分割放疗剂量和化疗新药的应用。

对于 3 岁以下的低龄病儿，手术后的放疗和化疗均是相对禁忌证。无论采取先化疗，3 岁后再放疗，或是单一化疗，病儿的预后均很差。因此，3 岁以下髓母细胞瘤的术后辅助治疗是今后的研究重点之一。

14.4.4 儿童生殖细胞瘤

该肿瘤对放疗和化疗高度敏感，如能在术前得到正确诊断，使其成为无须手术的可治愈的颅内恶性肿瘤之一。颅内生殖细胞瘤主要发生在松果体区、鞍上区和基底节区，在性别比例、病程、临床症状及影像学表现方面不同部位肿瘤各有其特点，根据这些特征，再通过肿瘤标记物检测及诊断性放疗，基本上可以作出诊断。

松果体区生殖细胞瘤，男性多见，发病年龄多在 15 岁左右，主要表现有：性早熟、皮肤粗糙黝黑、胡须较多。影像表现特点为：肿瘤多为球形，质地均匀，边缘光滑，明显强化，囊变、坏死和出血少见，CT 显示病灶周边或偏心处有较大圆点状钙化。可以有鞍区转移灶。鞍上生殖细胞瘤的特征性表现：多为 10 岁左右女孩，长期多饮多尿，影像表现为鞍区质地均匀的实体肿瘤，没有钙化。基底节生殖细胞瘤特征性表现：男孩，早期出现肢体力弱或偏瘫，病程缓慢，影像特点为呈弥漫性生长，边缘欠清晰，形态不整，密度均匀，囊变、坏死和出血较常见。如肿瘤体积较大，但占位效应不明显、瘤旁水肿较轻，多伴有同侧外侧裂区大脑皮质萎缩。增强扫描时表现为不规则花环样强化或斑点样强化（图 14-4-6、图 14-4-7）。

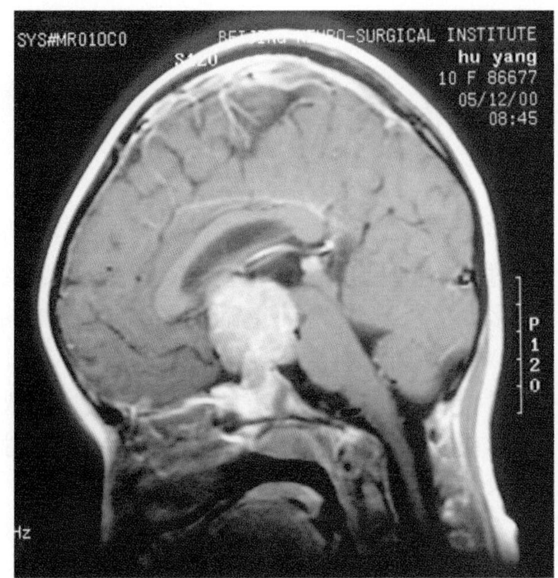

图14-4-6 鞍上生殖细胞瘤

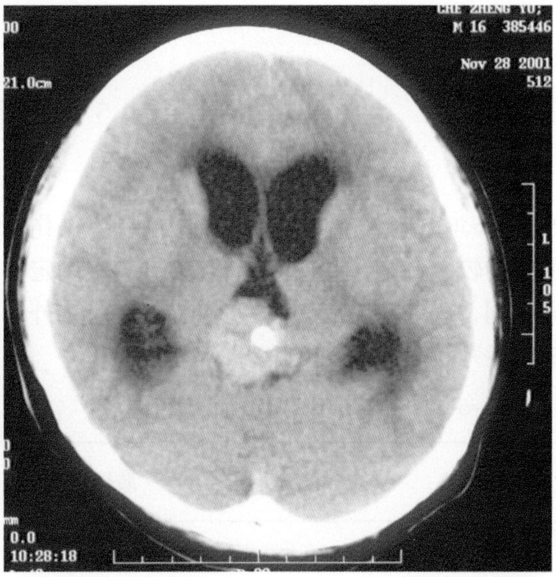

图14-4-7 松果体区生殖细胞瘤：圆形钙化和质地均匀的瘤体

脑脊液和血液的肿瘤标记物检查是诊断生殖细胞瘤的重要依据，甲胎蛋白（AFP）、β－绒毛膜促性腺激素（β-HCG）、癌胚抗原（CEA）、胎盘碱性磷酸酶（PLAP）等的检测对鉴别诊断生殖细胞肿瘤有重要意义（表14-4-2），在疗效评价、预后判断及复发监测方面有一定价值。

表14-4-2 生殖细胞肿瘤肿瘤标记物的鉴别

	AFP	β-HCG	PLAP	CEA
生殖细胞瘤	－	－	＋	－
胚胎性癌	＋	＋	－	＋
卵黄囊瘤（内胚窦瘤）	＋	－	－	＋
绒癌	－	＋	－	＋
畸胎瘤恶变	－	±（<50IU/L）	－	＋
未成熟型畸胎瘤	±（<25ng/mL）	±（<50IU/L）	－	＋
成熟型畸胎瘤	－	－	－	＋

对高度怀疑生殖细胞瘤的病儿，首先采取诊断性放疗（或称为试验性放疗）。10Gy作为诊断性放疗的初步剂量，单次量为1.8～2.0Gy，5次照射后复查MRI（第一次），如肿瘤部分缩小即可初步诊断为生殖细胞肿瘤，继续放疗至20Gy再次复查MRI（第二次），对肿瘤体积进行性缩小的病例，则继续照射至35～40Gy（<10岁的儿童照射剂量为35Gy）。对于第一次或第二次复查MRI显示肿瘤体积无明显缩小的病例，可观察2～4周，如肿瘤缩小，则继续完成放射剂量；如肿瘤仍无缩小，可考虑诊断为非生殖细胞瘤，应选择手术治疗。

手术治疗不是生殖细胞瘤的常规选择，对于在手术中肿瘤冰冻病理报告为生殖细胞瘤，则应停止切除肿瘤，安全止血，术后放疗或化疗。如果术中止血困难，则可继续切除肿瘤到能够止血成功。手术中尽可能少切除肿瘤，将消除残余肿瘤的机会交与放疗或化疗，减少手术并发症，提高病儿的生存质量。

14.5 儿童颅脑创伤

小儿活动多、独立的自身保护能力差，头外伤发生的机会较多。低龄儿童颅脑外伤后的昏迷判定与成人不同，表 14-5-1 是针对 4 岁以下的小儿外伤后的昏迷判断标准（Hahn，1988 年）。

表14-5-1 儿童（<4岁）的昏迷分级标准

得分	眼球运动	语言反应		肢体运动
6	–	–		正常
5	–	微笑、声音定位、跟随物体、反应		疼痛定位
4	自动	哭闹 可安慰	反应 不适当的	疼痛回缩
3	呼唤有反应	间歇性，可安慰	呻吟	去皮质强直
2	疼痛有反应	无法安慰	持续不断	去脑强直
1	无反应	无反应	无反应	无反应

新生儿最多见的是产伤，如头皮血肿、颅骨凹陷骨折等，少数可有脑挫裂伤。对广泛头皮血肿经穿刺加压包扎反复不愈者要注意合并维生素 K 缺乏、凝血机制障碍（血小板减少、血友病）等疾病。

小儿颅骨较薄，富于弹性，伤后易变形，发生骨折多表现为线形骨折或凹陷骨折。当凹陷骨折深度超过 0.5cm 时均需要手术复位。6 个月以下的婴幼儿多发生“乒乓球”样凹陷性骨折，骨折呈半圆形凹陷，对此无须处理，数月后骨折可以恢复。小儿发生颅骨线状骨折后，如伴有硬膜撕裂，数月到数年后可形成小儿所特有的“生长性骨折”，应做颅骨修补手术，同时应修补硬膜。

由于小儿脑皮质尚处于发育阶段，发生脑挫裂伤后的恢复明显好于成人。小儿脑损伤后脑水肿较成人严重，婴幼儿易合并外伤性脑梗塞和持续性癫痫，因此，要及时防治脑水肿及癫痫。对癫痫的患儿可用安定静脉滴注，剂量为 0.3 ~ 0.5mg/kg 次。尽量避免鲁米那与安定同时应用，因同时应用时易引起呼吸抑制。

儿童颅内血肿的发生率较成人低，血肿类型与年龄有一定关系，婴幼儿易发生硬脑膜下积液，随年龄增长多发生硬膜下血肿。婴幼儿硬膜下积液的处理要及时，否则会形成严重积液或脑积水。可做硬膜下积液持续外引流术，引流 4 ~ 6d 后，一般积液可消失。如积液不消失或积液加重，可做硬膜下积液 – 腹腔分流术。对于儿童慢性硬膜下血肿或积液的治疗，单纯性积液可做积液 – 腹腔分流术。对于慢性硬膜下血肿，由于包膜厚妨碍脑组织发育，应行开颅手术，将血肿或积液连同包膜一并切除，对不能全部切除的脏层包膜应放射状剪开，使脑组织充分解除束缚。

14.6 儿童脑血管疾病

儿童脑血管疾病主要包括有动静脉畸形（arteriovenous malformations，AVM）、海绵状血管瘤（cavernous angioma 或 cavernoma）、烟雾病（moyamoya disease 或 moyamoya syndrome）和动脉瘤（aneurysm）。其他少见的有毛细血管扩张症（capillary telangiectasia）、静脉瘤（venous angioma）、大脑大静脉畸形（vein of Galen malformation）、硬膜 AVM 和颈动脉 – 海绵窦瘘（carotid –cavernous fistula）。自 1998 年 1 月到 2002 年 2 月，北京天坛医院小儿神经外科共收治 15 岁以下儿童脑血管疾病 79 例，包括有：①脑动静脉畸形 54 例（68.4%）；②海绵状血管瘤 14 例（17.7%）；③烟雾病 5 例（6.3%）；④动脉瘤 5 例（6.3%）；⑤静脉瘤 1 例（1.3%）。

14.6.1 脑动静脉畸形

儿童 AVMs 约占所有年龄段病人的 20%，儿童脑动静脉畸形的病理改变与成人没有明显的区别。但是，儿童 AVMs 病灶普遍偏小、且易于出血。脑出血和癫痫是儿童脑 AVMs 的最常见表现。脑 AVMs 对病儿的直接生命威胁是畸形血管的出血，年出血率为 2%～4%。约 50%以上的病儿有脑出血，脑出血后的死亡率约 25%。约 1/3 的病儿表现为癫痫和脑积水。脑出血常发生于小的 AVMs 病灶，出血形成的血肿却较大，常需要外科清除血肿（图 14-6-1A、B）。

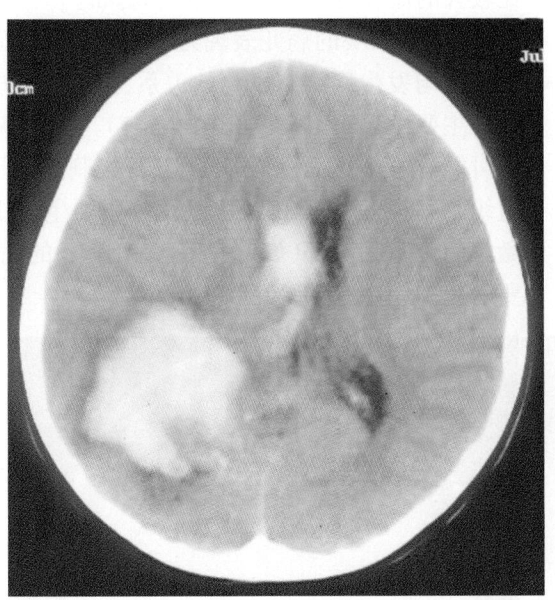

图14-6-1A 三角区脑内巨大血肿，破入侧脑室内

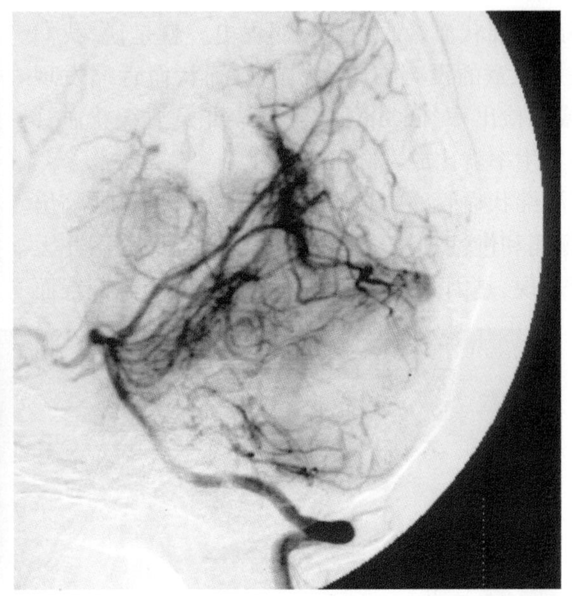

图14-6-1B DSA造影显示大脑后动脉小病灶的AVM

头颅 CT 可以明确急性脑出血的诊断，头颅 MRI 可以明确病灶的部位、大小和粗大引流静脉的情况（图 14-6-2A、B），磁脑血管造影（MRA）和三维脑血管造影（3D-MRA）可以大略判定脑 AVMs，但最后确诊要靠脑血管造影。对于年龄偏小的病儿，不能做脑血管造影，头颅 MRA 则是确诊方法。根据头颅 MRI 扫描和脑血管造影结果，按照病灶的大小将 AVMs 分型为：小型（<3cm）、中型（3～6cm）和大型（>6cm）。

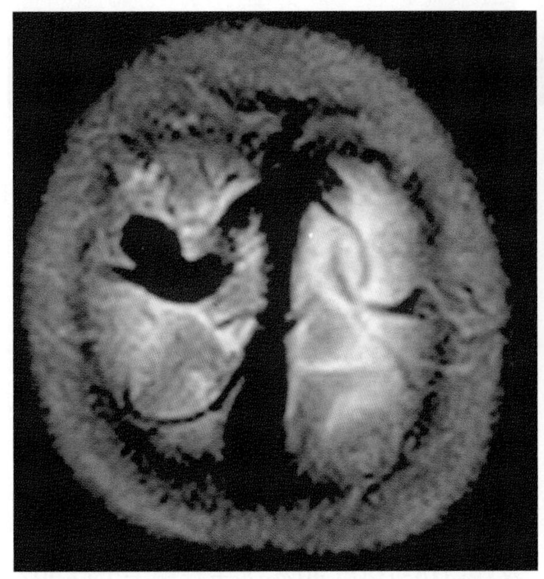

图14-6-2A 顶叶AVM，T_2像显示粗大的引流静脉

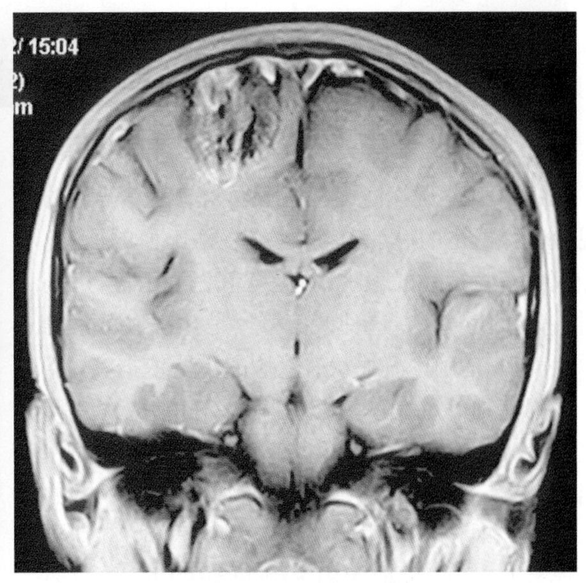

图14-6-2B 同一病儿

因为 AVMs 的出血往往是威胁到病儿的生命，因此对于儿童 AVMs 应采取更加积极的治疗态度。儿童病人的预后明显好于成人。治疗方法包括：手术切除畸形血管病灶、血管内栓塞和放疗。

14.6.2 海绵状血管瘤

儿童海绵状血管瘤与成人没有区别。虽然有报告认为海绵状血管瘤的发生率在儿童比较低，但这是由于没有发现那些没有临床症状的海绵状血管瘤的病例。随着年龄增长趋势，有症状的海绵状血管瘤在成人明显多于儿童。这种现象在一定程度上反映出海绵状血管瘤的自然病程史。就是说，我们只是对儿童的没有临床症状的海绵状血管瘤发现率（或称检出率）低，并不真正代表儿童海绵状血管瘤的发生率就比成人低。

海绵状血管瘤主要表现有三大症状：急性脑出血、癫痫和慢性神经功能障碍。也有小部分病儿无临床表现，是因其他原因做头颅 CT 或 MRI 检查而发现颅内病灶。严格意义讲，所有海绵状血管瘤都有出血的历史，但是影响出血的血流动力学因素仍不十分清楚。25%～50%的病人为有临床表现的肿瘤出血。小的出血可以无任何临床表现。虽然病灶为低血流和低血压，仍有可能发生大的病灶出血，比较大的血肿可引起中线移位和脑疝。

23%～36%的病儿表现为癫痫。海绵状血管瘤的部位与发生癫痫有密切的关系，位于大脑皮质的病灶主要引起癫痫发作（图 14-6-3）。引起癫痫的原因可能有三个方面：肿瘤压迫和直接刺激周围的脑组织，含铁血黄素的刺激，以及胶质增生组织的刺激。而位于脑深部（如基底节区和脑干）的病灶，主要引起神经功能障碍（图 14-6-4）。

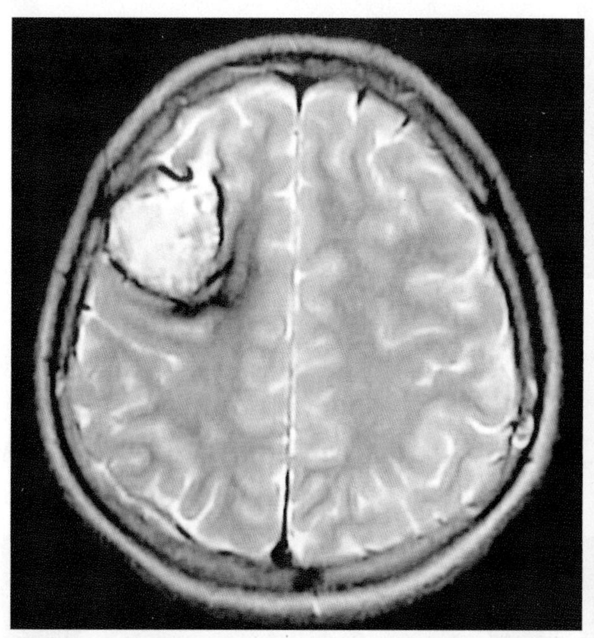

图14-6-3 额叶海绵状血管瘤

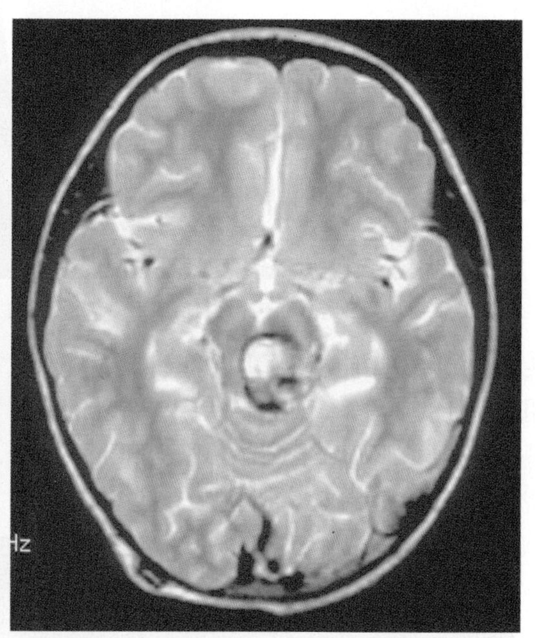

图14-6-4 中脑海绵状血管瘤

头颅 MRI 是确诊海绵状血管瘤的方法。典型的表现为边界清楚的病灶，有急性或慢性出血的征象。T_2 加权像有特征性的表现，肿瘤结节为混杂信号，病灶周边为低信号环。这种低信号环是含铁血黄素的特异性表现，是确诊海绵状血管瘤的重要依据。

海绵状血管瘤是一种良性肿瘤，如能做到肿瘤的全切除，病儿可以获得终身的生存。对有明确肿瘤出血、或有明确临床表现的病例，应采取积极的手术治疗。对于没有明确临床表现的病例，特别是病灶比较小，可以采取 MRI 检查随访的方法，但要明确肿瘤的年出血率问题（约 0.5%年出血率）。因此，对于采取手术治疗或随访，要充分考虑手术效果和肿瘤自然出血的危险。一般讲，对于经验丰富的神经外科医师，对儿童海绵状血管瘤应采取更加积极的手术治疗。

14.6.3 烟雾病

烟雾病的发病年龄有两个高峰：5 岁和 34 岁。烟雾病在儿童和成人病人有不同的临床表现，约 80%的儿童烟雾病表现为脑缺血症状和体征，而成人烟雾病主要表现为脑内、脑室内或蛛网膜下腔的出血。在以脑缺血表现的儿童病人，短暂性脑缺血发作（TIAs）约占 40%，完全性脑卒中占 40%。表现有运动和感觉障碍、视觉损害、语言障碍等。多数病儿以肢体远端力弱或肢体轻瘫为首发症状，少数病儿可以表现为偏瘫。病儿哭闹、咳嗽、过度通气、情绪紧张可诱发出现脑缺血表现。上述现象是由于暂时性血 PCO_2 下降引起正常脑血管收缩，从而导致脑血流减少。有些病儿可以表现有癫痫、不随意肢体舞蹈症和头痛。与后循环脑缺血相关的表现比较少见，主要表现为视觉障碍，如视野缺损、视力下降、一过性视力丧失、复视、共济失衡和眩晕等椎－基底血管缺血表现。

在成人烟雾病中，40%～65%病人为脑出血，常见出血部位是基底节、丘脑、脑室和皮质下。有报告说约35%病人可有再出血。对于以脑缺血为表现成人烟雾病，癫痫和头痛是最常见的表现。头痛的原因与软脑膜和硬脑膜侧枝血管网的血管扩张有关系。

目前，对于烟雾病的诊断标准仍以日本卫生和福利厅公布的标准为主，包括4个条件：①脑血管造影证实颈内动脉和（或）大脑前动脉狭窄或闭塞。②脑血管造影的动脉期可看见有侧枝循环血管网。③脑血管造影的异常改变应该是双侧的。④没有引起上述异常改变的其他原因。

目前，还没有明确的临床资料显示药物治疗能够缓解脑血管病变的发展进程，或能够代替脑血管重建术的治疗作用。对于烟雾病的药物治疗主要是应用抗血小板剂、抗凝剂和钙通道阻滞剂，但要严格掌握适应证和剂量。应用抗凝剂应充分考虑到颅内出血的可能性。烟雾病引起的短暂性脑缺血发作和卒中的原因不仅是脑缺血，而且有微栓子脱落后引起的远端脑血管梗塞。因此，预防微栓子的形成是治疗的重点。长期应用阿司匹林是可达到预防微栓子形成的目的，应根据不同的年龄和病情掌握阿司匹林的剂量。对于小于6岁的病儿，每天的剂量是80mg，随着年龄的增长，到青春期，每天的剂量可以达到300mg。钙通道阻滞剂对于难控制性的TIA和顽固性头痛有一定的治疗作用，可缓解病儿的临床症状，其机理不十分明确。

脑血管重建术可分为两种类型：直接脑血流增加法和间接脑血流增加法。目前，只有颅内－外血管吻合术是直接脑血流增加法，如颞浅动脉－大脑中动脉吻合术（STA-MCA bypass），其他的手术方法属于间接脑血流增加法，包括：①颞肌－脑表贴敷术（encephalomyosynangiosis，EMS）。②硬膜血管－脑表贴敷术（encephaloduroarteriosynangiosis，EDAS）。③软脑膜血管连通术（pial synangiosis）。④大网膜颅内移植术。⑤颅骨钻孔术（burr holes）和⑥上颈交感神经节切除术（superior cervical ganglionectomy，SCG）等方法。但是，上述所有手术方法的长期效果都不十分明确。

14.6.4 动脉瘤

儿童颅内动脉瘤非常少见，且儿童动脉瘤的病因与成人颅内动脉瘤有明显的不同。成人颅内动脉瘤多数为后天获得性因素，如血管病、酗酒、抽烟、高血压、高脂肪和高胆固醇食品和口服避孕药等等，这些因素与蛛网膜下腔出血和动脉瘤有密切的关系。儿童颅内动脉瘤更多的是先天性因素，也可以是后天获得性因素。儿童颅内动脉瘤与成人的不同点还表现在：动脉瘤的部位、大小、临床表现、自然史和脑血管痉挛的发生率。

儿童颅内动脉瘤在发生部位上有许多与成人不同的特点，见图14-6-5。第一，动脉瘤发生比例明

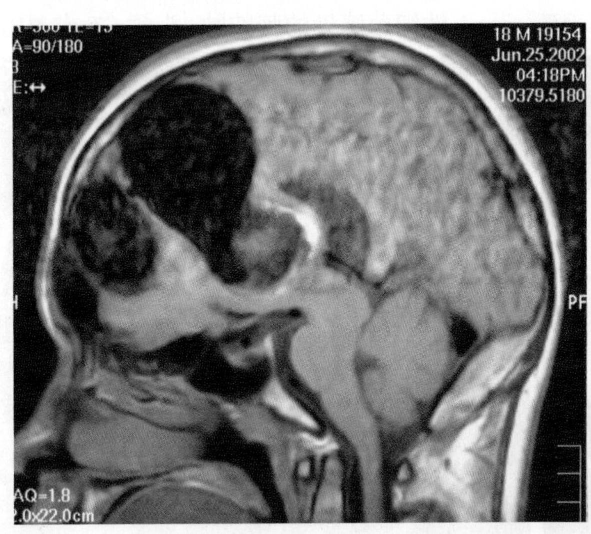

图14-6-5A　额叶巨大囊性占位

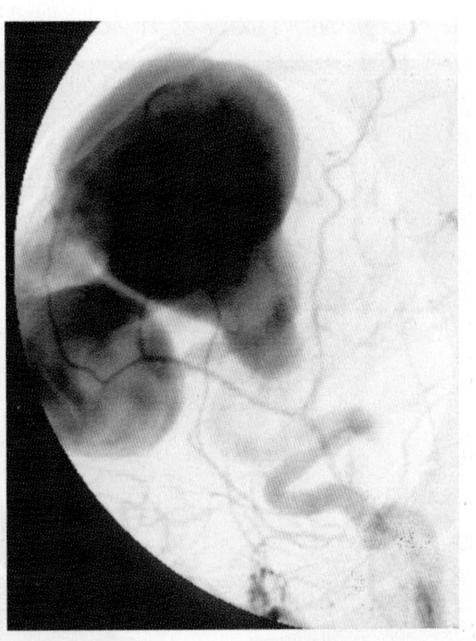

图14-6-5B　DSA造影显示巨大大脑中动脉动脉瘤

显高于成人的有椎动脉、基底动脉、大脑后动脉、颈内动脉分叉处和大脑前动脉远端。约21%的儿童颅内动脉瘤的部位在后循环，且年龄越小，这种优势越明显。而成人后循环动脉瘤仅占7%。第二，发生比例明显低于成人的是前交通动脉瘤和后交通动脉瘤。第三，发生比例基本持平的是大脑中动脉远端、颈内动脉和大脑前动脉近端(A1段)。在儿童动脉瘤中巨大瘤的发生率约20%或更高，且男孩多见。

一般讲，儿童动脉瘤出血后的预后明显好于成人，70%~80%的儿童颅内动脉瘤预后良好，主要体现在再出血率低和死亡率低。可能与动脉瘤破裂后脑血管痉挛发生率低和脑血管代偿功能好有关系。儿童动脉瘤的再出血率为7%~13%，而成人为20%。儿童动脉瘤出血后的死亡率为11%~20%，成人为20%~30%。

对于有SAH的病儿，临床分级好的病儿应争取早期手术或栓塞治疗。对于临床分级差的病儿，在出血后1~2周后病情可趋于稳定后手术或栓塞治疗，防治脑水肿和脑血管痉挛对于降低手术病残率和死亡率有明显的帮助。脑血管痉挛是SAH后致命性的并发症之一，防治脑血管痉挛将直接影响病儿的死亡率和病残率。SAH后有16%~66%的病儿可发生脑血管痉挛，出血3d以内很少出现脑血管痉挛，出血3d后出现痉挛的高峰，可持续1~2周。一般在出血后5~7d才出现脑血管痉挛的临床表现。脑血管痉挛的治疗三大原则是：补液扩容、升血压(收缩血管的药)和血液稀释。

14.7 儿童中枢神经系统感染

常见的儿童颅内感染性疾病（需要外科处理）主要有：脑脓肿、硬膜下积脓、硬膜外脓肿和颅骨骨髓炎。其他多需要内科处理的感染有：细菌性或病毒性脑膜炎和脑炎，颅内结核感染、霉菌感染和寄生虫感染等。其中以脑脓肿最多见。

常见的脑脓肿的病因有：邻近部位的感染(如鼻窦炎、乳突炎、中耳炎等)、颅脑穿通伤、远隔部位的血源感染、不明来源的血源感染、颅内皮样囊肿感染等。血源性脑脓肿的常见部位是大脑中动脉的供血区域，脑干的脓肿很少见。

儿童先天性心脏病极容易并发脑脓肿，4%~7%有先心病的病儿可并发脑脓肿。其原因可能有两个方面的因素，第一，先天性心脏病的右-左直接瘘口使在肺床血液循环中的细菌直接进入脑循环；第二，脑组织中氧饱和度低，且脑内有小的脑软化灶，为细菌提供了生存场地；先天性心脏病常伴发心内膜炎，有细菌栓子脱落。

脑脓肿的病理与成人没有明显的区别，但常需要6周的时间才能形成比较成熟的囊壁。且儿童脑脓肿比较大，多有多囊性。革兰染色阳性细菌多为大型脑脓肿的致病菌，而婴幼儿多为革兰染色阴性细菌感染的脑脓肿。头颅CT或MRI扫描是诊断

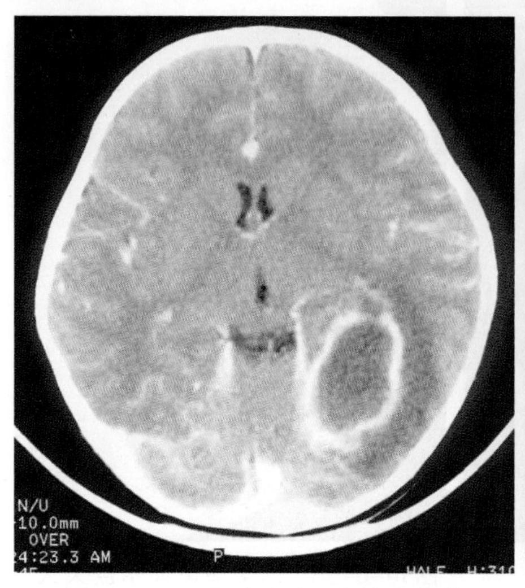

图14-7-1 顶叶皮质下炎性肉芽肿

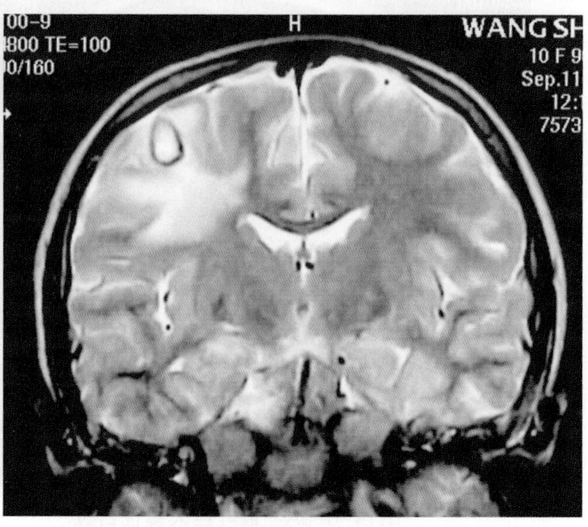

图14-7-2 枕叶脑脓肿，病灶呈环形增强

脑脓肿的最可靠方法，平扫为低密度改变，增强扫描有典型的环形增强圈，周围有明显的脑水肿反应(图 14-7-1)。当病儿有急性颅内压增高时，可暂时做脓肿腔穿刺抽脓液，以缓解高颅压。手术切除囊肿是根本的治疗方法，同时要正规、全程(3～6 周)地进行抗生素治疗。有先心病的病儿，要先做脑脓肿切除术，手术恢复后要尽快做先心病矫正术，以防止再发生脑脓肿。

炎性肉芽肿是一种慢性脑脓肿的结果，病儿多表现为癫痫，头颅 CT 或 MRI 显示脑皮质小的圆型占位，周围明显的脑水肿反应(图 14-7-2)。其病因可能是细菌性，也有寄生虫性肉芽肿。无论肉芽肿的大小，手术切除病灶是解除脑水肿和癫痫的最佳治疗方法，单纯抗生素治疗炎性肉芽肿无效。

14.8 儿童脑积水

14.8.1 脑积水的分类和病因

脑积水的分类根据有两种：根据脑脊液通路阻塞解剖学的分类（梗阻性脑积水和交通性脑积水）和根据具体的病因分类(肿瘤、炎症、出血、脑萎缩等)。梗阻性脑积水的常见部位有：室间孔、大脑导水管、四脑室出口、基底池和蛛网膜颗粒。颅内静脉高压也可引起脑积水。

(1)室间孔阻塞

常见的病因有室间孔周围的肿瘤，室间孔先天性狭窄或闭锁(图 14-8-1，图 14-8-2)。儿童最常见的肿瘤有颅咽管瘤、透明隔肿瘤、下丘脑胶质瘤和巨大视神经胶质瘤等。解除肿瘤性脑积水的根本方法是切除肿瘤，在手术结束时要打通两侧的透明隔。肿瘤手术前可做脑室外引流术，以暂时缓解高颅压。肿瘤手术后如脑积水没有解除，可做单侧或双侧的脑室－腹腔分流术。

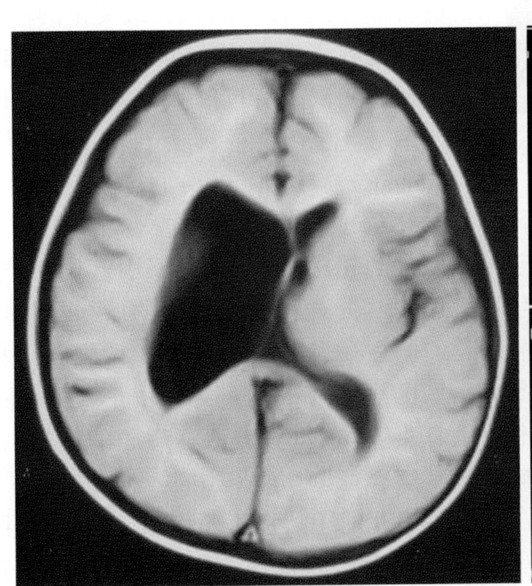

图14-8-1　单侧侧脑室扩大

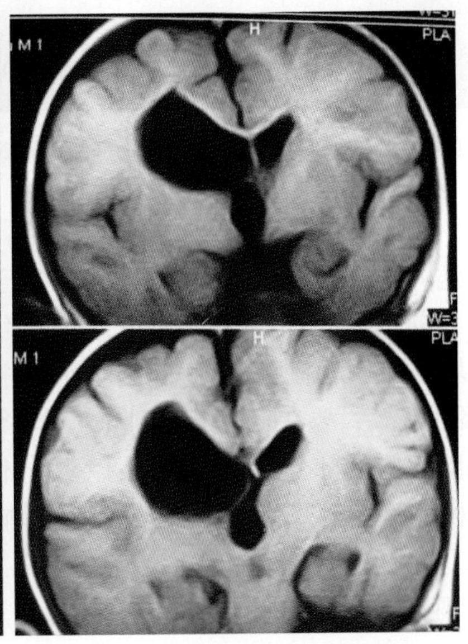

图14-8-2　冠扫显示室间孔闭锁

(2)大脑导水管阻塞

正常的大脑导水管直径为 2mm。先天性导水管狭窄是最常见的病因，其他有脑室出血后、颅内感染后、四叠体肿瘤、三脑室后部肿瘤、松果体区肿瘤等。小的四叠体肿瘤在头颅 CT 上不能被发现，MRI 扫描可发现四叠体较正常大，多被认为是“四叠体肥大”，其实是肿瘤。如瘤体没有明显增强表现，可做头颅的 MRI 扫描随访。肿瘤有明显增强或坏死表现，应做手术切除瘤体(图 14-8-3)。

(3)四脑室出口阻塞

脑脊液从四脑室的出道有两侧的侧孔(Luschka 孔)和后正中的正中孔(Magendie 孔)。儿童后颅窝肿瘤约占儿童颅内肿瘤的 40%，因此，四脑室阻塞的最常见原因是后颅窝肿瘤。如髓母细胞瘤、室管

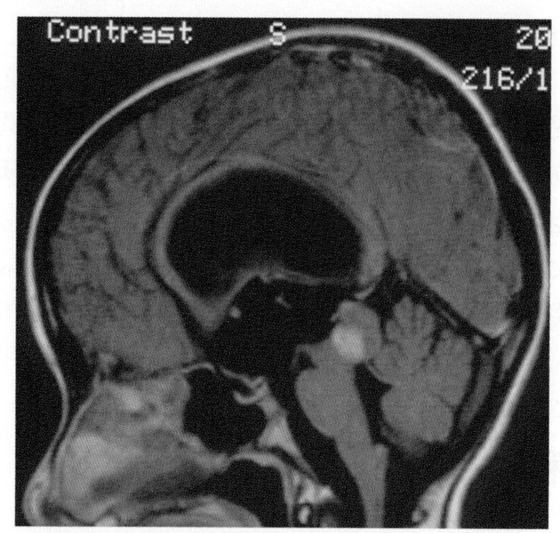

图14-8-3 四叠体(中脑顶盖)星形细胞瘤

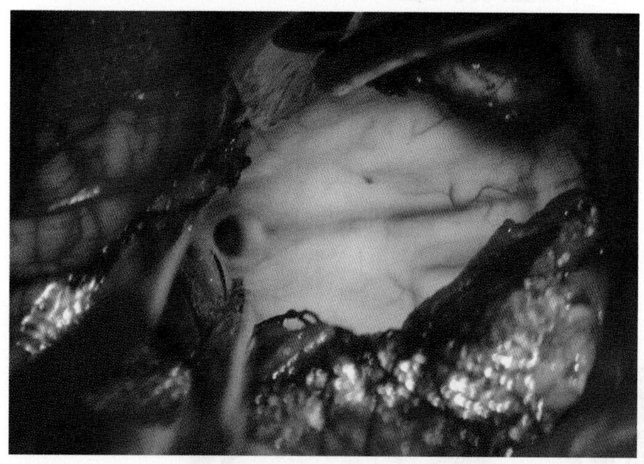

图14-8-4 第四脑室肿瘤切除后,显露上方的大脑导水管

膜瘤、小脑或蚓部的星形细胞瘤、四脑室脉络丛乳突状瘤等。当病儿出现脑积水表现时,这些肿瘤已经非常巨大。目前,对肿瘤性脑积水的处理仍然存在争议,笔者认为彻底切除肿瘤是解除脑积水的根本方法。在切除肿瘤后,要在直视下看到导水管(图14-8-4),并切除双侧的部分小脑扁桃体,以防止术后双侧小脑扁桃体靠拢阻塞脑脊液流出。如术后脑积水没有解除,可再考虑做分流术。

(4)基底池阻塞和蛛网膜颗粒阻塞

各种原因引起的儿童颅内出血,血液的炎性反应引起基底池蛛网膜增厚,严重者引起蛛网膜颗粒阻塞,导致正常分泌的脑脊液不能被吸收,脑脊液在蛛网膜下腔内聚集。此类脑积水称为脑外脑积水,或硬膜下积液,可有/或无脑室扩大。早产儿最容易有颅内出血。处理此类硬膜下积液比较困难,有颅内高压的积液可做硬膜下积液持续外引流,一般1周左右,如积液消失不明显可做积液－腹腔分流术。没有颅内高压或积液厚度比较薄,可做随访观察,一般在病儿1岁以后积液会逐渐消失。

(5)颅内静脉高压

一般颅内压要高于硬膜静脉窦5～7mmHg,脑脊液才能被吸收入静脉内。有些颅面畸形综合征(如Crouzon综合征,Pfeiffer综合征)多伴有颈静脉狭窄或阻塞,引起脑脊液吸收障碍,导致脑外积水。心脏病或上腔静脉狭窄、Chiari畸形和假性脑瘤病等也可以引起硬膜静脉窦高压。治疗可以做静脉旁路手术,以建立正常的静脉流出通路。

14.8.2 脑室-腹腔分流术

与其他治疗脑积水的方法相比较，脑室－腹腔分流术是目前最有效、最安全的治疗方法。治疗的关键在于选择正确的分流管。以P. S. Medical分流管为例，有抗虹吸分流管和非抗虹吸分流管两种类型，在每种类型下又分为低压（5～50mmHg)、中压(51～110mmHg)和高压(111～180mmHg)三种。治疗脑积水的原则是使脑室压力恢复到正常水平,并且不引起脑组织(脑室壁)的塌陷。分流管选择错误的后果是过度引流,如术前脑皮质较薄，可造成术后硬膜下积液或血肿；如脑皮质有一定的厚度,可造成裂隙脑室,病儿有头痛和呕吐,类似高颅压的表现,称为“裂隙脑室综合征”(slit-ventricle syndrome)。另外要考虑到病儿的年龄在不断增长，其颅内压也在不断增高。因此,要选择中压或高压抗虹吸分流管。提倡使用可调压分流管。

14.9 儿童癫痫

癫痫是严重影响人类生活和健康的疾病,发病率高,多数癫痫病人为儿童。在美国的发病率为5～10人/千人口,且90%的病例在20岁以前发病。

癫痫的分类有两个原则,第一,解剖学分类。局部发作是指一侧大脑半球的局部发作,而全身性发作是指双侧大脑半球同步发作。这种解剖学分类有相互关联,有部分病例先为局部性癫痫发作,可快速地发展成为全身性癫痫发作。第二个原则是病因分类, 原发性癫痫是指没有明确的神经系统疾病(异常)的癫痫发作,可能与遗传有关。此类癫痫对抗癫痫药物有比较好的反应。继发性(或症状性)癫痫是指有明确颅脑结构损害的癫痫,此类癫痫多需要手术治疗。隐匿性癫痫是指以目前的诊断技术不能发现病因的癫痫,目前,对其治疗和预后仍不十分清楚。

对儿童癫痫的检查方法包括两大类:无创性检查和有创检查。无创检查包括有:头皮脑电图、脑磁图(magnetoencephalography,MEG)、头颅 CT 和 MRI 扫描、正电子扫描(PET)、单光子 CT 扫描(SPECT)、质子磁共振波谱图 (proton magnetic resonance spectroscopy,MRS)和功能磁共振扫描(FMRI)等。有创检查包括有:颅内脑电图记录、功能性脑皮质刺激、感觉运动图 (sensorimotor mapping) 和语言图(language mapping)等。

手术治疗癫痫的方法主要有:脑皮质 (或脑叶)切除术、胼胝体切开术、迷走神经刺激术、硬膜下电极植入术等。上述手术方法对多数病儿有较好的疗效。

(张玉琪)

参考文献

[1] Ghadirian P,Fathie K,Thouez JP. Epidemiology of brain/nervous system tumors in children. J Neurol Orthop Med Surg,2000,20:31-37.

[2] 周大彪,罗世祺,马振宇,等. 1267 例儿童神经系统肿瘤的流行病学[J]. 中华神经外科杂志,2007,23:4-7.

[3] 张玉琪,王忠诚,马振宇,等. 儿童小脑星形细胞瘤形态学改变和手术治疗. 中国神经精神疾病杂志,2002,28:55-57.

[4] 张玉琪,王忠诚,马振宇,等. 儿童颅咽管瘤手术治疗和长期随访[J]. 中华神经外科杂志,2005,21:516-520.

[5] Yasargil MG,Curcic M,Kis M,et al. Total removal of cranio-pharyngiomas. Approaches and long-term results in 144patients. J Neurosurg,1990,73:3-11.

[6] Zhang,Wang,Ma. Pediatric craniopha-ryngiomas:clinicomorphologic-al study of 189 cases. Pediatric Neurosurgery,2002,36:80-84.

[7] 孙宇, 张玉琪. 儿童颅咽管瘤术后血钠紊乱与癫痫相关性的研究[J]. 中华神经外科杂志,2005,21:521-523.

[8] 张玉琪,王忠诚,马振宇,等. 儿童后颅窝肿瘤手术入路及骨瓣复位[J]. 中华神经外科杂志,1998,14:266-268.

[9] 邱小光,罗世祺,马振宇,等. 颅内生殖细胞瘤诊断性放疗剂量的初步探讨[J]. 首都医科大学学报,2006,27:395-396.

[10] Hahn YS,Chyung C,Barthel MJ,et al. Head injuries in children under 36 months of age:demography and outcome. Childs Nerv Syst,1988,4:34-40.

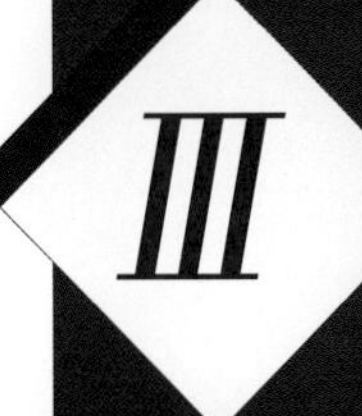

颅脑损伤篇

15. 颅脑损伤概述

颅脑损伤(traumatic brain injury,TBI)是一种常见的多发病，据世界各国不同时期的统计显示，颅脑损伤的发生率居创伤的首位， 仅次于四肢骨折,占全身各部位创伤的 9%~21%,但残死率处于第 1 位,在战时发生率更高。随着社会经济水平不断提高,高速交通工具的应用更为普及,建筑业高速发展,加之出现的各种快速、刺激性的体育运动,使颅脑损伤的发生率呈持续升高的趋势。在过去的 20 年中,虽然在脑颅损伤的预防和治疗方面已有了长足进展,死亡率明显降低,但颅脑损伤的发生率仍很高,很多伤员康复困难,遗留残疾,使伤员难以融入社会,在发达国家和发展中国家仍然是一个主要的健康和社会问题。

颅脑损伤的发生率、原因、分类和结果等流行病学信息的获得与分析,有助于采取有效的预防措施使颅脑损伤发生率减少到最小。

颅脑损伤的流行病学 (epidemiology of craniocerebral injury)

(1)发病率

由于研究方法的不同,尤其是病例来源、入选标准的不同，造成脑外伤的流行病学调查之间的比较非常困难。1982 年,我国由北京市神经外科研究所牵头，按照世界卫生组织 WHO 流行病学调查的标准,在长沙、成都、广州、哈尔滨、银川和上海 6 城市调查了 63 195 人,结果显示,颅脑损伤的年发病率为 59.7/10 万人口。1985 年对全国 22 个省农村地区神经系统疾病进行的流行病学研究，共调查了 246 812 人,结果显示,颅脑损伤年发病率为 67.38/10 万人口。美国于 1966 年、1976 年及 1988 年报告的颅脑损伤年发病率分别为 160/10 万人口、190/10 万人口和 180/10 万人口。每年新发病例 150 万~200 万,其中 15%需要紧急住院治疗,而 20%的住院患者需要进一步的康复治疗。由于地区、国情、统计和抽样方法的不同,导致颅脑损伤发病率的地区差异较大。另外,有些研究在统计中可能只包括住院的颅脑损伤患者,而未纳入未住院或仅在急诊处理的患者，因此可能导致轻度损伤患者所占的比率偏低。而有些研究则未纳入受伤后在院外即已死亡的患者，而低估了极重度致命性颅脑损伤的发生率。但总的看来，各国的颅脑损伤发病率都是比较高的,而且在近 30 年呈明显的增加趋势。

(2)致残率

虽然颅脑损伤的总体死亡率由 30 年前的 50%降低到目前的 30%左右，但在存活患者中,10%的轻度损伤患者会遗留永久的残疾,而在中度和重度患者这一比例高达到 66%和 100%。在所有的脑损伤引起的后遗症中,颅脑损伤所引起的运动功能障碍、感觉障碍、失语症、认知功能障碍、情绪情感障碍等是影响患者后期生活质量最常见的后遗症状。

(3)死亡率

据调查,在美国发生的所有外伤性死亡原因中,颅脑损伤排第 1 位,占死亡人数的 1/3~1/2,而接近一半的颅脑损伤死亡发生在受伤现场、转运途中或者急诊科。所以，在研究中如果只统计收住院的病例,得到的结果就势必会有一定偏差。目前认为,颅脑损伤总体的年死亡率为 22~35/10 万人口，该数字随国家、地区、种族、性别、年龄组等的不同而有一定的差异。近几年来,有关颅脑损伤死亡率趋势的报道不一。我国近几年随着车辆保有量的快速增长,车祸数量明显上升，颅脑损伤的年死亡人数也呈逐年增加趋势。国内北京、上海等6城市颅脑损伤的发生率为783.3/10万人口，年死亡率为6.3/10万人口。全国22个省市及少数民族地区颅脑损伤的发生率为442.4/10万人口，年死亡率为9.72/10万人口。由此可见，我国城市的颅脑损伤发病率高而死亡率低，农村则恰恰相反，这可能与车速、机动车种类农村地区医疗条件差、患者得不到及时有效的救治有关。

Brown等对1985–2000年的7 175例颅脑损伤患者进行了回顾性研究，发现在1 448例交通事故造成的颅脑损伤中，164例（11%）为中、重型颅脑损伤；1 284例（89%）为轻型颅脑损伤。中、重型颅脑损伤中30d内死亡率约为29.3%，轻型为0.2%。中、重型颅脑损伤的长期随访死亡率为5.29%，轻型为1.33%，提示轻型颅脑损伤与正常人群相比生存时间减少，这种差距虽然较小，但有统计学意义。中、重型颅脑损伤的早期死亡率较高，但对于伤后6个月仍存活的患者，其长期生存时间与轻型颅脑损伤无显著性差异。

（4）性别

男性发生颅脑损伤的危险性比女性高。美国的急诊科颅脑损伤研究显示，总体的男女比例为1.5～1.7∶1，该比值在青春期或青年期更高，超过2∶1。但在老年组，有报道女性的发病率更高；也有研究报道，所有年龄组的发病率均是男性高于女性。我国报道的发生颅脑损伤的概率在男女为1.3∶1。造成性别差异的原因，可能是青春期或青年期个体之间产生的暴力和发生的车祸等在男性更为常见。一般情况下，由于攻击或交通事故造成的脑外伤，其损伤程度远比其他原因引起的严重，由此可知，男女的发病比例的统计在一定程度上受到病例选择的影响。

（5）种族

不同种族的颅脑损伤发病率常受到社会经济状况等因素的影响。国外研究人员发现，黑人尤其是青年男性的颅脑损伤发病率高于其他种族。南非的一项研究显示，如果以白种人的颅脑损伤发病率为1，则黑人为3.3，混血人种为2.7，亚洲人为1.9。在中国，目前尚无不同民族之间颅脑损伤发病率的比较。

（6）年龄

颅脑损伤的发病率呈现3个年龄高峰，分别出现在幼年、青春后期/成年早期即青壮年期、75岁以上的老年期。国外有些流行病学者研究考察了不同年龄段的颅脑损伤发生率，1岁以下的婴幼儿年发生率为190～350/10万，1～4岁学步的幼儿为104～345/10万，较1岁以下的婴幼儿要低。1岁以下的幼儿无自我保护能力常出现意外跌伤。学龄前儿童的好奇心强，有一定的活动能力，但自我保护能力差。在学龄期和青春前期儿童的颅脑损伤发生率出现第一个低点，可能是由于此年龄段儿童运动控制和平衡能力提高，又尚未出现青春期的一些高危行为，使跌伤的机会降低。在青春后期/成年早期，14～26岁可出现颅脑损伤的又一个发病高峰，达到280～415/10万，有报道甚至更高。致成年期颅脑损伤发病率又达到一个新的低点，有报道26～45岁组的年发生率为148/10万，46～74岁组为93/10万。老年人的颅脑损伤发病率又有明显上升，可能是由于感觉和运动能力衰退，健康状况下降，认知或注意力缺损，导致交通事故和摔伤的机会增加。有报道，74岁以上人群的颅脑损伤年发病率达235～275/10万。国内有关的流行病学研究由于各年龄组的病例数较少，导致可信区间很大，因此各个年龄组间的差异性不明显，显示的发病最高峰出现在40～49岁，这可能与国内的经济生活水平有关。

（7）致伤原因

WHO1986年的统计资料显示，在颅脑损伤的病因中，交通事故占32%，职业事故占24%，摔伤或高空坠落占22%，娱乐活动占16%，枪击伤占1.4%，原因不明的占6%，在儿童或老年人中，摔伤或高空坠落所占的比例明显上升。在中国，农村与城市的颅脑损伤发病原因有较大差别。在城市，第1位是交通事故，占31.7%，第2位是外力打击，占23.8%；第3位是坠落伤，占21.3%；而在农村，第1位是高空坠落伤，占40.7%；第2位是跌伤，占16.6%；交通事故排第3位，占15.7%，这可能与农村地区交通不发达、车辆较少有关。当然，随着我国社会经济的发展，城市和农村的这一差别将会逐渐缩小。美国奥姆斯特德郡1935–1974年的统计资料显示，在所有的颅脑损伤病例中，因汽车、摩托车、自行车的碰撞事故所致的约占50%左右；约1/3是摔伤或高空坠落所致；约10%是与娱乐活动相关的损伤，主要是骑马和一些体育活动；约6%是枪炮火器伤。而在人口密集、贫穷、高失业率和高犯罪率、毒品泛滥的地区，如纽约市布朗克斯地区，暴力相关的颅脑损伤占有很高的比例，达到34%，高于摔伤或高空坠落伤的32%以及交通事故伤的27%。

（8）损伤严重程度

文献报道的颅脑损伤严重程度有多种分级方法。

1）格拉斯哥昏迷量表（GCS），如前所述，该计分法是目前使用最广泛的量表，根据患者对不同刺激的睁眼、口头表达以及运动反应能力，判断颅脑损伤严重程度，13～15 分为轻型颅脑损伤，9～12 分为中型颅脑损伤，<9 分为重型颅脑损伤。但外伤后的时间、血流动力学参数以及麻醉镇静或兴奋类药物等因素常会影响 GCS 的计分，因此，有时准确判定颅脑损伤的严重程度是非常困难的。据统计，轻型颅脑损伤占 80%，中型和重型颅脑损伤各占约 10%。

2）健忘持续时间与严重程度的关系，在奥姆斯特德研究中，结合意识丧失和颅内病变的情况判定严重程度，意识丧失或记忆缺失时间<30min 为轻型；30min～24h 为中型；>24h 或出现颅内血肿、挫裂伤、死亡为重型。结果显示，有 11%的颅脑损伤为致命性的，6%为重型，25%为中型，58%为轻型。目前国内应用较多的是根据伤情轻重进行分类，即根据昏迷时间、阳性体征及生命体征将病情分为轻、中、重及特重型。①轻型：伤后昏迷时间 0～30min，有轻微头痛、头晕等自觉症状，神经系统和脑脊液检查无明显改变；②中型：伤后昏迷时间在 12h 以内，有轻微的神经系统阳性体征，体温、呼吸、血压、脉搏有轻微改变；③重型：伤后昏迷 12h 以上，意识障碍逐渐加重或再次出现昏迷，有明显神经系统阳性体征，体温、呼吸、血压、脉搏有明显改变；④特重型：脑原发损伤重，伤后昏迷深，有去大脑强直或伴有其他部位的脏器伤、休克等。

（9）颅脑损伤的医疗花费

颅脑损伤的经济花费包括在急性期的医院治疗和护理，损伤后的几个月里的恢复和再训练，还有其他很多方面，如社会和家庭为了使病人再次融入社会对脑损伤的康复等所支出的费用，也应包括伤者赚钱能力的丧失和其对家庭的影响所造成的经济损失。花费可划分为直接的和间接的，直接的花费涉及提供给病人的医护商品和服务的经济价值，间接花费是指由于损伤病人产生的干扰给社会带来的经济损失。国外研究显示，1974 年，如果用英镑估算，每个颅脑损伤病人的平均花费是 2 534 英镑，在 25～44 岁这个年龄组，花费最高，平均每年支出的是 88 900 万英镑。在不同的致伤原因中，由于机动车事故造成的颅脑损伤花费是最高的，平均每年是 163 900 万英镑，间接反映出此类损伤的发生频率和严重程度都很高；由跌落伤所致的颅脑损伤的花费排在第二，约每年 31 600 万英镑，其他原因造成的颅脑损伤总花费约为每年 42 900 万英镑。

在澳大利亚，1989 年到 1993 年之间大量的损伤索赔（以 50 万澳元为限）是由于机动车事故所致，为 2 970 万澳元，其中脑损伤占 54%，脊髓损伤占 22%，脑损伤合并脊髓损伤占 3%，其他占 11%。虽然在 1989 年到 1993 年之间，超过 50 万澳元的索赔仅占所有机动车索赔的 0.7%，但是其总体评估的花费超出了总赔偿费用的 30%。在超过 200 万澳元的索赔中，60%是因为脑损伤。在这些大额的索赔案例中，超过三分之二是男性。

2001 年美国学者 Junkins 等调查了犹他州盐湖城急诊医学中心 1992–1996 年间的颅脑损伤急诊及住院病人，其中住院的 354 个患者共有 1 123 个住院日，总的医疗费用是 216 万美元，急诊科花费是 54.5 万美元。住院费用的中位数是 3 080 美元，平均每个住院日花费是 2 409 美元。我国的统计数据显示，2005 年我国共发生道路交通事故 450 254 起，造成 98 738 人死亡、469 911 人受伤，直接财产损失 18.8 亿元。

（10）预防

应加强对颅脑损伤发生的预防，这不但对发展中国家，而且对发达国家都是很重要的社会公共问题。

1985–1986 年，由美国神经外科协会（AANS）等组织实施了一项促进公共教育和意识的计划—“优先考虑预防计划”。这个计划的目的是说服人们改变他们的冒险行为，在这个计划中，由神经外科医生或工作人员，通过各种媒体、宣传册和电影进行宣传教育，减少汽车司机、摩托车手、骑自行车者和行人暴露在事故的环境下的概率。这项计划从公众预防教育、公路交通安全、酒精控制、公路建造和速度控制、机动车设计、汽车挡风玻璃、安全气袋、安全带、司机行为、摩托车和自行车头盔、颅脑损伤的检查以及恢复等诸多方面进行了系统研究和论述，其主要目的是最大限度减少颅脑损伤的发生概率，减轻颅脑损伤的危害性。Hijar 等研究认为，在年龄、夜间行驶、饮酒、不用安全带、车辆大小、路面状况等安全因素中，驾车时不用安全带的危险最大。2003 年，Servadei 等研究了以色列东北部城市 Romagna 地区脑外伤发生率和摩托车头盔使用修订法使用前后的关系，发现实施该法后，头盔使用率从不足 20%上升到 96%以上，虽然该地区车祸总发生率没有明显的变化，但是戴头盔的摩托车驾驶者入院率下降了 66%，其中 14～60 岁年龄组的人数显著下降，神经外科的入院率下降了 31%，并且几乎没有发生硬膜外血肿病人，因此认为，强制使用头盔是预防不同年龄段脑外伤十分有效的措施。

总之，颅脑损伤发生率很高，据统计，全球颅脑损伤的发生数一般占所有创伤人数的六分之一，随着经济的快速发展，颅脑损伤的发生率还会有上升趋势，因此，对于颅脑损伤的发病率、死亡率、诊断、治疗以及预防的状况进行全球范围内的流行病学观察、分析和总结，有助于进一步提高颅脑损伤的预防和救治水平。

15.1 颅脑损伤机理和分类

颅脑损伤后造成的功能障碍有诸多因素的影响，过去的十年研究已经证明，神经元的损伤主要发生在创伤后几小时而非损伤当时。原发性和继发性损伤是有区别的。原发脑损伤是指外力作用于脑部后造成的直接损伤，发生于损伤当时，并立刻产生临床效应，多数是难治的，有时可能是致死的。与之相反，继发性脑损伤于脑损伤后发生，多数是可以防治的。在临床上，继发性脑损伤主要是指颅内血肿和脑水肿；对神经外科医师来说尤为重要，因为该过程是可以通过预防和治疗进行干预的。

Miller 等人在 1978 年首次提出二次脑损伤，即在原发脑损伤后，二次脑损伤因素如血压、体温、颅内压(ICP)、脑血流(CBF)及脑灌注压(CPP)等的异常改变，可造成第二次脑损害，加重原发及继发性脑损伤。二次脑损伤非常普遍，尤其是重型颅脑损伤后；二次脑损伤与继发性颅脑损伤一样是可以干预的。

目前对二次脑损伤因素是如何加重原发及继发性脑损伤的作用机理尚不清楚，国内费舟等人采用附加二次脑损伤因素的啮齿动物脑损伤模型研究发现，脑损伤后高热可能通过抑制及早基因 Homer1a 的表达加重继发性脑损伤；而脑损伤合并低血压可能通过过度活化代谢性谷氨酸受体和钙通道蛋白导致神经元钙超载加重，兴奋性氨基酸毒性加强，从而加重脑损伤；脑损伤合并低血钠可能通过激活水通道蛋白 4(AQP4)介导的毒性作用加重继发性脑损害。以上多信号通路的研究结果提示二次脑损伤因素加重原发及继发性脑损伤可能是通过多通路网络化的方式实现的，单一靶点的治疗手段难以取得理想的效果。

临床研究表明，二次脑损伤的发生率为 44.5%；Miller 等建立了一整套系统来发现和判断继发性伤害，其中研究参数包括：ICP、CPP、动脉压、动脉氧和作用、静脉氧饱和度、发热、心率。与单纯颅脑外伤相比较，合并低血压或高热等二次脑损伤因素者死亡率与致残率显著增高。及早治疗或预防二次脑损伤，对提高脑损伤救治水平，尤其是对战伤所致的颅脑伤救治有重大意义。

15.1.1 颅脑损伤机理

(1)原发性颅脑损伤机理

原发性颅脑损伤的程度和类型取决于损伤的物理机制，包括外力的性质(直接作用力和惯性作用力)、作用力的类型(旋转、直线和成角)、作用力的大小及作用时间。其中直接作用力系指直接作用于头部而引起损伤的致伤力，而惯性作用力是由于加速或减速造成大脑和颅骨运动不同所致。根据脑损伤作用过程的不同，脑损伤可以分为三类：①直接暴力伤（固体以一定的速度与头颅相撞）；②间接暴力伤(在没有显著物理接触的情况下，一个推动负荷产生的头颅突然的被动运动)；③头颅挤压伤。

1)直接暴力伤：根据头皮、颅骨损伤的部位及暴力作用的方式，可有加速性、减速性和挤压性损伤。造成这种损伤的机制是直接作用和惯性作用共同的结果。常能推测脑损伤的部位，甚至可以估计受损组织的病理改变。

A. 加速性损伤(injury of acceleration)：相对静止的头颅突然遭到外力打击，迫使其瞬间由静态转为动态，因此而造成的脑损伤，称为“加速性损伤”。其损伤效应有以下四种情况：a. 暴力于着力点处造成的冲击性损伤(Coup injury)即着力部的颅骨因受外力的作用而产生暂时性局部凹入变形,致使位于其深面的脑组织受到冲击力而受伤。与此同时,当暴力作用终止,颅骨弹回原状时,在脑与颅骨内板之间又形成一暂时性负压腔隙,又使受损的脑组织在压力梯度突变的作用下再次受损。b. 于暴力作用的对侧,即着力点的远侧端产生脑组织的对冲性损伤(Contracoup injury),这是因为相对静止的头颅,在遭受打击之后,立即朝着暴力作用的方向移动,但头部的运动因受到躯体的限制而骤然停止,此时脑组织因惯性作用冲撞在颅腔的内壁上,引起对冲性损伤。所幸在加速性损伤中,当头部被迫运动时,躯体也往往随之而动,并非完全静止,故而在一定程度上缓冲了脑组织与颅腔的冲撞力,使得对冲伤程度较轻。c. 当暴力作用在完全静止或被固定的头部,即已失去随暴力方向移动以缓冲打击的强度时,其着力部位的损伤往往明显加重,而且常致颅骨凹陷性或线形骨折。由于头颅固定未动,减少了脑组织在颅腔内的冲撞,故对冲性损伤反而较轻。d. 在特定的条件下打击头部,如拳击、格斗或不适当的顶球等,由于头部遭受外力时的状态、着力部位、躯体姿势及致伤物的质量、速度等因素的影响,虽均属加速性损伤,但因头部是在运动状态下遭受暴力,有较大的缓冲作用,故局部冲击性损伤往往轻微,而对冲性损伤较重

B. 减速性损伤(injury of deceleration):运动着的头颅突然碰撞在外物上,迫使其瞬间由动态转为静态,因此而造成的脑损伤称之为"减速性损伤",如跌伤、坠落伤,或从行驶的车辆上摔下而致伤,其损伤效应主要是对冲性脑损伤,其次为局部冲击伤。因减速性损伤而致对冲性脑损伤的学说较多,但其中与临床表观和病理改变相吻合的机理有以下四点:a. 因颅骨的变形而致,当运动的头碰撞外物突然终止时,除有着力点处的颅骨变形外,整个颅骨也因重力或惯性作用发生沿着力轴方向的形态变化,即纵轴变短,横轴变长,因此,位下着力点对侧的颅骨在碰撞的瞬间突然下压,并随之弹回原处,使局部脑组织遭受正压和负压损伤。b. 当头颅碰撞在相对静止的物体上停止运动时,脑组织仍继续沿惯性方向移动,从而产生脑在颅腔内的大块运动,这种猛烈的运动致使柔软的脑组织在凹凸不平的颅腔内发生擦挫和冲撞,特别是位于颅前窝和颅中窝的额、颞叶前部底而,损伤尤为严重。c. 当颅骨受击,而局部变形,暴力作用于脑,其力轴通过脑组织,使之产生直线加速运动,而冲撞于对侧硬脑膜隔或颅骨内侧面。d. 因暴力作用的力轴未通过头部的重心,使脑组织在颅腔内产生旋转运动,不仅可引起脑表面在颅腔内擦挫、冲撞引起损伤,同时,由于脑组织内各种结构的密度不一致,如灰质与白质、脑实质与脑室腔、大脑半球与脑干之间,均可在旋转力和离心力的作用下,在不同结构的界面上产生剪应力,而引起严重损伤。

C. 挤压性损伤(crush injury):头颅在相对同定的情况下,为两侧相对的外力挤压而致伤,尤指婴儿头部的产伤,因产道狭窄或因使用产钳或胎儿吸引设备,头颅在生产过程中发生变形,常引起颅内出血。偶尔亦可见于意外事故所致头部挤压伤,由于暴力作用于头部时,没有加速性或减速性损伤效应,故脑组织往往没有显著损伤,有时颅骨已发生骨折,甚至,引起耳、鼻脑脊液漏,但却无脑损伤表现。不过当挤压暴力过大、作用时间较长时,颅骨可严重变形,甚至崩裂,则脑组织亦将发生相应的损伤和压迫,如脑中线结构偏位及脑干下移,甚至发生脑疝,危及病人生命,不可忽视。

2)间接暴力伤:系暴力作用作用于身体其他部位而后传至颅脑的损伤,着力点不在头部,造成这种损伤的机制是惯性作用力所致。因为这种损伤颅部一般无损伤痕迹,是一种特殊而又严重的脑损伤。

A. 挥鞭样损伤(whiplash injury):由于惯性作用,当躯干遭受加速性暴力时,总是身体先运动而后头部才开始移动。假若胸部突然为暴力所驱动,作用力经颅颈连接部传至头部,迟动的头颅与颈椎之间即出现剪应力,可引起颅颈交界处损伤。紧接着头颅就像挥鞭一样被甩向力轴的前方,当躯干运动终止时,头部仍以颅颈交界处为中心继续作旋转运动,直至受到躯干的限制,即反作用力大于作用力时,始骤然停止,再次产生剪应力性损伤。与此同时,在脑组织与颅腔之间,亦同样存在剪应力,因为惯性作用使脑组织在旋转加速运动中猛烈冲撞在颅腔内壁上,不仅造成脑表面的挫伤,而且在脑实质内各不同结构的界面上也发生剪应力性损伤。

B. 颅颈联合伤(craniocervical junction injury):坠落伤时,臀部或双足先着地,由病人的体重和重力加速度所产生的强大冲击力,由脊柱向上传导致枕骨髁部,可引起严重的枕骨大孔环形陷入

骨折，致使后组颅神经、颈髓上段、延髓受损，轻者致残，重者当场死亡。

C. 胸部挤压伤：又称创伤性窒息，由胸部挤压伤所致脑损伤，是因胸壁突然遭受巨大压力冲击，致使上腔静脉的血流逆行灌入颅内，甚至迫使动脉血亦逆流。由于头部静脉无静脉瓣膜结构，故反冲压力常引起毛细血管壁受损，使上腔静脉所属胸上份、颈部及头面部皮肤和黏膜以及脑组织均发生弥散性点状出血。病人可表现脑损伤症状，严重时常因脑缺氧、水肿、出血、疼痛及颅内压增高，而出现昏迷。同时，因为胸部创伤又伴有中枢神经系统损伤，更容易引起成人呼吸窘迫综合征（ARDS），死亡率较高，主要是因肺水肿、出血、萎陷造成气体交换障碍而致死亡，治疗上较为棘手。

（2）继发性颅脑损伤机理

创伤性脑水肿是脑损伤后继发病理改变的重要内容之一。它的形成机制十分复杂，国内外对这一方面的研究很多，回答了一些前所不知的问题，但是揭示其最核心的问题，尚有待深入研究。

曾有科学家预言，如果能揭开脑水肿之谜，就等于得到了打开神经外科复杂问题的金钥匙。关于创伤性脑水肿的治疗，应是综合性的，钙通道阻滞剂的启用，是近年来防治脑水肿方法中有突破性的发展。

创伤性脑水肿是脑组织承受暴力打击引起的一种病理生理反应，其病理改变是过多的水分积聚在脑细胞内或细胞外间隙，引起脑体积增大和重量增加。临床上，不论是局限性抑或广泛性脑损伤均可引起不同程度的脑水肿。创伤性脑水肿的主要危害是引起和加重颅内压增高，甚至引起脑移位和脑疝，是导致伤死和致残的主要原因之一。因而创伤性脑水肿的发生机制和临床救治的研究一直是神经外科研究最为活跃的领域。近年来颅脑创伤的研究已从一般形态学观察上升到分子水平，对脑水肿的发生机制有了更深入的认识，提出了一些防治脑水肿的新观点，新方法，提高了颅脑损伤的救治水平。

1）创伤性脑水肿的分类：1967 年 Klatzo 将脑水肿分为血管源性即细胞外水肿和细胞毒性即细胞内水肿两大类。但在实验研究和临床实际工作中已发现，在创伤性脑水肿病理过程中往往是两类水肿并存，只是在不同病理阶段上，血管源性脑水肿和细胞毒性脑水肿的表现程度不同而已。现已发现颅脑损伤亚急性期，可合并低渗性脑水肿；而在脑损伤慢性期可发生脑积水合并间质性脑水肿。故近年来，多数学者主张在 Klatzo 提出的血管源性脑水肿和细胞毒性脑水肿的基础上，增加渗透压性和间质性脑水肿，共 4 类（表 15-1-1）。

A. 血管源性脑水肿：主要见于脑挫裂伤灶周围，实验研究发现在伤后 30min 血管源性脑水肿即已发生，并于伤后 6 ~ 24h 达高峰，在临床上由于治疗因素的影响，脑水肿的高峰期可以推迟至伤后 48 ~ 72h。

血管源性脑水肿病理特点是脑挫裂伤后，血脑屏障遭受不同程度的损害，通透性增加，大量水分从毛细血管内渗出，积聚于血管周围间隙和神经细胞外间隙中。由于水肿液含有血浆成分高浓度蛋白质，促使水肿逐渐向周围组织扩散。脑白质细胞外间隙（>80nm）比灰质（15 ~ 20nm）大 4 ~ 6 倍，故水肿主要存在于白质内，并且沿神经纤维索扩展。脑水肿的发展主要取决于血管内液静力压与脑实质内组织压之差，当前者高于后者时，脑水肿发展，至

表15-1-1 创伤性脑水肿的分类

血肿类型	血管源性	细胞毒性	渗透压性	间质性
发病机制	毛细血管通透性↑	脑细胞肿胀	血浆渗透压↓	脑脊液增多
水肿液成分	血浆渗出液	血浆超滤液水和钠↑	血浆超滤液	脑脊液
水肿部位	白质、细胞外	灰质、白质、细胞内	灰质、细胞内 白质、细胞外	脑室旁白质，细胞外
血脑屏障	破坏	正常	正常	正常
CT、MRI 所见	白质、低密度，可增强	灰质、白质，低密度	正常	脑室周围白质，低密度

二者相等时水肿停止发展。

脑水肿的吸收可能涉及两个方面的作用:a.组织压力差作用。实验研究表明,水肿区的脑组织压力高于其周围相对正常的脑组织压力,这种压力差的存在使水肿液大幅度地向周围压力低的区域流动,最后流入脑室内,随脑脊液循环而吸收。脑室内脑脊液压力越低,脑水肿的吸收越快。在脑水肿期,血浆成分不断地从脑挫伤区受损的血管外溢,其压力梯度持续存在,水肿液的流动持续进行。b.当血脑屏障功能逐渐恢复以后,压力梯度消失,则通过星形胶质细胞将从血管内渗透到脑实质中的蛋白质等大分子物质消化、吸收,降低细胞外液中的渗透压,从而使水分易于被毛细血管重吸收,消除水肿液。有人用铁蛋白或辣根过氧化物酶作为示踪剂,在电子显微镜下发现,在血管源性脑水肿时,除在内皮细胞的胞饮小泡内、基底膜或组织间隙中追踪到这些大分子物质外,在胶质细胞及其突起内亦能观察到示踪剂,证实了星形胶质细胞的上述作用。但这一吸收过程远较前者为慢,不及前者明显。

因此,临床治疗创伤性脑水肿时采用持续脑室外引流,不仅可引流出原脑室内的脑脊液,而且可通过廓清作用减轻脑水肿和降低颅内压。一般含蛋白质的水肿液的吸收多在受伤7d以后。

B.细胞毒性脑水肿:脑损伤后,由于脑出血压迫和血管痉挛,脑组织细胞发生缺血缺氧,细胞能量代谢障碍,引起细胞膜上Na^+-K^+-ATP酶(钠泵)和Ca^{2+}-Mg^{2+}-ATP酶(钙泵)活性降低,使Na^+和Ca^{2+}等离子大量贮存于细胞内,细胞内渗透压遂升高,水分被动进入细胞导致细胞肿胀,因此称为细胞毒性脑水肿或称为细胞性脑水肿。这类型脑水肿主要发生在灰质和白质的细胞内,而细胞外间隙无明显扩大。因Na^+主要进入胶质细胞,Ca^{2+}主要进入神经细胞,所以细胞毒性脑水肿时胶质细胞水肿发生最早,神经细胞水肿发生稍迟,常发生在脑损伤早期(24h内),与血管源性脑水肿并存,一般至伤后72h开始消退。但进展迅速,对神经功能的影响严重。笔者的研究结果印证了这一点。脑微血管的损害甚轻或无损害,血脑屏障大致正常。

C.渗压性脑水肿:渗透压性水肿常见于脑损伤亚急性期。在正常情况下,脑细胞内液的恒定,受控于垂体前叶分泌的促肾上腺皮质激素(ACTH)及垂体后叶释放的抗利尿激素(ADH)。通过下丘脑的调节使这两种激素处于动态平衡。脑损伤时因下丘脑遭受到直接或间接的损伤或水肿,引起ACTH分泌不足,垂体后叶大量释放出ADH,出现抗利尿激素不适当分泌综合征(SIADH),产生水滞留,血容量增加,血液稀释,低血钠,低血浆渗透压,导致血管内水向细胞内渗透,引起神经细胞与胶质细胞内水肿,称为渗压性脑水肿。此时因ACTH相对不足,醛固酮分泌相应减少,肾小管重吸收钠减少,故低钠的同时,反而出现尿钠增多(>80mmol/24h)的反常现象,提示低血钠并非机体真正缺钠。治疗主要是使用ACTH和利尿,禁忌盲目补盐。

D.间质性脑水肿:间质性脑水肿主要见于脑损伤后期或恢复期,发生于脑室周围白质,常与脑积水伴发,故又称为脑积水性水肿。

此类水肿主要病理特点为室管膜上皮严重损害,细胞扁平且有过度牵张,部分区域被撕破,室管膜下层有空泡化,神经细胞与胶质细胞分离、疏松、肿胀。由于室管膜上皮通透性增加,脑脊液渗透到脑室周围室管膜下白质,造成不同程度的水肿。水肿的程度取决于脑室内外压力的高低。虽然脑室周围白质水肿明显,但后期由于静水压的作用使白质发生萎缩,其蛋白质及类脂成分也降低,故脑白质体积并不增大反见缩小,此时脑室内压力得以缓解,腰穿压力可表现正常。

创伤性血管源性脑水肿及渗压性脑水肿均影响颅脑损伤病人的恢复。提倡早作脑脊液分流,以及应用醋氮酰胺抑制脑脊液分泌,有利于消除脑水肿。

上述脑水肿的分类有助于对脑水肿的认识与治疗,但在临床上单纯发生某一种类型脑水肿者较少见。一般概念的创伤性脑水肿仍系指血管源性和细胞毒性脑水肿的混合而言,发生较早;而渗压性与间质性脑水肿出现在稍后时期。

2)创伤性脑水肿的发生机制:创伤性脑水肿发生机制是多因素的,至今有些问题并未完全得到阐明,可归纳为下列6种学说。但在创伤性脑水肿的发生与发展过程中,是多种因素掺杂相关的。

A.血脑屏障学说:血脑屏障结构与功能损害是血管源性脑水肿的病理基础。主要病理特点是脑毛细血管内皮细胞微绒毛形成、胞饮小泡增多、胞饮作用增强以及紧密连接开放。脑损伤后血脑屏障开放、通透性增加,血中大分子物质及水分从血管内移出进入脑组织内,积聚于细胞外间隙,形成血管源性脑水肿。既往认为脑损伤后血脑屏障破坏在伤后 6h 始出现,伤后 24h 才明显。笔者(1990)发现伤后 30min 就已有脑水肿至伤后 6h 脑水肿已达高峰,证明了血脑屏障的通透性改变与破坏是创伤性脑水肿的最早和最重要的直接因素。

B. 钙通道学说:钙对神经细胞损害和死亡起着决定性作用。Shapiro(1989)发现脑损伤后脑组织内钙的浓度升高,认为其与创伤性脑水肿的发生与发展有关。徐如祥等(1990,1991)对 Ca^{2+} 在创伤性脑水肿形成过程中的作用进行了多项较系统的研究,发现脑损伤早期大量 Ca^{2+} 进入细胞内,胞质中游离钙浓度异常升高,可达正常的 10~15 倍,即钙超载,伤后神经细胞内游离钙超载,其浓度显著高于脑组织总钙的水平,是引起神经细胞损害、血脑屏障破坏和创伤性脑水肿的关键因素。这种改变在伤后 30min 即十分明显,伤后 6h 到达高峰,并一直持续到伤后 72h。

脑损伤后钙超载的原因:a. 由于早期缺血缺氧,神经细胞能量供应障碍,Ca^{2+}-Mg^{2+}-ATP 酶的排钙功能受损;b. 内质网、线粒体的贮钙作用减弱;c. 特别是细胞膜结构受损,流动性及稳定性降低,钙离子通道开放,细胞外大量钙离子涌入细胞内,尤其是神经细胞内,细胞内的低钙离子稳态受到破坏,发生钙离子超载。

神经细胞内钙超载产生下列危害:a. 激活细胞内中性蛋白酶及磷脂酶,或通过钙调蛋白(CaM)的介导,使神经细胞蛋白质及脂质分解代谢增加,细胞膜完整性破坏,细胞外 Na^+、$C1^-$ 及水等物质进入细胞内,导致细胞内水肿。b. Ca^{2+} 沉积于线粒体内,使线粒体氧化磷酸化电子传递脱耦联,无氧代谢增强,释放大量氢离子,细胞内 pH 值降低,造成细胞内酸中毒,Na^+/H^+ 交换使 Na^+ 进入细胞内增多,发生细胞内水肿。最终也会使线粒体破坏,神经细胞崩溃。c. Ca^{2+} 进入微血管壁,通过钙调蛋白或直接作用于微血管内皮细胞,紧密连接开放,血脑屏障通透性增加,导致血管源性脑水肿。d. Ca^{2+} 进入脑血管壁,血管平滑肌细胞内 Ca^{2+} 浓度升高,使其收缩,导致脑血管痉挛,这一环节同样起到加重脑缺血缺氧和血脑屏障破坏的作用,加剧血管源性脑水肿。脑血管痉挛又常常是创伤性蛛网膜下隙出血所引起,是影响预后的严重因素。近年来的大量实验和临床研究表明,脑损伤早期应用钙离子通道阻滞剂尼莫地平等可有效地阻止 Ca^{2+} 内流,保护神经细胞和血脑屏障功能,防止脑血管痉挛缺血,能有效减轻细胞内和血管漏性脑水肿。

C. 自由基学说:氧自由基是指一类具有高度化学反应活性的含氧基团,主要有超氧阴离子(O_2^-)、羟自由基(OH^-)和过氧化氢(H_2O_2)。早在 1972 年,Demopoulos 等就开始用自由基学说解释脑水肿的发生机制,随后国内外不少学者在实验中观察到,脑损伤后脑内氧自由基产生增加,脂质过氧化反应增强,是引起神经细胞结构损伤和血脑屏障破坏,导致细胞毒性脑水肿和血管源性脑水肿的重要因素。

氧自由基主要产生于神经细胞和脑微血管内皮细胞。脑损伤后上述部位氧自由基产生增多的原因:a. 不全性缺血缺氧使线粒体呼吸链电子传递中断,发生单价泄漏现象,氧分子被还原为 O^{2-};b. 细胞内能量合成减少,分解增加,大量 ATP 降解为次黄嘌呤,后者在被还原成尿酸过程中生成大量 O^{2-};c. 细胞内 Ca^{2+} 增多,激活磷脂酶 A_2,使花生四烯酸产生增加,后者在代谢过程中产生 O_2^-;d. 单胺类神经递质肾上腺素、去甲肾上腺素和 5-羟色胺大量释放,它们自身氧化生成 O_2^-、OH^- 和 H_2O_2;e. 脑挫裂伤出血以及蛛网膜下隙出血,大量氧合血红蛋白自身氧化成各种氧自由基,血中的铁、铜等金属离子及其络合物催化脂质过氧化反应,又生成氧自由基。

氧自由基对生物膜的损害作用最为广泛和严重。神经细胞和脑微血管内皮细胞既是自由基的产生部位,又是受自由基损害最为严重的部位。由于这些细胞的膜都是以脂质双分子层和多价不饱和脂肪酸为框架构成,易于遭受氧自由基的攻击,产生下列病理损害:a. 神经细胞膜上 Na^+-K^+-ATP 酶、Ca^{2+}-Mg^{2+}-ATP 酶、腺苷酸环化酶、细胞色素氧化酶等重要的脂质依赖酶失活,导致膜流动性和通透性增加,细胞内 Na^+、Ca^{2+} 增多;线粒体膜破坏,细胞能量合成障碍;溶酶体膜破裂,溶酶体内大量水解酶释放,导致细胞内环境紊乱,细胞肿胀,发生细胞毒性脑水肿。b. 氧自由基破坏脑微血管内皮细胞的透明质酸、胶原和基底膜,使血脑屏障通透性增加,血浆成分漏出至细胞外间隙,导致血管源性脑水肿。c. 氧自由基还攻击脑血管平滑肌及其周围的结缔组织,导致血管平滑机松弛,同时氧自由基使血管壁对血管活性物质的敏感性下降,血管扩张,微循环障碍加重,加剧脑水肿。

研究认为,甘露醇、糖皮质激素、维生素 E 和维生素 C 等具有氧自由基清除作用,能有效地减轻创伤性脑水肿。

D. 脑微循环学说:脑损伤可引起脑微循环功能障碍,导致其静力压增高,产生压力平衡紊乱,导致脑水肿。脑微循环障碍包括血管反应性降低、血管自动调节紊乱(血管麻痹或过度灌注)和血流动力学改变。

脑血管反应性降低指其对 CO_2 的收缩反应能力低下,当血中 CO_2 分压降低时管壁并不收缩。研究表明,脑损伤 24h 后血管平滑肌松弛,不论动脉血 CO_2 分压增高或降低,脑血管均呈扩张状态。

1985 年,Yashino 等对重型脑损伤病人进行头颅 CT 动态扫描发现急性期病人大多数有脑充血表现。一般认为,在重型、特重型脑损伤急性期,脑干血管运动中枢和下丘脑血管调节中枢受损,引起广泛性脑血管扩张,脑血流过度灌注。临床观察发现,脑充血多在重型脑损伤后 4 ~ 14h 内发生。实验证明最早可发生在伤后 30min。

近年来实验与临床研究证实严重脑损伤后数小时内脑血流量下降,随后脑血流量增加,伤后 24h 达高峰。脑血管扩张可能是脑组织缺血、缺氧和血管活性物质堆积的继发性反应,也是不利因素。在脑损伤组织存在脑血管扩张和过度灌注的主要原因是脑损伤后脑组织缺血缺氧,无氧酵解增加,CO_2 和乳酸堆积,毛细血管后括约肌、微静脉等阻力血管麻痹扩张,而细静脉、小静脉耐受缺氧的能力较强,对 CO_2 和乳酸反应性低,仍处于收缩状态,导致损伤组织过度灌注。脑血流过度灌注可致血脑屏障受损,通透性增加,血浆成分漏出增多,发生和加重血管源性脑水肿,严重者发展为弥漫性脑肿胀。

关于血流动力学的改变,受脑损伤后中枢递质变化的影响。张剑宁等的实验研究,采用立体定向微电极刺激与破坏蓝斑 NA 神经元的方法,观察到在脑损伤后并刺激蓝斑,脑水肿加重。而先毁损蓝斑,再造成脑损伤,脑水肿较轻。与此相应出现一系列血流动力学改变包括细胞膜 ATP 酶活性降低,红细胞变形能力下降,血液黏稠度增高等。这些改变与脑水肿相关,而且是同步的。可见中枢递质亦参与脑水肿的发生过程,影响了脑微循环。脑损伤时由于微血管自动调节机制丧失,局部脑血流的变化主要靠血流动力学调节。脑损伤时脑组织缺血缺氧,大量单胺类神经递质释放,Ca^{2+} 超载等,使红细胞膜 ATP 酶活性降低,变形能力下降。加之脑损伤时血管内皮细胞受损,Ca^{2+} 激活磷酯酶 A_2,分解膜磷脂产生花生四烯酸,导致血栓素 A_2(TXA_2)生成过多,前列腺素 I_2(PGI_2)生成减少,导致微血管过度收缩、痉挛及血管内皮肿胀,脑微循环灌注减少;甚至出现无再灌注现象(noreflowphenomenon),加重受伤脑组织缺血和水肿。

广泛的脑血管麻痹和脑血流过度灌注与损伤局部脑微循环血栓形成,血管痉挛所致的无再灌注现象形成一对矛盾,表现为盗血现象,脑水肿与脑缺血形成恶性循环。近年来,国内外一些学者都主张采用控制性过度换气的方法,降低动脉血 CO_2 分压($PaCO_2$),使扩张的脑血管收缩,防止受伤区域的盗血现象,改善微循环。但在使用过度通气时,首先要保持呼吸道畅通,保证氧供,并使用自由基清除剂,以减少因缺氧和高碳酸血症、氧自由基反应所致的血管反应低下。

E. 能量匮乏学说:细胞能量代谢障碍是细胞毒性脑水肿发生的基础,同时亦引起和加剧血管源性脑水肿。临床观察发现,重型脑损伤后脑缺血缺氧的发生率高达 30%,其中 50%的病人合并低血压和缺氧血症而加重脑组织缺血缺氧。

目前认为,脑损伤后脑组织为不完全性缺血缺氧,加之脑细胞能量储备很少,组织中葡萄糖进行无氧酵解,ATP 产生不足,乳酸产生增多,细胞内 pH 值下降,Na^+/H^+ 交换,使 Na^+ 进入细胞内。同时细胞膜 ATP 依赖的 Na^+-K^+-ATP 酶(钠泵)活性受抑制,排 Na^+ 作用减弱,Na^+ 大量贮存于细胞内,Cl^- 随之进入细胞内,使细胞内呈高渗状态,大量水分被动内流,发生细胞内水肿。

在不完全性缺血的同时,毛细血管内血流仍处于淤积状态,水分从血管内向外移动,脑组织含水量增加,合并血管源性脑水肿。

脑缺血缺氧可引起微循环障碍,触发 Ca^{2+} 超载及自由基反应等,加重细胞毒性和血管源性脑水肿。临床上采用能量合剂、亚低温和高压氧等治疗脑损伤均能使脑水肿减轻,证实能量代谢障碍是导致并加重创伤性脑水肿的重要因素。值得一提的是,在缺氧条件下若大量补充葡萄糖,由于增加了无氧酵解,加重脑组织酸中毒,足以使脑组织受损和脑水肿加重,应引起注意,因此,已不再用高渗葡萄糖作为脱水药。

创伤性脑水肿的发生机制是十分复杂的。上述的各种机制也并非孤立存在、单独起作用,而是相互影响、多种机制共同起作用的结果。如脑微循环障碍可加重缺血、缺氧，ATP 合成减少、血脑屏障破坏等。另外单胺类神经递质、谷氨酸、一氧化氮、缓激肽、内皮素、花生四烯酸等的增多也与创伤性脑水肿的发生与发展有关。

有人综合过去的研究，提出了关于创伤性脑水肿发生机制的新观点，即在创伤性脑水肿的发生与发展过程中，脑损伤即时引发的应激性、反射性的中枢神经递质的改变，似为脑水肿的启动因素。微循环障碍、脑缺血与缺氧导致一系列继发病理变化瀑布反应，其中神经细胞和微血管内皮细胞钙超载起着关键作用。

F. 兴奋性氨基酸学说：近年来，突触蛋白质在神经元生理活动中的作用日益受到研究者重视，在中枢神经系统内，兴奋性突触的功能由位于棘突内的突触后膜致密物质（post synaptic density，PSD）决定。PSD 为三维附合体，由多种蛋白构成，多数为细胞骨架蛋白，锚定膜性蛋白与液性蛋白至细胞骨架与细胞内信号传导路。可能在 TBI 病理生理过程及预后转归中起决定性作用。

TBI 后谷氨酸及其受体的改变与作用

Ⅰ. 代谢型谷氨酸受体的发现：Fritz 等发现，在原代培养的小鼠纹状体神经元中加入谷氨酸（Glu）或使君子酸（QA），可使三磷酸肌醇（IP_3）含量增加 3～4 倍，而这种作用在 N- 甲基 -D- 天门冬氨酸（NMDA）和海人藻酸（KA）很弱。上述现象在培养的大鼠皮质神经元、小脑颗粒细胞以及皮质胶质细胞中均得到证实，并发现不能被离子型谷氨酸受体拮抗剂 GDEE 和 γDCG 阻断。谷氨酸和许多神经递质一样，能作用于与 G 蛋白偶联的受体，刺激磷脂酶 C（PLC），促使磷脂酰肌醇（PI）水解，产生胞内第二信使 IP_3 与甘油二酰酯（DG）。

Mark 等通过测定细胞内 Ca^{2+} 浓度发现，Glu、QA、KA、NMDA 和 α - 氨基、3- 羟、5- 甲基 - 异恶唑丙酸（AMPA）均能使培养的小鼠海马神经元胞内 Ca^{2+} 浓度升高，若除去外液中 Ca^{2+}，Glu 和 QA 继续有此作用，而 KA、NMDA 和 AMPA 的作用完全消失。进一步研究证实，QA 的作用不但不能被常规的 iGluRs 拮抗剂阻断，还经常引起胞内 Ca^{2+} 的振荡性反应，证明 Glu 可能通过激活一种新型 Glu 受体，促使胞内钙库释放 Ca^{2+}。

Serge 等在含有大鼠全脑 mRNA 的爪蟾卵母细胞表达系统中加入 KA 可产生短潜伏期的内向电流，而加入 QA 或 Glu 会产生长潜伏期并伴有振荡的内向电流。用 GDEE 或蜘蛛毒素 JSTX 特异性拮抗剂阻断 iGluRs 后，KA 诱发的电流反应被抑制，但 QA 和 Glu 的反应不受影响。此外，在该卵母细胞内注射钙螯合剂 EGTA 或百日咳毒素（PTX）后，KA 的反应不变，QA 或 Glu 的反应明显减小。卵母细胞内注射 IP_3 能模拟产生 QA 或 Glu 诱发的内向电流反应。证明 QA 或 Glu 诱发的电流反应是因为激活了一种能与 G 蛋白偶联的 Glu 受体，并通过 IP_3 和 Ca^{2+} 等胞内信使系统的作用。现已经证明这是 mGluRs 激活后产生的依赖 Ca^{2+} 的 Cl^- 电流。

上述生化及神经电生理研究表明，Glu 可以激活一种新的与 G 蛋白偶联的受体，由于这种新的 Glu 受体可以被 QA、1- 氨基 - 环戊烷 -1，3- 二羧酸脂（t-ACPD）选择地激活，文献中曾称为 Qp 受体或 ACPD 受体，后来正式命名为 mGluRs。

Ⅱ. mGluRs 的一般构造：作为一种与 G- 蛋白相耦联的受体，mGluRs 比先前已鉴定的任何一种 G- 蛋白耦联受体都大得多（854-1197 氨基酸），此外，mGluRs 除具备特征性的七个跨膜区段外，无任何序列与已鉴定的 G- 蛋白耦联受体同源，因此被确认为是 G- 蛋白耦联受体家族的一个新成员。

mGluRs 氨基酸序列的特征是亲水的 N 末端位于胞外，由 550 个氨基酸残基构成，具有 N- 糖基化位点和 Glu 结合位点，后者包括 17 个保守的半胱氨酸残基，有利于形成识别专一性配体的空间结构，Ser165 和 Thr188 的突变能使受体对 Glu 和 QA 的亲和性发生明显变化；跨膜部分为 250 个氨基酸残基构成的疏水中心，包括 7 个紧密相邻的跨膜段，其中第一和第三胞内襻高度保守，可能在激活 G 蛋白过程中发挥重要作用，而稍欠保守的第二个胞内和 C 末端尾部对 mGluRs 与 PLC 的特异耦联起决定作用；亲水的 C 末端在胞内长度多变，具有磷酸化位点，在决定激动剂效能和调节 mGluRs 转导机制上具有重要决定作用。所有 mGluRs 均有 21 个保守的 cys 残基，除第五和第六胞内襻的两个 cys 外，其余 19 个 cys 均在胞外域和胞外襻内。通过交换 $mGluR_1$ 和 $mGluR_2$ 的胞外结构域，发现 N 末端的 2/3 即足以将 $mGluR_1$ 的药理作用转变为 $mGluR_2$ 的药理作用。这提示严格的细胞外三维构象对 mGluRs 功能非常重要（图 15-1-1）。

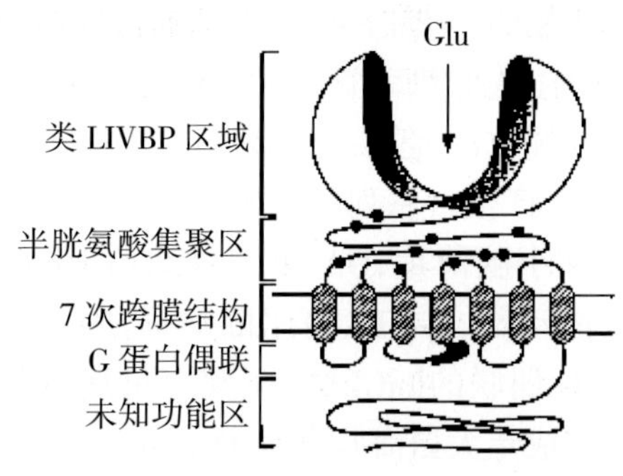

图15-1-1 mGluRs的结构示意图

Ⅲ. mGluRs 的分型与分布：自 1991 年从大鼠小脑 cDNA 库中克隆出第一个 mGluRs 分子的基因以来，目前已克隆出 8 种 mGluRs，为 $mGluR_1$ 到 $mGluR_8$。$mGluR_1$、$mGluR_4$、$mGluR_5$、$mGluR_6$、$mGluR_7$ 和 $mGluR_8$ 均有各种剪接变异，如 $mGluR_{1\alpha}$、$mGluR_{1\beta}$ 和 $mGluR_{1c}$，因而使其种类越来越多。有关人类 mGluRs 的分子克隆、功能表达、药理学特性及染色体定位不但有报道，而且人类的 8 种 mGluRs 均已成功克隆。根据氨基酸序列的相似性、信号转导机制及激动剂的选择性，将 8 个 mGluRs 分为三大组，第一组主要激活 PLC，刺激 IP_3 生成和胞内 Ca^{2+} 释放；$mGluR_{1\alpha}$ 在中华仓鼠卵细胞(CHO)表达时尚可刺激胞内环磷酸腺苷(cAMP)和花生四烯酸的生成；第二、三组主要抑制毛喉萜(forkolin)诱导的胞内 cAMP 积累，对 PI 水解作用很微弱，第三组的四种亚基对 L-AP4 特别敏感(表 15-1-2)。

虽然 mGluRs 广泛分布于中枢神经系统，在各种神经元及胶质细胞均可见到其不同亚型的表达，但不同 mGluRs 亚型又有不同的主要分布区，在神经细胞膜上又分布于不同部位，既可作为突触后成分，也可作为突触前受体调节中枢神经系统的兴奋传递，其中第一组 mGluRs 主要分布在突触后，调节 iGluRs 介导的兴奋及电流，兴奋后会对神经细胞造成损伤；第二组以及第三组 mGluRs 则主要分布在突触前，调节 Glu 或其他神经递质的释放，激活时可对神经细胞有保护作用。免疫组化和原位杂交证明，这八种亚基在脑内分布不同，而且有重叠现象。第Ⅰ组 mGluRs 主要分布于嗅球、大脑皮质浅层、基底节、海马齿状回、丘脑底核、小脑分子层等处。第Ⅱ组 mGluRs 主要分布于大脑皮质和海马等处，第Ⅲ组 mGluRs 主要分布于 Calleja 岛、海马、三叉神经尾侧亚核浅层、中缝大核以及蓝斑等处。

表15-1-2 mGluRs的分组、信号转导系统、激动剂及拮抗剂

	Ⅰ组 mGluRs	Ⅱ组 mGluRs	Ⅲ组 mGluRs
受体类型	$mGluR_1$ $mGluR_5$	$mGluR_2$ $mGluR_3$	$mGluR_4$、$mGluR_6$ $mGluR_7$、$mGluR_8$
信号转导系统	激活 PLC，释放胞内 Ca^{2+}	抑制 AC	抑制 AC
	激活 AC	抑制 VSCC(L、N 型)	激活磷酸二脂酶
	激活 PLA_2 和 PLD	抑制 VSCC(L 型)	抑制 VSCC(L 型)
	抑制 VSCC(L、N 型)特定情况下， 激活 VSCC(L 型)		
	主要抑制 K^+ 通道， 有些部位激活 K^+ 通道		
激动剂	1s，3R-ACPD， Quis，DHPG，ACPD	1s，3R-ACPD，ACPD， DCG-Ⅳ，2R， 4R-ACPD LY354740	L-AP4，L-SOP， PPG，Ibotenate
拮抗剂	L-AP3，AIDA，CPCCOEt MCPG，4CPG	LY307452，LY341495 PCCG-4	MAP4

Ⅳ. mGluRs 的特异性激动剂和拮抗剂：最初发现能激活 mGluRs 的 Glu、QA 和鹅膏蕈酸(Ibo)等都是离子和代谢型受体的混合激动剂。虽然 QA 常作为一种 AMPA 受体的特异性激动剂，但实际上它对第Ⅰ组 mGluRs 的作用更强。NMDA、AMPA 和 KA

分别为 NMDA 型和非 NMDA 型 iGluR 的强激动剂，它们对所有克隆的 mGluRs 几乎毫无作用。同样地，在阻断 iGluR 的浓度范围内 iGluR 拮抗剂 MK801 和 Joro 蜘蛛毒素等对 mGluR1 无效。t-ACPD 被认为是第一个选择性 mGluRs 激动剂，为 1S,3R-ACPD 和 1R,3S-ACPD 等量混合物,前者为主要活性形式;后者能抑制腺苷酸环化酶(AC)的活性；顺式异构体 1S,3S-ACPD 在部分脑区对 cAMP 的生成有增强作用。L-CCG-Ⅰ是比 1S,3S-ACPD 更强的选择性激动剂。利用这些激动剂,现已确定 mGluRs 激活后可通过不同的 G 蛋白调节各种效应酶的活性,包括 PLC、磷脂酶 D(PLD),磷脂酶 A_2 (PLA_2)、AC 和磷酸二酯酶(PDE)等,从而影响胞内第二信使的水平,产生复杂多样生理功能。

对于第Ⅰ组 mGluRs，激动剂的作用强度顺序为 QA ≥Glu >Ibo >L-CCG-I >t-ACPD。尽管 $mGluR_5$ 比 $mGluR_1$ 对 t-ACPD 更敏感，但很难将 $mGluR_5$ 和 $mGluR_1$ 从药理学特性上区分开来。剪切移去 $mGluR_{1\alpha}$ 的 C- 端长尾，可以轻微地改变其对激动剂的敏感性，但 $mGluR_{1\beta}$ 和 $mGluR_{1c}$ 对激动剂的敏感性不受影响。对于第Ⅱ组 mGluRs,激动剂的作用强度顺序为 DCG-IV ≥L-CCG-I >Glu > t-ACPD>Ibo>QA，同它们对第Ⅰ组 mGluRs 的作用相比，对 t-ACPD 敏感性增加，对 QA 敏感性降低。苯甘氨酸衍生物是此类受体相对特异的激动剂。$mGluR_2$ 和 $mGluR_3$ 对 QA 的敏感性相差很大,其 EC_{50} 值分别为 1mmol/L 和 40μmol/L，据此可以区分这两个亚型。第Ⅲ组 mGluRs 对 L-AP_4 非常敏感，对 L-SOP 较敏感，但对 L-Glu 的敏感性很低。$mGluR_4$ 对 Ibo 高度敏感 ,$mGluR_7$ 对 L-AP4 和 L-Glu 亲和性很低。

目前尚缺乏作用于不同亚型的专一性激动剂，研究其生理病理功能主要依靠其特异性拮抗剂。苯甘氨酸的许多衍生物是 $mGluR_{1\alpha}$ 的拮抗剂，例如，4C3HPG 和 4CPG 是第Ⅰ组 mGluRs 的特异性拮抗剂。迄今发现的 $mGluR_2$ 拮抗剂只有 MCPG,但其作用很弱,且在相同的作用范围亦可阻断 mGluR1α。一些苯甘氨酸衍生物如 4CPG、4C3HPG 和 3C4HPG 对于 $mGluR_1$ 是拮抗剂,而对 $mGluR_2$ 是激动剂。新近鼠脊髓片的生理学研究提示 a- 甲基 -LAP4 (MAP4)为第Ⅲ组 mGluRs 特异性阻断剂。

Ⅴ. mGluRs 的胞内信号转导机制

PLG 和 PLD：第一组 mGluRs 激活后可使 G 蛋白活化，活化的 G 蛋白 α 亚单位通过磷酸化 PLC 使 PLC 活化,促使 PI 水解,形成 IP_3 和 DG,引起细胞内 Ca^{2+} 的释放,并激活蛋白激酶 C(PKC),进而激活下游分子,产生一系列的生理生化反应。在新生大鼠海马和小脑薄片,QA 和 t-ACPD 都是刺激 PI 水解的强激动剂,L-AP3 可阻断海马薄片的反应,说明与 PLC 偶联的 mGluRs 在发育早期已有高水平表达。在成年大鼠海马薄片 QA 和 t-ACPD 的作用强度相同,L-AP3 无阻断作用，甚至会产生激动作用;在小脑薄片 QA 的作用比 t-ACPD 强,这说明第一组 mGluRs 在不同脑区及不同发育阶段的表达程度有差异。成年大鼠小脑中 PI 水解反应主要由 $mGluR_1$ 介导,而海马中的反应与 $mGluR_5$ 有关。Boss 等还发现 2S-3R-ACPD 在海马薄片能以剂量依赖的方式增强 PLD 的活性,L-AP3 具有类似的激动作用,PLD 激活后可水解膜成分磷脂酰胆碱，产生磷脂酸和胆碱，磷脂再转化为胞内第二信使 DAG,表明海马中还存在与 PLD 偶联的 mGluRs 亚型。

AC：第Ⅱ组 mGluRs 强烈抑制 forskolin 对 cAMP 产物的激活作用。但第Ⅲ组 mGluRs 的抑制作用却最多不超过 50%；这一转导可被 PTX 完全抑制，提示参与这一耦联的 G- 蛋白属 Gi 家族，mGluRs 与配体或激动剂结合后，使与其偶联的 G 蛋白活化，但第Ⅱ组和第Ⅲ组 mGluRs 激活的是 Gi 亚单位,进而抑制腺苷酸环化酶(CA)。激活第Ⅱ组和第Ⅲ组 mGluRs 对胞内 cAMP 基础水平无明显影响，对 AC 活性的负性调控表现为抑制由毛喉萜引起的 cAMP 增高,这是由 Gi 介导的,如在海马薄片 1S-3R-ACPD(30μm)最大抑制强度仅为 55%,而 1R,3S-ACPD(1mM)可接近完全抑制(90%),而且抑制 AC 活性的反应表现出 $mGluR_2$ 激动剂的强度次序:t-ACPD=Ibo>QA。1S,3R-ACPD 在 15d 以内的新生大鼠不能抑制毛喉萜刺激的 cAMP 增高,提示抑制 AC 的 mGluRs 在发育晚期才有表达。

此外,mGluR1 转导入 CHO 细胞还刺激诱导 cAMP 的升高和花生四烯酸分解,而 $mGluR_5$ 并不与 cAMP 途径相关;$mGluR_1$ 和 $mGluR_5$ 的另一个不同在于对 PTX 的敏感性不同,PTX 对 $mGluR_5$ 的阻断作用较 $mGluR_1$ 为弱。

Ⅵ. mGluRs 的生理功能：目前有关 mGluRs 功能的认识仍有待深入。mGluRs 家族的成员要比原来预期的多得多,这些受体广泛地在各种神经元及胶质细胞表达,既可以介导兴奋性效应,也可以介导抑制性效应,并参与其他离子型受体的调节。

介导或调节神经元兴奋性活动：电生理学研究表明,第Ⅰ组 mGluRs 激动剂介导兴奋性效应。ACPD 可诱导包括海马、皮质在内的许多神经元发生慢速去极化及与细胞放电增多相关的内向电流。在丘脑背外侧膝状体和新皮质的Ⅴ层神经元,ACPD 还能将节律性暴发的放电模式转化为单峰形式。这些效应多由 K^+通道被抑制所致。而在浦肯野细胞上,ACPD 诱导去极化可能是 Na^+/Ca^{2+} 泵介导的细胞内 Ca^{2+} 增加产生内向电流的结果。ACPD 在 CA1 及孤束核神经元还引起对超极化后电位的抑制。

Glu 的抑制效应最早是在视网膜发现的。在黑暗情况下,光感细胞释放 Glu,并通过 AMPA 受体使 OFF- 双极细胞去极化;同时,释放的 Glu 对 ON- 双极细胞有超极化作用，产生抑制作用。第Ⅲ组 mGluRs 激动剂 L-AP4 和 L-SOP 可模拟 Glu 对 ON- 双极细胞的这种作用，提示第Ⅲ组 mGluRs 参与了这种抑制作用。在鼠、金鱼和角鲛的视网膜细胞上,Glu 的超极化效应是由于 cGMP 激活的非选择性阳离子通道的关闭所致;但在虎蝾螈的双极细胞上,L-AP4 受体的超级化效应与某种 K^+通道的开放有关。在小脑的浦肯野细胞也可观察到由第Ⅰ组 mGluRs 激动剂 ACPD、QA 引起的超极化效应，这可能是激活 Ca^{2+} 依赖性的 K^+通道引起的，也可能是抑制了张力性 Ca^{2+} 通道。这种效应的确切生理意义还未明确,推测可能是保护浦肯野细胞免受兴奋性毒性。

用拮抗剂完全阻断海马锥体细胞的 iGluRs 后，加入 QA 或 t-ACPD 后会产生小幅度的去极化反应、抑制慢超极化后电位(sAHP)和减缓动作电位复极化等一系列作用，结果使锥体细胞兴奋性增强，发放动作电位的适应现象消失。这些作用都不能被 L-AP4 拮抗,但可被 MCPG 阻断。因此,上述兴奋作用可能由第一组 mGluRs 介导，但其信号转导机制尚未阐明。最近 Padarzani 等报道,t-ACPD 对 sAHP 的抑制作用与三种蛋白激酶 PKC、PKA 和 CaMKⅡ都无关。在皮质、小脑、孤束核、中隔背外侧核等脑区都观察到类似的兴奋作用,但在小脑颗粒细胞确得到相反的结果:t-ACPD 使细胞超极化,兴奋性降低,可能是刺激 PI 水解和促进胞内 Ca^{2+} 释放所致。

调节离子通道的活动：三组 mGluRs 激活时都能抑制 L 型钙电流,激活第一、第二组 mGluRs 还能抑制 N 型钙电流,前者是通过 G 蛋白直接抑制钙通道的活动,后者由 G 蛋白介导,并有 PKC 参与。在培养的海马神经元,加入 QA 可抑制高阈值钙电流,仅少数神经元对 L-AP4 有反应；但 L-AP4 可抑制大多数培养的嗅球僧帽细胞的钙电流,这种抑制作用对 PTX 敏感，并依赖胞外或胞内的 Ca^{2+} 的存在，这种现象与 IP_3、cAMP、cGMP 等胞内第二信使无关。深入研究发现,mGluRs 对钙电流的抑制作用包含两种成分:胞内 Ca^{2+} 稳态水平为 1nM 时,出现快成分（r=1 ~ 2 秒）；胞内 Ca2+ 稳态水平为 100nM 时,出现慢成分(r=3min),后者可能依赖于 Ca^{2+} 的磷酸酶。

激活 mGluRs 还能调节介导快信号传递的 iGluRs 和 GABAAR 的活动。Aniksztejn 等报道，1S,3R-ACPD 可增大海马锥体细胞 NMDA 受体通道的电流反应,此增强作用可通过 PKC 的激活剂模拟或被 PKC 的特异性抑制剂阻断,推测此作用可能由 PI 水解介导,并有 PKC 参与;与此发现相一致的是，克隆的 NMDA 受体亚基上包含有 PKC 的磷酸化位点。而 Bleakman 等发现,在大鼠脊髓背角神经元 1S,3R-ACPD 虽然能增强 AMPA 和 NMDA 诱发的电流反应,但由于作用时程较短,可能与磷酸化机制无关。

突触前作用：突触前 mGluRs 通过调节 Glu 的释放介导突触前抑制或突触前增强,这种突触前效应在长时程增强或长时程抑制的形成中起重要作用。突触前抑制主要由第Ⅱ组和第Ⅲ组 mGluRs 介导。第Ⅰ组 mGluRs 可能也抑制某些突触兴奋性递质释放。这种突触前抑制性受体只在 Glu 浓度增高或 Glu 摄取被阻断时激活,突触前抑制效应的机制可能与 mGluRs 抑制电压敏感性 Ca^{2+} 通道(VSCC)有关。在某些情况下激活第Ⅰ组 mGluRs 可观察到突触前增强效应。存在花生四烯酸时,1s,3R-ACPD 能强有力的增加 K^+ 通道阻断剂 4- 氨基吡啶引起的 Glu 释放。突触前刺激 PLC 耦联的 mGluRs 可产生 DG,在花生四烯酸存在的条件下可激活 PKC,活化的 PKC 又对 K^+ 通道产生抑制作用，从而加强神经末梢去极化,最终使 Glu 释放增加。mGluRs 介导的突触前增强在长时程增强及学习记忆中起重要作用,也可能促进 Glu 引起的神经毒性及迟发性损伤作用。

参与学习记忆功能：突触传递长时程增强(LTP)和长时程抑制(LTD)是中枢兴奋性突触传递的持久变化，和动物的学习记忆功能密切相关。

Aniksztejn 等发现,mGluRs 参与海马 CA1 区、齿状回、中隔背外侧核的 LTP,而 Linden 等发现,mGluRs 参与小脑浦肯野细胞的 LTD 的诱导过程。mGluRs 在不同脑区参与 LTP 或 LTD 的机理并不相同,在海马 CA1 区,mGluRs 可能通过激活 PKC 等酶类,促使由 NMDA 受体激活产生的短时程增强(STP)向 LTP 转变:加入 MCPG 后强直刺激只能诱发 STP,无 LTP 出现;若不给强直刺激,单独用 1S,3R-ACPD 能诱导产生起始缓慢的持久增强效应,类似于 LTP,但缺乏 STP 的成分。在海马 CA3 区,LTP 的诱导不需要 NMDA 受体参与,加入 MCPG 后强直刺激只产生强直后增强(PTP),无 STD 和 LTP 出现,因此激活 mGluRs 无论对于海马依赖 NMDA 受体的 LTP,还是不依赖 NMDA 受体的 LTP 都是一个必要条件。在中隔背外侧核,Zhang 等发现 NMDA 受体拮抗剂不能阻断 1S,3R-ACPD 或者由强直刺激诱导的 LTP,认为 1S,3R-ACPD 可能通过增强胞内 Ca^{2+} 释放的机制诱导 LTP。

行为学研究为 mGluRs 参与学习记忆的机理提供了新的证据。在训练前动物脑内注射激动剂 t-ACPD 或拮抗剂 MCPG,都能阻断海马的空间记忆的产生。然而在训练结束时立即注射 t-ACPD 则促进空间记忆的形成。应用分子生物学技术产生的 $mGluR_1$ 缺陷型小鼠,在水迷宫实验和瞬目反射的形成中都出现障碍,相关假说认为,在训练后适当时间激活 mGluRs 脑内信号的信噪比,可放大重要的学习信号。

Ⅶ. mGluRs 在的病理作用:第Ⅰ组 mGluRs 激动引起神经元损伤有三种实验证据:a. 第Ⅰ组 mGluRs 激动剂本身引起损伤,此作用是内钙释放剂胆罗啉(Dan)敏感的。新生 7d 大鼠纹状体内或海马内注射 1s,3R-ACPD 产生剂量依赖性的脑损伤,体循环给予高剂量的 1s,3R-ACPD 可引起惊厥及脑损伤,这些作用可被 Dan 拮抗剂或第Ⅰ组 mGluRs 部分激动/拮抗剂 L-AP3 减轻,但不被 AMPA 受体拮抗剂阻断,提示 mGluRs 激活本身足以杀死神经元。b. 第Ⅰ组 mGluRs 激动剂本身不引起损伤,但可加重 NMDA 引起的损伤。新生 7d 大鼠,脑内注射 NMDA 或 AMPA 引起神经元丢失及脑组织重量减轻,ACPD 无此作用,但是 ACPD 加重 NMDA 而不是 AMPA 引起的脑组织重量减轻。c. 第Ⅰ组 mGluRs 激动剂本身引起损伤,且加重 NMDA 引起的损伤。成年大鼠海马内注射高剂量的 1s,3R-ACPD 引起肢体抽搐及齿状回颗粒细胞、海马 CA1、CA3 锥体细胞的丢失,这种损伤作用可被 NMDA 受体拮抗剂减轻。用混合培养的皮质神经细胞进行研究证实,第Ⅰ组 mGluRs 激动剂加重慢性 NMDA 毒性及缺糖、缺氧引起的损伤作用,这种作用与增加细胞内 Ca^{2+} 释放及胞外 Ca^{2+} 内流有关,并涉及 PKC 的激活。第Ⅰ组 mGluRs 激动对神经细胞的作用有不同表现可能与受体的可塑性有关,也可能存在其他机制,如增加花生四烯酸的释放,或一氧化氮(NO)的合成,而花生四烯酸及 NO 在神经系统损伤的作用都有大量研究报道。

Ⅷ. 弥漫性脑损伤后 mGluRs 的表达变化:Iversen 等研究了大鼠全脑缺血后脑皮质 $mGluR_1$-5 的变化情况,发现在缺血后 12h,$mGluR_1$,$mGluR_5$,$mGluR_2$,mRNA 均明显降低,而 $mGluR_3$ 表达无明显变化,$mGluR_4$ 则明显升高。

Aronica 等研究发现,在幼鼠及成鼠癫痫持续状态未发现 $mGluR_1$,$mGluR_3$,$mGluR_5$ 表达水平改变,但有齿状回 $mGluR_2$ 表达下降,从而引起 CA3 区谷氨酸释放增加,加重细胞损害。癫痫持续状态尚可使幼鼠 CA3 区的 $mGluR_4$ 表达水平升高,但不能使成鼠 CA3 区的 $mGluR_4$ 表达水平升高,因此癫痫持续状态造成成年鼠海马 CA3 区损伤重,而幼鼠损伤轻。

我们以往的研究表明:大鼠 TBI 后,脑组织谷氨酸(Glu)含量迅速升高且与脑损伤严重程度呈正相关。Glu 是中枢神经系统含量最丰富的兴奋性氨基酸,在生理及病理状态下,发挥不同的作用。生理状态下,Glu 释放对维持神经细胞间的突触传递、调节神经功能有十分重要的作用;病理状态下,Glu 过度释放或重吸收障碍致 Glu 堆积或谷氨酸受体敏感性上调,通过多种途径产生神经毒性作用:离子型谷氨酸受体(iGluR)活化导致 Ca^{2+} 内流,神经元胞内钙超载;代谢性谷氨酸受体(mGluR)则通过第二信使系统如 PI、DAG、cAM 等改变,引起细胞内 Ca^{2+} 释放与钙超载,造成神经损害,此外,mGluR 可调制 K^+ 通道,K^+ 通道的激活使兴奋性降低,K^+ 通道的抑制使兴奋性增高,实验表明,第一组的 mGluR 激动剂能使神经元发生去极化,兴奋性增高,这是由于抑制了超极化电流,如电压非依赖性的 K^+ 电导所致。Belcher 鼠胎脑 mGluR mRNA 表达研究表明,mGluR 各亚型参与中枢神经系统发育、成熟及损伤、修复机制。近期脑微量透析实验结果表明,脑损伤及脑缺血状态下,脑细胞间液中 Glu 水平增高,虽然采用 iGluR 拮抗剂实验性治疗,但未获满意疗效,原因是 iGluR 拮抗剂可减慢突触间兴奋性快传递,致使中毒反应的发生。mGluR 拮抗剂则可克服这些缺陷,因其仅在突触过度兴奋时才发挥调节兴奋性突触传递作用,其疗效优势已在我们新近的研究中得以体现,我们系统观察了 TBI 后脑皮质 mGluR1-8 亚型表达水平变化及其激动剂与拮抗剂的作用,结果表明,在 TBI 后,大鼠脑皮质 mGluRs 各亚型的表达水平均发生不同程度的变化,其中第Ⅰ组(1a、5 亚型)和第Ⅲ组(4、6、7、8 亚型)mGluRs 表达水平增高。如脑皮质第Ⅰ组 mGluRs 中 $mGluR_{1a}$ 阳性神经元在伤后 1h 表达明显增加,24h 达到峰值;第Ⅲ组 mGluRs 中 $mGluR_4$、mRNA 表达于伤后 1h 明显增加,6h 达高峰;脑损伤后 mGluR6 表达无明显变化,mGluR7 和 8mRNA 于伤后 6h 达高峰,7d 后恢复正常。但 TBI 后,第Ⅱ组 mGluRs(2、3 亚型)表达水平降低,mGluR2、3 mRNA 在伤后 12h 表达开始减少,48h 降至最低。二次脑损伤研究表明:TBI 合并二次脑损伤后,三组 mGluRs 表达变化规律与原发性脑损伤相似,但与单纯损伤组比较,二次脑损伤组脑皮质 mGluRs 表达变化更明显并且高峰期提前。研究提示:mGluR 参与脑缺血所致的脑损害过程;弥漫性脑损伤后第Ⅰ组和第Ⅲ组 mGluRs 表达在时间上的差异可能反映出一种神经元损伤后的先行自我保护机制,因为具有神经保护功能的第Ⅲ组 mGluRs 表达高峰远比具有神经损害功能第Ⅰ组 mGluRs 出现的早;$mGluR_{1a}$ 可能是导致脑损害加重的重要因素之一,为应用 $mGluR_{1a}$ 拮抗剂治疗脑损伤的理论基础。

Ⅸ. mGluRs 特异性激动剂或拮抗剂在脑损伤治疗中的作用:在新生动物,mGluRs 的保护作用主要由第Ⅰ组 mGluRs 介导。在培养的颗粒细胞加入第Ⅰ组 mGluRs 激动剂可以预防细胞外液低 K^+ 引起的凋亡,这与 PKC 激活有关。眼内注射 1s,3R-ACPD 可保护视网膜神经元免于 NMDA 引起的毒害作用。目前,关于第二组和第三组 mGluRs 具有脑保护作用的研究相对较少。有体外研究发现,当神经元遭受缺氧或低糖时,或暴露于毒性 NMDA 浓度环境时,或有 Kainate 刺激时,第Ⅱ组 mGluRs 特异性激动剂均会表现明显的神经保护作用;Faden 等研究提示,当神经元遭受机械损伤时,第Ⅲ组 mGluRs 特异性激动剂则会表现出明显的神经保护作用。体外实验也证实第Ⅱ、Ⅲ组 mGluRs 特异性激动剂有神经保护作用,Allen 等发现,大鼠液压冲击伤后,第Ⅱ组 mGluRs 特异性激动剂 LY354740 有明显的神经保护作用,可明显促进大鼠的行为恢复;Gasparini 等研究表明,第Ⅲ组 mGluRs 特异性激动剂 PPG 对 NMDA 和使君子酸造成的纹状体病变有保护作用。Marike 等研在大鼠液压冲击伤模型上,发现第Ⅱ组 mGluRs 特异性激动剂 DCG-Ⅳ 有明显的神经保护作用,但第Ⅲ组 mGluRs 特异性激动剂 PPG(200nM)则无此作用。

我们的 TBI 研究显示,第Ⅰ组 mGluRs 特异性抑制剂 MCPG,第Ⅱ组 mGluRs 特异性激动剂 DCG-Ⅳ 和第Ⅲ组 mGluRs 特异性激动剂 L-AP4(100mM,i.c.v.)均可以明显减轻皮质神经元的损伤,尤其是对迟发性神经损伤保护作用更为明显,推断 mGluRs 可能与迟发性神经损伤关系密切,L-AP4 尚可以明显改善损伤大鼠的行为学表现。

2)TBI 后 Homer 蛋白的改变及对 mGluR 调节作用:Homer 是最近发现的一类新的 PSD 蛋白质家族成员,主要分布在中枢神经系统,对第Ⅰ组 mGluR($mGluR_1$ 和 $mGluR_5$)在神经元细胞内转运、受体后信号转导过程发挥重要地调控作用,并参与神经元突触结构发育。目前,已克隆出多种 Homer 基因,依其基因序列同源性可分为三种类型,即 Homer-1,Homer-2 和 Homer-3,每型 Homer 基因再进一步选择性剪切变异共产生 17 种 Homer 蛋白。当 Purkinje 细胞转染 Homer-1a 时,mGluRs 激活产生的细胞内 Ca^{2+} 释放较转染 Homer-1b 时振幅明显降低,并且潜伏期延长。野生型鼠前脑组织免疫沉淀研究证实,Homer-1b/c、2a/b 能够结合 $mGluR_5$,而高表达 Homer-1a 的转基因鼠脑组织免疫沉淀结果显示,Homer-1b/c 不能结合 $mGluR_5$;小脑组织中 Homer-1a 与 Homer-3 发生竞争,Homer-1a 表达增加会影响谷氨酸受体的功能。上述研究表明,Homer-1a 通过与 CC-Homer 竞争结合 mGluRs,调控 mGluRs 受体后信号传导过程。此外,Homer 分子特性独特,与重要的功能性蛋白有广泛联系,可影响 mGluR、细胞 Ca^{2+} 通道、Shank、细胞骨架蛋白等的作用,是细胞传导系统的关键点。我们曾应用免疫组织化学方法筛选出与 $mGluR_{1a}$ 作用的关键 Homer 分子。结果表明,机械性神经元损伤后,正常及假手术组在神经元各部均未见 Homer1a 蛋白免疫组化阳性染色,但损伤组神经元 Homer1a 蛋白免疫组化染色呈阳性,自伤后 30min 起持续至伤后

168h，阳性染色出现于神经元胞膜、胞质及突起处；而且，在正常组、假手术组及损伤组神经元均可见Homer1b/c、Homer2a/b、Homer3分子免疫组化阳性染色。因此认为，动态表达的Homer1a与持续表达的其余Homer分子共同调节$mGluR_{1a}$的结构和功能，Homer1a蛋白分子可能是与$mGluR_{1a}$作用的关键Homer分子。此后，我们利用RNA干涉技术减少损伤神经元Homer蛋白表达水平，结果发现，mGluR1a表达也随之降低，细胞内Ca^{2+}超载现象明显减弱，说明Homer蛋白调节$mGluR_{1a}$受体后信号转导，降低Homer蛋白表达，对神经元具有保护作用。近期的研究结果表明，Homer蛋白的受体锚定作用依赖另一种重要的蛋白质存在。

3)Shank蛋白可能通过Homer蛋白是对mGluR受体的锚定起重要作用：1999年Naisbitt报道了一组新的PSD蛋白质家族，命名为Shank蛋白，又名ProSAP、SSTRIP、cortBP、Synamon或Spank，目前研究表明，Shank家族包含约2 000个氨基酸残基，分子量大于200kDa，有3种剪切变异型，即Shank1、Shank2和Shank3。Shank分子含有多个蛋白结合位点，如ankyrin、SH3、PDZ结构域、脯氨酸富集区和SAM结构域，它通过分子中PDZ结构域连接PSD-95相关蛋白GKAP的C-末端，或将膜NMDA受体与细胞骨架的联系，或通过细胞内Homer蛋白与mGluR发生作用。因此，Shank蛋白是突触后蛋白网络的核心部分，在神经元突触发育、突触后膜受体锚定及细胞间信号传递中发挥关键作用。有研究发现，Shank仅在兴奋性突触后膜表达，而且在树突部位合成蛋白质，表明Shank mRNA的翻译受突触活化调节。Miletic等将大鼠胫神经结扎后7d产生温度痛觉过敏，脊髓后角中Homer1b/c与Shank1a含量明显升高，提示突触活动与PSD蛋白成分改变密切相关，尤其PSD中Homer与Shank蛋白改变可影响结构性亚突触改变以及突触功能，这种刺激性的Homer和Shank水平升高可能明显提高所有与NMDA与mGluR有关的PSD蛋白协同活动。Sala等研究表明，PSD中Shank1b与Homer1b蛋白在海马棘突神经元分子形成、结构组建中起重要作用，Shank1/Homer1b附合体与棘突内的蛋白间相互联系，尤其是与mGluRs1/5及IP3R的作用，可能对建立Ca^{2+}稳态与神经元理想的信号传导环境至关重要，但有关知识所知甚少，需要我们深入的研究。

综上所述，Shank蛋白、Homer蛋白与mGluR等相互联系、相互作用，在TBI病理生理与预后转归机制中可能起重要作用，但TBI后，神经元兴奋性增加，兴奋性突触后膜细胞骨架蛋白Shank的表达情况及其对谷氨酸受体，尤其是mGluR锚定作用的影响如何，还有待于进一步的研究。

15.1.2 颅脑损伤分类

脑损伤的分类方法较多，同一方法在不同国家表述也不尽相同。

按部位：颅部、脑部。

按硬膜是否完整：开放性颅脑损伤、闭合性颅脑损伤。

按损伤发生的前后：原发性颅脑损伤、继发性颅脑损伤。

按发生的时间、病程：急性颅脑损伤（$<$72h）、亚急性颅脑损伤（3d-3周）、慢性颅脑损伤（$>$3周）。

按致伤性质：火器性颅脑损伤、非火器性颅脑损伤。

按解剖层次：头皮、颅骨、脑损伤。

按伤情程度：轻度颅脑损伤、中度颅脑损伤、重度颅脑损伤。

由于颅脑损伤分类涉及如上所述的解剖生理、损伤生理、病理改变以及治疗措施的选择等多方面因素的影响，颅脑损伤的伤情分类、分级和预测都存在一定的争议，经过临床实践和实验研究的验证，目前我国对一些简明实用的分类、分级和预测方法已趋向一致，有助于临床判断和治疗的指导。

(1)临床应用分类

此法适用于临床诊断，是以颅脑解剖部位和损伤病理形态改变而定的诊断术语，被国内绝大多数临床医师所采用。

1)头皮伤。①挫伤：由钝性物体打击造成，损伤处皮肤全层受累，但仍保持其完整性。皮肤表面擦伤，皮下有淤血及水肿，疼痛与压痛明显。②裂伤：锐器致伤者，伤口整齐；钝器致伤者，裂伤创缘常不整齐，伴皮肤挫伤头皮全层裂伤者，伤口可以哆开，伤及头皮动脉时，常有剧烈出血。③头皮血肿：a.皮下血肿：范围比较局限，血肿周围软组织水肿明显，触之较硬，中心部柔软；b.帽状腱膜下血肿：血肿扩展不受限制，有时可蔓延到整个颅顶；c.骨膜下血肿:常与所在处的颅骨大小相当。压痛明显,张力高。d. 头皮撕脱伤:由帽状腱膜下方,部分或全部撕脱。

2)颅骨骨折:按部位分为颅盖骨折和颅底骨折。视其是否与外界沟通,又分开放性及闭合性两种。①颅盖骨折:根据骨折形态分为:a. 线形骨折:骨折线长短不一,单发或多发。骨折线由颅盖延伸到颅底者,称为联合骨折;b. 凹陷骨折:系颅骨内板或全颅骨陷入颅内。骨折片周围由环形骨折线环绕,中心部向颅内陷入;c. 粉碎性骨折:由二条以上骨折线将颅骨分裂为数块,同时向颅内陷入者,称为凹陷粉碎骨折;d. 洞形骨折:主要见于颅脑火器性穿透伤。②颅底骨折:按骨折部位分为颅前、中、后颅窝骨折。颅底部硬脑膜比较薄,且与颅底粘连较紧,易于伴随骨折破裂。因为有许多血管和神经通过颅底进入颅腔,加上颅底又与鼻旁窦相连接,故颅底骨折时,常伴发颅神经损伤及脑脊液漏。

3)脑损伤:传统上脑损伤分为原发性和继发性两类。①原发性脑损伤可分为:a. 脑震荡;b. 脑挫裂伤,常合并脑室出血及蛛网膜下腔出血;c. 脑干损伤;d. 丘脑下部损伤。②继发性脑损伤包括伤后脑水肿和颅内血肿。颅内血肿按照解剖部位分类,分为:a. 硬脑膜外血肿;b. 硬脑膜下血肿;c. 脑内血肿;d. 多发性血肿等;按照血肿形成的速度可分为:a. 特急性血肿(伤后 3h 内);b. 急性血肿(3h ~ 3d 内);c. 亚急性血肿(3d ~ 3 周内);d. 慢性血肿(3 周以上)等。临床诊断时,常将两种分类方法合并使用,如急性硬脑膜外血肿、慢性硬脑膜下血肿等。另外,经手术探查或 CT 扫描证实原来没有血肿的部位,一段时间后出现新的血肿,称为迟发性外伤性颅内血肿(DTIH),随着 CT 扫描在临床广泛应用,近年来迟发性血肿发现增多。本书作者根据多年的临床观察,又分出一类脑损伤,即二次脑损伤,其详细内容可见第四章。

4)火器性颅脑开放伤。①非穿透伤:a. 头皮软组织伤:损伤局限于头皮软组织,但因投射物的冲击作用,少数可致脑震荡或脑挫伤;b. 开放性颅骨骨折:虽脑膜尚保持完整,感染机会少,但可合并脑挫伤或颅内血肿,故须提高警惕。②穿透伤:颅脑各层均受到创伤,伤情严重。按伤情和伤道的形态,可再分为:a. 切线伤:投射物与颅骨呈切线,颅骨与脑形成沟槽状伤道,颅内无金属异物,但有较多碎骨片,散布于脑实质内。b. 非贯通伤:由弹片或子弹造成,投射物停留于伤道最末端,只有一个入口,位于颅盖部或颜面部,入口侧脑组织内有数目不等的碎骨片。c. 贯通伤:由子弹伤造成,有入口及出口,颅内无金属异物,入口侧脑内有碎骨片,出口侧骨折范围广泛,骨片常位于皮下。

(2)伤情程度分类

按临床应用分类可以明确损伤部位和局部病理改变,也可以分别做出头皮、颅骨和脑等部位损伤的诊断,但不能明确显示颅脑损伤的严重程度及其发展的动态,尤其是对闭合性脑损伤的表达欠确切。以脑挫裂伤为例,轻者可以仅有局限性脑表面损伤,而重者可以是广泛的严重脑挫裂伤,甚至是丘脑下部或脑干的损伤。1965 年在北京颅脑损伤专题会议上重新修订了我国急性闭合性颅脑损伤的临床分型,按昏迷时间、阳性体征及生命体征表现分为轻、中、重三型。并于 1978 年在南京第二届中华神经精神科学术会议上,由重型中又分出了特重型。目前上述分类已成为国内公认的标准。

轻型(指单纯性脑震荡伴有或无颅骨骨折):

1)昏迷 0 ~ 30min。

2)仅有轻度头昏、头痛等自觉症状。

3)神经系统和脑脊液检查无明显改变。

中型(指轻度脑挫裂伤伴有或无颅骨骨折及蛛网膜下腔出血,无脑受压者):

1)昏迷在 12h 以内。

2)有轻度神经系统阳性体征。

3)体温、呼吸、脉搏、血压有轻度改变。

重型(指广泛颅骨骨折,广泛脑挫裂伤及脑干损伤或颅内血肿):

1)深昏迷,时间在 12h 以上,意识障碍逐渐加重或出现再度昏迷。

2)有明显神经系统阳性体征。

3)体温、呼吸、脉搏、血压有明显改变。

特重型(指重型中更急、更重者):

1)脑原发伤重,伤后深昏迷,有去大脑强直或伴有其他部位的脏器伤、休克等。

2)已有晚期脑疝,包括双瞳散大,生命体征严重紊乱或呼吸已近停止。

由于颅脑损伤的轻重程度常与昏迷的时间和程度相对应,呈正相关,故长期以来用以描述意识障碍的名词颇多,常以意识不清、嗜睡、浅昏迷、昏迷及深昏迷等来表示病人的意识状态,但名词之间并无明显的界限，可因概念上的差异，而影响判断病人意识状况的准确性。1974—1976 年英国 Teasdale 和 Jennett 提出了格拉斯哥昏迷计分法(GCS)，见表 15-1-2。按检查时病人睁眼、语言和运动几项反应的情况给予计分，总分最高为 15 分，最低为 3 分。总分越低，表明意识障碍越重，总分在 8 分以下者表明昏迷。

按 GCS 计分多少和伤后原发昏迷时间的长短，可将颅脑损伤病人的伤情分为轻、中、重、特重型四型：①轻型：GCS13 ~ 15 分，伤后昏迷在 30min 以内。②中型：GCS9 ~ 12 分，伤后昏迷时间为 30min 至 6h。③重型：GCS6 ~ 8 分，伤后昏迷在 6h 以上，或在伤后 24h 内意识情况恶化，再次昏迷 6h 以上者。④特重型：GCS3 ~ 5 分，伤后持续昏迷。

表15-1-2 格拉斯哥昏迷评分(GCS)

睁眼反应	记分	言语反应	记分	运动反应	记分
自动睁眼	4	回答正确	5	按吩咐动作	6
呼唤睁眼	3	回答错乱	4	刺痛时能定位	5
刺痛睁眼	2	词句不清	3	刺痛时肢体回缩	4
无反应	1	只能发音	2	刺痛时肢体屈曲(去皮质强直)	3
		无反应	1	刺痛时肢体伸直(去大脑强直)	2
				无反应	1

按以上评分标准的分型可能会忽略二次脑损伤因素在脑损伤发生进展中的作用，在各评分阶段内的病人病情也会有所不同，如轻型颅脑损伤 GCS 评分在 13 ~ 15 分，但有些病人因为二次脑损伤因素的持续存在，预后要差于评分更低的中型甚至重型颅脑损伤。国内费舟等人改进了轻型颅脑损伤的评估标准，即细分为一般轻型颅脑损伤(GCS15 分，无急性期影像学异常）和高风险轻型颅脑损伤(GCS13 ~ 15 分，有急性期影像学异常)，将二次脑损伤加重继发性脑损伤的因素计入评分标准中，避免了部分预后较差轻型颅脑损伤患者的病情延误。

格拉斯哥昏迷计分法简单易行，分级明确，便于观察，已为国内外多数医院所采用，不仅对颅脑损伤病人的昏迷程度和伤情评估有了统一的标准，同时对治疗效果和预后的评价，特别是对并发多处创伤的病例更有其重要价值。为了统一颅脑损伤治疗结果的评定标准，1975 年 Jennett 和 Bond 又提出伤后半年至一年病人恢复情况的分级，为格拉斯哥预后分级(GOS)：1 分：死亡；2 分：植物生存，长期昏迷，呈去皮质或去脑强直状态；3 分：重残，需他人照顾；4 分：中残，生活能自理；5 分：良好，成人能工作、学习。

鉴于 GCS 缺少病人生命体征、瞳孔变化及神经系统检查等重要内容，故不能全面地反映病人情况。Born 于 1985 年又在 GCS 的基础上，又增加了脑干反射计分法，称之谓格拉斯哥—莱吉昏迷计分法(Glasgow Liege Coma Scale，GLCS)，含 5 种脑干反射，共六级计分，即 0 ~ 5 分。根据脑干反射的检查结果，可以反映脑干损伤的平面，按受损平面计分，分数愈小伤情愈重。

1）额眼轮匝肌反射，代表间脑—中脑交界处功能，即将病人眉尖部皮肤，用拇指向外上牵拉，再用叩诊锤打击拇指，若引起该侧闭目反射时评为 5 分，属脑干以上平面损伤。

2）垂直性眼前庭反射，代表间脑—中脑交界处功能，即将病人头部快速伸屈作俯仰动作时，若出现双眼球上下垂直运动者评为 4 分。

3）瞳孔对光反射，代表中脑交界处功能，即光照瞳孔可引起缩瞳反射时评为 3 分。

4）水平性眼前庭反射，代表脑桥功能，即将病人颈部快速左右转动，病人出现水平眼球震颤或偏侧凝视时评为 2 分。

5）眼心反射即迷走反射，代表延髓功能，即压迫病人眼球可引起心率减慢者评为 1 分。

6）无反射，表明病人脑干功能已丧失评为 0 分，即脑干损伤伤情严重。

15.1.3 颅脑损伤与神经修复的研究进展

中枢神经系统(CNS)损伤后，在损伤灶及其周围区域，可出现神经元和胶质细胞的一系列反应，其中包括神经元自身对损伤的反应性调节，损伤神经元与其他细胞之间的相互作用反应等。CNS 是一个复杂的网络体系，损伤后不仅可能发生形态结构和功能的改变，也涉及细胞内和细胞之间信息的转导。

(1)损伤神经元的自身修复

1)损伤神经元的反应性增殖:CNS损伤后,神经元的增殖是其损伤后修复及功能恢复的重要基础。研究表明,哺乳动物大脑皮质中第一层的Cajal-Retzius(CR)神经元参与皮质的发育、分层、移位。在新生小鼠冻伤实验中,皮质损伤后出现结构紊乱等形态学改变,但在损伤的后期,病灶周围CR神经元大量增殖,并有向损伤区移行的迹象。这种神经元增殖现象也出现在环鸽的CNS损伤后,用放射自显影和免疫组化方法,证实新生神经元主要分布在端脑纹状体内侧及后部,具有区域增殖性特征,并且能影响内分泌功能。

2)神经干细胞的自身修复作用:位于中枢神经系统内的内源性神经祖细胞的存在及其调节自身数量和命运的可能性引起了医学界极大的兴趣。在成年哺乳动物脑内发现了干细胞,它们存在于脑室下区、齿状回、白质和额颞叶皮质等。这些细胞的增殖率受以下因素的调节:应激、锻炼、活动和营养环境。为了判断TBI对成年大脑的神经发生的影响,有研究用大鼠建立皮质打击伤模型,并发现海马齿状回的新颗粒神经元产生增加。新细胞的产生在3d和7d达高峰,到伤后14d恢复到基础水平。另外,祖细胞可迁移到损伤的区域并分化为神经元和星形胶质细胞,提示神经元替代时一种很有潜力的治疗方法。但是在临床评估该治疗措施前应进一步研究调节细胞增殖、迁移、分化的信号特点。

3)神经元DNA的损伤和修复:CNS损伤后,在一定程度上,几乎所有的神经元都存在DNA裂解现象,而且许多选择性蛋白的表达参与了DNA损伤修复过程。如正常情况下存在于神经细胞胞质的p53、Bax、MDM2、WAF1、Gadd45、PCNA等在伤后48h已移至死亡或损伤神经元的胞核内。最新的研究表明,p53应答基因Gadd45、Bax的表达和再表达能抑制细胞循环代谢和DNA的修复,并通过Bcl-2家族成员加速神经元死亡。但在短期脑缺血的实验中却表明Gadd45 mRNA和蛋白表达的增多对损伤神经元具有保护作用。

正常情况下,神经元细胞核内不定期DNA合成(UDS)和线粒体内DNA(mtDNA)的合成具有快速修复细胞内非特异性DNA损伤的特性。Korr等观察到在面神经离断后12h,面神经核运动神经元内mtDNA即合成增加,4d后在核团再生神经元内UDS、mtDNA均显著增多。用3H_2O标记法显示,胞质内的杂交信号主要位于线粒体内,提示损伤后迅速合成的UDS、mtDNA及相关蛋白,具有修复自由基对DNA非特异性损害的功能。嘌呤/脱氧嘧啶核酸内切酶是一种多功能的DNA基本切除修复蛋白,其在损伤后的变化规律与DNA损伤后裂解存在时间上的相关性,对DNA的氧化反应损伤有十分重要的保护作用。另外,广泛存在于CNS核团神经元和纤维酸性蛋白阳性星形细胞内的双功能蛋白Ref-1,主要分布在齿状回、梨状皮质神经元和小脑purkinje细胞内。新近的研究表明,哺乳动物中Ref-1具有DNA修复作用并与Fos氧化还原和Jun转录因子的活性相关,其主要功能是在脑损伤后发挥DNA修复酶的作用,其次可调节其他转录因子如c-Jun、AP-1的活性表达。在缺血缺氧脑损伤实验中,已肯定Ref-1免疫活性的丧失和内部修复功能失调与CA1区锥体细胞的病理死亡有关。

近年来,在缺血性脑损伤机理的研究中,DNA的损伤和修复引起了越来越多的重视。现已证明脑缺血确实可引起DNA损伤,而缺血后DNA修复酶的变化和修复机制的失控均可加剧这一过程。以下着重探讨脑缺血后与DNA损伤修复有关的酶的变化和有关机理。

脑缺血再灌注可扰乱大脑氧供和能量代谢,并在最初几个小时内有一个反应性氧化物(ROS)产生的高峰,通过氧化应激、游离自由基引起蛋白、脂质和核酸的破坏。核酸的破坏可导致基因表达的异常和神经元的死亡。在生理条件下,ROS能被抗氧化物(如抗坏血酸盐、谷胱苷肽等)和抗氧化酶(如超氧化物歧化酶、过氧化氢酶等)中和。当某些氧化应激反应的强度超过抗氧化机制的防御能力,就可导致氧化性DNA破坏。由ROS引起的DNA损伤包括碱基的改变,单、双链的断裂,链的删减和碱基的偶联。DNA的修复机制是抗氧化性DNA破坏的二线防御机制,可快速而有效的修复氧化性DNA破坏。但是脑缺血/再灌注可损伤DNA的修复机制。越来越多的研究表明细胞死亡机制中DNA的破坏与修复是中风和脑损伤的基础。因此与DNA损伤修复过程有关的研究可能是研制新的治疗策略的重要方向。

A. 无嘌呤/无嘧啶核酸内切酶(APE/Ref-1):DNA修复酶APE/Ref-1是DNA碱基切除修复(BER)通路中修复DNA上AP位点的多功能蛋白。DNA的BER需两种酶:DNA糖基化酶和APEs。

DNA 糖基化酶去除一个由氧化应激等多种伤害引起的受损碱基，并在 DNA 上制造一个 AP 位点，APE/Ref-1 即通过此位点起作用，随后在 DNA 聚合酶和连接酶的作用下完成修复。近来有研究表明 APE/Ref-1 表达的下调与脊髓系细胞中的凋亡有关。Gillardon 和 Kawase 等均报道了短暂脑缺血(TGI)后 CA1 区 APE/Ref-1 蛋白表达的下降,而且 Kawase 利用免疫组织化学和 TUNEL 双标的方法研究表明 APE/Ref-1 蛋白表达的下降,DNA 裂解的发生率增加。这些数据提示 APE/Ref-1 蛋白的丢失和 DNA 修复机制的丧失可能对 TGI 后的 DNA 裂解起作用。另外,Walton 等发现在新生大鼠大脑的缺血/缺氧损伤后 APE/Ref-1 表达的下降的同时存在 C-Jun 表达增高。这提示 APE/Ref-1 蛋白表达的丢失不是由非选择性蛋白合成下降引起的。所以 APE/Ref-1 的减少很可能与程序性细胞死亡(PCD)的激活有关。引起缺血/再灌注后 APE/Ref-1 免疫反应性降低的机制虽然还不清楚,但已有研究表明 APE/Ref-1 的表达与 ROS 密切相关并且在细胞抵抗基因毒性 ROS 刺激中起关键作用。也有报道提示,亲脂质自由基清除剂 21- 氨基类固醇防止 DNA 修复酶 APE/Ref-1 的早期减少并降低小鼠脑缺血后的梗死灶的面积，而且 Fujimura 等的研究表明转基因小鼠中铜 - 锌超氧化物歧化酶(SOD1)的过度表达可防止短暂局灶性脑缺血(FCI)后 APE/Ref-1 的早期下降,因而有助于减少 DNA 裂解的数量。以上结果暗示抗氧化治疗可通过调节 APE/Ref-1 等 DNA 修复酶的表达对抗缺血/再灌注损伤，从而阻止缺血/再灌注后的 DNA 受损细胞的死亡。

B. 8- 氧鸟嘌呤糖基化酶 /AP 裂解酶 1(OGG1):哺乳动物的 OGG1 是酵母菌 8- 氧鸟嘌呤糖基化酶/AP 裂解酶 1 的同系物。哺乳动物 OGG1 的 cDNA 已经在小鼠(mogg1)、大鼠(Rogg1)和人类(hogg1) 中克隆出来。重组的 OGG1 蛋白含有从 DNA 中切除 8- 羟 -2'- 脱氧鸟苷(oh8dG)的活性和通过 β - 删除在 AP 位点 3' 端刻痕的裂解酶活性。oh8dG 是氧化性 DNA 损害的主要标志之一。在哺乳动物细胞核中多数的 oh8dG 损害被 OGG1 去除。已经证实 oh8dG 的形成在 Alzheimer 病患者的大脑增加。Lin 等研究表明核基因中 oh8dG 修复活性的时间性上调与氧化性破坏正相关,OGG1 蛋白的增加与碱基切除(BER)活性正相关，而且 OGG1 对含有 oh8dG/dC 的底物有最高的切除效率。这一切都表明 OGG1 活性的增加可能继发于核基因中 oh8dG 破坏的增加。Nishioka 等认为核中 OGG1 蛋白的增加可能是局灶性脑缺血/再灌注(FbIR)后一个可选择的拼接和/或翻译后调整的结果。以上结果都提示 OGG1 蛋白可能切除 oh8dG，并且 OGG1 的活性可能在减少 FbIR 后的氧化性基因破坏起着重要作用。

C. 增殖性细胞核抗原(PCNA):增殖性细胞核抗原(PCNA)是一个 36kDa 的蛋白,与 DNA 的复制和修复有关。它是 DNA 聚合酶(Pol) δ 和 ε 的辅助因子,因此在 DNA 复制过程中扮演着重要角色。此外,核苷酸切除修复(NER)中的 DNA 合成也需要 PCNA。NER 是哺乳动物体内最多向的 DNA 修复系统。它双向切割受损的寡核苷酸(27-29 mer)，然后利用反向链作为模板进行 DNA 的修复合成,这一步骤具有 PCNA 依赖性。Tomasevic 等发现所有脑区的神经元均有 PCNA mRNA 和蛋白的组织源性表达,这说明这些有丝分裂后的细胞拥有 NER 所需的蛋白。而且在常温状态下发生脑缺血后,再灌注期间 CA1 区神经元的核 PCNA 免疫反应性在细胞死亡前大大下降。这可能由 CA1 区神经元中同 PCNA 蛋白有关的染色质数量的变化引起。而 PCNA 蛋白的变化可导致 DNA 修复的损伤并可能对缺血后神经元破坏的发展有影响。

D. 生长抑制和 DNA 损坏诱导基因 45(Gadd45)：生长抑制和 DNA 损坏诱导基因(Gadd)是近年发现的与 DNA 损伤 - 修复相关的基因。这些基因最早是从国产 hamster 大鼠的卵巢中分离出来的。在已知的 5 种 Gadd 基因中,Gadd45 是唯一一个能被 DNA 伤害剂或使君子酸（一种 NMDA 激动剂)在大脑神经元中诱导产生的基因。从功能上讲,Gadd45 能在体外通过与 PCNA 的相互作用刺激 DNA 的删除修复。有报道说 Gadd45 在缺血性梗塞灶内存活的神经元内过度表达,Marlangue 等也发现新生鼠脑缺血/再灌注皮质神经元有 DNA 双链的断裂,在缺血/再灌注后,梗塞灶内易损神经元和半影区内亚致死性损伤的神经元的 Gadd45 免疫活性连续增加。所有这些结果都表明细胞对氧化应激和 DNA 损伤的反应与 Gadd45 的诱导性表达有关,这种表达可能对大脑损伤具有保护作用。

E. X 线修复交叉互补组 1(XRCC1):有研究表明在 DNA 的 BER 通路中,DNA 蛋白 XRCC1 起重要作用。它通过与 DNA 连接酶Ⅲ和 DNA 聚合酶 β

的相互作用来修复包括氧化应激在内的各种损害引起的 DNA 损伤。通过转染人的 XRCC1 基因,可纠正变异的国产 hamster 大鼠卵巢细胞系的修复缺陷。体外的研究已发现,DNA 伤害剂可使 XRCC1mRNA 优先下降,这说明它与 DNA 的破坏相联系。另外,Fujimura 等发现在所有正常脑区内均有 XRCC1 蛋白的核表达,主要是在海马。在局灶性脑缺血(FCI)后早期 XRCC1 蛋白的表达就有明显的选择性下降,并持续到缺血后 24h,而明显的 DNA 裂解出现在缺血后 24h。免疫组化和 TUNEL 双标研究表明失去 XRCC1 免疫活性的神经元可转变为 TUNEL 阳性。这提示 XRCC1 的早期减少在那些注定要产生坏死和/或凋亡的缺血区域可导致 DNA 裂解的产生。早期的研究表明多聚 ADP 核糖聚合酶（PARP）的活化能加剧缺血后的神经元破坏。有趣的是近期有研究表明 XRCC1 通过它含有 BCRT 模板的中心区域与 PARP 相作用。在这项研究中,过度表达 XRCC1 的 Cos-7 和 Hela 细胞可导致体外 PARP 活性的明显下降。这提示 XRCC1 可负性调节 PARP 活性。因此,XRCC1 在再灌注期间的早期下降可能通过促进 PARP 的早期活化和随后的能量消耗损害那些正在克服缺血/再灌注损伤的神经元。以上的研究结果揭示 FCI 后 XRCC1 的早期下降和 DNA 修复机制的失效可能引发 DNA 的裂解,并最终导致有 DNA 裂解的细胞死亡。

综上所述,脑缺血与 DNA 的损伤和修复密切相关。脑缺血可通过氧化应激引发 DNA 损伤和 DNA 修复能力的下降,而这又反过来加重脑缺血后的神经元损伤。因此对缺血后 DNA 损伤和修复的进一步研究将为治疗缺血性脑血管病提供新的视点,并有助于研制出新的治疗方法。

4)神经元损伤后的信息传递及调控

A. 磷脂与细胞信息系统的改变:磷脂不仅是细胞的组成部分,还参与许多重要的生理功能,具有调控细胞,尤其是酶及磷脂水解产物代谢的功能。做为脂类介质的血小板活性因子(PAF),是由 lyso-PAF 通过转乙酰作用生成,具有双重功效,既能介导损伤神经元的基因表达,参与其可塑性改造,又能激活损伤神经组织修复旁路。神经元内低浓度的 PAF 是长时程增强(LTP)逆行性信使,在突触联合部位作用于突触前膜增加兴奋性氨基酸的释放;高浓度时能增加 Glu 兴奋毒性作用,导致 Glu 受体活性改变和神经元内 Ca^{2+} 释放的级联效应。作为脂类媒介,PAF 能通过细胞内高亲和力结合位点激活极早反应基因的表达,部分基因编码生成转录因子如 zif-268、c-fos,另外促生成 cox-2、诱导前列腺素酶等,还可激活金属硫蛋白参与细胞外基质改造。

CNS 损伤后,磷脂酶 A2(PLA2)活性增强可使脂质膜第二信使花生四烯酸及其代谢产物改变,可介导膜受体蛋白、离子通道及有关酶的活性变化。介质在突触前后可长期影响突触效能和 LTP,是一种参与损伤的介质。

B. 胞质内信息传递与第二信使的作用:细胞内信息传递是以一系列细胞内蛋白质的改变为基础,第二信使将胞外信息转导、放大、变为胞内信息的过程。cAMP 反应素结合蛋白(CREB)是一种在正常情况下表达、移位和激活转录功能的因子,细胞内生成的第二信使 Ca^{2+} 和 cAMP 等能诱导其活性变化,最终调节大多数基因的转录过程。海马缺血实验结果表明,磷酸化和非磷酸化 CREB 的活性改变具有神经保护功能。

C. 甾体激素及受体的作用:甾体激素是非极性分子,可直接透过胞膜脂质层,与细胞内的受体反应,在 DNA 转录水平和转录后水平影响基因表达过程。在 CNS 损伤中激素类物质苯丙酸诺龙(Activin)含量的显著增高,可能对神经元有保护机制,并在组织修复和纤维化中起特殊作用。

D. 细胞因子及其受体在 CNS 损伤和修复中的作用:细胞因子的研究源于 20 世纪 50 年代的干扰素,是指活细胞产生的一组异源性多肽或蛋白质类物质,虽在体液内仅以 pg 或 ng/ml 计量,但却有很强的生物活性,对细胞的增殖、分化和其他功能有明显的作用。其作用方式有三种:自分泌,旁分泌和内分泌。CNS 损伤后可检测到细胞因子产物的产生,其功能包括参与免疫应答和炎性反应等。近几年,关于 CNS 损伤过程中细胞因子的研究已成热点(表 15-1-3)。

细胞因子通过受体发挥功能,已知的细胞因子受体共有 14 个家族,大部分受体有一个跨膜区,配体与受体结合后使受体同源或异源双聚化而传递信息。

白细胞介素（interleukin,IL）是激活了的白细胞、神经细胞等产生的一类低分子量分泌蛋白,含 α 螺旋,无 β 折叠,其家族成员在结构上有相似的基因组,ILs 具多种功能,其受体分布广泛。IL-1β 作为重要的炎性反应细胞因子,在皮质刺伤实验中

表15-1-3 神经系统中常见的细胞因子

名　称	家族成员	主要功能
白介素	IL-1α,IL-1β,IL-1γ,IL-2至IL-15	参与造血调节、辅助因子、集落刺激作用、内分泌调节
化学因子	IL-8,NAP-2,MIP-1α,MIP-β,MCAF/MCP-1,MGSA,RANTES	免疫调节、细胞生长调节、趋化作用
肿瘤坏死因子	TNF-1α,TNF-1β	炎性反应、信号转导、免疫反应
干扰素	INF-α,INF-β,INF-γ	细胞增殖调节、免疫调节
集落刺激因子	G-CSF,MC-SF,GM-CSF,IL-3和其他IL-S	参与造血调节、集落刺激作用、信号转导、细胞增殖、分化
生长因子	EGF,FGF,PDGF,TGFα,TGFβ 和ECGF	信号转导、辅助因子、组织发生、增殖、分化、内分泌调节
神经促白细胞生成素	LIF,CNTF,OM和IL-6	细胞增殖、分化调节
神经营养因子	BDNF,NGF,NT-3至NT-6和GDNF	神经系统发育、生长、功能调节 炎性反应

能促使胶质细胞表达细胞内黏附因子1(ICAM-1),在脑损伤修复中起积极作用。实验中，细胞因子IL-1β与胶质细胞的活性相关,能促进损伤神经组织结构完整性的恢复和神经突起的再生。

有关神经生长因子,将在第四节中详述,在此仅简述相关因子。

早期的成纤维细胞生长因子(FGF)是从大脑和垂体组织中分离的,FGFs可能对神经细胞有很强的作用，既往的研究证明FGFs能刺激神经母细胞增殖,延长培养神经元的存活时间。在Marmarou海马损伤大鼠模型,虽然致伤的程度不同,作为生长因子之一的碱性成纤维生长因子(bFGF)有明显的表达改变,3.7 kb bFGF mRNA都逐渐增多,3d时出现峰值。在重度损伤组，神经元死亡数目虽较多,bFGF mRNA密度却较高，且主要分布在锥体和颗粒神经元,但蛋白的表达水平很低。说明bFGF参与脑损伤后神经元保护及修复过程,在严重损伤神经元内,虽bFGF mRNA表达增强,却因神经元内部机能不全而不能实现蛋白功能转化。

转换生长因子β(TGFβ)广泛存在于各种组织,生物学作用广泛。近年来小鼠体内的基因敲除和转基因实验证明:TGFβ 是至关重要的细胞因子,与脑损伤后细胞生长、分化和修复调节机制有关。Ata等的实验证明,在损伤及其周围区域的神经元、星形细胞、巨噬细胞、小血管内皮细胞、粒细胞及细胞外基质中都有TGF-β1、β2、β3及TGF-β受体1型表达变化。还有研究表明,在CNS损伤和炎性反应中,TGFβ-1、肿瘤坏死因子 α(TNFα)和IL-1β 能刺激星形细胞血小板源性生长因子(PDGF)A链的生成和表达,这种星形细胞信息网络结构能促进CNS的发育和损伤修复。

神经生长因子(NGF)是最早发现的生长因子,代表着一个能在CNS和周围神经系统(PNS)促进神经元发育、分化、功能维持的家族,通过神经元细胞表面的两类受体发挥作用:NGF、NT-4/5、BDNF与p75NTR(P75)、p140trk受体结合,trkC受体只与NT3结合。通过两类受体配体的聚合作用激活多重信号转导机制,其中包括ras依赖途径,影响神经元的生存、分化和突触形成等。NGF的作用机理虽不十分清楚,但对损伤后的神经元和轴索的保护功能已在多种动物模型中证实,其信号是通过内生化和trkA受体逆行传输,经细胞核发挥作用,其局部作用要比经受体传输给神经元大的多。Lam等的研究证实,脑损伤后,NGF能在20min内把NOS活性降低至正常水平的61%,3h内维持在低于50%水平。另外,NGF虽不是通过对Glu排泌的调节而发挥作用，但能明显降低谷氨酸受体激动剂NMDA和AMPA所诱发的NOS活性,对NO活性具有神经调节功能并能保护神经元免受NO毒性损伤作用。

正常情况下,神经营养家族的脑源性生长因子(BDNF)和神经营养素(NT-3)在脊髓中仅存在于灰质,主要在前角运动神经元。脊髓损伤后3周,运动神经元中 BDNF、NT-3 增多;4 周后,星性细胞中也出现阳性表达,二者生物合成的增加可能与脊髓后修复机制直接相关。在器质性损伤实验中,BDNF 还与纹状体损伤后多巴胺活性长期增强有关。在伤后 1 周至 1 月,纹状体内 BDNF mRNA 表达明显增多,提示 BDNF 及其受体具有促进纹状体多巴胺能神经元存活、分化、修复的功能。也有研究表明,在神经元损伤后,NT3、NT-4/5、BDNF-2、TGF-β1 和睫状神经营养因子(CNTF)都能出现反应,增强神经元的生存能力(150/243),发挥营养功能。

胰岛素类生长因子家族(IGF)对不同的损伤表现出特异的调节机制,在 CNS 皮质挫伤模型中,胰岛素类生长因子结合蛋白 -2(IGFBP-2)、IGFBP-4mRNA 和 IGF-1mRNA 在伤后高表达,神经肽肠促胰腺肽(CCK)mRNA 也明显增多,但 IGFBP3、5、6mRNA、IGF-1 型受体和 IGF-2mRNA 未发现改变,这种变化与脑缺血损伤存在一定程度不同,其生理作用尚需进一步阐明。

5)神经元内与修复相关的蛋白变化:金属硫蛋白家族在神经组织自身修复中起重要作用,金属硫蛋白Ⅲ(MT-Ⅲ),又称生长抑制因子(GIF),是一个 7kDa 热稳定酸性亲水性蛋白,存在于神经元和星性细胞。实验证明,脑损伤后可出现 GIF 活性改变,是一种具有神经修复功能的快反应蛋白。Penkowa 等的研究证实:缺乏金属硫蛋白Ⅰ、Ⅱ的小鼠在皮质冷冻伤后 20d 仍无修复现象,小胶质细胞和巨噬细胞渗出明显,神经元凋亡发生率明显增多,说明 MTⅠ、Ⅱ也是损伤后神经元存活,CNS 修复机制中不可或缺的因素。相反,损伤后又发生成的基质金属硫蛋白酶(MMPs)则促使脑水肿的发生。

神经元一些蛋白对损伤神经元的突起和突触结构有促进再生作用,如位于胞膜内侧的一种生长性锥蛋白 B-50/GAP-43,能促进轴索生长和再生,并且能促进突触膜的延伸,加强突触结构的可塑性。另一种与损伤后神经元树突突触体修复相关的是蛋白激酶 C(PKC),损伤后,位于胞体内的 PKCα、β1、β2 和 γ 都在短时间内过表达,3~6h 出现峰值,并且在免疫电镜下可观察到 PKCγ 在再生树突中长期存在。

(2)胶质细胞与 CNS 损伤修复

1)胶质细胞的损伤反应:小胶质细胞在 CNS 损伤修复中的作用非常重要,用 PCNA 和[3H]胸苷标记法在体外培养细胞中发现,损伤后小胶质细胞首先出现分裂增殖并构成主要的裂变细胞。损伤后小胶质细胞内一种特有的 DNA 结合蛋白序列 CCAAT 结合蛋白 α(C/EBP-α)表达增强,C/EBP-α 可能具有调节损伤后基因表达,激活小胶质细胞等作用。另外,化学因子 α、β 在损伤区域的释放梯度与小胶质细胞活性梯度相一致,可能也是 CNS 损伤后炎性修复反应的一个指征。

少突胶质细胞也是 CNS 损伤后参与修复的一个重要组成部分。Bartholdi 等在大鼠不完全脊髓横断伤实验中,通过检测鞘磷脂的主要组成元素鞘磷脂基本蛋白(MBP),观察少突胶质细胞在 CNS 损伤中的作用,发现急性损伤后 MBP mRNA 表达降低;2~8d,少突胶质细胞内 MBP mRNA 杂交信号呈条带样逐渐增强并向病灶中心辐射伸展,证明少突胶质细胞参与脊髓损伤修复。CNS 损伤后,星性细胞出现细胞因子和神经肽受体的表达,并能产生调节炎性反应、免疫和组织修复的介质。

2)胶质细胞对神经元的影响:脑损伤后,神经元损伤能诱导胶质细胞基因转录活性改变,如 NFkβ、STATS、AP-1 等,影响神经元的存活和再生修复。CNS 神经元轴索损伤后能否再生除其自身修复能力外,主要取决于胶质细胞的作用,少突胶质细胞及星形细胞均能产生抑制因子影响轴索的再生。

载脂蛋白 E(ApoE)主要在星形细胞内合成,是低密度脂蛋白受体的配基,通过在神经元之间传输胆固醇和其他脂质类发挥功效,具有组织损伤后应答和修复功能。另外,ApoE 还具有与脂质运输无关的信号转导功能,其机制尚不十分明了。在 Morris 水迷宫动物模型,ApoE 缺陷小鼠在闭合性颅脑损伤后表现出较严重的行为缺陷和记忆功能障碍,证实 ApoE 在 CNS 损伤修复中有重要的作用。

3)基质蛋白信号在 CNS 损伤修复中的作用:硫酸软骨素蛋白聚糖在 CNS 细胞外基质中广泛存在,损伤后合成增多。Stichel 等的研究发现,蛋白聚糖如 decorin 和 biglycan 在损伤修复中有同步、多样性的表达,可能具有不同的作用。

(3)CNS 损伤修复中基因表达改变

中枢神经损伤后,神经细胞的 DNA 往往受到损害从而威胁到细胞的生存,因此细胞在各种损伤因素作用下基因表达发生相应的改变,启动程序性细胞死亡过程,导致部分细胞凋亡或坏死;或启动的 DNA 修复系统的能力,使残存的细胞出现适应性改变。基因表达相应的改变直接决定了细胞的生存或死亡。

1）神经毒性脑损伤后基因表达的改变与修复作用：神经毒性损伤是中枢神经损伤的重要因素之一，常常造成严重的临床后果。研究发现睫毛神经营养因子（CNTF）能够有效增加 NGF 的转录和表达，提高 p75（NTR）mRNA 的水平。由于 CNTF 在损伤的脑组织中相当高地表达，并诱导 NGF 合成，因此参与内源性 DNA 修复机制。

神经毒性损伤引起细胞坏死和凋亡，造成神经细胞元变性改变。变性期后残存细胞经过再生修复，基因的表达发生改变从而适应细胞生存环境的改变。研究 trimethyltin（TMT）诱导的神经毒性损伤变性期、再生期和修复期 AP-1 转录因子（Jun、JunB、JunD、FRA-2）在小脑和海马趾中的表达发现，TMT 作用 12h 后 Jun 的表达明显增加而 JunB 和 JunD 的表达无改变，作用 8d 后仅在海马趾变性区有诱导的 FRA-2 表达，因此推断 FRA-2 作为 AP-1/DNA 复合物的组成部分参与 TMT 诱导的神经毒性反应晚期基因表达调控。Cycasin/MAM 可能是 ALS/PDC 的重要诱因之一，能够损伤神经元 DNA，阻碍 DNA 修复，干扰基因表达，并不可逆地改变细胞功能向慢性疾病方向发展（“缓慢毒性”假说）。试验证据如下：①有丝分裂后期 CNS 神经细胞的 DNA 对 MAM 特别敏感；②MAM 降低 DNA 修复，因此 DNA 修复抑制剂可增强 MAM 的损伤和细胞毒性；③DNA 修复过表达有保护作用；④MAM 可改变基因的表达。因此 cycasin/MAM 可能是自发的神经变性性疾病中慢性、进行性神经细胞变性过程的重要促进因素。

2）外伤性脑损伤后基因表达的改变和修复作用：颅脑损伤后脑组织出现微血管断裂，神经元变性坏死，吞噬细胞侵入，随之出现胶质细胞增生贺喜血管生成和神经突起生长，并且在这过程中诸多分子的表达发生改变，构成其分子基础。免疫组化发现脑皮质神经元胞质呈粉红、核浓染、胞体皱缩、细胞突起成屈曲螺旋状变性神经元；胼胝体、脑干锥体束有散在的扭曲、肿胀、断裂神经轴索和轴索回缩球。

脑损伤后及早基因（IEG）是指在脑损伤后几分钟内转录水平立即升高，持续数日至数周后恢复正常的基因群体。研究表明，IEG 的表达与脑损伤后代谢密切相关。已有报道的 IEG 可初步分为以下几类：①调节神经营养的因子如 NGF 和/或 BDNF 等：a. Fos 家族：Fos，FosB，Fral，Fra2；b. Jun 家族：Jun，JunB，JunD；c. 锌指转录因子：NGFI-A，NGFI-B（Nurl）和 Tisl，Nurrl（或 RNR-2）（局限于海马回），egr-3；②与伤后迟发性炎症反应相关的基因：IL-β，INF-α；③与细胞死亡（坏死或凋亡）相关的 IEG：ICAM-1，C-myc，C-Jun；④阻断细胞死亡的相关 IEC：原癌基因 Zif-268，bcl-2，P53；⑤与神经元重塑相关的 IEC：NCAM，IL-1，NGF，神经营养因子 -3。

目前已知 FGFs 家族中两个主要的成员（bFGF、aFGF），对于中胚层及神经外层来源细胞具有广泛的促进增殖和分化作用。与 aFGF 相比，bFGF 于神经系统具有更广泛的靶细胞及较强的神经营养活性，在维持神经系统发育以及正常的功能方面尤为重要。脑损伤后 bFGF 基因表达改变，具有促进神经元存活特性，使更多神经细胞在病理状态下的以生存，促进神经营养胶质细胞增生。在损伤状态下，局部表达增加的 bFGF 能被受损轴突逆向转运到远距离胞体，从而促进未受损神经元突起侧枝纤维形成，与其他神经元或神经纤维形成更多的功能连接。大脑皮质 bFGF 随损伤程度加重其表达也呈相应增加趋势，表明 CNS 对损伤有限性的自我保护能力，对于损伤后一系列细胞反应及神经系统功能恢复过程起重要作用。外伤性脑损伤（TBI）是 Alzheimer 病（AD）的病因之一，促进 AD 样 Abeta 肽沉积的发生和发展。研究过表达 Abeta 前体蛋白的转基因鼠模型发现，受控的皮质压迫 4 月后可引发 TBI，6 月后 Abeta 开始沉积，海马趾出现严重的萎缩而且 Abeta 的沉积有统计意义地减少，提示脑细胞对 Abeta 毒性的敏感度在受外伤后增加。Bcl-2 和 caspase 家族是缺血性、神经毒性和外伤性脑损伤中神经细胞程序性死亡的重要调节因子，caspase-1 和 caspase-3 裂解对于维持细胞骨架完整、DNA 修复、激活脱氧核酸酶、激发细胞凋亡非常重要。通过研究外伤性颅内高压手术缓解的病案发现，外伤后 bcl-2 表达增加而 bcl-xL 或 Bax 无改变，caspase-1、caspase-3 裂解上调，DNA 片段明显。这说明急性脑损伤可出现细胞凋亡，bcl-2 和 caspase 分子是其中的重要靶分子。

3）缺血性脑损伤后基因表达的改变与修复作用：脑缺血会导致严重的脑损伤，但与之相关的分子机制尚不清楚。核酸修复酶 8- 鸟苷酸糖基裂解酶/脱氧嘧啶/脱氧嘌呤裂解酶（OGG）能够剪切 8-

羟基 -2- 脱氧鸟苷酸(oh8dG),在鼠前脑缺氧 - 再灌注(FBIR)试验中其表达水平和剪切活性明显增强,甚至在其他核酸酶不可损伤寡合苷酸双链 DNA 条件下仍能有效剪切 oh8dG。由于在 FBIR 诱导的 DNA 损伤与 OGG 蛋白水平和酶活性增加呈正向相关,提示 OGG 可能具有减弱脑缺血所致的 DNA 氧化性损伤的作用。在鼠暂时性大脑局部缺血 - 再灌注(FCIR)模型中,c-fos 基因发生氧化性损伤,转录水平降低,oh8G/oh8dG 显著增加,无论是全脑缺血还是局灶性缺血,神经元的死亡不完全是一种被动的坏死过程,涉及大分子的合成,而凋亡过程至少在早期发挥作用,其中自由基、NO、兴奋性毒性和钙超载因素与脑缺血凋亡的关系密切。细胞凋亡时伴有多种基因转录和表达,c-fos、c-jun、c-myc、p53 和 Bax 基因的表达能诱导凋亡的发生， 而 bcl-2 和 bcl-X 则能抑制大多数凋亡过程。神经细胞 NO 合成酶(nNOS)抑制剂可抵消大部分 oh8G/oh8dG 的增加,而 RNA 酶 A 也可拮抗这种增加,提示 RNA 可能作为靶分子， 抑制 nNOS 可部分减弱 FCIR 诱导的氧化性损伤,nNOS 或其他机制引发大脑中核基因的损伤并干扰其转录。在缺血模型中,远离缺血区的背侧皮质可见 bcl-2 表达， 而正常鼠脑组织中不表达 bcl-2。p53 蛋白阳性反应出现在再灌注 6~9h 后消失,并与缺血的严重程度成正比。载脂蛋白 E(apoE)也能通过改变神经元损伤机制影响脑缺血损伤的反应和结果。通过研究等位基因 apoE-epsilon4 是否影响 apoE 反应程度和神经元的损伤程度观察到,apoE 反应程度与脑缺血中神经元损伤程度呈显著的正向相关,但 A-E 等位基因并不影响脑缺血过程，提示脑缺血时神经元和神经胶质中的 apoE 显著增加。在寻找缺血相关基因过程中，基因差示法发现了基因 ZFM1/SF1，缺血诱导第 2d 其在海马趾和脑皮质的表达达到峰值，并且 p53 诱导的凋亡可激活该基因。由于 p53 主要激活 DNA 修复过程,一旦修复失败就启动凋亡,因此 ZFM1/SF1 可能作为大脑缺血后 p53 与神经保护/神经变性过程间的联系纽带。已知 DNA 损伤和 DNA 修复机制同时都参与了脑缺血/再灌注损伤,X 线修复交叉互补组 1 （XRCC1） 蛋白通过与 DNA 连接酶Ⅲ和 DNA 聚合酶相互作用在 DNA 碱基剪切修复通路占有中心位置。免疫组化提示在大脑和海马之中有 XRCC1 核表达,在大脑缺血(FCI)作用下该分子消失,在 24h 测到显著量的 DNA 片段,表明 FCI 后 XRCC1 早期减少和 DNA 修复失败至少部分促使了 DNA 分裂。研究证实嘌呤/嘧啶内源核酸酶(APE/Ref-1) 时 DNA 碱基修复途径中一多功能蛋白,在 FCI 后而 DNA 裂解达顶峰前就迅速减少。转基因鼠模型显示 FCI 作用 1h 和 4h 后 APE/Ref-1 仅少量减少,而 24h 后 DNA 呈“梯”程度也较低。反应氧通过引起 APR/Ref-1 早期减少,从而加剧 FCI 诱导的 DNA 裂解。STAT1 基因在大鼠局灶性脑缺血 - 再灌注 24h 后呈阳性表达,半暗带损伤区表达最显著,持续时间长,这说明其超量表达可能有益于神经细胞的存活和修复。目前看来,急性的局造性脑缺血和短暂性脑缺血后的迟发性神经元死亡都有多种基因参与,这对进一步认识神经元的损伤机制并开辟新的治疗途径非常有益。

4)apoE 的改变与修复作用:apoE 是目前研究较深入的参与多种 CNS 损伤和修复过程的作用因子之一，与 Alzheimer 病的发生有着明显的正相关系。它是体内一种重要的血浆脂蛋白，其表型是由 apoE 的等位基因所决定的,由 3 种的等位基因组成 6 种主要的基因型 Whitehead 等发现具有 apoE ε2 者 Parkinson 病的发病年龄较其他组迟，提示 apoE 可能与 Parkinson 病相关。近来研究证实，患有 Parkison 病者具有 ε2 和 ε4 的较正常人高,而 ε3 基因者较正常人低。这种基因型差异的真正机制尚不清楚，但 Poirier 等发现实验性精神损伤时 apoE 基因表达增多，提示 apoE 和低密度脂蛋白受体在神经系统的结构修复等方面有一定的作用。由于 apoE 是一种由遗传决定的具有堕胎型的蛋白质，ε3 是母体型而 ε2 和 ε4 较少见,ε2 和 ε4 与脂蛋白受体的亲和力较 ε3 明显减弱,引起脂蛋白代谢异常,从而影响神经损伤的修复。

中枢神经损伤和修复脑外伤的临床治疗中占有显著的地位，随着分子生物学技术的迅速发展，基因治疗已发挥了越来越作用,展现出广阔的应用前景。因此深入研究中枢神经损伤和修复过程中基因的表达改变,从而促进细胞生存和修复,将为临床治疗奠定理论基础。

（4）神经生长因子及其受体在 CNS 修复中的作用

1）神经生长因子及其受体：神经生长因子(nerve growth factor,NGF）是一类经典的神经营养因子,与神经元的再生和分化密切相关。从鼠颌下腺获得的 NGF 蛋白一级结构，得知 NGF 在各种属之间有高度的同源性。由两类细胞表面受体表达调控神经元对营养因子的反应性,就神经生长因子而言,它们是一种分子量为75kD的糖蛋白又称P75和可结合脑衍生神经营养因子(brain-derived neurotrophic factor,BDNF)、神经营养因子Ⅳ/Ⅴ(NT-4/5)的受体酪氨酸激酶A(tyrosine kinase A,TrkA)。进一步研究表明,根据受体对NGF的亲和性,又将受体分为低亲和力受体(low affinity recepter,LNGFR)和高亲和力受体(high affinity recepter,HNGFR)。LNGFR是一种富含半胱氨酸的糖蛋白,即上述的p75。p75胞质部分没有ATP结合位点,因此和NGF结合后不能直接发挥生物学效应,但p75能通过提高HNGFR与NGF的结合率间接影响HNGFR介导的信号传递。1991年Klein等研究发现,HNGFR是由酪氨酸激酶原癌基因(tyrosine kinase proto-oncogene,Trk)表达的一种跨膜糖蛋白,分子量为140kD,现已知trk原癌基因家族编码三种酪氨酸激酶:trkA、trkB和trkC,每一个HNGFR分子至少有一个亚基由trkA原癌基因编码。TrkA由三部分组成:辨别并结合NGF的细胞外部、跨膜部及含酪氨酸激酶的胞质部。TrkA是NGF的功能性受体,当其与NGF结合后可激活酪氨酸激酶(tyrosine protein kinase,TPK)信号传递系统,从而启动细胞活性,产生生物效应。

2)神经生长因子在CNS修复中的作用:NGF的生物学活性分为两种:一是使神经细胞存活率增高的活性(生存活性);二是促进神经细胞突起伸长的活性(神经突起伸长活性)。具体表现在以下几方面:①NGF促进发育中的交感和感觉神经细胞的分化和成熟,维持交感神经元的正常功能。②促进离体培养的交感神经元和感觉神经元突起的长出。诱导突起向NGF浓度高的方向生长,决定神经纤维生长的方向,具有趋化性,表现在胞体细胞器增大,酶合成活性增加。③促进神经细胞内Ca^{2+}向细胞外释放。④影响免疫系统的肥大细胞、巨噬细胞和胸腺细胞的功能。⑤NGF可抑制某些肿瘤的有丝分裂,促其向良性分化,延长患者的存活期。⑥NGF可促进创口修复的组织细胞反应,促进创口愈合。

过去十年中,人们对神经营养因子在CNS中的重要作用进行研究,并评价其在实验和病理学中的地位。而对神经营养因子在CNS轴突再生中的营养作用关注甚少。Varon等的系列研究提示了NGF对成人中枢神经组织中轴突再生的重要性,包括三组实验:第一组构建海马趾模型,海马趾内有神经纤维走行,将外周神经植入被切断的海马趾内,使胆碱能神经元轴突通过植入的外周神经长入海马结构。向架桥的外周神经注入NGF以增强轴突对海马组织的穿透性,并且将NGF注入侧脑室或直接注入海马趾内,发现NGF能诱导轴突在海马趾生芽;第二组实验为脊髓感觉神经再生模型,试验中,将外周神经植入切断的背侧脊髓的神经中并注入NGF,发现脊髓背根神经节轴突长入背侧脊髓组织。这一实验资料表明注入NGF确实能提高NGF敏感的再生神经纤维穿入脊髓组织; 第三组实验研究内源性NGF在鼠的海马趾的分布,观察正常或损伤状态下诱发的神经细胞外NGF免疫反应。结果显示分布有NGF的区域能够对NGF敏感的轴突产生趋化作用,并可能参与其最后的定位。Hiraizumi等研究了血小板源性修复机制(PDWHF)和NGF对实验性脊髓损伤的治疗作用。在NGF应用组可观察到大量再生的神经细胞和再生的轴突,而对照组的多数动物仅有细短的轴突束形成。研究已表明,在适当的环境中,哺乳动物的CNS有结构和/或功能的可塑性。在Hiraizumi的动物实验中,证明外源性的NGF介导轴突的外生和神经细胞的再生,PDWHF产生明显的血管生成以改善细胞外微环境,对外源性营养因子、营养素的转运和胞外基质支持神经细胞和轴突的生长至关重要。

Sinson等在大鼠液压脑损伤后的皮质损伤空洞中移植胚鼠皮质神经元后,立即放置含有NGF的微量泵,伤后3d、1和2周检测动物的神经行为和病理学改变,NGF发现能明显改善损伤动物的行为和记忆功能障碍,此外移植神经元生存良好。

3)神经生长因子受体在CNS修复中的作用:NGF的效应均由其受体介导,NGF与效应细胞的膜受体结合,形成复合体,再沿轴浆逆行转运,经轴突至细胞核,引起一系列生物效应。具体包括下述过程:①NGF参与效应细胞某些结构蛋白构成及稳定性的调节;②NGF诱导和增加这些结构蛋白和某些功能蛋白如递质合成酶的合成;③NGF调控效应细胞蛋白质磷酸化和基质的表达,这些作用可能构成了NGF保护神经元和促进轴突再生的基础。

NGF受体属于酪氨酸蛋白激酶型(tyrosine protein-kinase-linked type)受体。这类受体的最大特点是其本身具有酪氨酸蛋白激酶活性,通过此酶直接控制蛋白质的磷酸化,进而产生生物效应。

NGF受体结构分为胞外区、跨膜区和胞内区。其中受体的胞外区具有识别并结合NGF的功能,胞内区分为近膜部分和酪氨酸蛋白激酶部分,近膜部有信号修饰的作用,激酶部分是受体具有酶活性催化部分,这一部分又分为ATP结合和底物结合两个功能区。过去的研究发现,包括NGF在内的生长因子的受体具有TPK活性。受体TPK能够使自身磷酸化,并且这种自身磷酸化还能决定受体的底物专一性。当NGF与其受体结合后,受体分子二聚化,胞内部分相互接近,可相互催化受体自身磷酸化而被活化。NGF受体一定部位的酪氨酸残基磷酸化后就构成结合位点,可结合胞质内特定的蛋白质,并依赖受体的酪氨酸蛋白激酶活性使该蛋白质磷酸化,从而将信息向胞液内传递。上述可被TPK磷酸化的蛋白质被称为信息分子。尽管对TPK底物的功能和特异性的认识还远远不够,但人们发现所有TPK底物都有一保守区域,称为src癌基因同源区2,简称SH2区。SH2区的功能是作为蛋白质Tyr残基磷酸化蛋白的结合部位,在信号传递机制中主要与Tyr磷酸化的受体TPK结合。胞液内信息分子与NGF受体结合并磷酸化后,信息向细胞核传递的途径还不清楚。但是,许多研究表明传递过程有许多蛋白质参与。这些蛋白质本身可以被磷酸化而激活,激活后又磷酸化其下游的蛋白激酶,因而构成了激酶级联,有放大信息的效果。最后,由激酶磷酸化细胞核内的某些蛋白质,这些蛋白质有调控基因表达的功能,被称为核信使(nucleus messenger)。核信使被磷酸化后与DNA特定部位的结合能力增强,调控基因表达,达到调控细胞的有丝分裂或增殖分化的目的。

Ebadi等发现神经营养因子-受体复合物在结合配基后被内在化并且顺轴突逆行转运到胞体。两种受体通过配基诱导的二聚化作用激活多信号转导通路。其中包括trk利用ras基因依赖的通路,介导诸如再生和分化的神经营养因子效应。实际上,神经系统细胞的多样性由细胞的增殖、分化、移行、再生、突触形成共同进化而成。神经附着物和胞外基质分子决定了轴索的移行、导向和生长锥的靶向。

4)CNS损伤时NGF及其受体的改变:CNS损伤时,神经细胞中NGF及其受体的表达发生改变。研究发现,脑损伤后星形胶质细胞NGF表达增加。在由脑刺伤、细菌和病毒感染以及神经变性病变造成的脑损伤中,CNS产生的神经细胞生长因子增多。Truettner等在鼠液压脑损伤模型中,用原位杂交的方法研究脑损伤后各时期NGF、BDNF和热休克蛋白HSP70基因的表达变化,发现上述三种基因都在损伤后30min内发生改变,其中齿状回小颗粒细胞的NGFmRNA水平在早期增高,在损伤对侧的齿状回神经细胞中NGF基因的转录和表达也有轻微的继发改变。目前对于CNS损伤后,神经细胞上NGF受体数量和功能的改变,以及细胞内P75和trk基因的表达水平变化等方面的报道较少,还须进一步的深入研究。

5)NGF在CNS损伤中的应用:以往认为CNS损伤后不能再生,现在发现哺乳动物中枢神经元本身具有再生潜力,在适当条件下,能发生轴突侧枝出芽和突触重建。CNS损伤后尽管神经元本身能产生微量的内源性NGF,然而,损伤部位大量的神经元相互竞争NGF,那些不能获得足够NGF的神经元即发生死亡。因此如何提供合适的微环境来促进CNS修复成为目前研究的重点。目前的方法有:①将NGF灌注入神经元:直接的途径是将纯化的NGF直接注入神经细胞,或是将NGF与具有缓释功能的多聚体或微粒结合后植入,使受损部位在一定时期内具有NGF的生物效应;载体介导通过血脑屏障是NGF灌注的间接方法:将NGF及其抗体与转铁蛋白结合,由于CNS血管壁富含转铁蛋白受体,所以该技术可将NGF更多的聚集于CNS。②NGF生成细胞的移植:即将正常情况下能合成NGF的细胞或经过基因修饰能合成或分泌大量NGF的细胞移植于受损的CNS中。③NGF的基因治疗:随着NGF基因克隆的成功和转基因技术的出现,NGF基因治疗已成为可能。NGF基因导入方法包括:一直在体外将NGF基因导入细胞内,再将这种基因修饰过的细胞回输病人体内,使这种带有外源性NGF基因的细胞在体内表达,从而达到治疗的目的。Tuszynski等将NGF基因导入培养的雪旺氏细胞内,再将其移植入大鼠脊髓,雪旺细胞在体内能稳定的表达NGF并促进轴突再生。另一种方法是将外源基因直接导入体内有关组织器官,使其进入相应的细胞并进行表达。

(5)血小板激活因子

血小板激活因子(PAF)是一种细胞膜磷脂代谢产物,在各种创伤及修复过程中生成增加。近年来,PAF在继发性脑损害过程中的作用日趋引起学者们的重视,它在脑损伤后的改变可从一个侧面揭示脑损伤时可能的分子学机理。

1)概述:PAF 发现于 20 世纪 70 年代初。它是机体多种细胞如嗜酸粒细胞、嗜碱粒细胞、中性粒细胞、单核细胞、巨噬细胞、血小板和内皮细胞(EC)等在细胞膜磷脂代谢过程中产生的一种烷基磷酸酯。其分子结构式为 1- 邻烷基 -2- 乙酰甘油基 -3- 磷酸胆碱。PAF 生物合成有两条不同途径:①细胞膜上烷基酰基甘油磷酸胆碱(AA-GPC)在磷脂酶 A2(PLA2)作用下水解脱酰基产生花生四烯酸(AA)和 Lyso-PAF,后者再经乙酰基转移酶乙酰化而生成。②在胆碱酯酶(CHE)作用下直接由膜磷脂合成。PAF 合成后主要储存在细胞内,仅少量(约 3%-4%)释放到细胞外。PAF 主要是通过靶细胞膜上的 PAF 受体(PAFR)而起作用的,PAF 可以高特异地与 PAFR 结合,并具有饱和性和可逆性的特点。PAFR 又分为高亲和性和低亲和性两种类型,并且各有不同亚型。近年在 PAFR 的研究中取得了重大突破,已成功地克隆出 PAFR,并确定其结构属于 G 蛋白配体受体。

PAF 作为脂质第二信使,在细胞的活化、繁殖、炎症及变态反应等过程中发挥重要作用,尤其在 CNS。脑内海马、中脑结构中 PAFR 密度最大,含量最丰富。大量的研究结果表明,在脑创伤时脑组织内 PAF 含量明显增高,它不仅能激活血小板、多形核细胞(PMN)及血管内皮细胞,引起血小板、PMN 聚集、黏附并释放 5- 羟色胺(5-HT)、自由基、白三烯(LTs)、前列腺素(PGs)等血管活性介质和细胞因子,导致生物膜损害与血管通透性增加,而且可以激活磷酯酰肌醇通路,生成加重脑细胞损伤的其他“第二信使物质”如三磷酸肌醇(IP3)、二酰基甘油(DG)及其他脂类介质如 PGs、LTs 等,因此,它不仅是一种重要的炎性反应物质,而且是一种重要的炎症调节介质。

关于 PAF 作用机理,目前较为流行的两种观点:PAF 通过受体传导机制,实现其病理生理反应,PAFR 选择性地与 G 蛋白结合,活化磷脂酶 C(PLC)或抑制腺苷酸环化酶(AC),致使磷酯酰肌醇(PI)代谢增强,DG、IP3 产生增加、Ga^{2+} 动员及蛋白激酶 C PKC 活化;另一种观点认为,PAF 通过基因传递而引起细胞组织产生长期反应,PAF 可活化 c-fos、c-jun 等基因,提高其转录活性及表达水平,使离子通道、G 蛋白受体及其他蛋白发生改变,导致组织发生长期病理反应,因此,有人提出 PAF 在神经细胞中是一种 c-fos 和 c-jun 基因转录活化剂。

2)PAF 与缺血性脑损害:缺血性脑损伤后,可发生不可恢复的细胞生物能态和跨膜离子改变,以及兴奋性氨基酸的释放等生化及代谢改变。在决定脑缺血后神经损伤程度诸因素中,PAF 具有重要地位。目前,支持 PAF 在脑缺血过程中起关键作用最具说服力的证据包括:脑缺血过程中脑内 PAF 浓度增加,以及 PAF 拮抗剂所起的脑保护作用,这些证据均来自于各类脑缺血模型中 PAF 特异拮抗剂的应用实验。Spinnewyn 等的研究证实,沙土鼠双侧颈内动脉栓塞后,应用 PAF 特异性拮抗剂治疗,可显著改善其神经评分,即使在栓塞后 1h 应用,也可明显改善神经缺失症状。在一种由气体栓塞所致狗多发性缺血模型中,缺血前后联合应用 PAF 拮抗剂 kadsurenone,可显著提高皮质体感诱发反应的恢复。在兔脊髓缺血模型中,应用另一种 PAF 拮抗剂 BN 50739,可阻止迟发性缺血再灌注损害和脊髓水肿的形成。在激光所致脑局部缺血前 30min 注射 BN 50739,可降低伤后脑水肿的形成,减少皮质及海马部神经元的死亡。Biclcnberg 等分别在 344 大鼠大脑中动脉栓塞(MCAO)前、后应用 PAF 拮抗剂 appafant,测量脑梗塞面积和局部脑血流量,发现不论是在 MCAO 前,还是在 MCAO 后,应用 appafant 均能够有效降低脑梗塞体积。以下将从几个方面进行论述 PAF 在缺血性脑损害中的作用。

A. 促使脑血栓形成,降低脑血流量:脑缺血始发因素之一是血管内皮细胞损伤,并释放内源性 PAF,通过直接或间接机制激活血凝 - 纤溶系统。PAF 能直接作用于血管内膜平滑肌,使之收缩并增加血脑屏障(BBB)通透性,增加内皮细胞 - 白细胞黏附和激活血小板发生聚集、释放反应。PAF 可促使血浆血小板第Ⅳ因子(PF4)与 β- 血栓球蛋白(β-TG)释放,并导致 PF4 和 β-TG 比率显著提高。此外,PAF 可活化 PLC 和 PKC 而暴露血小板表面的纤维蛋白原(Fgp)受体,通过该受体将数个血小板串在一起,加固血栓结构。高浓度 PAF 也促使红细胞释放 ATP,存在于血管表面的去磷酸化酶可迅速将 ATP 转化为 ADP,通过改变红细胞的 ADP/ATP 比值促进血栓形成。在脑缺血再灌注损伤过程中,局部释放的 PAF 具有促炎症及促凝血作用,使微血管功能紊乱,导致组织血液循环恶化和继发性脑损伤。Cindsberg 等发现,在兔休克模型中,再灌注 2h 后 PAF 产生增加并使休克恶化。已证实 PAF 是迄今为止发现的作用最强的血小板聚集诱导剂。PAF 可增加血小板 - 血管壁间互相作用,导致广泛的血栓形成,甚至造成血管完全闭塞。

正常生理条件下,内源性 PAF 对动物基础血流量及脑耗氧量无明显的调节作用。在脑灌注压降低时,脑血流量下降,脑耗氧量增加,则引起 PAF 大量产生并对脑循环产生明显的调节作用。Hirashima 等的研究证实,PAF 在自发性蛛网膜下腔出血(SAH)血管痉挛成因方面发挥作用,血栓素 A2(TXA2)与 LTs 水平的增高可能参与了 SAH 后血管收缩及血管内凝血机制,从而诱发脑缺血,而在 SAH 后 TXA2 与白三烯的改变与 PAF 有密切关系。研究表明,脑池内注射 PAF 可加速神经功能缺失和基底动脉收缩,组织学检查显示明显的缺血性改变。这些都支持 PAF 可能诱发 SAH 后的血管痉挛。PAF 对脑局部血液流变学也具有重要作用,Yoshida 等发现,脑血栓患者平均红细胞滤过率及 PAF 乙酰水解酶活性均明显降低,该酶对清除红细胞膜上磷脂氧化产物,维持红细胞正常流变学性质起重要作用,PAF 乙酰水解酶活性降低可阻碍红细胞在微循环中的变形性,诱发脑缺血的许多病理过程。研究提示,测定红细胞膜上的 PAF 乙酰水解酶活性及其变化特点,可为卒中病人的血液流变学状态提供有用信息,对判断率中患者的预后及治疗有一定指导意义。

B. 加重神经细胞钙超载:正常情况下,钙离子(Ca^{2+})对维持细胞的正常代谢极为重要。Ca^{2+} 是神经细胞膜去极化、神经递质释放与激活酶促反应的第二信使。生物光钙探针 - 水母发光蛋白研究发现,极低浓度的 PAF 可通过对神经细胞 Ca^{2+} 水平的影响,导致 PLA2 活化及 PFA 的释放。Diserbo M 等发现,在 NIE-115 神经母细胞瘤细胞群落中,PAF 能使细胞内游离钙浓度产生快速而短暂地升高。在 Ca^{2+} 自由培养基中所做的实验结果也证明,这种 PAF 诱导的 Ca^{2+} 浓度增高是由于 Ca^{2+} 内流的增加及细胞内 Ca^{2+} 库释放造成的。PAF 不但本身具有 Ca^{2+} 载体作用,而且还可刺激血小板膜磷脂酶中 PI 的解离,PI 在 PLC 作用下生成 DG 和 PI3,PAF 又可转变为磷脂醇(PA),DG、PI3、PA 均具有 Ca^{2+} 载体的作用,刺激 Ca^{2+} 内流,参与细胞内 Ca^{2+} 动员。

C. 对脑水肿的影响:PAF 能增加 BBB 通透性,伊文思兰脑染色研究结果表明,随着 PAF 剂量逐步增大,大鼠脑伊文思兰染色程度逐渐加深。大鼠脑内直接注射 PAF 可引起脑水肿,若预先给予 PAF 受体拮抗剂银杏甙类后,再注射 PAF,则脑水肿程度减轻。

D. 与自由基的关系:缺血再灌注脑损害时,PAF 在 EC 与中性粒细胞相互作用中,起着重要的连接作用。缺血脑组织产生大量自由基,干扰 EC 线粒体代谢,促使 PAF 生成增加;PAF 又可以刺激白细胞聚集,使之活化并释放自由基。再灌注期产生的自由基与 EC 膜相互作用,激活 PLA,随之产生强有力的中性粒细胞趋化因子,促进中性粒细胞黏附并向脑组织内浸润。有研究发现,氧化剂可以促使培养的 EC 合成 PAF,并增加其表面蛋白 GMP-140 的表达,促使中性粒细胞黏附于内皮单层。而 PAF 又可促进中性粒细胞产生自由基和细胞激酶,引起内皮功能紊乱,加重再灌性脑损伤。抑制 PAF 可明显减轻自由基对脑组织的损伤。

E. 对脑内其他活性物质及脑血管平滑肌细胞增殖的影响:PAF 对 PI 代谢有重要影响,可使磷脂酰肌醇 -4- 磷酸(PIP)和磷脂酰肌醇 -4,5- 二磷酸(PIP2)发生短暂下降,这种作用依赖于游离 Ca^{2+} 浓度。PAF 可刺激体外培养细胞释放 AA,产生 TXA2,使 TXA2-PGI2 平衡失调,引起脑微血管和大脑前动脉平滑肌细胞的增殖和 DNA 合成,在脑血管疾病的发生、发展中具有重要意义。

F. PAF 受体与脑缺血:脑内富含 PAF 受体,Braquet P 等在蒙古沙土鼠脑缺血及再灌注模型中,发现脑组织中有大量的 PAF 及[3H]-PAF 的特定结合点。脑内 PAF 受体主要位于脑细胞膜上,也不排除脑血管壁有 PAF 受体的可能。Scatchard 等的研究也表明,在体外培养的脑微血管 EC 上存在 PAF 结合位点。Faden 等应用脑液压伤模型,于伤前应用 PAF 受体拮抗剂 BN52021 和 WEB2170,结果表明,两者均可显著改善神经系统康复。这些研究均提示 PAF 在创伤性脑损伤病理生理过程中,通过 PAF 受体发挥作用。

3)PAF 与颅脑损伤:许多研究证实,PAF 不但参与了 CNS 缺血性损伤,而且参与脑创伤的病理生理过程,它通过增加 BBB 通透性,降低脑血流量,促进磷酸脂水解,造成细胞损害甚至死亡。PAF 在脑外伤病理中的作用主要有以下方面:

A. PAF 与脑内兴奋性氨基酸:Globus 等在大鼠脑缺血再灌注模型中观察到,脑细胞外甘氨酸持续增高与局部神经兴奋性相关,认为甘氨酸在兴奋性毒素介导的组织损伤过程中起重要作用，预先应用PAF受体拮抗剂WEB2170后几乎可以完全阻止外伤后组织内甘氨酸水平的变化，而对其他氨基酸无明显影响。应用微量透析方法测量海马细胞外氨基酸水平，也发现PAF拮抗剂对甘氨酸释放具有选择性抑制作用，可降低外伤后同侧海马部细胞外甘氨酸水平。此外，神经元谷氨酸能突触活动及突触后NMDA受体的激活与学习和记忆有关，在此过程中，PLA2活化可导致AA和PAF的释放，产生突触前和突触后作用，PAF可刺激谷氨酸释放，而PAF拮抗剂BN52021可与突触前膜上的受体竞争性结合，阻断这个效应。谷氨酸作为兴奋毒性神经元损害的主要参与者，在NMDA受体介导下诱发突触后神经元钙内流和PLA的激活。PAF的生成增加可促进谷氨酸介导的神经传导。另外，PAF也可在突触前刺激谷氨酸的进一步释放。因此，PAF拮抗剂BN52021在缺血再灌注中损害中的神经保护作用，部分是由于限制了突触前谷氨酸的释放。

B. PAF与细胞内信号转导：在神经突触活动期间，PLA2可催化细胞膜磷脂产生第二信使。神经创伤时，神经递质与G蛋白结合受体相连接，在Ca^{2+}参与下，直接激活PLA2，导致AA和PAF堆积，参与细胞损害、死亡及修复。PAF也参与神经塑形反应，它可以诱导早期反应基因(IGE)的表达，PAF拮抗剂BN52021可选择性地与PAF受体结合，阻断这种PAF介导的基因表达。已知诱导前列腺素合成酶mRNA含量增高可导致血管源性脑水肿和缺血再灌注脑损害，PAF拮抗剂可选择性地在细胞内与其结合，从而限制这一效应。PAF作为一种损伤产生性介质，可以通过开启编码影响前列腺素合成酶基因的表达，导致细胞损伤和炎症的形成。

C. PAF与脑血管作用：PAF对脑血管有直接和间接的作用。Kochanek等在Wistar大鼠右颈内动脉注入PAF后观察到，平均动脉压(MAP)和脑血流量(CBF)于60min后明显降低，而氧代谢率($CMRO_2$)于15min后明显增高；对照组CBF出现短暂降低后于60min回升至原水平，$CMRO_2$没有变化。Peuerstein等研究表明，注射PAF对脑血管、脑代谢均产生影响，这种效应可能源于PAF直接收缩血管作用或经白三烯介导的血管收缩作用。另外，Armtead等发现PAF对新生猪脑软膜动脉有直接的特异性收缩作用。Frerichs等在大鼠激光可复性局部皮质损伤模型中观察到，PAF拮抗剂BN50739可抑制PAF活性，明显提高局部脑血流量，显著改善激光损伤后脑组织微循环改变。

创伤性脑损伤(TBI)后局部脑血流量(rCBF)减少，在继发性脑损伤过程中起着重要作用。Maeda等在大鼠脑皮质挫伤模型中观察到，脑损伤灶周边区rCBF出现短暂增加，但3h后迅速减少至缺血水平；组织学检查发现挫伤区有微血栓形成，在伤后6h由挫伤中心扩大到周边区。而应用PAF拮抗剂etizolam可显著减轻脑损伤后rCBF的减少，缩小挫伤脑组织坏死范围，说明PAF参与TBI后微血栓形成和血流动力学改变，导致挫伤周围区继发性缺血性损害。Tokutomi等研究发现PAF拮抗剂TCV-309能明显缩小大鼠冷冻性脑损伤后缺血性损伤的范围，降低脑组织含水量。Hirashima等研究发现：慢性硬膜下血肿患者血清PAF和抗PAF IgG水平均较正常人高，说明PAF可能参与了慢性硬膜下血肿的形成。他们同时发现，采用BN50739预治疗，与对照组相比，受伤大脑半球组织含水量明显降低，Evans蓝染范围减小，这说明用BN50739预治疗可降低脑水肿形成及BBB通透性，对保持BBB完整性具有积极作用。PAF也可通过特异性受体改变脊髓血流和运动功能，在脊髓损伤后继发性组织损害病理过程中起一定作用。研究表明，大鼠鞘内注射PAF可引起剂量依赖性(30-100nmol)脊髓血流量减少，并出现运动功能降低和存活率下降。而选择性PAF受体拮抗剂WEB2170可完全阻断PAF诱导的此种改变。

D. PAF对神经元的直接作用：PAF对许多组织培养基中的神经细胞具有毒性作用，低浓度PAF可诱导神经元分化，高浓度则具有细胞毒性。该作用由细胞内Ca^{2+}浓度的增加而介导。Frerichs KU等发现大鼠脑损伤后24h，BN50739预治疗组大脑皮质及海马CA-1区神经元损害明显低于对照组。另外，PAF可抑制体外神经元乙酰胆碱的释放，这也可能与其毒性作用有关。

E. PAF与中性粒细胞关系：已证实中性粒细胞在缺血再灌注脑损害病理过程中起重要作用，中性粒细胞的清除对改善神经元功能和脑血流状况具有重要意义。Frerichs KU等在激光致局部脑损伤大鼠模型中，发现在BN50739治疗组，伤后24h脑组织中性粒细胞浸润数较对照组明显减少，推测PAF与中性粒细胞聚集、浸润有关。

综上所述，PAF是一种由多种细胞产生的脂类介质，在哺乳动物脑组织中含量较高，它广泛参与缺血和创伤性脑损伤病理过程，明确其作用机制及意义，可以为治疗脑外伤提供理论依据。目前认为PAF在脑外伤中的作用主要有：①促进第二信使释放，PAF可通过与G蛋白偶联的特异性受体结合激活GTPase及磷酯酰肌醇，进一步激活PLC，增强PI代谢，提高IP3、DG水平，导致细胞内 Ga^{2+} 浓度增高、PKC活化，从而使膜结构改变，离子通道受损及跨膜信号传递紊乱；②PAF生成同时及其代谢产物生成增加，对脑外伤后炎症过程起重要的调节作用；③PAF作为中性粒细胞活化因子，可促使白细胞聚集并释放溶酶体成分和氧自由基；④PAF参与白细胞附壁黏附，快速黏附的白细胞通过释放过氧化物及IL-1、TNF等细胞因子损伤内皮细胞，并激活炎症活性细胞；⑤PAF促使P物质释放而导致局部炎症过程；⑥PAF引起血小板集聚，导致血管内血栓形成，引发局部和全身的缺血性损伤；⑦PAF可以兴奋谷氨酸能神经，并通过促进兴奋毒性氨基酸释放而引起神经毒性反应。以上各因素综合作用的结果导致脑微血管和BBB破坏，通透性增高，血浆内物质向脑组织内浸润，继发血流动力学和微循环障碍，最终导致神经组织不可逆的形态和功能的改变和损害。

机体的生命活动和生物体内外环境统一，都是一种复杂而微妙的物质、能量、信息传递和自我调控之间的平衡。CNS损伤可使这种平衡发生数量和时空上的倒错，导致病理过程的发生。近年来的研究已表明，CNS损伤能诱发自身的修复过程，并以信息传递和调控为基础。虽然其作用机制不十分清楚，尚属概念性推测，有许多问题有待解决，但进一步研究的真正意义是为CNS损伤提供生物反应调节剂，以期获得实验和临床更好的疗效，在理论和应用上都有潜在的意义。

(6)细胞治疗

脑损伤的病理变化主要是组织结构缺失、内环境改变、神经细胞破坏及功能丧失等，而神经细胞损伤或缺失是其核心环节。因此，基于细胞修复或替代的治疗策略成为神经医学领域研究的热点。

1)细胞的选择：干细胞是一类能够自我更新和多潜能产生分化组织的细胞。脑损伤后移植干细胞的目标是通过新产生的细胞替代损伤的神经元和胶质细胞，恢复神经组织功能。首先，从安全和操作的角度讲，脑损伤后激活内源性干细胞进行损伤神经细胞的代替无疑是最好的方法。从大鼠破坏的脑皮质部位分离到增多的Nestin阳性神经干细胞(neural stem cells,NSCs)，在体外能分化为神经元和胶质细胞，说明脑外伤时有一部分干细胞可以在损伤刺激下进行自我修复。脑内生发中心的NSCs增殖能通过促有丝分裂的营养因子如成纤维生长因-2(FGF-2)、脑源性神经营养因子(BDNF)等而诱导激活。但是，脑损伤尤其是TBI后会有组织缺失，神经发生部位的破坏或消失，且并非每个部位都会有神经发生。另外，激活后干细胞从生发中心向病灶的迁移距离也很有限。

由于内源性干细胞再动员治疗的局限性，所以基于外源性干细胞的代替方法更具可行性。可供移植的干细胞主要分为胚胎干细胞和成体干细胞。胚胎干细胞是从囊胚内层细胞团分离的全能干细胞，能产生所有的组织类型。NSCs具有自我更新能力，能分化成神经元、胶质细胞和少突胶质细胞。从成体脑的室管膜下区(SVZ)、海马齿状回、嗅球、纹状体及皮质等都可分离到NSCs。除了体内已经存在的干细胞外，还可通过转导癌基因到细胞中获得永生化的干细胞系，如HiB5细胞是一种从胚胎鼠海马中得到的条件永生化的干细胞，当移植到新生海马、小脑和皮质或成体的纹状体时，即可以分化成神经元和胶质细胞。类似的还有MH P36和C17.2细胞等。此外，研究较多的成体干细胞如骨髓基质细胞(BMSCs)和脐血细胞(HUCBs)移植后均可促进神经损伤的修复。而皮肤衍生的前体细胞(SKPs)是一种新发现的与神经嵴细胞相关的神经前体细胞，存在于新生个体的真皮中。将SKPs移植到脱髓鞘的新生shiverer鼠脑中，即可产生包绕中枢神经系统(CNS)轴突的雪旺细胞。2007年De Coppi等人发现一种新的获取干细胞的方法，即从羊水中提取干细胞，可能与胚胎干细胞的功能相当，却有比胚胎干细胞容易生长、不形成肿瘤及避免伦理争议的优点。

从临床应用的角度来看，BMSCs因其取材方便、体外易培养及无免疫排斥和伦理限制的优点，是一种较有应用前景的细胞。今后，可能还会有新的细胞来源出现，这些不同的细胞各具特点，可为脑损伤治疗提供更多的选择，取得更好的移植效果。

2)细胞移植的适宜内环境：随着细胞移植研究的不断深入，研究者逐渐认识到，成功的细胞替代治疗不仅需要合适的细胞系，而且脑内微环境亦非常重要。两者的关系犹如"种子与土壤"。因此,脑内环境在移植研究中的作用越来越受重视。所谓内环境是指能对细胞产生影响的周围结构成分,包括神经细胞、基质细胞和细胞外基质等。目前,主要是通过减轻细胞生长的抑制因素和增强有利因素来创造适宜的内环境。

A. 抑制脑内胶质瘢痕组织:脑损伤后机体会产生炎症等反应,在损伤处形成由胶质细胞和蛋白多糖构成的瘢痕组织,覆盖于受损的组织表面,起着屏障作用,不仅阻碍了宿主脑本身的神经元轴突再生,而且会使移植的细胞与宿主神经元间的接触、整合及突触形成受到影响,使移植的细胞难以与宿主的脑组织建立有效的神经环路和信息交流。神经源性分子2(NG_2)是一种高分子量的软骨素硫酸盐蛋白多糖(CSPGs),存在于少突胶质细胞前体细胞(oligodendrocyte precusor cells,OPCs)表面。脑损伤导致表达NG_2的OPCs在损伤部位快速富集,并与其他大分子一起在损伤部位形成胶质瘢痕,抑制细胞生长。因而,NG_2是促进轴突再生的一个重要的治疗靶点。被认为参与了轴突再生屏障形成的几个大分子:包括髓鞘相关糖蛋白(MAG)、Nogo和少突胶质细胞一髓鞘糖蛋白(OMgp)及排斥性轴突引导分子(如semaphorins和ephrins)等。因此,设计针对削弱NG_2等瘢痕成分的方法将为干细胞生长排除障碍。用软骨素酶ABC破坏CNS组织瘢痕的方法促进了轴突再生和功能恢复,这种酶能从蛋白多糖核蛋白中去除软骨素硫酸盐GAG链。对于其他的大分子,可用基因疫苗的方法进行了动物实验,使机体产生特异性抗体来抑制阻碍物的形成,实验结果令人鼓舞。在除去瘢痕影响的基础上再将细胞移植到损伤脑内,将会最大限度地发挥细胞的替代作用。目前,笔者正在进行基因疫苗联合细胞移植治疗脑损伤的尝试,希望为脑损伤的细胞治疗寻找可靠的方法。

B. 髓鞘再生支持:已知CNS中神经元周围由许多髓鞘包绕,具有保护、支持神经元和加快神经冲动传递等重要作用髓鞘的破坏将影响神经的再生和神经网络的发育雪旺细胞在提供外周神经再生支持物的同时,还能介导CNS轴突的再生,这可能得益于它们的膜、细胞外基质和产生的细胞营养因子,包括神经生长因子、bFGF、脑源性和GDNF。这些因子提高NSCs存活和它们向神经元分化的能力。利用雪旺细胞和NSCs的共同移植可以提高NSCs的存活率和形成神经元样细胞的比例。

脑损伤会造成宿主神经组织轴突的中断和广泛的脱髓鞘,而且移植的新NSCs与原神经细胞间形成有效整合和发挥正常功能需要有髓鞘的参与,否则干细胞在移植后将出现生长不良等后果。Keirstead等证明,移植的少突胶质祖细胞不仅可起细胞替代作用,而且移植后可加强脊髓损伤的髓鞘再生和运动能力提高。所以,干细胞移植治疗脑外伤不仅要移植NSCs,而且要考虑到补充与其紧密相伴的胶质细胞。此外,CNS的T细胞免疫和成体NSCs之间可产生协同效应,进而促进神经损伤后大鼠神经功能的恢复,提示局部免疫反应可能会对干前,对干细胞诱导分化大多是在体外进行的,损伤时脑内情况更加复杂多变。因此,还需加强对各种损伤后脑内环境的改善,才能针对具体情况确定最佳的移植环境。

3)脑损伤的干细胞基因修饰与组织工程:随着分子生物学、神经生物学、材料学及移植免疫学等相关学科的发展,脑损伤的细胞移植研究进入了一个新阶段。任何有效的脑损伤干细胞治疗均需要足量的活性干细胞及其分化、轴突的延伸和突触形成等。大量研究表明,对于多数脑损伤来说,在复杂的外伤性损伤病理环境中,干细胞的环境适应能力有限。所以,仅仅依靠干细胞是不够的,因为损伤的病灶部位可能存在必要的诱导信号缺乏、营养条件不足、初期干细胞功能不完全及组织缺损过大等问题,需要借助基因或组织工程的技术优化移植的干细胞,以达到理想的效果。

脑损伤后神经元和胶质细胞会丢失,因而保证移植干细胞的存活是第一要务。GDNF等在CNS损伤的实验模型中具有神经保护和促进轴突生长的作用。Gao等人移植人胚胎干细胞到脑外伤的大鼠中,改善了大鼠的认知功能,并且能直接检测到移植细胞在脑内释放的GDNF。Bakashi等用基因工程的方法克隆GDNF基因到神经干细胞中,移植到侧位液压冲击TBI模型的SD大鼠脑中,在急性脑外伤模型中GDNF的表达促进了移植细胞的存活、迁移、神经元分化及认知功能改善。众所周知的Notch信号、Sonic Hedgehog转导通路在体内、外调控干细胞数量和存活方面作用肯定,可利用转基因的方法增强细胞在损伤脑中的活力。

不论是内源性干细胞还是外源性干细胞,若要发挥作用都可能需要在脑内进行不同程度的远处迁移。损伤区的神经元可以产生干细胞因子诱导神经干细胞向病灶部位迁移。例如,激活 EGF 受体的转化生长因子 α(TGFα)调控 SVZ 细胞增殖和神经元向嗅球的迁移,与趋化相关的因子转导干细胞将可能会使细胞的靶向性更强。

干细胞移植脑损伤后的分化是治疗的重要环节。一些调控分子在 NSCs 分化中起关键作用。同样,骨形成蛋白及其拮抗物 Noggin 影响出生后 SVZ 区神经干细胞的分化。Olson 等发现,脑挫伤后 NSCs 的移植可由于产生 NG_2,促进神经元分化而导致脑功能上的改善,并与宿主间形成突触有关。通过转基因的技术将相关的分子引入干细胞并在宿主中表达,既发挥了细胞替代作用又提供了重要的信号或营养成分。

由于某些脑损伤后的神经组织缺失过度,只移植干细胞悬液将很难使外源性干细胞与宿主细胞得以有效接触。因此,需要构建生物学材料如神经细胞的三维培养以修复或替代破坏的神经组织功能。联合神经细胞和聚合物支架的组织工程将会产生有功能的三维结构来替代组织或器官。因为 NSCs 和子代细胞像其他哺乳动物细胞一样属于锚定依赖,要求结合到固体表面多聚物支架中,所以支架在神经组织工程中具有重要作用。在 CNS 中,神经细胞黏附到称为细胞外基质(ECM)的纤维蛋白网状组织上。细胞 -ECM 的相互作用触发了特异性的细胞信号转导,并维持细胞的正常生长、分化和存活。失去细胞 -ECM 的接触则可能导致细胞凋亡。在多聚物支架中,水凝胶因为多孔和水化结构而最具吸引力,能使细胞自动集合到组织结构中和营养、氧气之中,同时将废物和 CO_2 排出细胞。曾有研究表明,从胚胎大鼠 CNS 分离的神经细胞能在 I 型胶原凝胶中快速增殖、并分化成神经元及胶质细胞。这种干细胞 - 胶原结构特别适于作为工程化的神经组织替代脑损伤破坏的组织。

15.1.4 颅脑损伤的急救处理(现场救治,急诊科救治,锥颅等)

(1)现场救治(院前急救)

所有院前处理的首要目标是:使患者脱离危险的事故现场,而其前提是避免加重原发性损伤。要求急救人员将伤员安全脱离事故现场,而非“拉了就跑”,同时保证在运往医院的途中保持伤员的稳定。

院前急救对于颅脑损伤患者的救治至关重要,Wilmink 等人对 737 起机动车事故的随机调查中,发现其中 90 起事故是需要现场急救的。而对 144 例机动车事故的伤者进行研究发现,102 例患者是在事故现场得到解救的。院前急救水平较高的医护人员以及恰当的伤者转运时机,可使患者的救治率明显提高。

从目前研究以及颅脑损伤院前急救指南来看,防治缺氧及低血压对最颅脑损伤病人的最终预后起着至关重要的作用。对外伤性昏迷数据库中的 717 例患者进行前瞻性研究表明,低血压及缺氧会加重颅脑损伤患者的病情,经颅多普勒超声研究表明,院前缺氧及低血压是判断颅脑损伤患者治疗结果最重要的 5 个预后指标之一,而且这些临床研究结果表明,缺氧与低血压是独立的影响颅脑损伤治疗结果的预后因素,与患者年龄、GCS 评分、瞳孔状态等无关。Gentleman 指出,只要在院前急救过程中简单改善气道管理,包括气管插管和机械通气的应用,可以使得入院时缺氧和低血压的发生率从 30%降低至 12%。Winchel 对 1 092 例 GCS 评分低于 9 分的患者的调查显示:院前气管插管能改善治疗结果。院前急救时如果能确定 GCS 评分,可与到院时 GCS 评分进行比较,Winkler 等的研究证实,如果患者从被救出到抵达第一家医院,GCS 评分无改善者,预后极差。Baxt 等人的研究表明,通过直升机救治及地面救治,GCS 评分 3–5 分的患者的死亡率分别为 50%、61%;而 GCS 评分为 6–8 分的患者死亡率分别为 14.5%、15.3%。此外,GCS 评分为 3 ~ 5 分患者治疗结果较差(死亡、植物生存、严重残疾)的概率分别为 81.6%、84%;而 GCS 评分为 6 ~ 8 分的患者分别为 34.5%、40.7%。因此院前急救时对患者进行 GCS 评分使得患者预后的评估更加精确。

因此,院前急救需要做到以下几点。

1)气道管理、通气、吸氧,必要时建立人工气道:避免缺氧(动脉血氧饱和度小于 90%)发生,一经发现立即纠正;如给氧后缺氧仍未能纠正,或者无法维持正常通气,需要建立人工气道;如条件允许,尽量在给予气管插管时监测血压、血氧,同时监测呼气末 CO_2 浓度;在完成气管内插管后,通过肺部听诊及呼气末 CO_2 浓度的测定来确定气管插管确系置入气管内。插管后维持正常的呼吸频率以及呼气末 CO_2 浓度(35 ~ 40mmHg),避免过度通气(除非患者表现出脑疝的征象)。在进行气管插管时,以警惕是否存在颈椎骨折,如有颈椎骨折,需要给予局部颈椎外固定，以防搬动过程中造成颈髓上段损伤而导致高位截瘫。

2)Glasgow Coma Scale(GCS)评分：GCS 评分是评估 TBI 严重性的可靠而重要的评估指标，而且随着时间的延长进行重复评估，可以判断病情是好转还是恶化；进行 GCS 评分之前，需要了解患者气道是否通畅、呼吸及循环是否正常；或者需要在心肺复苏成功后再进行评分。同时在给予镇痛及镇静药之前进行 GCS 评分。GCS 评分标准详见 15.1.2。

3)瞳孔变化的评估：瞳孔的变化可以用来进行诊断、治疗及预后的评估；在对瞳孔变化进行评估时，首先应该看有无眼眶外伤；其次需要在对患者进行复苏且患者稳定后再进行评估；最后需要说明瞳孔变化的侧别，比如是单侧还是双侧瞳孔散大，是否存在瞳孔散大固定。

4)监测血压及血氧饱和度：如条件允许，可持续进行血压及氧饱和度监测，以预防并及时治疗低血压(收缩压低于 90mmHg)及缺氧(动脉血氧饱和度低于 90%、动脉血气分析 PO_2 低于 60mmHg 为缺氧)，以改善颅脑损伤患者的预后。小儿患者的收缩压低限（0～28d，小于 60mmHg；1～12 月，小于 70mmHg；1～10 岁，小于 70+2×年龄；大于 10 岁，与成人标准相同），

5)补液治疗：对于低血压患者，给予补等张液，对于重型颅脑损伤患者(GCS 评分小于 8 分)给予补充高渗液；儿童患者低血压也给予补等张液。颅脑损伤的复杂性使得颅脑损伤后电解质紊乱较常见，需根据具体情况给予对应的补液治疗。

6)脑疝的治疗：①在 $PaCO_2$ 小于 35mmHg 时，不需要进行过度通气；对于脑疝和急性神经功能恶化的患者，可进行过度通气暂时性降低颅内压；②每隔 15min 对患者的脑疝征象进行一次评估，其中脑疝征象包括瞳孔散大、无对光反射，瞳孔不等大，运动系统检查没反应或呈躯体伸直状态，神经功能进行性恶化（GCS 评分在开始时小于 9 分，而且下降 2 分以上）；③对于呼吸正常、氧合正常、血压正常的患者，如仍有脑疝征象，可暂时给予过度通气，如果脑疝征象消失，可停止过度通气。过度通气在成人为 20 次/min、1 岁以上的儿童 25 次/min、1 岁以下的儿童 30 次/min。

7)院前转运：休克得到纠正的情况下，始可转送，途中应备有必要的抢救器材、药品及便携式监护设备。运输工具要求迅速平稳；既要保持气道的通畅，也要防止搬动时头颈部过度活动而导致可能的颈椎骨折加重。就近将重型颅脑损伤患者快速转入有救治条件的医院，医院需要具备 CT 扫描的条件，快速的神经外科监护，能进行颅内压监测，颅内高压的救治。

(2)急诊科救治(在院病人的救治)

1)TBI 患者的评估：急诊科首先需要对患者进行评估，可由急诊科首诊医师进行评估，如病情严重或合并其他损伤时，可呼叫不同专科的医师前来会诊，对患者进行各专科评估，使重度创伤患者的伤情尽快稳定。

对 TBI 患者初始评估，包括 ABCDE5 个步骤：

A. 气道。气道管理包括首诊医师对气道状况的评判以及整个复苏过程中保持气道的通畅。一般认为应答切题的患者气道是通畅的，但对这类患者也要重视气道的评估，因为胃内容物或者假牙等异物可能在瞬间导致原本稳定的气道的堵塞。对于面部及下颌部软组织的肿胀或者气管损伤的患者应该重视，应该放宽对其气管插管的指针，这样可以避免气管切开或环甲膜切开术。脑外伤严重的患者可能会因为意识障碍而影响呼吸功能，通过仰头抬颏可有效保持气道通畅，建立可靠的气道；需要注意的是对于伴有面部骨折的患者，这样做可能会加重颅内损伤，因此对于这类患者应该首选气管插管。

B. 呼吸。患者的呼吸情况的判断标准为：患者氧供是否充分、CO_2 排除是否顺利。颈静脉怒张或气管移位的患者多伴有胸内压升高，此时应脱去患者衣服，暴露胸壁，胸部视诊了解胸壁运动是否对称；听诊双肺呼吸音；如发现连枷胸、张力性气胸或开放性气胸应及时处理。通过氧饱和度监测仪监测患者的氧饱和度，保证患者充足的氧供。

C. 循环和控制血压。首诊医师应在几秒钟之内判断患者的意识，皮肤颜色、温度和脉搏的情况。虽然为非特异性判断体征，但只要能扪及桡动脉搏动，就能说明患者收缩压至少在 80mmHg 以上。此时应止住活动性出血，建立静脉通道，同时进行血型和交叉配血试验、血常规、凝血试验、血电解质的测定。输液先从补充温盐水或温乳酸林格液开始。同时进行血压测量及心电监护的监测。

D. 神经功能障碍评估：此时开始评估患者的神经功能状况。如患者有意识改变而没有缺血和低血压迹象时，即可判定其存在中枢神经系统损伤，

此时可进行 GCS 评分，进行 GCS 评分有利于神经外科医师会诊时进行前后对比，判断患者病情是否加重，同时可根据 GCS 评分判断患者预后。

E. 暴露和环境控制。对伤员进行体格检查时，应除去所有衣物以便进行全面检查，但同时要注意保暖，环境低温对这类患者不利。

2)进一步评估：对患者进行初步评估后，如患者生命体征平稳，则需对患者进行进一步全面的评估。包括对头部、颈部、腹腔、盆腔及会阴部的检查。①头部检查包括：有无头皮及颅骨骨折；有无视力、瞳孔及对光反应的变化，眼球有无出血；面部检查应注意有无淤斑以及脑脊液耳漏或鼻漏。再次确认患者的气道状况。②颈部检查包括：气管是否居中，有无颈静脉怒张，颈动脉搏动情况，颈动脉听诊有无杂音(内膜剥脱征象)；胸部检查呼吸机运动情况及呼吸音是否正常，心脏听诊重点需要注意有无心音遥远(心脏压塞)。③腹腔检查：对头部损伤的患者只能做有限的腹部检查，可通过辅助检查手段如腹部 B 超及腹部 CT 进一步了解腹腔情况。④盆腔及会阴有无外伤，女性患者检查有无阴道出血及裂伤，四肢有无挫裂伤及变形，同时检查其末端动脉搏动情况。

神经外科专科评估。①病史采集：神经系统相关的病史采集不同于其他一般创伤信息的采集，需要向事故目击者、120 医护人员、家属或警察了解情况。了解特殊的受伤机制有助于神经外科医师分析伤情，如系车祸伤，需要了解车速、车辆损伤程度、事故中其他伤员的受伤程度、伤者所处的位置、有无安全气囊、是否系了安全带，这些信息有助于评估患者在事故发生时的受力情况；伤后有无昏迷、昏迷时间长短，伤后有无全身抽搐等，有助于了解受伤的程度及疾病的进程。因此神经外科病史采集非常重要，有经验的神经外科医师在详细的神经系统体检之前通过病史采集就能获取重要信息。②体格检查：颅脑损伤患者的神经系统专科检查需要注意以下几点：第一、神经外科专科医生在进行专科查体时也需要兼顾 ABC 评估和处理，应当管理好气道并维持适当的血氧饱和度，CO_2 分压控制在 30～35mmHg。因为在 TBI 时，中枢神经系统与生命体征之间存在紧密联系，尤其是颅高压和脑疝的后期可出现库欣反应，即血压升高、心率减慢及呼吸不规则，因此要密切观察并对比生命体征的变化；第二、当患者以行气管插管并有瘫痪时，评估其神经系统状况比较困难，因此在对可能存在神经系统损伤的患者进行处理时，要掌握好气管插管及麻醉的指征，在进行复苏前就应该想到这一点，如果必须插管，可给予清醒插管或给予短小麻醉剂(如维库溴铵或司可林)。如有可能在插管前请神经外科医生尽快评估 GCS 评分，其他的检查可在插管后进行；第三、对于已行气管插管的患者进行 GCS 评分，由于气管插管无法得出语言评分，可采用运动和睁眼分数加“T”进行评估，评估时要记录患者的最佳反应，如果一个患者左侧呈去脑姿势，右侧成去皮质姿势，应记录为 3 分。另外，随着患者的复苏，重复进行 GCS 评分很重要，GCS 评分恶化提示继发性损伤加重，可能需要紧急处理。虽然最好能得出完整的 GCS 评分，但是在条件不允许时至少应评出运动评分，因为这部分检查最具重复性，也最具预后价值。第四、除 GCS 评分，年龄和瞳孔的变化对预后有非常重要的意义。复苏过程中瞳孔也很容易重复检查来判断神经功能的变化。创伤性脑损伤患者的一侧瞳孔散大，且对光反应迟钝或减弱多考虑为同侧颞叶钩回疝，当然也可能由于外伤直接导致，因此瞳孔的变化应当和患者的所用检查联系起来，才能正确解释。双瞳散大，可能为缺氧、低血压或者双侧第三对脑神经功能异常或脑疝，双瞳缩小可能系药物所致(尤其是麻醉药物的应用)或脑桥损伤的反应。

3)放射影像学评估：自从 CT 应用于临床以来，完全改变了之前对脑损伤的评估方式。现代 CT 扫描能够提供明确的脑损伤的各种病理相关影像：急性出血、骨质变化、脑实质、空气、脑脊液及大多数异物，而且头颅 CT 可在几分钟内完成，其他任何技术都不能在这么短的时间内提供如此详细的信息。患者在获得头颅 CT 扫描并得到神经系统功能评估后，即可决定去重症监护室进行针对性药物治疗或者直接去手术室进行外科手术治疗。

而急性期 MRI 技术应用是有限的。MRI 可提供极好的血肿显影和弥散性轴突损伤，但是评价颅骨骨折很难。而且 MRI 扫描的时间较长，且患者的静脉泵、ICP 监测影响了其在强磁场状态下的应用，这阻碍了 MRI 的应用。

(2)TBI 的救治

1）急救的时效性：Acosta 等对 900 例重型颅脑损伤患者的资料进行回顾性分析表明：入院 1h 内死亡的患者主要是中枢神经和急性血管损伤，72h 内死亡的主要中枢神经系统损害。中枢神经损伤导致死亡的病例占总死亡率的44%。Seeling等对82例急性硬膜下血肿的病例资料进行回顾分析，发现4h内手术的死亡率为30%，而超过4h手术死亡率为90%。因此迅速评估和处理颅内占位可明显影响患者的预后。尽管体格检查可显示骨折和脑疝症状，但是不具有特异性，因此有学者建议受伤到头颅CT扫描之间的时间为30min，由于转运时间有时难以控制，所以30min内完成比较困难，但是可以迅速进行最初的评估和复苏，减少在入院和CT扫描之间的时间。

2）伤者归类：根据伤情和就诊时的情况，可以明确显示颅脑损伤的严重程度及其发展的动态，按照伤情的严重程度，颅脑损伤分为轻、中、重型颅脑损伤。在对颅脑损伤患者的处理过程中，可按照伤情将患者分为以下三种情况分别处理。

A. 急诊科观察：a. GCS评分15分，不伴有意识丧失的患者可在急诊观察室观察12h后告知注意事项出院；b. GCS评分14～15分，意识丧失小于5min，并且没有局灶性神经功能缺失的患者可行头颅CT检查，如头颅CT检查正常，可观察12h后告知注意事项出院；c. 如系中型颅脑损伤，GCS评分9～13分、意识丧失超过5min，伴有局灶性神经功能缺失的患者，需进行头颅CT扫描：CT扫描正常者，可观察12h以上，最好在24h复查头颅CT，如无异常且病情好转，可告知注意事项出院；

具体注意事项如下：如有下列情况之一者，应立即返院复诊：①头痛、呕吐加剧；②再次出现意识不清；③躁动不安；④呼吸抑制；⑤脉搏减慢；⑥肢体瘫痪；⑦失语；⑧癫痫发作；⑨精神异常。

B. 神经外科重症监护：伤情较重，昏迷时间20min至6h之间，GCS9～13分，伴有局灶性神经功能缺失，生命体征轻度改变，头颅CT提示如下情况：骨折、脑挫伤、外伤性蛛网膜下腔出血、硬膜外或硬膜下血肿、脑肿胀，则需要转入神经外科进一步监护治疗。如CT正常，但临床症状改善不满意者也应转入神经外科进一步监护治疗。

C. 紧急抢救：伤情危重的闭合性颅脑损伤，持续昏迷或曾清醒再昏迷，GCS3～5分，颅内压增高，一侧瞳孔散大或对侧也开始扩大，生命体征改变明显；头颅CT提示：颅内血肿达到一定体积、中线移位、三脑室闭塞、因病变导致侧脑室扩张、基底池闭塞、颅内积气、蛛网膜下腔出血需立即转入神经外科急诊手术治疗；若属脑干原发损伤、弥漫性轴索损伤、去脑强直、瞳孔时大时小、高热、生命体征紊乱，但无颅内高压时，则应行气管插管或切开、进一步给予非手术处理。病情稳定后可转入神经外科重症监护室进一步监护治疗。若属开放性颅脑损伤则应在纠正血容量不足的同时准备手术清创。

重型颅脑损伤一半以上合并其他损伤。颅脑损伤合并骨盆或长骨骨折占32%、较重的胸部损伤占23%、面部骨折占22%、腹部内脏损伤占7%，脊髓损伤占2%。头部损伤的患者颈椎损伤的发生率是1.2%～7.8%。GCS评分在8分或以下者有更高的发生率。因此，在这些患者插管时应保持同轴的稳定减少颈椎的移动。这些患者骨科的损伤常需要手术做骨折固定，但手术过程中，低血压和缺氧的风险分别增高16%、11%。因此，如病情允许，不应急于做固定术。对于合并腹部内脏损伤的患者，如发生低血压、心动过速时，诊断并且紧急治疗严重躯干或腹部内脏损伤的同时，进行颅内压的监测，如在进行其他手术时，ICP监测提示颅内高压，应考虑同时进行开颅手术。

3）供氧和通气：严重脑外伤的低氧（$PaO_2<$ 60mmHg）会加重病情，患者在快速插管时需要使用短效的麻醉药物，可通过动脉血氧和血氧定量法充分保证病人氧供。改善患者氧供可通过纠正低血容量及保证血红蛋白携氧能力；在患者低血容量纠正或血容量正常，血红蛋白携氧接近饱和的情况下，提高血氧含量的唯一方法是增加溶解于血液中的氧含量，虽然这只占整个血氧含量的一小部分，但对于缺血组织而言是极其重要的。Menzel等的研究表明仅仅增加吸入氧浓度就能有效改善脑组织氧分压。

CO_2弥散在大脑中，碳酸酐酶电解产生质子，导致低pH值，产生舒血管影响。由于CO_2与CBF具有明显相关性，因此可通过过度通气来调节血流量。但重型颅脑损伤早期可出现脑血流量降低，因此在TBI早期过度通气可导致脑缺血（氙增强CT扫描）、颈静脉饱和度降低（颅脑损伤患者）和海马CA3区神经元丢失（实验动物）。因此在急诊没有脑缺血的情况下，PCO_2应维持在30～35mmHg之间。急性恶化的患者可能有脑疝的征兆，在应用其他降颅压的措施（镇静、麻醉、甘露醇、CSF引流）的同时，应使用过度通气，同时复查头颅CT或直接进行手术治疗。

4）血流动力学：CPP为平均动脉压和颅内压之

差，所以系统低血压可导致CPP降低，加重脑缺血，进而影响患者预后。因此在急性复苏期，收缩压应该维持在100mmHg以上。不伴有心动过速的低血压，高度提示可能存在脊髓损伤所致的神经源性休克，此时可用加压药物治疗。除了神经源性休克，急性损伤期不推荐使用加压药，而扩容也不能解决低血压的问题，需要请普通外科医师会诊，找出隐蔽出血；中心静脉压的测量或放置肺动脉导管可提供重要信息，但这通常在进行CT扫描或手术室进行。Miller等研究表明TBI后低血压会使患者预后恶化，创伤性昏迷数据库也表明，在受伤到复苏之间，发生低血压的患者比未发生低血压的患者死亡率增加150%。因此急诊科抢救期间需要严密监测患者血流动力学的变化。

5）药物治疗

A. 高颅压的治疗：对于颅脑损伤所致的颅内高压，主要通过提高血内渗透压及利尿的方法使脑组织内水分及脑脊液减少进而起到降低颅内压的目的。在颅内压监测技术应用之前，脱水是颅脑损伤的常规治疗方法。临床常用的脱水剂为：20%甘露醇溶液250ml，0.25～1.0/kg，每4～12h一次静滴；甘油果糖溶液250ml，每6～12h一次静滴，亦可同甘露醇交替使用；25%白蛋白注射液5～10g静滴，每日1～4次，借提高血液胶体渗透压减轻脑水肿；常用利尿剂有：呋塞米（速尿）20～40mg，每日2～4次，应以小剂量开始，并注意补钾；醋氨酰胺（乙酰唑胺）250mg，每日2～4次；双氢克尿噻25mg，每日2～3次，注意有诱发高血糖之可能。

甘露醇最大的降颅压作用在10～15min内产生，作用时间可以维持4～6h。理想的血浆渗透压应维持在300～320mOsm，若超过上限，则肾功能不全、血容量过高等副作用的概率升高。速尿与甘露醇联合用药比单一用药发挥更强、更持久的降颅压效果，这可以为进一步进行诊断性CT检查及其他干预措施节省出宝贵的时间，而且甘露醇快速滴入可以达到快速扩容的目的，这可以降低血细胞容积、增加脑血流量、增加大脑的氧释放；这种血液流变学的改变可以解释为什么甘露醇在十几分钟内就可以达到降低颅压的目的。

需要注意的是虽然甘露醇可迅速缓解颅内高压，是目前降低颅内压的最佳高渗性药物。但不适当地强力脱水可促使颅内出血或引起迟发性血肿，导致低血压、亦可导致水、电解质紊乱，加重心、肾功能损害。所以，应用脱水剂应在颅内压监护的指导下进行脱水治疗，不可滥用或过量使用。

根据最新的颅脑损伤指南：在创伤性颅脑损伤的高渗疗法的治疗中，甘露醇在降低颅内压方面是安全有效的。虽然高张性盐溶液副作用较小，但目前没有其有效治疗颅高压的证据。应用高渗性药物进行脱水降颅压治疗需要在颅内压监测的指导下进行，颅内压在20～25mmHg以上时开始使用。

B. 颅脑损伤后癫痫的预防：癫痫的发生率和颅脑损伤的严重程度呈正相关。轻型颅脑损伤的癫痫发生率为1.5%、中型颅脑损伤为2.9%，重型颅脑损伤为17.0%。多中心研究发现，硬膜下血肿、颅骨骨折、神志异常或昏迷超过1d、年龄大于60岁等是发生外伤后癫痫的重要因素。目前的证据表明苯妥英钠能减少伤后1周内癫痫的发作，但不能减少外伤1周以后癫痫的发作。因此最新的颅脑损伤指南推荐在创伤后第一周推荐预防性使用苯妥英钠抗癫痫治疗，如果伤后1周内无癫痫发作，苯妥英钠的剂量可以在1周后减量或终止。由于1周以后使用预防性抗癫痫药物不但不能降低癫痫发生率，而且会导致严重毒副作用，因此不推荐颅脑损伤1周以后进行预防癫痫治疗。在抗癫痫治疗时需要注意的是：快速静脉注射苯妥英钠能够导致心率失常和低血压，因为具有低血压的风险，所以直到患者充分复苏并且血流动力学稳定后，方可给予苯妥英钠治疗。

C. 镇静治疗：镇静药的使用对ICP有一定的影响。通畅地西泮能导致脑氧代谢和脑血流量的减少，而对颅内压没有作用。选择颅脑外伤病人使用镇静药的不利在于，它有降低血压的副作用，血容量不足更容易发生镇静剂所指的低血压，使用镇静药时要注意这一点。目前较新的麻醉药丙泊酚半衰期短且用药方便，而且能够保障神经学检查，但由于丙泊酚同时具有血管扩张降低血压的作用，因此其在颅脑损伤中的使用仍在进一步研究中。

D. 类固醇类药物的应用：由于糖皮质激素可以稳定膜结构，减少因自由基引发的脂质过氧化反应，从而降低脑血管通透性、恢复血管屏障功能、增加损伤区血流量及改善Na^+-K^+ ATP酶的功能，使脑水肿得到改善。常用药物为地塞米松10mg，每日1～2次静滴。也有主张采用3～6mg/kg的大剂量地塞米松或甲基泼尼松龙治疗急性脑损伤病人。但在创伤性脑损伤的治疗中，类固醇的应用一直存在争议。尽管临床上有逐渐正面作用的报道，但总的证据不支持类固醇类药物的使用对颅脑损伤患者有效的治疗作用，因此新近的颅脑损伤救治指南仍不推荐使用类固醇类药物。

6)锥颅术：当无条件进行头颅CT扫描且有小脑幕切迹疝的征象时，可考虑钻孔或锥颅。可在额部、颞部或顶部钻孔。如果有必要可切开，转变成一个大"问号"切口的开颅手术，同时，只要有可能，就应尽快进行头颅CT扫描。有研究证实使用锥颅术对于脑疝病人是有用的，但是急性的血肿不能通过钻孔达到充分减压的目的。

总之，根据TBI的病理生理学机制，应用创伤救治的基本原则可减少继发性颅脑损伤及二次脑损伤。当前治疗的主要目标是防止缺和低血压，维持较低的二氧化碳分压，迅速评估病情，必要时尽早手术清除颅内占位，并控制颅内压。在急诊科，急诊科医师和神经外科医师必须快速评估和处理伤者，尽可能早地进行神经方面的评估，包括GCS评分，局部的运动，瞳孔的检查等。进而做头部CT扫描，同时保证充分的氧气、良好的通气功能并保持灌注压在低限(颅脑损伤CPP>70mmHg)以上。

15.1.5 颅脑损伤的监测

颅高压及脑缺血是继发性脑损伤的主要表现形式，因此对于重型颅脑损伤患者，都要进行颅内压及脑灌注的监测，确保患者病情发生变化时能尽早采取干预措施，可提高重型颅脑损伤救治的成功率。此外，身体其他系统的异常也可加重继发性脑损伤，包括：低血压、低碳酸血症、低氧、贫血、发热等。因此还应严密监测系统性影响因素，包括心电图、心率、血压、体温、出入量等。例如动脉置管可连续监测血压；对重型颅脑损伤患者还要进行血氧饱和度的监测，中心静脉置管监测血容量，严格记录出入量等。

(1)神经功能状态监测

为了评估患者的神经功能状态，要定期对患者进行神经系统查体，包括意识状态(GCS评分)、颅神经、瞳孔、运动功能等，从而有助于判断患者神经功能的改变情况。此外，临床资料要及时、完整、准确地记录，便于对比。

(2)颅内压的监测

多数重型颅脑损伤患者都伴有意识障碍，因此常见的高颅压症状如头痛、恶心、呕吐等都很不典型，往往很难通过临床表现准确地评估ICP。视乳突水肿在脑外伤中并不常见，即便是在高颅压患者也很少发生。脑外伤后54%的患者有颅内压增高，但是只有3.5%的患者出现视乳突水肿。其他的神经系统体征，包括瞳孔散大、去大脑强直等也不是高颅压的特有症状。脑水肿的CT影像学特征，例如中线移位、基底池受压等提示高颅压，但在高颅压患者中也可能不伴有这些特征。因此颅内压监测对于判断重型颅脑损伤患者的病情变化、指导治疗及预测疗效具有非常重要的作用。颅内压监测尤其适用于对降颅压治疗敏感的患者，有利于避免颅内压过低以及毒副作用的发生。

1)颅内压监测的指征：颅内压监测存在一定的并发症，因此只适合那些具有颅高压风险的患者。包括①有颅内出血风险的重型颅脑损伤患者；②复苏后GCS评分<9分；③CT检查异常；④年龄超过40岁，收缩压<90mmHg；⑤CGS>8分，但由于长时间手术麻醉及通气控制无法进行系统神经检查，或采用可能增加ICP的治疗措施等情况，此时患者需行颅内压监测。严重凝血功能障碍是颅内压监测的唯一禁忌证。

2)颅内压监测技术：根据传感器置入部位以及颅内监测的部位不同可将颅内压监测分为以下几类：①植入法：将微型传感器置入颅内(简称体内传感器或埋藏传感器)，传感器直接与颅内组织(硬脑膜外、硬脑膜下、蛛网膜下腔、脑实质等)接触而测压；②导管法：籍引流出的脑脊液或用生理盐水充填导管，将体外传感器与导管相连接，籍导管内的液体与传感器接触而测压。无论是体外与体内传感器都是利用压力传感器将压力转换为与颅内压力大小呈正比的电信号，再经信号处理装置将信号放大后记录下来。

由于传感器放置的位置不同，可得出不同的压力数据，因而有脑室压(VP)、硬脑膜下压(SDP)、硬脑膜外压（EDP)、脑组织压（BTP）和脑脊液压(CSFP)之分。由于颅内各部位的结构不同，组织弹性和顺应性不同，因此所测得的压力有些差异。尽管目前有多种颅内监测技术，但脑室内置管外接压力传感器的监测技术仍是最权威、最准确的技术，而且是判断其他技术准确与否的金标准；脑实质颅内压监护仪与脑室内颅内压监护仪相似，但是由于无法重新校准而可能导致测量不准确；蛛网膜下、硬膜下以及硬膜外颅内压监测仪准确率较低。

颅内压监测仪在准确性、可靠性及价格方面从优到劣排列如下：

A. 脑室内颅内压监测仪，外接压力感受装置；

B. 脑室内颅内压监测仪，外接微张力计量器；

C. 脑实质内压力传导颅内压监测仪；

D. 硬膜下颅内压监测仪；

E. 蛛网膜下液体耦合颅内压监测仪；

F. 硬膜外颅内压监护仪。

3）颅内压阈值：目前的研究数据表明，当ICP高于20～25mmHg时，开始进行降颅压治疗。也有学者认为需要综合ICP、临床表现及头颅CT表现决定是否行降颅压治疗。

此外，近年来有一些非侵袭性检查，用来间接观察颅内压。经颅超声多普勒（TCD）可探测脑底血管的血流，评估颅底动脉环主要血管的血液流速和血流波形。TCD可在颅内压升高，脑灌注下降的初期即显示特征性变化。搏动指数反应收缩期血流（受血压影响）和舒张期血流（受脑血管阻力影响，主要是颅内压）之间的关系，能间接评估颅内压的改变情况。颅内压极度增高时能导致脑循环停止和脑死亡，TCD可以提供脑循环停止的客观证据。颅内压升高与鼓膜移位有密切关系，鼓膜移位分析仪可通过观察镫骨反射过程中的鼓膜移位估测外淋巴压力，间接测量颅内压。这些非侵袭性手段在颅内压监测方面具有很好的发展前途。

4）颅内压监测的并发症：目前临床应用的颅内压监测方法均为侵袭性颅内压监测，需通过手术置入传感器或导管，因而具有一定的副作用。颅内压监测的并发症主要是颅内感染和颅内出血。颅内感染在严格无菌操作时发生率较低，脑室内感染的发生率为1%～2%，此外感染的发生率与监测时间直接相关，监测小于3d者发生感染的概率很低，多数感染发生在置管1周后，且5d后更换脑室内置管并不会减少感染的发生率，而且还可能增加颅内出血的风险。降低颅内压感染最好的方法是缩短监测时间，预防性使用抗生素能降低脑室内感染的发生率。颅内压监测时并发颅内出血的概率很低，但应该及时发现并给予积极治疗。有凝血功能障碍的患者发生此并发症的风险较高，因此凝血功能障碍是颅内压监测禁忌证。由于颅内压装置引起严重并发症的可能性极低，因此不会影响颅内压监测技术的应用。

（3）脑缺血的监测

由于脑缺血的临床表现多不典型，常被颅内高压的临床表现或脑外伤引起的神经体征所掩盖或与之相混淆。因此可通过脑灌注或血流的监测观察是否发生继发性脑缺血。

1）脑灌注的监测

A. 脑灌注压：监测脑灌注的最简单方法就是脑灌注压（CPP）监测，公式为CPP=MAP-ICP，由此可以看出CPP的降低可以通过降低血压或升高ICP来实现，但在同等条件下，降低血压对其影响更大。正常生理状态下脑灌注压的自动调节下限为50mmHg，在严重颅脑外伤中，自动调节功能受损，因此即使CPP超过50mmHg，CBF也可能不足。脑外伤患者CPP＜70mmHg时，TCD测定MCA流速以及$SjvO_2$均有下降。因此区别生理状态下的CPP阈值及临床状态下的阈值非常重要，前者的定义主要源于简单的生理状态下的监测，而后者却需要对照试验的临床证据。CPP监测简单可行，但其局限性在于只能对血压下降和ICP升高引起的脑缺血进行评估。

B. TCD测定血流：TCD使用一种2MHz左右的脉冲式超声信号，经颅骨较薄区域（骨窗）测定颅内血流情况。虽然脑血流量与流速并不同步，但是两者之间呈一定的比例，然而由于血管半径未知，因此超声并不能直接提供局部脑组织灌注的数据。有学者对MCA流速与CBF之间的关系进行研究，发现二者之间密切相关。此外，在缺乏直接监测CBF方法的情况下，可通过监测MCA与颅外段ICA（颈内动脉）的流速比区别是否伴有脑血管痉挛，并间接提供局部脑组织灌注的数据。

C. 脑血流：近年来对重型颅脑损伤患者的CBF测定技术已发展成熟，但是在临床应用时仍有一定的局限性。如经典的Kety-Schwidt技术能在床边进行全脑CBF测量，但是该检查要求监测期间患者的血流动力学必须稳定，对于一过性的CBF减少，或血流动力学不稳定的患者，该技术检测不出CBF的减少。目前市场上也有连续监测局部CBF的产品，包括热弥散和激光多普勒超声，这两种方法的优点在于能提供脑灌注的动态图，是术后监测较常使用的方法，但是两种方法均有创，须通过手术将探针放置于脑表面，而且这两种方法只能显示局部脑血流。

2）脑血流中的氧含量：对颅脑损伤的治疗重点在于预防继发性脑损伤及二次脑损伤，而这依赖于脑组织充足的氧气及营养物质的供应，可通过颈静脉氧饱和度和脑组织氧分压等方法监测$SjvO_2$或脑

组织 PO_2，反应脑组织的氧供。

A. 颈静脉氧饱和度($SjvO_2$)监测：脑外伤后，脑的代谢下降，正常生理状态下的 CBF 可能无法满足外伤状态下的需求。当 CBF 较低（25～30ml/100g·min)时，脑含氧量的测定有助于鉴别低脑代谢反应和脑低灌注。如脑低灌注，氧释放将增加，$SjvO_2$ 将下降；如 CBF 能满足脑代谢需求，则 $SjvO_2$ 正常。临床上这种监测手段较单纯的 CBF 监测更有意义。重型颅脑损伤患者病程中 SjO_2 低于 50%～55%(阈值)，则患者预后较差，动脉与颈静脉氧含量差值($AJVO_2$)较大时预后较好。

当脑外伤存在局部病灶时，左右颈静脉球测得的氧饱和度明显不同。因此如以 $SjvO_2$ 代表全脑血氧饱和度，必须置管于主侧颈静脉才能代表全脑血流。用 $SjvO_2$ 代替 CBF 测定的缺点是难以测定局部缺血。

B. 脑组织氧分压(PO_2)监测：脑外伤发生局部 CBF 变化时，即使血压、血气均在正常范围内，仍可能出现脑组织缺氧，即选择性缺氧。因而准确有效地监测局部脑组织氧合情况，有助于早期发现和治疗脑缺血缺氧，减轻继发性脑损害，改善患者的预后。

Ⅰ. 脑组织氧分压(PO_2)检测技术：PO_2 的监测是随着电子和光纤技术的发展而出现的有创脑氧监测技术。目前可分为两类：一类是仅测定脑组织 PO_2 的 LICOX 系统；另一类是同时测定脑组织 PO_2、PCO_2、PH 和脑温的 Neurotrend 系统。Neurotrend 系统采用 Paratrend7 探头技术，在直径 0.5mm，长约 25mm 的微导管中同时容纳两个用于测定 PO_2 和 PH 的光纤探头，一个用于测定 PO_2 的微型 Clark 电极和一个测脑温的热偶电极。使用前需在体外经过三种气体精确标定，然后利用颅骨钻孔或于术中置入脑组织，进行多参数变化的连续监测。由于是多参数反映脑组织的氧合情况，因而 Neurotrend 系统较 Licox 系统更准确、全面。

Ⅱ. 脑组织氧分压监测的优越性：PO_2 监测技术与以往用于脑血流和脑氧监测方法如近红外光谱仪(NIRS)、TCD 等相比，有较大的优越性：①上述检测都只是间接反映脑组织代谢情况，且反映的是整个大脑的血流情况，故无法检出局灶性缺血变化；而 PO_2 则是直接测定脑组织氧代谢，且可检出局灶性缺血病灶。②易操作，准确度高，测定值漂移小，且一次标定后可连续测定，不必再标定，而 NIRS、$SjvO_2$ 等均存在敏感度低，易受光强度、导管位置、头位变动影响等问题，因此其记录的可靠性较低。③安全：由于脑氧探头直径仅 0.5mm，因此不会对脑组织产生大的损害。

Ⅲ. 脑组织氧分压监测的临床意义：PO_2 监测不仅能早期发现脑缺氧，准确判断预后，而且能合理评价治疗措施，及时根据病情变化调整治疗方案，改善患者的预后。脑组织 PO_2 的正常值为 20～40mmHg，降至 8～10mmHg 时，将危及患者生命。脑组织氧分压检测技术的出现，为颅脑外伤病的检测提供了新的手段。同时也使我们认识到，在某些情况下，我们的许多处理措施可能具有双重性，它在改善某一项大脑生理功能的同时，可能会对其他方面产生不利影响。这也说明临床上对颅脑外伤患者采取全面、多样监测的重要性。而脑氧监测也只有同其他如 TCP、CPP 等监测技术联合应用，才能发挥更大的作用。

综上所述，目前对外伤患者的监测措施中还没有理想的监测手段。目前推荐的一种比较合理的方法是：用氙 CT 机测定暂时的局部 CBF，来确定局部血流异常是否存在；如果无低灌注区，可通过 $SjvO_2$ 进行全脑血流的测定；如果有明确的局部血流异常，则可使用脑组织 PO_2 进行低灌注区的监测。

(4)继发性脑缺血监测

继发性脑缺血常可导致二次脑损伤，对患者预后有明显影响，此有必要对继发性脑缺血损害的影响因素进行检测。继发性脑缺血损害常常是全脑性的，短暂的，因此进行持续的全脑监测，如 $SjvO_2$ 或者氙 CT 对患者有益。由于 $SjvO_2$ 更加方便，且费用低，所以多用 $SjvO_2$ 进行全脑 CBF 监测以预防继发性脑缺血损害。此外，造成二次脑损伤的因素较多，因此进行全面的监测并给予适当的干预有助于预防二次脑损伤的发生。

1)脑部原因

A. 颅高压：颅高压是影响脑灌注的主要因素之一，因此必须进行颅内压监测，控制颅高压。

B. 癫痫发作：癫痫发作能显著提高大脑的氧和葡萄糖的代谢率。如 CBF 处于边缘状态或与脑代谢率分离，癫痫发作过程中就可能发生继发性脑缺血，因此可在外伤后 1 周内给予苯妥英钠预防癫痫发作。虽然癫痫发作不是引起 $SjvO_2$ 降低的主要原因，但是如果 CBF 不能满足大脑代谢的需要，癫痫发作就可能显著降低 $SjvO_2$，因此在预防癫痫发作的同时需要保持充足的脑血流量。

2)全身原因

A. 低血压：低血压是颅脑损伤患者的常见现象,能时颅脑损伤患者的死亡率增加 1.5～2 倍。因此在重型颅脑损伤患者的监测中,血压是一个重要的生理指标。由于大脑血管有很强的自主调节能力,正常情况下即使血压波动范围很大,大脑血流仍能维持正常。脑外伤后由于脑血管系统丧失自主调节能力,因而 CBF 会随着血压的升降产生明显波动。正常状态下 CPP 只要不低于 50mmHg,CBF 就能维持于正常水平；但是在颅脑外伤患者中,当 CPP 低至 70mmHg 以下时,大脑中动脉流速就开始下降,不能维持脑的正常需求。因此,重型颅脑损伤患者的收缩压需维持在 90mmHg 以上。

B. 低碳酸血症:脑血管 CO_2 的变化由细胞外液的 pH 进行调节，大多数重型颅脑损伤患者都表现为低碳酸血症。在没有颅内高压的情况下,应当维持正常动脉 PCO_2，避免高碳酸血症或低碳酸血症,以免引起 CPP 或者 ICP 的波动。评价动脉血 CO_2 浓度的最简单的方法是测量呼气末 CO_2 含量,在不合并肺部疾病的患者中，呼气末 CO_2 与动脉 PCO_2 明显相关,因此在这种情况下,呼气末 CO_2 含量可以作为评价动脉血 CO_2 浓度的方法;但是对于伴有肺通气不足的患者，呼气末 CO_2 与动脉 PCO_2 之间有很大的差异,这种情况下需用动脉血气分析评价动脉血 CO_2 的浓度。

C. 低氧:正常情况下,CBF 增加可代偿缺氧,而 CBF 的增加可阻止脑缺血的发生,但是由于脑血流量的增加可以增加颅内压,在颅脑损伤时颅内顺应性下降,此时颅内压增高尤为明显,这时 CBF 代偿性增加的调节能力就会减弱。低氧能明显增加颅脑损伤患者的死亡率。肺顺应性降低是造成重型颅脑损伤患者低氧的常见原因:患者发病初期可由于过度通气、呼吸道阻塞、误吸、失血或气胸造成低氧;而复苏初期或者外伤后 24～48h 可由于肺挫伤、肺不张、脂肪栓塞、肺炎或成人呼吸窘迫综合症导致持续性低氧。可通过脉搏氧测定对全身氧饱和度进行监测,将动脉血氧饱和度维持在 95%以上。

D. 贫血:贫血时,动脉血氧含量(CaO_2)降低,大脑可通过增加 CBF 进行代偿，但是脑外伤后脑血管失去了对低动脉血氧含量(CaO_2)的反应性扩张,从而导致脑缺血的发生。因此创伤后早期血红蛋白的监测对于预测患者的预后至关重要，至少每天检测一次,对于合并其他部位损伤的患者需增加检测次数。

E. 发热:发热可增加机体的代谢率,对于脑血流及代谢的影响尤为明显,因此要严密监测颅脑外伤患者的体温变化。

15.1.6 颅脑损伤患者的营养补充

目前关于营养对颅脑损伤预后影响的相关研究还比较少,但已经明确颅脑创伤患者存在高代谢和氮消耗增加的现象,单纯颅脑创伤的静息昏迷的患者的代谢消耗要比一般情况下高出 120%至 250%不等,平均高出 140%,而且这种高代谢状态与皮质激素无关。

(1)代谢、能量消耗与热卡摄入量

颅脑损伤患者增加的代谢消耗很大一部分来自于肌紧张。即使在麻痹状态下,部分患者的能量消耗仍然高于正常情况 20%～30%。

氮的代谢平衡是衡量机体能量代谢和热卡摄入是否充足的一个重要指标。颅脑损伤患者每天给予 17g 的高氮摄入饮食后,最终保留下来的量只有摄入量的 50%。因此为了保证每天氮的净消耗低于 10g,氮的摄入标准应为 15～17g 或者是 0.3～0.5g/（kg·bw),这相当于按照每天 50kcal/(kg·d)标准摄入热卡量的 20%。但是热卡摄入量是否影响患者预后尚无定论。

(2)伤后营养支持的时机选择

虽然目前研究还不能证明营养支持的方法和时机选择对患者的预后有明显的影响,但是鉴于颅脑损伤患者的高代谢消耗，无论采用何种方式,营养支持都应在伤后 72h 开始以满足机体的高代谢消耗。

(3)营养组成

目前还没有关于颅脑损伤患者肠内肠外营养组成的专门研究。除了蛋白含量外,其他重要营养成分,包括碳水化合物和脂类等都是参照重症护理的标准制定的。虽然含有支链氨基酸、谷氨酰胺、精氨酸、核苷酸等免疫增强剂或免疫调节剂的饮食已在重症护理的患者中得到应用,但对颅脑损伤患者的作用还缺乏研究。

(4)方法选择

主要有三种方法可供选择:胃内、肠内、肠外。有报道指出肠内或肠外营养方法比胃内能获得更好的效果，但胃内营养方法仍被许多医生所使用,早期给予胃内营养可能会增加发生排空延时和吸入性肺炎的风险,而且少量多次或者一次性给予的营养发放对患者的预后并无影响。无论通过肠内还是胃内的方法，在损伤后 7d 都可以达到全营养支持的目的。使用胃空肠吻合术进行肠内营养的方法可以避免胃内营养带来的耐受性问题和肠外营养时使用静脉留置针带来的相关问题，在透视或者内镜的指导下进行肠内营养更加方便。绝大多数患者对在伤后 72h 进行的肠内营养比胃内营养有更好的耐受性，而且发生误吸的概率也更低。在患者不能耐受胃内营养或者肠内营养导管无法放置的情况下，伤后早期使用肠外营养是更好的选择。

与肠内营养相比，使用肠外营养的颅脑损伤患者的感染风险并没有增加，肠外营养最大的优点就是耐受性好。

15.1.7 颅脑损伤的护理

(1)病房护理

颅脑损伤是现代生活中常见的一种创伤性疾病，它严重威胁着人类的生命和健康；近年来，随着科学技术水平的不断提高，对颅脑损伤的诊断治疗手段也有了迅猛的发展，因此，加强患者伤后病情观察和护理，对促进患者的全面康复，重返社会至关重要。

1)颅脑损伤的病情观察：颅脑损伤后，病人病情变化的特点是复杂多变且变化迅速。因此，护士必须熟悉掌握病情观察的内容、病情变化的特点和临床意义，及时收集病人病情发展变化的大量信息，才能正确地反映病情变化，为治疗提供可靠的依据。

病情观察的主要指标指对病人意识状态、瞳孔、生命体征以及肢体运动、感觉等的观察与判断。

A. 意识状态：意识发生障碍及障碍的程度是反映脑功能状态的可靠指标之一；也是中枢神经系统损害的客观标志。意识障碍可分为嗜睡、朦胧、浅昏迷和深昏迷。临床上主要根据病人对语言或疼痛刺激所产生的觉醒反应程度和维持觉醒的时间来判断意识状态，这在以前的章节中已介绍。

对意识状态的观察与监护，应是持续动态的过程。通过对意识状态变化的观察，对判断病情、分析病情轻重具有重要意义。如颅脑损伤后病人意识障碍逐渐加深，常表示病情加重，提示急性颅内压增高或发生脑疝的可能，需立即报告医生并协助进行急救处理。其次，颅脑损伤病人，昏迷后清醒，以后再次昏迷，是硬脑膜外血肿的重要诊断依据之一。

B. 瞳孔：瞳孔的观察是颅脑损伤病人病情观察的又一重要手段，是判定颅内压增高危象—小脑幕切迹疝是否存在及脑干功能损害程度的主要指标之一。

瞳孔的观察内容包括双侧瞳孔的大小（以 mm 表示）；瞳孔的形状，圆形、椭圆形或不规则形，以及瞳孔直接和间接对光反射等，并因连续观察。正常瞳孔的直径因光线强弱而不同，在自然光线下，瞳孔直径为 2 ~ 5mm，等大等圆，对光反射灵敏。观察瞳孔宜应用聚光手电筒，光线要求小而亮，照射的光线宜来自眼球两侧，而不在前方，以免出现调节反射。

当一侧瞳孔进行性散大，对光反射迟钝，可能是颅内压增高、一侧小脑幕切迹疝的早期体征；双侧瞳孔散大并固定，对光反射消失，是脑疝晚期或脑干功能衰竭的表现。在病理情况下，引起瞳孔变化的原因很多，应着重瞳孔改变的发展，并结合病人周身情况，意识状态，生命体征和神经系统体征的改变进行综合分析。

C. 生命体征：生命体征包括脉搏、呼吸、血压、体温等。在颅脑损伤后颅内压增高发展到一定程度，脑处于严重缺血缺氧状态，作为机体的代偿反应，患者可表现为"两慢一高"：即脉搏缓慢而洪大，呼吸深而慢，血压升高，应积极配合抢救。颅脑损伤病人出现中枢性高热时，可使机体耗氧增加，加重脑缺氧，应分析原因，给予及时降温。体温监测的意义在于：一是反映病人的体温现状，二是用于指导冬眠低温疗法。

D. 一般神经功能：一般神经功能是指对肢体运动、感觉、反射以及颅神经等的观察。当颅脑损伤后，首先应对病人的病变性质和部位有所了解，并且及时观察病人的神经功能现状，观察有无瘫痪或感觉、反射的异常，并有针对性进行护理。

2)颅脑损伤的急救护理：颅脑损伤按 GCS 计分将伤情轻重分为轻型、中型、重型与特重型。

A. 轻、中型颅脑损伤的护理

Ⅰ. 保持安静：病人绝对卧床休息取平卧位，并保持情绪的稳定。

Ⅱ. 严密观察病情变化：定时观察意识、瞳孔及生命体征的变化；记录血压、脉搏、呼吸的变化。

Ⅲ. 对症治疗及护理：必要时建立静脉通道，根据伤情适当给予镇静、脱水等对症处理治疗。

Ⅳ. 保持呼吸道通畅：观察有无并发症，有无脑脊液鼻漏、耳漏等。

Ⅴ. 必要时术前准备：行剃头、配血及药物过敏试验等急救准备。

Ⅵ. 心理护理：颅脑损伤的病人由于各种原因会出现不同程度的心理变化与心理障碍，因此应及时了解患者的精神、心理状态，针对存在的心理问题，给予疏导和精神上的安慰，耐心讲解疾病有关知识，稳定患者情绪，鼓励患者树立战胜疾病的信心，使其配合治疗。

B. 重型与特重型颅脑损伤的急救护理：重型颅脑损伤的病人由于急性期病情变化快，病情危重，故急救处理治疗和护理是取得良好治疗效果的关键。在急救的早期，除正确判断病人的意识、观察瞳孔和生命体征变化外，还需根据病人显露的病情特征，制订全面的护理计划，实施正确的护理措施。急救护理的主要内容为疾病本身的监护与并发症的预防和护理。

Ⅰ. 急救护理：严密观察病情的变化：迅速判断伤情，连续监测血压、脉搏、呼吸的变化，定时观察意识、瞳孔及生命体征的变化。

保持呼吸道通畅：将患者头偏向一侧，及时吸痰，彻底清除口鼻腔及呼吸道的分泌物、呕吐物；对有舌后坠影响呼吸者，放置口咽通气导管，并给予持续高流量吸氧；呼吸困难者必要时行气管切开术或呼吸机辅助呼吸。

快速建立静脉通道：依据血压变化，补充血容量，维持血压稳定。

做好术前准备：迅速配血、术区备皮、行留置导尿及做药物过敏试验。

Ⅱ. 颅脑损伤病人的基础护理

卧位：采取头部抬高 10 ~ 30° ，以利于颅内静脉回流，减轻脑水肿。

呼吸道护理：及时清除口腔及呼吸道分泌物和呕吐物，对于意识清楚者，给予拍背鼓励咳嗽、协助排痰；对有意识障碍者，分泌物多并影响气道通畅者，应考虑尽早行气管切开术。

消化道护理：合理制定饮食计划，主张尽可能经口进食，并给予高蛋白、高热量、高维生素、易消化的饮食；对有意识障碍或不能经口进食者，采取鼻饲饮食，同时注意观察胃液的颜色及 pH 值，预防应激性胃溃疡的发生。

皮肤护理：长期卧床、瘫痪年老体弱者，应定时更换体位，保持床单位的清洁、干燥平整；对骨突易受压处，铺海绵垫予以保护，并适时给予按摩，以促进局部血液循环。护理中落实班班床边交接，严格检查，发现问题及时处理。

角膜护理：昏迷或面神经受损的患者，由于眼睑闭合不全，角膜长期外露易发生角膜干燥或溃疡；三叉神经第一支受损的患者，由于角膜感觉减退或消失，易引起角膜溃疡，护理上应用凡士林纱布覆盖眼睛，或使用胶布牵拉上下眼睑使之闭合，并定时涂抹抗生素眼膏。

口腔护理：及时清除口腔内残留的分泌物，根据口腔内残液及实验室检查结果，选取不同溶液，常用的有 3%双氧水、口洁素漱口液、4%碳酸氢钠液及 2%甲硝唑液等，行口腔护理。

饮食护理及指导，保证充足的营养供给：颅脑损伤后，患者呈高代谢、高分解状态，能量消耗剧增，易使患者处于负氮平衡状态，及时、合理的营养补给是维持机体健康的重要保证。因此，护理上应制订合理的饮食计划，饮食上应选择多种类、多途径的供给方式，选择高蛋白且营养丰富易消化的鼻饲饮食、全流食或半流食，必要时静脉补充营养；并根据患者的代谢需求确定营养素的供给量，以达到增强、提高机体抵抗力的目的。

安全防护：护理措施包括加床边护栏；防止坠床等意外伤害。

3)颅脑损伤并发症的预防与护理

A. 术后脑水肿反应：脑水肿是脑组织对各种致病因素的反应，病理变化为脑体积增大，一般在术后 1 ~ 3d 达到高峰，其护理如下：

Ⅰ. 术后体位：床头抬高 15 ~ 30°，有助于降低颅内压。

Ⅱ. 气道管理：定时吸痰，防止舌后坠，行呼吸及 SpO_2 监测，确保呼吸道通畅；对意识障碍者，采取侧卧位，必要时放置咽导管，或行气管切开。

Ⅲ. 严格控制摄入量及摄入速度：一般术后液体摄入在 2 000 ~ 2 500ml / 日，避免输入低渗液体，并控制补液速度过快，同时准确记录出入量，减轻脑水肿反应。

Ⅳ. 应用脱水利尿剂：常用的有 20%甘露醇、速尿等，并随时监测患者周身脏器功能状态。

Ⅴ. 一般护理：体温过高、躁动、呃逆和便秘均可引起颅内压增高，加重脑水肿，应及时处理。

Ⅵ. 头部引流管及伤口观察：术后常在术区脑内、脑室内、硬膜外放置引流管。对于清醒患者，应向其解释与指导，注意严格保持头部引流管的通畅，防止引流管受压阻塞及脱出；对于意识不清者，床旁护栏加以防护；观察引流液的颜色及量的变化，伤口渗出较多时应及时更换敷料，保持伤口敷料的清洁干燥。

B. 颅内出血的护理：在遵循脑水肿、脑肿胀护理的基础上应重点观察术后伤口引流液的颜色；监测颅内压有无升高，观察意识状态、瞳孔变化及肢体活动情况。如意识障碍加深、头部伤口引流液呈鲜红色血性液应重视有继发性颅内出血的可能。

C. 外伤性脑脊液漏的护理：外伤性脑脊液漏系颅底骨折造成颅底的硬脑膜及蛛网膜破裂，脑脊液经鼻腔、耳道或其他伤口流出，属于开放性颅脑损伤。如有发生，应积极妥善处理，并采取有效的护理措施。

Ⅰ. 卧床并采取头高脚低半坐卧位，以降低颅内压力或借助脑的重力作用压闭漏口。

Ⅱ. 保持耳、鼻腔的清洁，及时清除耳道、鼻腔外周的污迹，漏口处用无菌棉球吸附和无菌纱布覆盖，切忌填塞和冲洗，以免污染的液体逆流引起颅内感染。

Ⅲ. 严禁从鼻腔内吸痰或插胃管，叮嘱患者避免剧烈咳嗽、打喷嚏和擤鼻、用力排便及头部负重的动作。

Ⅳ. 及时观察记录脑脊液的漏液量，注意观察患者有无头晕、呕吐、乏力等低颅压现象的发生。如有低颅压现象，及时采取平卧、补液等措施给予纠正。

D. 外伤性癫痫的护理：外伤性癫痫可发生在颅脑损伤后的不同时期，是颅脑外伤后的一种常见并发症，它可引起严重脑损害和全身并发症，一旦发生需立即处理。

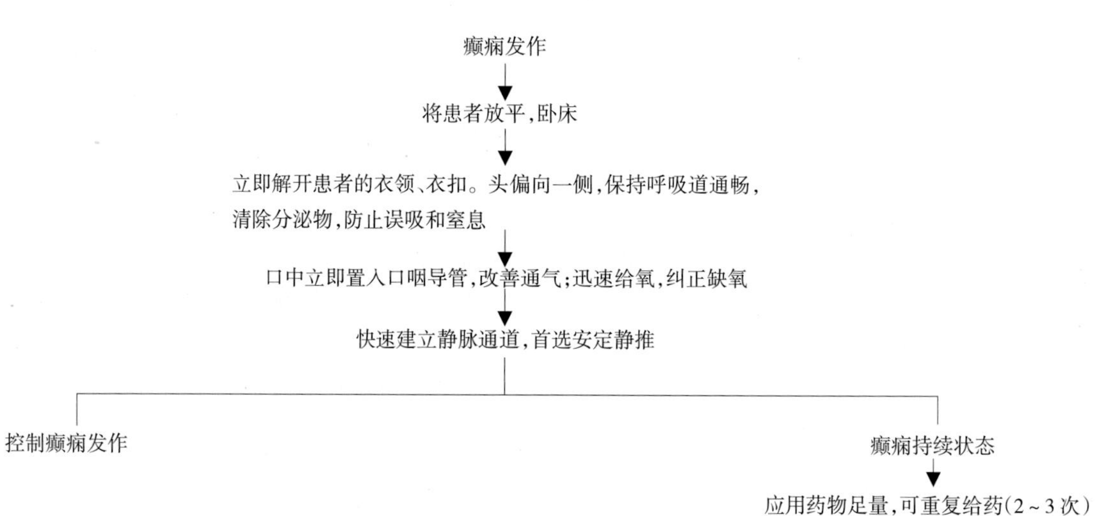

4）颅脑损伤康复期的护理：康复是使患者减少对社会的不利影响，提高生存的质量，不仅要使病人适应环境，而且要使其融入社会、家庭与生活中去，并能利用社会所提供的条件，达到独立生活与工作的能力。

严重颅脑外伤后的高致残率给患者、家庭及社会均造成了很大的伤害与压力。故早期进行颅脑外伤后的康复治疗、护理和锻炼，有利于防止失用性肌萎缩等综合征的发生。同时在一定程度上解除病人的不安，减少体位性低血压，有效地预防或减少肺部、泌尿系统感染，也可预防骨质疏松、压疮等并发症的发生，并促进机能的早日康复。

康复护理的措施包括运动功能锻炼及护理指导，特殊功能障碍康复护理、心理康复护理等。现分述如下。

A. 运动功能康复护理：颅脑损伤病人的运动康复护理，根据病情和功能情况分二期实施完成。

第一期：急性期运动康复护理

研究资料表明：颅脑外伤后昏迷期以及生命体征稳定、神志清楚后的1～2周内，即开始早期的康复运动功能干预，称为颅脑外伤后的早期康复。此期的运动康复护理主要是床边康复护理指导，减少后遗症和促进神经功能及其他各种功能的恢复。

急性期运动康复护理内容为床上良姿体位放置、被动运动和早期床上活动。

Ⅰ. 良姿体位：颅脑外伤后病人早期常因病情较重，不能自主完成体位的转换，因此，正确的床上体位摆放至关重要。良姿位既可以使病人感觉舒适，又能使肢体处于功能位置，具有预防压疮和缓解肢体挛缩的作用。病程中，下述三种体位应定时更换并应用。

患侧卧位（图15-1-2）：是最有治疗意义的体位。该体位可以增加患侧感觉输入，牵拉整个偏侧肢体，有助于防治痉挛。因此，该体位是患者第一体位。在应用时，将患侧的肩前伸、前屈，避免受压，患侧下肢稍后伸，屈膝踝中立位。此体位也有利于恢复期站立的训练。

健侧卧位（图15-1-3）：是病人感觉舒适的体位。该体位同时有对抗偏瘫上肢屈肌和下肢伸肌痉挛的作用。采取该体位时，患肢髋、膝位置均发生变化，有利于恢复期行走训练。但因这一体位使患肢活动受限，称为第二体位。患侧肩在上面，上肢前屈，在患侧肩的下方置一软枕，肘屈曲，前臂旋前，手握一毛巾卷；健康侧下肢稍后伸，患侧膝屈曲、放在健侧下肢前，在患侧下肢下方放一个枕头，保持屈髋、屈膝、踝中立位。

仰卧位（图15-1-4）：为第三体位。头呈中位或稍转向患侧，患侧上肢保持伸肘、腕背伸和伸指的姿势。

Ⅱ. 被动运动：被动运动适用于四肢各关节的运动。根据病情确定活动幅度和频度，起到放松痉挛肌肉，防止肌腱韧带挛缩，维持关节活动度等作用。主要包括肩外展、外旋、肘伸展、前臂旋后、腕背伸、指伸展，以及伸髋、屈膝、踝背伸等。

Ⅲ. 早期床上运动：颅脑外伤后患者病情及生命体征稳定后，可指导病人进行床上早期主动性的活动，临床上应用多的见于定期翻身，患肢支撑训练及中医推拿、按摩等治疗。

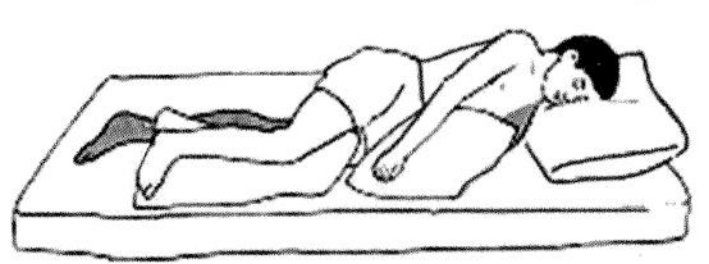

图15-1-2 患侧卧位

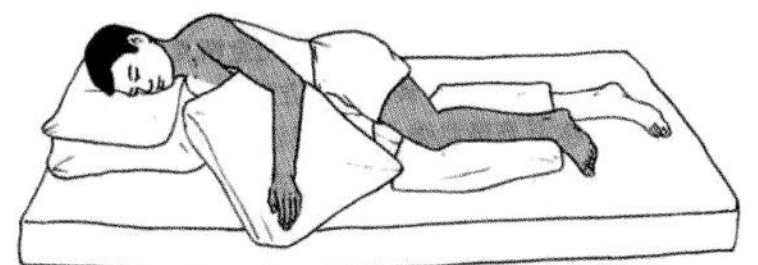

图15-1-3 健侧卧位

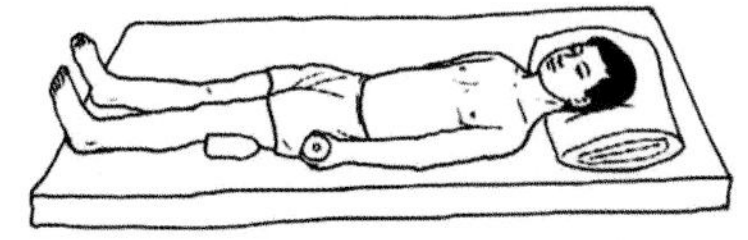

图15-1-4 仰卧位

第二期：恢复期运动康复护理

颅脑外伤后的恢复期，病情进入修复阶段，脑血液循环自身调节代偿开始重新建立。此时，随着病人活动能力和认知功能的改善，康复护理内容侧重于日常生活功能训练与指导。主要内容包括上肢功能锻炼、从仰卧到床边坐起、坐位平衡、站起与坐下、站立平衡、步行等。整个康复护理过程可能需时很长，运动应注意循序渐进。在训练过程中要充分发挥患者主观能动性，调动其积极参与，以最大限度地促进身体的康复。

B. 心理康复护理：颅脑外伤后的病人，常会产生一系列心理变化，诸如恐惧、焦虑、悲观以至陷入绝望之中。因此，及时调整患者的心理状态，指导其建立新的健康信心，促进心理障碍的恢复极为重要，为最终达到提高患者的生存质量的目的创造条件。

Ⅰ. 取得信任，建立良好的护患关系：护患双方形成一种融洽的、高度信任感也是心理护理成功的关键。护士尊重患者，取得患者的信任；护士的言行、举止与表情，都要给患者以亲切感；同时，护士要具备高度的责任心和娴熟的护理技术，以增强病人的安全感。

Ⅱ. 促进沟通，以了解患者的心理变化：利用各种方式与病人进行交谈与交流，从而了解患者的心理变化、顾虑及要求等。采取恰当措施对患者进行疏导与劝慰，帮助其树立战胜疾病的信心。

Ⅲ. 加强健康教育指导：护士应有计划、有针对性地指导病人配合治疗，合理用药，平衡膳食。还应耐心解释疾病的预后及转归，使病人通过学习疾病康复知识，康复训练等综合技能，从而提高病人自我保健的能力。通过护士的健康教育指导，一方面满足病人的心理需求，更重要的是促进疾病的恢复。

Ⅳ.争取社会及亲友的合作：要重视发挥病人家属及亲友的合作。在不同时期，护士制订的护理计划及健康指导都有侧重不同，一方面要通过病人主观努力，另一方面要争取得到家属的理解和配合，才能顺利地得以执行和完成康复计划。

C. 语言康复训练及护理

Ⅰ.语言理解能力训练：先按照指导者所说的话，使语言与视觉结合；通过打手势，比划，使病人从逻辑上理解语意；重复多次交谈，激发模仿发音的兴趣。

Ⅱ.语音训练：在训练中应结合利用病人的视觉、听觉、感觉等刺激，帮助发音，从发"啊"音开始，尽量让病人多模仿、重述，到练习病人熟悉的简单字和词句，激发病人语言的恢复。

Ⅲ.注重正确的发音：可通过听广播，听录音，看电视等途径获取规范性语音训练。在训练中，句子要短，发音要清晰，语速要慢，以便让病人重复练习，从简单的字音逐渐到练习说句子。

Ⅳ.指导训练者要耐心：在训练中，护患者气氛要缓和、安静，情绪应放松，使交谈练习易于进行。

Ⅴ.当训练者理解病人的要求及所需物品时，有意识的先教其讲，然后让病人说，说对了再满足病人的要求，使其在强烈的需求刺激下完成说话。

Ⅵ.早期进行言语训练

D. 认知能力的训练与康复护理：认知障碍有多方面的表现：如判断、记忆、注意、推理、抽象思维的障碍等。应根据病情评估障碍，进行有针对性的训练。其护理训练指导内容为：

Ⅰ.改善记忆：方法有单词记忆，看图片，写日记，训练病人记数字及日常生活活动记忆等，编排特定的活动和以想象提示来帮助记忆；

Ⅱ.坚持持久训练，循序渐进，积累的过程是训练成功的关键；

Ⅲ.选择最优康复护理的方法，如单词记忆和看录像片等。

(2)手术配合

颅脑损伤是脑外科常见的急症之一，其病情危急，来势凶猛，需要及时抢救。手术治疗是急性颅脑损伤救治过程中的重要组成部分，其目的是抢救病人生命，纠正和保存中枢神经系统的重要功能，以达到最大限度地挽救生命和降低伤残及死亡率。颅脑损伤手术需要集体高度密切合作，手术室工作人员要反应迅速，动作敏捷，主动默切，积极配合术者及麻醉师工作，确保手术顺利完成。

1)术前各类物品准备

A. 手术间准备：颅脑手术使用仪器设备较多，要选择较大手术间，布局好各种器设备的现场位置。室温调至26～30℃，湿度保持在50%～60%。

B. 仪器准备：电动或气动自动开颅钻、铣刀，单双极电凝器一台，手术显微镜一台，颅内压监测仪一台，心电监护仪一台，除颤器一台，麻醉机一台，微量泵两台。

C. 敷料包与器械准备：常规开颅血肿清除敷料包与器械包各一套，显微器械一套，包括直弯显微剪刀各一把，大中小活检钳各一把，扁头剥离子圆头剥离子各一个，扁铲一个，细吸引器两根。

D. 特殊物品：深静脉穿刺包一套，气管切开包一套，全麻所需用品1套（包括气管导管、喉镜、牙垫、吸痰管、麻醉和急救药物等），必要时备血。人工硬脑膜，钛钉钛片连接片，颅骨锁，止血纱布、纤丝，明胶海绵若干包、脑棉条、脑棉片，显微镜套，动脉临时阻断夹两个，动脉瘤钳一把，医用EC胶，各种体位垫，防压溃疡贴等。

E. 术中用药准备：平衡盐，甲硝唑溶液，生理盐水、20%甘露醇、5%碳酸氢钠、3%双氧水，林格氏液，地塞米松，布比卡因，氟美松、利尿剂及抢救药品，如肾上腺素、多巴胺、可拉明、洛贝林、利多卡因等。

2)病人的准备

A. 迅速全面掌握患者的一般情况：了解患者受伤原因，注意有无复合伤，认真仔细观察瞳孔、意识、血压、脉搏及呼吸，入手术室后即给予心电监护。

B. 病人的搬动：患者由推车搬到手术台上时，应由四人平平地抬起，保护好头部与颈部，防止头颈扭曲，如颅脑损伤伴有身体其他部位的损伤，摆放手术体位时，应特别注意保护患处，防止再度损伤。

C. 保持呼吸道通畅：重型颅脑损伤昏迷时，咳嗽及吞咽反射减弱或消失，气管内分泌物增多，加上频繁呕吐或颅底骨折致口腔鼻咽部活动出血，易造成气道不畅，影响气体交换，因此要着重观察呼吸频率及幅度，应及时吸除气管内的呕吐物，或血性分泌物。将头偏一侧，有舌根后坠者，应将其下颌托起，必要时可用舌钳将舌拉出，或用通气道，以防窒息，若缺氧状况无改善，出现呼吸道梗阻时，协助医生或麻醉医师行气管插管或气管切开，吸出其阻塞物，必要时行人工呼吸，以确保有效通气，保持呼吸道通畅。

D. 建立静脉通道：快速建立 2～3 条静脉通道，以保证手术补充液体、降颅压、输血、止血、升压、降压、麻醉等药物输入。严重颅脑损伤的患者常伴有早期低血压，若是合并有胸、腹部内脏伤、脊柱伤、大骨折的出血，应快速补充液体，以维持有效的脑灌注压。一般选择大隐静脉或肘静脉，用 18～20 号静脉留置针穿刺。对于休克且静脉难找者，可选择深静脉插管或颈静脉穿刺，要注意防止空气栓塞。有低血容量的颅高压患者，在充分复苏的情况下使用脱水剂，以防止血压骤降。四肢厥凉者，要注意保暖，可将输入的液体、血细胞、血浆等放入温箱加温后再输，防止输入的输液过凉而寒战。

E. 根据血肿的部位选择适当的手术体位：根据病情，患者体位应以舒适、易保持呼吸道通畅、充分暴露手术野、有利于降低颅内压、便于抢救及手术为原则，要求固定可靠、定点正确，防止术后引起头皮压疮等并发症。常选用的体位有：a. 仰卧位：适合于额叶、颞叶及前顶部血肿的患者。手术侧肩部稍垫高，并垫一头圈使头部稍抬高；也可用多功能头架固定头部，要注意避免头颈过伸或过屈，防止扭曲和压迫气管及颈动脉；b. 侧卧位：适合于枕部血肿的病人。为防止侧卧腋窝神经、血管受压，应在腋下垫一软枕。对躁动病人应加以制动，以防再度损伤或坠床，特别是对于开放性颅脑损伤的病人，由于躁动而加重脑组织膨出和外溢，应采用约束带，适当约束病人四肢。

F. 及时恰当地应用各类急救药品：针对患者情况，遵照医嘱配合麻醉医师应用升压药、强心药、呼吸中枢兴奋剂、利尿剂、脱水剂及止血药等，根据输血量补充钙剂，配合医生纠正术中出现的各种不良反应。

3）手术步骤及配合要点

A. 常规消毒铺单：2 块中单，4 块治疗单，1 块剖腹单。

B. 安尔碘纱球消毒手术区域，局麻。

C. 大圆刀切开皮肤、皮下、帽状筋膜，头皮夹止血。

D. 用骨膜剥离器分离头皮，使头皮推向上缘，电凝止血。

E. 备好骨蜡，棉片，针线。

F. 皮瓣下压 2 块纱布（一块吸水巾），7# 线缝 2～3 针皮瓣，用皮筋、组织钳或头皮拉钩住皮瓣，把肌肉向上拉，固定皮瓣，盐水纱布保护皮瓣。

G. 准备好电钻，铣刀。锯开颅骨，骨蜡止血。若游离骨瓣，用湿纱布包裹，用组织钳夹住，放置在器械台上，保护好，切勿丢失。

H. 切开硬脑膜前，医生洗手或更换手套，铺治疗巾一块，骨窗边缘覆盖脑棉片。显微镜套好保护套，备好显微器械。

I. 尖刀切开硬脑膜并悬吊（小圆针细线）。

J. 探查血肿，棉片保护好脑组织，用活检钳，扁铲清除血肿组织，在显微镜下仔细探查出血点，出血部位，双极电凝器仔细止血。

K. 彻底止血后、放置引流管（安尔碘消毒、打局麻药、尖刀、大弯钳，皮针 4 号线）。

L. 逐层缝合各层。

4）洗手护士与巡回护士术中护理重点：

A. 洗手配合护士应有强烈的急诊观念，良好的素质，熟练的操作技术，熟悉手术程序，术中配合积极主动。台上物品清点无误，放置有序，动作迅速敏捷。颅脑损伤的病人常伴有头面部挫裂伤，清除创伤部位的污浊，是保证手术切口无菌的关键。创口多沾有头发、泥沙及其他异物，巡回护士配合医生清除伤口的污物、毛发，应用双氧水、松节油、甲硝唑溶液、生理盐水等彻底地清洗，防止手术切口感染。安置好双极电凝、吸引装置，准备好自动开颅电钻、铣刀。术中密切配合医生的每一步手术操作。头皮切开后，出血较快，血量较多，要配合迅速。术中操作做到“快、熟、准”，忙而不乱，紧张而不慌。血肿清除、止血、缝合伤口应仔细核对缝针、纱布、棉片数目，严防异物遗留。术中止血，解剖分离组织，清除血肿、积液及破损的脑组织都需要强有力的吸引器，术中注意保持吸引管通畅和有效吸引，随时用通条和生理盐水贯通冲洗。

B. 抗生素大多数不易通过血脑屏障，故在开颅手术中更应严格无菌操作，以免颅内感染。血液是细菌良好的培养基，会造成多种细菌的繁殖，因此，术中冲洗的盐水如与血液混合要及时更换，以免增加感染机会。冲洗盐水碗的托盘如被弄湿，应及时加铺无菌治疗巾，确保托盘干燥无菌。

C. 闭合性颅脑损伤所引起的脑实质的挫裂伤

可继发脑肿胀和脑水肿,手术过程中应清除失活脑组织,才能控制脑水肿的发展,挽救患者生命,洗手护士应备齐各种型号的脑压板和吸引器头,协助医师清除破碎、坏死、软化的脑组织,失活脑组织清除后创面常有较为广泛的渗血,洗手护士应备好沾双氧水的纱布或明胶海棉,协助术者彻底止血。

D. 如凹陷性骨折的碎骨片刺伤脑静脉窦,易致汹涌的致死性大出血,需手术修补损伤的静脉窦,术中洗手护士注意力应高度集中,妥善保管好术者准备好的肌肉片或筋膜片,备好缝合线和棉片,协助术者先行止血后修补,如取骨片时不慎撕破裂口,造成大出血,切不可慌乱,应迅速将动脉临时阻断夹传递给术者,夹住以暂时控制出血,用吸引器迅速吸出渗血,尽量保持手术野的清晰,逐步检查窦壁裂口的部位、大小和形态等,以决定修复方法。修复后仔细检查彻底止血后,缝合头皮各层。

E. 巡回护士

Ⅰ. 护士应协助麻醉师密切观察患者的生命体征和血氧饱和度变化,设定监护仪每 3min 测量脉搏、呼吸、血压及血氧饱和度,如出现血压波动大或持续升高,脉搏、呼吸持续减慢者,常提示有颅内压增高或出现脑疝,应警惕颅内出血或脑疝的形成,根据病情减轻颅内压,常用 20%甘露醇快速点滴,一般成人用 250ml,小孩则根据年龄与体重使用,要求 15 ~ 30min 内滴完。注意对含有结晶的甘露醇一定要在用药前加温,使之溶解后再用,以防造成不良后果。

Ⅱ. 根据病情变化及时调整药物及输液速度,脑压过高时用高渗糖、甘露醇、速尿等脱水剂,以降低脑压,减少脑再灌注损伤。血肿清除后,颅内压降低会使血压迅速下降,此时应加快输液速度,或用代血浆等液体补充血容量,确保病人生命体征平稳。

Ⅲ. 密切观察输液是否通畅,由于术中静脉穿刺点多被无菌单覆盖,不能直观,故巡回护士要经常用手伸进无菌单下触摸,如发现肿胀,应重新穿刺。注意术中潜在意外。重型颅脑损伤受伤机制复杂,损伤类型多样,常有静脉窦或大血管的破裂,况且脑组织柔软脆嫩,受颅骨限制,手术暴露困难,术中随时大出血的可能,巡回护士应了解手术方案,对术中潜在的意外做到心中有数,保证静脉通道通畅。

Ⅳ. 密切观察病情变化,麻醉药对呼吸循环中枢均有干扰,而且重型颅脑损伤多有继发或原发脑干损伤,加之手术直接刺激、牵拉脑干,随时有导致呼吸心跳停止的可能,巡回护士密切观察患者的生命体征变化,发现异常及时通知麻醉医师及术者,以便采取有效处理措施。

Ⅴ. 认真做好术中护理记录,及时、准确记录术中使用各种药,输入的液体,并将使用各种药的安、输入液体的空瓶与输血空袋,分类放置,不得丢弃,全部保留。密切观察尿的颜色、量,为治疗提供依据。

Ⅵ. 注意事项:严格查对制度,手术结束前,洗手护士与巡回护士认真清点器械、针、脑棉片及用物,准确无误后方可关闭,缝合完毕,再清点一次并由巡回护士认真记录;协助大夫包扎好伤口,引流管固定好;巡回护士与麻醉师共同送患者到病房,并将术后注意事项、液体入量、输血情况认真告诉病房值班护士颅脑损伤的病人伤势重、病情急,变化快,并发症多,可在伤后数分钟或数小时内危及生命,医护人员须争分夺秒积极地抢救病人。因此,手术室护士需要有良好的心理素质、高度的责任心、娴熟的护理技术、扎实的理论基础与实践经验,并具一定的应急和快速反应能力,熟悉和掌握手术的方法、程序和步骤,做到规范化的配合,既分工又相互合作,手术过程中要与医生同步进行、默契配合,遇事要镇定、急中求稳,在最短时间内备齐所需物品,严格查对制度,严格执行无菌操作规程,确保手术顺利完成。以达到挽救生命,提高病人生存质量。

15.2 临床表现和辅助检查

15.2.1 颅脑损伤的临床表现

(1)一般临床表现

颅脑损伤的临床表现虽因致伤机理、损伤部位和就诊时间不同而有差异,但就其伤后常见的症状和体征,仍有一定的规律和共性。

1)意识障碍:伤后绝大多数病人伤后立即出现的意识丧失,谓之原发性昏迷,也是判断病人有无脑损伤的重要依据。昏迷的时间可长可短,轻者数秒钟至数分钟即可逐渐清醒,重者可持续昏迷直至死亡。大脑皮质和脑干网状结构是维持醒觉的重要结构,当外力作用在头部引起广泛的皮质功能障碍或脑干网状结构的机能紊乱时,病人即发生长短不一的昏迷。头部外伤后意识障碍可有以下由轻到重的表现:①嗜睡:对周围事物淡漠,呈嗜睡状态,各种生理反射存在,对物理刺激有反应,唤醒后可以回答问题,但合作欠佳,不能迅速理解和回答,旋又入睡。②朦胧:对外界刺激反应迟钝,瞳孔,角膜及吞咽反射存在,蜷卧或轻度烦躁,能主动变换体位,对检查不合作,不能正确同答问题。③浅昏迷:意识迟钝,反复呼唤偶能应,但不能回答问题,对痛刺激有逃避动作,深、浅反射尚存。④中度昏迷:意识丧失,常有躁动,对语言无反应,给予痛刺激反应迟钝,浅反射消失,深反射减退或消失,角膜和吞咽反射尚存,常有溺尿。⑤深昏迷:对外界一切刺激均无反应,深、浅反射消失,瞳孔光反射迟钝或消失,角膜和吞咽反射消失,四肢肌张力消失或极度增强,尿潴留。

2)头痛、呕吐:头部外伤后头痛可因头皮、颅骨的创伤而致,也可由蛛网膜下腔出血、颅内血肿、颅内压的高低或脑血管的异常舒缩而引起。头部局限性疼痛的部位,常代表致伤的着力点,而整个头部持续性剧痛伴眼球胀痛并不断加重时,常暗示颅内有继发性血肿的可能。头伤后呕吐也是常见的症状之一,早期的呕吐多因逃走或前庭神经等结构受损而致后期频繁呕吐,则可能是因颅内压进行性增高而引起的。故凡属头伤后头痛。呕吐不断加剧者,应警惕颅内血肿。

3)眼部征象:颅神经Ⅱ-Ⅵ都与眼部功能有关,故眼部的症状和体征对头伤病人的伤情判断和预后估计均有重要意义。特别是当病人处于昏迷状态时,眼部体征更是能够客观反映病情的可靠征象。

瞳孔:由动眼神经的副交感神经纤维支配缩肌和睫状肌,如果伤后一侧瞳孔立即散大,光反应消失,或同时伴有眼内直肌麻痹,眼球外斜,而病人意识清醒,应考虑动眼神经的直接原发性损伤;若伤后双侧瞳孔不等大,光反应灵敏,瞳孔缩小侧睑裂变窄,眼球内陷,同侧面部潮红、少汗,为同侧霍纳(Horner)氏征,系颈交感神经节损伤所致;若伤后双侧瞳孔扩大或缩小,而对光反应正常,病人意识清楚,则无临床意义;若双侧瞳孔大小不等,一侧或双侧时大时小,伴有眼球位置歪斜时,表示中脑受损;若双侧瞳孔极度缩小,光反应消失,并伴中枢性高热时,为脑桥损伤;若一侧瞳孔先缩小,继而散大,光反应差,病人意识障碍加重,而对侧瞳孔早期正常,晚期亦随之散大,为典型的小脑幕切迹疝表现;若双侧瞳孔均散大固定,光反应消失,多示濒危状态。

眼球运动:眼外肌是由Ⅱ、Ⅳ、Ⅵ颅神经及其核所支配,任何一神经受损,均将出现眼球运动及位置异常,且有复视;如果双眼运动不协调:出现眼球分离、歪斜情况时,多示脑干损伤;若双眼同向凝视,常表示对侧额中回后份有刺激性损伤,如为破坏性损伤,双眼向同侧凝视;脑桥侧视中枢受损时,则双眼向对侧凝视;眼球震颤多见于小脑或前庭系统的损伤,前者呈水平粗大眼震,后者呈水平或旋转性眼震,属前庭神经损伤时常伴有听觉障碍,属核性损伤时为旋转性眼震,顺时针旋转表示右侧受损,逆时针为左侧。

眼底改变:头伤后早期多无眼底改变,但偶尔可因严重对冲性额、颞部脑挫裂伤,前凹骨折,伴急性颅内出血或后窝血肿时,伤后30min即可出现眼底视乳突水肿及火焰状出血;同时,常伴有眼球张力增高、前突及眼睑皮下瘀血等颅前窝骨折的征象。

4)锥体束征:一侧上肢及面肌瘫痪和(或)运动性失语,说明大脑半球运动区域下份靠岛盖区的损伤;偏身运动或感觉障碍,多为中央区前或后的脑挫裂伤和(或)出血;若有双侧锥体束征,双下肢肌张力增加,腱反射亢进,病理反射阳性,则为脑干受压或后颅窝血肿所致,凡伤后早期没有表现的锥体束征,继后逐渐出现,同时,伴有躁动和意识障碍加重者,常为颅内继发血肿的信号;若表现阵发性四肢强直,角弓反张,两臂前旋时,呈去大脑强直发作,说明脑干受损,同时按去大脑强直发做出现的时间早迟,可以判定属原发性损伤还是继发性损害;若伤后单肢运动障碍,肌张力减低,可能为局限性脑皮质损伤,亦可能是周围神经损伤所致,后者常伴有感觉障碍,可资区别;头伤病人有一侧浅反射减退或消失,常表示对侧大脑半球损伤;当一侧肢体腱反射亢进并伴有恒定的病理反射阳性时,也说明对侧大脑半球运动域有损伤。

5)生命体征:脑损伤时,病人立即出现意识障碍、面色苍白及四肢松软等一过性表现,同时,伴有呼吸、脉搏浅弱,节律紊乱,血压下降,经数分钟及十多分钟后逐渐恢复正常。若伤后呼吸、脉搏、血压的暂时性紊乱时间延长,且无恢复的迹象,则常表明有脑干较严重的损伤;若伤后生命体征已恢复正常,但随后又渐次出现血压升高,脉压差加大、呼吸和脉搏变慢等改变时,即说明有进行性颅内压增高,常暗示颅内有继发血肿;若头伤病人早期出现休克,除婴幼儿之外,均应考虑身体其他部分合并有创伤性出血。

6)脑疝:脑疝是指颅内压增高后,由于颅内各腔室间压力不均衡,以致推压某些部分的脑组织向靠近的解剖间隙移位,并引起危重病人生命的综合征。也是颅脑损伤后颅内压增高的严重后果。最常见的脑疝有小脑幕切迹疝和枕骨大孔疝。①小脑幕切迹疝:按疝出的脑组织和方向的不同,又分为小脑幕切迹上疝与下疝两种。小脑幕切迹下疝:又名颞叶钩回疝,最为常见,多因幕上一侧大脑半球受压移位而致。正常情况下颞叶底部靠内侧位于小脑幕切迹缘的脑组织,从前到后有海马回钩、海马回及舌回、齿状回。当上述结构受到推压、被挤向小脑幕切迹缘以下时,该部脚间池、环池,甚至大脑大静脉池均被疝入的脑组织所填塞、初起时海马回钩疝入脚间池称之前疝,继而海马回疝入环池称为海马回疝,最后舌回、齿状回疝入大脑大静脉池称为后疝。严重时,甚至穹隆回峡部、扣带回后份及胼胝体压部都疝入大脑大静脉池,不但闭塞了脑脊液的循环,而且导致大脑大静脉扭曲乃至完全阻断。此时,位于小脑幕裂口区的中脑亦随着疝的发展而受压、移位和变形,并使整个脑干向下方和对方移位。首先由患侧脚间窝至海绵窦的动眼神经,受到牵拉和大脑后动脉的嵌压而出现麻痹,致患侧瞳孔散大,继而因中脑受压、使大脑脚锥体束纤维和中脑、脑桥交界处网状上行激动系统受损,病人出现对侧肢体偏瘫和进行性意识障碍恶化。如果没有采取及时有效的措施,迅速解除脑疝,则不仅疝出的脑组织发生瘀血、坏死,严重受压变形的脑干也将因穿支动脉的断裂闭塞而引起继发性脑干实质内出血、水肿和梗死。这种病理改变向上可蔓延至丘脑下部,造成一系列自主神经功能紊乱,向下可累及延髓而导致中枢性衰竭。小脑幕切迹上疝:又称小脑蚓部疝,较为少见,系因颅后窝压力增高,致使小脑上蚓部向上逆行经小脑幕裂孔,疝入大脑大静脉池,不适当的快速侧脑室减压,可以促发此疝的形成。由于大脑大静脉池受压,影响大脑深静脉回流及四叠体受压而致导水管闭塞,引起脑积水、上睑下垂、两眼上视困难及瞳孔光反应消失。严重时,病人意识丧失,去大脑强直,每致呼吸骤停而衰竭,预后极差。②枕骨大孔疝:又称小脑扁桃体疝,是因颅后窝占位病变或因幕上占位病变导致全面颅内高压的后果。由于颅后窝容量较小又恰似漏斗形,枕骨大孔位于窝底,为压力集中处,其前份有延髓,后份即小脑扁桃体与枕大池,对颅内高压的承受力甚小。当颅内压升高时,小脑扁桃体受到来自上方的压力,较易疝入枕骨大孔,从而填塞枕大池,造成脑脊液循环受阻,使颅压更增高,并进一步加重对延髓的挤压。小脑扁桃体本身亦因受压、嵌顿而发生瘀血、水肿、出血及至软化,严重时受压的延髓也将发生相同的一系列病理政变,并使邻近的舌咽、迷走、副神经、颈上段脊神经以及小脑后下动脉受到波及,特别是延髓呼吸和心血管中枢最终亦将受累,如果脑疝不能及时解除,病人往往死于中枢性衰竭。临床上小脑扁桃体疝发展较缓者,常有颈强直或强迫头位。头痛、呕吐剧烈,可出现双侧锥体束征,时有小脑发作,尤其是儿童常表现为阵发性角弓反张。意识障碍多不明显,但呼吸抑制较突出,眼底水肿显著。发展急剧的小脑扁桃体疝,多为颅后窝血肿所致,临床上可无以上典型表现,常突然发生呼吸衰竭而猝死。

(2)特殊表现

颅脑外伤的临床表现虽有其共性,也有其个

性，因为个体的差异、年龄的悬殊、致伤因素的多变和受伤部位的不同，故除有一般常见的临床表现之外，尚有其特殊的表现。

1)小儿和老人头伤特点。①小儿头伤特点：小儿是泛指婴幼儿和学龄前儿童，其头伤的表现与成年人有许多不同之处：新生儿头伤几乎都是产伤所致，多因颅骨变形引起颅内出血，且常伴有脑缺氧损害，二者容易混淆。故凡产后不哭、面色苍白、四肢活动少、呼吸急促或不规则时，应考虑到颅脑损伤的可能。如果头皮有血肿、颅骨有变形、囟门张力高、搏动不明显或反应迟钝、频繁呕吐时，应及早作CT扫描检查，必要时可直接行前囟侧角穿刺，以排除有无硬膜下血肿的可能。婴幼儿头皮血肿以骨膜下血肿较多，且容易钙化，而形成骨性突起。小儿颅骨弹性较大，受外力后变形在先，故较少骨折，可引起乒乓凹陷，如果超过了弹性限度的发生崩裂，造成骨缝分离和(或)骨折，但颅底骨折却远较成人为少。3岁以内的小儿如果发生颅骨骨折，硬脑膜亦往往同时撕破，是造成生长性骨折的原因。婴幼儿及学龄前儿童脑挫裂伤的表现也与成人有所差异。由于小儿神经系统发育不完全、稳定性差，故伤后反应重，生命体征紊乱明显，容易出现休克症状。常有迟发性意识障碍表现，即伤后原发性昏迷短暂或缺如，但哭闹之后不久，又陷入昏睡状态，可持续数小时，甚至连续嗜睡1～2d，常与颅内继发出血所引起的再昏迷相混淆，应予注意。小儿颅内血肿临床表现较轻，脑疝症状出现较晚，往往病情变化急骤，一旦瞳孔散大，迅即进入濒危状态。不过，小儿的脑组织虽然对损伤的反应较重，但其代偿能力强，对脑挫裂伤的承受力较大，伤后的恢复也较快，后遗症反较成人为少。②老人头伤特点：一般60岁以上即属老年人。实际上老年性改变是缓慢发展的，有早有迟，个体差异很大，所以主要是从生理和病理生理的角度看，是否已进入衰老的阶段。与颅脑外伤有关的改变，首先是颅骨的硬化，由于钙盐增多，弹性减低，受伤时颅骨变形少，不能缓冲暴力强度，故不仅易于骨折，而且脑损伤亦较严重，特别是当脑血管硬化、变脆，脑组织萎缩，加大了在颅腔内的活动度，其颅脑间隙约为成年人2倍，为儿童4倍。因此，脑血管和脑实质的损伤均较青年人严重，往往很轻的外力也可能造成严重的脑损伤，加以老年人代偿能力差，修复机能衰退，各种神经功能废损的后遗症和重要器官的并发症也较多。其次是致伤外力的大小与临床表现往往不相吻合，从意识障碍程度看，因为老年人减速性损伤较多，脑组织在颅腔内的移动、冲撞、扭曲均较重，且脑实质内不同结构间的剪应力也较大，故病人原发昏迷或意识障碍的时间均较长，生命体征改变显著，且常因原有的高血压、糖尿病、冠心病、肺气肿及慢性支气管炎等老年性疾病而加重脑损伤。尤其是对意识障碍的原因必须慎加分析，以免与脑出血或脑梗塞混淆，鉴别时需详细询问病史，认真查体和及时行影像学检查。有时慢性硬膜下血肿病人否认有头部外伤史，而脑卒中病人却认为是因头部跌伤所致。老年头伤病人并发颅内血肿往往因为代偿间隙较大，早期症状多不明显，甚至没有明显头痛表现，但多有脑膜激惹征，呕吐常见，待到颅内压增高时，症状急转直下，脑疝发展较快，旋即出现双瞳散大及中枢性衰竭，应予注意。

2)水、盐紊乱的特殊表现：与颅脑损伤直接有关的水、盐紊乱亦不少见，特别是重型颅脑损伤病人，由于中枢神经系统受损，影响了神经内分泌调节，肾脏排泄功能及代谢紊乱，常致明显的，有时是特殊的水、电解质代谢紊乱，如尿崩、高钠或低钠综合征，由于颅脑损伤病人常采用强力脱水、激素、气管切开等治疗措施，也在一定程度上加重了水、盐代谢的失衡。①高血钠综合征：有高血容量性高钠和低血容量性高钠之分：前者多系过度高渗脱水或大量摄入盐分而致，病人如有渴感，即有饮水欲望，故常能自行纠正；后者多因严重脑损伤，病人常有昏迷、高热、肌强直、大量出汗和急促呼吸，往往失去渴感，无法主动饮水，故高血钠症常较严重。由于血液渗透压增高，脑细胞失水，脑萎陷皱缩，病人除表现一系列高血钠高渗压症状之外，还可伴有广泛脑血管损害，而引起皮质下出血，蛛网膜下腔出血、静脉血栓形成，甚至，颅内血肿及脑软化等。典型的表现有：烦躁、震颤、易受激惹、肌张力增高，知觉减退，严重时可有抽搐、角弓反张、意识不清乃至昏迷。若未能及时纠正，晚期则出现血压下降、心率速弱、体温升高、躯干肌松弛无力，预后不良。②低血钠综合征：严重颅脑外伤后，可因下丘脑－垂体机能失调而致抗利尿激素不适当分泌综合征，(syndrome of inappropriate secretion of ADH, SIADH)，即抗利尿素分泌增加，使肾脏远端肾曲小管和集合管重吸收水分的作用增强，尿量减少，水分潴留，细胞外液扩张，引起稀释性低血钠及低血液渗透压，故水分进入细胞内，造成低渗性脑细胞内水肿。SIADH时，ACTH分泌相对不足，醛固酮分泌减少，故保钠作用减弱，大量钠随小便排出，如果钠的补充不够，则将有低血钠症状，通常血钠低于120mmol/L时，病人即有神情淡漠、软弱无力、厌水、厌食、恶心，呕吐及腹部绞痛等表现，继而出现嗜睡或失眠、缓脉、燥动及肢体肌肉抽搐等症状，严重时甚至有癫痫样发作以致脑疝形成及昏迷。当血钠低于105～90mmol/L时，则属重度水中毒，预后极差。

3）高渗高血糖非酮性昏迷（hyperosmolar hyperglycemia nonketotic coma，HHNC）：当脑组织遭受严重损伤时，因为机体应激反应或下丘－脑垂体系统受损，可引起糖代谢紊乱，而致高血糖（正常3.9～5.9mmol/L）、高渗透压（大于或等于300mmol/L）、非酮症昏迷。加之，头伤后常规使用糖皮质激素、甘露醇，并经静脉或鼻饲补给葡萄糖。更促使病情恶化。尤其是老年人，过去无糖尿病病史，易与颅内压增高相混淆。本症起病早期仅表现为口渴、多尿、无力和精神症状，但往往因头伤后意识障碍而被掩盖。继而出现失水征、神情淡漠、嗜睡和四肢不自主运动、摸索，若未及时予以控制，则可因血液浓缩、血容量降低、肾血流量减少，血糖进一步升高，终致昏迷、休克。但因这类病人所具有的胰岛素水平及高渗状态本身抑制了脂肪分解，故很少发生酮血症。死亡率高达50%～70%。

4）脑性肺水肿：严重颅脑损伤，可因下丘脑受损或因颅内压增高，引起下丘脑功能障碍，大量儿茶酚胺被释放入血，周围血管和肺血管痉挛，肺血流动力学紊乱，肺血容量骤增，从而导致急性肺水肿。这类病人起病急、发展快，可于头伤后早期就出现呼吸困难、缺氧、发绀、大量血性泡沫痰，满肺湿鸣及血压升高。有时尚可因快速静注高渗利尿剂，如20%甘露醇使血容量突增，而加重心脏负荷及肺动脉高压，致使肺毛细血管压力上升，血管壁受损、通透性增加，渗出大量含血液和蛋白的液体堵塞气道。病人血液PaO_2降低、$PaCO_2$升高，如不及时救治，短期即可死亡。

5）脑死亡（brain death）：国内外关于脑死亡的诊断问题尚未得到统一，各自提出了相应的诊断标准。诊断脑死亡的基本要素是：确定脑功能的丧失即昏迷或无反应性、脑干功能的丧失和呼吸停止。①临床标准：a. 昏迷和无反应性：患者深度昏迷，Glasgow计分3分，无睁眼、无自主运动，压迫眶缘及甲床无肢体疼痛刺激反应。b. 脑干反射消失：瞳孔：双侧对光反应均消失，眼球不活动；瞳孔可为圆形、椭圆形或不规则形；可以散大（>4mm），也可中等大小。眼球运动：转动头部和冷水变温试验时无眼球运动。面部感觉和面部运动反应：角膜反射和下颌反射消失。咽反射、吞咽反射和气管内咳嗽反射消失：刺激咽部或刺激气管，引起恶心、呕吐或吞咽活动或咳嗽活动消失，额－眼轮匝肌反射消失：即用手指向外上牵拉患者眉梢外侧皮肤并作固定，然后用扣诊锤叩其手指，引起的同侧眼轮匝肌收缩闭目反应消失。睫脊反射消失：即刺激患者的锁骨上区引起的同侧瞳孔散大反射消失；嚼肌反射消失：即叩击颏部引起嚼肌收缩消失；垂直性眼前庭反射或垂直性头眼运动反射消失：垂直性眼前庭反射或垂直性头眼运动反射消失；眼球固定，即将病人头俯、仰时，双眼球与头的运动呈反方向上下垂直移动消失；水平性眼前庭反射消失：水平性眼前庭反射或水平性头眼运动反射，是指在头部左右运动时，双眼球呈反方向水平移动，又称娃娃眼现象。若眼球固定不动则为消失；眼心反射消失：即压迫眼球引起心率减慢反应消失；掌额反射消失：即轻划手掌引起颏肌收缩闭目，且反射性地引起翼外肌收缩使下颌向对侧移动的反应消失；角膜－下颌反射消失：即轻触角膜引起眼轮匝肌收缩闭目，且反射性地引起翼外肌收缩使下颌向对侧移动的反应消失；c. 自主呼吸停止：自主呼吸完全停止24h以上，呼吸停止试验阳性。②辅助诊断标准：a. 脑电图（EEG）检查：EEG确定脑死亡的价值已经受到普遍重视，不少国家和地区已将其列为诊断脑死亡的必要条件之一。脑电活动应不超过2μv/min，或完全消失，并对针刺或声响刺激无反应者，称作等电位或脑电静息。脑电静息是脑死亡者EEG的基本特征，但脑电静息持续多长时间才作为可靠的指标尚无统一的标准，一般认为以24h较为合理。美国EEG协会规定的标准为：敏感度为2μv/min，时间常数为0.1或0.3s，高频波为70Hz时，无2μv以上的脑电活动，需要连续记录30min以上。近来对脑死亡EEG的研究发现符合临床脑死亡诊断标准的部分患者，仍有脑电活动，表现为3种：低幅脑电活动、类睡眠脑电活动及α波样脑电活动；或初始为脑电静息，若干时间后又有低幅脑电活动，之后再呈脑电静息。由于脑电波通过硬脑膜、颅骨和头皮时已经被衰减约80%，所以头皮电极脑电图仅能反应大脑皮质浅表约3cm左右的电活动,不能反映皮质下结构的电活动。因此皮质和皮质下结构损害而脑干功能保留,或药物中毒和低温时也可出现脑电静息。因此EEG作为脑死亡诊断的辅助方法,其价值是有限的。但EEG检查有助于脑死亡的鉴别诊断,并可缩短脑死亡二次诊断的时间,有利于脏器移植的开展。b. 常规脑血管造影检查:脑死亡时在颈动脉分叉或Willis环水平无脑内显影,只有颈外循环显影,有时可见上矢状窦的延迟显影。c. 经颅多普勒(TCD)检查:属床边非创伤性检查,可探查颅内血管内的血流动力学改变,可作为诊断脑死亡的一项可靠的辅助检查方法。在脑死亡者,TCD的异常信号有:①舒张期无血流或只有回流,提示只在收缩期有血流,或只有舒张期逆行流动;②收缩早期小收缩波:提示血管阻力明显升高,与颅内压明显增高有关。因为约有10%的病人可无颞窗,此时缺乏TCD信号不能确定为脑死亡,只有患者原有的TCD信号消失时,才可确诊为肺死亡。TCD检查的敏感度为91.3%,特异性为100%。但是PCO_2、血容量、心脏输出量的明显改变会影响TCD的速度,因此该项检查需要有丰富经验和良好技术者。d.脑诱发电位(EP)检查:近年来有些学者研究发现,EP比EEG更准确可靠,而且EP不受患者意识水平的变化、麻醉及镇静药物的影响,二者可以互为补充。脑干听觉诱发电位(RAEP):只在脑干有结构性损害时才发生变化脑死亡者中,有70%~77%的患者,其Ⅰ波(听神经)之下的各波消失,呈静电息;20%的患者中,其Ⅱ波(耳蜗神经)以下各波消失,随着昏迷的加深至脑死亡时,BAEP波型逐渐开始演变,波幅下降,潜伏期延长,直至仅存Ⅰ波或呈静电息,证明已有脑干及脑功能消失,故BAEP对判断脑死亡,不失为一项准确的指标。体感诱发电位(SEP):SEP的延髓波消失提示颅内循环的停止。多数学者研究证实,意识丧失,自主呼吸停止,脑干反射消失者,SEP呈静电息。视觉诱发电位(VEP):脑干反射消失者,VEP多呈电静息;脑干反射消失者,VEP也存在但潜伏期延长,③头颅CT扫描:在脑死亡者中,表现颅腔填塞,即蛛网膜下腔和脑室、脑池消失;若进行增强扫描,脑血管不见增强显影,说明脑内血液灌注停止,并已进入脑死亡阶段。④阿托品试验:在心电图检查前提下,静脉内注入2~5mg阿托品,观察5~15min,阳性者心率增加20%~40%;脑死亡者,延髓循环中枢功能丧失,阿托品不引起心率增快。⑤眼球震颤电图:脑死亡者,脑干内前庭通路完全破坏,前庭对强烈变温刺激无眼震反应出现。⑥颈动-静脉氧分压差消失或明显减小。⑦磁共振血管造影(MRA)、单光子发射计算机断层摄影(SPECT)检测:脑底大血管不显影。⑧同位素脑显像:静脉注入^{99}mTc-HMPAO后,床边用便携式γ照相机拍摄平面图像,应该加照胸部和腹部以确定有效的静脉注射。脑死亡时脑实质内无同位素摄取。因为造影剂价格昂贵,应用较为局限。辅助诊断标准中,前三项的应用较多,其他检查的临床经验相对较少。目前只有EEG和SEP有统一的检查和判断标准,美国神经病学会和技术评价分会已经接受TCD作为确定脑死亡的可靠手段。在诊断脑死亡时,临床标准是必备条件,辅助诊断中EEG和常规脑血管造影检查已经被广泛接受为确定性试验,其他各项仅为参考不作标准。有关脑死亡诊断方法和诊断标准的研究尚需深入研究并不断完善,脑死亡的概念不仅需要医学界和法律界的确立,更需要社会的支持和认同。一旦脑死亡的诊断得到了法律的保证,必将大大减少不必要的人力、物力和财力浪费,同时可以为脏器移植提供供体,取得更大的社会效益。但是脑死亡的诊断是十分严肃的工作,临床工作者不能轻率做出诊断,在确立脑死亡之前不能放弃任何救治病人的机会和努力。

15.2.2 辅助检查

(1)腰椎穿刺术

颅脑损伤行腰椎穿刺的目的在于:测定颅内压高低;了解脑脊液的生化改变及细胞数;有无颅内感染征象;作脑脊液动力学检查;引流脑脊液;及经椎管给药(鞘内注射抗生素、造影剂或核素检查)。但当病人颅内压显著升高时,腰椎穿刺有一定危险,尤其是当颅后窝有占位病变时,可促成枕骨大孔疝,应予高度警惕。因此于腰穿之前均应常规检查眼底,了解有无视乳突水肿及颅内高压征象,以防不测。

腰椎穿刺的方法:局麻下消毒铺巾,病人采取侧卧位,屈颈、屈腿,于L_{3-4}或L_{4-5}棘突间隙刺人,穿过硬脊膜时,常有落空感。拔出针芯,随即接上测压表,嘱病人放松静卧,然后测定初压(正常成人可为:0.784~1.96kPa即:80~200mmH_2O)。收集标本时放脑脊液不宜过速,常以3滴/min缓滴,引流10ml后再测末压,以便比较。

(2)颅脑超声检查

根据超声波在不同介质的组织中传播时所反射回采的波形特点,确定颅内各种结构的位置变化和有无异常波形的出现,以判断颅脑损伤的情况。由于超声波无法穿透颅骨,仅仅用于开颅手术中和囟门未闭的婴儿,加之CT扫描等技术的发明,目前临床已很少将超声波检查用于急性颅脑创伤病人。目前应用较多的是B型超声在手术中探测深部组织病变或较浅部位的小病变的探测。采用扇形扫描机和2.25MHz探头或带探针导向器的特殊探头,能在手术中通过硬脑膜或脑皮质直接探测有无血肿或异物。

(3)X线平片检查

颅脑外伤后行X线平片检查,有助于颅骨骨折、颅内积气或异物的渗断,同时,对分析致伤机理、脑伤情况以及血肿的部位均有重要价值,但头颅CT也可解决上述的问题,而且能提供更加详细的信息,因此随着头颅CT的普及,在颅脑损伤患者中,头颅CT已经取代X线平片检查。

(4)脑血管造影检查

近年来CT扫描检查已在很大程度上取代了脑血管造影,但对无CT设备的地区或有外伤性动脉瘤、动静脉瘘的病人,脑血管造影检查仍有重要诊断价值。但是由于急性期出现外伤性动脉瘤或动静脉瘘的患者较少见,因此颅脑损伤急性期不需要行脑血管造影检查,后期疑有外伤性动脉瘤或动静脉瘘时可行脑血管造影。

脑血管造影方法:常用有两种方法:即经皮直接穿刺颈总动脉进行造影和经股动脉插管行椎动脉造影、颈内动脉或全脑造影。凡头伤后有进行性颅内压增高疑有颅内继发血肿时,即可行脑血管造影检查。术前应常规行碘过敏试验、测出促凝血时间并排除严重肝、肾、心、肺等疾病。造影术一般均在局麻下施行,对个别不能合作的病人或儿童亦可采用全身麻醉。常用造影剂有:60%泛影葡胺、60% Conray和Omnipaque。术前应做过敏试验及急救准备,以防意外。①颈动脉穿刺造影术:病人平卧、颈后垫枕头后仰,消毒铺巾。于甲状软骨切迹水平外侧1cm扪清颈总动脉。局部浸润0.5%~1%奴夫卡因以减少动脉痉挛。选用14G动脉穿刺针,连接一透明聚乙烯导管,后接20ml空针盛满生理盐水先将针经皮刺至颈总动脉前壁表面,用左手中、食指固定动脉,右手持针以60~70度角,快速穿刺动脉,然后将针略放平并缓慢捻转后退,当鲜血喷入透明导管时,即将针沿动脉管腔再送入1~2cm,以免滑脱,并慢慢推注生理盐水,以防凝结阻塞针头。取除颈后小枕,摆好头位,换上盛有10ml造影剂的压力空针或自动压力注射器,以2秒钟推注10ml的速度注射。当注入8ml时拍摄动脉期像,再2~3秒摄浅静脉期像,再2~3秒摄深静脉及静脉窦期像。术毕穿刺点加压5~10min,以防血肿。②股动脉插管脑血管造影术:病人平卧,臀上垫枕,消毒铺巾。将所有消毒好的导管均用I:25单位的肝素生理盐水冲洗一遍,以免凝血。选用18G有鞘穿刺针,于右腹股沟韧带下2cm处穿刺股动脉,针头正对动脉前壁快速刺入,拔出针芯,然后缓慢捻转退针,当鲜血喷出时,随即插入针芯,再将针向近心端股动脉腔送入2~3cm。继而在电视荧屏下操作,拔出针芯,将导丝通过穿刺针放入股动脉直至腹主动脉,退出穿刺针,再把导管沿导丝送入血管,拔出导丝,立即接上肝素生理盐水液,注满导管以防凝结。在透视下将导管插至主动脉弓,再按需要分别插入意欲造影的动脉。选择性插管的方法:①椎动脉插管,可将导管经左锁骨下动脉直接向上深入即可进入左椎动脉,其方向与主动脉弓降段几乎成一条线,一般多无困难,可获得椎基底动脉系统的影像。②右颈内动脉造影,将导管经主动脉弓插至无名动脉开门处,旋转导管使其尖端向上进入无名动脉,继续深入即可达右颈总动脉和颈内动脉。③左颈内动脉造影,将导管自无名动脉缓缓退出,待退至左颈总动脉开口处时,即可插入左颈总动脉和颈内动脉。

造影剂用量及注射速度:椎动脉6ml/秒,颈内动脉8ml/秒,颈总动脉10ml/秒。拍摄时以高压注射器持续注射2秒,同时,连续摄片。注药后1~3秒为动脉期像,3~5秒为静脉期像,6~8秒为静脉窦期像。总用药量不能超过200ml,操作时间不宜超过2h。术毕拔管后局部加压10~20min,注意观察手术侧下肢有无血供障碍。

颅脑损伤行脑血管造影检查主要针对外伤性动脉瘤、颅内动静脉瘘及其他并发症。

3)数字减影脑血管造影术(digital subtraction angiography,DSA):为使脑血管影像更清晰,不受颅骨影像的干扰而采用的电子计算机减影技术,即于注射造影剂之前,先摄下颅骨的原像,将之变换成数字贮存在计算机内,待血管造影完成之后,再把颅骨减除,则照片上只剩下血管的影像。因此,大大提高了清晰度。特别是在进行插管选择性造影时，用DSA技术可以在减影透视下操作,并能记录下插管时血管的轨迹,作为指引,对外伤性动脉瘤或颅内动静脉瘘的血管内治疗有重要价值。

（5)计算机体层扫描检查

对颅脑损伤病人采用CT检查，可以如实地反映损伤的病理及范围,同时,还可以动态地观察病变的发展与转归,对一些特殊性脑损伤害、迟发性病变以及预后的判定亦有重要意义。但CT也存在一些难以避免的缺点,例如,对等密度病变的认识较困难,位于颅底的或颅顶的病变易遗漏,对脑干内的或体积较小的病损显示较差,区别慢性硬膜下积液所致脑沟加宽与脑萎缩改变,尚有一定困难。

颅脑损伤的CT表现:①一般表现:正常情况下各种组织都有相对固定的CT值，读片时除了需要熟悉头颅各层面的解剖结构之外,还需了解各正常组织的和异常病变的CT值和形态特点，始能做出正确的诊断。一般脑灰质为32~40Hu,白质为28~32Hu,脑脊液为3~14Hu。增强后灰质可增加8~10Hu，白质增加2~3Hu，富含血液的组织增强明显,血供差的则不被增强。颅内血肿的CT表现:血肿为高密度影像,CT值在40~100Hu左右,因部位和期龄的不同,血肿周围组织的反应和血肿本身的密度可有相应的变化。急性硬膜外血肿的密度一般均较高,因为硬脑膜与脑表面相隔,故脑水肿反应较轻,血肿内侧面比较平直,血肿形态呈平凸形。急性硬膜下血肿与硬膜外血肿相近似,但形态如新月状。由于紧贴于脑组织,或伴发有脑挫裂伤,故脑水肿反应明显、占位效应亦较显著。血肿密度随时间改变,约在3d左右密度最高,为50~70Hu。此后随着血肿液化吸收,逐渐出现密度分层,继而在伤后2~4周左右,呈现等密度表现,至慢性阶段因有血肿被膜形成，可显示被强化的弧形线状内膜影像,血肿形态多为新月形,脑内血肿,多呈圆形或不规则的椭圆形高密度影像,CT值可达50~90Hu,包绕血肿周围有显著的水肿带,随着时间的延长,血肿液化吸收血红蛋白崩解,血肿的体积和密度均渐减少,2~3周后行增强扫描，往往可以看到一个环状增强带,是为血肿周围的肉芽组织影像,至晚期血肿完全吸收,仅剩一囊性腔隙,增强环亦不复存在。脑挫裂伤CT表现:典型的表现呈混杂密度改变,在低密度水肿区内有斑点状高密度出血状。较大的挫裂伤灶不仅周围有明显的脑水肿反血，并可有脑室、脑池移位变窄等占位效应。常见的挫裂伤区多在额、颞前份,易伴有脑内血肿,且蛛网膜下腔亦有出血表现,可见脑基底池、纵裂池有高密度影充填，CT值因出血多少而不同,介于25~95Hu之间。②特殊表现:CT不仅大大提高了颅脑损伤的诊断水平和治疗效果,同时还发现了不少过去鲜为人知的脑损伤病变,如脑室内出血、外伤性脑梗塞、迟发性血肿、弥漫性轴索损伤及脑肿胀等。外伤性脑室内出血:CT扫描可见脑室内有高密度影像,出血少者仅占据部份脑室,出血多时可形成脑室铸形。3~4d后密度开始减低,12d左右消失。如系继发于脑室附近的脑内血肿破入脑室，则在CT上可以看到原发血肿灶。急性期由于脑水肿,脑室在一定程度上受压,故多无明显扩大,后期由于出血粘连,脑脊液循环受阻,故可引起脑积水。外伤性脑梗塞;随着CT的广泛应用，头部外伤后脑梗塞的病例逐渐增多,不但能早期发现梗塞灶,并能进行动态的观察。梗塞初期仅表现一边界不清的稍低密度灶,24h后始渐清楚显示低密度区,其形态和部位与脑血管供血分布相应,多为底向皮质的楔形或扇状,约在5~6d后可出现脑同样增强现象。至2~3周时因水肿消退和吞噬细胞浸润，密度可相对增高而呈等密度，称之谓“模糊效应”(fogging effect),但此后密度持续降低并囊变。外伤性迟发性血肿:急性头伤病人首次CT检查未发现血肿,但经过一段时间,一般都在2~3d之内,再次复查CT时却又发现血肿;或是手术清除血肿后不久,又在颅内其他部位发现血肿。出血的原因可能与脑挫裂伤、低血氧。低血压所致脑血管损害及手术减压有关。故而头部外伤病人必要时应行CT动态观察以防患于未然。复查CT的指征:①意识障碍加重或持续无好转时。②清除血肿后一度好转后再次加重时。③出现新的神经系统阳性体征者。④颅内压监护或生命体征有典型颅内压增高趋势者。⑤对冲性脑挫裂伤姑息治疗无进步者。⑥曾采用强力脱水、控制性过度换气、大骨瓣减压或曾有过低血压的病人,均应在24~72h复查CT。弥漫性轴索损伤(diffuse axonal injury,DAI)近年来通过尸解大脑组织学检查和Gennerelli等(1982)模拟人类头伤的动物试验研究中,发现头部在遭受旋转加速暴力致伤时,神经纤维受到剪应力性原发性损伤,可造成弥漫性轴索损伤。严重时死亡率高达50%,恢复良好者少于25%。CT表现为大脑皮质与白质之间灰质核团与白质交界区、脑室周围、胼胝体、脑干背外侧及小脑内有散在的毛细血管小出血灶,而无占位效应。有时伴有蛛网膜下腔出血、脑室内出血及弥漫性肿胀。不过,Levi 等(1990)认为如果使用的 CT 机分辨率差、层厚不符要求则检出率将受影响。MRI 对脑实质内的小出血灶或挫裂伤显示优于 CT。弥漫性脑肿胀(Diffuse brain swelling,DBS)重型头部外伤后数小时行 CT 检查即有明显的一侧或双侧脑水肿肿胀,并常呈进行性恶性发展难以控制,存活期短、死亡率高,CT 表现为脑室和脑池受压变窄,大脑纵裂有高密度出血带,脑肿胀充血 CT 值升高,随着脑水肿的加重,CT 值始逐渐下降、这种充血性脑肿胀尤以儿童和青少年为多,成人则多属低密度脑水肿表现。Yoshino(1985)认为外伤性脑肿胀有部分病人是脑水肿和脑血管扩张两种因素的影响,多系脑干血管运动中枢受损,引起脑血管急性扩张,脑血流和局部血容量增加而致脑肿胀,但随着颅内压的增高和脑灌注压的下降又随之发生缺血,故脑水肿形成亦较快。这种发生和发展过程只有通过 CT 的动态扫描检查,始能获得。

(6)磁共振成像(MRI)检查

采用核磁共振原理成像的技术对颅脑疾病作多方位的断层检查,利用两种弛豫时间(T_1,T_2)的不同,更提高了病变的检出率,特别是对颅脑损伤中某些 CT 检查比较困难的病变,如等密度的硬膜下血肿、脑轻度的挫裂伤、小灶性出血,脑梗塞的初期以及位于颅底、颅顶或后窝等处的薄层血肿,均有明显的优越性。但由于 MRI 成像时间长,对不合作的躁动病人或危急抢救伤员难以检查,因此,对急性头外伤病人首选的检查方法仍为 CT。

(7)其他辅助检查

包括脑电图、脑诱发电位及放射性核素检查,适用于颅脑损伤后期并发症。或脑损伤病人的鉴定,较少用于急诊性颅脑外伤。

1)脑电图检查:头伤后曾有短暂意识障碍的脑震荡病人,初期可有广泛的 δ 或 θ 波出现,数小时后即恢复正常,少数病人有 α 波泛化,2~3d 即可恢复。若伤情较重有脑挫伤时,意识障碍较长,脑电图改变也较显著,早期的 δ 或 θ 波以损伤侧为著并随意识好转而减少,但 α 波渐增多,且往往有局限性的慢波灶或棘波灶,直到脑水肿高潮之后始逐渐消退,一般需 1~2 周。重型脑损伤则多为广泛的 δ 波,尤以脑干损伤或颅内血肿脑疝时更明显,随着意识好转慢波频率渐快,波幅降低,α 波渐增,但恢复所需时间较长,若 3 个月以上仍无 α 波出现,则预后不良。开放性颅脑损伤,常为局限性 δ 波或 θ 波灶。波活动变慢或抑制,较少引起普遍性改变;但贯通伤可出现普遍性快活动或广泛的 θ 慢活动,伤区局部附近有。波变慢、波幅降低表现,如果出现广泛快活动或高波幅棘波、尖波则表示有外伤性癫痫的可能。外伤性癫痫则需依靠脑电图做出诊断和癫痫灶定位。

脑电地形图(brain electrical activity mapping BEAM);系脑电图的新发展,是依靠电子计算机对脑生物电信号做出分析,用简明直观的脑电地形图显示出脑损伤的部位、范围和程度。较原脑电图灵敏,定位诊断更确切。对脑外伤特别是伴发癫痫或脑血管损伤时,有重要定位价值。

2)诱发电位检查:采用脉冲电流(50V,1 次/秒,0.1~0.5ms)电刺激的方式,刺激病人的视、听或躯体神经,诱发大脑皮质发生电位变化并加以记录,再经过放大器和电子计算机处理以波形显示出来,以供分析研究神经系统病损的程度和部位。①体感诱发电位(somatosensory evoked potential,SEP):一般采用刺激正中神经,于对侧头顶部相当于顶叶区描记大脑皮质感觉电位活动。记录的波形向上者用 P 表示,向下者用 N 表示,依其出现的先后命名为 P_1、P_2、P_3 及 N_1、N_2、N_3 等成分波或以其所在时程命名为 P_{15}、N_{20}、P_{25} 等。若属内囊损害,患侧全部 SEP 波缺如或波幅明显降低;顶叶皮质损害,P_1N_1,正常,其后全部或部分缺如,波幅低、潜伏期延长;弥漫性脑损害,双侧缺如;脊髓横贯损害,于损伤水平以下刺激时,引不出 SEP;周围神经损害,见各波潜伏期延长,波幅降低甚至消失;癔症性感觉障碍,SEP 正常。②脑干听觉诱发电位(brain auditory evoked potential,BAEP):以每秒 10~15 次的短声刺激在头顶的 Co 点(冠状线、矢状线交点)记录听觉诱发电位活动。记录的波形为Ⅰ-Ⅶ波:Ⅰ为听神经;Ⅰ为耳蜗神经核;Ⅱ为卜橄榄核;Ⅲ为外侧丘系核;Ⅴ为下丘;Ⅵ为内侧膝状体;Ⅶ为听放射和颞叶。Ⅴ波是各波中最敏感的主波。根据各波之间的潜伏期即峰间期反映听觉冲动在脑干内的传导时间;各波绝对潜伏期,反映刺激后冲动传到各核所需的时间;波幅,反映诱发放电的神经元数目及同步程度;以及Ⅰ波与Ⅴ波的渡幅比约为 1∶5,Ⅰ至直波与直至Ⅴ波的峰间期比小于 1 等规律:可用以分析和判断听通路神经系统损伤的位置和程度。③视诱发电位

(visual evoked potential,VEP)：采用眼前30cm低频闪光刺激视网膜，在双侧枕部头皮记录视诱发电位。VEP主要来源于视网膜黄斑区的锥状细胞，经外侧膝状体投射到枕叶皮质的电位变化，因此，视力低于0.1者无诊断价值。一般认为一过性VEP早成分即$N_1P_1N_2$，主要代表枕叶皮质的电活动；峰潜伏期代表视觉冲动的传导速度；峰波幅代表参与视觉兴奋的神经纤维数目，即反映电位强度，当轴突损伤时对峰波幅的影响最大。因此，视神经损伤时患眼VEP峰潜时延长、波幅下降；视束、视放射损伤时，中心视野缺损VEP异常最活跃，患侧峰潜时延长、波幅低、P_1N，缺如，半侧视野缺损次之，四分之一象限盲则多属正常；枕皮质损伤缺乏特征性改变，严重时可有异常表现。

3)放射性核素检查：使用核素脑显像剂注射到病人的血管或蛛网膜下腔，再用探测仪器检查放射性核素的聚集和消散过程，并摄成照片，然后进行分析做出诊断。对急性颅脑损伤的应用较少，目前主要是针对亚急性或慢性阶段的损伤并发症及后遗症，如慢性硬膜下血肿，脑血管损伤引起的栓塞、动静脉瘘、脑脊液瘘以及脑积水等等。常用方法有三种：①放射性核素闪烁脑血管造影：主要了解脑血流图像，常用核素脑显像剂为高99m锝酸($Na^{99m}TcO_4$)，术前30min应先口服过氯酸钾400mg封闭脉络丛、甲状腺和唾液腺。快速静脉推注容积为1~1.5ml的$Na^{99m}TcO_4$生理盐水溶液，然后以每2秒一张的速度连续拍摄照片15~20张，必要时，最后于5min及60min再照静态核素脑显像以资比较。阅片时主要应观察颈动脉、大脑中动脉有无闭塞，上述血管是否有核素充盈，双侧半球放射性分布是否对称，有无静脉相核素清除延缓现象。②放射性核素脑扫描：主要显示脑的生理图像，利用血脑屏障在脑病变或损伤后遭到破坏，使放射性药物得以进入病损区，而呈现出异常浓聚影像，据此可以做出诊断。一般于注射后1h开始显像，为使核素更多的透过受损的血脑屏障亦可延长显像时间。核素脑扫描显示亚急性或慢性硬膜下血肿的阳性率较高，可见脑表面有新月形放射性聚集影，但应注意头皮损伤时也有类似的表现，不可混淆。脑挫伤区、脑炎性病变亦可呈现浓聚影。脑脓肿则常为环状放射性分布。颅内动静脉瘘的核素显像可资定位。③核素脑脊液成影：使用不弥散的放射性核素药物注入蛛网膜下腔，观察其随脑脊液循环而流动的过程，有无滞留、梗阻或漏出。因此，对颅脑外伤后脑积水、脑脊液漏及蛛网膜下腔粘连，均有重要价值。一般多采用脑室穿刺注药或椎管鞘内注射。选用的放射性核素药物是^{99m}Tc–血浆血蛋白1~2.0毫居里或^{99m}Tc-DTPA1-20毫居里或^{99m}Tc-DTPA0.5~1.0毫居里。经椎管注药后1~2h小脑延髓池及脑基底池显影，3~4h大脑侧裂池可见，6h升至大脑凸面，24h聚集在矢窦旁蛛网膜颗粒区域。经脑室注药则随即可见Ⅲ、Ⅳ脑室显影，并进入小脑延髓池及脑底池。阅片时应注意有无阻塞性脑脊液循环障碍，是否脑室扩大，有无自蛛网膜下腔逆行回流入脑室的表现。大脑凸面有无局限性放射性稀疏区，说明该处有受压情况。此外，对脑脊液鼻漏和耳漏的定位是较为可靠的方法。

15.3 诊断和治疗原则

15.3.1 诊断原则

颅脑损伤是一种严重而又复杂的创伤。它不单是中枢神经系统的原发性损伤，同时有一系列继发性损伤以及二次脑损伤发生，促使病情加重。而且颅脑损伤各种合并性损伤和并发症的发生则更使颅脑损伤的诊断和治疗复杂化。虽然CT的问世和许多新治疗措施的应用，已经在相当程度上改善和提高了颅脑损伤的诊治水平，但从更为广阔的范围，从实际出发，各地区与单位之间差距仍然较大。重型颅脑损伤的死亡率一直徘徊在30%~60%之间。因此，进一步提高对临床征象的认识和分析能力、掌握扎实的基本功仍是广大神经外科工作者的方向。

(1)颅脑损伤的检查

颅脑损伤病人往往是伤情重、情况急、变化快，又常因意识障碍不能配合检查，如何有重点地收集病史和简洁扼要地查体，是迅速做出判断的关键。

但也不可忽视全面的系统检查，既要重点突出，也要顾及整体。

1)病史：颅脑损伤病人因常有逆行性遗忘，往往不能自述病史，对目睹者或陪送人应详加询问，仔细了解受伤时间、致伤原因、病情表现和处理经过。特别是：对暴力的性质、大小、方向、着力点、次数和头颅是在静止还是运动情况下受伤；对伤后意识的改变，有无昏迷及昏迷的程度、持续时间，是否出现中间意识好转期和清醒的程度；对伤后表现，有无头疼、呕吐、抽搐、瘫痪，是否加重，有无瞳孔异常和耳、鼻出血、溢液；以及伤后生命体征变化和曾经接受的治疗、检查结果和既往疾病史等，均应一一了解。

2)查体：颅脑损伤病人的查体，除神志清楚，能主动配合检查者外，一般都难以做到完整细致的全身检查和神经系统检查，尤其是对某些中枢神经系统的功能检查，如嗅、视、听、语言和感觉方面的障碍，只有在病人清醒之后才能进行检查。不过大多数病人虽然因为意识不清、欠合作，但通过认真的床旁观察，视其对外界刺激的反应、客观存在的体征和反射也能够做出正确的判断，如肢体瘫痪及脑干反射的变化等。①局部检查：包括头颅、颌面、五官及颅颈部。应注意：头部着力点损伤情况，有无开放伤、钝挫伤引起的脑损伤；眼眶有无皮下瘀血，眼球是否突出、搏动；耳鼻有无出血、溢液：咬合是否有异常，常能揭示上下颌骨骨折；颈部有无骨折、畸形或脱位；如有开放性颅脑损伤，尚须注意部位、有无异物或骨折片嵌入，是否有脑组织或脑脊液溢出，但切忌触摸创口，以防出血。②全身检查：主要是包括两个方面：其一是有无合并伤，常见者有颈、胸、四肢、脊柱和腹部损伤。高位颈髓损伤常引起四肢瘫痪、呼吸困难和血压下降。胸部创伤往往有呼吸窘迫、肋骨骨折、血气胸、皮下捻发音或上腔静脉所属区域皮肤及黏膜点状出血。四肢骨折多有畸形和活动受限，须与肢体瘫痪相鉴别。脊柱骨折除有局部畸形、压痛外，还常有脊髓横贯损伤和腹胀、大小便失禁、深浅反射消失。腹部损伤则以实质脏器破裂内出血为主。骨盆骨折时挤压骨盆往往有明显疼痛。其二是既往疾病的情况，如高血压、心脏病、糖尿病、癫痫、出血性疾病及精神病等。③神经系统检查：重点是病人的神志状况。对外界的反应、四肢运动情况及眼部征象。神志状况：对清醒的病人出现意识障碍较易发现，但对已有意识障碍的病人有所加重时，则较难查觉。必须认真观察，仔细比较，统一标准(参看 GCS 表)，定时复查并记录。有时根据病人对外界反应的灵敏度也可以估计意识状况，例如，对声音、光线、冷或热的刺激反应，或对针刺肢体屈面皮肤、压迫眼眶的反应，有无防卫动作，是逃避还是丧失。甚至可以根据病人某个有意义的动作，是恢复还是丧失来判断病人的意识状况，如有无遮羞的动作，若病人失去牵衾掩体的动作则表示意识恶化。眼部征象：除眼球的运动和位置之外，应重点检查瞳孔的大小、形态、光反应灵敏度，并双侧比较。一侧瞳孔不规则或光反应减弱甚或稍有缩小时，可能为动眼神经受压的早期一过性表现，该侧睫脊反射(刺激颈侧皮肤时瞳孔散大)亦有减弱。眼震的出现，往往提示颅后窝的损伤。此外，眼底水肿在颅内血肿早期虽不多见，但亦有伤后 30～40min 即有眼底出血、水肿的报道。而亚急性和慢性血肿有眼底水肿者在 50%以上。运动系统：主要是肌力、肌张力和共济运动的检查；肌力 0 级表示完全瘫痪；Ⅰ级可见肌肉收缩但无肢体运动；Ⅱ级在没有地心引力的影响下能主动运动，Ⅲ级能克服地心引力，作自主运动；Ⅳ级能抵抗阻力而运动；Ⅴ级为正常肌力。上运动神经元损伤后，由于解除了对下运动神经元的抑制作用，因而表现肌张力增高、腱反射亢进、病理反射阳性、肌萎缩不明显等特征，称痉挛性瘫痪；反之，下运动神经元损伤(脊髓前角细胞以下)由于反射弧的破坏，及神经营养障碍，表现肌张力低、腱反射消失及肌萎缩，又称弛缓性瘫痪。面瘫及肢体单瘫多为大脑皮质运动区的损伤；偏瘫常属大脑半球较广泛的损伤；三偏(偏盲、偏瘫、偏身感觉障碍)为内囊损伤的表现；交叉性瘫痪(同侧颅神经麻痹及对侧偏瘫)则系脑干损伤特征。对昏迷病人作运动检查时，可以用肢体坠落试验、疼痛刺激反应或将腿并拢伸直不予扶持视有无瘫痪侧足向外倾倒。此外，小脑损伤可有患侧共济失调、肌张力低、反射减弱及 Romberg 征(睁眼并足难立试验)阳性。但对昏迷的病人，只有通过肌张力低、腱反射减弱和眼震来分析有无小脑损伤。反射：一侧浅反射的减弱或消失常暗示对侧大脑半球的损伤；一侧运动皮质或锥体束的损伤，易出现对侧痉挛性偏瘫，故不仅有腱反射亢进，且常有肌阵挛表现，病理反射亦多为阳性。

(2)辅助检查的选择

颅脑损伤的早期诊断除了根据病人的致伤机理和临床征象之外，在很大程度上还要依靠各种有关的辅助检查。正确利用辅助诊断手段，既不过分依赖仪器设备，也不偏废临床判断。

首先，应从病情考虑决定辅助检查的取舍，有时特重型颅脑损伤病人，就诊时已处于濒危状态急需抢救，在这种情况下救命第一，不可稍有迟疑，应采取果断、有效的措施，甚至将病人直接送入手术室抢救，决不能为例行检查而延误时机。对急性硬膜下血肿伤后4h内行手术治疗，其死亡率为30%，而超过4h手术死亡率为90%。因此在对颅脑损伤患者的救治中，尤其是需要行外科手术治疗的患者，“时间就是生命”。

第二，应首选快速准确的检查方法，如CT扫描。但在无CT扫描的医院，不可为了做特殊检查而将病人转来转去，花费时间，延误病情。对急性颅脑损伤来说，原则上应以就地治疗为宜，即使伤情允许也要权衡利弊，认真考虑，因为有时貌似稳定的病人很可能在途中突然恶化，威胁病人生命，特别是小儿或老年病人更应慎重。有人统计急性硬膜下血肿病人直接入院者死亡率29.8%，转送入院者35.6%，显然与时间拖延致伤情恶化有关。

第三，应按一定顺序检查颅脑外伤病人，如果伤情允许，即应由简到繁按序作常规检查，目前临床最常用的CT扫描检查，对有持续意识障碍，或清醒后再昏迷者，有一目了然的优越性，而且有条件时可作动态观察；MRI仅在颅内有血管性损害或实质性病变属CT等密度时，才能发挥其特殊的性能，对急性颅脑外伤病人不宜使用；脑血管造影检查，仅用于颅脑外伤后颅内动脉瘤、动静脉畸形、颈内动脉海绵窦瘘的病人，对于急性期颅脑损伤患者不适用。至于脑电图、脑电地形图、诱发电位、放射性核素检查及数字减影脑血管造影等，则为颅脑损伤后期有并发症和后遗症时，需要选用的辅助检查项目。

第四，应根据病变性质选择辅助检查，如果需要了解颅骨骨折的情况、颅内异物的形态、大小和数目，有无生理性或病理性钙化、颅骨缺损的形状、大小以及颅颈损伤、脑挫裂伤，各类颅内血肿、脑室内出血、脑水肿、脑梗死、脑积水、异物定位、弥漫性肿胀及轴索损伤等应首选CT扫描检查；对CT等密度的血肿、脑血管病，位于颅顶、颅底、颅后窝的病变或需要在冠状和矢状剖面上显示的病损以及脊髓的损害均以MRI检查为佳；对脑血管性损伤，如动脉瘤、动静脉瘘应首推脑血管造影；对脑脊液漏、脑缺血则常考虑核素显影检查。

(3)伤情判断的原则

1)掌握伤情基线：即是将病人伤后的基本情况作一较系统的了解，作为基线，并在观察、治疗过程中不断比较分析，做出判断。共有10个方面：①意识状态(GCS评分)。②生命体征。③眼部征象。④运动障碍。⑤感觉障碍。⑥小脑体征。⑦头部检查。⑧脑脊液漏。⑨眼底情况。⑩合并损伤。

2)损伤机理分析：①加速性或减速性损伤；加速性颅脑损伤多以着力点局部凹陷骨折和脑冲击伤为主；减速性颅脑损伤则以线形或放射形骨折和脑对冲伤为重。②着力点：垂直于颅盖的暴力，易致凹陷或粉碎凹陷骨折，局部脑挫伤或脑内出血，斜向暴力常引起线形骨折和对冲性脑损伤或扭转性脑损伤；挤压的暴力可造成双颞部和颅底骨折，硬膜外血肿；额部着力以前颅窝骨折和额极脑挫伤为主；枕部着力则以额、颞前端及底部脑挫裂伤最为显著。③骨折线：通过血管压迹或静脉窦的骨折线可致硬膜外血肿；顶前份受击骨折线多发生在颞部或颅中窝；枕部骨折常穿越横窦，可引起横窦沟出血或骑跨幕上下的硬膜外血肿；一侧顶后枕部骨折向颞部或颅中窝延伸时，可在同侧发生硬膜外血肿，而在对侧额颞部引起硬膜下或脑内血肿。

3)影响判断的因素：①酒后受伤。②服用镇静剂。③与其他疾病混淆。④脑脊液漏自行减压。⑤强力脱水之后。⑥休克。遇有上述情况时应慎加分析，严密观察，及时作CT扫描检查及/或颅内压监护。

4)颅内血肿定位：①幕上血肿意识恶化较突出，幕下血肿呼吸改变较明显。②单侧锥体束征多系幕上血肿，双侧锥体束征则常见于颅后窝血肿。③眼睑瘀斑及耳鼻出血溢液常伴幕上血肿，乳突部瘀斑(Battle氏征)和颈肌肿胀应警惕后颅窝血肿。④颞部血肿，动眼神经受累症状常早于意识再障碍。⑤额部血肿有进行性意识恶化而无定位症状，情况多突然变化，瞳孔随即散大。⑥顶部血肿易致对侧偏瘫，意识障碍加重时，瞳孔始渐次散大。⑦枕部血肿较少，常为脑内血肿，缺少定位症状，头痛呕吐较显著。⑧横窦沟小血肿多有枕骨骨折穿过横窦，出现进行性颅内压增高、头痛呕吐剧烈、眼底水肿、缓脉、缺乏定位体征。⑨颅后窝血肿、头痛呕吐明显，常有双侧锥体束征，颈强直，呼吸抑制较多见。

15.3.2 治疗原则

(1)院前急救及急诊科处理

1)见前(15.1.4)。

2)手术治疗:手术治疗的原则是救治病人生命,纠正或保存神经系统重要功能,降低死亡率和伤残率。颅脑损伤手术主要针对开放性颅脑损伤、闭合性损伤伴颅内血肿或因颅脑外伤所引起的并发症和后遗症。手术仅仅是整个治疗中的一个环节,决不能只看重手术而忽略非手术治疗和护理工作。①术前准备:颅脑损伤手术常属急症,往往时间仓促,容易忽略术前准备工作,以致对病人全身情况和重要器官的功能了解不够,直接影响到手术的成败。特别是对小儿和老年病人更不能掉以轻心,术前均应有重点地询问病史和体格检查,并做好各项术前准备工作。全身准备:在决定手术治疗后,除非病人处于昏迷或十分危重的情况,都应做好必要的精神准备,以消除因情绪紧张所引起的不良反应。若条件许可应进行心、肺检查,了解肝、肾功能、出凝血时间和尿糖。术前禁饮、禁食时间越长越好、剃发应在术前1h进行。无论开放性或闭合性颅脑损伤,术前均常规给予抗生素预防感染。对有开放伤者尚须注射破伤风抗毒素。特殊准备:从颅脑损伤的特点来看,只有部分亚急性或慢性阶段的颅脑外伤病人,能够从容不迫地进行术前准备,多数急性颅脑外伤病人均需同时分头做好各项准备工作,以争取时间。对已有脑疝形成的病人,为了争分夺秒,应在准备皮肤的同时快速滴注强力脱水剂、放置保留尿管、清除气道分泌物,或行气管内插管甚至气管切开。于抽取配血标本的同时送检血糖,肝、肾功能及有关化验。对躁动不安难以合作者或开放伤脑膨出的病人,应于麻醉后再行剃发,以免加重病情。②麻醉选择:急性颅脑损伤病人麻醉的要求,主要是快速、平稳,较少影响颅内压。因为病情急重、躁动不安而要求麻醉师在CT室或其他辅助检查之前就进行麻醉者已屡见不鲜,甚至在病室或急症室就行气管内插管辅助呼吸,其实此时麻醉即已开始。因为颅脑损伤病人容易引起气道阻塞或呼吸抑制,加重脑水肿及颅内压增高,维持足够的通气量至关重要。故一般多采用气管内插管麻醉,偶尔病人于术前抢救时已行气管切开,亦可经切开处插管,便于必要时可给予辅助呼吸或控制呼吸。辅助呼吸以不打断病人自主呼吸为宜,仅于吸气时稍施正压(10~15cmH_2O 即 0~1.1kPa),略增加通气量,按每分钟16次左右,每次吸气量为8~10ml/kg即可,维持动脉血气值二氧化碳分压在4.66kPa(35mmHg)为宜。麻醉方法和药物的选择因人而异,对神志清楚合作的头皮、颅骨或外伤性癫痫手术可以考虑局部麻醉;对大多数开颅手术病人,则常用全身麻醉;因为需用电凝止血,故不宜选用易燃或易爆的麻醉剂。可供选择的全身麻醉方法和药物有:气管内插管吸入麻醉,以硫喷妥钠、和司考林快速诱导插管,然后用氟烷、安氟醚或异氟醚维持;气管内插管静脉麻醉,根据病人呼吸状况采用快速诱导插管或用静脉 γ-羟基丁酸钠加冬眠强化、局部气管喷雾麻醉、保留自主呼吸插管,然后用1%普鲁卡因静滴维持,酌情辅以冬眠药物、γ-OH或氟芬合剂;气管内插管吸入及静脉复合麻醉,利用吸入麻醉的快速作用,可以迅速达到一定深度,同时,利用静脉麻醉维持平稳,当颅内血肿清除后病人意识好转,麻醉转浅时,可以适量吸入麻醉剂加深,又无术毕苏醒延迟之弊,并利于观察病人的意识状况。③基本手术方式。钻孔探查:适用于伤情较重、迅速恶化的病人,来不及进行其他辅助性检查,而需要紧急钻孔,其目的不外乎解救病人于危命、探查、清除颅内血肿。钻孔方法,常用锥孔或钻孔两种,前者为细孔,操作简单快速,可在现场、床旁施行,孔径较小,仅能探察有无血肿,但难以清除血肿;后者系用颅钻钻孔,一般都在手术室施行,孔径较大,可作为进一步开颅术的孔位。通常根据颅脑损伤机理和临床征象即可初步判定钻孔探查的部位。首先应选骨折线通过血管压迹附近钻孔,因硬膜外血肿90%均伴有骨折;其次应选在颞部,其阳性率可达70%,尤其是瞳孔散大侧,因瞳孔变化的可靠性占90%;其后则可按额颞部、顶颞部、额前及枕后的次序钻孔探查。由于头颅CT的普及以及大多数医院急诊绿色通道的建立,尽可能保证患者在入院后20~30min内完成头颅CT检查,直接行手术治疗;因此目前较少采用锥颅或钻孔的方法。骨窗开颅:经术前检查明确颅内血肿并进行精确定位后,骨板开颅,一般为8~10cm大小的骨窗,若脑挫裂伤脑水肿严重合并恶性颅内高压者,应采取标准外伤大骨瓣开颅方法(骨窗范围为10~14cm)。清除硬膜外血肿或呈瓣状切开硬脑膜清除硬膜下及(或)脑内血肿。此方法可以作为颞肌下减压术和额颞部脑挫裂伤减压术的基本术式。骨瓣开颅:常用于诊断和定位均较明确的病人,可以在术前预计好骨瓣的位置和大小,显露较好,操作有序,方便止血,不留缺损。开颅时,对颅内血肿压力较高的病人每当骨瓣翻起之际,因突然减压,常可引起血压下降,致使脑血管灌注压骤减,可加重脑缺血、缺氧损害,需要引起手术医师的重视。开放伤清创:原则是及早手术清创。颅脑开放伤的早期清创时限可以延长到伤后 72 小时,在此期间除非有特殊的污染,一般都较少发生感染,清创缝合后常能一期愈合。但应强调,清创的成败在相当程度上取决于机械清洁的彻底与否。因此,原则上清创宜在全麻下施行,才有利于充分清洗创口:在未准备好输血的各个环节之前,不要轻易触动嵌于创伤内的毛发和异物,以免引起大出血;应用灭菌生理盐水冲洗,冲洗时不可正对创口以免灌入颅腔;清创要求彻底,异物尽可能摘除;硬脑膜必须修复,头皮全层缝合;颅骨缺损留待后期处理。

3)非手术治疗:需要手术治疗的颅脑损伤病人约为 15%,实际上绝大部分的轻、中型及重型颅脑损伤中的部分病人多以非手术治疗为主。在急诊科进行急救处理后转入神经外科重症监护室,具体治疗如下。

A. 预防及治疗低血压及低氧血症:很大一部分颅脑外伤时患者在入院前及入院后都存在低血压及低氧血症,低血压及低血氧可明显增加重型颅脑损伤患者的死亡率。最新颅脑损伤指南明确指出:尽可能将收缩压控制在 90mmHg 以上,如果低于 90mmHg,尽快给予纠正;同样对于低氧血症,血氧分压不能低于 60mmHg。纠正低血压及低氧可以明显改善患者的预后。

颅脑外伤所致的低血压治疗原则与其他危重患者的治疗基本相同,但需要特别注意的是要维持足够的脑灌注压。首先需通过中心静脉压(CVP)评估循环血容量,同时根据临床表现选择补充晶体、胶体或全血。如果容量补足后仍无法维持有效血压,此时必须查明低血压的病因并进行处理,成人单纯因颅脑损伤引起的低血压较少见,因此需要排除其他原因。如多发伤导致失血、脊髓损伤、心脏填塞以及张力性气胸等都可能造成低血压。如果上述原因排除后仍然无法维持有效血压,可酌情使用血管活性药物。

低氧血症的治疗原则与其他危重患者的处理基本相同。增加吸入氧浓度可改善机体摄氧。但是对于因肺水肿导致换气功能障碍的患者,需要通过 PEEP 通气模式改善换气功能,并增加氧气弥散能力,进而改善低氧血症。PEEP 在改善低氧血症的同时可降低吸入氧浓度,避免高浓度氧的毒性作用。需要注意的是 PEEP 可能会增加脑顺应性减低患者的颅内压,在临床实践中,可通过头高位来减少高压通气对 ICP 的影响。

B. 高渗疗法治疗颅高压:详见(15.1.4 急诊科治疗中药物治疗部分)

C. 预防性低温疗法:通常认为使用预防性低温治疗颅脑外伤患者有助于控制高热以降低脑代谢率和脑耗氧量,增强脑组织对缺氧的耐受性,减少脑血容量和颅内静脉压,改善细胞膜的通透性,防止脑水肿的发展。冬眠疗法和亚低温治疗可用于严重脑挫裂伤、脑干及(或)丘脑下部损伤伴高热和去脑强直的患者。但是目前关于亚低温治疗对颅脑外伤患者的疗效尚无确实的循证医学证据。

亚低温疗法常用药物:氯丙嗪 50mg、异丙嗪 50mg 及度冷丁 100mg(Ⅰ号合剂,小儿按 0.5 ~ 1mg/kg 计算);或海德琴 0.6mg、异丙嗪 50mg 及度冷丁 100mg(Ⅱ号合剂);或酰普马嗪 20mg、异丙嗪 50mg 及度冷丁(Ⅳ号合剂)。

使用方法:将上述药物加入 500ml 5%葡萄糖溶液中滴注,待患者自主神经得到显著抑制、御寒反应减弱或消失后,逐渐开始物理降温。通常每降低 1℃,脑耗氧量与血流量即下降 4%左右,降温深度依病情而定,以 32 ~ 35℃为宜,过高达不到降温目的,过低有发生心律失常和低血压的危险。降温过程中切忌发生寒战、冻伤及水电解质失调,一般持续 3 ~ 5d 即可停止物理降温,使患者自然复温,逐渐减少用药乃至停药。复温困难时可加用电热毯,以促进体温的回升。近年来,国内外采用肌松冬眠合剂 + 呼吸机 + 冰毯降温的亚低温正规治疗方法,取得良好效果。该方法不但能使患者的体温迅速达到亚低温水平(32 ~ 35℃),而且无寒战和呼吸对抗所致的颅内压波动。但是尚无明确证据表明亚低温疗法能降低颅脑外伤患者的死亡率。

D. 预防感染:目前国内普遍认为颅脑损伤患者的感染问题重在预防:对于开放性颅脑损伤,包括颅底骨折所致隐性开放伤在内,需早期给予能透过血脑屏障的抗生素;对严重的闭合性脑损伤和手术患者,亦应常规给予预防性抗菌药物。因为颅脑外伤患者细胞免疫力明显下降,易致肺部、泌尿系或颅内感染,特别是老年人或长期昏迷患者。

抗菌药物应用原则:颅脑外伤患者使用抗菌药物,应有的放矢,切忌滥用;对有感染征象者须查明原因，找出病原菌，然后根据药敏结果遴选恰当的抗菌药物；避免盲目多种广谱抗生素同时使用，易致菌群失调；控制感染应有针对性，对颅内炎症需选用脂溶性较强、分子量较小、能透过血脑屏障的抗生素，对肺、尿路和软组织感染则以 β－内酰胺类和氨基糖甙类为佳；抗菌药物的剂量宜大，以便提高其在脑脊液和脑组织中的浓度，可选用 1～2 种有协同作用的药物联合应用，即使感染已得到控制，亦勿立即锐减，至少继续延用 3～5 日；对有损肝、肾功能和听力的药物，应根据患者肝、肾功能情况调整剂量和间隔时间。

预防性抗菌药物的使用方法：预防感染一般可选用青霉素 480 万～960 万单位/日、氨苄青霉素 4g/日或氯霉素 1g/日；对开放性颅脑损伤的感染预防，可用氯霉素 1g/日加氨苄青霉素 4g/日静滴，加 SMZ 口服或静滴，首剂 2g，继以 1g/日维持 3～5d；对预防手术感染，有人提出术前 1h 给予头孢唑啉钠 1g 及庆大霉素 80mg 静滴，术中用 50u/ml 的杆菌肽生理盐水作为冲洗液可显著降低手术感染率。

若已有颅内感染，则应按病原菌种，及时选用适当的抗菌药物治疗。针对性使用方法如下：

葡萄球菌感染：可选用氯霉素 2～3g/日；林可霉素（Lincomycin）1.6～2.4/日；磷霉素（Fosomycin）2～8g/日；头孢三嗪（Ceftriaxone）0.5～1.5g/日或 SMZ 400mg 与 TMP 80mg 丙二醇溶剂 2 支，继而每 6h 1 支静滴。儿童用量按体重计算。对于凝固酶阳性葡萄球菌感染应首选去甲万古霉素或万古霉素 1～2g/日。

革兰氏阴性杆菌感染：可选用氯霉素 2～3g/日；氨苄青霉素 6～12g/日；氧哌嗪青霉素 4～12g/日；头孢哌酮钠（Cefobid）2～4g/日；头孢噻肟钠（Cefotaxime）2～4g/日；头孢噻甲羧肟（Ceftazidime）1～4g/日；头孢三嗪（Ceftriaxone）0.5～1.5g/日或氨噻肟唑头孢菌素（CMX）1～2g/日分次静脉滴注。儿童须按体重计算。厌氧菌感染：多为混合性感染，可选用甲硝唑（Ftagyl）1.5g/日加青霉素 G100 万～300 万 u/日加氯霉素 2～3g/日分次静滴。儿童须按体重计算。

绿脓杆菌感染，可选用 β－内酰胺类抗生素，如羧噻吩青霉素（Ticarcillin）4～16g/日；氧哌嗪青霉素（Piperacillin）4～12g/日；呋苄青霉素（Furbenicillin）6～12g/日；头孢噻甲羧肟（Ceftazidime）1～4g/日或亚胺硫霉素（静脉用 Imipenem）等与抗绿脓杆菌氨基糖甙类抗生素，如妥布霉素（Tobramycin）120～240mg/日或庆大霉素 160～240mg/日合用，以控制绿脓杆菌感染。此外，新合成的喹诺酮类药物，环丙氟哌酸（Ciprofloxacine）0.5～0.75g/日，亦有较好的疗效。

变形杆菌感染：可选用头孢氨噻肟 2～4g/日：头孢三嗪 0.5～1.5g/日或头孢哌酮钠 2～4g/日分次静滴。儿童须按体重计算。

最新的颅脑损伤救治指南指出：在重型颅脑损伤患者，由于机械通气和有创监护设备的使用，发生感染的机会有所增加。并发的感染将增加颅脑外伤患者的死亡率，延长住院时间。需要从多方入手预防颅脑外伤患者的感染，包括脑室外引流（EVD）等 ICP 监护方法的使用，无菌状态下置入脑室内或其他 ICP 监护装置，预防院内感染发生等等。在插管的颅脑外伤患者中，不推荐全身性使用抗生素，以防出现选择性的耐药微生物。然而，有学者发现在插管时短期使用抗生素可以降低肺部感染的发生率。在重型颅脑损伤患者中，早期进行插管或行气管切开术时，不会改变肺炎的发生率，但可能会降低机械通气的时程。

E. 深静脉血栓的预防：深静脉血栓（DVT）是成人颅脑外伤常见的并发症，在不使用预防性用药的情况下发生率高达 58%。外伤患者发生血栓形成的危险因素主要包括：脊髓损伤，骨盆、股骨及胫骨骨折，外科手术，患者年龄和输血等。颅脑损伤也是危险因素之一。

DVT 的发生率与使用的检测方法有一定关系，应注意区分有临床症状的 DVT 与采用静脉造影或放射性纤维蛋白原扫描等实验室检测方法检出的 DVT，部分后者只局限在腓肠肌支配区域，而且不会有进一步的发展。但是如果血栓累及邻近静脉，就会产生症状并有造成肺栓塞的危险。

在神经外科患者预防 DVT 发生的方法主要有两种：机械性方法（使用弹力袜）和药物方法（小剂量或低分子量肝素），一般认为机械性的方法风险相对较低，基于循证医学三级证据的支持，神经外科治疗指南推荐对重型颅脑损伤患者使用弹力袜进行治疗。但是如果患者下肢末端受伤，将会限制这种方法的使用。使用小剂量或低分子量肝素的风险是颅内或全身出血，这将直接导致患者的死亡，所以任何预防 DVT 发生的措施都要兼顾到安全性。

使用药物方法预防颅脑外伤患者 DVT 的实验

表明，低分子量肝素可能可以降低静脉血栓发生的概率，但可能增加颅内出血的风险。也有个别报道推荐在围手术期采用药物方法预防 DVT 的发生，但是这种做法的安全性有待于进一步确实。因此，神经外科治疗指南指出就目前的研究结果来看，没有充分证据支持推荐使用药物方法预防 DVT。

总之，目前尚无有力的证据支持对重型颅脑损伤患者进行 DVT 的预防。

F. 改善脑灌注治疗：由于颅脑外伤患者病情复杂，因此选择最佳 CPP 阈值非常困难。而且临床不推荐通过升压药及扩容的方法增加 CPP。在重型颅脑损伤的救治中，应该采取一些简易措施减少导致颅内压升高和 CPP 降低的因素，具体措施如下：

Ⅰ. 头高体位（15 ~ 30°）：通过头高脚低位保持从头部回流至静脉的压力在适当范围。目前头部抬高的确切角度还存在争议，颅脑损伤救治指南推荐抬高头部 30°，但在抬高头位的时候需要注意颅内压及血压换能器的调零均应保持在 Monro 氏孔水平。

Ⅱ. 呼吸道保护和控制性通气：昏迷患者自身不能保持呼吸道通畅，需进行气管插管，以保证呼吸、防治误吸。60%的脑外伤患者有呼吸异常，对于此类患者应该早期控制呼吸以阻止 PCO_2 的快速改变，因为低氧和高碳酸血症容易造成 ICP 急剧升高；而且重型颅脑损伤患者常出现低通气量的周期发作，而控制通气能够有效阻止其发生。早期气管切开能够有效缩短 ICU 住院时间。

Ⅲ. 控制体温：颅脑损伤患者恢复过程中常有发热，发热具有强力的扩血管作用和提高脑组织代谢率的作用，会显著增加颅内压，严重影响患者预后。因此需要使用退热药物结合冰毯降温。由感染所致的发热需要根据细菌培养结果使用有效的抗生素抗感染治疗。

Ⅳ. 预防癫痫发作：硬膜下血肿、颅骨骨折、神志不清或昏迷超过 1d、年龄大于 60 岁等是引起颅脑损伤患者外伤后癫痫的重要因素。因此对于此类患者需要严密观察。苯妥英钠能减少伤后 1 周内癫痫的发作，最新的颅脑损伤指南推荐在创伤后第一周预防性使用苯妥英钠预防癫痫，而不推荐颅脑损伤 1 周后进行预防性治疗，不但不能降低癫痫发生率，而且会导致严重毒副作用。由于抗癫痫药物具有两面性，在预防性应用抗癫痫药物需要注意：快速静脉注射苯妥英钠能够导致心律失常和低血压，因此患者充分复苏并且血流动力学稳定后，方可给予苯妥英钠治疗。

Ⅴ. 改善脑组织氧含量：可通过增加动脉氧分压以及维持足量血红蛋白来提高脑组织氧含量。理想的血红蛋白浓度约 10g/L。血红蛋白降低直接降低血液的携氧能力，并抵消其改善血液黏滞度的作用；但是过高的血红蛋白也会降低 CBF。在血红蛋白携氧接近饱和的情况下，提高血氧含量的唯一方法是增加溶解于血液中的氧含量，尽管所占比例很低，但对于缺血组织而言极其重要。

Ⅵ. 镇静镇痛治疗：颅脑外伤患者急性期的躁动、抽搐、强直或癫痫发作，常加重脑缺氧，可促进脑水肿的发展，危害极大，应及时加以控制。对躁动不安者，首先须查明原因，根据不同情况给予相应处理；如为颅内血肿所致，应以清除血肿缓解颅内高压为主；若属疼痛、尿潴留或缺氧所致，则须及时予以解除或纠正。

其次是选用适当的镇静、镇痛剂，由于颅脑外伤患者较难合作，故多采用注射给药，常用的镇静剂有：安定注射液 10mg/次；咪唑安定 10 ~ 15mg/次；苯巴比妥钠 100 ~ 200mg/次；异戊巴比妥钠 100 ~ 500mg/次；氯丙嗪 50mg/次或异丙嗪 50mg/次肌注或静滴。常用的镇痛剂有：度冷丁 50mg/次，芬太尼 0.1mg/次，纳络酮 0.4mg/次肌注或静注；亦可用颅通定 30mg/次或延胡索乙素 0.1mg/次皮下注射。但不可忽视上述药物对呼吸抑制的副作用，应谨慎使用。

颅脑损伤救治指南认为镇痛及镇静剂是一种常见的控制 ICP 的治疗策略，在用镇痛及镇静剂时，要注意避免可能导致继发脑损伤的副作用。脑外伤患者的镇静药有降低血压的副作用，而血容量不足，更容易引起镇静剂所致的低血压，这一点在使用镇静药时要特别注意。

巴比妥的大剂量使用可以有效控制其他措施难以控制的颅内高压，然而巴比妥并不能明确改善预后。而且由于巴比妥具有潜在降低血压的副作用（25%低血压发生率），这种低血压效应会抵消降低颅内压提高脑灌注压的影响，因此不推荐预防性使用巴比妥。当需要使用巴比妥进行降颅压治疗时，应该进行持续的全身监测，避免血流动力学波动。

丙泊酚具有半衰期短的优点，能够保障神经功能检查，但需要注意的是，丙泊酚也是血管扩张剂，丙泊酚降低血压的程度超过了降低颅压的程度，因而灌注压也明显降低，可能导致二次脑损伤。

G. 癫痫的预防及治疗：

Ⅰ. 癫痫的预防：详见（15.1.4 急诊科治疗中药物治疗部分）。

Ⅱ. 癫痫的治疗：如果外伤后期出现癫痫发作，应该根据新的癫痫发作标准治疗方案进行抗癫痫治疗。静脉推注 5 ~ 10mg 地西泮或 2 ~ 5mg 罗拉西泮以终止癫痫发作。此类药物半衰期较短，若无后续抗癫痫药物维持治疗，癫痫常易复发。因此癫痫发作控制后继续静脉给予苯妥英钠 25mg/min，直至负荷剂量 15 ~ 50mg/kg。给予 300 ~ 400mg/d 维持，以防后续发作。待癫痫得到有效控制后可按照正规外伤性癫痫治疗原则进行治疗。

H. 过度通气治疗：目前没有过度通气治疗直接影响颅脑损伤患者治疗结果的实验。因此，除非患者有颅内压增高需要通过过度通气治疗，否则不推荐进行预防性过度通气治疗。而且由于伤后最初 24h 脑血流量下降明显，因此在该时间段要尽量避免过度通气。如果要进行过度通气，则需要同时监测 SjO_2 或脑组织氧含量，在保证脑组织充足氧供的前提下使用。

I. 类固醇类药物的应用：脑外伤患者使用类固醇药物一直存在争议，最新的治疗指南指出：现有证据表明类固醇类药物并不能改善预后或降低颅内压，而且大剂量的激素的应用可能增加患者死亡率，因此不推荐使用类固醇类药物治疗创伤性颅脑损伤。

J. 营养支持治疗：详见（15.1.6 颅脑损伤患者的营养补充）。

（费　舟）

16. 头皮和颅骨损伤

16.1 头 皮 损 伤

头皮是颅脑部分与外界暴力的表面屏障,具有较大的弹性和韧性, 对压力和牵张力均有较强的抗脑组织的损伤, 故而暴力可以通过头皮与颅骨传入颅内,造成脑组织损伤,而头皮却完整无损或有轻微的损伤。但头皮是一种特殊的皮肤,含有大量头发、毛囊、皮脂腺、汗腺及皮屑,往往隐藏污垢和细菌,一旦发生开放性损伤,易引起沾染,但由于头皮的血液循环十分丰富, 有较好的抗感染能力,只要能够及时施行彻底的清创,出现感染的概率较小;但头皮损伤若处理不当,可诱发深部感染,因此对于头皮损伤应给予足够的重视。头皮损伤外科处理时的麻醉选择, 要根据伤情及病人的合作程度而定, 头皮裂伤清创缝合一般多采用局麻,对头皮损伤较重或范围较大者,仍以全身麻醉为佳。单纯头皮损伤通常不致引起严重后果,但有时也可因头皮损伤后大量出血导致休克, 所以应妥善处理。

16.1.1 头皮血肿(scalp hematomas)

头皮富含血管,遭受各种钝性打击后,可导致组织内血管破裂出血,从而形成各种血肿。头皮出血常发生在皮下组织、帽状腱膜下或骨膜下并易于形成血肿。头皮血肿所在部位及类型有助于分析致伤机理,并能对颅骨和脑的损伤做出估计。

(1)皮下血肿

头皮的皮下组织层是头皮血管、神经和淋巴汇集的部位,伤后易于发生出血、水肿。

1)临床表现:由于头皮下血肿位于头皮表层和帽状腱膜之间, 受皮下纤维隔限制而有其特殊表现:体积小、张力高;疼痛十分显著;扪诊时中心稍软,周边隆起较硬,往往误为凹陷骨折。

2)诊断要点:采用头颅 CT 平扫的方法有助于排除凹陷骨折,以明确皮下血肿的诊断,同时可排除其他伤情。

3)治疗原则:皮下血肿无须特殊治疗,24h 之内给予冷敷以减少出血和疼痛,24h 之后改为热敷以促进其吸收。

(2)帽状腱膜下血肿

帽状腱膜下层是一疏松的蜂窝结缔组织层,其间有连接头皮静脉和颅骨板障静脉以及颅内静脉窦的导血管。当头部遭受斜向暴力时，头皮发生剧烈的滑动，可引起导血管撕裂，出血较易扩散，常形成巨大血肿。

1)临床表现：血肿范围宽广，严重时血肿边界与帽状腱膜附着缘一致，前至眉弓，后至枕外粗隆与上项线，两侧达颧弓部，恰似一顶帽子戴在病人头上；血肿张力低，波动明显，疼痛较轻，有贫血外貌；婴幼儿巨大帽状腱膜下血肿，可引起失血性休克。

2)诊断要点：结合外伤史、临床表现以及影像学检查可做出诊断。

3)治疗原则：对较小的血肿亦可采用早期冷敷、加压包扎，24h后改为热敷，待其自行吸收。若血肿巨大，则应在严格皮肤准备和消毒下，分次穿刺抽吸积血后加压包扎，尤其对婴幼儿患者，须间隔1～2d穿刺1次，并根据情况给予抗生素，必要时尚需补充血容量之不足。

(3)骨膜下血肿

颅骨骨膜下血肿，除婴儿可因产伤或胎头吸引助产所致者外，一般都伴有颅骨线形骨折。出血来源多为板障出血或因骨膜剥离而致，血液积聚在骨膜与颅骨表面之间。

1)临床表现：血肿周界限于骨缝，这是因为颅骨在发育过程中，将骨膜夹嵌在骨缝之内，故很少有骨膜下血肿超过骨缝者，除非骨折线跨越两块颅骨，但血肿仍将止于另一块颅骨的骨缝。

2)诊断要点：外伤史、临床表现结合影像学检查进行诊断。

3)治疗原则：骨膜下血肿的处理，早期仍以冷敷为宜，但忌用强力加压包扎，以防积血经骨折缝流入颅内，引起硬脑膜外血肿。血肿较大时，应在严格备皮和消毒情况下施行穿刺，抽吸积血1～2次即可恢复。对较小的骨膜下血肿，亦可采用先冷敷，后热敷待其自行吸收的方法。但婴幼儿骨膜下血肿易发生骨化形成骨性包壳，难以消散，对这种血肿宜及时行穿刺抽吸并加压包扎。

16.1.2 头皮裂伤(scalp laceration)

在头皮各层中，帽状腱膜是一层坚韧的致密结缔组织，它不仅是维持头皮张力的重要结构，也是防御浅表感染侵入颅内的屏障。当头皮裂伤较浅，未伤及帽状腱膜时，裂口不易张开，血管断端难以收缩止血，出血较多。若帽状腱膜断裂，则伤口明显裂开，损伤的血管断端易于随伤口收缩、自凝，反而较少出血。

(1)头皮单纯裂伤

1)临床表现：常因锐器的刺伤或切割伤，裂口较平直，创缘整齐无缺损，伤口的深浅多随致伤因素而异。除少数锐器直接戳穿或劈砍进入颅内，造成开放性颅脑损伤者外，大多数单纯裂伤仅限于头皮，有时可深达骨膜，但颅骨常完整无损，也不伴有脑损伤。

2)诊断要点：根据外伤史，结合临床表现多可做出诊断，必要时进行头颅影像学检查排除其他伤情。

3)治疗原则：处理的原则是尽早施行清创缝合，即使伤后逾24h，只要没有明显的感染征象，仍可进行彻底清创一期缝合，同时应给予抗菌药物预防感染及TAT注射预防破伤风。清创缝合方法：剃光裂口周围至少8cm以内的头皮，在局麻或全麻下，用灭菌盐水冲洗伤口，然后用消毒软毛刷蘸肥皂水刷净创口和周围头皮，彻底清除可见的毛发、泥沙及异物等，再用生理盐水冲洗，冲净肥皂泡沫，继而用灭菌干纱布拭干创部，以碘酒、酒精消毒伤口周围皮肤，对活跃的出血点可用压迫或钳夹的方法暂时控制，待清创时再一一彻底止血。常规铺巾后由外及里分层清创，创缘修剪不可过多，以免增加缝合时的张力。残存的异物和失去活力的组织均应清除，术毕缝合帽状腱膜和皮肤。若直接缝合有困难时可将帽状腱膜下疏松组织层向周围潜行分离，施行松解后缝合；必要时亦可将裂口作S形或瓣形延长切口，以利缝合。一般不放皮下引流条。

(2)头皮复杂裂伤

1)临床表现：常为钝器损伤或因头部碰撞所致，裂口多不规则，创缘有挫伤痕迹，创口间尚有纤维组织相连，没有完全断离。伤口的形态常能反映致伤物的大小和形状。这类创伤往往伴有颅骨骨折或脑损伤，严重时可引起粉碎性凹陷骨折，故常有毛发或泥沙等异物嵌入，易致感染。

2)诊断要点：头部外伤病史并结合临床表现，必要时进行头颅CT检查排除其他伤情。

3)治疗原则：尽早施行清创缝合，并常规用抗生素及TAT；清创缝合方法：术前准备和创口的冲洗清创方法已如上述。对复杂的头皮裂伤进行清创时，应做好输血的准备。机械性清洁、冲洗应在麻醉后进行，以免因剧烈疼痛刺激引起的心血管不良反应。对头皮裂口应按清创需要有计划地适当延长，或作附加切口，以便创口能够一期缝合或经修补后缝合。创缘修剪不可过多,但必须将已失去血供的挫伤皮缘切除,以确保伤口的愈合。对头皮残缺的部分,可采用转移皮瓣的方法,将创面闭合,供皮区保留骨膜,以中厚皮片植皮。

(3)头皮撕裂伤

1)临床表现:大多为斜向或切线方向的暴力作用在头皮上所致,撕裂的头皮往往呈舌状或瓣状,常有一蒂部与头部相连。头皮撕裂伤一般不伴有颅骨和脑损伤,极少伴有颅骨骨折或颅内出血。这类病人失血较多,有时可达到休克的程度。

2)诊断要点:头部外伤情况,结合临床表现即可做出诊断,必要时头颅CT检查以排除其他伤情。

3)治疗原则:尽早施行清创缝合,即使伤后24以上,只要没有明显的感染征象,仍可进行彻底清创一期缝合,同时应给予抗菌药物预防感染及TAT注射预防破伤风;清创缝合方法:原则上除小心保护残蒂之外,应尽量减少缝合时的张力,可采用帽状腱膜下层分离,松解裂口周围头皮,然后予以分层缝合。由于撕裂的皮瓣并未完全撕脱,常能维持一定的血液供应,清创时切勿将相连的蒂部扯下或剪断。有时看来十分窄小的残蒂,难以提供足够的血供,但却能使整个皮瓣存活。若缝合时张力过大,应首先保证皮瓣基部的缝合,然后将皮瓣前端部分另行松弛切口或转移皮瓣加以修补。

16.1.3 头皮撕脱伤(scalp avulsion)

(1)临床表现

头皮自帽状腱膜下层或骨膜下层撕脱,有时整个头皮甚至连额肌、颞肌一起撕脱。伤后失血多,易发生出血性休克,应及时处理。

(2)诊断要点

头部外伤史,结合临床表现即可做出诊断。

(3)治疗原则

根据病人的就诊时间、撕脱头皮的存活条件、颅骨是否裸露及有无感染迹象,处理方法不同。除早期积极抗休克治疗外,争取伤后尽早进行清创,其中撕脱皮瓣的处理是关键,其处理方法如下:

1)如皮瓣还未完全脱离且保留有血液供应时,宜细致清创,剪除挫伤严重的组织后予以复位缝合,皮下放置引流条,加压包扎。

2)如皮瓣已完全脱落而挫伤不严重时,将皮瓣行彻底清洁处理,尽可能行头皮小血管(供应头皮的主要血管如颞浅动静脉或枕动静脉)显微吻合术,然后全层缝合撕脱的头皮。该方法仅适于伤后6h之内,头皮瓣完整,无明显污染和血管断端整齐的病例,若能将一对动、静脉吻合成功,头皮瓣成活率较高。

3)如果条件所限,不能采用此法,则需将撕脱的头皮瓣切成类似中厚皮片,植于骨膜上,缝合后加压包扎。

4)如撕脱的皮瓣因挫伤或污染较重已不能植用,而骨膜未撕脱较完整,又不能作转移皮瓣时,可取伤员大腿部的中厚皮片作游离植皮。但植皮的前提是头皮撕脱后不超过6~8h,创面无明显感染。

5)如撕脱处骨膜亦遭破坏,颅骨已经外露,而撕脱的皮瓣又不能重新使用时,可先作局部筋膜转移,然后植皮。

6)如果上述方法失败或伤后时间过久,可作多处筛网状颅骨钻孔,钻孔至板障层(间距1cm左右钻一骨孔),待钻孔处肉芽长出后再行植皮。

16.2 颅骨骨折的机理和分类

16.2.1 颅骨骨折的机理

颅骨骨折的发生是因为暴力作用于头颅所产生的反作用力的结果,如果头颅随暴力作用的方向移动,没有形成反作用力,则不致引起骨折。颅骨具有一定的弹性,在准静态下,成人颅骨承受压缩时最大的应力松弛量为12%,最大的应变蠕变量为11.5%左右。同时,颅骨的内、外板拉伸弹性模量、破坏应力和破坏应力对应变率的敏感性亦有一定限度,其抗牵张强度恒小于抗压缩强度,故当暴力作用于其上时,总是在承受牵张力的部分先破裂。如着力的强度大、面积小、多以颅骨的局部变形为主,常致凹陷性骨折,伴发的脑损伤也较局限;若着力的面积大而强度较小时则易引起颅骨的整体变形,而发生多发线形骨折或粉碎性骨折,伴发的脑损伤亦较广泛。

(1)颅骨局部变形

颅盖(穹隆部)遭受外力打击时,着力部分即发生局部凹曲变形,而外力作用终止时,颅骨随即弹回原位。若暴力速度快、作用面积小,超过颅骨弹性限度时,着力的中心区即向颅腔内呈锥形陷入,内板受到较大的牵张力而破裂。此时如果暴力未继续作用于颅骨上,外板可以弹回而复位,故可以保持完整,造成所谓单纯的内板骨折,是为后期外伤性头疼,或慢性头痛的原因之一。如果暴力继续作用,则外板亦将随之折裂,造成以打击点为中心的凹陷及其外周的环状与线形骨折。若致伤暴力的作用仍未耗尽或属高速强力之打击,则骨折片亦被陷入颅腔内,而形成粉碎凹陷性骨折或洞形骨折。

(2)颅骨整体变形

头颅的骨质结构和形态,犹如一个具有弹性的半球体,颅盖部呈弧形,颅底部如断面,恰如弓与弦的关系。在半球体的任何一处加压,均可使弓和弦受力而变形。例如,当侧方受压,头颅的左右径即变短而前后径加大;反之,若为前后方向的暴力常使矢状径缩短则横径相应变长。因此,当暴力为横向作用时骨折线往往垂直于矢状线,折向颞部和颅底:当暴力是前后方向,骨折线常平行于矢状线,向前伸至颅前窝,向后可达枕骨,严重时甚至引起矢状缝分离性骨折。此外,当重物垂直作用于头顶部及因臀部或足跟着地的坠落伤,暴力经脊柱传至颅底。这两种情况,无论是自上而下还是自下而上,其作用力与反作用力都遭遇在枕骨大孔区,引起局部变形,轻者造成颅底线形骨折,重者可致危及生命的颅基底环形骨折,陷入颅内。

(3)颅骨的拱架结构

颅盖与颅底均有一些骨质增厚的部分,作为颅腔的拱柱和梁架,能在一定程度上对抗外力的压缩或牵张,起到防护颅脑损伤的作用。颅盖的增强部分有:鼻根、额部颧突、乳突及枕外粗降四个支柱:于其间又有眶上缘、颞嵴、上项线及矢状线四个位居前方、侧方、后方及顶部中央的骨弓,形成坚强的拱柱。颅底的增强部分有:中份的枕骨斜坡、两侧有蝶骨嵴和岩锥,形成梁架,有力地支撑颅底、承托颅脑,并与周围的颅盖部支柱相接,结合为有相当韧性和弹性强度的颅腔,完美地保护着神经中枢。当头颅遭受打击时,暴力除了引起局部颅骨凹曲变形之外,同时也将造成不同程度的整体颅骨变形,若暴力的能量在局部全部被吸收,消耗殆尽,则仅引起凹陷性骨折或着力部的损伤;如果暴力的能量并未耗竭,继续作用在头颅上,则由于颅骨的整体变形,骨折线将通过着力点沿颅骨的薄弱部分延伸,也就是在增厚的拱架间区发生折裂。这种规律不仅见于颅盖骨折,尤其多见于颅底骨折,由于颅底厚薄不一,含有许多孔、裂,因而骨折线常经骨质薄弱的部分穿过。

(4)颅骨骨折的规律性

暴力作用的方向、速度和着力面积等致伤因素对颅骨骨折的影响较大,具有一定的规律性,概括如下:暴力作用的力轴及其主要分力方向多与骨折线的延伸方向一致,但遇有增厚的颅骨拱梁结构时,常折向骨质薄弱部分。若折线垂直横断拱梁结构,或引起骨缝分离,则说明暴力强度甚大。暴力作用的面积小而速度快时,由于颅骨局部承受的压强较大,故具有穿入性,常致洞形骨折,骨片陷入颅腔;若打击面积大而速度快时,多引起局部粉碎凹陷骨折;若作用点面积较小而速度较缓时,则常引起通过着力点的线状骨折;若作用点面积大而速度较缓时,可致粉碎骨折或多发线形骨折。垂直于颅盖的打击易引起局部凹陷或粉碎骨折;斜行打击多致线形骨折,并向作用力轴的方向延伸;往往折向颅底;枕部着力的损伤常致枕骨骨折或伸延至颞部及颅中窝的骨折。

暴力直接打击在颅底平面上,除较易引起颅底骨折外,其作用力向上时,可将颅骨掀开;暴力作用在颅盖的任何部位,只要引起了较大的颅骨整体变形,即易发生颅底骨折;头顶部受力,骨折线常垂直向下,直接延伸到邻近的颅底,暴力由脊柱上传时,可致枕骨骨折;颅骨遭受挤压时往往造成颅底骨折。颏部受击时可引起下颌关节凹骨折,但头部因可沿作用力的方向移动而缓冲外力对颅颈交界区的冲撞;上颌骨受击时不仅易致颌骨骨折,尚可通过内侧,角突将暴力上传至筛板而发生骨折,鼻根部受击可致额窦及前窝骨折。

16.2.2 颅骨骨折的分类

按颅骨骨折的部位,可分为颅盖骨折及颅底骨折。根据骨折的形态不同,又可分为:线形骨折、凹陷骨折、粉碎骨折、洞形骨折及穿透性骨折。此外,按骨折的性质,视骨折处是否与外界相通,又分为闭合性骨折及开放性骨折,后者包括颅底骨折伴有硬脑膜破裂而伴发外伤性气颅或脑脊液漏者。

16.3 颅盖骨折

颅盖骨折即穹隆部骨折，其发生率以顶骨及额骨为多，枕骨和颞骨次之。颅盖骨折有三种主要形态，即线形骨折、粉碎骨折和凹陷骨折。骨折的形态、部位和走向与暴力作用方向、速度和着力点有密切关系，可借以分析损伤机理。不过对闭合性颅盖骨折，若无明显凹陷仅为线形骨折时，单靠临床征象难以确诊，常须行X线平片检查始得明确。即使对开放性骨折，如欲了解骨折的具体情况，特别是骨折碎片进入颅内的位置和数目，仍有赖于X线摄片检查。

16.3.1 线形骨折(linear fractures)

单纯的线形骨折本身无须特殊处理，其重要性在于因骨折而引起的脑损伤或颅内出血，尤其是硬膜外血肿，常因骨折线穿越脑膜中动脉而致出血。因此，凡有骨折线通过上矢状窦、横窦及脑膜血管沟时，皆应密切观察、及时作可行的辅助检查，以免贻误颅内血肿的诊断。

线形骨折常伴发局部骨膜下血肿，尤以儿童较多。当骨折线穿过颞肌或枕肌在颞骨或枕骨上的附着区时，可出现颞肌或枕肌肿胀而隆起，这一体征亦提示该处有骨折发生。

儿童生长性骨折：好发于额顶部，为小儿颅盖线形骨折中的特殊类型，婴幼儿多见。一般认为小儿硬脑膜较薄且与颅骨内板贴附较紧，当颅骨发生骨折裂缝较宽时，硬脑膜亦常同时撕裂、分离，以致局部脑组织、软脑膜及蛛网膜突向骨折的裂隙。由于脑搏动的长期不断冲击，使骨折裂缝逐渐加宽，以致脑组织继续突出，最终形成局部搏动性囊性脑膨出，病儿常伴发癫痫或局限性神经废损。治疗原则以早期手术修补硬脑膜缺损为妥。手术方法应视病儿有无癫痫而定，对伴发癫痫者需连同痫源灶一并切除，然后修复硬脑膜(参阅外伤性癫痫)。对单纯生长性骨折脑膨出的病儿，则应充分暴露颅骨缺损，经脑膨出之顶部最薄弱处切开，清除局部积液及脑瘢痕组织，尽量保留残存的硬脑膜，以缩小修复的面积。硬脑膜修补材料最好取自病人局部的骨膜、颞肌筋膜、帽状腱膜，亦可切取病人的大腿阔筋膜来修补缺损，必要时则可采用同种硬脑膜或人工脑膜等代用品。颅骨缺损一般都留待后期再行修补，特别是使用人工材料修补硬脑膜后，不宜同时再用无生机的材料修复颅骨缺损。若遇有复发性脑膨出需要同时修补硬脑膜及颅骨缺损时，须查明有无引起颅内压增高的因素，应予解除。颅骨修补以采用病人自身肋骨劈开为两片或颅骨劈开内外板，加以修补为佳。

16.3.2 凹陷骨折(depressed fractures)

凹陷骨折多见于额、顶部，常为接触面较小的钝器打击或头颅碰撞在凸出的物体上所致。着力点头皮往往有擦伤、挫伤或挫裂伤。颅骨大多全层陷入颅内，偶尔仅为内板破裂下凹。一般单纯凹陷骨折，头皮完整，不伴有脑损伤多为闭合性损伤，但粉碎凹陷骨折则常伴有硬脑膜和脑组织损伤，甚至引起颅内出血。

(1)闭合性凹陷骨折

儿童较多，尤其是婴幼儿颅骨弹性较好，钝性的致伤物，可引起颅骨凹陷，但头皮完整无损，类似乒乓球样凹陷，亦无明显的骨折线可见。患儿多无神经功能障碍，无须手术治疗。如果凹陷区较大较深，或有脑受压症状和体征时，可于凹陷旁钻孔，小心经硬膜外放入骨撬，将陷入之骨片撬起复位。术后应密切观察以防出血。

成年人单纯凹陷骨折较少，如果面积小于5cm直径，深度不超过1cm，未伴有神经缺损症状和体征，亦无手术之必要。若凹陷骨折过大过深，伴有静脉窦或脑受压征象时，则应手术整复或摘除陷入之骨折。术前应常规拍摄X线照片，了解凹陷范围、深度和骨折片位置。手术方法是在全麻下充分暴露凹陷骨折区，做好输血准备，以防突发出血。先在凹陷的周边钻孔，然后沿骨折线环形咬开一骨槽。小心摘除陷入之骨片，清除挫碎组织及血凝块，认真止血。检查硬脑膜下有无出血，必要时应切开硬脑膜探查，术毕，硬脑膜应妥为修复，骨折片带有骨膜的或内外板未完全分离的，可用以拼补在缺损区作为修补。若缺损过大，则应留待日后择期修补。

(2)开放性凹陷骨折

常系强大之打击或高处坠落在有突出棱角的物体上所致,往往头皮、颅骨、硬脑膜与脑均同时受累,而引起的开放性颅脑损伤。临床所见开放性凹陷骨折有洞形骨折及粉碎凹陷骨折两种常见类型。

洞形凹陷骨折:多为接触面较小的重物打击所致,如钉锤、铁杆或斧头等利器,或偶尔因头颅碰撞在尖硬的固体物体上而引起。由于着力面积小、速度大,具有较强的穿透力,故可直接穿破头皮及颅骨而进入颅腔。颅骨洞形骨折的形态往往与致伤物形状相同,是法医学认定凶器的重要依据。这种洞形骨折的骨碎片常被陷入脑组织深部,造成严重的局部脑损伤、出血和异物存留,但由于颅骨整体变形较小,一般都没有广泛的颅骨骨折和脑弥漫性损伤,因此,临床表现常以局部神经缺损为主治疗原则是尽早施行颅脑清创缝合术,变开放伤为闭合伤,防止感染,减少并发症与后遗症。手术前应例行X线平片检查,了解骨折情况及陷入脑内的骨碎片位置、数目,作为清创时参考,手术时,头皮清创方法已如前述。延长头皮创口,充分暴露骨折凹陷区,将洞形骨折沿周边稍加扩大,取出骨折片,骨窗大小以能显露出正常硬脑膜为度。按需要切开硬膜裂口,探查硬膜下及脑表面情况,然后循创道小心清除脑内碎骨片、异物及挫碎的脑组织,并核对X线片上的发现,尽量不造成新的创伤。对位置深在已累及脑重要结构或血管的骨碎片,不可勉强悉数摘除,以免加重伤情或导致出血。清创完毕,应妥为止血,缝合或修补硬脑膜。骨缺损留待伤口愈合3月之后,再择期修补。

粉碎凹陷骨折:即粉碎性骨折伴有着力部骨片凹陷,常为接触区较大的重物致伤,不仅局部颅骨凹曲变形明显,引起陷入,同时,颅骨整体变形亦较大,造成多数以着力点为中心的放射状骨折。硬脑膜常为骨碎片所刺破,偶尔亦有硬脑膜完整者、不过脑损伤均较严重,除局部有冲击伤之外,常有对冲性脑挫裂伤或颅内血肿,治疗方法与洞形骨折相似,但术前除X线平片外,尚应作CT扫描检查了解脑组织损伤及出血的情况。清创时对尚连有骨膜的骨片不宜摘除,仍拼补在骨缺损区,以缩小同后需要修补的面积。

16.4 颅底骨折

颅底骨折以线形为主,可以仅限于某一颅窝,亦可横行穿过两侧颅底或纵行贯穿颅前、中、后窝。由于骨折线经常累及鼻旁窦、岩骨或乳突气房,使颅腔和这些窦腔交通而形成隐性开放性骨折,故可引起颅内继发感染。颅底骨折绝大多数都是由颅盖部骨折线延伸至颅底而致,少数可因头颅挤压伤所造成。颅底骨折的诊断主要依靠临床表现,X线平片不易显示颅底骨折,对诊断无所补益。CT扫描可利用窗位和窗宽的调节清楚显示骨折的部位,采用颅底重建技术,对颅底骨折的诊断有重要价值。

暴力作用的部位和方向与颅底骨折线的走向有一定规律,可作为分析颅骨骨折的参考;额部前方受击,易致颅前窝骨折,折线常向后经鞍旁而达枕骨;额部前外侧受击,折线可横过中线经筛板或向蝶鞍而至对侧前颅窝或中颅窝;顶前份受击,折线常经颞前伸延至前窝颅或中颅窝;顶间区受击,可引起经过中颅窝,穿越蝶鞍和蝶骨小翼而至对侧前颅窝的骨折线;顶后份受击,骨折线可经岩骨向中颅窝内侧伸延;颗部受击,骨折线指向中颅窝底,并向内横过蝶鞍或鞍背到对侧;颞后份平中颅窝底的暴力,可致沿岩骨前缘走向岩尖、卵圆孔、鞍旁、圆孔,再经鞍裂转向外侧,终于翼点的骨折;枕部受击,骨折线可经枕骨指向岩骨后面甚至横断之;或通过枕骨大孔而折向岩尖至中颅窝或经鞍旁至前颅窝。

16.4.1 颅前窝骨折

颅前窝底即为眼眶顶板,十分薄弱、易破,两侧眶顶的中间是筛板,为鼻腔之顶部,其上有多数小孔,容嗅神经纤维和筛前动脉通过。前颅窝发生骨折后,血液可向下浸入眼眶,引起球结合膜下出血,及迟发性眼睑皮下瘀血,多在伤后数小时始渐出现,呈紫蓝色,俗称“熊猫眼”,对诊断有重要意义。但有时与眼眶局部擦挫伤互相混淆,后者为紫红色并常伴有皮肤擦伤及结合膜内出血,可资鉴别。前颅窝骨折累及筛窝或筛板时,可撕破该处硬脑膜及鼻腔顶黏膜,而致脑脊液鼻漏及(或)气颅,使颅腔与外界交通,故有感染之虞,应视为开放性损伤。脑脊液鼻漏早期多呈血性,须与鼻衄区别,将漏出液中红细胞计数与周围血液相比,或以尿糖试纸测定是否含糖,即不难确诊。此外,前颅窝骨折还常有单侧或双侧嗅觉障碍,眶内出血可致眼球突出,若视神经受累及或视神经管骨折,尚可出现不同程度的视力障碍。

颅前窝骨折本身无须特殊处理，治疗主要是针对由骨折引起的伴发症和后遗症。早期应以预防感染为主，可在使用能透过血脑屏障的抗菌药物的同时,做好五官清洁与护理,避免用力擤鼻及放置鼻饲胃管。采半坐卧位,鼻漏任其自然流出或吞下,裨使颅压下降后脑组织沉落在颅底漏孔处,促其愈合,切忌填塞鼻腔。通过上述处理,鼻漏多可在2周内自行封闭愈合,对经久不愈长期漏液达4周以上,或反复引发脑膜炎及大量溢液的病人,则应施行修补手术。

16.4.2 颅中窝骨折

颅中窝底为颞骨岩部,前方有蝶骨翼,后份是岩骨上缘和鞍背,侧面是颞骨鳞部,中央是蝶鞍即垂体所在。中颅窝骨折往往累及岩骨而损伤内耳结构或中耳腔,故病人常有听力障碍和面神经周围性瘫痪。由于中耳腔受损脑脊液即可由此经耳咽管流向咽部或经破裂的鼓膜进入外耳道形成耳漏。若骨折伤及海绵窦则可致动眼、滑车、三叉或外展神经麻痹,并有引起颈内动脉假性动脉瘤或海绵窦动静脉瘘的可能,甚至导致大量鼻衄。若骨折累及蝶鞍,可造成蝶窦破裂，血液和脑脊液可经窦腔至鼻咽部,引起鼻漏或咽后壁瘀血肿胀。少数病人并发尿崩症，则与鞍区骨折波及丘脑下部或垂体柄有关。颅中窝骨折的诊断丰要依靠临床征象如脑脊液耳漏、耳后迟发性瘀斑(Battle 氏征)及伴随的颅神经损伤。如果并发海绵窦动静脉瘘或假性动脉瘤时,病人常有颅内血管鸣及患侧眼球突出、结合膜瘀血水肿等特征性表现,不难诊断。由于颅底骨质结构复杂,凹凸不平,又有许多裂孔,故X线检查难以显示骨折线，但有时病人咽后壁软组织肿胀得以显示,亦可作为颅底骨折的间接影像。CT扫描检查对颅底骨折有一定价值,通过对窗位和窗宽的调节常能清楚显示骨折的部位。

颅中窝骨折的治疗原则与前颅窝骨折相同,仍以防止感染为主。有脑脊液耳漏的病人,应清洁消毒外耳皮肤,然后用灭菌脱脂棉或纱布覆盖,定时交换。采取半坐卧位头偏向患侧,以促其自愈,如果漏液持续4周以上则应考虑手术治疗。对伴有海绵窦动静脉瘘的病人,早期可采用Mata氏试验,即于颈部压迫患侧颈总动脉，每日4～6次，每次15～30min,对部分瘘孔较小的病例有一定效果。但对为时较久、症状有所加重或迟发的动静脉瘘,则应及早手术治疗。

个别病人伤后立即出现严重大量鼻衄,可因休克或窒息而致死,故需采取急救处理。应立即气管内插管,清除气道内血液保证呼吸;随即填塞鼻腔,有时尚须经咽部堵塞鼻后孔；快速补充失血量;于患侧颈部压迫颈总动脉、必要时施行手术结扎,以挽救生命。

16.4.3 颅后窝骨折

颅后窝的前方为岩锥的后面,有内耳孔通过面神经及听神经,其后下方为颈静脉孔,有舌咽神经、迷走神经、副神经及乙状窦通过,两侧为枕骨鳞部,底部中央是枕骨大孔,其前外侧有舌下神经经其孔出颅。后颅窝骨折虽有可能损伤上述各对颅神经,但临床上并不多见，其主要表现多为颈部肌肉肿胀,乳突区皮下迟发性瘀斑及咽后壁黏膜瘀血水肿等征象。拍摄X线汤氏位照片,即向头端倾斜30度角的前后位像,常能显示枕骨骨折,若折线穿越横窦沟时,则有伴发幕上下骑跨式硬膜外血肿或横窦沟微型血肿的可能,应予注意。此外,枕骨大孔环形骨折或颅颈交界处关节脱位及(或)骨折,也可以采用X线平片检查做出判断。CT和MRI扫描检查对后窝骨折亦有重要意义,尤其是对颅颈交界区的损伤更具有参考价值。

颅后窝骨折的治疗,急性期主要是针对枕骨大孔区及高位颈椎的骨折或脱位,若有呼啦功能紊乱和(或)颈脊髓受压时,应及早行气管切开,颅骨牵引,必要时作辅助呼吸或人工呼吸,甚至施行颅后窝及颈椎椎板减压术。

(3)辅助检查

1)头颅X线摄片:火器性颅脑伤伤员均应常规拍摄X线头颅正侧位片，以了解颅骨骨折情况、射入口及射出口位置，颅内碎骨片硬异物的数目,大小、形态和部位,对判断伤情,指导清创有重要意义。必要时可加拍切线位、汤氏位、颌面或颅颈区X线片,以检查颅面或颈颅伤。

2)CT扫描：平时或在后方固定医院才有条件

进行 CT 扫描。对了解伤道的位置、方向、异物及颅内出血、血肿、脑损伤情况，损伤晚期合并脑脓肿等有重要意义。有条件时应尽量争取行 CT 扫描，对伤员的处理有非常重要的作用。1983 年中东战争时以色列已将 CT 扫描列入火器性颅脑伤常规检查。

1979 年中越边境战争中，我国云南有应用 CT 扫描的报道，对指导火器性颅脑伤治疗起到重要作用。

3）磁共振（MRI）检查：有金属异物存留时不宜采用。对晚期脑损伤情况、并发症的诊断有其特殊意义，如颅内感染、脑脓肿、外伤性癫痫等。

4）脑血管造影：对诊断火器伤后血管性并发症如脑血管栓塞、外伤性动脉瘤、动静脉瘘有决定性意义。

5）腰椎穿刺：应用的目的是测量颅内压，发现和治疗蛛网膜下腔出血和颅内感染。清创术前一般不用。

（费 舟）

16.5 头皮及颅骨烧伤

烧伤一般系指热力，包括热液（水、汤、油）、蒸汽、高温气体、火焰、炽热金属液体或者固体（如钢水、钢锭）等，所引起的组织损害统称。主要损伤皮肤，严重者也可伤及皮下或者肌肉、骨、关节甚至内脏。此外，电能、化学物质、放射线等所致的组织损害和临床过程与热力损伤相似，因此临床上也将其归于烧伤一类。烫伤一般指热液和蒸汽的热力损伤，临床表线与温度高的烧伤不尽相同。火焰或者炽热金属导致的烧伤，属于烘烤脱水的损伤，一般烧伤深度偏深；并且由于损伤组织为干性坏死，表现为结痂厚或者皮革样焦痂。烫伤属于湿热型损伤，损伤组织含水量仍较高，与湿性坏死相似。由于烫伤组织的含水量较高，利于细菌滋生，感染发生较早。

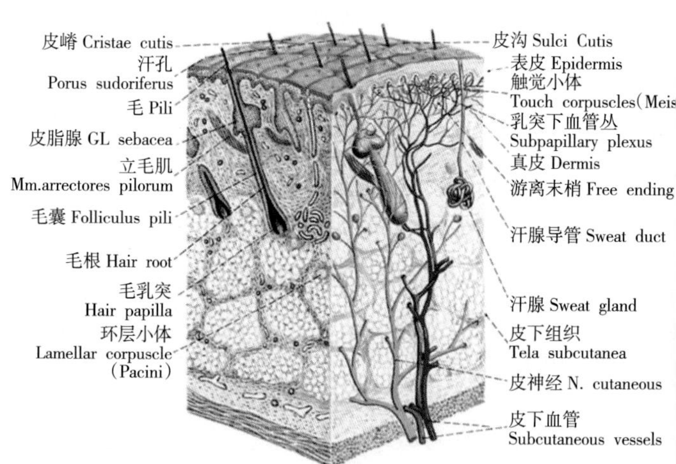

图16-5-1 皮肤分层示意图

16.5.1 皮肤结构和功能

皮肤由表皮、真皮、皮下组织构成，其间分布有汗腺、毛囊、毛发与皮脂腺以及血管、神经、淋巴等（图 16-5-1）。

（1）表皮

是皮肤的最外层，为角化的复层鳞状上皮，由外向内的五层组成：角质层、透明细胞层、颗粒细胞层、棘细胞层和基底细胞层。

（2）真皮

位于表皮之下，它和表皮结合紧密，不易分离。真皮主要由结缔组织构成，包括纤维、基质、细胞成分、血管、淋巴管、神经及皮肤附件等。

（3）皮肤的功能

保护功能、体温调节功能、分泌功能、吸收功能、新陈代谢功能和感觉功能。

16.5.2 头皮解剖特点

头颅包括头皮和颅骨，最外层皮肤紧而致密，较厚，内含毛囊、皮脂腺、汗腺，附件发达，因而头皮损伤后修复生长活性好。皮下组织很薄，其下即为坚韧的帽状腱膜，张力大，前接额肌，并与额肌一起附着于眉弓嵴，后接枕肌，并附着于枕骨外粗隆和枕骨上项线，两侧连接颞筋膜。皮肤、皮下组织和帽状腱膜三层组织互相紧密连接，很难分离。头发对头皮具有保护作用，因此头皮烧伤多较浅，一般为浅 II 度，少数为深 II 度。头皮的毛囊、汗腺、皮脂腺及血管丰富，生长能力强，烧伤后易于愈合。

16.5.3 头皮烧伤病因

根据目前烧伤治疗的研究进展，引起烧伤的原因可概括为热力、化学物质、电流及放射线四类。由此引起的损伤分别称为热烧伤、化学烧伤、电烧伤和放射烧伤。其中最多见者为热力烧伤。根据以往资料，热力烧伤占 89.57%，其次为化学烧伤，占 6.54%；电烧伤占 3.72%。热力烧伤中，以沸水最多，其他依次为火焰、燃烧的煤和汽油、沸液、蒸汽等。火焰烧伤所致头面烧伤是第一原因，高于其他致伤因素。日常生活中，热液烫伤是常见的烧伤类型，但是其导致头面部烧伤主要见于儿童。在全身烧伤中，头面部烧伤所占比例约为 39%，其中火焰伤和电击伤为主要原因。导致头部烧伤的主要因素是烹调和火灾。

(1)热烧伤类型

1)火焰。

2)热液体：沸水、沸油、钢水等。

3)热气体：蒸汽、热空气等。

4)热固体：炽热金属、热炉灰等。

5)激光，医源性居多，平时可见于医用激光超过安全阈值的情况下，出现热损伤。皮肤受到激光的照射后，由于吸收了激光的能量，使被照射处温度升高而发生烧伤。随着剂量的加大，局部依次会出现红斑、水疱、凝固、气化。战时见于激光武器损伤。

(2)化学烧伤

由于工业的发展，以及日常生活中的各种意外。化学烧伤的发生多见。腐蚀性化学药物及遇水稀释时发热的化学药品，接触人体后与组织作用，均可引起烧伤。致伤的化学物质，酸烧伤比例最高，占 36.9%；其次是碱烧伤，占 26.21%；有毒物烧伤占 31.8%；其他化学物质烧伤占 24.9%。酸烧伤中以流酸烧伤最多，占 51.3%；其次是硝酸，占 28.3%。碱烧伤以苛性碱最多，占 57.1%；其次是石灰烧伤，占 38.3。有毒物以磷烧伤最多，占 58.3%；其次是苯，占 20%。其他化学物质以沥青最多，占 62.6%。目前常见的几种致伤化学物质的作用机理如下：

1)酸：有硫酸、硝酸、盐酸、石炭酸、氢氟酸、三氯醋酸等。酸与皮肤黏膜接触后，可吸取组织的水分，使组织蛋白凝固，发生凝固性坏死。氢氟酸又名氟化氢，日常生活常用于清洁，目前致伤比例有所提高。以具有强烈的腐蚀性和挥发性而有别于其他强酸，引起通过接触和吸入而致伤。

2)碱：无机碱类包括钾、钠、钙、按、镁的氢氧化合物以及碳酸钠、氟化钠等在工业上应用广泛，因此临床上由无机碱所致的烧伤亦较多见，其中常见的有氢氧化钠、氢氧化钾、氢氧化钙等。碱作用于皮肤后，碱离子很容易夺取组织细胞的水分，使细胞因脱水而坏死。碱烧伤有二个特点：①碱接触皮肤后，真皮质的病理改变明显晚于表皮质细胞。②碱接触皮肤后具有迅速向深部渗透，在很短时间内即可达到肌层。有人观察发现，高浓度碱与低浓度碱对皮肤有同样的快速渗透性。在小白鼠皮肤表面涂碱后 5～10min 内，皮下 pH 值即可达到 13.4，Ryan 和 Paterson 在兔角膜上涂碱后几分钟就可在房水中测出。

(3)电烧伤

人们在日常生活和劳动中，接触电的机会很多，所以电烧伤较常见。其严重程度取决于电流强度、接触时间及触电部位的电阻大小。患者发生烧伤的有三种情况：电流烧伤：系因接触电源，电流通过皮肤产生热力而引起。电弧烧伤：即指电流在皮肤表面产生热力所致的烧伤。可合并一般热烧伤，由于电火花引燃衣物间接引起的烧伤，增大烧伤的范围。

16.5.4 烧伤的发生率与年龄、性别及季节的关系

(1)一般资料统计

在各个年龄组中，以小儿烧伤发生率最高，约占全部烧伤病人的 50%左右，其中以沸水、高热流质(油、粥、羹)烫伤较多见。其次为成年人，因生产工作或家务劳动，接触高热或然烧性物质之机会较多，因而发生烧伤之机会亦较多。其中工业生产引起之烧伤最多。工业性烧伤中又以钢水、热铁、柴油和汽油之火焰及沥青烧伤最为常见。

(2)烧伤发病率与性别关系

男性烧伤多见，男女之比约为 3∶1，可能与男性所从事之职业及工作性质有关。

(3)烧伤发病率与季节关系

四季中以夏、秋季发生率为高，可能与衣着单薄、活动较多有关。烧伤对人们的健康危害很大，会造成严重后果，所以预防工作极其重要。在日常生活中要加强安全观念，防火防电，防止各种意外发生。

(4)烧伤分度标准的变化

根据最新的全国烧伤会议标准，烧伤分度由原来的“三度四分法”，更新为“四度五分法”，具体如下：

Ⅰ度烧伤：病变最轻。一般为表皮角质层、透明层、颗粒层的损伤。有时虽可伤及棘状层，但生发层健在，故再生能力活跃。常于短期内(3～5d)脱屑痊愈，不遗留瘢痕。

浅Ⅱ度烧伤:包括整个表皮,直到生发层,或真皮乳突层的损伤。上皮的再生有赖于残存的生发层及皮肤的附件,如汗腺管及毛囊等的上皮增殖。如无继发感染,一般经过1~2周后愈合,亦不遗留瘢痕。有时有较长时间的色素改变。

深Ⅱ度烧伤:包括乳突层以下的真皮损伤,但仍残留有部分真皮。由于有真皮残存,一般不必植皮,创面可自行愈合。愈合后多遗留瘢痕。如无感染,愈合时间一般需3~4周。如发生感染,不仅愈合时间延长,严重时可将皮肤附件或上皮小岛破坏,创面须植皮方能愈合。

Ⅲ度烧伤:系全层皮肤的损伤,表皮、真皮及其附件全部被毁。

Ⅳ度烧伤:深及肌肉甚至骨骼、内脏器官等。早期,深在的四度损伤往往被烧损而未脱落的皮肤遮盖,临床上不易鉴别。由于皮肤及其附件全部被毁,创面已无上皮再生的来源,创面修复必须有赖于植皮及皮瓣移植,严重者须行截肢术。

16.5.5 头部烧伤后病理和临床表现

(1)热能对局部组织的损伤

在热能的作用下,局部组织发生一系列的病理变化。皮肤在受到热力作用后,其损伤的程度因热源的强度和接触皮肤的时间长短不同而变化。在一般情况下,造成人体皮肤烧伤的温度最低为45℃,热能越高,作用时间越长,组织坏死越严重。45℃的热源,持续作用6h以上,可以引起表皮基底细胞的不可逆性坏死。烧伤后最早的表现是细胞核内染色质的再分布,开始出现于表皮浅层,随损伤加重而逐渐向深层发展,表现为基底细胞和表皮全层细胞肿胀和崩解。由于基底细胞内及使其与真皮相连的细胞间粘合质中出现松解,表皮与真皮之间的连接破坏呈不可逆改变,临床上常见表皮质极易分离,而形成水泡,并且泡皮易脱落。当致伤温度进一步升高,损伤更重时,皮肤即发生凝固、渐进性变干,最后是炭化。真皮内的变化过程亦随温度高低和受热时间长短而异,与表皮类似。真皮内最早的变化为小血管立即发生收缩,继之血管扩张,同时毛细血管通透性增高,体液外渗形成水肿。如温度增高,则发生凝固性变化,更进一步增高则引起干燥化,最后导致炭化。温度很高或长时间接触的火焰烧伤或沸液的烫伤,不但皮肤全层被烧伤,有时肌肉甚至骨骼也可遭受损伤。通过病理观察发现,深度烧伤后头皮内毛囊扭曲,周围上皮细胞坏死,有时形成缺口或裂隙,汗腺管腔消失,变为无腔的上皮圆柱;皮脂腺可毁损。血管内皮肿胀、变性,排列疏松而致血管内血栓形成。血管通透性水肿和渗出以及出血。

(2)微循环的改变

Ⅰ度烧伤:表现为微动脉和微静脉扩张,有时微动脉也有节段性收缩,或收缩与扩张交替出现,毛细血管内仍有红细胞通过。

Ⅱ度烧伤:表现为微静脉扩张和微静脉内血流停滞,红细胞和血小板聚集,白细胞贴壁,并逐渐阻塞管腔。微动脉内仍有血液流动,此时血管通透性增加。

Ⅲ度以上烧伤:微动脉、微静脉和毛细血管中均可见血栓形成、血流停滞、微循环闭塞。

皮肤烧伤后,局部可立即出现三个同心圆区带。由于烧伤温度的差异,受热的中心区损伤最重,四周较轻,更远的更轻。因此一个典型的烧伤创面,由内向外可分为中心区带、中间区带和外周区带。中心区带为高热引起的凝固性坏死区,微循环血流完全停止,毛细血管收缩,管腔内不含红细胞,呈灰白色,为不可逆性损伤。中间区带位于中心区带的周围,早期呈红色,压之退色,24h后,由于血管内血流停滞,压之不再退色,再经三五天后,组织发生渐进性坏死,变为白色,与中心区带难以区分。因此,中间区带是一个处于可以向好、坏两个方面发展的区带,其微循环障碍发展程度,与损伤局部的损害程度相关。外周区带内微动脉、毛细血管和微静脉扩张充血,血流缓慢,局部呈红色,压之退色。此反应区带是微循环轻度异常的区域,可持续数天或一周,以后消退

(3)烧伤的病程分期

烧伤病程因烧伤面积的大小及程度的轻重而变化。总体而言,小面积浅度烧伤主要表现为局部的病理变化和愈合过程,所导致全身反应往往不明显。大面积严重烧伤,常有皮肤局部和全身反应两方面的变化,出现一系列的病理过程。按其发展大致可将病程分为四个阶段即体液渗出期、急性感染期、创面修复期、康复期。单纯头部烧伤表现为四个期:

1)体液渗出期(休克期):烧伤后,烧伤创面立即发生体液渗出,伤后2~3h开始,5~8h最快,16~24h达到高峰。渗出持续时间一般为36~48h,在小面积烧伤,经过机体的有效代偿,不会影响循

环血量。如果除头部外，还有其他烧伤部位，烧伤面积大，体液渗出多，处理不及时或不当，可发生休克，故此期又称休克期。一般成人烧伤面积超过20%、小儿超过10%就有发生休克的可能。烧伤性休克的特点为低血容量性休克，随着血容量的持续减少，休克持续加重。

2)感染期：开始于伤后3d，伴随至创面愈合为止。感染主要发生在烧伤创面，病原菌在早期以革兰氏阳性球菌为主，二三天后往往转变为革兰氏阴性杆菌。在严重烧伤患者，感染不仅发生在创面，严重时细菌还继续向深部的健康组织侵入，形成所谓创面脓毒症或是入血循环导致脓毒症。烧伤越深，面积越大，感染机会也越多、越重。因此，抗感染、防治脓毒症是烧伤救治的主要问题。

3）创面修复期：在烧伤后不久即开始创面修复，表现为蛋白渗出、成纤维细胞浸润。创面深度愈轻，修复愈早、效果愈好。头皮严重烧伤，由于皮肤附件上皮被破坏，创面只能由创缘的上皮向内生长覆盖，如不经植皮，多难自愈。

4)康复期：大面积烧伤患者创面愈合后，创面愈合后产生的瘢痕、组织器官的恢复，需要一个锻炼、调整、适应过程，以恢复功能，此期称"功能恢复期"或"康复期"，历时较长，需数月或数年。愈合后的患者可能发生并发症或后遗症、如关节畸形、外观畸形及瘢痕癌等。

(4)头部不同深度烧伤的病理改变

1)Ⅰ度：病变最轻，一般只损伤皮肤表皮质，其生发层健在，故再生能力活跃。3~5d内可脱屑痊愈，不留瘢痕，并于短期内恢复至正常肤色。

2)头皮浅Ⅱ度烧伤：损伤至皮肤真皮浅层，部分生发层存在，皮肤附件完好，表现为皮肤创面发红，有时有腐皮。如果不发生感染，7d到14d即可自愈。

3)头皮深Ⅱ度烧伤：部分皮肤附件存留，表现为创面结痂，较薄。后期溶痂后，出现痂下积脓。往往勉强能自行愈合，但遗留瘢痕秃发。

4)头皮Ⅲ°烧伤：Ⅲ°烧伤意味头皮全层的坏死，包括毛囊、汗腺、皮脂腺等，外观表现为创面结成后痂，与深部结合紧密。一般情况下无法自愈，只有依靠手术切痂后，植皮愈合。

5)头皮Ⅳ°烧伤即颅骨烧伤：根据坏死情况可分为外板坏死和全层坏死，常发生在电烧伤后。当烧焦的头皮脱落后，若骨面有光泽，呈淡黄色，提示颅骨外板有生机；若呈白色或者灰色，提示外板骨质坏死；若呈灰黑色或者焦炭色，提示全层颅骨坏死。

16.5.6 临床处理

(1)烧伤休克诊断

烧伤后血管通透性改变，形成组织水肿和创面渗出，因此应预防休克发生。一般而言，成人烧伤面积在20%以上需要抗休克补液。临床医生需要及时掌握烧伤患者的休克征象，能发现休克，早期诊断。因为烧伤休克一般发展较缓慢，而且体液丧失量多可以从烧伤严重程度而预测，若能早期诊断，及时适当处理，常可预防其发生或减轻其严重程度。

休克的诊断主要根据临床病象，但判断其程度，则要严密心肺监护：

1)脉搏增速。烧伤后疼痛刺激，以及血管活性物质分泌增多，使心肌收缩能力和心率增加，以代偿地提高心排出量。所以烧伤早期均有心率增速，严重烧伤可增至130次/min以上。心率过速，则每次心排出量减少，同时周围血管阻力增加，脉搏则表现为细数无力。严重休克时，心肌收缩能力减弱，则脉搏更显细弱，听诊心音遥远，第一心音减弱。但需指出，脉率变化并不能完全反映休克的严重程度。

2)尿量减少。是烧伤休克的早期表现，一般能反映组织血液灌流情况，敏锐地反映烧伤休克的严重程度。烧伤早期尿量减少主要是因为有效血容量不足有关，也与抗利尿激素、醛固酮分泌增多，限制肾脏排除水分与钠盐有关。

3)口渴。为烧伤休克较特殊的表现。轻度烧伤，口渴经补液治疗后，口渴多能缓解。

而发生于严重烧伤患者的口渴，即使大量补液后也难完全消逝，口渴感往往持续至水肿回吸收期以后。所以不宜为了满足烧伤病人的口渴而予以无节制的饮水，否则有引起水中毒的危险。

4)烦躁不安，是脑细胞因血液灌流不良缺氧的表现，出现较早。头部烧伤的患者尤其明显。脑严重缺氧时，可有意识障碍，甚至昏迷，需要与脑水肿(尤其是小儿)及早期感染鉴别。

5)恶心呕吐，是烧伤休克早期症状之一。常见原因是脑缺氧。空腹时较少发生。呕吐物一般为胃内容物。严重休克时，可有咖啡色或血性呕吐物，提示消化道黏膜严重充血水肿或糜烂。合并头部烧伤或者脑外伤的患者，应该注意这一症状，及时预防。

6)末梢循环不良。在烧伤早期，因微循环不良，可发现患者皮肤发白；肢体温度低，表浅静脉充盈不良，甚至高度收缩呈索状，静脉穿刺有困难；按压指甲床及皮肤毛细血管使之发白后，恢复正常充血时间延迟。

7）血压和脉压的变化。早期往往血压正常，但是如果休克持续发展，有效循环血量减少，血容量和血管床容量间比例失调，血压才开始下降。脉压差变小是烧伤休克的早期表现。血压的变化，能较好地反映烧伤休克的严重情况，因此是烧伤休克的重要监测指标。

8）心输出量、中心静脉压及肺动脉楔压的变化往往提示烧伤休克的发生。

9）化验检查结果：由于血容量低、血液浓缩，病人表现为血红蛋白高，红细胞计数多，红细胞压积高。代谢性酸中毒：二氧化碳结合力下降，动脉氧分压降低，二氧化碳分压升高，血中缓冲碱和剩余碱减少，血钠偏低。尿比重高。

10）内脏器官功能障碍及垂体－肾上腺的反应：如肝功能异常，呼吸功能不全（动脉氧分压低，二氧化碳分压增高，肺泡－动脉氧差大），肾功能不全（血中尿素氮和非旦白氮增高，肌酐增高，尿比重高）以及内分泌的改变，可使血糖增高，儿茶酚胺增加，嗜酸粒细胞、淋巴细胞、血小板减少，17－羟、17－酮改变。

（2）烧伤休克的防治

烧伤休克期的顺利渡过，是抢救治愈严重烧伤病人的重要基础。如何平稳渡过烧伤休克期，主要在于预防。如病人已发生休克，一般预示出现并发症，所以应及早治疗。从根本原因上讲，理想的治疗应该针对已改变的毛细血管的通透性，减少体液外渗。多年来国内外都进行了这方面的探索如 H_2 受体抑制剂－甲氰米呱的抗渗作用，但需继续进行深入研究。防治烧伤休克也应遵循心血管功能的维护，气道通畅，以及维护呼吸功能的原则。

1）补液疗法：及时正确地补液是防治烧伤休克的有效措施。

补液公式：烧伤界先后提出了多个计算输液量的公式，对烧伤休克的治疗起了积极作用。应视病人病情和补液的反应不断调整，实际上不能机械地搬运公式。要根据脉搏、尿量、精神状态、躁动情况、口渴程度等指标和医生的经验来掌握。根据输液的内容计算输液量的公式大致分为三种类型。

Evans 公式：属于晶胶型公式，有 Wallace 公式和 Evans 公式（1952 发表）、Brooke 公式（1953 年发表），为我国上海、北京、重庆等地采用。它是以病人的烧伤面积（指Ⅱ° ＋Ⅲ° 之和）和深度以及体重为依据计算胶体液、电解质液的补充量。

Evans 公式：烧伤后第一个 24h 的估计补液量为每烧伤 1%体表面积每千克体重需补充胶体液 1 毫升，电介质液 1 毫升。此外，再补给基础水分（成人 2000 毫升），即：二、三度烧伤面积之和（%）×体重（千克）×2（毫升）+2 000 毫升。烧伤后第 1 个 8h 输入总量的 1/2，后两个 8h 输入总量的 1/2；烧伤面积超过 50%者，补液量按烧伤面积 50%的补液量计算，第 1 个 24h 输入总量不超过 10 000 毫升，第 2 个 24h，胶体、电解质液减半，基础水分不变。

Brooke 公式：后来，美国陆军外科研究所对 Evans 公式的改良方法，方法是每 1%体表烧伤面积每千克体重需胶体液 0.5 毫升，电解质液 1.5 毫升；Evans 公式电解质液为生理盐水，而 Brooke 公式则为乳酸林格氏液（每升含钠 129 毫摩/升）钾、钙各 4 毫摩/升，氯 110 毫摩/升，碳酸氢盐 27 毫摩/升。

由于以上两个公式的烧伤面积均以 50%为限，不符合临床实际。后来，Brooke 又对公式内容作了修订（按实际烧伤面积计算；头 24h 的前 16h 以电解质溶液为主，以后逐步增加胶体液）。这种输液方法对烧伤病人复苏方面起过重要作用。

第三军医大学公式：根据我国治疗烧伤休克的经验，第三军医大学西南医院烧伤研究所提出以下公式，也属于胶体、电解质混合型公式。第一个公式为：Ⅱ、Ⅲ度烧伤面积之和（%）×体重（千克）×1.5 毫升（其中晶体 1 毫升，胶体 0.5 毫升）＋2 000 毫升，为第 1 个 24h 总预计量，前 8h 输入总量 1/2，后 16h 输入另一半。第 2 个 24h 预计量除基础水分仍为 2 000 毫升外，胶体和电解质均减半。

胶体型公式：以 Moore 预计法为代表，其特点为不计烧伤面积，Ⅲ度烧伤面积超过 20%以上的病人，一律按体重的 10%补给胶体，外加生理需要的水和晶体。另外，麻省总医院公式：胶体与晶体之比为 125∶15；也应列为胶体型公式。

晶体型公式：这种方法缺点是由于大面积烧伤补液量大、水肿重，有易形成肺水肿的危险。在临床应用应当注意，目前已不采用。

2）烧伤休克的其他处理：维持病人良好的呼吸功能。烧伤病人在休克期内，气体交换多困难，尤其是伴有呼吸道烧伤、一氧化碳中毒或头部烧伤、胸部环形烧伤者，严重者发生呼吸功能衰竭。因此，维持良好的呼吸功能是防治病人休克的重要措施，包括解痉、清除气道分泌物、吸氧，以及给激素、氨茶碱等以减轻气道黏膜水肿，必要时要及时行气管切开术，用呼吸机辅助呼吸。

尽量简单清创，减少对病人的刺激，使病人处于安静状态。

烧伤后创面疼痛十分明显，在允许条件下，可以适当镇静止痛。

纠正病人酸中毒。烧伤病人往往发生代谢性酸中毒，可以再补液治疗，适当加入少量碱性液体，纠正酸中毒。

3)关于严重烧伤休克处理的新进展：一般烧伤病人在烧伤后及时得到补液，对输液的反应较好，大部分可以平稳渡过休克期。但有的病人发生延迟复苏，或者因烧伤面积大、深度广、陷入重度休克，治疗上一般存在困难。

在充分补液后，液量足够的情况，仍然存在严重休克状态，如果检测显示周围循环差、中心静脉压高、血管阻力高，可考虑应用周围血管扩张剂以解除血管痉挛，改善微循环灌注。

对于顽固性休克，有人主张应用大剂量肾上腺皮质激素，因为它有扩张血管、改善微循环、改善酸血症、稳定溶酶体膜、防止细胞破坏、增强心肌收缩力等多方面作用。

烧伤休克病人往往伴有心功能不全、心排出量降低，建议先用 β-受体兴奋剂，同时兴奋心肌及扩张周围血管。临床上常用多巴胺。其对心率影响小，可增加心排出量，降低周围血管阻力，使冠状及肾血管扩张，作用缓和又不大影响血压。

抗氧化剂的应用：烧伤休克纠正后，缺血缺氧改善，但组织细胞常出现再灌流损伤，故需要使用抗氧化剂或氧自由基清除剂。维生素 C 有抗氧化的能力，临床上主张大剂量应用，一般将 1~5 克维生素 C 加入 500 毫升 10%葡萄糖溶液静脉滴注。维生素 E 具有较强的抗氧化作用。维生素 E500 毫克口服每日一次，或用 500 毫克肌注。其他如：过氧化氢酶(Catalase)为自由基清除剂，一般 1 200 单位/每千克体重，口服每日一次。超氧化物歧化酶(SOD)系氧自由基清除剂，用量为 1 200 单位/每千克体重，肌注。别嘌呤醇，用量为 200 毫克/千克体重，口服每日一次。小红参醌，抗氧化效果较维生素 E 为佳。

(3)头皮烧伤创面处理

1)处理头皮烧伤的重点是清洁。由于头皮是良好的“自体皮皮库”，可以反复切取 6 次以上，因此在全身大面积烧伤合并头皮烧伤烧伤时，保护头皮勿使其感染，对于烧伤抢救至关重要。首先剃尽烧伤部位及其周围的头发，避免渗出物与之粘着，否则较难去除。

2)头皮烧伤的换药引流。护理烧伤部位强调避免受压，这点很重要。大面积烧伤病人及时上翻身床或者漂浮床。焦痂已自溶或者受伤部位潮湿尚未结痂者，需要每日用盐水或其他消毒液彻底清洗，防治积脓。头皮愈合后也应该注意头皮清洁，经常剃尽头发，以防再次感染造成愈合头皮的反复糜烂。

3)不同深度头皮烧伤的处理。如果不发生创面感染，浅Ⅱ度烧伤经过换药，2 周内痊愈，深Ⅱ度创面 3~4 周内自行愈合。特别注意，由于头皮附件位于头皮深层，所以有时肉眼看起来是肉芽创面，也可因深部皮肤附件生长上皮而愈合。对于头皮烧伤后的肉芽创面，可先观察，控制感染，让其自行愈合。如果愈合困难，再行手术植皮。

4)头皮电烧伤处理：电烧伤可毁损头皮全层，深达骨质、甚至脑实质。深度电烧伤尽可能争取早期手术，只要骨膜健康，就可在其上植皮。如果骨膜坏死，需要皮瓣转移治疗。

5)颅骨烧伤

A. 小范围的颅骨烧伤：可进行早期焦痂切除，或将坏死的外板切除，有时需将颅骨全层切除，然后局部皮瓣覆盖创面。但是位于矢状窦的颅骨烧伤，因切除时可引起大出血，只要局部没有感染，在皮瓣移植后保护下，烧伤颅骨可以起到支架作用。如果患者病情不允许早期切痂植皮，可以等待痂皮分离后，在肉芽创面上植皮，这样处理，一般需要 2~3 个月的时间，有时更长。因此，除非特殊情况，应该尽可能争取早期切除痂皮，进行植皮。

B. 大块颅骨外板坏死：一般在周围软组织愈合后，进行颅骨修复手术。因为如果周围软组织没有愈合，颅骨手术可能造成骨髓腔感染或者使局部感染扩散。手术清创时，可将坏死的外板一次性切除，并一期于新鲜创面上植皮。如果外板坏死范围较大，则采用颅骨钻孔的办法，钻至出血，孔子间距离为 0.5cm。并用咬骨钳咬除孔周坏死骨质，等待肉芽组织长出后，再行植皮手术覆盖创面。如果坏死骨质不脱落完全，会造成创面迁延不愈。如果患者全身情况不允许手术，也可以等待外板脱落，然后培养肉芽组织，再采用游离植皮。

C. 大块颅骨全层坏死：一般需要采用考虑全身情况和患者的手术条件。如果可以采用局部或者远位皮瓣一期修复创面，就可以考虑早起切除坏死颅骨。也可以在颅骨切除后，在硬脑膜上植皮。

16.5.7 合并颜面部烧伤处理

颜面部为暴露部位，有头部烧伤患者，往往合并有面部烧伤。面部组织疏松，血管分布广泛，血液循环丰富，所以烧伤后易发生水肿，愈合后遗留不同程度的瘢痕，所以应该重视并积极处理。

（1）临床表现

伤后 6～8h 左右面部出现肿胀，严重患者眼睑外翻，唇部肿胀，张口困难。在伤后 36h 开始肿胀回吸收，肿胀程度不断减轻，直至恢复正常形态。此时，应该将此过程告知患者，避免其烦躁而抵触医生的治疗。面部深度烧伤，导致形成的Ⅲ度焦痂弹力缺乏，肿胀外观不明显，所导致的水肿液会向深层和颈部软组织发展，有时可导致或加重呼吸困难。面部烧伤常伴有眼、耳、鼻、口腔等器官的烧伤，五官分泌物会使创面潮湿软化而易发生感染。面部创面感染又使得眼、耳的损伤加重。

（2）临床处理原则

根据不同情况处理方式不同。中小面积的头面部烧伤，如果为Ⅱ度烧伤，如果伤后即来医院救治，可以采用冷疗，用 10℃以下的冷水持续湿敷创面，时间可达 3h，这样做能减轻疼痛，减少渗出及减轻继发损伤。

面部烧伤创面一般采用暴露方式，因为面部五官及形状特殊，不适于包扎疗法。创面可以外用碘伏或者磺胺嘧啶银等，局部换药、保持清洁为主，浅度烧伤往往痂下愈合。深Ⅱ度如果不发生感染，也可自行愈合，遗留瘢痕较重，有时造成五官移位。面部Ⅲ度烧伤，早期一般不采用切痂植皮，待伤后 2～3 周焦痂分离时，去除痂皮，在肉芽创面上植皮，这样外形较饱满。如果全身条件允许，面部植皮要采用大张自体皮片，可以减轻面部毁容及功能障碍程度。皮片移植 3d 后打开包扎，积极换药。

面部烧伤植皮应注意以下几点：为减轻面部愈合后继发畸形，植皮最好选用整张自体皮，皮片厚度适中，以中厚皮为主，移植手术 2～3d、皮片建立血供后就应暴露，以免感染发生。

眼睑烧伤的处理：眼睑烧伤较为常见，以热力烧伤和化学烧伤为主，由于眼睑存在闭合反射，所以火焰烧伤常常发生眼睑烧伤。如果患者离火源近或者其他原因造成眼睑闭合不及时，也会伤及角膜及结膜。而化学烧伤通常因为化学物质的渗透性造成眼球损伤。处理眼睑烧伤，特别注意防止发生眼睑外翻，保护眼球。浅度眼睑烧伤，一般采用暴露治疗，防止感染，及时清除分泌物，防止流入眼内造成继发感染。深度眼睑烧伤，在全身情况允许下，可以手术切痂植皮。火焰烧伤时，眼睑边缘因为患者反射性闭眼长存留一条正常皮肤，可以将所植皮片缝合与这条皮片边缘。眼睑烧伤有眼角膜暴露者，应该预防暴露性角膜炎，具体包括：经常清理眼周分泌物，焦痂溶解时可以经常湿敷，眼内可用抗生素眼药水冲洗，每天 6 次以上，并且采用油纱覆盖等方法保护角膜。如果创面愈合后出现眼部眼睑闭合不全、角膜暴露的情况，应该立刻手术矫正。除此以外的瘢痕畸形一般在 6～12 个月以后待瘢痕软化后再手术矫正。

耳部烧伤处理：耳部暴露在外，头部烧伤往往合并耳部烧伤，致伤原因以火焰烧伤为主，烫伤也较常见。耳部烧伤以耳壳烧伤多见，由于耳壳皮肤薄，本身凹凸不平、不易清洁等特点，故烧伤后容易并发感染及化脓性耳软骨炎。未伤及耳软骨的耳郭皮肤烧伤以及未并发耳软骨炎者，愈合过程及处理原则类似其他部位的皮肤烧伤。如果烧伤深度累及耳软骨，常使耳郭干性坏死，坏死脱落后，耳郭缺损，造成畸形。如果为不完全干性坏死，则需要经历液过程，切开引流或溃破后，逐渐溶化脱落，形成畸形。所以避免软骨坏死在耳部烧伤治疗中十分重要。

耳部烧伤并发化脓性耳软骨炎的处理：并发化脓性耳软骨炎是头面部烧伤常见并发症之一，一般因外耳深度烧伤继发感染而发生。常见于伤后 3～5 周，也有可能在伤后 1～2 周或迟至 8～9 周发生。好发部位有耳轮、对耳轮或三角区等区域。开始为局限性，如果控制不佳，可蔓延扩散，甚至形成全耳软骨炎。最早出现且最常见的症状是外耳剧烈持续性疼痛，患者常因此难以入睡，十分痛苦，注射止痛剂仅能暂时缓解。临床检查见外耳红肿、压痛明显。几天后，患部变软，有波动感，切开或自行溃破后，疼痛及压痛减轻。如果引流不畅或坏死软骨清除不彻底，则可反复发作。除局部症状外，常伴全身反应，包括寒战、发热、精神差、食欲不振、白细胞增高等症状。

化脓性耳软骨炎治疗困难、患者痛苦，而且常形成外耳畸形，故应重点预防其发生。预防措施包括以下几点：注意耳部烧伤的护理，保持干燥与清洁，防止受压。尽快消灭创面，侧卧位时置耳郭于纱布垫圈内悬空。暴露创面，尽快使创面成痂。保持焦痂完整，未分离前不要随意剪开，以免细菌侵入。Ⅲ度焦痂脱落后，应及时移植薄层自体皮片，覆盖创面，有时即使有软骨边缘暴露，经移植自体皮后，可以愈合，不发生感染。如果分泌物多，焦痂易溶痂，可以采用持续湿敷，使痂皮尽快脱落，减轻感染、水肿，改善局部血液循环障碍程度，因此减轻或避免耳软骨坏死。如果发生化脓性耳软骨炎，关键在于早期诊断、早期切开引流、清除坏死软骨：外耳肿胀、疼痛和压痛时，即可诊断为化脓性耳软骨炎。需要控制感染，防止耳软骨继续毁损，有明显软化灶显示脓液积存，予以切开引流，引流切口足够大，保持足够通畅。坏死软骨切除要彻底，否则易于复发，如果手术后疼痛和压痛仍继续存在，则需进一步手术切除。病变局限者，切除局部的软骨，待生长肉芽组织后再植皮。病变较广泛者，可先沿耳轮外缘全长切开，在肿胀严重的后缘剥离，敞开伤口，放置碘伏纱条、抗生素纱条或小引流管引流，每日换药，待疼痛和水肿消失后，再仔细检查，将坏死软骨彻底切除。

外耳道烧伤的处理：外耳道烧伤后。由于引流不通畅，细菌易于繁殖，继而导致感染。感染后可加重耳道的肿胀，形成恶性循环。严重时可穿破鼓膜导致化脓性中耳炎，或累及软骨，引起化脓性耳软骨炎。处理外耳道烧伤，首先要保持创面的清洁和干燥，以及保持外耳道引流通畅。可放置引流；早期水肿显著造成耳道狭窄者，应放置支架，管径与外耳道一致，紧贴外耳道皮肤，内置纱布条引流，每日更换数次。肿胀消退后，取出支架，继续纱布条引流。但外耳道烧伤较深者，则须在愈合期间及愈合以后，放置支架，防止瘢痕收缩致耳道缩窄或闭锁。

16.5.8 头部烧伤合并吸入性损伤的急救处理

火焰燃烧造成的头部烧伤，通常伴有呼吸道的损伤，临床医生接诊头部烧伤病人时需要注意检查呼吸道的情况。

（1）吸入性损伤的分度

临床上把吸入性损伤分为轻、中、重三度。轻度吸入性损伤，损伤限于口、鼻腔和咽部。多数伴有面部烧伤，临床可见含碳粒的痰液，鼻毛烧焦，口腔红肿，有时有水泡。口咽部发红，舌部或者咽部可因碳粒附着而发黑，呼吸较快，有时主诉有喉部发痒、干咳，发音没有声嘶，没有呼吸困难，胸部体征阴性。中度表现为病变侵犯咽、喉和气管。除可见轻度吸入性损伤的临床症状外，主要表现声嘶，上呼吸道梗阻，有时有脱落的坏死黏膜咳出，上呼吸道红肿，肿胀进行性发展，气道部分或者完全梗阻，出现呼吸困难，吸气时可闻及高调哮鸣音。气管黏膜充血水肿糜烂。胸部X线片多正常。梗阻严重时血气分析表现为低氧血症和高碳酸血症。重度吸入性损伤，病变可达支气管、细支气管甚至肺泡，除有轻度、中度的临床表现外，常有广泛的支气管痉挛，小气道阻塞和肺水肿。迅速出现严重呼吸窘迫和低氧血症，常见到带血丝痰和粉红色泡沫样痰。由于严重缺氧，患者常常出现意识障碍和昏迷。胸片可发现肺水肿。

（2）吸入性损伤的分期

分为即期，水肿期、肺部感染期、脱落修复期四个期。即期一般在伤后6h左右，表现为缺氧、窒息或者急性呼吸衰竭。轻中度吸入性损伤表现为声嘶、干咳等。即期是急救阶段，应该迅速纠正缺氧，防止窒息。水肿期从伤后6到伤后48h，出现损伤部位的水肿，严重声门水肿是这一阶段最主要的生命威胁。感染期一般在伤后48h到来，持续时间因人而异。患者度过水肿期就会进入黏膜脱落期，一般在伤后1个月以上，损伤黏膜修复。

（3）吸入性急救原则

吸入性损伤的治疗应该在现场即开始，怀疑有吸入性损伤，就要严密观察呼吸情况，及时处理，气管切开。氧气治疗，可以采用鼻导管或者面罩给氧；保持呼吸道通畅，解除呼吸道梗阻；在出现以下情况时采用开放气道、机械通气：①呼吸频率持续超过40次/分；②吸高浓度氧，PaO_2低于70mmHg；③$PaCO_2$低于25mmHg或者高于45mmHg；④潮气量少于10～20ml/Kg；⑤吸纯氧后肺分流量超过30%或者A-aDO_2大于35mmHg；⑥生理无效腔增加，VD/VT大于0.6。另外。及时清洗分泌物和气道灌洗，防治感染，维护心功能等也十分重要。

16.5.9 头面部烧伤的护理

（1）一般处理

保持病房清洁，安静、空气流通，室温一般保持在26～32℃。指导患者合理饮食，加强营养，早期进食高营养的流质饮食，逐渐可改为半流质或者普食。如果进食困难，或者需要禁食者，给予鼻饲或者静脉营养。避免头部烧伤部位长期受压，及时改变体位，注意枕后区避免长时间受压而产生压疮。

(2)合并有面部烧伤的护理

创面应该清洁干燥，随时用消毒棉棒或纱布轻轻吸干渗出物。如同时有颈部烧伤时，嘱患者去枕睡眠，充分暴露颈部创面，颈部处于过伸位。

(3)眼部周围有创面的护理

注意经常清洁眼周围创面，保持干燥，及时清除渗出物及眼的分泌物，遵照医嘱，使用各种抗生素眼药水、眼膏，防止感染。如果眼睑结膜水肿并且有外翻时，可用抗生素软膏或凡士林纱块覆盖保护应给以保护，防止角膜暴露穿孔、感染。患者如果采用俯卧时，防止眼部受压。

(4)合并外耳烧伤时的耳部护理

保持外耳道引流通畅，可用无菌镊子轻轻钳出痂皮，严禁用棉球填塞，必要时用生理盐水溶液冲洗，轻轻用无菌纱布吸干。保持外耳创面清洁、干燥，及时用无菌棉棒清除耳内的分泌物。避免外耳受压，仰卧时使耳郭悬空，侧卧时睡有孔的枕头，以免发生耳软骨炎。

(5)口腔护理

口唇干燥时，可用冷开水棉球或石蜡油棉球湿润；口唇及口腔黏膜烧伤时，保持唇周及口腔清洁，引流水泡；口唇肿胀外翻时，要注意保护黏膜，经常用消毒棉签拭去口腔分泌物及脱落的黏膜；宜用小汤匙进食水和流质，也可用吸管，防止损伤唇周创面，避免食物残渣污染创面，每次进食后行口腔清洁。经常观察口腔黏膜的情况，发现有溃疡或霉菌生长时要对症处理。

(6)鼻部护理

保持鼻腔清洁、通畅，及时去除鼻腔痂皮，有分泌物流出时，要及时用消毒棉棒吸干，必要时用吸引器轻轻吸出。鼻黏膜感染时，可用抗生素滴鼻。

(7)吸入性损伤的护理

面颈部深度烧伤伴有声音嘶哑，及早行气管切开术。合并面部烧伤患者应该密切观察呼吸情况，备好各种抢救物品、器械，防止窒息，气管切开后按护理常规进行，严格执行无菌操作，保持呼吸道湿润，按医嘱雾化吸入。鼓励患者定时改变体位、深呼吸，翻身拍背咳痰。及时吸出口腔及呼吸道的分泌物，保持呼吸道通畅。由于黏膜充血、水肿、坏死脱落，呼吸道烧伤容易诱发呼吸系统或全身感染，应按医嘱合理应用抗生素。

(8)心理护理

由于意外伤害，患者不能面对现实，甚至不敢正视和想象其后果；担心面部会留下色素、瘢痕，而影响美观，患者普遍存在焦虑、恐惧心理，特别是未婚青年，心理压力更大，承受能力差，表现出来的情绪更为突出。因此，应主动和患者交谈，建立良好的护患关系，给予安慰、解释，向患者讲解创面的治疗和护理措施并介绍同种病例患者治愈后的情况，鼓励患者面对现实，乐观配合和对待疾病，增强生活信心。同时要做好患者家属及单位领导的工作，给患者创造一个精神愉快的环境，使患者早日康复。

16.5.10 小儿头部烧伤的治疗

(1)儿解剖生理特点

儿童处于生长发育期，有与成人不同的解剖和生理特点，烧伤后与成人对应激和感染的反应也有所不同。因此，处理好儿童头面烧伤，首先应了解这些不同的解剖特点，在治疗处理过程中要充分考虑。

1)神经系统：儿童由于处于身体发育期，体温调节中枢发育尚未成熟，环境温度的高低易影响体温的升降，这是由于中枢神经系统反应差所致。儿童头部相对面积所占体表比例高于成人，皮下汗腺等皮肤附件发育不完善，因此，头部烧伤的儿童体温容易随环境温度变化而改变，例如儿童烧伤后手术、换药以及暴露时间过长都会发生低体温。环境温度过高，又会导致体温过高而发生惊厥，例如夏季高温或者暴露疗法时保温过热都可能发生高热、惊厥。所以，儿童头部烧伤后，病房及手术时的适度保暖十分重要。小儿神经系统发育不完善，兴奋和抑制不易局限，很易扩散，皮质下中枢的兴奋性高，因此头部烧伤很容易引起高热、呕吐和惊厥。

2)呼吸系统：小儿呼吸系统发育不完善，肺泡发育至2岁才健全，小儿的肺容量比成人少6倍，至5岁才与成人相似。呼吸通气量低，头部烧伤后，容易形成面部水肿，影响小儿通气，容易发生窒息和缺氧。小儿遇到呼吸困难时，往往不能加大呼吸深度，只有靠增加呼吸频率来增加通气量。正常情况下，1岁以内为腹式呼吸，以后逐渐改为胸式呼吸，4岁以后以胸式呼吸为主，7岁以后和成人相似。婴儿呼吸快，新生儿40～48次/分，1～5岁的儿童为25次/分，8～12岁的儿童为20次/分。在头部烧伤后，呼吸有时可到60～80次/分，很易发生呼吸衰竭。小儿气管细小，1 岁以内的小儿气管只有 5～9cm。所以在儿童为预防烧伤后气道问题行气管切开术时，特别注意这点，以免发生气胸、大出血等严重并发症。

3）循环系统：新生儿循环血量仅为 300ml，所以少量的出血和血容量下降就会造成严重休克。在头面烧伤后，很快形成水肿，因此要及时补液抗休克。小儿心率在常态下较快，新生儿一般为 110～140 次/分，哭闹时可达到 180～190 次/分。烧伤后，小儿因疼痛而哭闹，心率可达到 180～190 次/分，并非有特殊问题；在疼痛减轻后，往往降至 150～160 次/分。

4）消化系统：头部烧伤后，容易发生消化道应激性溃疡，与小儿肠道发育特点有关。小儿肠黏膜薄，血管丰富，渗透性好，吸收率高，容易发生缺血。一旦烧伤生，肠道缺血，导致局部易发生应激性溃疡。其次，小儿容易发生腹泻和消化功能紊乱。

5）泌尿系统：小儿的肾脏功能不完善，浓缩和稀释功能与成人有差异。只能使尿液浓缩到 800osm，而成人可以到 1 200～1 600osm。这点说明，当血液晶体渗透压增高时，小儿尿液渗透压不能相应提高。所以如果补液中过多钠盐，容易发生高血钠、肺水肿和脑水肿。特别是新生儿，肾脏排出钠和氯的功能更差，排水多于排钠，易发生脱水。

6）小儿头部皮肤特点：较薄，附件少，烧伤后容易加深，小儿Ⅱ度烧伤往往因感染而变成Ⅲ度烧伤。其次，头部的体表面积与成人也有所不同，成人头面颈体表面积总共 9%，而小儿特点是头大、腿短。对小儿的各部体表面积用纸型法进行了实测，发现年龄越小，头部体表面积所占比例越大。即小儿头面颈部体表面积（%）=9+（12- 年龄）。

（2）小儿头部烧伤的发生率和致伤原因

小儿头部烧伤较常见，由于小儿好奇心强，动作不协调，神经反射迟缓，容易发生烫伤、烧伤，尤其 1～5 岁之间的儿童最易受伤。

致伤原因以热水烫伤最多，火焰烧伤其次。热液烫伤包括沸水、稀饭以及热油等各种热液烫伤，占大多数。热液烫伤中，发生地点基本都在家中，最常见是小儿因照顾不周而跌入放置不妥的热液中。其次，夏季是小儿烫伤的多发季节，与穿着少有关。

（3）休克的防治

小儿对失水的耐受性较成人差，烧伤后较易并发休克。对较大面积的烧伤患儿，入院时即要抗休克补液，同时注意输液速度。输液速度过快可导致水肿加重、心力衰竭、肺水肿，过慢则不能补充血容量，不利于预防休克。

补液公式：烧伤后第一个 24h，晶体和胶体的总量（晶体：胶体 =1：1）

在 2 岁以下：为Ⅱ、Ⅲ、Ⅳ度烧伤面积 × 体重（kg）× 2ml

在 2 岁以上：为为Ⅱ、Ⅲ、Ⅳ度烧伤面积 × 体重（kg）× 1.8ml

水分（5%葡萄糖注射液）：在 2 岁以下：每天为 100～150ml/kg 体重。

在 2 岁以上：每天为 50～100ml/kg 体重。

在伤后 8h 内输入总量的一半，后 16h 输入其余一半。伤后第二个 24h 输入晶体和胶体的减半，水分同第一个 24h 量。

（4）脑水肿的防治

头面部血管丰富，加之小儿组织比较疏松，故头面部烧伤后水肿多较重，严重者头围可增加 2 倍以上；又因头面部血管无静脉瓣，故头面部烧伤后较易并发脑水肿。休克期患儿出现烦躁不安等颅内压增高表现，常提示脑水肿，主要防治方法是给予止痉和脱水。防治方法包括：

1）晶体液、胶体液、葡萄糖液应当交替使用，切忌在短时间内输入大量水分而造成稀释性低钠血症，如果发生、则水分很快转移到脑组织中造成脑水肿，同样也可造成肺水肿。如果短时间内输入大量盐水，同样也可发生脑水肿、肺水肿等并发症。因此儿童补液抗休克应该注意输液的种类和输液量，需要精心安排输液计划。

2）脑水肿发生后，表现为先抽搐、后昏迷。对这种严重情况，首先将患儿口腔打开，放牙垫防止咬伤舌部。持续抽搐时间长或者面色青紫显示窒息者，注意保持呼吸道通畅，呼吸困难者，给氧，必要时开放气道、行人工通气。迅速止痉，可以选用药物止痉：可以下列顺序选择一种或者同时联合应用两种药物迅速解除痉挛。苯巴比妥钠 8～10mg/（kg·次），肌注；安定 0.3mg/（kg·次），肌注或者静滴，6～8h 可重复一次；10%水合氯醛 50mg/（kg·次），保留灌肠。惊厥反复发作或者持续时间长，可引起脑缺氧，应该给予脱水治疗：20%甘露醇脱水，也可以用 20mg 速尿行脱水治疗。如果发生呼吸和心脏并发症，需要进行心肺复苏。

（5）喉头水肿的防治

头部火焰烧伤往往造成患儿呼吸道的烧伤，发生吸入性损伤。对有中、重度吸入性损伤的患儿，早期气管切开是防止喉头水肿致窒息的必要措施。对兼有后躯干、臀部烧伤者尤应提高警惕，首次俯卧时间一般不应超过半小时，以防发生喉头水肿而引起窒息。

（6）创面处理

处理原则与成人基本相同。但应注意以下几点：

1）小儿反应性不佳，容易发生头部烧伤，并且同样的致伤温度，会形成比成人重的伤情。

2）小儿皮肤薄，附件发育不完善，所以头部烧伤后因感染容易导致创面加深，往往不需手术植皮的烧伤创面最后植皮封闭，这点需要引起医生重视。

3）小儿手术时注意切痂范围不能过大，预防失血性休克的发生。另外，因为皮肤薄，供皮区取皮不能过厚，否则造成新的不愈合创面。

16.5.11 常见头皮烧伤创面修复手术

解剖学上头皮中皮肤、皮下组织和帽状腱膜三者关系紧密，烧伤时容易合并损伤，其下方的颅骨骨膜对于修复烧伤创面有重要意义。从临床上看，头皮烧伤术式的选择与骨膜是否受损有直接的关系。如果骨膜完整，不论头皮烧伤面积多大，都可以采用植皮手术修复，困难不大。否则，可用局部皮瓣或者远位皮瓣修复创面。以下就是几种常见的手术方式。

（1）头皮切痂植皮术

头部切痂前应该慎重，有时深度不易判断，可以适当保守观察一段时间，如确实为Ⅲ度烧伤，只有植皮才能愈合，则采用切痂植皮。麻醉选择：根据情况可选择局部浸润麻醉或者全身静脉复合麻醉。

手术注意事项：①头部切痂时，由于头皮特殊的解剖特点，平面选择在帽状腱膜下。②植皮方式可采用刃厚小皮片密植，争取一次性成功覆盖创面。如果切痂后遗留的创面是大范围的健康颅骨骨膜，则应该应用大张自体皮覆盖。一般在植皮后5～7天，打开包扎检查皮片成活情况。

（2）烧伤后颅骨外板钻孔术

对于广泛头皮深度烧伤合并颅骨外板烧伤的患者，不失为一种常用的办法。

适应证：颅骨外板广泛暴露坏死而内板完好，早期不能一次性切除死骨，或者不具备游离皮瓣移植的病人。

禁忌证：①颅骨全层坏死；②暴露颅骨周围软组织明显感染。需要在感染创面控制，软组织制皮覆盖后再考虑颅骨钻孔术。

手术注意事项：术前应该常规检查出凝血时间，做X线检查等辅助，判断有无内板坏死。术前做创面细菌学检查，为术后用药做准备。钻孔时切忌钻入内板，每孔大小0.2～0.3cm为宜，孔间距为0.5cm。术后应该及时更换敷料，尽快培养肉芽组织。

（3）创面清创后局部头皮瓣转移术

局限性的头皮全层烧伤坏死，无论有无颅骨坏死，都可以采用局部头皮皮瓣一期修复烧伤清创后创面。

适应证：局限性的头皮（含骨膜）全层烧伤，周围有正常头皮组织。

禁忌证：颅骨有感染者。

手术注意事项：头皮血运丰富，互成网络，如果为随意皮瓣，皮瓣长宽比为1∶3。如果皮瓣蒂部含有知名动脉，长宽比还可放宽要求，而且蒂部可以做窄一些，方便转移。切取皮瓣一定要在帽状腱膜下进行，否则出血多、增加皮瓣坏死概率。皮瓣方式要根据创面大小、形状和位置来选择，包括旋转、滑行、单蒂、双蒂等局部皮瓣类型，不可拘于成规。相对而言，由于头皮组织致密，弹性不足，选择旋转推进皮瓣，适用范围较广。也可选择含有知名动脉的轴型皮瓣，转移覆盖创面更加灵活。术后应及时观察皮瓣血运变化，发现问题，及时处理。

以下是几种常用的局部皮瓣类型。

1）额部皮瓣：额部皮肤得血供主要来源于颞浅动脉干额支，根据切取范围大小分为一侧额瓣，全额皮瓣。可以用于修复头部、面部等组织缺损创面。额支走行十分恒定，行程表浅，所形成皮瓣转移灵活。缺点是对额部造成破坏，有碍外观。

额支解剖恒定，以其走行方向分为平行部和升部，平行部走行在额肌浅面，升部向上升至颅顶；颞浅静脉与之伴行。颈内动脉的眶上动脉以及滑车上动脉与之在额中部有相互吻合，颈内动脉发出的耳后动脉与之在耳后有相互吻合。

形成的皮瓣可以有双蒂皮瓣，以双侧额支为蒂，在帽状腱膜和额肌下剥离，形成全额瓣，向后转移修复头顶部烧伤创面。

一侧额瓣：可以单独以一侧颞浅动脉为蒂，形成单蒂额瓣，皮瓣设计时一般不过中线。

额中皮瓣:根据缺损头部缺损大小,设计以同侧或对侧眶上动脉和滑车上动脉为蒂的额部肌皮瓣,蒂部宽 2 ~ 3cm,逐渐向颞侧切开皮瓣,如病人额部发际低、宽度不够,可在远端携带 3 ~ 4cm 头皮,因此一般肌皮瓣最宽处可达 10cm 以上。可用于覆盖较大的头面部缺损(图 16–5–2)。

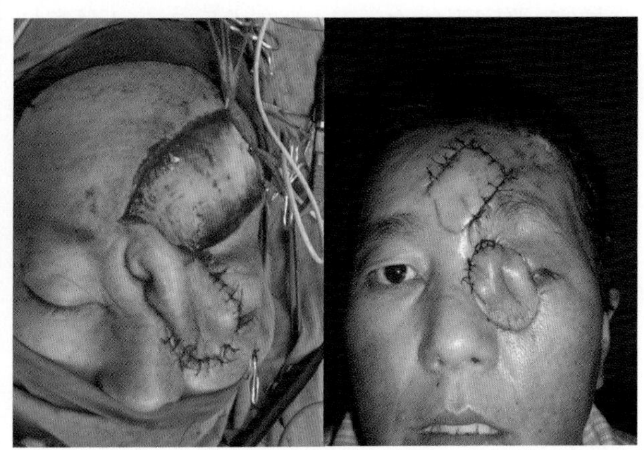

图16–5–2 额中皮瓣修复深度创面(左为术中,右为术后)

2)颞枕部皮瓣:颞浅动脉与枕动脉有丰富交通支,在帽状腱膜下剥离,可形成以颞浅动脉为蒂,宽约 3cm、长至枕后的皮瓣。设计时应将颞浅动脉和交通支投影包括在内,一般在耳上 6cm 处。切开时,先切开皮瓣下边,直达帽状腱膜并切开,在其深面锐性剥离,然后切断皮瓣远端和上方,注意勿损伤动脉干。

颞枕部皮瓣蒂窄,转移灵活,可用于较深但不宽的头部创面覆盖。

3)头部随意皮瓣:头部皮瓣设计要注意头部血管走行特点,头皮营养血管自额、颞、枕呈放射状向颅顶中心集中,动脉之间有丰富吻合支,设计时要考虑与血管走行特点一致,尽量包括知名血管。如果包括血管,则要注意长宽比例。其次皮瓣剥离要在帽状腱膜下进行,组织疏松。头皮皮瓣切取时不易止血,出血较多,可以用头皮夹止血,或者用止血钳夹住帽状腱膜,翻转止血;还可在头皮切口两侧先做褥式缝合,然后切开。最后缝合时切口时,要边放止血钳,边缝合头皮全层。在转移皮瓣后出现蒂部臃肿,简称"猫耳朵",应在皮瓣愈合后再做修整。

旋转皮瓣: 在创面旁健康处设计旋转皮瓣,选定适当的旋转轴心,皮瓣大小应该注意到轴心点至皮瓣最远端长度大于或等于轴心点至缺损最远点的长度。用美蓝标注后,沿设计线切开至帽状腱膜下,锐性剥离,转移覆盖。皮瓣转移后,如果不能直接缝合,行继发创面植皮(图 16–5–3)。

易位皮瓣: 在创面旁健康处设计易位皮瓣,类似于旋转皮瓣,但是皮瓣形状为矩形、正方形或者菱形。转移时向创面侧方移动。设计时注意皮瓣的长度要长于创面长度,剥离平面在帽状腱膜下。

双侧推进皮瓣:如果创面为矩形形,可在旁边正常头皮处设计滑行推进皮瓣,设计切口线应比创缘略长,皮瓣的宽度按照随意皮瓣设计原则,头部长宽比可达 1 : 3。切开皮瓣向创面移动与对侧缝合(图 16–5–4)。

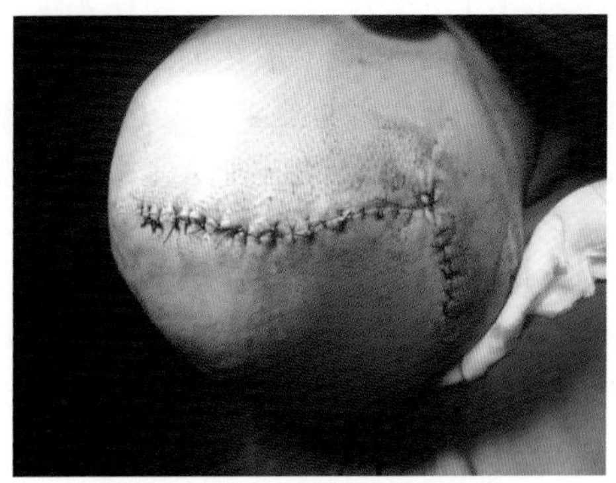

图16–5–3 旋转皮瓣修复创面

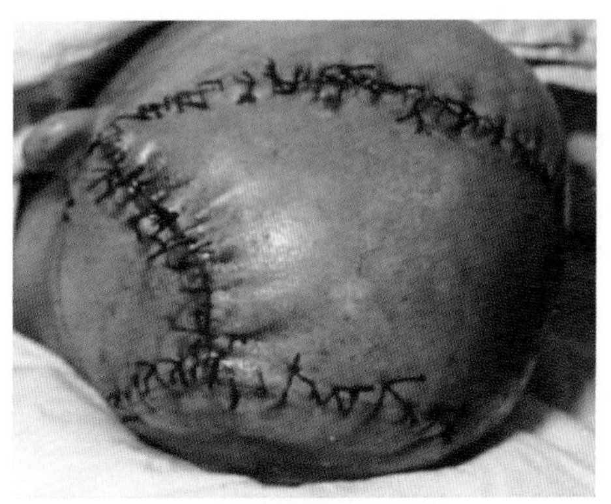

图16–5–4 双侧推进皮瓣修复创面

(4)游离皮瓣移植修复头部创面

如果在创面无法植皮修复, 同时创面较大,无法用周围皮瓣修复, 在技术条件成熟的情况下,患者全身情况允许,可以用原位皮瓣游离移植。

适应证: 游离皮瓣移植见于以下几种情况,头皮和颅骨电烧伤,颅骨坏死;头皮烧伤后巨大缺损,无法用局部皮瓣修复或者植皮修复。

禁忌证:病情严重,全身情况不稳定,不能耐受复杂的手术和较长时间手术;头面颈血管受区质量不好。

供区选择: 修复头部缺损的皮瓣要求较高,有较大的面积和厚度，常用的有肩胛皮瓣、背阔肌肌皮瓣、腹股沟皮瓣、腹壁下动脉皮瓣、前臂皮瓣等。

手术注意事项：头部手术，准备供区血管：需要彻底清创，去除坏死组织和异物及死骨。然后解剖出颞浅动脉和静脉。根据缺损大小切取皮瓣。先在供瓣区设计皮瓣大小和血管蒂的位置，用美蓝画出轮廓。可以先解剖出血管蒂，也可以先切取皮瓣，最后分离血管蒂。吻合血管时先固定皮瓣，然后在显微镜下吻合动脉和静脉。当血流通畅后，皮瓣颜色即转红润，皮瓣缘可见出血。仔细缝合后皮瓣下放置引流。手术中务必操作轻柔，必须在无张力下吻合血管。如有颅骨缺损，一般在创面修复做二期修补。术后要按照显微外科要求常规处理，患者置于监护室，严密观察皮瓣颜色和血运，及时发现和处理血管危象。

(5)吻合血管大网膜结合皮片游离移植

大网膜是修复头部大面积深度烧伤创面的理想材料，含有丰富的血管网、淋巴组织和脂肪组织，质地薄而透明，组织量大，面积可达 35cm × 35cm，一旦吻合血管成功，有较强的抗感染能力，如果创面为放射性烧伤所致，也适合大网膜移植。大网膜血供由发自腹腔动脉的左右胃网膜动脉提供，双方沿胃大弯在中央处练成弓状结构，发出许多分支互相连成血管网。右侧动脉外径比左侧粗，为 1.5 ~ 2.0mm，所以多选用此侧为吻合血管。

适应证：放射性损伤创面；头皮颅骨电烧伤；颅骨坏死；头皮缺损；头皮烧伤后不稳定性瘢痕；合并颅骨外膜撕脱伤。

禁忌证：既往有过剖腹手术或者患过腹腔炎症，大网膜有部分切除或者有粘连者。

手术注意事项：术前应该测定颞浅动脉位置，并标注。头部炎症需控制局限，坏死组织界限清除。头部手术彻底清除坏死的头皮和颅骨，修正创缘，解剖出颞浅动脉、静脉。按常规剖腹取大网膜，一般选择上腹正中切口，进入腹腔后先检查大网膜有无病变，以及血管情况，判断切取量。选用右侧胃网膜动静脉，在胃大弯左向右逐一结扎切断分支，分离组织，最后切断左侧胃网膜动静脉，取出大网膜，分层缝合腹膜和腹壁。所取大网膜平整铺于头部创面，保持血管直位、不扭曲，不留死腔，网膜与创缘固定缝合后，吻合血管。血管接通后检查血运，大网膜血管应恢复搏动，充盈良好，颜色红润，边缘出血，静脉回流满意。在适宜部位，一般是大腿取中厚皮片，修剪后植于大网膜表面，皮片与头皮创缘间断缝合，轻轻加压打包固定。皮片与网膜应相贴紧密，压力适度，不影响血供。

术后要按照显微外科要求常规处理，患者置于监护室，严密观察血运，一般在术后 3 ~ 6d 观察植皮区，10 ~ 12d 拆线。

(6)应用皮肤扩张器治疗烧伤后头部瘢痕

头部深度烧伤后一般会造成瘢痕，但是与其他部位不同，瘢痕少有挛缩，主要表现为瘢痕秃发，并且由于瘢痕萎缩、菲薄，往往有破溃，长年不愈，严重影响正常生活和带来不良预后，需要积极治疗。采用皮肤扩张是解决较大面积瘢痕的理想方法。这一方法主要是将硅胶扩张器预先埋植在瘢痕周围的正常皮下，然后通过注射阀向扩张器内注水，逐渐扩张头皮，以期获得“额外”的正常头皮以取代瘢痕头皮，达到消灭瘢痕秃发的目的。

适应证：有明确瘢痕突发，同时周围有一定面积的正常有发头皮。

禁忌证：头部有感染；或者瘢痕面积过大。

手术注意事项：扩张器有肾形、长方形和圆形，根据容量有 10ml 至 800ml 大小的不同扩张器，手术前要计算埋植的皮肤扩张器形状和大小。一般来讲，每平方厘米的瘢痕需要 4ml 的注水量，可以根据瘢痕面积大小大致计算出需要多大的扩张器，然后根据瘢痕形状和转移皮瓣的种类来决定扩张器形状。

手术分两期进行：第一期埋入扩张器。选择秃发区一侧，有头发面积大且无瘢痕处埋入扩张器。在预定置入区，沿秃发区边缘切开头皮、皮下组织和帽状腱膜。在腱膜下锐性剥离，根据扩张器大小分出稍大的埋植区域，扩张器埋入后能无张力缝合切口。注射壶通过分离置入皮下。切口一般 7d 拆线，愈合后开始注水，每次注水量为容量的 10% ~ 20%，以患者略感有发胀感，皮瓣无血运障碍为限。注水要用小针头。注水间隔为 5 ~ 7d。一般需要一个月左右达到预期效果即可第二次手术。

第二期手术：首先自原切口取出扩张器，然后将秃发区切除，将扩张后的额外头皮组织，设计为皮瓣，经过推进、旋转或者直接缝合，修复瘢痕切除后创面(图 16-5-5)。

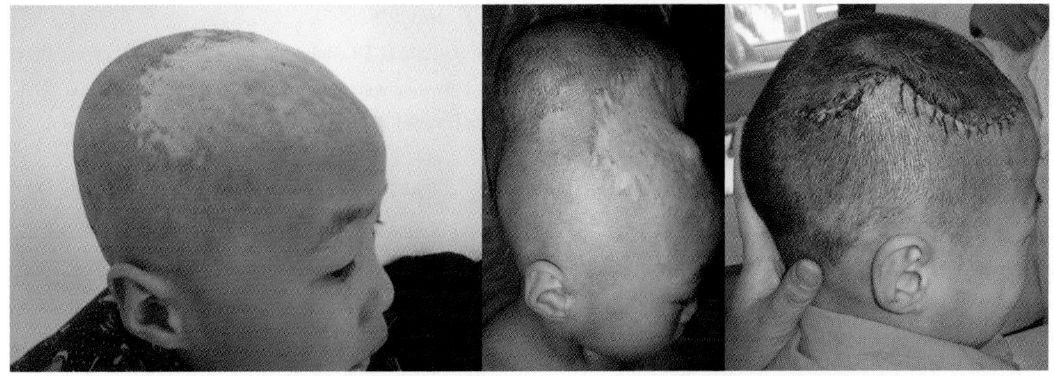

图16-5-5 扩张器治疗烧伤后瘢痕秃发(左:术前;中:头皮扩张后;右:瘢痕切除后)

(刘佰运 费 舟)

参考文献

[1] McNair ND. Traumatic brain injury. Nurs Clin North Am, 1999;34(3):637-659.

[2] Andersson EH,Bjorklund R,Emanuelson I,et al. Epidemiology of traumatic brain injury:a population based study in western Sweden. Acta Neurol Scand,2003;107(4):256-259.

[3] Hillier SL,Hiller JE,Metzer J. Epidemiology of traumatic brain injury in South Australia. Brain Inj,1997;11(9):649-659.

[4] Anonymous. NIH consensus development panel on Rehabilitation of persons with traumatic brain injury. JAMA,1999;282(10):974-983.

[5] Servadei F,Antonelli V,Betti L,et al. Regional brain injury epidemiology as the basis for planning brain injury treatment. The Romagna (Italy) experience. J Neurosurg Sci,2002;46(3-4):111-119.

[6] Gururaj G. Epidemiology of traumatic brain injuries:Indian scenario. Neurol Res,2002;24(1):24-28.

[7] Chen CL,Howng SL. The incidence and mortality rates of head injuries in Kaohsiung City. Taiwan Gaoxiong Yi Xue Ke Xue Za Zhi,1995;11(9):537-545.

[8] Basso A,Previgliano I,Duarte JM,et al. Advances in management of neurosurgical trauma in different continents. World J Surg,2001;25(9):1174- 1178.

[9] Gabella B,Hoffman RE,Marine WW,et al. Urban and rural traumatic brain injuries in Colorado. Ann Epidemiol,1997;7(3):207-212.

[10] Ghani E,Nadeem M,Bano A,et al. Road traffic accidents as a major contributor to neurosurgical mortality in adults. J Coll Physicians Surg Pak,2003;13(3):143 -145.

[11] Bouderka MA,Fakhir B,Bouaggad A,et al. Early tracheostomy versus prolonged endotracheal intubation in severe head injury. J Trauma,2004;57(2):251-254.

[12] Nagurney JT,Borczuk P,Thomas SH. Elder patients with closed head trauma:a comparison with nonelder patients. Acad Emerg Med,1998;5(7):678-684.

[13] De Georgia MA,Deogaonkar A. Multimodal monitoring in the neurological intensive care unit. Neurologist,2005;11(1):45-54.

[14] Roberts I,Schierhout G,Alderson P. Absence of evidence for the effectiveness of five interventions routinely used in the intensive care management of severe head injury:a systematic review. J Neurol-Neurosurg Psychiatry,1998;65(5):729-733.

[15] Lannoo E,Van Rietvelde F,Colardyn F,et al. Early predictors of mortality and morbidity after severe closed head injury. Neurotrauma,2000;17(5):403-414.

[16] Hilton G. Secondary brain injury and the role of neuroprotective agents. Neurosci Nurs,1994;26(4):251-255.

[17] Schierhout G,Roberts I. Prophylactic antiepileptic agents after head injury:a systematic review. Neurol Neurosurg Psychiatry, 1998;64(1):108-112.

[18] Guo Z,Cupples LA, Kurz A, et al. Head injury and the risk of AD in the MIRAGE study. Neurology, 2000;54(6):1316-1323.

[19] Luukinen H,Viramo P,Herala M,et al. Fall-related brain injuries and the risk of dementia in elderly people:a populationbased study. Eur J Neurol,2005;12(2):86-92.

[20] Junkins EP Jr,Knight S,Olson LM,et al. Analysis of school injuries resulting in emergency department or hospital admission. Acad Emerg Med,2001;8(4):343-348.

[21] Nakamura N,Yamaura A,Shigemori M,et al. Epidemiology, prevention and countermeasures against severe traumatic brain injury in Japan and abroad. Neurol Res,2002;24(1):45-53.

[22] Hijar-Medina MC,Flores-Aldana ME,Lopez-Lopez MV. Safety belt use and severity of injuries in traffic accidents. Salud Publica Mex,1996;38(2):118-127.

[23] Servadei F,Begliomini C,Gardini E,et al. Effect of Italy's motorcycle helmet law on traumatic brain injuries. Inj Prey, 2003;9(3):257-260.

[24] 付锐,郭应时,袁伟,等. 公路交通安全保障规划研究研究报告

[J]. 长安大学,2004.

[25] 付锐,贾守镇,王建军,等. 我国道路交通安全现状调查与分析报告. 公路交通安全保障规划研究分报告一 [J]. 长安大学,2004.

[26] 袁伟,郭应时,杨鹏飞,等. 部分发达国家道路交通安全调查报告. 公路交通安全保障规划研究分报告二 [J]. 长安大学,2004.

[27] Bruns J Jr,Hauser WA. The epidemiology of traumatic brain injury. Epilepsia,2003;44(Suppl 10):2-10.

[28] 赵雅度主编. 神经系统外伤. 北京:人民军医出版社. 2001:3-5.

[29] Jallo JI,Narayan RK. Craniocerebral trauma. in:Bradley WG, Daroff RB,Fenichel GM,et al. Neurology in Clinical Practice. Boston:Butterworth-Heinemann,2000:1055-1087.

[30] Sosin DM,Sniezek JE,Waxweiler RJ. Trends in death associated with traumatic brain injury 1979 through 1992:success and failure. JAMA,1995;273:1778-1780.

[31] Allen WB,Cynthia L,James F,et al. Long-term survival after traumatic brain injury:a population -based analysis. Neurorehabilitation,2004;19:34-37.

[32] Jager TE,Weiss HB,Coben JH,et al. Traumatic brain injuries evaluated in U.S.emergency departments,1992 -1994. Acad Emerg Med,2000;7:13440.

[33] Guerrero JL,Thuman DJ,Sniezek JE. Emergency department visits associated with traumatic brain injury:United States, 1995-1996. Brain Inj,2000;14:1814.

[34] Annegers JF,Grabow JD,Kurland LT,et al. The incidence, causes,and secular trends of head trauma in Olmsted County,Minnesota,1935-1974. Neurology,1980;30:912-919.

[35] Kraus JF,Black MA,Hessol N,et al. The incidence of acute brain injury and serious impairment in a defined population. Am J Epidemiol,1984;119:186-201.

[36] Wang CC,Schoenberg BS,Li SC,et al. Brain injury due to head trauma in urban areas of the People´s Republic of China. Arch Neurol,1986;43:570-572.

[37] Nell V,Brown DS. Epidemiology of traumatic brain injury in Johannesburg,II :morbidity,modality and etiology. Soc Sci Med,1991;33:289-296.

[38] Durkin MS,Olsen S,Barlow B,et al. The epidemiology of urban pediatric neurological trauma:evaluation of,and implications for,injury prevention programs. Neurosurgery,1998;42: 300-310.

[39] Coopel KD,Tabaddor K,Ifauser WA,et al. The epidemiology of head injury in the Bronx. Neuroepidemiology,1983;2:70-88.

[40] Tate RL,McDonald S,Lulham JM. Incidence of hospital - treated traumatic brain injury in an Australian community. Aust NZ J Public Health,1998;12:419-423.

[41] Tiret L,Hausherr E,Thicoipe M,et al. The epidemiology of head trauma in Aquitaine (France),1986:a community-based study of hospital admissions and deaths. Int J Epidemiol, 1990;19:133-40.

[42] Ghajar J. Traumatic brain injury. Lancet,2000;356(9233): 923-929.

[43] Graham DI,McIntosh TK,Maxwell WL,et al. Recent advaces in neurotrauma. J Neuropathol Exp Neurol,2000,59(8):641-651.

[44] Petralia RS,Sans N,Wang YX,et al. Ontogeny of postsynaptic density proteins at glutamatergic synapses. Mol Cell Neurosci, 2005;29(3):436-452.

[45] Kennedy MB. Signal-processing machines at the postsynaptic density. Science,2000;290:750-754.

[46] Hering H,Sheng M. Dendritic spines:structure,dynamics,and regulation. Nat Rev Neurosci,2001;2:880-888.

[47] Belcher SM,Howe JR. Characterization of RNA editing of the glutamate-receptor subunits GluR5 and GluR6 in granule cells during cerebellar development. Brain Res,1997;52:130-135.

[48] Hwang JI,Kim HS,Lee JR,et al. The interaction of phospholipase C -beta3 with Shank2 regulates mGluR -mediated calcium signal. J Biol Chem,2005;280(13):12467-12473.

[49] Shirasaki T,Harata N,Akaike N. Metabotropic glutamate response in acutely dissociated hippocampal CA1 pyramidal neurones of the rat. J Physiol,1994;475(3):439-453.

[50] Golshani P,Warren RA,Jones EG. Progression of change in NMDA,non -NMDA,and metabotropic glutamate receptor function at the developing corticothalamic synapse. J Neurophysiol,1998;80(1):143-154.

[51] Fei Z,Zhang X,Jiang XF,et al. Altered expression patterns of metabotropic glutamate receptors in diffuse brain injury. Neurosci Lett,2005;380(3):280-283.

[52] Fei Z,Zhang X,Jiang XF,et al. Metabotropic glutamate receptor antagonists and agonists:potential neuroprotectors in diffuse brain injury. J Clin Neurosci. 2006 ;13(10):1023-7.

[53] Huang WD,Fei Z,Zhang X. Traumatic injury induced homer-1a gene expression in cultured cortical neurons of rat. Neurosci Lett,2005;389(1):46-50.

[54] Soloviev MM,Ciruela F,Chan WY,et al. Molecular characterisation of two structurally distinct groups of human homers, generated by extensive alternative splicing. J Mol Biol,2000; 295(5):1185-1200.

[55] Tu JC,Xiao B,Yuan JP,et al. Homer binds a novel proline-rich motif and links group 1 metabotropic glutamate receptors with IP3 receptors. Neuron,1998;21(4):717-726.

[56] Xiao B,Tu JC,Petralia RS,et al. Homer regulates the association of group 1 metabotropic glutamate receptors with multivalent complexes of homer -related,synaptic proteins. Neuron,1998;21(4):707-716.

[57] Duncan RS,Hwang SY,Koulen P. Effects of Vesl / Homer proteins on intracellular signaling. Exp Biol Med(Maywood), 2005;230(8):527-535.

[58] Naisbitt S,Kim E,Tu JC,et al. Shank,a novel family of postsynaptic density proteins that binds to the NMDA receptor/PSD-95/GKAP complex and cortactin. Neuron,1999; 23:569-582.

[59] Boeckers TM,Liedtke T,Spilker C,et al. C-terminal synap-

tic targeting elements for postsynaptic density proteins ProSAP1/Shank2 and ProSAP2/Shank3. J Neurochem,2005;92(3):519–524.

[60] Iki J,Inoue A,Bito H,Okabe S. Bi-directional regulation of postsynaptic cortactin distribution by BDNF and NMDA receptor activity. Eur J Neurosci,2005;22(12):2985–2994.

[61] Thomas GM,Rumbaugh GR,Harrar DB,et al. Ribosomal S6 kinase 2 interacts with and phosphorylates PDZ domain – containing proteins and regulates AMPA receptor transmission. Proc Natl Acad Sci U S A,2005;102(42):15006–15011.

[62] Sugiyama Y,Kawabata I,Sobue K,et al. Determination of absolute protein numbers in single synapses by a GFP-based calibration technique. Nat Methods,2005;2(9):677–684.

[63] Boeckers TM,Kreutz MR,Winter C,et al. Proline-rich synapse-associated protein-1/cortactin binding protein 1 (ProSAP1/CortBP1) is a PDZ domain protein highly enriched in the postsynaptic density. J Neurosci,1999;19:6506–6518.

[64] Tu JC,Xiao B,Naisbitt S,et al. Coupling of mGluR/Homer and PSD-95 complexes by the Shank family of postsynaptic density proteins. Neuron,1999;23:583–592.

[65] Zitzer H,Honck HH,Bachner D,et al. Somatostatin receptor interacting protein defines a novel family of multidomain proteins present in human and rodent brain. J Biol Chem,1999;274:32997–33001.

[66] Miletic G,Miyabe T,Gebhardt KJ,et al. Increased levels of Homer1b/c and Shank1a in the post-synaptic density of spinal dorsal horn neurons are associated with neuropathic pain in rats. Neurosci Lett,2005;386(3):189–193.

[67] Sala C,Roussignol G,Meldolesi J,et al. Key role of the postsynaptic density scaffold proteins Shank and Homer in the functional architecture of Ca^{2+} homeostasis at dendritic spines in hippocampal neurons. J Neurosci,2005; 25(18):4587–4592.

[68] Olson PA,Tkatch T,Hernandez-Lopez S,et al. G-protein-coupled receptor modulation of striatal CaV1.3 L-type Ca^{2+} channels is dependent on a Shank-binding domain. J Neurosci,2005;25(5):1050–1062.

[69] Zhang H,Maximov A,Fu Y,et al. Association of CaV1.3 L-type calcium channels with Shank. J Neurosci,2005;25(5):1037–1049.

[70] Foda MA,Marmarou A. A new model of diffuse brain injury in rats. Part II:Morphological characterization. J Neurosurg,1994;80(2):301–313.

[71] Graham DI,McIntosh TK,Maxwell WL,et al. Recent advaces in neurotrauma [Review]. J Neuropathol Exp Neurol,2000;59(8):641–651.

[72] Ghajar J. Traumatic brain injury. Lancet,2000;356(9233):923–929.

[73] Siesjo BK. Pathophysiology and treatment focal cerebral ischemia Part Ⅰ:Pathophysiology [Review]. J Neurosurg,1992;77(2):169–184.

[74] Meldrum BS. Glutamate as a neurotransmitter in the brain: review of physiology and pathology[Review]. J Nutr,2000;130(4S Suppl):1007S–1015S.

[75] Teasdale GM,Graham DA. Cranilcerebral trauma:protection and retrieval of the neuronal population after injury. Neurosurgery,1998;43(3):723–738.

[76] Maas AI. Neuroprotective agents in traumatic brain injury [Review]. Expert Opin Investig Drugs,2001;10(4):753–767.

[77] Eduarda MV,Pablo IS. Current status and perspectives of neuroprotection in ischemic stroke treatment. Cerebrovasc Dis,2001;11(suppl 1):60–70.

[78] Mass AIR,Steyerberg EW,Murray GD,et al. Why have recent trials of neuroprotective agents in head brain injury failed to show convincing efficacy A pragmatic analysis and theoretical consideration. Neurosurgery,1999;44(6):1268–1298.

[79] Bullock MR,Lyeth BG,Muizelaar JP. Current status of neuroprotection trials for traumatic brain injury:lessons from animal models and clinical studies. Neurosurgery,1999;45(2):207–220.

[80] Fritz S,Jean-philippe P,Max R,et al. Glutamate stimulates inositol phosphate formation in striatal neurons. Nature,1985;317(6039):717–719.

[81] Mark LM,Richard JM. Excitatory amino acid receptors, secondary messengers and regulation of intracellular Ca^{2+} in mam-malian neurons. Trends Pharmacol Sci,1990;11(6):254–260.

[82] Darryle S,Joel B,Fritz S. Pharmacological and functional characteristics of metabotropic excitatory amino acid receptors. Trends Pharmacol Sci,1990;11(12):508–515.

[83] Serge C,Beat HG,Kim QD,et al. Potassium conductances in hippocampal neurons blocked by exitatory amino-acid transmitters. Nature,1990;347(6295):765–767.

[84] Nakanishi S,Nakajina Y,Masu M,et al. Glutamate receptors: brain function and signal transduction. Brain Res Rev,1998;26(2-3):230–235.

[85] Costantino G,Pellicciari R. Hemology modeling of metab-otropic glutamate receptor(mGluRs) structural motifs affecting binding modes and pharmacological profile of mGluR1 agonists and competitive antagonists. J Med chem,1996;39(20):3998–4006.

[86] Yang K,Clifton GL,Hayes RL. Gene therapy for central nervous system injury:The use of cationic liposomes:an invited rewiew. J Neurotrauma,1997;14(5):281–297.

[87] Ciruela F,Soloviev MM,McIlhinney RA. Cell surface expr-ession of the metabotropic glutamate receptor type 1alpha is regulated by the C-terminal tail. FEBS Let,1999;448(1):91–94.

[88] Flor PJ,Gomeza J,Tones MA,et al. The C-terminal domain of the mGluR1 metabotropic glutamate receptor affects sensitivity to agonists. J Neurochem,1996;67(1):58–63.

[89] Francesconi A,Duvoisin RM. Role of the second and third intracellular loops of metabotropic glutamate receptors in

mediating dual signal transduction activation. J Biological chemistry, 1998;273(10):5615-5624.

[90] Alagarsamy S, Sorensen SD, Conn PJ. Coordinate regulation of metabotropic glutamate receptors. Curr Opin Neurobio, 2001, 11(3):357-362.

[91] The Editorial. Receptor and ion channel nomenclature. Trends Pharmac, 1997; 18(suppl):37-41.

[92] 王智明,李云庆,施际武. 大鼠脑内代谢性谷氨酸受体1、1a亚型的定位分布[J]. 解剖学报,1996;27(3):225-232.

[93] 王智明,李云庆,施际武. 大鼠脑内代谢性谷氨酸受体亚型5(mGluR5)定位分布的免疫细胞化学研究[J]. 中国组织化学与细胞化学杂志,1996;5(2):131-134.

[94] 李金莲,丁玉强,李继硕,等. 代谢性谷氨酸受体7亚型在大鼠中枢神经系统的分布[J]. 解剖学报,1999;30(1):1-6.

[95] 魏东升, 胡国渊. 代谢型谷氨酸受体 [J]. 生命科学,1997;9(1):6-14.

[96] Tanabe Y, Nomura A, Masu M, et al. Signal transduction, pharmacological properties, and expression patterns of two rat metabotropic glutamate receptors, mGluR3 and mGluR4. J Neurosci, 1993; 13(4):1372-1378.

[97] Schoepp DD, Conn PJ. Metabotropic glutamate receptors in brain function and pathology. Trends Pharmacol Sci, 1993; 14(1):13-20.

[98] Nawy S, Jahr CE. Suppression by glutamate of cGMP-activated conductance in retina bipolar cells. Nature, 1990; 346(6281):269-271.

[99] Scanziani M, Salin PA, Vogt KE, et al. Use-dependent increases in glutamate concentration activate presynaptic metabotropic glutamate receptors. Nature, 1997; 385 (6617):630-634.

[100] Herrero I, Miras-Portugal MT, Sanchez-Prieto J. Positive feedback of glutamate exocytosis by metabotropic presynaptic receptor stimulation. Nature, 1992; 360(6400):163-166.

[101] Chen CK, Silverstein FS, Fisher SK, et al. Perinatal hypoxic-ischemic brain injury enhances quisqualic acid-stimulated phosph-oinositide turnover. J Neurochem, 1988; 51(2):353-359.

[102] Bashir ZI, Bortolotto ZA, Davies CH, et al. Induction of LTP in the hippocampus needs synaptic activation of glutamate metabotropic receptors. Nature, 1993; 363(27):347-349.

[103] Zhang Y, Wu SH. Long-term potentiation in the inferior colliculus studied in rat brain slice. Hear Res, 2000; 147(1-2):92-103.

[104] McDonald JW, Schoepp DD. The metabotropic excitatory amino acid receptor agonist 1S,3R-ACPD selectively potentiates N-methyl-D-aspartate-induced brain injury. Eur J Pharmac, 1992; 215(2-3):353-354.

[105] Sacaan AI, Schoepp D. Activation of hippocampal metabotropic excitatory amino acid receptors leads to seizures and neuronal damage. Neurosci Lett, 1992; 139(1):77-82.

[106] Buisson A, Choi DW. The inhibitory mGluR agonist, S-4-carboxy-3-hydroxy-phenylglycine selcetively attenuates NMDA neurotoxicity and oxygen-glucose deprivation-induced neuronal death. Neuropharmacology, 1995; 34(8):1082-1087.

[107] Bruno V, Copani A, Knopfel T, et al. Activation of metabotropic glutamate receptors coupled to inositol phospholipid hydrolysis amplifies NMDA-induced neuronal degeneration in cultured cortical cells. Neuropharmacology, 1995; 34 (8):1089-1098.

[108] Dumyis A, Pin JP, Oomagari K, et al. Arachidonic acid released from striatal neurons by joint stimulation of ionotropic and metabotropic quisqualate receptors. Nature, 1990; 347:182-184.

[109] Bhardwaj A, Northington FJ, Martin LJ, et al. Characterization of metabotropic glutamate receptor-mediated nitric oxide production in vivo. J Cereb Blood Flow Metab, 1997; 17(2):153-160.

[110] Iversen L, Mulvihill E, Haldeman B, et al. Changes in metabotropic glutamate receptor mRNA levels following global ischemia: increase of a putative presynaptic subtype (mGluR4) in highly vulnerable rat brain areas. J Neurochem, 1994; 63(2):625-633.

[111] Aronica EM, Gorter JA, Paupard MC, et al. Status epilepticus-induced alterations in metabotropic glutamate receptorexpression in young and adult rats. J Neurosci, 1997; 17(21):8588-8595.

[112] 费舟,章翔,何远东,等. 二次脑损伤大鼠脑皮质代谢性谷氨酸受体1α的改变[J]. 第四军医大学学报,2000;21(10):1273-1276.

[113] 费舟,章翔,何远东,等. 二次脑损伤后鼠脑皮质代谢性谷氨酸受体5mRNA表达改变及α-甲基-4-羧基苯丙氨酸的治疗作用[J]. 中华创伤杂志,2001;17(4):199-201.

[114] 费舟,章翔,何远东,等. 弥漫性脑创伤与二次脑损伤发生机制研究[J]. 解放军医学杂志,2001;26(8):552-554.

[115] 白红民,费舟,章翔,等. 二次脑损伤后大鼠脑皮质代谢型谷氨酸受体亚型4的改变及意义[J]. 第四军医大学学报,2001;22(23):In press

[116] Buisson A, Yu SP, Chio DW. DCG-IV selectively attenuates rapidly triggered NMDA-induced neurotoxicity in cortical neurons. Eur J Neurosci, 1996; 8(1):138-143.

[117] Bruno V, Battaglia G, Copani A, et al. Activation of class II or III metabotropic glutamate receptors protects cultured cortical neurons against excitotoxic degeneration. Eur J Neurosci, 1995; 7(9):1906-1913.

[118] Faden AI, Ivanova SA, Yakovlev AG, et al. Neuroprotective effects of group Ⅲ mGluR in traumatic neuronal injury. J Neurotrauma, 1997; 14(12):885-895.

[119] Allen JW, Ivanova SA, Fan L, et al. Group II metabotropic glutamate receptor activation attenuates traumatic neuronal injury and improves neurological recovery after traumatic brain injury. J Pharmacol Exp Ther, 1999; 290(1):112-120.

[120] Gasparini F, Bruno V, Battaglia G, et al. (R,S)-4-phosphonophenylglycine, a potent and selective group III metabotropic glutamate receptor agonist, is anticonvulsive and neuroprotective in vivo. J Pharmacol Exp Ther, 1999; 289(3):1678-1678.

[121] Zwienenberg M,Gong QZ,Berman RF,et al. The effect of groups II and III metabotropic glutamate receptor activation on neuronal injury in a rodent model of traumatic brain injury. Neurosurgery,2001;48(5):1119-1126.

[122] Shen MR,Zdzienicka MZ,Mohrenweiser H,et al. Mutation in hamster single-strand break repair gene XRCC1 causing defective DNA repair. Nucleic Acid Res,1998;26:1032-1037.

[123] Yoo H,Li L,Sacks PG,et al. Alteration in expression and structure of the DNA repair gene XRCC1. Biochem Biophys Res Commun,1992;186:900-910.

[124] Fujimura M,Fujimura YM,Sugawara T,et al. Early derease of XRCC1,a DNA base excision repair protein,may contribute to DNA fragmentation after transient focal cerebral ischemia in mice. Stroke,1999;30:2456-2463.

[125] Endres M,Wang Zq,Namura S,et al. Ischemic brain injury is mediated by the activation of poly (ADP-ribose) polymerase. J Cereb Blood Flow Metab,1997;17:1143-1151.

[126] Masson M,Niedergang C,Schreiber V,et al. XRCC1 is specifically associated with poly (ADP-ribuose)polymerase and Neg-atively regulates its activity following DNA damage. Mol Cell Biol,1998;18:3563-3571.

[127] Semkova I,Krieglstein J. Ciliary neurotrophic factor enhances the expression of NGF and p75 low-affinity NGF receptor in astrocytes. Brain Res,1999;838(1-2):184-192.

[128] Xiao Y,Harry GJ,Pennypacker KR. Expression of AP-1 transcription factors in rat hippocampus and cerebellum after trimethyltin neurotoxicity. Neurotoxicology,1999;20(5):761-766.

[129] Kisby GE,Kabel H,Hugon J,et al. Damage and repair of nerve cell DNA in toxic stress. Drug Metab Rev,1999;31(3):589-618.

[130] 崔建忠. 脑损伤后碱性成纤维细胞生长因子基因表达与组织病理学改变[J]. 中华创伤杂志,1997;13(2):71-74.

[131] Nakagawa Y,Nakamura M. Traumatic brain injury in young, amyloid-beta peptide overexpressing transgenic mice induces marked ipsilateral hippocampal atrophy and diminished Abeta deposition during aging. J Comp Neurol,1999;411(3):390-398.

[132] Clark RS,Kochanek PM. Increases in Bcl-2 and cleavage of caspase-1 and caspase-3 in human brain after head injury. FASEB J,1999;13(8):813-821.

[133] Lin LH,Cao S,Yu L. Up-regulation of base excision repair activity for 8-hydroxy-2'-deoxyguanosine in the mouse brain after forebrain ischemia-reperfusion. J Neurochem,2000;74(3):1098-1051.

[134] 郭玉璞. 凋亡与缺血性神经元损伤[J]. 国外医学脑血管疾病分册,1997;5(2):70-76.

[135] Cui J,Holmes EH,Liu PK. Oxidative damage to the c-fos gene and reduction of its transcription after focal cerebral ischemia. J Neurochem,1999;73(3):1164-1174.

[136] Fujimura M,Morita-Fujimura Y. Early decrease of XRCC1,a DNA base excision repair protein,may contribute to DNA fragmentation after transient focal cerebral ischemia in mice. Stroke,1999;30(11):2456-62;discussion 2463.

[137] 谢惠芳. 大鼠局灶性脑缺血再灌注损伤后 STAT1 蛋白表达的研究. 中风与神经疾病杂志,1998;15(5):265-267.

[138] 黎锦如. 帕金森病和载脂蛋白 E 基因多态性的相关研究. 中国神经精神疾病杂志,1998;24(5):275-276.

[139] Truettner J,Expression of brain-derived neurotrophic factor, nerve growth factor,and heat shock protein HSP70 following fluid percussion brain injury in rats. J Neurotrauma,1999;16(6):471-486.

[140] De Coppi,P.,et al.,Isolation of amniotic stem cell lines with potential for therapy. Nat Biotechnol,2007. 25(1). 100-6.

[141] Ziv,Y.,et al.,Synergy between immune cells and adult neural stem/progenitor cells promotes functional recovery from spinal cord injury. Proc Natl Acad Sci U S A,2006. 103(35). 13174-9.

[142] Walton,N.M.,et al.,Derivation and large-scale expansion of multipotent astroglial neural progenitors from adult human brain. Development,2006. 133(18). 3671-81.

[143] McKenzie,I.A.,et al.,Skin-derived precursors generate myelinating Schwann cells for the injured and dysmyelinated nervous system. J Neurosci,2006. 26(24). 6651-60.

[144] Grimaldi,P. and F. Rossi,Lack of neurogenesis in the adult rat cerebellum after Purkinje cell degeneration and growth factor infusion. Eur J Neurosci,2006. 23(10). 2657-68.

[145] Gao,J.,et al.,Transplantation of primed human fetal neural stem cells improves cognitive function in rats after traumatic brain injury. Exp Neurol,2006. 201(2). 281-92.

[146] Fuccillo,M.,A.L. Joyner,and G. Fishell,Morphogen to mitogen:the multiple roles of hedgehog signalling in vertebrate neural development. Nat Rev Neurosci,2006. 7(10). 772-83.

[147] Feldmann,R.E.,Jr. and R. Mattern,The human brain and its neural stem cells postmortem:from dead brains to live therapy. Int J Legal Med,2006. 120(4). 201-11.

[148] Bakshi,A.,et al.,Neural progenitor cells engineered to secrete GDNF show enhanced survival,neuronal differentiation and improve cognitive function following traumatic brain injury. Eur J Neurosci,2006. 23(8). 2119-34.

[149] Androutsellis-Theotokis,A.,et al.,Notch signalling regulates stem cell numbers in vitro and in vivo. Nature,2006. 442(7104). 823-6.

[150] Tan,A.M.,W. Zhang,and J.M. Levine,NG_2:a component of the glial scar that inhibits axon growth. J Anat,2005. 207(6). 717-25.

[151] Sundholm-Peters,N.L.,et al.,Subventricular zone neuroblasts emigrate toward cortical lesions. J Neuropathol Exp Neurol,2005. 64(12). 1089-100.

[152] Mothe,A.J. and C.H. Tator,Proliferation,migration,and differentiation of endogenous ependymal region stem/progenitor cells following minimal spinal cord injury in the adult rat. Neuroscience,2005. 131(1). 177-87.

[153] Mahmood, A., et al., Human marrow stromal cell treatment provides long-lasting benefit after traumatic brain injury in rats. Neurosurgery, 2005. 57(5). 1026-31; discussion 1026-31.

[154] Kuh, S.U., et al., Functional recovery after human umbilical cord blood cells transplantation with brain-derived neutrophic factor into the spinal cord injured rat. Acta Neurochir (Wien), 2005. 147(9). 985-92; discussion 992.

[155] Klein, S.M., et al., GDNF delivery using human neural progenitor cells in a rat model of ALS. Hum Gene Ther, 2005. 16(4). 509-21.

[156] Keirstead, H.S., et al., Human embryonic stem cell-derived oligodendrocyte progenitor cell transplants remyelinate and restore locomotion after spinal cord injury. J Neurosci, 2005. 25(19): p. 4694-705.

[157] Itoh, T., et al., Isolation of neural stem cells from damaged rat cerebral cortex after traumatic brain injury. Neuroreport, 2005. 16(15). 1687-91.

[158] Hofstetter, C.P., et al., Allodynia limits the usefulness of intraspinal neural stem cell grafts; directed differentiation improves outcome. Nat Neurosci, 2005. 8(3). 346-53.

[159] Emsley, J.G., et al., Adult neurogenesis and repair of the adult CNS with neural progenitors, precursors, and stem cells. Prog Neurobiol, 2005. 75(5). 321-41.

[160] Campbell, K., Cortical neuron specification: it has its time and place. Neuron, 2005. 46(3). 373-6.

[161] Ahn, S. and A.L. Joyner, In vivo analysis of quiescent adult neural stem cells responding to Sonic hedgehog. Nature, 2005. 437(7060). 894-7.

[162] Sun, L., J. Lee, and H.A. Fine, Neuronally expressed stem cell factor induces neural stem cell migration to areas of brain injury. J Clin Invest, 2004. 113(9). 1364-74.

[163] Yoshimura, S., et al., FGF-2 regulates neurogenesis and degeneration in the dentate gyrus after traumatic brain injury in mice. J Clin Invest, 2003. 112(8). 1202-10.

[164] Goh, E.L., et al., Adult neural stem cells and repair of the adult central nervous system. J Hematother Stem Cell Res, 2003. 12(6). 671-9.

[165] Bradbury, E.J., et al., Chondroitinase ABC promotes functional recovery after spinal cord injury. Nature, 2002. 416(6881). 636-40.

[166] O'Connor, S.M., et al., Primary neural precursor cell expansion, differentiation and cytosolic Ca(2+) response in three-dimensional collagen gel. J Neurosci Methods, 2000. 102(2). 187-95.

[167] Taylor, S.J., et al., Prospective, randomized, controlled trial to determine the effect of early enhanced enteral nutrition on clinical outcome in mechanically ventilated patients suffering head injury. Crit Care Med, 1999. 27(11). 2525-31.

[168] Thomson, J.A., et al., Embryonic stem cell lines derived from human blastocysts. Science, 1998. 282(5391). 1145-7.

[169] Young, B., et al., Zinc supplementation is associated with improved neurologic recovery rate and visceral protein levels of patients with severe closed head injury. J Neurotrauma, 1996. 13(1). 25-34.

[170] Deutschman, C.S., et al., Physiological and metabolic response to isolated closed-head injury. Part 1: Basal metabolic state: correlations of metabolic and physiological parameters with fasting and stressed controls. J Neurosurg, 1986. 64(1). 89-98.

[171] Young, B., et al., Metabolic and nutritional sequelae in the non-steroid treated head injury patient. Neurosurgery, 1985. 17(5). 784-91.

[172] Clifton GL, Robertson CS, Choi SC. Assessment of nutritional requirements ofhead-injured patients. J Neurosurg 1986; 64: 895-901.

[173] Clifton GL, Robertson CS, Contant CF. Enteral hyperalimentation in head injury. J Neurosurg 1985; 62: 186-193.

[174] Dominioni L, Trocki O, Mochizuki H, et al. Prevention of severe postburn hypermetabolism and catabolism by immedi-ate intragastric feeding. J Burn Care Rehabil 1984; 5: 106-112.

[175] Hausmann, D, Mosebach KO, Caspari R, et al. Combined enteral-parenteral nutrition versus total parenteral nutrition in brain-injured patients. A comparative study. Intensive Care Med 1985; 11: 80-84.

[176] Rapp RP, Young B, Twyman D, et al. The favorable effect of early parenteral feeding on survival in head-injured patients. J Neurosurg 1983; 58: 906-912.

[177] Young B, Ott L, Twyman D, et al. The effect of nutritional support on outcome from severe head injury. J Neurosurg 1987; 67: 668-676.

[178] Taylor SJ, Fettes SB, Jewkes C, et al. Prospective, randomized, controlled trial to determine the effect of early enhanced enteral nutrition on clinical outcome in mechanically ventilated patients suffering head injury. Crit Care Med 1999; 27: 2525-2531.

[179] Grahm TW, Zadrozny DB, Harrington T. The benefits of early jejunal hyperalimentation in the head-injured patient. Neurosurgery 1989; 25: 729-735.

[180] Garcia-de-Lorenzo AC, Ortiz-Leyba M, Planas JC, et al. Parenteral administration of different amounts of branchchain amino acids inseptic patients: clinical and metabolic aspects. Crit Care Med 1997; 25: 418-424.

[181] Huckleberry Y. Nutritional support and the surgical patient. Am J Health System Pharm 2004; 61: 671-4.

[182] Montejo JC, Zarazaga A, Lopez-Martinez J, et al. Immunonutrition in the intensive care unit. A systematic review and consensus statement. Clin Nutr 2003; 22: 221-233.

[183] Ott L, Annis K, Hatton J, et al. Postpyloric enteral feeding costs for patients with severe head injury: blind placement, endoscopy, and PEG/J versus TPN. J Neurotrauma 1999; 16: 233-242.

[184] Hadley MN, Grahm TW, Harrington T, et al. Nutritional support and neurotrauma: a critical review of early nutrition in

forty-five acute head injury patients. Neurosurgery 1986;19:367-373.

[185] Young B,Ott L,Haack D,et al. Effect of total parenteral nutrition upon intracranial pressure in severe head injury. J Neurosurg,1987;67:76-80.

[186] Kirby DF,Clifton GL,Turner H,et al. Early enteral nutrition after brain injury by percutaneous endoscopic gastrojejunostomy. JPEN 1991;15:298-302.

[187] Klodell CT,Carroll M,Carrillo EH,et al. Routine intragastric feeding following traumatic brain injury is safe and well tolerated. Am J Surg 2000;179:168-171.

[188] Rhoney DH,Parker D,Formea CM Jr,et al. Tolerability of bolus versus continuous gastric feeding in brain -injured patients. Neurol Res 2002;24:613-620.

[189] Borzotta AP,Pennings J,Papasadero B,et al. Enteral versus parenteral nutrition after severe closed head injury. J Trauma 1994;37:459-468.

[190] Alderson P,Gadkary C,Signorini DF. Therapeutic hypothermia for head injury. Cochrane Database Syst Rev 2004;4:CD001048.

[191] Harris OA,Colford JM,Jr.,Good MC,et al. The role of hypothermia in the management of severe brain injury:a meta-analysis. Arch Neurol 2002;59:1077-1083.

[192] Henderson WR,Dhingra VK,Chittock DR,et al. Hypothermia in the management of traumatic brain injury. A systematic review and meta -analysis. Intensive Care Med 2003;29:1637-1644.

[193] McIntyre LA,Fergusson DA,Hebert PC,et al. Prolonged therapeutic hypothermia after traumatic brain injury in adults:a systematic review. JAMA 2003;289:2992-2999.

[194] Goodpasture HC,Romig DA,Voth DW. A prospective study of tracheobronchial bacterial flora in acutely braininjured patients with and without antibiotic prophylaxis. J Neurosurg 1977;47:228-235.

[195] Hsieh AH-H,Bishop MJ,Kublis PS,et al. Pneumonia following closed head injury. Am Rev Respir Dis 1995;146:290-294.

[196] Lozier AP,Sciacca RR,Romanoli M,et al. Ventriculostomy-related infection:a critical review of the literature. Neurosurgery 2002;51:170-182.

[197] Sirvent JM,Torres A,Mustafa E,et al. Protective effect of intravenously administered cefuroxime against nosocomial pneumonia in patients with structural coma. Am J Respir Crit Care Med 1997;155:1729-1734.

[198] Zambramski JM,Whiting D,Darouiche RO,et al. Efficacy of antimicrobial -impregnated external ventricular drain catheters:a prospective,randomized,controlled trial. Neurosurgery 2003;98:725-730.

[199] Coplin WM,Pierson DJ,Cooley KD et al. Implications of extubation delay in brain -injured patients meeting standard weaning criteria. Am J Respir Crit Care Med 2000;161:1530-1536.

[200] Holloway KL,Barnes T,Choi S. Ventriculostomy infections:the effect of monitoring duration and catheter exchange in 584 patients. J Neurosurg 1996;85:419-424. Park P,Garton HJL,Kocan MJ,et al. Risk of infection with prolonged ventricular catheterization. Neurosurgery 2004;55:594-601.

[201] Lozier AP,Sciacca RR,Romanoli M,et al. Ventriculostomy-related infection:a critical review of the literature. Neurosurgery 2002;51:170-182.

[202] Sugerman HJ,Wolfe L,Pasquale MD,et al. Multicenter, randomized,prospective trial of early tracheostomy. J Trauma 1997;43:741-747.

[203] Kluger Y,Paul DB,Lucke J,et al. Early tracheostomy in trauma patients. Eur J Emerg Med 1996;3:95-101.

[204] Kaufman HH,Satterwhite T,McConnell BJ,et al. Deep vein thrombosis and pulmonary embolism in head -injured patients. Angiology 1983;34:627-638.

[205] Knudson MM,Ikossi DG,Khaw L,et al. Thromboembolism after trauma:an analysis of 1602 episodes from the American College of Surgeons National Trauma Data Bank. Ann Surg 2004;240:490-496.

[206] Black PM,Baker MF,Snook CP. Experience with external pneumatic calf compression in neurology and neurosurgery. Neurosurgery 1986;18:440-444.

[207] Buller HR,Agnelli,Hull RD et al. Antithrombotic therapy for venous thromboembolic disease:the Seventh ACCP Conference on Antithrombotic and Thrombolytic Therapy. Chest 2004;126:401S-428S.

[208] Page RB,Spott MA,Krishnamurthy S,et al. Head injury and pulmonary embolism:a retrospective report based on the Pennsylvania Trauma Outcomes study. Neurosurgery 2004;54:143-148.

[209] Turpie AG,Hirsh J,Gent M,et al. Prevention of deep vein thrombosis in potential neurosurgical patients. A randomized trial comparing graduated compression stockings alone or graduated compression stockings plus intermittent compression with control. Arch Intern Med 1989;149:679-681.

[210] 章翔主编. 临床神经外科学 [M]. 北京：人民军医出版社. 2006:580-595.

[211] 易声禹,只达石主编. 颅脑损伤诊治[M]. 北京:人民卫生出版社. 2000:114-121.

[212] Wilmink AB,Samra GS,Watson LM,et al:Vehicle entrapment rescue and pre-hospital trauma care.Injury,1996;27:21-25.

[213] Siegel JH,Mason-Gonzalez S,Dischinger PC,et al:Causes and costs of injuries in multiple trauma patients requiring extrication from motor vehicle crashes.J Trauma,1993;35:920-931.

[214] Rosen CL,Wolfe RE,Chew SE,et al:The value of intubation in the presence of facial trauma. J Emerg Med,1997;15:141-145.

[215] Acosta JA,Yang JC,Winchell RJ,et al:Lethal injuries and

time to death in a level I trauma center.J Am Coll surg, 1998;186:528-533.

[216] Mezel M, Doppenberg EM, Zauner A, et al: Increased inspired oxygen concentration as a factor in improved brain tissue oxygenation and tissue lactate levels after severe human head injury.J Neurosurg, 1999;91:1-10.

[217] Dickman CA, Carter LP, Baldwin HZ, et al: Continuous regional cerebral blood flow monitoring in acute craniocerebral trauma. Neurosurgery, 1991;28:467-472.

[218] 王正国，颅脑战创伤研究 [J]. 中华神经外科疾病研究杂志. 2002,1(2):97.

[219] 江基尧,朱诚,主编. 颅脑损伤临床救治指南[M]. 上海:第二军医大学出版社,2002:1-2.

[220] 江基尧,朱诚,主编. 现代颅脑损伤学[M]. 上海:第二军医学大学出版社,1999:23-38.

[221] 雷霆,胡文安,薛德麟. 急性颅脑损伤的外科治疗基本原则[J]. 中国临床神经外科杂志,2001,6(1):5.

[222] 只达石,崔世民,张赛. 颅脑损伤救治指南[M]. 北京:人民卫生出版社,2002.

[223] 周理钢,只达石,张赛,等. 重型颅脑损伤脑温脑组织氧分压持续监测[J]. 中华神经外科杂志,2000,16(1):39.

[224] 曹美鸿. 严重脑外伤液体疗法的新观点[J]. 中华神经外科疾病研究杂志,2002,1(2):100.

[225] 陈习进,李永林,李克民等. 急性硬膜下血肿直接入院与转送入院对预后影响的比较[J]. 中华创伤杂志,l990,6(2):81.

[226] 高国栋,易声禹,莫简. 脑损伤后自由基损害作用的实验研究[J]. 中华神经外科杂志,1988,4(3):155.

[227] 高立达. 外伤性颅内血肿早期临床征象的判断[J]. 中华神经外科杂志,1988,4(3):189.

[228] 段国升. 颅脑损伤分类[M]. 见刘明铎. 实用颅脑损伤学. 北京:人民军医出版社,1992:236-243.

[229] 侯菊生,庄立铭,赵仰胜. 老年人急性外伤性颅内血肿 44 例报告[J]. 中国神经精神疾病杂志,1982,8(6):357.

[230] 李顺业综述. 老年人颅脑外伤 [J]. 国外医学. 神经病学神经外科学分册,1993,20(4):194.

[231] 王正国,向勇,金锡御,等. 首届全国交通事故伤学术会纪要[J]. 中华创伤杂志,1993,9(3):65.

[232] Adams TH, Doyle D, Graham DI, et el. Diffuse axonal injury in head injury cansed by a fall. Lancet, 1984, 2:1420.

[233] Recker DP, Miller JD, Young HF, et al. Diagnosis and treatment of here injury in adults. In: Youmans JR. eds. Neurological Surgery, Vol.4. Philadelphia: W.B.Saunders Company. 1982: 1939-1994.

[234] Colohan ART, Alves WM, Gross CR, et al. Head injury mortality in two centers with different emergency medical services and intensive care. J Neurosurg, 1989;71 (2):202.

[235] Fearnside MR, Cook BJ, McDougall P, et al. The westmead head injury project outcome in severe head injury. A comparative analysis of pre-hospital, clinical and CT variables. Br J Neumsurg 1993,7 (3):267.

[236] Kita Y, Ishise J, Yoshita Y, et al. Power spectral analysis of heart rate and arterial blood pressure oscillation in brain-dead patients. J. Aurom. Nery. Syst. 1993,44(2-3):101.

17. 原发性颅脑损伤

原发性颅脑损伤是指致伤因素直接作用于颅脑所产生的创伤性病理改变，即暴力作用于头部时立即发生的脑损伤，是致伤暴力作用于颅脑时瞬间改变的直接结果。原发性颅脑损伤的程度与暴力的性质有直接关系，如暴力作用范围（局灶或弥漫）、作用角度（高速或低速）等。按受伤后脑组织与外界的关系分为开放性颅脑损伤和闭合性颅脑损伤。原发性颅脑损伤的病理改变包括脑震荡、弥漫性轴索损伤、脑挫裂伤等。因脑干和下丘脑有其独特的部位和功能损伤，损伤后出现相应的临床表现，故在分类上常将他们在原发性颅脑损伤中独立列出为：原发性脑干损伤及原发性丘脑下部损伤。

17.1 开放性颅脑损伤

开放性颅脑损伤是指锐器或严重钝器打击或由火器穿透造成头皮、颅骨、硬膜和脑组织直接或间接与外界相通的创伤，并使颅腔与外界直接沟通。颅底骨折伴硬脑膜破损，并发脑脊液漏或颅内积气时，颅腔已与外界沟通，虽无可见外伤，严格讲亦属开放性伤，由于不需要清创，又有自愈机会，而称为内开放伤。该类型常包括在闭合性颅脑创伤内阐述，故本章不再赘述。

开放性颅脑创伤分为非火器性和火器性开放伤两类。前者主要发生在平时，如头部由锐器击伤，或坠跌伤、交通伤所致；后者则主要见于战争时期，80%～85%由弹片所致，其余由枪弹或刺刀等锐器引起。非火器性和火器性开放伤具有以下共同特点：①伤口出血多，休克发生率高。②颅内血肿发生率高。③伤口污染、感染率高。④颅内有不同性质非金属或金属异物滞留。⑤创伤愈合后，可形成脑膜与脑或与头皮的瘢痕粘连，癫痫发生率较高。

17.1.1 非火器性颅脑开放伤

非火器性颅脑开放伤主要包括打击伤和碰撞伤两大类，常伴有不同程度的脑对冲性损伤、剪应力性损伤和出血、水肿、感染等继发损害。

(1)病因与病理

由锐器所致的开放性脑损伤，其脑损伤和血肿主要由接触力所致，常局限于着力点部位。锐器伤常见的致伤物有刀、斧、矛、钢杆及锥、钉、剪、匕首等。具有阔刃的利器多造成砍伤，呈条状创口，头皮创缘整齐，无明显擦、挫伤痕迹，颅骨亦为槽形裂开或陷入，硬脑膜及脑组织也有裂伤及出血。具有尖端的锐器常引起穿刺伤，头皮刺孔小而整齐，其大小及形态往往与致伤锐器的横断面相仿，刺入深度则依暴力作用的强弱而异，引起脑内血肿的机会以颞叶为多额叶较少。通常锐器伤污染较轻，颅内异物亦少见，故感染率较低。不过，偶尔亦可有小碎骨片被带入脑内，可导致颅内感染。

钝器伤常见的致伤物有棍棒、砖、石及钉锤、斧背等铁器。长形的钝器多造成条状的头皮挫裂伤，创缘不整。颅骨呈粉碎性骨折伴条形凹陷，硬膜常被骨折片刺破，脑组织挫裂伤面积较大，且偶有一定程度的脑对冲伤。块状钝物常引起凹陷骨折或洞形骨折伴不同程度的放射状线形骨折。头皮挫伤多与致伤物外形相似，但裂伤往往呈三角形或星芒状，创缘不整，挫伤严重。硬脑膜可有撕裂，颅骨碎片刺入脑内者较多。创伤局部往往掺杂有大量异物如头发、布片、泥沙、玻璃碎片和碎骨片等，清创时若未能彻底清除，可合并颅骨或颅内感染。此外，还有一种较特殊的钝器开放伤，即儿童奔跑时不慎跌倒，将手中所持竹筷、铅笔或长柄玩具等棒状物，经眼眶、鼻腔、额窦或上颌窦等骨质薄弱处，戳入颅内，造成脑组织损伤及出血。如果污染较重往往导致严重的颅内感染。

坠落或交通事故碰撞伤引起的开放性颅脑损伤，是由于快速运动的头颅撞击在有棱角或突起的固定物上所致，例如坠落在石块上，或跌撞在铁桩上。这种暴力虽属减速性损伤，但由于作用面积较小、速度快，常以颅骨局部变形为主的凹陷性或洞形骨折，伴发脑对冲性损伤及剪应力性损伤较一般加速性损伤为重。颅内出血及感染的机会也较多。

（2）症状与体征

1）伤口表现：视致伤物不同而差异较大。由锐器所致者，伤口呈洞状，伤口如在发际内，或伤口已被血痂封闭，不仔细检查可被遗漏。由钝器所致者，伤口单发或多发，有的伤口边缘整齐，有的则挫裂严重，甚至头皮缺损或撕脱，可见骨质、硬脑膜和脑组织外露，伤口出血多，伤口内可有头发、泥土或脑组织碎屑。有时钢针、铁钉、竹筷等致伤物，可经眼眶、鼻腔或耳道刺入颅内。检查时应注意创口的大小、方向及深度，对留置在创口内的致伤物，暂勿触动，以免引起出血。根据受伤的部位、失血的多少或有无大量脑脊液流出，可以判断脑原发伤情况及有无静脉窦或脑室穿通伤。

2）意识状态：意识改变与脑组织损害的范围和程度密切相关，意识障碍程度以格拉斯哥昏迷记分（GCS）评估。尖锐物体造成的开放性颅脑创伤，因打击力小，脑组织损伤局限，未并发颅内出血或脑水肿不重，可不伴意识障碍或仅有轻度意识损害，GCS 评分多在 12～15 分。钝器伤所致的开放性颅脑创伤，因脑损伤较严重，伤者昏迷程度多在 GCS8～11 分，少数可在 7 分以下。伤及脑干或丘脑下部者，可持续昏迷，或伴有中枢性高温和去大脑强直等表现。

3）生命体征：严重开放性颅脑创伤因有头皮广泛损伤、颅骨骨折、静脉窦或血管损伤，常有大量出血，甚至出现休克。尤其是儿童和老年人更要引起特别注意。伤者常表现烦躁、出冷汗、面色苍白、血压下降等休克表现。在检查中如伤口不大，病情又非危重，休克症状不宜用伤口出血解释，应想到有内脏出血可能。意识障碍不重的伤者，一般呼吸次数正常或略有增快，昏迷严重者可因呕吐、误吸而致呼吸道阻塞，出现呼吸困难，缺氧，脉搏、氧饱和度与血氧分压下降。如胸部皮肤擦伤，同时有呼吸动度异常，尚应警惕可能合并有胸部外伤。

4）颅内压增高和脑疝：头皮伤口较大，颅骨哆开或缺损，伴有硬脑膜撕裂时，因血液、脑脊液、碎裂脑组织等从伤口外溢，起到一定减压作用，可不出现颅压增高表现。但若伤口不大，脑水肿严重或颅内出血和感染时，则可以出现颅内压增高和脑疝，表现意识障碍进行性加重，伤侧瞳孔散大，对侧出现锥体束征或偏瘫等。

5）神经系统体征：①伤后立即出现的肢体瘫痪，表示运动区皮质或其传导束的直接损伤。伤后逐渐出现的肢体瘫痪或原有的轻偏瘫逐渐加重，应考虑为颅内血肿形成。创伤恢复过程中出现偏瘫应考虑并发脑脓肿。②大脑半球皮质感觉区的损伤，表现为对侧半身触觉、痛觉和温度觉的轻度障碍或无明显障碍，而位置觉、运动觉、实体感觉则受损较重。③伤后一侧躯干和肢体的反射消失表示对侧大脑半球及其传导束的损伤，神经处于休克期。渡过休克期，浅反射仍减弱或消失，但腱反射变得亢进，并出现病理反射。④出现脑干症状，表现为立即昏迷、眼球分离、交叉性瘫痪或四肢瘫、呼吸循环严重紊乱和衰竭，病人多立即死亡。⑤脑膜刺激症状表现为头痛、恶心、呕吐、颈项强直、克氏征阳性。⑥癫痫：较闭合性脑损伤多见，伤后早期癫痫可能与损伤的刺激或脑皮质挫伤有关。局限性凹陷骨折、急性硬膜下血肿、脑挫伤、软脑膜下或蛛网膜下腔出血以及晚期出现的感染、脑膜脑瘢痕，都是引起癫痫的因素。

6）颅内感染：开放性脑损伤常有异物、骨片、毛发被带入颅内，脑内创道又是良好的培养基，故较易感染。感染初期多为脑膜炎及化脓性脑炎，病人常有头痛、呕吐、颈强直、高热及脉速等毒性反应。晚期则往往形成脑蕈及（或）脑脓肿。

（3）诊断方法

非火器开放伤的诊断比较容易，根据受伤情况，体检可做出判断。但对于颅骨骨折、脑组织损伤、颅内异物的诊断还需依靠 X 线和 CT 检查。

1）颅骨平片检查：对了解颅骨骨折线走向、凹陷深度、颅内异物、骨碎片分布以及气颅等情况均十分重要，只要病人情况许可，应作为常规检查，包括正侧位和凹陷区的切线位照片。

2）CT 检查：可以看到确切的损伤部位和范围，

并能对异物或骨片的位置、分布做出精确的定位。特别是当颅内继发血肿、积液或后期的脑积水、脑肿胀、脑穿通畸形及癫痫病灶均有重要诊断价值。

(4)治疗措施

治疗原则为尽早、彻底清创,切除糜烂、坏死脑组织、清除颅内异物或血肿,修复缺损硬膜和头皮创口,变开放性损伤为闭合性。清创应争取在48~72h内进行,如病人有休克,则先纠正休克。手术前后应有大量抗生素以预后和控制感染。

1)手术治疗

A. 头皮清创:头皮伤口周围用肥皂水刷洗,伤口内用无菌生理盐水冲洗,清除泥砂、头发等异物,消毒铺巾。手术切口视情况而定,如头皮裂伤较大,可将伤口适当延长;小的洞状伤口,可采用梭状切口、弧形皮瓣,或通过伤口做一"S"状切口。头皮伤口用双极电凝止血,创缘修剪不可过多,以2~3mm为宜,以保证缝合时张力不会过大。

B. 颅骨处理:颅骨呈洞状骨折者,因损伤范围小,可在其四周钻孔,做游离骨瓣开颅;颅骨凹陷粉碎性骨折,尽量保留大的骨折片,以减小骨缺损范围。如为儿童病例更须珍惜骨折片,有人将骨碎片浸泡在庆大霉素溶液内,脑膜修补后把骨折片再植于硬脑膜外,未见感染且愈合良好。

C. 硬脑膜清创:硬脑膜污染一般较轻,将不规则边缘略修剪后,呈放射状或瓣状剪开。

D. 脑伤道的处理:脑伤道显露后,先冲除表面和伤道外口血块及液化脑组织,皮质表浅血管以双极电凝止血。非火器性颅脑开放伤,除特殊致伤物导致的创伤外,一般伤道较浅,脑组织损伤局限,骨碎片也分布在脑组织较浅部位,处理相对比较容易。在整个清创过程中,应按照由外及内、由浅部达深部的顺序进行。伤道内一切操作要仔细轻柔,用生理盐水轻轻冲洗伤道,使坏死脑组织自然流出,珍惜有生机的脑组织,避免用强力吸引器吸引伤道。较深处动脉出血必须在良好照明下妥善处理,渗血面用棉片压敷,或用3%过氧化氢溶液冲洗。伤道清创彻底,止血妥善,其他部位无出血,脑组织松弛且脑搏动明显。

E. 关闭颅腔:硬脑膜缝合要严密,以防止脑脊液漏。硬脑膜如有缺损,面积小者可取伤口附近骨膜、颞筋膜修补,大面积则须用阔筋膜或人工脑膜修补。如脑挫裂伤明显,脑水肿、脑肿胀严重,硬脑膜不易缝合时,必要时则行外减压术。头皮伤口必须分层严密缝合。头皮缺损小者,可行帽状腱膜下松解,再分层缝合;缺损较大者,用转移皮瓣等方法修复。

2)特殊类型颅脑开放伤的处理

A. 颅面联合型开放性颅脑损伤:此类创伤在成人常见于刀砍伤、额面部爆炸伤和砂轮碎片击伤等;竹筷或削尖铅笔由口腔或眶部刺入颅内,则常为儿童。因损伤多位于额部,常累及眼部、鼻旁窦和额叶前部,涉及不同专科。在处理此类创伤时,宜和眼科、颌面外科、耳鼻喉科协同手术。手术顺序先颅内后颅外,颅外则先处理鼻旁窦、异物和骨碎片,最后处理眼部创伤。

B. 异物嵌顿在颅骨的处理:最常见于钉、锥、尖锐竹签等,刺入颅内后被颅骨嵌顿,部分异物残留在颅外。如伤口位于颅眶部、外侧裂区和静脉窦区重要部位,在未明确刺入深度前,切不可随意将异物拔出,在转运时亦须保持异物不被移动。异物紧邻大血管时,最好在术前进行血管造影,了解与重要血管的关系,以便做到心中有数,制定相应的手术方案,妥善处理。

C. 静脉窦损伤的处理:额顶部开放性颅脑损伤,常导致上矢状窦损伤,矢状窦前1/3断裂伤,不易缝合时可予以结扎;但上矢状窦中、后三分之一和窦汇裂伤,则应力争修补。在处理静脉窦损伤时,应备有充足血源。伤口应充分显露至窦部,凹陷骨折片如刺进窦腔,应先将骨缺损扩大,显露出正常窦部。拔除骨折片前,先备好肌肉片和海绵,拔出骨片立即用肌肉片堵塞破口,手指压迫片刻,再覆盖明胶海绵,然后缝合固定,周围再涂以生物胶。如此处理后,多能制止出血,保持窦腔通畅。断裂段过长,常法不能修复时,则可考虑用替代材料移植。

D. 头皮、颅骨和硬脑膜同时缺损的处理:爆炸伤以及头部严重烧伤,均可造成头皮、颅骨和硬脑膜同时缺损。此类创伤虽不多见,但处理比较困难,重点是修补硬脑膜和修复头皮缺损,颅骨缺损多不能同时修复。脑清创后,按硬脑膜缺损的大小,采用颞筋膜、阔筋膜或人工脑膜进行修补,以防止脑脊液漏。再用转移皮瓣或游离皮片,修复头皮缺损。

3)对症及支持治疗:①术后严密观察病人意识和生命体征变化,如意识障碍加重、手术侧瞳孔散大,应考虑继发出血可能,及时进行头颅CT复查,或直接行伤口探查。②术前CT已提示脑挫裂伤和脑水肿较重,术后给予脱水、降低颅内压治疗,或适时进行亚低温治疗,以减轻脑水肿。③应用脑细胞活化剂。④给予广谱抗生素预防感染。⑤伤后早期有癫痫发作或有癫痫家族史者，应给予抗癫痫药物治疗。

17.1.2 火器性颅脑开放伤

火器性颅脑损伤除具有非火器所致开放性损伤的特点外，尚有弹片或弹头所形成伤道的特点。碎骨片通常位于伤道的近侧端，呈放射状分布，弹片或弹头如未穿出颅外，常在伤道的远端。根据损伤方式、创口位置、局灶症状和体征，以及颅骨平片可见骨折碎片和异物分布情况，可大致推测伤道部位和类型。弹道的类型有非贯通伤、贯通伤、切线伤、颅内反弹伤等(图 17-1-1)。意识障碍的进行性加重提示脑疝出现，根据出现的早晚结合其他临床表现，可推测是否已有颅内血肿、脑水肿或颅内感染发生。CT 检查对诊断和治疗有很大帮助，可了解伤道、脑挫裂伤的部位和范围，了解颅骨骨折、碎骨片和异物的分布，以及有无颅内血肿和脑脓肿等其他并发症的发生等(详见相关章节)。

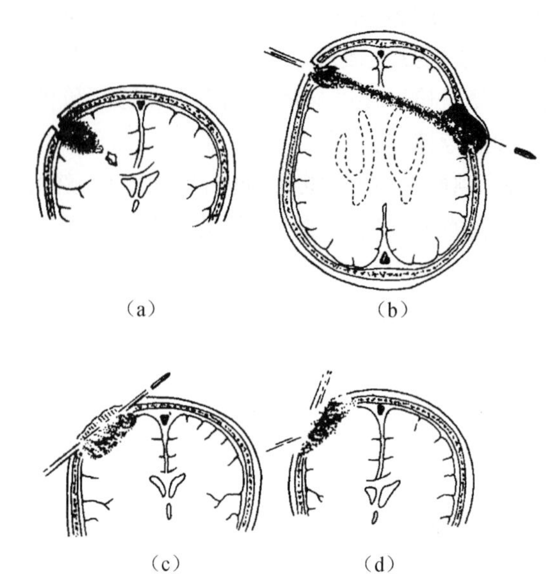

图17-1-1 颅脑火器伤投射物造成不同伤道示意图

(a)非贯通伤 (b)穿通伤
(c)切线伤 (d)反跳伤

17.2 闭合性颅脑损伤

闭合性颅脑损伤是指硬脑膜仍然完整的颅脑损伤，虽然头皮和颅骨已有开放性创口，但颅腔内容物并未与外界交通，故而仍称为闭合性颅脑损伤。根据致伤因素和病理改变，临床上又将颅脑损伤分为原发性损伤和继发性损伤两类，前者是暴力作用在脑组织的一瞬间就已造成的损伤，如脑震荡、脑挫裂伤；而继发性损伤为脑原发性损伤之后所产生的一系列病理生理改变如颅内血肿、脑水肿与肿胀等。

17.2.1 脑震荡(concussion of the brain)

(1)伤因与病理

脑震荡系由轻度颅脑损伤所引起的临床综合征，一般是在头部受到轻度的暴力打击后，产生的短暂意识丧失，随即清醒，可有逆行性遗忘，神经系统检查无明显变化。他所表现的一过性神经功能改变，可能与脑组织受暴力打击后，脑干网状结构受损，影响上行激活系统有关。动物实验发现遭受暴力部位的神经元，有线粒体的肿胀、推移，神经元轴突损伤并有间质水肿。近来，从新的临床观察中亦发现，轻型脑震荡病人脑干听觉诱发电位，有半数有器质性损害。随着医学科学的不断深入研究和发现，必将为脑震荡这一诊断名词注入新的含义。目前，Gennarelli 与 Adam 等将脑震荡划分为以下几个主要类型：①轻度脑震荡：指轻度头伤的患者，表现为暂时性神经功能紊乱，无意识丧失；②典型脑震荡：指创伤所致暂时且可恢复性神经功能缺失的患者，暂时性意识丧失不超过 6h。

(2)症状与体征

1)意识障碍：受伤后即刻发生，时间短暂，一般不超过 30min。醒转后，病人可有头痛、头晕、恶心、呕吐和乏力等症状。

2)近事遗忘：清醒后不能叙述受伤经过，有明显的近事遗忘特征，但往事仍能回忆。

3)脑震荡后遗症：恢复期病人常有头晕、头痛、耳鸣、失眠等症状，一般在受伤后数周和数月逐渐消失。但有一些病人长期存在上述症状，有的还有记忆力下降和注意力不集中，若超过 3～6 个月不愈，除考虑有精神因素外，还应做进一步检查以排除其他继发性损伤的可能。

(3)诊断与鉴别诊断

脑震荡的诊断主要以颅脑受伤史,伤后短暂意识改变,近事遗忘及无神经系统阳性体征为依据。目前尚无直接、客观的诊断依据。因此,临床上需通过各种辅助检查方法,如颅骨平片未见骨折;腰穿测压在正常范围、脑脊液没有红细胞;脑电图仅见低至高波幅快波偶尔有弥散性 δ 波和 θ 波,1~2d 内恢复,或少数病人有散在慢波于 1~2 周内恢复正常;脑干听觉诱发电位可有Ⅰ~Ⅳ波波间期延长、Ⅴ波潜伏期延长或有波幅减低或波形消失;CT 检查平扫及增强扫描均应为阴性,而于连续动态观察中出现迟发性颅内继发病变,来鉴别和排除脑挫裂伤,弥漫性轴索损伤和迟发性颅内继发病变。

(4)治疗与预后

伤后在一定时间内可在急诊室观察,密切注意意识、瞳孔、肢体活动和生命体征的变化,若一旦发生颅内继发性病变或其他并发症,可得到及时的诊治。对于回家观察的患者,应嘱患者及家属,若患者出现头痛加重、恶心、呕吐、意识改变等病情恶化的征兆,应及时来医院就诊,复查头部 CT,以排除颅内继发性损伤,尤其是血肿的形成。

脑震荡急性期患者应注意卧床休息,避免外界不良刺激,减少脑力活动,适当给予镇静、镇痛及改善自主神经功能药物等治疗,并注意患者的心理调节和治疗,多数患者在 2 周内恢复正常,预后良好。

17.2.2 脑挫裂伤(contusion and laceration of the brain)

脑挫裂伤是脑挫伤和脑裂伤的统称,脑挫伤指脑组织遭受破坏较轻,仅在脑实质发生点状出血,而软脑膜尚完整;脑裂伤指软脑膜、血管和脑组织同时碎裂,并伴有蛛网膜下腔出血;出血可局限于脑挫裂伤局部脑池,也可弥散于数个脑池之中。脑挫伤和脑裂伤常同时出现,临床上又不易区别,故常合称脑挫裂伤。

(1)伤因与病理

脑挫裂伤好发于着力点部位的直接损伤和对冲部位的对冲伤,以额极、颞极和脑底面多见。这是由于前颅底和蝶骨嵴表面粗糙不平,外力作用使对侧额极和颞极撞击其上,产生相对摩擦而造成损伤。而当额部遭受打击后,脑组织向后移动,但由于枕叶撞击于光滑、平坦的小脑幕及枕骨内面上,外力得以缓冲,很少造成损伤。脑实质内的挫裂伤则因为脑组织的变形和剪切力所造成,见于脑白质和灰质之间,以挫伤和点状出血为主。

脑挫裂伤的病理改变,轻者可见脑表面淤血、水肿,有片状出血灶,呈血性脑脊液;重者脑实质挫碎、破裂,局部出血,甚至形成血肿,受损组织可出现缺血坏死。显微镜下可见神经元胞质空泡形成,尼氏体消失,胞核碎裂、溶解,神经轴突肿胀等。

(2)症状与体征

1)意识障碍:意识障碍的程度是衡量脑挫裂伤轻重程度的客观指标。病人伤后多立即昏迷,由于伤情不同,昏迷时间由数分钟至数小时、数日、数月乃至迁延性昏迷不等。有些病人原发昏迷清醒后,因脑水肿或弥漫性脑肿胀,可再次昏迷,出现中间清醒期,容易误诊为合并颅内血肿。一般常以伤后昏迷时间超过 30min 为判定脑挫裂伤的参考时限。

2)生命体征:患者伤后除立即出现意识障碍外,可先出现迷走神经兴奋症状,表现为面色苍白、冷汗、血压下降、脉搏缓慢、呼吸深慢。以后转为交感神经症状。如果持续低血压,应注意有无复合损伤。反之,若生命体征短期内迅即自行恢复且血压继续升高,脉压加大、脉搏洪大有力、脉率变缓、呼吸亦加深变慢,则应警惕颅内血肿及(或)脑水肿、肿胀。脑挫裂伤病人体温,亦可轻度升高,一般约 38℃,若持续高热则多伴有下丘脑损伤。

3)头痛、呕吐:头痛症状只有在病人清醒之后才能陈述;如果伤后持续剧烈头痛、频繁呕吐,或一度好转后又复加重,应究其原因,必要时可行辅助检查,以明确颅内有无血肿。对昏迷的病人,应注意呕吐时可能误吸,有引起窒息的危险。

4)癫痫:早期性癫痫多见于儿童,表现形式为癫痫大发作和局限性发作。

5)神经系统体征:依损伤的部位和程度而不同,如果仅伤及额、颞叶前端等所谓"哑区",可无神经系统缺损的表现;若是脑皮质功能区受损时,可出现相应的瘫痪、失语、视野缺损、感觉障碍以及局灶性癫痫等征象。脑挫裂伤早期没有神经系统阳性体征者,若在观察过程中出现新的定位体征时,即应考虑到颅内发生继发性损伤的可能,及时进行检查。昏迷病人可出现不同程度的脑干反应障碍,脑干反应障碍的平面越低,提示病情越严重。

6)脑膜刺激征:脑挫裂伤后由于蛛网膜下腔出血,病人常有脑膜激惹征象,表现为闭目畏光,蜷屈而卧，早期的低热和恶心呕吐亦与此有关。颈项抵抗力约于1周左右逐渐消失，如果持续不见好转，应注意有无颅颈交界处损伤或颅内继发感染。

(3)诊断与鉴别诊断

1)病史：脑挫裂伤病人往往有意识障碍，常给神经系统检查带来困难。对有神经系统阳性体征的病人，可根据定位征象和昏迷情况，判断受损部位和程度。凡意识障碍严重，对外界刺激反应差的病人，即使有神经系统缺损存在，也很难确定。尤其是有多处脑挫裂伤或脑深部损伤的病人、定位诊断困难，常需依靠CT扫描及其他必要的辅助检查做出确切的诊断。

2)颅骨平片检查：在病情允许的情况下，颅骨平片检查仍有其重要价值，不仅能了解有无骨折，且对分析致伤机理和判断伤情亦有其特殊意义。

3)CT检查：脑挫伤及裂伤常同时发生。CT表现为低密度脑水肿区中出现多发散在斑点状高密度出血灶，病变较广泛也可表现为脑室受压移位而具有占位效应。在随访检查时如出血灶吸收，CT表现为低密度区。脑挫裂伤位置多较表浅，出血灶体积不大，但有时小的脑挫裂伤可发展为广泛的脑水肿，有的甚至可发展为脑内血肿。故对脑挫裂伤与脑震荡可以做出明确的鉴别诊断，并能清楚地显示脑挫裂伤的部位、程度和有无继发损伤，如出血和水肿情况。同时，可根据脑室和脑池的大小、形态和移位的情况间接估计颅内压的高低。尤为重要的是，对一些不典型的病例，可以通过定期CT扫描，动态地观察脑水肿的演变或迟发性血肿的发生。

另外，脑挫裂伤常伴随有蛛网膜下腔出血，这种外伤性蛛网膜下腔出血的CT征象与其他原因所致的蛛网膜下腔出血相同，表现为广泛的蛛网膜下腔和脑池甚至脑室出现高密度影，这种高密度影的分布与蛛网膜下腔和脑池、脑室的分布是一致的，CT值为25～95Hu，其中大脑纵裂池出血形成的条索状窄带高密度影是最常见的征象，尤其在儿童患者更加明显。伤后1周左右密度开始减低，完全吸收后最终消失。

4)MRI检查：一般不用于急性颅脑损伤的诊断。MRI成像时间较长，某些金属急救设备不能进入机房，躁动病人难以合作，故多以CT为首选检查项目。但在某些特殊情况下，MRI优于CT，如对脑干、胼胝体、颅神经的显示；对微小脑挫伤灶、轴索损伤及早期脑梗死的显示；以及对血肿处于CT等密度阶段的显示和鉴别诊断方面，MRI有其独特的优势，是CT所不及的。

5)腰椎穿刺：有助于了解脑脊液中情况，可以此与脑震荡鉴别，同时，能够测定颅内压及引流血性脑脊液。由于CT的普及，在病人入院急症时腰椎穿刺不再使用，因为腰椎穿刺不但时间长，有一定危险，而且无法做出定位诊断。另外，对有明显颅内高压的病人，应忌腰穿检查，以免促发脑疝。腰椎穿刺仅用于无明显颅内高压的脑挫裂伤蛛网膜下腔出血的住院病人。

6)其他辅助检查：脑电图检查，主要用于对预后的判断或对癫痫的监测；脑干听觉诱发电位检查，对于分析脑功能受损程度特别是对脑干损伤平面的判断，有重要参考价值。此外，放射性核素检查对脑挫裂伤后期并发症，如血管栓塞、动静脉瘘、脑脊液漏以及脑积水等病变的诊断，具有重要价值。

(4)治疗与预后

治疗原则：脑挫裂伤的治疗以非手术治疗为主，应尽量减少脑损伤后的一系列病理生理反应、严密观察颅内有无继发血肿、维持机体内外环境的生理平衡及预防各种并发症的发生。除非颅内有继发性血肿或有难以遏制的颅内高压需手术外，一般不需外科处理。

1)非手术治疗

A. 保持呼吸道通畅：昏迷病人应立即清除呼吸道分泌物，牵出舌头，将病人改为侧卧位。估计昏迷时间较长，合并严重颌面伤及胸部伤，或伤后有呕吐物误吸者，应及时行气管切开。如有高碳酸血症或低氧血症时，必须及早行气管切开和呼吸机维持正常呼吸，使PaO_2维持在9.3kPa（70mmHg）以上，$PaCO_2$保持在4.7～5.3kPa(35～40mmHg)。

B. 密切观察病情：床旁监护仪持续动态监测病人的血压、脉搏、呼吸、SaO_2等，并随时观察和对比病人的意识及瞳孔改变。

C. 防治脑水肿：a. 卧床：如无明显休克，头部应抬高15～30°，以利静脉回流及减轻头部水肿。b. 严格控制出入量：通常给予每日1500～2000ml，以等渗葡萄糖盐水和半张(0.5%)盐水为主，不可过多。但在炎夏、呕吐频繁或合并尿崩症等情况时，要酌情增加入量，达到出入量基本平衡。另外，每日入量应在24h内均匀输入，切忌短时快速输入。c. 脱水利尿治疗：目前最常用药物有渗透性脱水药和利尿药两类。常用渗透性脱水药有：20%甘露醇、甘油果糖、人体血清白蛋白等；常用利尿药有：速尿、利尿酸钠、双氢克尿噻、氨苯蝶啶等。甘露醇成人每次0.25～1g/kg，每4～12h一次。注入速度，一般100～120滴/分，紧急时，可从静脉快速推注。甘露醇的药理作用在给药后 15～30min 出现,其作用维持 90min 至 6h。甘油果糖静脉注射 250～500ml,每 8～12h 一次。人体血清白蛋白,为胶体脱水药,不仅可发挥脱水效能,且可补充蛋白质。人体血清白蛋白,常用量为 10g,每日 2 次,静脉滴注或缓慢推注。速尿和利尿酸钠均为强有力的利尿药物,利尿酸钠成人剂量 25～50mg,速尿成人剂量 20～40mg,肌肉注射,或用 10%葡萄糖水 20ml 溶解后,由静脉缓缓注入。上述两药,均使大量电解质由尿中排出,故用药期间,要注意电解质变化,随时予以纠正。脱水药虽可降低颅压,但使用不当,亦可产生不良后果,所以,需注意以下几点:没有清除颅内血肿(尤其是硬脑膜外血肿)前,不宜于伤后立即给予脱水药物,因脑体积缩小后,反而有助于颅内出血。一旦出现脑疝时,为了争取抢救时间,防止脑干受压过重,发生不可逆损害,则可在术前快速注入甘露醇等脱水药。有心功能损害,而又须用渗透性脱水药者,宜减量或用药前先给予强心剂(如西地兰 0.4mg),以防止血容量骤然改变时,引起不良后果。休克、严重肾功能不全者,用药应慎重。其他对抗脑水肿措施,尚有高压氧治疗、适当过度换气和巴比妥药物疗法等方法。

D. 亚低温疗法:主要包括全身降温和局部降温。头部局部降温通常难以使脑温降至亚低温水平,而全身降温方法比较可靠。病人躺在降温冰毯上,通过体温散热使中心体温和脑温降至所需温度,通常为 32～35℃。根据病情需要维持 2～14d。

E. 肾上腺皮质激素:目前常用的药物为地塞米松、甲基泼尼松龙。本药能抑制脂质过氧化反应,稳定细胞膜的离子通道,改善血脑屏障,增加损伤区血循环,减轻脑水肿的作用。伤后用药愈早愈好。常规用药为甲基泼尼松龙 40mg,每天 1～4 次;地塞米松 5～10mg,每天 2～4 次,静脉注射。

F. 其他药物治疗:主要有以下药物:三磷酸腺苷(ATP)、辅酶 A(Co-A)、细胞色素 C、镁制剂、大剂量维生素 C(200mg/Kg)、尼莫地平(Nimotop)、脑活素(cerebrolysin)、胞二磷胆碱(citicolin)、神经节苷脂(Gangliosides)、纳洛酮(Naloxone)、脑复康和脑复新注射液等。

G. 对症治疗:对症处理高热、躁动、癫痫发作,尿潴留等,防治肺部、泌尿系统感染,治疗上消化道溃疡等。

H. 护理:在伤后 3d 左右,以严密观察病情,及时发现继发性病变为主;3d 后,应以预防肺部并发症及其他感染为主,晚期则需保证营养供给,防止压疮,功能训练等。

2)手术治疗:对于脑挫裂伤严重,局部脑组织坏死伴有脑水肿和颅内压增高的病人,经各种药物治疗无效,症状进行性加重者,还应考虑手术治疗。

A. 有脑疝征象者,积极行开颅清除挫裂伤灶内失活的脑组织与血肿,行内外减压术,包括颞肌下减压或去骨瓣减压。广泛脑挫裂伤,脑水肿严重时,考虑行双侧去骨瓣减压。

B. 近年来采用标准外伤大骨瓣开颅术治疗严重广泛脑挫裂伤、恶性颅内高压,取得良好效果。此术式不但能达到充分减压的目的,而且还能达到下列手术要求:a. 清除额颞顶硬脑膜外、硬脑膜下以及脑内血肿;b. 清除额叶、颞前以及眶回等挫裂伤区坏死脑组织;c. 控制矢状窦、桥静脉、横窦以及岩窦撕裂出血;d. 控制颅前窝、颅中窝颅底出血;e.修补撕裂硬脑膜,防止脑脊液漏等。但应严格掌握适应证,防止术后并发症的出现。

C. 脑挫伤后期并发脑积水时,应先行脑室引流,查明积水原因再给予相应处理。

17.2.3 脑干损伤

(1)伤因与病理

脑干损伤是指中脑、脑桥和延髓的损伤,是一种严重的颅脑损伤,常分为两种:原发性脑干损伤,外界暴力直接作用下造成的脑干损伤;继发性脑干损伤,继发于颅内压增高,脑缺血缺氧及因脑疝或脑水肿引起的脑干损伤。因脑干内有脑神经核、躯体的感觉和运动传导束通过;还有与意识状况密切相关的脑干网状结构;与呼吸、循环等功能相关的生命中枢。因此,原发性脑干损伤的致残率和病死率都很高。单独的原发性脑干损伤少见,常与脑挫裂伤、弥漫性轴索损伤并存。病理变化可有脑干神经组织结构紊乱、轴突断裂、挫伤或出血等,随着病情的进展,在原发性脑干损伤的基础上又增加继发性损害,如水肿、出血,预后不良。

(2)症状与体征

1)意识障碍:伤后即刻出现严重意识障碍。昏迷持续时间长,程度深,恢复慢,甚至持续昏迷不醒。

2)呼吸循环功能紊乱:严重原发性脑干损伤,可产生急性呼吸功能衰竭,伤后自主呼吸立即停止,或呼吸先深而快,后渐减慢且不规则,直至完全停止。同时,循环功能亦出现衰竭表现,但比呼吸衰竭程度轻。继发性脑干损伤的病人,多有一逐渐演变的过程,早期可有中枢代偿,表现为血压升高、脉搏缓而有力、呼吸深快;随着损害进一步加重,表现为血压下降、脉搏细速、呼吸慢而不规则的失代偿表现,直至呼吸心跳停止。

3)去大脑强直:是中脑损伤的重要表现之一。因为中脑水平以下的前庭核存在促进伸肌收缩的中枢,而中脑红核及其周围的网状结构存在抑制伸肌收缩的中枢。两者之间切断时,便出现去大脑强直。表现为伸肌张力增高,两上肢过伸并内旋,下肢亦过度伸直,头部后仰呈角弓反张状。损伤较轻者可为阵发性,重者则持续发作。

4)眼球活动和瞳孔变化:脑干损伤时,可有相应的变化,临床上有定位意义。脑干损伤严重者,眼球固定,双侧瞳孔散大,光反射消失。中脑损伤时,可出现两侧瞳孔大小不等、大小变化不定。脑桥损伤时,瞳孔极度缩小,光反射消失。

5)锥体束征:包括肢体瘫痪、肌张力增高、腱反射亢进及病理反射阳性。脑干损伤后多立即出现双侧病理反射。但严重损伤处于急性休克期时,全部反射可消失。

(3)诊断与鉴别诊断

伤后立即昏迷并进行性加深,瞳孔大小多变,早期发生呼吸、循环功能紊乱,出现去大脑强直及双侧病理反射,是原发性脑干损伤的典型表现。但由于皮质以下至脑干各平面受损程度和范围不一,其临床表现亦各异。因此可从某些生理反射或病理反射的隐现,来判断脑干受损的部位,用以指导临床、推测预后(表 17-2-1)。

表17-2-1 脑干反射与脑干受损平面

脑干反射		脑干平面
掌颏	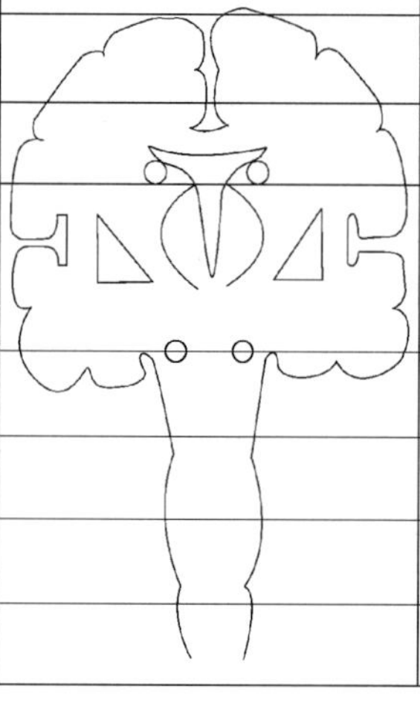	皮质-皮质下
睫脊		间脑
额眼轮匝肌,垂直头眼运动		间脑-中脑
对光,角膜,下颌		中脑
角膜,嚼肌		脑桥上部
水平头眼反射		脑桥下部
眼心		延髓

根据上述临床表现,脑干损伤的诊断并不困难,但往往与脑挫裂伤或颅内血肿同时并发,临床症状相互重叠。

原发性脑干损伤应与继发性脑干损伤区别,主要根据症状和体征出现的早晚来判断。继发性脑干损伤的症状和体征多在伤后逐渐产生,与原发性脑干损伤不同。对可疑病例要辅以 CT、MRI 检查,以免遗漏颅内血肿。

影像学检查方面,因颅后窝骨质使 CT 扫描出现伪影,有时会影响 CT 对原发性脑干损伤小病变的显示。而 MRI 检查优于 CT,能显示脑实质内小出血灶或挫裂伤,尤其是对胼胝体和脑干的细微损害。

脑干听觉诱发电位(BAEP),显示在听觉通路病灶以下的各波正常,病灶水平及其上的各波则显示异常或消失。

(4)治疗与预后

对于轻度脑干损伤病人可按脑挫裂伤治疗,可使部分病人获得良好疗效。对于重型者,其死亡率很高,所有救治工作应仔细认真,护理工作显得尤为重要。①保护中枢神经系统,可采用亚低温疗法,降低脑代谢,积极行抗脑水肿治疗。②全身支持疗法,维持营养,预防和纠正水电解质紊乱。③使用激素和神经营养药物。④积极预防和处理并发症,最常见的是肺部感染、尿路感染和压疮。对于意识障碍严重、呼吸功能紊乱的病人,早期实施气管切开尤为必要。加强护理,减少感染机会。⑤对于继发性脑干损伤,应尽早明确诊断,及时去除病因,若拖延过久,则预后不佳。

17.2.4 丘脑下部损伤

丘脑下部损伤,是指在颅脑损伤过程中,丘脑下部直接受到暴力作用而导致的直接损伤;或者是在广泛脑损伤的基础上,由于脑水肿、颅内压增高或脑组织移位而引起的继发损害。

(1)伤因与病理

单纯丘脑下部损伤较少,大多与严重脑挫裂伤或脑干损伤伴发。若颅底骨折线越过蝶鞍或其附近时,常致丘脑下部损伤。当重度冲击伤或对冲性脑损伤时,导致脑底部沿纵轴猛烈前后滑动,也可造成丘脑下部的损伤,而且往往累及垂体柄和垂体。其病理改变为灶性出血、水肿、缺血、软化及神经细胞坏死,偶可见垂体柄断裂和垂体内出血。

(2)症状与体征

丘脑下部是自主神经系统重要的皮质下中枢，与机体内脏活动、内分泌、物质代谢、体温调节，以及维持意识和睡眠有重要关系，较易引起自主神经功能紊乱，因此丘脑下部损伤的临床表现既复杂又严重。

1)意识障碍：下丘脑后外侧区与中脑被盖部均属上行性网状激动系统，维持人生理觉醒状态，因而急性下丘脑损伤时，病人多呈嗜睡、浅昏迷或深昏迷状态。

2)体温调节障碍：下丘脑具有体温调节功能，当下丘脑前部损害时，机体散热功能障碍，可出现中枢性高热，常骤然升起，高达41℃甚至42℃，但皮肤干燥少汗，皮肤温度分布不均，四肢低于躯干，且无炎症及中毒表现，解热剂亦无效。当后部损伤出现产热和保温作用失灵而引起体温过低，如合并结节部损伤可出现机体代谢障碍，体温更进一步降低，如下丘脑广泛损伤，则体温随环境温度而相应升降。

3)内分泌代谢功能紊乱：下丘脑视上核和室旁核或垂体柄视上－垂体束受累，致使抗利尿素合成释放而引起中枢性尿崩，每日尿量达4 000～10 000ml以上，尿比重低于1.005。下丘脑－垂体－靶腺轴的功能失调，可出现糖脂肪代谢的失调，尤其是糖代谢的紊乱，表现为持续血糖升高，常与水代谢紊乱并存，可出现“高渗高糖非酮性昏迷”，病人极易死亡。

4)自主神经系统紊乱：下丘脑的自主神经中枢受损，可出现血压波动，或高或低，以低血压多见。血压不升伴低体温，常是预后不良的征兆。呼吸功能紊乱，表现为呼吸浅快或减慢。视前区损害，可发生急性神经元性肺水肿。消化系统主要表现为急性胃黏膜病变，引起上消化道出血。重者可出现胃、十二指肠穿孔。

5)局部神经体征：主要是鞍区附近的脑神经受累体征，包括视神经、视束、滑车神经等。

(3)诊断与鉴别诊断

一般认为，只要临床出现上述典型丘脑下部损伤的征象，即可诊断为丘脑下部损伤。近年来，CT和MRI检查明显提高了丘脑下部损伤的诊断水平。

1)CT检查：可显示下丘脑不规则的低密度、低信号的病变区，鞍上池消失或有蛛网膜下腔出血，三脑室的前部受压消失。另外可见颅底骨折及额颞底面脑挫裂伤征象。

2)MRI检查：对第三脑室附近的灶性出血，常因容积效应影响不易在CT图像上显示，故对于丘脑下部仍以MRI为佳，急性期在T_1加权像上表现为低信号，在T_2加权像上为等信号，亚急性和慢性期T_1、T_2加权像上均为清晰地高信号，更利于识别。

(4)治疗与预后

急性丘脑下部原发性损伤是严重的脑损伤之一，治疗上应按重型颅脑损伤的治疗原则进行。必须予严密的观察、颅内压监护、血液生化检测和维持水电解质平衡，稳妥细心地进行治疗和护理。

1)对呼吸、循环功能异常的处理，可使用辅助性的药物如多巴胺、间羟胺等维持血压，确保脑组织得到足够的灌注，避免由于血液灌注不足而引起的继发性脑损伤。必要时可使用人工呼吸机辅助呼吸。

2)对中枢性高热的处理，可以使用亚低温冬眠疗法降低高温带来的高代谢率和耗氧量，降低颅内压，降低病死率。

3)对于水、电解质失衡的患者，则应针对病因，采取相应的方案，尽力维持内环境的稳定。

A. 对于尿崩的患者，应监护其每小时尿量，在量出为入的补液原则下，可以使用双氢克尿噻25mg，每日三次；如每小时尿量超过400ml，可临时应用垂体后叶素6u皮下注射。此外，口服醋酸去氨加压素(弥凝)100～200μg，每日三次，对中枢性尿崩也可以取得较好的疗效。

B. 对低钠血症的患者，如果伴有抗利尿激素异常分泌综合征(SIADH)，则钠离子本身并不缺乏，低钠血症由于水潴留而引起，经过严格的限水、利尿并适度补充ACTH(25～50U，肌注，每日一次)后，低钠通常能够纠正。如果是因进食及补液不足引起的低钠血症，则应当根据血钠情况适当补充钠离子。

C. 对下丘脑损伤造成的高钠血症，应当在积极治疗原发病的基础上，逐步扩大血容量，稀释过高的电解质浓度。补液要通过钠离子的浓度，计算出缺水量，48h均匀输入。对昏迷的患者，经胃管注入清水也是行之有效的方法。

4)高渗高糖非酮性昏迷患者多数存在严重的失水及休克，故应及时补充丢失液体，一般使用0.45%的盐水，最初24h可达5～10升，或采用经胃管注清水的方法。胰岛素开始时可以每小时6单位静脉输入，每小时监测血糖，根据检查结果调整胰岛素用量。另外需注意电解质和酸碱失衡的调整。

5)对于急性上消化道出血的患者，应当遵循禁食、制酸、止血、保护胃黏膜等原则处理，如遇出血较多，则需要反复多次输血补充血容量；急性大出血的，可以考虑手术止血。

（张建宁）

参 考 文 献

[1] 江基尧，朱诚. 现代脑损伤[M]. 上海：科学技术文献出版社，1995.

[2] 杨树源. 神经外科学[M]. 北京：人民卫生出版社，2008.

[3] 马廉亭. 临床神经外科手册[M]. 北京：人民军医出版社，1996.

[4] 史玉泉. 实用神经病学[M]. 上海：上海科学技术出版社，1994.

[5] 段国升，朱诚. 神经外科手术学[M]. 北京：人民军医出版社，1994.

[6] 江基尧. 亚低温脑保护基础与临床[M]. 上海：第二军医大学出版社，1998.

[7] 王正国. 创伤学-基础与临床[M]. 武汉：湖北科学技术出版社，2007.

[8] 张爱军，姜勇，胡爱华，等. 脑挫裂伤时中脑及其周围池的CT变化与预后的关系[J]. 中华创伤杂志，1998，14(4)：256.

[9] 傅林，许培源，朱强，等. 小儿颅脑损伤120例[J]. 中华创伤杂志，1998，14(4)：255.

[10] 武金有，任新亮，张春萍，等. 原发性重型颅脑损伤患者的颅内压监测[J]. 中华神经外科杂志，1997，13(6)：366

[11] 刘敬业，只达石，靳永恒，等. 急性闭合性轻、中型颅脑损伤死亡原因分析(附20例报告)[J]. 天津医药，1996，24(5)：311.

[12] 刘峥，林孝文，张锡增，等. 脑挫裂伤的CT与临床[J]. 中华创伤杂志，1995，11(1)：42.

[13] 刘敬业，只达石，靳永恒，等. 急性重型颅脑损伤453例临床分析[J]. 中华神经外科杂志，1995，11(3)：141.

[14] 谢培增，董文度，袁驾南，等. 颅脑开放伤性损伤的处理[J]. 中华神经外科杂志，1993，9(6)：347.

[15] 邸唬. 血液流变学在头伤中的作用 [J]. 国外医学神经病学神经外科学分册，1993，20(1)：7.

[16] 黄益祥，温志大. 对脑震荡诊断的探讨（附101例分析）[J]. 中华创伤杂志，1992，8(6)：371.

[17] 刘迎春，石秋念. 实验性脑震荡脑组织形态学改变的动态观察[J]. 浙江医科大学学报，1996，25(5)：193.

[18] 崔尧元，史玉泉，张晓彪，等. 颅脑外伤的MRI和CT比较[J]. 中国医学影像技术，1995，11(6)：417.

[19] 魏佃生，石珍，王建华，等. 脑挫裂伤100例的低磁场MRI表现及特征[J]. 中国医学影像技术，1996，12(6)：432.

[20] 胡小吾，周晓平，王文仲，等. CT估价脑挫裂伤患者颅内压和预后[J]. 中华创伤杂志，1995，11(1)：40.

[21] 刘峥，林孝文，张锡增，等. 脑挫裂伤的CT与临床[J]. 中华创伤杂志，1995，11(1)：42.

[22] 朱诚，江基尧. 亚低温脑保护的研究和应用 [J]. 中华创伤杂志，1997，13(1)：1.

[23] 江基尧，朱诚，卢亦成，等. 亚低温治疗重型颅脑伤患者的临床疗效[J]. 中华创伤杂志，1997，13(1)：13.

[24] 陶志宇，曾立民，肖龙波，等. 创伤性非血肿性脑疝34例救治体会[J]. 人民军医，1997，40(9)：511.

[25] 陈长才，宁可. 现代重型颅脑损伤的救治与研究 [J]. 人民军医，1997，40(3)：137.

[26] 卞留贯，孙青芳，罗其中，等. 脑损伤患者预后与高血糖[J]. 中华创伤杂志，1997，13(2)：106.

[27] 于明琨，朱诚，江基尧，等. 颅脑损伤后上消化道出血的高危因素分析[J]. 中华创伤杂志，1996，12(增刊)：375.

[28] 毛伯镛. 脑弥漫性轴索损伤的临床分析 [J]. 华西医科大学学报，1996，27(4)：422.

[29] 胡小吾，等. 弥漫性轴索损伤在重型脑损伤中的意义[J]. 中国神经精神疾病杂志，1993，19：331.

[30] 全国金尔伦治疗协作组. 金尔伦治疗急性颅脑损伤病人随机双盲多中心前瞻性临床研究 [J]. 中华神经外科杂志，2001，17(2)：135.

[31] 刘敬业. 急性颅脑损伤10730例临床分析 [J]. 中华神经外科杂志，2007，23(7)：510-512.

[32] 李冰，李宗敏，郭建欣，等. 6496例颅脑损伤的流行病学特征[J]. 中华神经外科杂志，2005，21(4)：197-199.

[33] 马万明，朱俊荷，高武云，等. 重型颅脑损伤合并脑疝64例救治体会[J]. 中华神经外科杂志，2007，23(9)：699.

[34] 盖延廷，盛罗平，陈仁辉，等. 亚低温治疗重型颅脑损伤的Meta分析[J]. 中华创伤杂志，2007，23(11)：824-828.

[35] 漆松涛，邱炳辉，方陆雄.急性颅脑损伤手术救治516例[J]. 中华创伤杂志，2006，22(9)：683-685

[36] 梁玉敏，高国一，江基尧.去骨瓣减压术治疗重型颅脑创伤的临床应用进展[J]. 中华创伤杂志，2010，26(1)：83.

[37] 江基尧. 我国颅脑创伤救治现状与展望 [J]. 中华创伤杂志，2008，24(2)：81.

[38] 刘兵，张建宁，王志涛，等. 重型颅脑损伤死亡相关因素分析[J]. 中华神经外科杂志，2007，23(7)：496.

[39] 方乃成，邵高峰，何玉领，等. 带蒂标准外伤大骨瓣治疗重型颅脑外伤[J]. 中华神经外科杂志，2005，21(9)：545.

[40] Youmans JR. Neurological Surgery. Philadelphia：Sannders WB Company，1990：2017-2148.

[41] Bakay L，Glasauer FE. Head Injury，1st ed. Boston：Little，Brown and Company，1980：69-94.

[42] Omrnaya AK. Mechanism of cerebral concussion，contusions，and other effects of head injury. In：Youmans JR，eds. Neurological Surgery，Vol4. Philadelphia：W.B.Saunders Company，1982：1877-1894.

[43] Roberts AH. Severe accidental head injury. An assessment of long term prognosis. London：The MacMillan Press Ltd，1979.

[44] Arienta C，Caroli M，Balbi S. Management of head-injured patients in the emergency department：a practical protocol. Surg Neurol，1997，48：213-219.

[45] Bakay L，Lee JC，Lee GC，et al. Experimental cerebral concussion. Part 1：An electron microscopic study. J Neurosurg，1977，47：525-531.

[46] Bullock R，Chesnul RM，Clifton DC，et al. Guideline for management of severe head injury. J Neurotrauma，2000，17(6)：451.

[47] Chaney RH,Olmstead CE. Hypothalamic dysthermia in persons with brain damage. Brain Inj,1994,8:475-481.

[48] Clifton GL,Grossman RG,Makela ME,et al. Neurological course and correlated computerized tomography findings after severe closed head injury. J Neurosurg,1980,52:611-624.

[49] Haglund Y,Eriksson E. Does amateur boxing lead to chronic brain damage A review of some recent investigations. Am J Sports Med,1993,21:97-109.

[50] Isamat F. On posttraumatic intracavernous false aneurysms and arteriovenous fistulas. Acta Neurochir (Wien),1987,85:148-153.

[51] Jeret JS,Mandell M,Anziska B,et al. Clinical predictors of abnormality disclosed by computed tomography after mild head trauma. Neurosurgery,1993,32:9-15; discussion 15-16.

[52] Khalil N,Elwany MN,Miller JD. Transcranial stab wounds: morbidity and medicolegal awareness. Surg Neurol,1991,35:294-299.

[53] Mark AS,Phister SH,Jackson DE,et al. Traumatic lesions of the suprasellar region:MR imaging. Radiology,1992,182:49-52.

[54] Pattisapu J,Smith RR,Bebin J. Traumatic decerebracy with preserved consciousness and voluntary movement. Neurosurgery,1985,16:71-74.

[55] Ropper AH,Miller DC. Acute traumatic midbrain hemorrhage. Ann Neurol,1985,18:80-86.

[56] Stein SC,Ross SE. The value of computed tomographic scans in patients with low-risk head injuries. Neurosurgery,1990,26:638-640.

[57] Van de Kelft E,Candon E,Couchet P,et al. Early restructuration of consciousness after traumatic coma. Acta Neurol Belg,1995,95:88-91.

[58] Vance ML. Hypopituitarism. N Engl J Med,1994,330:1651-1662.

[59] van den Heever CM,van der Merwe DJ. Management of depressed skull fractures. Selective conservative management of nonmissile injuries. J Neurosurg,1989,71:186-190.

[60] Wood JL. Dynamic response of human cranial bone. J Biomech,1971,4:1-12.

[61] de Boussard CN,Bellocco R,af Geijerstam JL,et al. Delayed intracranial complications after concussion. J Trauma,2006,61(3):577-81.

[62] Carson J,Tator C,Johnston K,et al. New guidelines for concussion management. Can Fam Physician,2006,52:756-7.

[63] Willer B,Leddy JJ. Management of concussion and post-concussion syndrome [J]. Curr Treat Options Neurol,2006,8(5):415-26.

[64] Pearce JM. Observations on concussion. A review. Eur Neurol,2008,59(3-4):113-9.

[65] Alahmadi H,Vachhrajani S,Cusimano MD. The natural history of brain contusion:an analysis of radiological and clinical progression. J Neurosurg,2010,112(5):1139-45.

[66] Sun RC,Yang SD,Zhou ZY,et al. Pathologic and immunohistochemical study on lethal primary brain stem injury [J]. Zhonghua Bing Li Xue Za Zhi,2009,38(3):158-62.

[67] Chaturvedi D,Suri A,Kasliwal MK,et al. Factors affecting the development of hypothalamus and pituitary lesions in fatal closed head injury:a prospective study. J Trauma,2010,69(2):290-3.

[68] Teig M,Smith M. Where should patients with severe traumatic brain injury be managed? All patient should be managed in a neurocritical care unit. J Neurosurg Anesthesiol,2010,22(4):357-9.

[69] De Silva MJ,Roberts I,Perel P,et al. Patient outcome after traumatic brain injury in high-, middle-and low-income countries:analysis of data on 8927 patients in 46 countries. Int J Epidemiol,2009,38(2):452-8.

[70] Pompucci A,De Bonis P,Pettorini B,et al. Decompressive craniectomy for traumatic brain injury:patient age and outcome. J Neurotrauma,2007,24(7):1182-8.

[71] Shafi NI,Mariscalco MM. Considering the use of induced hypothermia in a pediatric patient with traumatic brain injury:a critical appraisal of two meta-analyses. Pediatr Crit Care Med,2006.

18. 继发性颅脑损伤

继发性颅脑损伤是指暴力作用于头部一段时间后产生的颅脑组织损害,主要包括颅内出血和外伤性硬脑膜下积液。这些继发性损伤继续发展的后果,会导致颅内压进行性增高,若不能及时诊断和处理,将导致患者出现脑疝而死亡。临床医生对继发性颅脑损伤应及时做出早期诊断,以便争取时间通过进行手术和非手术治疗,减少继发性损害,挽救病人的生命。在颅脑损伤的救治过程中,正确诊断和处理继发性颅脑损伤比诊断和处理原发性颅脑损伤更有意义。

颅内血肿是颅脑损伤中最常见、最严重的继发性病变,发生率约占闭合性颅脑损伤的 10%,占重型颅脑损伤的 40%~50%。颅内血肿按症状出现时间分为特急性血肿(3h 内),急性血肿(3 日内),亚急性血肿(3 日至 3 周)和慢性血肿(超过 3 周)。按血肿的解剖部位分为硬脑膜外血肿、硬脑膜下血肿、脑内血肿和特殊类型血肿等。按是否伴有脑挫裂伤可分为单纯型血肿和复合型血肿。此外,对于脑实质内血肿还可根据首次 CT 检查时发现,分为迟发性脑内血肿。

18.1 硬脑膜外血肿

18.1.1 急性硬脑膜外血肿

硬脑膜外血肿是积聚于颅骨内板与硬脑膜之间的血肿,好发于幕上半球凸面,十分常见,约占外伤性颅内血肿的 30%左右,仅次于硬脑膜下血肿,其中绝大部分属急性血肿(86.2%),其次为亚急性(10.3%),慢性较少(3.5%)。血肿几乎多为单发,多发者少见,可与其他类型血肿同时存在,其中与硬脑膜下血肿伴发较多,与脑内血肿伴发较少。婴幼儿的硬脑膜外血肿发生率较成人低,主要由于该年龄组的颅骨血管沟较浅,骨折时不易损伤脑膜中动脉。

(1)病因与病理

典型的急性硬脑膜外血肿常伴发于颅骨线性骨折的病人,以额颞部和顶颞部居多,可能是因为骨折或颅骨的短暂变形撕破了位于脑沟内的脑膜中动、静脉或静脉窦而引起出血。急性硬脑膜外血肿,其出血来源多属动脉损伤所致,血肿迅猛增大,可在数小时内引起脑疝,威胁病人生命。若出血源于静脉,如硬脑膜静脉、板障静脉或静脉窦,则病情发展缓慢,可呈亚急性或慢性病程。

硬脑膜外血肿的发生,主要由于以下几处血管的损伤:①硬脑膜中动、静脉:硬脑膜中动脉损伤引起出血最为多见。当骨折线通过翼点时,此处骨管骨折易损伤脑膜中动脉主干，出血较凶猛，血肿可迅速增大，常于数小时内产生脑疝，临床上特急性硬脑膜外血肿多见于此类血肿。部分外伤性骨折仅损伤与脑膜中动脉伴行的脑膜中静脉，因而出血较缓慢，此类血肿多为亚急性或慢性。②静脉窦：头颅中线部位的骨折可造成上矢状窦的损伤，而枕部着力引起的线性骨折可损伤横窦，形成一侧的矢状窦或横窦旁的血肿，或两侧的矢状窦或横窦上、下的骑跨性血肿。③板障静脉或导血管：外伤性骨折可引起颅骨板障静脉或穿通颅骨的导血管损伤、出血而形成血肿。但此类血肿较脑膜中动脉与静脉窦损伤性血肿所形成的时间要缓慢。④脑膜前动脉和筛动脉：见于前额部着力的颅前窝骨折，常出现颞极或额底部的硬脑膜外血肿。此部位的血肿形成较脑膜中动脉损伤性血肿稍慢。⑤硬脑膜细小血管：部分病例头部外伤后并无骨折，于头部受伤的瞬间，外力可使硬脑膜与颅骨发生分离，致细小血管撕裂而形成硬脑膜外血肿。此类血肿多位于外伤着力点处，其形成较为缓慢且血肿体积较小。

急性硬脑膜外血肿的早期，血肿为一团粉红色血液，其内可混有黑色的血凝块，血肿成分多为混合性；随着时间的延长，血凝块的成分逐渐增多，至中、后期，血肿基本全为黑色的血凝块。在亚急性或慢性硬脑膜外血肿，由于血肿存在的时间较长，血肿包膜逐渐发生了机化，并可在硬脑膜表面形成一层肉芽组织。部分慢性硬脑膜外血肿，在其包膜和血肿腔内还可能出现钙化或骨化。

(2)症状与体征

急性硬膜外血肿的临床表现与出血速度和血肿量密切相关。出血速度越快，血肿越大，病情越重。现以幕上急性硬脑膜外血肿为例描述硬膜外血肿的症状和体征。

1)意识障碍：由于原发性颅脑损伤程度不一，这类病人的意识变化，有三种不同情况：①原发性脑损伤较轻，伤后无原发昏迷，至颅内血肿形成后，始出现进行性颅内压增高及意识障碍，这类病人容易漏诊。②原发性脑损伤略重，伤后曾一度昏迷，随后即完全清醒或有意识好转，但不久又再次陷入昏迷状态，这类病人出现典型的“昏迷－清醒－再昏迷”过程，即出现中间清醒期。③原发性脑损伤严重，伤后持续昏迷，且有进行性加深表现，颅内血肿的征象常被原发性脑挫裂伤或脑干损伤所掩盖，此类血肿较易误诊而错过手术时机。

2)颅内压增高：因颅内压增高，常有头疼、恶心、呕吐等症状，在出现继发性昏迷前病人常有躁动不安。可出现血压升高、脉压增大、体温上升、脉率及呼吸缓慢等代偿性反应，即 Cushing 反应，此时提示脑疝即将发生，若病情进一步恶化，则出现血压下降、脉搏细弱及呼吸抑制。

3)神经系统体征：血肿压迫脑功能区时，会出现相应的阳性体征，但单纯的硬膜外血肿，早期较少出现神经受损体征。当病人伤后立即出现面瘫、偏瘫或失语等症状和体征时，应考虑有原发性颅脑损伤。当血肿不断增大引起颞叶钩回疝时，病人不仅意识障碍加深，生命体征紊乱，同时还将相继出现患侧瞳孔散大、对侧肢体偏瘫等典型征象。偶尔，因为血肿发展急速，造成早期脑干扭曲、移位并嵌压在对侧小脑幕切迹缘上，则可引起不典型体征：即对侧瞳孔散大、对侧偏瘫；同侧瞳孔散大、同侧偏瘫；或对侧瞳孔散大、同侧偏瘫。脑疝晚期可表现为去皮质强直。幕下血肿较少出现瞳孔改变，而容易出现呼吸紊乱甚至骤停。

(3)诊断与鉴别

急性硬膜外血肿的早期诊断，应在出现颞叶钩回疝征象之前做出及时判断，而不是等到昏迷加深、瞳孔散大之后。故临床观察尤为重要，当病人头痛呕吐加剧、躁动不安、血压升高、脉压加大及(或)出现新的体征时，即应高度怀疑颅内血肿，及时给予必要的影像学检查，有条件的单位首选头部 CT 扫描，不但能明确诊断，而且能准确反映血肿部位、大小、占位效应、合并脑内损伤等，为手术提供可靠的依据。

1)头皮伤检查：对留有长发的患者，应特别注意仔细地检查头部情况。了解头皮损伤和头皮血肿的位置，可借此明确暴力作用部位。局部除头皮挫裂伤外，常见到皮肤肿胀，出血经骨折线至骨膜下或经破裂的骨膜至帽状腱膜下所形成的骨膜下或帽状腱膜下血肿。结合临床症状和骨折线的走行，对判断颅内血肿的部位和类型有所帮助。

2)颅骨平片检查：硬脑膜外血肿伴有颅骨骨折者占 95%以上，且绝大多数发生在着力部位，无骨折者很少。经头颅平片见到不同类型的骨折，常表现为线性、凹陷性、洞形或粉碎性骨折。当骨折或骨折线通过脑膜中动脉沟或静脉窦沟时，多可考虑有硬脑膜外血肿的可能。

3)CT 扫描：于颅骨内板下方，急性血肿为梭形或半月形高密度影，CT 值为 40～100Hu，密度均匀，边界清楚；亚急性血肿为双凸镜高密度影，系混杂密度。均有同侧侧脑室受压，中线结构向对侧移位。骨窗位像上，尚能显示颅骨骨折。借此可以指导医师定位和手术清除血肿（图 18-1-1）。

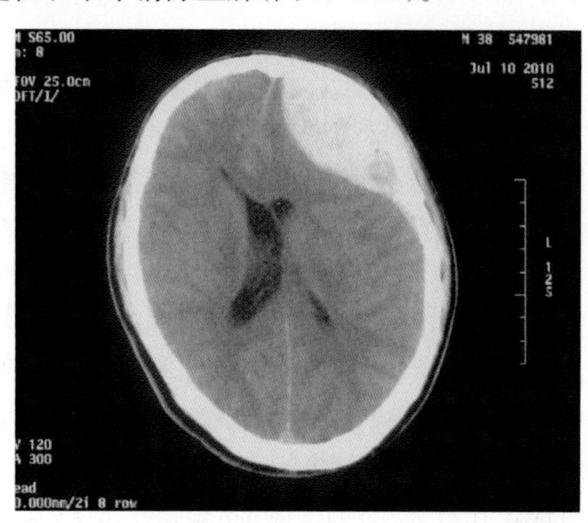

图18-1-1　左侧额颞部急性硬膜外血肿CT影像（血肿呈梭形）

4）MRI 扫描：可用于各型血肿的检查。血肿的形态与 CT 扫描表现基本相似，并能分辨出低信号的硬脑膜。根据 T_1、T_2 加权像可做出诊断。

本类病变应与硬脑膜下血肿、脑内血肿、局限性脑水肿及弥漫性脑肿胀等进行鉴别诊断。

1）硬脑膜下及脑内血肿：受伤时的暴力作用较重，以顶枕及颞后部着力的对冲性脑损伤多见。患者的意识障碍多呈进行性加重，中间清醒期不明显。CT 扫描显示硬脑膜下及脑内有不规则形态的高密度影。

2）局限性脑水肿与弥漫性脑肿胀：多见于对冲性脑损伤，常以原发性脑损伤或脑干损伤较重，伤后昏迷时间长，部分患者可有中间清醒期。脑水肿及脑肿胀以一侧为主者，临床表现与血肿基本相似。CT 扫描见病变区脑组织呈低密度影及散在的点、片状高密度出血灶，脑室、脑池变小。

（4）治疗与预后

急性硬膜外血肿的治疗，原则上一经诊断应立即行手术治疗，清除血肿以缓解颅内高压，术后根据病情给予适当的非手术治疗。

1）手术治疗

A. 手术指征：a. 有明显的颅内压增高的症状和体征。b. 病人意识障碍进行性加重，或出现昏迷、脑疝。c. 头颅 CT 扫描提示明确的硬脑膜外血肿，幕上血肿量大于 30ml，颞部血肿量大于 20ml，颅后窝血肿量大于 10ml 和（或）中线移位超过 5mm。d. 颅内压大于 5.33kPa（40mmHg）或进行性升高。

B. 手术方法：主要有骨窗开颅或骨瓣开颅术等术式，便于彻底清除血肿、充分止血和必要时行硬膜下探查，是硬膜外血肿沿用已久的术式。近来有报道部分病例采用小骨窗方法治疗硬膜外血肿也获得成功，但巨大硬膜外血肿和活动性出血的硬膜外血肿不宜采用小骨窗方法。a. 钻孔穿刺清除硬膜外血肿：其适应证为出血量为 30～50ml，经 CT 检查明确定位，中线移位达 0.5cm 以上，无继续出血者。方法则按 CT 所示血肿最厚处，行锥孔或钻孔，然后插入吸引针管或放入带绞丝的碎吸针管。排出部分血液后再注入尿激酶溶解残留的血凝块，反复数次，留管引流 3～6d 至 CT 复查血肿已排尽为度。此术式也可用于对特急性硬膜外血肿的紧急抢救，先行锥孔或钻孔排出部分液态血肿，为暂时缓解颅内高压，赢得时间。b. 骨窗开颅硬膜外血肿清创术：适用于病情危急，已有脑疝来不及行影像学诊断及定位的病人。先行钻孔探查，然后扩大成骨窗清除血肿。钻孔的顺序应是先在瞳孔散大侧颞部骨折线的附近，有 60%～70%的硬膜外血肿可被发现。探得血肿后按需要延长切口，扩大骨孔，排出血肿，并妥善止血。若清除血肿后硬脑膜张力仍高，或膨起，或呈蓝色时均应切开探查，以免遗漏硬脑膜下或脑内血肿，遗漏血肿是造成病人术后死亡的重要原因之一。颅骨缺损留待 2～3 月之后择期修补。c. 骨瓣开颅硬膜外血肿清除术：适用于血肿定位明确的病例。根据影像学检查结果，行成形骨瓣开颅。暴露血肿，小心清除血肿，用生理盐水反复冲洗创面，对出血点逐一电凝止血，以防术后再出血。如果硬脑膜张力高或疑有硬脑膜下血肿时，应切开硬膜探查。术毕，如硬脑膜张力不高可还纳骨瓣，也有学者主张对于巨大硬膜外血肿致脑疝，或合并严重脑挫裂伤及术前脑疝时间过长的病人，血肿清除后采取去骨瓣减压，以免术后大片脑梗塞水肿、再次发生脑疝。

2）非手术治疗：对于神志清楚、病情平稳、血肿量 <15ml 的幕上急性硬膜外血肿可采取保守治疗。但必须动态观察病人神志、临床症状和行动态 CT 扫描，一旦发现血肿增大，应立即行手术治疗。

硬脑膜外血肿是颅内血肿中疗效最好、死亡率最低的，目前死亡率已降到 5%以下。导致死亡的主要因素有：①血肿巨大，来不及抢救便已发生了呼吸、心跳停止；②诊断延迟，血肿形成时间过久，以致脑干出现不可逆的损害；③血肿清除不彻底或止血不完善，术后血肿再度形成；④误诊或遗漏其他部位的多发性血肿；⑤并发严重的脑损伤或其他合并伤；⑥老年人或婴幼儿、并伴有其他疾病者。因此，必须做到早期诊断、密切观察、及时处理，才能有效地降低死亡率，对于单纯硬膜外血肿病人应该争取无死亡率。

18.1.2 慢性硬脑膜外血肿

慢性硬膜外血肿在临床上较少见，是指伤后的硬脑膜外血肿在 2～3 周以上，占硬膜外血肿的 3.5%～3.9%，一般认为伤后 13d 以上，血肿即开始有钙化现象，可作为慢性血肿的诊断依据。本病以青年男性多见，可能是因为青年男性的硬脑膜在颅骨上的附着没有妇女、儿童及老人紧密，而易于剥离之故。好发部位与急性硬膜外血肿正好相反，即位于额、顶、枕等处为多，而颞部较少。慢性硬膜外血肿早期呈血凝块状，后期在局部硬膜上形成一层肉芽组织。仅有少数慢性血肿形成包膜及中心液化，约需 5 周左右。

临床特点主要是头痛、呕吐及视乳突水肿。病人可以较长时间处于慢性颅内高压状态，如果不认真检查，往往误诊为脑外伤后综合征，直到因颅内高压引起神经系统阳性体征，如意识障碍、偏瘫、瞳孔异常或眼部体征时，始引起重视。

慢性硬膜外血肿的病人应注意对凝血功能的检查。其确诊有赖于影像学检查。绝大多数病人均有颅骨骨折，而且骨折往往穿越硬膜血管压迹或静脉窦。CT 扫描的典型表现，是位于脑表面的梭形高密度影，周界光滑，边缘可被增强，偶见钙化。MRI 于 T_1 和 T_2 加权图像上均呈边界锐利的梭形高信号区。

迟发性硬膜外血肿，即首次 CT 扫描时没有明显影像异常，而是在相隔几小时甚至十多天之后再次复查时发现的血肿。迟发性硬膜外血肿占整个硬膜外血肿的 5%～22%，男性青年较多。其发病机理，可能是由于病人头部外伤时存在硬脑膜的出血源，但因伤后脑组织水肿、其他先此形成的血肿及某些引起颅内压增高的因素，形成了填塞效应而对出血源有压迫作用。但继后若采用过度换气、强力脱水、脑脊液漏、清除颅内血肿及手术减压等措施，或因全身性低血压的影响使颅内高压迅速降低，突然失去了填塞效应，故而造成硬脑膜自颅骨剥离，遂引起迟发性硬膜外血肿。

临床上，这类病人常有病情突然恶化或首次 CT 为阴性而病情却无好转，此时应立即复查 CT，明确诊断。一旦诊断确立，应尽早手术清除。除少数血肿发生液化，而包膜尚未钙化者，可行钻孔冲洗引流之外，其余大多数病人都须行骨瓣开颅清除血肿。一则暴露充分，对术中查寻出血点和施行止血操作均较方便，二则不残留颅骨缺损。对个别神志清楚、症状轻微、没有明显脑功能损害的病人，亦有人采用非手术治疗，在 CT 监护下任其自行吸收或机化。此类病人如果处理得当，不伴发严重并发症，预后较好。

18.2 硬脑膜下血肿

18.2.1 急性和亚急性硬脑膜下血肿

硬脑膜下血肿（subdural hematoma）是指颅脑损伤后发生于脑皮质与硬脑膜之间的血肿。是颅脑损伤常见的继发损害，发生率约为 5%，占颅内血肿的 40%左右。由于出血来源的不同又分为复合型硬脑膜下血肿与单纯型硬脑膜下血肿。前者系因脑挫裂伤、脑皮质动静脉出血，血液集聚在硬脑膜与脑皮质之间，病情发展较快，可呈急性或亚急性表现，有时硬膜下血肿与脑内血肿相融合，颅内压急剧增高，数小时内即形成脑疝，多呈特急性表现，预后极差；后者系桥静脉断裂所致，出血较慢，血液集聚在硬脑膜与蛛网膜之间，病程发展常呈慢性，脑原发伤较轻，预后亦较好。

急性硬脑膜下血肿发生率最高达 70%，亚急性硬脑膜下血肿约占 5%。两者致伤因素与出血来源基本相同，均好发于额颞顶区。临床病程发展的快慢，则根据脑原发损伤的轻重、出血量及个体代偿能力的不同而异。

（1）伤因与病理

急性和亚急性硬脑膜下血肿都是由脑挫裂伤皮质血管破裂引起出血，故均属复合型硬膜下血肿，仅在病程上略有差异。两者致伤因素和损伤机理亦相同：加速或减速性的暴力使脑组织与固定的硬脑膜之间形成移位，将脑皮质与静脉窦的桥静脉撕裂引起出血，也可由脑组织挫伤后的皮质血管断裂造成出血，血液流入硬脑膜下腔所致，血肿多在同侧；一侧枕部着力的病人，在对侧额、颞部前份发生复合型硬膜下血肿，甚至同时并发脑内血肿；枕部中线着力易致双侧额极、颞极部血肿；当头颅侧方打击时，伤侧可引起复合型硬膜下血肿，即硬膜下脑内血肿；头颅侧方碰撞或跌伤时，同侧多为复合型硬膜下血肿或硬膜外血肿，对侧可致单纯型及(或)复合型硬膜下血肿；另外，前额部遭受暴力，不论是打击还是碰撞，血肿往往都在额部，很少发生在枕部，而老年人则常引起单侧或双侧单纯型硬膜下血肿。

(2)症状与体征

1)意识障碍：病人伤后意识障碍较为突出，常表现为持续性昏迷，并有进行性恶化，较少出现中间清醒期，即使意识障碍程度曾一度好转，也为时短暂，随着脑疝形成迅速又陷入深昏迷。亚急性者，由于原发性脑挫裂伤较轻，出血速度稍缓，故血肿形成至脑受压的过程略长，使颅内容积代偿力得以发挥，因此常有中间清醒期，不过神志恢复的程度，不如硬膜外血肿明显。

2)颅内压增高：急性者主要表现为意识障碍加深，生命体征变化突出，期间呕吐、躁动比较明显，较早出现小脑幕切迹疝的征象；亚急性者则往往表现头痛、呕吐加剧、躁动不安及意识进行性恶化，至脑疝形成时即转入昏迷。

3)神经系统体征：伤后早期可因脑挫裂伤累及某些脑功能区，伤后即有相应的体征，如偏瘫、失语、癫痫等；若是在观察过程中有新体征出现，系伤后早期所没有的或是原有的阳性体征明显加重等，均应考虑颅内继发血肿的可能。

4)小儿及老人急性硬脑膜下血肿的临床特点：小儿脑受压症状出现较早、较重，有时脑挫裂伤不重但脑水肿或肿胀却很明显，易有神经功能缺损，癫痫较多，预后较成人差；老年人因血管硬化、脑萎缩、脑的活动度大，故轻微头伤也可造成严重损害，故急性硬脑膜下血肿多属对冲性复合型血肿，常伴有脑内血肿，虽然脑水肿反应不像青年人重，但组织修复能力差，恢复慢，并发症多，死亡率亦高。

(3)诊断与鉴别诊断

1)外伤史及病史：颅脑损伤后，原发昏迷时间较长或原发昏迷与继发性意识障碍互相重叠，表现为昏迷程度不断加深，并随之出现脑受压及颅内压增高的征象，特别是伴有局灶体征者，即应高度怀疑急性硬脑膜下血肿；若病情发展较慢已为期4～12d，曾有中间意识好转期，继而加重，并出现眼底水肿及颅内压增高症状，则往往伴有亚急性硬脑膜下血肿。

2)颅骨平片检查：颅骨骨折的发生率较硬脑膜外血肿要低，约为50%。因此，无颅骨骨折的颅内血肿，应考虑以硬脑膜下血肿的可能性较大，而且血肿的位置与骨折线也常不一致。

3)CT检查：应于接诊后迅速完成。急性血肿表现为颅骨内板下方可见新月形或半月形高密度影，CT值70～80Hu，少数血肿内渗入脑脊液者呈混杂或低密度。亚急性血肿多为混杂密度或低密度，也可为高密度。内侧皮质内可见点、片状出血灶与低密度区的脑水肿带；同侧侧脑室受压、变形，中线向对侧移位。CT扫描是目前颅脑损伤并发颅内血肿诊断中首选的辅助检查方法。

4)MRI检查：MRI显示硬脑膜下血肿其信号演变与血肿的变化规律相似，在T_1和T_2加权像上，可表现为等、高或低信号，有的为混杂信号的多种改变，应结合具体情况进行分析与判断。

本类病变应与硬脑膜外血肿、脑内血肿、弥漫性脑水肿及脑肿胀等进行鉴别诊断。

1)硬膜外血肿：中间清醒期较明显，CT扫描见原发性脑损伤较少，于颅骨内板下有呈双凸形高密度影的血肿。

2)脑内血肿：受伤机制、临床表现与硬膜下血肿极为相似，但脑内血肿相对少见，CT、MRI均可对两者做出鉴别。

3)弥漫性脑水肿与脑肿胀：此类患者伤后的持续昏迷为进行性加重，多见于顶枕部着力的减速性伤。CT扫描可显示一个或多个脑叶的肿胀和散在性点、片状出血灶。

(4)治疗与预后

急性硬脑膜下血肿病情发展快，伤情重，尤其是特急性病例，死亡率高达50%～80%，一经诊断，应尽早施行手术治疗。亚急性硬脑膜下血肿中，有部分原发性脑损伤较轻，病情发展较缓的病例，亦可在严密的颅内压监护下或CT扫描动态观察下，采用非手术治疗。但治疗过程中如有病情恶化，即应改行手术治疗，任何观望、犹豫都是十分危险的。

1)手术治疗

A. 手术指征:参见急性硬膜外血肿部分。

B. 手术方法:须依病情而定,常用的手术方法包括:钻孔冲洗引流术、颞肌下减压术和骨瓣开颅血肿清除术 + 去骨瓣减压术。

Ⅰ. 钻孔冲洗引流术:若属术前来不及定位的紧急钻孔探查,则应按致伤机理及着力点,结合病人临床表现做出定位,然后按序钻孔。若属对冲性损伤应首先在颞前部钻孔,其次额部,然后顶部;若系直接冲击伤,则先在着力部,继而于对冲部位钻孔探查。发现血肿后,应将钻孔稍加扩大,以方便冲洗和清除血肿。如发现硬脑膜张力高,呈暗紫色,表示硬脑膜下腔有积血,需将硬脑膜切开,如血肿为固态性,应行骨瓣开颅清除血肿;如为液状血肿,又无活跃性出血时,可于血肿较厚的部位再多作 1 ~ 2 个钻孔,然后经各孔间插管冲洗,常可将血肿大部排出。小儿急性硬膜下血肿囟门未闭者可经前囟侧角穿刺反复抽吸逐渐排出,若属固态血肿则需钻孔引流或开颅清除血肿。

Ⅱ. 颞肌下减压术:急性硬脑膜下血肿伴有严重脑挫裂伤脑水肿或并发脑肿胀时,虽然彻底清除血肿及糜碎挫裂的脑组织之后,颅内压仍不能有效缓解,脑组织依然膨隆时,则需行颞肌下减压术或去骨瓣减压,必要时尚需将受累的额极和颞极切除,作为内减压措施。颞肌下减压术是一个传统的术式,作为急性脑挫裂伤伴硬脑膜下血肿清除后的减压手术,直径可达 8 ~ 10cm,但以不超过颞肌覆盖面为度。颞肌筋膜可不予缝合,以便减压。分层缝合头皮,不放引流。一般多行单侧减压,如有必要亦可行双侧颞肌下减压。

Ⅲ. 骨瓣开颅血肿清除 + 去骨瓣减压术:所谓去骨瓣减压,即弃去骨瓣,敞开硬脑膜,仅将头皮缝合,以作减压。是目前临床治疗急性硬脑膜下血肿最常用的方法。适应证为:急性或特急性颅内血肿,伴有严重脑挫裂伤及(或)脑水肿,术前已形成脑疝,清除血肿后颅内高压缓解不够满意,又无其他残留血肿时;弥散性脑损伤,严重脑水肿,脑疝形成,但无局限性大血肿可予排除时;术前双瞳散大、去脑强直,经手术清除血肿后颅内压一度好转,但不久又有升高趋势者。

世界著名颅脑伤专家、美国加州大学洛杉矶分校医学院神经外科主席 Becker 教授等主张采用标准外伤大骨瓣开颅术(Standard Large Trauma Craniotomy)治疗单侧急性幕上颅内血肿和脑挫裂伤。因为标准外伤大骨瓣开颅术能达到下列手术要求:①清除额颞顶硬脑膜外、硬脑膜下以及脑内血肿;②清除额叶、颞前以及眶回等挫裂伤区坏死脑组织;③控制矢状窦、桥静脉、横窦以及岩窦撕裂出血;④控制颅前窝、颅中窝颅底出血;⑤修补撕裂硬脑膜,防止脑脊液漏等。目前已在国外广泛推广应用,取得肯定的疗效。国内部分单位也已经开始采用这种术式。临床证明标准外伤大骨瓣开颅术能清除约 95%单侧幕上颅内血肿。

去骨瓣减压术应严格掌握指征,不可随意弃去骨瓣。大骨瓣减压后,由于脑膨出而造成的脑移位、变形及脑实质水分大幅流动(Bulk Flow)紊乱等不良后果,早期可引起颅内迟发性血肿及局部水肿加重、脑结构变形、扭曲,增加神经缺损,后期尚可导致脑软化、萎缩、积液、穿通畸形、脑积水和癫痫等并发症。

2)非手术治疗。适应证:神志清楚、病情稳定、生命体征基本正常,症状逐渐减轻;无局限性脑压迫致神经机能受损表现;CT 扫描脑室、脑池无显著受压,血肿在 40ml 以下,中线移位不超过 10mm;颅内压监护压力在 3.33 ~ 4.0kPa(25 ~ 30mmHg)以下。在颅内压监护与 CT 动态扫描下严密观察病人变化,一旦病情变化随时做好手术准备。急性硬脑膜下血肿极少数可以自动消散。急性、亚急性硬脑膜下血肿无论手术与否,均须进行及时、合理的非手术治疗,特别是急性血肿术后,尤为重要。

急性硬脑膜下血肿的病死率较高,死亡原因不仅在于血肿本身,还在于脑挫裂伤继发的脑水肿。亚急性或慢性硬膜下血肿者,病情稍缓,脑损伤程度较轻,如治疗及时正确,一般预后良好。

18.2.2 慢性硬脑膜下血肿

慢性硬脑膜下血肿是指外伤后 3 周以上始出现症状,位于硬脑膜与蛛网膜之间,具有包膜的血肿。好发于小儿及老年人,占颅内血肿的 10%,占硬脑膜下血肿的 25%,其中双侧血肿的发生率高达 14%。本病头部伤轻微,起病隐匿,临床表现无明显特征,容易误诊。从受伤到发病的时间,一般在 1 个月,文献中报告有长达 34 年之久者。也有部分病人无外伤史,可能与营养不良、维生素 C 缺乏、硬脑膜出血性或血管性病变等相关。

(1)病因与病理

慢性硬脑膜下血肿发生的原因,绝大多数病人都有轻微头部外伤史，尤以老年人多见，当额前或枕后着力时，脑组织在颅腔内的移动度较大，易撕破自大脑表面汇入上矢状窦的桥静脉，其次静脉窦、蛛网膜粒或硬膜下积液受损也是血肿发生的原因之一。非外伤性慢性硬脑膜下血肿十分少见，可能与动脉瘤、血管畸形或其他脑血管病有关。对慢性硬膜下血肿扩大的原因，过去曾出现血肿腔内高渗透压(现已被否定)、凝血机制障碍、血肿包膜血管新生异常等理论，但是目前还没有一种理论能够完整地解释慢性硬膜下血肿的发生过程。

小儿慢性硬脑膜下血肿双侧居多，常因产伤引起，产后颅内损伤者较少，一般6个月以内的小儿发生率最高，此后则逐渐减少，不过外伤并非唯一的原因，有作者观察到营养不良、坏血症、颅内外炎症及有出血性素质的儿童，甚至严重脱水的婴幼儿，亦可发生本病。出血来源多为大脑表面汇入矢状窦的桥静脉破裂所致，非外伤性硬膜下血肿，则可能是全身性疾病或颅内炎症所致硬脑膜血管通透性改变之故。

慢性硬脑膜下血肿的占位效应引起颅内高压，局部脑受压，脑循环受阻，脑萎缩及变性，癫痫发生率可高达40%。时间较久的血肿，其包膜可因血管栓塞、坏死及结缔组织变性而发生钙化，以致长期压迫脑组织，促发癫痫，加重神经功能缺失。甚至有因再出血内膜破裂，形成皮质下血肿的报道。

慢性硬脑膜下血肿包膜多于发病后5～7d开始出现，至2～3周基本形成，为黄褐色或灰色结缔组织包膜，靠蛛网膜侧粘连轻微，易于剥开，靠硬脑膜侧包膜较厚，与硬脑膜紧密粘连。

(2)症状与体征

主要表现为慢性颅内压增高，神经功能障碍及精神症状，多数病人有头痛、乏力、智能下降、轻偏瘫及眼底水肿，偶有癫痫或卒中样发作。老年人则以痴呆、精神异常和锥体束体征阳性为多，易与颅内肿瘤或正常颅压脑积水相混淆；小儿常有嗜睡、头颅增大、顶骨膨隆、囟门凸出、抽搐、痉挛及视网膜出血等特点，酷似脑积水。国外有人将慢性硬脑膜下血肿的临床表现分为四级：Ⅰ级：意识清楚，轻微头疼，有轻度神经功能缺失或无；Ⅱ级：定向力差或意识障碍，有轻偏瘫等神经功能缺失；Ⅲ级：木僵，对痛刺激适当反应，有偏瘫等严重神经功能障碍；Ⅳ级：昏迷，对痛刺激无反应，去大脑强直或去皮质状态。

(3)诊断与鉴别诊断

1)由于这类病人的头部损伤往往轻微，出血缓慢，加以老年人颅腔容积的代偿间隙较大，故常有短至数周、长至数月的中间缓解期，可以没有明显症状。当血肿增大引起脑压迫及颅内压升高症状时，病人早已忘记头伤的历史或因已有精神症状、痴呆或理解能力下降，不能提供可靠的病史，所以容易误诊。因此，在临床上怀疑此症时，应尽早施行辅助检查，明确诊断。

2)CT检查：多表现为颅骨内板下的新月形、半月形或双凸镜形低密度区，体积大、吸收慢或有再出血者，可为高、混杂或低密度影。单侧等密度血肿应注意侧脑室、第三脑室的受压变形与移位，以及同侧脑沟消失等间接征象(图18-2-1左)。增强扫描后可显示出血肿包膜。

3)MRI扫描：对于慢性硬脑膜下血肿的诊断，MRI较CT更具优势。在MRI上呈长T_1、长T_2异常信号，为单侧或双侧性，钙化组织则无信号。侧脑室受压向中线移位，皮质表面的脑沟受压消失，血肿内膜由增厚的脑膜组成(图18-2-1右)。

慢性硬脑膜下血肿需与以下疾病进行鉴别：

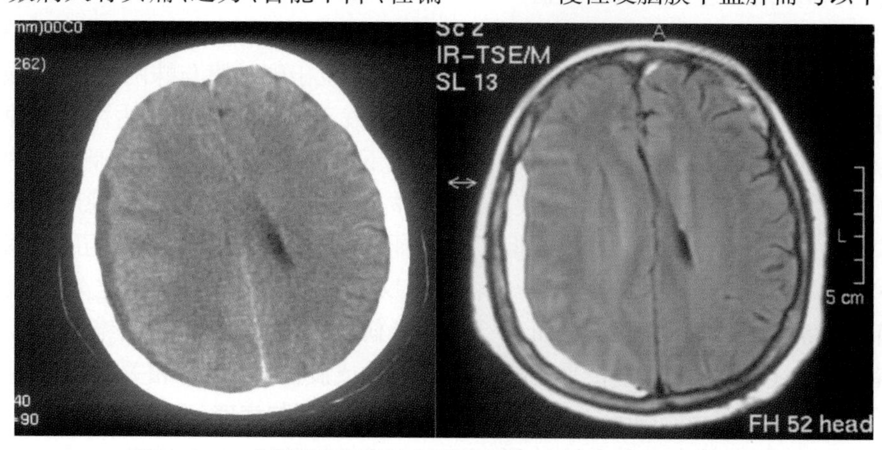

图18-2-1 右侧颞顶部慢性硬膜下血肿：左为CT影像；右为MRI影像。

1)慢性硬脑膜下积液:多数与外伤有关,与慢性硬膜下血肿极为相似,甚至有学者认为硬膜下积液就是引起慢性血肿的原因。鉴别主要靠 CT 或 MRI,否则术前难以区别。

2)大脑半球占位病变:脑肿瘤、脑脓肿及肉芽肿等占位病变,均易与慢性硬膜下血肿发生混淆。区别主要在于无头部外伤史及较为明显的局限性神经功能缺损体征。确诊亦需借助于 CT、MRI。

3)蛛网膜囊肿:病变多位于颅中窝或外侧裂处,一般无严重神经功能障碍症状。CT 扫描可显示囊肿为均匀一致的低密度影,其形状各异、大小不一。

4)正常颅压脑积水与脑萎缩:这两种病变彼此雷同又与慢性硬膜下血肿相似,均有智能下降及/或精神障碍,但均无颅内压增高表现,且影像学检查都有脑室扩大、脑池加宽及脑实质萎缩为其特征。

(4)治疗与预后

1)手术指征:对于慢性硬脑膜下血肿的病人,一旦出现颅内压增高症状,如能耐受手术均应积极施行手术治疗。

2)手术方法:慢性硬脑膜下血肿治疗的首选方法是钻孔引流,钻孔引流创伤小,多在局部麻醉下即可进行,如无其他并发症,预后多较良好。

A. 钻孔或锥孔冲洗引流术:根据血肿的部位和大小选择前后两孔(一高一低)。也有临床研究证明单孔钻孔冲洗引流术与双孔钻孔冲洗引流术的疗效基本相同,故多数临床医生采用单孔钻孔冲洗引流术。于局麻下,先于前份行颅骨钻孔或采用颅锥锥孔,进入血肿腔后即有陈血及棕褐色碎血块流出,然后用硅胶管或 8 号尿管小心放入囊腔,长度不能超过血肿腔半径,进一步引流液态血肿。同样方法于较低处(后份)再钻孔或锥孔引流,放入引流管,继而通过两个引流管,用生理盐水轻轻反复冲洗,直至冲洗液变清为止。术毕,将两引流管分别另行头皮刺孔引出颅外,接灭菌密封引流袋。高位的引流管排气,低位的排液,3 ~ 5d 拔除。双侧血肿者可同期双侧手术。

B. 前囟侧角硬脑膜下穿刺术:小儿慢性硬脑膜下血肿,前囟未闭者,可经前囟行硬膜下穿刺抽吸积血。

C. 骨瓣开颅慢性硬膜下血肿清除术:适用于,a. 血肿内混有血凝块;b. 血肿腔内有分隔;c. 经钻孔血肿引流不畅或失败者;d. 血肿包膜肥厚,或已形成钙化者。双侧血肿应分期分侧手术。

(5)术后血肿复发的处理

无论是钻孔冲洗引流还是开颅手术切除,都有血肿复发的问题。常见的复发原因有:老年病人脑萎缩,术后脑膨起困难;血肿包膜坚厚,硬膜下腔不能闭合;血肿腔内有血凝块未能彻底清除;新鲜出血而致血肿复发。因此,须注意防范,术后宜采用头低位、卧向患侧,多饮水,不用强力脱水剂,必要时适当补充低渗液体;对包膜坚厚或有钙化者应施行开颅术予以切除;血肿腔内有固态凝血块时,或有新鲜出血时,应采用骨瓣或骨窗开颅,彻底清除。术后引流管高位排气,低位排液,均外接封闭式引流瓶(袋),同时经腰穿或脑室注入生理盐水;术后残腔积液、积气的吸收和脑组织膨起需时 10 ~ 20d,故应作动态的 CT 观察,如果临床症状明显好转,即使硬膜下仍有积液,也不必急于再次手术。

18.3 脑 内 血 肿

18.3.1 急性和亚急性脑内血肿

脑内血肿(intracerebral hematoma)是指脑实质内的血肿,在闭合性颅脑损伤中,其发生率为 0.5% ~ 1.0%,占颅内血肿的 5%左右,可发生在脑组织的任何部位,好发于额叶及颞叶前端,占全数的 80%,其次是顶叶和枕叶约占 10%左右,其余则分别位于脑深部、基底节、脑干及小脑内等处。

外伤性脑内血肿绝大多数均属急性,少数为亚急性,特别是位于额、颞前份和底部的浅层脑内血肿,往往与脑挫裂伤及硬脑膜下血肿相伴发,临床表现急促。深部血肿,多于脑白质内,系因脑受力变形或剪力作用致使深部血管撕裂出血而致,出血较少、血肿较小时,临床表现亦较缓。血肿较大时,位于基底节、丘脑或脑室壁附近的血肿,可向脑室溃破造成脑室内出血,病情危重,预后不良。

(1)病因与病理

外伤性脑内血肿好发于额叶及颞叶,常为对冲性脑挫裂伤所致,其次好发于顶叶及枕叶,系因直接打击的冲击伤或凹陷性骨折所引起,其余则为脑深部、脑干及小脑等处的脑内血肿。脑内血肿有两种类型,浅部血肿多由于挫裂的脑皮质血管出血所致,常与硬脑膜下血肿同时存在,多位于额极、颞极及其底面;深部血肿系脑深部血管破裂所致,脑表面无明显挫裂伤,较少见。

血肿形成的初期仅为一血凝块,浅部者周围常与挫碎的脑组织相混淆,深部者周围亦有受压坏死、水肿的组织环绕。4~5d之后血肿开始液化,变为棕褐色陈旧血液,周围有胶质细胞增生,此时,手术去除血肿,可见周界清楚,几乎不出血,较为容易。至2~3周时,血肿表面有包膜形成,内贮黄色液体,并逐渐成为囊性病变,相邻脑组织可见含铁血黄素沉着,局部脑回变平、加宽、变软、有波动感,但临床上已无颅内压增高表现。

(2)症状与体征

1)意识障碍:病人伤后意识障碍多较持久,且有进行性加重,多无中间意识好转期,病情转变较快,容易引起脑疝。

2)神经功能体征:若血肿累及重要功能区,则可出现偏瘫、失语、偏盲、偏身感觉障碍以及局灶性癫痫等征象。

3)颅内压增高:除表现局部脑功能损害症状外,常有头痛、呕吐、眼底水肿等颅内压增高的征象。

(3)诊断与鉴别诊断

1)病史:急性及亚急性脑内血肿与脑挫裂伤硬脑膜下血肿相似,病人于颅脑损伤后,随即出现进行性颅内压增高及脑受压征象时,即应进行CT扫描,以明确诊断。

2)CT检查:在脑内表现为圆形或不规则形、均一性高密度影,CT值50~90Hu,周围有低密度水肿带,伴有脑室、脑池形态改变和中线结构移位等占位效应。并能见到合并的脑挫裂伤、蛛网膜下腔出血或其他部位的血肿等情况。2~4周时血肿变为等密度,易于漏诊,至4周以上时则呈低密度(图18-3-1)。

3)MRI扫描:位于脑实质内的异常信号病灶,在T_1加权像上为高信号,T_2加权像上为短T_2低信号。

本病应与单纯脑挫裂伤、局限性脑水肿、脑肿胀、硬脑膜下血肿等相鉴别。

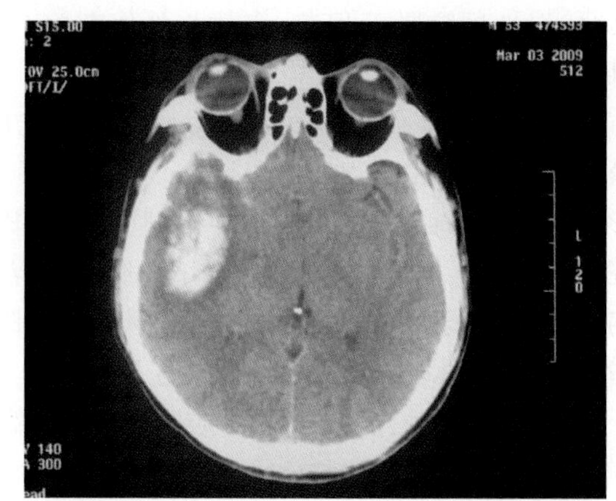

图18-3-1 右侧颞部颅内血肿CT影像

(4)治疗与预后

1)手术治疗

A. 立体定向血肿穿刺术:对于单纯性脑内血肿、有明显颅内压增高症状、神志清楚、无早期脑疝表现者,血肿经CT确诊后,可采用CT立体定向技术行血肿穿刺抽吸治疗。该法创伤小、术后反应轻、恢复较快、治愈率较高,很受患者欢迎。但是,施行本术时须密切观察病情变化,并动态地进行CT扫描监测。

B. 骨瓣或骨窗开颅术:对于体积巨大、占位效应明显、合并有脑挫裂伤的复合型血肿者,手术方法多采用骨窗或骨瓣开颅术,于清除硬脑膜下血肿及挫碎糜烂脑组织后,应随即探查额、颞叶脑内血肿,予以清除。如遇有清除血肿后颅内压缓解不明显,或仍有其他可疑之处,如脑表面挫伤、脑回膨隆变宽,扪之有波动时,应行穿刺。对疑有脑室穿破者,尚应行脑室穿刺引流,必要时须采用术中脑超声波探测,以排除脑深部血肿。病情发展较急的病人预后较差,死亡率高达50%左右。对单纯性脑内血肿,发展较缓的亚急性病人,则应视颅内压增高的情况而定,如为进行性加重,有形成脑疝之趋势者,仍以手术治疗为宜。至于手术方法是采用开颅或钻孔冲洗引流,则应根据血肿的液态部分多寡而定,如果固态成分为多时,仍以手术切开彻底排出血肿为妥。

2)非手术治疗:有少部分脑内血肿虽属急性,但脑挫裂伤不重,年龄大,血肿较小,不足20ml,临床症状轻,神志清楚,病情稳定,或颅内压测定不超过3.33kPa(25mmHg)者,亦可采用非手术治疗。应用利尿、脱水、激素、止血、活血化瘀及神经营养等药物,能收到较满意的疗效。对少数慢性脑内血肿,已有囊变者，颅内压正常，则无须特殊处理，除非有难治性癫痫外，一般不考虑手术治疗。

急性脑内血肿的病死率与急性硬脑膜下血肿基本相似，但略微偏高。死亡原因包括血肿本身的影响，以及并发症（如脑挫裂伤、脑水肿及蛛网膜下腔出血等）所带来的一系列问题。亚急性或慢性脑内血肿者，若治疗及时、方法恰当、技术到位，则预后较好。

18.3.2 脑室内出血

外伤性脑室内出血的发生率占重型颅脑损伤的1%～2%。在行CT扫描的重型颅脑外伤病人中占7.1%。分为原发性和继发性脑室内出血：前者是因暴力作用在额或枕部，使脑组织沿前后方向猛烈运动时，脑室壁产生剪力变形，撕破室管膜血管而致；后者是外伤性脑实质内血肿，破入脑室而引起。临床上除脑受压、颅内压增高及意识障碍显著之外，尚有中枢性高热，持续40℃以上，呼吸急促，去脑强直及瞳孔变化，易与脑干损伤及丘脑下部损伤相混淆。确切诊断有赖CT检查，可见明显的高密度影充填部分脑室系统，多见于一侧或双侧，大量出血形成全脑室铸形者较少。脑室内出血量的多少、原发脑损伤的严重程度、病人年龄的长幼以及有无早期脑室系统扩大等因素均直接影响预后，死亡率31.6%～76.6%，幸存者常残留功能缺损及智力障碍，需高度警惕继发性脑积水的发生。

治疗方法：本病往往并发严重脑挫裂伤及（或）其他部位的血肿，需在及时处理原发性和继发性损伤的同时，行脑室引流术，或在清除颅内血肿及挫碎脑组织之后，切开脑室排出引起脑室阻塞的血凝块。通常，少量脑室出血多能自行吸收，即使有少量血凝块也能在10d左右液化，故采用腰椎穿刺引流血性脑脊液数次即可使脑脊液转清；若脑室出血量大，充盈全脑室系统时，则需行脑室切开或钻孔冲洗引流，前者多在开颅术中同时施行，后者则可行双侧额角脑室穿刺，用生理盐水等量交替冲洗，尽量排出积血，必要时亦可应用尿激酶溶解血凝块，以便减少脑室扩张、脑积水，同时，也减轻对丘脑下部和脑干上端的挤压，从而避免该区灰质核团发生缺血、缺氧性继发损害。

18.4 特殊部位血肿

18.4.1 脑干血肿

脑干血肿在闭合性颅脑损伤中较少出现，发生率约为3.6%，但死亡率极高，约83%。由于脑干损伤常与严重脑挫裂伤或颅内血肿并存，故脑干出血为原发性或继发性难于辨别，需要依靠高分辨率CT或MRI检查，不过，因为脑干接近骨性结构，斜坡后方常出现低密度带，岩骨边缘易有高密度条纹，故CT影像往往受到干扰，影响诊断。MRI是脑干出血较理想的辅助检查方法，特别是出血灶在4d以上时，T_1加权图像可显示清晰的高信号，易于识别；虽然急性期出血灶T_1加权为等信号，但T_2加权呈低信号，周围有或无高信号水肿，仍较易识别。此外，原发性脑干血肿多在一侧脑干的被盖区，而继发性脑干出血常于中脑和脑桥上部腹侧中线旁，呈纵行裂隙状，可资区别。外伤性脑干血肿的治疗，基本上均采用非手术治疗，血肿在2～4周逐步吸收，除采用CT观察外，尚可利用听觉诱发电位监测其恢复情况。对少数血肿体积较大、有压迫性效应者，可于急性期之后，待血肿已液化并与周围组织有明显分界时，行颞部、枕部或颅后窝入路开颅术，选择脑干血肿最为表浅的部位切入一小口，排出血肿，解除压迫，有助于神经机能的恢复。

18.4.2 基底节血肿

外伤性基底节区血肿是在CT广泛应用之后才发现的特殊部位血肿。发生率约占颅脑损伤的3.1%，并将之分为两型：其一为单纯性基底节血肿，其二为复合性基底节血肿，即合并有其他颅内血肿，且预后较差。致伤机理多属加速或减速性损伤所产生的扭转或剪切力，使经白质进入基底节的小血管撕裂而致。血肿一般为20～30ml左右，体积较大时可穿破脑室造成脑室内出血，使病情加重。本病临床表现以头伤后早期完全偏瘫，而意识障碍相对较轻为特征。早期诊断需靠CT检查，并应根据血肿的大小、累及范围及病情是否稳定来决定手术与否。若病人伤后意识有所改善，血肿小于20ml，颅内压不超过3.33kPa(25mmHg)，CT无严重脑室、脑池受压、中线移位未超过10mm，未穿破脑室者，可行姑息性治疗，否则，应及早施行手术。

手术方法：对单纯性基底节血肿可采用钻孔穿刺引流术，即在额或颞部，避开脑重要功能区钻孔或锥孔，按CT所示位置定向穿刺血肿，小心抽出其中液态部分，如有60%积血可以排出，即已达到减压目的，并在血肿腔置入引流管，缝合伤口。可注入数次尿激酶以促其固态血块液化后排出（需警惕新出血肿，密切监测病情，及时复查CT）。若单纯性基底节血肿已破入脑室，则直接行脑室穿刺放置导管引流。

对复合性基底节血肿，伴有同侧颅内血肿时，最好按CT所示部位设计骨瓣或骨窗开颅，通过一个入路同时解决两处血肿，如果不能一次完成手术或因病变各居异侧时，则除行开颅术清除复合血肿外，对基底节血肿亦应行骨窗开颅或至少采用扩大钻孔的方法，经外侧裂或颞上回切开脑皮质，在直视下清除基底节血肿，彻底止血，以免术后发生再出血。

18.4.3 多发性血肿

多发性血肿是指颅脑损伤后颅内同时形成两个以上不同部位或类型的血肿。此类血肿常伴发于严重脑挫裂伤病人，发生率占颅内血肿的10%～25%。其中，居不同部位者占60%左右；位于同一部位但不是同一类型的血肿，约占40%。多发性血肿没有独特的临床征象，虽然可以根据致伤机理和神经功能受损表现，做出初步估计，但因各种多发性血肿之间，症状和体征往往混淆，难以确诊，常须依靠影像学的检查，或经手术探查证实。一般分为三种情况：

同一部位不同类型的多发血肿，多为对冲性脑挫裂伤伴急性硬脑膜下血肿及脑内血肿；或着力部位硬膜外血肿伴局部硬脑膜下及(或)脑内血肿。

不同部位同一类型的多发血肿，常为双侧硬脑膜下血肿，尤其是小儿及老年病人，因额部或枕部减速性损伤所致。当致伤暴力大、脑挫裂伤严重时，常为急性硬脑膜下血肿，往往位于双侧额颞前份。若脑原发性损伤轻微，系脑表面的桥静脉撕裂出血时，则多为慢性或亚急性双侧半球凸面硬膜下血肿。偶尔可因挤压伤致双侧颞骨骨折，亦有引起双侧硬脑膜外血肿的可能，但较少见。

不同部位不同类型的多发血肿，见于着力部位硬脑膜外血肿及(或)脑内血肿伴对冲部位硬脑膜下及脑内血肿。有时枕部减速性损伤，引起枕骨骨折，可致颅后窝硬脑膜外血肿，伴对冲部位硬膜下及(或)脑内血肿。

(1)多发性血肿的诊断

此类血肿临床表现常较严重，病人伤后多持续昏迷或意识障碍变化急促，容易早期出现天幕切迹疝及双侧锥体束受损征。当疑有多发性血肿可能时，应首选CT扫描，能快速确诊多发性颅内血肿。颅骨平片可以提示有无跨越静脉窦或血管压迹的骨折线。在紧急抢救时，术前未明确多发血肿的手术病人，应注意清除血肿后的颅内压改变。若颅内压无明显缓解，或一度好转随即又复升高，或血压正常而脑组织搏动欠佳，甚至仍有脑膨出时，均需对可能发生多发血肿的部位，进行认真的探查，以免遗漏。有时在清除一侧血肿后发现脑组织肿胀严重，脑组织搏动差，或对侧瞳孔较术前变大，需考虑手术对侧迟发血肿或原有血肿增大，需立即行头CT扫描。

(2)多发性血肿的治疗

对术前已通过影像学检查，定位诊断明确的多发血肿，可以合理设计手术入路、方法和次序，争取一次手术清除全部血肿。

同一部位不同类型血肿的清除：最常见的是额颞前份对冲性脑挫裂伤，急性硬脑膜下伴脑内血肿，属混合性同一部位的血肿，往往彼此相连，故可在同一手术野内一并清除，偶尔需行脑穿刺始能发现；其次是硬脑膜外血肿伴发硬膜下或局部脑内血肿，可疑时必须切开硬脑膜探查硬膜下或行脑穿刺，证实后予以清除，避免遗漏血肿。

不同部位同一类型血肿的清除：较多见的是双侧硬脑膜下血肿，好发于额、颞前份或额、顶凸面。其次是双侧颞部硬膜外血肿，较少见。手术探查及清除这类双侧的血肿时，病人头位宜仰卧垫高，消毒铺巾须兼顾两侧施术的要求。一般急性双侧血肿应先于有脑疝的一侧，或血肿较大的一侧行骨窗开颅清除血肿，另一侧行钻孔引流或扩大钻孔至适当的骨窗清除血肿。对亚急性双侧血肿，可以一次手术双侧骨瓣开颅，亦可按血肿之大小分次剖开清除。对慢性硬脑膜下血肿大多采用双侧钻孔引流术。

18.4.4 颅后窝血肿

(1)病因与病理

颅后窝血肿较为少见，占颅内血肿的2.6%～

6.3%。由于颅后窝容量较小,为脑脊液经第四脑室流入蛛网膜下腔的孔道所在,并有重要生命中枢延髓位于其间,较易引起脑脊液循环受阻,颅内压急骤升高,小脑扁桃体疝及中枢性呼吸、循环衰竭,病情较为险恶,死亡率高达15%~25%。

颅后窝血肿除在时间上有急性、亚急性和慢性血肿之分,在部位上也有硬脑膜外血肿、硬脑膜下血肿、小脑内血肿及多发性血肿四种。通常因为出血来源和速度不同,脑损伤程度轻重各异,故临床表现亦有差别。急性血肿系指伤后3d内即出现颅内压增高、小脑及(或)脑干受压症状者;亚急性血肿为伤后4~21d出现症状者; 慢性血肿则为22d以上出现症状者。

颅后窝血肿中以硬脑膜外血肿最多见,常因枕骨骨折损伤静脉窦或导静脉而致,临床上以亚急性表现者为多。血肿往往位于骨折侧,偶尔亦可超过中线累及双侧,少数可向幕上发展,形成特殊的骑跨横窦的硬膜外血肿。硬脑膜下血肿较少见,常伴有小脑、脑干损伤,出血主要源于小脑皮质血管或静脉窦及其导静脉撕破,多为单侧,病程发展急骤,预后较硬脑膜外血肿差。小脑内血肿罕见,多因小脑半球挫裂伤所致,常合并硬脑膜下血肿,预后不良。多发性血肿,以颅后窝血肿同时伴有幕上额、颞部对冲性脑挫裂伤、硬脑膜下及(或)脑内血肿较多。

(2)症状与体征

1) 枕区头皮损伤: 枕部着力点处有皮肤挫裂伤,或局部头皮形成血肿,并可见枕下区或乳突部的皮下淤血(Battle征)。

2)颅内压增高症状:头痛多较剧烈,呈喷射性呕吐,严重者出现烦躁不安、呼吸深慢、脉搏徐缓和血压升高。亚急性及慢性者,眼底多有视乳突水肿。

3)意识障碍:伤后若血肿发生较快或体积较大时,患者意识障碍时间较长,程度可逐渐加重,部分有中间清醒期。合并严重脑挫裂伤或脑干损伤时,则可出现持续性昏迷。亚急性或慢性血肿者,中间清醒期较常见。

4) 局灶性神经体征: 小脑受累可出现眼球震颤、共济失调、伤侧肌张力减低等;脑干一侧受损可出现同侧后组颅神经麻痹(如吞咽困难、声音嘶哑、眼球分离或同向偏斜,以及外展、面神经瘫痪等)、对侧偏瘫的交叉性瘫痪。全脑干受累时表现为深度昏迷,双侧锥体束征或去大脑强直等。

5)颈项强直:颈肌伸张与强迫头位,为其特征性表现。此为脑膜刺激征不同之处是克氏征阴性。

6)脑疝症状:生命体征紊乱,可较早发生呼吸骤停。瞳孔多为两侧不等大,伴有小脑幕切迹疝时瞳孔可散大、对光反射消失等。合并小脑幕切迹上疝时,出现两眼垂直运动障碍和对光反射消失。

(3)诊断与鉴别诊断

通常当病人有枕骨骨折并伴有进行性加重的颅内高压时,特别是头疼、呕吐剧烈,颈部有强直或一侧颈肌肿胀,出现乳突区迟发性瘀斑者,即应考虑颅后窝血肿的可能性,常须依靠X线照片、CT等辅助检查方法明确诊断。

1)颅骨平片检查:摄侧位和额枕位片,显示枕骨骨折和人字缝分离者约占80%。

2)CT检查:急性或亚急性血肿为高密度影,骨窗位可显示骨折。

3)MRI检查:采用MRI扫描对血肿的观察更为细致,通过T_1、T_2加权像,能清楚地显示各型血肿的特征。

(4)治疗与预后

诊断一旦明确或高度怀疑颅后窝血肿时,即应手术清除血肿或钻孔探查,特别是呼吸表现有抑制情况时,要当机立断手术探查。

1)单侧颅后窝探查术:病人采侧卧位,患侧居上,为防止呼吸骤停,多选用气管内插管全身麻醉。在枕外粗隆至乳突后缘连线中外1/3处,作纵行切口,切开时应避免损伤枕大神经,但枕动脉往往横过切口中段,须予结扎剪断。将肌肉自枕骨上分离,牵向侧方暴露骨折线, 然后在骨折线附近钻孔探查,确认血肿后扩大骨窗清除血肿。如属幕上下骑跨型硬膜外血肿, 即需向幕上扩大骨窗彻底清除之;若系硬膜下及(或)小脑内血肿,则应切开硬膜清除血肿和挫碎的脑组织。如果血肿排除后颅内压仍不能满意缓解时需行枕下减压术。同时,应行脑室穿刺,并考虑到多发性血肿的可能,尤其是幕上额、颞前端的对冲伤部位,不可疏漏。

2)双侧颅后窝探查术:用于累及双侧的后颈中线切开,上起枕外粗隆、下至C_4棘突,如能严格沿项中线项韧带剖入则切口出血甚少。将枕下肌肉自骨面向两侧剥离,于儿童甚易分离,但在成年人常须切断枕肌在项上、下线的附着缘,始能充分显露颅后窝。先行双侧钻孔,再用咬骨钳咬除两侧枕骨鳞部至适当大小以便探查,或Y形切开硬脑膜探查硬膜下及(或)小脑内血肿。若清除血肿后颅内压仍高时，应切除枕骨大孔后缘及环椎后弓，敞开硬脑膜，行枕下减压术。必要时脑室穿刺引流并对疑有多发血肿处探查。

3)幕上、下同时开颅术：由于颅后窝血肿常伴有幕上对冲性额、颞部的挫裂伤和血肿，故在完成颅后窝血肿清除术后，还应对额、颞部进行钻孔开颅手术，将幕上的脑挫裂伤及血肿清除。对伴有脑挫裂伤、脑水肿或有延髓功能严重障碍者，在清除血肿之后，应行枕肌下减压术，这有利于患者安全地度过术后关。

18.4.5 横窦沟微型硬膜外血肿

横窦沟微型硬膜外血肿是因枕骨骨折所引起的横窦沟内出血，微型血肿压迫横窦造成静脉窦回流受阻，而致急性进行性颅内压增高。由于此症缺乏定位症状和体征，故长期以来为临床医师所忽视，一般多误诊为“外伤性良性颅内压增高”，使这类病人未能得到正确的诊断和治疗。

横窦沟微型硬膜外血肿的临床特征，多为减速性枕部着力所致闭合性颅脑损伤，伴有枕骨骨折及(或)人字缝分离，骨折线越过横窦沟，右侧占76.9%，左侧占23.1%。常见于儿童和青年，脑原发性损伤常属轻至中型。伤后逐渐出现颅内压增高症状，约在1周前后达到高峰，头痛、呕吐剧烈，缓脉及视乳突水肿不断加重。经强力脱水和激素治疗虽可获得暂时好转，但终难有效缓解，甚至有66.7%的病人出现不同程度的意识障碍，严重者可导致颞叶钩回疝。造成急性颅内高压的原因，主要是跨越横窦的枕骨骨折，在横窦沟内形成微型硬膜外血肿，压迫横窦而致。由于横窦沟容量较小，虽然微型血肿体积平均只有3ml左右，已足以导致横窦静脉回流受阻。当疑有此症时，可行CT或MRI检查，或行静脉窦造影加以证实，必要时应直接钻孔探查。手术清除效果极佳，可在局麻或全麻下施术，于骨折线与横窦沟交叉处钻孔探查，稍稍扩大骨孔即可剔除沟内血凝块，妥善止血，悬吊硬膜，分层缝合头皮，皮下引流24h。

18.4.6 迟发性外伤性脑内血肿

自从CT问世之后，对迟发性外伤性脑内血肿的概念已较明确，即头部外伤后，首次CT检查未发现脑内血肿，经过一段时间后再次检查始出现脑内血肿者；或于清除颅内血肿一段时间后又在脑内不同部位发现血肿者。其发病率在1%～10%之间，多见于年龄较大的颅脑外伤病人，发病高峰常在脑挫裂伤后3d内或于清除其他脑内血肿突然减压之后。本病的临床特点可以概括为：中、老年病人，减速性暴力所致中至重型颅脑损伤，伤后3～6d内症状和体征逐次加重，或有局限性癫痫，意识进行性恶化，特别是曾有低血压、脑脊液外引流、过度换气或强力脱水的病例，应及时复查CT。本病的预后较差，死亡率为25%～55%，提高救治水平的关键在于加强临床观察，尽早复查CT，及时诊断、迅速清除血肿，并给予合理的术后处理。

18.5 外伤性硬脑膜下积液

外伤性硬脑膜下积液，又名外伤性硬脑膜下水瘤，其发病机制尚不十分清楚。一般认为是因颅脑创伤时，脑组织在颅腔内强烈移动，致使蛛网膜被撕破，脑脊液经裂孔流至硬脑膜下与蛛网膜之间的硬脑膜下间隙聚集而成。发生率大约为颅脑损伤的1%，约占外伤性颅内血肿的10%左右。其机理是由于蛛网膜破孔恰似一个单向活瓣，脑脊液可以随着病人的挣扎、屏气、咳嗽等用力动作而不断流出，却不能返回蛛网膜下腔，终致硬脑膜下形成水瘤样积液，从而引起局部脑受压和进行性颅内压增高的后果。

18.5.1 诊断与鉴别

硬脑膜下积液的临床表现酷似硬脑膜下血肿，亦有急性、亚急性和慢性之分，术前难以区别。其临床特征为轻型或中型闭合性颅脑外伤，脑原发性损伤往往较轻，伤后有逐渐加重的头疼、呕吐和视乳突水肿等颅内压增高的表现。病程发展多为亚急性或慢性，偶尔可呈急性过程。严重时亦可导致颞叶钩回疝，约有30.4%的病人出现单侧瞳孔散大，约半数有意识进行性恶化及锥体束征阳性。硬脑膜下积液量一般为50～60ml，多者可达150ml。其性状，急性者多为血性脑脊液，稍久则转呈黄色清亮液体，蛋白含量稍高于正常。本病的确诊必须依靠 CT 或 MRI 等影像学检查,MRI 更可靠,因为 CT 扫描时硬脑膜下积液可能与等密度或低密度的硬膜下血肿相混淆，但在 MRI 图像上积液的信号与脑脊液相近,较血肿信号弱,特别是 T_2 加权像时,血肿均呈高强信号,可资鉴别。

18.5.2 治疗与预后

一般多采用钻孔引流术，即在积液腔的低位处,放置引流管,外接封闭式引流袋(瓶),防止气颅。于术后 48 ~ 72h,在积液腔已明显缩小,脑水肿尚未消退之前,拔除引流管,以免复发。对慢性积液者,为使脑组织膨起,更好地闭合积液腔,术后可以不用或少用强力脱水剂。病人采平卧或头低位卧向患侧,以促进脑组织复位。必要时尚可经腰穿缓慢注入 20 ~ 40ml 生理盐水,亦有利于残腔的闭合。对少数久治不愈的复发病例,可采用骨瓣或骨窗开颅术清除积液,将增厚的囊壁广泛切开,使之与蛛网膜下腔交通,或置管将积液囊腔与脑基底部脑池连通,必要时可摘除骨瓣,让头皮塌陷,以缩小积液残腔。术后再经腰穿注入生理盐水或过滤空气以升高颅内压,亦可通过增加静脉补液量,或适当提高血压,同时,给予钙阻滞剂减低脑血管阻力,从而改善脑组织的灌注压,以促进脑膨起。

硬脑膜下积液病人，原发性脑损伤一般较轻，如果处理及时合理,效果较好,若脑原发性损伤严重及或伴有颅内血肿者,则预后较差,死亡率可达 9.7% ~ 12.5%。

（张建宁）

参考文献

[1] 涂通今. 急症神经外科学[M]. 北京:人民军医出版社,1995.
[2] 杨树源. 神经外科学[M]. 北京:人民卫生出版社,2008.
[3] 吴承远,刘玉光. 临床神经外科学[M]. 北京:人民卫生出版社,2001.
[4] 刘明铎. 实用颅脑损伤学[M]. 北京:人民军医出版社,2003.
[5] 薛庆澄. 神经外科学[M]. 天津:天津科学技术出版社,1998.
[6] 王正国. 创伤学–基础与临床[M]. 武汉:湖北科学技术出版社,2007.
[7] 江基尧,朱诚. 现代脑损伤[M]. 上海:科学技术文献出版社,1995.
[8] 马廉亭. 临床神经外科手册[M]. 北京:人民军医出版社,1996.
[9] 史玉泉. 实用神经病学[M]. 上海:上海科学技术出版社,1994.
[10] 段国升,朱诚. 神经外科手术学[M]. 北京:人民军医出版社,1994.
[11] 江基尧. 亚低温脑保护基础与临床[M]. 上海:第二军医大学出版社,1998
[12] 中国人民解放军总医院,第四军医大学. 实用神经外科学[M]. 北京:战士出版社,1976.
[13] 沈天真,陈星荣. 中枢神经系统计算机体层摄影(CT)和磁共振成像(MRI)[M]. 上海:上海医科大学出版社,1992.
[14] 章翔,易声禹. 现代神经系统疾病定位诊断学[M]. 北京:人民军医出版社,2000.
[15] 王宪荣,冯华. 实用神经外科基础与临床[M]. 北京:人民军医出版社,2003.
[16] 刘玉光,王宏伟,吴承远,等. 迟发性外伤性颅内血肿的临床特点及预后因素[J]. 中国临床神经外科杂志,6(1):11.
[17] 李壮志,曹任江,刘德孚,等. 39 例外伤性硬膜下积液临床分析[J]. 中华创伤杂志,1998,14(2):112.
[18] 唐志放,朱万祥,庞炳坤,等. 62 例弥漫性脑肿胀临床分析[J]. 中华创伤杂志,1998,14(3):186.
[19] 钟鸣,瞿宜兴,林岩崇,等. 外伤性迟发性后颅窝血肿的诊断[J]. 中华创伤杂志,1998,14(3):187.
[20] 张瑞东,李元柱,赵保林,等. 儿童外伤性硬膜外血肿 81 例[J]. 中华创伤杂志,1998,14(4):258.
[21] 徐振球,张赛,刘敬业,等. 外伤性迟发性颅内血肿临床特点及治疗[J]. 中国神经精神疾病杂志,1998,24(4):229.
[22] 刘敬业,张赛,只达石,等. 急性外伤性颅内血肿 1441 例临床分析[J]. 中华神经外科杂志,1998,14(1):2.
[23] 方乃成,马毅军,邵高峰,等. 带蒂颞深筋膜修复在重型颅脑损伤颞肌下减压中的应用价值 [J]. 中华神经外科杂志,1999,15(2):125.
[24] 杨军,潘树茂,关茂武,等. 外伤性脑内血肿 CT 定位抽吸并尿激酶溶凝治疗[J]. 中华神经外科杂志,1998,14(3):195.
[25] 张荣勋,白宝忠,焦保华,等. 外伤性颅内血肿非手术治疗适应证探讨[J]. 中华神经外科杂志,1995,11(3):161.
[26] 崔尧元,史玉泉,张晓彪,等. 颅脑外伤的 MRI 和 CT 比较[J]. 中国医学影像技术,1995,11(6):417.
[27] 陈长才,宁可. 现代重型颅脑损伤的救治与研究 [J]. 人民军医,1997,40(3):137.
[28] 靳志刚. 198 例老年外伤性急性颅内血肿的治疗[J]. 中华创伤杂志,2003,19(12):723.
[29] 崔坤篪,龙明,等. 784 例急性外伤性颅内血肿手术治疗分析[J]. 中华创伤杂志,2003,19(2):79.
[30] 刘窗溪,熊云彪,等. CT 扫描动态观察急性外伤性颅内血肿[J]. 中华神经外科杂志,2005,21(4):211.
[31] 彭俊,张民伟. 迟发性外伤性颅内血肿 18 例[J]. 中华创伤杂志,2006,22(2):159.
[32] 吐尔地阿里木江. 穿刺治疗颅内血肿 105 例临床体会 [J]. 中华神经外科杂志,2004,20(3):259.
[33] 单宝昌. 穿刺治疗外伤性颅内血肿 271 例临床分析 [J]. 中华神经外科疾病研究杂志,2004,3(4):360.
[34] 张国来,白茫茫,赵开胜. 额颞部对冲性脑损伤的手术治疗[J]. 中华神经外科疾病研究杂志,2007,6(1):76.
[35] 任光辉,潘天鸿,张曙光. 急性外伤性多发颅内血肿的治疗[J]. 中华神经外科疾病研究杂志,2005,4(2):174.
[36] 蒋正怀,单宝昌. 急性外伤性颅内血肿微创穿刺治疗 96 例[J]. 中华创伤杂志,2002,18(12):752.

[37] 郜宪礼,王保华. 急性外伤性硬脑膜外血肿484例临床疗效分析[J]. 中华神经外科杂志,2007,23(6):458.

[38] 郑钧,张志杰. 老年人创伤性基底节血肿11例[J]. 中华创伤杂志,2007,23(5):355.

[39] 郑兆聪,王如密. 颅脑损伤术后迟发性颅内血肿的形成机制[J]. 中华神经外科疾病研究杂志,2002,1(4):354.

[40] 李东波,沈家安. 外伤性闭合性颅内血肿的手术临界值[J]. 中华神经外科疾病研究杂志,2005,4(1):72.

[41] 潘德岳,刘仲海. 外伤性迟发性颅内血肿的临床特点[J]. 中华创伤杂志,2002,18(12):751.

[42] 朱宏伟,王占祥. 重型颅脑损伤进展性颅内血肿的相关因素及其预后分析[J]. 中华神经外科疾病研究杂志,2008,7(3):265.

[43] 王连友,张克利. 锥颅引流抢救急性外伤性颅内血肿所致脑疝患者[J]. 中华神经外科疾病研究杂志,2007,6(4):368.

[44] 陈俭,魏风. 钻孔引流治疗亚急性颅内血肿[J]. 中华神经外科杂志,2005,21(5):290.

[45] 章翔,费舟,王占祥,等. 重型颅脑损伤临床救治经验[J]. 中华神经外科疾病研究杂志,2003,2(3):203-207.

[46] 韩建林,姬西团,张世荣,等. 125例小儿外伤性单纯硬膜外血肿的诊断与治疗[J]. 中华神经外科疾病研究杂志,2003,2(2):122-124.

[47] Miller JD,Statham PFX,Surgical Management of Traumatic Intracranial Hematomas. Operative Neurosurgical Techniques. 4th ed. W. B. Saunders Co,2000:83-98

[48] Haglund Y,Eriksson E. Does amateur boxing lead to chronic brain damage? A review of some recent investigations. Am J Sports Med,1993,21:97-109.

[49] Jeret JS,Mandell M,Anziska B,et al. Clinical predictors of abnormality disclosed by computed tomography after mild head trauma. Neurosurgery,1993,32:9-15; discussion 15-16.

[50] Van de Kelft E,Candon E,Couchet P,et al. Early restructuration of consciousness after traumatic coma. Acta Neurol Belg,1995,95:88-91

[51] Su IC,Wang KC,Huang SH,et al. Differential CT features of acute lentiform subdural hematoma and epidural hematoma. Clin Neurol Neurosurg,2010,112:552-556.

[52] Gallia GL,Sobotta MH. Images in clinical medicine. Traumatic epidural hematoma. N Engl J Med,2009,360:615.

[53] Su TM,Lee TH,Chen WF,et al. Contralateral acute epidural hematoma after decompressive surgery of acute subdural hematoma:clinical features and outcome. J Trauma,2008,65:1298-1302.

[54] Arroyo MM,Benetar-Haserfaty J,Leal RG. Bilateral epidural hematoma due to head injury. Rev Esp Anestesiol Reanim,2007,54:519.

[55] Ciurea AV,Kapsalaki EZ,Coman TC,et al. Supratentorial epidural hematoma of traumatic etiology in infants. Childs Nerv Syst,2007,23:335-341.

[56] Abouzari M,Rashidi A,Rezaii J,et al. The role of postoperative patient posture in the recurrence of traumatic chronic subdural hematoma after burr-hole surgery. Neurosurgery,2007,61:794-797;discussion 797.

[57] Amirjamshidi A,Abouzari M,Rashidi A. Glasgow Coma Scale on admission is correlated with postoperative Glasgow Outcome Scale in chronic subdural hematoma. J Clin Neurosci,2007,14:1240-1241.

[58] Amirjamshidi A,Eftekhar B,Abouzari M,et al. The relationship between Glasgow coma/outcome scores and abnormal CT scan findings in chronic subdural hematoma. Clin Neurol Neurosurg,2007,109:152-157.

[59] Dran G,Berthier F,Fontaine D,et al. Effectiveness of adjuvant corticosteroid therapy for chronic subdural hematoma:a retrospective study of 198 cases. Neurochirurgie,2007,53:477-482.

[60] Santos-Ditto RA,Santos-Franco JA,Pinos-Gavilanes MW,et al. Management of chronic subdural hematoma with twist-drill craniostomy. Report of 213 patients. Gac Med Mex,2007,143:203-208.

[61] Sawauchi S,Murakami S,Ogawa T,et al. Mechanism of injury in acute subdural hematoma and diffuse brain injury:analysis of 587 cases in the Japan Neurotrauma Data Bank. No Shinkei Geka,2007,35:665-671.

[62] Sawauchi S,Murakami S,Ogawa T,et al. Acute subdural hematoma associated with diffuse brain injury:analysis of 526 cases in Japan neurotrauma data bank. No Shinkei Geka,2007,35:43-51.

[63] Sikahall-Meneses E,Salazar-Perez N,Sandoval-Bonilla B. Chronic subdural hematoma. Surgical management in 100 patients. Cir Cir,2008,76:199-203.

[64] orihashi K,Sadamasa N,Yoshida K,et al. Independent predictors for recurrence of chronic subdural hematoma:a review of 343 consecutive surgical cases. Neurosurgery,2008,63:1125-1129;discussion 1129.

[65] Krupa M. Chronic subdural hematoma:a review of the literature. Part 1. Ann Acad Med Stetin,2009,55:47-52.

[66] Krupa M. Chronic subdural hematoma:a review of the literature. Part 2. Ann Acad Med Stetin,2009,55:13-19.

[67] Krupa M. Comparison of two surgical methods as to early results in chronic subdural hematoma. Ann Acad Med Stetin,2009,55:39-47.

[68] Mondorf Y,Abu-Owaimer M,Gaab MR,et al. Chronic subdural hematoma-craniotomy versus burr hole trepanation. Br J Neurosurg,2009,23:612-616.

[69] Soto-Granados M. Treatment of chronic subdural hematoma through a burr hole. Cir Cir,2010,78:203-207.

[70] Tsai TH,Lieu AS,Hwang SL,et al. A comparative study of the patients with bilateral or unilateral chronic subdural hematoma:precipitating factors and postoperative outcomes. J Trauma,2010,68:571-575.

[71] Yadav YR,Basoor A,Jain G,et al. Expanding traumatic intracerebral contusion/hematoma. Neurol India,2006,54:377-381.

[72] Skidmore CT,Andrefsky J. Spontaneous intracerebral hemorr-

hage: epidemiology, pathophysiology, and medical management. Neurosurg Clin N Am, 2002, 13(3): 281-288.

[73] Dallaire D. Neurological evaluation and subdural hematoma. Perspect Infirm, 2005, 3(1): 39-42.

[74] Li S, Zhang H, Jiao QF, et al. A comparative study on therapeutic method of traumatic epidural hematoma. Chin J Traumatol, 2007, 10(3): 166-170.

[75] Gurelik M, Aslan A, Gurelik B, et al. A safe and effective method for treatment of chronic subdural haematoma. Can J Neurol Sci, 2007, 34(1): 84-87.

19. 颅脑火器伤

19.1 颅脑火器伤概论

因火药、炸药等发射或爆炸产生的投射物,如枪弹弹丸、各种破片等所致的颅脑伤为火器性颅脑伤。平时尚可见到猎枪、鸟枪发射的霰弹伤。平时所见到的气枪伤,严格讲不属于火器伤,但因其射出的铅弹,进入颅内也可造成伤道,故也归属火器伤内。火器性颅脑伤为一种严重创伤。战时常集中发生,平时在我国因枪支管理严格,较为少见,在西方国家平时较为常见。在战伤中,颅脑火器伤的发生率因作战情况不同,相差较大,据历次大规模战争统计,约占各部位伤的 7%、20%,仅次于四肢伤居第二位。但其阵亡率很高,居各部位伤的第一位。我军抗美援朝战争阵亡人员中颅脑伤占 38.4% ~ 46.6%,1979 年边境作战中占 27% ~ 34%。

20 世纪 60 年代后现代作战武器有很大发展。轻武器逐渐向小型化、轻量化和高速化发展,现代所用的枪弹口径小、质量轻、速度快,杀伤作用更强。现代杀伤榴弹也向高爆性、破片质量小、速度快、密度大发展。高密度的高速小质量破片常造成多个创口并存和复杂的伤道。因而现代火器所造成的颅脑损伤更为复杂和严重,给战伤救治带来很大困难。

颅脑火器伤无论在战时或平时都是十分严重的开放性颅脑损伤。致伤火器常为枪弹、弹片或其他爆炸飞射物。通常按飞射物的速度不同,又分为高速和低速两种,前者多系枪弹伤,后者常为弹片伤。火器致伤的轻重与飞射物的速度、大小、形态及性质有密切关系,其中影响最大的是射出物速度,如果射出速度超过 300m/秒,导致的颅脑损伤往往当场死亡。尤其是近程射击,枪弹的动能极大,穿人颅内时,可将冲击波传递至弹道的四壁,对周围的脑组织产生强大的压缩力,从而形成瞬时空腔,这种强力扩张的暂时空腔,直径可达原发创道的数倍乃至数十倍。同时,于此瞬间的颅内压可高达 400kPa(3 000mmHg),随后,在数毫秒之内空腔又产生负压性回缩。由于正、负压梯度的骤然变化,可使脑组织的损伤大大超过飞射物本身的危害。不仅如此,被击碎的颅骨折片也被嵌入脑组织内,成为继发性投射物,更加重了脑的损伤。此外,在新近的研究中发现,高速颅脑枪伤的动物,除脑本身严重受损之外,于远隔部位的脏器也有不同程度的损害,特别是心、肺等实质性脏器,发生点片状出血较为多见。有学者认为这种远达效应可能是因为强力冲击波,作用于体内充满液体的管道而产生的流体力学剧烈扰动所致,例如,通过椎管和血管即有引起远达效应的机理,应予高度警惕。低速飞射物虽然对脑组织的损伤相对较轻,但若直接击中脑的重要结构,或因弹头在颅腔内壁上反弹,造成复杂性弹道时,亦可因伤势过重、出血及(或)感染而致死。据 Hammon(1971)报道颅脑枪伤术后死亡率 22.73%,弹片伤 7.64%,可见高速火器伤的死亡率显著为高。近 20 年来,我国创伤弹道学研究发展很快,对各种投射物的致伤效应、致伤原理、损伤特点、颅脑火器伤的直接损伤、邻近损伤、远隔部位损伤(远达效应)及其对全身影响的认识逐渐深入,用来指导火器伤的治疗,也取得了良好效果。颅脑火器伤的死亡率目前已降为 9.4% ~ 9.6%。

19.2 颅脑火器伤的分类及病理

19.2.1 颅脑火器伤分类(classification of missile craniocerebral injuries)

Cushing 将火器性颅脑开放伤作如下分类:①单纯头皮创伤不伴有颅骨骨折。②开放性颅骨骨折但硬脑膜完整。③凹陷性骨折刺破硬脑膜、挫伤脑组织。④沟槽形骨折伴嵌入骨片及脑组织溢出。⑤颅脑穿透性损伤伴异物存留。⑥脑室穿破伤。⑦经颌面穿入颅内的开放伤。⑧颅脑严重受损的贯通性颅脑伤。⑨广泛性爆裂骨折及脑损伤。虽然上述九类颅脑火器性损伤已经囊括了所有的类型,但实践中仍有许多交错的伤情和类别。为了更便于临床判断和治疗,我们综合了 Malson(1948)介绍的实用分类法,略加修改和补充,将颅脑火器伤分为基本类型和特殊类型两大类,分述如下。

(1)颅脑火器伤基本类型

1)非穿透伤(nonpenetrating wound):系指硬脑膜仍属完整的颅脑火器伤,主要伤及头皮及(或)颅骨,因为硬脑膜未破裂,故对脑组织的损伤仍属闭合性损伤,常见有两种:①浅切线伤(superficial tangenl wound):即单纯的头皮创伤或沟槽状损伤所致头皮和颅骨的开放伤,硬脑膜完整无损,局部脑组织可因飞射物动能的冲击而致挫伤、裂伤,甚至引起颅内继发血肿(图 19-2-1)。②反跳伤(ricocheting wound):系因低速投射物击中头部所致头皮和颅骨开放伤,由于动能较小,金属弹头或弹片自颅骨上反弹跳出,并未穿入颅内,硬脑膜多无损伤,局部颅骨可有折裂或下陷,局部脑组织亦可有挫伤(图 19-2-2)。

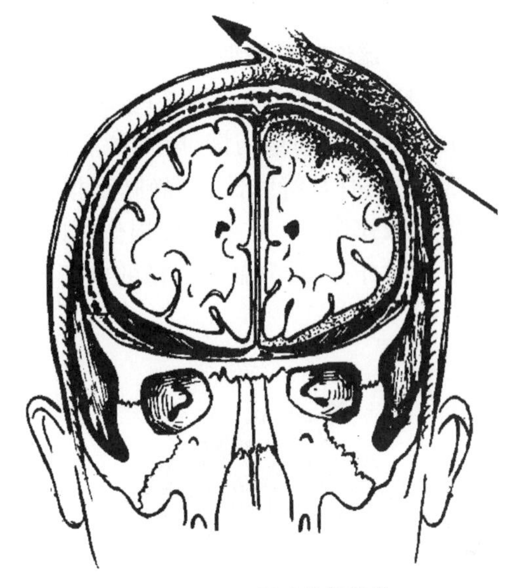

图19-2-1 颅脑浅切线伤

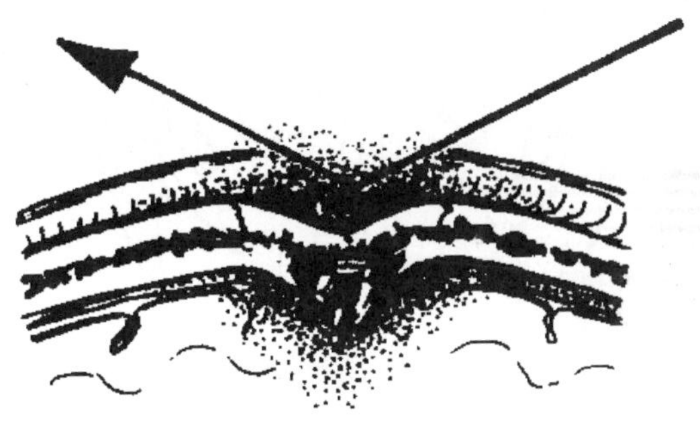

图19-2-2 颅脑反跳伤

2)穿透伤(penetraling wound):属头皮、颅骨和硬膜均被穿破的开放性颅脑火器伤,其致伤形式有三种情况:①沟槽伤(gutter wound):或称深切线伤,射入口与射出口相近,头皮、颅骨、硬脑膜和脑组织均呈沟槽状损伤,常有碎骨片刺入脑内,局部较易引起脑内血肿,但多无金属异物存留(图 19-2-3)。②非贯通伤(tubular wound);为动能较小的飞射物所致,仅有射入口,无射出日,头皮伤口恰似致伤物的大小和形态,颅骨呈孔洞形骨折,脑内形成深浅不一的创道,损伤的程度与飞射物的形态、大小及速度有关。创道穿过的部位有无重要脑结构,直接影响病人的预后,虽然创道周围脑组织的损伤不像贯穿伤那样严重,但亦有引起创道内出血的机会,尤其是创道远端硬脑膜下及(或)创道内,且在创道近端常有许多碎骨片区分,而远端则往往存留金属异物(图 19-2-4)。偶尔因金属致伤物撞击在颅腔内面骨壁上,发生反弹,尚可造成复杂的折射性创道,造成多处脑损伤(图 19-2-5)。③贯穿伤(through and through wound):多为高速枪伤所致,是颅脑火器伤中最为严重的一种,占 19.8%,既有射入口,也有射出口，二者相距较远，可以分别在两侧半球，或在同侧贯穿多个脑叶，甚至纵贯幕上下，伴有脑室伤或静脉窦伤者各近 1/3。出入口之间的连线即为创道的全长。创道内常有碎骨片残留，金属异物多已穿出颅外，创道周围脑挫裂伤严重，且出口端尤甚于入口端，故远侧创道半数以上继发脑内及(或)硬膜下血肿(图 19-2-6)。

(2)颅脑火器伤特殊类型

除了基本类型之外，尚可因某些特殊解剖部位或组织结构受伤，而加重伤情，影响预后，同时，在创伤的处理上也有其特殊性，如静脉窦损伤、脑室伤、颅颌伤及霰弹伤等。这些特殊损伤可以单纯发生，也可能同时并存，对颅脑火器伤的判断和处理，甚为重要。

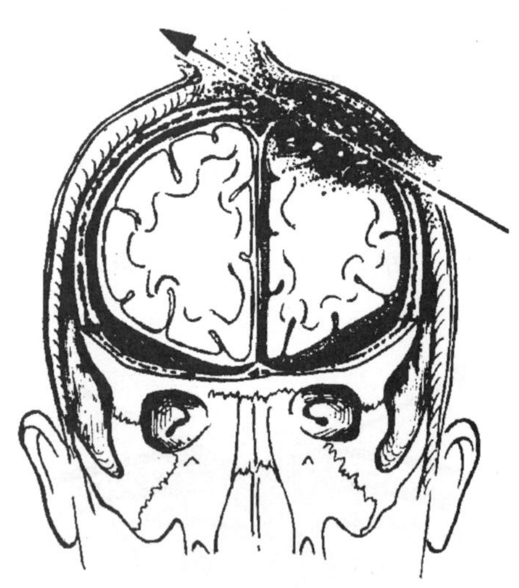

图19-2-3 颅脑深切线伤

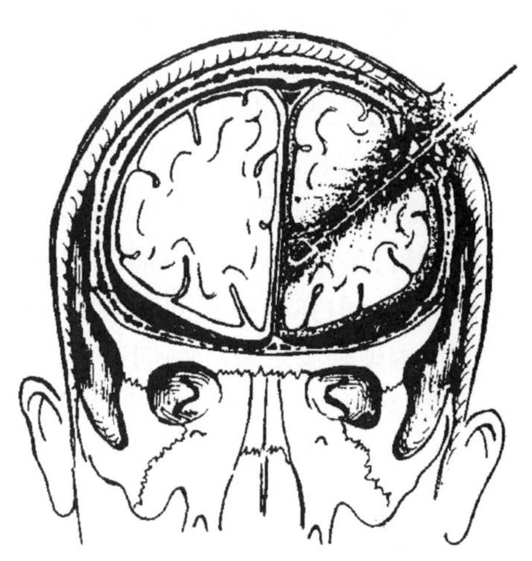

图19-2-4 颅脑非贯通伤

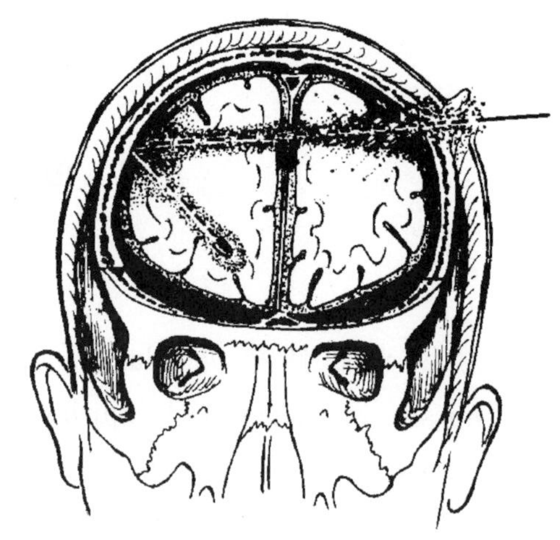

图19-2-5 颅脑非贯通反跳伤

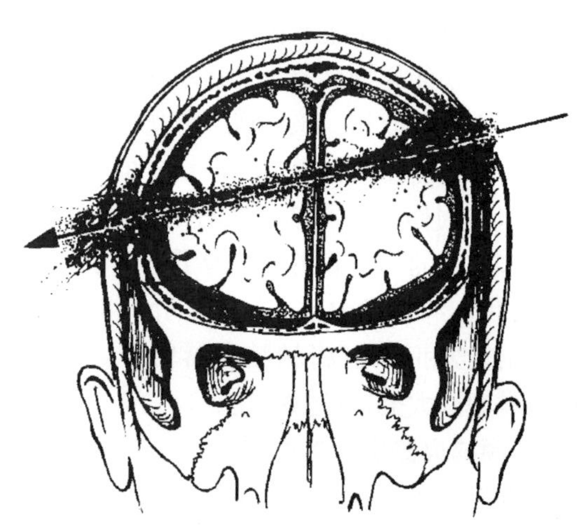

图19-2-6 颅脑穿通伤

1)静脉窦损伤(wounds of dural sinus)：火器性颅脑穿透伤伴有静脉窦损伤的机会较非火器性开放伤为多，占 4%左右，其中，最常受伤的是上矢状窦，占硬脑膜窦损伤的 70%，其次为横窦约 20%,其他尚有窦汇、直窦、乙状窦等亦偶尔受累。火器伤一旦伤及静脉窦，后果十分严重，失血流向颅外时可致失血性休克，流向颅内时可致颅内血肿，引起脑疝，威胁伤员生命。

2)脑室穿通伤(transventricular wound)：系指贯通伤或非贯通伤的创道穿过脑室或与脑室相通，主要见于创道较深者，或因飞射物反弹形成多个创道，致伤金属异物穿过或停留于脑室内。在颅脑穿透性损伤中脑室伤约占 18%，其中 89.2%为一侧脑室，累及双侧及多处脑室伤者占 7.0%；三、四脑室伤极少，各占 3.3%及 0.5%，多于伤后早期即死亡。脑室伤的主要危险是脑室内积血和继发感染。

3)颅面伤(craniofacial wounds)：这类损伤是指飞射物经颌面部射入颅内所引起的颅脑穿透伤，包括:经眶、经额窦、经筛窦、经鼻腔、经耳颞等处进入颅内的穿透伤，由于飞射物是通过具有污染性的，甚至是已有感染的黏膜腔,经颅底进入颅腔,不仅易于导致感染,同时,常引起颅底血管损伤及脑脊液漏。病人即使早期未因大量失血或脑重要结构损伤而致死,后期也往往死于颅内继发感染,预后不良。此外,还有一种少见的经颅底弹道伤,大多由经颌面射入的枪伤所致，金属弹头切近颅底穿行,并未进入颅内，但却造成中枢神经系统损伤，约有60%,其致伤机理与切线伤相似,系因子弹擦过颅底时的冲击波而致脑组织及(或)脑血管损伤。

4)颅后窝伤(posterior fossa wound):飞射物穿透颅后窝的病例较少，仅占颅脑火器伤的2.6%,因颅后窝容量较小,又系生命中枢所在,故这类伤员往往伤后迅即死亡,鲜有存活的机会,故而病例较少。射入后窝的部位,可由枕部、颈部、耳颞部,亦可经额、顶或面颌进入。故脑干及颅底血管,特别是椎动脉受损者较多,易于引起中枢性衰竭。

5)霰弹伤(shotgun craniocerebral injury):颅脑霰弹伤是由猎枪、鸟枪或子母弹发射的散粒弹丸所引起的特殊类型颅脑火器伤，其特点是多数散射的弹丸,少者数粒,多者数10粒同时射入颅内。其飞行速度一般稍低于枪弹,故常常为非贯通伤,多数金属异物存留颅内。弹丸在颅内的分布范围取决于致伤的距离,射距愈近愈集中,伤情亦愈重,反之则轻。由于弹丸体积及冲击力较小，故瞬时空腔及远达效应都较小或没有。不过射入口较集中时皮肤及颅骨破损严重多呈蜂窝状,甚至有灼伤,随着伤距的增加,弹丸亦相应分散,间距加宽,致伤程度亦减轻。其危害除原发性脑损伤之外，继发颅内出血及感染是致死的主要原因。残伤率高达43%,死亡率达14%。

19.2.2 颅脑火器伤病理(pathology ofmissile craniocerebral injuries)

根据伤后不同时期的病理和病理生理改变,颅脑火器伤可分为急性期、早期和晚期三个阶段:

(1)急性期病理改变

系指火器伤当时对颅脑所产生的机械性破坏作用及伤后3d内的脑组织出血、水肿及亦多,例如,弹片伤即是,且颅内常有金属异物存留。当飞射物体积较小,形态光滑时,如枪弹伤,则所造成的射入口小而整齐,颅内碎骨片也较少,特别是击中颅骨菲薄的部位时,可以没有碎骨片扣入脑内,且弹头较易贯穿颅脑而飞逝。如果弹头发生变形或具有爆炸性,则往往入口小而出口大,故创道远端的脑组织、颅骨及头皮的伤情多较严重。

火器性颅脑伤的创伤弹道特点:现代火器性致伤物的特点是速度快、质量轻。速度快则动能大,空腔就大,其致伤作用强。质量轻,击中组织后减速快,能量释放快,能量传递率(碰击能量/组织吸收能量)大,造成的损伤也重。因而,目前广泛应用的5.54~5.56mm枪弹所造成的损伤远较过去应用的7.62mm枪弹为重。贯通伤时常常造成较大出口,形成出口大于入口,即使入、出口等大,其伤道内组织损伤的范围及程度均严重,切勿为出、入口的假象迷惑。近距离击中时,入口常大于出口。高速小质量破片伤如为贯通伤为,入口大于出口。小破片非贯通伤发生率很高,约为贯通伤的4倍,钢珠弹伤几乎全为非贯通伤。因破片的形状不同,其入口也不同,三角形、方形或不规则破片,其入口较大,常呈不规则撕裂,钢珠弹入口一般为圆形的边缘整齐的圆孔,有时因皮肤弹性未破坏,可仅有一小破孔,为血块所掩盖,容易遗漏。质量轻的致伤物稳定性差,遇到不同密度的组织,易改变弹道方向,因而在颅内可形成走行方向复杂的伤道。投射物击中颅骨时形成的骨碎片，作为继发性投射物作用于伤道,不仅增大伤腔,且可形成许多继发性伤道,更增加了伤道的复杂性。

火器性颅脑伤与非火器性颅脑伤病理改变不同,一般分为如下三个区域。

1)原发伤道区:是投射物直接造成的。伤道内充满破碎毁损的脑组织,杂以血块、血液、渗出物和随致伤物进入的异物,如碎骨片、头发、皮肤碎屑、泥沙、布片等。碎骨片通常散布于伤道近端。非贯通伤致伤物多停留在伤道远端。脑膜或脑组织出血可形成血肿,血肿可在硬脑膜外、硬脑膜下或伤道内,如伤道较长,则伤道血肿可在近端、中段或远端,分别形成伤道近端血肿、中段血肿、远端血肿,清创时且勿遗漏伤道远端血肿。非贯通伤如伤道远端已达对侧脑表面,应警惕对侧的硬脑膜下血肿。

2)脑挫裂伤区:在原发伤道周围,由于空腔效应，脑组织形成表面参差不齐、范围广泛的挫裂伤区。病理表现为血管断裂或破裂,形成点、片状出血、脑细胞结构不清、胶质细胞肿胀或崩解,血管周围间隙增大、组织水肿。其损伤程度和范围取决于致伤物传递给周围组织的能量。作者7.62mm枪弹脑贯通伤实验研究证明，距伤道中心4.5cm处仍有镜下可见的脑组织损伤。除伤道周围外，尚可见大脑凸面、脑底、丘脑一下部、小脑、脑干等处有蛛网膜下腔出血。

3）震荡区：脑组织挫裂伤区外为震荡区。组织结构完整，神经元及神经纤维可因震荡而发生暂时性功能抑制，不伴有其他继发性损害，日后常能恢复。震荡区的大小不一，范围与传递给组织的能量有关。破片伤中，震荡区多集中于入口附近，近非贯通伤末端或贯通伤出口处可完全没有震荡区，这与破片能量大都在近入口处释放有关。

（2）早期病理改变

颅脑火器伤如未经及时、合理的处理，随着时间的推移，4～5d之后创道内坏死的组织及血凝块开始液化，创道周围失去活力的挫伤组织也逐渐坏死、液化，与正常组织分离。如果没有继发感染，则创道将被增生胶质所包裹，形成条状管腔，内贮由坏死组织、血凝块及脑脊液组成的混浊液体，此后逐渐吸收，进入修复阶段，为期约3个月，即使侥幸存活，伤残亦较重，且晚期并发症甚多。若发生感染，则预后不良，其发生率高达20%～30%，常因化脓性脑炎、脑室炎、脑膜炎及显著的脑水肿，导致颅内高压，脑膨出脑疝形成。严重时往往伴有多发性脑脓肿，每以创道内的异物为感染核心。

（3）晚期病理改变

即火器伤后3个月以上的远期改变。此时，创道已为胶质细胞和纤维细胞所修复，创道口端于硬脑膜破孔处常有大小不一的结缔组织团块形成，封闭裂口，并呈楔形向创内延伸至不同的深度，这种脑膜脑瘢痕往往容易引发癫痫。由于异物的存留，脑肿胀甚至可在多年之后发生，并表现明显的颅内压升高和局部征象。此外，脑积水、脑穿通畸形、外伤性动脉瘤及脑部某些功能区受损所造成的神经机能减退或废损，亦属常见的并发症或后遗症。

19.3 颅脑火器伤临床表现及检查

19.3.1 颅脑火器伤临床表现

颅脑火器伤的临床表现与一般颅脑开放性创伤大同小异，不过从损伤机理上看，高速飞射物所致颅脑开放伤显然破坏性严重得多，但是低速火器伤，除金属异物存留于颅内的机会较多之外，则与非火器性颅脑创伤极其相似。

（1）生命体征紊乱

火器性颅脑伤后的生命体征变化相差很大，轻者可无或仅有轻微变化，重者则有明显的变化，甚至呼吸、循环衰竭，迅速致死。投射物击中颅脑当时南于压力波的作用及急剧的颅内压升高，多立即出现呼吸暂停、频率不规则、缓慢或间歇性呼吸，同时血压一过性下降，脉搏细弱，心率减慢，是为原发性休克或脑休克期。其持续时间和严重程度与损伤程度及损伤部位有关，如伤及重要生命中枢如脑干、下丘脑或动能很大的枪弹伤、大破片伤，常不能恢复，迅速出现中枢衰竭死亡。一般穿透伤原发性生命体征紊乱，持续数十秒或数分钟后逐渐恢复。浅层小破片伤可无原发性生命体征改变。

火器性颅脑伤休克发生率远高于平时伤，多因创口大合并有大量外出血、脑室伤大量脑脊液丢失或合并其他部位的多发伤引起。伤员有面色苍白、出冷汗、脉搏细弱、心率快、血压低或测不到、烦躁不安等创伤性休克表现。

如颅内有血肿形成，出现进行性颅内压增高，则表现为呼吸慢而浅，脉搏变慢洪大有力，血压升高等脑受压表现。

（2）意识障碍

颅脑火器伤大都表现有意识障碍，仅少数低速性弹片伤或远距离枪弹伤，可无原发意识障碍。通常脑贯通性枪伤：由于瞬间空腔的作用，伤员几乎均立即陷入昏迷，其程度和时间则与飞射物动能的大小及原发伤的部位与轻重有关。有时飞射物击中颅骨时已是强弩之末，动能大为衰减，如果属单纯的非贯通伤，没有伤及脑重要结构，则伤员可无意识障碍。笔者曾遇一例，被高空坠下的弹头经右顶穿入颅内，伤员当时只感左下肢突然发麻、无力而下跪，神志始终清醒。手术发现弹头自后中央回上端穿入，止于颅中窝底，术后如期痊愈。此外，应该提出的是药物对意识的影响，有时休克也能掩盖病人神志表现，须慎加分析。

(3)神经功能缺损

根据受伤的部位而异,因飞射物直接破坏脑实质所引起的机能缺损，即原发性脑损伤以瘫痪、失语及视野缺损为多见,偶尔亦可有感觉障碍、癫痫发作及颅神经麻痹等征象。不过,如果伤员处于昏迷状态,对外界刺激缺乏反应则神经缺损症状往往被掩盖，很难如实表现神经系统受损的症状与体征。常须结合受伤的部位,并通过连续的观察和比较来确定神经机能缺损的情况,特别是对继发性损害所引起的局限性脑功能障碍的动态变化,应倍加重视,有助于判断颅内继发性病变的发生和发展。

(4)颅内压增高

火器性颅脑开放伤伴有颅内压增高时,多有挫碎糜烂的脑组织、血凝块和脑脊液自创口溢出,但常因创口较小,很快就被疝出的脑组织及(或)血凝块所堵塞。若创口较大,脑组织将从创口膨出常常加重神经机能缺损。引起颅内压增高的原因,早期主要是颅内继发血肿和脑水肿。晚期多为颅内继发感染、脑脓肿或脑脊液循环受阻。在急性期若病人有躁动不安、频繁呕吐、意识障碍加重及新的定位体征出现,如一侧瞳孔散大,对侧肢体偏瘫,则应首先想到颅内继发血肿的可能。脑贯通伤伴发颅内血肿的机会最多,高达 59.1%,其中,以出口侧创道内及(或)硬膜下血肿为多。盲管伤伴发血肿次之,约有 24.3%,伴发脑脓肿约 5.3%。

19.3.2 颅脑火器伤检查

对颅脑火器伤病人进行全面的身体检查常有困难,但有目的地重点检查很有必要,除了应注意有无其他部位的合并伤之外,还应想到由远达效应而引起的心、肺、脊髓及其他脏器的损伤。特别是被子母弹、霰弹或爆炸致伤时,更应仔细检查,以防漏诊。

(1)伤口检查

甚为重要,多数病人的伤口暴露在外,一目了然。但有时射入十分隐蔽,必须剪去长发认真检查才能发现。如系贯通伤尚应识别射入口与射出口。通常入口较小,出口往往明显为大。据一组病例的测定，射入口在 0.5~1.4cm 之间，射出口为 0.8~6cm,创道内径为 1~2.5cm 大小。偶而射出口位置特殊,隐在口腔、鼻腔,甚至颈部软组织内。才有误诊为非贯通伤的可能,应予注意。查明出入口的位置对判断颅内创道的方向,估计脑损伤的程度有重要参考价值,在检查伤口时,若发现有糜烂的脑浆外溢或有脑脊液流出,即表明硬脑膜已穿透。如果脑脊液源源不断地向外浸，则暗示脑室已被穿通。若随着病人挣扎、咳嗽、用力时,有血凝块被挤出创口，则暗示颅内已有血肿。对嵌在创内的毛发、异物、骨碎片等,检查时暂勿触动,更不要用探针或镊子试探,尤其是在靠近静脉窦附近的伤口,应视为禁忌,只有在手术室,当做好一切术前准备时,才能检查创内情况。

对晚期颅脑火器伤,若已有感染及炎变脑组织突出于创口,形成脑蕈的病人。局部常有脓性分泌物、坏死的脑组织和血块溶解的残渣,这种情况下不宜直接探查创口,应借助于影像学检查,首先了解颅内情况,以免引起炎症的扩散。

(2)神经系统检查

颅脑火器伤的神经系统检查要求简捷、有所侧重。既要照顾全面,又要抓住重点。首先是伤员的意识状态、有无颅内压增高症状、神经系统是否出现机能缺损。其次是有无脑疝征象或所谓一侧化体征。对清醒的伤员要迅速检查语言、视力、视野、感觉、运动、小脑功能及颅神经受损情况;对意识障碍的病人则应侧重眼部体征,肢体活动情况及 GCS 记分,并以此为基线。定时复查,进行分析、比较,以便及时发现颅内继发病变。颅脑火器伤病人早期出现双侧瞳孔散大、四肢软瘫、一切反射消失预后极差,不论手术与否,多在 48h 内死亡,常因原发性损伤过重所致;单侧瞳孔散大固定多为本侧半球的广泛损伤或眼眶直接受损而致,早期较完全的一侧肢体软瘫,伴有中枢性面瘫时,说明对侧大脑半球缺损严重;如属轻瘫、单瘫或痉挛性偏瘫,则常为局限性大脑半球损伤，尤其是上肢重于下肢的不全硬瘫,往往有一定程度的恢复。双下肢痉挛性截瘫偶见于上矢状窦的损伤;双侧腱反射亢进、病理反射阳性、颈项强直往往表示蛛网膜下腔广泛出血;一侧腱反射亢进,病理反射阳性、肌张力增高常暗示对侧大脑半球凸面有继发血肿;颅神经的损伤则表明颅底有相应的损伤存在。

19.4 颅脑火器伤的处理

19.4.1 颅脑火器伤处理原则

(1)急救与后送

战争环境下,对大批伤员强调合理的分级医疗救护。根据具体情况一般分一线、二线和后区三级医疗救护。现代战争条件下也可简单分为前方区和后方区。有神经外科手术组加强的一线医院只限于处理危及生命的颅内血肿、大出血和濒危的伤员,不可将大批颅脑伤伤员集中在一线医院行手术处理。早期清创处理,应在一线医院或后方区专科医院进行。因而强调分类后送,颅脑火器伤伤员可采用越级后送,采用快速运送工具,尽快将伤员送至可进行确定性处理的医疗单位。Cushing(1918)在第一次世界大战后期提出著名的“早期一次彻底清创术”的经验,使颅脑火器伤的死亡率,从战争初期的55%下降到他最后一批伤员的约28.8%,可说是成功之举。20世纪60年代美军在越南战争中,颅脑伤员95%用直升机后送,平均46min即可得到神经外科专科治疗;苏军在阿富汗战争中,由于医疗力量前伸,尽量缩短伤员后送及采用直升机快速后送,2h内69.7%的伤员即可获得优良的专科治疗,6h内获专科治疗者达92.4%,大大提高了救治效果。所以及时战地急救、早期前方输血、抗菌药物的应用以及直升机快速将伤员后送至有专科医师和设备的医院,进行有效的清创、修复术及相应的非手术综合治疗措施等是提高颅脑火器伤救治水平的必要环节。其中,及时合理的现场急救和迅速安全的后送,则是救治成功的基本保证。

1)急救:无论是战时还是平时,对颅脑火器伤伤员的急救都必须是先将伤员转移到安全地带,脱离再次受伤的危险环境,同时,保持气道畅通,避免窒息。然后立即用急救包中无菌敷料包扎创口,以减少出血和污染。对头皮的活跃性出血可采用局部压迫止血;或用纱布卷、水杯置于伤口周边,再加压包扎;或有条件时,可行暂时性缝合止血。对创口内部的出血,则不宜盲目填塞或加压包扎,应适当抬高伤员头部,保持安静及气道畅通,然后用止血棉纱、明胶或可利用的灭菌敷料贴附于出血处轻压片刻,待其凝结后,再予以包扎,以免搬动或后送时继续失血,对昏迷的伤员宜采侧俯卧位,避免血液或分泌物逆流入气道;若有呼吸不畅应放置口咽通气管,必要时视条件而定可行气道内插管或气管切开。

对休克的伤员应认真分析引起休克的原因,如系失血性休克,除注意头部创口出血外,尚应注意有无合并伤,以免贻误。若为严重的脑挫裂伤、脑干损伤或丘脑下部损伤所致濒死状态或中枢性休克,预后极差,则应就地急救,只有在伤情稳定或好转时,始能考虑搬动。

对颅内继发血肿的伤员,虽然伴有失血,但往往因颅内压增高的代偿性反应,临床上可以无明显血压下降及脉搏细弱等表现,反而貌似稳定,容易误诊,迨至脑干受压、中枢衰竭时,可突然死亡,切勿大意。

战地或现场急救的水平和措施,依条件而定,高质量的急救,可以做到剃(剪)发、清洁创口、包扎止血、补液输血、气管插管、气管切开,甚至必要的药物治疗以及某些降低颅压措施,均可在急救现场或后送途中进行。

2)后送:战时火器伤与平时意外损伤不同,前者常在短时间内有大批伤员,因此,伤员的急救与后送,必须有合理的部署,各级救治单位的规模与任务都有一定的要求。伤员应迅速分类、填写伤票、记录伤情,按不同伤情逐级后送,不能集积在前沿救护所。对有希望救治的颅脑火器伤伤员,更应尽早后送以缩短受伤至有效处理的间期。

后送的原则须根据伤情和战况而定,有时受战争情况所限,暂时不能后送,可以根据当时条件尽量给予必要的处理,稳定病情,待机后送。就伤情而言,则可将伤员分为三级(Heaton,1966):Ⅰ级,清醒、未达到中度神经功能障碍,如轻瘫或偏盲;Ⅱ级,昏睡、严重的神经功能障碍,如偏瘫等;Ⅲ级,濒死或深昏迷、双侧瞳孔散大、眼球固定、呼吸困难、慢且不规则。其中,前两级伤员均应及时后送,救治希望较大。对濒死的伤员,不宜急于后送,而应就地积极抢救,如有转机,可待情况改善,伤情稳定时再行后送,否则,常常死于途中。

(2)创伤的后期处理

颅脑火器伤伤员虽然理应尽早施行手术清创和修复,但由于影响伤员及时就诊的因素较多,在临床实践中仍有不少伤员是于伤后不同时期来院治疗的,故须按创伤后的不同分期,分别进行处理。

1)早期处理(伤后 3d 以内):早期到达医院的伤员,经必要的术前检查和准备之后,尽早施行彻底颅脑清创术和修复术。对创口有活动性出血或颅内继发血肿有脑疝征象者应紧急手术;对颅脑穿透伤伴有脑室伤、颅后窝或静脉窦损伤者应提前处理;对合并胸腹、四肢其他危及生命的损伤时,则应根据何者为主要危险,依次施行手术,必要时也可以采取两组手术同时进行,以争取时间。若伤员全身情况较差,生命体征不稳定,应先行积极的救治和支持治疗,让伤员有机会恢复、稳定数小时乃至十几小时,对不论有无休克的病人都是有益而无害的,待伤情稳定好转之后,再施行彻底的一次清创术更为安全有利。

2)延期处理(伤后 3d 至 1 周):伤后创口未经处理或虽经处理但不彻底,此时常已有感染情况,创而有脓性分泌物,或创口已闭合(或缝合),但局部有炎性反应,水肿、隆起,应分开或切开创口,使引流通畅。局部分泌物及时行细菌培养及药敏试验,以便选择适当的抗菌药物。应及时作颅骨 X 线及 CT 检查,了解颅内伤道、异物及有无血肿或感染灶,以便决定下一步处理的方法及时机。若创口感染不明显,无急性炎症性表现,亦可施行清创术,排出积血,清除糜烂组织和异物,争取修复硬脑膜,全层缝合头皮或部分缝合,或次期缝合。

3)晚期处理(伤后 1 周以上):创口多有明显感染,此时不宜彻底施行清创术,只需扩大创口增加引流,排出局部或创内浅部的炎性坏死组织、血凝块、脓液及异物。同时,加强全身性抗菌治疗及支持疗法,待炎症局限、伤口进入慢性炎症阶段或肉芽愈合时,再图进一步处理。不过,对少数感染较轻的病人,虽然为时已愈 1 周,但在当前具有强力抗菌药物的条件下,由娴熟的专科医师施行适当的清创处理,亦有一期愈合的机会,特别是创口较小、感染表浅者,这也是枪弹伤的另一特点。

19.4.2 颅脑火器伤清创术

第一次世界大战期间,Cushing 等根据手术治疗的需要即提出了火器性颅脑伤的九种分类,并倡导:早期一次彻底清创和缝合创口。彻底清创术(aggressive debridement)要求彻底清除坏死的脑组织,取出嵌入脑组织的金属异物、颅骨碎片及其他异物、清除血块,彻底止血,然后严密缝合硬脑膜和头皮软组织。实行彻底清创使颅脑火器伤的感染率和死亡率均明显下降。颅脑火器伤死亡率从第一次世界大战前期的 55%下降到 29%。

第二次世界大战早期,Ascroft 和 Wannamaker 等英美军医曾试图对颅脑火器伤行简单估息清创,即所谓的“微清创术(Lessa ggressive debridement)”。这种方法不刻意追求彻底清除嵌入脑组织中的所有弹片和碎骨片,旨在最大限度地保存脑组织。但该方法在当时以失败而告终。因为该方法使术后感染率和死亡率均有所提高,许多神经外科医生注意到,用这种方法清创后,遗留在脑组织内的碎骨片经常导致颅内感染,再次探查发现大多数病例碎骨片周围有坏死脑组织和小脓腔,对这些碎骨片进行培养,细菌阳性率非常高。因而,第二次世界大战中仍然广泛应用彻底清创术,以后一直沿用到朝鲜战争和越南战争。彻底清创术和抗生素相结合,使术后感染率从 53%降至 15%,术后死亡率从 25%降至 4%。早期一次彻底清创术已成为火器性颅脑伤治疗的经典方法。

20 世纪 80 年代,中东战争中,CT 已被常规用于颅脑火器伤检查,军医可根据 CT 结果和临床表现决定治疗方案。对颅顶穹隆部点状入口或投射物穿过颅底的伤员,如 CT 未发现颅内占位性损伤,GCS 不低于 8 分时,仅行入口周围简单清创,并颅骨钻孔一个,置入硬脑膜下导管监测颅内压。对于入口较大,有脑组织外溢的伤员,则行开颅伤道内清创,清除坏死脑组织和异物碎片,并严密缝合硬脑膜。如 CT 提示远隔部位有颅内血肿,则除行创口清创外,还以血肿为中心行骨窗开颅清除血肿。颅内清创的主要目的在于清除肉眼所见的污染异物和碎化的脑组织,清除血肿。清创时应最大限度的保护脑组织,不刻意追求取出嵌入脑内的所有骨碎片和弹片,只取出那些在冲洗过程及止血操作过程中遇到的异物和碎化脑组织,不需强力牵开伤道,有节制的使用吸引器。清创后均应缝合硬脑膜和头皮创口。对于术前 GCS4 ~ 8 分或临床上有颅内压增高征象者,常规硬脑膜下置管监测颅内压,无颅内压持续升高者,一般在

48h 内拔管。

火器性颅脑伤清创后，尤其“微清创术”后，颅内异物残留的机会较多，常见的是骨片和金属弹片或弹头，一般认为脑脓肿的发生与颅内异物有关，特别是碎骨片较金属异物更易引起感染。但第二次世界大战期间，Maltby 等对 17 例脑脓肿形成的患者研究，发现只有 3 例脑内留有碎骨片。与此同时，Piplyk 等通过实验进行了研究，他们把碎骨片植入狗的脑组织中，发现“清洁”的与污染的碎骨片导致脑脓肿的发生率分别为 8%和 4%，但一旦把碎骨片与头发或头皮碎屑一起植入脑内，则脑脓肿形成的发生率猛增至 70%。这证明单一的碎骨片并不一定会导致术后脑脓肿形成。Brandvold 等 1990 年随访 22 例颅内碎骨片残留的伤员，历时 5 年零 9 个月，亦均未发现感染或癫痫。此外，越南战争的经验也充分证明了这一点。中东战争中“微清创术”治疗的患者，术后癫痫的发生率为 22%，而越南战争中“彻底清创”治疗的患者，术后癫痫的发生率为 44%，彻底清创术后癫痫的发生率明显高于微清创术。Salazar 等认为，最大限度的保留脑组织可以减少癫痫发生率。目前认为：清创时伤道内的碎骨片，应随清除碎化的脑组织、血液及凝血块的同时尽量取除，对深入脑实质内的碎骨片，尤其细小的骨片，不必强求取除，以免增加脑组织损伤。金属异物引起感染的机会不多，为 10%～13%，尤其小于 1cm 直径的金属异物，很少导致感染，除在伤道清创中随同取出外，对位于脑深部，尤其部位重要功能区的金属异物不必强求取除。

目前，对火器性颅脑伤的清创术的意见虽有差异，但在以下几点上是一致的：

1）清创术应尽早进行。战时在前线地区，主要对合并有颅内血肿、脑受压、致命性外出血、脑室伤大量脑脊液漏的危重病人，进行紧急清创救治。

2）一般颅脑穿透伤，应实行快速、越级后送至有条件行专科处理的单位行清创处理。

3）清创术要求彻底的头皮颅骨创口清创，对脑伤道只清除伤道内已碎化坏死的脑组织。不作伤道周围挫灭组织的切除。清除伤道内的积血、血块，彻底止血。

4）对伤道内异物，应彻底清除伤道内的头发、头皮软组织碎屑、泥沙、帽子碎片等异物。碎骨片尽量随清除伤道碎化组织摘除，对伤道周围脑组织内，尤其深部的细小的骨碎片不强求摘除。伤道内金属异物，在不增加脑损伤情况下尽量取除，细小的金属异物存留，不是必需取出的指征。

5）早期清创后应争取缝合或修补硬脑膜及头皮软组织。

凡开放性颅脑损伤不论是火器性或非火器性均应进行早期清创术。其手术原则和疗法大致相同，术前准备，麻醉选择和术后处理亦相似。由于火器伤在致伤因素上有其特殊性，在手术方案和技术上有其独具的特点，常须根据不同伤情，采用不同的清创方法，故下面按基本类型和特殊类型两类颅脑火器伤加以讨论。

（1）基本类型颅脑火器伤清创术

1）切线伤的清创术：切线伤系飞射物以切线方向穿过头皮和颅骨所致，常引起头皮裂伤、颅骨的槽沟伤或粉碎凹陷骨折，子弹或弹片往往已经飞逝。虽然对头皮和颅骨的清创方法无异于一般头皮和颅骨的开放伤，但必须指出，由于飞射物的冲击波作用，可以造成硬脑膜及（或）脑组织的损伤，甚至是在硬脑膜完整的情况下，脑实质发生挫裂伤，并有继发出血的可能。同时，在施行清创术前，最好拍摄 X 线颅骨平片，了解有无骨片刺入脑内，或行 CT 扫描检查以明确脑组织受损情况。于清创术中可根据硬脑膜的张力、颜色及有无破损，决定再有无切开硬脑膜探查的必要。

清创方法：必须重视头皮创口的机械性清结、冲洗（参阅早期清创术）。头皮清创时皮缘不可修剪过多，以免缝合困难。难颅骨骨折区清创时应注意附近有无大静脉窦，以防摘除骨片时引起大出血。切除颅骨时勿将硬脑膜一并咬除，骨窗以显露出硬脑膜破损周界为度。硬脑膜应尽量保护，不必修剪，以便缝合，如有缺损，可采用骨膜、帽状腱膜或颞肌筋膜加以修复。挫碎糜烂的脑组织、血凝块和碎骨片应悉数清除，充分止血。清创完毕，必须将硬膜严密缝合，头皮分层缝台，若不能闭合头皮创口，则须行头皮成形术（参阅头皮裂伤）。

2）非贯通伤的清创术：非贯通伤的特点是只有射入口，金属异物存留颅内，创道较深较窄，其方向及有无反弹创道，需靠辅助检查确定。特别是颅骨 X 线片及 CT 扫描检查，可以显示异物位置和创道行径，对颅脑深部创道的清创和异物摘除，具有重要指导意义。

清创疗法：创口清洁、冲洗及消毒同前。头皮创口按创道方向予以适当延长，颅骨破孔稍事扩大，使成5cm左右之骨窗。若原创口已超过5cm则应以显露硬脑膜破损区为度。在良好的深部照明(集光头灯)情况下,采用边冲洗边吸引的方法,将吸引器徐缓伸入创道,小心清除废损组织、血凝块及异物,严格限定在创道范围内,循创道的中心,渐渐深入,同时,以小号或中号脑压板轻轻托起创道上壁,以防下陷,通常,挫碎糜烂的组织极易吸除,只要没有超出创道造成新的损伤,则不致加重神经废损。清创过程中,如遇活跃出血点,应及时用双极电凝止住,切勿用明胶填压。摘出的骨片应该计数,并与颅骨平片所见折片进行比较,以便估计清创的彻底与否。对位于脑深部,特别是重要功能区的骨片或金属异物不必强求全部摘除,以免造成过多的脑组织废损。残留脑内的异物,如无症状,此后亦无须再行摘除。一般于脑内创道清创完毕时,脑压也多随之下降,脑搏动亦恢复正常。若清创后脑压不降,或有血液及挫碎组织经创道不断流出,则往往表示清创不够彻底,或另有反弹创道或血肿存在,应结合影像学发现,进一步认真探查,避免贻误。术毕,硬脑膜和头皮均严密缝合,颅骨缺损留待后期成形。单一创道的清创术:非贯通伤只有单一创道者,其方向和深度可以用射入口至金属异物的连线来测定。当创道较短且限于一侧半球时,可以通过射入口的进路,于创道清创的同时摘除金属异物。若非贯通伤较深,创道已达对侧或本侧对面皮质下时,脑组织损伤严重且异物所在侧容易伴发硬膜下及脑内血肿。这种情况下应该先经射入口进路行本侧创道清创,再经对侧金属异物所在处行清创摘除异物、排除血肿(图19-4-1)。

复杂创道的清创术:非贯通伤有多个复杂创道者,均系飞射物在颅腔内壁上反弹而致,多数呈V形,偶尔有两次反弹的N形创道,这种情况术前不易做出创道的准确定位,须借助于CT扫描检查先行分析和估计,然后决定手术方案:其一,只作主要创道清创,即经射入口行损伤较重的原发弹道清创,而由反弹所造成的继发弹道及金属异物暂不处理,留待观察。后者损伤往往较轻,飞射物常停留在深部脑实质内或位于大脑镰、天幕附近,手术探查势必造成新的损伤,故除非有其他继发性损害需另行剖颅者外,一般不必急于摘出异物(图19-4-2)。

其二,是主要创造和反跳创道分别清创,即先经射入口作原发弹道的清创,然后于反弹的继发弹道侧剖入清创。此法常用于反弹创道侧损伤严重、糜烂组织及异物较多且伴有继发血肿或并发脑室穿通伤时对复杂创道清创的秩序,应以损伤较重的创道或合并血肿侧为先。手术方法则宜采用颅骨钻孔探查再扩大为骨窗开颅为佳(图19-4-3)。

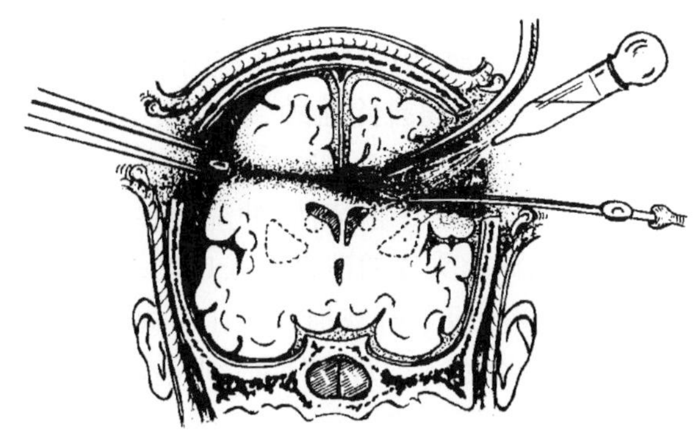

图19-4-1 颅脑非贯通伤清创示意图之一
(入口清创出口取弹头)

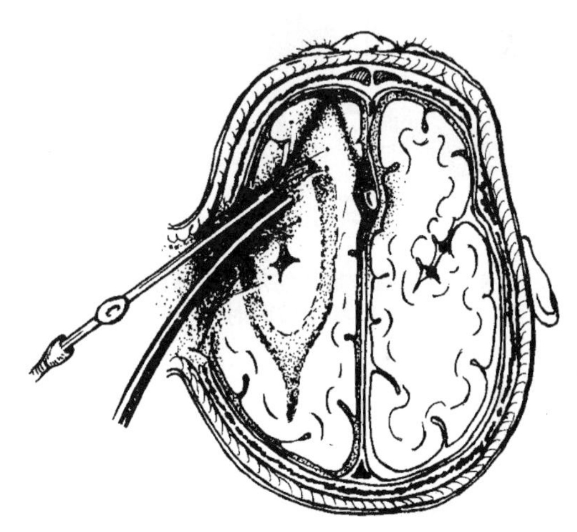

图19-4-2 颅脑非贯通伤清创示意图之二
(入口清创弹头不处理)

3)贯通伤的清创术:贯通伤几乎均系高速枪伤所致,子弹穿过颅腔已飞逝。通过射入口至射出口的连线,即代表弹道的行径,据此可以估计脑内结构受损的情况。这类损伤往往严重,出口端尤甚于入口端,创道内多有碎骨片残留,半数以上合并颅内血肿,约32%伴有脑室穿通伤或静脉窦损伤。其手术死亡率为18.2%,伤残率高达50%,故早期彻底的清创处理殊为重要。具体手术方案,应依伤情、出入口部位及有无继发血肿而定。其一,是出口侧及入口侧先后分别清创,适用于射入口和射出口距较远的贯通伤。一般先行出口端清创或按有无脑受压为序(图 19-4-4)。其二,是连通出入口同时清创,适用于出入口相近位于一侧半球或双额贯通伤,尤其是伴有广泛硬脑膜下血肿者,将出入口之间头皮呈弧形或冠状切开,同时暴露弹道两端,予以清创处理(图 19-4-5)。其三,是出入口两端分组清创,适用于出入口各在一侧半球,病情危急,出现双侧脑疝征象时,为争取时间,应迅速分两组同时施行清创术,快速排除血肿,缓解颅压,力挽伤员生命。

清创方法:应在严格清洁、冲洗的基础上进行清创,由浅入深。头皮的清创在入口端多无困难,而出口端头皮创口常有缺损且往往不规则。清创时应考虑到缝合有无困难,必要时须按头皮整形原则,做好修复缺损的设计,以免影响伤口缝合而导致感染及(或)脑脊液漏。颅骨清创的范围不宜过宽,但必须显露硬脑膜破损区,以便于硬脑膜的修补。对陷入静脉窦的骨折片,切勿随意摘出,应先做好输血、吸引及止血准备工作,以防突发出血,措手不及。硬脑膜几乎都有不同程度的破损,尤以出口侧为著,常须取材创周附近的骨膜、颞肌筋膜或帽状腱膜,加以修补,要求作到严密缝合,以避免术后脑脊液漏的发生。脑内创道的清创应自出入口两端,自外向内循弹道方向,在直视下边冲洗、边吸引,将挫碎的组织、血凝块、碎骨片及异物等悉数彻底清除,但对创道周壁的清创范围不宜过宽,以免加重神经机能缺损。若创道穿通脑室时,必须按脑室穿通伤的原则施行清创,并常规放置脑室引流管,经头皮刺孔导出颅外,作为术后引流及给药途径。

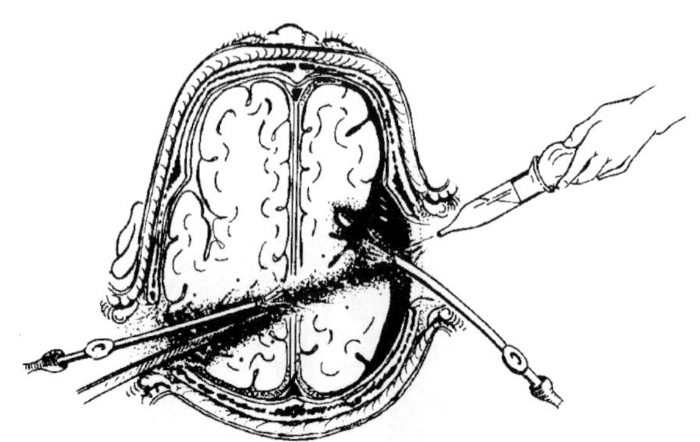

图19-4-3 颅脑非贯通伤清创示意图之三
(入口和出口同时清创)

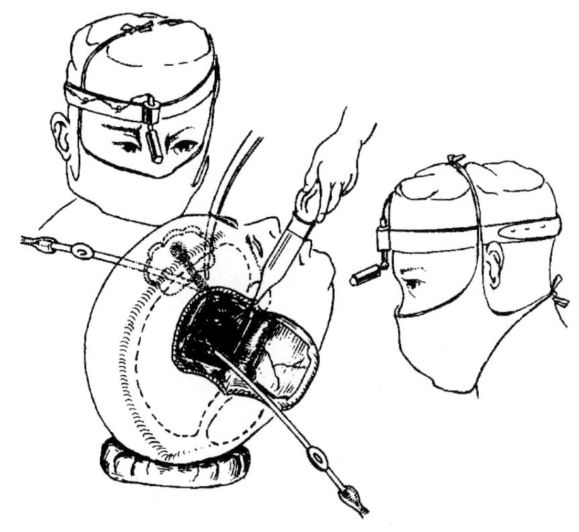

图19-4-4 颅脑穿通伤清创示意图之一
(入口和出口同时清创)

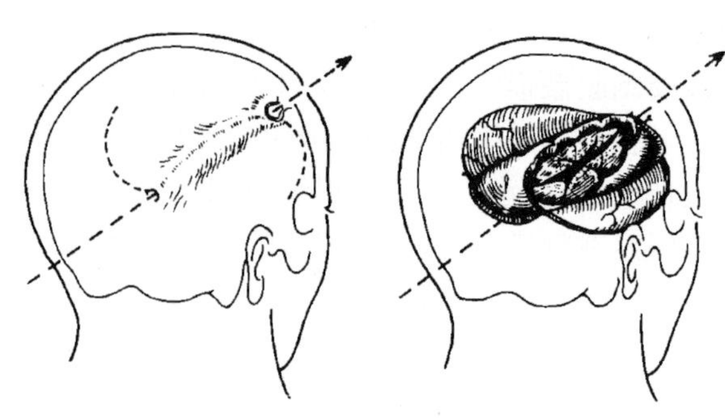

图19-4-5 颅脑穿通伤清创示意图之二
(出入口相近时一侧同时清创)

4)脑室穿通伤:颅脑贯通伤伴发颅内血肿的机会亦较多,占 59.1%,最常见的是创道内血肿,其次是硬膜下,偶尔有硬膜外血肿,且均以出口侧居多,入口侧血肿仅占 9.0%。因此,在清创过程中应警惕有无颅内血肿。若创道已经彻底清创,但颅内压仍高,脑搏动不明显,且弹道腔隙逐渐变小,则常提示有血肿残存。

(2)特殊类型颅脑火器伤清创术

1)静脉窦损伤:静脉窦损伤的手术处理原则,是控制出血、避免气栓及恢复窦腔。在处理这类损伤时,切勿急于探查静脉窦损伤区,应首先做好手术野的显露,将破裂的静脉窦两端暴露出来,并做好一切止血及输血的准备工作。先适当抬高床头,然后揭除受损窦壁上的骨片、血块或临时止血材料,随即用吸引器吸住出血点,迅速察看破口状况,弄清情况后用指压控制出血,根据静脉窦破损具体情况选用适当修补方法：①短小裂伤，可用肌片或明胶海绵贴附于裂口上，轻压片刻即可止血，然后行8字缝合，固定止血材料，以免松动。②线形撕裂伤，宜采用缝合法，即以细丝线将裂口对位间断缝合。方法是用脑压板平压在裂口上或于受损窦的远近两端加压控制出血，继而边退边缝，至最后2～3针时暂不打结，以便排放部分血液冲出腔内血块，然后再予作结。③窦壁缺损伤：系指静脉窦破口不规则并有缺损时，无法直接缝合，以肌肉或明胶海绵覆盖又有陷入窦腔造成栓塞之虞，故须采用翻转附近硬脑膜外层掩盖缝合，或以骨膜、筋膜片修补破孔的方法，整复窦壁。④窦横断伤：即窦已断裂为两段，处理极为困难，若属非主要静脉窦则可予以结扎，但设若是上矢状窦中、后段，右侧横窦或乙状窦，则需予以吻合或修复，以重建窦腔血流。通常可采用大隐静脉、硬脑膜、大脑镰、小脑幕或人工血管材料施行静脉窦成形术。术中应适当抬高床头，窦两端暂时断流，注意防止气栓，必要时须在远近端窦腔放置暂时分流管，保持窦内血液流畅，以免急性脑膨出。于吻合完毕时最后几针不作结，待拔出分流管、排出血凝块之后再打结。术后应加强抗生素治疗，密切注意有无静脉窦血栓形成，必要时应进行预防性抗凝治疗。

2）脑室穿通伤：清创时要求有良好的深部照明，在直视下经创道进入脑室。轻巧地吸除脑室内积血、异物及挫碎组织，直到清亮脑脊液流出为止，但切勿损伤脑室壁或脉络丛，否则可致新的出血。对脑室深部的清创，不可盲目强力吸引，应选用8号橡胶管徐徐放入脑室深处，然后用含庆大霉素（2万～4万u/100ml的生理盐水），将挫碎组织和血块冲出，再加以清除。必要时，亦可经对侧脑室穿刺冲洗。遇有活跃出血时，应妥善电凝止血，最好不用明胶，以免增加感染机会。术毕，留置脑室引流管经头皮刺孔导至颅外，以备术后引流脑脊液和给药之用。若一旦发生脑室炎时，可以选用丁胺卡那霉素（20～30mg/30～40ml生理盐水）、多粘菌素B（5万u/10～15ml生理盐水）或庆大霉素（2万u/10～15ml生理盐水），作脑室内注药每日1～2次，夹管1h，再放开引流，控制脑室内感染。

3）颅面颌伤：由于枪弹或弹片是经过具有较大污染性的面颌部生理腔道穿入颅内，因此，易致颅内继发感染，同时，无论是经眼眶、鼻副窦或是经耳颞部的火器伤，均伤及颅底，常使硬脑膜严重破损，发生脑脊液漏的机会较多，也是导致颅内感染的因素。处理这类火器伤的原则是：尽早在有关专科，如五官、颌面或眼科医师的协作下，共同完成一次性彻底清创术；颅底硬脑膜必须严密修复，妥善止血；对断裂的颅神经，除嗅、视神经之外，在条件允许的情况下，应予吻合；强力抗菌治疗。

清创方法：采用气管内插管麻醉，以防鼻咽部血液、脑脊液和分泌物吸入气道引起窒息。对眼眶、鼻及面部射入的火器伤，多采用双侧或单侧额部骨瓣开颅，先经颅前窝行颅内的清创，摘除眶顶、额窦或筛窦区的碎骨片，清除挫碎脑组织，认真修复前窝底的硬脑膜。对已开放的鼻副窦应刮去黏膜，扩大窦孔，放置通向鼻腔的引流。若眼球已破裂，宜行眼球摘除术，当颅内清创完毕后，于双侧颈静脉加压，观察有无脑脊液漏，以确定硬脑膜的修复是否严密，有渗漏时应再行加同，务求完善，以防术后脑脊液漏。

对耳颞部伤，包括经颞凹、颧颞、耳岩部射入的火器伤，因为颅中窝及颞叶底部的损伤常致中窝血肿、颞叶挫裂伤及水肿，较易早期出现颞叶钩回疝，应予警惕。由于岩骨受损，除引起局部硬膜严重破损之外，常致内耳、耳道及乳突气房开放，不但容易导入感染而耳常有气颅和脑脊液漏发生。耳颞部火器伤除部分直接经侧方射入者外，多数是经面颌部和颧部进入颅中凹，故一般多采用额颞部骨瓣开颅，先行颅内的清创，清除颅中窝的骨碎片和废损组织之后，利用颞肌筋膜认真修复中颅窝底的硬脑膜。如有中颅窝血肿或钩回疝时，应排除血肿，或行受损颞叶的部分切除减压，解除脑疝。必要时可行小脑幕切开，脑基底池引流，经头皮刺孔导出。对已敞开的中耳腔、乳突气房可用颞肌填塞或骨蜡封闭。术中证实的颅神经损伤，应予以吻合。

最后，当颅内清创已完成，硬脑膜严密修复，开颅伤口亦缝合后，再经原射入口，施行局部清创、缝合，但切勿损坏已修复的硬脑膜，皮下置引流24～48h。

4）颅后窝伤：颅后窝火器伤由于代偿空间甚小，较易引起小脑扁桃体疝，故宜及时施行清创、早期减压，不可观望、犹豫，稍一迟疑，往往失去挽救的时机。

清创方法：一般多采用枕后正中直切口或旁正中切1∶3，分离枕下肌肉时切记不可盲目用力推压,以免将碎骨片推入或将器械插入小脑内。为了充分暴露和减压,除将枕骨鳞部咬除之外,还应切除枕骨大孔后缘及环椎后弓约 2cm 左右。硬脑膜作丫形切开,小心清除废损组织、骨碎片及异物。如并发颅后窝血肿,亦应彻底清除、妥善止血。细心冲洗枕下池及桥小脑角池,并探查四脑室有无残留的血凝块,以免术后发生梗阻、粘连。清创完成后,将硬脑膜敞开与枕后肌肉作减张缝合,创腔置引流管经头皮刺孔引出。射入口认真清创后分层缝合,然后严密缝合肌肉、皮下及皮肤,切口皮下不放引流。

5)霰弹伤:霰弹为散粒弹丸,其伤势与伤距远近、弹丸多少及击中部位有密切关系,这类火器伤的处理,可根据上述致伤因素的不同而分为 3 种治疗方案。

姑息治疗:凡属伤距较远、弹丸分散、颅内弹丸数目较少(<10 粒)、脑损伤较轻者。治疗以防止颅内外感染为主,创口局部清洁、消毒、包扎(或暴露),同时辅以适当的脱水治疗和抗癫痫药物;若颅内弹丸较多,病人出现颅内高压症状,经影像学检查排除颅内继发血肿时,多系脑水肿所致,可采用脱水、抗菌及激素治疗,一般 3 ~ 5d 即有明显缓解,如果情况无好转则应考虑颅内感染或出血,应及时复查 CT。

姑息加手术治疗:对中距离霰弹伤,因弹丸射入口相对集中,间距较近,头皮损伤亦较重,且有时是通过面颌入颅,射入口局部感染的机会较多,所幸霰弹通过枪镗时温度较高,有一定灭菌作用,故颅内感染反而较少。因此,应重点对射入区创口施行清创处理,即清洁、消毒、摘除浅层的异物并清除失去活力的组织。若有较大的裂伤可予以全层缝合,对 0.5cm 以下的小伤口,可旷置更换敷料或暴露待其结痂。当颅内并发血肿时,则应避开呈蜂窝状的头皮射入区,另选头皮完好的部位,作直的或 S 形的切口,行钻孔扩大为骨窗开颅清除血肿,以减少颅内感染。

手术治疗:针对伤距很近(<3m),霰弹集中,头皮、颅骨、硬脑膜及脑组织损伤严重,颅内碎骨片、金属弹丸亦较密集,有或无继发血肿的伤员,应及时行颅内外清创及颅骨切除减压。手术以弹道的中心部分为重点,进行清创,尽量清除糜烂、挫碎的组织、碎骨片及金属异物。对深部或进入重要功能区的散在弹丸不必强求悉数摘出,以免加重神经废损。若损伤集中于某一脑叶之内时,在适当的范围内,可行部分、大部分脑叶切除,硬脑膜的破损应严密修补,头皮缺损宜行转移或滑行瓣修复,颅骨缺损则留待后期成形。术后处理同前。

19.4.3 颅脑火器伤并发症的外科治疗

颅脑火器伤的并发症与一般开放性颅脑损伤雷同,大多为急性期清创处理欠妥所致,其中,有一些可能成为晚期死亡的主要原因,因此,提高早期手术处理的水平是预防和减少并发症的重要保证。现将颅脑火器伤后常见的颅内异物残留和外伤性动脉瘤,分述如下。其他有关脑蕈、脑脓肿、颅骨骨髓炎及癫痫等并发症请参阅颅脑损伤并发症和后遗症章。

(1)颅内异物残留

颅脑火器伤后有颅内异物残留的机会较一般为多,常见有骨片及金属弹头或弹片,有的是因为早期清创不彻底而残留,以骨碎片为多;有的则可能是由于异物所在部位深在或伤员当时情况欠佳而弃置颅内,以金属异物为主。一般认为脑脓肿的发生与颅内异物有关,特别是碎骨片较金属异物更易引起感染。因此,当发现颅内有碎骨片残留时,大都考虑再次手术予以摘除,并行局部的进一步清创,以减少继发感染的机会。但一些细小的远离创道进入脑实质深处的碎骨片,并不一定都会引起感染,在决定是否摘除的指征上应慎加考虑,没有必要冒着加重神经机能缺损的危险,而试图摘除一个并无感染征象的骨片。Brandvold 等(1990)曾追踪 22 例颅内骨片残留的伤员,历时 5 年零 9 个月亦未发现感染或癫痫。金属异物引起颅内感染的机会不多,可为 10% ~ 13%,尤其是小于 1cm 直径的弹头,很少导致感染。因此,摘除金属异物的指征应为,大于 1 ~ 1.5cm 以上的不规则弹片;位于非功能区、易于摘出、手术创伤及危险较小;导致颅内感染者;或引起顽固性癫痫、外伤性动脉瘤或有严重临床症状难以控制时。

颅内异物定位:通常颅内异物均较固定,很少发生移动,不过,金属异物偶尔因重力的关系发生移位,特别是有一定重量而又光滑的子弹头。因此,在准备手术摘除之前,必须拍摄 X 线颅骨正侧位平片或行 CT 扫描检查,以便确切定位。对位于脑重要血管或结构附近的异物,尚应作脑血管造影检查,以估计手术的安全度。

定位方法：位于脑表面靠近颅骨内面的异物，可于所示异物处的头皮上贴一铅字，再行切线位照片，以确定异物的准确位置。对靠近颅腔内某一特定结构处的脑表面异物，如大脑镰、小脑幕、蝶骨嵴、岩骨嵴以及前、中、后窝底部，亦可按颅骨 X线标准正侧位片测出异物的准确坐标位置；或按 CT 扫描确定手术至异物的最近入路。若为脑实质内的异物则须依靠立体定向技术进行定位，尤其是小而深在的异物。术前定位准确与否是手术成败的关键，切不可在术中漫无目的地探寻。

异物摘出方法：根据异物的性质、大小、形态和位置而定，可以采用钻孔扩大骨窗或骨瓣开颅。在定位明确的前提下，对有磁感的金属异物如弹片，可以使用磁针或特制的磁棒(2 500 ~ 3 000 高斯/奥斯特的钴磁棒)，徒手或用立体定向技术将金属异物摘出。后者安全可靠，一次成功率高达 90.6%，但应注意，伤后 6 周以上的异物多有包膜形成，特别是紧靠颅底和硬脑膜时，包裹异物的瘢痕粘着同定，不易摘出。须先用绝缘长电极，电凝破坏包膜后，再将异物取出。困难较大时亦可在 X 线透视监视下进行异物摘出术。

对非磁感异物，如铅弹、铜弹头、不锈钢及碎骨片等，则须使用有齿异物钳徒手或通过立体定向仪摘出异物。术后常规行抗菌治疗并注射破伤风抗毒素。

(2)外伤性动脉瘤

外伤性颅内动脉瘤并不多见，如飞射物所致穿透性颅脑火器伤的特殊并发症。其原因是：当进入颅内的弹片或碎骨片动能较小时，遇到具有一定韧性脑动脉，虽无力使其断裂，但已造成血管壁的损伤。继而随着血流的不断冲击、动脉壁的薄弱部分逐渐膨出所致。亦有可能是动脉壁被刺破出血形成小血肿，随后演变为假性动脉瘤。因此，外伤性动脉瘤常与异物相邻，瘤壁为纤维性囊膜，腔内常有血栓形成或已机化，虽呈囊状，但搏动多不明显，偶尔有蒂与动脉主干相连。这类动脉瘤临床诊断困难，一般多在行影像学检查时偶然显示，或在摘取颅内异物术中意外发现。脑血管造影检查对动脉瘤有重要价值，术前必须详细了解该瘤与载瘤动脉的关系，有无瘤蒂及相邻异物等情况，然后选择适当的手术方案，再按动脉瘤一般手术原则加以处理。

(费舟　屈延　陈涛)

参考文献

[1] 王正国. 颅脑战创伤研究 [J]. 中华神经外科疾病研究杂志，2002，1(2)：97.

[2] 王忠诚. 神经外科学 [M]. 武汉：湖北科学技术出版社，1998：344-355.

[3] 蒋庆澄. 神经外科学 [M]. 天律：天津科学技术出版社，1991：164-174.

[4] 黎鳌. 现代创伤学[M]. 北京：人民卫生出版社，1996：359-386.

[5] 刘荫秋. 创伤弹道学[M]. 北京：人民军医出版社，1991：44-63.

[6] 江基尧，朱诚. 现代颅脑损伤学[M]. 上海：第二军医大学出版社，1999：301-314.

[7] 徐国政，马廉亭，秦尚振，等. 战时颅脑火器伤的一线救治[J]. 中国临床神经外科杂志，2001，6(1)：9.

[8] 高立达. 应重视急性脑外伤大骨瓣减压的并发症及手术适应证[J]. 四川医学，1993，14(11)：643.

[9] 刘伟国，段国升，罗毅，等. 不同能量弹丸致颅脑伤后生理病理研究[J]. 中华神经外科杂志，1998，14(1)：19.

[10] 章翔，易声禹，刘卫平，等. 火器性颅脑穿透伤的急救处理[J]. 中华神经外科杂志，1995，11(6)：355.

[11] 林秋泉，王宪荣，冯华，等. 火器性颅脑穿透伤 85 例报告[J]. 中华创伤杂志，1994，10(2)：80.

[12] 张捷，曾凡俊，胡威夷，等. 颅脑火器性伤的动物实验研究[J]. 中华创伤杂志，1994，10(5)：193.

[13] 黄恩庆，高立达. 颅脑霰弹伤[J]. 中华创伤杂志，1993，9(6)：350.

[14] 章翔，费舟，易声禹，等. 颅脑火器伤的急救措施[J]. 中华创伤杂志，1999，15(4)：2.

[15] 雷鹏，张玉，武戈. 24 例颅内滞留弹丸弹片的摘除[J]. 中华创伤杂志，2000，16(9)：576.

[16] Brandvold B，Levi L，Feinsod M et al. Penetrating craniocerebral injuries，the Israeli involvement in the Lebanese conflict，1982-1985 Analysis of a less aggressive surgical approach. J Neurosurg，1990，72(1)：15.

[17] Howard H，Merry E，Francis Lee，et al. Gunshot wounds to the head：perspective. Neurosurgery，1986，18(5)：689.

[18] Jamd M，Maurice I，Jeffrey A，et al. Missile injuries to the brain treated By simple wound closure：results of a protocol during the lebanse conflict. Neurosurgery，1991，29(2)：380

[19] Bizhan Aavabi. Causes of infections in penetrating head wounds in the Iran-Irag war. Nenrosurgery，1989，25(6)：923.

[20] Andrews BT，Mampalan TJ，Omsberg E，et al. Intraoperative ultrasound imaging of the entire brain through unilateral exploratory burr holes after severe head injury：Technical note. Surg Neuml，1990，33(4)：291.

[21] Bakay L，Glasauer FE. Head Injury，1st ed. Boston：Little，Brown and Company，1980：109 4275

[22] Becker DP，Miller JD，Young HF，et al Missile injuries of the skull and brain. In：Youmans JR，eds，Neurological Surgery，Vol. 4. Philadelphia：W.B. Saunders Company 1982：2055-2073.

[23] Chen TY, Wong CW, Chang CN, et al. The expectant treatment of asymptomatic supratentorial epidural hematomas. Neurosurgery, 1993, 32(2): 176.

[24] Cordohes F, Fuente MDL, Lohato RD, et al. Intraventricular hemorrhage in severe head injury. J Neurosurg, 1983, 58: 217.

[25] Ferhert A, Buchner H, Bruckmann H. Brain stem anditory evoked potentials and somatosensory evokes potentials in pontine heamorrhage: Correlations with clinical and CT findings. Brain, 1990, 113(1): 49.

[26] Fukamachi A, Nagaseki Y, Kohno K, et al. The incidencc and dovelopmental pnxess of dwlayed traumatic intracerebral hematomas. Acla Neurochir, 1985, 74 (1-2): 35.

[27] Halloran LG, Zfass AM, Gayle WE, et al. Prevention of acute gastrointestinal complications after severe head injury. Am J Surg, 1980, 139: 44.

[28] James D, Thomas S, Louis M, et al. The management of gunshot wounds to the face. J Trauma, 1992, 33(4): 508.

[29] Narayan RK, Enas GG, Choi S et al. Practical techniques for prediciting ontcome in severe head injury. In: Beckar DP, Gudeman SK. eds. Textbook of Head Injury. Philadelphia: W. B. Saunders 1989: 420-445.

[30] Parkinson D, Reddy V, Taylor J. Clssified epidural hematoma. Neurosurgery, 1980, 7: 171

[31] Phuenpathom N, Choomuang M, Ratanalert S. Outcome and outcome prediction in acute subdural hematoma. Surg Neurol, 1993, 40(1): 22.

[32] Siccardi D, Cavaliere R, Pau A, et al. Penetrating craniocer-ebral missile injuries in civilians: A retrospective analysis of 314 cases. Surg Neurol, 1991, 35(6): 455.

20. 颅脑损伤并发症和预后评估

20.1 脑脊液漏

颅脑创伤导致颅盖及颅底颅骨骨折，并使硬脑膜和蛛网膜破裂，以致脑脊液由脑膜及骨折裂缝经鼻腔、外耳道或开放伤口流出，使颅腔与外界交通，称为外伤性脑脊液漏，同时，空气亦能逆行逸入造成气颅。颅脑创伤后脑脊液漏是颅脑损伤的严重并发症，可导致颅内感染，其发生率为 0.25%～3.0%。

20.1.1 脑脊液漏的部位和类型

脑脊液漏好发于颅底骨折，颅前窝骨折常致鼻漏，颅中窝骨折多为耳漏。其原因可能因颅底骨质较薄、硬脑膜贴附紧密；颅前窝有筛板、筛窦、额窦及蝶窦与鼻腔相通；颅中窝有岩骨内含中耳鼓室，外接耳道内通耳咽管；颅底又邻近脑池，故而较易引起脑脊液漏。与此相反，在儿童由于颅骨较软、富于弹性，且鼻旁窦尚未发育完全，因此，儿童的外伤性脑脊液鼻漏发生率不足 1%。不过，小儿的鼓室、乳突气房发育较早，故脑脊液耳漏并不少见。另外，因颅脑穿透伤所引起的脑脊液伤口漏(皮漏)，常为早期清创处理不彻底，硬脑膜的修补不善所致，且较易发生在脑室穿通伤病人。

脑脊液漏发生的时间差异较大，多数于伤后立即出现或于数日内发生，系属急性期脑脊液漏；但也有少数病人迟至伤后几周或数月，甚至数年之后始出现，称为延迟性脑脊液漏。前者大多数在 1 周左右自行封闭愈合；后者一旦出现则常迁延不愈，时停时漏，往往导致颅内继发感染、反复发作性脑膜炎。延迟性脑脊液漏的发生可能与颅脑损伤后创口局部出血、脑组织水肿，暂时将硬脑膜破孔封堵有关。待血凝块溶解、吸收，脑水肿消退之后，又可因某些突然升高颅压的因素，如用力、咳嗽、喷嚏等而使薄弱的裂口发生漏液。所幸，这类病人并发脑膜炎的死亡率较一般脑膜炎病人明显为低，估计与脑脊液漏的引流作用有关。

20.1.2 症状与体征

脑脊液鼻漏多见于前颅凹骨折，也可见于中颅窝骨折，发生率高达39%。急性病人伤后常有血性液体自鼻腔溢出、眼眶皮下瘀血（俗称“熊猫眼征”）、眼结合膜下出血，可伴有嗅觉丧失或减退，偶尔亦有伤及视神经或动眼神经者。延迟性脑脊液鼻漏则往往于颅前窝骨折后长短不一的期间，由于突然咳嗽、用力引起颅内压骤然增高时，使脑膜破孔开裂，漏出液体为清亮的脑脊液。一般在病人起坐、垂头时漏液增加，平卧时停止，因为仰卧位时液体流向鼻后孔而下咽，或积于蝶窦及其他鼻旁窦腔内，坐起后，漏液自位于蝶窦前部的开口流出，故这类病人清晨起床时溢液较多。

脑脊液耳漏常为颅中窝颞骨岩部和乳突骨折累及鼓室所致，因岩骨位于颅中、后窝交界处，无论岩骨的中窝部分或后窝部分骨折，只要伤及中耳腔，则皆可有血性脑脊液进入鼓室；若有耳鼓膜破裂，溢液可经外耳道流出，如果鼓膜完整，脑脊液则可经耳咽管流向咽部，甚至由鼻后孔返流到鼻腔再自鼻孔溢出，酷似前窝骨折所致之鼻漏，较易误诊，应予注意。岩骨骨折后常有面神经及听神经损伤，其发生率各为19.8%及31.4%，偶尔可致外展神经或三叉神经损伤。此外，耳后乳突区迟发性皮下瘀斑(Battle 征)亦为颞岩部骨折常见的体征。

脑脊液伤口漏(皮漏)几乎均为开放性颅脑损伤初期处理不当所致，多见于火器性脑穿透伤，因为硬脑膜修复欠妥或因创口感染愈合不良而引起。若脑脊液漏直接来自脑室穿通伤时，常有大量脑脊液流失，不仅全身情况低下，往往导致严重脑膜炎及脑炎，合并水、电解质、酸碱失衡。

20.1.3 诊断与治疗

（1）诊断

脑脊液漏的诊断首先是确定溢液的性质，脑脊液为水样，含糖量较高，当葡萄糖含量大于30mg/dl时，高度提示为脑脊液。有时漏出液混有血液，生化测定难于确诊，故可采用红细胞计数法来判定。不过确切的诊断仍须依靠特殊检查方法：蛋白电泳联合对碘氧基苯甲醚免疫固定转铁蛋白有助于鉴别脑脊液。如条件不许可，也可采用简单实用的方法：用一块干纱布，接数滴漏出液，如果含有脑脊液，在血迹外围可有浅淡色液体晕。颅骨X线平片可以了解有无跨过鼻副窦或岩骨的骨折；CT扫描有助于发现有无气颅，并通过窗位调节观察颅底骨折；放射性核素脑池造影，可采用 ^{131}I 标记的人血清白蛋白（HISA）经腰穿注入蛛网膜下腔观察脑脊液漏出的位置。还可采用水溶性造影剂甲泛葡胺（Metrizamide）注入蛛网膜下腔，在透视下调节病人体位，使造影剂进入脑底部脑池，然后行颅底的薄层CT扫描以显示漏孔部位。应用螺旋CT三维成像可清楚显示颅骨骨折线，常用于急性期手术定位。

（2）治疗

因颅底骨折而引起的急性脑脊液鼻漏或耳漏，约有80%在伤后1周内自行停止，只有脑脊液漏经保守治疗持续2周以上不愈者，始考虑手术治疗。但脑脊液切口漏已经发现，应立即采取措施处理。

1）非手术治疗：一般均采用头高30度卧向患侧，使脑组织沉落在漏孔处，以利于贴附愈合。同时应清洁鼻腔或耳道，避免擤鼻、咳嗽及用力屏气，保持大便通畅，限制液体入量，适当应用减少脑脊液分泌的药物，如醋氮酰胺（Acetazolamide，Diamox）或采用甘露醇脱水，必要时亦可行腰穿引流脑脊液，以减少或停止漏液，利于漏孔愈合，但是需要指出的是：持续腰穿引流可能导致脑脊液回流及病原体进入颅内，增加感染，故临床上慎用，并可考虑给予预防性抗生素应用。大约有80%以上的脑脊液鼻漏和耳漏病人，经过1～2周的保守治疗而获愈。

2）手术治疗：需行手术治疗的外伤性脑脊液漏仅占2.4%，只有在漏孔经久不愈（3个月以上）或自愈后多次复发时才需行脑脊液漏修补术。①脑脊液鼻漏修补术：术前必须认真对漏孔定位（方法如上述），确定漏口位置之后，可行患侧或双侧额部骨瓣开颅。首先应通过硬脑膜外探查，按术前推测的部位将硬膜自额窦后壁、眶顶、蝶嵴或筛板区小心分离。凡漏孔所在处常可见硬脑膜增厚并陷入骨折缝中，应尽量靠近颅骨分离、剔下漏孔，勿使漏孔扩大。颅骨破孔处的软组织电灼后推入骨缝内，如为窦壁则推入窦腔，再用骨蜡或医用凝胶封闭颅骨裂口。然后，严密缝合或修补硬脑膜上的破孔。通常多用颞肌筋膜、骨膜或帽状腱膜作为修补片，缝合务求严密完善。若漏口较大或经硬脑膜外有困难时，即可瓣状切开硬脑膜，抬起额叶底部经硬脑膜下直接探查前颅窝底部的漏口。通常漏孔多位于筛板区、额窦后壁、鞍内或鞍旁，偶尔也可能发生在过度气化的蝶骨大翼部。有漏孔的地方，蛛网膜与脑组织往往突向患处，局部有粘连及胶质增生，有时还可见到炎性肉芽组织，甚至有脓肿形成。在良好隔离的情况下，先将黏附在漏孔处的脑组织分离、抬起，再将漏口部炎性组织刮净、电凝止血。漏孔不大的可以用肌肉片蘸医用胶填堵，其上再用手术区可利用的硬脑膜、脑镰、骨膜、颞肌筋膜或帽状腱膜，平铺在漏口上，然后严密缝合或用医用胶贴牢、压紧。若颅底骨缺损较大，则常须经硬膜内、外探查，根据发现决定修补硬脑膜破口及颅骨缺损的手术方法。一般多采用组织片铺盖粘合硬脑膜内面破口，再以较大的带蒂颞肌及筋膜瓣于硬脑膜外面修补，以提高成功率。然后将医用凝胶与骨屑或肌肉碎块混合，填堵骨缺损处。若颅骨缺损与鼻旁窦相通，则应先刮除窦内黏膜，再用肌肉块填塞窦腔，然后粘堵骨孔，严密缝合伤口各层，不放引流，术后应降低颅内压并强力抗菌治疗。常用的医用胶有氰基丙烯酸异丁酯(isobutylcyanoacrylate，IBC)、氰基丙烯酸甲酯(Methyl 2-cyanoacrylate)等。②脑脊液耳漏修补术：术前必须查明耳漏的具体部位，由颅中窝骨折累及鼓室盖，使脑脊液直接进入中耳腔经破裂耳鼓膜流至外耳道，属迷路外耳漏；因颅后窝骨折累及迷路，使蛛网膜下腔与中耳腔交通者，属迷路内耳漏。两者手术入路不同。采用颞枕骨瓣开颅可修补颅中窝耳漏，以外耳乳突为中心作颞部弧形皮瓣，骨瓣基底尽量靠近颅中窝。先经硬膜外循岩骨前面探查鼓室盖区有无漏孔。若属阴性即应改经硬脑膜下探查，切勿过多向颅中窝内侧分离，以免损伤岩大浅神经、三叉神经、脑膜中动脉及海绵窦。发现漏孔后，封堵及修补方法已如上述。若属岩骨后面骨折，此入路尚可兼顾颅后窝，即沿岩骨嵴后缘切开天幕，注意勿损伤岩上窦及乙状窦。将天幕翻开即可探查岩骨后面的漏孔，其位置多在内听道稍外侧，局部常有小脑组织及蛛网膜突入，较易识别。此处漏孔较难缝补，一般均以肌肉或筋膜片蘸医用胶粘堵，其上再加带蒂肌肉覆盖固定。术毕严密缝合头皮各层，不放引流。术后应降低颅内压，并强力抗菌治疗。另外，对迷路内耳漏亦可经枕下入路进行岩骨后面漏孔的修补。③脑脊液伤口漏(皮漏)：首先应认真进行非手术治疗，大力控制感染，同时在距伤口漏以外(>6cm)头皮完好处行脑室穿刺、或行对侧脑室穿刺持续引流，或经腰穿置管引流脑脊液，调节引流量至漏口停止溢液为度，不宜过多。伤口漏处如无急性炎症，可剪除皮缘坏死部分，然后全层缝合。若有急性炎症，应清除脓液和腐朽组织，清洁消毒，继续更换敷料，促使肉芽组织健康生长，待急性炎症控制后再行次期缝合或于肉芽面上种子植皮消灭创面，封闭漏口。

20.2 颈内动脉海绵窦瘘

外伤性颈内动脉海绵窦瘘 (carotid cavernous fistula)是指位于海绵窦内的颈内动脉或其分支，因外伤破裂直接与静脉交通，形成动、静脉瘘，其原因常为颅底骨折而致，在颅脑损伤中的发生率约为2.5%。由于颈内动脉海绵窦段被其出入口处的硬脑膜牢牢固定，故当骨折线横过颅中窝或穿行至鞍旁时，即可撕破该段动脉或其分支。有时亦可因骨折碎片、穿透伤或飞射物直接损伤而造成。据统计75%以上的颈内动脉海绵窦瘘均为外伤所致。受损的动脉或当即破裂或延迟破裂，故伤后至动、静脉瘘症状出现的时间不一，急性者立刻出现，迟发者数日、数周不等，常有无症状的间歇期而后发病。

20.2.1 症状与体征

颈内动脉一旦破入海绵窦内，不仅因受损动脉的血液直接流入静脉系统形成短路循环，引起所有汇入海绵窦的静脉怒张，而且由于瘘口的盗血，使颈内动脉所属各支血液逆流，造成有关的脑域缺血，严重时可出现脑机能损害和颅内压增高，甚至因动静脉瘘大量分流而致代偿性心脏扩大。有时出血经颅底骨折缝流入蝶窦，可引起致命的大量鼻衄。若出血进入蛛网膜下腔，则将导致急性颅内高压，终因脑疝而死亡。

典型的颈内动脉海绵窦首发症状，主要由以下几个方面：①搏动性突眼：由于眼静脉、蝶顶窦、外侧裂及基底静脉回流受阻，伤后24h之内，即有患侧眼球结合膜充血水肿、外翻眼球前突并伴有与心律一致的搏动，额颞头皮静脉怒张。②震颤与杂音：病人可自己听到的连续性杂音，随心脏的收缩而增强，触诊眼球有震颤，听诊于眼球、额眶部及颞部可闻吹风样杂音及猫喘样震颤，二者与脉搏一致，杂音显著可使患者失眠压迫同侧颈总动脉可使杂音减弱或消失。③视力障碍：因眼静脉压升高，视网膜水肿、出血，视盘水肿，或因扩大的海绵窦压迫视神经而发生原发性视神经萎缩，造成视力障碍。④海绵窦与眶上裂综合征：约有70%的病人眼球运动受限，特别是展神经和动眼神经的受累，可引起复视，严重时可导致结合膜炎角膜溃疡、眼球受压青光眼及视神经萎缩，甚至失明；偶尔病人有三叉神经眼支症状，如患侧额颞、眶部疼痛或前额皮肤感觉障碍及角膜反射减弱。此外，尚有部分病人可因海绵窦两侧血流交通而有出现双侧眼部的症状和体征。

20.2.2 诊断与治疗

（1）诊断

外伤性颈内动脉海绵窦瘘的诊断较易，但对瘘口类型和部位的确定却不简单，从治疗的角度看，诊断的目的和要求还应包括瘘口的部位、大小、盗血程度、瘘口供血来源、脑底动脉环（Willis环）情况及静脉引流方向等，便于选择适当的治疗方法。因此，常须采用股动脉插管行全脑选择性血管造影，除了对患侧颈内、颈外动脉造影之外，还要在压迫患侧颈动脉，暂时阻断血流的情况下，拍摄对侧颈内动脉和椎动脉造影像。通常在患侧颈内动脉造影像上，只见海绵窦内一团造影剂阴影，远端脑血管充盈较差，瘘口的确切部位难以确定。采用椎动脉造影同时压迫患侧颈动脉，使造影剂由后交通支逆行经颈内动脉海绵窦瘘口溢出，则往往清晰可见；同时行健侧颈内动脉造影也可了解Willis环是否完整，估计脑动脉代偿情况，有助于判断患侧颈内动脉血流是否可以中断。另外，通过选择性颈外动脉造影能显示有无颈内动脉的分支与海绵窦底部脑膜中动脉、脑膜副动脉及咽升动脉相吻合，形成颈外动脉供血。Parkinson（1967）曾将外伤性颈内动脉海绵窦瘘分为两类：其一，为海绵窦段颈内动脉本身破裂所致；其二，为海绵窦段颈内动脉的分支断裂所引起。后者采用单纯球囊栓塞常难以奏效。

（2）治疗

外伤性颈内动脉海绵窦瘘自愈机会不多，仅有5%～10%，偶尔可通过压迫患侧颈动脉试验（Mata Test）减少瘘口血流促其愈合而获成功。绝大多数都须采用手术治疗，手术的目的在于恢复海绵窦的正常生理状态，解除所属静脉系统的压力，使突出的眼球得以回复，挽救视力，消除杂音，防止脑缺血。目前公认，经Seldinger技术，血管内球囊栓塞技术是治疗外伤性颈内动脉海绵窦瘘的首选方法，治愈率高达90%以上，世界范围内约98%的创伤性颈动脉海绵窦瘘采用该技术进行治疗。在不具备球囊栓塞条件的单位，也可采用肌栓系线法（放风筝法），至于如颈动脉结扎术、颈内动脉海绵窦瘘孤立术等，因技术过于复杂或手术并发症多，目前已少采用。

1）经股动脉球囊栓塞法：最常用，通过股动脉逆行插管，在X线透视下将特制的导引导管插入患侧颈内动脉，然后选择合适的可脱性球囊导管，经导引导管插至瘘口部位，注射少量造影剂使球囊呈半充盈状态，以便血流将球囊冲出瘘口。当确认球囊位于海绵窦内之后，用等渗碘水造影剂缓缓充满球囊至杂音消失、海绵窦不复显影而颈内动脉血流保持通畅时止，最后轻轻持续牵拉球囊显微导管，使球囊自动与Teflon导管分离，滞留于海绵窦内。术毕，退出导管，穿刺处压迫10～20min以防局部血肿形成。

2）经静脉途径栓塞瘘口：经动脉栓塞未能成功，瘘口仍有逆行充盈，而不能再用动脉途径栓塞时，也可经静脉途径栓塞瘘口，采用Seldinger技术，球囊导管→股静脉→颈内静脉→岩下窦→海绵窦；也可经对侧颈内静脉→岩下窦→海绵窦→海绵间窦→患侧海绵窦。栓塞时导管要到达海绵窦瘘口远端，选用游离或可脱式微弹簧圈紧密栓塞。近年来有人报道经股静脉→面静脉→眼上静脉→海绵窦，用球囊成功栓塞颈内动脉海绵窦瘘。

3）肌栓系线法（放风筝法）：即经颈部暴露颈内动脉，在暂时阻断颈总、颈内及颈外动脉的情况下，于颈外动脉起端处作小切口，用尼龙单丝缚住稍小于颈内动脉横径肌肉栓，并夹一银夹作标记，用剥离子推入颈内动脉，然后夹闭颈外动脉切口之近心端，开放颈总和颈内动脉，在尼龙丝的控制下，用X线透视调整肌栓冲至瘘孔区的位置，直至满意为止，然后将尼龙丝固定在血管外的软组织上，如常缝合颈外动脉切口及颈部切口。

20.3 颅神经损伤

颅神经损伤多系颅底骨折所致,或因脑干损伤累及颅神经核,或继发于颅内高压、脑膜炎及血供障碍,偶因手术误伤而引起。12 对颅神经可不同程度单根或多根受损,发生频率依次为嗅神经、动眼神经、视神经、面神经、外展神经、听神经、舌咽神经、迷走神经、副神经等。由于颅脑损伤病人早期常有意识改变,对颅神经的检查往往有困难,除表现有明显体征的颅神经之外,需要病人充分合作才能及时发现颅神经损伤,故常有失误,不过,关键在于临床医生是否考虑到颅神经损伤的问题,而着意进行观察和检查。漏诊往往由于粗心大意,症状显著的颅神经损伤几乎都是在通过颅底孔道出颅的部位受到损伤,可因骨折直接造成神经断裂或因牵拉、挫伤,有时是该颅神经的血供受损引起。近些年来,随着 3D-CISS(three- dimensional constructive interference in steady-state)序列技术等影像学技术的快速发展和血管、神经减压术术式的日益精湛,创伤性颅神经的诊断治疗水平正逐渐完善。

20.3.1 嗅神经损伤

头外伤病人伴嗅神经损伤者为 3%~10%,半数以上的嗅神经损伤都是额部直接暴力所致,嗅神经丝在穿过筛板处被撕脱,且多同时伴有鼻旁窦骨折。约有 1/3 的病人系由枕部受力所引起的对冲性额叶底部挫裂伤所致。伤后随即出现一侧或双侧嗅觉减退或丧失,并常伴有脑脊液鼻漏。若为部分嗅觉障碍,日后可有不同程度的好转,于恢复之前常出现异常嗅觉,比如烧焦的气味。若系双侧完全嗅觉丧失,持续两个月以上,则常难恢复,亦无治疗良方。嗅觉障碍对不同职业的病人其感受各异,有的病人十分敏感,但多数患者并不在意,往往于头外伤后期康复阶段始偶然发现嗅觉障碍,因为味觉完好,故易于适应而习惯用舌辨别“味”了。

20.3.2 视神经损伤

闭合性颅脑损伤伴视神经损伤的发生率为 0.5%~4%,且大多为单侧受损,常因额部或额颞部的损伤所引起,特别是眶外上缘的直接暴力,往往伴有颅前窝及(或)颅中窝骨折。视神经损伤的部位,可以在眶内或视神经骨管段,亦可在颅内段或视交叉部。当眼眶附近着力,使眼球后极与视神经之间发生急剧扭转时,可致视神经前端撕伤;因眶顶或蝶骨小翼骨折累及视神经管时,由于骨管破裂变形或骨片嵌刺,较易造成该段视神经的挫伤、撕裂伤、嵌压、缺血,甚至坏死:若颅骨着力时前后径压缩,横径增大,可致蝶鳞骨折而累及视交叉,或将来自前交通动脉的视交叉营养动脉撕裂而产生继发性损害。凡属直接的原发性视神经损伤,病人伤后立即出现视力障碍,表现为失明或视敏度下降,眼球常完好无损。瞳孔直接光反应消失,但间接光反应正常,说明动眼神经机能存在,仅视觉通路受损。单侧视神经受损,只有单眼视力障碍,如视交叉部损伤则为双侧视力受损,典型的表现是双颞侧偏盲和黄斑分裂,或一眼全盲,一眼颞侧偏盲,重者双目失明。后者多同时伴有垂体柄及(或)丘脑下部损伤,病情往往重笃。偶尔亦有因蝶窦骨折而出现脑脊液鼻漏。通常不完全性视神经损伤,可于伤后数日或数周视力即有所改善,如果逾时 1 月没有进步,则往往遗留永久性失明或弱视。一般伤后 3~6 周眼底检查即可看到下行性原发性视神经萎缩,视网膜动脉变细,视乳突苍白,边缘清晰。

视神经损伤的治疗较困难,对已经断离的视神经尚无良策。伤后很快失明的患者,多数是由于视神经撕裂引起,通常预后很差。伤后存在部分视力的患者,往往提示视神经受压,而不是撕裂,有保留视力的可能性,此类患者如给予大剂量类固醇类激素可以改善预后,另外,对于部分性损伤或属继发性损害,应在有效解除颅内高压的基础上,给予神经营养性药物及血管扩张剂,必要时可行血液稀释疗法,静滴低分子右旋糖酐及丹参注射液,改善末梢循环,亦有人采用溶栓疗法,给予尿激酶 8 000~1 2000u 静滴,以及脑活素、神经生长因子等。

对于视神经管内视神经受压进行外科干预饱受争议。临床上,创伤后进行视神经减压的预后也千差万别,复杂的受伤机制和病理生理过程使对这种治疗手段的评估更为困难。经额眶、颞眶以及经筛窦入路均在考虑范围之内，目前还没有大规模的前瞻性研究来比较手术治疗的效果。视神经管减压手术最为常用的指征是，对于在应用皮质醇激素治疗期间或治疗后视力恶化，需行视神经减压术；有的学者将此指征扩展为应用皮质醇激素期间视力无改善时，也需行视神经减压手术治疗；还有人主张，如果影像学发现任何视神经血肿或眼眶骨折导致视神经管受压的情况，均需进行减压手术。对于那些伤后视力丧失有恢复趋势的病人，手术不但无益反有加重损伤的可能，应视为禁忌。

视神经管减压的手术方法有二。①颅内入路：经患侧前额开颅，将眶顶部硬脑膜剥离，沿蝶骨嵴上缘至视神经管上壁，勿损伤筛板区嗅神经，于蝶骨平台与前床突之间小心磨开或凿开骨管，除去其上及外侧壁，即可达到减压的目的。②颅外入路：经眶或鼻部打开筛窦外侧壁即眶内侧壁直至后筛板，然后在显微手术条件下，小心磨开或凿开视神经骨管的内侧壁，以达到减压目的。该颅外经筛入路避免了开颅手术，缩短了手术时间，配合使用内窥镜时创伤很小，但该区紧临海绵窦和颈内动脉，故手术有一定的危险性，另外，创伤后视神经鞘撕裂或者在手术过程中切开都可能导致术后脑脊液漏，应予注意。

20.3.3 动眼神经损伤

第Ⅲ颅神经损伤常为颅前窝骨折累及蝶骨小翼所致，亦可因颅中窝骨折穿过海绵窦而引起，偶尔继发于颈内动脉海绵窦瘘、动脉瘤或海绵窦血栓。应用3D-CISS序列技术能准确显示眼运动神经的走行，为眼运动神经，包括动眼神经、滑车神经、外展神经的损伤诊断提供了客观依据。动眼神经完全麻痹时，病人伤后随即出现上睑下垂、瞳孔散大、光反射消失，眼球偏向外侧稍下方且向上、向下、向内的运动及辐辏功能丧失。如系不完全麻痹时，则上睑下垂和瞳孔散大程度较轻，但病人常有复视，特别是向健侧凝视时更为明显，向患侧看时可减轻或消失。若病人属脑干损伤累及动眼神经核，或伴有颅内继发血肿引起颞叶钩回疝时，亦可出现动眼神经麻痹的症状，应慎加鉴别，前者常波及双眼，后者则继发于进行性颅内压增高和脑受压，且多为单眼，但对伤后持续昏迷的病人有时易于混淆，须借助于影像学辅助检查，加以识别。通常动眼神经的不完全性损伤，约有73%以上的病人常于伤后2～3月即有明显好转，复视症状消失或减轻。不过如果持续6月以上仍毫无改善时，则恢复无望。

目前，对外伤性动眼神经损伤尚无特殊治疗方法，可采用眼部电脉冲，同时辅助神经营养、扩血管药物治疗，另外采用高压氧可能取得一定疗效。修复眼运动神经损伤的手术发展迅速，有人将断裂神经再缝合，以期功能恢复，如神经断端的直接重建（原位端端吻合，生物胶粘合，CO_2激光吻合等）、神经断端间接重建（移植重建，桥接重建）等，虽有成功报道，但病例甚少，有待继续实践。轻度复视可及时进行斜视矫正训练，尤其是儿童更宜尽早矫治。对完全麻痹1年以上的重症病人，可行眼科斜视纠正术及睑下垂整形术，亦有助于改善机能和容貌。

20.3.4 滑车神经损伤

滑车颅神经损伤可因蝶骨小翼骨折或眼眶骨折累及上斜肌的滑车部而引起，但显著的滑车神经麻痹多为眶后出血所致。其临床特点是当病人向下凝视时出现复视，虚像较实像为低，尤其是近距离注视时更为显著。病人常诉下楼梯时出现双影，移步艰难，故多采取倾斜头部的姿势，以纠正复视。

滑车神经损伤的治疗目前亦无良策，除姑息治疗外，有人将断离之滑车神经再缝合取得成功（Grimon等，1984），但为数甚少。

20.3.5 三叉神经损伤

三叉神经损伤多见于颌面部骨折累及其分支眶上神经或眶下神经，而于颅内伤及三叉神经桥根、半月节或其主要分支者较少，但有时可因颅中窝骨折穿过岩锥尖部附近而使三叉神经在Meckel氏囊、卵圆孔、圆孔或海绵窦等处遭受损伤。一般多为挫伤，并且常与第Ⅵ、Ⅶ、Ⅷ等颅神经同时受损。病人伤后多有患侧颜面部麻木。眼支损伤后常致前额部感觉障碍，角膜反射消失或减退，如果同时伴发面神经损伤，可因眼睑闭合不全而引起角膜炎，有失明的危险，应善加保护。一旦发生感染应及时施行眼睑缝合术。上颌支损伤常由圆孔或上颌骨骨折所引起，伤后除颊部及上唇麻木之外，尚有上颌牙齿感觉障碍。下颌支损伤可因卵圆孔骨折而致，常同时伤及三叉神经运动支，除下颌部的皮肤和黏膜麻木外，下齿槽感觉亦丧失，且咀嚼无力，张口时下颌偏向患侧。三叉神经或其分支损伤后期，可因部分神经纤维再生粘连或受压而产生剧烈的神经痛，类似三叉神经痛性抽搐。

对三叉神经损伤导致的感觉障碍及三叉神经痛的治疗应首先选择用药物、封闭、针灸、理疗等，绝大多数三叉神经损伤于伤后数周至数月均有不同程度的恢复，仅少数出现顽固性疼痛发作，如果发生则可施行手术治疗。诸多外科治疗方法可归纳为两大类：一是根据手术部位分为经颅手术和经颅外手术，前者包括：①颅后窝开颅三叉神经根微血管减压术（microvascular decompresion，MVD）；②三叉神经感觉根切断术，其手术方式主要有经颞下硬膜外、颞下硬膜内入路或颅后窝入路3种；③三叉神经脊髓束切断术。后者包括：①经皮选择性三叉神经半月节温控射频热凝术（PRT），球囊微压迫术或三叉神经半月节甘油注射（GG）；②三叉神经周围支切断术。二是根据手术原理分为：破坏性手术：①三叉神经周围支或半月节药物注射封闭术；②三叉神经周围支切断术，PRT、GG或叉神经脊髓束切断术；③三叉神经尾核立体定向毁损术。去除病因手术：主要是MVD。Dandy提出血管压迫理论以来，MVD已成为治疗创伤性三叉神经痛与三叉神经麻痹的最佳方法，三叉神经全程充分减压是提高手术疗效的关键因素，遗漏任何责任血管均有可能导致手术失败和术后疼痛复发。

20.3.6 外展神经损伤

外展神经单侧损伤较双侧者多，据Engels（1961）的观察，前者占13%，后者为8.8%。第Ⅵ颅神经的完全性损伤可使眼球内斜、外展不能，部分性损伤时病人在向患侧凝视时出现复视。致伤原因常系颅中窝岩骨尖部或蝶鞍底骨折，偶尔可因斜坡骨折而致。应予注意的是，由于外展神经在颅底的行程甚长，极易引起继发性损害，如血液的激惹、炎症的刺激，甚至因颅内高压的压迫均可导致外展神经麻痹。对眼眶局部遭受暴力的病人，亦有可能因眼外肌受损而出现斜视或复视，这种情况在动眼神经、滑车神经所支配的肌肉也可能发生，故应细加鉴别。

外展神经损伤的治疗亦如前述。有人曾尝试外展神经再缝合，但鲜有成功报道。眼科斜视矫正手术至少应在伤后半年至1年始考虑，以期神经机能有最大限度的自然恢复。

20.3.7 面神经损伤

颅脑损伤伴面神经损伤的发生率约为3%，伤后有外耳道溢血及溢液的病人，其中1/5可出现同侧面肌无力。面神经损伤的常见原因是颅中窝岩骨部及乳突部的骨折，该部约有50%的纵行骨折和25%的横行骨折伴发第Ⅶ颅神经损伤。特别是与岩锥长轴平行的纵行骨折，面神经最易遭受牵扯、挫伤或骨折片压榨而致早发型或迟发型面神经麻痹。早发型者，伤后立即出现面肌瘫痪，患侧失去表情，眼睑闭合不全，口角偏向健侧，尤以哭、笑时更为明显，患眼常有暴露性角膜炎。如果面神经损伤在鼓索神经近端，则同侧舌前2/3味觉亦丧失。迟发型者常于伤后5～7d出现面肌瘫痪，多因出血、缺血、水肿或压迫所致，预后较好。面神经损伤的程度可根据伤后麻痹的早迟和程度、电兴奋和肌电图的检查加以判定。若神经电反应及肌电图均为阴性则说明神经传导已中断，但还不能确定是解剖性断离还是生理性阻滞。随着时间的推移，通过多次反复测试常能做出准确的判断。一般恢复良好的病人大多于伤后数天至3周内即有电反应阳性表现，如果伤后6～8周仍无恢复迹象出现则后果较差。所幸，约有75%的面神经损伤可以恢复，约15%部分恢复，残留永久性面肌瘫痪的仅占10%（Mc Hugh，1959）。

面神经损伤的诊断一旦明确，就必须进行临床干预。开始治疗的时候，眼角膜的防护不可忽略。在轻度损伤的情况下，应点眼药膏来防护，但在面神经麻痹严重，需在上眼睑植入金属物来改善上睑闭合困难的症状，若上睑全瘫，则需进行侧方或全睑缝合。有学者提出短期口服类固醇类药物可以改善预后、减轻神经水肿，尽管其疗效尚未经证实，但是类固醇类激素已被广泛使用。给予神经营养性药物及钙阻滞剂，以改善神经代谢及血管供血状况，常能促进神经机能恢复。

对于尚未诊断有完全性面神经麻痹、House-Brackman分级在1～2级的患者，95%以上不需手术治疗。X线证实面神经管破裂的完全性面瘫，需早期行手术治疗。对于没有骨折证据，而又存在面瘫的患者的处理，目前还存在争议。大多数外科医生在有电生理学支持的基础上，倾向于手术减压治疗，最常用的检查是面神经电图，在面神经电图上，如果表现出变性在90%以上，而且没有发现自发动作电位，应进行手术探查；如果在面神经电图上表现出变性在90%以下，而且可以看到自发动作电位，可以保守治疗，而且这类患者预后往往不错。

延迟性面瘫经常是由继发性的神经水肿或血肿的形成、面神经管内的神经受压所致，95%的延迟性面瘫患者有望获得部分神经功能的恢复,因此临床对于这类患者倾向于保守治疗。

基于体格检查、面神经的功能检测、听觉状态、测听数据,以及影像学检查等结果,确定面神经损伤部位后,应选择适当的手术方法,手术前应该考虑到增加暴露范围的可能性,充分探查面神经,发现断离即给予吻合,如系受压缺血则行减压术,并敞开神经外膜的结缔组织鞘。55%~90%面神经损伤的患者病变邻近或者位于膝状神经节,若听力保留,最好是通过中颅窝开颅;若损伤部位在鼓室段或乳突区,有面神经损伤的症状而听力保留的情况,可以考虑经乳突入路;若听力完全丧失,且面神经损伤的范围较广时,可以考虑经迷路入路以获得充分暴露。7%~20%面神经损伤的患者损伤部位在鼓室段以远,应在中颅窝开颅的同时进行经乳突入路减压,以确保面神经全程减压。根据骨折类型不同,手术入路的预判各异:纵向骨折往往会保留一定程度的听力,因此中颅窝入路是暴露面神经的很好方法;相反,横向骨折往往伴发有听力完全丧失,因此,经迷路入路则是最佳选择。

对于面神经已经断离或严重面瘫经4~6个月的非手术治疗毫无效果的病人,外科性治疗目的在于恢复面肌的运动功能、矫正容貌、解除患者心理压力,可采用替代修复手术,如面-副神经吻合术或面-膈神经吻合术等。由于利用舌下神经代替修复面神经之后,将引起一侧舌肌萎缩,影响语言和咀嚼,目前面-舌下神经吻合术已少用。

(1)面-副神经吻合术

此术是将副神经的中枢段与面神经的周围段行对端吻合,手术方法简单,成功率较高,大部分病人在术后3~5个月即有面部肌肉运动的恢复。其缺点是原副神经所支配的胸锁乳突肌和斜方肌将发生瘫痪和萎缩,而致垂肩。不过,若采用副神经的胸锁乳突肌支,保留斜方肌支,则可避免垂肩;或将舌下神经降支再与副神经周围段作一吻合,亦可减少垂肩的弊病。手术方法:在局麻或全麻下施术,病人仰卧,头偏向健侧。自患侧耳后乳突根部起,沿胸锁乳突肌前缘向前下至该肌中点稍下方,作一长约7cm左右的切口,分离皮下组织,首先在胸锁乳突肌前缘上端与腮腺之间行钝性解剖,借助手术显微镜小心识别并游离面神经,再沿神经干逆行而上直至茎乳孔,高位切断面神经,断端用生理盐水棉片保护备用。继而游离胸锁乳突肌前缘,再将该肌向外侧翻开,于其深面近中点之后缘,找出副神经的胸锁乳突肌支(斜方肌支与之并行继续向后进入斜方肌),将此支在紧靠肌肉处切断,并逆行向上游离,以期吻合时没有张力。然后,用7"0"无创缝线行神经对端吻合,缝合神经外膜4~5针已足。术毕,如常缝合切口各层,皮下置橡皮片引流24h,术后给予神经生长因子以促神经生长。

(2)面-膈神经吻合术

即将膈神经的中枢段与面神经的周围段行对端吻合。此术操作较面-副神经吻合复杂,需将膈神经自颈部游离,再经皮下逆行牵至面神经切口,与之吻合。但其优点是膈神经再生力较强,且两侧膈神经之间有较多的吻合支相连,同时,还纳入有第9至第12肋间神经的纤维,因此,一侧膈神经切断后,仅有暂时性患侧膈肌运动障碍,不久即可自行代偿而恢复。

手术方法:暴露面神经的方法已如上述,仅将切口缩短至下倾角平面即可。另在锁骨上3~4cm处,以胸锁乳突肌后缘为中心,作平行于锁骨的切口长约5cm左右。分离皮下组织及颈阔肌,游离胸锁乳突肌后缘,将其向前翻开,显露前斜角肌。借助手术显微镜即可见膈神经由后上向前下越过前斜角肌之浅面,小心循神经切开筋膜,钝性分离神经至低位,并尽量向下游离,以便获得足够的长度,然后切断。继而沿膈神经中枢段向上分离,直到能将膈神经由胸锁乳突肌深面逆行引入面神经切口为止。最后在无张力的情况下,将膈神经中枢段与面神经周围段行端端吻合。如常缝合切口各层,皮下引流24h。术后给予神经生长因子。

20.3.8 听神经损伤

听神经损伤引起单侧或双侧耳聋是颅脑损伤的重要并发症,据报道约占颅脑外伤的0.8%,均伴有岩骨骨折并累及中耳腔。病人伤后患侧听觉立即失聪,其原因可能有以下几种情况:中耳腔积血最为常见,因属传导性耳聋,当血液吸收后听力即有所改善或完全恢复;其次是直接损伤内耳结构,听神经遭受牵扯、撕裂及挫伤等,系神经性耳聋,听力往往完全丧失,恢复亦差,另外,偶有因听骨链受损,为锤骨和砧骨脱位引起的传导性耳聋,常残留不同程度的听力障碍,尤其是老年人恢复较差。据一组岩骨纵行骨折引起听力障碍的统计,传导性损害占65%,神经性损害占22%,混合性占13%。

听神经又名位听神经,包含有耳蜗和前庭两部分神经纤维,故受损后有部分病人表现耳鸣及眩晕症状,耳鸣多与耳蜗神经受激惹或因供应血管被波及有关,其性质、强度和持续时间各异,但多为连续性的蝉鸣或嗡嗡声,病人常为此而焦躁不安,惶惶不可终日。眩晕则与前庭神经受累波及迷路有关,由于耳蜗支与前庭支紧密相邻, 两者往往同时受伤,故失聪、耳鸣、眩晕、头昏、恶心甚至呕吐等症状亦此起彼落、相互掺杂,不能截然划分。另外,眩晕也可由脑干损伤而引起,或因迷路震荡而致,后者常于伤后出现明显的位置性眩晕、眼震、恶心及呕吐,而于 48 ~ 72h 渐次好转,在此期间前庭反应亦受抑或消失。通常单从临床上较难识别究竟是中枢性眩晕还是周围性眩晕,须结合特殊检查,详加分析,才能做出正确的估计。

位听神经损伤的治疗,目前尚无良策,仍以药物治疗为主,急性期可给予激素及适量脱水以减轻局部水肿、促进神经营养及供血状况,使用神经生长因子改善神经机能等。对后期经久不愈的耳鸣及眩晕, 则需依靠适量的镇静剂来抑制或减轻其症状,如苯巴比妥、氯苯甲嗪、氯丙嗪或异丙嗪等。对个别严重耳鸣或眩晕、久治无效者可考虑耳科手术治疗,破坏迷路或选择性切断前庭神经。

20.3.9 后组颅神经损伤

舌咽神经、迷走神经、副神经及舌下神经属后组颅神经,位于颅后窝,受损的机会相对较少,多因骨折线波及颈静脉孔及舌下神经孔所致,严重时可伴发面、听神经损伤。舌咽神经受损后病人吞咽困难,患侧咽反射消失或减退,舌后 1/3 味觉丧失;迷走神经受损表现为伤侧软腭运动障碍,声带麻痹而声嘶;副神经受损时可见患侧胸锁乳突肌及斜方肌瘫痪,病人出现垂肩;舌下神经损伤则半侧舌肌萎缩,伸舌偏向患侧。

外伤性后组颅神经损在临床上较为少见,基础以及临床上在这方面的研究相对较少,对后组颅神经损伤的治疗,仍以神经营养药物及血管扩张剂为主,同时可以配合针灸、理疗,吞咽困难者可放置鼻胃管。Sekhar 等(1988)曾行副神经颅内、外神经移植吻合获得成功,但试行舌下神经吻合失败。

20.4 外伤性癫痫

外伤性癫痫(traumatic epilepsy)是指继发于颅脑损伤后的癫痫性发作, 约占整个癫痫的 20%,是第 2 位常见的获得性癫痫,可发生在伤后的任何时间,甚难预料,早者于伤后即刻出现,晚者可在头伤痊愈后多年始突然发作。不过,并非所有的脑外伤病人都并发癫痫,其发生率各家报道由 0.1% ~ 50% 不等,由于资料不同,差异甚大。外伤性癫痫的发生以青年男性为多,可能与头伤机会较多有关。Evans(1963) 指出有家族癫痫史的伤员并发癫痫较一般为多,前者占 9%而后者仅占 3%,说明遗传因素与外伤癫痫亦有一定关系。一般说来,脑损伤愈重并发癫痫的机会愈大,并且开放性脑损伤较闭合性者多,因为有研究显示:在普通人群中癫痫的发生率为 0.5% ~ 2%,创伤后癫痫的总发生率为 2% ~ 2.5%(Jennett,1975; Annegers,1980), 占住院病人的 5%(Jennett,1975), 成人重型颅脑创伤病人的发生率为 30% ~ 35%, 而穿通型颅脑创伤病人则高达 50%(Salazar,1985)。

早期癫痫(即刻或近期发作)指伤后 24h 内发生癫痫,约占 3%,可能与脑实质损伤、颅内出血、凹陷骨折压迫或局部脑组织缺血、水肿及生化改变有关。早期癫痫中有 30%发生在伤后 1h 之内,尤以儿童多见,常为部分性癫痫发作,有人认为早期癫痫,常预示有引起晚期习惯性癫痫的可能。中期癫痫(延期或晚期发作) 系指伤后 24h 至 4 周内发生的癫痫,约占 13%,多因脑组织挫裂伤、颅内出血、脑水肿肿胀及软化等病理改变有关,特别是大脑皮质额 - 顶中央区的损伤尤易出现癫痫,其次,颞叶内侧的损伤,包括海马、杏仁核等癫痫的易发区,可因损伤而引起神经细胞的微小化学改变、代谢紊乱和电生理变化而导致癫痫发作。上述早期和中期的癫痫主要源于急性脑实质损伤、颅内血肿特别是急性硬脑膜下血肿,或源于脑损伤后继发性组织反应及创伤的愈合过程。这类病理生理变化可以在一定的期间内逐步缓解和恢复,故不一定都导致反复发作性癫痫,且常属部分性发作,若对药物治疗反应较好或能自行缓解，则无须手术治疗，投给适量的抗癫痫药物加以预防或控制发作即可。晚期癫痫（远期或习惯性发作）是指伤后4周至数年了乃至十几年始出现的外伤性癫痫，约占84%，往往呈重复性或习惯性发作。此类癫痫的发病很难预料，颅脑外伤后遗忘症状延长及早期曾有过抽搐的病人，较易发生晚期癫痫。Jennett（1975年）指出急性颅内血肿病人出现晚期癫痫者占31%，颅脑外伤后早期抽搐者为25%，有凹陷性骨折者为15%。开放性颅脑损伤特别是火器伤，由于硬脑膜破裂、脑实质挫碎及异物存留机会较多，更易导致癫痫。半数以上的晚期癫痫都出现在伤后1年内，约有1/5的病人是在伤后4年始有发作，后者常较顽固。晚期外伤性癫痫的发作类型大多为局部性发作，约占40%，颞叶癫痫约占25%。其原因常与脑膜脑瘢痕、脑内囊肿、脑穿通畸形、脑脓肿及颅内血肿、异物、骨折片有关，由于这些病变压迫、牵拉和刺激邻近的正常或部分损伤的脑组织，则引起神经细胞痫性放电，而致癫痫发作。

（1）诊断

创伤后继发癫痫的诊断需符合以下几项条件：①有明确颅脑创伤史；②创伤前无癫痫发作史；③无引起癫痫的其他脑部和全身性疾病，如脑肿瘤、中枢神经系统感染等；④癫痫发作类型与颅脑创伤部位及脑电图所见一致；⑤无癫痫家族史、热性惊厥史。

外伤性癫痫均有头部外伤史可查，不论是闭合性或开放性颅脑损伤，伤后不同时期出现的不同类型癫痫发作，特别是脑组织损伤部位与痫灶相符合的局部性发作而伤前无癫痫病史的患者，不难确诊。一般除小发作及双侧严重的肌阵挛之外，任何类型的癫痫均可出现，多数病人的发作类型较固定，少数可有改变，早期及中期癫痫随着时间的推移约有25%的病人在2年或稍长的期间内自行缓解而停止，但晚期癫痫常有加重的趋势，可由局部性发作演变为全身性发作，严重时并有记忆力减退、人格障碍、智力低下等表现。通常额叶脑瘢痕常引起无先兆的大发作；中央－顶区的病灶多引起肢体的运动性或感觉性发作；颞叶损害表现为精神运动性癫痫；枕叶则常有视觉先兆。外伤后早期癫痫常在首次发作之后有一间歇期，数周或数月不等，以后频率逐渐增高，在3～5年半数病人可能有所好转，或趋于停止。部分病人中仍继续有所发作，但频率不定，程度较轻者抗痫药物多能控制。另有少数病人癫痫发作频繁，甚为顽固，预后较差。外伤性癫痫的诊断，除临床表现及其特点之外，尚须依靠脑电图检查，此项检查不仅对定性诊断具有重要价值，而且还可提供致痫灶的定位信息。源于大脑皮质的癫痫波常为高波幅的尖波、棘波、尖慢波或棘慢综合波，位相一般为阴性；病灶深在者，其波形多为尖波或尖慢综合波，波幅较低，位相有时阴性，有时阳性。癫痫灶的定位，除根据波形、波幅及位相之外，尚应注意癫痫波出现的同步性。两个以上同步的癫痫波，有时来自同一个病灶，早现双侧同步的阵发性慢波，一般认为是中央系统发作，或陈旧性癫痫。

脑CT或MRI扫描亦有助于了解病灶的部位和性质，通常可见局限性或弥漫性脑萎缩、脑胶质增生或囊性病变、脑穿通畸形、蛛网膜囊肿、脑池扩大、脑室受牵扯、骨折片陷入、血肿、脓肿及异物等。

（2）治疗

多项临床研究一致表明，在创伤早期给予抗痫药物（苯妥英钠、苯巴比妥、卡马西平、丙戊酸钠），对预防早期发作有效，但并不能降低晚期癫痫发生率、病死率。对于外伤后早期一周以内的短暂的抽搐，多无重要临床意义，此后也不再发作，故无特殊治疗。对反复发作的早期或中期癫痫则应给予系统的抗痫药物治疗。一般应根据发作类型用药，如大发作和局限性发作，选用抗痫药物的顺序为苯妥英钠、苯巴比妥、卡马西平、扑痫酮或丙戊酸钠；小发作则常用丙戊酸钠、乙琥胺、安定或苯巴比妥；精神运动发作则首选卡马西平，其次为苯妥英钠、苯巴比妥、扑痫酮、丙戊酸钠或安定；肌阵挛发作则宜选用安定、硝基安定或氯硝基安定。用药的原则是使用最小剂量，完全控制发作，又不产生副作用，故剂量应从小开始，逐渐增加到完全控制发作，并根据病人发作的时间，有计划地服药。所选定的药物一旦有效，最好是单一用药，不轻易更换，并行血药浓度监测，维持血药浓度直至完全不发作2～3年，再根据情况小心逐步缓慢减药，若达到完全停药后仍无发作，则可视为临床治愈。

由于部分病人有自然缓解的可能，故唯有经药物治疗2～3年仍不能控制癫痫发作，并且发作频率严重者才应考虑施行手术治疗。但对于发作频次较高的持续性局限癫痫病人，应尽早行手术治疗，以免继发多灶性癫痫灶和引起性格和智能改变，形成难治性癫痫。创伤后癫痫施行手术治疗的指征为：①经正规抗癫痫药物治疗，发作仍不能得到有效控制,1 周内发作在 1 次以上或明显加重者;②临床、脑电图、放射学检查均显示有局部致痫灶者;③病灶切除后不至引起或加重原有神经功能障碍者。

手术方式主要有:在脑电图监测下行脑膜—脑瘢痕与皮质切除术。术前应认真进行癫痫源灶定位,因为脑损伤后的瘢痕虽为外伤性癫痫的病因,但引起癫痫发作,却往往是位于病变附近的,偶尔是远离的痫性放电灶,有时甚至是多源性的,故手术时不仅要切除脑瘢痕组织,同时,还必须切除貌似正常的痫灶,否则癫痫不能控制。手术宜在局部麻醉或静脉麻醉下施行,以便术中描记皮质电图及电刺激。如果头皮留有较大的瘢痕,手术切口应考虑到头皮的血运供应及整形修复设计。开颅方法以骨瓣开颅为佳,暴露充分,有利于痫灶的测定。若有颅骨缺损,应先将头皮与硬脑膜的粘连小心锐性分离,如常环状切开硬脑膜,同样小心分离硬脑膜与脑组织,以免损伤过多的正常脑皮质。然后在皮质脑电图指引下,切除脑瘢痕及癫痫源灶,切除时应注意保护脑重要功能区,将已瘢痕化的胶样组织尽量予以切除,深部到脑室膜为止,应避免穿通脑室。皮质上的癫痫放电灶则宜采用软膜下灰质切除的方法,按皮质脑电图监测的范围,小心沿脑回中线电凝后剪开软脑膜,再用小刮勺或吸引器,将该脑回的灰质切除,把保留的软脑膜盖回原处。继而再测定皮质脑电图,直到所有痫性放电灶均消失为止。最后,充分止血,完善修复硬脑膜,颅骨缺损应视具体情况同期或择期修补,如常缝合头皮各层,皮下引流 24h。术后继续抗痫药物治疗 2 年以上。在某些情况下,也可采用其他手术方式,如胼胝体切开术、大脑半球切除术、多处软脑膜下横纤维切断术、立体定向毁损术及迷走神经刺激术等(具体手术方法可见手术学)。

20.5 头部外伤后感染

闭合性头部损伤后感染包括颅内和颅外均不多见,主要的感染是开放性颅脑损伤,特别是火器伤损伤后,由于早期处理不当而造成。通常头皮和颅骨等颅外部的感染,如能及时合理地处理,感染较易控制,而颅内的感染,一旦发生,倍感棘手,对病人威胁甚大。近年来,虽然各种广谱抗生素为数不少,但能通过血脑屏障者不多,况且外伤性颅内感染常有异物作为核心,往往形成脑脓肿,即使采用手术治疗,其死亡率仍在 10%~15%左右。

20.5.1 头皮感染

本节仅针对头皮脓肿及帽状腱膜下脓肿加以讨论。

(1)头皮脓肿

急性头皮感染多为伤后初期处理不当所致,常在皮下组织层发生感染,局部红、肿、热、痛,耳前、后或枕下淋巴结肿大及压痛,由于头皮有纤维隔与帽状腱膜相连,故炎症区张力较高,病人常疼痛难忍,并伴全身畏寒、发烧等中毒症状,严重时感染可通过导血管侵入颅骨及(或)颅内。治疗原则是早期可给予抗菌药物及局部热敷,后期形成脓肿时,则应施行切开引流,继续全身抗感染治疗 1~2 周。

(2)帽状腱膜下脓肿

帽状腱膜下疏松间隙的化脓性感染,容易扩散,但常限定在帽状腱膜的附着缘,大量积脓可达 100~200ml。脓肿源于伤后头皮血肿感染或颅骨骨髓炎,在小儿偶尔可因头皮输液或穿刺而引起。帽状腱膜下脓肿病人常表现头皮肿胀、疼痛、眼睑浮肿及引流区淋巴结肿大,严重时可伴发全身性中毒反应。化脓菌多为葡萄球菌(尤其是金黄色葡萄球菌)、链球菌、革兰阴性杆菌和厌氧菌。若处理不善,病人头皮可发生坏死,或向深部侵蚀引起颅骨骨髓炎、硬膜外积脓,甚至导致硬膜下积脓和脑脓肿。

帽状腱膜下脓肿的治疗,除给予经验性抗菌药物(如万古霉素+第三代头孢菌素/美罗培南)外,均应及时切开引流。方法是在低位作多个切口引流,清除脓液及坏死组织,并用含杆菌肽 500μ/ml、1.0%新霉素及 0.1%多粘菌素溶液冲洗脓腔,然后放置橡皮引流管,留作术后冲洗引流用。术毕,松松缝合引流切口。术后继续抗感染治疗 1~2 周,引流管于 4~6d 内拔除。

20.5.2 颅骨骨髓炎

外伤性颅骨骨髓炎多因开放性颅脑损伤,尤其是污染严重的火器伤或因头皮缺损、坏死使颅骨长期暴露所造成，偶尔可由血性感染而致，另外也可发生在外科对创伤的干预之后，包括骨切除、钻孔减压、内固定，或皮瓣或肌瓣移植等。颅盖部急性骨髓炎常表现为头皮水肿、疼痛、局部触痛，感染向颅骨外板骨膜下扩散时，可出现波特氏浮肿包块(Pott's puffy tumor)。颅骨骨膜炎早期容易忽略，X线照片也只有在感染2~3周之后始能看到明显的脱钙和破坏征象。慢性颅骨骨髓炎则常表现为经久不愈的窦道，反复破溃流脓，有时可排出脱落的死骨碎片。此时X线较易显示虫蚀状密度不均的骨质破坏区，其间有时可见密度甚高的片状死骨影像，为时过久的慢性颅骨骨髓炎，尚可在破坏区周围出现骨质硬化和增生，故X线平片可以确诊。颅骨骨髓炎的范围可以限局在一块颅骨上，亦可超过骨缝侵及多个颅骨。有时可因逆行性血栓静脉炎，将感染由骨膜下或硬脑膜外扩散至颅内，形成硬脑膜外积脓、硬脑膜下积脓或脑脓肿。

表20-5-1 创伤后或神经外科术后骨髓炎：病原微生物种类和药敏指导的抗菌治疗

不同状态	常见的病原微生物	抗菌药物
创伤后	金黄色葡萄球菌	万古霉素、利奈唑胺△
	革兰氏阴性杆菌	第三代头孢□或美罗培南
	厌氧菌	甲硝唑或美罗培南
神经外科术后	耐甲氧西林金黄色葡萄球菌MRSA	万古霉素、利奈唑胺或达托霉素
	铜绿假单孢	第三代头孢□或美罗培南

△建议推荐的药物单独使用。

□头孢噻肟、头孢曲松，如果怀疑铜绿假单胞菌，使用头孢他啶(三代)或头孢吡肟(四代)。

对于已经明确的骨髓炎诊断，需要对在清创中获得的骨组织进行病理检查以及微生物分析，在明确的培养结果出来之前，应给予经验性的广谱抗生素，覆盖革兰氏阴性、革兰氏阳性菌(包括抗甲氧西林的金黄色葡萄球菌)和厌氧菌(表20-5-1)，外伤性骨髓炎最常见的分离到的致病菌是金黄色葡萄球菌或需氧的革兰氏阴性菌。除了抗炎治疗外，必须对累及的骨进行彻底清创治疗(必要时颅骨切除治疗)。手术方法：在局部麻醉或全身麻醉下施术，以病灶为中心或通过窦道做直线形或"S"形切口，将头皮自炎变的颅骨上翻开，清楚感染性肉芽和死骨，在病变区钻骨行病骨切除，感染的颅骨由于板障血管已有血栓形成，一般均较少出血，其破坏区骨质多疏松易碎，而周边则厚实坚硬。所有病骨均应全部切除，直到露出正常颅骨板障时为止，硬脑膜外的炎性肉芽及脓液亦应搔刮干净，一般以显露正常硬脑膜0.5~1.0cm为度，但切勿穿破硬脑膜。创面用含庆大霉素1 500u/ml的溶液彻底冲洗，然后全层间断缝合头皮，皮下置橡皮引流24h。遇有急性感染时，切口可松松缝合，并放置橡皮引流管，以备术后引流、给药及冲洗。

(1)硬脑膜外积脓(extradural empyema)

颅骨骨髓炎较易伴发硬脑膜外积脓，偶尔亦可因开放性颅骨骨折早期清创不彻底而引起，此时头皮伤口常已愈合。这类病人早期多有头痛、发烧、嗜睡，当脓肿形成后往往出现颅内压增高及局部脑组织受压症状，如偏瘫、失语或神经废损体征。CT扫描检查可见类似硬膜外血肿的梭形影像，早期呈低密度，一周以后渐变为等密度或高密度影。由于病灶区硬脑膜有炎性肉芽增生，能使内凸的硬脑膜显著强化，呈致密的弧形带为其特征。若为产气菌感染，则可出现液平面及气体。

硬脑膜外积脓的手术治疗与颅骨骨髓炎病骨切除，硬脑膜外脓液及肉芽清除方法相似，已如上述。对靠近上矢状窦或侧窦的硬脑膜外积脓，应警惕血栓性静脉窦炎的发生。一般在外科清除脓肿后，尚须继续抗菌治疗3~4周，同时，应适当给予抗凝治疗，以预防静脉窦血栓的发生。

(2)硬脑膜下积脓(subdural empyema)

硬脑膜下积脓可发生于颅骨骨髓炎之后，亦可因穿透性颅脑伤早期处理欠妥而引起感染。平时则常继发于严重的鼻副窦炎。早期病人常有头痛、发烧及颈项强直等表现。稍后，逐渐出现颅内压增高如头痛、呕吐、视力下降及嗜睡等症状，但往往缺乏定位体征，较易漏诊。有时由于硬脑膜下积脓较大造成大脑半球受压或因皮质表面静脉血栓形成，亦可出现神经机能障碍，如偏瘫、失语或偏盲，此外，30%的患者可伴发局灶性癫痫。确切的诊断有赖于脑血管造影、CT及MRI等影像学检查。脑血管造影不仅可以看到皮质血管远离颅骨内板，同时还能发现包绕在脓肿周围的肉芽组织毛细血管显影。CT平扫，早期多为紧靠颅骨内板下的新月形低密度区，常伴有大片脑水肿、脑炎、白质内梗塞灶及中线结构的明显移位。增强CT可出现边界清楚、厚度均匀的细强化带。当伴有皮质静脉栓塞和脑炎时，局部常出现脑回状强化影。MRI表现，在T_1加权图像上信号低于脑实质，高于脑脊液，在T_2加权图像上信号高于脑实质，略低于脑脊液。在硬膜下积脓方面，磁共振成像与CT扫描比较显示有6大显著优点：①更精确的三维定位；②无骨性伪影出现；③能够区别未感染的硬膜下积液；④对早期病变敏感性更高；⑤增加区分硬膜下感染和硬膜外感染的特异性；⑥能够使用一些顺磁性造影剂。

硬脑膜下积脓的治疗一般主张采用钻孔引流及冲洗的方法，即在积脓区的中心及稍低部位钻孔，切开硬脑膜，排除脓液，放入12号脑室引流管，用抗生素溶液反复缓慢冲洗，然后留置导管作为术后引流、给药及冲洗之用。若系颅骨骨髓炎所引起的硬脑膜下积脓，则应按颅骨骨髓炎的手术方法切除病骨，同时，放置引流管排除脓液、抗生素灌洗脓腔。

20.5.3 脑膜炎(meningitis)

由颅脑损伤所引起的脑膜炎多见于颅底骨折伴脑脊液漏的病人，或因颅脑穿透性开放伤而引起，不过后者如果早期处理得当，伴发脑膜炎的机会比想象的要少得多。化脓性细菌进入蛛网膜下腔的途径除经由开放的创口之外，亦可从血液、呼吸道、鼻副窦、中耳及乳突区甚至蝶鞍进入。病原菌一般常为葡萄球菌、链球菌、大肠杆菌及绿脓杆菌等，但经额窦、筛窦导入颅内的化脓性脑膜炎则以肺炎双球菌为多。病人患病之后，急性期常有头痛、恶心、呕吐、全身畏寒、脉速、体温升高、脑膜刺激征阳性及颈项强直。但也有少数脑膜炎病人发病隐袭，如脑脊液漏所致继发性颅内感染，可在患病之后1～2日尚无明显不适。颅脑穿透伤晚期的脑膜炎，常为脑深部感染侵入脑室系统或因脓肿破裂而致，感染一旦发生，由于细菌的毒素和蛛网膜下腔的炎性反应，将导致脑水肿、颅内压增高及脑血流的障碍。若无及时合理的治疗则往往造成严重的并发症和后遗症，如脑脓肿、脑积水、脑肿胀、硬膜下积脓及脑血管性损害等，死亡率高达18.6%。细菌性脑膜炎的诊断主要依靠实验室检查，脑脊液浑浊，甚至是脓性细胞及蛋白质明显增高，糖含量降低，细菌培养有时为阳性。周围血象亦有白细胞总数及中性粒细胞增多表现。一般CT扫描多无异常发现，严重时可见脑基底部脑池、大脑纵裂池有高密度影及脉络丛密度增高。并发脑炎时，脑实质内出现局限性或弥漫性低密度区，脑室呈对称性缩小。增强扫描时，软脑膜和脑皮质呈细带化或有脑回状强化表现。当脑膜炎伴发脑脓肿、脑积水、硬脑膜下积脓、脑室炎时，则CT更有助于诊断。故对疑有脑膜炎的病人，早期宜先行腰穿作脑脊液检查，及时明确诊断，以便及早用药，而对后期的并发症则应行CT扫描，根据发现再作进一步治疗，在腰穿之前常规先行CT扫描的做法是不可取的。

细菌性脑膜炎的治疗应在及时查明病原菌的基础上尽早投给能透过血脑屏障的强效抗生素，剂量必须够大，疗程必须够长。一般常用美罗培南1.0g，1/8h静脉滴注；利奈唑胺600mg，1/12h静脉滴注；头孢他啶2.0g，1/8h；此外，根据不同菌种选用强效药物的原则和方法参阅表20-5-2。

表20-5-2 化脓性脑膜炎经验性抗炎治疗的建议

不同因素	常见细菌病原体	抗菌治疗
颅底骨折	肺炎链球菌、流感嗜血杆菌、甲型溶血链球菌	万古霉素/利奈唑胺+三代头孢菌素*
颅脑穿通伤	金黄色葡萄球菌、凝固酶阴性的葡萄球菌(特别是表皮葡萄球菌)、需氧的革兰氏阴性杆菌(包括铜绿假单胞菌)	万古霉素/利奈唑胺+头孢吡肟或头孢他啶或美罗培南
神经外科术后	需氧的革兰氏阴性杆菌包括(假单胞菌铜绿)、金黄色葡萄球菌、凝固酶阴性的葡萄球菌(特别是表皮葡萄球菌)	万古霉素/利奈唑胺+头孢吡肟、或头孢他啶或美罗培南
脑脊液分流	凝固酶阴性的葡萄球菌(特别是表皮葡萄球菌)、金黄色葡萄球菌、需氧的革兰氏阴性杆菌包括(铜绿假单胞菌)	万古霉素/利奈唑胺+头孢吡肟或头孢他啶或美罗培南△

在全身用药的同时，尚需行腰椎穿刺，每日或隔日 1 次，既可引流炎性脑脊液，又便于经鞘内给药，一般常用头孢他啶 50mg 或万古霉素 20mg 加生理盐水 10 ~ 15ml 稀释后，鞘内缓注，每日或隔日 1 次，但应注意浓度不可过高，以免一起刺激和粘连。另外，去除病因也是不容忽视的重要环节，如有脑脊液漏、颅内异物或感染、硬脑膜外或硬脑膜下积脓及（或）脑脓肿等情况存在时，应有计划地进行相应的手术处理。

20.5.4 脑室炎（ventriculitis）

外伤后的脑室炎均属细菌性脑室炎，主要见于脑穿透性损伤，特别是脑室穿通伤早期清创不彻底的病人，或系继发于脑膜炎、脑脓肿，有时甚至是因脑室外引流过久或行导管分流术而引起的医源性感染。通常致病菌多为葡萄球菌、革兰氏阴性杆菌、绿脓杆菌或厌氧菌。轻度的脑室炎，临床上可无特殊表现，其症状与脑膜炎相似，早期常被忽视。因此，凡脑膜炎病人经常规治疗之后，临床症状和实验室检查均无相应的好转，尤其是病情重笃又伴有明显的颅内高压时，即应考虑有脑室炎及（或）特殊感染的可能。严重的脑室炎起病急促，常有高热、谵妄、意识障碍及生命体征等症状，甚至引发脑疝。因脑脓肿突然破溃，大量脓液进入脑室系统，可引起强烈的自主神经反应，高烧、昏迷、双瞳散大、血压下降，迅即出现呼吸、循环衰竭，救治的希望甚微。偶有脑深部切近脑室壁的脓肿，由于炎性反应的影响或因脓液的少量渗漏，是局部脑室室管膜受到炎性浸润，常致脑室内粘连及隔膜形成，引起脑积水及脑室内感染性分隔小腔。这种情况下，脑室炎的临床表现，常呈亚急性或慢性感染过程，偶有急性发作、迁延较久、抗菌药物难以进入病灶内，治疗常感棘手，患者终将死于全身衰竭。脑室炎的诊断主要依靠脑脊液细胞学检查，除腰椎穿刺脑脊液内白细胞增加及发现脓球外，脑室液的炎症改变亦明显，甚至可查见絮状脓性分泌物，蛋白含量增高，糖定量降低，细菌培养可为阳性。CT 扫描可见被炎症波及的脑室室管膜有局限性或弥散性薄层现状强化，脑室内粘连出现分隔状强化灶，脑积水或脑室变形、扩大。脑室室管膜炎的 MRI 表现，早期可无阳性改变，严重时行 T_2 加权扫描，可见脑室周围白质内有带状高信号区环绕，脑室内的脓性灶亦显高信号。除此之外，CT 和 MRI 还常发现一些并发于脑室炎的病变，如脑膜炎、脑脓肿、脑水肿及软化灶等。

细菌性脑室炎的治疗与脑膜炎相似，应尽早查清致病菌及药物敏感试验，以便选用能透过血脑屏障的强效抗生素及药物，尽快投给。同时，应立即将先置入脑室的引流管或分流管拔除，因为附着在管壁上的细菌具有更大的耐药性。如果脑室系统没有梗阻，选用的抗菌药物有效，感染常能得以控制，随之脑脊液细胞数即减少，病情亦迅速改善。设若是脑室系统存在梗塞，或药敏试验有效的药物透过血脑屏障较差时，则应在全身用药的同时，反复行脑室穿刺引流，并经脑室内给药。此时由于梗阻已变为脑室积脓（pyocephalus），则需用置管引流或行双管冲洗引流，以 4 万 ~ 8 万 u 庆大霉素溶在 500ml 生理盐水中，由一管缓慢持续滴入，经另一管等量引流至封闭的瓶或袋中，每分钟 30 ~ 40 滴保持出入平衡，直至引流液转清，症状好转，细菌培养阴性及白细胞数正常之后，始可拔管。

位于脑深部接近脑室的脓肿，因靠室管膜一侧的脓壁纤维化进程较慢，往往菲薄，故有突然破入脑室引起急性化脓性脑室炎的危险。遇此情况，唯有紧急开颅切除脓肿，用抗菌盐水彻底冲洗脑室，并置管行脑室外持续引流，同时，全身加强抗菌治疗，始有一线救治希望。

20.5.5 脑脓肿（brain abscess）

正常脑组织抵抗细菌感染的能力较强，即使是开放性颅脑损伤，只要做到及时、彻底的清创，并发脑脓肿的机会也不多，仅占所有脑脓肿患者中的 5%，战时火器性穿透伤脑脓肿的发生率约为 9%，脑外伤后脑脓肿多与碎骨片或异物存留有关，在火器性穿透伤中，污染的弹片残留较高速射入的枪弹更易引起感染，后者在飞行中因摩擦而产生的高温已达到灭菌的效果。此外，经由颌面部、鼻旁窦或耳颞部、乳突气房等处射入颅内的穿透伤，感染的可能性则明显增多，尤其是在病人患有鼻旁窦炎症的情况下，更易发生。外伤性脑脓肿的发病时间差异很大，可自伤后数周乃至多年之后，甚至数 10 年。常见的致病菌以金黄色葡萄球菌为最多，溶血性链球菌及厌氧链球菌次之，偶尔可有产气荚膜杆菌的感染。外伤性脑脓肿多为单发，但可有多房，脓壁的厚薄依时间而异。感染早期 2 周前后，处于化脓性脑炎及脑膜炎阶段，此时脑组织坏死、软化，炎性细胞浸润、充血、水肿较明显，尚无脓壁形成。至 3 周左右脓肿形成,周围有肉芽组织、纤维组织、网状内皮细胞及胶质细胞增生,构成完整的包膜,脓壁的厚度与时间成正比,1 个月的壁厚约 1mm, 为时较久的慢性脓肿,其壁厚度可超过脓腔直径。

(1)症状与体征

外伤性脑脓肿早期急性炎症反应常被脑外伤所掩饰,所表现的发热、头痛、颅内压增高以及局限性神经功能障碍,均易与脑外伤相混淆,尤其是位于脑的非功能区,如额极、颞尖等所谓"哑区",故时有遗误。脓肿形成之后的临床表现又与颅内占位病变相似,这时全无颅内感染的征象,除有颅内高压,除头痛、嗜睡、脉缓,或偶有癫痫发作外,别无特点。如果脓肿位于重要脑功能区,则常有局部神经缺损体征可有助于定位。

(2)诊断与治疗

常规实验室检查并不能确诊为脑脓肿,尽管检查结果常显示外周血白细胞计数提高 60% ~ 70%,血沉提高 90%。15% ~ 20%的脑脓肿患者腰椎穿刺会引起脑疝,所以此类患者慎行腰穿检查。不足 50%的脑脓肿患者脑电图检查显示局限性异常,这有助于病灶定位。CT 扫描可以对脑脓肿进行准确定位,敏感性为 95% ~ 99%,并且还能够判定病变阶段,可以作为动态判定药物治疗反应的方法。脑炎阶段 CT 显示边界不清的低密度区域,使用造影剂增强扫描后有强化。一旦脓肿被包裹,使用造影剂后可出现环型增强,环绕低密度区。在 CT 影像上,成熟的脑脓肿可以出现类似原发性或转移性脑瘤、脑梗死、吸收的血肿或放射坏死的表现。

与 CT 相比,磁共振成像可提高脑脓肿的诊断的准确性,因为 MRI 能够三维显示病灶,同时一些扫描序列能够显示脑脓肿特有的信号。核磁共振 T_2 加权成像周围水肿呈高信号,中心呈等或高信号,脑脓肿壁为低信号。T_2 加权像脑脓肿壁周边呈低信号,可能代表的是壁上自由基的异质性分布,由活跃的吞噬细胞破裂产生。与 CT 检查相似,磁共振成像静脉注射造影剂能够显示脑脓肿的壁。通过放射标记的粒细胞行放射性核素显像可以区分肿瘤和脓肿,敏感性达 100%,特异性为 94%。

外伤性脑脓肿的诊断大多依靠特殊性辅助检查,因为当脓肿局限之后,病人不仅没有体温升高,而且脑脊液检查也往往无异常发现,或只有少量白细胞的增多也不能作为诊断依据。颅骨 X 线平片检查,有助于了解有无碎骨片或异物存留。脑血管造影对体积较大的脑脓肿, 造成脑中线结构移位,血管有抱球状无血管区, 或有脓肿壁毛细血管出现"涂染"现象,都有利于明确诊断。CT 扫描无疑是最准确、快速的检查方法, 既可显示脓肿的大小、部位,又能看到脓肿的多少,有无分隔、积气及其与周围重要结构的关系。同时还可以通过强化扫描来了解脓壁的厚度,从而估计脓肿的期龄,以便选择适当的治疗方法。MRI 检查更有其独到的优点,不仅在脓肿形成期,于 T_2 加权图像上能显示坏死区周围的属特征性的低信号带,而且脑炎期也能根据 T_1 和 T_2 弛豫时间的变化,做出早期诊断。即在 T_1 加权图像上可见白质内不规则的略低信号区,在 T_2 加权图像上呈明显的高信号, 脑炎中心区为稍低信号,并有占位效应。若采用 Gd ~ DTPA 增强,则在 T_2 加权图像上可以看到不规则的弥漫性强化,并有助于临床治疗上的参考。

外伤性脑脓肿的治疗,原则上与耳源性或血源性脑脓肿相同,一般在脓肿还未形成前,仍处于化脓性脑炎阶段,可以采用非手术方法,给予大剂量的强效抗菌药物治疗。特别是对多发性小病灶或部位较深不宜手术切除的病例,保守治疗可取得较满意的效果。随着越来越多有效抗生素的应用,越来越提倡非手术的方法治疗脑脓肿。治疗脑脓肿时单纯选择药物治疗的原因是多方面的,包括脓肿为多发、位于深部或重要部位者;手术危险性较高者;同时并发脑膜炎或脑室炎者; 以及存在脑积水者,需要做脑室 - 腹膜分流术者,在脓肿引流时有可能会造成感染。需要单独药物治疗的脑脓肿患者,一般脓肿为多发、直径不超过 2.5cm。抗生素应具有良好的脑脊液渗透性,是实现有效治疗的必要,经验性抗生素治疗的推荐参阅表 20-5-1。由于发病早期或晚期可能伴有癫痫的发生,抗惊厥治疗也是基本的治疗。皮质类固醇只在非常情况下应用,如脓肿有明显的占位效应,导致局限性神经功能缺损。脑脓肿抗生素治疗失败的原因多为选用的药物不恰当或剂量不当,如果临床症状得到改善,影像学表现得以好转, 推荐抗生素静脉治疗时间至少是 6 ~ 8 周。抗生素治疗期间,每周进行 1 次 CT 扫描,观察治疗效果;在停止抗生素治疗后,至少应每月进行 1 次 CT 扫描监测,直到病灶完全消失。从 CT 扫描看,脓肿彻底消失可能需要 3 ~ 4 个月, 对比增强发现可以持续到 9 个月。病灶消失后至少应随访 1 年,每 2 ~ 4 个月复查 1 次 CT 扫描,以检测迟发的复发性脑脓肿,5%～20%的6周内停用抗生素的患者可发生这种情况。

脑脓肿手术治疗具有诊断和治疗双重价值。外科手术治疗脑脓肿包括脓肿抽吸、立体定向抽吸、直接开颅手术切除并持续引流。对已有包壁形成的脓肿,应及时施行手术治疗。通常对病程短、脓壁薄,位于脑重要功能区的脓肿,多采用穿刺抽吸术;对病程长、脓壁厚,位于非功能区的脓肿,或包裹有异物的脓肿、真菌性脑脓肿,以及抗真菌药物难以透过血脑屏障者,可采用直接开颅手术切除。

1)穿刺抽吸术:根据脓肿的定位,选择近病灶的非功能区,在局麻下行颅骨钻孔或锥孔后使用脑针穿刺脓肿,进入脓腔时往往有明显的落空感,将脑针再稍深入1～1.5cm,以防脱出,然后用空针缓缓抽出脓液,待2/3的脓液排出后,即可以等量的抗菌盐水,每次5ml反复冲洗脓腔,直至冲洗液转清,随后拔出脑针,经原穿刺孔的方向和深度插入硅橡胶管或导尿管。此时因脓腔内尚存有冲洗液,故可仔细调整引流管在最佳引流位置,再经头皮刺孔引出颅外并固定之,钻孔切口如常分层缝合。术后每日或隔日用庆大霉素4万～8万u,及生理盐水溶液冲洗脓腔。全身继续抗菌治疗,定期复查CT,待脓腔闭合即可拔管。

脑脓肿抽吸术有以下许多优点:①可在局部麻醉下进行;②是一个相对简单的过程;③可以使增高的颅内压迅速缓解;④有助于目前疾病的诊断和确定脑脓肿的位置;⑤有助于识别致病微生物;⑥能够确定脓肿囊壁的存在。在CT或磁共振成像的引导下,脑深部或重要部位的单个或多个脓肿能够安全进入。脑脓肿抽吸术的缺点是70%以上的患者需要重复抽吸,增加了脓肿破裂入脑室或脓液向蛛网膜下腔泄漏的危险,可能导致脑膜炎或脑室感染。

2)脓肿切除术:全麻下施术,于病变区行骨瓣开颅,弧形切开硬脑膜,选择近病灶的非功能区。若颅内压不甚高,可直接通过脑皮质切口分离至脓肿壁,完整将其摘除才能避免脓液外溢造成污染。若颅压甚高或脓肿巨大时,则需用空针先行穿刺排空脓腔,再注入庆大霉素4万～8万u,并用双极电凝封闭穿刺孔之后,紧靠脓壁周围的水肿组织钝性分离摘除脓肿。脑部创腔需用庆大霉素(1500u/ml)或杆菌肽(500～1000u/ml)溶于生理盐水中反复冲洗。术毕分层严密缝合,不放引流。术后继续抗菌治疗至体温正常及脑脊液阴转后1～2周为止。

20.6 其他并发症

20.6.1 外伤后低颅压综合征

正常颅内压的范围,由腰椎穿刺测定应在7.84～11.8kPa(80～120mmH_2O)之间。一般颅脑损伤后的颅内压,常有不同程度的升高,而表现为低颅压者较少,间或有些病人伤后早期曾经有过颅内压升高,此后又出现颅内低压,其发生率约为5%。所谓颅内低压综合征,系指病人侧卧腰穿压力在7.84kPa以下所产生的综合征,临床表现与颅内压增高相类似,只因处理方法各异,必须慎加区别。造成颅内低压的原因,可能原发于伤后脑血管痉挛,使脉络丛分泌脑脊液的功能受到抑制,亦可能继发于脑脊液漏、休克、严重脱水、低血钠症、过度换气以及手术或腰穿放出过多的脑脊液等。腰穿后头疼已为人们所熟知,其机理一是腰穿本身所引起的脉络丛反射性抑制或因丘脑下部脑脊液分泌中枢发生功能紊乱;二是脑脊液容量的减少。Franksson曾指出,当颅内压为100～200mmH_2O时,自腰穿针孔漏入硬脊膜外间隙的脑脊液,1d就可达240ml之多,而正常情况下脑脊液总量为100～160ml,分泌速率约为0.3ml/min,每天可产生400～500ml,故健康人一次快速放出脑脊液20ml,即可引起头疼。Grant等(1991)认为头痛可能是因代偿性动脉扩张所致。另外,因外伤时脑脊液向椎管强力冲击,造成腰神经根袖囊撕裂亦有可能使脑脊液漏入硬脊膜外间隙,从而导致低颅压(Bell,1960)。

(1)症状与体征

外伤后低颅压多发生在头外伤后1～2h,有时在2～3d之后以头痛最为突出,常位于前额及后枕部,且随头位的升高而加剧。严重时遍及全头并向颈、背、肩,甚至向下肢放射,取平卧或头低位时头痛随即减轻或消失。过去认为这种体位性头痛与脑组织下沉有关，但通过 MRI 研究并未得到证实。因此，头痛的原因可能与颅内血管受到牵扯或推压有关；与颅内容量减少而使脑膜的张力产生顺应性变化有关；或与颅腔容量代偿性调节，使血量与脑脊液量互补，所引起的颅内血管扩张有关。其次是眩晕和呕吐，每于头位变动时或剧烈头痛之后，即出现头昏目眩、恶心呕吐，病人常有脉搏细速、血压偏低、畏光、乏力、厌食、失水及颈僵等表现，严重时可出现意识障碍，轻者倦睡，重者昏迷。少数病人尚可出现自主神经症状，如生命体征显著波动、面部和颈部皮肤阵发性潮红，甚至个别患者因脑组织失去脑脊液的托浮和衬垫作用，使颅神经直接受到挤压或牵扯而出现瞳孔不等大及（或）外展肌麻痹等征象，易与颅内压升高相混淆，应予警惕。

(2)诊断与治疗

外伤性低颅压综合征的诊断主要依靠临床特点和腰穿测压来确诊。临床上遇有头伤后出现较重的头昏、头痛、乏力、厌食等症状，与脑损伤的轻重程度不符，特别是具有明显的抬高头位头痛加剧、放低头位疼痛减轻的规律时，即应想到颅内低压的可能。如果腰椎穿刺卧位测压在 80mmH_2O 以下时即可明确诊断，若压力低于 40mmH_2O 则属重度低颅压，常伴有严重失水及电解质紊乱。由于颅内压显著降低，脑体积缩小，颅内静脉扩张并被牵拉，易致渗血或出血，故脑脊液常呈黄色或有不同数量的红细胞发现，蛋白质含量亦稍高，个别病人甚至并发硬膜下血肿。因此，曾有作者提出对颅内低压病人不宜行腰椎穿刺，以免进一步加重脑脊液的流失，建议采用脑室钻孔的方法了解颅内低压的情况，既准确又安全。其实在颅脑影像学检查已有高度发展的今天，只要临床特点相符，如果 CT 或 MRI 检查业已排除其他可能混淆的病变，即可采用治疗试验加以证实，用平卧或足高头低位、吸含 5%CO_2 与 95%O_2 的混合气 5～10min 或静脉注射蒸馏水 10～15ml 以观察头痛有无缓解或消失。

外伤后低颅压综合征的治疗，可因不同的病因而略有差异，但基本原则相同，常用的治疗方法有平卧休息、不睡枕头，必要时采足高头低位；增加液体摄入量，每日经口服或静滴均匀滴注生理盐水 1 000ml 及 5%葡萄糖液约 2 500～3 000ml；给予含 5%CO_2 的氧气吸入，每小时 5～10min，可使脑血管扩张、阻力减小、促进脑脊液分泌；静脉注射蒸馏水 10～15ml/d，可以反射性刺激脑脊液的生成，但必须注意溶血反应；必要时可静滴 0.5%的低渗盐水 500～1 000ml/d，亦有增加脑脊液之功效；用 0.5%奴夫卡因 10ml 行左、右侧颈交感神经节交替封闭，每日 1 次，可使颅内血管扩张；经脑室内注入生理盐水或过滤空气 10～15ml 或经腰穿鞘内注射 15～20ml 生理盐水或空气，不仅能直接充填蛛网膜下腔容积，同时有刺激脑脊液分泌的作用，但是有腰椎穿刺后残留穿刺孔漏液之弊；其他有利于改善颅内低压的药物如罂粟碱、麻黄素、肾上腺素、垂体后叶素、咖啡因、毛果芸香碱、新斯的明、右旋硫酸苯异丙胺、乌洛托品及皮质类固醇等亦可适量投给以促其恢复。此外，对继发性颅内低压的病人，则应针对病因及时处理，例如，脑脊液漏修补术。据文献记载 Cushing 曾发现 1 例腰穿后 9 个月，其硬脊膜穿刺孔仍未愈合，经裂孔夹闭后头疼始消失，实为罕见。

20.6.2 外伤后颅内积气

外伤后颅内积气又称外伤性气颅，其发生率约为颅脑损伤的 9.7%，几乎均因颅底骨折累及鼻旁窦或乳突气房而致，故常合并脑脊液漏，空气经骨折线进入颅内之后，可积于硬脑膜外、硬脑膜下、蛛网膜下腔、脑内或脑室内，以单侧为多，少数可引起双侧性积气。最常见的部位是前窝筛骨骨折造成额部硬脑膜下积气或局部脑内气囊肿，其次是因后筛窦或蝶窦骨折而致。空气入颅的机理与受损窦腔内气体压力骤然升高有关，如擤鼻、咳嗽或打喷嚏时，均可使空气压进颅内。但有时亦可因颅内压过低，源于液体动力学的影响在病人变换体位时，可将空气吸入颅内。另外，在开放性颅脑伤或火器性脑穿透伤时亦可使空气直接带入颅内，形成硬脑膜下、脑内及脑室内积气，通常颅内少量积气，临床上多无颅内压增高征象，主要表现仅有恶心、呕吐、头痛和出汗等刺激症状，如果同时伴有脑脊液漏和颅内感染则可出现脑膜炎症状。有时引起气颅的裂孔具有单向活瓣的特点使颅内积气量不断增加而成张力性气颅，临床上有颅内压力增高及脑受压的表现，严重时可引起脑疝。

气颅早期较易贻误，诊断主要靠 X 线照片或 CT 扫描检查，可见颅腔内积气，少量气体多分散在额颞部蛛网膜下腔，大量积气常在额颞顶部，尤其是额部为著，严重时双额部大量积气，在 CT 扫描断面图上恰似山峰状而呈“富士山征”。

气颅的治疗依伤情而定，对开放性颅脑损伤或火器性脑穿透伤伴有颅内积气时，应一次彻底清创，排空积气，妥善修复硬脑膜。对少量的无张力性散在积气，则除给予抗菌治疗预防感染外无须特殊处理，气体常能自行吸收。对伴有脑脊液漏的复发性气颅，应按脑脊液漏的修补原则，及时施行手术。对大量张力性颅内积气的病人，必须尽早钻孔排气，任何迟疑和观望都是危险的，病人可以因为打个喷嚏而使颅内压急骤升高，从而引起脑疝甚至死亡。

20.6.3 外伤后脑脂肪栓塞

当颅脑损伤病人合并有全身多发性损伤或长骨骨折时，脂肪颗粒可以游离入血成为脂肪栓子，造成体内多个器官的脂肪栓塞，其中大部分脂肪栓停留在肺部，引起肺脂栓，但颗粒通过肺－支气管前毛细血管交通支或经右心房未闭的卵圆孔进入体循环，而致脑、肾、心、肝等重要脏器发生脂肪栓塞。其发生率占长骨骨折的 0.5%～2%，在多发骨折或骨盆骨折中约为 5%～10%。一般脂肪栓塞首先是引起管壁的通透性异常增加，从而促成出血性间质肺炎及急性肺水肿。进入脑血管的脂肪栓子常使脑内多数小血管栓塞，在大脑白质及小脑半球造成广泛的点状瘀斑和出血性梗死灶，脑水肿反应亦较一般为重，故病人常有病情加重或有新的神经机能损害。目前对创伤后脂肪栓塞综合征的主要病变究竟是在脑还是在肺尚有分歧。Sevitt 认为主要病变在脑，强调组织病变的产生与脂肪栓子的大小、数量、引起缺氧的时间、小血管有无侧枝以及器官对缺氧的敏感程度等等均有密切关系。脑组织对缺血、缺氧敏感而且耐受性极差，容易引起损害。临床上以神经系统损害为主又先于肺部症状的病例时有发现，脑栓塞是导致死亡的主要原因。Peltier 则认为主要病变在肺部，强调脂肪栓塞的原发病变在肺，由于肺脂肪栓塞之后所造成的呼吸功能不全及低血氧症是使脑组织产生继发性缺氧的主要原因，这种脑缺氧属缺氧性缺氧而不是缺血性缺氧。由此看来，孰轻孰重则需看何者病理改变更为严重，故每个病人不尽相同。

（1）症状与体征

脑脂肪栓塞的症状常在外伤后 1～2d 出现，其特点是发热、脉速、焦燥及意识障碍进行性加深，同时伴有呼吸急促、咳嗽、发绀、痰中带血、血压下降及颈、肩、胸前、腹壁等处出现皮下瘀血点。由于脑水肿的发生与发展，病人常有癫痫及颅内压增高表现，但局限性神经缺损体征并不多见，视血管受累的部位和程度而异。轻型病例可以只有几天暂时性抑制，头痛、嗜睡，嗣后多能完全恢复，这种一过性意识变化，常常归因于脑损伤的反应而未加注意。重型者脑脂肪栓塞严重，发病急骤，病人于伤后数小时即可由清醒转为昏迷，呼吸窘迫，脉搏细弱，血压下降，静脉压升高，咳血性痰。若无及时合理的治疗，患者常于短期内死亡。

（2）诊断与治疗

外伤后脑脂肪栓塞早期诊断常有困难，特别是合并有严重脑外伤的病人，往往有所混淆，容易漏诊，不少病人直至死亡后尸解时始得明确诊断。因此，大凡头外伤后脑原发性损伤所引起的意识障碍已有所好转，病情又复恶化，伴有明显的呼吸道症状、皮肤出血点及不易解释的心率增快、血压下降时，即应想到此症。一般眼底检查多可发现出血斑点，偶尔尚可看到血管内的脂肪栓子。同时在病人的痰、尿和脑脊液中亦可发现脂肪球。病人动脉血氧张力进行性降低（60mmHg 或 8.0kPa 以下），血红蛋白下降（低于 100g/L），血小板减少，血沉增高，血清脂肪酶增高（伤后 3～4d 升高，7～8d 达高峰）。肺部 X 线照片示有独特的“暴风雪”样改变。脑 CT 扫描除脑水肿外，多无异常发现。MRI 在 T_1 和 T_2 加权图像上，均可见脑白质中多数高信号病灶。

外伤后脑脂肪栓塞的治疗必须针对延及全身的脂肪栓塞病变，尤其是对间质性肺炎、急性肺水肿和脑水肿的处理，应尽早采取有力措施改善呼吸功能、纠正低氧血症，以控制肺、脑、心脏等重要器官的系列病理生理改变。首先是给予足够的氧吸入，浓度保持在 40%～45%，迅速提高动脉血氧张力，并维持在正常水平。如果动脉血氧张力低于 60mmHg（8.0kPa）时则应行气管内插管或气管切开，借助呼吸机辅助呼吸给氧，并采用呼气终末正压呼吸，出气管管口维持正压 10cmH_2O（0.98kPa）以增加肺泡－动脉氧梯度。与此同时，应妥善固定骨折以防脂肪栓子再进入静脉血流，必要时可使用止血带。如果伴有失血性休克则应补足血容量，其次是给予大剂量激素治疗，以保护毛细血管壁的完整性，减少渗出，防止血管痉挛和血小板聚集，有助于控制肺水肿和脑水肿的发展。一般首次剂量为甲基泼尼松龙 125mg 静脉滴入，继而每 6h 80mg 静滴持续 3d；或用氢化可的松 500～1 000mg/d，共 2d，第二天用 300～500mg。另外，必要的脱水、利尿、抗癫痫、降温、抗感染治疗，同时给予静滴低分子右旋糖酐500～1 000ml/d以降低血液黏滞度，改善末梢循环，亦不可忽视，但后者不宜连续使用，以免影响凝血机制，必要时须监测血小板比值，以防发生出血倾向。以往曾经使用过的酒精或肝素治疗脂肪栓塞的方法，因效果欠佳并存有一定危险性，现已少用。

20.6.4 外伤后颈内动脉闭塞

外伤后颈内动脉闭塞是急性颅脑损伤的严重并发症，所幸并不多见，仅占脑外伤的0.05%，近年来由于CT的普遍应用，此症的发生率已有所增加，特别是因重型脑损伤所导致的颈内动脉及其分支的痉挛，竟高达10%～15%。轻者出现局限性神经机能障碍，重者可引起大面积脑梗塞而深昏迷，其中1/3的病人常因此危及生命。一般除颈部开放伤直接损伤颈动脉之外，因交通事故所引起的颅颈部闭合性损伤常是造成颈动脉损伤的主要原因。当颈部过度强力后仰及侧屈时，可使颈内动脉在第三颈椎横突上，造成血管壁和内膜的损伤而发生血栓。有时也可能是因颈总动脉损伤，血栓形成后继续向上发展，超过颈动脉分叉而致颈内动脉闭塞。因此颈段闭塞的部位以颈动脉分叉上1～3cm处最多，约占70%。其次是虹吸部的栓塞即颈内动脉颅底段，此处动脉较固定，遭受暴力时，容易受到牵扯和挤压，或因颅底骨折直接挫伤血管，造成内膜剥离、皱缩、壁间出血，从而引起血管腔狭窄、血小板附壁及血栓形成。再者为大脑中动脉的闭塞，特别是向颞叶的分支，从游离的脑池部进入脑实质内，更易撞击或挤压在蝶骨嵴上而使该段血管发生损伤。脑动脉血管壁较身体其他部位的动脉相对为薄，且其内膜与中层之间易于分离，故而形成壁间血肿或夹层动脉瘤的机会亦较多。此外，外伤性大脑后动脉、椎－基底动脉及脑底深交通支的闭塞也偶有发生。前者常继发于小脑幕切迹疝的病人，因脑干向下移位致使大脑后动脉被嵌压在小脑幕切迹缘上，而造成闭塞，可致偏盲；椎－基底动脉闭塞多见于枕颈部着力的损伤，可因小脑猛烈的移动，使椎动脉受到牵扯、挤压，或使基底动脉直接撞击在斜坡上而致伤，一旦血栓形成，病人往往陷入深度昏迷，死亡率极高。外伤性脑底深交通支闭塞可致基底节灶性梗死较为少见，多在CT扫描检查时偶然发现，一般好发于儿童和青年，临床上仅有不全偏瘫及偏身感觉障碍，易与脑原发伤相混淆，应予注意。

近年来，据脑外伤后脑缺血及缺氧的研究揭示，外伤性脑梗死的机理，不仅是脑血管本身遭受机械性损伤这一主要原因，其他尚有一些促成脑血管栓塞的内在因素，例如，伤后血管活性物质的失调、脑血流量的降低及血液的高凝状态等，其中，致脑血管痉挛的物质尤为重要。由于脑外伤后许多促使血管痉挛的物质如儿茶酚胺（CA）、5羟色胺（5-HT）、去甲肾上腺素（NE）、前列腺素（PG）、氧合血红蛋白（OXYHb）、过氧化脂质（LPO）以及钾离子均有明显升高。同时，受伤的血管内皮细胞，因失去屏障功能，通透性明显增加，则使血管活性物质5-羟色胺、氧合血红蛋白等得以直接作用在血管平滑肌上而引起血管痉挛。另外，血管内皮细胞还具有产生血管活性物质及调节血管张力的功能。当内皮细胞损伤后，其舒血管与缩血管两种物质的产生失衡，其中，以血栓恶烷A_2（TXA_2）和内皮素（Endothelin）为主的内皮源性血管收缩因子（EDCF）占有优势，故使脑血管处于持续收缩状态。汇集以上各种促使血管痉挛的因素，再加上因脑外伤而引起的血液流变学改变，诸如全血黏度增高，红细胞变形能力下降、聚集性增强、血小板被激活、黏性增高以及局部脑血管受损等条件的存在，终将在多种因素的影响下导致脑血管闭塞及所属脑域的梗死。

(1)症状与体征

外伤性颈内动脉闭塞的临床征象可于伤后立即出现，亦可于伤后数日始有表现。因为血栓的发生与形成需要一个过程，所以起病时间大都在伤后10～24h，少数病人可延至数日甚至数周，急性发作的病例仅占10%。颈内动脉闭塞的典型表现为大脑半球缺血，根据栓塞的具体部位、完全与否、脑底动脉环的代偿能力、大脑半球的主次以及伴发脑外伤的轻重、有无继发性缺氧等不同情况，而有程度不一的意识障碍和神经机能缺损。多数病人表现神志不清、偏瘫、偏身感觉障碍或有失语，约有15%的病人发生癫痫。重者颈内动脉栓塞完全，发病急促，因大块脑梗死，可于数小时内进入脑疝危象，甚至死亡；轻者起病较缓，闭塞动脉的远端尚有部分侧枝代偿，脑缺血或梗死的范围较小，临床上多为不全偏瘫，病人神志尚清，多能诉头痛，较易误诊为颅内占位病变，或与脑损伤相混淆。

(2)诊断与治疗

对轻型脑损伤伴有颈内动脉闭塞的病人，常能从临床表现与脑损伤程度不符而疑及此症，特别是伤后1～2d病情突然加重出现大脑半球缺血的征象，如嗜睡、偏瘫、偏身感觉障碍、患侧眼黑朦或失语等症状。若同时伴有一侧颈动脉搏动减弱或消失，病侧眼底动脉压下降、苍白变细或视网膜染色迟缓即应考虑本病。对重型脑损伤伴有颈内动脉闭塞的病人，要在脑缺血尚未至不可逆损害之前就明确诊断，并非易事，只有在密切观察的前提下，及时采用影像学辅助检查，才能做出早期诊断。脑血管造影检查可以直接显示动脉闭塞的具体部位和程度，有助于治疗的决择，可谓最有价值的诊断方法。MRI检查，脑缺血后1h即可检出，最初9h内缺血区已出现脑水肿，T_1加权图像上呈低信号，T_2加权图像上呈高信号；约12h之后缺血区组织发生坏死使T_1弛豫时间延长，表现为长T_1长T_2信号；当缺血区软化、囊变时，其信号则与脑脊液相类似。CT扫描，在脑缺血区早期6～24h内只有少数病人出现边界不清的稍低密度区，检出率略逊于MRI，但24h后大都可以看到边界清晰的低密度梗死灶，其形态和部位与闭塞的动脉的分布相一致；2～15d时，梗死区密度更低，边界尤为明显，且有不同程度的脑水肿和占位效应；2～3周时，侧支循环开始形成，毛细血管增多充血，故梗死区出现弧形或结节状等密度或稍高密度，此时，病灶范围反较模糊；4～5周后，梗死区囊变，密度与脑脊液相似；强化扫描对脑梗死的显示更具特色，动脉闭塞后第一周因局部缺血严重可无强化现象，7～10d时因毛细血管增生，则可见明显的线状、脑回状或环状强化影像，有重要诊断价值。此外，多普勒超声检查、正电子发射断层扫描及放射性核素闪烁脑血管造影等亦有助于了解脑缺血或梗死的情况，可作为辅助诊断的手段。

外伤后颈内动脉闭塞的治疗：轻症者颈内动脉闭塞不完全、侧支循环较好的病人可试行内科疗法，适量给予激素和血管扩张剂如罂粟碱、碳酸氢钠、尼莫地平、低分子右旋糖酐加丹参溶液、含5%二氧化碳的氧吸入及颈交感神经封闭等治疗。必要时可酌情采用抗凝疗法，如肝素75～125mg加入10%葡萄糖液250ml静脉滴注，每8h1次，用两天停药。有作者提出，在脑血管造影证实颈内动脉或大脑中动脉闭塞时，随即经造影导管直接注入含24万u尿激酶的生理盐水20ml，可以改善预后。不过抗凝治疗的效果及出血倾向问题，尚有待研究，必须在严格监测病人出凝血机制的前提下谨慎进行。此外，为减轻脑水肿降低脑耗氧量，可以给予亚低温及巴比妥药物疗法，以保护脑组织。近年来对颈内动脉闭塞多主张手术治疗，特别是发病后最初的12h之内，一般不超过24h，即可将血栓剥除。手术的适应证是：颈内动脉颈段闭塞或系手术可及的部位；动脉闭塞完全或管腔狭窄小于2mm；临床症状虽轻但造影可见动脉壁有硬化斑溃疡形成，此时发生血栓的机会甚大，宜行手术治疗。

手术方法：全麻下施术，病人仰卧颈过伸头偏向健侧，自乳突下缘至甲状软骨下界，沿胸锁乳突肌前缘纵行切开，分离深筋膜显露颈总动脉，循此主干向上近二腹肌下后缘，即可见颈动脉分支。注意居内侧向前行者为颈外动脉，于起始处即有甲状腺上动脉、咽升动脉及舌动脉等分支，居外侧向后行者是颈内动脉，此处无分支，可资鉴别。根据脑血管造影的发现及术中扪诊以确定暴露的范围，然后用1%奴夫卡因或利多卡因浸润在颈动脉窦周围，以阻断神经反射，同时经静脉注射肝素50mg作为防止新血栓的准备。继而用暂时断流夹分别将颈总、颈内和颈外诸动脉阻断，于闭塞部位纵行切开动脉壁，如果血栓形成不久较松软则可用吸引器将其吸出，再放开颈内动脉上方断流夹，观察如有鲜血良好回流则说明管腔已通，即可缝合动脉切口结束手术。设若血栓已机化与血管内膜紧密附着不易剥离，或管腔已严重狭窄、瘢痕形成，则应自近端的颈总动脉至远端的颈内动脉插入一硅橡胶管作为暂时分流用，在保证脑血液供应的情况下，行狭窄动脉内膜切除术或行血管移植术。术后应继续抗凝治疗。

20.6.5 外伤后脑积水

脑挫伤后蛛网膜下腔出血较常见，大量的血性脑脊液对脑膜将产生强烈的刺激，可引起无菌性炎症反应，因此，可以在软膜与蛛网膜之间发生粘连，甚至堵塞蛛网膜绒毛，从而造成脑脊液的循环和吸收障碍。这与化脓性脑膜炎所造成的蛛网膜下腔梗阻引起的脑积水相类似，即由脉络丛产生的脑脊液虽然可以流出脑室，但却受阻于蛛网膜下腔而在脑基底池、环池及侧裂池等处阻碍脑脊液经脑凸面循环至蛛网膜粒吸收。因此，病人往往出现颅内压增高症状，且脑室系统也随之扩大，如果没有得到及时合理的治疗，病情将日趋恶化。有时脑脊液循环梗阻发生在脑室系统之内,引起一侧或双侧脑室积水,这种情况多系脑室穿通伤或髓内血肿破入脑室所致,常在室间孔、导水管或四脑室出口处发生阻塞。间或可因小脑幕切迹疝,脑干移位而致环池闭塞或导水管受压迫也能引起脑积水;或因不适当的大骨瓣减压,脑严重膨出、移位,导致脑脊液循环受阻而伴发脑积水亦时有发现。

外伤后脑积水有急性、慢性两种,自伤后数小时至2周之内发生者均为急性脑积水,多因血块直接阻塞脑脊液循环通路或因蛛网膜被红细胞阻塞所致,进行性颅内压增高显著,临床上较常见。伤后3周乃至半年甚至1年始发病者为慢性脑积水,这类病人多有蛛网膜增厚纤维性变、室管膜破坏及脑室周围脱髓鞘等病理改变,常以脑脊液吸收障碍为主。Johnston认为脑脊液的吸收与蛛网膜下腔和上矢状窦的压力差以及蛛网膜绒毛颗粒的阻力有关。当脑外伤后颅内压增高时,上矢状窦的压力随之升高,使蛛网膜下腔和上矢状窦的压力差变小,从而使蛛网膜绒毛微小管系统受压甚至关闭,直接影响脑脊液的吸收。由于脑脊液的积蓄造成脑室内静水压升高,脑室乃进行性扩大。因此,慢性积水的初期,病人的颅内压是高于正常的,及至脑室扩大到一定程度之后,由于加大了吸收面,才渐使颅内压下降至正常范围,故临床上称之为正常颅压脑积水。但由于脑脊液的静水压已超过脑室壁所能承受的压强,使脑室不断继续扩大,脑萎缩加重而致进行性痴呆。

(1)症状与体征

外伤后脑积水因发病急、缓不同,临床表现也有所不同。急性者以进行性颅内压增高为主,脑挫裂伤程度较严重,伤后持久昏迷或曾有一度好转又复恶化,虽经脱水、排除血肿、减压手术及激素等多方治疗,但意识恢复欠佳。病人颅内压持续升高,减压窗脑膨隆,脑脊液蛋白含量增加,颅内又无其他残留或迟发血肿存在,故易误诊为迁延性昏迷或植物人。慢性者多表现为正常颅压脑积水,自伤后至出现脑积水症状平均为4.18个月,一般都不及1年。病人逐渐出现痴呆、步态不稳、反应迟钝及行为异常,偶尔尚有大、小便失禁、癫痫、情感自制力减退等症状。病情发展较缓慢,症状时有波动。测压时腰穿或脑室内压力大都正常,脑脊液蛋白含量升高。眼底检查亦无视乳突水肿现象。

(2)诊断与治疗

外伤后脑积水采用CT扫描诊断,其发生率仅为1.3%~8%左右,是当前较准确的诊断手段之一。大凡严重脑外伤病人,经过及时合理的处理之后,病情虽已稳定但意识恢复欠佳或有新的神经受损体征出现时,应及时进行影像学检查。CT扫描可见:脑室系统扩大并尤以侧脑室前角为著;侧脑室周围特别是额角部有明显的间质性水肿带;脑室扩大的程度甚于脑池的扩大;脑回无萎缩表现,脑沟不加宽。不过,需要与脑萎缩相鉴别,因为严重脑挫伤、轴突损伤、脑缺血、缺氧和坏死等造成的脑萎缩也具有脑室扩大的CT影像。后者的特点是:侧脑室普遍扩大、脑沟增宽、无脑室周围的透亮水肿区。MRI检查虽与CT所见相同,但更为明确和清晰:首先是侧脑室前角的扩张及脑室周围的间质性水肿带,可于T_2加权图像上显示明显的高信号;其次于冠状面可以测出两侧室顶之间的夹角小于120度,相反,在脑萎缩病人此角则常大于140度;再者于矢状面尚可看到第三脑室呈球形扩大,视隐窝和漏斗隐窝变浅变钝,而在脑萎缩病人,其第三脑室前后壁、漏斗隐窝、视隐窝则无明显变形,虽有扩大但仍保持其原有轮廓。另外,应用放射性核素脑脊液成像检查,对脑积水诊断亦有重要价值,其特征性表现是核素经第四脑室中孔向脑室内逆流,而于脑突面却无核素的显影,说明脑脊液循环和吸收已发生障碍。根据核素在脑室内滞留的时间有助于估计脑积水的严重程度。

外伤性脑积水的治疗,无论是颅内高压脑积水还是正常颅压脑积水都应采用单向阀门分流管行分流术。但有时急性脑积水的病人,如果在头外伤后早期即施行颅内压监护,并及时排出血性脑脊液,也有可能减少后期脑积水的发生率(Kollusi等,1984)。无论如何在疑有外伤性脑积水时,即应早作影像学检查及时明确诊断,尽快施行分流手术,以缓解由脑积水而引起的进行性脑组织萎缩。植入分流装置的方法分脑室-腹腔及脑室-心房两种,本文仅介绍外伤后脑积水较常用的脑室-腹腔分流术。此术适用于梗阻性脑积水、交通性脑积水及正常颅压脑积水。术前首先选择适当长度的分流装置,需满足将分流管末端置入肝脏膈面或盆腔,以防止大网膜包裹封闭。同时还应测定病人脑脊液的压力,高于140mmH_2O者选用中等压力的分流装置(55~85mmH_2O);低于140mmH_2O的采用低压分流装置(McQuarrie等,1984)。因为过度引流可以造成负压综合征,病人常有体位性头痛和烦躁,所以采用低压或中压分流为宜。Chhabra 等(1993)还特制一种"Z"流向脑积水分流装置以避免因体位而引起的过度引流。较理想的分流管为可调压型分流管，但价格较为昂贵。

手术方法：全麻下施术，病人仰卧头偏向左侧，右肩稍抬高使颈部侧方伸平。先于右眉弓上 9cm，中线旁开 2.5cm 为中心切开头皮，长约 3cm，暴露额骨并钻孔，随即将分流管的脑室端，按一定方向和深度插入侧脑室额角，证实有脑脊液流出后勿过多排放。在顶结节后方切开头皮 3～4cm，经头皮帽状腱膜下层自耳后、颈侧皮下、锁骨上、胸部潜行，并在腹腔镜辅助下至上腹部作一隧道，分流管远端在腹腔镜下放置于肝脏膈面，固定于肝圆韧带，将分流管的腹腔端通过压力阀门与脑室端相接，术毕缝合头腹部手术切口，给予抗生素预防感染，每日按压阀门 2～3 次，以避免单向阀门分流装置发生阻塞。

20.6.6 外伤后脑膨出

开放性颅脑损伤特别是穿透性火器伤之后，由于头皮、颅骨及硬脑膜均已开放，甚至伴有头皮、颅骨及硬脑膜的缺损，如果伤后早期曾有颅内出血、脑水肿、脑肿胀而引起的颅内压增高，则很易造成脑组织从颅骨缺损口向外膨出犹如蕈状，故又有脑蕈之称(brain fungus)。伤后 1 周内的脑膨出，无明显感染者属早期膨出，经过适当的抗菌治疗和降低颅压的处理后，脑膨出部分常能自行缓解，退回颅腔，因此，又称为良性脑膨出。若伤后 1 周以上，由于初期清创不彻底或因就医过晚，颅内存有大量糜烂的挫碎组织、血凝块、骨片及异物等易感染的物质，突出的脑组织一旦发生感染，则颅内也常出现继发性感染，如化脓性脑膜脑炎、脑脓肿、硬脑膜外、下积脓，甚至发生脑室炎或血栓性静脉窦炎。如果颅内有引起脑压升高的病变存在，用一般姑息性治疗很难奏效，突出的脑组织不断膨出而嵌顿、坏死、感染，继而又造成颅内相连脑组织瘀血、水肿、坏死，则颅内压更加增高，突出的脑蕈更加严重，如果没有及时有效的处理，势必危及病人的生命，这种膨出称恶性脑膨出。

早期脑膨出时间较短，局部外观有两种表现：创面湿润者，可见血性脑脊液或血浆样渗出、有搏动，表面少许分泌物，没有明显脓液、呈粉红色，无坏死组织；创面干燥者，脑蕈上有薄层表皮样化，但在脑膨出基部与头皮相接处常有少量分泌物。晚期脑蕈则常感染严重，表面组织缺血、坏死、呈灰白色，有较多的脓性分泌物，基部与头皮相邻的缝隙处常有积脓。由于嵌顿粘连已无搏动可见。感染严重者，除有颅内高压症状外，同时，还可伴有畏寒、发烧及相应的局灶性神经废损体征。

脑膨出的治疗，对早期感染较轻颅内无继发病变者，首先清洁消毒周围头皮，剃除头发，再以生理盐水、双氧水及抗生素溶液清洗脑膨出的创面，然后用无菌凡士林油纱覆盖保护，并根据感染的情况，定时更换敷料。同时全身投予大剂量抗菌药物、适当脱水，必要时应行腰穿引流脑脊液，促使脑蕈得以回复。对表面干燥已有表皮样化的脑蕈，如果头皮与脑膨出相邻处，连续 3 次细菌培养阴性，应争取及早手术整复脑蕈、修补硬脑膜及头皮缺损。对晚期已有明显感染的脑蕈，除给予抗感染及降颅压处理之外，应使用弱消毒剂如双氧水、0.1%高锰酸钾、1%醋酸溶液、4%硼酸溶液或 2.5%硝酸银等清洗脑蕈，以便使感染创面脱腐，并刺激肉芽组织生长，待新的肉芽组织层形成后，即可行种子状植皮以消灭感染创面，然后择期整复脑蕈修复硬脑膜和头皮缺损。对严重感染的脑蕈，同时伴有颅内继发病灶者，则应针对引起颅内压升高的病因加以处理，如脑脓肿穿刺引流、残留血肿清除、脑积水分流或异物摘除等，只有在颅内高压得到缓解之后，脑蕈始能平复，创面始有机会愈合。若在无准备的情况下轻率施行手术不但无益反而有害，往往引起感染扩散、废损加重的恶果。

20.6.7 外伤后颅内动脉瘤

外伤后颅内动脉瘤占全部颅内动脉瘤的 1%，可有非开放伤和开放伤引起，是颅脑创伤后延迟性脑卒中的主要原因，容易误诊误治而导致重残甚至死亡。脑动脉表浅分支的外伤后动脉瘤主要因颅骨骨折片直接损伤引起，位于深部脑动脉分支的动脉瘤，常发生于减速性颅脑创伤，颅脑穿透伤时的弹片、骨碎片直接损伤血管多导致侧裂区血管的动脉瘤。

(1)症状与体征

外伤后颅内动脉瘤多于伤后几小时至几周内形成，并在受伤后 3 周左右破裂，出现脑卒中的临床症状。急性外伤后动脉瘤少见，多在清除颅内血肿或急诊脑血管造影时证实，缺少典型症状。亚急性外伤后动脉瘤临床症状典型，多数病人受伤为轻、中型，首次头颅 CT 检查正常或仅有轻度脑实质损害,一般颅脑创伤症状经治疗后改善或消失。在伤后3周左右,因动脉瘤破裂而症状突然恶化,如脑膜刺激征、意识障碍甚至突然昏迷、死亡。慢性型外伤后颅内动脉瘤见于蝶窦骨折伴有颈内动脉海绵窦段时,特征为伤后反复大量鼻出血。

(2)诊断与治疗

加强对外伤后动脉瘤的警惕性,对疑似病人应行DSA检查以明确诊断,外伤后动脉瘤的血管造影表现与先天性动脉瘤不同,它不在动脉分叉处,而多位于大脑中动脉和大脑前动脉分支,常伴颅骨骨折和颅内血肿,动脉瘤无蒂,瘤囊内对比剂排空迟缓,其临近血管有痉挛。多数外伤后颅内动脉瘤会增大直至破裂,破裂后病死率高达40%~81%,一经确诊应尽快手术治疗。手术方式包括开颅动脉瘤夹闭和血管内介入治疗。动脉瘤患者多可以用血管内介入治疗,如血管内球囊或可脱弹簧圈栓塞术,但具体到每个患者并不是唯一甚至最好的治疗方法,选择哪种治疗方法,医生应根据动脉瘤结构、部位、瘤颈大小、到达动脉瘤难易程度、动脉瘤数量、病人意愿、病人身体条件(病人能否接受全麻及手术)等决定。

20.7 外伤后遗症及预后评估

20.7.1 颅骨缺损

颅骨缺损大都因开放性颅脑损伤或火器性穿透伤所致,部分病人是因手术减压或有病颅骨切除而残留骨缺损。近年来由于对重型颅脑损伤脑压较高的病例,盛行去骨瓣减压之法,因而人为的巨大颅骨缺损亦为数不少,但实际上其中有相当一部分病人是无须施行大骨瓣减压术,应该引起临床医生重视。通常颅骨缺损小于3cm者多无症状;施行颞肌下减压术或枕下减压术后,有肥厚的肌肉及筋膜覆盖并在缺损区可以形成坚韧的纤维性愈合层,起到原有颅骨对脑的保护作用,在临床上亦无任何症状。颅骨缺损的临床表现:直径3cm以上的缺损,特别是位于额部有碍美观和安全的缺损,常有这样或那样的症状,如头昏、头疼、局部触痛、易激怒、焦躁不安等表现;或者病人对缺损区的搏动、膨隆、塌陷存在恐惧心理,怕晒太阳、怕震动甚至怕吵闹声,往往有自制力差、注意力不易集中和记忆力下降;或有忧郁、疲倦、寡言及自卑;或因大片颅骨缺失造成病人头颅严重畸形,直接影响颅内压生理性平衡,直立时塌陷、平卧时膨隆,早上凹入、晚上凸出;或因大气压直接通过缺损区作用在脑组织上,久而久之则势必导致局部脑萎缩,加重脑废损症状,同时,患侧脑室也逐渐向缺损区扩张膨出或变形。此外,小儿颅骨缺损可随着脑组织的发育而变大,缺损边缘向外翻,凸出的脑组织也逐渐呈进行性萎缩及囊变,所以小儿更需要完整的颅骨保证脑的正常发育。

颅骨缺损的治疗是施行颅骨修补成形术,但对手术的时机、方法和选用的材料以及适应证与禁忌证均须认真考虑,特别是病人要求修补颅骨缺损的目的,希望解决什么问题。因为单纯的颅骨成形术对脑外伤后功能性症状、精神障碍和外伤性癫痫等表现的治疗效果是难以预测的。

目前可供颅骨成形使用的修补材料有自体组织和异体材料两种,前者系用病人自身的肋骨、髂骨或颅骨,后者则属高分子聚合物及金属等植入材料。因修补的具体方法不同,又可分为镶嵌法和覆盖法两种术式。目前采用后一种方法者渐多。颅骨缺损修补的时机,应视病人的全身和局部情况而定,如在单纯凹陷性骨折作塌陷骨片摘除后,即可同期一次手术完成修补术。但是对开放性颅脑损伤所致颅骨缺损,则应在初期清创术后,伤口愈合3~6个月,始考虑颅骨成形术。倘若开放伤口已经发生感染,修补手术至少应推迟到伤口愈合半年以上再考虑。目前公认的手术指征为:①颅骨缺损大于直径3cm者。②缺损部位有碍美观。③引起长期头昏、头痛等症状难以缓解者。④脑膜-脑瘢痕形成伴发癫痫者(需同时行痫灶切除术)。⑤严重精神负担影响工作与生活者。对初期清创不彻底、局部已感染、颅内存有病灶及颅内压增高的病人,暂勿施行颅骨成形术。另外,部分全身情况差、神经缺损严重、不能自理生活者;或缺损区头皮菲薄有大片瘢痕者,亦勿急于修补,可外盖局部头盔暂时保护,待条件成熟后再考虑成形手术。关于修补颅骨的材料,种类甚多,各有利弊。自体骨虽然组织反应小,但需在供骨区和植骨区两处施术,增加病人痛苦且整形效果较差。有人将大骨瓣减压所取下的骨片包埋在腹部皮下,作为日后修补之用,由于须作两处手术,而且骨片常常被吸收变小以致松动下凹,采用异体骨又因冷藏于骨库,增加了污染的机会,异物反应也较大,故均已少用。

金属颅骨成形片如不锈钢板及网片、钽板或钛合金板及网片均有较强抗压性能,组织相容性亦好,塑型方便,但因具有导热性、边缘锐利容易穿破头皮并有影响 X 线检查的缺点,尚待改进;平板有机玻璃经加热塑形作为修补材料,具有方便易行的优点,但对整形要求较高的眼眶、鼻根等处则效果欠佳,同时,抗冲压强度较差容易碎裂亦非理想材料。由高分子材料甲基丙烯酸甲酯与苯乙烯共聚物的粉剂加上甲基丙烯酸甲酯单体水剂互相混合制成的可塑性自凝材料,既有良好的塑形性能,又能自凝固化形成坚固稳定的永久性植片,具有强度适宜、组织相容性好、不易降解、不影响 X 线检查等优点。近年来有人在上述双组份材料中添加了制孔剂,研制出可塑性微孔型人工颅骨材料。植入人体后,成纤维细胞可以长入植片的微孔,使植片与组织融为一体,且有钙化和骨化趋势,可谓较理想的颅骨修补材料。此外硅橡胶颅骨板、羟基磷灰石或陶瓷材料所制成的新型颅骨成形植片亦有较好的性能。

手术方法:在局麻或全麻下施术,头皮切口呈弧形,皮瓣基蒂部血供应充分保证。分离头皮时勿损伤深面的硬脑膜,以免术后积液。采用覆盖法修补时,骨缺损区周边无须修整,骨衣也不必切开,用稍大于缺损的植片覆盖在缺损区,四周用粗丝线固定在骨衣上即可。可塑性钛合金板及网片固定采用钛钉直接固定在颅骨上。但必须使用强度大、质地好、周边薄的材料,才能与颅骨的形态和弧度相吻合。若采用镶嵌法则需沿骨缺损缘切开骨衣并加修整,然后将剪裁合适的植片镶嵌在骨缺损处,周边钻孔用粗丝线固定在骨缘上。应注意在前额部行镶嵌法修补时,勿打开额窦,以免引起感染。术毕,应分层缝合头皮,尽量不放引流,适当加压包扎。

20.7.2 脑外伤后综合征

脑外伤后综合征又称脑震荡后遗症、脑外伤后神经官能症、脑外伤后遗症、脑外伤后神经症、脑外伤后神经衰弱。由于早期常见于拳击运动的头部损伤,故曾经称为拳击家综合征。众多的定义说明,对此症的认识和诊断缺乏统一标准,目前较为一致的观点是:一部分病人在神经功能方面仍然遗留许多症状,如头痛、头晕、记忆力下降、注意力不集中、烦躁、抑郁、易激动等躯体、认知和精神情感方面的障碍,但临床上并无确切的神经系统阳性体征,乃至 CT 或 MRI 检查也无异常发现,统称为脑外伤后综合征,见表 20-7-1。一般认为,上述症状持续 3 个月以上即可诊断为颅脑创伤后综合征,但也有学者认为上述症状持续 6 个月乃至 12 个月方能确诊。

从目前的观点看,可能是在轻微脑器质性损害的前提下,再加上病人心身因素与社会因素而促成。在暴力打击头部之后,无论轻重都将引起一系列不同程度的脑组织病理生理改变。轻者仅有暂时的生物化学及脑血灌注方面的变化,例如,头伤后颅内循环减缓即可持续数月之久,重者不仅造成脑挫裂伤、颅内血肿、脑缺血、缺氧,也可引起蛛网膜下腔出血、轴突断裂及某些细微的损伤,其中,显著的病变在后期检查时易于发现,但也有一些难以查出的轻微病变。例如,头皮的外伤性神经瘤、颅内外小血管沟通、脑膜脑软膜粘连、蛛网膜绒毛封闭、轴突断裂、脑白质或脑干内的微小出血、软化,以及颅颈关节韧带或肌肉的损伤波及颈神经根等等,都可

表20-7-1 脑外伤后综合征相关症状

持续反复头痛	对光和噪声敏感	全身感觉不适
共济失调	性欲消失	注意力不集中
易怒	冷漠	焦虑
压抑	个性改变	眩晕
失眠	头晕	视力障碍
易攻击	工作能力减退	社交能力丧失
缺乏判断力	不能持久	记忆障碍

引起各种症状。必须指出，脑外伤后综合征的发生与脑组织受损的严重程度并无相应的关系，相反，脑损伤轻不伴有明显神经功能障碍的比重型脑外伤有神经功能缺损者为多。有作者认为本综合征的发生率中失业者较已就业者为多，且智商较高又拥有专业知识的人则较少。上述情况足以说明病人的身心因素、社会影响以及生活、工作是否安定均与本症的发病有密切关系。

（1）症状与体征

症状主要包括以下几个方面：①血管舒缩障碍性症状以弥漫性头部胀痛或搏动性头痛为主，可以是间歇性亦可是持续性的，可有烧灼或压迫感，可因疲劳或天气不佳而加重，特殊气味、空气污浊、震动、噪声或女性病人的经期前后常引起头痛的发作。以额颞部或枕后部多见，有时累及整个头部或伴有头顶压迫感、环形紧箍感，发作时间不定，以下午为多，时轻时重，以致终日昏沉、焦躁不安。颅颈部损伤时常伴有项部肌紧张及疼痛。病人有时陈诉头昏、目眩，常因转动头部或改变体位而加重，但无前庭功能障碍或共济失调，一般仅是主观感觉头部昏浊、思维模糊，而非真正的眩晕，或是一种混乱迷糊的感觉。②自主神经功能失调病人尚可出现耳鸣心悸、血压波动、多汗、性功能下降或月经紊乱等症状。③皮质高级神经活动功能障碍表现为注意力不集中、记忆力下降、失眠、多梦、情绪不稳定、易激动和易疲劳等。④精神症状失眠、焦虑、易怒、欣快、伤感、反应迟钝、抑郁和精神沮丧等。有时可有抽搐发作、失明、失声、耳聋、咽喉或躯体异物感以及不自主哭笑，甚至出现癔症性瘫痪，严重者可表现为不动、不食、不语性木僵状态。⑤认知功能障碍神经心理学测试表明，脑外伤后综合征病人的语言流利性、思维速度、认识过程的速度与智力的灵活性、暂时记忆与再认识记忆及记忆的恢复、注意力集中性、学习能力以及信息储存等方面，与正常人有显著差异。⑥癔症性表现多有情绪波动，可有痉挛发作甚至发生癔症性瘫痪、感觉麻木、听力下降、木僵或缄默状态等，或有失明、失声、耳聋、闭目不语和不自主性哭笑等。病人的主诉往往多于阳性体征，有时虽查出一些轻微征象，也难以定位。

脑外伤后综合征病人大多无肯定的客观体征，但仔细检查，有时可以发现一些零散的、轻微不恒定的体征，常见的有腱反射普遍亢进或不对称，眼睑、四肢或头部有轻微的节律性震颤，瞳孔对光反应迟钝或瞳孔不等大，周边视野呈向心性缩小，出现掌颌反射阳性、腹壁反射不对称以及视力减退、不恒定的锥体束征等。对自主神经功能的客观检查有卧立、立卧反射异常，心动过速、多汗、皮肤划纹增强、血压波动等，但血压偏低者较血压升高者为多。

（2）诊断与治疗

脑外伤后综合征的诊断必须慎重，首先应在认真排除器质性病变之后始能考虑。对这类病人应耐心询问病史，了解自伤后至现在整个病情的全过程，包括各项检查的结果、治疗经过、手术发现以及曾经做出的诊断意见和治疗效果。在全面了解病人情况之后，再根据需要进行必要的检查。虽然神经系统检查常为阴性，但认真仔细的查体仍有重要意义，有时能从一些蛛丝马迹中发现线索，从而找到病因或排除器质性损害。其次可根据病史和检查有目的地安排辅助性检查：腰椎穿刺可以测定颅内压以明确有无颅压增高或降低，同时，能了解脑脊液是否正常；CT 扫描能够明确显示有无脑萎缩、脑积水或局限性病灶；MRI 更有利于发现脑实质内的微小出血点或软化灶；放射性核素脑脊液成像可以了解脑脊液循环是否存在阻碍；单光子发射计算体层摄影（single photon emission computed tomography，SPECT）检查可检测创伤区有无缺血、生理生化代谢及脑脊液循环的状况，有时还可显示形态学改变；正电子发射断层摄影（positron emission tomography，PET）使用发射型正电子放射性核素检测神经细胞的代谢状况，以了解神经功能，是当前最为理想的定量代谢显像技术，与 SPECT 比较，具有灵敏度高、分辨力强、图像清晰、能较为精确地进行定量分析等优点，对判断颅脑创伤综合征病人的神经功能改变具有相当重要的应用价值；脑电图检查有助于发现局灶性损害及有无持久的异常波形，以决定进一步的检查方向。

脑外伤后综合征的治疗：必须重视心理精神治疗，先认真倾听病人的陈述，再作全面细致的检查，对患者的病痛应表示关注、耐心开导、解除忧虑，使病人树立信心，才能认识疾病、战胜疾病。尤其是对那些惧怕自己患有“脑震荡后遗症”而多方求医的病人，更要从医学的角度加以讲解，消除疑虑。这类病人往往在伤前或伤后曾经接受过不少错误的概念，特别是医源性的不良影响，例如，在诊断和治疗的过程中，医护人员不恰当的议论、不经心的治疗和不耐烦的态度，都会造成病人的精神负担和心理因素。除此之外,若病人的头外伤还涉及到纠纷、责任、赔偿或失业等社会心理因素时,也可能与这一综合征的发生和发展有一定关系。常采用的药物治疗包括:①自主神经功能调节剂:异丙嗪、谷维素、脑复康、三溴合剂、10%溴化钙、苯巴比妥及东莨菪碱等。②神经营养药物如胞二磷胆碱、脑复新、脑复康、脑通等。③精神症状的治疗:可应用抗焦虑剂安定、氯丙嗪、奋乃静、阿普唑仑、泰尔登等。抗忧郁剂百忧解、赛乐特等。癔症性症状的病人可采用暗示疗法,亦可用一些安慰剂。④头痛症状可用对症治疗投给适量的镇痛药,但不宜用麻醉剂或吗啡类药品,以免成瘾。除心理精神治疗和药物治疗外,还可结合高压氧、生物反馈疗法以及中医治疗,效果会更佳。

20.7.3 迁延性昏迷

迁延性昏迷又称颅脑创伤后长期昏迷或持续性植物状态(persistent vegetative state,PVS)等,其概念和命名尚未统一。目前通常认为颅脑创伤后持续昏迷1个月以上称为长期昏迷(prolonged coma)。也有学者认为颅脑创伤后持续昏迷时间超过2周即属于长期昏迷。欧美等国家常将颅脑创伤后持续昏迷时间1个月以上称为持续性植物状态。而我国1996年4月在南京召开的持续性植物状态研讨会上规定,颅脑创伤后持续昏迷1个月者即为植物状态(vegetative state,VS),持续昏迷3个月以上者称为持续性植物状态。由于重型颅脑创伤病人伤后意识恢复需1年的时间,所以也有人认为持续昏迷1年以上才属于持续性植物状态。植物状态是一种特殊的意识障碍,主要表现为对自己和外界的认知功能完全丧失,能睁眼,有睡眠—觉醒周期,丘脑下部和脑干功能基本保存",包括植物状态生存、睁眼昏迷、去大脑状态和去皮质状态等,可以将植物状态区分为持续性植物状态和永久性植物状态等临床相。为何将植物人与死亡者相提并论呢?因为成为植物状态的人,事实上都是从死亡边缘拯救回来的,也可以说是从脑死亡中死里逃生。不言而喻,随着对重型颅脑损伤的诊断、治疗、护理和监护水平的提高,死亡率将会不断下降,但对中枢神经系统严重损害已达到相当范围和不可逆的程度时,作为植物状态生存下来的人却不会减少。

(1)症状与体征

这类病人多为重型脑损伤后持续昏迷不醒,或因原发性脑干损伤过重;或有颅内出血,因脑疝造成继发性脑干损害;或属持续颅内高压引起严重脑缺血、缺氧;甚或发生呼吸心搏骤停而行复苏。经积极抢救之后,虽然病情渐趋稳定、颅内压亦恢复正常,但意识却处于长期昏迷状态。临床所见多在伤后最初的1~2个月呈深昏迷,对强痛刺激仅有肢体伸直反应,其后1~2个月于痛刺激时,逐渐出现睁眼动作,继而可有本能的自发睁眼,或有漫无目的的眼球游动,但不能遵嘱活动,对语言毫无反应,与此同时,原有的去大脑强直随之消失,逐渐对痛刺激有缓慢的肢体回缩反应,且肌张力仍较强,并常有强握、吸吮、磨牙和咀嚼等动做出现,病人终日处于似睡非睡的状态,有明显的醒觉和睡眠节律,对外界环境漠不关心,似乎有陌生或不理解感,有时眼球可以追随人或物的移动,但缺乏有目的的动作,不能自动调整不适的卧姿,也不主动索食,检查时瞠目不语,四肢肌张力较高,双上肢多呈屈曲状态,紧抱在胸前,被动强伸时可有痛苦表情,偶尔呻吟,双下肢内旋、内收,置于伸位或屈位,双足跖屈。浅反射检查腹壁反射消失,但往往提睾反射尚存,角膜反射、瞳孔光反应、吞咽及咳嗽反射均存在。

(2)诊断与治疗

1)诊断:迁延性昏迷的诊断主要依靠其特有的临床征象,同时,应结合伤情、昏迷时间及辅助性检查以便确诊。这类病人的脑电图检查常为重度异常,可以呈弥漫性的高慢波活动,或呈低波幅8~9Hz α 样波,以前额和中央区为显,对声、光、疼痛、被动睁眼等刺激均无反应,又称 α 波昏迷;电生理学检查,包括脑干听觉诱发电位(brain stem auditory evoked potential,BAEP)和体感诱发电位(somatosensory evoked potential,SEP)常可发现P300明显异常以及 N_{14}~N_2 波的中枢传导时间(central conduction time,CCT)延长和 N_{20} 波幅降低;PET检测显示大脑皮质、基底节和小脑等部位的葡萄糖代谢率降低50%~60%;CT和MRI检查早期可见整个大脑半球、基底节及小脑白质区的广泛低密度或高信号改变,深部白质较明显,并沿脑回的白质伸延,有时在中脑和脑桥内显示出血、软化灶,但延髓往往完好。最后随着脑萎缩的发展,脑沟和脑池加宽,脑室系统亦有所扩大。

但是,上述脑电图、诱发电位、CT、PET、MRI等检查的异常改变对判断病情虽有一定帮助,但并非特征性的,故不能作为诊断依据。目前各国关于长期昏迷植物状态的诊断尚无统一标准，下面介绍两种常用的诊断标准。①美国诊断标准：a. 对自身及周围缺乏认知，不能和他人交流；b. 缺乏对视、听、触或有害刺激做出持续的、可重复的、有目的的或随意的行为反应；c. 缺乏语言的理解和表达能力；d. 有睡眠－觉醒周期；e. 下丘脑和脑干自主神经功能良好，通过医疗和护理可以生存；f. 大小便失禁；g. 脑神经反射（瞳孔、角膜、前庭－眼球和作呕反射）不同程度的保留。②中国"植物状态诊断标准"（1996 年 4 月南京会议确定的持续性植物状态研讨会草案）：a. 认知功能丧失，无意识活动，不能执行指令；b. 保持自主呼吸和血压；c. 有睡眠－觉醒周期；d. 不能理解和表达语言；e. 能自动睁眼或在刺激下睁眼；f. 可有无目的性眼球跟踪运动；g. 丘脑下部及脑干功能基本保存。

2）鉴别诊断。①外伤后脑积水：因重型脑损伤后并发脑积水的病人，常有持续昏迷的表现，虽然治疗后伤情已经稳定，但意识恢复不理想，甚至有加重的趋势，容易误为植物状态。所不同者，脑外伤后脑积水均伴有显著的颅内压增高，经脑室穿刺引流后，病情迅即好转。CT 扫描可见脑室扩大但脑沟及脑池不增宽，且脑室周围有间质性水肿带，可资区别。②闭锁综合征（Locked-in Syndrome）：系因头颈部损伤累及脑干或椎基底动脉而致，又称假昏迷或脑桥腹侧部综合征。虽然不都是外伤所致，但遇此情况时容易误为植物状态。因外伤所致闭锁综合征尚有恢复的希望，故应及时鉴别，积极治疗。此症的特点是缄默不语、四肢瘫痪、意识清楚且能通过眼睛的活动与人沟通，用睁眼、闭眼表达意思。而属于植物状态的病人则无意识，不能与人沟通，更不能遵嘱睁眼、闭眼。有时在外伤后急性期，如果病人因脑干损恢复但不能运动，丧失张口、吞咽及哭笑活动，呈缄默不语、四肢软瘫的状态。③脑死亡（brain death）：严重脑损伤导致中枢性衰竭的病人，呼吸已经停止，但依靠人工呼吸器还可以继续维持患者心跳达数小时乃至数日之久，个别报告最长维持至 74d。这种情况下，病人对外界一切刺激均无反应，自主呼吸停止，肌肉松弛，体温下降，脑干反射消失，接着出现循环衰竭的征象。偶尔因脊髓于脱离大脑管辖之后，仍能表现出肢体伸张反射，这并不代表中枢神经功能还存在，实际上脑已死亡且心脏跳动也已脱离了中枢的支配。或间有病人伤情虽极重笃，但经积极抢救脑组织尚未达死亡程度而得以存活下来，可是由于严重的广泛脑损害而终成植物状态。通常，脑死亡的确定必须包括以下 4 点：a. 对各种刺激均无反应后至少连续观察 6h；b. 无自主呼吸和运动 1h 以上；c. 双侧瞳孔散大、固定，光反应及角膜反射消失；d. 脑电图描记 4min 以上，呈平波脑电图。当然，在特殊情况下，尚可采用脑血管造影、同位素脑血管造影、CT 强化扫描及经颅多普勒脑血管扫描等方法，来验证脑血循环是否中断。确定脑死亡的最低观察时限尚无统一标准，一般在呼吸停止后人工呼吸维持 12h 以上时开始检测是否脑死亡，确诊时需要作先后两次临床检查，中间相隔 6 或 12h。

3）治疗：对迁延性昏迷主要在于预防，一旦发生，尚无治疗良策，据国内个别报道，植物状态 1～2 年甚至长达 12 年后仍有恢复的病例，堪称奇迹。随着医学科学的发展，人们在不断地开发新的药物和寻找新的治疗方法，目前的治疗方法是药物催醒和康复训练相结合，进行综合治疗，期望促使长期昏迷病人苏醒。

首先是加强颅脑外伤初期的处理，尽早采取措施避免发生严重的脑缺血、缺氧，及时排除颅内血肿，控制脑水肿，降低颅内压。防治高热、抽搐，保证气道通畅，在监护病室的条件下，严密监测颅内压和血气值，勿使颅内压超过 4kPa（30mmHg），维持血 PaO_2 在 9.3kPa（70mmHg）以上，$PaCO_2$ 在 3.3～4.6kPa（25～35mmHg）之间。必要时应给予气管切开、过度换气、亚低温及巴比妥治疗以保护脑细胞等等，务必保持病人内外环境的平衡，防止一切可能发生的并发症，使病情尽快趋于稳定。

其二，及时给予药物催醒治疗，常用药物包括以下几类。①多巴胺类似物，如左旋多巴、溴隐停、金刚胺等。对于多巴胺系统损害所致的"假"植物状态，给予该类药物治疗，病人神经系统体征可望改善。②神经兴奋剂，如盐酸哌甲酯、右旋苯丙胺和匹莫林等。③抗抑郁药，如普罗替林、氟西汀等。④纳洛酮是非特异性阿片受体拮抗剂，应用于长期昏迷病人不失为一种安全有效的催醒药物，急性中、重型颅脑创伤病人早期给予纳洛酮，可以维持血压和脑灌注压，控制颅内压，减轻脑水肿，改善脑代谢，尤其是创伤导致的昏迷和呼吸抑制，它可快速逆转意识障碍，解除呼吸抑制。对重型颅脑创伤长期昏迷病人具有催醒作用。⑤脑细胞活性药物，如胞二磷胆碱、辅酶 A（CoA）、ATP、神经节苷酯 GM、脑复康以及多肽类药物等。值得提出的是上述药物的疗效差异较大，应慎重选择使用。

其三，有脑积水者应施行外科治疗。创伤后长期昏迷的病人约50%出现交通性脑积水，施行脑室分流术部分病人可恢复意识，苏醒成功。因此，主张创伤后长期昏迷病人应定期复查头颅CT，一旦发现交通性脑积水，脑室呈进行性扩大而又无明显脑萎缩者，应及时行脑室分流术，这将会使部分病人得以复苏。

其四，感觉刺激治疗，包括音乐刺激治疗、电兴奋刺激治疗、光刺激治疗等。脊髓电刺激可以治疗通过改善昏迷植物状态生存病人的电生理活动，而影响神经递质水平以及增加脑血流量，它对部分昏迷植物状态生存病人有一定治疗作用，手术方法是将盘状电极置于颈硬脊膜外，或经颈硬脊膜外穿刺将针状电极置于颈硬脊膜外或硬脊膜下，通常选择的部位为第1~6颈椎(C_1~C_6)，最常为第2~4颈椎。应用神经电刺激的指征为：①年龄较轻(40岁以下)；②无弥漫性脑萎缩；③无大面积双侧性严重颅脑创伤(CT、MRI所见)；④单侧大面积严重颅脑创伤不包括丘脑；⑤无明显的脑血流和脑代谢率降低；⑥双侧或单侧脑干听觉诱发电位V波存在，P300波出现。曾有研究应用脊髓电刺激疗法治疗了70例昏迷植物状态生存病人，其中31例(44.3%)意识水平获得改善，20例(28.6%)死亡，19例无变化，脊髓电刺激治疗后的病人生存时间延长，是同期自然恢复组同类病人平均生存期的2倍。另外，也有研究者应用深部脑刺激(DBS)治疗创伤后长期昏迷的病人，指征同脊髓电刺激，该方法是采用立体定向技术将刺激电极植入靶点，通过神经发生器给予适当的脉冲刺激，以改善病人的意识状态并促进神经功能的恢复慢性深部脑刺激治疗后6~12个月，有可能出现持续性植物状态的改善。

其五，为改善脑血液供应和提高氧含量，可行高压氧舱，紫外线辐射和充氧血液输入，颈动脉含氧血或人造氟碳血注入，颈动脉周围封闭等治疗；为维持营养状况除口服和鼻饲饮食之外，尚须给予静脉营养、乳化脂肪、氨基酸、水解蛋白、维生素、微量元素、血浆、白蛋白、球蛋白等，甚至不定期输血，如果还不能达到基本营养要求，可行胃造瘘进食；为防止关节强直和肌肉萎缩，应有计划地安排推拿、按摩、针灸及理疗；为预防感染、癫痫、失水、便秘、尿潴留及压疮等并发症的发生，除投给适当的预防性药物外，还要认真做好各项护理工作。

20.7.4 预后评估(prognosis)

颅脑损伤病人的预后评估对病人的康复治疗具有极其重要的意义，常用的评估指标包括GCS、GOS、DRS评分、脑电图、躯体感觉诱发电位等生理反应检测、CT、MRI影像学分析、血液生化指标测定等，可为患者的预后康复进行综合的系统评估。

(1)GCS、GOS评分

GOS评分将预后分为5种，分别是良好、中残、重残、持续性植物状态及死亡，以规范疗效的评价。脑外伤后24h或72h的GCS评分与GOS预后评分有很大相关性，是预测颅脑损伤病人预后的有效指标。

(2)残疾分级评分(disability rating scale，DRS)

也是一种应用广泛的简便、有效的预后评估方法。包括8个项目4大类：唤醒、意识和反应力；自理活动的认识能力；对他人的依赖性；社会心理适应力。评分越高，预后越差，DRS对发现和评估严重脑外伤后患者的临床变化较GOS更敏感，也可用于筛选最有可能由康复治疗获益者。

(3)脑电图(EEG)和躯体感觉诱发电位(SEP)

EEG在某些情况下，具有关键性的预后评估作用，可揭示CT、MRI、血管造影、诱发电位等难以显示的异常情况，而且不受患者昏迷、肌松药或镇静剂的使用而影响检查效果，对外部声响或疼痛刺激产生EEG反应者，96%有总体好的结果，无反应者93%预后差。SEP可在麻醉或肌松药使用的情况下进行检测，对预后差者评估价值较高，患者入院后24~48h内进行SEP检测，并重复测定可提高阳性预报价值。因EEG和SEP体现的解剖结构功能不同，二者的结合可使预后评估更为准确。

(4)CT与MRI

CT作为当今颅脑外伤后最常规的辅助检查，可从颅内血肿厚度、量及部位、中线移位距离、蛛网膜下腔出血(SAH)情况等方面进行分析，对颅脑损伤程度及预后做出评估。磁共振波谱分析则是近年来迅速发展的体内定位检测组织细胞内代谢信息的无创伤技术，可检测颅内组织的多种化合物，及病理情况下组织内乳酸积聚，为脑外伤的预后判断提供帮助。

(5)血液及生化指标测定

白细胞、D-二聚体、血清S-100β、儿茶酚胺、肌酸激酶、NSE(神经元特异烯醇化酶)等指标的升高及血小板降低均提示预后不良。近几年,采用蛋白质组学技术筛选与颅脑损伤预后相关的因子正成为该领域的研究热点,其研究成果不仅仅在于准确、特异地预测颅脑损伤病人的结局,还在于其可有效指导临床积极的干预治疗,最终降低颅脑损伤病人不良结局的发生率和死亡率。

(张 赛)

参考文献

[1] 只达石,刘暌. 颅脑创伤外科学[M]. 北京:人民卫生出版社,2009.

[2] 王正国. 创伤学基础与临床[M]. 武汉:湖北科学技术出版社,2007:1819-1830.

[3] 张赛,李建国. 现代神经创伤及神经外科危重症[M]. 天津:南开大学出版社,2010.

[4] 梁华平,王正国. 颅脑损伤病人预后评估研究进展[J]. 创伤外科杂志,2006,8(1):90-95.

[5] 杨树源. 神经外科学[M]. 北京:人民卫生出版社,2008.

[6] 江基尧,朱诚. 现代颅脑损伤学[M]. 上海:第二军医大学出版社,1999:418-492.

[7] 戴先前,郑浩陆,彭兰文. 外伤后脑梗塞的诊断与治疗[J]. 中华神经外科杂志,1991,7(2):136.

[8] 何能前,高立达,李能德. 火器伤脑脓肿[J]. 中华神经外科杂志,1987,3(1):53.

[9] 黄思庆,高立达. 颅脑霰弹伤[J]. 中华创伤杂志,1993,9(6):330.

[10] 宋家仁,夏玉成,宋军. 双管引流在中枢神经系统化脓感染治疗的临床评价[J]. 中华神经外科杂志,1992,8(4):283.

[11] 杨树源,赵春生. 140例脑脓肿分析[J]. 中国神经精神疾病杂志,1993,19(1):29.

[12] 张志文. 内皮细胞功能障碍与脑血管痉挛 [J]. 国外医学神经病学神经外科学分册,1990,7(3):118.

[13] 周定标,张纪,段国升. 颅内段颅神经重建[J]. 中华神经外科杂志,1993,9(4):256.

[14] 刘明铎. 实用颅脑损伤学[M]. 北京:人民军医出版社,1992:428-431.

[15] 李龄,樊友武. 颅脑损伤后癫痫:CT、手术,病理所见[J]. 功能性和立体定向神经外科杂志,1998,1(1):16.

[16] 解学孔. 癫痫病学[M]. 北京:人民卫生出版社,1995:35-37.

[17] 潭启富. 癫痫外科学[M]. 南京:南京大学出版社,1995:48-75.

[18] 张赛. 颅脑创伤后神经行为障碍的认识和药物治疗 [J]. 中华神经外科杂志,2007,22:481-482.

[19] 王宪荣,林秋泉,张保民,等. 外伤性颅内动脉瘤和动静脉瘘[J]. 中华创伤杂志,1990,6:237-238.

[20] 王宪荣,张存生,朱刚. 外伤性胼周动脉瘤[J]. 中华神经外科杂志,1996,12:22-23.

[21] 秦尚振,马廉亭,龚杰,等. 假性动脉瘤的诊断与可脱球囊治疗[J]. 中华创伤杂志,1995,11(增):25-26.

[22] 只达石, 张赛. 颅脑创伤药物治疗的新进展 [J]. 中华创伤杂志,2005,21:50-52.

[23] 马廉亭. 神经外科血管内治疗学[M]. 北京:人民军医出版社,1994.

[24] Aldrich EF,Eiscnberg HM,Saydjari C,et al. Predictors of mortality in severely head -injured patients with civilian gunshot wounds:A report from the NIH traumatic coma data bank. Surg Neurol,1992,38(6):418.

[25] Archer BD. Computed tomography before lumbar puncture in acute meningitis:A review of the risks and benefits. Can. Med. Assoc. J. 1993,148 (6):961.

[26] Asari S,Nakamura S,Yamada O,et al. Traumatic aneurysm of peripheral cerebral arteries. Report of two cases. J Neurosurg, 1977,15(2):212.

[27] Bakay L,Glasauer FE. Head injury[M]. 1st. ed. Boston:Little, Brown and Company,1980:277-424.

[28] Baringer JR,Bell WE. The evaluation of recurrent meningitis. Hosp. Praet. 1993,28(2):87.

[29] Bento RF,Pirana S,Brito Neto RV. The role of the middle fossa approach in the management of traumatic facial paralysis. Ear Nose Throat J,2004,83:818-823.

[30] Bok APL,Peter JC. Subdural empyema:Burr holes or craniot-omy A retrospective computerized tomography-era analysis of treatment in 90 cases. J Neurosurg,1993,78(4):574.

[31] Bullock MR,Chesnut R,Ghajar J,et al. Guidelines for the surgical management of traumatic brain injury. Neurosurgery, 2006,58:1-59.

[32] Carey ME,Sama Gs,Farrell JB,et al. Experimental missile wound to the brain. J Neurosurg,1989,71(6):754.

[33] Charles E ,Raulings III,Robert HW,et al. Evaluation in cats of a new material or cranioplasty:A composite of plaster of Paris and hydroxylapatite. J Neurosurg,1988,69:269.

[34] Demiricivi F,Ozkan N,Buyukececi S,et al. Traumatic subara-chnoid haemorrhage:Analysis of 89 cases. Acta Neurochir, 1993,122(1-2):45.

[35] Diaz-Daza O,Barkley JM,Whigham CJ. Endovascular therapy of traumatic vascular lesions of the head and neck. Cardio-vasc Intervent Radiol,2003,26:213-221.

[36] Edwards MSB,Ousterhout DK. Autagenic skull bone grafts to reconstruct large or complex skull defects in children and adolescents. Neurosurgery,1987,20(2):273.

[37] Erdem E,Namer TJ,Saribas O,et al. Cerebral fat embolism studied with MRI and SPECT. Neuroradiology,1993,35 (3):199.

[38] Geisler WO,Joussc AT. Rehabilitation after central nervous system lesions. Neurological Surgery,1996:3715-3729.

[39] Gfeller JD,Chibnall JT,Duckro PN. Postconcussion symptoms and cognitive functioning in posttraumatic headache patien-ts. Headache,1994,34(3):503.

[40] Gling E,Gonser A,Imhof HG,et al. EEG reactivity in the prognosis of severe head injury. Neurology,1995,45(6):915.

[41] Haddad DS,Haddad GF,Taha J. Traumatic intracranial aneur-ysms caused by misselis:Their presentation and management. Neurosurgery,1991,28(1):1.

[42] Hamilton MG,Wallace C. Nonoperative management of acute

epidural hematoma diagnosed by CT :The neuroradiologist's role. AJNR 1992,13(6):853

[43] Holshouser BA,Ashwal S,Luh GY,et al. Proton MR spectr-oscopy after acute central nervous system injury:outcome prediction in neonates,infants,and children. Radiology, 1997,202(2):487.

[44] Keane JR. Locked-in syndrome after head and neck trauma. Neurology,1986,36:80.

[45] James D,Thomas S,Louis M,et al. The management of gunshot wounds to the face. J Trauma 1992,33(4):508

[46] Lawrece FK. Nerve growth factor treatment after brain injury prevents neuronal death. Science,1987,235(2):214

[47] Leys D,Christiaens JL,Derambure P,et al. Management of focal intracranial infections:Is medical treatment better than surgery. J Neurol Neurosurg Psychiatry,1990,53(6):472.

[48] Louis EP,Lyuch T. Ford B,et al. Delayed-Onset Cerebellar Syndrome. Arch Neurol,1996,53:450-455

[49] Maclean JG,Taylor A. Combined lower cranial nerve injury: complication of upper cervical or basal skull fracture. J R Coll Surg Edinb,1991,36(3):188.

[50] Mauersberger W. The determination of absorption values as an aid in CT differentiation between cerebral abscess and glioblastoma. Adv Neurosurg,1981,9(1):36.

[51] Mclanrin RL,Titchener JL. Post-traumatic syndrome. In:You-mans JR. eds. Neurological Surgery,Vol. 6. Philadelphia:W.B. Saunde-Company,1982:2185-2186

[52] Myers PW,Brophy J ,Salazar AM ,et al. Retained bone fragments after penetrating brain wounds:long-term follow-up in Vietnam veterans. J Neurosurg,1989,70:319A.

[53] Parkinson D,West M. Traumatic intracranial aneurysms [J]. J Neurosurg,1980,52(1):11.

[54] Pfister HW,Feiden W,Einhaup RM. Spectum of complications during bacterial meningitis in adult:Results of prospective clinical study. Arch. Neurol,1993,50(6):575.

[55] Pomeranz SH,Beni L,Shalit MN. The effect of intraeranial hypotension on cerebral blood flow in a feline model. Acta Neurochir,1993,122(1):113.

[56] Rappaport M,Hall MK,Hopkins K,et al. Disability rating scale for severe head trauma:coma to community. Arch Phys Med Rehabil,1982,63(1):118.

[57] Richaud J,Boetto S,Guell A,et al. Effects of cranioplasty on neurological function and cerebral blood flow. Neurochirurgie, 1985,31(3):183.

[58] Segal DH,Oppenheim JS,Murovie JA. Neurological recovery after eranioplasty. Neurosurgery,1994,34(4):729.

[59] Shaffrey ME,Polin RS,Phillips CD. Classification of civilian craniocerebral gunshot wounds:A multivariate analysis predictive of mortality. J Neurosurg,1992,9 (suppl):279.

[60] Sheffler LR,Ito VY,Philip PA,et al. Shunting in chronic post-traumatic hydrocephalus:demonstration of neurophysiol-ogic improvement. Arch Phys Med Rehabil,1994,75(3):338.

[61] Shulman K. Late complications of head injuries in children. Clin Neurosurg,1971,19(2):371.

[62] Spanu G,Knerich R,Messina AL,et al. Post-traumatic hydn-cephalus. Rev Neurol,1985,55(3):185.

[63] Stapleton SR,Bell BA,Uttley D. Stereotactic as piration of brain abscesses:Is this the treatment of choice? . Acta Neuroehir. 1993,121(1-2):15.

[64] Suzuki N,Suzuki S,Iwabuchi T. Neurological improvement after cranioplasty,analysis by dynamic CT scan. Acta Neurochir Wien,1993,122(2):49

[65] Tunkel AR,Seheld WM. Pathogenesis and pathophysiology of bacterial meningitis. Ann Rev MOd,1993,44:103.

[66] Yang WG,Chen CT,Chen YR. Outcome for traumatic optic neuropathy-surgical versus nonsurgical treatment. Ann Plast Surg,2004,52:36-42.

[67] Young WB,Lee KP,Pessin MS,et al. Prognostic significance of ventricular blood in supratentorial hemorrhage:A volumetric study. Neurology,1990,40(4):616.

[68] Zumkeller M,Behrmann R,Heissler EH,et al. Computed tomographic criteria and survival rate for patients with acute subdural hematoma. Neurosurgery,1996,39(4):708.

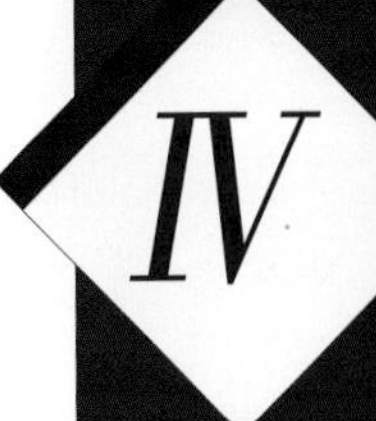

Ⅳ 神经系统肿瘤篇

21. 颅内肿瘤总论

颅内肿瘤是指发生于颅腔内的神经系统肿瘤。按照世界卫生组织 (WHO)2007 年的神经系统肿瘤分类,包括起源于神经上皮组织、外周神经、脑膜、生殖细胞的肿瘤以及淋巴和造血组织肿瘤、蝶鞍区的颅咽管瘤与颗粒细胞瘤以及转移性肿瘤。颅内还存在一些也属于神经外科诊治范围的囊肿和类肿瘤病变、归属内分泌系统肿瘤的垂体腺瘤、在颅内延伸生长的脊索瘤等占位病变,常需同颅内神经系统肿瘤进行鉴别诊断,传统上也在颅内肿瘤章节中加以讲述。

颅内肿瘤依其原发部位可分为两类:起源于颅内组织的肿瘤称为原发性颅内肿瘤,从身体远隔部位转移或由邻近部位延伸至颅内的肿瘤称为继发性颅内肿瘤。颅内肿瘤依其生物学行为也分为良性颅内肿瘤和恶性颅内肿瘤。但是由于颅内肿瘤发生于有限的颅腔容积内, 无论良性还是恶性肿瘤,占位效应本身就可以压迫脑组织并造成功能损害,甚至威胁生命。如果说颅内恶性肿瘤的致死原因是由于肿瘤细胞恶性增殖的结果,那么良性肿瘤则往往因为生长部位涉及重要的生命功能,以及肿瘤深在难于手术治愈而致命。身体其他部位的良性肿瘤多数并不危及生命,一般可以手术治愈。某些原发性颅内肿瘤的生物学行为随复发而变化,如神经母细胞瘤具有随复发次数增加逐渐成熟分化的倾向;而弥漫性星形细胞瘤复发时可能发生间变而转化为间变性星形细胞瘤,并可以进一步恶性进展为胶质母细胞瘤。原发于颅内的恶性肿瘤同身体其他部位起源的恶性肿瘤在发生转移的特点上也有不同。身体其他部位的恶性肿瘤常发生邻近或远隔器官的转移包括形成脑转移灶,而颅内原发恶性肿瘤很少向颅外转移,但可以在中枢神经系统内播散。

21.1 颅内肿瘤的病因学

从总体上说,神经系统肿瘤同身体其他部位肿瘤一样,发病原因并不明确。有关的病因学调查涉及性格、嗜好、职业、营养、免疫状态、患病史、家族史等众多方面,归纳起来分为环境因素和宿主因素两大类。

环境致病原包括离子射线与非离子射线、杀虫剂、亚硝胺化合物、致肿瘤病毒和其他感染因素等，但有关脑肿瘤环境致病因素的研究结果很少存在一致的相关性，有些结论甚至完全相悖。除了治疗性的X线照射以外，迄今还没有毫无争议的环境因素。

在一项回顾性调查中，涉及9 720个接受放射治疗的急性淋巴细胞性白血病的儿童，发生中枢神经系统肿瘤的危险因素是正常人的22倍，累计有2.5%的此类患儿发生中枢神经系统肿瘤，尤其是5岁或5岁以下的患儿，发生脑肿瘤的危险性更高。在接受放射剂量为2 440cGy、平均年龄为4.8岁的患儿中，出现脑肿瘤与接受放疗的平均间隔期为7.6 ± 2.3年。成人头部接受高剂量离子射线，发生脑膜瘤或其他神经上皮肿瘤的危险性增高，尤其是女性。这不仅在接受放疗的颅内肿瘤病人中证实，而且经常接受X线照射的牙科专业的医护，有报道发生脑膜瘤的危险性增高。头癣患者即使低剂量的放射治疗，引发脑膜瘤的危险性是预计值的10倍，引发胶质瘤的危险性是预计值的2.5倍。实验动物学研究，灵长类动物接受高剂量的离子射线照射，可以诱导产生多形性胶质母细胞瘤和室管膜瘤。

非离子射线主要包括射频波和极低频电磁场。现代社会中广泛使用的移动电话发射低强度的射频波。由于使用时移动电话直接贴近头部，能否引发脑肿瘤为人关注。住所及工作场所附近的高压线、变电站等设施所发射的极低频电磁场是否同脑肿瘤的发病有关也有争论。但迄今的流行病学调查尚不能得出严格的结论来明确非离子射线照射同神经系统肿瘤之间的关系，也不能通过建立实验动物模型来证实。然而，我们仍然不能低估非离子射线对脑肿瘤发病的影响，在此方面可能还需要更细化的流行病学调查和更多的研究。一项国际脑肿瘤流行病学调查已表明，使用移动电话十年以上人群罹患听神经瘤的概率会提高四倍。随着移动电话的进一步普及，拥有手机人群低龄化，使用累积时间延长，对其安全性的关注必须加强。儿童及低龄青少年，由于颅骨较薄及神经系统尚未发育完全，对移动电话的使用最好有所限制，避免潜在的致病风险。

职业因素可能同脑肿瘤的发病有关。脑肿瘤的总体发病率男性占优势似乎支持这一推测。除了职业性接触离子及非离子射线的物理因素外，被怀疑同脑肿瘤发病有关化学因素包括苯及其他有机溶剂、润滑油、丙烯腈、氯乙烯、甲醛、多环芳香烃、苯酚和酚化合物等。但截至目前，流行病学调查结果并不一致，也难确定各种化学制剂同人类脑肿瘤发病的量效关系。但许多化学致癌物无论是向脑组织还是向脑室内直接注射，确实可以诱发实验动物模型的脑肿瘤，1939年对此就进行过报道。烷化剂如亚硝基脲类，尤其容易引起脑肿瘤，原因是这类物质对神经组织更具亲嗜性，可以引起DNA不可修复的突变。尽管有流行病学调查和动物实验研究的提示，但是这些化学物质同人类脑肿瘤是否真的有关，也仍然不能确定。

致瘤病毒可能比化学物质更容易引起脑肿瘤。临床上也发现，少突胶质细胞和星形细胞如果被人类乳突多瘤空泡病毒的JC亚型感染，这样的病人发生进行性多灶性的白质脑病，可以并发高级别的星形细胞肿瘤。在原发性中枢神经系统恶性淋巴瘤的病人中无论是否同时患有艾滋病，均发现在肿瘤细胞中存在EB病毒。动物实验研究也发现，无论DNA还是RNA病毒，接种后都可以使易感动物发生脑肿瘤。在DNA病毒中，腺病毒和SV-40病毒更容易诱导肿瘤发生，而且实验动物颅内接种人类腺病毒12型似乎更容易引起胚胎性肿瘤，如神经母细胞瘤、髓母细胞瘤、髓上皮瘤或视网膜母细胞瘤。接种SV-40病毒可以诱发颅内肉瘤性肿瘤，接种JC病毒可以发生多发性小脑髓母细胞瘤。在RNA病毒中，某些灵长类动物和鼠类的逆转录病毒也可以诱导中枢神经系统发生肿瘤。目前已确认的多数人类癌基因同动物肿瘤中分离出的这些逆转录病毒具有序列同源性。

同SV40大T抗原相同的DNA序列在多种人类肿瘤包括脑肿瘤中均有发现。在星形细胞肿瘤中，这种情况出现比例有统计达到50%。推测这种现象可能是20世纪五六十年代使用了被SV40污染的脊髓灰质炎疫苗造成的。目前尚不能肯定是否SV40在某些人类肿瘤的发生中起重要作用。从现有的证据看，很可能SV40属于一种“旁观者”感染。因为肿瘤内微环境的改变，对于已有SV40潜伏感染的人，会产生有利于肿瘤复制的环境。

新近所关注与胶质瘤发病相关的病毒是人类巨细胞病毒。2002年文献首次报告了胶质瘤中人类巨细胞病毒蛋白和寡核苷酸的存在比例很高。2011年神经肿瘤学家和病毒学家联合形成共识，认为人类巨细胞病毒序列和病毒基因表达存在于多数恶性胶质瘤中，人类巨细胞病毒通过与关键信号通路的作用调控胶质母细胞瘤的恶性表型。但人类巨细胞病毒在胶质瘤发生起始事件中的作用还应继续研究。

虽然人们推测病毒感染在中枢神经系统肿瘤中可能起重要作用，但在脑肿瘤与所感染的病毒类型之间缺乏一致性的研究结果。通过将病毒序列转导入实验动物基因组中，制作转基因动物模型，为研究病毒同肿瘤发生的关系提供了良好的技术平台。

宿主的患病史、个人史、家族史同颅内肿瘤的发病，有些已经肯定，有些并未受到广泛的认可，而有些已基本排除。高血压同脑肿瘤发病无关，中风和糖尿病也仅有个别流行病学资料提示同脑肿瘤发病有关。头部外伤史同胶质瘤发病无关，但有报道患脑膜瘤的危险性提高。癫痫病人患脑肿瘤的危险性增加，但实际上脑肿瘤和癫痫本来就是可以共同出现的，症状性癫痫也是脑肿瘤的常见表现之一。

结核病与胶质瘤共患病，推测是由于患者免疫功能的降低。有报道鼠弓形体感染同星形细胞瘤的发病有关，但也有报道同脑膜瘤发病有关，而与星形细胞瘤无关。上述报道均来自1980年以前，且未得到广泛的认可。

中枢神经系统恶性淋巴瘤的发病率在过去二十年间明显上升，尤其发生在艾滋病或使用免疫抑制剂的器官移植病人中。在所有中枢神经系统恶性淋巴瘤病人中，有60%~85%是艾滋病或器官移植病人。EB病毒的基因组也在80%存在免疫抑制的病人中发现。

女性激素可能同某些脑肿瘤的发生和发展有关。如脑膜瘤的发生与发展同性激素有关。女性患者在月经周期的黄体期和怀孕期间，脑膜瘤生长加快；乳腺癌患者中脑膜瘤的发病率也高于普通妇女。脑膜瘤的基础研究发现，多数初发与复发脑膜瘤标本中均有孕激素和雄激素受体，少数肿瘤标本中发现有低水平的雌激素受体。

女性怀孕期泌乳素细胞腺瘤相对发生率虽然并不升高，但在孕期肿瘤体积也增大，这可能归因于肿瘤中血管充盈和细胞内液的增多，但孕期女性体内激素的变化可能也发挥作用。

脑肿瘤的遗传易感性首先是通过对遗传性神经肿瘤综合征、家族聚集发病的脑肿瘤、染色体异常和连锁分析获知。可以伴发脑肿瘤的遗传性神经肿瘤综合征还包括神经纤维瘤病Ⅰ型及Ⅱ型、结节性硬化、Li-Fraumeni综合征、Cowden综合征、von Hippel-Lindau病、Turcot综合征、Gorlin综合征等。

目前所知与脑肿瘤发病有关的高外显率的遗传学异常包括：NF1（neurofibromatosis type 1，NF1）基因、p53基因、MMR（DNA Mismatch Repair，MMR）基因、APC（adenomatosis polyposis coli，APC）基因突变，以及少见的PTEN（phosphatase and tensin homolog，PTEN），p16（INK4A）/p14（ARF）和CDK4基因突变。但这些高外显率的种系突变实际上仅占脑肿瘤发病总危险的小部分。高通量的全基因组分析已经提示，许多单核苷酸多态性（single nucleotide polymorphisms，SNPs）为脑肿瘤发病的低危险因素。这些基因多态性涉及DNA损伤修复、细胞周期、代谢和炎症等多种信号通路，其中DNA修复和炎症信号通路，尤其是DNA双链断裂修复（double strand break repair，DSBR）亚通路可能在胶质瘤的发生上起重要作用。分子流行病学认为，脑肿瘤发生的起始遗传学事件为DNA损伤修复与凋亡基因的突变，随后细胞周期调控和血管形成基因发生体细胞突变。多发肿瘤家族史的病人和早发儿童脑肿瘤病人一般经历此类肿瘤转化步骤。但大多数脑肿瘤的发病为未知的体细胞突变，环境暴露因素和遗传易感性之间相互作用造成了DNA损伤累积，并致肿瘤性转化的发生。目前环境暴露因素和遗传易感性之间的剂量与生物效应关系还无法准确估算；环境暴露的不均一性和遗传易感性与肿瘤发生类型之间的对应关系也需要研究，这有助于认识种系基因多态性及其相关功能。随着以微列阵（microarray）技术为基础的基因表达、比较基因组杂交、甲基化分析和微RNA（microRNA，miRNA）检测等高通量和高解析度的分子生物学方法的建立，结合DNA测序可以在未来帮助我们识别脑肿瘤发病的特异性遗传易感性位点，建立可以预测脑肿瘤发病风险的遗传病因学。

从全世界脑肿瘤发病情况看，自20世纪60年代中期以来，在许多工业化国家，脑肿瘤的发病率和病死率处于上升趋势，尤其在65岁以上病人。当然这与人类寿命延长、同期许多先进的、非侵袭性的诊断技术的发展等因素有关，但并不能完全排除有新的致病因素出现。世界范围不同环境下的大宗流行病学研究有助于确定某些可能的新致病因素。

21.2 颅内肿瘤的流行病学

流行病资料对于了解各种类型的颅内肿瘤真实发病情况、发现可能的致病因素、评估诊断和治疗状况、制定相应的防治措施与脑肿瘤研究的总体策略意义重大。全球范围的肿瘤流行病学调查由世界卫生组织的国际癌症研究机构(international agency of research on cancer,IARC)和国际癌症登记协会(international association of cancer registries,IACR)负责,每五年出版《五大洲癌症发病率》(cancer incidence in five continents)。

按照2009年IACR公布的资料,全球原发性脑和中枢神经系统的恶性肿瘤在2002年的年发病率,男性为3.7/10万人口,女性为2.6/10万人口;发达国家年发病率(男:5.8/10万人口,女:4.1/10万人口)高于欠发达国家(男:3.0/10万人口,女:2.1/10万人口)。按照2004—2008年美国脑肿瘤登记结果,原发性脑及中枢神经系统肿瘤在美国的年发病率19.89/10万人口(0~19岁:5.05/10万人口;20岁以上:25.86/10万人口),恶性肿瘤年发病率7.32/10万人口,非恶性肿瘤为12.56/10万人口。脑及中枢神经系统肿瘤占全身各部位肿瘤的1.4%,在全身恶性肿瘤引起死亡中占2.4%。

2012年发布的《中国肿瘤登记年报》,汇总了全国肿瘤登记覆盖地区2009年恶性肿瘤的发病及死亡情况。在全身恶性肿瘤发病中,脑及中枢神经系统恶性肿瘤的发病占第11位(构成比2.25%),中国人口标准化发病率为4.11/10万人口,年龄别发病率从40岁以后开始高于人口发病率并逐步升高。脑及中枢神经系统恶性肿瘤年龄别发病率在75~79岁年龄组达高峰,为22.77/10万人口。在全身恶性肿瘤造成的死亡中,脑及中枢神经系统恶性肿瘤排在第九位。

从新生儿到老年人均可发生颅内肿瘤。在0~19岁人群中,脑及中枢神经系统肿瘤的年发病率为4.71/10万人口,男性(4.75/10万人口)高于女性(4.66/10万人口),约近2/3的病例发生于15岁以下。虽然颅内肿瘤的年龄别发病率在20岁以下人群中最低,但脑肿瘤占所有儿童期肿瘤的比例可高达7%,发病与致死均仅次于白血病,是最常见的儿童实体性肿瘤。

不同于年发病率,脑肿瘤的期间患病率反映了某观察期间内总人口中患脑肿瘤的新旧病例所占比例。美国资料表明,2000年原发性脑肿瘤的患病率为130.8/10万人口,而恶性脑肿瘤的患病率为29.5/10万人口,良性脑肿瘤为97.5/10万人口;2004年原发脑和中枢神经系统肿瘤的患病率上升为209/10万人口。脑肿瘤患病率大幅升高主要归因于原发脑和中枢神经系统良性肿瘤诊断和治疗水平的提高以及病人生存期的延长。脑及中枢神经系统肿瘤(不包括淋巴瘤、白血病、垂体腺和松果体腺肿瘤)一生的患病风险男性为0.67%,女性为0.54%;脑肿瘤病死风险男性为0.48%,女性为0.38%。

一般说来,颅内肿瘤的总体患病率男性略多于女性。脑及中枢神经系统肿瘤一生的患病风险男性为0.67%,女性为0.54%;脑肿瘤病死风险男性为0.48%,女性为0.38%。根据我国12个医院神经外科22547例颅内肿瘤的统计结果,男女患者之比为1.89:1。某些颅内肿瘤以女性多见,如脑膜瘤、垂体腺瘤。

从颅内肿瘤发病的构成比看,据我国先期统计资料并依当时神经系统肿瘤分类法,神经上皮组织肿瘤最常见,其次为脑膜瘤、垂体腺瘤、雪旺细胞瘤、神经纤维瘤、先天性肿瘤、转移性肿瘤和"血管性肿瘤"。国内2003年一项统计,在1498例神经上皮组织肿瘤中,星形细胞肿瘤占58.93%。据2004年至2008年间美国统计,原发性脑及中枢神经系统肿瘤构成比中:神经上皮肿瘤为31.9%,脑膜瘤为34.7%,垂体瘤为13.5%,神经鞘肿瘤为8.5%,淋巴瘤为2.3%,颅咽管瘤为0.9%,生殖细胞肿瘤为0.5%;在胶质细胞肿瘤发病的构成比中,胶质母细胞瘤占53.9%,胶质母细胞瘤及其他星形细胞肿瘤约占全部胶质细胞肿瘤的3/4。

儿童颅内肿瘤以星形细胞肿瘤、髓母细胞瘤、室管膜瘤、颅咽管瘤多见;青年人以室管膜瘤、垂体腺瘤、颅咽管瘤等多见;中年人以星形细胞肿瘤、脑膜瘤、雪旺细胞瘤多见;老年人则以胶质母细胞瘤、转移瘤多见。成人颅内肿瘤中,幕上肿瘤占71%,幕下肿瘤占29%;而儿童以幕下及中线部位肿瘤多见,其中髓母细胞瘤为最常见的儿童幕下恶性肿瘤。

最新的流行病学调查资料出现的一些新变化，应该引起我们的注意。中枢神经系统肿瘤发病的构成比中，神经上皮性肿瘤在先前的调查中一直居于首位，但近年某些国家和地区的统计发现，脑膜瘤有跃居首位的趋势。男性脑肿瘤的发病率在先前统计中一直高于女性，但在美国公布的2004–2008年间脑肿瘤病例统计中，43%病例为男性，57%病例为女性。脑及中枢神经系统肿瘤的年龄别发病率随年龄增长而持续增高，由先前统计的70岁达高峰，而变化为到75～84岁达到高峰。

21.3 病理分类与分级

中枢神经系统肿瘤组织学分类的发展历程，体现了医学与科技的进步，反映了对中枢神经系统肿瘤的起源、发生与发展、组织病理学本质、分子遗传学改变、临床特点和疗效及结局相关性认识的深入过程。医学研究、临床实践、流行病学调查和国际学术交流的需要是中枢神经系统肿瘤组织学分类发展的直接动力。近年来，超微病理学、分子病理学、分子免疫学、分子遗传学等新兴学科的发展，促进了神经病理学从细胞和亚细胞水平，深入到了分子水平，并从染色体畸变、基因突变等角度研究神经系统肿瘤的起因和发病机制、临床表现和影像学的解析、新肿瘤病种确认、化疗敏感性药物的筛选与预测、新型抗肿瘤药物的研发等。了解中枢神经系统肿瘤组织学分类的演变历史，深入理解分类的原则和依据，追踪和捕捉其最新变化，有助于神经外科医师在医疗实践中更好担负起中枢神经系统肿瘤的诊断、治疗及随访工作，并为肿瘤临床及基础科研工作指明方向。

21.3.1 中枢神经系统肿瘤分类的简要发展历史

神经系统肿瘤的病理学研究始于19世纪。最初的神经肿瘤的病理研究，由于研究手段的局限，只能是对肿瘤进行肉眼观察（Cruveihier，1829年），病理标本也往往是尸检材料，这种直观的大体病理却揭开了神经病理学研究的序幕。高质量显微镜的应用促进了细胞的发现（Schleiden，1838年；Schwan，1839年），把病理学家的视觉从宏观拓展到了微观层次，为从组织学角度区分神经系统肿瘤奠定了基础。在19世纪中下叶，Virchow对脑肿瘤病理学做出了重要贡献，1846年他首先提出了“胶质瘤”的概念，还把发生于硬膜具有砂砾体结构的肿瘤命名为“砂砾瘤”，并明确指出应当同硬膜的“肉瘤”区分开来。

20世纪初开始，神经外科在欧洲发展起来，手术入路与技术以及开颅手术安全性的提高，为病理学家提供了不同部位、不同病理特点的丰富的颅内肿瘤标本，神经病理研究也开始与病人的临床特点、治疗反应和预后结合起来。1926年Bailey和Cushing首次提出了神经上皮组织肿瘤的系统分类。他们依据胚胎残余学说，初步将神经上皮组织肿瘤分为十四类，即：髓上皮瘤、髓母细胞瘤、松果体母细胞瘤、松果体细胞瘤、室管膜母细胞瘤、室管膜瘤、神经上皮瘤、极性成胶质（海绵）母细胞瘤、星形母细胞瘤、星形细胞瘤、少枝胶质细胞瘤、神经母细胞瘤、神经节细胞瘤、脉络丛乳突状瘤，并提出肿瘤分级的概念，把脑肿瘤的病理学特点同病人的预后相关联。Bailey和Cushing认为，神经系统胚胎发育过程中细胞分化如果出现障碍，胚胎残余细胞出生后遂形成肿瘤；凡成熟细胞的肿瘤属相对良性的肿瘤，由胚胎或幼稚细胞组成的肿瘤属恶性肿瘤。尽管由于科学发展的局限，这一理论在细胞分化和肿瘤发生方面存在错误和缺陷，但仍对神经肿瘤学发展做出了重要贡献，是当代神经上皮组织肿瘤分类的基础。

20世纪中后期，许多学者在脑肿瘤的分类方面也做出了重要贡献，如Penfield、Hortega、Kernohan与Sayre、Zlch、Rusell与Rubinstein。但是这些学者在分类的概念、组织学标准和应用的分类法方面并不完全相同，不同的分类系统也主要在不同的国家和区域使用，如Kernohan系统主要在英语国家使用，Hortega系统主要在葡萄牙语和西班牙语国家使用。我国病理与神经科学工作者也提出了自己的分类法如黄文清、吴在东等人、北京神经外科研究所的中枢神经系统肿瘤分类法。从世界范围看，对中枢神经系统肿瘤的分类，多数学者秉承的是Bailey–Cushing、Kernohan和Zlch等人的学术思想。可想而知，不同的中枢神经系统肿瘤分类法使神经肿瘤学的研究与诊治结论的彼此比较进一步复杂化,也给文献阅读和学术交流带来困难。

基于这一背景,世界卫生组织(WHO)从1956年就开始致力于建立一套可以被全世界接受和使用的肿瘤分类和分级系统。在Zlch教授领导下,来自9个国家的神经病理学者在1974年与1976年两次会议上,研究了230个病例,提出了统一的中枢神经系统肿瘤分类,并交由另一组病理学家讨论,最后在1979年由Zlch教授编辑出版,题为"中枢神经系统肿瘤的组织学分型",即所谓的"蓝皮书"。第一版WHO分类将中枢神经系统肿瘤分成十二大类,即:神经上皮组织肿瘤、神经鞘细胞肿瘤、脑膜及相关组织肿瘤、原发性恶性淋巴瘤、起源于血管的肿瘤、生殖细胞肿瘤、其他畸形性肿瘤和类肿瘤病变、血管畸形、垂体前叶肿瘤、局部延伸性肿瘤、转移性肿瘤、未分类肿瘤。为强调其国际性,这一分类系统同时以英、法、德、西班牙语发行。第一版WHO中枢神经系统分类的完成确实促进和提高了神经病理学家、神经外科医生、放射学家以及肿瘤学家的国际间交流。

继第一版WHO中枢神经系统肿瘤分类以后,神经肿瘤学在基础实验与临床研究方面又获得长足的进步。免疫组织化学的应用使病理学诊断手段得以丰富,显著提高了诊断的精确性;一些新的肿瘤病种也被发现。为进一步完善WHO分类,1988年在美国休斯顿、1990年在瑞士苏黎士,WHO又举行了两次会议。在苏黎士会议上,来自世界13个国家的26位专家广泛讨论了脑肿瘤的分类,包括一些新发现的肿瘤病种,对第一版分类进行了修订,并由Kleihues、Burger以及Scheithauer于1993年出版了第二版"蓝皮书"。与第一版相同,脑肿瘤的分类仍基于组织学类型和分级系统,但删除了上一版分类中的起源于血管的肿瘤、血管畸形及个别肿瘤的重复命名,经调整和补充而缩减为十大肿瘤类别:神经上皮组织肿瘤、神经鞘细胞肿瘤、脑膜及相关组织肿瘤、原发性恶性淋巴瘤、生殖细胞肿瘤、囊肿和类肿瘤病变、垂体前叶肿瘤、局部延伸性肿瘤、转移性肿瘤、未分类肿瘤。

1999年7月WHO的国际神经病理学委员会在法国里昂再次举行会议,对第二版WHO分类进行了修改和补充,并由Kleihues和Cavenee负责编辑,于2000年出版了《神经系统肿瘤的病理学与遗传学》,即第三版WHO神经系统肿瘤分类。2000年版"蓝皮书"不仅包括中枢神经系统肿瘤,还首次包括了外周神经系统肿瘤;不仅依据组织学表现,还包括了临床、分子生物学和分子遗传学等完整的肿瘤信息;并尝试使用国际肿瘤性疾病编码和分级法标识神经系统肿瘤。第三版分类进一步删除了颅内囊肿和类肿瘤病变、局部延伸性肿瘤及垂体前叶肿瘤,并废除了一些以往有争议但现在经分子生物学研究证实并不存在的神经系统肿瘤命名,增加了一些新近发现的中枢神经系统肿瘤,经重新归类保留了七大类肿瘤:神经上皮组织肿瘤、外周神经肿瘤、脑膜肿瘤、淋巴和造血组织肿瘤、生殖细胞肿瘤、蝶鞍区肿瘤和转移性肿瘤。第三版WHO分类取消了未分类肿瘤及肿瘤亚型中的"其他"栏目,将开放式的肿瘤分类改为封闭式的神经系统肿瘤分类,继续使用国际肿瘤性疾病编码和分级法来标识神经系统肿瘤。

来自全球的70多位病理学和遗传学家参与了第四版WHO中枢神经系统肿瘤分类的修订工作,其中25位专家组成的工作组于2006年11月在海德堡的德国癌症中心最终达成一致意见。2007年7月由D.N.Lois、H.Ohgaki、O.D.Wiestler和W.K.Cavenee共同编辑的《WHO中枢神经系统肿瘤分类》第四版蓝皮书出版。新版WHO中枢神经系统肿瘤的分类原则与2000年版基本相同,仍分成神经上皮组织肿瘤、颅神经和脊旁神经肿瘤、脑膜肿瘤、淋巴和造血组织肿瘤、生殖细胞肿瘤、蝶鞍区肿瘤和转移性肿瘤七大类,对各类肿瘤病理特点进行精确注释,还简要描述了流行病学、临床症状与体征、影像学、结局和预测因素,补充了8个新编码的肿瘤病种和3个组织学亚型,对个别肿瘤进行了再分类或概念的修订,更新了遗传学内容。新分类去掉"起源不明"一词,代之以"其他",如把"起源不明的神经胶质肿瘤"改为"其他神经上皮肿瘤"。新版蓝皮书为国际临床肿瘤学和肿瘤研究领域确定了标准。

21.3.2 世界卫生组织中枢神经系统肿瘤分类(2007年)

新版分类中对淋巴和造血组织肿瘤、生殖细胞肿瘤、转移性肿瘤的分类均未作变化,所增加的8个新编码的肿瘤病种,其中神经上皮肿瘤占了6种,即:血管中心性胶质瘤、非典型性脉络丛乳突状瘤、乳突状胶质神经元肿瘤、第四脑室菊形团形成性胶质瘤、松果体区乳突状肿瘤,另外还有蝶鞍区肿瘤中的垂体细胞瘤、垂体前叶梭形细胞嗜酸细胞瘤。这些新编码肿瘤病种的纳入标准为,必须有来自不同机构的两份以上的肿瘤报告;肿瘤不仅要具有独特的病理学表现形式,还必须在发病部位、年龄分布和生物学行为方面具有特征。新版分类中把毛细胞黏液型星形细胞瘤、间变性髓母细胞瘤和髓母细胞瘤伴广泛结节确定为新的肿瘤亚型,依据为这些亚型首先属于已经确认的肿瘤病种,但在组织学上又具有可靠的自身识别特征,同时与临床预后具有相关性。但组织病理学的异质性是肿瘤的常见表现,很多独特的组织学表现在临床行为和基因型上并不具有特殊之处,所以并不是每个可识别的组织学表现形式都能被指定为一种亚型,如小细胞胶质母细胞瘤、胶质母细胞瘤伴少突胶质细胞瘤成分、胶质神经元肿瘤伴神经毡样岛。新分类认为他们可能仅是肿瘤的异向分化形式,但不排除随着临床和随访资料的积累,有可能在将来被确认为新的肿瘤病种或亚型。

(1)神经上皮组织肿瘤

新版 WHO 中枢神经系统肿瘤分类中将神经上皮组织肿瘤分成星形细胞肿瘤、少突胶质细胞肿瘤、少突星形细胞肿瘤、室管膜肿瘤、脉络丛肿瘤、其他神经上皮肿瘤、神经元及混合性神经元－胶质肿瘤、松果体区肿瘤、胚胎性肿瘤九个亚类,其中少突胶质细胞肿瘤、少突星形细胞肿瘤和室管膜肿瘤这三个亚类同 2000 年版分类完全相同。嗅神经母细胞瘤、嗅神经上皮瘤、肾上腺和交感神经系统的神经母细胞瘤列为周围神经系统肿瘤,不再包括在中枢神经系统肿瘤分类中。

1)星形细胞肿瘤:新分类把毛细胞黏液型星形细胞瘤增加为毛细胞型星形细胞瘤的新亚型;大脑胶质瘤病归入星形细胞肿瘤项下;小细胞胶质母细胞瘤和胶质母细胞瘤伴有少突胶质细胞瘤成分被认为是异向分化的组织学表现形式。

A. 毛细胞黏液型星形细胞瘤(WHO Ⅱ级):1985 年由 Jaenisch 等首次描述,最初称为“婴儿间脑毛细胞型星形细胞瘤”。1999 年,Tihan 等使用了“毛细胞黏液型星形细胞瘤”这一称谓。毛细胞黏液型星形细胞瘤主要发生在婴儿和儿童,平均发病年龄 10 个月,见于下丘脑/视交叉区,组织学特点为同态的双极细胞位于富于黏液的基质中,并常以血管为中心排列。同毛细胞型星形细胞瘤相同,毛细胞黏液型星形细胞瘤也可为 I 型神经纤维瘤病的中枢神经系统伴发肿瘤。毛细胞黏液型星形细胞瘤具有侵袭性临床行为,易局部复发和脑脊液播散,预后差于典型的毛细胞型星形细胞瘤。

B. 大脑胶质瘤病:大脑胶质瘤病可弥漫性播散到至少三个脑叶,偶尔基底节、脑干甚至脊髓和小脑也可受累,肿瘤一般出现星形细胞分化,也可以出现少突细胞分化,或恶性去分化为胶质母细胞瘤,病人存活时确诊往往需要多次活检,并辅助以 CT、MRI 等现代影像技术。大脑胶质瘤病常具有 TP53 突变等与弥漫性星形细胞瘤类似的基因遗传学改变,多数研究认为这种肿瘤为单克隆起源。因此新版分类将大脑脑胶质瘤病从第三版分类中起源不明的神经上皮肿瘤项下划出,归类到星形细胞肿瘤。少突胶质瘤或混合性少突星形细胞瘤偶尔也呈大脑胶质瘤病的方式生长。以大脑胶质瘤病方式生长的少突胶质细胞瘤,或称为“少突胶质细胞大脑胶质瘤病”,染色体 1p 缺失的比例增高,比典型的星形细胞分化的大脑胶质瘤病对治疗的反应要好。

C. 小细胞胶质母细胞瘤:虽然胶质母细胞瘤中常见小细胞,但如果小细胞占优势或完全由小细胞组成,则称为小细胞胶质母细胞瘤。这类胶质母细胞瘤中,圆形或稍长的小细胞呈均一形态致密排列,胞核轻度深染,核/浆比高,很少有非典型性表现,有时类似于间变性少突胶质细胞瘤。小细胞胶质母细胞瘤的典型特征为细胞增殖极度活跃,但微血管增生、坏死和 GFAP 阳性反应轻微。小细胞胶质母细胞瘤的表型分析常显示 EGFR 扩增、p16INK4a 纯合性缺失,PTEN 突变和 10q 杂合性缺失。有研究认为,小细胞胶质母细胞瘤比非小细胞胶质母细胞瘤更常表达 EGFR(83%对 35%)和 EGFR-vⅢ变异体(50%对 21%)。小细胞胶质母细胞瘤的预后一般较差,但有一项基于人群的调查显示小细胞和非小细胞胶质母细胞瘤之间总的生存期没有差异。如果未来临床试验提示其预后及对治疗的反应与其他胶质母细胞瘤存在差别,那么小细胞胶质母细胞瘤仍有可能被考虑作为胶质母细胞瘤的一个新亚型。

D. 胶质母细胞瘤伴有少突胶质细胞瘤成分:胶质母细胞瘤偶尔会包含类似少突胶质细胞瘤的灶性区域,但大小和多少有异。两项恶性胶质瘤的大宗研究提示,在同时含有少突胶质细胞和星形细胞两种成分的间变性胶质瘤中,如果出现坏死,则预后更差。在是否把这种组织学表现形式确定为新的肿瘤病种问题上,WHO 专家存在分歧。有的学者建议使用“少突胶质细胞瘤 WHO Ⅳ级”或“多形性少突胶质细胞胶质母细胞瘤”的称谓;但多数病理学家认为,在将其确定为一个新的病种前还需要更多的临床和病理学数据，尤其需要确认这种肿瘤的预后是否好于经典的胶质母细胞瘤。WHO 新分类目前建议将这种肿瘤称为"胶质母细胞瘤伴有少枝胶质瘤成分"。

2）脉络丛肿瘤：新分类在脉络丛乳突状瘤（WHO Ⅰ级）和脉络丛癌（WHO Ⅲ级）之间，增加了具有中间特点的肿瘤病种，即：非典型性脉络丛乳突状瘤。

非典型性脉络丛乳突状瘤（WHO Ⅱ级）：多数脉络丛乳突状瘤发生自脉络丛上皮，为良性肿瘤，可被手术治愈；脉络丛癌具有恶性表现，如有丝分裂活跃，细胞构成增加，乳突结构模糊，出现坏死和脑实质侵犯。非典型性脉络丛乳突状瘤同脉络丛乳突状瘤相比，有丝分裂活动增加，手术仍可治愈，但复发的可能性增加。

3）其他神经上皮肿瘤：其他神经上皮肿瘤包括星形母细胞瘤、第三脑室脊索瘤样胶质瘤和新增加的血管中心性胶质瘤。大脑胶质瘤病已归类到星形细胞肿瘤。

血管中心性胶质瘤（WHO Ⅰ级）：主要发生在儿童和青年，平均发病年龄为 17 岁，发生部位常较表浅，最常见于额顶叶皮质、颞叶及下丘脑区，临床表现常为顽固性癫痫。MRI FLAIR 成像中见，边界清楚的高信号皮质病灶，常呈蒂状向邻近脑室延伸，不被强化。组织学特点为同态的双极细胞以血管为中心生长，EMA、GFAP、S-100、vimentin 免疫组化阳性，但神经元抗原阴性，肿瘤稳定或缓慢生长。尽管血管中心性胶质瘤常延伸生长至脑室壁并具有室管膜分化的特点，但主要临床症状、皮质发生部位、组织学结构和预后都不支持把这种肿瘤划归室管膜瘤的亚型。组织起源仍不清楚。

4）神经元及混合性神经元－胶质肿瘤：神经元及混合性神经元－胶质肿瘤项下增加了乳突状型胶质神经元肿瘤、第四脑室菊形团形成性胶质神经元肿瘤为新的肿瘤病种。为同中央神经细胞瘤在发生部位上相区别，列出了脑室外神经细胞瘤。

A. 脑室外神经细胞瘤（WHO Ⅱ级）：中央神经细胞瘤是好发于侧脑室室间孔区的脑室内神经元性肿瘤，由均一的圆细胞组成，免疫组织化学和超微结构特点表明具有神经元分化，原纤维区域类似于神经毡，细胞增殖率低。如果具有相似组织病理特点和生物学行为的肿瘤发生在脑室系统以外的脑实质中，称为脑室外神经细胞瘤。脑室外神经细胞瘤同中央神经细胞瘤共享同一 ICD-O 编码（9506/1）。在约半数的脑室外神经细胞瘤中，肿瘤细胞呈 GFAP 阳性；超过半数的肿瘤中可见肿瘤细胞出现灶性或广泛的神经节细胞分化。

B. 乳突状胶质神经元肿瘤（WHO Ⅰ级）：1998 年，由 Komori 等首先提出乳突状胶质神经元肿瘤的称谓，此前称为"假乳突状神经节胶质神经细胞瘤"或"伴有胶质分化的假乳突状神经细胞瘤"。乳突状胶质神经元肿瘤罕见，具体发病率仍不详，发病年龄范围广（4～75 岁，平均为 27 岁），好发于颞叶和额叶，肿瘤大小界于 1～9cm（平均 4.5cm），常见症状有头痛和癫痫发作。CT 及 MRI 显示肿瘤邻近皮质或靠近脑室生长，为边界清楚的肿块，有时呈囊－壁结节形式，实质成分 T_1 像为等或低信号，T_2 像等或高信号，可对比增强。组织学特点为，扁平或立方形的、GFAP 阳性的星形细胞呈单层或假分层状，围绕着透明变性的血管，形成假乳突；乳突间为突触素阳性的神经细胞、大神经元和中间大小的"神经节样"细胞层；基本看不到核分裂相，MIB-1 指数为 1.3%（0.5%～2.5%）。

C. 第四脑室菊形团形成性胶质神经元肿瘤（WHO Ⅰ级）：以前被认为是发生于小脑的胚胎发育不良性神经上皮肿瘤。2002 年，Komori 等人为这是一个独立的肿瘤病种。第四脑室菊形团形成性胶质神经元肿瘤为生长缓慢的少见肿瘤，主要见于青年人，平均发病年龄 33 岁，梗阻性脑积水和共济失调是最常见的临床表现。肿瘤常占据第四脑室和（或）中脑导水管，可以向小脑延伸生长。MRI T_2 加权成像表现出边界清楚的高信号肿瘤。组织病理学为神经细胞和神经胶质的双相构筑形式。神经元成分呈神经细胞菊形团和（或）血管周围的假菊形团排列；胶质成分在肿瘤中占优势，具有毛细胞型星形细胞瘤的类似组织学特点。第四脑室菊形团形成性胶质神经元肿瘤与乳突状胶质神经元肿瘤共用一个新的 ICD-O 编码 9509/1。

D. 胶质神经元肿瘤伴神经毡样岛：在一些少见的浸润性胶质瘤中，包含圆形或椭圆形、边界清楚的局灶岛，由纤细的神经毡样基质组成，突触素免疫标记阳性。所报告的病例多位于幕上，仅一例位于颈胸段脊髓。原则上，这些浸润性胶质瘤为 WHO Ⅱ 或 Ⅲ 级的星形细胞瘤，有一例报告为室管膜瘤。典型的神经毡样岛含有神经细胞，但有时也含有貌似成熟的神经元，这些细胞的增殖活性经常（但并不总是）比占优势的胶质细胞成分低。肿瘤中的胶质细胞成分往往呈高度非典型性，主要由 GFAP 阳性的纤维型或肥胖型星形细胞组成，等同于传统的星形细胞瘤中的对应细胞群。胶质神经元肿瘤伴神经毡样岛的临床行为和级别相当的星形细胞瘤类似。WHO 认为他构成了一个独立的分化模式，如果有进一步的基因遗传学型分析和临床随访，这种肿瘤可能会成为一个新的肿瘤病种或亚型。

5)松果体区肿瘤:第三版分类的松果体实质性肿瘤在第四版中改为松果体区肿瘤,因为此项下增加了松果体区乳突状肿瘤。这一新的肿瘤病种,其组织学不同于松果体实质性肿瘤。

松果体区乳突状肿瘤(WHO Ⅱ-Ⅲ级)为少见肿瘤,发生在儿童和成人,平均发病年龄为 32 岁,肿瘤体积相对较大(2.5~4cm),边界清楚,MRI 表现为 T_1 低信号和 T_2 高信号,可对比增强。组织学为乳突状结构，乳突区肿瘤细胞呈柱状或立方形,具有上皮细胞特点，细胞角蛋白和局部 GFAP 阳性。超微结构提示室管膜分化并可能起源自连合下器专化的室管膜细胞。

6)胚胎性肿瘤:新分类对原始神经外胚层肿瘤重新进行了界定;增加间变性髓母细胞瘤、髓母细胞瘤伴广泛结节为髓母细胞瘤新亚型。新分类认为,第三版分类中的髓母肌母细胞瘤和黑色素型髓母细胞瘤是由分化差异造成的组织学不均一性表现,无独特的临床和遗传学特征,不再作为独立的病理亚型,可相应描述为“髓母细胞瘤伴肌原性分化”和“髓母细胞瘤伴黑色素细胞分化”。

A. 间变性髓母细胞瘤(WHO Ⅳ级):组织学特点为细胞核的多形性显著,胞核塑形,细胞包卷细胞,有丝分裂高度活跃,常呈非典型性形式。尽管髓母细胞瘤都可以表现出不同程度的间变,但在间变性髓母细胞瘤尤为突出和广泛。组织学表明,经典的髓母细胞瘤可以进展为间变性髓母细胞瘤。高度恶性的大细胞型髓母细胞瘤和间变性髓母细胞瘤可以有重叠的细胞学表现,有人建议启用“大细胞/间变联合型髓母细胞瘤”的称谓。新版分类建议大细胞髓母细胞瘤和间变性髓母细胞瘤共享同一 ICD-O 编码。

B. 髓母细胞瘤伴广泛结节(WHO Ⅳ级):髓母细胞瘤伴广泛结节亚型一般发生在婴儿，组织学上同促纤维性/结节性髓母细胞瘤关系密切,以前曾称为“小脑神经母细胞瘤”。同促纤维性/结节亚型不同的是,缺乏网硬蛋白的区域大且富含神经毯样组织,显得结节结构明显扩大。这些区域中包含大量的类似于中央神经细胞瘤的小细胞,呈流动性表现;在促纤维/结节型髓母细胞瘤中占优势的结节间网硬蛋白成分,在髓母细胞瘤伴广泛结节型中明显减少。髓母细胞瘤伴广泛结节型在放疗和/或化疗后,有时进一步成熟为神经节细胞占优势的肿瘤。促纤维/结节型和伴广泛结节型髓母细胞瘤在新版分类中共享同一 ICD-O 编码,临床结局好于经典的髓母细胞瘤。

C. 中枢神经系统原始神经外胚层肿瘤(WHO Ⅳ级):是一组主要发生在儿童和成人的胚胎性肿瘤,具有侵袭性行为,细胞分化很差或出现沿神经元、星形细胞和室管膜细胞谱系的差异分化。在 2000 年版分类中，称为“幕上原始神经外胚层肿瘤”。新分类为了把发生在脑干和脊髓的类似肿瘤包括在内，同时避免同发生于中枢神经系统外的原始神经外胚层肿瘤混淆,加上了 CNS 前缀。如不特别指明,与幕上原始神经外胚层肿瘤是同义词,用于描述出现在小脑以外的未分化或分化差的中枢神经系统胚胎性肿瘤。如果肿瘤细胞仅向神经元分化,定义为 CNS 神经母细胞瘤;如果出现肿瘤性神经节细胞,称为 CNS 神经节神经母细胞瘤;如果出现室管膜母细胞菊形团，定义为室管膜母细胞瘤。

(2)其他肿瘤

1)外周神经肿瘤改为颅神经和脊旁神经肿瘤。神经束膜瘤不再另行说明是神经内还是软组织神经束膜瘤,增加恶性神经束膜瘤一项。恶性外周神经鞘膜瘤的亚型更改为上皮样型、伴有间叶分化、黑色素型、伴腺状分化四型。

2)脑膜肿瘤中,脑膜皮肿瘤(脑膜瘤)仍包括 15 个亚型;间叶肿瘤中增加间变性血管外皮瘤和尤文肉瘤;血管网状细胞瘤列在其他脑膜相关性肿瘤项下。

3）蝶鞍区肿瘤中增加了垂体细胞瘤和垂体前叶梭形细胞嗜酸细胞瘤这两个新的肿瘤病种。

垂体细胞瘤(WHO Ⅰ级):少见肿瘤,为发生于成人垂体后叶或漏斗、边界清楚的实体性胶质肿瘤。临床表现为视野缺损、头痛、垂体功能低下。组织学表现为致密的细胞构筑形式，由伸长的梭形细胞组成,交织排列成束状或席纹状,有丝分裂无或少有,vimentin,S-100 蛋白和不同程度的 GFAP 阳性。

垂体前叶梭形细胞嗜酸细胞瘤（WHO Ⅱ级):发生于成人(平均年龄 56 岁)垂体前叶嗜酸细胞的

非分泌性肿瘤。肉眼同非功能性垂体腺瘤不能区分,呈良性临床经过。嗜酸细胞肿瘤的细胞中包含大量的线粒体,抗线粒体抗体 113-I 以及 S-100 和 EMA 免疫反应阳性,但垂体激素阴性。

21.3.3 中枢神经系统肿瘤的组织学分级和国际肿瘤性疾病编码

任何肿瘤的分级系统应当满足两个基本要求:肿瘤的级别可以代表肿瘤的生物学行为,并估计预后;分级的标准应当力求客观,在不同观察者之间具有最大的可重复性。早在 1926 年 Bailey 和 Cushing 就将星形细胞瘤描述为三级,即星形细胞瘤、星形母细胞瘤和成胶质(海绵)母细胞瘤。在历史上对中枢神经系统肿瘤比较有代表性的分级系统有 Kernohan 分级(1949 年)、Ringertz 分级(1951 年)、第一版 WHO 分级系统(1977 年)、St.Anne/Mayo clinic 分级(1988 年)、第二版 WHO 分级系统(1993 年),以及基本沿用了 1993 年分级标准并尝试按照国际肿瘤性疾病的编码方法对神经系统瘤进行分级的第三版及第四版 WHO 分级系统。Kernohan 对胶质瘤的分级使用的是四级系统(1 级 ~ 4 级)。分级的主要依据是细胞间变的百分比,即肿瘤细胞占肿瘤组织的 25%为 1 级,25% ~ 50%为 2 级,50% ~ 75%为 3 级,高于 75%为 4 级。这一系统还认为,在低级别的星形细胞瘤中如果出现高恶性度的、具有胶质母细胞瘤特点的瘤灶,也意味着预后不良。Kernohan 分级系统的缺点是:把纤维型星形细胞瘤和毛细胞型星形细胞瘤混为一谈;胶质母细胞瘤既可以是 3 级肿瘤,也可以是 4 级肿瘤;肿瘤的恶性级别易被低估或高估。按照 Kernohan 分级,早期文献报道星形细胞瘤 2 级和 3 级肿瘤无明显的临床预后差别,而如果按照 Ringertz 的三级系统,病人则具有明显的预后不同,由此三级系统开始较广泛的应用。Ringertz 分级系统及以后的修正分级法,通过肿瘤的名称就可以确定肿瘤的病理级别:如星形细胞瘤(1 级)代表分化良好、有丝分裂少见、无血管增殖;间变性星形细胞瘤(2 级)代表富于细胞、有丝分裂活跃、血管增殖较少、无坏死;胶质母细胞瘤(3 级)代表细胞具有多形性、细胞丰富、有丝分裂多、血管增殖明显、存在坏死。毛细胞型及其他特殊类型的星形细胞瘤没有被分级。同 Kernohan 分级相比,同预后的关系更为密切,但是在分级标准的客观性和可重复性上还有缺陷。

St.Anne / Mayo 系统由 Daumas-Duport 等人于 1988 年在口唇鳞状细胞癌分类的基础上提出。这一系统根据下述四种组织学特点来进行分级,包括核的非典型性、有丝分裂、血管内皮细胞增殖、坏死。核的非典型性是指核的形状、大小不同,伴有染色质浓集;有丝分裂必须真正存在,但对有丝分裂的数量及形态无特殊要求;内皮细胞增殖严格限定为出现多层内皮细胞,而不是简单的指血管密度增高或呈肾小球样毛细血管表现而内皮细胞仍为单层;坏死必须是确实存在的,而不要求一定呈假栅栏样,也不包括坏死的早期表现。每一项标准代表一分,具有 0 标准为 1 级,1 条标准为 2 级,2 条标准为 3 级,3 或 4 条标准为 4 级。St.Anne-Mayo 分级可重复率高,可达 94%。这一系统虽然是四级系统,但是由于符合 1 级的肿瘤非常少见(<0.25%),其他 2 ~ 4 级生存曲线具有明显不同,所以也有人把这一系统认为是三级系统。类似的分级还有 1989 年由 Davis 提出的 UCSF(University of California at San Francisco,UCSF)系统。

在 WHO 中枢神经系统肿瘤分类中,对中枢神经系统肿瘤的生物学行为和肿瘤恶性程度是用 WHO Ⅰ~Ⅳ级来表示的。WHO Ⅰ级为增殖能力低,手术可能治愈的肿瘤;WHO Ⅱ级为浸润肿瘤,增殖活性虽低,但常复发,并具有进展为更高级别的恶性肿瘤倾向,如低级别浸润性星形细胞瘤可以转化为间变性星形细胞瘤和胶质母细胞瘤,类似的转化也存在于少突胶质细胞瘤和少突星形细胞瘤;WHO Ⅲ级肿瘤具有恶性肿瘤的组织学证据,包括胞核间变、有丝分裂活跃,多数 WHO Ⅲ级肿瘤病人需接受辅助性放疗和(或)化疗;WHO Ⅳ级肿瘤具有恶性细胞学表现,有丝分裂活跃,坏死倾向,肿瘤术前及术后进展快,致死性临床结局,如胶质母细胞瘤、多数胚胎性肿瘤及肉瘤。向周围组织广泛浸润和脑、脊髓播散是一些 WHO Ⅳ级肿瘤的特点。第四版分类中新纳入的肿瘤病种或肿瘤亚型,由于病例数目有限,分级仍然是初步的,有待资料的补充和长期随访。

应用组织学分级比较成功的例证是弥漫性星形细胞肿瘤。如仅存在细胞的非典型性为 WHO Ⅱ级(弥漫性星形细胞瘤),细胞的非典型性同时存在有丝分裂为 WHO Ⅲ级(间变性星形细胞瘤),肿瘤存在非典型性、有丝分裂、内皮细胞增殖或坏死为 WHO Ⅳ级(胶质母细胞瘤)。需要指出的是,虽然内皮细胞增殖和坏死常共同出现在 WHO Ⅳ级肿瘤中，但非典型性和有丝分裂，附加坏死就可满足WHO Ⅳ级的诊断。上述分级系统类似于St Anne/Mayo分级，主要区别是Ⅰ级在WHO分级中用于边界清楚的毛细胞型星形细胞瘤和室管膜下巨细胞型星形细胞瘤，而在St Anne/Mayo分级是指非常少见的不具非典型性特点的弥漫性星形细胞瘤。对孤立的有丝分裂并不能认定是WHO Ⅲ级，MIB-1标记指数有助于更好地区分Ⅱ级和Ⅲ级肿瘤。对于WHO Ⅳ级，血管增殖可以表现为内皮细胞增殖，如明显的多层内皮细胞，也可以为肾小球样的血管增生；组织坏死可有不同形式，坏死区周围的栅栏样排列不是必须表现。

WHO中枢神经系统肿瘤分类中所注明的分级方案，是对各种中枢神经系统肿瘤的恶性级别进行泛泛的分级，并不是严格的组织学分级系统。WHO分级作为预测病人治疗反应和临床结局的标准之一，还应综合参考临床特点（如年龄和神经功能状态）、肿瘤部位、影像学特点（如有无对比增强）、手术切除程度、增殖指数、遗传学改变。一般说来，WHO Ⅱ级肿瘤病人的生存期超过5年，Ⅲ级在2～3年间，Ⅳ级病人取决于是否接受有效的治疗。多数胶质母细胞瘤病人，尤其是老年人，生存期不足1年。对于胶质母细胞瘤以外的Ⅳ级肿瘤，结局可能会好些，例如同为Ⅳ级肿瘤的髓母细胞瘤和生殖细胞瘤，如未经治疗会迅速致命，但随着放射治疗和化学治疗技术的进步，这两种肿瘤的5年生存率已分别超过60%和80%。

肿瘤性疾病的国际分类（the international classification of disease for oncology，ICD-O）建立于30多年前，已被美国病理学家学会出版的系统化医学命名（systematized nomenclature of medicine，SNOMED）所采纳。编码中"……/0"代表良性肿瘤、"……/1"代表交界性或行为尚不确定的病变、"……/2"代表原位肿瘤、"……/3"代表恶性肿瘤。由于神经系统肿瘤生物学行为的特殊性，无法界定原位肿瘤，所以在WHO分类中，没有"……/2"的编码。在2000年神经系统肿瘤分类中ICD-O编码基础上，新版中枢神经系统肿瘤分类对新纳入的肿瘤和亚型进行了初步编码，并以斜体表示。神经系统肿瘤分类中ICD-O编码的应用可以提高肿瘤登记的准确性和促进肿瘤流行病学调查，是病理学家和肿瘤登记之间的必须界面。

表21-3-1 世界卫生组织中枢神经系统肿瘤的分类（2007年）
（WHO Classification of Tumours of the Central Nervous System）

肿瘤分类	ICD-O	WHO分级
Ⅰ神经上皮组织肿瘤（tumours of neuroepithelial tissue）		
1. 星形细胞肿瘤（astrocytic tumours）		
毛细胞型星形细胞瘤（pilocytic astrocytoma）	9421/1	Ⅰ
毛细胞黏液型星形细胞瘤（pilomyxoid astrocytoma）	9425/3	Ⅱ
室管膜下巨细胞型星形细胞瘤（subependymal giant cell astrocytoma）	9384/1	Ⅰ
多形性黄色瘤型星形细胞瘤（pleomorphic xanthoastrocytoma）	9424/3	Ⅱ
弥漫性星形细胞瘤（diffuse astrocytoma）	9400/3	Ⅱ
纤维型（fibrillary）	9420/3	Ⅱ
肥胖细胞型（gemistocytic）	9411/3	Ⅱ
原浆型（protoplasmic）	9410/3	Ⅱ
间变性星形细胞瘤（anaplastic astrocytoma）	9401/3	Ⅲ
胶质母细胞瘤（glioblastoma）	9440/3	Ⅳ
巨细胞型胶质母细胞瘤（giant cell glioblastoma）	9441/3	Ⅳ
胶质肉瘤（gliosarcoma）	9442/3	Ⅳ
大脑胶质瘤病（gliomatosis cerebri）	9381/3	
2. 少突胶质细胞肿瘤（oligodendroglial tumours）		

续表

肿 瘤 分 类	ICD-O	WHO 分级
少突胶质细胞瘤(oligodendroglioma)	9450/3	Ⅱ
间变性少突胶质细胞瘤(anaplastic oligodendroglioma)	9451/3	Ⅲ
3. 少突星形细胞肿瘤(oligoastrocytic tumours)		
少突－星形细胞瘤(oligoastrocytoma)	9382/3	Ⅱ
间变性少突－星形细胞瘤(anaplastic oligoastrocytoma)	9382/3	Ⅲ
4. 室管膜肿瘤(ependymal tumours)		
室管膜下室管膜瘤(subependymoma)	9383/1	Ⅰ
黏液乳突状型室管膜瘤(myxopapillary ependymoma)	9394/1	Ⅰ
室管膜瘤(ependymoma)	9391/3	Ⅱ
细胞型(cellular)	9391/3	Ⅱ
乳突状型(papillary)	9393/3	Ⅱ
透明细胞型(clear cell)	9391/3	Ⅱ
伸长细胞型(tanycytic)	9391/3	Ⅱ
间变性室管膜瘤(anaplastic ependymoma)	9392/3	Ⅲ
5. 脉络丛肿瘤(choroid plexus tumours)		
脉络丛乳突状瘤(choroid plexus papilloma)	9390/0	Ⅰ
非典型性脉络丛乳突状瘤(atypical choroid plexus papilloma)	9390/1	Ⅱ
脉络丛癌(choroid plexus carcinoma)	9390/3	Ⅲ
6. 其他神经上皮肿瘤(other neuroepithelial tumours)		
星形母细胞瘤(astroblastoma)	9430/3	
第三脑室的脊索瘤样胶质瘤(chordoid glioma of the third ventricle)	9444/1	Ⅱ
血管中心型胶质瘤(angiocentric glioma)	9431/1	Ⅰ
7. 神经元及混合性神经元－胶质肿瘤(neuronal and mixed neuronal-glial tumours)		
小脑发育不良性神经节细胞瘤(dysplastic gangliocytoma of cerebellum, Lhermitte-Duclos)	9493/0	Ⅰ
促纤维增生性婴儿星形细胞瘤 / 神经节胶质细胞瘤(desmoplastic infantile astrocytoma/ganglioglioma)	9412/1	Ⅰ
胚胎发育不良性神经上皮肿瘤(dysembryoplastic neuroepithelial tumour)	9413/0	Ⅰ
神经节细胞瘤(gangliocytoma)	9492/0	Ⅰ
神经节细胞胶质瘤(ganglioglioma)	9505/1	Ⅰ
间变性神经节细胞胶质瘤(anaplastic ganglioglioma)	9505/3	Ⅲ
中枢神经细胞瘤(central neurocytoma)	9506/1	Ⅱ
脑室外神经细胞瘤(extraventricular neurocytoma)	9506/1	Ⅱ
小脑脂肪神经细胞瘤(cerebellar liponeurocytoma)	9506/1	Ⅱ
乳突状型胶质神经元肿瘤(papillary glioneuronal tumour)	9509/1	Ⅰ
第四脑室菊形团形成型胶质神经元肿瘤(rosette-forming glioneuronal tumour of the fourth ventricle)	9509/1	Ⅰ
副神经节瘤(paraganglioma)	8680/1	Ⅰ
8. 松果体区肿瘤(Tumours of pineal region)		
松果体细胞瘤(pineocytoma)	9361/1	Ⅰ

续表

肿 瘤 分 类	ICD-O	WHO 分级
中等分化的松果体实质肿瘤(pineal parenchymal tumour of intermediate differentiation)	9362/3	Ⅱ–Ⅲ
松果体母细胞瘤(pineoblastoma)	9362/3	Ⅳ
松果体区乳突状肿瘤(papillary tumour of the pineal region)	9395/3	Ⅱ–Ⅲ
9. 胚胎性肿瘤(embryonal tumours)		
髓母细胞瘤(medulloblastoma)	9470/3	Ⅳ
促纤维增生/结节型髓母细胞瘤(desmoplastic/nodular medulloblastoma)	9471/3	Ⅳ
髓母细胞瘤伴广泛结节(medulloblastoma with extensive nodularity)	9471/3	Ⅳ
间变性髓母细胞瘤(anaplastic medulloblastoma)	9474/3	Ⅳ
大细胞型髓母细胞瘤(large cell medulloblastoma)	9474/3	Ⅳ
中枢神经系统原始神经外胚层肿瘤(CNS primitive neuroectodermal tumour, CNS PNET)	9473/3	Ⅳ
中枢神经系统神经母细胞瘤(CNS neuroblastoma)	9500/3	Ⅳ
中枢神经系统神经节神经母细胞瘤(CNS ganglioneuroblastoma)	9490/3	Ⅳ
髓上皮瘤(medulloepithelioma)	9501/3	Ⅳ
室管膜母细胞瘤(ependymoblastoma)	9392/3	Ⅳ
非典型性畸胎瘤/横纹肌样肿瘤(atypical teratoid/rhabdoid tumour)	9508/3	Ⅳ
Ⅱ 颅神经和脊旁神经肿瘤(tumours of cranial and paraspinal nerves)		
1. 雪旺细胞瘤(神经鞘瘤)(Schwannoma (neurilemoma, neurinoma))	9560/0	Ⅰ
细胞型(cellular)	9560/0	Ⅰ
丛状型(plexiform)	9560/0	Ⅰ
黑色素型(melanotic)	9560/0	Ⅰ
2. 神经纤维瘤(neurofibroma)	9540/0	Ⅰ
丛状型(plexiform)	9550/0	Ⅰ
3. 神经束膜瘤(perineurioma)		
神经束膜瘤,不另行说明(perineurioma, NOS)	9571/0	Ⅰ
恶性神经束膜瘤(malignant perineurioma)	9571/3	Ⅱ–Ⅲ
4. 恶性外周神经鞘膜瘤(malignant peripheral nerve sheath tumour, MPNST)		
上皮样型(epithelial)	9540/3	Ⅱ–Ⅳ
伴有间叶分化(with mesenchymal differentiation)	9540/3	Ⅱ–Ⅳ
黑色素型(melanotic)	9540/3	Ⅱ–Ⅳ
伴腺状分化(with glandular differentiation)	9540/3	Ⅱ–Ⅳ
Ⅲ 脑膜肿瘤(tumours of meninges)		
1. 脑膜皮细胞肿瘤 (tumours of meningothelial cells)		
脑膜瘤	9530/0	
脑膜皮型(meningiothelial)	9531/0	Ⅰ
纤维型(成纤维细胞型)(fibrous, fibroblastic)	9532/0	Ⅰ
过渡型(混合性)(transitional, mixed)	9537/0	Ⅰ
砂粒体型(psammomatous)	9533/0	Ⅰ

续表

肿 瘤 分 类	ICD-O	WHO 分级
血管瘤型(angiomatous)	9534/0	Ⅰ
微囊型(microcystic)	9530/0	Ⅰ
分泌型(secretory)	9530/0	Ⅰ
富于淋巴细胞－浆细胞型(lymphoplasmacyte-rich)	9530/0	Ⅰ
化生型(metaplastic)	9530/0	Ⅰ
透明细胞型(clear cell)	9538/1	Ⅱ
脊索瘤样型(chordoid)	9538/1	Ⅱ
非典型性(atypical)	9539/1	Ⅱ
乳突状型(papillary)	9538/3	Ⅲ
横纹肌样型(rhabdoid)	9538/3	Ⅲ
间变性(恶性)(anaplastic,malignant)	9530/3	Ⅲ
2. 间叶肿瘤(mesenchymal tumours)		
脂肪瘤(lipoma)	8850/0	Ⅰ
血管脂肪瘤(angiolipoma)	8861/0	Ⅰ
冬眠瘤(hibernoma)	8880/0	Ⅰ
脂肪肉瘤(liposarcoma)	8850/3	Ⅳ
单发性纤维性肿瘤(solitary fibrous tumour)	8815/0	Ⅰ
纤维肉瘤 fibrosarcoma)	8810/3	Ⅳ
恶性纤维组织细胞瘤(malignant fibrous histiocytoma)	8830/3	Ⅳ
平滑肌瘤(leiomyoma)	8890/0	Ⅰ
平滑肌肉瘤(leiomyosarcoma)	8890/3	Ⅳ
横纹肌瘤(rhabdomyoma)	8900/0	Ⅰ
横纹肌肉瘤(rhabdomyosarcoma)	8900/3	Ⅳ
软骨瘤(chondroma)	9220/0	Ⅰ
软骨肉瘤(chondrosarcoma)	9220/3	Ⅳ
骨瘤(osteoma)	9180/0	Ⅰ
骨肉瘤(osteosarcoma)	9180/3	Ⅳ
骨软骨瘤(osteochondroma)	9210/0	Ⅰ
血管瘤(haemangioma)	9120/0	Ⅰ
上皮样血管内皮瘤(epithelial haemangioendothelioma)	9133/1	Ⅱ
血管外皮瘤(haemangiopericytoma)	9150/1	Ⅱ
间变性血管外皮瘤(anaplstic haemangiopericytoma)	9150/3	Ⅲ
血管肉瘤(angiosarcoma)	9120/3	Ⅳ
卡波西肉瘤(Kaposi sarcoma)	9140/3	Ⅳ
尤文肉瘤－原始神经外胚层肿瘤(Ewing sarcoma-PNET)	9364/3	
3. 原发性黑色素细胞性病变(primary melanocytic lesions)		
弥漫性黑色素细胞增生病(diffuse melanocytosis)	8728/0	

续表

肿 瘤 分 类	ICD-O	WHO 分级
黑色素细胞瘤(melanocytoma)	8728/1	
恶性黑色素瘤(malignant melanoma)	8720/3	
脑膜黑色素瘤病(meningeal melanomatosis)	8728/3	
4. 其他脑膜相关性肿瘤(other neoplasms related to the meninges)		
血管网状细胞瘤(haemangioblastoma)	9161/1	Ⅰ
Ⅳ 淋巴和造血组织肿瘤(lymphomas and haematopoietic neoplasms)		
1. 恶性淋巴瘤(malignant lymphoma)	9590/3	
2. 浆细胞瘤(plasmacytoma)	9731/3	
3. 颗粒细胞肉瘤(granulocytic sarcoma)	9930/3	
Ⅴ 生殖细胞肿瘤(germ cell tumours)		
1. 生殖细胞瘤(germinoma)	9064/3	
2. 胚胎性癌(embryonal carcinoma)	9070/3	
3. 卵黄囊瘤(yolk sac tumour)	9071/3	
4. 绒毛膜癌(choriocarcinoma)	9100/3	
5. 畸胎瘤(teratoma)	9080/1	
成熟性(mature)	9080/0	
未成熟性(immature)	9080/3	
伴有恶性转化(with malignant transformation)	9084/3	
6. 混合性生殖细胞肿瘤(mixed germ cell tumours)	9085/3	
Ⅵ 蝶鞍区肿瘤(tumours of the sellar region)		
1. 颅咽管瘤(craniopharyngioma)	9350/1	Ⅰ
造釉细胞瘤型(adamantinomatous)	9350/1	Ⅰ
乳突状型(papillary)	9352/1	Ⅰ
2. 颗粒细胞瘤(granular cell tumour)	9582/0	Ⅰ
3. 垂体细胞瘤(pituicytoma)	9432/1	Ⅰ
4. 垂体前叶梭形细胞嗜酸细胞瘤(spindle cell oncocytoma of the adenohypophysis)	8291/0	Ⅰ
Ⅶ 转移性肿瘤(metastatic tumours)		

21.4 颅内肿瘤的临床表现

在以 CT 及 MRI 为代表的辅助诊断技术高度发展的今天,病史和神经系统检查仍然是诊断颅脑疾病最重要的基本依据。仔细地询问病史和症状,有重点、有系统地进行神经系统检查,对颅脑肿瘤的诊断极为重要。

21.4.1 病史

采集病史时应全面,不仅应注意与神经科有关的症状,并应注意症状与体征发生的次序,因首发症状常更有定位意义。一般来说,如果病人出现典型的头痛、抽搐、非特异性的认知或人格改变,或出现典型的颅内压增高和定位体征时多为颅内肿瘤,但应追问有无中耳炎及其他感染史、结核病史、寄生虫史、头外伤史、其他器官癌肿史,以与炎症及其他颅内非肿瘤性病变相鉴别。

21.4.2 症状与体征

颅内肿瘤的临床表现可以由肿瘤本身引起,也可以由肿瘤相关的继发因素引起，包括瘤周水肿、脑积水、颅内重要结构的移位。症状、体征的出现及进展与肿瘤所在部位及病理性质有关。生长迅速、位于重要脑功能区的肿瘤或在脑室系统生长的肿瘤,常比缓慢生长、位于额叶前部或非优势半球颞叶的肿瘤,症状和体征出现为早。

1)一般症状与体征:一般症状主要由颅内压增高所引起,为颅内各部位、各类型肿瘤所共有。当然这些症状具体到一个病人未必全部出现,且出现顺序也不尽相同。颅内压增高的原因是由于肿瘤本身的占位效应及脑水肿使颅内容物的体积超出了生理调节限度；或肿瘤靠近脑脊液循环通路造成梗阻性脑积水;或压迫静脉窦致静脉回流受阻。存在脑萎缩的老年人及颅缝未闭的婴幼儿颅压高症状出现较晚。

A. 头痛:50%～60%的原发性脑肿瘤病人和35%～50%颅内转移瘤病人出现头痛。颅内肿瘤的头痛常为发作性，可随肿瘤生长而进行性加重,清晨或睡眠为重,常因用力、喷嚏、咳嗽、低头、大便时加重,保持坐位、站立姿势或呕吐后头痛一般可暂缓解或消失。在头痛初期止痛药可能有一定效果,但随着病情加重，头痛不能缓解或出现其他症状后,往往督促病人就诊。头痛部位一般无定位意义,幕上肿瘤的病人常感觉额颞部疼痛,且可能病变侧为重;垂体腺瘤即使还局限在鞍内,也会由于鞍隔受到压迫和牵张而反射性地出现双颞侧痛;幕下肿瘤则枕颈部疼痛显著,偶尔出现头顶或眶后疼痛。

对脑实质的破坏和刺激并不引起头痛。当颅内压增高或肿瘤直接压迫,使一些颅内痛敏结构受到压迫、牵拉时才会引起头痛,如颅内硬脑膜(包括大脑镰、鞍隔及天幕)、脑膜动脉、静脉窦、颅底动脉环以及颅神经。幕上的痛敏结构大多是由三叉神经分布;幕下痛敏结构的神经支配为舌咽神经、迷走神经和上颈神经。

B. 呕吐:颅内肿瘤导致呕吐症状的主要原因为颅内压增高使大脑皮质兴奋性降低,其对下丘脑自主神经中枢抑制作用下降;颅内压增高引起迷路水肿;脑积水时第四脑室扩张牵拉刺激第四脑室底的呕吐中枢(迷走神经核);肿瘤直接刺激第四脑室底等。呕吐常出现于剧烈头痛时,易在早上发生。小脑或脑干的肿瘤常较早出现呕吐症状,并可能由于直接压迫了呕吐中枢使呕吐呈喷射性。

C. 视力障碍:主要表现为视神经乳突水肿和视力减退。视神经乳突水肿与头痛及呕吐共称为颅内压增高三主征,是诊断颅内肿瘤的重要依据。视乳突水肿出现的早期往往无视力减退,或仅在颅压急剧增高时表现为一过性视力下降。视野检查可见生理盲点扩大。当视乳突水肿持续存在数周或数月以上,可发生继发性视乳突萎缩,视野向心性缩小,甚至出现失明。天幕下及近中线肿瘤出现视乳突水肿较早,天幕上肿瘤较晚。视乳突水肿是由于颅内压增高通过视神经鞘传导造成的。颅内肿瘤影像检查技术的发展,促进了脑肿瘤的提早发现,使确诊时视乳突水肿的发生率由以前的50%～70%下降到了8%左右。

D. 头昏、头晕:体位失去平衡的感觉为昏,天旋地转的感觉为晕。头昏较头晕多见,可并发头痛,呕吐。其产生原因主要为颅压增高引起内耳迷路水肿或前庭机能受累。此症状可发生于任何部位的肿瘤,但以后颅窝肿瘤更为常见,其发作有时与头位或体位有关。

E. 癫痫发作:约30%的脑肿瘤病人出现癫痫。较常见于累及皮质或皮质下的肿瘤，如星形细胞瘤、少突胶质细胞瘤。累及深部灰质的肿瘤如原发性恶性淋巴瘤、脑室内肿瘤则较少见。成人出现局限性癫痫发作或癫痫发作后出现持续数分钟乃至数天的偏侧肢体瘫痪(Todd 麻痹)都要高度怀疑脑肿瘤。颅内压增高而引起的癫痫多为大发作。局限性癫痫发作常具有定位意义。

F. 复视:由于眼球运动神经麻痹所致,其中以外展神经麻痹多见。该神经从脑干发出后,需在颅底走行较长一段到达海绵窦,易因挤压、牵扯而致复视,推测神经干确切的挤压部位在岩骨嵴。外展神经暂时性麻痹也可由于腰穿引起,机理类同。

G. 精神及意识障碍：颅内肿瘤的精神症状有表现形式及程度的不同,病因是颅压高和脑水肿等损害了高级神经活动,或肿瘤本身刺激或破坏了某些精神功能区。具体表现为淡漠、反应迟钝、思维迟缓、对外界事物漠不关心、活动减少、记忆力减退、定向力障碍，少数表现为强迫症、精神分裂症或精神运动性发作。意识障碍为晚期症状，表现为嗜睡甚至昏迷。

H. 头颅增大：儿童颅内压增高时有前囟膨隆、头围增大及颅缝分离等现象，因颅骨变薄、脑室扩大，故叩诊有破罐音（Macewen 征）。

I. 生命体征改变：颅内压升高的急性期出现血压上升、脉搏减慢以及呼吸不规律（Chyne-Stokes 呼吸），尤其在儿童易出现，系由脑干缺血、缺氧引起，此现象称为 Cushing 反应。

2）定位体征：颅内组织受到肿瘤的刺激、压迫、破坏，或肿瘤造成局部血供障碍，均会引起相应的神经缺陷体征，这些体征的表现形式和发生顺序有助于定位诊断，称为定位体征。一般认为最先出现的体征尤其有定位意义。非优势半球颞叶和额叶前部的机能障碍常不明显，被认为是“沉默区”或“静区”。

A. 额叶肿瘤：常有精神症状，表现为思维、情感、智能、意识、人格和记忆力的改变。常有欣快感、对病情不关心、淡漠、孤僻、定向力差、记忆力减退、不拘外表、不爱清洁、行为减少等，易被误诊为精神病。中央前回受累时出现对侧肢体不同程度的偏瘫、中枢性面瘫及锥体束征；Broca 区受累出现运动性失语；额中回后部可产生书写不能及双眼向对侧同向注视不能，对侧有强握及摸索反射；接近中央前回的肿瘤产生局限性运动性癫痫；额叶桥脑小脑束受累还可出现额叶性共济失调，表现为直立和行走障碍；额叶底面病变可压迫嗅神经致单侧或双侧嗅觉障碍，并可压迫视神经造成病侧视神经萎缩，对侧视乳突水肿（Foster-Kennedy 综合征）；旁中央小叶损害时发生双下肢痉挛性瘫痪、大小便障碍。

B. 顶叶肿瘤：感觉障碍为顶叶肿瘤的特点，可出现对侧深感觉、浅感觉及皮质感觉障碍，或局限性感觉性癫痫；左角回和缘上回受累时产生失读、失算、失用、左右不分等（Gerstmann 综合征）；顶叶深部肿瘤累及视放射时，出现对侧下 1/4 象限盲。

C. 颞叶肿瘤：颞叶后部肿瘤影响视放射产生对侧同向偏盲、中心视野亦受累，也可产生有形幻视，如看到人、物等；颞叶内侧受累时可产生颞叶性癫痫；肿瘤累及脑岛时产生胸部、上腹部及内脏疼痛，患者主诉内脏绞痛、烧灼感或刺痛等。此症状可单独发生，亦可是癫痫的先兆；除内脏疼痛外还可有流涎、出汗及呼吸、心跳改变等自主神经症状；左侧颞上回后部受累产生感觉性失语；颞叶肿瘤可产生精神症状，主要表现为急躁、好笑、攻击性等。

D. 枕叶肿瘤：可产生对侧同向偏盲，但中心视野常保存（黄斑回避）。可有闪光、色彩等幻视。

E. 半卵圆中心、基底节、丘脑及胼胝体肿瘤：这些肿瘤均生长于大脑半球深部，并可侵及周围组织。半卵圆中心前部肿瘤致对侧肢体痉挛性瘫痪。基底节区肿瘤因内囊受累而致偏瘫；锥体外系受累表现为对侧肢体肌肉强直及运动徐缓、震颤或各种形式的运动过度。胼胝体肿瘤与额叶肿瘤相似，常表现为淡漠、嗜睡、记忆力减退及左手失用症（右利者）等。丘脑肿瘤则为对侧感觉障碍，可有持续性剧痛，称为丘脑性疼痛，但临床上并不多见。

F. 蝶鞍部位肿瘤：表现为内分泌紊乱及视神经、视交叉受压两方面症状。分泌性垂体腺瘤表现为相应激素分泌过多而致临床综合征（闭经 - 泌乳 - 不育、巨人症或肢端肥大症、库欣病）；非分泌性垂体腺瘤或其他蝶鞍区肿瘤可压迫正常脑垂体造成垂体功能低下，以性功能障碍及发育迟缓最为突出。当肿瘤生长较大或向鞍上延伸时，由于视交叉受压，患者有视力减退，原发性视神经萎缩及不同类型的视野缺损，以双颞侧偏盲最多见。

G. 第三脑室肿瘤：除早期产生颅内压增高外，三脑室前部肿瘤压迫视神经、视交叉，产生视力、视野及眼底改变，并可引起下丘脑机能不全的症状，如尿崩症、肥胖、性功能减退、嗜睡。三脑室后部的肿瘤如四叠体受压出现两眼上视障碍、瞳孔光反应迟钝或消失（Parinaud 综合征）、两耳听力下降，如果小脑受累还可出现共济失调等小脑体征。

H. 第四脑室肿瘤：早期出现颅内压增高。如肿瘤能在第四脑室内飘移，变换体位时，可由于肿瘤阻塞第四脑室出口，引起剧烈头痛、眩晕及呕吐称为 Bruns 征。

I. 小脑肿瘤：产生强迫头位、眼球震颤、患侧肢体共济失调及肌张力减低等。肿瘤位于小脑蚓部者共济失调以躯干为主，尤以双下肢更明显。晚期可出现小脑性抽搐，即强直性发作，表现为阵发性头后仰、四肢僵直呈角弓反张状。

J. 小脑脑桥角肿瘤：小脑脑桥角肿瘤常有听力及前庭功能障碍。早期出现耳鸣、眩晕，听力逐渐下降，以后可有面部感觉障碍、周围性面瘫、小脑损害体征。晚期后组颅神经受累则出现声音嘶哑、吞咽困难，并可出现对侧锥体束征及肢体感觉障碍等。

K. 脑干肿瘤：一侧脑干髓内肿瘤引起病灶侧

颅神经损害及对侧肢体感觉和运动长传导束损害的体征，即交叉性麻痹；肿瘤位于中脑者常引起两眼运动障碍、发作性意识障碍等；脑桥肿瘤常有单侧或双侧外展神经麻痹、周围性面瘫、面部感觉障碍，并有对侧或双侧长传导束受损的体征；当肿瘤累及小脑脚时则出现小脑症状；延髓肿瘤则出现声音嘶哑、进食易呛、咽反射消失及双侧长传导束受损的体征；脑干肿瘤尚可引起不自主发笑、排尿困难和易出汗，尤其多见于脑桥、中脑肿瘤。

3)假定位体征：颅内肿瘤还可出现肿瘤邻近和远隔部位脑组织和颅神经损害的体征。如颞叶肿瘤出现偏瘫或中枢性面瘫、运动性失语等体征；小脑肿瘤出现脑桥和延髓症状。这些症状的出现是因肿瘤的压迫、脑水肿、脑血液循环障碍等造成。至于远隔部位出现脑和颅神经损害的症状与体征比较少见，如后颅窝肿瘤因第三脑室扩大，压迫视交叉产生双颞侧偏盲，或压迫下丘脑产生内分泌缺陷等。梗阻性脑积水引起的步态异常同小脑半球的共济失调较难鉴别。大脑半球肿瘤可因脑干受压移位出现一些颅神经症状，如前面已提到的外展神经麻痹，还有发生机理类似的滑车神经麻痹。最应受重视的远隔症状是脑疝。颞叶钩回疝常由于动眼神经被压于天幕缘引起同侧有时是对侧动眼神经麻痹、瞳孔散大或光反应迟钝。

21.5 颅内肿瘤的诊断与鉴别诊断

21.5.1 诊断

依靠详细的病史和可靠的查体发现，以神经解剖、神经生理和各种疾病发展规律的诊断学知识为基础，进行客观的综合分析，可以对是否患有颅脑肿瘤做出初步判断；根据病史和神经系统检查的提示进一步选择辅助检查手段；全面分析所获得的临床资料，仔细研究肿瘤的部位、性质、大小、发展方向及对周围结构的累及程度，做出肿瘤的定位与定性诊断以及鉴别诊断，以便选择治疗、制定治疗措施。

21.5.2 影像学及辅助检查

对颅内肿瘤最具诊断价值的是CT及MRI检查。

1)颅骨X线平片：可以反映累及颅骨的颅脑病理改变。阅片时注意有无下述表现：颅内压增高、松果体钙化及移位、异常钙化、骨破坏或(和)增生、内听道扩大、蝶鞍扩大或局限性鞍底骨破坏。

2)脑血管造影：脑血管造影不作为脑肿瘤的常规诊断手段，但可用于术前评估肿瘤同重要血管的解剖关系和肿瘤血供，及术前栓塞，或出于鉴别诊断的需要。

3)CT检查：CT密度分辨率高，并易于显示颅内肿瘤含有的钙斑、骨骼、脂肪和液体；CT可同时显示脑室、脑池、硬膜和颅骨，利于了解肿瘤与毗邻的解剖关系。CT对比增强扫描可了解肿瘤血供及对血脑屏障的破坏情况，利于肿瘤的显示和定性。螺旋CT使冠状位及矢状位重建图像的分辨力同轴位重建图像相同，三维成像、分割成像、CT脑血管造影以及脑CT静脉成像技术进一步改善了CT技术对颅内肿瘤诊断和颅内肿瘤的术前评估。CT灌注作为一种功能性成像方法，可以定量测量组织微血管的血流灌注情况，提供脑肿瘤的血流动力学信息，反映脑肿瘤的病理解剖和生理学特征，补充其形态学信息缺陷，对脑肿瘤的诊断、疗效及预后评估提供了极具价值的影像学信息。

4)MRI：MRI具有优良的软组织分辨力，多平面成像使病变定位更准确，血管流空效应及多种成像方法与脉冲序列技术促进了颅内肿瘤的定性诊断，为颅内肿瘤诊断的金标准。但MRI对骨质和钙化不敏感、检查时间长、急症患者不易配合。MRI增强扫描可以提高肿瘤的显著性，发现MRI平扫上阴性或易被忽视的病变。但对比增强可掩盖病变固有的豫驰特性，所以注射造影剂前应常规先做平扫。虽然常规MRI能在一定程度上提供定位和定性诊断，如鉴别肿瘤和非肿瘤组织；观察肿瘤内部情况和与周围结构的关系等。但也存在着一定的限度，如对位于脑表面和脑室旁病变的显示有时有一定限度；强化病灶的大小并不能真实、准确地反映肿瘤的实际大小和范围；只能提供形态学上的信息，而不能提供功能和定量资料等。

功能MRI(functional MR imaging,fMRI)是近年来随着MR软、硬件技术的飞速发展而产生的新的成像技术。广义上的 fMRI 方法应包括 3 类：脑血流测定技术，包括注射造影剂的磁共振灌注成像（perfusion-weighted MRI，PWI）和基于血氧水平依赖（blood oxygen level dependent，BOLD）效应的任务态和静息态 fMRI 成像；脑代谢测定技术-磁共振波谱（magnetic resonance spectroscopy，简称 MRS）；水分子随机运动的测定，包括磁共振弥散加权成像（diffusion-weighted MR Imaging，DWI）和神经纤维示踪技术——弥散张量成像（diffusion tensor MR Imaging，DTI）。

A. 磁共振灌注成像是指用来反映组织的微血管灌注分布及血流灌注情况的磁共振检查技术。对于颅内肿瘤来说，测量脑肿瘤组织的脑血容量（cerebral blood volume，CBV）可以作为辅助指标来评判脑肿瘤的新生血管程度、肿瘤的病变性质和病理学分级，监测肿瘤治疗效果等。研究表明，灌注成像测量的 rCBV 与常规血管造影的肿瘤血管染色及组织病理新生血管的测量具有良好的相关性。

B. 血氧水平依赖（blood oxygen level dependent，BOLD）的 fMRI：脱氧血红蛋白是顺磁性物质，含氧血红蛋白是逆磁性物质。当脑组织兴奋时，局部血管扩张，流入大量含氧丰富的新鲜血液，其携带的含氧血红蛋白远远超过氧的消耗，因此总的来说，静脉血中逆磁性物质也就是含氧血红蛋白的含量还是增加的，这样氢核的去相位就会减慢，从而延长了 T_2，最终导致 T_2 加权像的信号增加。通过给予刺激或任务，磁共振成像系统采集到的图像上可见到激活脑区的信号强度增加，从而获得激活脑区的功能成像图。对于中枢神经系统肿瘤病人进行脑部 fMRI 扫描，可以显示病变对重要的脑功能区如语言、运动等皮质的影响，显示病变和脑功能区的位置关系，对于临床医生为病人制订个体化的治疗方案，指导手术及减少术后致残率非常重要。

静息态（resting-state）fMRI 是在无刺激或任务激活的静息状态下，测量 BOLD 信号自发的低频波动，采集大脑自发神经元活动，研究不同脑区的同步激活来反映脑的功能构筑。静息态 fMRI 可以用于不能配合任务态 MRI 检查的患者进行皮质功能区定位，如儿童患者、精神症状或药物镇静患者、肢体瘫或失语等神经功能缺失的患者。临床应用研究初步证实，静息态 fMRI 获取的运动皮质与任务态 fMRI、直接皮质电刺激结果类似。

C. 磁共振波谱（magnetic resonance spectroscopy，MRS）分析技术是利用 MR 成像分析体内生化物质结构及含量的一种无创性成像方法。对脑肿瘤的 ^{1}H MRS 研究常采用病变侧与对侧相应部位的对比研究。各化合物的比值较其信号值更准确，临床意义更大。胶质瘤患者一般表现为 Cho 峰升高、Cr 峰降低、NAA 峰明显降低，NAA/Cr、NAA/Cho 比值降低，Cho/Cr 比值升高。由于脑膜瘤组织中无神经元，故无 NAA 峰，但 Cho 峰明显升高，尤其是复发性脑膜瘤更为明显；Ala 峰是脑膜瘤的特征峰。脑转移瘤主要表现为 NAA 峰缺如或低峰，而 Cho 峰明显升高，伴 Cr 峰下降或消失，Cho/Cr 比值升高。^{1}H MRS 精确性较低，各组肿瘤波谱间有一定的重叠，因此 ^{1}H MRS 虽能较好地了解组织的代谢情况而不能严格用于诊断，只能作为补充而无法替代临床及传统的神经影像手段。^{1}H MRS 结合常规 MRI 则不仅能提高诊断的精确性，有利于分辨脑肿瘤的良恶性，而且能检测治疗效果及预后评估，还在鉴别肿瘤放疗后坏死与残留、复发方面具有优势。

D. 弥散加权成像（diffusion-weighted MR imaging，DWI）：通常所说的弥散主要指水分子或含水组织的弥散。MR 通过氢质子的磁化来标记分子而不干扰它的弥散过程。在任一常规 MR 成像序列中加入弥散梯度突出弥散效应即可行弥散加权成像，可以对组织中水分子的弥散行为直接进行检测。常规 MRI 对脑肿瘤的定性诊断有很大的帮助，但仍存在一些难题无法解决，DWI 在这方面可以提供更多的参考信息。在用弥散加权成像测量分子运动时，常用表观弥散系数（apparent diffusion coefficient，ADC）来表示活体测到的弥散。ADC 值增大，代表水分子弥散增加，而 DWI 信号降低，反之亦然。ADC 值和 DWI 信号有助于囊性病变的鉴别诊断和低级别浸润性胶质瘤肿瘤边界识别、肿瘤细胞密度和放化疗效果的判定。

蛛网膜囊肿与表皮样囊肿：表皮样囊肿为实质性肿块，主要由上皮细胞构成，具有特殊的层状空间排列，导致水分子弥散受限；而且表皮样囊肿的 T_2 值非常长，有 T_2 透过效应的存在，在 DWI 图像上表现为明显的高信号，在表观弥散系数（apparent diffusion coefficient，ADC）图上类似脑灰白质而低于 CSF 信号。相反，蛛网膜囊肿充满液体，弥散不受限，呈现为非常高的 ADC，在 DWI 图像上类似 CSF。

脑脓肿和囊变或坏死的脑肿瘤：脓肿形成期的脑脓肿和囊变坏死的脑肿瘤在普通的 MR 序列上

也可有相同或相近的影像学表现,鉴别起来有一定的困难。DWI对于两者的鉴别具有重要价值。脑脓肿的脓液是一种含有很多炎性细胞、细菌、坏死物以及蛋白分泌物的黏稠液体,明显限制其内的水分子的弥散速度、故ADC值明显下降,DWI为高信号。脑肿瘤内囊变或坏死区通常仅包含少许坏死细胞碎屑、少量炎性细胞及清亮的浆液成分,其ADC值及DWI信号与脑脊液相似。

脑肿瘤组织的细胞密度及肿瘤分级与ADC值有很高的相关性。通常高度恶性肿瘤细胞密度较高,ADC值较低。胶质瘤的细胞构成与ADC值具有良好的相关性、并能指导肿瘤的分级。DWI对鉴别良、恶性脑膜瘤也具有意义。ADC值低倾向于恶性或高度非典型性脑膜瘤,而非常高的ADC值是由于某种特殊的亚型(微囊肿型、分泌型、血管瘤样)或有相关的病理异常(梗死样坏死、出血)所致。

E. 弥散张量成像(difussion tensor imaging, DTI):通过测量水分子的扩散过程来评价生物组织结构和生理状态,能够客观定量描述水分子各向异性扩散的空间特性和状态,可获得脑白质纤维束的三维结构图。DTI在检查颅内肿瘤、多发性硬化、等多种疾病的诊断与鉴别诊断,尤其是脑白质纤维束的连接与走形等方面,显示出巨大的临床应用能力。

5)神经核医学检查(PET与SPECT):PET可在分子水平检测和识别人体在疾病状态下与新陈代谢有关的组织细胞内的生理和生化改变,可先于CT和MRI解剖学图像改变之前提供有价值的诊断信息,用于早期诊断脑肿瘤,还可区分良恶性肿瘤、术后残余肿瘤或瘢痕。SPECT可以根据脑肿瘤对示踪剂的摄取情况判断肿瘤的生长是否活跃、肿瘤的恶性程度,区分肿瘤复发与放射性坏死灶。PET与CT有机结合而成的PET-CT精确地将肿瘤病灶及CT显示的病灶精确位置及病灶与周围组织结构的比邻关系融合在一张影响资料中,最大限度满足临床各种精确治疗的需要。

6)脑磁图(magnetoencephalography, MEG):MEG可以无创伤性的测定大脑皮质神经元突触后电位在颅外所产生的磁场,主要用于对因颅内肿瘤引起癫痫发作的癫痫灶的定位及肿瘤周围重要功能区的定位。

7)活检术:立体定向活检术是颅内肿瘤标准的活检技术,应从不同部位获取多个标本进行系列活检,尽量避免肿瘤的不均一性造成的诊断误差。依据功能影像指导活检,有助于选择肿瘤的典型部位进行取材,提高活检诊断的准确性。

8)其他:腰椎穿刺及脑脊液检查一般只用于鉴别诊断的目的,对颅内压增高及后颅窝肿瘤病人一定慎重。听觉/视觉诱发电位根据波幅和波间潜伏期变化辅助诊断前庭神经雪旺细胞瘤/前视路受压。实验室检查用于少部分肿瘤的临床诊断与监测:甲胎蛋白(FP)与绒毛膜促性腺激素(HCG)是诊断和监测颅内生殖细胞起源肿瘤最具特征性的标记物,但血浆值正常并不能完全排除诊断,检测脑脊液值为标准方法;放射免疫超微测量法可直接测定垂体和下丘脑分泌的多种内分泌激素以及垂体功能试验,对垂体腺瘤的早期诊断和疗效评估,以及蝶鞍区肿瘤的鉴别诊断起重要作用。

21.5.3 鉴别诊断

1)颅内炎症如脑膜炎、蛛网膜炎、脑脓肿:颅内炎症一般有急性或亚急性发病过程、脑膜刺激征和全身症状,视乳突水肿在早期少见且轻微,脑脊液检查呈炎性表现并可能检出病原菌。蛛网膜炎及脑膜炎慢性期因颅底广泛粘连虽有神经体征,但影像检查无占位病变;脑脓肿影像学表现在急性脑炎期类似于低级别星形细胞瘤,在脓肿形成期表现类似于高级别星形细胞瘤。但急性脑炎期的病灶常出现片状或脑回样强化,且病变常不仅仅局限于白质;脓肿形成期的环状强化一般较规则,壁薄且均匀,无壁结节。脑脓肿患者可有血沉加快和C反应蛋白增加,但为非特异性。

2)慢性硬脑膜下血肿:一般见于有头外伤史的老年人,但有时外伤轻微不能追忆。临床症状表现可有类似老年性痴呆的精神症状、颅内压增高表现或意识障碍,局限体征常以一侧肢体力弱为主。CT检查即可确诊。

3)脑囊虫病:病人有便绦虫或有皮下结节存在。常有癫痫、精神症状和颅内压增高等表现。血、脑脊液囊虫补体结合试验和酶联免疫吸附试验(ELISA)有助于本病诊断,CT或MRI可在颅内发现病灶。

4)癫痫:原发性癫痫起病一般在20岁以前,无局限性神经体征。成年后发生的部分性癫痫应怀疑颅内肿瘤,病人可有颅内压增高症状和局限体征,影像学可发现肿瘤。

5)脑血管病:脑血管意外一般年龄较大,既往有高血压、动脉硬化史。脑梗死可急性或亚急性起病,短期内渐进性加重;脑出血多突然发病,很快出现意识障碍;两者均可出现偏瘫、偏身感觉障碍,或合并偏盲、失语等症状与体征;虽均能引起颅内压增高,甚至脑疝,但眼底视乳突水肿较少见。影像学检查一般可以做出诊断。但有些起病隐匿的脑梗死需要在影像学上同低级别星形细胞瘤鉴别;高血压脑出血需要同肿瘤卒中鉴别。

6)多发性硬化:多发性硬化是脱髓鞘的常见类型,以轴索的弥漫性脱髓鞘及神经胶质增生为特征,好发于脑室周围、视神经、脑干、小脑白质及小脑脚、脊髓,有时需同颅内肿瘤,尤其是胶质瘤相鉴别。多发性硬化多见于中青年,女性居多,病程中缓解与复发交替,影像学检查提示白质内存在新旧不一的两个以上病灶,多无占位效应。活动病灶在CT或MRI多可对比增强,类固醇激素治疗可使强化密度减低。脑脊液浓缩后在琼脂糖凝胶电泳中,从IgG中分离出寡克隆带,以及髓鞘碱蛋白抗体放射免疫检测阳性,对确定多发硬化有一定帮助。

7)视神经乳突炎与视神经炎:视神经乳突炎可呈视乳突炎性水肿,但发病急骤,多累及双目,视力减退明显且迅速恶化,可有眼球后疼痛,转动眼球时加重,而颅内压增高引起的视乳突水肿,在晚期出现继发性视神经萎缩后,视力下降才明显。因球后视神经炎所致的原发性视神经萎缩需与蝶鞍区肿瘤压迫视神经、视交叉所致的原发性视神经萎缩相鉴别。后者多有头痛,影像学检查有助于鉴别诊断。

21.6 治疗原则

颅内肿瘤总治疗原则是以手术为主、辅以放射和化学药物治疗的综合治疗。当然针对病人的具体病情还需采取其他对症治疗措施,包括控制颅内压增高、应用皮质类固醇激素、抗癫痫类药物、纠正代谢异常及支持治疗等。近年来在颅内肿瘤病人的诊疗中,强调规范化和个体化的临床处理原则,即不仅要遵循不同颅内肿瘤的诊疗规范,还要根据肿瘤病人各自的临床特点,以及肿瘤本身生物学行为和基因遗传学背景的不同,进行个体化的治疗决策和预后判定。

21.6.1 手术治疗

可分为两大类:一类是肿瘤直接手术,包括肿瘤切除术、开放活检术和立体定向活检术;另一类是姑息性手术,包括内减压术、外减压术、脑脊液分流术,目的仅为暂时降低颅内压,缓解病情。

直接手术切除是颅内肿瘤最基本、最有效的治疗方法。手术目的是①明确诊断;②减少瘤负荷,改善辅助放化疗的结果;③缓解症状,提高生活质量;④延长无进展生存期和总生存期;⑤提供途径以便对肿瘤进行辅助治疗;⑥降低进一步发生耐药性突变的概率。手术的原则是尽可能地切除肿瘤,同时尽量保持周围脑组织结构与功能的完整。

对于良性颅内肿瘤,手术切除是最有效的治疗方法;获得全切的良性肿瘤不需要其他辅助治疗尔可能痊愈。即使是恶性肿瘤也要争取实现最大范围的切除。为明确了解手术切除范围,强调在术后24～72h内进行MRI检查。影响手术疗效因素包括:年龄大小;临床表现的轻重;手术是否减轻了肿瘤占位效应;肿瘤是否具有可切除性(包括病灶数目、病灶位置以及复发患者距前次手术的时间);肿瘤是新发还是复发肿瘤等。由于神经系统肿瘤存在异质性,为做出准确的病理诊断,除了进行病理诊断的医生应具有较丰富的经验,神外医生应为病理诊断医生提供尽可能多的病变组织。

近年来,手术辅助技术的发展,实现了术中影像及神经功能的实时引导,提高了对脑功能区和白质深部的肿瘤手术时的肿瘤切除程度及神经功能保护。

(1)多模态医学影像的三维融合

术前获得的CNS肿瘤及脑结构与功能图像可以进行融合重建,以三维可视化方式显示CNS肿瘤影像、颅内的动、静脉血管系统、脑功能区的位置、白质纤维束的走行及与肿瘤的毗邻关系。核磁共振成像信息也可以和PET-CT所提示的代谢影像进行同步融合。计算机所创建的三维立体的虚拟现实环境,可以帮助神经外科医生术前制定手术计划,三维可视化定位拟切除的肿瘤靶标并选择最适合切除方式。多模态三维神经导航技术还可以在CNS肿瘤手术中提供交互式动态信息反馈，指导医生在三维影像引导下实现脑肿瘤手术的微创理念。但需要指出的是，由于三维影像引导的图像是以术前影像资料为基础的，所以交互式信息反馈并不能反应术中实时的影像。由于硬膜的开放、脑脊液的流失、病灶的切除所造成的脑漂移将影响这项技术的可靠性。

(2)唤醒手术与直接电刺激

在唤醒手术中，病人在清醒状态下，接受皮质电刺激，根据在感觉区和运动区会造成兴奋性效应，在语言去和记忆去会造成抑制性效应，完成脑功能的定位，标记脑功能图(brain mapping)，是脑功能区定位技术的金标准。唤醒手术结合直接电刺激，还可以在术中识别纤维束走形及功能区的皮质下神经纤维联系，实现在脑胶质瘤切除术中脑功能皮质及皮质下功能通路的精确定位和实时保护。

(3)术中磁共振成像(intraoperative MRI, iMRI)

由于能够在术中对病人进行MRI扫描，克服了应用术前影像资料进行神经导航易出现脑漂移的缺陷。医生可以iMRI扫描结果，术中分析肿瘤切除程度及潜在的神经功能影响，并判定是否需要继续切除。iMRI还可以早期发现术中并发症，如出血、脑室梗阻和脑缺血，并及时处理。

(4)术中超声检查

在CNS肿瘤手术中，术中超声与神经导航系统整合，可以对肿瘤、邻近的脑室和肿瘤外周血管进行较好地定位和呈现，显示脑肿瘤的实时影像，引导手术切除。术中超声同iMRI比较，还具有设备费用低、使用灵巧方便、检查时间短、污染机会少等优点。

(5)荧光介导的CNS肿瘤手术

病人口服5-氨基乙酰丙酸(5-aminolevulinic acid, 5-ALA)，5-ALA通过血红素合成途径代谢成带荧光的原卟啉IX。高级别胶质瘤中积聚原卟啉IX而正常脑组织中含量非常低，借助于发射波长为400nm蓝光手术显微镜，可以在蓝色的脑组织背景中，识别红色的肿瘤组织，同其他影像和神经功能实时引导技术结合，有利于肿瘤的识别切除及神经功能的保护。

21.6.2 放射治疗

放射治疗的应用范围包括：颅内肿瘤切除术后防止肿瘤复发或中枢神经系统内播散及未能全切的肿瘤；脑深部或累及重要结构，估计手术不能切除或手术可使原有症状加重的肿瘤；存在手术禁忌证或拒绝接受手术治疗的病人。对放疗高度敏感的肿瘤如生殖细胞瘤、髓母细胞瘤、恶性淋巴瘤或神经母细胞瘤等也有可能单独应用放疗获得控制。视神经胶质瘤经确诊后单独应用放疗，可在较长时期内缓解症状。

(1)常规放疗

颅内恶性肿瘤的传统放疗大多应用^{60}Co或直线加速器进行全脑加局部缩野补充照射。由于恶性颅内肿瘤的复发部位70%以上位于原发灶周围2cm范围内，近年主张对单发的原发性颅内肿瘤直接行局部脑照射。对于弥漫性生长的恶性胶质瘤来说，在确定放疗靶区时，应综合所有影像学上显示的肿瘤及瘤周水肿，并外扩足够的边界。对于强化的高级别胶质瘤，最初的临床靶体积(CTV)为强化的肿瘤加上FLAIR像或T_2像上异常显示并外扩约2cm，缩野推量时，仅包括强化肿瘤外2cm。高级别胶质瘤常规分割放疗的总剂量为54~60Gy，分割剂量为1.8~2.0Gy，每周5次，持续5~6周。

(2)三维适形放疗(three dimensional conformal radiotherapy, 3D-CRT)**和调强照射治疗**(intensity-modulated radiation therapy, IMRT)

可在体内形成与肿瘤立体形状完全一致的高剂量靶区，把对周围脑组织的损伤减少到最小，而做到在最大限度地降低周围正常组织照射剂量的同时，大幅度的提高肿瘤照射剂量，从而能大大提高放射治疗的肿瘤局控率及治愈率。

(3)螺旋断层放射治疗系统(tomotherapy system, TOMO)

集IMRT、IGRT（影像引导调强适形放疗）、DGRT(剂量引导调强适形放疗)于一体，是目前世界尖端的肿瘤放射治疗设备，其独创性的设计以螺旋CT旋转扫描方式，结合计算机断层影像导航调校，突破了传统加速器的诸多限制，在CT引导下360度聚焦断层照射肿瘤，对恶性肿瘤患者进行高效、精确、安全的治疗。作为目前唯一采用放疗照射与CT同源的影像引导放疗系统，TOMO成像精度高达±0.1mm，且在每次治疗前都会和历史影像进行对比，根据患者肿瘤部位每日的变化动态实时的调整照射范围和角度、剂量。在中枢神经系统肿瘤的放疗，尤其是需要全神经轴超大照野的照射上，TOMO放疗有明显的优势。

(4) 立体定向放射外科(stereotactic radiosurgery,SRS)

适于治疗直径小于3.0~3.5cm、常规手术难以到达或常规放疗不能良好控制的颅内肿瘤。剂量根据病变大小及性质而异,可从15~80Gy。

对于恶性脑肿瘤,术后2~4周尽快开始放疗。髓母细胞瘤、间变性室管膜瘤、生殖细胞瘤等易沿脑脊液循环通路播散,还应考虑实施全脑脊髓轴放疗。颅内多发转移瘤如果原发灶对放射线无抵抗,除采用病灶局部照射外,对潜在的转移灶可进行全脑照射,但放疗专业对是否给予全脑放疗仍有不同意见。放疗会严重影响脑发育,3岁以下颅内肿瘤患儿应为禁忌。

21.6.3 化学治疗

化疗可以进一步杀灭实体肿瘤的残留细胞,有助于提高患者的无进展生存时间及平均生存时间。传统的化学治疗主要是应用各类细胞毒性制剂。按照细胞毒性药物在细胞周期中的作用期相,又分为细胞周期非特异性药物和细胞周期特异性药物。所有烷化剂和抗生素类细胞毒药物、双溴半乳糖醇属细胞周期非特异性化疗药物;而抗代谢类药物、鬼臼毒素、长春新碱、羟基脲、甲基苄肼、双氟甲基鸟氨酸属细胞周期特异性药物。

细胞毒性药物对多数恶性颅内肿瘤能够起到延长病人生存期的作用。高脂溶性、分子量小、非离子化、作用时间短、能通过血脑屏障且对正常脑组织毒性小的药物适用于颅内肿瘤的治疗。亚硝基脲类烷化剂仍是目前国内脑肿瘤化疗中最常使用的经典药物,包括卡莫司汀(camustine,BCNU)、洛莫司汀(lomustine,CCNU)、司莫司汀(semustine,MeCCNU)、尼莫司汀(nimustine,ACNU)以及福莫司汀(fotemustine)。新型化疗药物替莫唑胺(temozolomide,TMZ)为第二代烷化剂,该药可口服、易透过血脑屏障、耐受性好且与其他药物没有叠加毒性、与放疗具有协同疗效,目前用于胶质母细胞瘤、间变性星形细胞瘤、间变性少突胶质细胞瘤等颅内恶性肿瘤的治疗。该药对亚硝基脲类药物耐药的脑肿瘤患者仍然有效。

除了全身给药,脑肿瘤的化学治疗还可以采用局部给药方式,来推高脑肿瘤局部化学药物浓度。BCNU缓释膜片可以用于再手术的复发性高级别胶质瘤;增强对流输送(convection enhanced delivery)的给药方式利用体液对流连续输注治疗药物,是药物在较大范围内分遍于病变组织区域。

替莫唑胺同步放疗联合辅助化疗已成为新诊断胶质母细胞瘤的标准辅助治疗方案。间变性少突胶质细胞瘤联合应用甲基苄肼、洛莫司汀和长春新碱,即PCV化疗方案具有良好反应性;中枢神经系统恶性淋巴瘤的化疗应以氨甲喋呤为基础药物。儿童期髓母细胞瘤,可以向骨和骨髓转移,化疗可显著降低了颅外转移率、延长生存期,常用药物主要是烷化剂和金属盐类(如顺铂、卡铂)药物,还可应用环磷酰胺、长春新碱等。对于颅内转移瘤,化疗药物最好选择对原发癌最有效的药物。

多数观点认为,联合化疗效果好于单药治疗。但选择联合化疗方案应当考虑两种药物之间必须具有协同作用,而且必须无交叉毒性。由于恶性胶质瘤内存在静止细胞群,一般不宜单独应用细胞周期特异性药物;如果单药化疗,应在细胞周期非特异性药物中选择。化疗宜在术后尽早开始。目前多采用术后放疗前先给化疗或二者并用。化疗还可以在3~6岁以下的患儿中使用,以推迟放疗的施予时间,甚至可以替代放疗。

21.6.4 其他辅助治疗

分子靶向、免疫治疗、基因治疗、加热治疗、光动力学疗法

(1)分子靶向治疗

肿瘤发生与发展、增殖与凋亡、血管生成、侵袭迁移等信号转导通路的研究促进了靶向药物的研发。从广义上说,肿瘤的靶向药物分为单克隆抗体(单抗)类药物和小分子药物。治疗性的单抗靶向于细胞表面的跨膜受体或细胞外生长因子,也可以与放射性核素或毒素结合,发挥特异性引导作用。小分子药物可以进入细胞与靶分子作用,干扰目标蛋白酶的活性。遗憾的是,绝大多数分子靶向药物在恶性胶质瘤中疗效甚微。截至目前,仅有贝伐单抗(bevacizumab)和西仑吉肽(cilengitide)进入恶性胶质瘤Ⅲ期临床试验。贝伐单抗作为抗血管形成的靶向药物,已证明其虽可以延长胶质母细胞瘤患者的无进展生存期,但并不延长总生存期,且有促进肿瘤细胞侵袭迁移的趋向。整合素抑制剂西仑吉肽作为抗侵袭的靶向药物,在接受联合放化疗的恶性胶质瘤患者中并无额外的生存获益。恶性胶质瘤遗传不稳定性和不均一性突出,相关信号转导通路的作

用及相互调节机制尚未完全清楚，这些决定着治疗靶点的选择和药物的研发进程。多靶点联合抑制也是一种重要的靶向药物研发思路。靶向药物能否作用于预计的靶部位，是否能有效抑制下游信号通路，潜在的毒副作用如何，均关乎靶向治疗的安全性及疗效，这些问题也需要深入研究解决。

（2）免疫治疗

包括被动免疫和主动免疫治疗。被动免疫治疗使用抗体、T 细胞、淋巴因子激活杀伤细胞、激活肿瘤浸润性淋巴细胞进行肿瘤免疫治疗；抗体可以和放射性同位素、细胞毒性药物或免疫毒素结合，进行肿瘤的靶向治疗。主动免疫治疗是扩大宿主已存在或产生新的抗肿瘤免疫反应。最初的肿瘤疫苗主要集中在细胞因子基因治疗方面（IL-2，IL-4，IL-7，IL12，GM-CSF，M-CSF）。近年主要集中在对抗原递呈细胞在免疫应答中的作用研究。树突细胞、小胶质细胞、朗罕细胞均是抗原递呈细胞，他们可以捕捉、处理肿瘤抗原，并通过主要组织相容性复合物递呈给 T 细胞受体，另外抗原递呈细胞表面的共刺激分子 B7 可以和 T 细胞表面的 CD28 结合，提供给 T 细胞另外一个刺激信号。T 细胞一旦激活，就可以引起肿瘤特异性的免疫反应。这种策略尤其可以应对中枢神经系统肿瘤的免疫逃避倾向。但免疫治疗的突破还有赖于肿瘤特异性抗原的识别。然而近二十年来在这方面尚未有突破性进展。基因组范围的蛋白表达分析、生物信息工具的发展可能会促进脑肿瘤免疫源性抗原决定簇的找寻。

（3）基因治疗

在过去十余年间，脑肿瘤基础研究的进步主要体现在对肿瘤发生发展机制认识的深入；而生物技术的发展已使我们可以在分子水平对肿瘤发生发展进行控制。主要策略包括：①恢复细胞周期调控：包括应用反义和 RNA 干扰技术对高表达的癌基因进行抑制和通过基因转导引入抑癌基因的方法。原癌基因编码细胞生长因子及其受体（如 EGF/EGFR）、信号传导蛋白（ras，PI3K）、转录因子（myc，fos，jun）和凋亡抑制蛋白（bcl-2，bcl-x），通过扩增、点突变、调控元件的修饰可以使基因转录增加、基因重排，造成的后果是基因表达水平增高、所编码蛋白的功能丧失或被赋予新的特性。在胶质瘤中出现扩增（伴或不伴基因重排）的基因包括：EGFR，MDM2，CDK4，CDK6 及 DGFRα 等。抑癌基因可以保护细胞免于出现转化，抑癌基因功能的丧失一般经历两个过程：首先以一条等位基因出现缺失，随后另一条等位基因出现失活性突变。治疗的策略是向肿瘤细胞引入野生型的抑癌基因如 p53 基因。②杀灭肿瘤细胞：主要通过三个方面实现：以单纯疱疹病毒胸苷激酶/丙氧鸟苷为代表的酶/前药物激活酶治疗系统、经基因修饰的单纯疱疹病毒和腺病毒为代表的溶肿瘤病毒、引入或提高死亡受体（TNF）的配体表达来诱导肿瘤细胞凋亡。③抗肿瘤血管形成治疗：可以通过抑制内源性促血管形成因子基因（VEGF，bFGF，HGF，PDGF，TGFβ，TNFα，angiopoietins，angiogenin，epherins）的表达和引入内源性血管形成抑制因子基因（angiostatin，endostatin，vasostatin，interferons，thrombospondin，BAII，GD-AIF，VEGI）来实现。④其他：降低胶质瘤的微侵袭性、增加放射治疗敏感性和化疗的耐受性及联合基因治疗。尽管目前基因治疗的临床试验方法均不能替代现有的治疗措施。但随着脑肿瘤分子机制研究和生物技术的进步，有望在将来针对细胞增殖、去分化和死亡的最基本的过程，精确地建立谱系特异性的治疗方法，最终治愈脑肿瘤。

（4）加热治疗

多采用局部微波或射频加热。加热治疗可抑制细胞呼吸，抑制细胞 DNA、RNA 及蛋白质合成，并使细胞膜通透性改变，影响细胞渗压平衡及内环境稳定，从而抑制肿瘤细胞生长及增殖。由于一般肿瘤组织血供较正常组织差，局部加温后不易散热，故其温度可高于正常组织；肿瘤的微血管结构发育不够完善，加热时易于损伤，影响肿瘤血供；且肿瘤细胞往往处于慢性缺氧，低 pH 值及营养不良状态，故较正常细胞对热敏感。

（5）光动力学治疗

利用光敏剂（卟啉衍生物和光敏素等）可选择性地被肿瘤摄入并潴留的特点，于术前注射光敏剂，在开颅切除肿瘤后用激光照射瘤腔。由于激光照射后发生光动力学反应，从而产生单线态氧，它有强烈氧化作用，可与细胞膜、细胞器、蛋白、核酸等反应，杀伤肿瘤细胞。另外，通过立体定向技术，对较小脑恶性肿瘤，可以尝试实施组织间光动力治疗。

（杨学军）

21.7 神经系统肿瘤化疗

手术及放疗是原发神经系统肿瘤治疗的一线选择,但对于恶性肿瘤来说,这两种治疗手段仍显单薄。恶性肿瘤呈现浸润性生长,手术或局部放疗不足以消除所有的肿瘤细胞。细胞周期动力学相关研究表明,迁移到正常大脑组织间的肿瘤细胞恰是活力及增殖能力最强的。所以,手术或局部放疗后肿瘤容易复发。化疗则能在一定程度上抑制或杀灭手术及放疗后的残存肿瘤细胞。因此,化疗同手术及手术后放疗已渐成为中枢神经系统肿瘤综合治疗的重要手段。

21.7.1 化学治疗的历史和发展

2005 年,Stupp 报道,同时接受放疗及替莫唑胺(Temozolomide,TMZ)化疗的胶质母细胞瘤(Glioblastomas,GBM)患者中位生存时间为 14.6 个月,明显长于仅仅接受放疗患者的 12.1 个月。目前,GBM 患者普遍接受 TMZ 同步放化疗,这也标志着化疗已成为初诊原发肿瘤标准化治疗的一部分。

在此项重大发现之前,化疗的作用还颇有争论。肿瘤化疗的三个里程碑:1943 年,耶鲁大学的 Gilman、Goodman、Lindskog 等首先将氮芥应用于淋巴瘤的治疗。1957 年,环磷酰胺和氟尿嘧啶的合成并用于某些实体瘤的治疗。随后,顺铂和阿霉素进入临床,适应证广泛,疗效较前更好。虽然有研究报道,单药或联合化疗患者中位生存期有所改善,但这仍难以确定化疗对中枢神经系统肿瘤的辅助治疗地位。因为最好的结果也仅是生存的轻度改善。不同报道之间还存在各种争议,许多研究结果甚至提示化疗对患者的生存改善微乎其微。然而,更新研究和一项 meta 分析表明接受放疗和辅助化疗的恶性胶质瘤患者的生存期长于单纯接受放疗的患者。

目前神经系统肿瘤治疗共识已基本达成。WHO Ⅰ级肿瘤增殖能力低,是手术可能治愈的肿瘤,术后一般无须放化疗。WHO Ⅱ级肿瘤增殖活性虽低,但可复发,并具有进展为更高级别的恶性肿瘤的倾向,故术后需辅以放疗。WHO Ⅲ级肿瘤具备恶性肿瘤的组织学特征,包括核间变、有丝分裂活跃等,多数 WHO Ⅲ级肿瘤病人术后需接受辅助性放疗和(或)化疗。WHO Ⅳ级肿瘤有丝分裂活跃,具有坏死倾向,肿瘤术前及术后进展快,致死性临床结局,一部分可向周围组织广泛浸润和脑、脊髓播散,需接受辅助性放疗和化疗。

21.7.2 神经系统肿瘤化疗药物分类及作用机制

(1)神经系统肿瘤化疗药物分类

1)传统分类方法:根据药物的来源和化学结构,分为烷化剂、抗代谢药、抗肿瘤抗生素、植物类和激素类。

2)据细胞增殖动力学分类:分为细胞周期特异性药物和细胞周期非特异性药物(表 27-7-1)。

3)按对生物大分子的作用分类

A. 影响核酸(DNA,RNA)生物合成的药物:如 5- 氟尿嘧啶、6- 巯嘌呤、甲氨蝶呤、阿糖胞苷、羟基脲。

B. 直接破坏 DNA 并阻止其复制的药物:烷化剂、丝裂霉素 C 等。

C. 干扰转录过程、阻止 RNA 合成的药物:放线菌素 D 及蒽环类的柔红霉素、阿霉素等抗癌抗生素。

D. 影响蛋白质合成的药物:长春碱类、鬼臼毒素类、三尖杉酯碱等。

E. 激素类:有肾上腺皮质激素、雄激素、雌激素等。

表21-7-1 神经系统肿瘤常用化疗药物分类

药物类别			名称	用法	剂量
细胞周期非特异性药物	亚硝脲类		卡莫司汀	静脉注射	100mg/m²/d,用 2～3d,每 6～8 周重复
			尼莫司汀	静脉注射	每次给药 2～3mg/kg,每 4～6 周重复
			洛莫司汀	口服	100～130mg/m²,顿服,每 6～8 周一次
			司莫司汀	口服	100～200mg/m²,顿服,每 6～8 周一次
	烷化剂		环磷酰胺	静脉注射	成人:500～1000mg/m²; 儿童:10～15mg/kg。每周 1 次。
			异环磷酰胺	静脉注射	1.2～2.5g/m²,连续 5d
			丙卡巴肼	口服	成人:50mg,tid;儿童:100mg/m²/d
	其它		顺铂	静脉注射	30mg/m²/d,连用 3d
			卡铂	静脉注射	400mg/m²,4 周后重复
			替莫唑胺	口服	同步放化疗:75mg/(m²·d),以后增 至 150～200mg/(m²·d),5d/28d
细胞周期特异性药物	G1期	激素	泼尼松	口服	60～80mg/d,症状缓解后减量
	S期	抗代谢类	阿糖胞苷	静脉注射 鞘内注射	静注:300mg/m²,治疗周期第 8d 给药; 鞘内注射:5～30mg/m²,每 2～7d 一次
			氟尿嘧啶	静脉滴注	300～500mg/m²,连用 3～5d
			甲氨蝶呤	静点	大剂量方案:3g/m²
	G2期	抗生素	博来霉素	静脉注射	成人:15mg/d;小儿 10mg/m²
			平阳霉素	静脉注射	成人:8mg/次,2～3 次/周
	M期	植物类药	长春碱	静脉注射	6mg/m²,每周 1 次,共 4～6 周
			长春新碱	静脉注射	1～2mg/次,每周 1 次
			依托泊苷	静脉注射	60～100mg/m²/d,连续 3～5d,每隔 3～4 周重复用药
			替尼泊苷	静脉注射	每疗程总剂量为 300mg/m², 在 3～5 日内给予,每 3 周重复 1 次。

(2)神经系统肿瘤化疗药物分类及作用机制

肿瘤化疗目的是杀死靶细胞,主要分子机制包括诱导肿瘤细胞凋亡、坏死及自吞噬。细胞凋亡过程中的关键因素之一是 p53 蛋白。p53 可以诱导线粒体途径(bax,NOXA 和 PUMA 等)和死亡受体途径(CD95,TRAIL-R1 和 TRAIL-R2)的蛋白表达。化疗反应的另一应激途径为:应激激活的蛋白激酶途径(stress-activated protein kinase,SAPK 或称为 JNK)。化疗药物还可以直接损伤 DNA(如顺铂)或微管,导致细胞凋亡。糖皮质激素类化疗药物诱导凋亡的机制与细胞毒药物不同,主要是通过调节细胞因子表达平衡细胞的增生。此外,糖皮质激素还可以通过激活 caspases 促肿瘤细胞凋亡,发挥抑瘤效应。

坏死的分子机制目前尚不完全清楚。肿瘤细胞凋亡和坏死既可以相互转化,还可以共存;调控这一转化的关键是 caspases 激活过程中 ATP 依赖的步骤或对反应性氧/氮代谢产物敏感的步骤。

多种化疗药物可诱导细胞自吞噬。如三氧化二砷诱导胶质瘤细胞停滞于 G2/M 期,继而发生自吞噬死亡。

21.7.3 化疗药物在神经系统肿瘤治疗中的合理应用

(1)化疗目的

1)根治性化疗:对那些可能治愈的敏感性肿瘤,如恶性淋巴瘤、生殖细胞瘤等可施行根治性化疗。采用作用机制不同、毒性反应各异而且单用有效的药物所组成的联合化疗方案,多疗程给药;间歇期尽量缩短,剂量接近人体耐受最大剂量,以期完全杀灭体内所有癌细胞。

2)辅助性化疗:有效的局部治疗(手术或放疗)清除肿瘤病灶基础上再使用化疗,是根治性治疗的一部分;治疗可能存在的微转移病灶(亚临床病灶),防止癌症的复发转移。

3)新辅助化疗:指手术或放疗前进行的化疗。可使某些晚期肿瘤局部缩小,减少手术或放疗造成的损伤;另可清除或抑制可能存在的微小转移灶,从而提高疗效。

4)姑息性化疗:已失去手术价值的晚期恶性肿瘤如胶质瘤、头颈癌,适量化疗可减轻患者痛苦,提高其生活质量,延长病人寿命。

5)研究性化疗:是指探索性的新药或新化疗方案的临床试验。试验应有明确目的及完善的试验计划,并需遵循医学伦理学原则。

(2)肿瘤化疗的基本原则

化疗实施前应重点考虑以下问题:

1)接受化疗的患者已经病理学或细胞学检查获得明确的病理诊断。否则需经经验丰富的专家评估化疗的必要性。

2)患者全身情况、主要脏器(骨髓、心、肝、肾、肺等)功能允许。

3)化疗的目的、疗效、费用、毒性及风险需患者或家属知情同意。

4)尽量采用经实践检验过的、疗效肯定的、国内外通用的"标准"联合化疗方案。

5)尽量选择作用于不同细胞增殖周期,影响核酸代谢的不同环节,且毒性不重叠的药物;给药的顺序符合细胞增殖动力学周期。

6)早期、足量(接近人体能耐受的最大剂量)、连续给药(间隔期尽可能短)。

7)化疗过程中,据影像学检查结果及时调整化疗方案。

(3)神经系统肿瘤化疗的难点及临床应对

总的来说,颅内肿瘤常规化疗疗效仍不理想,究其原因主要包括两方面,其一,大多数化疗药物血脑屏障通透性差,脑组织药物浓度低;其二,少数药物虽然能够通过血脑屏障,但是肿瘤对化疗药物不敏感,如 MGMT 表达阳性的胶质瘤;肿瘤细胞多药耐药性;多数肿瘤细胞处于 G0 期;肿瘤细胞对抗癌药物的摄取减少等。

为了能够克服血脑屏障的影响,提高化疗在中枢神经系统肿瘤治疗中的作用,一些新的给药方法逐渐进入临床应用或研究。①鞘内化疗:将化疗药物通过腰穿或 Ommaya 囊给药,药物在脑脊液分布均匀,有效率高,复发率低。目前鞘内用药仍以 MTX,Ara-C 和肾上腺皮质激素为主。②动脉内化疗:为了提高抗癌药物在肿瘤局部有效浓度,可用动脉内给药治疗,如恶性肿瘤脑转移,可直接经颈动脉穿刺注入抗癌药物。③局部对流传送(convection-enhanced delivery,CED):是一种新型的药物输送方法,它利用产生对流的药物输送设备,将药物直接输送到药物所需要的、但通常难以穿透进入的部位或器官,如大脑。④药物薄片植入:将化疗药物事先吸附到一些多聚体化合物中,并将其制成薄片,在手术时将药物薄片贴附在手术残腔壁上。这些多聚体化合物在生物降解过程中逐渐释放出化疗药物。避免了血脑屏障的影响,局部浓度高,全身毒性小。⑤分子靶向治疗:中枢神经系统肿瘤发生和进展过程中均涉及调节细胞增生的信号通道的分子或基因异常,癌基因酌激活或肿瘤抑制基因的失活。针对中枢神经系统肿瘤发生和发展过程中的各种分子靶点,有可能在中枢神经系统肿瘤治疗中获得突破。目前尝试的药物包括针对 VEGF、EGFR、PDG-FR、Ras 和 RAF 等信号通路的分子靶向药物。

(4)化疗给药途径

一般情况下,全身化疗多采取静脉或口服给药途径。局部化疗是将药物直接灌注到肿瘤所在区域,以增加该部位与抗肿瘤药物接触的机会,同时减少全身毒性。

1)静脉给药

A. 静脉推注：刺激性比较小的药物可直接推入静脉内，如 MTX。

B. 中心静脉置管给药：对于刺激性比较大的药物如多柔比星、长春瑞滨等。目前常采用 PICC 置管式皮下埋藏式静脉泵技术通过中心静脉给药。

C. 静脉冲入法：即由静脉冲入药液用于强刺激性药，如氮芥。

D. 静脉点滴：如抗代谢药氟尿嘧啶，经稀释后静脉点滴。

2）口服：将药物装入胶囊或制成肠溶制剂，以减轻药物对胃黏膜的刺激，并防止药物被胃黏膜破坏。常用氟尿嘧啶、卡培他滨、复方替加氟等。

3）肌肉注射：肌肉注射适用于对组织无刺激性的药，如塞替派、博来霉素、平阳霉素等。

4）其他途径：包括腔内化疗、鞘内化疗及动脉内化疗等。

（5）肿瘤化疗的禁忌证及注意事项

白细胞总数低于 4.0×10^9/L 或血小板计数低于 80×10^9/L；心、肝、肾功能异常；一般状况衰竭；严重感染；对化疗药物过敏等为肿瘤化疗禁忌证。化疗中应据患者影像资料及血象、肝肾功能等及时调整用药剂量，对症救治，必要时停药。

（6）神经肿瘤疗效评价标准

20 世纪 90 年代以来，神经系统肿瘤疗效评价标准广泛采用 Macdonald 标准，见表 21-7-2。此标准的特点是对肿瘤大小的测量为双径乘积的治疗前后对比，同时考虑患者的激素使用剂量和神经系统临床症状评价。然而，该标准仍有明显不足。例如，胶质瘤放化疗后的假性进展在 MR 及 CT 上难以与真性肿瘤进展鉴别。因此，肿瘤对比增强灶面积变化是非特异性的，可能并不能真正反映肿瘤治疗的实际疗效。神经肿瘤疗效评价标准（response assessment in neuro-oncology working group，RANO）是近几年来在神经系统肿瘤临床试验中推荐的新的疗效评价标准，它结合了 T_2/FLAIR 的变化评价，尤其适用于高级别胶质瘤。

表21-7-2　Macdonald与RANO疗效评价标准比较

疗效	Macdonald 标准	RANO 标准
CR	全部病灶消失维持 4 周以上；无新病灶；无须激素；临床症状稳定或改善	MR T_1 上全部病灶消失维持 4 周以上；T_2/FLAIR 上非增强病灶稳定或缩小；无新病灶；无须激素；临床症状稳定或改善
PR	肿瘤病灶最大直径及其最大垂直横径的乘积缩小≥50%，无新病灶，维持 4 周以上；激素剂量稳定或减少；临床症状稳定或改善	MR T_1 上肿瘤增强病灶最大直径及其最大垂直横径的乘积缩小≥50%，无新病灶，维持 4 周以上；T_2/FLAIR 上非增强病灶稳定或缩小；激素剂量稳定或减少；临床症状稳定或改善
SD	肿瘤病灶两径乘积缩小≥25%，但<50%，无新病灶，维持 4 周以上；激素剂量稳定或减少；临床症状稳定或改善	MR T_1 上肿瘤增强病灶两径乘积缩小≥25%，但<50%，无新病灶，维持 4 周以上；T_2/FLAIR 上非增强病灶稳定或缩小；激素剂量稳定或减少；临床症状稳定或改善
PD	肿瘤病灶两径乘积缩小≥25%；或出现新病灶；或临床症状恶化	MR T_1 上肿瘤增强病灶两径乘积增大≥25%；或 T_2/FLAIR 上非增强病灶范围增大；或出现新病灶；或临床症状恶化

21.7.4　神经肿瘤常用化疗方案

（1）生殖细胞肿瘤化疗

原发中枢神经系统生殖细胞肿瘤占所有颅内肿瘤的 2%~3%。病理主要分为两大类：①生殖细胞瘤（Germinoma），无甲胎蛋白（AFP）或绒毛膜促性腺激素（β-HCG）升高。对放、化疗敏感，十年生存率>90%。②非生殖细胞瘤性生殖细胞肿瘤（nongerminoma germ cell tumor，NGGCT），包括畸胎瘤、胚胎性癌、内胚窦瘤（卵黄囊瘤）、绒毛膜上皮癌和混合型，常伴有 AFP 或 β-HCG 升高。除成熟畸胎瘤外，预后较生殖细胞瘤差，需要手术、化疗和放疗等综合治疗来改善生存率。

化疗常选用 PEB 方案（见表 21-7-3）（铂剂 + 依托泊苷 + 博来霉素）及 ICE（IFO+DDP+VP-16）方案。PEB 方案为 EANO 推荐方案，有效率 80%。ICE（见表 21-7-4）方案更适用于亚洲患者。

表21-7-3 PEB方案

药物	药物	给药途径	给药时间	给药间隔
顺铂(DDP)	80～100mg/m^2/d	静脉滴注	第1d	每3～4周重复疗程
替尼泊苷(VM-26)	60～100 mg/m^2/d	静脉滴注	第1～5d	
博来霉素(BLM)	10mg/m^2	静脉滴注	第1、5d	

表21-7-4 ICE方案

药物	剂量	给药途径	给药时间	给药间隔
异环磷酰胺(IFO)	900mg/m^2/d	静脉滴注	第1～5d	每4周重复疗程
顺铂(DDP)	20mg/m^2/d	静脉滴注	第1～5d	
依托泊苷(Vp-16)	60mg/m^2/d	静脉滴注	第1～5d	

(2)少枝胶质细胞瘤化疗

少枝胶质细胞瘤(oligodendroglioma)是脑肿瘤中第一个应用分子遗传学特征指导治疗的肿瘤。最常见的基因改变是19号染色体长臂(19q)的杂合性缺失(loss of heterozygosity,LOH),发生率50%～80%。其次为1号染色体短臂的(1p)的LOH,发生率为40%～92%。研究证实,存在1p/19qLOH的少突胶质细胞瘤对化疗敏感,疗效肯定的是PCV方案(表21-7-5)。

表21-7-5 PCV方案

药物	剂量	给药途径	给药时间	给药间隔
甲基苄肼(PCB)	60mg/m^2/d	口服	第8～21d	每6周重复疗程
洛莫司汀(CCNU)	110mg/m^2	静脉滴注	第1d	
长春新碱(VCR)	1.4mg/m^2	静脉推注	第1、29d	

(3)高级别胶质瘤化疗

高级别胶质瘤,即WHO分类Ⅲ-Ⅳ级肿瘤,主要包括多形性胶质母细胞瘤(glioblastoma multiforme,GBM)和间变型胶质瘤(anaplastic gliomas,AG)。肿瘤侵袭性生长,化疗可以进一步杀灭手术及放疗后残存的肿瘤细胞,延长无进展生存时间及总生存时间。主要选择:ACNU+VM-26方案(表21-7-6)、PCV方案或替莫唑胺同步放化疗方案,至少6个疗程。不同方案疗效相仿,但价格差异较大。ACNU+VM26:价格低,执行较简单,副反应较轻。一疗程需人民币3 000～4 000元。PCV方案:价格低,但执行较繁琐,副反应较大。一疗程需人民币3 000～4 000千元。替莫唑胺方案:价格高,给药方式简单,副反应较少。一疗程约需人民币2.0万(进口药)或1.2万(国产药)。

TMZ同步放化疗:放疗的整个过程口服75mg/m^2,疗程42d。辅助化疗:放疗结束后4周,150mg/m^2,用药5d,28d一疗程。如患者耐受好,第二疗程加至200mg/m^2共6～8个疗程。

表21-7-6 ACNU+VM-26方案

药物	剂量	给药途径	给药时间	给药间隔
尼莫司汀(ACNU)	90mg/m^2	静脉滴注	第1d	每6周重复疗程
替尼泊苷(VM-26)	60mg/m^2/d	静脉滴注	第1～3d	

(4)中枢神经系统淋巴瘤化疗

原发性中枢神经系统淋巴瘤（primary central nervous system lymphoma，PCNSL）是一种侵袭性非霍奇金淋巴瘤，可发生于脑、脊髓、眼及软脑膜。占脑肿瘤的0.5%～2%。PCNSL对大剂量甲氨蝶呤(high-dose methotrexate，HD-MTX)(表21-7-7）及放疗高度敏感，放疗联合HD-MTX的5年生存率为20%～40%。MTX可单用或联合VCR、PCB、Ara-C应用。

表21-7-7　HD-MTX方案

药物	剂量	给药途径	给药时间	给药间隔
甲氨蝶呤(MTX)	3～3.5g/m²	静脉滴注	第1d	每2～3周重复疗程

化疗前需充分水化(每日补液量>3L/m²)和碱化尿液(尿液pH>8)，化疗药给药后12h开始亚叶酸钙解毒。

(5)髓母细胞瘤化疗

髓母细胞瘤(medulloblastoma，MB)是一种胚胎源性肿瘤，多起源于小脑下蚓部，发生于幕上者又称为原始神经外胚叶肿瘤（primitive neuroectodermal tumors，PNETs)，约占所有儿童脑、脊髓肿瘤的20%。85%的患者在15岁以前发病。根据髓母细胞瘤复发风险高低将患者分为标危和高危。标危是指肿瘤全切或近全切除，残留病灶小于1.5cm²，无脊髓扩散，无转移，脑脊液检查阴性。高危是指年龄小于3岁；或肿瘤次全切除，残留病灶大于1.5cm²；或扩散转移；或幕上PNETs；或病理亚型为大细胞/间变型髓母细胞瘤。手术后全中枢降低剂量放疗后化疗，是目前3岁以上标危髓母细胞瘤患者的标准治疗方案。对大于3岁的高危患者推荐手术联合标准剂量放疗，放疗后6周行化疗。对于小于3岁的高危患者主张手术联合化疗，推迟放疗。常用化疗方案为IEP方案(表21-7-8)及CCNU+DDP+VCR方案。

表21-7-8　IEP方案

药物	剂量	给药途径	给药时间	给药间隔
异环磷酰胺(IFO)	900mg/m²/d	静脉滴注	第1～5d	每4周重复疗程
依托泊苷(VP-16)	60mg/m²/d	静脉滴注	第1～5d	
顺铂	20mg/m²/d	静脉滴注	第1～5d	

21.7.5　抗肿瘤药物的主要不良反应及防治对策

抗肿瘤药物的不良反应可按照世界卫生组织(WHO)的分类分为0～Ⅳ度，以下分述其表现及处理措施。

(1)骨髓抑制及防治

是化疗最常见的重要限制性毒副反应。因半数生存期不同，一般先出现WBC下降，后伴随血小板及（或)RBC下降。WBC<1.0×10⁹/L特别是粒细胞<0.5×10⁹/L时患者易发生感染，病情危重；PLT<50.0×10⁹/L特别是<20.0×10⁹/L则处于出血危象，可发生脑出血、胃肠道出血。

此时可考虑用抗生素预防感染，粒细胞集落刺激因子(G-CSF)，或输注粒细胞。PLT<50.0×10⁹/L应给予止血敏等药物预防出血；PLT<20.0×10⁹/L时应予输注血小板及大剂量止血敏，并动态检测血象及生命体征变化。另可予重组人白细胞介素-11皮下注射。

(2)消化道不良反应及防治

是化疗最常见的早期毒性反应，主要表现为恶心、呕吐、腹泻、便秘及黏膜炎。急性反应：是指发生于化疗开始24h内的消化道反应。延迟性反应：是指发生于化疗开始24h至72h的胃肠道反应，也可晚至化疗后4～5d才出现。预期性反应：类似于条件反射，是患者前次的化疗引起明显急性呕吐之后，尔后受到化疗相关事物刺激时产生条件反射性呕吐，可发生于化疗前或化疗中。防治：5-羟色胺受体拮抗剂，如恩丹西酮、格拉司琼、托烷司琼等。皮质类固醇激素的化疗止吐效果确切，可预防性使用。对于腹泻患者，应给予止泻药，同时补充水分及电解质。对于黏膜炎患者，应给予必要的口腔护理，必要时应用抗菌药物。

（3）心血管系统不良反应及防治

蒽环类、紫杉醇、氟尿嘧啶类化疗药物可引起心血管系统不良反应。蒽环类药物可导致心肌病、室上性心动过速、室性异位心律、心包心肌炎、明显心电图改变、罕见的猝死、隐匿性心室功能障碍、充血性心力衰竭及心律失常。紫杉醇可引起无症状的心电图异常、血压改变、心律失常、心肌炎、心包炎、心包填塞、急性心肌梗死、心力衰竭、慢性心肌病等。氟尿嘧啶类最常见心血管不良反应为心肌缺血综合征，表现为胸痛、心绞痛。防治：化疗前需治疗患者基础疾病、改善身体基础状况、稳定心功能状态。当化疗药物导致心脏损害甚至心力衰竭时，应将药物减量或停用，并以利尿剂、正性肌力药物、抗心律失常药物、扩血管药物、重组人脑利钠肽等对症治疗。

（4）泌尿系统不良反应及防治

铂类可导致肾小管坏死，临床表现为急性肾衰、酸中毒和低镁血症。卡铂肾毒性较顺铂低，一般表现为低镁血症。环磷酰胺及异环磷酰胺可引起出血性膀胱炎及急性肾小管坏死。长期应用亚硝脲类药物，可导致不可逆慢性进展性间质性肾炎。大剂量甲氨蝶呤可导致急性肾功能衰竭。

对于已经有肾功能损害的患者，化疗时需注意按照 GFR 将化疗药物减量。在使用顺铂时，患者需满足 SCr≤2mg/dl 或 GFR＞60ml/min 的标准，应用时注意充分水化，必要时加用甘露醇、速尿等利尿剂。氨磷汀可较好预防顺铂的肾毒性。美司钠与环磷酰胺或异环磷酰胺合用对预防出血性膀胱炎有一定疗效。使用甲氨蝶呤时，若患者 GFR 为 10～50ml/min，甲氨蝶呤应减量 50%，GFR＜10ml/min 时则不推荐使用。

（5）肝脏不良反应及防治

化疗药物可导致肝脏损害，轻度损伤多表现为 ALT 等肝功指标异常，若出现黄疸则提示预后较差。吉西他滨、多西他赛和脂质体多柔比星偶可导致急性暴发性肝衰竭和死亡。防治：ALT>3～5 倍 ULN 或 ALP>1.5 倍 ULN 或 TBiL>1.5 倍 ULN 的患者应停药。目前尚无特异性药物逆转化疗药物引起的肝损害，保肝类药物可予以应用。

（6）肺脏不良反应及防治

博来霉素是引起肺不良性反应最常见的药物。早发性表现为急性间质性肺炎综合征、非心源性肺水肿综合征、急性呼吸窘迫综合征。迟发性肺损伤常在治疗结束 2 个月后出现。吉西他滨、环磷酰胺、阿糖胞苷、多西他赛和甲氨蝶呤均有引起 ARDS 的报道。防治：首先停用可疑的化疗药物。在发生 ARDS 时，需给氧、呼气末正压通气、给予支气管舒张剂、大剂量皮质激素、利尿剂等。化疗药物导致自发性气胸的治疗应选择穿刺抽气或胸腔闭式引流。

（7）神经系统不良反应及防治

常见引起神经毒性的化疗药物主要包括铂类、长春碱类和紫杉醇类药物。铂类引起神经毒性的临床表现包括周围神经病变、耳毒性及其他神经毒性。20%～40%的患者在顺铂治疗后数周或数月可出现莱尔米征，表现为颈部沿脊柱向双下肢传播的电击样麻木伴刺痛。动脉灌注顺铂后偶可引起脑病。大剂量卡铂可导致严重周围神经病变，偶见可逆性后部白质脑病综合征（RPLS）。长春碱类的中枢神经毒性不常见，外周神经毒性主要表现为振动觉下降、麻木，可伴有深反射减弱或消失。防治：不同化疗药物的神经毒性在停药后症状均有不同程度的减轻。另可给予抗氧化剂或细胞保护剂，如还原型谷胱甘肽、维生素 E 等。

（8）内分泌系统功能紊乱

①糖代谢异常可能引起高血糖的化疗药物有铂类、长春新碱和激素等。②水盐代谢异常环磷酰胺、顺铂等可导致以低钠血症、血浆渗透压下降、尿渗透压升高等为特征的抗利尿激素分泌异常综合征（SIADH）。③代谢性骨病系骨吸收和骨形成间的平衡被损害所致，多见于儿童患者。

（9）皮肤损害及防治

皮肤损害可分为全身性损害和局部损害两种。全身性损害表现为脱发、皮炎以及皮肤色素沉着等；局部损害可表现为静脉炎以及药物外渗导致的局部损伤。防治：对于化疗药物导致的脱发，临床可为患者戴冰帽，收缩血管，降低毛囊对药物的吸收作用，对于化疗性脱发有一定的预防作用。

21.7.6 化疗实例

以我中心部分接受化疗的中枢神经系统肿瘤患者为例，具体认识化疗疗效、不良反应及相应对策。

例一　M/10。病理诊断：胶质母细胞瘤。手术：右侧三角区入路丘脑胶质母细胞瘤切除术。化疗方案：ACNU+VM-26。疗效评价：PD。不良反应：恶心、呕吐（第 3d）、骨髓抑制（第 7d）、脱发（第 13d）。不良反应防治：止吐药物、粒细胞刺激因子给药后患者不良反应缓解（图 21-7-1a、图 21-7-1b、图 21-7-1c）。

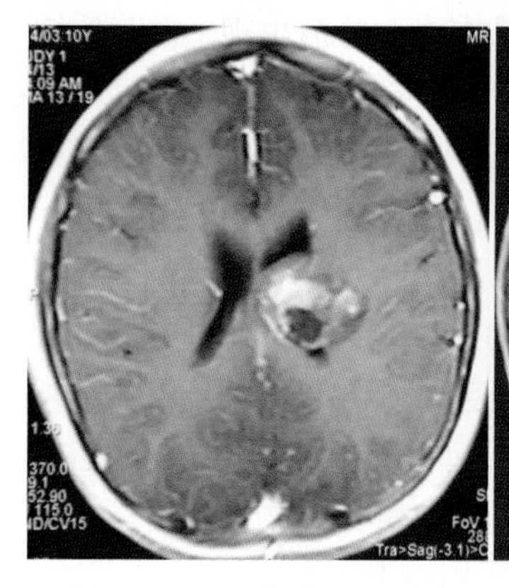

图21-7-1a 术前头部MR

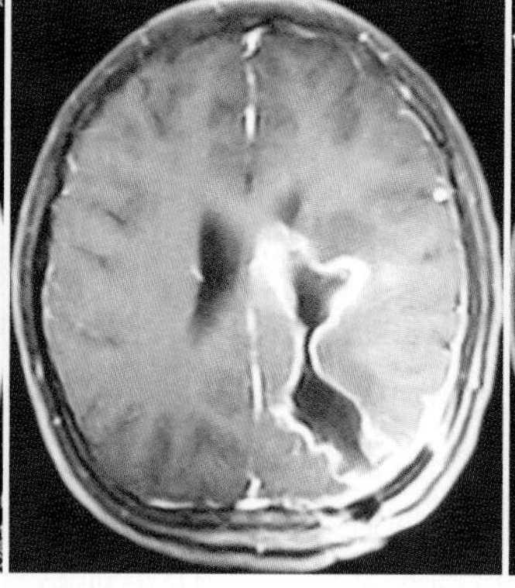

图21-7-1b 术后头部MR

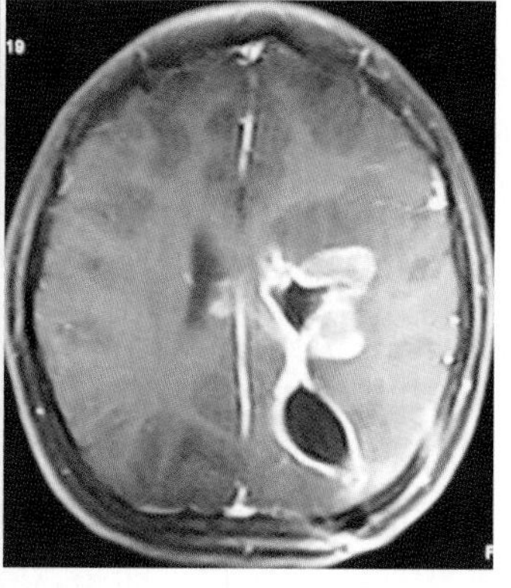

图21-7-1c 化疗后头部MR

例二 M/26。病理诊断：生殖细胞瘤。手术：经胼胝体－穹隆入路松果体区肿瘤切除。化疗方案：IFO+DDP+VP-16。不良反应：骨髓抑制（4 度）、胃肠道反应、脱发。疗效评价：CR。防治：粒细胞刺激因子 300U 皮下注射，2 次/日，输全血、悬浮红细胞及血小板后不良反应缓解（图 21-7-2a、图 21-2-1b、图 21-2-1c）。

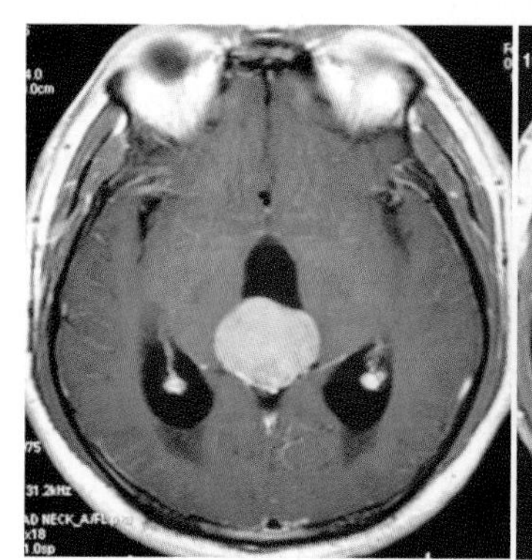

图21-7-2a 术前头部MR

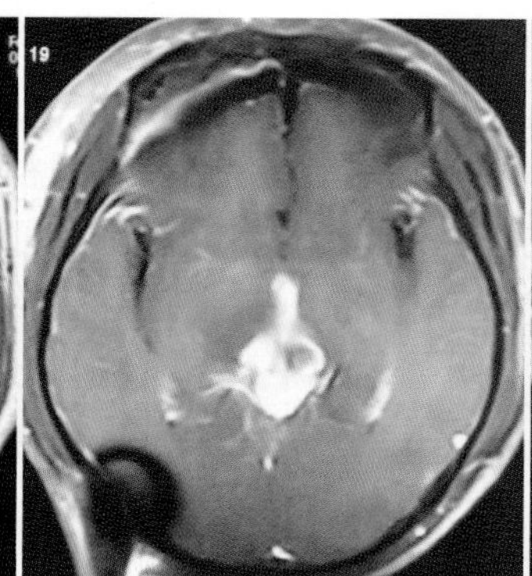

图21-7-2b 术后头部MR

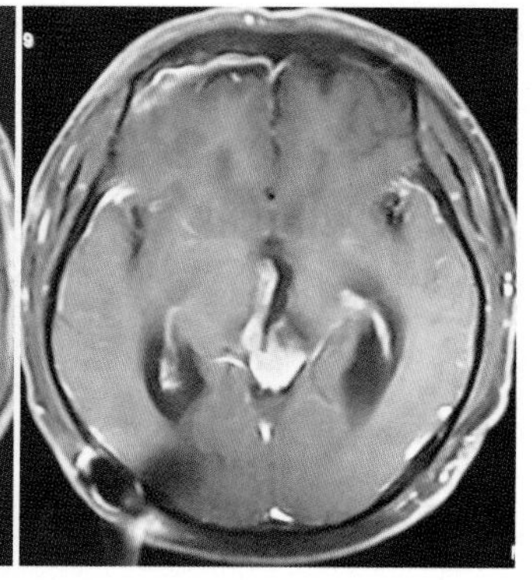

图21-7-2c 化疗后头部MR

例三 M/14。病理诊断：混合型畸胎瘤。手术：经胼胝体－穹隆间入路松果体区畸胎瘤切除术。化疗：IFO+DDP+VP-16。疗效评价：CR。不良反应：骨髓抑制、脱发。防治：粒细胞刺激因子给药后患者不良反应缓解（图 21-7-3a、图 21-7-3b、图 21-7-3c）。

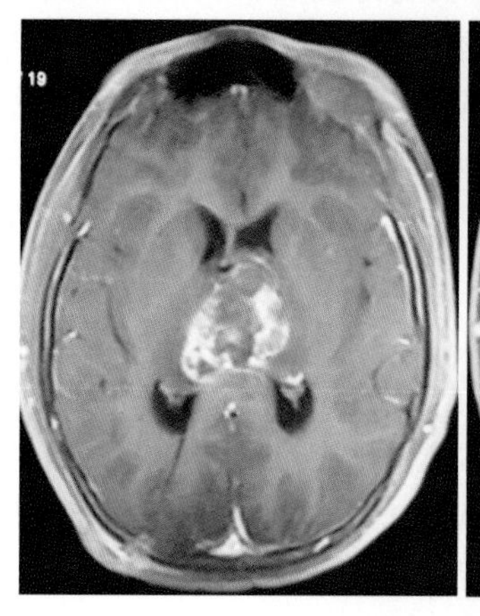

图21-7-3a 术前头部MR

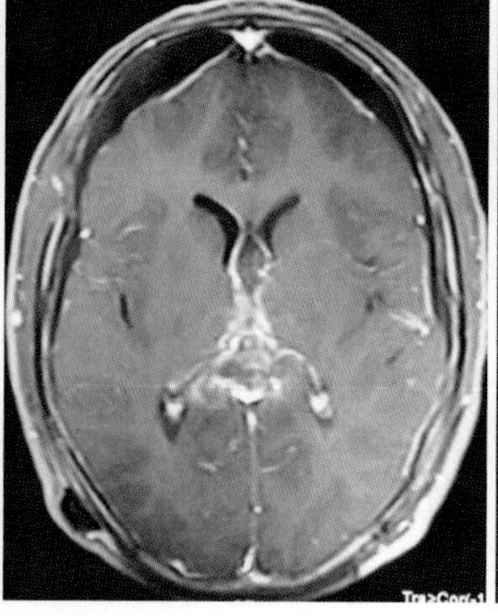

图21-7-3b 术后头部MR

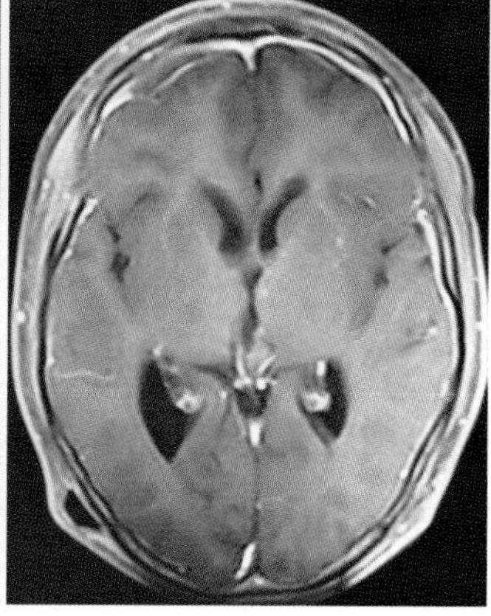

图21-7-3c 化疗后头部MR

例四　M/55。临床诊断：淋巴瘤。化疗方案：HD-MTX。不良反应：WBC 2级下降。疗效评价：CR。防治：粒细胞刺激因子给药后患者不良反应缓解（图21-7-4a、图21-7-4b）。

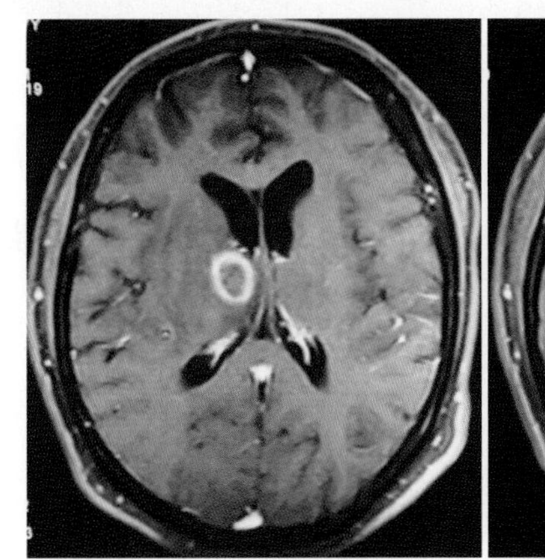

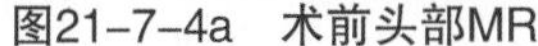

图21-7-4a　术前头部MR

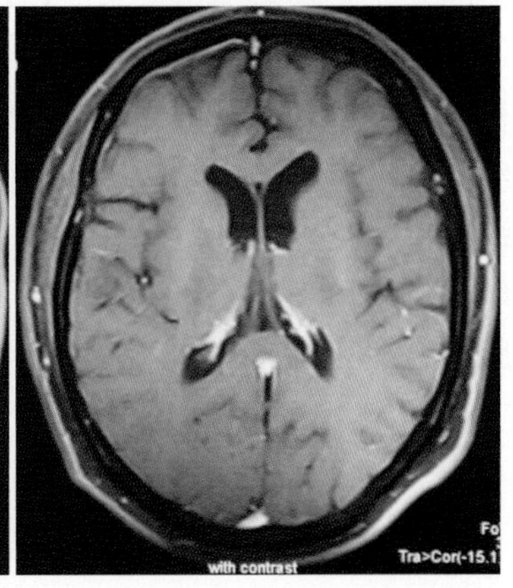

图21-7-4b　化疗后头部MR

例五　M/1。诊断：髓母细胞瘤。手术：枕下后正中入路四脑室肿瘤切除术。化疗：IFO+DDP+VP-16。不良反应：急性胃肠道反应、骨髓抑制。疗效评价：CR。防治：止吐药、粒细胞刺激因子给药后患者不良反应缓解（图21-7-5a、图21-7-5b、图21-7-5c）。

（马四海　张玉琪）

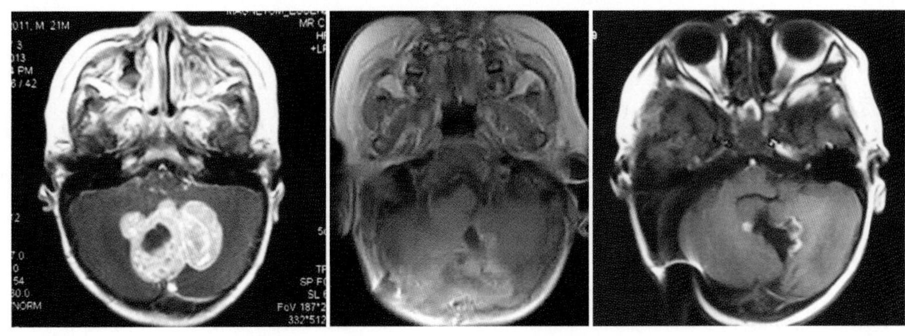

图21-7-5a　术前头部MR　图21-7-5b　术后头部MR　图21-7-5c　化疗后头部MR

22. 神经上皮组织肿瘤

22.1 星形细胞肿瘤概述

星形细胞肿瘤是最常见的神经上皮性肿瘤，据文献报告占颅内肿瘤的 13%～26%，占胶质瘤 21.2%～51.6%。在北京天坛医院连续统计经手术病理证实的 14 427 例颅内肿瘤中，星形细胞肿瘤 2 650 例(18.3%)，占神经上皮性肿瘤总数 5634 例的 47%。天津环湖医院(2002 年)报告 3740 例颅内肿瘤中，神经上皮性肿瘤 1 197 例，占 32.01%；其中星形细胞瘤占 62.74%(751/1 197)，少突胶质细胞瘤占 9.61%，室管膜瘤占 7.85%，髓母细胞瘤占 7.6%，混合型胶质瘤占 4.93%，脉络丛乳突状瘤占 0.75%。

男性多于女性，男性约占 60%，有报告男女之比为 2∶1，北京天坛医院资料为 1.76∶1。星形细胞瘤可发生在任何年龄，国外有见于新生儿的报道，天坛医院资料年龄分布在 6 个月至 70 岁，而发病高峰在 31～40 岁，故多见于青壮年。

星形细胞肿瘤可发生在中枢神经系统的任何部位，一般成年多见于大脑半球和丘脑、底节区，儿童多见于幕下。有报告幕上占 3/4，幕下占 1/4，本组幕上占 76%。发生在幕上者多见于额叶及颞叶，顶叶次之，枕叶较少见，肿瘤可累及两个以上脑叶。亦可见于视神经、丘脑和第三脑室旁；幕下者则多位于小脑半球和第四脑室，亦可见于小脑蚓部和脑干。

22.2 毛细胞型星形细胞瘤

在 2007 年 WHO 将星形细胞肿瘤(astrocytic tumours)中的亚型之一：毛细胞型星形细胞瘤(pilocytic astrocytoma)的恶性度定为Ⅰ级。毛细胞型星形细胞瘤在成人星形细胞瘤较少见（占 7～25%)，主要见于儿童的星形细胞瘤(约占 76%)。毛细胞型星形细胞瘤具有部位特异性，主要见于视路和小脑。另有一种特殊的毛细胞星形细胞瘤：黏液样毛细胞型星形细胞瘤，对病灶周遍的血管和神经具有一定的侵袭性，恶性度定为Ⅱ级。毛细胞型星形细胞瘤对放射线具有敏感性，放射治疗具有极好的治疗效果。顺铂和长春新碱联合化疗对毛细胞型星形细胞瘤也具有一定的治疗效果。

22.2.1 视路胶质瘤

视神经通路胶质瘤 (optic pathway glioma)(简称：视路胶质瘤)是指起源于视神经通路上的星形细胞瘤。在病理学上，此部位的星形细胞瘤主要为毛细胞型星形细胞瘤(pilocytic astrocytoma)，约占 60%，弥漫纤维型星形细胞瘤 (Diffuse fibrillary astrocytoma，恶性度为Ⅱ级)约占 40%。与小脑、大脑半球或脊髓的毛细胞型星形细胞瘤没有明显的区别。但是，在肿瘤的发生部位、临床表现、预后、和神经纤维瘤病(I 型)的关系上，以及治疗方法上有明显的不同。视神经在解剖学上是脑白质向眶内的延伸，在鞍区的视神经通路(简称：视路)的解剖包括：视神经(包括眶内段和颅内段)、视交叉和视束。在视路的不同阶段均可发生肿瘤，根据肿瘤的发生部位可将视路星形细胞瘤分为四种类型，视路各阶段的星形细胞瘤在临床表现、治疗方法及预后等方面有所不同。

Ⅰ型：视神经星形细胞瘤 (optic nerve astrocytoma)，肿瘤局限在视神经段生长，包括眶内段和颅内段。约占视路胶质瘤的 23%(Alvord，1988 年)。

Ⅱ型：视交叉星形细胞瘤（chiasmatic astrocytoma），肿瘤位于视交叉，可向前方的视神经生长。约占视路胶质瘤的36%（Alvord，1988年）。

Ⅲ型：视交叉－下丘脑星形细胞瘤（chiasmatic-hypothalamic astrocytoma），肿瘤起源于视交叉，向下丘脑（第三脑室方向）生长，可同时向双侧视神经生长。约占视路胶质瘤的38%（Alvord，1988年）。

Ⅳ型：视束胶质瘤（optic tract glioma），肿瘤生长在视交叉后的视束路径上，可单侧或双侧生长，肿瘤可侵袭视交叉生长。

Ⅴ型：全视路星形细胞瘤，（双侧）视神经（包括眶内和颅内段）－视交叉－视束－视放射同时生长肿瘤。此类型临床少见，多合并Ⅰ型神经纤维瘤病（NF_1）。

80%以上的视路星形细胞瘤见于儿童，占儿童颅内肿瘤的3%～6%（Johnson，1994年），5岁以下的病儿约占65%（Robertson，1974年；Rosenstock，1985年；Pierce，1990年），没有明确的性别差异。20%～40%的病儿伴有Ⅰ型神经纤维瘤病（NF_1）（Sutton，2001年），且多数为女孩。儿童视路星形细胞瘤的恶性度低，肿瘤生长缓慢，病程长，预后好于成年病人。成人的视路星形细胞瘤多起源于视交叉，肿瘤的恶性度高，肿瘤向下丘脑侵润性生长，病人的预后差，多数病人在数月内死亡（Spoor，1980年和Hoyt，1973年）。

视路胶质瘤的治疗原则：手术切除大部分肿瘤，术后辅助化疗和放疗。治疗的目的：延长病人的生存期，同时尽可能提高生存质量。对于较小的肿瘤，且病人没有临床症状和体征，可以不做治疗，进行随访观察。

（1）视神经胶质瘤（optic nerve glioma）

视神经星形细胞瘤的定义范围：肿瘤起源于眼球后到视交叉前的视神经，肿瘤可以起源于眶内或颅内。起源于眶内段视神经星形细胞瘤通过视神经管向颅内生长，颅内段的肿瘤没有侵犯视交叉。大多数的视神经胶质瘤发生在10岁以内的小儿。肿瘤可为实性、胶冻样或囊性。一般肿瘤生长缓慢，视神经呈纺锤形的增大（图22-2-1）。

1）临床表现：肿瘤局限在眶内视神经，主要临床表现为凸眼、视觉丧失、视乳突水肿或萎缩，视乳突水肿多于萎缩。在小儿视觉丧失主要表现为斜视和眼震。视力和视野检查，可发现单侧的视力下降和特定视野的缺损。头颅CT或MRI显示眼眶内的视神经呈纺锤形增大或球后肿瘤占位（图22-2-2）。

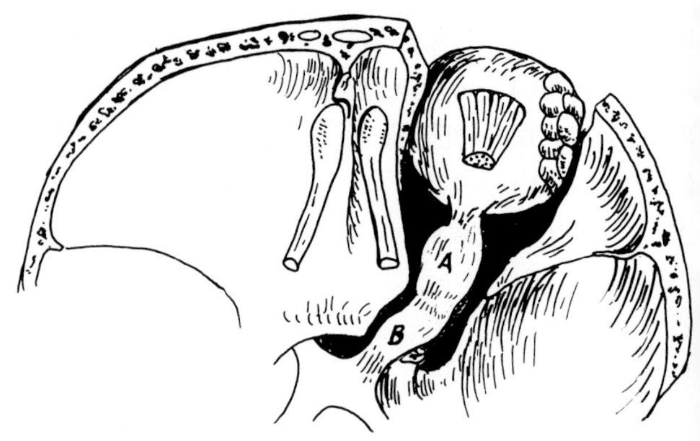

图22-2-1　眶内段胶质瘤（A），可以通过视神经管向颅内生长

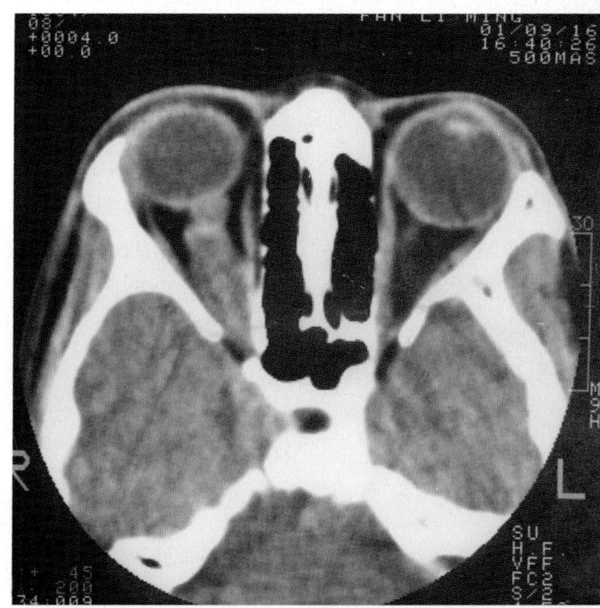

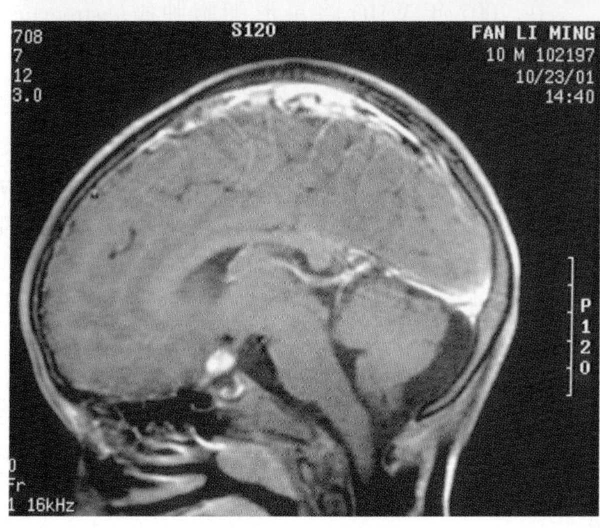

图22-2-2　14岁男孩
A. 头颅CT显示眶内视神经增粗
B. 头颅MRI增强扫描显示肿瘤向颅内生长，接近达视交叉

2)手术治疗:治疗方法为手术切除肿瘤。行额底如路。病人仰卧位,取右额发际后半冠状切口,右额骨瓣:内到中线、下至前颅底。沿颅底半月形剪开硬膜,放出侧裂池的脑脊液,使脑塌陷。再于硬膜外小心将硬膜与前颅窝底的骨板分离开,向上抬起额叶分离硬膜至前床突。磨除前颅底和视神经管显露眶内结构。将视神经上部的肌肉、神经和血管牵开暴露肿瘤和眼球,切除范围从眼球后到视交叉前方。肿瘤切除后一般无复发,但视力永久性丧失。

(2)视交叉胶质瘤(chiasmatic glioma)

1)临床表现:主要表现为视力障碍,视神经萎缩多于视乳突水肿,可有双眼的视野缺损。眼球呈漂浮状眼震或运动。可有运动性功能障碍。极大肿瘤可影响下丘脑和垂体功能,造成内分泌功能障碍。头颅 CT 或 MRI 显示颅内段视神经呈纺锤型增大,或鞍上视交叉区占位病变(图 22-2-3,图 22-2-4)。

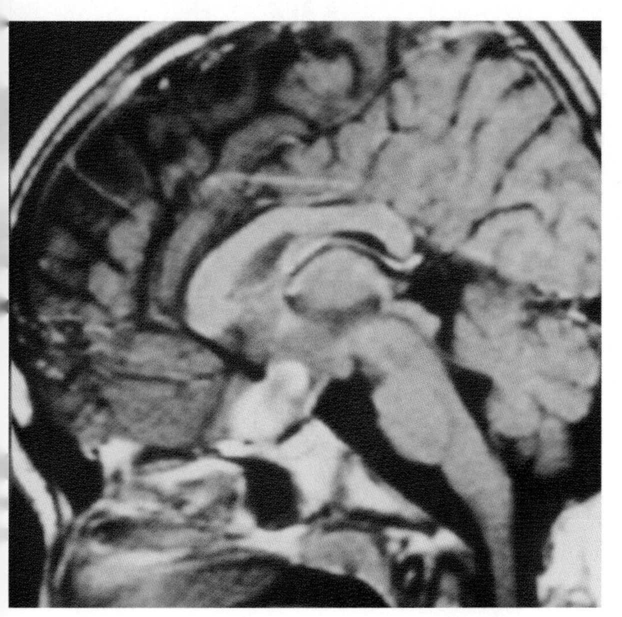

图22-2-3 视神经增粗,有增强表现

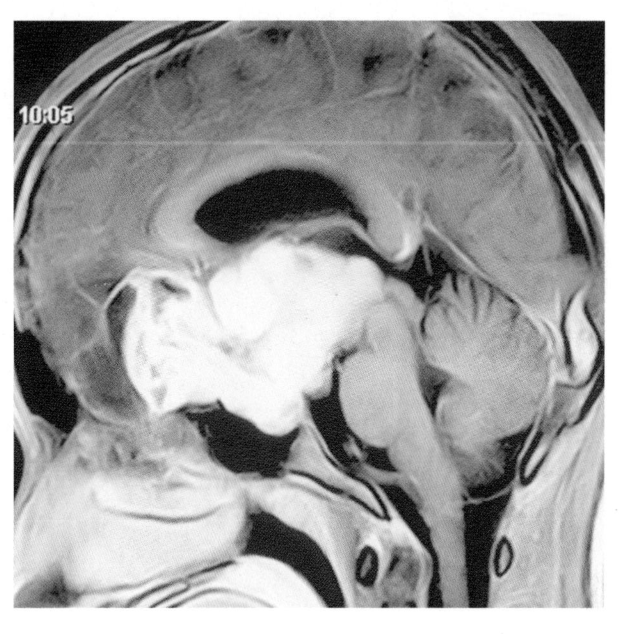

图22-2-4 巨大视神经-视交叉胶质瘤

2)手术治疗:手术切除原则。做到肿瘤部分切除(50%~80%),起到局部减压和病理诊断的作用。采用额部纵裂入路,病人仰卧位,右半冠状切口,右额骨瓣:内到中线、下至前颅底,沿中线半月型剪开硬膜,分离纵裂显露前颅底和鞍区的肿瘤。可见一侧的视神经和/或视交叉明显增粗,可沿神经走行切开瘤壁,做肿瘤的部分切除。一般肿瘤生长缓慢,可以做长期随访无须手术切除。如肿瘤稳定则放疗无明确效果,对进行性增大的肿瘤放疗可达到稳定或改善视力的效果,以外照射效果最好,照射剂量应在 45~50Gy。病人的存活一般在 10 年以上。

(3)视交叉-下丘脑星形细胞瘤(chiasmatic/hypothalamic astrocytoma)

1)临床表现:儿童多为低恶性的星型细胞瘤,而在成人多为恶性星型细胞瘤。起源于视交叉,向上生长侵犯下丘脑,肿瘤在视交叉和三室壁呈浸润性生长(图 22-2-5)。肿瘤可向三脑室生长,并可阻塞室间孔引起脑积水(图 22-2-6(1,2))。临床表现主要是眼球震颤、颅内压增高和下丘脑功能损害,有头痛、呕吐、视乳突水肿,尿多、厌食、肥胖、高钠、生长发育迟缓、第二性征发育早等。

2)手术治疗:对星形细胞瘤手术做肿瘤大部切除、辅以术后外放射治疗是最佳治疗方法。对未长入三脑室内的肿瘤,可行额部纵裂入路;长入三脑室内的肿瘤可行经前部胼胝体入路。术中切除肿瘤应严格在瘤内切除,不追求肿瘤的全切,以免加重下丘脑的损伤。术后放疗可使病人获得很长的生存期。

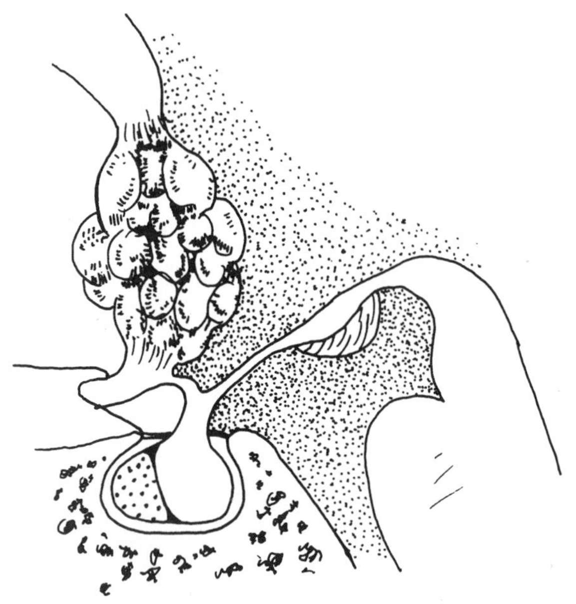

图22-2-5 视交叉-下丘脑胶质瘤示意图，肿瘤起源于视交叉，向第三脑室前下部（下丘脑）生长

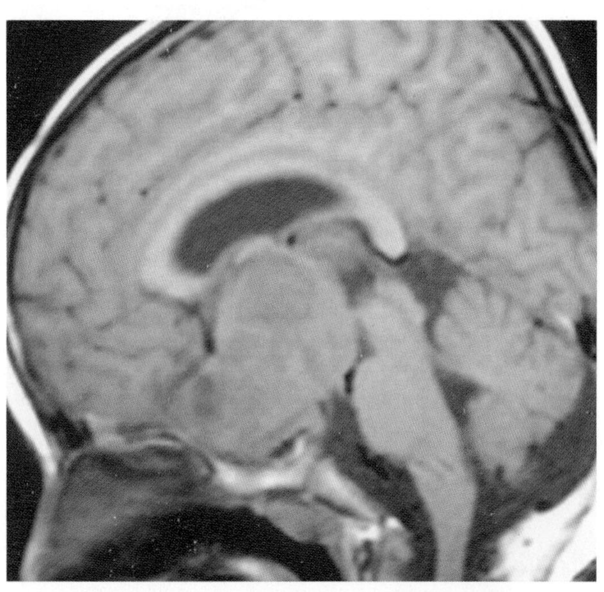

图22-2-6（1） 巨大视交叉-下丘脑胶质瘤

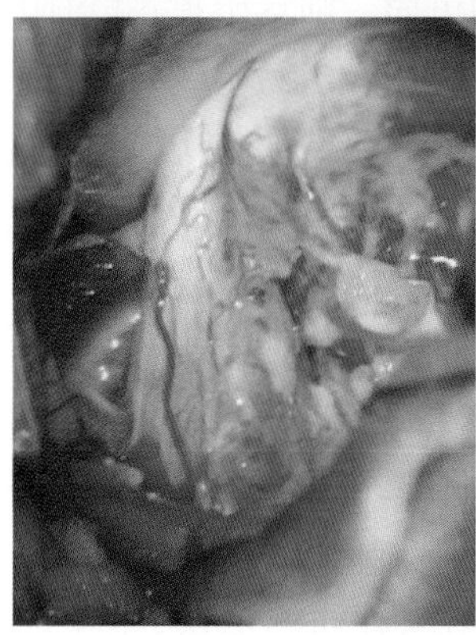

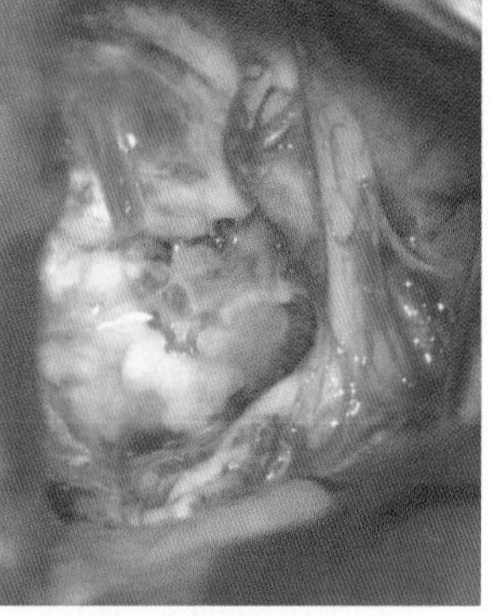

图22-2-6（2） 同图22-2-6病人，左视神经（A）和右视神经（B）前段正常，后段接近视交叉以后为肿瘤组织

（4）视束胶质瘤（optic tract glioma）和全视路星形细胞瘤

肿瘤多起源于视交叉，可以向单侧的视束和视放射部位生长（图 22-2-7）。全视路胶质瘤：从眶内段视神经、视交叉、视束、视放射的全路段均为肿瘤（图 22-2-8）。

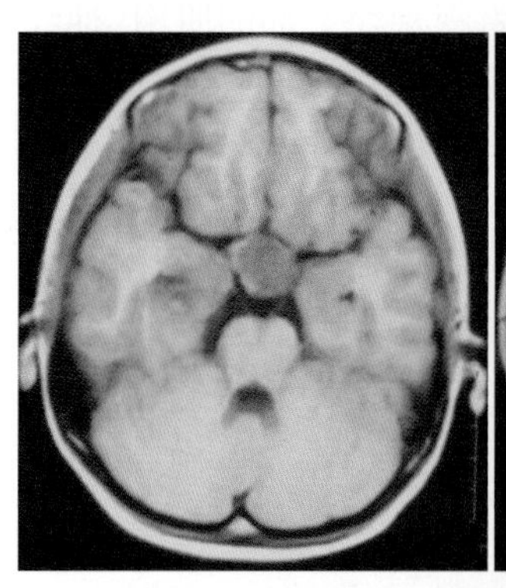

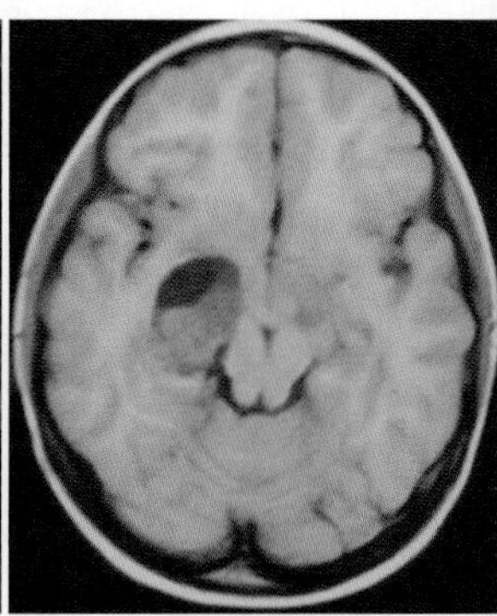

图22-2-7 A：肿瘤起源于视交叉 B：向单侧视束生长

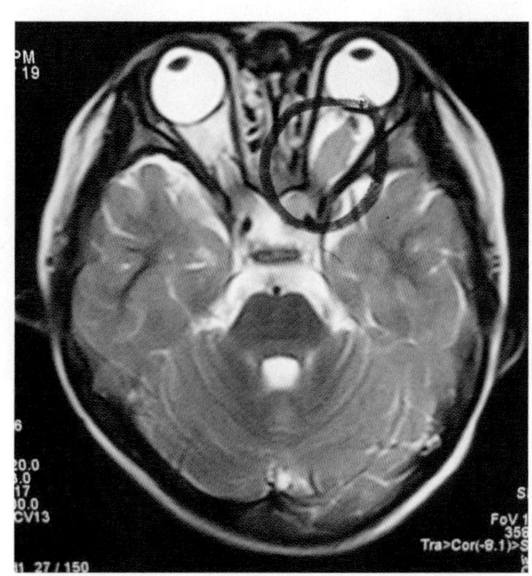

图22-2-8A 单侧眶内视神经胶质瘤

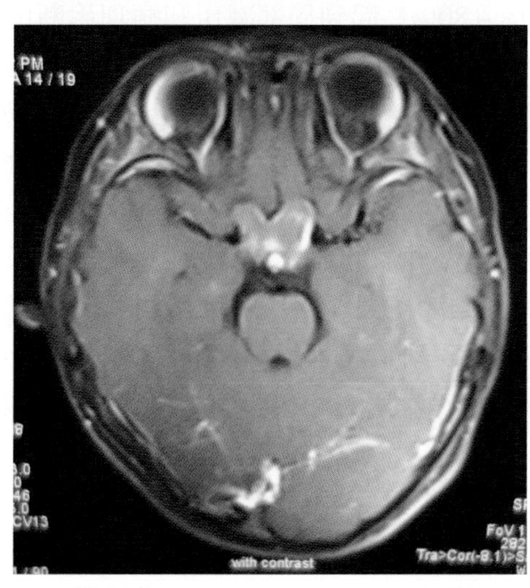

图22-2-8B 颅内双侧视神经胶质瘤

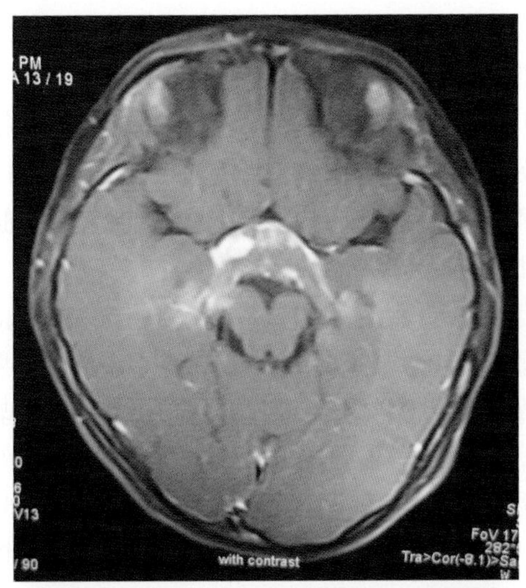

图22-2-8C　视交叉后双侧视束胶质瘤

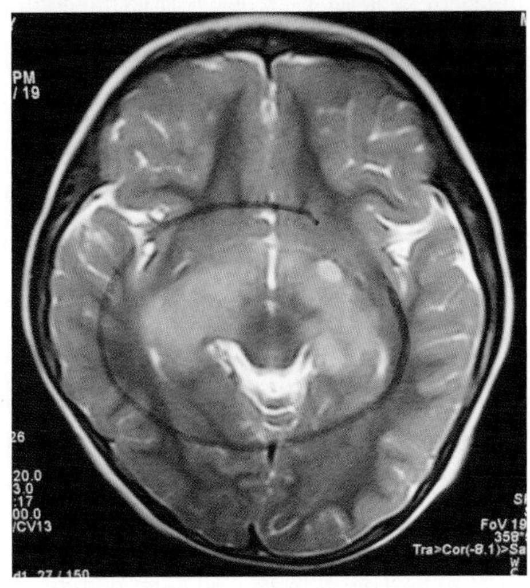
图22-2-8D　双侧视放射胶质瘤

1)临床表现:此类型病儿主要表现为眼震,眼球活动异常。由于视力下降和视野缺损,病儿的眼球呈现特征性的漂浮状:眼球无方向性的活动,以辨别外部景物。对于幼儿(如3岁以下),不配合视力和视野的检查。诊断主要依靠头颅CT和MRI检查,CT和MRI的T_2加权像对眶内段视神经肿瘤有很好的显示效果,MRI的T_2加权像对于视束和视放射的肿瘤侵袭显示效果好。而注射对比剂后的肿瘤呈现轻度不均匀强化现象。

2)治疗:对于没有形成肿瘤团块的视路胶质瘤,手术目的在于取得肿瘤的活检组织。手术入路:冠状切口,右额骨瓣,行额底入路显示鞍区的双侧视神经。术中可以看到双侧的视神经增粗,表面肿瘤样粗糙,局部外观可呈半透明的灰色状改变。可在视神经增粗处纵形切开,在中心处切除肿瘤,以取得足够的病理组织为手术目的。术后化疗和放疗可以取得一定的治疗效果,对于3岁以内的病儿只能进行化疗。

22.2.2　小脑星形细胞瘤

(1)概述

从肿瘤的部位和手术预后两方面的资料分析,小脑星形细胞瘤(cerebellar astrocytoma)是最良性的儿童神经外胚层肿瘤。手术切除肿瘤后,特别是肿瘤全切除后,病儿预后良好。对于没有侵犯脑干的小脑星形细胞瘤,手术切除肿瘤后病儿25年的生存率在90%以上(O'Brien,1994年)。

小脑星形细胞瘤占儿童颅内肿瘤的比例差别较大,Matson(1968年)报告占儿童颅内肿瘤的20%,Sutton(1989年)报告占儿童颅内肿瘤的28%,罗世祺(1992年)报告占儿童颅内肿瘤的12%。约75%的小脑星形细胞瘤发生在儿童(Ilgren,1987年),占儿童后颅窝肿瘤的1/3(Rorke,1989年)。在性别上无明显的差异,男孩稍多于女孩,男孩占54%,女孩占46%(Matson,1969年;张玉琪,2002年)。小脑星形细胞瘤的发病高峰在9~10岁,平均发病年龄9.8岁(6月~15岁)(张玉琪,2002年)。

(2)病理

小脑星形细胞瘤在生物学特性上比较偏良性,如能做到肿瘤的全切除,病儿可获得治愈。小脑星形细胞瘤起源于小脑半球和蚓部,有相对明确的边界,此特点为肿瘤的全切除提供了可能。在形态学上,小脑星形细胞瘤有实性瘤体(图22-2-9)和囊性瘤体两种类型。在囊性瘤体中,又分为"瘤在囊内

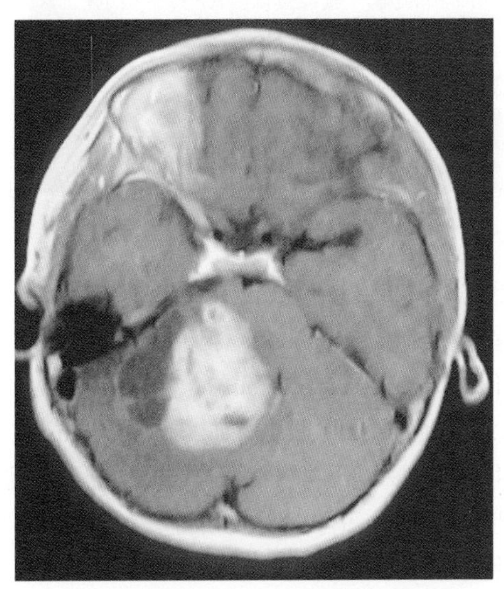
图22-2-9　实性小脑星形细胞瘤

型”和“囊在瘤内型”。瘤在囊内型(图 22-2-10)具有一个很大的囊,瘤结节位于囊壁上;囊内壁光滑,囊壁上无肿瘤组织;囊液呈黄色,富含蛋白质,易在体外凝固。“囊在瘤内型”星形细胞瘤表现为囊壁有增强(图 22-2-11),囊的内壁粗糙,囊壁为肿瘤组织。多数小脑星形细胞瘤肿瘤局限在小脑半球内或小脑蚓部,少部分肿瘤可通过小脑壁向脑干侵犯(图 22-2-9)。

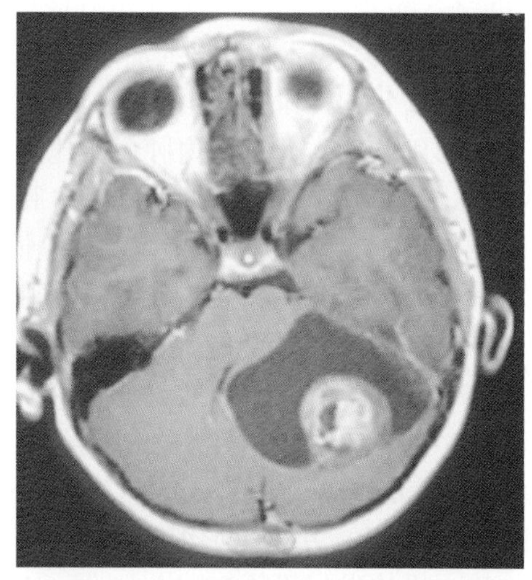

图22-2-10 囊壁没有增强(瘤在囊内型)

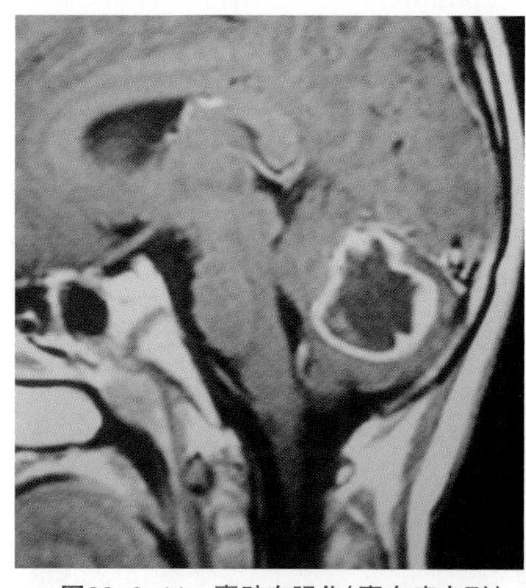

图22-2-11 囊壁有强化(囊在瘤内型)

低恶性星形细胞瘤可分为两种病理亚型:毛细胞型星形细胞瘤(pilocytic astrocytoma)和弥散型星形细胞瘤(diffuse astrocytoma)。依据 WHO 的分类标准,毛细胞型星形细胞瘤属于 1 级(grade 1),主要发生在 20 岁以下的年龄,故也称为少年型毛细胞星形细胞瘤,占小脑星形细胞瘤的 80%～85%。毛细胞型星形细胞瘤生长缓慢。

弥散型星形细胞瘤约占小脑星形细胞瘤的 15%,恶性度属于 2 级(grade 2)。其更多见于大脑半球部位。小脑弥散型星形细胞瘤发病年龄多在 20 岁以上,平均 52 岁(Hayostek,1993)。当然,儿童小脑星形细胞瘤也包括弥散型星形细胞瘤,其中主要是弥散型星形细胞瘤的亚型:原纤维型星形细胞瘤(fibrillary astrocytoma)。

有一些资料显示(Hayostek,Gjerris),患弥散型星形细胞瘤的病儿的预后明显差于毛细胞型星形细胞瘤,弥散型星形细胞瘤的全切除率也比较低。纤维型星形细胞瘤具有局部侵犯特性(侵犯脑干),从而影响了肿瘤的全切除。也有与上述不同的资料结果(Schneider,Palma),弥散型星形细胞瘤和毛细胞型星形细胞瘤两者的预后无明显差别。此两种类型的肿瘤均可侵犯脑干,影响了肿瘤的全切除。因此认为:影响病儿预后的因素是否能做到肿瘤的全切除,而肿瘤的病理类型不影响预后。

小脑星形细胞瘤很少有种植性播散和肿瘤恶性变。但是,文献上有肿瘤在蛛网膜下腔播散的报道(Bruggers,Civitello);以及原发时肿瘤为低恶性度,复发时肿瘤成为高恶性度的报道(Krieger)。

(3)临床表现

由于肿瘤生长比较缓慢,小脑星形细胞瘤的临床症状和体征具有隐蔽性,当病儿出现临床表现时,肿瘤已经生长到很大的程度。最常见的表现是由于脑积水引起的间歇性头痛,伴有恶心和/或呕吐。头痛常表现为额部隐痛。如为枕部头痛,可伴有颈强直和角弓反张,此表现提示有小脑扁桃体下疝。恶心常发生在早晨,此时间后逐渐减退或消失。有些病儿可表现为长期的间歇性呕吐,逐渐加重为持续性、喷射状呕吐。病儿父母常误认为是胃肠道疾病,而延误小脑星形细胞瘤的诊断。

约 90%以上的病儿有视乳突水肿,长期的视乳突水肿可导致视神经萎缩,引起病儿的视力减退。约 95%的病儿有躯干性或肢体性共济失调,走路时步态不稳或笨拙样步态。多数病儿有指鼻不准和患侧注视时的眼震。极少数病儿表现有癫痫发作。

小脑星形细胞瘤可发生在小脑半球和蚓部,两者没有明确的优势。小脑蚓部肿瘤常引起躯体性共济失调,小脑半球肿瘤常引起肢体性共济失调。约 30%以上的小脑半球星形细胞瘤可侵犯脑干,这些病人可有脑干和颅神经受侵犯的症状和体征。

当肿瘤较大占据第四脑室或压迫阻塞大脑导水管时,可引起梗阻性脑积水,并引起相应的临床表现。合并梗阻性脑积水的小脑星形细胞瘤应视为病情严重的表现,应尽快做开颅术切除肿瘤,或在术前做幕上脑室持续外引流,或做脑室-腹腔分流术。

(4)影像学检查

1)头颅CT检查:头颅CT扫描可发现后颅窝实性或囊性肿瘤占位(图22-2-12),肿瘤呈低密度、等密度或稍高密度,多数瘤体增强不明显。瘤体偶有钙化,约有10%的小脑星形细胞瘤有散在的钙化斑点。由于囊液含有比较高浓度的蛋白成分,肿瘤囊变在CT上呈高于脑脊液密度、而低于脑组织密度。第四脑室受压变形,可有幕上梗阻性脑积水。实性瘤体很难与髓母细胞瘤或室管膜瘤相鉴别。低密度的实性肿瘤易误为囊肿。囊性瘤体易与血管网状细胞瘤混淆,在囊肿与瘤结节的比例上,星形细胞瘤的结节明显大与血管网状细胞瘤的瘤结节;且血管网状细胞瘤在儿童比较少见,多见于成人。应特别注意,头颅CT在诊断后颅窝肿瘤上比较容易误诊,有可能的条件应做头颅MRI扫描检查。

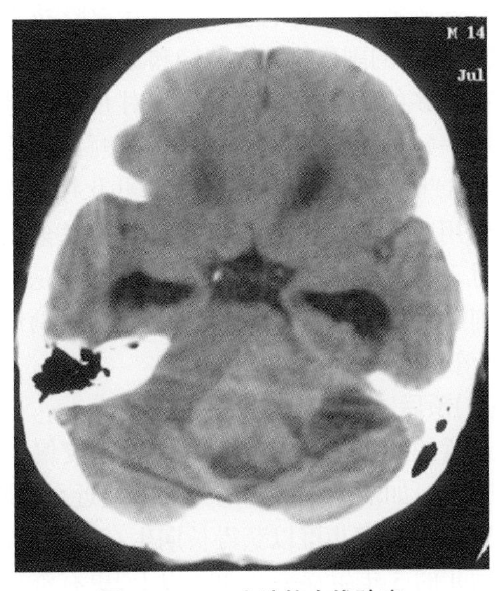

图22-2-12 小脑偏中线肿瘤

2)头颅MRI检查:头颅MRI可明确小脑星形细胞瘤的具体解剖定位,判断肿瘤的起源,与第四脑室和脑干的关系,以及做出比较正确的肿瘤定性诊断。肿瘤在T_1像上呈等信号或低信号,瘤体可有不同程度的增强现象。一般肿瘤有比较明显的边界。小脑星形细胞瘤可有囊变,根据肿瘤实体和囊变的关系,小脑星形细胞瘤在形态学上有三种表现:实性瘤体(占20%~30%)、囊在瘤内(占40%~50%)和瘤在囊内(占30%)。实性肿瘤可有小的囊变(图22-2-13),肿瘤与正常脑组织间可有胶质增生层。瘤在囊内型的特点是有一个很大的囊肿,瘤结节偏于囊壁的一侧,囊壁无增强,囊壁内表面光滑,囊壁在病理学检查上没有瘤细胞。囊在瘤内型的特点是囊壁有增强现象,囊壁厚薄不一,囊壁内表面粗糙,病理学检查有瘤细胞存在,瘤结节偏于囊肿的一侧。

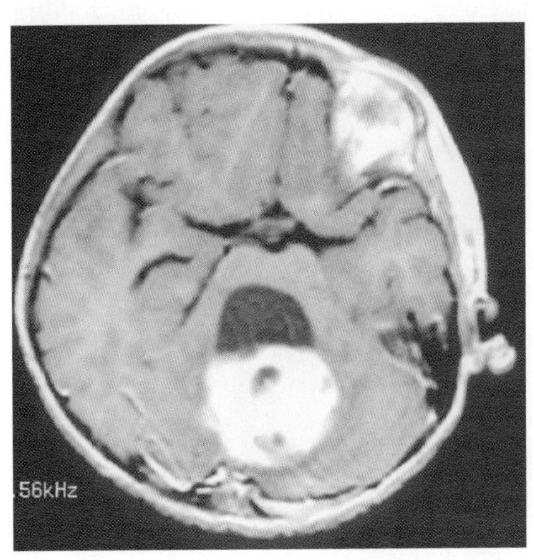

图22-2-13 小脑蚓部肿瘤有囊变

星形细胞瘤、髓母细胞瘤和室管膜瘤是儿童最常见的三种后颅窝肿瘤。根据头颅CT和MRI影像学特征可以做出星形细胞瘤的诊断,但要与髓母细胞瘤和室管膜瘤相鉴别。当然,最终的诊断要靠手术后的肿瘤病理检查。

(5)手术治疗

对于小脑星形细胞瘤的手术目的是要求肿瘤的全切除或近全切除,如能达到肿瘤的全切除或近全切除,病儿的25年生存率可在95%以上。毛细胞型星形细胞瘤全切后的复发率是0%(Sutton LN,1996年)。对于不同影像学的小脑星形细胞瘤的手术切除方法有所不同。实性肿瘤应将整个瘤体切除。无增强的囊性肿瘤壁(瘤在囊内),此光滑的囊壁上无肿瘤成分,只需将肿瘤结节切除即可,无须切除囊壁。有增强的囊壁(囊在瘤内),此增强的囊壁是肿瘤的一部分,应将肿瘤结节和囊壁一并切除(图22-2-14)。

应在手术后24小时内做头颅CT检查,术后1~2周做头颅MRI检查,此可客观地确定手术切除肿瘤的程度,作为随访的影像学基础。在术后两年内,每6个月复查一次头颅CT或MRI;以后每年复查一次头颅CT或MRI。

对于复发的小脑星形细胞瘤,有四种治疗选

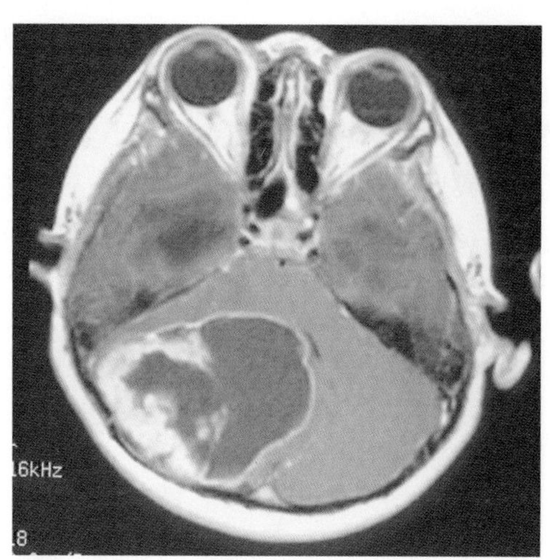

图22-2-14A 小脑半球肿瘤

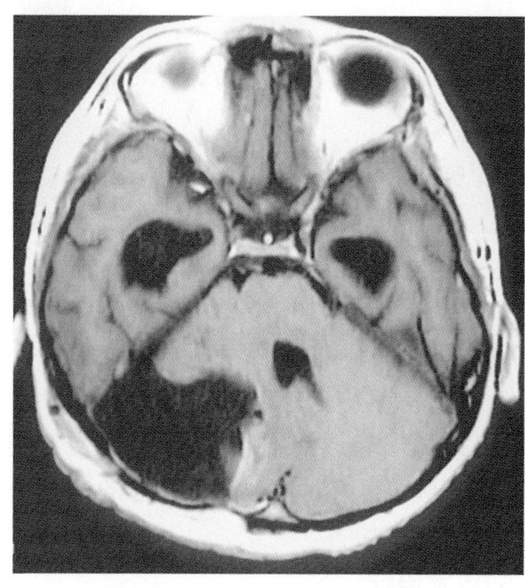

图22-2-14B 同一病例术后

择：再次手术、放疗、化疗和观察。我们主张应积极地进行第二次手术，这是治愈肿瘤或延长病儿生命最有效的方法。

许多学者发现没有完全切除肿瘤的病儿，在相当长的时间内残存的肿瘤在影像学没有太明显的进展。因此，对于侵犯重要神经或血管的小脑星形细胞瘤，在手术时要充分地权衡手术的安全性和全切除肿瘤可以引起的危险性。

对于有脑积水的病儿，不主张做术前脑室－腹腔分流术。切除小脑肿瘤，是解决由于肿瘤引起的脑积水的最好方案。如肿瘤切除后脑积水没有被解除，可做脑室－腹腔分流术。10～50%小脑星形细胞瘤全切除术后病儿需要做分流术以解决脑积水(Sgouros，1995；Krieger，1997)，这种术后脑积水可能是脑脊液吸收障碍所引起。

小脑星形细胞瘤术后的并发症有伤口感染、假性脑膜膨出(仅对于硬膜未缝合、骨瓣未复位的病例)、后颅窝颅神经损伤、小脑性缄默征(mutism)和假性延髓性麻痹等。这些并发症并非小脑星形细胞瘤手术所特有，所有后颅窝肿瘤的手术均有可能发生这些并发症。许多并发症的发生与术者的手术技术有明显的关系。

(6)放射治疗和化疗

对于实性肿瘤和囊在瘤内的肿瘤，应做术后的常规外放疗。术后放疗可有效地控制肿瘤生长，应使用局部普通的外放疗，不提倡X-刀或γ-刀。因为立体定向放疗不能确定肿瘤和正常脑的界面，可造成放疗范围过大或缩小。由于立体定向放疗的局部剂量很大，可造成正常脑的坏死，或不能控制放疗范围外的残存肿瘤。另外，也不提倡全脑放疗，尤其对于36个月以下的病儿。放射线可对儿童的中枢神经系统的发育造成危险，引起认知、内分泌和血管方面的放疗副作用。放疗的副作用，在全脑放疗比局部脑放疗更具危险性。现代放疗技术的改进，使得放疗的副作用大大减轻和减少。

有较多的临床资料显示化疗对儿童低恶性胶质瘤有一定的治疗作用，如卡铂(或顺铂)、依托泊苷(V-16)和大剂量的环磷酰胺。这些化疗药物可以单独使用，也可联合使用，目前多使用联合化疗方案。对于不能采用放疗的病儿，术后化疗是一种理想的辅助治疗选择。目前，还需对化疗的副作用和长期疗效进行观察。

(7)预后

儿童的小脑星形细胞瘤是一种比较偏良性的颅内肿瘤，如能做到肿瘤的全切除或近全切除，并做术后放疗，病儿可以获得长期生存或终身治愈。一般病儿的5年生存率在90%以上，更有资料报告5年生存率为100%。

(张玉琪)

参考文献

[1] 张玉琪，王忠诚，马振宇，等. 儿童小脑星形细胞瘤形态学改变和手术治疗[J]. 中国神经精神疾病杂志，2002，28:55-57.
[2] 杨军，张玉琪，马振宇，等. 儿童视神经胶质瘤[J]. 中国微侵袭神经外科杂志，2002，7:195-197.
[3] 田永吉，李德岭，甲戈，等. 53例儿童视路胶质瘤的临床特点及预后分析[J]. 中华神经外科杂志，2012，28:1137-1140.
[4] Hayostek CJ，Shaw EG，Scheithauer JR，et al. Astrocytomas of

the cerebellun. A comparative clinicopathologic study of pilocytic and diffuse astrocytomas. Cancer 72:856-869,1993.

[5] Gjerris F,Klinken L. Long-term prognosis in children with benign cerebellar astrocytoma. J Neurosurg 49:179-184,1978.

[6] Schneider JH Jr,Raffel C,McComb JG. Benign cerebellar astrocytomas of childhood. Neurosurgery 30:62-63,1992.

[7] Palma L,Russo A,Celli P. Prognosis of the so-called "diffuse" cerebellar astrocytoma. Neurosurgery 15:315-317,1984.

[8] Bruggers CS,Friedman HS,Phillips PC,et al. Leptomeningeal dissemination of optic pathway gliomas in three children. Am J Ophthalmol 111:719-723,1997.

[9] Civitello LA,Packer RJ,Rorke LB,et al. Leptomeningeal dissemination of low-grade gliomas in childhood. Neurology 38:562-566,1998.

[10] Krieger MD,Gonzalez-Gomez I,Levy ML,et al. Recurrence patterns and anaplastic change in a long-term study of pilocytic astrocytomas. Pediatr Neurosurg 27:1-11,1997.

[11] Sutton LN,Cnaan A,Klatt L,et al. Postoperative surveillance imaging in children with cerebellar astrocytomas. J Neurosurg 1996,84:721-725.

[12] Krieger MD,Gonzalez-Gomez I,Levyk ML,et al. Recurrence patterns and anaplastic change in a long-term study of pilocytic astrocytomas. Pediatr Neurosurg 1997,27:1-11.

[13] Sgouros S,Fineron PW,Hockley AD. Cerebellar astrocytoma of childhood: long-term follow-up. Childs Nerv Syst 1995,11:89-96.

[14] Ilgren EB,Stiller CA. Cerebellar astrocytomas:I. Macroscopic and microscopic features. Clin Neruopathol,1987,6:185-200.

[15] Spoor T,Kennerdell J,Martinez A,et al. Malignant gliomas of the optic nerve pathways. Am J Ophthalmol,1980,89:284-292.

[16] Hoyt W,Meshel L,Lessell S,et al. Malignant optic glioma of adulthood. Brain,1973,96:121-123.

[17] Johnson D,McCullough D. Optic nerve gliomas and other tumors involving the optic nerve and chiasm. In Cheek W (ed0: Pediatric Neurosurgery,3rd ed. Philadelphia,WB Saunders,1994, pp 409-416.

[18] Robertson C,Till K. Hypothalamic gliomas in children. J Neurol Neurosurg Psychiatry,1974,37:1047-1052.

[19] Rosenstock J,Packer R,Bilaniuk L,et al. Chiasmatic optic glioma treated with chemotherapy:A preliminary report. J Neurosurgery,1985,63:862-866.

[20] Pierce S,Barnes P,Loeffler J. Definitive radiation therapy in the management of symptomatic patients with optic glioma. Cancer,1990,65:45-62.

[21] Sutton LN,Molloy P. Optic pathway tumors. In McLone DG (ed):Pediatric Neurosurgery,4rd ed. Philadelphia,WB Saunders, 2001,pp 783-794.

22.3 室管膜下巨细胞星形细胞瘤

22.3.1 概述(introduction)

室管膜下巨细胞星形细胞瘤(subependymal giant cell astrocytoma,SEGA)是罕见的中枢神经系统肿瘤，为结节性硬化症 (tuberous sclerosis complex,TSC)的一种颅内表现。

1835 年,Rayer 第一次在图谱中描述了 TSC 的面部皮肤改变,Pringle 后来将该病的面部皮肤病变重命名为皮脂腺瘤(adenoma sebaceum),并且描述了该病人的智力障碍。1862 年 Recklinghausen 对一出生后数分钟即死亡的新生儿进行尸解，发现了该病的心脏和脑部的病变，但是并没有将这两个病变联系起来。1880 年 Bourneville 在两名死于癫痫的病人大脑中发现其结节样改变，遂将该病正式命名为 TSC,现在人们也将 TSC 称为 Bourneville-Pringle 病。其后在 1908 年 Vogt 第一次将 TSC 的脑心肾等器官病变联系起来,并且指出其最常见的三个临床症状:面部皮脂腺瘤、癫痫、智力低下(现常称为 Vogt 三联症)。Gomez 则于 1979 年第一次完整详细地描述了 TSC,成为研究此病的权威专家。20 世纪后半期,CT 和 MRI 广泛应用于临床,人们对 TSC 尤其是其神经系统改变的认识有了进一步的认识。

TSC 为常染色体显性遗传疾病，在神经皮肤综合征中其发病率仅次于神经纤维瘤病，患病率为 1/6 000 ~ 1/9 000,外显率不一,自然突变率高。其中 1/3 有家族史,2/3 为散发病例。目前对 TS 的发病机制多以 Knudson 的二次突变学说 (two hit theory)解释。这一学说最初用来解释视网膜母细胞瘤的发生机制。该学说认为遗传性肿瘤的发生是一种隐性事件，通过二次突变才使具有肿瘤抑制作用的等位基因失活,从而发生肿瘤。遗传性肿瘤第一次突变发生在生殖细胞或者由父母遗传而来，理论上该个体全部细胞均为癌前细胞。如果发生第二次突变则出现癌症。其特征为家族性、多发性、双侧性和早发性。非遗传性肿瘤,第一次突变发生在个体的体细胞中,只影响到来自这个体细胞增殖的细胞克隆,使之成为癌前细胞。如果这些癌前细胞发生二次突变,也可形成肿瘤。非遗传性肿瘤发病迟,具有散发性、单发性和单侧性特点。实践中发现 TS 嵌合体(包括种系细胞嵌合体和体细胞嵌合体)发生率高达10%以上。该作者研究发现,已有 1 个 TS 患儿的健康父母由于种系细胞嵌合体,而再次生产 TS 患儿的风险为 2%~3%,这些发现都支持二次突变学说。

目前已知有两个基因位点失活突变(inactivating mutation)均可导致本病。这两个基因分别为 TS_1 和 TS_2。TS_1 含 314kb 编码区和 21 个编码外显子,长度为 50kb, 位于 9q34;TS_2 含 514kb 编码区和 41 个编码外显子,长度为 40Kb,位于 16p13。TS_1、TS_2 对应的基因产物分别为 hamartin 和 tuberin, 其基因产物均有抑制肿瘤的作用,并与细胞的分裂、增殖有关。两种基因突变后功能失活, 产生以多系统错构瘤为特征的临床综合征。TS_1 和 TS_2 可能共同发挥作用,所以 TS_1 或 TS_2 突变的临床表现特别相似,虽然有研究认为 TS_1 较 TS_2 所致疾病轻,但临床上难以精确判断某一例具体病人属于何种突变。也不能由基因突变类型准确推测临床表现。致病基因位点可能还存在有其他突变类型。虽然 TS 的外显率高达约 95%,但其自发突变率为 66%~86%, 有 2/3 患者为散发病例,没有家族史。据目前已报道的资料综合来看,TS_2 突变所占的比例更多,达 71.2%(450/632 例),TS_1 为 28.2%(182/632 例)。

22.3.2 病理学特点

脑部是TSC 最常累及的器官之一。TSC 的神经系统病变主要为脑内结节 (tubers)、脑白质病变(white matter lesions)、室管膜下结节 (subependymal nodules,SEN)和 SEGA。TSC 病人中,88%~100%的病人会有脑内结节,92.5%~100%有室管膜下结节, 仅有 2%~14%的病人会有 SEGA。Gomez (1998) 统计 300 例 TS 病人,96%有皮肤病变,84%有癫痫,45%有智力障碍。但是只有不到 50%的病人会同时有这三种症状。

SEGA 为 WHO Ⅰ级,主要见于 20 岁之前,高发年龄为 10 岁左右,也可见于新生儿,无明显性别与种族差异。肿瘤具有良性的生物学和病理特征,生长缓慢,非侵袭性,无周围组织水肿,很少恶性变,全切后复发率低。肿瘤多起源于室间孔周围的侧脑室壁,可为圆形、椭圆形或是分叶状,偶见于侧脑室房部或是颞角、第三脑室,也有报道见于大脑半球,多为单发,也可是多发。肿瘤多较软,钙化少,血供较少,随着肿瘤的增大,血供可增多。

SEGA 是一种良性肿瘤,肯定会逐渐长大,但是其生长速度难以预测。Cuccia 统计 14 例肿瘤,其平均生长速度为 3.4mm/年,但是各个肿瘤之间的生长速度有很大差别,生长最慢的一个肿瘤在 10 年长大约 10mm,最快的一个 43 个月长大约 42mm。我们有 3 例患者其肿瘤生长速度为 4.6,5.1,8mm/年。

TSC 的脑内结节可位于皮质、皮白质交界处或是脑白质内,多为幕上,偶见于小脑及脑干,比较坚硬,结节状,随年龄增长钙化逐渐增多,是 TSC 的特征性病变。脑白质病变类似于脑内结节,常多发,多位于双侧,幕上多见,可呈球形、条带状或楔形。脑内结节与白质病变的发病率较高,有报道 42 例 TSC 患者中脑内结节与白质病变的发现率分别为 95%和 93%,双侧半球均存在的比率为 95%和 92%,多数患者多发。

22.3.3 临床表现

TSC 的临床表现主要为其累及的多脏器病变的临床表现,如皮肤、神经系统、肾脏、心脏、眼等器官。

皮肤改变主要为面部血管纤维瘤、甲周纤维瘤、前额斑、鲨皮斑、色素减退斑等,其中面部血管纤维瘤最为多见(以前称为 Pringle 皮脂腺瘤),可见于 90%以上病人,多在 4 岁以后出现,属于 Vogt 三联症之一。面部血管纤维瘤由血管、纤维和皮肤组织组成。典型者基本上表现为粉红色病变毛细血管,主要分布在面颊部(图 22-3-1)。色素减退斑可见于任何年龄,包括婴儿,至少 90%以上 TS 患者可有色素减退斑,在紫外线灯下(Wood's 灯)更加容易

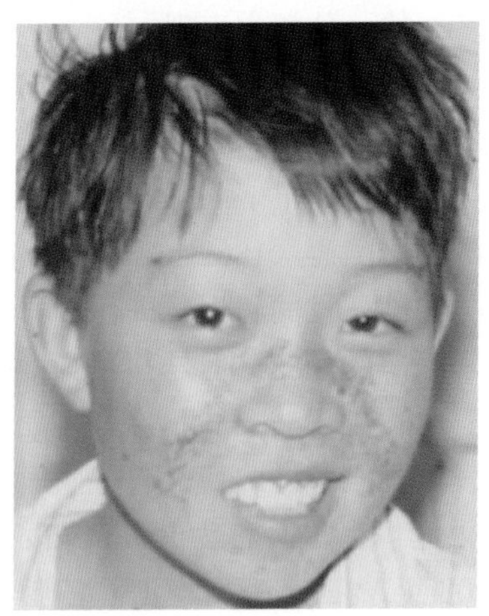

图22-3-1 面部血管纤维瘤

观察。鲨鱼皮样斑常见于背部或躯干两侧，呈高出皮面、形态不规则的黄红色或红色成簇结缔组织错构瘤，表面似橙皮，直径数毫米到 1cm，约见于 48%儿科 TS 患者，在非 TS 患者也常见。额部斑块为位于前额的纤维性斑块，稍微高出皮面，呈黄棕色或肉色;随年龄慢慢长大，可见于约 19%的儿童患者。

眼部病变主要为视网膜错构瘤，其文献报道发生率不一，从 0 到 87%，这也反映了各家医院的技术水平及对该病的认识水平的不同。视网膜的病变往往要通过散瞳的方法来进行，对于不能配合的儿童则有些难度。眼部病变往往是不需治疗的。

2 岁以下 TSC 病人超过 50%可有多发性心脏横纹肌瘤（rhabdomyoma），是 TSC 患儿围产期和新生儿期就诊的主要原因，可以表现为胎儿水肿、心力衰竭、心律失常、预激综合征等。该肿瘤的高发期为新生儿期和青春期，在成年后多数可以消退。

肾脏表现主要为肾血管平滑肌纤维瘤（angiomyolipoma）和肾囊肿，有报道约 2/3 病人尸解时有该瘤，且多为双侧性（图 22-3-2）。少数病人可以有恶性肾脏肿瘤，以肾细胞癌（renal cell carcinoma）为多见，极少数的肾血管平滑肌脂肪瘤还有恶变的可能。当囊肿和血管平滑肌脂肪瘤的直径大于 4cm 时，其出血的危险性将会大为增加。需要注意的是 TSC 位于 16 染色体上基因 TSC2 与 PKD1（多囊肾基因）位置非常靠近，如果患者 16 染色体有一段较长的缺失，那么患者会同时合并有多囊肾（polycystic kidney disease，PKD）。

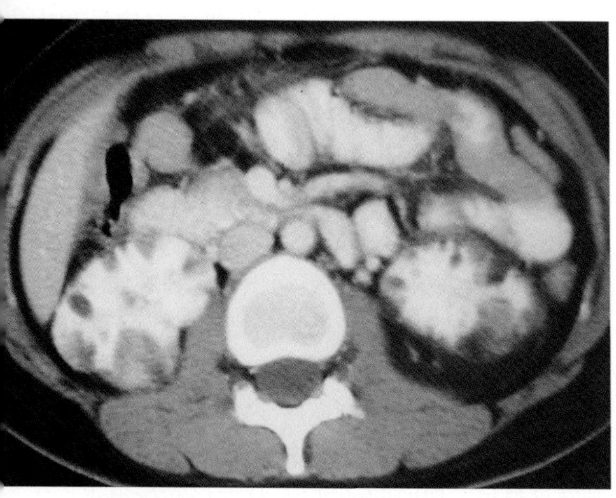

图22-3-2 双侧肾脏内多发占位性病变

肺部病变见于 1%～6%的 TSC 患者，大多为 20～40 岁女性，多为肺血管淋巴平滑肌瘤（lymphangioleiomyomatosis，LAM）。X 线检查容易漏掉病变，多采用高分辨率 CT 以增加检出率。

TSC 神经系统病变的临床症状主要为：癫痫、智力障碍、脑积水和高颅压。目前多认为皮质结节是引起癫痫和智力障碍的原因，而 SEGA 是导致脑积水和高颅压的原因。SEGA 绝大多数位于室间孔周围区域，肿瘤堵塞室间孔后患者出现脑积水、高颅压，以及一些神经系统损害的症状和体征。

22.3.4 影像学特点

SEGA 的 CT 图像呈现等或低密度，可为等密度或混杂密度，边缘可见结节状钙化。MRI 图像 T_1WI 多为等或低信号，T_2WI 多为等或高信号，信号多混杂，CT 与 MRI 均有明显增强，其内可以有囊变（图 22-3-3、图 22-3-4）。

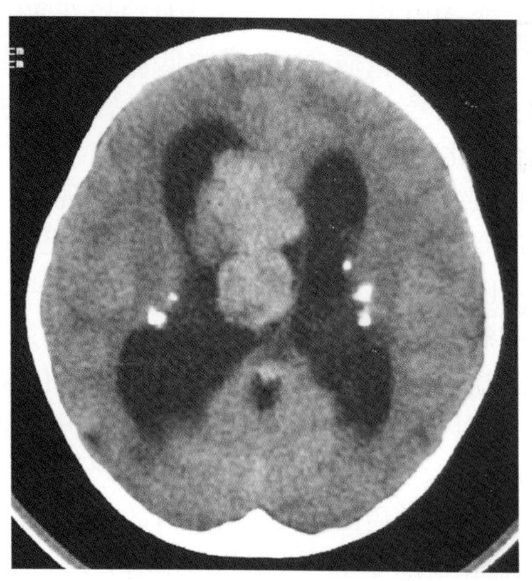

图22-3-3 右侧脑室内SEGA，双侧脑室内多发SEN，右颞枕叶可见皮质结节

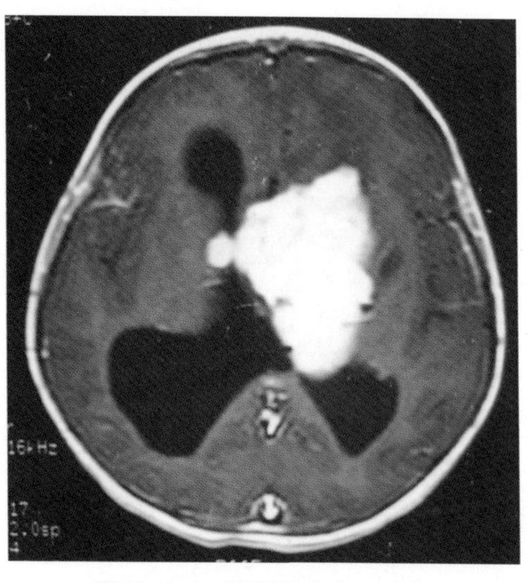

图22-3-4 双侧脑室内SEGAs

新生儿 SEGA 的 MRI 信号与典型的 SEGA 不同，T_1WI 为高信号，T_2WI 为低信号。并且新生儿的室管膜下结节与 SEGA 钙化数量极少，随着年龄的增长，钙化数量方有所增加。在新生儿，如果高度怀疑有颅内病变，可以尝试超声检查，虽然其敏感度不如 CT 与 MRI，但是由于其无创，无须使用镇静剂，对于新生儿仍然有一定的使用价值。

室管膜下结节为 TSC 的特征性表现，多表现为室管膜下多发、凸向脑室腔内的病灶，数量不一，常多发，多两侧发生，可位于各脑室，但侧脑室居多，常有钙化。CT 可见凸向脑室腔内的高密度钙化灶，非钙化部分呈现等或低密度。MRI 图像 T_1WI 多为等或低信号，T_2WI 多为等或高信号，多为混杂信号，部分可有强化(图 22-3-5)。结节的 CT 图像多呈低信号改变；MRI 图像上 T_1WI 多为低信号，T_2WI 多为高信号。脑白质病变 CT 多为低信号；MRI 图像 T_1WI 为低信号，T_2WI 为高信号。脑内结节与白质病变是否强化目前尚有争论。

皮质结节同样也是 TSC 的特征性表现，皮质结节的病变形态主要有三种 CT 表现：脑回呈空心型病灶、“H”型病灶、高密度团块状病灶。脑回空心型病灶为病变脑回呈膨胀性改变，其中心部为低密度，周围部为等皮质密度环绕，形状类似面包圈样。“H”型病灶中横道的上下区域为低密度病灶，其余为等密度区。也有将 TSC 的皮质结节分成两种类型，Ⅰ型为结节周围的皮质呈光滑的心态，Ⅱ型为皮质表面凹陷。Ⅰ型和Ⅱ型分别相当于上述的空心型病灶和“H”型病灶(图 22-3-6)。

22.3.5 诊断标准

1992 年，美国 TS 协会提出了 TSC 的诊断标准，其后于 1998 年对该标准又进行了修订，其诊断

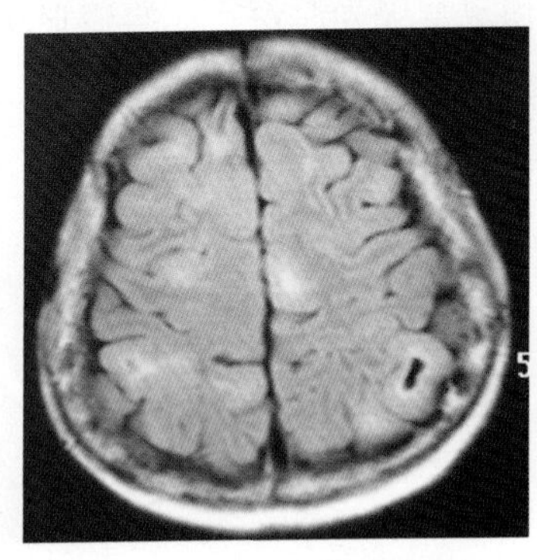

图22-3-5 左顶叶皮质结节

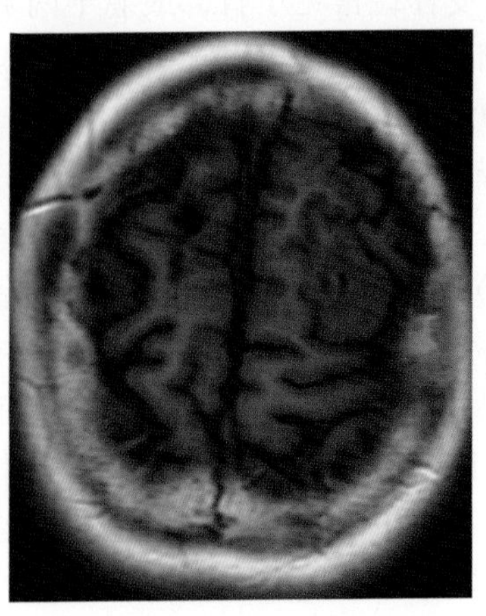

图22-3-6 左顶叶皮质结节

标准分为主要特征和次要特征，具有两个主要特征或 1 个主要特征、2 个次要特征即可肯定诊断为 TSC；具备一个主要特征和次要特征患者诊断为 TSC 可能性较大；只具备一个主要特征或是 2 个以上的次要特征的患者为可疑 TSC。

一般认为，SEGA 要大于 SEN，一个传统的标准是病变的直径小于 12mm，但是 Cuccia 认为假如一个室间孔区周围的病变直径是 5mm 时，却发现其不断长大时，就应该诊断为肿瘤。而在最新版的 SEGA 的临床建议中，如果肿瘤直径超过了 5mm，位于室间孔附近，并且在不断生长，就应该明确诊断为 SEGA，所以病变直径的大小只是一个相对标准。

SEN 虽然也可以强化，但是肿瘤的增强更加明显，并且肿瘤内有时可以见到血管流空信号和瘤内出血信号，而 SEN 内则不会有。

目前对于 SEN 与 SEGA 鉴别诊断标准较为混乱，无法给出一个明确的标准。Cuccia 认为 SEGA 的诊断标准是：病变直径 >12mm，病变有生长趋势，患者有脑积水，其中病变的大小不能作为唯一的标准，如果病变有生长的趋势，就应该考虑为肿瘤。Goh 则明确指出，依靠病变影像学信号和是否强化以及病变的大小来诊断肿瘤是不可靠的，比较可靠的指标应该是经过定期检查发现病变逐渐长大或者有因肿瘤引起的脑积水症状。一般认为 SEN 不会长大，或者经过很长一段时间的观察，其直径变化很小。

室管膜下结节与肿瘤诊断标准的不确定，也反应出人们对肿瘤起源的争论：肿瘤是由结节转变而来，还是与结节在一开始就截然不同，或者是两者都有。目前的资料尚未有定论，但是绝大多数学者

认为肿瘤是由结节转变而来。目前有少数资料经过定期的 CT 和 MRI 检查发现肿瘤由较小的结节转变而来,但是当病变体积较小时其究竟是肿瘤还是结节,由于没有病理结果证实,目前尚不能定论。Nabbout 认为如果一个病变位于室间孔附近,直径大于 5mm,有强化和不完全的钙化,则该结节转变为肿瘤的可能性比较大。

需要与 SEGA 相鉴别的侧脑室内肿瘤有:中枢神经细胞瘤、室管膜下瘤、脉络丛乳突状瘤等。中枢神经细胞瘤多发生于 20~40 岁,室间孔和透明隔为好发部位,增强后不均匀强化。室管膜下瘤好发于侧脑室前角,好发年龄多在中年,增强后无或轻微强化为其特点。脉络丛乳突状瘤多发生在 10 岁以下,常见部位为侧脑室三角区,增强后可以明显强化,多呈分叶状或是菜花状。而 SEGA 好发年龄为 10 岁左右,常伴有室管膜下结节、脑内结节等,常有钙化,并且常有 TSC 所伴有的其他表现:皮肤、心、肾、视网膜等器官的病变,一般情况下鉴别诊断并不困难。

22.3.6 治疗

由于 SEGA 绝大多数位于室间孔附近,手术切除肿瘤在以前的条件下死亡率较高,并且 SEGA 生长缓慢,其主要症状是脑积水,故分流手术在很长的一段时间被认为是 SEGA 最为理想的治疗模式。最近几十年来,由于神经外科显微技术及影像学的进步,越来越多的临床医生认为早期诊断、全切肿瘤可以更为有效地提高患者的生存质量,降低死亡率,而分流只适用于极少数的情况。

TSC 合并 SEGA 的治疗在十年来有了很大的改变,自从 2006 年 Franz 等报道采用雷帕霉素(rapamycin)治疗 TSC 合并的 SEGA,并取得了很好的效果后,其后很多学者开始尝试应用药物治疗,现分述如下。

(1)手术治疗

目前所有资料都证实肿瘤会不断长大,虽然生长速度不一,尚没有肿瘤停止生长的报道,脑积水的出现只是时间问题。现在多数人主张早期发现肿瘤,在脑积水出现之前,于非急性期手术切除肿瘤。Cuccia 等认为一旦根据肿瘤的影像学表现,比如病变有增强和增大,就应该立即手术切除肿瘤,而不必等待脑积水的发生,因为脑积水有可能是急性发作,而且可能是致命的,并且肿瘤体积的增大会增加手术的难度。在 TSC 病人中,SEGA 导致的死亡约占总死亡人数的 25%,其最主要的死亡原因是肿瘤导致的脑积水、手术相关的并发症、少见的瘤内出血。如果能够对 TSC 病人进行定期 CT 和 MRI 检查,在可疑的病变逐渐长大引起脑积水之前,确诊肿瘤并行手术治疗,将会大大降低病人死亡率和术后并发症。

Cuccia 认为 SEGA 最好的手术时机是在肿瘤直径小于 3cm,并且局限在一个脑室内时。Goh 统计 11 例 SEGA 患者,发现年龄大的患者其术后长期并发症要明显多于年龄小的患者,其原因可能是由于随着年龄的增大,肿瘤体积相对较大,并且肿瘤的血供也相对较多,增加了肿瘤全切的难度。Nabbout 分析一组病例,认为如果一个室管膜下病变位于室间孔周围,直径大于 5mm,钙化不完全,注药后有强化,特别是患者有明确的家族史,则该病变将来“转化”为肿瘤的可能性极大,需要密切观察,如确诊肿瘤应立即行手术治疗。de Ribaupierre 等也认为当 SEGA 的诊断明确时,应该尽可能的采取手术治疗。

SEGA 最为常见的部位是室间孔附近,有两种常用的手术入路:经胼胝体入路和经皮质造瘘入路。近年来很多医生倾向于使用第一种入路:该入路相对容易打通双侧脑室循环,可以避免行分流手术治疗。国内李春德等认为:病变较小(<2cm)、位于一侧室间孔者,经额皮质造瘘(或经脑沟)进入侧脑室,即可充分暴露肿瘤而全切除;而对于病变较大(>2cm),或肿瘤已生长至第三脑室者,经额皮质造瘘手术路径较远,需切断穹隆柱或损伤丘脑前部,而经胼胝体 - 透明隔 - 穹隆间入路则手术路径最短。Beems 则尝试使用内镜切除 SEGA,并且建议在术中同时行透明隔造瘘术,以打通双侧脑室,降低发生脑积水的可能性。而目前多数学者认为采用何种入路需要根据肿瘤的大小、位置、是否越过中线等情况来综合判定。

对于肿瘤所引起脑积水,在肿瘤切除后绝大部分患者脑积水会得到缓解,而得以避免行分流手术。Cuccia 的一组病例中,12 例患者术前存在脑积水,肿瘤切除后只有 1 例患者在术后 1 年因为脑积水行分流手术,如果患者术前脑积水或高颅压症状较为严重,Cuccia 建议采用脑室外引流而不是术前分流。Turgut 认为如果高颅压导致病人一般状况较差,可以在术前采用分流。

由于 TSC 患者常常合并有智力障碍和癫痫,目前多数学者认为皮质结节是导致癫痫的原因,肿瘤的切除并不会导致智力障碍和癫痫的改善。少数学者报道手术后癫痫缓解的病例，可能只是由于解除了脑积水和颅内压升高，使得一部分由于高颅压所致的癫痫得以解除。

（2）药物治疗

由于TSC中有mTOR信号通路激活，人们开始尝试药物治疗的可能性。2006年Franz等首次报道应用mTOR信号通路抑制剂雷帕霉素（rapamycin）成功治疗TSC相关的中枢神经系统肿瘤，5例患者中有4例为SEGAs，1例为下丘脑毛细胞星形细胞瘤，均口服雷帕霉素（血清浓度达到5～15ng/mL），时间跨度为2.5～20个月，结果显示肿瘤体积得到不同程度的缩小；Ⅰ例患者中止治疗后SEGA体积再次增大，恢复治疗后病情得到好转。

在这之后，很多医学中心开展了TSC的药物治疗，其中研究最多的雷帕霉素衍生物依维莫司（everolimus）的治疗。Krueger等开展的一项临床实验中，共28例患者，均为TSC合并SEGAs，患者年龄均大于3岁（3～34岁，平均11岁），口服依维莫司剂量为3mg/m²，血药浓度为5～15ng/ml，平均治疗时间为21.5个月（4.7～34.4个月），结果有21例患者的SEGAs体积明显缩小（大于30%），其中9例患者体积缩小大于50%，并且在有完善脑电图资料的16例癫痫患者中，9例患者的癫痫临床发作频率明显改善。

其后，有多个医学中心开展的双盲、随机、3期临床试验中，78例患者口服依维莫司（everolimus），39例患者口服安慰剂，在服用24周后，58例（78%）口服依维莫司患者的肿瘤体积得到了大于30%的缩小，其中31例患者肿瘤体积缩小大于50%。

更为关键的是依维莫司在治疗皮肤病变、癫痫、肾脏肿瘤、肺脏肿瘤及提高患者生活质量方面均有作用，而TSC患者往往患有多个脏器的疾病，因此依维莫司在TSC的治疗方面得到了越来越多的重视，美国FDA已经于2010年批准依维莫司用于治疗不适宜手术切除的SEGA患者。

（3）伽马刀治疗及放射治疗

目前有关γ刀资料SEGAs的资料较少，其安全性及有效性均有争议，我们的研究也发现γ刀对于SEGAs没有取得好的效果，目前不建议采用γ刀治疗SEGAs。

到目前为止，没有证据表明放疗对于SEGA有效，我们的数据也证实了这一点，肿瘤切除术后也不应使用放疗。

（4）预后及综合治疗

SEGA预后较好，全切后肿瘤复发率低，死亡率也比较低。在20世纪80年代以前肿瘤全切后死亡率超过了50%[4]，而近几十年来的报道手术死亡率均较低或是没有死亡，Cuccia的一组15例病人（1例失访），12例全切，只有一例患者在手术后6年死于急性颅内压升高。我们报道的一组17例病人（1例为手术），只有1例死亡。但是当肿瘤体积较大时，术后发生脑积水需要分流手术、偏瘫、死亡等的概率即增加，需要引起临床医生注意。

对于TSC合并SEGAs，手术切除肿瘤仍然是标准的的治疗手段，随着雷帕霉素的临床应用，其治疗方式也发生了一些改变，也存在很多争议：对于较大的SEGAs患者，是否可以采取口服雷帕霉素作为手术前的治疗手段？哪些患者可能更加适宜于药物治疗？药物治疗的时间及何时可以停药？停药后肿瘤再次增大的比率是多少？药物治疗的长期并发症是什么？以上问题目前还没有答案，需要进一步的临床研究。

（姜涛　张玉琪）

参考文献

[1] Rayer P. Traité théorique et pratique des maladies de la peau. Chez J.-B. Baillière, 1835.

[2] Kwiatkowski DJ, Whittemore VH, Thiele EA. Tuberous sclerosis complex: genes, clinical features and therapeutics. Wiley. com, 2010.

[3] Vogt P. Zur Pathologie und pathologischen Anatomie der verschiedenen Idiotieformen. pp. 106-117. European Neurology, 1908, 24(2):106-117.

[4] Gomez MR. Criteria for diagnosis. Tuberous sclerosis, 1988:9-19.

[5] 陈嵘. 结节性硬化[J]. 国外医学：内科学分册，1997，24(4)：153-155.

[6] O'Callaghan F J, Osborne J P. Advances in the understanding of tuberous sclerosis. Archives of disease in childhood, 2000, 83(2):140-142.

[7] 廖建湘，陈黎，李冰，等. 结节性硬化症[J]. 中国实用儿科杂志，2002，17(10)：631-634.

[8] Kwiatkowski DJ, Whittemore VH, Thiele EA. Tuberous sclerosis complex: genes, clinical features and therapeutics. Wiley. com, 2010.

[9] Louis DN, Carvenee WK. WHO classification of tumours of the central nervous system. France: IARC Press, 2007, 2007.

[10] Cuccia V, Zuccaro G, Sosa F, et al. Subependymal giant cell astrocytoma in children with tuberous sclerosis. Child's Nervous System, 2003, 19(4):232-243.

[11] Goh S, Butler W, Thiele E A. Subependymal giant cell tumors in tuberous sclerosis complex. Neurology, 2004, 63(8):1457-1461.

[12] 姜涛，张玉琪，甲戈，等. 结节性硬化合并室管膜下巨细胞星形细胞瘤[J]. 中华神经外科杂志，2009，25(5)：391-393.

[13] Braffman BH,Bilaniuk LT,Naidich P,et al. MR imaging of tuberous sclerosis:pathogenesis of this phakomatosis,use of gadopentetate dimeglumine,and literature review. Radiology, 1992,183(1):227-238.

[14] 徐凯峰,朱元珏. 淋巴管肌瘤病诊断和治疗进展[J]. 中华结核和呼吸杂志,2008,31(9):690-691.

[15] Hahn JS,Bejar R,Gladson CL. Neonatal subependymal giant cell astrocytoma associated with tuberous sclerosis MRI,CT, and ultrasound correlation. Neurology,1991,41(1):124.

[16] Hyman MH,Whittemore VH. National Institutes of Health consensus conference:tuberous sclerosis complex. Archives of neurology,2000,57(5):662.

[17] Roach ES,Dimario FJ,Kandt RS,et al. Tuberous sclerosis consensus conference:recommendations for diagnostic evaluation. Journal of child neurology,1999,14(6):401-407.

[18] Jó ź wiak S,Nabbout R,Curatolo P. Management of subependymal giant cell astrocytoma (SEGA) associated with tuberous sclerosis complex (TSC):Clinical recommendations. European Journal of Paediatric Neurology,2013.

[19] Nabbout R,Santos M,Rolland Y,et al. Early diagnosis of subependymal giant cell astrocytoma in children with tuberous sclerosis. Journal of Neurology,Neurosurgery & Psychiatry,1999,66(3):370-375.

[20] 韩建成，高培毅，林燕，等. 室管膜下巨细胞星形细胞瘤的MRI 诊断[J]. 临床放射学杂志,2006,25(7):598-601.

[21] Franz DN,Leonard J,Tudor C,et al. Rapamycin causes regression of astrocytomas in tuberous sclerosis complex. Ann Neurol,2006,59(3):490-498.

[22] de Ribaupierre S,Dorfmüller G,Bulteau C,et al. Subependymal Giant-Cell Astrocytomasin Pediatric Tuberous Sclerosis Disease: When Should We Operate? Neurosurgery,2007,60(1):83-90.

[23] 李春德,罗世祺,马振宇,等. 结节性硬化合并室管膜下巨细胞星形细胞瘤的诊断和治疗[J]. 中华医学杂志,2004,84(8):673-674.

[24] Beems T,Grotenhuis J. Subependymal giant-cell astrocytoma in tuberous sclerosis:endoscopic images and the implications for therapy[J]. min-Minimally Invasive Neurosurgery,2001,44(01):58-60.

[25] Turgut M,Akalan N, özgen T,et al. Subependymal giant cell astrocytoma associated with tuberous sclerosis:diagnostic and surgical characteristics of five cases with unusual features. Clinical neurology and neurosurgery,1996,98(3):217-221.

[26] Jansen FE,Braun KP,van Nieuwenhuizen O,et al. Diffusion-weighted magnetic resonance imaging and identification of the epileptogenic tuber in patients with tuberous sclerosis. Archives of neurology,2003,60(11):1580.

[27] Chan JA,Zhang H,Roberts PS,et al. Pathogenesis of tuberous sclerosis subependymal giant cell astrocytomas:biallelic inactivation of TSC1 or TSC2 leads to mTOR activation. Journal of Neuropathology & Experimental Neurology,2004,63(12):1236-1242.

[28] Krueger DA,Care MM,Holland K,et al. Everolimus for subependymal giant-cell astrocytomas in tuberous sclerosis. N Engl J Med,2010,363(19):1801-1811.

[29] Franz DN,Belousova E,Sparagana S,et al. Efficacy and safety of everolimus for subependymal giant cell astrocytomas associated with tuberous sclerosis complex (EXIST -1):a multicentre,randomised,placebo -controlled phase 3 trial. Lancet,2013,381(9861):125-132.

[30] Bissler JJ,Kingswood JC,Radzikowska E,et al. Everolimus for angiomyolipoma associated with tuberous sclerosis complex or sporadic lymphangioleiomyomatosis (EXIST -2):a multicentre, randomised,double-blind,placebo-controlled trial. Lancet,2013.

[31] Bennet N. Everolimus for tuberous sclerosis complex. Lancet Oncology,2013,14(1):e6.

[32] Kotulska K,Chmielewski D,Borkowska J,et al. Long-term effect of everolimus on epilepsy and growth in children under 3 years of age treated for subependymal giant cell astrocytoma associated with tuberous sclerosis complex. European Journal of Paediatric Neurology,2013.

[33] Lebwohl D,Anak Ö,Sahmoud T,et al. Development of everolimus,a novel oral mTOR inhibitor,across a spectrum of diseases. Annals of the New York Academy of Sciences,2013.

[34] Jiang T,Jia G,Ma Z,et al. The diagnosis and treatment of subependymal giant cell astrocytoma combined with tuberous sclerosis. Childs Nerv Syst,2011,27(1):55-62.

22.4 胶质母细胞瘤

22.4.1 概述

胶质母细胞瘤又称为多形性胶质母细胞瘤(glioblastoma multiforme,简称胶母),是恶性程度最高的星形细胞肿瘤,WHO 分级为Ⅳ级。胶母包括原发性和继发性两部分,病理学上原发性和继发性胶母形态一致,前者原发于脑实质内、病程短,既往无低度恶性脑肿瘤病史,后者多由间变性星形细胞瘤恶变而来,少部分由混合性胶质瘤、少枝胶质瘤或室管膜瘤演变而成。

既往国内教科书中认为“其居星形细胞瘤之后,是第二位的原发脑肿瘤”,但是目前资料显示胶母是最常见的原发性恶性脑肿瘤，并且有上升趋势。胶母占全部颅内肿瘤的 12%～15%，占星形细胞肿瘤的 50%～60%。年人群发病率为 3～5/10 万，不同种族发病率不同，欧洲人的发病率是亚、非裔人种的 2 倍。任何年龄均可发病，成人多见。原发性胶母发病高峰为 50～70 岁，中位年龄 64 岁；继发性胶母发病年龄相对较轻，中位年龄 45 岁。男性患者稍多于女性患者，男女比为 1.3：1。

22.4.2 病理学

大体观察：大脑半球白质多见，有时可突破皮质与硬膜粘连，也可见突入脑室。最好发部位为颞叶和额叶，可能与额颞叶间有大量的纤维联系有关；向基底节区或对侧生长也很常见，脑干相对少见，并且脑干胶母主要见于儿童，小脑和脊髓的胶母非常少见。大多数胶母边界不清，少数因生长迅速而使周围组织受压出现软化和水肿表现“假包膜”现象，可被误以为境界清楚，其实肿瘤已超出边界浸润生长。肿瘤多软硬相间，质地不均，切面可呈多种颜色，瘤内常有大片坏死及出血，钙化少见，肿瘤内亦可见囊变，囊内液体多为黄色，也可呈血性或棕色，该囊液区别于脑脊液，含有较高浓度的血管内皮生长因子(VEGF)，抽出后放置体外常常凝固。肿瘤可以顺着白质纤维播散，部分患者可出现脑脊液播散转移，个别的可向脑外转移至肺、肝、骨或淋巴结。

镜下观察：胶母组织来源为分化差的星形细胞，瘤组织弥漫分布，细胞大小不一、未分化、形态多样，细胞构成复杂，包括纤维型细胞、原浆型细胞、融合型细胞、小的间变性细胞和多核巨细胞等。核异型性明显，核分裂象多见，有丝分裂活性高，可见较多的微血管增生和坏死，其中微血管增生和坏死是胶母区别于间变星形细胞瘤的标志（图 22-4-1）。肿瘤血管丰富，往往有肿瘤细胞围绕血管形成“轮辐样”结构，血管内血栓很常见。

除典型的胶质母细胞瘤病理形态外，WHO 分类中列出了胶质母细胞瘤的两种变异型，即巨细胞型胶质母细胞瘤（giant-cell glioblastoma）和胶质肉瘤（gliosarcoma）。巨细胞型胶母约占全部胶母的 5%，其特征为大量形态怪异、体积大的多核巨细胞，直径可达 500 μm(图 22-4-2)。有时在普通胶母接受放疗后可出现形态类似巨细胞胶母的改变，此时不应诊断为巨细胞型胶母。胶质肉瘤占全部胶母的 1.8%～2.8%，其病理表现为胶质瘤和肉瘤的特点，胶质瘤成分组织学上为 GFAP 阳性；肉瘤部分富含网状纤维，由 GFAP 阴性的梭形细胞构成。胶质肉瘤具有颅外转移倾向，这主要由其肉瘤部分决定的(图 22-4-3)。

除了 WHO 确认的两种胶母变异型，可能还存在其他一些类型，例如含有少枝胶质细胞瘤成分的胶母，目前诊断标准尚未统一。另外还有小细胞型胶母（small-cell glioblastoma）、颗粒细胞型胶母（granular cell glioblastoma）、高脂化细胞型胶母（heavily lipidized glioblastoma）、伴上皮化生的胶母（glioblastoma with epithelial metaplasia）。

免疫组化：GFAP 和 S100 阳性，提示其星形细胞

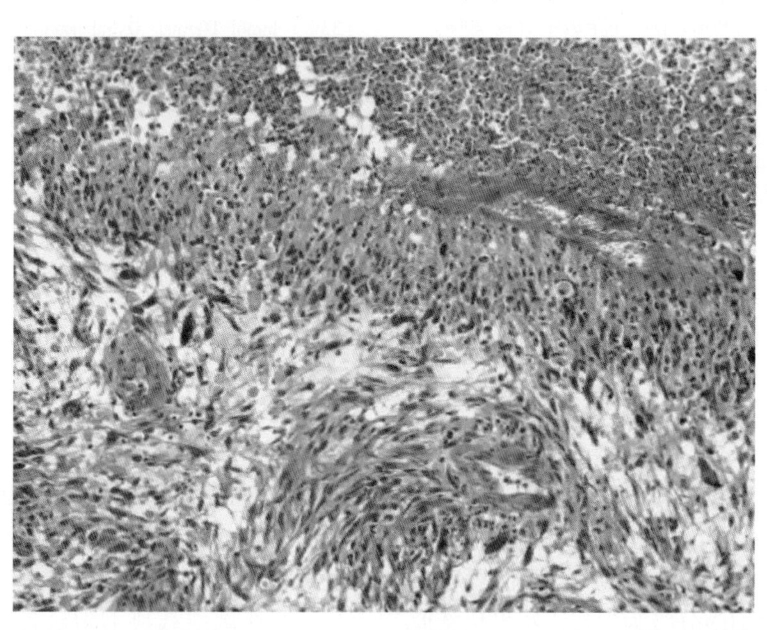

图22-4-1 胶质母细胞瘤，肿瘤细胞梭型，不规则形，异型性显著，可见血管内皮增生及大片坏死，HE染色100×

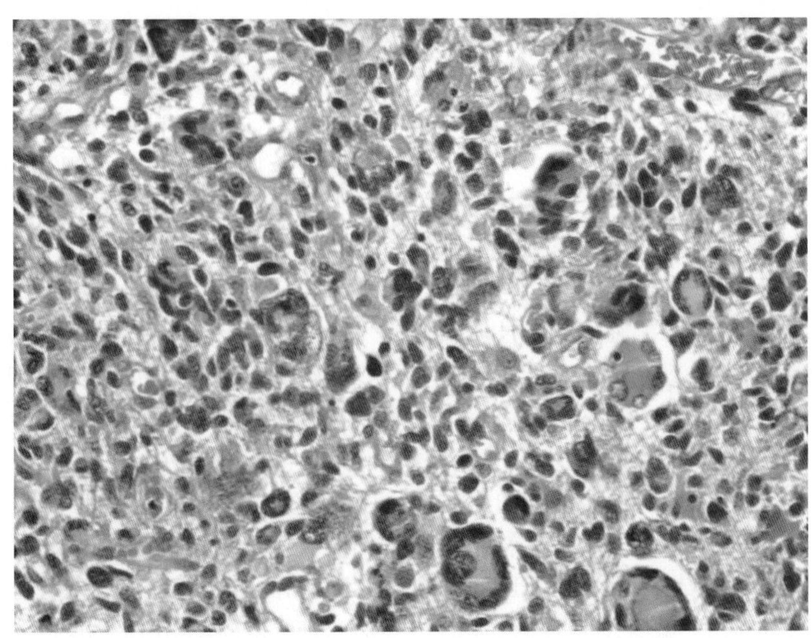

图22-4-2 巨细胞型胶质母细胞瘤可见多量巨细胞，单核或多核，异型性显著，细胞核深染，细胞质均质红染，HE200×

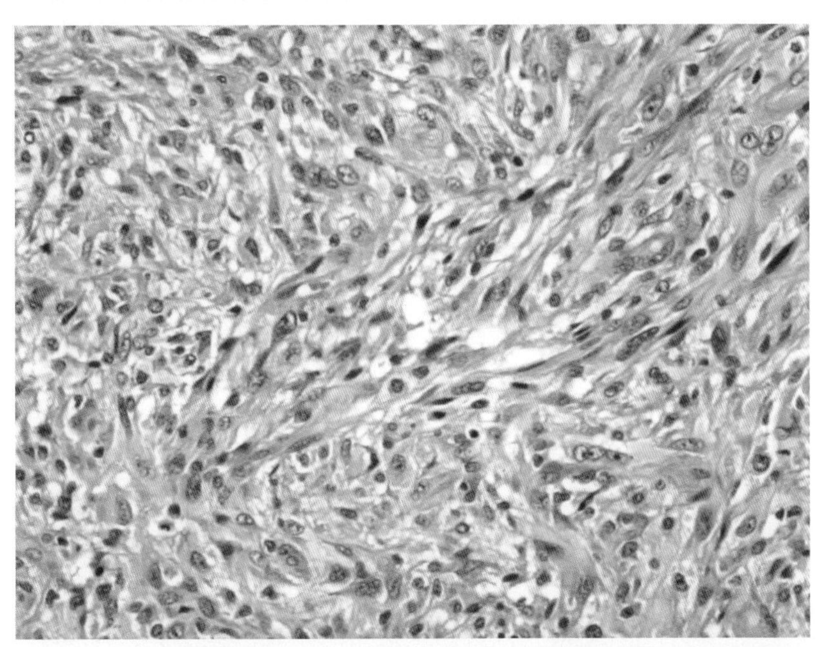

图22-4-3 胶质肉瘤，肿瘤呈双相性，胶质成分细胞圆形或不规则形，细胞质丰富，均质红染，肉瘤部分细胞呈梭形编织状排列，HE100×

来源，但是染色强弱不等。Ki-67 表达相对高，一般大于 10%。30%～40%的胶母细胞核 P53 强阳性，巨细胞型胶母和继发性胶母 P53 可高达 80%。60%的原发性胶母 EGFR 强阳性，而在继发性胶母中少见。

分子病理：分子基因分析表明原发性和继发性胶母的基因异常存在差异，其分子发生机制不同。原发性胶母经常 EGFR 扩增，CDKN2 A 和 $P14^{ARF}$ 纯合子缺失，CDK4 增多，MDM 2 或 MDM 4 增多，RB1 突变或纯和子缺失，10 号染色体单体和 PTEN 突变亦较多；继发性胶母 EGFR、MDM 2 或 MDM 4 以及 PTEN 突变少见，TP53 突变相对较多。EGFR 扩增和 EGFR 变异Ⅲ突变在原发性胶母常见，具有诊断价值。

超微结构观察：电镜下肿瘤细胞大小形状不一，形态呈原始低分化，核大而周质少，细胞器稀少但多聚核糖体丰富。核不规则，核仁突出，常见和分裂象。巨细胞型胶质母细胞瘤的胞质极为宽阔，充满大量胶质丝，方向不定，成熟程度不一，线粒体散在其中。糖原丰富，核染色质与核仁突出，毛细血管和小血管内皮增生呈球状，使血管腔闭塞，大血管内皮都有增生，多层肌膜包绕，大量胶原纤维产生。常见肿瘤细胞有不同程度的坏死，坏死灶中和血管周围常见巨噬细胞、成纤维细胞核其他炎性细胞。

22.4.3 临床表现

胶母恶性程度高，生长快、病程短，自出现症状到就诊多在 3 个月内。个别病例因肿瘤出血，可呈卒中样发病。偶有病程长者，可能肿瘤早期性质较为良性，随着肿瘤增长而发生恶性转化有关。由于肿瘤生长迅速，脑水肿明显，几乎全部患者都有头痛、呕吐、视乳突水肿等高颅压症状。约 33%的患者有癫痫发作，较星形细胞瘤和少枝胶质细胞瘤少见。约 20%患者表现淡漠、痴呆、智力减退等精神症状。肿瘤浸润破坏脑组织，造成一系列的局灶症状，患者可出现不同程度的偏瘫、偏身感觉障碍、失语和偏盲等。

22.4.4 辅助检查

目前常用的辅助检查主要有 CT 和 MRI。

(1)CT

胶母在 CT 上呈边界不清的混杂密度灶，瘤内出血表现为高密度，高密度的钙化少见，中央坏死区和周围大片水肿带表现为低密度，中线结构常向对侧移位。增强扫描时可见环形强化带为肿瘤细胞，不过肿瘤细胞可延伸至远离“增强环”15mm 处。

(2)MRI

典型的胶母 T_1 加权像上信号混杂，中心低信号坏死，周边厚壁部分呈稍低信号，T_2 加权像上肿瘤信号很不均匀，坏死和水肿部分为高信号，肿瘤实质部分稍高信号，其信号程度低于坏死和水肿。增强扫描时中心坏死部分不增强，常提示肿瘤的恶性行为和生长迅速；周边环状不规则或结节状的强化部分为肿瘤实质，代表着纯粹的肿瘤部分，周边水肿大多明显。胶母常沿着白质纤维束扩散，例如通过胼胝体、前联合和后联合向对侧半球扩展，使得肿瘤表现为蝴蝶状。

对于复发胶母检查，除了要注意强化部分，对 Flair 像和 T_2 像上信号的改变也应该注意观察，其原因在于在后两个序列上的变化也代表肿瘤的进展，并且常常较增强敏感。

磁共振波谱成像(MRI spectroscopy，MRS)近年来发展迅速，虽然不是完全可靠，但是对于鉴别肿瘤和非肿瘤性病变，如放射性坏死、脓肿、脱髓鞘性病变有所帮助。MRS 检测内容包括胆碱(choline，其代表细胞膜的合成和降解)、肌酸和磷酸肌酸(creatine，phosphocreatine，代表能量储备)、N- 乙酰天冬氨酸(N-acetyl aspartate，NAA，代表神经元正常)、乳酸（lactate，无氧代谢的标志）以及肌醇(myoinositol，一种糖化磷酸盐)。MRS 对每种检测成分形成波峰，然后将观察病变部位的波峰与正常脑组织的波峰相比较。胆碱与 NAA 或胆碱与肌醇的比值升高表明为肿瘤，然而如果在其他脂类成分和乳酸峰存在的情况下，胆碱峰不升高则说明不是胶质瘤。MRS 对于鉴别胶质瘤分级及侵袭性也有帮助。胆碱峰中度升高、NAA 峰中度降低，同时乳酸峰不升高说明是低级别胶质瘤；胆碱峰明显增高、NAA 峰明显抑制并且乳酸峰明显增高说明是高级别胶质瘤(图 22-4-4)。

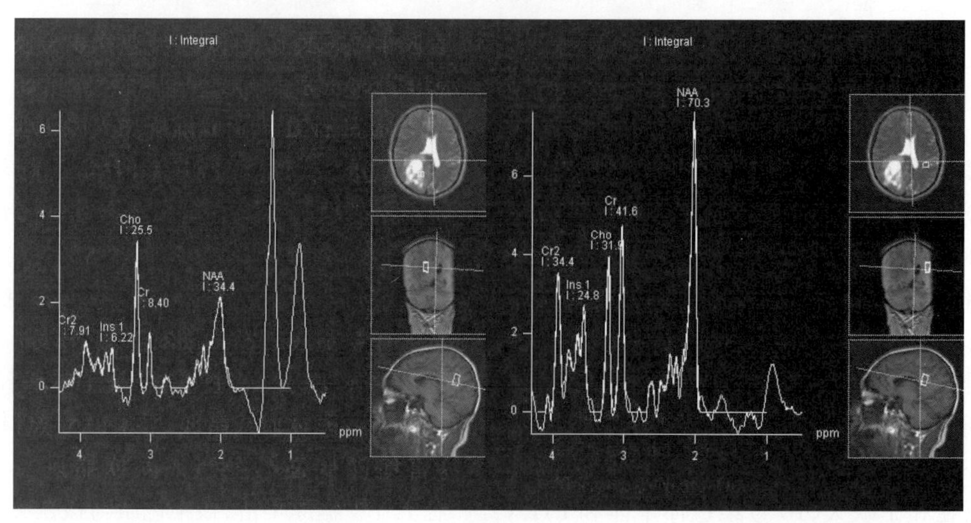

图22-4-4 左图病变区域MRS，显示胆碱峰(Cho)峰增高，右图正常区域MRS，显示正常脑组织NAA波峰高

22.4.5 治疗

胶母的治疗包括手术、放疗和化疗等综合治疗。

(1)手术

胶母不能单纯依靠手术治疗。手术治疗的目的是获得标本、明确肿瘤性质,减少肿瘤体积;对于严重颅高压患者,手术可挽救生命,为进一步治疗创造时间。近年来国外医生也通过手术来放置新的辅助治疗药品或材料,如术中放置 Gliadel Wafers(BCNU 的缓释片)或 GliaSiteTM balloon(图 22-4-5,一种可用来进行打药的球囊装置,图片来源于网络)。目前上述这些新材料尚未进入国内临床。

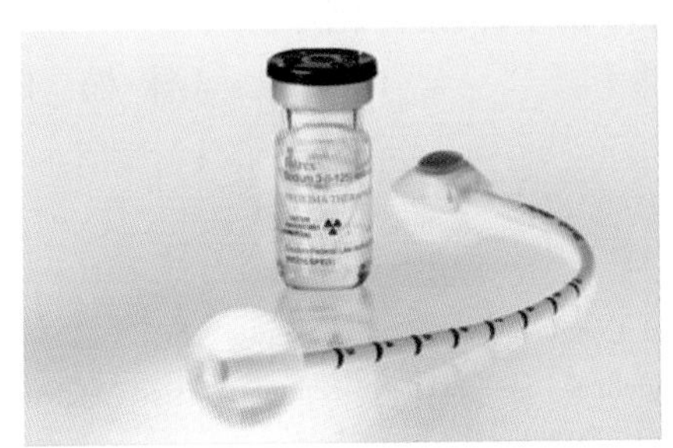

图22-4-5 GliaSiteTM balloon和碘溶液,前端为双球囊结构,内囊放置放射性^{125}I溶液,外囊可进一步防止溶液漏入脑组织

手术切除的范围多大对于延长生存期最有意义仍有争议。一般来说,手术切除的范围直接影响生存。MRI 增强的部分为纯粹肿瘤的部分、不含有脑组织,可以安全的切除而不影响功能。利用术中导航、术中磁共振、术中电生理监测技术(例如皮质功能定位和皮质下刺激神经传导束定位)、术中 B 超、应用 5- 氨基酮戊酸(5-aminolevulinic acid,5-ALA,术前口服,术中可进行荧光激发标记胶母的范围)进行荧光引导下切除的帮助,可更加安全地扩大肿瘤切除范围,不增加手术相关的副损伤。

有些部位不适宜手术切除,例如肿瘤主体位于基底节或丘脑,活检更为适宜。深部胶母活检可以应用立体定向方法,对于皮质下弥漫的胶母也可以开颅活检。值得注意的是,由于肿瘤不同部位性质可能不同,活检有可能造成病理诊断错误。

(2)放疗

为了延长生存期,胶母患者术后应尽早采用常规放疗,但对于 3 岁以下的儿童不建议常规放疗。一般进行 30 ~ 33 次 X 线外照射,每次 180 ~ 200 拉德,总剂量为 5 400 ~ 6 000 拉德。对于预后非常差的患者也可以考虑在短时间内给予足量的照射,例如每次 300 拉德,共计 17 次照射,前 10 次在大于两周的时间内给予,间隔 1 周后给予剩余的 7 次。

目前的研究显示各种尝试改变放疗程序(radiation schedules)、改变放疗范围、增加放疗剂量的方法并没有得到更多的收益。但是,联合替莫唑胺的同步放化疗方案,显著提高了患者的生存期。单纯放疗的平均生存期为 12 个月,同步放化疗的生存期为 15 个月;单纯放疗的患者 2 年生存率为 8%,同步放化疗的患者生存率为 26%。

胶母放疗还可采用立体定向放射外科治疗,其目的主要是给予新发病例进行目标区域大剂量照射,对于复发病例也可以采用立体定向放射治疗 MRI 上表现为局部增强的病变的放疗。但是,立体定向放射外科是否提高了肿瘤控制率或延长了存活期尚无结论。

复发胶母也可应用腔内近距离放疗(intracavitary brachytherapy),应用 Gliasite balloon 将放射性物质局部放置到瘤腔内。手术时将球囊放置在脑内,术后 2 ~ 4 周将 ^{125}I 溶液通过导管注射入球囊内,进行腔内近距离放疗,放疗 3 ~ 6d 后,放射性物质和球囊再一起取出。

(3)化疗

化疗是胶母治疗的重要组成部分,化疗时机的选择依据新发还是复发可稍有不同。新发胶母的化疗可以在术后或放疗后开始,也可以与放疗同时应用;复发胶母可以直接化疗。

胶母常用的化疗药物主要包括四类:替莫唑胺为基础的方案;亚硝基脲类药物(如尼莫司汀、卡莫司汀等)为基础的方案;非替莫唑胺非亚硝基脲类药物方案(如卡铂、顺铂、替尼泊苷等);分子靶向药物(如伊立替康、贝伐单抗等)单用或联合化疗方案。

替莫唑胺(Temozolomide,TMZ)属于第二代烷化剂化疗药,在术后小剂量应用并与放疗同步进行,接下来再应用 6 个疗程已经成为新诊断的 70 岁以下胶母患者的标准治疗方案。值得注意的是,经同步放化疗后肿瘤假性进展的发生率增加,出现假性进展的时间提前,与复发、放射性坏死等鉴别困难,可借助 MRS、PET/CT 或组织活检加以鉴别。

(4)其他

近来,对胶母的免疫治疗、基因治疗的研究也较多,但治疗方法和疗效评价标准不统一,效果不确定,只能作为综合治疗手段的一部分,不能代替放化疗。

22.4.6 预后及相关因素

胶母预后不良,手术切除加上术后放疗的平均生存期只有 50 周。年龄和卡氏功能评分(karnofsky performance scores,KPS)与预后密切相关,是独立的危险因素,KPS 评分越低预后越差。手术切除程度大于体积的 98%和年龄低于 65 岁患者的生存期明显长于部分切除和年龄较大的患者,因此手术切除程度及年龄是独立的危险因素,但是并不是所有的研究都表明大范围切除肿瘤会提高存活率。也有报道术前 MRI 上坏死和强化程度也与预后相关,坏死越严重预后越差。性别、部位、原发性还是继发性对于预后不是预后因素。

O6- 甲基鸟嘌呤 -DNA 甲基转移酶 (O (6)-methylguanine DNA-methyltransferase,MGMT)是一种普遍存在的 DNA 修复酶, 可保护染色体免受烷化剂的致突变、致癌和细胞毒作用的损伤,是肿瘤细胞对亚硝脲类药物和烷化剂(如泰道)耐药的主要原因之一。一般情况下 MGMT 启动子甲基化程度越高患者对于烷化剂等反应越敏感, 患者预后越好。值得注意的是,第一次手术时 MGMT 启动子甲基化状态与患者预后相关,然而对于经过放化疗等治疗后复发的胶母,其 MGMT 启动子甲基化状态与预后无相关性。

Ki-67 增殖指数与肿瘤的分化程度、浸润或转移及预后有密切关系,也是判断胶母预后的重要的指标之一。

22.4.7 其他

由于胶母恶性程度高,往往 MRI 改变早于临床症状出现,一般放疗后 2 ~ 6 周应随访 1 次,此后每 1 ~ 3 月应进行一次 MRI 检查随访, 持续 2 ~ 3 年,以后随访间隔可适当延长。

随访期间如肿瘤复发,可根据复发部位、颅内压情况、患者全身状况(KPS 评分等)以及既往治疗情况综合考虑。如果一般状态良好、占位效应明显的局部复发,建议再次手术。对于不适合再手术的患者,可考虑化疗和(或)放疗,对于以前接受过放疗不适合再放疗者,推荐化疗。

(林 松 白吉伟)

参 考 文 献

[1] National Comprehensive Cancer Network:NCCN clinical practice guidelines in oncology central nervous system cancers version I. 2013.

[2] Stupp R,Mason WP,Van Den Bent MJ,et al. Radiotherapy plus concomitant and adjuvant temozolomide for glioblastoma. New Engl J Med 352:987-996,2005.

[3] 中国中枢神经系统胶质瘤诊断和治疗指南编写组. 中国中枢神经系统胶质瘤诊断和治疗指南 (2012 精简版)[J]. 中华医学杂志 92:2309-2313,2012.

[4] 王忠诚:王忠诚神经外科学[M]. 武汉,湖北科学技术出版社,2005.

22.5 大脑胶质瘤病

22.5.1 概述

大脑胶质瘤病(gliomatosis cerebri,GC)是一种罕见的弥漫性中枢神经系统原发性肿瘤性疾病,属于神经上皮肿瘤,临床上较为罕见。1938 年由 Nevin 首次报道并将本病命名为大脑胶质瘤病,之后对 GC 有多种命名,如"弥漫性脑胶质瘤(diffuse glioma of the brain); 胶质瘤样过度增生 (gliomatous hypertrophy); 胶质母细胞型弥漫性硬化 (blastomatous type of diffuse sclerosis);中枢弥漫性神经鞘炎(central diffuse Schwannosis)及弥漫性星形细胞瘤(astrocytoma diffusum)"等。现在多以大脑胶质瘤病命名。世界卫生组织定义大脑胶质瘤病为不明来源的神经上皮肿瘤, 累及两个以上脑叶或幕下组织,但保留脑组织的解剖结构和神经元完整。GC 发病年龄范围较大,从 1 个月至 85 岁,以中年发病者居多,且男性首次发病年龄较低,男女比例无显著差异。GC 累及的范围较广泛,常累及 2 ~ 3 个脑叶,甚至 3 ~ 4 个脑叶, 病变部位可以是额叶、颞叶、枕叶、顶叶、胼胝体、基底节、海马、脑干、小脑等。

22.5.2 病因和发病机制

本病的病因和发病机制尚未明了,多数文献报道大脑胶质瘤病中神经上皮细胞表达神经胶质纤维酸蛋白(GFAP),提出大脑胶质瘤病是星形胶质细胞起源肿瘤。但在电镜下除星形胶质细胞外,还看到少突胶质神经细胞和未分化细胞,甚至有少数病例报道有完全少突胶质神经细胞起源的大脑胶质瘤病。目前关于GC的发病机制主要有三种假说:①脑神经胶质系统先天性发育障碍,使神经胶质细胞呈瘤细胞变,导致离心样弥漫性扩散分布;②多中心瘤体分布:肿瘤有多中心起源,进一步离心扩散呈弥漫性浸润;③肿瘤系灶内增值扩散或区域性转移扩散。近年从遗传学方面对本病进行了研究,发现GC患者的TP53、MDM2、CDKN2A、PTEN、Rb基因突变相关。

22.5.3 病理

GC的大体标本可见病灶区域脑组织肿胀,脑沟回变浅或消失,受累脑组织有脑叶、基底节、胼胝体及脑干,病灶边界不清,呈弥漫性。病理组织学上可表现为胶质瘤细胞在大脑半球白质中广泛增殖,主要在血管、神经元周围及软脑膜下呈浸润性生长,不形成局部瘤团,不破坏脑组织本身的解剖结构,少有坏死、囊变及出血(图22-5-1)。GC可表现为纤维型、胖细胞型等各种类型的星形细胞瘤,还可以表现为其他少见的组织类型,如少突胶质瘤及混合胶质瘤。病变主要累及白质,很少累及大脑灰质。GC可分为两型,原发型为肿瘤细胞弥漫浸润增生,未形成瘤结节; 继发型为低级星形细胞瘤,病变累及3个及以上的脑叶。1993年,WHO脑肿瘤分类中将它归于来源未定的神经外胚层肿瘤,Kernohan分级属低级别(Ⅰ-Ⅱ级)脑胶质瘤。1999年,WHO神经系统肿瘤的分类将它归类于神经上皮组织肿瘤中来源未定的胶质肿瘤,恶性程度为Ⅲ级。2007年,最新的WHO神经系统肿瘤的分类归属于神经上皮组织肿瘤中的星形细胞瘤,恶性程度Ⅲ级(图22-5-1)。

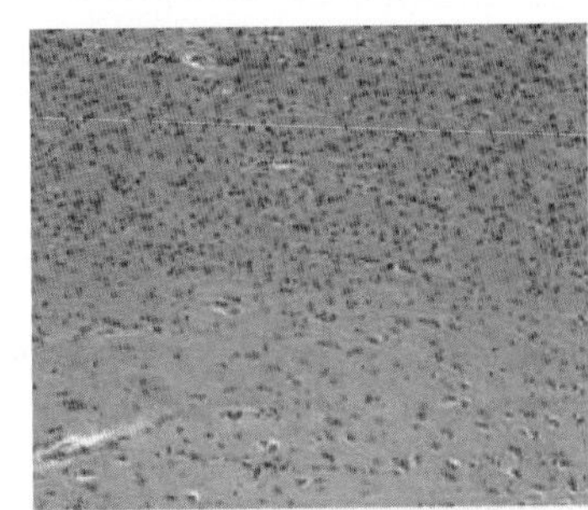

图22-5-1 GC病理表现:弥散的瘤细胞浸润生长在脑组织中

22.5.4 临床表现

GC起病隐匿,病程长短不一,有的自发病至死亡可长达数十年余,有的仅为数月。病情呈进行性发展,发病初期可无神经系统阳性体征。临床表现复杂多变,缺乏局部病变体征。最常见为头痛、癫痫发作,其次有头晕、视物模糊、性格改变、精神异常及智能减退等。Jennings等对85例文献报道的160例患者进行了回顾性分析,其临床常见的症状依次为皮质脊髓束受累(58%)、智能减退或痴呆(44%)、头痛(39%)、癫痫发作(38%)、脑神经损害(37%)、颅内压增高(34%)、脑脊液受累(33%)。如果病变主要累及基底节区,患者还可以出现帕金森综合征样的表现,表现为运动迟缓、肌强直,但震颤少见,且进展迅速。少见的表现还有类似于蛛网膜下腔出血、克雅病(Creutzfeld Jakob disease,CJD)的报道,极为罕见。

22.5.5 影像检查

(1)CT

CT扫描显示弥漫性等密度或低密度信号,由于肿瘤细胞广泛浸润脑组织、缺乏局灶的肿瘤结节和强化反应,CT扫描灵敏度和特异性较低。

(2)MRI

MRI对此病的诊断有极高的价值,特点为片状弥散性T_1像低信号、T_2像高信号,信号强度较均匀。FLAIR像病灶呈高信号,因其抑制了脑脊液的信号,对病变的显示更为清晰。肿瘤细胞多侵犯大脑半球2个及以上的部位,皮质及皮质下白质均可受累,但以白质受累为著,引起邻近脑中线结构对称性、弥漫性浸润,尤以胼胝体弥漫性肿胀最常见。病灶边界模糊,常有脑水肿表现,受累区域的脑组织肿胀,脑沟变浅或消失,脑室变小。病变早期占位效应常不明显,中线结构常没有移位。由于神经胶质细胞只是弥漫性瘤样增生,保存了原有的神经解剖结构,因此病变多无明显灶性出血及坏死。增强检查病灶区域通常无明显强化,或仅轻微强化。如果在GC的肿瘤出现局灶性坏死或结节状强化,则高度提示该区域恶性变。磁共振波谱分析(MRS)的出现提高了其对GC的诊断价值。与正常脑组织相比,GC表现为胆碱/肌酸(Cho/Cr),胆碱/N乙酰天冬氨酸(Cho/NAA)比值的升高以及NAA/Cr比值的降低。这可能与正常神经元被瘤样增生的胶质细胞取代以及细胞膜的转换增强有关(图22-5-2)。

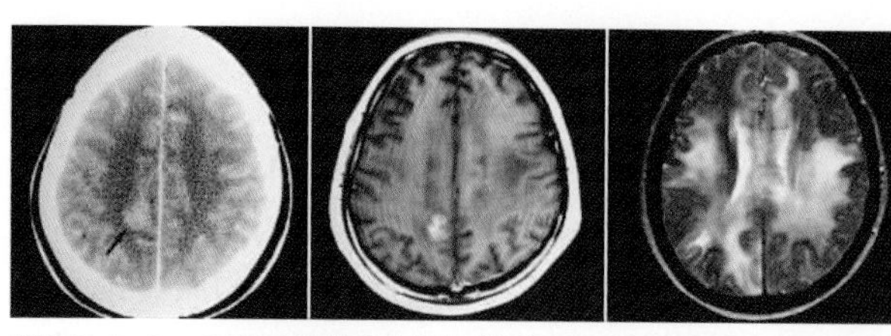

图22-5-2 CT加强成像(左);轴位MRI的T1像示小的灶状增强(中);轴位MRI的T_1像示双侧脑白质的弥散高信号

22.5.6 诊断和鉴别诊断

GC 的诊断主要依靠临床表现、MRI 的影像学特征和病理学诊断,其中 MRI 的影像学特征最有意义。GC 的临床表现不具有特异性, 一般为亚急性起病,进行性加重。MRI 检查病灶周围脑组织肿胀,但无囊变、钙化和肿块形成,神经结构相对保持正常,中线结构无移位这高度提示本病, 胼胝体受累具有一定的诊断价值。活检或手术切除病理学检查可确定其病理性质,MRI 引导下的立体定向活检是 GC 早期诊断的最佳手段。临床上应该与以下疾病相鉴别。

(1)大脑多发性胶质瘤和淋巴瘤

大脑多发性胶质瘤分为多中心胶质瘤和多灶性胶质瘤。多中心胶质瘤是指颅内同时独立生长 2 个或 2 个以上的胶质瘤,瘤体彼此分离,无组织学联系,其病理类型可以相同或不同,以星形细胞瘤和室管膜瘤多见。多灶性胶质瘤是指原发于一个部位的脑胶质瘤经脑脊液播散或直接沿着白质内的神经纤维传导束向远处浸润形成,在适宜的部位和内外因素的作用下又发展成为另一个相对独立的瘤巢,从而形成 2 个或 2 个以上病灶,病灶的病理类型相同,以成胶质母细胞瘤多见。大脑多发性胶质瘤常形成肿块,有明显的占位效应和强化。淋巴瘤多有囊变、坏死,占位效应明显,增强扫描有不同形式的明显强化,对激素治疗敏感。

(2)脱髓鞘性疾病

大脑胶质瘤病在临床表现和影像学检查方面与脱髓鞘性疾病相似,常被误诊为脱髓鞘性疾病。脱髓鞘性疾病对激素治疗一般比较敏感,如果激素治疗无效且病情仍进行性加重应高度怀疑肿瘤性病变的可能。MRS 检查呈 NAA 降低,Cho 上升,Cho/Cr 和 Cho/NAA 比值升高的肿瘤病变的波谱特征,对鉴别诊断有很重要的帮助。

(3)脑梗死

有时临床表现相似,但脑梗死发病部位按脑血管供应区分布,可呈楔形表现,急性期及亚急性期弥散加权成像呈高信号,脑血管造影可见血管变细或闭塞。

22.5.7 治疗及预后

目前尚无特殊有效的治疗方法,基本治疗主要包括手术、放疗和化疗。早期发现、早期手术是治疗本病的关键。但是由于病变广泛,手术难以完全切除,如果条件允许应尽可能保留神经功能的原则下最大限度切除病灶,达到明确病理、缓解颅压的目的,同时减少了肿瘤细胞总数,有助于提高放疗疗效。放疗和化疗也是治疗 GC 的主要手段。本病在活检或手术切除确诊后常采用全脑放疗。Kim 等报道 15 例经组织学确诊为 GC 的患者进行外部放射治疗,平均剂量为 5780cGy,在其诊断后平均生存时间为 38.4 个月。Levin 等研究发现甲基苄肼 + 罗氮芥 + 长春新碱(PCV)和替莫唑胺(TMZ)被证实对 GC 患者的症状改善率达 33%,影像学显示肿瘤控制率达 26%。GC 患者预后较差,Taillibert 等总结分析了 296 例 GC 患者,总的平均生存期是 14.5 个月,少突胶质瘤型的平均生存期是 36 个月,混合型是 14 个月,星形细胞瘤型是 11 个月,男性患者预后好于女性患者。

(林 松 白 杰)

参 考 文 献

[1] Nevin S. Gliomatosis cerebri.Brain,1938,61(1):170-191.
[2] Cervos-Navarro J,Artigas J,Aruffo C,Iglesias J(1987) The fine structure of gliomatosis cerebri. Virchows Arch411:93-98.
[3] Cummings TJ,Hulette CM,Longee DC,Bottom KS,McLendon RE, Chu CT (1999) Gliomatosis cerebri:cytologic and autopsy findings in a case involving the entire neuraxis. Clin Neuropathol 18:190-197.
[4] Gutowski NJ,Gomez-Anson B,Torpey N,et al.(1999) Oligodendroglial gliomatosis cerebri: (1)HMRS suggests elevated glycine/inositol levels. Neuroradiology 41:650-653.
[5] Kleihues P,CaveneeWK. World health organization classification of tumours,Pathology and genetics of tumors of the nervous system. Lyon:IARC Press,2000.
[6] Sanson M,Napolitano M,Cartalat-Carel S,et al. Gliomatosis cerebri,Rev Neurol(Paris),2005,161(2):173-181.
[7] Kros JM,Zheng P,Dinjens WN,et al.(2002)Genetic aberrations in gliomatosis cerebri support monoclonal tumorigenesis. J Neuropathol Exp Neurol 61:806-814.
[8] Mawrin C,Kirches E,Schneider-Stock R,et al.(2003) Analysis

of TP53 and PTEN in gliomatosis cerebri. Acta Neuropathol 105:529-536.

[9] Mawrin C,Kirches E,Schneider-Stock R,et al.(2005)Alterations of cell cycle regulators in gliomatosis cerebri. J Neurooncol 72:115-122.

[10] Herrlinger U,Felsberg J,Kuker W,et al.(2002) Gliomatosis cerebri:molecular pathology and clinical course. Ann Neurol 52:390-399.

[11] Lodi R,Setola E,Tonon C,et al. Gliomatosis cerebri clinical neuro chemical and neuroradiological response to temozolomde administration. Magn Reson Imaging,2003,21:1003-1007.

[12] Peretti-Viton P,Brunel H,Chinot O,et al. Histological and MR correlat ions in gliomatosis cerebri. J N eurooncol 2002,59(3):249-259.

[13] Kleihues P,Cavenee WK. World Health Organization Class ification of Tumors. Pathology and Genetics of Tumours of the Nervous System . Lyon:IARC Press,2000,92.

[14] Louis DN,Ohgaki H,Wiestler OD,et al. The 2007 WHO clas sification of tumours of the central nervous system. Acta Neuropathol(Berl),2007,114(2):97-109.

[15] Jenning MT,Frenchman M,Shehab T,et al. Gliomatosis cerebri presenting as intractable epilepsy during early childhood. J Child Neurol 1995,10(1):37-45.

[16] Duron E,Lazareth A,Gaubert JY,et al. Gliomatosis cerebri presenting as rapidly progressive dementia and parkinsonism in an elderly woman:a case report. J Med CaseReports,2008,2:53.

[17] SleeM,Pretor ius P,Anso rge O,et al. Parkinsonism and dementia due to gliomatosis cerebri mimicking sporadic Creutzfeldt Jakob disease (CJD). J Neurol N urosurg Psychiatry,2006,77(2):283-284.

[18] Essig M,Schlemmer HP,Tronnier V,et al. Fluid-attenuated inversion-recovery MR imaging of gliomatosis cerebri. Eur Radiol,2001,11:303-308.

[19] Schwartz RB,Mantello MT. Primary brain tumors in adult. Semin Ultrasound CT MR,1992,13:449-472.

[20] Kim DG,YangH J,Park IA,et al. Gliomatos is clinica:l clinicalfeatures,treatment and progrosis. Acta Neurochir (wien),1998,140(8):755-762

[21] Levin N,Gomori JM,Siegal T. Chemotherapy as initial treatment in gliomatosis cerebri results with temozolomide. Neurology,2004,63(2):354-356.

[22] Taillibert S,Chodkiewicz C,Florence LD,et al. Gliomatosis cerebri:a review of 296 cases from the ANOCEF database and the literature. Journal of Neuro-Oncology(2006)76:201-205.

22.6 多形性黄色星形细胞瘤

22.6.1 概述

多形性黄色星形细胞瘤(pleomorphic xanthoastrocytoma)占星形细胞肿瘤的1%,WHO Ⅱ级。肿瘤好发于儿童和年轻人,10~19岁为高发年龄。国外文献报道2/3患者的年龄小于18岁,平均22岁,国内报道平均年龄为27岁,偶见老年患者的病例报道。无性别差异。98%的肿瘤发生在大脑半球的表面,尤其好发于颞叶(49%),可累及硬脑膜。小脑、脊髓、丘脑、松果体及视网膜也有报道。

22.6.2 病理

病理组织学表现为实质性或囊性,呈浅黄色。62.5%的患者出现大小不同的囊性变,囊性肿瘤的囊壁常有一瘤结节。内含琥珀色的蛋白样液体,肿瘤很少有坏死和硬膜侵蚀或破坏。

显微镜下肿瘤由混杂的单核或多核巨怪瘤细胞、梭形细胞及泡沫样瘤细胞组成。瘤细胞胞质内可见大小不等的脂滴,当脂质占据细胞的大部则形成泡沫样瘤细胞。有的瘤细胞胞质内还可见嗜伊红颗粒小体。瘤细胞核呈空泡状,部分可见核内包涵体,核仁明显。多数无核分裂象。目前WHO对核分裂象≥5/10HPF定义为伴有间变特征的多形性黄色星形细胞瘤。网状纤维染色可见围绕单个瘤细胞的丰富网状纤维和淋巴细胞浸润。淋巴细胞或散在于肿瘤细胞之间,或形成血管周围淋巴套,也可因伸入运动进入瘤细胞的胞质中。瘤细胞可紧密排列成上皮样,或由纤维组织包绕形成巢状结构。

关于多形性黄色星形细胞瘤的组织起源,几乎所有瘤细胞均表达GFAP,GFAP阳性证明来源于星形细胞。瘤细胞也可表达一些神经元表型的抗原如:Syn,NFP。目前多认为其起源于多潜能的神经上皮干细胞。

22.6.3 临床表现

肿瘤生长缓慢,病程较长,患者典型临床表现为长期顽固性癫痫,甚至为唯一症状。很少有神经缺损和颅高压症状。肿瘤体积较大时可引起颅高压症状。

22.6.4 影像学表现

多形性色瘤星形细胞瘤在影像学无特异性征象。肿瘤的实质性部分在 CT 上表现为低或等密度，MRI 上 T_1 表现为等或低信号，T_2 表现为等或稍高信号。增强后实质性肿瘤及瘤结节强化。肿瘤边界多清晰，水肿常见，呈轻到中度。边界清楚，与其良性生物学行为有关。囊性部分信号或密度现尚有争论，信号略高于脑脊液，可能与囊液内含有较多蛋白成分有关。囊壁有或无强化。

22.6.5 诊断与鉴别诊断

结合临床特点，影像学特点及组织学特征表现一般可以做出诊断。发病年龄多为儿童及青年，临床方面以局灶性癫痫为主要症状；影像学上表现为病灶多位于脑皮质，特别是颞叶表面，侵犯软脑膜，肿瘤界限清楚，可以呈囊状改变，可有附壁结节，瘤周水肿轻；组织学上线索为特征性泡沫样瘤细胞，较多的网织纤维。根据以上特点一般可以做出诊断。

多形性黄色星形细胞瘤在影像学上需要与毛细胞星形细胞瘤、囊变的胶质瘤、转移瘤、血管网状细胞瘤等鉴别。

毛细胞星形细胞瘤：毛细胞星形细胞瘤好发于儿童及青少年，且多呈囊性并伴壁结节，但常常发生在幕下小脑半球或小脑蚓部。

转移瘤：转移瘤发病年龄较大，一般都有原发病史，好发于灰白质交界处，易鉴别。

胶质母细胞瘤：胶质母细胞瘤可发生囊变，但其囊壁不规则强化更明显，多呈不均一花环状强化，与本瘤有较大区别，CD34 检测有助于两者鉴别，典型多形性黄色星形细胞瘤其阳性率为 84%，而在胶质母细胞瘤中 CD34 罕见表达。

血管网织细胞瘤：血管网织细胞瘤多呈大囊小结节，好发于小脑，发病年龄相对较大。

22.6.6 治疗

本病最佳治疗方法为手术全切除。手术应尽可能全切。绝大多数肿瘤浅表且边界清晰，易于全切除，而且愈后良好，存活期较长。Glannini 等总结了 71 例多形性黄色星形细胞瘤患者，全切除占 68%，大部切除占 32%。并认为肿瘤能否全切与复发密切相关等。即使肿瘤复发，二次手术仍为首选。术后需随诊观察，以便及早发现是否有肿瘤复发并采取相应治疗措施。术后放化疗意见不一，一般认为化疗无明显作用。初始治疗中放疗的作用不是很确切。有学者认为对于深部的残余肿瘤可行放疗。

22.6.7 预后

多形性黄色星形细胞瘤是软脑膜下组织发生的一种特殊肿瘤，绝大部分预后良好尤其是形态学典型的多形性黄色星形细胞瘤，少数因切除不完整而局部复发，极少部分进展为恶性，但即使进展后具有胶质母细胞瘤的形态特点，其预后仍好于普通胶质母细胞瘤。研究表明多形性黄色星形细胞瘤的 5 年生存率 81%，10 年生存率 70%。

影响预后的因素有：①肿瘤的切除程度：肿瘤全切除预后最好。②肿瘤的分化程度：核分裂象较多的、细胞增殖指数较高或伴有坏死者预后较差。③淋巴细胞浸润：肿瘤中淋巴细胞数量较多，被认为是预后较好的征象。Korshunov 和 Golanov 提出将多形性黄色星形细胞瘤分为 3 级：I 级：无坏死，无核分裂象；Ⅱ级：无坏死，有核分裂象；Ⅲ级：有坏死，有较多的核分裂象。肿瘤级别越高，核分裂象越多，预后越差。I 级预后良好，Ⅲ级预后差。

（林 松 李 欢）

参考文献

[1] Giannini C, Scheithauer BW, et al. Pleomorphic xanthoastrocytoma. Cancer 85:2033-2045, 1999.

[2] Korshunov A, Golanov A: Pleomorphic xanthoastrocytomas: immunohistochemistry, grading and clinico-pathologic correlations. An analysis of 34 cases from a single institute. J NeuroOncol 52:63-72, 2001.

22.7 少枝胶质细胞肿瘤

22.7.1 概述

根据WHO2007中枢神经系统肿瘤分类，少枝胶质肿瘤包括低级别的少枝胶质瘤（Ⅱ级）和高级别的间变少枝胶质瘤（Ⅲ级）。少枝胶质细胞肿瘤占胶质肿瘤的5%~20%，年发病率为0.2/10万人，主要发生在成人，发病率高峰在40~60岁之间，为0.4/10万人。少枝胶质瘤中位发病年龄41岁，年发病率为0.35/10万人，其中男性0.38/10万人，女性0.33/10万人；间变少枝胶质瘤中位发病年龄为48岁，年发病率为0.18/10万人，其中男性0.20/10万人，女性0.16/10万人。

22.7.2 病理学

大多数少枝胶质肿瘤起源于大脑白质，额叶多见。弥漫浸润脑组织，与星形细胞瘤相比，有较为清晰的边界。根据WHO的定义，少枝胶质肿瘤是在成人发生的分化良好、弥漫浸润的肿瘤，主要位于大脑半球并且主要由类似少枝胶质细胞形态的细胞构成。光镜下，少枝胶质瘤由均一的圆形或卵圆形细胞构成，核圆，染色深，胞质少而透亮或呈嗜酸性，由于核周空泡的存在，细胞形态被形象的描述为“煎蛋样”。用银浸润法（碳酸银）染色见细胞为圆形，胞质染黑色并能见到少而短的细胞凸起。细胞呈低或中等密度，排列成索条状或片状。血管丰富，精细的血管网呈“铁丝网状”。如图22-7-1所示。

间变少枝胶质瘤含有灶状或弥漫的恶性肿瘤细胞特征，如增加的细胞异型性和细胞密度，核分裂率多见、微血管增生和坏死，预后较差。间变少枝胶质瘤可以由少枝胶质瘤发展而来，亦可以间变特征为首发。少枝胶质瘤和间变少枝胶质瘤的划分不清楚。OLIG是少枝胶质细胞肿瘤特异的分子标记物，在星形性别肿瘤中不表达或低表达。由于反应性星形细胞的存在，少枝胶质瘤可以呈现散在GFAP染色阳性。少枝星形细胞肿瘤包含星形细胞肿瘤和少枝胶质肿瘤的特征，与单纯少枝胶质肿瘤不同，少枝星形细胞肿瘤呈现典型的GFAP染色阳性区域，星形细胞肿瘤与反应性星形细胞的存在均可造成GFAP染色阳性。

少枝胶质肿瘤最常见的分子学改变是染色体1p/19q的联合缺失，1p/19q的联合缺失率为60%~70%。除此分子学改变外，33%~42%的间变少枝胶质瘤含9q的杂合性缺失和（或）CDKN2A基因的缺失，19%~25%含有染色体10的缺失。染色体分析证实1p/19q联合缺失由19p到1q的不平衡转位造成。这种转位产生了两个新的染色体der（1;19）（p10;q10）和der（1;19）（q10;p10），随后前者丢失。这种转位发生的解释之一是1号和19号染色体着丝粒区域的高度同源性。

22.7.3 临床表现

临床症状和体征均不特异，取决于肿瘤位置和进展情况。常见症状有癫痫、认知缺损或局灶神经功能缺损症状。少枝胶质瘤癫痫症状多见，间变少枝胶质瘤和间变少枝星形细胞瘤早期以局灶缺损症状、颅内压增高或认知缺损症状为主。

22.7.4 辅助检查

磁共振（MRI）影像上，少枝细胞瘤表现为长T_2信号，无增强。CT上，肿瘤表现为低密度占位，无增强，可有钙化。钙化提示少枝胶质瘤的诊断，但无特异性。在MRI或CT上，大多数间变少枝胶质瘤表现为增强影像，但是肿瘤无强化不能除外间变性肿瘤的可能性。1p/19q缺失的少枝胶质肿瘤往往边界不明确、T_1和T_2上表现为混杂信号强度、顺磁效应和肿瘤内钙化；无1p/19q缺失的少枝胶质肿瘤往往边界清晰、T_1和T_2上信号均匀一致。

22.7.5 治疗

（1）手术治疗

手术的目的有三个：明确病变性质；对有占位效应的肿瘤通过手术缓解患者症状；改善预后。手术的原则是最大程度安全切除肿瘤。

(2)放射治疗

低级别肿瘤对放疗有明显反应。早期放疗可以延长无进展存活期但是无法增加总生存期。目前对于全切除或近全切除的年轻低级别肿瘤患者,可以观察,推迟放疗至肿瘤进展。相反,对于体积较大、不能切除或不完全切除的肿瘤、有局灶神经功能缺失、间变肿瘤或有增强的病变,应该尽早放疗。对低级别胶质瘤,放疗总剂量选择 45~54Gy,每次分割为 1.8Gy。累积剂量的增加并不能提高疗效,并且可能增加放疗毒性。

对于间变少枝胶质瘤,随机临床试验证实辅助放疗可以提高存活期。对于间变少枝胶质瘤,推荐总放疗剂量为 60Gy,分割为 30~33 次。

(3)化学治疗

与星形细胞肿瘤相比,少枝胶质肿瘤对化疗敏感,原因至今仍不清楚,可能与其细胞核烷化剂转移酶低表达有关,尤其是在 1p/19q 缺失的肿瘤里。O6 甲基鸟嘌呤 DNA 甲基转移酶(MGMT)启动子甲基化可以减少该烷化剂转移酶的表达,有报道称 1p/19q 联合缺失与 MGMT 启动子甲基化相关。

少枝胶质肿瘤对 PCV 化疗方案(procarbazine,CCNU(lomustine)和 vincristine)敏感,对于复发少枝胶质肿瘤和少枝星形细胞肿瘤,不管肿瘤是低级别还是高级别,PCV 方案化疗已成为放疗之后标准的治疗方案。对于复发间变少枝胶质瘤,有大约三分之二的患者对 PCV 方案有完全或部分反应,染色体 1p 的等位缺失与化疗敏感相关。肿瘤无进展时间为 12~18 个月,但很少超过 24 个月。标准 PCV 方案化疗相关的血液学毒性和胃肠道副作用常限制其应用的持续时间。

替莫唑胺治疗,对于复发间变少枝胶质瘤在放疗之前给予一线替莫唑胺治疗,反应率介于 40%~50%,1 年无进展存活率为 10~12 个月。与 PCV 化疗效果相似,1p/19q 联合缺失者效果较好,反应率为 60%~82%。与 PCV 化疗方案相比,其反应率中等,其优势在于良好的耐受性,主要副作用为中度骨髓移植,恶心呕吐易于控制,应用方便。

22.7.6 预后及相关因素

中枢神经系统外转移十分少见,仅出现在疾病末期的极少数患者。软脑膜播散更为少见,通常出现在肿瘤复发时。大多数软脑膜播散病例软脑膜播散表现为远隔部位沿脑室或大脑凸面脑膜出现肿瘤结节。

(1)病理类型

单纯少枝胶质肿瘤预后较同级别星形细胞肿瘤好。混合少枝星形细胞瘤的预后介于上述二者之间。

(2)肿瘤级别

肿瘤的分级基于肿瘤的组织病理学特征和生存期长短少枝胶质瘤(WHO Ⅱ级)中位生存期为 10~17 年,5 年存活率接近 75%。间变少枝胶质瘤预后较差,中位生存期为 4~5 年,5 年存活率只有 40%。

(3)1p/19q 联合缺失

1p/19q 联合缺失与预后更为相关。在少枝胶质瘤和少枝星形细胞瘤患者中,有和无 1p/19qa 联合缺失者的中位生存期分别为 11.9 年和 10.3 年。在间变少枝胶质肿瘤中,有和无 1p/19q 联合缺失者的总存活期分别为>6~7 年和 2~3 年。1p/19q 联合缺失的肿瘤对化疗有反应的可能性更大,放疗或化疗后肿瘤患者的无进展存活期更长。另外,在少枝胶质肿瘤中,有 1p/9q 缺失者在治疗前的生物学行为更加偏良性。与 1p/19q 联合缺失相比,不平衡染色体转位 der(1;19)(p10;q10)的存在有更强的预后价值。

(4)独立的预后因素还包括患者年龄、KPS 评分和肿瘤位置

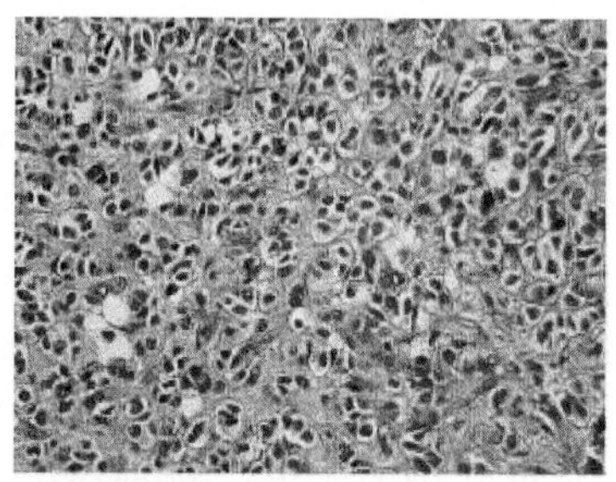

图22-7-1 少枝胶质细胞瘤HE染色,细胞呈低或中等密度,排列成索条状,血管丰富,血管网呈"铁丝网状"

(林 松 任晓辉)

参 考 文 献

[1] Lu QR,Park JK,Noll E,et al. Oligodendrocyte lineage genes (OLIG)as molecular markers for human glial brain tumors. Proc Natl Acad Sci U S A. 2001;98:10851-6.

[2] Smith JS,Alderete B,Minn Y,et al. Localization of common deletion regions on 1p and 19q in human gliomas and their association with histological subtype. Oncogene. 1999;18:4144-52.

[3] Smith JS, Perry A, Borell TJ, Lee HK, O'Fallon J, Hosek SM, et al. Alterations of chromosome arms 1p and 19q as predictors of survival in oligodendrogliomas, astrocytomas, and mixed oligoastrocytomas. J Clin Oncol. 2000; 18: 636-45.

[4] Bigner SH, Matthews MR, Rasheed BK, et al. Molecular genetic aspects of oligodendrogliomas including analysis by comparative genomic hybridization. Am J Pathol. 1999; 155: 375-86.

[5] Lee YY, Van Tassel P. Intracranial oligodendrogliomas: imaging findings in 35 untreated cases. AJR Am J Roentgenol. 1989; 152: 361-9.

[6] Megyesi JF, Kachur E, Lee DH, et al. Imaging correlates of molecular signatures in oligodendrogliomas. Clin Cancer Res. 2004; 10: 4303-6.

[7] Shaw E, Arusell R, Scheithauer B, et al. Prospective randomized trial of low- versus high-dose radiation therapy in adults with supratentorial low-grade glioma: initial report of a North Central Cancer Treatment Group/Radiation Therapy Oncology Group/Eastern Cooperative Oncology Group study. J Clin Oncol. 2002; 20: 2267-76.

[8] Karim AB, Maat B, Hatlevoll R, et al. A randomized trial on dose-response in radiation therapy of low-grade cerebral glioma: European Organization for Research and Treatment of Cancer (EORTC) Study 22844. Int J Radiat Oncol Biol Phys. 1996; 36: 549-56.

[9] Dong SM, Pang JC, Poon WS, et al. Concurrent hypermethylation of multiple genes is associated with grade of oligodendroglial tumors. J Neuropathol Exp Neurol. 2001; 60: 808-16.

[10] Brandes AA, Tosoni A, Cavallo G, et al. Correlations between O6-methylguanine DNA methyltransferase promoter methylation status, 1p and 19q deletions, and response to temozolomide in anaplastic and recurrent oligodendroglioma: a prospective GICNO study. J Clin Oncol. 2006; 24: 4746-53.

[11] Mollemann M, Wolter M, Felsberg J, Frequent promoter hypermethylation and low expression of the MGMT gene in oligodendroglial tumors. Int J Cancer. 2005; 113: 379-85.

[12] Louis DN, Holland EC, Cairncross JG. Glioma classification: a molecular reappraisal. Am J Pathol. 2001; 159: 779-86.

[13] Cairncross G, Macdonald D, Ludwin S, et al. Chemotherapy for anaplastic oligodendroglioma. National Cancer Institute of Canada Clinical Trials Group. J Clin Oncol. 1994; 12: 2013-21.

[14] van den Bent MJ, Kros JM, Heimans JJ, et al. Response rate and prognostic factors of recurrent oligodendroglioma treated with procarbazine, CCNU, and vincristine chemotherapy. Dutch Neuro-oncology Group. Neurology. 1998; 51: 1140-45.

[15] Soffietti R, Ruda R, Bradac GB. PCV chemotherapy for recurrent oligodendrogliomas and oligoastrocytomas. Neurosurgery. 1998; 43: 1066-73.

[16] van den Bent MJ, Taphoorn MJ, Brandes AA, et al. Phase II study of first-line chemotherapy with temozolomide in recurrent oligodendroglial tumors: the European Organization for Research and Treatment of Cancer Brain Tumor Group Study 26971. J Clin Oncol. 2003; 21: 2525-28.

[17] Leighton C, Fisher B, Bauman G, et al. Supratentorial low-grade glioma in adults: an analysis of prognostic factors and timing of radiation. J Clin Oncol. 1997; 15: 1294-301.

[18] Shaw EG, Scheithauer BW, O'Fallon JR, Oligodendrogliomas: the Mayo Clinic experience. J Neurosurg. 1992; 76: 428-34.

[19] Shaw EG, Scheithauer BW, O'Fallon JR. Supratentorial gliomas: a comparative study by grade and histologic type. J Neurooncol. 1997; 31: 273-78.

[20] Kros JM, Troost D, van Eden CG, Oligodendroglioma. A comparison of two grading systems. Cancer. 1988; 61: 2251-59.

[21] Shaw E, Arusell R, Scheithauer B, et al. Prospective randomized trial of low-versus high-dose radiation therapy in adults with supratentorial low-grade glioma: initial report of a North Central Cancer Treatment Group/Radiation Therapy Oncology Group/Eastern Cooperative Oncology Group study. J Clin Oncol. 2002; 20: 2267-76.

[22] van den Bent MJ, Carpentier AF, Brandes AA, et al. Adjuvant procarbazine, lomustine, and vincristine improves progression-free survival but not overall survival in newly diagnosed anaplastic oligodendrogliomas and oligoastrocytomas: a randomized European Organisation for Research and Treatment of Cancer phase Ⅲ trial. J Clin Oncol. 2006; 24: 2715-22.

[23] Ino Y, Betensky RA, Zlatescu MC, Sasaki H, Macdonald DR, Stemmer-Rachamimov AO, et al.. Molecular subtypes of anaplastic oligodendroglioma: implications for patient management at diagnosis. Clin Cancer Res. 2001; 7: 839-45.

[24] van den Bent M, Chinot OL, Cairncross JG. Recent developments in the molecular characterization and treatment of oligodendroglial tumors. Neuro Oncol. 2003; 5: 128-38.

[25] van den Bent MJ, Looijenga LH, Langenberg K, et al. Chromosomal anomalies in oligodendroglial tumors are correlated with clinical features. Cancer. 2003; 97: 1276-84.

[26] Walker C, du Plessis DG, Joyce KA, et al. Molecular pathology and clinical characteristics of oligodendroglial neoplasms. Ann Neurol. 2005; 57: 855-65.

[27] Jenkins RB, Blair H, Ballman KV, et al. At (1;19)(q10;p10) mediates the combined deletions of 1p and 19q and predicts a better prognosis of patients with oligodendroglioma. Cancer Res. 2006; 66: 9852-61.

22.8 室管膜瘤

22.8.1 概述(introduction)

室管膜瘤(ependymoma)和恶性室管膜瘤(malignant ependymoma)总发病率占颅内肿瘤的2%~9%,占神经上皮肿瘤的10%~18.2%;男多于女,男性和女性之比为1.9∶1。多见于儿童及青年,儿童组的发病率较高,占儿童颅内肿瘤的6.1%~12.7%,构成全部神经上皮肿瘤的8.0%~20.9%。在SEER调查的0~18岁1 200个儿童颅内肿瘤患者中,诊断为室管膜瘤的占10%,诊断时的平均年龄为5~6岁,大约有60%的患儿年龄小于5岁,仅仅有4%的患儿诊断时大于15岁。而且,第四脑室室管膜瘤的患儿年龄小于其他部位室管膜瘤患儿的年龄,整体的男女比例为1∶1,但是幕上室管膜瘤以男性多见。本组14 427例颅内肿瘤中室管膜瘤(包括恶性室管膜瘤,下同)568例,占同期颅内肿瘤的3.9%,占同期神经上皮肿瘤5 634例的10.1%。

一般来说此类肿瘤的3/4位于幕下,1/4位于幕上,在儿童幕下占绝大多数。回顾几组大宗室管膜类肿瘤的报告,在455例此类肿瘤中,151例(33%)位于幕上,304例(67%)位于幕下。一项对儿童室管膜瘤的研究表明,恶性室管膜瘤更多的位于幕上(81%对19%),而低级别的室管膜瘤更多的发生在后颅凹(61%对39%)。

肿瘤多位于脑室内,少数肿瘤的主体位于脑组织内。后颅凹室管膜瘤主要发生于第四脑室的顶、底和侧壁凹陷处,肿瘤位于第四脑室者大多起于脑室底延髓的部分。肿瘤的增长可占据第四脑室而造成梗阻性脑积水,有时肿瘤可通过中间孔向枕大池延伸,少数可压迫甚至包绕延髓或突入椎管而压迫上颈髓。部分肿瘤起源于第四脑室顶,占据小脑半球或蚓部内,偶可见肿瘤发生于桥小脑角者。

幕上肿瘤多见于侧脑室,可起源于侧脑室各部位,常向脑实质内浸润。发生于第三脑室者少见,位于其前部者可通过室间孔向两侧脑室延伸。幕上室管膜瘤被认为是起源于侧脑室或三脑室的室管膜上皮,肿瘤既可以完全在脑室内,也可以部分在脑室内、部分在脑室外。但是,肿瘤也可能发生于大脑半球内的任何地方而完全位于脑室外,对这样的病例,我们认为肿瘤起源于室管膜细胞嵴,可能是神经管内折叠时形成畸形的结果,这样肿瘤好发于额叶、颞叶、顶叶和三脑室。

22.8.2 病理(pathology)

(1)肉眼观察

由于肿瘤多位于脑室系统,尤其在位于第四脑室时常引起幕上脑积水,故显示小脑半球肿胀,脑回扁平,脑沟和脑池狭窄。切开小脑蚓部常发现肿瘤填满第四脑室,但与脑室壁有明显界限,仅在发生部位侵入壁内。肿瘤外观呈紫红色,切面呈淡红色或灰白色。发红的多较软,色淡者多较硬,肿瘤与周围脑组织界限较清楚,少数可有钙化或囊性变。

(2)显微镜下观察

肿瘤细胞呈菊形团或腔隙状排列,用PATH染色时常可在胞质游离缘发现较深的颗粒称为生毛体(blepharoplast)。除前述室管膜细胞外,尚有星形细胞和少支胶质细胞。钙化点及含小血管的支柱小梁亦不少见。有时在中年患者发现有与上述不同,可见到菊形团或假菊形团形成,星形胶质瘤成分多(图22-8-1)。室管膜瘤的瘤细胞沿脑脊液种植它处也有报道。

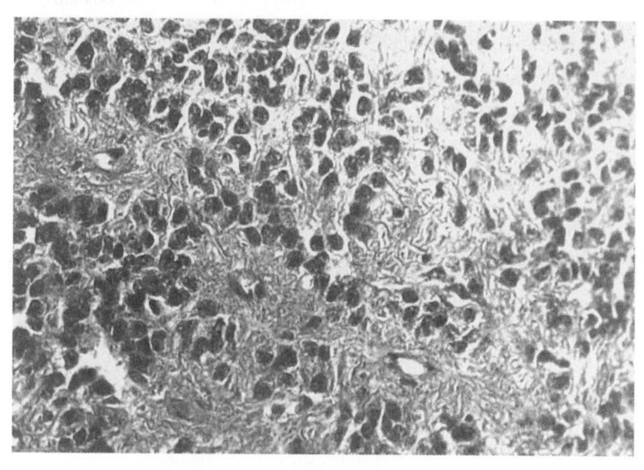

图22-8-1 室管膜瘤(HEX200)

(3)电镜观察

正常的室管膜细胞很有特点,细胞表面有许多皱襞和纤毛,胞质的脑室侧(顶部)含有基粒及毛根、胞质的脑室侧的核周围部含胶质微粒。相邻的细胞间有缝隙连接。室管膜细胞瘤的超微结构特点是瘤细胞镶嵌排列,由二个以上的相邻细胞形成微菊形团(microrosetts),微菊形团内腔表面有大量的微绒毛和纤毛,纤毛外周为胞膜,内为胞质,中含微管,瘤细胞内含有较多的微丝束,用 GFAP 法(免疫荧光抗胶质纤维酸性蛋白质)。检查发现其生化特征近似于星形细胞瘤。核内可见结晶状包涵体,细胞间可见大量的缝隙连接。

依肿瘤的组织学特征,WHO(1990)将室管膜肿瘤分为:①室管膜瘤 (ependymoma):有细胞型(cellular)、乳突型(papillary)和上皮型(epithelial)三种变异。②间变或恶性室管膜瘤 (anaplastic or malignant ependymoma):肿瘤致密呈片,细胞及核形态各异,并可见核分裂象,可有小灶状坏死和巨细胞存在。③黏液乳突形室管膜瘤(myxopapillary ependymoma):肿瘤细胞乳突状排列,围绕乳突状结构中心的结缔组织常有黏液样变性,并含有玻璃样变和血管结构。④室管膜下瘤(subependymoma):构成肿瘤的主要细胞是室管膜下胶质细胞,可呈假菊花形团样排列。有时可见少量室管膜细胞,室管膜母细胞分布于胶质纤维中。

22.8.3 临床表现(clinical manifestation)

由于肿瘤所在部位的不同,室管膜瘤病人表现的临床症状有很大的差别,恶心、呕吐和头疼相对没有特异性, 对幕上和幕下都是最常见的临床症状。一般来说,后颅凹肿瘤表现有颅内压增高症状(呕吐和头痛)的同时也伴有步态不稳;幕上肿瘤多表现有局部运动功能障碍、视力障碍和癫痫,癫痫症状的出现占幕上室管膜瘤患儿的 25%, 颈部疼痛、僵硬也是后颅凹室管膜瘤常见的症状,可能与肿瘤侵犯颈神经根有关。

在任何部位的室管膜瘤患儿中最常见的体征是视乳突水肿, 其他的体征根据肿瘤的部位变化,眼震、脑膜征和测距不良在后颅凹病变最常见,而偏瘫、腱反射亢进和视野异常是幕上肿瘤最常见的征象,共济失调在幕上和幕下病变均可见到。

在明确诊断前, 症状持续期在 1.5 ~ 36 个月之间,多数患儿病程持续大约 12 个月,病程的长短根据肿瘤的部位和级别变化。幕上肿瘤的平均病程为 7 个月(2 周至 3 年),而后颅凹室管膜瘤的平均病程为 9 月(2 周至 2 年),一般来说,良性病变比恶性病变有较长的病程,对周围结构有侵犯的后颅凹室管膜瘤出现症状需 5.4 个月, 而大体上没有侵犯的肿瘤出现症状需 11 个月; 有钙化的幕上室管膜瘤比没有钙化的肿瘤的症状出现期限要长,但是后颅凹室管膜瘤中表现有钙化和无钙化者的症状持续期没有显著差异。

对不同部位是管膜瘤的特异临床表现现介绍如下:

(1)第四脑室室管膜瘤

由于肿瘤位于脑室内,极易阻塞脑脊液循环通路,常早期出现颅内压增高症状。当肿瘤压迫第四脑室底部诸颅神经核或向侧方压迫小脑脚时,临床上可引起颅神经损害及小脑症状。

1)颅内压增高症状:其特点是间歇性、与头位变化有关。晚期常呈强迫头位,头多前屈或前侧屈。由于体位改变可刺激第四脑室底部的神经核团,尤其是迷走神经及前庭神经核, 表现为剧烈的头疼、眩晕、呕吐、脉搏、呼吸改变,意识突然丧失及由于外展神经核受影响而产生复视、眼球震颤等症状,称为 Brun 氏征。由于肿瘤的活动,可突然阻塞正中孔或导水管引起脑脊液循环受阻,因而可呈发作性颅内压增高, 此现象多由于体位突然改变时发生。严重的颅内压增高可发生小脑危象。

2)脑干症状和颅神经损害症状:脑干症状较少, 当肿瘤压迫或向第四脑室底部浸润生长时,可以出现脑桥和延髓诸神经核受累症状,多发生在颅内压增高之后, 少数也有以颅神经症状为首发症状。颅神经损害症状的出现、受累过程和范围与肿瘤的发生部位和延伸方向有密切关系。肿瘤在第四脑室底上部多影响第Ⅴ、Ⅵ、Ⅶ、Ⅷ颅神经核,沿中线生长影响内侧纵束, 可出现眼球向患侧注视麻痹,还可产生眼球运动偏斜扭转,第四脑室底下部的肿瘤则主要影响第Ⅸ、Ⅹ、Ⅺ、Ⅻ颅神经核,常以呕吐、呃逆为首发症状,随之出现吞咽困难、声音嘶哑及因迷走神经刺激而出现的内脏症状,有时甚至产生括约肌功能障碍和呼吸困难; 起始于第四脑室侧隐窝的肿瘤,常向同侧脑桥小脑角发展,以第Ⅴ、Ⅶ、Ⅷ神经受累为主,主要表现为颜面部感觉障碍、听力和前庭功能减退和眩晕等症状。脑干长传导束受累时,多是肿瘤或慢性枕大孔疝压迫脑干所致,可有肢体力弱，腱反射低下或消失，病理反射常为双侧性。四脑室的室管膜瘤常向下经枕大孔而发展到上颈髓，最低可达 $C_{2\sim3}$ 水平，有时可绕上颈髓一周，表现为颈部疼痛、僵直，多发生后组颅神经麻痹。

3）小脑症状：小脑症状一般较轻，因肿瘤沿侧方或背侧生长影响小脑脚或小脑腹侧所产生，表现为走路不稳，常可见到眼球震颤，部分病人表现共济失调和肌力减退。

（2）侧脑室室管膜瘤

侧脑室室管膜瘤起自侧脑室壁，以侧脑室额角及体部为多见，肿瘤生长缓慢，可以长得很大而充满全部侧脑室，少数瘤体可经过室间孔钻入第三脑室内，侧脑室肿瘤可产生如下症状。

1）颅内压增高症状：因为肿瘤生长缓慢，在造成脑脊液循环障碍之前症状多不明显。由于肿瘤在脑室内有一定的活动度，可随着体位的改变产生发作性头疼伴呕吐，时轻时重，不易被发觉，病人时常将头部保持在一定的位置(即强迫头位)。当肿瘤的体积增大足以引起脑脊液循环受阻时，才出现持续头疼、呕吐、视神经乳突水肿等一系列颅内压增高的症状。急骤的颅内压增高，可引起昏迷或死亡。儿童病人，可因为长期颅内压增高使头颅增大和视力减退。

2）肿瘤的局部症状：早期由于肿瘤对脑组织压迫较轻微，局部症状多不明显，肿瘤生长较大时，尤其当侵犯丘脑、内囊和基底节或肿瘤向脑实质内侵犯时，可表现对侧轻偏瘫、偏侧感觉障碍和中枢性面瘫。肿瘤造成癫痫发作者少见。

（3）第三脑室室管膜瘤

第三脑室室管膜瘤极为少见，肿瘤多位于第三脑室后部。由于第三脑室腔隙狭小，极易阻塞脑脊液循环通路造成梗阻性脑积水，早期出现颅内压增高并呈进行性加重。有时由于肿瘤的活瓣状阻塞室间孔及导水管上口，出现发作性头疼及呕吐等症状，并可伴有低热。位于第三脑室前部者可出现视神经压迫症状及垂体、下丘脑症状。位于第三脑室后部者可以出现眼球上视运动障碍等症状。

（4）脑内室管膜瘤

所谓的脑内室管膜瘤，系指部分室管膜瘤不长在脑室内面而位于脑实质中，其组织来源为胚胎异位的室管膜细胞，也可能是起源于脑室壁的肿瘤向脑实质内生长。幕上者多见于额叶和顶叶内，肿瘤常位于大脑深部临近脑室，亦显露于脑表面，临床表现与脑各部位占位症状相似，在较小儿童常见，肿瘤多巨大，术前确诊较为困难。

（5）复发和转移

室管膜瘤的复发率较高。Delong(1975)指出儿童后颅凹肿瘤的预后较差，几乎所有的病例均在术后不同的时间内复发。室管膜瘤易发生椎管内播散种植，Cohen(1984)统计各年龄组室管膜瘤 436 例，有椎管内种植者占 11%。幕下室管膜瘤椎管内种植者较幕上多见。Dohrmann(1985)在 30 例儿童室管膜瘤中发现有 6 例椎管内种植，其中 4 例为后颅凹室管膜瘤，Cohen 报告幕下种植率达 20%。而 Svien(1953) 尸检材料分析幕下室管膜瘤椎管内种植者达 30%，远较临床所见发生率高，室管膜母细胞瘤转移的发生率明显高于室管膜瘤。颅内室管膜瘤的颅外转移甚为少见，仅有个案报道。在 703 例颅内室管膜瘤中，有 66 例(9%)检出椎管内蛛网膜下腔种植，既有在诊断、复发时；也有是尸检时发现。关于播散种植的临床报道常常低估了这种现象发生的真实比率，因为在绝大多数病例中，并没有常规做脊髓成像。近来，对后颅凹室管膜瘤脊髓种植转移患者的临床资料分析表明，播散种植发生率为 6%；而 21 个系列报道综合发生率为 15%。

蛛网膜下腔种植播散的发生率根据肿瘤的部位而变化，幕上室管膜瘤出现椎管内播散种植的比率为 8%，而后颅凹室管膜瘤种植播散发生率为 15%。不同肿瘤病理级别在转移播散上也有显著差异，大约 20%的高级别室管膜瘤出现椎管内播散种植，而低级别肿瘤出现播散转移的比例为 9%。一般来说，高恶性级别的室管膜瘤比低级别的肿瘤更可能出现椎管内种植，此外，幕下室管膜瘤比幕上肿瘤的播散转移比率要高。

软脑膜转移的可能性直接影响放射治疗范围的确定，虽然尸检中检测到的脑脊液播散相对常见，但放射治疗前进行的神经影像学检查显示：除了在年幼的儿童，肿瘤播散的比率很低。儿童肿瘤调查组报告，43 例儿童室管膜瘤在放疗前既没有脊髓造影阳性发现，也没有椎管 MRI 阳性发现；但已经有 2 例患儿出现 CSF 细胞学阳性发现(1 例为分化良好的室管膜瘤、1 例为间变型室管膜瘤)。很明显，这些检测出脑脊液肿瘤播散的患者将获得颅脊髓的全面放疗。在小儿肿瘤组的研究调查中，不管是肿瘤的组织学类型、部位，或者切除的程度，还没有发现 1 例患者出现单纯的蛛网膜下腔转移，蛛网膜下腔转移多伴有原位复发。Healy 等报道在 16 例复发患者中仅有 1 例出现孤立的蛛网膜下腔转移。其余的患者均出现肿瘤原发部位和脑脊液的复发转移。因此，绝大多数软脑膜转移的患者同时合并有原发部位的复发。

22.8.4 辅助检查(assisted examination)

(1)腰椎穿刺

绝大多数病人腰椎穿刺压力增高，特别是在幕下肿瘤合并脑积水时更加突出。约半数病人脑脊液蛋白增高，约 1/5 的病人脑脊液细胞数增高。由于常有肿瘤细胞脱落于脑脊液中，故镜检脑脊液时需要注意和白细胞鉴别。

(2)颅骨 X 线平片

多数病人表现颅内压增高的征象，如指压切迹增多。Cohen(1984)统计 74%有颅骨 X 线平片的异常，肿瘤的钙化多见于室管膜瘤，幕上肿瘤是否有病理钙化与病史的长短有一定的关系。有钙化者病史一般较长，但在幕下室管膜瘤这种对应关系不甚明显。幕下室管膜瘤是儿童后颅凹肿瘤中钙化发生率较高者，Martin(1952)年曾报告幕下室管膜瘤的钙化率达 17%。

(3)CT 检查

CT 检查位于侧脑室内的肿瘤一般显示不均匀的等或高密度影像，病变同侧脑室可因为肿瘤的占据和室间孔堵塞后造成脑室扩大、变形、肿瘤内可见高密度的钙化灶及低密度的囊变区。后颅凹室管膜瘤表现为中线的占位，经常充满四脑室，并且合并脑积水。肿瘤的密度通常高于正常脑组织，而那些低密度，或等密度的病变很少可能是室管膜瘤。在室管膜瘤中，囊变常见，很容易用 CT 鉴别。钙化大约占所有病例的 44%，并呈弥散或粗糙的结节状，肿瘤强化是典型的表现，肿瘤呈不均匀强化。

(4)MRI 检查

室管膜瘤在 T_1 加权像上呈低或等信号。在 T_2 加权像呈明显高信号，儿童患者由于瘤体内有较大的囊变区而形成 T_1 加权像的更低信号，在 T_2 加权像上的更高信号，肿瘤的实质部分由于钙化也造成信号的混杂，成年病人瘤体内囊变形成不明显，钙化也较少，所以信号比较均匀，若瘤内发生间变时，其间变部分信号改变明显，为不均匀信号，在 T_1 加权像呈较低信号，T_2 加权像呈较高信号。肿瘤具有明显的异常对比增强，间变部分更为突出，瘤体周围水肿也十分显著。MRI 也可以显示肿瘤通过四脑室侧隐窝或 Lushka 孔从四脑室扩展至桥小脑角。肿瘤向下扩展进入枕大池或通过枕大孔进入颈部椎管都能被 MRI 显示(图 22-8-2，图 22-8-3)，有人将室管膜瘤的这种表现描述为“从孔冒出”，正确地判断肿瘤向尾侧扩展的程度对于放射治疗计划的制定十分重要，颈神经节的放疗耐受性与后颅凹肿瘤放射的必需剂量密切相关，因此，应根据肿瘤 MRI 表现尽可能限制局部放射治疗的范围。

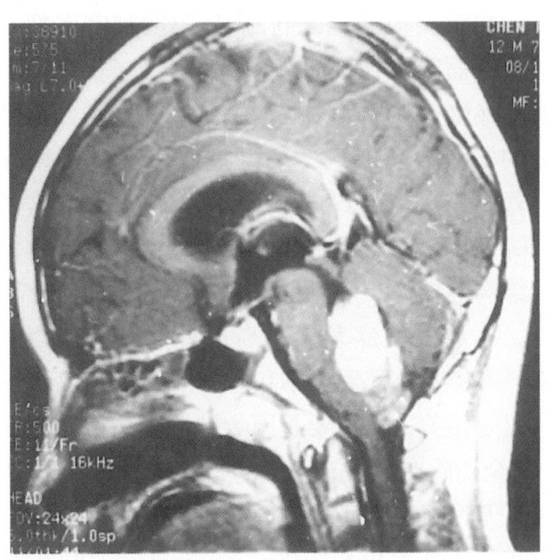

图22-8-2 第四脑室内室管膜瘤经正中孔伸入枕大池

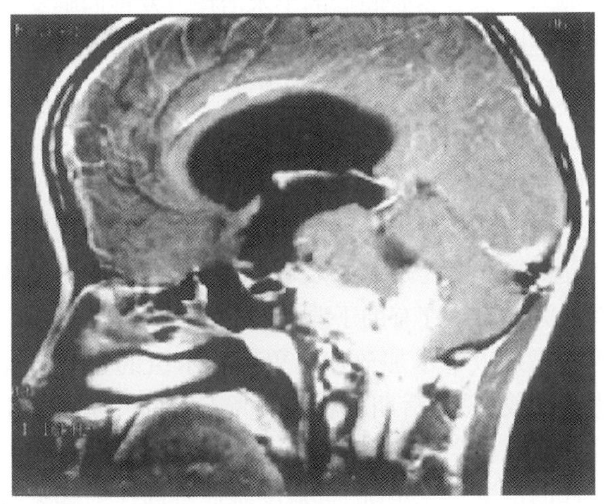

图22-8-3 第四脑室室管膜瘤可绕脑干一周并伸入颈部椎管内(MRI矢状位强化)

大约有 50%的室管膜瘤表现有典型的钙化，但 MRI 成像对钙化缺乏特异性。虽然，gadolinium 可以从不增强的水肿区鉴别出增强的肿瘤，但对室管膜瘤也并不是特异的。总之，MRI 在显示肿瘤大小和扩展上优于 CT，特别是对后颅凹病变，但是 CT 在显示钙化上优于 MRI。局部的复发、蛛网膜下腔播散、和脑室内转移在临床出现征象前，就十分容易被影像学检测出,复发的间接征象是:基底池消失、脑组织突起和四脑室的消失或移位,幕的强化表明肿瘤有蛛网膜下腔的播散,此时,可以见到脑室壁出现“铸形”样改变。

22.8.5 治疗和预后(treatment and prognosis)

(1)手术治疗

以手术切除肿瘤为主要手段。位于第四脑室者经过后颅凹中线,切开小脑下蚓部显露并分块切除肿瘤。注意保护脑干,如肿瘤从第四脑室底部长出者切除肿瘤时可在脑干上留一薄层肿瘤,至少要做到能解除脑脊液循环梗阻。侧脑室肿瘤选邻近肿瘤部分的非重要功能区,切开皮质进入脑室切除肿瘤。若肿瘤较大,可部分切除皮质以利于肿瘤的显露,深部肿瘤应注意防止加重丘脑和基底节等重要神经结构的损伤。后颅凹室管膜瘤的外科治疗罕见治愈,术后并发症发生率高,有报道达到 20% ~ 36%;并发症的发生比率和后颅凹室管膜瘤的外科切除程度相关,这主要是因为肿瘤多与四脑室底粘连。次全切除对预后有明显的影响,肿瘤全切除患者的 5 年无肿瘤进展存活率 PFS 是 75%;而在那些有肿瘤残余的患者 PFS 是 0%。Spagnoli 等(2000)报告 26 例第四脑室室管膜瘤的手术治疗,发现四脑室顶型可全切除,底型因自脑干长出,可侵及脑干内的颅神经核团,全切率为 86%,侧隐窝型由于侵及小脑中脚及 CPA 区,全切除率为 54%。术中用脑干诱发电位(BAEP)监测对避免脑干损伤有一定帮助。

(2)放射治疗

室管膜瘤是放疗中度敏感的肿瘤之一,多数学者认为术后放疗有助于改善病人的预后。Mork 将室管膜瘤病人手术加放疗与单纯手术组的生存情况进行比较,总存活期前者明显高于后者。原则上不论肿瘤是否全切除均应进行放射治疗。目前对放射治疗的范围意见不统一,低度恶性可选择局部宽野照射,对室管膜母细胞瘤多数学者主张全脑脊髓轴放疗。但也有学者对无椎管内种植性扩散的病人不论肿瘤的良恶性与否均不行预防性脊髓照射。Dohrmann(1985)认为儿童后颅凹室管膜瘤年龄越小对放疗的反应越好。

目前对放疗的争论仍然集中于对脑组织、脊髓神经节和瘤床的放射治疗剂量。不管肿瘤的级别和部位,对所有诊断儿童室管膜瘤患儿,进行脊髓的 MRI 增强检查和脑脊液肿瘤细胞学检查是必要的。对那些有播散转移证据的患者需要全脑脊髓放疗,对于那些在诊断时没有播散转移证据患儿进行大剂量放射治疗仍需要进一步证明,低级别幕上室管膜瘤因为其较好的部位和级别,所以出现蛛网膜下腔播散转移的风险低,许多放疗学家建议只对肿瘤床进行局部放射治疗。相反,对于那些后颅凹高级别肿瘤因为其不好的部位和肿瘤级别,出现脱落播散转移的风险较大,术后通常进行全脑脊髓放疗。

对放射治疗的主要争论是考虑肿瘤侵袭性因素,低级别后颅凹室管膜瘤因为肿瘤的部位使播散种植转移的风险增高但因为肿瘤级别使转移的风险降低。许多放疗学家当面临如此窘境时,常对肿瘤床进行局部放射治疗但应用宽广边缘,一些放疗学家扩展放射治疗的区域至 C5,虽然认识到后颅凹室管膜瘤可能播散,但是绝大多数复发的患儿是出现原发部位复发,因此,逐步的共识是:只要神经轴检查揭示没有转移的出现,仅做局部放射治疗。

另外一个争论是,对于幕上的高级别室管膜瘤,因为肿瘤的病理级别使播散的风险增大,但对于部位来说是低风险,那些放疗专家更强调的是与恶性病理级别相关的播散的高风险,因此倾向于给这些患者全脑脊髓放射治疗。还有的放射治疗专家强调的是与肿瘤部位相关的播散低风险性,而采取全脑放疗或仅做肿瘤床的放疗,而不做脊髓的预防性放射治疗。

儿童肿瘤研究组计划(POG)已经对室管膜瘤的合适放射治疗剂量进行了研究。对 43 个室管膜瘤患儿的详细研究发现,在诊断时仅 5%(2/43)的患儿出现 CSF 播散,更重要的是,不管肿瘤的部位和肿瘤级别,没有一例出现孤立转移,多合并原位复发。在复发的 13 例患儿中,同时出现蛛网膜下腔转移和原位复发者 3 例。因为所有的患儿起初均是原位复发。对于所有那些影像和 CSF 细胞学监视检查播散阴性的(不管肿瘤病理级别)儿童后颅凹室管膜瘤,近来的治疗措施是对后颅凹和上颈髓做高剂量局部放射治疗,全剂量达到 55 ~ 60Gy。如果第二次研究证实,复发出现第一次原发部位,对那些没有播散转移证据的儿童后颅凹室管膜瘤不再推荐行全脑脊髓放射治疗。

放射治疗的剂量也能影响患儿的存活率,几个回顾性的研究揭示,提高放射治疗剂量能提高存活率,接受≥45 ~ 55Gy 治疗剂量的患儿的存活率是 46% ~ 70%;而接受放射治疗剂量 <45Gy 的患儿的存活率是 10% ~ 30%。Paulino 等(2000)认为放疗间

期小于 50d 者 5 年存活率分别为 85.5%，78.9%，65.7%，而 50d 以上者分别为 45.5%，36.4%，36.4%。

(3)化学治疗

化学治疗是颅内肿瘤治疗的辅助手段之一，目前尽管已经进行了广泛的研究，但仍处于探索阶段，疗效不十分肯定。Bloom(1982)认为室管膜瘤化疗的目的在于延缓复发，而对肿瘤的治愈帮助不大。

顺铂是目前研究中最有活性的化疗药，在一项研究中 29 例复发室管膜瘤患儿中，10 例对顺铂有部分或完全反应。在另外一项研究中，7 例用顺铂治疗的患者中，有 4 例出现部分或完全反应。卡铂，因为它的低耳毒性，在 14 例复发室管膜瘤应用其化疗的患儿中有 2 例出现部分反应。更好的反应率出现在那些原先没有用顺铂治疗的患者中，反应率为 40%。

Bloom 应用治疗髓母细胞瘤的化疗药物治疗儿童室管膜瘤，如 CCNU 和 VCR(长春新碱)，发现在化疗治疗的患者中 5 年存活率是 70%；比起手术和放疗对照组 5 年存活率是 44%。但是，在 6 ~ 7 年后，这种线形关系没有显著性差异。在另外一项对 17 例新诊断的室管膜瘤患儿的研究中，放射治疗后联合 CCNU、长春新碱、顺铂进行化疗的患儿与没有进行化疗的患儿的治疗结果比较没有显著差异。对相同的复发室管膜瘤患儿进行不同化疗药物的治疗中，顺铂是最有效的化疗药物，10 例中有 4 例明显有效。复发患儿用顺铂治疗后 2 年存活率 60%；而那些接受了非顺铂化疗方案治疗患儿的 2 年存活率是 30%。

国际儿童肿瘤学会从 1975—1979 年，对 37 例高恶性度室管膜瘤患儿的不同治疗方案的效果进行了随机研究，发现在外科 + 放疗组和外科 + 放疗 + 化疗组之间，治疗效果没有显著差异。近来，一个对年龄小于 3 岁患有恶性肿瘤患儿采用的包括环磷酰胺、长春新碱的化疗方案显示对室管膜瘤患儿有 48%的反应率。

虽然化疗的效果仅在少数患者中起效，但这也表明这种肿瘤有一定化疗敏感性。特别是对顺铂和联合应用环磷酰胺、长春新碱。将来国际合作组织的研究需要检测是否化疗能够增加无进展存活率或者是整体存活率。

影响室管膜瘤预后的因素包括肿瘤的部位、组织学类型、复发的速度和年龄等，其中前二者起决定作用。国内资料术后复发平均在 20 月内，儿童恶性室管膜瘤复发较快，5 年生存率在 30%以上。Philip 等(1964)报道手术加术后放疗的患者中幕上室管膜瘤的 5 年生存率为 80%，幕下肿瘤可达 90%；Dohrmann 等(1985)报告儿童的 1、2、5 年生存率分别为 81%、71%和 21%。室管膜母细胞瘤的 5 年生存率仅为 15%。另外一个潜在的重要预后因素是手术切除程度，近全切除组存活率有显著的提高。Pollack(1995)报告肿瘤全切除后 5 年 PFS 为 75% ~ 80%，而次全切除组 PFS 为 35%。但是，Goldwein 认为肿瘤切除程度不会影响存活率。Shaw 认为儿童室管膜瘤和间变型室管膜瘤的存活率有显著的不同，前者存活率是 74%，而后者存活率是 29%，但其他学者也发现肿瘤病理级别并不影响整体存活率的依据。肿瘤复发可能部分与肿瘤的放疗剂量有关，Goldwein 发现儿童室管膜瘤术后放射治疗剂量大于 4 500cGy 组存活率达到 51%；而放射治疗剂量小于 4 500cGy 组存活率小于 18%。最后，根据神经影像、颅神经受损体征等所表现出的脑干受侵犯状况也与预后差密切相关。

多数儿童室管膜瘤的报道都认为 5 年存活率为 27% ~ 58%。Lyons 发现年龄小于 5 岁儿童的 5 年存活率是 14%；许多患儿的复发相当快，平均复发期限是 18 月。也有些报道认为对于近全切除患者，复发期限延长，在术后 2 ~ 3 年出现肿瘤复发。有几个研究发现在年幼儿童 Collins 法则是成立的，例如：如果患儿术后存活期限长于其诊断时年龄 +9 月，那么治愈是可以达到的。

22.9 脉络丛乳突状瘤

22.9.1 概述(introduction)

脉络丛乳突状瘤（chroid plexus papilloma)是缓慢生长的良性肿瘤，起源于脑室的脉络丛上皮细胞，在儿童较常见，常伴有脑积水。本病的发病率较低，国外文献报告约占颅内肿瘤总数的 0.4% ~

0.6%，占神经上皮肿瘤的 1.7%~2.0%。天坛医院经手术和病理证实的共 83 例，占同期颅内肿瘤的 0.57%，占同期神经上皮肿瘤的 1.47%。

本病可发生于任何年龄，但以儿童多见，主要见于 10 岁以下儿童，其发生约占儿童颅内肿瘤的 1.5%~4%。我们近期报告 24 例儿童患者（小于 15 岁），占同期脉络丛乳突状瘤总数 31 例的 77.4%，占儿童颅内肿瘤 1 495 例的 1.6%。文献报告儿童脉络丛乳突状瘤的好发年龄为 2 岁以下，约占总数的 70%，1 岁以下者占 40%~50%，平均发病年龄为 17 月，无性别差异。本组年龄最大 15 岁，最小为 6 月，年龄在 1 岁以下者 3 例（12.5%），3 岁以下者 8 例（33.3%），平均年龄 7.7 岁。本病男性多于女性，男女之比为 1.6∶1。

本病的好发部位因年龄有所不同，在儿童多见于侧脑室而在成人多位于第四脑室，肿瘤在侧脑室者多位于三角区，亦可发生在颞角、额角和体部。发生在后颅凹的脉络丛乳突状瘤除可见于第四脑室外侧隐窝或第四脑室内外，亦可见于脑桥小脑角区，后者系肿瘤原发于第四脑室外侧隐窝或第四脑室内，经过外侧孔突向小脑角所致。发生在第三脑室者少见。由于脉络丛组织的胚胎残余异位发展，使得肿瘤偶尔发生在大脑凸面。儿童期肿瘤位于侧脑室者占总数的 67%，第四脑室占 19%和第三脑室内占 14%。本组肿瘤位于侧脑室内者占 58.3%，四脑室内者占 29.2%，三脑室内者占 8.3%，CPA 者 1 例。

22.9.2 病理（pathology）

（1）大体所见

肿瘤来源于脑室脉络丛组织，故大多数发生在脑室内，一般体积不大，呈粉红色，结节样生长，与肿瘤周围脑组织边界清楚。肿瘤表面呈细小的乳突状或颗粒状，亦有人称为桑椹状。切面粗糙且组织易于脱落，质地较脆，很少发生囊变和出血坏死。亦可见到细小的钙化颗粒。

（2）镜下所见

肿瘤细胞分化良好，酷似正常的脉络丛组织形态，肿瘤细胞呈立方或柱状上皮形态，常常以假复层的排列方式排列在疏松结缔组织的轴心周围，形成细小的乳突状结构，乳突中心有丰富的血管，乳突的轴心往往可见到有球形的钙质沉着，称为钙化小体。很少见到肿瘤细胞的核分裂象（图 22-9-1，图 22-9-2）。

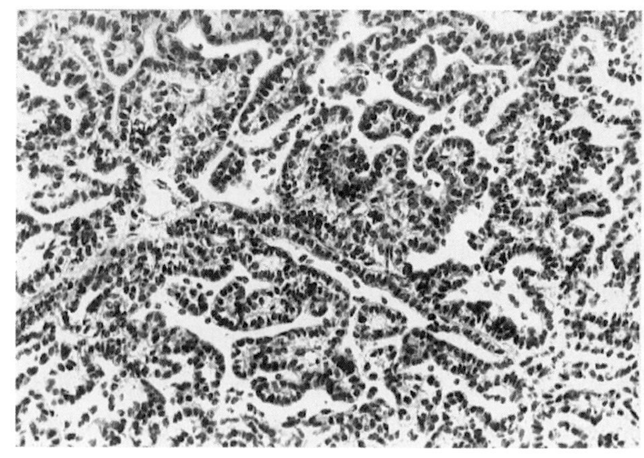

图22-9-1 脉络丛乳突状瘤（HEX200）

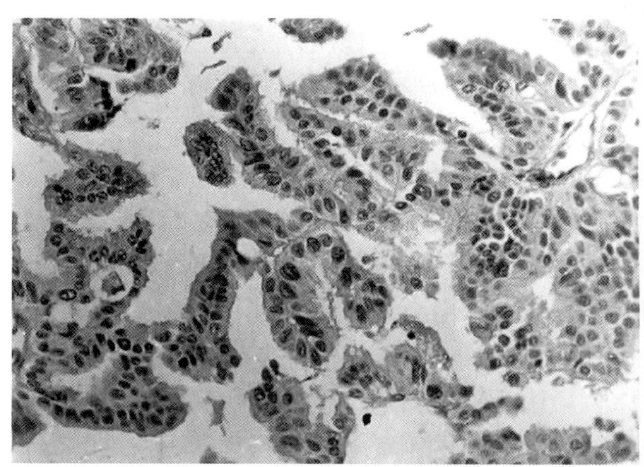

图22-9-2 脉络丛乳突状瘤（HEX400）

（3）电镜观察

肿瘤细胞呈单层柱状，排列成乳突状，有明显的顶端至基底的方向性，瘤细胞表面富有生长旺盛的微绒毛，顶端联结以连接复合体－闭锁小带和桥粒，侧面质膜呈交织状态，基底面平滑，附着于基膜上。纤毛混杂于微绒毛之间，胞质内可见成簇的基体，偶见横纹的小根，胞质电子密度不一，从而可呈现明暗细胞相间，可见大量线粒体和丰富的糖原，糖原和纤毛在婴儿脉络丛乳突状瘤尤为突出，成年和老年则无此特征。一般没有胞质丝，偶尔胞质丝突出，向室管膜细胞分化。胶质丝随正常脉络丛的老化而表现突出，此亦为老年脉络丛乳突状瘤的特征。胞核呈圆形或多边形，位于细胞中心。乳突中心的血管内皮细胞为开窗性，具有滤过功能，此为肿瘤过量产生脑脊液的超微结构证据。

（4）脉络丛乳突状癌

恶性脉络丛乳突状瘤占总数的 10%~20%，亦有文献报道儿童组中恶性者高达 26.5%，本组仅见 1 例（4.2%）。大体呈浸润性生长，有局限性坏死，组织学上可以见到肿瘤细胞的异形性，瘤细胞出现大量的核分裂象。尽管肿瘤呈现恶性的组织学表现，但大多数仍保持其乳突状结构特点。电镜观察除保留上述良性脉络丛乳突状瘤的某些特征外，尚可出现一系列间变性改变，瘤细胞呈片状排列，失去乳突状和方向性排列，细胞间连接发育不良，细胞器少但多聚核糖体大量出现，微绒毛发育不良，纤毛极为罕见，核浆比例增大，核染色质呈细颗粒状均匀分布，核分裂象常见。脉络丛乳突状瘤约有10%发生恶性变，可称为脉络丛乳突状癌。

22.9.3 临床表现(clinical manifestation)

病程长短不一，平均一年半左右，表现有颅内压增高和局限性神经损害两大类。

(1)脑积水与颅内压增高

大部分病人伴有脑积水，其原因包括脑肿瘤的所在位置直接梗阻脑脊液循环所致的梗阻性脑积水以及脑脊液的生成与吸收紊乱造成的交通性脑积水两种情况，脉络丛乳突状瘤病人临床所常见的颅内压增高征与脑积水的发生有直接关系，当然，肿瘤的占位效应亦是颅内压增高的重要原因。婴幼儿颅内压增高表现为头颅的增大和前囟张力的增高，精神淡漠，嗜睡或易激惹。在较大的儿童及成人则可表现为头疼、呕吐及视神经乳突水肿，甚至可出现阵发性昏迷。重度脑积水使皮质抑制功能降低或肿瘤直接影响均可导致癫痫发作。

(2)局限性神经系统损害

局限性神经系统损害的表现因肿瘤所在的部位而异。肿瘤生长在侧脑室者半数有对侧轻度锥体束征；位于第三脑室后部者表现为双眼上视困难；位于后颅凹者表现为走路不稳、眼球震颤及共济运动障碍等。个别位于侧脑室者可表现为头部包块。本病临床上可见有自发性蛛网膜下腔出血的病史。肿瘤多位于脑室内，有的可移动，故有些病人表现为头疼突然加剧或缓解。少数有强迫头位，这可能因肿瘤移动后突然梗阻了脑脊液循环通路所致。

22.9.4 辅助检查(assisted examination)

(1)腰椎穿刺

脉络丛乳突状瘤的脑脊液蛋白含量明显升高，有的甚至外观呈黄色，所有梗阻性脑积水均有颅内压增高。

(2)X线平片

部分病人头颅X线平片表现为颅内压增高征，在成人指压痕增多，儿童为颅缝分离，15%～20%可见病理性钙化，侧脑室肿瘤钙化较正常脉络丛钙化增大多为单侧。

脑血管造影少数瘤体可见肿瘤染色，Velasco等(1982)认为血管造影对手术的设计有重要意义，并指出本瘤的诊断有如下征象：①脑室因不对称扩大而中线向健侧移位。②侧脑室三角区有肿瘤的不规则染色；③脉络膜前动脉或脉络膜后动脉扩张并向肿瘤供血。

(3)CT检查

肿瘤在CT平扫时呈高密度(图22-9-3)，增强扫描呈均匀强化，边缘清楚而不规则，可见病理性钙化。肿瘤多为单侧，极少为双侧，位于侧脑室内者以三角区居多，位于后颅凹者多伴有幕上脑积水。除脉络丛乳突状瘤外，肿瘤多局限于脑室内，无明显中线结构移位。

(4)MRI检查

肿瘤的MRI表现在T_1加权像中呈低信号，较脑实质信号低但较脑脊液信号高；在T_2加权像中呈高信号，与脑脊液分界清楚而肿瘤轮廓不规则，有些可见钙化，肿瘤有显著的对比增强并有脑积水(图22-9-4，图22-9-5)。

19.6.5 治疗和预后(treatment and prognosis)

脉络丛乳突状瘤的治疗以手术切除为主，肿瘤在脑室内多为半游离状，有蒂与脉络丛组织相连，血供丰富，供血多来自与脉络膜前动脉（侧室内者）、脉络膜后内侧或后外侧动脉(三脑室内者)、小脑后下动脉(四脑室者)等，应尽可能做到全切除。对发生在第四脑室者应后颅凹正中开颅；突向脑桥小脑角者可做患侧耳后钩形切口，行单侧枕部骨窗开颅。三脑室内肿瘤，肿瘤的蒂部多位于后上部的丘脑中间块或松果体隐窝处，采取胼胝体－透明隔－穹隆间入路进入三脑室有明显优势，可以直接从上部暴露处理肿瘤蒂，然后将肿瘤向前面翻转完整切除。侧脑室肿瘤血供多来自于肿瘤底部的脉络膜前动脉，可应用颞顶皮骨瓣开颅，在颞枕交界角回处皮质直切口进入侧室三角区，轻牵开皮质后先处理肿瘤底部的供血动脉，再分块切除肿瘤；但近年来有人认为此入路易损伤颞叶深部视放射和语言中枢，建议采用顶上小叶或顶间沟切开进入侧室，

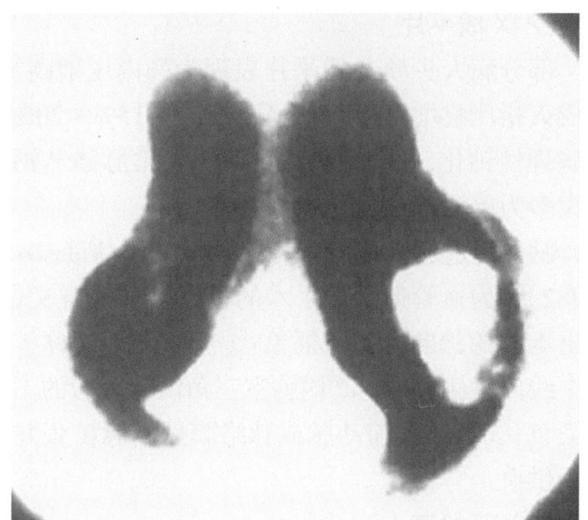

图22-9-3　侧脑室三角区脉络丛乳突状瘤（CT轴位）

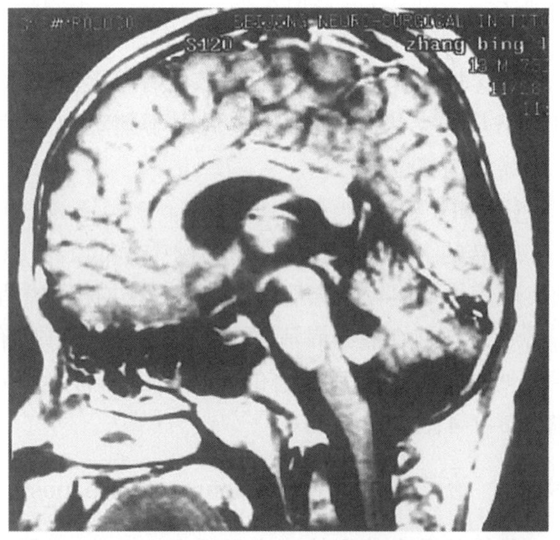

图22-9-4　第四脑室小脉络丛乳突状瘤（MRI强化）

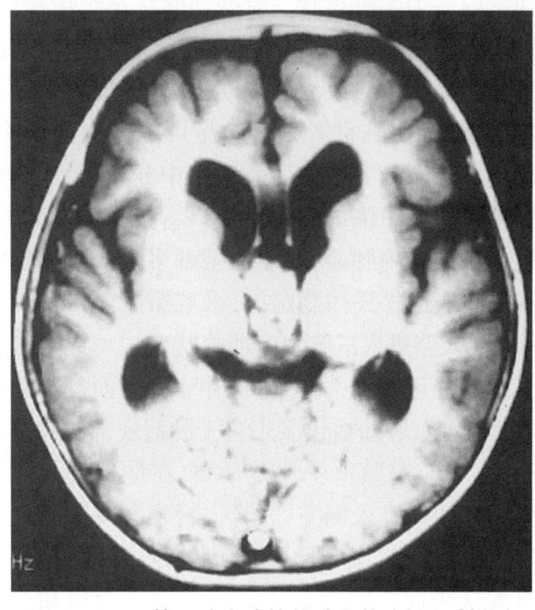

图22-9-5　第三脑室脉络丛乳突状瘤（MRI轴位）

但我们认为顶间沟入路对于处理肿瘤底部供血困难，特别是肿瘤巨大时。在儿童期，由于代偿能力强、皮质小直切口、术中牵拉轻微，可以减少颞枕入路术后失语和偏盲的发生，若瘤体过大，不必强求完整切除以防止损伤深部结构。

切除肿瘤前注意阻断供血动脉以利于手术中减少出血，对于未能完全切除肿瘤而不能缓解脑积水者，应当作分流手术，如为脉络丛乳突状癌术后应予放射治疗。术中出血是手术切除面临的主要问题，有学者建议术前采用导管技术行供血动脉栓塞，但因供血动脉走行较长且迂曲，使超选择困难。Pencalet（1998）报道在术前 5d 采用立体定向肿瘤内注射栓塞硬化剂，取得很好的效果，也有人建议采用术前放射治疗或化疗来减少肿瘤供血。

幕上的脉络丛乳突状瘤最常见的并发症为侧脑室扩大的情况下肿瘤切除造成脑组织术后下塌而形成硬膜下积液，发生率约为 1/5。此种情况处理十分棘手，如钻孔引流无效，必要时做硬膜下－腹腔分流手术。

对于未完全切除脉络丛乳突状瘤应行局部放射治疗，对降低复发率、延长生存期有效，全脑（WI）或脑脊髓放疗（CSI）比起局部放疗并没有显著差异；对有复发征象或恶性变者也应做放射治疗。

由于脉络丛乳突状瘤血供丰富、位置深在且比邻重要结构，早期手术全切困难，死亡率高达 16% ~ 31%（1952—1978 年），近年随着显微手术的开展，死亡率明显下降，低于 1%。本组近期的 24 例儿童脉络丛乳突状瘤均行显微手术，全切及近全切除率达 95.9%，无 1 例死亡。

本病系良性肿瘤，全切除后会获得良好效果，随着显微神经外科技术手段的进步，手术的死亡率可控制在 1%以下；而全切除肿瘤的病人不需放疗常可获得十分满意的长期疗效。1977 年 Farwell 报道儿童患者术后 5 年存活率为 67%，1 年和 5 年存活率相同，意味着患儿如果术后 1 年未死于术后并发症，就能长期存活，Ellenbogen(1989)报告，即使脉络丛乳突状癌的 5 年生存率亦可达 50%。本组随访的病例 5 年存活率为 75%，10 年存活率为 66.6%。近年随着手术技术提高，全切术后 5 年无复发存活率已达 100%。肿瘤近全切除后复发率为 0 ~ 7%。

22.10 小脑发育不良性神经节细胞瘤

22.10.1 概述

小脑发育不良性神经节细胞瘤(dysplastic cerebellar gangliocytoma)又名 Lhermitte-Duclos 病(Lhermitte-Duclos disease,LDD),是一种极为罕见的颅内良性肿瘤,2007 年版 WHO 分类为Ⅰ级。1920 年由 Lhermitte 和 Duclos 首次报道,国内外至今发现约 200 例,绝大部分为个案报道。其诊断和治疗目前均有一定争议。该病曾经有多个名称:diffuse ganglioneuroma of the cerebellar cortex, benign hypertrophy of the cerebellum, hamartoma of the cerebellum, granule cell hypertrophy of the cerebellum, Purkinjoma, gangliocytoma myelinicum diffusum of the cerebellum。现多称为 LDD 或者小脑发育不良性神经节细胞瘤。近二十年来,人们意识到 LDD 为 Cowden 综合征(Cowden syndrome, CS)的一种颅内表现,其诊断和治疗均发生了一些改变。

病理:LDD 是错构瘤或者是真性肿瘤目前尚无定论。肉眼可见为小脑皮质局部增大,叶片增厚,皮质变宽扭曲,其沟回显示不清,与正常小脑组织分界不清。大多数情况下,病变的颜色较周围的小脑皮质更加苍白一些。

显微镜下可见小脑半球分子层、Purkinje 细胞层及颗粒细胞层的正常结构消失,被病变取代,形成特征性的层状结构:外层为束状排列的有髓轴突;内层主要是发育异常的神经元,一种是体积大的多角形细胞,另一种是体积小、核深染的神经元,两者比例不一,增殖活性很低。其原因主要是分子层增宽,被一些异常的神经元细胞所代替;Purkinje 细胞层消失;颗粒细胞层增生,其有髓轴突主要来自分子层的神经元。

很多学者提到,即使在显微镜下,病变与周围组织并没有一个清晰的界限,这也是导致 LDD 很难手术全切肿瘤的主要原因。

22.10.2 临床表现

肿瘤位于小脑半球,生长缓慢,高峰发病年龄为 30~40 岁,但是也有发生于新生儿和 70 多岁患者的报道,该病没有明显的性别差异。患者病史多较长,患者多有头痛、呕吐等颅内压升高的症状,大约 40% 的患者会有小脑受压的体征,例如步态失调、行走困难等,也有患者出现颅神经麻痹的症状和体征。

患者也可有 Cowden 综合征的临床表现和体征,详见后文描述。

22.10.3 影像学检查

CT 扫描上肿瘤多表现为低密度或者等密度病灶,部分病例可有散在钙化。

MRI 是该病特异性的检查方法,肿瘤有着独特的影像学表现,对于术前诊断和确定肿瘤的范围有重要意义。由于 CT 扫描后颅窝有伪影,MRI 是诊断 LDD 的可靠方法,T_1 加权影像上肿瘤表现为低或等信号,T_2 加权像上肿瘤表现为典型的随小脑皮质走行的条纹状结构,具体表现为在高信号区域里可见低信号的条纹状结构,即“虎纹征”(tiger appearance),肿瘤不强化或者轻度强化。“虎纹征”及肿瘤缺少明显强化为 LDD 独特的影像学表现(图 22-10-1,图 22-10-2)。

需要注意的是,曾经有报道有 1 例不同的报道,该患者具有以上典型的影像学表现,但是最终病理报告为髓母细胞瘤。由于 LDD 与髓母细胞瘤有截然不同的病史,并且预后差异很大,需要引起临床医生的关注。

22.10.4 治疗

既往曾经采用过的治疗模式有:肿瘤活检 + 放射治疗、后颅窝减压术、分流手术。肿瘤活检加放疗的模式曾经被广泛采用,但现在已很少使用,原因如:现代神经外科技术的进步使肿瘤切除术成为一个相对安全的手术,目前的报道手术死亡率均较低,而以前的文献报道约有 1/3 左右的患者死于术后并发症;该肿瘤对放疗不敏感,活检除证实肿瘤的性质外不能解决患者的临床症状;该肿瘤有典型的影像学特点,绝大多数在术前可以做出诊断,排除了活检的必要性。

后颅窝减压术可以很好缓解患者的临床症状

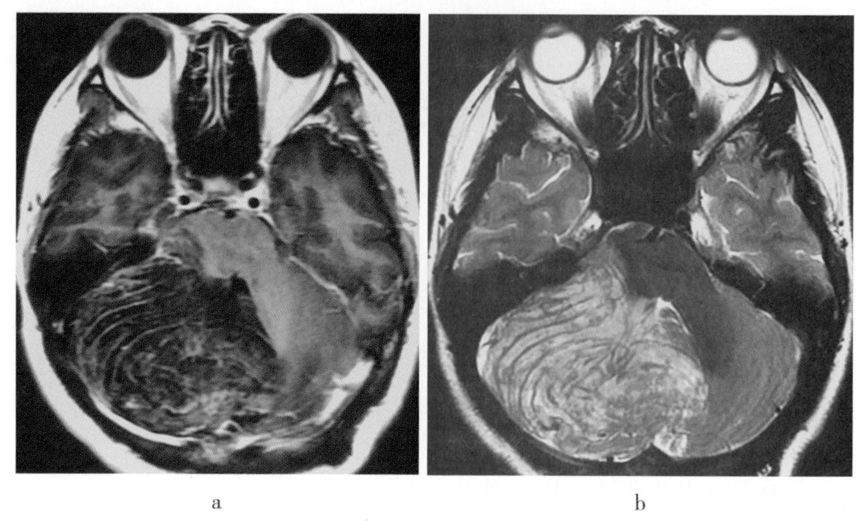

a　　　　　　　　　　b

图22-10-1

a. T_1加权MRI图像,可见肿瘤位于右侧小脑半球,轻微强化,呈现条纹状结构。
b. T_2加权MRI图像,肿瘤位于右侧小脑半球,具有典型的"虎纹征"。

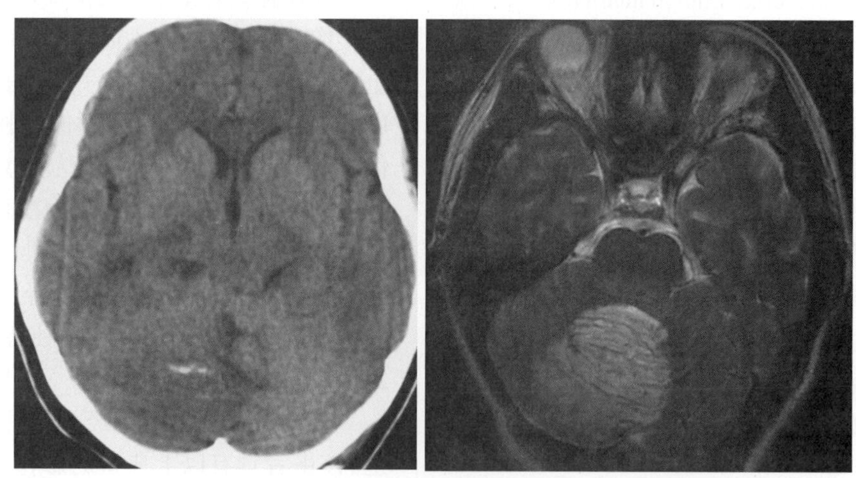

图22-10-2　头颅CT平扫图像:肿瘤为低密度,少量钙化

并能有效地延长患者的生存期，但目前已被淘汰，因为该肿瘤生长缓慢，后颅窝减压术创伤较大,并且不能解决肿瘤生长的问题。

分流手术可以用于肿瘤切除前后缓解患者脑积水的症状,但是单纯分流手术不能缓解因小脑受压迫导致的临床症状, 目前主要用于肿瘤切除前后脑积水的治疗。我们曾经报道 1 例患者因为拒绝手术切除肿瘤而只行单纯分流手术,虽然头痛等脑积水症状消失，但是其步态失调等症状却未完全缓解,肿瘤也在逐步生长。

手术切除是该病唯一有效的治疗方法,肿瘤切除后患者的临床症状可以消失或者减轻,死亡率极低,手术中遇到的困难主要是肿瘤边界不清,难以全切肿瘤,在病理切片上可以看见肿瘤与周围小脑组织并没有清晰的界限，存在一个逐渐过渡的区域，在手术中多发现肿瘤与周围组织界限不清,这是肿瘤难以全切及术后复发的原因。肿瘤部分切除后,残余肿瘤多生长缓慢,肿瘤复发多在数年之后,目前尚无肿瘤恶变或者转移的报道。放疗及化疗对该肿瘤无效。

22.10.5　Cowden 综合征

近 20 年来，越来越多的学者认为该肿瘤是 Cowden 综合征的一种颅内表现，在 LDD 患者中明确诊断 Cowden 综合征的临床意义在于该综合症患者可能合并有多脏器的疾病，尤其是一些恶性肿瘤,例如乳腺癌、甲状腺癌等。Cowden 综合征是由 Lloyd 和 Dennis 于 1963 年首次发现,1991 年,

Padberg 第一次提出了 LDD 是 Cowden 综合征的一种颅内表现的观点，其后得到越来越多的报道证实。我们的报道中有 4 例患者根据其临床特征可以明确诊断为 Cowden 综合征。

Cowden 综合征又称为多发性错构瘤综合征(multiple hamartoma syndrome)，是一种罕见的常染色体显性遗传疾病，目前认为 PTEN 基因突变是导致发生 Cowden 综合征的主要原因，文献回顾大约有 80%的患者合并有该基因的异常。根据该理论，目前已经成功制做出小鼠动物模型：PTEN 敲除后，小鼠会出现癫痫和共济失调的症状，最终出现死亡；组织学切片显示小鼠齿状回和小脑皮质的颗粒细胞出现发育不良进而导致小脑肥大。

Cowden 综合征的发病率为 1/200000～1/250 000 之间，由于其极为罕见，目前并没有准确的流行病学资料，其临床表现主要为皮肤黏膜病变和其他多脏器的病变。目前的资料显示 Cowden 综合征患者中 20%～25%患有乳腺癌；3%～10%患有甲状腺癌；40%患有胃肠道息肉；5%～10%患有子宫内膜癌。其他病变包括肾细胞癌、黑色素瘤、动静脉畸形、甲状腺腺瘤、脊髓空洞症等病变。

因此对于 LDD 患者及其直系亲属均要进行详细检查以除外 Cowden 综合征，同时对于 Cowden 综合征患者也要行头颅 MRI 检查以排除 LDD。对于 Cowden 综合征患者，NCCN 指南中推荐：患者 18 岁后每月进行乳腺自我检查(女性)；18 岁后每年进行甲状腺超声检查；18 岁后每年行详细的全身体检；30～35 岁后女性患者每年行乳腺 X 线摄影或者乳腺 MRI 检查等。有部分学者建议 Cowden 综合征女性患者行预防性双侧乳腺切除术，但其临床意义仍需斟酌。

由于 LDD 多在 20～30 岁以后逐渐起病，多数患者就诊时尚没有其他并发症的发生，需要长期的随访观察和基因检查才能排除 Cowden 综合征。目前认为成年期起病的 LDD 患者患有 Cowden 综合征的可能性极大，美国国家综合癌症网络(NCCN)的指南中已经把成年期起病的 LDD 作为 Cowden 综合征的特征性病变之一，并且建议所有成年 LDD 患者进行全身脏器和 PTEN 基因检测以除外 Cowden 综合征。但是儿童期起病的 LDD 目前多数学者认为是一种独立的疾病，其与 Cowden 综合征的关系目前尚无定论，需要大宗病例的随访观察。我们报道的一组患者就诊于我院时，均没有确认 Cowden 综合征的诊断，只是在随访过程中才发现有 4 例患者合并有该综合征，我们已经建议所有患者进行长期的随访和观察。而目前国内外的文献报道中，LDD 患者能够确定 Cowden 综合征的诊断，多在后期随访过程中方才发现，这也显示了神经外科医生对于 Cowden 综合征认识的不足之处，需要我们提高认识，尽早确立诊断。

22.10.6 PTEN 错构瘤综合征(PTEN hamartoma tumor syndrome)

PTEN 错构瘤综合征是由几种常染色体显性遗传的疾病所组成，包括有 Cowden 综合征、Bannayan Riley Ruvalcaba 综合征 (BRRS)、Proteus 综合征(PS) 和 Proteus-like 综合征，以上疾病均表现为 PTEN 基因的突变，导致患者出现细胞生长的过度，从而出现各种类型的错构瘤表现。然而在 Cowden 综合征，患者也可以出现乳腺癌、子宫内膜癌等恶性肿瘤的特征。

PTEN 错构瘤综合征目前尚没有同意的诊断标准，明确的诊断需要基因检查的结果方可明确。介于该疾病中可能会有 mTOR 通路的激活，曾有学者采用雷帕霉素等药物对一例 Proteus 综合征患儿进行口服雷帕霉素的治疗，并取得了一定的效果，但是目前尚无更大规模的试验结果公布。

(姜 涛　张玉琪)

参考文献

[1] Louis DN, Carvenee WK. WHO classification of tumours of the central nervous system. France: IARC Press, 2007, 2007.

[2] Lhermitte J, Duclos P. Sur un ganglioneurome diffus du cortex du cervelet [J]. Bull Assoc Fr Etude Cancer, 1920, 9 (9): 107.

[3] Robinson S, Cohen A R. Cowden disease and Lhermitte-Duclos disease: characterization of a new phakomatosis. Neurosurgery, 2000, 46(2): 371-383.

[4] Pilarski R. Cowden syndrome: a critical review of the clinical literature J Genet Couns, 2009, 18(1): 13-27.

[5] Hobert JA, Eng C. PTEN hamartoma tumor syndrome: an overview. Genet Med, 2009, 11(10): 687-694.

[6] Daly MB, Allen J, Axilbund JE, et al. NCCN Clinical Practice Guidelines in Oncology: Genetic/Familial High-Risk Assessment: Breast and Ovarian. Version 1, 2011. Fort Washington, PA: National Comprehensive Cancer Network, 2011.

[7] Erman T, Yilmaz DM, Tuna M, et al. Lhermitte-Duclos Disease (Dysplastic Cerebellar Gangliocytoma): Review of the

Literature. Neurosurg Q,2007,17(2):142-146.

[8] Prestor B. Dysplastic gangliocytoma of the cerebellum (Lhermitte-Duclos disease). J Clin Neurosci,2006,13(8):877-881.

[9] Haris AA,Chandra SR,Peethambaran B. Lhermitte-Duclos disease. Neurol India,2008,56(4):495-496.

[10] Douglas-Akinwande AC,Payner TD,Hattab E M. Medulloblastoma mimicking Lhermitte-Duclos disease on MRI and CT. Clin Neurol Neurosurg,2009,111(6):536-539.

[11] Kumar R,Vaid VK,Kalra SK. Lhermitte-Duclos disease. Childs Nerv Syst,2007,23(7):729-732.

[12] Nair P,Pal L,Jaiswal AK,et al. Lhermitte-Duclos disease associated with dysembryoplastic neuroepithelial tumor differentiation with characteristic magnetic resonance appearance of "tiger striping". World Neurosurg,2011,75(5-6):699-703.

[13] 姜涛，王军梅，杨蕾，等. 小脑发育不良性神经节细胞瘤和Cowden综合征[J]. 中华神经外科杂志,2011,27(8):812-816.

[14] Lloyd KN,Dennis M. Cowden's disease. A possible new symptom complex with multiple system involvement. Ann Intern Med,1963,58:136-142.

[15] Padberg GW,Schot JD,Vielvoye GJ,et al. Lhermitte-Duclos disease and Cowden disease:a single phakomatosis. Ann Neurol,1991,29(5):517-523.

[16] Kwon C,Zhu X,Zhang J,et al. Pten regulates neuronal som size:a mouse model of Lhermitte-Duclos disease. Natur genetics,2001,29(4):404-411.

[17] Eng C. PTEN:one gene,many syndromes. Hum Mutat 2003,22(3):183-198.

[18] Daly MB,Axilbund JE,Buys S,et al. Genetic/familial high risk assessment:breast and ovarian. J Natl Compr Canc Netw 2010,8(5):562-594.

[19] Blumenthal GM,Dennis PA. PTEN hamartoma tumor syndromes. Eur J Hum Genet,2008,16(11):1289-1300.

[20] Fistarol S K,Anliker M D,Itin P H. Cowden disease c multiple hamartoma syndrome -cutaneous clue to interna malignancy[J]. Eur J Dermatol,2002,12(5):411-421.

[21] Eng C. Will the real Cowden syndrome please stand up revised diagnostic criteria. J Med Genet,2000,37(11) 828-830.

[22] Marsh DJ,Trahair T N,Martin J L,et al. Rapamycin treatmer for a child with germline PTEN mutation. Nature Clinica Practice Oncology,2008,5(6):357-361.

22.11 胚胎发育不良性神经上皮肿瘤

22.11.1 概述

胚胎发育不良性神经上皮性肿瘤(dysembryoplastic neuroepithelial tumor,DNT)是1993年WHO中枢神经系统肿瘤分类中新添加的一种神经元和混合神经元—胶质细胞肿瘤。1988年法国病理学家Daumas-Duport等学者首次报告了39例表现为顽固性复杂部分性癫痫、具有独特组织学特征、可手术治愈的神经上皮性肿瘤,所有这些肿瘤均位于幕上大脑皮质内，呈现出由星形细胞、少突胶质细胞和神经元构成的、细胞成分不均一的多结节状结构。因为非典型的神经元常常不明显,此类肿瘤以前常被认为是混合性少枝星形细胞瘤。临床上的唯一表现为复杂部分性癫痫发作,放射学表现为局部颅骨变形,CT表现为边界清楚的低密度病变，常伴有病灶处的皮质发育异常。据此Daumas-Duport等推测DNS的产生在皮质形成时的胚胎期,可能起源于软膜下的粒细胞。此后陆续有一些类似病例的报告，并最终在1993年修订的WHO中枢神经系统肿瘤分类中,将DNT新增至神经上皮性肿瘤:神经元和混合神经元－胶质细胞肿瘤内。

发病率：由于DNT于1993年才正式被WHO确定为中枢神经系统肿瘤,10年来国外共有300多例的DNT报告,除法国(最大一组病例数为40例和英国(最大一组病例数为74例)报告的病例较多外，其他国家大多数的报告为个案或数例报告,因此DNT的确切发病率较难确定。Daumas-Duport等(1999)在回顾性分析1991年以前30年内,因顽固性部分性癫痫而行癫痫手术的428例中，确诊为DNT的为40例(占9.3%);Honavar等(1999)回顾性分析1993年以前19年内因长期顽固性癫痫而行手术治疗的430例标本，确诊为DNT的有74例(占17.2%);Rosemberg和Vieira (1998) 报告DNT占神经上皮性肿瘤的比率在20岁以下年龄组为1.2%;20岁以上年龄组为0.24%；在全年龄组的比率为0.63%。综上所述,DNT主要见于复杂部分性癫痫的病人,目前报告的很少,尚属于少见病例,这可能与临床及神经病理医师尚不认识此病有关。

年龄和性别:DNT主要见于青少年,男性患者稍多于女性。Daumas-Duport 等(1988)报告 39 例病人中男女之比为 22:16,发病年龄为 1 ~ 19 岁(平均为 9 岁),小于 15 岁者占 85%。Honavar 等(1999)报告 74 例,男女之比为 38:36,发病年龄为出生至 45 岁(平均为 7 岁),90% 的患者年龄小于 20 岁。Lee 等(2000)报告 20 例中男女之比为 3:2,发病年龄为 2 ~ 53 岁(平均为 19.7 岁),75%患者年龄小于 20 岁。

22.11.2 病理

Daumas-Duport 等(1988)将 DNT 分为单纯型和复合型两类,前者皮质病灶仅由所谓的“特殊胶质神经元成分(specific glioneuronal element SGE)”构成;而复合型则除有 SGE 外还包括神经胶质结节(glial nodules)和局灶性皮质发育不良。SGE 由与少突细胞和散在分布的星形细胞相伴、排列成与皮质表面垂直的柱状形态的神经元构成,并因嗜伊红细胞间质液数量的不同而呈现出从空泡状至致密结构的变化。神经胶质结节由星形细胞和少突神经胶质构成,可伴有神经元或不伴有神经元。DNT 主要位于颞叶,Daumas-Duport 等报告颞叶占 62%,其次为额叶,占 31%,顶枕叶较少。Honavar 等(1999)报告的 74 例中颞叶占 80%。绝大多数病变局限于皮质内,部分病变可累及深部白质及其他深部脑组织结构,其他罕见部位的 DNT 亦有报告,如尾状核头、小脑及脑干等。病理学上单纯型和复合型的分类与临床表现和治疗无关。

22.11.3 临床表现

DNT 主要表现为难治性部分性癫痫发作,少数为复杂部分性发作,一般不伴有颅内压增高症状。Daumas-Duport 等(1988)报告 39 病人中 36 例病人的唯一症状为部分性癫痫发作,仅 3 例为复杂部分性癫痫发作,有 15% 的病人继发癫痫大发作。Daumas-Duport 等(1999)在另一组 40 病例的报告中显示全部病人均表现为复杂部分性癫痫发作,40%继发癫痫大发作。Honavar 等(1999)报告 74 例病人均为难治性癫痫,所有病人均无颅内压增高症状。但个别病人可以表现为急性颅压增高,甚至昏迷:Thom(1999)报告了 5 例 DNT 自发性瘤内出血的病例,其中 1 例表现为头痛和神智障碍,而另外 4 例仅表现为癫痫发作。我院近年遇到 2 例,1 例为 8 岁女孩,5 年来癫痫发作,CT 显示右额叶肿物,5 年来稍增大,手术近全切除肿瘤,术后未再有癫痫发作;另一例为 10 岁男孩,6 年的癫痫病史,CT 显示左额叶肿物,全切除后癫痫发作停止。本组 2 例均表现为癫痫发作,无颅压高症状。

在癫痫发作间期,DNT 患者一般无神经系统阳性体征。Daumas-Duport 等(1999)报告 31 例(77%)的病例神经系统检查正常,7 例有象限盲,1 例有轻度面瘫,而这所有 8 例病人本人及家人均未忽视了这些体征。而 Lee 等(2000)报告 20 例病人神经系统检查均正常。

22.11.4 影像学检查

X 线平片提示病变具有长期稳定的特性:局部颅骨变型、颞窝扩大及病变的钙化;CT 检查通常表现为皮质内边界清楚的低密度病变,注药无强化,瘤周无水肿,占位效应不明显。此外,部分病例亦可有钙化、强化、颅骨变形等表现,约 10%的病例 CT 检查可报告为未见异常。MRI 对于 DNT 的诊断极为重要,尤其是 CT 检查未见异常的病例;典型的 DNT 在 T_1 像表现为低信号,T_2 像表现为高信号的边界清楚的病变,病变周围无水肿,无明显占位效应(图 22-11-1,2),主要位于皮质内,若病变较大可以累及白质甚至深部结构如内囊、丘脑、海马旁回等,注药后有 20% ~ 30%的病变出现局灶性轻度强化,部分病例可见病变周围有皮质发育不良。Daumas-Duport 等(1999)报告了一组术前 CT、MRI 随诊的 26 例 DNT,平均随诊 4.5 年,所有病例均显示病变无变化,提示病变很稳定,但有 2 例 CT 显示病变因出现囊性变而增大。文献报告 DNT 均很小,直径以 1 ~ 2.5cm 为主,个别可达 7cm(图 22-11-1,图 22-11-2)。

22.11.5 诊断

对于 DNT 的诊断标准,Daumas-Duport 等(1999)认为必须考虑病人的临床表现、影像学特点及神经病理特征,除具有特征性病理改变外,幕上皮质 DNT 的病人必须具备下述 4 点方可诊断为 DNT:①20 岁前发病的部分发作性癫痫,伴有或不伴有继发性癫痫大发作;②无神经功能缺陷,或表现为静止性、如先天性样缺陷;③MRI 能清晰显示病变的皮质结构;④CT 或 MRI 显示无占位效应;而对于其他特殊部位 DNT 的诊断标准尚有争议。本组 2 例均为儿童,病史 5 ~ 6 年,以癫痫为唯一症状,无神经功能缺陷,影像学无占位效应,伴有局部

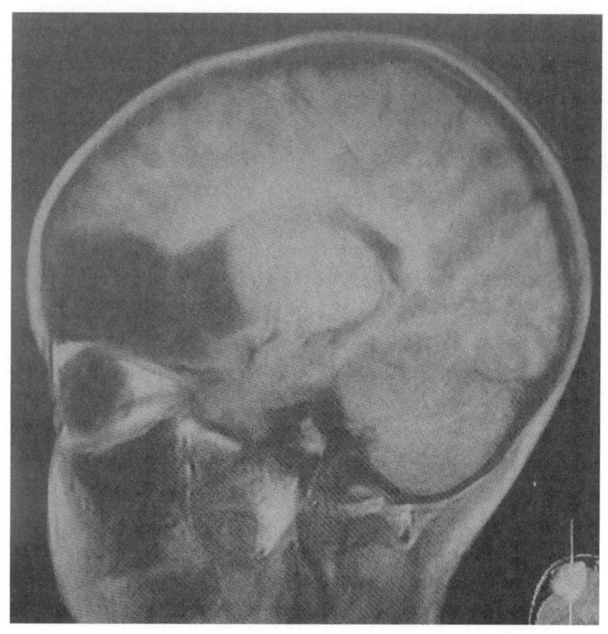

图22-11-1 男，8岁，胚胎发育不良性神经上皮肿瘤。MRI 矢状位T_1WI可见额叶底部低信号，占位效应不明显

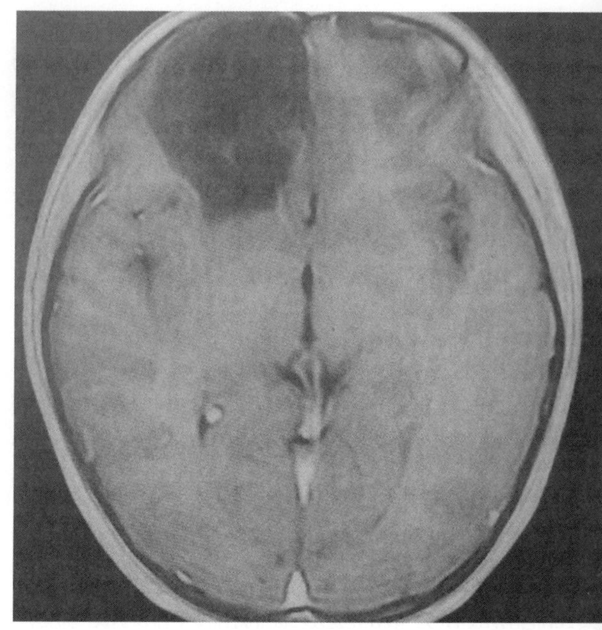

图22-11-2 同一病人，MRI强化扫描无强化

脑发育不全，符合 DNT 的临床诊断要点。

22.11.6 治疗

由于早期的 DNT 病例均为因颞叶癫痫而行颞叶切除，行进一步病理检查而明确诊断的，后期虽然逐渐认识此病，但绝大多数 DNT 位于颞叶，因此 DNT 的手术基本为颞叶切除或颞叶切除＋海马或（和）杏仁切除＋DNT 切除，部分文献报告为单纯 DNT 切除。对于是否切除 DNT 周围的癫痫灶尚有争议：Lee 等（2000）报告的 20 例 DNT 病例中 10 例行单纯 DNT 病灶切除，其余 10 例行颞叶切除或颞叶切除＋杏仁和（或）海马切除，平均随诊 37.9 个月，90%的病例获得治愈，与手术方式无关；14 例有术后 MRI 随诊，均无肿瘤复发。而 Kameyama 等（2001）认为 DNT 病人的癫痫灶位于 DNT 周围的皮质，为治疗癫痫，除切除 DNT 病灶外，亦应切除 DNT 周围的癫痫灶，这样才能很好地控制癫痫。

22.11.7 预后

DNT 预后良好，正确诊断及治疗更显得十分重要，由于 DNT 基本上是"静止性"病变，手术切除病变后不需要行放疗和化疗，如错误地对病人术后实施这些治疗，只能对病人产生不必要的损害。Daumas-Duport 等（1988）报告的 39 例病人中，不全切除者占 44%，平均随诊 9 年，所有病例均无肿瘤复发，虽然有 2 例死亡，但均与肿瘤无关，其中 1 例术后曾行放疗及化疗，术后 6 年因精神症状而自杀，尸体解剖显示大脑半球及脑干广泛放射性脑白质退行性变；术后行放疗者 13 例，与未放疗的 26 例相比无任何差异，说明放疗对病人无效。而在 Daumas-Duport 等（1999）另一组报告的 40 例 DNT 中 35 例随诊 3 年以上，均无复发，86%的病人癫痫得以完全控制。Honavar 等（1999）报告的 74 例中随诊到 63 例，均无复发，其中 46 例（73%）癫痫治愈，癫痫有效控制率为 81%。但亦有个别文献报告 DNT 有复发及恶变。

（李春德 罗世祺）

参考文献

[1] Daumas-Duport C, Scheithauer BW, Chodkiewicz JP, et al: Dysembryoplastic Neuroepithelial Tumor: a surgically curable tumor of Young patients with intractrable partial seizures. Report of thirty-nine cases. Neurosurgery, 1988, 23: 545-556.

[2] Urtkaya-Yapicier O, Elmaci I, Boran B, et al: Dysembryoplastic neuroepithelial tumor of the midbrain tectum: a case report. Brain Tumor Pathol. 2002; 19: 97-100.

[3] Daumas-Duport C, Varlet P, Bacha S, et al: Dysembryoplastic neuroepithelial tumors: nonspecific histological forms-a study of 40 cases. J Neuro-Oncolog. 1999, 41: 267-280.

[4] Honavar M, Janota I and Polkey CE: Histological heterogeneity of dysembryoplastic neuroepithelial tumor: identification and di-

fferential diagnosis in a series of 74 cases. Histopathology. 1999,34:342-356.

[5] Rosemberg S and Vieira GS:Dysembryoplastic neuroepithelial tumor. An epidemiological study from a single institution [Article in Portuguese]. Arq Neuropsiquiatr. 1998,56:232-236.

[6] Lee DY,Chung CK,Hwang YS,et al:Dysembryoplastic neur-oepithelial tumor:radiological findings (including PET,SPECT, and MRS) and surgical strategy. J Neuro-Oncology. 2000,47:167-174.

[7] Thom M,Gomez-Anson B,Revesz T,et al:Spontaneous intrale-sional haemorrhage in dysembryoplastic neuroepithelial tumors: a series of five cases. J Neurol Neurosurg Psychiatry. 1999;67:97-101.

[8] Argyropoulou MI,Arvanitis DL,Tzoufi M,et al:Dysembryoplastic neuroepithelial tumor and cerebellar atrophy:case report. Neuroradiology,2001;43:73-75.

[9] Koeller KK and Dillon WP:Dysembryoplastic neuroepithelial tu-mors:MR appearance. AJNR,1992,13:1319-1325.

[10] Cervera-Pierot P,Varlet P,Chodkiewicz JP,et al:Dysembryo-plastic neuroepithelial tumors located in the caudate nucleus area:report of four cases. Neurosurgery. 1997,40;1065-1070.

[11] Fujimoto K,Ohnishi H,Tsujimoto M,et al:Dysembryoplastic neuroepithelial tumor of the cerebellum and brainstem. J Neurosurg. 2000,93;487-489.

22.12 中枢神经细胞瘤

中枢神经细胞瘤（central neurocytoma,CNC)是少见的颅内肿瘤,仅占颅内肿瘤的0.25%~0.5%。自1982年由Hassoun率先报道以来,逐渐被人所认识,病例报道逐渐增多。其发病年龄75%集中在20~40岁,男女比例大致相等;据报道亚洲人发病率明显高于高加索人。肿瘤部位多位于幕上脑室内中线结构。

22.12.1 病理特点

WHO肿瘤分级为Ⅱ级。最早按Bailey和Cushing肿瘤组织学分类，属于原始髓上皮的神经细胞肿瘤。按WHO中枢神经系统肿瘤分类属于来自神经细胞的肿瘤。目前有学者认为,其发生来源于脑室周围具有双向分化潜能的细胞,肿瘤细胞可在体内分化为神经细胞,也可在体外培养中分化为神经胶质细胞，肿瘤组织在免疫化学染色时,NSE（神经细胞特异）多阳性;GFAP（神经胶质细胞特异)也可阳性。

光镜下:细胞呈现“蜂巢”样排列,可见粗大的纤维排列区,类似少枝胶质细胞瘤;也有时细胞呈线样排列,类似于室管膜瘤。半数以上可见钙化球,免疫组织化学染色时,SYN（synaptophysin突触素）强阳性即可诊断。电镜下:细胞突内有平行排列的微管,终末端既有空泡也有致密颗粒。电镜通常在SYN染色不确定时作补充,不作确诊首选。

22.12.2 临床表现

CNC多发生在中青年，长于脑室内中线结构,多因脑脊液循环受阻,表现为颅内高压症状,病程常为缓慢进展可长达1~2年,而就诊前数周有突然加重,可能由于室间孔完全闭塞,脑积水突然加重,或肿瘤出血所致,平均病程为5~6月。据国外综合文献报道:88%以头痛为最早表现,25.2%有视觉受损,19.8%有运动障碍,10.9%有精神状态改变,6.9%有感觉障碍,4.5%有癫痫症状,2%有头晕症状。体检均可见不同程度的双侧视神经乳突水肿。

22.12.3 影像学特征

肿瘤部位多位于幕上脑室内中线结构,可骑跨双侧脑室,可突入三脑室,常与室间孔、透明隔、穹隆、脑室侧壁等组织有粘连或关系密切。据综合报道,77%可累及双侧脑室,26%可累及三脑室。影像表现为与室间孔关系密切的实性肿块,常附着于透明隔,突入侧脑室,长期随诊时进展缓慢。CT可见等或稍高密度占位,显著不均匀强化,可伴有囊变和钙化。MR可见占位在T_1像T_2像均为等或稍高信号,T_1增强像可见中到重度强化,有囊变和钙化时,瘤内信号不均,常为“吹泡样”征象。

22.12.4 诊断与鉴别诊断

影像学见肿瘤位于脑室内,与室间孔、透明隔、穹隆、脑室侧壁等组织关系密切,瘤内信号不均,显著不均匀强化,可伴有囊变和钙化。应考虑中枢神经细胞瘤的诊断,确诊仍需组织病理学诊断。

CNC应注意与少枝胶质细胞瘤和室管膜瘤相鉴别,从临床症状、影像表现上几乎难以辨别,甚至在HE染色下,病理学都难以分辨,鉴别需免疫组织化学染色，SYN 阳性为中枢神经细胞瘤特有；室管膜瘤 GFAP 常为阳性表达；少枝胶质细胞瘤常有 P53 阳性、1p/19q 染色体缺失。光镜难以区分时，还需电镜检查确诊。

22.12.5 治疗

因患者多有脑积水症状，通常采用手术治疗的同时，既可解除脑室系统梗阻，改善脑积水等临床症状；又能明确病理诊断，为后续治疗提供病理依据；且手术全切除治疗效果最好，手术全切除后 5 年生存率可达 99%，因此手术治疗为首选治疗。常用手术入路有：经皮质造瘘 – 侧脑室入路，经纵裂 – 胼胝体 – 脑室入路。根据肿瘤位置不同可选取不同手术入路，已达到损伤小，且暴露良好的效果。通常对肿瘤靠近中线或侵犯双侧脑室的，选择经纵裂 – 胼胝体 – 脑室入路；而肿瘤主要位于一侧脑室且主要附着于脑室侧壁的，选择经皮质造瘘 – 侧脑室入路。

肿瘤多为质地软韧，有时可因钙化而使肿瘤质地脆硬，多与脑室壁有粘连，与脑室壁界限不清，因此完整切除难，应分块吸除，尽量达肉眼全切除。肿瘤侵犯穹隆等重要器官、术中出血、肿瘤过度钙化等常阻碍肿瘤的全切除。术后脑积水为常见并发症，有报道术后非交通性脑积水发生率为 80% ~ 86%。因此，手术中应常规行透明隔穿通，为术后分流手术做准备，术中可烧灼脉络丛减少术后脑脊液的产生。术后脑室内放置引流管，有条件的患者应行颅内压监测，待颅内压稳定后，应尽早拔除引流，如患者无法耐受，应尽早行 V–P 分流手术。

肿瘤对放射治疗敏感，对手术未能全切除的患者应常规放疗，以减少肿瘤复发的可能，推荐剂量为 54 ~ 60Gy，而对手术全切除的患者，是否放疗存在争议，近些年很多文献报道，对手术全切除患者：放疗对复发率及生存率均无明显改善，而不良反应增加，影响患者生存质量。因此对手术全切除的患者，建议不需要放疗。立体定向治疗效果好，90%以上的有效率，常被用于治疗肿瘤复发的，或难以手术切除的患者。CNC 的化疗仅为个案报道，被应用于化疗的药物包括亚硝基脲，氮芥，泼尼松，长春新碱，顺铂等，并无统一的化疗方案。

预后

中枢神经细胞瘤全切除后可长期生存，综合文献报道，全切除后 5 年生存率为 99%，部分切除加放射治疗 5 年生存率为 90%；肿瘤复发率：全切除后为 15%，部分切除加放射治疗为 17%。患者生存报道最长随访时间为 19 年。治疗后患者常见的症状包括：记忆力下降，反应迟钝，智力下降等。往往不影响生活和工作。

22.12.6 脑室外中枢神经细胞瘤

脑室外中枢神经细胞瘤（extraventricle neurocytoma，EVN），Nishio 等 1992 年首次报道了幕上脑室外的生物学及组织学特征均类似于中枢神经细胞瘤（CNC）的肿瘤，WHO 在 2000 年之前并没有完整的定义，2007 年 WHO 将 EVN 定义为独立的一类，而 CNC 则仅单指脑室内中枢神经细胞瘤。EVN 在组织学、临床及预后等方面均与 CNC 相近。EVN 极其少见，可发生于脑实质、下丘脑、小脑、脑桥、脊髓、视网膜，神经系统外 EVN 可见于睾丸、卵巢和盆腔。EVN 发病年龄最小为 5 岁，最大为 76 岁，中位年龄为 34 岁，较 CNC 更年轻，而且更多发病在青少年，男女比例大致相等。

（1）病理特点

肿瘤标本实质部分多为边界清晰的肿物，灰红色，质软，血供一般，可伴有不同程度的囊变，10%的肿瘤伴钙化，瘤周可有不同程度的水肿。

光镜下：肿瘤由巢状分布的大小一致的圆形类似少枝胶质细胞样细胞组成。胞质少，弱嗜酸，核居中，圆或卵圆，偶见核仁。瘤细胞间为分支状毛细血管及带状纤维结缔组织，构成蜂窝状结构。有时与少枝胶质细胞难以区分。

免疫组织化学染色时，SYN（synaptophysin 突触素）强阳性即可诊断。EVN 与 CNC 相比，更有同时向神经元和胶质分化的倾向，文献报道有 66%的 EVN 有向神经节细胞分化的倾向表现为 NF 阳性；有 46%的 GFAP（神经胶质细胞特异）呈阳性表达。

电镜观察瘤细胞大小较一致，核圆，部分可见核仁，胞质及突起内充满肿胀的线粒体、微管、神经分泌颗粒、透明囊泡、粗面内质网及溶酶体样结构，也可见形态完整的突触。

约有三分之一的 EVN 有非典型特征，包括：坏死、血管内皮增生、核分裂活跃，或 Ki–67 增殖指数增高（>2%），这样的患者也被认为预后较差。

（2）临床表现

与 CNC 以脑积水症状为主不同，EVN 幕上多因占位效应表现为癫痫或偏瘫、偏麻、复视等神经功能障碍，幕下及脊髓者也多表现为神经功能障碍,病程常为缓慢进展可长达 1~2 年。

(3)影像学特征

影像学多为形体规整、边界清楚的,通常较大的实性或囊实性病灶,可有不均匀的强化,可见不同程度的钙化。部分可见瘤周水肿,少数可有瘤内出血。CT 多为等或稍高密度,MR 可见 T_1 像为等或稍低信号,T_2 像为等或稍高信号,均可见不均匀强化。

最近文献报道,MRS 波谱分析有助于 EVN 诊断,其特异表现为 Cho 波升高,Cr 及 NAA 波减低,并且有一段 3.35-ppm 波峰为中枢神经细胞瘤所特有。

(4)诊断与鉴别诊断

EVN 因为少见且影像学不特异,极少在术前能够准确诊断。但在青年患者当中;脑实质内较大的占位,伴囊变、钙化,不均匀强化;脊髓内类圆形占位,边界清楚,内信号不均,不均匀强化。以上患者应考虑 EVN 的可能,免疫组织化学染色时,SYN(synaptophysin 突触素)强阳性即可诊断。

脑实质内的 EVN 主要应与少枝胶质细胞瘤、室管膜瘤、胚胎发育不良性神经上皮肿瘤、毛细胞型星形细胞瘤、胶质神经元肿瘤和 PNET 等相鉴别。脊髓内的 EVN 多发生在颈髓、颈胸髓交界处和马尾,主要与少枝胶质细胞瘤和室管膜瘤相鉴别。

(5)治疗

同 CNC 相仿,EVN 的首选治疗为手术全切除。对组织学非典型性、Ki-67 增殖指数 >2%、无法切除、次全切除和复发的 EVN 术后需给予放疗。对 EVN 的化疗效果尚无统一认识。

(6)预后

EVN 多数为良性,治疗效果较好,较少复发。部分切除患者,多数也能长期控制,但也有约三分之一的患者伴有 Ki-67 增殖指数 >2%,会在短期内复发,预后差。综合文献报道,肿瘤切除程度及 Ki-67 增殖指数是影响预后的关键因素。年龄是否影响预后尚存争论,部分文献提出年龄大者预后较差,但多数文献报道年龄与预后无关。

(林 松 钱海鹏)

参考文献

[1] Amemiya S,Shibahara J,Aoki S,et al. Recently established entities of central nervous system tumors: review of radiological findings. J Comput Assist Tomogr. 2008;32(2):279-85.

[2] Brown DM,Karlovits S,Lee LH,et al. Management of neurocytomas: case report and review of the literature. Am J Clin Oncol. 2001;24(3):272-8.

[3] Cenacchi G,Giangaspero F. Emerging tumor entities and variants of CNS neoplasms. J Neuropathol Exp Neurol. 2004;63(3):185-92.

[4] Marucci G,Barbanera A,Serchi E,et al. Ganglioneurocytoma of the spinal cord: report of a case and review of literature. Eur Spine J. 2009;18 Suppl 2:183-5.

[5] Yang GF,Wu SY,Zhang LJ,et al. Imaging findings of extraventricular neurocytoma:report of 3 cases and review of the literature. AJNR Am J Neuroradiol. 2009;30(3):581-5.

[6] 倪红斌,梁维邦,吴俊,等. 非典型性脑室外中枢神经细胞瘤一例报告及文献复习[J]. 中华神经医学杂志. 2010;9(12):1279-81.

[7] 周婧,李南云,周晓军,等. 脊髓部位脑室外神经细胞瘤的临床病理及文献复习[J]. 临床与实验病理学杂志. 2010;26(4):442-5.

[8] Bertalanffy A,Roessler K,Koperek O,et al. Recurrent central neurocytomas. Cancer. 2005;104(1):135-42.

[9] Chen CL,Shen CC,Wang J,et al. Central neurocytoma:a clinical,radiological and pathological study of nine cases. Clin Neurol Neurosurg. 2008;110(2):129-36.

[10] Chen CM,Chen KH,Jung SM,et al. Central neurocytoma:9 case series and review. Surg Neurol. 2008 et al. 70(2):204-9.

[11] De Tommasi A,D'Urso PI,De Tommasi C,et al. Central neurocytoma:two case reports and review of the literature. Neurosurg Rev. 2006;29(4):339-47.

[12] Leenstra JL,Rodriguez FJ,Frechette CM,et al. Central neurocytoma:management recommendations based on a 35-year experience. Int J Radiat Oncol Biol Phys. 2007;67(4):1145-54.

[13] Lenzi J,Salvati M,Raco A,et al. Central neurocytoma:a novel appraisal of a polymorphic pathology. Our experience and a review of the literature. Neurosurg Rev. 2006;29(4):286-92; discussion 92.

[14] Rades D,Fehlauer F,Lamszus K,et al. Well-differentiated neurocytoma:what is the best available treatment? Neuro Oncol. 2005;7(1):77-83.

[15] Rades D,Schild SE. Treatment recommendations for the various subgroups of neurocytomas. J Neurooncol. 2006;77(3):305-9.

[16] Schmidt MH,Gottfried ON,von Koch CS. Central neurocytoma:a review. J Neurooncol. 2004;66(3):377-84.

[17] Sharma MC,Deb P,Sharma S. Neurocytoma:a comprehensive review. Neurosurg Rev. 2006;29(4):270-85;discussion 85.

[18] 陈刚,迟广明,高之宪,等. 中枢神经细胞瘤[J]. 中华神经外科杂志. 2007;23(12):897.

[19] 钱海鹏,林松,曹勇,等. 中枢神经细胞瘤 94 例临床分析[J]. 中华神经外科杂志. 2011;27(2):162-5.

22.13 松果体细胞瘤

发生于松果体实质细胞的肿瘤包括松果体细胞瘤（pineocytoma）和松果体母细胞瘤（pineoblastoma）。过去称为松果体瘤者大多为生殖细胞瘤（germinoma）或非典型畸胎瘤（atypical teratoma），而真正的松果体细胞瘤很少见。年龄分布范围较广，松果体细胞瘤多见于成人，儿童多为松果体母细胞瘤。男女性别比例基本相等。

22.13.1 病理（pathology）

大体标本多为灰红色，质地软，略呈半透明状。肿瘤可突入第三脑室内生长，基底部呈浸润性生长，与周围境界不清，镜下观察（图 22-13-1），肿瘤细胞或松散分布，或聚集成小团，细胞直径较大而且有许多胞质，核浓染，多呈不规则形，肿瘤细胞之间有少量血管分布，有时可见肿瘤细胞形成典型和不典型的环状排列，偶见形成类似假菊花形团样结构。肿瘤恶变后分隔以无数纤细而交错的突起，核周质丰富，核周质与突起均呈疏电子性，其中有神经分泌颗粒，核圆形，无边界的核仁结构，在轴突膜桥粒样局限性增厚处有空心小泡的聚集，松果体母细胞瘤超微结构缺乏松果体细胞瘤的细胞特征，胞体较多形性，密集拥挤成片，核周质及细胞小器均少见。

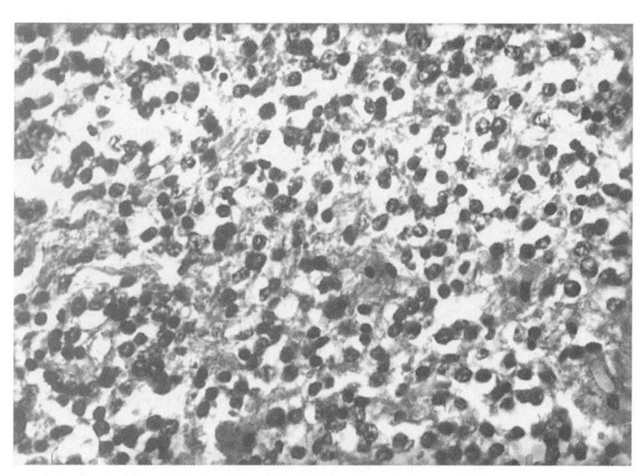

图22-13-1 松果体细胞瘤（HEX400）

22.13.2 临床表现（clinical manifestation）

病程长短不一，取决于肿瘤的组织学类型，位置（偏前或偏后）和体积的大小。一般病程较短，多在 1 年以内，本组病例的病程自 10d 至 2.5 年，平均约为 6 个月。

由于生长在大脑大静脉池内，上方为胼胝体压部，下方为中脑四叠体，后下隔小脑幕与小脑上蚓部相邻近。肿瘤的发展过程所产生的临床症状主要有三个方面：颅内压增高、邻近结构受压征象、内分泌紊乱。

（1）颅内压增高

肿瘤突向第三脑室后部梗阻导水管上口，或向前下发展使导水管狭窄或闭锁，以致早期发生梗阻性脑积水及颅内压增高。

（2）邻近脑受压征

1）眼征：肿瘤压迫四叠体上丘可引起眼球向上下运动障碍、瞳孔散大或不等大，Parinaud 于 1883 年首先指出此部位的肿瘤可导致眼球上视不能，并同时有瞳孔的散大和光反射的消失，而瞳孔的调节反应存在，故此征象称为 Parinaud 综合征。实际上典型的 Parinaud 综合征并不多见，后来常以单纯上视不能也称之为 Parinaud 综合征。

2）听力障碍：肿瘤体积较大时可压迫四叠体下丘及内侧膝状体而出现双侧耳鸣和听力减退。

3）小脑征：肿瘤向后下发展可压迫小脑上脚和上蚓部，故出现躯干性共济失调和眼球震颤。

4）丘脑下部损害：可能是肿瘤的直接侵犯或播散性种植到丘脑下部所致，亦有因肿瘤使导水管梗阻造成第三脑室前部漏斗隐窝的扩张而影响丘脑下部的因素，症状表现为多饮多尿、嗜睡和向心性肥胖等。

（3）内分泌症状

内分泌症状表现为性征发育停滞或不发育，正常松果体腺可分泌褪黑激素（melatonin），它可抑制垂体前叶的功能，降低垂体前叶中促性腺激素的含量和减少其分泌，而儿童及青春前期松果体的功能表现活跃，因而抑制了性征的过早发育，至青春期时松果体逐渐退化使得性征发育成熟。故性征发育迟缓者在松果体肿瘤中可见于松果体细胞瘤的病人。

（4）其他症状

由于颅内压增高和肿瘤直接压迫中脑，部分病人可出现癫痫发作，病理反射甚至意识障碍。松果体细胞瘤和松果体母细胞瘤患者可发生肿瘤细胞的脱落并沿脑脊液循环播散种植，引起相应的临床症状。

22.13.3 辅助检查(assisted examination)

(1)CT 检查

CT 平扫肿瘤可呈低密度、等高混杂密度或均一稍高密度病灶，肿瘤呈边界清楚的类圆形病灶，可有散在小钙化灶，双侧侧脑室及第三脑室前部扩大，有室管膜或室管膜下转移的可见两侧侧脑室及第三脑室周围带状略高密度病灶，可呈均匀一致的对比增强。

(2)MRI 检查

MRI 检查肿瘤在 T_1 加权像呈等信号，也可呈低信号，而在 T_2 加权像为高信号，矢状位扫描有助于了解肿瘤的生长方向以及中脑受压的程度，Gd-DTPA 增强对比亦为均一强化表现(图 22-13-2)。

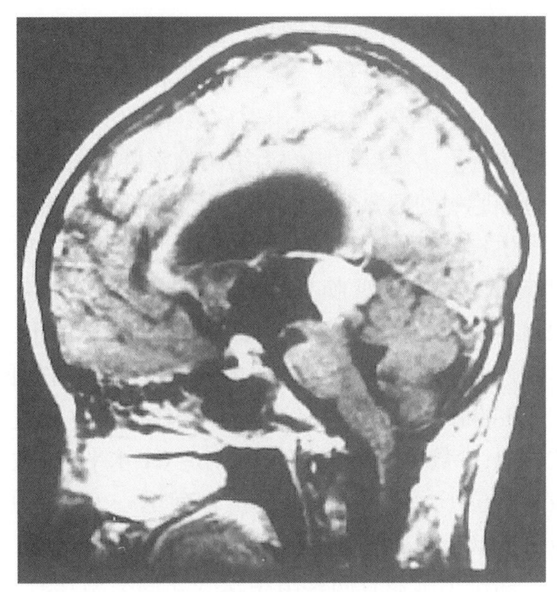

图22-13-2 松果体细胞瘤(MRI矢状位强化)

22.13.4 治疗及预后(treatment and prognosis)

松果体细胞瘤的治疗应当以手术治疗为主，因为该肿瘤的病理性质所决定，肿瘤对放射治疗不十分敏感，而部分病人在脑室腹腔分流术后虽然颅内压不高，但中脑受压的体征却更明显，只有直接手术切除肿瘤才能解除对脑干的压迫。根据肿瘤的发展方向，要采用不同的手术入路，对于肿瘤未能全切除且脑脊液循环梗阻未能解除者，应当及时行侧脑室－腹腔分流手术，作为辅助治疗，术后给予放射治疗。

本病远期疗效不佳，早年病例 1 年存活率可达到 75%，但 5 年存活率几乎为 0。这远较国外近期报道的松果体细胞瘤的存活率为低，Schild(1993)报告的 18 例松果体细胞瘤的随访中，5 年存活率高达 67%。

(罗世祺)

22.14 髓母细胞瘤

22.14.1 概述

髓母细胞瘤(medulloblastoma)是儿童最常见的一种颅内肿瘤，约占儿童颅内肿瘤的 18%，占儿童后颅窝肿瘤的 29%(Choux，1982 年)，占所有年龄段颅内肿瘤的 3%～4%。儿童髓母细胞瘤占髓母细胞瘤总数的 94%，成人只占 6%。髓母细胞瘤的发病率约为 6 人／百万人口／年，按照我国 13 亿人口计算，我国每年新增儿童髓母细胞瘤约 7 300 例。成人髓母细胞瘤在比较少见，约占成人颅内肿瘤的 1%。

髓母细胞瘤的发病年龄高峰在 6～10 岁，且有明显的性别优势，男孩发病多于女孩。国外统计了 2456 例儿童髓母细胞瘤的资料（Choux，2001 年），5 岁以下发病占 37%，6～10 岁发病占 43%，11～15 岁发病占 20%；男孩发病占 60%，女孩发病占 40%。我们(张玉琪，2003 年）统计了 174 例儿童髓母细胞瘤，男孩占 61%，女孩占 39%；5 岁以下年龄发病占 26%(最小年龄 9 月)，6～10 岁发病占 45%，11～15 岁发病占 29%。

22.14.2 病理

髓母细胞瘤是中枢神经系统恶性程度最高的神经上皮性肿瘤之一，属于原始神经外胚层肿瘤(PNET)的一种，在 WHO 的神经系统肿瘤分级中属于Ⅳ级。PNET 的细胞成分具有多能性分化，包括神经元、星形细胞、室管膜、肌肉和黑色素等。髓母细胞瘤来源于胚胎残余组织，一种可能是起源于小脑胚胎的外颗粒细胞层，约在出生后半年内逐渐消失。另一种可能起源于后髓帆室管膜增殖中心的原始细胞，这些细胞可能在出生后数年仍然存在。

传统上讲髓母细胞瘤为第四脑室肿瘤，实际上髓母细胞瘤的起源部位在小脑的下蚓部，肿瘤呈膨胀性生长，由于肿瘤后方硬膜和颅骨的抵抗，肿瘤主要向前方的第四脑室生长（图 22-14-1 ~ 图 22-14-3）。这就是我们在影像学上看到肿瘤位于(实为长入)“第四脑室”的缘故。瘤体压迫第四脑室底，约 1/3 的肿瘤与脑室底有粘连。瘤体向下生长进入枕大池，少数可以长入椎管内，到达 C1 水平。绝大多数肿瘤位于后颅窝的中线部位，有 5% ~ 9%的肿瘤位于小脑半球，极少数位于小脑脑桥角(CPA)。

髓母细胞瘤有两种组织学变异的类型:经典型和促结缔组织增生型(dermoplastic)。经典型髓母细胞瘤质地均匀、脆、软，易于被吸引器吸除。肿瘤外表面无包膜，暗灰色或暗红色，与肿瘤富含毛细血管有关。肿瘤的内部可有小的灶性坏死，可有小的囊变。在显微镜下，肿瘤细胞丰富，少有结缔组织成分，典型的成团肿瘤细胞排列成玫瑰花瓣形(Homer-Wright 花瓣形)病例约 40%。

另有少部分肿瘤的中心呈硬结节状，为促结缔组织增生型髓母细胞瘤，肿瘤的外周质地软、脆，中心的肿瘤结节质地韧、硬，黄灰色，多纤维组织。在显微镜下，有小结节状的孤立岛，为纤维结缔组织成分，肿瘤细胞呈散在分布。由于肿瘤质地脆弱，表面的肿瘤细胞易于脱落，造成蛛网膜下腔内播散。播散的肿瘤细胞可在蛛网膜表面、脑沟内和鞍区种植生长(图 22-14-4)。3% ~ 5%的病例有肿瘤出血。

肿瘤大体为略红色或灰红色，一般血运丰富，典型者瘤质软而脆，易于用吸引器吸除。少数为促结缔组织增生型，又称为硬纤维型，即肿瘤硬、韧，似有硬性包膜，故外观边界清楚，手术可分大块切除。髓母细胞瘤的血供多来源于小脑后下动脉的分支(图 22-14-5)。

通过对髓母细胞瘤分子生物学和基因学的研究发现，40% ~ 50% 的病例有等臂染色体 17q(i(17q))的变异。由于此变异在其他类型的肿瘤中也有发现，因此有人认为是继发性变异，但多数学者认为是髓母细胞瘤的原发性变异。

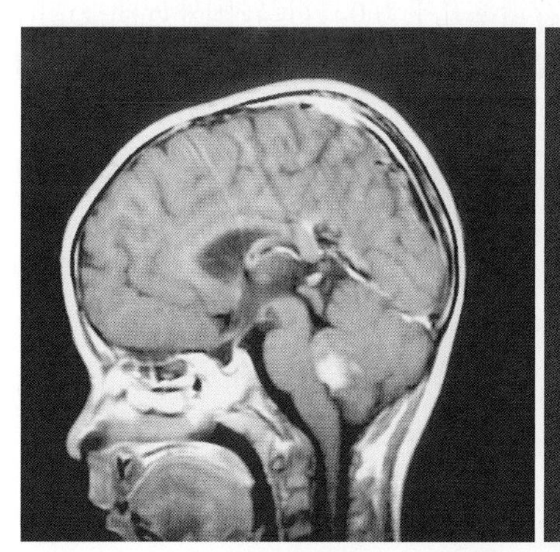
图22-14-1 髓母细胞瘤起源于蚓部

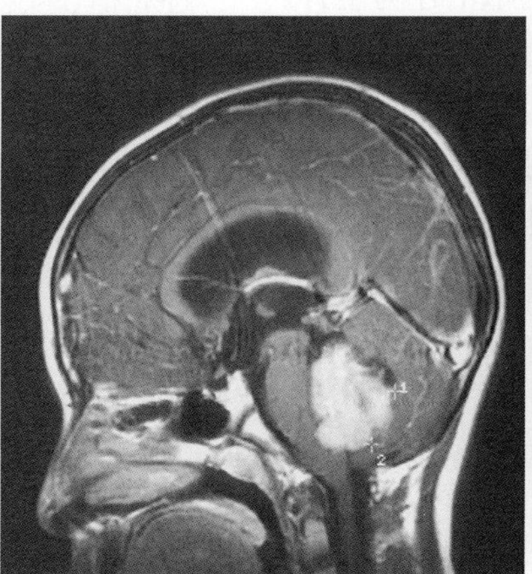
图22-14-2 胞瘤长大充满四脑室

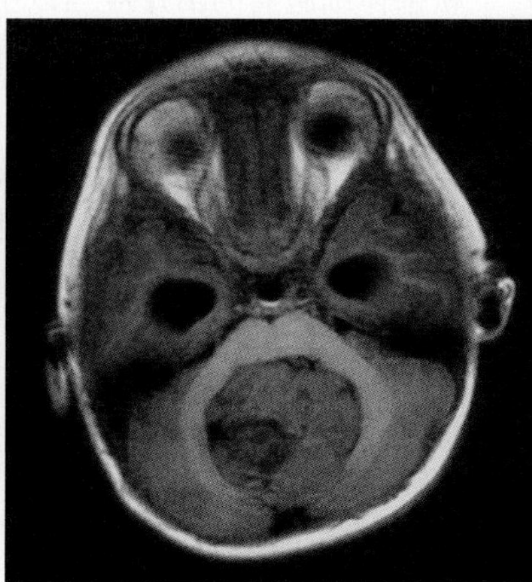
图22-14-3 胞瘤长大侵犯小脑蚓部，致其结构消失

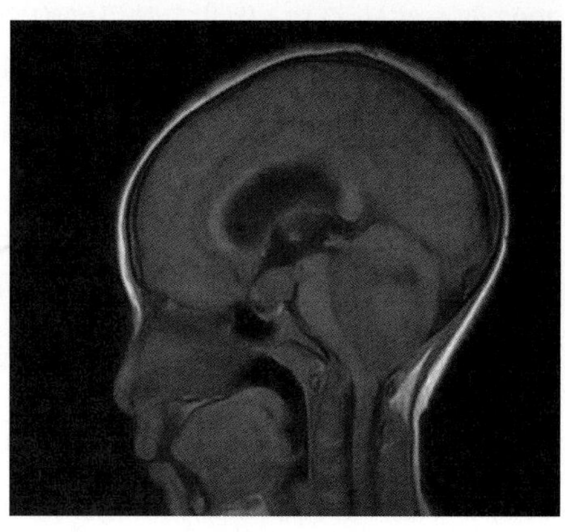
图22-14-4

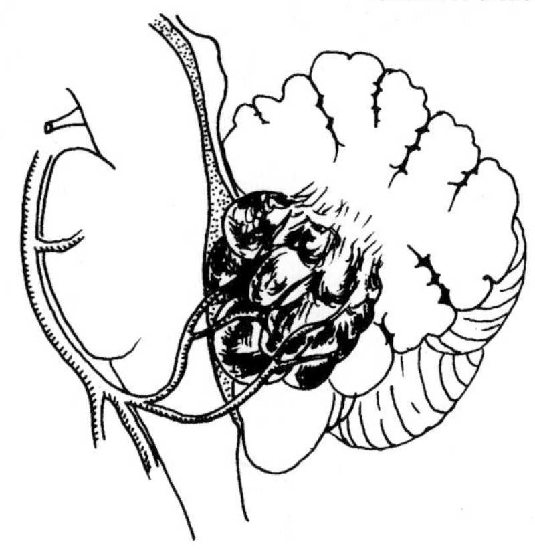
图22-14-5 髓母细胞瘤的血供多来源于小脑后下动脉的分支

22.14.3 临床表现

髓母细胞瘤的病程较短，一般为 4～6 个月。病儿在肿瘤的早期多没有临床表现，或轻微的头痛没有引起病儿家长的注意，当病儿出现临床表现时，影像学发现肿瘤已经非常大。80%以上病儿的首发表现是高颅压的症状：头痛和呕吐，精神萎靡。高颅压的主要原因是肿瘤阻塞第四脑室和大脑导水管后引起的幕上脑积水。

主要的体征有：视乳突水肿、躯体性共济失调、步态异常、强迫头位、眼球震颤等。病儿可有视物模糊或视力下降。当肿瘤主要侵犯上蚓部，病儿多向前倾倒；肿瘤位于下蚓部时，病儿向后倾倒。如肿瘤侵犯一侧的小脑半球，病儿表现为肢体性共济失调，如手持物不稳、指鼻困难等。病儿多有水平性眼球震颤，是由于眼肌的共济失调所致。复视是由于高颅压引起外展神经麻痹所致。当肿瘤侵犯第四脑室底时，由于面丘受侵犯可导致面瘫。长入椎管内的肿瘤侵犯了脊神经，病儿可表现有强迫头位。

约 22.4% 的病儿身高明显地超过正常儿童（Robertson，1997 年），因此怀疑髓母细胞瘤是分泌型的肿瘤，可能分泌生长激素或生长因子等。

22.14.4 影像学检查

头颅 CT 和 MRI 检查对髓母细胞瘤的正确诊断率在 95%以上。头颅 CT 扫描可发现后颅窝中线部位圆形占位，边界比较清楚，瘤体周围可有脑水肿带，平扫为等密度或稍高密度（图 22-14-6），增强现象比较均匀，瘤体巨大占据了第四脑室。部分肿瘤有瘤内坏死和小囊变（图 22-14-7）。头颅 CT 的血管造影像（CTA）可显示肿瘤的供血血管。

头颅 MRI 扫描能确定肿瘤的大小和精确的解剖关系。绝大多数肿瘤位于小脑下蚓部，边界清楚，质地均匀，髓母细胞瘤增强扫描后呈比较均匀的信号，提示瘤体质地软，在 T_1 相肿瘤呈低信号，有明显的均匀增强，肿瘤向第四脑室生长，向前方压迫第

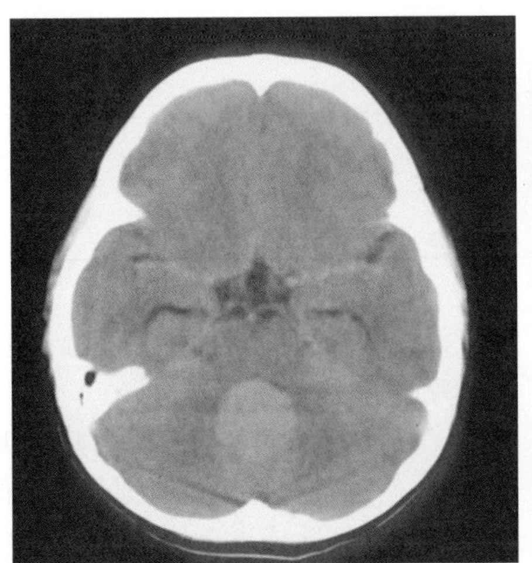

图22-14-6 髓母细胞瘤CT平扫为高密度

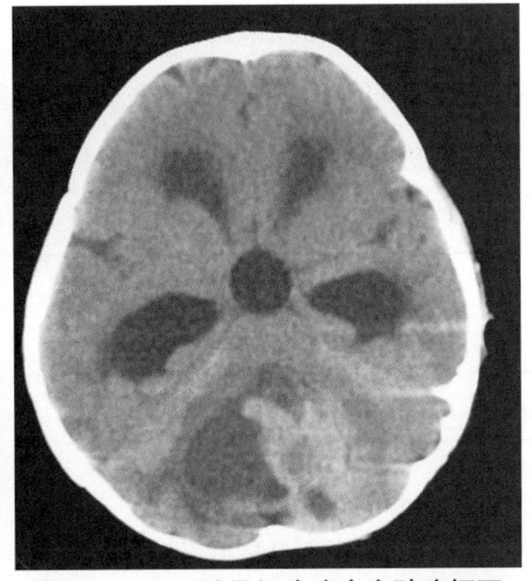

图22-14-7 髓母细胞瘤内有肿瘤坏死

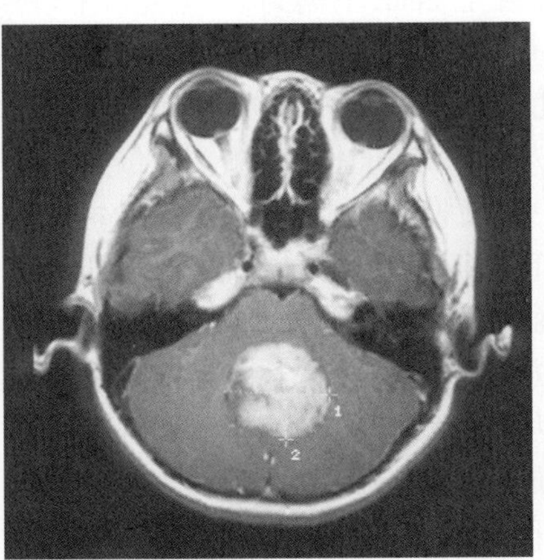

图22-14-8 髓母细胞瘤MRI增强像

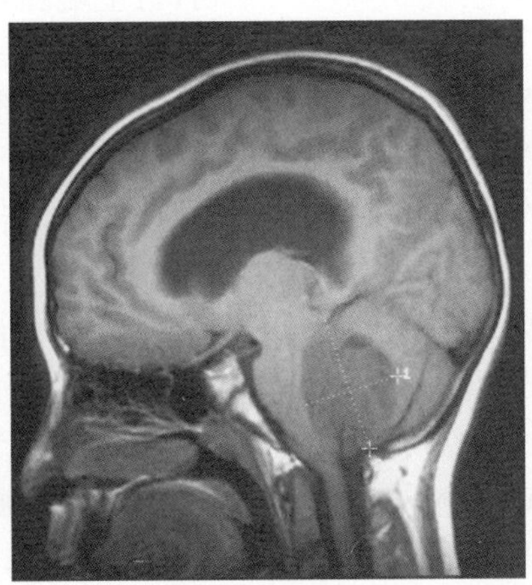

图22-14-9 髓母细胞瘤MRI T_1像为等信号

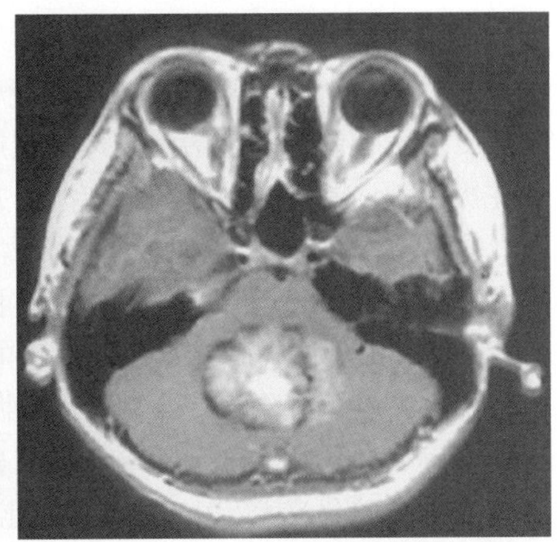

图22-14-10 硬结节纤维型髓母细胞瘤T_1增强：肿瘤中心增强

四脑室底(图 22-14-8、图 22-14-9)。瘤体在增强后为混杂信号,提示髓母细胞瘤可能为硬纤维型(图 22-14-10)。由于阻塞了第四脑室,大脑导水管扩张,并有幕上脑积水引起的脑室扩大。髓母细胞瘤的平均大小(直径)为 3cm,直径超过 5cm 的肿瘤为巨大髓母细胞瘤。

根据影像学肿瘤的变化,并结合脑脊液的细胞学检查,可以将髓母细胞瘤进行分期(表 22-14-1)(Chang,1969 年)。结合手术切除肿瘤的结果,可以对儿童髓母细胞瘤进行病情分级(表 22-14-2)(Choux,2001 年)。在 Choux 的分级中,肿瘤侵犯脑干是一个因素。但在我们的临床实践中发现:髓母细胞瘤级少侵入脑干内部,多数是与第四脑室底粘连。因此,我们认为肿瘤细胞的蛛网膜下腔播散应是一个重要因素。此肿瘤分期和病情分级对于判定病儿的预后有一定的帮助,分期越高和高危因素,病儿的预后越差。

表22-14-1 后颅窝髓母细胞瘤的分期

肿瘤位于原位的分期	
T_1	肿瘤直径<3cm;局限于蚓部、四室顶或者部分侵入小脑半球
T_2	肿瘤直径≥3cm;进一步侵犯临近结构或者部分填塞四脑室
T_3	肿瘤侵入两个以上临近结构或者完全填塞四脑室(延伸至导水管、四脑室后正中孔或两侧孔)并伴随明显的脑积水
T_4	肿瘤进一步通过导水管延伸至三脑室或向下延伸至上段颈髓
肿瘤播散转移的分期	
M_0	无蛛网膜下腔转移证据
M_1	脑脊液细胞学检查发现肿瘤细胞
M_2	在脑部蛛网膜下腔或侧脑室三脑室发现结节性转移灶
M_3	在脊髓蛛网膜下腔发现结节性转移灶
M_4	中枢神经系统外转移

表22-14-2 儿童髓母细胞瘤的临床病情分级

高危因素	低危因素
年龄小于 3 岁	年龄大于 3 岁
大部切除肿瘤	全或近全切除肿瘤
肿瘤侵犯脑干或转移	无脑干侵犯或转移

22.14.5 手术治疗

手术切除肿瘤是治疗髓母细胞瘤的首选方法,在影像学诊断后,应尽早手术治疗。70% ~ 80%的病儿合并有脑积水,现在不主张肿瘤手术前做分流术。可以在手术前 2 ~ 3d 做侧脑室持续外引流,手术全切除肿瘤,从而解除了导水管的梗阻,待手术切除肿瘤后再去除脑室外引流。如肿瘤手术后 1 ~ 2 周头颅 CT 或 MRI 显示脑室没有明显缩小,可以做脑室 - 腹腔分流术。对于脑室 - 腹腔分流术是否造成肿瘤的腹腔转移,目前仍有争论。只有当肿瘤有广泛的蛛网膜下腔转移或种植、不能首先进行手术治疗,可做分流术。

肿瘤的手术全切除是治疗髓母细胞瘤的根本目标。一般讲,几乎所有原位生长的髓母细胞瘤都能做到全切除或近全切除,我们 172 例儿童髓母细胞瘤手术近全切除率 97%。做常规后颅窝枕下正中切口:上端在粗隆上 2cm,下端到 C_3 棘突水平(图 22-14-11)。一般儿童没有明显的枕外粗隆,确定的方法是:枕大孔向上 5cm 处,即位枕外粗隆(窦汇)的位置。用铣刀取下骨瓣(术后骨瓣要复位),一般无须咬除 C_1 后弓。硬膜做 H 形切开(图 22-14-12),用丝线结扎上下枕窦,此方法避免了 Y 形切开枕窦引起的大量出血和硬膜不能缝合的缺陷。肿瘤位于小脑蚓部的前方,部分瘤体长入枕大池内。切开小脑下蚓部长度为 2 ~ 3cm,前方即可看到暗红色的肿瘤。多数肿瘤质地软、脆,用粗吸引器快速吸除瘤体(图 22-14-13,图 22-14-14),肿瘤内有粗细不等的血管,应边吸除肿瘤边电凝血管,不可只强求止血。

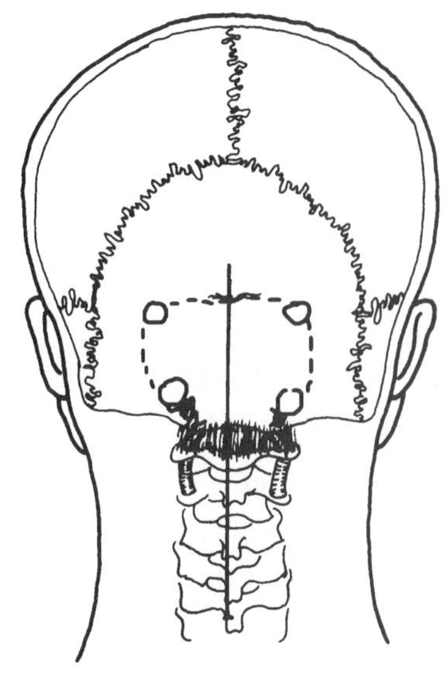

图22-14-11 后颅窝后正中切口

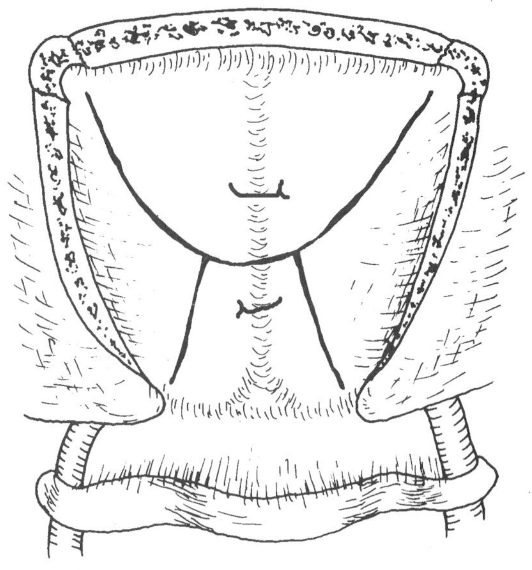

图22-14-12 硬膜切开方法及结扎上/下枕窦

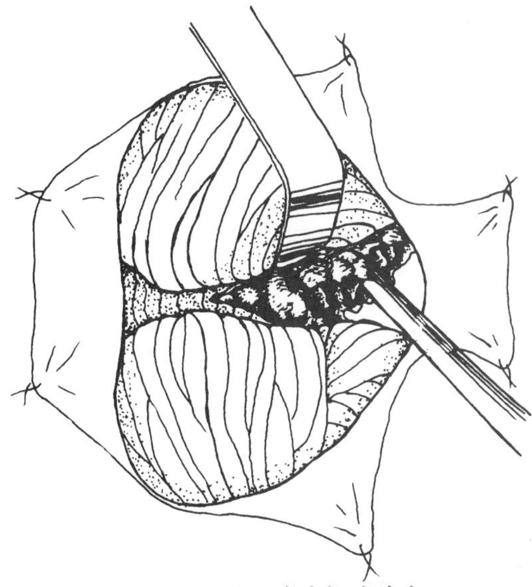

图22-14-13 术中切除肿瘤

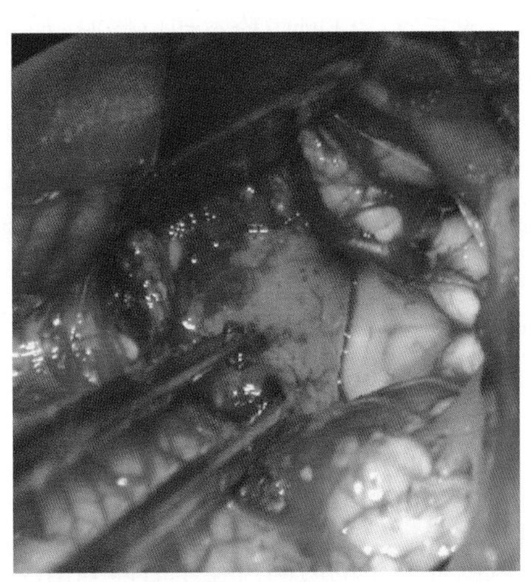

图22-14-14 髓母细胞瘤与四室底的关系

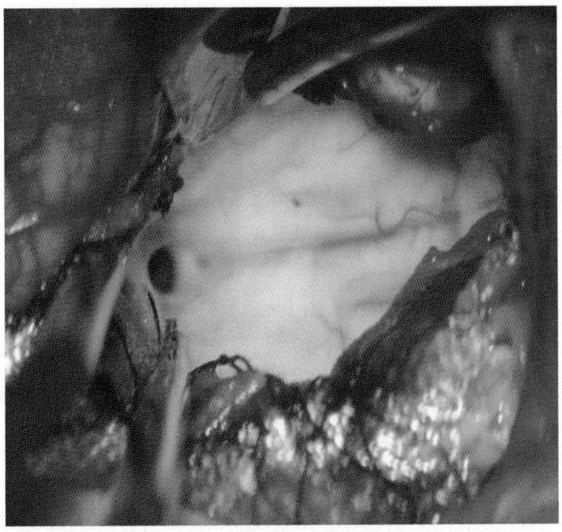

图22-14-15 切除髓母细胞瘤后四脑室

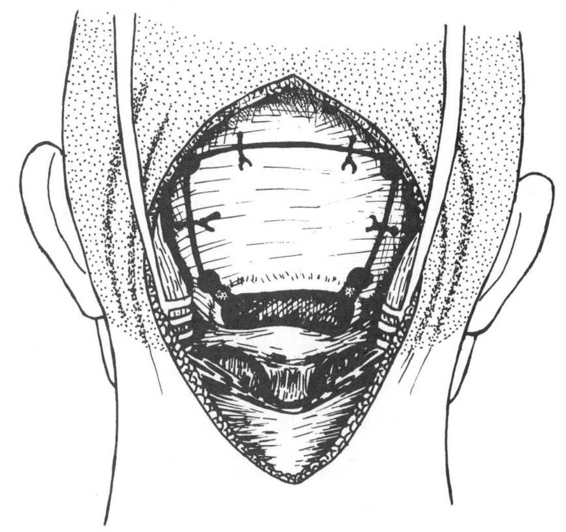

图22-14-16 后颅窝手术骨瓣复位

快速吸除肿瘤是止血的最好方法，当瘤体被大部吸除后，肿瘤出血自然减少或停止。切除肿瘤的范围：上界到达导水管，两侧到达小脑半球，肿瘤与小脑半球无明确的边界，但有胶质增生层。全切除肿瘤后应看到导水管的开口（图 22-14-15）。多数肿瘤与第四脑室底无粘连，第四脑室底表面光滑。如瘤体与第四脑室底有粘连，可残留粘连的少许瘤体，不可损伤第四脑室底。用止血纱布（美国强生公司产品）覆盖手术创面止血，止血纱布与有轻微渗血的创面紧密粘连。不用止血海绵片止血，因其易于脱落。关颅时应将硬膜缝合或修补缝合，骨瓣复位、固定（图 22-14-16）。

术后常见的并发症有皮下积液、缄默症（mutism）、颅内感染等。以往文献报告髓母细胞瘤的手术死亡率约 10%（Park，1983 年），由于现代影像技术和显微手术技术的发展，现在的手术死亡率几乎为零。术后 2～3d 时应检查切口情况，如发现有皮下积液应及时做抽液后加压包扎，一般每天穿刺抽液并加压包扎 2～3 次后，枕部软组织与颅骨贴合后积液即可消失。如积液不能消失，可做皮下积液持续外引流，并局部加压包扎。如皮下积液仍然不消失，可做皮下积液－腹腔分流术。

缄默症的发生率较低，主要发生在巨大的髓母细胞瘤手术后。Hirsch（1979 年）最早报告后颅窝手术后出现的这种现象。病儿有两种不同的临床表现类型：多数病儿表情呆滞、不说话、不回答问题；有极少数病儿表现为哭闹、但无眼泪，在床上翻动，不说话。缄默症发生的时间可在术后即刻出现，也可在术后数天才出现。几乎所有的缄默症都能在半年以内恢复到正常状态。术后即刻出现的缄默症的恢复时间较长，一般要数周到半年。而术后数天才出现的缄默症的恢复较快，数天或数周即可恢复。发生缄默症的确切原因不十分清楚，可能与损伤小脑的齿状核有关系，齿状核的损伤原因可能因手术直接损伤和静脉循环损伤有关系。

22.14.6　放射治疗

术后放疗是治疗髓母细胞瘤必不可少的治疗措施，可以明显地延长病儿的生存期。髓母细胞瘤是一种对放射线轻度到中度敏感的肿瘤（Weichselbaum，1977 年），因此，要求的放射剂量高于其他胚胎性肿瘤。一般总剂量要达到 60～70Gy，每次的分割剂量 1.75Gy 或 1.8Gy，照射范围包括：全脑＋肿瘤局部＋全脊髓。剂量分布：全脑＋全脊髓为 30～40Gy，后颅窝局部再增加 20～30Gy。术后开始放疗的时间越早越好，一般病儿要在术后 3 周内接受放疗。对于高危病情的病儿，尚可以在放疗后进行药物化疗，以提高病儿的生存率。

22.14.7　化疗

最新的研究已经表明：髓母细胞瘤对化疗药物具有敏感性。化疗的时间为放疗后，一般不主张在放疗前做化疗，应做放疗后的化疗（Zelter，1999 年）。化疗的适应证主要是针对高危病情的病儿或肿瘤晚期的病儿。主要的化疗药物有：长春新碱、环已亚硝脲、BCNU、CCNU、顺铂。常用的化疗方案为：长春新碱＋环已亚硝脲＋泼尼松，对于高危病儿可以加用顺铂。

22.14.8　预后

影响髓母细胞瘤的预后因素很多，如肿瘤的基因改变、肿瘤细胞蛛网膜下腔转移程度、肿瘤局部侵犯的范围、病儿的年龄、性别、手术切除肿瘤的程度、术后放疗剂量、药物化疗的应用等等（孙宇，2002 年）。一般讲，女孩的预后明显好于男孩（Weil，1998 年）。年龄小的病儿预后差于年龄大的病儿。

由于显微手术技术的提高，可以达到肿瘤的全切除或近全切除，以及放射设备和方法的改进，并结合化疗药物的应用，使得儿童髓母细胞瘤的治疗效果达到了非常理想的水平，病儿 5 年生存率可以达到 95%以上（Allen，1996 年）。

所有髓母细胞瘤的病儿都应做长期的随访，定期做头颅 CT 或 MRI 扫描是早期发现肿瘤复发的根本措施。多数髓母细胞瘤的复发在手术后 3 年内，因此，在术后的 4 年内，每 6 个月做头颅 CT 或 MRI 扫描检查，4 年以后每一年做一次 CT 或 MRI 扫描。定期做脑脊液的细胞学检查也是随访髓母细胞瘤的重要方法，其发现肿瘤复发可能会在影像学发现复发的肿瘤占位之前。髓母细胞瘤复发后的生存时间很短，有临床症状的病儿平均生存 5 个月，有影像学占位而没有临床症状的病儿平均生存 20 个月（Torres，1994 年）。

肿瘤的复发部位根据手术的切除程度有不同。肿瘤大部切除的病例几乎都是在原位复发；而全切除或近全切除的髓母细胞瘤很少有原位复发，肿瘤的复发多在前颅窝(如鞍区、额叶纵裂处)和脊髓等部位。可能是这些部位在放射野的边缘,已经有蛛网膜下腔播散的肿瘤细胞残存的这些部位,引起肿瘤的复发。应根据颅内复发肿瘤的大小决定治疗方法,如再次手术、放疗或化疗。

髓母细胞瘤在中枢神经系统外的复发(转移)率约 5.6%(Choux,1982 年),主要部位:骨(82%)、淋巴结(28.7%)和内脏器官(23.5%)。治疗的方法有:骨髓移植、药物化疗和放疗。一般不做手术治疗。

(张玉琪)

参考文献

[1] Choux M,Lena G. Medullo blastoma. Neurochirurgie,1982,28(suppl):1-229.

[2] 张玉琪,王忠诚,马振宇,等. 儿童髓母细胞瘤-172 例手术的长期随访.(未发表的资料).

[3] Robertson SC,Ackerman LL,Traynelis VC,et al. Increased height in patients with medulloblastomas. Neurosurgery,1997,3:561-566.

[4] Park TS,Hoffman HJ,Hendrick EB,et al. Medulloblastoma,clinical presentation and management:experience at the Hospital for Sick Children,Toronto,1950 -1980. J Neurosurgery,1983,58:543-552.

[5] Hirsch JF,Renier D,Czernikow P,et al. Medulloblastoma in childhood:survival and functional results. Neurochir (Wien),1979,48:1-15.

[6] Chang CH,Housepian EM,Herbert C,et al. An operative staging system on megavoltage radiotherapeutic technique for cerebellar medulloblastoma. Radiology,1969,93:1351-1359.

[7] Choux M,Lena G,Gentet JC,et al. Medulloblastoma. In Pediatric Neurosurgery (4th edi).

[8] Weichselbaum RR,Liszcack M,Phillips JP,et al. Characterisation and radiobiologic parameters of medulloblastoma in vitro. Cancer,1977,40:1087-1096.

[9] Allen JC,Donahue B,DaRosso R,et al. Hyperfractionated craniospinal radiotherapy and adjuvant chemotherapy for children with newly diagnosed medulloblastoma and other primitive neurectodermal tumors. Int J Radiat Oncol Biol Phys,1996,36:1155-1161.

[10] Torres CV,Rebsamen S,Silver JH,et al. Surveillance scanning of children weith medulloblastoma. N Engl J Med,1994,330:892-895.

[11] 孙宇,张玉琪. 儿童髓母细胞瘤的综合治疗[J]. 中华神经外科杂志,2002,18:405-408

[12] Weil MD,Lamborn K,Edwards MS,et al. Influence of a child's sex on medulloblastoma outcome. JAMA,1998,279:1474-1476.

[13] Zelter PM,Boyett JM,Finlay JL,et al. Metastasis stage,adjuvant treatment,and residual tumor are prognostic factors for medulloblastoma in children:conclusions from the Children's Cancer Group 921 randomized phase Ⅲ study. J Clin Oncol,1999,17:832-45.

23. 颅神经和脊神经肿瘤

23.1 听神经瘤(前庭神经 Schwann 细胞瘤)

听神经瘤(acoustic neuroma)是起源于雪旺细胞的良性肿瘤,约占颅内肿瘤的 8.43%,占颅内神经鞘瘤的 91%,占脑桥小脑角区肿瘤的 80%,主要起源于第Ⅷ颅神经的前庭支,极少的情况下肿瘤直接来自蜗神经,因而国际统一命名为前庭神经雪旺细胞瘤(vestibular schwannoma,VS),俗称听神经瘤。NF-2 伴双侧听神经瘤占全部听神经瘤的 5%,好发于青年。位于脑桥小脑角的面神经雪旺细胞肿瘤极为罕见,与听神经瘤很难区别,但是前者累及颞骨的机会更多、很容易破坏整个面神经管而较早引起面部功能异常可以资鉴别。

最近 100 多年来对听神经瘤的治疗一直是神经外科界的重点,纵观听神经瘤治疗的发展历史,就可以看到神经外科专业的发展。开始所做的手术尝试死亡率很高。Cushing 发明了肿瘤囊内切除,使减容治疗成为可能。Dandy 使人们的注意力转移到外科治愈方面,而其后的外科医生则提出要保存神经功能。手术显微镜在神经外科中的价值最初也是通过完成保存听神经周围的血管和神经而得到了体现。现代影像技术水平不断提高,使较小的肿瘤能够被较早发现,因而当代听神经治疗的重点全部集中在保留颅神经功能方面。非手术治疗方法,例如立体定向放射外科,也已经得到了长足发展,所需的是长期随访和大宗病例统计结果。

23.1.1 历史回顾

大部分专家都同意 Cushing 的观点,即 Sandifort 在 1777 年所报道的尸检病例应该可以被认为是有关听神经瘤的最早描述。Sandifort 描述了一个右侧听神经的肿瘤,十分坚硬,附着于颅神经Ⅶ、Ⅷ出脑干处。他还描述了该肿瘤移行入听神经孔的情况并且正确推断出它就是病人术前耳聋的原因。Cruveilhier 是描述该肿瘤病理的第一人。

Bell 于 1830 年首先在存活的病人中诊断该肿瘤。他的诊断依据是患者的病史:其脑神经Ⅴ分布区麻木疼痛,味觉丧失,反复发作头痛,耳聋,以及进行性的脑干和颅神经功能异常。死后尸检证实确实在脑桥小脑角处有一个囊性肿瘤。

Balance 第一个对一名有可能为听神经瘤的病人进行了手术。1894 年他从右侧脑桥小脑角处切除了一个囊性肿瘤,12 年后该名病人仍然成活。他称此肿瘤为囊性纤维肉瘤,但是从其临床表现和病人术后的转归来看很有可能为听神经瘤或是脑膜瘤。他详细描述了手术经过,是用自己的手指将肿瘤移除。患者后来出现神经性角膜炎,需要摘除眼球,但是患者存活而遗有颅神经Ⅴ、Ⅶ麻痹症状。

Cushing 在为克氏外科学写下其著名的专门章节"头部手术"一章时,并没有确认听神经瘤的存在。但是他指出在脑桥小脑角处有一种肿瘤,他将其称为内皮瘤并将其归为其早些年所描述的纤维肉瘤中的一种。他指出该种肿瘤对大脑的影响主要是压迫而非浸润,并且还指出其位置常常在手术可及的处而且可以完整切除。他认为这些肿瘤与发生于脊髓的肿瘤相似,其最好发的部位在脑桥小脑窝处。Cushing 真的在 1906 年的一次手术中碰到了这种肿瘤。这次手术没有成功，以至于 11 年后他描述起来时还是很激动。Cushing 认识到以当时的手术条件来说完整地摘除肿瘤是不可能的,因而变革了该肿瘤的治疗,他发明了囊内切除法,即尽可能地减少肿瘤的体积,以期对患者再次手术。不幸的是，他的病人中有 40%在第一次手术后 5 年内死亡,于是他进一步采用了双侧颅后窝开颅,双侧小脑半球广泛减压,肿瘤囊内切除技术,使死亡率由最初的 40%降至 20%。最终,Cushing 成功施行 176 例听神经瘤手术,其中 13 例完全切除,总的死亡率为 7.7%。Cushing 于 1917 年发表的专著《Tumors of the Nervus Acusticus and Syndrome of the Cerebellopontine Angle》(《听神经瘤与脑桥小脑角综合征》)是该病临床研究进展中的里程碑。

1917 年,曾经是 Cushing 的学生的 Dandy 展示了完整切除神经瘤的成功过程。1917 至 1941 年间,Dandy 完善了枕下入路的手术方法,因而其最后 41 例病例的死亡率仅为 2.4%。在 Dandy 展示了完整切除肿瘤的可能性之后,当时一些著名的神经外科大夫很快完善了外科技术,使大部分的这类肿瘤都能得到切除。Olivecrona 在手术显微镜出现之前的时代,曾报道了对 304 例听神经瘤所进行的 300 例手术。值得一提的是,其中有 217 例肿瘤被完整切除,有 40%面神经得到了保存。大约有三分之二的病人的面功能有可观的恢复（20%）。总的死亡率为 23.5%至 29%之间。病人的面功能有可观的恢复(20%)。总的死亡率为 23.5%至 29%之间。此后,由于手术暴露不充分、静脉窦出血、脑脊液漏及颅内感染等使手术陷入长期徘徊中,直至显微神经外科技术出现才出现转机。

听神经瘤的现代手术治疗始于 20 世纪 60 年代,House 和 Hitselberger 倡导使用手术显微镜,改进了听神经瘤的经迷路及颅中窝入路，完成了肿瘤全切除,致残率及死亡率明显降低。先进的显微神经外科技术把听神经瘤外科治疗推进到崭新水平,Yasargil、Rhoton、Rand、Sugita 和 Samii 等当代杰出的神经外科学家对此都卓有建树。Samii (1997)报告 1 000 例听神经瘤手术全切率为 79%,面神经解剖保存率 93%,耳蜗神经解剖保存率 68%;术后并发症神经功能缺失为 5.5%、颅内血肿 2.2%、脑脊液漏 9.2%、脑积水 2.3%、细菌性脑膜炎 1.2%、创口感染 1.1%;复发率(NF-2 型)为 0.2%,死亡率 1.1%。

23.1.2 病理

位听神经分为前庭支与耳蜗支,神经鞘瘤多来自前庭支。前庭支分为中枢部和外周部,中枢部由少突胶质细胞被覆，外周部由 Schwann 细胞被覆。位听神经从脑干开始 10 ~ 13mm 背覆少突胶质细胞及软脑膜,在内耳道开口部神经胶质细胞及软脑膜消失，代之以 Schwann 细胞和神经周膜(perineurium)包裹神经。听神经瘤常由内耳道内前庭下神经,有时由前庭上神经发生,发生于耳蜗神经频率仅约 4%。VS 发生在中枢部神经胶质与外周神经纤维移行部前庭神经节（Scarpa's ganglion)附近,即 Obersteiner-Redlich 区或此区以远部位。由于此移行部位置变异很大,VS 发生部位变异也很大,症状体征不尽相同，远离内耳道对听神经压迫小,术后听力保存率高,而发生于内耳道内的肿瘤即使很小,但可引起内听道高压,对听神经压迫明显,术前可能已经丧失有用听力。NF-2 病人前庭神经瘤是否为多源性目前还有争议。此肿瘤像葡萄样浸润神经纤维,极少数起源于内耳,推测由前庭神经树突髓鞘演变而来。组织学上,听神经瘤是失去了 22 对染色体长臂的肿瘤抑制基因,而 NF2 是由遗传或是新的基因突变转给后代。听神经鞘瘤也可以是多发性神经纤维瘤病(von Recklinghausen 病)的一部分,多为双侧,有的合并脑膜瘤。

前庭神经 Schwann 细胞瘤生长缓慢,Bederson 等(1991)对 VS 进行平均 26 个月观察发现,增大组占 53%,非增大组 40%,自然缩小组 6%,年平均增大速度为 2mm，增大组平均速度为 3 ~ 4mm/年,出血或形成囊肿时可急剧增大,达 30mm/年。肿瘤多为圆形或类圆形,表面光滑,黄白色或灰红色,可见小结节,表面有血管分布;多层增生的蛛网膜包裹很常见,可能会与肿瘤的囊壁相混淆。周围的颅神经经常延至肿瘤表面,会因肿瘤生长而折叠。相关的血管(小脑前下动脉、小脑后前动脉)也附着于囊上。肿瘤的质地变化很大,可以很硬也可能很软,与周围组织粘连的程度有很大不同。肿瘤很少侵犯硬脑膜。肿瘤通常会造成岩骨骨质破坏，但一般只是内听道喇叭口样扩大；与其相对应，位于颅神经Ⅶ的雪旺细胞瘤常常来自岩骨，因此当其生长时骨质破坏更加广泛。

听神经瘤镜下分为 Antoni A 及 Antoni B 型两型，Antoni A 束状型细胞平行排列呈束状，核呈栅栏状排列，结构较紧密，有更多的胞核及丰富而致密的胞质，椎管内神经鞘瘤多为此型；Antoni B 网状型为松散细胞带空泡化多角形细胞核，是细胞成分少的松散网状型，颅内神经鞘瘤多为此型，A 型与 B 型可混合存在。瘤组织内可见怪异型瘤细胞核，并非恶性指征。瘤组织可见多数血管或聚集成海绵状血管瘤样结构，血管壁及肿瘤基质内玻璃样变，血管周围或被膜下有多量网状纤维及胶原纤维。S-100 过氧化酶免疫组化反应阳性可证实 Schwann 细胞起源。大多数神经鞘瘤 GFAP 标记阳性，基底膜 Laminin 标记也有意义。

23.1.3 临床表现

（1）好发年龄

30～50 岁，缓慢进行性发展，病程长，早期症状常被忽视，发病到住院平均时间为 3.5～5 年，10%～15%的病人回忆症状存在时间可追溯到 10 年前，约 1/3 病例经 3～10 年才确诊，首发症状 1 年内诊断病例不过 15%～20%。据 Samii 的 1 000 例资料，平均发病年龄女性 47.6 岁，男性 45.2 岁，男女之比为 54：46。术前听神经症状为 95%，从听力减退到诊断平均 3.7 年，前庭神经症状占 61%，三叉神经症状为 9%，面神经症状为 6%。

（2）首发症状

为耳蜗及前庭神经症状，常见一侧听力下降伴耳鸣，以及耳闭塞感、眩晕及头晕等。常见症状发生率听力障碍为 98%，耳鸣 70%，平衡失调 67%，头痛 32%，面部麻木 29%，面肌无力 10%，复视 10%，恶心、呕吐 9%，味觉障碍 6%。

1）听力下降及耳鸣：首发占 70%～85%，约 10%为突发听力障碍，少数以单独耳鸣起病，伴进行性听力障碍。病人常因听不清电话发现听力或言语识别（speech discrimination）力下降，特点是先出现纯音性听力障碍，起病时多为高音域障碍，听力障碍程度主要取决于肿瘤原发位置及与内耳道关系，与肿瘤大小不完全平行，内耳道局限性小肿瘤可引起高度听力障碍，囊肿性大肿瘤可保留听力，肿瘤不断增大导致进行性听力下降。MRI 可发现听力正常的听神经瘤，目前临床检出病例中 5%～15%听力正常。听神经瘤常引起高音调持续性耳鸣，单侧不对称性，一般为轻至中度。

2）平衡障碍：病人可出现轻、中度平衡不稳，平衡不稳常见于较大肿瘤使小脑及脑干受压；头晕发生率仅 5%～6%，眩晕为 18%～58%，眩晕常见于较小的肿瘤。由于肿瘤生长缓慢，前庭功能丧失可由对侧代偿，功能障碍症状不严重。脑桥小脑角肿瘤可出现特征性 Bruns 眼震，注视患侧引起低频大振幅眼震（患侧脑桥功能不全），注视健侧可见高频小振幅眼震（患侧前庭神经麻痹）。

（3）三叉神经功能障碍

如面部麻木感、三叉神经痛及感觉异常等，以首发症状出现少见，通常不损及三叉神经运动根。三叉神经受累发生率较高，如面部麻木感约 30%，临床细致检查发现率可能更高，47%～61%有三叉神经症状，如角膜反射减弱、消失，面部感觉障碍等，若三支均受累提示肿瘤很大。

（4）面神经功能障碍

面神经与位听神经并行于内耳道，故常受累，表现面肌无力、抽搐和乳突区疼痛等，疾病晚期可出现面瘫。检查可见表情肌轻微麻痹，通过令患者多次发笑使之疲劳，或叩击前额部使反复闭眼（瞬目反射）减弱确认。面神经的中间神经受累可引起外耳道后壁感觉减退，称为 Hitzelberger 征。

（5）小脑症状

如共济失调、眼震等，肿瘤较小时眼震向健侧，较大时眼震向患侧，多为旋转性、垂直性。出现后组脑神经障碍如饮水呛咳、声音嘶哑、吞咽困难及咽反射消失等，提示肿瘤可能已经很大。随肿瘤增大压迫邻近结构，除导致邻近脑神经、小脑及脑干症状，还可因中脑水管狭窄导致颅内压增高。

（6）头痛

见于颞枕部，伴病侧枕大孔区不适感，与肿瘤大小有关，发生率为 19%～38%。根据 Selesnick 等报道，肿瘤 <1cm 无头痛，1～3cm 约 20%病人主诉头痛，>3cm 约 43%病人头痛。较大肿瘤血管丰富，5%～15%病例发生瘤内出血或 SAH，出现突发性头痛和复视等。

表23-1-1 51例听神经瘤的症状

症状	例数	百分比
听力下降	40	21.39%
听力丧失	15	8.03%
耳　鸣	28	14.97%
眩　晕	8	4.27%
面部麻木	21	11.24%
面部疼痛	2	1.07%
面　瘫	4	2.15%
味觉改变	5	2.67%
声音嘶哑	2	1.07%
呛　咳	7	3.74%
复　视	2	1.07%
共济障碍	24	12.83%
肢体力弱	1	0.53%
头　痛	16	8.56%
恶心呕吐	5	2.67%
视力下降	7	3.74%

23.1.4 临床分期及分级

(1)临床依据肿瘤大小及相应症状分四个阶段

①内听道内阶段:肿瘤直径 <1cm,局限于内听道内,出现前庭及耳蜗神经刺激症状如眩晕、耳鸣,进而出现耳聋等;②脑池内阶段:肿瘤约达 2cm,突出内耳道,压迫面神经及三叉神经,面神经耐受力较大,可仅有轻微不完全性面瘫;三叉神经受压可致角膜反射减退或消失,患侧面部感觉减退,面痛不如此区胆脂瘤多见;③脑干及邻近脑神经受压阶段:肿瘤约达 3cm,出现后组脑神经、小脑及脑干受压症状,如饮水发呛、声音嘶哑及共济障碍等;④脑积水阶段:肿瘤 >3cm,出现步态不稳,头痛加重泛化,视力下降,后组脑神经功能受损如声音嘶哑、饮水呛咳、吞咽困难、耸肩无力等,伸舌偏侧,长束症状,导水管、第Ⅳ脑室及环池受阻引起梗阻性脑积水,颅高压症状明显,可发生小脑扁桃体疝导致呼吸停止。

(2)Samii(1997)根据肿瘤大小和延伸范围将听神经瘤分为四级

T_1:肿瘤位于内听道内;T_2:肿瘤位于内听道内外;T_{3a}:肿瘤充满脑桥小脑角池;T_{3b}:肿瘤接触到脑干;T_{4a}:肿瘤压迫脑干;T_{4b}:肿瘤使脑干严重移位并压迫第Ⅳ脑室。

23.1.5 辅助检查

(1)腰穿及脑脊液检查

通常可见 CSF 蛋白质含量增高,细胞数大多正常。

(2)神经耳科学检查

CT 和 MRI 问世前 VS 早期诊断主要依赖听力异常筛查,目前已被神经影像学检查取代,仍可作为预测术后听力保留程度指标。应做平均纯音听阈测定(pure tone average,PTA),语言分辨率(speech discrimination score,SDS)和听觉脑干诱发电位(brain stem auditory evoked potential,BAEP),BAEP 可用于术中监视。

1)纯音听阈测定 PTA:以标准气导与骨导听力零级为标准,测定病人气导与骨导听力,听神经病变听力丧失以高频听力为主。

2)语言分辨率 SDS:常用于术前与术后听力评价。制作各种声音强度语言辨别能力曲线,用 0~100%标记最高语音清晰度。与纯音听力检查相比,听神经瘤语音清晰度很低,通常为 30%以下。50/50 规则,即 PTA≤50db,SDS≥50%为许多神经外科医生所采用的有效听力的标准。

3)听觉脑干诱发电位 BAEP:可见潜伏期延长或Ⅴ波消失、无反应等异常。为保留听力可术中联合测定耳蜗电图(ECoG)和复合蜗神经动作电位等。

4)前庭功能检查:温度眼震检查是刺激外侧半规管反映前庭上神经损害,多数病例无反应表示半规管麻痹(CP);发生于前庭下神经肿瘤由于早期保存反应可漏诊。也可发现眼追踪试验(eyetracking test,ETT)、视动性眼球震颤(opticokinetic nystagmus patern,OKN)等轻度异常,OKN 是注视视野中越过的物体出现的生理性眼震。

(3)影像学检查

1)X 线平片:可见内听道扩大及岩嵴破坏吸收,头颅 X 线正侧位片及 Towne 位、正、反 Stenvers 位可显示内耳道壁骨质吸收、密度减低或侵蚀破坏,呈漏斗状、喇叭状变形,内耳道较对侧 >2mm 以上或内耳道径 >8mm 为异常。此技术已经基本淘汰,对于偏远基层医疗机构可能尚有用。

2)CT 检查:可见脑桥小脑角类圆形、椭圆形或不规则形肿块，边界不清，均匀等密度或略低密度，少数略高密度或混合密度，高密度区多为出血。等密度肿瘤可仅显示第Ⅳ脑室受压、变形或向一侧移位，较大肿瘤可见同侧脑桥池扩大、第Ⅳ脑室偏位和脑积水等。肿瘤可均匀、不均匀或环状增强，强化后病灶边界清楚。具有实际诊断价值的是岩骨CT薄层扫描，与正常侧相比较，患侧内听道扩大，典型者呈喇叭口样，亦可见葫芦形或球形扩大。值得强调的是岩骨CT薄层扫描检查对早期发现小型听神经有重要诊断意义。

3)MRI检查：MRI检查对于诊断VS敏感可靠，现在仅有几毫米大的肿瘤也常规能够被发现，肿瘤

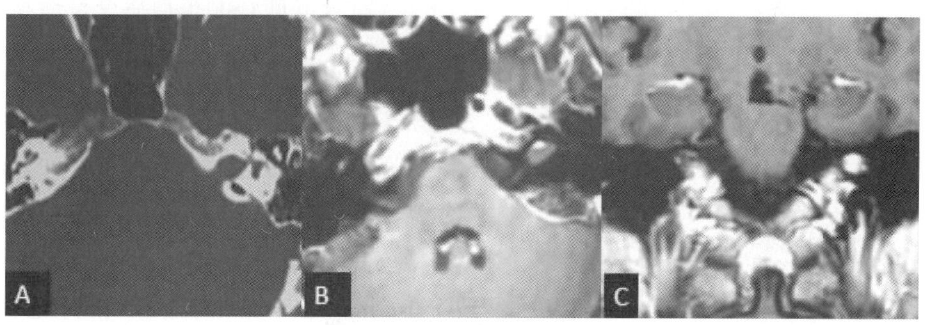

图23-1-1　T_1期听神经瘤

图A为CT岩骨薄层扫描骨窗像，可见左侧内听道球形扩大，为肿瘤长期压迫骨质所致，提示内听道内压力较高。图B、C为MRI轴位T_1增强，冠位T_1增强扫描，肿瘤完全位于左侧内听道内，靠近内听道底，呈不均匀明显强化，为Sammi分期T_1期听神经瘤

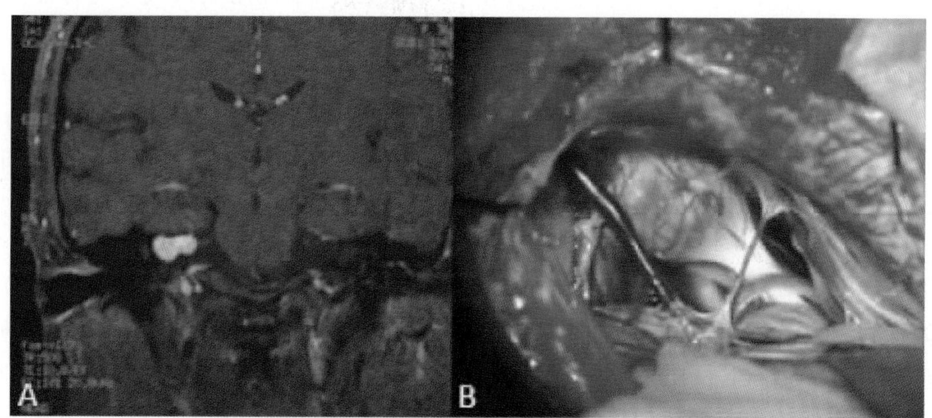

图23-1-2　T_2期听神经瘤

图A为MRI冠位T_1增强扫描，可见右侧小型听神经瘤突入CPA池，肿瘤填满内听道，内听道扩大，内听道口处肿瘤受卡压呈葫芦形，Sammi分期为T_2期听神经瘤。图B为术中所见，显示位于内听道外的肿瘤部分，突入右侧CPA池，可见载瘤神经

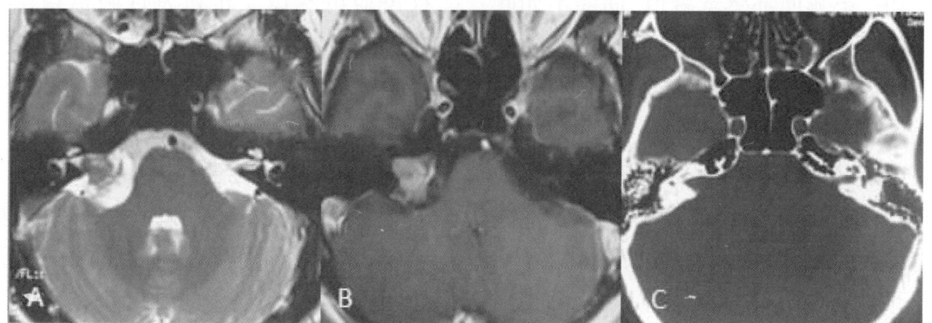

图23-1-3　T_3期听神经瘤

图A–C分别为MRI轴位T_2、轴位T_1增强扫描，及CT岩骨薄层扫描骨窗像。可见右侧内听道及CPA区囊实性占位，肿瘤实性部分位于内听道并充满CPA池，右侧内听道明显扩大；囊性部分轻度推挤桥臂，肿瘤与脑干边界清晰，Sammi分期为T_3期听神经瘤

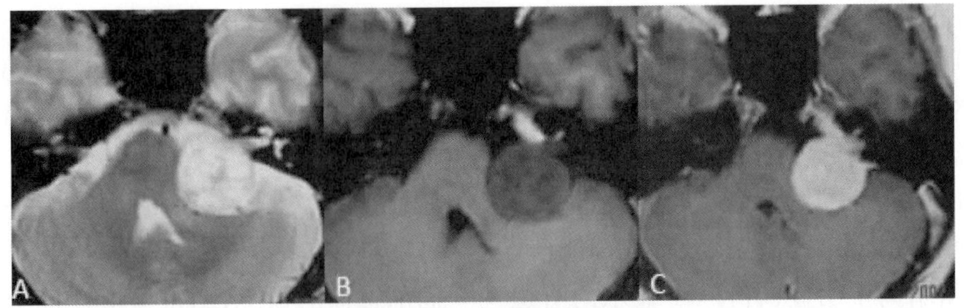

图23-1-4　T_{4a}期听神经瘤

图 A-C 分别为 MRI 轴位 T_2、轴位 T_1 平扫，及轴位 T_1 增强扫描。可见肿瘤位于左侧 CPA 区，为类圆形长 T_1、长 T_2 异常信号影，呈蒂状伸入左侧内听道内，肿瘤信号均匀，明显强化，脑干受压移位，边界尚清晰，四室轻度变形，为典型的 Sammi T_{4a} 期听神经瘤

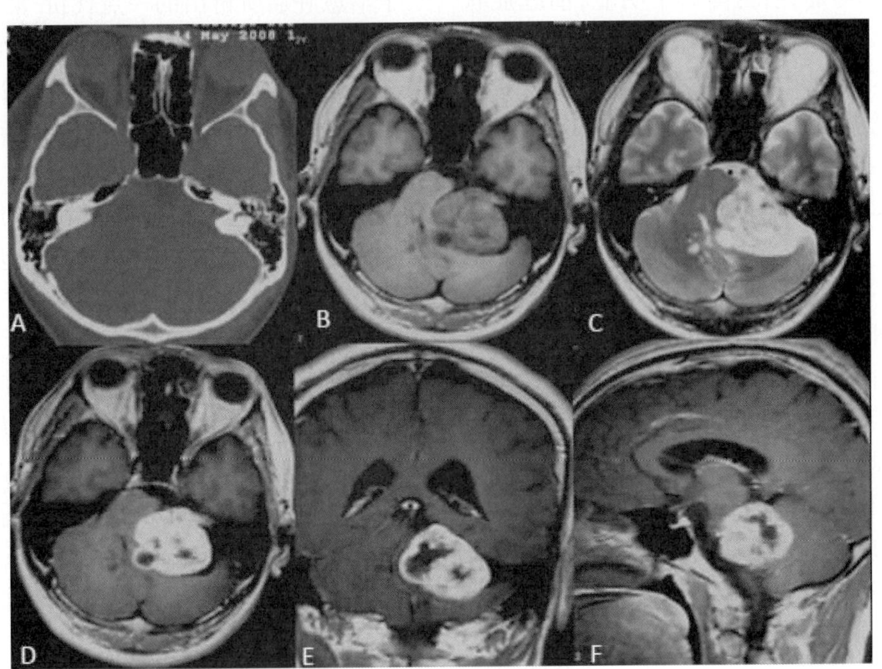

图23-1-5　T_{4b}期听神经瘤

图 A-F 分别为 CT 岩骨薄层扫描骨窗像，MRI 轴位 T_1、T_2、T_1 增强，冠位 T_1 增强及矢状位增强扫描。可见肿瘤位于左侧 CPA 区，左侧内听道明显扩大；肿瘤呈等、长 T_1，长 T_2 信号，局部囊变，实性部分强化明显；脑干明显受压移位、变形，四室明显受压几乎闭塞，Sammi 分期为 T_{4b} 期听神经瘤

呈 T_1WI 低信号，T_2WI 高信号，可有囊变；T_2WI 信号通常高于脑膜瘤，可见肿瘤呈蒂状伸入内耳道内，可与脑膜瘤鉴别。Gd-DTPA 增强后肿瘤实性部分明显强化，高分辨率的 CPA 区薄层核磁扫描有时能够发现面神经的走形。

23.1.6　诊断及鉴别诊断

（1）诊断

根据患者首发听力障碍、缓慢进展病程和相继出现三叉神经、面神经、小脑及后组脑神经障碍等症状。确诊主要依赖 MRI 显示内耳道内肿瘤，大型听神经瘤通常诊断并不困难，临床医师需高度警惕的是对于内听道内小型听神经瘤的早期诊断，在患者尚未丧失听力之前早期发现、早期治疗。

（2）鉴别诊断

VS 约占脑桥小脑角肿瘤的 80%，其余 20%为脑膜瘤和脑干及小脑肿瘤，如神经胶质瘤、三叉神经鞘瘤、蛛网膜囊肿及转移性脑肿瘤等，为提高听神经瘤的早期确诊率还应当注意与耳科疾病相鉴别。

1）前庭神经病变：VS 早期眩晕症状应与前庭神经炎、迷路炎、Méniere 病及药物性前庭神经损害区别。均有相应病史，如前庭神经炎有感冒史，迷路炎有中耳炎史，Méniere 病为发作性真性眩晕，药物性有相关用药史等；VS 为进行性耳聋，无复聪现象，常伴邻近脑神经如三叉神经症状，CSF 蛋白增高、MRI 显示内听道扩大等。

2)耳蜗神经损害：VS 引起耳聋应与耳硬化症、药物性耳聋等鉴别，除上述鉴别要点，听神经瘤常伴病侧前庭功能消失或减退。

3)脑桥小脑角脑膜瘤：早期听觉或前庭功能改变、CSF 蛋白含量增高不明显，岩骨 CT 显示内听道正常，MR 示基地广泛，典型"鼠尾征"可资鉴别。

4)脑桥小脑角上皮样囊肿(胆脂瘤)：系先天性肿瘤，发病年龄较轻，40 岁前约占 65%，病程长。首发症状常为面部疼痛，听力障碍不明显，前庭症状缺如或轻微，病程晚期可出现；CSF 蛋白不增高，岩骨 CT 显示内耳道不扩大，肿块呈低密度(瘤内含脂肪)。MRI 可见类 CSF 的 T_1WI 低信号、T_2WI 高信号，病变分叶并蔓延到周围脑池，呈"见缝就钻"的特点，Gd-DTPA 增强扫描无强化。

23.1.7 治疗

现代神经外科治疗听神经瘤的方法包括：显微外科手术切除肿瘤和立体定向放射外科治疗。对大型肿瘤，尤其有脑干、小脑明显受压者，只要无手术禁忌证，无论年龄大小均应争取手术切除。对于中小型肿瘤，在选择治疗方式时，应考虑以下因素：肿瘤的大小、症状出现时间的长短、年龄、职业、同侧及对侧听力状态，是否合并其他内科疾病，病人的意愿，经济状况等，即应为每一位病人设计个性化的治疗方案，暂时无法决定时，可用神经影像学动态观察。

(1)外科治疗简史及总体疗效

Moskowitz 和 Long 为了更好地理解听神经瘤外科治疗的发展，将此类肿瘤的治疗分为四个明确的阶段。第一阶段被称为"探索阶段"(1895 至 1925 年)，指从第一次尝试摘除此类肿瘤到 Dandy 展示如何完整切除肿瘤。Cushing 怀疑 Balance 所切除的肿瘤是脑膜瘤，而认为第一个成功切除听神经雪旺细胞肿瘤的人是 Annandale，时间为 1895 年。

"治疗时代"(1925-1960 年)开始于 Dandy 完整切除此类肿瘤的展示。Dandy 实际上是分阶段地而且是偶然地完成了这次切除。他开始时打算进行标准的 Cushing 囊内减压术。但是，当病人病情恶化时，Dandy 再次打开后颅窝，结果发现切除剩余的囊变得相对容易了。这激励他提倡对所有病例都做完整切除，而他的外科技术使这成为可能。Dandy 发明了单侧枕下入路，现在已经成为大部分听神经瘤的标准入路。这一时代的许多神经外科大夫都专注于听神经瘤这一难题。Horrax、Poppen、Olivercrona、McKenzie、Alexander 和后来的 Poole 均证实完整切除要优于减容手术。Cairns 描述了第一例成功保留面神经的手术。Olivercrona 第一个采用了术中面神经监测技术。他让一名护士在手术过程中观察病人面部抽搐的情况，结果报道在接受完整肿瘤切除的病人中有 32%保留了面神经功能。在这一时期总的死亡率仍很高，仍在 20%左右，而且神经功能丧失的病人数也非常多，Dandy 所说的"面神经麻痹是为了治愈肿瘤所付出的一点代价"的说法也经常被引用。尽管这一时期听力的保留也有过报道，但是这并不是手术的目的，而只是偶然的副产物而已。

"显微外科时代"始于 1961 年，而在七十年代中期得到了发展。耳科医生 House 首先采用手术显微镜通过中颅窝显露而对较大的肿瘤进行次全切除。因为采用该方法能接近完整地切除肿瘤，House 与 Hitselberger 合作一同复兴并推广了经迷路入路。开始的结果并不怎么令人鼓舞，只有 52%的病人肿瘤得到了完整切除，但是有 79%的病人颅神经的功能得到了保留。对于神经外科大夫来说，划时代的事件是在脑桥小脑角的手术中引入了显微神经外科技术。Rand 和 Kurze 首先在枕下入路的手术中采用了显微镜，而 Yasargil 对于在各种神经外科操作中推广使用显微神经外科技术有很大的功劳。显微外科首先在听神经瘤和颅内动脉瘤这类神经外科疾病的治疗方面显示了明显的优势，很快就得到了世界范围的认可。Yasargil 还采用手术显微镜展示了如何解决当时听神经手术的另一个很大的风险，即数年前由 Atkinson 所描述的所谓脑桥软化，其产生原因是牺牲了位于肿瘤表面的小脑前下动脉，而该动脉实际只是附着在肿瘤上，进而仍要折回供应脑干，Yasargil 首创了保留脑干血供所需要的技术，并且强化了保存神经功能的技术。在这一时期手术死亡率下降了 50%，肿瘤的成功完整切除增长到接近 85%。大约 80%的病例保留了颅神经。

"现代颅神经功能保留时代"的到来得益于显微神经外科技术的进一步发展、术中电生理监测的完善，和现代神经系统诊断技术的进步。目前国内外大的听神经瘤治疗中心对于大型听神经瘤的面神经的功能率可达 90%，肿瘤全切率不断增长，目前已经达到 95%以上，手术的死亡率显著降低到约 1%左右。诊断更小肿瘤的趋势因 CT 的引入明显加强，进一步又被MRI和三维重建CT提高到现在的水平，肿瘤仅几个毫米大小的病人接受治疗已并不罕见。这些病人往往可以保留完整或或是可以接受的听力，因此现在更加强调保留听力，目前文献报道切除小型肿瘤的听力保留率在50%左右，对于完全位于内听道内的病变还有更好结果。Sammi最近报道的一组连续200例听神经瘤手术结果，肿瘤全切率达98%，面神经解剖保留率为98.5%，功能保留率为93%。而蜗神经解剖保留随肿瘤生长、体积增大而出现明显下降，即按照肿瘤生长分期，T_1～T_4期肿瘤术后蜗神经解剖保留率分别为94%、89%、82%和65%；同样蜗神经功能保留率在T_1、T_2、T_{3a}、T_{4a}期肿瘤分别为57%、54%、42%和29%，总的有效听力保留率为51%，肿瘤体积越大，听力保留率越低，Sammi明确提出肿瘤大小、肿瘤侵入桥小脑角池的程度是听力保留的直接影响因素，他同时强调无论肿瘤大小，都应当争取保留术前有用听力。

（2）脑桥小脑三角（cerebellopontine angle）显微解剖

脑桥小脑三角是指脑桥、延髓与其背方的小脑相交的区域。它的前界为颞骨岩部后面，后界为小脑前面，上界是脑桥和小脑中脚，下界是小脑二腹小叶。有关的骨性结构有内听道、颈静脉孔、岩骨尖部和斜坡侧缘。有关的颅神经有三叉神经、外展神经、面神经、中间神经、位听神经、舌咽神经和迷走神经；有关的动脉有小脑后下动脉、小脑前下动脉和内听动脉等。解剖关系复杂，是神经外科领域的重点和难点之一（图23-1-6至图23-1-8）。

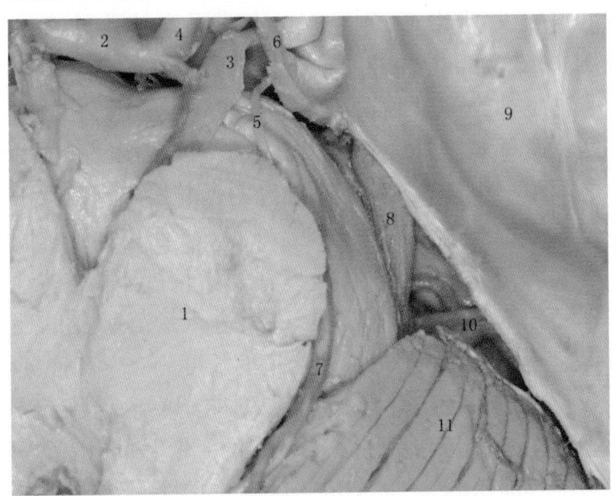

图23-1-6 脑桥小脑三角（上面观）

1. 脑桥 2. 基底动脉 3. 动眼神经 4. 大脑后动脉（翻起） 5. 滑车神经 6. 小脑幕缘（翻起） 7. 小脑上动脉 8. 三叉神经 9. 颅中窝 10. 面、前庭、蜗神经 11. 小脑

1）骨性结构：主要是由颞骨岩部后面组成，从外向内有外下方的前庭水管外口，外上方的弓状下窝、内耳道、内耳门内侧的岩尖和斜坡侧缘。

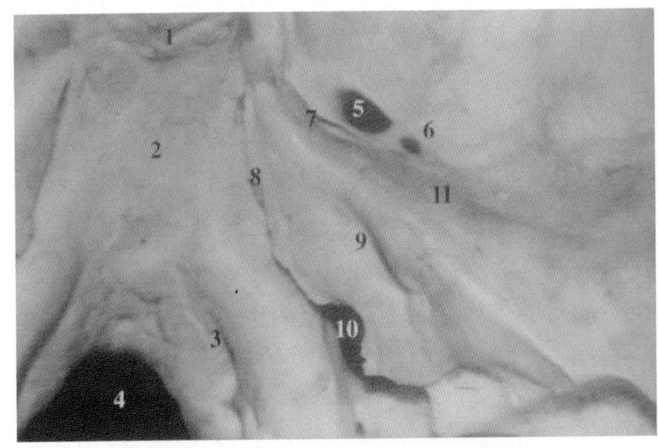

图23-1-7 脑桥小脑三角骨性结构

1. 鞍背 2. 斜坡 3. 舌下神经管 4. 枕骨大孔 5. 卵圆孔 6. 棘孔 7. 三叉神经压迹 8. 岩斜裂 9. 内耳门 10. 颈静脉孔 11. 弓状隆起

2）神经结构：脑桥小脑三角内有三叉神经、面神经、蜗神经、前庭上、下神经和中间神经穿过。

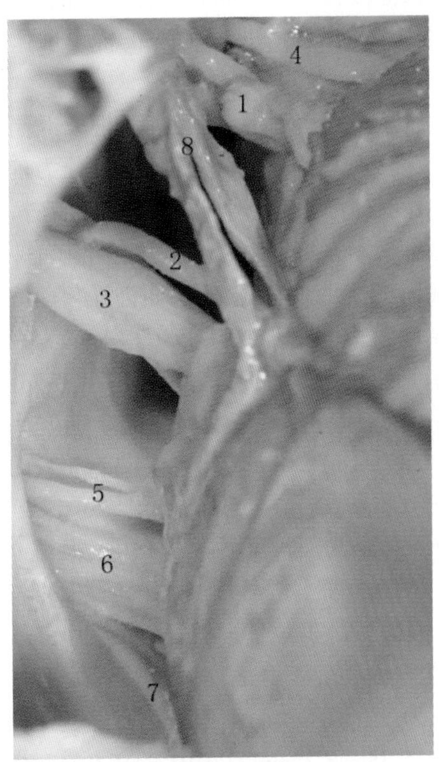

图23-1-8 脑桥小脑三角（后面观）

1. 三叉神经 2. 小脑前下动脉 3. 面前庭蜗神经 4. 滑车神经 5. 舌咽神经 6. 迷走神经 7. 副神经 8. 岩静脉

三叉神经位于小脑幕附着缘之下，向前外侧走行，越过岩骨嵴后进入 Meckel 腔，与半月神经节相连。向后下弯曲抵达脑桥旁，穿脑桥臂根部入脑。该段神经根实际是由半月神经节的中枢支组成，其中包括传导面部痛、温觉的大根，传导头面部轻触觉的中间根和执行三叉神经运动功能的小根。在脑桥侧池内上述 3 个根可被辨认，在一般情况下，三叉神经的运动根黏附在感觉根前内侧的上方，当枕下入路时不易见到运动根。三叉神经后根长约 6.91mm，直径约 4.17mm，位于展神经外上方约 5.65mm，面神经、前庭蜗神经内上方约 7.94mm。

外展神经起于脑桥下缘的桥延沟，位于面神经内侧。沿基底动脉外侧上行于脑桥与斜坡之间的脑桥前池。当越过岩下窦之后便急转向前，经岩床韧带、岩尖和鞍背三者之间的 Drello 管进入海绵窦后部。在脑桥腹面走行时与小脑前下动脉关系密切，小脑前下动脉从该神经腹侧越过者为常见，少数也自该神经背方越过。当自背方越过时可使外展神经受到压迫。外展神经自脑发出进入蛛网膜下腔段，多数是单个根，少数自脑开始分为上、下两根，在 Drello 管人海绵窦前或后再合为单根抵达外直肌。展神经脑池段长约 5.76mm，距外侧的面神经、前庭蜗神经约 6.84mm，进入 Dorello 管处距中线约 3.45mm。

面神经包括运动根（即面神经根）和感觉根（中间神经），位听神经包括前庭神经（又分为前庭上神经和前庭下神经）和耳蜗神经。面神经在桥延沟的外端起自脑干，中间神经、前庭神经和蜗神经依次在其后下方进入或离开脑干。面神经与前庭蜗神经进入脑干处相距 2.31mm（1.45 ~ 3.61mm）。在脑桥小脑池内面神经走行在前庭蜗神经前上方，前庭蜗神经在后下方，中间神经在两者之间。前庭蜗神经束脑池段长度约 11.27mm（9.17 ~ 14.32mm），内耳道口处直径 3.26mm（2.14 ~ 5.31mm）（图 23–1–8）。

中间神经为面神经的感觉根，单根占 70%，自前庭上神经的前上方分出，在内听道内位于前庭上神经的前方。少数呈多根，最多者由 3 条根丝组成，但在与面神经汇合之前先合并为单根。中间神经可分为三部分：起始段为听神经的一部分，长 6.52mm（5.38 ~ 8.32mm），在内耳道入口处，面神经运动根贴在前庭蜗神经前上方的凹槽内，中间神经夹于前庭蜗神经及面神经运动根之间；中间游离段长度平均约 6.21mm，完全在内听道内者仅占

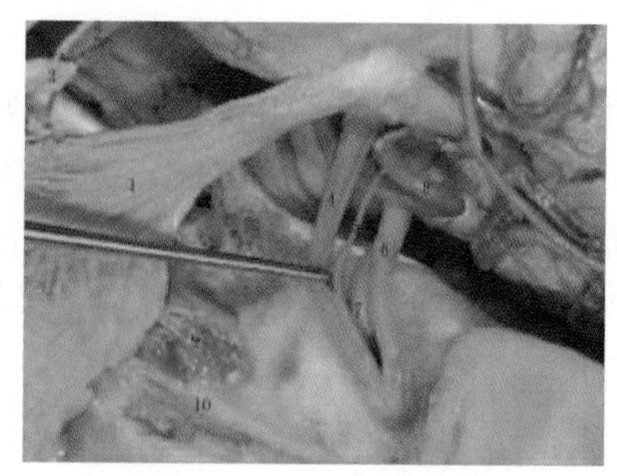

图23–1–9　中间神经走行

1. 三叉神经　2. 展神经　3. 滑车神经　4. 面神经　5. 中间神经　6. 前庭神经　7. 蜗神经　8. 小脑前下动脉　9. 颈内动脉岩骨段表面静脉丛　10. 岩浅大神经

15%，在脑桥小脑三角池者占 85%；第三段与面神经合并走至内听道底，平均长约 4.72mm。走行于前庭上神经前方（图 23–1–9）。

舌咽神经由延髓橄榄体与小脑下脚之间的橄榄后沟出脑，位于面神经、位听神经根的下方和迷走神经根的上方。舌咽神经起点与面神经起点的距离 （2.7 ± 1.2）mm，在内耳道水平两神经相距（3.9 ± 1.5）mm。舌咽神经根丝向外侧走行并集合成干。其中感觉根位于背侧，运动根位于腹侧。经第四脑室脉络丛的腹侧、绒球前面，最后通过颈静脉孔出颅。舌咽神经脑池游离段长度（17.7 ± 1.9）mm，舌咽神经在颈静脉孔处口径（1.2 ± 0.5）mm。

迷走神经的根丝自延髓出脑的位置位于舌咽神经根的下方，向外走行，经第四脑室侧孔脉络丛和绒球的腹侧，穿颈静脉孔出颅。迷走神经从脑干到颈静脉孔的游离段长度（18.5 ± 2.6）mm，进入颈静脉孔的迷走通道，迷走神经颈静脉孔处直径（0.8 ± 0.6）mm（图 23–1–10）。

副神经的延髓根位于迷走神经根的尾侧出脑，两者紧邻。副神经脊髓根位于延髓根的尾方，两者之间距离小于 1.5mm。副神经的延髓根和脊髓根常合成一短干进入颈静脉孔后外侧部。而副神经延髓根起源于迷走神经核，所以在通常情况下，副神经延髓根与迷走神经根汇成一束进入颈静脉孔的迷走道。副神经自颈 1 到迷走道的长度为 17 ~ 26mm。

颈静脉孔与舌咽、迷走和副神经关系密切。颈静脉孔是枕骨和颞骨岩部之间的一个骨间孔，岩下窦位其前份内，乙状窦位于后份。舌咽、迷走和副神经行经其中份。颈静脉孔的孔腔由两部分组成。后外部称为静脉部，有颈静脉球、迷走神经、副神经和脑膜后动脉通过。前内部称为神经部，有下岩窦和

舌咽神经通过在静脉部与神经部之间有纤维桥相隔，纤维桥恰跨越在岩骨的颈静脉棘和枕骨的颈静脉突之间。覆盖在颈静脉孔上的硬脑膜向孔内延续，形成两个孔道：一个是舌咽道，在神经部内，呈漏斗状，内大外小，其中有舌咽神经通过。另一个是迷走道，在静脉部内，位于颈静脉球的前方偏内，形状似凹筛，道内径大，有迷走和副神经通过。在舌咽道与迷走道之间有硬膜构成的隔膜，使两道相隔0.5～4.9mm。在两道的道口处，硬脑膜皱襞呈唇样突起，自前外缘向后内方伸出，盖在道内的神经上。舌咽道口的硬膜皱襞较迷走道口的长而多见。其长度最长可达2.5mm。

舌咽、迷走神经根起始端的上方，沿橄榄上窝解剖可达第四脑室外侧孔。这里是小脑延髓外侧池的起始处，也是椎、基底动脉汇合点水平的标志。脉络丛经第四脑室外侧孔突出，位于面神经和前庭蜗神经下方，舌咽神经背面，外侧为小脑绒球，恰好位于面、前庭蜗神经起点水平，是术中寻找面、前庭神经脑干端的重要标志（图23-1-10）。

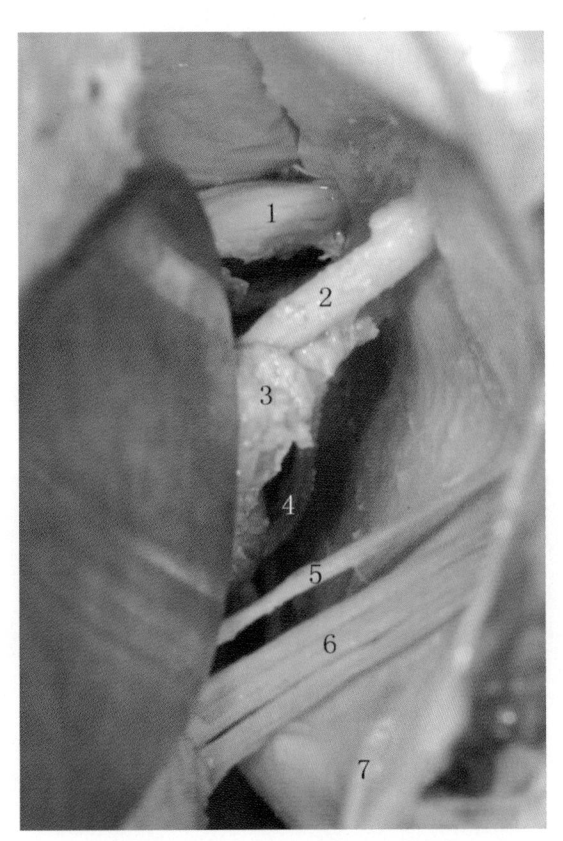

图23-1-10 脑桥小脑三角神经结构

1. 三叉神经 2. 面前庭蜗神经 3. 绒球小结 4. 展神经 5. 舌咽神经 6. 迷走神经 7. 副神经

3）血管结构：血管结构如图23-1-11所示。

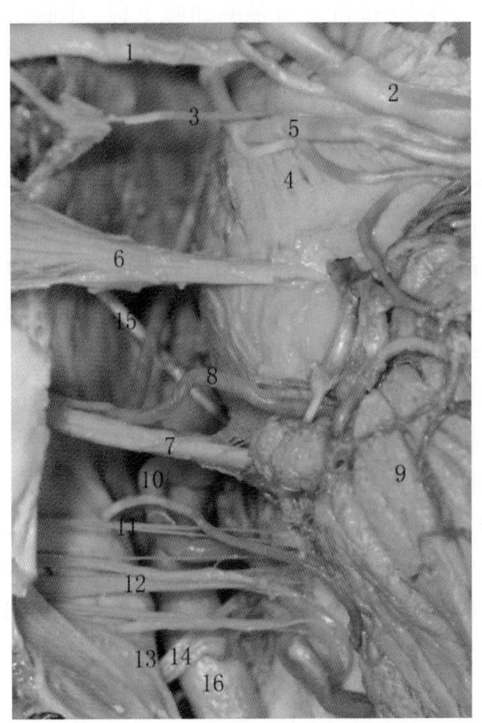

图23-1-11 脑桥小脑三角动脉走行

1. 动眼神经 2. 大脑后动脉 3. 滑车神经 4. 脑干 5. 小脑上动脉 6. 三叉神经 7. 面前庭蜗神经 8. 小脑前下动脉 9. 小脑 10. 小脑后下动脉 11. 舌咽神经 12. 迷走神经 13. 副神经 14. 舌下神经 15. 展神经 16. 椎动脉

A. 小脑下前动脉：绝大多数发自基底动脉（90%），主要从下1/3段发出（85%），起点与基底动脉形成一个向下开放的45°角。多数为1支（90%），少数为2支（10%），通常两侧对称。外径平均1.42mm（0.52～2.40mm），发出后向外侧斜行，在小脑中脚处形成桥臂襻，至绒球外上方弯向下内侧，形成一个凸向外的内耳道襻，最后分为内侧支和外侧支，分布于小脑下面的前外侧部，还发支至脑桥、延髓及第Ⅵ、Ⅶ、Ⅷ对脑神经根及齿状核。

小脑下前动脉与展神经起始段的关系极密切，动脉行于神经腹侧者占75%，动脉行经神经背侧者占10%，动脉穿神经根者占15%。小脑下前动脉与面神经及前庭神经的关系也很密切，动脉位于神经根腹侧者占35%，位于神经根背侧者约占10%，穿两神经之间或面神经与中间神经之间者占45%，呈襻状围绕此两神经者占10%。动脉襻顶位于内耳门处者或稍突入内耳道者占40%，襻顶突入内道的中、外1/3交界处者占50%，襻顶达内耳道全长一半以上者占10%。

B. 迷路动脉：迷路动脉细长，通常为小脑下前动脉的分支，也可发自基底动脉下段、小脑下后动脉或副小脑下前动脉。本组40侧迷路动脉多为1支(60%)或2支(35%)，少数为3~4支(5%)，主支的外径平均0.2mm。发自小脑下前动脉者32侧(80%)，4侧发自基底动脉(10%)，2侧发自小脑下后动脉(5%)、2侧发自椎动脉(5%)。走行往前庭蜗神经和面神经腹侧者占75%，伴行于两神经之间者占15%，位于神经背侧者占5%。从内耳门前内方与面神经之间入内耳道，在内耳道前内侧壁与面神经之间向道内行进，然后经面神经深面潜入前庭蜗神经前上面的凹槽中。在此，除发支至神经外，主支继续向内耳道底方向行进，穿内耳道底入内耳。

C. 小脑下后动脉：起自椎动脉者占90%，起自基底动脉者占10%。多数为单支，仅见1侧成双干者，1侧缺如者。小脑下后动脉发自椎动脉颅内段者占85%，主要平中1/3段发起，相当于橄榄下端平面，发自椎动脉颅外段者占15%。外径平均1.56mm(1.21~2.03mm)，两侧相等或左侧稍粗于右侧者占多数。

小脑下后动脉与第Ⅸ、Ⅹ、Ⅺ对脑神经的位置关系极密切，可分为三型：背侧型，即动脉的前段和外侧段位于神经根的背侧，约占25%；腹侧型，即动脉位于神经根的腹侧，约占15%；穿神经根型，即尾襻穿行于第Ⅸ、Ⅹ、Ⅺ脑神经根之间，约占60%，根据穿过神经根的不同：此型又可分为穿副神经根根丝者占20%，穿副神经，与迷走神经根之间者占15%，穿迷走神经根根丝者占10%，穿舌咽神经与迷走神经之间者占5%。

D. 回流静脉(图23-1-12)：脑桥小脑三角区多数静脉引流到岩上窦。岩静脉又称Dandy静脉，是一粗短干，起源于脑桥小脑角池，由来自脑桥、小脑半球、脑干和第四脑室的许多属支汇合而成。汇合点位于三叉神经感觉根背侧者占65%，位于绒球外侧者占25%，位于小脑水平裂者占10%。通常在三叉神经下方向前外走行，正好在内耳门上方、三叉神经腔的外侧注入岩上窦。

乙状窦和岩下窦：前者从横窦沟外端沿颞骨乳突部延伸到颈静脉孔，后者从颞骨岩部尖向下沿岩枕裂延伸到颈静脉孔。乙状窦沟宽度约10.45mm(8.21~13.48mm)。乙状窦沟上曲与颅外面及外耳道后壁位置关系极密切。此部与外耳道后壁的平均距离约12.57mm(0.24~25.36mm)。上曲上方颅骨的

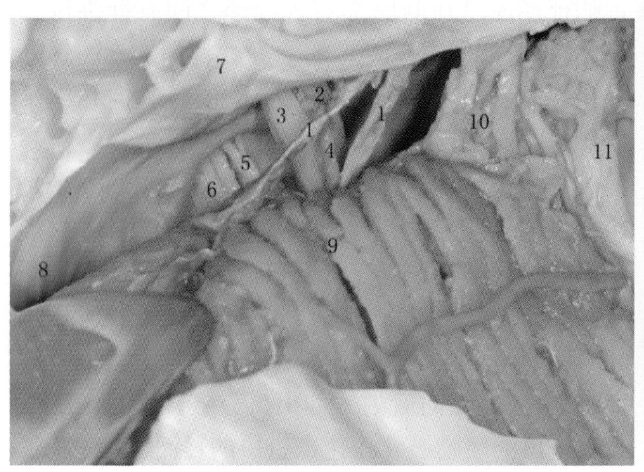

图23-1-12 岩静脉毗邻

1. 岩静脉 2. 面神经 3. 前庭蜗神经 4. 小脑前下动脉 5. 舌咽神经 6. 迷走神经 7. 岩上窦 8. 乙状窦 9. 小脑半球 10. 三叉神经 11. 脑干

厚度为5.26mm(3.57~9.31mm)，本组35例(70侧)中5侧(7%)此部厚如薄纸。乙状窦沟的上界和前界与乳突—上嵴及外耳门后缘存有一定距离者占85%，乙状窦沟前缘紧贴乳突上嵴或超过者占10%，乙状窦沟降部前缘与外耳道上嵴下缘的距离在5mm以内者占5%。

其中颈静脉球是一个需要引起重视的结构。它位于内耳道的后下方，颈静脉孔外侧，至内耳道的距离变异较大(5.1±3.7)mm，其中一例颈静脉球高达内耳道水平，紧邻内耳道底。

4)内耳道解剖：内耳道位于颞骨岩部后面，向前外方走行，前上方与三叉神经孔相邻，后下方为颈静脉孔，内侧为小脑和脑干，是面神经和位听神经出入颅腔的孔道(图23-1-13)。

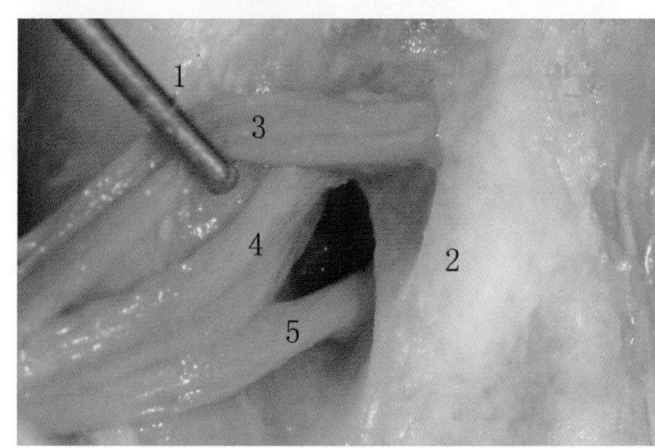

图23-1-13 内耳道内神经走行

1. 内耳道外侧壁 2. 内耳道内侧壁 3. 面神经 4. 前庭神经 5. 蜗神经

内耳道的开口为内耳门，形态以椭圆形最多，占 75%，其次为圆形、肾形等。内耳道口前后径约 7.45mm （5.54～8.76mm），内耳道口上下径约 5.61mm（3.89～6.69mm）。内耳门上壁的外侧部分通常有一骨性突起称为内听道上结节。内听道上结节宽度 10.61mm （8.74～13.15mm），上下径 4.82mm （2.16～6.89mm），至三叉神经压迹 12.3lmm（10.92～16.72mm）。内耳道总长度约为 9.32mm。

内耳道内含有面神经、前庭蜗神经和迷路动脉，有时还有小脑下前动脉的内听道襻。

面神经和前庭蜗神经穿脑膜时共同被蛛网膜及硬脑膜所形成的鞘包裹并延伸入内耳道。位听神经分为前庭神经和蜗神经，面神经干位于它们的上方，在内耳道底，面神经、蜗神经和前庭神经的分支分别通过相应孔区进入内耳。

内耳道底为一有筛状小孔的骨板封闭，此处被一横嵴分为上下两部，横嵴长约 6.84mm （5.17～8.53mm），上部又被一垂直骨嵴分为前后两区，垂直嵴长与约 2.97mm（2.24～3.67mm）。前上方为面神经区，是面神经管入口处，后上方为前庭上区，有数个筛状小孔，壶腹神经通过上方的小孔至上、外半规管的壶腹嵴，椭圆囊神经通过下孔至椭圆囊斑。横嵴下部的前内侧为蜗区，有螺旋状排列的小孔，蜗神经经此进入耳蜗。横嵴下部的后外侧为前庭下区，前庭下神经经此到球囊斑（图 23-1-14）。

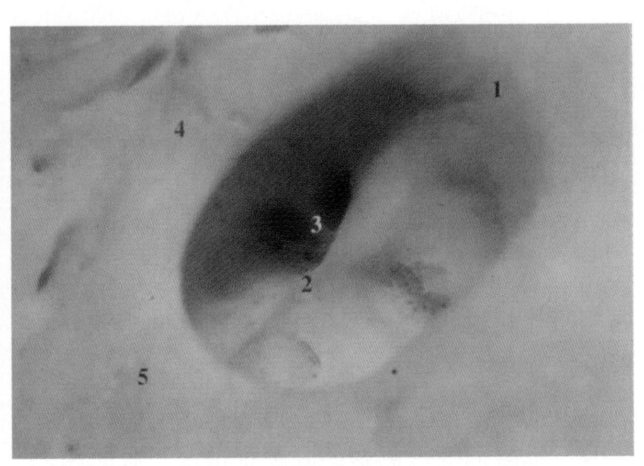

图23-1-14　内听道底结构（左侧）

1. 内耳道前唇　2. 横嵴　3. 垂直嵴　4. 岩骨嵴　5. 内耳道后唇

内耳道内走行有迷路动脉，多为小脑前下动脉内耳道袢的内耳道前段或内耳道段发出的终末动脉，非常细小，走行在面神经和位听神经的前上方，还可分为 2～3 支，供应耳蜗和前庭。

（3）听神经瘤手术治疗

现代听神经瘤的治疗仍以手术治疗为主，治疗目标按其重要性依次为：①全切除肿瘤（包括内听道内的肿瘤）而无严重手术并发症；②保留完好的面神经功能；③对术前仍有有效听力的病人力争保留听力。

1）手术入路选择：①经颞下硬膜外颅中窝入路（肿瘤较小，耳科医生常用）；②经乳突迷路入路（听力完全丧失，耳科医生常选用）；③枕下经乙状窦后入路（神经外科常用标准入路）；④其他，如颞枕、乙状窦前、幕上下联合入路等已经非常少用。选择外科方法治疗听神经瘤是由一系列重要的因素决定的，包括患者的年龄、听力状况、肿瘤大小和外科医生的选择倾向和个人习惯。

颅中窝入路仅限于局限在内听道外侧较小的肿瘤，不易到后颅窝，面神经损伤率较高（膝状神经节损伤），但保留听力机会大。当肿瘤完全在内听道内，术前有有效听力，以保留听力为目的，宜采用颅中窝入路；如果肿瘤侵及岩骨，颅中窝入路则变得有些困难，因为需要对颅神位Ⅶ进行更多的操作。

经乳突迷路入路通常适用于直径小于 2.5cm，无须顾及听力问题的肿瘤。优点是术中早期可显露面神经，面神经保留率高，基本上是颅外入路，脑组织和后组颅神经损伤轻。缺点是术中暴露有限，不宜用于长入 CPA 池过多的肿瘤，手术时间相对较长，术后易发生脑脊液漏；容易损伤位听神经，因此在听力丧失或其他入路受限，如老年患者时使用。

枕下经乙状窦后入路适用于所有大小和位置的听神经瘤，特别在切除 3cm 甚至更大的肿瘤时应采用乙状窦后入路。该入路 CPA 区显露充分，通常能很好地保护面神经，也可以保留听神经，是神经外科医生喜欢的入路。不利的是比经迷路入路死亡率高；面神经通常在肿瘤的前方，多在切除肿瘤后期见到，与经迷路入路相比损伤面神经危险性增大。

2）经乳突迷路入路（图 23-1-15）：患者取仰卧位，患侧肩抬高，头偏向对侧；耳后“C”形切口，起自耳郭上方，向后弧形走形，向下延向乳突尖方向。将乳突骨膜掀起成为前后方向的骨膜瓣。该骨膜瓣将被用来固定脂肪移植物，因此在保持其完整性非常重要。然后镜下磨除乳突气房，前方保留耳道后壁一薄层骨板，以鼓窦入口和面神经垂直段为前界；上方以颞线为界；后、下方以乙状窦为界，开放乳突尖,显露下述标志:①鼓窦入口的砧骨窝、砧骨体部及面神经乳突段上端骨管;②外半规管隆起及前、后半规管骨性隆起;③乙状窦骨壁;④二腹肌沟的前端。然后用切削钻头依次切除外、后、前半规管及其壶腹,开放前庭池,显露面神经的迷路段及其内耳道入口,垂直嵴(Bill's bar)为前庭上神经与面神经的分界,不可逾越,以确保面神经不受损伤。在切除后半规管及其壶腹时可看到由前向后走行的前庭小管,切除该小管即可到达内耳道底及其后壁。然后用 2～2.5mm 金刚砂或钻石钻头磨除较薄的前庭内壁,即可显露出肿瘤或有清亮的脑脊液溢出,证实内耳道底部已被打开。由此向后方及上、下扩大切除内耳道后壁,露出后颅窝硬脑膜,切开硬脑膜肿瘤即可获得较好显露。此时可先行囊内切除使其容积缩小,然后再分离肿瘤周边将肿瘤完全切除,面神经常被挤压紧贴前方骨壁,并与瘤体表面粘连,术中电生理监测和面神经刺激器有助于面神经的保护。最后将乳突表面的肌筋膜瓣翻入乳突腔前部,遮盖耳道后壁、鼓窦开口及面神经垂直段的骨面,所遗留的内听道及乳突术腔可用取自病人腹壁的脂肪组织充填,不必放置引流,缝合皮肤,用单耳绷带加压包扎。

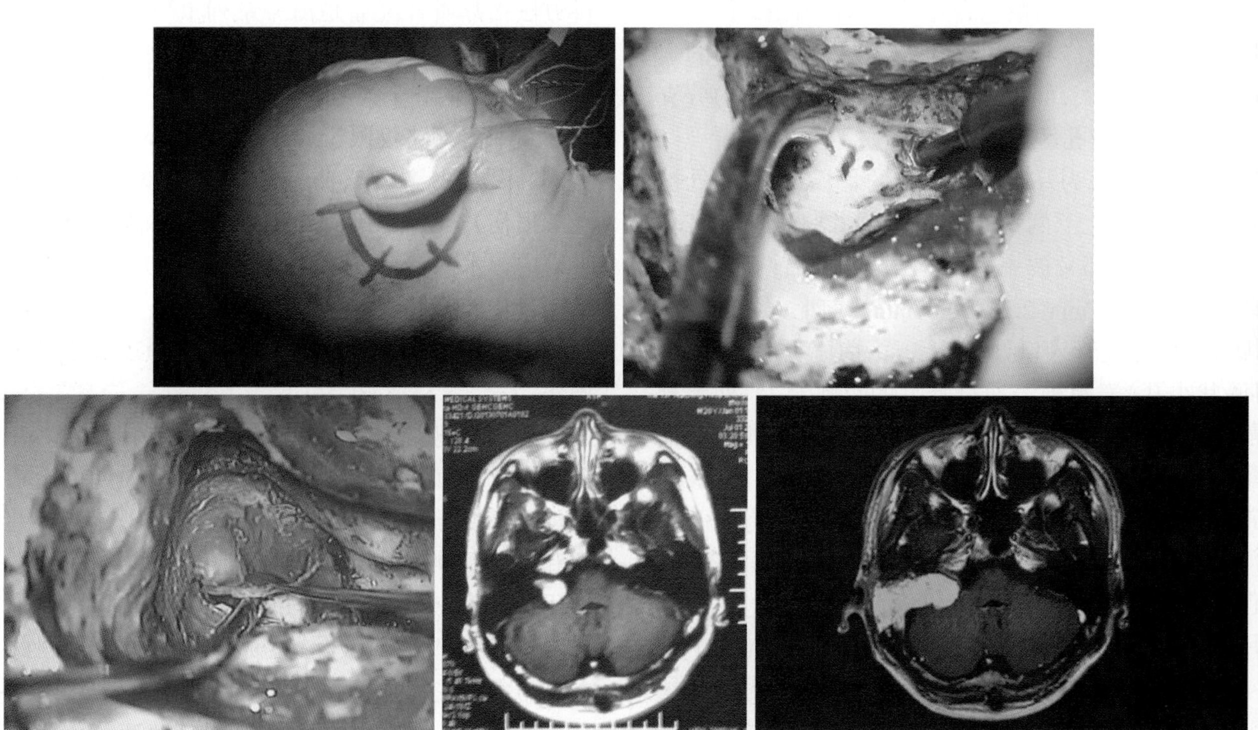

图23-1-15　经乳突迷路入路手术过程

3)枕下经乙状窦后入路:

A. 手术体位与切口。文献中可采用的体位有"公园长椅位"(坐位)、俯卧位、侧卧位,都可以对桥小脑区获得良好暴露;我们倾向采用侧卧位,方便、防止出现低血压、无须考虑空气栓塞、术者不易感觉疲劳。要注意乳突根部置于术野最高点,肩部要拉开,这样手术角度最为合适,可满足术者向各个方向调整手术显微镜角度。

我们通常采用耳后小"S"形切口,切口上端起自横窦上 1.5cm,乳突后沿发迹内走行,切口长约 6～9cm,可略出发迹(肿瘤体积巨大时)。切口上端略弯向外侧,利于星点钻孔;下端略弯向中线,利于释放脑脊液。

B. 开颅。切开头皮、逐层切开枕肌,暴露乳突及枕鳞。暴露范围外侧暴露乳突根部及二腹肌沟,上达上项线上 0.5～1.0cm,内侧无特殊要求,下方一般达枕骨大孔缘上方即可,但若肿瘤体积巨大,或明显嵌入脑干则需打开枕骨大孔。注意几处易出血处:一是枕动脉,自二腹肌后腹和头侧直肌之间向后上方行至头夹肌深面,在胸锁乳突肌附着点外侧、上项线稍下方穿出筋膜至皮下,逐层切开肌肉筋膜、再离断肌肉通常可提前辨认枕动脉,避免误伤。二是乳突导静脉，可用骨蜡封闭止血，导静脉的个体差异很大，男性更发达一些，需要提醒的是若导静脉孔出血较汹涌，提示该患者导静脉很发达，下一步骨瓣成型时可能会出血较多。三是枕静脉丛，位于二腹肌沟附近，因此枕骨暴露不要太靠外侧，遇到静脉丛说明外侧显露已满意，尤其不要向下向外过深显露，有时会损伤枕动脉根部；尤其若出现较汹涌的静脉出血，可能为椎静脉丛出血，附近即为椎动脉，海绵压迫，切忌盲目电凝。

颅骨钻孔，骨瓣成型。暴露范围：乙状窦后入路的关键是显露横窦和乙状窦的交角，这样才能良好地显露桥小脑角区，避免对小脑的过分牵拉。过多地显露横窦和乙状窦没有必要。星点稍外侧钻孔可以暴露横窦和乙状窦交界，为关键孔。如上所述如果判断导静脉可能较发达，则有必要钻第二孔，考虑到导静脉通常汇入乙状窦的下降段，因此第二孔选择在乳突后、上项线稍下方。先于骨孔下方填入小块明胶海绵，分离乙状窦、横窦与颅骨内板下方的硬膜。然后用铣刀按照横窦侧—内侧—枕大孔侧—乳突侧的顺序骨瓣成型，用脑膜剥离子由内侧向乙状窦侧游离硬膜，轻轻掀起骨瓣，有时乳突导静脉会在颅骨中潜行，掀骨瓣时小心不要撕破乙状窦，电凝切断导静脉后再取下骨瓣。静脉窦出血通常海绵压迫可止血。乳突气房开放需骨蜡严密封闭。如果骨瓣成型后未达到显露要求，可用窄脑板保护乙状窦，高速钻磨除乳突仅留薄层骨片，最后用咬骨钳咬除，暴露出乙状窦后缘。

切开硬膜，脑池放液。不要贸然切开硬膜，缓慢耐心地脑池放液，是显露肿瘤、减轻脑组织牵拉，避免出现术后小脑半球水肿、肿胀、梗塞和出血的重要步骤。首先在骨窗最下缘处弧形向中线侧切开硬膜约 0.5cm，用窄脑板轻轻抬起小脑半球下外侧，打开延髓外侧池，缓慢地释放脑脊液，一旦有脑脊液流出，要用小棉片一是保护脑组织，二是减缓放液速度；然后进一步向中线打开枕大池蛛网膜放液。放液必须缓慢、持续，脑板的施力要均匀，撤离脑板要缓慢，不可在小脑半球尚未很好松弛的情况下突然撤去脑板，易造成脑压突然波动、颅内出血。对于肿瘤巨大，或明显嵌入脑干的肿瘤，脑池往往受压变小，但一般不会完全闭塞，术前要制定详细的手术计划，如骨窗要大一些，枕骨大孔最好打开，这样即使延髓外侧池完全闭塞，还可以抬起近枕大孔处的小脑下缘，进行枕大池放液，另外利于患者度过术后水肿期。如果放液实在困难，可以脑室穿刺放液。我们不主张切除小脑半球获得手术空间，因为对于体积越大的肿瘤，肿瘤切除后获得的减压空间也越大，合理利用手术技巧，手术空间会越来越大，对正常脑组织的牵拉并不大，这就是为什么有些小肿瘤术后反应重，疗效未必好的原因；另外更重要的是听神经瘤为脑外、质地软的肿瘤，而对于巨大的 CPA 脑膜瘤有时是需要切除部分小脑的。因此无论听神经瘤大小，都要遵循缓慢释放脑脊液的手术技巧，这是提高术后疗效，较少术后并发症的重要步骤。待脑组织充分回缩，脑压下降满意后，剪开剩余的硬脑膜，横窦、乙状窦交角处要剪到位，硬膜分别翻向横窦和乙状窦，小脑一侧的硬膜可不打开。

C. 切除肿瘤

Ⅰ. 病理解剖：听神经瘤起源于内听道内前庭支，且多为前庭上神经，肿瘤从内听道内向桥小脑角扩展过程中，向内侧推挤覆盖于肿瘤表面的蛛网膜，使之反折成两层，肿瘤位于蛛网膜外，而肿瘤周围的神经、血管均位于两层蛛网膜之间，故在镜下沿蛛网膜层分离便于保留瘤周的神经血管结构。肿瘤生长尤其是肿瘤较大时，面神经被压向不同方向，可以被牵拉受压成扁平状，甚至变得菲薄、透明。根据内听道内神经解剖关系，面神经多数位于肿瘤的腹侧，可向上或向下移位，但仍有 7%的可能面神经位于肿瘤背侧。

Ⅱ. 内听道外肿瘤的切除：由于面神经位置的不确定性，在切开肿瘤之前首先用神经电生理监测仪探测面神经走行，确认肿瘤表面(背侧)无面神经后，切开肿瘤背侧的双层蛛网膜，并向上、下两极推开，尽量保持蛛网膜的界面完整，可以电凝肿瘤包膜，使肿瘤轻度皱缩利于蛛网膜层的分离。肿瘤显露后切除方法较为恒定，即先行囊内切除，再分别分块切除肿瘤上、下极，肿瘤脑干侧及内听道内肿瘤。最后切除内听道内肿瘤的原因是防止分离内耳门处与肿瘤粘连的硬膜后，肿瘤因重力作用而牵拉面神经。

除面听神经外，肿瘤与其他神经的粘连较轻，易于分离。要尽可能保护一切蛛网膜内的动脉小分支，血管损伤、血管痉挛是术后无法保留听力的最主要原因。囊内部分切除后，用小棉片将肿瘤松动部分向肿瘤中心方向推压，利于保护分离界面，同时术者可评估剩余肿瘤的范围和厚度，做到心中有数，更安全地进一步切除肿瘤。

感觉肿瘤大部松动后就可以分离肿瘤脑干面了，要保持在蛛网膜下间隙分离，一边电凝肿瘤包膜使其皱缩，一边用海绵棉片保护脑干，即使肿瘤深深地嵌入脑干，脑干面仍可较容易地分离，此处肿瘤不会与脑干过度粘连，如果感觉肿瘤与脑干及血管粘连紧密，很可能是破坏了蛛网膜界面。当脑干侧肿瘤经"瘤内掏空—周围松解—分块切除"反复处理后，面听神经的脑干端基本可以确认，下一步需要确认面听神经的周围端，即内听道端，最后两端"会师"，做到神经解剖保留，此为听神经瘤切除过程中最关键之处，这时需要耐心仔细地寻找和辨认神经结构，电凝调到 6W，使用时要滴水，面神经肌电图（EMG）、脑干听觉诱发电位（BAEP）等电生理监测仪密切实施监测，必要时使用刺激器帮助寻找神经走行。

Ⅲ. 内听道内肿瘤切除：当位于 CPA 部分的肿瘤大部切除，且最为重要的是面听神经在电生理帮助下确定出大致走行位置后，就可以将注意力转向内听道内肿瘤的切除。需要说明的是，在 CPA 池对于小型听神经瘤，前庭神经和面神经、蜗神经及两者之间的小脑前下动脉、内听动脉常易于分离，解剖关系明确；而对于大型听神经瘤，面听神经很难做到解剖分离，且面神经走行位置十分不确定，面神经可被肿瘤挤向各个方向，面神经可被拉长、反折，形成长襻，甚至被肿瘤所包裹，即使是电生理监测下仍无法确认面听神经走行，此时术者的经验和手术技巧起到至关重要的作用，如操作一定要轻柔，少用电凝，必须用时用电灼，重视牵拉引起的电生理反馈信息，及时改变手术策略从内听道端切除肿瘤等。

是否需要磨开内听道依据有二：一是术前影像评估，尤其岩骨薄扫 CT；二是术中具体情况。肿瘤位于内听道很浅或内听道明显扩大，如大于 60°，可能不需要磨开内听道。首先辨认内听道开口的后缘，用尖刀切开内听道后壁的骨膜，剥离子推开，然后用高速钻（80 000 转 / 分）磨除内听道后壁，先采用小梅花钻头，磨出一定范围的长条形浅沟，注意不要一下过深；接近内听道壁时改用金刚钻。后壁磨开的宽度和深度应达到充分显露肿瘤为宜，过分磨除可能损害半规管，并增加脑脊液漏的风险。术前岩骨薄扫 CT 可以帮助确定磨开的范围，另外可以了解乳突气房发育的程度，对是否可能磨开气房做出评估。我们通常磨除的范围是 6～8mm，磨除内听道后壁时应尽量多冲水，以免热传导损伤面听神经。磨开内听道后，沿骨膜在内耳门后缘反折处切开内听道内的硬膜，切开方向与内听道纵轴平行。磨除内听道时还要注意高位颈静脉球。

内听道内肿瘤与神经之间通常没有明显粘连，可用剥离子将肿瘤自面神经表面轻轻剥离下来，手术的难点在于内听道口附近肿瘤的切除，即肿瘤切到最后能否"会师"。由于内听道口处是瓶颈部位，压力大、受压时间长、变形最严重，因此瘤壁与面听神经、与硬膜粘连严重，肿瘤与神经甚至互相融合，看上去几乎长在一起；加之肿瘤血供多来自于此处内听动脉细小分支及此处硬膜血管，增加了切除难度。需仔细锐性分离粘连，保护小动脉，明胶海绵止血，尽量不要使用电凝；当确实无法辨认神经与肿瘤界面，无法分离粘连时，在保留了小动脉前提下可以电凝肿瘤瘤壁，使其失活以确保肿瘤全切防止复发；若有渗血，结构辨认不清，明胶海绵止血后覆以止血纱，不要强行切除。

肿瘤切除后，最后跨病灶用刺激器刺激面神经，通过诱发肌电评估面神经保留情况。术后 BAEP 与术前对比，可以评估听力保留和脑干功能情况。

D. 关颅：强调严密封闭打开的乳突气房和磨开的内听道后壁。要用整块骨蜡塑性后，完整地封闭乳突气房，再用医用胶进行封固。内听道后壁需硬膜瓣翻转后用医用胶封固。术毕常规缝合硬膜，骨瓣复位，不放置引流。

4）手术并发症：除颅神经麻痹以外后颅凹开颅常见的并发症是：脑膜炎约 5.7%、脑脊液漏 4%～27%、脑血管痉挛约 0.7%、脑积水约 6.5%。脑膜炎发生率 2%～10%，多因脑脊液漏所致，出现高热、头痛、精神障碍和颈强等脑膜刺激征，可腰穿检查 CSF 常规、细菌培养及药敏试验，经腰大池置管引流及应用抗生素治疗 1 周内可治愈。

颅神经麻痹：术后面神经麻痹可引起兔眼征、角膜溃疡，应注意保护角膜，如点眼药水等，近期不能恢复或同时伴有角膜反射消失者可做眼睑缝合术。如果面神经术中离断，应尽量行端－端吻合，不能吻合时应在术后 3 个月内行面—舌下神经、或副神经吻合，或健侧与患侧面神经交叉吻合术等。前庭神经受损也是术后最常见的症状，表现为恶心、呕吐、头晕甚至是眩晕，多数对症治疗 1 周以上自行缓解（表 23-1-2，表 23-1-3）。

表23-1-2　术中面神经损伤的机制

神经损伤或牵拉
血管损伤
热损伤
神经切断

表23-1-3　面神经麻痹的可能机制

神经束膜水肿
神经牵拉
迟发免疫反应
血管痉挛
神经卡压

听力迟发性损害：是指听神经瘤术后有听力保留，但术后不久听力恶化，甚至听力丧失。可能的原因是：①为保留蜗神经，神经上残留有瘤组织，导致肿瘤复发。②磨除内听道时，为防止脑脊液漏，用肌肉等封闭内听道，在内听道内形成瘢痕组织，使神经和血管受压。③内淋巴囊和内淋巴导管损伤，多为手术操作不当引起。④术中迷路损伤，血液或骨屑进入末梢淋巴液，导致内耳的电解质平衡失调或内耳的炎性反应，导致不可逆行的听力损害。⑤术中对听神经过度剥离，使听神经与周围组织失去解剖联系，听神经发生营养障碍或发生术后水肿，导致术后听力发生起伏变化，甚至出现迟发性听力损害。⑥术后小脑前下动脉、迷路动脉发生迟发性血管痉挛。

术后恶性耳鸣：听神经瘤手术时，即使完整保留了听神经，有时术后听力不仅没有改善，反而会出现恶性耳鸣，干扰了病人的正常生活。术后发生恶性耳鸣可能与内耳受到炎性、机械性刺激或电化学反应引起的神经过敏等因素有关，其确切机制不清。耳鸣产生的可能部位是下丘脑、脑干、耳蜗或蜗神经等部位。对这部分病人，若听力达不到有效听力，需行蜗神经切断术。

术后脑脊液漏：发生率 5%～15%，脑脊液漏可出现的部位有：手术切口漏、鼓膜破裂经由外耳道流出、经咽鼓管从鼻腔漏出、也可向下经咽喉壁流出。脑脊液漏多有下列通路：经鼓室盖或咽鼓管漏出；经后半规管、骨迷路的前庭处；迷路周围开放至乳突前庭；开颅时乳突开放。脑脊液漏多发生在术后 1 周之内，最常见是内听道顶部开放引起。脑脊液漏合并脑膜炎者为 5%～25%。并多出现在脑脊液漏发生的前几天之内，术后脑积水可促进脑脊液漏的发展。

脑脊液漏的治疗：25%～35%的病人可自行治愈。治疗包括：保守治疗：①卧床、限制活动，避免便秘、咳嗽等。②如果持续性脑脊液漏，可做腰椎穿刺持续引流，同时应注意防治细菌感染。手术治疗：①用骨蜡游离肌肉片或生物胶封闭开放的内听道、乳突。②用硬膜、骨膜和筋膜覆盖暴露的骨窦和孔腔。③如果内听道已磨开，面听神经已完全无功能，可用肌肉充填。④如果手术侧无听力，可从中耳入路，将乳突内充填脂肪或扩大入路，用脂肪充塞咽鼓管、中耳和乳突。⑤脑积水诱发者需行脑脊液分流术。

脑积水：手术和立体放疗的病人治疗后都可以出现脑积水，多数在治疗以后 1～3 个月内出现，因此患者术后需密切随访，一经发现需立即行脑室腹腔分流术。

听神经瘤手术死亡率在 1%以下。有报告 135 例枕下乙状窦后入路切除听神经瘤术后 2 例死亡，其中一例死于弥漫性血管内凝血，另一例死于血管痉挛。

（4）听神经瘤的立体定向放射外科治疗

Leksell（1971）首先报告用立体定向放射外科技术治疗听神经瘤，γ－射线放射外科疗法（γ－刀）可避免手术并发症，适用于 3cm 以下的肿瘤，特别是双侧听神经瘤。尽管对听神经的放射治疗已有近半个世纪，但大部分的长期报道病例数都很小，而且随访也常不完整，根据现有的资料无法对立体定向外科的作用进行准确评价，因为此类肿瘤生长缓慢，至少需要随访十年到二十年才能有确定的结论。多数学者认为大约有 85%的病人肿瘤得到控制。瑞典 Karolinska 医学院 95 例治疗报告（平均随访 4 年）显示，有效率 91%（缩小 49%、停止增大 42%），面神经保留率 100%，听力保留率 75%。美国匹兹堡大学 26 例报告，有效率 100%（缩小 42%、停止增大 58%）；20 例随访 2 年，95%有效（缩小 35%、停止增大 60%），术后保留有效听力 6 个月为 50%，1～2 年为 45%，2 年后面神经功能保留率 90%。最初的报道认为该治疗方法对于颅神经功能没有什么风险，但其后对大量病人治疗的结果显示有较高的颅神经Ⅴ、Ⅶ、Ⅷ功能损害的发病率，近来对放疗剂量的调整明显减少了颅神经并发症的发病率。但对于肿瘤长期控制的效果还有待于长期随访观察。

另一个重要的问题是放射外科能否保持长期的有效听力，尤其在发现的肿瘤越来越小的情况下更是如此。对于不愿或不能耐受手术切除的病人，放射外科很显然是一个有价值的选择，而且对于复发或是切除不完全需要再次手术的病人也是一个可行的选择。但是，对于放射外科治疗失败的病人，显微外科手术的难度明显加大，在保留颅神经功能方面难以获得确定的疗效。而且，对于接受放射治疗的前庭神经的神经影像学还有待进一步了解。许多人采用局部放疗作为小听神经瘤的基本治疗方法，但在对外科治疗和放射治疗作真实比较之前，必须对治疗结果作进一步的研究。在不久的将来，随着许多类似的问题得到解决，立体定向外科会在听神经瘤的治疗中起到越来越重要的作用。

（于春江　任 铭）

23.2　三叉神经鞘瘤

23.2.1　概述

1849 年 Smith 描述了第一例来自于三叉神经节的肿瘤。三叉神经鞘瘤(trigeminal neurinoma)来源于三叉神经的雪旺细胞瘤，是仅次于听神经瘤，占第二位的颅内神经鞘瘤，可以和其他颅神经的雪旺细胞瘤合并存在。它们在所有的颅内肿瘤中占 0.07% ~ 0.36%，而在颅内雪旺细胞瘤当中占 0.8% ~ 8%。

按照肿瘤的位置和生长方式，可将其分为 4 型：

A 型　主要位于中颅窝，约占 40%

B 型　主要位于后颅窝，约占 41.3%

C 型　同时累及中后颅窝（哑铃型肿瘤）约占 10.7%

D 型　肿瘤侵及颅外颞下窝、翼腭窝等，约占 8%

最近文献又提出第五型，同时累及多颅窝。

23.2.2　临床特点

患者一般在中年时发病，发病高峰在 40 ~ 50 岁之间，最高发病率在 38 ~ 40 岁之间，女性略多于男性。不同类型的三叉神经鞘瘤临床症状、体征各异，最早出现的症状为一侧面部阵发性疼痛或麻木，以后逐渐出现咀嚼肌无力及萎缩。如肿瘤位于后颅窝者可出现Ⅵ、Ⅶ、Ⅷ颅神经症状，表现为复视，面瘫及进行性耳聋，晚期可有小脑症状、颅内压增高症状及后组(Ⅸ、Ⅹ、Ⅺ)颅神经症状，常易误诊为听神经瘤；如肿瘤位于中颅窝，可逐渐出现视力障碍、动眼神经麻痹、同侧眼球突出，以后可引起颞叶内侧皮质的压迫而产生幻嗅、颞叶癫痫发作。如肿瘤骑跨于中、后颅窝者，则其内侧紧靠中脑大脑脚及颈内动脉，常可引起对侧瘫痪、颅内压增高及小脑症状。

23.2.3　神经影像学评价

CT 上肿瘤常表现为等密度或高密度，典型者骨窗像可见岩尖骨质破坏(图 23-2-1)。MRI 肿瘤内可出现囊性变，应用造影剂后，常为均质强化，亦可见环状或不规则增强(图 23-2-2、图 23-2-3)。CT 和 MRI 对于确定肿瘤的范围以及制定手术入路非常重要。

23.2.4　三叉神经鞘瘤的分型及手术入路的选择

手术入路的选择取决于肿瘤的位置和范围，还应考虑到术者对手术入路的熟练程度，目的是充分显露肿瘤的同时尽可能减少不必要的周围结构的损伤。

目前报道最为常见的入路是颞下经颅中窝入路，因为此类肿瘤中大部分起源于三叉神经节，并且主要位于颅中窝内。另外，骑跨于颅中窝及颅后窝、但未扩展到内听道以下的肿瘤也可以通过颅中窝入路切除。这可以通过切除小脑幕游离缘及结扎岩上窦而完成。相比之下，通过标准的枕下乙状窦后入路很难达到颅中窝，因此这一入路仅限于完全位于颅后窝的肿瘤。对于向腹侧扩展至低位脑干并低于内听道的哑铃状大肿瘤，可采用联合切口或岩骨切口。

对于颅中窝的大肿瘤，其颅底操作包括眶颧部骨切除，以更好显露海绵窦并最大程度减少对颞叶的牵拉。颅底外科技术的进步极大改善了手术切除的结果并减少了术后并发症的发生率。就不同类型

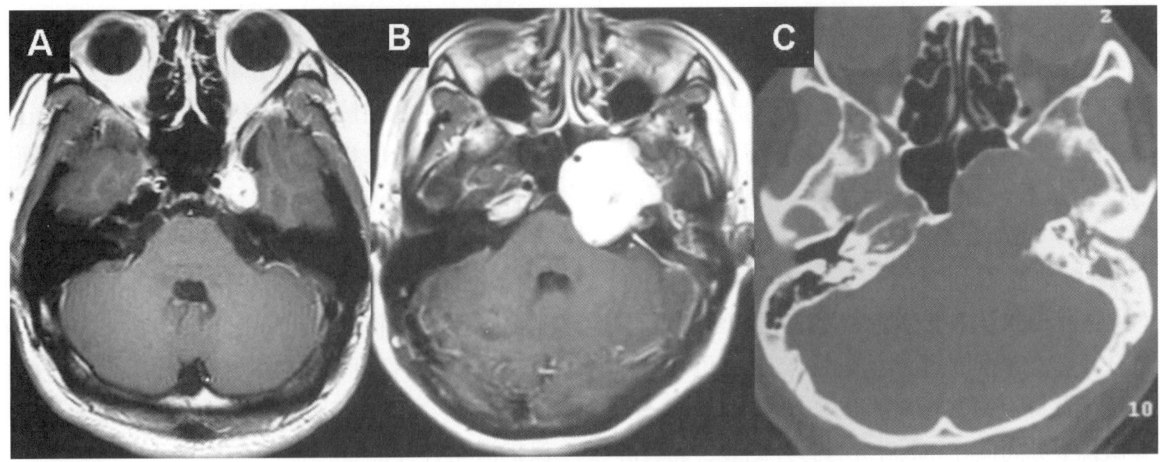

图23-2-1

A."A"型三叉神经鞘瘤，肿瘤位于中颅窝，强化 MRI 可见肿瘤位于中颅窝海绵窦内，肿瘤呈均匀一致强化；B. 轴位强化 MRI，肿瘤大部分位于中颅窝，很小一部分位于后颅窝；C. 轴位 CT 骨窗像可见岩尖及部分中颅窝底骨质被肿瘤破坏

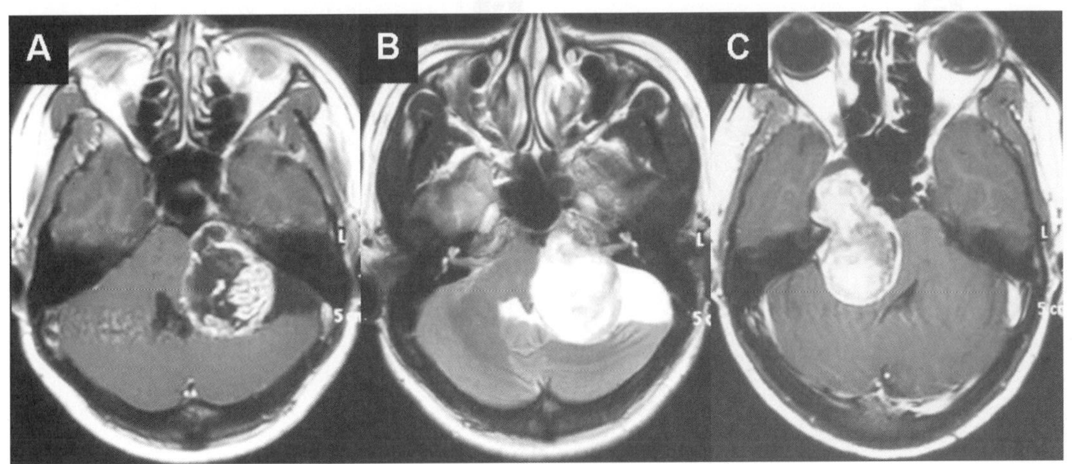

图23-2-2

A."B"型三叉神经鞘瘤，强化 MRI 可见肿瘤位于后颅窝，肿瘤呈不均匀强化，内有囊变；B. 轴位 T_2 MRI，面、听神经解剖结构完好，内听道内未见肿瘤，借此与听神经瘤鉴别；C."C"型三叉神经鞘瘤，肿瘤跨中后颅窝生长，呈哑铃型

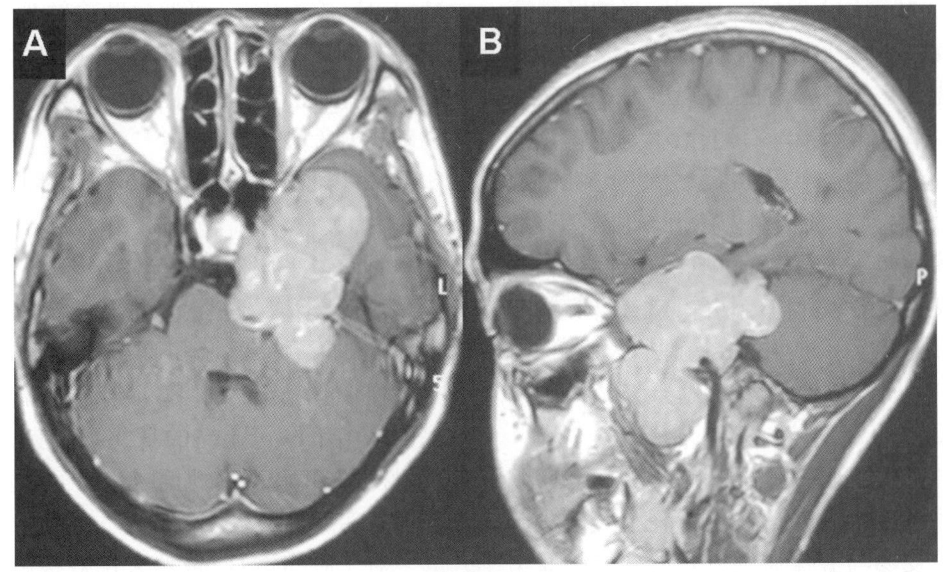

图23-2-3

A. "D"型三叉神经鞘瘤，轴位强化 MRI 可见肿瘤大部分位于中颅窝，小部分位于后颅窝，肿瘤体积巨大；B. 矢状位强化 MRI 可见肿瘤通过圆孔或卵圆孔向颅外生长，充满颞下窝

的三叉神经鞘瘤而言，A 型：额颞入路，B 型：枕下乙状窦后入路或颞枕开颅经天幕入路，C 型：以往采用乙状窦前幕上下联合入路，目前常采取颞枕开颅经天幕入路、颞下岩前入路或枕下乙状窦后内听道上入路，D 型：额颞入路或额颞颧入路。

23.2.5 手术方法和操作步骤

（1）额颞经侧裂入路切除 A 型三叉神经鞘瘤

对于主要为中颅窝的 A 型三叉神经鞘瘤可以通过额颞经侧裂入路，体位、切口和开颅方法同翼点入路。术中显微镜下分离额叶和颞叶充分打开侧裂，侧裂静脉（大脑中浅静脉）分向颞叶侧并予以保护。打开侧裂后充分显露肿瘤而无须过分牵拉颞叶（图 23-2-4A）。

严格在蛛网膜外以双极电凝电灼瘤壁，分块切除或吸除部分肿瘤，瘤内减容后可见肿瘤表面的三叉神经纤维束，剥离子平行纤维束仔细分离并予以保护。有时肿瘤向海绵窦内侵犯则需打开海绵窦外侧壁后部，充分显露肿瘤并完全切除，海绵窦静脉出血可填塞明胶海绵压迫止血（图 23-2-4B）。在少数情况下，需切开小脑幕以显露并切除向后颅窝延伸的肿瘤，此时，应首先于小脑幕游离缘处确认并保护滑车神经。

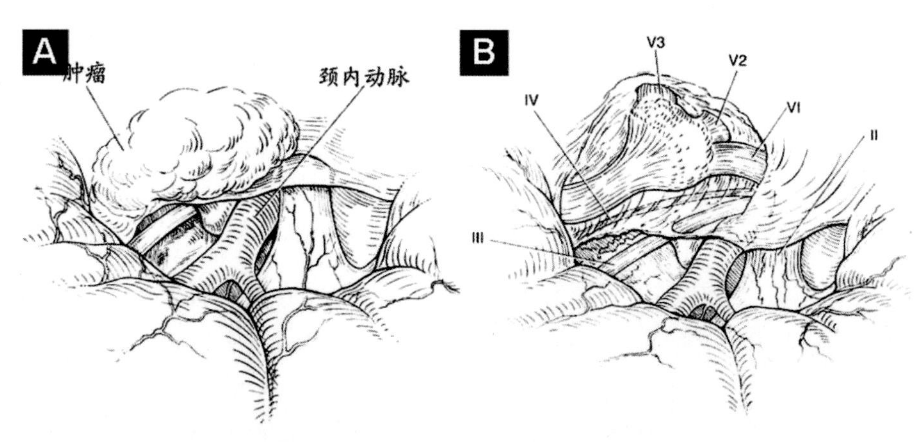

图23-2-4

A. 额颞经侧裂入路切除 A 型三叉神经鞘瘤显露肿瘤示意图；
B. 额颞经侧裂入路切除 A 型三叉神经鞘瘤，显露三叉神经各分支

（2）枕下乙状窦后入路切除 B 型三叉神经鞘瘤

对于主要位于桥小脑角区的 B 型三叉神经鞘瘤可以通过枕下乙状窦后入路显露切除，显微镜下以脑压板轻轻牵开小脑半球，打开小脑延髓侧池缓慢释放脑脊液，使小脑半球逐渐松弛并显露肿瘤，通常可见肿瘤位于面听神经复合体上方。分离肿瘤表面的蛛网膜，辨认肿瘤表面的神经纤维束，在确无神经纤维束的肿瘤表面电凝切除，行瘤内减压。较大的肿瘤可见神经纤维束被推向肿瘤表面，保持术野干净、清晰，充分瘤内减容有利于神经纤维的辨认、分离和保护。

如果肿瘤完全位于后颅窝则不必切开小脑幕，有些情况下肿瘤突破小脑幕裂孔向幕上生长，小脑上动脉往往分支参与肿瘤血供，并被推向肿瘤上极，则需切开小脑幕充分显露肿瘤及邻近结构，分离保护小脑上动脉极其重要穿支。如果肿瘤向 Meckel's 腔内生长，可通过磨除颞骨岩部内侧部分予以显露切除，即枕下乙状窦后经内听道上嵴入路，术中应注意保护迷路、耳蜗、内听道内结构和颈内动脉岩骨段。

（3）颞枕开颅经小脑幕入路切除 C 型三叉神经鞘瘤

目前多采用颞枕经天幕入路切除 C 型三叉神经鞘瘤，逐渐取代乙状窦前幕上下联合入路或乙状窦前 - 颞下、枕下 - 颞下联合入路，具备显露充分、并发症少的优点。颞枕开颅经小脑幕入路是对乙状窦前幕上下联合入路的简化和改良，充分利用颞下、枕下和小脑幕裂孔的操作空间显露中后颅窝骑跨型病变。见图 23-2-5。

对于肿瘤本身，依然采用双极电凝、显微剪刀以囊内减容的方法逐渐切除。在显微镜下，三叉神经雪旺细胞瘤是典型的单发、疏松、被囊完整包裹

的肿瘤。它们常会令原神经偏心移位，这一点与引起神经呈纺锤形扩大的神经纤维瘤正好相反。

在瘤内减容之后，必须仔细将瘤囊同周围的解剖结构分离开。对于大的肿瘤，常可以见到滑车神经位于瘤上极，而听神经及面神经从瘤下极经过。在内侧，沿颈内动脉附近，常可见到动眼神经和外展神经。部分或全部三叉神经复合体有可能因肿瘤累及而必须切除。

(4)额颞颧入路切除D型三叉神经鞘瘤

D型三叉神经鞘瘤往往起源于三叉神经上颌支或下颌支通过圆孔或卵圆孔向颞下窝、翼腭窝生长，可以采取额颞颧入路完成显露并切除。

手术同额颞入路，关键是去除颧弓取额颞颧骨瓣达中颅窝底，显微镜下沿中颅窝底确认卵圆孔和棘孔，电凝切断脑膜中动脉，可继续向后探查岩浅大神经并予主动切断，以免在术中过度牵拉致面瘫。切开硬脑膜，释放脑脊液，松弛脑组织，显露肿瘤，首先切除硬脑膜外肿瘤，再逐渐探查切除硬脑膜下肿瘤。对于侵犯到海绵窦的肿瘤，可切开海绵窦外侧壁予以切除，对于沿神经走行向翼腭窝、上颌窦侵犯的肿瘤，可以考虑磨除上颌窦后外侧壁或联合经上颌窦入路予以切除。

23.2.6 治疗结果和并发症

三叉神经鞘瘤是良性肿瘤，如能全切即可治愈，在过去，手术死亡率高达25%。利用显微神经外科技术之后，这一死亡率已降至0～1%，长期随访肿瘤复发率为0～3%，对次全切除长期随访的结果还存在争议。有作者报道说，常在3年之内必然会出现复发症状。对于大部分肿瘤来说，肿瘤的复发率取决于肿瘤的位置和手术切除的程度。

并发症包括脑神经损伤、包括动眼神经麻痹，面瘫、听力下降、耳鸣、三叉神经和外展神经损害，脑脊液漏、脑膜炎和脑积水。大多数神经功能均可恢复，但仍可遗留不同程度的三叉神经感觉障碍(37%)和咀嚼肌萎缩(20%)，许多病人最终有不同

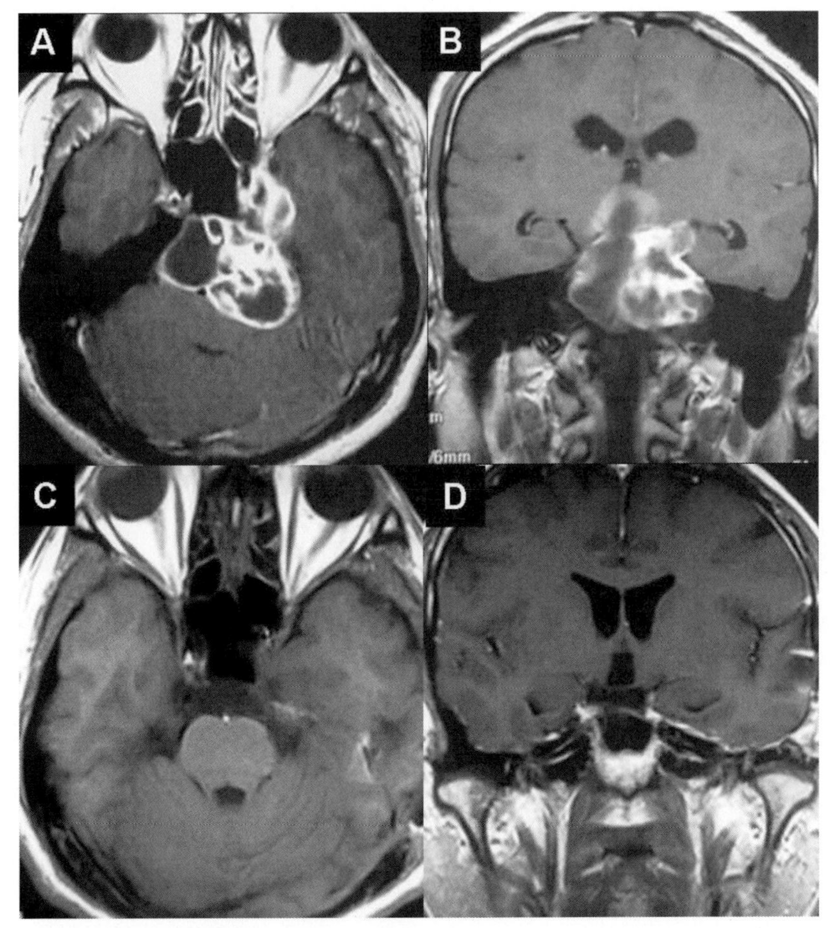

图23-2-5

颞枕开颅经小脑幕入路切除C型三叉神经鞘瘤术前/后MR影像，A、B术前MRI，C、D术后MRI

程度的持续三叉神经功能麻痹。为防止出现神经性角膜炎，常需要采用睑缘缝合术。术后新发的脑神经功能障碍，如外展神经和动眼神经麻痹，通常会在3~6个月内好转。有些术前存在的神经系统损害，如小脑及脑干压迫综合征、复视、面部疼痛和无力以及听力缺损，有可能术后会有改善。

（于春江　张明山）

23.3　神经纤维瘤病

神经纤维瘤病（neurofibromatosis）可单发，亦可多发。多发于某一根神经，神经呈不规则的柱状膨大，故有蔓状神经纤维瘤之称。通常肿瘤呈纺锤或球状，质地软，在剖面上呈乳白色，未见神经鞘瘤的漩涡状纹理，亦不形成囊肿。显微镜下见细胞成分较神经鞘瘤少，其分布甚为紊乱，细胞核呈纺锤形，细胞内无栅状或漩涡状排列，用特殊染色可见细小神经纤维通过肿块，而神经鞘瘤则无此种表现。

临床表现为全身皮肤出现褐色色素沉着斑点。皮肤可触及肿块，压痛明显，有时沿一条神经发生多个或全身散在发生。若为数众多的神经纤维瘤由皮肤长出，即为 Recklinghausen 神经纤维瘤。并可有结缔组织异样增生，皮肤折叠下垂，肢体异常肿大，称为神经橡皮病。神经纤维瘤亦可发生于颅神经或内脏神经。

治疗以手术为主，单个发生的肿瘤可作局部切除，多个发生的肿瘤逐个切除。发生于颅神经者须行开颅手术。

24. 脑膜肿瘤及其他肿瘤

24.1 脑 膜 瘤

24.1.1 概论(introduction)

脑膜瘤(meningioma)是起源于脑膜及脑膜间隙的衍生物(derivative)。它们可能来自硬膜成纤维细胞和软脑膜细胞,但大部分来自蛛网膜细胞,也可以发生在任何含有蛛网膜成分的地方,如脑室内脑膜瘤来自于脑室内的脉络丛组织。

在 18 世纪,已开始脑膜瘤切除手术。美国在 1887 年首次成功切除脑膜瘤。20 世纪初,柯兴根据病理将脑膜瘤分为不同类型。

(1)发病率(incidence)

脑膜瘤的人群发生率为 2/10 万。柯兴等 1938 年报告脑膜瘤占全部颅内肿瘤的 13.4%。Percy 等复习 1935–1958 年文献,发现脑膜瘤占原发脑肿瘤的 38%。北京市神经外科研究所自 1958 年至 1993 年共收治脑膜瘤病人 3 148 例,占同期原发脑肿瘤的 19.2%,仅次于胶质瘤(占 40.49%),居第 2 位。其中女性多于男性,为 2 : 1。颅内良性肿瘤平均年龄 59 ± 15 岁,发病的高峰年龄在 45 岁。脑膜瘤在儿童中少见。16 岁以下患儿不及 1.3%,而且男孩在脑膜瘤中占优势。小的无症状的脑膜瘤常在老年人的尸检材料中发现。近年 CT 技术的发展,脑膜瘤的发生率明显增高,尤其在老年病人。许多无症状的脑膜瘤多为偶然发现。多发脑膜瘤偶尔可见。有时可见同时合并神经纤维瘤(病),也可以合并胶质瘤、垂体瘤、动脉瘤,但罕见。文献中也有家族史的报告。

(2)病原学(etiology)

脑膜瘤的发生可能与一定的内环境改变和基因变异有关,并非单一因素造成的。可能与颅脑外伤、放射性照射、病毒感染以及合并双侧听神经瘤等因素有关。这些病理因素的共同特点是它们有可能使细胞染色体突变,或细胞分裂速度增快。通常认为蛛网膜细胞的细胞分裂是很慢的,而上述因素加速了细胞分裂速度,这可能就是导致细胞变性早期重要阶段。

近年,分子生物学的发展,对脑膜瘤的病因研究取得了一定成绩。许多研究表明,在很多肿瘤,某个染色体的 DNA 结构的变化已被证实。高剂量或低剂量的放射线以及很多病毒都可以改变 DNA 结构。同样,在双侧听神经瘤的病人也合并特殊的遗传变化。显然,脑膜瘤病人体内存在许多异常的内环境和遗传因素,所有这些因素均对人的染色体结构的改变起着作用。

细胞分子生物学研究证实脑膜瘤的染色体是异常的。最常见的异常是在第 22 对染色体上缺乏一个基因片段。由于每个人的染色体上含有成千上万的基因, 一个染色体内 DNA 的缺乏将丢失数目极其可观的基因信息。许多的研究可以推测,所有脑膜瘤可能都是双对染色体缺乏一个或几个基因。这些核型的巨大变化, 可发生在第 22 对染色体的其中一个,而这染色体在传统的核型上又看起来很小。因此,弄清脑膜瘤的分子生物化学的关键是,发展能在人染色体中证实极小变化的技术。一旦脑膜瘤在第 22 对染色体基因缺乏被确定后, 选择一种试验方法和基因治疗脑膜瘤将成为可能。

(3)病理学特点(characteristics of pathology)

脑膜瘤呈球形生长,与脑组织边界清楚。瘤体剖面呈致密的灰色或暗红色的组织,有时瘤内含砂粒体。瘤内坏死可见于恶性脑膜瘤。脑膜瘤有时可使其邻近的颅骨受侵而增厚或变薄。肿瘤大小可由直径 1cm 直至 10 余 cm。瘤体多为球形、锥形、扁平形或哑铃形。常见的脑膜瘤有以下各型:

1)内皮型(meningiotheliomatous,endothelioma-tous):是最常见的类型。多见于大脑镰、蝶骨嵴和嗅沟。肿瘤由蛛网膜上皮细胞组成。细胞的大小形状变异很大,有的细胞很小呈梭形,排列紧密;有的细胞则很大,胞核圆形,染色质细而少,可有 1~2 个核仁,胞质丰富均匀。瘤细胞呈向心性排列成团状或呈条索状,瘤细胞之间血管很少,无胶原纤维(图 24-1-1)。

2)成纤维型(fibroblastic):由成纤维细胞和胶原纤维组成,瘤细胞成纵行排列,偶呈栅栏状。细胞间有大量粗大的胶原纤维, 常见砂粒小体(图 24-1-2)。

3)血管型(angiomataus):瘤内有丰富的血管及许多血窦,血管外壁或间质中的蛛网膜上皮细胞呈条索状排列,胶原纤维很少。肿瘤生长快时,血管内皮细胞较多,分化不成熟,常可导致血管管腔变小闭塞。血管周围常有类似血管内皮的多角形细胞(图 24-1-3)。

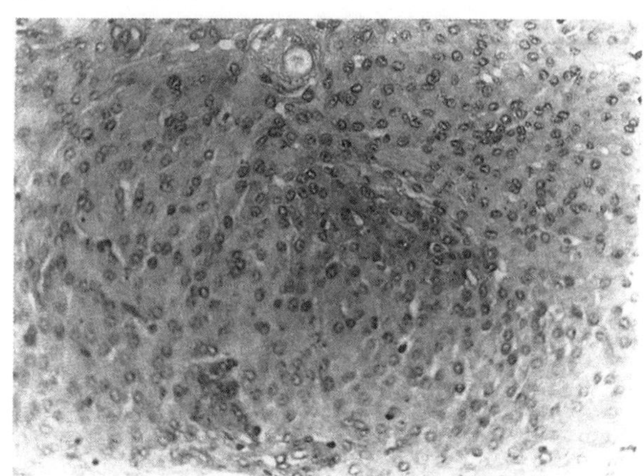

图24-1-1 内皮型脑膜瘤病理切片(HE染色 ×400)

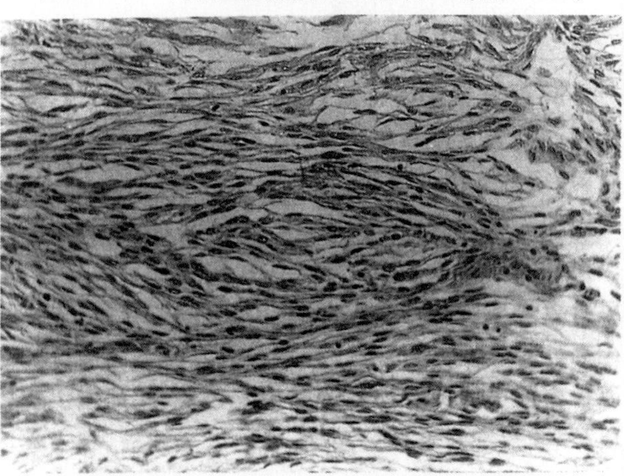

图24-1-2 纤维型脑膜瘤病理切片(HE染色)

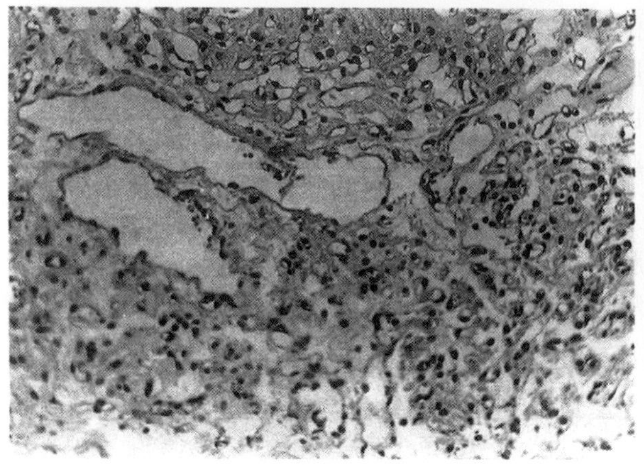

图24-1-3 血管型脑膜瘤病理切片(HE染色 ×200)

4)砂粒型(psammomatous):瘤内含有大量砂粒体,细胞排列成漩涡状,血管内皮肿胀,玻璃样变后钙化(图 24-1-4)。

5)混合型或移行型(mixed,transitional):此型脑膜瘤中含上述四型成分,但不能肯定以哪种成分为主时,可称为混合型脑膜瘤(图 24-1-5)。

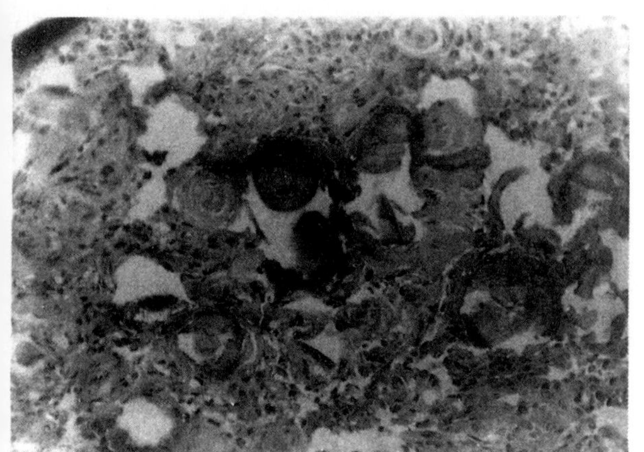

图24-1-4 砂粒型脑膜瘤病理切片(HE染色×400)

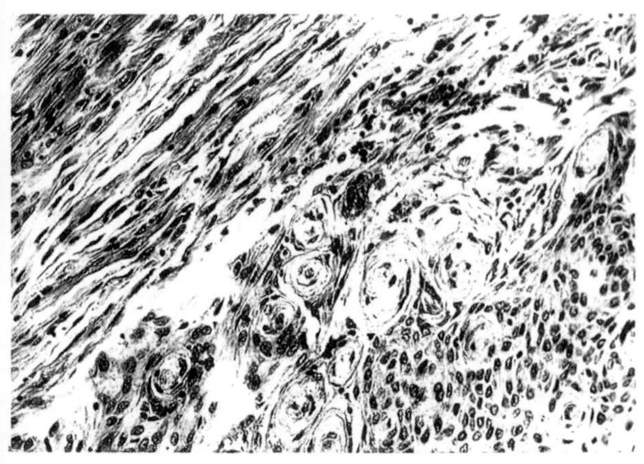

图24-1-5 混合型脑膜瘤染色(HE×400)

6)恶性脑膜瘤(malignant meningioma):有些脑膜瘤的生长特性,细胞形态具有恶性肿瘤的特点,而且可以发生转移。这类肿瘤开始可能属良性,以后出现恶性特点,特别是对一些多次复发的脑膜瘤应想到恶性变的可能。恶性脑膜瘤生长较快,向周围组织内生长,瘤细胞常有核分裂象,易恶变为肉瘤。在上述的良性脑膜瘤中,以血管型脑膜瘤最常发生恶变。另外,恶性脑膜瘤可发生颅外转移,多向肺转移,也可以经脑脊液在颅内种植。

7)脑膜肉瘤(meningeal sarcoma):肿瘤从一开始就是恶性的,具有肉瘤的形态特点,临床较少见,多见于 10 岁以下儿童。病情发展快,术后迅速复发,可见远处转移。肿瘤位于脑组织中,有浸润、形状不规则、边界不清、质地软、易碎,瘤内常有坏死、出血及囊变。瘤细胞有三种类型,即纤维型、梭状细胞型、多形细胞型,其中以纤维型恶性程度最高。

另外,有些作者将脑膜的黑色素瘤也归于脑膜瘤。

(4)脑膜瘤的好发部位(common sites of meningioma)

一般地讲,脑膜瘤的好发部位是与蛛网膜纤毛分布情况相平行的,多分布于:①矢状窦旁。②鞍结节。③筛板。④海绵窦。⑤桥小脑角。⑥小脑幕等。据 Russell 等人的经验,大约 50%颅内脑膜瘤位于矢状窦旁,并且大部分位于矢状窦的前 2/3。文献报告多发脑膜瘤占 0.7%~5.4%,首都医科大学附属北京天坛医院约占 1.27%,其 3 143 例脑膜瘤分布情况见表 24-1-1。

(5)临床表现(clinical manifestation)

1)脑膜瘤属良性肿瘤,生长慢,病程长。有报告认为,脑膜瘤出现早期症状平均 2.5 年,少数病人可长达 6 年之久。Firsching 等人观察 17 例脑膜瘤长达 21 个月,发现肿瘤的平均年增长体积 3.6%,仅 2 例增长速度为 18%和 21%。

2)局灶性症状,因肿瘤呈膨胀性生长,病人往往以头痛和癫痫为首发症状。根据肿瘤部位不同,还可以出现视力、视野、嗅觉或听觉障碍及肢体运动障碍等。在老年病人,尤以癫痫发作为首发症状多见。

3)颅内压增高症状多不明显,尤其在高龄病人。在 CT 检查日益普及的情况下,许多患者仅有轻微的头痛,甚至经 CT 扫描偶然发现为脑膜瘤。因肿瘤生长缓慢,所以肿瘤往往长得很大,而临床症状还不严重。有时病人眼底视乳突水肿已很严重,甚至出现继发视神经萎缩,而头痛并不剧烈,没有呕吐。值得注意的是哑区的肿瘤长得很大,而脑组织已无法代偿时,病人才出现颅内压增高的表现,病情会突然恶化,甚至会在短期内出现脑疝。

4)脑膜瘤对颅骨的影响:临近颅骨的脑膜瘤常可造成骨质的变化。可表现为骨板受压变薄,或骨板被破坏,甚至穿破骨板侵蚀至帽状腱膜下,头皮局部可见隆起。也可使骨内板增厚。增厚的颅骨内可含肿瘤组织。

(6)特殊检查(special examination)

1)脑电图:因脑膜瘤生长缓慢,并呈局限性膨胀性生长,一般无明显慢波。但当其生长相当大时,因脑组织被压,引起脑水肿,此时可呈现慢波。脑膜

表24-1-1 不同部位脑膜瘤发病情况

部位	上海华山医院神经外科		北京市神经外科研究所(1993)	
	例数	%	例数	%
大脑凸面	244	18	872	27.75
蝶骨嵴	179	13	335	10.66
鞍部	117	9	280	8.91
矢状窦旁	388	28	466	14.82
大脑镰			247	7.86
桥小脑角	104	7	199	6.33
侧脑室	58	4	128	4.07
小脑幕	74	5	152	4.84
嗅沟	108	8	140	4.45
中颅窝	56	4	82	2.61
斜坡	21	2	66	2.10
小脑半球	18	1	54	1.72
枕大孔	12	1	26	0.83
眶内			34	1.08
后颅窝			16	0.51
颈静脉孔			6	0.19
多发性			29	0.92
伴纤维瘤			11	0.35
总数	1 379	100	3 143	100

瘤反映在脑电图上多为局限性异常 δ 波，慢波为主，背景脑电图的改变较轻微。脑膜瘤的血管越丰富，δ 波出现越明显。

2)头颅 X 线平片：由于脑膜瘤解剖上与颅骨的密切关系，以及共同的供血途径，极易引起颅骨的各种改变，头颅平片的定位征出现率可达 30%～60%。颅内压增高症在没有 CT 诊断的情况下可达 70%以上。主要表现有以下表现。

A. 局限性骨质改变：可出现内板增厚，骨板弥漫增生，外板骨质增生呈针状放射。一般认为，肿瘤细胞到达硬膜后，通过血管途径进入颅骨，引起周围或骨细胞的增生反应。无论有无肿瘤细胞侵入，颅骨增生部位都提示为肿瘤的中心位置。脑膜瘤引起局部骨板变薄和破坏的发生率为 10%左右。

B. 颅板的血管压迹增多：可见脑膜动脉沟增粗扭曲，最常见于脑膜中动脉沟。局部颅板板障静脉异常增多。

3)脑血管造影：各种类型的脑膜瘤都是富于血管结构的。在 CT 临床应用以前，脑血管造影是诊断脑膜瘤传统的重要手段。特别是近年来开展的数字减影技术(digital subtract angiography，DSA)和超选择血管造影，对证实肿瘤的血管结构，肿瘤富于血管程度，主要脑血管的移位，以及肿瘤与大的硬膜窦的关系，窦的开放程度(决定术中是否可以结扎)都提供了必不可少的详细资料。同时造影技术也为术前栓塞提供了条件。对颅底和大脑突面脑膜瘤术前栓塞供应动脉，减少术中出血提供了帮助。

约一半左右的脑膜瘤脑血管造影可显示肿瘤染色。通常脑膜瘤在脑血管造影像上的表现如下：

A. 脑膜血管一般表现粗细均匀，排列整齐的小动脉网,动脉管腔纤细,轮廓清楚呈包绕状。

B. 肿瘤同时接受来自颈外、颈内动脉或椎动脉系统的双重供血。位于前颅窝的脑膜瘤可接受眼动脉、筛动脉和大脑前动脉分支供血。位于中颅窝的脑膜瘤可接受脑膜中动脉、咽升动脉供血。后颅窝脑膜瘤可由枕动脉、椎动脉脑膜前支、脑膜后动脉供血。

C. 肿瘤的循环速度比脑血流速度慢,造影剂常在肿瘤中滞留。在造影的静脉期,甚至窦期仍可见肿瘤染色,即迟发染色(delayed blush)。

D. 脑膜瘤周围脑血管呈包绕状移位。

上述特点在脑膜瘤的脑血管造影中可同时出现,亦可能部分出现。

4)头颅 CT 扫描:在 CT 出现以前,根据病人的临床表现,再辅以头颅平片和脑血管造影,对脑膜瘤即可做出确诊。CT 的出现,使脑膜瘤的定位以及定性诊断水平大大提高。典型的脑膜瘤,在未增强的 CT 扫描中,呈现孤立的等密度或高密度占位病变。其密度均匀一致,边缘清晰,瘤内可见钙化。增强后可见肿瘤明显增强,尽管一部分肿瘤在脑血管造影中并非显示富于血管。这是因为对比剂从脑膜瘤四周的毛细血管直接进入脑组织内,二者间无血脑屏障。约 15%脑膜瘤伴有不典型的坏死、囊变或瘤内出血。观察脑膜瘤在 CT 的表现,要注意肿瘤与邻近组织如颅骨、小脑幕、矢状窦的关系,因此行冠状及侧位的重建有时是很重要的。

肿瘤四周的脑水肿对判断肿瘤的生长速度是有帮助的。肿瘤生长缓慢,水肿可能很轻,甚至没有水肿,富于血管的脑膜瘤周围水肿多较广泛,偶尔脑膜瘤四周合并大片水肿,需与恶性脑膜瘤或脑转移癌相鉴别。脑膜瘤引起周围水肿的原因尚不十分清楚,可能与脑膜瘤病人的正常血脑屏障遭到破坏以及脑膜瘤组织分泌出某种物质有关。最近有人研究认为,幕上脑膜瘤周围的水肿与肿瘤的前列腺素水平或肿瘤黄体酮受体释放作用有关。

5)磁共振扫描:对同一病人,最好同时进行 CT 和 MRI 的对比分析,方可得到较正确的定性诊断。这是因为脑膜瘤在这两种图像中有相类似的表现和特点,而且不经加强的 MRI 会使 10%的脑膜瘤无法诊断。某些脑膜瘤 MRI 发现不了:①小的无症状的脑膜瘤不合并水肿和占位效应,尤其是在靠近顶部者;②多发脑膜瘤中小的肿瘤易被遗漏;③复发脑膜瘤。经过注射(Gadolinium,DTPA)造影剂,上述缺点可以得以克服。

(7)诊断(diagnosis)

脑膜瘤的诊断基础依靠:①形态学,即肿瘤的外形、部位以及其占位效应。②肿瘤在 CT 的密度及 MRI 的信号强度,及其增强后的表现。③其他发现,如颅骨受累、钙化,血管扩张受压,确认供血动脉和引流静脉。在颅底、鞍区和蝶骨嵴脑膜瘤,或与颅外沟通的脑膜瘤 MRI 的图像较 CT 清晰。另外在显示肿瘤与重要血管的毗邻关系方面 MRI 也优于 CT。

典型的脑膜瘤 CT 的表现为等密度或稍高密度区。在 MRI,T_1 像上 60%肿瘤与灰质信号相同,30%为低于灰质的低信号。在 T_2 像上,50%为等信号或高信号,40%为中度高信号,也可能为混杂信号。肿瘤边界清楚,圆形或类圆形,多数边缘有一条低信号边,呈弧形或环形。经静脉增强后呈均匀状,明显强化。

(8)治疗(treatment)

1)手术切除:与其他颅内肿瘤一样,手术切除脑膜瘤是最有效的治疗手段。随着显微手术技术的发展,手术器械如双极电凝(bipolar)、超声吸引器(cuvitro ultrasonic dissector)以及激光(laser)的不断改进和普及,脑膜瘤的手术效果不断提高,使大多数病人得以治愈。

A. 手术前准备:a. 影像学资料应尽量齐全,除一般的 CT 脑扫描外,还应对颅底脑膜瘤做增强 MRI,以利术前对肿瘤与周围组织的毗邻关系有所了解,对术后可能发生的神经系统功能损害有所估计。血运丰富的脑膜瘤,脑血管造影也是必不可少的,可了解肿瘤的供应动脉,对术中可能遇见的主要血管做到心中有数,防止损伤。造影还可确定主要静脉窦是否闭塞,决定术中能否结扎静脉窦或彻底切除肿瘤。b. 对病人一般状态及主要脏器功能有充分了解,尤其是老年病人,尽量减少术中和术后的并发症发生。c. 有癫痫发作的病人,要在术前服用抗癫痫药,以有效地控制癫痫发作。有些作者认为,术前一周每天给以地塞米松 10~15mg,对切除脑膜瘤,减轻术后反应是非常有帮助的。

B. 麻醉:a. 均采用气管内插管全身麻醉,控制呼吸,使动脉的 PCO_2 控制在 3.33~4kPa(25~30mmHg)以下,这对降低颅内压是极为有效的。b. 控制性低血压,对于富于血管的脑膜瘤,可采用过度换气的办法,降低静脉压,使术中失血减少。在术中降低病人血压时,应注意病人平时的血压水平,对于既往有高血压的老年病人应慎重。术中降温会造成病人术后较多的并发症,目前已不普遍使用。

C. 手术原则:a. 体位:根据肿瘤的部位,侧卧位、仰卧位、俯卧位都是常使用的体位。为了减少术中出血,上述各体位头部应略抬高。坐位被用于切除后颅窝的脑膜瘤,其优点是暴露好,出血少,但易发生气栓。如使用带头架的可控手术床,术中病人头与手术床连为一体,且可根据术中视野需要活动床的角度,使手术者操作能得心应手。b. 切口:早年多数作者主张脑膜瘤的切口应大一些,以利暴露肿瘤。近年,影像学的进展,使肿瘤的定位十分精确,因此切口设计的关键是,应使肿瘤恰位于骨窗的中心,周边包绕肿瘤就可以了,过多的暴露脑膜瘤四周的正常脑组织是不必要的。c. 翻骨瓣:钻孔后以铣刀或线锯锯开颅骨后,骨瓣翻向连接肌肉一侧,翻转时需先彻底剥离骨瓣内板与肿瘤的粘连。另外,对大脑凸面的脑膜瘤,翻骨瓣后将其取下,关颅时再固定复位,不失为一好办法。这种开颅方法可省去与肌肉相连的骨瓣出血不止的麻烦。d. 硬脑膜切口:可采用"U"形或"+"形切口。如硬脑膜已被肿瘤侵蚀,应切除被破坏的硬膜,关颅时以人工硬膜或帽状腱膜修补。硬脑膜的切口不可超出肿瘤边界过大,以防脑膨出。e. 手术显微镜的应用:手术显微镜下分离肿瘤,使操作更细致,能最大限度地保护脑组织及重要的神经血管。术中止血确切,操作准确。对于体积较大的肿瘤,单纯的沿肿瘤四周分离,有时较困难。一味地追求完整全切,会造成对瘤四周脑组织过多的牵拉损伤,因此,应先在瘤内反复分块切除,待瘤体缩小后再四周分离。此时使用超声吸引是十分有益的,使用得当可以省时,减少不必要的牵拉。术中应用激光可以根除深部的脑膜瘤。特别是在显微手术中使用激光(CO_2和 Na:YAG 激光)的优点包括:a. 减少对脑组织的牵拉。b. 可以汽化残存在硬膜上的瘤组织。c. 可以切除暴露困难部位的肿瘤。d. 提高手术的准确性。e. 减少手术的出血。f. 术前栓塞供应动脉或术中结扎供应肿瘤的血管。对于富于血运的肿瘤术前脑血管造影时可将供应肿瘤的颈外动脉系统的分支栓塞,或术中先行颈外动脉颅外段结扎然后再开颅切除肿瘤,这样做可减少术中出血。以双极电凝止血,电凝点应尽量靠近肿瘤侧。在电灼动脉前,一定要辨认该动脉是否确实是穿入肿瘤的供应动脉,抑或只是被肿瘤挤压移了正常位置的动脉。对前者可以结扎,对后者应分离后保护,不能轻易结扎。g. 对受肿瘤侵蚀的硬脑膜、颅骨应一并切除,以防术后复发。经造影证实已闭塞的硬膜窦也可以切除。以筋膜或人工材料修补硬脑膜和颅骨。为了防止术后硬膜外血肿(这通常是硬膜上静脉渗血造成的),可以在骨瓣上钻 2~4 对小孔,以丝线悬吊硬膜并固定在每对小孔中,从而使硬膜紧贴颅骨内板,不留残腔,对防止术后血肿有一定作用。h. 肿瘤切除:全切肿瘤是最理想的。在大脑凸面、矢状窦的 1/3、部分小脑幕、嗅沟脑膜瘤全切是可以的。对矢状窦后部、蝶骨嵴内侧及斜坡脑膜瘤全切有一定困难。目前,是否能将海绵窦内、与脑干和后组颅神经有密切关系的肿瘤全切除及手术入路仍存在争议。

D. 术后处理:a. 脑膜瘤术后的病人最好放入"重症监护病房"(intensive care unit,简称 ICU)。ICU 是 20 世纪 70 年代兴起的,对抢救危重病人发挥极有效的作用。ICU 是医院内的一个特殊病房。这一病房集中了需要抢救和观察病人所需的熟练的专业人员和多种专门设备。在 ICU 工作的医生护士必须经过专门的训练,对病人的观察及各种抢救措施的施行都能精通。而且因护士的配备多,由 1~2 名护士护理 1 名病人到每 1 名护士至多护理 2 名病人,因此对病情的变化和处理非常及时细致。ICU 具备心电、呼吸以及颅压等各种监护装置,有除颤、人工呼吸机以及各种插管等抢救设备,所以对病人的治疗及抢救是高质量的。在这样的环境下,脑膜瘤病人术后会平稳地渡过危险期,而后再转入病房。一旦出现术后并发症如术后血肿、呼吸功能障碍都能得到必要的及时治疗。b. 控制颅内压。脑膜瘤切除术后都会出现不同程度的脑水肿。术后给予甘露醇和激素对于消除脑水肿是必需的。c. 抗癫痫治疗。对术前有癫痫发作的病人,术后应及时给予抗癫痫药。因手术当日禁食,因此一般不能按原剂量服用抗癫痫药。这需要在术后麻醉清醒后选用鲁米那钠肌注,直至病人能口服为止。术后一天内出现癫痫大发作,会增加术后血肿机会和脑水肿的程度。d. 脑脊液耳、鼻漏。前颅窝底或中颅窝脑膜瘤术中彻底切除肿瘤,往往会造成颅腔与鼻旁窦相通,术后脑脊液鼻漏或耳漏,继发气颅和颅内感染。如有发生,需给予抗生素。不能自行停止的脑脊液鼻(耳)漏,需二期手术行硬脑膜修补术。e. 手术死亡率。文献报告差异较大,颅内脑膜瘤的手术死亡率为 7%~14.3%。手术死亡率不仅取决于病人年龄、术前状态、术后血肿,更主要取决于肿瘤位置。因此,术前的判断和估计尤为重要。f. 空气栓塞。近硬膜窦的脑膜的切除过程中会因窦破裂发生空气被吸入情况。空气进入血液后,经心脏排向肺动脉,细小气泡可被溶解,粗大气泡则栓塞肺动脉,并可经肺随血流分散到全身。为防止发生,尽量缩短处理静脉破口暴露时间。

2)放射治疗:良性脑膜瘤全切效果极佳,但因其生长位置, 有 17%～50%的脑膜瘤做不到全切。另外,还有少数恶性脑膜瘤也无法全切。上述两种情况需在手术切除后放疗。恶性脑膜瘤和血管外皮型脑膜瘤对放疗敏感,效果是肯定的。而一般良性肿瘤放疗是否有效仍有不同意见。1982 年 Carella 等报告对 43 例未分化肿瘤放疗后随访 3 年未见肿瘤发展。Wara 等对 97 例次全切除的脑膜瘤中 34 例行放疗,5 年后放疗组复发率为 29%,未经放疗者为 74%。手术未能彻底切除的脑膜瘤术后辅以放疗,对延长肿瘤的复发时间是有效的。放射治疗适用于恶性脑膜瘤切除后,未能全切的脑膜瘤,以及术后复发再手术困难者或无法手术切除的肿瘤。

伽马刀（γ－刀）是一个具有 201 个 ^{60}Co 放射源,可同时集中在一个靶点上照射的放疗仪。它可使靶点在短时间内获得大剂量伽玛射线,从而达到破坏瘤细胞的作用, 适用于直径小于 3cm 的脑膜病。1968 年首先在瑞典使用,用于治疗小的听神经瘤。1976 年用于小的脑膜瘤。伽马刀与放疗一样,对抑制肿瘤生长,延长复发时间有效,但因病例尚少,其结果尚在观察中。

X- 刀(等中心直线加速器)可用于颅底及后颅窝的脑膜瘤,直径一般不宜大于 3.0cm。

将同位素放入肿瘤中称为组织内放疗(interstitial irradiation), 是当前立体定向的一个新发展,但疗效尚待观察。

3)其他治疗:激素治疗对减慢肿瘤的生长是否有效尚不能肯定,可能对复发的脑膜瘤不失为一个有希望的方法,尚待进一步研究。另外,随着分子生物学的深入发展,基因治疗脑膜瘤可望获得成功。

(9)脑膜瘤的复发(recurrence of meningioma)

和任何肿瘤一样,脑膜瘤首次手术,如在原发部位残存一些肿瘤的话,可能发生肿瘤复发。肿瘤残存原因有两个,一是肿瘤局部浸润至周围组织,医生术中遗漏。二是靠近原发灶或多或少残存一些瘤细胞。文献报告良性脑膜瘤复发需 5～10 年, 而在局部浸润生长的肿瘤在 1 年内便可复发。Jaskelained 等观察 657 例脑膜瘤,20 年总复发率为 19%。

处理复发脑膜瘤首选方法仍是手术切除。根据病人的症状和体征以及 CT 分析,可决定再次手术。再手术危险不仅仅取决病人年龄,还要结合病人一般状态以及肿瘤的部位。二次手术也并不一定能得到根治,如复发的蝶骨嵴脑膜瘤,复发时如肿瘤已长入海绵窦,再次手术的困难会很多。但对复发的矢状窦旁脑膜瘤, 肿瘤如侵犯并阻塞上矢状窦,二次手术即可将受侵的矢状窦一并切除,这样二次手术可能优于第一次。

许多研究表明, 放射治疗对未能全切的脑膜瘤、无法手术的复发脑膜瘤或某些特殊类型的脑膜瘤是有效的。

(10)预后(prognosis)

一组 257 例脑膜瘤调查结果表明,术后平均生存期为 9 年。后颅窝和鞍结节脑膜瘤的术后生存为 6 年。不同的报告, 脑膜瘤的术后 10 年生存率为 43%～78%。手术后死亡原因主要是未能全切肿瘤、术前病人状态不好、肿瘤变性或伴颅骨增厚。影响脑膜瘤预后的因素也是多方面的, 如肿瘤大小、部位、肿瘤组织学特点,手术切除程度等。病人术后癫痫除与肿瘤部位有关外, 与术中过分牵拉脑组织,结扎或损伤引流静脉也有关系。

24.1.2 一般部位脑膜瘤(common meningiomas)

颅内脑膜瘤的部位划分是以肿瘤附着点的解剖部位而确定的。可分为颅底脑膜瘤,发生于蝶骨嵴、嗅沟、鞍结节、斜坡等部位。非颅底脑膜瘤,包括大脑凸面、矢状窦旁、大脑镰旁、脑室内等部位脑膜瘤。为叙述方便, 本节以北京市神经外科研究所 1958—1993 年收治的 3 143 例脑膜瘤的多寡分布顺序,对不同部位脑膜瘤分别介绍如下:

(1)大脑凸面脑膜瘤(convexity meningiomas)

大脑凸面脑膜瘤是指肿瘤基底与颅底硬脑膜或硬脑膜窦没有关系的脑膜瘤。就手术而言,凸面脑膜瘤比较容易。主要问题是能否及早诊断,因为临床可能仅表现为癫痫症状,易被忽略。

1)发病率:文献报告大脑凸面脑膜瘤占脑膜瘤的 15%,本组计 872 例,占 27.75%,居颅内脑膜瘤首位。女性稍多于男性,为 1.17 : 1。60 岁以上老年病人 91 例占 10.4%,老年人因脑萎缩,常缺乏定位体征。早期曾有人认为,本病与脑外伤有关,但是近年来研究表明二者没有因果关系。

2)部位:早期的部位分类以冠状缝为标志,分为冠状缝及冠状缝前、后三区。我们通常将凸面脑膜瘤分为四个部分即:①前区:主要为额叶。②中央区:包括中央前后回感觉运动区。③后区:指顶后叶和枕叶。④颞区:本组以前区、中央区发生率最高,约占 2/3。

3)临床表现:大脑凸面脑膜瘤病史一般较长。主要表现为不同程度的头痛、精神障碍、肢体运动障碍以及视路受压出现视力视野的改变。约 60%的病人发病半年后可逐渐出现颅内压增高。癫痫大发作并非常见,有的病人仅表现为眼前闭光,需仔细询问病史方可发现。部分病人可表现为 Jackson 癫痫、面及手抽搐,其肿瘤多位于皮质运动区,很少在感觉区。肿瘤位于颞叶可有视野障碍,优势半球的肿瘤还可出现语言障碍。有些病人是因为头外伤或其他不适,经做头颅 CT 扫描偶然发现的。

脑电图检查曾是凸面脑膜瘤的辅助诊断方法之一,近年来已被 CT 所代替。目前脑电图的作用在于术前和术后对病人癫痫情况的估价,以及应用抗癫痫药物的疗效评定。

4)诊断:通常凸面脑膜瘤体积很大时,诊断比较容易。20 世纪 70 年代以前本病的诊断主要依靠头颅平片和脑血管造影。本病和矢状窦脑膜瘤的平片均可见骨质增生呈针状、内板增厚。70 年代以后 CT 应用于临床,对此病可做出非常明确的诊断,而且比 MRI 更清楚。因在后者的图像中有时肿瘤与水肿混在一起,影响定性诊断。如术前怀疑肿瘤与矢状窦有关,需行脑血管造影或 MRI 加以证实。脑血管造影还可以了解肿瘤的血运情况、供血动脉的来源(颈内和/或颈外动脉)、大脑中动脉是否受肿瘤压迫而移位及引流静脉是否通向侧裂静脉等。当然,对诊断凸面脑膜瘤,脑血管造影并不是必需的(图 24-1-6)。

术前供血动脉栓塞对于凸面脑膜瘤来讲也并非十分必要,因手术时沿肿瘤切除硬脑膜,供血动脉即可被切断。

5)手术:

A. CT 或 MRI 显示肿瘤周围有明显水肿者,术前几天可给予皮质激素治疗,在开颅时给予 20%甘露醇 1g/kg 体重,15min 内静滴完, 对于减轻脑水肿,降低颅内压是有帮助的。

B. 体位:头位应稍高于身体水平线,使术中出血减少。在使用装有头架的手术台上手术时,旋转头的位置时,勿使颈静脉受压。对颞部肿瘤更应注意,防止静脉回流受阻,增高颅内压。

C. 切口设计: 除了要考虑到充分暴露肿瘤,保证皮瓣的血运,也还要注意病人的美观,使切口尽

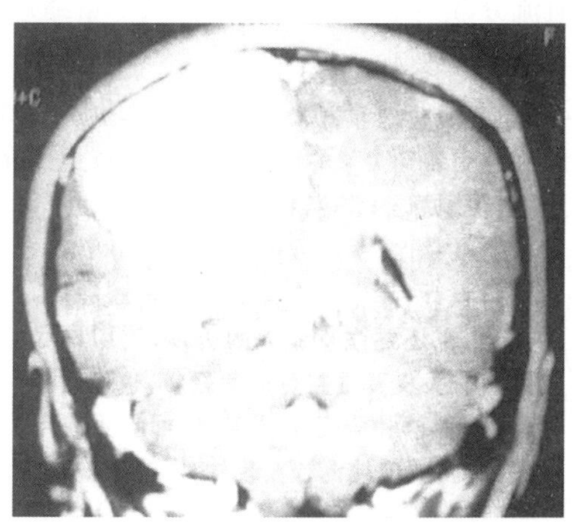

图24-1-6(a) 右顶脑膜瘤MRI表现

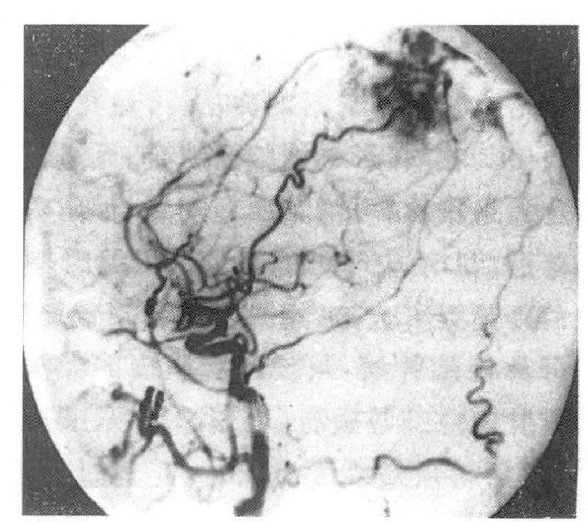

图24-1-6(b) 右顶脑膜瘤脑血管造影可见颈外动脉供血(左)

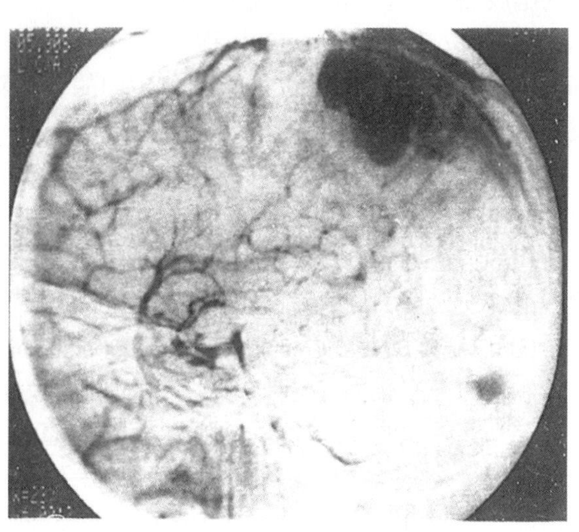

图24-1-6(c) 静脉期肿瘤染色明显

量隐蔽在发际内。头皮及骨瓣可一起翻转,也可钻孔后取下骨片;如颅骨被肿瘤侵犯并穿破,可咬除或用锉刀锉平被侵蚀部分;单纯内板受侵蚀,可将其煮沸 30min,使瘤细胞被破坏。

D. 翻开骨瓣是整个手术出血最多的阶段,应立即采用电凝、缝扎或沿肿瘤切开硬脑膜等方法止血。硬脑膜的出血多来自脑膜中动脉,因此于硬脑膜中动脉近端缝扎是比较简单易行的方法,可避免广泛的电灼硬脑膜致使其收缩,影响硬脑膜缝合。肿瘤与硬脑膜的附着点如果较宽,可沿其四周切开;如附着点小,可采用马蹄形切口。应尽可能减少脑组织的外露。被肿瘤侵蚀的硬脑膜可去除,用人工硬脑膜或筋膜修补。

E. 分离切除肿瘤:与任何脑膜瘤的做法一样,切除和暴露肿瘤应交替进行。可用超声吸引器将瘤内逐渐吸空,然后再从瘤表面分离,以避免过度牵拉脑组织。有些软脑膜血管向肿瘤供血,可在分离肿瘤与瘤床之间电凝后剪断,并垫以棉条,直至肿瘤从脑内分离开。

F. 止血:应用上述方法,肿瘤切除后不会有明显出血。此时可用双氧水(hydrogen peroxide)冲洗瘤腔,发现出血点然后再用双极电凝止血。

G. 关颅:仔细缝合或严密修补硬脑膜,骨片复位。四周钻小孔用合金钢丝或丝线固定骨片,常规缝合头皮,在通常情况下可不必放引流条。

6)术后处理:

A. 术后血肿或水肿。凸面脑膜瘤术后恢复较平稳,但要注意血肿或脑水肿的发生。术后病人迟迟不清醒、出现癫痫大发作、清醒后再度意识障碍以及出现新的神经功能障碍均应及时行脑 CT 扫描,排除术后血肿。病人术后在 ICU 或麻醉康恢复病房是最为理想的。

B. 抗癫痫药物的应用。对术前有癫痫发作者,术后应保持血中抗癫痫药的有效浓度并维持 6~12h,通常给予鲁米那钠肌注,直至病人清醒后改为口服抗癫痫。有些作者认为,对大脑半球前和中 1/3 的脑膜瘤术后应常规给予抗癫痫药,预防癫痫发作。

C. 对术中使用异体材料行颅骨修补者,术后可给予抗生素,防止伤口的感染。

D. 应用显微手术技术切除大脑凸面脑膜瘤,术后多不会出现严重的神经功能损害加重的情况。如病人有肢体运动障碍,术后应被动活动肢体,防止关节废用性僵直和深部静脉血栓形成。为防止深部静脉血栓形成,也可给病人穿弹力袜,鼓励病人及早下床活动。

7)预后与复发:凸面脑膜瘤手术切除效果好,本组手术死亡率 1.15%。特别是应用了显微手术,术后不会增加病人的神经功能缺损。术中如能将受肿瘤侵蚀的颅骨和硬脑膜一起切除,术后复发率并不高。否则,术后复发和术后癫痫是本病两个大问题。对术后复发者可再次行开颅手术切除肿瘤。

(2) 矢状窦旁脑膜瘤(parasagittal sinus meningiomas)

矢状窦旁脑膜瘤是指肿瘤基底附着在上矢状窦并充满矢状窦角的脑膜瘤,在肿瘤与上矢状窦之间没有脑组织,如图 24-1-7 中(c)所示。但也有作者将靠近矢状窦的一部分镰旁和凸面脑膜瘤归于矢状窦旁脑膜瘤,如图 24-1-7 中(a)、(b)。

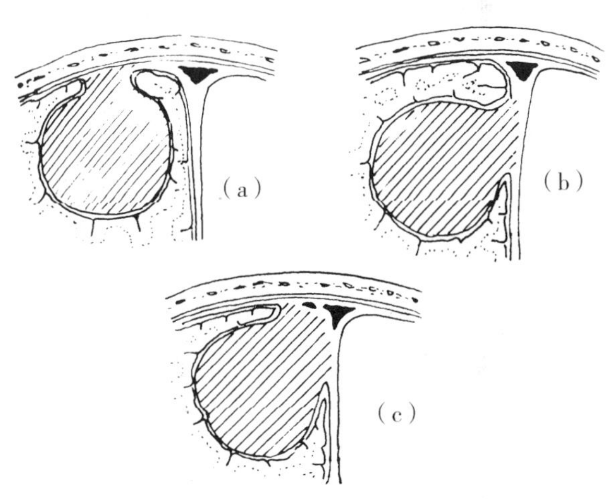

图24-1-7 矢状窦旁脑膜瘤

1)发病率:矢状窦旁脑膜瘤占颅内脑膜瘤的 17%~20%。本组共 466 例,占 14.82%,居第 3 位,肿瘤位于矢状窦前 1/3 占 46.6%,中 1/3 占 35.4%,后 1/3 占 18.0%。

2)临床表现:矢状窦旁脑膜瘤生长缓慢,早期虽压迫脑组织和矢状窦可不产生症状。病人出现症状时,肿瘤多已生长得很大。也有小的脑膜瘤无症状,为偶然发现。还有一些脑膜瘤虽然体积不大,但伴有较大的囊性变,或肿瘤周围脑水肿严重,因此出现颅内压增高症状。

癫痫是本病常见的首发症状,可高达 60%以上,尤其是在中央区的窦旁脑膜瘤,癫痫发生率可高达 73%。可表现为口角或面部抽搐,也可呈癫痫大发作。

精神障碍以矢状窦前1/3脑膜瘤常见，有报告占59%，本组占22%。病人可表现为痴呆、情感淡漠或欣快。有的病人甚至出现性格改变；老年病人常被误诊为老年性痴呆或脑动脉硬化。

在CT应用以前，有些病人常以一侧肢体力弱或感觉障碍为首发症状就诊，故肿瘤多位于中央区。CT用于临床后，肿瘤早期诊断率得以提高，伴颅内压增高已少见。造成颅内压增高的原因，除了肿瘤本身的占位效应外，瘤体压迫矢状窦及静脉，使之回流受阻也是原因之一。合并颅压高的病人，肿瘤多位于矢状窦前1/3或后1/3，因颞、枕叶属"哑区"，缺乏局灶性神经缺损表现，因此病人来院就诊一般较晚。

位于枕叶的矢状窦旁脑膜瘤可出现视野障碍，有文献报告可占29%。

3)诊断：目前应用CT或MRI对本病的诊断已很容易，大部分病人都能在早期得到确诊。但对矢状窦旁边界清楚的肿瘤应与转移癌鉴别，后者病史短，肿瘤周围脑水肿严重且较广泛，有时可发现肺、前列腺、卵巢的原发癌病灶。CT的骨窗像和MRI还可以提供与肿瘤相邻的颅骨受侵犯破坏情况，为手术提供更详细的情况(图24-1-8)。

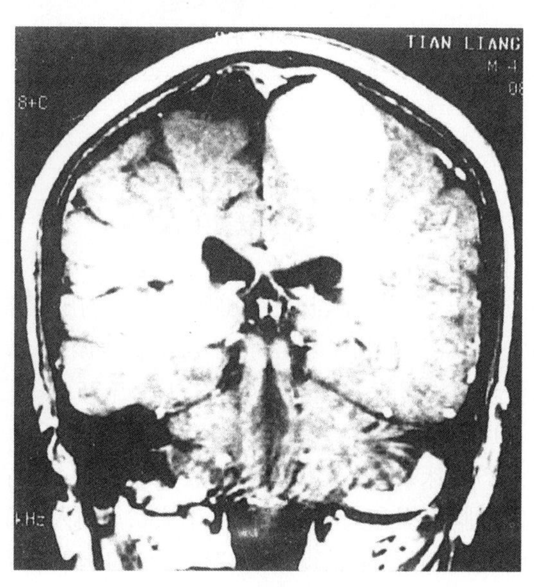

图24-1-8　矢状窦脑膜瘤MRI表现

在CT应用前，脑血管造影是对矢状窦旁脑膜瘤定位定性的主要手段。当前，脑血管造影对本病的诊断价值在于：①了解肿瘤的供血动脉和肿瘤内的血运情况。矢状窦前1/3和中1/3脑膜瘤的供血主要来源于大脑前动脉，后1/3肿瘤主要为大脑后动脉，同时都可有脑膜中动脉参与供血，此时的脑膜中动脉可增粗迂曲。如肿瘤侵及颅骨，可见颞浅动脉参与供血。②脑血管造影的静脉期和窦期可见肿瘤将静脉挤压移位，有的矢状窦会被肿瘤阻塞中断，这些造影征象对决定术中是否可将肿瘤连同矢状窦一并切除是极有帮助的。

4)手术：矢状窦旁脑膜瘤的手术技术与凸面脑膜瘤基本相同，可参考之。下面讲述术中应注意的几个问题：

A. 头皮切口设计，根据CT或MRI了解肿瘤位置，如肿瘤仅在单侧生长，切口可位于中线；如肿瘤向对侧生长，切口设计则可过中线。

B. 在中线上钻孔，下方为矢状窦应小心。为防止导板穿过困难，可适当多钻一孔；翻开并取下游离骨片后，要立即着手处理骨板出血，封以骨蜡；硬膜上的出血可电凝或以明胶海绵，特别是矢状窦表面的出血，压以明胶海绵和棉条，数分钟即可止血。

C. 中央静脉的保留问题。位于中央区的中央静脉被损伤后，术后病人往往出现严重的对侧肢体瘫痪。中1/3的矢状窦旁脑膜瘤常可见到中央静脉跨过肿瘤生长，术中稍不注意便会损伤中央静脉。为此，手术中可沿中央静脉前后切开肿瘤然后再分块切除瘤组织，尽量保存中央静脉。

D. 矢状窦的处理。大多数情况下，切开硬脑膜翻向中线一侧，肿瘤自皮质小心分离，将肿瘤翻向中线，电灼与矢状窦的粘连。如肿瘤已侵犯了矢状窦，位于矢状窦前1/3(冠状缝前)一般可以连同矢状窦一起切除。肿瘤位于中后1/3者，如造影证实矢状窦已闭塞者，可连同肿瘤切除；如矢状窦尚通畅，切除是危险的，可以切除一侧矢状窦壁后修补，也可以切除这段矢状窦再用大隐静脉或人工血管吻合替代这段矢状窦。对于残存在矢状窦侧壁上的肿瘤简而易行的方法是电灼，注意电灼时以生理盐水冲洗降温，避免因电灼过热造成窦内血栓形成。

5)预后：矢状窦旁脑膜瘤手术效果较好，本组手术死亡率为1.72%。对于侵犯矢状窦，而又未能全切的肿瘤，术后易复发。但复发后仍可再手术。也有人认为对未能全切的肿瘤术后应辅以放疗。

(3)镰旁脑膜瘤(parafalcine meningioma)

大脑镰旁脑膜瘤起始于大脑镰，常埋入脑实质内，并可向大脑镰两侧生长。本组大脑镰旁脑膜瘤的发病率与矢状窦旁脑膜瘤相差不多。本组247例，占颅内脑膜瘤的7.86%，居第5位。

1)发病率：大脑镰旁脑膜瘤女性多见，男∶女为1∶1.5，平均年龄49.5岁。病理以纤维型脑膜瘤居多。依肿瘤部位，分为前、中、后1/3等三种，其中位于额、顶部者占80%左右。

2)临床表现：大脑镰旁脑膜瘤大多埋藏在大脑半球纵裂中，其位置较深，皮质中央区受累轻，故脑的局限性损害症状较矢状窦脑膜瘤少见。一旦出现运动障碍，表现为从足部开始，逐渐影响整个下肢，继而上肢肌力障碍，最后波及头面部。如肿瘤向大脑镰两侧生长，病人可出现双侧肢体力弱并伴有排尿障碍，即脑性截瘫或三瘫，需与脊髓病变鉴别。

癫痫发作本组占38%，多以对侧肢体或面部限局性发作开始，渐形成大发作及意识丧失。癫痫发作以大脑镰前中1/3脑膜瘤多见。

约有2/3的病人就诊时已有颅内压增高表现。尤以大脑镰后1/3脑膜瘤常见，此部位脑膜瘤只引起视野改变，常未引起病人注意，肿瘤常长到巨大体积方被察觉。

因肿瘤未与颅板接触，因此颅骨亦无骨性包块，此与矢状窦脑膜瘤不同。

3)诊断：

A. 头颅平片对本病无诊断价值。脑血管造影显示肿瘤血管形态和循环与其他部位脑膜瘤相仿，但肿瘤染色不紧贴颅顶，与颅骨之间存有间隙。发生于大脑镰后部者可使大脑后动脉增粗并向对侧移位。大脑镰脑膜瘤也可有双重供血，前方可来自眼动脉的分支，后方来自枕动脉，中部可有脑膜中动脉供血。此时增粗的脑膜中动脉向上达顶骨内板处又转向下，呈帚状或放射状向中线颅腔内，提示肿瘤附着处在大脑镰上。

B. CT和MRI可见镰旁单侧或双侧球形或扁平状占位。平扫时为等密度或略高密度肿块，带有点状或不规则钙化，与大脑镰的基底较宽。一侧侧脑室可受压移位或变形。肿瘤较大时压迫脑静脉使其回流受阻，肿瘤周围会出现水肿。

MRI的水平位和冠状位对确定肿瘤与矢状窦粘连处以及与脑皮质的关系是有帮助的（图24-1-8)。

4)手术：手术入路，单侧大脑镰旁脑膜瘤可行单侧开颅(图24-1-9,a)。切口应在中线上，骨窗也应抵中线。钻孔时应注意勿伤及下面的矢状窦。硬脑膜切口尽量靠近矢状窦，以利于自纵裂探查。牵开纵裂脑组织，其深面可见肿瘤。先分离肿瘤与脑组织的粘连，或自大脑镰肿瘤基底处分离。肿瘤较大时，先瘤内掏空后再行瘤外分离。对于基底比较宽的脑膜瘤连同大脑镰一并切除，可防止术后复发。肿瘤较大时，其前面多与大脑前动脉相粘连，分离和切除肿瘤时应予以保护，防止造成误伤。

呈哑铃形的镰旁脑膜瘤可行双侧开颅，皮骨瓣都可以跨过中线(图24-1-9,b)。翻开骨瓣后，矢状窦出血可压以明胶海绵。先切开肿瘤较大一侧的硬脑膜，按单侧开颅方法切除这侧肿瘤。然后再切开对侧硬脑膜，切除肿瘤，最后将受累的大脑镰一并切除。

无论是哪种开颅，对中央静脉都应加以保护，防止损伤造成术后肢体运动障碍。为此，可采用自中央静脉或前或后方入路，避开中央静脉，在手术显微镜下操作，可以达到保护中央静脉的作用。

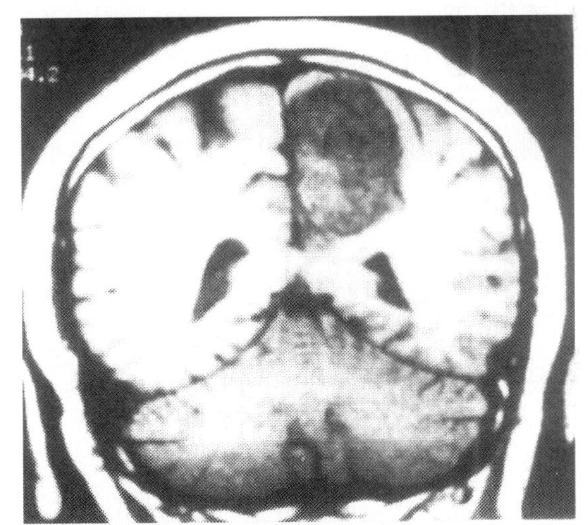

图24-1-8　大脑镰旁脑膜瘤MRI表现

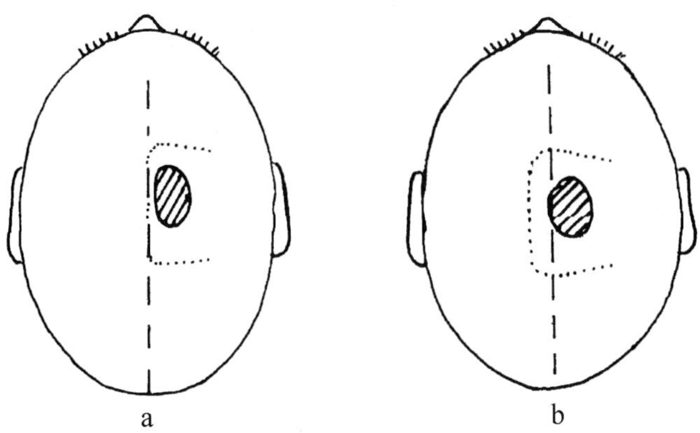

图24-1-9　大脑镰旁脑膜瘤手术切口

5)预后:大脑镰旁脑膜瘤的手术效果是令人满意的,本组手术死亡率为0.4%。如果连同受肿瘤侵犯的大脑镰一并切除,术后复发机会极低。本组仅有6例复发。

影响手术效果的主要原因是:术中因暴露肿瘤困难,强行牵拉而致脑皮质或中央静脉损伤,术后脑水肿。为避免术后肢体瘫痪,术中牵拉脑组织一定要轻柔。如确实暴露困难,可切除额或枕叶哑区脑组织,以利暴露肿瘤。

(4)脑室内脑膜瘤(intraventricular meningioma)

脑室内脑膜瘤是发生于脑室系统脉络丛组织的脑膜瘤,属于少见的颅内脑膜瘤,其中以侧脑室脑膜瘤(lateral ventricle meningioma)常见。偶尔也见有第四或第三脑室脑膜瘤的报告。

1)发病率:侧脑室脑膜瘤约占颅内脑膜瘤的2%,本组128例,占4.07%。第三脑室脑膜瘤文献仅报告20余例,第四脑室脑膜瘤实属罕见。本组分别为4例和5例。

侧脑室脑膜瘤多发于中青年妇女,本组平均年龄35岁,女:男为2:1。病变左侧略多于右侧(68:60)。

侧脑室脑膜瘤多发生于侧脑室三角区,起于侧脑室脉络丛组织,与硬脑膜同源于胚胎期的外胚层。这类脑膜瘤生长缓慢,本组曾见一例经CT观察4年,肿瘤无增长。也有个别病例可见肿瘤向侧脑室额角生长。

2)临床表现:因侧脑室内肿瘤是在脑室内生长,早期神经系统损害不明显。就诊时肿瘤多已较大,病人已出现颅内压增高的表现。故临床表现常见头痛、视乳突水肿,本组97例,占76.7%。其中个别病例来院时已有脑疝。这些病人仅有阵发性头痛史,而缺乏定位体征,未被重视。突然发作头痛是由于变换体位时肿瘤压迫室间孔,引起急性颅内压增高。当肿瘤压迫内囊时,病人可出现对侧肢体偏瘫,本组31例,占24.2%。文献报告侧脑室脑膜瘤可以出现癫痫、同向性偏盲,本组均有发现,但仅占5.9%,发生率不高。肿瘤位于优势半球时还可以有感觉性或运动性失语。

第三、四脑室内脑膜瘤因肿瘤早期即可引起脑脊液循环障碍,因此颅内压增高、梗阻性脑积水是这两个部位脑膜瘤的常见症状。

3)诊断

A. CT和MRI:是诊断脑室内脑膜瘤最可靠的方法。这两种方法可以了解肿瘤的大小,位于脑室的位置,与室间孔和导水管的关系,以及是否合并脑积水。特别是MRI不同层面扫描,可了解肿瘤的解剖位置,为手术入路提供依据。侧脑室脑膜瘤位于三角区,有时增强CT可见肿瘤与脉络丛相连,侧脑室可见扩大。肿瘤边界清楚,周围可有水肿带。当然,对于不典型的脑室内脑膜瘤需与脑室内室管膜瘤、脉络丛乳突状瘤、胶质瘤及生殖细胞瘤相鉴别(图24-1-10,a)。

B. 脑血管造影:脑血管造影可以显示肿瘤的供血动脉为脉络膜前动脉和脉络膜后动脉。造影片上可见上述动脉增粗迂曲,远端分支呈引入肿瘤小动脉网,随后出现典型的脑膜瘤循环。本组脉络膜前或后动脉显影者分别占70%和30%(图24-1-10,b)。

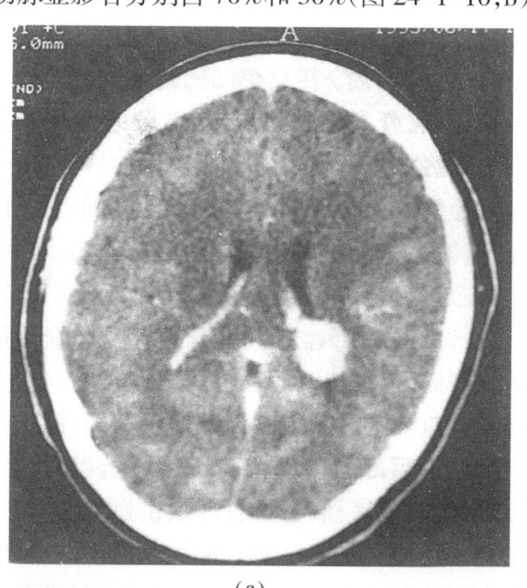

(a)

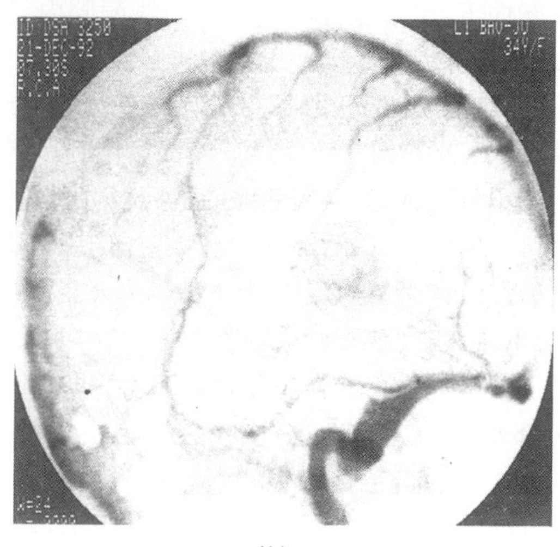

(b)

图24-1-10

(a)三角区脑膜瘤CT表现;(b)三角区脑膜瘤脑血管造影表现

4)手术:

A. 侧脑室脑膜瘤的手术入路方法较多，如枕叶入路、顶枕入路、纵裂入路、颞枕入路和颞中回入路(图 24-1-11)。本组多采用颞中回入路。这种入路的优点是,术中切开颞中回,可尽早暴露供应肿瘤的脉络膜前动脉,如能将此动脉先结扎,以后手术过程中出血会大大减少。肿瘤小于 3.0cm 时可分离后完整切除。如肿瘤较大，不可勉强完整切除,以免损伤周围脑组织,尤其是侧脑室内壁的损伤,可造成病人术后昏迷。此时应先于瘤内分块切除肿瘤,待瘤体积缩小时再将残存瘤壁翻出。术中还应注意用棉条保护室间孔,避免出血流入对侧或第三脑室。

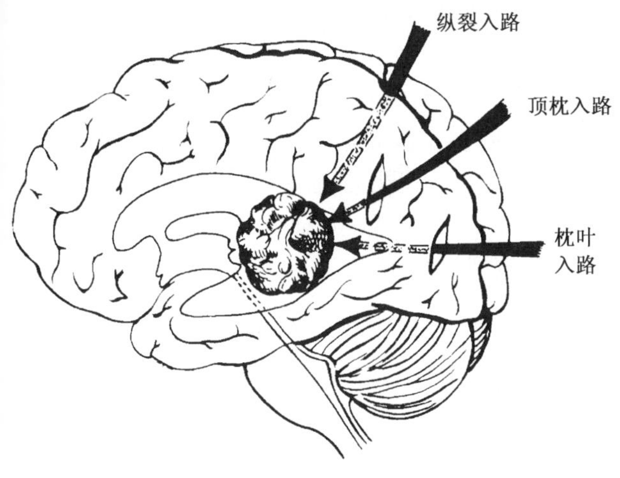

图24-1-11 三角区脑膜瘤的手术入路

文献认为这种颞中回入路方法的缺点是:当肿瘤位于优势半球时,会引起语言中枢损害,术后出现失语。本组 56 例左侧脑室脑膜瘤,术后 8 例出现失语,但半年后失语均有不同程度的恢复。另外，术后可能出现偏盲，主要是因为损伤了视辐射,本组只出现了 1 例。有人认为,当侧脑室脑膜瘤生长增大时,脑室的室管膜已消失,肿瘤直接与脑室增生的胶质层紧密相连，术中如不损伤周围结构,视辐射损伤是可以避免的,术后病人不一定出现偏盲。

B. 对于第四脑室脑膜瘤可以取后颅窝正中开颅；第三脑室脑膜瘤可以经松果体区入路切除肿瘤。近年来,也有人报告应用立体定向手术,取得了较好的效果。

(5)多发性脑膜瘤(multiple meningioma)

颅内出现两个以上相互不连接的脑膜瘤称为多发脑膜瘤。1822 年,Wishart 首先报告 1 例 21 岁男性多发脑膜瘤,该病人同时有颅骨增厚和双侧神经瘤。按现代的观点,这例应属Ⅱ型神经纤维瘤病(reck linghausen's disease)。至今文献中报告约 400 例。文献报告中的一半病例为首次诊断一次发现的，另一半病例是首次诊断后的 20 年中再次发现非原发部位的多发脑膜瘤。本组 29 例,均为首次诊断时一次发现的颅内多发脑膜瘤。

1）发病率：文献报告多发脑膜瘤的发生率为 0.9%~8.9%,本组占全部脑膜瘤的 0.92%。值得注意的是约一半病人是老年病人，临床缺乏体征。Nasasu 等报告尸检发现的 231 例脑膜瘤中有 19 例多发脑膜瘤,占 8.2%,其中一半病例为 80 岁以上老年人。多发脑膜瘤以女性多见，文献报告女性占 60%~90%。但本组男：女为 1：1.2。本组合并听神经瘤者 11 例。如将神经纤维瘤病除外,本组平均年龄为 50 岁左右。

除了合并神经纤维瘤病被认为是与细胞遗传学有关外,一般多发脑膜瘤的病因尚不清楚。脑膜瘤术后再出现的多发脑膜瘤,可以用瘤细胞随脑脊液播散解释，但无法解释原发多发的脑膜瘤。Borovich 等观察 14 例大脑凸面脑膜瘤,发现在肿瘤四周的硬脑膜上有散在多处的病灶,这些病灶在硬脑膜层之间丛生呈串珠状。任何病理类型都可出现在多发脑膜瘤,同一病人可以出现不同病理类型的脑膜瘤。

2)临床表现:多发脑膜瘤的临床表现主要取决于较大的那个肿瘤的部位，常见的症状有肢体力弱,视力障碍。癫痫的发生率低于单发的脑膜瘤。本组 29 例中,肿瘤位于大脑凸面的 21 例,其中以癫痫为首发症状的 10 例,占 47.6%。通常双侧脑膜瘤仅以一侧症状为主，很少有双侧症状同时出现者。多发脑膜瘤颅内压增高常见,本组 2/3 病人来院时眼底视乳突水肿。11 例合并听神经瘤病人,患侧耳聋,伴第Ⅴ颅神经损害者 4 例。

3)诊断:依靠传统的头颅平片、脑血管造影和脑室造影诊断多发脑膜瘤是比较困难的。当今,应用 CT 和 MRI 便可比较容易地确诊颅内多发脑膜瘤(图 24-1-12,a、b、c)

由于多发脑膜瘤有时发生在颅底,或当肿瘤比较小时,还可能在行 CT 检查时,病人头部移动而被遗漏。因此增强扫描是十分必要的。CT 可以清楚地发现脑膜瘤的钙化，尤其在混合型或纤维型脑膜瘤较多见。CT还可显示肿瘤的囊变及其四周脑水肿，这种情况常常发生在富于血管的脑膜瘤。

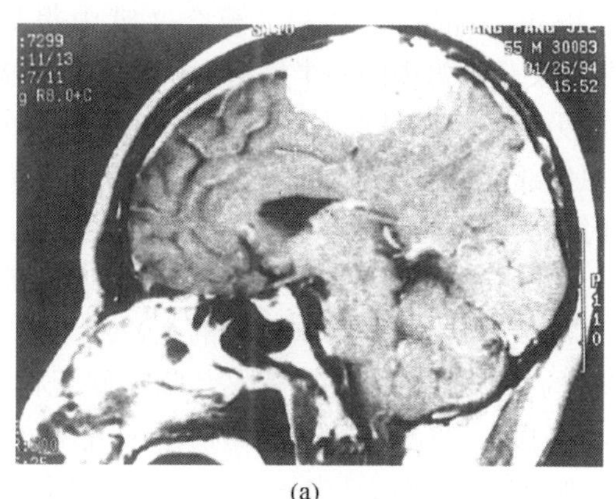

(a)

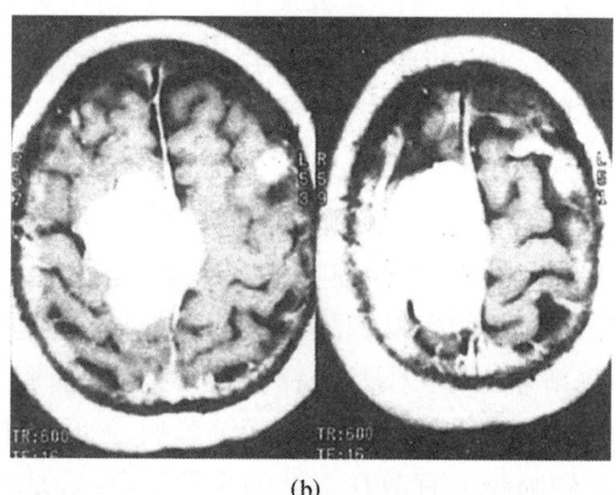

(b)

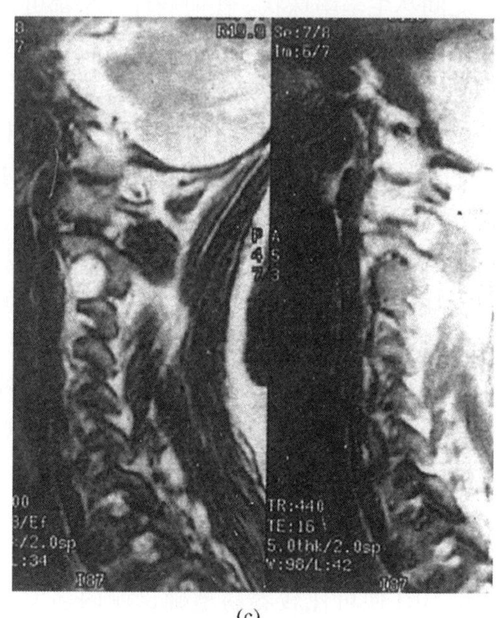

(c)

图24-1-12

(a)颅内多发脑膜瘤；(b)同一病人轴位可见右顶突面脑膜瘤；(c)同一病人合并颈$_2$脊膜瘤

在MRI的T_1像上，差不多30%的脑膜瘤为低信号，60%为等信号。T_2像上脑膜瘤的信号不一致，约50%为等信号，40%表现为高信号。当然，注射对比剂对提高图像的分辨能力是很有帮助的。

4)手术：CT和MRI的应用，使临床发现了更多的多发脑膜瘤，这给神经外科医生提出了一个新的课题，即多发脑膜瘤的手术指征和处理原则。在手术切除多发脑膜瘤时，应综合考虑，包括病人的年龄，医生的经验，以及那个肿瘤表浅。比较肯定的意见是，首先切除引起临床症状的肿瘤，当然通常也是体积比较大的。不在同一部位的脑膜瘤可以分期手术。对于直径小于2.0cm、又未引起临床症状者也可暂不手术，临床观察。

5)预后：因为多发脑膜瘤体积不大，部位各异，多次手术会给病人带来沉重负担，因此预后不如单发脑膜瘤好。特别是合并听神经瘤的多发脑膜瘤，术后复发的机会比单纯多发脑膜瘤的多。因此，有人建议切除多发脑膜瘤时应连同肿瘤的硬脑膜一起广泛切除。为了防止肿瘤复发，术后放疗是必要的。另外，γ-刀和X-刀对颅内多发小的脑膜瘤照射，也是较理想的办法。

24.1.3 颅底脑膜瘤(meningiomas of the skull base)

瘤基底与前、中、后颅窝底附着的脑膜瘤统称为颅底脑膜瘤。一般来讲，颅底脑膜瘤诊断和治疗都较困难。颅神经均由颅底出颅，因此，颅底脑膜瘤的颅神经损害多见，手术全切除困难，故颅底脑膜瘤治疗是现代神经外科正在开拓的领域。

(1)蝶骨嵴脑膜瘤(sphenoid wing meningioma)

蝶骨嵴脑膜瘤是起源于蝶骨大、小翼上的脑膜瘤，内始自前床突，外抵翼点。早年Cushing将蝶骨嵴脑膜瘤分为内、中、外三个部位。近年Watts建议将此传统的定位分类方法简化为二型，即内侧型和外侧型。

1)发病率：本组蝶骨嵴脑膜瘤居颅内脑膜瘤的第3位。本组335例，占全部脑膜瘤的10.66%。男：女为1：1.06。属内侧型蝶骨嵴脑膜瘤的201例，占60.0%，外侧型134例，占40.0%。

2)临床表现：蝶骨嵴脑瘤的临床表现取决于肿瘤的部位。肿瘤可向颞部、额部和额颞交界处生长。其中内侧型早期症状明显。如肿瘤起源于前床突，病人早期可出现神经受压表现，如视力下降(本组占 49.8%),其中近 1/3 病人失明。由于肿瘤向眼眶内或眶上裂侵犯,眼静脉回流受阻,近 1/5 的病人有眼球突出。内侧型病人早期还可出现第Ⅱ、第Ⅳ、第Ⅵ及第Ⅴ第一支的颅神经损害,表现类似海绵窦综合征,如瞳孔散大,对光反射消失,角膜反射差及眼球运动障碍等,本组约占 1/3。精神症状和嗅觉障碍多见于肿瘤向前颅窝底生长者, 本组不多见,仅占 9.8%。

外侧型蝶骨嵴脑膜瘤症状出现的较晚,早期仅有头痛而缺乏定位体征。约 24.3%的病人早期可有癫痫发作,主要表现为颞叶癫痫发作。如肿瘤侵犯颞骨可出现颧颞部骨质隆起,但本组不多,仅 9 例。

上述两型病人的肿瘤生长较大时,均会引起对侧肢体力弱和颅内压增高。本组在应用 CT 以前,颅内压增高临床多见,约占 71.4%。还有 51 例病人对侧肢体运动障碍。

3)诊断:蝶骨嵴脑膜瘤 CT 表现很清楚,以蝶骨嵴为中心的球形生长的肿瘤,边界清晰,经对比加强后肿瘤影明显增强(图 24-1-13)。如肿瘤压迫侧裂静脉,脑水肿较著。

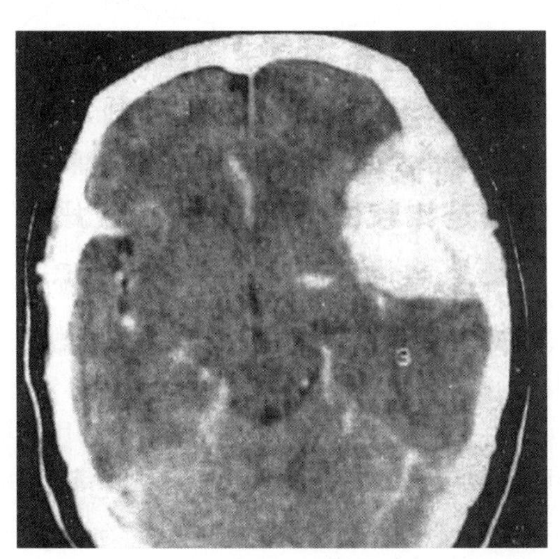

图24-1-13 蝶骨嵴外侧脑膜瘤CT表现

MRI 对诊断本病是有意义的。MRI 可以显示肿瘤与蝶骨翼和眼眶的关系,骨质破坏情况等。尤其是对内侧型的蝶骨嵴脑膜瘤,MRI 还可以提供肿瘤与颈内动脉的关系(图 24-1-14),有时肿瘤将颈内动脉包裹在内,或肿瘤附着在海绵窦上,这些情况对手术切除肿瘤均有重要的参考价值。当然,增强后的 MRI 图像会更清晰。

脑血管造影仍具有诊断价值。目前经造影用以定位诊断的目的已被 CT 和 MRI 所取代,但它提供肿瘤的供血动脉,肿瘤与主要血管的毗邻关系的作用 CT 与 MRI 无法代替。内侧型蝶骨嵴脑膜瘤的供血动脉主要来自眼动脉分支,如肿瘤向前颅窝发展可见筛前动脉供血。同时可见颈内动脉虹吸弯张开,有时颈内动脉受肿瘤直接侵犯,表现为管壁不规则。外侧型蝶骨嵴脑膜瘤的血液供应主要来自颈外动脉分支,如脑膜中动脉,出现典型的放射状肿瘤血管,肿瘤染色在静脉期比动脉期更明显。因肿瘤压迫,侧位像可见大脑中动脉一般被抬高。在脑血管造影同时,见到颈外动脉供血者,可同时行血管栓塞,使手术出血减少。

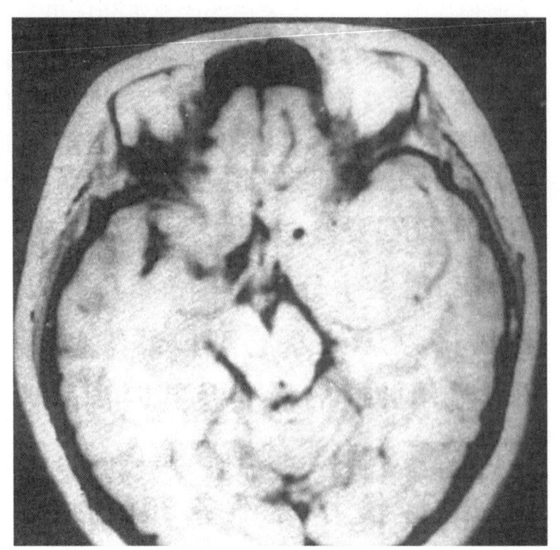

图24-1-14 蝶骨嵴脑膜瘤将颈内动脉包裹

4)手术:全切蝶骨嵴脑膜瘤又不增加病人的神经功能损害并非易事。特别是内侧型肿瘤,因其可能侵犯海绵窦和颈内动脉,全切肿瘤手术难度是很大的。20 世纪 80 年代兴起的颅底外科学,对提高蝶骨嵴脑瘤的手术效果起了很大作用,当然这与显微神经外科的发展是分不开的。

无论是内侧型或外侧型,目前多采用以翼点为中心的额颞入路(图 24-1-15,a、b)。病人仰卧位,头偏向健侧, 最好使用头架将头固定在手术床上,术中可依手术需要转动头位。

翻开骨瓣后,可用电(气)钻将蝶骨嵴外侧尽量磨掉(图 24-1-15,c),因此处的脑膜中动脉会增粗供应肿瘤, 可在硬膜外肿瘤附着处充分电灼止血。这对减少外侧型脑膜瘤出血尤为重要。

硬脑膜切口呈弧形,以蝶骨嵴为基础。切开硬膜后将其向下翻开并悬吊在颞肌上,此时应用手术显微镜可使光线避开蝶骨嵴,而直接照入。如肿瘤外面覆盖一薄层脑组织,可将这层脑组织自额下回切除,暴露出肿瘤(图 24-1-15,d)。对于直径大于 2.0cm 的肿瘤,不要企图完整切除肿瘤,以免损伤重要的血管和神经组织。应先四周分离肿瘤,特别是蝶骨嵴肿瘤基底处,用双极电凝器电灼肿瘤的粘着处。也可先用超声吸引器将瘤内掏空,然后再从瘤外分离。这样反复操作,使术野空间逐渐增大,对全切除内侧型蝶骨内脑膜瘤提供必要条件。在分离肿瘤与大脑中动脉的粘连时应特别小心,对于大脑中动脉的任何分支都应小心将其自肿瘤壁上分离下来,如分离确实困难,可将与动脉粘连的部分瘤壁留下来,不要损伤中动脉,以免术后造成严重的后果。

内侧型肿瘤的深处是颈内动脉和视神经。肿瘤与颈内动脉的关系有两种,大多数情况是肿瘤呈球形生长,将颈内动脉向内推移。少数情况是颈内动脉被肿瘤包裹,常见于复发的肿瘤。在第一种情况,

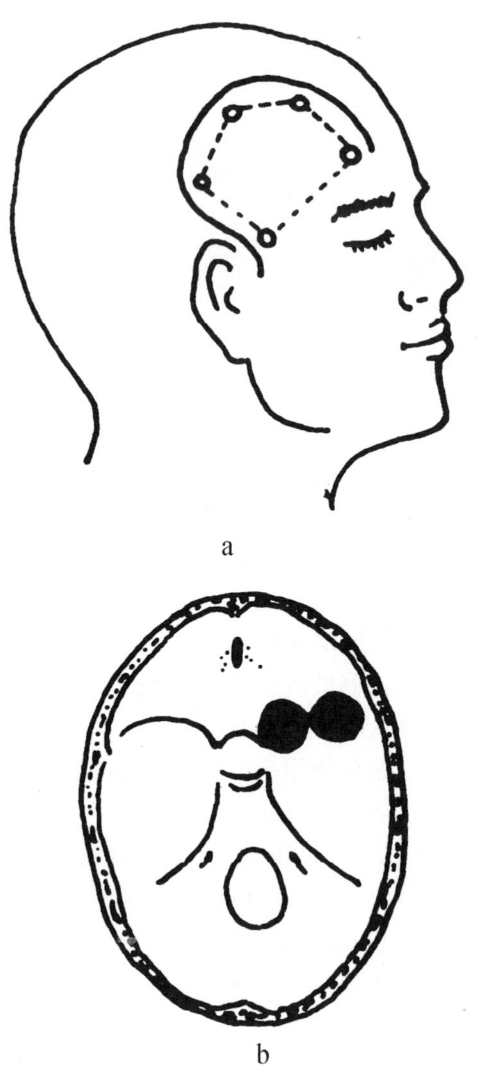

图24-1-15 a、b蝶骨嵴脑膜瘤头皮及硬脑膜切口

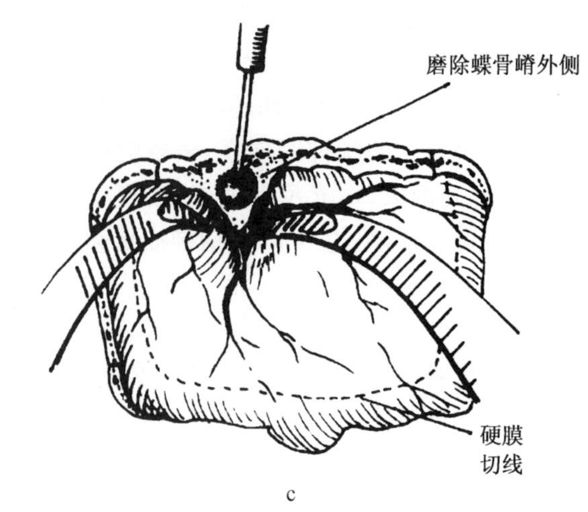

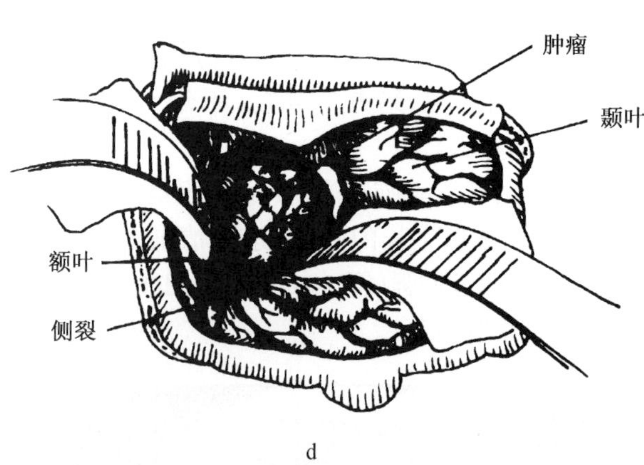

图24-1-15 c、d图蝶骨嵴脑膜瘤手术暴露肿瘤

特别是首次手术时,肿瘤与颈内动脉和视神经之间有一层蛛网膜相隔。在手术显微镜下,充分掏空肿瘤,使术野空间够大,再将瘤壁向一方牵拉,可以找到颈内动脉和视神经,小心分离,多能成功。如确有困难,不可勉强。残存在前床突的瘤壁,使用超声吸引器吸除时要特别小心,谨防误伤颈内动脉。可用激光或电灼处理残存瘤组织。一旦颈内动脉破裂,可先以海绵、肌肉压迫止血,同时可在病人颈部压迫颈内动脉,降低颈动脉压,如不奏效,只得结扎颈内动脉。为补救脑缺血,可行颞浅动脉与大脑中动脉分支吻合。对于将颈内动脉包裹的内侧型蝶骨嵴脑膜瘤,术前脑血管造影以及 MRI 是必不可少的。如见颈内动脉被肿瘤推压,术中切除困难不大。但如肿瘤将颈内动脉包裹,颈内动脉可呈环状缩窄,甚至闭塞(本组曾见 1 例),此时切除颈内动脉四周的肿瘤确有困难。

侵犯海绵窦的肿瘤,近年已能做到全切除,分离肿瘤时应注意辨认和保护第Ⅲ、Ⅳ、Ⅵ颅神经,对

于海绵窦的出血可用海绵、止血纱布、肌肉等材料压迫止血。

5)预后:外侧型蝶骨嵴脑膜瘤手术全切除多困难不大,术后复发和神经功能损害均少见。内侧型脑膜瘤全切多有困难,术后可留有第Ⅲ、Ⅳ、Ⅵ颅神经功能损害,本组共17例。另外肢体运动障碍31例,其中20例伴运动性失语。术后死亡13例,术后死亡率3.88%。

对于未能全切的内侧型病人,术后可辅以放疗以防复发。如肿瘤复发可考虑再手术切除。

(2)鞍结节脑膜瘤(tuberculum sellae meningiomas)

鞍结节脑膜瘤更准确地讲归于鞍上脑膜瘤(suprasellar meningiomas)。鞍上脑膜瘤包括起源于鞍结节(tuberculum sellae)、前床突(anterior clinoid processes)、鞍膈(diaphragma sellae)和蝶骨平台(sphenoid planum)的脑膜瘤。因上述解剖结构范围不超过3cm,临床对上述区域脑膜瘤习惯统冠以鞍结节脑膜瘤称之(图24-1-16)。

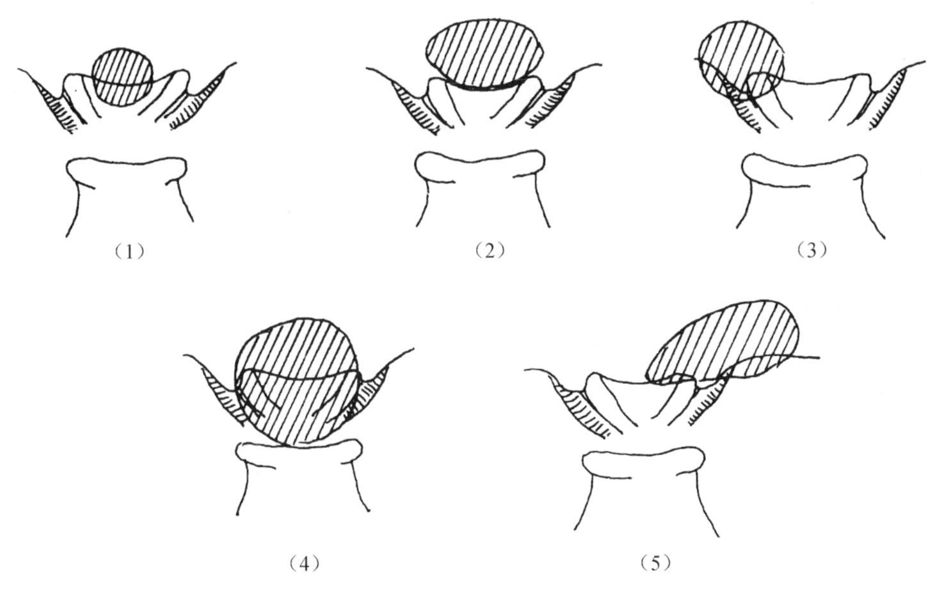

图24-1-16 鞍结节脑膜瘤分布情况

(1)鞍结节;(2)蝶骨平台;(3)一侧前床突;(4)鞍膈;(5)蝶骨小翼

1)发病率:文献报告鞍结节脑膜瘤占颅内肿瘤的4%~10%,本组280例占8.91%,居第4位。本病多见于女性,是男性的2.06倍,本组女∶男为1.7∶1。发病年龄从21至68岁,平均年龄49.8岁。

2)临床表现:鞍结节脑膜瘤几乎都有不同程度的视力、视野障碍,其中约80%以上的病人以视力障碍为首发症状。单侧视力障碍占55%,双侧视力障碍占45%。视野障碍可以表现以双颞侧偏盲或单眼失明,另一眼颞侧偏盲多见,本组约占70%。也可见单眼视力视野基本正常,另一眼颞侧偏盲。眼底视乳突原发萎缩多见,可高达80%。还可表现为双眼视乳突萎缩。

头痛是本病的另一常见症状,约占一半以上病人有头痛病史,多以额部疼痛为主,也可以表现为眼眶、双颞部疼痛。

少数病例可表现为精神障碍,如嗜睡、记忆力减退、焦虑等,可能与肿瘤压迫额叶底面有关。

有的病人可出现类似垂体瘤的内分泌功能障碍,如性欲减退、阳痿和闭经。个别病人是以嗅觉丧失、癫痫、动眼神经麻痹为主诉就诊的。

在神经系统检查时除视力视野障碍,还可以出现锥体束征和Foster-Kennedy综合征。

3)诊断:约一半的病人头颅平片可有阳性发现。以鞍结节及其附近的蝶骨平台骨质增生,甚至呈结节增生为特征。有时还可见鞍背骨质吸收,偶尔可见垂体窝变大,类似垂体瘤的表现。

脑血管造影的典型征象是,正位像大脑前动脉抬高,双侧前动脉起始段合成半圆形。通常眼动脉可增粗并有分支向鞍结节肿瘤供血。肿瘤处可见向上放射状的异常血管。

鞍结节脑膜瘤在CT片上可见鞍上等密度或高密度区,注射对比剂后肿瘤影像明显增强,骨窗像可见鞍结节骨质密度增高或疏松。冠状扫描可以判断肿瘤与蝶鞍、视交叉的关系。

MRI的作用与CT一样，唯显示肿瘤与视神经、颈内动脉以及颅骨之间的关系更清晰(图24-1-17)。

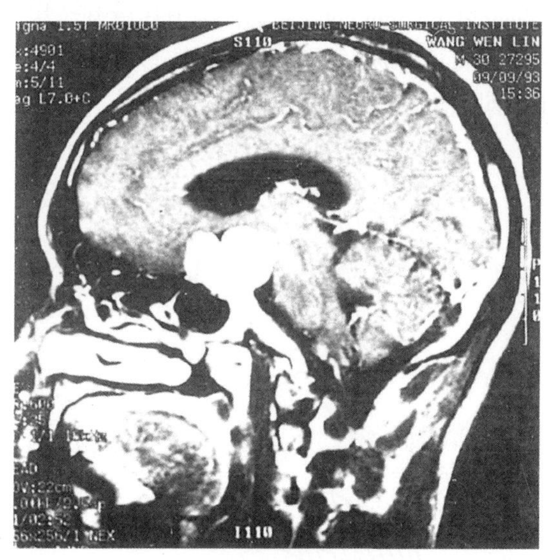

图24-1-17 鞍结节脑膜瘤MRI

应当指出的是,在CT逐渐普及以后,现在对可疑鞍区病变者多首先采用CT检查。但对鞍上高密度病变，应注意经脑血管造影与动脉瘤相鉴别,以防术中意外。

4)手术

A. 手术入路:通常右额开颅即可。如肿瘤较大,也可以取过中线的双额开颅。肿瘤偏左时,也可以左额开颅。无论如何入路,骨窗前缘应尽量低,直抵前颅窝底,以保证术中不必要过分牵拉额叶脑底面。近年也有人报告,经蝶入路切除鞍旁脑膜瘤取得成功的报告。开颅时额窦开放时,应注意封闭,以防鼻漏。

B. 分离和切除肿瘤:对于较小的肿瘤,先分离肿瘤与鞍结节的附着点,切断供应动脉,可使用双极电凝。如将肿瘤的附着处全部游离,四周再分离,肿瘤即可完整切下。分离时注意保护双侧颈内动脉和视神经。肿瘤大时,不可企图完整切除。应先在瘤内分块切除(用超声吸引器),再四周分离。肿瘤较大时,其后方常影响到丘脑下部,分离时应注意。另外，肿瘤的后上方可能与前动脉-前交通动脉相连,手术中应注意分离后保护之。分离和切除肿瘤可以在手术显微镜下进行,对保护颈内动脉和视神经不受损伤是十分有帮助的。

C. 视神经减压：手术能全切肿瘤是理想的,但因肿瘤大,与视神经和颈内动脉粘连紧密,病人高龄等不利因素,全切常有困难。在这种情况下不应勉强全切,先尽量瘤内切除肿瘤,达到视神经减压的目的。对残存的肿瘤用二氧化碳激光烧灼,可望延长复发的时间。

5)预后:文献报告,本病的手术死亡率差异很大(2.6%~67.0%),本组为6.07%。术后视力视野好转者27.8%~72.2%。但仍有一部分病人术后视力恶化,文献报告为5.6%~38.9%。Rosenstein等认为术后病人视力恢复与下列因素有关:术前视力障碍在2年以上,肿瘤直径小于3cm,术前视力不低于0.7,眼底检查视乳突基本正常。

对未能全切的鞍结节脑膜瘤术后可以行放疗。对影响视力的复发脑膜瘤可考虑再次手术切除肿瘤。

(3)嗅沟脑膜瘤(Olfactory groove meningioma)

嗅沟脑膜瘤与硬脑膜的粘着处位于前颅窝底筛板及其后方。Durante于1885年首先切除嗅沟脑膜瘤获得成功,术后病人存活12年。嗅沟脑膜瘤可分为单侧或双侧,本组共140例,其中60%的病人肿瘤位于单侧,35%肿瘤位于双侧,肿瘤以一侧为主向对方延伸者占5%。

1)发病率:本组嗅沟脑膜瘤140例,占颅内脑膜瘤4.45%,居第9位。病人平均年龄42.5岁,男：女为1：1.2。

2)临床表现:嗅沟脑膜瘤早期症状即有嗅觉逐渐丧失,本组约占39%。肿瘤位于单侧时,则嗅觉丧失属单侧性,对定位诊断有意义。但如为双侧丧失时,常与鼻炎混淆。嗅沟脑膜瘤的嗅觉障碍虽比较多见,但病人往往忽略,许多病人是入院查体时方得以证实的。这是由于单侧的嗅觉障碍可被对侧补偿,病人不易察觉。另外,嗅沟脑膜瘤引起的是嗅觉丧失,与颞叶病变引起的幻嗅不同,应注意鉴别。

由于早期嗅觉障碍常被病人忽略,所以肿瘤多长期不被发现。临床确诊时肿瘤已长得很大,已有显著的颅内压增高症状。本组一半以上病人来院时已有颅内压增高。

视力障碍也较多见,本组占40%。造成视力减退的原因是颅内压增高、视乳突水肿和继发性萎缩。造成视力减退的另一原因是肿瘤向后发展直接压迫视神经,个别病人可出现双颞或单侧颞部偏盲。文献报告,约1/4的病人构成Foster-Kennedy综合征。

肿瘤影响额叶功能,可引起精神症状。病人出现兴奋、幻觉和妄想。也可因颅内压增高而表现为反应迟钝和精神淡漠。少数病人可有癫痫发作。肿瘤晚期出现锥体束征或肢体震颤,为肿瘤压迫内囊或基底节的表现。

3)诊断

A. 头颅平片:常显示前颅窝底包括筛板、眶顶骨质吸收变薄或消蚀而轮廓模糊。也可以为筛板和眶顶骨质增生。瘤内广泛砂粒体钙化出现均匀密度增高块影覆盖于骨质消蚀的前颅窝底上。

B. 脑血管造影:侧位相大脑前动脉垂直段弧形向后移位。大部分病侧眼动脉增粗,远端分支增多或呈栅栏状引向前颅窝供血。同时,个别病例还可有脑膜中动脉向肿瘤供血。

C. CT 和 MRI:显示颅前窝一侧或双侧近中线处圆形肿瘤影像,直径可从 2.0cm 至 6.0cm,边界清楚,平扫 CT 即可见高密度影,对比增强后肿瘤密度增高。肿瘤的后方可使脑室额角受压。在 MRI 影像上可见肿瘤与颈内动脉的关系(图 24-1-18)。

4)手术:嗅沟脑膜瘤的手术入路是比较成熟的。自早年 Cushing 使用的单侧额部开颅,以及 Dandy 双侧额部开颅两种方法一起沿用至今。这两种入路的方法,基本要求是额部钻孔要足够低,容易暴露颅底,减少对额叶的牵拉。但此时要尽量避免额窦开放,一旦开放,要注意用骨蜡和筋膜将额窦封闭好,防止引起颅内继发感染。对双侧肿瘤可使用双额入路。通常采用经硬膜下的方法切除肿瘤,结扎和剪断上矢状窦及大脑镰前方。自双额叶纵裂分开,游离肿瘤时可先自瘤基底开始,这样可减少出血。肿瘤较大时,先瘤内切除部分肿瘤,然后再四周分离。分离时注意不应过分牵拉脑组织,防止双额叶或胼胝体损伤,术后病人会出现严重的神经功能损害(图 24-1-19)。

应用显微手术,可使分离肿瘤时更细致。尤其是分离肿瘤后方,与视神经及双侧大脑前动脉近端粘连时,会减少损伤。近年,有人提倡经翼点侧方入路切除肿瘤的报告,也取得很好的效果。

对受侵犯的颅底硬脑膜和筛板可一并切除,再用钛网筋膜修补,以防术后脑脊液鼻漏。

5)预后:影响手术预后的主要原因是:肿瘤较大,术中伤及大脑前动脉,造成额叶脑梗塞。使用显微手术使手术死亡率明显降低,本组手术 120 例,术后死亡率为 1.96%。

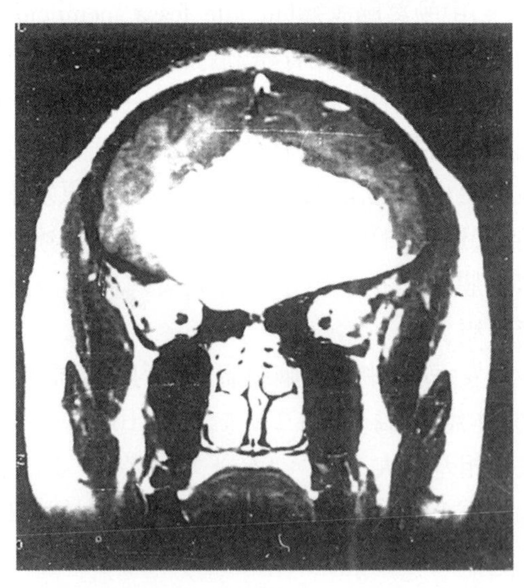

(a)

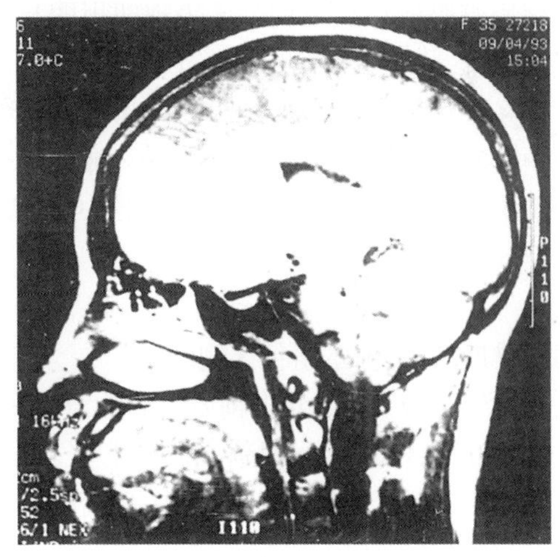

(b)

图24-1-18 嗅沟脑膜瘤MRI表现

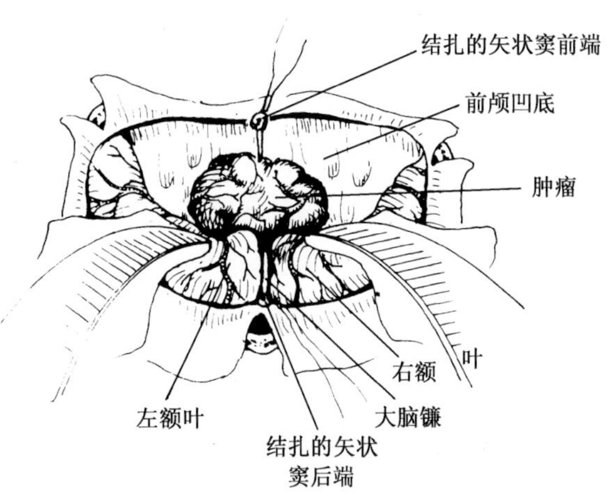

图24-1-19 嗅沟脑膜瘤手术

（4）中颅窝脑膜瘤（middle fossa meningioma）

中颅窝前界为蝶骨嵴，后方以颞骨岩部与后颅窝相隔，窝的中央为蝶骨体，在这一区域有眶上裂、圆孔和卵圆孔等重要颅神经通路。如病人早期即出现眼球突出和眶上裂综合征，提示肿瘤原发于蝶骨嵴内侧，通常归于蝶骨嵴脑膜瘤。本文所述及的中颅窝脑膜瘤是指发生于蝶骨大翼内侧中颅窝底部的脑膜瘤。

1）发病率：中颅窝脑膜瘤占颅内脑膜瘤的 2%～3.2%。本组共 82 例，占 2.61%，居第 10 位。男性与女性发病相差不大，为 1∶1.6，平均年龄 44 岁。1/3 的病人发病 1 年后就诊，病史最长的 1 例长达 20 年。肿瘤绝大多数呈球形。呈扁平形生长者不及 1/10。

2）临床表现：经中颅窝出颅的颅神经较多，故中颅窝底脑膜瘤往往早期临床表现即很明显，而且有定位意义，临床询问病史时应予重视。

三叉神经的二、三支经卵圆孔和圆孔出颅，典型的中颅窝底脑膜瘤早期多发生三叉神经痛，可高达 38.0%。除表现为三叉神经痛外，本组 9 例表现为一侧面部痛觉减退和麻木。

除了三叉神经痛，一侧动眼神经麻痹也可以是本病的早期表现，但本组仅 3 例。

肿瘤生长较大时，可向前发展影响海绵窦或眶上裂，病人可出现眼球活动障碍，眼睑下垂、复视。患侧视力下降，多见于肿瘤较大且向中颅窝前部生长，本组占 49.2%。肿瘤向后发展，可表现第Ⅶ、Ⅷ颅神经损害，其听力下降和中枢性面瘫各 4 例，占 4.8%。

肿瘤压迫视束可以出现同向性偏盲。另外部分病人可以发生颞叶癫痫，本组占 23.2%。这主要是肿瘤侵犯颞叶内侧面所致。颅内压增高在本组也属常见，多见于肿瘤大于 3.0cm 或小脑幕切迹旁影响脑脊液循环者，本组高达 50.6%。大部分是早年应用 CT 以前的病人。

3）诊断

A. 头颅平片：颅底像对诊断本病有一定价值。可见中颅窝底骨质被破坏，表现为密度减低。圆孔和棘孔扩大模糊不清。岩骨尖骨质被破坏。肿瘤钙化呈散在斑片状或密度较均匀的条块。

B. CT 和 MRI：中颅窝脑膜瘤在 CT 的表现为边界清楚的较高密度影像，注药对比后明显增强。少部分病人表现为混杂密度区，如肿瘤有钙化，CT 显著为极高密度。MRI 均可见长 T_1 短 T_2 信号，肿瘤边界清楚（图 24-1-20）。

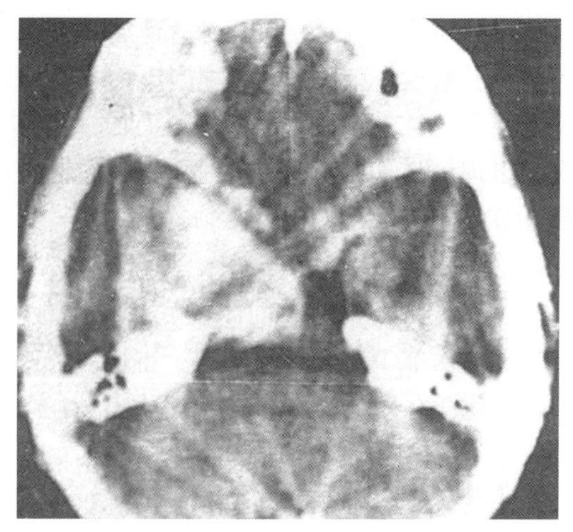

图24-1-20　右中颅凹底脑膜瘤CT所见

C. 脑血管造影：表现为颞部占位征。如颈内动脉被肿瘤压迫，颅内血管常充盈不良。由颈内动脉海绵窦前发出的脑膜支增粗显影为本病的特征，但少见。因此，使用一般的血管造影技术，多数病例肿瘤染色不明显，数字减影脑血管造影有助于弄清肿瘤内的血管，本组 80%可见肿瘤染色。

4）手术：手术入路可根据肿瘤位置采取翼点入路或颞部入路。无论何种入路，手术切口均应足够低，以充分暴露中颅窝底部。翻开骨片后，电灼或结扎脑膜中动脉，对减少手术出血是有帮助的。

切开硬脑膜后，部分病例肿瘤可能被颞叶覆盖，如牵拉颞叶仍不能充分暴露肿瘤，可将颞下回切除一部分。对于 Labbe 静脉应注意保护，特别是在优势半球，以防止术后脑水肿和失语发生。肿瘤的切除方法可参照蝶骨嵴脑膜瘤的手术方法。

如肿瘤位于硬脑膜外可行硬脑膜外探查剥离肿瘤和颅底间的粘连，可减少出血。如肿瘤侵犯中颅窝底硬脑膜或中颅窝底骨质也应一并切除，并行颅底重建术。分离肿瘤时应尽量保护可以见到的三叉神经分支。

对球形生长的中颅窝脑膜瘤多能手术全切，本组全切率近 60%。呈扁平生长者全切较困难。手术未能全切的主要原因是肿瘤将颈内动脉包裹。

5）预后：手术全切中颅窝脑膜瘤都能取得较好疗效。本组对 31 例随访 1.4～10 年，其中仅 1 例术后 4 年复发。近年随着颅底外科和显微手术的发展，本病的手术效果不断提高，手术死亡率已很低。

（5）桥小脑角脑膜瘤（cerebellopontine angle meningioma）

桥小脑角脑膜瘤的首例报告可追溯到 1855

年。Cushing 在 1928—1938 年报告了 6 例。但效果都不够理想,平均术后存活 12 个月。桥小脑角脑膜瘤的手术处理困难,因为有众多重要神经血管缠绕,所以术后效果差。近年,随着显微手术的发展,本病的治疗取得较大进展。1980 年 Yasargil 报告切除 30 例桥小脑角脑膜瘤全部成功。

本节所述及的桥小脑角脑膜瘤包括肿瘤起于岩骨后面,或侵及小脑幕者,但不含起源于斜坡的脑膜瘤。

1)发病率:文献报道,桥小脑角肿瘤中以听神经瘤多见,占 70%~80%,脑膜瘤仅占 6%~8%,胆脂瘤占 4%~5%。本组 199 例桥小脑角脑膜瘤占 6.33%,居后颅窝肿瘤第 3 位,在听神经瘤和胆脂瘤之后。发病以中年女性为多,平均年龄 43.8 岁,女∶男为 1.53∶1。

2)临床表现:依肿瘤发生位置不同,本病以第Ⅴ、Ⅶ、Ⅷ颅神经损害和小脑功能障碍最常见。晚期肿瘤较大时可合并颅内压增高。

听神经损害最多见,90%以上病人有听力障碍和早期耳鸣。眩晕比较少见。前庭功能试验和电测听检查多可发现异常。面肌抽搐或轻度面瘫是面神经损害早期表现,本组共 137 例,占病例总数的 68.8%。

病人面部麻木、感觉减退、角膜反射消失,颞肌萎缩等三叉神经损害表现也较常见,本组病人 130 例,占 65.3%。有 18 例是以三叉神经痛为主诉来就诊的。

小脑受压,易出现小脑体征。如走路不稳,粗大水平眼震以及患侧共济失调。本组中有 2/3 的病人来院时已有小脑体征。

本组约有一半病人来院时已有眼底视乳突水肿。本病出现吞咽发呛,声音嘶哑等后组颅神经损害表现比较少见。

3)诊断:本病应注意与听神经瘤鉴别。听神经瘤多见于男性,脑膜瘤女性偏多。二者均可出现听力障碍,但脑膜瘤晚期多表现为低频分辨困难。脑膜瘤影响前庭功能障碍少见,而造成对三叉神经和面神经的影响又多于听神经瘤。

内听道像有助于对本病的确诊。听神经瘤的内听道像都有扩大。若岩骨尖骨质破坏,伴附近钙化,多为脑膜瘤表现。

脑血管造影正位像可以显示:大脑后动脉及小脑上动脉向内上移位,肿瘤向斜坡发展时,基底动脉分叉处向对侧移位。侧位像:小脑后下动脉向后移位。同时可见肿瘤染色。

桥小脑角脑膜瘤在 CT 的表现有以下特点:体积一般较大(多大于 3.5cm),肿瘤位于桥小脑角,边界清楚,呈卵圆形,基底附着宽。不增强时密度不高,均匀一致。可见钙化或岩骨骨质破坏或增生。内听道一般不扩大,而往往与小脑幕有粘连,冠状扫描更能证实肿瘤与小脑幕的关系。在 MRI 图像中,肿瘤与周围的关系显示更加清晰,这对制订手术方案是极为有利的。

4)手术:本组多采用患侧枕下开颅(165 例),如图 24-1-21 所示。这种入路术中放出脑池脑脊液,

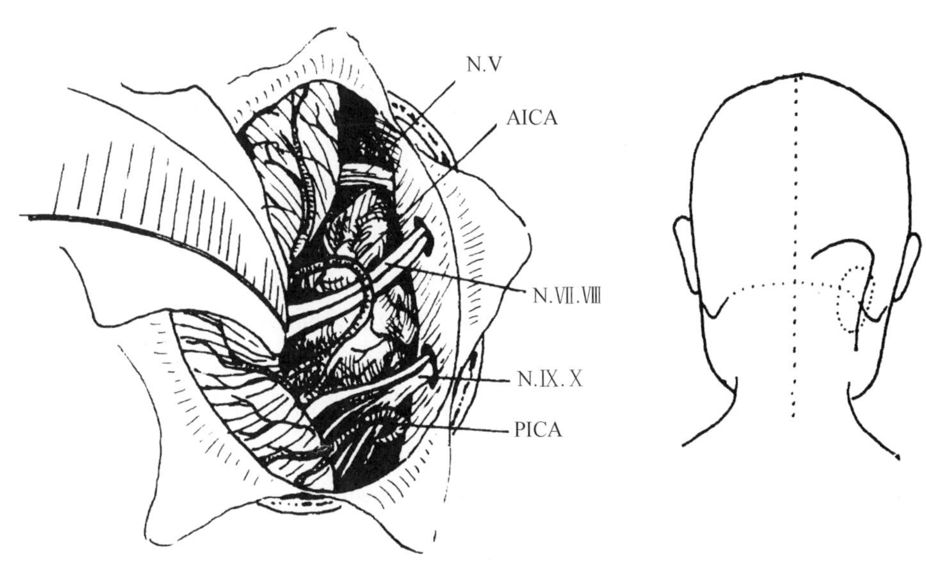

图24-1-21 桥小脑角脑膜瘤枕下入路

不必过分牵拉小脑，后组颅神经暴露和保护都很容易。而且暴露小脑幕切迹、中脑、基底动脉上部以及第Ⅲ颅神经与颞下入路相差不多。颞下入路和单纯枕下入路可联合使用，使肿瘤暴露更充分，为全切肿瘤提供更为有利条件。颞下入路，切开小脑幕，暴露幕下肿瘤也是比较常用的方法（图 24-1-22）。此法优点是：术野较宽阔，基底动脉、第Ⅲ、Ⅳ、Ⅴ颅神经显示更清楚。缺点是牵拉颞叶会造成脑损伤以及 Labbe 静脉损伤，术后脑水肿严重，甚至会造成癫痫和偏瘫。

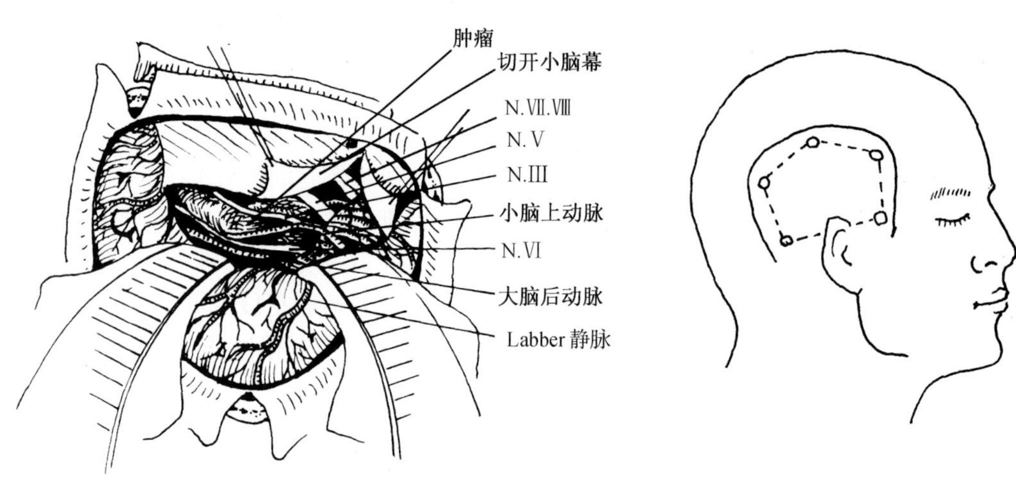

图24-1-22　颞下入路切除桥小脑角脑膜瘤

本组手术共 180 例，其中肿瘤全切 87 例，近全切除 42 例，部分切除 51 例。肿瘤未能全切的原因多是肿瘤较大且质地坚硬，与脑干和颅神经粘连紧，不易分离，或肿瘤向幕上发展，幕下开颅无法暴露。

近 10 余年桥小脑角脑膜瘤的手术效果有了提高。主要是应用 CT 早期发现肿瘤，应用显微手术切除肿瘤。提高桥小脑角巨大脑膜瘤的手术效果寄希望于颅神经和血管再造。

（6）小脑幕脑膜瘤（tentorial meningioma）

小脑幕脑膜瘤是指肿瘤基底附着在小脑幕（包括幕切迹和窦汇区）的脑膜瘤，可向小脑幕上或幕下两个方向发展，亦可呈哑铃形生长。因此有幕上型、幕下型和哑铃型之分。也有人将向幕下生长者归入后颅窝脑膜瘤。

1）发病率：文献报告，小脑幕脑膜瘤占全部颅内脑膜瘤 2%～3%，本组 152 例占 4.84%。肿瘤可发生在小脑幕的任何部位，常与窦汇、直窦、横窦等处粘着，也可以发生于小脑幕切迹与脑干毗邻。肿瘤以向幕下生长居多，占 41.9%，还有 43.9%呈哑铃型生长，单纯向幕上生长，仅占 15.1%。

2）临床表现：小脑幕脑瘤可向幕上、下分别生长，故可出现颞枕和小脑的不同症状。

生于小脑幕下的肿瘤多压迫一侧小脑，病人多有一侧的小脑体征（本组占 46%），如指向病侧的粗大水平眼震、指鼻和轮替动作不准确；肿瘤向幕上生长者，可压迫颞枕出现视野障碍，如象限盲或同向偏盲。但小脑幕脑膜瘤生长缓慢，早期症状多不明显，许多病人就诊时已出现颅内压增高，其中还有 10%病人因继发视乳突水肿或偏盲而就医。本组近一半的病人眼底有视乳突水肿，这些病人绝大多数是在应用 CT 检查以前就诊的。

3）诊断：在 CT 问世前，对本病的诊断是比较困难的，主要依靠脑血管造影和脑室造影。CT 与 MRI 诊断本病时应注意以下几点：①肿瘤向幕上或幕下生长。②肿瘤与横窦的关系。③小脑幕切迹前方的肿瘤，要仔细了解肿瘤与脑干的关系。CT 和 MRI 的矢状位对诊断本病更有价值。

行脑血管造影检查对较大肿瘤或肿瘤位于小脑幕切迹者是必要的。在脑血管造影片上可以观察到因肿瘤压迫相应动脉出现移位及肿瘤染色。肿瘤的供应动脉可以来自小脑幕切迹动脉（发自颈内动脉硬膜外段）。幕下者可有小脑上和大脑后动脉供血。另外在静脉期，对小脑幕切迹肿瘤应注意直窦是否被挤压移位，为手术时分离肿瘤提供资料。

4)手术

A. 手术入路:a. 颞枕入路:用于肿瘤主要位于小脑幕上者,也可将切口后支延长形成幕上、下联合开颅(图 24-1-23,a、c)。这一开颅的骨窗下缘位于横窦上,开颅时应予注意。剪开硬膜,抬起颞枕叶即可暴露肿瘤。注意避免伤及 Labbe 静脉,尤其是肿瘤位于优势半球时。b. 后颅窝入路:适用于肿瘤位于小脑幕下或切迹者。可根据肿瘤的生长部位采用后颅窝正中、旁正中或倒钩形切口(图 24-1-23,b、d)。病人可取侧卧位或半坐位。切口的上限应暴露出横窦。

B. 肿瘤切除:与一般脑膜瘤手术切除办法相同,暴露与瘤内分块切除交替进行。为防止肿瘤复发,最好将受肿瘤侵蚀的小脑幕一并切除。对横窦的处理应小心,因大部分近横窦生长的小脑幕脑膜瘤横窦并非完全闭塞,所以不能盲目地切除或损伤。术前脑血管造影的窦期对此很有帮助。术中如损伤横窦,应以筋膜修补,或压迫海绵。当对侧横窦和乙状窦畅通的话,结扎切除一侧的受肿瘤侵犯的横窦是可以的。

切迹缘的脑膜瘤切除有一定困难,因肿瘤较深,瘤前方为脑干、Galen 静脉以及小脑上动脉等重要结构。为避免损伤,可采用前面所述颞枕入路方法,应尽量于瘤内挖空,然后从小脑幕侧方,自前向后沿肿瘤切除小脑幕游离缘。在幕缘前外方注意保护第Ⅳ颅神经,切至后方不要伤及直窦。分离和切除游离缘前方的剩余肿瘤时,注意不要伤及小脑上动脉的中脑分支。

5)预后:小脑幕脑膜瘤累及横窦时,手术连同受累小脑幕全切除,术后复发率极低。对未能全切的残存肿瘤,术后可给予放射治疗。肿瘤复发者可再次手术切除。

(7)岩骨 – 斜坡脑膜瘤(clivus meningioma)

1)概述:解剖学上认为岩骨斜坡区是指由蝶骨、颞骨和枕骨所围成的区域,这些骨构成了颅底的中、后颅窝。发生于此区的脑膜瘤,不同的作者又将其细分为海绵窦脑膜瘤、中颅窝脑膜瘤、脑桥小脑角脑膜瘤、岩骨尖脑膜瘤、斜坡脑膜瘤、枕大孔区脑膜瘤等。而位于后颅窝上 2/3 斜坡和内听道以内岩骨嵴的肿瘤,由于其位置深在,常累积多条颅神经及血管结构,手术难度大,近年来愈引起更多学者的重视。因此本章节主要对发生在此区域内的脑膜瘤做一专题介绍。其他部分的脑膜瘤已在相应的

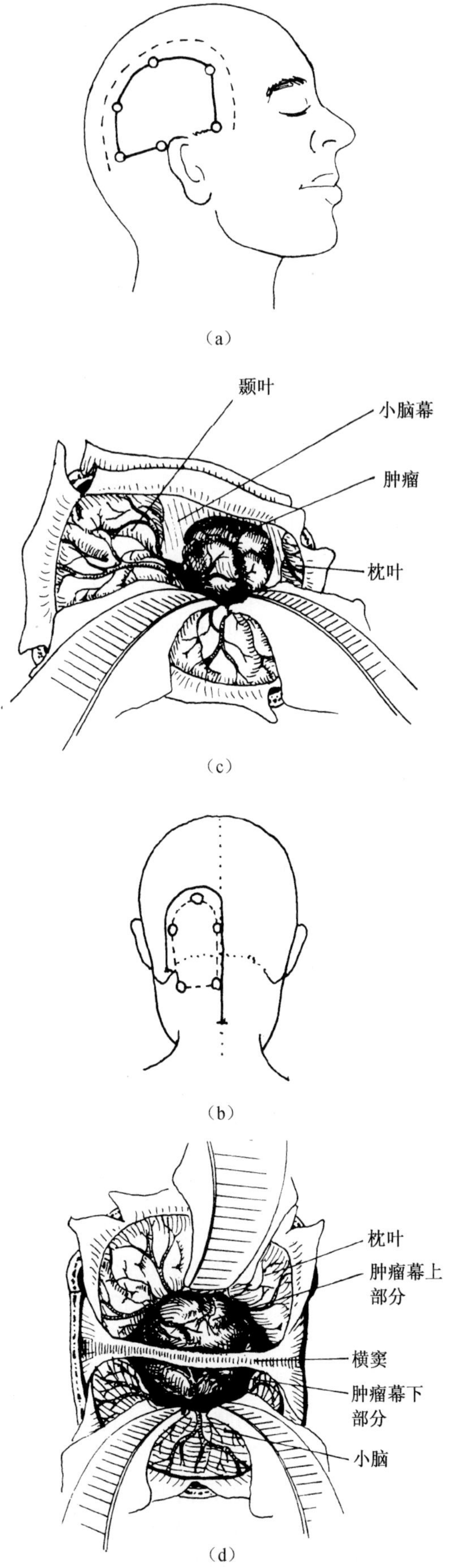

图24-1-23 小脑幕脑膜瘤手术切除

章节中分别做了论述，本节不再赘述。

后颅窝脑膜瘤占全部颅内脑膜瘤的10%。在后颅窝脑膜瘤中，岩骨－斜坡脑膜瘤占50%左右。女性多于男性，女：男大约为2：1。发病年龄多在中年以上。

2）临床表现：大多数病人可有头痛，但往往不引起注意。颅内压增高多不明显，一般直到晚期才出现轻度或中度的颅内压增高症状。神经系统损害症状根据肿瘤的发生部位、生长方向不同而有所不同。因此，有学者根据肿瘤的发生部位、生长方向、临床表现和手术入路的不同，将该区肿瘤分成三型：①斜坡型：由岩骨斜坡裂硬膜内集居的蛛网膜细胞群长出，向中线发展至对侧。瘤体主要位于中上斜坡，将中脑、脑桥向后压迫。主要表现为双侧外展、滑车神经麻痹和双侧锥体束征，无颅内压增高。脑血管造影显示基底动脉向后明显移位，但无偏侧移位。脑膜垂体干、脑膜中动脉脑膜支、椎动脉斜坡支参加供血。②岩斜型：肿瘤由岩骨斜坡裂长出向一侧扩延，瘤体主要位于中斜坡及小脑脑桥角，临床表现为一侧第Ⅴ、Ⅵ、Ⅶ、Ⅷ、Ⅸ、Ⅹ颅神经损害，同侧小脑体征及颅内压增高。肿瘤主要由脑膜垂体干、椎动脉枕支和斜坡支、枕动脉岩骨支供血。③蝶岩斜坡型：肿瘤由蝶骨斜坡裂长出，向外侧延伸至蝶鞍旁、中颅窝、岩骨尖，经小脑幕裂孔向鞍背发展。临床表现为一侧Ⅲ、Ⅳ、Ⅴ、Ⅵ颅神经损害，对侧锥体束征，颅内压增高及智力减退。脑血管造影显示脑膜垂体干、脑膜中动脉脑膜支、咽升动脉斜坡支参加供血。

3）辅助检查

A. CT和MRI：是诊断该区脑膜瘤最有效的手段。在检查中均要做注药对比强化扫描，否则有误诊的可能。CT平扫上显示大多数脑膜瘤为分叶状或卵圆形均一高密度或等密度，以广基与颅底紧密相连，受累部位颅骨可见骨增生或骨破坏。注药后肿瘤呈明显均一强化。此外CT还可显示乳突气化的程度和骨迷路的位置，有利于指导手术。MRI以三维立体方式清楚地显示肿瘤的位置、大小，肿瘤的侵犯方向，有无基底动脉及分支受累。更重要的是在T_2加权像上，可观察瘤周的蛛网膜层是否存在，有无脑干软膜侵犯，有无脑干水肿，这对于疾病的术前评估是十分重要的（图24-1-24，a，b）。

B. 脑血管造影：由于肿瘤供血十分丰富，因此，术前行选择性脑血管造影对于指导手术是十分必要的。它能明确肿瘤的供血动脉及基底动脉与肿瘤的关系。

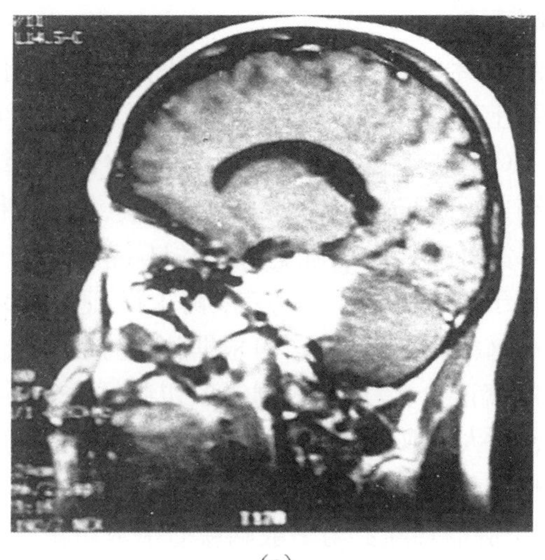

（a）

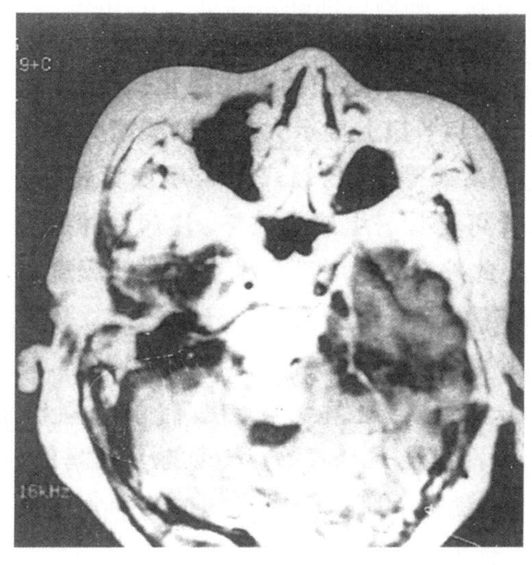

（b）

图24-1-24

（a）斜坡脑膜瘤的MRI表现；（b）斜坡脑膜瘤MRI表现

C. 头颅X光平片：能够帮助了解颅骨的增生或损害程度。

4）诊断和鉴别诊断：根据上述特征性的临床表现及相应的辅助检查，即可做出诊断。但本病变需与以下疾病相鉴别。

A. 脊索瘤：本病从临床表现上与脑膜瘤无明显差异。但颅骨平片示脑膜瘤钙化甚少，而脊索瘤半数以上有斑点或小片状钙化，对骨质的破坏严重。CT显示肿瘤为不规则略高密度、边界清，其中有多发散在点、片状钙化，斜坡、蝶鞍有广泛骨质破坏，偶见肿瘤突入鼻咽腔，多数不出现强化。MRI T_1

像为低信号，其间夹杂多个斑点状高信号。T_2像呈不均匀的高信号，可有中等度对比强化。

B. 神经鞘瘤：与脑膜瘤无明显临床表现不同。但CT表现为等或低密度病灶，或呈囊性，可呈均一或环状强化，窗位观察可显示岩骨尖破坏。肿瘤周围无水肿。可呈哑铃型骑跨中后颅窝生长。MRI T_1像呈低信号，T_2像呈高信号或混杂信号，可有较明显的对比增强，但较脑膜瘤弱。

C. 胆脂瘤：它常表现为一侧三叉神经痛或面肌抽搐，面部麻木、听力减退等特点。CT示低密度不规则占位，不出现强化。MRI呈长T_1长T_2信号，边界不规则，内有间隔，不发生对比增强。

D. 其他：还需与向颅底侵犯的鼻咽癌、脑干肿瘤等鉴别。

5）治疗及预后：本病的治疗主要以手术治疗为主。其他治疗包括放疗、化疗，一般作为辅助治疗，本节不做论述。对于岩骨斜坡区脑膜瘤的手术方式是由病变所在部位、生长方式、供血来源以及与周围结构的毗邻关系来决定的。通常有以下几种手术入路。

A. 幕上、下经岩骨乙状窦前入路：是切除岩骨-斜坡区脑膜瘤最有效的手术入路，目前已为越来越多的学者采用，它能提供到达岩骨斜坡区的宽阔视野，缩短到达该区的距离，能够较清晰暴露同侧Ⅲ～Ⅻ颅神经和后循环的主要动脉，避免了对颞叶的过分牵拉和保留Labbe静脉。此入路适合于中、后颅窝病变的手术，特别适用于上2/3斜坡-岩骨区的病变切除。但对下斜坡的暴露效果不好。一般根据岩骨磨除的程度又分为三个亚型：①扩大迷路后入路：磨岩骨保留骨迷路完整，可以保留听力。②经迷路入路：即完整磨除骨性半规管，但需牺牲听力且术后脑脊液耳漏机会增加。③经迷路耳蜗入路：在①、②的基础上更加广泛地磨除岩骨并使面神经向下方移位。

B. 枕下乙状窦后入路：适用于对脑桥小脑角区，下斜坡区的病变手术，并能较清楚显露一侧Ⅴ、Ⅶ、Ⅷ、Ⅸ、Ⅹ、Ⅺ、Ⅻ颅神经和后循环的主要动脉。但此入路对岩骨尖、上斜坡和小脑幕切迹等部位显露不佳。

C. 颞下-耳前颞下窝入路：亦即为额颞翼点开颅加断颧弓联合入路。该入路可提供更大范围切除中颅窝外侧部的条件，更广泛地暴露鞍旁海绵窦区，减少术中对颞叶的牵拉。但对脑桥小脑角区和枕大孔区暴露不好。

D. 颞下经岩骨前路入路：又同颞枕经小脑幕入路，适用于中、上斜坡及岩骨尖等部位病变的手术。

E. 其他：尚有耳后经颞入路；扩大枕下入路；幕上、下联合入路等。

预后：随着显微技术的发展，该区域脑膜瘤手术的死亡率和并发症在逐年下降。最近的大宗病例统计结果表明：手术全切率为69%，复发率为13%（6年随访）。术后死亡率为3.7%，颅神经损伤率为33%。

（8）枕骨大孔脑膜瘤（meningiomas of the foramen magnum）

枕骨大孔脑膜瘤是指发生于枕骨大孔四周的脑膜瘤，其中一半发生于枕骨大孔前缘，常造成延髓的压迫。肿瘤可向下延伸到第二颈椎。1938年Cushing在他的《脑膜瘤》一书中，将本病按解剖位置分为颅脊髓型（craniospinal）和脊髓颅型（spinocranial）。本组不含斜坡和桥小脑角脑膜瘤。

1）发病率：枕骨大孔脑膜瘤并不常见，本组自1980—1993年共收治26例，占后颅窝脑膜瘤的7.2%，居第4位。男：女为1：3.4。平均年龄36.5岁。

2）临床表现：本病临床发展缓慢，来院就诊平均病程2.5年。最常见的早期表现是颈部疼痛，本组18例，占70%。颈部疼痛往往发生于一侧，几个月后方出现其他症状。手和上肢麻木也是常见的症状，本组一半以上出现此症状。肿瘤压迫延颈髓，病人会出现肢体力弱，多出现于双上肢，占1/3。双上肢和一侧下肢力弱较少见。病程较长者可出现肢体肌肉萎缩。检查可发现肢体腱反射低下。病人如出现步态不稳、平衡功能障碍，常表明肿瘤生长已影响至小脑。神经系检查还可发现痛觉或温度觉的减退或丧失，其中1/4病人临床表现酷似脊髓空洞症。颅神经损害以第Ⅹ和Ⅺ颅神经的损害为常见。其中第Ⅹ颅神经的损害与脑干内的下行感觉传导束受压有关，本组占14例。第Ⅺ颅神经损害本组约占27.8%。当临床只有第Ⅺ颅神经损害而无第Ⅹ颅神经损害时，说明肿瘤位置较低，可以排除颈静脉孔区肿瘤。当肿瘤压迫形成梗阻性脑积水时，患者可以出现颅内压增高。

本病临床过程与颈椎病、多发硬化、脊髓空洞、环枕畸形、颈髓内肿瘤相似，但经CT或MRI检查后，鉴别诊断是不困难的。

3）诊断：早年诊断主要依靠脊髓碘油造影。在仰卧或俯卧位上可以显示枕大孔区边界清楚的充盈缺损。近年国外多以甲泛影葡胺(metrizamide)脊髓造影CT扫描确诊,以代替繁琐的传统脊髓造影。一般经对比CT扫描有75%可以得到确诊,20%提示诊断,诊断不清者仅占5%。MRI是诊断后颅窝和上颈段肿瘤的最佳手段。经加强MRI扫描,几乎全部枕大孔区肿瘤均能得以确诊。本组6例经此项检查,同时对脊髓空洞、环枕畸形的鉴别也很有帮助(图24-1-25)。

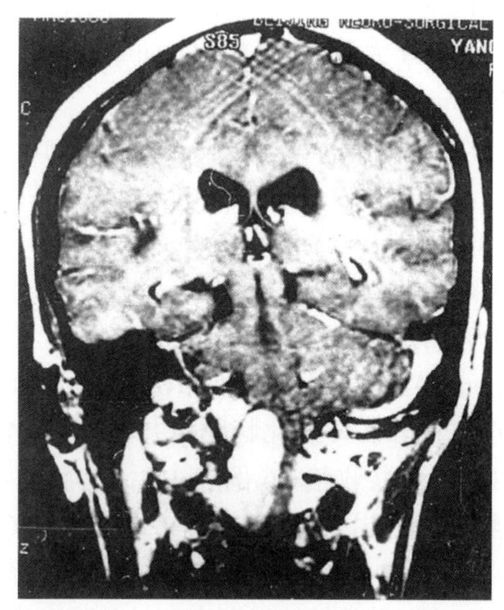

图24-1-25 枕骨大孔区脑膜瘤冠状位MRI

4)治疗和预后:一经确诊应考虑手术治疗。肿瘤位于枕大孔后方和侧方者,可采用后颅窝正中开颅。术中将颈C_1、C_2后弓咬开,充分暴露肿瘤,并使下疝的小脑扁桃体得以减压。因肿瘤基底均附着在硬脑膜上,而肿瘤与颈髓、延髓之间有蛛网膜相隔。手术显微镜下分离时要注意保护脑脊髓组织。先将瘤内分块切除,得到充分的空间后,方可将肿瘤向外方牵引分离,直至沿基底处电灼切下肿瘤,术中应注意保护延髓颈髓。因肿瘤占位,枕大孔和C_1~C_2处硬脊膜饱满张力高,当咬除枕骨大孔和C_1~C_2后弓时,要避免压迫颈髓和延髓,以防影响呼吸。若手术未能全切除肿瘤,病人又同时合并脑积水,可行侧脑室腹腔分流术。

肿瘤位于枕骨大孔前时,目前国外采用经口腔入路(图24-1-26)。这一入路术后易合并脑脊液漏,为此切除肿瘤后应修补硬脑膜并严密缝合。

本病的预后取决于肿瘤的切除情况。如未能全切除肿瘤,肿瘤复发者约5%死于术后3年。文献报告手术死亡率约为5%左右。本组术后死亡率为4.5%。术前存在的神经功能缺损,术后恢复较困难。本组2/3的病人术后可从事轻松的工作,约25%生活可以自理。早期确诊、及时手术对提高枕骨大孔脑膜瘤的手术效果尤为重要。

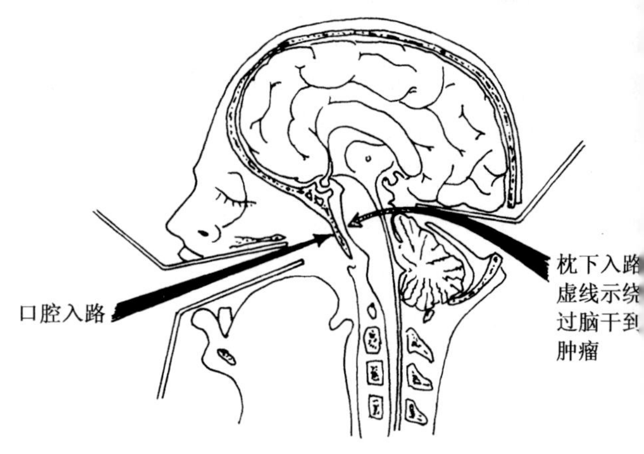

图24-1-26 斜坡肿瘤枕下和经口腔入路

(9)海绵窦脑膜瘤(meningioma of the cavernous sinus)

传统的脑膜瘤部位分类未将海绵窦脑膜瘤单独讨论。近年,随着颅底手术的开展,不断有报告对海绵窦脑膜瘤作为一个专题讨论,并且做了大量深入的基础研究和手术入路的探讨,如海绵窦应用显微解剖和显微外科技术的发展,使显微手术治疗海绵窦内脑膜瘤取得了长足的进展。海绵窦是颅内一个比较特殊复杂的解剖区域,包含重要的动脉和颅神经,手术难度较大。将海绵窦脑膜瘤作为颅底脑膜瘤的特殊情况单独研究是很有必要的。

广义上讲,凡是侵及海绵窦的脑膜瘤均属此范畴。如蝶骨嵴内侧脑膜瘤、鞍结节脑膜瘤、中颅窝底脑膜瘤等。多年来,临床对这部分肿瘤已积累了很丰富的经验。但对侵及海绵窦部分,传统的手术切除一般不够彻底。确切地讲,海绵窦脑膜瘤应指肿瘤已侵及海绵窦内部,手术切除肿瘤时,涉及了如何处理海绵窦的问题。

1)临床表现:海绵窦脑膜瘤的临床表现可有头痛,第Ⅲ至第Ⅵ颅神经麻痹。眼球突出比较多见。三叉神经的第一或第二支分布区疼痛。

头痛可能是本病的早期症状。相当多的病人头痛的同时即伴有第Ⅲ、Ⅳ和Ⅴ颅神经麻痹。眼肌麻痹出现较早。肿瘤位于眶上裂或直接刺激三叉神经节时易产生严重的三叉神经第一、二支分布区疼痛。视力视野的改变也是较常见的早期临床表现。

2）诊断：CT 和 MRI 可以早期诊断海绵窦脑膜瘤。对比增强会使肿瘤影像清晰(图 24–1–27)。

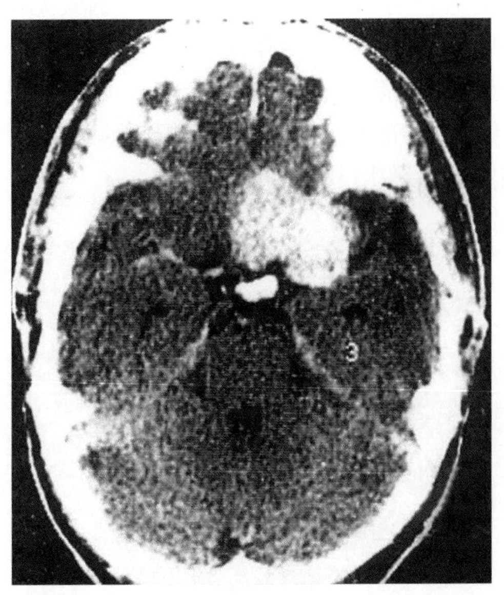

图24–1–27 海绵窦脑膜瘤CT表现

脑血管造影是了解颈内动脉的移位或狭窄的重要手段。同时还可以了解肿瘤的供血情况。

3)手术：目前，经翼点入路，采用显微手术技术，可望完全切除海绵窦肿瘤，包括窦内的肿瘤，并且不造成严重的神经功能损害。而传统的手术方法要达到上述目的是困难的。

在手术显微镜下暴露出肿瘤后，先切除窦外部分。切除小脑幕上部分后，继续切除小脑幕缘或幕下肿瘤时应注意保护第Ⅲ、Ⅳ和Ⅵ颅神经。通常第Ⅵ颅神经多被肿瘤包裹而辨认不清。应在肿瘤缩小后分离出神经并保护其不受损伤。有时可用缝线将已分离出的神经牵引向肿瘤相反方向，便于切除肿瘤。肿瘤切除可使用超声吸引器或激光。

切除海绵窦内的肿瘤时如发生出血可使用凝血酶、明胶海绵、止血纱布、Surgicel 等止血材料或肌肉填塞止血。只要熟知海绵窦的解剖结构，暴露和切除窦内肿瘤是完全可做得到的。

对颈内动脉处理应小心。有时肿瘤侵犯到动脉壁，术前造影有助于了解这一现象。术中要切除这部分肿瘤是困难的。1992 年 Sen 等对侵及颈内动脉的病变术中行大隐静脉移植重建颈内动脉，术后随访 18 个月，通畅率达 86%。

近年海绵窦脑膜瘤直接手术效果明显提高，1989 年 Sekhar 报告 25 例良性肿瘤，其中 21 例全切，无手术死亡。他认为，对颅底良性脑膜瘤应行根治术，必要时肿瘤与颈内动脉一起切除，再重建颈内动脉。

(10)眼眶及颅眶沟通脑膜瘤（meningioma of the orbit and cranioorbit）

眶内脑膜瘤可向颅内生长(眶源性)，颅内脑膜瘤也可经视神经孔向眶内生长(颅源性)。本组共 25 例，占全部脑膜瘤的 1.08%。

1)发病率：颅源性多起源于蝶骨嵴或鞍旁脑膜瘤。眶源性脑膜可来自视神经鞘膜，它是一类似软脑膜的组织，都从间质细胞分化而来。本组发生于颅源者占 75%，发源于眶源者占 25%。

2)临床表现：本病多见于中年女性。一般为良性病变，起病缓慢。脑膜瘤外面虽有包膜，但可无孔不入地占据整个眶窝，引起眼球后部受压和眼眶血液回流障碍，从而引起眼球突出，眼球运动障碍，视力减退。肿瘤发展的晚期，可引起球结膜水肿、视乳突水肿、继发视神经萎缩，甚至失明。

肿瘤侵犯眶上裂时，病人可出现眶上裂综合征(superior orbital fissure syndrome)，即为Ⅲ、Ⅳ、Ⅵ颅神经进行性麻痹，同时伴有患侧额部痛。肿瘤深入眶深处病人可出现眶尖综合征（orbital apex syndrome，rollet’s syndrome）。

3)诊断

A. 眼眶像，眼眶内脑膜瘤可见视神经孔周围的骨质增生或破坏，视神经孔扩大或缩小。眼眶扩大，眶尖、眶顶和蝶骨嵴有骨质破坏或增生。

B. 脑血管造影可见眼动脉增粗、纡曲、分支增多，部分病例可出现肿瘤的病理染色。颅源性眶内脑膜瘤颅内大脑前动脉弧形向后上方轻度移位，大脑中动脉起始部向后推移。眶源性颅内血管正常。另外，脑血管造影还可以帮助与海绵窦动脉瘤或动静脉瘘相鉴别。

C. 超声波检查，对球后与眶壁之间肿瘤的检出率较高。因此对单眼突出的病人，确定眶内有无肿物，分辨肿瘤是否囊变，是一种简易且有效的方法。

D. CT 和 MRI 可以诊断眶内或与颅内沟通的小的脑膜瘤，甚至可以看清视神经的走行。但还需增强扫描后方能显示清楚。

在加强的 CT，视神经的增强不如眼外肌明显。但视神经周围的脑膜瘤明显增强，借此可与球后之脂肪相鉴别。在增强 MRI 图像上，T_1 像视神经和眼外肌与脑组织密度相同，与球后脂肪的高信号形成对比。眶内或颅眶沟通的脑膜瘤在未经加强的 MRI

显示的是与视神经的信号相等。经加强后，在 MRI 可以清楚地辨认出视神经与肿瘤的关系。

4)治疗：本病可采用经颅或经侧眶壁入路的方法切除肿瘤。经侧眶壁入路的方法适用于肿瘤较小，且单纯位于眶内或需同时作眶内容剜除者，这种入路较开颅术安全。

术前经影像学检查，确认肿瘤是否与颅内沟通，或侵及视神经孔、眶上裂；如肿瘤较大，血运丰富，估计术中不能全切只能部分切除肿瘤，同时需做眶顶减压者，应开颅打开眶顶，切除肿瘤。

手术方法：

A. 冠状切口经额开颅。颅骨钻孔尽量靠近前颅窝底，以减少对脑组织的过分牵拉。

B. 经硬脑膜外暴露出眶顶，一般剥离可达蝶骨嵴。以骨凿切除骨眶顶，范围可扩大 2.5cm 直径。如视神经孔变小，为使视神经得以减压，可向下方小心咬除视神经孔周围骨质。

C. 切开眶顶膜，小心分离提上睑肌和上直肌，以橡皮片将其牵向侧方，暴露肿瘤。如肿瘤较大时可自骨窗处向外突出。分离肿瘤四周，然后瘤内分块切除，待其缩小体积后，再将瘤壁翻出。分离过程中对视神经和较大的血管要注意保护。

D. 肿瘤切除后可缝合眶顶筋膜，然后依层关颅。

E. 对有眼球突出的病人，术后可以缝合眼睑，防止角膜溃疡。术中鼻旁窦开放者，术后可给予抗生素，防止感染。并注意术后有无脑脊液鼻漏发生。

5)预后：因颅眶部脑膜瘤彻底切除比较困难，因此容易复发。本组有 20%为复发肿瘤。手术切除肿瘤后，因眶内已减压，术后视力都会得到不同程度的恢复，眼球突出也会好转。此类肿瘤手术死亡率较低，本组近 10 年的 19 例病人无手术死亡。

24.1.4 脑膜肉瘤(meningiosarcoma)

脑膜肉瘤是原发于颅内的恶性肿瘤，具有肉瘤的形态。脑膜肉瘤较少见，常发生在儿童，病程短，术后易复发，可发生远处转移。

(1)发病率(incidence)

脑膜肉瘤发生率(这里除原发脑膜肉瘤外，还包括恶变的脑膜瘤)不高，约占脑瘤 3%，本组 113 例，占颅内脑膜瘤的 3.87%，平均年龄 34.5 岁。16 岁以下儿童 23 例，占 19.1%。男性病人占多数，本组男：女为 1.3：1，这与良性脑膜瘤的女性占优势不同。

(2)病理(pathology)

脑膜肉瘤多从硬脑膜或软脑膜长出。如发生于脑内的血管周围的软脑膜组织，与硬脑膜无粘连而位于脑白质内。肿瘤易碎，边界不清，与周围脑组织有浸润。瘤内常有出血、坏死或囊变。镜下可见纤维形、梭形和多形的瘤细胞。瘤组织向脑组织浸润，使其周围胶质增生(图 24-1-28)。

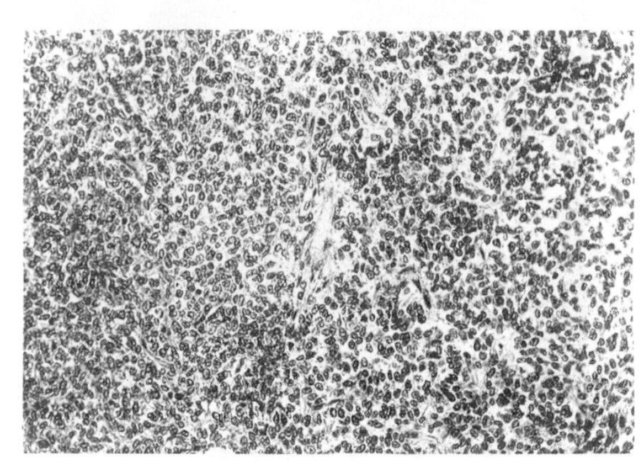

图24-1-28 脑膜肉瘤(HE×100)

(3)临床表现(clinical manifestation)

脑膜肉瘤的临床表现与良性脑膜瘤基本相同，只是病史相对短。

约一半以上的恶性脑膜瘤位于大脑凸面或矢状窦。因此，临床以偏瘫为主要表现者常见。本组中出现偏瘫者占 50%，偏身感觉障碍占 21%。癫痫也是脑膜肉瘤较常见症状，表现为全身性发作或局限性发作，本组为 21%。1/3 病人有头痛。有些病人来院时已有眼底水肿等颅内压增高表现。

仅仅从临床表现上，很难在术前确认为脑膜肉瘤。为弄清肿瘤性质，必须依赖于特殊检查。

文献报告，脑膜肉瘤可发生颅外转移，主要是向肺和骨转移，但本组未见。

(4)诊断(diagnosis)

1)脑膜肉瘤多位于大脑半球，因此在 X 线平片上可见有广泛针样放射状骨质增生以及不规则的颅骨破坏。病变周边不整齐，肿瘤可经破坏的颅骨向皮下生长。脑血管造影可见颈内动脉分支向肿瘤供血，肿瘤血管局部循环加速，管径粗细不均匀。

2)CT 可见“蘑菇样”(mushrooming)肿瘤影，其周围水肿比脑膜瘤严重。肿瘤可深达脑实质内，颅骨可能出现破坏，肿瘤内出现坏死。上述特点在良性脑膜瘤是很少见的。MRI 上脑膜肉瘤的 T_1、T_2 像是高信号，与良性脑膜瘤不易鉴别。但脑膜肉瘤可见颈内动脉向肿瘤供血比较显著（图 24-1-29）。

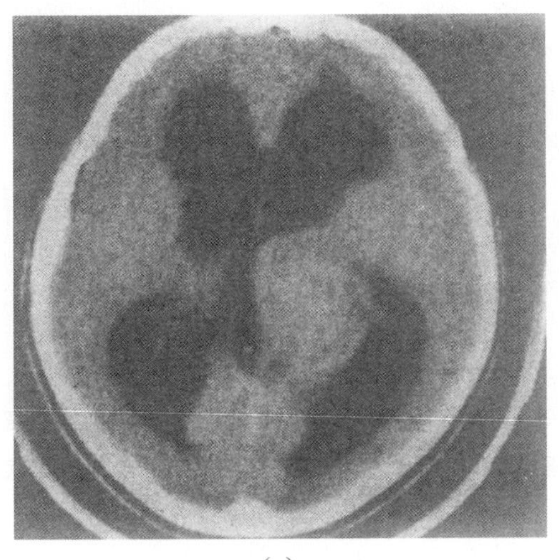

（a）

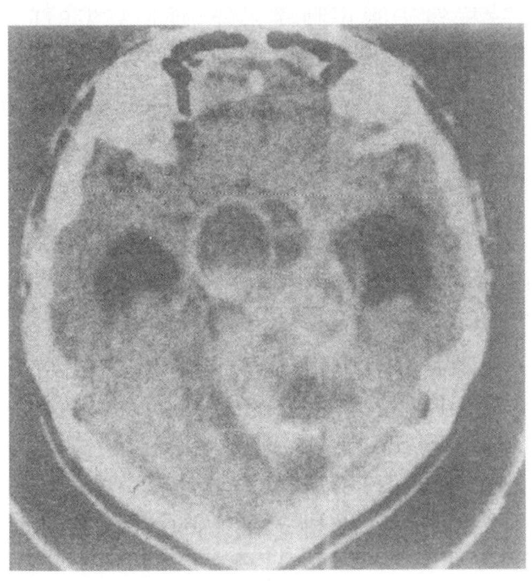

（b）

图24-1-29

患者女性，32 岁。脑膜肉瘤 CT 表现肿瘤不规则形位于左侧脑室并向幕下生长，瘤内可见囊性变

（5）治疗（treatment）

1）手术切除是治疗脑膜肉瘤的重要手段。与良性脑膜瘤不同的是，脑膜肉瘤质地软，易破碎，向脑实质内浸润生长，有更多的颈内动脉供血。因此，手术中不能像切除良性脑膜瘤时那样，仅沿肿瘤四周分离。应切除肿瘤后，对其周围的脑组织以电凝或激光破坏，而且要尽可能多地将受侵犯的颅骨和硬脑膜切除。

2）单纯手术切除肿瘤是不够的，术后应常规辅以放疗。放疗可抑制肿瘤生长，延长复发时间以及防止肿瘤的转移。另外，近年也有人报告应用立体定向技术向肿瘤内置放同位素碘（^{125}I），也取得了较好的效果。

3）化疗。因人体其他部位的肉瘤对化疗不敏感，因此，化疗对脑膜肉瘤的效果也不能肯定。

（6）预后（prognosis）

脑膜肉瘤预后不好，主要是因为多次复发。肿瘤浸润局部脑组织，少数病例出现颅外转移或颅内播散。一般良性脑膜瘤的 5 年复发率为 3%，而脑膜肉瘤的 5 年复发率高达 78%。本组术后 1 年内复发占 1/5。

24.1.5 恶性脑膜瘤（malignant meningiomas）

恶性脑膜瘤是指具有某些良性脑膜瘤的特点，逐渐发生恶性变化，呈恶性肿瘤的特点。表现为肿瘤在原部位反复复发，并可发生颅外转移。

（1）组织学特征（histologic characteristics）

恶性脑膜瘤生长快，肿瘤多向四周脑内侵入，使周围脑组织胶质增生。随着反复手术切除，肿瘤逐渐呈恶变，最后可转变为脑膜肉瘤。其中良性脑膜瘤中的血管网状细胞瘤最常发生恶变。

世界卫生组织（WHO）根据组织病理学特点，将脑膜瘤分为 4 级，其中 3 级为恶性脑膜瘤，4 级为肉瘤（sarcomatous）。分级的依据有 6 个标准：细胞数增多（hypercellularity），结构消失（loss of architecture），核多形性（nulear pleomorphism），有丝分裂指数（mitotic index），局部坏死和脑组织受侵犯。这 6 个标准除脑受侵犯外，每个标准又分为 4 级，即 0 ~ 3 级，脑受侵为 1 分，无为 0 分。总分在 7 ~ 11 为 3 级属恶性脑膜瘤，大于 11 分为 4 级属肉瘤。也有人认为脑膜肉瘤不属脑膜瘤。

恶性脑膜瘤病理特点是细胞数增多，细胞结构减少，细胞核多形性并存在有丝分裂；瘤内有广泛坏死（图 24-1-30）。近年，Rohringer 等按 WHO 的标准统计，恶性脑膜瘤占所有脑膜瘤的 0.9% ~ 10.6%，平均 2.8%。

恶性脑膜瘤可发生颅外转移。1989 年，Fukushima 等总结文献，发现 113 例颅外转移者。恶性脑膜瘤主要转移至肺（占 35%）、骨骼肌肉系统（17.5%）以及肝和淋巴系统。转移可能与手术操作有关。此外，肿瘤侵犯静脉窦、颅骨、头皮，也可能是造成转移的原因。另外，恶性脑膜瘤也可经脑脊液播散种植。有人认为，恶性脑膜瘤的转移至少占脑膜瘤的 1/1 000。

本组恶性脑膜瘤 18 例，占全部脑膜瘤的 0.75%，男：女为 8：1。这与良性脑膜瘤明显不同，良性脑膜瘤中女性差不多为男性的 2 倍。但本组未发现颅外转移者，可能是转移至其他部位，病人未返回我院就诊有关。

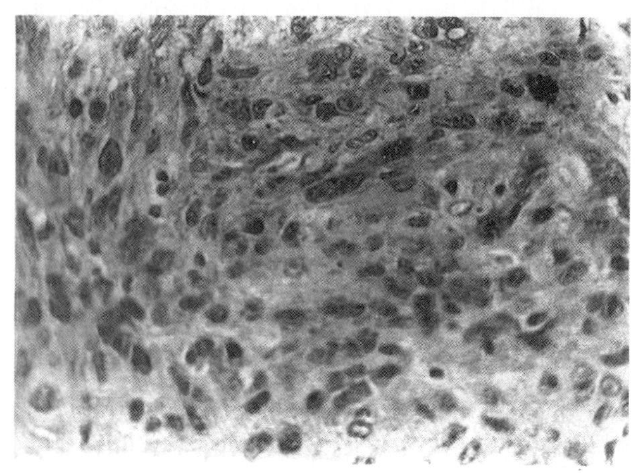

图24-1-30　恶性脑膜瘤病理切片（HE染色 ×400）

（2）临床表现（clinical manifestation）

恶性脑膜瘤较良性肿瘤更易造成病人偏瘫等神经系统损害症状。脑膜瘤的常见症状如癫痫、头痛等在恶性脑膜瘤中常见，唯病程较短。

恶性脑膜瘤的平均发病年龄明显低于良性脑膜瘤，本组分别为 28 岁和 52 岁。一半以上的恶性脑膜瘤位于大脑凸面和矢状窦旁，其他部位，尤其是后颅窝少见。

（3）诊断（diagnosis）

恶性脑膜瘤在 CT 的表现为肿瘤周围水肿明显，没有钙化。MRI 的 T_1 和 T_2 像恶性脑膜瘤都为高信号。有时颈内动脉向肿瘤供血比较明显（图 24-1-31）。

（4）治疗（treatment）

1）手术切除：对恶性脑膜瘤手术切除是首选有效的办法。即使是复发的恶性脑膜瘤，只要病人条件允许，亦可再次手术切除。

与良性脑膜瘤不同的是术中对受累的硬脑膜应一并切除，术后再行硬脑膜修补。对于恶性脑膜瘤周围的脑组织，可使用激光照射。这些办法对减少肿瘤的复发是有好处的。

2）术后放疗：恶性脑膜瘤术后放疗可延缓复发时间。另外，应用同位素肿瘤内放射对于复发的恶性脑膜瘤也是有效的。

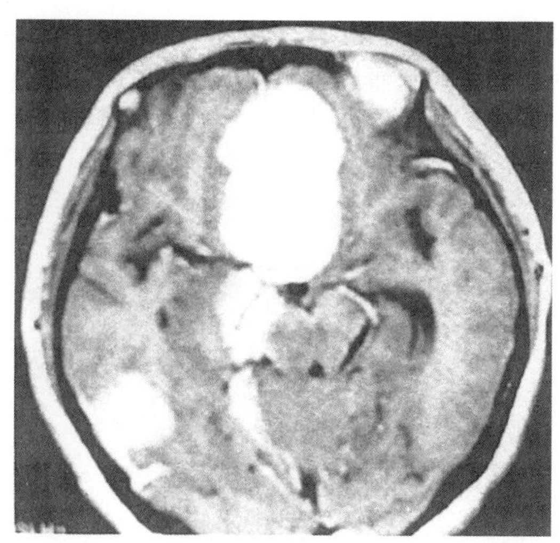

图24-1-31　恶性脑膜瘤自右CPA生长到前颅凹底

对于反复复发的良性脑膜瘤，有人也主张给予放疗，这样对于阻止肿瘤恶变，延长复发时间可能是有帮助的。

（赵继宗）

参考文献

[1] Honegger J, Buchfelder M, Schrell U.et al. The coexistence of pituitary adenomas and meningiomas: three case reports. and a review of the literature. Br J Neurosurg, 1989, 3: 59-69.

[2] Delfini R, Domenicucci M, Ferrari M. Association of intracranial meningiomas and aneurysm. J of Neurosurgical Sciences, 1990, 34: 51-56.

[3] Casolone R, Gronata P, Simi E, et al. Recessive cancer genes in meningiomas: An analysis of 31 cases. Cancer Genet Cytogenet, 1987, 27: 145-159.

[4] Katsuyama J, Papenhausen PR, Herz F, et al. Chromosome abnormalities in meningiomas. Cancer Genet Cytogenet, 1986, 22: 63-68.

[5] Van L W, Vakaet A, De PA, et al. Familial meningioma. Clinical Neurology and Neurosurgery, 1988, 90: 61-63.

[6] Stoller JK. Kavuru M., Mehta AC. et al: Intracranial meningioma metastatic to the lung. Cleveland Clinic J of Medicine. 1987, 54: 521-527.

[7] Russell DS, Rubinstein LJ. Pathology of tumors of the nervous system. 5th ed. Baltimore: Williams & Wilkiss 1989.

[8] Constantini S, Tamir J, Gomori MJ et al. Tumor prostaglandin levels correlate with edema around supratentorial meningiomas. Neurosurg. 1993, 33: 204-221.

[9] Zimmerman RD, Fleming CH, Saint-Louis LA et al. MRI of meningiomas. AJNR 1985, 6: 149-157.

[10] Spagnoli MV, Goldberg HI, Grossman RI et al. Intracranial meningiomas: high-field MR imaging. Radiology. 1986, 161: 369-375.

[11] Elster AD,Challa VR,Gilvert TH,et al. MR and histopathologic features. Radiology 1989,170:875-862.

[12] Yamashital J,Handa H,Lwaki K et al. Recurrence of intracranial meningiomas with special reference to radiotherapy. Surg Neurol 1990,14:33-40.

[13] Barbaro NM,Gutin PH,Wilson CB et al. Radiation therapy in the treatment of partially resected meningiomas. Neurosurg 1987,20:525-528.

[14] Taylor BL,Ebersoid MJ,Scheithauer BW,et al. The meningiomas controversy:Postoperative radiation therapy. Int J Radiat Oncol Biophys,1988,15:299-304.

[15] Rahn T Radiosurgery with Laksell's Gamma Unit in central skull base meningiomas. Radiosurgery:a neurosurgical approach to intracranial lesions. Charlottesville. Virginia,May,1989.

[16] Jaaskelainen J,Haltia M,Laasonen E,et al. The growth rate of intracranial meningiomas and its relation to histology:an analysis of 43 patients. Surg Neurol. 1985,25:165-172.

[17] Petty AM,Kun LH,Meyer GA. Radiation therapy for incompletly resected meningiomas. J Neurosurg,1985,62:502-507.

[18] Barbaro NM,Gutin PH,Wilson CB,et al. Radiation therapy in the treatment of partially resected meningiomas. J Neurosurg 1987,20:525-528.

[19] 王忠诚. 神经外科学. 第2版. 北京：人民卫生出版社，1979,253.

[20] Youmans JR. Neurological Surgery 3th edition Vol. 5. Saunders Company London,1990,3250-3315.

[21] Nakasu S,Hirano A,Shimura T,et al. Incidental meningiomas in autopsy study. Surg Neurol,1987,27:319-322.

[22] Bororich B,Doron Y. Recurrence of intracranial meningiomas: the role played by regional multicentricity. J Neurosurg, 1986,64:58-63.

[23] Dempsey PK,Kondziolka D,Lunsford LD. Stereotactic diagnosis and treatment of pineal region tumors and vascular malformations. Acta Neurochir 1992,116:14.

[24] Nagata K,Basugi N,Saasaki T,et al. Intraventricular meningioma of the fourth ventricle. Neurologia Medico-chirurgica 1988,28:86.

[25] Kirchner JG,Edberg SC,Sasaki CT. The use of topical oral antibiotics in head and neck prophylaxis:is it justified? Laryngoscope 1988,98 26-98 29.

[26] Krespi YP,Har EG. Surgery of the clivus and anterior cervical spine. Arch otolaryngol Head Neck Surg,1988,114:73-78.

[27] Hskuba A,Nishimura S,Jang BJ. A combined retroauricular and preauricular transpetro saltranstentorial approach to clivus meningiomas,Surg Neural,1988,30,108-116.

[28] Bertalantty HO,Seeger W. The dorsolateral,Suboccipital,transcondylar approach to the lower clivus and anterior portion of the craniocervical junction. Neurosurg 1991,29:815-821.

[29] Lamaster DL,Watanabe TJ,Chamber S. EF et al. Multiplanar metrizamide-enhanced CT imaging of the foramen magnum. AJNR 1982,3:485-489.

[30] Meyer FB,Ebersold MJ,Reese DF. Benign tumors of the foramen magnum. J. Neurosurg 1984,61:136-142.

[31] De Oliveira E,Rhoton AL,Peace D. Neurosurgical anatomy of the region of the foramen magnum. Surg Neurol,1985,24: 293-352.

[32] Symon L and Rosenstein J. Surgical management of suprasellar meningioma. J. Neurosurg 1984,61:642-648.

[33] Andrews BT,Wilson CB. Suprasellar meningiomas:the effect of tumor location on postoperative visual outcome. J. Neurosurg 1988,69:523-528.

[34] Honegger J,Fahlbusch R,Buchfelder M,et al. The role of sellar and parasellar meningioma. Surg Neurol 1993,39:18-24.

[35] Sekhar LN. and Jannetta P. Cerebellopontine angle meningiomas. J. Neurosurg 1984,60:500-505.

[36] Borovich B,Doron Y,Braun J,et al. The incidence of multiple meningiomas and solitary meningiomas exist. Acta Neurochir (Wien)1988,90:15-22.

[37] Hassler W,Zentner J. Pterional approach for surgical treatment of olfactory groove meningiomas. Neurosurgery 1988,25: 942-944.

[38] Gutin PH,Leibel SA,Hosobuchi Y,et al. Brachytherapy of recurrent tumors of the skull base and spine with iodine-125 sources. Neurosurgery 1987,20:938.

[39] Jaaskelainen J,Laasonen E,Karkainen J,et al. Hormone treatment of meningiomas. Acta Neurochir 1986; 80:35.

[40] Rohringer M,Sutherland GR Low DF et al. Incidence and Clinicopathological features of meningioma. J Neurosurg, 1989,71:665.

[41] Fukushima T,Tsugu H,Tomonaga M,et al. Papillary meningioma with pulmonary metastases. Surg Neurol,1989,31:365.

[42] Iwaki T,Takeshita,Fukuim,et al. Cell Kinetics of the malignant evolution of meningothelial meningioma. Acta Neuropathol, 1987,74:243.

[43] Sen CN,Sekhar LN. Direct graft reconstruction of the cavernous, petrous,and upper cervica internal carotid artery. Neurosurgery,1992,30:732.

[44] Sekhar LN,Sen CN,Jho HE,et al. Surgical treatment of intracavernous neoplasmas: A Four-year experience. Neurosurgery,1989,24:18.

[45] Sanii H,Carvalho GA,Tatagiba M,et al. Meningiomas of the tentorial notch:Surgical anatomy and management. J Neurosurgery,1996,84:375-379.

24.2 颅内脂肪瘤

24.2.1 概述

颅内脂肪瘤(lipoma)是中枢神经组织胚胎发育异常所致的脂肪组织肿瘤。颅内脂肪瘤很少引起临床症状，多在尸检中发现，尸检发现率为0.08%～0.2%，约占颅内肿瘤的0.1%以下，故是临床上很少见的一种颅内肿瘤。绝大多数病灶位于脑中线附近，其中最常见的部位是胼胝体区，约占50%，小部分位于第三脑室下部、脑干、小脑、基底节、四叠体区、侧脑室、外侧裂和桥小脑角区。

颅内脂肪瘤常合并有其他中枢神经系统先天性畸形，如胼胝体缺失、脊柱裂、颅骨中线部位局限性骨缺损或脊膜脊髓膨出，以胼胝体缺失最常见；也可同时合并有先天性颅神经异常。由于脂肪瘤多发生在中轴附近，且常合并神经管闭合不全畸形，故许多学者认为此病的病因是胚胎发育迷乱(aberration)、神经管闭合不全所致。

24.2.2 病理

颅内脂肪瘤的生长模式更像是错构瘤(hamartoma)，即由多余组织所形成的瘤状结节，而不是新生物。肿瘤外观呈深黄色的脂肪组织团块，剖面可见脂肪组织间富含血管。瘤灶被胶质增生层包绕，这种胶质增生层和周围的脑组织常有钙化改变或骨化改变。镜下见肿瘤由成熟的脂肪细胞组成，混有数量不等的血管，在肿瘤与神经组织接触面处，常有不同程度的胶质增生。对含血管较多的脂肪瘤，也可称为“血管脂肪瘤”(angiolipoma)。脂肪瘤的大小不一，从小于1cm到8cm不等。肿瘤常将周围的大血管和颅神经包裹在一起，如胼胝体脂肪瘤常将大脑前动脉包裹在瘤内，环池脂肪瘤可将滑车神经包裹在瘤内。

24.2.3 临床表现

约1/3的病人可无任何临床表现，余2/3的病人的临床表现与颅内脂肪瘤的发生部位有关。胼胝体部位脂肪瘤的病人常表现有癫痫发作。发生癫痫的原因似乎与肿瘤位置、大小或其他畸形无明显关系，有人认为是在脑－肿瘤界面胶原反应引起癫痫。灰结节部位的脂肪瘤可产生丘脑紊乱症状。靠近脑室系统的病灶可引起梗阻性脑积水，病人多表现有智力障碍。桥小脑角的脂肪瘤可产生后组颅神经障碍。

胼胝体周围脂肪瘤约占颅内脂肪瘤的50%，可分为胼胝体前部脂肪瘤和胼胝体后部脂肪瘤。胼胝体前部脂肪瘤外观呈圆形，体积较大，常合并有胼胝体缺如和终板结构畸形，大的瘤体可阻塞双侧室间孔引起脑积水(图24-2-1)。胼胝体后部脂肪瘤的体积一般较小，很少合并有脑结构变异和少有临床表现。

24.2.4 诊断

在头颅X线平片上，常可见在纵裂中间有圆周形钙化圈影，有时可见中线部位颅骨缺损。CT是诊断颅内脂肪瘤最可靠的检查方法。在CT扫描上，病灶呈低密度，CT值为-50～-100Hu，低于脑脊液信号(图24-2-2)。病灶周围的脑组织无水肿改变。头颅MRI检查可进一步明确颅内脂肪瘤的解剖变异和脑组织结构上的异常。在MRI扫描上，病灶在T_1加权像呈高信号，在T_2加权像呈低信号，这种改变与脂肪组织在MRI扫描上影像相同（图24-2-3）。MRI的脂肪抑制扫描可确定脂肪组织，在与皮样囊肿、胆脂瘤和畸胎瘤的鉴别诊断上有一定意义。在CT和MRI上，病灶呈均质性，表明其既不是脱屑的上皮，也不是其他组织成分，此点与皮样囊肿和胆脂瘤有区别。

24.2.5 治疗

对颅内脂肪瘤的治疗倾向于非手术治疗。原因有两种，第一，脂肪瘤内富含血管或包裹正常的大血管，瘤体与周围正常脑组织有非常紧密的粘连，造成手术切除瘤体极度困难，易损伤脑组织。第二，脂肪瘤本身生长非常缓慢，较少对周围脑组织造成压迫，因此很少引起临床表现。由脂肪瘤引起的癫痫在手术后很少能得到缓解。

颅内脂肪瘤的手术适应证和方法有：合并脑积

水者做脑室－腹腔分流术，口服抗癫痫药物治疗癫痫。只有当病灶较大，病人有明显症状时，需手术切除病灶。由于肿瘤的位置，与周围脑组织的密切关系和富含血管，手术难度较大，很难做到肿瘤完整切除，且术后有较多的并发症。少数情况下可以做到较完整的肿瘤切除，如侧脑室脂肪瘤（图24-2-4A、B）。

一般在术中常发现肿瘤与周围脑组织紧密粘连；位于胼胝体的脂肪瘤，胼胝体缺失，肿瘤可将大脑前动脉包绕，使切除困难。手术使用超声吸引器（CUSA）易于将脂肪组织吸除，且可保留较大血管的完整使其不易受损，但是不易将脂肪瘤内的纤维隔吸除，此点限制了肿瘤的切除程度；另外，当吸引器频率很高，且纤维隔很厚，可产生较高的热量损伤周围正常脑组织。

（张玉琪　王忠诚）

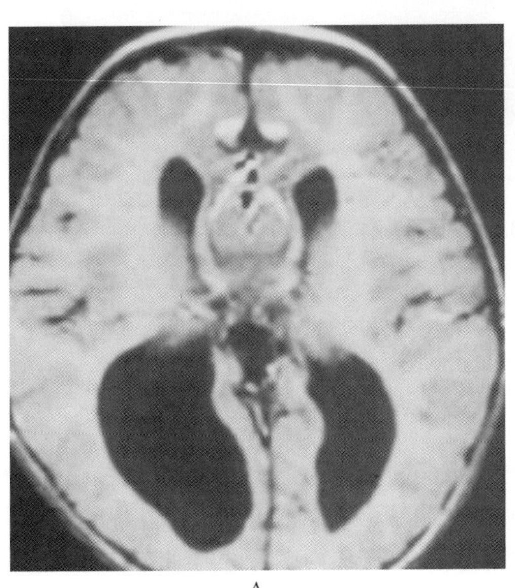

A

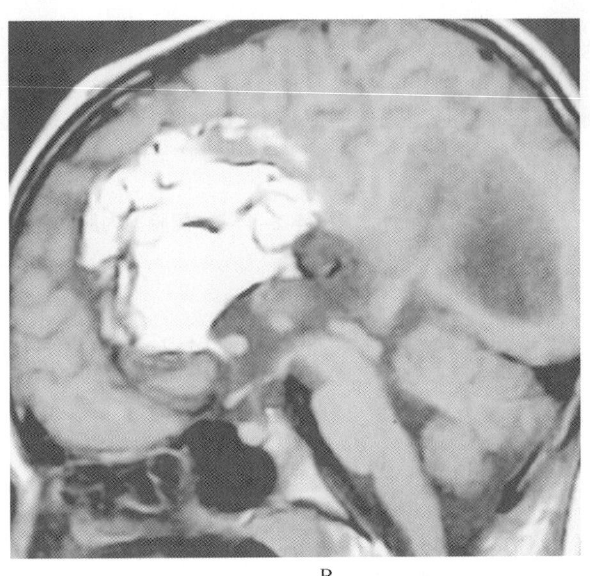

B

图24-2-1　A. 胼胝体脂肪瘤阻塞室间孔引起脑积水；B. 矢状像显示胼胝体缺如

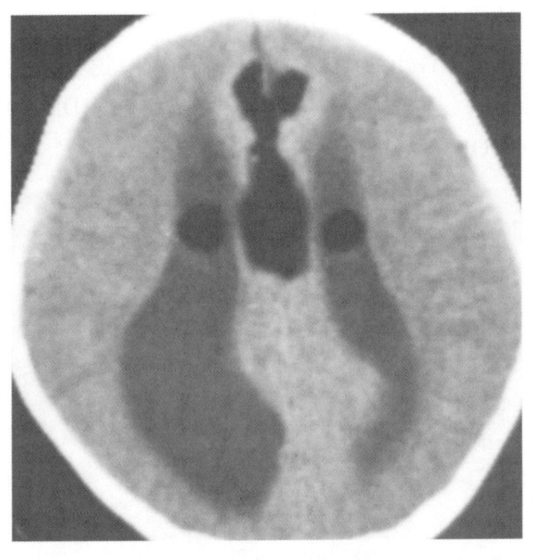

图24-2-2　胼胝体脂肪瘤密度低于脑脊液

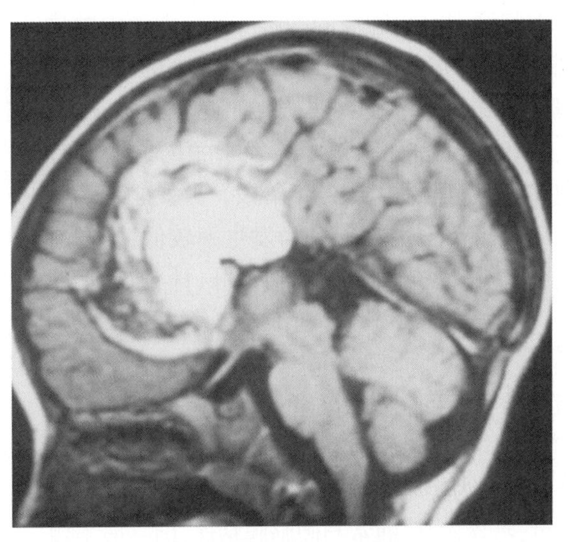

图24-2-3　MRI扫描T_1为高信号

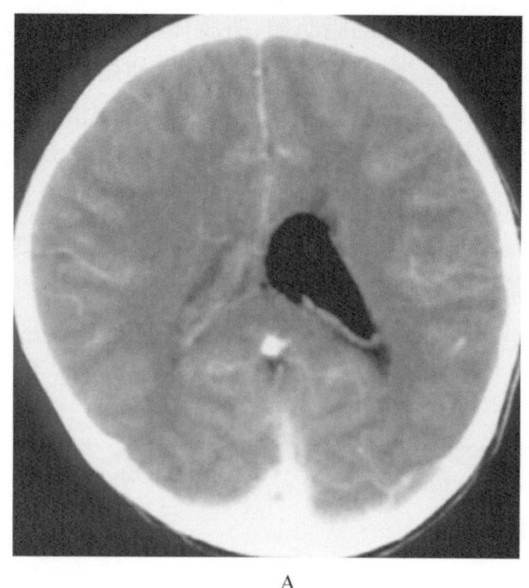

A

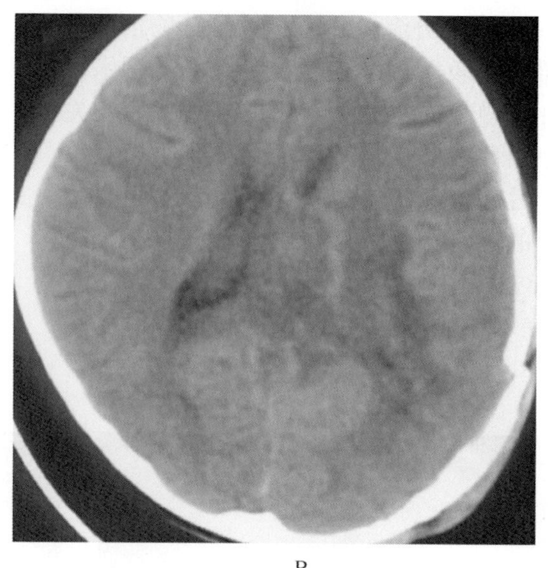

B

图24-2-4　A. 侧脑室内脂肪信号；B. 术后显示瘤体消失

24.3　血管外皮细胞瘤

24.3.1　概述

血管外皮细胞瘤（hemangiopericytoma），有学者亦称之为血管外膜细胞瘤，起源于硬膜血管外皮的间质细胞，属于间叶组织来源的恶性肿瘤（WHO Ⅱ～Ⅲ级）。该肿瘤在中枢神经系统较少见，颅内血管外皮细胞瘤占脑膜肿瘤的2%～3%，占颅内肿瘤的不到0.5%，一般发生在大脑凸面、小脑幕、硬脑膜静脉窦及颅底等部位，也可发生在椎管内。Begg和Garret在1945年首先报道了原发于颅内的血管外皮细胞瘤。本病可发生于各年龄段，男女之比约为1.5∶1。与脑膜瘤相比，该肿瘤发生率较低，复发率高，易颅外转移，主要转移部位包括肝、骨、肺等。

24.3.2　病理

组织学上，目前多数学者认为血管外皮细胞瘤起源于参与构建毛细血管壁的Zimmerman细胞。大体观可见肿瘤为实质性，质硬，常呈分叶状，颜色为灰红或红色，富含血管，通常与硬脑膜粘连，但一般不侵犯脑组织[4]，也很少扩散和发生钙化。瘤内可见有大小不等的血管或窦腔，常伴有坏死、出血或囊变。光镜下表现为肿瘤细胞以血管为中心排列，围绕毛细血管壁高度增生，呈旋涡状或放射状排列，细胞大小一致，细胞核圆或椭圆形，染色质较粗糙，靠近核膜可见核仁，多见核分裂（图24-3-1）。部分恶性程度较高及复发的血管外皮细胞瘤内多可见到细胞围绕薄壁的血管分布形成特征性的“鹿角”样结构，这些血管由非肿瘤性内皮细胞构成（图24-3-2）。

常见的血管外皮细胞瘤的标记物包括波形蛋白、HLD-DR、CD34、Leu-7和S-100蛋白。该肿瘤在遗传学上亦与脑膜瘤不同，常见染色体12q13重新排列，一些癌基因位于该区域，如MDM2、CDK4和CHOP/GADDL53。

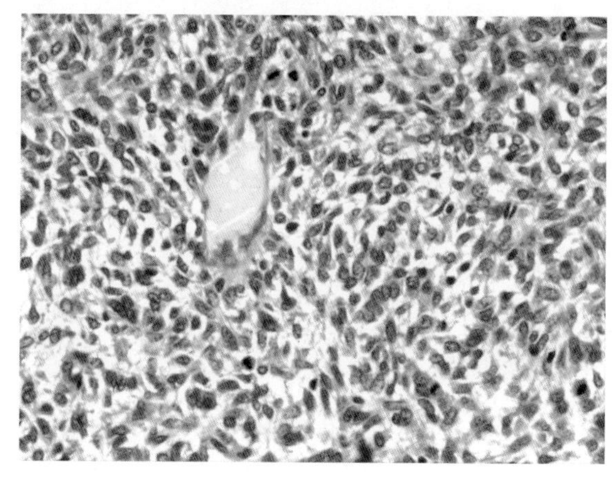

图24-3-1

原发血管外皮细胞瘤：肿瘤细胞围绕毛细血管壁高度增生，呈旋涡状或放射状排列，细胞大小一致（HE染色×200）

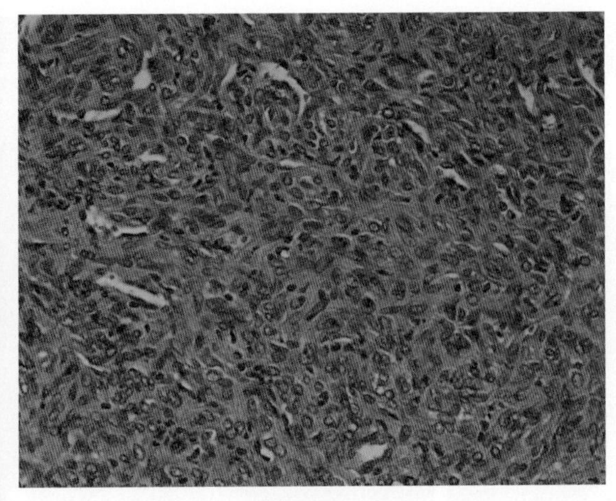

图24-3-2

“鹿角”样毛细血管是血管外皮细胞瘤的特征性结构，并且数量丰富（HE 染色×200）

24.3.3 临床表现

该肿瘤确诊时的平均年龄约为 40 岁。由于血管外皮细胞瘤生长迅速，与脑膜瘤患者相比，往往在短时间内即可出现症状。首发症状与肿瘤的占位效应及生长部位有关，主要表现为颅内压增高症状和因肿瘤累及部位不同而表现出的各种局灶体征，其中出现最早最常见的症状为头痛，并进行性加重，同时出现不同程度的颅高压体征及神经功能障碍。大脑凸面肿瘤多表现为头痛、癫痫、肢体肌力和感觉下降等；鞍区肿瘤可表现为视力、视野的改变；桥小脑角肿瘤有行走不稳、面部麻木等表现。位于椎管内的肿瘤约一半集中在颈段，多表现为肢体麻木无力症状。

24.3.4 辅助检查

(1)CT 扫描

典型的 CT 扫描图像是一窄基或宽基的附着于脑膜上的占位性病灶。CT 平扫大多呈现高密度病灶，局部区域低密度；肿瘤边界清楚，瘤内多有坏死囊变，无钙化。增强扫描可出现不均匀强（图 24-3-3，图 24-3-4）。有些征象提示肿瘤具有侵袭性，如部分脑皮质受到侵犯、病灶“蘑菇样”不均匀强化、肿瘤边缘不整齐等。临近骨质一般无反应性增生，部分病例可见骨质破坏，这一点与脑膜瘤不同。

(2)MRI

T_1WI 多为等低混杂信号，T_2WI 多为等高混杂信号，增强像多见肿瘤增强明显且不均匀。肿瘤形态以不规则分叶状居多，绝大多数可见肿瘤内血管流空，肿瘤内坏死囊变及硬膜尾征亦常见；瘤周多见“蘑菇化”小结节。瘤周水肿多较明显，极少钙化（图 24-3-5，图 24-3-6，图 24-3-7）。

(3)DSA

常呈现特征性的血管造影表现，包括螺旋样动脉走行，分流以及持续较久的静脉期染色。约半数肿瘤存在明显的颈内动脉供血，几乎没有肿瘤存在早期静脉引流，这是另一个与普通脑膜瘤的鉴别点。

24.3.5 诊断及鉴别诊断

血管外皮细胞瘤临床表现无特异性，临床表现

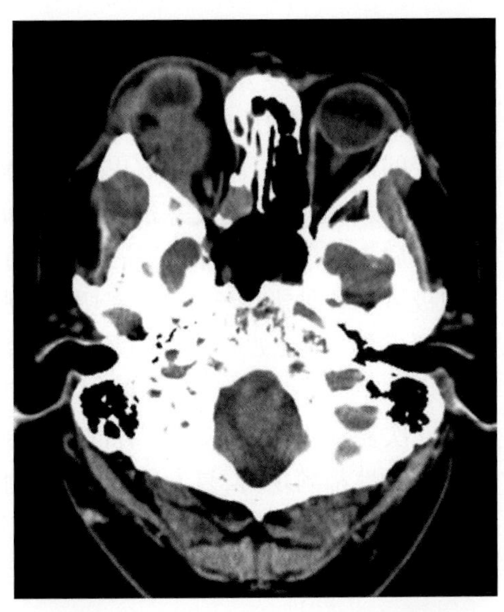

图24-3-3 CT平扫肿瘤呈略高密度

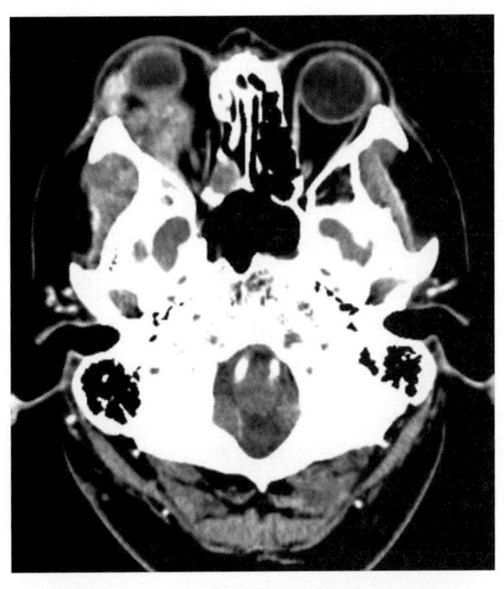

图24-3-4 CT增强扫描肿瘤强化明显

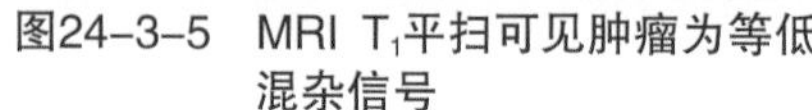

图24-3-5 MRI T_1平扫可见肿瘤为等低混杂信号

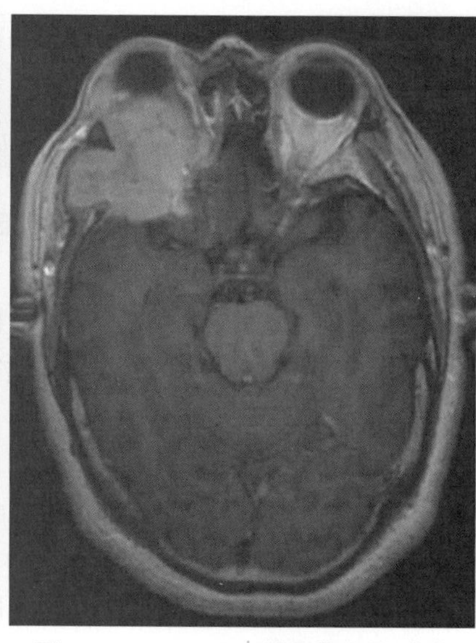

图24-3-6 MRI T_1增强像可见肿瘤增强明显且不均匀，可出现血管流空影

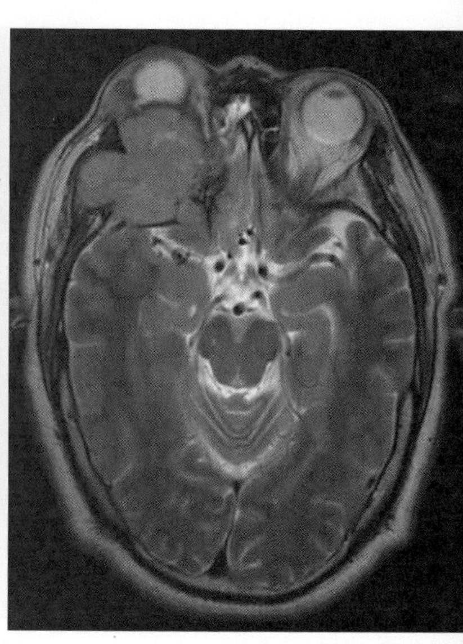

图24-3-7 MRI T_2像肿瘤为等高混杂信号

及影像学特点类似脑膜瘤，但“脑膜尾征”少见，病变进展较脑膜瘤更快，病史较短，且该肿瘤血供较脑膜瘤更为丰富，若 CT 及 MR 平扫见不规则占位，增强扫描明显强化，可考虑本病。此外，血管外皮细胞瘤易引起骨质破坏而非骨质增生，此亦为与脑膜瘤鉴别点之一。

24.3.6 治疗及预后

血管外皮细胞瘤主要治疗方法是手术切除。手术切除原则与脑膜瘤相同。首次手术应尽量全切除肿瘤，因为肿瘤复发与手术切除不彻底有关。由于肿瘤的血运极其丰富，术中出血凶猛，减少和控制术中大出血是手术成功与否的关键，这在儿童尤其重要。为减少术中出血，术前可先行肿瘤供应血管栓塞术或颈外动脉结扎术。对位于浅层的中、小肿瘤要争取完整切除；较大和位置较深的肿瘤尽量先切断供血动脉，然后再分块切除。受侵蚀的颅骨和硬脑膜与脑膜瘤切除原则一样，应一并切除。静脉窦内侵入的肿瘤也应尽量切除，对不得已残留的肿瘤断端和受侵硬脑膜要彻底电灼，这样可减少或延迟肿瘤复发和转移。二次手术一般更加困难。如果不能做到全切除，应在手术后辅以放射治疗。对于病灶位置特殊，直接手术会导致严重神经功能障碍的患者，可先行肿瘤部分切除，术后对残余肿瘤进行放射治疗。因肿瘤的恶性生长方式，术后辅以放射治疗可在一定程度上延迟肿瘤的复发和转移。

Rutkowski 等的大宗病例回顾分析显示，原发血管外皮细胞瘤的死亡率、复发率及转移率分别为34%、54%和 20%，对于原发肿瘤所采取的手术全切辅助术后放疗的激进的治疗方式并不能完全阻止肿瘤复发。绝大多数的肿瘤复发发生于原发肿瘤治疗后的 1～5 年内。此外，转移是血管外皮细胞瘤预后不佳的另一个重要因素。转移可发生在颅内其他部位或椎管内，也可发生在骨骼肌、肝、肺、胰腺、肾脏等中枢神经系统以外的部位。

尽管肿瘤复发及转移颇为棘手，但合理的治疗策略却可以改善复发转移肿瘤的预后。笔者的研究显示，血管外皮细胞瘤复发时患者年龄小于 35 岁、初次复发至二次复发的时间间隔小于 1 年和肿瘤边界不清楚均为预后较差的预测指标。因此，对于较年轻的复发患者，应该采取更积极有效的治疗策略，以延缓肿瘤再次复发并延长生存时间。初次复发治疗后 1 年内，特别是肿瘤边界不清楚的病例，应积极运用各种影像学手段，密切关注肿瘤是否有再次复发的迹象，如有复发应尽早诊治，提高患者的预后水平。手术全切肿瘤后辅以放疗，仍可有效延缓二次复发，同时延长总生存时间。因此，当安全性和可行性都满足时，复发血管外皮细胞瘤患者手术全切后辅助放疗仍应作为首选的治疗策略。

（刘佰运　田润发）

参 考 文 献

[1] Scheithauer BW, Fuller GN, VandenBerg SR. The 2007 WHO classification of tumors of the nervous system: controversies in surgical neuropathology. Brain Pathol, 2008, 18:307-16.

[2] Begg CF, Garret R. Hemangiopericytoma occurring in the meninges. Cancer, 1954, 7:602-606.

[3] Rutkowski MJ, Sughrue ME, Kane AJ, et al. Predictors of mortality following treatment of intracranial hemangiopericytoma. J Neurosurg, 2010, 113:333-9.

[4] Guthrie BL, Ebersold MJ, Scheithauer BW, et al. Meningeal hemangiopericytoma: Histopathological features, treatment, and long-term follow up of 44 cases. Neurosurgery 25:514-522, 1989.

[5] 刘佰运,陈谦,周国,等. 60例颅内血管外膜细胞瘤诊断与治疗分析[J]. 中华神经外科杂志, 2005, 12:725-728.

[6] H. Richard Winn, Michel Kliot, Henry Brem, Raymond Sawaya. Youmans Neurological Surgery, Volume 1.1973.

[7] Rutkowski MJ, Jian BJ, Bloch O, et al. Intracranial hemangiopericytoma: clinical experience and treatment considerationsin a modern series of 40 adult patients. Cancer, 2012, 118:1628-36.

[8] 于书卿,王集生,陆峥,等. 中枢神经系统血管外膜细胞瘤的临床特点及其治疗[J]. 北京医学. 2007.(03):154-156.

[9] Ecker RD, Marsh WR, Pollock BE, et al. Hemangiopericytoma in the central nervous system: treatment, pathological features, and long-term follow up in 38 patients. J Neurosurg, 2003, 98:1182-1187.

[10] Tian R, Hao S, Hou Z, et al. Clinical characteristics and prognostic analysis of recurrent hemangiopericytoma in the central nervous system: a review of 46 cases. J Neurooncol. 2013.

24.4 血管网状细胞瘤

血管网状细胞瘤(angioreticuloma)为良性肿瘤，起源于中胚叶细胞的胚胎残余组织，为颅内真性血管性的肿瘤，多发生在小脑。其名称较多，如毛细血管血管瘤(capillary hemangioma)，血管网状细胞瘤(hemangioblastoma or angioblastoma)，血管内皮瘤(hemangioendothelioma)，血管外皮瘤(hemangiopericytoma)和Lindau氏瘤等。1926年Lindau对本病进行了仔细的研究，发现了本病与肾肿瘤、肾囊肿和胰腺囊肿，以及与视网膜血管瘤(retinal hemangioblastoma or von Hippel's disease)之间的关系。当脑或脊髓的血管网状细胞瘤伴有胰、肾脏囊肿或肾脏的良性肿瘤时，被称为Lindau氏病，而当视网膜血管瘤伴发有中枢神经系统的血管网状细胞瘤或一个Lindau氏病的病理改变时，称为von Hippel-Lindau's Disease。本病有遗传倾向，一家族中多人患病者时有报道。

24.4.1 发病率

本病占所有脑肿瘤的1.5%～2%，占后颅窝肿瘤的7%～12%。据报道从新生儿到80岁均可发病，但以青壮年为多，30～40岁最易患病。男性稍多于女性。约6%的视网膜血管瘤病人伴发小脑的血管网状细胞瘤，而小脑的血管网状细胞瘤中约20%伴发有视网膜血管瘤。

24.4.2 病理

血管网状细胞瘤多位于幕下小脑半球，幕上占10%，偶见于脑干和脊髓。70%的小脑血管网状细胞瘤为囊性(图24-4-1)，即使是实体性肿瘤也常有小的囊腔形成，可单个囊腔，也可为多个囊腔，其体积可达90ml。大脑半球和脑干的血管网状细胞瘤仅20%有囊腔。小脑血管网状细胞瘤手术后偶可转移到脑脊液通路上。

大体观：小脑血管网状细胞瘤为粉红色或黄色，无包膜，肿瘤常为囊性，囊液呈黄色或清亮液

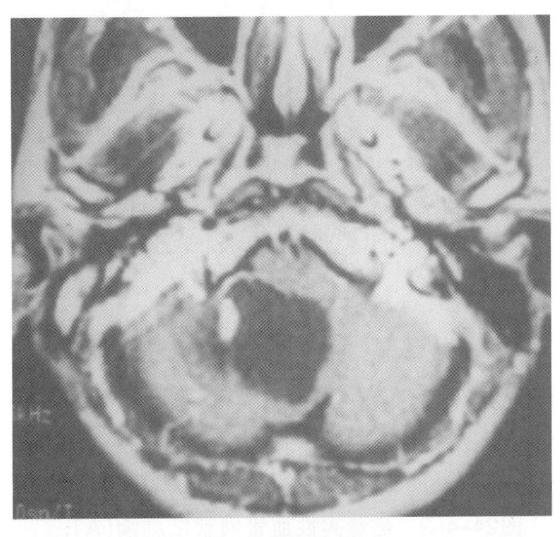

图24-4-1 小脑半球囊性血管网状细胞瘤，瘤结节偏外侧

体，蛋白含量较高，囊壁平滑，白色或黄褐色。肿瘤表面的蛛网膜或软脑膜下常可见到扩张的血管，囊壁上的肿瘤结节位于囊壁的近脑膜侧。瘤结节的大小与囊腔无关。实体肿瘤一般病程较长，故生长很大（图 24-4-2），呈紫红色，质地柔韧，血运丰富，可有棕黄色的含铁血黄素沉积于囊壁和肿瘤结节内。病人有时在不同部位呈现多发瘤。

镜下见肿瘤由不规则的毛细血管和基质细胞组成，毛细血管网构成“支架”，管腔内充满细胞，部分视野见到的薄壁血窦即为“支架”。位于网间有许多血管网状细胞，其形态为多形性，胞质内含有不等量的脂质，似泡沫状。碳酸银染色显示有网状纤维包绕着血管。有的病人肿瘤细胞可出现细胞核异形性，核肥大，形态不一，或多核巨细胞，提示肿瘤细胞的晚期变化，恶性血管网状细胞瘤的主要特点是细胞生长活跃分布密集，核分裂加剧，相对的血管成分减少，瘤细胞生长迅速，发展成恶性血管外皮瘤或恶性血管内皮瘤。依据病理改变可将血管网状细胞瘤分为四型：①毛细血管型，以毛细血管为主，常伴囊肿。②网织细胞型，常为实体。③海绵型，由大小不同的血管及血窦构成，血运丰富。④混合型，为以上几类的混合表现，其中毛细血管型约占 50%。

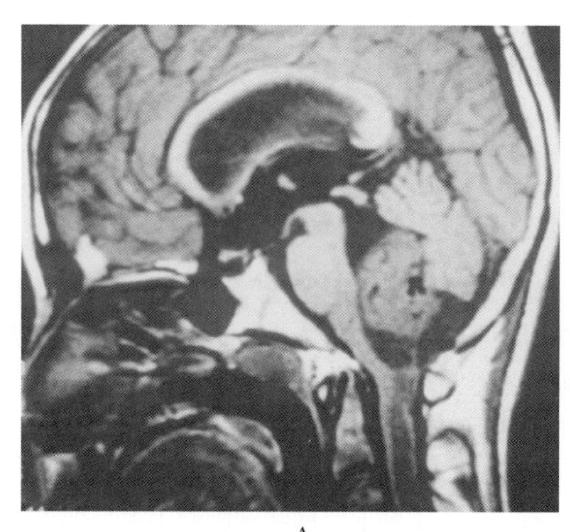

A

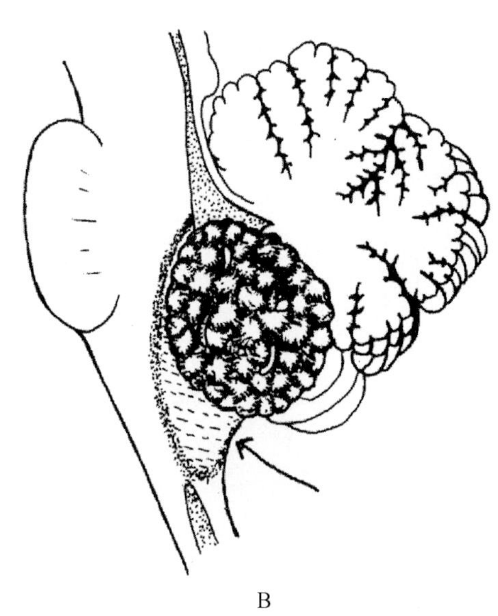

B

图24-4-2 延髓实性血管网状细胞瘤（A），在肿瘤与脑干间有囊变（B）

24.4.3 临床表现

术前病程约 7 个月左右，偶有达 10 年者，一般规律是囊性患者病程短，实体肿瘤生长缓慢，长达数年或更长。偶有因肿瘤出血或囊性变而突然起病，症状可有起伏或急剧变化。位于蚓部突入第四脑室者更容易阻塞脑脊液循环通路，发病较早。另外，女性病人妊娠期可出现症状或病情加重，其临床表现与病理分型也有密切关系。

大约 80%的病人以头痛为首发症状，而病变位于小脑者可达 95%，主要表现为间断性枕下痛，60%的病人有呕吐、眩晕和复视，肿瘤影响脑脊液循环可产生脑积水而出现颅内压增高的表现。

查体可见小脑体征，60%的病人有眼震和共济失调，其次为颅神经瘫和锥体束征，眼底水肿占 70%。

24.4.4 辅助检查

（1）CT 扫描

肿瘤常在小脑下蚓部形成单发囊性占位，少数为实体性。平扫时呈现为较均匀的低密度灶。其密度略高于脑脊液，在囊壁边缘常出现一个等密度或稍低密的结节，即瘤结节。增强扫描后瘤结节明显强化，而囊壁无明显强化，如肿瘤影响脑脊液循环，还可出现梗阻性脑积水的表现。

（2）MRI

由于 MRI 成像不受后颅窝骨伪影的影响，对病变的检出率高于 CT，囊性病变在 T_1 成像为低信号，T_2 为高信号，而瘤结节 T_1 为等信号，T_2 为高信号。肿瘤血管位于病灶中心或一侧，为迂曲条状无信号区。实体性病灶在 T_1 图像上为等信号，注射对比剂后瘤体极度均匀增强（图 24-4-3）。

（3）脑血管造影

椎动脉造影可见肿瘤结节的异常血管网或血管染色（图 24-4-4）。

（4）红细胞计数

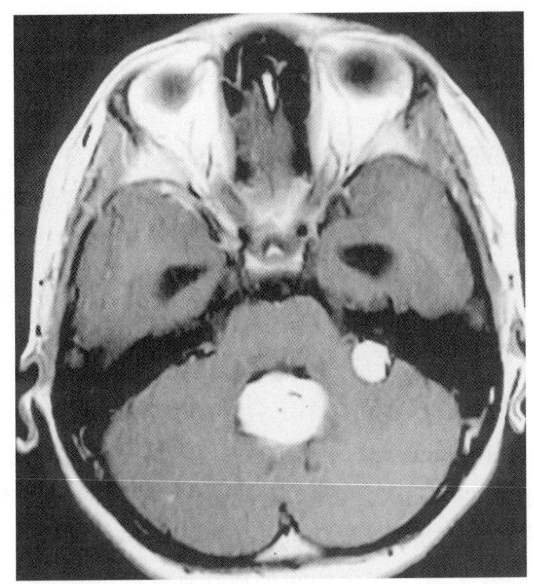

图24-4-3 第四脑室实性血管网状细胞瘤，左侧CPA区伴发小血管网状细胞瘤

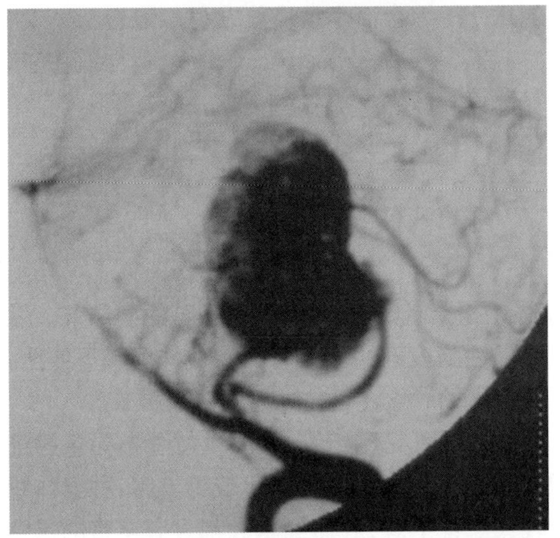

图24-4-4 延髓血管网状细胞瘤由小脑后下动脉供血

10%～50%的血管网状细胞瘤病人有红细胞增多，肿瘤切除后红细胞随之下降，肿瘤复发红细胞也随之升高。红细胞增多是由于肿瘤细胞分泌的促红细胞生成素所致。Fmiles（1970）在实质性瘤体生理盐水浸出液中提取出了促红细胞生成素。也有的学者在肿瘤囊液中检测到促红细胞生成素。故测定外周血红细胞和血红蛋白对血管网状细胞瘤的诊治和预后有一定的参考价值。

（5）B超检查

Lindau氏病病人常可在B超下发现胰、肾囊肿，这有利于疾病的诊断。

24.4.5 诊断

成年小脑肿瘤病人，CT或MRI上出现典型的表现，如小脑出现囊性占位，呈圆形或卵圆形，边界清，增强后常在壁上可见一强化的瘤结节，诊断多无困难。如伴有胰、肾囊肿或视网膜血管瘤更支持本病的诊断。

24.4.6 手术治疗

血管网状细胞瘤适于手术治疗，全切除肿瘤可以治愈此病。囊性血管网状细胞瘤和实性血管网状细胞瘤的手术方法有所不同，囊性血管网状细胞瘤只切除小的肿瘤结节，无须切除囊壁；实性血管网状细胞瘤要切除整个瘤体。对囊性肿瘤可切开囊壁吸出囊液，沿囊壁仔细寻找结节并予切除，有的瘤结节可以小到2mm，一旦遗漏将引起术后复发。单纯行囊肿切开引流减压术，只可使病人症状得到暂时缓解，数年后仍可复发。

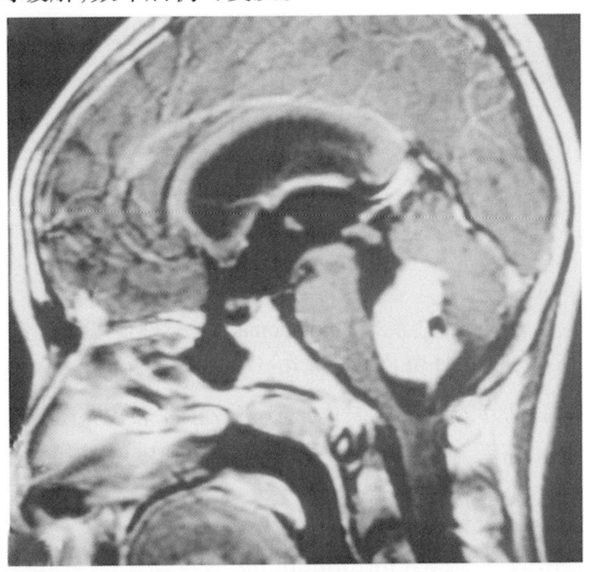

A

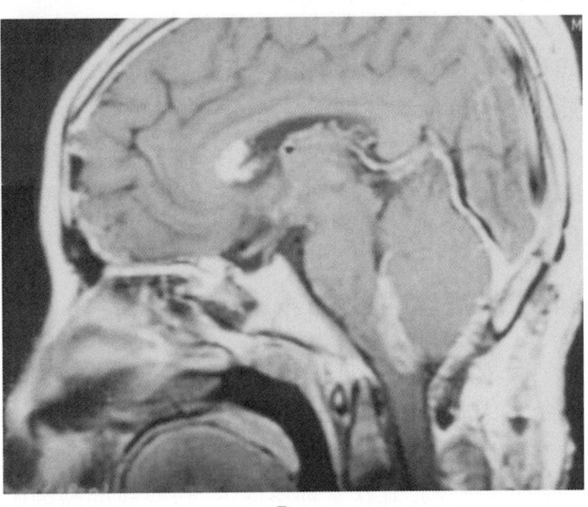

B

图24-4-5

A. 延髓实性血管网状细胞瘤；B. 术后显示瘤体消失，局部有渗出

对于实体性肿瘤单纯依靠手术切除困难也较大，主要因为此类肿瘤是由血管组成且肿瘤供血也较丰富，术中肿瘤出血增加了手术难度。故对此类肿瘤应做术前供血动脉栓塞术，可使肿瘤供血在为减少，利于手术全切肿瘤。作者曾遇一例由双侧小脑后下动脉伴有小脑上动脉、大脑后动脉供血的后颅窝巨大血管网状细胞瘤，术前成功地将一侧小脑下后动脉栓塞，手术中出血很少，顺利将肿瘤全部切除（图 24-4-5A、B）。切除时要沿外边的正常脑组织切开分离，尽量避免直接触动肿瘤表面，寻找到肿瘤供血动脉后予以电凝切断，再处理引流静脉。若血运处理得当，肿瘤迅速缩小，切除十分容易。实质性肿瘤不能随意穿刺或活检，穿刺或试图做肿瘤的活检是绝对不允许的手术操作方法，以免发生难以控制的大出血。若肿瘤在脑干附近或与其有粘连，不可勉强全切以免发生危险。当肿瘤被完整切除后，由于原先供应肿瘤的高血流被倒流入肿瘤周围的正常脑组织内，引起瘤床的大量渗血，止血非常困难，术后的 MRI 影像如同局部出血表现（图 24-4-5）。

如能全切肿瘤，复发率为 3%～10%，复发后可再次手术，囊性病变如第一次未能全切，多能在二次手术中识别全切。囊性肿瘤术后死亡率在 5%以下，实体肿瘤较其高出 3 倍，主要是手术中止血困难和肿瘤影响到脑干及第四脑室。随着术前供血动脉栓塞术的广泛应用，手术难度下降，实体肿瘤手术全切率和术后死亡率定会得到改善。

Kawakami 等对不同的治疗方案及生存时间做了比较，单纯次全切除的病人平均生存时间为 5.5 个月，次全切除加放疗为 13.5 个月，次全切除加化疗为 24 个月，次全切除加放疗加化疗的病人最长生存时间达 38 个月。所以对此类病人实行手术、放疗加化疗的综合治疗是最佳方案。

（张玉琪）

24.5 黑色素瘤

颅内黑色素瘤（melanoma）是一种少见的恶性肿瘤，其恶性度高，病程短，发展快，诊断和治疗困难。可分为原发性黑色素瘤和转移性黑色素瘤两大类。前者罕见，转移性黑色素瘤多为皮肤的黑色素瘤经血运转移到颅内。

24.5.1 概述（introduction）

国内资料表明颅内原发黑色素瘤占颅内肿瘤的 0.07%～0.17%，而转移者占 0.11%～0.39%。国外转移性黑色素瘤相当多见。

本病男性好发，男女之比为 2∶1。颅内黑色素瘤可发生于任何年龄，但多见于 40 岁以下，原发黑色素瘤更以儿童多见。

24.5.2 病理（pathology）

一般认为原发性黑色素瘤来源于软脑膜的成黑色素细胞。85%的正常人脑膜含有此种细胞，通常在脑底部、脑干底面、视交叉和大脑各叶沟裂处均有此种细胞，其在某种条件下，转变成肿瘤细胞，并沿脑膜向四周扩散，向脑组织内蔓延，呈浸润性生长。瘤细胞可脱落于蛛网膜下腔，沿蛛网膜下腔播散，在软膜上形成数个大小不等的瘤结节。肿瘤也可侵蚀脑表面的小血管，造成蛛网膜下腔出血，恶性度高的肿瘤还可侵蚀颅骨和脊椎骨。

大体观可见脑组织、脑膜及颅骨被黑色肿瘤组织浸润，肿瘤边界清楚，血运较为丰富，肿瘤体积差异较大。镜下观，肿瘤细胞大都含有丰富的黑色素颗粒，呈多角形或梭形，大小形态一致，可聚集成堆或成层状，或沿血管四周延伸，细胞核大，多为椭圆形，核分裂象多见。

24.5.3 临床表现（clinical manifestation）

由于肿瘤生长迅速，累及范围广，一般病程较短。由于原发性黑色素瘤多位于颅底，常出现颅神经受累症状，肿瘤也可侵入脑干或脑叶而出现相应的临床表现，如偏瘫、失语或精神症状等。也可因肿瘤转移至蛛网膜下腔造成脑脊液循环通路受阻，而产生颅内压增高的症状，如头痛、呕吐和视乳突水肿。

肿瘤代谢产物的刺激可引起剧烈的蛛网膜反应，故脑脊液中细胞数和蛋白的含量可增高。当肿瘤细胞发生坏死时，其胞质中的黑色素先进入脑脊液循环,后进入血循环,经肾脏排出体外,可出现黑色素尿。此种情况下,临床上常可见到反复的蛛网膜下腔出血,亦可形成脑实质内血肿。

24.5.4 放射学检查(radiodiagnosis)

(1)CT

平扫可见 70%的肿瘤表现为均匀高密度病灶,也可表现为混杂密度,出血的病人可见到出血灶,也有少数病人仅表现为蛛网膜下腔出血或脑内血肿。增强扫描多数强化,其形态多为圆形,边界清,亦可多发。

(2)MRI

多数颅内黑色素瘤的黑色素含量丰富,常伴出血,故表现为 T_1 为高信号,T_2 为低信号,也可因黑色素含量不均,而表现为高、低混合信号。

X 线平片和脑血管造影均无特征性改变。

24.5.5 诊断与治疗(diagnosis and treatment)

继发性颅内黑色素瘤多能在术前做出诊断,这主要是因为皮肤上的黑色素瘤易被发现。而原发性黑色素瘤由于临床表现无特征性,且症状、体征弥散,诊断十分困难。

Willis 提出诊断原发性黑色素瘤的三个基本条件:①皮肤及眼球未发现有黑色素瘤;②上述部位以前未作过黑色素瘤切除术;③内脏无黑色素瘤转移。

对蛛网膜下腔出血的病人,腰穿检查如能发现黑色素瘤细胞,即可明确诊断。

因肿瘤生长、侵及范围广,手术切除困难,突入脑叶内的肿瘤,可连脑叶一并切除,也可去除骨片,行减压术,以缓解症状。黑色素瘤对放疗、化疗均不敏感,目前多提倡综合治疗,术后辅以放、化疗,但预后仍很差,生存期多不超过 1 年。

24.6 颅骨骨瘤

24.6.1 概述

颅骨骨瘤(osteoma of the skull)是一种常见的肿瘤,许多骨瘤较小,又没有明显的症状,易于忽略,故很难有确切的发病率。颅骨骨瘤多生长在额骨和顶骨,其他颅骨及颅底少见。有一部分生长在额窦和筛窦内,枕外粗隆亦可见到,个别与外伤有关。

24.6.2 病理

骨瘤可分为骨密质性骨瘤和骨松质性骨瘤。骨密质性骨瘤多起源于骨外板,内板多保持完整。显微镜下与正常骨质相似,有的可见成骨性结缔组织,内有新骨组织。骨松质性骨瘤起源于板障,在其中含有较多的纤维组织,有时也含有红骨髓或脂肪性骨髓。

24.6.3 临床表现及诊断

好发于 20~30 岁青壮年额顶部,男女之间无明显差别。亦有少数见于老年和儿童。病程多较长,可达 10 年以上。骨瘤依其生长部位表现不同。多数病人生长在外板,可从蚕豆大小到鸡蛋大小。局部隆起与头皮无粘连、无压疼。多无不适感,生长缓慢,有的可自行停止生长。板障型多为膨胀性生长,范围较广,颅骨凸出较圆滑,可出现相应部位的局部疼痛。内板型多向颅内生长,临床上少见,如骨瘤较大时可引起颅内压增高和相应的局部受压等神经系统体征。位于额窦和筛窦内的骨瘤,较小时多无症状,为偶然发现。部分出现鼻旁窦炎症状。

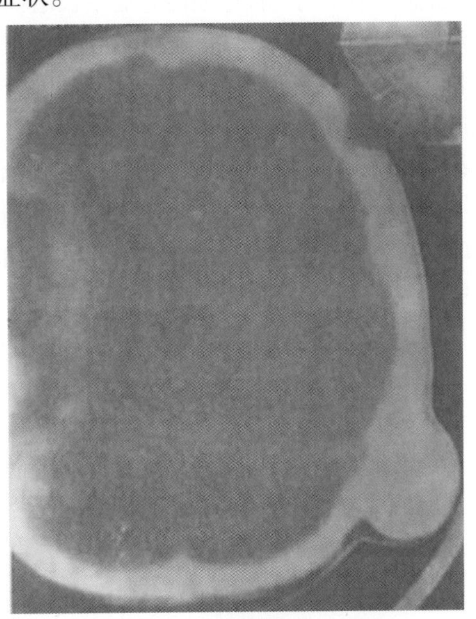

图24-6-1 颅骨骨瘤的CT影像

在颅骨 X 线平片上，一般可见到圆形或椭圆形、局限性高密度影。骨松质型骨瘤内部疏松，密度不均匀，骨小梁内可有钙化。骨密质型骨瘤一般生长在颅骨外板上，向外隆起，内部结构致密均匀。发生在额窦和筛窦内骨瘤常呈分叶状（图 24–6–1）。

24.6.4 鉴别诊断

内板上向颅内生长的骨瘤应与脑膜瘤鉴别，脑膜瘤多累及颅骨全层，骨瘤一般仅累及内板。脑膜瘤可见脑膜血管沟增宽及颅内压增高改变，切线位可见颅骨放射状针样增生，血管造影可见肿瘤染色，CT 检查可见肿瘤增强明显。

颅骨骨纤维异常增殖症的病变范围广泛，以眼眶顶部多见，有面容改变，累及颅骨全层，并可有全身其他扁骨的改变。

24.6.5 治疗

骨瘤治疗以手术为主，个别停止生长或生长缓慢的小骨瘤可以不处理。对生长快、影响美容及有症状的骨瘤应手术切除。外生型没有累及内板的骨瘤，也用骨凿切除，或用骨钻钻孔，不钻透内板，然后用咬骨钳或骨凿切除。对大的、累及颅内的骨瘤需行骨瓣切除，然后修补颅骨，除用人工材料外还可利用原骨瓣，将骨瓣上骨瘤剔平，再煮沸 20min，然后放回位，这样可保证外形并且无不良反应。对鼻旁窦内的骨瘤可与耳鼻喉科合作，经颅或鼻手术切除骨瘤。对骨松质的骨瘤需要全部切除，以免复发。一般手术预后良好，很少复发。

（杨玉山）

24.7 软 骨 瘤

身体任何有软骨的骨骼均可发生软骨瘤（chondroma），颅内较为罕见。软骨瘤是胚胎组织错构或成纤维细胞转化而来，其生长缓慢，好发于颅底的蝶枕骨结合处，也可发生在鼻或鼻旁窦。本病好发于 20～40 岁，无性别差异。瘤组织多由软骨组织构成，呈分叶状，质地较硬，可继发囊性变，也可为多房性。镜下可见软骨瘤似正常软骨，但结构紊乱，瘤细胞大小不均。若短期内肿瘤生长增快，并向邻近结构侵袭，常提示有恶性变的可能，1%～2% 的良性软骨瘤可恶变为软骨肉瘤，镜下可见瘤组织内细胞密集，核分裂增多。

软骨瘤的临床表现与其发生的部位和体积大小有关，早期可无症状，随着肿瘤体积增大，出现相应的临床症状与体征。蝶枕交界处的肿瘤向前可侵犯蝶鞍和鞍旁区，向后可侵犯脑干和桥小脑角区，向两侧可累及岩骨和颞叶，肿瘤也可发生于颅底骨孔处，因此颅神经瘫是本病最常见的体征。体积大的肿瘤也可造成颅内压增高。

X 线平片检查可见正常颅底结构破坏和肿瘤组织钙化和骨化影；CT 平扫可见颅底区高而不均匀密度影，肿瘤呈分叶状，边界清楚，多可见钙化与骨化，囊性变区为低密度，增强后，无钙化和囊性变区可发生强化；MRI 检查，T_1 可表现为不均匀的低信号区，T_2 则为高至中信号区，而钙化和骨化部分则表现为低信号区。颅底的软骨瘤在诊断上常与脊索瘤和脑膜瘤相混淆，其主要鉴别点是软骨瘤边界清楚，病变中有散在的骨化与钙化。

本病的治疗以手术切除为主，但因肿瘤生长在颅底，且质地硬，常与重要的颅神经和血管粘连，故全切除十分困难，只能做部分切除，达到减压缓解症状的目的。

（只达石）

25. 淋巴和造血组织肿瘤

25.1 淋 巴 瘤

中枢神经系统淋巴瘤包括原发中枢神经系统的淋巴瘤 (primary central nervous system lymphoma,PCNSL)和全身淋巴瘤侵入中枢神经系统的继发性淋巴瘤。以前命名很多,包括淋巴肉瘤、网状细胞肉瘤、血管外皮肉瘤、小胶质细胞瘤和混合性血管肉瘤等,现称其为淋巴瘤或恶性淋巴瘤。

25.1.1 发病率(incidence)

本病少见,估计淋巴瘤占中枢神经系统肿瘤的1%~3%,Kernohan 等统计脑肿瘤 8 070 例,淋巴瘤 40 例,占 0.496%。国内张懋植等报告占同期颅内肿瘤总数的 0.74%, 近 10 年来有文章报道淋巴瘤的发病率有随免疫抑制剂的应用而增加的趋势,也有报道艾滋病病人的淋巴瘤发病率明显高于非艾滋病病人, 但 PCNSL 仅占应用免疫抑制剂病人的 0.24%,与正常人群发病率相似。约 8%的淋巴瘤原发于中枢神经系统,半数颅内淋巴瘤病人伴有全身淋巴瘤。

PCNSL 可在任何年龄发病, 男女性别无明显差异, 但多数文献中报道 PCNSL 好发于男性 40~60 岁间。Helle 等复习了 400 例恶性淋巴瘤病例,从中发现 15 例 PCNSL,男性居多,男与女比例为 1.5∶1,年龄从出生 16d 到 90 岁。Kawakami 的报告也指出多发生在男性,全年龄组中男与女之比例为 1.1∶1。艾滋病淋巴瘤病人也多为男性。

25.1.2 病理(pathology)

淋巴瘤可发生在中枢神经系统的任何部位,但大多数发生在幕上, 大约 50%的 PCNSL 发生在大脑半球,后颅窝占 10%~30%,幕上、下同时受累占 18%,病变好发于基底神经节、胼胝体、脑室周围白质和小脑蚓部,软脑膜、脉络丛和透明隔也常受累。脑内淋巴瘤可为局灶性占位病变或弥散性浸润生长,肿瘤绝无包膜。局灶性占位可多发,常位于脑室旁,为实体性病变,边界不清,周围水肿明显,质地可软、可硬,血运丰富,灰白色或紫红色,很少出血、坏死囊变。弥散性生长的肿瘤大体观可正常,可有蛛网膜下腔扩张, 致使其增厚呈灰白色, 其属于 B 细胞型淋巴瘤,以小细胞型和大细胞型者多见。

镜下显示弥散性的肿瘤细胞浸润,远超出大体边界,细胞致密,胞质少,多呈圆形或卵圆形,细胞核明显,变长或扭曲,染色质多而分散,核分裂现象多见,有时瘤细胞呈套袖状沿血管周围分布,有时也可见肿瘤周围脑组织内呈巢灶状分布的肿瘤细胞,甚至远离肿瘤的脑组织内也可见到散在或簇状分布的肿瘤细胞,这可能构成肿瘤多中心性或复发的基础,肿瘤血运丰富,多属中等以下之小血管。

软脑膜受累在尸检中发生率约为 12%。

25.1.3 临床表现(clinical manifestation)

PCNSL 病程短,大多在半年以内,其主要症状与体征因其病理上的占位性病变或弥散性脑水肿引起,早期表现为头痛、呕吐等高颅压症状,并可伴有精神方面的改变,如性格改变和嗜睡等。局限性体征取决于肿瘤的部位和范围, 可出现肢体麻木、瘫痪、失语和共济失调等,癫痫少见。

Hochberg 和 Miuer 将临床表现分成 4 组:

1)脑部受累症状(占 30%~50%):主要表现为头痛、视物模糊、性格改变,另外根据病变的部位会出现相应的临床表现。

2)软脑膜受累症状(10%~25%):此类病人在CSF检查时蛋白和淋巴细胞计数明显增高。

3)眼睛受累症状(10%~20%):因为约有20%的原发淋巴瘤病人眼睛受累,因此怀疑中枢神经系统淋巴瘤病人,应进行眼的裂隙灯检查。

4)脊髓受累症状:不足1%。

25.1.4 辅助检查(assisted examination)

(1)周围血象

病人末梢血白细胞分类中淋巴细胞可增高。国内罗世祺报告9例病人中有1例淋巴细胞高达50%,7例在35%以上,仅1例在正常范围。淋巴细胞增高无特异性,其原因也不十分清楚,但这一特征可作为诊断此病的重要参考。

(2)脑脊液细胞学检查

几乎所有病人CSF的蛋白含量增高,在脑炎型病人中蛋白增高明显,细胞计数也增高,而糖含量常降低。半数病人的CSF中能检出肿瘤细胞和淋巴细胞计数增高。

(3)CT检查

CT平扫多表现为高密度或等密度病灶,多为实体的圆形或卵圆形,其周围常有水肿带,好发于额叶、颞叶、基底节、胼胝体、脑室周围白质和小脑,强化后明显均匀一致增强是本病的特点。有时病变为多发,也可沿室管膜下播散。

(4)MRI检查

PCNSL在MRI上的表现变化多,对病变部位、范围和周围水肿的显示优于CT,但无特征性的定性表现。

(5)立体定向活检术

此检查可明确病变性质,而且损伤小,现已被广泛应用,对病人的诊断和治疗起决定性的作用。立体定向活检术前激素的使用对病理诊断影响很大,激素可使病变在影像上缩小,强化减弱。对已使用激素,怀疑为淋巴瘤的病人,如考虑行立体定向手术,则应越快越好,即使这样,也常在病理上做出错误的诊断,如脱髓鞘、病毒性脑炎、肉芽肿等。

(6)免疫组织学检查

近年,随着免疫组织化学技术的应用,Kawakami对19例PCNSL进行免疫球蛋白研究发现IgG和IgM阳性者11例,而免疫球蛋白轻链阳性者分别为7例和3例,说明存在有单克隆的B细胞源性。此外B淋巴细胞膜标记物研究亦提示这一点,但也有不同结果的报告。

(7)分子生物学技术

近年,分子生物学的进步对PCNSL的诊断也有帮助。

25.1.5 诊断与鉴别诊断(diagnosis and differential diagnosis)

本病如无细胞学和组织学的资料,诊断十分困难。根据病史,临床表现和影像学的检查常与胶质母细胞瘤、脑膜瘤、转移瘤、脑脓肿和脑炎等相混淆。当病人有颅内压增高症状,又合并轻瘫或精神障碍,末梢血象白细胞分类中淋巴细胞比例增高,需考虑本病存在的可能。即可收集CSF送细胞学检查或立体定向活检等其他辅助检查,以明确诊断。

25.1.6 治疗(treatment)

(1)一般治疗

使用激素和脱水药物等治疗,只能在短期内改善症状,停药后复发。对欲行立体定向诊断的病人慎用激素,激素可使病理诊断困难。

(2)手术治疗

与其他颅内恶性实体性肿瘤,如胶质瘤和转移瘤相比,手术获益不大,除非病人出现脑疝或单发病变位于脑叶静区,可考虑手术切除,否则,通常在明确诊断后,仅行放疗和化疗。

(3)放射治疗

放射治疗对PCNSL的效果虽不像对周身淋巴瘤那样有效,但也一直是PCNSL的主要治疗方法。一般全脑照射4 000~5 000rad后,局部补照500~1 000rad,如发现脊髓有症状,脊髓轴也应放射治疗。

近年,立体定向放射外科技术对PCNSL的治疗帮助很大,特别是对多发病变的治疗。

(4)化疗

由于手术和放射治疗的效果均不十分明显,近年来化疗药物和方法越来越多,特别是氨甲喋呤(methotrexate)可根据病人具体病情采取静脉、脑室内和鞘内给药,治疗效果明显提高,病人的生存期延长至3年以上。

Pock等根据多年的临床研究观察,提出的大剂量氨甲喋呤的方法是:8g/m^{2}在第1、10、20d诱导给药,早期维持方法为3.5g/m^2,每月1次,共3次,晚期维持是3.5g/m^2,每3个月1次,连续使用,直到肿瘤复发才行放射治疗。

也可使用多种药物联合方案。提倡联合用药方案,首先 CHOP 方案:环磷酰胺 750mg/m^2,阿霉素 50mg/m^2,长春新碱 1.4mg/m^2 均静脉用药,泼尼松 75mg,每 6 小时 1 次,口服。其次 VENP 或 VEMP 方案:长春新碱 0.02mg/kg 静脉给药,每周 1 次,环磷酰胺每日 1.0mg/kg 口服,或者 6-MP 每日 1.0mg/kg 口服,泼尼松龙每日 0.6mg/kg 口服。另是 NCNU 方案:氨基 - 甲基亚硝基脲 2mg/kg,静脉给药,每周 1 次,连用 3 周,接用 5-FU10mg/kg,静脉给药,每周 5 次,泼尼松龙每日 0.6mg/kg,口服。可以重复几个疗程,也可多种化疗药物联合应用。

(只达石)

26. 生殖细胞肿瘤

颅内生殖细胞肿瘤(germ cell tumors,GCTs)是指原发于颅内有特殊的病理性质、临床表现和治疗方法的肿瘤,它起源于胚生殖细胞,依照世界卫生组织（WHO）在 1993、2000 及 2007 年的分类（表 26-1-1)。

表26-1-1 生殖细胞肿瘤的分类(WHO,2007)

生殖细胞瘤（germinoma)
胚胎癌（embryonal carcinoma)
内胚窦瘤（endodermal sinus tumors)
又称卵黄囊瘤（yolk sac tumor)
绒毛膜上皮癌（choriocarcinoma)
畸胎瘤（teratoma)
未成熟性（immature)
成熟性（mature)
畸胎瘤恶性转化（teratoma with malignant transformation)
混合性生殖细胞肿瘤（mixed germ cell tumors)

GCTs 的 6 种亚型又可分成 2 大类：即生殖细胞瘤和非生殖细胞瘤的生殖细胞肿瘤（non-germinomatous germ cell tumors,NG-GCTs)。GCTs 在颅内的发生部位多数发生在三个部位：松果体区、鞍区和基底神经节区,其中以松果体区和鞍区更为常见,除了肿瘤占位效应、压迫邻近的脑组织外,还可梗阻脑脊液循环,引起颅内压增高和脑室扩大;由于肿瘤细胞的生物学特性造成神经系统的直接损伤而出现的垂体-下丘脑功能障碍引起内分泌功能紊乱;皮质丘脑束、丘脑脊髓束损伤后的肢体功能障碍,尚有些瘤细胞自身产生内分泌激素(如 HCG),故这类肿瘤有其独特的临床表现。随神经放射学上的进展,电子计算机断层扫描(CT)及磁共振成像(MRI)为诊断提供了重要帮助,常可凭临床表现,结合放射学影像即可做出初步诊断。近 10 余年来,对本病的认识不断深化,在治疗上已取得了很大进步,不少属于恶性肿瘤的患者也可获得长期存活。

26.1 概 述

26.1.1 发病率

GCTs在颅内肿瘤中发病率较低，且在不同地区也显示其发病率也有所不同。西方国家GCTs在颅内肿瘤中占0.3%~0.5%，一组美国资料统计GCTs占儿童和青少年脑瘤的1%和诊断时平均年龄为16岁。而在日本占2.1%~9.4%。H_0(1992)报告在1977—1996年经手术切除后病理证实的颅内GCTs51例，占同期颅内肿瘤2295例的2.2%，而在儿童组颅内肿瘤(小于15岁)352例中GCTs有39例（11.1%）。日本1984—1990年全国脑瘤注册统计，全部脑瘤中GCTs占3.1%；而14岁以下者占总数的15%。韩国GCTs占颅内原发瘤总数的2.6%；泰国为1.9%。Jennings等(1985)综合世界文献全年龄组GCTs共389例，其中生殖细胞瘤占65.0%，畸胎瘤占18.0%，卵黄囊瘤为6.7%，胚胎癌5.4%，绒癌为4.9%。Hoffman(1991)统计加拿大儿童医院自1952—1989年原发儿童颅内肿瘤1700例中，GCTs占3%，其中生殖细胞瘤占66.7%，畸胎瘤占13.7%，卵黄囊瘤占7.8%，绒癌占3.9%，混合性生殖细胞瘤占7.8%。Tada(1997)报告日本全年龄组2284例脑瘤中GCTs占112例(4.9%)，其中生殖细胞瘤占70.5%，畸胎瘤占13.4%，卵黄囊瘤占4.4%，内胚窦瘤占0.9%，混合性生殖细胞瘤占13.4%。综上所述，GCTs发病率不高，相对而言日本发病率明显高于西方国家；而泰国、韩国及中国台湾等地区的发病率介于西方国家和日本之间。

我们统计1996—2002年9月共收治经病理证实的颅内肿瘤11 657例，其中GCTs154例(1.3%)；若加上经门诊未住院直接转去放疗的GCTs 67例(皆经临床表现加试验性放疗证实)共221例，则占同期颅内肿瘤的1.9%，其中生殖细胞瘤106例(68.8%)，畸胎瘤45例(29.2%)，绒癌2例(1.2%)，内胚窦瘤1例(0.6%)。这符合国外资料GCTs中生殖细胞瘤占70%，而NGGCTs占30%。近10年来，我院门诊和病房诊治的生殖细胞肿瘤以超过800例。

26.1.2 年龄

GCTs好发于儿童及青少年，西方国家统计60%~70%发生在19岁以下，H_0(1992)报告儿童组和15岁以上的GCTs的发病率分别为11.1%和0.6%，其发病率在10岁时为高峰，而后逐渐减少。我院15岁以下的GCTs为117例，占同期儿童颅内肿瘤总数1852例的6.3%，而16以上的GCTs仅37例，仅占同期该年龄组9805例的0.37%，故符合GCTs绝大多数(75.9%)发生在儿童期。有人报告生殖细胞瘤平均年龄为16岁，畸胎瘤平均为4岁，内胚窦瘤平均为10岁，绒癌平均为23岁，混合性生殖细胞瘤平均为13岁。畸胎瘤平均年龄小，反映了在新生儿胚胎因素可导致畸胎瘤相对较高和早的特点。

我们组不同亚型的GCTs年龄情况也有所不同，生殖细胞瘤在松果体区最小年龄为1岁，最大年龄28岁，平均为14.8岁；而鞍区最小年龄为7岁，最大年龄为31岁，平均为12.4岁；基底节、丘脑GCTs平均年龄为9.2岁（11例中仅1例超过15岁）。而畸胎瘤松果体区最小年龄为3岁，最大年龄为30岁，平均为10.5岁，15岁以下者30例(88.2%)；在鞍区者最小年龄为8岁，最大21岁，平均为12.8岁。其他如绒癌和内胚窦瘤患者年龄本组皆在14岁以下。

26.1.3 性别

颅内GCTs极具性别特点，即男性发病明显高于女性，Sawamura（1987）报告颅内生殖细胞瘤29例中男女之比为27：2；HO(1992)报告男女之比为2.3：1，畸胎瘤8例皆为男性，内胚窦瘤男性1例，女性4例，混合性生殖细胞瘤6例全部为男性。Huh（1996）报告GCTs 32例中男性占75%，女性8例(25%)。Jennings(1985)综合了398例GCTs，女性仅占6%。Inoue(1991)报告基底节生殖细胞瘤中男性9例，女性仅1例。Sano(1995)报告139例颅内生殖细胞肿瘤中男性111例（79.7%），女性28例(20.3%)，男女之比为4：1；78例松果体区者女性仅2例；5例基底节者皆为男性，而鞍上则女性仅稍多于男性(25：21)。Matsutani(1997)报告153例中男性122例（79.7%），女性31例（20.3%）；Tada

(1998)综合788例GCTs中男性602例(76.4%),女性186例(23.6%),其中从部位统计,松果体区男性312例,女性36例,男：女=8.7：1;鞍区男性77例,女87例,男女之比为0.9：1;其他部位男性133例,女性46例,男女之比为2.9：1;部位多发者男80例,女17例,男女之比为4.7：1。生殖细胞瘤在鞍区者女性多见,如Jenning(1985)为57%;Ho and Liu(1992)为72%;Hoffman(1991)为75%;Matsutani(1997)为54%。而畸胎瘤松果体区男59例,女5例,男女之比为12：1;鞍区男6例,女4例,男女之比为1.5：1;其他部位男22例,女16例,男女之比为1.4：1;多发部位男2例,女1例,其比为2：1。1997年美国脑瘤登记(CBTRUS)报告GCTs男女之比为4.3：1。Hoffman(1991)报告加拿大儿童组GCTs男女之比在不同部位差异较大,如鞍上男4例,女12例(1：3),松果体区男27例,女5例(5.4：1)。

我们组154例GCTs中男性109例,女45例,男女之比为2.4：1;其中生殖细胞瘤106例中男女之比为1.86：1,而畸胎瘤45例中,男女之比为6.5：1。生殖细胞瘤中位于鞍上者47例,男性16例,女性31例,男女之比为1：1.9;松果体区46例中,男性43例,女性3例,男女之比为14.3：1;基底节及丘脑11例中男9例,女2例,男女之比为4.5：1。畸胎瘤中松果体区男性32例,女2例,男女之比为16：1;而鞍上畸胎瘤男5例,女4例,男女之比为1.25：1。

26.1.4 部位

GCTs绝大多数分布在松果体区(pineal region)和鞍上(suprasellar region),文献中常对后者称鞍上生殖细胞瘤(suprasellar germinoma)。实际上这部位肿瘤常位于鞍内和/或鞍上,也可称为下丘脑-垂体后叶生殖细胞瘤(hypothalamic-neurohypophyseal germinoma)。少数可发生在侧脑室、第三脑室、大脑半球或脑干等。有报道称生殖细胞瘤在松果体区肿瘤中所占比例在日本、韩国和埃及为43%～70%,而在欧洲和美国为21%～25%。Sano(1995)报告生殖细胞肿瘤中主要为松果体区(50.4%)和鞍上(31.6%),其他部位较为少见。Wong(1997)认为基底节生殖细胞瘤的发生率达10%,为仅次于松果体区和鞍区而占第三位。Matsutani(1997)报告153例颅内GCTs中,松果体区78例(51%),神经垂体46例(30.1%),基底节5例(3.3%),CPA4例(2.6%),侧脑室3例(2%),胼胝体1例。

Huh(1996)报告32例生殖细胞瘤中鞍上14例(43.7%),基底节12例(37.5%),而松果体区仅4例(12.5%),松果体区及鞍上同时存在者2例(6.25%)。Sawamura(1998)报告34例畸胎瘤中主要发生在鞍上(47.1%)和松果体区(38.2%)。Hoffman(1991)报告儿童GCTs中松果体区32例(62.7%),鞍上为16例(31.4%)。我们组154例GCTs中的亚型和分布情况见表26-1-2。

表26-1-2　154例颅内GCTs的性质和部位

	生殖细胞瘤	畸胎瘤	绒癌	内胚窦瘤	合计	%
松果体区	46	34	1	1	82	53.3
鞍上	47	9	1	0	57	37.0
基底节丘脑	11	0	0	0	11	7.2
其他	2	2	0	0	4	2.6
合计	106	45	2	1	154	100

★生殖细胞瘤在松果体区同时在鞍上有一较小的肿瘤者7例,而在鞍上者同时在松果体区有较小肿瘤者4例,故肿瘤总数为168个病灶。

从表26-1-2可看出生殖细胞瘤106例中,鞍上47例和松果体区46例相近,而基底节丘脑11例(10.4%),其他部位2例;而畸胎瘤45例中松果体区34例(75.6%),鞍上9例(20.0%),其他部位仅2例。多数文献报告生殖细胞瘤发生在松果体区者多于鞍区,也有报告本病在鞍上发生率更高些,如Jennings(1985)报告神经垂体的生殖细胞瘤发生率为58%,而松果体区为37%,Bjornsson(1985)也报告鞍上占49%,松果体区占38%。本组鞍区较松果体区稍高(44.3%：43.4%)。已知的国外文献中良性畸胎瘤在鞍上仅2例,即Jallu和Kobayashi各报告1例,本组鞍区畸胎瘤9例皆为恶性,符合鞍区畸胎瘤恶性者占绝大多数的规律。

26.2 病　理

成熟畸胎瘤属于良性，而生殖细胞瘤和其他NG-GCTs属于恶性，瘤细胞可脱落在CSF中，在脑室内和蛛网膜下腔发生种植和播散。极少数可沿血液转移到中枢神经系统之外如肺、淋巴结、骨骼等；也可通过V-P分流由CSF发生腹腔内种植，也由进入CSF的瘤细胞种植到脊髓。Shibamato(1994)报告发生脊髓转移的主要为胚胎癌、卵黄囊瘤和生殖细胞瘤。

HO(1992)报告51例颅内GCTs，其中生殖细胞瘤30例(59%)，畸胎瘤8例(16%)；内胚窦瘤5例(10%)，绒癌2例(4%)，混合型6例(12%)。Sano(1995)报告135例颅内GCTs，其中纯生殖细胞瘤占34.5%，成熟畸胎瘤占12.9%，未成熟畸胎瘤为5.0%，而混合性畸胎瘤高达32.4%。

26.2.1　生殖细胞瘤(germinoma)

松果体区肿瘤的50%以上是生殖细胞瘤，早年称为松果体瘤(pinealoma)，在鞍区者又称为"异位松果体瘤"(ectopic pinealoma)，实际上组织学检查为生殖细胞瘤。由于其组织发生、生物学特性及临床表现与松果体实质细胞来源的松果体细胞瘤和松果体母细胞瘤有明显不同，近十余年来已将二者的名称严格区分开来。

1)大体所见：肿瘤大小不一，小者如花生米大小，大者可如拳头(本组1例位于基底节者)，肿瘤表面呈灰红色，浸润性生长，与周围脑组织分界不清，但也可有假性包膜；肿瘤质地多软而脆，呈细颗粒状，部分有囊变，可用吸引器吸除；少数可有出血、坏死。肿瘤钙化较少，如有的可呈弹丸状，位于肿瘤中心或周边。肿瘤在鞍区可浸润视神经和视交叉，有时可向上影响丘脑下部，巨大者可突入第三脑室，甚至梗阻室间孔(Monro孔)引起脑室扩大；位于松果体区者向前可穿透第三脑室壁，向下压迫和浸润四叠体，向后下压迫小脑上蚓部，向上可浸润和压迫胼胝体压部。

2)光镜下观察：肿瘤细胞有两种组成，大型细胞似上皮状，苍白，胞质丰富，呈多边形，有时边界欠清，常规染色呈红色。细胞核位于胞质中央或稍偏位，多为圆形，核膜清晰，核染色体稀疏，看起来呈空泡状，核分裂象常见。另一种为体积小的细胞，胞质极少，似呈裸核状，呈圆形，染色质丰富，与淋巴细胞很难区别，实际上为免疫反应的淋巴细胞和浆细胞。大上皮样细胞常聚集成大小不一、形状不规则的细胞巢，其间有血管和纤维组织带，小淋巴样细胞常分布在血管周围，瘤细胞内有小片状或灶状坏死，并有小出血灶，偶有小点状钙化。

3)电镜观察：细胞由两种组成：大细胞为生殖细胞，小细胞为淋巴细胞或巨噬细胞。生殖细胞的体积大，呈多边形，含1个或多个大而圆的核，苍白，疏电子性，核仁突出，常形成纤维的核仁绒球。胞质内含有少量颗粒状内质网，大量核蛋白体，糖原颗粒及少量高尔基复合体，可见少量线粒体，中心粒及微管结构，脂质粒较大，并呈大泡状，这种大细胞外无基底膜，细胞间偶见发育不良的点状细胞连接。小细胞在电镜下明确为小淋巴细胞，倾向于呈丛集状，核为圆形，核周质狭小，细胞小且贫乏，但整个电子密度比生殖细胞高得多。有时可见巨噬细胞活跃，紧贴瘤细胞，甚至嵌入瘤细胞中，使其分解成碎块，并吞噬而消化。这种现象叫吞噬作用的细胞内消化(intracellar digestion of phagocytosia)。

4)免疫组化：根据肿瘤的相关抗原来识别，生殖细胞对胎盘碱性磷酸酶(placental alkaline phosphatase，PLAP)反应呈阳性，多表达在细胞膜上。PLAP阳性率为100%。

半数的生殖细胞瘤对人绒毛膜促性腺激素(HCG)表达阳性，但多在合体滋养层巨细胞(syncytiotrophoblastic giant cells，STGC)上表达，即生殖细胞的合体滋养叶发育时出现，在混合性生殖细胞瘤多有HCG表达。

胎甲球蛋白(α-fetoprotein，AFP)为阴性，但血清和CSF中水平有时增高，说明向胚胎癌转化。

26.2.2　畸胎瘤(teratoma)

畸胎瘤由两种或三种胚层分化构成，按肿瘤细胞分化程度分为良性和恶性，但高分化者亦有发生转移者；恶性畸胎瘤(malignant teratoma)指所有恶性的畸胎类肿瘤，即全部由未分化性类胎儿发育期的组织构成。有时出现畸胎瘤恶性变(teratoma with malignant transformation)，指畸胎瘤内有局灶性肉瘤或癌的成分存在。

按现代的分类,WHO(1993 及 2000 年)将肿瘤分为三个亚型：①成熟性（mature）；②未成熟性(immature)；③畸胎瘤恶变(teratoma with malignant transformation)。一般畸胎瘤占颅内肿瘤的 0.5%左右，约占 GCTs 的 20%，本组畸胎瘤占 GCTs 的 29.2%，多发生在松果体区（75.6%），其次为鞍部(20%),其他部位仅 2 例。

1)大体所见:良性畸胎瘤边界清楚,结节状,有完整的包膜,可呈圆形、椭圆形或分叶状,表面光滑,易从周围的脑组织上剥离,仅部分与脑组织粘连紧密,对脑组织主要是压迫,很少为浸润。触之肿瘤较硬韧,切面可有大小不等的囊腔,实性部分的色泽和硬度依不同组织而异,囊内可有水样黏液样或脂样物(似上皮样囊肿组织),有时肿物有油状物破入脑室,因比重关系,在脑室内自由移动,这也是术前确诊的一个指标。实性部分内可嵌有骨骼、牙齿和软骨,常有毛发混杂期间,有时因陈旧出血,囊内可含有咖啡状液体。

如未成熟性或恶性畸胎瘤,不易识别出骨和软骨,而囊内常因出血而有糜状褐色液体,部分包膜不完整,预示着向周围浸润生长。

2)光镜下观察:光镜下表现为三个胚层组织的分化,如分化成类似成年人组织者,称之为成熟畸胎瘤(mature teratoma),如有类胚胎性或胎儿样不成熟组织者谓之为未成熟畸胎瘤(immature teratoma)。瘤内的内胚层结构可含有消化道和呼吸道组织及各种分泌黏液的腺体；中胚层结构如骨、软骨及肌肉组织;外胚层结构常见为鳞状上皮及神经组织,可见神经胶质细胞,各种分化的神经元、神经胶质,神经管及脉络丛等。畸胎瘤组织中未成熟组织的出现并不意味着肿瘤的恶性变,相反成熟的组织成分亦有存在恶性肿瘤的成分。Willis(1979)指出畸胎瘤成熟的神经上皮亦有时发生转移,而恶性畸胎瘤取决于肿瘤内有无生殖细胞瘤,甚至绒癌成分。因此做肿瘤病理时取点要多,因不同区域的组织成分不同,如取材过少,可漏掉恶性成分。

26.2.3 内胚窦瘤(endodermal sinus tumor)

内胚窦瘤较少见，又称卵黄囊瘤（yolk sac tumor)或卵黄囊癌(yolk sac carcinoma)。内胚窦瘤为胚外结构中多能干细胞分化的产物,以胚胎中胚层及卵黄囊内胚层异常发育为特征，一般肿瘤质地稍韧,可见出血和坏死,肿物可局部浸润,可沿 CSF 在蛛网膜下腔播散,亦可沿 V-P 分流管种植到腹腔。我们遇到 1 例,女性,13 岁,主诉多饮多尿 6 年,头痛呕吐及视力减退 2 个月,MRI 显示鞍上突入第三脑室肿物，行右额后经胼胝体—透明膈—穹隆间入路手术,术中见肿物灰红色,质软,血运丰富,边界欠清,只做部分切除,打通 CSF 循环,病理报告为“卵黄囊瘤”,术后三周复查 CT,肿瘤较术前增大一倍。

1)光镜下观察:内胚窦瘤为原始未分化的上皮细胞,呈扁平状之方形或粒状,排列成不规则迷路状腺样结构,散在分布许多小囊腔,可见粘蛋白,分泌上皮及黏液,纤维细胞原基质,亦可找到由微细血管形成的小球样结构，上覆一层单层立方细胞,凸入扁平细胞构成的腔内,有时可混有生殖细胞瘤或畸胎瘤等 GCTs 成分。

2)电镜观察:超微结构观察,肿瘤细胞核较大,呈卵圆形或有切迹,核仁突出细染色质,细胞呈长方形或不规则形,表面有大量细绒毛,胞核内粗面内质网突出,微粒较大,可见溶酶体,但高尔基复合体不明显,扩大的粗面内质网及核外基质中可见大量高电子密度物质,线粒体中偶见脂质大泡,胞质常出现许多大小不一的微囊肿,内有分泌物。不规则的细胞突相互吻合，把间质分隔成大小不一、形状不规则的细胞外间隙,其中有基底膜样糖蛋白物质及原纤维和少数胶质纤维,核呈不规则状,常染色质分布均匀,核仁突出。

26.2.4 绒毛膜上皮癌(绒癌)(chorion carcinoma)

颅内的原发性绒癌极为罕见,Furukawa(1986)文献上共收集到 61 例,我们遇到 2 例,1 例女性 14 岁,主诉双颞侧偏盲,血清 HCG 增高明显,MRI 显示鞍上肿物,CT 可见钙化斑，手术经右额开颅,经纵裂入路,肿瘤全切除,病理报告为绒癌。另 1 例为男孩 11 岁,头痛呕吐 10d,除双视乳突水肿外无其他阳性体征,MRI 为松果体区肿物，先 V-P 分流,1 周后右额后开颅，经胼胝体—透明膈—穹隆间入路,术中见肿瘤灰红色,直径 5cm,血运不丰,稍韧,做全切除,病理报告为绒癌。

文献上综合的 61 例绒癌中,松果体区占 75%,鞍区占 15%,其余分布在脑其他部位,可血行转移到肺及肝等。

1)光镜观察:肿瘤由两种细胞构成,滋养层细胞:中等大小,细胞边界清楚,胞质丰富;合胞体滋养层巨细胞体积大,有多个细胞核,细胞核形态不规则,且染色质深染,呈嗜伊红染色,并有多个空泡,有滋养层细胞及合胞体滋养层巨细胞形成绒毛的结构。

2)电镜观察:滋养叶细胞呈多边形,边界清楚,较少指状突起;胞质疏电子性,苍白,细胞器贫乏;核大而圆,常染色质为主,核仁突出;基底膜明显。合胞体滋养层巨细胞形态不规则,常形成腺泡腔,核质内含空泡,内积絮状分泌物,高尔基复合体发达,线粒体较小,张力丝成束,核极度异形,核仁大而突出,形成核仁网。两种细胞之间可出现桥粒连接,基质内可有纤维素。

3)免疫组化:HCG 可强阳性,PLAP 可部分阳性,但 AFP 阴性。

26.2.5 混合性生殖细胞肿瘤(mixed germ cell tumor)

即肿瘤内有生殖细胞瘤成分,也有胚胎癌、绒癌或畸胎瘤等各种 GCTs 成分。有人认为混合性生殖细胞肿瘤占 GCTs 的 1/4~1/3。

26.3 神经影像学检查

神经影像学检查包括颅骨 X 线平片,电子计算机断层扫描(computed tomography,CT)和磁共振成像(magnetic resonance imaging,MRI)。颅骨 X 线平片主要观察颅内压增高征和钙化,对肿瘤的诊断作用有限,已不作为常规检查。CT 对 GCTs 的诊断价值远不如 MRI,但肿瘤性质的判断 CT 也是不可缺少的资料。MRI 有较高的软组织对比度和三维成像,可立体显示肿瘤和周围脑组织的结构关系。

MRI 对颅内肿瘤提供的信息较全面,观察的参数包括 T_1,T_2 和质子密度(proton density)。多数肿瘤质子密度增高或长 T_1 和长 T_2,在 T_1 加权像(T_1-weighted images T_1WI)可为等信号或低信号,而 T_2 加权像(T_2-weighted images T_2WI)为高信号。肿瘤内不同的组织构成可使 T_1WI 和 T_2WI 有不同的信号。T_1WI 高信号可能为亚急性或慢性颅内血肿早期,蛋白(高铁血红蛋白)含量高、钙化、黑色素、脂肪等。T_2WI 低信号为钙化、急性出血、慢性血肿,高浓度蛋白液体或血液高速流空影等。由于生殖细胞瘤可沿室管膜或蛛网膜下腔播散,可表现为多灶性,有时在椎管内小的种植灶,此时 MRI 明显优于 CT。

影像学检查需结合临床,对可疑病例加强随诊观察。如基底节生殖细胞瘤出现偏瘫,肢体不自主抖动等典型症状,但 CT 甚至 MRI 检查可无异常表现,常在 1~2 年后才在影像学上有肿瘤占位表现。这种病例文献有过报道,我们也曾遇到过。

26.3.1 CT 检查

CT 检查对 GCTs 的诊断很有价值,尤其对肿瘤钙化和脑室增大或移位提供了重要资料。不同类型的 GCTs 有其特有的 CT 表现。有时结合临床,甚至凭经验就可做出肿瘤的定性诊断。

(1)生殖细胞瘤(germinoma)

CT 平扫为等密度或稍高密度影,可为均匀一致的占位性病变,也可为不均匀甚至呈多囊性肿物。松果体区生殖细胞瘤出现松果体钙化的比率明显高于正常人。Chang(1989)报道鞍上生殖细胞瘤极少有钙化。Srigimama(1994)报道 33 例生殖细胞瘤为稍高或高密度,全部松果体区生殖细胞瘤皆有钙化,多为实质性,偶有多发小囊或单一大囊。Fujimaki(1994)报道 24 例生殖细胞瘤中 19 例行 CT 检查,表现为均匀一致的稍高密度,为圆形、椭圆形或不规则形,边缘稍模糊,无瘤周水肿。肿瘤内有小囊者 4 例,大囊者 3 例,均有散在的多发性钙化斑。我们的资料显示绝大多数松果体区生殖细胞瘤都有钙化。在肿瘤生长过程中,松果体本身钙化呈弹丸状,被包在其中;或钙化在肿瘤的边缘部分,常位于侧方,有时也可被推挤至前方或后方。肿瘤呈圆形,也可形态不规则,有时外观呈蝴蝶形(Butterfly),后者为生殖细胞瘤的特征形表现。瘤体多为实质性,因其前缘在第三脑室后部,受脑脊液搏动的冲击,肿瘤前部常有一个楔形缺口。瘤周多无水肿带。我们的病例肿瘤钙化率在 80%以上。图 26-3-1,图

26-3-2为我们所遇到的典型松果体区生殖细胞瘤的 CT 表现。

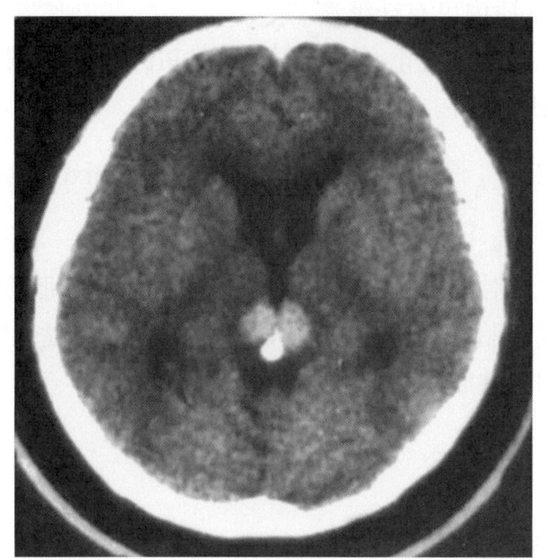

图26-3-1　松果体区生殖细胞瘤，男，17岁

第三脑室后部可见高密度肿物，呈蝴蝶状，后方有弹丸样钙化

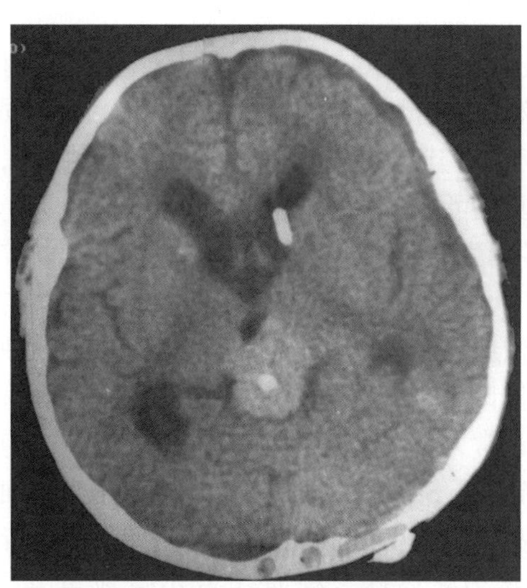

图26-3-2　松果体区生殖细胞瘤，男，13岁

CT 平扫发现第三脑室后部稍高密度影，钙化位于肿瘤中心（该患者为 V-P 分流术后）

鞍上生殖细胞瘤多为实质性肿物，极少有钙化出现。因 CT 只有轴位扫描，故对鞍上生殖细胞瘤的诊断价值明显不如 MRI（图 26-3-3），只有首发症状为多饮、多尿和肿瘤无钙化时才可考虑本病。

基底节、丘脑生殖细胞瘤有其独特的 CT 表现（图 26-3-4）。Komatsu（1989）年报道 2 例底节生殖细胞瘤（皆经病理证实），并复习文献结合该病例探讨了底节生殖细胞瘤早期诊断问题。第一例为男性，8 岁，3 年前出现智力下降和左侧轻偏瘫，行 CT 平扫未见异常，7 岁时再次行 CT 检查仅见松果体有稍高密度影，其内有小的低密度区，无瘤周水肿，右侧皮质有萎缩，经活检证实为生殖细胞瘤，放疗后随诊 2 年无复发。第二例为 13 岁男性，智力差伴右上肢不自主运动 2 年，血清 HCG 增高，CT 显示左底节有稍高密度影，左大脑半球萎缩，经活检证实为生殖细胞瘤，放疗后肿瘤消失，随诊 3 年无复发。Yamada（1980）年报告底节生殖细胞瘤先出现高密度影，其后才有皮质萎缩，这是文献中最先指出的特点。Kobayashi（1981）也报道 1 例首次 CT 未见异常，2 年后才确诊。Soejima（1987）也指出底节和丘脑的生殖细胞瘤不同于松果体区，CT 平扫为边缘不规则、稍高密度的肿物，可有钙化和小囊形成，早期多无占位效应及皮质萎缩，当疾病进一步发展或治疗后才发生同侧皮质萎缩。

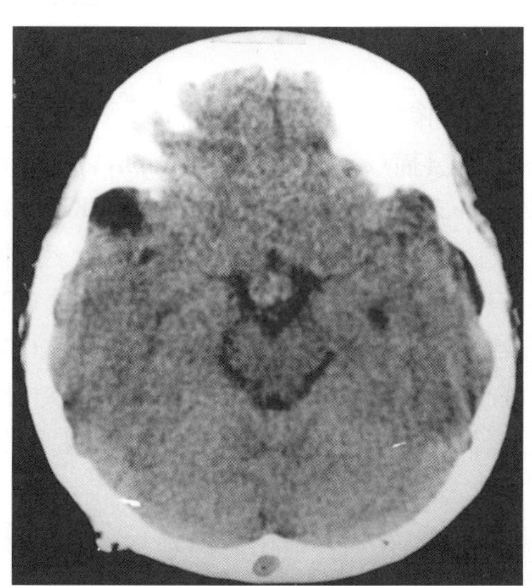

图26-3-3　鞍上生殖细胞瘤，女，12岁

CT 平扫可见鞍上池稍高密度影

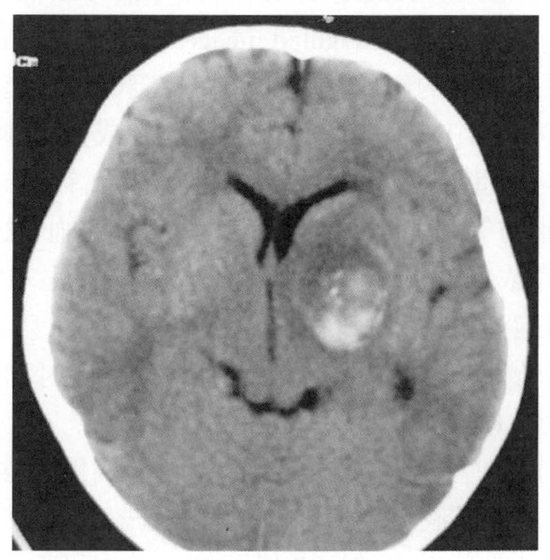

图26-3-4　基底节生殖细胞瘤，男，7岁

CT 平扫可见基底节及丘脑有密度不均的类圆形肿物，可见斑点样钙化

本病的大脑半球萎缩特点为尾状核消失、内囊萎缩、双侧脑室不对称，患侧脑室扩大（常为额角）。Aoyama（1991）报道底节丘脑生殖细胞瘤囊变发生率为57%。Higano（1994）报告次部位生殖细胞瘤边界欠规则，常有钙化和小囊变，该组6例中钙化者5例。Wong（1997）自新加坡报道1例12岁男孩，左侧肢体轻偏瘫2年，CT表现为底节稍高密度肿物，有轻度瘤周水肿，活检证实为生殖细胞瘤。故有作者认为如了解底节生殖细胞瘤在CT平扫中的特点，结合男性儿童，病史长，有进行性轻偏瘫等表现，在早期诊断完全是有可能的。

我们11例底节生殖细胞瘤中CT平扫可见底节稍高密度影，有散在小钙化者6例，多为椭圆形或不规则形，瘤周无水肿或轻度水肿，同侧皮质轻度萎缩者仅2例。但本人在外院会诊过1例12岁女孩，左侧肢体轻偏瘫2年，近一年有轻度多饮多尿，CT可见右侧丘脑底节处有散在钙化斑，有轻微占位效应，无瘤周水肿，同侧皮质轻度萎缩，考虑为生殖细胞瘤，进行诊断性放疗，20Gy，复查肿瘤几乎完全消失，证明诊断确定无疑后继续行放、化疗。近来又遇到1例19岁的男性患者，左侧肢体肌力下降，曾做过CT及MRI，未见异常。近1年病情加重，并出现智力减退。行MRI检查为右基底节占位，行诊断性放疗，18Gy，后肿瘤消失，提示该肿瘤为生殖细胞瘤。

增强CT：当CT平扫发现病变时，应行增强CT扫描。增强CT通常表现为中度到明显的均匀一致的强化，并常把CT平扫时发现的钙化掩盖。少数可表现为强化不均匀。故儿童和青少年男性，CT发现松果体区稍高或高密度肿物，有钙化斑或松果体弹丸状钙化，注药后均匀强化，则高度提示为生殖细胞瘤。而鞍上生殖细胞瘤可为圆形或分叶状，CT平扫为稍高密度影，注药后也有均匀强化。多数学者认为，鞍上生殖细胞瘤少有钙化发生，常与该部位的星形细胞瘤难以鉴别。而底节、丘脑的生殖细胞瘤多为实质性，可均匀或不均匀强化；有时可呈多发囊性，囊壁可有强化。

除上述单发的生殖细胞瘤外，有时也发现有多发性病灶，有学者认为是多中心生长，即不同部位同时产生原发性生殖细胞瘤。我们根据临床实践认为若有2个或3个生殖细胞瘤，其中最大者应为“原发”，而小的病灶则有“种植性”的特点。因生殖细胞瘤的瘤细胞有易脱落到脑脊液中发生播散或种植的倾向。如脑室内可出现广泛的肿瘤影像，有时呈棉絮状，椎管内也可有多发性转移灶，超过3个以上，此时我们称为肿瘤有“播散”。如鞍上、松果体区或侧脑室壁上有3个以内的肿瘤存在时，我们将其称之为“种植”。单纯CT检查易发生遗漏，CT有时不能在同一层面显示鞍区和松果体区肿瘤，尤其某一部位的肿瘤直径不足1cm时，CT平扫可能无法显示，此时MRI的矢状位可清楚地显示这些病变。

（2）畸胎瘤（teratoma）和恶性畸胎瘤（malignant teratoma）

畸胎瘤多发生在儿童和青少年。最常位于松果体，其次为鞍区及其他部位。畸胎瘤是松果体区第二大常见肿瘤，多发生于男性。CT平扫显示肿物形态不规则，呈结节状或明显分叶状，密度多不均匀，多为实质性，可有囊性和钙化或骨化（图26-3-5）。恶性畸胎瘤有时可见到瘤内出血。多发囊性者较常见。CT对钙化和瘤内脂类成分十分敏感，少数畸胎瘤内油质状液体可破入脑室内，CT片上可显示油质因比重不同而随体位的变化在脑室内游动。Fujimaki（1994）认为畸胎瘤和恶性畸胎瘤在CT平扫时很难鉴别，但后者实质部分多，囊性成分、钙化和脂肪相对较少，瘤周水肿则常见。良性畸胎瘤发现时一般体积较大，在松果体区者几乎都有不同程度的脑室扩大。注药后肿瘤有明显强化，但密度极不均匀，有时囊壁强化呈多个环状影。鞍上畸胎瘤发生率远较松果体区低，但鞍区畸胎瘤多为恶性。

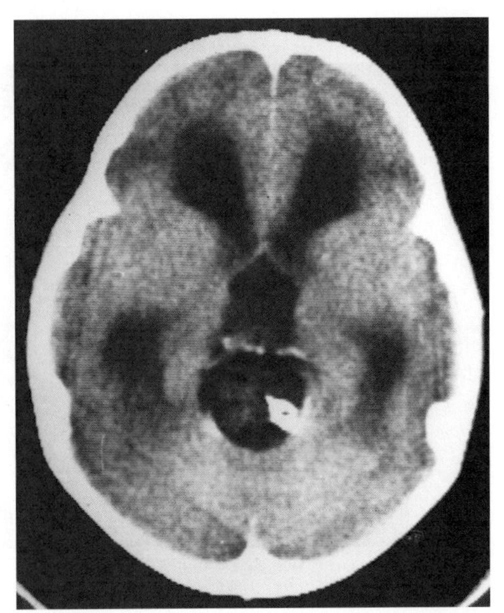

图26-3-5 松果体区畸胎瘤，男，13岁
CT平扫可见松果体区低密度肿物，左右为骨化，前缘为钙化

若囊性成分多或有钙化时则与颅咽管瘤不易鉴别。发生于底节的畸胎瘤少见，位于第三脑室的畸胎瘤体积巨大时可侵入丘脑和基底节。

（3）内胚窦瘤（endodermal sinus tumors）

又称卵黄囊瘤（yolk sac tumor）。CT扫无明显特征性表现，可呈低密度、高密度或混杂密度影，肿物不规则，为无囊变的实质性肿瘤，瘤周有时可见脑水肿。Fujimaki（1994）报告5例卵黄囊瘤，形态各异，呈不规则影。等密度和低密度各1例，3例为低和等密度混杂。注药后有强化，呈实质性者占4/5，瘤周有水肿者占2/5。Chang（1989）报告6例卵黄囊瘤，3例为高密度，3例为低密度，注药后可均匀强化。

（4）绒毛膜上皮癌（choriocarcinoma）

CT平扫为稍高密度影，有时有钙化和出血，注药后明显强化。绒癌血运极丰富，瘤内坏死出血比较常见。如儿童或青少年松果体区或鞍区有瘤内出血者应考虑到绒癌的可能性。但有时出血的高信号可误以为脂肪成分，从而误诊为畸胎瘤。有时因稍高信号占位内有钙化易误诊为生殖细胞瘤，但绒癌的HCG增高可达1000～10000mIU/ml，可有助于鉴别。

（5）胚胎癌（embryonal carcinoma）

单纯颅内胚胎癌极少见。Fujimaki（1994）报告2例，结合文献4例，共6例。CT平扫为高密度影，注药后3例均匀强化，2例为不均匀强化，仅1例有囊变。胚胎癌常为混合性生殖细胞瘤的成分，血和脑脊液中的AFP和HCG均可增高。

（6）混合性生殖细胞瘤（mixed germ cell tumors）

混合性生殖细胞瘤可含有生殖细胞肿瘤的各种成分（如：生殖细胞瘤、畸胎瘤、内胚窦瘤等）。外文献报道占生殖细胞肿瘤的14%～32%。其影像学表现与组成成分有关。如有脂类和钙化骨化等，且点结节状或分叶状，提示有畸胎瘤成分。但若病理仅发现其良性成分而遗漏恶性成分，则因术后治疗不恰当而产生严重后果。

26.3.2 MRI检查

MRI检查诊断颅内肿瘤在诸多方面优于CT。能全面显示肿瘤大小、范围、质地、血供以及肿瘤与周围重要脑组织和血管的关系等。对生殖细胞肿瘤的颅内、脊髓转移灶更有独到之处，对肿瘤的分期、手术入路的选择甚至对放疗范围的确定等都有重要的价值。

（1）生殖细胞瘤（germinoma）

松果体区生殖细胞瘤常为圆形、椭圆形或不规则形。多数作者报道T_1WI为等或稍低信号，T_2WI多为稍高信号，少数可为等信号，注药后均匀强化，边界清楚，有少数强化不均匀（图26-3-6a、b）。MRI检查对于显示小的鞍区肿瘤病灶（小于1cm），脊髓或脑室内等其他部位的小病灶也是CT所无法比拟的。鞍上生殖细胞瘤多自鞍内发展到鞍上，平扫可呈稍高信号，注药可明显强化（图26-3-7a、b）。有的患者可出现明显多饮多尿，MRI上仅见垂体柄增粗或有米粒大的小肿物，经放疗后垂体柄恢复正常，

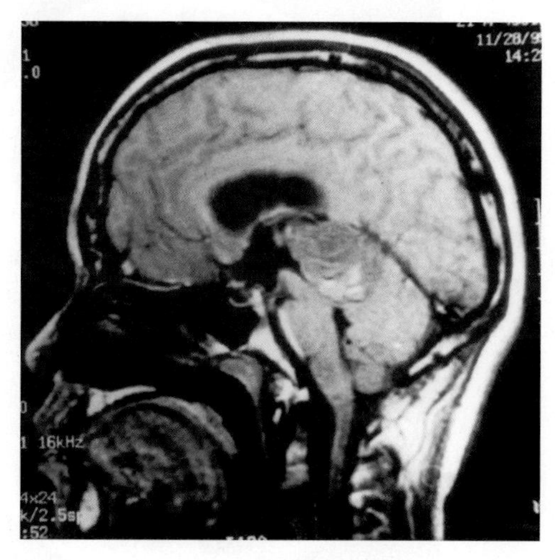

a

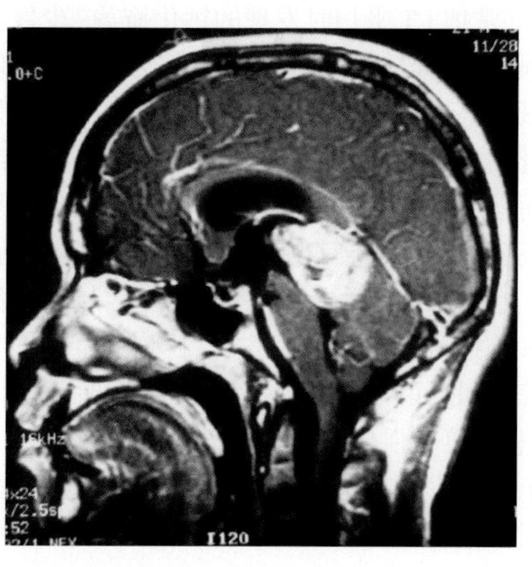

b

图26-3-6 松果体区生殖细胞瘤，男，21岁

a. MRI矢状位T_1WI显示第三脑室后部肿物呈混杂信号

b. MRI注药后肿物有不均匀显著强化

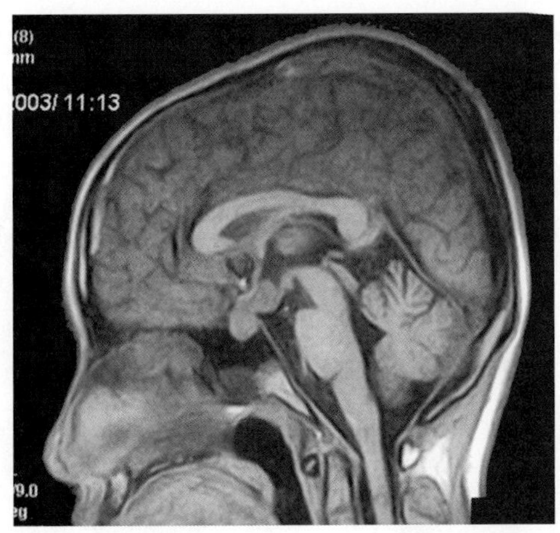

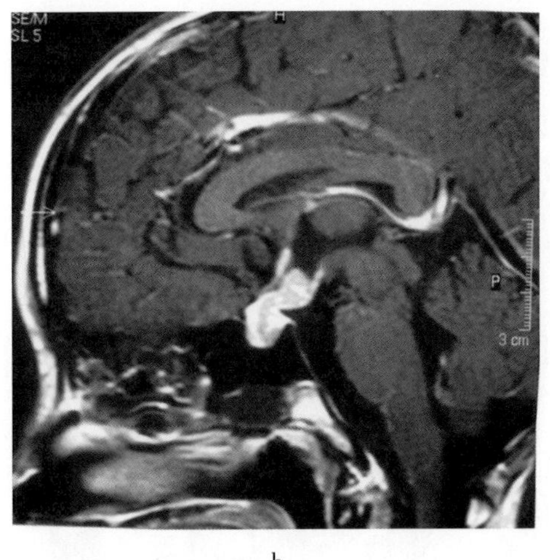

a b

图26-3-7 鞍上生殖细胞瘤，女，15岁

a. MRI 矢状位 T_1WI 显示肿物自鞍内向鞍上发展，并达第三脑室前下部

b. MRI 增强扫描矢状位显示肿瘤明显强化

这也间接证明为早期的鞍上生殖细胞瘤。有文献报道 20%～58%的生殖细胞瘤有小囊变，这些囊变区由蛋白含量高的液体积聚或坏死液化的液体构成，通常较小，有时瘤内还有小出血灶，T_1WI 为高信号。松果体区生殖细胞瘤常侵犯中脑或丘脑，在 T_2WI 上可见周边模糊的高信号影，但经放疗或化疗后，受侵的脑干可基本恢复正常，这可能与脑组织的可塑性有关。Fujimaki（1994）报告 12 例生殖细胞瘤的 T_1WI 为等或低信号，T_2WI 为等或稍高信号，注药后均匀或不均匀强化。Levirier（1992）也报告生殖细胞瘤的 T_1WI 为等或低信号，T_2WI 为高信号，注药后可明显强化。

基底节和丘脑是生殖细胞瘤第三个好发部位，早期 MRI 可无异常发现，随着病情进展，在 T_1WI 上呈等或低信号，而 T_2WI 为好高或混杂信号，有时占位效应不明显（图 26-3-8，图 26-3-9），注药后可均匀或不均匀强化（图 26-3-10）。有的底节生殖细胞瘤呈多囊性改变，国外报道多伴有同侧皮质萎缩。MRI 显示钙化不如 CT。我们遇到 1 例基底节有出血，T_1WI 为高信号，手术证实为生殖细胞瘤内出血。

（2）畸胎瘤（teratoma）

畸胎瘤或恶性畸胎瘤多发生于松果体区，鞍区畸胎瘤多为恶性。因肿瘤由有多种成分构成，故 T_1WI 和 T_2WI 的信号极为混杂，呈结节状或分叶状，可为多囊性，边界较清楚（图 26-3-11）。在 MRI 上畸胎瘤良恶性较难鉴别。但恶性者实质部分多，周

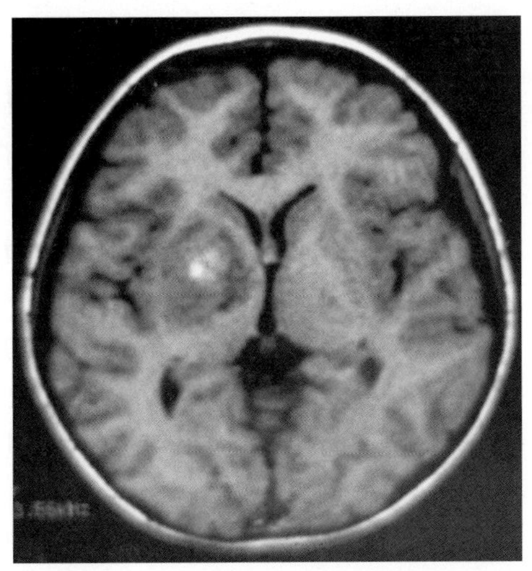

图26-3-8 基底节生殖细胞瘤，男，12岁

MRI 轴位可见基底节区混杂信号影，无明显占位效应

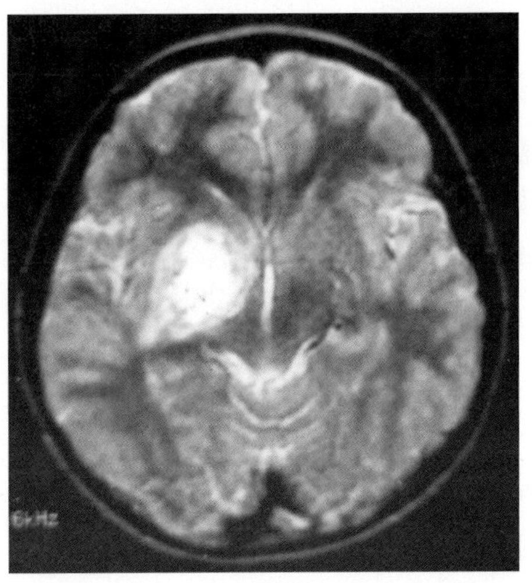

图26-3-9

MRI 轴位 T_2WI 显示右基底节区不均匀的高信号影，占位效应不明显

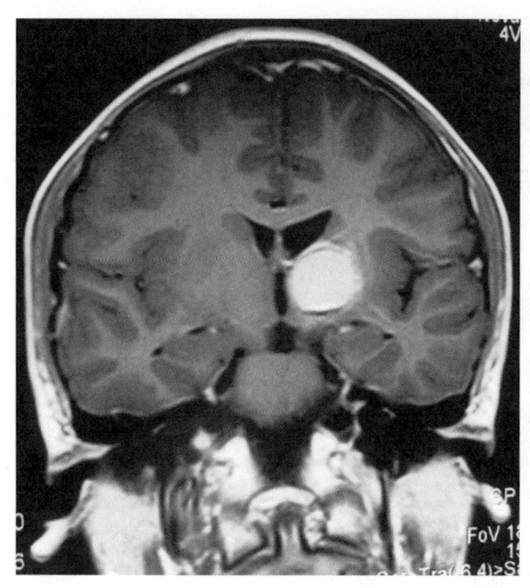

图26-3-10 基底节区生殖细胞瘤,男,10岁

MRI增强扫描冠状位显示基底节区有均匀的高信号肿物,无占位效应,同侧侧脑室反而扩大

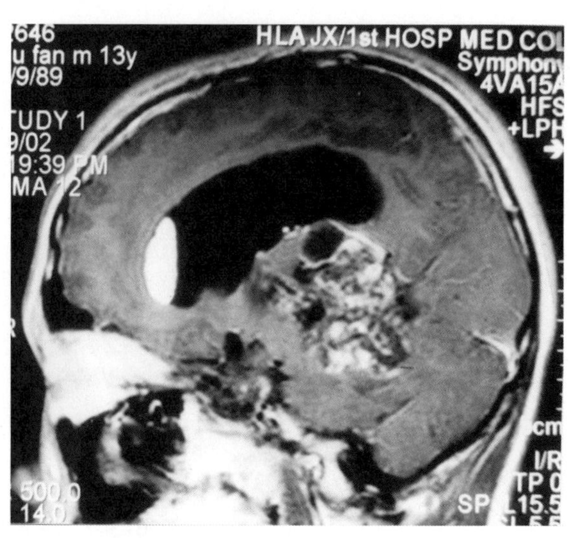

图26-3-11

MRI增强扫描矢状位可见肿物巨大,有不均匀强化,仰卧位侧脑室额角内可见高信号的油脂

围可有水肿。注药后多有明显的不均匀强化。良性畸胎瘤一般无瘤周水肿,钙化和脂类成分较多。术中实质部分坚韧,而恶性者实质部分可呈鱼肉状。个别病例因畸胎瘤形态不规则,虽然体积较大,可仍可使脑脊液循环无阻塞,故脑积水可不明显。我们有的病例脑室内有油脂类液体随体位流动,手术证实为畸胎瘤。

(3)卵黄囊瘤(yolk sac tumor)

MRI检查在T_1WI上肿瘤为等信号,T_2WI为不均匀的高信号,注药后有明显强化,常为不均匀强化。肿瘤如有钙化常与生殖细胞瘤术前不易鉴别。

(4)绒毛膜上皮癌(choriocarcinoma)

中枢神经系统原发性绒毛膜上皮癌极为罕见。血浆中HCG极度增高。本病MRI特点为T_1WI高信号,为瘤内有亚急性出血所致。

总之,GCTs在神经影像学上很有特点,但做出诊断前一定和临床表现及肿瘤标记物的测定相结合才能使诊断更为准确。

26.4 临床表现

依据肿瘤部位、性质、大小等因素决定其症状和体征。肿瘤在松果体区一般引起颅压增高和眼球运动障碍;鞍区可有多饮多尿和发育迟滞;基底节丘脑则为轻偏瘫等。

26.4.1 松果体区GCTs

肿瘤位于松果体区,早期压迫导水管可有颅压增高,继之压迫动眼神经核可导致眼球垂直运动障碍,晚期压迫四叠体下丘造成听力减退、压迫小脑上蚓部或小脑上脚造成走路不稳等,一般病程较短,自20d~1.5年,平均为4个月。

1)颅内压增高:肿瘤突向第三脑室后部梗阻导水管上口,有时使整个导水管受压变扁而狭窄,甚至闭锁以致发生梗阻性脑积水而颅内压增高,表现为头痛、呕吐及视乳突水肿,其他尚有视力减退(视神经继发性萎缩)和双侧外展神经麻痹等。Hoffman(1991)报告32例松果体区生殖细胞瘤有颅压增高27例(84.4%);Sugigama(1994)报告松果体区生殖细胞瘤颅压增高为100%,Bruce(1995)报告160松果体区肿瘤颅压增高占90%,其中需做V-P分流者占1/3。Matsutani(1997)报告79例GCTs,75例有颅压增高(94.9%)。

本组松果体区生殖细胞瘤46例中有视乳突水肿者41例(89.1%),而此部位的畸胎瘤34例中视乳突水肿者32例(94.1%),这可能与畸胎瘤生长更大及较硬韧有关。

2)四叠体受压综合征(又称 Parinaud 综合征):肿物压迫中脑背盖部的四叠体上丘,表现为眼球垂直方向运动障碍,瞳孔散大或不等大。Parinaud(1883)首先提出松果体区肿瘤可造成眼球上视不能,伴瞳孔散大及对光反应丧失,但调节反应存在,这与影响动眼神经在中脑内的核团有关,一般我们将眼球上视不能也可称为 Parinaud 综合征,因实际工作中查到完全典型的 Parinaud 综合征并不多见。有人将此综合征也称作中脑背侧综合征或导水管综合征。(图 26-4-1)

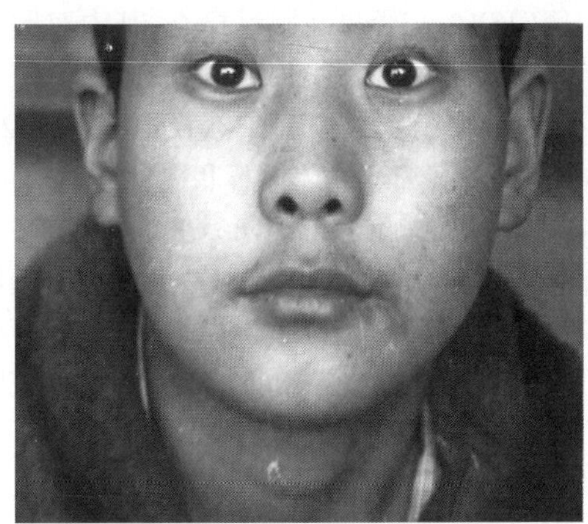

图26-4-1 男,12岁,眼球上视不能

松果体区肿瘤 Parinaud 综合征的发生率各家报告有较大的差别,Jennings(1985)报告 Parinaud 综合征在松果体区的 NG-GCTs 出现的比率为 34%;Hoffman(1991)报告 32 例儿童松果体区生殖细胞瘤中仅 8 例(25%)有此征出现。而 Bruce(1995)报告松果体区肿瘤有 Parinaud 综合征者高达 75%。Sugiyama(1994)报告松果体区生殖细胞瘤 11 例中有 9 例发现此征(81.8%)。Matsutani(1997)报告松果体区肿瘤有 Parinaud 综合征者占 72.4%。Choi(1998)报告松果体区生殖细胞瘤有此征者占 53.3%。

我们松果体区生殖细胞瘤 46 例中有上视不能者 15 例(32.6%),而此部位的畸胎瘤 34 例中有上视障碍者 14 例(41.2%)。我们认为 Parinaud 综合征的发生率与肿瘤大小、形态、部位和肿瘤性质有很大关系,一旦有此征出现,不仅提示肿瘤部位,也预示着肿瘤较大且中脑受压已较严重。畸胎瘤此征发生率在本组较生殖细胞瘤高出近 10%,其原因值得我们思考。

3)内分泌症状

A. 性早熟:多数性早熟为松果体区畸胎瘤,极少数表现为性征发育停滞或不发育。有作者指出松果体的浸出液可提出半提纯物,过去曾被称为促性腺激素因子(Antigonadotropic factor),现称为褪黑激素(Melatonin),它可抑制垂体前叶的功能,特别是降低垂体前叶内促性腺激素的含量和减少这种激素的分泌。儿童和青春前期松果体腺体的功能十分活跃,因而抑制了性征发育;到青春期开始,逐渐退化而使性征得以发育。这可以解释儿童松果体区肿瘤破坏了松果体腺的正常分泌,使其性征提前发育而显示性早熟(Precocious puberty)。当然这是一种假说,实际上性早熟的机理十分复杂,有待于进一步研究。奇怪的是松果体区畸胎瘤绝大多数为男孩(图 26-4-2),本组有性早熟者 6 例,皆为男孩畸胎瘤患者(占松果体区畸胎瘤 34 例的 17.6%),很少松果体区生殖细胞瘤有性早熟体征。

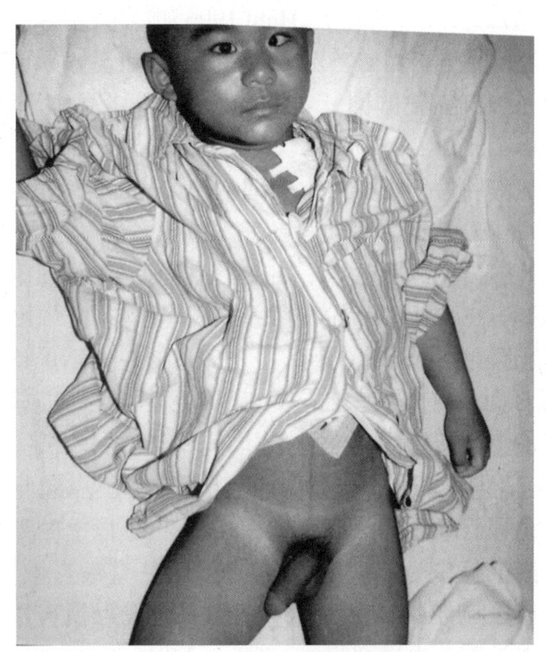

图26-4-2 男,6岁。松果体区畸胎瘤所致性早熟

B. 多饮多尿:可见于松果体区生殖细胞瘤患者,其原因可能是松果体区生殖细胞瘤脱落的瘤细胞种植到漏斗隐窝,而发生垂体柄附近的生殖细胞瘤有关,松果体区生殖细胞瘤在 CT 及 MRI 上能显示三室前部有较小的肿瘤(早期已有尿崩症,但鞍上可很长时间看不到肿瘤影像)。

4)其他脑受压征

A. 肿瘤生长较大时可压迫四叠体下丘或内侧膝状体而出现听力减退,本组有听力减退者 5 例,其中 4 例为畸胎瘤,占此部位畸胎瘤 34 例的 11.8%,而生殖细胞瘤在此部位听力有损害者仅 2 例。

B. 小脑体征:肿瘤向后下发展可压迫上蚓部和

小脑上脚，出现躯干性共济失调及眼球震颤。Poppen（1968）报告 45 例中有小脑体征者 7 例（15.6%）；Shokry（1985）也指出肿瘤侵及小脑可引起共济失调。本组引起躯干性共济失调者 4 例（11.8%），皆为松果体区畸胎瘤患者，有 1 例为本病的首发症状。这几例皆为肿瘤较大，且向下生长，压迫小脑上蚓部甚至挤压小脑与脑干的联系纤维，故表现为走路不稳。

C. 少数可有癫痫发作，单侧或双侧锥体束征，甚至可昏迷，为颅内压增高、颅内肿瘤播散或中脑受压所致。

26.4.2 鞍上 GCTs

传统上认为生殖细胞瘤第一位发生在松果体区，第二位发生在鞍上，Huh（1996）报告发生率后者超过松果体区而居首位，因病理学特点与松果体区生殖细胞瘤相同，故称为鞍上生殖细胞瘤（suprasellar germinoma）。Matsutani（1997）称鞍上生殖细胞瘤为神经垂体生殖细胞瘤（neurohypophyseal germinoma）。生殖细胞瘤在此部位可发生在鞍内，也可从鞍内向鞍上生长，如称之为鞍区生殖细胞瘤（sellar region germinoma）更为贴切。本文中沿用“鞍上”这一名词主要是和大多数国外文献保持一致。通常鞍上生殖细胞瘤表现有“三联征”：即尿崩症、视力减退和垂体功能低下。

1）尿崩症：此部位肿瘤起源于神经垂体，早期浸润和破坏垂体后叶引起尿崩症，90%以上的病例以尿崩症作为首发症状，常常多年一直被当做“原发性尿崩症”来对症治疗，直到视力视野损害才被发现为鞍上生殖细胞瘤。Takeuchi（1978）报告鞍上生殖细胞肿瘤有尿崩者占 83%；Sugiyama（1994）报告鞍区生殖细胞瘤有尿崩症者占 92.3%；Matsutani（1997）报告 50 例位于神经垂体的生殖细胞肿瘤中有尿崩症者占 86%。我们位于鞍上的生殖细胞瘤 47 例中，症状为多饮多尿者占 89.4%（皆为首发症状），而鞍区畸胎瘤 9 例中有尿崩症者 7 例（77.8%）。为了能做到鞍上生殖细胞瘤的早期诊断，我们应对有尿崩症的儿童一律做 CT 或 MRI 检查，因我们有 6 例鞍上生殖细胞瘤尿崩症的病史超过 4 年迟迟未能引起重视，直到出现视力视野障碍才被确诊。多数有尿崩症者皆有消瘦，面色苍白或萎黄，皮肤干燥，发育矮小，故一般为“瘦小枯干”，我们遇到 1 例 8 岁女孩，多饮多尿 1 年，矮小，极度消瘦，体重才 25kg，经诊断性放疗后肿瘤缩小 89%，多饮多尿好转，体重在 1 个月内增至 32kg。极个别可有轻度向心性肥胖。

2）视力视野障碍：肿瘤浸润和压迫视神经及视交叉可引起视力视野障碍，Takeuchi（1978）报告 32 例鞍上生殖细胞瘤中有视力视野障碍者占 78%，主要表现为视力减退，视野多为双颞侧偏盲，个别有同向性偏盲或视野缩小。Sugiyama（1994）报告鞍区生殖细胞瘤有视力减退者占 38.5%；Yoshida（1998）报告 51 例鞍上生殖细胞瘤首发症状为视野缺损者达 23 例（45.1%），皆先在眼科检查，其中双颞侧偏盲占 33%，同向性偏盲占 29%。

本组生殖细胞瘤 47 例中有视力减退者 21 例（44.6%），视野多为双颞侧偏盲和视野缩小；而畸胎瘤 9 例中有视力减退者 6 例（66.6%）。

3）垂体前叶功能减退：肿瘤浸润和压迫垂体前叶，造成其内分泌功能减退，儿童表现为发育停滞（矮小及性征不发育），成人可性欲减退、阳痿或闭经等。Takeuchi（1978）报告鞍上生殖细胞瘤儿童生长发育停滞者占 39%（GH 分泌减少所致），成人性功能减退者 17%。Matsutani（1997）报告 12 岁以上女孩 14 例中 13 例（93%）有闭经（原发性或继发性），而 33 例 15 岁以下的儿童中 10 例（30%）出现生长发育停滞。Sugiyama（1994）报告鞍区生殖细胞瘤有垂体功能低下者占 53.8%。本组鞍区生殖细胞瘤 15 岁以下者 38 例中有 22 例生长矮小和性征不发育（57.9%）；16 岁以上者 9 例中有停经或性欲减退者 6 例（66.6%），其中 2 例女性除停经外尚有溢乳，血液检测 PRL 明显增高。故总的垂体前叶功能减退者本组共有 28 例（59.6%）。

4）其他症状：肿瘤生长较大可梗阻室间孔（Foramen of Monro），造成颅压增高，双侧脑室扩大，表现为头痛、呕吐，本组有 8 例（17.0%）；Sugiyama（1994）报告有颅压增高者 23.1%。本组有 1 例出现癫痫发作（颅内广泛播散），有 1 例鞍区生殖细胞瘤男孩有性早熟。这种情况 Kilanaka（1994）报告 1 例 6 岁女孩为鞍上未成熟畸胎瘤分泌 HCG 引起性早熟。Matsumura（1998）报告 2 例儿童生殖细胞瘤，皆为男孩，1 例在底节，第二例位于松果体区，患儿同时存在 Down's 综合征（即先天性心脏病，胃肠道疾病和代谢疾病），文献上报告 13 例脑瘤合并 Down's 综合征，其中 11 例组织学证实的脑瘤中 10 例为生殖细胞瘤。如海绵窦受累可出现头痛、视力下降和眼肌麻痹。Poon(1988)报道1例,为28岁女性,有左海绵窦综合征,经活检后病理证实为鞍内生殖细胞瘤侵入左侧海绵窦内。

26.4.3 基底节和丘脑 GCTs

颅内 GCTs好发于松果体区和鞍区, 发生在基底节和丘脑者相对少见,但明显比颅内其他部位发生率高。Anno(1990)报告此部位生殖细胞瘤发生率为5%~10%。基本上只发生于男孩,文献上仅报告过2例发生在女孩 (Tamaki,1990 及 Ono,1986),其临床表现和神经影像学有其特征。

本病主要表现为进行性轻偏瘫,开始可先在上肢或下肢,进展缓慢,病史多数在1年以上。文献报告几乎皆为男孩,女孩偶见。Higano(1994)报告6例底节和丘脑的生殖细胞瘤,皆为男孩,表现为慢性进行性偏瘫者5例,有1例有性早熟,其中MRI有3例可见同侧脑干萎缩, 其中同时有半球萎缩者1例。Nagata (1998) 认为引起半球萎缩的原因为Wsllerian变性, 即肿瘤浸润和毁坏了脑的白质,尤其是内囊的神经纤维是发生皮质萎缩的原因;他报告1例女孩12岁, 右侧肢体进行性力弱2年,CT显示左底节有钙化灶,MRI显示病灶在尾状核、豆状核及内囊前肢,CT及MRI注药均无强化,同侧大脑半球有萎缩, 患侧脑室扩大和轻度同侧移位,T_2像为高信号;HCG、AFP及CEA均为阴性。影像为生殖细胞瘤或胶质瘤而行左额开颅肿瘤次全切除,术后行全脑放疗36Gy,随诊已4年,能正常在校学习。本病晚期才出现头痛、呕吐等颅压增高症状。

本组11例皆为男孩,最小7岁,最大32岁,平均为9.2岁,首发症状皆为进行性一侧肢体力弱,颅压增高不多见,有视乳突水肿者仅2例。近几年,我们诊治的基底节生殖细胞瘤中已至少有4例为女性患儿(总例数40例以上,其中女性约占1/10)。基底神经节区生殖细胞瘤发病早期,当影像学改变不明显时,我们归纳了以下6条临床表现,以便引起注意,达到早期诊断:

1)男性儿童、少年。

2)一侧肢体轻度力弱伴动作笨拙,进展缓慢,病史在数月至数年以上。

3)CT无明显改变时,在MRI的T_2像表现出点状散在高信号病灶,无明显边界,并伴同侧额颞叶轻度萎缩(表现为侧裂池增宽)。

4)血清学检查;约30%左右的患者HCG呈轻度升高。

5)智力轻度减退。

6)性早熟。

1)、2)同时存在,再加其他任意一项,即高度怀疑生殖细胞瘤。如前4项中的任意3项或6项中的任意4项存在,同样高度怀疑生殖细胞瘤,这其中血清学HCG轻度升高意义最大。

由于生殖细胞瘤对周围组织的浸润和瘤细胞脱落在CSF中引起种植和播散,国外文献从临床上将生殖细胞瘤分为单发性、多灶性和播散性三种。我们将颅内生殖细胞瘤分为单发性、种植性(颅内有2~3个病灶)和播散性(脑室内和/或脊髓多处有肿瘤广泛性种植),这样更反映出颅内GCTs的生物学特性。GCTs在蛛网膜下腔播散可有脑膜刺激征。有些恶性GCTs可于颅外播散。有报道称绒癌、胚胎癌和生殖细胞瘤颅外转移的发生率为3%, 主要转移到肺脏和骨骼。我们有2例恶性畸胎瘤发生肺转移。

26.5 肿瘤标志物

肿瘤标志物(tumor makers)为肿瘤产生的生物学物质,它的存在可指示出某种肿瘤的存在,如生殖细胞瘤产生不同种类的胚胎蛋白。很多文献指出某些标志物在血清和脑脊液中增高对GCTs的诊断有特殊的价值。良性畸胎瘤的肿瘤标记物为阴性。因多数生殖细胞瘤都伴有颅内压增高,较难获取CSF,而通过脑室穿刺得到的CVF测定肿瘤标记物则更具有诊断价值。

肿瘤标志物在GCTs中可检测到很多种,临床上测定较多的为alpha-fetoprotin (AFP),human chorionic gonadotropin beta (β-HCG),human placental alkaline phosphatase(PLAP)和 carcinoembryonic antigen(CEA)等,这些标志物阳性说明存在GCTs的可能性。Tada(1998) 指出AFP其分子量为65千道尔顿(KDa),是人类胎儿主要血清蛋白,正常儿童为1~10ng/ml,胎儿为13~80ng/ml,GCTs可在有内胚窦瘤、胚胎

癌、未成熟畸胎瘤和含有以上成分的混合型 GCTs 时升高，在有内胚窦瘤时可 >1 000ng/ml。HCG 分子量为 45Kda，这是正常胎盘合体滋养层细胞分泌的。Matsutani（1997）报告血清 HCG 升高在绒癌为 100%，胚胎癌为 50%，而生殖细胞瘤中有 10% ~ 30%HCG 升高，故 HCG 轻度增高可肯定生殖细胞瘤的诊断，而 HCG 不高则不能排除生殖细胞瘤。但其值超过 1 000mIU/ml 时几乎皆为绒癌和有绒癌成分的混合性生殖细胞瘤。我们有 1 例绒癌患者其血清中的 HCG 值高达 18 600IU/L。一般说有 STGC 者血清 HCG 在 0.5 ~ 200mIU/ml，多数在 100mIU/ml 以下，HCG 越高则预后越差。Sano(1995)指出 HCG 增高可能为绒癌或混合性生殖细胞瘤伴绒癌成分或生殖细胞瘤有 STGC 者，如绒癌常常大于 2 000mIU/ml，而有 STGC 的生殖细胞瘤则少于 1 000mIU/ml，如 AFP 阳性则为内胚窦瘤或混合性生殖细胞瘤有内胚窦瘤成分。癌胚蛋白(CEA)是一种糖蛋白，分子量为 318KDa，在畸胎瘤、胚胎癌、绒癌和一些内胚窦瘤中可升高。故 CEA 的增高表明存在着 NG-GCTs，但非特异性，其意义不大。而 PLAP 是细胞表面的糖蛋白，分子量为 68KDa，胎盘的合体滋养层细胞可正常表达。Higamo(1994)指出绒癌 HCG 明显升高，卵黄囊瘤则 AFP 阳性，胚胎癌则 HCG 及 AFP 皆阳性，而纯生殖细胞瘤无 STGC 者 AFP 及 HCG 均为阴性。Tada(1998)指出用免疫组织化学方法测定 PLAP，生殖细胞瘤中阳性者占 75% ~ 100%，而 NG-GCTs 中阳性者为 33% ~ 86%。PLAP 虽对生殖细胞肿瘤的诊断有帮助，但尚无特异性，很难将其应用于 GCTs 亚型的鉴别诊断。上述标志物在 CSF 中测定更为敏感，乃因这类肿瘤细胞可在 CSF 中扩散。

肿瘤标志物阳性者肯定存在有来源于胚生殖细胞的肿瘤，其诊断的价值不亚于病理诊断，如 AFP>25ng/ml 和/或 HCG>50IU/L 几乎可肯定存在 NG-GCTs，应先予以化疗 + 放疗，有肿瘤残存时再手术切除。如 HCG<50IU/L 和 AFP<25ng/ml，PLAP 为阳性，估计为纯生殖细胞瘤。近年发现一种称为 C-kit 的蛋白在纯生殖细胞瘤中广泛表达而 NGGCTs 中为阴性。

肿瘤标志物对制定治疗方案有重要参考价值，即标志物阳性或极高时应加大治疗力度，治疗后标志物转为阴性时是病情好转的指标之一；若阴性再度转为阳性则说明可能肿瘤复发，故肿瘤标志物是监测 GCTs 患者病情的重要指标。Ono(1991)指出，当生殖细胞瘤体积很小时，PLAP 也可能为阴性。血清和 CSF 中 PLAP 升高，其他为阴性，则生殖细胞瘤机会大。Shinoda(1988)测定 3 例生殖细胞瘤（分别为松果体区及鞍上 1 例，基底节 1 例及鞍区及脑室壁播散 1 例）的 PLAP 血清测定结果为 0.5 ~ 3.78IU/L（正常应<0.2IU/L），2 例 CSF 中 PLAP 分别为 0.83 和 9.83IU/L（正常应<0.1IU/L），他认为 PLAP 升高强烈提示有生殖细胞瘤的存在。

26.6 诊断和鉴别诊断

26.6.1 诊断

了解本病临床特点和影像学表现后做出颅内 GCTs 的诊断并不困难，有以下情况几乎可以定性：

1）儿童或青少年期首发症状为尿崩，数月或数年后出现视力减退，CT 可见鞍上有低或等密度肿物，MRI 在 T_1 像可见鞍上等或低信号，T_2 像为均匀一致的高信号；病人有消瘦和发育迟滞，应初步考虑为鞍上生殖细胞瘤。

2）男性儿童患者有头痛、呕吐和视乳突水肿，眼球上视困难，CT 示松果体区有等或稍高密度实性肿物，有中心或周边弹丸状钙化或散在细小钙化斑，尤其是肿物呈蝴蝶形者，MRI 在 T_1 像为等或稍低信号，T_2 像为高信号，CT 或 MRI 在注药后有均匀一致明显强化，有梗阻性幕上脑积水，应当考虑为松果体区生殖细胞瘤。

3）当病人首发症状为尿崩症或颅压增高症状，CT 及 MRI 在松果体区和鞍上同时发现两个肿瘤，应当可以确诊为颅内生殖细胞瘤有鞍上种植（国外称为“多灶性”生殖细胞瘤）。如在鞍上或松果体区有肿瘤同时还存在脑室内广泛性播散，这两种情况皆可不用活检而确诊为颅内生殖细胞瘤。

4）如患儿多饮多尿为首发症状，CT 和 MRI 显示鞍上混杂密度或信号，注药后明显不均匀强化，有时呈多囊性,可初步诊为鞍上畸胎瘤。文献及我们的经验证明鞍上的畸胎瘤未成熟性(恶性)明显多于成熟性(良性)。

5)男性患儿有颅压增高症状,眼球上视受限,尤其有性早熟者,CT 和 MER 可见松果体区由混杂信号肿物,呈结节状或分叶状,注药后有明显不均匀强化,呈多囊性,有骨化组织,囊变部分 CT 值类似脂肪,幕上脑积水,可初步诊断为松果体区畸胎瘤。

以上指症状、体征和影像学比较典型的诊断较易,但不典型表现的颅内 GCTs 也不在少数,以下方法有助于诊断:

(1)CSF 细胞学检查

此项检查基于生殖细胞瘤或恶性 NG-GCTs 的瘤细胞常常脱落于 CSF 中,此时取 CSF 送病理科做细胞学检查,有些可查到瘤细胞,此时结合临床可确诊为颅内 GCTs。做此项检查的前提是患者颅内压不高。如眼底有视乳突水肿,则不应做腰椎穿刺,因 CSF 流失可诱发脑疝危象。

(2)肿瘤标志物

详见 24.8,如肿瘤标志物阴性,不能排除 GCTs,但如阳性对颅内 GCTs 诊断有很大参考价值。如 HCG 和 AFP 皆高应考虑为胚胎癌或混合性生殖细胞瘤。AFP 升高明显提示可能为内胚窦瘤,HCG 中度升高表明可能为有 STGC 的生殖细胞瘤。而 HCG 若 >1 000mIU/mL,则考虑为绒癌或含有绒癌成分的混合性生殖细胞瘤。我们遇到 1 例绒癌患者,其 HCG>10 000mIU/mL。

(3)诊断性放疗

这种方法是由于生殖细胞瘤对放射线有极高度的敏感性,有时极小的剂量可取得很明显效果。习惯上称为实验性放疗,因易引起误解,近几年我们改称为诊断性放疗。国外文献提到做几次 CT 检查肿瘤即消失。外院遇到 1 例患者女性 13 岁,因多饮多尿就诊,CT 及 MRI 检查确定为鞍上肿瘤,突入第三脑室,已梗阻室间孔,但在 2 周后手术探查鞍上及第三脑室均未找到肿瘤,复查 CT 示肿瘤已完全消失,考虑为生殖细胞瘤在 CT 检查后消退。我们还遇到 1 例儿童考虑鞍上生殖细胞瘤,多饮多尿和视力减退,视力已极差,只放疗一次(2Gy)家属顾虑失明拒绝继续放疗而要求手术治疗,但手术前复查 CT(放疗后 2 周),发现肿瘤已基本消失(缩小大于 90%),险些造成手术的“阴性探查”。传统上国内外皆把试验性放疗定为 20Gy,达到此剂量后复查 CT,如肿瘤缩小＞80%,可以确诊为生殖细胞瘤。Asai(1989)及 Schwartg 指出 20Gy 对儿童来说也可有明显后遗症,故主张先做活检而不做诊断性放疗。但我们也遇到放疗 5Gy 或 10Gy 肿瘤基本消失的病例(图 26-6-1a、b),故近几年我们将诊断性放疗剂量定为 10Gy 则更为稳妥,因放射线剂量的增加对人体的损伤是人所共知的。但我们也遇到过对放疗反应迟缓的病例:早年有 1 例儿童考虑为鞍上生殖细胞瘤,诊断性放疗 20Gy,结束后复查 CT,见肿瘤缩小不明显;2 月后家长带患儿来院手术,第二次复查 CT,肿瘤已完全消失;再做 MRI 检查,亦未发现肿瘤残余,这说明该患者生殖细胞瘤诊断基本成立,但反应如此迟缓应警惕是否有极小量的 NG-GCTs 成分存在。我们也遇到过诊断性放疗结束后肿瘤完全

a

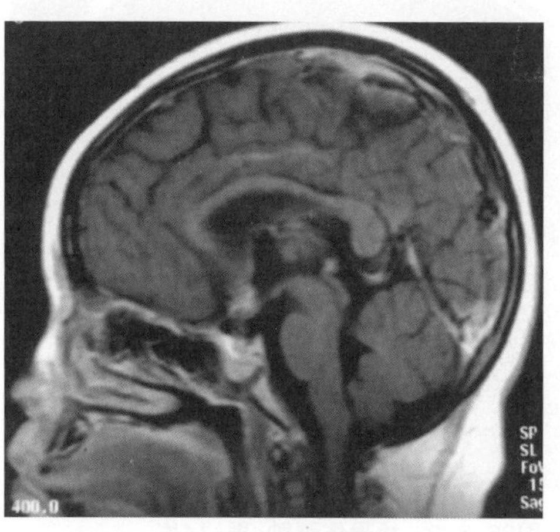

b

图26-6-1

a. 鞍上生殖细胞瘤; b. 诊断性放疗 10Gy 后肿瘤缩小 90%以上

消失,但半年至2年后肿瘤迅速增大,手术探查证实为未成熟畸胎瘤。有些病例放疗后肿瘤不缩小反而增大(至少3～4例),手术证实为未成熟畸胎瘤或绒癌,我们考虑为瘤细胞受刺激而生长加速的结果。

(4)肿瘤活检(biopsy)

对生殖细胞细胞肿瘤是否活检仍存在争议。活检只用于肿瘤标记物阴性者,可以获得肯定的组织学诊断,其死亡率和并发症较低,但因有时取材有限而少数病例有可能导致诊断不确切。

26.6.2 鉴别诊断

松果体区GCTs需与下列疾病鉴别:

(1)松果体囊肿

为良性病变,国外尸检存在率高达40%。多数较小,只有在MRI检查时偶然发现。多数在MRI上松果体区由小而圆的囊肿,注药后轻度环形强化,有时囊肿较大可稍压迫四叠体上丘,(图26-6-2,图26-6-3)CT示囊内液体与CSF比等至高密度,多无临床症状,也不引起脑积水,绝大多数不需手术治疗。我们遇到1例松果体囊肿患者,有严重的头晕,但无颅内压增高症,也无Parinaud综合征。经手术证实为"松果体囊肿"病理显示有神经胶质细胞,其GFAP免疫组化为阳性,术后患者头晕消失。但也有的松果体囊肿体积大,压迫中脑导水管使之闭锁而有颅压增高和幕上脑室扩大,此时可V-P分流或直接手术切除。

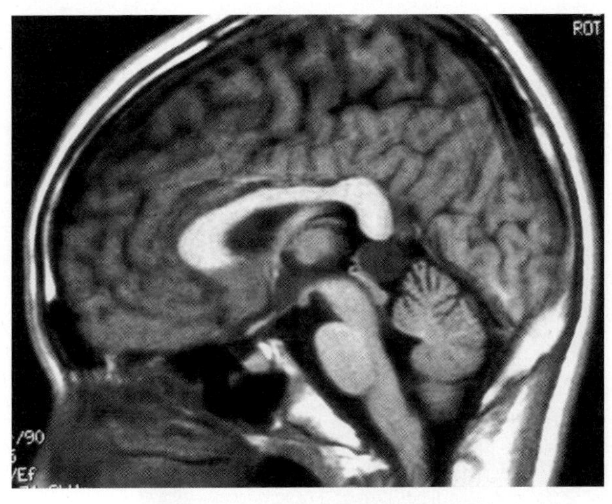

图26-6-2 松果体囊肿,男,14岁

头部外伤后偶然发现,无症状。MRI矢状位可见四叠体池内有圆形低信号肿物

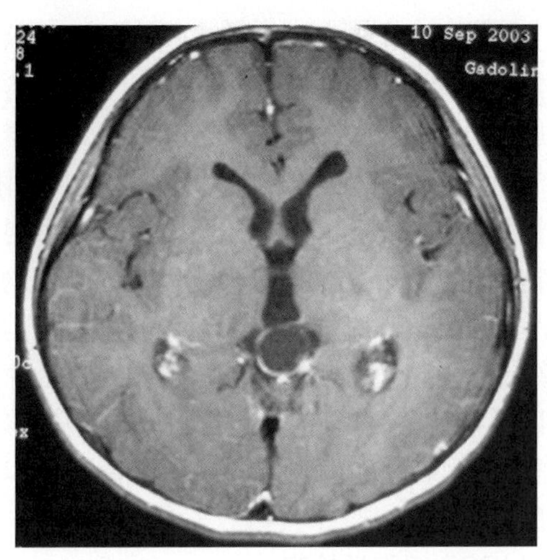

图26-6-3 松果体囊肿,女,7岁

MRI增强扫描轴位可见中心为低信号,囊壁环形强化

(2)松果体细胞瘤

即来源于松果体实质细胞,包括松果体细胞瘤和松果体母细胞瘤,前者多为边界清楚的圆形病变,很少通过CSF播散;松果体母细胞瘤为恶性,局部浸润,通常体积较大,质地不均匀。松果体细胞瘤周边可有钙化,注药后可有均匀或不均匀增强,有时神经影像上不易与松果体区GCTs区别,但松果体实质细胞肿瘤无性别倾向,平均年龄较GCTs者大(多在20岁以上的成人)。(图26-6-4a、b)

(3)神经胶质瘤

多为星形细胞瘤,极少数为室管膜瘤、胶质母细胞瘤或低分化胶质瘤,起源于四叠体或第三脑室后壁。星形细胞瘤在儿童通常可很小,但早期引起梗阻性脑积水,MRI见肿物比较局限并与四叠体融为一体,压迫导水管,使其狭窄或闭锁,注药后多不强化或轻度强化,有时可见受累的丘脑和脑干出现肿胀,在T_2像上可见高信号。如为较恶性的胶质瘤,则可明显不均匀强化,边缘模糊。

(4)脑膜瘤

松果体区脑膜瘤少见,多为成人(常发生于40～60岁),常起源于小脑幕切迹游离缘,可在正中,也可偏向一侧。肿瘤常为圆形或椭圆形,CT为均匀稍高密度,MRI在T_1像为均匀等或稍高信号,注药后可明显均匀强化,并可显示在小脑幕上有脑膜尾征(冠状扫描显示更为清楚)。

我们也可从松果体区肿瘤的影像学上做出鉴别诊断:①囊性并无强化的肿瘤,MRI的T_1WI表现为低信号,T_2WI为高信号或等信号。导水管无梗阻,多为松果体囊肿。也可为其他囊肿,如蛛网膜囊肿或上

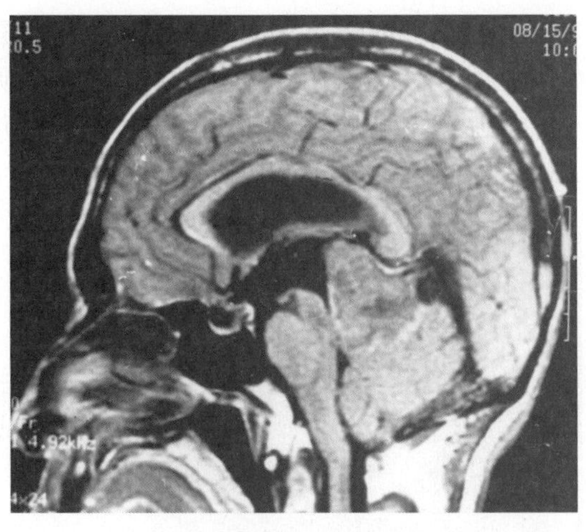

a

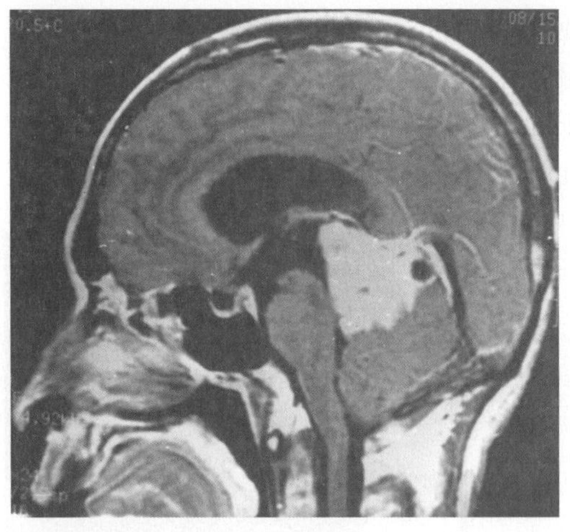

b

图26-6-4　松果体细胞瘤，男，48岁

a. MRI 矢状位 T_1WI 显示第三脑室后部等信号肿物

b. MRI 增强扫描矢状位显示肿物均匀明显强化，边界欠清，后部有小囊变

皮样囊肿等。②如该部位有脂肪类物质则为皮样囊肿或畸胎瘤。③如肿瘤局限在顶盖，呈等信号，多为低级别星形细胞瘤。④如松果体区有肿瘤，而鞍上同时存在另一肿瘤，则很可能是生殖细胞瘤。⑤如肿瘤有新或陈旧性出血，多为 GCTs。其中最可能为绒癌。以上几点对松果体区肿瘤的性质鉴别极有帮助。

鞍区或鞍上（sellar region or suprasellar）GCTs 需与下列疾病做鉴别诊断：

（1）颅咽管瘤（Craniopharyngioma）

多发生于儿童，可位于鞍内、鞍上及鞍旁，多数可突入第三脑室而梗阻室间孔。CT 为囊性、实性和二者混杂，常有大囊，形态不规则，有的垂直向上生长，可超过室间孔；有时横向生长，向前达额底，向外后可达 CPA，向侧可深入颞叶，向后可充满脚间池，使脑干向后移位。CT 以钙化为特点（钙化率大于 90%），为周边蛋壳样，也可在瘤内呈斑块状散在钙化，愈接近鞍部钙化愈明显（图 26-6-5）。MRI 在 T_1 像显示为高低不同信号，尽管囊性成分和实性成分在 T_2 像皆为高信号，但囊性区的胆固醇成分比实性成分信号还高。颅咽管瘤为先天性，多有儿童垂体功能低下，发育矮小和性征不发育。有时也呈向心性肥胖，生殖器呈幼稚型。症状中不像鞍上 GCTs 以尿崩为首发症状，颅咽管瘤首发症状为视力视野改变和颅压增高症，尿崩症发生率低（30%左右）且常在肿瘤的晚期才出现。

（2）丘脑和视交叉胶质瘤（optic or optic chiasmal glioma）

是鞍区第二位常见的肿瘤，多数为毛细胞型星形细胞瘤。可发源于丘脑下部，也可发源于视交叉，肿瘤巨大时很难判断具体的原发部位。发病年龄较

图26-6-5　颅咽管瘤，男，8岁

CT 平扫可见第三脑室内有囊性肿物，周边有蛋壳样钙化

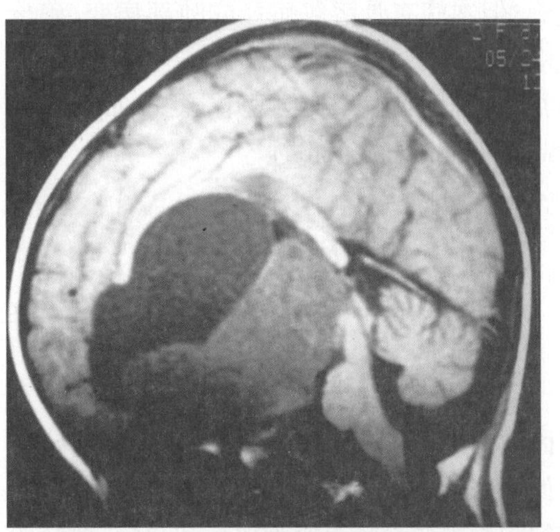

图26-6-6　下丘脑星形细胞瘤，女，2岁

MRI 矢状位显示巨大鞍上囊实性占位，脑干后移并竖直

生殖细胞肿瘤小，在婴幼儿中常有明显消瘦，肿瘤体积通畅巨大（直径常超过 6cm）（图 26-6-6）下丘脑星形细胞瘤多为实性，CT 为等或稍低密度，注药明显强化（图 26-6-7a、b），MRI 在 T_1 像为等或稍低信号，T_2 像为高信号，质地均匀或不均匀，注药后可轻度强化到明显强化，影像学如不易鉴别时则主要凭临床症状：即生殖细胞瘤在鞍上多以尿崩症起病，星形细胞鲜有尿崩症。

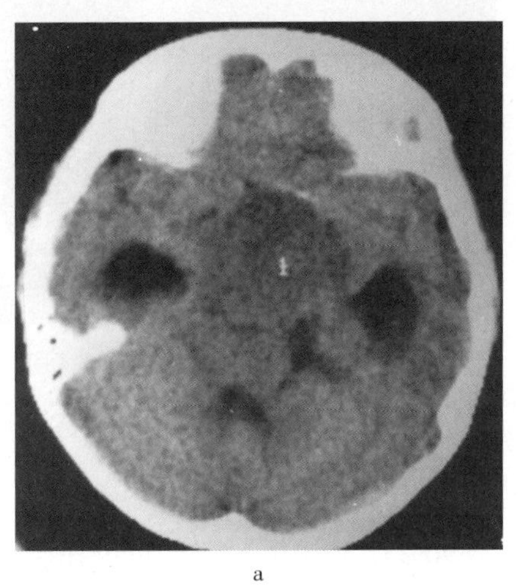
a

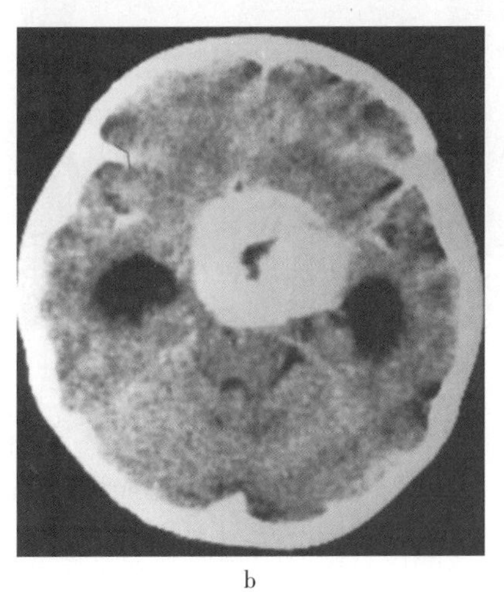
b

图26-6-7 下丘脑星形细胞瘤，男，13岁
a. CT 平扫可见鞍上有稍低密度影
b. CT 增强扫描可见肿物有明显强化

（3）垂体腺瘤（pituitary adenoma）

儿童少见，占儿童颅内肿瘤的 2%～3%，多为较大腺瘤。在冠状扫描可呈葫芦状，蝶鞍明显扩大，可有瘤内出血，可在 CT 及 MRI 上显示密度和信号不均匀，有内分泌功能低下，常可见有向心性肥胖。

（4）垂体柄组织细胞增多症（histiocytosis of the pituitary Stalk）

垂体柄组织细胞增多症者累及垂体柄和下丘脑时可有尿崩症，表现很像下丘脑－神经垂体的生殖细胞瘤，但本病有骨溶解病灶或肺部病变，确诊需做活检。

（5）淋巴性漏斗神经垂体炎（lymphocytic infundibulo-Neurohypophysitis）

本病可引起尿崩，这是一种自限性疾病，多发生在成人，女性明显多见。MRI 可见垂体柄粗大及垂体后叶增大，正常垂体后叶在 T_1 像上的“高信号”消失。Ouma（2002）报告 1 例女性 23 岁患者，闭经 4 年，多饮多尿和突然视力丧失 4 个月，MRI 可见鞍上不规则肿物，明显强化，经活检后组织学证实为淋巴性漏斗神经垂体炎。

（6）基底节和丘脑 GCTs 的鉴别诊断

此部位多为星形细胞瘤，少数可为胶质母细胞瘤。CT 平扫为低密度或等密度，约 1/4 有囊变，恶性程度越高则信号越混杂。而底节丘脑的生殖细胞瘤早期有钙化，数年后可有肿物增大及同侧皮质萎缩为本病的特点，除非肿瘤巨大，一般占位效应不明显，瘤周也很少有水肿带。

26.7 非手术治疗及预后

颅内 GCTs 中生殖细胞瘤和 NG-GCTs 治疗方法有相似之处，也有不同点，而预后则有很大区别。对生殖细胞瘤主要治疗手段为放疗和化疗，对畸胎瘤而言主要为手术切除，而其他恶性 NG-GCTs 则必须手术切除，术前和术后加上放疗和化疗。

26.7.1 放射治疗

（1）普通放疗治疗

此处指普通的放疗，即主要利用X线对生物体进行照射。生殖细胞瘤对放射线有高度敏感性而正常组织对放射线则耐受性大，利用这种差别使照射时消灭肿瘤细胞而正常组织损伤较轻。凡经临床确诊为生殖细胞瘤有颅内种植或播散者，诊断性放疗有效或活检证实的生殖细胞瘤患者，采用放射治疗是极其重要的。传统的治疗模式为单独放疗可使生殖细胞瘤患者中多数得到治愈，而诊断放疗不仅是生殖细胞瘤的诊断的方法，同时又可起到治疗作用。关于放射治疗的剂量也有一个演变过程：20世纪80年代初期多数颅内生殖细胞瘤常规局部剂量是50～55Gy，颅脊为30Gy。因其晚期的不良反应，放疗剂量后来逐渐有所减少，趋向于小剂量和小野照射，放疗剂量一般局部为40～45Gy。Ballman（1982）曾用过30～35Gy（3～4周）；而Ayden（1992）报告16Gy可使生殖细胞瘤治愈；而Glangman（1989）认为局部剂量达到55Gy者脑功能受损率达19%。Shirato（1997）主张多数生殖细胞瘤采用全脑40Gy，不用脊髓预防性照射。Shirato（1997）分析了1976—1992年单纯放疗的51例（其中18例手术证实，33例临床加影像证实），采用每天2Gy，对原发肿瘤用40Gy者2例，45Gy者7例，50Gy者14例，51～60Gy者6例，平均剂量为47Gy，比较各种放疗剂量后认为剂量在40～60Gy对病人生存期无明显差别，如超过40Gy并不能提高病人生存期；而Ayden（1992）指出16Gy即可使生殖细胞瘤获得良好效果。对生殖细胞瘤是否用全脑和全脊髓照射上也有争论：Hoffman（1991）认为儿童颅内生殖细胞瘤无播散者，局部放疗即可达到良好疗效（其5年生存率为85.1%），对3岁以下的儿童生殖细胞瘤应先化疗，直到能耐受放疗时才加以实施。Dattoli（1990）和Shibamoto（1988）强调放疗只做局部照射。Tada（1998）指出如CSF中无肿瘤细胞者局部照射已足够。Huh（1996）认为脊髓轴20Gy可使儿童锥体生长停滞，对青年女性脊髓轴的放疗可影响受精卵的着床。JenKin（1990）和Wolden（1995）认为颅脊预防性放疗已不再必要；Linstadt（1988）和Dearnaley（1990）也认为只有播散性生殖细胞瘤才用颅脊放疗。但Brada报告脊髓轴照射者脊髓转移发生率为5%，而未照射者脊髓转移发生率为13%。Uematsa（1992）报告23例生殖细胞瘤其中有5例有合体滋养层巨细胞（STGC），单纯放疗后平均随访5.8年，晚期有复发者为13%，而复发皆发生在放射野之外，有STGC者预后较单纯生殖细胞瘤预后更差些。Tada（1988）认为放疗5年生存率可高于85%。Huh（1996）报告生殖细胞瘤颅脊放疗5年及10年生存率皆达到96.9%，他对局部平均用54Gy，全脑36Gy，脊髓平均为24Gy。Ono（1994）报告CNS的生殖细胞瘤单纯放疗5年生存率为75%～100%，而复发率为10%～17%。Matsutani（1997）报告153例GCTs的治疗，其中147例做了手术，51%在松果体区，30.1%在神经垂体，其余分散在基底节、CPA、侧脑室和胼胝体等，他在1981年以后加用化疗，在50例生殖细胞瘤中，手术加放疗者43例，手术加放疗加化疗者7例，资料完整的45例中5年生存率为95.4%，10年生存率87.9%，20年生存率80.6%，23例生存10年以上者能上学和工作者19例（83%）。对比较恶性的NG-GCTs他则强调综合治疗，即手术加放疗及化疗。对良性畸胎瘤来说传统上认为手术全切除即可治愈，Matsutani（1997）所治疗的成熟畸胎瘤16例中14例全切除或次全切除，2例部分切除或活检，其10年生存率为92.9%；恶性畸胎瘤11例中采用广泛切除加放疗加化疗，10年生存率达70%，而高度恶性的NG-GCTs（胚胎癌5例，卵黄囊瘤3例，绒癌3例）3年生存率为27.3%，实际上3例绒癌中无一例生存超过1年者，该组混合性生殖细胞瘤39例中5年生存率为57.1%，10年生存率为40.1%。而其3个亚组的生存情况为：生殖细胞瘤混有畸胎瘤者3年生存率为94.1，5年生存率为84.7%；生殖细胞瘤+畸胎瘤+少量恶性成分者3年生存率为70%，5年生存率为52.5%；生殖细胞瘤+纯恶性畸胎瘤3年生存率为9.3%，5年生存率也是9.3%。

但有些文献报告恶性NG-GCTs的疗效较差，Dernaley（1990）报告12例恶性畸胎瘤术后局部放疗50Gy，全脑和全脊髓放疗为30Gy，而5年生存率仅为18.2%，原位复发者居多（66.6%）。Sawamura（1985）指出胚胎癌、卵黄囊瘤和绒癌预后极差，5年生存率在20%～40%。1990年以前的胚胎癌9例在诊断后无一例存活超过2年者。Packer（1984）报告6例胚胎癌，经治疗仅有1例生存超过1年。Jennings（1985）报告恶性NG-GCTs半数在诊断后1年内死亡。Matsutani（1997）采用各种疗法，而胚胎癌、卵黄囊瘤和绒癌的5年生存率仅为27.3%。日本全国注册的脑瘤（1981-1990）中有胚胎癌40例，卵黄囊瘤17例，绒癌17例，5年生存率分别为57%，

31%,0%。但 Kirkove(1991)报告 1 例内胚窦瘤的病例,男孩,14 岁,松果体区肿瘤,上视不能和梗阻性脑积水,血清 AFP 为 1050KU/L(<10KU/L)和 HCG 为 151KU/L(<4KU/L),先行 Poppen 入路全切肿瘤(病理报告为内胚窦瘤),术后化疗及放疗(全脑 28.8Gy,局部 54Gy,脊髓 25Gy)随访已 3 年,未见复发,垂体功能也无减退。

传统观点认为良性畸胎瘤手术切除后不须进一步采用其他治疗,但临床医生的经验对畸胎瘤的诊断极为重要,如术中发现肿瘤囊壁较薄,有大量毛发之类物质,有骨骼和牙齿等,看来不像恶性者,在手术全切除后可以不做放疗。但若肿瘤虽然有脂类和毛发,但实性部分较多且呈鱼肉状,部分与重要结构有粘连而未能全切除者,虽然病理报告为"畸胎瘤",也应术后化疗及中低剂量放疗。我们有多例惨痛的教训,即病理虽报告为"良性畸胎瘤",但术后很快复发,第二次手术时已变成为"未成熟畸胎瘤",说明第一次手术时未能切除干净的部分或遗漏的组织有恶性成分。Sawamura(1985)也报告组织学有"误诊"现象,他遇到 2 例患儿报告"成熟畸胎瘤",切除后复发,再手术后报告改为"未成熟畸胎瘤";再复查同一病例第一次的病理标本发现了有少量未成熟和生殖细胞瘤成分,这是导致复发的主要原因。故主张即使手术切除了"良性畸胎瘤",如临床医生有疑问者也应加上化疗及放疗。故松果体区畸胎瘤的诊断一定要慎重,首先是病理标本应多点全面取材,以免遗漏恶性成分;同时临床医生也要将此区实性部分呈鱼肉状的畸胎瘤在术后要加上化疗及放疗,以免复发造成严重的后果。而我院鞍区的畸胎瘤中未成熟行明显多于成熟性。

(2)立体定向放射治疗(Stereotactic Radiation,SR)

用伽马刀治疗颅内生殖细胞瘤(体积小于 3cm 者)疗效是肯定的,对周围组织的损伤也较轻,有适当的病例可以选用。中心剂量:松果体区为 28~30Gy,周边剂量为 13Gy;鞍上为 20Gy,周边 10Gy。伽马刀治疗后肿瘤消失很快,但应立即辅以化疗,否则很快发生复发或播散,我们遇到的病例约有 5 例以上在伽马刀治疗后半年至 1 年内肿瘤复发和有脑室内播撒,再用化疗及局部放疗进行补救才使患者得以存活。

放射治疗对 GCTs 虽然疗效肯定,但也有一些不良反应,尤其是儿童和青少年,大剂量放疗后的 CT 或 MRI 复查可见有一般性脑萎缩、多发小软化灶、局灶性脑坏死等,数年后出现智力减退,学习困难。照射到垂体、脊柱、卵巢及睾丸后可引起患儿生长发育障碍,身材矮小和性征发育差或性功能减退等;照射甲状腺和腮腺可导致代谢功能低下和口干,更有甚者为放疗可诱发颅内肿瘤,如 Sawarnara(1998)报告 84 例中有 4 例在放疗后数年内生长了脑瘤,其中 2 例胶质母细胞瘤和 2 例脑膜瘤。

26.7.2 化学治疗

化疗的应用是为了增加对 GCTs 的疗效,防止大剂量放疗造成对儿童和少年生长发育和学习的障碍。Hoffman(1991)报告多伦多儿童医院于 1965 年开始化疗,仅用长春新碱,其后自 1979 年以来共治疗 13 例 GCTs 采用化疗,主要药物为顺铂,其中生殖细胞瘤 6 例,4 例为内胚窦瘤,2 例为恶性畸胎瘤,1 例为绒癌,有 1 例 8 个月大小的婴儿化疗后未用放疗。全部 6 例生殖细胞瘤直到 1991 年时皆生存。Neuwelt(1985)在 1978 年采用长春新碱、博莱霉素和顺铂的治疗方案对 3 例颅内生殖细胞瘤患者进行了化疗,皆取得了很好的疗效,但因为博莱霉素的毒性作用有 2 例出现肺纤维化(Pulmonary fibrosis),提出以后减少这种药的用量。其后 Matsutani(1984)和 Kida(1986)等先后开展了颅内 GCTs 的化疗并取得显著疗效。近 10 余年来颅内 GCTs 肿瘤的化疗已经成为本病治疗的重要手段之一,即手术加放疗和化疗,其常用的药物方案皆以顺铂及其衍生物卡铂为基础加上其他抗癌药物,常用的抗肿瘤药物有顺铂(Cisplatin,PDD),卡铂(Carboplatin),环磷酰胺(Cyclophorphamide),依托泊甙(Etoposide,Vp-16),鬼臼碱(Ifosfamide),甲氨蝶呤(Methotrexate,MTX),长春新碱(Vincristin,VCR),长春花碱(Vinblastin,VBR),博莱霉素(Bleomycin,Ble)等。

生殖细胞瘤属于生长比率高的肿瘤,故化疗常常采用联合用药,即根据肿瘤细胞不同增殖周期来选择特异性与非特异性药物联合应用。一般用法为不同的药物不是同时投入,而是间隔一段时间,序贯或交替给药。抗癌药中无论何种药物对增殖期肿瘤细胞均较非增殖期敏感,序贯给药先以细胞周期非特异性药物大量消灭处于细胞周期各时相的瘤细胞,继之在投入细胞周期特异性药物。为增加疗效,还可用序贯给药的一种特殊方式——同步化给药:一些细胞周期特异性药物除了消灭特异时相的瘤细胞外,还能延缓从一个时相向下一个时相的过渡，导致在某个时相暂时积聚，这种现象称之为“同步化作用”。在同步化作用发生后，选择细胞积聚时相特异性药物使药物更多更有效地杀灭肿瘤细胞。主要化疗药中 PDD 为作用在细胞增殖各期，在体外对 G1 期更敏感；环磷酰胺作用于细胞增殖各期，对 S 期及 G2 期更敏感，Ble 对细胞增殖各期，对 G2 期最敏感；MTX 对 S 期敏感，对 G1 期也有作用；VCR 对 M 期有特异活性，高浓度对 S 期也有作用，鬼臼类药物则对 M 期及 G2 期敏感。

不同作者采用的方案可谓大同小异，如 Matsutani（1997）对生殖细胞瘤用的方案有 PVB（PDD+VBR+Ble），PE（PDD+Vp-16），CE（Carboplatin+Vp-16）。Sawamnsa（1998）对生殖细胞瘤采用 EP（PDD+Vp-16），和 ICE（ifosfamsde+PDD+Vp-16），前者用于单发生殖细胞瘤，后者用于生殖细胞瘤有 HCG 增高并多灶性或播撒性，而 Thomas（1998）介绍生殖细胞瘤 45 例采用 PEB 方案，即顺铂（第一天和第二天），鬼臼碱（第一天和第三天），博莱霉素（第三天）进行治疗，其后有 8 例复发，对这 8 例先用 MTX 2g/（m^2·日）连续 2d，用 1～3 个疗程，化疗后完全缓解（CR）者 5 例，部分缓解（PR）者 3 例，其后用减量放疗 30Gy。总的看来无论何种化疗方案皆不能使生殖细胞瘤细胞达到彻底杀灭，因为药物对于处在静止期的肿瘤细胞作用很小，故单纯化疗复发率皆很高。Thomas（1998）报告用国际通用的生殖细胞瘤化疗方案后有半数病人复发，平均复发时间为 17 个月，可以说单纯化疗的效果是不乐观的，故加用放疗对生殖细胞瘤的治疗是必不可少的。

化疗药物本身也有一定的毒性作用，如消化道症状、骨髓抑制、肾毒性、听神经损害、肺水肿和肺纤维化等等，Chin 报告指出不同化疗的毒性为 Ble 有肺毒性，Vp-16 可导致继发性白血病，VBR 有神经毒性，卡铂可导致听力减退和脊髓抑制。故化疗中需及时用相应的解毒药物来减少化疗药物的毒副作用十分必要。

26.7.3 GCTs 治疗的合理选择

鉴于单纯放疗和单纯化疗对 GCTs 都不够理想，近 10 余年来采用化疗和减量放疗已渐渐被大家所推崇。

原则上应对诊断为生殖细胞瘤者先采用化疗，它对生殖细胞瘤十分敏感，用一个疗程肿瘤能缩小 80%～90%，为巩固疗效应完成 2 个疗程；肿瘤消失后在肿瘤原发部位采用减量放疗（或称小剂量放疗），Aoyama（2002）主张化疗后局部放疗剂量为 24～30Gy，它不仅降低了放疗造成的后遗症，同时又避免用全脑和脊髓轴照射来预防肿瘤细胞播散和种植。但对有颅内播散者还采用全脑放射治疗 35～40Gy，对是否采用全脊髓放疗则有不同观点，主要是脊髓转移发生率远较颅内播散者低。低剂量放疗后，我们连续或每半年一次化疗，总疗程可达到 6 次。

（1）生殖细胞瘤

Allen（1992）用卡铂治疗生殖细胞瘤 11 例，有效率为 90%（11 例中 10 例有效，7 例 CR，3 例 PR）。化疗后采用低剂量放疗，即原肿瘤局部放疗 30Gy，颅脊轴放疗 21Gy，随访 25 个月无复发。

Sawamusa（1998）用的方案以顺铂为基础的化疗，后再用局部小剂量放疗，不用脑脊髓放疗，该组在 1992—1996 年治疗 17 例新发生的生殖细胞瘤，10 例为单发，4 例为多灶性，3 例有播散。病例分为 2 组：第一组为纯生殖细胞瘤，用 EP 方案，即 PDD 20mg/（m^2·日）及 Vp-16 100mg/（m^2·日），连续 5d 为一个疗程，间隔 4 周做第二疗程，共 3～4 个疗程；第二组为生殖细胞瘤有 HCG 升高、多灶性或有播散，用 ICE 方案，即 Iforfamide 900mg/（m^2·日）+Cisplatin（PDD）20mg/（m^2·日）+Etoposide（Vp-16）60mg/（m^2·日），连续 5d，可做 3～6 个疗程，随后肿瘤原发部位局部放疗，如有播散者可行颅脊放疗 24Gy。结果 2 年生存率达 100%（平均随访 24 月），随访期 HCG 及 AFP 皆阴性，仅有一例 38 月后复发，再次化疗及局部放疗后痊愈。

Balmaceda（1996）回顾分析了国际合作研究只化疗而不用放疗的治疗效果，即生殖细胞瘤用四个疗程的卡铂、Vp-16 和 Ble，后再加用 2 疗程的环磷酰胺，45 例平均随诊 31 个月，复发 22 例（49%），死亡 7 例（16%）。这一结果提示单独化疗只能治愈部分生殖细胞瘤，但半数病人会复发，这证明单纯化疗而不用放疗是不可取的。

我们采用的方案为临床表现，结合 CT、MRI，如考虑为生殖细胞瘤的患者采用药物联合化疗，所选药物长春新碱（VCR）主要作用于肿瘤细胞的 M 期，甲氨蝶呤（MTX）作用于 S 期，平阳霉素可作用于肿瘤增殖各期的细胞，特别是 G2 期细胞，顺铂（Cisplatin）继续杀灭增殖期的肿瘤细胞。具体给药方法如下：四天为一疗程，第一天：VCR 1mg/m^2 溶于生理盐水 25ml，缓慢静推（15min），之后生理盐水 1 000ml 内加入氯化钾 20mmol/L 及碳酸氢钠

40mmol / L，静脉点滴（2h），碱化机体内环境，以减低 VCR 的毒副作用；此后可适量用 20%的甘露醇脱水，至体液 pH 值 >8，6h 后 MTX 300mg / m^2 溶于生理盐水 25ml，缓慢静推（15min），继之 MTX 700mg / m^2 溶于生理盐水 1 000ml，缓慢静点（持续12h）同时仍注意补充氯化钾及碳酸氢钠。第二天：平阳霉素 10mg / m^2 溶于生理盐水 1 000ml 缓慢静脉点滴（持续 24h），并在 MTX 给药 24h 后静脉点滴四氢叶酸（15mg/次）6h1 次，直至血液检测 MTX 浓度 <10^{-7} 克分子浓度。第三天 PDD60mg / m^2 溶于 0.9%生理盐水 500ml，避光静脉点滴（2h），并注意水化机体，减低 PDD 对肾脏的损伤。第四天用药与第三天相同。四周后复查 CT 或 MRI，如血象正常及影像学复查效果明显（一般肿瘤缩小 70% ~ 90%），可开始第二个疗程（图 26-7-1a、b、c）。化疗结束后 1 个月，如肝肾功能正常并血象正常，继之局部放疗（总量 25 ~ 40Gy），如有种植或播撒者可全脑照射 35Gy，椎管内有种植者可全脊髓放疗 30Gy。复查 CT 或 MRI 每半年一次，连续 2 年，以后每年一次复查 CT 或 MRI。我们治疗 5 年以上的患者共 45 例，随访到 39 例，其中肿瘤位于松果体区 24 例，松果体区并鞍区 8 例，鞍区 4 例，松果体区并脑室内播散 3 例（图 26-7-2a、b）。随访时间 5 ~ 8 年，有一例死亡，一例复发，余生存良好，5 年生存率达 97.5%。化疗

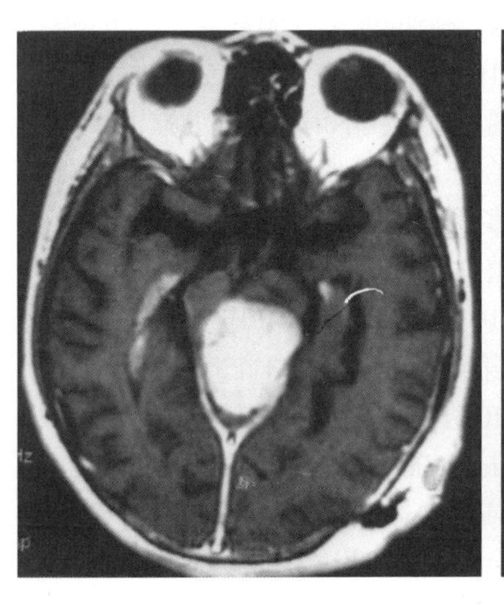
a

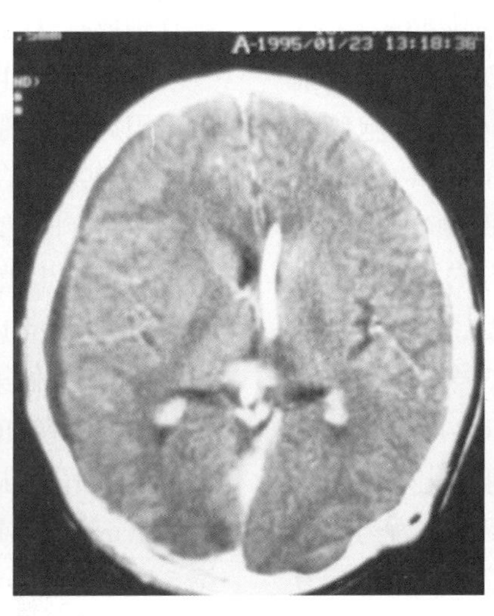

b

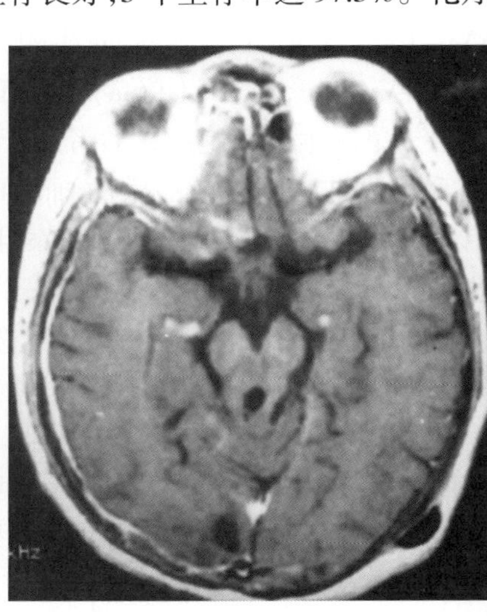
c

图26-7-1 松果体区生殖细胞瘤

a. MRI 增强扫描轴位可见肿瘤明显均匀强化，可见小脑幕切迹及直窦显影；
b. 化疗后一月复查 CT，增强扫描可见肿瘤缩小 90%（可见 V-P 分流管）；
c. MRI 轴位像可见中脑形态恢复正常，导水管通畅，表明脑组织的可塑性

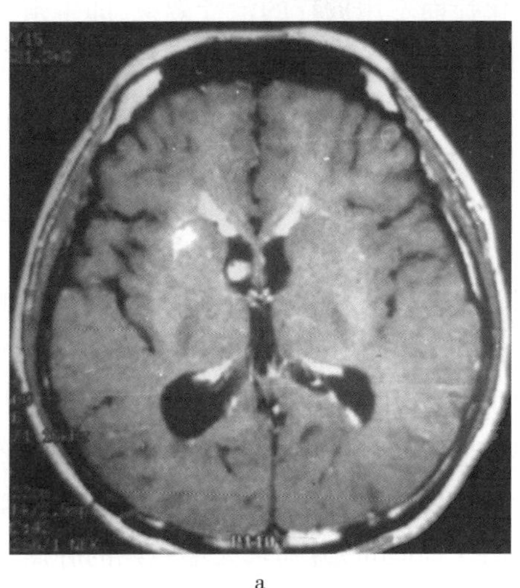
a

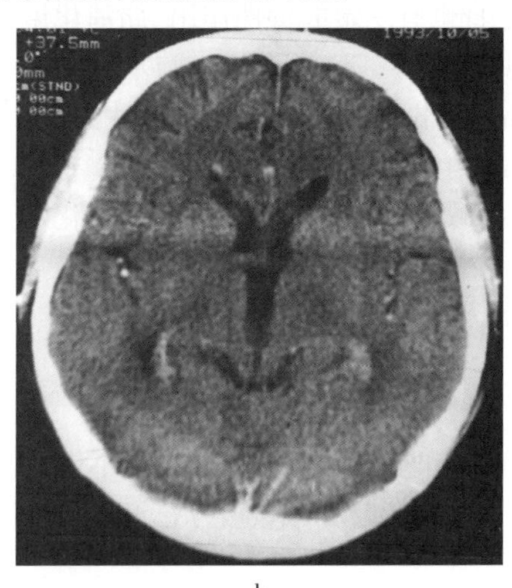
b

图26-7-2 生殖细胞瘤脑室内播散

a. MRI 增强扫描轴位可见侧脑室额角的转移灶；
b. 第一次化疗后一个月，增强 CT 扫描可见侧脑室内转移灶已经消失

过程中的毒性反应除消化道症状及骨髓抑制外，平阳霉素的肺毒性反应要引起足够的重视。早年我们有一例鞍上生殖细胞瘤的患者化疗过程中因肺水肿而呼吸衰竭死亡；30%的病例可有 GPT 升高，经保肝治疗后 3 周内恢复，治疗的病人中未见明显生长发育障碍或学习工作困难。

(2)非生殖细胞瘤性生殖细胞肿瘤(NG-GCTs)

NG-GCTs 主要是指畸胎瘤，包括成熟畸胎瘤、未成熟畸胎瘤及畸胎瘤恶性变；少数为绒癌、胚癌和卵黄囊瘤。

一般文献将成熟畸胎瘤称为良性畸胎瘤，也可简称为畸胎瘤。Sawamusa(1998)报告 34 例畸胎瘤的治疗经验，术前疑为 NG-GCTs 应先化疗或放疗使肿瘤缩小(其效果系针对瘤内的生殖细胞瘤成分)，然后对残余肿瘤进行手术切除，对良性畸胎瘤手术全切除后仍应用 EP 方案进行化疗和继之的小剂量放疗。

Matsutani(1997)对中度恶性 GCTs(即混合性生殖细胞瘤，畸胎瘤或畸胎瘤有少量恶性成分)的治疗做了比较，即化疗加放疗的复发率为 11.1%，而单纯放疗的复发率为 41.2%，说明化疗联合放疗对此类肿瘤是必要的。而 Carre(1996)报告 1 例未成熟畸胎瘤手术全切除后“等待观察”但 1 个月后肿瘤迅速增大，用 Carboplantin+Vp-16+Ble+Ifosfamide+VCR+Dactinomycin 来进行化疗，复查时肿瘤为 CR，随访 24 个月未见肿瘤复发，说明强化的化疗方法对这种恶性 GCTs 也有很好的疗效。Baranzelli(1998)对分泌型 GCTs(肿瘤标记物升高者)用 TC90 方案(博莱霉素、卡铂、鬼臼碱和依托泊甙)，这种化疗显然属于“强化性”，该组 18 例中一个疗程后肿瘤标记物均恢复正常，其后根据情况再做 3～4 个疗程，最多达 6 个疗程，仍有 3 例肿瘤有残留，皆行手术切除，其中 1 例为成熟畸胎瘤，2 例为成熟＋未成熟畸胎瘤，仅行化疗未行放疗的 13 例中有 12 例复发，说明单纯化疗对畸胎瘤有极高的复发率，必须加用局部放疗。

我们认为对 HCG 和 AFP 升高的 GCTs 应先行化疗(2 个疗程)，继之局部放疗 30～40Gy。如肿瘤仍有残留时可手术切除，其后再加用至少 2 个疗程化疗，这样可能提高 NG-GCTs 的疗效。本组有 3 例报告恶性畸胎瘤术后仅做局部放疗，但 2 例 1 年内和 1 例 4 年时肿瘤复发且发生广泛转移(2 例颅外，1 例颅内)。NG-GCTs 为一组恶性生殖细胞肿瘤，包括畸胎瘤、内胚窦瘤或绒癌等，预后都很差。甲戈等(2003)分析了 18 例恶性畸胎瘤手术并化疗后随访的 16 例患者，11 例 1 年内复发并死亡，另外 4 例分别在手术后 12 月、26 月、32 月及 55 月死亡。因用生殖细胞瘤的化疗方案治疗 NG-GCTs 效果欠佳。近几年参考 Kochi(2003)的用药制定了“第二种方案”，适用于 AFP 和/或 HCG 均增高者。我们采用第二方案是替尼泊苷(Teniposide)60mg/(m^2·日)，顺铂(Cisplatin)30mg/(m^2·日)及异环磷酰胺(Ifosfamide)2g/(m^2·日)，加生理盐水缓慢点滴，连续 3d。同时美司钠 0.4g/m^2 对异环磷酰胺进行解毒。这套方案对 NG-GCTs 患者有较好效果，尤其适用于生殖细胞瘤化疗方案治疗无效者。

总之 GCTs 肿瘤目前治疗应强调综合治疗，生殖细胞瘤可化疗＋局部小剂量放疗。对 NG-GCTs 除良性畸胎瘤应手术切除外，其他则也应先化疗，继之放疗，如复查时见肿瘤残留时可手术切除，术后再继续化疗至少 2 个疗程，这种也可称为“三明治”的治疗方案。然后定期 3～6 个月复查 MRI 或 CT，及测定肿瘤标记物，如有复发迹象应再行化疗。

26.8 手术治疗

26.8.1 松果体区肿瘤

松果体区肿瘤早期梗阻导水管而导致脑积水、脑室扩大，颅内压增高，若肿瘤压迫四叠体可有眼球垂直运动障碍、听力减退；压迫小脑上蚓部可走路不稳等，如考虑为典型的生殖细胞瘤，而颅内压力增高症状明显者应先行侧脑室—腹腔(V-P)分流，使颅内压增高缓解后再行试验性放疗或试验性化疗。如考虑畸胎瘤的可能性大则应 V-P 分流后 7～10d 直接行开颅手术来切除肿瘤。如 V-P 分流后病情加重应立即采用手术切除肿瘤来达到局部减压。如意识障碍不严重，则可采用诊断性放疗或化疗，有的病例亦可产生惊人效果。

(1)V-P 分流

为解决颅压增高、减少术中及术后导水管不通畅带来的潜在危险,可先做V-P分流,但这种引流将脑室液引流到腹腔,有可能引起肿瘤在腹腔内种植。Devkota(1984)和Berger(1991)皆指出V-P分流有肿瘤种植到腹腔的危险性。Jenning(1985)和Wov(1988)报告V-P分流的腹腔和盆腔转移率为10%。有学者用引流管内安装过滤系统以防止瘤细胞种植,但有增加引流管阻塞的可能性。故有学者建议用暂时性的脑室外引流代替V-P分流。Sawamura(1987)曾提出如考虑为生殖细胞瘤者用脑室外引流代替V-P分流而尽早化疗或放疗。我们还发现V-P分流后虽然颅内压缓解,但肿瘤对局部压迫加重,表现为意识恶化(中脑受压),出现双侧病理症(+),如畸胎瘤需立即手术切除肿瘤解决脑干局部受压后病人才能清醒。而有一例患者巨大松果体区生殖细胞瘤,V-P分流后神智陷入浅昏迷,双侧病理反射呈阳性,立即给病人进行化疗(用药4d一个疗程)用药结束后病人神志迅速转为清醒,后经局部放疗,病人至今已存活15年,能正常参加工作生活。我们的V-P分流手术已有上百例,但未发现有腹腔转移者,这可能与多数患者应用化疗有关。

(2)内镜下第三脑室造瘘术

对因松果体区GCTs引起的梗阻性脑积水除用V-P分流外,也可采用内窥镜技术,即在右额后部中线旁钻孔,用脑室镜插入侧脑室额角,经室间孔进入三脑室,在乳突体前方,漏斗隐窝三角的后壁造瘘,造瘘口直径不小于5毫米,使脑室液与脚间池相通,近几年来用这种方法多数情况下代替了V-P分流术,可避免后者的一些并发症,如感染,引流管阻塞及腹腔内种植等,还可顺便对肿瘤进行活检明确肿瘤性质。对梗阻性脑积水的治疗取得了满意效果。Ray(2005)指出内镜下第三脑室造瘘术有效率大于70%。

(3)立体定向活检(stereotactic biopsy)

利用活检在治疗开始前可获得比较明确的诊断,当然也要冒一定的危险。Benabid(1985)报告305例立体定向活检,诊断正确率为90%,死亡率0.6%,并发症为3%,但作者是指颅内各部位的肿瘤。而Regis(1996)报告1975—1992年法国15个神经外科中心做立体定向活检7885例,位于松果体区者370例(4.7%),年龄自2岁~73岁,做出病理诊断者占94%,有19例病理结果不明确(5%),活检死亡5例(1.3%),皆为术后血肿,有一过性神经系统功能障碍27例(7%),有严重神经系统并发症3例(0.8%),表现为昏迷或缄默不动有4例(1%)。第一次活检诊断错误后经手术切除或第二次组织学检查证实了正确诊断。该组结果松果体区最常见的肿瘤为生殖细胞瘤(27%),松果体细胞瘤或松果体母细胞瘤24%,星形细胞瘤(26.5%)。日本学者多数主张GCTs治疗开始前皆应做活检来明确病理诊断,但基于活检有一定危险性,也可因取材不全面有误诊的可能性。这些日本学者提出GCTs治疗前一律做活检证实的观点,我们结合国情而持不同看法,由于颅内GCTs的临床特点及影像学特征性极强,如对高度怀疑的生殖细胞瘤患者应先做诊断性放疗(10Gy),即能做出诊断同时也达到了初步治疗的目的;如考虑为NG-GCTs有肿瘤标记物升高者也是先施行化疗或放疗消除肿瘤中的生殖细胞瘤成分,使瘤体缩小,为其后手术切除做好准备工作。

(4)直接手术切除肿瘤

松果体区肿瘤部位深在,周围有重要神经血管,多年来此部位手术被视为对神经外科医生的挑战。早年对本病治疗直接手术死亡率高(手术死亡率为10%~50%),故主张此部位肿瘤做V-P分流加放疗的学者较多。近20年显微手术开展和普及以来,直接手术的死亡率降至5%以内,故绝大多数神经外科医生的首选治疗为直接手术切除松果体区的NG-GCTs,而对生殖细胞瘤则另当别论。关于此类肿瘤,Sawamura(1998)指出成熟的(良性)畸胎瘤可单纯手术切除而治愈,10年生存率为90%;而未成熟畸胎瘤10年生存率为70%;畸胎瘤有恶性成分者5年生存率不到50%;而AFP和HCG皆高者预后更差。无论成熟性或非成熟性畸胎瘤,手术全切除肿瘤是医生达到的最高标准(图26-8-1a、b),如果良性者可达到治愈,如未成熟者应术后随之做放、化疗,但任何措施皆不能完全阻止其复发或转移。

1)手术入路的选择(选用天津松果体区手术治疗章)

A. 幕下小脑上入路(Krause入路):1926年Krause首先采用坐位后正中开颅,枕骨骨窗上缘应暴露横窦,"Y"剪开硬膜向上翻,用脑板抬高横窦,小脑上部用脑板向下稍加牵拉则小脑靠重力下垂,此间隙向内侧深入可达松果体区。如肿瘤切除不完全,可右枕钻孔,作侧脑室枕大池分流术(Torkildsen手术)。自1971年以来,Stein应用此入路切除松果体区肿瘤取得了良好的效果,积累了很多经验。我院1998年开始用此入路做过10余例手术,对肿瘤向后下生长较多者适用，但终因视野狭窄，操作有不便之缺点。Tribolet(1998)报告 1 例 Krause 入路因结扎小脑上行引流静脉引起小脑的梗塞。我们也有 1 例小脑上行静脉结扎而引起小脑水肿及软化灶形成，遗留有共济失调而走路不稳，故近 10 余年来很少应用此入路。

B. 枕部经小脑幕入路（Poppen 入路）：1966 年 Poppen 首先应用，右枕部横窦上方颅骨骨窗，抬起枕叶到达松果体区。1971 年 Jamieson 加以改进后而使术野扩大，采用右枕皮瓣下缘暴露出横窦，内侧到达矢状窦后部及窦汇，术中如硬膜张力高，可穿刺枕角放 CSF，剪开硬膜翻向中线侧，用自动脑板抬起枕叶，在直窦旁 1cm 切开小脑幕直达游离缘，此时可显露肿瘤后部，其优点是术中操作视野宽阔，在直视下切除肿瘤，可避免损伤大脑大静脉和大脑内静脉。Clark(1987)采用病变同侧(右侧卧位)并半俯卧，开颅后右侧枕叶因重力作用自然下垂，不用牵拉即可清楚暴露松果体区，避免了因牵拉而致枕叶挫伤的弊端。

C. 经胼胝体 - 透明隔 - 穹隆间入路：此入路切口在右额后，内侧到中线，后界在冠状缝后 1cm，骨板内侧可显露失状窦边缘，弧形剪开硬膜翻向中线，此区域一般无大的引流静脉，避免了 Dandy 入路因牵拉而损伤大的引流静脉的缺点。脑板进入纵裂向外牵开大脑半球内侧面，深部暴露出胼胝体后再用自动脑板向外牵开额叶(注意用棉片保护胼周动脉)后加以固定，前后纵行切开胼胝体 2cm，可显露透明隔，在两层透明隔之间向下剥离，分开两侧穹隆进入扩大的三脑室顶部，将显微镜向后倾斜可显示三脑室后部肿瘤，将肿瘤剥离，并分块切除，向内牵拉囊壁，常可见大脑内静脉被推向两侧分开。操作过程中如有出血可用止血纱布和明胶海绵压迫皆能止血，切勿电灼，肿瘤切除后常能见到被压扁的导水管上口。术后导水管如暂时不通 CSF 也可通过开放的三室顶部而流至蛛网膜下腔。我们已用此入路切除上百例松果体区畸胎瘤，取得了良好的效果，已成为我们应用最多的手术入路(图 26-7-3a、b)。

手术入路的选择不能一概而论，应根据肿瘤大小、生长方向及个人的手术习惯来选择。Stein (1971)多应用 Krause 入路，Hoffman(1991)则多用经胼胝体入路，Bruce（1995）比较常用的手术为 Krause 入路、Poppen 入路和经胼胝体入路。他手术的松果体区肿瘤中生殖细胞肿瘤 57 例(37%)，胶质瘤 43 例(28%)，松果体细胞瘤 35 例(23%)。该组采用 Krause 入路占 86%，经胼胝体(Dandy 入路)和经枕小脑幕入路共占 14%；53 例良性肿瘤中 46 例全切，107 例恶性肿瘤中 31 例全切；总手术死亡率为 4%，有重要并发症者占 3%。故他对松果体区肿瘤的直接手术持积极态度。对松果体区的 NG-GCTs 因放疗及化疗只能作为辅助治疗手段，故除生殖细胞瘤以外的 GCTs 只能采用手术治疗。我们近几年多用额后纵裂 - 胼胝体 - 透明隔 - 穹隆间入路；对向幕下发展较多的亦采用 Poppen 入路，因切开小脑幕后直视下切除幕下肿瘤也很方便；我们近几年松果体区肿瘤手术死亡率在 1%以下。

手术切除肿瘤过程中主要因病情而异，如已做

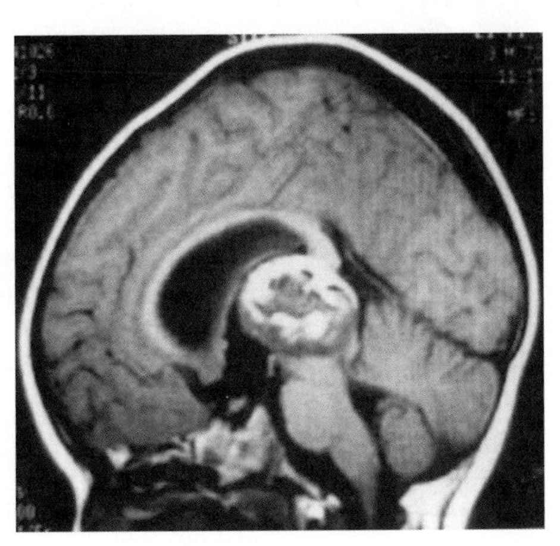

a

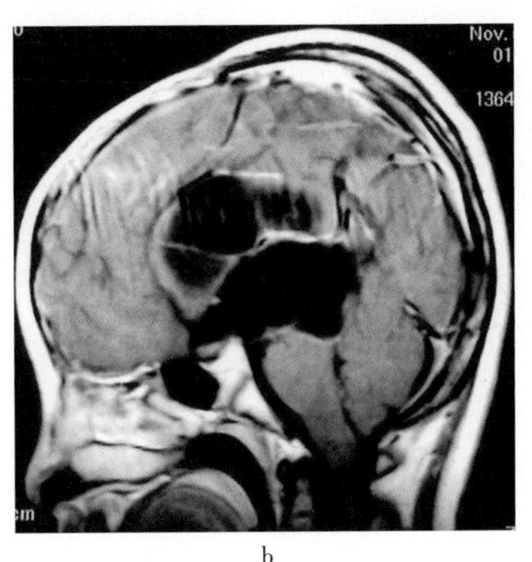

b

图26-8-1 松果体区畸胎瘤，男，3岁

a. 术前 MRI 矢状位 T1WI 可见肿物呈混杂信号影；

b. 术后 MRI 矢状位增强扫描可见肿瘤完全消失

过分流术，病人无脑干受压症状，冰冻病理结果为生殖细胞瘤，手术切除肿瘤的过程可随时终止，因活检和肿瘤全切除的效果并无区别，千万不要对生殖细胞瘤追求“全切除”，其实主要是靠术后化疗、放疗来取得良好效果。如畸胎瘤则应尽量分块全切除，术中注意保护深部大脑大静脉和大脑内静脉，也要注意肿瘤下方中脑四叠体的保护，术中剥离要轻柔，如术中虽报告畸胎瘤，但切除不够彻底者，术后应加用化疗和放疗（局部 35Gy），并且术后每半年复查 CT 或 MRI 加以随诊，如残留部分有增大趋势，可第二次手术。

2）手术并发症

A. 深部静脉损伤：肿瘤与大脑内静脉及大脑大静脉关系密切，肿瘤剥离时可引起静脉破裂出血，有报告大脑内静脉结扎可引起对侧偏瘫。一般情况下如有较大静脉性出血，不宜电灼，而用止血纱布加明胶海绵压迫止血皆可止住。

B. 术后血肿：多数因肿瘤切除不彻底而断面出血，除术中认真止血外，关颅前应将血压提升到术前水平，并憋气 30～40 秒钟和升高气道压力，考验有无因静脉压力增高而致术野出血。手术当日晚上，应对这种深部手术常规行 CT 检查，了解术后脑室大小及术野有无出血，对下一步病情变化的及时处理有重要参考价值。

C. 术后颅内压增高：经胼胝体—穹隆间入路若导水管不通，因三脑室顶部已开放，很少有颅压高；而经 Poppen 或皮质造瘘，如导水管不通则很易产生梗阻性脑积水，若脑室扩大加重及有颅内压增高症状，应及时行 V-P 分流。

26.8.2 鞍区肿瘤的手术

此部位肿瘤压迫视神经和视交叉，损害垂体和下丘脑，巨大者可梗阻室间孔而有梗阻性脑积水，手术危险性也很大（主要是术后尿崩和电解质紊乱）。

1）手术入路的选择

A. 经额下入路：即冠状切口，右额开颅，适用于中小型肿瘤。经额下达到鞍区，如活检为生殖细胞瘤则只要对视神经和视交叉充分减压后随时可终止继续切除肿瘤的手术。若为未成熟畸胎瘤或称“恶性畸胎瘤”（此部位鲜有良性畸胎瘤）则应手术尽可能彻底切除肿瘤，使视路达到充分减压，然后化疗及放疗。

B. 经纵裂入路：适用于肿瘤较大者（直径大于 2.5cm）。可冠状切口，右额开颅，骨瓣较额下入路大些，内侧一定暴露矢状窦边缘，分开额部纵裂，向外后牵拉额叶，可暴露肿瘤及大脑前动脉及前交通动脉，分块切除肿瘤。（图 26-8-2a、b）

C. 胼胝体 - 透明隔 - 穹隆间入路：适用于肿瘤巨大梗阻室间孔者。手术方法与松果体区肿瘤相同，但是暴露肿瘤后显微镜向前倾斜，肿瘤切除后同时做透明隔穿通，不仅使双侧脑室沟通，同时 CSF 可经第三脑室顶的开放而流入蛛网膜下腔。

2）术后并发症

A. 下丘脑损伤：为在鞍区操作牵拉较重所致。自采用显微手术以来，这种情况已极少发生。我院近几年鞍区各种手术 400 余例尚未发生过。但这种情况一旦发生则后果严重，表现为昏迷、消化道出血、

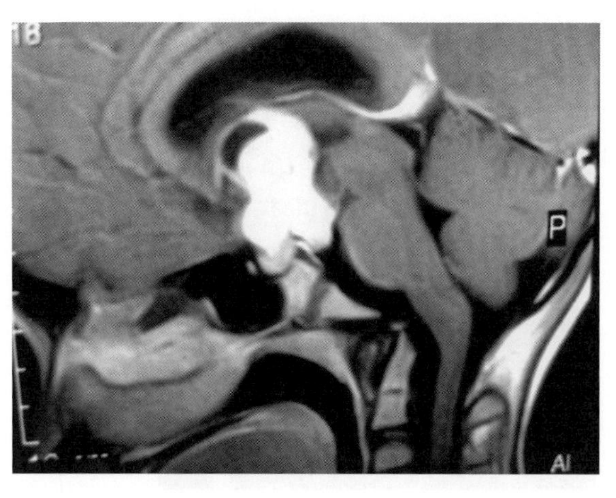

a

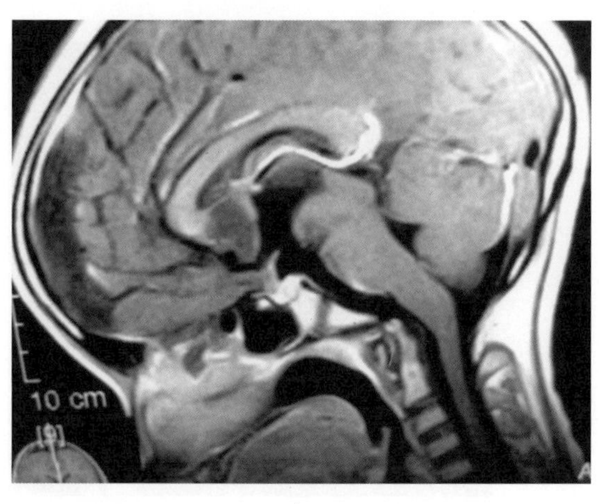

b

图26-8-2　鞍上未成熟畸胎瘤，男，12岁

a. 术前 MRI 矢状位增强扫描可见肿物明显强化；

b. 肿瘤切除术后，MRI 矢状位增强扫描可见鞍上肿瘤消失

呼吸浅快、血压不升等，虽积极救治，但能存活者甚少，故关键在于解剖清楚，操作轻柔，预防是根本。

B. 水、电解质紊乱：为垂体柄损伤所致，因肿瘤较大，垂体柄多数受压向后移位，有时受压变扁及与肿瘤粘连，术中很难完整保留，术后电解质紊乱几乎不可避免，故术中即可出现尿崩，术后当日尿崩可用弥凝或垂体后叶素，高钠血症（常为160～170mmol/l）应限盐，用不含钠盐的葡萄糖液体输入，每日检查2次血生化，根据血钠情况及时调整输液。一般高钠血症维持3～5d后即转入低钠血症，有时血钠可低至110mmol/l，如不及时纠正低钠血症，可出现低钠导致的癫痫发作，严重者可为癫痫持续状态，一般经补钠后在5～7d逐渐恢复正常。

总的来看，颅内GCTs的治疗除真正良性的成熟性畸胎瘤外，一律应采用综合性治疗。我们结合国情，设计的治疗模式见表26-8-1供参考。

关于生殖细胞瘤和NG-GCTs的预后有很大不同：Sawamura将GCTs预后分为三组：①预后好（5年生存率超过90%）的有生殖细胞瘤和成熟性畸胎瘤；②中等预后（5年生存率约70%）的有未成熟性畸胎瘤和混合性生殖细胞肿瘤（生殖细胞瘤混有成熟性或未成熟性畸胎瘤成分）；③预后差（5年生存率小于50%）有畸胎瘤恶性变、胚胎癌、内胚窦瘤、绒癌和混合性生殖细胞肿瘤中混有上述恶性成分。

（罗世琪　甲　戈）

表26-8-1　GCTs的治疗模式

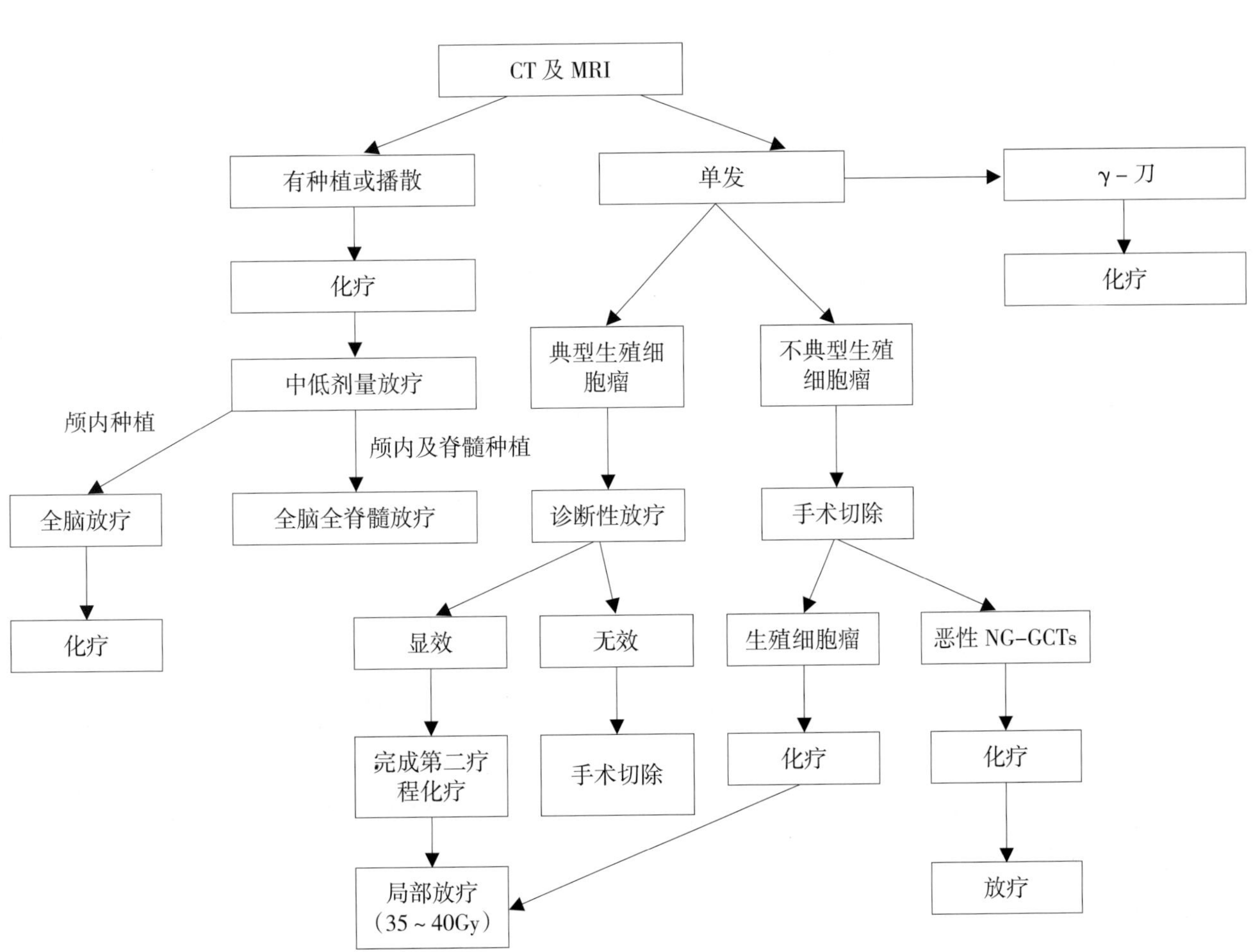

参考文献

[1] 罗世祺,董京飞. 松果体区肿瘤. 见:罗世祺主编儿童颅内肿瘤[M]. 北京:人民卫生出版社,1992:249-275.

[2] 罗世祺,李德泽,张懋植. 松果体区肿瘤诊断及手术治疗的再探讨[J]. 中华神经外科杂志,1988;4:31.

[3] 罗世祺,甲戈,何青,等. 颅内生殖细胞瘤的联合化疗[J]. 中华神经外科杂志,1995,11:76-79.

[4] 罗世祺,李德泽,董京飞,等. 儿童鞍上生殖细胞瘤[J]. 中华神经外科杂志.1991,3:165-168.

[5] 孙波,王忠诚. 丘脑及基底节区生殖细胞瘤[J]. 中华神经外科杂志,1996,12:210-212.

[6] 阚志生,罗世祺. 颅内生殖细胞瘤 [J]. 中华神经外科杂志,1997,13:66-69.

[7] 戴珂,罗麟,岳盛琳,等. 颅内生殖细胞瘤的免疫组织化学研究[J].中华神经外科杂志,1998,14:354-357.

[8] 白广明,罗世琪,李德泽. 儿童松果体区肿瘤[J]. 中华外科杂志 1981,4:216.

[9] 罗世琪,李德泽,白广明. 经幕下小脑上入路切除儿童松果体区肿瘤[J]. 中华外科杂志 1982,3:184.

[10] 罗世琪,甲戈,何青,等. 颅内生殖细胞瘤的联合化疗[J]. 中华神经外科杂志 1995,11:76.

[11] 甲戈,罗世琪. 颅内复发生性殖细胞瘤的治疗分析[J]. 中华医学杂志 2000,80(12):922.

[12] 甲戈,罗世琪,李春德,等. 化、放疗联合治疗儿童颅内生殖细胞瘤 34 例临床随诊观察[J]. 中华神经外科杂志 2003,19(1):3-6.

[13] 甲戈,罗世琪,李春德,等. 联合化疗和放疗颅内生殖细胞瘤的远期疗效[J]. 中华医学杂志 2003,83(3):198-200.

[14] 马振宇,刘庆良,张玉琪,等. 经额胼胝体-穹隆间如路切除儿童松果体区肿瘤[J]. 中华神经外科杂志 2003,19:273.

[15] 甲戈,张玉琪,马振宇,等. 37 例颅内成熟及未成熟畸胎瘤治疗临床分析[J]. 中华神经外科杂志 2003,19:334.

[16] 罗世琪. 提高对颅内生殖肿瘤的认识 [J]. 中华神经外科疾病研究杂志 2005,21(9):513.

[17] 吴茂春,罗世琪,甲戈,等. 颅内高度恶性非生殖细胞性生殖细胞肿瘤[J]. 2006,22(4):199.

[18] 邱晓光,罗世琪,马振宇,等. 28 例基底节区生殖细胞瘤诊断性放疗的评价[J]. 中华神经外科杂志 2006,22(5):290.

[19] 罗世琪. 颅内生殖细胞瘤诊疗的一些误区 [J]. 中华神经外科杂志 2007,23(1):78.

[20] 甲戈,罗世琪,邱晓光,等. 基底神经节区生殖细胞瘤的早期诊断及综合治疗[J]. 中华神经外科杂志,2009,25,388-390.

[21] 罗世琪主编. 颅内生殖细胞肿瘤 [M]. 北京. 科技文献出版社 2006.

[22] Shi-qi Luo,M.D.,Deze Li,M.D.,Maozhi Zhang,M.D. et al. O-ccipital Transtentorial Approach For Removal of Pineal Region Tumors:Report of 64. consecutive cases. Surg Neurol. 1989. 32:36.

[23] Allin JC,Kim JH,Packer RJ. Neoadjuvant chemotherapy for newly diagnosed germ-cell tumors of the central nervous system. J Neurosurg,1987,67:65-70.

[24] Anno Y,Hori T,Watanabe A,et al. Germinoma originating in the basal ganglia . Neuroradiology. 1990;32:529-530.

[25] Aydin F,Ghatak NR,Radie KK,et al. The short term effect of low-dose radiation on intracranial germinoma. A pathologic study. Cancer.1992,69:2322-2326.

[26] Bruce JN,Stein BM. Surgical management of pineal region tumors. Acta Neurochir(Wien).1995;134:130-135.

[27] Dempsy PK,Lunsford LD. Stereotatic radiosurgery for pineal region tumors. Neurosurg Clin N Am,1992,3:245-53

[28] Dempsey PK,Kondziolka D,Lunsford LD. Stereotactic diagnosis and treatment of pineal region tumors and vascular malformations. Acta Neurochir(Wien). 1992;116:14-22.

[29] De-Campo MP,Davis MD. The role of CT in the diagnosis and management of childhood pineal region tumors. Australas-Radiol.1991,35:336-339.

[30] Edwards MS,Hudgins RJ,Wilson CB,et al. Pineal region tumors in children. J Neurosurg. 1988,68:689-697.

[31] Friedman J,Lynch JJ,Buckner JC,et al. Management of malignant pineal germ cell tumors with residual mature teratoma. Neurosurg. 2001;48:518-523.

[32] Fujimak T,Matsutani M,Funada N,et al. CT and MRIfeatures of intracranial germ cell tumors. J Neuro-Oncology. 1994;19:217-226.

[33] Herrmann HD,Westphal M,Winkler K,et al. Treatment of nongerminomatous ger -cell tumors of the pineal region. Neurosurg-ery.1994;34:524-527.

[34] Hoffman HJ,Otsubo H,Hendrick EB,et al. Intracranial germ-cell tumors in children. J Neurosurg. 1991,74:545-551.

[35] Ho DM,Liu HC. Primary intracranial germ cell tumor. Pathologic study of 51 patients. Cancer.1992,70:1577-84.

[36] Huh SJ,Shin KH,Kim IH,et al. Radiotherapy of intracranial germinomas. Radiother Oncol 1996,38:19-23.

[37] Herrmann HD,Winkler D,Westphal M. Treatment of tumors of the pineal region and posterior part of the thirds ventricle. Acta Neurochir(Wien). 1992,116:137-146.

[38] Itoyama Y,Kochi M,Yamashiro S,et al. Combination chemotherapy with cisplatin and etoposide for hematogenous spinal metastasis of intracranial germinoma-case report. Neurol Med Chir Tokyo,1993,33:28-31.

[39] Jennings MT,Gelman R,Hochberg F. Intracranial germ cell tumors:natural history and pathogenesis. J Neurosurg. 1985,63:155-167.

[40] Kobayashi T,Yoshida J,Ishiyama J,et al. Combination chemotherapy with cisplatin and etoposide for malignant intracranial germ cell tumors and experimental and clinical study. J Neurosurg. 1989,70:676-681.

[41] Kida Y,Kobayashi T,Yoshida J,et al. Chemotherapy with cisplatin for AFP-secreting germ cell tumors of the central nervous system. J Neurosurg.1986,65:470-475.

[42] Levrier O,Fernarier P,Peragut JC,et al. Value of MRI in the

morphological evaluation of tumors of the third ventricle. J Neuroadiol.1992, 19: 23-37.

[43] Matsutani M, Asai A, Fujimaki, et al. Successfultreatment of recurrent malignant germ cell tumors: report of two cases. Neurosurgery, 1993, 33: 901-906.

[44] Matsutani M, Sano K, Takakura K, et al. Primary intracranial germ cell tumors: a clinical analysis of 153 histologically verified cases. J Neurosurg. 1997; 86: 446-455.

[45] Merchant TE, Bavis BJ, Sheldon JM, et al. Radiation therapy for relapsed CNS germinoma agter primary chemotherapy. J Clin Oncology. 1998, 16: 204-209.

[46] Nagasawa S, Kikuchi H, Yamashita J, et al. Intracranial and spinal germinomas occurring four years after spinal cord germinoma. Case report. Neurol Med Chir Yokyo.1991; 31: 729-31.

[47] Neuwelt EA. Clinical study of intracranial nongerminomatous germ cell tumors producing α -fetoprotein. Neurosurgery. 1990, 27: 454-460.

[48] Nishioka H, Ito H, Haraoka J, et al. Immature teratoma originating from the pituitary gland: case report. Neurosurg. 1999; 44: 644-647.

[49] Oi S, Matsumoto S. Controversy pertaining to therapeutic modalities for tumors of the pineal region: a worldwide survey of different patient populations. Childs Nerv Syst. 1992, 8: 332-336.

[50] Okuno S, Ishikawa J, Nozaki K, et al. Recurrent intracranial germinoma refractory to conventional irradiation: effective chemotherapy consisting of cisplatin and etoposied—case report. Neuro Med Chir Tokyo. 1992, 32: 351-355.

[51] Pallini R, Bozzini V, Scerrati M, et al. Bone metastasis associated with shunt -related peritoneal deposits from a spial germinoma -case report and review of the literature. Acta Neurochi(Wien), 1991, 109: 78-83.

[52] Reis J, Bouillot P, Rouby-Volot F, et al. Pineal region tumors and the role of stereotactic biopsy: review of mortality, morbidity and diagnostic rates in 370 cases. Neurosurg.1996; 39: 907-914.

[53] Rivarola MA, Mendilaharzu H, Warman M, et al. Endocrine disorders in 66 suprasellar and pineal region tumors of patients with prepubertal and pubertal ages. Horm Res. 1992, 37: 1-6.

[54] Sawamura Y, Kato T, Ikeda J, et al. Teratomas of the central nervous system: treatment considerations based on 34 cases. J Neurosurg. 1998; 89: 728-737.

[55] Sawamura Y, Shirato H, Ikeda J, et al. Induction chemotherapy followed by reduced-volume radiation therapy for newly diagnosed central system germinoma. J Neurosurg. 1998; 88: 66-72.

[56] Saitoh M, Tamaki N, Kokunai T, et al. Clinicobiological behavior of germ cell tumors. Childs Nerv Syst. 1991, 7: 246-250.

[57] Sebag-Montefiore DJ, Douek E, Kingston JE, et al. Intracranial germ cell tumors: I Experience with platinum based chemotherapy and implications for curative chemoradiotherapy. Clin Oncol R Coll Radiol, 1992, 4: 345-350.

[58] Sebag -Montefiore DJ, Doughty D, Plowan PN, et al. II The application of a partial transmission block technique to reduce late morbidity. Clin Oncol R Coll Radiol, 1992, 4: 351-354.

[59] Shi-qi Luo, Deze Li, Maozhi Zhang, et al. Occipital transtentorial approach for removal of pineal region tumors: report of 64 consecutive cases. Surg Neurol.1989, 32, 36-39.

[60] Shirato H, Nishio M, Sawamura Y, et al. Analysis of long-term treatment of intracranial germinoma. Int J Radiation Oncology. 1997; 37: 511-515.

[61] Smith DB, Newlands ES, Begent RM, et al. Optimum management of pineal germ cell tumors. Clin Oncol R Coll Radi. 1991; 3: 96-99.

[62] Sugiyama K, Uozumi T, Arita K, et al. Clinical evaluation of 33 patients with histologically verified germinoma. Surg Neurol. 1994; 42: 200-210.

[63] Sutton LN, Radcliffe J, Goldwein JW, et al. Quality of life of adult suvivor of germinomas treated with craniospinal irradiation. Neurosurg. 1999; 45: 1292-1297.

[64] Ung AO, Triscott JA, Leditschek JF, et al. Metastasis of pineal germinoma via ventriculoperitoneal shunt. Aust NZJ Surg. 1993, 63: 409-412.

[65] Vaquero J, Ramiro J, Martinez R, et al. Neurosurgical experience with tumors of the pineal region at Clinica Puerta de Hierro. Acta Neurochir(Wien).1992, 116, 23-32.

[66] Yamana D, Tohyama J, Mike T, et al. Germinoma arising in the basal ganglia in early stage: CT and MRI findings. Radiation Medicine. 1995, 13: 305-308.q

[67] Zee CS, Segall H, Apuzzo M, et al. MR imaging of pineal region neoplasms. J Comput-Assist Tomogr. 1991, 15: 56-63.

[68] Goodwin T S, Sainani K, Fisher P G. Incidence patterns of central nervous system germ cell tumors. J Pediatr Hematol Oncol. 2009, 31: 541-544.

[69] Kyritsis A P. Management of primary intracranial germ cell tumors. J Neurooncol. 2010, 96: 143-149.

[70] Silva N S, Cappellano A M, Diez B, et al. Primary Chemotherapy for Intracranial Germ Cell Tumors: Results of the Third International CNS Germ Cell Tumor Study. Pediatr Blood Cancer. 2010, 54: 377-383.

[70] KamoshimaY, Sawamura Y. Update on current standard treatments in central nervous system germ cell tumors. Current opinion in Neurology. 2010, 23: 571-575.

[71] Echevarria M, Fangusaro J, Goldman S. Pediatric Central Nervous System Germ Cell Tumors: A Review. The Oncologist. 2008, 13: 690-699.

27. 鞍区肿瘤

27.1 颅咽管瘤

Harvey Cushing 在 1932 年对颅咽管瘤的描述：是神经外科医师所面对的最困难的问题。从第一例颅咽管瘤手术(Halstead,1909 年)到现今,经过了近百年的发展,颅咽管瘤的手术治疗仍然是对每个神经外科医师的最大挑战。

27.1.1 概述

颅咽管瘤(craniopharyngioma)是儿童(15 岁以下)最常见的非胶质细胞性肿瘤,其人群发病率在 0.5~2 人/百万人口/年 (Adamson,1990 年)。按照我国 13 亿人口计算，我国每年新增儿童颅咽管瘤 650~2600 例。国外文献报道儿童颅咽管瘤占儿童脑肿瘤的 6%~9%(Sanford,1991 年)，占儿童幕上肿瘤的 14%。国内罗世祺(1992 年)报告儿童颅内肿瘤 2000 例,颅咽管瘤占 17%。在儿童鞍区肿瘤中，颅咽管瘤也是第一位常见的肿瘤,Koos(1971 年)报告占儿童鞍区肿瘤的 54%。

依出现临床表现的发病年龄,儿童颅咽管瘤有明显的发病年龄高峰。罗世祺(1992 年)报告 332 例儿童颅咽管瘤,发病高峰在 10 岁(图 27–1–1)。张玉琪(2001 年)报告 105 例儿童颅咽管瘤,发病年龄最小 1 岁,最大 15 岁,平均年龄 9.8 岁。儿童颅咽管瘤有轻微的性别优势,男性多于女性,男女比例约 1.4 : 1。

27.1.2 病理

儿童颅咽管瘤在组织学上是良性表现,但临床发病过程呈进行性恶化,目前仍是难治愈性儿童颅内肿瘤。正常情况下,胚胎时期的颅咽管形成垂体前叶和垂体柄(属于腺垂体),此管在胚胎发育过程中逐渐闭合和退化,由于蝶骨的发育,将口腔和颅

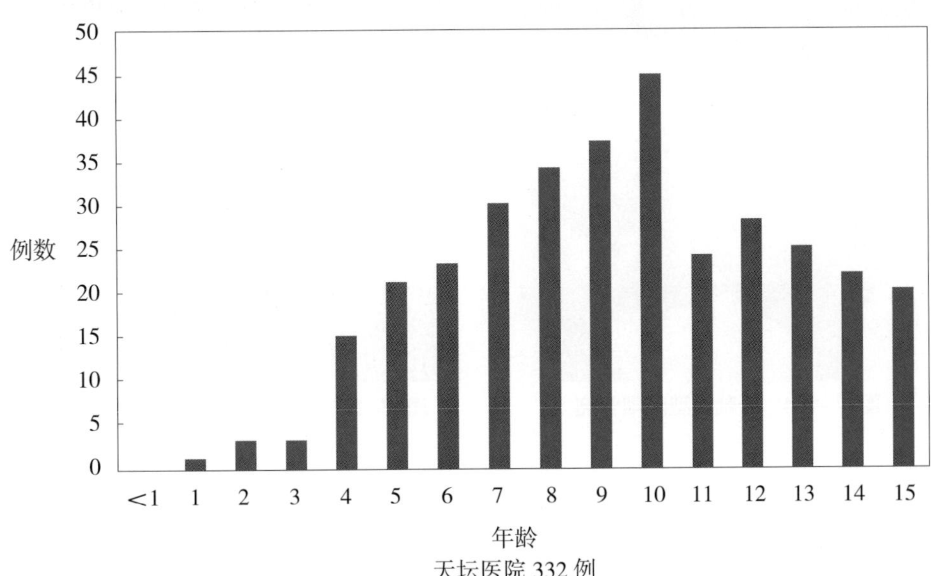

图27-1-1 儿童颅咽管瘤年龄分布

内完全隔开。Erdheim(1904 年)首次提出颅咽管瘤的组织胚胎起源学说,认为未完全闭合的颅咽管的胚胎性鳞状细胞是颅咽管瘤的起源细胞。这些残存的颅咽管位于垂体前叶和垂体柄（从灰结节到垂体),因此,儿童颅咽管瘤可以起源于鞍内的垂体前叶和鞍上的垂体柄。起源于垂体前叶的颅咽管瘤称为鞍内型(图 27-1-2),肿瘤的上表面覆盖鞍隔。起源于垂体柄的颅咽管瘤称为鞍上型(图 27-1-3),肿瘤的表面在脑池内为蛛网膜,在与脑实质接触部位呈侵袭性生长,鞍隔位于肿瘤的下方。

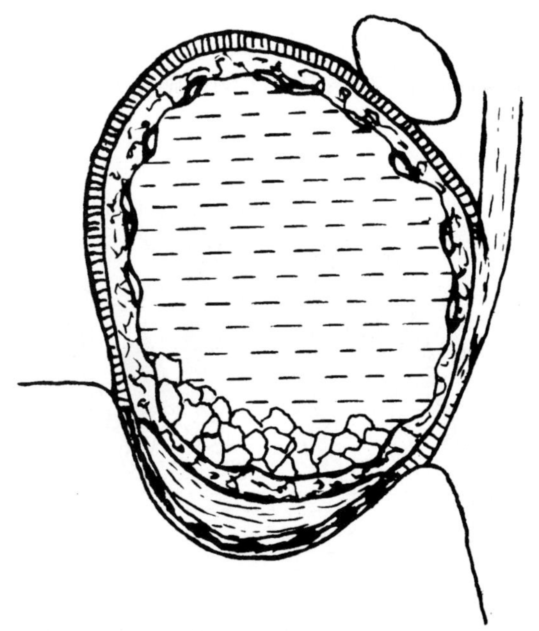

图27-1-2 鞍隔内型颅咽管瘤示意图，肿瘤囊壁表面覆盖为鞍隔

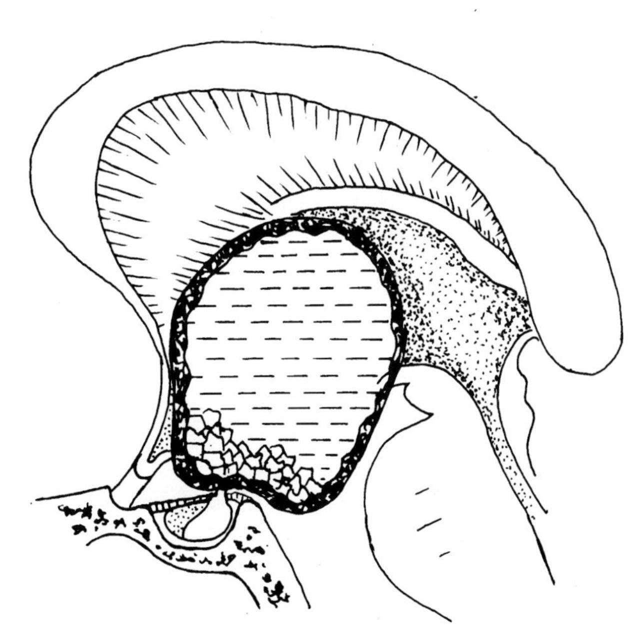

图27-1-3 鞍隔上型颅咽管瘤示意图

颅咽管瘤有两种基本的组织病理类型:牙釉质型和鳞状乳突上皮型。儿童病人几乎全部为牙釉质型(图 27-1-4),病理表现为肿瘤底部为实性瘤体、余大部为囊变,并伴有钙化。成年病人约 2/3 为牙釉质型;1/3 为鳞状乳突上皮型(图 27-1-5),其病理表现为实性瘤体,可有小的囊变,但少有钙化。因此,儿童颅咽管瘤与成人颅咽管瘤在组织学上完全不同的肿瘤类型,这种差异提示其起源的不同。

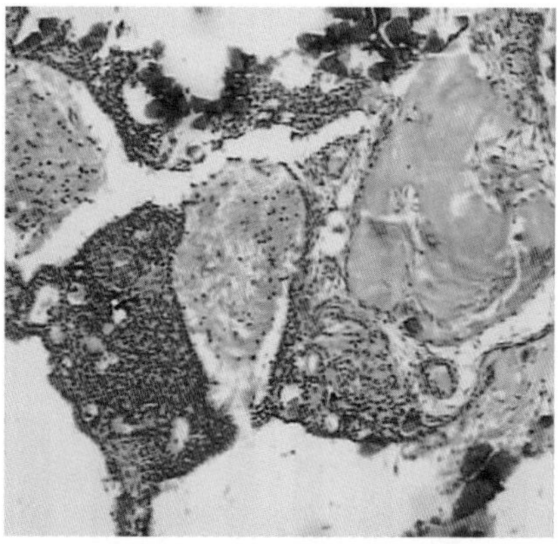

图27-1-4　牙釉质型颅咽管瘤

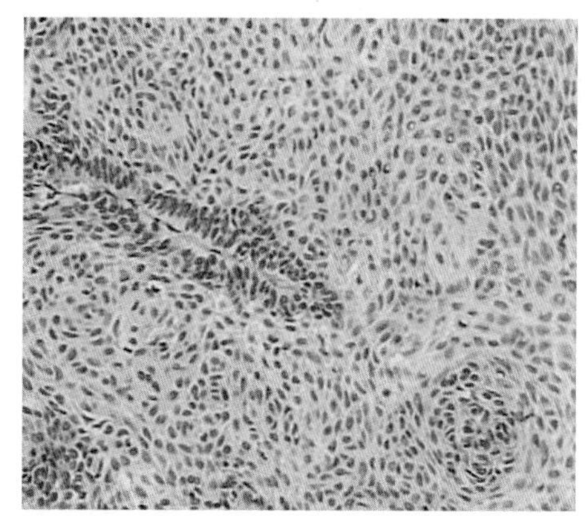

图27-1-5　鳞状乳突上皮型颅咽管瘤

张玉琪(2002 年)报告 189 例儿童颅咽管瘤病例,98.9%有囊变,93.1%有钙化,实性瘤体的钙化呈砂砾状、松散易于剥离,极少数瘤体的钙化坚硬。在囊壁内表面有钙化斑,呈蛋壳状,与囊壁紧密粘连。囊变和钙化是儿童颅咽管瘤的特点,囊变可以是一个巨大的囊体,也可是多囊。根据肿瘤与鞍隔的关系,有两种类型的囊壁。当肿瘤位于鞍内,肿瘤的囊壁与鞍隔紧密粘连、或融合成一体(图 27-1-7),囊壁的肿瘤细胞侵入鞍隔内。肿瘤位于鞍隔上,其囊壁为单纯的肿瘤性囊壁。囊壁由柱状或鳞状上皮组成,其外是胶质基底膜,再外为蛛网膜和软膜。肿瘤的囊变液可是黄色、褐色、墨绿色、黑色,其黏稠度有的似水,有的粘稠度则很高。部分囊液悬浮有胆固醇结晶。可以明确地认为囊液为肿瘤分泌,并非脑脊液渗透。关于囊性颅咽管瘤是如何分泌囊液的机理,目前并不明确。

位于脑池内(脑实质外)的颅咽管瘤表面覆盖有蛛网膜,此将肿瘤与周围的血管(颈动脉、大脑前动脉和前交通动脉等)和神经(视神经和动眼神经)分隔开,肿瘤与血管和神经轻、中度粘连。与脑实质(下丘脑:灰结节、第三脑室前下外侧壁等)接触的颅咽管瘤呈手指状向脑实质内浸润(图 27-1-6),儿童型颅咽管瘤(牙釉质型)更具浸润性,而鳞状乳突上皮型的颅咽管瘤很少有浸润,肿瘤表面有蛛网膜与周围结构相隔。对于鞍内型颅咽管瘤,肿瘤可以生长侵入鞍隔组织内(图 27-1-7)。颅咽管瘤"全切除"后的复发与肿瘤的浸润性生长有直接的关系。在肿瘤和脑实质间有胶质增生层。因此,上述的蛛网膜和胶质增生层是手术分离肿瘤囊壁的界面。

颅咽管瘤细胞手术后可以发生异位种植,发生率极低,到目前世界上只有 9 例异位种植复发的病例报告(Liu,2002 年)。异位复发的途径有两种:主要在手术通路上(7 例,其中 1 例在硬膜外),另一途

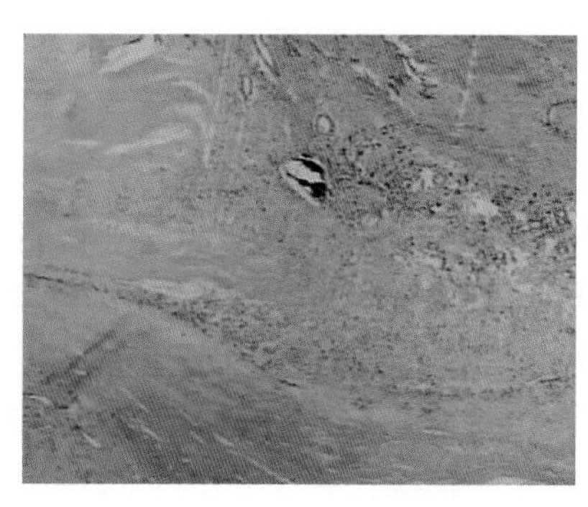

图27-1-6　牙釉质型颅咽管瘤的囊壁呈手指状向脑实质内浸润生长

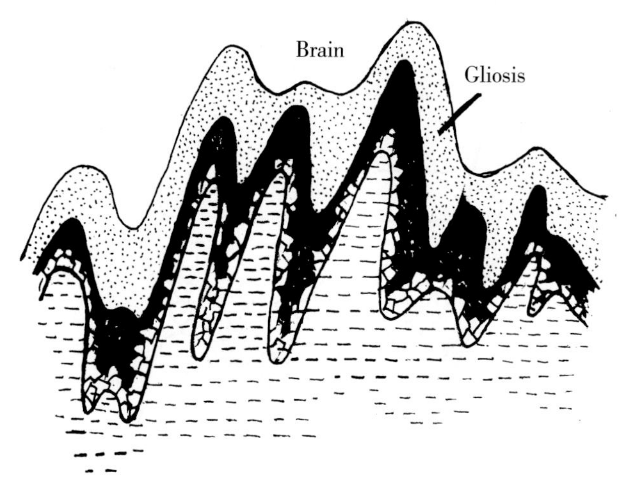

图27-1-7　颅咽管瘤侵袭性长入鞍隔组织内,肿瘤和鞍隔融合

径是通过蛛网膜下腔转移(2 例:1 例在同侧颞叶,1 例在对侧额叶和顶枕叶各两个病灶)。病理证实均为牙釉质型颅咽管瘤。这种异位转移复发的特点从另一个侧面证实:颅咽管瘤有侵袭性生长的特点。

27.1.3 临床表现

颅咽管瘤生长缓慢,当肿瘤很大时才引起明显的临床表现。肿瘤压迫视神经、垂体、下丘脑等重要结构,引起相应的临床症状和体征(表 27–1–1、27–1–2),主要表现有三大综合征:①高颅压;②内分泌功能低下;③视觉损害。病儿常因头痛、身材发育矮小和(或)视力下降就医,部分儿童因失明就医从而发现颅内肿瘤。

(1)头痛

表27–1–1 儿童颅咽管瘤症状和体征(罗世祺332例统计,1992年)

症状	例数	%	体征	例数	%
头痛	273	82	视乳突水肿或萎缩	217	65
发育迟缓	213	64	生殖器发育迟缓	198	60
呕吐	184	55	矮小和(或)消瘦	167	50
视力下降	181	55	视野缺损	154	154
尿崩症	101	30	向心性肥胖	132	40
癫痫	55	17	头颅扣诊破壶音	110	33
意识障碍	53	16	眼球外展困难	97	29
轻偏瘫	24	7	视神经原发萎缩	95	29
精神异常	22	7	病理反射	88	27
发热	20	6	毛发稀疏或皮肤细	68	21
头晕	17	5	肢体共济失调	31	9
畏寒	14	4	单侧动眼神经麻痹	15	5

表27–1–2 儿童颅咽管瘤的临床表现(Hoffman50例统计,1994年)

表现	例数	%
头痛	34	68
内分泌紊乱	33	66
身高矮小	20	40
尿崩症	12	24
肥胖	9	18
甲状腺低下	7	14
性征发育迟缓	7	14
性早熟	1	2
视觉障碍	29	58
视力下降	21	42
视野缺损	19	38
复视	4	8
眼震	2	4
脑积水	24	48

颅内压增高症状主要表现为头痛,是儿童颅咽管瘤的主要症状,发生率为 70% ~ 80%,病程从数周到数年不等。其他颅内压增高的症状有恶心和(或)呕吐。对于囟门未闭合的病儿,可有囟门张力高的表现。引起颅内压增高的主要原因是肿瘤长入第三脑室,阻塞了双侧的室间孔,导致双侧侧脑室脑积水。颅内压增高也可引起视乳突水肿,但是,由于颅咽管瘤长期压迫视神经,多数病儿的视乳突呈萎缩状态。较大的肿瘤本身也可引起颅内压增高,或单独引起头痛(无脑积水)。

(2)内分泌功能紊乱

60% ~ 90%的病儿有内分泌功能低下的表现,主要的临床表现有:身材矮小、多饮多尿、肥胖、甲低、第二性征发育迟缓(男孩尤为突出)等。对于年龄较大的病儿,身高发育低于正常儿童,是导致病儿就医的主要原因。导致上述表现的原因是由于肿瘤压迫垂体 – 下丘脑结构,造成垂体 – 下丘脑内分泌轴的激素水平下降。约80%的病儿有生长激素和促性腺激素低下,7.5%～37%的病儿有尿崩症(Sanford,2001)。极个别病儿表现为性早熟。

(3)视觉障碍

视力和视野障碍表现有:双颞侧偏盲、视力下降、甚至失明、复视。视觉改变与肿瘤位置有极大的关系,肿瘤压迫视神经、视交叉、视束等结构可以引起不同的视觉改变。学龄期病儿常常因为视力下降、看不清板书而就医。

(4)其他表现

由于儿童囊性颅咽管瘤多形性的特点,肿瘤可以向鞍区、前颅窝(底)、外侧裂、中颅窝、基底池、斜坡、小脑脑桥角等区域生长,引起相应部位的症状和体征。如偏瘫、眼外肌麻痹、共济失调、眼震、精神症状、嗅觉丧失等等。少数病儿有肿瘤破裂和肿瘤内出血的情况,表现为突然的头痛、颈部强直和(或)意识改变。

27.1.4 辅助检查

所有患颅咽管瘤的病儿在手术前均应该做的检查项目有:①神经影像学检查,包括头颅CT和MRI;②内分泌检查,包括T_3、T_4、TSH、GH、PRL、ACTH、ADH、皮质醇等;③视力视野检查;④24h尿量;⑤神经心理学测试。在临床实践中,在重视神经影像学检查的同时,也应同样重视后四种检查,不能偏废。上述检查项目在手术治疗后应再次做对比检查。

(1)神经影像学检查

神经影像学检查包括头颅X线平片、CT和MRI,由于CT和MRI检查的普及应用,现在已经很少做头颅X线平片检查。

CT扫描是诊断儿童颅咽管瘤的首选检查,它的作用是判定肿瘤的囊变和钙化,此两个特点是诊断颅咽管瘤的关键点。由于颅咽管瘤的囊液胆固醇含量不同,在CT扫描上呈现为低密度、等密度或高密度。93%的儿童颅咽管瘤有钙化(成人颅咽管瘤为50%的钙化,Samii,1991年),钙化有两种表现,在囊壁内表面有钙化斑,在CT扫描上为蛋壳样(图27-1-8);肿瘤底部(鞍上部分)的瘤结节的钙化呈团块状(图27-1-9)。术后头颅CT扫描以观察钙化是否消失,是判定颅咽管瘤切除程度的关键指标,只要有钙化残留就不能说肿瘤全切除。

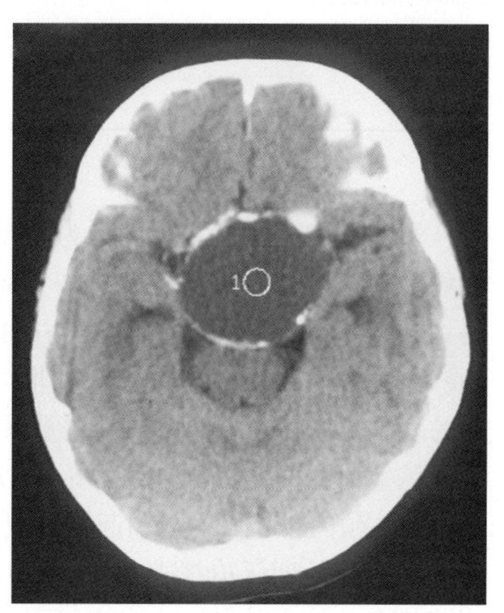

图27-1-8 囊壁呈蛋壳样钙化

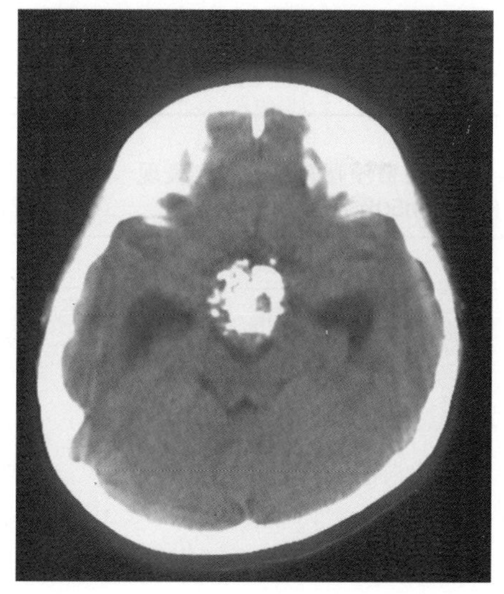

图27-1-9 肿瘤结节呈沙砾样钙化

MRI扫描可以明确颅咽管瘤的囊变和解剖结构的变化,特别是肿瘤周围的重要结构,如视交叉、颈内动脉、垂体柄、第三脑室。囊变在MRI扫描上也可是低信号(图27-1-10)、等信号或高信号(图27-1-11)改变,这种囊液信号多变性是由于囊液中胆固醇含量变化所引起。MRI矢状扫描、水平扫描和冠状扫描(三维平面)可以比较准确地显示囊性瘤体的生长方向和影响的部位,从而为准确地选择手术入路和术中切除肿瘤提供了非常有价值的信息。在MRI的矢状位像明确前交通动脉(血管流空),依此确定视交叉的位置,对手术入路的选择有指导意义。肿瘤囊壁和肿瘤结节可有增强表现(图27-1-12)。

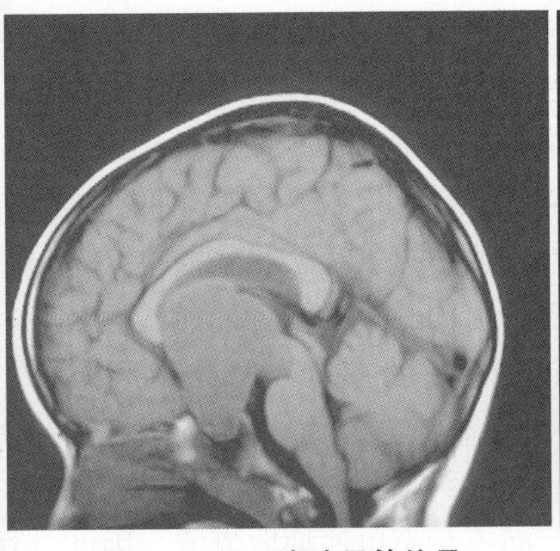
图27-1-10 囊液呈等信号

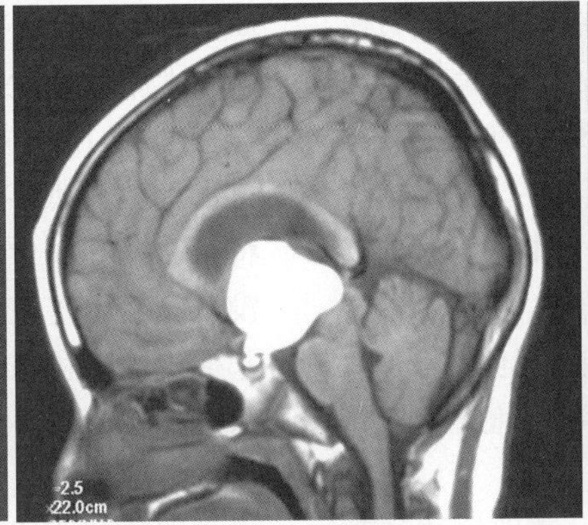

图27-1-11 囊液呈高信号

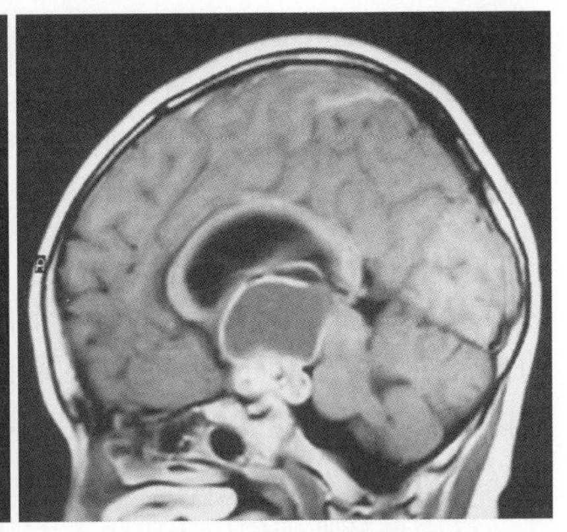
图27-1-12 颅咽管瘤囊壁和肿瘤结节有增强表现

(2)内分泌检查

由于颅咽管瘤对垂体、垂体柄和下丘脑的压迫,引起内分泌激素低下,从而影响病儿身体的正常发育。神经内分泌检查主要针对尿崩症、垂体－肾上腺分泌轴和垂体－甲状腺分泌轴。即使对于没有内分泌症状的病儿,进行神经内分泌检查也可发现大多数病儿潜在有内分泌功能紊乱。

应测定病儿清晨和晚间的血清皮质醇含量,肾上腺皮质醇激素低下可能为绝对性的分泌减少,也可是每天分泌周期的变化所致。由于多数病儿的肾上腺储备减少,因此,术前或脑血管造影前应给予皮质激素治疗,如地塞米松首次剂量 0.2～10mg/kg,然后维持剂量 0.1mg/kg,4 次/日。

测定血清中的甲状腺素（包括 T_3 和 T_4），当 T_4 低于 5μg/dl,提示甲状腺功能低下。对于甲状腺素水平低下者应补充甲状腺素，如左旋－甲状腺素（L-甲状腺素）。

评估尿崩症的检查有询问病儿尿的频率、新发生的夜尿次数多、或新发生的尿失禁等。应同时检查血中电解质,如有电解质紊乱应及时进行调整。

生长激素(GH)、黄体生成激素(LH)和促卵泡激素(FSH)的正常分泌在青春期和青春后期达到最高水平。因此,对于不同年龄段的病儿应具体分析上述激素的检测结果。

(3)视力视野检查

所有颅咽管瘤的病儿均应在手术前和手术后检查视力和视野,以便明确视神经、视交叉的功能在术前和术后的变化情况。

(4)神经心理学测试

儿童颅咽管瘤往往发现时已经很大，常常影响到穹隆,从而引起病儿记忆障碍。颅咽管瘤手术入路和术中操作,也会影响到穹隆,导致术后病儿记忆缺失。因此,应特别重视进行术前神经心理的测试。

27.1.5 形态学分类

颅咽管瘤的根部起源决定了它的生长方式(图27-1-13)。有两个基本源点:垂体前叶和垂体柄。源于垂体前叶的颅咽管瘤首先破坏前叶组织,并将垂体后叶向后下压迫,向上生长可突破鞍隔。源于垂体柄的颅咽管瘤又可分柄前、柄后、柄侧。柄前颅咽管瘤于视交叉和垂体柄间生长,向前、向后压迫视交叉和垂体柄，向上生长可突破终板进入三脑室；柄后颅咽管瘤的生长将垂体柄压向前,使之贴于视交叉,向后生长可到斜坡、脑桥小脑角,向上生长也

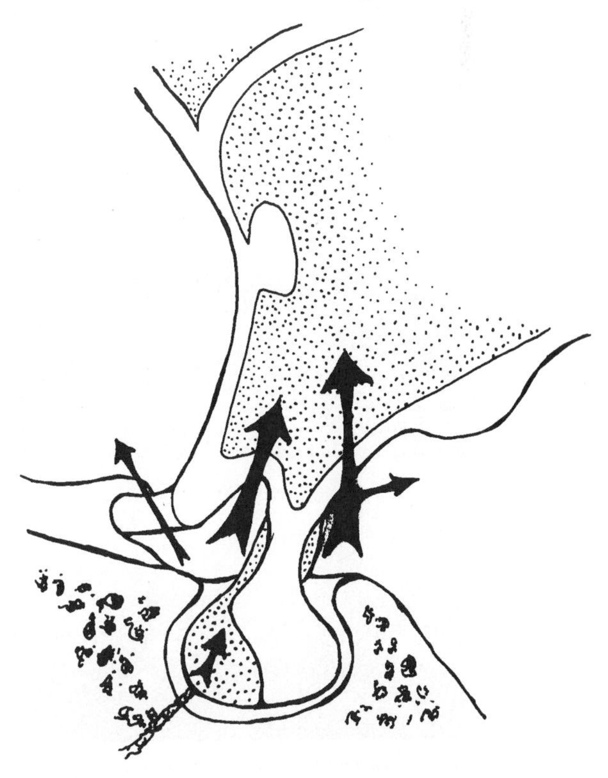
图27-1-13 儿童颅咽管瘤生长方向示意图

可进入三脑室；柄侧颅咽管瘤的生长除可影响鞍区、三脑室外，其特点是向额叶生长。为了指导正确地选择手术入路和术中切除肿瘤，根据病儿颅咽管瘤的生长部位和形态学变化，将其分为六种类型：鞍内型、视交叉前型、视交叉后－垂体柄前型、垂体柄后型、垂体柄侧型和混合型。由于儿童颅咽管瘤的囊性特点，瘤体向鞍区周围的裂隙部位生长（薄弱区域），如视神经间隙、第三脑室底、外侧裂、脚间池、斜坡、脑桥小脑角等。

鞍内型颅咽管瘤位于鞍隔下方，囊壁瘤体与鞍隔紧密粘连、甚至长入鞍隔内。较小的肿瘤可位于垂体窝内，不形成对鞍上的视神经、视交叉和颈动脉的压迫（图 27－1－14）。随着肿瘤的不断增大，鞍隔逐渐向鞍上膨起，造成对视神经、视交叉和颈动脉的压迫，并向上压迫第三脑室底（图 27－1－15），巨大的瘤体可到达胼胝体的下方（图 27－1－16）。由于瘤体是将第三脑室底顶起、而占据了第三脑室的位置，但并没有直接阻塞室间孔，因此，一般此型颅咽管瘤不引起梗阻性脑积水。手术入路主要采取经额部纵裂入路。如瘤体较小位于垂体窝内，可采用经额底入路。由于囊壁与鞍隔的关系，因此，此类型颅咽管瘤的手术是切除"鞍隔"，而不是简单地抽取囊液。因此，对于垂体窝内型的颅咽管瘤（囊性），经口－鼻－蝶窦入路不能达到切除囊壁（鞍隔）的目的，手术无效。

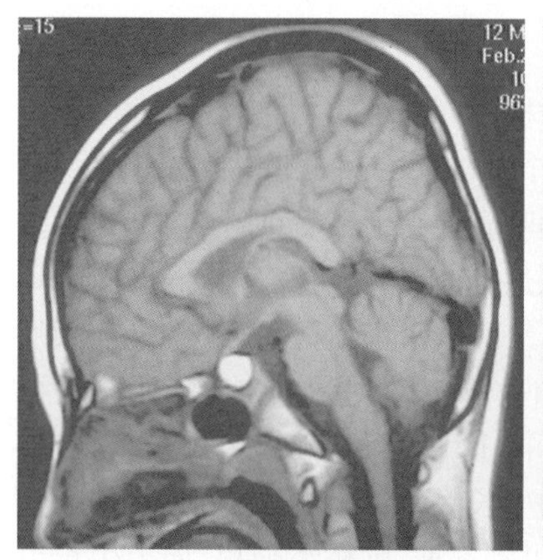

图27－1－14 鞍内高信号性囊液，肿瘤局限在鞍内

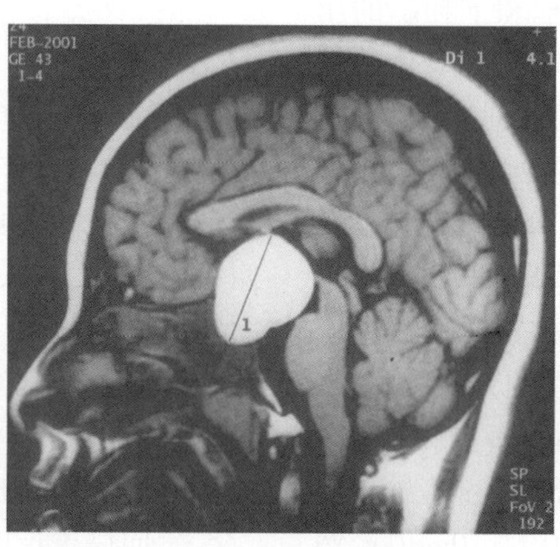

图27－1－15 巨大鞍内型肿瘤将第三脑室底向上顶起

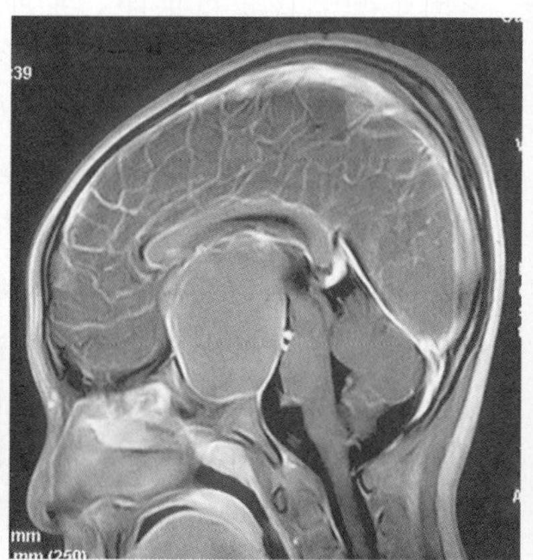

图27－1－16 巨大鞍内型肿瘤到达胼胝体下缘

视交叉前型肿瘤长于鞍隔上方，瘤体经视神经间隙向前颅窝方向生长（图 27－1－17）。囊壁经视神经间隙长出后，向前生长占据额叶位置，向后反折压迫视交叉和前交通动脉，瘤体占据第三脑室前部的位置。手术入路采用额部入路或额颞入路。

视交叉后－垂体柄前型颅咽管瘤是最常见的

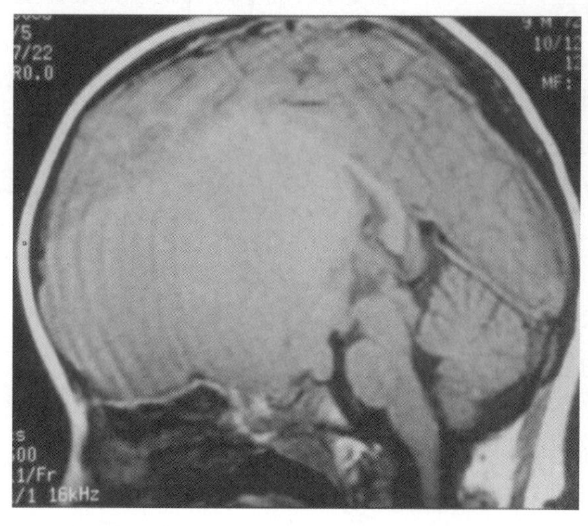

a

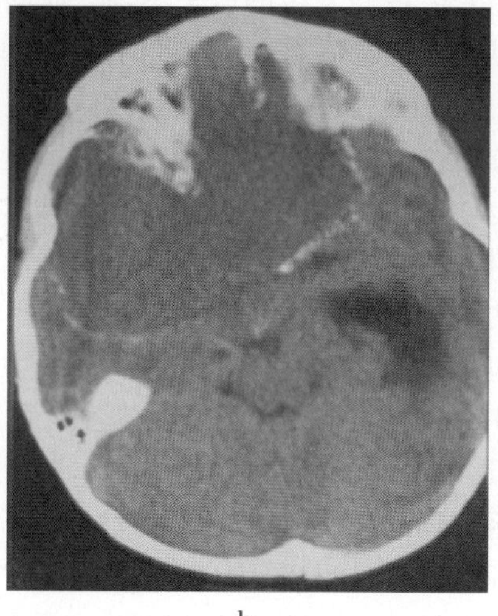

b

图27－1－17 a. 视交叉前型颅咽管瘤 b. 为同一病人的CT显示肿瘤侵犯前颅窝

类型(图 27-1-18),约占儿童颅咽管瘤的 63%(张玉琪 189 例资料,2000 年)。肿瘤起源于前部垂体柄,瘤体将视交叉顶向前上方,将垂体柄压向后方的鞍背,肿瘤主体突破第三脑室底向第三脑室生长,瘤体充满第三脑室的前部或整个脑室腔,阻塞了室间孔,故此类型的颅咽管瘤有脑积水。由于瘤体主要向第三脑室生长,对前方的视交叉和视神经影响较小,故病儿的视觉障碍比较少见。但由于存在脑积水,病儿可有视乳突水肿。手术入路采取经前部胼胝体 - 透明隔间隙 - 穹隆间入路,可以达到切除瘤体和解除脑积水阻塞的目的。

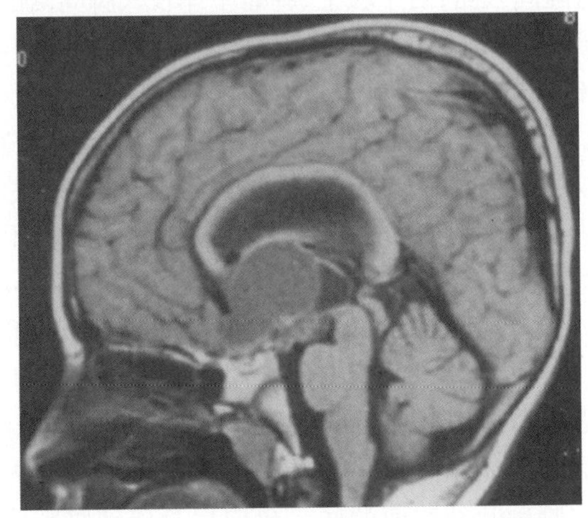

图27-1-18 视交叉后-垂体柄前型颅咽管瘤

垂体柄后型的颅咽管瘤起源于后部垂体柄,除瘤体占据鞍上外,囊壁主要向后颅窝生长,如脚间池、斜坡、脑桥小脑角等部位(图 27-1-19,图 27-1-20)。瘤体可将垂体柄压向前方或侧方,瘤体很少向第三脑室内生长。此型肿瘤可采取经颞下 - 小脑幕入路。

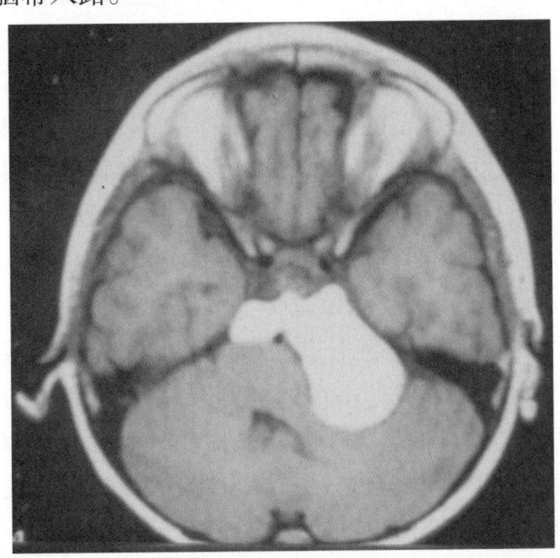

图27-1-19 颅咽管瘤长入后颅窝斜坡和桥小脑角区

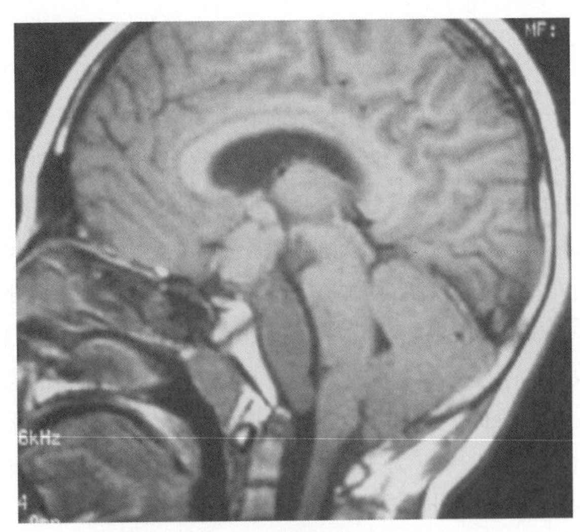

图27-1-20 颅咽管瘤从鞍区长入斜坡

垂体柄侧型颅咽管瘤起源于垂体柄的侧方,经视神经 - 颈动脉间隙向外侧的外侧裂生长(图 27-1-21,图 27-1-22),垂体柄被压向对侧。此型颅咽管瘤采取翼点入路。

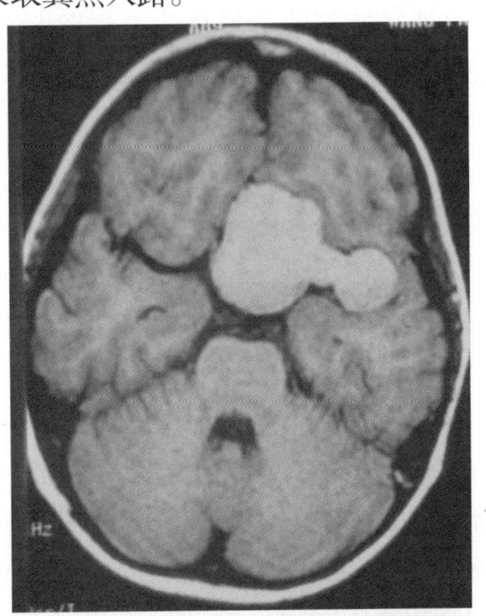

图27-1-21 鞍上颅咽管瘤向外侧裂生长

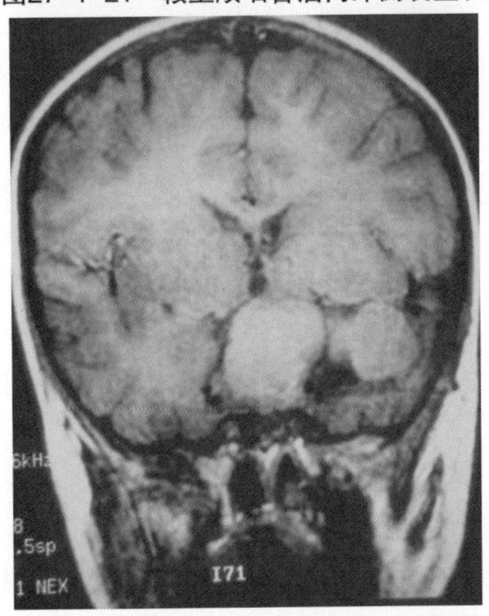

图27-1-22 鞍上颅咽管瘤向外侧裂生长,外观呈双锤哑铃状

27.1.6 手术治疗

在应用类固醇激素之前,颅咽管瘤手术后死亡率和病残率极大地影响了手术效果,Matson(1950年)首次应用类固醇激素做到了颅咽管瘤安全地全切除。但是,在认识到颅咽管瘤与周围脑组织之间有可分离的界面这个概念之前,全切除颅咽管瘤的手术造成了下丘脑的严重损伤。单纯放疗、活检加放疗、放囊液后的放疗均不能预防颅咽管瘤的复发。Sweet在1976年发现了颅咽管瘤与脑之间的胶质增生层,可以为手术分离肿瘤提供界面,此发现为全切除颅咽管瘤提供了解剖学上的支持。

现代影像学(CT和MRI)的发展做到了术前正确诊断颅咽管瘤,并能为手术提供非常精确的病理解剖关系图。神经外科显微镜的应用使得手术切除颅咽管瘤更精细、准确、彻底,极大地减小了肿瘤周围重要血管、神经和脑组织的手术副损伤。显微神经解剖的发展也为全切除颅咽管瘤提供了有用的信息。因此,现在每一个神经外科医师不能只满足于颅咽管瘤的部分切除或仅仅是抽取囊液,应该以颅咽管瘤的全切除为手术目标,采取积极的手术治疗态度(gross total removal:意为追求肿瘤的全切除 total removal,或近全切除 subtotal removal)。此观点得到了世界上许多著名神经外科医师的认可,如Yasargil、Hoffman、Samii和王忠诚等。美国小儿神经外科学会(American Society of Pediatric Neurosurgery,ASPN)也强烈推荐:对儿童颅咽管瘤的手术治疗要追求积极的全切除(Sanford,1994年)。

(1)脑积水的治疗

较大的颅咽管瘤,特别是长入第三脑室的颅咽管瘤常常因阻塞室间孔,导致梗阻性脑积水。以往的治疗方法是在手术切除颅咽管瘤之前先做脑室-腹腔分流术。现在,我们认为这种术前分流术是不必要的。采取合理的手术入路,全切除或近全切除肿瘤是打通脑脊液通路最好的治疗方法,在我们的临床实践中也得到了证实。对于术前高颅压可暂时性做脑室外引流,如术后脑积水没有得到解除,可做脑室-腹腔分流术。

(2)术前处理

由于颅咽管瘤对下丘脑和垂体的压迫和侵犯,影响了相应激素的分泌,特别是甲状腺激素和皮质酮类激素(如地塞米松、强地松)的缺乏将影响病儿的手术应激性。故术前3d至1周给予甲状腺激素和强地松口服,极大地有利于病儿术后的恢复。

(3)手术入路

文献中有许多中专对颅咽管瘤的手术入路,如额下入路、翼点入路、颞下经小脑幕入路、经胼胝体入路、经口-鼻蝶窦入路等等。不管何种入路,充分暴露瘤体以做到尽可能全切除和减小下丘脑损伤是选择手术入路的最基本原则。根据我们近160例儿童颅咽管瘤的手术经验,对于鞍上未长入第三脑室的肿瘤,采取经额部纵裂入路;对于长入第三脑室内的颅咽管瘤,采取经前部胼胝体-透明隔间隙-穹隆间入路;对于鞍上、肿瘤主体长入脚间窝的颅咽管瘤,采取经翼点入路;对瘤体长入脚间池、斜坡和CPA的颅咽管瘤,采取经颞下-小脑幕入路。对于鞍内型颅咽管瘤,我们主张经颅手术(额下入路)以切除鞍隔和肿瘤囊壁。因为经口-鼻蝶窦入路只能做到放囊液,不能切除肿瘤的囊壁,故我们不采取此入路。

1)经额部纵裂入路和经终板入路:病儿仰卧位,发际内冠状切口,右额骨瓣:内侧到中线、下方接近眉弓。切开硬膜后先放出外侧裂处的脑脊液,待额叶明显塌陷后,从纵裂分离、显露鞍区。先分离两侧额叶到达前颅底,再向后分离到胼胝体膝部,此处可看到经胼胝体膝部绕行的双侧胼周动脉。纵裂完全分开后即可看到经视神经间隙向上生长的肿瘤,肿瘤将视交叉和前交通动脉顶向后上方。位于鞍隔上的囊性颅咽管瘤囊壁为真性肿瘤,因此,在抽取囊液后要将囊壁从周围结构上分离、并予切除。鞍上型颅咽管瘤的外壁表面为蛛网膜,其与周围视神经和血管轻度粘连,比较容易分离。囊内底部有钙化沉积团块,多呈沙砾状,易于剥离。对于鞍内型的肿瘤,我们所看到的是鞍隔,其下方才是真正的肿瘤囊壁,两者粘连非常紧密不易分离,因此,对于此型颅咽管瘤要将鞍隔和其下方的囊壁一并切除。切除的范围:前方到鞍结节,后方到鞍背,两侧接近海绵窦。可在垂体柄进入鞍隔处将其离断,或保留垂体柄周围的少许鞍隔。垂体窝底部的囊壁与下方的被压扁的垂体(神经垂体)硬膜粘连紧密,不可强行剥离,以免损伤下方的垂体和海绵间窦。肿瘤切除后可清晰地看到双侧视神经和颈动脉、视交叉、前交通动脉、脚间池和基底动脉等结构。

对于突入第三脑室前部的瘤体,术中根据视交叉和前交通动脉的位置，在前交通动脉的前方或后方打开终板，即可看到瘤体并予切除（经终板入路）。手术操作中要小心保护前交通动脉及其分支血管、视交叉和视神经(图 27-1-23)。

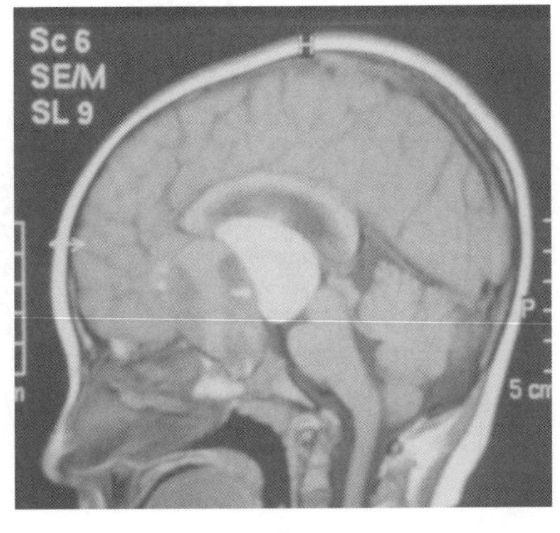

a

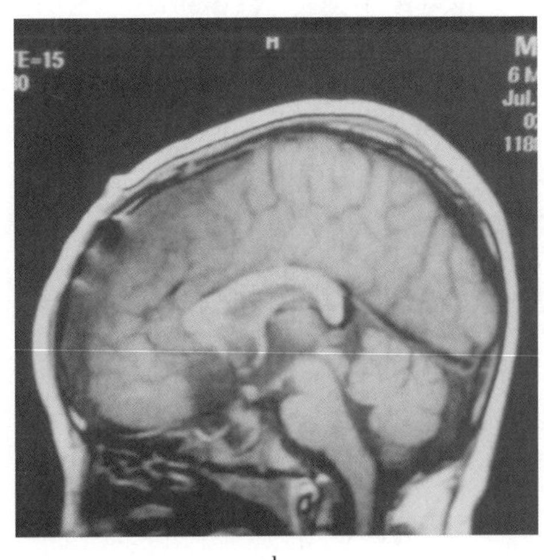

b

图27-1-23(a、b) 经额部纵裂入路切除鞍上巨大颅咽管瘤
a. 术前 b. 术后

2)经前部胼胝体 - 透明隔间隙 - 穹隆间入路：病儿仰卧位，发际内沿中线向后钩形切口，梯形骨瓣：内侧到中线、后界到冠状缝。沿矢状窦方向半月形剪开硬膜，硬膜瓣翻向中线，充分显露纵裂区域。将半球向外侧牵开，向下分离显露胼胝体，纵形切开前部胼胝体 2.5cm，进入透明隔间隙。分开双侧透明隔，其前方到透明隔间隙的前界，双侧透明隔的下界为穹隆，小心分开双侧穹隆进入第三脑室。此时可见肿瘤的囊壁，破壁吸出囊液后肿瘤塌陷，沿囊壁外侧分离囊壁、并分块剪除囊壁。应特别小心勿损伤第三脑室前下外侧壁（下丘脑神经核），囊壁与脑室壁之间有胶质增生层，严格在此层内分离。切除肿瘤的后极后，可见大脑导水管，向前切除囊壁到鞍背，可见基底池及其基底动脉和分支动脉。要保护基底池膜(Lilliequist 膜)的完整，以免血液流入蛛网膜下腔和损伤基底动脉及其分支。可调整病儿的头位和显微镜的方向，用窄脑板牵开前部胼胝体(膝部和喙部)以显露鞍上区域(垂体窝区域)，小心分离此处的囊壁，如囊壁与前方的结构粘连紧密，不要强行剥离以免损伤前方的血管，引起致命性的出血，可残留少许囊壁，做术后放疗(图 27-1-24a-d)。

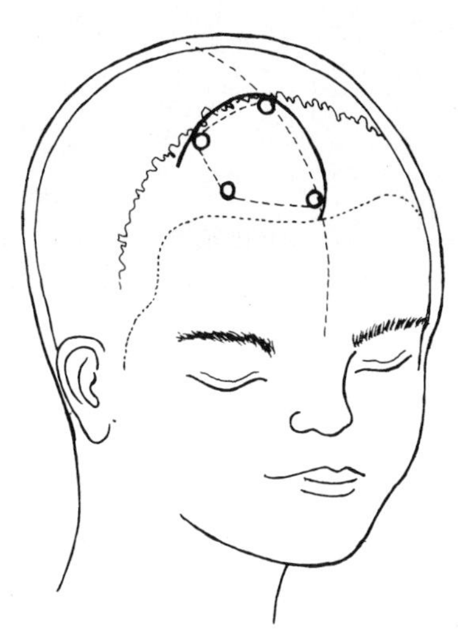

a

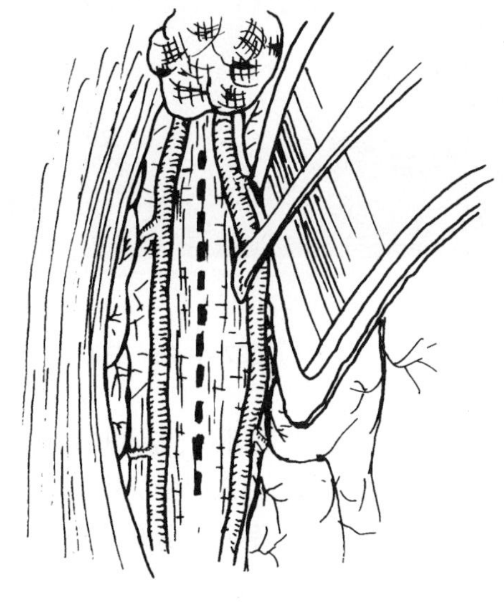

b

图27-1-24(a、b)

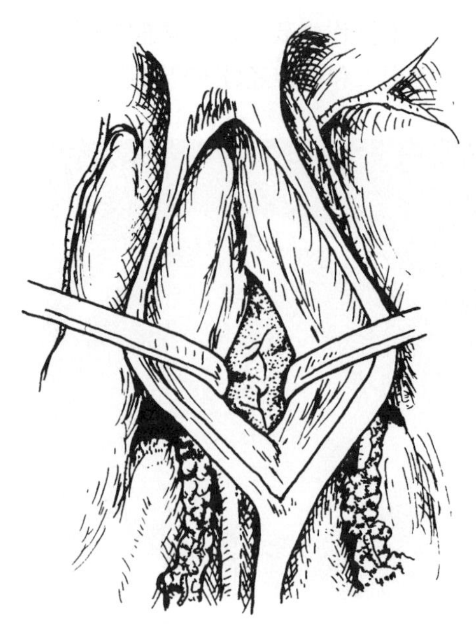

c

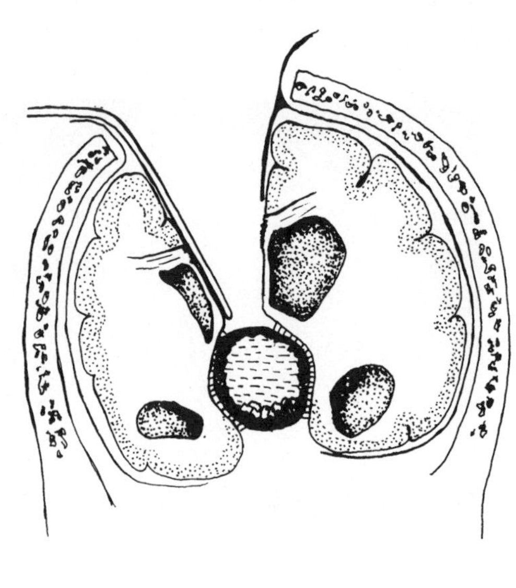

d

图27-1-24(c、d) 经胼胝体-透明隔间隙-穹隆间入路切口(a),分开纵裂到胼胝体见双侧胼周动脉(b),分开两侧透明隔及穹隆(c),充分显露三室内瘤体(d)

此入路的优点是:①直视下切除肿瘤,能最大程度地保护下丘脑;②能作到近全切除或全切除肿瘤;③能解除脑脊液通路的梗阻;④除切开胼胝体外,不损伤正常脑组织(图 27-1-25)。

a

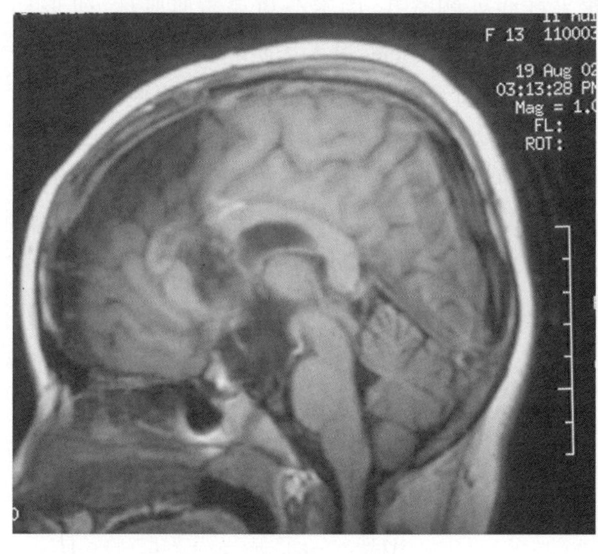

b

图27-1-25 三脑室/脑间池内颅咽管瘤手术切除前(a)和术后(b)

3)翼点入路:病儿左侧卧位,翼点切口和骨瓣,在剪开硬膜前咬除蝶骨脊,以蝶骨脊为中心半弧形剪开硬膜,显露额叶、外侧裂、颞叶。剪开外侧裂的蛛网膜,电凝并剪断额叶靠近外侧裂处的静脉,向两侧分别牵开额叶和颞叶,分开外侧裂到颈内动脉分出大脑前动脉和大脑中动脉处,充分显露鞍区结构(视神经和颈内动脉)。可看见位于脚间窝内的肿瘤,瘤体将视神经和视交叉向上顶起,瘤体表面有蛛网膜。可利用的手术间隙有:视神经 – 颈动脉间隙、双侧视神经间隙、颈动脉 – 动眼神经间隙和终板间隙,一般从视神经 – 颈动脉间隙切除肿瘤(图 27-1-26)。穿刺抽出囊液后瘤体塌陷,先从瘤内分块切除肿瘤,待瘤体减小后，小心沿肿瘤外壁分离周围神经、血管的粘连，由于肿瘤表面为蛛网膜，故肿瘤（或囊壁）与周围结构的粘连不紧密，易于剥离。瘤体的后上方为术野盲区，小心向下牵拉瘤体以切除此处的囊壁（或瘤体），如牵拉较为困难，说明瘤体与周围结构粘连紧密，不要强行牵拉、切除，以免损伤脚间池内的脑干穿支血管。此入路一般可做到肿瘤的全切除或近全切除（图27-1-27）。

4）经颞下－小脑幕入路：病儿侧卧位，以耳尖为中心做颞部马蹄形切口，皮瓣连同骨膜翻向下方。做颞部游离骨瓣，十字错开切开硬膜。一般在颞部后方可见粗大的下吻合静脉（vein of Labble），在下吻合静脉的前方或后方有 1～2 根较细的静脉，为充分抬起颞叶，可将下吻合静脉前方小的引流静脉电凝后切断。在下吻合静脉的前方抬起颞叶，缓慢放出脑脊液，等待脑张力下降后继续牵开颞叶底面，直到显露出小脑幕缘。可以看到幕缘内侧的滑车神经，小脑幕上的岩静脉窦。在静脉窦的后方约 1cm 处切开小脑

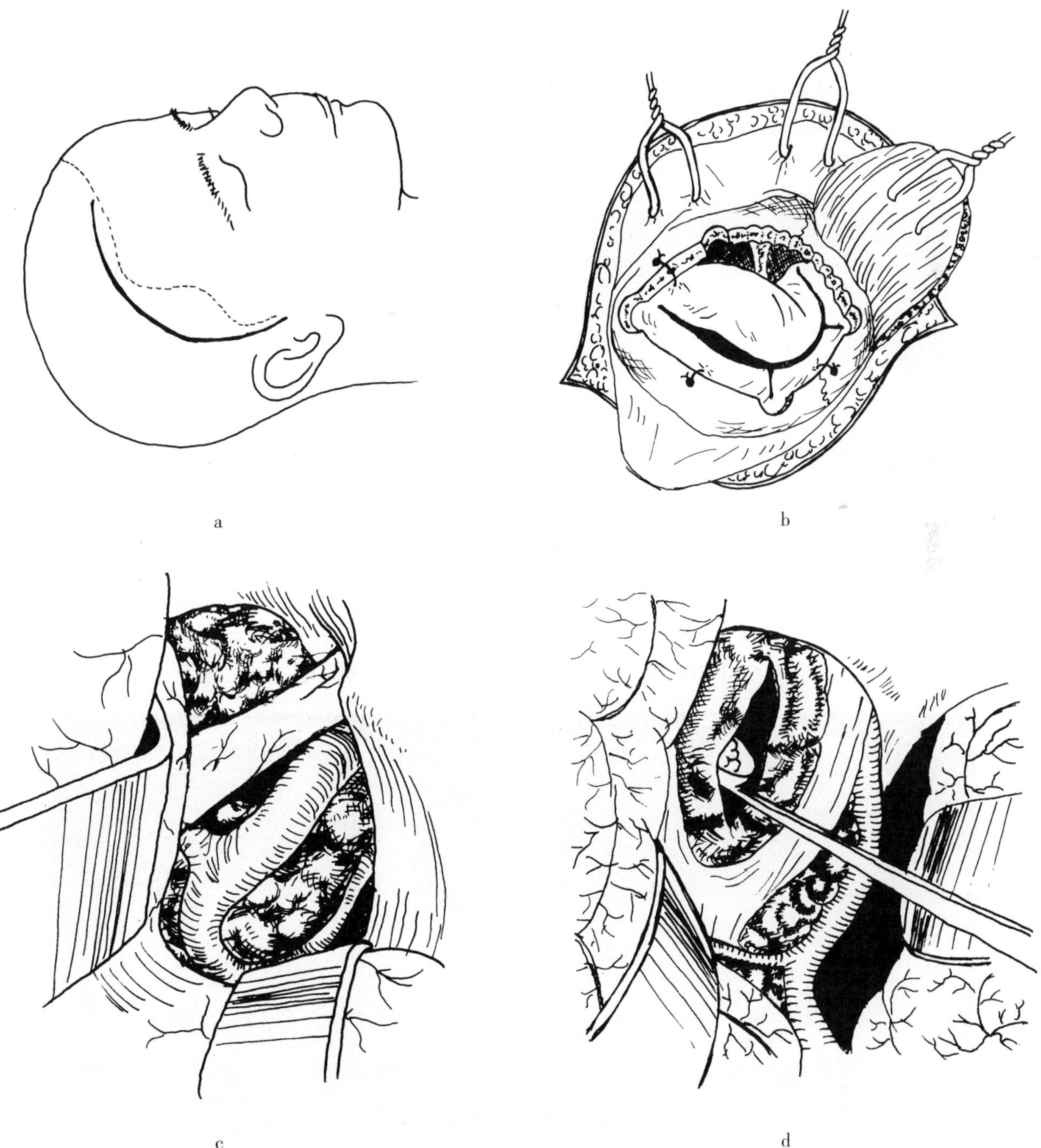

图27-1-26(a-d)　经翼点入路切口(a)及切开硬膜(b)。分开外侧裂蛛网膜显露鞍区肿瘤(c)，从第一间隙切除瘤体(d)

幕,注意要保护幕缘处的滑车神经。可见基底池和斜坡处的肿瘤。先穿刺抽出肿瘤囊液,再小心分离、并分块切除肿瘤囊壁。一般肿瘤囊壁与周围的血管(基底动脉及其分支)和神经(动眼神经)轻度粘连,容易分离。完全切除囊壁后,调整头位和显微镜的角度,显露并切除鞍背处的瘤体(图 27-1-28)。此处的瘤体位于视交叉和垂体柄的后方,在剥离瘤体时要注意保护这些结构。

5)额下入路:仰卧位,右额发际内半冠状切口,翻开皮瓣的基地部应到眉弓。做右额游离骨瓣:内侧靠近中线、下到眉弓上 1cm(平行于前颅窝底)。沿前颅窝底半月形剪开硬膜。沿前颅窝底的外侧向外侧裂探察,撕破外侧裂池处的蛛网膜,放出脑脊液。等待额叶明显塌陷后,用固定牵开器脑板将额叶向上抬起。避免反复抬起和牵拉额叶,以免造成额叶挫伤。将同侧的嗅神经和伴行的血管电凝后剪断。显露鞍区的结构:右侧视神经和颈内动脉、视交叉、左侧视神经,以及第一间隙。见鞍隔稍向上饱满,穿刺抽出黄绿色液体 2ml 后,鞍隔塌陷。用尖刀将鞍隔十字切开,肿瘤内壁与鞍隔融为一体,将表面瘤壁电凝后分块剪除(图 27-1-29)。可见鲜红色的垂体柄自鞍隔孔穿出,保护垂体柄。再分离两侧瘤壁与视神经和颈内动脉的粘连,因轻度粘连,分离后剪除全部瘤壁。见垂体被压于垂体窝底部,双侧视神经、颈内动脉和动眼神经保护良好。用止血纱布覆盖手术创面,反复冲洗后无活动性出血。严密缝合硬膜,骨瓣复位、固定,缝合帽状腱膜和头皮切口(图 27-1-30)。

a

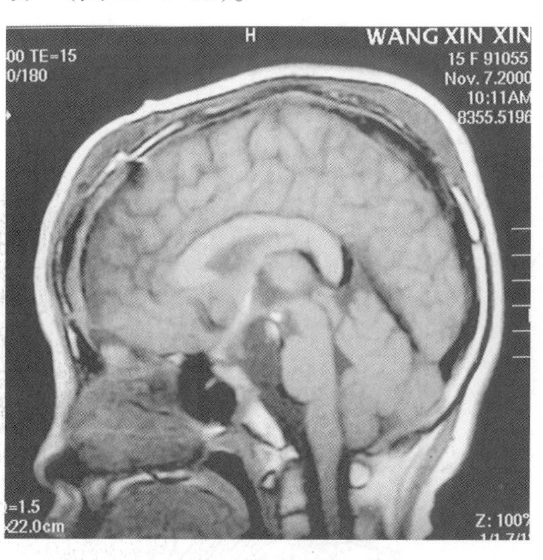

b

图27-1-27 基底池内颅咽管瘤术前(a)及术后(b)

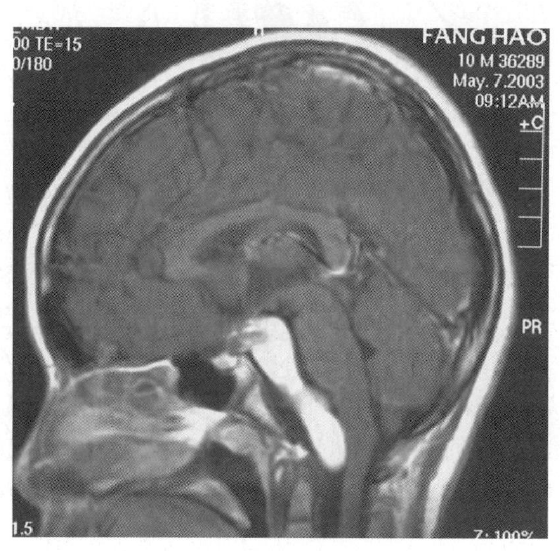

a

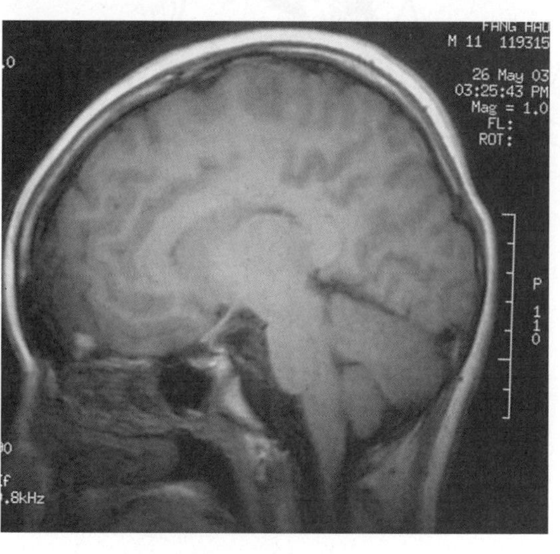

b

图27-1-28(a、b) 柄后型颅咽管瘤术前(a)及术后(b)

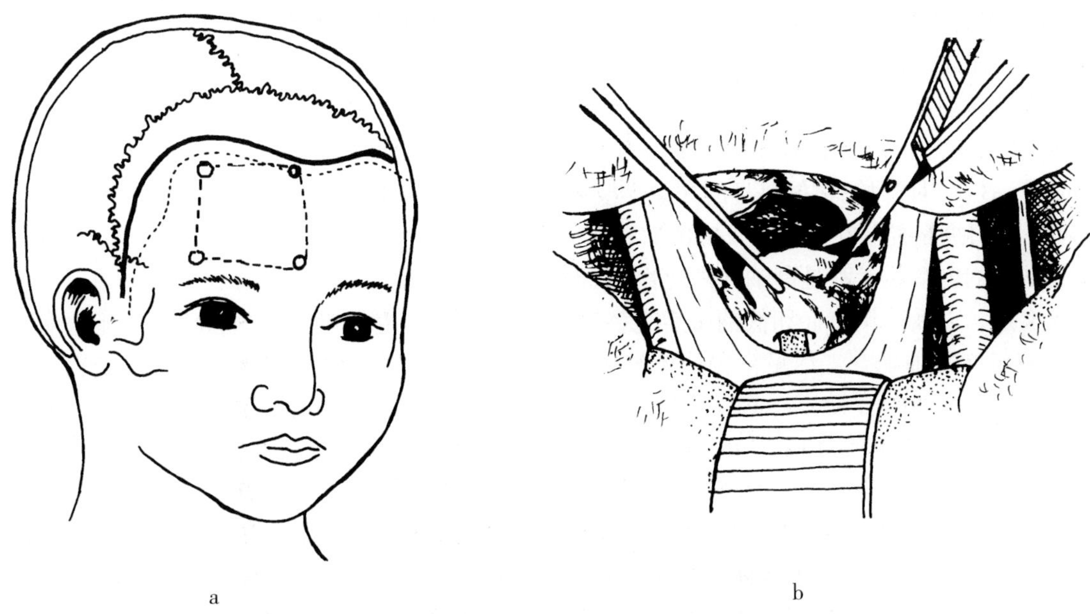

a　　b

图27-1-29(a、b)　经额底入路切口(a)及切除鞍内型颅咽管瘤(b)

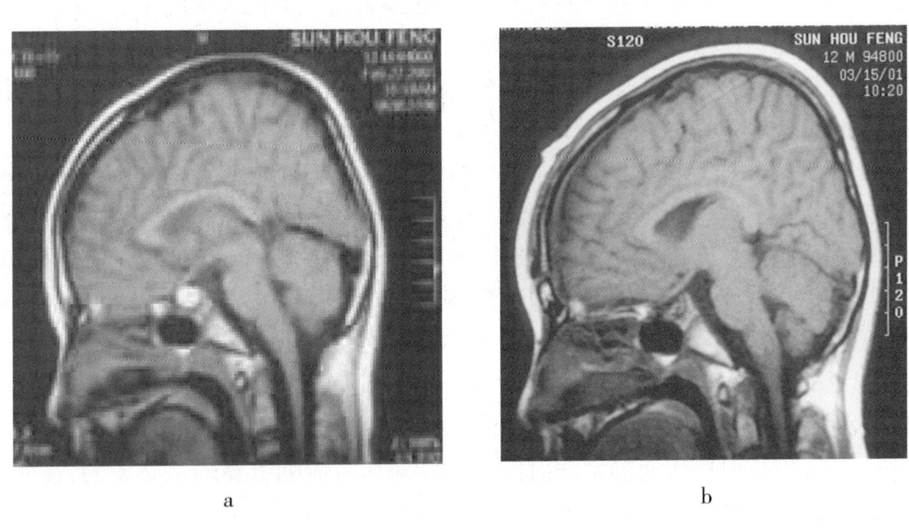

a　　b

图27-1-30(a、b)　鞍内型颅咽管瘤术前(a)及术后(b)

(4)术后处理

影响颅咽管瘤全切除的一个主要原因是术后的下丘脑功能损害，也是颅咽管瘤术后的治疗重点。术中、术后常规应用糖皮质激素(地塞米松)对防治下丘脑损伤有极其重要的作用。主要是利用其强大的抗炎作用，提高血管的紧张性、降低毛细血管的通透性，减轻下丘脑区的充血，从而抑制炎性渗出和浸润。下丘脑功能损伤的主要表现有：电解质紊乱、尿崩、高热、癫痫和昏迷。术后并发症主要有：尿崩症、血电解质紊乱、癫痫、记忆障碍、情感淡漠(abulia)等。尿崩症的发生率约91%，血电解质紊乱约89%，癫痫发生率约3%(张玉琪，2001年)。术中和术后要严格控制含钠液体的入量，并尽可能不使用甘露醇。术后常规应用抗癫痫药物。术后每天检测血钠变化和尿量，根据血钠变化随时调整水和电解质平衡。术后发生癫痫与血钠紊乱有密切的关系，在应用抗癫痫药物的同时，一定要调整血钠紊乱，否则癫痫不能得到很好的控制。

当颅咽管瘤的手术影响到漏斗部以下的垂体柄和垂体后叶，引起暂时性尿崩症；再向上破坏漏斗部以上的下丘脑，可引起永久性尿崩症。尿量在5 000ml以上，尿比重在1.001～1.005，称为完全性尿崩症；尿量在 2 500 ~ 5 000ml，尿比重在 1.010，称为部分性尿崩症。尿崩症的发生可早在手术中。术后早期用垂体后叶素肌肉注射，病人能进食后可口服弥凝（Minirin），它是合成的醋酸去氨加压素，从 0.05mg，2 ~ 3 次 / 日开始，根据每日的尿量调整弥凝的剂量。每日尿量控制在 1 500 ~ 2 000ml / 日。

最常见的电解质紊乱是高钠伴高氯血症、低钠伴低氯血症，以及高钠血症和低钠血症交替变化。在手术中与麻醉师配合，尽量少输或不输盐性液体。术后每日查两次血 K^+、Na^+、Cl^-，根据结果输入含盐液体。正常血钠值是 135 ~ 145mmol / L，如发生高钠、高氯血症，应严格限制含盐液体的入量，只输入 5%的葡萄糖液。补液量＝正常体液总量 ×（1－血钠正常值 ÷ 所测钠值），正常体液总量＝病人原体重 × 0.6。对顽固性高钠、高氯血症，可口服双氢氯噻嗪，其机理是促进肾对钠的排出，并有利尿的作用，25mg / 次，1 ~ 2 次 / 日，根据血电解质的变化调整用量。

如为低钠、低氯血症，应根据实际血中钠的含量来补充，补钠量（mmol）＝142－所测钠值（mmol）× 体重（kg）× 0.2，1g 氯化钠含 Na17mmol。24h 补充氯化钠的总量不超过 3 ~ 4g。当病人有尿崩症时，最好用生理盐水。如无尿崩，为避免补液过多使心脏负担过重，在心肾功能许可的条件下，可小心静脉缓慢滴注 3% ~ 5%的氯化钠液。

当血钠过高或过低时，病人极易发生癫痫和昏迷，这是颅咽管瘤术后极其危险的情况。术后常规应用鲁米钠预防癫痫。癫痫发作时应快速静脉注射安定 5 ~ 10mg，然后用输液泵控制静脉输注德巴金 1mg/kg/h。控制癫痫和调整电解质紊乱应同时进行。

80% ~ 90%的病儿术后需要两种或更多种激素替代治疗（Yasargil，1990 年；Hoffman，1992 年；Sanford，1994 年）。术后内分泌改变包括：几乎全部有尿崩症（ADH 缺乏），94% 需要服用甲状腺素，91% 需用皮质类固醇，54% 的病儿需用生长激素，当病儿年龄接近青春期，需用性激素以促进第二性征的发育（Curtis，1994 年）。

27.1.7 放射治疗

外照射线放疗的仪器是直线加速器，对颅咽管瘤的照射剂量为 54 ~ 55Gy，分割剂量 1.8Gy。对于颅咽管瘤大部切除后一定要辅助放射治疗，如剂量小于 54Gy，则肿瘤的复发率为 50%；当剂量 54Gy，肿瘤复发率降为 15%（Regine，1993 年）。放疗副作用与放射剂量和放射范围有直接的关系，如剂量大于 61Gy，则放疗的副作用明显增加。由于儿童型颅咽管瘤具有侵袭性生长的特点，我们也强烈提倡肿瘤全切除后辅助放射治疗。

27.1.8 预后

儿童颅咽管瘤的首次手术死亡率（手术后 30d 以内）在 2%以下，二次手术的死亡率在 3% ~ 9%。手术死亡的主要原因是严重的下丘脑损伤。儿童颅咽管瘤的预后与手术切除肿瘤的程度和术后放疗有一定的关系。对第一次手术的儿童颅咽管瘤应追求肿瘤的全切除。理论上肿瘤全切除后不能有复发。目前，有经验的神经外科医师做颅咽管瘤手术的全切除率已达 90%，这种肿瘤的全切除是凭手术者带有一定主观性的个人判定，有一定的术后复发率。Yasargil 报告 144 例颅咽管瘤（70 例为儿童），肿瘤全切后复发率 7%；Hoffman 报告 50 例儿童颅咽管瘤，全切后复发率 3 年为 29%。另有一组 27 例儿童颅咽管瘤报告，全切除率 71%，全切后复发率 17.6%（平均随访 7 年）（Villani，1997 年）。这种全切后的复发可能与术后未接受常规放疗有关。许多资料显示，颅咽管瘤术后放疗可明显降低术后复发率，但缺乏肿瘤全切除加术后放疗的生存资料。一组 34 例并随访 6 年半的颅咽管瘤手术资料：次全切除后复发率为 60%，全切后为 20%，次全切除 + 术后放疗为 12%（Wen，1992 年）。本人认为：术后放疗对所有颅咽管瘤均是必要的，在放疗剂量上对肿瘤全切的病例可作适当调整。儿童颅咽管瘤第一次手术后 20 年的生存率达 78%（Regine，1992 年）。

对复发的儿童颅咽管瘤手术 + 放疗仍是首选方法。其他治疗方法不能提高治愈率，如：单独放疗、间质内放疗、抽空囊液、囊内化疗等。

儿童颅咽管瘤的另一个长期并发症是下丘脑性肥胖，约见于 50%以上的病儿（Scott，1994 年）。

（张玉琪）

参考文献

[1] Zhang Y，Wang Chg，Ma. Pediatric craniopharyngiomas：clinico-morphological study of 189 cases. Pediatric Neurosurgery，2002，36：80-84.

[2] 张玉琪，王忠诚，马振宇，等. 儿童颅咽管瘤手术治疗和防治下丘脑功能损害[J]. 中华神经外科杂志，2001，17：340-343.

[3] Halstead AE. Remarks on an operative treatment of tumors of the hypophysis. Surg Gynecol Obstet, 1910, 10:494-502.

[4] Sanford RA, Muhlbauer MS. Craniopharyngioma in children. Neurol Clin, 1991, 9:453-465.

[5] Adamson TE, Wiestler OD, Kleihuse P, et al. Correlation of clinical and pathological features in surgically treated craniopharyngiomas. J Neurosurgery, 1990, 73:12-17.

[6] Sanford RA, Einhaus SL. Craniopharyngioma. In McLone DG(ed): Pediatric Neurosurgery, 4th ed, pp 698. Philadelphia, W.B. Saunders, 2001.

[7] Samii M, Bini W. Surgical treatment of craniopharyngiomas. Z-entralbl Neurochir, 1991, 52:17-23.

[8] Sanford RA. Craniopharyngioma: results of survey of the American Society of Pediatric Neurosurgery. Pediatric Neurosurgery, 1994, 21(Suppl 1):39-43.

[9] Curtis J, Daneman D, Hoffman HJ, et al. The endocrine outcome after surgical removal of craniopharyngiomas. Pediatr Neurosurg 1994, 21(Suppl 1):24-27.

[10] Yasargil MG, Curcic M, Kis M, et al. Total removal of craniopharyngiomas: approaches and long-term results in 144 patie-nts. J Neurosurgery, 1990, 73:3-11.

[11] Hoffman HJ, DeSilva M, Humphreys RP, et al. Aggressive surgical management of craniopharyngiomas in children. J Neurosurgery, 1992, 76:47-52.

[12] Liu JM, Garonzik IM, Eberhart CG, et al. Ectopic recurrence of craniopharyngioma after an interhemispheric transcallosal approach: case report. Neurosurgery, 2002, 50:639-645.

[13] Regine WF, Mohiuddin M, Kramer S. Long-term results of pediatric and adult craniopharyngiomas treated with combined surgery and radiation. Radiother Oncol, 1993, 27:13-21.

[14] Villani RM, Tomei G, Bello L, et al. Long-term results of treatment for craniopharyngioma in children. Childs Nerv Syst, 1997, 13:397-405.

[15] Wen DY, Seljeskog EL, Haines SJ. Microsurgical management of craniopharyngiomas. Br J Neurosurg, 1992, 6:467-474.

[16] Regine WF, Kramer S. Pediatric craniopharyngiomas: long term results of combined treatment with surgery and radiation. Int J Radiat Oncol Biol Phys, 1992, 24:611-617.

[17] Scott RM, Hetelekidis S, Barnes PD, et al. Surgery, radiation, and combination therapy in the treatment of childhood craniopharyngioma: a 20-year experience. Pediatric Neurosurgery, 1994, 21:75.

27.2 垂体腺瘤

27.2.1 概述(introduction)

垂体腺瘤(pituitary adenoma)是常见的良性肿瘤,人群发生率一般为1/10万。有的报告高达7/10万。在颅内肿瘤中仅低于脑胶质细胞瘤和脑膜瘤,约占颅内肿瘤的10%,但在尸检中发现率为20%~30%。近年来有增多的趋势。垂体腺瘤主要从下列几方面危害人体:①垂体激素过量分泌引起一系列的代谢紊乱和脏器损害;②肿瘤压迫使其他垂体激素低下,引起相应靶腺的功能低下;③压迫蝶鞍区结构,如视交叉、视神经、海绵窦、脑底动脉、下丘脑、第三脑室,甚至累及额叶、颞叶、脑干等,导致相应功能的严重障碍。垂体腺瘤好发年龄为青壮年,对病人生长、发育、劳动能力、生育功能有严重损害,并造成一系列社会心理影响。19世纪末以来,人们对垂体瘤的认识不断深化,特别是20世纪70年代以来,随着现代科学技术的突飞猛进,现代内分泌学、现代病理学、现代放射学、现代神经眼科学、现代显微外科学的发展,对垂体腺瘤的临床和基础研究有了许多新进展,从而加深了对本病的认识,提高了诊断和治疗水平。

27.2.2 解剖及生理(anatomy and physiology)

(1)垂体腺的解剖及生理学

脑垂体位于蝶鞍内。呈卵圆形,约1.2cm×1.0cm×0.5cm大小,平均重量为750mg(男350~700mg,女450~900mg)。女性妊娠时呈现生理性肥大。垂体具有复杂而重要的内分泌功能,分为腺垂体(前叶)和神经垂体(后叶)。

腺垂体由外胚层的拉克氏(Rathke氏)囊分化而来,神经垂体来自前脑底部的神经外胚层。垂体藉垂体柄与第三脑室底和侧壁的下丘脑有密切的联系。垂体前叶分成漏斗部,包围着垂体柄(鞍上)和远侧部(鞍内)。腺垂体分泌6种具有明显生理活性的激素,即生长激素(GH)、催乳素(PRL)、促肾上腺皮质激素(ACTH)、促甲状腺素(TSH)、卵泡刺激素(FSH)、黄体生成素(LH)。黑色素细胞刺激素(MSH)在人类为ACTH及β促脂素(β-LPH)分子中的一个片段。以上激素属肽类激素的有ACTH、β-LPH;属蛋白质激素的有GH和PRL;属糖蛋白激素的有 TSH、LH 和 FSH，后者分子结构上各具 α 及 β 亚单位，大部分抗原决定簇在 β－亚单位上，然而生物活性的保持则须有 α 及 β 亚单位结合的完整分子结构，见图 27-2-1。

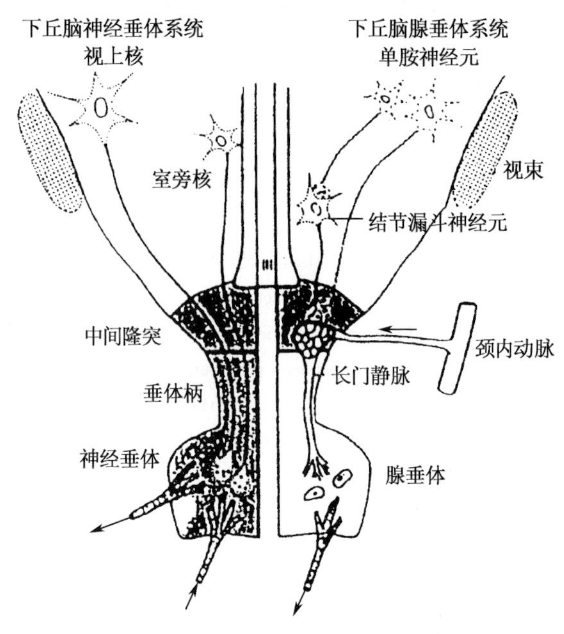

图27-2-1 下丘脑-垂体轴的冠状位示意图

下丘脑中的神经细胞除接受中枢神经系统的传入冲动及神经递质的反应外，并参与合成及释放神经激素。垂体前叶接受下丘脑产生的多肽垂体前叶释放或抑制激素或因子的调节，是这些激素或因子随其神经细胞轴突终止于正中隆起，再通过垂体门脉系统作用于垂体前叶。目前已能分离或人工合成的下丘脑激素有 5 种：生长激素释放因子（GHRH）、生长激素抑制因子（GHIH 或 SS）、促甲状腺激素释放激素（TRH）、促肾上腺皮质激素释放因子（CRF）和促性腺激素释放激素（GnRH）。尚未能提纯及合成的激素或因子有：泌乳素释放因子（PRF）、泌乳素抑制因子（PIF），可能存在的黑色素刺激释放因子（MRF）及抑制因子（MIF）。在中枢神经系统的影响下，下丘脑－垂体－靶腺轴形成调节及反馈作用和负反馈作用。

神经垂体由神经胶质细胞及神经纤维组成，无分泌功能，由下丘脑视上核和室旁核团神经细胞所分泌的抗利尿激素（ADH），内含加压素（Vasopresin）和催产素（Oxytocin），沿下丘脑垂体束，输送并贮存于垂体后叶。ADH 合成和释放既受中枢神经影响，又受神经递质的直接作用，还受血浆渗透压的影响，主要作用于三脑室附近的渗透压感受器使 ADH 释放增加。血容量减少时，可兴奋左心房及大静脉内的容量感受器；在精神刺激、创伤应激状态时，可兴奋中枢神经使 ADH 增加；糖皮质激素、甲状腺素及胰岛素缺少时均可使 ADH 增加。

脑下垂体血液供应：来自垂体上动脉和垂体下动脉，都发自颈内动脉海绵窦段，见图 27-2-2。

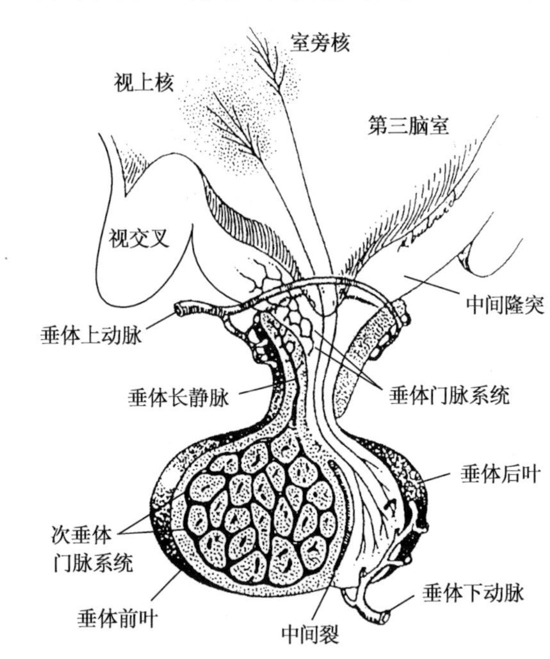

图27-2-2 下丘脑垂体矢状位示意图

垂体上动脉：至垂体柄处分成很多分支，围绕垂体柄根部形成动脉环，发出许多小分支进入下丘脑的正中隆突和垂体柄上部，垂体柄短动脉或漏斗动脉，在其内形成第一微血管丛，与神经末梢有密切接触，然后汇集成多支长门静脉，向下进入垂体前叶，形成第二血管丛，供应垂体前叶细胞血液。另外，垂体上动脉自垂体动脉环处左右各发一下行支称为垂体柄长动脉，进入垂体前叶微血管丛，亦有部分分支返回参与上部微血管丛。

垂体下动脉：主要分布垂体后叶，在其内形成微血管丛，排成小叶状，便于下丘脑垂体神经末梢的内分泌激素进入血液内，部分血管再汇集成多枝短门静脉，进入垂体前叶的微血管丛。

静脉：垂体前叶、后叶的微血管丛汇集数个输出静脉再形成垂体侧静脉和漏斗静脉，将垂体的血液引流至海绵窦中，于是垂体前叶和后叶分泌的多种激素进入体循环的血液中。垂体两侧为海绵窦，垂体前有前海绵间窦，较大；后有后海绵间窦，较小，实际上垂体前、下、后面都与海绵窦联系，连称为环窦。大的海绵间窦称基底窦，向后至基底斜坡，与两侧海绵窦相连，汇至两侧岩上窦和岩下窦，然后到乙状窦。

(2)垂体与蝶鞍、鞍膈和海绵窦的关系

蝶鞍前界为鞍结节，后界为鞍背，前外为前床突，后外为后床突。蝶鞍形态因人而异，正常人多为椭圆形，少数为圆形或扁圆形。蝶鞍正常前后径7～16mm，深径7～14mm，宽径9～19mm，体积为346～1337mm^3。鞍底骨质通常超过1mm厚者占60%。有的可达3mm。垂体瘤可使蝶鞍膨胀性扩大，鞍底变成菲薄，甚至侵蚀破坏硬膜和鞍底，肿瘤突向蝶窦内生长。

垂体窝为硬膜所覆盖，是颅底硬膜的延续。鞍膈是颅底硬膜的反褶，在蝶鞍上方，前后床突之间，鞍膈中央较薄，有2～3mm的鞍膈开口，有的大至5mm，垂体柄即通过其中。蛛网膜和软脑膜环绕垂体柄通常不进入鞍内，其间形成视交叉池，有的蛛网膜随鞍膈孔入鞍内，可形成空泡蝶鞍，经蝶手术可能损破而导致脑脊液漏。鞍内肿瘤可通过此孔向鞍上发展。鞍膈、鞍壁均由三叉神经第一支分布，有大量神经末梢，鞍内肿瘤未突破鞍膈之前，由于鞍内压力的增加往往引起剧烈的头痛、畏光、流泪等三叉神经刺激症状。垂体两侧为海绵窦，前起眶上裂，后达岩骨尖水平，海绵窦长约2cm，颈内动脉在海绵窦内距1～3mm，有时颈内动脉穿过海绵窦壁进入蝶鞍内。动眼神经在海绵窦后部进入。海绵前间窦大于海绵后间窦，形成环窦，因此，在切开硬膜时，遇到大的海绵前间窦或环窦，出血多，海绵窦外侧壁内方有Ⅲ、Ⅳ、Ⅴ和Ⅵ颅神经。

(3)垂体与视神经、视交叉的关系

视交叉距垂体鞍膈上方约10mm，与鞍膈之间形成视交叉池。视交叉为扁平形态，宽约12mm、长8mm、厚4mm，在第Ⅲ脑室前下部，与水平面形成45°倾斜面。视交叉上有终板、前连合，后为垂体柄、灰白结节、乳突体和动眼神经，下为鞍膈和垂体。鞍内肿瘤向鞍上发展压迫视交叉，出现视力视野障碍。视交叉的位置变异较多，约79%在鞍膈中央上方；12%在鞍结节上方，为视交叉前置；9%在鞍背上方，称视交叉后置(图27-2-3，图27-2-4)。视交叉前置者增加经额入路的垂体肿瘤切除术的难度。垂体区肿瘤向鞍上发展较大时除压迫视交叉外，亦可压迫或突入第三脑室，可引起脑脊液循环梗阻和颅内压增高。视神经、视交叉和视束，穿过脑底动脉环，在大脑前动脉及前交通动脉的下面，而在大脑后动脉、基底动脉的上面。视交叉上面的血液供应来自大脑前动脉的分支，视交叉下面和垂体漏斗的血供来自垂体上动脉和漏斗动脉的分支，侧面血供来自颈内动脉分支。

视交叉位置的变异及其内部神经纤维排列特点，病变从不同方位压迫视交叉，可产生不同的视野改变，因此观察视力、视野障碍出现的先后及其发展的动态变化，对垂体区病变的诊断和鉴别诊断具有重要的参考意义。

视神经从视神经孔到视交叉约15mm长，视神经管长约5mm，动眼神经在视神经的内下方行走。有的变异为视神经管缺损，视神经直接暴露在前颅窝，亦可直接突向蝶窦内，该部仅有一层蝶窦黏膜覆盖，手术时应警惕。

蝶窦在蝶鞍前方和下部，蝶窦自3～4岁时开始气化，一般至12岁时向后扩大，12～20岁时有的气化，向前上至蝶骨平板、前床突，向后至鞍背，斜坡。蝶窦平均长22mm、宽20mm、高20mm，总容积8800mm^3。蝶窦呈全鞍型86%，鞍前型为11%，呈甲

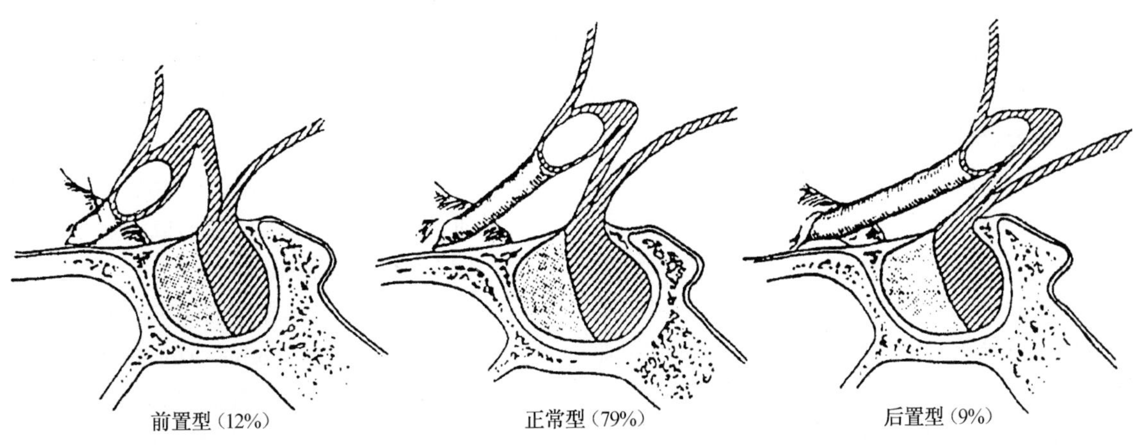

图27-2-3 视交叉在垂体上的三种位置

壳型者 3%。

蝶窦内纵隔，多为单发，位在中线的约 66%，无纵隔约 28%，少数为多发纵隔，且不规则，蝶窦纵隔位置的辨认，可帮助确定鞍底开骨窗的位置和大小。蝶窦腔内，视神经无骨质覆盖约占 6%，覆盖骨质厚度小于 1mm 的占 66%。颈内动脉突向内壁并位于垂体上的约占 28%，通常两颈内动脉之间的距离，平均为 12mm，偶有比这距离更近，甚至相互接触着。覆盖颈内动脉的蝶窦壁厚度小于 0.5mm 的占 50%多，偶见蝶窦壁骨质完全缺如，仅为一层黏膜。在手术时应注意这些特点和解剖变异。

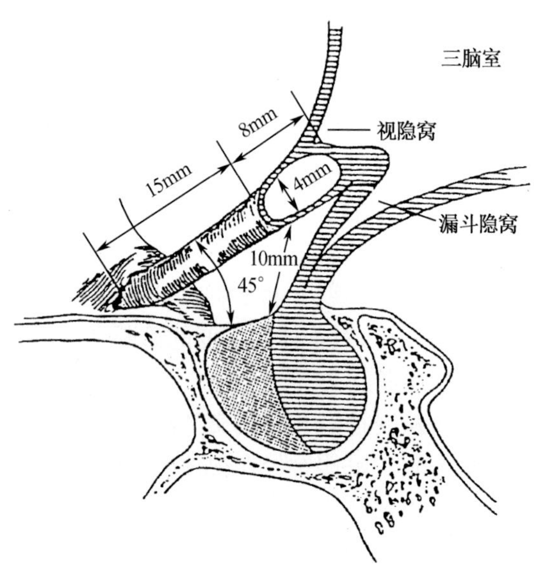

图27-2-4 视交叉与垂体和第三脑室的关系

27.2.3 垂体腺瘤的分类(classification of pituitary adenoma)

垂体腺瘤在临床上症状很多，既可表现为肢端肥大或巨人症及库欣氏征，亦可以闭经泌乳或性功能低下(阳痿、性欲减退等)为主要表现；少数人表现甲亢或甲低；还有少数病例无明显的内分泌失调症状，仅有视力、视野改变或颅内压增高。

在大体形态上，垂体腺瘤可分为微腺瘤（直径<1.0cm)和大腺瘤(直径>1.0cm)和巨大腺瘤(直径>3.0cm)。术中看到的正常垂体为橘红色，质韧。而腺瘤常为紫红色且质软，有的呈烂泥状。当有变性时，瘤组织可呈灰白色。有的伴瘤组织坏死、出血或囊性变。

在光镜下结合尸检材料，垂体腺瘤外有边界，但无包膜。大的腺瘤部分可以垂体的硬膜为包膜。瘤组织不同于垂体前叶组织。一般说，瘤细胞形态较一致，但呈圆形、立方形或多角型的瘤细胞的大小差异很大：小的与淋巴细胞相似，仅在核外有少量胞质，这些多是未分化的干细胞；大的胞质较多，其中可充满一些颗粒或呈泡沫状，瘤细胞的大小较一致，亦常见大核和双核，偶尔环状核即核凹入，把一部分胞质包入核内，很少看到核分裂。

瘤细胞密集的程度和血管的多少差异较大。瘤细胞分：①密集排列；②呈乳突状绕小血管排列；③呈筛网状排列，在瘤细胞间有较多血窦或腔隙；④呈混合型排列。

多年来，根据光学显微镜下垂体腺细胞质对苏木精－伊红染色的不同，将垂体细胞分为嗜酸性(约占前叶细胞总数的 35%)，嗜碱性细胞（约占 15%)和嫌色性细胞(约占 50%)。因此传统上把垂体腺瘤分为嗜酸性细胞腺瘤、嗜碱性细胞腺瘤、嫌色性细胞瘤和混合性细胞瘤。实际上这种分类法不能把形态和功能结合起来，不能反映腺瘤的性质。因为嗜酸性细胞可以是生长激素（GH)、泌乳素(PRL)和大嗜酸性细胞(oncocyte)，嗜碱性细胞可包括促肾上腺皮质激素（ACTH）细胞、促甲状腺素(TSH)细胞、促黄体激素(LH)细胞和促卵泡激素(FSH)细胞；而嫌色细胞则可包括 GH 细胞、PRL 细胞、TSH 细胞、LH 和 FSH 细胞等。嫌色细胞不染色的原因尚不清楚，有人推测可能为：①细胞处于分泌激素排空状态，或颗粒被溶酶体所吞噬；②细胞分泌极微量激素致难以查出或不足以产生临床症状；③由于退变，细胞丧失产生激素的能力；④分泌的物质目前尚无法测出。有的嫌色细胞是未分化的干细胞。它们都不是单一性，因此这种分类已无实用价值。

近些年来，由于内分泌激素测定的进步和电子显微镜下观察超微结构以及染色方法的改进，如过碘酸席佛剂(PAS)，橘黄 G 红素和特异性免疫组织化学染色在病理上的广泛应用，现在一个比较好的把形态(组织化学和电镜)和功能(临床表现)相结合的垂体腺瘤的新分类已经形成。这个新分类是：

(1)泌乳素细胞腺瘤

PRL 腺瘤占垂体腺瘤的 40%～60%，临床表现女性为闭经－溢乳(Forbis-Albright 综合征)，男性为阳痿，性功能减退等。血浆中 PRL 水平升高。瘤细胞多为嫌色性，呈乳突状排列，瘤内可有小钙化灶。少数瘤细胞为嗜酸性。在电镜下，分泌颗粒多少不等。大多数瘤细胞内分泌颗粒较少，体积较小，在120～300nm；体积较大的，最大长径达1 200nm，形状不规则，可为圆形、卵圆形、短杆状、泪滴状。电子密度大而均匀，在核旁Golgi氏体附近与粗面内质网一起形成泌乳素小体。少数分泌颗粒可在胞膜外，如分泌颗粒错位胞溢（图27-2-5）。用免疫组织化学染色呈PRL阳性。较长期溴隐亭治疗后可导致肿瘤钙化，内分泌淀粉样变沉着，血管周围和间质纤维化，可影响手术疗效。泌乳素细胞增生引起高泌乳素血症，极罕见于外科标本中，偶在肿瘤周围可见到。

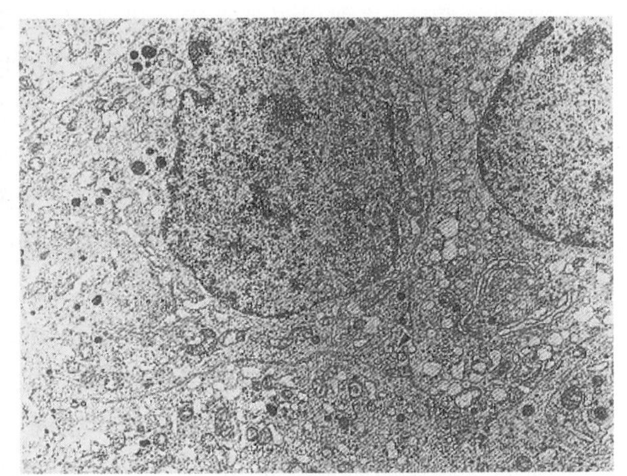

图27-2-5　PRL细胞瘤中发育成熟的高尔基氏体，箭头示微绒毛样的细胞突起（X10710）

（2）生长激素细胞腺瘤

占分泌性腺瘤的20%～30%，临床主要表现为肢端肥大症或巨人症，血浆中GH水平升高，并引起全身代谢紊乱。在HE染色中，瘤细胞可呈强或弱嗜酸性，橘黄G染色（+），PAS（-）。在电镜下，根据细胞分泌颗粒的多少分为：浓密颗粒型，颗粒直径大多为200～350nm，颗粒多而密集、圆形、密度大而均匀。其他细胞器很少；稀疏颗粒型，颗粒直径大多在100～250nm，颗粒少而散在，胞核形态变异较大，在核凹入部有圆形纤维小体。所含数目不等、长短不一的微纤维。核旁常见中心粒（图27-2-6）。用免疫组化染色，细胞质内GH阳性，其染色深浅与细胞内GH分泌颗粒的多少成正比。浓密型和稀疏型分泌颗粒，在临床和生化上无区别，但在年轻人稀疏型肿瘤可能生长快、大、切除较困难，亦易复发。

（3）促肾上腺皮质激素细胞腺瘤

占垂体腺瘤的5%～15%，临床表现为皮质醇增多症（Cushing综合征），可引起全身脂肪、蛋白质代谢和电解质紊乱。当切除肾上腺皮质后可出现

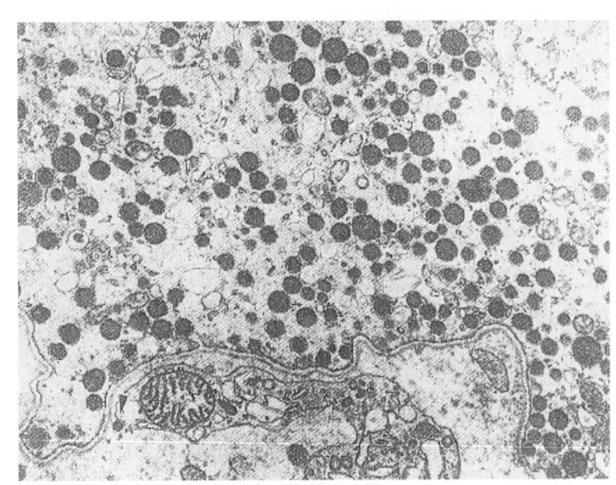

图27-2-6　GH细胞瘤的致密型GH分泌颗粒，箭头示血管周围的GH分泌颗粒（X14720）

Nelson综合征，多数腺瘤较大，并有侵蚀现象。微腺瘤瘤体埋在垂体前叶中后部；或由于ACTH细胞增生（结节性，弥漫性，多数为混合性）。瘤细胞可为嗜碱性或嫌色性。PAS（+），橘黄（-），红素（-）。瘤细胞常呈筛网状排列。在电镜下，细胞内分泌颗粒多少不等，直径约150～450nm，电子密度极不均匀，深浅不等，或有中心空泡，核旁有成束的平行排列的微纤维积聚，可伴Crooke透明变性细胞（图27-2-7）。免疫组织化学染色细胞呈ACTH阳性。

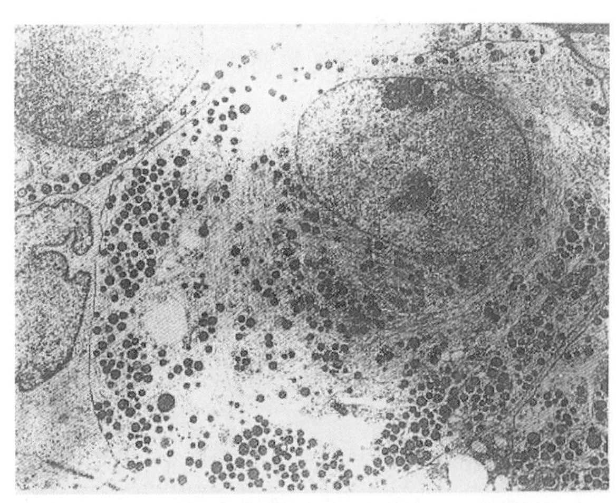

图27-2-7　ACTH细胞瘤不规则致密的分泌颗粒和沿细胞核周围排列的纤维束（X11250）

（4）促甲状腺素细胞腺瘤

此瘤罕见，不足1%。血浆中TSH升高。临床表现为甲亢或甲低。瘤细胞较小，PAS（+）。在电镜下瘤细胞颗粒小而圆、直径为50～150nm，密度不均匀。胞质中散在平行排列的微小管。用免疫细胞化学染色呈TSH阳性。

(5)促性腺激素腺瘤

很罕见。血中性激素升高，临床上性功能失调，如阳痿、性欲减退等。很少单独存在，常与其他激素细胞并存如PRL细胞。分泌颗粒圆而小，直径为150～250nm。用免疫细胞化学染色示LH和FSH阳性。

(6)多分泌功能细胞腺瘤

在临床上腺瘤内含有2种或2种以上的分泌激素细胞。有多种内分泌功能失调症状的混合征候。最常见的是GH+PRL，此外还有GH+ACTH，PRL+ACTH，PRL+LH或FSH，GH+ACTH+TSH。这些细胞可用免疫细胞化学染色法显示出。

(7)无内分泌功能细胞腺瘤

占垂体腺瘤的20%～35%。这种肿瘤临床上无明显内分泌失调症状。当瘤体较大时，可出现视交叉压迫和颅内压增高症状或伴垂体功能低下的症状。本瘤可包括大嗜酸性细胞腺瘤(oncocytoma)和未分化细胞瘤Kovacs等又称裸细胞腺瘤(null cell adenoma)。胞质较丰富，染色较淡，无特殊染色颗粒。瘤细胞围绕血管及间质，呈乳突状排列，有的可见腺样分化，或弥散生长，胞核圆，染色质丰富(图27-2-8)。瘤内血管或血窦较丰富，易发生出血。若用免疫细胞化学方法，肿瘤内可含GH、PRL或GnH细胞，分泌颗粒小而稀疏，直径为50～200nm，无细胞排粒作用。所测激素多为糖蛋白类激素，为α-亚单位，部分亚单位激素因无生物活性而无临床症状。

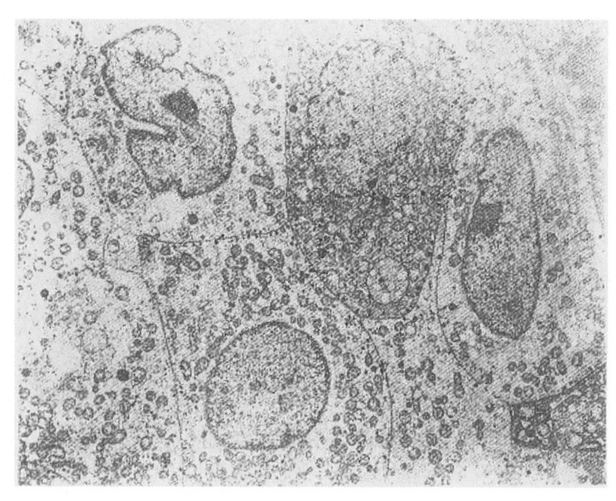

图27-2-8 大嗜酸细胞瘤(oncocytoma)细胞质中含有大量线粒体(X5220)

(8)恶性垂体腺瘤

很罕见，尚无一致看法，有的肿瘤细胞有明显异形性，易见到核分裂，并侵及邻近脑组织或颅内转移者，视为恶性垂体腺瘤，仅见垂体腺瘤细胞内有异形性，而无远处转移，不能诊断为腺癌。

27.2.4 垂体腺瘤的临床表现(clinical manifestation of pituitary adenoma)

脑垂体中的各种内分泌细胞可产生相应的内分泌细胞腺瘤，引起内分泌功能紊乱。在早期微腺瘤阶段即可出现内分泌功能亢进征象。随着腺瘤的长大和发展，可压迫、侵蚀垂体组织及其垂体、蝶鞍周围结构，产生内分泌功能减低，出现视功能障碍及其他颅神经和脑症状。

(1)功能性垂体腺瘤的临床表现

1)泌乳素腺瘤：主要以泌乳素增高雌激素减少所致闭经、溢乳、不育为临床特征，又称Forbis-Albright综合征。

详细的临床表现见泌乳素腺瘤的临床表现。

2)生长激素腺瘤：由于生长激素持续分泌过多，早期数毫米微腺瘤可致代谢紊乱，引起骨骼、软组织和内脏过度生长等一系列变化，病程缓慢，进行性发展，在青春期前，骨骺尚未融合起病者，表现为巨人症，成年人骨骺融合者，则表现为肢端肥大症。

详细的临床表现见生长激素腺瘤的临床表现。

3)促肾上腺皮质激素腺瘤：由于垂体腺瘤持续分泌过多ACTH，引起肾上腺皮质增生促使皮质醇分泌过多，即皮质醇增多症(Cushing's syndrome)，导致一系列物质代谢紊乱和病理变化，并出现许多临床症状和体征。

详细的临床表现见促肾上腺皮质激素腺瘤的临床表现。

4)甲状腺刺激素细胞腺瘤：罕见。由于TSH分泌过多，T_3、T_4增高，临床表现甲亢症状。另有继发于甲低(如甲状腺炎，同位素治疗后)负反馈引起TSH腺瘤。腺瘤使蝶鞍扩大，鞍上发展，出现视功能障碍。

5)促性腺激素细胞腺瘤：罕见。由于FSH、LH分泌过多，早期可无症状，晚期有性功能减低、闭经、不育、阳痿、睾丸萎缩、精子数目减少。肿瘤长大可出现视功能障碍。有人分为FSH细胞腺瘤和LH细胞腺瘤。

6)无分泌功能腺瘤：多见中年男性和绝经后女性，以往称垂体嫌色细胞腺瘤，缺乏血浆激素水平而临床症状不显著。但免疫细胞化学和电镜形态学研究，瘤内尚可发现FSH/LH、ACTH、α-亚单位，还可同时存在β-LH、β-FSH、β-TSH。在细胞培养研究中用特殊的寡核苷酸cDNAs杂交技术，可产

生 α－亚单位、β－LH 亚单位等。由于可测定特殊糖蛋白亚单位，有人假设无功能性垂体腺瘤可能是特殊糖蛋白肿瘤。当腺瘤长大，压迫视交叉和垂体组织则出现头痛、视功能障碍和垂体功能低下（一般依次导致性腺、甲状腺和肾上腺功能低减或混合性的症状体征），大腺瘤伴血浆 PRL 轻度升高（<100ng/L），多系垂体柄受压，而不是 PRL 腺瘤。

（2）头痛

早期约 2/3 病人有头痛，主要位于眶后，前额和双颞部，程度轻，间歇性发作，多系肿瘤直接刺激或鞍内压增高，引起垂体硬膜囊及鞍膈受压所致。

头痛（a）肿瘤压迫硬膜

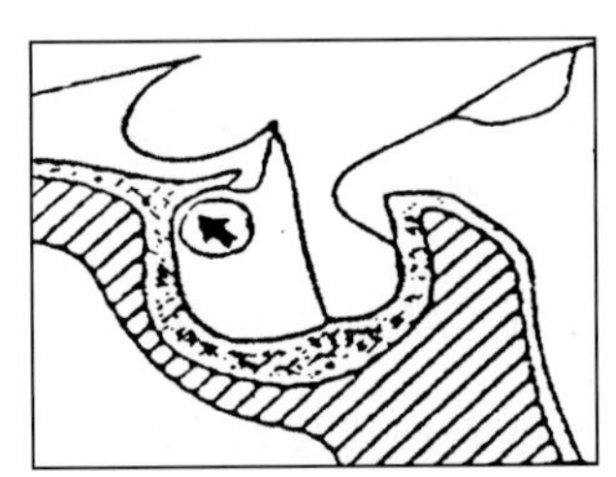

（b）脑积水（很少见）

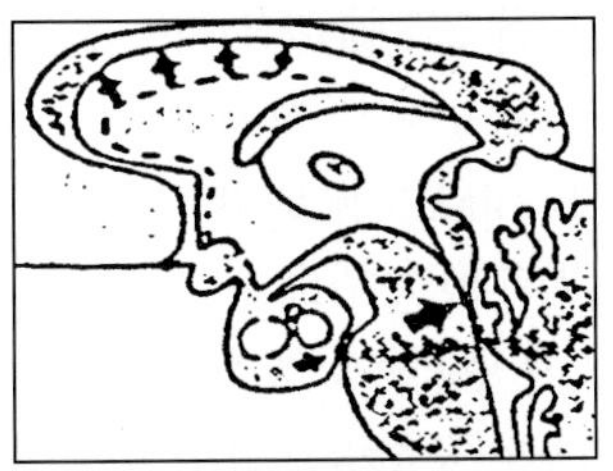

视野缺损
肿瘤压迫鼻侧视网膜纤维

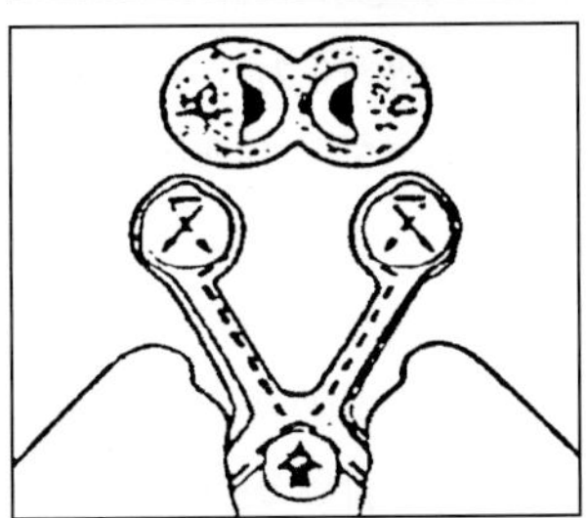

颅神经麻痹和颞叶癫痫
肿瘤向侧方生长所致

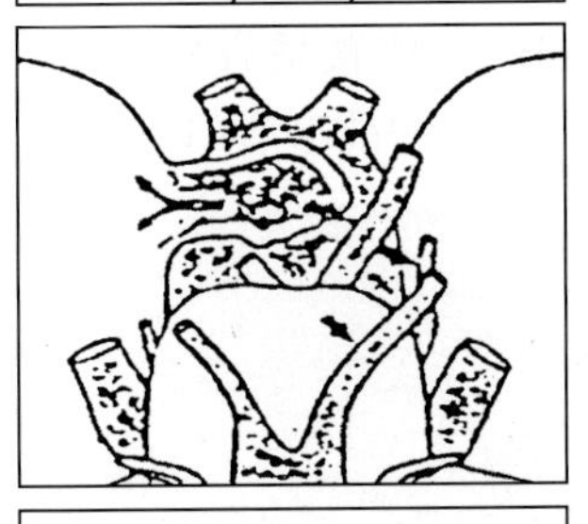

脑脊液鼻漏
肿瘤向下方生长所致

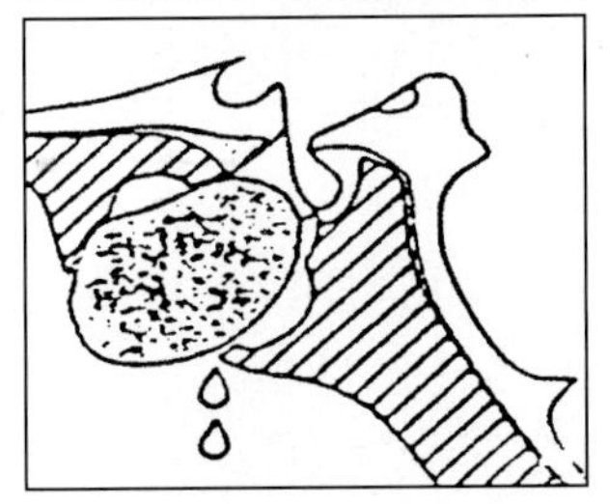

图27－2－9　垂体腺瘤的几种症状及产生的原因

当肿瘤突破鞍膈，鞍内压降低，疼痛则可减轻或消失。晚期头痛可因肿瘤向鞍旁发展侵及颅底硬膜及血管和压迫三叉神经而引起。少数巨大腺瘤鞍上发展突入第三脑室，造成室间孔或导水管梗阻，出现颅内压增高时头痛较剧。或肿瘤坏死、出血，瘤内压力急剧增高。如瘤壁破裂致垂体卒中性蛛网膜下腔出血者为突发剧烈头痛，并伴其他神经系统症状。见图 27－2－9。

（3）视力视野障碍

在垂体腺瘤尚未压迫视神经视交叉前，多无视力视野障碍，仅个别微腺瘤病例可出现视力减退，双颞侧视野缺损，有学者研究在视交叉下中部的血供微血管比外侧部稀疏，中前部比中后部更薄弱，是高灌流状态的微腺瘤通过它与视交叉的共同供应血管“窃取”或干扰了视交叉的正常血供，使视交叉中部存在的微循环薄弱环节发生供血障碍。

随着肿瘤长大，60%～80%病例可因压迫视通路不同部位，而致不同视功能障碍，典型者多为双颞侧偏盲。根据视通路纤维排列典型的为颞上象限先受累，初呈束状缺损，后连成片，先影响红视野，后影响白视野。随着肿瘤增大，依次出现颞下、鼻下、鼻上象限受累，以致全盲。如肿瘤偏向一侧，出现单眼偏盲或全盲。少数视交叉前置者，肿瘤向鞍后上方发展累及第三脑室，亦可无视力视野障碍。视力障碍严重者多系晚期肿瘤视神经萎缩所致。见图 27－2－10。

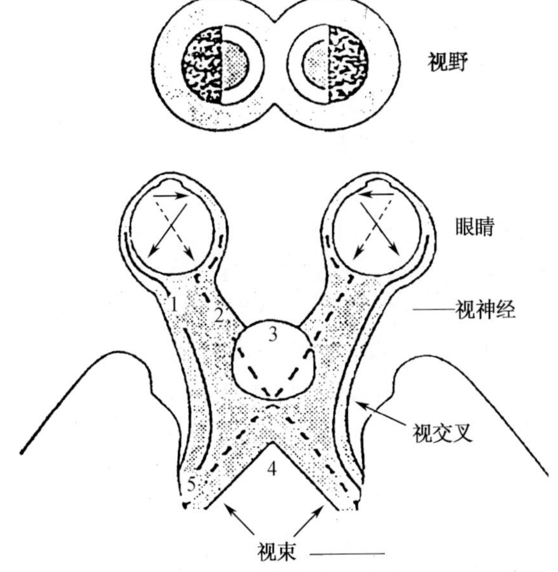

图27－2－10　最常见的视野障碍为双颞侧偏盲，是由于肿瘤从下方向上生长，压迫视交叉的后部所致

1. 压迫视神经外侧纤维；2. 压迫视神经内侧纤维；3. 压迫视交叉前部纤维；4. 压迫视交叉后部纤维；5. 压迫视束

(4)其他神经和脑损害

如肿瘤向后上发展压迫垂体柄和下丘脑可出现尿崩症和下丘脑功能障碍,累及第三脑室、室间孔、导水管,可致颅内压增高。向前方伸展至额叶,可引起精神症状、癫痫、嗅觉障碍。向侧方侵入海绵窦,可发生Ⅲ、Ⅳ、Ⅴ、Ⅵ颅神经麻痹,突向中颅窝可引起颞叶癫痫。向后长入脚间池、斜坡压迫脑干,可出现交叉性麻痹,昏迷等。向下突入蝶窦、鼻腔和鼻咽部,可出现鼻衄、脑脊液漏,并发颅内感染。

27.2.5 内分泌检查(examination of endocrine)

由于现代内分泌学的发展,应用内分泌放射免疫超微测量法,可以直接测定垂体和下丘脑多种内分泌激素,以及垂体功能试验,有助于了解垂体及靶腺功能亢进、正常或不足等情况,对垂体瘤的早期诊断、治疗前后的变化、疗效评价、随诊观察和预后判断均有重要意义。垂体激素的分泌呈脉冲性释放,有昼夜节律变化,受机体内外环境的影响,因此单次基础值不可靠,应多次,多时间点,并做有关垂体功能试验较可靠。目前常用的检查简述如下:

(1)泌乳素

泌乳素的测定见泌乳素细胞腺瘤的内分泌学检查。

(2)生长激素

生长激素的测定见生长激素细胞腺瘤的内分泌学检查。

(3)促肾上腺皮质激素

促肾上腺皮质激素的测定见促肾上腺皮质激素细胞腺瘤的内分泌检查。

(4)甲状腺刺激素

垂体TSH细胞分泌TSH,血浆TSH正常值为5~10μU/ml,TSH增高可见于垂体TSH腺瘤、下丘脑性甲亢、原发性甲低、甲状腺炎和甲状腺肿瘤等病例。TSH减低可见于垂体肿瘤、炎症或脓肿、手术和创伤后,有时需作甲状腺刺激素释放因子(TRHRH)兴奋试验,以了解垂体储备功能。应用TSH5~10单位肌肉注射后测定甲状腺素或甲状腺吸碘率可增高,提示垂体前叶功能减退。

(5)促性腺激素

垂体前叶FSH和LH细胞分泌FSH和LH,FSH正常值为120μg/L,LH为40μg/L。垂体FSH/LH腺瘤时,FSH/LH水平增高。垂体功能低下时,FSH和LH低,需同时测定睾丸素和雌激素及其他激素协助诊断,还可作阴道黏膜涂片或精子数目帮助诊断。

(6)黑色素刺激素

正常人血浆MSH水平为20~110pg/ml,MSH增高可见于垂体功能减低病人,增生型皮质醇增多症。肾上腺皮质腺瘤所致皮质醇增多症中MSH减低。

(7)靶腺细胞分泌功能

如果垂体腺瘤长期压迫垂体组织,或垂体卒中,手术创伤,致垂体功能不足,甲状腺、肾上腺、性腺等靶腺等可发生功能低减。甲状腺蛋白结合碘、甲状腺素、17酮、17羟、尿游离皮质醇均低下,睾丸素、雌激素低下,精子数目减少;阴道涂片,雌激素低于正常。

27.2.6 放射学检查(radiological examination)

随着现代放射学检查的迅速发展,除了颅骨X线平片、气脑造影外,蝶鞍多轨迹断层像、脑池造影、数字减影血管造影(DSA)、计算机断层扫描(CT)和磁共振成像(MRI)的应用,对垂体瘤的早期诊断有很大帮助。

1)颅骨X线平片:对诊断垂体腺瘤十分重要。测量蝶鞍大小,北京协和医院放射科测量标准:正常蝶鞍前后径为7~16mm,深径7~14mm,宽径9~19mm,体积为346~1 337mm^3。很小的微腺瘤蝶鞍可正常,大腺瘤大多呈球形扩大,鞍底下移,变薄,有的倾斜呈双底。后床突、鞍背骨质吸收变薄、竖起、后移或破坏,甚至后床突片状游离,晚期可累及鞍结节,前床突上抬。生长激素腺瘤有的鞍底骨质增厚,蝶鞍呈方"凹"形。蝶窦气化呈全鞍型者(86%)、鞍前型者(11%)和甲壳型(3%),后者经蝶

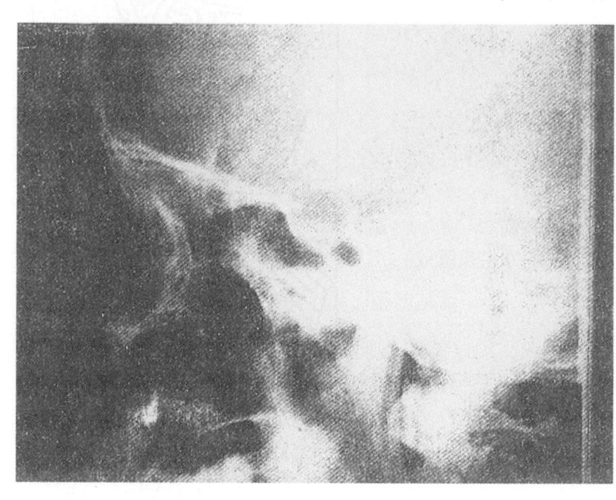

图27-2-11 垂体腺瘤蝶鞍X线侧位片显示鞍扩大,鞍底呈双边

手术难度大。见图 27-2-11。

2)蝶鞍多轨迹断层像:避免了颅底骨质厚薄不均,形态不整,所致重叠影像,可发现鞍底有局部骨质吸收、变薄、囊泡状膨出、鞍底倾斜、骨质破坏等微小改变,对早期诊断鞍内肿瘤帮助更大。蝶窦形态及其纵隔变异等情况亦比平片更清晰。见图 27-2-12、图 27-2-13。

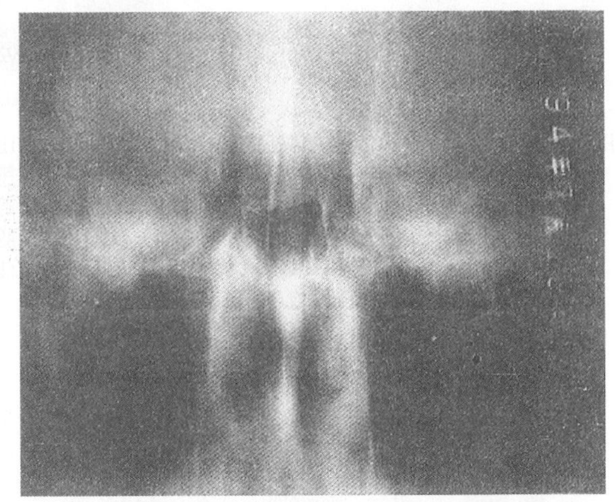

图27-2-12 垂体腺瘤蝶鞍X线正位体层片显示鞍底倾斜

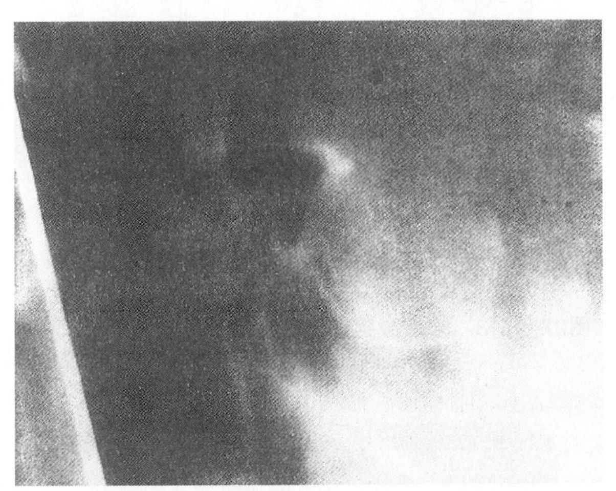

图27-2-13 蝶鞍体层X线片显示蝶鞍球形扩大

3)气脑造影:可了解视交叉池,脚间池充气情况,Ⅲ脑室、侧脑室前角充盈缺损等形态改变,以判断肿瘤在鞍内、鞍上或鞍旁发展情况,有无部分空泡蝶鞍等。

气脑造影虽对诊断垂体瘤和空泡蝶鞍有帮助,但此检查法为创伤性,病人较痛苦,且有一定危险性。自从应用 CT 和 MRI,以及脑池造影剂被优质碘水制剂所取代后,人们已不采用气脑造影。

4)碘水脑池造影:经腰穿或小脑延髓池穿刺注入优质水溶性碘制剂(Amipaque 或 Ultravist),改变体位使造影剂弥散至脑基底池,然后摄 X 线片,或做 CT 或 MRI。可见鞍内肿瘤是否向鞍上发展,而对有无空泡蝶鞍,CT 难以鉴别的鞍区低密度囊性肿物和脑脊液鼻漏有特殊意义。

5)蝶鞍区 CT 扫描:CT 检查是目前诊断垂体瘤主要的方法。采用高分辨力 CT 直接增强,薄层(1.5mm)断面,作蝶鞍区冠状位扫描和矢状位重建及轴位检查,可提高垂体微腺瘤的发现率。垂体微腺瘤的 CT 表现有:①直接征象:多数为鞍内低密度区>3mm,少数呈高密度,表现为等密度的微腺瘤,需结合间接占位征象进行诊断。②间接征象:垂体高度超过 7mm;鞍膈饱满或膨隆,不对称。据报道,垂体增高,上缘膨隆又不对称的,91%存在肿瘤;垂体柄移位,偏离中线>2mm,意义更大;垂体后叶受压消失;鞍底倾斜,一侧骨质吸收变薄或破坏。可显示肿瘤密度、大小、形态和发展方向。但对肿瘤<5mm 的微腺瘤,CT 增强其发现率仅 30%。以上 CT 征象需全面仔细观察,还应结合临床表现和内分泌检查进行综合分析。对于垂体大腺瘤多为高密度影,占据整个鞍内。向鞍上发展的肿瘤边界清楚而规则,少数呈分叶状,有的肿瘤内有低密度区,为肿瘤内软化灶、坏死或囊性变。少数垂体卒中,瘤内可见出血灶。许多垂体腺瘤膨胀性增大,紧压海绵窦。增强后的肿瘤密度与海绵窦密度相等,对此切勿轻易诊断为肿瘤侵入海绵窦,仔细观察可见肿瘤边缘,有的需经手术方能明确。见图 27-2-14 ~ 图 27-2-17。

6)磁共振影像(MRI):磁共振能区别微小的组织差异,对垂体及肿瘤成像好,而对蝶鞍致密骨质不敏感。因垂体腺瘤在鞍内,常为短 T_1 及长 T_2,与海绵窦、大血管、视神经、视交叉、脑实质和鞍上池、脑

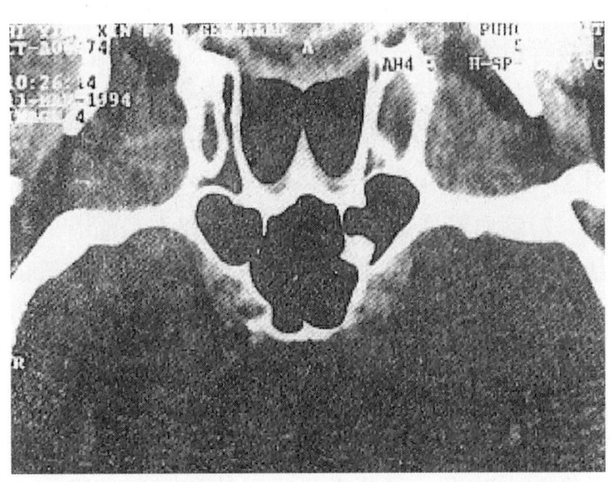

图27-2-14 垂体ACTH微腺瘤蝶鞍CT冠状位扫描未显示明显病变

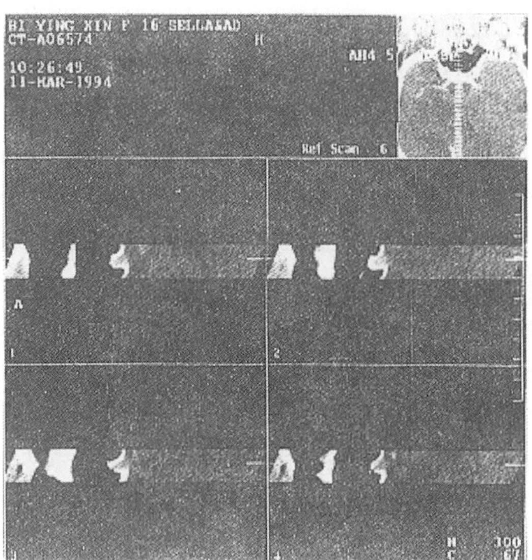

图27-2-15　垂体ACTH微腺瘤蝶鞍CT矢状重建显示小的蝶鞍内密度增高影，鞍膈饱满

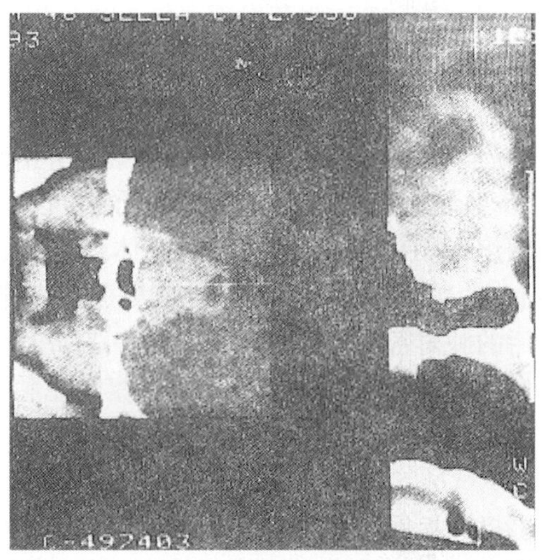

图27-2-16　垂体巨大腺瘤蝶鞍CT冠状位扫描（左）和矢状重建（右）显示鞍区蘑菇状密度增高影，向鞍上生长，肿瘤内有低密度区

脊液等组织结构清晰可见。MRI（1.5Tesla）增强薄层断层扫描，对＜5mm微腺瘤发现率为50%～60%。但要了解蝶鞍区骨质的改变，不如CT和X线片。见图27-2-18～图27-2-23。

7）脑血管造影：对诊断微腺瘤和大腺瘤有一定帮助，并借以排除动脉瘤及了解肿瘤与周围血管的关系。一般脑血管造影对早期垂体腺瘤多无异常发现，如肿瘤向外移、向鞍上、鞍旁发展，可见大脑前动脉弧形上抬，颈内动脉向外移，虹吸部张开。如采用数字减影血管造影（DSA），以大剂量造影剂连续摄像放大减影，可帮助显示垂体和附近的供应血管、回流海绵窦的情况，有的可见肿瘤染色或肿瘤

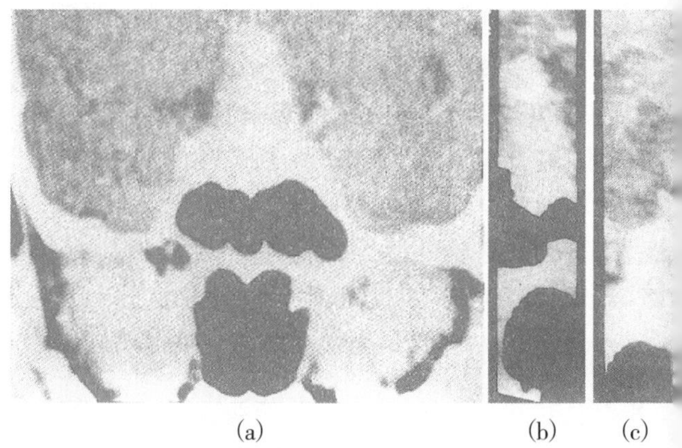

(a)　(b)　(c)

图27-2-17　（a）垂体大腺瘤蝶鞍CT冠状位增强扫描显示山峰样密度增高影突破鞍膈向鞍上生长，压迫第三脑室（术前）；（b）垂体大腺瘤蝶鞍CT矢状重建显示鞍内鞍上密度增高影（术前）；（c）垂体大腺瘤经蝶手术后蝶鞍CT冠状位增强扫描矢状重建显示肿瘤消失，已成部分空泡蝶泡（术后）

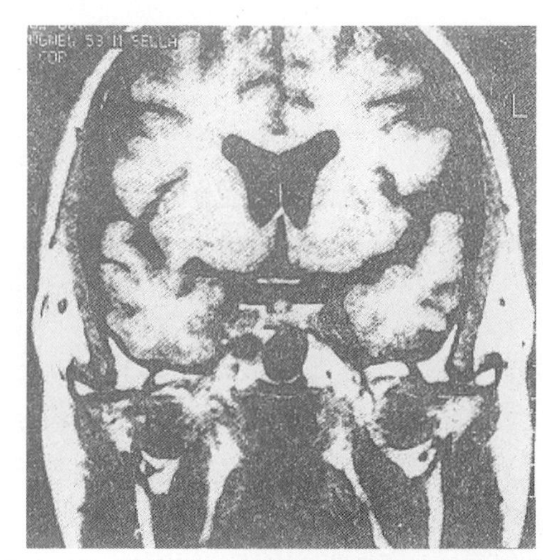

图27-2-18　垂体微腺瘤蝶鞍MRI冠状位扫描显示鞍内有一类圆形信号增强的肿物，未压迫视交叉

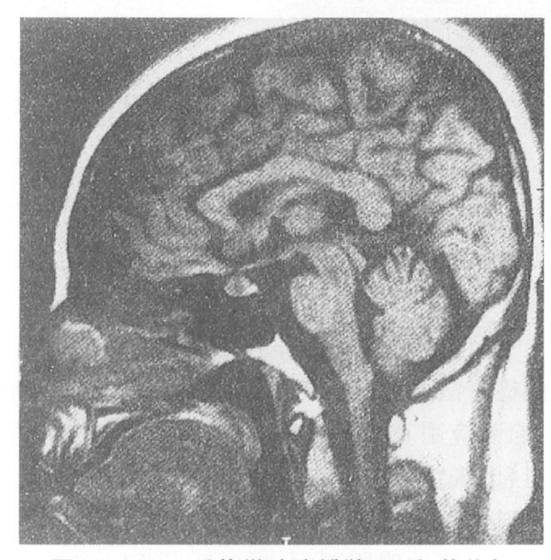

图27-2-19　垂体微腺瘤蝶鞍MRI矢状位扫描显示鞍内一圆形低信号区

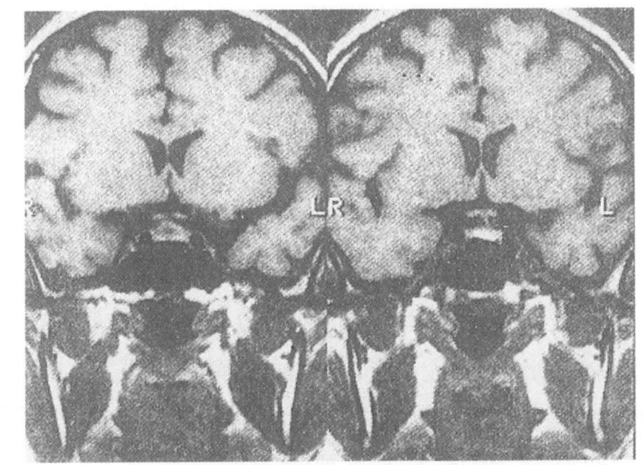

图27-2-20 垂体微腺瘤蝶鞍MRI冠状位扫描显示鞍内圆形低信号区，垂体柄偏斜，尚未压迫视交叉

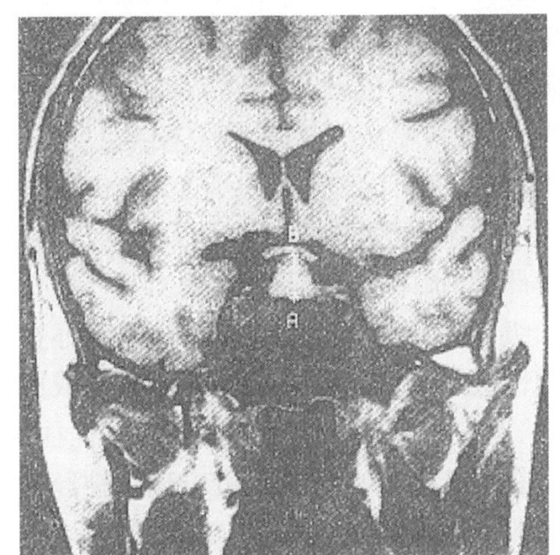

图27-2-21 垂体大腺瘤蝶鞍MRI冠状位扫描显示鞍区-1.5cm大小的高信号区，向鞍上生长，压迫视交叉

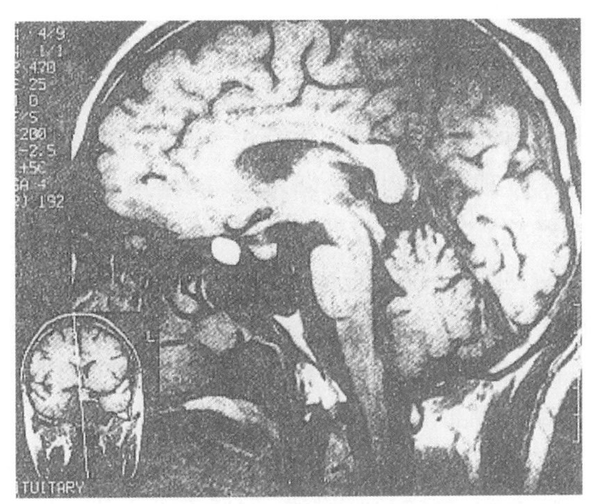

图27-2-22 垂体大腺瘤蝶鞍MRI矢状位扫描未显示鞍区一圆形高信号区，突破鞍膈向鞍上生长

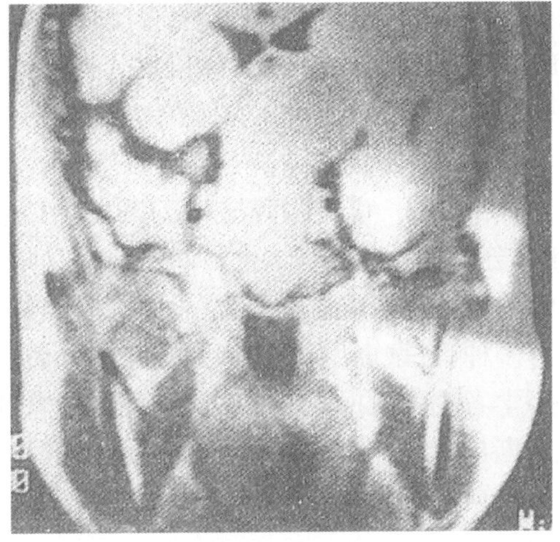

图27-2-23(a)

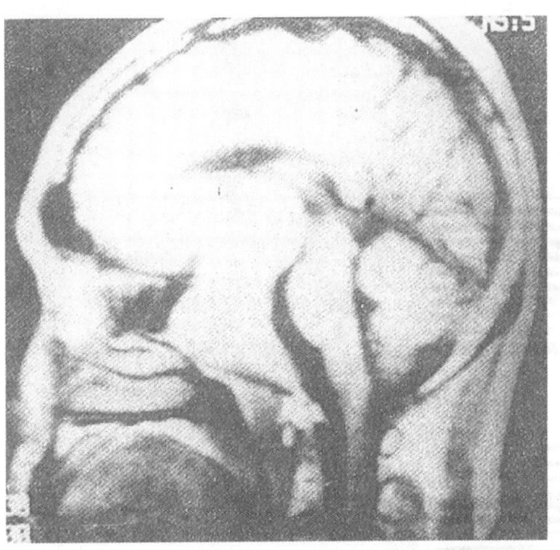

图27-2-23(b)

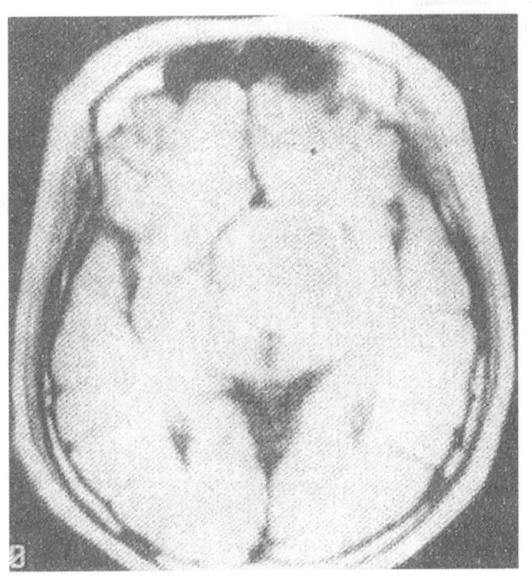

图27-2-23(c)

(a) 垂体巨大腺瘤蝶鞍 MRI 冠状位扫描显示鞍内鞍上哑铃状 T1 信号增强区，7.0cm×4.5cm，压迫海绵窦、三脑室、侧脑室及左侧颞叶，肿瘤内有低信号软化区；(b) 垂体巨大腺瘤蝶鞍 MRI 扫描显示鞍内鞍上巨大信号增强区，压迫三脑室及中脑；(c) 垂体巨大腺瘤蝶鞍 MRI 扫描显示鞍区圆形信号增强区压迫周围脑组织，肿物左侧有信号减低软化区

轮廓。经皮股静脉岩下窦导管法,采集血标本测定ACTH浓度可帮助诊断ACTH微腺瘤，在垂体腺内的左侧或右侧。见图27-2-24、图27-2-25。

8)其他部位放射学检查:如胸、腹部X线片、肠道片、CT和MRI，以排除异位GH和GHRH、ACTH和CRH分泌性肿瘤。

9)垂体腺瘤的放射学分级:垂体腺瘤的放射学分级有多种,各家意见不一,尚无统一的分类标准,但许多学者主张根据CT/MRI和蝶鞍断层像,蝶鞍多轨迹断层像,结合临床表现进行分级,将垂体腺瘤分为5级:

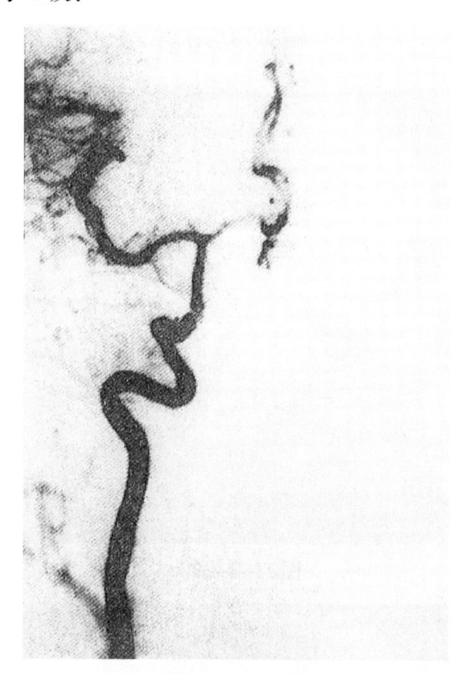

图27-2-24 垂体腺瘤脑血管造影正位片显示大脑前动脉第一段上抬,受压变细

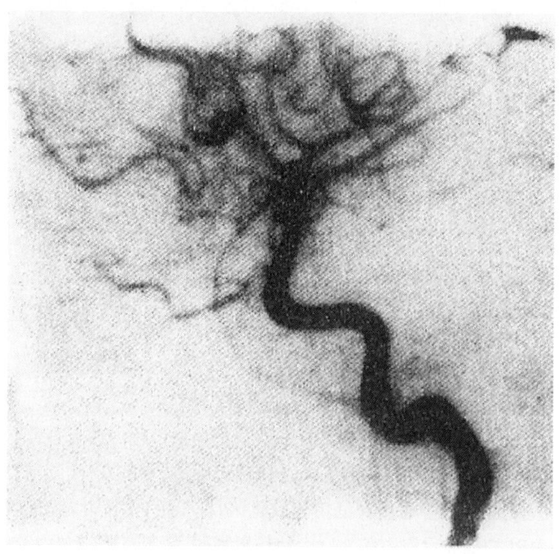

图27-2-25 垂体腺瘤脑血管造影侧位片显示颈内动脉虹吸部张开

Ⅰ级:微腺瘤。Ⅰa:蝶鞍正常,肿瘤直径5mm左右,局限病灶,CT难以查出,MRI亦较难显示。Ⅰb蝶鞍大小正常,鞍底局限骨质变薄,下凹,侵蚀破坏,或双鞍底倾斜,肿瘤约10mm,鞍膈饱满或轻度隆起,MRI和高分辨力CT能发现,临床上可仅有内分泌表现,视力视野障碍罕见。

Ⅱ级:蝶鞍球形扩大,鞍结节角<90°。肿瘤直径10～20mm，位于鞍内或轻度向鞍上生长,CT和MRI可见肿瘤影或上突到鞍上池前部。临床上可有内分泌症状,但多无视力视野障碍。

Ⅲ级:肿瘤直径大于20mm,蝶鞍扩大。肿瘤明显向鞍上伸展，第三脑室也被轻度或中度上抬,CT和MRI可见鞍上池前中部的阴影。病人伴有视力、视野障碍。

Ⅳ级:蝶鞍明显扩大,肿瘤直径在3～4cm,明显向鞍上伸展,亦可向鞍旁发展,CT和MRI可见占据整个鞍上池阴影,第三脑室明显上抬受压,视力、视野障碍严重,垂体功能低下。

Ⅴ级:腺瘤直径在5cm以上,蝶鞍明显扩大,骨质弥漫性破坏，肿瘤可扩展到前颅窝底或中颅窝、蝶窦内,第三脑室及室间孔可被阻塞,往往出现脑积水，视功能障碍更严重，可出现视神经萎缩、失明,垂体功能低下症状明显。

27.2.7 诊断(diagnosis)

垂体腺瘤的诊断主要依据不同类型腺瘤的临床表现,视功能障碍及其他颅神经和脑损害,以及内分泌检查和放射学检查,典型的病例不难做出垂体腺瘤的分类诊断。但对早期的微腺瘤,临床症状不明显,神经症状轻微,内分泌学检查不典型,又无影像学发现的病例则诊断不易,即使单有临床表现或神经症状或内分泌学或影像学改变或四种均有改变的,亦不一定是垂体腺瘤。所以,既要全面了解病情作多方面的检查,获得资料,综合分析,做出诊断和鉴别诊断,确定是否有肿瘤,是不是垂体腺瘤,还要对肿瘤部位、性质、大小、发展方向和累及垂体周围重要结构的影响程度等进行仔细研究,以便选择治疗方案,制定治疗措施,包括手术入路的选择。

27.2.8 垂体腺瘤与蝶鞍区其他病变的鉴别诊断(differential diagnosis of pituitary adenoma and other sella tumors)

当病人出现一些内分泌异常，视力视野改变,蝶鞍出现扩大变形时，并非都是由于垂体腺瘤所致，必须与垂体腺瘤相鉴别。

(1)与蝶鞍区其他肿瘤的鉴别

1)颅咽管瘤：颅咽管瘤常与垂体腺瘤相混，多发生在鞍内，常向第三脑室内、鞍后或鞍旁发展。典型颅咽管瘤不难鉴别，多发生在儿童或青春前期，表现为垂体内分泌功能低下，发育停滞，50%呈侏儒型或矮小症。约1/3病人患有尿崩症。蝶鞍可正常或扩大，有时后床突破坏，附近骨质侵蚀，70%的病人鞍上或(和)鞍内呈现钙化斑块，肿瘤多呈囊性，有时囊壁钙化呈特有的蛋壳形。CT扫描为鞍上低密度囊性区。边界清楚、圆形、卵圆形或分叶状，实体肿瘤CT扫描表现为均匀的密度增高区，囊壁呈壳样钙化是颅咽管瘤的特点，有助于诊断和鉴别诊断。注射造影剂，实体肿瘤为均匀增强；囊性肿瘤为环形囊壁增强。MRI显示鞍上、鞍内的囊性肿物，可为长T_1、T_2，也可为短T_1、T_2信号。手术时见肿瘤内为绿色液体，有时囊液稠如机油，内含胆固醇结晶。在成人，颅咽管瘤多为实质性，可有视力视野障碍，内分泌功能减退等，难与垂体腺瘤鉴别，有时取下瘤组织作病理检查，才能确定诊断。

2)脑膜瘤：颅底脑膜瘤有时发生在鞍结节、鞍旁、海绵窦、蝶骨嵴或视交叉鞍膈处，多见于成年。可有双眼或单眼颞侧偏盲，视神经乳突原发性萎缩，肿瘤多呈不规则形状，也可有其他颅神经的损害，蝶鞍一般正常，但鞍结节部位可出现骨质增生。内分泌症状多不明显，垂体内分泌激素测定正常，如病程较久常致一眼或双眼失明。CT扫描多为实性呈均匀高密度影像，很少有囊性。MRI显示T_1像呈较为均匀的信号，稍稍低于脑组织，但长T_2的肿瘤内常因有低信号区(斑块样的)并不均匀，这是该处血液丰富的结果。

3)异位松果体瘤：异位松果体瘤可长在鞍上、垂体柄或下丘脑处，多发生于儿童及青春期，表现为垂体前叶及后叶功能障碍，特别是后叶症状比较突出，尿崩症常为首发及长期的唯一症状。青春期前病人可致发育停滞，多出现颞侧偏盲及视神经原发性萎缩。蝶鞍多正常。垂体内分泌激素测定正常或低下。CT扫描可见鞍区类圆形高密度区，边界清楚，内有散在钙化点，注射造影剂后高密度区明显均匀增强。MRI显示为长T_1和长T_2信号。有时手术前与垂体腺瘤很难鉴别，需要手术探查和病理组织切片检查才能证实诊断。

4)脊索瘤：脊索瘤系先天性肿瘤，少见，多发生在成年人。常位于颅底中央部，如斜坡，向鞍区侵犯，有多发颅神经麻痹症状，头痛，视力减退，双颞侧偏盲，视神经原发萎缩。没有内分泌激素分泌过多症状，X线颅底相可见骨质破坏，垂体内分泌素测定多为正常或低下。

5)视神经或视交叉胶质瘤：少见，多发于儿童，视神经胶质瘤病人的主要症状为病侧眼球突出，视力障碍，视野缩小及视神经乳突水肿。来自视交叉的主要症状为头痛、内分泌障碍症状、视力减退、偏盲、视乳突水肿或原发性视神经萎缩等。有不同程度的视力丧失，视神经孔扩大，蝶鞍多正常，垂体内分泌测定多为正常。

6)上皮样囊肿：为非炎症性胆脂瘤，多生长在颅底或鞍旁，可有不同程度的第Ⅲ、第Ⅳ、第Ⅵ颅神经或第Ⅴ颅神经受侵犯的症状，垂体内分泌测定多为正常，X线颅底像可见颅底有骨质破坏，CT扫描呈低密度影像。

7)神经鞘瘤：神经鞘瘤大多数发生在感觉神经，运动神经发生者很少。侵及鞍区以三叉神经鞘瘤最多。有三叉神经鞘瘤的初发症状，疼痛，感觉麻木，迟钝，灼热感等。

(2)其他非肿瘤性疾病

1)空泡蝶鞍综合征：分为先天性和继发性两类。先天性者系鞍膈先天性缺损或形成不全(占21.5%)，68%～87%为中年经产妇，与妊娠分娩的生理性垂体体积增大有关。继发性者为垂体手术和放射线疗法后所致。一般无症状，CT扫描为蝶鞍内的低密度区，诊断关键为脑池造影CT扫描，发现造影剂(METRIZAMIDE)进入蝶鞍的蛛网膜下腔。如有脑脊液漏及进行性视力视野障碍是手术适应证。

2)垂体脓肿：一般为全身性疾病的垂体部位的表现，少见。多发生在应用免疫抑制剂、激素后病人。有蝶窦炎的病人易出现。可在50%的病人中找到感染源。90%病人表现为头痛，70%有蝶鞍区占位症状及内分泌低下症状。33.3%表现为脑膜炎。术后死亡率为40%。放射诊断上可见蝶鞍扩大或破坏，与肿瘤鉴别困难。使用大量抗生素如效果不好，可考虑经蝶手术引流。

3)拉克氏囊肿：正常人的垂体前后叶之间，有13%～22%存在着直径1～5mm的小囊肿，一般认为系来自颅咽管又名Rathke袋或裂的残留组织。当囊肿增大可引起垂体功能减退、蝶鞍扩大、视交叉受压和其他神经症状，与鞍内型颅咽管瘤或无分泌活动的垂体腺瘤的临床表现相似。很难区别，只有通过活检方能确诊。

4）颅内动脉瘤：一般在鞍旁或鞍上，症状多突然发生，出现头痛，一侧动眼神经麻痹，鞍内动脉瘤罕见，如疑动脉瘤应做血管造影。

5）交通性脑积水：交通性脑积水可致脑室普遍扩张，第三脑室前部扩张，伸至蝶鞍内引起蝶鞍扩大，视力视野可有障碍，少数病人也有内分泌症状如闭经、肥胖等，CT 扫描可帮助鉴别诊断。

6）视力视野障碍需与高血压动脉硬化糖尿病、视网膜病变引起的眼部症状和体征相鉴别。测血压、心电图、查眼底对诊断有帮助，CT 扫描可明确诊断。

7）内分泌功能测定低下或亢进症状需与生理性月经和妊娠相鉴别。

27.2.9 手术治疗（surgical managements）

Horsley 于 1889 年采用经额入路，做了第一例垂体瘤手术。经蝶入路最早由 Schoffer（1907 年）采用，随后由 Cushing（1912 年）经过成百次手术，确立了经唇下、鼻中隔、蝶窦切除垂体腺瘤的手术方法，但由于当时手术器械、深部照明等设备落后，尚无有效抗生素，手术切除不彻底、复发率高，对向鞍上发展的肿瘤，本手术对视神经、视交叉减压不满意，且常常发生脑脊液漏、颅内感染，手术死亡率高。20 世纪 20 年代以来，经蝶入路手术渐被经额开颅手术所取代，但开颅手术损伤较大，垂体功能障碍发生率高，手术并发症多，死亡率较高。

20 世纪 60 年代以来，随着现代科学技术的发展，照明良好的手术显微镜和显微外科技术，以及神经内分泌学、神经放射学、神经病理学的发展，垂体显微外科亦取得了很大发展。Guiot（1965 年）应用术中照相而引起重视。自从 Hardy（1967 年）应用手术显微镜，在 X 线电视监护下，成功地经蝶入路切除垂体腺瘤，又保留垂体功能的手术以来，经蝶入路垂体手术又获得新生。在我国，尹昭炎（1979 年）首先开展此项现代经口鼻蝶窦显微外科治疗垂体区微小肿瘤，然后向全国推广。

现在，对早期只有几毫米的垂体微腺瘤，视力、视野尚未受到影响就能诊断出来。在手术显微镜下，做到全部切除肿瘤，并保留垂体功能，已有大宗病例报道，随着经验的增多不但切除鞍内肿瘤，即使肿瘤向鞍上伸展的大腺瘤，甚至巨大垂体腺瘤亦可安全进行切除。目前，经蝶显微外科切除垂体腺瘤已为国内外神经外科医师相继广为采用，并在不断向前发展中。然而对那些向鞍旁发展，或累及中颅窝的垂体瘤依然需开颅手术。为达到消除肿瘤，进行视通路减压和恢复垂体功能的目的，目前主要有经颅手术和经蝶窦手术两大类，此外，还有立体定向手术（经颅或经蝶），垂体内植入同位素 ^{180}金，^{90}铱，放射外科（γ－刀和 X－刀）等。

（1）经颅垂体瘤切除术

包括经额叶、经颞叶和经蝶骨翼前外侧入路。

1）经额叶入路：Horsley 于 1889 年采用此入路做了第一例垂体腺瘤。20 世纪 70 年代以前为神经外科常规垂体瘤切除的术式，其手术适应证主要是较晚期较大的垂体瘤且向鞍上发展，有视功能障碍者，可在直视下切除肿瘤，对视交叉减压较彻底。但对视交叉前置者进入蝶鞍内困难大，对微腺瘤手术更为困难。在经蝶手术开展多的医疗中心已很少采用此术式。

2）经颞叶入路：Horsley 于 1906 年采用经颞入路切除向鞍旁发展的垂体瘤，但此术式对鞍内肿瘤的切除不满意，对视交叉后上方发展的肿瘤多被经蝶窦入路或经蝶骨翼入路所取代，现在很少采用。

3）经蝶骨翼（前外侧）入路：自从 Adson 于 1918 年应用此入路，至今仍采用，本术式适宜于垂体腺瘤向视交叉后上方、向旁发展者或侵入海绵窦者。行额颞部开颅术，做一侧额颞发际内皮肤切口，翻开颞部骨肌瓣，弧形切开硬膜，于蝶骨翼下方小心牵开颞极，电灼后切断颅底静脉窦的交通静脉，即达前床突附近，分开蛛网膜，即达视神经和颈内动脉旁，既可探查视交叉前、视神经旁，亦可经视交叉和颈内动脉之间，向视交叉下、后方探查。肿瘤易于切除，效果良好。本手术较复杂，要处理好颅底静脉，避免损伤视神经、视交叉、颈内动脉及其后交通动脉、脉络膜上动脉和供应垂体瘤、下丘脑的小动脉，以免引起不良后果和严重并发症。

（2）经蝶垂体腺瘤切除术

自 Schloffer（1907 年）采用经鼻蝶窦切除垂体瘤以来，经蝶入路已有多种变异，如经口鼻蝶窦入路，经鼻（单侧或双侧）蝶窦入路，经筛窦蝶窦入路和上颌窦蝶窦入路。目前大多采取 Hardy 氏改良经口鼻蝶窦入路手术方法。

1）经蝶入路的有利方面和不利方面：有利方面：①肿瘤切除的彻底性高，手术显微镜下可选择性切除肿瘤和瘤周垂体组织。②内分泌功能治愈缓解率高；③视力视野治愈改善率不低于经颅手术；④手术和麻醉时间短；⑤并发症低，反应轻，恢复快；⑥避免开颅手术时对额叶、嗅神经、视神经等的损伤；⑦死亡率低。不利方面：①经蝶入路手术经过口唇黏膜，鼻腔黏膜，属污染性手术，潜在的感染机会大于开颅手术；②不能直视向鞍上部分发展的鞍区巨大腺瘤及附近的视神经、血管、下丘脑等结构；③鞍上发展质地韧硬的大腺瘤难以彻底切除；④鞍内腺瘤鞍上发展至前颅窝、中颅窝和斜坡后的无法全切除；⑤鞍蝶正常或鞍膈部狭窄少于1cm的难以作鞍上肿瘤的切除。

2）经蝶垂体手术的适应证和禁忌证：①适应证：各种类型的垂体微腺瘤；各种类型的垂体大腺瘤；各种类型的垂体巨大腺瘤（最大径>3.0cm），如主要向鞍上或鞍后上伸展，轻度向鞍上前方及轻度向鞍上两侧者。对于晚期巨大肿瘤侵入海绵窦甚至越过海绵窦入中颅窝者亦可行一期经蝶作部分或大部切除，以改善视力，为二期开颅手术作准备；视交叉前置者；肿瘤向蝶窦生长、向后生长侵蚀鞍背、斜坡者；脑脊液鼻漏。②禁忌证：有鼻部感染、蝶窦炎、鼻中隔手术史（相对）；巨大垂体腺瘤明显向侧方、向额叶底、向鞍背后方发展者（相对）；有凝血机制障碍或其他严重疾病者。

3）手术前准备：①明确诊断，有关内分泌学检查，视力，视野和眼底检查，常规摄蝶鞍正侧多轨迹断层相，以了解蝶鞍形态，蝶窦气化情况；常规增强CT或MRI，了解肿瘤大小、密度或信号、形态、伸展方向。②检查鼻腔，术前3d应用抗生素液滴鼻，清洁口腔，术前1d剪鼻毛。③术前3d应用抗生素，应用皮质醇或（和）甲状腺素。

4）手术方法：见图27-2-26。①麻醉选择：全身麻醉，气管内插管，插管固定在左侧口角处，以免阻挡手术进路和操作。②病人体位：平卧头高脚低约20度倾斜，头略过伸位，以便手术显微镜垂直对准鞍内。③手术操作：上唇，鼻腔底和鼻中隔黏膜下局部浸润麻醉，以利黏膜分离和止血。切口：在上唇内面黏膜反褶上约0.5cm，作一横行切口，长度一般以两犬齿之间距为度。分离：紧沿上颌骨向上分离软组织至鼻梨状孔缘，沿鼻腔底分离黏膜，转而分离鼻中隔黏膜，分离一侧后再分离对侧，顺而向后分离蝶窦腹侧壁黏膜。切除鼻中隔：自中线插入鼻镜牵开中隔黏膜，切除鼻中隔下半软骨和骨性中隔，显露蝶窦腹侧壁及其中线的蝶骨嵴和犁骨，常可探查到上部的二个蝶窦开口。开骨窗：用骨凿或磨钻做蝶窦腹侧壁开骨窗，进入蝶窦，切除蝶窦分隔，清除蝶窦黏膜。应用手术显微镜，并在具有影像增强X线透视电视监护下确认鞍底位置，于鞍底前下部作鞍底骨窗。穿刺及切开：探查鞍内硬膜张力，用细长针向鞍内穿刺抽吸，确认无动脉瘤后作“X”或“十”形切开垂体硬膜，即达垂体。切除肿瘤：如垂体微腺瘤，可见正常垂体为橘红色，较坚韧结实，后叶呈灰红色，质软。根据术中定位，可“#”形或放射形切开垂体，探查切除微小肿瘤。一般肿瘤无包膜，瘤组织呈灰白色鱼肉样，血运丰富的瘤组织是紫红色烂肉样，或胶冻状，故易与垂体组织区别，但有时对2～3mm的微腺瘤血染后，难以辨认，可被误吸掉，以致难以获得病理标本。

特征：①PRL微腺瘤和GH微腺瘤多分别位于垂体前叶侧翼后部和前部，ACTH腺瘤多位于垂体前叶中后部，可累及后叶，TSH瘤多累及垂体前叶前部。②如肿瘤大于10mm或为巨大垂体腺瘤，切开硬膜后，瘤组织常自行涌出，还要按先鞍内后鞍上的顺序分离、刮、吸、切除肿瘤。③鉴于垂体腺瘤无包膜，瘤细胞可侵入瘤周垂体组织中，因此我们主张切除腺瘤外，还应根据病情作部分或次全切除瘤周垂体组织，以求尽可能彻底。④对质地韧硬粘连明显的肿瘤或侵蚀性肿瘤，往往难以彻底切除。⑤一般情况下，肿瘤大部切除后，向上发展的肿瘤便自行下落，残余肿瘤切除后，鞍膈或垂体包膜可向下塌陷至鞍内，若鞍膈不下落或下落不全时可利用麻醉机增加胸腔压力，或压迫双侧颈静脉，促使鞍膈下陷入鞍内。腰部蛛网膜下腔注气或生理盐水的方法已很少采用。⑥清理瘤床，仔细止血后用大量生理盐水冲洗。⑦如有脑脊液漏或少许渗血，采用自体皮下脂肪，填塞漏口和鞍内，以及蝶窦腔内，不必鞍底成形，这样既有良好的防漏止血，易吸收，又能减少瘢痕，便于术后CT观察等诸多优点。

手术结束：最后拆除牵开器，鼻腔内用凡士林纱条填塞，以利止血和黏膜愈合。上唇内黏膜用3-0肠线缝合。

5）术中注意事项：①分离鼻黏膜时，保持黏膜完整，减少渗血，才有一清晰手术野和顺畅入路。

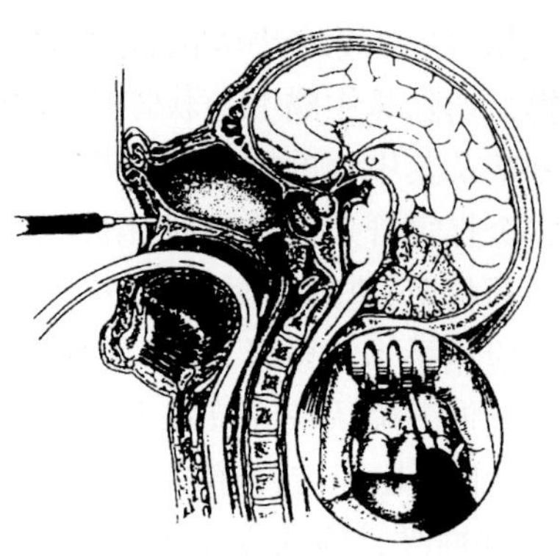

A 切开上龈黏膜

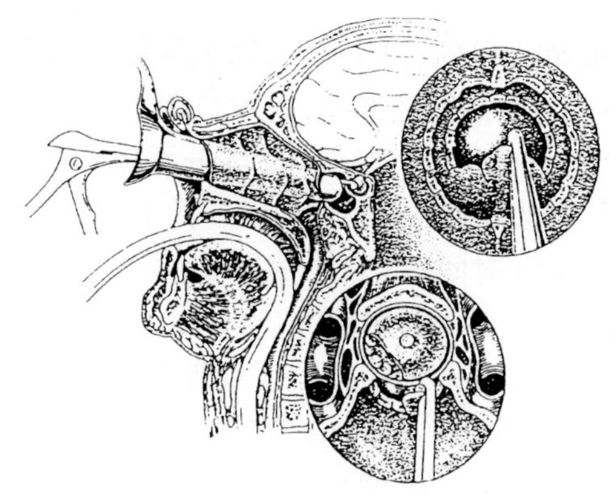

E 鞍底开骨窗

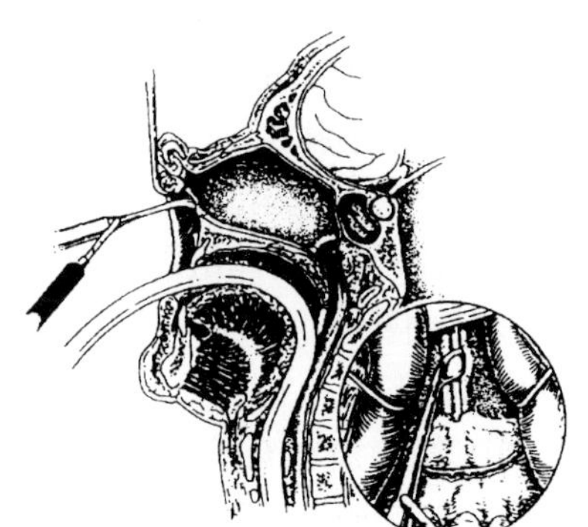

B 分离鼻中隔黏膜

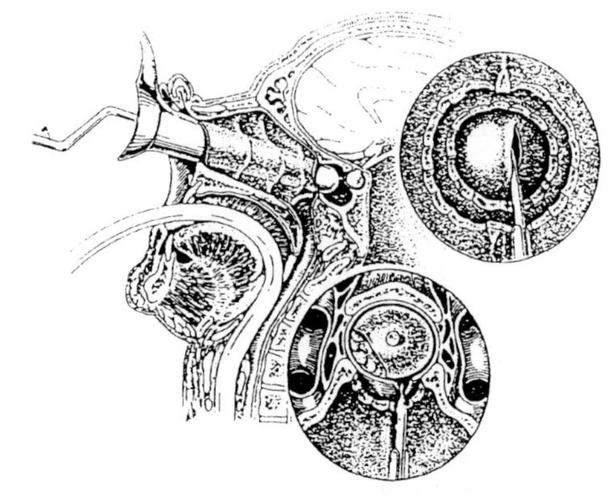

F 切开垂体硬膜

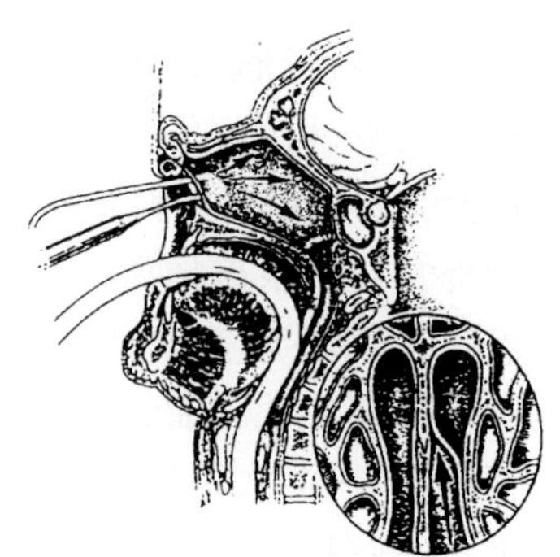

C 分离鼻中隔黏膜

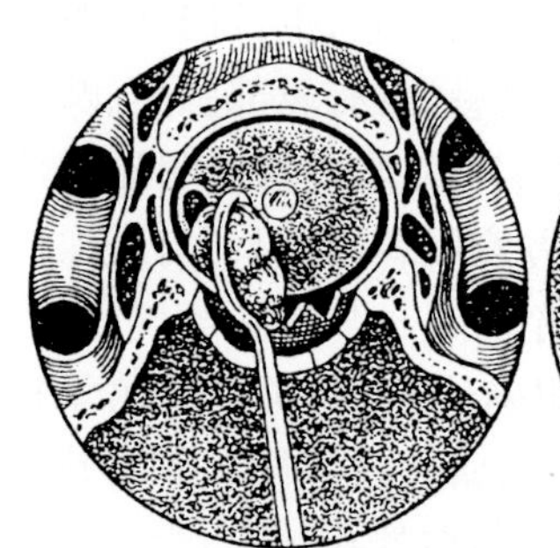

G 环形刮匙切除肿瘤

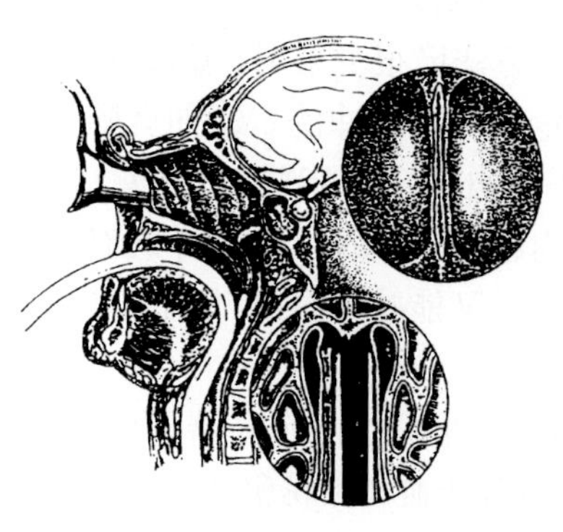

D 放置鼻黏膜牵开器,显露蝶骨嵴、蝶窦腹侧壁

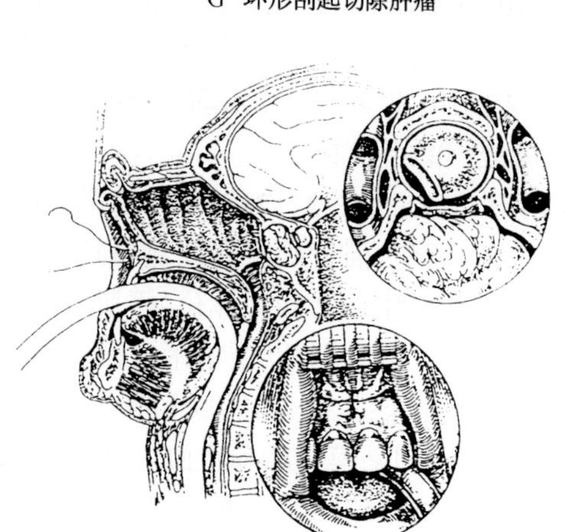

H 蝶窦内填塞脂肪,缝合上龈切口

图27-2-26(A、B、C、D、E、F、G、H) 经蝶窦垂体腺瘤手术示意图

②严格保持正中入路，勿偏移，以免损伤鞍旁重要血管神经。③确认蝶鞍定位勿偏前过后，防止误损伤前颅窝、额叶、斜坡和脑干等颅内重要组织。④鞍底开骨窗选位和硬膜切开，大小要适度，动作要轻巧，以防损伤鞍膈、海绵窦和颈内动脉。⑤注意鞍内组织结构变异情况，如观察不清，切勿盲目下钳、牵拉或动刀剪；如发现颈内动脉突入鞍内，一定要设法避开，以免损伤大动脉引起大出血；遇海绵间窦出血要及时止血。⑥在鞍内刮、吸、切除肿瘤，动作要轻柔，切勿损伤海绵窦、鞍膈、鞍上重要脑组织、神经和血管组织。⑦鞍内止血要彻底，渗血多者应放置引流。⑧鞍内、蝶窦内填塞脂肪组织要适度，过多脂肪易滑向鞍上，形成新的压迫，过少要滑向蝶窦腔内则防脑脊液漏、止血等无效。

6）术后注意事项：①术毕鼻咽部尚渗血，仍需保留气管插管1～2h，以免过早拔管后使咽部的渗血误吸入气管。②密切观察意识、瞳孔、血压、脉搏、呼吸等生命体征及神经系统变化，及时发现和处理可能的并发症。③注意垂体功能低下，适当补充激素。④切实记录好出入量，特别是每小时尿量，密切观察尿崩症及水电解质紊乱，及时纠正。一般用痛可宁或双氢克尿塞治疗，数天即能纠正。必要时可用ADH、DDAVP药物。⑤防止颅内及伤口感染，使用大剂量抗生素。⑥术后3d拔鼻腔填塞纱条。⑦注意脑脊液鼻漏，如果出现，严格卧床，使用抗生素。必要时可以腰穿蛛网膜下腔引流，或行脑脊液漏修补术。

27.2.10 手术结果（results of surgery）

（1）垂体腺瘤的切除方式

肿瘤彻底切除与疗效关系密切，影响肿瘤彻底切除的因素除肿瘤大小、病理类型、质地软硬程度、是否侵蚀性诸多因素外，肿瘤切除的方式甚为重要。垂体腺瘤的切除方式，Hardy提出有四种类型，即①肿瘤选择性切除。②肿瘤选择性次全切除。③肿瘤非选择性次全切除。④肿瘤非选择性全切除。我们发现单纯选择性切除微腺瘤疗效还不够理想，且易于复发，提出对微腺瘤应作肿瘤切除加瘤周垂体组织大部切除或次全切除（前者主要适合于少年，青春期和要求生育的成年人，后者可适用于不要求生育的成年人），对个别复发的病例可作全垂体切除。这是基于垂体腺瘤无包膜，腺瘤细胞可长入瘤周垂体组织，有的腺瘤周围存在激素分泌性细胞增生等病理研究和临床大宗病例观察的基础上提出的。我们对91例ACTH腺瘤做了临床研究，其中25例选择性切除肿瘤，33例肿瘤加瘤周垂体组织大部切除，44例肿瘤加瘤周垂体组织次全切除，其治愈缓解率分别为80%，86%和95.9%。说明瘤周垂体大部及次全切除可以显著提高疗效。同时，观察的垂体及靶腺功能，大多数保持或恢复正常。对在手术探查时未发现病变的库欣氏病，可作垂体次全切除，而不主张轻易作全垂体切除，以免造成全垂体功能低下而需长期激素替代治疗等诸多问题。多数病人症状能缓解，对症状不缓解或复发者，可再做经蝶垂体手术，行全垂体切除为宜。

（2）手术疗效

手术治疗垂体腺瘤的目的是切除肿瘤，使视通路减压，恢复和保持垂体功能及其他神经功能。以往经治的病人多系晚期垂体大腺瘤，有严重的视力，视野障碍，内分泌功能紊乱，蝶鞍扩大。采用经颅手术切除肿瘤主要为解除视神经、视交叉受压，挽救视力视野，而内分泌功能紊乱很难纠正，对向蝶窦内伸展的肿瘤不能切除。20世纪70年代以来，由于诊断治疗技术进步，现在不仅能把微腺瘤早期诊断出来，而且在手术显微镜下经颅亦能选择性切除肿瘤和瘤周垂体组织。随着外科医生经验的积累，大腺瘤以及多数巨大腺瘤亦可经蝶手术切除。一般来说经蝶显微外科手术切除垂体腺瘤，疗效可达60%～90%。垂体微腺瘤易于完全切除，手术疗效较理想。GH微腺瘤治愈缓解率达57%～90%；PRL微腺瘤在33%～90%；ACTH微腺瘤达74%～90%；大腺瘤疗效一般在30%～70%，不如微腺瘤。对侵蚀性大腺瘤则很难彻底切除，只能改善症状，难以根治。

泌乳素腺瘤、生长激素腺瘤、促肾上腺皮质激素腺瘤和无分泌功能垂体腺瘤的疗效详见各垂体腺瘤的手术疗效。

（3）垂体腺瘤死亡率和并发症

20世纪初经颅垂体腺瘤手术死亡率在10%以上。随着科技的发展，诊疗技术的进步和手术经验的积累，现经颅手术死亡率已下降至4%～5%，有的报道在1.2%～16%。北京协和医院经颅手术死亡率为4.7%。20多年来开展现代经蝶显微外科技术，手术死亡率又下降至0.4%～2%。据Laws治疗505例中7例死亡，死亡率为1.38%（死于脑膜炎、脑脊液漏、下丘脑损伤、颈内动脉损伤和脑底动脉环闭塞各 1 例,颅内血肿 2 例)。Zerves 统计国际大宗材料 2 606 例微腺瘤死亡率为 0.27%。2 677 例大腺瘤的死亡率为 0.86%。北京协和医院经蝶手术 892 例,死亡 4 例,死亡率为 0.44%,均为大腺瘤(1 例死于复发瘤第二次手术中异常血管损伤,经止血后突然心室纤颤,死于脑血管病出血和下丘脑出血各 1 例,1 例术后 12d 死于心血管意外)。微腺瘤死亡率为零。ACTH 腺瘤 256 例和 PRL 腺瘤 184 例均无死亡。

严格掌握手术适应证,提高手术技巧,严密观察病情变化,积极防治并发症,是降低死亡率的关键。

手术并发症主要有术后鞍内血肿、鼻衄(假性动脉瘤破裂出血)、脑脊液鼻漏、脑膜炎、垂体功能低下、尿崩症(绝大多数为一过性)、水电解质紊乱、眼肌麻痹、鼻中隔穿孔等。

对并发症应提高认识,引起重视,了解其原因,采用有效的防治措施,多能转危为安,以进一步提高疗效。

(4)随诊和复发

垂体腺瘤手术效果良好率在 60% ~ 90%,但复发率较高,各家报道不一。国外资料在 7% ~ 35%,单纯肿瘤切除者复发率可达 50%。PRL 腺瘤 5 年复发率可达 40%。ACTH 腺瘤复发率为 10%。北京协和医院一组 PRL 腺瘤复发率为 7%(5 年),GH 腺瘤 5.26%, 平均复发时间为 3.2 年,ACTH 腺瘤为 6%(4 年)。复发者如能及时诊断和手术或放疗,其有效率仍可在 80%以上。

因此,术后需定期随诊,观察临床症状,做内分泌学和放射学检查。我们动态观察了 GH 腺瘤术中、术后 2 周内血 GH 变化 52 例, 并与术后 3 ~ 6 个月(36 例),术后 1 ~ 2 年(10 例)的血 GH 结果进行相关比较, 结论是术后 2 周内血 GH 能够预测较远期疗效。动态观察 ACTH 腺瘤术中、术后 2 周内血 N-POM-C、血浆皮质醇和 24h 尿游离皮质醇(UFC)变化 50 例,凡上述激素水平降至正常者,在术后 6 个月治愈率达 80%以上。同时我们将术后 6 个月作为判断疗效及复发的时间界限。如术后内分泌功能恢复到正常,6 个月后又增高者认为复发。如 3 ~ 6 个月内症状和内分泌功能不缓解可行放疗或药物治疗。

垂体腺瘤的复发与以下因素有关:①手术切除不彻底,肿瘤组织残留,Hardy 认为唯一的解释是残留组织;②肿瘤侵蚀性生长,累及硬膜、海绵窦或骨组织;③多发性垂体微腺瘤;④垂体细胞增生(结节性和弥漫性增生)。Lamberts 认为垂体 ACTH 腺瘤有两种类型,一类源于垂体前叶,另一类源于中间叶,溴隐亭对后者有很好的抑制作用,而地塞米松对其不甚敏感,则认为是中间叶者,是下丘脑依赖性病变,这与病因有关,有待进一步研究。

27.2.11 垂体腺瘤的放射治疗和药物治疗(radiotherapy and drug therapv of pituitary adenoma)

(1)放射治疗

放射治疗适于手术不彻底或可能复发的垂体腺瘤及原发腺癌或转移瘤病例。一般来说,放射治疗有一定效果以实质性者较有囊变者敏感。它可以控制肿瘤发展,有时使肿瘤缩小,使视力视野有所改进,但是不能根本治愈。年老体弱不适于手术者,或手术切除不彻底者可以采用。在放射治疗过程中,有时瘤内坏死出血,视力急剧下降,甚至失明,应立即中断放射治疗并采用手术挽救视力。晚期较大垂体瘤视神经受压较重, 其血液供给非常差,放射治疗有时可使仅有的一点视力丧失,但能控制肿瘤的发展,对病人仍有一定好处。由于垂体瘤性质不一样, 肿瘤受压的反应和内分泌功能影响不同,放疗的影响亦不同:

PRL 腺瘤、GH 腺瘤、ACTH 腺瘤和无功能腺瘤的放射治疗详见各垂体腺瘤的放疗。

(2)药物治疗

药物治疗包括溴隐亭治疗 PRL 腺瘤、GH 腺瘤和 ACTH 腺瘤。生长抑制素或雌激素治疗 GH 腺瘤。赛庚啶和双苯二氯乙烷(O,P′ DDD)、氨基导眠能、甲吡酮、依托米酯、氮基苯乙哌啶酮治疗 ACTH 腺瘤。无功能腺瘤及垂体功能低下者,采用各种激素替代治疗。

21.1.12 垂体泌乳素腺瘤(prolactinoma, PRL-secretinadenoma)

垂体泌乳素腺瘤可分泌过多泌乳素,是导致高泌乳素血症诸多因素中最重要者,是激素分泌性垂体腺瘤中最常见的一种。占 40% ~ 60%。

大约 30 年前, 仅少数医师认为泌乳素腺瘤可能是引起闭经、溢乳的原因之一,自 Hwang 等(1971 年)首先报道泌乳素放射免疫分析法(RIA),可以测定人泌乳素，以后此法逐步广泛应用于临床。据统计闭经妇女中因高泌乳素血症所致的继发性闭经占25%～40%。如果闭经和溢乳同时存在，则70%是高泌乳素血症引起。有人报告高泌乳素血症引起不孕病人中，垂体泌乳素腺瘤占39.7%～44%。有了泌乳素RIA和高分辨率CT及MRI检查，使垂体泌乳素腺瘤的发现率大为提高。

垂体泌乳素腺瘤确切发生发展的自然史还不清楚。但多数腺瘤是多年缓慢生长。从几组尸检资料报道在无内分泌紊乱的死者中23%～27%可发现垂体肿瘤，其中，40%免疫组化染色呈泌乳素阳性。有人对不经治疗的垂体泌乳素微腺瘤，连续观察了3～5年，仍然闭经溢乳，但发现少数病人泌乳素水平增高，伴随肿瘤增大；多数为PRL减低；部分病人PRL无变化。对其原因尚不清楚。鉴于目前经蝶手术、药物溴隐亭的广泛应用，泌乳素腺瘤的自然史更难了解清楚。

(1)病因

垂体泌乳素腺瘤的发病机理尚未十分清楚，探索性研究表明系功能自主性腺瘤，但仍保留部分对下丘脑激素的反应。有些观点值得注意：Sherman认为口服避孕药后泌乳素腺瘤发生率增多，应用雌激素可增加垂体腺体积和泌乳素水平；Coulam进行仔细对照研究则表明口服避孕药和泌乳素瘤之间无关；对雌激素敏感的鼠族在缺乏多巴胺和与下丘脑无供血关系的垂体前叶给予雌激素诱导刺激可形成泌乳素瘤；认为不正常的下丘脑调节亦可形成泌乳素腺瘤。这是基于对一些刺激剂(如TRH、多巴胺抑制剂)和抑制剂(多巴胺促效剂)的不正常反应，且对这些药物的反应亦不一致。总之单一的发病机理尚无证据，经肿瘤DNA的克隆分析，泌乳素腺瘤源于单克隆，而非下丘脑紊乱所致。

(2)病理

见垂体腺瘤的分类。

(3)临床表现

主要以泌乳素增高、雌激素减少所致闭经、溢乳、不育为临床特征，又称Forhis-Albright综合征。女青年多见，常为微腺瘤，症状少。临床表现还与病程及肿瘤大小有关。男性和绝经期妇女常因肿瘤长大向鞍上发展压迫视交叉视神经引起视野视力障碍才发现此病，还可伴有垂体其他功能低下表现。重者乏力、嗜睡、头痛、性功能减退、精神异常(8%)、毛发脱落、骨质密度增加、肥胖。据统计1/3的不孕病人为高PRL血症所致，而其中PRL腺瘤占39.7%～44%，PRL腺瘤未经治疗能自发排卵者仅9%。有的微腺瘤病人妊娠后无明显变化，并能顺利分娩，有的则发生急剧变化，在妊娠期垂体生理性增大的同时，可引起肿瘤长大造成蝶鞍内压力上升，出现头痛、视力模糊、视野缺损，甚至发生垂体卒中。男性少见，表现为性欲减退、阳痿、乳房发育、溢乳、胡须稀少，重者生殖器萎缩，精子少、活力低、不育。男性病人引起女性变者很少见。在较大儿童可引起青春期延迟。性腺功能低下的主要原因是PRL抑制了性腺对促性腺激素的反应性，亦抑制促性腺激素对性腺的作用。

其他症状有头痛、视力视野障碍、颅神经和脑损害(见垂体腺瘤的临床表现)。

值得重视的除泌乳素腺瘤外，引起高泌乳素血症还有许多病理性因素：如神经源性下丘脑病变、垂体柄损伤、库欣氏病、肢端肥大症和垂体区其他肿瘤、甲状腺功能低下、多囊卵巢综合征、药物、肝硬化、慢性肾功能衰竭、特发性等。生理性因素：如妊娠、吮乳、睡眠、运动和性交等。

(4)内分泌学检查

垂体泌乳素细胞分泌泌乳素(PRL)受下丘脑调节，易受多种因素影响。PRL正常最大值女性为30μg/L，男性20μg/L，相当于800mIU。如PRL＞100μg/L系垂体瘤所致，＞300μg/L则PRL腺瘤较肯定。如PRL在30～100μg/L可能影响的因素有某些激素(如GH、TRH、GnRH)；某些抗高血压药物及鸦片，氯丙嗪；下丘脑、垂体柄的损害(如创伤、肿瘤、炎症、出血等)影响泌乳素抑制因子(PIF)。对于无功能垂体大腺瘤，GH腺瘤和ACTH腺瘤，病人血浆PRL30～100μg/L时，不能轻易诊断为PRL腺瘤或混合腺瘤。

TRH、氯丙嗪、精氨酸等刺激试验，左旋多巴、溴隐亭等抑制试验，分别通过下丘脑，影响PIF减少和PRF增加，来帮助诊断。

(5)放射学检查

见垂体腺瘤的放射学检查。

(6)诊断

见垂体腺瘤的诊断。

(7)治疗

泌乳素腺瘤的治疗方法有手术、药物和放射治疗，其中最常见的是经蝶显微外科切除肿瘤。

1)手术治疗：经蝶手术切除泌乳素腺瘤，血浆

PRL 可降至正常范围，达到生物学治愈的要求。疗效的判断主要依据术后血 PRL 水平，同时结合肿瘤切除程度和临床症状的改善进行综合分析，做出判断。关于治愈的生物学标准，目前比较一致的意见是术后血 PRL 基础值降至正常范围。Barrow 认为术后血 PRL 值>150μg/L，可能为肿瘤残留或复发，亦可能为垂体柄损伤所致，要结合 CT 等影像学检查来判断，任何损伤垂体柄和下丘脑都可引起高 PRL，但一般不超过 100μg/L。

北京协和医院参考 Hardy 和其他作者的意见，提出的标准，见表 27-2-1。

表27-2-1 PRL腺瘤疗效评价标准

	PRL	女		男	
		月经	生育力	血睾酮	精子计数
治愈	正常	正常	正常	正常	正常
缓解	正常	闭经	低	正常低值	低
进步	↓>80%	闭经	低	低	低
无效	↓<80%	闭经	低	低	低

一般来说，PRL 微腺瘤(<10mm)术后 PRL 降至正常水平可达 57%～90%，大腺瘤(>10mm)为 0～53%，月经恢复率为 68%～72%。影响疗效的主要因素是术前 PRL 水平和肿瘤的大小，与疗效呈负相关，还有切除方式及其外科医生的技术和经验。Hardy 报告 266 例女性泌乳素腺瘤，其中，术前 PRL20～250μg / L，术后 PRL 恢复正常为 86%，术前 PRL250～500μg/L，术后恢复正常为 48%；术前 PRL>1000μg/L 术后降至正常仅 6%。Wilson 报告一组 410 例 PRL 腺瘤，血浆 PRL<200μg/L 疗效较好。Aubourg 报告 90 例，微腺瘤 23 例，术后 PRL 降至正常为 57%，大腺瘤 67 例，治愈率为 39%。北京协和医院资料完整的 61 例中，先期行单纯腺瘤切除，微腺瘤治愈缓解率仅 22%，大腺瘤为 0。其后采用肿瘤切除加瘤周垂体组织切除，微腺瘤治愈缓解率为 86%，大腺瘤为 60%，术后月经恢复，泌乳消失率为 86%。

PRL 腺瘤术后 5 年随诊复发率较高为 10%～50%，大腺瘤为 0～91%，Serri 和 Hardy 的一组病例复发率为 40%。北京协和医院一组 PRL 腺瘤复发率为 7%。经蝶手术 PRL 腺瘤的死亡率低于 1%。北京协和医院 183 例 PRL 腺瘤无死亡。一般而论，微腺瘤的累积并发症为 2%，大腺瘤为 14%。

2)药物治疗：有关药物溴隐亭(Bromocriptine)治疗 PRL 腺瘤的报告颇多。溴隐亭为半合成的麦角胺生物碱，能刺激垂体细胞的多巴胺受体，降低血中泌乳素。由于血中泌乳素增高常致妇女黄体期短，孕激素分泌少，以致闭经不育，服溴隐亭后可恢复月经和排卵受孕，亦可抑制病理性溢乳，并使泌乳素腺瘤缩小。能使大部分病人血 PRL 水平降至正常或接近正常。Vance 等统计 13 组 286 例服溴隐亭后，PRL 水平正常率为 64%～100%，溢乳减少率为 57%～100%，月经和排卵恢复率为 57%～100%。60%～70%肿瘤可缩小，在较大的 PRL 腺瘤，术前可服溴隐亭，待瘤体缩小时有利于手术切除。但有视力、视野障碍者应经蝶手术。少数个别病人，在服溴隐亭期间发生肿瘤出血，可致垂体卒中，应停止服药立即手术，挽救视力。另外在妊娠期，由于生理需要脑垂体常常增大，如患有 PRL 腺瘤，微腺瘤 1.4%可增大，大腺瘤 16%明显增大且压迫视神经、视交叉，使视力、视野障碍症状突然加重。如果立即手术，可能致流产，如果等到妊娠足月产后再手术，则病人可能致全盲，服用溴隐亭可使瘤缩小，视力视野明显好转，胎儿可至足月分娩。但溴隐亭不能根本治愈 PRL 腺瘤，停药后可继续增大，血中 PRL 又升高，闭经泌乳等症状又复出现。对部分患有 PRL 腺瘤的青年妇女有生育要求，而又不愿手术者，可服用溴隐亭作姑息性治疗，有相当一部分病人可以月经来潮、妊娠、生育。据观察 2 000 例妊娠期前后服用溴隐亭而不增加流产、异位妊娠、绒癌、先天性畸形等。但在产后或 PRL 腺瘤长大时，仍需手术切除肿瘤。如术后未达到内分泌治愈，再行溴隐亭治疗。凡术后有肿瘤残留者，应辅以放疗。

应用溴隐亭治疗虽可有效降低 PRL 水平，肿瘤缩小，但纤维组织增生，影响肿瘤全切，使治愈率降低。Londo 等报告 40 例 PRL 腺瘤中，术前未用溴隐亭的 16 例，治愈率达 81%。术前用药的 24 例，治愈率仅 33%。多数作者的经验未见类似的结果。我们 14 例术前经溴隐亭治疗者，6 例术中观察到肿瘤纤维组织增生，质地较韧，但未影响切除和疗效，值得进一步探讨。

溴隐亭对有些病例只是部分有效或无效反应，肿瘤继续长大，偶见转移，因此，在治疗过程中应密切观察 PRL 水平，视力视野变化和 CT/MRI 检查，一旦发现肿瘤增大，应及时经蝶手术治疗。

CV205-502 为非麦角胺类长效多巴胺促效剂，每天口服一次应用于对溴隐亭和麦角胺衍生物耐药的病人。

3)放射治疗:PRL 微腺瘤,无视神经压迫症状,经蝶显微外科手术可以全部切除肿瘤,不需放射治疗。对大腺瘤切除不彻底或术后复发者,可采用放射治疗,但放疗对降低 PRL 不理想,有的病人 PRL 仍高,有的无变化,有的数年到 10 年甚至更长,才达到最大效果。

Sheline 报告 28 例,仅 2 例于放疗后 2~10 年 PRL 降低至正常。另一组 6 例随诊 13~72 个月,94%PRL 有所降低,但无一例达到正常水平。联合应用溴隐亭和放疗,发挥各自的有效性,可提高疗效。放疗总剂量在 45Gy,每次 1.8Gy,每周 5 次,较宜。直线加速器优于钴 60 治疗机。Bloom 等认为放疗总剂量大于 50Gy,及每次>2Gy,既不易增加疗效,还会增加放疗并发症。

放射治疗的副作用:急性脱发;后期(数月到数年)可能引起视神经视交叉损伤,血管损伤性脑卒中,脑坏死,垂体功能低下。导致肿瘤如纤维肉瘤,颅骨肉瘤极为罕见。放射性垂体功能低减,最多见为性腺功能低下为 47%~70%,其次为 ACTH 低下为 15%~67%,然后为 TSH 为 15%~55%。放疗对 GH 分泌的影响尚待研究,可能与血中浓度太低,不易测定有关。

应用产生 β 射线的同位素 ^{90}钇,^{198}金和 ^{32}磷植入垂体内,一般用 20Gy 可对腺瘤产生破坏作用,而不抑制正常垂体功能。Joplin 用此法对 21 例年轻女性 PRL 腺瘤治疗,PRL 下降达 60%,13 例要求生育者已有 9 例受孕。如剂量增至 50Gy,其疗效和并发症值得进一步观察。

应用 γ-刀和 X-刀治疗垂体腺瘤,可取得一定疗效,对其剂量、疗效,以及对垂体功能低下、视交叉视神经、周围血管神经结构等的损害有待进一步研究。

27.2.13 垂体生长激素腺瘤(somatotrophin pituitary adenoma,GH secreting adenoma)

垂体生长激素腺瘤可分泌过多的生长激素,导致肢端肥大综合征,在青春期前,骨骺未融合起病者表现为巨人症。在激素分泌性垂体腺瘤中占 20%~30%。

Pierre Marie(1886 年)最早描述肢端肥大综合征。Minkowsky(1887 年)推测肢端肥大症与垂体腺瘤有关。以后 Cushing、Evans 和其他作者研究确认生长激素产生于垂体前叶,其激素分泌增加与垂体瘤有关,并被这些肿瘤切除后临床改善所证实。生长激素和生长介素的生物学试验和放射免疫测定的发展,十分有助于 GH 腺瘤的诊断和随诊观察。生长激素分泌过多罕见于非内分泌组织产生过量的生长激素或生长激素释放因子(GHRH)。

(1)病因

生长激素分泌过多所致肢端肥大症的诸多原因中,最常见(>99%)的病因是垂体生长激素腺瘤,极少(1%)见于 GHRH 分泌过多的肿瘤以及异位 GH 分泌过多的肿瘤(如胰岛细胞瘤)。GHRH 分泌过多分:①同源性,既可在下丘脑,亦可在垂体如神经节细胞瘤;②异源性,如支气管类癌、小细胞肺癌、胃肠道和胰腺肿瘤、肾上腺肿瘤等。

垂体 GH 腺瘤是否源于下丘脑对垂体抑制机制的紊乱,尚不清楚。许多迹象表明是原发性垂体腺瘤:肿瘤有一定界限,周围垂体未发现 GH 细胞增生,肿瘤切除后 GH 很快下降至正常水平,很少复发。若为下丘脑所致则易于复发。Reichlin(1986 年)通过肿瘤的癌基因发病机理的研究,认为通过对具有编码生长因子能力的克隆性肿瘤的遗传学分析,将很可能发现大多数肢端肥大症病人的病因。这一预想已得到部分证实。一些 GH 瘤在 αs 出现点突变(αs 系激活腺苷酸环化酶的 GTP 结合蛋白亚单位),致使腺苷环化酶被持续激活。看来 GH 瘤是源于单克隆的。异源分泌 GHRH 比异源 GH 多见。神经内分泌肿瘤 20%免疫组化染色 GHRH 阳性,这些肿瘤可产生 GHRH,但临床很少见的三种理由是:①肿瘤在分泌 GHRH 的同时可分泌生长抑素(Somatostatin);②GHRH 合成分泌量极微小,不足以刺激 GH 分泌;③肢端肥大症很轻微,在短短人生中临床症状难发现。而且高度恶性肿瘤的病人,常在症状发现前已经死亡。可见于支气管类癌、胰腺癌、甲状腺癌、肺小细胞腺癌、嗜铬细胞瘤。这些肿瘤用放射免疫测定 60%GHRH 阳性。

(2)病理

见垂体腺瘤的分类。

(3)临床表现

垂体生长激素腺瘤的特点是生长缓慢。早期微小腺瘤,病人形体变化很少,或不明显,常被人们忽视。随着肿瘤长大,GH 分泌增加,肿瘤已有多年,典型的临床表现才明显。见图 27-2-27 至图 27-2-29。

GH持续分泌致骨、软组织和内脏过度生长，呈肢端肥大表现。头颅、面容宽大、颧骨高、下颌突出延长、咬合不良、齿缝增宽、鼻肥大、唇增厚、手足肥厚宽大、指趾变粗，跟垫增厚，常更换较大型鞋号。

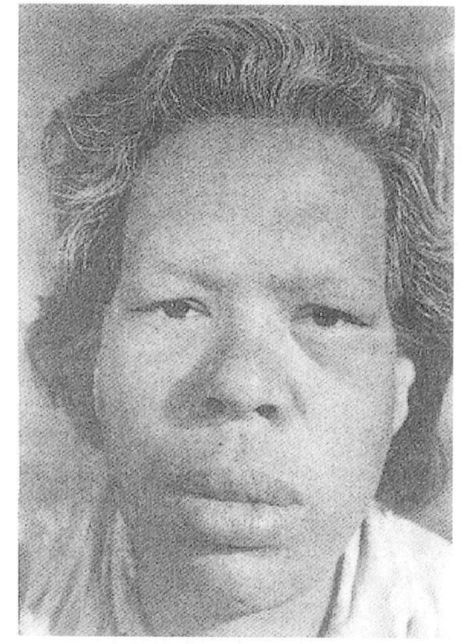

图27-2-27 肢端肥大症病人的面容改变

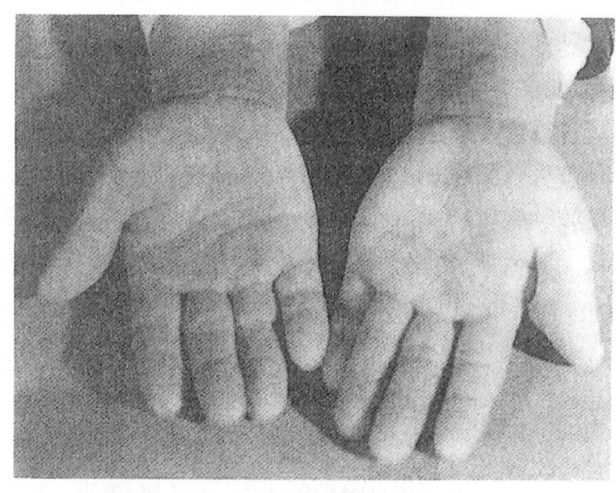

图27-2-28 肢端肥大症病人的手部改变

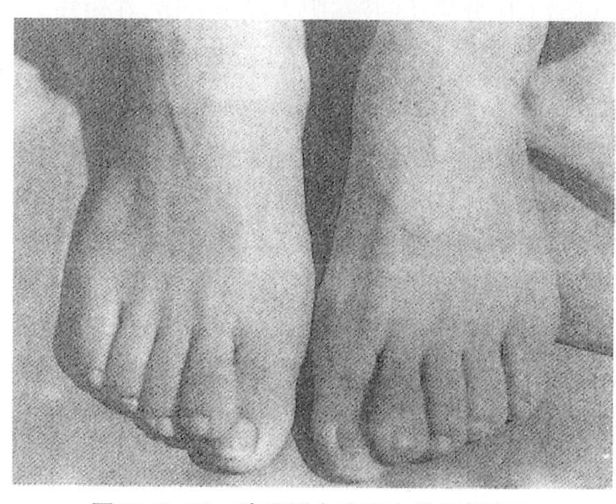

图27-2-29 肢端肥大症病人的足部改变

头皮增厚、松弛、皮肤粗黑、毛发增多。椎体增宽、唇样变、骨关节肥厚，伴颈胸腰背疼痛(62%～75%)、关节痛、全身胀痛。舌、咽、软腭、悬雍垂和声带肥厚可出现睡眠呼吸暂停综合征(38%)，声音粗沉。心肺、胃肠、肝、脾、肾等内脏亦肥大。甲状腺肿大或可摸到结节，或伴甲亢，抑或甲低。骨和软组织过度生长可累及周围神经，产生感觉异常，正中神经受压常致腕管综合征和手指麻木。神经病变可导致肌无力和萎缩。少数巨人症和肢端肥大混合存在。

代谢改变：由于GH过多可致胰岛素抵抗、糖耐量减低和糖尿病。国内一组10万正常人群调查，其患病率分别为0.6%和0.8%。北京协和医院GH瘤病人标化患病率分别为30.8%和19.2%。Jadresic报告为29%～45%和10%～20%。GH过多使肝三酸甘油脂酶和脂蛋白酶活性减少，出现高三酸甘油脂血症，影响了胰岛素对葡萄糖的反应。GH影响肠对钙吸收增加。肾小管磷的重吸收，血清钙、磷增多，尿钙增高，有6%～12.5%的病人发生尿结石，骨质增生，骨密度增高。除非性腺功能低下，多不发生骨质疏松。约60%多汗，在头、面、手、足部尤其明显，可能与代谢旺盛有关，确切原因不清。

垂体功能减低症状，晚期病人正常垂体组织受压损害出现症状，其中性腺功能影响最早最明显。全身乏力，性功能减退，阳痿，女性月经稀发或闭经，不育(发生率可达32.7%)，两性生殖器官萎缩。

呼吸道改变：由于睡眠时肥厚的舌和咽喉等塌陷，可引起睡眠呼吸暂停综合征。呼吸道管壁肥厚，管腔狭窄，影响肺功能，有人报告肢端肥大病人肺容积增加男性为81%，女性为56%。上呼吸道狭窄为26%，下呼吸道狭窄36%。在呼吸道感染时，加重上呼吸道狭窄梗阻，发生呼吸困难，其病残率和病死率要比非肢端肥大症增加三倍。在麻醉插管时增加困难，拔管后易发生咽喉梗阻。

心血管改变 GH腺瘤引起心脏改变在EKG上表现较少。多数左心室肥厚，心脏扩大，还有心室纤维组织增殖和心脏纤维肥大。北京协和医院应用超声心动图检查91例肢端肥大症，心脏肥大发生率为85.5%。淋巴单核细胞心肌炎59%，应及早诊断和治疗。已有报告GH降到10μg/L,以下，对病人心肌重量和室间隔厚度的下降有统计学意义。

GH腺瘤所有年龄组高血压及临界高血压标化患病率分别为17.6%及27.1%，大大高于我国正常人群（分别为 4.85%及 2.88%，1979—1980 年对 400 余万正常人群调查）。其病理生理还不清楚，但在低肾素型与钠潴留、细胞外液增加有关。

垂体 GH 腺瘤病人死亡较早，据统计 50%病例死于 50 岁以前，89%病例 60 岁以前死亡。常因心、脑血管和呼吸道并发症，垂体功能衰竭而死亡。北京协和医院一组已知 40 例 GH 腺瘤死亡病例，平均死亡年龄为 46.5 ± 13.1 岁，其中，死于心脏、脑血管意外和糖尿病并发症者各占 20%，死于垂体功能衰竭占 12.5%，死于其他原因占 27.5%。

头痛（80%）、视功能障碍（32.3%）及其他神经和脑损害见垂体腺瘤的临床表现。

（4）内分泌学检查

生长激素（GH）由垂体 GH 细胞分泌，受下丘脑调节，疑诊 GH 腺瘤时，应测 GH 基础值和葡萄糖抑制试验。禁食 12h 后，休息情况下的 GH 正常值 2 ~ 4μg/L，易受情绪、低血糖、睡眠、体力活动和应激状态等影响，约 90%的 GH 腺瘤病人 GH 基础值高于 10μg/L。GH 水平在 5 ~ 10μg/L 可以是 GH 腺瘤，但个别情况也见于正常人，因此，应做葡萄糖抑制试验。正常人口服葡萄糖 100g 后 2h，GH 低于正常值，3 ~ 4h 后回升。GH 腺瘤病人不受此影响，呈不能抑制现象。血浆胰岛素样生长因子 1（IGF-1）浓度测定可反映 24h GH 的分泌情况和 GH 腺瘤的活动性。GH 的 TRH 兴奋试验，胰岛素低血糖兴奋试验，如 GH 不升高则表示 GH 储备能力不足。还有生长介素 C（Somatomedin-C），主要在 GH 刺激下的肝脏产生，可促进 GH 对周围组织的调节，测定生长介素 C，对 GH 腺瘤的诊断和治疗后随诊有帮助，但术后并不像 GH 水平立即降低，而是缓慢降低。

（5）生长激素细胞腺瘤的放射学检查

见垂体腺瘤的放射学检查。

（6）生长激素细胞腺瘤的诊断

见垂体腺瘤的诊断。

（7）鉴别诊断

GH 分泌过多源于垂体 GH 腺瘤，占 99%以上，属于 GHRH 分泌性下丘脑肿瘤和异位性肿瘤仅不到 1%。迄今尚未发现生前有分泌 GHRH 的下丘脑肿瘤，但回顾性研究有下丘脑神经节细胞瘤向垂体内发展，可伴 GH 细胞增生。异源性 GHRH 的肿瘤罕见于胰、肺、胸腺、肾上腺或胃肠道肿瘤。一个肢端肥大症的病人如果 GHRH 升高，应怀疑异源性 GHRH 分泌，还应排除下丘脑肿瘤。正常人的 GHRH＜100ng/L，异源性肢端肥大病人 GHRH 可达每升数微克。对此，全身 CT 或 MRI 检查是需要的，有时仍然难以发现异源性病灶。其他鉴别诊断见垂体腺瘤的鉴别诊断。

（8）治疗

治疗的目的是消除肿瘤，使 GH 降至正常水平，临床症状、体征减轻或消失，恢复正常垂体功能。生长激素腺瘤的治疗有外科（经蝶或经颅）、放射和药物治疗，各种方法均有一定的疗效。近 10 ~ 20 年来，经蝶显微外科手术对肿瘤切除的彻底性，GH 降至正常水平和垂体功能的恢复都很显著，大大提高了治愈缓解率，现今已成为首选治疗手段。

1）手术治疗：经蝶切除垂体 GH 腺瘤能迅速降低血 GH 水平，缓解病情。关于疗效评价主要参考 Hardy 标准，生物学指标是：术后血 GH＜5μg/L 为生物学治愈；＞10μg/L 说明病情有活动。有人以血 GH≤10μg/L 为治愈标准，下降＞50%为进步。北京协和医院提出 GH 腺瘤的疗效指标，如表 27-2-2。

表27-2-2　GH腺瘤疗效评价标准

hGH 葡萄糖抑制试验空腹值		临床表现
治愈	＜5μg/L	明显好转
缓解	5 ~ 10μg/L	好转
进步	下降 50%以上	改善
无效	下降 50%以下	无进步

以术后 GH＜5μg/L 为治愈标准，据文献报道治愈率为 53% ~ 88%。Kautyky 和 Landecke 等报告 130 例，术后 GH 降至＜5μg/L101 例（78%），而微腺瘤可达 90%，大腺瘤仅 50%。我们总结分析了 200 例（1990 年）垂体 GH 腺瘤经蝶手术结果，微腺瘤治愈缓解率为 80.5%，大腺瘤为 69.1%。分析术前 GH 水平与疗效的关系，北京协和医院一组术前 GH＜100μg/L 的 95 例，术后降至 10μg/L 79 例（80.0%），而术前 GH＞100μg/L 43 例，术后仅 22 例（51.2%）降至 10%μg/L，与 Ross、Balagur 等报道大致相同。腺瘤局限于鞍内或轻度向鞍上发展者疗效较好，侵蚀性肿瘤疗效差，我们先研究了 ACTH 腺瘤瘤周垂体组织具有存在瘤细胞的病理学特征，因而主张手术应切除肿瘤加瘤周垂体组织，以提高疗效和减少肿瘤复发。又对 23 例 GH 腺瘤瘤周垂体组织，作了病理检查，发现 23.8%的标本有瘤细胞。Wrightson 的研究发现 50%病例垂体与肿瘤间

界混杂有瘤细胞。我们按扩大切除瘤周垂体组织手术方式,切除 GH 微腺瘤的治愈缓解率为 80.5%,明显高于单纯肿瘤切除组(69.1%)。

据我们的经验,局限于鞍内或轻度鞍上发展的肿瘤,应切除瘤周垂体组织,不致增加垂体功能低下的发生,我们分析一组 116 例 ACTH 腺瘤,改变手术方式后垂体功能低下发生率为 11.9%,而改变手术方式前的为 12.1%,说明无差别。

据报道术后第一周内血 GH 值,可基本反映手术效果。我们对 23 例垂体 GH 腺瘤经蝶手术后,测血 GH 水平做动态观察,结果术后一周内血 GH 最低值与术后 3~6 个月的 GH 基础值基本一致,故术后 3~6 个月 GH 水平>10μg/L,症状无明显缓解的可行放疗。

术后 GH 腺瘤仍可能复发。PossVemit 等报告术后随诊 2~3.5 年其复发率为 0~13%,北京协和医院一组随诊 3~5 年复发率 5.26%,平均复发时间为 3.2 年。因此,应强调术后需定期随诊观察临床表现,做内分泌学和 CT 或 MRI 检查。我们动态观察了 GH 腺瘤术中术后 2 周内血 GH 变化 52 例。并和手术后 3~6 个月(36 例),术后 1~2 年(10 例)的血 GH 结果,进行相关比较,结论是术后 2 周内血 GH 浓度能预测较远期疗效。因此术后 6 个月作为判断疗效和复发的时间界限,如术后内分泌功能恢复到正常,6 个月后又增高者可认为复发,如 3~6 个月后内分泌功能不缓解可行放疗或药物治疗。

GH 腺瘤的手术并发症低(5%~9%),我院为 3.5%。手术死亡率低,国际报道在 0.9%,我院 GH 腺瘤 250 例,1 例复发瘤于第二次手术中异常血管损伤,经止血后突然心室纤颤,死亡率为 0.4%。永久性尿崩症少见。

2)放射治疗:20 世纪 60 年代以前,对肢端肥大或巨人症,而无视力视野障碍,不需外科解除对视交叉的压迫者,多采用放射治疗,可控制肿瘤生长发展。60 年代以来,由于放射免疫测定生长激素普遍应用,发现放射治疗虽然可使病人症状改善,但不易使血内生长激素水平降至正常。常规放射治疗 5~6 周内用 40~50Gy 照射垂体腺瘤,据观察有效反应缓慢,需 5~10 年血 GH 水平才能下降至较理想水平。现在放射治疗已非首选治疗,多先采用经蝶窦显微外科摘除肿瘤,全部切除治愈者,不需放射治疗。在肿瘤较大,手术切除不完全者,或术后 3~6 个月的 GH 值仍>10μg/L,症状不缓解,应行放疗,以控制肿瘤发展。北京协和医院一组以 GH 空腹值为指标,观察 223 例 GH 瘤的放疗效果,治愈率 55.6%,缓解率达 21.6%。同时观察到垂体腺瘤手术后 3 个月内开始放疗的效果和 3 个月后开始放疗者相仿。另外在晚期肿瘤并有糖尿病、心肾功能不佳者,或年老体弱不能耐受手术者,可采用放射治疗。

Eastman 报告常规放射治疗 43 例 GH 腺瘤,GH 水平下降到 5μg/L 以下者为 37%(16 例),其中,2 年者 4 例,5 年者 8 例,10 年者 4 例,并发甲功低下为 13%,肾上腺功能低下者 28%均需相应激素代替治疗。有的报告治疗后垂体功能低下高达 50%。如果放疗剂量>50Gy,或手术加放疗其垂体功能低下的发生率更高。其他并发症为脱发、视神经损害、脑缺血坏死、颞叶癫痫和罕见垂体和脑恶性肿瘤(如胶质瘤)。

应用回旋加速 α 粒子治疗 GH 腺瘤,最大剂量为 90Gy,大腺瘤约 5 年后 GH 水平可降至 5μg/L 以下,微腺瘤约 3 年后 GH 降至正常水平。然而 1/3 病人发生垂体功能低下,其中需用糖皮质激素替代治疗者为 34%,用甲状腺素者 33%,需性激素者 25%。并发症中视功能损害为 29%,颅神经麻痹 43%,颞叶癫痫 29%。

Klimom 选用中子束治疗 435 例,单次用剂量 120Gy,血 GH 降至 5μg/L 以下 2 年为 30%,5 年为 50%,10 年为 78%,20 年者达 88%,治疗后 2~3 年后出现垂体功能低下者约 10%,还有其他并发症。

采用产生 β 射线的同位素 ^{198}金,^{90}钇植入垂体内进行内照射,仅 30%GH 可降到正常水平,25% 病人产生垂体功能低下,其疗效不如经蝶手术和其他治疗方法。

采用 γ-刀和 X-刀治疗垂体 GH 腺瘤的疗效还不清楚。此法同样存在视交叉、视神经、海绵窦、下丘脑等结构的损害。

3)药物治疗:溴隐亭对 GH 腺瘤亦可减轻症状,药量要比 PRL 腺瘤所用的大数倍,而疗效要差得多,一旦停药,肿瘤可迅速增大。Quabbe 报告 GH 下降 5μg/L 以下不到 20%,<10μg/L 的不到 50%。我院一组 18 例治疗 6 个月,只 8 例 GH 水平下降 50%以上。此药一般只用于手术和放疗后疗效不满意的病人。

生长抑素激动剂 Somatostatin SMS 存在于脑、下丘脑、胰腺和胃肠道。SMS 在下丘脑好比 GHIH,同时连同 GHRH 调节 GH 释放,静脉应用 SMS 促使 GH 降至正常，但停止用药则 GH 又快速上升，甚至有反跳现象，SMS 半衰期短于 3min，限制了临床应用。SMS201～995(octreotide)，可口服，半衰期可达 90min，抑制 GH 释放作用可到 8h，另外还可抑制胰岛素释放，在餐后服药后 3h，可出现高血糖血症。SMS201～995 已应用临床治疗 GH 腺瘤，剂量为 100μg，Q8h。Barkan 给 10 例病人手术前服用本药 3～30 周后垂体腺缩小可达 20%～54%，停药后肿瘤又长大。手术前应用 SMS201～995 是否能提高手术疗效还不清楚。SMS201～995 有抑制胆囊收缩(5μg 就能影响收缩功能)功能。促使胆结石形成，为其并发症。SMS201～995 对异源性 GHRH 肿瘤，能降低 GHRH 和 GH 水平，其抑制的敏感性 GH 大于 GHRH。

27.2.14 促肾上腺皮质激素腺瘤(corticotropic pituitary adenoma，ACTH –Secreting adenoma，Cushing's disease)

库欣病(Cushing's disease)在激素分泌性垂体腺瘤中占 5%～10%，是垂体 ACTH 腺瘤或 ACTH 细胞增生，分泌过多 ACTH，引起肾上腺皮质增生，产生皮质醇增多症，导致一系列物质代谢紊乱和病理变化，临床上表现为库欣综合征（Cushing's syndrome)，存在下丘脑 – 垂体 – 肾上腺轴机能紊乱，是一种耗竭性疾病，极少自行缓解，若不及时诊治，病死率高。

自 1932 年 Harvey Cushing 首先描述了库欣综合征，并提出垂体嗜碱性细胞腺瘤可能是其病因。目前，认为它是一种 ACTH 依赖性皮质醇增多所致临床症候群。

库欣综合征可分 ACTH 依赖性和非 ACTH 依赖性两大类，ACTH 依赖性库欣综合征多数是垂体 ACTH 腺瘤(80%)和 ACTH 细胞增生，少数为异源性 ACTH 分泌性肿瘤(如燕麦细胞肺癌、支气管类癌、胰岛细胞腺样癌、嗜铬细胞瘤、卵巢癌、胸腺瘤)，还有非常罕见的分泌 ACTH 释放激素(CRH)的肿瘤(如鞍区神经节细胞瘤)及异位(CRH)性库欣综合征(如前列腺癌转移至正中隆突)。非 ACTH 依赖性库欣综合征，主要是肾上腺腺瘤和肾上腺腺癌。

(1)病因

人们认识库欣综合征(Cushing syndrome)即皮质醇增多症较容易，但应了解其病因，以便提出适当的治疗措施。库欣病(垂体 ACTH 依赖性库欣综合征)的病因是垂体源性抑或是下丘脑源性还不清楚，尚在争论之中。有人认为选择性切除 ACTH 腺瘤后，下丘脑 – 垂体 – 肾上轴功能可恢复正常，肿瘤复发率低等，支持库欣病源于下丘脑性。但是下丘脑 – 垂体 – 肾上轴功能的恢复常常延长(数月至 1 年余)，则与下丘脑的病因有矛盾，因为，如果是下丘脑所致，则 ACTH 腺瘤切除后，在继续受 CRH 的刺激下，ACTH 应能快速反应正常。而且，如果病因在下丘脑则 ACTH 细胞增生会多见，而相反它却少见。Lamberts(1982 年)报告认为垂体 ACTH 腺瘤有两种类型，其一源于垂体前叶，另一源于中间叶，该作者发现 6 例腺瘤内含中间叶组织，而对地塞米松不甚敏感者，则认为这种肿瘤可能源于中间叶，是下丘脑依赖性病变。近年来的病因研究已进入分子生物学和分子化学方面结合起来进行探索。主要观点为大多数垂体腺瘤是由于体细胞的单克隆突变所引起。

下丘脑因素可能在这些基因突变的细胞进一步增殖生长中起重要作用。导致 ACTH 腺瘤生长的克隆祖先的特异性基因尚不清楚。Gs 蛋白的突变是一种潜在的因素，受 CRH 刺激的 ACTH 前身物阿片黑色素皮质素原(Proopiomelanocortin)是通过腺苷酸环化酶起中介作用，而其中大部分为 Gs 蛋白的作用。Biller 等(1992 年)报告进行克隆分析，认为库欣病中 ACTH 微腺瘤是源于单克隆，其最初发病机理是垂体自发性体细胞 DNA 突变，而发现一例 ACTH 细胞增生是多克隆，可能的病因是异位 CRH 刺激所致。

(2)病理

见垂体腺瘤的分类。

(3)临床表现

主要为垂体 ACTH 依赖性库欣综合征。病程数月至 10 年不等，平均 3～4 年，多为青壮年，女性多于男性。见图 27-2-30。脂肪代谢紊乱和分布异常，体重指数超重(>0.24)者达 80% 以上，呈明显的向心性肥胖；满月脸，水牛背，锁骨上脂肪垫，脂肪还堆积在躯干的胸、腹、臀部，四肢相对瘦小，动脉粥样硬化。蛋白质分解代谢大于合成代谢：抑制胶原合成致皮肤菲薄，毛细血管扩张，呈现多血质。真皮胶原纤维断裂，皮下血管显露，出现紫纹，多见于腋部、下腹、下腰背、臀和大腿部。毛细血管脆性增加，易出现紫癜。骨质疏松，腰背跳痛，易致病理性脊柱压缩性骨折和肋骨骨折。肌无力，肌萎缩。伤口不易愈合及易感染。性腺功能影响:过多皮质醇抑制垂体促性腺激素,71%~87%女性性欲减退,月经稀少,闭经,溢乳,不孕。约20%男性性欲减退、阳痿,精子减少,睾丸萎缩。继发于过多ACTH刺激肾上腺素增加男性可出现痤疮(多见于面部、前胸后背),女性毳毛增多,长胡须,喉结增大,少见于可产生男性激素的肾上腺瘤或卵巢肿瘤。电解质代谢紊乱:少数病人因过多ACTH致盐皮质醇增加,出现低血钾、低氯、高血钠,严重者可致低钾性碱中毒,需急诊处理。糖代谢紊乱:可出现胰岛素抵抗和糖耐量减低(约75%),而明显的糖尿病亦有8%~10%。高血压发生率为80%~90%,长期高血压可并发心率紊乱、左心室肥大、心力衰竭、肾功能衰竭。皮肤黑色素沉着为ACTH过多或其他促黑色素所致。有的精神异常,以忧郁症多见,亦有欣快、情绪激动,甚至狂躁等。青春期前发病者会严重影响生长发育,以矮胖多见。晚期常因并发心血管病、脑血管病、呼吸道和感染性疾病(抗感染能力低下)而死亡。已知死亡的4例,死亡年龄为34.5±9.3岁。

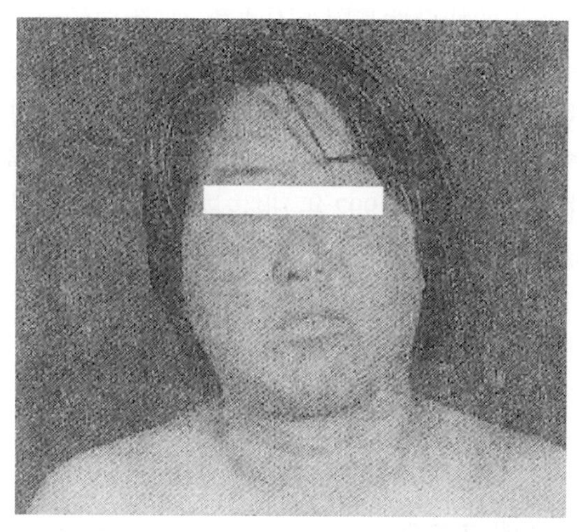

图27-2-30 库欣病病人的面部及躯体改变

垂体ACTH腺瘤向鞍上发展压迫视神经、视交叉,可呈现视力减退,视野缺损和视神经萎缩,肿瘤压迫或侵蚀海绵窦者可出现颅神经麻痹。

(4)内分泌学检查

内分泌学检查对库欣综合征及其病因的诊断和鉴别诊断的意义尤为重要。因ACTH垂体腺瘤中绝大多数为微腺瘤(约80%),其中直径<5mm的微腺瘤占60%~70%。对此,增强CT,蝶鞍区薄层断层的微腺瘤发现率仅30%,用1.5Tesla的MRI增强薄层断层条件下微腺瘤的发现率为50%~60%,故CT或MRI阴性,并不能排除垂体微腺瘤的存在。

垂体ACTH细胞分泌ACTH,有下丘脑-垂体-肾上腺轴调节。对疑诊ACTH腺瘤病人可测定血浆ACTH(正常人上午8~10时平均值为22pg/ml,晚10~11时为9.6pg/ml),ACTH很不稳定,进入血浆中很快分解,含量甚微;测血浆皮质醇(正常值为20~30μg%);测尿游离皮质醇(UFC)(正常值为20~80μg/24h),>100μg有诊断意义。检查需分二步:第一步要查清是否为库欣综合征,第二步要明确是否为垂体源性即库欣病(垂体ACTH腺瘤和垂体ACTH细胞增生)。大多数病人血浆ACTH中度增高或正常,血浆皮质醇升高,且昼夜节律消失,24h尿游离皮质醇(UFC/24h)升高,小剂量地塞米松抑制试验不能抑制,大剂量地塞米松能抑制(皮质醇比对照值降低50%以上),对明确诊断有特殊意义。如血浆ACTH不高,而皮质醇明显增高,节律消失,大、小剂量地塞米松均不能抑制,则符合肾上腺源性(肾上腺腺瘤或肾上腺癌)。如血浆ACTH明显增加,节律消失,大、小剂量地塞米松均不能抑制者,多支持异位源性库欣氏综合征(如肺癌、支气管类癌等)。在采用17-OHCS为指标的诊断符合率为80%左右,北京协和医院采用UFC/24h为指标,符合率可达92.5%。对诊断困难者,可行ACTH刺激试验,胰岛素低血糖诱发试验。如有条件可行选择性静脉导管,采集双侧岩下窦、颈内静脉、下腔静脉血测定ACTH,以及甲吡酮(Metyrapone)试验和CRH试验,这些对诊断和鉴别诊断有重要意义。其病源鉴别试验结果,见表27-2-3。

(5)放射学检查

见垂体腺瘤的放射学检查。

(6)诊断

见垂体腺瘤的诊断。

(7)治疗

1)手术治疗:一旦垂体ACTH依赖性库欣综合征即库欣病诊断成立,要达到治愈而不造成永久性肾上腺功能和其他垂体功能不足,其理想的首选治疗方法是经蝶显微外科切除垂体ACTH腺瘤。过去多行双侧肾上腺切除,然对比之,其经蝶垂体手术的优点是:既切除了肿瘤,又能恢复垂体的正常功能,防止Nelson综合征的发生,避免双侧肾上腺切除,及其造成较高的病残率和死亡率,还不需要长期糖皮质醇和盐皮质醇替代治疗。

经蝶显微外科手术治疗在库欣病垂体手术时,由于ACTH微腺瘤多埋藏在垂体腺内,并可累及前

表27-2-3 库欣综合征的病源鉴别试验结果

病源	皮质醇		ACTH 血浆	地塞米松抑制试验		甲吡酮试验	CRH 试验
	血/尿	节律		小剂量	大剂量		
单纯肥胖	正常	正常	正常	大多抑制	抑制	血浆 11- 去氧皮质醇增加	ACTH 轻度增高
垂体性	增高	消失	正常或中度增高（20 ~ 200pg/ml）	不抑制或部分抑制	大多抑制	血浆 11- 去氧皮质醇增加（2 倍于尿 17- 羟皮质类固醇）	增高
异源性	增高	消失	增多（>200pg/ml）	不抑制	不抑制	无变化	不增高
肾上腺性	增高	消失	降低	不抑制	不抑制	减低	不增高

叶，因此，应按一定顺序切开垂体探查。Hardy 和 Wilson 采用"#"字形，我们主张行"米"形切开垂体探查。这样既可防遗漏，又便于将病变周围垂体组织显露，以彻底切除肿瘤。我们除了切除肿瘤外，还将瘤周垂体组织大部切除（青春期和要求生育的成年人），或次全切除（不要求生育的成年人）。经这样手术可提高手术疗效，北京协和医院一组 98 例 ACTH 腺瘤疗效可提高到 90.2%。同时观察甲状腺等其他垂体功能，多保持在正常范围内。在探查中如未发现病变者，有人主张行全垂体切除，我们作次全切除垂体组织，而不轻易作全垂体切除，以免造成全垂体功能低下和随之而来的长期激素替代治疗。

垂体 ACTH 腺瘤术后可降低血浆 ACTH 和皮质醇及尿游离皮质醇（UFC），从而恢复改善临床症状体征。疗效评价：我们提出如下标准，见表 27-2-4。

据文献报告，库欣病的总治愈率在 74% ~ 84% 之间。Wilson 等报道 100 例，其中，86 例切除腺瘤，12 例找不到腺瘤而行垂体全切除术，术后病理证实 82 例中微腺瘤 60 例，大腺瘤 22 例，总治愈缓解率为 87%，无效者 11%，复发 1 例。北京协和医院一组 116 例库欣氏病，经病理证实 ACTH 腺瘤 89 例，ACTH 细胞增生 11 例，既无肿瘤又未见增生的 16 例。总治愈缓解率为 88.7%。并显示：①不同病理类型疗效不同：ACTH 腺瘤治愈缓解率为 91.7%，ACTH 细胞增生为 72%，无腺瘤又无增生为 80%；②不同大小腺瘤疗效不同；微腺瘤治愈缓解率为 91.8%，大腺瘤为 93.2%；③不同切除方式疗效不同：肿瘤加瘤周垂体次全切除治愈缓解率为 95.9%，瘤周垂体大部分切除为 86.7%，单纯选择性切除为 80%。不同报道库欣病经蝶手术治疗的效果，见表 27-2-5。

表27-2-4 ACTH腺瘤疗效评价标准

	UFC/24h	临床表现
治愈	≤80μg/24h	基本消失
缓解	81 ~ 100μg/24h	明显改善
进步	下降 50% 以上	有所改善
无效	下降 50% 以下	无改善

表27-2-5 库欣病经蝶手术治疗的效果

作者		年代	探查例数	切除例数	治愈缓解率%
Hardy	（加）	1982	75	63	84
Ludecke	（德）	1983	76	66	89
Kageyama	（日）	1983	79	74	93
Kuwavama	（日）	1987	100	86	86
Wilson	（美）	1983	104	81	83
Mampalam	（美）	1983	216	164	76
任祖渊	（中）	1987	63	57	90
任祖渊	（中）	1990	116	89	92

垂体 ACTH 腺瘤经蝶手术并发症较低，Wilson 报告为 9.3%，北京协和医院一组 116 例并发症为 6%（脑脊液漏 3 例，其中并发脑膜炎 2 例，肺炎 2 例，其中 1 例伴急性肾功能衰竭，1 例转为肺脓肿；鼻出血 1 例，均经治疗而愈）。手术死亡率低，一般手术死亡率低于 1%，Wilson 报告 216 例为 0.9%，我院 250 例库欣病无手术死亡。

据报道和我们的观察，多数病人在术后 1 周左右，皮质醇迅速降至正常或正常以下水平，后者一度可出现皮质醇低下的症状,这种功能的恢复一般需3~12个月,同时,表明术后1周内的皮质醇水平与术后3~6个月的水平相一致。

垂体ACTH腺瘤手术后复发率在6%~25%,北京协和医院一组116例(1990年)复发率为6%(4年),可能随手术后随访时间增长而增加。对肾上腺皮质醇功能低下者,应给予激素补充,对未缓解或复发,经检查仍属垂体源者,我们仍主张首选再经蝶垂体探查,作垂体全切除,常能收到良效。视不同情况,亦可辅以垂体放疗,或肾上腺切除或药物治疗。

30多年来沿用双侧肾上腺切除,可以迅速解除皮质醇增多症。但手术死亡率高达2.3%~6.8%,术后约有10%病人由于残余肾上腺组织增大,仍有症状或复发。8%~50%的病人(平均随诊8~12年)可出现Nelson综合征。绝大多数病人仍需终身激素替代治疗。远期随诊中还有1/3病人死于心血管病。但对垂体手术后症状不缓解或术后复发的库欣病,可采用双侧肾上腺切除。

2)放射治疗:库欣病垂体放射治疗,一般40~50Gy,有效率为40%~50%。儿童(可达80%),高于成年人(仅15%~20%),我院一组105例库欣病,随访多于5年,治愈率为45%,缓解率11%。有的报道应用回旋加速器,中子束疗效可达85%。有人用^{198}金,^{99}钇植入鞍内作内照射。关于γ-刀、X-刀(单次,大剂量,靶点放疗),尚无足够资料评价。放射治疗的疗效要多年观察,其生物效应延缓2,4,8,10年,照射时若没有对准病灶可引起视交叉、下丘脑等重要邻近中枢的破坏。尚不能完全避免放射性坏死和垂体功能衰竭。所以放射治疗还不够理想,一般多用作辅助治疗(肾上腺或垂体术后)。

3)药物治疗:尚不理想,可分作用于肾上腺和中枢两大类药物。

作用于肾上腺的药物,通过抑制皮质醇合成降低血浆皮质醇,如氨基导眠能(Aminoglutethimide)剂量1~2g/d;甲吡酮(MetyPraPone)0.5~1.0g/d;双氯苯二氯乙烷,密妥坦(OP′ DDD),3~6g/d和酮康唑(Ketoconazole),800~1 200mg/d。还有依托米酯(Etomidate)0.3mg/(kg·h)静脉滴入。

作用于中枢下丘脑的药物以减少ACTH分泌,如5-羟色胺拮抗剂赛庚啶(Cyproheptadin),剂量为24mg/d;溴隐亭(Bromocriptine)5~10mg/d和麦角碱半合成的衍生物如二甲麦角新碱(Methysergide),麦角腈(Lergotrile)等。

以上这些药物可暂时缓解症状,并非每人都有效,不能根治,还有一定副作用,多不能长期使用,且一旦停药,又可迅速复发,故一般用于手术后和放疗后疗效不佳者和衰弱病人的手术前准备与放疗延迟期的辅助治疗。

(8)Nelson综合征(Nelson's syndrome)

Nelson综合征是垂体依赖性Cushing's综合征经双侧肾上腺切除后的综合征。有10%~30%,甚至50%的病人在术后数月至10余年可发现有垂体ACTH腺瘤。由于双侧肾上腺切除后,缺乏皮质醇对下丘脑CRH的负反馈作用,CRH过多,长期刺激原来存在的垂体ACTH微腺瘤或ACTH细胞增生,产生肿瘤,逐渐增大而出现症状。临床表现为ACTH过多所致的皮肤、黏膜黑色素沉着,在肢体皮肤皱褶更明显,肿瘤压迫引起垂体功能低下,易侵入海绵窦而产生颅神经麻痹,有的可向脑其他部位生长或颅外转移,但极少见。病人的ACTH水平可高达100~1 000pg/ml,或更高。但并非与肿瘤大小和增大速度成正比。对大腺瘤经蝶或经颅切除垂体ACTH腺瘤,可改善症状,术后可辅以放射治疗,同时,要长期服用糖皮质激素,以调整对下丘脑CRH负反馈作用。

27.2.15 无分泌功能细胞腺瘤(nonsecreting pituitary adenoma, nonfunctioning adenoma)

垂体无分泌功能细胞腺瘤,以往称垂体嫌色细胞瘤,占垂体腺瘤的20%~35%,因缺乏血浆激素水平而临床症状不显著。但免疫细胞化学和电镜形态学研究,瘤内尚可观察到分泌颗粒,可发现FSH/LH、AC-TH,α-亚单位,还可同时存在β-LH、β-FSH、β-TSH。在细胞培养研究中,证实瘤细胞可分泌激素,用特殊的寡核苷酸cDNAs杂交技术,可产生α-亚单位、β-亚单位等。由于可测定特殊糖蛋白亚单位,有人假设无功能性垂体腺瘤可能是特殊糖蛋白肿瘤。

(1)病因

尚不清楚。近年来发病机理研究,无分泌功能细胞腺瘤进行克隆分析,发现单细胞体突变,是源于单克隆。

(2)病理

见垂体腺瘤的分类。

(3)临床表现

无分泌功能细胞腺瘤生长缓慢，又不产生内分泌症状，往往到肿瘤长大，压迫视交叉和垂体组织，或侵蚀邻近结构，出现头痛、视力减退、视野缺损、颅神经麻痹和垂体功能低下时才被确诊。一般依次先后出现性腺、甲状腺和肾上腺功能低减或混合性的症状体征。大腺瘤伴血浆 PRL 轻度升高(<100ng/ml)多系垂体柄受压，而不是 PRL 腺瘤。

(4)内分泌学检查

术前应做垂体功能和靶腺功能检查。测定血浆PRL，GH 或/和 IGFl，LH，FSH，TSH 和 α－亚单位。如有条件可测定 IGFl，β－LH，β－FSH 亚单位。如测量 T_4，皮质醇和睾丸素(男性)低下，应给予适当的激素替代治疗。

(5)神经学检查

了解视力、视野和眼底，及其他颅神经和脑功能受累情况。

(6)放射学检查

蝶鞍多轨迹正位、侧位断层相、CT 或（和)MRI 检查，对了解蝶鞍骨质改变，侵蚀、破坏程度，肿瘤的密度/信号大小、形态和发展方向等有重要意义。

(7)诊断和鉴别诊断

见垂体腺瘤的诊断和鉴别诊断。

(8)治疗

1)手术治疗：无分泌功能细胞腺瘤诊断明确时往往已较大，约 90%以上为大腺瘤，其中，约 1/3 属于 3cm 以上的巨大腺瘤。以往手术治疗多采用经颅入路，手术适应证以出现视交叉、视神经压迫为主要指标。近年来经蝶入路显微手术经验日益成熟，继广泛开展微腺瘤手术后，一些医疗中心对大腺瘤亦以此入路为首选术式。有的学者经蝶入路切除巨大腺瘤(最大径 >3.0cm)已取得较满意的成绩。一般来说，微腺瘤的手术疗效优于大腺瘤，更优于巨大腺瘤。但巨大腺瘤的治疗仍是一个难题，这不仅基于肿瘤巨大，而且累及视神经、视交叉，下丘脑以及其他重要血管、颅神经和脑组织。手术死亡率在大腺瘤为 2%～4%。巨大腺瘤有的报告为 18%。大腺瘤的经蝶与经颅入路手术相比，前者可争取切除肿瘤组织，改善视功能，保存正常垂体组织。手术并发症和危险性又小，死亡率低。北京协和医院 66 例(1989—1994 年）巨大垂体腺瘤全切除率可达 87.9%，视力恢复率为 86.8%，视野恢复改善率为 72.9%。仅 1 例死亡(1.5%)，该例术后恢复良好，于第 12d 死于突发性心血管意外。经蝶组随诊时间尚短，最长 5 年，最短 3 个月，未见复发。我院另一组(1989 年以前)经颅切除垂体大腺瘤 57 例，视力明显改善为 53.3%，视野明显扩大者 55.3%，死亡 7 例，占 4.6%(4 例死于术后未清醒，2 例术后严重脑水肿，1 例死于术中急性脑水肿)。经颅组随诊最长 20 年，最短 3 个月，肿瘤复发 6 例，复发率 15.3%，经蝶和经颅相比较，显示经蝶切除巨大腺瘤，亦有创伤小，恢复快，疗效好，安全度大，死亡率低等优点。其显著优点为越来越多的神经外科医师所认识。

经蝶入路切除鞍内肿瘤向鞍上扩展的大腺瘤(<3.0cm）易于达到肿瘤部位，即使是巨大腺瘤(>3.0cm)亦是可行的，有其病理解剖学特点：①垂体腺瘤的特点是良性，缓慢生长，绝大多数质地较软，如胶冻状组织，有些肿瘤软化坏死、出血等，易于切除；②鞍上发展的部分存在包膜(扩展的鞍膈及蛛网膜)，又有鞍上池及下丘脑底部的蛛网膜使之相隔，呈衬垫作用。虽视神经、视交叉和下丘脑受累严重，实入第三脑室的肿瘤，主要是压迫，而非浸润性生长。因此，当包膜内肿瘤切除后，随着鞍内压力差的变化，或麻醉机控制呼吸或颈静脉加压等方法，可促使肿瘤顶端包膜塌陷到蝶鞍开口水平，或下降到鞍内，达到充分减压作用。经蝶入路手术适应证可以扩大到巨大垂体腺瘤(见垂体瘤的手术适应证)。

2)放疗治疗：关于手术后放疗问题，鉴于多为垂体大腺瘤，甚至巨大垂体腺瘤，多伴有硬膜侵犯、骨质破坏，即使手术显微镜下包膜内肿瘤全切除，影像学检查未能证实肿瘤残留或复发，仍难以达到组织学和内分泌学治愈，为提高和巩固疗效、防止复发，多主张术后放疗，但值得注意的是对术后视功能严重障碍的病例，术后早期放疗会造成视力、视野恢复停顿，甚至进一步损害。有作者指出，在视力、视野恢复过程中，从术后开始较快的恢复持续 4 周，以后至 6 个月则是缓慢恢复过程，6 个月以后改变甚微。本组病例术后视力视野恢复情况亦大致如此。多在术后 6 个月恢复到最好水平。个别病例术后 1 年半才恢复到正常，因此，我们主张对肿瘤全切除者，术后有严重视力视野障碍者，可到术后 6 个月后考虑是否放疗，如 CT 复查无肿瘤征象时，可延长到术后 9～12 个月行放疗，而对于无视功能损害者，可进行术后及早放射治疗。亦可更长时间随诊观察。

3)药物治疗：溴隐亭仅对少数病例有一定疗效。

对不愿手术或不能手术，或手术和放疗无效的病例可以试用。对垂体功能低下者，应辅以适当激素替代治疗。无分泌功能细胞腺瘤治疗后应定期随诊，检查内分泌功能、视功能，CT或MRI。随诊时间以术后3、6、12个月为间期，以后为每年随诊一次为宜。

27.2.16 垂体卒中(pituitary apoplexy)

垂体卒中是垂体腺瘤由于梗塞或出血所引起的一组综合征，表现为突然头痛、视力障碍、眼肌麻痹等。只有当垂体腺瘤由于梗塞或出血后，出现鞍旁组织的受压症状或脑膜刺激症状时，才能称为垂体卒中。垂体腺瘤的梗塞或出血可以不出现任何症状，或表现为其他症状，如：自发性愈合，肿瘤变小，可以伴有或不伴有内分泌症状的改善，称之为亚临床垂体卒中。

(1)发病率和历史回顾

1898年Bailey首次报道一例垂体腺瘤合并垂体出血的病例。1905年Bleibtren报道了第二例病例。1950年Brougham等总结了5例病人，称这种疾病为垂体卒中。垂体腺瘤的垂体卒中的发生率各家报道不一，为0.6%～10.5%。

Hardy认为垂体腺瘤比颅内其他肿瘤更易于出血。Glass报道41例颅内肿瘤出血的病人，其中，50%为胶质瘤，25%为垂体腺瘤，但由于垂体腺瘤仅占颅内肿瘤的9.5%，所以垂体腺瘤更易于出血。认为其他肿瘤的出血率为2.9%～3.7%，而垂体腺瘤为9.6%～17%。在一组1861例颅内肿瘤的分析中，垂体腺瘤的出血率为其他肿瘤的5.4倍。

(2)病理生理

目前的观点有两种，一种认为是由于垂体腺瘤向上生长，使垂体上动脉挤压于鞍膈孔而引起；另一种观点认为腺瘤供应血管的造影显示病变的血管在垂体下动脉。从组织切片上可以见到肿瘤的血管比正常腺体的血管，数量要少。电镜下这些血管呈现不完全成熟的特征和管径狭窄。血管的基底膜破裂呈碎片状。血管周围受压，充满血浆蛋白和红细胞。

导致垂体腺瘤出血的原因尚不清楚，有人从垂体腺瘤合并动脉瘤的发生率远比人群或其他颅内肿瘤发生率高这一现象，认为垂体腺瘤血管方面易于形成动脉瘤的这一特征是引起出血的原因之一。

(3)诱因

尽管很多情况如外伤、抗凝、血压改变、糖尿病酮症、使用雌激素、服用溴隐亭、放射治疗等，可以导致垂体卒中，但大多数病例没有诱因。

(4)临床表现

不是所有的垂体腺瘤出血的病人都表现为垂体卒中的症状。因为出血量的不同，临床表现亦不同。垂体卒中主要表现为严重的出血块合并有脑膜刺激症状，及对周围组织的压迫症状。小的出血可以仅引起激素水平的变化。目前诊断标准不一，对是否需要包括鞍旁组织受压的症状，才能诊断为垂体卒中，意见不同。大多同意以下的诊断标准：

1)突然头痛，常常合并呕吐和脑膜刺激征。

2)鞍内肿瘤占位的症状，伴有或不伴有向鞍上伸展的症状。

3)突然视力恶化。

4)眼肌麻痹。

如果仅出现前二种症状，不能明确出血的来源，有必要行血管造影以排除颅内动脉瘤出血。

垂体卒中的诊断有时是困难的，常常误诊，因为在发病时常常考虑不到有垂体腺瘤的存在。一组248例病人的分析显示64%的病人在发病时不知道存在着垂体腺瘤。男性发病率高于女性，约为2：1，年龄平均为46.7±15.4岁，最小的6岁，最大的88岁。典型的垂体卒中为中年男性，突然出现前额部的头痛，伴有数小时至数天不等的眼外肌麻痹，视力下降，视野缺损，脑膜刺激征，意识水平出现不同程度的障碍。垂体卒中的症状持续数小时至2d。症状轻重与垂体腺瘤的大小呈正比。头痛为最明显和原始的症状。往往位于眶后、额颞部位，或不固定，比眼部症状出现得早。引起头痛的机理不清，可能是由于鞍膈的受压或基底膜的刺激所致。

垂体卒中临床表现不一，与肿瘤的生长方向、鞍外血液外渗及内分泌改变有关。向上生长的肿瘤：视力下降或视野缺损是垂体卒中的一种表现。并伴有意识障碍，是因为肿瘤压迫间脑所引起，压迫下丘脑可引起低血压、体温调节紊乱、循环和呼吸不规则。如肿瘤进一步增大，可压迫大脑中动脉引起局部缺血，压迫嗅神经导致失嗅。影响中脑引起意识改变，肌张力改变，呼吸、瞳孔反射变化。向侧方生长的肿瘤：当垂体腺瘤合并眼外肌麻痹时高度怀疑垂体卒中。一般先影响动眼神经，其后外展神经，可以是单侧或双侧，有时出现三叉神经的麻痹。

垂体卒中可分为四种类型：

1)暴发性垂体腺瘤卒中(Ⅰ型)：指出血凶猛，出血量大，直接影响下丘脑的垂体腺瘤卒中。均可伴有脑水肿及明显颅内压增高，临床上 3h 内即出现明显的视力视野障碍及意识障碍进行性加重，直至昏迷甚至死亡。

2)急性垂体腺瘤卒中(Ⅱ型):指出血比较凶猛，出血量较大，已累及周围结构，但未影响下丘脑，也无明显脑水肿及颅内压增高。临床上头痛、视力视野障碍、眼肌麻痹或意识障碍在出血 24h 内达到高峰。

3)亚急性垂体腺瘤卒中(Ⅲ型):出血较缓慢，出血量小，对周围组织结构影响较轻。可有头痛，视力视野障碍或肌肉麻痹，使原有垂体腺瘤症状加重，但不明显且无脑膜刺激征及意识障碍，常被病人忽略。

4)慢性垂体腺瘤卒中(Ⅳ型):出血量小，无周围组织结构受压表现，临床上除原有垂体腺瘤的表现外，无任何其他症状，往往是 CT、MRI 检查或手术时才发现。

(5)辅助检查

1)X 线检查:X 光片是基本的检查方法，可发现蝶鞍扩大，前床突消失，蝶底变薄或破坏。

2)CT 检查:可以发现蝶鞍区圆形，边界清楚的高密度病变，强化后有轻微增强或不增强。几天后复查，密度减低，强化后可见周边增强。CT 扫描可显示出血的范围和程度，以及对脑组织或脑室的压迫。由于 CT 扫描上密度的不同，及无明显特征，有时区别无症状的垂体卒中和有症状的卒中非常困难，采用连续 CT 扫描，随诊检查有助于区别。

3)血管造影:由于多数病例可以通过临床表现和 CT 扫描所见给予诊断，不需要血管造影，但如果高度怀疑蝶鞍区的出血是由于动脉瘤所致，常需要血管造影。垂体卒中的血管造影一般无变化或显示鞍区肿物的压迫所致的血管移位。

但需强调的是:①鞍上的动脉瘤可与垂体腺瘤相混淆。②血管痉挛可引起神经功能障碍症状。③约有 7%的垂体腺瘤合并有动脉瘤。当这些病人出现脑膜刺激症状和单眼症状时应行血管造影。

4)磁共振:为最理想的诊断方法。可显示垂体腺瘤和出血或梗塞的病变，以及生长的方向和出血的程度。

5)脑脊液检查:可出现蛋白增加，血性脑脊液等。

(6)鉴别诊断

关键应与动脉瘤相区别。

(7)治疗

1)激素治疗:一旦考虑垂体卒中，应及时给予激素替代治疗，控制水电解质入量，可以改善病人的一般情况。

2)手术治疗:如果病人出现严重的视力障碍和意识障碍或病情进一步恶化，应行手术治疗。眼肌麻痹可以自愈，不是绝对的手术指征。

对于Ⅰ类病人应在确诊后立即给予脱水药物及激素药物的同时尽早手术，减轻对下丘脑及视神经、视交叉的压迫，挽救生命，挽救视力。术后仍需要继续补充类固醇激素，纠正水、电解质紊乱，同时应用脱水及抗癫痫药物，必要时加用甲氰咪呱或洛赛克等药物，防止病情进一步恶化。对Ⅱ类病人，症状、体征无继续加重倾向，仅有占位效应者，可先采用保守治疗措施，待病人一般状态好转后及早手术治疗。对Ⅲ、Ⅳ型病人，如有视力视野障碍观察治疗一段时间无好转者，应采用手术治疗；如无视力视野障碍，可在严密观察、定期随访的基础上采用保守治疗的方法，适当补充一些激素。在此期间，如果占位效应明确或分泌性腺瘤激素水平持续增高，应考虑手术治疗。手术治疗时应注意病人是否伴有空泡蝶鞍，术中要防止脑脊液漏。

Foix 1922 年成功地施行了第一例垂体卒中的外科治疗。1955 年首先提出手术治疗比保守治疗更有效。经蝶入路手术是理想的手术方法。如果鞍上发展多，鞍膈孔狭窄，蝶鞍正常，蝶窦汽化不良，可行经额入路。垂体卒中大部分坏死，出血，易于吸除。经蝶入路可以不牵拉脑组织及视神经和视交叉，不影响视交叉的血液供应。现在有人采用立体定位方法行蝶鞍出血引流，取得了良好的疗效，同样可达到减压的目的。Bills 1993 年提出垂体卒中发病后 1 周内行手术治疗效果比 1 周后手术要好。因为发病后 3d 内手术与发病后 7d 手术无明显差别，故不需要急诊手术。手术减压后效果良好。

3)放射治疗:一般不采用。

(8)预后

最近 40 年垂体卒中的疗效明显提高。这是由于手术治疗和内分泌治疗的结果。从 20 世纪 70 年代以来垂体卒中的死亡率为 6.7%。

27.2.17 垂体腺癌(malignant adenoma of pituitary)

可分原发性和继发性两种。

(1)原发性垂体腺癌

发病率低于全部垂体肿瘤的1%。这种肿瘤的侵袭方式有对邻近组织的浸润，又有远处的转移。可转移至肝、脑、骨髓、骨、淋巴结和肺。为通过血液、蛛网膜下腔转移。有颅外转移的垂体腺癌中一半病例合并有Cushing's病。脑脊髓转移的病例中Cushing's病相对少见为15%。内分泌学检查显示全部病例血清GH，促肾上腺皮质激素增高及部分病例PRL增高。没有无功能的垂体腺癌。

组织结构与一般腺瘤相同。但细胞分化不良，胞核大小、形状和染色均不一致，有大量的核分裂象，这类肿瘤少见，可向颅外转移。在超微结构可见到少数过多稠密的体积100nm大小的囊泡，如果小泡的排列丧失和多形性细胞退化显示有丝分裂则为恶性肿瘤的组织学的证据。在诊断垂体癌时必须除外转移癌。垂体放疗与垂体恶性变之间的关系尚不明确。

(2)转移性垂体腺癌

多见于进行性乳癌施行姑息性垂体切除术的病例及尸检。次见于肺癌(燕麦细胞癌)、前列腺癌。多合并有骨转移。转移形式有三种类型:①血行转移:通过血流向垂体组织直接转移;通过转移到垂体周围骨组织再向垂体侵展;通过转移到软硬膜向垂体进展。②鼻咽腔肿瘤的直接侵犯。③白血病、淋巴瘤等的浸润。临床多伴有尿崩症。

(3)治疗方法

手术前往往难以明确诊断。如手术中怀疑可做病理检查,尽可能切干净,术后给以放疗或化疗。但效果很差,预后不佳。

(任祖渊)

27.3 下丘脑错构瘤

下丘脑错构瘤(hypothalamic hamartoma)是一种罕见的脑组织先天性发育异常,又称为灰结节错构瘤,但这名称不确切,因有些错构瘤与灰结节无关，而是起源于垂体柄后面。最早由Le Marquand于1934年首次报告,此后陆续有一些病例被报告。Diaz等(1991)认为下丘脑错构瘤起源于乳突体或灰结节,于妊娠第35~40d形成下丘脑板时错位所致,是一种中线神经管闭合不全综合征,由正常脑组织所形成的异位肿块,组成此种畸形的神经细胞类似于灰结节中的神经组织，并伴有正常胶质细胞。1990年WHO对中枢神经系统肿瘤分类修订再版中,将其归入第VI类:囊肿和类肿瘤病变,称"下丘脑神经元错构瘤"(hypothalamic neuronal hamartoma)，属于一种特殊类型的鞍上、脚间池肿瘤,因它不是真正的脑肿瘤,故在2000年及2007年的WHO神经系统肿瘤病理分类中已被删除。下丘脑错构瘤常起源于灰结节和乳突体，亦可起源于垂体柄,有蒂或无蒂与之相连,伸向后下方,进入脚间池,有时突入Ⅲ室,个别情况可位于视交叉前。下丘脑错构瘤并不具有生长性,生后多年乃至终生体积不变。

下丘脑错构瘤的临床表现较为独特,多数发生在儿童早期,常以性早熟(precocious puberty)、痴笑性癫痫(gelastic seizure)发病,有些可伴有癫痫大发作或其他类型癫痫:如跌倒发作、复杂部分性发作等;或有精神和行为异常、智力障碍等;有些病例可合并存在一些先天性畸形,常伴有单个或多个脑及脑外先天性畸形,包括小脑回、囊肿、胼胝体缺如及多指(趾)等;5%~6%的病例甚至可以无症状。

下丘脑错构瘤的治疗主要分为药物治疗和手术治疗:药物治疗对于性早熟疗效确切,为治疗的首选;而对癫痫(尤其痴笑性癫痫)药物治疗效果欠佳;手术全切除错构瘤多可治愈或明显好转,部分切除错构瘤亦可减轻临床症状。

随着影像学的发展及对本病认识的普及,下丘脑错构瘤的病例明显增多：国外文献报告逐渐增多,Nguyen等(2003年)复习文献显示至2002年共报告下丘脑错构瘤277例。在1998年我们发表下丘脑错构瘤的文章以前，北京天坛医院开院40年(1958-1998）仅遇到5例，而文章发表后的10年(1998-2008)病例激增,至2008年5月,北京天坛医院共诊治下丘脑错构瘤资料完整的214例,至2010年12月已经诊治370余例，这数字已超过国外文献报告的总和。

27.3.1 一般情况

(1)发病率

下丘脑错构瘤是一种十分少见的疾病，文献上绝大多数为个案或数例报告。Diebler 和 Ponsot（1983）复习文献，发现此前经解剖学证实的下丘脑错构瘤仅 25 例，Diebler 和 Ponsot 报告了 18 例，他们的经验显示下丘脑错构瘤的发病率与 Galen 静脉瘤及脑白质肾上腺萎缩症的发病率相似。Weissenberger 等（2001）估计发病率为五万至十万分之一；Brandberg 等（2004）报告下丘脑错构瘤在瑞典儿童及青少年中的发病率为二十万分之一。Rosenfeld 等（2006）根据澳大利亚本土诊治的下丘脑错构瘤的经验，估计下丘脑错构瘤在澳大利亚的发病率为百万分之一。本组 214 例病人中北京籍 12 例，按北京市户籍人口为 1200 万计算推测大约北京市下丘脑错构瘤发病率也约为百万分之一。

（2）发病年龄

下丘脑错构瘤常见于婴幼儿及儿童，Debeneix 等（2001）报告了 19 例下丘脑错构瘤，平均发病年龄为 2.08 岁。Palmini 等（2002）报告了 13 例表现为癫痫的下丘脑错构瘤，平均发病年龄为 14 个月。Nguyen 等（2003）复习文献，癫痫发病年龄自出生后 1d 至 27 岁，平均为 2.49 岁，中值为 1 岁。Craig 等（2008）报告了 55 例因顽固性癫痫而进行手术的下丘脑错构瘤，癫痫起病年龄平均为 1.1 岁（从 0.1 岁至 7 岁）；痴笑性癫痫中 51%患者发病年龄为生后 1 个月内。综上所述，下丘脑错构瘤的发病年龄多数在 2 岁左右。我们至 2008 年共遇到的有症状的 200 例，平均发病年龄为 34.46 个月，中值为 12 个月。发病年龄小于等于 3 岁者共计 157 例，平均发病年龄为 9.62 个月，中值为 5 个月，占全部有症状的比率为 78.5%。表现有性早熟者发病年龄从出生 1d 至 8 岁，平均为 17.63 个月，中值为 6 个月；表现有癫痫者发病年龄从出生 1d 至 51 岁，平均为 3.81 岁，中值为 1 岁。性早熟的发病年龄明显小于癫痫的发病年龄。无症状者多为成年人且偶然发现，年龄最大者为 66 岁。

（3）性别

由于下丘脑错构瘤的单组大宗病例很少，多数文献认为表现为癫痫的下丘脑错构瘤，以男性较多；而表现为性早熟的下丘脑错构瘤则以女性较多。

Arita 等（1999）总结了自 1988 年至 1999 年文献报告的下丘脑错构瘤 61 例，其中男性为 27 例，女性 33 例（有 1 例文献中未明确性别），男女之比为 1∶1.22；Nguyen 等复习文献总结 277 例下丘脑错构瘤，其男女之比为 1.13∶1。本组 214 例中男女之比为 1.52∶1，故下丘脑错构瘤以男性为主。多数文献认为表现为癫痫的下丘脑错构瘤，男性占绝对优势；而表现为性早熟的下丘脑错构瘤则男性稍多于女性。Coons 等（2007）报告 57 例因顽固性癫痫而手术病理证实的下丘脑错构瘤，其男女之比为 2.35∶1。Craig 报告了 55 例因顽固性癫痫而进行手术的下丘脑错构瘤，男女之比为 2.67∶1。本组 214 例中男性 129 例，女性 85 例，男多于女性，男女之比为 1.52∶1；有性早熟的 115 例中，男 60 例，女 55 例，男女之比为 1.09:1；有癫痫的 123 例中，男 84 例，女 39 例，男女之比为 2.15∶1；有痴笑样癫痫（gelastic seizure，GS）的 96 例中，男 64 例，女 32 例，男女之比为 2∶1；同时表现为性早熟及癫痫的 38 例中，男 22 例，女 16 例，男女之比为 1.38∶1。本组病例数是目前国际上最大的一组，相对资料比较全面，我们的资料显示下丘脑错构瘤以男性为主，在表现为性早熟的病例中男女比例基本相等；而在表现为癫痫的患者中，男性占绝对优势。

27.3.2 临床表现

下丘脑错构瘤有较独特的临床表现，多数在儿童早期发病，可表现为性早熟（precocious puberty，PP）、痴笑性癫痫（gelastic seizure，GS），有些可伴有其他类型癫痫或行为异常，个别病例可以无症状。

（1）性早熟

下丘脑错构瘤是婴幼儿中枢性性早熟的最常见原因，Balagura 等（1979）复习文献，发现在小于 1 岁的性早熟患儿中下丘脑错构瘤有 5 例，下视丘星形细胞瘤 2 例；在 1～3 岁性早熟中，下丘脑错构瘤 15 例，下丘脑星形细胞瘤 2 例，松果体区肿瘤 3 例；在大于 3 岁的性早熟中，下丘脑错构瘤 4 例，间脑星形细胞瘤 8 例，松果体区肿瘤 20 例。即小于 3 岁的性早熟患儿中，下丘脑错构瘤导致的性早熟者占 74%；而大于 3 岁的性早熟患者中，下丘脑错构瘤仅占 12.5%。小于 3 岁的患儿出现性早熟，应高度怀疑为下丘脑错构瘤；下丘脑错构瘤导致的性早熟较其他原因导致的性早熟发病年龄更早（多数在新生儿期男孩外生殖器大或女孩有阴道出血）。

在中枢性性早熟中，下丘脑错构瘤所占的比率为 9%～22%，平均为 14.2%。Nguyen 等（2003）复习文献显示 277 例下丘脑错构瘤中表现有 PP 者占 63%，本组 214 例下丘脑错构瘤中表现有 PP 者占 53.7%。

性早熟的诊断标准为女孩8岁、男孩10岁前第二性征发育，表现为婴幼儿生长发育增快，身高和体重明显高于同龄儿，并出现第二性征发育：女孩出现乳房增大、乳晕着色、阴道黏膜和小阴唇增厚、色素加深、出现分泌物、月经初潮等；男孩表现为睾丸增大，阴囊变松、色素增深、阴茎增长、增粗，易勃起，甚至出现遗精；同时肌肉发达，骨骼增大，声音低沉，出现阴毛、胡须及喉结，颜面及胸背部出现痤疮等。

性早熟的病人除性特征外，常表现有明显的骨骼和肌肉发育、青春期行为（如脾气暴躁等）及相对于年龄而言的较高身材及生长加速。若骨骼不成比例地发育过快，骨骺提前愈合而停止生长（骨龄常高于正常年龄3～5年），则丧失了身高发展的潜力，使成年身高不能达到遗传应有身高。

（2）痴笑性癫痫

癫痫样发笑（laughter seizures）最早由Trousseau描述，而Daly和Mulder于1957年首次提出痴笑性癫痫（gelastic epilepsy）的概念（Cerullo等，1998），此后痴笑性癫痫被广泛引用，其特点是以发笑为主要发作形式的一种单纯性部分发作，最常见于下丘脑错构瘤，但亦可见于额叶或颞叶的复杂部分性癫痫，但十分罕见。

这种以痴笑为主要表现的部分性癫痫，为自主神经症状的发作，表现为发作性傻笑，持续数秒或数十秒而突然停止，发作时无神志丧失，每日可发作数十次（图27-3-1），无任何诱因，随病情的发展，可逐渐出现其他类型的癫痫。痴笑性癫痫常是短暂的发作（<30秒），特征为与病人平时正常发笑不成比例的、重复性、爆发样笑（而平时的发笑，笑后有微笑，且无语言障碍）。Cascino等（1993）报告了12例表现为癫痫的下丘脑错构瘤（均有痴笑发作），痴笑发作频率为3～20次/d。事实上，病人常常因面部表情与情感的不一致而感困惑；如果痴笑性癫痫是单独发作的，常常缺乏癫痫发作后的特征。

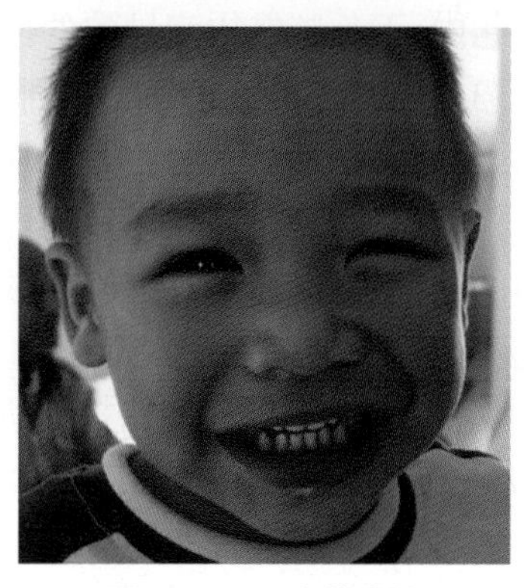

图27-3-1 痴笑发作

诊断痴笑性癫痫应符合下述指标：①反复发作性及刻板性；②无外界诱因；③可探查到伴发的其他类型的癫痫；④发作期或间期EEG有癫痫表现；⑤无其他原因的病理性发笑。痴笑性癫痫的发作，强烈提示有下丘脑错构瘤存在的可能。

痴笑性癫痫常在儿童早期发病，多为新生儿期，Berkovic等（1988）报告了4例表现为痴笑及其他类型癫痫的下丘脑错构瘤，3例在1岁前出现痴笑性癫痫，其中1例在出生后即经常发笑，赢得了“快乐婴儿”（happy baby）的称号；1例病人在19岁时才诊断为痴笑性癫痫，追问病史，可能在4岁左右即出现痴笑。因此在儿童早期，痴笑发作常常被家长误认为是孩子“比较容易发笑而已”，经常被忽略。本组中表现为痴笑性癫痫的患者有30例，其发病年龄为出生1d至7.8年，平均发病年龄为24个月，小于3岁发病者有23例，占76.7%；出生后当天即出现痴笑者有5例，占16.7%，发作频率为一日数次至数十次。

本组有症状的200例中仅表现为痴笑者15例，占7.5%，病程中出现痴笑样癫痫发作者（同时伴有性早熟或其他类型癫痫发作）96例占48%。

（3）其他类型癫痫

尽管痴笑性癫痫是下丘脑错构瘤的较为特征性的表现，但下丘脑错构瘤病人亦可表现为其他类型的癫痫，如复杂部分性发作、强直振挛发作、跌倒发作、失神发作等。跌倒发作的可能病理机制：异常放电从错构瘤传导至脑干网状结构，导致维持肌张力的网状结构功能障碍，进而导致跌倒发作（Palmini等，2002）。Cascino等（1993）报告了12例表现为癫痫的下丘脑错构瘤，均有痴笑性癫痫发作，痴笑发作时伴有精神混乱者占83.3%；强直振挛发作7例（58.3%）；跌倒发作3例（25%）。

本组200例有症状患者中有其他类型癫痫发作而无痴笑样癫痫发作者27例，占13.5%，所有癫痫者（痴笑样癫痫和/或癫痫大、小发作）：本组共有123例（61.5%）。

（4）行为异常、智力障碍等

下丘脑错构瘤的病人亦可表现为智力障碍，多为有癫痫发作者，部分病例可伴有行为异常：脾气暴躁，攻击性行为，伤人毁物等。进行性智力下降是许多癫痫的一个特征，包括下丘脑错构瘤；其可能机制为：癫痫起源于下丘脑及其附近的乳突体，因兴奋过度而损伤下丘脑、乳突体及附近的内侧丘脑，进而产生智力减退。

Palmini 等(2002)报告了 13 例表现为顽固性癫痫的下丘脑错构瘤，所有病人均有中至重度的认知障碍，或者自出生开始，或在出现癫痫发作以后出现；此外所有病人均有进行性智力减退，11 例伴有行为异常：过分活跃 5 例、易激惹 2 例、攻击性 9 例、孤独症 3 例、发脾气 1 例。所有病人均有不同程度的语言表达和理解障碍；2 例病人进行了智商检测，分别为 69 和 65 分。

(5)无症状

Arita 等(1999)报告了 11 例下丘脑错构瘤，其中有 1 例 76 岁的无症状患者。本组 214 例病人中无症状者 14 例，占 6.5%，均为意外发现下丘脑错构瘤(年龄最大的 66 岁女性)。

(6)合并畸形或其他疾病

下丘脑错构瘤是一种脑发育畸形，部分病人可以合并有脑或其他系统的发育异常：①灰质异位；②小脑回；③大脑发育不全；④胼胝体缺如（图 27-3-2)；⑤合并蛛网膜囊肿(图 27-3-3)；⑥合并 Dandy-Walker 综合征；⑦合并有骨骼发育畸形；⑧Chiari 畸形；⑨多指(趾)畸形。

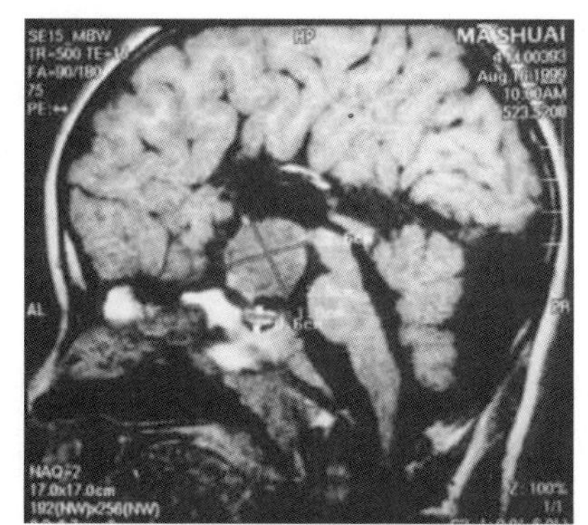

图27-3-2 下丘脑错构瘤合并胼胝体缺如

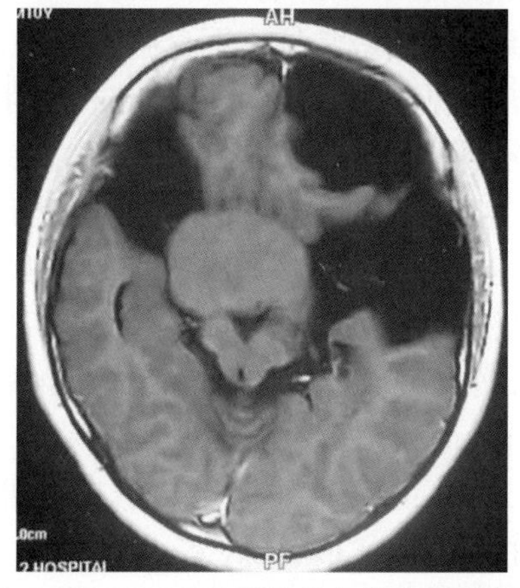

图27-3-3 下丘脑错构瘤合并蛛网膜囊肿

(7)Pallister-Hall 综合征

1980 年 Hall 和 Pallister 等人最先报告了 6 例散发的、多发性先天畸形的婴儿，其中 5 例证实有下丘脑错构母细胞瘤，因此 Hall 和 Pallister 等推测这是一种新的综合征，其特征为：先天性下丘脑的“错构母细胞瘤”、垂体功能低下、远端肢体多指(趾)畸形及内脏畸形等。此后陆续有类似的病例报告，故称此类疾病为 Pallister-Hall 综合征。

早期 Pallister-Hall 综合征的诊断标准并不明确，Iafolla 等(1989)认为诊断 Pallister-Hall 综合征的最关键一点为伴有下丘脑错构瘤的多发先天畸形；1996 年国际成立了 Pallister-Hall 综合征工作组，并制定了 Pallister-Hall 综合征诊断标准：典型病例必须具备以下 2 条：①下丘脑错构瘤：MRI 各扫描序列均显示为下丘脑中线处与灰质等信号、无强化的肿物，或组织学证实为下丘脑错构瘤。②中心性多指(趾)，包括常见于第 3、4 指(趾)的并指畸形。此外在典型病例的直系亲属中，如果具备下丘脑错构瘤或中心性多指中的任何 1 项，并且具有常染色体显性遗传，也可诊断为 Pallister-Hall 综合征(Biesecker 等,1996)。Ondrey 等(2000)报告了 26 例 Pallister-Hall 综合征病人中，58%有不同程度的无症状性会厌裂开畸形；由于会厌裂开畸形作为单独畸形，或出现于其他综合征中的情况极为罕见，而在 Pallister-Hall 综合征中有近 2/3 的病例存在，故会厌裂开畸形在临床诊断 Pallister-Hall 综合征中十分重要。

在本组 214 例下丘脑错构瘤病例中，共有 4 例符合 Pallister-Hall 综合征的诊断标准，其中 1 例为 27 岁男性(例 19)，其父母无血缘关系，均健康，无药物、毒物接触史，足月顺产，出生后家长发现患儿双手 6 指，短指畸形，左足 7 趾，右足 6 趾，未见其他畸形。出生后生长发育正常，性格内向，无性早熟。7 岁时行手足多指(趾)切除术，智力正常，大专毕业。1 年前酒后出现癫痫大发作，此后又发作 3 次，EEG 显示左额颞棘波，服用多种抗癫痫药物均无效。MRI 显示第三脑室底部、脚间池占位，外院诊断为颅咽管瘤。入院查体：神经系统未见异常，面部稍扁平，无唇裂、腭裂，双手指短小，指甲发育不良，左小指明显短指畸形，双足趾短小，足甲发育不良，双手及双足尺侧可见手术瘢痕，阴茎短小畸形。内分泌检查基本正常，MRI 显示鞍后上、脚间池及桥前池等 T_1 等 T_2 信号肿物，注药无强化，诊断为下丘脑错构瘤(图 27-3-4)。于 2000 年 4 月行左额颞开颅肿物部分切除术。术中导尿时发现轻度尿道下裂,行气管插管时发现会厌裂开畸形。部分切除肿物,病理诊断为错构瘤,出院诊断符合 Pallister-Hall 综合征。

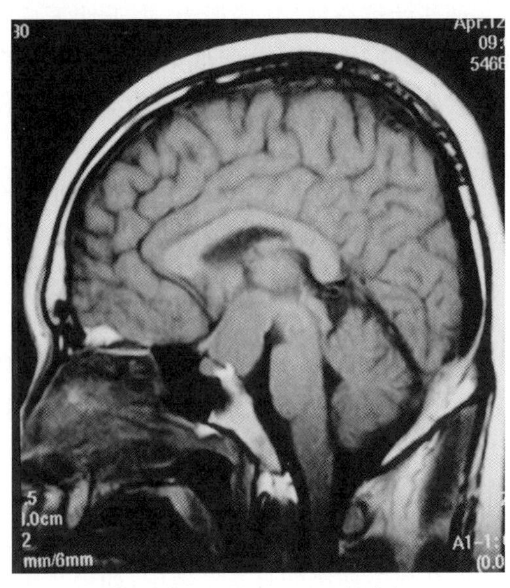

图27-3-4 Pallist-Hall综合征

本组的 4 例 Pallister-Hall 综合征病例均为散发病例,因合并的畸形不严重,无垂体功能低下,其中 3 例以多指、并指畸形为主,另一例同时合并有轻度尿道下裂、会厌裂开畸形而无严重内脏畸形,故可长期存活。

认识 Pallister-Hall 综合征的重要性应不仅仅限于临床处理,而更应注重将来遗传学咨询。这类病人的临床诊治应包括下丘脑 - 垂体轴的内分泌检查,视野及视力检查,MRI 随诊,及对可能存在的相关畸形的检查;同时应对病人的父母及兄妹进行头颅 MRI 检查以筛选无症状的病例。

27.3.3 下丘脑错构瘤发病机理

(1)性早熟的发病机理

尚不明确,目前有以下几种假说:

1)下丘脑错构瘤的神经元含有 GnRH,错构瘤内包含 GnRH 的神经元明显不受正常神经生理调节,充当独立的、有节律的内分泌功能单位,具有独立的内分泌功能。下丘脑错构瘤是独立于中枢神经系统之内在抑制机制之外的异位 LHRH 脉冲发生器。

2)错构瘤通过有髓纤维与下丘脑相连,从而刺激下丘脑的 GnRH 分泌中心分泌 GnRH。

3)机械压迫机制:下丘脑错构瘤通过灰结节压迫下丘脑,从而干扰了下丘脑对 LH-RH 的调控。

4)错构瘤通过上述一种或所有机制同时对下丘脑和/或垂体功能产生影响。

我们支持第一种假说,其理由为:

A. 很小的 HH 下垂于脚间池的 HH 对下丘脑并无压迫作用反而 PP 的发生率高。

B. 肿物切除后性腺激素在 2 ~ 3d 内降到儿童水平。

C. 一些术后随诊病例至青春期性征又第二次发育,我们早年有 3 例单纯性早熟女孩手术切除下丘脑错构瘤后经长期随诊,分别于术后 7 ~ 8 年(10.5 ~ 12 岁)再次恢复月经,顺利进入青春期,当我们手术将下丘脑错构瘤全切除后性早熟迅速停止,而数年后的第二次青春期启动证明原有正常的下丘脑仍按时发挥其功能,这 3 例女孩月经十分规律且年龄皆超过 10 岁,证明我们手术对其性早熟的治疗达到了预期的效果。

(2)痴笑性癫痫的发病机制

早期认为癫痫起源于皮质下结构,但一直未证实:Cascino 等(1993)报告了 12 例表现为癫痫的下丘脑错构瘤,7 例病人依据痴笑发作间期及发作期的 EEG,定位癫痫病灶于颞叶或额叶,6 例行单侧颞叶前部切除(因无效,其中 2 例二次手术行单侧额叶切除),1 例行额叶切除;所有病人术后癫痫发作均无改善;2 例病人行胼胝体前部切开,除跌倒发作改善外,痴笑及大发作均无改善。

目前认为下丘脑错构瘤是真正的致痫灶:理由如下:

1)据 EEG 定位癫痫灶于额颞叶而手术切除,术后癫痫无任何改善,且切除的额颞亦无萎缩、硬化等在颞叶癫痫等癫痫病人中常见的病理改变,证明癫痫灶不在皮质(Cascino 等,1993)。

2)痴笑性癫痫最常见于下丘脑错构瘤,虽然痴笑性癫痫亦可见于其他疾病,但非错构瘤性的痴笑性癫痫十分罕见。

3)电生理检查证实痴笑发作起源于下丘脑错构瘤:Kuzniecky 等(1997)报告了 MRI 导航下错构瘤深部电极植入,记录到错构瘤有棘波,并且给予电刺激后,病人出现可笑的感觉,随后出现了典型的痴笑发作。

4)SPECT 在痴笑发作期可见下丘脑错构瘤区域有异常的高灌注(Kuzniecky 等,1997)。

5)手术切除下丘脑错构瘤或射频热灼治疗错

构瘤可治愈癫痫(Kuzniecky 等,1997;Rosenfeld 等,2001)。

癫痫病灶定位于下丘脑错构瘤,亦解释了下丘脑错构瘤病人的位于皮质的假癫痫灶:起源于下丘脑错构瘤的癫痫,通过下丘脑—杏仁核连接通路扩散,导致颞叶局灶性放电。

我们认为下丘脑错构瘤具有内在的致痫性,我们有 2 例术中深部电极检测到下丘脑错构瘤有棘波放电,错构瘤大部分或全部切除后,皮质棘波明显减少,均提示下丘脑错构瘤具有内在的致痫性。错构瘤可能与边缘系统存在异常的病理连接,同时错构瘤对边缘系统的压迫也起重要作用。

27.3.4 辅助检查

对于明确下丘脑错构瘤的诊断十分重要,常用的辅助检查有:神经影像学检查(主要为 CT 和 MRI)、内分泌检查及电生理检查等。

(1)计算机断层扫描(computerized tomography,CT)

CT 在下丘脑错构瘤诊断中有一定作用,但因其自身特点,有时可漏诊。下丘脑错构瘤的 CT 表现主要为鞍背、垂体柄后方、脚间池、中脑前池及鞍上池的等密度占位性病变(图 27-3-5),可伴有三室前部变型。因下丘脑错构瘤本身是正常的脑组织,其血脑屏障正常,故注药无强化。Diebler 和 Ponsot(1983)认为当鞍区病变具备下述指征时可诊断为下丘脑错构瘤:①病变位于鞍背及垂体柄后方,第三脑室底部,基底动脉、脑桥前方,位于双侧颈内动脉内侧:脚间池;②在脑脊液对比下,病变有明确的边界,但巨大错构瘤可以看不到周围的脑脊液;③注药后病变与脑组织一样无强化;④至少间隔 1 年以上复查,病变大小无任何变化。较小的错构瘤 CT 较难发现,而 MRI 却可明显显示病变。

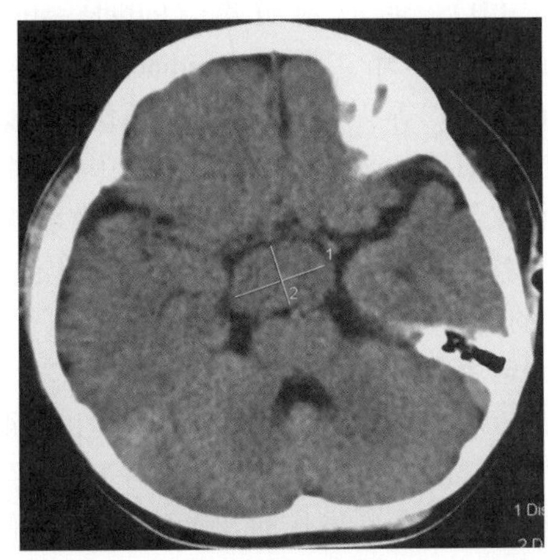

图27-3-5 CT显示脚间池的等密度占位性病变

(2)磁共振成像(magnetic resonance imaging,MRI)

被认为是本病确诊的首选检查。T_1 加权像的矢状位及冠状扫描可准确提供肿物形态和与垂体柄及周围结构的关系,其特征为稳定的等信号;在 T_2 加权像为等信号或少数为稍高信号,注药无强化(图 27-3-6 至图 27-3-11)。

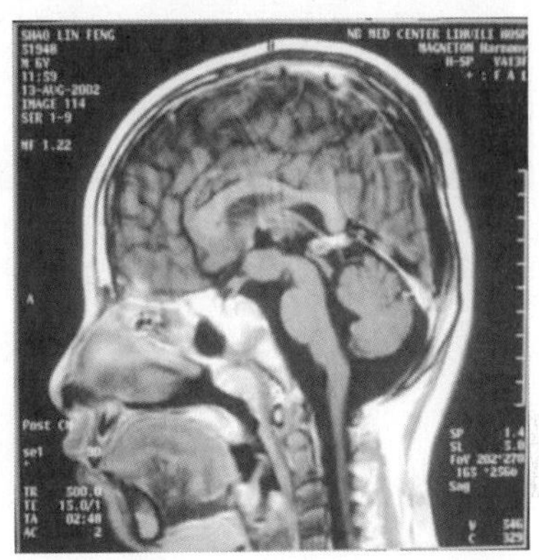

图27-3-6 MRI矢状位强化扫描显示三室内等信号肿物无强化

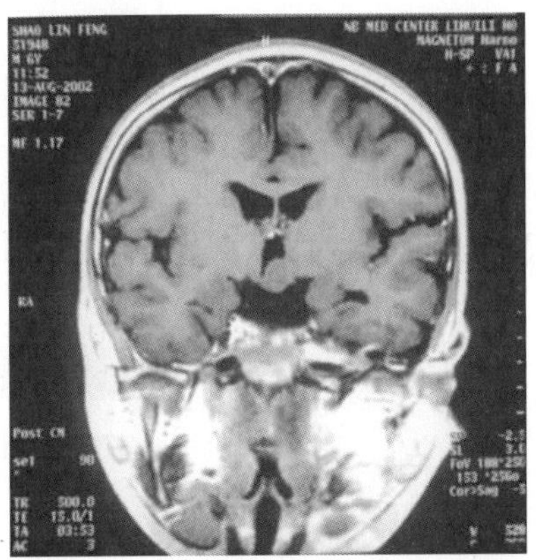

图27-3-7 MRI冠状位显示三脑室内偏一侧等信号肿物

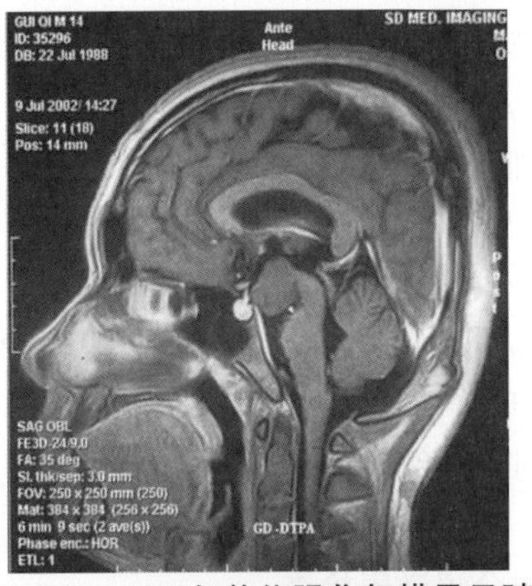

图27-3-8 MRI矢状位强化扫描显示骑跨三脑室底的等信号无强化肿物

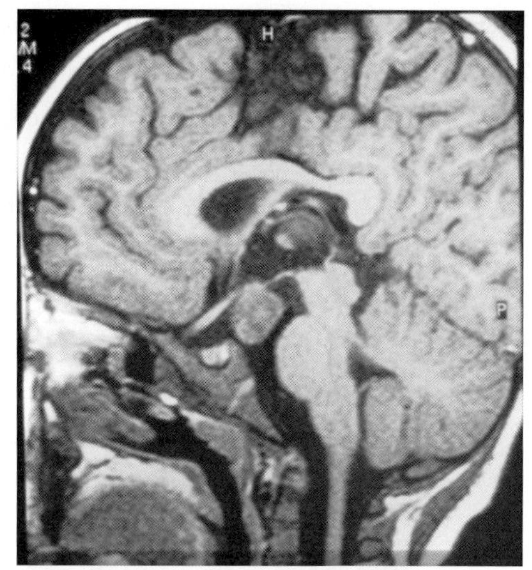

图27-3-9　MRI矢状位T_1加权像显示脚间池等信号错构瘤

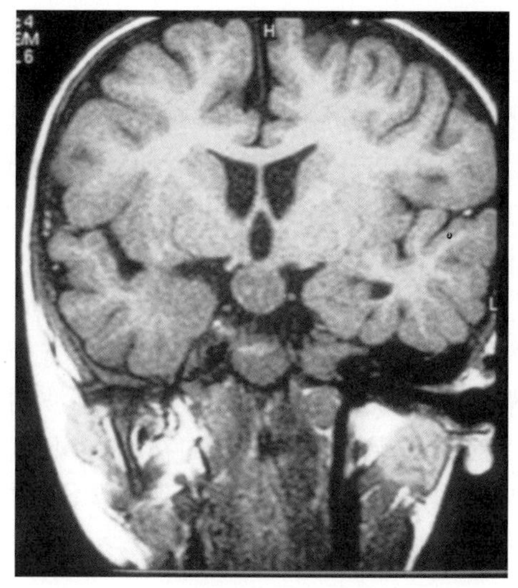

图27-3-10　MRI冠状位T1加权像显示三脑室底等信号类圆形错构瘤

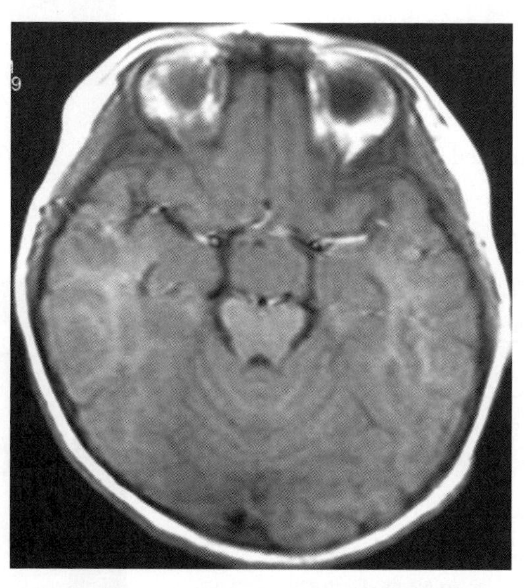

图27-3-11　MRI轴位T_1加权像强化显示脚间池内等信号无强化错构瘤

对于初步诊断为下丘脑错构瘤的病人,应该在首诊后半年再次复查MRI, 此后每年复查MRI,只有病变体积无变化方可确诊。下丘脑错构瘤是异位的脑组织,其MRI信号不随时间而改变,这一点在诊断下丘脑错构瘤中极为重要。

(3)SPECT (single-photon emission computed tomography)

Kuzniecky(1997)等首次报告了用SPECT检测了3例表现为痴笑发作的下丘脑错构瘤, 发现在痴笑发作期,3例错构瘤及下丘脑区域有明显的高灌注。

(4)内分泌激素检查

对于表现为性早熟的患者,在诊断时均应进行常规的内分泌检查, 如黄体生成素(luteinizing hormone,LH)、卵泡刺激素 (follicle-stmulating hormone,FSH)、雌二醇 (estradiol,E2)、睾丸酮(testosterone,T)等,在条件许可下,每例性早熟患者均应进行LH-RH刺激试验, 以明确中枢性性早熟的诊断;在药物治疗期间,亦应复查性激素,以及时调整药物剂量;对于手术病人,术后长期定时进行性激素的复查,有助于判定疗效。

(5)电生理检查

1)EEG:下丘脑错构瘤表现为痴笑性癫痫、其他类型癫痫者,EEG在发作间期可以为正常、轻度、中度及重度异常;而在发作期,则可表现为一侧颞叶或额叶的癫痫灶。Cascino等(1993)报告了12例表现为癫痫的下丘脑错构瘤,头皮 EEG 检查显示在痴笑发作间期有 5 例表现为双颞侧棘波样放电,5 例为单侧颞叶棘波样放电,1 例为单侧额颞棘波样放电,1 例为额叶及中线棘波样放电;6 例伴有不规则棘慢波;在痴笑发作期有 9 例显示双颞或双侧大脑半球 EEG 有改变;1 例发作间期显示癫痫灶位于一侧颞叶,但在痴笑发作期 EEG 显示病灶在一侧额叶。

本组中有部分病人行 EEG 检查,有 14 例 EEG 显示单侧或双侧额、颞或全导棘波,部分病人 EEG 未见明显异常。

2)深部电极:深部电极的应用,对于明确下丘脑错构瘤在癫痫发作中的作用起到关键作用。目前临床应用的主要有:立体定向脑深部电极植入术及术中脑深部电极植入术:Kuzniecky 等(1997)首次报告了 MRI 导航下错构瘤深部电极植入,记录到错构瘤有棘波,并且给予电刺激后,病人可笑的感觉,随后出现了典型的痴笑发作,持续 15 秒钟,重复 3 次电刺激,均引起痴笑发作;Fukuda(1999)报告了采用立体定向技术将有四个电极的脑深部电极植入下丘脑错构瘤内,同时双侧额颞顶枕硬膜下植入条形电极;视频 EEG 监测,发现在痴笑发作期,先是错构瘤深部电极的 1、2 电极记录到棘波,随后在所有硬膜下的电极出现快速棘波放电;对深部电极进行电刺激则可产生痴笑发作,随后出现痉挛性发作。

本组有 11 例进行了术中下丘脑错构瘤深部电极检测,有 2 例检测到了棘波,9 例无棘波。本组术中行深部电极检查属于麻醉状态下,为癫痫发作间期,因此检测到错构瘤内部棘波的概率较低;在此状态下,仍有 2 例可明显检测到错构瘤内部有棘波,推测一部分错构瘤可持续放电,而大部分错构瘤仅在发作期放电;在大部切除错构瘤后皮质棘波明显减少,支持皮质的癫痫病灶是继发病灶,而错构瘤是此类癫痫之原发病灶的理论。

27.3.5 下丘脑错构瘤的分型

根据下丘脑错构瘤的神经影像学检查,结合临床表现、治疗方案的选择等,一些学者提出下丘脑错构瘤的各种临床分型,主要有以下几种:

Boyko 等于 1991 年根据 HH 与下丘脑附着点将 HH 分为有蒂和无蒂两种类型,而无蒂的 HH 有较高的癫痫发病率;但 Mahachoklertwattana 等因自己有 3 例(共 10 例)无蒂 HH 仅有 PP 而否定了 Boyko 的分型,他根据文献已报告的 46 例及自己的 10 例资料提出按 HH 大小分为大 HH(>=10mm)和小 HH(<10mm),大 HH 有较高比率的癫痫,而小 HH 则无癫痫。

Valdueza 等总结文献 36 例及自己的 6 例将 HH 分为两种类型四个亚型:I 型 HH 较小,通过蒂与下丘脑附着:Ia 附着于灰结节,Ib 附着于乳突体,常表现为性早熟;Ⅱ型 HH 相对较大,与下丘脑无蒂附着:IIa 为下丘脑轻度变形,IIb 为下丘脑明显变形,多表现为癫痫。

Arita 等总结 61 例文献(包括自己的 11 例)根据 MRI 将 HH 分为"下丘脑内型"和"下丘脑旁型"。下丘脑内型体积大,使第三脑室底部变形,主要表现为痴笑癫痫及其他癫痫;而下丘脑旁型通常体积小,第三脑室底部无变形,表现为性早熟。

Delalande 和 Fohlen 则根据自己 17 例因顽固性癫痫而行导航内镜下 HH 离断手术的资料提出了 I–IV 型的分类:I 型 HH 与下丘脑呈水平面嵌入,亦可完全位于一侧,手术可用翼点入路;Ⅱ型为 HH 垂直嵌入第三脑室内,可导航下内镜切除脑室内 HH;Ⅲ型为 I 型和Ⅱ型的结合,手术可先常规内镜脑室内入路切断 HH,再翼点入路切断 HH;IV 型为巨大 HH,各种手术入路均不太合适。

Choi 等根据自己的 4 例 HH 资料并依据 HH 与第三脑室底的关系提出了 I–IV 型分类:I 型为 HH 位于第三脑室下方中线;Ⅱ型 HH 偏一侧;Ⅲ型完全位于脑室内;IV 型为巨大 HH(>=20mm)。他认为Ⅰ型和Ⅱ型手术风险小;Ⅲ型虽然他没有这样病例,但亦可手术;而四型则为巨大 HH,不宜手术。

Regis 等(2004)根据 HH 与脚间窝及三室底之间相互关系将 HH 分为Ⅰ–VI 型及混合型:Ⅰ型:小的 HH 主要位于下丘脑内,特别适合 γ 刀;Ⅱ型为小的 HH 主要位于三室内,亦适合 γ 刀;Ⅲ型病变位于三室底,与乳突体、穹隆关系密切;IV 型位于脚间窝的无蒂 HH;V 型有明显蒂与下丘脑相连的 HH;IV 型:巨大 HH;还有混合型。

对于上述各种分型,我们依据自己 214 例 HH 的详细资料及大量的手术中观察,我们认为:Boyko 的分型及 Mahachoklertwattana 的分型均过于简单,并且由于自身病例数量过少,很多 HH 的类型根本就没有包括进去,并且对手术入路的选择没有帮助。Valdueza 的分型同样由于历史的局限性,应属于"合理推测",但实践发现 HH 并没有"蒂",只是 HH 与第三脑室底部附着面的大小不同,他的分型因病例太少及他本人没有太多手术实践（仅做过3例），故与实际并不符合。但他的主要贡献是提出“有蒂”(peduncle)和“无蒂”(sessile)两大类，提出“有蒂”HH体积小、主要表现为性早熟；“无蒂”的HH体积大而影响到第三脑室底部，主要表现为痴笑性癫痫和/或其他类型癫痫。Arita的分型简明扼要，较好地体现了HH的临床特征与形态位置的关系，临床上已被接受，但其因简明而略显过于简单，况且并没有包括三脑室内型HH。而Delalande和Fohlen分型、Choi的分型均过分强调了与脑室镜入路的关系，而完全忽略了临床特征与HH形态位置的关系；Regis分型则过于复杂，种类达7型，因其强调γ刀适应证的选择，亦缺乏与临床特征的联系。

我们结合214例下丘脑错构瘤的丰富资料，根据临床、影像、手术所见，并参考上述分类，提出下述下丘脑错构瘤比较合乎实际而更趋合理的新分型(图27-3-12)：

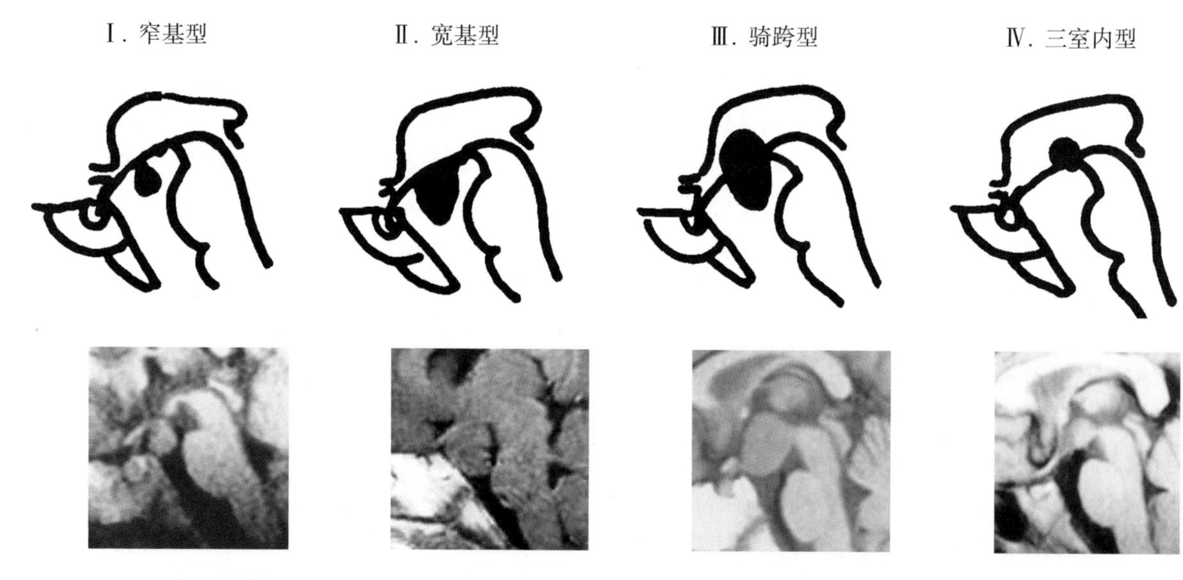

图27-3-12 下丘脑错构瘤分型

Ⅰ型：窄基型：下丘脑错构瘤呈圆形或椭圆型，顶部与灰结节或乳突体以很小面积相接触，相当于Arita的“下丘脑旁型”或Valdueza的Ia和Ib型，其特点为HH与下丘脑附着面小，本组共有77例(35.9%)；

Ⅱ型：宽基型：相当于Arita的 “下丘脑旁型”和Valdueza的Ⅱa型，其特点为HH与下丘脑的附着面宽大，但第三脑室底部变形不明显，本组有26例，占12.1%；

Ⅲ型：骑跨型：错构瘤部分突入第三脑室和脚间池，相当于Arita的“下丘脑内型”和Valdueza的Ⅱb型，其特点为骑跨于第三脑室底上下，肿物体积多数较大，本组有87例，占40.7%；

Ⅳ型：三脑室内型：错构瘤完全位于第三脑室内，相当于Arita的“下丘脑内型”，而Valdueza的未包括此型，但它纯坐落于第三脑室底、位于脑室内，一般体积小，最大径多在1cm左右，本组遇到24例，占11.2%

总结本组214例中各型分布为：Ⅰ型77例(35.9%)，Ⅱ型26例(12.1%)，Ⅲ型87例(40.7%)，Ⅳ型24例(11.2%)，而每型都有其临床特点：

Ⅰ型　绝大多数多数表现为性早熟；

Ⅱ型　性早熟、痴笑样癫痫或癫痫大发作约各占一半；

Ⅲ型　痴笑样癫痫和(或)癫痫大发作占90%，性早熟占40%；

Ⅳ型　绝大多数为痴笑样癫痫或其他类型癫痫，性早熟罕见。

我们提出的Ⅰ-Ⅳ型的分类，即保留了Arita分型的优点，又更好地体现了临床特征、有助于选择恰当的治疗策略。Ⅰ型主要与PP及无症状有关，极少有EP，由于HH位于脚间池，与下丘脑接触面小，且HH多不大(平均最大径为13.57mm)，翼点入路手术较为安全，但因多表现为性早熟，目前已被药物治疗所取代，只有很少病人因难以承受巨额药费而要求手术；Ⅱ型则痴笑、癫痫的比率有所升高，性早熟下降，HH体积增大，平均最大径为18.73mm，若手术则以翼点入路为佳，肿物仅能部分或大部分切除对癫痫有效,对性早熟无效;Ⅲ型则不同程度突入第三脑室,临床表现以痴笑、癫痫为主,手术则可根据 HH 主体与第三脑室的关系而采用经胼胝体穹隆间入路或翼点入路,而我们则更多地采用经胼胝体入路,对治疗癫痫更有效果;Ⅳ型则 HH 完全位于第三脑室内,临床以痴笑或癫痫为主,几乎没有性早熟,手术只能采用经胼胝体穹隆间入路切除,且对癫痫的效果极佳。

本组 214 例 HH 病例经统计学分析显示性早熟的发病年龄明显小于有癫痫者;HH 的大小在各型中存在明显差异即Ⅲ型、Ⅱ型 > Ⅰ型 >Ⅳ型,而Ⅱ型与Ⅲ型之间则差异无显著性;HH 的大小与性早熟不相关, 而与痴笑及癫痫呈正相关; 性早熟、痴笑、癫痫及无症状在各型中的比率差异均有显著性,性早熟最常见于Ⅰ型,罕见于Ⅳ型,而痴笑和癫痫最常见与Ⅲ型,而罕见于Ⅰ型;无症状者多见于Ⅰ型和Ⅱ型,而Ⅲ型及Ⅳ型罕见。

27.3.6 病理

(1)常规病理

位于脚间池的下丘脑错构瘤一般为圆形或椭圆形,磁白色,光滑,表面覆盖蛛网膜,质地比脑组织稍韧, 基部以不同的面积附着在垂体柄或灰结节、乳突体,表面血管很少。亦有报告肿物为粉红色、粗糙分叶状,内部质地均匀、灰白色。位于第三脑室内或完全位于第三脑室内的下丘脑错构瘤的边界与第三脑室侧壁及底部边界欠清,有时可见一潜在的界沟(Rosenfeld 等,2001)。有时下丘脑错构瘤与邻近的动眼神经、后交通动脉、基底动脉及脑桥之间有蛛网膜粘连(Albright 等,1993)。下丘脑错构瘤一般在 0.4 ~ 4cm 之间。我们遇到的最大的 1 例下丘脑错构瘤最大径达 8cm,脑干明显受压并向后移位。

(2)光镜所见

一般神经元错构瘤大多以神经元数量多为其特点, 间杂或无胶质细胞胶质纤维和神经纤维成分。但是对于乳突体部位的错构瘤而言,神经元和胶质细胞兼而有之, 两种成分数量的多少相差较大。下丘脑错构瘤由聚集的分化良好的神经元构成,这些神经元大小各异,不规则分布,部分区域神经元可呈束状分布;神经元无有丝分裂象及双核现象, 星形细胞及神经节细胞散在分布于纤维基质间,其中纤维结缔组织和血管结构并不明显,部分病例有胶质细胞增生

(3)诊断要点

一般而言下丘脑错构瘤所含神经元的数量较少, 而各种胶质细胞数量比例高于神经元的数量,但密度一般,并不显示较高的密度,缺少特异的组织结构,所以病理诊断十分困难,其具体的诊断要点是:①结构紊乱;②有发育良好的少许神经细胞或未发育良好的神经细胞的零散分布,更主要的尚可以见到退行性变的神经元存在,这一现象很少被病理学者所发现并予以描述, 但这是很重要的现象;③很难找到双核的神经元。④神经轴和髓鞘的发育不完全或尚未发育。这一点必需特殊的组织学工作方法或依靠电镜下观察才可以得到非常清晰的显示;⑤各种相关免疫组化的应用可以得到相应的阳性结果,如星形细胞胶质纤维,神经元,神经轴,神经毡,血管等可以见到 GFAP,NSE,SYN,NF,Vimentin 免疫组化相应的阳性表达。因此可以为病理组织学提供一些错构肿瘤所含组织成分的参考依据,为最终的病理诊断提供更多的便利。

27.3.7 诊断和鉴别诊断

根据下丘脑错构瘤特有的临床表现及神经影像学特征可做出诊断(不需手术及病理证实)。本病有如下特点:

1)多在儿童尤其婴幼儿期发病,不少病例在生后第一天至一个月的新生儿期发病。

2)临床上有其特有的症状:即性早熟、和(或)痴笑性癫痫。

3)下丘脑错构瘤部位恒定:即发生在下丘脑底,向上可突入第三脑室,向下可突入脚间池。

4)影像学表现相近:CT 和 MRI 检查肿物为等密度或等信号,注药无任何强化。

5)肿物体积恒定:肿物体积几乎终生不变,不具备肿瘤生长增大的特性。我们遇到随诊 10 年肿物体积无增大者已多例, 最长的 1 例 3 岁时 CT 发现肿物,至 24 岁时未见变化。

故本病特点一旦掌握,诊断十分容易,可惜国内医生对下丘脑错构瘤尚无足够认识者仍不在少数,我们常遇到被误诊为下列疾病:下丘脑或视路胶质瘤、颅咽管瘤、生殖细胞瘤等疾病,有些病例甚至做了不恰当的治疗。

1)颅咽管瘤为鞍区最常见的肿瘤,占儿童颅内肿瘤的 10% ~ 15%,表现为生长发育障碍(身材矮

小及性征不发育)、颅内压增高(肿瘤梗阻室间孔所致)和视力视野障碍(偏盲或向心性视野缩小);CT钙化率在95%以上;MRI多为囊实性，而实性部分在T_1像为低信号,T_2像为高信号。

2）下丘脑或视路胶质瘤：为低级别星形细胞瘤,主要表现为视力视野障碍,晚期可有颅内压增高,内分泌多正常;CT为等密度或低密度,注药可不均匀强化，因来诊时多较晚，肿瘤体积常很大;MRI在T_1像为低信号,T_2像为高信号,视神经、视交叉及视束变粗。

3)鞍上生殖细胞瘤:女孩多见,首发症状均为尿崩症,常有生长发育障碍,CT平扫为等密度或低密度,注药后中等强化;MRI表现缺乏特异性,T_1为等或稍低信号,T_2为稍高信号,少数亦可为等信号;注药后均匀明显强化。

上述三种为真正的脑肿瘤,临床上很少有痴笑性癫痫及性早熟（少部分生殖细胞瘤亦可有性早熟)，肿物除在影像学与下丘脑错构瘤有明显的信号或密度差异外,最重要的是病变如不治疗,有进行性增大的趋势,注药有不同程度的强化。对怀疑此病的患者,如症状不重,可动态随诊观察。我们有3例分别随诊10年(2例)及7年(1例),肿物的形态和体积无任何变化，说明本病不具有生长的特性,为异位的脑组织而非真正的肿瘤。因本病多数发生在婴幼儿期,一旦有痴笑或性早熟者,应及早做CT及MRI检查,可使不少下丘脑错构瘤获得早期正确的诊断,千万不能满足于“真性性早熟”的诊断而不去探究有无本病的可能性。

27.3.8 治疗及效果

目前下丘脑错构瘤注药有三种治疗方法:

(1)药物治疗

1)针对癫痫:目前抗癫痫的各种药物对下丘脑错构瘤引起的痴笑性癫痫及其他类型的癫痫均无肯定疗效。Berkovic等(1988)报告了4例表现为痴笑及其他类型癫痫的下丘脑错构瘤,采用各种抗癫痫药物治疗,对痴笑性癫痫的发作频率及发作时间均无任何效果,而对于癫痫大发个别患者有一定效果。我们认为,单纯抗癫痫治疗并不合适,但在下丘脑错构瘤术后的辅助治疗中有一定帮助。

2)性早熟:对于单纯性早熟者,一些研究者综合大量文献后指出下丘脑错构瘤所致性早熟者建议一律用药物治疗,故近十年未见欧美国家有手术治疗下丘脑错构瘤的文献报告，仅印度Shenoy和Raja在2004年报告1例6岁男孩单纯性早熟手术切除效果好。目前常用的GnRH类似物为缓释剂型,如达必佳(Decapeptyl Dep,Triptorelin)、达菲林(Diphereline)及抑那通(Enantone,Leuprorelin)。使用方法:GnRH类似物建议剂量为每次50~80μg/kg,首剂剂量可偏大(尤其对已有初潮者),首剂后2周加强1次,以后每4周1次(不超过5周),需一直用到10岁左右。药物治疗价格较贵,必须在医生指导下应用。近几年我们也将药物治疗推荐为首选,只有家庭实在无力负担药费且有我们列出的手术指征者才手术治疗。

(2)γ 刀治疗

普通放疗对下丘脑错构瘤无效，采用γ刀治疗是一种方法但病例不多,Unger(2000)报告了2例表现为痴笑及大发作、伴有性早熟的下丘脑错构瘤病例,给予剂量为12Gy治疗,视交叉剂量为6Gy,术后8个月至1年,癫痫发作开始减少,1例大发作消失,痴笑减少为每月3~4次;1例偶有大发作,痴笑减少至2~3周发作1次。1例性早熟无改善(另1例在治疗时已经13岁)，随诊36~54个月,MRI显示错构瘤大小及信号无改变。Regis(2000)报告了8例下丘脑错构瘤采用γ刀治疗的情况,周边剂量为12Gy4例,18Gy2例,19.2Gy及20Gy各1例,术后癫痫发作均减少,4例周边剂量大于17Gy的病例,癫痫消失,而小于13Gy的癫痫仅减少,目前资料显示γ刀治疗下丘脑错构瘤的中心剂量36Gy对癫痫效果较好，而对性早熟采用γ刀治疗理论上有效,尚缺乏相应的临床资料。γ刀治疗起效时间较长,平均为8~15个月,本组中有1例家长在患儿行γ刀治疗后，在产生疗效前失去耐心而坚决要求手术,有7例γ刀治疗后几个月,效果不明显而改用手术切除错构瘤,取得较好效果;极个别病例在γ刀后数年出现错构瘤的放射性坏死,有1例因性早熟在外院行γ刀治疗(中心剂量为36Gy,周边为17.5Gy),在γ刀治疗5年后,错构瘤明显增大数倍,有颅压高症状,被迫行翼点入路肿物部分切除,病理报告为“放射性脑坏死”,这种情况国内外尚未遇到过。

(3)手术治疗

下丘脑错构瘤为引发性早熟及痴笑性癫痫的事实已被大家所公认,故针对额叶或颞叶癫痫病灶的皮质切除手术早已被废弃,故不少作者采用针对原发病灶—错构瘤的切除手术取得较好效果已得到大家的公认。目前手术治疗注药针对癫痫，而性早熟首选药物，近几年极少性早熟者采用手术。

1）额颞开颅（翼点入路）：这种入路对切除脚间池内的下丘脑旁型错构瘤比较合理。我们采用翼点入路 41 例，全切除者 18 例，大部切除者 8 例，部分切除者 15 例。手术并发症主要有：动眼神经麻痹、颈内动脉痉挛、尿崩症、电解质紊乱等，但发生率极低。

2）经胼胝体—穹隆间入路：由于翼点入路、颞下入路手术入路对于已突入第三脑室底部的错构瘤无法暴露，故对这类下丘脑内型错构瘤的切除十分困难，为此 Rosenfeld 等在 2001 年采用经胼胝体—穹隆间—经脑室导航手术切除下丘脑错构瘤，取得满意疗效，到 2007 年他已经做了 55 例，根据他 2004 年的报告（45 例）效果令人鼓舞，手术切除 HH 过程中他用长柄 CUSA，多数能做到全切除或近全切除，随诊自己医院的 29 例（8～66 个月），癫痫治愈率 52%，减少发作 90%以上者 24%，发作减少 70%～90%者占 24%。美国凤凰城圣约瑟夫医院 Ng（2006）报告经胼胝体切除 HH26 例（平均年龄 10 岁），治疗顽固性癫痫，54%治愈，35%发作减少大于 90%，行为改善 88%，他指出年龄小、癫痫病史短，HH 体积小和 100%全切除者效果好。英国牛津 Andrew（2008）在英国第一个报告经胼胝体切除 HH 所致的顽固性癫痫（作者中有 Rosenfeld）共 5 例，全切除和近全切除 HH 者 4 例，全部 5 例随诊至少减少 50%的癫痫发作（其中 1 例癫痫消失），并发症为一过性轻瘫和尿崩各 1 例。

我院于 2001 年 11 月开始在国内率先采用此入路对已突入三室内的错构瘤进行手术治疗，至 2008 年 5 月我们采用此入路对 HH 造成的顽固性癫痫手术 37 例，全切或近全切除 9 例，大部切除 9 例，部分切除 19 例，术后随诊到 32 例，从 6 个月至 7 年，平均随访 24 个月，症状完全消失者 22 例（68.7%），其中 1 年以上者 17 例（53.1%）；癫痫发作减少 >90%者 4 例（12.5%）；癫痫减少 50%～90%者 3 例（9.4%），术后症状如故（无效）者 3 例（9.4%），故手术有效率为 90.6%。

手术要点：

●右额后小马蹄形切口（后缘在冠状缝后）；

●沿中线做梯形小骨瓣，后缘在冠状缝前 0.5cm，基底位于中线，显露矢状窦的边缘；

●弧形剪开硬膜翻向中线，自纵裂向外牵开额叶内侧面，暴露胼周动脉后固定脑板；

●严格在中线前后纵行切开胼胝体 1～2cm，进入透明隔间腔，分开，在穹隆间打开第三脑室顶，进入第三脑室；

●可见圆形隆起的错构瘤，肿物多数自一侧下丘脑长出，另一侧游离在三脑室内，可自附着点处向下剥离肿物（切勿向外剥离伤及该侧的下丘脑），可分块切除，前极切除后可见视隐窝和漏斗隐窝；

●到达肿物下部脚间池的蛛网膜，说明已到达肿物底部；

●肿物切除达到 50%～90%可达到手术治疗癫痫的目的，当然全切除更佳，但术后反应程度相应增大。

采用此入路切除错构瘤，不仅可使术后癫痫发作消失或明显减少，而且对治疗行为异常，尤其有攻击行为的儿童效果尤佳。一般术后认知功能也多有改善。通过切开部分胼胝体可能对控制癫痫有一定帮助，但更重要的是使错构瘤这一致痫源大部切除后改变了其与乳突体和周围边缘系统的联系，从而使癫痫得以缓解手术并发症主要有一过性低钠血症或血钠先高后低，可诱发癫痫，经调整后 1 周左右恢复；少数术后曾出现轻度多饮多尿，经治疗后 2 周内恢复正常。这可能为术中对下丘脑的水盐代谢中枢的干扰有关；大龄儿童术后约 2/3 的病例有一过性近事遗忘，多在 1～3 个月逐渐恢复。

我们认为手术治疗对下丘脑错构瘤引起的性早熟和痴笑性癫痫（尤其对后者）起了巨大的作用，手术指征和手术入路上的考虑为：

1）小的下丘脑旁型或窄基型错构瘤，表现为性早熟者，适用于翼点入路，全切除可治愈（但近 10 年国外文献已很少用手术切除下丘脑错构瘤治疗性早熟），故适应证要严格控制。

2）虽错构瘤体积较大（直径超过 1.5cm），但属于下丘脑旁型或下丘脑内型但 2/3 位于脚间池者，也可用翼点入路，对癫痫有效，对性早熟则无太大帮助。

3）明显突入第三脑室底部使之向上隆起（Ⅲ型或Ⅳ型），表现为顽固性癫痫者，可采用经胼胝体—穹隆间入路，即使没有全切除，也可有显著疗效。

对性早熟患儿手术宜尽早进行，2～4 岁为宜，若患儿已接近青春期，手术切除错构瘤后激素水平虽然有一短时期下降，但接近青春期者会很快再次升高，故年龄在6～9岁者，做这种手术的必要性不大。

此外文献报告的其他手术入路还有：额下入路、经终板入路及颞下入路，但采用这些手术入路的文献极少。我们认为对于主要位于脚间池、第三脑室内的下丘脑错构瘤并不合适。

我们目前的治疗策略是：对性早熟首选药物，只有肿物在1cm直径以下且有窄蒂与下丘脑相连者（Ⅰ型），尤其患儿家长实在无力承担药物治疗费用，坚决要求手术时才选用手术。而对下丘脑错构瘤所致顽固性癫痫者，则应尽早手术，否则发展到癫痫灶泛化，脑电图已表现为“广泛重度异常”者，即使切除了下丘脑错构瘤，疗效也不理想。术后我们常规用抗癫痫药1～2年以巩固疗效。

（罗世琪　李春德）

参考文献

[1] 王忠诚. 神经外科学[M]. 武汉:湖北科学技术出版社. 1998,396.

[2] 罗世祺,李春德,孙异临. 下丘脑错构瘤[J]. 中华神经外科杂志. 1998;14:151-154.

[3] 李春德,罗世祺. 下丘脑错构瘤研究的新进展[J]. 中华神经外科杂志. 1998;14:183-185.

[4] 罗世祺,李春德,马振宇,等. 丘脑错构瘤所致单纯性熟的显微外科治疗[J]. 中华神经外科杂志. 2000;16:341-344.

[5] 罗世祺,李春德,马振宇,等. 儿童下丘脑错构瘤的诊断与治疗[J]. 中华医学杂志. 2001;81:212-215.

[6] 罗世祺,李春德,马振宇,等. 下丘脑错构瘤40例临床分析[J]. 中华神经外科杂志. 2002;18:37-40.

[7] 李春德,罗世祺,马振宇,等. 儿童下丘脑错构瘤导致癫痫的手术治疗[J]. 中华神经外科杂志. 2002;18:360-363.

[8] 罗世祺,李春德,马振宇,等. 下丘脑错构瘤显微外科手术治疗(附43例报告)[J]. 中国临床神经外科杂志. 2003;8:425-428.

[9] 刘文祥,张荣伟,袁绍纪. 下丘脑错构瘤并多发性畸形一例[J]. 中华神经外科杂志. 2003;19:276.

[10] 罗世祺,马振宇,李春德,等. 经胼胝体穹隆间入路切除下丘脑内型错构瘤[J]. 中华神经外科杂志. 2004;20:141-143.

[11] 李春德,罗世祺,马振宇,等. Pallister-Hall综合征一例报告并文献复习[J]. 中华神经外科杂志. 2004;20:232-234.

[12] 罗世祺,李春德. 下丘脑错构瘤[M]. 北京:北京大学医学出版社. 2004.

[13] 罗世祺. 下丘脑错构瘤治疗选择的建议 [J]. 中华神经外科杂志. 2009;25:289-290.

[14] 李春德,罗世祺,马振宇,等. 下丘脑错构瘤214例临床特征分析[J]. 中华神经外科杂志. 2009;25:497-499.

[15] 罗世祺,李春德,马振宇,等. 214例下丘脑错构瘤分型与临床症状[J]. 中华神经外科杂志. 2009;25:788-792.

[16] 罗世祺,李春德,马振宇,等. 下丘脑错构瘤术后青春期再启动[J]. 中华神经外科杂志. 2010;26:438-440.

[17] 李春德,罗世祺,马振宇,等. 成人下丘脑错构瘤[J]. 中国现代神经疾病杂志. 2010;10:376-380

[18] Albright AL,Lee PA: Neurosurgical treatment of hypothalamic hamartomas causing precocious puberty. J Neurosurg. 1993; 78:77-82.

[19] Albright AL,Lee PA: Surgery for Hypothalamic Hamartomas. Letters to the editor. J Neurosurg. 1998;88:353.

[20] Arita K,Ikawa F,Kurisu K,et al: The relationship between magnetic resonance imaging findings and clinical manifestations of hypothalamic hamartoma. J Neurosurg. 1999; 91:212-20.

[21] Balagura S,Shulman K,Sobel EH: Precocious puberty of cerebral origin. Surg Neurol. 1979;11:315-326.

[22] Berkovic SF,Andermann F,Melanson D,et al: Hypothalamic hamartomas and ictal laughter: evolution of a characteristic epileptic syndrome and diagnostic value of magnetic resonance imaging. Ann Neurol. 1988;23:429-39.

[23] Biesecker LG,Abbott M,Allen J,et al: Report from the workshop on Pallister-Hall syndrome and related phenotypes. Am J Med Genet. 1996,65:76-81.

[24] Boyko OB,Curnes JT,Oakes WJ,et al: Hamartomas of the tuber cinereum: CT,MR,and pathologic findings. AJNR Am J Neuroradiol,1991,12:309-14

[25] Brandberg G,Raininko R,Eeg-Olofsson O:Hypothalamic hamartoma with gelastic seizures in Swedish children and adolescents. Eur J Paediatr Neurol,2004,8:35-44.

[26] Cascino GD,Andermann F,Berkovic SF,et al:Gelastic seizures and hypothalamic hamartomas: evaluation of patients undergoing chronic intracranial EEG monitoring and outcome of surgical treatment. Neurology. 1993,43:747-750.

[27] Cerullo A,Tinuper P,Provini F,et al:Autonomic and hormonal ictal changes in gelastic seizures from hypothalamic hamartoma. Electroencephal Clin Neurophysiol. 1998;107:317-22.

[28] Choi JU,Yang KH,Kim TG,et al:Endoscopic disconnection for hypothalamic hamartoma with intractable seizure. Report of four cases. J Neurosurg,2004,100:506-11

[29] Coons SW,Rekate HL,Prenger EC,et al:The histopathology of hypothalamic hamartomas: study of 57 cases. J Neuropathol Exp Neurol,2007,66:131-41.

[30] Craig DW,Itty A,Panganiban C,et al: Identification of somatic chromosomal abnormalities in hypothalamic hamartoma tissue at the GLI3 locus. Am J Hum Genet,2008,82:366-74

[31] Debeneix C,Bourgeois M,TrivinC,et al: Hypothalamic hamartoma:comparison of clinical presentation and magnetic resonance images. Horm Res. 2001;56:12-18

[32] Delalande O,Fohlen M: Disconnecting surgical treatment of hypothalamic hamartoma in children and adults with refractory epilepsy and proposal of a new classification. Neurol Med Chir (Tokyo),2003,43:61-8

[33] Diaz LL,Grech KJ,Prados MD: Hypothalamic hamartoma associated with Laurence -Moon -Biedl syndrome. Pediatr

Neurosury,1991,17:30-33.

[34] Diebler C,Ponsot G: Hamartomas of the tuber cinereum. Neuroradiology. 1983;25:93-101.

[35] Feuillan PP,Jones JV,Barnes K,et al: Reproductive axis after discontinuation of gonadotropin -releasing hormone analog treatment of girls with precocious puberty: long term follow-up comparing girls with hypothalamic hamartoma to those with idiopathic precocious puberty. J Clin Endocrinol Metab. 1999;84:44-49.

[36] Fukuda M,Kameyama S,Wachi M,et al:Stereotaxy for hypothalamic hamartoma with intractable gelastic seizures:technical case report. Neurosurgery. 1999;44:1347-1350.

[37] Hall JG,Pallister PD,Clarren SK,et al: Congenital hypo-thalamic hamartoblastoma,hypopotuitarism,imperforate anus and postaxial polydactyly-a new syndrome? Part I: clinical, causal,and pathogenetic considerations. Am J Med Genet. 1980;7:47-74.

[38] Iafolla K,Fratkin JD,Spiegel PK,et al:Case report and de-lineation of the congenital hypothalamic hamartoblastoma syndrome (Pallister-Hall syndrome). Am J Med Genet. 1989; 33:489-99.

[39] Kuzniecky R,Guthrie B,Mountz J,et al:Intrinstic epileptog-enicity of hypothalamic hamartomas in gelastic epilepsy. Ann Neurol. 1997;42:60-67.

[40] Mahachoklertwattana P,Kaplan SL,Grumbach MM:The luteinizing hormone-releasing hormone-secreting hypothalamic hamartoma is a congenital malformation: natural history. J Clin Endocrinol Metab,1993,77:118-24

[41] Nguyen D,Singh S,Zaatreh M,et al: Hypothalamic hamartomas: seven cases and review of the literature. Epilepsy Behav, 2003,4:246-58

[42] Ondrey F,Griffith A,Waes CV,et al: Asymptomatic laryngeal malformations are common in patients with Pallister - Hallsyndrome. Am J Med Genet. 2000,94:64-67.

[43] Palmini A,Chandler C,Andermann F,et al: Resection of the lesion in patients with hypothalamic hamartomas and catastrophic epilepsy. Neurology. 2002;58:1338-1347.

[44] Regis J,Bartolomei F,Hayashi M,et al:The role of gammaknife surgery in the treatment of severe epilepsies. Epileptic Disorders. 2000;2:113-22.

[45] Regis J,Hayashi M,Eupierre LP,et al: Gamma knife surgery for epilepsy related to hypothalamic hamartomas. Acta Neurochir Suppl,2004,91:33-50

[46] Rivarola MA,Belgorosky A,Mendilaharzu H,et al: Precocious puberty in children with tumours of the suprasellar and pineal areas:Organic central precocious puberty. Acta Padiatr. 2001;90:751-6.

[47] Rosenfeld JV,Harvey AS,Wrennall J,et al:Transcallosal resection of hypothalamic hamartomas,with control of seizures,in children with gelastic epilepsy. Neurosurgery. 2001;48:108-18.

[48] Rosenfeld JV,Harvey AS:Hypothalamic hamartoma,in Tonn JC,Westphal M,Rutka JT,et al (eds):Neuro-Oncology of CNS Tumors. New York,Springer -Shenoy SN,Raja A: Hypothalamic hamartoma with precocious puberty. Pediatr Neurosurg. 2004,40:249-252.Verlag,2006,pp 443-451

[49] Unger F,Schrottner O,Haselberger K,et al: Gamma knife radiosurgery for hypothalamic hamartomas in patients with medically intractable epilepsy and precocious puberty. J Neurosury. 2000;92:726-731.

[50] Valdueza JM,Cristante L,Dammann O,et al: Hypothalamic hamartomas: with special reference to gelastic epilepsy and surgery. Neurosurgery. 1994;34:949-58.

[51] Weissenberger AA,Dell ML,Liow K,et al: Aggression and psychiatric comorbidity in children with hypothalamic hamartomas and their unaffected siblings. J Am Acad Child Adolesc Psychiatry,2001,40:696-703.

28. 颅内转移瘤

28.1 流 行 病 学

脑转移瘤是成人中最常见的颅内肿瘤，约为原发颅内肿瘤的 10 倍。据美国的一项联合研究估计每年新诊断的脑转移瘤病例为 10 万 ~ 17 万。所有转移了的癌症病人中 20% ~ 40%有脑转移。脑转移瘤的发病率为 8.3 ~ 11/10 万。再者随着人均寿命延长，即使患了癌症，其原发病灶可得到适当的系统性治疗；并且高分辨的 MRI 能检出很小的转移灶，这样使得脑转移瘤的检出率在不断增加。绝大多数脑转移瘤病人的原发病灶明确，但 10% ~ 15%的脑转移瘤患者查不到原发灶。美国肿瘤放射治疗协作组（RTOG）脑转移瘤的资料分析，MRI 显示，19%的患者为单发病灶，50%的患者有 1 ~ 3 个脑转移灶。黑色素瘤最有多发转移的倾向（占 75%）；肠癌、乳腺癌和肺癌也常常是多发转移。肾细胞癌的转移好像更多为单发灶。

转移瘤的性别优势取决于原发肿瘤。肺癌多见的转移者为男性；而乳腺癌为女性；但女性肺癌患者也在增加。脑转移瘤的发生年龄与原发肿瘤的年龄相关，常见于 40 ~ 60 岁。

北京天坛医院近 10 多年来，每年收治颅内转移瘤病人约 300 例，其中 85%的患者接受伽马刀放射外科治疗，开颅手术治疗的病例仅占 15%左右。在国内几组较大宗伽马刀治疗病例报道，颅内转移瘤中来自肺癌的占 65% ~ 75%；乳腺癌 5% ~ 8%；消化系统癌症 10% ~ 13%；泌尿系癌症占 2% ~ 8%。

28.2 转 移 途 径

肿瘤细胞经几个途径转移到颅内。

（1）经血流途径

肿瘤细胞通过大循环到脑是最主要的转移途径。原发肺部的，或转移至肺的肿瘤细胞侵入肺静脉，随血流进入左心室，经主动脉、各级动脉进入脑内；如肺癌、乳腺癌、皮肤癌等。其他部位的肿瘤细胞，如消化道和骨盆的肿瘤经过椎静脉丛（Batson 静脉丛）等静脉系统至肺毛细血管，再由肺部进入血液循环。转移瘤细胞经动脉血流至脑的灰 - 白质结合部被截留，因为该区的血管腔明显变小；一旦沉积细胞形成的转移瘤栓达到 1mm，肿瘤诱导血管源性通透性增加，并破坏血脑屏障（BBB）。

（2）直接侵入

脑的邻近部位肿瘤，如鼻咽癌、视网膜母细胞瘤、头皮及颅骨的恶性肿瘤均可直接侵入颅内。

（3）经蛛网膜下腔途径

极少数脊髓内肿瘤经此途径向颅内转移，如胶质瘤或室管膜瘤。眶内肿瘤沿视神经鞘侵入颅内，并在蛛网膜下腔播散。

（4）经淋巴系统途径

肿瘤细胞沿脊神经或颅神经周围的淋巴间隙进入脑脊液循环而入颅，或通过椎静脉丛侵入颅内，实际上可称为淋巴 - 蛛网膜下腔转移的方式。

28.3 病　理

脑转移瘤中以肺癌、胃肠道癌和乳腺癌最常见，泌尿生殖系和皮肤癌次之；儿童则以肉瘤和生殖细胞瘤多见。但有10%～15%的病人找不到原发灶，甚至脑转移瘤手术后仍不能确定肿瘤来源。颅内转移瘤好发于脑实质内灰白质交界区，脑膜和颅骨转移也可见到，肿瘤发生的部位与该区血液供应量和组织体积有关。肿瘤多位于幕上大脑中动脉供应区，大脑半球占80%，小脑占15%，脑干占5%。额叶最多见，顶叶次之，枕叶、颞叶较少，偶见于脑室和垂体等部位。

按转移瘤病理特点可分为结节型和弥漫型。

(1)结节型

瘤结节呈球形，边界清楚，肿瘤大小不一，大的直径可在10cm以上。多发者大小相差悬殊，系瘤细胞不止一次侵入颅内所致。肿瘤起初位于皮质下，然后向内侵入白质，向外累及脑膜。转移瘤多为紫色，亦可为灰黄色或灰红色，质地不等，较脆，血运多不丰富。肿瘤一般为实体，囊变、坏死和灶性出血常见。肿瘤血管的渗漏造成瘤周广泛的水肿带，有时与较小的病灶不成比例。水肿与肿瘤种类、肿瘤血管的数量和通透性、局部代谢和肿瘤细胞分泌的液体等多因素相关。显微镜下瘤组织界限不清，瘤细胞巢常沿血管外膜和脑组织向四周浸润。脑实质的反应包括灶周常见的反应性的胶质细胞增生，和转移瘤及其周围不同程度的内皮增生性血管增生。这些增生的新血管对转移灶的生存和发展起重要作用，并是造成血管源性水肿的重要因素。围绕肿瘤的坏死区有明显的巨噬细胞浸润。肿瘤的组织形态随原发瘤的特点而异。分化高瘤细胞可呈原发瘤的特点，分化较低的颅内转移瘤病人的原发灶不清时，其细胞形态又与恶性胶质瘤相似，可能误诊为胶质瘤。若其出现腺样或乳突状结构时，又可误诊为室管膜瘤，其分化不良时又可误诊为多形性胶质母细胞瘤。它们的主要区别是转移瘤的瘤细胞核仁清楚，染色质呈网状，胶质瘤与之相反，且可做特殊染色加以鉴别。

(2)弥漫型

较为少见，有时与结节型同时并存，可考虑为脑膜种植，累及蛛网膜、软脑膜、硬脑膜，脑膜普遍增厚变为灰白色，脑表面散在斑点状病灶。显微镜下显示脑膜上有瘤细胞浸润。

对未查明原发病灶的、新诊断的脑转移瘤病例，辅以免疫组化技术，可指导查明原发病灶。大多数情况下，免疫组化结合临床病史可以确定特有的细胞系。光镜和免疫组化不能确定时，电子显微镜是有用的辅助检查工具，研究亚细胞结构，可以辨认细胞的种系。遗传分子学分析是彻底辨清不明原发灶转移瘤的最终手段。

28.4 临床表现

约2/3的脑转移瘤病人出现症状，其临床表现与其他颅内占位性病变相似。症状体征包括头痛(70%)，癫痫(30%～60%)，认知障碍(30%)，视乳突水肿(8%)，与病灶相关的局限性神经功能缺乏、精神症状、脑膜刺激症状，以及颅内出血等等。

脑转移瘤病人病程短，起病后病情进行性加重，如发生肿瘤出血、坏死，病情可突然加重，也可呈卒中样发病。早期仅表现为晨起头痛，20～30min后自行缓解，次日仍痛，且日渐加重。晚期头痛加重，可伴有眼底出血，外展神经麻痹、意识障碍甚至昏迷、脑疝，这都是由于颅内压增高所致。根据病变的部位也可出现局限性定位体征，如偏瘫、偏身感觉障碍、失语、眼震和共济失调等体征。

如转移瘤堵塞了脑脊液循环通路，还可形成梗阻性脑积水。偶见脑转移瘤与脓肿伴发，还有癌栓形成的脑栓塞。弥漫型的转移瘤多见有脑膜刺激症状，甚至呈出血性或炎性表现，故应注意鉴别。

28.5 辅助检查

(1)CT 检查

对怀疑有脑转移瘤的病人可行 CT 检查，通过平扫和增强扫描，可显示肿瘤的部位、数量、范围和周围脑组织水肿及移位情况。CT 平扫时，转移瘤比周围脑组织的密度低、等或稍高；此时转移灶中高密度的影像是出血的可能性大于钙化的可能性。静脉注入 30～40g 碘对比剂，多数转移瘤被强化。如不能作 MR，用高剂量对比剂 80～85g 碘剂，延迟 1～3h 扫描，进一步增加了多发性转移瘤的检出率。强化的 CT 扫描能检出大部分软脑膜播散。CT 对后颅窝近颅底的小病灶检出率不如 MR，但对颅骨的转移灶可通过调整骨窗相做出明确诊断。

(2)MRI 检查

增强 MR 为当今最好的检查方法，在确定转移瘤的部位、数目及其周边血管源性水肿的方面优于其他影像技术，更具特异性。病灶在 T_1WI 上，等至稍低信号；T_2WI 或 FLAIR(液态衰减反转回复)上为高信号。灶周水肿在 T_2WI、FAIR 上相对高信号；T_1WI 为低信号。根据转移瘤本身的组织类型(如出血、坏死和色素等)可表现为不同的信号密度。T_1WI 的出血表现在最初 24h 为等信号，24～72h 为高信号。转移的黑色素瘤常常有出血和黑色素两种成分，非强化的 T_1 相为亮信号；黑色素在 T_1 相上为顺磁的高信号，T_2 相为低信号。T_2 相用于评价瘤周的水肿情况。强化的 MR 是检出肿瘤脑膜种植的最好方法。癌性脑膜炎通常在强化的 T_1 相表现为不规则的轻度软脑膜强化。蛛网膜表面、脑室室管膜或硬膜也可以被病理性强化。Gd-DTPA 的 MR 能检测出小转移瘤，病灶被明显强化，与软组织形成较好的对比，并 MR 影像不受骨伪迹干扰，可以直接多断面扫描。高剂量 Gd（Prohance®）比常规对比剂(Magnevist®)检测更多的小病灶。用双倍对比剂梯度反转采集成像，2mm 层厚扫描，检测多发转移瘤是可靠的方法。

对肿瘤切除的病例，连续的影像观察，病灶区有新的强化处，可认为肿瘤复发。但放射治疗后的放射性坏死和肿瘤复发 MR 影像不易区分。FDG-PET 及 MR 波谱分析可提供更多的鉴别信息。

(3)X 线平片

颅平片对颅内转移瘤也有一定意义，可见颅高压征、松果体钙斑移位等，特别是对颅骨转移者，诊断价值更大。胸部 X 线检查，是查找原发病灶之必需。

(4)其他

多数病人腰穿压力增高，CSF 的蛋白含量增加，个别病人可检出瘤细胞。对颅内高压患者尽量避免腰穿检查。超声波、脑电图、脑血管造影和脑室造影均可显示异常，但定位、定性价值远不如 CT 和 MRI。

28.6 诊断和鉴别诊断

既往有癌症史的病人，如出现头痛、恶心、呕吐和局限性定位体征，应首先想到颅内转移瘤。对无此病史，年龄 40～60 岁的病人，出现颅内压增高和神经系统定位体征，并在短期内病情进展较快，呈进行性加重，神经影像学出现典型的表现，特别是多发病灶者，支持转移瘤的诊断。部分病人首先出现颅内症状，诊断为转移瘤后才在其他部位找出原发病灶，也有的病人查不出原发病灶。对怀疑转移瘤的病人应行肺部检查，而后行腹腔实质脏器的 B 超检查或消化道造影检查，有阳性发现者可行 CT、内镜及活检，以明确诊断。对颅内无占位性病变而仅有颅压高的病人，应警惕脑膜转移的可能性。

(1)胶质瘤

特别是胶质母细胞瘤在病史和影像上均与转移瘤有相似之处，但胶质瘤很少多发，无周身癌肿史，瘤周水肿也较转移瘤轻。

(2)脑脓肿

囊性转移瘤和脑脓肿在影像上很难区分，能靠病史鉴别,如脑脓肿多有感染病史、心脏病病史、中耳炎病史等,而转移瘤有癌症病史。

(3)脑出血

当转移瘤卒中出血时,呈急性发病,需与脑出血相鉴别。转移瘤病人的强化 CT 或 MR 可发现肿瘤结节;另外,还可根据出血的部位、形态、有无高血压病史来判断。还有时,多处小病灶均少量出血,与多发性的脑内海绵状血管瘤的影像难以鉴别,也要靠病史来判断。

此外, 脑膜型转移瘤还要与脑膜瘤等等相鉴别,但很少能混淆。

28.7 治 疗

脑转移瘤需要多种方法治疗,包括:对症的药物、手术、放射外科、放疗、化疗、基因治疗和其他新的方法。治疗方法的选择要根据患者的年龄、现状、系统性疾病的情况、有无其他脏器的转移、既往治疗史、病人对神经认识功能的忧虑和风险承受力及病人的意愿来评估。目前的各种组合的治疗方法,并不能明显延长脑转移瘤患者的生存期(平均 1 年左右),要根据个体情况,采用治疗创伤小,使患者享有较好生存质量。

(1)对症的药物治疗

对肿瘤及其水肿导致症状较重的病人,皮质醇激素(地塞米松或甲基泼尼松龙)和降颅压的药物能有效缓解高颅压的症状,待病情平稳后再采取其他治疗方法。有癫痫发作的病人需要抗癫痫药物治疗。

(2)肿瘤切除

单发脑转移瘤, 如果肿瘤有明显的占位性效应,且对症药物治疗不能缓解症状时,需要手术切除肿瘤。肿瘤的部位是决定手术的重要因素。对放、化疗敏感的肿瘤,如小细胞肺癌,生殖细胞的肿瘤,和原发性或继发性中枢神经系统淋巴瘤引发的症状时,可能不需要手术。

颅内多发转移瘤一般手术是禁忌的,但当病灶威胁性命时,或诊断不清楚的情况下,也需要手术治疗。

(3)全脑放疗(WBRT)

既往对脑转移瘤的病人通常采用全脑放疗。用 30~40Gy 之间的剂量,分 6~20 次照射。全脑放疗可作为手术后、放射外科后的辅助治疗,还可以联合化疗等其他方法的治疗。

(4)立体定向放射外科(SRS)

对新诊断的≤3 个脑转移瘤, 影像学上没有明显的占位性效应的可以首选 SRS 治疗。随诊发现新病灶,可重复 SRS 治疗;如再多发,可以联合放疗,或其他治疗。SRS 可作为 WBRT 后对单个或多个脑转移瘤作强化治疗; 还可用于 WBRT 或手术后残存、复发的脑转移瘤的补偿性治疗。

单次放射外科耐受剂量的确定, 肿瘤最大直径≤20mm, 周边最大耐受剂量 24Gy; 直径 21~30mm,周边剂量 18Gy;直径 31~40mm,周边剂量 15Gy。处方剂量往往受限于灶周正常脑组织对射线的敏感度。多发转移瘤预联合 WBRT 者,SRS 的剂量减少 30%。

SRS 治疗的肿瘤局部控制率为 80%~90%,而不引起 WBRT 长期的神经毒性作用,或认知方面的副作用。对颅内病变比颅外情况更重要的病人,强化的放射外科治疗对延长生存期有帮助。传统的射线敏感性病灶对 SRS 的反应比常规分次放疗的要好。另外,SRS 会产生次生的血管损伤,最终导致肿瘤供血障碍。SRS 总体的副作用有限,但偶尔是非常严重的。SRS 可以引起轻度乏力,有时由于病变仅靠颅骨和头皮,还可引起一过性片状脱发。晚期副作用发生的风险率一般<5%,严重的是肿瘤或临近脑组织放射性坏死,并引发水肿使占位性效应加重,临床可表现为癫痫,及神经症状障碍等。通常用皮质类固醇激素治疗奏效,偶尔需要手术干预。

(5)其他治疗

化疗: 对多发脑转移瘤可以考虑进行化疗,一些化学药品确可以通过 BBB。这些药物有 Nitrosoureas (亚硝基脲类)(如 BCNU 和 CCNU), Thiotepa(噻替派)和 Temozolomide(替莫唑胺);有不同的给药方式,或联合其他治疗方法。

靶向治疗:现有几种药物(吉非替尼、厄洛替尼等) 定向作用于癌细胞生长和增殖的信号通道上,包括DNA修复，细胞生存，浸润，新血管形成，转移和凋亡等。这些新的生物制剂作用于细胞蛋白受体，或肿瘤微环境的某些成分，对原发病灶和脑转移瘤有抑制作用，或与放疗、化疗产生协同作用。

基因治疗和其他新的方法在不断的研发中。

（刘阿力）

参考文献

[1] Sawaya R, Ligon BL, Bindal RK: Management of metastatic brain tumors. Ann Surg Oncol 1:169-178, 1994.

[2] Landis SH, Murray T, Bolden S, Wingo PA: Cancer statistics, 1998. CA Cancer J Clin 48:6-29, 1998.

[3] Schouten LJ, Rutten J, Huveneers HA, Twijnstra A: Incidence of brain metastases in a cohort of patients with carcinoma of the breast, colon, kidney, and lung and melanoma. Cancer 94: 2698-2705, 2002.

[4] Sawaya R, Bindal RK, Lang FF, Abi-said D: Metastatic Brain Tumors, ed 2nd ed. New York: Churchill Livingstone, 2001.

[5] Percy AK, Elveback LR, Okazaki H, Kurland LT: Neoplasms of the central nervous system. Epidemiologic considerations. Neurology 22:40-48, 1972.

[6] Walker AE, Robins M, Weinfeld FD: Epidemiology of brain tumors: the national survey of intracranial neoplasms. Neurology 35:219-226, 1985.

[7] Sawaya R, Bindal RK, Lang FF, Abi-said D: Metastatic Brain Tumors, ed 2nd ed. New York: Churchill Livingstone, 2001.

[8] DeYoung BR, Wick MR: Immunohistologic evaluation of metastatic carcinomas of unknown origin: an algorithmic approach. Semin Diagn Pathol 17:184-193, 2000.

[9] Mark E. Linskey·David W. Andrews·Anthony L. Asher, et al. The role of stereotactic radiosurgery in the management of patients with newly diagnosed brain metastases: a systematic review and evidence-based clinical practice guideline. J Neurooncol (2010)96:45-68.

[10] 罗斌，刘阿力，孙时斌，等.脑转移瘤的伽马刀治疗[J]. 中华神经外科杂志. 2008;24:348-351.

[11] 钱伟，黄润生，房景玉，等. 伽马刀治疗脑转移瘤临床分析[J]. 中华神经外科疾病研究杂志 2009;8(6):551-552.

29. 其他肿瘤

29.1 表皮样囊肿

1807 年 Pinson 首次描述表皮样囊肿(epidermoid cyst)起源于异位表皮细胞。1928 年 Critchiet 定名为表皮样瘤,亦称表皮样囊肿、胆脂瘤或珍珠瘤。

29.1.1 发生学(pathogenesis)

肿瘤起源于异位胚胎残余组织的外胚层组织,是胚胎晚期在继发性脑细胞形成时,将表皮带入的结果。1954 年 Choremis 等注意到腰穿后产生表皮样囊肿,支持外伤起因学说。1961 年 Blockey 和 Schorstein 复习 8 例儿童病人资料,大都为治疗结核性脑膜炎行鞘内注射后发病的。肿瘤可为多发,由几毫米乃至数厘米大小不等。囊肿缺乏血管。在实验上,直接把皮肤碎片注入小鼠的脊髓和额部可重复产生同样的囊肿。

29.1.2 病理(pathology)

表皮样囊肿的表面覆以非常菲薄包膜,带有白色光泽,类似珍珠样,囊肿内面易脆而闪闪发光的一片一片叶状的物质呈洋葱样排列。Dandy 曾称为人体内最美的肿瘤。肿瘤镜下所见,肿瘤最外为一薄层纤维结缔组织,其内为复层鳞状表皮细胞,可见很多角化细胞,内部为脱落的细胞空壳排列成行,再向内有些多角细胞,如死亡的木质细胞,中心部分大多为细胞碎屑,常含有脂肪胆固醇结晶。其上表层表面系翻向囊内,不断有细胞角化脱屑形成囊肿的内容,使肿瘤逐渐增大(图 29-1-1)。

29.1.3 发病率(incidence)

Findeisen 和Tomcidence 在 5 235 例颅内肿瘤中发现表皮样囊肿 48 例,占 0.9%。Zuch 一组 4 000 例病人中发病率为 1.5%。一般认为表皮样囊肿的发病率为全脑肿瘤的 0.5% ~ 1.8%,在日本高达 2.2%,本囊肿比皮样囊肿多见。

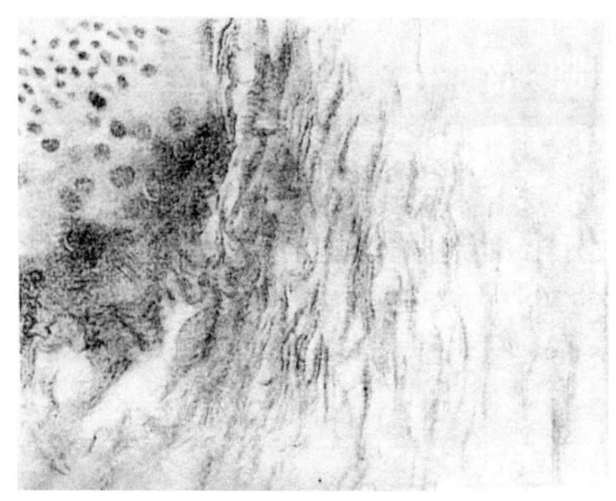

图29-1-1 上皮样瘤

29.1.4 年龄与性别(age and sex)

一般无性别之差，List认为男比女多见。表皮样囊肿可发生在任何年龄，1936年Mahoney分析142例，其年龄分布甚广，从新生儿直至80岁的老人。最多见于50~60岁，依次为40~50岁和60~70岁，其高峰年龄可在40岁。

29.1.5 好发部位(predilection site)

桥小脑角、鞍旁为其好发部位，也见于第四脑室、侧脑室、大脑、小脑和脑干，后者极少，至1979年仅有3例报告(Edgar)。表皮样囊肿发生在颅骨板障和脊柱，约占25%。

29.1.6 临床表现(clinical manifestation)

临床上无特征性症状，但无论肿瘤部位，常有精神症状，可能因脑积水所致。肿瘤生长缓慢，但对周围组织破坏较强，也有炎症作用，表现为无菌性脑膜炎反复发作，在CT问世之前，自出现症状至就诊的时期可长达数十年。但据近年报告，平均间期可减少到4.3年。

表皮样囊肿常表现脑积水，系因反复无菌性脑炎、脑膜炎或第四脑室肿瘤所致，另有50%的病人常有癫痫发作的症状，如肿瘤位于颞叶，发病率更高。根据肿瘤部位而出现相应的临床表现。

(1)桥小脑角表皮样囊肿

最常见的部位，据王忠诚报告，占颅内表皮样囊肿115例的61%。常以三叉神经痛起病(70%)，往往有患侧耳鸣、耳聋，晚期出现桥小脑角综合征。神经系统检查发现第Ⅴ、Ⅶ和Ⅷ颅神经功能障碍，表现面部感觉减退、面肌力弱、听力下降和共济失调。少数病人舌咽、迷走神经麻痹等，岩骨尖板障内表皮样囊肿也可引起第Ⅴ、Ⅷ颅神经的功能障碍。小脑、脑干受压的体征少见。

(2)鞍区表皮样囊肿

肿瘤位于鞍上所引起的症状与垂体瘤相似，常以视力减退、视野缺损为早期的主要临床表现，久之可致视神经萎缩。少数病人可有内分泌障碍，表现性功能减退，多饮多尿等垂体功能不足及下丘脑损害症状。肿瘤向前发展者可出现额叶症状，向后突入第三脑室者可有颅内压增高的症状。一般病情进展缓慢，发生严重视力减退和失明者较少见。肿瘤位于鞍旁者往往向中颅窝扩展，有时因肿瘤累及三叉神经节而主要表现为三叉神经痛，也可同时出现面部感觉麻木，颞肌与咬肌无力，岩骨尖可有骨质吸收。如果同时累及中、后颅窝，除颅神经受累，并可产生脑积水。

(3)脑实质内表皮样囊肿

大脑、小脑及脑干均可为发病部位。依肿瘤所在部位出现相应的症状。大脑半球肿瘤常有癫痫发作，精神症状以及轻偏瘫等，小脑肿瘤多出现眼震、共济失调等。脑干肿瘤可出现交叉性麻痹，病侧第Ⅵ、Ⅶ颅神经麻痹和对侧强直性轻偏瘫。

(4)脑室表皮样囊肿

初期很少有症状，一般多见于侧脑室三角区及颞角，可增长很大，甚至充满脑室(图29-1-2)，阻塞脑脊液循环而产生颅内压增高症状。肿瘤发生在第三脑室或第四脑室者少见，而颅内压增高症状出现较早。

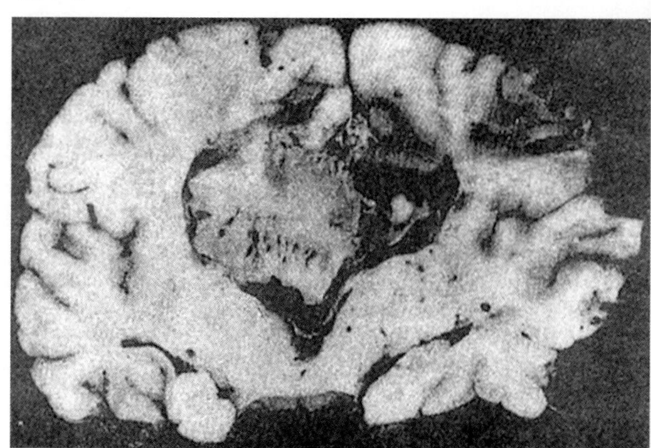

图29-1-2 侧脑室上皮样瘤

(5)颅骨表皮样囊肿

可发生在颅骨任何部位，但往往好发于中线或近于中线(额、枕)或在颞骨。在临床上常是偶然发现颅骨表面隆起多年，触之橡胶感，无压痛（局部感染例外），也可移动或固定在颅骨上。中线病变接近鼻梁或窦汇的机会很大，当囊肿向颅内扩展可累及大静脉窦或伸入脑组织下面，这具有特殊的重要性。

29.1.7 辅助检查（accessory test）

（1）头颅 X 线平片

少数的桥小脑角或中颅窝的肿瘤可见岩骨尖或岩骨嵴破坏，个别病例可表现钙化，影像较浅淡。板障内肿瘤的颅骨典型表现为溶骨性病变，并显示锐利硬化缘（图 29–1–3），其周围有骨髓炎者也并非少见。

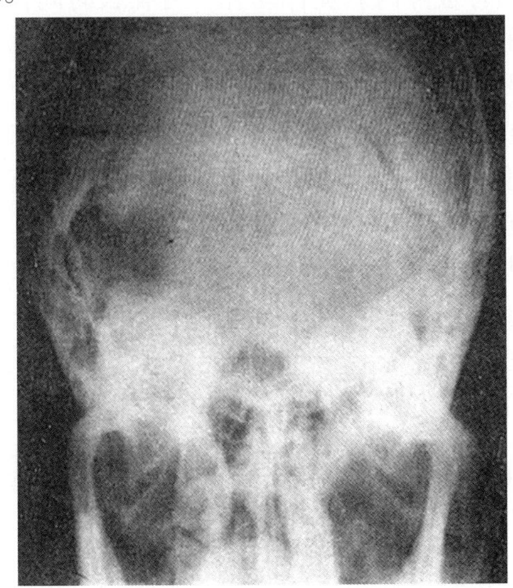

图29–1–3 颅骨表皮样瘤颅平片显示骨质破坏

（2）CT

CT 扫描是表皮样囊肿的最好的诊断手段，有助于描出囊肿轮廓及扩展情况，囊肿显示为低密度影像（图 29–1–4），一般注射造影剂不强化。板障内表皮样囊肿可呈膨胀性破坏，边缘锐利的混杂密度影像。见图 29–1–5。

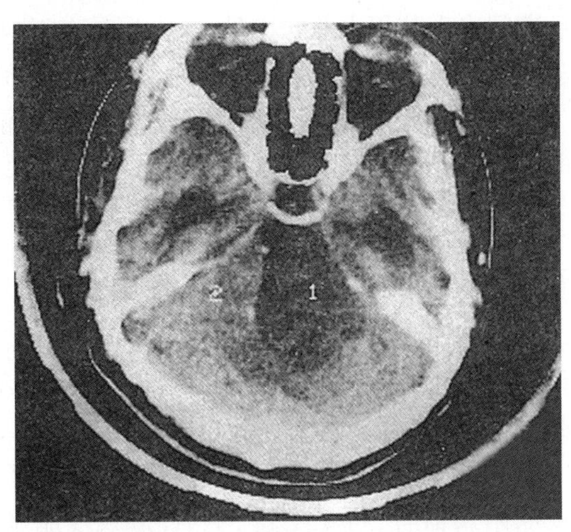

图29–1–4 表皮样囊肿CT扫描

（3）MRI

表皮样囊肿在 T_1 加权像上显示边界锐利的低信号，T_2 加权像为高信号。瘤质不均匀致信号强度变化不定，这是其在 MRI 的特征（图 29–1–6）。板障内表皮样囊肿 MRI 可显示其占位效应并可见高信号影像（图 29–1–7）。

29.1.8 诊断与鉴别诊断（diagnosis and differential diagnosis）

年轻病人诉有三叉神经痛或一侧面肌痉挛者应考虑本病。再结合 CT、MRI 一般诊断并不困难。但应与相应部位的好发肿瘤相鉴别。表皮样囊肿位于桥小脑角者应与听神经瘤、脑膜瘤相鉴别，后二者多见于中年人，听神经瘤常以耳聋、耳鸣起病，此

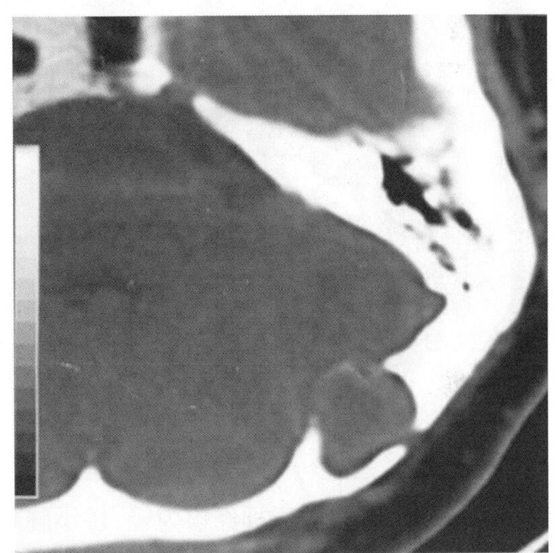

图29–1–5 颅骨板障内表皮样囊肿CT扫描

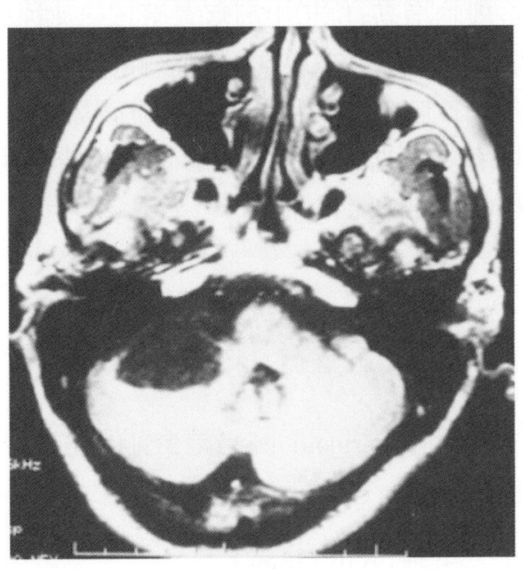

A

图29–1–6A

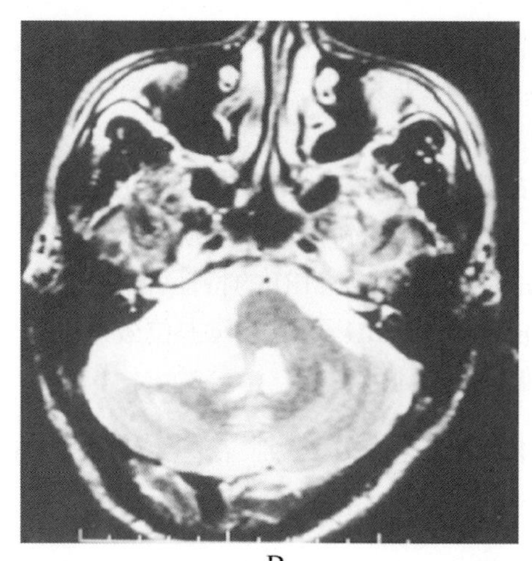

B

图29-1-6 表皮样囊肿(MRI),(A)为T_1加权像,呈低信号;(B)为T_2加权像,呈高信号

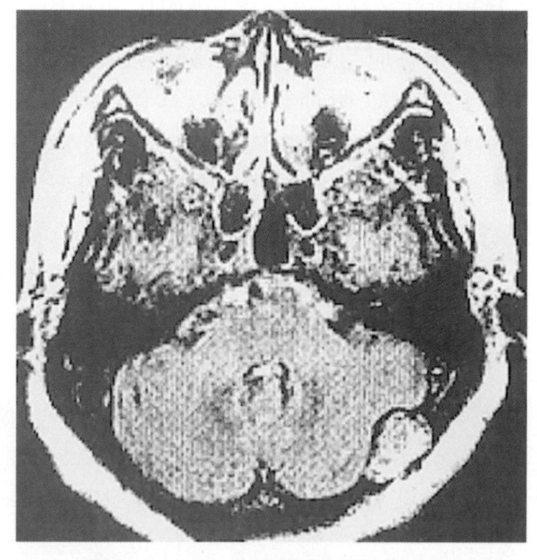

图29-1-7 板障内表皮样囊肿(MRI)

处脑膜瘤的听力障碍较听神经瘤为轻,桥小脑角综合征及颅内压增高症状一般均较本病为重,脑脊液蛋白一般均增高;位于中颅窝者需与三叉神经鞘瘤及脑膜瘤相鉴别。三叉神经鞘瘤颅底像一般均见卵圆孔扩大,脑膜瘤则常见颅底骨质破坏或增生,位于鞍区者可根据临床特点及影像学检查所见与相应部位的其他肿瘤相鉴别。

29.1.9 治疗(treatment)

表皮样囊肿宜手术切除。在某些肿瘤中,肿瘤小而无颅内扩展或感染,仅轻微与周围结构粘连,尤其是第四脑室的表皮样囊肿可望全切。然而肿瘤与血管粘连紧密,很多作者相信完全切除是不明智的,且应避免,以免致残或死亡。肿瘤囊壁是有生机部分,肿瘤周围应以棉条保护,防止肿瘤碎屑随脑脊液扩散,仔细清除囊肿内容后,对无粘连的囊壁部分,尽可能广泛切除,用生理盐水反复冲洗,以防术后发生无菌性脑膜炎。

颅骨板障内表皮样囊肿,可在长时间保持很小。在颅平片上仅是偶然发现,另外,一些病人可以缓慢发展像是骨肿块或像是颅骨,但有压痛。对于生长或有压痛的表皮样囊肿需要切除,一般全切并不困难。这些囊肿的恶性变的发生率很低,但有少数报道。

表皮样囊肿恶性变者可行放疗,而良性者对放疗不敏感,但 Parikh 等曾报道一例右侧脑桥小脑角表皮样囊肿为 58 岁女性患者,术后两年复发,经放疗后症状消失,囊肿缩小。

29.1.10 术后并发症(postoperative complication)

术后囊肿内容含脂肪酸及胆固醇溢出引起无菌性脑膜炎是常见的并发症,约有 40%,假如肿瘤接近脑室或不是全切除者更为常见。本综合征在术前、术后应用高效类固醇可被掩饰,而在逐渐减少用药期间突然发作,提倡术中应用氢化可地松冲洗液和嘱病人出院后 3 周期间逐渐停用类固醇。在手术后期间出现脑积水并非少见,这大概是由于脑膜反应所致,随访 CT 观察病人脑积水可为进行性的。

预后:属良性肿瘤,术后一般恢复良好,如肿瘤能大部切除,一般复发较晚,可延至数年甚至数 10 年。

29.2 皮样囊肿

皮样囊肿(dermoid cyst)是少见的先天性肿瘤,又名皮样瘤。

29.2.1 病理(pathology)

肿瘤一般为球形或呈分叶状,具有硬壳常见有钙化。囊肿内容呈油脂样,肥皂样物质内混有短毛。因此与皮下组织形成的皮样瘤相同。

镜下所见:肿瘤除有复层鳞状表皮细胞,还含有皮肤附属器官,可见毛囊、毛、汗腺及皮脂腺等(图 29-2-1)。

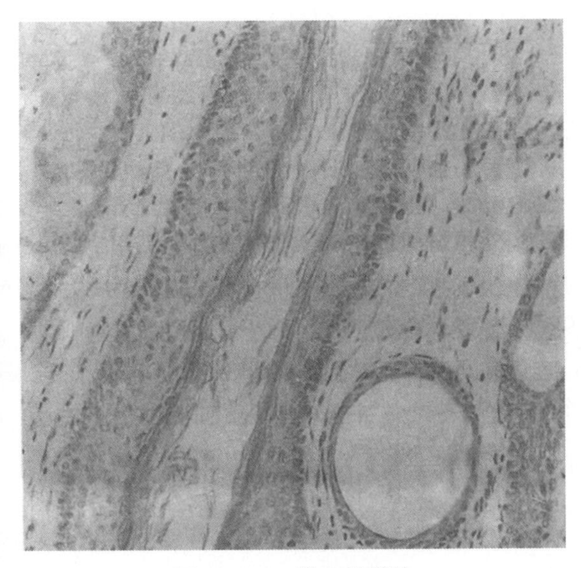

图29-2-1 脑皮样囊肿

皮样囊肿对周围组织有明显的炎症反应，在周围不仅有脑膜炎，还能看到组织的融解，但无转移。

29.2.2 发病率（incidence）

皮样囊肿比表皮样囊肿少见得多，天津医学院附属医院及北京市神经外科研究所的资料均为0.2%。Zulch 一组 4 000 例病人中占 0.1%。Block 等报告为 0.4%。

29.2.3 年龄与性别（age and sex）

肿瘤可发生于任何年龄，从婴儿到高龄老人，但好发于儿童，发现症状时的平均年龄为 22 岁。性别无显著差别。

29.2.4 好发部位（prediletion site）

皮样囊肿常发生在后颅窝，约占 1/3，尤其在中线上的蚓部或邻接的脑膜、第四脑室可被肿瘤充盈。其他可发生在脑底部，如额叶下面可扩展累及双侧大脑半球呈哑铃形。也可在垂体、脑桥周围或沿胚胎期融合线上发生。

29.2.5 临床表现（clinical manifestation）

皮样囊肿的临床进程较慢，自出现症状到确诊平均约为 8 年，当出现颅内压增高症状，或囊肿破溃而发生无菌性脑膜炎时则病程可缩短。随肿瘤长大不仅可阻塞脑脊液循环，产生颅内压增高，还可累及重要神经结构致功能紊乱。例如肿瘤位于后颅窝多有步态紊乱、共济运动失调等小脑症状。见于其他部位者，产生相应的临床表现。

病变表面的皮肤上常有皮毛窦，囊肿与皮肤之间呈索条状窦道相连，易引起颅内感染并发脑膜炎，甚至形成脓肿。

29.2.6 辅助检查（accessory test）

（1）脑脊液检查

除压力可增高外，约 15%的病人蛋白增高。

（2）头颅 X 线片

可见 20%的病人有钙化区；第四脑室皮样囊肿病人伴有皮毛窦部位的枕骨可带有沟状的表现。

（3）CT 扫描

囊壁与邻接的脑组织呈等密度（钙化除外），囊肿内壁具有光滑的边缘，围绕低密度的肿瘤，反映出高脂肪的内容（-20 ~ -80Hu）。扫描可显示物理检查未被发现的窦道。囊肿内容破入脑室内或蛛网膜下腔时可发现脑积水和伴有浮游脂肪的脑脊液。

29.2.7 诊断（diagnosis）

根据好发年龄，临床表现，当有原因不明，反复发作的脑膜炎又伴有枕部皮毛窦者可做出诊断，再结合颅骨平片及 CT 所见，更有助于明确病变部位。

29.2.8 治疗（treatment）

手术应包括肿瘤包膜全切除，囊肿位于第四脑室者根治手术较易，而囊肿与周围血管或神经结构紧密粘连时多有困难，不宜勉强，可做部分切除。清除囊内容物时，应以棉条保护周围组织，避免污染以减少术后脑膜炎的发生。有皮肤窦时应一并切除。术后放疗很少有效，既不能缩小肿瘤也不能预防肿瘤的复发。

29.2.9 预后（prognosis）

肿瘤复发缓慢，生存质量良好。

29.3 脊 索 瘤

29.3.1 概论(introduction)

早在 1857 年由 Virchow 首先记载,1858 年 Muller 指出脊索瘤与胚胎脊索残留组织有关。

脊索瘤(chordoma)是颅内较少见的一种破坏性肿瘤,由于深在颅底部位,自然涉及诊断和处理的特殊问题。临床诊断主要根据神经症状和典型的影像学的改变两方面。

29.3.2 发生学(pathogenesis)

脊索瘤起源于胚胎脊索结构的残余组织,故称之为脊索瘤。在胚胎 3 个月时脊索开始退化,仅椎间盘的髓核为残余的脊索组织。如沿神经轴的任何部位脊索组织残余,即可发展为脊索瘤。故多见于蝶骨枕骨底部及其软骨结合处的周围以及骶尾部,这些部位即脊索瘤的好发部位。

在常规尸检中约有 2%发现在斜坡硬膜表面有脊索组织的小黄色块状物,数毫米到 1~2cm 大小,这些脊索残余组织被命名为脊索瘤(ecchordosis physaliphora),属良性脊索瘤,并无临床表现,同样无症状的脊索残余组织也见于骶尾部。

29.3.3 病理(pathology)

肉眼可见白色半透明的明胶样, 并多少带有红褐色的色调。向周围海绵窦、颅底骨、副鼻腔浸润。组织学上,以富有染色质核的小泡性细胞构成,细胞内的泡样坚壁化 (bubblelikecvacuole) 为其特征 (图 29-3-1),称之为含空泡细胞(Physaliferouscell)。

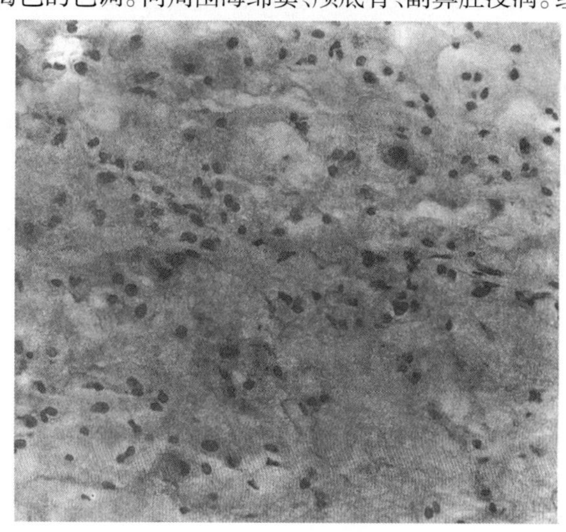

图29-3-1 颅内脊索瘤

偶见有恶性,也可见细胞核分裂、细胞过多、多形现象(pleomorphism),形成空泡较少。

29.3.4 发病率(incidence)

1962 年 Schisano 报告 6 700 例脑瘤中,仅有 10 例脊索瘤 (0.15%), 其他也有类似报告为 0.2%以下,为少见的肿瘤。

29.3.5 年龄与性别(age and sex)

各家报告的年龄范围为 10~90 岁(Hess 1934;Sassin 1967;Morello 1970)。发病年龄高峰为 30~40 岁,平均年龄为 35~40 岁之间。斜坡脊索瘤的临床表现比骶尾部脊索瘤平均早 10~15 年。

男性比女性多见,其比例为 3 : 2。在骶尾部肿瘤,有的病例组为 2 : 1 或 3 : 1,而在颅内脊索瘤最接近的是 1 : 1。性别的优势依然未能解释,尽管推测外伤对肿瘤的产生可能起作用。

29.3.6 好发部位(predilection site)

颅内脊索瘤多起自斜坡中线部位,位于硬膜外,缓慢浸润生长。向前可生长到鞍旁或鞍上,甚至伸入颅内,或向下突入鼻腔(图 29-3-2、图 29-3-3),或咽后壁。也可向后颅窝生长,累及一侧桥小脑角,或沿

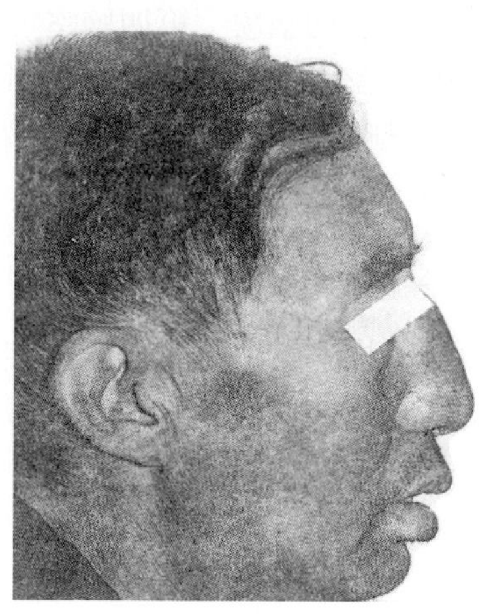

图29-3-2 脊索瘤突入鼻腔

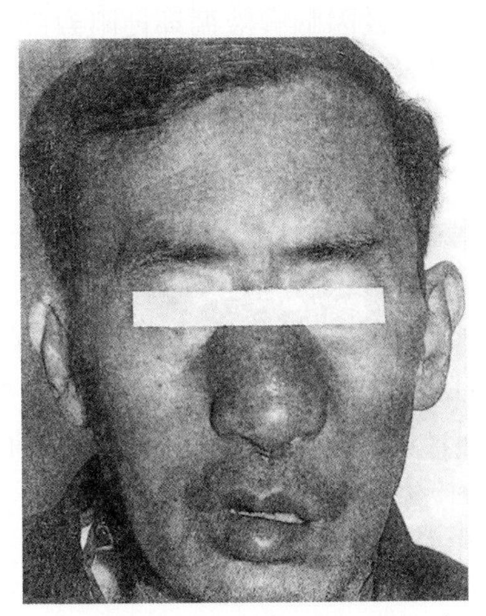

图29-3-3　脊索瘤突入鼻腔

中线向后发展而压迫脑干。脊索瘤位于蝶枕部占35%,脊柱部占15%,骶尾部最多占50%。

29.3.7　临床表现(clinical manifestation)

颅内脊索瘤为良性肿瘤,生长缓慢,病程较长,平均可在3年以上。

头痛为最常见的症状,约70%的病人有头痛,有时在就医前即已头痛数年。常为全头痛,也可向后枕部或颈部扩展。头痛性质呈持续性钝痛,一天中无显著变化。如有颅内压增高则势必加重。脊索瘤的头痛与缓慢持久的颅底骨浸润有关,头痛也可再发。

颅内脊索瘤的临床表现可因肿瘤部位和肿瘤的发展方向而有所不同。

(1)鞍部脊索瘤

垂体功能低下主要表现在阳痿、闭经、身体发胖等。视神经受压产生原发性视神经萎缩,视力减退以及双颞侧偏盲等。

(2)鞍旁部脊索瘤

主要表现在Ⅲ、Ⅳ、Ⅵ颅神经麻痹,其中,以外展受累较为多见。这可能因为外展神经行程过长,另外,外展神经的近端常是肿瘤的起源部位,以致其发生率较高。一般均潜在缓慢进展,甚至要经1~2年。颅神经麻痹可为双侧,但常为单侧,难以理解的是往往在左侧。

(3)斜坡部脊索瘤

主要表现为脑干受压症状,即步行障碍,锥体束征,第Ⅵ、Ⅶ颅神经障碍。其中,双侧外展神经损害为其特征。此外,由于肿瘤发生于颅底,也可引起交通性脑积水。如肿瘤向桥小脑角发展,则出现听觉障碍,耳鸣、眩晕。脊索瘤起源于鼻咽壁近处,常突到鼻咽或浸润一个或更多的鼻旁窦。引起鼻不能通气、阻塞、疼痛,常见有脓性或血性鼻分泌物,也因机械性阻塞致咽下困难,鼻咽症状常在神经受累之前出现,必须切记查看鼻咽腔,有13%~33%的机会看到肿块。

29.3.8　辅助检查(accessory test)

(1)头颅X线片

可见广泛的骨质破坏,肿瘤钙化以及软组织阴影。骨破坏部位有:斜坡、蝶鞍、岩骨、眼眶、中颅窝底、颈静脉孔、额窦及上颌窦,可达11%蝶鞍部肿瘤还可突向蝶窦和筛窦。

脊索瘤的钙化可见34%~86%,钙化可呈网状,结节状,数个小散在性斑状,钙化轮廓的囊肿及混合形。

(2)脑血管造影

股动脉插管行椎动脉造影,斜坡肿瘤显示基底动脉向背侧移动,或并有侧移位。颈动脉造影,显示颈内动脉虹吸段拉直抬高,中颅窝肿瘤可见大脑中动脉向上移位。

(3)CT扫描

示低密度区和结节状钙化,只在肿瘤外缘有增强效果(图29-3-4)。

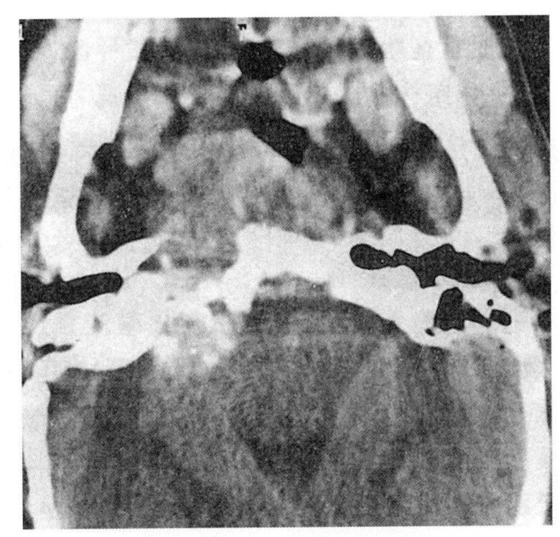

图29-3-4　脊索瘤CT扫描

(4)MRI

T_1加权像显示等低信号区,在斜坡的骨髓腔脂肪呈高信号区,T_2加权像示中度乃至明显的高信号(图29-3-5)。

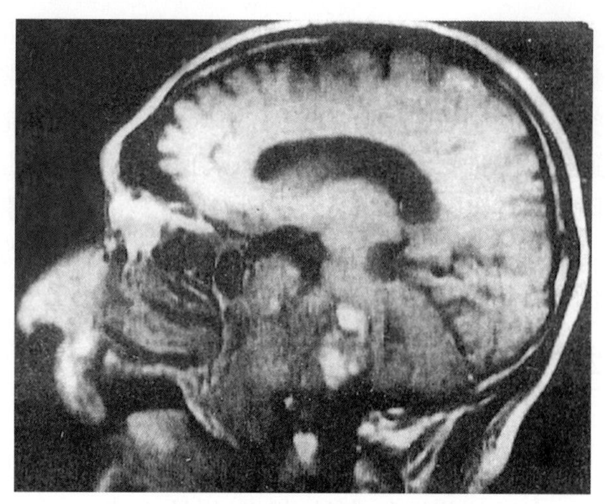

图29-3-5 脊索瘤磁共振扫描

29.3.9 诊断及鉴别诊断(diagnosis and differential diagnosis)

根据长期头痛,并有多组颅神经损害,颅平片显示颅底骨质破坏并有钙化者,诊断基本确定。由于脊索瘤常突入鼻咽腔,即使没有鼻咽部症状,一旦怀疑为脊索瘤,也应及早做活检,即能明确诊断,又可鉴别诊断。

脊索瘤应与鼻咽癌相鉴别,做活检即可明确诊断。斜坡部肿瘤应与脑膜瘤,侵入小脑脑桥角者应与听神经瘤及鞍部肿瘤应与垂体瘤和颅咽管瘤相鉴别。

29.3.10 治疗(treatment)

一般主张采用外科手术和放射疗法,但现在的治疗结果是令人失望的。颅底肿瘤的主要肿块,靠近脑干的肿瘤均不易暴露,放疗也不敏感,预后不理想。最近报告治疗脊索瘤,采用大剂量放疗 50~70Gy 和各种外科减压的方法,在大多数病组中,被证实有明显的缓解和适当的延长生命,但未获治愈。当肿瘤再发,重复放疗往往无效,反而有放射损害的危险。

曾提出很多手术入路行囊内肿瘤切除,但无一做到全切除,而且带来高死亡率和致残率的危险。手术入路应选择肿瘤的主要所在部位。对于主要在蝶骨内的肿瘤,采用下鼻中隔入路,斜坡肿瘤可经颈斜坡的入路,这种方法有导致颅颈不稳定的缺点。其他的主要方法是通过颞下开颅并切开小脑幕暴露在后颅窝的肿瘤。一般主张手术限于活检诊断和缓解特殊紧急的病情,例如鼻咽部阻塞,可经鼻咽腔切除肿瘤,或因脑脊液循环梗阻致颅内压增高者可行分流手术。

29.3.11 预后(prognosis)

按照现在的治疗方法,颅内脊索瘤的预后是不良的。一般是在诊断以后 3~4 年内死亡,常常是因为直接损害重要神经结构所致。虽有生存 10~15 年的报告,却属少数,5 年生存率据估计低于 10%。

另有报道 51 例颅内脊索瘤,其中,11 例仅做活检,40 例行次全切除,39 例接受术后放疗。根据疗效分析,5 年和 10 年存活率分别为 51%和 35%,效果较为满意。

(李庆彬)

参考文献

[1] 河本圭司. 疾患别画像[M]. 电显アトろス(1)京都:金芳堂,1991.
[2] 罗世祺. 儿童颅内肿瘤[M]. 北京:人民卫生出版社,1992.
[3] 太田富雄. 脑神经外科学[M]. 第 6 版.京都:金芳堂,1993.
[4] 薛庆澄. 神经外科学[M]. 天津:天津科学技术出版社,1990.
[5] 王忠诚. 神经外科学[M](2). 北京:人民卫生出版社,1979.
[6] 吴恩惠. 头部 CT 诊断学[M]. 北京:人民卫生出版社,1985.
[7] 中泽省三. 脑神经外科学[M]. 东京:医学评论社,1993.
[8] Heffman HJ,Silva MD,Humphreys,et al. Aggressive surgical management of craniopharyngiomas in children. J Neurosurg 1992,76:47-49.
[9] Hoffman HJ,Chuang S,Ehrich R,et al. The Microsurgical rem-oval ofcraniopharyngiomasinchildhood. Corcepts in Pediatric Ne-urosugery,1983,6:52-58.
[10] Forsyth PA,Casino TL,Shaw EG,et al. Intracranial chordomas:a pathological and prognostic study of 51 cases. J Neurosurg 1993,78:741-746.
[11] Carmel. PW. Epidermoid cyst. In:Youmans JR. eds. Neurological surgery. VOI5. Philadelphia:W.B. Sunders Company,1990.
[12] Surron LN,Gusnard D,Bruce DA,et al. Fusiform dilatations of the carotid artery following radical surgery of childhood craniopharyngiomas. J Neurosurg 1991,74:695-702.
[13] Symor L,Pell MF,Habib HA. Radical excision of craniophar-yngiomas by the temporal route:a review of 50 patients. British Journal of Neuro surgery 1991,5:539-546.
[14] Yasargil MG,Curcic M,Kis M,et al. Total removal of crani-opharyngiomas. Approaches and long-term results in 144 patients. J Neurosurg 1990,73:3-8.
[15] Parikh S,Milosevic M,Wong CS. Recurrent intracranial epid-ermoid cyst treated with radiotherapy. J neurooncol 1995;24(3):293-297.

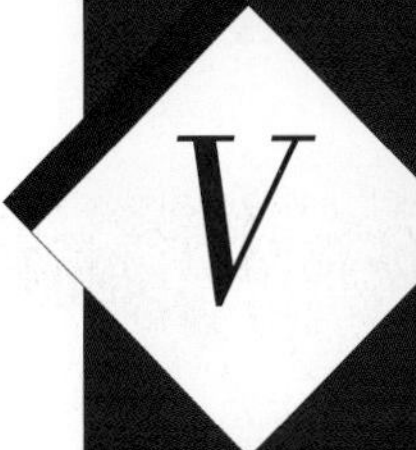

脑血管疾病篇

30. 颅内动脉瘤

30.1　概　　述

颅内动脉瘤（aneurysm）（图 30-1-1、图 30-1-2）是由于局部血管异常改变产生的脑血管瘤样突起，至 1990 年，首都医科大学附属北京天坛医院已收治了 801 例。其主要症状多由出血引起，部分因瘤体压迫、动脉痉挛及栓塞造成。动脉瘤破裂出血常致病人残废或死亡，幸存者仍可再次出血。

30.1.1　年龄分布（range of age）

主要见于中年人（30～60 岁），青年人较少，最小的 5 岁，最大的 70 岁。

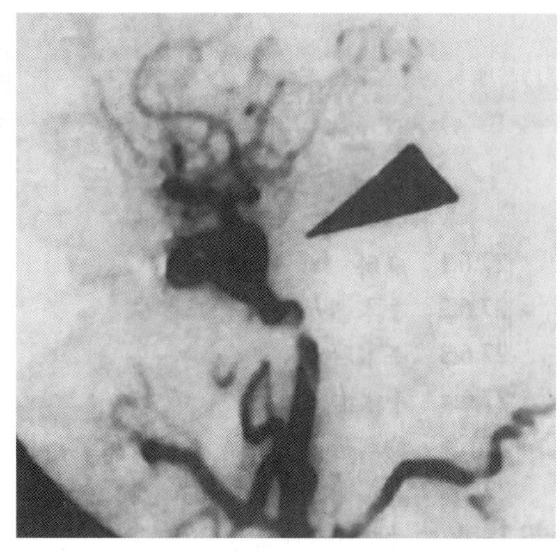

a

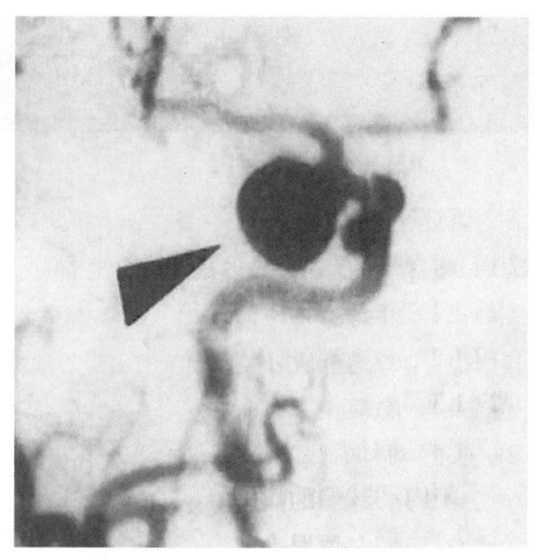

b

图30-1-1

a. 颈内动脉－后交通支动脉瘤(女,55岁)侧位像:动脉瘤(颈动脉造影)位于颈1～2的后下方;

b. 颈内动脉－后交通支动脉瘤(女,55岁)正位像:动脉瘤(颈动脉造影)位于颈1～2的外下方

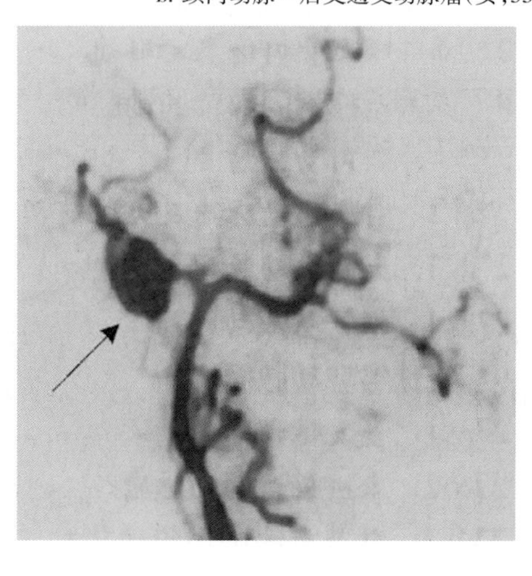

a

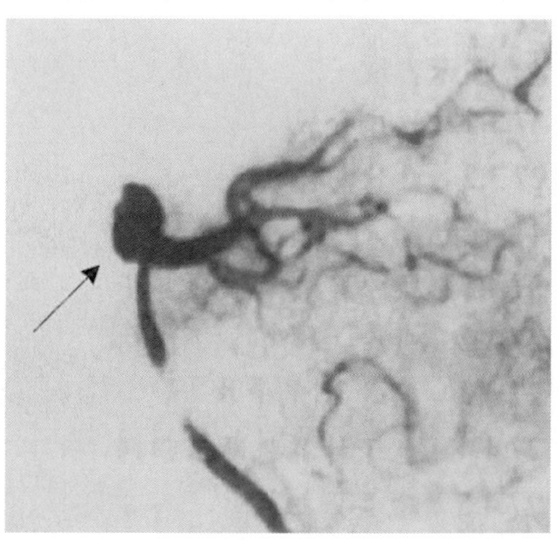

b

图30-1-2

a. 右侧大脑后动脉动脉瘤(男,47岁)侧位像:动脉瘤(左椎动脉造影)位于P1-P2交界处;

b. 右侧大脑后动脉动脉瘤(男,47岁)正位像:动脉瘤(左椎动脉造影)位于基底动脉起始部

30.1.2 形态和大小(configuration and size)

动脉瘤按形态大致分为囊状(包括球形、葫芦形、漏斗形)、梭形及壁间动脉瘤三种(图30-1-3)。囊状者占颅内动脉瘤的95%,梭形者4%。按直径的大小又可归为四类:小于0.5cm为小动脉瘤;等于或大于0.5cm及小于1.5cm为一般动脉瘤;等于或大于1.5cm及小于2.5cm为大型动脉瘤,等于或大于2.5cm为巨型动脉瘤。15.5%的颅内动脉瘤小于0.5cm,巨型者仅占7.8%。

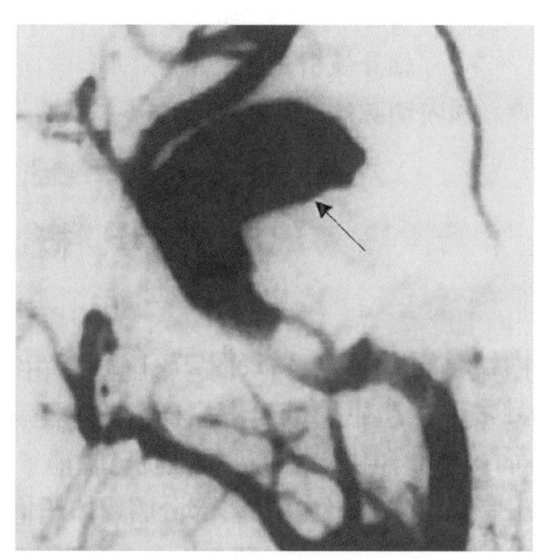

图30-1-3 左颈内动脉夹层动脉瘤

30.1.3 发病率(morbidity)

动脉瘤居于脑血管意外病人中的第三位,仅次

于脑血栓形成及高血压脑出血。蛛网膜下腔出血的发病率为 5～20/100 000 人口/年，其中约 34% 由动脉瘤造成。大组尸检中颅内动脉瘤占 0.2%～1%。男女差异不大。但有人报道女性多。颅内动脉瘤的发生率在世界各地是有差异的。在下述国家和地区较少：中国（包括台湾）、中东、印度、巴基斯坦、阿尔及利亚。下列地区和国家较多：日本、美国、西欧、东欧、加拿大、前苏联、智利。Bhagwat 报道印度 1 031 例连续尸解，Willis 动脉环的先天异常及变异似其他国家，但仅有 2 例动脉瘤，占 10.2%，比其他国家低得多。在中国颅内动脉瘤也较少，而颅内动静脉畸形相对较多。在北京市神经外科研究所治疗的动脉瘤及动静脉畸形数目近似。至于为什么颅内动脉瘤在上述一些国家较多，而另一些国家较少，似乎并非技术上的问题，虽然可能有一些病人被漏诊、误诊，其主要原因仍待探讨。

30.1.4 部位（location）

1982 年以前我们只是对一部分怀疑动脉瘤患者都施行全脑血管造影，其后半环动脉瘤发现较少，而 1982 年以后，所有可疑患者施行全脑血管造影，后半环动脉瘤的发现比以往增多（表 30-1-1）。

国外一协作组 3 898 个动脉瘤，颈内动脉者占 41.3%，前交通动脉者占 24.4%，大脑中动脉者占 20.8%，大脑前动脉者占 9.0%，椎－基底动脉者占

表30-1-1 801 例颅内动脉瘤的部位

部位	例数(%)	
	1970～1985 年	1986～1990 年
颈内－后交通支	268(53.6%)	138(45.9%)
颈内动脉其他部位	85(17.0%)	48(15.9%)
前交通支	80(16.0%)	49(16.3%)
大脑中动脉	38(7.6%)	22(7.3%)
大脑前动脉	16(3.2%)	10(3.3%)
颈内脉络膜前动脉		2
基底动脉	5(1.0%)	11(3.7%)
大脑后动脉	3(0.6%)	16(5.3%)
基底－小脑上动脉		1
基底－小脑前下动脉	1(0.2%)	1
小脑后下动脉	1(0.2%)	1
椎动脉	3(0.6%)	4(1.3%)
	500(100%)	301(100%)

4.5%。与我们各部位动脉瘤的百分比有所不同。北京天坛医院 1985 年以后的 301 例动脉瘤中，椎－基底动脉瘤占 11.3%；多发性动脉瘤占 8.0%。Lumenta 报道：椎－基底动脉瘤占 5.9%；多发动脉瘤占 1.9%。

偶见颈内动脉或大脑中动脉发出副大脑中动脉（accessory middle cerebral artery），其根部有动脉瘤。椎－基底动脉瘤中，32%～75% 在基底动脉及 12%～26% 在椎动脉上。

30.2 颅内动脉瘤的病因

动脉瘤形成的病因，概括有以下几种：

30.2.1 先天性因素（congenital factors）

脑动脉管壁的厚度为身体其他部位同管径动脉的 2/3，周围缺乏组织支持，但承受的血流量大，尤其在动脉分叉部。管壁中层缺少弹力纤维，平滑肌较少，由于血流动力学方面的原因，分叉部又最易受到冲击，这与临床发现分叉部动脉瘤最多，并向血流冲击方向突出是一致的。管壁的中层有裂隙、胚胎血管的残留、先天动脉发育异常或缺陷（如内弹力板及中层发育不良）都是动脉瘤形成的重要因素。先天动脉发育不良不仅可发展成囊性动脉瘤，也可演变成梭形动脉瘤。动脉瘤病人的 Willis 环变异多于正常人，两侧大脑前动脉近端发育不对称与前交通支动脉瘤的发生有肯定的关系，即动脉瘤由发育好的一侧前动脉供应，该侧不仅供血到动脉瘤，还供血到两侧前动脉。动脉瘤常与一些先天性疾患如颅内动静脉畸形、主动脉弓狭窄、多囊肾、隐性脊柱裂、血管痣并存。文献中不断有家族性颅内动脉瘤的报道也是先天性原因的一个佐证。

颅内动脉瘤在西欧、东欧、日本、美国、智利、瑞典较多，远比颅内动静脉畸形多，它们之间的比例为 8∶1～4∶1，甚至于 20∶1。但在中国、印度、中东动脉瘤却少得多，而动静脉畸形相对较多，在中国它们之间的比例为 1∶1。为什么印度的动脉瘤少，Bhagwati 认为与 Willis 动脉环的先天变异少有关，他连续解剖了 1 021 例 Willis 动脉环，发现其变

异像血管缺如、索条状血管、副血管、重复血管、前交通支融合及多发异常等占30.4%。而Alpers的一组占47.7%,Rigg的一组占80.77%。认为解剖上的变异少是印度颅内动脉瘤少的一个因素。他仅在这1 021例Willis动脉环发现2例(0.2%)动脉瘤,都在大脑中动脉,都有全身性的动脉粥样硬化,而Willis动脉环无解剖变异。在西方的尸解中,颅内动脉瘤为0.93%～3.7%。因此,认为印度的颅内动脉瘤少是由于脑血管的先天变异及粥样硬化少的关系。我认为可能与饮食内容不同有关。

30.2.2 动脉硬化(atheroscleorsis)

动脉壁发生粥样硬化使弹力纤维断裂及消失,削弱了动脉壁而不能承受巨大压力。Walker认为硬化造成动脉营养血管闭塞,使血管壁变性。40～60岁是动脉硬化发展的明显阶段,同时也是动脉瘤的好发年龄,这足以说明二者的相互关系。尤其是梭形动脉瘤多与动脉硬化有关,也可由于先天性动脉发育不良。晚近发现垂体腺瘤病人较其他肿瘤易于并发颅内动脉瘤,但是否因长期高水平的生长激素诱发动脉硬化所致尚无定论。

30.2.3 感染(infection)

感染性动脉瘤约占全部动脉瘤的4%。身体各部的感染皆可以小栓子的形式经血液播散停留在脑动脉的周末支,少数栓子停留在动脉分叉部。颅底骨质感染、颅内脓肿、脑膜炎等也会由外方侵蚀动脉壁,引起感染性或霉菌性动脉瘤。感染性动脉瘤的外形多不规则。

30.2.4 创伤(trauma)

颅脑闭合性或开放性损伤、手术创伤,由于异物、器械、骨片等直接伤及动脉管壁,或牵拉血管造成管壁薄弱,形成真性或假性动脉瘤。和平时期的创伤性动脉瘤多位于颈内动脉的海绵窦部,由于该部的颅骨骨折引起。战争弹片伤造成的颅内动脉瘤占战争创伤患者的2.5%;大多数是由于弹片从翼点(额、顶、颞骨与蝶骨大翼交界处)穿入,造成大脑中动脉的主要分支、大脑前动脉的胼周动脉及眼动脉动脉瘤。

30.2.5 其他(other)

此外还有一些少见的原因如肿瘤等也能引起动脉瘤。颅底异常血管网症、脑动静脉畸形、颅内血管发育异常及脑动脉闭塞等也可伴发动脉瘤。

除上述各原因外,一个共同的因素是血流动力学的冲击因素。Hashimoto将高血压鼠的一侧颈总动脉在颈部结扎,则动脉瘤出现于前交通动脉及结扎侧的后交通动脉。当两侧颈总动脉都被结扎,则在大脑后动脉及基底动脉出现动脉瘤。这些动脉瘤的部位正是血流冲击力增加的部位。临床上将脑动脉畸形切除,则有关的颅内动脉瘤也变小或消失。供应前交通支动脉瘤的一侧颈内动脉也多半供应两侧大脑前动脉,而对侧大脑前动脉近端(A)发育不良,这些都支持了血流动力学这个因素。年轻病人有多囊肾使血压升高也会引起动脉瘤,甚至于多个动脉瘤。总之,动脉壁有上述先天因素、动脉硬化、感染或外伤,加上血流的冲击是动脉瘤形成的原因。在临床上有时可见到下列情况能发展成动脉瘤。①残余的动脉瘤蒂:即夹闭动脉瘤时剩下一小部分薄壁。②动脉分叉处的膨隆:如颈内动脉后交通支交界处的膨隆。③动脉壁的一部分向外突出。这些,可在2～10年间演变成动脉瘤。

30.3 临床表现

30.3.1 临床分级(grading of clinicals)

Botterell等(1958)将病人的症状与体征分为五级,以此来评价手术的危险性和病人的预后,其他学者又做过一些补充。

Hunt及Hess将颅内动脉瘤病人按照手术的危险性分成五级:

Ⅰ级无症状,或轻微头痛及轻度颈强直。

Ⅱ级中度至重度头痛,颈强直,除有颅神经麻痹外,无其他神经功能缺失。

Ⅲ级倦睡,意识模糊,或轻微的灶性神经功能缺失。

Ⅳ级木僵(Stupor),中度至重度偏侧不全麻痹,可能有早期的去脑强直及自主神经系统功能障碍。

Ⅴ级深昏迷,去脑强直,濒死状态。

若有严重的全身疾患如高血压、糖尿病、严重动脉硬化、慢性肺病及动脉造影上有严重血管痉挛要降一级。

30.3.2 症状与体征(symptoms and signs)

小而未破裂的动脉瘤无症状。颅内动脉瘤的症状可分为三类:出血症状、局灶症状及缺血症状。

(1)颅内出血

在北京天坛医院 801 例动脉瘤中,71%的病人有颅内动脉出血。其中,有的出血多次,最多的出血 6 次。出血病人中最多的是单纯蛛网膜下腔出血。即突然头痛、呕吐、意识障碍、癫痫样发作、脑膜刺激征等。Willis 动脉环后半的动脉瘤出血时,头痛可仅位于枕部,还可有眩晕、复视、一过性黑矇、共济运动失调及脑干症状。

创伤性动脉瘤多位于颈内动脉的海绵窦段,由于该部颅底骨折引起。临床表现可为阵发性鼻腔大量出血,血经由鼻旁窦自鼻腔喷出。每次可出血几百到上千毫升,使病人陷入休克后,出血停止。以后可以反复如此发作性出血。耳鼻喉科及神经科医生遇此情况,如有头部外伤史,应考虑到创伤性动脉瘤的可能,早做脑血管造影,证实后迅速经皮插管栓塞动脉瘤或载瘤动脉。

1)出血的诱因:据 2 288 例动脉瘤破裂患者的分析,约有 32%的病人有运动、情绪激动;排便、咳嗽、头部创伤、性交或分娩等明显诱因;32%的人破裂发生在睡眠中;另有 32%的人处于一般相对静止状态,无明显诱因可查。Yoschimoto 统计有以上各种诱因者占 41%。由各种活动及情绪激动所引起的血压波动是诱发动脉瘤破裂的重要原因,但仍有相当一部分病人无明显诱因。患脑动脉瘤出血病人虽经严密防止咳嗽、用力排便、过早离床,仍不能完全有效地防止再出血。

2)动脉瘤的出血倾向与其直径的大小、类型有关:我们分析了 500 例动脉瘤的出血倾向,发现瘤的大小与出血倾向有关(表 30-3-1)。Suzuki 及 Crompton 对动脉瘤标本及其临床进行了分析,发现动脉瘤直径小于 4mm 时不易出血。Wied 报告 105 例多发性动脉瘤出血病人,90%的出血发生于大于 4mm 的动脉瘤,但巨型动脉瘤易在腔内形成血栓,瘤壁增厚,出血倾向反而下降。但也有人认为巨型动脉瘤容易出血。4mm 直径以下的动脉瘤蒂及囊壁均较厚,不易破裂,出血的可能性仅为 2%。联合调查 1 092 例破裂的动脉瘤(1970–1977 年)平均直径 8.2mm,其中,72%直径 <10mm,13%<5mm。

表30-3-1 动脉瘤的大小与出血(500例)

类型	大小(mm)	病人数	%	出血次数	%
小型	<5	63	12.6	48	76.2
一般	<10,>5	276	55.2	222	80.4
(或中型)	<15,>10	104	20.8	72	69.2
大型	<20,>15	25	5.0	13	52.0
	<25,>20	6	1.2	3	50.0
巨型	>25	26	5.2	7	26.9
共计		500	100.0		

出血与动脉瘤形态也有一定关系。囊状动脉瘤容易出血,特别是其囊上再有隆起者。至于梭形动脉瘤出血则相对较少。

3)动脉瘤出血的表现方式:动脉瘤出血时轻者渗血,重者则由于囊壁破裂造成大出血,并常伴有脑挫裂伤、水肿、血肿及脑疝。出血的表现方式有二:①单纯蛛网膜下腔出血,占 85%。②颅内血肿,占 15%。颅内血肿也可合并有蛛网膜下腔出血或脑室内血肿。血肿形成时,除有定位症状外还会有颅内压增高,如不及时手术可能因脑疝而死亡。Robertson(1949)解剖了 86 例因动脉瘤破裂出血死亡的患者,其中 60 例有脑内血肿。脑内或硬脑膜下有血肿的病人中,90%于 72h 内死亡。我们统计一组动脉瘤出血伴有血肿的患者,发现前交通支动脉瘤的血肿发生率为 26%,颈内动脉瘤为 15%,大脑中动脉瘤则为 36%。位于蛛网膜下腔的动脉瘤出血或脑内血肿破入蛛网膜下腔,均可造成硬膜下血肿。硬膜下血肿多发生于向前、下方突出的前交通支动脉瘤和颈内动脉瘤。大脑中动脉瘤因多位于侧裂内,所以很少发生硬脑膜下血肿。脑内血肿的好发部位是:大脑中动脉瘤的血肿常位于颞上、中回;瘤体突向上方时,血肿常位于岛叶或额叶内。颈内动脉末端动脉瘤引起的血肿多在额叶眶面外侧或颞叶内侧面。前交通动脉瘤的血肿多在额叶内侧。胼周动脉瘤血肿易出现在扣带回。幕下动脉瘤出血至脑干内的占 6.7% ~ 11.7%。脑室内血肿的好发部位是：颈内动脉－后交通支动脉瘤血肿可由颞极的内下部破入侧脑室颞角。大脑中动脉分叉部动脉瘤易破至颞上、中回而入颞角。前交通支动脉瘤血肿扩展后经直回嗅区及胼下回达侧脑室额角。胼周动脉瘤可破入扣带回、胼胝体进入脑侧室额角和体部。椎－基底动脉瘤位于蛛网膜下腔，破裂出血后扩散的阻力小，因此不如颈内动脉系统动脉瘤那样容易形成血肿。

4）动脉瘤出血的病理：Crawford（1959）对163例颅内动脉瘤作了病理分析，动脉瘤顶部破裂者占64%，侧壁破裂的占10%，蒂部破裂的仅占2%，24%破裂部位不详。动脉瘤顶部受到的冲击力量大，结构上也最薄弱，容易破裂。

动脉瘤破裂的修复：破裂后3周内通常以纤维素网为主形成新壁。这种纤维素多呈层状排列，较稀疏，缺乏韧性，所以3周内容易再出血。3周后动脉瘤附近软膜中的纤维组织逐渐长入新壁，并有较多的新生毛细血管，从而强化了动脉瘤的新壁，所以在第一次出血3周后，复发出血的机会也显著减少。可是新形成的动脉瘤壁内小血管也很容易出血，于是又再次形成以纤维素网为主的修复。这样出血→修复→再出血→再修复，使动脉瘤体逐渐扩大。

5）动脉瘤的再出血：颅内动脉瘤再出血占15%，最多的出血6次，再出血的40%～65%病人死亡。颅内动脉瘤破裂后早期易发生再出血，在我们的病例中，再出血发生在第一次出血后7天内的最多。Ando认为第一次出血6h内的再出血占再出血的67%；Hillman认为第一次出血后24h内，10%病人发生再出血。3周后显著减少。初次出血6个月后到10年内，每年至少有3%的病人再出血。再出血的诱因有神经放射检查（包括血管造影）、搬运、麻醉，但相当多的病人无任何诱因，甚至处于绝对卧床休息时出血，还有的在降低了血压的情况下出血。当第一次出血形成血肿时，容易发生再出血。因而动脉瘤破裂的危险是永久的。Aoyagi比较了一次出血、两次出血（又分成第一次出血后4d以上再出血者及3d以内再出血者两组）。其预后是一次出血者手术率为93%，有效寿命（useful life）68%；第二次出血在4d以上的手术率为59%，有效寿命22%；第二次出血在3d以内的手术率为38%，有效寿命40%。Kassell等统计北美每年颅内动脉瘤破裂的患者有28 000人，其中仅10 000人有较好的功能恢复，另10 000人于发病后死亡或致残，其余8 000人因再出血、血管痉挛或手术并发症死亡或致残。

（2）局灶体征

在住院的有蛛网膜下腔出血的动脉瘤病人中，约1/3有限局的缺血性神经障碍。Torrer报告3 521病人中，28%在入院时有限局的缺血性神经障碍，其中80%是由于血管痉挛（由神经症状、CT及血管造影证实）。大于7mm的颅内动脉瘤就可以出现压迫性局灶症状。如邻近敏感的神经结构，小到3～6mm大小的动脉瘤也能引起局灶症状。巨型动脉瘤在临床上易与肿瘤混淆，如将动脉瘤当作肿瘤手术是危险的。局灶症状由瘤体压迫的位置不同而异。除瘤体的直接压迫外，动脉瘤出血或有血肿形成都会引起局灶症状。颈内动脉－后交通支动脉瘤中，30%～53%出现病侧动眼神经麻痹。动眼神经麻痹不是一下就全部出现，它是先出现提睑无力，几小时或几天达到完全地步。也有立刻发展到完全麻痹的。动眼神经位于颈内动脉（C_{1-2}）的外后方，因此，颈内动脉－后交通支动脉瘤位于后外方的最易造成动眼神经麻痹。不同部位的动脉瘤所造成的颅神经障碍见（表30-3-2）。

颈内动脉的巨型动脉瘤可被误认为垂体腺瘤。

表30-3-2　301例动脉瘤部位与颅神经功能障碍

动脉瘤部位（病例数）			颅	神经	障碍			
	Ⅱ	Ⅲ	Ⅳ	Ⅴ	Ⅵ	Ⅶ	Ⅷ	Ⅸ
颈内－后交通支（138）	1	73（52.9%）	1	1	9（6.1%）	1	1	1
颈内动脉其他部位（48）	4	8（17.4%）		3（6.5%）	4（8.7%）			
前交通支（49）	1	1	1					
大脑中动脉						2		
大脑后动脉（16）		2（12.5%）	1					
基底动脉（11）		4（36.4%）	1					
共计	7	88	2	6	13	3	1	1

大脑中动脉瘤可引起对侧偏瘫。前交通支动脉瘤破裂一般无特殊定位症状，但若累及丘脑下部或边缘系统，可出现精神症状、高热、尿崩等。

基底动脉分叉部、小脑上动脉及大脑后动脉近端动脉瘤位于脚间窝前方，常出现Ⅲ、Ⅳ、Ⅵ颅神经麻痹及大脑脚、脑桥的压迫症，如 Weber 综合征、两眼同向凝视麻痹及交叉性瘫痪等。巨型动脉瘤压迫第三脑室后部及导水管可引起梗阻性脑积水的症状。

基底动脉干及小脑前下动脉近端动脉瘤表现为脑桥不同水平的压迫症状，如 Millard-Guber 综合征（一侧外展神经及面神经麻痹，对侧锥体束征）、Foville 综合征（除 Millard-Gubler 综合征外，尚有同向偏盲）、凝视麻痹、眼球震颤等。

小脑前下动脉瘤的症状分两类：①突然发病：由于蛛网膜下腔出血突然出现严重头痛、呕吐、接着出现病侧Ⅵ、Ⅷ颅神经麻痹。②缓慢发病：逐渐出现小脑脑桥角症状及体征而无动脉瘤破裂征象。有人提出听力测验可帮助鉴别动脉瘤与肿瘤，即动脉瘤病人的听力丧失是波动性的或逐渐好转，所以要多作几次听力测验。罕见的内听动脉瘤可同时出现面瘫、味觉及听力障碍。

椎动脉、小脑后下动脉、脊髓前、后动脉瘤可引起典型或不完全的脑桥小脑角综合征、枕骨大孔区综合征及小脑体征、后组颅神经损害、延髓及上颈髓压迫等症状，可有显著的呼吸心跳改变。

大脑后动脉动脉瘤的 52% 出现局灶体征，如癫痫、视幻觉、视野缺损、Ⅲ、Ⅳ颅神经麻痹等。

（3）脑缺血及脑动脉痉挛

动脉瘤第一次出血造成病人死亡及造成脑缺血和脑动脉痉挛的占 60%。动脉痉挛为动脉瘤破裂出血后发生脑缺血的重要原因。蛛网膜下腔出血造成脑损害使脑皮质对缺血的耐受性减弱而产生缺血症状。此外，瘤囊内血栓脱落及蔓延也是造成脑缺血的原因。动脉瘤内因血流缓慢而紊乱，也可形成血栓。这在巨型及大型动脉瘤更为多见。Suhunk 统计直径 6～15mm 与大于 30mm 的两组动脉瘤囊内发生血栓的比率分别为 18% 及 40%，可见有显著差异。血栓脱落或蔓延到载瘤动脉能引起一过性脑缺血发作及脑梗死症状。其症状因梗阻血管不同而异。

大脑前动脉远端（Huebner 回返动脉保留）闭塞综合征：根据梗阻的范围及严重程度，出现不同的神经障碍，可为对侧偏瘫或单瘫，深感觉严重减退、浅感觉轻度减退、暂时性失语、记忆力消失（由于穹隆的记忆传导束受损）及精神错乱，尿道及直肠括约肌失去控制，姿势紧张。额叶内部缺血出现力握运动机能减退。若梗阻发展到顶枕沟，还可以出现视觉性失认。Crompton 统计动脉瘤破裂出血死亡的患者 75% 有脑梗死。有人报道用 CT 检查，动脉痉挛区脑组织约有 71% 密度减低。梭形动脉瘤的主要症状是缺血和脑梗死。

蛛网膜下腔出血后的脑血管痉挛主要在 Willis 动脉环及其周围。

1）脑动脉痉挛原因：Kassell 认为脑动脉痉挛是动脉的极度收缩或平滑肌不能弛缓造成的，而不是由于血管的增厚。Smith 给蛛网膜下腔出血的病人做脑血管活检，观察 5 例的形态变化，发现在血管造影上血管痉挛的严重程度与病理上改变的程度是一致的。显著缩窄的血管在形态学上的改变包括：内膜增生、中层坏死及纤维化、壁内出血。特别有趣的是显著缩窄的血管在中层含有大量的成肌纤维细胞及第五型胶原（collagen），而在缩窄轻微的血管，其含量就不那么显著。非脑病死后的脑血管则无此变化。

蛛网膜下腔出血、穿刺脑动脉、注射造影剂、手术器械接触动脉等均可诱发动脉痉挛。有人将自体血注入动物蛛网膜下腔，发现 33.2% 出现动脉痉挛。若将动脉刺破一小孔造成出血，则有 44% 出现动脉痉挛，由此说明物理及化学因素皆能引起动脉痉挛。用新鲜的自体血注射到犬的枕大池，或用氧合血红蛋白注射到犬的蛛网膜下腔，发现痉挛动脉壁的过氧化脂质（lipoperoxide）含量呈逐渐上升，第 7d 达到最高。与对照组比较，两组在第 4d 的过氧化脂质含量增多有统计学的显著性差别，可能是抑制了前列环素（PGI）的合成而发生血管痉挛。Silvani 测定了颅内动脉瘤蛛网膜下腔出血脑脊液的前列腺素 D（PGD）变化，认为 PGD 是凝血块中最重要的引起血管痉挛的物质。

蛛网膜下腔的血溶解时从红细胞释放氧合血红蛋白，在 3d 后急剧增加，7d 达高峰。一旦氧合血红蛋白被转变成正铁血红蛋白（Methemoglobin），则脑血管痉挛缓解。

蛛网膜下腔出血早期脑脊液的纤维蛋白肽 A（Fibrinopeptide A，FPA）极度增加。FPA 的水平代表凝血酶（Thrombin）在脑脊液内的活动状态。这证明蛛网膜下腔出血早期蛛网膜下腔的凝血系统被强烈地激活。

Tew 报道，蛛网膜下腔出血后，大鼠脑血管的神经支配发生特定的及选择性的消失，去甲肾上腺素能(NA)纤维中度减少，而与降钙素基因有关的肽(CGRP)纤维剧减，使大片血管完全失去此种纤维。这可能是血管痉挛延缓发生(delayed vasospasm)的原因。

取颅内动脉瘤出血病人的侧裂或基底池的脑脊液，检查肌酸磷酸激酶(CPK)及脑 CPK 同工酶(CPK-BB)量改变，认为能反映脑实质及血脑屏障的破坏程度。发现脑血管痉挛造成的神经障碍与脑脊液的 CPK 及 CPK-BB 水平密切相关，含量越多，神经障碍越重。

2）发生脑动脉痉挛的时间与频率及手术时间的选择：我们的病例中 39%的病人有动脉痉挛，实际上应更多，因为痉挛有其好发时间，我们不可能连续不断地每天造影，因此，不免遗漏了一些血管痉挛病人。血管痉挛的程度大多较轻，不出现临床症状。国外报道脑动脉瘤出血后，发生动脉痉挛的占 21%～62%，其中 34%～46%的患者出现神经系统的病理体征。北京天坛医院的动脉瘤病人在蛛网膜下腔出血后 6～15d 动脉痉挛最多，18d 后大为减少，降至 14%(表 30-3-3、图 30-3-1)。在出血后 7d 内进行 CT 扫描，估价脑池的血量与以后发生血管痉挛的关系，发现脑池内无血或仅有薄层血的患者罕有发生血管痉挛的：池内持续有血存在或有厚层血的患者常发生血管痉挛，占 72%，伴有缺血症状的占 51%，以后 CT 扫描发现脑内有缺血区的占 30%。含量的脑池不同，与血管痉挛的发生也有关系：仅在额部大脑纵裂有血的患者，42%有血管痉挛，最少。多数脑池有血的患者，79%有血管痉挛，最多。Sano 等分析了 443 例动脉瘤，发现出血 3d 内手术效果最好，无一例因动脉痉挛而死亡。出血后 4～7d 手术效果尚佳，但也有因严重动脉痉挛而死亡的。他认为出血至发生动脉痉挛的时间为 6.8±1.7d。因为蛛网膜下腔的凝血块可能在出血第 1 周末释放血管收缩物质，所以出血后第 4～7d 手术就可能使已存在的动脉痉挛加重。而如出血后 3d 内手术，则凝血块在释放血管收缩物质之前被清除，预后较好。7d 后如动脉痉挛加重及病人情况恶化，应延期手术。动脉痉挛持续时间为 8～24d，平均 14d。在动脉痉挛开始消退时，似乎动脉瘤容易发生出血。如在出血后 1 周内造影已发现动脉痉挛，此时手术，效果极差。出血后 3 周左右动脉痉挛消退，神经症状也趋向稳定，其后手术比动脉痉挛期更为有利。但也有些学者持不同观点，1975 年有人用血

表30-3-3 动脉瘤出血后动脉痉挛的发生率

出血至痉挛天数	动脉痉挛例数	占同期造影例数的百分率
0～5	27	26.21
6～10	39	50.65
11～15	16	42.11
16～20	6	28.57
21～30	29	28.71
共计	117	

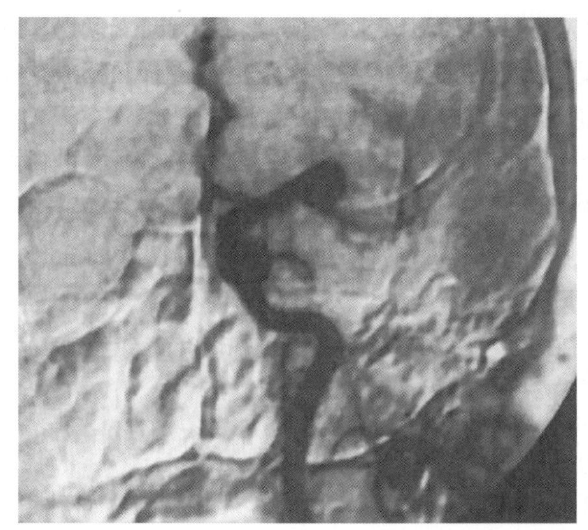

a

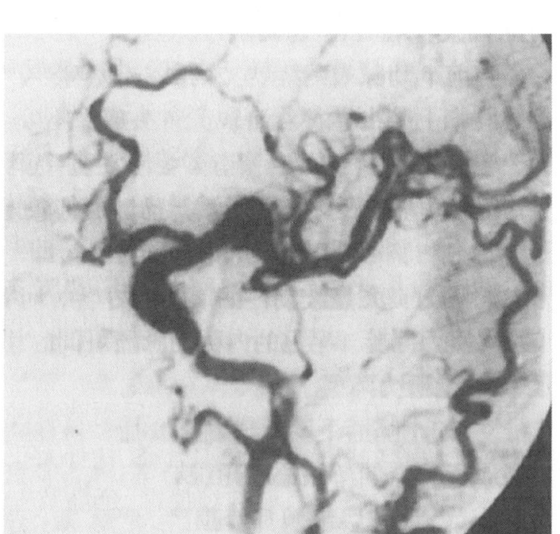

b

图30-3-1

男，60 岁，(a)蛛网膜下腔出血发病，左侧颈内动脉造影见大脑中动脉动脉瘤；(b)颅内主要动脉节段性变细，小动脉及末梢血管显影不佳，提示脑血管痉挛

管造影证实，198 例因动脉瘤破裂引起蛛网膜下腔急性出血患者中，41% 有动脉痉挛，他们之中的 46% 有神经系统阳性体征。而血管造影无动脉痉挛的 117 例中，52% 有神经系统阳性体征。因此，认为有或无动脉痉挛与神经系统阳性体征的关系不大。有动脉痉挛的手术死亡率为 19%，而无动脉痉挛的手术死亡率 19.5%。保守治疗的结果也相似：有动脉痉挛的死亡率为 33%，无动脉痉挛的死亡率为 34%。国际联合调查 3 521 例蛛网膜下腔出血中，944 例(27.20%)在住院期间有局灶性缺血性神经功能缺失(FID)，79% 由于血管痉挛，以蛛网膜下腔出血后 7～10d 最多。与 FID 有关的因素包括老年、女性、脑的前半循环、意识状态、脑膜刺激征、蛛网膜下腔出血前有高血压、收缩压升高、CT 有蛛网膜下腔出血，特别是广泛而厚层的出血。

若有第二次出血(两次出血相距 1～17d)，发生动脉痉挛较早，在第二次出血 3d 内发生血管痉挛者占 38.7%。

Lindau 记录了 176 例动脉瘤出血病人的脑电图(EEG)，认为出血后第 1d 的 EEG 有判断预后价值：EEG 正常，72% 在几天内不会出现血管痉挛；EEG 上有 δ 波或轴性暴发波 (Axial bursts)，85% 在几天后出现血管痉挛，仅 4% 不再出现并发症。这些与 CT 上蛛网膜下腔有血及其厚度有关。第 5d 的 EEG 有诊断价值：若局部或两侧有不对称的 δ 波，很可能有血管痉挛。在 104 例有血管痉挛病人中，仅 3 例的 EEG 正常，其余的皆不正常，并与血管痉挛程度有关(血管造影证明)，神经系统可以无症状(64 例)。所以认为 EEG 对蛛网膜下腔出血的预后判断及血管痉挛的诊断都非常有用，或据以推迟手术。

3)动脉痉挛的部位及程度：动脉瘤出血发生的动脉痉挛，以载瘤动脉近动脉瘤节段最为严重，离动脉瘤较远的部分痉挛轻微或不发生。动脉瘤近端载瘤动脉痉挛的占 51%，远端载瘤动脉痉挛的占 15%，近端及远端载瘤动脉皆有痉挛的占 22%。但也可全脑动脉广泛发生痉挛；或除了在"载瘤动脉"上发生痉挛外，另在一"非载瘤动脉"上也发生痉挛，甚至双侧广泛血管痉挛。动脉痉挛一般分为三种类型：①广泛型；②多节段型；③局部型。多节段型及广泛型的血管狭窄常伴有神经功能障碍。发生蛛网膜下腔出血到出现神经功能障碍的时间是 3～15d，第 8d 为最高峰。第一型死亡率高，第三型预后良好，第二型居中。

椎－基底动脉瘤破裂后出现的动脉痉挛较颈内动脉系统动脉瘤多。幕上动脉痉挛很少波及幕下，反之亦然。动脉痉挛大多限于一侧。中线部动脉瘤破裂发生的动脉痉挛可在局部，也可波及两侧动脉。动脉痉挛程度不一，根据残留管径的大小分为 >50%、<50%、完全闭塞三度。也可分为四度，即 >50%，50%～25%，<25% 及完全闭塞。一般认为管径 <25% 及完全闭塞。一般认为管径 <50% 就可以出现症状，<25% 则肯定有症状，这当然也还要看其侧支循环的情况如何。侧支循环好，甚至于完全闭塞可无症状。经放射性同位素测定痉挛后的血流变化，发现血流量减少 40% 时，手术的死亡率和致残率比脑血流正常和轻微减少的患者高 4 倍，因此多数人不赞成在动脉痉挛期手术。

从血管造影上测量，动脉痉挛的程度多在 40% (表 30-3-4)；动脉痉挛主要发生在载瘤动脉上。

表30-3-4　脑动脉痉挛程度

动脉痉挛程度	例数	占痉挛总数之百分比(%)
20%	33	24.09
40%	61	44.53
60%	31	22.63
80%	12	8.76
共计	137	100

必须指出单纯在血管造影上表现有动脉痉挛，并非早期手术的禁忌证，主要需看临床症状。如果在脑血管造影上显示有动脉痉挛，而临床症状分级为 Ⅰ～Ⅲ级，则手术效果一般是良好的，争取早期手术。

4)蛛网膜下腔出血后的脑血流循环改变：Iwata 测定 15 例动脉瘤出血后的脑血流 (CBF)，发现第 5d CBF 减少 5%～10%，此时施行手术夹闭动脉瘤并清除蛛网膜下腔的血块，效果良好。第 6d 到第 13d CBF 减少 20%～48%，等待手术，如 CBF 好转，则手术效果很好。蛛网膜下腔出血后 2 个月 CBF 才会恢复得好。动脉瘤出血的脑血流循环时间延长。有人测定了 114 例颅内动脉瘤病人出血后的脑血流循环时间，平均 7.2 秒，动脉期为 3.1 秒。正常分别为 5.4 秒及 2.4 秒。若脑血流循环时间超过 8 秒，则死亡率及致残率增加。反复的蛛网膜下腔出血能使血管发生炎变，内膜增厚，甚至坏死，这将导致脑梗死。动脉痉挛更易造成脑梗死，出现神经功能障碍。

Yonas 用氙(Xe/CT)测定了 70 例蛛网膜下腔出血病人的脑血流:15 例病人以后出现了神经功能障碍。其中 4 例为轻度障碍，皮质血流量低为每分钟 15 ~ 25ml/100g，这 4 例完全恢复正常;11 例为局部或全脑血流减少，血流少于每分钟 12ml / 100g,于 24h 内死亡或发生了脑梗死(CT 证实)。所以他认为迟发性神经功能障碍，并且脑血流为每分钟 15 ~ 25ml/100g 的病人,以后能恢复;而脑血流少于每分钟 10ml/100g 的病人,预示着要发生脑梗死。

经颅 Doppler 是一种无创伤性的检查，并且可在床边检查及动态地监测。脑血管痉挛及脑血流减少时会引起血压的剧烈波动,24h 内使舒张压的变化超过 30mmHg。其波动可能是由于蛛网膜下腔出血后的脑血管自动调节障碍。

用经颅超声可诊断脑动脉痉挛及其痉挛程度:①载瘤动脉的血流速度增高，表示该动脉有痉挛。Lindegaar 给颅内动脉瘤病人在蛛网膜下腔出血的第 1 ~ 2d 做脑血管造影测量大脑中动脉近端,其管径的均值为 2.8mm(2.3 ~ 3.4mm),经颅超声大脑中动脉近端流速的均值为 56cm/s(36 ~ 88cm/s)(在正常范围内)。脑血管管径与其血流速度的变化是相反的。共对比了 51 例病人的血管造影与超声。13 例的大脑中动脉管径 1.5mm，比正常减少了 50%,其中 11 例大脑中动脉的流速超过 140cm/s。②出血后第 1 ~ 2d 用同侧颅外颈内动脉的流速除大脑中动脉流速等于 1.1 ~ 2.3(平均 1.7)。大脑中动脉有极严重狭窄时,这个比率可大于 10。

作颅内压力监测时，可同时测颅内脉波(Pulse wave)。颅内搏动血管的管径大小决定颅内脉波的振幅。猫蛛网膜下腔出血导致的血管痉挛用脑室内监测,发现颅内脉波的改变与脑血管造影改变是一致的。因此,对人也用此法监测蛛网膜下腔出血的脑血管痉挛。

5)脑动脉痉挛的治疗:尚无特效疗法。已有多种方法用于临床,如平滑肌松弛剂(硝普钠)、α 受体阻滞剂(酚妥拉明)、β 受体兴奋剂(异丙肾上腺素)、5 羟色胺拮抗剂(甲基麦角新碱、利血平等)、磷酸二酯酶抑制剂等，但效果不佳。Towart 用钙离子拮抗剂对抗血管痉挛有一定疗效,认为它能抑制细胞外钙离子进入血管平滑肌细胞。Kassell 等指出，增加血容量和控制性提高血压是治疗症状性血管痉挛的最佳方案。Walter 等对 102 例病人单独使用心得安或合用酚妥拉明,发现能防止蛛网膜下腔出血后常发生的坏死性心肌病损及减轻脑血管痉挛造成的神经症状,降低死亡率。

对于颅内动脉瘤病人有蛛网膜下腔出血及血管痉挛的,Stanworth 给 6 例病人前列环素每分钟 1mg/kg。所有病人在临床上病情都有改善,有的恢复正常;血管造影上血管痉挛也有进步,但没完全复原，并且出现了颅内外动脉吻合。在 Manchester 用药物引起人基底动脉一段收缩，再给前列环素，用低浓度的前列环素使其收缩大大缓解。如增加前列环素的浓度，则又引起收缩。有人认为每分钟 5mg/kg 的前列环素即可引起血管收缩。

Bell 用 Naloxone(鸦片拮抗剂)给颅内动脉瘤有蛛网膜下腔出血的患者,发现静脉注射 2mg 以上能改善部分病人的神经缺失症状;用 Naloxone 的患者无 1 例恶化。Mitsuka 通过动物试验及临床研究,认为蛛网膜下腔出血后的症状性血管痉挛,不仅由于脑血流减少,也由于血凝结功能加速,形成微血栓,因此,给血小板凝结抑制剂(Ticropidine)可能防止症状性血管痉挛。

Kurisaka 认为甲状腺刺激 - 释放激素(Thyroidstimulating-releasing hormone)(TRH) 能改善轻度意识障碍。颅内动脉瘤有血管痉挛的病人，在给 TRH 以前及以后，查局部脑血流及做血管造影,结果是:用 TRH 病人死亡率及致残率较常规治疗组低。认为 TRH 可能改善下丘脑功能及增加脑血流。但对血管是否有直接作用则不详。

升压扩容稀释治疗:Ausman 认为临床上 Ⅰ ~ Ⅳ级病人应即刻手术。怀疑有血管痉挛时,即刻手术,排除了再出血的可能,再升高其血压及增加血容量治疗血管痉挛。血管内血容量的增加是用液体、白蛋白及人血浆,术后每日由静脉及口服液体(包括血)3 000 ~ 6 000ml,7 ~ 10d。治疗期间要监护心脏血容量,测中心静脉压,维持在 0.686 ~ 0.981kPa(7 ~ 10mmHg),对于严重的蛛网膜下腔出血、症状性血管痉挛及(或)血管造影上有严重的血管痉挛,给多巴胺或多巴酚丁胺(Dobutamine)升高血压,维持在 20 ~ 21.3kPa(150 ~ 160mmHg),使症状性血管痉挛显著减少。Shimizu 如此治疗了 16 例 Ⅰ ~ Ⅲ级动脉瘤出血的病人,15 例恢复良好。Wascher 1989 年对动脉瘤病人发生蛛网膜下腔出血后，持续给予升压扩容稀释血液治疗以增加脑血流,预防动脉痉挛。动脉瘤已被夹闭的病人收缩压维持在 18.7 ~ 21.9kPa

(140 ~ 165mmHg);动脉瘤未被夹闭的病人收缩压维持在 17.3 ~ 20.0kPa(130 ~ 150mmHg);中心静脉压维持在 0.784 ~ 1.18kPa(8 ~ 12mmHg);争取尽早手术。结果使原来血细胞比容(Hematocrit)由原来住院的 30.0%+3.0%降低了,在以后的 24h 内平均降低了 9.3% ± 3.4%;同时脑血流增加 17.8%,并且在蛛网膜下腔出血后 14d 内,脑脊液都有改善;除一例外,所有病人神经症状改善。脑血流的增加是由于:①脑灌注压增加。②血黏度降低。③红细胞及血小板聚集力降低。④红细胞的变形能力(deformability)增强。⑤侧支微循环改善。因此,预防性升压扩容血液稀释治疗似能增加脑血流,使早期做动脉瘤手术更安全,也改善了血管痉挛以后造成神经障碍。

Heros 用狗试验,发现等容血液稀释治疗(Isovolumic hemodilution therapy)能缩小脑梗死范围及改善脑血流,并且不增加心脏搏出量或颅内压力。

Harders 用多普勒超声观察了 100 例颅内动脉瘤早期手术病人,发现平均流速增高至 140cm/s 以上,在蛛网膜下腔出血后第 2 周内出现迟发性缺血障碍(delayed ischemic deficits)。他用 dobutamin hydrocloride(Dobutrex)持续静脉点滴提高血压。当平均流速增至 80 ~ 120cm/s,则维持血压在正常水平,收缩压 16 ~ 17.3kPa(120 ~ 130mmHg);如果平均流速超过 140cm/s 而达到 160cm/s,则将收缩压提高到 18.7 ~ 21.3kPa(140 ~ 160mmHg);如果动脉痉挛严重,流速达 160 ~ 240cm/s,则将收缩压升至 20 ~ 22.7kPa (150 ~ 170mmHg)。这样治疗后仅有 9% 的病人出现一时性的迟发性缺血障碍(transcient delayed ischemic deficits)及 1 例死亡(该例有中度血管痉挛又有低血压,后者被忽视了)。该结果表明,颅内动脉瘤有蛛网膜下腔出血的病人若早期手术,用 Nimodipine 预防治疗,避免低血压,根据经颅超声来提高血压,则病人预后不受血管痉挛的影响。

钙拮抗剂治疗:这类药物有 Nimodipine、Nicardipine、Nifedipine。其副作用有面红,心率增加,血压轻微降低,胃肠痛,恶心,转氨酶、碱性磷酸酶及 r-GT 暂时性增加。过量则使血压降低、心动过速或过缓,有此情况应停止使用。使用途径有二:①静脉点滴。②开颅手术时行脑池注射。Nimodipine 主要扩张小的脑血管,改善动脉瘤病人出血的预后。对正常人 Nimodipine 并不能使大脑动脉发生管径改变,但能使血管壁的僵硬减轻。

蛛网膜下腔出血后正常的脑血管生理发生变化,包括颅内压力升高、脑灌注压降低、接着而来的脑血流减少、自动调节障碍等,最后钙转移到神经及血管细胞内造成不可逆的损害。蛛网膜下腔出血早期应用一种特殊的“脑”钙拮抗剂如 Nimodipine 会避免过多的钙进入细胞内,这样就保护了神经细胞,避免了钙导致脑血管平滑肌收缩,这种蛛网膜下腔出血后的收缩助长缺血性的神经功能缺失。Grotenhuis 用 Nimodipine 于临床作为预防,脑血管痉挛的发生率减少。

颅内动脉瘤发生蛛网膜下腔出血的病人在手术前及术后给 Nimodipine 治疗,与不给 Nimodipine 治疗比较,其死亡率、致残率、神经完整性(neurologic intact)、智力完整性(intellectual intact)及完全能再适应社会(completely resocialization)方面皆有显著的差别。但也有人认为蛛网膜下腔出血的颅内动脉瘤病人有没有动脉痉挛,给不给 Nimodipine,其结果并无显著差别,把病人按临床症状分级比较也是一样。但是,在 CT 增强扫描表现有血脑屏障损害的病人中,接受钙拮抗剂治疗者比未接受者愈后较好。

有人做动物试验,用鞘内注射 Nimodipine,发现大多数动物的血管痉挛完全消失。认为 Nimodipine 只有鞘内注射才能使痉挛的脑动脉扩张,而全身无效。

Baena 用大鼠自身的动脉血注入枕大池,1h 后研究大脑皮质、海马及脑干神经元的线粒体的氧耗,认为 Nimodipine 治疗主要改善脑皮质线粒体的呼吸链氧传递的功能,而不减少症状性血管痉挛的发生,只是改善蛛网膜下腔出血后的线粒体功能,防止神经元损伤。

对颅内动脉瘤蛛网膜下腔有厚层出血的病人,Harada 在出血后 24h 手术,并于基底池放置引流管,用 Nicardipine 2mg/10ml 生理盐水引流管内灌注,每日 3 次,共 7 ~ 12d。每次注射后夹闭引流管 1h。脑血管造影发现,血管痉挛主要发生在脑血管末端(此处药达不到),而近端重要的血管没有痉挛。用 Nicardipine 大剂量滴注(10.5mg/h),仅 24% 病人血管造影上显示血管痉挛,而症状性血管痉挛仅有 6%,无死亡,他认为 Nicardepine 似能防止蛛网膜下腔出血后的血管痉挛及脑缺血。

Fujita 将蛛网膜下腔出血的颅内动脉瘤病人在出血后 48h 内手术的分成两组:一组术后给 Ticlopidine

(抗血小板制剂)及 Nicardipine,持续的脑室外引流,不用抗纤维蛋白溶解剂。二组不用上述治疗。发现术后症状性血管痉挛的发生率在一组为 7%; 二组为 33%。术前症状分级为Ⅲ及Ⅳ级的,术后效果优及良的在一组为 77%;二组为 63%。术后效果不好的在一组为 9%;二组为 20%。结论认为抗血小板制剂能防止蛛网膜下腔出血后的症状性血管痉挛。

Nishizawa 报道动脉瘤出血后于 48h 手术,给 Nicardipine(NC)(4mg/d),由引流管注射至脑池直至蛛网膜下腔出血后第 10 天,则 25%出现晚发的缺血性神经障碍,而对照组为 41%。注射 NC 后脑血流增加 10%~15%, 但原来的缺血区却并没有显著增加。脑脊液的乳酸盐/丙酮酸盐在注射 NC 前为 21.7±3.3,注射 4h 后为 19.9±1.7,表明 NC 稍能改善缺血脑组织的有氧糖酵解(Aerobicglycolysis)。

Kashino 给兔的枕大池注射血 3h 后, 开始静脉注射硫氮唑酮(Diltiazem),对照组不用 Diltiazem。注射血的第 1、3 及第 7 天做脑血管造影证实有血管痉挛。然后检查基底动脉的形态变化, 发现弹力板皱缩,内皮及平滑肌细胞有空泡形成,内皮脱屑及血小板附着。这些变化在 Diltiazem 组显著减少,但在血管造影上两组的脑血管痉挛程度是一致的。该实验证明 Diltiazem 对实验性血管痉挛是有好处的。

Kyoi 将 Diltiazem 用于临床,结果如下:①63.6%的病人临床症状如意识障碍、偏瘫及失语有进步,血管造影上脑循环改善, 脑血管痉挛缓解。②用 Diltiazem 后 24~72h 之间临床症状改善,以后脑血管痉挛完全缓解。③血管痉挛开始后 5~6 天内开始给 Diltiazem 使许多病人满意地得到改善。而于血管痉挛开始 1 周后才给药,则无效。④Diltiazem 的效果与给病人的时间密切相关,而与血管痉挛的轻重程度无关。

Shibuya 用 HA1077 [1-(5-isoquinolinesulfony)homopiperazine]静脉或鞘内注射,有强的消除动脉痉挛的作用。这是一种细胞内钙拮抗剂,而不是钙通道拮抗剂(Calcium channel antagonist),像 Nimodipine 及 Nicardipine 那样。在犬蛛网膜下腔出血第 7 天做血管造影,证实痉挛的基底动脉出现扩张。

血块溶解治疗:Alksne 用猪造成人工的蛛网膜下腔出血,颅内动脉发生病理变化:上皮损伤、中层坏死及内膜增生。如果蛛网膜下腔出血后在 1h 到 6 天不同的时间用猪的纤维蛋白溶酶注射到枕大池内,在蛛网膜下腔出血后 10 天处死检查,证明蛛网膜下腔出血后 2 天以内注射纤维蛋白溶解酶能防止血管病变。支持蛛网膜下腔出血后脑血管周围有血持续存在是迟发血管痉挛的原因,也支持早期手术,同时清除蛛网膜下腔出血对动脉瘤病人是有益的。

Findlay(1989)等用猴造成蛛网膜下腔出血,一组于鞘内放置纤维蛋白溶酶原活化剂(Human recombinant tissue plasminogen activator,rt-PA),另一组用安慰剂。第 7 天重复血管造影并处死猴子,发现 1 例用安慰剂的猴子在第 5 天发生脑梗死,所有用安慰剂的猴子皆在左侧或右侧大脑前动脉出现显著血管痉挛,$P<0.01$。蛛网膜下腔都有肉眼可见的血块;而用 rt-PA 的无一例出现血管痉挛,仅一例有一小碎片血块。显微镜下检查 rt-PA 对周围脑组织无不良影响。因此早期动脉瘤开颅夹闭后用 rt-PA 有可能有防止病人的血管痉挛作用。

Asada 注射肝素至兔的脑池, 发现能防止蛛网膜下腔出血后脑血管痉挛的发生。

Yamao 对颅内动脉瘤有蛛网膜下腔出血者行超早期手术,术后用尿激酶及维生素 C 冲洗侧裂池及视交叉前池约 9 天,40 例中仅有 1 例的并发症是由于症状性血管痉挛引起。其机理是与血管痉挛有关的氧合血红素加上维生素 C 则变成胆绿蛋白(Verdohemoglobin,VerdHB)样产物,失去了使血管收缩的作用。

Yoshimizu 对有严重蛛网膜下腔出血的动脉瘤患者施行早期手术(蛛网膜下腔出血后 3~26h),从手术第 2 天至第 5 天开始给尿激酶(Urokinase),共 5~14 天,总量平均为 46.7×10U 治疗的 14 例中,4 例出现并发症(脑内血肿 1 例,出血倾向 3 例);2 例完全恢复;3 例恢复工作,但稍受限;3 例仍需护理;6 例死亡。他认为对蛛网膜下腔出血后动脉痉挛用尿激酶可能减少脑梗死。

Kawase 在蛛网膜下腔出血后 4 天内手术,做一侧颅底开颅,将蛛网膜下腔出血吸出。与常规手术比较,由于血管痉挛造成的脑梗死,死亡率及发病率皆减少。

Gibo 将蛛网膜下腔出血后 3 天内手术的病人,在夹闭动脉瘤及清除脑池血块后,放一引流在基底池,并将终板池切开。结果认为这个方法有助于预防手术后血管痉挛。

血管内扩张治疗:Kupchs 对 16 例颅内动脉瘤出血发生血管痉挛, 临床属于Ⅳ~Ⅴ级的病人,施行狭窄段动脉球囊扩张术。12 例在蛛网膜下腔出血后立即扩张，其中 7 例扩张后立即夹闭动脉瘤，5 例存活；4 例扩张后未做手术，是由于 3 例病危，1 例扩张后情况进步。4 例开颅手术后早期扩张，1 例存活。

Halbach 栓塞动脉瘤同时并扩张痉挛的脑血管。共扩张了 8 例病人的 21 条动脉，这些病人都有症状性的血管痉挛，扩张后血管造影显示血管通畅，同时扩张前症状恶化不久的病人发生了戏剧性的好转。只因再出血才再度出现血管狭窄。他认为所有这些病人用升高血压及扩容治疗无效。

症状性血管痉挛的预测、预防及治疗，总结如下：动脉瘤出血后的动脉痉挛扩张治疗，认为越早期扩张效果越好，缺血症状未出现以前或刚出现时效果最好。扩张使症状减轻，脑电图恢复，脑血流好转。

预测：住院时 CT 或 MRI 显示基底池及脑裂之间的出血量及使病人不安的脑膜症状可预测以后的脑缺血。手术时脑池及脑裂的血块同样有预测价值。蛛网膜下腔出血后第 4 ~ 6 天，临床上有头痛、体温升高，化验血钠过低、血细胞比容（Hematocrit）及血液黏度增高、血容量减少、肺动脉嵌压下降，经颅多普勒的血液速度急剧上升，脑电图上慢波的比例增加皆有助于断定脑缺血。血流量减少及其程度，手术时将一小流量探头置于脑表面，用温度扩散法测定。

预防：术前维持正常脑灌注压，措施是：①维持正常血压、脑室引流、扩容治疗、给甘露醇及血栓素合成酶抑制剂、降低血细胞比容及血液黏度。②早期手术洗出脑池的血液，开通脑脊液通路，脑池引流，维持正常血压（必要时适度降低血压）、高碳酸血（Hypercapnia）（临时夹闭时）。③术后脑池引流，予地塞米松，扩容治疗，维持正常血钠、控制血黏度、升高血压 15% ~ 20%（用脱羟肾上腺素 Phenylephrine）。若脑池内充满血，由静脉给钙拮抗剂。

治疗：用 CT 或 MRI 扫描检查有无脑梗死，控制颅内压及血黏度，扩容治疗、升高血压（瘤蒂已夹闭）直至神经缺失症状消失。症状发生后 24h 内给钙拮抗剂、抗血小板及抗血栓形成治疗。

导水管或脑池被血块梗阻可导致急性脑积水。继发性脑积水在临床上可与脑缺血相似。此时可行脑室外引流。或行动脉瘤手术时，将脑池的血液冲洗出来。如脑积水持续存在，可行持续性的脑室内引流，即引流至静脉窦、腹腔或心房。

30.4 诊　断

动脉瘤破裂前多无症状，诊断较为困难。持续的限局性头痛应追查原因，其中有些原因可能是动脉瘤。只有发生出血或有某些局灶体征时，例如，一侧动眼神经麻痹才会怀疑到动脉瘤，而进一步作各种检查。

30.4.1 腰椎穿刺（lumbar puncture）

怀疑蛛网膜下腔出血时，可行腰椎穿刺检查。脑脊液多呈粉色或血色，红细胞数在每立方毫米几十至几十万不等，甚至高达百万。无红细胞者亦不能完全除外动脉瘤的存在及出血。少量渗血或血液局限在脑内，腰椎穿刺脑脊液的红细胞就可能在正常范围内。

腰椎穿刺前应首先确定病人是否有颅内压增高及脑疝存在。如出血造成颅内压增高，特别是已出现脑疝症状后做腰椎穿刺很危险，患者可因脑疝加重而突然呼吸停止，或在腰椎穿刺十几小时内病情恶化而死亡。腰椎穿刺中发现颅内压较高时，切勿放液，应迅速拔针，并予 20% 甘露醇 200 ~ 250ml 经静脉快速滴入，以后每隔 4 ~ 5h 重复一次，共 4 ~ 5 次。这样可能防止脑疝的发生或原有脑疝的加重而造成死亡。腰椎穿刺放脑脊液有可能引起动脉瘤的再出血，应予注意。

30.4.2 听诊（auscultation）

1977 年 Olinger 及 Wasserman 报告用电子听诊器观察颅内动脉瘤，缺点是干扰太多。至 1987 年 Mooij 设计了一种听觉侦测器，用来发现动脉瘤，既可靠，又能排除大部分人工干扰。将典型的动脉瘤声音转变成功率谱密度函数（power spectral density functions），显示为相对窄的波段峰（relatively narrow band peaks）在 300 ~ 800Hz 之间。这与动静脉畸形及血管痉挛为宽的多频率波段(frequency band)大不相同。

30.4.3 颅骨X线平片(cranial roentgenograph)

对1/3的巨型动脉瘤患者的诊断有一定参考价值,可发现动脉瘤的钙化及由于瘤壁压迫造成的骨质侵蚀。

30.4.4 电子计算机断层扫描(computer tomography,CT)

近年来CT技术的发展提高了对直径在5mm以上动脉瘤的检出率,直径在5mm以上的动脉瘤经造影剂强化后即有可能被CT发现。CT对确定出血范围、血肿大小、脑梗死情况都很有用。血肿部位有助于出血动脉瘤的定位。有报告认为在出血后5d内CT扫描,100%的颅内出血都能诊断出来,75%的病例可定位动脉瘤。CT检查中密度不同的同心环形图像"靶环征"是巨大动脉瘤的特征性表现。巨大动脉瘤周围水肿或软化呈低密度,瘤内的层状血栓呈高密度,瘤腔中心流动的血液密度又有差别,形成不同的同心环状图像,称为"靶环征"。这种检查较安全,昏迷病人也能使用,多次重复检查对患者影响较小。CT能显示整个动脉瘤,与血管造影只能显示动脉瘤的血流流动部分不同。

30.4.5 磁共振扫描(magnetic resonance imaging,MRI)

图30-4-1能显示动脉瘤的全部及其与周围的关系,动脉瘤内血块及血流部分皆能分别显示出来,连续扫描还能显示瘤内的涡流,帮助判断动脉瘤的部位及大小。它可以轴扫、冠扫、矢状扫,能显示出动脉瘤与周围重要结构的细微关系,特别与脑干、丘脑、基底节,较大的脑动脉及颅神经的关系。

新一代的磁共振还可显示整个脑血管系统,不需要注射任何造影剂,称作磁共振血管造影(MRA)。这对于诊断脑动脉及静脉各种出血及缺血疾患,提供了很大方便。并能将血管影像旋转以观察瘤蒂的情况,及观察动脉瘤内的血液流动情况。由于它能显示整个脑的动脉及静脉系统,不仅能发现脑动脉病变,还能发现静脉及静脉窦的病变。它没有常规脑血管造影的危险性。MRA不需要注射造影剂,可用来观察动脉瘤的增大或缩小。

30.4.6 体感诱发电位检查(somatosensory evoked potentials test)

刺激正中神经时记录体感诱发电位。颅内动脉瘤病人发生蛛网膜下腔出血及临床症状为Ⅳ级的,其体感诱发电位与正常人的显著不同(而Ⅱ~Ⅲ级的大多数病人则无明显差别),即中枢传导时间(CCT)延长。它的显著延长表示预后不好。这种差别在手术后48h即能被查出来。两半球的传导时间不同也可用于判断预后,但是这种显著的不同要在术后48~72h才显现出来,比CCT的变化要小。

30.4.7 多普勒(Doppler)超声检查(transcranial doppler ultrasonography)

对术前颈总动脉、颈内动脉、颈外动脉及椎基底动脉的供血情况,结扎这些动脉后或颅内外动脉吻合后血流方向及血流量,可做出估计。

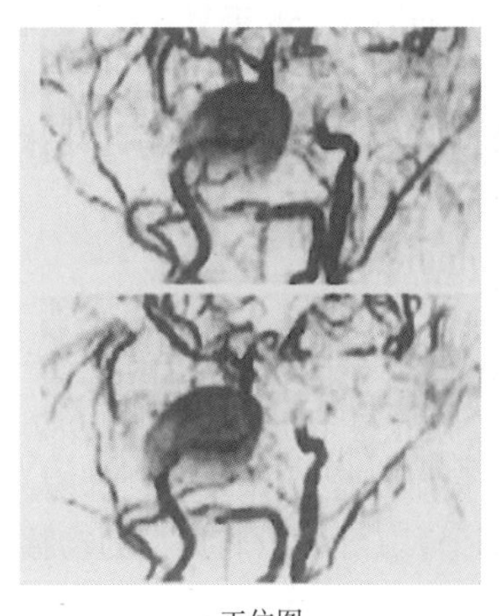
a 正位图

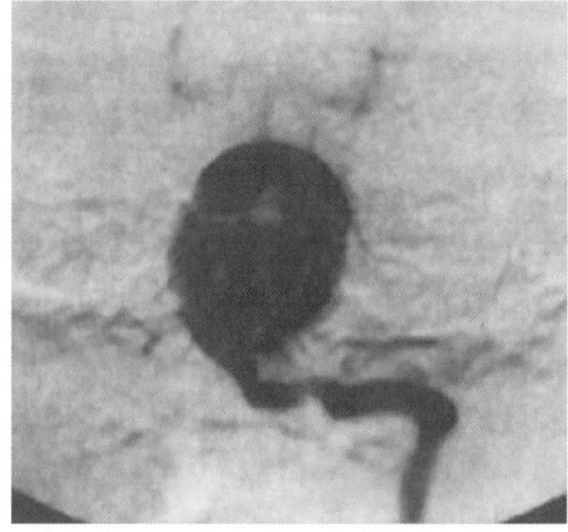
b 正位图

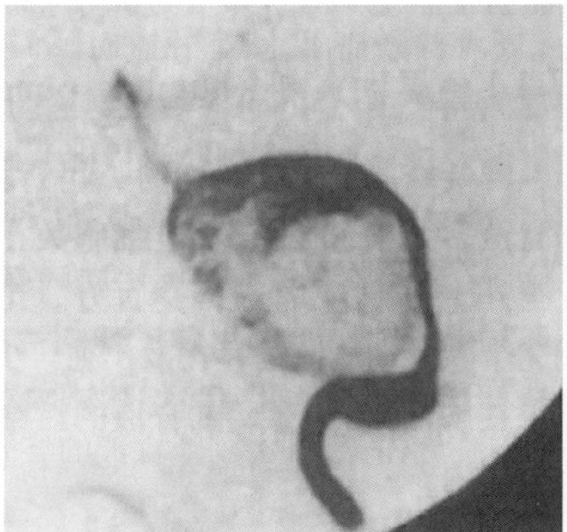
c 正位图

图30-4-1
a. MRA显示左侧椎动脉巨大动脉瘤;b、c. 左椎动脉造影巨大动脉瘤异常染色

30.4.8 脑血管造影(cerebral angiography)

最后确定诊断有赖于脑血管造影(图 30-4-2、图 30-4-3)。凡病人有蛛网膜下腔出血、自发的Ⅲ～Ⅳ颅神经麻痹或后组颅神经障碍等,均应行脑血管造影检查。造影能显示动脉瘤的部位、大小、形态、数目、囊内有无血栓,动脉硬化及动脉痉挛的范围、程度,有无颅内血肿或脑积水,瘤蒂大小及是否适于夹闭等。此外还可了解血管的正常与变异、侧支循环。做一侧颈动脉造影时压迫对侧颈部颈动脉,或行椎动脉造影时压迫颈动脉,能观察前交通支或后交通支的供血情况,作为术中能否暂时或永久阻断颈动脉或椎动脉的参考。约 16%的动脉瘤内有血栓形成、动脉瘤与动脉影像重叠,或动脉痉挛使动

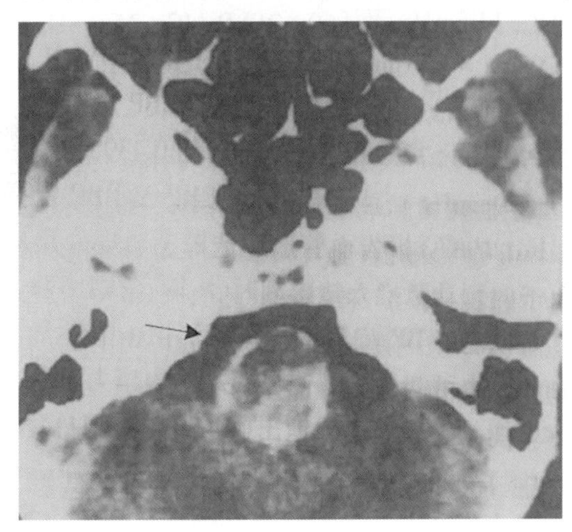

a

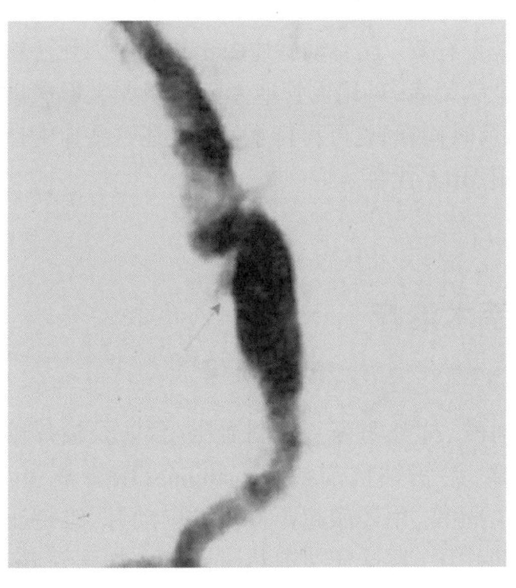

b

图30-4-2

a. 头颅 CT 示延髓腹侧边界清楚圆形高密度影;

b. 左椎动脉造影示梭形椎基底动脉瘤

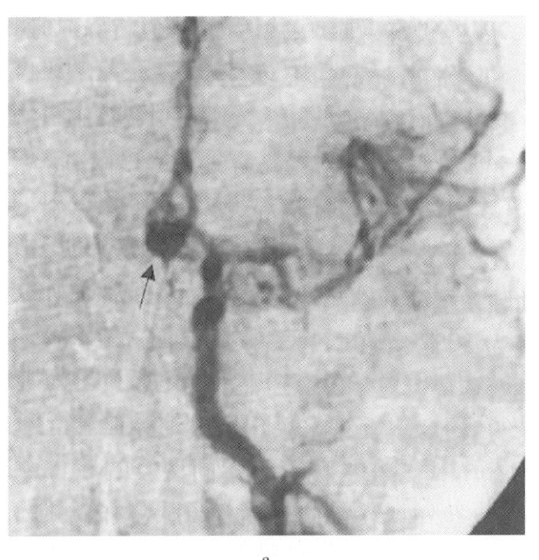

a

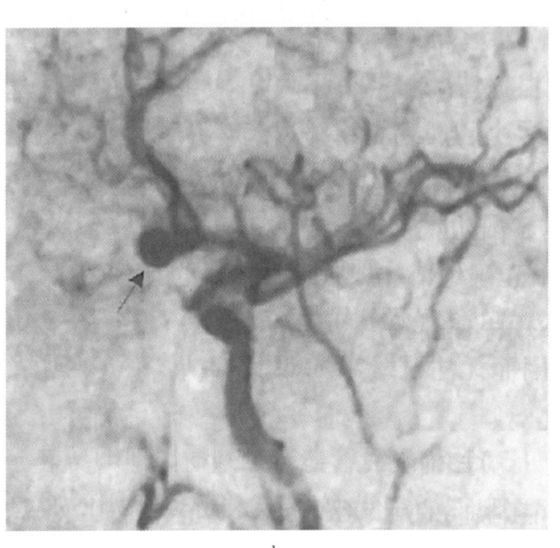

b

图30-4-3

a. 左侧颈内动脉造影示左前交通脉 C_1 段异常染色;

b. 侧位像示前交通动脉囊状动脉瘤

脉瘤不显影。第一次血管造影未显影,在几天或几周后再造影时约有 20%的动脉瘤可再度显影。所以反复造影、多位像投照有时是必要的,应行四(双侧颈动脉和双侧椎动脉)血管造影,以免漏掉动脉瘤或漏掉多发动脉瘤。但也有人报告再行血管造影阳性很少。前交通支动脉瘤多由一侧大脑前动脉供血,做对侧颈内动脉造影时压迫病侧颈动脉,可能使两侧大脑前动脉皆显影而动脉瘤不显影。所以对这种病例只行对侧颈内动脉造影,可能会将动脉瘤漏掉。

(1)血管造影时间

Ⅰ～Ⅱ级者可尽早造影,一般认为出血后 3d 内造影并发症最少,第 4d 开始增加,2～3 周最高。临床症状为Ⅲ～Ⅳ级而怀疑有颅内血肿者也应尽早造影。Ⅴ级者可做 CT 或 MRI 检查以排除血肿和

脑积水，以免造影加重症状。还有人主张除Ⅴ级者外，皆应尽早行血管造影，以利尽早手术，防止再出血。不过5h内做血管造影，容易造成再出血。

(2)血管造影方法

直接经皮穿刺颈部行颈内动脉造影适用于颈内动脉系统动脉瘤。椎动脉系统因直接穿刺的成功率仅为50%，且易引起动脉痉挛，故经皮穿刺股动脉插管或穿刺肱动脉高压注射药物较好。为避免遗漏多发性动脉瘤，现多采用经股动脉插管行四血管造影的方法，在透视下将不同型号的导管运用抽插、捻转等手法送进两侧颈总动脉、颈内动脉、颈外动脉及椎动脉内，分别注射药物造影。

Willis动脉环前半部动脉瘤常规动脉造影拍正、侧位片。后半部者拍侧位及汤氏位片。除此而外还可根据情况加上不同斜位、颅底位及立体片等，以显示小的动脉瘤及瘤蒂。放大、减影装置及断层技术也都有助于得到更为清晰的动脉瘤X线片。清楚地显示动脉瘤蒂对手术切口的设计、动脉瘤夹的选用、正确地估计预后都有很大帮助。

MRA能显示整个脑血管系统，不需要注射造影剂，因而无注射造影剂的危险，也没有对造影剂过敏之虞。

(3)如何在血管造影上判断出血的动脉瘤

在我们的病例中，多发动脉瘤占颅内动脉瘤的8%。Locksley报告20%为多发性，多分布在两侧或颈内、椎动脉两个系统中，也有的分布在一侧，甚至于在一条主要动脉上。造影中如何判断多发性动脉瘤中哪一个出血很重要。动脉瘤形状不规则者出血可能性最大，载瘤动脉痉挛或有颅内血肿压迫表现，以及出现邻近神经结构损伤症状的动脉瘤应考虑有出血。

MRA加上MRI，或者MRA加上CT会在这方面提供重要帮助。

(4)血管造影的并发症

发生率约1‰。包括偏瘫、失语、视力减退等。造影引起动脉瘤出血的占0.02%~0.11%，至1984年已报告了31例。其中23例(68%)死亡；5例残留神经障碍(偏瘫4例，动眼神经麻痹1例)；3例神经系统正常。造影时动脉瘤出血的原因是强力推注造影剂使脑动脉内的压力突然升高，因而动脉瘤破裂出血。穿刺颈部动脉，以每秒注射9~14ml的速度推入8~16ml的造影剂或生理盐水，在颈测量血压(ICBP)，发现推入造影剂期间，血压急剧增加4.40±2.67kPa(33±20mmHg)，而全身血压(测肱动脉)(BBP)增加0.465±0.745kPa(3.5±5.6mmHg)。注射后短期(注射后11.2±1.5秒)分别增加1.07±1.47kPa(8±11mmHg)及1.60±2.0kPa(12±15mmHg)。改用生理盐水推入，ICBP增加5.87±2.67kPa (44±22mmHg)，BBP增加0.439±0.533kPa(3.3±4.0mmHg)，注射后晚期ICBP及BBP皆不增高。Ito(1987)报告血管造影造成动脉瘤破裂出血是由于向颈动脉推入造影剂时，ICBP急剧增高。至于其短期的ICBP及BBP增高可能由于造影剂的化学刺激。也可能是麻痹诱导使动脉内压力升高。也还有可能是动脉瘤自发地出血与造影时间巧合。

(5)手术后血管造影

术中夹闭动脉瘤后或手术结束行血管造影，了解瘤蒂是否完全被夹闭。如夹得不好，则拆开切口重新夹闭。仅结扎供血动脉的病人在术后造影，可了解是否有效。偶有动脉瘤由于技术原因无法将瘤蒂完全夹闭者，可用血管造影随访。如又形成动脉瘤，可及时栓塞，也可再行手术。上述这些血管造影也可用MRA代替。

30.5　颅内动脉瘤非手术治疗

主要目的在于防止再出血和控制动脉痉挛等。适用于下述情况：①病人病情不适合手术或全身情况不能耐受开颅。②诊断不明确需进一步检查。③病人拒绝手术或手术失败。④作为手术前后的辅助治疗手段。防止再出血包括绝对卧床休息、镇痛、抗癫痫、安定剂、导泻药物使患者保持安静，避免情绪激动。抗纤维蛋白溶解剂(6-氨基已酸、抗凝血酸、抑酞酶等)；控制血压。预防及治疗脑动脉痉挛，给钙拮抗剂如Nimodipine、脑脊液引流、皮质类固醇。用经颅超声监测颅内动脉，维持正常的脑灌注压。根据病情退热、抗感染、加强营养，维持水电解质平衡、监测心血管功能。要严密观察生命体征及神经系统体征变化。对昏迷病人需加强特殊护理。

30.5.1 控制性低血压(control of low blood pressure)

是预防和减少动脉瘤再次出血的重要措施之一,但不宜降得过多,最好用经颅超声监测。因为出血后颅内压增高,若再伴有动脉痉挛,脑供血已相应减少,血压降得过低会造成脑灌注不足而引起损害。通常降低 10%~20%即可。高血压患者则降低收缩压原有水平的 30%~35%,同时,注意观察患者病情,如有头晕、意识恶化等缺血症状,应予适当回升。

蛛网膜下腔出血后可能出现颅内压增高及脑积水,应用甘露醇、脑室引流、维生素 E、人造血及肾上腺皮质激素等。

30.5.2 降低颅内压(decrease of intracrani-alpressure)

甘露醇不仅能降低颅内压,增加脑血流量,推迟血脑屏障损害并减轻脑水肿,还能增加手术中临时阻断脑动脉的时间。动物试验证实甘露醇对脑组织有保护作用。在其保护下,缺血脑组织的脑电波能恢复得较好。维生素 E 加地塞米松和甘露醇有很强的抗水肿作用。如再加上人造血(perflurochemicals)效果更佳。给蛛网膜下腔出血Ⅱ及Ⅳ级病人甘露醇,每小时给 20%甘露醇 1.5mg/kg,用 133Xe 静脉注射,注射前及注射后 24,48,72h,测量其脑脊液并检查临床症状。发现 24h 脑脊液增加 37%,以后两天增加 20%,临床症状显著进步,在 24h 即恢复到Ⅰ或Ⅱ级。甘露醇保护脑组织的具体机理尚不清楚,动物试验阻断局部脑血流 30min,出现可逆性变化。阻断 120min,则出现神经细胞的皱缩,星形细胞膨大。12h 星形细胞崩溃。24h 神经细胞即已破坏,出现大量粒性白细胞。一支毛细血管阻塞 120min 后,管腔即变小,内皮细胞增多。可见脑梗死的形成是很快的。而在应用甘露醇后 120min,毛细血管及神经细胞均未发生明显的病理性改变。用动物的脑水肿模型发现:5 例应用甘露醇并阻断血流 2h,仅 1 例出现脑水肿。阻断 4h,仍半数有效。如阻断 6h,则无作用。所以甘露醇的有效作用时间大约为 2h。用兔做试验,如用甘露醇加人造血,则阻断 6h 仍无脑水肿出现。但单纯用甘露醇或人造血,则不能控制丘脑出血性脑梗死的发生。

临床应用 20%甘露醇,每千克体重给 10ml,允许阻断血流 100min。所以动脉瘤破裂时,可将其输入及输出段动脉完全暂时夹闭。用甘露醇加人造血后做大脑中动脉早期血管重建术治疗脑梗死,获得良好效果。治疗脑梗死 20 例,仅 3 例死亡。入院时昏迷的病人可先用 20%甘露醇静脉注射加脑室引流。经过这种处理后病人有反应,如呼之能应或压眶上神经有防御反应,即考虑手术。然而应用甘露醇能增加血容量,使平均血压增高,也偶有使动脉瘤破裂的危险。

其他如低分子右旋糖酐也对改善微循环有利。

30.5.3 脑脊液引流(drainage of cerebrospi-nal fluid)

脑动脉瘤出血后急性期在脑表面及脑内可有大量积血使颅内压增高,需做脑室引流等降低颅内压力,才能在手术时分离开脑组织进至动脉瘤。有的因小的血肿或凝血块阻塞室间孔或中脑导水管,引起急性脑积水而出现意识障碍,需做紧急的脑室引流。脑动脉瘤出血后的慢性时期由于基底池等的粘连,也会引起脑积水,颅内压也可能正常,但病人的脑室扩大,同时出现反应迟钝等症状,行脑室引流会使情况改善。

30.6 颅内动脉瘤的手术治疗

颅内动脉瘤病人发生了蛛网膜下腔出血应早期手术(夹闭瘤蒂或栓塞动脉瘤);给钙拮抗剂(术前及术后);经颅 Doppler 超声监测;术中采取保护脑的措施(甘露醇、巴比妥类药、异氟烷(Isoflurane);术后扩容治疗。

目前对于脑前半循环动脉瘤及后半循环的动脉瘤、椎基底动脉连接部动脉瘤、小脑前下动脉及小脑后下动脉动脉瘤在蛛网膜下腔出血后早期手术,而对基底动脉及大脑后动脉第一部分的动脉瘤多等待其神经症状改善及稳定后再手术。

30.6.1 麻醉(anesthesia)

多用全身麻醉。麻醉前予镇静剂及止痛剂。对于巨型动脉瘤或复杂的动脉瘤,特别是基底动脉动脉瘤,有人主张在深低温下停止血液循环,并用巴比妥类药物保护组织。Spetzler 报告 5 例这种手术获得成功。

30.6.2 手术器械(surgical instrumentation)

必要的器械有手术显微镜、显微手术器械、双极电凝器、无损伤性临时血管阻断夹,以及各种不同形状、角度、大小的动脉瘤夹。动脉瘤夹应光滑有弹性、无裂纹、有槽、强度可靠,既能造成内膜一定的创伤使之粘连紧密, 又不会夹断或划破管壁;既能开闭自如,又能长久固定在夹闭位置上,不因动脉搏动而移位、脱落或断裂。夹持(Clip Holder)要细巧,有各种角度,易于开合。

有条件时, 手术中可用体感诱发电位监测,刺激正中神经及记录中枢传导时间(central conduction time,CCT)、N_{14} 峰(于 C_2 记录)与 N_{20} 峰(皮质记录)间的传导时间。用 Halothane、牵拉脑组织、暂时阻断脑动脉时,CCT 延长。

30.6.3 手术种类(surgical modalities)

有三种:①开颅处理动脉瘤。②经皮穿刺栓塞动脉瘤。③颅外结扎动脉,减少动脉瘤的供血。

到目前为止,动脉瘤栓塞及开颅手术夹闭动脉瘤,是对脑动脉瘤最有效的治疗手段。至于结扎颅外动脉,减少动脉瘤的供血,是一种间接手术方法。

1)开颅手术:包括动脉瘤颈夹闭或结扎术、动脉瘤电凝固术、动脉瘤铜丝导入术、立体定向磁性栓塞术、动脉瘤射毛术、动脉瘤包裹加固术、激光凝固术等。

2)间接手术:是夹闭或结扎动脉瘤的输入动脉或供血动脉,虽是一种老方法,在某些情况下亦行之有效。它又分为急性结扎及慢性结扎两种。

30.6.4 手术时机(time of surgery)

经过长期、大量的临床实践,目前多数学者认为颅内动脉瘤除个别情况外,均应积极地给予外科治疗。脑动脉瘤病人第一次出血而未行手术者,1 月内存活率为 50% ~ 78%。Harald 报告, 位于 Willis 环前半部单发的动脉瘤于 1 个月内再出血的比例为 38%。Pakariner 报告 8 周内再出血的为 40%。再出血的死亡率分别为 43% 和 64%。而动脉瘤直接手术的死亡率,目前已降至 1% ~ 5.4%。因此出血后及时手术就显得十分必要。

过去许多人认为动脉瘤出血后立即开颅手术会进一步损伤肿胀的脑组织,造成更多的神经功能障碍和后遗症,故主张除伴有颅内血肿需立即手术外,在出血后 2 周左右病人情况平稳时行开颅手术为好。晚近通过对动脉瘤早期及晚期手术预后大宗病例的分析、对动脉痉挛的研究以及对再出血的时间、预后和血肿的影响反复进行对比研究,有些学者提倡动脉瘤出血后早期手术,并有关于出血后数小时内手术成功的报道。Koos 总结了 800 例动脉瘤,认为病人的意识状态和反应是决定手术时机最重要的因素。有蛛网膜下腔出血的Ⅰ、Ⅱ级病人越早手术越好,以防再出血;有意识障碍及神经系统体征、严重脑膜刺激征者一旦临床情况稳定并有好转的,应即刻手术;对Ⅴ级病人除非有危及生命的血肿需要清除, 否则, 无论手术与否效果都不好。Suzuki 等人主张对各级病人行“超早期”手术,即在动脉瘤破后 48h 内手术。在他的 43 例Ⅰ ~ Ⅳ级病人中,死亡率只有 2.3%。出血后 48h 内红细胞尚未溶解,氧合血红蛋白很少,不至于引起血管痉挛。如果等待数日血块与血管或动脉瘤粘连紧密,血块溶解及血红蛋白释出,动脉发生痉挛,此时不仅增加了手术困难,而且即使清除了积血也不能防止动脉痉挛。Takahashi 统计了颅内动脉瘤出血早期(3d 内)和晚期手术的效果:Ⅰ ~ Ⅱ级病人早期手术的死亡率为 5.8%,晚期为 10.0%;Ⅲ~Ⅳ级早期手术的死亡率及致残率为 32.9%,晚期为 49.2%。预后不好的主要原因是血管痉挛及再出血。因此主张对颅内动脉瘤有蛛网膜下腔出血的Ⅰ ~ Ⅳ级病人应早期手术。Ludwig(1984)认为脑动脉瘤病人在蛛网膜下腔出血后 48 ~ 72h 行手术修复,同时局部及静脉用 Nimodipine 防血管痉挛,能使症状性血管痉挛减少到最低限度,改善预后。总之,早期手术可避免再出血,并可清除蛛网膜下腔出血以缓解致命性的动脉痉挛。Bidzinski 早期手术 38 例蛛网膜下腔出血的动脉瘤病人(72h 内),死亡率 5.3%,78.9% 的病人恢复得很好;211 例出血 10d 后手术, 在此期间,14.2% 死于再出血, 加上手术死亡率共 19.9%。Problete 145 例蛛网膜下腔出血, 等待造影及手术期间(蛛网膜下腔出血后 1 ~ 28d)死亡率 30.1%。早期手术除了夹闭动脉瘤外,还可行基底池引流。这样处理比单纯夹闭动脉瘤的效果好。可用经颅超声监测动脉瘤出血后动脉痉挛的程度。Cabrine 监测了57 例, 发现蛛网膜下腔出血 3d 内血流速度皆低于100cm/s; 流速为 100～150cm/s 表示轻度血管痉挛,不妨碍手术治疗。早期手术的缺点是因为有脑水肿使动脉瘤的暴露困难,容易损伤脑组织及术中引起动脉瘤破裂。然而因血压不正常、颅内压过高,急性心、肺疾患等,需要一定时间进行术前准备而推迟手术也是合理的。

Kassel 总结了联合研究 3 521 例颅内动脉瘤病人,随访 6 个月,比较蛛网膜下腔出血后早期手术(0～3d)及延期手术(7～14d)的结果,发现除了延期手术再出血为 9%,明显多于早期手术的 4%,其他早期和延期两组的结果皆相似,如死亡率 20%比24%、结果良好率为 62%比 56%, 两组的血管痉挛、手术并发症、脑积水及第一次出血造成的损害也相似。说明延期手术并非像原来想象的那样不好;早期手术能减少再出血,但不能减少缺血性神经功能缺失或其他并发症。

30.6.5 控制性低血压在手术中的应用(controlhypotension in surgery)

控制性低血压在脑动脉瘤手术中应用广泛。但蛛网膜下腔出血的病人脑血管的反应性和自动调节机能都不健全,低血压更易引起脑缺血。可有体感诱发电位、脑电图、直接观察脑皮质反应和手术中直接测量脑血流等方法监测脑血流。在降低血压时,可用药物保护组织,如氟烷可降低脑组织代谢,甘露醇可使脑体积缩小,并增加急性缺血区的脑脊液。当这些因素存在时,即使脑血流短时降至每分钟 20ml/100g 以下仍可耐受。Luben 等分析了 61 例应用控制性低血压的病人,认为硝普钠及 α/β 受体阻滞剂 (Labetalol) 合用有益于低血压的安全诱导,并能降低心肌氧耗,合用还可减少硝普钠的剂量。受体阻滞剂能防止静脉注射硝普钠后引起的反射性心动过速。

30.6.6 病人年龄(age of patient)

手术是否要限制病人年龄? 即年龄越大,术后致病率及死亡率是否越高? 许多人对此进行了探讨,比较了 60 岁以下与 60 岁以上动脉瘤病人手术治疗效果。还有人比较了 70 岁以上的这类病人的手术效果。结果认为:只要动脉瘤出血前能正常生活而无严重并发症,60 岁以上和以下的手术效果相似。70 岁以上的也是一样。问题是术前要对全身健康情况仔细检查,排除其他重要疾病,适当选择手术时间,术后细心护理,才会取得好效果。

超过 60 岁的病人与小于 60 岁的病人发生蛛网膜下腔出血后, 其手术预后的好坏都取决于:术前症状的级别等级、颅内有无血肿、有无脑动脉痉挛及手术时间选择。大于 60 岁的病人术前有高血压的比无高血压的预后差;Nimodipine 能改善预后,但要在术前给。术前给 Nimodipine 的,术后效果好,而未给 Nimodipine 或术后才给的,由于症状性动脉痉挛(symptomatic vasospasm)造成的致病率及死亡率都高。所以蛛网膜下腔出血后最好尽快给Nimodipine。

有人认为 65 岁以上和以下的病人, 术前为Hunt 及 Kosnik(H&K)分级为 2.4 和 5 级的,术后结果无区别。但术前 H&K 分级为 3 级的,术后预后不同。大于 65 岁的病人中有 50%术后不能自理生活,而小于 65 岁的只有 25%不能自理生活。血管造影证实两组的血管痉挛发生率相似,皆为 80%,但大于 65 岁的症状性血管痉挛为 75%,而小于 65 岁的为 50%,老年人较年轻人的血管痉挛严重。

30.6.7 动脉瘤颈夹闭或结扎术(clipping and ligation of the neck of aneurysm)

动脉瘤的治疗方法很多, 但到目前为止动脉瘤颈夹闭或结扎仍是首选方法, 虽然施行动脉瘤栓塞的也日渐增多。手术目的在于阻断动脉瘤的血液供应,避免发生再出血;保持载瘤及供血动脉继续通畅,维持脑组织正常血运;夹闭瘤颈后,术中即可检查手术效果。方法是:①术中血管造影。②微型多普勒超声探测。③荧光血管造影:在显微镜下能查出动脉瘤是否完全被排除于血流之外,载瘤动脉有无血流缺失,小血管(包括穿通支)是否血流良好。

1)暴露动脉瘤:未开展显微手术时,开颅范围大,暴露的脑组织较多,损伤也较重。应用显微手术,较小的切口和暴露足以满足手术要求。同时排放脑脊液(蛛网膜下腔的或(和)脑室的)、应用高渗药物,过渡换气也能扩大操作空间。伴有血肿者应首先清除血块,彻底止血,使视野更为清晰,便于显微镜下操作。蛛网膜需用镊子、小剥离子分离，遇到粘连增厚处用刀或剪锐性离断，切忌撕拉,以免牵动动脉瘤壁。牵拉脑组织要轻,否则会发生局部脑组织缺血。暴露动脉瘤前首先要找到载瘤动脉，以便术中动脉瘤出血时能及时置放无损伤血管夹予以控制。其后暴露瘤颈部。如果不对整个动脉瘤行包裹术，就不必将整个瘤体完全暴露出来。大型、巨型动脉瘤囊内常有血栓形成,故应减少对瘤体不必要的挤压，避免血栓脱落造成动脉远端栓塞。

2)处理瘤颈:显微镜可以获得良好的照明,放大倍数可调节,在镜下能准确地分离瘤颈,判断清楚瘤颈与载瘤动脉真正的界线,使瘤夹置放位置精确，不至于残留部分瘤颈而以后发展成新的动脉瘤。Feuerberg 报告 715 例颅内动脉瘤手术后,28 例(3.9%）动脉瘤有残留。临床上随访 8 年（4 ~ 14 年),血管造影随访 6 年(2 ~ 10 年),发现 1 例残留扩大，并出血 2 次;5 例残留自动闭塞;2 例残留缩小;12 例残留无变化。所有的残留都很小(4mm 或更小)。8 例不再做血管造影,但无一例有新的蛛网膜下腔出血。显微镜对细小的穿通动脉和迷走动脉易于发现而避免损伤。瘤颈破口可以缝合,需要行动脉吻合时也比较容易完成。

瘤颈一定要清楚暴露。分离开周围的神经、血管及其他组织。安置动脉瘤夹或用线结扎瘤颈各有利弊,可根据习惯选用,但上夹更简便。处理瘤颈前一般不需作降温、降压处理。对于瘤体大、粘连紧、或有破裂可能时应使血压短时间降到 70mmHg / 50 ~ 60mmHg 左右,一般 10 ~ 15min 已能满足手术要求。降温一般以 30℃为宜。深低温、低压多数用在需较长时间阻断颅内重要供血动脉时,其死亡率及致残率也较高,现已基本不用。术前、术中使用 20%甘露醇 500 ~ 1 000ml,在常温下能使临时阻断重要脑动脉的时间延长至 30 ~ 50min，而不造成脑组织严重的缺血性损伤。瘤颈太宽时,可用双极电凝镊轻巧、间歇地夹持瘤颈电凝,使之缩窄后再置放瘤夹。颈部若有钙化斑可使瘤颈上夹后闭锁不全,还应对动脉瘤行电凝固或包裹加固等治疗。上夹前应对采用的动脉瘤夹在大小、角度、长短及质量上进行认真选择,并配以合适的夹持。安放瘤夹在镜下进行,既要防止瘤夹过度伸到对侧夹住神经和血管,又要避免仅夹闭部分瘤颈或未夹在瘤颈的根部,使手术失败。瘤体过大将瘤颈挡住而瘤颈又在中线及中线旁,可参照血管造影片将手术切口设计在瘤颈的一侧,避开瘤体。或在术中将瘤体略加推移,露出瘤颈再上夹。为确保夹闭得完善,上夹后用细针穿刺瘤体抽吸有无活动血液来证明颈部夹闭的程度是否完全。对安放的动脉瘤夹十分满意时也不应立即关颅,而应稍作观察,看瘤夹在动脉的搏动下是否确实不会滑动和移位,否则需对动脉瘤夹进行更换和调整。

很小的动脉瘤瘤颈可很小而不明确,或动脉瘤与极为重要的穿通动脉紧密连接,不可能从正常血循环分离出来，可试用双极电凝使其完全闭塞,也可用激光凝固。

3)动脉瘤出血的处理:在手术操作过程中,动脉瘤有破裂出血的可能。减少出血的主要办法是:①熟练良好的麻醉,麻醉过程中,血压不波动。②在关键操作时,适当地降低血压。③手术轻巧娴熟。④分离动脉瘤困难时可临时阻断载瘤动脉。在麻醉与手术的过程中，通常是在下列过程中引起动脉瘤出血:①血压波动过大。②牵拉动脉瘤附近的脑组织。③分离载瘤动脉。④牵拉动脉瘤暴露瘤颈。⑤分离瘤体周围的蛛网膜。⑥上瘤夹时蹭着瘤颈。因手术者个人经验、技术熟练程度、显微镜使用情况不同,术中出血的发生率相差很大,在 8% ~ 42%之间。瘤顶部出血的机会最多。一旦瘤体破裂出血要冷静、耐心,尽快用吸引器吸住动脉瘤。如已有积血,则尽快吸除积血,再将动脉瘤吸住,用瘤夹夹住瘤颈。如有困难,用小肌块填入破口,而稍加压迫止血。若不能夹住瘤颈止血,则用临时血管夹阻断载瘤动脉后,再处理瘤颈。如瘤颈根部破裂,可在临时阻断血流的情况下,在镜下缝合。动脉瘤破裂出血时盲目用大棉片填塞，虽然可能有助于止血,但可能使积血流向深部,即使出血被止住,恐怕动脉瘤已被严重损伤,不得不行孤立手术。在用棉片填塞过程中脑组织也遭到损伤,这样就增加手术死亡率和致残率。

4)手术效果:按以上要点进行操作,动脉瘤颈多能被完全夹闭,使动脉瘤得以治愈。显微手术明显提高了动脉瘤的治愈率,使颅内动脉瘤直接处理的百分比从 1966 年 Kraus 报告的 45%提高到 1976 年 Brenner 报道的 95%。Pia 报告 200 例使用显微镜直接处理动脉瘤的患者,效果不良者仅 6%,而不用显微手术前高达 40%。

5)动脉瘤复发:其原因有:①瘤颈夹闭不当。一般应紧贴着载瘤动脉夹闭瘤颈。不然,被残留的瘤颈在血流冲击下可逐渐扩大成动脉瘤。②动脉瘤夹在术后滑脱,使原来的动脉瘤重新充盈。所以夹闭瘤颈后要稍作观察。

30.6.8 载瘤动脉夹闭及动脉瘤孤立术（clipping of feeding artery of aneurysm and isolation of aneurysm）

(1)手术目的

在颅内夹闭载瘤动脉。其载瘤动脉可能是颈内动脉或其分支,也可能是椎基底动脉或其分支。夹闭后从而降低及改变血流冲击强度及方向,降低动脉瘤内的压力,促使瘤内血栓形成,而使动脉瘤得到治愈。动脉瘤孤立术则是把载瘤动脉在瘤的远端及近端同时夹闭,使动脉瘤孤立于血循环之外,而不再出血。

这种手术有其危险性。如大脑中动脉或基底动脉的突然夹闭很可能使病人死亡,所以要避免这样做。如非如此不可,可先行颅内外动脉吻合再夹闭。或直接将大脑中动脉或基底动脉逐渐结扎(即套上一粗线,在数日到数周内逐渐拉紧,达到完全闭塞的目的)。至于椎动脉一般是可以夹闭的,但必须在其分出小脑后下动脉的远端,除非夹闭的另一侧是主要的椎动脉。颈内动脉的突然夹闭多半会造成瘫痪,偶可致命。所以也要慎重行事,最好先行颅内－外动脉吻合再夹闭。

(2)适应证与禁忌证

某些宽颈囊性动脉瘤,大型及巨型动脉瘤、梭形动脉瘤、壁间动脉瘤,或手术无法达到的一般囊性动脉瘤可行此手术。由于技术、设备的改进,这种手术日趋减少。下列情况不宜施行这种手术:不能耐受结扎后脑缺血或暂时阻断后出现较严重的神经功能障碍者;对侧颈内动脉、椎动脉、Willis 环狭窄或闭塞,估计结扎后侧支循环不良者;颅内已有广泛动脉痉挛,结扎能进一步加重症状者,均不宜行此种手术。

(3)夹闭或结扎动脉的选择

颈内动脉瘤包括海绵窦内颈内动脉瘤、颈内动脉后交通支动脉瘤及主要由一侧供血的大脑前动脉瘤,均可结扎同侧颈内动脉。一侧椎动脉瘤或主要由一侧椎动脉供血的基底动脉瘤,在同侧颈部结扎椎动脉。某些椎动脉瘤在不影响小脑后下动脉供血情况下,对椎动脉施行孤立术也是可取的。基底动脉分叉部动脉瘤如不能夹闭瘤颈时,可在大脑后动脉与小脑上动脉之间,或小脑上动脉以下的基底动脉安置动脉夹。Yoshimoto 将双侧 P_1 段大脑后动脉与小脑上动脉以下的基底动脉同时夹闭,也曾取得较好的效果。部分大脑后动脉瘤可在 P_1 段或 P_2 段起始部结扎,而不出现任何缺血症状。一般颅内动脉的各种结扎或夹闭也最好在显微镜下进行。

(4)预先判断夹闭输入动脉或供血动脉的后果

预先判断的方法如下:

1)Matas 试验:压迫病侧颈动脉,观察病人反应。若能耐受压迫颈动脉半小时以上,则结扎颈内动脉后,多无显著的不良反应。注意压迫要紧,保证将颈动脉完全闭塞。

2)脑血管造影预测两大脑半球的交叉供血:压迫病侧颈动脉,同时行健侧颈动脉造影照正位像。如果血液通过前交通支使病侧大脑前动脉及大脑中动脉显影,则可结扎病侧颈内动脉。

3)脑血管造影预测脑前、后循环的交叉供血:压迫患侧颈动脉,同时,进行椎动脉造影,观察后交通支的情况。如通过后交通支供应病侧颈内动脉末端、大脑中动脉及前动脉良好,则可结扎病侧颈内动脉以治疗颈内动脉在后交通支水平近端的动脉瘤。

4)经颅超声监测:结扎或栓塞颈动脉之前、中、后用经颅超声(transcranial Doppler)监测,测定大脑中动脉的血流速度,当其流速保持在 $16cm^3/s$ 以上,就不会出现缺血性神经功能障碍。这种办法较脑电图监测更可靠。

5)脑电图监测:结扎或栓塞颈动脉前后,观察脑电图的变化。慢波增多表示缺血。当经颅超声之血流速度下降至危险水平以后,脑电图才会显示异常。颈部颈动脉夹闭或结扎:尽可能使用局麻,必须全麻者应对其各项主要生命体征进行监测。EEG 检查也有一定的参考价值。一般颅外暴露颈内动脉多从颈总动脉的分叉部开始。暴露椎动脉则在颈部椎动脉三角部。结扎多用粗丝线,结扎的方式有两种:一次完全的结扎和逐渐、分次进行结扎。可采用 Crutchfield 夹、Selverstone 夹和特制小止血带等来完成。也有人用 30 尼龙线套住要结扎的动脉,用一根聚乙烯管,将其前端烧成钝圆形,旁开一孔,把尼龙线分别从管端和侧孔穿入,从另一端引出。管的前端压到动脉上,后端从皮肤伤口中穿出。根据病人造影结果、临床反应,逐渐收紧尼龙线使动脉狭窄,促使侧支循环建立，最后完全阻断动脉。两种方法和选择主要根据结扎后侧支循环是否完善、患者是否出现神经功能障碍、对患者生命体征的监测是否发现异常等来决定。术前 Mata 试验阴性，也不能保证结扎后不出现脑缺血症状。脑血管造影时所做的交叉循环试验并不是绝对可靠的依据。除颈内动脉结扎外尚有颈总动脉结扎、颈总动脉 + 颈外动脉结扎等组合。颈内动脉结扎后脑缺血并发症的发生率比颈总动脉结扎高。近年来结扎颈总动脉似有增加趋势，但有时会出现颈内动脉盗血这一并发症。为了避免出现术后脑缺血症状，结扎前暂时用血管夹阻断动脉予以观察是必要的。一般阻断后如远侧动脉收缩压降至原收缩压的 50%以下，患者不易耐受。但如收缩压仍保持在 13.3kPa(100mmHg)，手术失败率就很高。理想的压力降低数值是原有血压的 40% ~ 50%。不能耐受完全结扎时，可分次逐渐结扎颈总动脉。根据临时阻断后压力下降的幅度，还能初步推算出可以完全结扎该动脉所需天数。压力降低不超过原有的 50%，可用 3 ~ 4d；降低超过 50%，则需 5 ~ 7d；压力下降 75% ~ 85%，则需 10 ~ 14d；个别人甚至不能完全予以阻断。经长期观察，一般结扎侧动脉内压力比健侧为低。以颈内动脉为例，平均比健侧低 25%。结扎颈总动脉后，视网膜动脉收缩压比对侧平均下降 40%。Heyman 等观察 6 ~ 19 个月后，发现压力平均下降幅度保持在 23%左右。

做颈动脉结扎时，可用经颅超声(transcranial Doppler)监测，止血钳夹闭前、中、后测量大脑中动脉的血流速度能代表脑灌注情况。当大脑中动脉流速保持在 $16cm^3/s$ 以上，就不出现缺血性障碍。血流速度降到危险水平以后才出现脑电图异常，并与临床状态符合，所以这种监测比用脑电图监测优越。

患者不能耐受结扎或临时阻断后出现神经功能损害体征，应进行单侧或双侧颅内 – 外动脉吻合术或血管移植搭桥术，来改善缺血症状，保证结扎手术的顺利进行和很好的预后。动脉结扎术后症状严重者应立即将结扎线和动脉夹放开。若放开后神经功能障碍仍不恢复，并证实动脉内有血栓，则需紧急施行血栓摘除术，以恢复血循环。

手术效果：颈部颈动脉结扎后动脉瘤的再出血率为 5.9% ~ 6.8%左右。其中颈内动脉瘤再出血率为 3%，前交通支动脉瘤为 9.7%，大脑中动脉瘤为 19%。手术对椎基底动脉系动脉瘤效果较差。

30.6.9 动脉瘤包裹术(trapping of aneurysm)

主要适用于瘤颈过于宽大、梭形动脉瘤、瘤颈内有钙化斑不宜上夹或结扎者；或者因载瘤动脉不能阻断时应用。也可以在其他处理动脉瘤方法不能奏效时应用。其目的是采用不同的材料加固动脉瘤壁，虽瘤腔内仍充血，但可减少破裂的机会。目前临床应用的有筋膜、细纱布和塑料等。肌肉包裹因疗效甚差，已被放弃使用。塑料种类繁多，经动物试验及临床观察发现 Biobond 毒性小，效果似比较可靠。但 Minakawa 随访结果是：用 Biobond 完全包裹动脉瘤，再次出血的危险性为 33%，故认为 Biobond 没什么价值。进行包裹前最好能全部暴露瘤体，然后用包裹材料均匀、彻底将瘤体全部覆盖。这种方法有一定缺点，如正在出血的动脉瘤不易包裹。部位深在、粘连紧密的动脉瘤常不可能全部游离。对于压迫引起的神经症状不能得以改善，Biobond 等塑料仍有一定的毒性。Yomagata（1987）报告乌拉坦预聚物(Urethane prepolymer)可用于临床。动物试验用它包裹 6 个月后检查，它的量并不减少，并且动脉瘤壁与聚氨酯(Polyurethame)粘合良好。乌拉坦聚合物是一种黏性液体，与胺及水起反应，在几分钟内变成有弹性物质(Elastomeric substance)，即聚氨酯。

30.6.10 开颅动脉瘤栓塞法(intraoperative embolization of aneurysm)

种类较多，其目的是使动脉瘤腔内产生永久性血栓，阻止再出血。以下介绍几种疗效显著而易行的方法。

(1)铜丝导入

用毫米直径的铜丝导入动脉瘤内，使瘤内形成血栓。对于 2 ~ 3cm 直径的动脉瘤导入 15cm 长的铜丝效果较好。也可以将镀铜钢丝或铍铜丝送入动脉瘤腔内作阳极，然后通入 0.5 ~ 1mA 的直流电数分钟或更长时间。血液中纤维蛋白原、红细胞、白细胞、血小板因带阴性电荷，就吸附在金属丝周围形成血栓填塞瘤腔。Mullan 1978 年报道 61 例，其中，47 例完全闭塞；4 例因术中出血或血栓向载瘤动脉广泛发展而死亡；8 例闭塞不全，于手术后的 1 ~ 66d 死于再出血。金属丝的导入可采用立体定向手术，也可以开颅，根据情况而定。导入金属丝之前先用 33 号口径穿刺针刺入动脉瘤 2 ~ 3cm 深，后端接一个 22 号管子，将金属丝插入瘤内，使之绕成弹簧状或线团状而不易通过瘤颈部。

(2)磁凝固法

用立体定向技术或开颅后直视下将30~31号穿刺针插入动脉瘤内，注入直径1~5μm的碳基铁微粒胶形混悬液，由于动脉外放置的磁铁、磁探针对铁微粒的引力，使之停留在瘤腔中，逐渐形成血栓。

(3)射毛术

Callagher用特制气枪将6mm长马毛、猪毛“子弹”射入暴露好的动脉瘤壁和腔内。由于兽毛带阴性电荷，能吸附血中带阳性电荷的有形成分，成为附壁血栓。

(4)氩激光凝固动脉瘤

30.6.11 经血管内栓塞动脉瘤(endovascular embolization of ameurysm)

对于患动脉瘤的病人开颅手术失败，或因全身情况及局部情况不适宜开颅手术的如风心病、血小板少、肾功能不全、头皮银屑病等，可用血管内栓塞治疗。对于动脉瘤没有上述情况者，也可以先选择栓塞治疗。

(1)栓塞材料及方法

1973年前苏联Serbinenko首先使用可脱性球囊导管治疗脑血管病，以后他和Romodanov及Sheheglov积累了大量经验。Debrun、Taki等人进行了可脱性球囊导管技术。除此之外，又出现了血管内快速凝固剂。目前导管和栓塞材料还在不断改进和创新，应用技术还在不断完善和探索。我国已有国产栓塞材料氢丙烯酸异丁酯(IBCA)和球囊、弹簧栓子和微导管。

用IBCA栓塞动物的动脉，栓塞的局部血管及周围会出现慢性炎症。

可脱性球囊有乳胶和硅胶两种，可在血流中起导向作用，以到达病变部位；球囊可任意前进或撤回，以保证在理想部位闭塞病变血管，它能闭塞动脉瘤及动静脉瘘，并保留正常动脉血流。

栓塞的前24h，病人口服阿司匹林650mg 2次。术前半小时予镇静药(安定10mg或鲁米那钠100~200mg肌注)，穿刺处备皮，术前禁食。在局部下经股动脉或颈动脉穿刺插管。用6~8F导引器插入动脉，持续滴注肝素盐水(3 000单位肝素加入500ml生理盐水)。在插入球囊导管前再次注入肝素2 000单位。将预先选择的球囊固定在Teflon同轴导管系统球囊导管上，在荧屏监视下，经输送管送入颈内动脉或椎动脉的动脉瘤内。将球囊用造影剂充盈，球囊闭塞动脉瘤。做术中造影观察动脉瘤闭塞和载瘤动脉畅通情况。满意后，用球囊固化剂HEMA或液态硅胶置换球囊造影剂，解脱球囊。球囊的大小根据术前的血管造影来选择。有时需要几个球囊才能将动脉瘤闭塞，闭塞后再注射造影剂至载瘤动脉检查动脉瘤是否完全闭塞，载瘤动脉是否畅通。若闭塞不完全，需再补加球囊使之完全闭塞。由于用可脱性球囊栓塞动脉瘤充盈球囊过程中，可产生动脉瘤腔内压力升高造成动脉瘤破裂危险或栓塞不全，瘤腔内球囊在载瘤动脉血流冲击下，往返运动撞击瘤顶或瘤壁即“水锤效应”(water hammer effect)造成动脉瘤增大，神经压迫症状加重，晚近我们用微弹簧栓子栓塞动脉瘤，该材料柔软可按动脉瘤腔塑形，栓塞过程中不产生瘤腔内压力增高，并有诱发血栓无瘤腔内移动现象。

包括大脑中动脉区、大脑前动脉区、基底动脉末端、大脑后动脉、颈内动脉海绵窦部及其眼动脉水平的动脉瘤、小脑后下动脉动脉瘤皆可用栓塞治疗。

如果血管造影或CT、MRI证实动脉瘤腔内有血栓或血凝块，应避免球囊进入动脉瘤内，以免球囊引起涡流，造成血栓脱落，导致脑梗死。

如果无法将球囊送入动脉瘤内，可将载瘤动脉栓塞。将球囊放至动脉瘤开口处或开口的近端，并用造影剂充盈以闭塞载瘤动脉，观察病人15min到半小时，看有无症状出现，经颅超声的大脑中动脉血流速度降低程度(需保持在16cm^3/s以上才不会出现缺血性神经障碍)，脑电图上慢波是否增多。如果15~30min病人上述观察无异常，则解脱球囊。为安全起见，可再送入第二枚球囊。第二枚球囊是为了防止第一枚球囊解脱后意外地成为栓子。Peters主张球囊应该用硬化剂或聚合剂充盈，以防止球囊回缩后移位。闭塞载瘤动脉成功后撤出导引器以前，注入肝素拮抗剂(硫酸鱼精蛋白)。每1 000单位肝素可给15mg鱼精蛋白。

在栓塞期间，可能出现脑血栓形成，尤其老年人已有动脉粥样硬化性狭窄及血液黏滞性增加时容易发生。此时出现烦躁不安，意识改变及神经功能缺失。遇此，立刻注射造影剂，证实后采取溶栓治疗(用尿激酶反复冲洗局部，间隔15min注射造影剂了解血管是否再通，直至恢复原状为止)；抗脑水肿，保持肝素化及血管扩张、给氧。

准备行动脉瘤孤立术者,也可改用栓塞术。在耐受试验后,第一枚球囊送至载瘤动脉瘤部或稍上方,第二枚置于其下方动脉内。对于眼动脉从海绵窦发出者,不可闭塞颈内动脉海绵窦段,否则,将造成该侧眼失明。应保持颈内动脉与眼动脉畅通。对于不可能用手术夹闭的动脉瘤,采用球囊闭塞近端载瘤动脉是一种较安全有效的办法。

术后卧床2d,严格限制活动。术后限制体力活动3~4周,以防球囊移位。术后给镇静剂及止痛剂,用皮质类固醇、甘露醇预防脑水肿,保持呼吸及大便通畅。栓塞后在巨大动脉瘤血栓形成时,病人可能出现严重头痛,要及时对症处理。术后早期病人多饮水,促进排尿,给予阿司匹林或潘生丁,或用小剂量肝素静脉点滴2~3d,予钙拮抗剂。

术后头2d,严密观察病人,以后也需经常进行神经系统检查。如出现缺血并发症,则立即给予升压和扩容治疗,以增加脑血流量(见动脉痉挛)。这种治疗维持数日。

(2)栓塞的并发症

①很少的病人在栓塞过程中或以后出现暂时性脑缺血(TIA),也可发生卒中。②微导管断于颅内,特别在用凝固剂时。如断留于较小的脑血管内,可无症状,如断留在大脑中动脉或基底动脉内可能发生脑缺血。需行抗凝治疗及肝素化。③球囊位置不当。球囊经过的脑血管如有动脉硬化等而过度弯曲或狭窄,向后抽拉导管时可造成球囊过早解脱。若堵塞的动脉无充分的侧支循环,会出现神经功能缺失症状。

(3)现在已能栓塞的动脉瘤

1)颈内动脉颅外段、岩段、海绵窦段动脉瘤:这些部位的解剖关系复杂,常无瘤颈,外科手术困难,是栓塞的适应证。栓塞前先做颈内动脉闭塞试验,即用造影剂充盈球囊完全阻断颈内动脉血流,同时向对侧颈内动脉注射造影剂,了解健侧颈内动脉通过前交通支向患侧供血情况。在阻断颈内动脉血流的同时,记录阻断时间,并观察病人神志、语言功能、肢体活动及脑电图变化。阻断颈内动脉15min以上无不良反应,即可开始用球囊阻塞动脉瘤并嵌住瘤颈。阻塞动脉瘤不成功,则阻塞动脉瘤近端的颈内动脉。若观察15~30min出现不良反应,则不能闭塞颈内动脉,可先行颅内外动脉吻合,再永久性地闭塞颈内动脉。如病人为两侧颈内动脉动脉瘤,需栓塞两侧颈内动脉时,必须先确定椎基底动脉系统通过后交通支供应两侧颈内动脉良好,再施行两侧颅内外动脉吻合(如STA-MCA之类的吻合),最后颈内动脉堵塞试验无不良反应,才能使两侧颈内动脉永久性闭塞。

2)颈内动脉颅内段动脉瘤:这类动脉瘤过去多采用外科手术,将瘤颈夹闭。现在也可用血管内栓塞治疗。将球囊送入动脉瘤内并以凝固剂充盈,然后解脱球囊。也可用弹簧栓子放入瘤腔内将其闭塞。

3)椎-基底动脉瘤:这类动脉瘤开颅手术的危险性及术后并发症较脑前半循环动脉瘤为多。栓塞成功的有基底动脉干及其末端动脉瘤。椎基底动脉汇合处动脉瘤、小脑后下动脉瘤、小脑前下动脉瘤,我们也成功地栓塞了基底动脉末端的巨大动脉瘤。

巨大的动脉瘤常无瘤颈或瘤颈很大,外科手术极为困难。结扎或夹闭这种过大的瘤颈会造成载瘤动脉的狭窄以至闭塞,术后出现严重并发症或导致死亡。暂时孤立动脉瘤的情况下切除动脉瘤,修复瘤颈,在技术上要求很高,也有术野受限操作不便等困难。而且暂时孤立的时间不能过久。有的寻找暂时孤立的部位也非易事。对这类病人,可施行血管内栓塞动脉瘤。阻塞动脉瘤的球囊如一个不够,可增加至几个,有人甚至阻塞到7个之多才成功。

如果栓塞基底动脉瘤不成功,也可栓塞一侧椎动脉,甚至于两侧椎动脉或基底动脉,但有先决条件,即两侧颈内动脉通过后交通支供应基底动脉良好时才能这样做。检查方法是暂时用球囊阻塞基底动脉的动脉瘤近端,由颈内动脉注射造影剂,看基底动脉能否从远端逆行充盈。如果逆行充盈良好,可考虑双侧椎动脉或基底动脉栓塞。最好在栓塞前,再行颅内外动脉吻合(如枕动脉与小脑上动脉的吻合)。

在试图用球囊栓塞巨大动脉瘤之前,应证明动脉瘤内没有新鲜的血栓存在。磁共振扫描能够鉴别。如果瘤内有新鲜的血栓,应推迟几周再栓塞,以便血栓溶解吸收或机化。

30.7 手术治疗不同部位的动脉瘤

30.7.1 颈内动脉瘤（internal carotid artery aneurysm）

是颅内动脉瘤发病最高的。我们801例颅内动脉瘤中，位于颈内动脉的占70.6%，收治的超过国外一组报道的41.3%。其破裂出血的发生率约38%。Locksley统计2 672例单发颅内动脉瘤中，自海绵窦到颈内动脉分叉部的动脉瘤占39.3%，主要在后交通支发出处。而我们的颈内动脉后交通支动脉瘤占全部颅内动脉瘤的53.6%。

（1）蝶鞍部的局部解剖

Dujovny等研究了70个颅骨前床突区解剖关系。发现两侧前床突的大小及形状常是不对称的。前床突的冠状径为7.9±2.00mm（范围4～15mm），上下径4.3±0.8mm（范围3～6mm），矢状径8.0±1.6mm（范围4～11mm）。与后床突相距1.5～14mm（平均6.7±3.1mm）。视神经、视交叉、颈内动脉、眼动脉、垂体上动脉皆在前床突内侧，而颅神经Ⅲ、Ⅳ、Ⅴ及Ⅵ则在其外下方。有7%的前床突与后床突融合在一起。后床突的大小及形状不一，后床突之间的距离平均15.4mm。动眼神经小孔在后床突前2.3mm，滑车神经小孔在后方12.5mm处，外展神经小孔在后床突下方22mm处，三叉神经小孔到外展神经小孔是6.3mm。海绵窦内颈内动脉在后床突水平直径为5.8mm，此处的颈内动脉有三种主要形式：52%在海绵窦内的上升及水平部分连接处呈一凸面；30%凸面显著，动脉上升至后床突顶端；18%动脉由颈内动脉管呈直线走向C_2及C_3连接处。暴露海绵窦后部最好的方法是在海绵窦顶部切开，切口做在动眼神经小孔内侧，向后延伸至后床突（后床突要磨/咬掉）。

（2）直接手术入路

常采用的是侧裂入路（蝶骨嵴入路）、额部侧方入路、前颅窝入路、中颅窝入路四种。侧裂入路及额部侧方入路的优点是接近瘤体的距离比后二者要短，对脑的牵拉和影响较小。

侧裂入路（图30-7-1）：或称翼点入路。切口以眼眶外缘外上方3cm处为中点，沿发际作直线切口

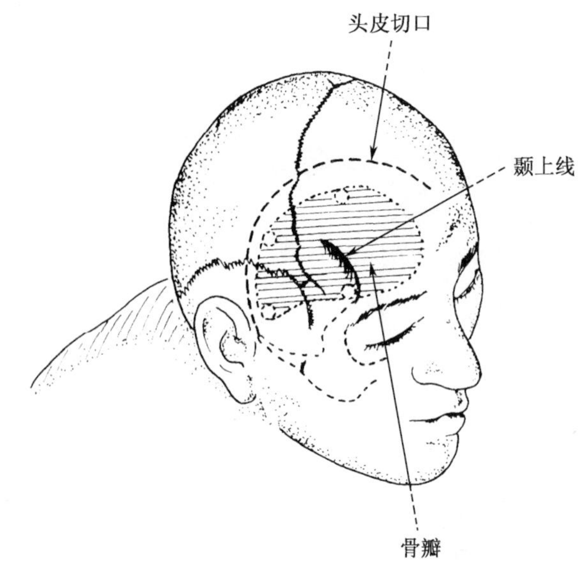

图30-7-1 侧裂入路切口和骨瓣示意图

7～8cm长，颅骨钻孔后用咬骨钳扩成直径4cm大小的骨窗。骨窗位于蝶骨嵴外端，也可行倒“L”形切口，翻一骨瓣。尽可能将蝶骨嵴外端咬除一些以缩短手术入路。在蝶骨嵴及其后方脑膜中动脉多被骨沟包绕，咬骨时极易损伤该动脉。一旦出血可电凝并向骨沟涂抹骨蜡止血，必要时作动脉近端缝扎。将硬脑膜呈弧形或十字形切开，挑开侧裂蛛网膜排放脑脊液。此时放置显微镜开始镜下工作，先轻轻沿侧裂分开额叶及颞叶，沿蝶骨嵴向中线分离直达前床突。在蝶骨嵴之颞侧可遇到侧裂静脉进入蝶顶窦，一般有2～3支，粗者直径可达3mm，若影响对动脉瘤的处理应电凝后剪断。在前床突的内下可见视神经，其外侧就是颈内动脉。若为颈内动脉后交通支动脉瘤，则把瘤颈周围的蛛网膜分开，然后夹闭瘤颈（图30-7-2）。如要暴露颈内动脉眼动脉瘤，需咬除前床突。颈内动脉后交通支动脉瘤多向后下外方突出，部分瘤颈及瘤体可能隐藏在小脑幕游离缘下方。蛛网膜一般均增厚有粘连，需锐性分离，避免用力撕拉，更不能过多牵拉动脉瘤而造成出血。只要瘤颈已经游离即可安放动脉瘤夹，不必再去暴露动脉瘤的其他部分。上夹要小心，勿伤及周围的神经、血管等，要将整个瘤颈夹闭。上夹后穿刺瘤

体，检验是否夹得适当及安全。必要时调整或置换瘤夹。夹的角度不当时，瘤夹会使载瘤动脉扭曲或受到牵位，可能是造成术后动脉痉挛的原因之一，应予注意。大的动脉瘤抽出血液，还有利于压迫症状的恢复。如有血块在内，也可切开清除。

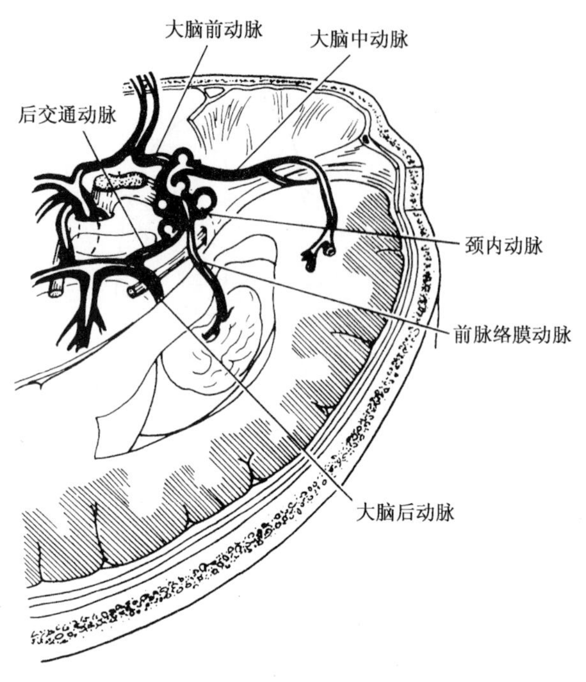

图30-7-2　侧裂入路显露脑底动脉瘤示意图

额部侧方入路：作一小的额部侧方颅骨成形术，脑前半循环的动脉瘤皆可用此入路。此入路与翼点入路相似而偏前，即由前颅凹后部进入蝶鞍部。Brock 认为其优点有：①用颅骨成形术开颅，不像侧裂（翼点）入路那样需去掉一些颅骨。②该切口几乎不涉及颞肌，以后也就不会造成部分颞肌的萎缩。③这个入路容易而快。由蝶骨小翼后缘至嗅神经构成一"V"形区，沿此区进至顶端即见视神经，切开其上蛛网膜。以后视需要向内或（和）向外扩大蛛网膜切开。颈内动脉 - 后交通支动脉瘤一般不需要去掉前床突便能分离及夹闭瘤颈。但偶尔也有瘤颈隐藏在前床突下方，必须磨掉前床突才能看到瘤颈。Ochiai 在 70 例该部动脉瘤中有 3 例这种动脉瘤。他提出在血管造影正位像上，颅骨中线与 C_1 轴线的角度 >60° 及 C_1 与 C_2 轴线的角度 <90°，侧位像上颈内动脉膝部后壁至动脉瘤颈近端 <10mm，以及后交通动脉属胚胎型者需去掉前床突。

(3)手术效果

颈内动脉后交通支动脉瘤术前有一侧动眼神经麻痹的，30% ~ 40%恢复。其预后取决于：①麻痹是否完全。②出现麻痹后能否早期手术。③手术能否使动眼神经得到减压。通常提上睑肌恢复最快也最多。Sakurai 报告出现麻痹 14d 内手术的病人，92%恢复。早期手术对动眼神经麻痹的恢复有利，因很多只是神经传导被阻断，而结构损伤以后才出现。若术后四周内无好转，则难以完全恢复。

颈内动脉末端分叉部动脉瘤与周围组织及一些穿通血管关系密切，需要分离清楚。大脑中动脉及前动脉起始部有许多穿通动脉发出，它们可能贴附到动脉瘤上，要分离出来，再夹闭瘤颈。

有的需要先做预防性的颅内外动脉吻合。施行颅内外动脉吻合后，如不及时处理颈内动脉分叉部动脉瘤，则动脉瘤可能破裂出血。有人报道吻合后 8d 及 13d 出血，还有的更早。这很可能是大脑中动脉血流增加及湍流造成的。所以行颅内外动脉吻合后，应同时处理动脉瘤或尽早处理。

颈内动脉脉络膜前动脉动脉瘤较罕见。应注意的一点是尽量在处理瘤颈时，保留该动脉通畅。Konno 报告一例脉络膜前动脉动脉瘤，瘤位于其分支顶枕动脉上（本应是大脑后动脉的分支上），在颞叶内侧面的海马沟内。术中用血管造影寻找动脉瘤的位置，切开颞叶进入将瘤颈夹闭。

颈内动脉眼动脉动脉瘤。发自眼动脉及后交通动脉之间的颈内动脉内侧壁或内前壁。又称颈内动脉腹侧动脉瘤（ventral internal artery aneurysm，VICAA）或床突旁动脉瘤（paraclinoid ICA aneurysm）。Sengupta 报告 49 例颈内动脉眼动脉动脉瘤，其中 22 例只有一个颈内动脉眼动脉动脉瘤有症状；其余 27 例有 40 个颈内动脉眼动脉动脉瘤及 36 个其他动脉瘤。其多发性动脉瘤的发生率是 55%。在多发性动脉瘤中，颈内动脉眼动脉动脉瘤常常不是主要的。多发动脉瘤中的 40 个颈内动脉眼动脉动脉瘤发生蛛网膜下腔出血的只有 10 个。女性的颈内动脉眼动脉动脉瘤为男性的 6 倍多。这种动脉瘤有其特殊问题：①动脉瘤的部分或全部被视神经、颈内动脉及前床突覆盖着；②无法在颅内控制颈内动脉近端；③部分瘤颈及瘤顶位于海绵窦内。因此，在技术上很难处理，有的术后血管造影显示动脉瘤未全闭塞，需再次手术；④大型和巨型颈内动脉眼动脉动脉瘤手术时，应想到不良的结局，即发生动脉瘤破裂出血及缺血性神经功能缺失，所以开颅前先在颈部暴露颈内动脉，并准备好颅内外动脉吻合手术。若夹闭瘤颈不可能，则闭塞颈内动脉，闭塞前施行颈内外动脉吻合。有两种手术入路：①同侧侧裂入路：对靠近颅内颈内动脉近端的动脉瘤，需去掉前床突及视神经管上壁，以便能安全地牵拉开视神经，暴露动脉瘤颈。对颈内动脉向腹侧突出的大的动脉瘤可采用根部为环形的动脉瘤夹。根据颈内动脉走行，可放置多个环形夹。②对侧侧裂入路：Nakao 及 Yamada 采用。用对侧入路前须了解视交叉前池的大小，需要足够大的夹闭瘤颈的空间，视交叉前池的大小是这种入路能否成功的关键。动脉瘤的大小不要超过 1.5cm。注射造影剂作脑池造影及用高分辨率的 CT 扫描，能显示出视交叉的轮廓及视交叉前池。有的动脉瘤出血时用 CT 扫描，血肿能勾画出视交叉的轮廓。用造影剂行 CT 扫描不仅能显示视交叉，并能显示动脉瘤是否在蛛网膜下腔。这种动脉瘤大多数发自眼动脉远端的颈内动脉，即海绵窦上方的颈内动脉。但也有发自近端在海绵窦内者。如在窦内，则治疗不同。

（4）颈内动脉段海绵窦动脉瘤

分囊型、梭形、外伤型。破裂后造成海绵窦动静脉瘘。海绵窦动脉瘤经常以压迫动眼神经、视交叉等而起病，瘤体较大而不易出血。Morley 等不主张手术。Parkinson 主张在低温麻醉、体外循环下，切开海绵窦暴露动脉瘤直接手术，但很少有人采用。多数主张施行颈部颈动脉结扎或施行孤立术，现在可利用球囊或弹簧圈栓塞技术进行治疗。

Matsuoka 切开海绵窦直接处理 3 例海绵窦内颈内动脉动脉瘤、3 例颈内动脉眼动脉瘤及 1 例颈内动脉后交通动脉动脉瘤。其中 6 例的瘤颈被夹闭；1 例动脉瘤包裹。病人取半坐位，上身与水平位呈 20°~50° 角。额下及翼点入路。用高速磨去视神经及 C3 周围的颅骨，开放海绵窦顶部，向中线轻轻牵拉视神经，尽量暴露窦内的颈内动脉和动脉瘤。静脉出血用氧化纤维素填塞，这样暴露及处理动脉瘤。

手术结果（出院时）：极好 4 例；好 2 例；不好 1 例。术后一眼失明 2 例，这两例的视神经被大型动脉瘤压成扁平状，造成视力不可恢复。术后动眼神经麻痹 4 例，在 3~7 个月内皆有所恢复。

海绵窦的直接手术由于静脉的严重出血，使操作很困难，所以采取半坐位降低海绵窦内的静脉压，这样海绵窦的出血就很少。术中需特别注意受压很重的视神经。术中造成的动眼神经功能障碍多能恢复。

（5）颈部颈动脉瘤

Ito 报告了两例：其一，为一肿物，没有搏动，位于左侧方。病人声音嘶哑（喉返神经受压麻痹）。手术发现动脉瘤内血栓形成，将其切除，血管作端-端吻合。另一例为一搏动性肿物，无神经障碍，血管造影显示颈部颈动脉有三个念珠状动脉瘤。手术行动脉瘤孤立术（颅内及颅外）。

30.7.2 前交通动脉瘤及大脑前动脉瘤（anterior communicating and anterior cerebral artery aneurysm）

前交通支动脉瘤占颅内动脉瘤的 16%，大脑前动脉瘤占 3.2%。该部动脉瘤与Ⅲ室前部、丘脑下部、视交叉、Heubner 回返动脉相邻，破裂出血后危害较大。动脉痉挛造成单、双侧额叶坏死而致残者不在少数。由于手术难度大，早期多采用非手术治疗或颈部动脉结扎术。近年来，显微外科技术迅速发展，为直接手术创造了条件，绝大多数的前交通支及大脑前动脉瘤能做到瘤颈夹闭。

（1）侧裂入路

与颈内动脉瘤的侧裂入路相似。沿颈内动脉找到大脑前动脉，将前动脉充分分离出来以便动脉瘤出血时临时阻断。以后沿前动脉向内找出动脉瘤，分离其瘤颈而夹闭之。

（2）额部侧方入路

见颈内动脉动脉瘤。

（3）双额冠状切口入路

沿发际缘作冠状切口，在病侧翻一额部骨瓣，但要跨过中线 2~3cm。注意勿伤及下方的矢状窦。硬脑膜瓣翻向中线，经大脑纵裂分入。有时需切开少许胼胝体前端，沿额叶内面的胼周动脉向近端寻找。暴露动脉瘤前应尽量看到双侧大脑前动脉根部。一般在显微镜下前交通动脉、大脑前动脉第 1、第 2 段、Heubner 回返动脉、下丘脑动脉支等与动脉瘤的解剖关系十分清楚，出血后容易加以控制。一侧前动脉 1 段发育不良者可高达 85%，两侧胼周动脉多由病侧前动脉供血。在这种情况下如夹闭供血的前段，可引起双额叶坏死，故应尽量避免之。前交通支动脉瘤最常见到的突出方向是向下和向后上方，而向后下和向外侧方者少见。夹闭和结扎瘤颈一般没有太大的困难。对于不能夹闭的动脉瘤如无前 1 段畸形，可采用 Tindall 设计的方法，即先在颅内夹闭一侧大脑前动脉的前 1 段，然后给对侧颈总动脉施行慢性结扎术。如果这类动脉瘤术前证实仅由一侧造影所充盈，则夹闭该侧前动脉1段也达到一定的治疗目的。该入路的缺点是容易损伤嗅神经，术中应注意保护。

（4）额部中线基底入路

在额部中线做三角形骨瓣，要尽量低。基底宽7cm，通过额窦。分离出双侧前动脉前1段，将瘤颈与双侧前动脉前2段分离开，夹闭瘤颈。术毕将骨瓣复位（骨瓣包括额窦上部）。预先需给抗生素预防感染，80%～100%病人的嗅束在解剖上能被保留。若嗅束完整，则70%的病人保留着功能。

（5）一侧额部入路

一侧额部"凵"形切口，内侧在中线上。将骨瓣翻向颞侧，硬膜瓣翻向中线。沿同侧大脑纵裂进入鞍部，也可经前颅凹底达该部，显露双侧大脑前动脉前1段，再对动脉瘤进行处理。一侧大脑前动脉前1段动脉瘤也适用该入路，也可以从硬脑膜外接近鞍部，沿蝶骨嵴切开硬脑膜，再深入鞍部，找出动脉瘤，结扎瘤颈。对于颈内动脉动脉瘤，以前用此路入路，晚近多改用侧裂入路。一侧额部入路处理颈内动脉后交通支动脉瘤不如侧裂入路方便。后者途径短，且能看清瘤颈。因为动脉瘤发自颈内动脉后侧。

手术效果：以前这种交通支动脉瘤破裂的病人做手术，常造成病人的神经心理障碍。自从有显微手术以来，已使效果显著提高，使病人术后的精神、记忆以及人格恢复良好，80%以上能恢复工作。少数不能工作的原因是由于严重的精神障碍、记忆不好及人格改变，个别的有癫痫发作。

Wisoff报告16例病人有20个大脑前动脉末端先天性动脉瘤施行了显微手术夹闭。该部动脉瘤占4%，其临床症状有蛛网膜下腔出血、一次性缺血发作（TIA）、头痛、癫痫等。13例病人在血管造影上显示有其他血管异常：多发动脉瘤、两侧或多发的大脑前动脉末端动脉瘤、大脑前动脉末端动脉瘤的远端又有AVM、大脑前动脉末端合并成一条动脉。手术采用侧裂入路。

（6）胼周动脉动脉瘤

由对侧额部纵裂入路。因为动脉瘤常常嵌在内侧大脑皮质，由对侧能看清楚，容易分离，分开大脑纵裂，沿着同侧的胼缘动脉找出对侧胼缘及胼周动脉，然后小心分离瘤颈。由对侧手术一般不会弄破动脉瘤。如破了，用吸引器吸着瘤体，上一临时阻断夹，然后分离瘤颈及夹闭它，再取下临时阻断夹。

30.7.3 大脑中动脉瘤（middle cerebral aneurysm）

占颅内动脉瘤的7.6%，破裂出血的频度约为21%。动脉瘤分布在中动脉主干的约占72%，其余在周围支上，这种瘤出血频度高，发生血肿的机会较多，间接手术的效果很差，因此颅内直接手术是最好的选择（图30-7-3）。

侧裂入路：见颈内动脉瘤侧裂入路（图30-7-4）。至于其末梢支的动脉瘤，则在相应部位行颞顶开颅。操作与前相同。沿侧裂将蛛网膜剪开分离，极易暴露中动脉动脉瘤。沿侧裂进入不远即可找到动脉瘤。不要先找到颈内动脉，再向外找出中动脉1段及动脉瘤。曾经破裂过的动脉瘤周围组织黄染。新近出血者可发现血块或水肿区。大脑中动脉瘤的瘤颈在内侧，瘤体在外侧。瘤顶部在其最外侧，且多埋藏在脑组织中，如分离时应格外小心。为了保护小的穿通支及主要的内囊血管（capsular vessels），在分离大脑中动脉

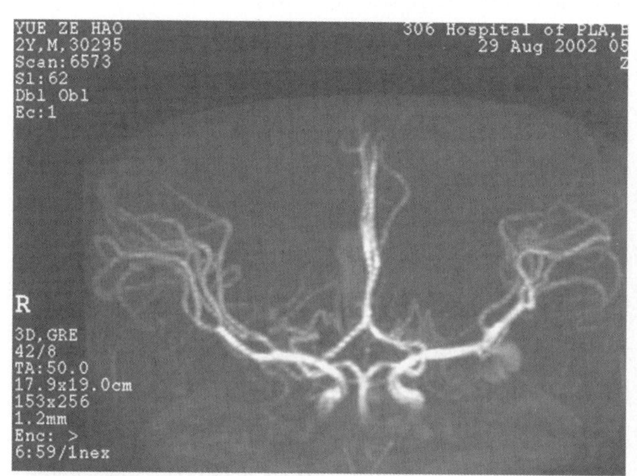

图30-7-3 MRA示M_1和M_2交界处异常染色动脉瘤

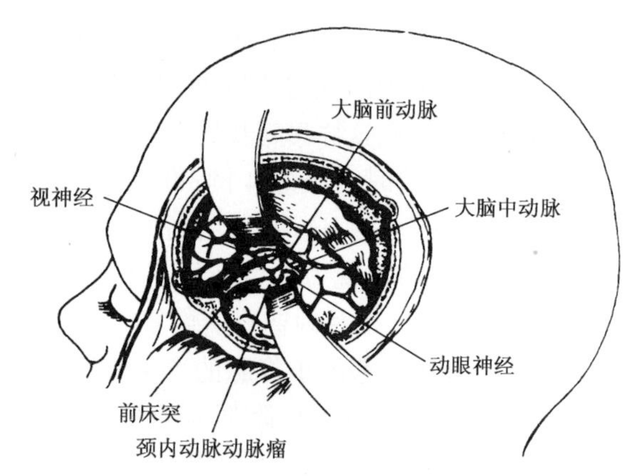

图30-7-4 侧裂入路所示左侧颈内动脉、大脑前动脉、大脑中动脉、视神经、动脉瘤和动眼动神经示意图

时,应沿其前缘和下缘操作。大脑中动脉瘤皆在其分叉部,此处动脉瘤常有许多小动脉分支附着其上,只要在瘤颈部稍加游离即可避免它们被瘤夹夹上。不必强行从瘤体上将这些分支分离开。如判断动脉瘤会在分离中出血,可在分离前临时阻断大脑中动脉近端,时间不宜过久,一般不要超过 10min,如分离困难超过时间,需将临时阻断夹放开,用罂粟碱液浸润一下局部,使血液恢复畅通一段时间后再行夹闭。也可用 20%甘露醇等使临时阻断时间延长。瘤体宽大或动脉瘤巨大而无颈者,可临时阻断血流,采用不同办法夹闭或缝合瘤颈。如一个瘤夹不够大,可有两个瘤夹对应地夹闭瘤颈。也可将瘤内容排空,修复瘤颈部。如上述方法不行,大脑中动脉主干又没有良好的侧支循环,则只有先行颅内外动脉吻合,以后再行孤立术。

应用显微手术技术进行颅内外动脉吻合,使很多主干动脉瘤施行孤立术成为可能。仔细研究病人术前的血管造影,就可以对术中是否采取这一步骤有所准备。做头皮切口时必须保留足够长度的颞浅动脉。大脑中动脉暴露后,要先行颅内外动脉吻合,然后对动脉瘤施行孤立术。如颠倒操作顺序,偏瘫、失语发生的比率很高。将巨大的大脑中动脉瘤切除并缝合中动脉的瘤颈部而无并发症,在技术上已能达到。

病例:男性,40 岁,于骑车上班途中突发头痛,继而意识不清,入院后查体:神志朦胧、右侧偏瘫、失语,血压 21.3/13.3kPa(160/100mmHg)。4h 后昏迷,左侧瞳孔散大。血管造影诊断为左侧大脑中动脉干动脉瘤,0.5cm × 1.0cm × 1.0cm 大小,并发局部脑动脉痉挛及颞部脑内血肿。术中发现血肿量 60ml,因动脉瘤颈过宽,无法夹闭,遂行左侧颞浅动脉与大脑中动脉皮质分支吻合术,接着完成脉瘤的孤立术。两周后复查左颈动脉造影:动脉瘤未显影,颅内外动脉吻合通畅,大脑中动脉各分支均充盈良好。术后两周,右上下肢肌力开始恢复,1 月后下地活动,最后完全恢复正常。

30.7.4 椎 – 基底动脉瘤(vertebro –basilar aneurysm)

近十年来该部动脉瘤的发生率为我所同时期颅内动脉瘤的 11.3%(国外报道为 1.7% ~ 29.5%不等),根据 Drake 一组 638 例椎基底动脉瘤分析,基底动脉瘤占颅内动脉瘤的 29.5%,其中,以基底动脉分叉部最多,约占其 51%;小脑上动脉瘤占 17%;椎动脉占 20%,其中,小脑后下动脉瘤占 11%,椎基底动脉汇合部动脉瘤占 7%,其他部位所占比例较小。椎基底动脉瘤位置多较隐蔽,并与 Willis 环、丘脑、脑干、后组颅神经、导水管、小脑等神经结构及供应血管关系密切。大型、巨型动脉瘤所占比例较大,如 Peerless 统计 1 400 例椎基底动脉瘤中,大型(>1.25cm)的占 18.7%,巨型的占 25.21%。在颅内大型及巨型动脉瘤中,椎基底动脉瘤占 64%。Pia 统计基底动脉瘤中,大型、巨型者占 2/3。椎动脉瘤中占 1/2。因此压迫症状多见而复杂。出血常发生在游离于蛛网膜下腔的节段,扩散阻力小,不如颈内动脉系动脉瘤那样易于产生血肿。然而压迫和粘连后发生脑积水的情况有所增多。椎基底动脉瘤首次出血后仅施之非手术疗法者,其一年生存率与颈内动脉系动脉瘤的 52%相似,为 58%。手术死亡率已从早期的 52%降至目前的 7.2% ~ 12.5%,但巨型动脉瘤的手术死亡率仍比其他型高 3 ~ 4 倍(图 30–7–5)。

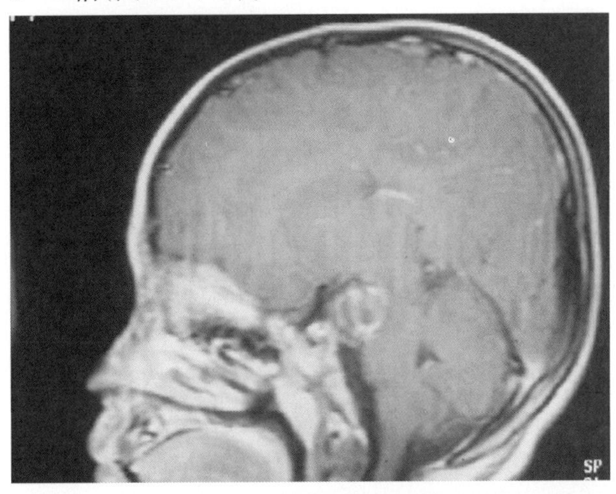

a

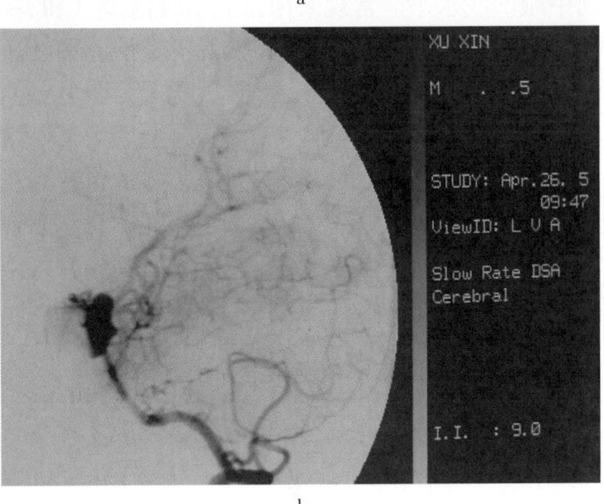

b

图30–7–5

a. MRI 矢状位像示脚间池处圆形等皮质 T_1 像;
b. 左侧椎动脉造影示基底动脉末端异常染色动脉瘤影

做基底动脉瘤手术时，保留动脉的中央支是很重要的。每侧大脑后动脉后1段平均发出4支中央支，其中3支为穿通支，一支为环行支。平均管径为0.5mm。环行支较穿通支稍粗。穿通支发自大脑后动脉后1段上方或后方，环行支发自大脑后动脉后1段下方或后方。穿通支终止于中脑脚间窝部分及大脑脚前部，而环行支止于四叠体及大脑脚后部。后交通支平均发出8.6分支，平均管径0.25mm。其中，5支终止于乳突体前区，1.9支终止于后穿孔质。

椎基底动脉瘤的突出方向常与血流冲击方向一致，这与选择手术入路及操作的难易有密切的关系。据临床所见，小脑后下动脉、小脑前下动脉、小脑上动脉、大脑后动脉起始部动脉瘤多向上方突出。椎基底动脉汇合处动脉瘤则向下方突出。基底动脉分叉处动脉瘤，70%向正上方突出，15%向前上突出，其余则向后上、后方突出。

椎基底动脉的梭形动脉瘤症状是：脑梗死、血流不足及蛛网膜下腔出血。

脑后半循环动脉瘤的术后致残率、死亡率及病人社会能力的恢复皆比前半循环差。高位的基底动脉瘤、基底动脉－小脑前下动脉瘤及椎基底动脉梭形动脉瘤的手术是很困难的。

（1）基底动脉动脉瘤及大脑后动脉近端动脉瘤的入路

1）前颞下入路（图30-7-6）：一般从右侧开颅。若动脉瘤偏左侧，或位于右侧但造影发现瘤体向外突出，可从左侧开颅。骨窗要尽量向下及向前，达到中颅凹底水平。常规采用排放脑脊液或（和）输甘露醇等减压措施后，于硬脑膜下轻轻抬起颞叶进入中颅凹内侧，即见小脑幕。要避免损伤Labbe静脉及颞叶。必要时可剪开小脑幕，于其游离缘缝一针稍加牵拉，以扩大视野。沟回在小脑幕游离缘内侧，用脑压板拉开沟回即可见到动眼神经。该神经几乎均与沟回粘连。从动眼神经下方分开蛛网膜，暴露脚间池，沿动眼神经向后即可找到大脑后动脉，也可以先找后交通支，沿该动脉向后找到后动脉。沿大脑后动脉或小脑上动脉向内即暴露基底动脉分叉部及大脑后动脉根部。基底动脉分叉部一般位于鞍背或稍高水平，但也可升到脚间窝顶端或低至鞍背根部，这些位置的变异会给手术带来一定困难。基底动脉分叉部及大脑后动脉后1、后2段发出很多重要的细小动脉供应丘脑、下丘脑、丘脑底的后部、红核、黑质、动眼神经核团、中脑网状结构、内囊后部等区域。在显微镜下这些动脉能被分辨得很清楚，应很好加以保护。一旦夹闭可引起对侧肢体瘫痪、小脑性共济失调及红核性震颤、同侧动眼神经麻痹、半身舞蹈症、垂直性凝视障碍等严重并发症。游离瘤颈后还要向后轻拉大脑脚，同时稍向前推动脉瘤，争取看清脚间窝全貌及对侧大脑后动脉第一段、动眼神经及大脑后穿动脉等，然后选用大小及角度合适的动脉瘤夹夹闭瘤颈。对于瘤颈过宽或粗大的及丘脑穿动脉不易从瘤颈上分离者，可终止手术，以后由血管内栓塞动脉瘤。分离动脉瘤有困难时，可在药物（巴比妥类、甘露醇等）保护下，临时阻断基底动脉。临时阻断后瘤颈及瘤体变松软，可轻轻地从脚间窝拉开，分离穿通支及夹闭瘤颈。

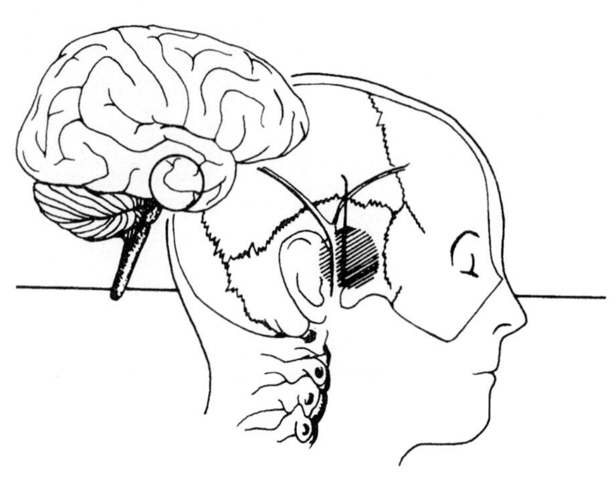

图30-7-6　前部颞下入路示意图

2）一侧额部入路：翻一侧额部骨瓣，要尽量低。由前颅凹进入，切断大脑前动脉第一部分（该侧大脑前动脉前1段，必须在术前确定不是主要的供血动脉，即不供应两侧大脑前动脉，对侧大脑前动脉前1段能供应两侧前动脉）向后即可见动脉瘤。

3）通过颧弓的颞下入路：对于基底动脉分叉部的高位动脉瘤采用。半坐位，做弧形的皮肤切口向下至耳屏下方2cm。翻转颞肌后锯段颧弓，同中颅凹进入。

4）眼眶颧弓入路：锯断颧弓3～3.5cm长，去掉部分眼眶外壁。这个切口牵拉脑组织轻，暴露好，能从下方斜着看进脚间窝。

5）侧裂入路：到基底动脉分叉部的任何入路都很深，且邻近是颅神经及脑干，该部手术最困难。

Yasargil(1976)提出经侧裂入路达基底动脉分叉部、处理该部动脉瘤的方法。侧裂入路须将侧裂尽量广泛分开,至少要分开3~4cm。选下列途径之一进入:①颈内动脉内侧。②颈内动脉外侧,后交通支内侧。③颈内动脉及后交通支外侧。要尽最大努力保留丘脑穿通动脉,特别要注意对侧。其优点是:脚间池、大脑后动脉、后交通支、小脑上动脉及两侧的穿通动脉都能清楚地看到。很容易辨认这些动脉与瘤颈的关系。对动眼神经及滑车神经的干扰较小。可将颞前部切除一小块以利暴露。这种入路对合并存在的颈内动脉瘤、前交通动脉瘤和大脑中动脉瘤等多发性动脉瘤很适用。侧裂入路与颞下入路在手术中可交替使用,如经侧裂入路暴露基底动脉分叉部动脉瘤,当瘤体较大挡住视线,不能分离瘤颈后侧时,就可抬起颞叶改行颞下入路,常能很好地从两侧动眼神经之间游离瘤颈后侧。

手术效果:该部向前、向后突出的动脉瘤手术效果较好。Drake(1979)报告向前突出的动脉瘤22例手术,死亡1例。向后突出的动脉瘤36例,术后也死亡1例。两组效果不佳者4例。向上突的84例,术后死亡6例,多因分离瘤颈背侧时出血致死。术后效果不佳者12例。Drake报道基底动脉分叉部动脉瘤的直接手术效果如下(表30-7-1)。

表30-7-1　基底动脉瘤分叉部动脉瘤的手术后果

动脉瘤大小	例数	优	良	差	死
小的	378	280	54	31	13
大的	167	108	33	24	2

巨型的115例手术,仅53例能夹闭瘤颈,其中39例(73.6%)效果好;47例夹闭基底动脉上端;18例夹闭基底动脉;29例侧支动脉后交通支供血勉强维持,用止血带闭塞基底动脉(其中7例止血带未闭紧)。总计施行基底动脉闭塞的病例中,58%效果良好(术前症状分级良好者,术后80%病人较好)。

额部第三脑室入路:如果基底动脉很长及其末端很高,颞下入路和侧裂入路不易达到动脉瘤,Kodama采用双额部开颅,分开大脑纵裂,切开终板进入第三脑室,清除其内血块,即见动脉瘤,分离瘤颈及穿通动脉后夹闭瘤颈。

后颅凹侧方入路:见基底动脉干动脉瘤的后颅凹侧方入路。

(2)基底动脉干动脉瘤

占椎基底动脉瘤的2%~20%。主要在小脑上动脉及小脑前下动脉之间,有的在基底动脉小脑前下动脉上。该段动脉瘤因无重要穿通支与之粘连,手术效果较好。

1)前部颞下入路(图27-8-6):基底动脉全长和椎动脉汇合处动脉瘤,以及由此段发出的小脑上动脉、小脑前下动脉、脑桥支等根部的动脉瘤均适用这种入路。小脑上动脉瘤一般起于小脑上动脉起点的上方,通常向侧上方突出,偶尔前突,与动眼神经关系密切,并可能与鞍背粘连,分离瘤颈时注意勿撕破动脉瘤。小脑前下动脉动脉瘤多位于斜坡中1/3,也常向侧方突出,个别向后突,甚至深入到脑桥内。一般和第Ⅵ颅神经关系密切。手术中常需在滑车神经后方剪开小脑幕以便暴露动脉瘤。剪开的天幕边缘应用缝线牵拉到中颅凹硬脑幕上,以增加暴露范围。然后将脑压板沿小脑前缘、三叉神经侧方伸入,轻拉脑桥使之离开岩骨及斜坡,即可见到外侧的面、听神经。此处空间小,如果出血,极难止血,所以要十分小心。

2)后颅窝侧方入路:适用于小脑前下动脉瘤、小脑上动脉瘤及小脑后下动脉瘤、内听动脉瘤,也适用于椎动脉和以上动脉的周围支动脉瘤。可采用乳突后方钩形切口。钻孔后咬成4cm直径的骨窗,"十"字或弧形剪开硬脑膜。由枕大池放出脑脊液扩大暴露,必要时切除外1/3小脑。把小脑拉向内上方,即可看清后组颅神经。小脑后下动脉尾襻及椎动脉从第一齿状韧带下方穿出,沿椎动脉寻到两椎动脉的汇合部和基底动脉干。向内对延髓进行牵拉时要极为轻柔,否则会发生呼吸障碍,损害舌咽、迷走神经,术后则易造成吞咽困难,并发生呼吸系统感染,应尽力避免。各周围支动脉瘤可沿主干向周围寻找,分别给予处理。

3)经口腔斜坡入路:适用于斜坡中、下1/3中线部、基底动脉下端前、侧方及椎动脉汇合部动脉瘤。Sano1966年首先使用。在耳咽管口水平上方咽后壁上作一长方形黏膜瓣,向上翻起,咬除环椎前弓及枢椎齿状突,用骨钻及骨钳在斜坡上咬开1.5cm宽、2.0cm长的缺口,切开硬脑膜即可见到动脉瘤。如果斜坡硬脑膜与动脉瘤粘连,能导致大出血,应十分谨慎。处理瘤颈后,缺损部用筋膜,肌块充填,并牢固缝合黏膜瓣。给予持续脑室引流或腰椎穿刺引流一周,防止发生脑脊液漏。一旦出现脑脊液漏，应尽早在鼻后部转移黏膜瓣修补之，防止继发颅内感染。

4)幕上、幕下联合入路：基底动脉中1/3至椎动脉这一段的动脉瘤用之，切开小脑幕，断离横窦。

手术效果：Yasargil等1979年报告54例小脑上动脉瘤，术后死亡1例，效果不佳者3例。术后常有动眼神经麻痹，但多数能全部或大部恢复，仅遗留不全性上睑下垂等症状。20例小脑前下动脉瘤，死亡1例，效果不佳4例，术后一些人发生暂时性面神经麻痹，也多能恢复。并发听力障碍者，常不易恢复。椎基底动脉汇合部动脉瘤15例，无1例死亡。

(3)大脑后动脉瘤

Aronld统计一组55例大脑后动脉瘤，其中起于大脑后动脉后1段的占15%，后交通动脉与大脑后动脉汇合部动脉瘤占16%，大脑后动脉后2段近端动脉瘤占20%，大脑后动脉后2段中远端动脉瘤占36%，大脑后动脉后3段动脉瘤占13%（图30-7-7）。

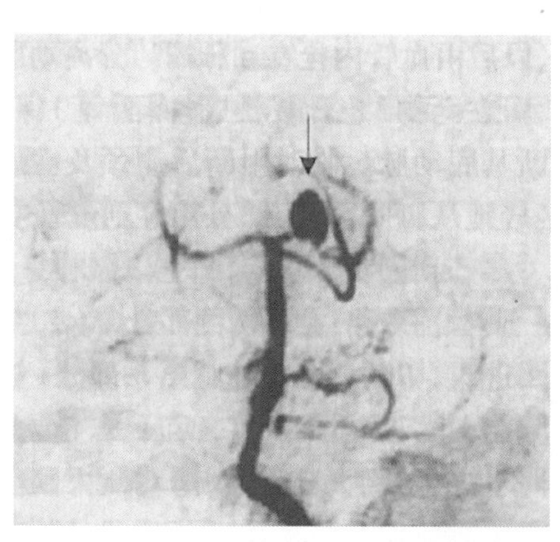

a

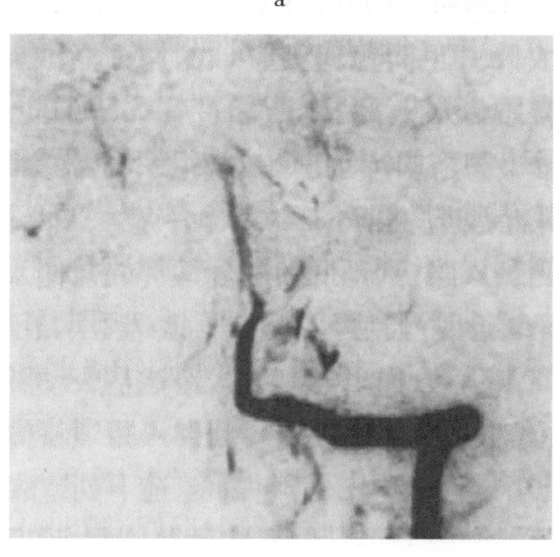

b

图30-7-7

a. 左侧椎动脉造影示左侧大脑后动脉近端异常染色动脉瘤；
b. 夹闭术后左侧椎动脉造影，动脉瘤消失

颞下入路：与以前所述者相同。要想暴露大脑后动脉后1段，切口应在耳前方3cm远。作上下直线切口即可，下端达颧弓。大脑后动脉围绕中脑部分常被海马回覆盖，需将海马回拉开才能暴露。有困难时，则要切除一些海马回。大脑后动脉枕叶分支动脉瘤，则采用枕部幕上开颅。

手术效果：北京天坛医院手术16例，无死亡。Yasargil1979年报告12例，死亡1例，1例效果不佳。

(4)椎动脉瘤

椎动脉瘤占全部颅内动脉瘤的1.9%，占椎基底动脉瘤的21.2%(国外报道20%～31.5%)。小脑后下动脉瘤发病率最高，其次是椎基底动脉汇合部和其主干。椎动脉和基底动脉在颅内蛛网膜下腔走行距离较长，是颅内最易发生粥样硬化的部位之一。因此，以动脉硬化为基础而形成的梭形动脉瘤就比较常见。同时，对动脉瘤施行孤立术和供血动脉结扎术的机会也较多。对椎动脉及小脑后下动脉瘤手术的入路一般用后颅窝侧方入路或后颅窝中线入路(图30-7-8)。小脑后下动脉瘤如果复杂，不易分离及夹闭，可暂时阻断其近端及远端椎动脉。暂阻断前，给巴比妥类药物及甘露醇保护。夹闭动脉瘤后撤除暂时阻断夹。对两椎动脉汇合部动脉瘤也可采用经口腔斜坡入路。对双侧动脉瘤可做弓形切口，双侧枕下开颅。

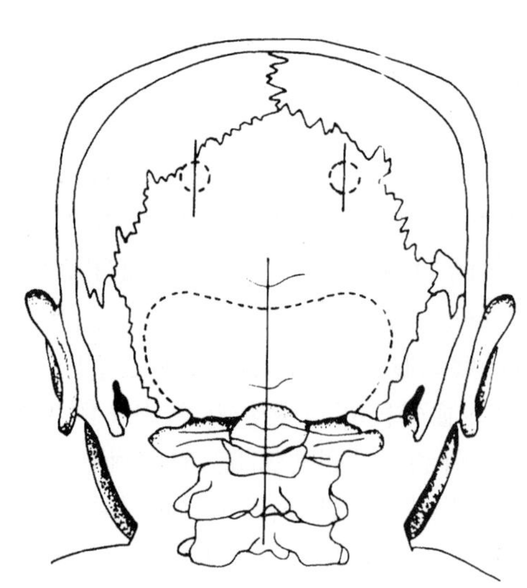

图30-7-8　后颅凹中线入路示意图

30.8 特殊类型动脉瘤

30.8.1 多发性动脉瘤(mutiple aneurysm)

指颅内同时有两个或两个以上的动脉瘤。在北京天坛医院最近诊治的300例中,多发性动脉瘤占8%。尸检统计多发性动脉瘤占全部颅动脉瘤的20%~31.4%。其中,两个动脉瘤者占14%~17%,三个动脉瘤者占3.4%~3.9%,四个和四个以上者1.1%~1.2%。而血管造影的统计数字则较低,多发性动脉瘤仅为6%~18.5%。多发性动脉瘤倾向于发生在两侧及对称的部位上,特别是颈内动脉及大脑中动脉上。在天坛医院的45例多发动脉瘤中,两侧颈内动脉对称部位的动脉瘤竟占46%,其中两侧颈内动脉交通支动脉瘤占33%。Locksley报道有两个动脉瘤的,其中47%在两侧。Kojima的59例多发动脉瘤中,仅有10例的多发性动脉瘤是在同一条动脉上。同一条动脉的多发动脉瘤中,以颈内动脉最多,其次为大脑中动脉。一个动脉瘤位于颈内动脉系统,另一个位于椎基底动脉系统者占全部多发性动脉瘤的3%~8%,而两个动脉瘤均位于椎基底动脉系统者只占0.45%~1.2%。

多发性动脉瘤出血机会较单发者为多,故有人主张处理一个动脉瘤比不处理为好,全部处理比仅处理一个为好。此外,利用一个切口在一次手术中治疗所有动脉瘤对病人最为有利。我们曾一次手术夹闭四个动脉瘤,病人恢复工作。如果瘤体相距较远,则需分期手术。Sengupta1979年报告,对1例患者在4个月中作过5次脑血管造影,4次开颅手术,夹闭6个动脉瘤,使之获得痊愈。分期手术应首先处理出血或有出血倾向的动脉瘤。根据影像学和临床症状的综合分析,约96%的出血动脉瘤能被分辨出来。对多发动脉瘤的处理与单发动脉瘤一样。手术死亡率亦相似。

30.8.2 未破裂过的动脉瘤(unrupture aneurysm)

随着医疗水平的不断提高,血管造影及CT、MRI、MRA技术的普及,发现未曾破裂过,甚至无症状的动脉瘤的机会有所增加,在北京天坛医院病例中,29%未有过动脉瘤破裂史。Samson认为这类动脉瘤中,15%~50%有继续变大和出血的危险。也有人统计每年约有5%病人发生出血。部分学者不主张手术,采取保守疗法,并定期检查及随访。但近年来似有更多人提倡尽早手术治疗,并获得了满意的疗效。

30.8.3 合并血管畸形的动脉瘤(aneurysm associated with vascular malformations)

Suzuki(1979)报道脑动静脉畸形病人并有动脉瘤的占2.7%~8.7%。动脉瘤病人并有动静脉畸形的占2.7%~9.3%。78例颅内动脉瘤伴有动静脉畸形的病人中,56例有一个动脉瘤,22例(28.2%)有多发动脉瘤。动静脉畸形与动脉瘤同时存在时,动脉瘤位于邻近动静脉畸形的供血动脉上,或远离畸形血管的供血动脉上,也可由动静脉畸形的某一部分扩张成动脉瘤,多数为一个动脉瘤,也可为两个动脉瘤。除动脉瘤外,还可形成静脉瘤。血管腔内(包括动脉和静脉)的高压是形成动脉瘤或静脉瘤的原因。在血管造影上常常是动脉期显示出动静脉畸形,静脉期显示出异常血管网伴有动脉瘤。

一般主张两种疾病同时治疗。由于动脉瘤常发生在动静脉畸形的主要供血动脉上,所以同时对两种病变进行处理的机会就比较大。如果二者相距较远,只有分期手术。血管畸形出血后手术时机的选择,不如动脉瘤那样严格,因为血管痉挛的顾忌较小,临床Hunt和Hess分级为Ⅲ、Ⅳ级的患者预后也较好。如以动脉瘤出血发病,则应以动脉瘤手术的标准来选择时间。

30.8.4 巨型动脉瘤(ciant Aneurysm)

动脉瘤的大小等于或超过2.5cm者称巨型动脉瘤。

(1)发生率

女性多于男性,北京天坛医院的巨型动脉瘤

占颅内动脉瘤的7.8%。巨型动脉瘤以颈内动脉最多见，其次为大脑中动脉，巨型大脑中动脉瘤占大脑中动脉瘤的13%。部位：巨型动脉瘤多发生在颈内动脉海绵窦部及其末端分叉部、大脑中动脉主干分叉部、基底动脉及椎基底动脉的连接部。Peerless报告巨型动脉瘤中以基底动脉分叉部最多。分型：根据瘤腔内血栓的多少分三型：①部分血栓形成。②完全血栓形成。③无血栓形成。

发病形式有二：①隐袭性的，像颅内肿瘤一样。②突发的蛛网膜下腔出血。

（2）症状

1）压迫症状：瘤体压迫周围组织而引起的症状。多为局部神经功能障碍。包括颅神经功能障碍及内分泌障碍等。约64%的病人是由于病灶性神经功能障碍而就诊。

2）蛛网膜下腔出血：因此就诊的占36%。常伴有脑室内或脑内出血，临床分级差，死亡率高。

3）缺血症状：巨型动脉瘤压迫动脉分支使之缺血，或血栓形成而引起脑梗死。巨型动脉瘤内血液蓄积较多时，也会使载瘤动脉远端及动脉瘤周围的脑组织缺血，产生盗血现象。

4）全身症状：巨型基底动脉瘤可造成阻塞性脑积水。婴儿患巨型动脉瘤常导致淤血性心衰，使病人发绀，发育迟缓。此外，巨型动脉瘤病人还可以有癫痫发作。

（3）诊断

X线平片：36%～45%的巨型动脉瘤患者的X线平片有改变，能帮助诊断。表现为颅骨被侵蚀、瘤壁钙化或兼有。

CT扫描：（见图30-8-1a）巨型动脉瘤的CT有其特点。未用对比剂时，CT影像显示动脉瘤为限局性高密度，周围无水肿。用对比剂后，显示瘤腔内为均匀一致的高度加强。但须注意，少数巨型动脉瘤周围有水肿，与蝶骨嵴脑膜瘤在CT上难以鉴别。巨型动脉瘤内可以部分或完全形成血栓。完全形成血栓时，未用对比剂的CT扫描表现为密度稍高、轮廓清晰的圆形或椭圆形病变，其中呈斑点状。用对比剂则呈环状密度增高影像，这可能与动脉瘤壁血管丰富有关。若有血肿，则动脉瘤位于血肿的周边。完全形成血栓的巨型动脉瘤在CT上可能被疑为占位病变。偶尔巨型动脉瘤内形成血栓并阻塞其动脉分支，造成脑水肿及脑中线移位。动脉瘤壁可有钙化或钙化在瘤壁外方。

血管造影及MRA决定诊断。常可见到瘤内有部分血栓形成，占52%～83%。其载瘤动脉可因扭转、被压迫、血栓等原因，显示很细。多看不清动脉瘤蒂。笔者遇到一位病人有两个巨型动脉瘤，血管造影显示血栓压迫载瘤动脉，并推至远端而出现缺血症状及体征（图30-8-1b、c）。巨型动脉瘤内血栓形成的机理尚不完全了解，可能与下列因素有关：

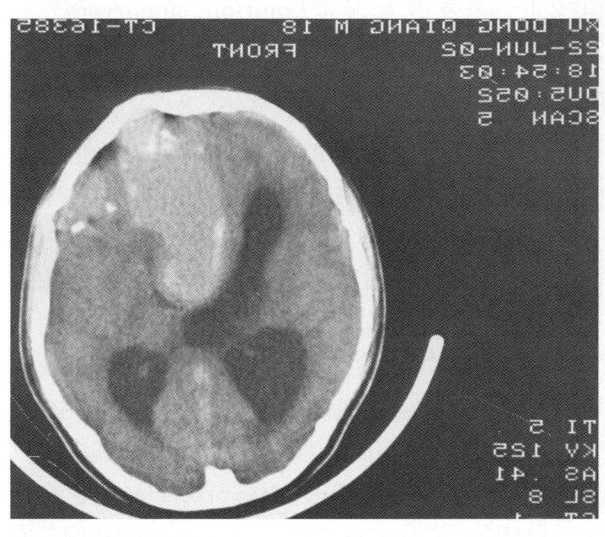

a

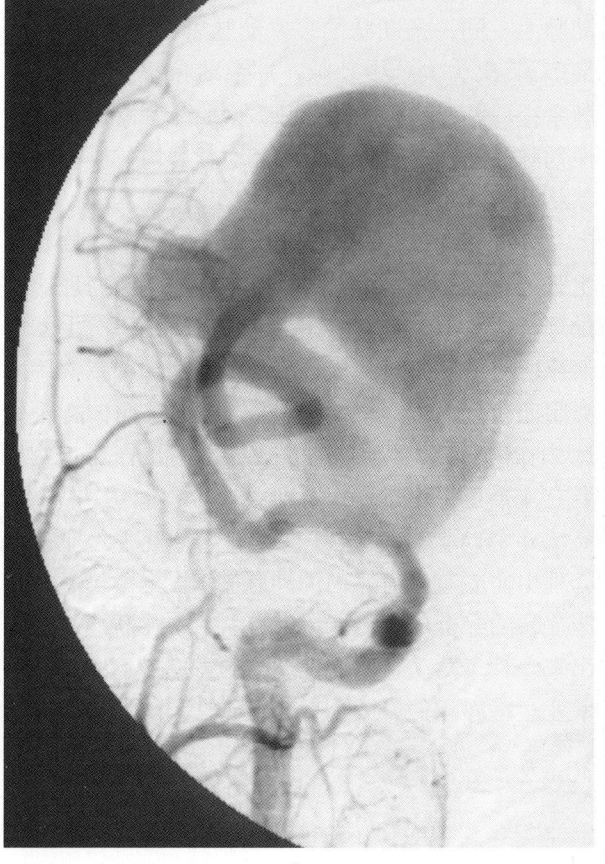

b

图30-8-1（a、b）

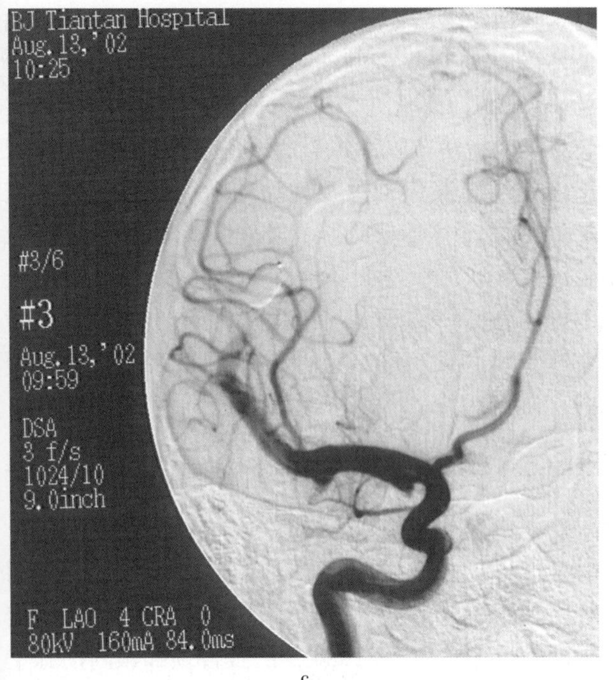

c

图30-8-1(c)

a. 头颅 CT 示右颞部均匀一致类圆形高密度影(直径 9cm);
b. 右侧颈动脉造影示巨大异常染色动脉瘤影;
c. 动脉瘤栓塞供血动脉后造影像,动脉瘤消失

①动脉瘤容量与其蒂的口径比例有关,即容量过大而蒂的口径太小,使囊内血流减少,易形成血栓。②动脉瘤内的湍流造成内膜的应力损伤(shearing injury)。③血流减少加上内膜损伤导致血小板沉积,形成附壁血栓。④动脉瘤壁出血形成血肿,使颅内压增高及血循环缓慢,在瘤内形成血栓。这种血栓还可能蔓延到载瘤动脉。⑤脑血管痉挛。⑥巨型动脉瘤使载瘤动脉扭曲及受压,导致血流减少。⑦抗纤维蛋白溶解剂的使用。巨型动脉瘤除非完全形成血栓,不然不能防止出血。一般认为动脉瘤内的血栓形成需要数年,血栓形成为向心性的,即血块呈层状由外部向中心形成血栓。也偶有动脉瘤出血时,同时,在瘤内形成血栓的。完全形成血栓时易误认为颅内肿瘤。

(4)手术

约 1/5 病人由于各种原因,只能保守治疗;4/5 能行手术治疗。Peerless 报道 125 例基底动脉瘤分叉部巨型动脉瘤,其中 46%的动脉瘤能够直接手术夹闭瘤蒂;其余的只能缩窄或夹闭(或用止血带闭塞)基底动脉近端;10 例只做了手术探查。手术方式如下:

1)载瘤动脉夹闭或孤立:巨型动脉瘤开颅后约 3/4 的病人可将瘤蒂夹闭,但有 1/4 由于各种原因无法夹闭瘤蒂,而只能夹闭载瘤动脉或孤立动脉瘤,甚至连这些操作也不可能。颈内动脉的动脉瘤可夹闭动脉瘤近端的颈内动脉或孤立动脉瘤,基底动脉及椎动脉的则夹闭供血侧的椎动脉,甚至夹闭动脉瘤近端的基底动脉或孤立术。夹闭这些重要动脉或孤立前必须了解到术后能有充分的侧支循环,或先做颅内外动脉吻合以后再夹闭或孤立。

2)栓塞术:由血管内栓塞动脉瘤,选择适当的钨丝弹簧栓子或球囊放置到瘤腔内(预先根据血管造影选择适当大小的球囊),如不能完全闭塞动脉瘤,可再放入第二个,有人甚至于放进 7 个才完全闭塞成功。如球囊难以进入瘤内,也可栓塞其载瘤动脉或孤立动脉瘤(放一球囊在动脉瘤开口处,再放置另一球囊于动脉瘤近端动脉内)。放置永久球囊前先临时充盈球囊 20min,观察反应。如果耐受,再永久放置。

3)瘤蒂夹闭:能否夹闭瘤蒂,要看蒂的大小,有无穿通动脉黏附在动脉瘤蒂上及动脉瘤内压力的大小。动脉瘤巨大时常不易找到瘤蒂,即使找到,常因太宽而无法夹闭。如 Nemoto 报道 45 例巨型动脉瘤手术,仅有 2 例夹闭瘤蒂成功;36 例将近端动脉夹闭,如瘤蒂稍宽,可用双极电凝使蒂缩小后再上瘤夹。如蒂很宽,可用两个动脉瘤夹从相对方向各夹其一半。也可用一穿刺针刺入动脉瘤,用力抽吸其中血液使瘤壁塌陷,迅速分离出瘤蒂予以夹闭。也可将载瘤动脉暂时阻断或孤立,切开动脉瘤,清除其中血栓使瘤壁塌陷后,再夹闭瘤蒂。当瘤蒂过宽时,也可用线结扎。不过用线结扎很宽的瘤蒂,常使载瘤动脉扭曲及狭窄。

巨型动脉瘤在夹闭瘤蒂后,还应抽出瘤内血液或切开清除瘤内血栓或切除动脉瘤,解除对周围组织的压迫。大脑中动脉的巨型动脉瘤切除后,有时需行动脉端对端吻合。颈内动脉瘤必须夹闭颈内动脉时,可先行颅内外动脉吻合。即使巨型动脉瘤内已完全形成血栓,如有压迫症状仍应手术切除动脉瘤或清除其中血栓使之塌陷。对巨大梭形动脉瘤也有施行颅内外血管吻合及切除动脉瘤成功的。Fukushima 报道 3 例手术成功。1 例为中动脉,1 例为梭形动脉瘤,先作双侧颞浅动脉大脑中动脉分支吻合,以后将动脉瘤切除,1 例大脑中动脉巨型动脉瘤,作一侧颞浅动脉大脑中动脉分支吻合,夹闭中动脉中 1 段近端,切除动脉瘤后将颞支吻合至中动脉中1段残端;1例大脑后动脉巨大蛇形动脉瘤,开额颞骨瓣,暴露基底动脉顶端,将动脉瘤近端部分用直的长夹闭塞,切开皮质及脑室暴露远端部分动脉瘤,将后动脉后3段与动脉瘤分离开,将颞浅动脉通过皮质及脑室切口与大脑后动脉吻合。上述3例术后皆恢复正常。

动脉瘤是否被完全闭塞,可用针穿刺动脉瘤,看是否仍有活动的血。此法有时不尽可靠。术中造影或术中用微血管多普勒探测更准确。这种术中用的微血管多普勒探头可小至0.3mm,只要血管管径>0.1mm即可探测。局部血管狭窄超过其直径的40%,因其局部血流加速和脉搏曲线改变,很容易辨认。这种装置能探测出血管内血流是否正常,动脉瘤夹是否严重影响了动脉血流,动脉是否严重狭窄或完全闭塞。如果夹闭瘤蒂后严重影响了动脉血流或使动脉闭塞,要调整动脉瘤夹的位置,或改变手术方式如暂时孤立动脉瘤,或阻断载瘤动脉,掏空动脉瘤后再夹闭瘤蒂,或切除动脉瘤及缝合动脉瘤蒂,或切除动脉瘤、行动脉端对端吻合。不得已时行动脉瘤包裹术。手术中不能看清动脉瘤的全部瘤蒂,可用多普勒引导,把瘤夹放置到适当位置。

对颈内动脉系统的巨型动脉瘤开颅手术前,可先暴露颈部颈内动脉。当分离动脉瘤囊或分离及夹闭瘤蒂时,暂时压迫颈内动脉,以降低载瘤动脉及动脉瘤内的压力。如分离时间较长,可间断性压迫,中间放开2~3min。这样会使手术容易些。

对于那些有厚的粥样硬化及附壁血栓,并常有钙化的巨大动脉瘤,手术困难。可暂时阻断局部血流。用甲苄咪酯(Etomidate)0.3mg/kg能在1min内产生抑制作用,降低氧耗。它不像巴比妥类(Barbiturate)对心脏有毒性作用。用脑电图监护。暂时夹闭载瘤动脉近端或暂时孤立动脉瘤。大脑中动脉可暂时阻断35min,基底动脉上段可阻断17min而无显著影响。无须降血压。不像用巴比妥类造成昏迷,还得有一段清醒时间。

(5)预后

手术死亡率及致残率与下列因素有关:出血及其神经障碍的严重程度、脑血管痉挛和缺血程度及手术损伤。其死亡率及致残率皆比一般动脉瘤为高,动脉瘤被夹闭成功的约占3/4,其中,75%的长期效果良好,一些病人的神经障碍能完全恢复。巨型动脉瘤未被夹闭成功的,罕有完全恢复的,其以后的死亡率及致残率皆在40%以上,比前者高得多。巨型动脉瘤夹闭并切除后,限局性神经障碍,如偏瘫等常能恢复。颈动脉结扎加颅内外动脉吻合的,能显著地降低残废率。球囊栓塞动脉瘤的效果较好。但无法解除动脉瘤的压迫。婴儿巨型动脉瘤患者在结扎载瘤动脉及切除动脉瘤后,心衰可恢复。Drake手术基底动脉分叉部巨型动脉瘤125例,临床上症状分级好的。术后71%优及良;临床分级不好的,术后只有31%良。效果不好与占位效应,附着有重要血管及重要穿通支,瘤壁有动脉硬化及瘤内有血栓有关。

30.8.5 自发性壁间动脉瘤(spontanous intramural aneurysm)

这种动脉瘤是动脉壁内出血,使动脉壁膨胀而管腔狭窄引起症状,其实称“动脉壁分离”更切合实际(图30-8-2)。到1984年已报告颈部颈内动脉壁间动脉瘤131例,颅内动脉壁间动脉瘤52例。男性多于女性。发生于非粥样硬化年龄,多见于10~4岁。婴儿也可发生,引起缺血性脑损害,致病率及死亡率高。当身体健康青年者,出现了脑缺血的症状与体征,应想到壁间动脉瘤的可能。

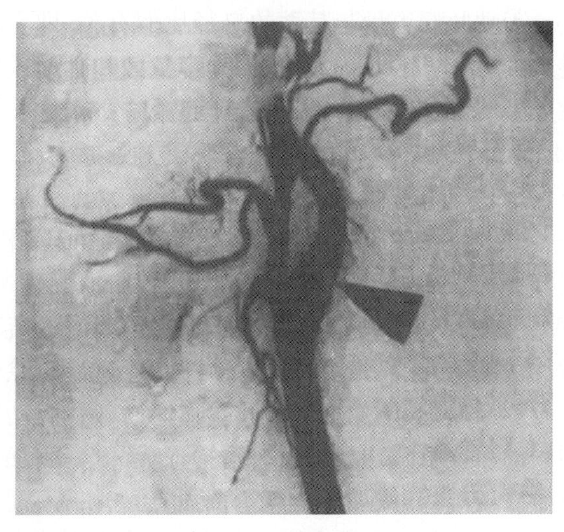

图30-8-2 左颈内动脉分叉部夹层动脉瘤(女,45岁)

(1)病理机制

颅内血管的壁间动脉瘤通常出血在动脉的内膜下,将内弹力板与中层分离,如继续向外发展并通过外层,则表现为蛛网膜下腔出血。也有的出血在中层与外膜之间。所以在其发展的不同时期造影,可看到病变的演变过程。颅外颈动脉及椎动脉的壁间分离发生于中层及外膜间。现尚不清楚为什么颅内动脉壁的分离与颅外者不同,可能与它们的结构不同有关。颅内动脉缺乏外弹力膜,外膜较薄,中层的弹力纤维较少。通常是内弹力板比颅外动脉的厚。颈部颈内动脉到达颅底时开始改变。椎动脉在穿入硬脑膜前1cm处开始改变,外膜及中膜的弹力纤维缺如。

大多数壁间动脉瘤的原因不明,为非特异性的。可能与下列有关:梅毒性动脉炎、多发性结节性动脉炎、动脉硬化、先天性中层缺欠、过敏性动脉炎、纤维肌肉发育不良、中层黏液变性、偏头痛、外伤或手术操作。如对颅内动脉瘤病人用止血带闭塞其供血动脉可造成壁间动脉瘤。这可能是直接损伤了动脉壁。Wolman认为壁间动脉瘤的形成是壁间动脉破裂到动脉壁内造成的。87%的颈部颈内动脉壁间动脉瘤能自行消失。

(2)临床表现

颅内动脉壁间动脉瘤发生于年轻的成人即20~40岁,很少有高血压,也很少有身体周围血管粥样硬化历史。相反,主动脉及身体其他处动脉的壁间动脉瘤患者年龄较大(50~70岁),通常有高血压及粥样硬化。颈部颈动脉壁间动脉瘤患者也常有高血压。颅内壁间动脉瘤多位于大脑中动脉或椎基底动脉,其他动脉如大脑前动脉、大脑后动脉皆能发生,还可为多发性的,如同时存在于颈内动脉,大脑中动脉及大脑前动脉。

壁间动脉瘤通常表现为中风症状,发展迅速。颅内者先有严重头痛,预示着动脉壁的分离。几天或几周后才出现神经障碍。颈部颈内动脉壁间动脉瘤患者约48%有头及颈痛。偶有卒中症状,并发展缓慢,表现为断断续续的。其症状因动脉的不同而异。发生于颈部颈内动脉的症状是:偏轻瘫73%,语言障碍42%,感觉障碍23%,其他有一过性单眼盲、Horner综合征、同像性偏盲、意识障碍等。壁间动脉瘤的症状常被误诊为脑血栓形成而被忽略。颅内壁间动脉瘤发生蛛网膜下腔出血,多在后颅窝的动脉。

(3)脑血管造影表现

其典型的造影表现是:造影剂在动脉瘤内滞留,在造影的动脉晚期及(或)静脉期仍有造影剂在动脉瘤内,至于瘤部血管腔的表现有下列的多种形式:①管腔细如线而光滑。②管腔梭形,即动脉增宽如动脉瘤,其远端及近端动脉细如线。这种表现易误为囊状动脉瘤伴有动脉痉挛。其区别是:壁间动脉瘤的血管狭窄是不规则的,而血管痉挛是规则的。③管腔渐细而梗阻。④动脉内膜凹凸不齐呈玫瑰花状。⑤造影剂呈现双重充盈,这是由于双腔造成的,即真腔(真正的动脉管腔)及内膜下的假腔同时充盈。⑥大脑中动脉或大脑前动脉梗阻。上述造影所见,随着时间演变可有变化。总之,血管造影表现多样化,从完全梗阻到不规则的狭窄,可有扩张,也可没有扩张。双管腔罕见。

(4)治疗

颈部颈内动脉壁间动脉瘤:内科可用抗凝、抗血小板治疗,予肾上腺皮质激素及高压氧等。这种颅外动脉壁间动脉瘤有可能自行消失。外科视不同情况用腔内扩张法使管腔扩大,切除内膜及摘除附壁血栓,结扎该动脉,行颅内外动脉吻合及切除动脉瘤。

颅内动脉壁间动脉瘤:不用抗凝治疗,因有使壁间分离扩大,导致动脉瘤破裂,发生颅内血肿的可能。病人如有一过性缺血发作(TIA)及发展性卒中(SIE),可行颅内外动脉吻合等恢复供血。发生蛛网膜下腔出血的,可结扎其载瘤动脉近端,使动脉瘤内的压力下降及血流减少,促使血栓形成。这种结扎适用于椎动脉。椎动脉的壁间动脉瘤在小脑后下动脉以前的,还可行孤立术。以防来自颈部肌肉支的侧支循环。若壁间动脉瘤始自小脑后下动脉远端的椎动脉,又不涉及椎基底动脉联合处,也可行孤立术。若椎动脉壁间动脉瘤涉及小脑后下动脉根部,则行颅外动脉与小脑后下动脉吻合,再孤立动脉瘤,并夹闭小脑后下动脉起始部。至于基底动脉或大脑中动脉,结扎是危险的,除非已确知有良好的侧支循环。或已用手术建立了侧支循环。结扎椎动脉之前也要弄清对侧椎动脉是否存在且够大。不能结扎的,可包裹。包裹时注意保留颅神经。这种动脉瘤也偶有破裂后自愈者。

30.8.6 外伤性动脉瘤(traumatic intracranial aneurysm,TICA)

和平时期外伤性颅内动脉瘤占颅内动脉瘤的1%以下,多在颈内动脉海绵窦部。战伤动脉瘤占头部弹片伤的2.5%,多由弹片穿通伤造成的,弹片多由颞部穿入。动脉瘤位于大脑中动脉主要分支、胼周动脉及眼动脉等。有的是医源性的脑血管损伤造成的,其发生部位多于颈内动脉,以其岩骨部及海绵窦部最多,也见于床突上段颈内动脉,还发生于大脑中动脉及大脑前动脉的分支。约半数病人伴有颅骨骨折。外伤性颅内动脉瘤多在伤后 2~3 周破裂,伤后立即诊断动脉瘤者少见。

(1)病理分类

分为“真性”、“假性”、“混合性”及“壁间”动脉瘤。

真性动脉瘤:损伤了血管的内膜、内弹力板及中层,而外膜完整。外膜膨隆形成动脉瘤壁。

假性动脉瘤:血管壁的全层被损伤,包括内膜、内弹力板、中层及外膜。其周围的血凝块或脑组织形成动脉瘤壁。

混合性动脉瘤:即真性动脉瘤破裂,又形成一个假性动脉瘤。

壁间动脉瘤:损伤后出血到动脉血管壁内。

动脉瘤发生机制:穿通伤的碎骨片、异物、弹片直接损伤颅内动脉,或弹片的热力伤及动脉壁。火器伤的颅内动脉瘤罕见,Saler 及 Mingrino 报告 665 例颅内动脉瘤中,仅有 1 例为枪伤动脉瘤。Hammon 报告 2 187 例颅脑弹片伤中,仅有 2 例假性动脉瘤。非穿通伤可由颅底骨折直接损伤颈内动脉;头部外伤使脑在颅内移动, 也能过分牵拉或扭曲颈内动脉,或使颈内动脉与邻接的骨隆起碰撞(如前、后床突)造成血管壁损伤。

(2)临床表现

和平时期外伤性颅内动脉瘤中, 有 50%出血。出血之中约 1/2 死亡。动脉瘤位于蝶窦、筛窦邻近,可发生鼻腔反复大出血, 每次几百到上千毫升,使病人陷入休克。其他部位的外伤性动脉瘤可出血到颅内形成血肿。

(3)诊断

头部外伤后晚期发生颅内出血,应行脑血管造影,排除外伤性动脉瘤。外伤后有难以解释的限局性神经障碍,也应考虑行脑血管造影或 MRA。其动脉瘤的特点是外形不规则,没有明确的瘤蒂。在血管造影上,动脉瘤充盈晚,排空也晚。有的外伤性动脉瘤在 CT 扫描及血管造影上很像先天性动脉瘤,手术前很难做出准确的鉴别诊断。

(4)治疗

外伤性颈内动脉瘤应行间接手术,即在颈部结扎颈动脉,或者栓塞动脉瘤近端颈内动脉,并行颅内外动脉吻合。不宜直接手术, 因动脉瘤蒂宽、壁脆,极易夹破出血。还可能是假性动脉瘤。如有大的颅内血肿,则需开颅清除。术中动脉瘤破裂可行孤立术。

30.8.7 细菌性动脉瘤(bacterial aneurysm)

颅内动脉壁受细菌侵袭形成的动脉瘤称作细菌性动脉瘤。80%~90%为血管内源性的,其中多为细菌性心内膜炎的并发症。心脏手术后发生的也有报道。血管外源性的见于头面部感染蔓延至颅内,如海绵窦血栓静脉炎、脑膜炎或颅骨骨髓炎。还有的无明显感染史,手术中才发现动脉瘤周围有感染,或病理证实为细菌性动脉瘤,称隐源性的。20%~40%的细菌性心内膜炎病人出现神经并发症,17%病人有脑梗死,4%~10%演变成细菌性颅内动脉瘤。实际上细菌性颅内动脉瘤应该更多,由于这种动脉瘤的形成需要数天到数周,用抗生素后可能消失,所以,发展较少。细菌性颅内动脉瘤约占颅内动脉瘤的 4.5%~6.2%。引起细菌性颅内动脉瘤的病菌依序为:链球菌、葡萄球菌、肺炎双球菌、流感杆菌和肠球菌等。

(1)细菌性动脉瘤的形成及演变过程

心腔内松脆的赘生物脱落成为感染性栓子,停留在脑动脉内发展成细菌性动脉瘤。通常栓子停留在动脉分叉部,这与该部的血流特点和血管形态有关。Molineri 认为感染性栓子停留后,其细菌通过血管上的营养血管使外膜先受感染,以后向中层及内膜蔓延,使动脉壁发生炎症及坏死、局部弱化,在血流冲击下使局部膨隆起来,即形成动脉瘤。动脉壁感染到形成动脉瘤的时间,短的 1~2d,长的数周,与细菌的毒性程度有关。停留在分叉部的栓子还可以再破碎,使该血管远端再发生动脉瘤。这样就使该血管的近端(分叉部)及远端都有动脉瘤。血管外源性动脉瘤的感染由动脉外膜直接向内膜侵犯管壁全层,形成动脉炎发展成动脉瘤。细菌性动脉瘤的瘤壁肌纤维及弹力纤维离断及消失,同时有炎性细胞浸润。有的在动脉瘤周围可见到炎性分泌物及培养出致病菌,偶在动脉瘤周围有脓肿形成。感染性栓子可造成脑梗死,能否造成脑梗死,取决于被阻塞血管的大小、梗阻时间的长短及侧支循环的状态。

连续脑血管造影观察,可看到动脉瘤的发展及消失过程: 细菌性动脉瘤在数周内逐渐扩大及形成,以后又在数月内消失。动脉瘤发展过程中,虽用抗生素治疗,不能阻止动脉瘤的扩大。在其消失过程中,虽已停用抗生素,动脉瘤仍逐渐消失。这可能是由于被侵犯的血管内有血栓形成,使之高度狭窄或梗阻,因而动脉瘤也消失。但也有动脉瘤消失,而其血管通畅的,这可能由于瘤壁的炎性改变使瘤腔内形成血栓所致。

(2)细菌性动脉瘤的好发部位

分为血管内源性的和血管外源性的。血管内源性的多位于大脑中动脉分支,其次为大脑前动脉分支。至于颈内动脉和基底动脉分支则少见。血管外源性的由感染部位决定动脉瘤的部位,海绵窦血栓性静脉炎引起海绵窦内动脉瘤。脑膜炎常引起大脑前动脉分支的动脉瘤。

(3)临床表现

这种病人往往是在脑内出血或蛛网膜下腔出血后就诊。急性或亚急性心内膜炎病人突然发生蛛网膜下腔出血、脑内血肿和硬膜下血肿、脑动脉血栓形成,或脑组织限局感染表现时,都要想到有细菌性颅内动脉瘤的可能。其症状表现为偏瘫、失语、脑膜刺激征、颅内高压等。

颅内局部感染后又有出血症状,或其周围结构受压症状在抗炎治疗见效后不见好转,则有细菌性动脉瘤的可能。

少数细菌性颅内动脉瘤并无发烧等急性感染症状,也无海绵窦血栓性静脉炎症状,只有出血时才出现症状。海绵窦内动脉瘤破裂造成自发性海绵窦动静脉瘘而出现搏动性突眼、杂音、结膜充血及水肿等症状。脑动脉近端的动脉瘤破裂,多只有蛛网膜下腔出血。脑动脉远端动脉瘤破裂,除有蛛网膜下腔出血外,还可造成脑内血肿或硬脑膜下血肿。

(4)诊断

典型病例容易诊断。但脑部症状较轻的病例则易漏诊。Bohmfalk 认为,由于在细菌性心内膜炎的病程中新的动脉瘤不断发生,陈旧的又可扩大或消失,他建议 1~2 周重复造影一次。Pootrakul 则认为,即使动脉瘤已缩小,也要每 2 周作一次造影。他认为缩小也可能由于动脉痉挛,当痉挛消失,动脉瘤又会变大。

任何细菌性心内膜炎病人出现了神经障碍而被疑有脑梗死者,皆应行全脑血管造影。病人由于梭形动脉瘤或脑动脉远端动脉瘤发生蛛网膜下腔出血者,应考虑有细菌性动脉瘤的可能。用 CT 或 MRI 扫描能查出梗塞部位、血肿范围及动脉瘤部位。

早期血管造影可发现被侵犯的血管内径参差不齐,这是停留在血管内而又破碎的栓子所致,通常在血管分叉部。以后过几周可出现动脉瘤并逐渐扩大。若动脉瘤未破裂,以后可逐渐消失。至于载瘤血管可能因梗阻而不显影,也可能通畅。越在血管远端的细菌性动脉瘤,越易发生载瘤动脉梗阻而不显影。

细菌性动脉瘤可为单发,也可为多发,可多至 10 个。

【例】男 22 岁。有先天性心脏病,曾行抗生素治疗。一日突然发烧,血培养有链球菌,4d 后出现左侧偏瘫、意识障碍。CT 扫描疑有多发脑梗死。予抗生素静脉注射治疗。1 周后行脑血管造影,发现有三个动脉瘤,分布在两侧大脑中动脉上。抗生素治疗 6 周后停止。病人情况逐渐好转。一年后重复造影发现动脉瘤完全消失。

【例】男 20 岁。5 年前诊断有风湿性心脏病伴有亚急性细菌性心内膜炎,血培养有金黄色葡萄球菌。入院前 5h 突然头痛、发烧,很快出现右半身瘫痪及意识障碍。检查:病人半昏迷,右半身明显力弱,左瞳扩大及光反应消失。脑血管造影显示左顶叶下部有占位性病变,可能为血肿。左角回动脉上有一动脉瘤 0.7cm×0.8cm。开颅将左顶叶下部脑内血肿清除,并将动脉瘤孤立及切除。病理检查:动脉瘤壁有炎性细菌浸润,弹力纤维断裂。

(5)治疗

细菌性颅内动脉瘤因瘤壁有炎性改变,如不治疗容易破裂出血。这种病人常常由于动脉瘤破裂出血、形成血肿才来就诊。抗生素治疗能改变其临床过程。对于这种病人一经诊断及血培养证实,最重要的是用有效的抗生素控制感染,持续给 4~6 周,直至感染症状明显好转及血培养阴性。其次要尽快纠正心脏问题。有细菌性心内膜炎的病人无论有与没有颅内动脉瘤,多有心衰,需要急行手术更换瓣膜。Morawetz 等建议对细菌性心内膜炎病人用生物瓣,以避免术后抗凝的危险。除非病人有颅内血肿或脑脓肿使病人处于危险状态,才考虑开颅。心脏手术的目的是去除炎性和坏死组织,引流脓肿及纠正血流动力学的异常。手术能有效地根除栓子来源,防止细菌性动脉瘤再发。

有颅内血肿的病人在清除血肿后,可在血肿壁上找到动脉瘤给予处理。至于脑其他部位的动脉瘤需视其部位及能否处理而定。未破过的细菌性动脉瘤可能自行消失,所以不必非手术不可。可在抗生素治疗过程中及以后定期复查血管造影，直至动脉瘤完全消失。在抗生素治疗开始的4~6周期间，可能出现新的动脉瘤，已有的动脉瘤也可能扩大，这种情况不必手术。只有在抗生素治疗完成后动脉瘤仍在扩大或不缩小，才考虑开颅手术。

由于急性感染的脑动脉壁较脆弱，手术应在用抗生素控制感染之后进行。对于不能夹闭的重要血管近端动脉瘤，可行颅内外动脉吻合后再将其孤立，以免发生脑梗死，或再进一步将坏死的动脉瘤及邻近的动脉瘤切除。颅内外动脉吻合所选的颅内血管勿在动脉瘤附近，因为动脉瘤附近有动脉壁增厚而脆弱，在此处吻合将使其接受的血流减少。重要血管近端的梭形动脉瘤如不能切除，用包裹治疗。

(6)预后

心内膜炎病人有细菌性动脉瘤的死亡率很高，主要由于颅内出血，而不是败血症。除用抗生素治疗外，对那些无症状的动脉瘤再选择性地施行手术似比较安全，比急诊手术或单纯保守治疗要好。

30.8.8 霉菌性动脉瘤(mycotic aneurysm)

(1)引起动脉瘤的霉菌因素及动脉瘤的部位和形成过程

霉菌性或“真正的”真菌性动脉瘤罕见。Mielke1981年报告一例，加上从文献中搜集的共13例确诊的病例和2例疑似病例。最常见的致病霉菌是曲霉属、藻菌及念珠菌属。最常见的联合是曲霉属和局部颅内疾病、藻菌和糖尿病、念珠菌属和心内膜炎、全身感染。

引起霉菌性动脉瘤的原因有鼻窦炎、糖尿病、开颅手术及心脏手术、白血病、大量放射治疗等。

霉菌性动脉瘤几乎可在颅内动脉的任何部位发生，但通常发生在主要颅内血管的近端，如颈内动脉、大脑中动脉、大脑前动脉、基底动脉，前交通支及后交通支部位。像先天性动脉瘤一样，也可有多发的，发生的频率也相似。所不同的是霉菌性动脉瘤非常多地伴有邻近或(和)远处的血栓形成，甚至于颅内全部主要血管皆有血栓形成。动脉瘤的大小多在1cm以上，1cm以下者相对较少。

演变成霉菌性动脉瘤并发生破裂的时间较长，通常要几个月。病程可为几周、几个月甚至1~2年，病程中常无发烧症状。任何年龄皆可患这种动脉瘤。

(2)症状及体征

包括感染症状、动脉瘤症状及血栓形成症状。感染症状可有发烧、鼻副窦炎、鼻流脓、咽部结痂等。动脉瘤及血栓形成症状有头痛、眼球突出、眼外肌麻痹、偏瘫、瞳孔扩大、鼻出血、昏迷等。

尽管对于鼻副窦及眼眶疾病给予了适当治疗，并作抗霉菌治疗，动脉瘤也被夹闭，还没有人报告治疗霉菌性动脉瘤或动脉炎成功的。实际上这种动脉瘤施行手术夹闭的很少。

Mielke报告一例霉菌性动脉瘤的病理检查发现有广泛脑水肿，由于基底动脉霉菌动脉瘤的破裂，伴有广泛的近期的蛛网膜下腔出血，脑底及大脑突面有慢性脑膜炎。霉菌培养有白色念珠菌(Candida albicans)及烟曲霉(Aspergillus fumigatus)菌丝。Willis环血管炎，右侧颈内动脉的硬脑膜内部分被最近续发的血栓形成所堵塞。脑桥的左半底部有灶性及最近发生的脑梗死。海绵窦及蝶窦内都是炎性肉芽组织，内有微小脓肿，其中含有真菌菌丝。左侧海绵窦内的颈内动脉有广泛的血管炎及坏死、血栓形成和动脉瘤(该病人曾患垂体腺瘤，经蝶窦手术及放射治疗。6个月后，她感到进行性头痛及眶后痛。在治疗后10个月一侧眼失明，轻度突眼，眼球运动麻痹及三叉神经感觉消失。约在手术1年后，突然昏迷死亡)。

30.9 手术治疗颅内动脉瘤的预后

颅内动脉瘤的预后与病人年龄、术前有无其他疾患、动脉瘤大小、部位、性质、手术前临床分级状况、手术时间的选择、有无血管痉挛及其严重程度有关，尤其是动脉瘤病人蛛网膜下腔出血后伴有血管痉挛和颅内血肿者均是影响预后的重要因素。手术者的经验和技术熟练程度、手术是否应用显微手术、术后是否有颅内压增高(减压充分与否)等等，都与预后有十分密切的关系。病人年龄大，伴有心、肾、肝、肺等重要脏器疾患以及高血压者预后较差。

Iwa及Kolluri分别对比了65岁以上的颅内动

脉瘤有蛛网膜下腔出血的患者及64岁以下的患者和大于30岁小于60岁的患者，结果认为老年患者临床症状Ⅲ级（Hunt and Hess）的多；两组血管痉挛的发生率相似，但老年术前及术后出现脑梗死显著增多；老年术后死亡多，术后恢复好的绝大多数小于50岁；建议对老年组Ⅰ～Ⅱ级的应尽早手术，Ⅲ级以上的应延期手术；手术操作很重要，操作不当时老年组容易出现脑损害及脑梗死。结论是年龄越大，手术致残率及死亡率越高；但手术效果依然比令其自然发展为好，只需根据病人的生理状态选择手术而不是根据年龄选择。

有的病人临床症状很轻，但CT、MRI及血管造影（用对比剂）可能显示血脑屏障或血脑脊液屏障有障碍及血管痉挛，这些是潜在脑损伤的重要现象。动物试验在蛛网膜下腔出血后2～4h，即可查出广泛血脑屏障受损，表现为血流及代谢障碍，尽管其临床症状很轻。

施行动脉瘤根治手术后，80%以上病人能恢复正常，或仅有轻微的神经功能缺失。显微手术的应用大大降低了死亡率和致病率。我们曾在镜下连续施行动脉瘤直接夹闭术80例，无1例死亡。

Suzuki直接手术，2 000例一般大小的颅内动脉瘤，死亡率约为5%；巨型动脉瘤直接手术死亡率为15.8%。

Ⅰ～Ⅱ级患者术后90%效果良好，Ⅴ级的手术死亡率高达80%以上。Bailes（1989）等报告了51例（占1986—1988年颅内动脉瘤208例的26.0%）Hunt及Hess分级为Ⅳ到Ⅴ级的动脉瘤，其中Ⅳ级23例，Ⅴ级31例。4例位于后循环；15例为多发的；其余位于前循环。采取的治疗方案是：①立即行脑室引流。②于24h内开颅夹闭动脉瘤及清除血块。③术后给予扩容治疗。在立即行脑室引流的47例中，31例（66%）神经症状立即好转。54例中，共存活27例（50%），12例（22.2%）效果很好，无任何重要的神经障碍；27例死亡中，19例（70.4%）与颅内出血有关。

因动脉瘤部位不同，危险性亦不同，后半循环动脉瘤的手术死亡率较高。预后与动脉痉挛有关，同位素测定动脉痉挛后脑血流量变化发现，血流量减少40%以上的患者手术死亡率和致病率比40%以下或血流量正常者要高四倍。CT检查，动脉瘤直径大小2cm的病人，蛛网膜下腔持续有厚的凝血快，且恢复率仅为27%，死亡率则高至50%，远不如蛛网膜下腔没有凝血块或仅有薄血块的病人。

动脉瘤病人行直接显微手术后，15%出现癫痫，多半在术后6～12个月开始发作。

目前的显微手术技术已达到相当高的程度，既然颅内动脉瘤的最大危害是第一次出血造成的，并非由于外科手术，所以今后的注意力似应着重发现未出血的动脉瘤，及时给予处理。影像学的进一步发展，将能帮助解决这个问题。目前的MRA不需要造影剂，即能显示出全部脑血管影像。有些病种如多囊肾、主动脉缩窄和结缔组织病等容易伴发颅内动脉瘤，及时检查将会有所发现。

国际上合作观察了蛛网膜下腔出血早期手术（0～3d）及延期手术（11～14d）的后果发现：早期手术由于再出血造成的致残率为4%，而延期手术为8%；但早期手术由于动脉痉挛造成致残率及死亡率高于延期手术，为15%比11%。抗纤维蛋白溶解后，延期手术组的再出血由17%降到10%；而由血管痉挛造成的致病率和死亡率则由8%升至16%。可能的解释是：早期手术及抗纤维蛋白溶解治疗皆能引起血管痉挛，但早期手术及抗纤维蛋白溶解治疗可能使那些本会再出血死亡的病人生存下来，但又死于血管痉挛。（表30-10-1）

表30-10-1

著者	例数	恢复良好	中及重度病废	死亡率
Flamm 1977	100	60%	25%	15%（半数由于手术）
Adams 1981	249	60%		
Roper 1984	112	46%	28%退步	11%（半年内）
	94%（Ⅰ～Ⅱ）	（11%不能自理生活）		
Ljunggren 1984	78	38%	23%	37%
Kassel 1985	3500	58%	9%中度病废	26%（6个月内）7%重度病废

参 考 文 献

[1] Aarabi B. Traumatic aneurysms of craniocerebral missile head wounds in 1987 AANS annual meeting P.226.

[2] Alksne J. Subarachnoid blood clot bysis as a method of preventing experimental vasospasm. 8th European Congress of Neurosurg. Barcelona Spain 1987, P.271.

[3] Al-mefty O,Al-rodhan N,and Fox JL. The low Incidence of Cerebral Aneurysms in the Middle East: Is it a myth? Neurosurgery 1988,22(5):951-954.

[4] Ando T,Nishimura Y,Hirata T Sakai N and Yamada H. Clinicalanalysis of reruptured aneurysms with reference to the early rebleeding within 6 hours and its prevention. International Symposium on Surgery for Cerbral Stroke,Sendai Japan 1987,PP. 145,SP-77.

[5] Aoyagi N,Hayakawa I,Tsrchida T. Rerupture of the intracranial aneurysm. 8th European Congress of Neurosurgery. Barcelona Spain 1987,P.209.

[6] Asada M,Baker K,Peterson J,et al. Preventive action of cisternal heparin injections for vasoconstriction after experimental SAH. International Symposium on Surgery for cerebral Stroke. Sendai Japan 1987,PP. 149,SP-86.

[7] Baena RRY,Gaetani P,Sibvani V,et al. Effect of nimodipine treatment on the oxygen consumption of nonsynaptic mitochondria isolated from different rat brain areas after SAH. 8th European Congress of Neurosurg. Barcelona Spain 1987. P. 271.

[8] Bailes JE,Management morbidity and mortality of Hunt and Hess Grades and aneurysm patients. In the Annual Meeting of the AANS. 1989,p. 72.

[9] Bailes JE,Spetler RF,Hadley MN,et al. Management morbidity and mortality of poor-grade aneurysm patients. J Neurosurg. 1990,72:559-566.

[10] Baramik,K.K. Ruptured mycotic aneurysm presenting as an intraparechymal hemorrhage and nonadjacent acute subdural hematoma,Case report and review of the literature. Surg Neurol. 1994,41:290-293.

[11] Batjer HH,kopitnik TA,Ciller CA,et al. Surgery for paraclinoidal artery aneurysms. J Neurosurg 1994,80:650-658.

[12] Batjer H,Samson S and Purdy P. Etomidate-induced burst suppression prolonged proximal occlusion and intraoperative angiography in the treatment of difficult aneurysms in 1987 AANS annual meeting scientific program. P. 114.

[13] Batjer HH,Frankfurt AI,Purdy PD,et al. Use of etomidate, temporary arterial occlusion, and intraoperative angiography in surgical treatment of large and giant cerebral aneurysms. J Neurosurg 1988,68:234-240.

[14] Barth A,de Tribolet N. Growth of small saccular aneurysms to giant aneurysms:Presentation of three cases. Surg Neurol. 1994,41:277-280.

[15] Bell BA and Douglas J miller. The reversal of some neurological deficits after aneurismal SAH by the opiate antagonist naloxone. 8th International Congress of Neurological Surgery. Toronto 1985, PP.187,No.331.

[16] Bhagwati SN, Deshpande HG. A study of circle of willis in 1021 consecutive autopsies to determine the incidence of aneurysms in India. 8th International Congress of Neurological Surgery. Toronto 1985,PP. 133,No.214.

[17] Bhagwati SN. Incidence of aneurysms in India. International Symposium on Surgery for cerebral Stroke. Sendai Japan 1987, PP. 219,SP-226.

[18] Bidzinski J. Early aneurysms surgery and vasospasm. 8th European Congress of Neurosurg. Barcelona Spain 1987,P. 272.

[19] Brock M. The small frontolateral craniotomy:Ten years experience. International Symposium on Surgery for Cerebral Stroke. Sendai Japan May 24-27,1987,PP.70 RTD-6.

[20] Cabrine GP,Transcranial Doppler Monitoring of cerebral vasospasm in patients with ruptured cerebral aneurysms. 8th European Congress of Neurosurg. Barcelona Spain 1987 P.273.

[21] Cristante L,Freckmann N,Hermann HD. Some new clinical experiences about the management of vertebro -basilar aneurysms. 8th European Congress of Neurosurg. Barcelona Spain 1987,P. 346.

[22] Drake CG and peerless SJ. Posterior circulation aneurysms. International Symposium on Surgery for Cerebral Stroke. Sendai Japan 1987,PP.109. SP-5.

[23] Dujovny M,Oheagbulam S,Ausman JI,et al. Surgical microanatomy of the anterior clinoid process region. International Symposium on Surgery for Cerebral Stroke. Sendai Japan 1987,PP. 136 SP-59.

[24] Feuerberg I,Lindqiust c,Lindquist M,et al. Natural history of aneurysm rests after aneurysm surgery. 8th International Congress of Neurological Surgery. Toronto 1985,PP. 130.

[25] Filatov Y,Eliava Sh. Surgical treatment of AVM 's and saccular aneurysms of vertebrobasilar system. 8th European Congress of Neuro surg. Barcelona Spain 1987,P. 347.

[26] Findlay,JM,weirs B,Gordon P,et al. Safety and efficacy of Intrathecal Thrombolytic Therapy in a Primate Model of Cerebral vasospasm. 1989 AANS. P. 130.

[27] Flamm ES. Current topics in cerebral vasospasm International Symposium on Surgery for Cerebral Stroke. Sendai Japan 1987,PP.83. RTD-9.

[28] Forster DMC,Stainer L,Ednes G,et al. The Value repeat panangiography in cases of unexplained SAH reappraised after ten years. 8th International congress of Neurologic Surgery. Toronto 1985.PP. 130 NO. 209.

[29] Fubushima T. Surgery of giant aneurysms with excision and anastomosis. 8th European Congress of Neurosurgery. Barcelona. Spain 1987,P. 211.

[30] Fujita K,Yamashita H,Tamaki N,Matsumoto S. The effects of ticlopidine and Nicardipine on the prevention of the symptomatic vasospasm after SAH. International Symosium on

Surgery for Cerebral Stroke. Sendai Japan 1987,PP. 147.SP-81.

[31] Fujiwara S, Suzuki J. Surgical treatment for giant intracranial aneuysms. International Sympsoium on Surgery for Cerebral Stroke. Japan 1987,RTD-12.

[32] Gibo H,Kawauchi M,Kobayashi S and Sugita S. Prevention of vasospasm by cisternal drainage. 8th International Congress of Neurological Surgery. Toronto 1985,PP.219,No. 373.

[33] Gibo H,Kobrayashi S,Sugita K. Importance of perforating br-anches in surgery of basilar artery aneurysm. International Symposium on Surgery for Cerebral Stroke. Sendai Japan 1987,PP,109 SP-1.

[34] Gibo H,Kolayashi S,Sugita K,et al. Importance of the central branches in surgery of basilar artery aneurysm. 8th European Congress of Neurosurg,Barcelona,Spain 1987,P. 349.

[35] Grotenhuis A and Bettag W. Prevention of symptomatic vas-ospasm after SAH by constant venous infusion of nimodipine, 8th International Congress of Neurological Surgery. Toronto 1985,PP. 219,No. 372.

[36] Haddad FS,Haddad GF,Taha J. Tramatic intracranial aneurysms caused by missils:Their presentation and management. Neurosurgery 1991,28:1-8.

[37] Halbach VV,Hieshima GB,Higashida RT. Transluminal angi-oplasty of cerebral vasospasm. International Symposium on Surgery for Cerebral Stroke. Sendai Japan 1987,PP. 83,RTD-9.

[38] Haada T,Shibuya M,Suzuki Y,et al. Intrathecal nicardipine,a calcium antagonist for chronic vasospasm. 8th European Congress of Neurosurg. Barcelona Spain 1987,P. 275.

[39] Harders A,Gilsbach J,Hornyak M. Transcranial Doppler guided hypertension therapy for prevention of symptomatic vasospasm. 8th European Congress of Neurosurgery. Barcelona Spain 1987,P. 286.

[40] Heros Rc,Tu YK,Hyodo A,et al. Isovolemic hemodilution re-duces the size of infarction and improves cerebral blood flow without increasing cardiac output or intracranial pressure. 1987 AANS Annual Meeting P. 72.

[41] Hillman J,Von Essen C. Significance of "ultra early" rebl-eding and vasospasm in aneurismal SAH, 8th European Congress of Neurosurg. Barcelona. Spain 1987,P. 274.

[42] Ito M,Nitta T,Okudaira Y,Sato K,et al. The cervical carotid areurysm:Clinical manifestation and surgical treatment. International Symposium on Surgery for Cerebral Stroke. Sendai Japan 1987,PP. 110 SP-7.

[43] Ito S,Kadoya S,Kwad R and Nakamura T. Hemodynamic changes associated with carotid angiography. 1987 AANS annual meeting P. 321.

[44] Iwata K,Harano T,Yamamoto H. Regional CBF by Xe inspect in SAH due to ruptured aneurysm. 9th International Congress of Neurological Surgery. India 1989,PP. 55,103036.

[45] Iwa H,Kyoi K,Utsumi S,Yokoyama K. The clinical characte-ristics and management in aged patients with ruptured intracranial aneurysm. 8th International Congress of Neurosu-rgical Surgery. Toronto 1985,PP. 135,No. 217.

[46] Kamiya K,Sugiyama N,Nagai H. The onset of ischemic sym-ptoms ofter SAH. 8th European Congress of Neurosurg. Barcelona Spain 1987. P. 276.

[47] Kashino S,Takagi T,Fukuoka H,Nagai H. Morphological study of experimental cerebral vasospasm in rabbit:Evaluation of diltiazem (calcium antagonist). 8th European Congress of Neurosurg. Barcelona Spain 1987,P. 276.

[48] Kassel NF,Torner JC:Size of intracranial aneurysms. Neuros-urg 12:291-297,1983.

[49] Kassel NF. The nature of cerebral vasospasm:Morphometric studies. AANS Annual Meeting. 1987,P. 114.

[50] Kassel NF. Cooperative study on timing of a neurysm sur-gery:Annual Meeting,AANS. Atlanta,GA. 23 April 1985.

[51] Kassill NF,Torner JC,Haley EC,Vollmer DG. Benefits of early surgery require effective man agement of vasospasm following SAH. International Symposiumon Surgery for Cerebral Stroke. Sendai Japan 1987,PP. 75,RTD-7.

[52] Kassell NF,Torner JC,Haley BC,Adams HP. Predictors of focal ischemic deficits following SAH. International Symposium on Surgery for Cerebral Stroke. Sendai Japan 1987,PP. 82,RTD-9.

[53] Kasuya H,Shimizu T,Okada T,et al. Activation of the coagu-lation system in the subarachnoid space after SAH. 8th European Congress of Neurosurgery. Barcelona Spain 1987 P. 264.

[54] Kawase T,Shiobara R,Toya S,et al. "Scavengery surgery" for prevention of vasospasm after SAH-Surgical results of 100 cases compared with acute conventional surgery. International Symposium on Surgery for Cerebral Stroke. Sendai Japan 1987,PP. 159,SP-105.

[55] Kodama N,Sasabi T,Yamanobe K,et al. Basilar top aneurysm with megadolichobasilar anormaly treated via third ventricle-report of cases. International Symposium on Surgery for Cerebral Stroke. Japan 1987,PP. 108,SP-4.

[56] Kolluri S,Sengupta RP. Surgical treatment of ruptured intrac-ranial aneurysms in the elderly. 8th International Congress of Neurological Surgery. Toronto 1985,PP. 135,No. 218.

[57] Konno K and Ito J. An aneurysm of the peripheral portion of the anomalous anterior choroidal artery,case report,8th International Congress of Neurological Surgery. Toronto 1985, PP. 185-186 No. 328.

[58] Kostron H,Twerdy K,Grunert V. Nimodipine improves the quality of life of patients operated upon cerebral aneurysms:A 5 year follow up analysis. 8th European Congress of Neurosurgery. Barcelona Spain 1987,P. 269.

[59] Kurisaka M,Uchida Y,Kamimura Y,et al. The effects of TRH to the vasospasm of aneurysm patients. International Symposium on Surgery for Cerebral Stroke. Sendai Japan 1987,PP. 149,SP-85.

[60] Kupchs Y,Kadish S,Vorona Vo Intravascular angioplastic spasm. Dilatation of cerebral arteries. 8th European Congress of

Neurosurg. Barcelona Spain 1987,P. 227.

[61] Kyoi K. Iwa H,Gega A,et al. The clinical effect of calcium anagonist (Diltiazem) on delayed cerebral vasospasm. 8th International Congress of Neurological surgery. Toronto 1985, PP. 218,No. 371.

[62] Laborde G,gilsbach J,Harders A. The microvascular Doppler in 8th European Congress of Neurosurgery. Barcelona,Spain P. 205.

[63] Landau FJ,Rivierez M,Grob R,et al. Value of EEG in pre-diction and diagnosis of vasospasm after intracranial aneurysm rupture. 9th International Congress of Neurological Surgery. India 1989,PP. 55,103037.

[64] Lang D,Galbraith S. The overall management outcome of pat-ients with vertebro-basilar aneurysms. 8th European Congress of Neurosurg. Barcelona Spain 1987,P. 347.

[65] Laun A,Tonn JC,Hildebrand JG. Investigations concerning tr-eatment of SAH with and whitout Ca2+ antagonists and EACS. 8th European Congress of Neurosurgery. Barcelona Spain 1987,P. 270.

[66] Lindegaard KF,Nornes H,Bakke SJ,et al. Transcranial Dop-pler Ultrasound for evaluating cerebral vasospasm after SAH. 8th European Congress of Neurosurgery. Barcelona Spain 1987,P. 266.

[67] Ljunggren B,Saevcland H,Brandt L,Uski T. Aneurysmal SAH. Total annual outcome in a 1.46 million population. Surg Neurol. 1984,22:435-438.

[68] Lumenta CB,Bock WJ,Rethage B. Ten year follow-up of pat-ients after aneurysms surgery. International Symposium on surgery for Cerebral Stroke. Sendai Japan 1987,PP. 218,SP-223.

[69] Matsuoka K,Haluka A,Kishi H,and Nishimrun S. Direct su-rgical treatment of intracranial internal carotid artery aeurysms with opening the cavernous sinus. Report of seven cases. 8th International Congress of Neurological Surgery. Toronto 1985, PP. 216 No. 365.

[70] Minakawa T,Koike T,Fujii Y ,et al. Long term results of ruptured aneurysms treated by coating. International Symposium on Surgery for Cerebral Stroke. Sendai Japan 1987,PP. 139,SP-65.

[71] Mitsuka A. Changes of blood coagulation function after SAH. 8th International Congress of Neurological Surgery. Toronto 1985,PP. 207,No. 353.

[72] Mizoi K and Suzuki J. Bifrontal interhemispheric approach to aneurysms of the anterior communication artery. International Symposium on Surgery for Cerebral Stroke. Japan May 1987, PP. 73 RTD-6.

[73] Mizoi K,Yoshimoto T,Takahashi A,et al. Direct clipping of basilar trunk aneurysms using temoprary balloon occlusion . J Neurosurg 1994,80:230-236.

[74] Mobry M,Pucher R,Schalk V,et al. Measurements with tran-scranial Doppler sonography under influence of nimodipine in SAH-patients and healthy volunteers. 8th European Congress of Neurosurg. Barcelona Spain 1987,p. 270.

[75] Mooij JJA,Journee HL,Meer JJVD. Detection of aneurysms by acoustic methods. International Symposium on Surgery for Cerebral Stroke. Sendai Japan 1987,PP. 130 SP-47.

[76] Morimoto T,Takemura K,Inui S,et al. Hori Y,Significance of CPK and CPK-BB in the CSF in cases of ruptured cerebral aneurysms. 8th European Cengrers of Neurosurgery. Barcelona Spain1987,P. 263.

[77] Nakagawa Y,Sawamura Y,Nagashima M,et al. Neck clipping of basilar -top aneurysm by orbitozygomatic approach. Internatioal Symposium on Surgery for Cerebral Stroke. Sendai Japan1987,PP.228.

[78] Nemoto S,Peerless SJ and Drake CG. Giant intracranial aneurysms in children and adolescents. International Symposium on Surgery for Cerebral Stroke. Sendai Japan 1987,PP. 163 SP-113.

[79] Nishizawa Y,Doi M,Miura K,et al. Clinical and experimental studies on the preventive effect of nicardipine for symptomatic vasospasm. 8th European Congress of Neursurg. Barcelona Spain 1987,P. 279.

[80] Ochiai C,Wibai S,Tnor s and Nagai M. When do we need drillout of the anterior clinoid process in IC-Pcom aneurysm surgery? Preoperative angiographical prediction. International Symposium on Surgery for Cerebral Stroke. Japan 1987. PP. 136 SP-60.

[81] Ohmoto T,Nagao S,Mino S,et al. Exposure of the intracave-nous carotid artery in aneurysm surgery. Neurosurgery 1991,28:371-324.

[82] Peerless SJ,Drake CG. Posterior circulation aneurysms. Inter-national Symposium on Surgery for Cerebral Stroke. Sendai Japan 1987,PP. 49 RID-I.

[83] Peerless SJ,Drake CG. Giant aneurysms International Symposium on Surgery for Cerebral Stroke,Sendai Japan 1987,PP. 95, RTD-12.

[84] Powars AD,Graeber MC,Smith RR,et al. Surgical occlusion of the carotid artery: Role of Transcranial Doppler Monitoring. 1989 AANS P. 291.

[85] Pozzati E,Giuliani G. Early rupture of a previously intact giant aneurysm of the internal carotid bifurcation after extra-intracranial anastomosis:8th European Congress of Neurosurgery. Barcelona Spain 1987,p. 210.

[86] Probletc R,holzer F,Cornejo E. SAH. 8th European Congress of Neurosurgery. Barcelona Spain 1987,p. 280.

[87] Puchner MJA,Lohmann F,Valdueza JM. Monozygotic twins not identical with respect to the existence of intracranial aneurysms. A case report. Surg Neurol 1994,41:284-289.

[88] Ralph T. W. M. Thomeer. The midfrontobasal approach to ACOA aneurysms. International Symposium on Surgery for Cerebral Stroke. Sendai Japan 1987,pp. 234 V-24.

[89] Roper AH,Zervas NT. Outcome one year after SAH from ce-rebral aneurysm management morbidity and functional status

in 112 consecutive good risk patients. J Neurosurg 1984,60: 909-915.

[90] Ross JS,Masaryk TJ,Modic MT,et al. Intracranial aneurysms: Evaluation by MR angiography. AJNR 1990,11:449-56.

[91] Roux PD,Newell DW,Eskridge J,et al. Severe symptomatic Vasospasm:The role of immediate postoperative angioplasty. J Neurosurg 1994,80:224-229.

[92] Russegger L,Kostron H,Twerdy K,et al. Aneurysm surgery in patients aged higher than 60 with special reference to nimodipine.8th European congress of neurosurgery. Barcelona Spain 1987,p. 219.

[93] Sakaki T,Takeshima T,Tominaga M,et al. Recurrence of ICA -PCOA aneurysms after neck clipping. J Neurosurg. 1994,80:58-63.

[94] Sano H,Kamei Y,Asai T,et al. Transzygomatic subtemporal ap-proach for highly situated basilar bifurcation aneurysm. 8th European Congress of Neurosurgery. Barcelona Spain 1987,p. 135.

[95] Sengupta RP,Kalluri S. Natural history of carotid aneurysms and its influence on surgical management. 8th International Congress of Neurological Surgery. Toronto 1985,PP. 215,No. 363.

[96] Shibuya M,Suzuki Y,Takayasn M,et al. Effectiveness of a n-ovel intracellular calcium antagonist HA 1 077 on chronic cerebral vasospasm. International Symposium on Surgery for Cerebral Stroke. Sendai Japan 1987,PP. 148,SP-83.

[97] ShibuyaM,SuzukiY,Takayasu M,et al. HA 1 077,a novel va-sospasmolytic intracellular Calcium antagonist. 8th European Congress of Neurosurgery. Barcelona Spain 1987,P. 281.

[98] Siepmann G,Zanella FE,Freckmam,Brnke J. Preliminary exp-erience with three dimensional magnetic resonance angiography in the identification of intracranial aneurysms. Adv Neurosurg 1993,21:280-284.

[99] Silvani V. Detection of PGD2 in human CSF. Its role in the genesis of cerebral vasospasm following SAH. 8th International Congress of Neurological Surgery. Toronto 1985,PP,208,No. 355.

[100] Smith R,Clower BR,Clower,N. Yabuno. Arterial wall changes in early human vasospasm.8th International Congress of Neurological Surgery. Toronto 1985,PP. 218 No. 370.

[101] Spetzler RF,Hadley MN,Rigamonti D. Complex aneurysms of the basilar artery treated with circulatory arrest,hypothermia, and barbiturate cerebral protection. In 8th European Congress of Neurosurgery. Barcelona Spain 1987,p. 211.

[102] Stanworth p,Dutton J,Paul K,et al. A new treatment for vasospasm associated with SAH. 8th European Congress of Neurosurgery. Barcelona 1987,P. 267.

[103] Suzuki A. Treatment of cerebral vasospasm with hyperdyna-mic therapy. 8th European Congress of Neurosurgery. Barcelona Spain 1987,P. 283.

[104] Takahashi H,Sakurai Y,Ogawa A,et al. The operative timing of ruptured cerebral aneurysms in the acutc stage. 8th European Congress of Neurosurgery. Barcelona Spain 1987,P. 284.

[105] Tew J,Grcenberg M,Tsai SH,et al. Immunohistochemical d-emonstration of alterations in cerebrovascular innervation after experimental SAH. In 8th European Congress of Neurosurgery. Barcelona Spain 1987,P. 262.

[106] Torrer JC,Kassell NF,Haley EC et al. Factors related to fo-cal ischemic deficits in patients with SAH in 1987 AANS annual meeting. P. 328.

[107] Wascher TM,Origitano TC,Reichman Oll,et al. Sustained incr-eased cerebral blood flow with prophylactic hypertensive hypervolemic hemodilution following SAH. 1989 AANS P. 150.

[108] Wisoff J,Flamm ES. Aneurysms of the distal anterior cere-bral artery. 8th International Congress of Neurological Surgery. Toronto 1985, PP. 217 No. 368.

[109] Yamagata S,Kikuchi H,Hashimoto K,et al. Experimental study of newly developed coating substance for cerebral aneurysm. Urethane prepolymer. International Symposium on Surgery for Cerebral stroke. Sendai Japan 1987. PP. 138, SP-64.

[110] Yamao N,Sato M,Yamanobe K,et al. Prevention of vasospasm -cisternal irrigation therapy with urokinase and ascorbic acid for lowing ultraearly Surgery. Sendai Japan 1987.PP. 158,SP-104.

[111] Yonas H,Johnson DW,Estonilo R,et al. Symptomatic Vasos-pasm. Diagnosis and management with Xe/CT CBF in 1989 AANS P.152.

[112] Yoshimoju N,Hiramoto M and Notani M. Preventive therapy for delayed brain ischemia after severe SAH. 8th European Congress of Neurosurgery. Barcelona Spain 1987. P. 285.

[113] Zamorano L,Dujovny M,Ausman JI. et al. Operative approaches to the posterior part of the cavernous sinus:A microsurgical anatomical study. International Symposuim on Surgery for Cerebral Stroke. Sendai Japan 1987,PP. 137. SP-61.

[114] Zukkov Yu N. The possibilities of intravascular dilatation in vasospasm treatment after intracranial arterial aneurysm rupture. 9th Interna-tional Congress of Neurological Surgery. India 1989. PP. 56103038.

31. 脑动静脉畸形

31.1 概　述

脑血管畸形是脑血管的发育性异常,在人群中的发生率在4%左右,常分为四类:①动静脉畸形;②海绵状血管瘤;③静脉畸形;④毛细血管扩张症。

脑动静脉畸形(arterio-venous malformation, AVM)是脑血管畸形中最常见的一种类型,是胚胎时期脑血管发育异常而形成的。AVM 在大小、形态和组织结构上可谓千变万化。典型的 AVM 在形态学上由供血动脉、异常血管团(巢)和引流静脉三部分组成;有些是动脉直接与静脉沟通(瘘型),在瘘口处血管异常扩张成瘤样。小的 AVM 可以在脑血管造影中不显影,大的可涉及整个大脑半球。供血动脉可为一根也可是多根;引流静脉可一根或多根,向浅表静脉窦引流和(或)深静脉引流。有些血管团致密;有些则血管团弥散,异常血管间夹杂较多脑组织。见图 31-1-1。

脑 AVM 并不常见,发生率曾被认为是颅内动脉瘤的 1/7,MRI 的使用表明以前的统计资料可能低估了脑 AVM 的发生率。

AVM 中的异常血流动力学状况的长期作用对供血动脉、引流静脉和周围脑组织均有影响。AVM 中的高血流和低阻力会使供血动脉扩张,慢性高血流状态损伤了供血动脉壁,正常平滑肌被胶原代替,血管壁常玻璃样变和钙化,失去了自身调节血流和血压的能力。动静脉分流引起的慢性静脉高压造成了 AVM 引流静脉发生同样的扩张改变,管腔变大,管壁变薄,常见节段性静脉扩张和静脉瘤,偶尔还会造成占位效应。因为局部静脉充血和 AV 瘘可引起附近脑实质的慢性缺血,常常造成 AVM 附近皮质萎缩和胶质增生。

7.5%~15%的 AVM 患者合并动脉瘤,其中近50%是多发动脉瘤,多发生在高流量 AVM。AVM 供血动脉及参与供血的近端大动脉是动脉瘤的好发部位。一般认为 AVM 合并动脉瘤是供血动脉异常血流动力学作用形成的。AVM 合并动脉瘤的年出血率为 7%,大于单纯 AVM 病人的出血率。有人认为 AVM 出血或不清楚哪里出血,应先处理动脉瘤。

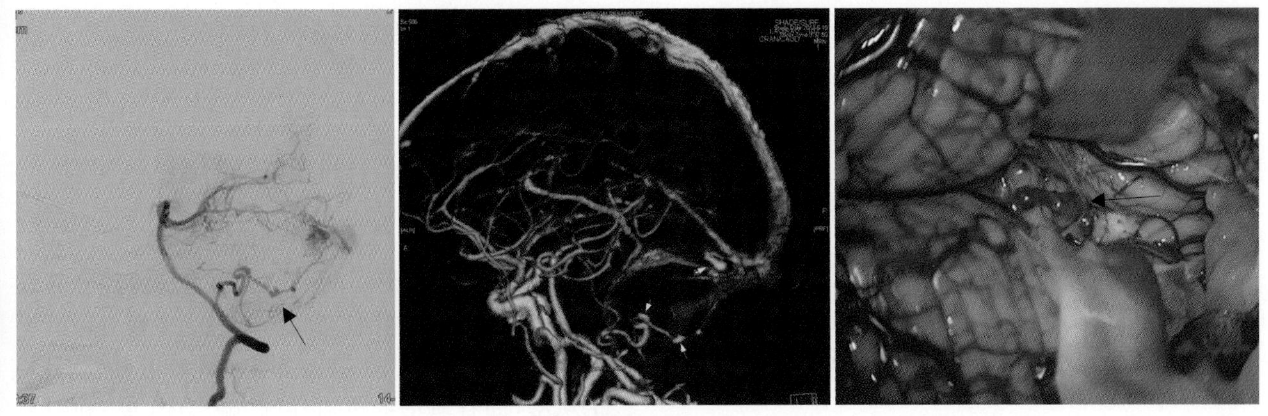

图31-1-1

左图：脑血管造影可见小脑后下动脉（posterior inferior cerebellar artery，PICA）为小脑上蚓部 AVM 的供血动脉之一，AVM 合并有 PICA 近端动脉瘤；中图：见 CT 血管成像显示的 AVM 以及合并的动脉瘤；右图：术中所显露之 PICA 动脉瘤

31.2 临床表现

脑 AVM 患者多因出血、癫痫、头痛、神经系统症状或视力障碍而就诊，随着 MRI 的普及使用，偶然发现的无症状的 AVM 逐渐增加。

（1）出血

出血是脑 AVM 最常见的临床表现。大 AVM 患者出现癫痫比出血要早，而小 AVM 则正好相反。一般认为，小血管畸形出血发生率较高是由于供血动脉和引流静脉数量较少之故。据推测，供血动脉/引流静脉较少可能意味着在这种单一的供血动脉或引流静脉内有较高的压力，倾向于发生出血。有人在术中测量供血动脉中的压力，发现小畸形供血动脉中的压力接近平均动脉压；而大畸形供血动脉中的压力明显低于平均动脉压，证实了这种推测。同样，小血管畸形累及皮质区域较少，不易产生癫痫，出血则成为表现症状的唯一方式。出血多在巢的深部或巢旁，可破入脑室，也有表现为硬膜下或蛛网膜下腔出血；出血量不一，出血量少的可不表现症状，出血量大者出现急性颅内压增高，甚至发生脑疝危及患者生命。出血部位可是扩张的动脉段，也可是静脉段，如伴发动脉瘤则动脉瘤的出血率很高。

（2）癫痫

癫痫是脑 AVM 的第二个最常见的表现，发生于 70%的 AVM 患者。25%的患者以癫痫为唯一症状。脑 AVM 引起的癫痫可以是局灶性的也可以是全身性的，也可能是由畸形的小出血导致的。大的表浅的畸形似乎比小的深部的畸形更易产生癫痫，而后者更常表现为出血。

（3）头痛

与出血和癫痫无关的头痛是脑 AVM 的第三个首发症状，有 5%～35%患者有此表现。随着 MRI 的普遍使用，脑 AVM 可以得到精确的定位、明确其大小和确定能否切除，MRI 还能发现出血后的痕迹。这就引起人们怀疑 MRI 前的研究必定误估了出血的真实发生率，以头痛为主诉的患者的隐匿性出血可能未被发现。

（4）其他表现

脑 AVM 可以出现渐进性的神经功能障碍，或者酷似脱髓鞘病变的临床过程，常常因为高血流、高容量的 AV 分流引起盗血和缺血而产生神经系综合征。出血引起的脑积水也较常见。作为儿童的首发症状出血是癫痫的 7 倍。在新生儿，AVM 也可表现为高排量的左心功能衰竭或者由于高流量的左右脑间分流引起右心衰。

31.3 诊　断

AVM 的诊断有赖于病史、体检和辅助检查。年轻人有颅内出血或癫痫发作要想到本病可能。明确诊断需要作脑血管造影、CT 和(或)MRI 检查。

31.3.1 脑血管造影

脑血管造影是诊断脑 AVM 的最重要方法,现在普遍采用的减影技术使影像更清晰。脑血管造影可显示供血动脉来源、数量、粗细、行程长短以及有无合并动脉瘤;畸形团的部位、大小;引流静脉的方向(浅表或深部)、粗细、数量(单根或多根);还可了解畸形的血流动力学。在造影上,AVM 可分成三型:①丛型:即有典型的供血动脉、畸形团(巢)和引流静脉(图 31-3-1);②瘘型:异常的动脉和静脉直接沟通(图 31-3-2);③混合型:异常血管既有丛型也有明显的 AVF 存在(图 31-3-3)。

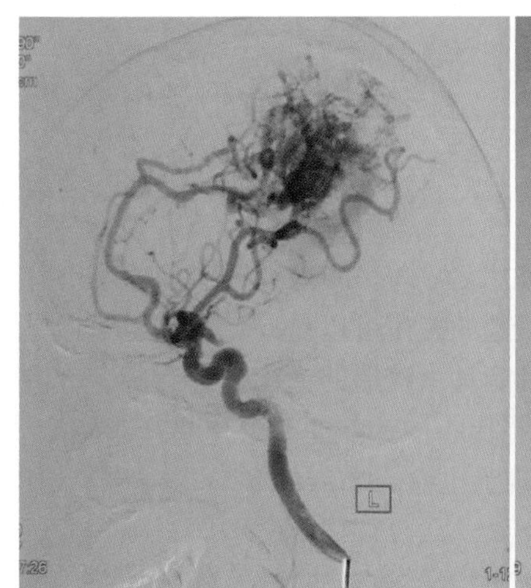

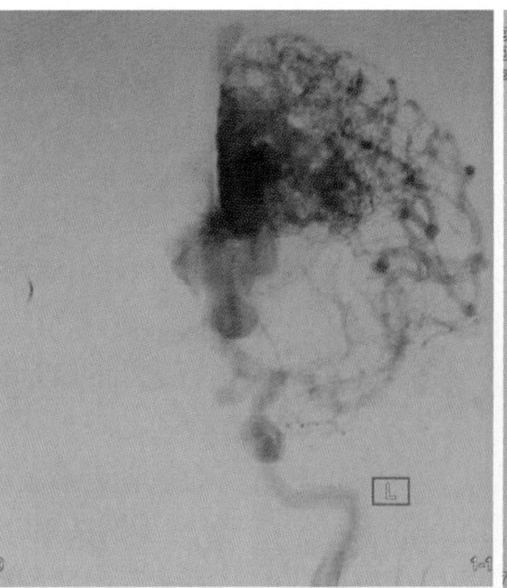

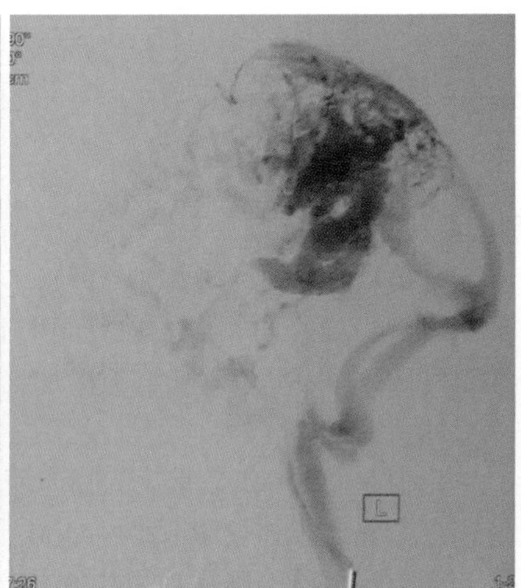

图31-3-1　丛型AVM

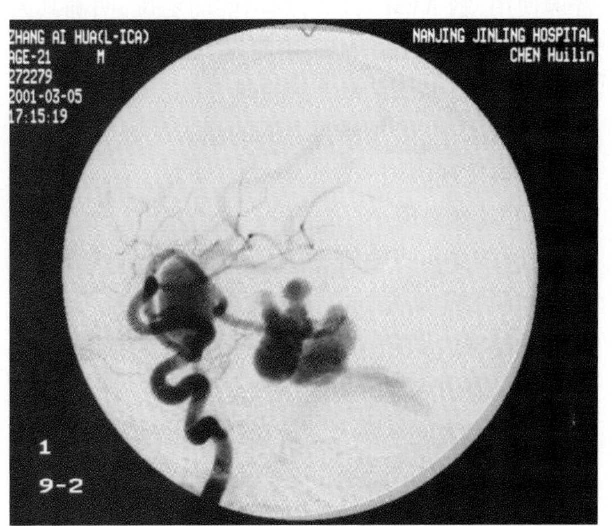

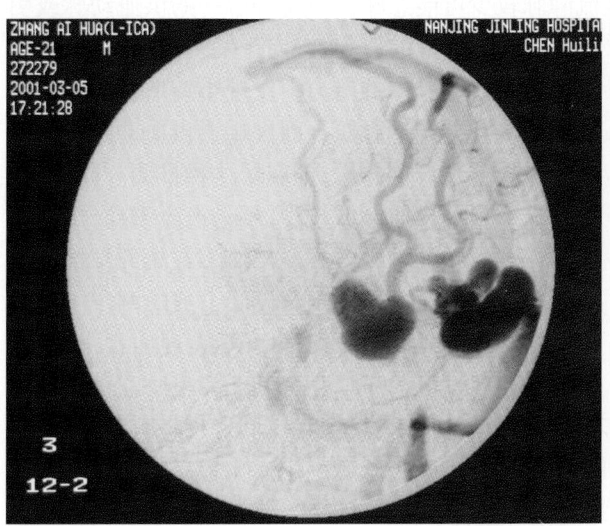

图31-3-2　瘘型AVM

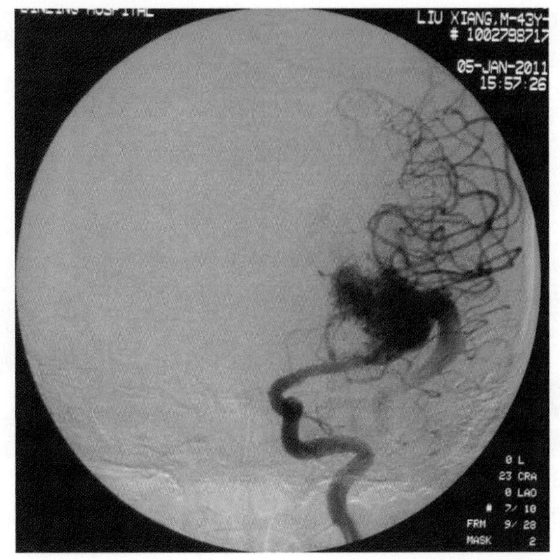

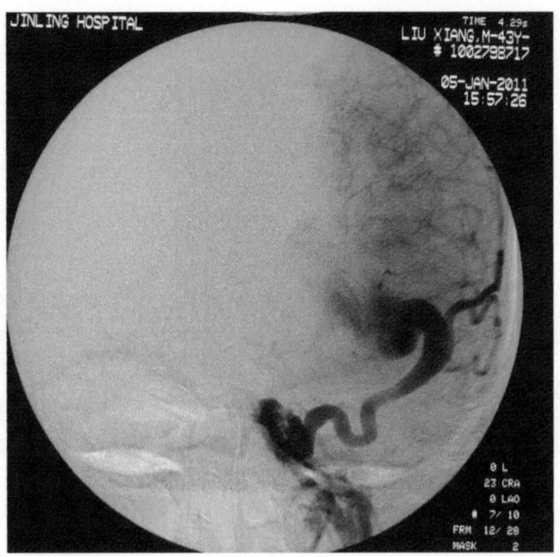

图31-3-3 混合型AVM

31.3.2 CT 扫描

AVM 未出血时在 CT 上表现为形态不规则的混杂密度病灶，其中可有点状或小结节样钙化，无明显占位效应。出血后在 CT 上的密度与出血后的时间有关，可是高密度、高低混杂密度或低密度（图 31-3-4）。

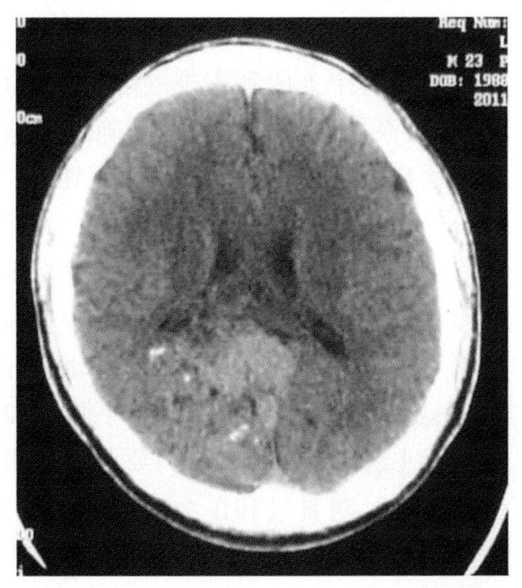

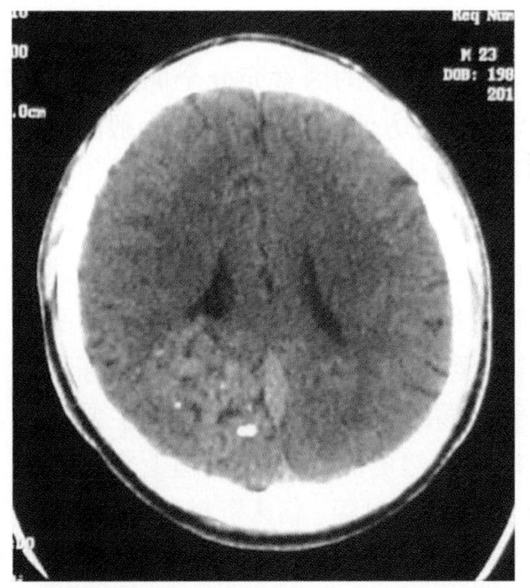

图31-3-4 头颅CT示顶枕叶AVM，为混杂密度，内有点状钙化

31.3.3 MRI 检查

MRI 在显示畸形血管团、供血动脉、引流静脉之间的关系以及 AVM 与周围正常脑组织的关系方面优于 CT。在 T_1 加权像上，AVM 表现为连接扩张血管的海绵状低信号区，血管有可能是供血动脉或引流静脉。结合血管造影和 MRI，可以更好地理解 AVM 三维解剖结构以及供血动脉和引流静脉。见图图 31-3-5。功能 MRI 通过测定局部血流中氧合血红蛋白的浓度以确定某些皮质功能区与 AVM 的关系，为手术提供参考信息。

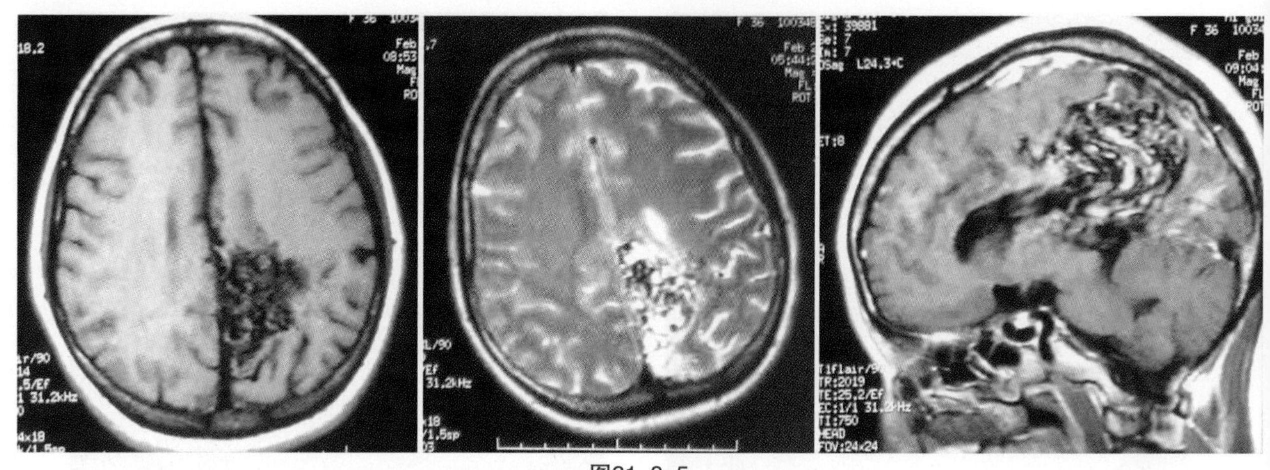

图31-3-5

MRI 在 T_1WI 上畸形血管呈流空效应（左），T_2WI 可见病灶为混杂信号，异常血管亦为无信号的蚯蚓团状（中），T_1WI 增强后病灶无明显强化（右）

31.4 治疗指征

脑动静脉畸形是否应该治疗？在考虑这一问题时，医生要对 AVM 自然史有充分的理解，还要充分权衡治疗本身的危险，要对患者方面的因素、医生方面的因素和病变本身的因素充分全面的考虑后方可做出决定。患者方面，要考虑年龄、一般的内科和神经系统状况和是否有症状。医生方面，作为一名有足够经验的神经外科医生有责任为收治的 AVM 患者做出决定，包括正确的评估、合适的建议以及进行治疗。但医生要获得足够的 AVM 的手术经验并非易事，至少需要长期的显微外科训练和处理复杂脑血管疾病的经历。病变因素，医生要特别熟悉这种疾病的自然史。AVM 在病理上属良性疾病，但临床上并非良性过程。临床资料显示 AVM 患者的长期预后并不乐观，AVM 每年出血率是 1.5%～3%；AVM 破裂后，第一年再出血的危险是 6%，此后几年是 1.5%～3%。首次出血死亡的危险是 10%，此后再出血的死亡率逐渐增加；总的出血死亡率是 30%，每次出血造成的神经功能障碍发生率是 50%。从这个角度来看 AVM 似乎都应该被治疗，然而 AVM 特别是大的 AVM 存在相当大的治疗风险。因此，只要 AVM 治疗的危险小于其自然史的危险，AVM 就应该被治疗。

为了确定治疗风险的大小，有几位作者提出了 AVM 的分级系统。但现可使用的几个分级系统均不能涵盖所有的可能影响手术危险的因素。判断手术危险总带有个人的和主观的因素。但是，不管怎么说，分级系统还是有助于更准确地评估手术危险和对比治疗结果。其中 Spetzler 和 Martin 提出的分级系统依据 AVM 大小、与功能区的关系和是否存在深静脉引流将 AVM 分为 6 级，对临床医生有较大的参考价值。见表 31-4-1。分级中所说的功能区是指累及或紧邻下列区域：感觉运动区、语言区、视皮质、下丘脑、丘脑、内囊、脑干、小脑脚和小脑深部核团。对Ⅰ级和Ⅱ级 AVM，只要没有手术禁忌均应行手术切除。对Ⅲ级和Ⅳ级的患者来说，因为手术危险显著增加，手术的决定必须是个体化的，必须考虑多种因素，包括患者年龄、全身情况和临床表现以及医生的技术水平。Ⅴ级 AVM 的手术切除极具挑战性，只能由具备丰富临床经验的神经外科医生采用娴熟的显微外科技术才可以尝试做此类手术。Spetzler-Martin 分级Ⅵ级的 AVM 被认为是不能手术的。Ⅵ级 AVM 是指病灶弥漫，累及重要结构，如脑干、下丘脑或极其巨大累及脑的多个功能区。治疗这类病变必会造成重残或死亡。见表 31-4-1。

表31-4-1 Spetzler-Martin的AVM分级系统

类别	分值
AVM 大小	
小型(<3cm)	1
中型(3—6cm)	2
大型(>6cm)	3
所在脑区的功能	
非功能区	0
功能区	1
静脉引流方式	
仅浅表引流	0
深部引流	1

注:级别 = 大小 + 脑区的功能 + 静脉引流;即(1,2 或 3)+(0 或 1)+(0 或 1)

31.5 治疗方法选择

如果确定要治疗,应如何治疗? 可选用的治疗手段包括显微手术切除、栓塞、放射外科和多种方法的联合。每种治疗方法都有成功地消除病变的可能,同时也有致残危险。医生在决定一种治疗方法时必须考虑到这种治疗方法的每一步细节,确定治疗计划的必要性或优点,并预计并发症。显微手术切除是大多数 AVM 首选治疗方法。

栓塞对于一些大型或巨大型 AVM 来说, 是有帮助的,一般能达到几个目的:栓塞可减少进入血管畸形的总血流量,使手术切除时出血减少;一些长而扩张的供血动脉在手术前几天被栓塞掉,可允许病灶周围正常脑组织对血流的变化有一个调节、适应的过程,能减少畸形切除过程中发生灌注压突破性出血的可能性;栓塞的另一个用途是消除手术早期难以到达部位的供血动脉,减少术中出血。这些都增加显微手术切除的安全性。然而,栓塞的单独使用似乎不能永久治愈畸形,即使是很小的 AVM 采用栓塞治疗后发生再管道化也有非常高的发生率。栓塞治疗 AVM 治愈率仅为 5%,并发症发生率 8%,死亡率 1%。导致并发症的最常见原因是由于栓塞引起的梗死和出血。由栓塞所致脑梗死的发生率比手术多 4%。相信随着介入技术的进步和新型栓塞材料的使用, 介入手段必会在 AVM 的治疗中发挥更大的作用。

放射治疗也是部分 AVM 患者可选择的治疗方法。1990 年,Oglivy 指出"放射治疗在不能手术治疗的病人中有一定的闭塞 AVM 的作用"。这个结论是脑血管神经外科医生经过认真地评估后得出的,并成为目前普遍的观点。对那些直径小于 3cm,手术难以到达,或位于功能区的 AVM 病人,是一种有效的选择。影响 AVM 放射治疗效果的因素很多,决定闭塞率的是边缘剂量,单位体积内安全剂量的上限是 12Gy。评价放射治疗 AVM 的另一个重要内容是从放疗到 AVM 闭塞的时间。资料显示,应用 γ 刀、立体定向直线加速器、质子束治疗及氦放射治疗后,可使小畸形完全消失,治疗后 2 年内的闭塞率达 85%。然而放射治疗后 2 年内发生 AVM 出血的概率是每年 2%~2.6%, 与未进行放疗的出血危险性相似。在 AVM 闭塞前, 并未改变病人的自然病程, 而动脉瘤的出现可增加出血风险。 γ 刀治疗 AVM 后因放射性坏死所致的神经功能损害的概率是 9%,其中 45%为永久性神经功能损害。放疗并发症出现在放疗后数年。放射剂量越大,损伤越重。多次放疗的并发症大于单次,并且与放疗的时间间隔无关。术前有癫痫的病人,放射治疗后 60%~78% 停止发作。绝大多数认为治疗后新发癫痫的可能性很小或没有。

31.6 幕上动静脉畸形的手术治疗

31.6.1 术前评估

大多数脑叶AVM是可切除的,有些AVM手术简单,术后不遗留任何并发症;而有些则手术难度大,风险高,还可能出现并发症,甚或死亡。如前所述,Spetzler-Martin的分级系统可以作为判断手术难易程度的指标之一,也可作为预期治疗结果的参数。除此之外,在手术切除半球AVM时,豆纹动脉和室周穿通动脉也是切除难度的一个重要因素。

31.6.2 体位

除纵裂内的AVM外,对大多脑叶AVM来说,放置患者体位时应该尽可能使畸形区的皮质表面与地面平行,体位还应该使脑牵拉的程度最小,到达畸形的路径最短以及为手术者在可能很长时间的手术过程中提供舒适的工作体位。最佳的体位是不仅对脑牵拉的要求降低,还能利用重力的作用将病变和周围脑组织分离开。不合适的体位会使外科医生疲惫,且很不利于手术后期切除病灶深部时的止血。

31.6.3 开颅

AVM切除中任何部位都会出现大出血,骨窗的显露应使手术空间足够大到不仅允许切除病变还能通过几个操作径路去控制出血。大的骨瓣能显露畸形团皮质表面的部分和其周围数厘米的正常皮质,这样就可安全地显露AVM。建议用普通颅钻和线锯开颅,避免铣刀开颅,因为前者比后者要安全得多。在显露邻近大静脉窦的巨大动静脉畸形时要特别小心。引流静脉常在近窦处进入硬膜中,在撬起骨瓣时要在骨内板和硬膜间作充分剥离,避免损伤引流静脉。在作跨窦骨瓣时,动脉化的窦表也可能与骨内板粘连,在撬起骨瓣前应先小心分离开。在作邻近AVM的跨窦骨瓣时,可多钻几个骨孔并仔细分离硬膜以策安全。选择最安全的地方切开硬脑膜。成形硬脑膜瓣翻向引流静脉回流的窦侧。剪开并翻起硬脑膜时要特别小心,需将硬脑膜与皮质间的粘连逐一分开,将硬脑膜和AVM间沟通的细小血管一一电凝后切断。硬脑膜瓣翻止于引流静脉入硬脑膜处,畸形团的范围很少超出这一范围。如果引流静脉过早入硬脑膜,则在其两侧切开硬脑膜,扩大显露,而不能粗暴分离,撕破引流静脉,造成不良后果。硬膜与畸形团粘连紧密时不要强行分离以免造成畸形出血,可将该部分硬膜留于畸形上,与畸形团一并切除,手术结束时作脑膜修补。

31.6.4 麻醉和术后处理

所有的AVM的手术均应采用气管内插管全身麻醉。在大的AVM手术时,应常规放置中心静脉压和动脉压监测管道以提供术中和术后血流动力学的严密监测。手术过程中,全身血压保持在正常低限水平,动脉压在100~120mmHg。切头皮时输注渗透性脱水剂,以利脑松弛,减少脑牵拉,轻度的过度通气使PCO_2保持在30mmHg水平。手术结束后,应在ICU维持麻醉和低限血压4~6h;过早的清醒会引起血压升高和呛咳导致出血。围手术期的药物包括地塞米松、镇静剂、抗生素和必要时的降压药。

31.6.5 术中技术

在硬脑膜打开,病变区显露出来后,如何着手进行病变的切除?

1)确定病灶范围。手术者应仔细观察脑表的异常,结合造影片,确定表面的异常与整个畸形团的关系,隐埋于深部的畸形团在脑表的投影位置,确定畸形的范围、供血动脉的来源方向和可能的深度。

2)确定并电凝切断表面的供血动脉。令一些资浅医生感到困惑的是表面的血管均是红色,动脉和动脉化的静脉难以区分。可根据造影片所示及显微镜下观察比较进行鉴别。供血动脉管壁厚,搏动有力;而引流静脉壁薄,可见其中的涡流。难以判断时可沿此血管向深部分离,如是动脉通常越向深部越远离畸形团,而静脉则相反。如实在难以区分,可先放置,先处理其他部位,待术中确定后再处理。其实,只要不是主要的引流静脉,即使是引流静脉先处理掉也无大碍,而主要引流静脉非常容易确定。

3)沿畸形团一圈作浅层分离。离断蛛网膜和软脑膜,沿巢分开表浅皮质。

4)尽早电凝切断深部供血动脉。根据造影片判断供血动脉来源方向和深度,有目的地在这些区域向深部分离,找到供血动脉,特别注意在处理任何动脉前必须确定这些动脉是畸形的供血动脉,而非途经动脉,牺牲这些重要的途经血管可能会造成供血区的梗塞和不必要的神经功能障碍。

5)有些患者的 AVM 埋于脑深层,在表面仅可见到从深部穿出的引流静脉,在此情况下,可沿静脉向深层分离,在手术显微镜下,小心分离开静脉周围的蛛网膜,用显微剥离子、窄脑压板和吸引器逐渐向深部分离,找到畸形团,再沿畸形团周围分离。要注意不要推压或牵扯静脉,以免静脉出血造成麻烦。分离中的小出血点可用弱电流电凝,并稍避开静脉以免引起静脉的皱缩。

6)虽然原则上 AVM 的手术应最后处理引流静脉,但在多根引流静脉多方向引流时,要全部保留这些静脉则会影响手术的进行,切断一些这样的引流静脉是必要的,但至少应保留一根主要引流静脉。另外,在牺牲这些静脉前,应作暂时阻断,以观察是否出现静脉充盈加重。如果出现这种情况,则不能阻断,需再处理一些供血动脉后,方可考虑电凝切断这些引流静脉。

7)沿畸形团分离需同步深入。这是为了预防在手术早期就遇到麻烦的深部供血的穿通动脉的出血,这种穿支出血只有在畸形团已得到充分游离方易于控制。如果出血发生在畸形团边缘的某一点,有双极电凝也常难以完全止住,但可以小心地用一个小棉球轻轻地压在出血点上以获得止血。然后跳开棉球压迫区继续沿畸形团周围分离。很可能随着继续分离,这个出血点即可获得清楚的显露。在畸形边缘出现这种出血的原因很可能是沿周围分离时离畸形团太近,造成畸形团表面出血。畸形团深部的出血不可压迫止血,因为可能会使出血进入深层脑组织或脑室内而出现严重后果。对巨大弥漫性 AVM,沿巢分离要特别小心,需仔细辨认畸形团的界限,不要将畸形血管间的脑组织当作畸形团的边界,而进入畸形中,这样很可能造成畸形血管的残留。在分离中发现松散的血管时要沿其追踪,有可能会发现另一团稍为密集的畸形团,如过早地电凝切断这些血管即可能造成畸形血管的残留;另外术前造影片显示的畸形团大小、形态以及手术区域的血管特征也可以帮助医生判断畸形团的界限。

8)畸形团的深部是最难分离的,因为此处血管细小而高压,壁薄而易破。电凝这些血管应特别小心,因为它们可被撕破并缩回周围脑实质内。这些室管膜旁的穿通血管对双极电凝反应不佳,用双极电凝追踪电凝这些血管会进入周围白质内越凝越深,难以止住。在此情况下建议使用微型 AVM 夹或小动脉瘤夹。另一个有效的解决方法是直接分进侧脑室,跨脑室壁来电凝,室管膜层比脑髓质稍韧,同时夹住脑室壁和出血的血管电凝,常可止住出血。在这些方法均不奏效的情况下,可以快速电凝切断其余的供血动脉,结扎和切断除最大引流静脉以外的所有引流静脉,然后夹闭最后的引流静脉的远侧端,切断该静脉,将一个粗孔吸引器插入与畸形相连的静脉断端内,快速分离切除畸形团。这一方法可使畸形减压,使底部分离面充分显露,便于快速分离。这虽然会使出血暂时增加,但是充分的显露允许医生快速处理好出血部位。

9)最后,最主要的引流静脉被电凝切断或结扎,畸形被切除。引流静脉有时在脑表面走行很长距离,要在靠近畸形处切断之,残端静脉即使再长也不需处理。

10)AVM 床应反复冲洗,关闭前仔细检查几分钟,严密止血非常重要。可疑区域应在高倍显微镜下检查以免遗留小部分 AVM 畸形团。

额叶 AVM 的切除。因为额叶较大,所以额叶 AVM 较大脑半球其他部位更常见。额叶 AVM 可以累及脑叶的一面或多面,包括眶额面、围侧裂-岛叶表面、纵裂内侧面或凸面。切除额叶 AVM,充分的显露是极其重要的,如需显露纵裂,则需作跨中线骨瓣。累及额叶的 AVM 通常由大脑中动脉和大脑前动脉分支供血,大型位于纵裂的额叶后内面的 AVM 也可由大脑后动脉的分支通过后胼缘动脉供血。

在手术前,必须了解供血动脉流入方式和从 Willis 环发出的主要动脉的相对供血区这些重要参数。由于造影剂通过扩张的 MCA 供血动脉进入畸形,所以在造影片上同侧的 ACA 分布区常不显示。对巨大额叶 AVM 来说,对侧颈内动脉造影的正位片常能显示 ACA 真正的特征和对畸形的供血。额叶 AVM 的静脉引流依部位有所不同，如畸形位置偏内侧通常进入上矢状窦;如畸形位置偏外侧或外侧裂区则进入大脑中浅静脉。见图 31-6-1。

额叶 AVM 的一个重要影像特征是是否存在深部穿通支豆纹动脉从深部供应畸形，这一供血动脉的存在是术中切除困难和可能发生出血性并发症的重要原因。这些深部供血动脉在正位片上显示最清楚，可以很容易地见到一根或多根扩张的豆纹动脉进入畸形团的底部。如大型畸形位于额叶后部,脉络膜前动脉常扩张,经侧脑室供应畸形底部。由于这些深部供血动脉通常小而扭曲,导管难以到达,所以术前栓塞这些血管很难。虽然这些血管在造影片上似乎很小，但是通过它们的血流很大,部位深在,手术切除中绝不应低估它们。见图 31-6-2。

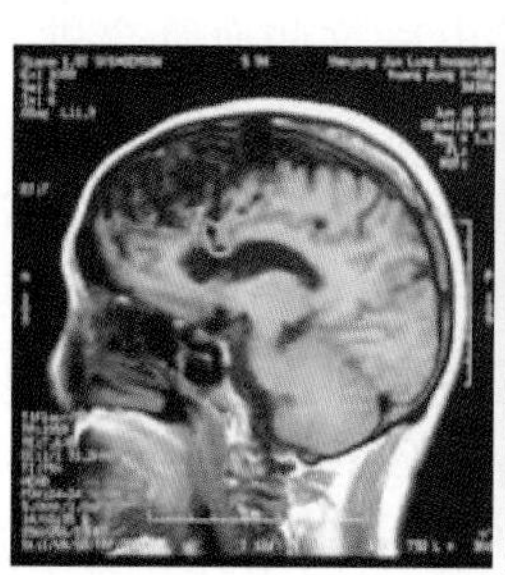
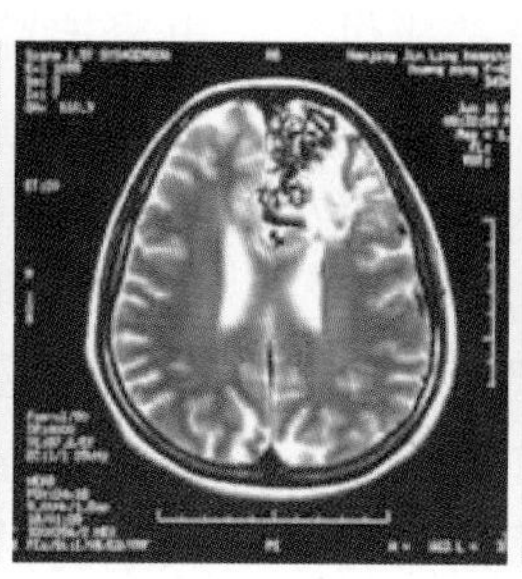
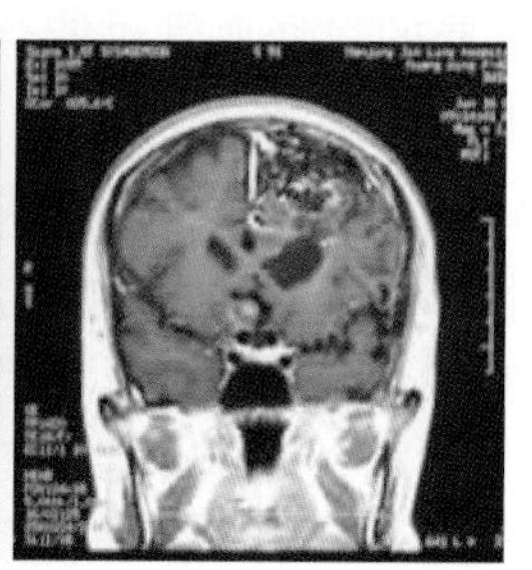

图31-6-1
左额叶 AVM 患者术前 MRI,T_1WI 矢状位见等低信号的额叶巨大 AVM,上至脑表面,下至胼胝体(左);T_2WI 见混杂信号,后近达脑室;增强后可见病灶边缘不均一的胶质强化

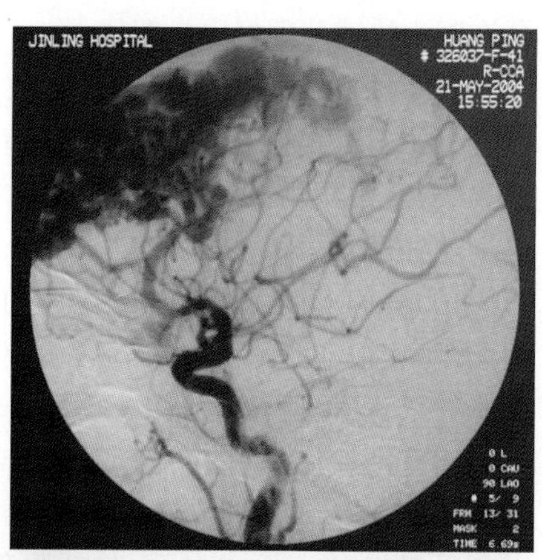

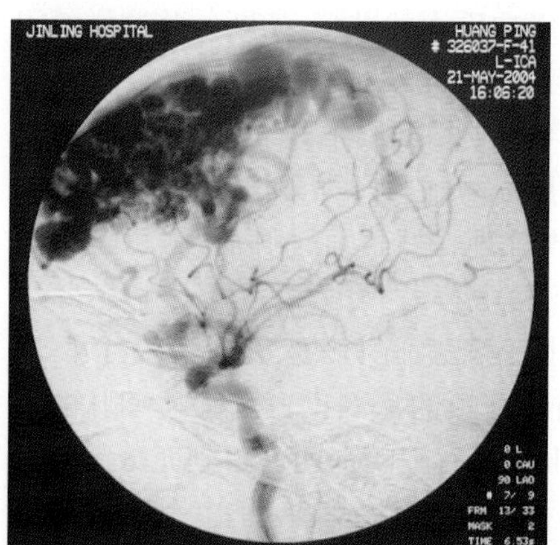

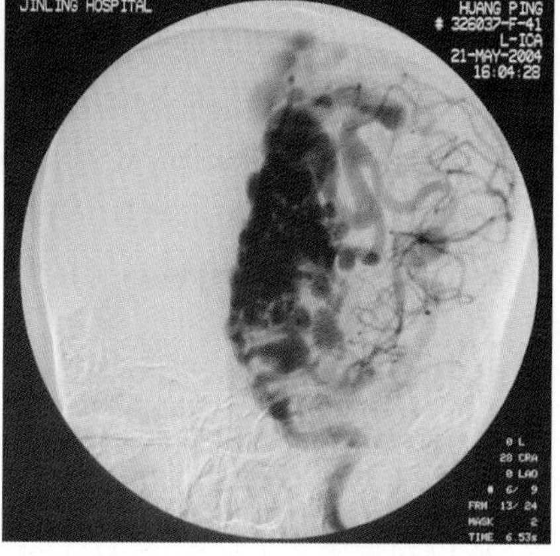

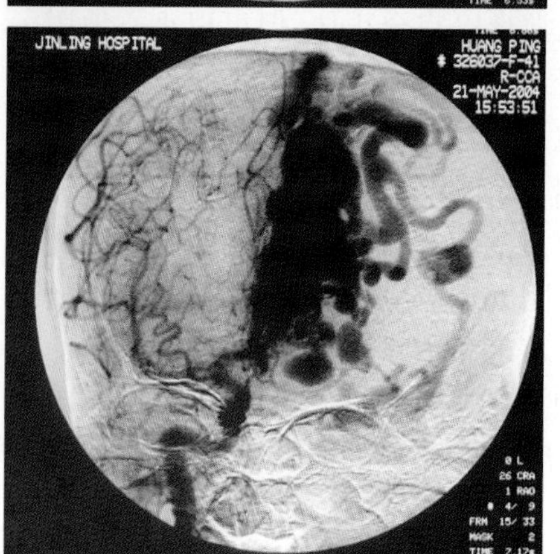

图31-6-2 同一患者脑血管造影见该AVM以大脑前动脉供血为主,大脑中动脉也参与部分供血,向上矢状窦引流

在额叶 AVM 的治疗中，术前辅助栓塞是很有用的。作为手术切除的辅助手段,栓塞一般能达到几个目的。栓塞可减少到血管畸形的总血流量,是手术切除时出血减少。一些位于额叶后部的大型 AVM 可能有来自大脑中动脉的粗大、扭曲的供血动脉,在切除畸形时此血管容易出血。栓塞的另一个用途是消除手术早期难以到达部位的供血动脉,比如来自大脑前动脉供应大型额叶内侧面 AVM 的血管。大脑前动脉供应这些病变的血管通常为扭曲扩张的终末动脉如额极动脉或胼周动脉的分支,它们从深部进入畸形团。虽然深部的大脑前动脉供血动脉的术前栓塞并不能使这些血管持久消失,也不能减省这些血管最终被分离和切断,但是它可以减少在手术进行的早期在大脑前动脉分离显露前来自由这些血管供血的畸形边缘的出血。

术中畸形在脑表面的部分显露出来后,术者需结合血管造影片确定畸形主要供血动脉和引流静脉的位置。然后就开始在显微镜下沿畸形呈圆周状分离畸形周围的软脑膜。遇到供血动脉,将其电凝、切断。大的供血动脉可以用小的动脉瘤夹夹闭。在分离畸形浅表部位时,需将静脉周围的神经组织稍微分离得深一些,把静脉暂时留于原位。将暂时保留的静脉周围组织分离干净是很重要的,因为常有一些小的供血动脉走行于引流静脉周围,只有将周围组织清除干净才能发现这些血管。见图 31-6-3。

颞叶 AVM 的切除。颞叶 AVM 的供血动脉依其本身所在的部位，但总是有大脑中动脉主干发出的颞前动脉参与供血，巨大颞叶 AVM 也有 M2 的颞下主干的颞中动脉供血或有发自大脑后动脉的颞后动脉供血。供应畸形的脉络膜前动脉很难在造影片上显示，因为这一血管的远端会被畸形本身扩张的血管襻所掩盖。通常,如果脉络膜前动脉显著增粗或较对侧粗大，则表明该血管很可能通过侧脑室颞角供应畸形。颞叶 AVM 的静脉引流通常是颞极部位病变通过大脑中浅静脉进入蝶顶窦，位于颞后和大型 AVM 则进入 Labbe 静脉，累及颞极和侧裂表面的 AVM 引流进 Rosenthal 基底静脉。见图 31-6-4。

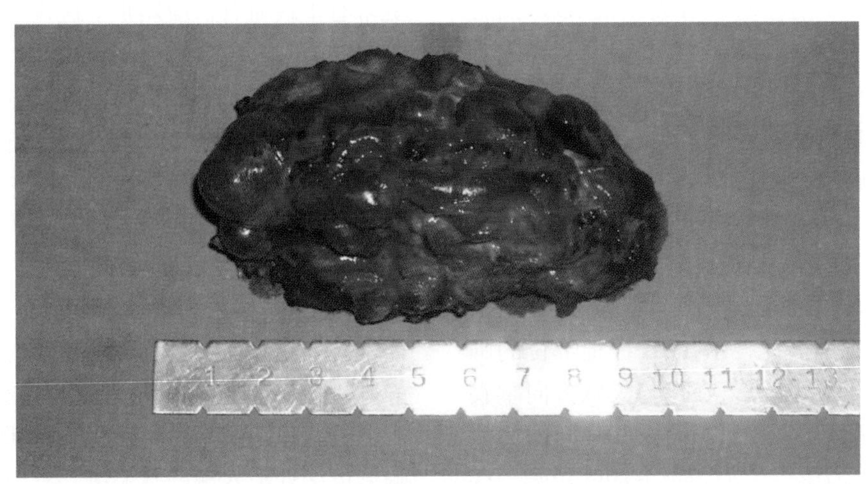

图31-6-3 手术切除该患者标本,最大径达10cm

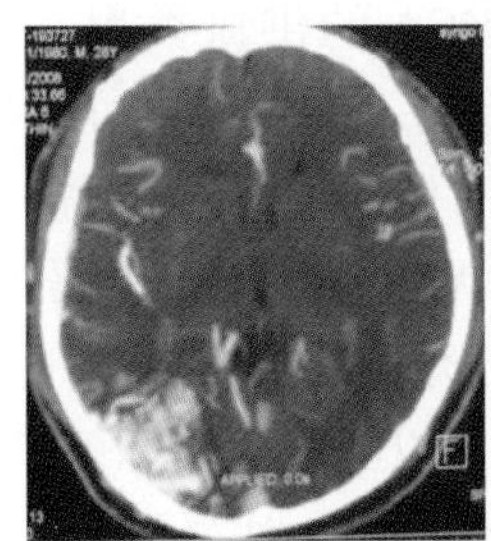
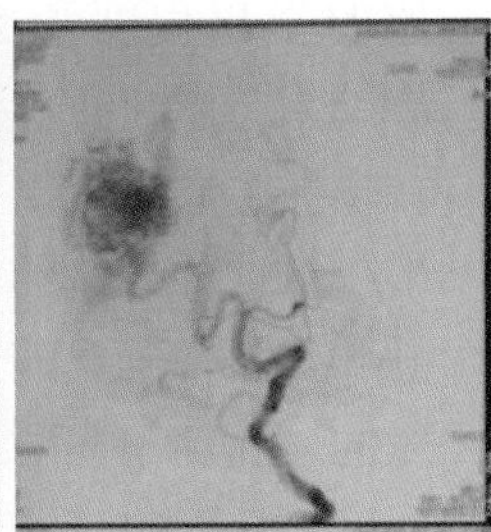
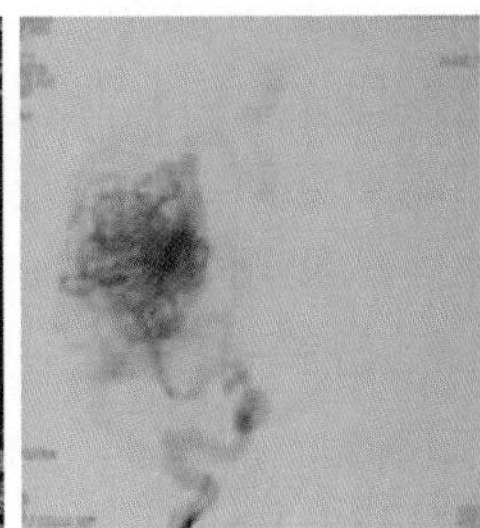
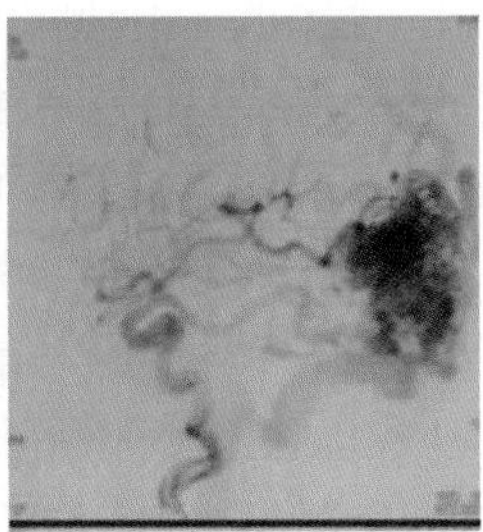

图31-6-4

CT 增强见右侧颞枕叶混杂高密度影,提示 AVM,DSA 示 AVM 供血主要来自右侧大脑中动脉和大脑后动脉的分支,有皮质静脉引流,最终汇入横窦以及上矢状窦颞叶 AVM 的手术切除通常采用改良的翼点入路开颅。骨窗向病变所在部位扩大,可能需要作广泛的颞下开颅或切除颧弓以充分显露病变。开颅后,需做出评估是否需要打开外侧裂。如果病变小而不累及侧裂表面,发自 MCA 的供血动脉在其进入畸形前在颞叶表面很容易显露处理,合适的方法是作平行外侧裂的颞上回切口去切除畸形而不必广泛打开外侧裂。如颞上回被累及或畸形就在外侧裂则需打开外侧裂。如怀疑有脉络膜前动脉供血,为显露并足以控制这一血管也需打开外侧裂。广泛打开外侧裂后可以比较容易找到供血动脉。这些血管可以沿其 MCA 主干发出处开始追踪,在其进入畸形前将其夹闭、电凝和离断。如果怀疑有脉络膜前动脉供血,在广泛打开外侧裂后沿脉络膜前动脉向远端分离,即可发现发自脉络膜前动脉的异常粗大的分支穿入颞叶供应 AVM,应在其穿入颞叶前将其离断。在离断脉络膜前动脉上的这些血管或分离脉络膜前动脉本身要格外小心,不要损伤正常血管,否则会造成严重的神经功能障碍。对巨大颞叶动静脉畸形来说,术前栓塞 PCA 发出的 P3 颞后分支是很有帮助的。这一血管供血多,但手术早期难以接近和显露。术前栓塞此血管极大地有利于显微外科手术,在止血时允许畸形团更大幅度的移动,在 MCA 上的供血动脉处理掉以后可以压迫和牵拉畸形。

对任何部位的畸形,都应沿畸形边缘作显微技术分离,由浅入深作圆锥形分离切除。位于额极、颞极和枕叶的畸形则不需此技术,仅作极地部位的脑叶切除即可。对于颞极畸形,在作与矢状方向垂直的横切口时要比畸形边缘稍后一些,并和与外侧裂平行的颞上回切口交汇。然后像标准颞叶切除一样垂直向深部分离直至硬膜下腔。将畸形牵拉进颞前窝内,将颞叶前部完全离断,电凝、切断引流静脉,将畸形和颞极一起切除。作颞叶前部切除作为颞叶前部 AVM 切除的形式要注意避免损伤大脑后动脉 P2 段,这一血管只到手术后期才可能被见到。

颞叶内侧 AVM 有一定的特殊性。颞叶内侧前部病变位于钩回、杏仁核、海马前部及海马旁回区域。血供主要来自脉络膜前动脉、大脑中动脉前颞叶分支、后交通动脉及大脑后动脉分支。静脉主要回流到基底静脉,偶尔回流到蝶顶窦及大脑中静脉。手术可采用翼点入路,分开外侧裂,显露大脑中动脉、颈内动脉以及脉络膜前动脉、后交通动脉,切除畸形团表面的颞叶前部,然后分离切除畸形团。颞叶内侧中部病变累及海马内侧、脉络丛颞角、海马旁回中部。首选颞下入路。小的病灶抬起颞叶即可处理大脑后动脉分支。较大病灶可将颞叶中下回切除一部分以到达病灶。开放颞角可处理脉络膜前动脉发出的供血支。颞叶内侧后部的病变累及侧脑室后角的上、下、侧壁以及丘脑枕部。供血主要来自大脑后动脉,也可由大脑前动脉和大脑中动脉供血,静脉回流多到基底静脉。手术多取俯卧位,切开顶上小叶皮质进入侧脑室的三角部,再根据供血动脉和引流静脉的方向处理病变。

顶叶 AVM 的切除。纯粹位于顶叶内的动静脉畸形仅有两种类型,即内侧型和外侧型。外侧型与额叶后部和颞叶交界,主要影响感觉皮质和优势半球的语言区,多由 MCA 的分支供血,特别是 MCA 的中央回支和角回支。这些小的终末支可能紧邻畸形通过,发出小分支供应畸形,主支继续通过畸形供应正常脑组织。顶叶外侧 AVM 如果较大,则中线部位的血管可能供血。如畸形巨大或达到中线,则更常有中线血管供应畸形。这些中线血管可能来自扩张的 ACA 分支或 PCA 分支。如果 AVM 大达脑室面,几乎总能见到来自脉络膜前动脉或脉络膜后动脉的脉络丛血管供血。根据病变的大小和部位,静脉引流有几个途径。外侧的畸形引流至 Labbe 静脉、大脑中浅静脉以及通过 Trolard 上吻合静脉入上矢状窦。内侧型病变位于内侧紧邻中线或在纵裂内,为来自中线部位的 ACA 和(或)PCA 分支供血,通常有表浅和深部的静脉引流。内侧型病变的表浅静脉引流典型的是由畸形发出的短的静脉管道进入上矢状窦。顶叶内侧病变的深部静脉引流通常在畸形最深处汇入深静脉系统,在进入 Galen 静脉前常有明显的扩张。见图 31-6-5。

顶叶 AVM 的切除相对简单,主要依赖于表面皮质的受累程度和 MCA 的供血类型。可以是大的 MCA 供血动脉直接进入畸形,也可为扩张的 MCA 在畸形旁通过而仅有侧支供应畸形,需认真判断。如果一个顶叶外侧的 AVM 皮质表面受累很小,可通过静脉引流来确定畸形的部位,典型的静脉引流在病变的表面穿出皮质,以此作为路标可以找到畸形团并确定畸形边界。然后以常规方法分离畸形,辨明和切断供血动脉。在畸形周围存在的胶质增生层中沿畸形边缘作圆锥形分离。由于顶叶外侧 AVM 邻近运动和语言区,应避免过度牵拉周围的正常脑组织。

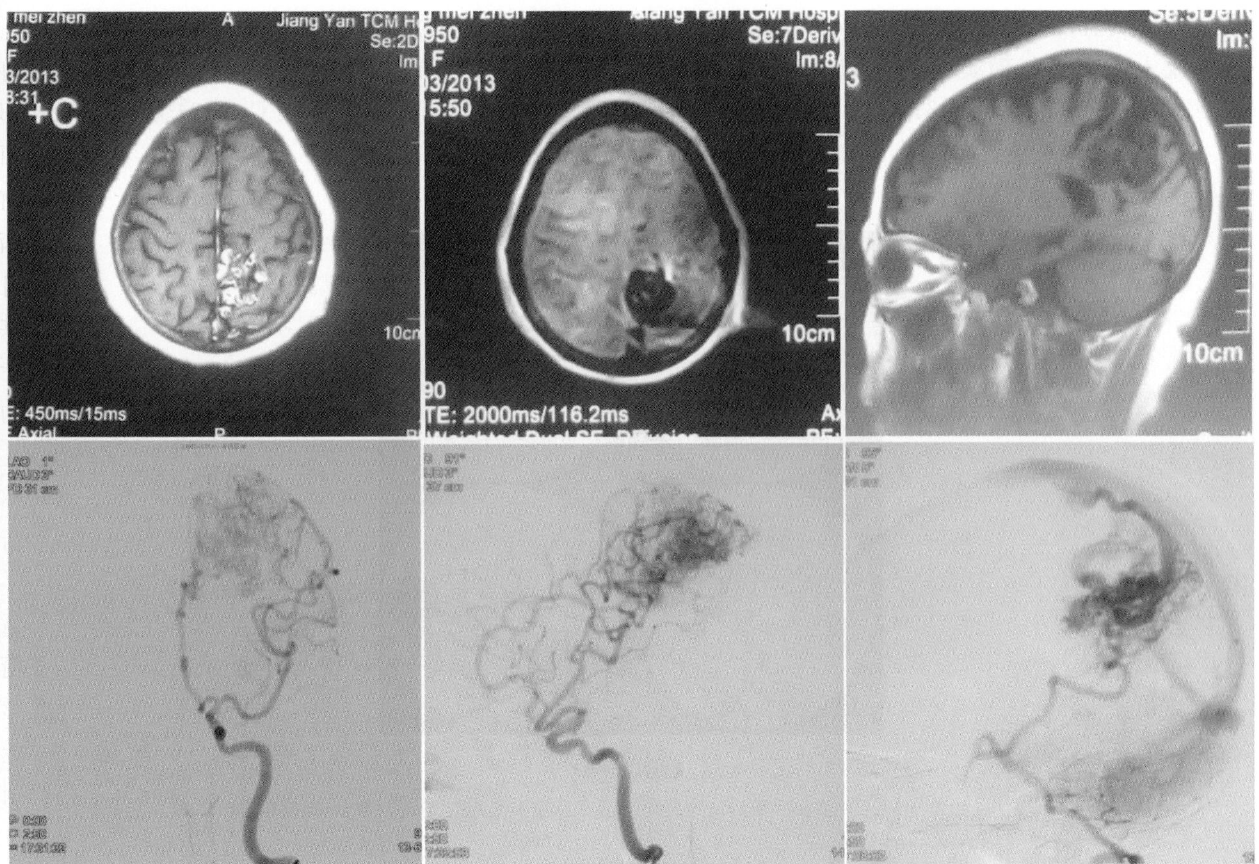

图31-6-5
左侧中央区 AVM，MRI 见典型 AVM 表现（上图），DSA 示大脑中动脉、大脑前动脉、大脑后动脉都参与供血，通过皮质静脉向上矢状窦引流

顶叶内侧巨大 AVM，对手术医生来说是极大的挑战。这一部位的巨大 AVM 通常三支主干动脉 ACA、MCA 和 PCA 均有分支供血。MCA 供血支通常长而扩张扭曲，也可能有从外侧裂区发出的深部穿通动脉进入畸形的深部。巨大的顶叶内侧 AVM 也几乎都有从侧脑室三角区发出的来自脉络膜前动脉和脉络膜后内动脉的深穿支供血。由 ACA 供应这些顶叶内侧畸形的供血动脉既有胼周动脉的末支也有胼缘动脉。来自 PCA 的供血动脉是扩张的后胼周动脉分支和 PCA 的浅表终末支。手术取俯卧位，作顶部马蹄形皮瓣，骨瓣可跨上矢状窦。骨瓣过中线以确保显露纵裂和最大程度地显露病灶。首先确定畸形外侧缘，在手术显微镜下沿巢的外侧缘分离。在外侧缘分离约 1cm 深即可发现 MCA 供血动脉并处理之。在外侧缘确定后，即进入纵裂广泛打开蛛网膜分离面。顶叶内侧面 AVM 与脑叶 AVM 的最大区别在于：畸形的一面紧贴大脑镰，难以像脑叶 AVM 一样沿 AVM 周围同步分离；中线部位的供血动脉（ACA 或 PCA 的分支）埋于畸形团的深部，早期难以显露。外围供血动脉处理掉后畸形团的张力将明显下降，这为分离畸形团与大脑镰间的粘连提供了方便。畸形团和大脑镰间的关系个体差异较大，可能较易分离，也可能粘连紧密，通常畸形团越大它们之间的关系越复杂，疏松粘连不难分开，紧密粘连可用显微剪刀紧贴大脑镰剪开；如有多根引流静脉进入矢状窦，可在保留主要引流静脉的前提下电凝切断其他引流静脉。纵裂分离好后即可处理畸形深部中线区的供血动脉，术前 DSA 可指引术者确定中线部供血动脉的位置。找到 ACA 发出分支进入畸形前的一段，找到对侧 ACA 并与同侧血管分开。沿血管找到供应畸形的分支，在它们进入畸形前将其电凝切断。在 ACA 的主要供血被消除后继续在纵裂内分离直至找到 PCA 的分支，同样予以电凝切断，然后沿畸形的前后缘分离并与分离好的外侧缘相续。这样主要的供血动脉均已消除，同时在一周均确立了界面。分离继续向深部进行，直至侧脑室，小心处理深部的小穿通血管。最后离断静脉。

枕叶 AVM 的切除。累及枕叶的 AVM 通常位于凸面、内侧面或在枕极。在这些部位的 AVM 由

PCA 分支供血，MCA 分支也不同程度供血。其静脉引流入矢状窦、横窦或扩张的皮质静脉至横窦–乙状窦交界处。见图 31–6–6。畸形越靠近中线，MCA 供血的可能性就越小。在枕叶内侧畸形特别巨大时也可能有异常扩张 ACA 末支供血。同样，枕叶 AVM 的静脉引流通常是浅表的，但大病变也可能向深部引流进入 Galen 深静脉系统，特别是累及胼胝体压部时。

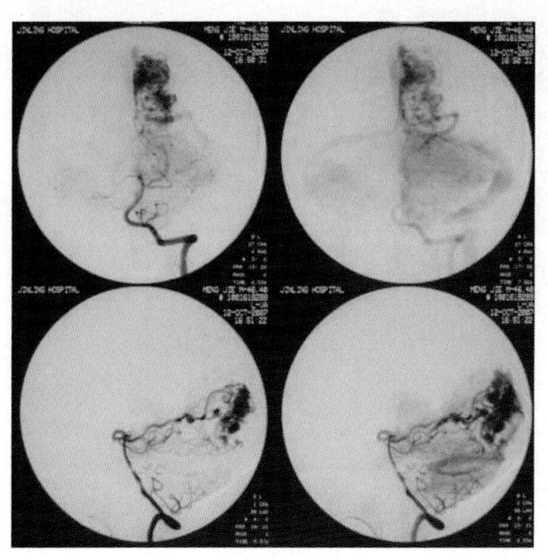

图31–6–6

左侧枕叶 AVM，主要由左侧大脑后动脉供血，向上矢状窦引流为主，合并供血动脉的动脉瘤

切除枕叶 AVM 时可采用俯卧位，颈稍曲。作一个大的马蹄形皮瓣，基底在上项线。骨瓣要过中线，足以显露枕叶内侧病变。硬膜三角形打开，两个基底分别在上矢状窦和横窦。以前述的分离技术作显微分离，以同样的方法处理进入畸形的供血动脉，也同样将引流静脉留于原位，剥尽周围组织以确保无供血动脉保留在静脉的深层。累及枕叶的 AVM 通常不累及侧脑室壁，病灶大时也会累及，在此情况下沿病灶周围分离必须包括侧脑室枕角的室管膜面。

外侧裂及脑岛 AVM 的切除。病灶位于外侧裂及脑岛皮质部，引流静脉回流到大脑中静脉。大脑中动脉通常紧邻甚至直接穿过畸形并发出分支供应 AVM。外侧裂前部病灶可采用经翼点或扩大翼点入路开颅。打开外侧裂中部，显露颈内动脉。要保留任何动脉化的引流静脉，不要轻易切断。小的引流静脉可电凝后切断。沿大脑中动脉 M2 及 M3 分支实施剥离。仅对那些进入病灶的血管予以切断。追踪经过病灶的大血管时，可用临时动脉瘤夹阻断，以减少出血，确认血管进入 AVM 时再将其切断。纯粹岛叶 AVM 是非常罕见的，尽管较小但对手术技术具有一定的挑战性。累及岛叶的 AVM 均由 MCA 的 M3 段侧支供血，静脉引流可向大脑中浅静脉，也可由皮质静脉向上矢状窦。为了成功和安全地切除此病变，必须设计合适的骨瓣，广泛打开外侧裂。要求外科医生向远端分离外侧裂要足够长，操作应在高倍放大下进行，以免损伤大脑中浅静脉系统，其常是岛叶 AVM 的主要引流静脉。见图 31–6–7。岛叶 AVM 常用颞顶部骨瓣，充分显露外侧裂。很少需要显露基底池、ICA 和 MCA 主干，因为这些病变最常位于外侧裂内的远端。患者仰卧头侧，受累的半球面平行地板。在高倍放大下打开外侧裂，采用显微外科分离技术由远向近打开最为容易。侧裂打开后，广泛分离 MCA 的远侧端直至其进入畸形。在该区域的动脉血管不要轻易当作是畸形的供血动脉，必须广泛分离追踪直至其进入畸形团方可电凝切断。岛叶 AVM 切除术后并发症的主要原因是在畸形旁经过的供应远端运动或语言区的正常血管的损伤。为了辨明畸形累及的血管以及将这些血管与在此处经过的正常血管区分开，岛叶 AVM 的切除常要求在外侧裂的蛛网膜下腔中进行分离。蛛网膜下腔分离完成后，MCA 被清楚辨明，岛叶 AVM 就相对容易被切除。像其他任何部位的畸形一样，引流静脉需保留到动脉供血完全消除准备将畸形团取出时方可离断。

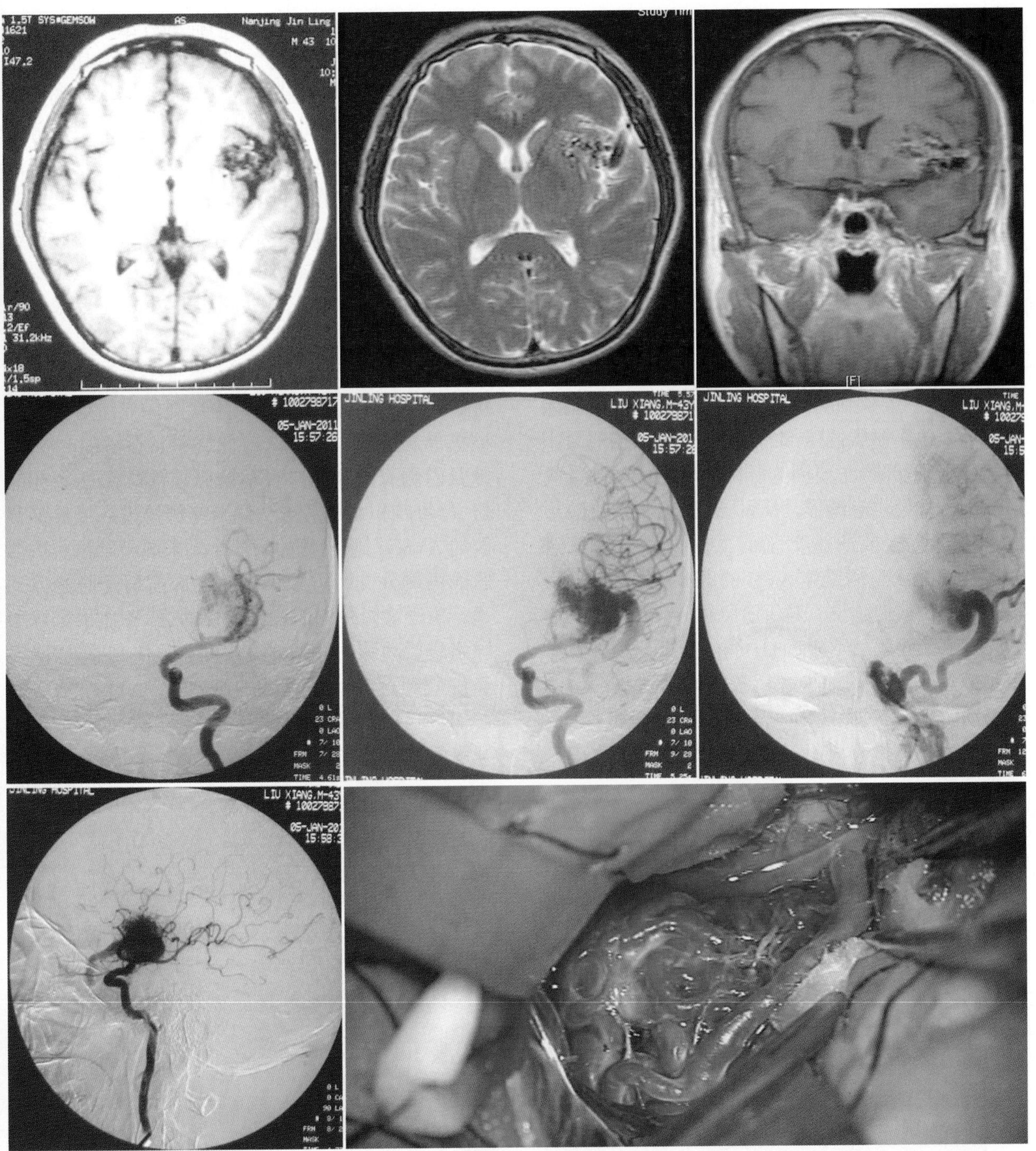

图31-6-7

外侧裂区 AVM，MRI 可见左侧外侧裂区 AVM(上)，DSA 显示主要由大脑中动脉供血，静脉引流往蝶顶窦和海绵窦(中及下左图)，下右图显示手术中所见 AVM

胼胝体 AVM 的切除。胼胝体 AVM 安全的全切除具有最大的挑战性。胼胝体 AVM 常出现脑室内出血，可能是由于静脉引流和脑室系统内静脉性动脉瘤存在之故。胼胝体 AVM 可以分成前部、中部和压部畸形。胼胝体前部 AVM 由 ACA 分支供血。胼周动脉发出许多分支，这些分支与母干血管的矢状轴呈直角穿入胼胝体中，进入畸形。常见的情况是畸形从前到后全程都有这些胼周动脉发出的穿通血管供应。这些血管特别不合适栓塞，因为它们量多、细小及与母血管呈锐角。胼胝体 AVM 可能由一侧胼周动脉供血也可能由两侧胼周动脉供血，静脉引流通常通过一侧侧脑室进入扩张的隔静脉，然后通过丘纹静脉系统进入深静脉系统。见图 31-6-8。胼胝体 AVM 与有相似表现的扣带回 AVM 的一个重要区别是双侧胼周动脉受累及。扣带回 AVM 通常仅从同侧 ACA 供血，而胼胝体 AVM 则常为双侧胼周动脉供血。累及胼胝体前部的血管病变通常通过单一的 ACA 供血，而胼胝体后部的 AVM 则既有 ACA 供血，也有 PCA 的各种分支供血。位于胼胝体中部的 AVM 主要由胼周动脉供血，也可由 PCA 的后胼周动脉供血。虽然 PCA 供血可能是中后部胼胝体 AVM 的主要供血，但是 PCA 供血的数量个体差异较大。位于胼胝体压部的 AVM 比前部相似大小的病变更难切除，主要因为脉络膜后内侧动脉从畸形深部脑室旁供应畸形。压部 AVM 通常通过畸形的基底部直接或通过扩张的大脑内静脉引流进 Galen 静脉系统。胼胝体 AVM 的手术依据其部位可采用仰卧位或俯卧位。对于胼胝体 AVM，骨瓣的前后长度必须足够，内侧应过中线。显露要使外科医生足以达到病变的前极和后极去处理这些部位的供血动脉。骨瓣过中线 1cm，外侧至中线旁 3 ~ 4cm。从前向后作显微分离，将从胼周动脉发出的供应畸形的分支逐一电凝切断，以同样的方法处理从后胼周动脉发出的侧支血管。胼胝体 AVM 的切除通常从外侧缘分离进入侧脑室，以脑室作为深层的分离面。在脑室被打开时，可以见到跨脑室的引流静脉和从侧脑室脉络丛发出的供血动脉。在畸形被分离好后再切断引流静脉，切除畸形。

脑室内 AVM 的切除。许多 AVM 靠近脑室壁，但真正意义上的脑室内 AVM 很少见。血供主要来源于脉络膜动脉的 AVM 可考虑手术；主要来源于深部穿支动脉的 AVM，处理起来困难，发生深部血肿及神经功能损害的风险大，不宜手术治疗。较小病灶可考虑放射治疗，较大病灶则保守治疗。尾状核头部病灶血供主要来自脉络膜动脉、Heubner 动脉及内侧豆纹动脉。可从胼胝体前部到达病灶部位，严重脑积水可考虑从侧脑室额角进入。丘脑背侧的 AVM，穹隆内侧的病灶血供来源于脉络膜后动脉的内侧分支，可经纵裂在压部前切开胼胝体到达；位于穹隆外侧的及丘脑枕的 AVM 血供来源于脉络膜后动脉的外侧分支，可在顶枕交界处开颅，经皮质到达病灶。单纯的脑室内 AVM 即脉络膜 AVM，可经胼胝体到达病灶。如果脑积水严重可切开皮质进入脑室。

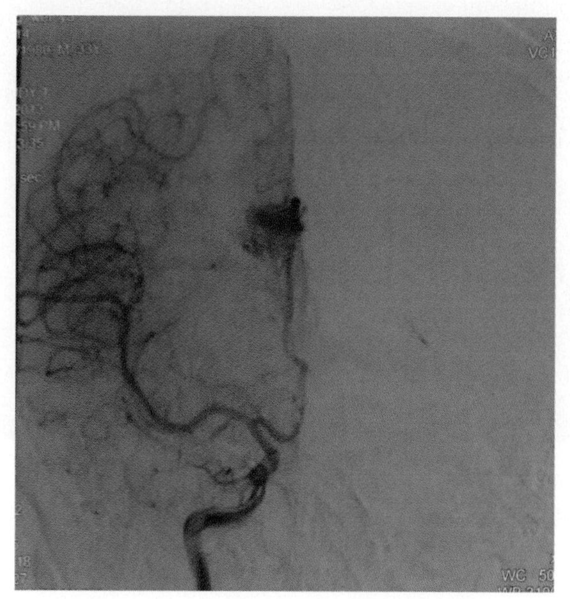

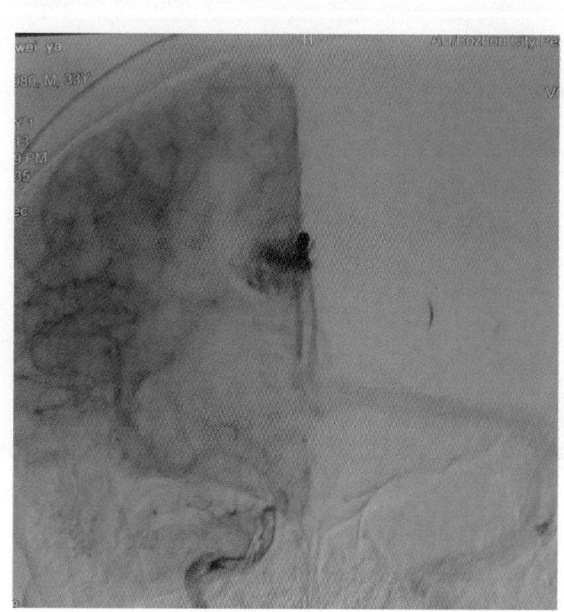

图31-6-8
胼胝体 AVM，主要为大脑前动脉供血，向深静脉引流

31.7 幕下动静脉畸形的手术治疗

31.7.1 小脑蚓部 AVM

小脑蚓部AVM 是后颅窝最常见的血管畸形。该部位的 AVM 通常由双侧小脑上动脉(SCA)和小脑后下动脉(PICA)供血。AVM 位于水平裂以上主要由 SCA 分支供血，典型的累及小脑蚓部的蚓叶、山顶、中央小叶和小舌。如果畸形巨大,即使位置很上,PICA 也不同程度地供血。蚓部 AVM 位于水平裂以下的在蚓部的蚓结节、蚓锥、蚓垂和蚓小结内则通常由双侧 PICA 供血,很少有 SCA 供血。PICA 和 SCA 是蚓部 AVM 的主要供血，小脑前下动脉(AICA) 也可给大的蚓部 AVM 的外侧和深部供血。蚓部 AVM 的静脉引流通常向上通过小脑中央前静脉进入大脑大静脉系统或者通过上蚓静脉进入天幕。见图 31-7-1。

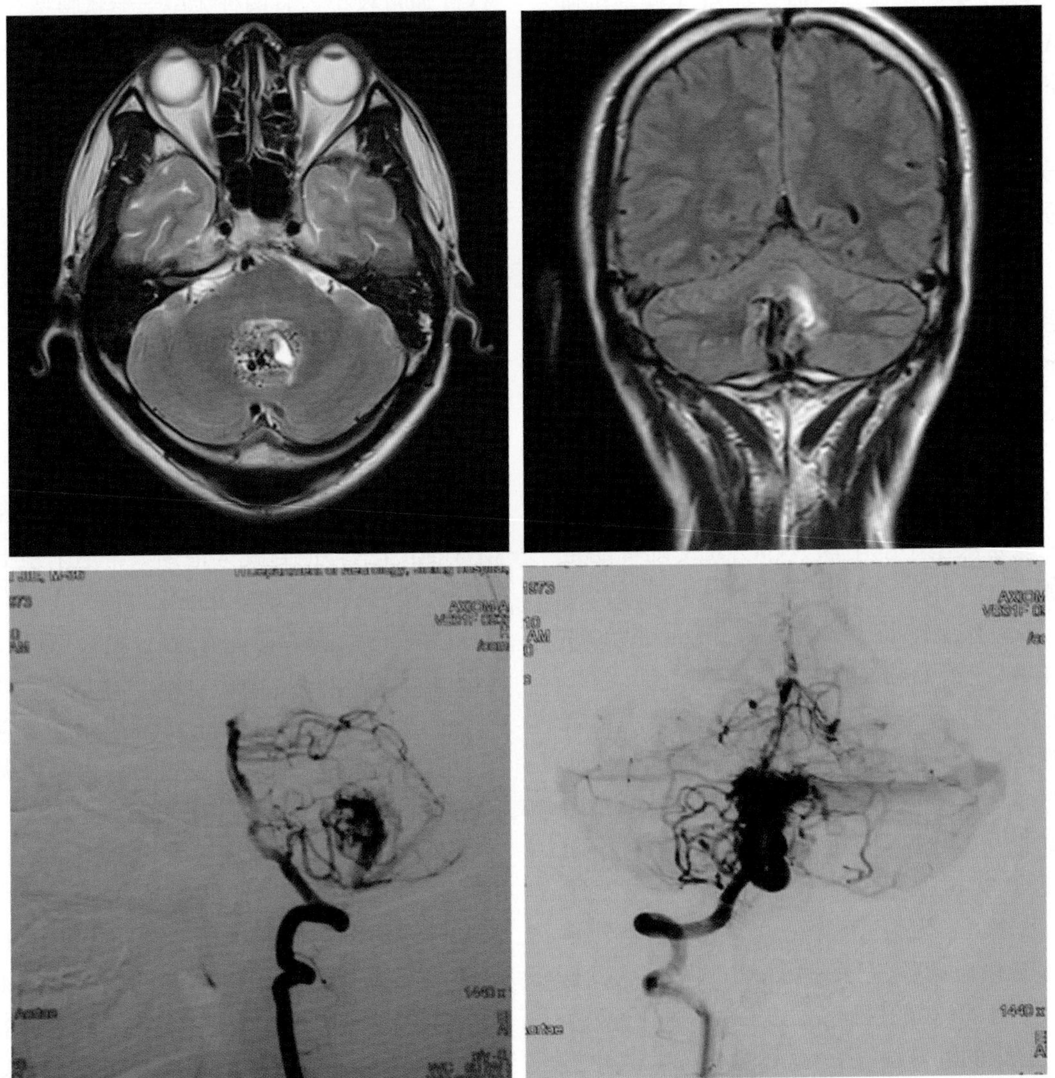

图31-7-1
MRI 和 DSA 显示小脑蚓部 AVM,DSA 显示该 AVM 主要由小脑后下动脉供血

切除蚓部 AVM 较合适的体位是俯卧位，尽可能屈颈，使颈背部处于水平位。作一个从枕外粗隆到颈 3~4 平面的皮肤切口。骨瓣要足够大，以使在手术切除畸形的任一部位时均不至于受到骨窗的阻碍。根据畸形的位置和大小决定上下的平面，偏下通常需要广泛打开枕大孔后缘和寰椎后弓；偏上则需显露横窦下缘；如为巨大畸形则从横窦至枕大孔作大范围显露。放射状剪开硬膜以充分利用骨窗。从下极即枕大池蛛网膜下腔开始分离，先找到 PICA 或其分支，然后沿其向远端分离，直到其进入畸形，在此处电凝切断。然后从下往上作病灶背侧分离，直到背侧面的另一端中线。病灶外侧缘的分离可以消除来自 AICA 的半球支对畸形的供血。在背侧分离时要注意不要损伤背侧的畸形引流静脉。在畸形的边界确定后即可沿病灶周围对称性的向深部分离，剩下来的供血动脉通常是 SCA 深部供血动脉和 AICA 外侧深部供血动脉，这些供血支通过第四脑室顶和前髓帆进入畸形。在处理深部供血动脉时，要注意避免损伤第四脑室底。蚓部 AVM 的引流静脉易于保护，因为通常它都是通过扩张的上蚓静脉或旁中央静脉系统。

31.7.2 小脑半球 AVM

由于小脑半球在后颅窝占据的容积大，因此小脑半球也是 AVM 常见的部位。小脑半球 AVM 供血动脉通常来自单侧，根据大小和部位不同，有三个来源：如果位于外侧，近 CPA 区，主要供血来自 AICA；如果畸形小，位置更上，则很可能是 SCA 供血，如果位置偏下或是大型小脑半球 AVM，PICA 则可能是主要供血动脉。小脑半球 AVM 的静脉引流通常向外侧进入岩静脉，或者向上进入大脑大静脉系统，亦可向上内进入上蚓静脉或旁中央静脉系统。

患者体位和手术入路的选择更有赖于手术者的喜好，侧卧位、仰卧头侧位和侧俯卧位均可。皮肤切口可选择耳后 C 形、乳突后 S 形或旁正中直切口。骨窗的大小和范围依据畸形的位置和大小而定。偏上近 CPA 区，则作偏上外侧骨窗，一定要显露横窦－乙状窦区，因为 AICA 是大多数小脑上外侧 AVM 的主要供血动脉，充分显露桥小脑角（CPA）池才可早期控制 AICA 的供血支。如果畸形偏下，要打开枕大孔后缘的外侧部，因为这样可在枕大池外侧池中显露 PICA。硬膜放射状剪开，以获得充分显露。在畸形表面确定后，结合造影片，从 PICA 和 AICA 来的大的供血动脉可以在蛛网膜下腔中被分离出来，沿其向远端解剖直到其进入畸形，在此处电凝切断。手术开始时 SCA 的供血动脉常被隐藏于引流静脉深层，但随着沿畸形周围的分离和引流静脉下方脑组织的离断，SCA 供应畸形的大的供血支即可显露，并被电凝切断。在手术后期畸形的深层缘出血是难以避免的，这些血管是 AICA 发出的通过第四脑室侧孔到第四脑室侧壁的分支所发出的脑室旁供血支，可以通过抬起畸形进入第四脑室而获得显露，并电凝切断。然后可以将畸形向引流静脉方向牵拉，分离其底部。在动脉供血消除，畸形被完全分离好后，即可电凝切断引流静脉，取出畸形团。

31.7.3 脑干 AVM

脑干 AVM 罕见，对其进行治疗极具挑战。脑干 AVM 通常较小，有两种类型——软膜型和实质型。浅表的软膜型脑干 AVM 主要累及软膜－蛛网膜层，其下方的脑实质受累很轻。它们在脑干的前侧方的表面。动脉供血通常来自扩张扭曲的 AICA 分支，偶有 SCA 供血，静脉引流入桥前静脉系统或岩静脉系统。软膜型 AVM 有浅表供血动脉、较典型的巢和明确的引流静脉，与脑干表面无关联。相反，实质型 AVM 罕见，由椎基底动脉的深穿支供血，这些深穿支发自基底动脉并与其在矢状轴上成直角。实质型 AVM 通常存在于第四脑室表面，静脉回流通过脑干表面正常静脉，最终连接岩静脉或大脑大静脉。

软膜型脑干 AVM 是可以手术切除的。体位选择侧卧，极外侧的骨窗以最大程度地显露 CPA 池。CPA 池广泛打开，自枕大池到天幕从下至上分开蛛网膜。使用脑干听觉诱发电位以监测Ⅴ、Ⅶ、Ⅷ、Ⅸ、Ⅹ和Ⅻ脑神经的活动。通过广泛打开蛛网膜池，最小的脑牵拉即可显露脑干的侧方或腹侧。如果还难以显露，可考虑切除一部分绒球小结叶。畸形确定后，电凝切断其供血动脉，沿周围分离，将畸形轻轻抬离脑干，最后电凝切断引流静脉。切除过程中，如发生出血，切忌连续使用电凝止血。在此情况下，可用一个小棉球轻轻压住出血点，然后继续分离，畸形切除后再在渗血面上用止血材料轻压止血。

深部的实质型脑干 AVM 的手术危险比软膜型要大得多。实质型的脑干 AVM 通常累及第四脑室底，并利用正常的静脉通路回流。这些病变弥漫性的嵌入正常脑干实质中，要显露其供血动脉就很可能造成医源性的脑干缺血性损害。只有在发生出血时才可考虑手术，手术时像做海绵状血管瘤一样，通过完全在血肿腔内操作，逐渐电凝，将巢分离到血肿腔内。在手术中，通常伴随切除腔深层持续的出血，只能通过耐心持久的电凝来止血。一般情况下，实质型脑干 AVM 患者手术风险很大，手术死亡率和病残率高。

31.8 手术并发症及其处理

手术可造成各种并发症。有些并发症是开颅手术共有的，不在这里讨论。本节主要讨论切除 AVM 特有的术中和术后并发症。

31.8.1 出血

在切除大型或巨大型 AVM 的手术过程中，出血是经常或总是要发生的。常见的原因：①切除过程中误入畸形中造成出血。如果是这样，可以轻轻压迫出血点来控制出血，然后重新确定畸形的边界。②在畸形深部分离时压迫畸形造成出血。不管怎样小心逐步分离，畸形的出血仍会发生。这是畸形本身脆弱的特征所致。通常这样的出血可以用双极电凝或轻轻压迫而止住。③主要引流静脉回流不畅造成出血。在硬膜外分离、开骨瓣和打开硬膜时要特别小心，以避免损伤动脉化的皮质静脉或扩张的引流静脉。过度的牵拉或不适当的压迫硬膜缘可能会引起静脉通道的闭塞。在主要供血动脉处理前牺牲大的引流静脉可能会引起 AVM 显著膨胀、充盈和破裂出血。要想方设法挽救主要引流静脉，即使已造成明显的狭窄也要保留。如果确实已无法保留，可按前述的方法，用粗吸引器吸瘪畸形，快速沿巢分离，逐一找到供血动脉，并予以电凝切断，将畸形快速切除。这样可使难以控制的大出血变成弥漫性创面出血，要有足够的耐心止血。④深部穿通动脉的出血。巨大 AVM 经常有深穿支供血，这些血管相当脆弱，分离时总会出血，而一旦出血很难控制。手术者可按前述的技术处理；有时，需要麻醉医生作诱导性低血压以配合止血。

AVM 切除后在切除部位可发生术后出血，最常出现于最初几个小时内。出血原因主要是 AVM 切除不完全，残留的 AVM 碎片出血或者止血不彻底。如果出血量大、威胁生命，则应急诊清除血肿，仔细寻找畸形残片。术后应常规作脑血管造影，如果发现存在残留，应立即再次手术。

31.8.2 脑肿胀

脑肿胀也是 AVM 手术中时可见到的紧急状况。当松弛的脑子突然张力增高，并开始突出手术野，就是出现了这种状况。医生必须立即寻找原因，积极处理。脑肿胀可能的原因：①麻醉并发症；②深层出血；③梗阻性脑积水；④正常灌注压突破。麻醉师需检查气管插管是否在位、是否通畅以及中心静脉压高低，并做出合适判断。如果问题仍然存在，则要寻找其他原因。最大的可能是脑实质内或脑室内出血。过早牺牲了主要的引流静脉会引起 AVM 未显露部位的破裂，血液进入邻近的脑实质或脑室系统，典型表现是畸形或手术野一个部位的隆起。一旦出现这种情况，要判断血肿部位，立即清除；如果血块阻塞了脑室系统要立即打开脑室，清除积血，解除脑脊液循环的梗阻。此时试图去控制 AVM 出血收效甚微，应该尽快在 AVM 周围找到供血动脉，并处理掉。

31.8.3 正常灌注压突破(NPPB)

手术切除 AVM 后，原来通过 AVM 的血流被分配到邻近的正常的脑组织的血管中，增加了周围脑组织的灌注压使之达到正常灌注压水平；而周围正常脑组织因长期慢性缺血，血管的自动调节功能障碍，这种重新建立的正常灌注压超过了周围脑组织的血管自动调节能力，这样，就出现了 NPPB，其表现主要是脑组织肿胀和出血。一些影像和临床特征可提示有发生 NPPB 的高危险性：①畸形大、血流量高；②供血动脉管径粗、行程长；③周围正常血管充盈很淡；④早期快速的静脉显影；⑤畸形团的边界模糊不清；⑥有颈外动脉的广泛供血。关于 NPPB 是否存在，学术界一直存有争议。如在 AVM 的手术中出现脑肿胀和出血，医生应积极寻找其他更常见的原因，如气道受阻、深部出血或引流静脉受压等，不可武断地认为发生了 NPPB 而延误了处置时机。医生更不可将 NPPB 作为一些患者治疗结果不佳的托词。在治疗确有发生 NPPB 危险的巨大 AVM 时,术前栓塞减少 AVM 中的血流量，数天后再行手术切除是一种可行的策略,因为脑灌注压的逐渐增加可使周围脑组织的血管自动调节功能逐渐恢复正常,防止出现因 AVM 突然被消除而引起的严重后果。

（王汉东）

参考文献

[1] 王忠诚. 王忠诚神经外科学[M],武汉:湖北科学技术出版社,2005,807-825.

[2] 刘承基. 脑血管外科学[M]. 南京:江苏科技出版社,1999,156-262.

[3] 周良辅. 现代神经外科学[M]. 上海:复旦大学出版社:上海医科大学出版社,2001,866-879.

[4] 赵继宗,王硕,隋大立,等. 2086 例脑动静脉畸形临床特征和手术治疗结果分析[J]. 中华神经外科杂志,2004,20:113-117.

[5] 赵继宗,王忠诚,王硕,等. 栓塞和手术切除联合治疗巨大脑动静脉畸形[J]. 中华神经外科杂志,1997,13:6-8.

[6] 王汉东,史继新,谢韡,等. 幕上大中型脑动静脉畸形的显微外科治疗[J]. 中华神经外科杂志,2007;23:28-30.

[7] Spetzler RF,Martin NA. A proposed grading system for arteriovenous malformations. J Neurosurg,1986,65:476-483.

[8] Kopitnik TA,White J,Samson DS. Surgical treatment of cerebral arteriovenous malformations. In Batjer HH, Loftus CM:Textbook of neurological surgery. Principles and practice. Lippincott Williams and Wilkins. Philadelphia. 2003,2543-2569.

[9] Marciano FF,Vishteh AG, Apostolides PJ,et al. Arteriovenous Malformations-Supratentorial. In Kaye AH and Black PMcL: Operative Neurosurgery, London, Churchill Livingstone, 2002,1079-1091.

[10] Frizzel RT,Fisher WS. Cure,morbidity,and mortality associated with embolization of brain arteriovenous malformations: a review of 1246 patients in 32 series over a 35-year period. Neurosurery,1995,37:1031-1040.

[11] Andrade-Souza YM, Zadeh G, Ramani M, et al. Testing the radiosurgery-based arteriovenous malformation score and the modified Spetzler-Martin grading system to predict radiosurgical outcome. J Neurosurg. 2005,103:642-648.

32. 海绵状血管瘤

32.1 流行病学

海绵状血管瘤(bemangioma)占所有脑血管畸形的5%~10%。大宗尸检显示其在人群中发生率为0.37%~0.5%;对22 000份MRI资料分析,海绵状血管瘤发生率为0.4%~0.5%。以此估计,全球有1 800万~2 200万人患有海绵状血管瘤。

海绵状血管瘤存在两种形式:散发型和家族型。散发型是孤立个体,常为单个病灶;家族型则以多发病灶为特征,属常染色体显性遗传。多发病灶和癫痫家族史是家族型海绵状血管瘤的病征特征;仔细扫描可发现80%患者有三个或更多的病灶。

32.2 自然史

海绵状血管瘤的自然史迄今尚所知不多。虽然几乎所有的海绵状血管瘤都有出血的MRI表现或组织学证据,但临床大出血的发生率并不高。海绵状血管瘤可是先天性,也可是获得性病变,家族型或散发型均有新发病灶的文献报道。海绵状血管瘤的自然史与患者临床表现有关。偶然发现的病变发生有症状的出血率低,为年0.1%~0.6%。曾有出血史的患者再出血的危险要高得多,达年25%。脑干海绵状血管瘤反复出血是最危险的,可致残或死亡。

32.3 临床表现

海绵状血管瘤可发生于任何年龄组,但多发生于20~50岁间。并非所有患者均有症状。15%~20%患者病变是因为头痛或其他无关的神经系统问题作检查而偶然发现的。

不管是否有症状,反复出血是海绵状血管瘤的恒定特征。各个时相的出血及病灶周围脑组织中含铁血黄素沉积构成了海绵状血管瘤独一无二的MRI特征。病灶增大的原因是病灶内反复少量出血和病灶内自发血栓形成。在这些出血腔或血栓腔中发生机化和内皮化又为进一步增大创造了条件。偶尔出血也可破出囊外,在周围脑组织中形成团块状出血灶。因为海绵状血管瘤是低血流低压力病变,其出血通常是推移和挤压而不是破坏邻近的脑组织。

癫痫是幕上海绵状血管瘤最常见的表现,占症状的40%~80%。癫痫的发作或加剧常与急性或亚急性出血有关。虽然癫痫发作的确切机理不明,但似乎与含铁血黄素沉积有关。含铁血黄素中存在的铁是已知的致痫物质。因占位效应所致的局灶神经功能障碍在幕上病变是罕见的,除非病变在基底核或丘脑。

与此相反,突发的神经功能障碍是脑干海绵状血管瘤最常见的表现。脑干中病变毗邻重要传导束和核团,即使是小出血也可能引起严重的功能障碍。脑干海绵状血管瘤出血的特点是急性发作,发作时症状最重,随着出血的机化或吸收,症状趋向缓解。反复出血发作会导致越来越严重的神经功能障碍,有可能造成持久障碍。

32.4 诊断和鉴别诊断

除临床表现外,海绵状血管瘤的诊断主要依靠影像学检查。脑血管造影上海绵状血管瘤不显影,有时仅见因出血而致的正常血管移位。CT是海绵状血管瘤重要的检查方法,平扫片上特征性的表现是脑实质中圆形或不规则形高密度或混杂密度病灶,其中可见点状钙化。增强后病灶可轻度增强或不增强。病灶周围的水肿不明显。MRI是海绵状血管瘤最敏感的诊断手段。最具特征的表现是在T_2相上病灶中央呈网格样混杂信号,有人描述为“爆米花”样改变,周围有一圈因含铁血黄素沉积形成的低信号带。病灶多无明显增强,周围无明显水肿。见图32-4-1。

海绵状血管瘤的MRI有其特点,但并非完全特异性的。有些肿瘤可能酷似海绵状血管瘤,如出血性转移瘤和某些存在钙化或出血的胶质瘤。大量的出血可能完全掩盖了原有病变的MRI特征。亚急性血肿在MRI上可能很像海绵状血管瘤。有些动静脉畸形也可能与海绵状血管瘤相混淆,隐匿性动静脉畸形因为造影阴性而可能被误作为海绵状血管瘤;造影可见的动静脉畸形可能因为一根引流静脉而被误作为海绵状血管瘤的静脉异常。

多发海绵状血管瘤有时与多发转移瘤相混淆。遗传性出血性毛细血管扩张症(Osler-Weber-Rendu病)也是多灶性血管异常,但是这种疾病造影可显示,MRI有特征性表现。仔细询问病史和全面检查常可发现支持这一疾病的证据。在其他情况下,需要严密随访,对不典型或逐渐增大的病变可作活检。

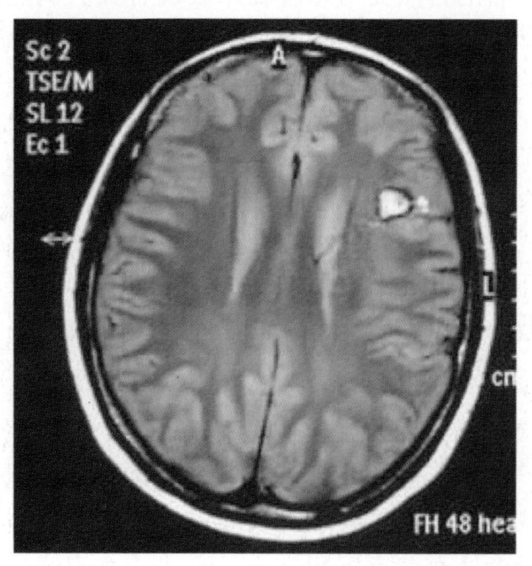

A

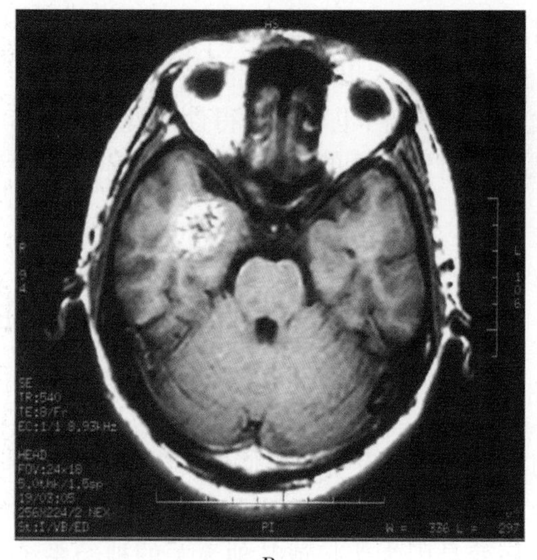

B

图32-4-1(A、B)

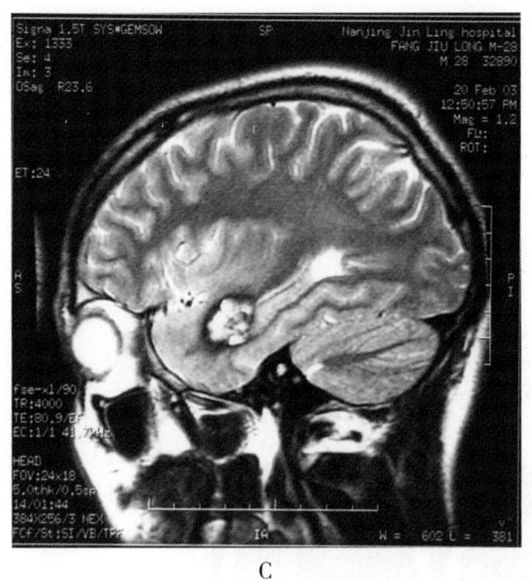

C

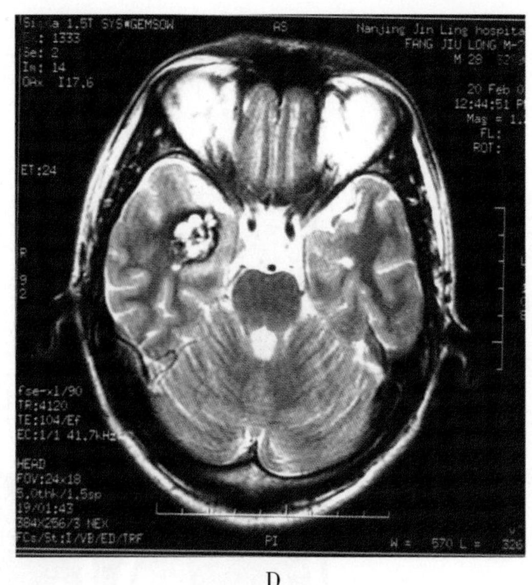

D

图32-4-1(C、D)

海绵状血管瘤在 MRI 有其特征性表现，T_1WI 可见高信号，周围低信号影。T_2WI 表现具有特征性，病灶中央呈网格样混杂信号，即"爆米花"样改变，周围有一圈因含铁血黄素沉积形成的低信号带

32.5 治　疗

海绵状血管瘤的处理依其临床表现而定。患者可出现明显出血，或小出血和腔内增生使病灶膨大，出现占位效应。也可表现为癫痫和周围脑组织的胶质增生。这样，干预的目的就是防止出血、消除占位效应、消除或减少癫痫发作。

临床上常见的状况有：无症状或偶然发现的病灶、初发或可控癫痫、难治癫痫、病灶出血或增大引起神经功能障碍或卒中表现。处理的指征和目的因此而不同，还受到其他因素如患者年龄性别、病变部位和是否多发等的影响。

反复小量出血是海绵状血管瘤固有的病理生理学特征。组织病理学上，病灶出血是必备特征，无一例外。MRI 上表现为网格状信号，周围因含铁血黄素沉积呈低信号环。病灶可表现为灶内出血而增大或反复小量出血而出现海绵样增生。大出血超出病灶范围可引起占位效应，或出现少见情况，因大的脑内血肿或出血进入蛛网膜下腔或脑室内而出现卒中样临床状况恶化。

32.5.1 保守治疗

对于病灶小、无症状和位置深在难以到达者，可定期 MRI 随访，目的在于了解病灶是否扩大或出血。告知患者出血的症状，应该注意的医学问题。应避免使用抗凝药，否则可能会引起更严重的出血后果。育龄妇女要告知妊娠可引起病灶增大。对家族型患者还应告知，这种疾病属常染色体显性遗传。

合并癫痫者需用抗癫痫药物。据估计，幕上海绵状血管瘤患者每年新增癫痫率是 2.4%。有癫痫史的孤立病灶患者手术切除病灶后，75% ~ 88% 患者癫痫不再发作。继续发作癫痫可能是因为病灶切除不完全或术前癫痫程度重频度高时间长。病灶所在脑叶的不同与术后癫痫是否持续并无关联。

32.5.2 放疗和立体定向放射外科

没有证据表明，普通放疗对海绵状血管瘤有益，也不能改变其自然史。相反，放疗可促进病灶的新发。立体定向放射外科不能明显降低海绵状血管瘤的出血率，却会引起很高的局灶神经功能障碍的发生率。见图 32-5-1，图 35-5-2。因此，立体定向放射外科不适合用于外科手术可以处理的患者，对病灶位置深在或手术确实难以到达的患者方可考虑。

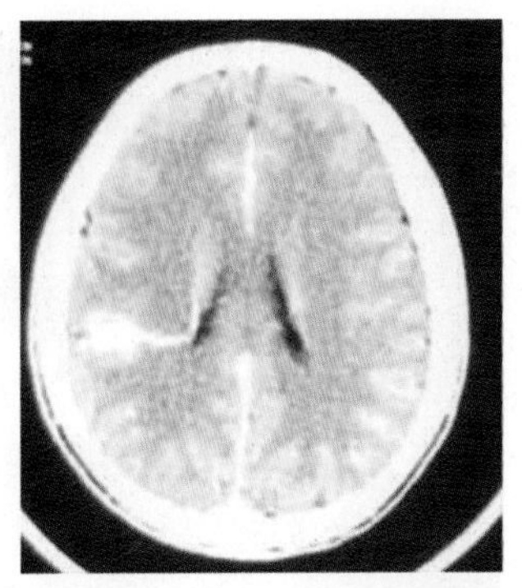
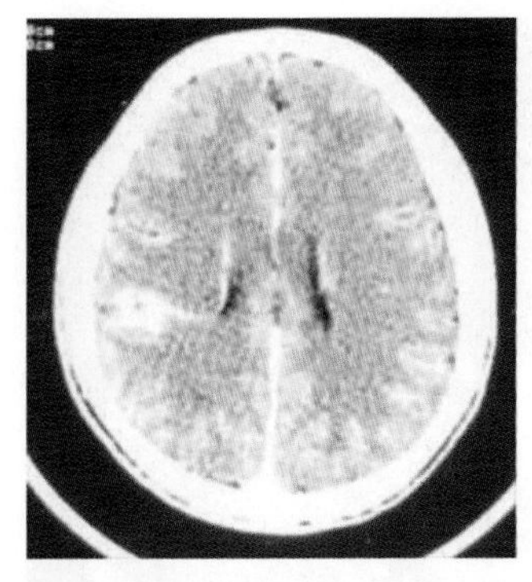

图32-5-1　右顶叶海绵状血管瘤γ-刀治疗前CT所见

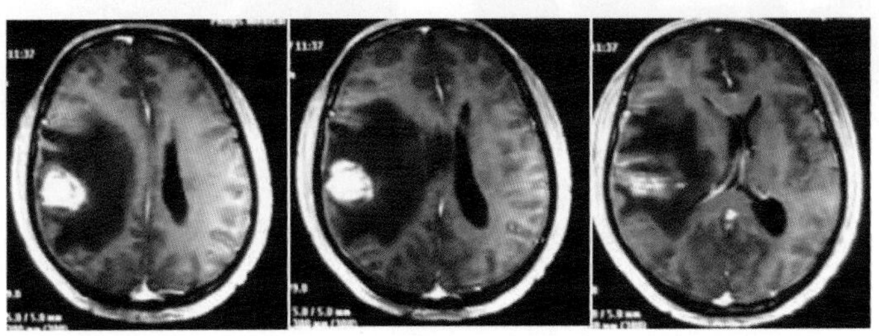

图32-5-2　γ-刀治疗后见病灶未明显缩小，却见病灶周围水肿明显，右侧侧脑室明显受压，中线移位

32.5.3　手术治疗策略

幕上海绵状血管瘤手术切除的死亡率和致残率很低。病灶全切除后再出血的病例未见报道。位置深在病灶的切除并发症发生率增加。对于脑干病变，手术后神经功能退步可持续几周或几月。病变部位不同，处理策略略有区别。丘脑内囊病变与脑干病变有相似的处理原则。如病变位于软脑膜下或浅层，则应手术干预；而如病变在深部，没有合适的手术径路到达，则应观察。

32.5.4　手术技术

手术计划依据病变部位、有无合并静脉畸形和是否有血肿而个体化确定。开颅、硬膜切开后，即可作病灶定位。如病变达脑表面，它呈现出紫蓝色桑椹样结构，周围被含铁血黄素包绕。术中超声或立体定向技术可用于病灶定位，特别是较小的海绵状血管瘤。如患者影像显示有明显的血肿，则进入血肿腔就已提供了一个分离界面。由于可能合并静脉畸形，所以在切除前应检查皮质静脉的引流形式。海绵状血管瘤周围常有假性胶质囊壁存在，这就为分离提供了界面。病变可通过电凝或排空较大的含血囊腔而皱缩，然后可利用周围的胶质增生界面分离并整块切除病灶。围绕病灶周围的胶质带分离，用棉片保护好分离面，如此操作，各面均分离好，病变即可游离取下。

病变切除后，切除床应在显微镜下仔细检查以免遗漏小的卫星灶，这种病灶应予切除或电凝。如果病灶远离功能区，周围被含铁血黄素着色的脑组织也应被切除，因为其可能是癫痫起源点。这对术前有癫痫的患者来说是必需的，即使药物能很好控制也应如此，因为这样有可能使患者从此摆脱药物。

在术前影像上，有约24%海绵状血管瘤的患者在海绵状血管瘤近端有明显的静脉畸形。其他海绵状血管瘤也可能合并邻近的异常静脉。局部异常静脉常在病灶周围。静脉畸形本身可能是周围脑组织的唯一静脉引流途径，静脉畸形的切除可能会引起梗塞性出血。因此，在切除海绵状血管瘤时要尽量保护合并的静脉畸形。静脉畸形可见于一般人群中，而其与海绵状血管瘤有如此高的合并存在就引起了人们关于它们之间病因关系的思考。有人认为，合并的静脉畸形在海绵状血管瘤手术后又可形成海绵状血管瘤。

32.5.5　合并癫痫的处理

海绵状血管瘤患者发生癫痫的占23%～51%。

每人每年新发癫痫率为 2.4%。1～5 年随访中癫痫新发生率为 4.3%～11%。新近出血可引发癫痫,但有些患者发作癫痫时并无新鲜出血或病变增大的证据。如果癫痫用药物很容易控制,则其手术指征与无症状者相同。当然,服药者需考虑副作用,有时还需检测血清药物浓度。有些患者用药后癫痫消失,有些则成难治性癫痫,需要评估病变切除对控制癫痫的好处。患者常常认为切除了孤立的海绵状血管瘤可以防止癫痫成为难治性的或能不再需要服用抗癫痫药。一般的,以难治性癫痫为主诉且无明确出血史的海绵状血管瘤患者要按难治性癫痫的规范作检查,包括发作期和发作间期的视频头皮脑电图检查、发作期和发作间期单光子发射断层扫描或 PET 检查以及神经心理学检查。由 MRI 配合功能影像技术和 Wata 试验来确定病变部位、重要功能区以及两者关系。对这样的患者采取何种手术策略是有争议的。可选择的手术包括单纯病灶切除、病灶切除加邻近异常组织(外观、质地或影像显示)切除、病灶切除加脑电图检查作为癫痫起源区的邻近甚至更远的皮质切除。这些另外的区域要么是发作时的异常区(发作期检测),要么是发作间期的异常脑电区(发作间期检测或术中脑电图检查)。

海绵状血管瘤本身不含神经组织,因此不产生癫痫;产生癫痫的必定是邻近组织。理论上,作为癫痫发生源的这块组织发生癫痫的过程如是可逆的,那么单纯病灶切除就应该获得治愈;相反,如果这块组织的损害已不可逆,单纯病灶切除则不能改善癫痫发作。手术操作本身也有增加癫痫发作的可能。

32.6 海绵窦海绵状血管瘤

海绵窦海绵状血管瘤是海绵状血管瘤中的一种特殊类型。临床主要表现为头痛和海绵窦内脑神经功能障碍,部分病人可累及视神经引起视力障碍,特殊情况下,巨大的病变可导致颞叶钩回疝。海绵窦海绵状血管瘤与脑内海绵状血管瘤虽同属血管畸形范畴,但两者在诸多方面迥然不同。主要表现在:一是生物学行为不同。出血是脑内海绵状血管瘤的恒定特征。病灶内反复少量出血和自发血栓形成使得病灶增大。海绵窦内海绵状血管瘤则具有典型的肿瘤样生物学行为,从不发生瘤内出血,也无血栓形成。二是影像学特征不同。脑内海绵状血管瘤在 CT 上表现为不规则形高密度或混杂密度病灶,可见点状钙化,病灶基本不增强。MRI 上最具特征的表现是在 T_2 相上病灶中央呈网格样混杂信号,有人描述为“爆米花”样改变,周围有一圈因含铁血黄素沉积形成的低信号带。海绵窦海绵状血管瘤在 CT 上为等密度或稍高密度占位病变,增强明显。MRI 上有特征性表现,T_1 相上呈等信号或稍低信号,注射 Gd—DTPA 后病灶均匀致密增强,边缘锐利;T_2 相上病灶为均匀高信号,边界非常清楚。见图 32-6-1。三是术中所见不同。典型的脑内海绵状血管瘤术中呈现出紫蓝色桑椹样结构,周围被含铁血黄素包绕,病灶内血流缓慢,切除中没有难以对付的出血。海绵窦海绵状血管瘤术中可见海绵窦和中颅窝底硬膜隆起,呈红色,有搏动,穿刺可抽出动脉样血,拔针后针孔喷血,如切开则出血汹涌,取检病灶内空虚感,多无实质性成分取出。因此,有人提出脑内海绵状血管瘤和海绵窦海绵状血管瘤是截然不同的两种病变,脑内的属血管畸形,应称为海绵状血管畸形(cavernous malformation),海绵窦内的是血管肿瘤,应称为海绵窦血管瘤(cavernous sinus hemangioma)。

海绵窦海绵状血管瘤的手术仍然极具挑战性。成功切除的要点包括:一是显露充分。通常情况下采用扩大翼点入路即可满足手术需要,当肿瘤较大时可切除颧弓,将颞肌牵至颧弓平面以下,磨除蝶骨嵴至打开眶上裂上缘,咬除骨窗至平齐中颅底。二是整块切除。沿中颅窝底隆起的边缘切开,将硬脑膜连同肿瘤一起切除。电凝肿瘤表面的硬膜可使肿瘤缩小,便于显露和切除。见图 32-6-2。有时肿瘤突入鞍内使整块切除变得困难,在这种情况下可在肿瘤周围大部分分离好后离断肿瘤,鞍内部分另行切除。三是善于处理术中出血。海绵窦海绵状血管瘤是高流量性血管性肿瘤,在切除海绵窦海绵状血管瘤过程中总会发生出血，且多凶猛，但这种出血多为静脉性，用止血材料压迫较易止住。海绵窦段的颈内动脉位于肿瘤下方，在手术显微镜下小心推分肿瘤将其与颈内动脉分开，只要没有粗暴操作不会伤及颈内动脉，在肿瘤翻起时可见到发自颈内动脉的脑膜垂体干，小心电凝切断。肿瘤切除后，海绵窦段的颈内动脉多全程显露。海绵窦内脑神经的损伤是手术带来的问题。正常情况下动眼神经、滑车神经和眼神经走行于海绵窦侧壁上，因受肿瘤推挤而变薄，往往呈膜片状被挤压在肿瘤和颅底硬膜间；外展神经位于海绵窦内而常被肿瘤包裹，整块切除肿瘤时这些脑神经常常会被牺牲或受到较大骚扰。1992–2007年，文献报道的65例海绵窦海绵状血管瘤开颅手术后神经功能缺失发生率高达72%。由于有非常高的脑神经损伤率，海绵窦海绵状血管瘤是否该积极手术一直有较多争议。已有许多文献报道，γ－刀治疗海绵窦海绵状血管瘤效果明显，是海绵窦海绵状血管瘤的另一治疗选择。

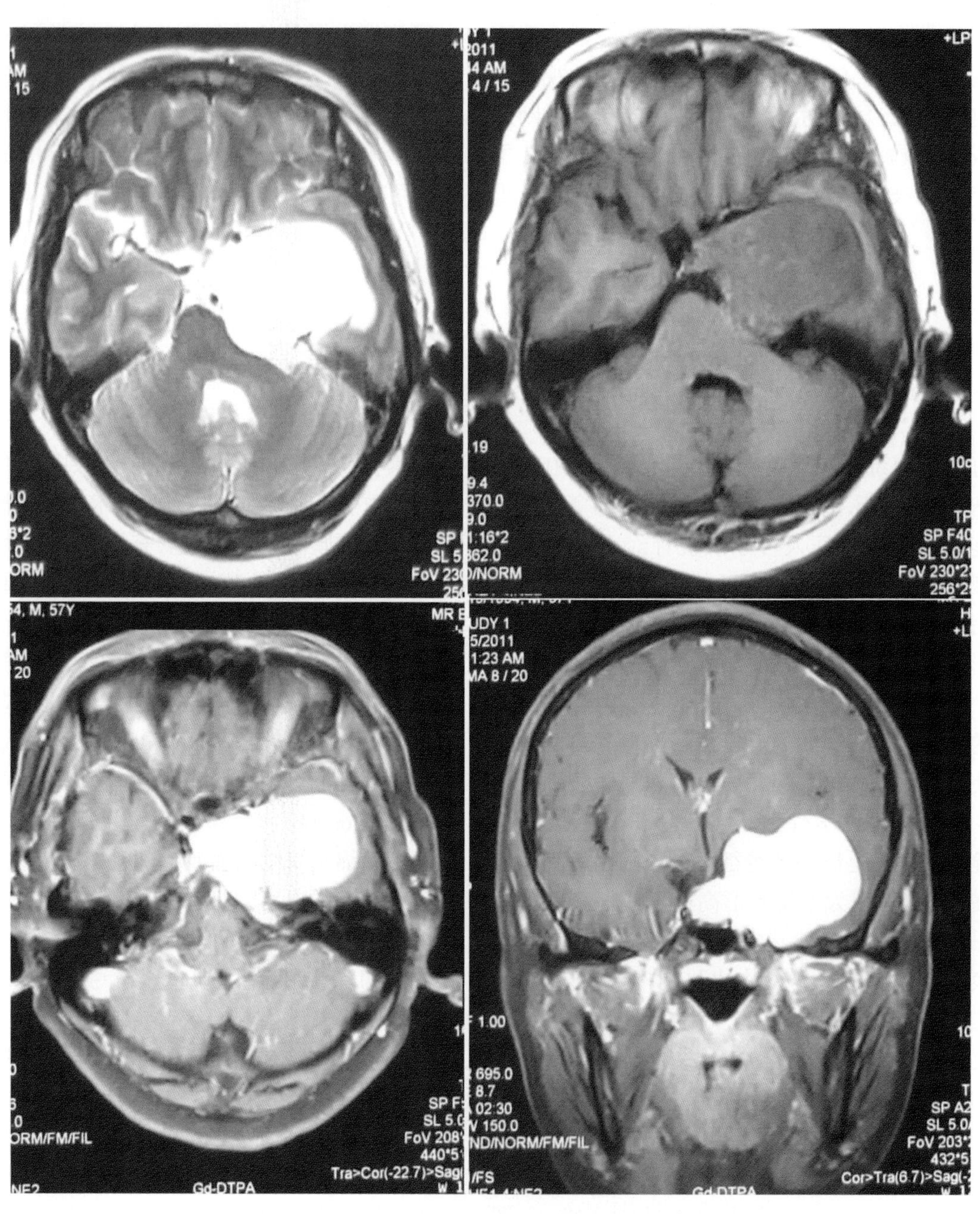

图32-6-1

左侧海绵窦海绵状血管瘤，MRI T_2WI见左侧海绵窦区占位病变呈均匀高信号（上左图），T_1WI见海绵窦区病灶呈等低信号（上右图），增强后均匀致密强化，边界清楚（下图）

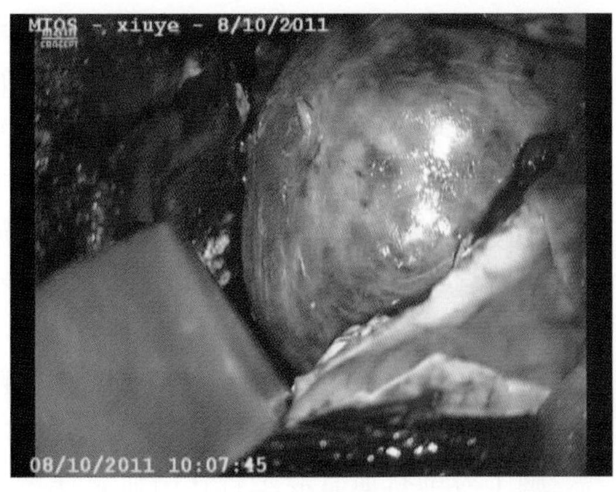

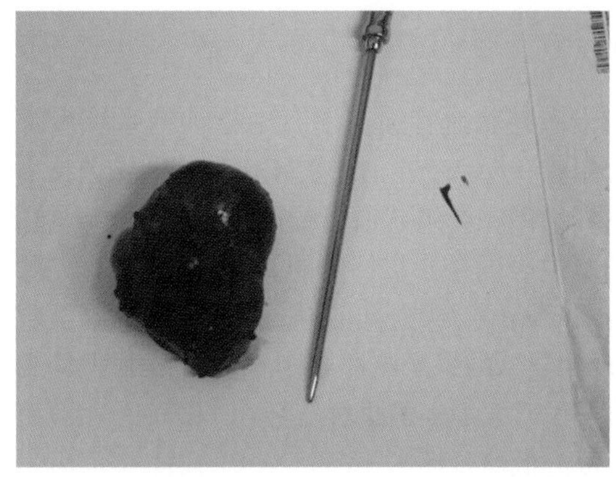

图32-6-2 术中所见部分病变(左图)及手术切除之标本(右图)

32.7 脑干海绵状血管瘤

脑干海绵状血管瘤最多见于脑桥，其次为中脑、中脑桥、延髓。在脑干内生型病变中,海绵状血管瘤是适合手术切除的病变。它们在组织学上属良性,不含神经组织。如能全切除,则为治愈。然而,直到颅底入路的发展才使得成功而安全切除脑干海绵状血管瘤成为常规。见图 32-7-1。

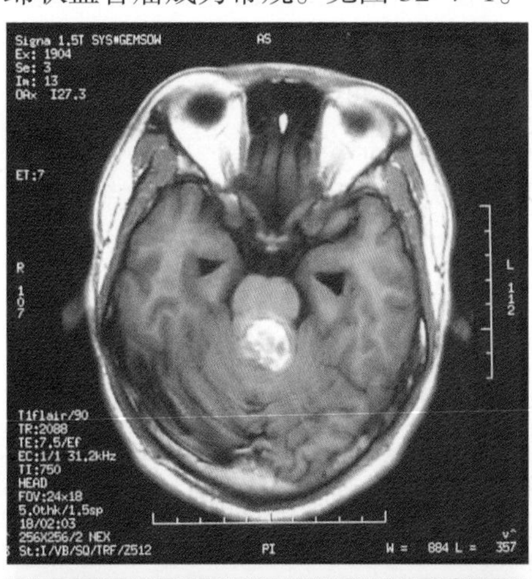

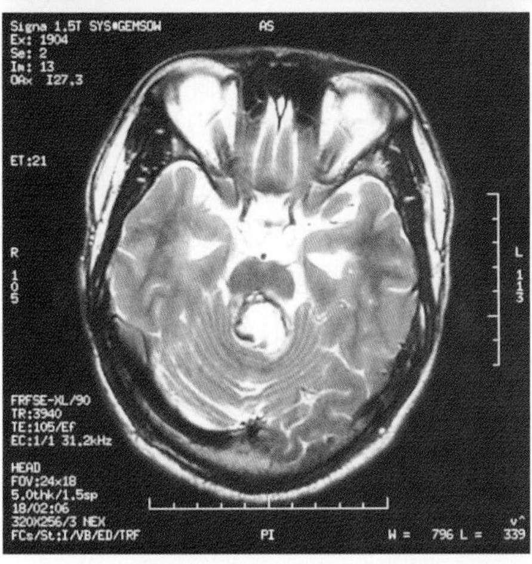

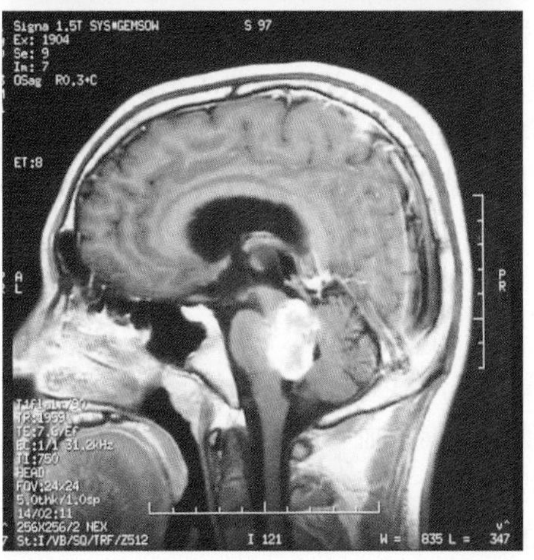

图32-7-1 中脑桥海绵状血管瘤,头颅CT及MRI见其侵占第四脑室,边界尚清,有典型的“爆米花样”改变

32.7.1 自然史

脑干海绵状血管瘤占所有中枢神经系统海绵状血管瘤的9%～35%。随着MRI和其他先进技术的发明和使用，海绵状血管瘤的发现率明显增加。它们的影像表现是非常特殊的。在出血的急性期，在T_1上呈等信号，T_2为低信号；亚急性期（3周至数月）表现为典型的爆米花样改变。在T_1和T_2上均表现为高信号中心区（高铁血红蛋白）和周围含铁血黄素形成的低信号环。

脑干海绵状血管瘤合并静脉畸形的比例为8%～26%。后者的表现就如典型的静脉畸形一样，呈特征性的脐周静脉曲张样，或者影像上隐匿，只在手术中见到。这些异常静脉往往参与了脑干正常组织的引流，损伤后有发生脑干静脉性梗死可能，因此应妥善保护。另外，静脉畸形很可能在海绵状血管瘤发生和复发中起有作用。

脑干海绵状血管瘤很少有大宗病例，迄今文献报告少于300例。因此，其自然史至今不明。脑干海绵状血管瘤可以是偶然被发现，也可表现为严重的神经功能障碍。虽然海绵状血管瘤组织学上属良性，但因其位居要冲，亦可引起严重的神经障碍或死亡。最常见的症状包括多种神经功能障碍，依病变部位和是否有较大出血而程度不一。非特异性症状包括头痛、恶心和呕吐也很常见。出血常引起症状急性发作，而慢慢扩张的病变则出现逐渐加重的神经功能障碍。临床上，这些患者很像脑干卒中、肿瘤或感染。此外，其症状的时重时轻也酷似多发性硬化。

与脑内其他部位海绵状血管瘤相比，脑干海绵状血管瘤出血风险更大，出血率达3.8%～6%/（年·人），出血后死亡率高达20%，尤其在出血后其再出血风险明显，再出血率达5%～30%。两次出血的间隔从数小时至数年。每出血一次，均会使症状加重，然后或可改善。出血者比未出血者更易发生再出血。

32.7.2 手术指征

脑干是生命中枢，司呼吸、循环、意识、运动、感觉等，且位置深在，难以显露，因此，脑干的手术仍具挑战性。脑干海绵状血管畸形是否手术应根据患者的具体情况做出个性化选择。Porter总结脑干海绵状血管瘤的手术适应证，认为至少应当符合以下一条标准：①外凸性病变，距脑室底或脑干表面不超过2mm；②单个大血肿，并有明显神经功能障碍；③反复出血，并导致神经功能障碍进行性加重；④具有明显的占位效应。Samii认为对于年轻人，如果病变表浅，即使没出过血，也应当手术治疗；对于神经功能障碍进行性加重的，即使病变部位不表浅，也应该手术治疗。年龄大于65岁、偶然发现的脑干海绵状血管瘤应当保守治疗。

下列情况不应考虑手术：伴发严重的内科问题；发生过单次出血而病变未达软脑膜表面。

脑干海绵状血管瘤是否在出血急性期手术尚存争议。有人认为应该在出血后几天或几周，等病人病情平稳后再行手术；另外在亚急性期，MRI也能很好地鉴别血肿和血管畸形。但有些人认为出血后应当早期进行手术，因为时间延长后，胶质反应性增生，对周围脑干组织的保护会更加困难。Samii认为亚急性期手术和3个月后手术没什么区别。

如果患者在再次出血后出现持久功能障碍，则应进行手术。如果症状完全缓解，继续保守治疗仍是有理由选择的。这种病变通常会反复出血，多次出血后病灶或可外移而到达软脑膜表面。如果患者经历了数次出血，他们就可能愿意接受脑干手术的风险。

32.7.3 手术技术

手术的目的是全切除病变，最小的脑干正常组织损伤。

脑干手术的术中监测很有必要，有助于减低并发症。体感诱发电位（SEPs）、脑电图和听觉诱发电位（BAERs）应常规监测，但监测的通路必须与手术区域有关。

根据肿瘤占据部位选择手术入路，临床上常用“两点连线法”来作为选择手术入路的参考。就是，病变中心为一点，病变距脑干表面的最近点为另一点，两点的延长线即为手术入路的参考路径。通常对中脑顶盖肿瘤，采用枕部经小脑幕入路；中脑肿瘤向侧方生长，采用翼点入路或颞下入路；脑桥肿瘤向腹侧生长，采用颞下或颞下—乙状窦前入路；脑桥肿瘤偏外侧，采用枕下乙状窦后入路；脑桥背侧肿瘤和延髓肿瘤均行枕下正中入路。如果脑干内病变未达软脑膜，术中必会造成正常脑干组织的损伤。在此情况下，脑干上的黄染或隆起可作为切开的标志。相反，外突型病变只要入路选择合适可以清楚显露。病变通常如桑椹样，有薄层蛛网膜覆盖。用双极电凝切开表面,吸除急性、亚急性或慢性血成分,用显微剥离子轻柔地分离病灶,注意保护周围的脑干组织。分离中,手术者要注意静脉畸形,如果误凝了一个大的静脉畸形,则会发生静脉梗塞而出现严重后果。但较小的静脉可以被电凝切断。如果手术者不能确定后果,最好保留切除腔中的静脉。

32.7.4 术后处理

术后需带管入 ICU 至少 24h,仅在咳嗽反射和咽反射良好方可拔管。根据病变部位,有时需评价吞咽功能。如这些功能不理想,应作气管切开并留置鼻饲管。如果患者稳定,通常术后第一天即复查 MRI,以排除残余,并作为以后复查的对比。

尽管术后 MRI 显示病变已切除,但复发率仍高达 5%。静脉畸形加上含铁血黄素沉积酷似海绵状血管瘤。而且,即使全切除的患者也可在数年后复发。这种情况可能是因为术中有未被发现的病灶残留或者是合并的静脉畸形发展成新的病灶。所有患者均应每年作临床和影像随访。有症状的患者更应经常随访。如无症状且 MRI 扫描阴性可根据医生建议延长随访间隔时间。

(王汉东)

参 考 文 献

[1] 史继新,王汉东,杭春华,等. 海绵窦内海绵状血管瘤[J]. 中华神经外科杂志 2000;16:29-31.

[2] 王汉东,史继新,谢韡,等. 眶尖部海绵状血管瘤的影像特征和经颅手术[J]. 中华神经外科杂志 2004;20:222-224

[3] 王汉东,史继新,杭春华,等. 海绵窦海绵状血管瘤的影像特征和显微手术[J]. 中华神经外科杂志,2011,27(5):462-465.

[4] Zabramski JM,Han PP. Epidemiology and natural history of cavernous malformations. In Winn H R (editor):Youmans Neurological Surgery-5 th ed.Saunders,USA,pp2292-2298.

[5] Vives KP,Gunel M,Awad IA. Surgical management of supratentorial cavernous malformations.In Winn H R(editor):Youmans Neurological Surgery-5th ed. Saunders,USA,pp2305-2319.

[6] Porter RW,Detwiler PW,Spetzler RF. Infretentorial cavernous malformations.In Winn H R (editor):Youmans Neurological Surgery-5 th ed.Saunders,USA,pp2321-2339.

[7] Porter RW,Detwiler PW,Spetzler RF,et al. Cavernous malformations of the brainstem: experience with 100 patients. J Neurosurg 1999;90:50-58.

[8] Samii M,Eghbal R,Carvalho GA,et al. Surgical management of brainstem cavernomas. J Neurosurg 2001;95:825-832.

[9] Abla AA,Turner JD.,Mitha AP,et al. Surgical approaches to brainstem cavernous malformations. Neurosurg Focus,2010,29:1-6.

33. 颈动脉海绵窦瘘

广义地讲，颈动脉海绵窦瘘(carotid cavernous fistula，CCF)是颈动脉和海绵窦之间的动静脉交通，通常表现为搏动性突眼，结膜充血和颅内杂音。CCF 的供血动脉可以是颈内动脉，也可是供应硬脑膜的动脉。前者是真正意义的 CCF，而后者应确切地称为海绵窦区的硬脑膜动静脉瘘。由于二者的临床表现相似，本章将都归于 CCF 一并进行讨论。

33.1 CCF 的分类

CCF 的分类可根据病因分为自发性和外伤性，根据瘘口的流速分为高流速和低流速，根据血管结构分为直接瘘(颈内动脉和海绵窦直接交通)和间接瘘(脑膜的供血动脉和海绵窦交通)。Larsen 等根据血管结构情况和致病因素将 CCF 分为：1 型，外伤造成的直接瘘。骨折片或外伤的剪力作用刺破或撕裂颈内动脉壁，使颈内动脉直接与海绵窦相通。另外，当血管壁病变时(如 Ehlers-Danlos 综合征)，在某些外部因素的作用下(如血管内诊断或治疗操作)，颈内动脉破裂而形成 CCF，也属此类；2 型，原发存在的动脉瘤破裂而形成 CCF。破裂的瘤囊为海绵窦内孤立的结构，其瘤颈与颈内动脉相通，破口与海绵窦相通；3 型，海绵窦区的硬脑膜动静脉瘘。颈内动脉和(或)颈外动脉通过供应脑膜的分支间接向瘘供血；4 型，混合型，上述 3 种类型合并存在。这些分类虽从某些方面反映了 CCF 的某些特点，但仍不全面。例如，外伤性颈动脉海绵窦瘘通常是直接瘘，而自发性瘘既可为直接性也可为间接性的。

1985 年，Barrow 根据供血动脉将 CCF 比较全面地分为 4 种类型：

A 型，为颈内动脉主干和海绵窦之间的直接瘘，通常为高流速(图 33-1-1)；

B 型，供血动脉为颈内动脉供应硬脑膜的分支(图 33-1-2)，比较少见；

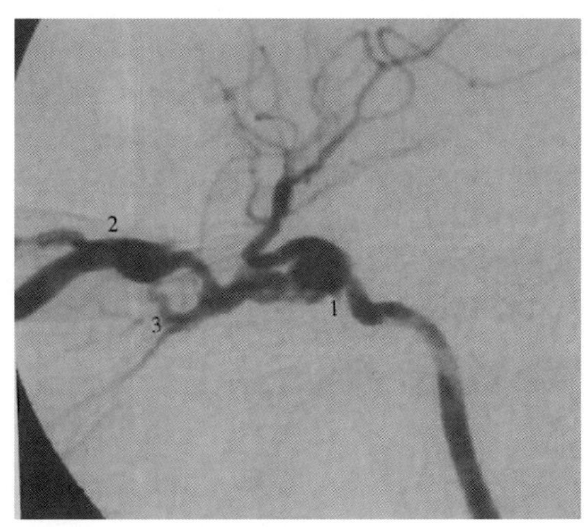

图33-1-1 A型CCF

男性，29 岁，头外伤后突眼，结膜充血水肿。右颈内动脉造影显示颈内动脉与海绵窦(1)直接交通的 A1 型 CCF，瘘口在 C5 段，向眼上静脉(2)和眼下静脉(3)引流

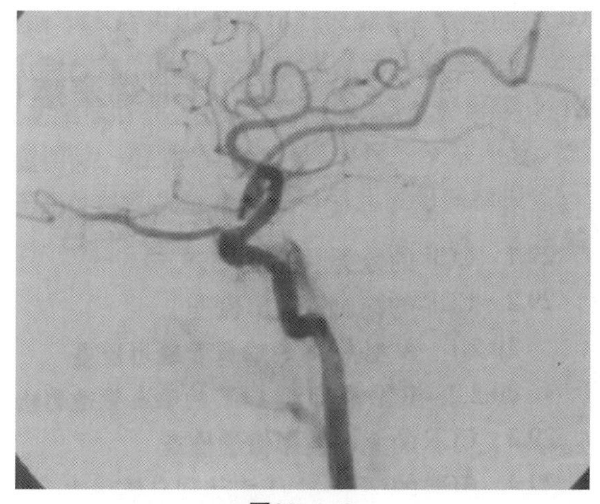

图33-1-2

男性，59岁，复视3个月。查体左侧外展神经麻痹。左颈内动脉造影示B型CCF，供血动脉为脑膜垂体干，经岩下窦引流

C型，供血动脉为颈外动脉供应硬脑膜的分支（图33-1-4）；

D型，供血动脉为颈内动脉和颈外动脉供应硬脑膜的分支（图33-1-3）。

Barrow分类的缺点是，对于D型的CCF没有进一步区分单侧供血还是双侧供血，而这对治疗有较重要的意义。为此，Robert将D型CCF进一步分为D1型和D2型。前者为单侧的颈内动脉和颈外动脉分支供血，后者则为双侧供血。另外，Barrow分类没有体现出引流静脉的情况，而大多数B型和D型的治疗取决于静脉引流的形式，而不是供血动脉。尽管如此，Barrow的分类是目前最为全面的分类方法。本章将主要根据该分类进行论述。

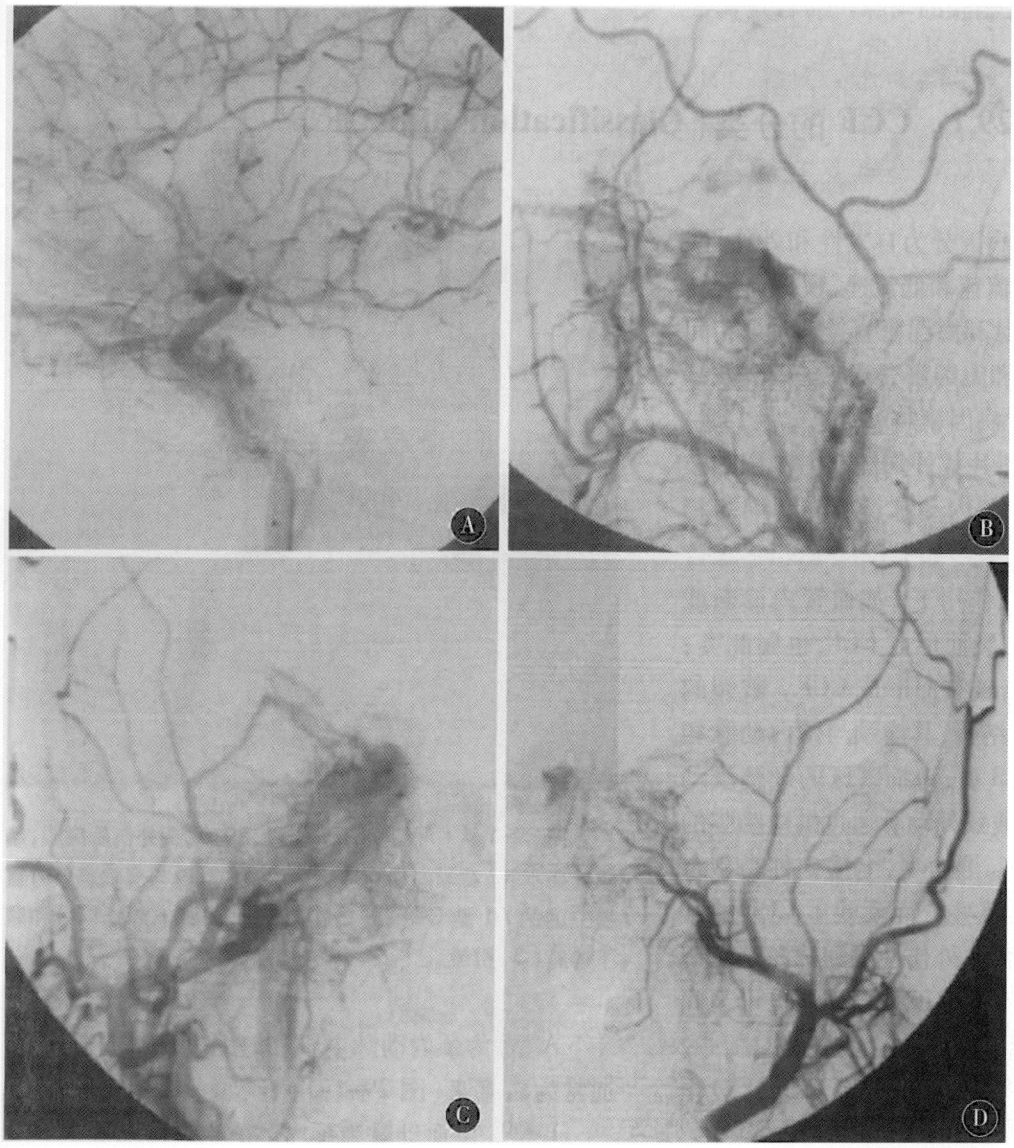

图33-1-3

男性，48岁，右眼结膜充血。D型CCF。右颈内动脉选择造影侧位（A）示脑膜垂体干供血，眼上静脉和岩下窦引流。右颈外动脉选择造影侧位（B）正位（C），圆孔动脉和脑膜中动脉参与供血，眼上静脉，岩下窦引流，并通过对侧的海绵窦向对侧的岩下窦引流。左颈外动脉选择造影示左侧的CCF，脑膜中动脉和圆孔动脉供血，岩下窦引流，并通过右侧海绵窦向右侧的眼上静脉和岩下窦引流

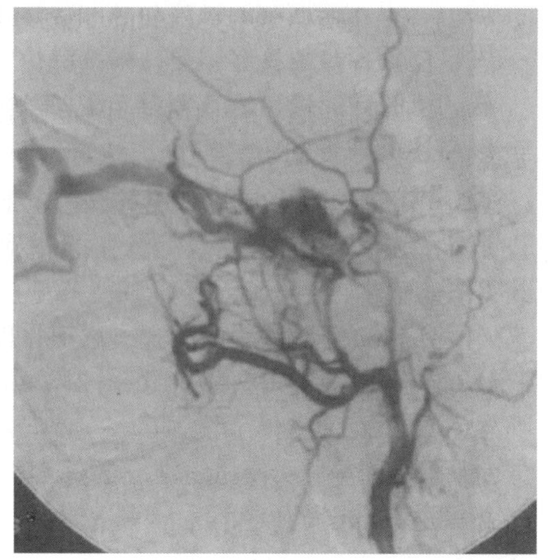
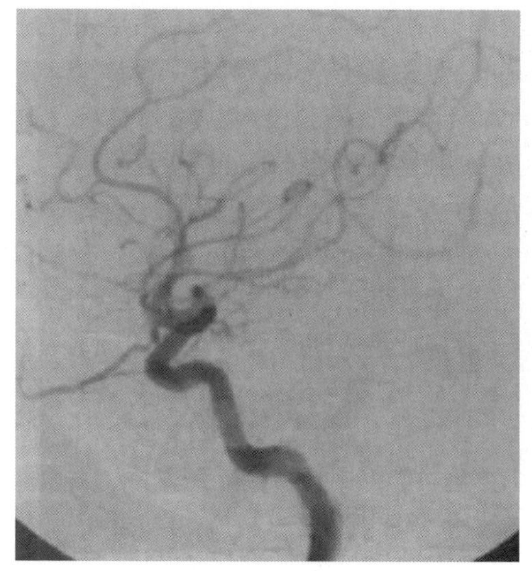

图33-1-4

男性，49岁，左眼突出，结膜充血水肿2个月。C型CCF。左颈外动脉造影侧位（A），脑膜中动脉，脑膜副动脉，圆孔动脉供血的CCF，经眼上静脉和眼下静脉引流。左颈内动脉选择造影侧位（B），颈内动脉无供血

33.2 CCF的脑血管造影检查

33.2.1 A型CCF的脑血管造影检查（angiographic examination of Type A CCF）

脑血管造影主要了解A型CCF瘘口的位置和大小，是否存在假性动脉瘤，静脉窦有无曲张，引流静脉的形式包括有无皮质静脉引流，侧支供血动脉的情况，以及是否合并夹层动脉瘤等。

全面的脑血管造影应包括双侧颈总动脉造影，患侧颈内动脉和颈外动脉的选择造影，压迫患侧颈总动脉行健侧的颈内动脉造影，以及压迫患侧行椎动脉造影。患侧颈总动脉造影可排除合并存在的夹层动脉瘤，动脉粥样硬化性狭窄，肌纤维发育不良或其他动脉性血管病。Robert报道的80例A型CCF中，有5%合并颈部的夹层动脉瘤。患侧颈内动脉选择性造影可显示瘘口和引流静脉情况，而患侧颈外动脉的选择性造影则可了解颈外动脉系统是否也参与供血。健侧颈总动脉造影主要了解是否存在该侧的CCF或合并夹层动脉瘤或假性动脉瘤。压迫患侧颈总动脉行健侧颈内动脉造影或椎动脉造影观察两动脉系统通过Wallis环的侧支供血情况。

CCF情况下，海绵窦的血管造影形态差别很大。海绵窦可呈明显扩张的窦状，也可呈管状直接与硬膜的静脉窦和眼静脉相接（图33-2-1）。有些则表现为假性动脉瘤，充满整个海绵窦空间（图33-2-2）。

A型CCF瘘的流量和流速较大，脑血管造影时海绵窦往往迅速显影使瘘口位置的判断困难。Djindjina指出只有34%的CCF瘘口可在脑血管造影上准确判定。Parkinson认为由于海绵窦段颈内动脉的前部活动度较大，该处出现瘘口的机会较多。以下措施可帮助显示和判定瘘口的位置：①将普通造影管选择插入患侧的颈内动脉，于导管头的近侧压迫颈总动脉，然后以1毫升/秒的速度注射造影

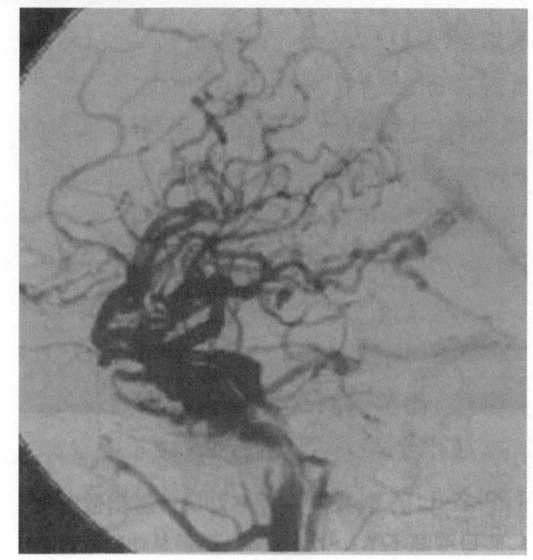

图33-2-1

颈总动脉造影侧位像，海绵窦呈管状，直接引流到眼上静脉

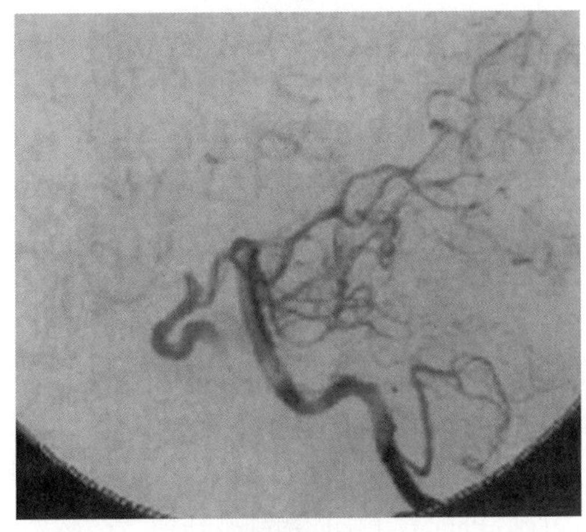

图33-2-2
颈总动脉造影，海绵窦扩展呈假性动脉瘤样图

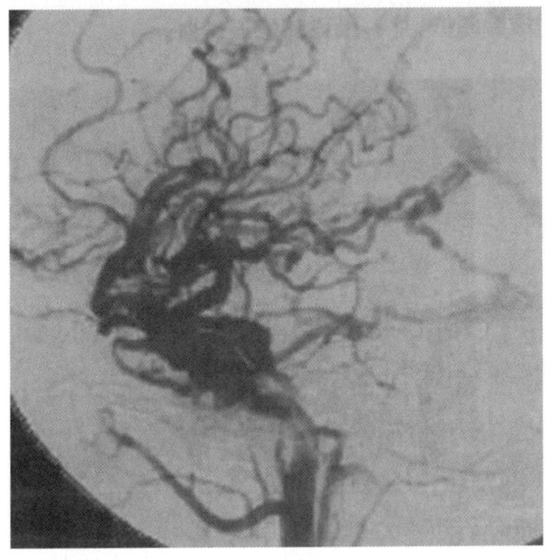

A

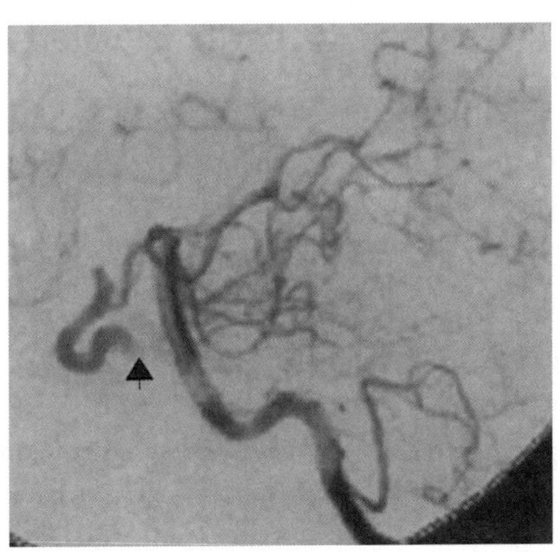

B

图33-2-3 A型CCF
颈总动脉造影侧位像，由于瘘流量高，瘘口观察不清(A)。压迫患侧颈总动脉，行椎动脉造影(Huber法)显示瘘口在C5段(▲)

剂使造影管头远端的颈内动脉和瘘口缓慢显影，就可以比较容易地观察到瘘口的准确位置；②用带球囊的双腔导管选择插入颈内动脉，将球囊充盈后再以前述的速度注射造影剂，也可清楚显示瘘口位置；③Huber方法：压迫患侧的颈总动脉，行椎动脉造影，造影剂通过后交通动脉逆行显示瘘口的位置(图33-2-3)。

Debrun将海绵窦段的颈内动脉分为5段。常见瘘口的位置依次为：近侧水平段(第3段)，海绵窦下动脉发出点附近，占40%；水平段和后升段交界处(第4段)，占28%；后升段(第5段)，占20%；前曲和前升段(第2和1段)，占12%。Tomsick和Helmke各总结了69例和42例CCF，瘘口位置的分布形式各有不同。综合三者的资料，瘘口在后升段(第5段)约占40%，而前曲和前升段(第2和1段)仅占6%。因此，Parkinson有关瘘口多在海绵窦段颈内动脉的前部的说法不是很准确。

瘘口的大小和位置在制定治疗方案时非常重要。绝大部分A型CCF可用球囊成功闭塞瘘口。球囊不能进入瘘口时，可用导引微导管通过瘘口进入海绵窦内，放置微弹簧圈填塞海绵窦。有些瘘口小，流速慢的CCF可单纯经颈总动脉压迫方法治愈。瘘口过大或颈内动脉断裂者则需闭塞颈内动脉。

假性动脉瘤或海绵窦异常扩张可导致致命的鼻衄和颅内出血，应积极治疗。夹层动脉瘤的存在往往会影响CCF的治疗方案。如果对侧合并有夹层动脉瘤，在治疗上则不能闭塞患侧的颈内动脉。而颈内动脉海绵窦段的夹层动脉瘤累及到瘘口附近时，应将瘘口和颈内动脉一并闭塞。在闭塞颈内动脉时一定要充分了解侧支循环的建立情况。

静脉的引流形式与临床症状关系密切。眼上静脉引流的CCF，通常有典型的眼部症状和体征。岩上、下窦引流者，易于出现颅神经麻痹症状。而皮质静脉引流者，则容易出现颅内出血(图33-2-4)，颅内高压和神经功能障碍。

33.2.2 B、C和D型CCF的脑血管造影检查(angiographic examination of type B,C,D CCF)

B,C和D型CCF脑血管造影检查的目的是确定瘘口的位置，供血动脉，静脉引流形式，有无颈外动脉系统与颈内动脉系统和椎动脉系统的“危险吻合”等。脑血管造影检查的内容包括患侧颈内动脉

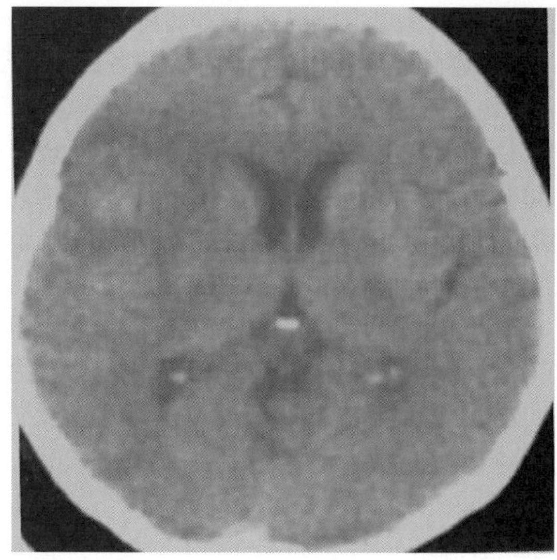

A

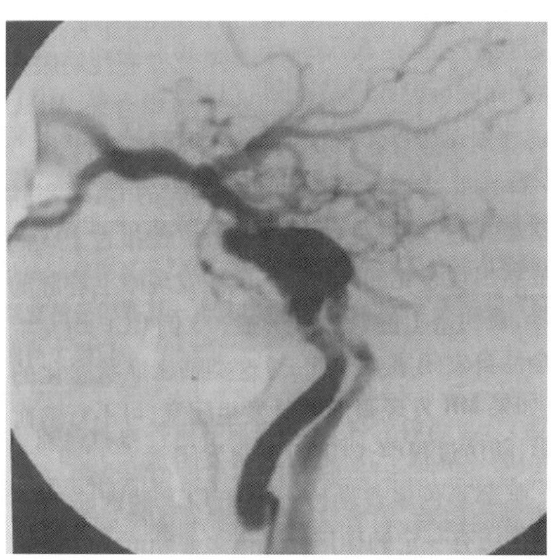

B

图33-2-4

女性,39岁,头外伤后短暂昏迷,当时CT未见异常,经治疗后好转。10d后,出现右眼突出,结膜充血水肿。外伤后20d,又突发头痛,复查CT显示右颞叶血肿(A)。右颈内动脉造影显示A型CCF,经眼上静脉,岩下窦和侧裂的皮质静脉引流(B),后者为危险静脉引流,为脑出血的原因

的选择造影,患侧的椎动脉,颌内动脉,咽升动脉造影和对侧颈内动脉和颈外动脉的选择造影。C型和D型CCF的颈外动脉系统供血动脉为脑膜中动脉,脑膜副动脉,颌内动脉终末支包括圆孔动脉和翼管动脉,以及咽升动脉。微导管超选择造影可进一步了解各供血动脉的供血情况。

B型和D型颈内动脉系统的供血动脉主要为脑膜垂体干,海绵窦下外侧动脉,McConnel被囊动脉。对侧颈内动脉的脑膜动脉也多参与供血。

这类CCF的供血情况通常非常复杂。在经动脉途径栓塞治疗前,必须仔细研究脑血管造影,特别注意有无"危险吻合"的存在。

颈总动脉分叉处的情况也是脑血管造影要观察的重要内容。如果该处有动脉粥样硬化斑块,则禁止采用压迫颈总动脉的方法治疗CCF。

正常情况下,海绵窦接受眼上、下静脉和蝶顶窦的引流,再经岩上、下窦引流到横—乙状窦交界处和颈静脉球。两侧的海绵窦经海绵间窦相交通。在CCF存在的情况下,海绵窦内压力增高,血流方向发生改变:经眼上静脉逆流入角静脉和面静脉,经海绵间窦注入对侧海绵窦,以及逆流入蝶顶窦等。B型,C型和D型的CCF以前多在硬脑膜动静脉瘘中进行讨论,属于海绵窦区的硬脑膜动静脉瘘。Cognard根据静脉的引流形式将硬脑膜动静脉瘘分为5种类型:

Ⅰ型:引流到静脉窦,静脉窦的血流方向正常

Ⅱ型:引流到静脉窦,有反向血流

Ⅱa:只有静脉窦的反向血流

Ⅱb:只有皮质静脉的反向血流

Ⅱa+b:静脉窦和皮质静脉均有反向血流

Ⅲ型:直接引流到皮质静脉,但无皮质静脉扩张

Ⅳ型:直接引流到皮质静脉,皮质静脉扩张大于5mm或是引流静脉的3倍

Ⅴ型:向脊髓引流

按此分类,B,C和D型的CCF主要为Ⅰ型和Ⅱ型的硬脑膜动静脉瘘。

静脉的引流形式不仅决定了病人的临床症状,也是经静脉治疗的途径。有皮质静脉引流者,颅内出血的机会增加,但要比A型CCF伴皮质静脉引流者的出血机会小得多。皮质静脉引流也是颈总动脉压迫治疗的禁忌证。眼上静脉和岩下窦是经静脉治疗的重要途径。Shiu把正常岩下窦的引流形式分为4种类型:Ⅰ型,直接引流到颈静脉球;Ⅱ型,通过一中间静脉与静脉球相通;Ⅲ型,岩下窦发育不良;Ⅳ型,岩下窦引流到颈部静脉丛。在脑血管造影上,尽管岩下窦有时显影不良甚至不显影,仍有可能经岩下窦栓塞治疗成功。

33.3 CCF 的无创性影像学检查(atraumatic imaging of CCF)

无创性影像学检查对典型的 CCF 的诊断意义并不大,但不典型的 CCF 的诊断则多是从无创性影像学检查开始的。尽管大多数 CCF 最终仍需要有创性的脑血管造影来确立诊断和制定治疗方案,但无创性影像检查对初步诊断和治疗后的随访有较为重要的意义。

CT 可显示突眼,眼外肌肥大,眼上静脉和海绵窦的扩张。Vaghi 等报道了一例 A 型 CCF,引流形式为向前逆行引流到眼上、下静脉,向后经岩下窦引流,向上引流到外侧裂的静脉,同侧的颈内静脉已发生闭塞。CT 发现额顶区一圆形的高密度影可轻度强化,周围可见低密度的水肿带。治疗后,迂曲扩大的侧裂静脉转为正常,CT 的高密度影和水肿带也消失。CT 的表现是异常引流静脉和脑水肿造成的。D'Angelo 也报道了一例 A 型 CCF,脑血管造影显示迂曲扩张的侧裂静脉与 CT 所见的颞叶区的蚯蚓状血管结构相吻合。Watanabe 报道了一例 D 型的 CCF,CT 显示左侧小脑扩张的皮质静脉。^{123}IIMP SPECT 扫描发现该区脑血流量下降,是由于局部静脉高压造成的。Teng 等报道 2 例伴有皮质静脉引流的 A 型 CCF,CT 发现有脑干的水肿,瘘口闭塞后水肿也消失,表明皮质静脉高压是水肿的原因。皮质静脉引流、皮质静脉高压也导致大脑半球的水肿,而这种水肿是血管源性的,一般只累及白质。

CCF 所致的颅内出血通常是经过 CT 检查发现的。所报告的病例中,出血部位都在扩张的静脉附近,也是由于静脉高压造成的(图 33-2-4)。

Dohrmann 报道一例 CCF 病人,反复出现蛛网膜下腔出血和脑室内出血。Shimizu 报道一例复发 CCF,CT 显示海绵窦呈瘤样扩张,并有占位效应。

自旋回波 (SE)MRI 也能显示 CT 所发现的突眼,眼外肌肥大,眼上静脉和海绵窦的扩张等,并且对海绵窦结构的显示要优于 CT。Sato 认为大多数 CCF 可在 MRI 上发现有流空影。MRA 可显示 CCF 的异常静脉引流。低流速的 CCF,特别是硬脑膜的 CCF,在最大信号强度投影 MRA 上,显示不清,但在 MRA 的原始图像上则可清楚显示。高流速的 CCF,MR 能够清楚显示,但对瘘口位置和大小的判定则不够准确。SE 和 MRA 都能显示异常的皮质静脉引流。MRA 对后向引流的 CCF 的早期诊断有特别重要的意义。这类病人由于没有向前的引流,眼部症状和体征不明显,只表现为头痛或者痛性动眼神经麻痹,而被错误诊断为 Tolosa-Hunt 综合征。MRA 检查可发现瘘的存在,尽管 SE 成像可能正常。

Sergott 等建议已诊断为硬脑膜的 CCF,当临床症状恶化时,可首先行 MRI 检查。他报告了 3 例临床症状出现恶化的病人,T_1 成像发现眼上静脉的高信号,表明眼上静脉血栓形成。3 例 CCF 均发生了完全性自发闭塞。因此,对这类临床症状恶化的病人,如果 MR 发现眼上静脉发生闭塞,可不行脑血管造影,随访过程中,CCF 可望自发闭塞。

眶部彩色多普勒检查对于 CCF 的诊断和治疗后的随访有一定的作用。彩色多普勒可确定血流速度和方向,区分正常静脉引流和 CCF 动脉化的血流,并且为无创性检查,费用也不高。但是,彩色多普勒对只有岩下窦或皮质静脉引流而无眼静脉引流的 CCF,诊断意义并不大。

33.4 CCF 的病因、临床症状和自然病史

33.4.1 A 型 CCF 的病因(etiology of type A CCF)

(1)外伤和医源性血管损伤

车祸是外伤性 CCF 的最常见原因,其次是坠落伤和穿刺伤(图 33-4-1)。外伤性 CCF 常见于青年男性患者。Thomas 等发现外伤性 CCF 的男女比例为 3∶1。Locke 报道的外伤性 CCF 中,男性占 76%。颈内动脉被破裂孔和前床突处的硬脑膜所固定。头部外伤的剪切力和颅底骨折的骨折片撕裂或刺破颈内动脉,从而形成 CCF。Charles 等尸检一例 CCF 的病人,发现骨折片刺破颈内动脉。作者在治疗一

例 CCF 时,5 枚球囊在充盈过程中发生破裂，提示有骨折片的存在。类似病例文献中也有报道。Helmke 对 42 例 CCF 的病人行 CT 检查，发现 3 例确实的颅底骨折,4 例可疑有颅底骨折的存在,但是未发现骨折片刺入海绵窦内。闭合性颅脑损伤而无颅底骨折所致的 CCF,外伤性的剪切力则是主要的发病机理。

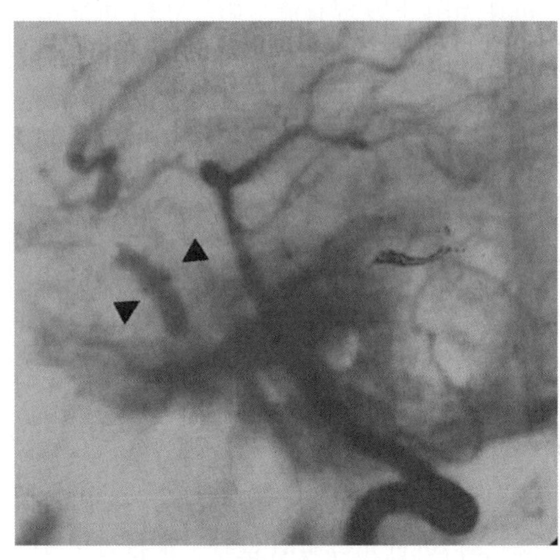

图33-4-1

男性,13 岁,铁丝由内眦穿入海绵窦和颈内动脉。造影显示 CCF。一枚球囊闭塞瘘口处颈内动脉,可见球囊前后部各有一小突出(▲),表明铁丝横穿颈内动脉形成两个瘘口

医源性血管损伤所致的 CCF 比较少见。文献报道的主要有经筛或经蝶活检和垂体瘤切除,经皮三叉神经节穿刺或开颅三叉神经切除,颈内动脉血管成形术等。Barr 则报道了一例微导管操作导致的 A 型 CCF。

(2)自发性

自发性 A 型 CCF 多见于年龄较大的病人和女性病人。Tomsick 报道的 20 例 A 型 CCF 的病人,女性占 85%,年龄均大于 29 岁,平均年龄为 61.4 岁。Taki 报道的 7 例 A 型 CCF,平均年龄为 40 岁。

1)颈内动脉瘤的破裂:文献中有关海绵窦颈内动脉瘤破裂而形成自发性 A 型 CCF 的报道很多。Barrow 报道一例双侧颈内动脉海绵窦段动脉瘤,右侧动脉瘤引起眼部症状而行该侧颈内动脉闭塞,对侧动脉瘤则破裂形成 CCF。Mullan 开颅治疗了 50 例 CCF,4 例术中发现确实为动脉瘤破裂所致,7 例怀疑为动脉瘤破裂。Debrun 报道了 3 例海绵窦段颈内动脉动脉瘤所致的 CCF,其中 1 例在对侧的颈内动脉的相应部位也发现动脉瘤。Enomoto 报道一例原始三叉动脉动脉瘤破裂所致的 CCF。Tomsick 发现了一例原始三叉动脉与 A 型 CCF 合并存在的病例,考虑 CCF 的形成可能与动脉瘤的破裂有关。其他少见的原始颈椎基动脉合并 CCF 病例也有报道。

有些作者认为某些 A 型 CCF 可能是海绵窦段颈内动脉供应硬脑膜的分支破裂所造成的。开始时这类 CCF 只表现为低流速的小瘘口，相当于 B 型 CCF,以后瘘口逐渐增大,流速加快,形成 A 型 CCF。

2）动脉血管壁异常：肌纤维发育不良和 Ehlers-Danlos 综合征或弹性纤维假黄瘤易于导致自发性 A 型 CCF。Ehlers-Danlos 综合征的病人,胶原缺失造成动脉迂曲、血管脆性增加,常给经动脉途径的诊断和治疗带来困难。成骨不全症也会出现血管脆性增加,从而导致自发性 CCF 的产生。

3)炎症:梅毒性和真菌性动脉炎导致自发性 A 型 CCF 的病例,文献中也有报道。

33.4.2 A 型 CCF 的临床症状和自然病史(clinical manifestation and natural history of type A CCF)

自发性 A 型 CCF 和外伤型 CCF 在自然转归上无明显差别。但外伤性 CCF 起病比较突然,眼部疼痛和颅内杂音等症状也比较明显,而颈总动脉压迫对自发性 CCF 的疗效要好于外伤性 CCF。

大多数外伤性 CCF 在外伤后数天到几周内即可出现明显的临床症状,个别可于外伤后几个月出现临床症状。Scattler 曾指出非穿刺伤造成的 CCF30%在 24h 内出现临床症状,30%在 1 周内,20%在 2 个月以上,2%在 1 年以上出现症状。外伤当时,瘘口可能比较小或存在局部的血肿或是引流静脉受压闭塞,因而瘘的流量也小。随着引流静脉增粗引流通畅,流量开始增加,局部的占位效应减小。假性动脉瘤的存在可使临床症状出现较晚,动脉瘤破裂后才开始出现症状。

清醒的病人可在受伤的当时听见颅内杂音,昏迷病人在清醒后多也可听见杂音。但儿童或有传导性耳聋的患者,尽管存在高流速的 CCF,也可能无杂音主诉。失语患者的 CCF 如果无眼部症状,则容易漏诊。Schneider 报道的 CCF 病例中，只有不到 50%的患者可听见杂音。但 Stern 报告的 11 例 CCF 中,9 例在就诊时可听见杂音。

尽管 A 型 CCF 的流速变化很大，并取决于瘘口的大小和引流静脉的情况，但总体讲 A 型 CCF

是高流速的。Nornes 用手术孤立瘘口治疗了 5 例 CCF，术中发现瘘口近端的颈内动脉流速为 975 毫升/分。CCF 的病人由于瘘口的存在,静脉血氧饱和度可在 24h 内增加,此时可能还无临床症状。

一般认为，外伤性 A 型 CCF 自发闭塞的情况比较少见。但自 Parson 报道了造影后 CCF 发生闭塞的病例以来,已有许多类似报道。造影后瘘口闭塞可能与造影的化学性刺激有关。在颈总动脉穿刺脑血管造影时期,造影后颈总动脉压迫止血也是瘘口闭塞的一个因素。Tomsick 报道 3 例症状性 A 型 CCF,未经任何干预而自发闭塞。不过只有 1 例为高流速的 CCF,另 2 例为低流速。Goto 报道的 148 例 A 型 CCF 中,自发闭塞 5 例。

Tomsick 还报道了 3 例球囊闭塞瘘口未成功但瘘口消失的病例。1 例为 56 岁男性,车祸后出现左侧突眼和结膜充血水肿。脑血管造影发现 A 型 CCF,眼上静脉和岩上下窦引流,并伴有明显的皮质静脉引流。经过长时间多次球囊闭塞瘘口的尝试,球囊仍无法进入瘘口。再次造影发现瘘口流量减少,继则完全闭塞,随访 15 年未见复发。1 例 40 岁男性,也是球囊闭塞瘘口未能成功,但颅内杂音减弱。压迫颈总动脉一段时间后,瘘口完全闭塞。类似病例在其他文献中也有报道。球囊闭塞瘘口过程中，反复球囊充盈和注射造影剂诱发血栓形成,可能是瘘口自发闭塞的原因。另外,颈总动脉压迫也有助于 A 型 CCF 的自发闭塞。Higashida 报告的 48 例患者中,8 例经颈总动脉压迫而治愈。

A 型 CCF 多出现明显眼部症状包括进行性搏动性突眼，结膜充血，眼外肌麻痹和视力障碍等。Sattler 报道 30%搏动性突眼的患者将丧失视力，60%将出现眼外肌的麻痹。颅神经功能障碍常出现在患侧,是由于海绵窦扩张和扩张引流静脉的压迫所致。约 5%的患者以健侧眼部症状为主,是由于患侧引流静脉闭塞,转而向对侧引流所致。

A 型 CCF 伴发颅内出血的机会很小，但一旦出现多危及生命。Sattler 报道的 322 例 CCF 中,3%出现致命的颅内出血。个别病例在眼部症状和体征完全消失后,仍出现颅内出血,应引起特别注意。Echols 报道的 14 例 CCF 中,2 例因海绵窦破裂出血而未来得及治疗即死亡，出血分别发生在外伤后 65d 和外伤后 7 年，进而指出致命的颅内出血可在外伤后早期出现,也可很晚才出现。颅内出血可为颅内血肿或蛛网膜下腔出血。出血的原因大多是由于皮质引流静脉的破裂所致,有些则为海绵窦的直接破裂所致。因此,Halbach 和 Hiramatsu 等特别强调静脉引流形式的重要性。对有侧裂静脉或蝶顶窦引流的 A 型 CCF,不要进行保守治疗,以免发生致命的出血。

鼻衄多伴有颅底骨折和海绵窦的假性动脉瘤样扩张,出血常是致命性的(图 33-4-2)。Goto 报道的 148 例 CCF 中,4 例出现了致命的鼻衄。对病史中出现过鼻衄,特别是反复鼻衄的病例,应积极治疗。

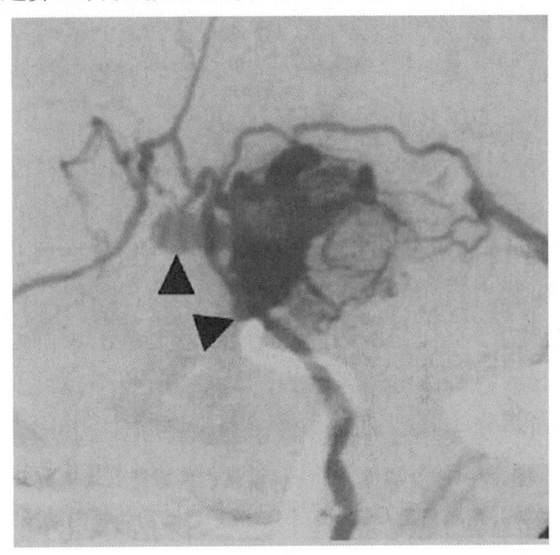

图33-4-2

男性,21 岁,A 型 CCF,三次凶险鼻衄。左颈内动脉造影静脉期可见鼻旁窦的假性动脉瘤(▲),造影剂滞留

皮质静脉引流，皮质静脉高压是 A 型 CCF 比较常见的现象。约 10%的 A 型 CCF 可因此出现颅内高压。Halbach 在闭塞 CCF 时曾监测珠网膜下腔的压力，发现一例 CCF 的珠网膜下腔压力可高达 40mmHg,而治疗后压力则降至 7mmHg。皮质静脉高压可导致脑水肿,在急性颅脑外伤的病人可加重脑水肿。脑干的静脉高压则可引起脑干功能障碍甚至昏迷。

A 型 CCF 的盗血现象所致的神经功能障碍在文献中也有报道。Iida 报道了一例 CCF 出现急性脑梗死,考虑与盗血现象有关。Chung 在 SPECT 扫描上发现 CCF 侧的脑灌注下降,瘘口闭塞后脑灌注立即改善。不过,皮质静脉引流所致的静脉高压也可引起脑灌注不良,而当后者同时存在时,很难分清哪种机理造成脑灌注不良。

33.4.3 B、C、D 型 CCF 的病因(etiology of type B,C,D CCF)

(1)雌激素的作用

有些作者观察到妊娠期妇女和绝经后的妇女,

B、C、D 型的发病率要高于不同人群,而经雌激素治疗后部分可缓解症状甚至治愈。Sattler 报道的 41 例 B、C、D 型 CCF 中,11 例为孕期和分娩的妇女。妊娠期妇女雌激素水平下降可能是这类 CCF 的致病因素,但具体致病机理还不清楚。有人认为内源性雌激素水平下降使原来存在的“生理性动静脉交通”自我调节出现障碍,而产生 CCF。

雌激素在 CCF 中的作用还存有争议。Tomsick 报道的 50 例 B、C、D 型 CCF 中,无一例为妊娠期的妇女或近期分娩的妇女。有些动物实验发现雌激素对 CCF 的发生并无影响。

(2)外伤性和医源性损伤

外伤所致的 B、C、D 型 CCF 不如 A 型 CCF 常见。Newton 报道一例于颅底骨折后 4 个月出现 CCF 的症状。Tomsick 报道的 50 例硬膜 CCF 中,2 例为闭合性颅脑损伤所致。Halbach 也报道了 8 例外伤性的硬膜 CCF。外伤性的硬膜 CCF 主要为 C 型,其中大部分应为脑膜中动脉 – 脑膜静脉瘘,引流到海绵窦。大宗病例报道,外伤性硬膜 CCF 仅占 3%。

医源性所致的硬膜 CCF 很少见。Tomsick 报道了一例经皮三叉神经节穿刺所致的 D 型 CCF。Barr 等在海绵窦区脑膜瘤术前栓塞过程中,超选择插入脑膜垂体干时,该动脉破裂而形成 B 型 CCF。

(3)先天性

婴儿出现硬膜 CCF 在文献中也有报道。全部为 C 型 CCF,是脑膜中动脉与海绵窦之间的交通。婴儿硬膜 CCF 形成的具体机制尚未阐明。

33.4.4 B、C、D 型 CCF 的临床症状和自然病史(clinical manifestation and natural history of type B,C,D CCF CCF)

B、C、D 型 CCF 早期的症状主要有头痛,复视,结膜充血和颅内杂音等。这些症状多无特异性,常被误诊为眼部或中耳的疾病。随着病情的发展,可出现突眼,复视,眼内压增高,甚至失明。复视多为外展神经麻痹所致,其次为动眼神经麻痹,而滑车神经麻痹则较少。三叉神经功能障碍所致的面部感觉障碍,远比 A 型 CCF 少见。面神经麻痹也很少见。颅神经的麻痹主要出现在患侧,但有时也可为双侧或者对侧的颅神经麻痹。如果静脉引流为岩上、下窦而无眼上静脉的引流,则可出现单纯的颅神经麻痹,不伴有突眼,结膜充血等症状。颅神经麻痹的具体原因还不清楚,可能是由于静脉充血,静脉压迫或是盗血现象所致的脑膜垂体干和海绵窦下动脉对颅神经的供血不足造成的。其中,静脉性因素可能要比动脉性因素更为重要:①一侧动脉供血而以对侧海绵窦引流为主的 CCF,颅神经多出现在对侧,即静脉引流侧;②有脑膜垂体干参与供血的海绵窦以外其他部位的 AVF,则很少出现颅神经的麻痹;③C 型 CCF 并无脑膜垂体干和海绵窦下动脉供血,但仍可出现颅神经的麻痹。因此,从病理生理上分析,B、C、D 型 CCF 应为静脉性疾病。

突眼、结膜充血水肿等眼科症状可为单侧、双侧或仅为对侧。后一种情况可能是由于海绵窦各静脉腔的发育异常或是患侧海绵窦和眼上静脉闭塞,静脉引流通过海绵窦间窦向对侧海绵窦和眼上静脉引流所致。Halbach 报道的硬膜 CCF 中,13%为对侧引流,7%为双侧引流。Tomsick 报道的 50 例 CCF 中,单纯对侧引流者占 6%。

同高流速的 A 型 CCF 相比,B、C、D 型的 CCF 自愈的可能性较大,因而多采用保守治疗。但对于有视力障碍,眼内压增高,进行性复视等症状的病例则需血管内治疗。

脑血管造影常改变 B、C、D 型的 CCF 的病程,因而很难正确评价这类 CCF 的自然病史。Newton 和 Takahashi 首先强调硬膜 CCF 在脑血管造影后有自发闭塞的趋势。Seegher 报道了 6 例造影后自发闭塞的硬膜 CCF 并指出造影剂的化学性刺激血小板和红细胞的聚集,促进血栓形成。Tomsick 报道的 50 例 CCF 中,24 例进行保守治疗,26 例行血管内治疗或放射治疗。在保守治疗的病例中,18 例经长期随访,症状消失或明显改善。Nukui 报道的 19 例中,18 例在 6 个月到 7 年的随访过程中症状消失,另一例症状明显改善。Sasaki 观察了 26 例硬膜 CCF 的临床过程,发现 19 例症状自然消失,5 例在 6 个月内消失,4 例在 6 ~ 12 个月内消失,4 例在 1 ~ 2 年内消失,6 例 2 年以上症状消失。继续随访到 9.6 年,另外 5 例症状明显改善,2 例症状无改变。相反,在 1 个月内症状和体征加重的有 5 例,6 个月内 9 例,6 个月以上 6 例。

症状缓解或加重是海绵窦血栓形成和静脉引流改变的表现。CCF 在闭塞过程中,由于引流方向的改变有可能使眼部症状加重。Seegher 强调症状的突然加重可能预示着海绵窦的血栓形成,而此时瘘的流量已减少。眼部症状的突然加重也可能是向眼上静脉的引流增加造成的。Hawke 报道 1 例硬膜 CCF，发病时只有岩下窦引流，以后岩下窦血栓形成，出现了向眼上静脉的引流，从而出现眼部症状。CCF 自发闭塞过程中，也可伴有眼上静脉和视网膜静脉的闭塞，造成视力障碍甚至失明；如果伴有皮质静脉引流，则可出现静脉高压和出血；如果向脊髓静脉引流，则引起脊髓功能障碍。

颈总动脉压迫可促进硬膜 CCF 的自发闭塞。Locke 报告了 106 例硬膜 CCF，28 例(26.41%)通过单纯的颈总动脉压迫治愈或明显改善，并指出颈总动脉压迫对自发性病例更为有效，通常作为首选治疗。Higashida 认为颈总动脉压迫的同时也压迫颈内静脉，动脉压降低，动脉血流减少，而静脉压力增高，动静脉压力梯度减小造成血流淤滞，从而诱发血栓形成。Kuppersmith 和 Berenstein 建议颈总动脉压迫的具体方法如下：第一周每 2h 压迫 5min，然后每周每 2h 增加 5min 直到每 2h 压迫 10min。有皮质静脉引流者，特别是伴出血者应视为颈总动脉压迫的禁忌证，因为颈总动脉压迫所致静脉压力增高有使皮质引流静脉破裂的危险。

33.5 CCF 的神经眼科学

CCF 的眼科学表现是由于眶内和眶周围静脉压力增高所致的压迫和缺血造成的。静脉压力增高与瘘的流速有关。高流速的瘘通常见于 A 型 CCF，眼科学症状明显。但主要以岩上下窦向后引流者，则无明显的眼科学表现。

(1)突眼

突眼的发生率为 63%～90%。向前引流的 CCF 一般都会表现出突眼。眶内静脉压力增高，静脉迂曲使眶内容物增加使眼球向前突出。轻度的突眼有时肉眼难以观察，需眼球突度计才能检出。重度突眼常会影响眼睛的闭合造成角膜溃疡。对于硬膜 CCF，突眼突然加重可能是 CCF 瘘口闭塞和眼上静脉血栓形成的结果。

(2)结膜充血水肿

动脉压力传至结膜静脉使其扩张迂曲。结膜充血有时会单独存在，常被误诊为结膜炎。多数情况下，结膜充血与眼部的体征并存。82%～100%的 CCF 可出现结膜充血，具有诊断意义。结膜水肿的发生率为 25%～90%，严重的结膜水肿也会使上睑下垂，影响眼睛的闭合。

(3)颅内杂音

颅内杂音是 CCF 常见的症状和体征，但低流量的 CCF 可无颅内杂音。Kupersmith 报道的 29 例外伤性 CCF 都伴有颅内杂音，而 18 例硬膜 CCF 中只有 7 例(39%)有颅内杂音。其他报道硬膜 CCF 伴有颅内杂音为 10%～77%不等。多数情况下，患侧眶部和颈部杂音听诊最清楚，压迫颈总动脉时杂音可减弱或消失。但有时可只有对侧海绵窦引流，听诊时对侧眶部杂音最清楚。

(4)角膜损伤

角膜暴露是角膜损伤的最主要原因。突眼和结膜水肿会影响眼睑的闭合，使角膜干燥，角膜上皮受损消失，丧失了其屏障保护作用而易于感染。角膜溃疡可导致永久性瘢痕形成，有时需要角膜移植。如果感染扩散到眼球内部则需眼球摘除。因此，润滑剂覆盖患眼，并给予适当的抗生素预防感染，是非常必要的。

(5)复视

复视可见于 50%的 CCF 的病人，是由眼外肌麻痹造成的，其原因是多方面的。眶内静脉压增高可使眼外肌充血肿胀，限制眼球的活动，同时也会影响其收缩性。突眼使两侧的眼球不在同一水平而产生复视。支配眼外肌的颅神经功能障碍也是产生复视的重要原因。瘘口闭塞后，复视大多能恢复。但对于外伤性 CCF，如果存在支配眼外肌神经的原发损失，则可能难以恢复。CCF 治愈后观察 6 个月以上，复视仍未恢复，则可考虑手术矫正。

(6)颅神经功能障碍

支配眼外肌的颅神经功能障碍可于 CCF 出现后几天发生，但原发损伤则出现于外伤的当时，并且在瘘口闭塞后也很难恢复。外展神经最容易受损，大宗病例报道占 46%～85%。外展神经容易受损的原因与其走行于海绵窦内有关，而动眼神经和滑车神经走行于海绵窦的外侧壁。Kupersmith 报道的 33 例 A 型 CCF 中 22 例(67%)出现动眼神经麻痹，17 例(49%)滑车神经麻痹，而硬膜 CCF 出现上述两神经功能障碍者分别为 36%和 11%。

CCF 可有三叉神经的损伤。文献报道 25%的病人可出现眶面部的疼痛，可能与三叉神经受到刺激有关。但眶面部疼痛最常见的原因为角膜裸露。角膜和面部感觉减退比较常见，病人可能无意中损伤角膜导致角膜炎或角膜溃疡。

CCF 造成面神经损伤文献中也有报道，但非常少见。Kapur 和 Moster 各报道了一例岩下窦引流的硬膜 CCF 出现了患侧的面神经麻痹。Palestine 报道的 74 例 CCF 中，3 例(4%)出现面神经的麻痹。但很难肯定面神经的损伤是外伤直接造成的还是 CCF 造成的。

(7)眼内压升高和视力障碍

CCF 可造成眼内压升高。Phelps 报道的 19 例 CCF 中都有眼内压升高。有时患侧的眼内压并不高，但较健侧要高。眼内压的升高可造成视力障碍，即青光眼。一般情况下，CCF 在没有发展到青光眼性视力障碍的程度就已得到治疗。但极度增高的眼内压可导致视力的急剧下降，通常需要急症处理。在瘘口闭塞后，眼内压多能恢复正常。

16%～48%的 CCF 病人可出现视力障碍，可由于角膜溃疡和视网膜病变所致的视信号向枕叶视中枢的传递障碍造成。视网膜的功能障碍可有多种机制：瘘的盗血使视网膜中央动脉供血不足而视网膜中央静脉回流受阻，视网膜细胞缺氧；视网膜静脉扩张，迂曲等。瘘口闭塞后，视力多能恢复。但如果视网膜静脉发生闭塞可造成视网膜的弥散广泛的出血和缺血，视力多难恢复。CCF 合并视网膜剥脱文献中也有报道。

(姜除寒　吴中学)

参 考 文 献

[1] Wanke I,Doerfler A,Stolke D,et al. Carotid cavernous fistula due to a ruptured intracavernous aneurysm of the internal carotid artery: treatment with selective endovascular occlusion of the aneurysm. J Neurol Neurosurg Psychiatry. 2001;71(6):784-787.

[2] Klink T,Hofmann E,Lieb W. Transvenous cmbolization of carotid cavernous fistulas via the superior ophthalmic vein. Graefes Arch Clin Exp Ophthalmol,2001;239(8):583-588.

[3] Kurul S,Cakmakci H,Kovanlikaya A,et al. The benign course of carotid-cavernous fistula in a child. Eur J Radiol. 2001; 39(2): 77-79.

[4] Annesley-Williams DJ, Goddard AJ, Brennan RP, et al. Endovascular approach to treatment of indirect carotico-cavernous fistulae. Br J Neurosurg. 2001;15(3):228-233.

[5] Molnar LJ,Caldas JG,Garcia RG,et al. Doppler mapping of direct carotid-cavernous fistulae (DCCF).Ultrasound Med Biol. 2001;27(3): 367-371.

[6] Kanpolat Y,Savas A,Bekar A,et al. Percutaneous controlled radiofrequency trigeminal rhizotomy for the treatment of idiopathic trigeminal neuralgia:25-year experience with 1,600 patients. Neurosurgery. 2001;48(3):524-532.

[7] Waran V,Menon DK. Multimodality monitoring and the diagnosis of traumatic caroticocavernous fistula following head injury. Br J Neurosurg. 2000;14(5):469-471.

[8] Teng MM, Chang CY, Chiang JH. Double-balloon technique for embolization of carotid cavernous fistulas. AJNR Am J Neuroradiol. 2000;21 (9):1753-1756.

[9] Kanner AA, Maimon S, Rappaport ZH Treatment of spontaneous carotid-cavernous fistula in Ehlers-Danlos syndrome by transven-ous occlusion with Guglielmi detachable coils. Case report and review of the literature. J Neurosurg. 2000;93(4): 689-692.

[10] Liang CC, Michon JJ, Cheng KM,et al. Ophthalmologic outcome of transvenous embolization of spontaneous carotid-cavernous fistulas:a preliminary report. Int Ophthalmol. 1999; 23(1):43-47.

[11] Tsai RK,Chen HY,Wang HZ. Painful fourth cranial nerve palsy caused by posteriorlydraining dural carotid-cavernous sinus fistula. J Formos Med Assoc. 2000. 99 (9):730-732.

[12] Jackson DW,Lee AG,Gross RL. Ultrasound biomicroscope findings in carotid-cavernous fistula. J Glaucoma. 2000;9(4): 340-342.

[13] Kamel HA,Choudhari KA,Gillespie JS. Bilateral traumatic caroticocavernous fistulae:total resolution following unilateral occlusion. Neuroradiology. 2000;42 (6):462-465.

[14] Morris P. Detachable balloon embolization:safety balloon technique. AJNR Am J Neuroradiol. 2000;21(5):984.

[15] Coskun O,Hamon M, Catroux G. Carotid-cavernous fistulas: diagnosis with spiral CT angiography. AJNR Am J Neuroradiol. 2000;21(4):712-716.

[16] Chen YW,Jeng JS,Liu HM,Hwang BS,Lin WH,Yip PK. Carotid and transcranial color-coded duplex sonography in different types of carotid-cavernous fistula. Stroke. 2000;31 (3):701-706.

[17] Hu WY,Hudon M. Traumatic carotid-cavernous fistula.Can J Neurol Sci. 2000;27(1):71-72.

[18] Wilms G,Demaerel P,Lagae L,I. Direct caroticocavernous fistula and traumatic dissection of the ipsilateral internal carotid artery:endovascular treatment. Neuroradiology. 2000;42 (1):62-65.

[19] Alkhani A,Willinsky R,TerBrugge K. Spontaneous resolution of bilateral traumatic carotid cavernous fistulas and development of trans-sellar intercarotid vascular communication:case report. Surg Neurol. 1999;52(6):627-629.

[20] Ou RJ,Lee AG. Direct carotid-cavernous fistula following carotid endarterectomy. Can J Ophthalmol 1999;34(7):401-406.

[21] Dolenc VV, Lipovsek M, Slokan S. Traumatic aneurysm and carotid-cavernous fistula following transsphenoidal approach to a pituitary adenoma:treatment by transcranial operation. Br J Neurosurg. 1999;13(2):185-188.

34. 脑缺血性疾病

脑血管疾病是造成人类死亡的三大疾病之一，在美国占人口死亡的第三位，在日本占第二位，在中国则占人口死亡的第一位，特别对 50 岁以上的人危害更大。各种原因的脑血管疾病在未发生急性发作之前为一缓慢过程，发生急性发作称为卒中(Stroke)，其中缺血性脑卒中占 75%～90%，出血性脑卒中占 10%～15%。引起脑血管狭窄和闭塞的原因有脑动脉硬化、先天畸形、外伤、炎症、肿瘤、动脉瘤和手术损伤等。以往对这些疾病多采用内科治疗。1965 年我们采用手术摘除血栓及内膜治疗颅外段颈动脉血栓，1967 年 Yasargil 和 Donaghy 应用颞浅动脉与大脑中动脉吻合（STA-MCA anastomosis）成功，1976 年新疆首先吻合颞浅动脉与大脑中动脉成功，1977 年北京吻合枕动脉与小脑后下动脉成功。目前治疗脑缺血性疾病应用最多的是颅外－颅内动脉吻合术、颈动脉内膜切除术和颅外－颅内血管连通术。

34.1 脑缺血的病理生理

34.1.1 脑的供血和循环(supply and circulation of brain)

正常脑的重量为 1 300～1 500g，占全身体重的 2%，脑是一个特殊的需氧器官，耗氧量很大，心脏每分钟搏出 5 000ml 血液，其中 750～1 000ml（占 15%～20%）供应脑。每侧颈内动脉每分钟通过 350ml 血液，两侧颈内动脉通过的血流量占全脑血流量的 85%；每侧椎动脉每分钟通过 100ml 血液，两侧椎动脉供血占全脑血量的 15%。一侧大脑中动脉每分钟有 75～125ml 的血通过，一侧颞浅动脉及枕动脉每分钟有 150ml 的血通过。脑血循环停止 3 秒，代谢即起变化；停止 60 秒，神经元活动停止；停止 4～8min，即出现不可逆转的脑梗死。

正常脑血管靠扩张和收缩来调节脑血流量(cerebral blood flow，CBF)，而血管的扩张和收缩有赖于体循环血压、动脉血二氧化碳分压($PaCO_2$)和氧分压（PaO_2）。正常动脉血 $PaCO_2$ 为 40mmHg (1mmHg=133.332Pa)，PaO_2 为 100mmHg。当 $PaCO_2$ 发生变化时，由于酸性 CO_2 分子透过内皮的数量不同，可导致细胞外的 pH 值改变，因而引起脑血流量的改变。$PaCO_2$ 增高时，脑血管扩张，CBF 增加：$PaCO_2$ 降低时，脑血管收缩，CBF 减少。$PaCO_2$ 每变化 1mmHg，CBF 即变化 5%。一般氧分压对 CBF 影响不大。

脑血管对血压的变化在 60 ~ 180mmHg 范围内有自动调节功能：当血压升高时，脑血管收缩而使脑血管阻力增加；血压下降时，血管扩张而使脑血管阻力下降，此两种变化可维持正常脑血流量。血压变化超过自动调节范围后，CBF 即随血压的升降而增减。

在脑急性缺血和梗塞区有代谢产物聚积，引起局部的反应性充血，局部 CBF 可减少 30% ~ 40%。健侧脑区对二氧化碳的反应也可能消失或减退。所以，早期手术改善局部血流对全脑都有好处。

脑的局部微循环由微动脉、毛细血管及微静脉组成。微循环主要靠化学物质调节，在脑缺血时微循环中血流变慢而淤积，最后静脉血停滞，可发生血栓。

脑缺血区的血供恢复主要靠代偿性侧支循环的形成。对脑动脉闭塞的病人作脑血管造影发现，从对侧颅内动脉系统供血的有 77%，从基底动脉供血的有 54%，从同侧颈外动脉系统经眼动脉逆行供血的有 60%，经脑膜动脉至大脑皮质动脉的有 48%。

34.1.2 脑动脉闭塞（occlusion of brain arteries）

主要发生在大动脉分叉及转折处，此处血流湍急，容易造成管壁的损伤。皮质小动脉则少见硬化病变。颈总动脉分叉部粥样硬化病变最常见，它是先有狭窄，逐渐发展成闭塞，动脉壁的粥样斑块上的内膜如果发生溃疡，则此处可迅速形成血栓而使血管闭塞；血栓或粥样硬化斑块可能脱落而造成脑栓塞。大脑中动脉的闭塞多发生在分出豆纹动脉以后的节段，大脑中动脉闭塞后将出现严重的神经功能障碍，较颈内动脉闭塞后的症状重。多数人认为颈内动脉闭塞主要由于血栓形成，大脑中动脉闭塞主要由于栓塞。

脑动脉发生闭塞的速度与临床症状有明显关系。脑动脉缓慢发生闭塞，交通动脉能逐渐扩张，所缺的血量可被代偿而不出现神经功能障碍，甚至，双侧颈内动脉都闭塞也可以没有明显的神经功能障碍。有些情况下椎 - 基底动脉也闭塞，仅表现有轻微的神经功能障碍。如果脑动脉的闭塞发展得快，则可造成严重的神经功能障碍，当然，还要视哪一根脑动脉发生闭塞。

34.1.3 脑梗死（cerebral infarction）

正常情况下 CBF 为 50 ± 10ml / 100g / min（每分钟每 100 克脑组织所流过的血液量）。当 CBF 降到 18 ~ 20ml /（100g · min）时，脑皮质诱发电位减低，脑电波逐步消失；CBF 降至 15ml / 100g / min 时，脑皮质诱发电位和脑电波完全消失，此时脑细胞仍然存活，但功能消失，神经轴突间的传导中断，如增加 CBF 在此阈值以上，脑功能可以完全恢复；当 CBF 降至 8 ~ 10ml /（100g · min）时，神经细胞膜的离子泵功能衰竭，K^+ 外流和 Na^+ 内流，造成细胞内水肿而使结构发生破坏，在此阈值下，细胞不能存活而死亡，即形成脑梗死。

急性的脑动脉闭塞可致出血性梗塞，多见于大脑中动脉栓塞及急性颈内动脉血栓形成。在此急性期用手术摘除颈动脉内膜及血栓，也会引起梗塞区出血，有高血压时更易发生梗塞区出血。用手术建立小的侧支循环，如 STA-MCA 吻合，则不至于引起梗塞区出血，这是由于缺血区的毛细血管床承受的压力较低之故。

许多动物实验证实，大脑中动脉被阻断的时间越长，则梗塞区越大，水肿范围也越广，造成的神经功能障碍越严重。夹闭动物大脑中动脉 1 ~ 2h 可引起较轻的病理损害，表现出轻微神经功能障碍；夹闭 4h 可发生小梗塞区，产生中度的神经功能障碍：夹闭 6 ~ 24h 则出现广泛的脑梗死，表现有偏瘫及昏迷，在此时中止夹闭，则发生梗塞区出血，如不中止夹闭则不会发生出血。阻断大脑中动脉两小时，出现反应性脑充血，此时恢复血流可出现进行性脑水肿，因此，如此时实施血管重建手术，虽然脑缺血区恢复血流后微循环和生理功能可能会改善，但进行性的水肿和出血常导致手术失败。

在慢性期的脑梗区周围有一缺血区，称为半暗区（penumbra）。此缺血区的体积比中心梗塞大数倍，此区内 CBF 处于边缘状态，细胞仍存活但无功能，神经传导停止，增加 CBF 可使此区内的神经细胞恢复功能。这是手术治疗脑缺血疾病的根据。

34.2 脑缺血性疾病的临床分类

从病因学来讲,大多数脑缺血病人的症状是由于血栓性栓塞,由于短暂性脑缺血发作(TIA)或由于血流动力学不足(hemodynamic vascular insufficiency)引起卒中的病人只占很小部分。从发生脑缺血的部位来讲,分为前部循环脑缺血和后部循环脑缺血。发生前部循环脑缺血多是由于颅内血管栓塞,栓子主要来源于病变的心脏和颈总动脉分叉部粥样硬化溃疡病变。后部循环脑缺血的发作多是由于椎基底动脉系统的低血流灌注,椎动脉和基底动脉很少发生粥样硬化溃疡病变;其病变特点是椎动脉狭窄或闭塞,而后部循环缺乏较大的侧支循环血管(例如后交通动脉)。

以往认为脑缺血性疾病包括 TIA 和脑梗死,我们认为烟雾病作为较特殊的颅内血管病变,其引起的主要病理变化为脑缺血损害,故也属脑缺血性疾病的范围。

34.2.1 短暂性脑缺血发作(transient is chemic attacks,TIA)

为突然发作的局灶性神经功能障碍,多在数分钟或数小时内完全恢复,最长不超过 24h。

(1)TIA 的自然史

TIA 的发病率很高,常是发生完全性卒中的一个重要危险因素,正确处理 TIA 病人可以使大部分病人免于发展成为完全性卒中。对 TIA 的研究是近几十年来脑缺血疾病防治工作的一个重大进展。

有关 TIA 自然史的资料较多,由于病人选择标准不统一,统计数据有较大差别。Dennis(1990 年)统计了 184 名 TIA 病人,发现 5 年内的死亡率是 31.3%,年死亡率为 6.3%;5 年内的卒中发生率为 29.3%,年卒中率是 5.9%,其中,TIA 后第一个月卒中率为 4.4%,半年为 8.8%,1 年为 11.6%;5 年内发生心肌梗死是 12.1%,年发病率为 2.4%;综合起来讲,5 年内死亡、卒中或心肌梗死的年发生率为 8.4%。因此,首次发生 TIA 的病人,如不给予积极的治疗,将有约 1/3 的病人在 5 年内死亡、发生卒中或心肌梗死。此资料与 1987 年美国 Mayo Clinic 医学中心的统计数据基本相同。

(2)发病原因

TIA 的发生是由于脑血流量下降或微小栓子栓塞了脑动脉所致。

脑供血不足。当脑的供血动脉发生足以影响血流量的狭窄或闭塞,但 CBF 尚未降至产生脑缺血的临床症状时,如遇某些造成脑供血不足的原因时,如急剧血压下降(心肌梗死、心律失常、休克、阿-斯综合征或体位性低血压)或转头引起的椎动脉受压等,此时即可产生 TIA 发作。一般认为动脉狭窄到原管腔横截面积的 80%以上足以使原有血流明显减少,在造影片上管腔内径缩小超过原内径的 50%即认为足以影响血流。多条动脉发生狭窄较单根动脉狭窄对 CBF 的影响更大。

微小动脉梗塞。心脏内膜和颈动脉内膜发生病变,表面的粥样硬化斑块发生溃疡,其上面附着的血小板凝块、血栓或粥样硬化斑块的小碎片随血流进入脑内,梗塞了脑血管或视网膜血管,产生 TIA 表现。这些栓子均很微小,很快分裂成碎片面溶解,或向动脉的远侧支移动,故其引起的临床表现很短时间内消失。

(3)临床表现

TIA 的临床特点是短暂的局灶性神经功能缺失,24h 内症状完全消失,病人不遗留任何阳性神经系体征。TIA 可以反复发作,间歇时间很不规律。TIA 的症状随受累动脉不同而异。

颈动脉系统 TIA。病变对侧肢体常出现突然发作的麻木、感觉减退或感觉异常、上肢或(和)下肢无力、面肌麻痹(中枢性)或单眼突发黑目蒙等。如病变在优势半球,常伴有语言障碍。

椎"-"基底动脉系统 TIA。其临床症状比颈动脉系统 TIA 复杂,有双眼阵发性黑矇或阵发性同向性偏盲、眩晕、共济失调、复视、构音障碍和吞咽困难。每次发作中出现的轻偏瘫部位可不恒定。患者常因肢体无力而跌倒。枕部头痛较多见。

34.2.2 脑梗死(cerebral infarction)

脑组织(包括神经细胞、胶质细胞和血管)由于缺血而发生坏死称为脑梗死。脑梗死包括:①可逆性神经功能障碍(reversible ischemic neurological deficity.RIND)。②发展性卒中(Stroke in evolution, SIE)。③完全性卒中(complete stroke, CS)。脑梗死的原因是脑血管严重狭窄或闭塞，侧支循环不足，CBF不能维持脑组织的代谢需要，以致发生脑组织结构上的破坏。

(1)可逆性神经功能障碍

发病似卒中，出现的神经功能障碍较轻，24h以后逐渐恢复，一般在1～3周内功能完全恢复。脑内可有小范围的梗塞灶。

(2)发展性卒中

卒中症状逐渐发展，在几小时、几天、几周，甚至几个月内呈阶梯状或稳步恶化，常于6h至数日内达高峰。脑血管造影常显示颈内动脉或大脑中动脉闭塞。

(3)完全性卒中

突然出现中度以上程度的局部神经功能障碍，于数小时内达高峰，并且稳定而持续地存在。以后症状可能时轻时重，但总的趋势是无进步。其症状及体征包括偏瘫、偏盲、失语及感觉障碍，随闭塞的动脉不同症状各异。主要是颈内动脉闭塞、大脑中动脉闭塞和脑动脉多发性狭窄。

34.2.3 烟雾病(moyamoya disease)

烟雾病是原发性颈内动脉末端狭窄、闭塞及脑底出现异常血管扩张网所致的脑出血性或缺血性疾病。此病首先由日本学者提出，因脑底的异常血管网在脑血管造影像上似“烟雾状”或“朦胧状”(日文Moyamoya义)而得名。此病多见于日本，在中国及东南亚地区也有不少报道，在欧美则极少见。目前对其病因尚不十分清楚，部分病例发现与细菌、病毒、结核和血吸虫的感染有关。此病发病年龄呈双峰样，第一高峰在10岁以内儿童，第二高峰在40～50岁成人。男女发病比例因地区不同而有差异，在日本男女之比约1：16；中国及东南亚地区男性多于女性，比例约1.6：1；在蛛网膜下腔出血的原因中，烟雾病约占6.2%。

(1)病理

基本病理变化为双侧对称性颈内动脉末端、大脑前动脉和大脑中动脉的主干狭窄、闭塞，病变呈进行性发展。由于长期缺血的刺激，使Willis动脉环及其周围主干动脉与周围大脑皮质、基底节、丘脑和硬脑膜有广泛的侧支代偿血管形成，从而构成了脑底广泛的异常血管网。同时，Willis动脉环的前部血管也有狭窄或闭塞。病变的血管腔内结缔组织增生、内膜增厚、内弹力板重叠和破坏、平滑肌细胞有变性、坏死；脑内其他部位血管(如眼动脉、大脑后动脉、基底动脉及脑底血管网的血管)，颈外动脉系统(如颞浅动脉和脑膜中动脉)等也有上述病理变化，但程度轻。

上述两种病理改变：病变血管进行性狭窄、闭塞和代偿性侧支循环血管的形成分别是烟雾病引起脑缺血和脑出血的病因。颈内动脉末端、大脑前动脉、大脑中动脉和Willis环前部主干血管的进行性狭窄和闭塞，使相应供血区脑组织发生缺血性改变。代偿性形成的侧支循环新血管不能耐受长期病变而导致的异常血流动力的压力，可形成微小动脉瘤、假性动脉瘤和真性动脉瘤，这些动脉瘤的破裂引起脑出血。微小动脉瘤和假性动脉瘤多位于脑实质内，常引起基底节和丘脑、室管膜下和脑室内及皮质下出血；真性动脉瘤常引起蛛网膜下腔出血。

(2)临床表现

儿童患者主要表现为脑缺血症状，如短暂性脑缺血发作(TIA)、缺血性脑卒中和脑血管性痴呆等。成人患者多表现为脑出血症状，常为脑内出血、脑室内出血和蛛网膜下腔内出血三种类型。可有头痛、昏迷，偏瘫及感觉障碍。

(3)诊断

本病的诊断主要依靠影像学检查，特别是脑血管造影所见。

1)脑血管造影：主要表现为双侧颈内动脉末端(虹吸段)、大脑前动脉和大脑中动脉起始段狭窄、闭塞、脑底部位有异常扩张的血管网。有时可见假性或真性动脉瘤。(图34-2-1)

2)CT扫描：对表现为脑缺血症状的病人，CT显示脑内多处点片状低密度灶。有不同程度脑萎缩征象，如脑室扩大、脑沟、脑回增宽。表现为脑出血症状的病人，可见脑内、脑室内或蛛网膜下腔出血。

3)MRI检查：主要有三个特征性改变：①Willis环模糊不清。②基底节有多个低信号区。③灰质和白质的对比不清晰。出血病灶在MRI上的表现较复

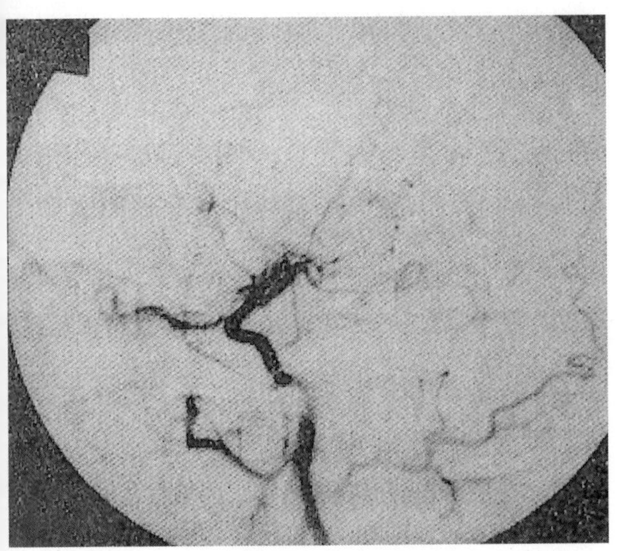

图34-2-1 颈动脉造影见颈动脉末端狭窄，大脑中动脉和大脑前动脉失去正常形态

杂，请参阅 MRI 检查的有关章节。

（4）治疗

对脑缺血表现的患者，由于内科治疗和手术治疗具有相同的预后，故目前倾向于内科治疗，大部分病人对抗生素、激素、血管扩张剂和低分子右旋糖苷有良好的反应。手术治疗也可使病人获得一定的好处，手术方法主要有颞浅动脉－大脑中动脉吻合术（STA－MCA anastomosis）、脑－颞肌血管连通术（encephalo－myo－synangiosis）和脑－硬膜－动脉血管连通术（encephalo－duro－arterio－synangiosis）。对有脑出血的病人，如出血灶较小可采取内科治疗；如出血灶较大有脑压迫者、或脑室内出血者，应采取手术吸除血肿或脑室内引流术。如有动脉瘤应予夹闭。手术中应特别注意尽量不要损伤脑底已形成的侧支循环血管，以免加重这些部位的脑组织缺血损害。

34.3 脑缺血性疾病的检查和诊断

脑缺血疾病的诊断主要依靠病史、神经系统体验和必要的辅助检查。

34.3.1 病史和体验（history and Physical examination）

根据病史及神经系统阳性发现可以初步判定出病变血管的部位，是颈内动脉系统，还是椎基底动脉系统，是血栓，还是栓塞，栓子的可能来源在哪里，并按照 TIA、RIND、PS 和 CS 的分类对病人做出诊断分型。同时需要与出血性疾病相鉴别。

34.3.2 CT 和 MRI 扫描（computed tomography scan and MR imaging）

对表现有缺血性脑卒中症状的病人首先做 CT 扫描，最大的帮助是排除脑出血，因只靠症状很难区别病人是脑梗死还是脑缺血。TIA 病人 CT 扫描多无阳性发现，少数可表现为轻度脑萎缩或在基底节区有小的软化灶。RIND 病人的 CT 表现可以正常，也可有小的低密度软化灶。CS 病人则在 CT 片上有明显的脑低密度梗塞灶，可有脑室扩大。发生脑梗死的初期 CT 不能发现异常，一般在 24～48h 后才出现明显的低密度区。

MRI 检查对早期脑梗死的诊断有一定的帮助。发生脑梗死后 6h，梗塞灶内水分已经增加 3%～5%，此时梗塞灶呈长 T_1 和长 T_2 改变，表示存在细胞毒性脑水肿。在 24h 左右，梗塞灶内血脑屏障破坏，注射 Gd－DTPA 做 MR 增强扫描可见明显的信号增强。发病 1 周后梗塞灶仍可表现长 T_1 和长 T_2，但 T_1 值较早期缩短。如梗塞灶内有出血，呈 T_1 值缩短而 T_2 值仍然延长。

34.3.3 脑血管造影（angiography）

脑血管造影在脑缺血病的诊断上是不可缺少的重要检查，可以发现血管病变的部位、性质、范围及程度。应尽量做全脑血管造影，并包括颈部的动脉和锁骨下动脉，必要时还应检查主动脉弓部。如首次造影距手术时间较长，术前还需重做造影检查。脑血管造影具有一定危险性，对有动脉粥样硬化的患者危险性更大，可引起斑块脱落造成脑梗死。近年来应用经股动脉插管造影，较直接穿刺颈总动脉造影更安全，且具有高度血管选择性，可选用双向连续造影，包括颅内及颅外循环。

在脑缺血疾病的患者中，有相当一部分是由于颅外血管病变所致。Hass（1968 年）报告造影发现 41.2% 的颅外动脉有病变。动脉硬化引起的狭窄或闭塞具有多发性，可有数条动脉受累，也可表现为同一条动脉上有多处病变，Lyons（1965 年）报告在发现有多发病变的患者中，67.3%可手术摘除病变。

34.3.4 脑血流测定（measurement of CBF）

测量方法有吸入法、静脉法和颈内动脉注射法，以颈内动脉注射法最准确。注射氙（^{133}Xe）溶液到颈内动脉，用多个闪烁计数器探头放在头部，测定局部及全脑的血流量，用此法可计算出灰质、白质及脑不同区域的血流量，定出缺血区。局部脑血流量（rCBF）测定除有助于确定是否需要手术吻合血管外，还能证实吻合后局部缺血状况是否改善。因此，病人有局部神经功能障碍，脑血流量测定显示局部血流减少而全脑正常，或全脑血流减少而局部减少更甚，是颅外颅内动脉吻合手术的指征。如患者有 TIA 历史而无神经功能障碍，血管造影显示脑动脉梗阻，但侧支循环良好，脑血流测定表现两半球皆有轻度缺血，则不需做动脉吻合术。

正常 rCBF 为每分钟 50±10ml/100g，脑灰质和白质的血流量有很大差别，灰质血流量为每分钟 74.5ml/100g，白质血流量是每分钟 24.8ml/100g，灰质血流量是白质血流量的 3 倍。

34.3.5 其他检查方法（other examinations）

（1）多普勒超声检查

可测定血液的流动和方向，借此可判断血管有无闭塞。颈总动脉分叉处至发出眼动脉之间的这一段颈内动脉闭塞后，眶上动脉及滑车上动脉内的血返流至眼动脉，再入颈内动脉、大脑中动脉及大脑前动脉。用多普勒超声仪作上述两头皮动脉的经皮测定，即可判断上述颈内动脉部位的闭塞和狭窄，以及血流方向的改变。

经颅彩色多普勒检查可以判定脑底动脉环、大脑前动脉、大脑中动脉、大脑后动脉、颈内动脉颅内段及椎基动脉等颅内大血管的血管深度、血液方向、血流速度和搏动指数（PI）等，依此可判定哪根血管有病变。

（2）脑电图

脑缺血严重时，脑电图才表现异常。发生脑梗死后，脑电图表现异常，几天后开始好转，至发病后 8 周，仍有约半数病人显示有局限性异常，但以后逐渐恢复正常。与此同时，神经损害症状却持续存在。脑梗死灶在脑电图上显示局限性慢波。

（3）脑同位素扫描

常用锝（^{99m}Tc）静脉注射法扫描。此方法只能扫描出直径大于 2cm 的脑病变灶，TIA 病人和有脑干、小脑梗死者扫描多为阴性。有人报告 38 例 TIA 病人行脑同位素扫描，只有 1 例阳性发现；275 例 CS 病人，75%有阳性发现。检出的阳性率与病程的发展阶段和注入同位素后扫描时间有关，脑梗死发生后 2～3 周，水肿消退，有侧支循环，使同位素能进入梗塞区，扫描阳性率最高；注入同位素后 2～4h 扫描的阳性率最高。

（4）视网膜中心动脉压测定

颈内动脉的颅外段严重狭窄或闭塞时，大多数病人同侧的视网膜动脉压比对侧低。用眼动脉压测量计测量两侧视网膜中心动脉的收缩压及舒张压，如果两侧的压力相差 20%以上则有诊断意义。

34.4 内科处理

1）血压监护：平均血压在 140（或 170/110）mmHg 以下，可不用降压药。如果血压偏低，可取头低平卧位数日。如果平均血压低于 80（或 100/60）mmHg，可采用缓和的升压药，同时要查明原因并予以纠正。

2）降颅压及减轻脑水肿：有颅内压增高征象者，视病情轻重给予适当的脱水药，如 20%甘露醇、10%甘油等。类固醇可用来防止或减轻脑水肿，避免或延缓脑梗死病人发生脑疝而死亡，故多被采用，以地塞米松效果为好，尤其对血压偏低者更适用。低温疗法能降低脑代谢和耗氧量，但易发生其他并发症，故需慎重地应用。

3）低分子右旋糖酐：它能使血浆容量增加，使循环血液黏稠度降低，使微循环中血球凝聚及血栓形成的倾向降低。也可用“706”代血浆静脉点滴。

4）扩张血管：血管扩张剂如罂粟碱（Papaverine）等宜在病程第 1～2 周时使用，以免早期使用加重脑水肿。使用中如血压下降或原有症状加重，应及时停药。星状神经节的阻滞用于扩张血管,似未见到明显效果。吸入5%二氧化碳虽能使正常人脑血流量增加50%~70%,但对缺血性卒中患者并未见到好处,因为脑梗死区血管对二氧化碳的反应消失而不引起扩张,正常脑区的血管扩张使血液从梗塞区流入正常脑区,梗塞区缺血更加严重,即所谓"脑内盗血现象"。

5)抗凝治疗:对有血小板异常的病人可口服阿司匹林300mg,2~3次/日,术后应用600mg,2次/日;也可用潘生丁(persantine),或二者合用。亚磺比拉宗合用于阿司匹林有好处,但不能代替阿司匹林。阿司匹林应用于TIA病人可减少TIA发作及预防脑梗死的发生。纤维蛋白分解剂如链激酶(Streptokinase)和尿激酶(Urokinase)曾被用以溶解脑血栓,但临床上也未见到明显效果,还有增加出血的危险。目前国外应用组织型纤溶酶原激活剂(TPA)溶解急性期血栓形成(发病9~12h以内),取得了初步效果。

6)高压氧治疗:对一些局部脑血流量减少而发生卒中的病人,给高压氧1~2h能使其神经功能及脑电图改善。

7)其他:对某些可予纠正的病因如血小板增多或聚集性增高、血脂异常等应给予及时检查及处理。保持呼吸道通畅等一般疗法,各种并发症的及时发现与治疗,也应充分重视。

尼莫地平(nimodipine)在脑缺血或脑梗死的急性期使用,可明显增加脑血流量,但不能减少梗塞灶的大小。铃木二郎(1981年)报告用甘露醇与人工血液-过氟化学制剂(Perfluorh-chemicali,FC)合用治疗脑梗死,取得一定效果,FC具有运输氧和微细粒子的特性。光量子疗法治疗脑缺血病人,是将病人静脉血抽出进行紫外线照射和加氧处理后,回输体内,可使神经功能障碍得到一定程度改善。

34.5 外科治疗

34.5.1 颅外-颅内动脉吻合术和架桥术(extracranial intracranial bypass)

颅外-颅内旁路手术(EC/IC bypass)分为颅外-颅内动脉吻合术(EC/IC arterial anastomosis)和颅外-颅内血管移植吻合术(EC/IC graft bypass)。前者是指将颅外供血动脉与颅内受血动脉直接吻合;后者是指在颅外与颅内动脉之间移植一段血管,以完成颅外-颅内动脉吻合,故也称为颅外-颅内动脉架桥吻合术。

(1)颅外-颅内动脉吻合手术

1)手术适应证:根据病人症状、脑血管造影发现及一些辅助检查决定是否需要手术。主要依靠症状及血管造影,不能确定时,再考虑其他辅助检查的结果。不能单纯依靠血管造影决定手术,如造影有脑动脉闭塞,但临床无缺血发作,神经系统检查正常,局部脑血流及CT扫描也正常,则勿需手术。相反,有神经功能障碍而血管造影、CT检查均无异常者,也不宜手术。

症状上的适应证:①一过性脑缺血(TIA)其趋向是演变成完全性卒中。有人将行血管吻合术治疗的TIA病人与未手术者行随访比较,随访16个月发现,未手术的病人有22%发生了完全性卒中,而手术病人只7%发生了完全性卒中,且其中发生于吻合血管的一侧半球者只有3%。TIA病人行血管吻合术后,80%以上不再出现症状。因此,几乎所有的作者都赞成TIA是血管吻合术的适应证,特别是TIA发作频繁或逐渐严重,常预兆卒中的来临,应尽快手术。手术前行脑血管造影,发现有血管狭窄或闭塞,则施行手术。血管造影后不能肯定者,需再做局部脑血流测定和CT扫描等项检查,以便确定应否手术。②可逆性神经功能障碍(RIND)亦是手术适应证之一。任其自然发展而不手术的RIND病人,4年中会有17%~40%死亡,血管吻合术能促使RIND恢复并可能防止复发,有人对19例RIND病人行血管吻合术,平均术后随防15个月,无一例恶化,并有20%的病人恢复正常。③进展性脑缺血(SIE)应否手术,意见尚不一致。多数人不主张手术,因术后可能造成病情恶化或死亡。但也有人认为,吻合手术可使恶化中的症状趋向稳定,甚至于进步,术后症状恶化或死亡者,并非手术本身造成,而是其原发病继续进展的结果,手术只不过未能阻止其进展而已。④完全性脑卒中(CS)经造影证实的大脑中动脉闭塞引起的急性卒中病人，如任其自然发展，20%能恢复，20%死亡，60%遗留神经功能障碍。脑梗死发病后已3周，仍有轻度或中度神经功能障碍而不再恢复的，特别症状时起时伏的病人，可以行血管吻合手术，能使症状进一步改善并防止卒中的再发。对病程已逾3个月的慢性期病人仍有轻度或中度神经功能障碍的，手术也常能获满意的结果。国内许多地方报告手术病例中，也有梗塞后半年到7年行血管吻合术而症状改善的。因此，病程晚期并不能绝对放弃手术治疗，要视具体情况，例如，参考CT及局部脑血流等检查结果而定。⑤全脑缺血：多数人不主张手术，但也有人认为手术能使50%的病人病情改善，甚至症状呈戏剧性好转。这种病人常为双侧颈动脉闭塞，而侧支循环尚好。脑血流测定显示普遍灌注减少，CT扫描两侧半球中等度减低，对其施行血管吻合术以改善血供，亦不无益处。⑥脑底动脉闭塞症（烟雾病 moyamoya 病）：这种病人的颈内动脉虹吸部逐渐闭塞，而于脑底有侧支循环形成，这些侧支循环构成异常的血管网。行血管吻合术后，随着血液供应的改善，异常血管网会逐渐消失。

脑血管造影上的适应证：①供血动脉及受血动脉的大小：手术选用的头皮供血动脉内径及受血动脉的外径要够大，血管吻合才可能成功。正常脑动脉口径如表34-5-1所示。一般颞浅动脉都较大脑中动脉皮质分支为粗，在血管造影片上颞浅动脉内径大于1.5mm者，吻合后通畅率可达90%；不足1.25mm的，通畅率约70%；小于1mm的，吻合容易

表34-5-1 正常脑动脉的口径(mm)

颈内动脉	3.7～4.5
大脑中动脉	1.8～3.1
大脑前动脉	1.2～2.4
大脑后动脉	1.4～2.4
椎动脉	0.9～4.1
基底动脉	2.7～4.3
小脑后下动脉	0.7～1.7
小脑上动脉	0.7～1.5
皮质动脉	0.5～1.5

（选自 Wollschalager 等，Am J Roentgenol 101:68,1967）

失败。大脑中动脉的皮质分支以角回动脉最粗，平均外径1.3mm，一般均在1mm以上，有时可达2mm。因此，手术多选用颞浅动脉与角回动脉吻合。其次受血动脉的选用顺序为颞后动脉、额顶升动脉、眶额动脉，颞极和额叶岛面的动脉较细，等于及大于1mm直径的分别约占2/3及1/2。当颈内动脉或大脑中动脉闭塞时，上述皮质分支相应地变细，角回动脉可细到0.8mm。皮质动脉分支外径小于0.8mm时，不易吻合成功。术前做脑血管造影时，大脑中动脉的闭塞使其皮质分支无法显影，因而不能根据造影选择受血动脉，只有在手术暴露下根据血管外径选择。颈动脉完全闭塞时，虽可通过对侧颈动脉造影来观察病侧大脑中动脉系统的情况，但显影亦常常不够满意。当然，术前也可以从临床症状间接推测皮质动脉分支的管径，如神经功能障碍严重而日久的，脑萎缩肯定较重，甚至液化，此时局部动脉多是细的。CT扫描结果亦可帮助推测，梗塞区如仅为小的囊腔，局部动脉可能稍变细，如为一个大的空腔，局部动脉肯定很细，而不适于吻合。

枕动脉通常比颞浅动脉更粗，正常颈外动脉造影有80%的枕动脉适于做吻合用，小脑后下动脉用做受血动脉也是合适的，因为即使一侧椎动脉闭塞，这一侧的小脑后下动脉仍能保持相当的口径可以吻合。Weinstein等在50例尸体上做后颅窝中线旁4cm直径的骨窗，发现85%的小脑后下动脉扁桃体半球分支直径为1mm，但对100例正常人做血管造影，只有55%能看到这样的动脉。②脑动脉的狭窄程度：手术后能否保持吻合口的血流通畅，除了动脉的大小及手术技巧等因素外，脑动脉（包括颅外部分）梗阻的程度似乎也有一定关系，即完全梗阻的比部分梗阻的容易保持术后吻合口的通畅，大部梗阻比小部梗阻容易保持通畅。至于吻合后临床症状是否好转，则依赖于脑萎缩程度及是否尚有可能恢复功能的（即处于“睡眠”状态的）神经细胞存在。但是，我们不能都等到脑动脉闭塞了才做手术，因脑动脉闭塞的症状要比狭窄重，而且其神经功能障碍在术后也更不容易恢复。Bodosi等1979年曾指出，颈内动脉闭塞后，仅有1/5的病人可望用外科方法使之好转。脑动脉狭窄会演变成闭塞，但是否必然如此，尚有待进一步证明。从狭窄演变到闭塞可以很快，如血管造影时即可发生这种变化。溃疡性的狭窄或有新鲜的附壁血栓(muralthrombus)都易变成闭塞，如血管造影证实有这两种情况，应

急行动脉内膜摘除术，若病变在手术不可及的部位，则行颅内－颅外动脉吻合术，以防止其演变成闭塞及造成严重的不可逆的神经功能障碍。造影发现颈部颈内动脉直径小于2mm时，即使无临床症状，也考虑手术，关于大脑中动脉狭窄是否需要吻合手术，意见不一，有人认为狭窄不重时吻合效果不好。Austin认为脑血流减少超过25%时，血压稍降低即能引起缺血发作，所以，此时虽无特殊症状，亦应手术。大脑中动脉近端，颈内动脉远端或基底动脉的狭窄，在行颞浅动脉与大脑中动脉皮质支吻合后，原狭窄处皆有可能变成完全梗阻，甚至原来位于手术对侧的颈内动脉的狭窄也可变成闭塞。如吻合后血流改善得好，这种变化不会使症状恶化，否则，症状将会恶化，甚至死亡。因此，Sletter(1979)主张，这些部位中等度狭窄时不手术，高度狭窄时才手术；如一侧颈内动脉虹吸部闭塞，另一侧狭窄时，要先在狭窄处手术。③动脉闭塞的部位：动脉闭塞的部位与手术效果有关，一般言之，颈总动脉闭塞比颈内动脉闭塞的手术效果好，颈内动脉颅外段闭塞比颅内段好，颈内动脉闭塞比大脑中动脉好。颈内动脉闭塞而丘脑纹状动脉（由于对侧造影显示）充盈，或大脑中动脉闭塞而丘脑纹状动脉仍充盈的病人，血管吻合效果好。一侧椎动脉闭塞，可由对侧椎动脉供血代偿，一般不需手术。如果两侧椎动脉发育不同，发育好的一侧为主要供血动脉，如该侧闭塞，需行吻合手术。至于基底动脉或椎及基底动脉狭窄或闭塞，则应考虑行血管吻合手术。④多发性血管病变：脑血管造影常发现有几个血管闭塞和(或)狭窄，这种病人极易发生卒中而死亡，是血管吻合术的适应证。在行颅外－颅内动脉吻合术的病人中，多发性血管病变占17%～60%，包括颅外与颅内动脉，以两侧颈内动脉为多见(Chater 1976，Yonekawa等1976，Gratzl等1976)。一侧颈动脉闭塞，另一侧狭窄者，供血来自狭窄侧，此时应先在哪一侧手术，看法尚不一致。一般都主张先于闭塞侧行吻合术待症状有了改善，再行对侧手术。也有人于闭塞侧行颅外－颅内动脉吻合，随即于狭窄侧行动脉内膜摘除术。但维也纳神经外科医生则相反，先于狭窄侧行颈内动脉内膜摘除，手术中注意夹闭动脉时间尽可能短，并在摘除血栓时于血管内置管保持血流通畅。8～10d后行对侧颅内颅外动脉吻合，未见并发症，而前一种手术顺序却有并发症出现。Falkovic(1979)认为，先在狭窄侧手术，虽在术中插一捷径管保持血流通畅，但仍易造成不可逆的脑损害。他主张先于闭塞侧行血管吻合，几周后行狭窄侧的内膜摘除。但如狭窄严重，或有新鲜的附壁血栓，表示即将变成完全梗阻，手术顺序应颠倒过来。至于两侧颈内动脉闭塞的病人，也应考虑颅外－颅内动脉吻合。Youekawa和Yasargil还提到一例四根动脉都梗阻的病人，行颅外－颅内动脉吻合术后，症状大有改善。⑤烟雾病：前已述及，颅外－颅内动脉吻合手术是较好的治疗方法。⑥外伤性颈动脉闭塞：可行颅外－颅内动脉吻合术治疗，多数主张手术在3周以后进行，以免急性期手术因局部血脑屏障破坏而导致脑出血和死亡。⑦其他：如颅内肿瘤或巨大动脉瘤压迫脑动脉，脑动脉炎造成动脉的狭窄或闭塞，对动脉瘤或颈内动脉海绵窦瘘行孤立手术(trapping operation)需阻断大血管，或手术误伤重要的脑动脉等情况下，都可行颅外－颅内动脉吻合术。

其他试验性治疗及辅助检查上的适应证：①高压氧治疗：在给病人做高压氧治疗前，前、中、后检查其神经系统症状和体征以及脑电图，看有无好转。如给氧一次、几次或一疗程后有好转，表示供氧增加后，一些功能障碍的神经元可以恢复功能，适于行血管吻合术。因此，高压氧治疗能估计CS病人的神经功能障碍能否恢复，可帮助挑选适于手术的病人。②升血压治疗：升高病人血压后症状及脑电图好转，为手术指征。但此法只有当病人血压不高时才能使用。③脑电图检查：除在上述两项治疗中作为神经元功能可否恢复的客观指标外，还可以刺激对侧正中神经，测量感觉区皮质诱发电位，如有好转，亦为手术指征。④局部脑血流测定：局部缺血，或相对的局部缺血，即全脑缺血而局部更严重，为手术指征。⑤脑同位素扫描：连续扫描都为阴性或有进步，表示未发生严重的脑梗死，可以行血管吻合术。⑥CT扫描：TIA及RIND患者的CT扫描大都正常或仅有轻微改变。主要对完全性脑卒中(CS)患者，CT扫描可以提供是否应当手术的根据。若脑组织广泛萎缩及液化，表现为超过3cm直径一个大的空腔，则吻合术难以改善其症状，如脑组织损害在3cm直径以内，即梗阻区密度降低其中一个或多个小的囊腔，吻合术会有帮助，但内囊区即使有小的梗塞，手术效果也不好。

2)禁忌证：①全身状况：决定做颅外－颅内动脉吻合手术前，一定要注意病人的全身状况。多采用全身麻醉，因此，术前必须全面检查全身情况，有严重心、肝、肾、肺功能不全，严重糖尿病，严重高血压合并脑小血管病变、癌症等疾病患者，不宜手术；身体其他部位若有严重的动脉狭窄，手术中哪怕出现暂时的血压降低，也可能造成该动脉的血栓形成，而产生严重后果，这必须引起我们的注意。②脑部情况：脑梗死急性期或有严重的脑水肿或出血，梗塞发生后病人昏迷、神经功能障碍严重，完全卒中晚期伴严重神经功能障碍，CT 检查示广泛脑损害或大空腔，脑内广泛的脉管炎或广泛的小动脉闭塞等，皆不宜手术。

3)手术吻合的方式：手术是将颅外的动脉直接吻合于脑表面的动脉，以建立颅外颅内的侧支循环，改善脑缺血的状况。根据具体选用的供血及受血动脉分下列几种方式：

颞浅动脉 - 大脑中动脉皮质分支(STA-MCA)；

枕动脉 - 大脑中动脉皮质分支(OA-MCA)；

耳动脉 - 大脑中动脉皮质分支(AA-MCA)；

脑膜中动脉 - 大脑中动脉皮质分支(MMA-MCA)；

枕动脉 - 小脑后下动脉(OA-PICA)。

选用哪一支头皮动脉与哪一支皮质动脉做吻合，主要根据血管管径大小，以及皮质缺血区域来决定。

上述各对动脉的吻合，都是端 - 侧吻合，即供血动脉末端吻合到受血动脉的一侧。也可同时用颞浅动脉的两支与两条皮质动脉吻合。对多发的脑血管闭塞，还可分期行双侧吻合，或分期行前后侧吻合，即分期行颞浅动脉与大脑中动脉皮质分支及枕动脉与小脑后下动脉吻合。

4)手术的特殊设备及麻醉：进行颅外 - 颅内吻合术，要备有手术显微镜，双极电凝器、显微手术及微血管吻合器械和用品等。

前部动脉吻合可采用局部麻醉，病人不合作时用全身麻醉。局部注射麻醉剂时注意勿刺伤供血动脉，但又要使麻醉剂浸润到该动脉。后部动脉吻合需要用全身麻醉，术中要保持血压稳定，术中患者要给予静脉输液维持，术前血压高的要给予降血压治疗，以免术中出血难以控制。术前一天可给阿司匹林 600mg。

5)手术技巧：①颞浅动脉与大脑中动脉分支的吻合：头皮切口，用龙胆紫将颞浅动脉在头皮上标示出来，然后确定切口的部位和形式。尽可能保全颞浅动脉，只将所选用的分支在末端切断；骨窗的中心要落在外耳孔上方 6cm 处，此处正常是角回动脉由大脑外侧裂后端走出来的位置。头皮切口有两种，可选用一种：耳上弧形切口(图 34-5-1)由耳郭上方向上垂直切开约 6cm，再向前拐直至发缘，前端要略低，若欲用颞浅动脉前支(额支)吻合，需将头皮切口切至前支的前方，若欲用其后支(顶支)，则不要损伤前支。将选用的前支或后支断端寻出并夹住，皮瓣翻向颞侧，于帽状腱膜下分离皮瓣时，注意不要损伤颞浅动脉，正常颞浅动脉在帽状腱膜外方，但有时由于动脉硬化而增长及弯曲，使动脉的某些部分延伸到帽状腱膜下方，应小心观察之。头皮翻开后，于手术显微镜下仔细分离开颞浅动脉，以备吻合用。沿颞浅动脉顶支或额支做直线切口(图 34-5-1)：多沿顶支作切口，需注意切得要浅，以免损伤动脉，然后将动脉周围组织轻轻分离开。

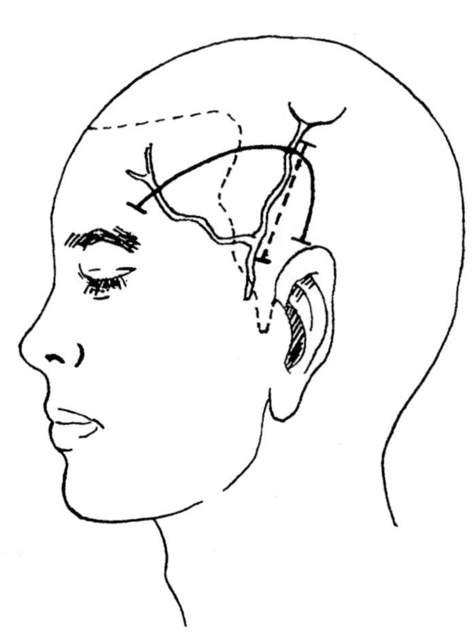

图34-5-1 STA-MCA吻合术头皮切口（弧形切口和直切口）

暴露颞浅动脉：分离颞浅动脉有两种方法，第一紧贴动脉分离。比较容易，分离时要轻巧，以免撕破其细小分支；第二稍离开动脉分离。使血管周围附带一些纤维组织，此种分离不易损伤动脉干，也能保证血管的营养，但较费时间，一般要分离出颞浅动脉 6～8cm 长，但还要根据选用的受血动脉位置而定，分离出的长度要足够，以免吻合后有张力，但太长则容易折曲。暴露皮质动脉：于耳郭上方 3cm 钻孔，扩大至 3～4cm 直径，暴露之皮质恰在侧裂后端,角回动脉、颞后动脉及顶后动脉皆在此处,除非暴露区严重软化或萎缩,总可以找到直径大于0.8mm的皮质分支,选择较粗的一根皮质动脉进行吻合。将皮质动脉上的蛛网膜撕开及剥离掉1～1.5cm长，这样一般长度的动脉有3～5个分支,其直径为0.1～0.2mm,行双极电凝后剪断。将游离出的一段动脉下方置一橡皮片保护脑组织。或将橡皮片剪一长口,覆盖于脑表面,仅露出要吻合的一段动脉即可。吻合:将颞浅动脉穿过颞肌处的肌肉剪掉一块,使成一小洞,以免挤压颞浅动脉。将已分别游离好的供血动脉及受血动脉行端侧吻合（图34-5-2),这样使供血向皮质动脉的两个方向走行。也有人认为应该使血流向侧裂方向供应,使侧裂动脉的大分支充盈，从而供应整个大脑中动脉系统。吻合步骤:将游离的颞浅动脉根部用小动脉阻断夹夹住，或距末端1～2cm处夹住，用肝素稀释液(2 500u肝素+10ml生理盐水)冲洗动脉腔,将颞浅动脉末端外膜及结缔组织去掉约0.5cm长，并剪成45°角斜面。然后把皮质动脉两端用小动脉阻断夹夹住,相距1～1.5cm。用保险刀片纵行切开动脉之一侧,也可用针挑起动脉,剪成一长椭圆形口,切口的长度与颞浅动脉末端口径相似,管腔内亦用肝素稀释液冲洗。用9～10个零的尼龙线行间断缝合。先缝两角,这两针一定要缝得准确,以后每边缝合3～5针。针距要相似,结扎最末一针前,再用肝素盐水冲洗动脉腔。或先放开颞浅动脉夹,冲出管腔内可能存在的凝血块及空气等,而后结扎之。去掉所有动脉夹,检查有无漏血。如漏血较多,要补缝,若仅少许渗血,以明胶海绵压迫即可。去掉动脉夹后,皮质动脉即充盈起来。皮质动脉缺乏弹性,排空血液后呈半透明状态，缝合时注意勿将对侧壁也缝上;由于动脉壁很薄,穿过的缝针或线很易将其撕破；所以缝合与结扎缝线时都不要牵拉皮质动脉;颞浅动脉壁较厚,不易撕破,但勿过多损伤其内膜,以免以后有血栓形成。术中也要注意少损伤血管周围组织。吻合完毕,将出血清理干净,去掉覆盖脑表面的橡皮片。②枕动脉与小脑后下动脉吻合:椎动脉闭塞并出现临床症状，两侧后交通动脉发育不好,而颈动脉系统供血尚好时,可行枕动脉与小脑后下动脉吻合术。椎动脉在发出小脑后下动脉之前闭塞,才能用小脑后下动脉作受血动脉。有些病人临床表现为椎基底动脉的TIA，而血管造影显示两侧颈内动脉闭塞,此时,应行STA-MCA吻合,而不是OA-PIC吻合。头皮切口,病人俯卧位或坐位,头前屈,用龙胆紫将枕动脉标出,于手术侧枕下部作钩形切口（图34-5-3)，中线由枕外结节至颈4棘突,外端在乳突后方作纵切口,中间连线向上呈弧形,这样可使枕动脉游离得长些,翻开皮瓣后于镜下分离枕动脉。枕动脉分离:枕动脉比颞浅动脉更弯曲,其近端要小心分离,以免损伤。分离出枕动脉7～9cm长,于上项线水平切断枕肌,内达中线,外至枕动脉，将枕肌从枕骨上剥离开，在枕下钻孔及扩大,上方达横窦水平,内达中线,下达枕大孔,咬掉环椎后弓,术野暴露得愈大,手术操作愈方便。小脑后下动脉分离:硬脑膜星形剪开,将小脑后下动脉表面的蛛网膜撕掉1～1.5cm，游离出1.5cm长的一段动脉备吻合用。吻合:在游离的枕动脉根部或距其末端1～2cm处用小动脉阻断夹夹住,管腔内以肝素稀释液冲洗，枕动脉末端外膜去除0.5cm长，并剪成斜口,把分离的小脑后下动脉于两端夹住,相距1cm,用保险刀片纵切一口,长度与枕动脉剪的斜口相似,以9～10个零号尼龙线先将其两端与枕动脉缝合,然后每侧各缝4～6针。其他步骤同颞浅动脉与大脑中动脉皮质分支吻合术(图34-5-4)。可选用小脑后下动脉襻作吻合,也可用小脑表面的动脉作吻合,这要视手术野血管管径等具体情况而定。③其他头皮动脉或脑膜中动脉与大脑中动脉与大脑中动脉皮质分支的吻合:选用其他供血动脉如耳动脉和脑膜中动脉与大脑中动脉皮质分支吻合,多半是由于颞浅动脉太细(直径 <1mm),不适合于做供血动脉,有时则是由手术具体情况的需要考虑。

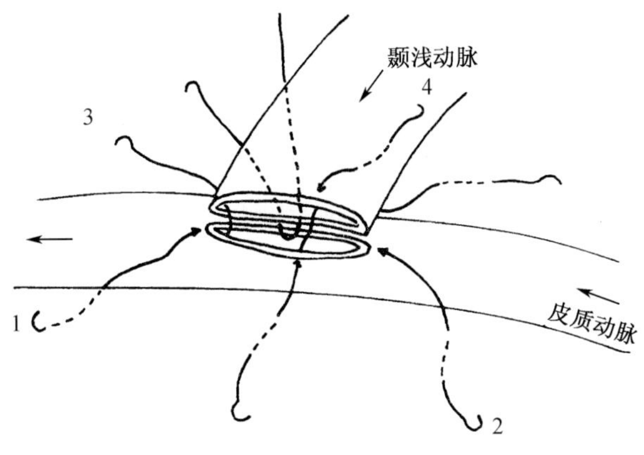

图34-5-2 吻合血管缝合线顺序(1～4针)

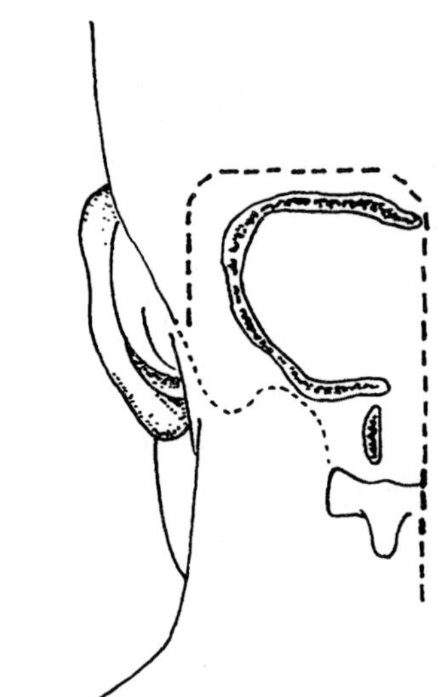

图34-5-3 枕动脉小脑后下动脉吻合入路

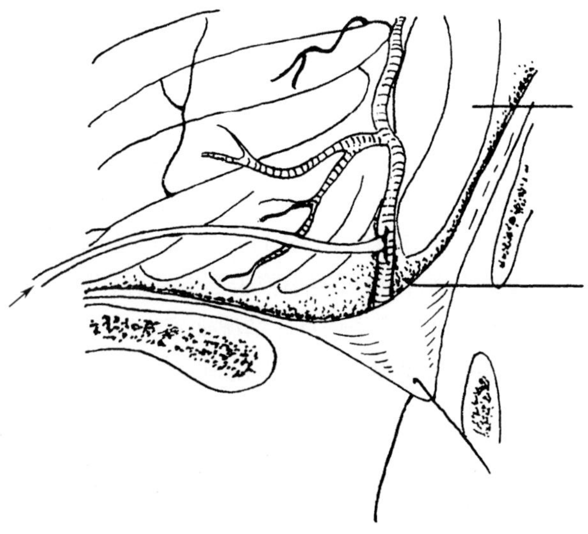

图34-5-4 枕动脉-小脑后下动脉吻合

6)术中的检查及诊断:手术暴露大脑皮质后,要观察脑萎缩的程度及范围。由脑的饱满程度,皮质色泽,血管粗细等可以估价吻合效果。如脑已萎缩塌陷,皮质色黄,皮质动脉口径 <0.6mm,则吻合无益。术中可以测量感觉皮质的诱发电(刺激对侧正中神经诱发),于吻合前及吻合后分别记录,可帮助估计手术效果。

7)手术效果:颅外 - 颅内动脉吻合术开展后的十几年中,全世界已积累手术病例 5 000 例以上,国内也超过 1 500 例。根据众多的病例报告来看,只要病人选择合适,手术的效果是肯定的。影响手术效果的因素很多,如手术技巧、供血及受血动脉的管径,病人的年龄、血压、病程及皮质萎缩程度等。手术效果可以从几方面予以衡量。①术后症状与体征的改善:国内行颅外 - 颅内动脉吻合且资料较完整的 949 例中 20% 是 TIA 及 RIND 患者,72% 是 CS 患者(主要为轻度及中度的神经功能障碍),8% 为烟雾病及其他。术后神经症状及体征改善者占 87%。其中 24% 完全或近于完全恢复。②术后辅助检查:A. 颞浅动脉触诊:术后由于颞浅动脉逐渐扩张,搏动增强。吻合处血栓形成会影响其搏动的强度,若术后 5d 颞浅动脉搏动由减弱而消失,则吻合可能闭塞,应再做血管造影。若证实梗阻,可用颞浅动脉另一支或枕动脉等再行吻合术。摘除吻合处血栓是困难的,因脑动脉壁薄而脆,容易撕破。且摘除血栓会增加内膜损伤,以后可能再次形成血栓。B. 脑电图:随着供血的好转,不仅临床症状进步,脑电活动也增加,皮质诱发电好转。C. 多普勒超声图:在颞浅动脉与大脑中动脉皮质分支吻合术后,以多普勒超声仪对颞浅动脉做血流动力学超声测定,可估计吻合是否有效。D. 脑血管造影:多在术后 7~12d 行脑血管造影复查,若在此之前怀疑吻合不通时,可随时造影。如果吻合成功,受血动脉充盈,脑血流得到改善,颞浅动脉亦较术前扩张。我们的 STA-MCA 吻合通畅率是 84%,术后初期为 75%,后期为 92%,大多数病人的临床效果与脑血管造影结果是一致的。但也有造影显示吻合通畅而临床症状无改善,或吻合已不通而临床症状却有明显改善的。这主要与术前脑萎缩的程度即缺血区神经细胞功能状态等因素有关。E. CT 扫描:如果术后改善,几周后即可显示原密度减低区的密度又有增加。F. 局部脑血流测定:因需要穿刺颞浅动脉,故不能作为术后的常规检查。凡术后神经系统症状和体征改善、血管造影显示吻合通畅及 CT 检查脑部情况好转的,都有局部以至半球血流量的增加;吻合口通畅,但神经功能障碍不恢复,术后的局部脑血流量也无甚增加。局部脑血流测定加多普勒超声描记可以了解吻合后引起的脑灌注的变化和吻合口的功能。③术后脑血管病的再发率:TIA 病人行颅外 - 颅内动脉吻合术后又有脑血管病发作的,Chater(1976)报告为 26%,Kletter(1979)报告为 20%,而未手术的病例,一年内的卒中发生率为 50%,Weinstein 报告 20 例手术后的 TIA 病人,随访 36 个月以上,仅有 1 例出现 CS,并且是发生在非手术侧。CS 病人术后再发率,Yasargil 等(1977)报告随访 3 年出现复发性卒中者仅占 3.8%。Kletter(1979)报告,46 例 CS 病人手术后随访 3 年以上,仅二例死于脑梗死(4.3%)。国内臧人和等1976—1979年随访吻合术后的CS病人41例,内科治疗的CS病人38例,前者3年内出现复发性卒中者19.5%,后者为50%,同样说明了颅内颅外动脉吻合术对预防复发性卒中的意义。

8)术后并发症:据国内949例手术病人统计,术后并发症有:头皮坏死4例,坏死均很轻,无须特殊处理。有的头皮坏死是出现在切口边缘,所以还应注意头皮的止血及缝合技巧。颅内血肿3例,两例发生在手术部位,一例发生在对侧,这可能是由于脑萎缩,再加上术中放出较多脑脊液,使对侧大脑过度下陷,引起大脑上行静脉出血所造成。脑脊液漏2例。手术中不缝硬脑膜或不可能将硬脑膜缝得紧密时,如颞肌也缝得不紧密,脑脊液即可能沿颞浅动脉漏至皮下,而形成皮下积液;如头皮也缝得不好,便会出现脑脊液漏。皮下积液可穿刺抽吸,一般一周后可消失。感染4例,切口感染2例,颅内感染2例。癫痫2例,皆为运动性癫痫,其发生机理及远期影响有待进一步观察研究。脑血栓形成3例,其中2例发生在手术侧,1例发生在手术对侧,可能由于术中血压曾一度过低造成的。一过性神经功能障碍2例,一例同向凝视障碍,一例为一过性失语。心肌梗塞3例。

死亡:术后1个月内死亡14例,占1.48%。原因是,心肌梗死3例,术后颅内血肿3例,颅内感染2例,脑血栓3例,不明原因3例。

其他文献报告的并发症还有肺栓塞、胃肠道出血、肺炎等。

(2)颅外－颅内动脉架桥吻合手术

是颅外－颅内动脉直接吻合的一种代替性手术,操作比直接吻合复杂,效果也未必好,选用动脉做架桥血管时还会因其痉挛而造成梗阻,因此,不作为首选的手术方法,只是在某些情况下才使用,如头皮动脉管径小于1mm,直接吻合困难;有头部外伤,开颅手术或放射治疗的历史而无适当供血动脉可以选用。此时需另寻找头皮以外的动脉或静脉行架桥手术,即取一段动脉或静脉接于颅外动脉与颅内动脉之间。供血的颅外动脉有颞浅动脉主干,颈总动脉、锁骨下动脉、椎动脉等。桥血管多选用桡动脉、大隐静脉或人造血管。受血动脉为床突上颈内动脉、大脑中动脉、小脑后下动脉及椎动脉等。

吻合方式有:锁骨下动脉－大隐静脉－大脑中动脉或椎动脉。

椎动脉－桡动脉－小脑后下动脉。颈总动脉－大隐静脉－床突上颈内动脉。

1)静脉架桥手术:多采用大隐静脉。①静脉架桥于锁骨下动脉与大脑中动脉之间:适用于当病人需做颅外－颅内动脉吻合而又无适当头皮供血动脉可用;处理动脉瘤或动脉畸形需"牺牲"大脑中动脉主干;颈内动脉闭塞等情况。②静脉架桥于颈总动脉与床突上颈内动脉之间:Lougheed(1977年)报告此种手术。他认为此手术比颞浅动脉与大脑中动脉皮质分支吻合的供血要充足得多。临床上常遇到一侧颈内动脉完全闭塞的病例。由于对侧颈内动脉来的侧支血流充足而不出现症状。在这类病人中,对侧颈内动脉狭窄者也不少见。该学者认为,对这条狭窄动脉行内膜切除是很危险的,而应于闭塞侧行静脉架桥手术。此种手术对颈内动脉远端闭塞或大脑中动脉闭塞的病人不适用。③静脉架桥于锁骨下动脉与椎动脉之间:George等1977年报告于锁骨下动脉与椎动脉之间移植大隐静脉一例成功。④静脉架桥于颈外动脉与大脑中动脉皮质分支之间:适用于颞浅动脉不够长或远端管径太细不能做供血动脉时。但是因静脉管径与动脉管径相差太大,吻合容易失败。供血血管与受血动脉管径的比例以1.6∶1为最好,这样手术后的通畅率最高。除由下肢取静脉外,Tew曾由上肢取静脉吻合于颞浅动脉近端及大脑中动脉皮质分支之间。

2)动脉架桥手术:①桡动脉架桥于颈外动脉与大脑中动脉皮质分支之间:桡动脉常用于主动脉与冠状动脉之间的架桥,也可用于颞浅动脉与大脑中动脉皮质分支之间的架桥。桡动脉远端在腕部的管径为3mm。取20mm长的桡动脉做架桥血管用。②桡动脉架桥于颈内动脉和大脑中动脉之间:用于颈内动脉末端巨大动脉瘤欲行孤立手术时,或认为颞浅动脉－大脑中动脉吻合不足以维持血液供应时。③桡动脉架桥于椎动脉与小脑后下动脉之间:Ausmam等1978年移植桡动脉于左侧椎动脉与右侧小脑后下动脉之间,治疗右侧椎动脉梗阻的病人,获得成功。④Weinstein及Chater等正在研究用人的脐带动脉架桥:脐带动脉的直径通常为2～3mm。⑤同种的动脉移植:Matsumura等从人的新鲜尸体四肢上取下动脉,经高伏阴极射线处理后抗原性(antigenicity)降低,用于脑血管重建,外端接到颞浅动脉主干上,内端接到大脑中动脉岛叶部,即该动脉分成三支后任何一支的近端。移植动脉的直径为2mm,临床应用通畅性很好。此种动脉移植法还可用于其他血管的架桥手术,如颈总动脉与颅内动脉之间架桥手术等，可用于处理各种闭塞性脑血管病。

34.5.2 颈动脉内膜切除术（carotid endoar-terectomy）

颈动脉内膜切除术是切除增厚的颈动脉内膜粥样硬化斑块，以预防由于斑块脱落引起的脑卒中。自1951年Spence首次手术成功以来，经过40多年大量手术病例总结，证明颈动脉内膜切除术是防治缺血性脑血管疾病的有效方法。颈动脉分叉部的粥样硬化斑块主要引起两方面脑损害，第一，脑供血减少；第二，脑栓塞。尤以后者最具危险性，栓子来源于脱落的粥样硬化斑块及其附着的血小板凝块、附壁血栓或胆固醇碎片。手术既解除了颈动脉的狭窄，又消除了脑栓子的来源。

（1）适应证的选择

决定对病人实施颈动脉内膜切除术应对血管造影的影像学发现、临床表现及手术危险性三个方面进行综合考虑。

1）血管造影发现：①病灶部位：造成颈动脉狭窄的硬化斑多位于颈总动脉分叉部。对超过乳－颌线（乳突尖与下颌角连线）以上的病灶，颅外手术不可到达。②狭窄程度：动脉直径的最狭窄处小于2mm（或管腔内径缩小超过50%）时，应手术治疗。如狭窄严重，很快要发展为完全梗阻者，应立即手术。③溃疡：当颈动脉显示非狭窄性病灶且只有表浅溃疡，可采取抗血小板凝集等内科治疗。如溃疡深，表面多处不规则，这种改变可产生涡流从而干扰正常腔内层流，使管壁内膜进一步产生溃疡和形成血栓，应尽早手术。④双侧颈动脉狭窄：有症状的一侧先做手术。双侧均有症状时，狭窄较严重的一侧先做手术，3周后再做对侧手术。⑤一侧颈动脉狭窄、对侧闭塞：只做狭窄侧手术。⑥颈动脉狭窄合并椎基底动脉供血不足症状（或TIA）：经狭窄颈动脉可见椎基底动脉系统显影，说明椎“－”基底供血受颈动脉供血的影响较大，颈动脉内膜切除术后，供血不足的后循环动脉血流可得到改善。

2）临床表现：①短暂性脑缺血发作（TIA）：频繁发作TIA并造影发现颈动脉有病灶者，是手术的绝对适应证，应及早手术。②其他脑卒中症状：一过性黑矇、中央视网膜动脉阻塞、轻到中度的稳定性或进展性神经功能缺失，这些均有进一步发展成为大脑半球缺血性损害的危险。如造影发现颈动脉病灶，应行手术切除。③无症状的颈部杂音和颈动脉狭窄：对此病人可做随访观察，如发现杂音有明显改变，并经造影证实有较严重狭窄或溃疡形成时，应手术治疗。

3）术前危险性评价：依据病人的神经功能状况、内科疾病和血管造影发现，将病人术前危险性分为5级（表34－5－2）。病人术前分级越高，手术的危险性越大。

表34－5－2 颈动脉内膜切除术术前危险性分级（Mayo Clinic标准）

分级	表现
1级（Grade 1）	神经功能稳定，无严重内科和造影所见的危险因素，仅有造影见单侧或双侧颈动脉溃疡、狭窄
2级（Grade 2）	神经功能稳定，无严重内科危险因素，有明显的造影所见危险因素
3级（Grade 3）	神经功能稳定，有严重内科危险因素，有或无造影所见的危险因素
4级（Crade 4）	神经功能不稳定，有或无内科及造影所见的危险因素
5级（Grade 5）	颈动脉急性闭塞引起偏瘫，常需同时做大脑中动脉栓子摘除术

注：①造影所见危险因素：同时存在颈内动脉虹吸段狭窄；在第二颈椎水平，远端颈内动脉斑块大于3cm，且病人颈部短而粗；对侧颈内动脉阻塞；溃疡灶内血栓形成；②内科危险因素：心绞痛或半年内有新发的心肌梗塞；严重高血压（>180/110mmHg）；慢性阻塞性肺疾患：年龄大于70岁；重度肥胖；③神经功能危险因素：进展性神经功能缺失；单发性24h内的神经功能缺失；继发于多发性脑梗死的多发性神经功能缺失

（2）术前准备

1）保持足够的血容量：术前病人可以由于许多原因引起低血容量，如卧床休息引起的体液再分配，造影剂检查（CT或血管造影）引起的利尿及术前的限制性饮水等。对低血容量者有必要给予静脉补液。

2）了解病人的心肺功能状况。

3）给予抗血小板凝集药物。如阿司匹林0.3g，每日2次；或潘生丁50mg，每日3次。

（3）麻醉、术中监测及辅助处理

1）麻醉：气管内插管全身麻醉，使用吸入麻醉剂（如氟烷或环丙烷）和巴比妥类药物可显著降低脑的氧代谢率，对脑组织具有保护作用。经鼻气管内插管有利于颈部切口向上延伸，而显露出远端颈内动脉。全身麻醉也有利于术中监测。

2）术中监测：全麻状态下脑功能监测主要方法有：EEG、局部脑血流（rCBF）、颈动脉残存压，诱发电位监测和术中动脉造影。以EEG监测简单易行，应常规应用；有条件作rCBF监测。

3）辅助处理：可应用脑缺血保护剂，如仙台鸡尾酒（20%甘露醇10mg/kg，维生素E10mg/kg，和苯妥英钠phenytoin10mg/kg），或764-3。要保持血压在正常范围内或稍高水平。$PaCO_2$保持在正常范围，以防止低碳酸血症引起的脑血流减少，或高碳酸血症引起的脑过度灌注。

（4）手术方法

病人双肩下垫小枕保持头轻微后仰，并头向手术对侧偏转45°。

沿胸锁乳突肌前缘作皮肤直切口，上端达下颌角后1cm且稍向乳突方向延伸（图34-5-5），下端达甲状软骨下缘。皮肤切口止血要彻底，以免术中全身抗凝后出血。切开颈阔肌，在切口上端有耳大神经从颈阔肌深面穿过，勿损伤此神经。沿胸锁乳突肌中部纵行锐性分开直至暴露出颈动脉鞘。仔细进入颈动脉鞘，勿损伤周围分支。仔细分辨颈内静脉并游离出来（图34-5-6），面总静脉和其他大的桥静脉要双重结扎并中间剪断。分离颈总动脉要尽量少对周围组织做过多的操作，以免损伤喉返神经，同时，也要少在动脉上操作或触动、牵拉动脉，以免斑块脱落造成脑梗死。用一控制带套过颈总动脉。

确定颈总动脉分叉部，在颈动脉窦区注射1%利多卡因0.1ml，以预防由于触动颈动脉窦引起的反射性心动过缓和低血压。游离出颈外动脉，用一个控制带套上；分离出甲状腺上动脉数个毫米，要注意避免伤及喉上神经，用2-0丝线双重结扎。用

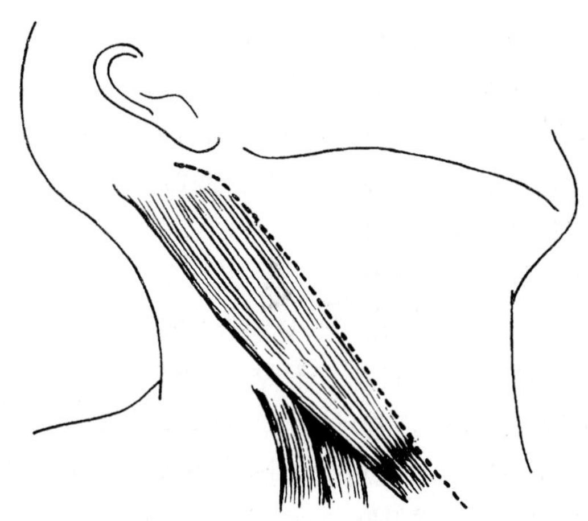

图34-5-5 头颈位置和颈部皮肤切口

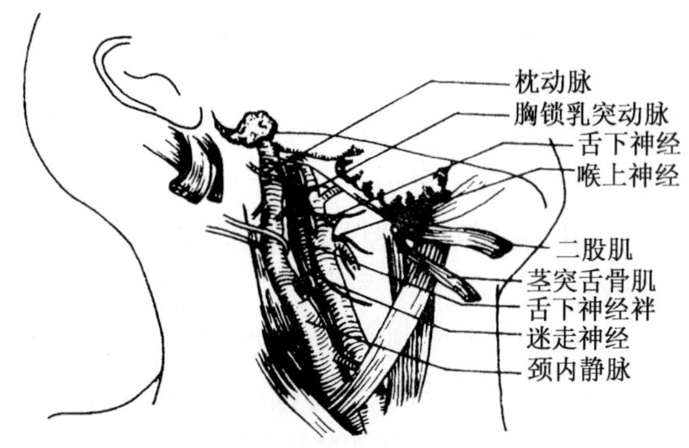

图34-5-6 颈动脉、颈静脉和周围神经的关系

相同方法处理其他颈外动脉分支的近端。颈外动脉处理完毕后，再分离病灶远端的颈内动脉。多数情况下，颈动脉球远端的颈内动脉很容易与周围组织分离；当病变节段血管超过了球部进入远端颈内动脉，此段的颈内动脉分离较困难。迷走神经多位于颈内动脉后侧方，少数情况下位于前方，要注意保护。经常需要显露出耳旁腺的下极，以备必要时向上分离显露颈内动脉远端；不要进入损伤腺体实质，否则可导致术后涎漏。面神经的下颌缘支（支配下唇）从耳旁腺下部腺体中穿过，注意勿损伤。分开二腹肌的后腹和少部分茎突舌骨肌，游离胸锁乳突动脉和静脉，及血管下面的舌下神经；有必要时分离出枕动脉，以上这些措施可使颈内动脉暴露到距颅底1cm处。颈总、颈外和颈内动脉的分离要远离病变节段（分叉部），以免引起斑块脱落造成脑梗死（图34-5-7A）。如病变溃疡穿过中层侵及后壁的动

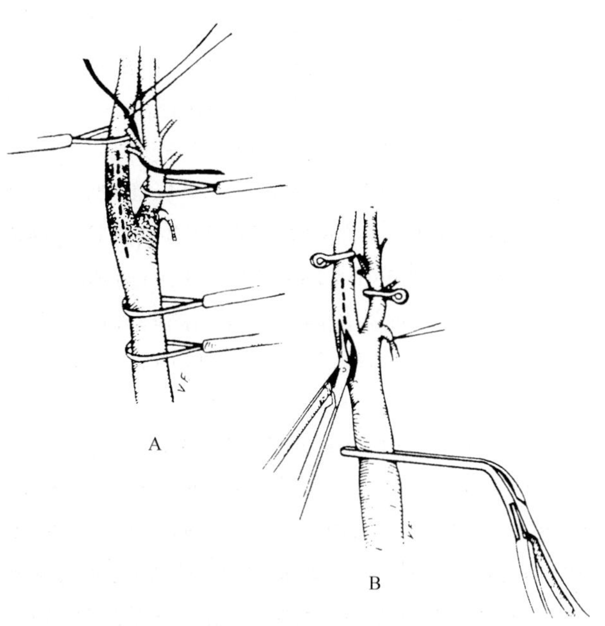

图34-5-7 A颈动脉的显露和分离；B动脉壁切口

脉外膜时，要分离出分叉部的后面以便修补动脉。喉上神经(支配环甲肌)位于分叉部下面,大约与甲状腺上动脉走行一致，此神经损伤可导致轻度声嘶、低音和咳嗽。动脉分离完毕后,给予静脉内肝素5 000u。用动脉瘤夹和控制带分别阻断颈外动脉和颈总动脉。

术中分流并非常规应用。主要依靠血管造影来评估 Willis 环的功能及术中测量颈动脉残留压以确定是否做术中分流。对某些病例,术中分流提供了一定的安全性。残留压测量方法:用一根 23 号穿刺针穿刺病灶下方的颈总动脉，当平均压力在 5.3 ~ 6.2kPa(40 ~ 50mmHg)以下时,可做分流。用一个动脉瘤夹阻断远端颈内动脉,从穿刺点处向上剪开颈总动脉直至颈内动脉病灶上端看见正常血管内膜止(图 34-5-7B、图 34-5-8A)。如果做分流术,选择合适大小的分流管插入远端颈内动脉,放开动脉瘤夹,使倒流的血液从分流管流出,再将颈内动脉上端的控制带收紧。分流管的近端放入颈总动脉,用控制带收紧(图 34-5-8B)。多数粥样硬化斑是晚期病变,可见血管中层与硬化斑块间分界明显。血管中层很少受累。用神经剥离子先从分叉处向颈内动脉远端沿界面分离(图 34-5-8C),斑块一般止于远端颈动脉球处,很易从正常内膜下剥离脱落。假如分叉部很高,或斑块超过了颈动脉球处,应撤出分流管再向上剥离斑块,此时,应适当提高血压,分离出颈内动脉段的斑块后,再向下依次分离出颈总动脉和颈外动脉处的斑块。多数情况下斑块容易从颈内动脉远端剥离下来,但根据情况也可先从颈总动脉段分离。当斑块累及颈外动脉时,剥离是在非直视下进行,要沿斑块底面圆形向上剥离,一般斑块在颈外动脉开口处与正常血管壁有较明显界限,很易剥离。当斑块从颈总动脉段完全分离出来后,在斑块基底部剪断(图 34-5-8D)。颈总动脉近端残留的环带状稍增厚的内膜可以被动脉内血流压贴到动脉壁上;如果远端颈内动脉处的内膜与中层粘连不紧或有分离，可缝合数针将内膜固定在动脉壁上,但注意不要将动脉壁扭曲(图 34-5-8E)。如果斑块在内膜上产生浅的溃疡,很难确定合适的分离界面，此时应在显微镜下用显微剪仔细分离内膜。在斑块被切除后，用肝素盐水反复冲洗血管腔,并仔细察看内壁上有无小的松动的组织块。极少数病例溃疡侵犯中层至动脉外膜，如果动脉足够宽大,可通过折叠缝合予以修补;如果动脉不够大,可做血管壁移植修补。

动脉壁切口用 6-0 线做连续缝合。由于动脉切口缝合后最易发生漏血点是在切口远近两端点,故切口两端点处缝合尤其重要。端点处第一针在切口稍远处,用 2 个交叉结固定,第二针在切口稍上方,用 2 个交叉结固定,再将此两线结扎;第三针平切口端,再依次做连续缝合。连续缝合时有两点应注意:进针角度应与管壁垂直,切口两端进针点应成 W 形而不是 N 形。这样可使切口对合后向外卷起,有利于止血且内壁光滑。缝合从切口两端向切口中段进行,先从远端颈内动脉开始,当上下两连续缝合间距 1cm 左右时，松开颈内和颈总动脉控制带,如有分流管予以抽出,让血液短时间流出后再收紧两端控制带。用肝素盐水冲洗管腔后,将余下切口缝合(图 34-5-8F)。如果预先估计缝合后血管腔狭窄，可用自体静脉或人工血管片修补切口（图 34-5-8G)。切口缝合完毕后,先松开颈外动脉,再放开颈总动脉,这样可使空气和小碎片被血流冲入颈外动脉系统;最后去除颈内动脉夹闭。如果缝合的切口有渗漏，可用 6-0 线补加缝合，但要垫一层 Teflon 垫,这种补缝有可能引起动脉狭窄,因此最好的预防方法是严密缝合动脉壁切口分层缝合颈阔肌和皮肤切口，用橡皮片在皮肤切口上端做引流。术后继续肝素抗凝。

双侧颈动脉内膜切除术应间隔 3 周。在第二次手术前应检查声带和舌头运动情况,双侧声带或舌下神经麻痹是不可恢复的严重并发症。血压不稳定者,可通过延长手术间期和至少保留一侧颈动脉窦神经而达到血压平稳。

术后分叉部的再狭窄是由于血管缝合不紧密或血小板在缝合线附近积聚所引起的内膜增生所致。由于血管周围瘢痕使手术处理很困难,特别是控制远端颈内动脉。需在远端颈内动脉内放置一个球囊导管,做腔内阻塞。增生的内膜很难与血管中膜划分界限，可用锐性分离将增厚的斑块剥除,再做管壁的移植修补术。

(5)术后处理

1)术后 24h 内应严密监视病情变化,记录生命体征和神经功能状态。不应过多给予镇静剂,以免抑制呼吸。早期检查动脉血气变化。注意呼吸变化。

2)注意手术区有无血肿,保持切口引流通畅。如有血肿压迫呼吸道,应立即手术排除血肿。

3)保持血压正常或轻度升高。由于术后颈动脉

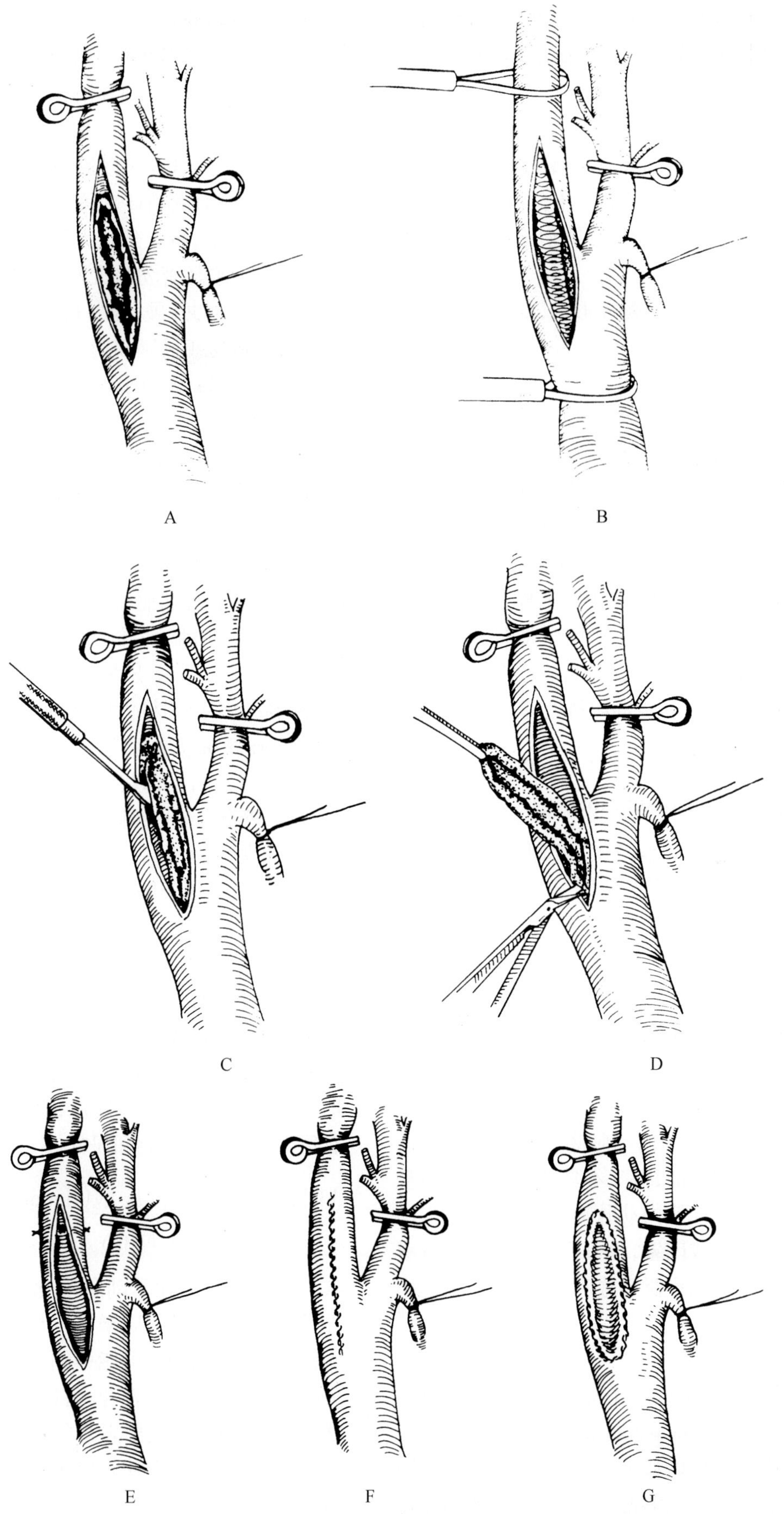

图34-5-8 颈动脉内膜切除手术过程

压力感受器功能丧失，易导致血压改变，多数为术后低血压。应静脉内输入胶体溶液或血液以扩充血容量，如这些方法失败，可用升压药。病人术后血压不稳定，要保持卧床24h；当病人能耐受坐位时，才可开始下床行走。少数病人有术后高血压，轻度升高可不予处理；严重升高要予降压，特别是病人有新近脑梗死，要预防由于血压太高引起的脑内出血或脑水肿。

4）如发生术后颈动脉血栓形成，要予紧急手术切除血栓。

（6）并发症

颈动脉内膜切除术的手术死亡率在1%左右，永久性大的神经功能缺失为1.2%，永久性小的神经功能缺失为1.4%。主要并发症有Ⅶ、Ⅹ、Ⅺ和Ⅻ神经的交感神经功能障碍，非致命性的心肌梗死，颈部血肿和永久性声带麻痹。减少术后并发症的关键在于治疗适应证的选择、术中仔细操作和良好的术后处理。在术后死亡的病例中，心肌梗死占一半的原因，因此，术前、术后要认真检查心脏和冠状动脉的功能情况，并给予积极的内科处理。

34.5.3 大网膜颅内移植术（intracranial omentum transplantation）

大网膜具有丰富的血液供应和很强的修复能力，能很快建立广泛的侧支循环，其在腹腔外也有很强的血管再生能力，因此，当身体某些局部血供不足时，可望利用大网膜的这一特点来增加血流供应。1978年Goldsmith等首先移植大网膜至颅内治疗缺血性脑血管病。国内是在1980年开始做这种手术的。

（1）手术指征

有人主张颅外－颅内动脉吻合术的手术指征均可作为本手术的指征，但又不具备颅外－颅内动脉吻合条件或颅外－颅内动脉吻合失败，颅内广泛的小血管硬化狭窄或闭塞，也可行此种手术。有腹腔炎症病史及大网膜广泛粘连和纤维化者，不适用本手术。

（2）手术方法

分为带蒂移植（pedicled omentum transplantation）与游离移植(free omentum transplantation)两类。

1）带蒂大网膜颅内移植术：开颅与开腹两组同时进行。患者仰卧位，头略偏向对侧。于上腹部作正中或旁正中切口。切开腹腔检查大网膜无缺缩、广泛粘连及纤维化后，将其提出腹腔，观察血管分布，确定大网膜血管的类型，然后将大网膜剪裁延伸成长条状，将延长的大网膜由腹部切口上端即剑突下引出腹腔，在引出部位的腹直肌鞘、腹直肌及腹白线横行切开2～3cm，以避免引出切口的大网膜血管受压，影响血液循环。通过胸壁、颈、耳后3～4cm宽的皮下隧道，将长条状大网膜引至移植区。经过皮下隧道时要注意勿将大网膜扭转。开颅组作额颞顶开颅，广泛切开硬脑膜，将大网膜覆盖在脑表面，周围缝合固定于硬脑膜边缘。将颅骨片去掉或将骨片下部咬除，以免大网膜受压。常规缝合头皮。不放引流。

2）游离大网膜颅内移植术：手术亦分两组进行。腹部手术组取下一片游离的大网膜，其上含有一段胃网膜左或右动、静脉，血管腔内以肝素生理盐水灌洗至液体清亮为止，提供给开颅组。有两种吻合方式：①双端血管吻合：即将网膜上的动、静脉近端与颞浅动、静脉吻合，胃网膜动脉的远端与大脑中动脉皮质分支吻合，这使大网膜起到真正的“架桥”作用。并将大网膜铺平在大脑表面上。其近端的血管吻合也可选用其他的动、静脉如下述。②一端血管吻合：即将大网膜上的动、静脉近端与颞浅动、静脉，或甲状腺上动脉与颈外静脉，或颌外动、静脉吻合，而另一端不与皮质的动脉吻合，只单纯将大网膜覆盖于脑表面。

（3）手术效果

大网膜颅内移植术是治疗缺血性脑血管病的一种新途径，国内已行这种手术200余例。一般持肯定态度。从国内200余例手术病人看，近期疗效满意，有效者占90%以上。关于此手术的远期效果，适应证的范围，手术并发症，例如，癫痫等问题，还有待今后进一步观察和研究。

34.5.4 椎动脉减压术（decompressison of vertebral artery）

椎动脉狭窄除了动脉硬化这个最常见的原因外，颈椎关节病的骨质增生也是原因之一。正常两侧椎动脉变异很大，可能一侧发育不良而主要依靠另一侧供血，此时若发育不良一侧受压则不出现症状；但如果后交通动脉发育好，能充分供应椎、基底动脉的侧支血流，即使两侧椎动脉都受压也可以不出现症状。

颈椎关节病压迫椎动脉造成的椎、基底动脉缺血症状在转头向后看、向上看、起床或改变身体姿势时出现。主要有头痛、视力障碍、四肢麻木、出冷汗、眩晕、恶心、呕吐等,偶有耳鸣及听力丧失或眩晕。骨质增生压迫颈神经根则有颈及肩部疼痛,少数有颅神经障碍,小脑体征,偶有半身运动及感觉障碍。X 线平片可见颈椎关节骨质增生,椎间孔显著狭窄。血管造影检查除照常规的正、侧位片外,还可使头后仰或向一侧过度转动再拍片。向同侧转头使椎动脉受压增加,可造成近全梗阻。椎动脉受压部位多在颈 $C_5 \sim C_6$、$C_4 \sim C_5$、$C_5 \sim C_7$ 之间, 多为一侧椎动脉受压,也可双侧都受压。

(1)手术指征

有临床症状,造影显示一侧或双侧椎动脉受压狭窄,均为手术指征。只有椎动脉向外移位而无狭窄的不必做手术。

(2)手术技巧

多采用前入路,如为双侧椎动脉受压,先手术一侧,过 1~2 月再手术对侧。

采用气管内插管麻醉,患者仰卧位,头偏向对侧作切口前先用 X 线定位。由中线到胸锁乳突肌外缘做横切口,长 6~7cm,如为多发病变,则沿胸锁乳突肌前缘作纵切口。由颈动脉鞘与甲状腺、喉之间分开直达椎体。用一针刺入椎间盘照侧位像,以进一步定出手术部位。触诊可摸到颈长肌下的骨质增生,电灼颈长肌内缘并切断,暴露横突,注意走行于颈长肌外面的颈交感干,勿损伤。将骨刺上、下横突上的颈长肌切掉一部分,并去掉上、下的横突前壁。骨刺用小咬骨钳、括匙或电钻去除。椎动脉受压最严重部位的周围会形成瘢痕,用普鲁卡因注射至动脉周围防止其发生痉挛,在手术显微镜下用硬膜钩钩起增厚的外膜,纵行切开,并切除纤维性瘢痕组织,若静脉丛出血,以海绵轻压止血,其余手术步骤从略。

(3)手术效果

术后大部分病人的临床症状消失,血管造影显示椎动脉狭窄消失。

30.5.5 颅外–颅内血管连通术(extracraniall intracranial arterial synanyiosis)

是将颅外的颞肌、头皮动脉缝合于硬膜上,使其与大脑皮质的血管建立吻合,从而增加脑皮质的血流量。此手术方法主要用于治疗烟雾病。

颅内外血管连通术有多种手术方式:①脑–肌血管连通术(encephalo–myo–synangiosis),Henschen(1950)将颞肌覆盖在脑表面,发现颞肌上的血管与脑表面上的血管建立了吻合支,由此开创了颅内外血管连通术治疗脑缺血性疾病。②脑–硬膜–动脉血管连通术(encephalo–duro–arterio–synangiosis),Matsushima(1981)将头皮动脉及其帽状腱膜缝合于硬膜上,术后造影证实头皮动脉与脑皮质动脉之间有血管连通。③脑–肌–动脉–血管连通术(encephalo–myo–arterio–synangiosis),Nakagawa(1987)将颞浅动脉连同颞肌缝合于硬膜上,术后证实有血管与脑皮质连通。

(王忠诚　张玉琪)

参考文献

[1] 蒋大介,杨国源. 实用神经外科手术学[M]. 上海:上海科学技术出版社,1990:318–323.

[2] 李柏,王忠诚,赵继宗,等. 烟雾病颈内外动脉造影和超微病理学研究[J]. 中华神经外科杂志,1990,6:173.

[3] 李柏,王忠诚,孙异临,等. Moyamoya 病脑血管的超微形态学研究[J]. 中华神经外科杂志,1987,3:92.

[4] 刘旭光, 王忠诚. 烟雾病 12 例脑血管造影和 CT 对比分析[J]. 中华神经外科杂志,1986,2:20.

[5] 刘承基. 脑血管病的外科治疗 [M]. 南京: 江苏科学技术出版社,1986,187–237.

[6] 张玉琪,周定标. 单侧颈动脉阻断后的脑缺血性损害[J]. 国外医学,神经病学神经外科分册,1993,20:78.

[7] 张玉琪,周定标,罗毅,等. 大鼠单侧颈动脉阻断所致脑缺血性损害和 764–3 脑保护作用的实验研究 [J]. 中华神经外科杂志,1993,9:278.

[8] 周定标,段国升,张纪,等. 颈动脉内膜切除治疗暂时性脑缺血[J]. 中华外科杂志,1989,27:743.

[9] Cebul RD,Whisnant JP. Carotid endo arterectomy. Annals of Internal Medicine,1989,11:660.

[10] Dennis M,Bamford J,Sandercock P,et al. Prognosis of transient ischemic attacks in the Oxfordshire Community Stroke Projeet. Srtoke,1990,21:848.

[11] Leblane R. Cerebral amyiaid angiopathy and Moyamoya disease Neurosurgery Clinics of North America,1992,3:625.

[12] Nakagawa Y,Nagashima M,Kitaoke K,et al. Encephalo–myo–arterio –synangiosis (EMAS):new operation for Moyamoya disease. International Symposium on Surgery for Cerebral Stroke (Abstract). May,1987. Sendal,Japan:p233.

[13] Nichimoto A,Kuyama H,Niimi H. Statistical study of Japanese cases of Moyamoya disease with long term follow up. International Symposium on Surgery for cerebral stroke. (Abstract). May,1987,Sendai,Japan:p52.

[14] Shi YQ. Moyamoya disease in Shanghai. International symp–

osium on surgery for Cerebral Stroke. (Abstract). May,1987, Sendai,Japan:52.

[15] Sundt TM,Whisnant JP,Houser OW,et al. Prospective study of the effectiveness and durability of carotid endarterectomy. Mayo Clinic Proceedings,1990,65:625.

[16] The EC/IC Bypass Stady Group. Failure of entracranial - intracranial arterial bypass to reduce the risk of ischemic stroke: results of an international randomized trail. N Engl J Med,1985,313:1191.

[17] Wang CC,Zhao JZ. Moyamoya disease in China. International Symposium on Surgery for cerebral Stroke.(Abstract). May, 1987,Sendai,Japan:p53.

[18] Whisnant JP,Wiebers DO. Clinical epidemiology of transient cerebral ischemic attacks (TLA)in the anterior and posterior circulation. In: Sundt TMJt ed. Occlusive Cerebrovascular Diseases: Diagnosis and Surgical Management. New York,WB Saunders Co. 1987:60-65.

[19] Yoshimoto T,Ogawa A,Suzuki J. Acute stage revascularization under the administration of a new cerebral protective agent- "Sendai Cocktail". International Symposium on Sargery for Cerebral Stroke Sendai,Japan,May,1987:101.

35. 脑出血性疾病的外科处理

35.1 高血压脑出血性疾病的治疗

高血压脑出血（hypertensive intracerebral hemorrhage，HICH）是脑血管病中病死率和致残率都很高的一种疾患。西方国家脑出血(ICH)占全部脑卒中 8%～15%，而我国则高达 21%～48%。1981 年美国 ICH 年发病率为 9/10 万人口，其中 HICH 占 70.9%，病死率为 67.9%。2000 年 Montes 等报告，美国每年新发脑卒中 70 万人，其中 1/10 为 ICH，大多数为患高血压的老年人，30d 死亡率为 35%～50%，其中半数死于发病后头两日内，存活者多留有严重残疾。在亚洲，1966 年日本曾报告 HICH 居死亡原因首位，其后的 20 余年，经过控制高血压及其相关疾病，脑卒中死亡顺序已降至第三位。1997 年 Nakayama 等对日本 Shibata 省城区脑卒中随访 15.5 年的结果，再次表明脑卒中发病率明显下降。根据流行病学调查，我国 HICH 年发病率为 50.6～80.7/10 万人口，被 1997 年世界卫生组织 Monica 监测方案列为脑卒中高发国家。据 2000 年统计，我国老年(>60 岁)人口已超过 1.3 亿，不难看出，HICH 这种以老年人罹患为主的疾患，正在严重地威胁着人们的健康。因此，必须引起重视，不断研究对其防治的有效措施。

高血压脑出血传统的治疗观念是采取内科疗法，但疗效不满意。20 世纪初始，神经外科医生即努力探索外科疗法。1903 年 Harvey Cushing 指出：脑出血后继发脑水肿较出血本身所致的损害还重，并提出了手术治疗的指征及可行性。1932 年 Bagley 认为，手术效果和出血部位密切相关，深部者预后不佳。次年 Penfield 报道 2 例手术成功，此后虽有些零星报道，但疗效并不理想。早年对出血部位的诊断主要是根据临床表现，20 世纪 50 年代后开始采用脑血管造影，为手术提供了较为准确的定位。1961 年英国 Mckissock 等对 180 例高血压脑出血进行了前瞻性研究，随机分为内科及手术两组。结果：内科组及手术组死亡率分别为 51% 和 60%，指出保守疗法也可收到一定疗效，否定了手术治疗的优越性。1965 年 Caurico 等报道 102 例手术病例，强调术前神志障碍程度、血压水平及病情进展快慢和预后密切相关。

高血压脑出血到底采用哪种方法是有争议的。这些不同的意见主要集中在对两种疗法、疗效的对比，死亡率是否降低，神经功能恢复的可能性及其程度的比较等。CT 问世后，大大简化了诊断方法。而且对出血可以准确定位并定量，改变了过去对出血只靠临床及血管造影所得出的间接判断，通过 CT 可以直接了解出血情况并判断预后，如再结合病人临床表现即可确定应采取的对策。虽然如此，目前对于手术治疗及其指征的认识仍有不同看法。

毋庸讳言，HICH 后所致的脑组织破坏及其相应功能受损，目前尚缺乏有效方法。因此，在治疗上完全依赖手术，是不现实的。但是，如果分析出血后的一系列病理变化，有助于对外科治疗的理解(图 35-1-1)。

(1)出血继续扩大

传统的看法认为 HICH 是血管破裂后一次性出血，通常在发病后 20～30min 即形成血肿停止出血。Herbstein 等将 51Cr 标记的红细胞注入患者体

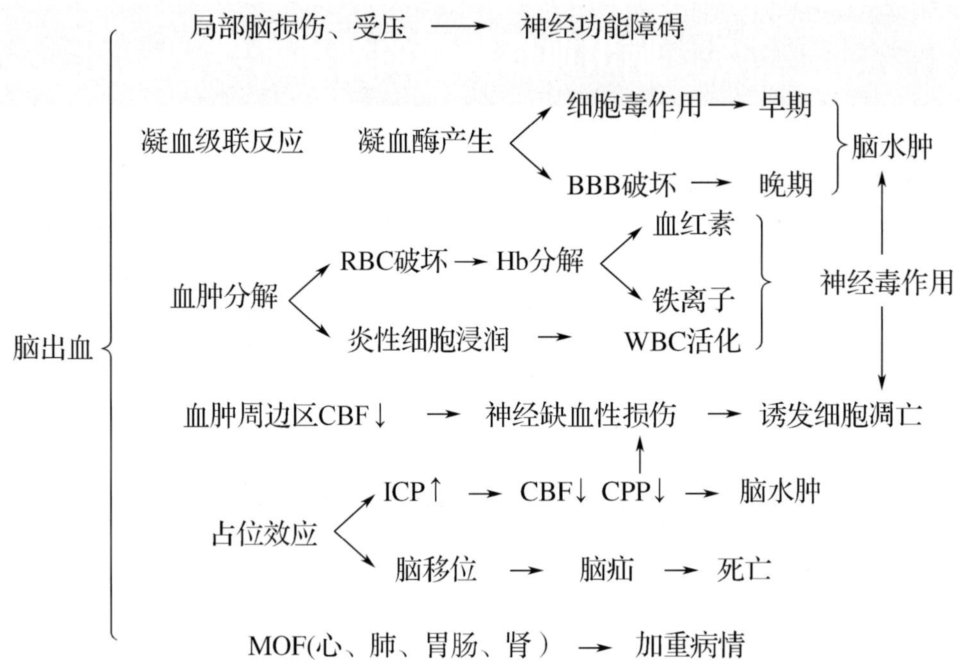

图35-1-1 HIGH病理生理变化

注:BBB 血脑屏障、Hb 血红蛋白、ICP 颅内压、CPP 脑灌注压、MOF 多脏器功能衰竭、CBF 脑血流、RBC 红细胞

内,5h 后尸检时未见标记的红细胞进入血肿,提示出血已止。但是发病后病情不断恶化以及 CT 在临床应用后,许多作者报告了出血继续扩大。Kazui 等(1996)通过 204 例 HICH 患者的 CT 影像分析,以两次 CT 差≥12.5ml 为标准,认为:发病后 3h 内血肿继续扩大者占 36%,6h 后仍占 17%,但 24h 后降至 0。Brott 等 1997 年观察了 103 例 HICH 患者 CT 变化,以两次血肿直径≥10%,即认为扩大。发现病后 3h 内 CT 与其后 1~20h 的 CT 相比,分别有 26%及 12%血肿增大。通常,80%血肿继续扩大均在 6h 内,其原因多与出血后血压过高、频繁呕吐、呼吸道梗阻、过度脱水等有关,并以 CT 显示血肿深在、形态不规则多见。此外,既往有酗酒、肝功能障碍者也易发生再出血。至于血肿扩大是由于持续出血、再出血抑或多源性出血,目前尚不清。不过它改变了对病后早期神经系统症状体征恶化的传统看法,即单纯由于反应性水肿所致,同时也表明了早期手术干预的必要性。

(2)血肿对脑组织毒性作用

Suzuki 和 Ebina(1980)首先提出 HICH 除占位效应外,还因其毒性作用而致脑组织损伤。Kanno 等(1993)在大鼠脑神经元培养液中加入不同浓度的血红蛋白,24h 后检测神经元活性。发现神经元活性降低程度与血红蛋白浓度密切相关,表明高浓度血红蛋白对神经元有毒性作用。他们同时用狗脑出血模型,在出血被尿激酶溶解吸除后不同时间内,对血肿周围组织的胆碱乙酰转化酶、乙酰胆碱脂酶及 γ-烯醇化酶进行检测,发现上述指标于出血 1h 后开始下降,3h 数值降至 50%,6h 后活性开始增加。但其后 6h 在非手术组活性又明显下降,而手术组除烯醇化酶稍下降外,其余两者继续升高,说明手术清除出血,对血肿周围半暗带区内的神经功能有保护和改善作用。众所周知,脑水肿是脑损伤重要标志之一,实验用全血及惰性油、蜡混合物向鼠脑内注射,发现仅全血造成脑水肿。同样采用微球囊充胀,只表现占位效应,其时脑血流每分钟下降低于 20ml/100g,但在头 24h 内并无脑水肿出现。猪脑出血模型头 24h 内血块收缩体积变小,血肿周围反而水肿明显,同时发现血浆蛋白渗出后 1h,血肿周围即出现脑水肿。此后众多实验均证实当出现凝血级联反应,血块形成时,凝血酶原被激活转变为凝血酶,而后者具有较强的神经毒性作用,是导致脑水肿的主要原因。脑出血时，每毫升血浆可产生210～360U 凝血酶，而 1ml 血仅需 1U 凝血酶即可在 15 秒内凝固。Lee 等(1997)研究表明:正常循环血液中不存在可以测出的凝血酶，但在脑出血后，凝血级联反应可以产生相对大量的凝血酶,并已经证实由凝血酶原转变为凝血酶的程度与血肿周围脑水肿范围相符，且这种水肿可被凝血酶抑制剂(如 nexin-1 蛋白酶、水蛭素)所抑制。作者还观察了凝血酶对血脑屏障(BBB)的影响,发现出血 24h 时同侧半球 BBB 通透性明显增加，说明 BBB 受到损害,但对脑血流及脑血管直径未见明显变化。临床上当脑出血患者伴有凝血障碍或曾接受过抗凝治疗者其血肿周围水肿也较轻微。目前已知凝血酶对神经组织的毒性作用,包括:①在 C6 胶质瘤细胞培养液中加入凝血酶,24h 后标志脑细胞损伤的乳酸脱氢酶(LDH)明显增加;②将凝血酶注入动物脑出血模型脑内,30min 后脑电波呈现癫样发作,提示对脑细胞有直接毒性作用;③实验中可抑制鸡和鸟的脊髓运动神经元,诱发其退变、死亡;④当培养液中凝血酶≥500nmol/L 时可致星形细胞和海马神经元死亡。上述研究表明,凝血酶所致的细胞死亡属于凋亡,而细胞凋亡与细胞内钙离子浓度持续升高有关。综上所述,目前,在 HICH 后,凝血酶对脑组织的毒性作用日益受到关注,及时清除出血将有助于减轻上述的不良反应。

(3)血肿占位效应

HICH 除出血部位外，出血量的多少同样是决定预后的重要因素。解除血肿对脑组织的压迫无疑可以降低增高的颅内压，防止危及生命的脑疝发生;提高脑灌注压以及清除血块分解产物,减轻毒性作用及脑水肿。动物实验及临床应用 SPECT 及 PET 观测结果表明,脑出血后血肿周边存在着血流下降,其程度与血肿大小密切相关,小量出血多使局部血流短时下降,大量出血则可致同侧半球长时间缺血。在鼠小量脑出血实验中,血肿周围每百克脑组织血流可降至 25ml/min，但 10min 后恢复,并不出现脑梗死。在猴当 CBF＞23ml 时,即使时间较长,也无脑梗死,但当 CBF＜10～12ml 时,2～3h 后即产生脑梗死。有报告成年人大脑半球出血量＜54ml 时,仅短时影响颅内压及脑灌注压,如超出此耐受阈值,则后果严重。此外,不同部位的出血,影响脑血流下降程度和范围也不同,丘脑出血引起的双侧半球血流下降较之壳核更为明显,且持续时间长,表明出血部位越靠近中线,脑血流改变也越明显。研究还表明:脑出血周边虽然出现不完全性缺血,同样可以诱发神经细胞凋亡,在此过程中,存在着一 DNA 可修复的时间窗(<24h),如能尽早进行有效干预,可望改善其预后。

35.1.1 手术适应证(indication of operation)

手术的目的主要在于清除血肿、降低颅内压，使受压(不是破坏)的神经元有恢复的可能性,防止和减轻出血后一系列继发性病理变化,打破危及生命的恶性循环。但是基于不同资料、不同单位,对手术指征的选择也不同。因此所获治疗效果大相径庭,且也无法比较。

Ransohoff 等指出,凡病情迅速恶化,血压、呼吸需药物及人工维持,均不应考虑手术。Kanaya 等对一组病例进行了回顾性研究,认为:无明显意识障碍的患者,无论采用哪种治疗,结果都好;已有明显意识障碍但尚未出现脑疝者，外科治疗优于内科;深昏迷、双瞳扩大,生命征趋于衰竭者,内、外科疗法均不理想。

根据我们的经验,综合考虑下述几点,或可有助于决定手术与否。

1)出血部位:浅部出血要优先考虑手术,如皮质下、壳核及小脑出血。急性脑干出血手术疗效多不理想。

2)出血量:通常大脑半球出血量大于 30ml,小脑出血大于 10ml 即有手术指征。

3)病情的演变:出血后病情进展迅猛,短时内即陷入深昏迷,多不考虑手术。

4)意识障碍:神智清醒多不需手术,发病后意识障碍轻微,其后缓慢加深,以及来院时意识中度障碍者,应积极进行手术。

5)其他:年龄不应作为考虑手术的因素。发病后血压过高,≥26.6/16/kPa(200/120mmHg)、眼底出血,病前有心、肺、肾等严重疾患者,多不适于手术。此外,手术前还应征得家属同意,理解手术效果。在考虑上述诸多因素中,最重要的也是被大家公认的即术前意识状况。有无意识障碍及其程度,可直接反映脑实质受累或受损情况,因此,与手术疗效密切相关。为此,根据出血后意识状况,临床上可分为五级,以便于记录、比较,以及确定手术与否(表 35-1-1)。此外,也可根据格拉斯哥昏迷评分(GCS)对意识障碍进行评定(表 35-1-2)。

表35-1-1 脑出血后意识状况的分级

分级	意识状态	主要体征
Ⅰ级	清醒或嗜睡	伴不同程度偏瘫及(或)失语
Ⅱ级	嗜睡或朦胧	伴不同程度偏瘫及(或)失语
Ⅲ级	浅昏迷	偏瘫、瞳孔等大
Ⅳ级	昏迷	偏瘫、瞳孔等大或不等
Ⅴ级	深昏迷	去脑强直或四肢软瘫，单或双侧瞳孔散大

注:嗜睡:病人意识存在,对刺激有反应,瞳孔、角膜、吞咽反射存在,唤醒后可作正确回答,但旋即入睡,合作欠佳;朦胧:意识未完全丧失,对刺激有反应,浅反射存在,可回答简单问题,但常不正确;浅昏迷:对刺激反应迟钝,呼之偶应,但不能回答问题,深、浅反射存在;昏迷:对重刺激可有反应,浅反射消失,深反射减退或亢进,常有尿失禁;深昏迷:对一切刺激均无反应,瞳孔对光反应迟钝或消失,四肢张力消失或极度增高,并有尿潴留。

表35-1-2 脑出血后GCS与意识状况分级比较

GCS 评分	意识状况分级
14～15	Ⅰ级
13	Ⅱ级
10～12	Ⅲ级
6～9	Ⅳ级
3～5	Ⅴ级

注:GCS 评分:

睁眼反应:自动睁眼 4 呼唤睁眼 3 刺痛睁眼 2 不睁眼 1

言语反应:正确回答 5 回答错误 4 乱说乱语 3 发音不清 2 不能发音 1

运动反应:按吩咐动作 6 刺痛能定位 5 刺痛能躲避 4 去皮质屈曲状 3 去大脑伸直状 2 不动 1

Ⅰ级患者多为皮质下或壳核出血，出血量不多,一般不需手术。但当出血量较大(>30ml)时也考虑清除血肿,以加速或有利于恢复。Ⅴ级患者由于已处晚期,手术很难奏效,故很少考虑。Ⅲ级患者最适宜手术治疗。Ⅱ、Ⅳ级患者绝大多数也适于手术,但Ⅱ级如出血量不多也可先采取内科疗法,根据病情变化再定。Ⅳ级如高龄、体弱、病情进展较快并已出现脑疝,估计预后不佳者,也可少考虑手术。

神野哲夫等(1993)在分析了全日本 7010 例壳核出血手术治疗(3372 例)与非手术治疗(3638 例)疗效后，发现手术仅可降低重症患者死亡率,而轻、中型患者的功能恢复，非手术治疗优于手术组。因此提出手术适应证应当改变过去依靠影像学表现,而应从生理学标准判定。具体作法:除深昏迷、呼吸不佳者外，经 CT 检查后先行高压氧(2atm、60min)治疗;或予以脱水药物(甘露醇或甘油),比较用药前后脑诱发电位(SEP 或 BAEP)改变,如上述反应良好,症状体征改善,则为手术绝对适应证。作者等对 33 例进行了上述观察,6 例在临床表现及 SEP 反应均好者,经手术清除血肿后,5 例功能恢复极佳。

随着立体定向及 CT 引导定位的发展,采用血肿单纯穿刺吸引、血肿破碎吸引以及注药溶解血肿等方法,清除血肿已变得简单易行、创伤小,不需全身麻醉即可施行。因此,上面提出的适应证可以放宽。

小结:目前已被多数人接受的手术适应证大致如下:①出血后保留一定程度的意识及神经功能,其后逐渐恶化,但脑疝表现尚不明显,说明原发性损害还有逆转的可能,病情的恶化常与颅内压增高密切相关。因此,手术很可能挽救生命,应积极予以考虑。②小脑出血:由于出血靠近脑干,而且在出现不可逆转恶化之前,多无明显先兆。为了防止上述情况发生,手术是唯一有效的治疗手段。除非临床症状轻微、出血量少(<10ml)者。③对出血原因诊断不清,疑为血管畸形、动脉瘤者,宜行手术探察,进一步明确。④手术清除血肿对神经功能恢复的评价尚不肯定,理论上讲是有意义的,但在临床方面还不能完全证实。因此在选择手术时要想到这一点。⑤脑干出血通常较少考虑直接手术,可采用立体定向穿刺治疗,如并发脑室出血,出现脑积水可根据情况行脑室外引流或分流术。

35.1.2 手术时机(timing of operation)

手术时机的选择过去争论较大,Bagley 认为,出血数日后血块开始分解，与周围组织粘连轻微,术后再出血机会也少,所以主张 2 周后手术。Cook 指出,急性期手术应为禁忌。Mitsuno 等指出,24h 内患者多呈休克状,手术危险性大,48h 后由于颅内压增高、脑缺氧,肺部并发症的出现对手术治疗不利,因此认为,24～48h 之间手术最为理想。20 世纪 70 年代以后,主张早期或超早期(出血后 7h 内)手术者日益增多。从病理生理变化看,脑出血后 6～7h,血肿周围开始出现脑水肿、脑组织坏死,而且随时间增长而加重。一组 205 例脑出血尸检资料表明,80%患者死于 24h 内；另一组临床死亡病历中,24%死于 24h 内,44%死于 48h 内;70%死于 1 周内。由此可见,大部分死亡病历都在出血后早期内死亡。Popo 对脑出血患者采用颅内压监测，证实颅内压确有一过性增高。因此，支持早期手术，以解决高颅压问题。近年研究还表明尽早清除血肿，有助于减少凝血过程及血液成分崩解释放出毒性生物活性物质以及其他炎性介质对周围组织的损伤。Kaneko（1977，1981）等报道的两组（38 例，100 例）超早期（7h 内）手术结果，不论从死亡率（7%～7.8%）及预后恢复方面（63%生活自理，26%部分自理）均优于以往报道。Kanno 等（1993）报告手术治疗 318 例壳核出血，也认为在发病 6h 内清除血肿，病人神经功能恢复比例明显提高。国内（2003）一组 266 例 HICH 关于手术时机的研究表明：≤7h、7～24h 及 >24h 手术的近、远期疗效、死亡率及生活质量均无显著差异，但 7h 以内手术组颅内再出血风险高于另外两组。因此，认为 HICH 手术时机选择以发病后 7～24h 为宜。笔者认为：对发病后有手术适应证者，如能采用直视下清除血肿，并彻底止血，术后再出血概率将大为减少，应该提倡尽早手术、尽快打破恶性循环、减少死亡率、提高患者生活质量。

35.1.3 手术方法（the method of operation）

（1）开颅清除血肿

传统的做法可分为皮骨瓣成形开颅及钻孔扩大骨窗法。以壳核出血为例，通常在额颞部或颞部行马蹄形切口，骨瓣开颅。或在颞部颧弓上钻孔穿刺抽出部分积血初步减压后，再延长切口，扩大骨窗至 3～4cm。进入颅内后，剪开硬脑膜，在血肿距皮质最浅处（颞上或颞中回）切开皮质，也可采用分开侧裂，显露岛叶，在岛叶皮质上切开 1cm，进入血肿腔将血肿清除。小脑出血可根据出血部位，于枕下行中线或旁正中直切口，钻孔后扩大骨窗，十字剪开硬脑膜，穿刺证实后，切开小脑，行血肿清除。清除血肿时，只在血肿内操作，吸引力不要过大，以免损伤周围组织，遇有动脉活动出血可用双极电凝处理，对粘连过紧的小血块，多为原发出血点可以保留；对已形成的血肿包膜除非诊断需要，不必处理，以免加重损伤，妥善止血后，血肿腔内留置引流管，结束手术。

皮骨瓣成形开颅清除血肿多需全身麻醉，手术创伤大，增加患者负担，现已很少应用。目前多采用微创小骨窗法或称“锁孔”（Keyhole）手术，通常在颞部耳前 1cm 行直切口，逐层切开达骨面，用磨钻钻孔后，以铣刀形成一直径 3cm 骨窗，进入颅内。其优点是在手术显微镜下彻底清除血肿并止血，达到立即减压的目的，术毕，骨瓣复位，逐层缝合。如术前病情严重，脑水肿明显，术毕时颅压下降不明显，必要时还可扩大骨窗减压、血肿腔内留置引流管，以利于渡过术后反应期。对出血破入脑室者，术前可行脑室穿刺置管放液，降低颅压。待脑内血肿清除后，还可经该引流管缓慢注入生理盐水，将积存于脑室内的血，通过血肿腔冲出，术后持续引流数日。

微创小骨窗法，由于创伤小，且可做到快速清除血肿、止血满意，所以特别适用于壳核或出血部位不深、术前病情分级在Ⅱ、Ⅲ级者。此外，小脑半球出血也可采用，以期达到迅速减压的目的。

（2）穿刺吸除血肿

CT 问世前，由于对血肿部位及出血量不能做出准确判断，且穿刺前、后无法比较抽出量所占全部出血量的比例，因此效果不佳。有人甚至认为，单纯穿刺无法止血，反而可以增加再出血的机会。随着临床和实验研究的不断深入，以及诊治手段的改进，穿刺吸除血肿由于创伤小、操作简便，目前已日益受到瞩目，并被广泛采用。

穿刺吸除血肿的依据：①利用 CT 导向或立体定向技术将穿刺针或吸引管准确置于血肿中心，在抽吸血肿时，可以防止对周围组织的损伤。②临床实践证明，即使开颅手术，也无须将全部出血清除。因此，当出血不是过大，首次穿刺如能吸除出血总量的 60%～70%，颅内压及脑受压即可得到一定缓解，剩余部分可分次解决，以免颅压波动过大、中线复位过快出现意外。③出血后数小时，液态的出血仅占血肿量的 1/5，其余均已形成胶冻状血凝块，单纯抽取不易解决。为此，可利用 CUSA、阿基米德钻、旋转绞丝等将血肿破碎后再吸除。④术中抽吸压力可根据血肿性状掌握，有些实验已计算出使用负压范围（<31.7kPa 或 0.2atm）以保证安全。⑤计算吸出总量，对残留血肿可注入纤溶剂，如尿激酶（UK，6 千～1 万 U）、基因重组链激酶（rSK，50 万 U），夹闭引流管 4h 进行溶解，以利引流排出。⑥术后可用 CT 复查有无再出血，并及时采取相应的措施。

穿刺吸除血肿方法：①根据 CT 定位，利用立体定向原理以血肿中心为靶点，确定穿刺点。穿刺点应选在血肿距头皮最近、无大血管或重要功能区处。脑桥出血穿刺点，多选在横窦下方 1cm、中线旁 4cm 处，穿刺方向与矢状面呈 60 度角。②颅骨钻孔：采用常规头皮切口、乳突拉钩牵开、用颅钻钻孔；或在头皮行小切口后，用专用细头电钻钻孔；③血肿穿刺成功后，按术前计划行血肿直接吸除、血肿破碎吸除、血肿腔内注入纤溶剂溶解引流等。脑实质出血量小于 40ml，可一次吸除；出血量大，中线移位严重者，宜分次吸出。两次间隔时间依病情变化及复查 CT 所见而定，一般在 12～24h 左右。对血肿破入脑室者，可先吸除脑实质内出血，再根据出血范围行一侧或双侧脑室外引流，并可配合应用纤溶剂和(或)定期冲洗。

穿刺吸除血肿法适用于各部位出血，特别是深部出血，如丘脑出血、脑实质出血伴脑室出血、进展缓慢的脑干出血等。由于本法不能止血，故只有当无活动出血时方可进行。有人认为，以出血后 3d 为宜，特别是当合并应用纤溶剂时，以减少再出血机会。但文献中也有不同看法，一组 505 例穿刺治疗脑出血的报道，出血后 1～3d 吸除血肿的病例占 84%(424 例)，其中 1～7h 占 14.3%(72 例)、8～24h 占 39.2%(198 例)、25～72h 占 30.5%(154 例)，全组再出血仅 2 例。另一组 1 041 例穿刺后再出血率为 3.2%，指出再出血与早期特别是超早期手术、过度吸引、术中血压过高(>27kPa)有关，并提出血肿清除率以 65%～75%为稳妥。如术中遇有出血，可向血肿腔内注入血凝酶(立止血)1 万 U，保留 3min，出血多可停止。为了减少术后再出血，有人在血肿腔内留置气囊，用来压迫止血。值得提出的是：由于本法不能一次抽净出血，所以对出血量大的患者，当穿刺效果不显著时，应及时采取相应措施。此外，对小脑出血者建议慎用，特别是出血量较多时。综上所述，穿刺吸除血肿有其独特的优点，但是由于富有毒性的血肿不能一次排空，继续损伤周围组织，因此有人持保留态度，故还应不断积累经验，改进不足。

(3)神经内镜清除血肿

内镜应用历史虽长，但科技含量高的神经外科专用内镜，则是近十余年发展起来的。专用内镜已可制成细管径(<5mm)、多视角、照明良好以及可供吸引、冲洗、电凝的通道。由于其具有微创特点，应用范围日益扩大。在 HICH，无论脑室或脑实质内出血均可采用，除可满意清除出血，还可通过电凝或激光止血。Auer 等(1989)报告 50 例脑内血肿采用内镜清除，并和 50 例内科治疗组进行随机对照。结果：6 个月时两组病死率分别为 42%和 70%，提示内镜治疗明显优于内科治疗组。上述结果在 Femandes 等（2000）对 7 组脑出血进行 Meta 分析后，被认为是唯一能表明外科治疗对 ICH 是有益的。国内(1996、1997、2001 年)几组报告于发病后 2～42h，经 CT 导向定位，行内镜清除血肿，吸除出血占总量 70%～80%，效果满意。虽然文献报告(1998 年)术后可发生再出血(12.5%)，但国内尚未遇到，可能与例数不多有关。无疑，内镜为 HICH 提供了一新的微创治疗手段。

(4)脑室穿刺外引流

适应证主要是针对脑室内出血。当中线结构(如脑桥、小脑蚓部)出血影响脑脊液循环，出现脑积水时，外引流也可用来缓解颅压，作为对出血的一种姑息疗法。原发性高血压脑室出血甚为少见，临床上多数(>80%)为继发性出血，依序为：基底节、丘脑、小脑、脑桥。脑室出血后，如脑室液中红细胞压积 >16%，CT 片上才能表现为出血，如 <12% 则不能提示。此外，脑室液 CT 值为 20～40Hu 提示为血性脑室液，40～80Hu 则为血凝块。

脑室外引流穿刺部位多选在一侧或双侧额角，对出血病例可合并应用纤溶剂；行双侧引流时还可进行冲洗。但也有人认为由于体位关系，出血更易沉积于枕角，穿刺枕角可尽早将血液引出。一组 96 例脑室出血报告(2002)，对比枕角及额角穿刺各 48 例，两组死亡分别为 5 例及 11 例，提示枕角引流优于额角。此外对Ⅲ、Ⅳ脑室出血，有人主张在行脑室外引流的同时，每日行腰椎穿刺放液，可有助于上述脑室内血液的清除。

脑室外引流对出血铸型者效果不佳，可首选神经内镜治疗，也可采用微创小骨窗经额角或枕角清除。

35.1.4 术后处理(the postoperative treat ment)

如同神经外科重症术后处理一样，此处不拟详述。重点治疗应放在下述几点：①保持血压稳定，防止过高造成再出血，过低导致脑血流灌注压不足。②控制颅内压增高，减轻因高颅压所致的继发性损害。③防止并发症。加强护理，保持水电解质平衡，以及补充营养等。术后常见的并发症是肺部感染、消化道出血等。当患者病情稳定，即可早期进行语言、肢体等神经功能康复治疗。

35.1.5 外科治疗结果(the results)

1)影响疗效因素的分析：①意识水平可直接反映病情程度。因此，术前意识状态与手术疗效有极大关系。水上公宏将患者初诊时意识状态分为五类：Ⅰ神志清楚；Ⅱ嗜睡；Ⅲ浅昏迷；Ⅳ昏迷；Ⅴ深昏迷。各组死亡率分别为0、13%、32%、64%、94%。国内近年报道了120例手术结果，术前无昏迷的39例无死亡；浅至中度昏迷50例，死亡8例(16%)；深昏迷31例，死亡17例(54.8%)。由上可见，术前意识障碍越重，疗效越差。②出血量及部位：出血部位深浅与预后关系密切。显而易见，深部出血可直接影响脑重要结构，死亡率颇高。通常皮质下、壳核外侧出血者，手术疗效满意。丘脑出血则较差，脑干出血更差。小脑出血如诊断治疗及时，外科治疗明显优于内科，术前无明显意识障碍者可无死亡。一组21例小脑出血的报道，术后仅2例死亡。出血量多少和脑组织破坏及受压呈正相关。因此，出血量越多，预后也越差。但是从治疗角度看，出血部位更为重要。临床常可看到皮质下出血数10ml，患者不一定出现意识障碍，而少量深部出血，多数即可陷入昏迷。关于不同部位出血和能否直接手术，过去已有众多讨论，并已基本统一了认识。但对出血多少才适合手术，目前尚无定论。有人根据出血量占颅内容积的比例来决定手术与否，即出血量占幕上容积4%以下很少手术；8%～12%是手术绝对适应证；>12%预后不佳，不考虑手术。也有人认为，皮质下出血>30ml，壳核出血>20ml，丘脑出血>10ml者即应手术。脑干出血>5ml或出血直径>2cm曾被认为是“死亡量”，不宜干预。笔者认为：重要的是应根据病情分级、患者全身情况综合考虑，硬性规定多少量是不恰当的。但是从功能恢复角度来考虑，特别是在发病后早期采用穿刺吸除术者手术尺度可以放宽，以争取好的疗效。③手术时机：脑出血致死病例大都在病后早期内死亡。因此，早期手术势必带来很多不理想的结局。但是早期需行手术者也多说明出血猛、出血量大，急需清除血肿减压。此类患者如不处理，恐生存机会较少。所以，从挽救生命出发，外科手术明显优于内科治疗。另外，根据脑出血后一系列病理生理变化，如能在前述继发性改变前采取措施，相信可能提高疗效，这也是提倡超早期手术的依据。事实上，多数结果也是比较满意的。早年提出待出血平稳后再手术，虽然死亡率可能降低，但实际的病死率及致残率并不能降低，使一些可以挽救的患者，丧失了机会，所以已不被人们接受。④手术方式：手术方式和疗效关系目前尚不好比较，但从发展趋势看，微创手术及穿刺吸除法正在逐渐替代传统的开颅清除术，并已做出了一定成绩。如前所述，手术方式的选择还要根据病情、患者状况及各单位条件等多方面衡量决定。⑤其他：如年龄不能作为单独因素考虑，应作具体分析，但是年龄越大，越应注意并发疾患。又如病前患高血压及发病后血压≥26.6/16kPa(200/120mmHg)、病后伴眼底出血者，手术疗效均差。术前合并心、肺、肾等疾患肯定也会影响手术疗效。

2)手术效果：高血压脑出血的手术疗效，由于各家选择病例不同，影响疗效的因素较多，所以差异甚大。CT应用前，手术死亡率一般多在50%左右。目前，由于神经影像技术对血肿准确的定位，采用早期或超早期手术，死亡率已明显下降。国内一组505例急诊锥颅治疗高血压脑出血的报道，其中，424例(84%)均在1～3d内穿刺，全组死亡100例，死亡率为19.8%。国内另一有30单位参加的脑出血治疗协作组，采用锥颅“碎吸”血肿1041例，全组死亡232例，死亡率为22.3%。应用开颅早期手术清除119例壳核出血的报道，全组无死亡；另一组73例重症高血压脑出血超早期手术死亡11例，死亡率15%。小脑出血手术91例，死亡9例，死亡率9.8%。此外，丘脑及脑干出血穿刺引流手术死亡率分别在30%及50%左右。

脑出血后远期随访过去报道较少，一组80例脑出血患者的3～6年随访结果表明：3年末，有89.9%病例其瘫痪侧肢体肌力恢复Ⅱ级以上，达到显著好转水平；4年末，54.7%病例病理反射消失；6年末，累计复发出血率为49.8%。

关于术后功能恢复的报道过去也不多，通常多采用ADL(日常生活能力)分级法：Ⅰ级：完全恢复日常生活；Ⅱ级：部分恢复或可独立生活；Ⅲ级：需人帮助，扶拐可走；Ⅳ级：卧床，但保持意识；Ⅴ级：植物生存状态。

综合文献报道，术后功能恢复情况大致为：ADLⅠ级15%；Ⅱ级25%；Ⅲ级30%；Ⅳ级25%；Ⅴ级5%。

（赵雅度）

参考文献

[1] 赵雅度. 高血压脑出血，见：王忠诚主编. 脑血管病及其外科治疗[M]. 北京：北京出版社，1994：51-66.

[2] 陈锦峰，丁育基，张子平，等. 高血压脑出血外科治疗方式和影

响疗效因素[J]. 中华外科杂志,1996,34(3):160-163.

[3] 赵晶,杨丛林,白云杰,等. 立体定向血肿适形置管引流术治疗脑出血的临床应用[J]. 中风与神经疾病杂志,2002,19(1):47-48.

[4] 亢建民,梁思泉,姚鑫,等. 急性进展型基底节高血压脑出血的治疗(附82例临床分析)[J]. 中风与神经疾病杂志,2002,19(1):49-50.

[5] 尹浩军,郭志义. 颅内血肿微创清除术治疗脑室出血26例临床研究[J]. 中风与神经疾病杂志,2002,(2):114-115.

[6] 康宁. 关于颅内血肿微创术后再出血防止的几点体会[J].中风与神经疾病杂志,2002,19(5):316.

[7] 刘宏毅,常义,邹元杰,等. 实验性高血压脑出血与周围脑组织结构关系探讨[J]. 中华神经外科疾病研究杂志,2002,1(2):176-177.

[8] 邹元杰,刘宏毅,常义等. 高血压脑出血半暗带早期病理变化及脑保护的实验研究[J]. 中华神经医学杂志,2002,1(1):31-32.

[9] 刘庆新,苏长海,张苏明. 脑出血血肿周围半暗带的病理生理研究进展[J]. 国外医学脑血管病分册,2002,10(6):425-427.

[10] 方琪,许丽珍,包仕尧. 脑出血病理生理机制研究进展[J]. 国外医学脑血管病分册,2002,10(1):60-62.

[11] 方琪,包仕尧,许丽珍. 凝血酶与神经细胞凋亡的实验研究[J]. 中风与神经疾病杂志,2002,19(6):341-343.

[12] 崔志强,孟庆芬,王占祥,等. 脑干血肿的立体定向治疗[J]. 中国微侵袭神经外科杂志,2002,7(4):232.

[13] 刘明,王树新,刘启峰,等. 枕角穿刺尿激酶灌注治疗自发性脑室出血[J]. 中国微侵袭神经外科杂志,2002,7(4):242-243.

[14] 谢重海,万金中,谢涛,等. 脑内镜CT立体定向手术治疗高血压脑出血[J]. 中华神经外科杂志,2001,17(4):200.

[15] 王建清,陈街城,吴劲松,等. 高血压脑出血手术时机的规范化研究[J]. 中国微侵袭神经外科杂志,2003,8(1)21-24.

[16] Kanno T,Nagata T,Nonomura K, et al. New approaches in the treatment of hypertensive intracerebral hemorrhage. Stroke, 1993,24(Suppl I):I-96-I-100.

[17] Kazui S,Naritomi H,Yamamoto H,et al. Enlargement of spontaneous intracerebral hemorrhage,incidence and time course. Stroke. 1996,27:1783-1987.

[18] Brott T,Broderick J,Kothari R,et al. Early hemorrhage in patients with intracerebral hemorrhage. Stroke. 1997,28:1-5.

[19] Nakayama T,Date C,Yokoyama T,et al. A 15.5-year follow-up study of stroke in a Japanese provincial city-The Shibata Study. Stroke. 1997,28:45-52.

[20] Lee KR,Kawai N,Kim S,et al. Mechanisms of edema formation after intracerebral hemorrhage:effects of thrombin on CBF,BBB permeability and cell survival in a rat model . J. Neurosurg. 1997,86:272-278.

[21] Kim MA,Kim EY,Song JH,et al. Surgical options of hypertensive intracerebral hemorrhage:stereotactic endoscopic removal versus stereotactic catheter drainage. J,Korean Med Sci.,1998:533.

[22] Xi GH,Wagner KR,Keep RF,et al. Role of blood clot formation on early edema development after experimental intracerebral hemorrhage. Stroke. 1998,29(12):2580-2586.

[23] Fernandes HM,Gregson B,Siddique S,et al. Surgery in intracerebral hemorrhage. The uncertainty coutinues. Stroke. 2000,31:2511-2516.

[24] Hemphill Ⅲ JC,Bonovich DC,Besmertis L,et al. A simple,reliable grading scale for intracerebral hemorrhage. Stroke,2001,32:891-897.

[25] Liliang PC,Liang CL,Lu CH,et al. Hypertensive caudate hemorrhage:Prognostic predictor,outcome,and role of external ventricular drainge. Stroke. 2001,32:1195-120031.

35.2 其他脑出血疾病的有关问题

35.2.1 蛛网膜下腔出血(subarachnoid hemorrhage)

(1)概述

自发性蛛网膜下腔出血是由于多种原因使血液进入颅内或椎管内的蛛网膜下腔所引起的综合征。据国外资料统计,蛛网膜下腔出血的发病率为每年10人/10万人, 占脑血管病总发病率的12%~20%;国内资料统计为9%~22.4%。

引起蛛网膜下腔出血的原因很多,主要有动脉瘤、脑血管畸形、高血压动脉硬化、烟雾病、肿瘤等出血。其中,以动脉瘤出血最常见,大宗文献统计表明动脉瘤出血占蛛网膜下腔出血病人的52%。此外,尚有一部分查不清死因者,其所占的比例受诊断条件影响,过去曾高达46.3%。随着检查手段的进步,对蛛网膜下腔出血的病因检出率增加,不明原因的比例下降为9%~20%。血液病、颅内感染、药物中毒等造成蛛网膜下腔出血者也偶见。

(2)临床表现

蛛网膜下腔出血的最常见的症状为突然发生的头痛、恶心、呕吐、意识障碍、抽搐、精神症状等,最常见的体征为脑膜刺激征、肢体运动功能障碍和颅神经受损。临床表现除与出血速度、出血量有关外,还因原发病变的性质而异,如颅内动脉瘤病人的脑膜刺激征和颅神经损害症状明显高于动静脉畸形者;而肢体运动障碍,癫痫和失语者则多见于动静脉畸形。CT 表现:颅内动脉瘤多为蛛网膜下腔出血,而颅内动静脉畸形则以颅内血肿为多。

蛛网膜下腔出血的并发症主要有脑血管痉挛、急性交通性脑积水、再出血、上消化道出血等。

(3)诊断

对临床上怀疑有蛛网膜下腔出血的病人进行辅助检查,包括 CT、腰穿、脑血管造影。除对出血明确诊断外,还应积极进行病因诊断。

1)CT 检查:首先,一般凡对疑有蛛网膜下腔出血的病人,均应尽早从速进行 CT 检查,以求尽早明确诊断,并及时发现需外科紧急处理的并发症。

2)腰穿:因腰穿有诱发脑疝、加重病情的可能,故此项检查仅限于 CT 未能明确出血时。如临床上或 CT 扫描能确诊的病人,勿需作腰穿检查。如无 CT 条件,腰穿时要慎重选择适应证并谨慎操作。

3)脑血管造影:在明确蛛网膜下腔出血后,原则上应进一步行脑血管造影,以确定出血的来源,决定进一步的治疗方法。

脑血管造影的并发症与造影的时间有关,统计表明,在出血后 3d 内和 3 周后造影的并发症最低。因此,脑出血造影应选择在此期间内进行。此外,根据病人脑部功能情况考虑:意识清醒者可随时造影,如病情危重,昏迷伴去脑干强直者,宜暂缓造影。

(4)治疗

蛛网膜下腔出血一旦发生,易于复发,有人统计在 1 633 例非手术治疗的蛛网膜下腔出血病人中,第一次出血后的死亡率为 12%,首次出血后的生存者中 69% 发生再出血,再出血死亡率为 72%。因此,及早明确出血来源,消除病因是治疗的关键所在:

蛛网膜下腔出血的原因大多需外科治疗,但并不都适宜于手术治疗,不同病因有不同的治疗原则。详见有关各章节。

对于病因不明的蛛网膜下腔出血,由于病情相对较轻,预后较好,一般不作特殊处理,保守治疗即可。

35.2.2 脑室内出血(intraventricular hemorrhage)

(1)概述

脑室内出血是指由非外伤因素导致颅内血管破裂、血液进入脑室系统引起的综合征。其发病率很高,均占自发性颅内出血的 20%~60%。根据其出血部位来源分为原发性和继发性脑室内出血。

1)原发性脑室内出血:是指出血部位在脑室脉络丛或室管膜下区 1.5cm 以内出血。约占脑室出血的 7.4%~18.9%。引起原发性脑室内出血的原因依次为动脉瘤、高血压动脉硬化、烟雾病、脑动静脉畸形,原因不明、其他(肿瘤、梗塞性出血、寄生虫、血液病)。

2)继发性脑室内出血:是指室管膜下区 1.5cm 以外的脑实质出血破入脑室。约占脑室内出血的 93%。引起继发性脑室内出血的病因依次为高血压动脉硬化、动脉瘤、动静脉畸形、烟雾病、颅内肿瘤、原因不明及其他(血液病、肝病、梗塞后出血)。

不同部位的出血穿破脑室的路径不尽相同,蛛网膜下腔的出血,血液可通过第四脑室侧孔及正中孔逆流入脑室系统,丘脑出血多破入第三脑室;壳核出血多破入侧脑室;小脑出血多破入第四脑室;Willis 环处动脉瘤破裂出血。血肿可破坏胼胝体嘴部而进入第三脑室。

一般脑室内出血的自然吸收、消失的时间要比脑实质血肿快,平均血肿消失时间 12d,少数需较长时间。血肿可造成广泛蛛网膜粘连及蛛网膜颗粒阻塞,引起不同程度迟发交通性脑积水,多在发病后 1 周左右出现,发病后 1 个月左右逐渐消退,少数遗有持续性脑积水。

(2)临床表现

多数病人在发病前有明显的诱因,如情绪激动,用力活动,洗澡、饮酒等。多为急性起病,少数可呈亚急性或慢性起病。

1)一般表现:视出血部位及出血量多少而异,轻者可表现为头痛、头晕、恶心、呕吐、血压升高,脑膜刺激征等。重者表现为意识障碍、癫痫发作、高热、肌张力高、双侧病理反射等征。晚期可出现脑疝,去脑强直和呼吸循环障碍以及自主神经系统紊乱。部分病人可伴有上消化道出血、急性肾功能衰竭,肺炎等并发症。

2)原发脑室内出血:除具有一般表现外,与继发脑室内出血相比尚有以下特点:①意识障碍相对较轻。②可亚急性或慢性起病。③定位体征不明显。④多以认知功能、定向力障碍和精神症状为常见。

3)继发脑室内出血:除具有一般表现外,还因原发出血部位不同其临床表现各异:①位于内囊前肢的血肿，极易破入脑室，临床表现相对较轻。②位于内囊后肢前2/3的血肿，由于距脑室相对较远，当血肿穿破脑室时，脑实质破坏严重，临床表现为突然昏迷、偏瘫，在主侧半球可有失语、病理反射阳性，双眼球向病灶侧凝视。③位于内囊后1/3的血肿，多有感觉障碍和视野变化。④丘脑的出血，表现为意识障碍，偏瘫、一侧肢体麻木，双眼上视困难、高烧、尿崩症、病理反射阳性等。⑤小脑的出血表现为头痛、头晕、恶心、呕吐、颈强直、共济失调等，重者出现意识障碍、呼吸衰竭等。⑥脑干出血，轻者表现为头痛剧烈、眼花、呕吐，后组颅神经损伤，颈强直等，重者深昏迷，交叉瘫，双侧瞳孔缩小，呼吸衰竭等。

4）脑室出血的临床分级：脑室内出血的临床分级或分型对指导治疗和判断预后有着重要的意义。国内外先后有Sanders（1881）、Pia（1969）、Little（1977），Fenichel（1980）、Graeb（1982）、Verma（1987），方燕南（1988），刘玉光（1992）对脑室出血进行分级，其中Graeb和Verma等人按照CT上每个脑室内的血液量及有无脑室扩大进行分级，对指导治疗有一定的意义。见表35-2-1。但他们未将临床考虑在内，国内有

表35-2-1　Graeb和Verma分级方法

Graeb氏评分分级标准			Verma氏评分分级标准		
脑室	CT表现	评分	脑室	CT表现	评分
侧脑室	有微量或少量出血	1	侧脑室	血液占侧脑室一半或少于一半	1
（每侧侧脑室分别计分）	出血小于脑室的一半	2	（每侧侧脑室分别计分）		
	出血小于脑室的一半	3		血液占侧脑室一半	2
	脑室内充满血液并扩大	4		血液充满侧脑室并扩大	3
第三脑室	脑室内有积血大小正常	1	第三脑室	脑室内有积血无扩大	1
	脑室内充满血液并扩大	2		脑室内有积血有扩大	2
第四脑室	脑室内有积血大小正常	1	第四脑室	脑室内有积血无扩大	1
	脑室内充满血液并扩大	2		脑室内有积血有扩大	2
总分		12分	总分		10分

表35-2-2　自发性脑室内出血分级方法

临床指标	内容	评分	CT指标	内容	评分
年龄	<35	0	原发出	脑室内、脑叶、蛛网膜下腔	0
（岁）	35～361	1	血部位	基底节，丘脑	1
	>60	2		小脑、脑干，多发性出血	2
入院时血	12～17.2/8～12	0	脑实质内血	0（即PIVH或SAH）	0
压（kPa）	17.3～26.7/12～16	1	肿量（ml）	≤30	1
	≥26.7/16或≤12/8	2		>30	2
入院时临	仅有头痛、头晕、恶心呕吐	0	中线结构移	≤10	0
床状况	有脑定位征，瞳孔正常	1	位（mm）	10～15	1
	早期脑疝征，生命体征平衡	2		>15	2
	晚期脑疝，去脑强直，生命体征紊乱	3	急性梗阻性	无（VCA<0.15）	0
入院时意	清醒	0	脑积水（VCR）	轻度（VCR=0.15～0.23）	1
识水平	朦胧	1		重度（VCR>0.23）	2
	浅昏迷	2	脑室内血肿	远离脑室孔	0
	深昏迷	3	部位	室间孔	1
				第三、四脑室	2

表中kPa为千帕，PIVH为原发性脑室内出血，SAH为蛛网膜下腔出血，VCR为脑室－颅比率。总分20分，0～5分为Ⅰ级，6～10分为Ⅱ级，11～15分为Ⅲ级，16～20分为Ⅳ级

人将临床与 CT 相结合进行分级，克服了前人的不足，目前认为较为实用。具体分级见表 35-2-2。

（3）诊断

包括脑室内出血的一般诊断和病因诊断。临床上除对脑内出血做出一般性诊断外，还应进一步查找出血来源，做出病因诊断。

1）CT 检查：CT 问世前，诊断脑室内出血十分困难，往往要依靠尸检发现。CT 能准确证实出血部位、范围，以及脑室大小，并可重复检查，便于对出血的动态观察及随诊，因此为首选检查手段。

2）腰穿及脑室造影：有一定的危险性，或加重病情。目前已不作常规检查，除非无 CT 条件或某些特殊需要时方可施行，检查应在严格掌握适应证条件下谨慎从事。

3）脑血管造影：脑血管造影能显示出自发性脑室内出血的病因（如动脉瘤、脑血管畸形、烟雾病和颅内肿瘤等）表现及血肿破入脑室后的某些血管受压、移位的特征性表现。关于脑血管造影的时机，参阅 35.2.1 内容。

不同病因的脑室内出血尚有其各自的特点，如高血压脑室内出血的病人大多数有明显的高血压病史，中年以上突然发病，脑血管造影无颅内血管异常；动脉瘤、动静脉畸形及烟雾病灶脑室内出血发病年龄较小，脑血管造影可以确诊；颅内肿瘤性脑室内出血发病前多有颅内占位病变的临床表现，强化 CT 可明确诊断。

（4）治疗

选择恰当的治疗方法是直接关系到病人预后的一个关键问题。脑室内出血的治疗包括内科治疗、脑室穿刺引流术和开颅血肿清除术。

1）内科治疗：①适应证：按国内分类属于Ⅰ级的病人；高龄伴有多器官衰竭，脑疝晚期的病人。②治疗措施：包括镇静、止血、减轻脑水肿和降颅压，防治并发症、改善脑功能等。

2）脑室穿刺引流术：脑室穿刺引流术简单易行、安全有效，并发症少，对各类型的脑室内出血均适用。尤其是Ⅱ级病人效果最好。无特殊的禁忌证，故凡内科治疗无效或高龄，有心、肺、肝、肾等脏器严重疾患者，以及脑干血肿不能直接手术或脑疝晚期病人，均可应用脑室穿刺引流术。尤其对有急性梗阻性脑积水的原发性脑室出血病人更为适用。手术宜尽早施行，一般 7h 内手术效果最好。

手术并发症主要有术后再出血和颅内感染。注意事项包括：①钻颅及置管的位置，一般可于含血量少的一侧或健侧引流，若室间孔阻塞时可同时行双侧引流。有时由于血块阻塞而致引流失败。近年来，有人向脑室内注尿激酶，引流血液，证实效果良好，但关于尿激酶的有效剂量、次数、时机和用药并发症，有待深入研究。②引流管选择，宜选择质软、无毒、壁薄、腔大的导管，一般用内径为 4mm 的橡胶管。③拔管时机，一般当脑脊液已变淡或颅内压已正常，特别是经 CT 复查脑室内血肿已消失即可拔管。总之，根据情况尽早拔管为原则。④预防感染，严格无菌操作，避免漏液和逆流，预防应用抗生素。

3）开颅血肿消除术：一般对Ⅲ级病人应考虑血肿清除术，但不同原因的脑室内出血手术适应证及手术方法不尽相同。因此，对高血压、动脉瘤、动静脉畸形及烟雾病性出血的开颅手术参见有关章节。

35.2.3 颅内肿瘤性出血（intracranial hemorrhage from tumors）

（1）概述

5%～10%颅内肿瘤可以引起出血，转移性肿瘤要较原发性肿瘤常见。在引起颅内出血的转移性肿瘤中，以支气管肺癌、黑色素瘤、绒瘤和胃癌最常见，此外，还有肝癌、卵巢癌、前列腺癌等。在原发性颅内肿瘤的出血中，以胶质母细胞瘤和少支胶质细胞瘤最为常见，星形细胞瘤、脉络丛乳突状瘤、室管膜瘤、脑膜瘤、垂体腺瘤、脊索瘤和神经纤维瘤等也能引起出血，髓母细胞瘤出血多发生于儿童。

肿瘤出血的类型依肿瘤的类别和生长部位不同而异，可有脑实质内、脑室内、蛛网膜下腔，硬膜下和硬膜外出血。Wakai 等人对 45 例肿瘤出血分析表现，83%为肿瘤内或脑实质内出血，15%蛛网膜下腔出血，2%硬膜下出血。①肿瘤内出血：脑实质内出血是肿瘤出血最常见的一种类型，大多为瘤内出血，仅 15%的出血位于肿瘤周围。在原发性肿瘤的出血中，以胶质母细胞瘤、恶性星形细胞瘤，少支胶质细胞瘤和垂体腺瘤最常见；在转移性肿瘤中，以肺癌，黑色素瘤、绒瘤和胃癌最常见，约 2/3 的肿瘤出血为急性起病。②蛛网膜下腔出血：蛛网膜下腔出血是仅次于脑实质内出血的另一种类型，多由位于脑表面的肿瘤、胶质母细胞瘤、脑膜瘤、星形细胞瘤、垂体腺瘤和转移癌引起，其中，转移癌引起的下腔出血要较原发肿瘤的发生率高。③脑室内出血:肿瘤引起脑室内出血的发生率较低。可由脑实质内出血破入脑室或由生长在脑室内的肿瘤出血引起,常见的肿瘤有脉络丛乳突状瘤、室管膜瘤和转移癌等。④硬膜下出血:肿瘤引起硬膜下出血的发生率较低,以转移癌最多见。出血的主要来源可能是肿瘤出血流到硬膜下或由于肿瘤的侵袭导致位于硬膜下的桥静脉破裂,相关的肿瘤还有黑色素瘤、恶性淋巴瘤、前列腺癌、肺癌、肝癌等。脑膜瘤有时可引起硬膜下血肿。⑤硬膜外出血:极少见,可由脑膜瘤引起。

(2)出血机制

出血机制很复杂,不同肿瘤的出血可有其不同的诱发因素,大致可分为直接的和间接的两大类。所谓直接因素,乃肿瘤本身所引起的出血:①肿瘤血管的缺陷,有血管曲张、管壁变薄,血管瘘等,很易发生血管破裂,以胶质母细胞瘤多见。②肿瘤的本质为多血管性,含有大量的血窦,易损伤出血。③血液质量的异常如白血病。④随肿瘤增大,血液供应增加,新生动脉因不能抵抗血压的压力,而发生动脉瘤性曲张、破裂。⑤瘤细胞对血管壁的破坏。⑥静脉血栓形成或被瘤细胞阻塞。⑦放射治疗、头外伤、手术操作等。所谓间接因素,是指非肿瘤本身直接引起出血。当颅压增高超过微循环灌注压时,则血流停滞、缺氧、血管内皮细胞受损、管壁破裂,发生血管周围灶状出血,被称为微循环出血。当颅压继续升高达到极为严重程度时,则致脑干移位和扭曲,发生大片出血,被称为大循环出血。

(3)临床表现及诊断

通常肿瘤性颅内出血与其他原因出血的临床表现不一样,对于一位已知患脑肿瘤的病人突然病情加重,出现新的神经功能障碍情况时,肿瘤急性出血的可能性极大。但对于仅以出血为首发症状的脑肿瘤病人,此时,原发的肿瘤往往被忽视。因此,对于有异常部位的出血,又无其他引起出血的危险因素或原因的病例,应怀疑有肿瘤出血,进一步行CT扫描和核磁共振检查。有报道在颅内肿瘤出血的病人中,约24%的病例是以出血为首发症状。

在CT和核磁共振影像应用以前,肿瘤性出血的诊断多靠外科手术或活检,随着CT和核磁共振的广泛应用,确诊颅内肿瘤出血已非难事。绝大多数肿瘤性出血经CT增强对比后即可确诊。出血急性期,CT片上呈现高密度影,周围低密度或等密度区,伴有占位效应,强化后呈不同程度的不规则密度影。慢性期,随血肿的液化、吸收,出血的高密度灶转为等密度或低密度。但CT对位于颅底或后颅凹的病变欠敏感、有时不能将肿瘤内多发性小钙化斑与小出血灶区别开来。核磁共振是目前有效的影像诊断手段,它不仅对出血的类型,而且对血肿的转归均能准确诊断,能诊断CT所不能确诊的病变,特别对于脑血管畸形的鉴别诊断,明显优于CT。此外,对于血运丰富的肿瘤应进一步行脑血管造影。

(4)治疗和预后

颅内肿瘤出血的治疗包括血肿的清除和肿瘤的切除,小的出血可不必特别处理,而较大的出血,特别当因出血凶猛而有较明显占位效应,在颅内压急剧升高的情况下,需急诊外科手术。手术在清除血肿的同时,应将肿瘤一并切除,否则,有引起再出血的危险。但对于恶性肿瘤可根据具体情况进行切除,术后辅以放疗、化疗。

大部分颅内肿瘤出血的病人预后较差,这是由于引起出血的肿瘤多为恶性程度较高的颅内原发肿瘤或转移癌以及出血本身对脑的损害作用。只有极少数病人由于早期发现,及时治疗可获得较好的预后。

(刘佰运　王忠诚)

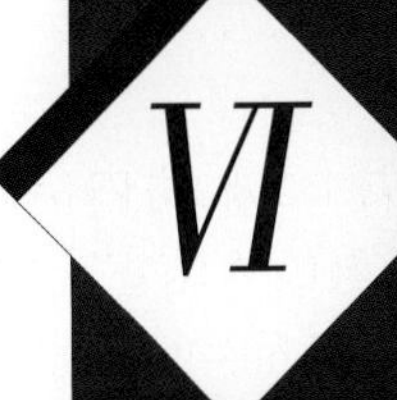

功能神经外科篇

36. 颅神经疾病

36.1 三叉神经痛

36.1.1 疾病概论

三叉神经痛(trigeminal neuralgia,TN)又称痛性抽搐,表现为一侧颜面部三叉神经分布区域内短暂性、阵发性剧烈疼痛,频繁严重的疼痛发作常给患者带来巨大痛苦,严重影响其生活质量。TN 发病率为 180/10 万人左右,男性稍多于女性,Ⅱ、Ⅲ支较Ⅰ支痛更多见。TN 分原发性和继发性 2 种。继发性 TN 多由于颅后窝局部占位性病变如肿瘤、动脉瘤、动静脉畸形、肉芽肿等导致,也可继发于颅底侵入瘤、颅底蛛网膜炎等。在因面部疼痛而前往神经外科就诊的患者中约 60%以上属原发性 TN。1932 年 Dandy 在颅后凹桥小脑角(cerebellopontine angle,CPA)探查手术中发现三叉神经常受到邻近血管的压迫,提出神经受压可能是引起原发性 TN 的病因之一。CPA 区三叉神经根受责任血管压迫而发生脱髓鞘病变,传入与传出神经纤维之间冲动发生短路可能是导致 TN 的根本病因,造成压迫的责任血管多为扩张、延长、迂曲、硬化的椎 - 基底动脉系血管,血管袢对三叉神经根进脑干区(root entry zoon,REZ)造成的搏动性冲击性压迫是导致 TN 的关键,这种压迫甚至可在患者的三叉神经根部造成压迹,使神经根局部变薄、出现色泽改变。另外,多发性硬化等神经系统脱髓鞘病变也可能导致原发性 TN。目前已知的可能与 TN 有关的危险因素有:高龄、高血压、动脉粥样硬化、后颅窝容积小、遗传等。

36.1.2 临床表现

疼痛性质犹如刀割、烧灼、针刺或电击样,骤然发作,持续数秒至数分钟后骤停。疼痛常位于上唇、鼻翼、口角、门犬齿、齿龈和颊黏膜等处,可由触摸面部、表情变化、进食、饮水、刷牙、漱口等诱发,诱发点可称之为扳机点。体检多无神经系统阳性体征。部分可见因反复揉搓面部而致皮肤粗糙增厚,或疼痛区域出现浅感觉减退。

36.1.3 辅助检查

实验室检查多无阳性发现。头颅 CT、MRI 等影像学检查有助于发现 TN 的继发性病因,应列为常规。后颅窝 MRA 薄扫有时可以见到血管邻近甚至压迫患侧三叉神经根,则更有助于做出原发性 TN 的诊断。

36.1.4 诊断与鉴别诊断

根据患者疼痛病史、发作时的典型表现多可作出 TN 的诊断。继发性 TN 的诊断在影像学检查发现原发病后也多可确立。排除了继发性者即可诊断原发性 TN。鉴别诊断包括:①原发性舌咽神经痛:原发性舌咽神经痛的临床表现类似于 TN,疼痛多由咽部或扁桃体开始,放射至同侧外耳道、耳后及下颌角。剧痛常由进食、吞咽、说话、咳嗽及下颌关节活动引起。将地卡因溶液喷涂于咽部后疼痛立即消失可确诊;②中间神经痛:少见,主要表现为单侧外耳道乳突部烧灼痛,可伴有同侧面瘫、带状疱疹、味觉障碍等;③蝶腭神经痛:少见,主要表现为颜面偏下部疼痛,发作时伴有鼻塞,将地卡因棉条敷于中鼻甲后上方疼痛立即消失可确诊;④丛集性头痛:面部疼痛可涉及颞部,持续性,可伴有面部潮红多汗、结膜充血,服用抗组胺药物有可能缓解。

36.1.5 药物治疗

约有一半以上的原发性 TN 患者口服小剂量卡马西平等药物可长期有效缓解疼痛。卡马西平是目前治疗原发性 TN 效果最确切、最为常用的药物,其他药物疗效均不确切。该药主要作用于网状结构 – 丘脑系统,通过抑制疼痛的病理性多神经元反射来缓解症状。初始剂量 100mg/d,最大剂量不宜超过 1 000mg/d。该药的毒副作用使相当一部分患者无法耐受而寻求其他治疗方法。主要的毒副作用包括:嗜睡、头晕、胃肠道反应、共济失调、肝损伤、白细胞降低等。

36.1.6 手术治疗

采用外科手术将病变切除后多可治愈继发性 TN。约 1/3 的原发性 TN 患者需外科手术介入。经多年的沿革,原发性 TN 的外科手术治疗目前主要包括 CPA 三叉神经根显微血管减压术(microvascular decompression,MVD)、三叉神经根选择性部分切断术、经皮穿刺三叉神经毁损术等三大类方法。

(1)CPA 三叉神经根 MVD

MVD 经过数十年的发展、改良,已成为原发性 TN 的首选外科治疗方法。MVD 治疗 TN 的历史与对 TN 病因认识的进步密不可分,主要是建立在三叉神经血管压迫病因学的理论基础之上。1967 年美国的神经外科专家 Jannetta 利用显微技术在显微镜下完成血管减压手术,并将这一手术正式命名为 MVD。他认为 CPA 区三叉神经根受责任血管压迫而发生脱髓鞘病变,传入与传出神经纤维之间冲动发生短路是导致 TN 的根本病因,MVD 则通过用垫开物将责任血管推离三叉神经根部而达到治疗目的。20 世纪 70 年代中期以后 MVD 因其治疗原发性 TN 的安全性、有效性而迅速在临床推广。

1)手术适应证

A. 原发性 TN,排除继发性病变;

B. 保守治疗效果差或不能耐受药物副作用或已因服药而产生肝脏损害;

C. 无严重全身性疾患,年龄并无严格限制。

2)术前准备

A. 对于有高血压、糖尿病、冠心病等内科疾病的患者,术前要经正规治疗至病情稳定以降低手术风险;

B. 术前一天,耳后枕部剃发,上界到耳郭上缘水平,后方到枕部中线,下方至发际,其余头发清洗干净;

C. 术前晚口服番泻叶行肠道准备;

D. 术晨禁食水,留置导尿。

3)麻醉和体位

A. 麻醉:气管内插管静脉复合全身麻醉或局部麻醉;

B. 体位:取健侧向下侧卧位,头部下垂 15° 并向健侧旋转 10°,颈部稍前屈,使下颌距胸骨约 2 横指,患侧乳突与手术台面大致平行并位于最高位置,便于保持手术显微镜光轴与入路相一致。

4)手术步骤和术中注意事项

A. 切口:采用耳后发际内 0.5cm 与发际平行的竖切口,长 3 ~ 5cm;也有人采用耳后发际内枕骨向颅底转折处上方 1cm 长 3 ~ 5cm 横切口,优点是便于术中显微镜下操作,缺点是可能伤及枕部皮神经而导致术后局部麻木。

B. 骨窗:骨窗直径 1.5 ~ 2.0cm,上缘显露至横窦下,前缘至乙状窦后,最好显露横窦与乙状窦交汇点,此点可视为骨窗显露的关键点。

C. 硬膜切开:倒“T”形、“Y”形或“+”字形剪开硬膜并悬吊于切口软组织上。

D. 探查 CPA:此后操作即在手术显微镜下进行,先使用头端宽 4mm 的脑压板将小脑半球向外下方轻压,沿天幕与岩骨硬膜夹角(即岩上窦方向)向术野深处探查,缓慢排放脑脊液,剪开覆盖在小脑表面的蛛网膜;待脑压下降后再转向上方天幕方向探查。

E. 岩静脉的处理：沿岩上窦方向深入即可见岩静脉汇入岩上窦。岩静脉处理策略为：当岩静脉属支较细长、游离度较大时，可充分解剖其蛛网膜袖，一般即可良好显露三叉神经根与天幕之间的 REZ，而不必切断，如充分解剖后显露有困难，则可尝试自听神经根处自下而上观察显露 REZ，如还不成功再考虑切断岩静脉；当岩静脉属支较短粗、游离度较小时，试图通过解剖蛛网膜或经听神经上方入路良好显露三叉神经根与天幕之间 REZ 的尝试往往是徒劳和危险的，强力牵拉小脑半球可将岩静脉主干自岩上窦处撕裂，造成意外的大出血，因此此时还以切断岩静脉为宜。电凝岩静脉时应贴近其小脑侧以较小功率反复烧灼，较粗的属支有时需分数次方能完全切断。尽量少的切断岩静脉属支，能获得充分显露即可。偶可遇见电凝过程中岩静脉破裂汹涌出血，此时应立即更换较大口径吸引器管吸除出血，用明胶海绵及脑棉分别压迫其在小脑侧和岩上窦侧出血处止血。术中岩静脉出血有时不可避免，甚至在排放脑脊液之后、解剖蛛网膜之前即可发生突然的汹涌出血，往往令术者措手不及，吸净术野后耐心压迫止血是唯一处理方法。一旦发生岩静脉出血手术止血时间往往长达半小时之久，且发生颅神经和小脑副损伤的可能增大。

F. 探查三叉神经 REZ：岩静脉处理后，钝性分离（用圆头显微剥离子）和锐性分离（用显微剪刀）结合充分解剖三叉神经根周围的蛛网膜；蛛网膜增厚粘连本身即可能成为 TN 的致病因素，应将其自脑干至麦氏囊全程充分解剖，使三叉神经根在轴位上彻底松解。然后将患者头部向后旋转 15° 或调整手术显微镜光轴即可显露三叉神经 REZ。

G. 处理责任血管：常见责任血管包括小脑上动脉主干及分支、小脑前下动脉主干及分支、基底动脉和岩静脉属支，多根动脉或动脉合并静脉压迫的情况也屡见不鲜。责任血管多呈袢状从 REZ 通过并造成压迫，与面肌痉挛不同，任何与三叉神经脑桥侧池段相接触的血管都应视为责任血管而必须加以处理，责任血管可位于 REZ、三叉神经中段、麦氏囊区。因此，探查神经时应通过调整显微镜角度或患者头位，分段显露神经，避免遗漏责任血管。下列因素能影响责任血管的识别：a. 健侧向下侧卧位时责任血管离开 REZ（最大可移位 5mm）；b. 未能良好显露 REZ 而遗漏血管；c. 对小脑半球的牵拉、脑脊液过多过快的排放或蛛网膜的广泛切开使责任血管行程发生移位。将责任血管充分游离后，向天幕、颅底方向或内侧推移离开 REZ，垫开物置于责任血管与脑干之间。强调使责任血管远离 REZ 而非简单的血管与 REZ 之间“绝缘”，即选择合适大小和形状的垫开物置于责任血管与脑干之间（而非血管与颅神经之间）使血管远离 REZ 并防止其复位。所谓垫开物是指将责任血管推离 REZ 后隔开并防止其复位的材料，目前以 Teflon、Ivalon 两种垫棉较为常用。使用 Teflon 时可先将其撕成小团絮使其柔软有弹性，而后制成雪茄状使之易于固定。垫棉不宜过大以免形成新的压迫。置入垫棉后应确保其固定，防止滑脱。责任血管垫开后注意动脉不能扭曲成角，否则可能影响脑干血供。责任动脉出现痉挛变细时用罂粟碱棉片湿敷片刻即可好转。当有岩静脉属支单独或参与压迫时可将其充分解剖游离后以垫棉推离神经根部，难以解剖游离时应电凝后切断，不主张单纯电凝因其有再通的可能。

H. 关颅：减压操作完成后，以加有地塞米松和罂粟碱的温生理盐水反复镜下冲洗术野，注意水流不能太急以免伤及娇嫩的听神经。确认无出血后，在硬膜剪开处下方小脑表面放置一小块明胶海绵以防硬膜缝合过程中损伤小脑。利用切口的肌筋膜补片或人工硬膜将硬膜严密缝合至不漏水。再次用骨蜡严密封闭骨缘乳突气房。不置引流物，严格按肌肉、筋膜、皮下组织、皮肤四层缝合切口，不留死腔。

5）术后处理

A. 术后严格卧床 72h，并密切观察患者生命体征、意识、瞳孔、肢体活动等；一旦发现意识障碍应立即行检查 CT；

B. 低颅压综合征的对症治疗。

6）手术疗效、并发症和预后：国内外文献报告 MVD 治疗原发性 TN 的治愈率为 65%～80%，无效率 1%～20%、复发率 3～15%。对有经验的术者而言总效率可达 90%～95%，术者的经验和选择合适病例是影响 MVD 疗效的重要因素。典型 TN 患者 MVD 疗效好于不典型症状者。典型 TN 症状特点：①疼痛为发作性；②存在明确扳机点；③服用卡马西平有效。

听力障碍作为主要并发症其发生率为 2%～10%，但患侧永久性听力丧失者甚为少见。发生永久性面瘫的概率也极低。小脑损伤、出血的发生率一般<1%。避免小脑损伤的关键在于减少牵拉时间、降低牵拉强度，开骨窗尽量显露横窦与乙状窦交汇关键点、先打开枕大池充分放出脑脊液后再探查

CPA 等措施可最大程度地减少术中对小脑半球的牵拉，必要时可配合使用脱水药降颅压。严格、细致的关闭切口技术可使术后脑脊液漏的发生率由近 10%降至 3%以下。术者具备熟练的显微手术技巧、对 CPA 显微解剖的熟悉、责任血管的正确判定及充分减压是提高手术疗效、减少并发症的重要保证。

局部蛛网膜严重粘连是导致复发的最重要原因，Teflon 垫棉异常和出现新的责任血管这两个主要复发原因也直接或间接地与蛛网膜粘连有关。已复发的病例二次手术后有可能因蛛网膜再次粘连而导致压迫再次复发。因此二次探查术时的术式选择应以 CPA 三叉神经根选择性部分切断术为主。为保证疗效，只在以下情况并存时才考虑只行 MVD 术：①较年轻患者；②二次探查术中发现粘连不重；③存在明确的动脉性血管压迫；④血管减压满意。

(2)CPA 三叉神经根选择性部分切断术

一般认为典型原发性 TN 患者行 CPA 探查术中 100%会发现有责任血管压迫。但临床实践中确可以遇到探查过程中未发现责任血管的病人，此时往往需行三叉神经感觉根部分切断术（partial rhizotomy，PR）。经由 CPA 入路行三叉神经根选择性部分切断术手术步骤基本同 MVD。三叉神经感觉根部分切断的比例不宜超过 3/4，位于最内上方的感觉根纤维不可切断以免影响角膜感觉；如有感觉根滋养血管出血可予明胶海绵压迫止血，不可电凝以免术后出现面部痛性麻木。PR 术后患者面部疼痛虽可缓解，但 100%会遗有面部麻木，是该术式的一大缺憾。

(3)经皮穿刺三叉神经半月节射频热凝毁损术

三叉神经根热凝损毁理论是基于 Letcher 和 Goldring 的实验研究，他们发现，传导痛觉的神经纤维的复合动作电位在较低温度下能够比传导触觉的神经纤维易受到阻滞，表明温度依赖的选择性损毁传导痛觉的神经纤维可以成为现实。作三叉神经射频毁损后可以选择性地保留触觉。三叉神经的电凝治疗技术起源于 1932 年，由 Kirschner 医生所创立。虽然早期报道取得令人可信的结果，但是直到 White 和 Sweet 医生作了技术改进后，才逐渐为人们接受。White 和 Sweet 提倡：①使用短效麻醉剂，保持清醒患者进行感觉测试；②电刺激精确定位；③可靠的射频电流毁损；④温度精确控制。VanIAveren 及其同行进一步改善技术，发明弯曲电极，保证精确选择性损毁三叉神经感觉根。今天，经皮三叉神经射频热凝毁损术依然是治疗原发性 TN 有效的方法。

1)手术适应证

A. 保守治疗效果差或不能耐受药物副作用或已因服药而产生肝脏损害；

B. 拒绝开颅手术或一般状况较差不能耐受者。

2)术前准备

A. 手术前 6h 禁食水；

B. 阿托品 0.4mg 肌注，用于减少操作过程中口腔分泌及预防心律失常。

3)麻醉和体位

A. 仰卧，头保持中立位；

B. 右利手的医生站立于患者右侧；

C. 21 号腰穿针放置于三角肌区的皮下组织作为参考电极；

D. 为了防止患者不自主咬住手指或电极引导针，在口中放置通气垫；

E. 静脉麻醉；

F. 在神经放射介入治疗室进行手术。

4)手术步骤和术中注意事项

A. 面部的三个解剖标志：外耳道前 3cm 点、瞳孔内侧下方点、口裂侧方 2.5cm 点。前面两个点提示卵圆孔的位置，第 3 个点是针进入皮肤的位置。将带有手套的示指放在翼状骨下缘，然后将电极刺入卵圆孔内侧，进针方向沿经过耳屏前 3cm 点的冠状面与经过瞳孔内侧面的矢状面交界面进行。针进入卵圆孔的信号是咬肌疼痛或轻微收缩。绝大多数情况下，套管位于三叉神经池内正确位置时将有 CSF 从针内流出。

B. 电极定位：最终放置电极的位置将根据病人对电刺激的反应来确定。当套管到达三叉神经池后，刺激可以诱发下颌区阵发性疼痛。此时侧位 X 线片应显示电极尖是否在斜坡纵切面外面 4～5mm，如果针前行 5mm，电极尖端应该位于斜坡水平，电刺激应诱发第二支分布区的感觉异常。

C. 毁损：毁损几何形状因电极不同而不一，最初毁损件为 60℃持续 60 秒时通常会产生面部潮红，有助于确定正在进行热凝毁损神经根部位的定位。当患者完全清醒后，仔细评价面部感觉。重复毁损断进行，直至获得满意的效果。一般而言，系列毁损 90 秒间隔，每次增加 5℃。当获得较为满意的痛觉丧失与减退后，应该仔细观察感觉检查结果，力求保留触觉。当期望的感觉丧失已经获得时，应该观察病人 15min 以上，确定是否产生了固定性的损害。如果检查结果提示稳定的感觉减退，其分布及程度要通过仔细的感觉测试来确定。

5)术后处理

A. 患者术后观察 6h 以上，应注意对眼部及口腔的护理；

B. 术前应用的药物应逐渐减量。

6)手术疗效、并发症和预后：经皮立体定向神经根射频热凝术治疗 TN 的重要地位已经得到许多学者的研究和讨论。90%通过毁损治疗后有满意的疗效。最为常见的副作用即为感觉异常。接受热凝毁损后均有不同程度的麻木。与后颅窝开颅探察术相比较，所有经皮操作有较低的听力丧失、面瘫及颅内各种并发症的危险。但 20%疼痛复发。

36.1.7 展望

导致 TN 的病因多种多样，确诊前一定要进行详尽的检查以明确病因。并非所有的原发性 TN 都需要外科手术治疗。卡马西平在今后很长一段时间内仍将是治疗原发性 TN 效果最确切、最为常用的药物。对于能耐受开颅手术的患者而言，MVD 已成为首选外科治疗方法。如何将 MVD 与 CPA 三叉神经根选择性部分切断术有机结合尽量提高后颅窝探查术治疗原发性 TN 的有效率、降低并发症的发生率将是未来神经外科医生的主要努力方向。对于一般状况较差的患者，经皮立体定向神经根射频热凝术在外科治疗中的重要地位已获承认，尚待推广。

（于炎冰 张 黎）

参考文献

[1] Tronnier VM, Rasche D, Hamer J, et al. Treatment of idiopathic trigeminal neuralgia: comparison of long-term outcome after radiofrequency rhizotomy and microvascular decompression. Neurosurg, 2001, 48(6): 1267-1268.

[2] Broggi G, Ferroli P, franzini A, et al. Microvascular decompression for trigeminal neuralgia: comments on a series of 250 cases, including 10 patients with multiple sclerosis. J Neurol Neurosurg Psychiatry, 2000, 68(1): 59-64.

[3] Kondo A. Microvascular decompression surgery for trigeminal neuralgia. Stereotact Funct Neurosurg, 2001, 77(1-4): 187-189.

[4] Sindo M, Howeidy T, Acevedo G. Anatomical observations during microvascular decompression for idiopathic trigeminal neuralgia (with correlations between topography of pain and site of the neurovascular conflict). Prospective study in a series of 579 patients. Acta Neurochir (Wien), 2002, 144(1): 1-12.

[5] Matsushima T, Yamaguchi T, Inoue TK, et al. Recurrent trigeminal neuralgia after microvascular decompression using an interposing technique. Teflon felt adhesion and the sling retraction technique. Acta Neurochir (Wien), 2000, 142(5): 557-561.

[6] 张黎，于炎冰，冯利东，等. 显微血管减压术治疗多根颅神经疾患[J]. 中华神经外科杂志，2004，20(4)：299-302.

[7] 张黎，于炎冰，郭京，等. 显微神经外科手术治疗高龄三叉神经痛病例的术式选择 [J]. 中国微侵袭神经外科杂志，2004，9(9)：398-399.

[8] 张黎，于炎冰，郭京，等. Teflon 材料在神经外科显微血管减压术中的应用[J]. 生物医学工程研究，2004，23(1)：44-45.

[9] 于炎冰，张黎，徐晓利，等. 显微血管减压术后复发三叉神经痛的手术治疗[J]. 中华神经外科杂志，2006，22(9)：538-540.

[10] 于炎冰，张黎，徐晓利，等. 责任动脉悬吊法在显微血管减压术中的应用[J]. 中华神经外科杂志，2006，22(12)：726-728.

[11] 于炎冰. 显微血管减压术治疗颅神经疾患的现状与发展[J]. 中华神经外科杂志，2007，23(10)：721-723.

[12] 闫志勇，窦以河，张黎，等. 乙状窦后入路显微手术治疗原发性三叉神经痛的手术探查方向选择 [J]. 中国微侵袭神经外科杂志，2009，14(3)：100-102.

36.2 面肌痉挛

36.2.1 疾病概论

特发性偏侧面肌痉挛（hemifacial spasm，HFS）指一侧颜面部阵发性、不自主的肌肉痉挛。面肌痉挛影响病人容貌，给日常生活、工作造成不便。国外流行病学调查其发病率为 11/百万，女性多于男性，左侧更多见。1875 年 Schultze 首先对 HFS 进行了描述。1947 年 Campbell 和 Keedy 在 2 例 HFS 患者后颅窝检查中发现有异常血管对面神经根部造成压迫。1960 年 Gardner 首先用血管减压术治疗 HFS，并明确提出了血管压迫病因学说。占绝大多数的特发性 HFS 的病因目前已确认是 CPA 面神经根受责任血管压迫而发生脱髓鞘病变、传入与传出神经纤维之间冲动发生短路而导致。近年来以 Ishikawa 为代表的一些学者通过对 MVD 治疗 HFS 围手术期面肌电生理学的研究，认为血管压迫造成面神经运动核兴奋性异常增高亦是 HFS 的一个病因，不但丰富了血管压迫病因学，而且对指导临床实践也有一定意义。在极少数情况下，HFS 可继发于 CPA 占位性病变、动脉瘤、动静脉畸形、脑干病变及骨性病变等，原发病因解除后症状多可消失。但继发性 HFS 仅占很小比例，例如手术治疗的 1 组 721 例 HFS 病例中，4 例(0.6%)为继发性 HFS，其中 3 例为桥小脑角胆脂瘤患者。继发性 HFS 多由桥小脑角生长较广泛的胆脂瘤引起，症状典型，且多合并同侧 TN 及耳鸣、听力下降等听神经受压迫症状，继发于幕上肿瘤者少见，行后颅窝显微手术切除肿瘤减压多可治愈。目前已知可能与该病有关的危险因素有：高龄、高血压、动脉粥样硬化、后颅窝容积小、遗传等。

36.2.2 临床表现

表现为一侧颜面部阵发性、不自主的肌肉痉挛，抽搐多从眼周开始，逐步向下扩大，波及口周和面部表情肌，严重者可累及同侧颈部，情绪紧张等可使症状加重，睡眠时消失，常伴头痛、耳鸣。多无神经系统阳性体征。部分可见因长期患病或注射过肉毒毒素而导致的周围性面瘫。

36.2.3 辅助检查

实验室检查多无阳性发现。头颅 CT、MRI 等影像学检查有助于发现继发性病因。后颅窝 MRA 薄扫有时可以见到血管邻近甚至压迫患侧面神经根。

36.2.4 诊断与鉴别诊断

根据患者病史、发作时的典型表现可立即做出诊断。继发性 HFS 的诊断在影像学检查发现原发病后也多可确立。排除了继发性者即可诊断特发性 HFS。鉴别诊断包括：①习惯性面肌痉挛：多见于青少年，以可自控的双侧面部短暂性面肌运动为特点；②Maggie 氏病：少见，属锥体外系疾患，表现为双侧面部、嘴唇及舌部的不自主抽动，又称眼、口、舌综合征；③癔症性眼肌痉挛：并非少见，多见于中年以上妇女，表现为双侧眼部短暂性、强迫性运动，并伴其他癔症症状；④面神经外伤后面肌痉挛：痉挛症状多不严重、不典型，有明确颅底或面部面神经外伤史可资鉴别；⑤Bell 氏麻痹后面肌痉挛：痉挛症状多不严重、不典型，有明确 Bell 氏麻痹史可资鉴别。

36.2.5 手术治疗

面神经根显微血管减压术(MVD)是治疗面肌痉挛最有效、最常用的方法。与原发性 TN 不同，MVD 是目前已知唯一可治愈特发性 HFS 的方法，特别是其完全保留血管、神经功能的特性，成为最有效的首选治疗方法。其他破坏性手术仅适用于不能耐受开颅探查术的患者。针灸、理疗等治疗方法均无确定的疗效。

(1)手术适应证

1)特发性 HFS，排除继发性病变；

2)无面神经损伤、Bell 麻痹病史；

3)无严重全身性疾患。

(2)术前准备

同原发性 TN MVD。

(3)麻醉和体位

同原发性 TN MVD。

(4)手术步骤和术中注意事项

1)切口：可采用耳后发际内 0.5cm 与发际平行的竖切口，也可采用耳后发际内枕骨向颅底转折处长 3～4cm 横切口。

2)骨窗：骨窗直径 1.5cm～2.0cm，上缘不必显露横窦(横窦下 1～1.5cm)，前缘应至乙状窦后，下缘接近颅底水平。

3)硬膜切开：同原发性 TN MVD。

4)探查 CPA：先使用头端宽 4mm 的脑压板将小脑半球向内上方抬起，缓慢排放脑脊液，剪开小脑延髓池外侧的蛛网膜，先显露舌咽、迷走神经，而不能开始即显露面、听神经。使用脑压板应逐步牵开、深入，牵开范围 1cm 即可，且牵拉应为间断性，以免听神经张力长时间过高而受损。更换头端宽 2mm 的脑压板，将脑压板前端放置在小脑绒球表面并牵开，锐性解剖小脑绒球与听神经间的蛛网膜，此时向上可见脑桥背外侧区和桥池段的面听神经。

5)探查面神经 REZ：将患者头部向后旋转 15°或调整手术显微镜光轴即可显露面神经 REZ。钝性分离(用圆头显微剥离子)和锐性分离(用显微剪刀)结合充分解剖责任血管周围的蛛网膜，注意勿损伤动脉向脑干发出的穿动脉及走向内听道的内听动脉，并避免器械触及面、听神经。

6)处理责任血管:责任血管多呈袢状从面神经REZ通过并造成压迫。不同于TN MVD,注意勿将位于面神经远端段、在脑桥侧池内的游离血管,尤其是仅与面神经干接触或并行的血管误认为责任血管。当REZ有多根血管存在时,责任血管常位于血管丛的深面。常见的责任血管有:小脑前下动脉主干和(或)分支(38.6%~65%)>小脑后下动脉主干和(或)分支(15.3%~50%)>椎动脉(17%~25%)>多根动脉共同压迫(4.2%~19%)。将责任血管充分游离后,向颅底方向推移离开REZ,减压垫棉置于责任血管与脑干之间,必要时可用第2、3块垫棉进一步推开血管以求减压充分。应避免将垫棉放置在责任血管与面神经REZ之间,亦不可与之接触以防局部发生粘连而致术后复发。垫棉不宜过大以免形成新的压迫。置入垫棉后应确保其固定,防止滑脱。责任血管垫开后注意动脉不能扭曲成角,否则可能影响脑干血供。当责任血管为粗大、迂曲、硬化的椎动脉时,血管推移及置入垫棉均有困难,可采用将垫棉做成带状绕过血管后再用医用胶固定于岩骨硬膜上的减压方法。当有静脉单独或参与压迫时可将其电凝后切断或将静脉充分游离后以Teflon棉垫开,此处静脉游离度较小,垫开减压往往十分困难。MVD术中面神经REZ除有责任动脉压迫之外并存的静脉性压迫应电凝后切断方能彻底减压,但会增加术后面、听神经并发症发生率;在面、听神经REZ之间通过的静脉不是责任血管,可不予处理;静脉性压迫均合并有动脉性压迫,且为次要压迫因素,静脉不会单独对面神经REZ构成压迫。在MVD术中经常可以遇到由于各种原因责任动脉无法被满意推离REZ而影响减压效果或易于复发,或勉强推移责任动脉而引发难以恢复的并发症,这些情况主要包括:①责任动脉迂曲延长,多处压迫REZ,Teflon垫棉无法满意放置或需放置多量垫棉,后者容易压迫REZ和(或)脑干而引起并发症,日后也易于因粘连而导致症状复发;②责任动脉为粗大、扩张、硬化的椎动脉或基底动脉,张力高而难以推移,勉强推离后其搏动性冲击压力仍可能通过垫棉传导至REZ而导致疗效不佳或复发,勉强推移粗大动脉可能使术后并发症增多;③责任动脉虽可被满意推离REZ,但置入垫棉后发生不可避免的动脉扭曲成角,影响血流通过,有可能导致严重神经缺血性病变;④责任动脉(多为小脑上动脉、小脑前下动脉或小脑后下动脉的主干)发出较多穿动脉至脑干,此处的穿动脉在解剖和生理上均为终末支,少有侧支循环存在,必须小心保留,一旦损伤后可能导致严重后果,穿动脉多、行程短或走行复杂常可使推移责任动脉和置入垫棉操作变得困难和危险;⑤后颅窝容积先天性狭小在颅神经疾病患者中经常可以见到,有人甚至将其列为病因之一,责任动脉和REZ、脑干之间空间狭小将使垫棉置入困难而影响减压效果。以上情况下的MVD不仅手术操作难度增加,而且常常会直接或间接导致无效、复发和并发症的增多。当由于各种原因责任动脉无法被满意推离REZ而可能影响减压效果时,可用Teflon棉包绕责任动脉后推向颅壁或天幕硬膜,将局部硬膜电凝使之变粗糙,在责任动脉或包绕动脉的Teflon棉与该处硬膜之间涂以少量医用耳脑胶固定,从而将责任动脉悬吊离开REZ而达到满意减压效果。在MVD术中应用动脉悬吊法应注意:①保护好穿动脉,避免在动脉移位过程中造成副损伤;②悬吊后动脉不能扭曲成角;③局部生物胶用量适中即可,严禁使生物胶扩散溢入蛛网膜下腔;④避免手术器械接触生物胶,更不能使用已沾有生物胶的器械进行显微操作;⑤尽量用Teflon棉作为中间介质实现硬膜和动脉壁的粘和;⑥完成悬吊后不能再牵拉责任动脉;⑦减压操作完成后以大量含有地塞米松的生理盐水反复冲洗术野蛛网膜下腔。应用动脉悬吊法可能带来的危害包括动脉损伤和化学性(无菌性)脑膜炎,小心细致的镜下操作、术终的反复冲洗可使其发生率降低。责任动脉悬吊法是对传统MVD术的有益补充和改良,值得进一步完善、推广。近年来随着神经内镜技术的进步,已有成功用于MVD手术中的报告。内镜的局部放大和良好的照明能弥补手术显微镜管状视野的不足,不需过多牵拉和剥离神经组织即能清晰地显露面神经REZ并放置垫棉,对提高MVD疗效有临床意义。

7)关颅:同原发性TN MVD。

(5)术后处理

同原发性TN MVD。

(6)手术疗效、并发症和预后

MVD治疗HFS的治愈率为70%~94.7%,总有效率为87.5%~99.3%。Jannetta等648例MVD平均随访8年的结果:治愈率84%,总有效率91%,男性患者疗效好于女性,起病典型的患者疗效好于不典型者,而患者年龄、症状侧别、疗程、术前有无Bell麻痹史、术中采用的垫棉材料等对疗效无影响。

有 13%～50%的 HFS 患者在 MVD 术后症状并非立即消失，而是经过 1 周到 3 个月甚至半年的时间才逐渐消失，是为延迟治愈(delayed resolution)。Shin 等发现 37.4%的患者延迟治愈，平均时间为 73d，且该时间与病程显著正相关（延迟治愈时间[日]=0.014×病程[年]+7.83）。病史较长(5 年以上)、术中发现责任血管为多个血管以及血管动脉硬化明显者术后症状延迟治愈发生率较高。发生症状延迟治愈者可在术后 6 个月内自行缓解，其中多数患者是在术后 3～6 周内缓解。因此，建议对术后患者应持续随访至少 6 个月。至于延迟治愈的原因，有学者认为 MVD 后立即治愈是因为此类患者 HFS 的病因在于责任血管对面神经 REZ 的直接搏动性冲击性压迫，血管减压后症状自然立即消失，而另一类疗程较长的患者，责任血管长期压迫 REZ 造成局部较重的脱髓鞘病变及 REZ 面神经运动核过度兴奋，MVD 后虽然血管压迫解除，但面神经根脱髓鞘病变再生修复和(或)面神经运动核兴奋性趋于平稳需要一段时间来完成，所以导致延迟治愈。

MVD 治疗 HFS 有 2.2%～6%的患者术后无效。无效的主要原因有：①面神经 REZ 显露不佳影响对责任血管的正确识别；②手术探查过程中责任血管移位造成识别困难；③将仅与面神经简单接触或与其并行的血管误认为责任血管；④遇到责任血管为粗大硬化椎动脉或有多条短小穿动脉时放置垫棉困难，未能充分减压；⑤置入垫棉过多或置于面神经 REZ 而构成新的压迫。对术后无效的患者施行二次 MVD 原则上应是有效的。由于部分患者延迟治愈情况的存在，因此建议不必急于对无效患者施行二次手术，而至少应随访 6 个月以上。更有作者建议二次手术最好等到 2 年后再进行，因为面神经运动核的过度兴奋性可能需长达 2 年的时间才完全降至正常。

MVD 治疗 HFS 术后复发定义为术后一段时间内完全治愈，然后重又出现症状，重现的痉挛可以比术前轻、重或相同。有作者将症状在 1 年内再现者定义为未愈，而将 1 年后的症状重现定义为复发。MVD 术后 HFS 复发率为 3.3%～20%。术后复发的主要原因有：①垫入物脱落或移位；②新的责任血管构成压迫；③所垫之明胶海绵或肌肉块被吸收；④垫入物过薄或变薄，仍可将责任血管的搏动性冲击压迫传导至面神经 REZ；⑤局部蛛网膜粘连对面神经根形成包裹性压迫；⑥垫入物放置位置不当和(或)大小不合适，周围粘连后导致责任血管的搏动性冲击可通过垫入物传导重新对 REZ 形成压迫。因此，首次 MVD 时选择合适的垫入物和垫入位置可有效防止复发，一旦复发后二次手术仍有效。

听力障碍是 HFS 行 MVD 术后最常见的并发症。MVD 早期临床实践中发生术后听力障碍的比率高达 7%～34%，永久性听力丧失的比例达 5.8%～16%。造成听力障碍的主要原因为术中损伤了听神经和(或)其滋养血管。随着手术技术的进步和临床经验的积累，术后听力丧失率已降至 0.8%～7.9%。术中脑干听觉诱发电位监测对减少听神经损伤机会有重要作用。Jannetta 强调：术中一旦发现诱发电位有变化即应立刻停止操作，撤出脑压板，待恢复正常后再继续手术；要经常注意脑压板的位置，因其移动可能触及听神经；必须充分解剖听神经周围的蛛网膜，因为在解剖不充分时使用脑压板可能会将牵拉张力通过蛛网膜传导至听神经；甚至关颅冲洗术野时也要注意水流不能太急以免伤及娇嫩的听神经。Kondo 建议术中持续牵拉小脑半球的时间不宜超过 5min，间隔应大于 2min，以免听神经长时间张力过高而受损。对有经验的术者而言，对听神经的直接牵拉或机械性损伤多可避免，应更加重视听神经血供受影响后导致听力障碍的可能性。

MVD 治疗 HFS 术后发生暂时性面瘫机率为 4%～18%，发生永久性面瘫概率为 0.9%～6%。避免对面神经、REZ 的直接损伤和脑干穿动脉损伤能有效地减少面瘫的发生。Jannetta 在一组 985 例 HFS 患者中注意到有 2.8%在 MVD 术后发生迟发性面瘫，均较重，发生时间为术后 7～16d，平均 12d，大多数可自愈，原因不明。

较常见的低颅压综合征多可在术后 2 周内消失。其他并发症还包括：气颅、后组颅神经损伤症状、切口感染、脑干梗塞、无菌性或细菌性脑膜炎等。MVD 治疗 HFS 的手术死亡率为 0.1%～0.2%。

36.2.6 其他治疗方法

(1)肉毒毒素疗法

近年来国内、外报道应用 A 型肉毒毒素多点注射法治疗 HFS，90%以上患者有效。肉毒素是一种嗜神经蛋白，可阻滞所有胆碱能神经末梢，包括周围运动神经的乙酰胆碱释放，注射在病肌时能造成暂时性弛缓性麻痹。肉毒毒素不同于神经破坏剂(酒精和酚)，肌肉注射后不会发生肌肉或神经毁损，对肌活动过度是一种耐受性良好的局部注射剂。根据病情选择注射部位与药物剂量。对初发病仅眼轮匝肌抽搐者，可采用上、下睑的内外侧或外眦部颞侧皮下眼轮匝肌共 4 或 5 点，对一侧面部肌肉抽搐较广泛者还需注射于颧弓处的颧大肌及颧小肌、面中的颊肌、面下部的口角或上唇的口轮匝肌等点。不同程度的复发在所难免。影响疗效的最重要因素是正确选择注射肌肉及注射位点。多在注射后经过 2～5d 潜伏期逐步见效，持续有效期约 3 个月，复发者用原方法和剂量注射，其疗效和作用持续时间在数轮间的差异无显著意义。并发症常见的是短暂的睑下垂，症状性干眼、睑闭合乏力、暴露性角膜炎、流泪、畏光、表情呆板、面部下垂、穿刺部位血肿、轻度视物模糊或复视。并发症与剂量有关，小剂量局部注射不会发生中毒，也无全身不良反应。

(2)面神经周围支药物注射疗法

面神经过腮腺时或经过腮腺后分成末梢支，呈扇形分布于面部表情肌，注射前可用电刺激仪确定面神经分支位置，用皮下注射针头在定位处刺入皮下组织，注入少量普鲁卡因后再注入药物。面神经注射药物可用无水乙醇，可暂时中断面神经的传导功能，使面肌抽搐解除。由于注射后面神经传导功能障碍，所以它所支配的面肌立即出现瘫痪或不全瘫痪，此种面肌麻痹在数月内可恢复。解除面肌抽搐的疗效通常可维持 6 个月至 1 年，复发后可再次注射。但第三次复发后注射乙醇量不宜超过第二次所用量，以免面肌瘫痪长期不恢复。也可应用 654-2、盐酸奎宁、安定或维生素 B_{12} 行面神经干注射取得一定近期疗效，虽不引起面瘫，但疗效不及乙醇效果肯定。

(3)经茎乳孔面神经主干药物注射疗法

分乳突前缘和乳突后缘人路：①乳突前缘入路：患者常用侧卧位。自耳垂下方乳突前方向上后刺入，进入茎乳突沟，当针尖刺中面神经后，即引起同侧耳部疼痛，有时发生面肌痉挛。注入 0.3～0.5ml 普鲁卡因，如出现面肌瘫痪，则证实刺中面神经，即可注入药物。穿刺时注意勿过于斜向前方，否则可穿入外耳道，过深可刺达颈动、静脉、舌咽、迷走及交感神经等。②乳突后缘入路：于乳突后缘根部，乳突尖上方 1cm 处进针，针尖向前水平方向，略向内、自乳突沟达茎乳孔后缘，刺入深度 3～3.5cm。注入药物同前。

36.2.7 展望

长期的外科实践表明，几乎所有的特发性 HFS 都起因于 CPA 面神经根受到责任血管压迫，因此 100%治愈率将是每个施行 MVD 手术治疗 HFS 的神经外科医生的永恒追求目标。永久性患侧听力丧失是该手术后可能造成的最大弊端，如何尽量降低其发生率也是一个重要课题。作为精细程度极高的一类锁孔功能神经外科手术，其操作技术有待推广，尽量避免发生让患方难以接受的严重并发症。责任动脉悬吊法和内窥镜应用是对传统 MVD 术的有益补充和改良，值得进一步完善、推广。

（于炎冰　张　黎）

参 考 文 献

[1] Nagata S, Matsuchima T, Fujii K, et al. Hemifacial spasm due to tumor, aneurysm, or arteriovenous malformation. Surg Neurol, 1992, 38:204-209.

[2] Moller AR. Vascular compression of cranial nerves. I. History of the microvascular decompression operation. Neurol Res, 1998, 20(8):727-731.

[3] Fukushima T. Microvascular decompression for hemifacial spasm. Results in 2890 cases. Neurovascular Surgery. New York, Mc Graw-Hill, 1995:1133-1145.

[4] Ishikawa M, Ohira T, Namiki J, et al. Electrophysiological investigation of hemifacial spasm after microvascular decompression: F waves of the facial muscles, blink reflexes, and abnormal muscle responses. J Neurosurg, 1997, 86(4):654-661.

[5] Shin JC, chung UH, Kim YC, et al. Prospective study of microvascular decompression in hemifacial spasm. Neurosurg, 1997, 40(4):730-734.

[6] Kondo A. Follow-up results of microvascular decompression in trigeminal neuralgia and hemifacial spasm. Neurosurg, 1997, 40(1):46-51.

[7] Mc Laughlin MR, Jannetta PJ, Clyde BL, et al. Microvascular decompression of cranial nerves: Lessons learned after 4400 operations. J Neurosurg, 1999, 90(1):1-8.

[8] Payner TD, Tew Jw Jr. Recurrence of hemifacial spasm after microvascular decompression. Neurosurg, 1996, 38(4):686-690.

[9] Abdee K, Kato Y, Kiya N, et al. Neuroendoscopy in microvascular decompression for trigeminal neuralgia and hemifacial spasm: technical note. Neurol Res, 2000, 22(5):522-526.

[10] Chung SS, Chang JW, Kim SH, et al. Microvascular decompression of the facial nerve for the treatment of hemifacial spasm: preoperative magnetic resonance imaging related to clinical outcomes. Acta Neurochir(Wien), 2000, 142 (8):901-906.

[11] Nagatani T, Inao S, Suzuki Y, et al. Perforating branches from offending arteries in hemifacial spasm: anatomical correlation with vertebrobasilar configuration. J neurol Neurosurg Psychiatry, 1999, 67(1): 73-77.

[12] Levy EI, Resnick DK, Jannetta PJ, et al. Pediatric hemifacial spasm: the efficacy of microvascular decompression. Pediatr Neurosurg, 1997, 27(5): 238-241.

[13] Yamaki T, Hashi K, Niwa J, et al. Results of reoperation for failed microvascular decompression. Acta Neurochir (Wien), 1992, 115(1-2): 1-7.

[14] Kureshi SA, wilkins RH. Posterior fossa reexploration for persistent or recurrent trigeminal neuralgia or hemifacial spasm: surgical findings and therapeutic implications. Neurosurg, 1998, 43(5): 1111-1117.

[15] Ishikawa M, Nakanishi T, Takamiya Y, et al. Delayed Resolution of residual humifacial spasm after microvascular decompression operations. Neurosurg, 2001, 49(4): 847-854.

[16] Lovely TJ, Getchk CC, Jannetta PJ. Delayed facial weakness after microvascular decompression of cranial nerve VII. Surg Neurol, 1998, 50(5): 449-452.

[17] King WA, Wackym PA, Sen C, et al. Adjunctive use of endoscope during posterior fossa surgery to treat cranial neuropathies. Neurosurg, 2001, 49(1): 108-115.

[18] 张黎，于炎冰，冯利东，等. 显微血管减压术治疗多根颅神经疾患[J]. 中华神经外科杂志，2004，20(4)：299-302.

[19] 张黎，于炎冰，徐晓利，等. 神经根解剖变异与原发性面肌痉挛[J]. 中国微侵袭神经外科杂志，2006，11(12)：546-547.

[20] 张黎，刘向东，于炎冰，等. 青少年时期发病的特发性面肌痉挛[J]. 中国微侵袭神经外科杂志，2007，12(9)：392-393.

[21] 李放，于炎冰，徐晓利，等. 左侧三叉神经痛、面肌痉挛、舌咽神经痛及原发性高血压病 1 例报告并文献复习 [J]. 中国微侵袭神经外科杂志，2007，12(9)：394-395.

[22] 王忠海，于炎冰，徐晓利，等. 继发性面肌痉挛(附 6 例分析)[J]. 中国微侵袭神经外科杂志，2007，12(9)：396-397.

[23] 于炎冰. 显微血管减压术与面肌痉挛 [J]. 中国微侵袭神经外科杂志，2007，12(9)：385-386.

[24] 于炎冰，张黎，徐晓利，等. 面肌痉挛显微血管减压术中对静脉压迫的处理（附 29 例分析）[J]. 中国微侵袭神经外科杂志，2007，12(9)：390-391.

[25] 张岚，贾靖，周同亮，等. 面肌痉挛显微血管减压术中脑干听觉诱发电位监测的应用 [J]. 中华神经外科杂志，2010，26(12)：1078-1081(通讯作者).

[26] 任杰，袁越，张黎，等. 面神经远端血管压迫对面肌痉挛手术疗效的影响[J]. 中华神经外科杂志，2011，27(1)：48-51.

[27] 李放，张黎，于炎冰，等. 面肌痉挛显微血管减压术后迟发性面瘫[J]. 中华神经外科疾病研究杂志，2011，10(2)：126-128.

36.3 舌咽神经痛

36.3.1 疾病概述

原发性舌咽神经痛（glossopharyngeal neuralgia，GN）的临床表现类似于 TN，其发病率为 TN 的 0.2%～1.3%，疼痛多由咽部或扁桃体开始，放射至同侧外耳道、耳后及下颌角。剧痛常由进食、吞咽、说话、咳嗽及下颌关节活动引起，发作严重时给病人带来巨大痛苦，经常更甚于 TN。1910 年 Weisenberg 首先描述了舌咽神经痛。口服卡马西平可以对部分患者有效，对于不能耐受卡马西平或保守治疗无效的患者，则需外科手术介入。Sicard 和 Robineau 在 1920 年首先提出用外科手段治疗舌咽神经痛，1922 年 Adson 采用经颅舌咽神经根切断术，Dandy 将其进一步推广，曾对 2 名患者行枕下入路将舌咽神经根切断并获得满意疗效，并提出疼痛复发的原因与迷走神经和舌咽神经根之间存在交通有关，从而确立了舌咽神经根＋迷走神经上部根丝部分切断治疗舌咽神经痛的经典术式此后各种手术入路相继开展。Torigoe 曾报道经口咽入路将舌咽神经根切断并获得痊愈，以后未见类似报道。1977 年 Janneta 认为血管在颅神经根 REZ 对其形成压迫是引起神经根病变的基础，并成功地应用 MVD 治疗多例 TN、GN、HFS 患者，取得了良好效果。Dandy 早就指出:枕下入路创伤大、并发症多而不宜采用。目前大多数学者认为乙状窦后入路操作方便、损伤小、并发症少，是较理想的手术入路。经由该入路可行舌咽神经根 MVD 及舌咽神经根、迷走神经上部根丝选择性部分切断术（PR），两者都是治疗原发性 GN 安全有效的手术方法。经皮穿刺舌咽、迷走神经射频热凝毁损术等方法现较少应用。

36.3.2 CPA 舌咽神经根 MVD

（1）手术适应证

1）原发性 GN，排除茎突过长及 CPA 继发性病变；

2）保守治疗效果差或不能耐受药物副作用或已因服药而产生肝脏损害；

3)无严重全身性疾患；

4)年龄无严格限制；

5)注意与特殊类型的原发性 TN 相鉴别。

(2)术前准备

同原发性 TN MVD。

(3)麻醉和体位

同原发性 TN MVD。

(4)手术步骤和术中注意事项

1)切口:同特发性 HFS MVD。

2)骨窗:同特发性 HFS MVD,准确定位颅骨钻孔位置,骨窗前缘需显露乙状窦后缘。

3)硬膜切开:同特发性 HFS MVD。

4)探查 CPA:先使用头端宽 4mm 的脑压板将小脑半球向内上方抬起,缓慢排放脑脊液,剪开小脑延髓池外侧的蛛网膜,显露舌咽、迷走神经。在迷走神经根丝与副神经根之间有一解剖位置较恒定的桥静脉(岩下静脉),当其较短粗而妨碍手术入路时可予电凝后切断;一旦出血常较汹涌,可予压迫止血。更换头端宽 2mm 的脑压板,将脑压板前端放置在小脑绒球及四室侧孔脉络丛表面并牵开,锐性解剖小脑绒球与听神经间的蛛网膜。

5）探查舌咽神经 REZ：将患者头部向后旋转 15° 或调整手术显微镜光轴即可显露舌咽神经 REZ。采用锐性剥离方法彻底解剖后组颅神经复合体周围的蛛网膜。注意操作应远离面、听神经。

6)处理责任血管:仔细识别压迫责任血管,采用锐性剥离方法将责任血管充分游离后,将其推移离开 REZ 充分减压,选择合适大小和形状的 Teflon 减压垫棉置于责任血管与脑干之间防止其复位;如为静脉单独或参与压迫时则将其电凝后切断。以下诸多因素决定了在舌咽神经和迷走神经 REZ 减压过程中容易遇到责任动脉无法被满意推移的情况:①舌咽神经根和迷走神经根在解剖位置上邻近颅底,局部操作空间小,REZ 不易充分显露。②导致舌咽神经痛的责任血管多为迂曲硬化的小脑后下动脉主干和椎动脉,且穿动脉较多。③责任血管多隐藏于延髓后外侧沟内。④后组颅神经比较纤细,排列紧密,更易受到损伤。当由于各种原因责任动脉无法被满意推离 REZ 而可能影响减压效果时,可用 Teflon 棉包绕责任动脉后推向颅壁或天幕硬膜,将局部硬膜电凝使之变粗糙,在责任动脉或包绕动脉的 Teflon 棉与该处硬膜之间涂以少量医用耳脑胶固定，从而将责任动脉悬吊离开 REZ 而达到满意减压效果。有作者主张在舌咽神经 MVD 术中常规应用动脉悬吊法。我们在近期手术的 50%的 GN 病例中应用了本方法，但同时应注意到,后组颅神经在解剖位置上邻近悬吊处颅底,生物胶的化学性刺激常可导致一过性后组颅神经功能障碍。应用动脉悬吊法可能带来的危害包括动脉损伤和化学性(无菌性)脑膜炎,小心细致的镜下操作、术终的反复冲洗可使其发生率降低。责任动脉悬吊法是对传统 MVD 术的有益补充和改良，值得进一步完善、推广。

7)关颅:同特发性 HFS MVD。

(5)术后处理

同特发性 HFS MVD。

(6)手术疗效、并发症和预后

疗效评判一般采用 Taha 标准：疗效佳——疼痛消失,无并发症;疗效优——疼痛消失,有轻微并发症但不影响患者生活和工作;疗效良——疼痛消失,有并发症,对患者生活和工作有一定影响,但不需治疗;疗效一般——疼痛消失,有并发症且对患者生活和工作有一定影响,需治疗;疗效差——术后疼痛不缓解或复发。

Pesnick1977-1993 年间为 40 例内科治疗无效的 GN 患者行 MVD,术后疗效佳者占 79%,随访占 76%,术后疗效一般者占 1%,随访占 6%,术后疼痛不缓解者占 10%,随访占 8%。事实上近年的疗效明显好于 Pesnick 的报告。Kondo 通过对 16 例行 MVD 患者长达 5 年随访观察,缓解率为 100%,无一例复发。Sampson 等采用 MVD 治疗 47 例患者,术后即刻治愈率达 98%(46/47)，平均随访 12.7 年，治愈率 96.6%(28/29)。

除去与特发性 HFS MVD 并发症相类似的情况之外,吞咽困难、饮水呛咳、声嘶、阵发性干咳等后组颅神经功能障碍的发生在 GN 患者中显著增多。Resnick 的 40 例患者 MVD 术后发生暂时性或持久性Ⅸ、Ⅹ颅神经麻痹者分别占 10%和 8%。Sampson 的 47 例患者术后发生持久性（大于 6 个月）颅神经并发症的概率达到 11%。我们的 1 组 17 例行 MVD 手术的病例发生暂时性或持久性后组颅神经功能障碍的概率为 5.9%，与行 PR 术式者之间有显著差别($P<0.01$),似乎 MVD 手术更为安全。

36.3.3 桥小脑角舌咽神经根、迷走神经上部根丝选择性部分切断术

PR 术式的手术步骤和术中注意事项与 MVD 基本相同，手术需将舌咽神经根及迷走神经上部根丝选择性部分切断。对于需经颅手术治疗的原发性 GN 患者应采用 PR 还是 MVD，多年来一直存在争议。Taha 为探讨治疗舌咽神经痛的最佳手段，曾对 14 例显微手术治疗的患者进行平均长达 10 年的长期随访，8 例行 PR，4 例术中发现有责任血管压迫，在行 PR 的同时行 MVD；术后随访疗效佳者占 92%(11/12)，疗效优者占 8%，治愈率 100%；出现的并发症有：吞咽困难(2/12)、声嘶(1/12)、偶发性干咳(3/12)；认为 PR 是首选治疗方法，MVD 仅适用于下列情况：①术中探查有责任血管压迫迷走神经下部根丝，而切断这些根丝可能引起声带麻痹及吞咽困难者，②患双侧舌咽神经痛者。Ferrante 则认为不论术中探查有无可疑血管在 REZ 形成压迫均应行 PR。反之，Kondo 提倡只采用 MVD，强调：①如果 REZ 有蛛网膜粘连则应一律将其锐性分离松解；②使责任动脉远离神经根部；③如发现同时有静脉压迫应将静脉电凝后切断，通过对 16 例行 MVD 患者长达 5 年随访观察，疼痛缓解率为 100%，无一例复发。Sampson 等单纯采用 MVD 治疗 47 例患者，术后即刻治愈率达 98%(46/47)，平均随访 12.7 年，治愈率 96.6%(28/29)，但术后发生持久性(大于 6 个月)颅神经并发症的概率达到 11%，认为 MVD 是有效的，但与 R 相比较并不能使术后颅神经并发症的发生率显著降低。我们的经验是针对术中探查的不同情况采取三种不同的手术方式，取得满意效果，并发症少且轻微，认为 PR、MVD 以及二者合用均是治疗 GN 的有效方法，手术方式的选择应根据术中探查具体情况而定：①如有明确责任血管压迫 REZ 时应行 MVD；②如无责任血管压迫 REZ 时应行 PR；③如果责任血管压迫不明确或虽有明确血管压迫但由于各种原因无法做到满意充分减压时，则行 MVD+PR。

如前所述，在舌咽神经和迷走神经 REZ 减压过程中更容易遇到责任动脉无法被满意推移的情况。我们在近期手术实践中将难以处理的责任动脉设法用生物胶悬吊于邻近岩骨壁硬膜上而获满意减压效果。对于个别即便应用责任动脉悬吊法也无法达到充分减压的病例，尤其是高龄病人，PR 是比较明智的选择。

当术者根据术中探查结果决定行 PR 术式时，下一步的选择包括：①在切断舌咽神经根的同时是否需加行迷走神经根上部根丝切断；②如决定加行迷走神经根上部根丝切断术，那么切断多少根丝为宜。在临床上以上两点目前均尚无定论。

我们的显微解剖学研究发现舌咽神经根与迷走神经根上部第 1 根丝之间有交通支者占 9.3%，且均发生于二者之间无间隙或间隙很小时，二者之间间隙较大时均未发现存在有交通支；在 9.3%的病例中发现迷走神经根丝较少(<4 根)，且根丝均较粗大。我们认为从彻底根治症状和防止疼痛复发的角度考虑，当发现舌咽神经根与迷走神经根上部第 1 根丝之间有交通支时必需加行迷走神经上部根丝切断；二者之间无间隙或间隙很小时，如迷走神经根丝较少且较粗大，为防止切断后出现后组颅神经并发症，不加行迷走神经根丝切断或只部分切断上部第 1 根丝，反之则加行根丝切断，因为在二者之间无间隙或间隙很小时往往意味着舌咽神经根与迷走神经根 REZ 紧密相邻，责任血管很易同时压迫二者 REZ，当由于各种原因无法做到责任血管的满意充分减压而决定行 PR 术式时，当然应加行根丝切断以根治症状；二者之间间隙很大时不必加行根丝切断。有学者认为外耳道深面及下颌角下方的疼痛来源于迷走神经，行 PR 时需加行迷走神经上部根丝切断。但 Kondo 认为从疼痛位置并不能判断症状来自于舌咽神经还是迷走神经。我们同意不能通过临床症状来决定是否需加行迷走神经根上部根丝切断。

关于切断多少迷走神经根丝为宜，有人认为当迷走神经上部根丝较下部根丝粗大时应少切断一些根丝，而当上部根丝较下部根丝细小时应多切断一些根丝，Taha 则认为切断迷走神经根丝数目的多少应根据临床症状及手术经验而定。同样基于为防止出现后组颅神经并发症的考虑，我们认为如迷走神经根丝较少且较粗大时，最好只切断或只部分切断上部第 1 根根丝；迷走神经根丝较多且较纤细时，或上部第 1、2 根丝之间有交通支时，可行上部 2 根根丝切断，但不应超过 2 根。我们主张不能通过临床症状来决定切断迷走神经根丝的比例。

功能神经外科手术的一个基本原则是在解除患者病痛的同时不引发为患者所不能接受的严重并发

症。理论上切断一侧舌咽神经根及迷走神经上部根丝可带来一系列并发症,10%~20%病例可能出现暂时性或持久性吞咽困难及声带麻痹。中日友好医院神经外科1组病例行PR术式者发生暂时性或持久性后组颅神经功能障碍的概率为24.2%(8/33),行单纯MVD手术者概率为5.9%(1/17),二者之间有显著差别(P<0.01)。我们认为切断舌咽神经根及迷走神经上部根丝势必会增加后组颅神经并发症的发生率,当决定行PR术式时,至少应限制切断迷走神经根丝的比例。本组病例术后发生非暂时性(大于6个月未完全消失)神经系统并发症概率为12.9%(4/31),但均未严重影响患者生活质量而为患者所接受。

36.3.4 经皮穿刺舌咽、迷走神经射频热凝毁损术

患者仰卧,穿刺的进针点在口角外侧25mm,下方0.5mm。当遇到骨组织时,摄侧位片和沿电极方向的斜位片。根据摄片中颈静脉于L的位置,在电视下纠正穿刺方向,使电极尖到达颈静脉孔神经部。先用0.1~0.3V低电压刺激,若出现半侧咽、扁桃体和外耳道感觉异常,且无副神经反应和血压与心电图改变,表明穿刺部位正确。于是缓缓持续增温,若无迷走反应出现,升温至70℃,电凝60s即可造成孤立的舌咽毁损灶。若在升温过程中出现迷走神经反应,应立即停止电凝,并给阿托品。复发在所难免,复发后可重复电凝。

(于炎冰 张 黎)

参 考 文 献

[1] Tronnier VM,Rasche D,Hamer J,et al. Treatment of idiopathic trigeminal neuralgia:comparison of long-term outcome after radiofrequency rhizotomy and microvascular decompression. Neurosurg,2001,48(6):1267-1268.

[2] Broggi G,Ferroli P,franzini A,et al. Microvascular decompression for trigeminal neuralgia:comments on a series of 250 cases, including 10 patients with multiple sclerosis. J Neurol Neurosurg Psychiatry,2000,68(1):59-64.

[3] Kondo A.Microvascular decompression surgery for trigeminal neuralgia. Stereotact Funct Neurosurg,2001,77(1-4):187-189.

[4] Sindo M,Howeidy T,Acevedo G. Anatomical observations during microvascular decompression for idiopathic trigeminal neuralgia (with correlations between topography of pain and site of the neurovascular conflict). Prospective study in a series of 579 patients. Acta Neurochir(Wien),2002,144(1):1-12.

[5] Matsushima T,yamaguchi T,Inoue TK,et al. Recurrent trigeminal neuralgia after microvascular decompression using an interposing technique. Teflon felt adhesion and the sling retraction technique. Acta Neurochir(Wien),2000,142(5):557-561.

[6] Auger RG,Whisnant JP. Hemifacial spasm in Rochester and Olmsted County,Minnesota,1960 to 1984. Arch Neurol, 1990,47:1233-1234.

[7] Nagata S,Matsuchima T,Fujii K,et al. Hemifacial spasm due to tumor,aneurysm,or arteriovenous malformation. Surg Neurol, 1992,38:204-209.

[8] Moller AR. Vascular compression of cranial nerves. I. History of the microvascular decompression operation. Neurol Res, 1998,20(8):727-731.

[9] Fukushima T. Microvascular decompression for hemifacial spasm. Results in 2890 cases. Neurovascular Surgery. New York,Mc Graw-Hill,1995:1133-1145.

[10] Ishikawa M,Ohira T,Namiki J,et al. Electrophysiological investigation of hemifacial spasm after microvascular decompression :F waves of the facial muscles,blink reflexes, and abnormal muscle responses. J Neurosurg,1997,86 (4) : 654-661.

[11] Ishikawa M,Ohira T,Namiki J,et al. Abnormal muscle response (lateral spread) and F-wave in patients with hemifacial spasm. J Neurol Sci,1996,137(2):109-116.

[12] Ishikawa M,Ohira T,Namiki J,et al. Electrophysiological investigation of hemifacial spasm:F-waves of the facial muscle. Acta Neurochir (Wien),1996,138(1):24-32.

[13] Hatem J,Sindow M,Vial C. Intraoperative monitoring of facial EMG responses during microvascular decompression for hemifacial spasm. Prognostic value for long-term outcome:a study in a 33-patient series. Br J Neurosurg,2001,15(6): 496-499.

[14] Shin JC,chung UH,Kim YC,et al. Prospective study of microvascular decompression in hemifacial spasm. Neurosurg, 1997,40(4):730-734.

[15] Kondo A. Follow-up results of microvascular decompression in trigeminal neuralgia and hemifacial spasm. Neurosurg,1997,40 (1):46-51.

[16] Mc Laughlin MR,Jannetta PJ,Clyde BL,et al. Microvascular decompression of cranial nerves:Lessons learned after 4400 operations. J Neurosurg,1999,90(1):1-8.

[17] Payner TD,Tew Jw Jr. Recurrence of hemifacial spasm after microvascular decompression. Neurosurg,1996,38(4):686-690.

[18] Abdee K,Kato Y,Kiya N,et al. Neuroendoscopy in micro-vascular decompression for trigeminal neuralgia and hemifacial spasm:technical note. Neurol Res,2000,22(5):522-526.

[19] Chung SS,Chang JW,Kim SH,et al. Microvascular decompression of the facial nerve for the treatment of hemifacial spasm: preoperative magnetic resonance imaging related to clinical outcomes. Acta Neurochir(Wien),2000,142(8):901-906.

[20] Nagatani T,Inao S,Suzuki Y,et al. Perforating branches from

offending arteries in hemifacial spasm:anatomical correlation with vertebrobasilar configuration. J neurol Neurosurg Psychiatry, 1999, 67(1):73-77.

[21] Acevedo JC, Sindou M, Fischer C, et al. Microvascular decompression for the treatment of hemifacial spasm. Retrospective study of a consecutive series of 75 operated patients - electrophysiologic and anatomical surgical analysis. Stereotact Funct Neurosurg, 1997, 68(1-4Pt 1):260-265.

[22] Levy EI, Resnick DK, Jannetta PJ, et al. Pediatric hemifacial spasm:the efficacy of microvascular decompression. Pediatr Neurosurg, 1997, 27(5):238-241.

[23] Yamaki T, Hashi K, Niwa J, et al. Results of reoperation for failed microvascular decompression. Acta Neurochir (Wien), 1992, 115(1-2):1-7.

[24] Barker FG II, Jannetta PJ, Bissonette DJ, et al. Microvascular decompression for hemifacial spasm. J Neurosurg, 1995, 82(2):201-210.

[25] Kureshi SA, wilkins RH. Posterior fossa reexploration for persistent or recurrent trigeminal neuralgia or hemifacial spasm: surgical findings and therapeutic implications. Neurosurg, 1998, 43(5):1111-1117.

[26] Huan CI, Chen IH, Lee LS. Microvascular decompression for hemifacial spasm:Analyses of operative procedures in 110 patients. Neurosurg, 1992, 30:53-57.

[27] Illingworth RD, Porter DG, Jakubowski J. Hemifacial Spasm:a prospective long-term follow-up of 83 cases treated by microvas-cular decompression at two neurosurgical centers in the United Kingdom. J Neurol Neurosurg Psychiatry, 1996, 60(1):72-77.

[28] Ishikawa M, Nakanishi T, Takamiya Y, et al. Delayed Resolution of residual humifacial spasm after microvascular decompression operations. Neurosurg, 2001, 49(4):847-854.

[29] Wang A, Jankovic J. Hemifacial spasm:clinical findings and treatment. Muscle Nerve, 1998, 21(12):1740-1747.

[30] Lovely TJ, Getchk CC, Jannetta PJ. Delayed facial weakness after microvascular decompression of cranial nerve VII. Surg Neurol, 1998, 50(5):449-452.

[31] King WA, Wackym PA, Sen C, et al. Adjunctive use of endoscope during posterior fossa surgery to treat cranial neuropathies. Neurosurg, 2001, 49(1):108-115.

[32] Taha JM, Tew JM Jr. Long-term results of surgical treatment of idiopathic neuralgias of the glossopharyngeal and vagal nerves. Neurosurg, 1995;36(5):926-930.

[33] Fraioli B, Esposito V, Ferrante L, et al. Microsurgical treatment of glossopharyngeal neuralgia:case reports. Neurosurg, 1989;25(4):630-632.

[34] Dandy WE. Glossopharyngeal neuralgia (tic douloureus). Its diagnosis and treatment. Arch Surg, 1927;15:198-214.

[35] Jannetta PJ. Observations on the etiology of trigeminal neuralgia, hemifacial spasm, acoustic nerve dysfunction and glossopharyngeal neuralgia. Definitive microsurgical treatment and results in 117 patients. Neurochirurgia, 1977;20(5):145-154.

[36] Resnick DK, Jannetta PJ, Bissonnette K, et al. Microvascular decompression for glossopharyngeal neuralgia. Neurosurg, 1995; 36(1):64-68.

[37] Ferrante, Artico M, Nardacci B, et al. Glossopharyngeal Neuralgia with Cardiac Syncope. Neurosurgery, 1995;36(1):58-63.

[38] Kondo A. Follow-up results of using microvascular decompression for treatment of glossopharyngeal neuralgia. J Neurosurg, 1998;88(2):221-225.

[39] Sampson JH, Grossi PM, Asaoka K, et al. Microvascular decompression for glossopharyngeal neuralgia:long -term effectiveness and complication avoidance. Neurosurg, 2004, 54(4):884-889.

[40] 张黎,于炎冰,马延山,等. 原发性舌咽神经痛显微外科手术治疗的并发症[J]. 中国临床神经外科杂志,2006,11(4):204-206.

[41] 张黎,于炎冰,马延山,等. 选择性舌咽、迷走神经根丝切断术治疗舌咽神经痛[J]. 中华神经外科疾病研究杂志,2006,5(2):159-162.

[42] 于炎冰,张黎,马延山,等. 原发性舌咽神经痛的显微神经外科手术治疗[J]. 中国微侵袭神经外科杂志,2005,10(12):541-542.

37. 运动障碍性疾病

37.1 帕金森病

37.1.1 概述(introduction)

帕金森病(parkinson disease PD)是一种多发于中老年人,以肌肉震颤、肌肉僵直、运动活动起动困难，姿势反射丧失为特征的中枢神经系统疾病。它由英国医师帕金森(James Parkinson)于1817年首先描述,1841年Hall称为震颤麻痹,1892年Charcot称为帕金森病。目前对病因不明者称为原发性帕金森病(帕金森病、震颤麻痹)。由脑炎、脑动脉硬化、脑外伤及中毒等产生类似临床表现,称继发性帕金森综合征(症状性帕金森综合征、帕金森综合征)。所有帕金森病都具有下列共同特征:它们隐匿起病并不断加重,震颤在静止时最明显;肢体僵硬,引起运动减少,逐渐丧失正常工作和生活能力;面部表情改变,表现为面具样脸,而不能表示情感反应;讲话慢、声调低、音色单调;流涎;躯体俯曲姿势,不易维持直立姿势;油脂溢出皮肤伴有脂溢性皮炎倾向。

本病患病率综合世界各国资料在10~405/10万之间,从我国资料来看,居民患病率为44/10万,属于PD低发生地区。最近我国15城市随机调查,并非先前认为是低发生区,其结果与其他西方国家报道结果相近似。PD发病率和患病率随年龄增长而增加。PD发病年龄0~39岁为20/10万左右,70~79岁为1 100/10万左右，好发于50~65岁，青年型极少。男女之比接近1或男性比女性略高。

关于PD的病因和发病机制,1957年,Carlsson根据利血平可激发PD,1960年Ehringer和Hornykliewicz对PD病人尸检进行了单胺类物质测定，发现纹状体的DA严重不足,DA不足引起PD的理论得到确认。从此,对该病的研究速度大大加速,目前,已知黑质和纹状体中多巴胺能神经元变性是本病的主要病理变化。

37.1.2 分子生物学(molecular biology)

(1)兴奋性氨基酸与帕金森病

近年来研究,兴奋性氨基酸(EAA)及其受体介导的兴奋性毒性，在PD的发病机制中可能发挥重要作用。

在中枢神经系统内,EAA主要是L-谷氨酸(Glu)和L天冬氨酸(Asp),二者大部分为中间代谢产物,只有少部分为神经递质。Glu和Asp是脑内含量最多、毒性最强的兴奋性氨基酸,这部分EAA主要储存于突触前神经末梢内,其释放是通过突触电压门控性通道Ca^{2+}依赖的,作用于突触后膜的EAA受体。突触间隙内的Glu主要通过神经末梢和胶质细胞高亲和摄取系统主动重摄取,或在酶的作用下灭活。脑内含有大量EAA受体(EAAsR),目前已发现五种类型：①N- 甲基 D- 天门冬氨酸（NMDA）受体；②L- 氨基 -3- 羟基 -5- 甲基 -4- 异恶唑丙酸（AMPA）受体；③海人藻酸（KA）受体；④L-2- 氨基 -4- 磷酸丁酸（L-AP4）受体；⑤代谢型受体。

Porras 和 Karler 等均对 DA、Glu 和 GABA 之间的关系进行了研究，发现三个系统之间有相互作用：谷氨酸激动剂可引起大鼠纹状体 DA 的释放，DA 能系统可激活 Glu 及 GABA 能系统。因为 DA 能紊乱是 PD 等运动系统疾病的基础，同样说明了 EAA 与 PD 发病有联系。

在某些情况下，谷氨酸受体的过度刺激会导致神经元的损害和死亡，NMDA 受体介导的神经毒性作用，显然是由胞外 Ca^{2+} 的过度内流造成的，胞质 Ca^{2+} 增加，激活大量钙离子依赖性酶，包括蛋白激酶 C，磷酸脂酶 A_2、C、Ca^{2+}/钙调蛋白依赖性蛋白激酶 Ⅱ，NO 合成酶和各种蛋白激酶、核酸激酶。钙离子诱导的与蛋白、磷酸脂和核苷酸分解代谢有关的酶的激活，通过各种途径导致细胞死亡。

兴奋性损害最早出现的征象是线粒体肿胀的功能失调，研究表明线粒体也是自由基形成的场所。当胞质浓度增加时，线粒体便作为 Ca^{2+} 储存池，当受体长久激活时，线粒体 Ca^{2+} 隔离的能力便受损，出现功能失调，生物能量缺乏。神经元对兴奋性毒素的损害变得敏感，伴随着细胞器的肿胀和细胞溶解，神经元便走向了死亡。

EAA 的大多数递质通路与基底节和边缘系统有直接关系，EAA 的兴奋毒性与 PD 的发生机理密切相关。因此，目前临床应用 NMDA 受体拮抗剂治疗 PD 的目的在于阻断丘脑底核（STN）过度兴奋性，同时起到对 DA 神经元保护作用。

（2）多巴胺代谢障碍

黑质致密区（SNc）——纹状体 DA 系统调节锥体外系运动功能，它与 PD 发生有密切关系。在基底节中，具有调节作用的神经环路有两种，一是直接环路：大脑皮质 $\xrightarrow{Glu}$ 纹状体 $\xrightarrow{GABA}$ 苍白球内侧区（Gpi）和黑质网质区（SNr）两神经核 $\xrightarrow{GABA}$ 丘脑 $\xrightarrow{Glu}$ 大脑皮质。另一种为间接环路：大脑皮质 $\xrightarrow{Glu}$ 纹状体 $\xrightarrow{GABA}$ 苍白球外侧区（GPe）$\xrightarrow{GABA}$ 底丘脑（STN）$\xrightarrow{Glu}$ 苍白球内侧区（Gpi）$\xrightarrow{GABA}$ 丘脑 $\xrightarrow{Glu}$ 大脑皮质。

正常时，两者功能处于平衡状态，当黑质 DA 神经元退变，超过 80%，锥体外系运动功能失去自我平衡调控，产生 PD。

正常人脑内的纹状体中 DA 及其代谢产物高香草酸（HVA）的含量最多。在 PD 病人中，纹状体 DA 水平下降，纹状体的 DA 含量越少，PD 的症状就越重。相应地，HVA 亦减少，并伴有 5- 羟色胺（5-HT）及去甲肾上腺素（NE）的含量下降。DA 的这种降低主要由于 DA 的合成减少，也可与 DA 的分解加速有关，或两者兼而有之。DA 合成的主要调控作用的中心环节是酪氨酸羟化酶（TH），TH 催化儿茶酚胺（catecholamine）合成的第一步，即酪氨酸的羟化。

DA 的分解是在单胺氧化酶（monoamine oxidase，MAO）和儿茶酚 - 氧位 - 甲基转移酶（catechol-O-methyltransferase）的催化下进行的，其最终产物为 HVA。当引起黑质 - 纹状体变性因素存在，可导致 DA 的神经元脱失，使残存的神经元中 DA 的形成和释放代偿性增多；另一方面，MAO-B 活性的增高，使 DA 的分解加剧，在转化为 HVA 的同时，并伴有自由基的生成，后者将对神经细胞产生进一步的毒性作用。

（3）其他

1）自由基与帕金森病：自由基（包括超氧自由基 O_2、羟自由基 OH）是氧在线粒体代谢过程中生成的，适量的自由基对机体有许多有用的作用，过量的自由基则会对细胞产生损害。当 DA 能神经元的脱失可通过自由基对神经元起进一步的毒性作用。事实上，在 PD 的发生中，自由基代谢的病理生理学远比此复杂。正因为如此，自由基已成为另一个备受关注的 PD 发生发展假说。

2）遗传缺陷与帕金森病：PD 的发生是源于遗传缺陷一直存在着争论，但是 PD 有明显家族史，目前正在进行 PD 易感基因筛选和克隆工作，倾向于大多数 PD 病人的病因符合多基因遗传。

37.1.3 病因与病理（etiology and pathology）

（1）病因

目前虽然已查明本病的主要病变是黑质变性，至于引起黑质变性的原因至今不明。近几十年来，对 PD 发病因素的调查，为病因学研究提供了重要线索。如社会人口因素中，PD 与职业关系，可从农民与 PD 发病率之间，存在着较密切关系，主要是他们与杀虫剂、除草剂使用接触有因果关系。至于受教育程度，社会经济地位，性别等无显著差异。PD 的患病率和发病率随年龄增长而增加，这是 PD 的危险因素之一。在遗传因素中，PD 患者的家族发病率为 7.5%～94.5%，众多学者倾向于 PD 是遗传易感性与环境因素相互作用的结果。

目前认为环境因素中，农业环境中神经毒物（杀虫剂、除草剂），工业环境中暴露重金属与 PD 发病率有因果关系，是 PD 的重要危险因素，然而也有相反的结论。因而人们对环境病因假设提出了质疑，至于吸烟、饮食习惯、头颅外伤、病毒感染等因素，至今仍未取得一致意见，需要进一步深入研究。

但是，在 PD 的病因学研究中，MPTP 的神经毒性作用，氧化应激和自由基产生，线粒体功能缺陷和个体的遗传易感性，是比较公认的几种学说。特别是 1997 年相继发现 α-Synuclein 基因的突变，可引起常染色体显性遗传性家族性 PD，而 Parkin 基因的缺失和点突变则可引起早发性常染色性隐性遗传性帕金森综合征，这两个可引起多巴胺神经元变性死亡和家族性 PD 基因的发现，对研究 PD 的遗传和细胞凋亡机制起了极大的作用。

（2）病理

帕金森病的病理变化主要在黑质、纹状体，也有在苍白球、壳核、尾状核、丘脑底核、第三脑室周围、大脑皮质等处。黑质细胞退变和破坏，黑色素消失，黑质中神经细胞数量减少、破坏及神经胶质增生。上述变化在苍白球、纹状体及脑干的蓝斑等处亦可见到。另一个病理变化是进行弥慢性脑萎缩，通过脑室造影也可证实这一点。安徽省立体定向神经外科研究所对 156 例帕金森病患者进行气脑或脑室造影，结果发现本病有脑萎缩者占 90%以上，并证明脑萎缩程度与年龄的大小、疾病的严重程度、类型和病期的长短有明显的相关性。

关于 Lewy 小体，过去认为是 PD 最常见的病理改变，近来研究发现，Lewy 小体是由正常细胞成分组成，并非由致病物或生物因子所引起。必须指出 Lewy 小体并非 PD 的特征性病变，它尚可见于其他疾病，如多系统萎缩、进行性核上性麻痹、运动神经元变性、毛细血管扩张性共济失调、亚急性硬化性全脑炎、阿尔茨海默病、先天痴患症等。

从免疫细胞化学方面也揭示黑质多巴胺能神经元减少。帕金森病不仅多巴胺含量减少，而且基底神经核中多巴胺代谢产物高香草酸（HVA）、多巴胺合成的限速酶（酪氨酸羟酶）和多巴胺脱羧酶也明显减少。脑内多巴胺能神经元大量丧失，多巴胺含量下降，使多巴胺绝对和相对不足，促使乙酰胆碱的作用相对增强，引起肢体震颤、肌僵直、运动减少等运动障碍。

37.1.4 临床表现与体征（clinical manifestation）

临床表现基本形式有三：①静止性震颤，在静止时可看到 4～6 次/秒，粗大的节律震颤，多数以手指开始，呈捻丸样动作，上肢比下肢容易出现，下肢以踝关节开始较多，逐渐扩展到全身（下颌、口唇等震颤的出现）。病情早期震颤于静止时出现，运动减轻或消失，情绪激动时加重，夜间睡眠时消失。晚期强烈的震颤在运动时也不消失，还有 5.6%～10% 帕金森氏病人无静止性震颤。②肌僵直，因患肢肌张力增高，关节被动运动时，可感到均匀的阻力，称为“铅管样僵直”；若合并有震颤则似齿轮样转动，称为“齿轮样僵直”。躯干、颈面部肌肉均可受累，病人出现特殊姿势，头部前倾，躯干俯屈，上肢之肘关节屈曲，腕关节伸直，前臂内收，下肢之髋及膝关节均略为弯曲。手足姿势特殊，指间关节伸直，手指内收，拇指对掌。③运动减少，病人上肢不能做精细工作，表现为书写困难，写字弯弯曲曲，越写越小，称“写字过小症”。步态障碍甚为突出，首先下肢拖曳，然后步伐变慢变小，起步困难，一旦迈步则向前冲，且越走越快，出现慌张步态。④其他症状与体征，主要是自主神经功能紊乱的临床表现，如油脂脸、多汗、垂涎、便秘、尿频或失禁，直立性低血压，皮肤网状蓝斑、吞咽困难、阳痿等。在精神症状上有忧郁、多疑、痴呆、智能低下及幻觉等。以后生活上不能自理，起床、穿衣、解纽扣、洗脸及刷牙都困难。步伐障碍突出，站立时低头屈背，膝稍屈，有时进进退退，走路慢，脚几乎不能离地，步伐小。由于起步困难，一旦迈步就向前冲，随重心越走越快，不能停止或转弯。这类病人，面部呈假面具脸，失去联合运动，行走时上肢前后摆动减少或完全消失。

37.1.5 影像学表现（imaging）

（1）CT、MRI 影像表现

由于 PD 是一种中枢神经系统退性变疾病，病理变化主要在黑质、纹状体、苍白球、尾状核以及大脑皮质等处，所以，CT 影像表现，除具有普遍性脑萎缩外，有时可见基底节钙化。MRI 除能显示脑室扩大等脑萎缩表现外，T_2 加权像在基底节区和脑白质内常有多发高信号斑点存在。

（2）SPECT 影像表现

1）通过多巴胺受体（DAR）的功能影像：多巴胺

受体广泛分布于中枢神经系统中多巴胺能通路上，其中主要是黑质、纹状体系统，DAR(D_1)分布于纹状体非胆碱能中间神经元的胞体；DAR(D_2)位于黑质、纹状体多巴胺能神经元胞体。

SPECT 是把放射性核素，目前主要是 ^{123}I-IBZM，^{131}I-IBZM，特异性 D_2 受体标记物，静脉注入人体后，通过在基底节区域的放射活性与额叶、枕叶或小脑放射活性的比值，反映 DAR 受体数目和功能，来诊断早期 PD。如果早期采用多巴制剂治疗患者，起病对侧脑 DARD$_2$ 上调。长期服用多巴制剂的中晚期 PD 患者，脑中基底节/枕叶和基底节/额叶比值减少，SPECT 功能影像只能检测 DAR 受体数目，不能帮助确诊是否为原发性帕金森病，但是可以区别某些继发性 PD，还可用作 PD 病性演变和药物治疗效果指标。

2)通过多巴胺转运蛋白(DAT)功能显像：多巴胺转运蛋白(DAT)如何转运多巴胺(DA)尚不清楚，DAT 主要分布于基底节和丘脑，其次为额叶。DAT 含量与 PD 的严重程度是存在着正相关性，基底节 DAT 减少，在早期 PD 患者表现很显著。

SPECT 采用 ^{11}C WIN35428、^{123}Iβ CIT，通过静脉注入人体后，检测基底节/小脑活性比值，丘脑/小脑活性比值，反映中枢不同区域 DAT 数量。早期 PD 患者，基底节区域 DAT 数目明显减少。

(3)PET 功能影像

正电子发射断层扫描(PET)诊断 PD，其工作原理和方法与 SPECT 基本相似，目前主要是依赖脑葡萄糖代谢显像，一般采用 ^{18}F 脱氧葡萄糖(^{18}FDG)。

因为，在 PD 病人早期，纹状体局部葡萄糖代谢率就中度降低，晚期葡萄糖代谢率进一步降低。用 PET 的受体显像剂很多，PET 神经递质功能显像剂主要是用 ^{18}F 多巴 PET(^{18}F DA PET)等核素，基本原理同 SPECT，在此从略。

PET 可对 PD 进行早期诊断，可作 PD 高危人群中早期诊断，对病情严重程度的一种客观指标，了解多巴制剂应用疗效，鉴别原发 PD 和某些继发 PD 均有很大作用。

37.1.6 诊断和鉴别诊断(diagnosis and differential diagnosis)

(1)诊断

诊断帕金森病主要依据：①有遗传性，但是原因多不明。②多数在 40～69 岁发病。③多从一侧静止性震颤开始，逐渐发展到两侧，呈现肌僵直，运动减少，静止性震颤三大症状，尤其伴有姿势反射障碍。④脂性假面具脸，上肢屈曲，伴有前屈姿势，步行时躯干向前，小步，缺乏联合动作。⑤限于没有并发症，不伴有锥体束症、假性延髓性麻痹、眼颤、共济失调、感觉障碍、肌萎缩、癫痫、尿失禁、痴呆、情感失调及幻觉等帕金森综合征以外的症状。⑥病程进展缓慢。⑦脑脊液、血液生化及脑电图等检查无特殊异常。⑧应用左旋多巴有效。但是，诊断帕金森病要注意，只要其他条件具备，个别病人服 L-dopa 无效或三大症候不完全具备或有精神症状，也要高度怀疑此病。

1)关于帕金森病分类和分级诊断：根据我国在 1984 年 10 月全国锥体外系疾病讨论会上决定帕金森病及帕金森综合征的分类(草案)如下：①原发性(帕金森病、震颤麻痹)按病程分型：a. 良性型：病程较长，平均可达 12 年。运动症状波动和精神症状出现较晚。b. 恶性型：病程较短，平均可达 4 年。运动症状波动和精神症状出现较早。按症状分型：a. 震颤型。b. 少动和强直型。c. 震颤或少动和强直型伴痴呆。d. 震颤或少动和强直型不伴痴呆。按遗传分型：a. 家族性帕金森病。b. 少年型帕金森病。②继发性(帕金森综合性、症状性帕金森综合征)：感染性(包括慢性病毒感染)；脑炎后帕金森综合征(嗜睡性脑炎，其他脑炎等)；中毒性(一氧化碳、锰、二硫化碳、氰化物、甲醇等)；药物性(抗精神病药物，如吩噻嗪类、丁酰苯系等)；脑血管性病变；脑肿瘤(特别是脑部中线肿瘤)；脑外伤：中脑空洞症；代谢性(甲状旁腺功能减退，基底节钙化、慢性肝脑变性等)。③症状性帕金森综合征(帕金森叠加综合征)：进行性核上性麻痹、纹状体黑质变性、皮质齿状核黑质变性、橄榄脑桥小脑萎缩、Sky Drager 位置性低血压综合征、皮质纹状体脊髓变性、Alzheimer 及 Pick 病、正常颅压脑积水、遗传性疾病(肝豆状核变性，Hallerrorden spatz 病，Huntigton 病，脊髓小脑黑质变性等)。

2)PD 临床分级诊断：hoehn&Yahr，matsumoto 帕金森病分级法。见表 37-1-1。

有关 Webster 评分表；Markham 和 Dismon 量表；Schmab 和 England 日常生活分级；综合帕金森病评分分级(UPDRS)，请参阅其他专著。

所以，帕金森病的诊断依据：凡中老年发病，具有静止性震颤、肌僵直、运动迟缓和姿势反应异常4大主征中2项以上，而找不到确切病因者，即可诊断。左旋多巴药物试验反应可协助诊断。实验室检查无特异性，CT和MRI亦无明确诊断价值。PET有助于其他变性疾病鉴别。

（2）鉴别诊断

本病首先应与各种震颤症状群鉴别，按照和随意运动的关系，将震颤分为生理性震颤和病理性震颤。当肢体或躯体的其他部位处于静止时所出现的震颤为静止性震颤。在一定体位时，如将手臂向前伸展而出现震颤称体位性震颤。若仅出现在向某一个目标运动时称为意向性震颤。体位和意向震颤都可称为运动性震颤。而帕金森病为一节律性静止性震颤，应与以下疾病鉴别。

1）肝豆状核变性（Wilson病）：往往以急性、亚急性或慢性起病，开始出现情感改变，记忆力减退，注意力不集中，继而出现震颤，肌张力增高，构音困难，此震颤以动作性震颤为主（扑翼状），静止性震颤很轻微，有时表现为徐动样动作或特殊性挛缩或强直性痉挛。角膜上有K-F环可资鉴别。

2）Huntington性舞蹈病：开始为行为笨拙和不安，间歇性出现轻度耸肩，手指的抽搐和“鬼脸”等不自主动作。随后舞蹈样动作逐渐加重，此舞蹈动作是迅速的，跳动式和多变的，此种病人肌张力正常，在情绪紧张时加重，静坐或静卧时减轻，它是一种慢性进行性的遗传性疾病。

3）老年性震颤麻痹：见于老人，四肢、下颌及舌头等均可受累，震颤以速率快、节律更规则、幅度更小为特征，一般无强直，可有痴呆表现。

4）Alzheimer病：早期表现为记忆力减退，定向障碍，缺乏主动性。2～3年后出现明显智能障碍和精神症状，逐渐加重。约有1/4病人表现有锥体外系症状，表现有肢体静止性震颤。

由于临床上很多神经系统疾病表现为不同程度震颤、强直、运动缓慢症状与体征，如纹状体黑质变性（SND）、Lewy体痴呆，进行性核上性麻痹（PSP），橄榄脑桥小脑萎缩（OPCA），脑炎后帕金森综合征，血管性帕金森综合征等，在此不一一阐述。

37.1.7 药物治疗（pharmaco therapy）

（1）药物治疗原则

帕金森病应强调综合性治疗，包括药物、理疗、水疗、医疗体育和日常生活调整和外科手术等，不应强调单一治疗方法。

1）应该依据病情个体化，选择抗帕金森病药物，如静止性震颤选择抗胆碱能药物；少数动作性震颤选用心得安，此二药无效可用左旋多巴类。

2）用药剂量应该以产生满意疗效的最小剂量，必要时根据病情缓慢增加剂量。

3）不宜多品种抗PD药同用，也不宜突然停药。

4）应用左旋多巴类药物，Ⅰ～Ⅱ级病人不需要用药，Ⅲ～Ⅴ级病人才使用左旋多巴类药。

表37-1-1 帕金森病分级法

Hoehn&Yahr	Matsumoto	临床表现
一级	Ⅰ级	只是一侧症状，轻度功能障碍
二级	Ⅱa级	两侧和躯干症状，姿势反应正常
三级	Ⅱb级	轻度姿势反应障碍，日常生活还可独自处理，劳动力丧失
		明显姿势反应障碍，日常生活和劳动力丧失，可起立，稍可步行
四级	Ⅲ级	借助他人帮助起床，限于轮椅生活
五级	Ⅳ级	

注：Hoehn和Yahr量表，将疾病演变过程分5个阶段，对病情进展认识有很大帮助，这种分阶段是简单和实用的。但是，这个量表对测定疗效非常粗糙。

（2）临床药物应用

治疗帕金森病药物至今已发展到第三代。第一代抗胆碱能药；第二代左旋多巴；第三代是多巴胺受体激动剂和增强剂。

1）抗胆碱能药物：安坦（苯海索Artane）2～4mg，3次/d；苯甲托品（Benztropine）2～4mg，1～2次/d；开马君5～10mg，3次/d；比哌立登（安克痉Akineton）2～4mg，3次/d；东莨菪碱（Scopolamine）

0.2mg，3 次/d。

2）抗组织胺药：苯海拉明（Benadryl）25mg，3 次/d；非那根（Phenergan）25mg，3 次/d。

3）多巴胺替代疗法——左旋多巴（L-dopa）：宜从小剂量开始，125～250mg，3 次/d，通常每 3～5d 增加 250mg，常用剂量 3g/d，最大量 5～8g/d。口服左旋多巴有较多副作用，临床使用应注意。

4）多巴胺能增强剂：应用左旋多巴增强剂，与左旋多巴合并治疗本病，可以减少左旋多巴剂量，减少副作用，提高疗效，常用药物如下：①苄丝肼（Benserazide）：此药与左旋多巴以 1∶4 的比例混合，又称美多巴（Madopar）或苄丝肼多巴或羟苄丝肼或多巴丝肼。治疗剂量：美多巴 125mg，3 次/d，以后可逐渐增大剂量，最大量不超过 800～1500mg/d。②α 甲基多巴肼（Carbidopa，MK-486）。③帕金宁控释片（卡比多巴/左旋多巴、息宁、Sinemet CR）：每片中含卡比多巴 50mg，左旋多巴 200mg。剂量：轻度患者 Sinemet CR 每次一片，2～3 次/d，用药间隔 4～12h，最大用量每日可达 12 片。由于本药在 4～8h 可较均衡地释放，从而保持多巴的稳定血清水平，可较好地解决由于峰值波动出现的开关现象。

5）多巴胺释放促进剂：金刚烷胺（Amantadine），剂量 100mg，3 次/d，用药数日后才产生效果。

6）多巴胺受体激动剂：常用药物有：①溴隐亭（溴麦角隐亭，Bromocriptine，Piribedil 等），通常剂量为 25～45mg/d。低于 8mg/d 往往无效。②培高利特（Pergolide，协良行）剂量范围在 0.75～5mg/d，开始剂量 0.05mg/d，每 3～4d 增加一次剂量，直至每日 3 次，每次 0.25mg，最大剂量小于 5mg/d。多巴胺能增强剂还有很多，临床应用很少。

7）单胺氧化酶抑制 -B 型（MAO-B1）：司来吉兰（Selegiline、L-deprenyl）：通常用量为 10mg/d，个别可达 15mg/d。如每日剂量超过 20mg，可引起阵发性高血压反应。

8）儿茶酚 - 氧位 - 甲基转移酶抑制剂：托卡朋（Tolcapone，答是美）初期用量 50mg，3 次/d，增至每次 100mg，3 次/d。恩他卡朋，用量每次 200mg，3 次/d。

9）其他药物辅助治疗帕金森病：普萘洛尔（心得安，Propranolol），可控制帕金森病的动作性震颤。一般剂量为 40～80mg/d，分次口服，最大用量可达 200mg/d。心得安有减慢心率，降低血压的作用，宜审慎。还有 PLG 三肽，纳洛酮，GM1 神经节苷脂，拉莫三嗪，CPP，维生素 E，维生素 C，脑复康等。

37.1.8 外科治疗（surgery）

（1）PD 早期手术治疗

在立体定向手术开始以前，几乎从中枢到周围神经系统每一个可以达到部位，都有人尝试用手术的方法去减轻严重运动障碍的综合征。如 Horsley（1890 年）、Bucy（1921 年）脑皮质切除；Putnam（1938 年）脊髓锥体侧柱切断术；Walker（1947 年）大脑脚切断术；Meyer（1939 年）基底节尾状核头部摘除术；Cooper（1952 年）脉络膜前动脉结扎术等，由于副作用大，疗效不肯定而一一放弃。

（2）帕金森病的立体定向术

1）概述：自从 1947 年 Spiegel 和 Wycis 临床开展立体定向手术以来，很多学者如 Talairach，Guiot，Riechert，Cooper，Walker，Gillingham，Leksell 等为治疗帕金森病，于脑内寻找有效靶点做了大量工作，从早期脑定向手术开始到目前，对震颤、僵直等运动障碍进行毁损的靶点有：苍白球、豆状襻、内囊、福雷尔区、丘脑腹外侧核、丘脑底核、丘脑腹前核以及小脑齿状核等。就目前所知，大脑基底节和丘脑内这些靶点，显著地存在着两个不同的联系纤维，一是苍白球到丘脑外侧核群径路，大概与僵直有关。另一条从小脑到丘脑腹外侧核径路，大概与震颤有关（图 37-1-1）。

目前公认丘脑腹外侧核治疗帕金森病有效率达 80%～90%。根据手术时观察破坏此核的前部（相当 Voa、Vop 核团）对僵直有效，后部（相当 Vim 核团）对震颤最好，破坏偏内时对上肢有效，偏外时对下肢有效。而 Vim 核是包括在丘脑腹外侧核群里，也是目前治疗帕金森病定向毁损最主要靶区。Vim 核它的位置前方是 Vop 核，后方是 Vc 核，背侧是 Lp 核，腹侧在 Ac-Pc 线稍下方，外侧是内囊，内侧与 Ce 核连接。它前后径为 4mm，高度 10mm，宽度 10mm，从侧面看，此核在后连合的前方 4～8mm 处，与 Ac-Pc 连作一垂直线，此线从外向内倾斜 20 度，向前斜 20 度，所以对帕金森病的肢体震颤的病人，选用此核进行毁损时，要注意上述解剖特征（图 37-1-2）。

但是，帕金森病第二次对侧脑内靶点毁损术，若仍以丘脑腹外核中 Vim 核为毁损区，易产生嗜睡、言语障碍、吞咽困难、记忆力减退等严重并发症。所以帕金森病二次对侧靶点应选择 Forel-H 或 Gpi 核团为靶点较适宜。假如选择对侧脑深部电刺

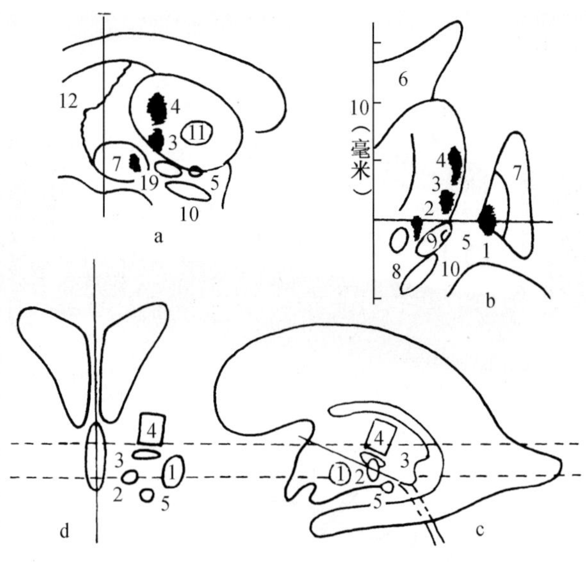

图37-1-1　帕金森病常用靶点示意图

1. 苍白球内侧部　2. 豆状襻　3. 内囊　4. 福雷尔区　5. 丘脑腹外侧核下部　6. 丘脑腹外侧核前部　7. 丘脑腹外侧核　8. 丘脑腹中间核　9. 红核周围区苍白球到丘脑腹外侧核群径路（与僵直有关）小脑到丘脑腹外侧核群径路

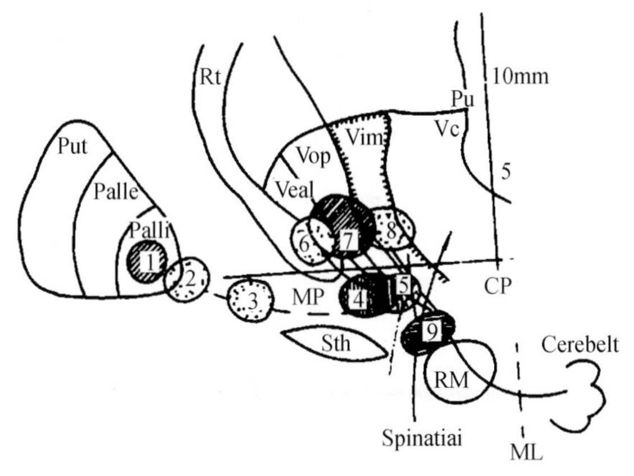

图37-1-2　Vim核示意图（Ac代表前连合Pc代表后连合）

激术更适宜。

2)立体定向毁损手术适应证和禁忌证：根据多年手术经验，认为该手术的适应证为：长期药物治疗无效；疾病进行性缓慢性发展已超过三年以上；工作和生活能力受到明显限制，根据 Hoehn 和 Yahr 分级为Ⅱ～Ⅳ级病人，且没有下列手术禁忌证者，如年高体弱，严重关节挛缩；明显精神障碍病人，严重心、肝、肾和高血压脑动脉硬化者，均可作为手术病例选择对象。

若病人需要再次对侧脑内定向毁损术，一定要具备以下条件：第一次手术效果好；术后震颤消失，僵直缓解，又无任何并发症；手术疗效保持在一年以上；目前无明显自主神经功能紊乱症状和严重精神症状；病情仍维持在Ⅱ～Ⅳ级。这样可减少二次手术并发症发生。

3)手术步骤：采用立体定向毁损术治疗帕金森病，目前多数医院利用 CT 或 MRI 进行导向，在 CT 片水平面上找出 AC-PC 长度和大脑中心 0 点，再指出靶点在框架上 X、Y、Z 坐标数值。若用 MRI 扫描，在 T_1W 中线矢状片上求出 AC-PC 长度和大脑中心 0 点，Y、Z 靶点以及它们在框架上坐标数值。在水平面质子像上或 T_1W 像求出 X 靶点以及在框架上坐标坐值（过去采用脑室造影方法导向目前基本淘汰）。

然后重新消毒、局麻、钻孔，利用定向仪定向装置，就可准确地把手术器械或微电极或毁损电极送到颅内靶点。

进行靶点电生理描记或毁损，目前毁损手段，都是射频温控热凝仪。进行毁损前靶点位置核对确实后，首先作靶点区 43～45℃可逆性毁损，若无感觉、运动障碍，再将温度提高到 70～75℃，持续 60～100 秒。当临床检查达到预期效果，拔除电极，拆除定向仪。例如毁损后效果不佳，要立刻行相应调整 X、Y、Z 数值，核对、再毁损，直达到临床满意，才可手术结束（图 37-1-3）。

4)靶点毁损前验证与鉴别：进行脑立体定向手术的病人多无生命危险，术后仍可长期生存。对这

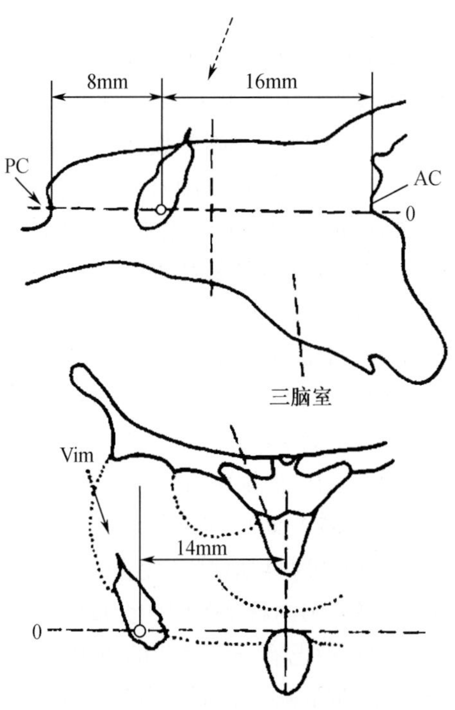

图37-1-3　Vim核靶点毁损示意图、射频仪

种选择性立体定向手术首先是不能造成明显的神经功能障碍,其疗效、并发症与毁损术有密切关系。因此,在定向手术靶点毁损时,必须对靶点进行验证,术中常用靶点核对方法如下。①微电极记录又称核团的单位放电记录:脑深部的核团中有单位放电,在白质或脑室中无单位放电,此点可作为电极是否入神经核(团)的依据,一般无特异性,目前经过很多学者努力,已初步掌握 Gpe、Gpi、Vim 等核团一定规律放电特征,安装微电极记录系统,靶点上 10mm 开始进行记录,根据情况记录 3~4 个针道(一般为 8 针道)。通过导针,送入微电极,用微推进器以 1μm 数量级向靶点方向送入,计算机显示沿途记录细胞电生理信号的变化,依次可见和听到苍白球外侧部、苍白球内侧部的特异电生理信号,并可见到苍白球中的震颤细胞群产生的特异电生理信号,待记录到“视束”电信号时,停止微电极进针,并记录所进的深度。放电频率、背景噪声水平、放电幅值在内苍白球、外苍白球、髓板、豆状核绊中差别显著。髓板与豆状核绊在放电频率及幅值上差别不显著(图 37-1-4,图 37-1-5)。②电刺激试验,通过用侧方开口能伸出弯曲的“搜索”电极,对靶点及其周围结构进行适当刺激。脑部不同结构的电刺激后产生反应不同,可作为核对电极位置的依据。当给予一定刺激参数时,可产生对侧肢体运动。电刺激 VP 核可产生对侧肢体麻刺的感觉。电刺激苍白球,丘脑底核、Forel-H、VL、CM,可加强或减弱患者运动状态。一般电刺激参数:频率用于运动 2~5Hz,脉宽 0.5~1ms,波形是方脉冲,电压 0.5~2.0V,电流量是 0.9~1.0mA。用于感觉刺激参数,50~100Hz,脉宽 0.5~1ms,电压 0.3~0.5V。③临床神经、精神功能检查法:利用临床观察和询问仍是不可缺少的基本核对方法。如作丘脑腹外侧核毁损时,令病人作对侧肢体上抬、握拳、抬手、讲话、睁眼等运动,并进行感觉、反射、肌力、肌张力、眼震、意识、记忆、思维等神经和精神方面功能检查。若靶点正确,对侧肢体震颤消失,肌僵直缓解,活动自如。若对侧肢体无力,有感觉障碍,语言困难,症状仍存在,提示定位不准或有并发症的出现。此外,还有立体定向脑电图,诱发电位,电阻抗,暂时性功能阻滞法等。

(3)神经细胞脑内移植治疗帕金森病

神经组织移植已有一百多年的历史。1890 年,美国生理学家 Thompson 开展了世界上第 1 例神经组织异种移植,将成年猫大脑皮质组织移植到成年

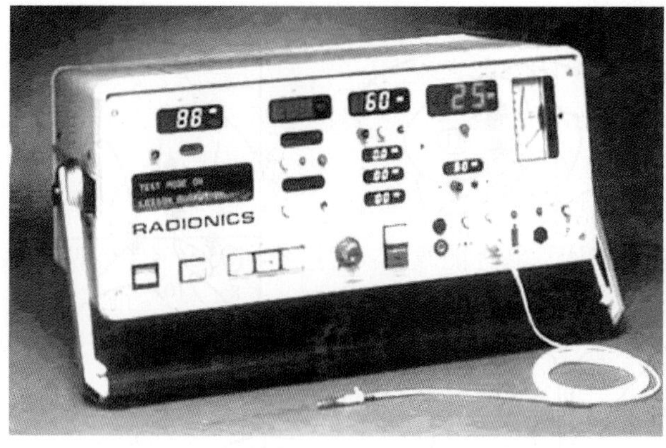

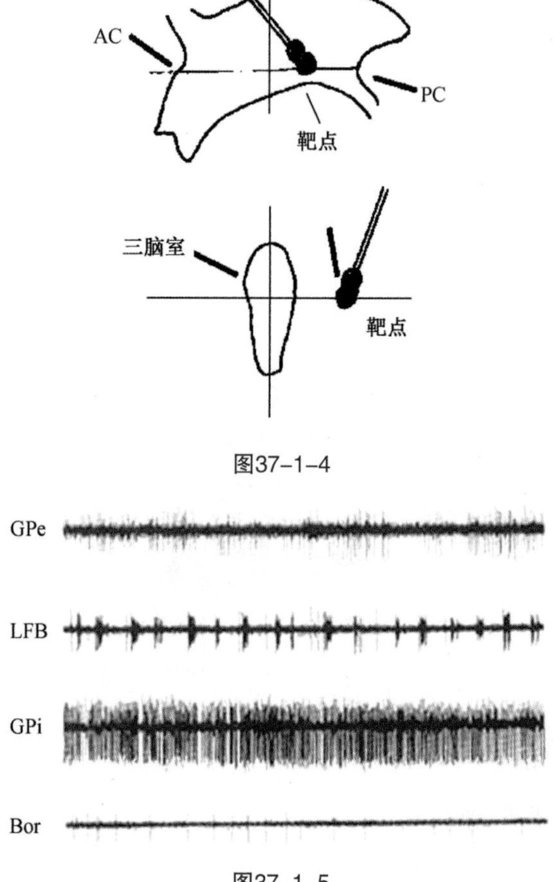

图37-1-4

图37-1-5

狗大脑皮质内。1979 年 Perlow 等首先报道了将胎鼠中脑腹侧多巴胺能神经元组织移植到帕金森病大鼠模型尾状核内,能使大鼠的异常旋转减少,激发了人们对脑组织移植治疗神经退行性变病症的兴趣。

1982 年 Backlund 进行了自体肾上腺髓质脑内移植治疗 2 例帕金森病,术后 6 个月症状改善,它标志着神经组织移植进入了临床实验研究阶段,开创了脑移植治疗帕金森病临床研究的先例。尤其是近年来,现代分子生物学和基因治疗学的发展,使

神经组织移植富于新的内容,转基因细胞脑内移植的研究越来越受到重视。

神经组织移植治疗帕金森病成功的关键取决于移植多巴胺能神经元细胞存活的数量，尤其与TH细胞数目密切相关,多巴胺神经功能的恢复,患者的临床症状才能改善。通过提高成活率和降低排斥反应,使宿主脑内多巴胺水平和神经营养因子的水平提高,成为神经组织移植治疗帕金森病研究的热点和趋势。同时由于胎儿脑组织移植受到伦理道德和供体来源的问题,因此,人们正试图进行基因工程化的细胞或永生化的胚胎中脑细胞系以及神经干细胞作为神经组织移植治疗PD的供体来源(图37-1-6)。

(4)伽马刀治疗帕金森病

γ刀治疗PD是一种方法。通过立体定向放射外科原理,进行靶点毁损,达到治疗目的。1991年,Lindquist等首先报道应用γ刀治疗2例PD病人,经过1~4年随访,震颤均有改善,引起世界神经外科医师广泛重视,以后相继有较多学者报道,我国姚家楫、潘力、陈吉相等学者,相继报道了γ刀治疗PD经验和随访结果。

目前立体定向放射外科治疗帕金森病仍属探索和经验积累阶段。上海医科大学华山医院治疗帕金森病12例,其中震颤为主型11例,强直为主型1例。随访10例,随访10~18个月,平均15个月,9例震颤有不同程度减轻,6例强直有缓解。Rand、Young、姚家楫、陈吉相等学者γ刀治疗效果类同,大约在61%~75%。放射后脑水肿为其并发症,脑水肿引起严重症状和体征,适当应用脱水剂,随时间延长症状会消失。

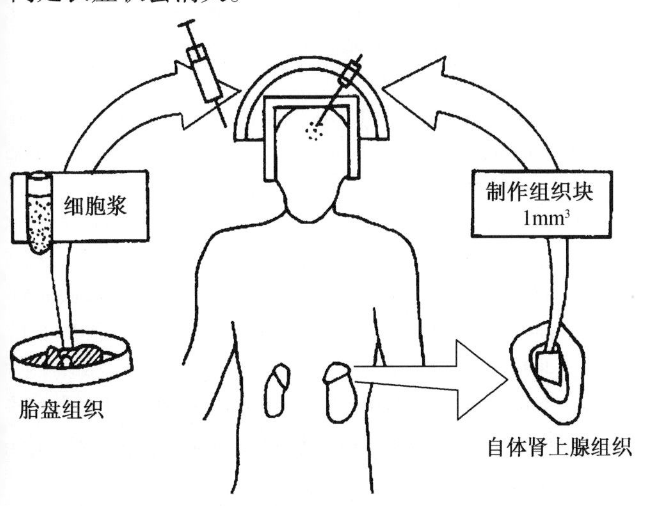

图37-1-6　帕金森病丘脑慢性刺激示意图

(5)深部脑刺激术治疗帕金森病(DBS)

法国的Benabid于1987年开始应用丘脑腹外侧核刺激来治疗震颤，这项技术在近10年已逐渐发展并得到了普遍应用。

目前DBS治疗帕金森病的生理基础亦不清楚,人们提出了多种的解释。DBS刺激Vim核,减轻震颤,可能通过受刺激部位失活发挥作用,而这种失活又是通过一种去极化阻滞机制而发挥效应。刺激Gpi引起PD运动症状改善,可能是Gpi输出减少引起,这种输出减少也是通过去极化阻滞直接抑制神经元活动产生。刺激STN治疗PD,可能电刺激直接使STN失活，或改变Gpi的神经元活动来激活STN,阻滞其传导。真正机理尚不清楚。

应用慢性丘脑刺激治疗帕金森病,目前多数学者以丘脑腹外侧核中Vim核团或Gpi核团、STN核团为靶点。术前准备,适应证、禁忌证以及手术步骤,除了同定向毁损术外,下列情况也属于禁忌证:已使用心脏起搏器的病人；有免疫缺陷的病人;病人情绪易紧张或不愿接受此方法者,年龄方面没有严格的限制(图37-1-7)。

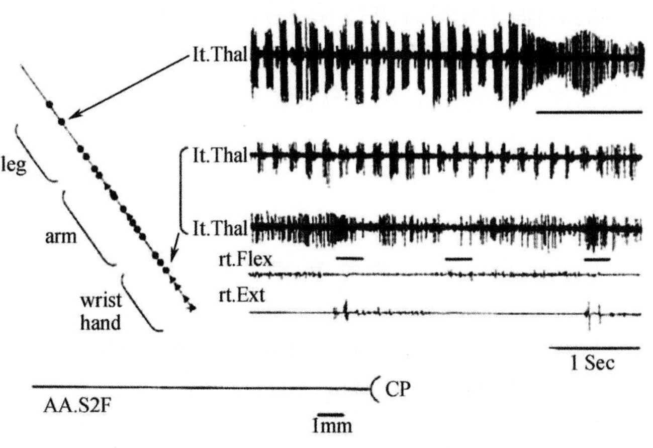

图37-1-7　帕金森病脑组织移植定向示意图

脑深部电刺激为帕金森病或其他运动障碍性疾病提供了一种新的治疗手段，它具有可逆性和可调性特点,大大地提高了治疗的安全性,减少了副作用的发生。为了进一步对其机制了解和研究,找出合适的刺激参数和电极位置,进一步改善治疗效果,扩大治疗的范围,我们还有很多工作要继续进行。今后对DBS刺激位置是Vim，还是Gpi、STN，随着病例积累,会有满意答案。由于此套刺激器价格昂贵,电池寿命有限等,在我国目前尚难以普遍推广。目前已有国产化产品问世。

(6)帕金森病的转基因治疗

随着分子克隆和基因重组技术的发展，帕金森病实验动物模型的建立，使导入目的基因治疗帕金森病成为可能。近年来基因治疗研究的不断深入，在目的基因的选择、靶细胞的确定，载体和转染途径的选择上向安全、高效的方向发展，基因治疗帕金森病实验研究有了较快的进展，为临床治疗奠定了基础。

帕金森病基因治疗进入临床实验阶段尚未成熟，而对这样一种全新的治疗手段来说，临床实验的经验对技术的发展成熟是十分必要的。由于帕金森病黑质退行性变的真正原因和发病机理目前仍不清楚，一般认为是遗传易感性与环境因素共同作用的结果，帕金森病的致病基因分离至今仍未成功，目前进行PD基因治疗只能是根据发病机制中的某些外围因素确定目的基因，主要是一些与多巴胺合成有关的酶基因。因而不可能进行真正意义上的基因治疗，其治疗效果必然会受到一定影响。

由于分子生物学技术的突飞猛进的发展，加上帕金森病病理改变的特殊性，从基因角度来纠正该病的病理、生化异常，帕金森病的基因治疗将极具潜力，但必须深入研究帕金森病的致病基因，转基因载体需进一步的改进，努力寻找理想的靶细胞，可以深信基因治疗将是PD治疗的一种有效的途径。

（汪业汉）

参考文献

[1] 刘道宽，蒋雨平，江澄川，等. 锥体外系疾病[M]. 上海：上海科学技术出版社，2000，25-167.

[2] 汪业汉. 锥体外系疾病及治疗. 见：王忠诚主编. 神经外科学[M]. 武汉：湖北科学技术出版社，1998，871-878.

[3] 李世绰，程学铭，王文忠，等. 神经系统疾病流行病学[M]. 北京：人民卫生出版社，2000，141-155.

[4] 庞琦. 帕金森病外科治疗 [M]. 济南：山东大学出版社，2000，141-155.

[5] 陈祖培，杨小庆. 临床综合征影像学[M]. 北京：科学技术文献出版社，2000，199-200.

[6] 韩济生. 神经科学原理[M]. 第二版. 北京：北京医科大学出版社，1999，429-554.

[7] 汪业汉. 帕金森病立体定向术. 见：王忠诚主编. 神经外科手术学. 北京：科学出版社，2000，645-651.

[8] 刑诒刚，陶思祥. 帕金森病[M]. 广州：广东高等教育出版社，1998，20-28.

[9] 赵迎春，刘振国，陈生弟，等. 转基因成肌细胞移植治疗帕金森病的实验研究[J]. 中华神经外科杂志.1997，30：201.

[10] 凌至培，汪业汉，凌士营，等. 慢性丘脑刺激治疗帕金森病[J]. 立体定向和功能性神经外科杂志. 2000，13(1)：27.

[11] 汪业汉. 立体定向外科进展 [J]. 中华神经外科杂志.2000，16(增刊)：86-91.

[12] 凌至培，汪业汉，牛朝诗，等. 丘脑底核与电刺激术效果关系的研究[J]. 中华神经外科杂志. 2002，18(1)：15-17.

[13] 牛朝诗，凌至培. 帕金森病的神经组织移植和基因治疗研究[J]. 立体定向和功能性神经外科杂志. 2000，13(4)：228-234.

[14] Backlund EO，Granberg PO，Hamberger B，et al. Transplantation of adrenal medullary tissue to striatum in parkinsonism. First clinical trials. J Neurosurg. 1985，72：169.

[15] Siegfried J，Blond S. The neurosurgical treatment of Parkinson's disease. London：Williams & Wilins Europe Ltd，1997，11-31，55-96.

[16] Siegfried J，Lippitz B. Bilateral chronic electro stimulation of ventrooposterollateral pallidum：a new therapeutic approach for alleviationg all Parkinsonism symptoms. Neurosurgery. 1994，35(6)：1126.

[17] Benabid AL，Benazzouz A，Hoffmann D. Long term electrical inhibition of deep brain targets in movement disorders. Mov Disord. 1998，113(Suppl 3)：119.

[18] Gross RE，Lozano AH. Advances in neurostimulation for movement disorders. Neurological research. 200，22：247.

[19] Speelman JD，Blosch DA. Resurgence of functional neurosurgery for Parinson's disease：a historical perspective. Mov Disord. 1998，13(3)：582.

[20] Hutchison MD，Allan RJ，Poitz H，et al. Neurophysiological identification of the suthalaamic nucleus in surgery for Parkinson's disease. Ann Neurol，1998; 44(4)：622.

[21] Gross RE，Lombardi WJ，Lang AE，et al. Relationship of lesion location to clinical outcome following microeletrode guided pallidotomy for Parkinson's disease. Brain，1999; 122：405.

[22] Gruidi J，Obeso JA. The Subthalamic nucleus，hemiballismus and Parkinson's disease：reappraisal of neurosurgical dogma. Brain. 2001，124(Pt1)：5-19.

[23] Gray A，Mc Namara I，Aziz T，et al. Quality of life outcomes following surgical treatment of parkinson's disease. Mov disord，2002，17(1)：68-75.

[24] JanKovic J. Parkinson's disease therapy：treatment of early and late disease. Chin Med J(Engi). 2001，114(3)：227-234.

[25] Chan DT，Mok VC，poon WS，et al. surgical management of parkinson's disease：a critical review. Hong Kong Med J，2001，7(1)：34-39.

[26] Byrd DL，Marks WJ，Starr PA. Deep brain stimulation for advanced Parkinson's disease. AORN J. 2000，72(3)：387-408，409-418.

37.2 痉挛状态的外科治疗

37.2.1 痉挛状态外科治疗简史

(1)痉挛状态外科治疗原理

脊髓牵张反射属于单突触反射。该反射传入支包括:骨骼肌肌梭、相应脊神经后根内的传入纤维(Ia、I 类传入纤维);传出支包括:相应脊髓节段前角 α 运动神经元、周围神经运动支(开始位于相应脊神经前根, 后来位于相应周围神经)、神经肌肉连接及肌单位。肌梭和腱器官内的牵张感受器将冲动通过 Ia、I 类传入纤维直接或间接的兴奋脊髓前角 α 运动神经元,然后再通过反射传出支协调协同肌和拮抗肌的运动。牵张反射在整体内受高级神经中枢的调控,在正常情况下存在抑制机制以保证反射适度。如下肢在正常情况下所需的一定的肌张力以站立和行走即依靠适度牵张反射来维持。当各种脑和脊髓疾患累及锥体束时,不同类型的抑制(如 Ia、I 类传入抑制、突触前抑制、腱器官抑制、α 运动神经元抑制等)丧失导致牵张反射过度,协同肌和拮抗肌的运动失衡,使姿势系统趋向于过度收缩,最终导致痉挛状态(spasticity)。

痉挛状态是一组表现为痉挛性运动障碍及姿势异常的病症的总称。虽然其临床表现多种多样,但一般都有以下 4 种表现:关节僵硬,肢体活动性下降;腱反射亢进;肌肉被动平伸时表现出强烈的阻力;屈肌反射过强。导致痉挛状态的病因是多种多样的,包括脑性瘫痪(cerebral palsy,简称脑瘫)、颅脑脊髓外伤、脑脊髓血管意外、脑(膜)炎、脊髓炎、颅脑肿瘤(术后)、脊柱脊髓肿瘤(术后)、痉挛性截瘫、痉挛性斜颈、脊髓栓系综合征等。脑瘫又称 Little 病,指出生前到生后 1 个月以内各种原因导致的非进行性脑损伤,主要表现为中枢性运动障碍及姿势异常。脑瘫性痉挛在痉挛状态中占有相当大的比例。对于占全部脑瘫患者近 2/3 的痉挛型和以痉挛为主的混合型患者,单纯康复训练往往难以达到满意效果。对于这类病人施行手术先解除痉挛状态,再在此基础上进行康复运动训练方能达到最佳治疗效果。脑和脊髓血管病、颅脑脊髓损伤、颅脑脊髓肿瘤、感染等中枢神经系统疾患累及锥体束时,可通过类似于脑瘫的机制而导致痉挛状态。同时,脑脊髓血管意外、脑(膜)炎、痉挛性斜颈、脊髓栓系综合征等病因可与脑瘫有交叉合并,从而使痉挛状态的病因变得更为复杂多样。

19 世纪末 Sherrington 首次阐述了肌张力与痉挛状态的内在生理联系,为应用神经外科方法解除痉挛状态奠定了基础。神经外科手术治疗痉挛状态是通过在不同部位打断牵张反射环路或提高脊髓 α 运动神经元的抑制功能以降低受累肌肉的兴奋性,从而缓解痉挛。肌肉、肌腱、骨关节等矫形手术不在本节讨论范围内。

选择性脊神经后根切断术(selective posterior rhizotomy)可简称为 SPR。SPR 手术原理如图 37-2-1 所示,单横虚线为打断牵张反射环路的位置,通过电刺激选择性切断肌梭传入的 Ia 类纤维,阻断脊髓反射中的 γ—环路,降低过强的肌张力,从而解除肢体痉挛。由于脑细胞及 α 运动神经元兴奋性降低,还可使部分脑瘫性痉挛患者合并的斜视、流口水、扭转、面部痉挛、手足徐动、癫痫发作、言语不清等症状得到不同程度缓解。

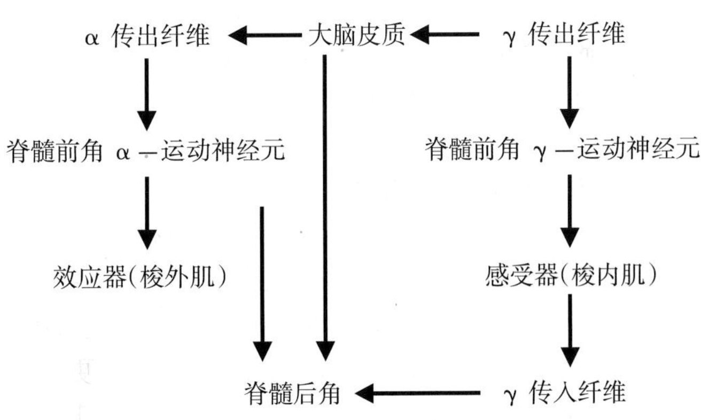

图37-2-1 SPR(单横虚线)及PN(双横虚线)手术原理示意图

选择性周围神经切断术(selective peripheral neurotomy,PN)也可以按日本学者的习惯称为选择性显微缩小术。PN 手术原理如图 37-2-1 所示,通过术中应用电刺激选择达到周围神经部分切断后降低有害肌张力而不过多影响有用肌力的目的。

(2)痉挛状态外科治疗简史

痉挛状态的神经外科手术方法包括中枢和周围两大类术式。中枢神经术式包括:脊髓切断术、脊髓切开术、立体定向脑运动核毁损术、脑深部或脊髓电刺激术等。周围神经术式包括:选择性脊神经后根切断术(selective posterior rhizotomy,SPR)、四肢周围神经选择性部分切断术(selective peripheral neurotomy,PN)、脊神经前根切断术、周围神经封闭术等。经过多年的沿革,脊髓切断术、脊髓切开术、脊神经前根切断术、周围神经封闭术等术式因并发症严重或易复发等原因而早已废弃或极少应用。立体定向脑运动核毁损术只适用于部分扭转痉挛的病例,疗效不确切,且有可能带来新的神经功能障碍。脑深部或脊髓电刺激术价格昂贵,缺乏长期随访结果,有待进一步实践和评估。目前开展比较广泛的是 SPR 和四肢周围神经 PN 等周围神经术式,长期随访疗效确切。非破坏性、可逆性的鞘内泵入巴氯芬疗法也有望得到推广应用。

PN 的前身是周围神经切断术。1887 年 Lorenz、1913 年 Stoffel 先后将周围神经切断术用于髋内收肌群痉挛和足痉挛畸形的治疗。周围神经完全切断后虽可极大程度上缓解痉挛,但存在肌力低下、感觉障碍、肌萎缩、建立对立畸形等严重缺点,故未能广泛应用。20 世纪七八十年代,Gros、Shindo 等学者对其进行了改良。显微缩小术的改进之一是术中应用神经肌电生理刺激仪,达到神经部分切断后降低有害肌张力而不过多影响有用肌力的目的,改进之二是显微镜下选择性部分切断而非全部切断周围神经,术中应至少保留 1/4 的运动纤维。该术式在欧美开展的较广泛,长期随访疗效确切,但在我国尚未推广,缺乏大宗病例积累和经验总结。

外科专家 Foerster 于 1908 年第一次采用脊神经后根切断术治疗痉挛状态,但因其对肢体感觉和括约肌功能的不良影响,一直未得到广泛应用。20 世纪六七十年代有学者开始考虑采用选择性更高的后根切断手术以降低其不良影响,并开始用于痉挛型脑瘫的治疗。最初的改良包括了切断 L_1 ~ S1 脊神经后根的 1/3 ~ 2/3。Gros 等 20 世纪七十年代就提出根据术前对痉挛状态的评估和术中电刺激后根小束观察肢动来决定后根的切断比例。现代腰骶段 SPR 术由意大利人 Fasano 于 20 世纪七十年代末创立,他的创新之处在于术中电刺激方法的确立,即采用双极电极刺激后根小束,观察分析下肢肌肉肌电图反应,来决定切断哪些后根小束。20 世纪八十年代末美国的 Peacock 对腰骶段 SPR 术做出进一步改良,将手术平面自圆锥降至马尾水平,并进一步完善了术中电刺激方法。这两位学者为现代 SPR 术的完善和推广做出了巨大贡献。Sindou 等认为圆锥部位手术可因对局部解剖的熟悉和严格的术中电生理监测而变的安全,而且可以同时行椎板复位固定,对术后脊柱稳定性有益。

双侧颈总动脉鞘交感神经网剥脱术(即颈部去交感神经术)结合迷走神经孤立术通过改善脑血供、降低交感兴奋性而对手足徐动型和部分扭转痉挛型脑瘫有一定效果,且可能改善部分病人流涎、斜视、言语不清、共济失调等症状,手术创伤小,危险不大。虽然该术式机理不明确、疗效不确定,原则上并不提倡实施,但是对于扭转痉挛、手足徐动及混合型脑瘫,目前尚无有效的手术方法进行外科干预,此种术式毕竟为外科医生提供了一种选择。

有关鞘内注射巴氯芬治疗肌痉挛的报道早在 20 世纪 70 年代就已有发表。在美国,巴氯芬鞘内注射法于 1992 年获准用于严重肌痉挛的治疗。该疗法可通过一个易于植入体内的泵(植入性灌注系统)向鞘内泵入巴氯芬而获长期疗效。其短期疗效(即筛选试验)与长期疗效之间具有良好的相关性,提示筛选试验的结果能较准确地预测巴氯芬泵的长期疗效。基于二十多年来的安全性及疗效记录,鞘内泵入巴氯芬疗法已作为难治性严重肌痉挛的一种安全有效的疗法广泛应用于世界各地,并治疗了大量的严重痉挛患者,预示着一种崭新的非破坏性、可逆性的治疗方向。但植入性灌注系统的昂贵价格是妨碍其广泛应用的最重要原因。

关于何类痉挛患者需外科治疗、采用何种手术治疗、是采用单一术式还是综合术式、是一期手术还是分期手术、是采用神经术式还是矫形术式等外科治疗的问题,目前国内外尚无有关方面规范化的研究。痉挛状态是一个人为的概念,不是某一个单独的疾病,而是一个综合征,其临床表现具有多样化、复杂化的特点,针对痉挛患者的外科治疗不能采取单一的、千篇一律的方法,在实施每一种手术方法治疗的过程中也要遵循个体化、规范化的原则。研究痉挛状态的个体化、规范化外科治疗方案,对提高综合治疗水平至关重要。痉挛状态的神经外科治疗属功能神经外科范畴,包括 SPR 和 PN 在内的选择性周围神经部分切断术是治疗痉挛状态安全有效的手术方法。病例选择和术前全面临床评估是决定预后至关重要的因素,可以最大限度地改善症状,避免引发新的缺陷或畸形。选择合适的病例、熟悉局部解剖、掌握显微手术技巧和术后坚持长期正规康复训练是保证疗效的关键。有关神经术式的中远期随访资料尚需完备,尤其是痉挛解除和功能恢复情况。传统 SPR 术后尿便功能障碍、椎管内出血、感染、脑脊液漏、脊柱不稳等较严重并发症时有发生,如何在保证疗效的基础上减少并发症的发生至关重要。内镜下腰骶部 SPR 术作为一种新型微创术式具有很好的发展前景,尚需进一步病例积累和经验总结,并向有条件的医疗中心推广。关于术后痉挛复发问题:神经术式对于预防矫形手术后的痉挛症状复发有重要意义;建议在神经部分切断后切除长 1cm 以上一段以防神经再生,并自始至终向病人及家属强调术后持之以恒康复训练的重要性;另外,休眠神经的启动可能与复发有关,应进行相关的基础和临床研究。应为每例患者制订个体化治疗方案,根据本单位情况选择合理的规范化术式,施行创伤大、并发症多或不成熟的术式时宜慎重,注重将推广开展微创手术治疗作为发展方向和重点。中国人口基数巨大,各种原因导致的痉挛患者众多,但痉挛状态的神经外科治疗及周围神经外科远未普及,有着广阔的发展空间,有待于有志于此的同道们的共同努力。

37.2.2 痉挛状态相关神经解剖学

(1)肢体周围神经临床应用解剖学

1)胫神经:坐骨神经自骶丛发出后沿大腿后方下行至腘窝上角分为胫神经和腓总神经。胫神经自腘窝上角沿中线下行至国肌下缘,一直与腘血管伴行,至比目鱼肌弓深面与胫后血管伴行下行至小腿后区。在腘窝内发出的肌支包括腓肠肌内侧头支、腓肠肌外侧头支、比目鱼肌支、胫骨后肌支,皮支为腓肠内侧皮神经。解剖时需注意:①胫神经位于腘窝内容物的最浅面;②避免将腘窝外上缘的腓总神经误认为胫神经;③腓肠内、外侧皮神经与腘筋膜(小腿浅筋膜)关系密切,解剖时勿损伤;④胫骨后肌肌支解剖变异最大,但一般在主干后方发出,发出水平不定。

2)坐骨神经:坐骨神经起源于骶丛,自梨状肌下孔出骨盆,走行于臀大肌深面、股方肌浅面,于坐骨结节与股骨大转子之间下行至大腿后面。只于其内侧发出肌支支配股二头肌长头、半腱肌、半膜肌、大收肌坐骨部。解剖时需注意:①解剖关键点位于坐骨结节、股骨大转子连线的中点处;②坐骨神经外侧为其安全侧;③坐骨神经变异为非单干出梨状肌下孔者约占 1/3; ④注意不要损伤与之伴行的来自于臀下动脉的滋养动脉。

3)正中神经:正中神经起源于臂丛。臂丛内外侧束分支形成正中神经主干后沿肱二头肌内侧下行,由外向内跨过肱动脉下降至肘窝。正中神经在上臂部无分支。解剖时需注意:①在上臂部于肱二头肌内侧沟内解剖正中神经;②正中神经跨过肱动脉处一般在上臂中份,解剖正中神经应在此水平之上,神经位于动脉的外侧。

4)肌皮神经:肌皮神经起源于臂丛。臂丛外侧束发出肌皮神经后斜穿喙肱肌,于肱二头肌和肱肌之间下行,沿途发出三肌支支配喙肱肌、肱二头肌、肱肌,终支为皮支,即前臂外侧皮神经。解剖时需注意:①肌皮神经解剖关键点:肱二头肌和肱肌之间;②在入肌点水平的上方解剖。

5)尺神经:尺神经起源于臂丛。臂丛内侧束发出尺神经后于肱动脉内侧下行,在三角肌止点水平下方向内穿内侧肌间隔至上臂后方。尺神经在上臂部无分支。解剖时需注意:三角肌止点水平约在上臂中点上方,应在此水平上方解剖尺神经。

6)闭孔神经:闭孔神经起源于腰丛。腰丛发出闭孔神经后出小骨盆,其前支位于短收肌浅面,后支位于短收肌深面。前支的肌支支配耻骨肌、长收肌、股薄肌、短收肌。后支的肌支支配短收肌、大收肌。前支发出一皮支分布到股前区内上方皮肤。解剖时需注意:①解剖关键点:长收肌与股薄肌之间分离解剖;②皮支易于损伤,需注意保护。

(2)腰骶段脊神经临床应用解剖学

腰骶段脊神经前后根经相应椎体下方椎间孔出椎管。前后根色泽均为乳白色,可见微细血管在脊神经根表面走行。在位置关系上前后两根位置相对固定,椎管内为前根在前、后根在后,椎间孔内为前根在下、后根在上。

脊神经根在椎管内的排列顺序在后前位是从内向外,水平愈高的脊神经根愈位居于外侧,在侧位是从前向后,水平愈高的脊神经根愈位居于前侧。前后根在椎管内行程中先分离、并行,在穿出硬膜前已有解剖上的会合点,会合点距椎间孔 1~3cm 左右,前后根的会合是蛛网膜和软脊膜包裹的结果。后根直径粗于前根,比例 3∶1 左右,一般腰 5

后根为最粗。

37.2.3 痉挛状态术前辅助检查

(1)实验室检查

实验室检查多无阳性发现。但 CNV、TOX 等血清病毒抗体测定及某些代谢性疾病筛查等有助于明确脑瘫性痉挛状态的病因。

(2)影像学检查

头颅 CT、MRI 影像学检查有助于发现有可能影响预后的一些因素,应列为常规,但并非诊断所必需。

在行 SPR 手术之前行腰骶段或颈段椎管的 X 线平片、CT、MRI 等影像学检查往往是必需的,以期发现有可能遗漏的椎管狭窄、椎体滑脱、间盘病变、脊柱裂、脊柱侧弯、脊髓栓系、椎管内肿瘤等情况。

当怀疑存在有长期痉挛导致的骨关节畸形时必需拍摄 X 线平片以明确诊断。

(3)神经肌电生理检查

长期的临床实践表明,术前肌电生理检查对于决定手术指征和方式来说并非必需,而对鉴别诊断有一定帮助,如肌病的鉴别。

37.2.4 痉挛状态的神经外科手术原则

神经外科手术治疗痉挛状态总的原则为:全面临床评估,严格掌握手术适应证,通过解除痉挛、纠正畸形为康复治疗提供条件或起辅助作用。

痉挛状态的治疗以康复治疗为主,手术治疗通过解除痉挛、纠正畸形为康复治疗提供条件或起辅助作用。必须明确,长期、正规的康复训练是治疗痉挛状态的最主要方法,手术治疗只是为康复治疗创造条件或为补充手段。对于严重痉挛状态患者,单纯康复训练往往难以达到满意效果,施行手术先解除痉挛状态,再在此基础上进行康复运动训练方能达到最佳治疗效果。

总的神经外科手术适应证包括:

1)痉挛状态肌张力 3 级或以上,痉挛较严重,影响患者日常生活和康复训练;

2)身体随意运动功能尚好,无严重肌无力、肌腱挛缩和不可逆性骨关节畸形;

3)痉挛状态已趋于稳定;

4)智力正常或接近正常以利于术后康复训练。

总的神经外科手术禁忌证为:

1)以强直表现为主;

2)肌力差,运动功能严重不良;

3)存在严重的肌腱挛缩和(或)骨关节畸形;

4)智商<50 分或学习、交流能力较差。

37.2.5 选择性周围神经部分切断术

(1)手术原理与适应证

PN 手术针对四肢不同部位的痉挛而分别采用胫神经(针对踝痉挛)、坐骨神经(针对膝痉挛)、肌皮神经(针对肘痉挛)、正中(及尺)神经(针对腕、指痉挛)、闭孔神经(针对大腿内收肌痉挛)、臂丛神经(针对肩关节内收痉挛)选择性显微缩小,有切口小、出血少、疗效确切、并发症少等优点,尤其适用于痉挛症状体征比较单一、局限的低龄患儿,符合脑瘫早期治疗的原则。虽然该术式相比 SPR 而言较为简单易行,更适于在基层推广,但同时强调手术必须在显微镜下施行,并使用神经肌电刺激仪进行仔细选择以达到最佳效果。术前可行相应周围神经或其运动点封闭试验,如封闭后痉挛状态有改善则可预期行神经切断术有效。运动点指当周围神经运动支在穿经肌肉处被刺激时该肌肉肌腹收缩最大处。例如对于踝部痉挛状态的患者,可于患侧腘窝腘横纹下 3 ~ 4cm 胫神经处局部注射 4 ~ 5ml 利多卡因或布比卡因,也有的注射 2% ~ 5%石炭酸或酒精。但对膝关节痉挛性屈曲病人,因坐骨神经位置深在而不易进行封闭,可施以全麻观察痉挛状态改善程度。

(2)手术方法

1)胫神经选择性显微缩小术:采用全身麻醉,术中不用肌松剂。取腘窝区与腘横纹垂直的“枪刺刀”状切口(图 37-2-2),依患者年龄不同而切口长短不同。切开浅筋膜后于腓肠肌内、外侧头之间显露胫神经主干及其分支。根据病人踝部痉挛情况在手术显微镜下显露支配腓肠肌内外侧头、比目鱼肌、胫骨后肌的胫神经分支,电刺激神经分支,观察肌肉收缩情况以确认并记录阈值。打开神经分支外膜显露神经束,根据阈值高低及痉挛情况切断 1/3 ~ 3/4 的神经束。分别在切断处的上、下方刺激神经观察肌肉收

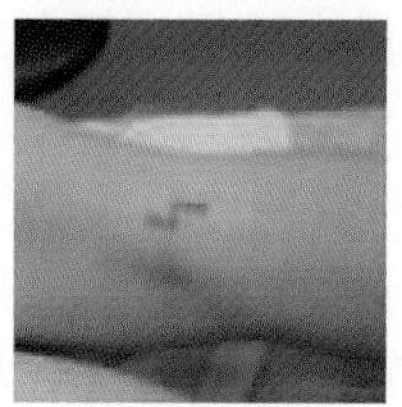

图37-2-2 胫神经选择性显微缩小术切口

缩情况以决定神经部分切断的比例。将切断的神经束切除 10mm 长一段以防日后神经再生。缝合神经外膜。关闭切口。

对于踝部痉挛状态患者采用选择性胫神经分支部分切断术，疗效确切，安全易行，并发症少，应用日益广泛，对于症状比较单一的马蹄足、内翻足患者尤为适用。

严格选择适应证是手术成功的关键。本手术的适应证：小腿屈肌（主要是腓肠肌和比目鱼肌）痉挛状态下的内翻足、马蹄足、踝阵挛，痉挛严重，影响病人的日常生活和康复训练。胫神经分支的切断比例应根据术前、术中的评估来决定。术前详细查体，确认痉挛严重程度和肢体运动功能障碍情况，并记录踝关节主动及被动运动范围、步态（速度、节奏、步长）、踝反射、踝阵挛、病理征、牵张反射、肌张力情况。在此基础上，术中使用神经肌电生理刺激仪刺激神经分支观察相应肌肉收缩情况决定初始切断比例，然后分别在切断处的上、下方刺激决定最终切断比例，在理想的情况下，刺激切断处上方神经时不引发肌肉痉挛而仍可保存满意的肌力，而刺激切断处下方神经时可重新引发痉挛。

关于手术疗效与并发症，Feve 等对一组 12 例成人因卒中、颅脑损伤导致的踝部痉挛状态病例行选择性胫神经分支部分切断，平均随访 4.9 个月，Held 评分及步态均有改善，9 例踝关节主动背屈改善 5～12°。Abdennebi 等于 1985—1994 年 10 年间应用本术式治疗 66 例踝部痉挛状态，平均随访长达 4.2 年，术后全部病人均立即感痉挛状态全部或部分缓解，随访期间缓解率为 72.4%，自主运动功能提高率为 65.5%，68.9%病人生活质量提高；并发症包括由于神经运动支切断过多而导致的距状足 2 例及由于神经感觉支损伤而导致的足底感觉缺失 3 例；作者认为病人智力低下及术后不正确的康复运动训练是手术失败的主要原因。Berard 等应用本术式治疗 13 例痉挛性脑瘫患儿，术后痉挛状态复发率高达 61%，对其中 4 例行肌肉活检组织学观察发现肌肉又重新出现广泛神经支配，提示神经再生是术后复发的重要原因。笔者迄今已完成近 5 000 例胫神经选择性显微缩小术，疗效较为满意。笔者认为手术只是为病人的康复提供了条件，更为重要的是术后长期坚持正确的康复训练，病人智力低下和（或）术后由于种种原因未坚持正确康复训练是复发的主要原因。关于神经再生导致复发问题，因术中将切断的神经束切除 10mm 长一段，故笔者认为神经再生不是导致症状复发的主要原因。但因随访时间尚短，对有关问题尚需进一步研讨。由于术中尽量避免损伤腓肠内侧皮神经及在严格术前、术中评估的基础上决定神经分支切断比例，故术后发生局部感觉障碍及肌无力的比率较低。

2）坐骨神经选择性显微缩小术：采用全身麻醉，术中不用肌松剂。取患侧臀部臀大肌外下缘弧形切口，切口中心位于大转子与坐骨结节连线中点（图 37-2-3）。钝锐结合切开部分臀大肌及部分阔筋膜张肌上部，将臀大肌向内侧牵开显露坐骨神经主干及其分支。在手术显微镜下显露支配相应股后肌群的坐骨神经分支（腘绳支，位于坐骨神经内侧份），电刺激神经分支，观察肌肉收缩情况以确认并记录阈值。打开神经分支外膜显露神经束，根据阈值高低及痉挛情况切断 1/3～3/4 的神经束。分别在切断处的上、下方刺激神经观察肌肉收缩情况以决定神经部分切断的比例。将切断的神经束切除 10mm 长一段以防日后神经再生。缝合神经外膜。严格止血，不置引流，关闭切口。

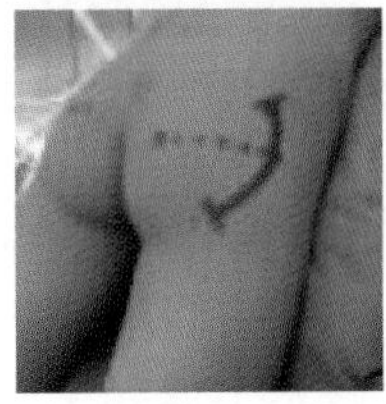

图37-2-3 坐骨神经选择性显微缩小术切口

膝关节屈曲痉挛是痉挛性脑瘫的一个常见表现，不仅可导致步态异常和行走困难，而且对整个下肢和腰部的稳定性造成严重不良影响，常规康复治疗疗效不佳。对于单纯膝部屈曲痉挛脑瘫患儿采用选择性坐骨神经分支部分切断术，疗效确切，安全易行，并发症少，对于症状比较单一、不涉及多个关节的患者尤为适用。本手术适用于股后肌群（主要是股二头肌、半腱肌和半膜肌）痉挛状态下的膝关节屈曲痉挛，痉挛严重，影响患儿的日常生活和康复训练。因坐骨神经内侧份有一肌支支配大收肌的坐骨部，笔者在临床实践中体会到对于部分同时合并有大腿内收痉挛的患者，在行坐骨神经腘绳支分支部分切断术的同时选择性部分切断该肌支可使内收痉挛部分缓解。Abdennebi 等应用本术式治疗 15 例膝部痉挛状态，术后全部病人均立即感痉挛状态全部或部分缓解，随访期间缓解率为 70%，自主运动功能提高率为66.6%；无并发症发生。因运动支部分切断而导致的肌无力可通过术后康复训练得到恢复。

3)正中、肌皮、尺神经选择性显微缩小术：采用气管内插管全身麻醉，术中不用肌松剂。取患侧上臂肱二头肌肌腹内侧中上1/3交界处竖直小切口，长2～3cm(图37-2-4)。切开后将肱二头肌牵向外侧，依次显露正中、肌皮、尺神经主干。在手术显微镜下打开神经外膜显露神经束并分离之，电刺激神经束，观察肌肉收缩情况及关节运动以确认导致痉挛的神经束并记录阈值。根据阈值高低及腕、指屈曲痉挛的严重情况切断1/3～3/4的神经束。分别在切断处的上、下方刺激肌支观察肌肉收缩情况以决定神经部分切断的比例。将切断的神经束切除10mm长一段以防日后神经再生。缝合神经外膜。关闭切口。

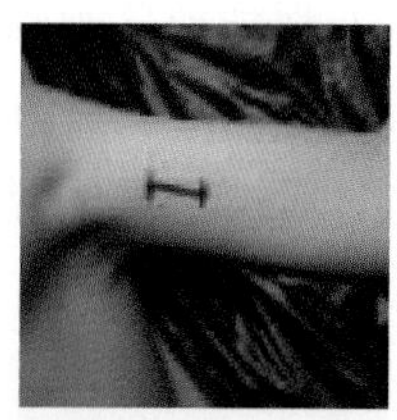

图37-2-4 正中、肌皮、尺神经选择性显微缩小术切口

肘、腕、指关节屈曲痉挛是痉挛性脑瘫的比较常见的临床症状，不仅可导致姿势异常和关节运动功能障碍，而且对整个上肢和手的运动功能造成严重不良影响，常规康复治疗一般疗效不佳。对于上肢广泛痉挛状态患者采用颈段SPR解除痉挛，疗效确切，但手术创伤比较大，术后严重并发症时有发生。对于肘关节屈曲痉挛患者采用选择性肌皮神经分支部分切断术，对于腕、指关节屈曲痉挛患者采用选择性正中、尺神经分支部分切断术，针对性强，疗效满意，创伤小，出血少，术后无严重并发症，尤为适用于症状比较单一局限的患者。需提起注意的是，上述神经部分切断后虽可有效缓解痉挛，但整个上肢尤其是手的功能恢复尚需坚持不懈的康复训练。

4)闭孔神经选择性显微缩小术

采用气管内插管全身麻醉，术中不用肌松剂。取患侧腹股沟内侧下方切口，起自长收肌起点，向下沿长收肌走行方向延至长3～4cm(见图37-2-5)。切开后将长收肌牵向外侧，将股薄肌牵向内侧，解剖显露位于短收肌浅面的闭孔神经前支及其支配长收肌、短收肌、骨薄肌的分支。在手术显微镜下打开神经外膜显露神经束并分离之，电刺激神经束，观察肌肉收缩情况及关节运动以确认导致痉挛的神经束并记录阈值。根据阈值高低及大腿内收痉挛的严重情况切断1/3～2/3的神经束。分别在切断处的上、下方刺激肌支观察肌肉收缩情况以决定神经部分切断的比例。将切断的神经束切除10mm长一段以防日后神经再生。缝合神经外膜。关闭切口。

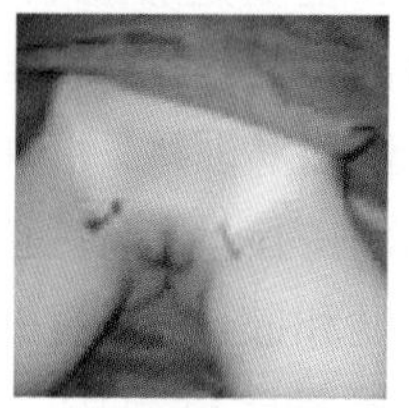

图37-2-5 闭孔神经选择性显微缩小术切口

大腿内收痉挛对髋关节的运动功能造成严重不良影响，进而妨碍整个下肢的运动康复。对于单纯大腿内收痉挛患者采用选择性闭孔神经前支部分切断术可获良效。大腿内收痉挛较为严重时尚需解剖位于短收肌深面的闭孔神经后支，将导致大收肌痉挛的分支部分切断。

(3)术后注意事项

手术需全身麻醉，术后当天禁食水，次日再逐步恢复正常饮食。术后第1d或第2d换药一次，术后12～14d拆线。术后第1d即可坐起并下地行走，并开始康复运动训练，一开始运动量及力度亦小，以后逐步增大，需一直坚持下去，每天保证练3h以上，否则痉挛易复发或效果不好。术后可能有肢体麻木、疼痛、无力等情况，属正常现象，可予适当对症处理。

37.2.6 选择性脊神经后根部分切断术

(1)病例选择与术前评估

1)术前评估：病例选择和术前全面临床评估是决定手术疗效及最终预后至关重要的因素，可以最大限度地改善症状，避免引发新的缺陷或畸形。术前评估主要内容包括以下几种。

A. 病史：对于脑瘫性痉挛状态而言，外科手术治疗主要针对痉挛型脑瘫及一部分以痉挛型为主的混合型脑瘫患者。追问病史对确诊脑瘫及临床分型具有重要意义。2005年我们采用多元logistic回归分析统计学方法回顾性分析卫生部中日友好医院神经外科脑瘫治疗中心近5年来手术治疗的1605例脑瘫患者病因方面的资料，调查及统计分析结果表明：a. 早产低出生体重、难产窒息缺氧是各型脑瘫的主要患病相关因素；b. 新生儿黄疸是手足徐动型和混合型脑瘫的重要患病相关因素；c. 相对次要患病相关因素依次包括：新生儿高热、多胎妊娠、没有正规产前检查和家中分娩等；d. 约4%的患者追溯不到任何患病相关因素；e. 没有正规产前检查和家中分娩与脑瘫患病之间的相关性明确。该结果不仅有利于提高对脑瘫患病相关因素的认识及早期预防脑瘫的发生、早期诊断以早期治疗，而且对手术决策具有重要意义。单纯痉挛型脑瘫患者手术疗效最好。以痉挛型为主的混合型脑瘫患者手术疗效次之。扭转痉挛型患者手术疗效较差，甚有术后痉挛加重的可能，决定手术时宜慎重。手足徐动型、共济失调型、强直型、震颤型、肌张力低下型脑瘫均不适合神经外科手术治疗。病史中既往曾行骨科矫形手术或神经术式者就诊时表现的痉挛严重程度往往比实际的要轻。

B. 临床症状：对临床症状的评估主要是痉挛的严重程度及肢体运动功能障碍状况。在长期的临床实践中，我们将单纯痉挛型脑瘫又细分为静止性痉挛和运动性(紧张性)痉挛两个亚型。静止性痉挛指患者即使在静息状态下也存在较固定的痉挛症状；运动性(紧张性)痉挛指患者在静息状态下痉挛症状不固定，甚至可以完全正常，而在运动或紧张时痉挛出现或明显加重。静止性痉挛脑瘫患者手术疗效好于运动性(紧张性)痉挛者。

C. 临床体征：相关的临床体征主要包括，受累关节主、被动运动范围；姿势异常；步态异常：包括速度、节奏、步长；腱反射：上肢主要指肱二头肌腱反射，下肢主要指跟腱反射；踝阵挛、膝阵挛；病理征；交叉腿现象：即大腿内收肌痉挛、剪刀步；膝关节屈曲痉挛；马蹄足、内反足。

D. 相关肌肉肌力评估：术前肌力的准确测定可因痉挛状态的存在而较为困难和不准确。

E. 牵张反射(痉挛程度)的评估：

Held 评分标准

0	无肌肉收缩
1	可见的肌肉收缩
2	持续数秒的肌肉收缩
3	出现阵挛
4	持久阵挛
5	强直

F. 肌张力评估：

Ashworth 评分标准

1	肌张力正常
2	肌张力轻度增高
3	肌张力明显增高，但受累关节易于被动屈曲
4	肌张力显著增高，受累关节被动运动困难
5	受累关节强直

G. 智商测定及精神心理学分析评估学习、交流能力

患者智力正常或接近正常才有利于术后康复训练。智商＜50分或学习、交流能力较差应列为手术相对禁忌证。

2)病例选择：在腰骶段SPR术的选择标准方面应遵循四项选择的原则，即病例的选择、脊神经后根节段的选择、各后根切断比例的选择、各后根切断小束的选择。SPR手术适用于同时存在下肢髋、膝、踝或上肢肩、肘、腕、指等关节多处痉挛(肢体肌群整体痉挛)的痉挛状态患者，在整体解除痉挛上有任何其他手术所不具备的优越性，前者需行腰骶段SPR术，后者则可行颈段SPR术。症状体征比较单一、局限的患者没必要行SPR术。脑瘫患者手术最佳年龄为4~6岁，对于痉挛已稳定且较严重的患儿可提前到满3周岁，对成年脑瘫患者也可施行此手术且解除痉挛疗效肯定，但多因长期痉挛导致肌腱挛缩和(或)骨关节畸形而不利于术后康复，运动功能恢复不理想。对腰骶段SPR术而言，一般选择的脊神经后根节段为L_2、L_3、L_5、S_1。L_4主要支配股四头肌，对维持站立的稳定性具有重要作用，一般不主张行部分切断。虽然大多数人认为包括S_2的腰骶段SPR术能更好的缓解踝部痉挛，但S_2的部分纤维参与膀胱感觉，在没有完善的术中电生理监测的条件下行S_2部分切断存在较大风险。术前痉挛状态、运动功能、相关肌肉肌力的评估情况和术中电刺激结果是各后根切断比例选择的决定因素。对于大腿内收肌痉挛L_2部分切断更重要，L_3为次重要；对于膝关节屈曲痉挛只有L_3部分切断重要；对于马蹄足、内反足L_5、S_1部分切断同样重要。理论上来讲，术前评估痉挛越重，相应后根切断比例宜越大。术前相关肌肉肌力弱、运动功能不良者相应后根切断比例宜小。我们的切断比例经验：L_2 25%~45%，L_3 30%~50%，L_5 40%~60%，S_1 45%~65%。当然，术中电刺激结果是选择各后根切断哪些小束的金标准。

(2)手术技术

1)麻醉和体位:

A. 气管内插管静脉复合全身麻醉，术中不用肌松剂;

B. 俯卧位,头低位以免术中脑脊液过多丢失。

2)手术步骤

A. 切口：常规腰骶段 SPR 手术切口取 $L_3 \sim S_1$ 后正中直切口。

B. 椎板切除：切开后剥离椎旁肌显露 $L_3 \sim S_1$ 椎板,行跳跃式、限制性椎板切除(图 37-2-6),跳跃式指只切除 L_3、L_5 椎板,保留 L_4 椎板和棘突,限制性指椎板切除开槽宽度仅 5 ~ 8mm，完全保留两侧小关节突。

C. 后根部分切断:切开硬脊膜后在手术显微镜下自脊神经根硬脊膜出口处找到确认双侧 L_2、L_3、L_5、S_1 脊神经后根并将各后根分为 4 ~ 8 小束（图 37-2-7)。对腰骶段 SPR 术而言,一般选择的脊神经后根节段为 L_2、L_3、L_5、S_1。L_4 主要支配股四头肌,对

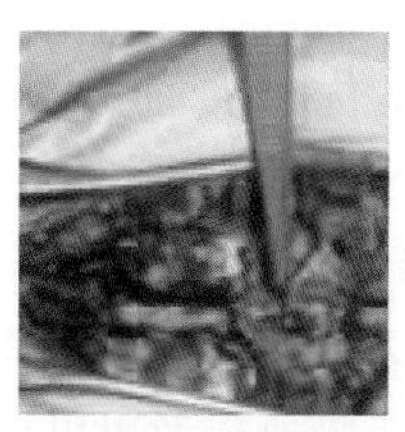

图37-2-6 SPR跳跃式、限制性椎板切除

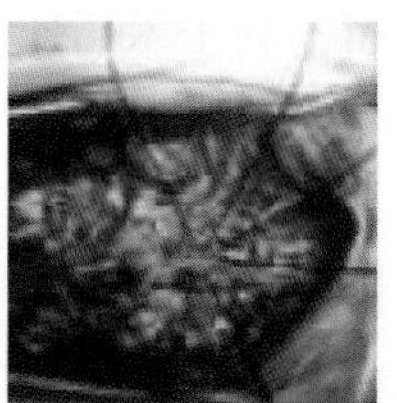

图37-2-7 将右L_5后根分为5个小束

维持站立的稳定性具有重要作用,一般不主张行部分切断。虽然大多数人认为包括 S_2 的腰骶段 SPR 术能更好的缓解踝部痉挛,但 S_2 的部分纤维参与膀胱感觉,在没有完善的术中电生理监测的条件下行 S_2 部分切断存在较大风险。在我们的常规腰骶段 SPR 手术中,用电脑程控的神经肌电生理刺激仪以 0.05 ~ 0.1mA 不同电流双极电刺激确认并根据观察肢体肌肉收缩或描记多导肌电图来记录各脊神经后根小束之阈值,根据阈值高低(切断阈值低者)及痉挛情况(痉挛重者切断比例高)将后根小束选择性部分切断,并分别在切断处的上、下方刺激后根观察相应肌肉收缩情况或肌电反应以决定部分切断的最终比例。我们的切断比例经验:L_2 25% ~ 45%,L_3 30% ~ 50%,L_5 40% ~ 60%,S_1 45% ~ 65%。当然,术中电刺激结果是选择各后根切断哪些小束的金标准。将切断的后根小束切除 10mm 长一段以防日后神经再生。当手术可能涉及与膀胱感觉和肛门括约肌功能有关的 S_2、S_3 脊神经时，膀胱压力和肛门括约肌肌电图监测则成为必需。我们一般不在常规腰骶段 SPR 手术中应用胫神经和阴茎背神经的诱发神经动作电位监测。

D. 关闭切口:严密缝合硬脊膜,缝合前后分别用含有地塞米松的温生理盐水反复冲洗硬脊膜腔。严格止血,不放置引流物,逐层严密关闭切口。

3)术中注意事项:

A. 手术全程严格止血,剥离椎旁肌时谨记自骨膜下进行;

B. 行跳跃式限制性椎板切除,这种骨切除对脊柱的稳定性不会造成大的影响;

C. 切开硬脊膜后手术即在显微镜下进行,应用神经肌电生理刺激仪严格选择后行脊神经后根部分切断;

D. 显微镜下轻柔细致操作，避免过度牵拉圆锥,可使术后发生膀胱功能障碍的概率大为降低;

E. 对于膝关节痉挛特别严重的病例可酌情行 L_4 脊神经后根选择性部分切断,但因其对整个下肢的稳定性和平衡性具有重要意义,故主张切断比例不要过大;

F. 对于踝关节痉挛特别严重的病例可酌情行 S_2 脊神经后根选择性部分切断,但切断比例不能超过 50%,术中应监测膀胱感觉和肛门括约肌功能;

G. 严格止血后可不放置术野引流物以减少感染机会,切口按层次严密缝合防止脑脊液漏和出血;

H. 对于腰骶段皮肤质量不佳者可于胸腰段圆锥部位($T_{11} \sim L_1$)行 SPR 术,手术疗效与腰骶段相当,唯圆锥损伤、脊神经后根节段辨认判断失误可能性增大;

I. 单侧下肢肌群广泛痉挛者可行一侧腰骶段连续椎板开窗法行该侧脊神经后根 SPR 术;

J. 有条件者应行椎板成形术。

(3)术后处理

1)手术需全身麻醉,术后当天禁食水,次日再逐步恢复正常饮食;

2)术后第 1d 或第 2d 换药一次,术后 10 ~ 12d

拆线；

3)术后第3周后方可坐起，第4周后方可下地行走，但术后第2d即应开始康复运动训练，一开始运动量及力度亦小，以后逐步增大，脑瘫患者需一直坚持至18岁以后，每天保证练3h以上，否则痉挛易复发或效果不好；

4)术后需订做矫型支具(腰及腿)，其中腰部支具必须配带至少3个月以保护腰部(坐及站立行走时带)，腿支具则在睡觉和休息时佩带以辅助康复；

5)术后卧床期间要轴线翻身以防扭伤腰部，可以采取仰卧、侧卧或俯卧位；

6)术后可能有发热、头痛、头晕、呕吐、腰痛、下肢麻木疼痛无力等情况，属正常现象，可予适当对症处理；我们观察到约5%的患者术后出现轻重不等的腹部痉挛性疼痛，病因不明，除外急腹症后可予对症治疗，一般可在3d内自然缓解；

7)手术一般不必插尿管，如术后小便困难可予下腹部热敷，必要时再下尿管，如已插尿管则可在术后第2d拔除；

8）术后卧床期间要注意防止大小便污染腰部伤口，进食易消化食物以免大便干燥。

(4)手术并发症

中日友好医院神经外科迄今已累计施行腰骶段SPR术近7000例，手术缓解痉挛的总有效率达95%以上。手术的疗效要待术后0.5～1年后才能确切体现，且有痉挛复发之可能，术后长期坚持正确的康复训练是保证疗效的关键。由于部分切断后的马尾神经断端漂浮于硬脊膜内脑脊液中，而且术中均将切断的后根小束切除10mm长一段，脊神经后根发生再生连接的可能性极小，所以我们认为神经再生不是导致症状复发的主要原因。手术只是为患者的恢复提供了条件，更为重要的是术后长期坚持正确的康复训练，患者智力低下和(或)术后由于种种原因未坚持正确康复训练是复发的主要原因。另外，休眠神经的启动可能与复发有关，应进行相关的基础和临床研究。康复的重要性是必须要强调的：及时、长期、正规的康复训练是治疗痉挛状态的最主要方法，手术治疗只是为康复创造条件或为补充手段而不能替代康复。

术后随访内容包括痉挛缓解情况、运动功能恢复情况、姿势异常改善情况等。具体评估内容基本同术前。另外我们观察到，部分脑瘫患者的斜视、流涎、言语不清、上肢痉挛等症状在腰骶段SPR术后有不同程度的缓解，可能与脑细胞及α运动神经元兴奋性降低有关，我们将上述症状的改善与否也列为常规随访内容。术后是否进行及时、长期、正规的康复运动训练是决定运动功能恢复情况的关键指标，也是随访的重要内容。

手术后近期并发症包括①下肢感觉障碍：腰骶段SPR手术后根切断后下肢麻木、疼痛等感觉障碍的发生率并不如想象中高，中日友好医院神经外科大宗病例观察手术后近期发生率低于20%，但我们发现感觉障碍在较大脑瘫患儿中更为常见，可能与年龄小患儿或智力低下言语不清者无法准确表达感觉障碍的感受有关，所以估计实际发生率远高于20%，术中电生理监测用于切断后根小束的选择可以最大限度地保留感觉，术后应用神经营养药物有利于感觉障碍症状的改善；②下肢运动障碍(肌无力)：后根切断后下肢肌无力的发生率各家报告不一，我们的大宗病例观察手术后近期发生率15%左右，术前肌力差、运动功能不良者应高度警惕该并发症的发生，术中各后根切断比例均不宜超过60%，术后强化康复训练是促进肌力和运动功能恢复的唯一有效方法；③小便障碍：术后发生一过性尿失禁的比率在1%左右，一过性尿潴留占1.5%左右，当手术涉及与膀胱感觉功能有关的S_2脊神经时，行膀胱压力监测势在必行，且S_2切断比例应小于30%；④大便障碍：腰骶段SPR手术后罕见，胸腰段圆锥部SPR术后的发生率略高；⑤椎管内出血、血肿：罕见，双极电凝器的使用应列为常规，我们累计施行腰骶段SPR术近5000例，无1例发生术后出血，严格止血后均不放置术野引流物；⑥颅内出血、血肿：罕见，避免术中脑脊液过多过快丢失有助于该并发症的预防；⑦椎管内、颅内感染：虽然少见但是属较严重的并发症，术中严格无菌操作是预防的关键；⑧脑脊液漏：少见，术毕时应将硬脊膜严密缝合至不漏水，如无法做到则需用人工硬膜修补漏口，并逐层严密关闭切口；⑨切口并发症：在我们的病例中发生手术切口延迟愈合、脂肪液化、裂开等切口并发症的概率低于1%，一旦发生后几乎都需要彻底清创、换药处理，有的甚至可迁延数月方愈；⑩痉挛状态加重：术后近期该并发症的发生并不鲜见，更多见于紧张性痉挛和混合型脑瘫患者，可能与手术创伤和血性脑脊液刺激有关，一般可自然缓解。

手术后远期并发症包括①下肢感觉障碍：术后远期随访的结果表明下肢感觉障碍有缓解甚至消

失的可能，不足10%的患者虽然还遗有麻木等症状，但不对其生活质量构成影响；②下肢运动障碍（肌无力）：虽然少见但严重妨碍运动功能恢复，是最令人担心的术后远期并发症之一，几乎都与术前病例选择不当、术中后根切断比例过大或误切前根、术后未强化康复训练有关；③痉挛状态加重：手术后远期仍加重者均与术前病例选择不当有关，更多见于扭转痉挛患者；④大小便障碍：我们的病例中无1例发生长期二便障碍，此类并发症更多见于胸腰段圆锥部SPR术；⑤性功能障碍：缺乏该方面的大宗长期随访资料，我们的一组（30例，术前均有正常或接近正常的性生活）婚后大龄脑瘫患者术后远期随访发现无性功能障碍发生；⑥腰椎失稳：腰骶段SPR手术对低龄脑瘫患儿腰椎发育的影响一直存在争议，行跳跃式限制性椎板切除时，这种骨切除对脊柱的稳定性不会造成大的影响，事实上我们观察到小儿的椎板具有较强再生潜能，这也多次在二次腰骶段SPR手术中得到证实，辅以术后腰部支具保护和康复训练，绝大多数患者无长期腰痛、腰椎畸形的情况发生；⑦痉挛状态复发：一般来说术后肢体痉挛状态不同程度复发的概率低于5%，且多数与未进行及时、长期、正规的康复训练有关。

（5）颈段选择性脊神经后根部分切断术

痉挛型脑瘫上肢痉挛主要表现为肩关节内收痉挛、腕肘关节屈曲痉挛、指痉挛、姿势异常和运动功能障碍。严重痉挛对整个上肢和手的运动功能造成不良影响，常规康复治疗一般疗效不佳。对于肘、腕、指关节屈曲痉挛患者，采用选择性肌皮、正中神经分支部分切断术，疗效满意，创伤小，出血少，术后无严重并发症，尤为适用于症状比较单一局限的患者。但对于双侧肩、肘、腕、指等多处关节痉挛的患者，往往为双上肢肌群的整体性、广泛性痉挛，常规康复治疗疗效差，如采用双上肢多处周围神经（臂丛、肌皮、正中、尺神经等）分支部分切断术，切口多，手术过程繁琐，疗效也并不理想。基于与腰骶段SPR术治疗下肢痉挛相同的原理，在颈段椎管施行SPR术理论上可以缓解双上肢痉挛，为此类难治性痉挛患者带来了希望。

早在20个世纪七八十年代就有采用上颈段（C_1～C_4）脊神经后根切断术治疗脑瘫性颈部严重痉挛的报告，且对部分患者四肢痉挛有效。我们根据上肢受累痉挛肌肉的神经支配提出行下颈段（C_5～T_1）脊神经后根选择性部分切断术治疗脑瘫性双上肢严重痉挛，疗效优良。随访的21例痉挛型脑瘫患者上肢痉挛状态，平均随访37.3个月，95.2%患者术后立即感痉挛状态缓解，随访期间缓解率为85.7%；术后6周内运动功能改善率为57.1%，随访期间为76.2%；生活质量提高率在随访期间为81%；术后发生上肢感觉障碍24侧（57.1%），肌力下降16侧（38.1%），随访期间均见好转；随访期间复发2例（10%）。

手术方法：采用全身麻醉，切口见图37-2-8。显露C_5～T_1椎板，行C_5～T_1近全椎板切除，切开硬脊膜，在手术显微镜下找到双侧C_5～T_1脊神经后根并尽量按自然分束将各后根分为4～6小束，神经肌电生理刺激仪刺激确认并记录各后根小束之阈值，根据阈值高低及痉挛情况将后根部分切断，切断比例：C_5 30%～40%，C_6 30%～40%，C_7 40%～50%，C_8 40%～50%，T_1 50%～60%。将切断的后根小束切除5～10mm长一段以防日后神经再生。

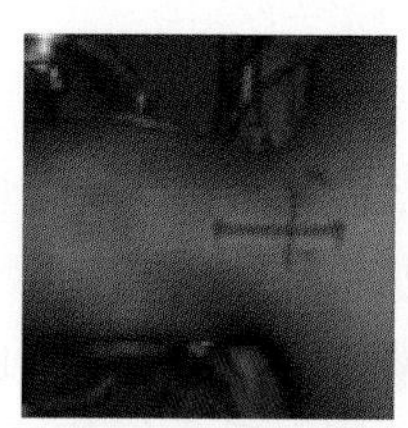

图37-2-8 颈段SPR手术切口

颈段SPR手术适用于同时存在上肢肩、肘、腕、指等关节多处广泛痉挛的患者，其缓解上肢整体肌群痉挛的疗效肯定。术前应行颈椎影像学检查以除外椎管狭窄等病变。术中注意椎板切除范围不可超过小关节突以免影响颈椎稳定性，但也不可过小以免影响显露，勉强牵拉反而会增加副损伤的危险。该术式危险性较大，应更为严格地掌握手术指征，在较大神经外科中心实施，切忌盲目推广。同腰骶段SPR术一样，颈段SPR术后痉挛解除后运动功能的改善要待1年后才能确切体现，且有痉挛复发之可能，术后长期坚持正确的康复训练是保证疗效的关键。

（6）内镜下腰骶段选择性脊神经后根术

腰骶段SPR作为一创伤性较大的手术，随着逐步推广，其并发症已引起医学界的重视，诸如肌无力、感觉缺失、膀胱功能障碍、脊柱不稳或畸形、感染、脑脊液漏、出血等。虽然在成熟的外科中心这些较严重的并发症已较为少见，但一旦发生后则处理棘手、后果严重。中日友好医院神经外科自2002年年初首次成功将软性神经内镜应用于腰骶段SPR术，辅助手术显微镜，有利于提高疗效、减少创伤和降低并发症发生率，在国内外尚未见报道。

手术方法：术前准确定位L_3棘突。采用全身麻醉。取L_2～L_4后正中小切口，切开显露L_3及椎板，行限制性椎板切除（椎板切除开槽宽度仅5～8mm，完全保留两侧小关节突）。切开硬脊膜并悬吊，脑脊液涌出，用生理盐水注入硬脊膜下补充丢失的脑脊液。导入软性神经内镜至硬脊膜下，向硬脊膜囊头端探查，发现并确认双侧L_2脊神经后根后直接用显微神经拉钩分别轻轻将其牵至手术野内，在手术显微镜下将各后根分为4～8小束，电刺激后将后根部分切断。再用内镜向硬脊膜囊尾端探查，发现并确认双侧L_3、L_5、S_1脊神经后根，分别用特制加长显微神经拉钩伸入硬脊膜下轻轻将其钩住，顺着神经向头端捋至手术野内，即可在术野众多马尾神经中确认需要手术的脊神经后根，同法在手术显微镜下将后根部分切断。严密缝合硬脊膜。关闭切口。在一组53例手术中应用软性神经内镜发现神经共干、出口异常等变异3例，占5.7%，应引起重视。

内镜辅助下的显微SPR术有以下优点：①以往采用的跳跃式限制性椎板切除，只切除L_3、L_5椎板，保留L_4椎板和棘突，椎板切除宽度尽可能小，保留两侧小关节突，这种骨切除对脊柱的稳定性已不会造成大的影响；应用内镜的显微SPR术只行L_3限制性椎板切除即可完成整个手术，进一步缩小了椎板切除范围，皮肤切口和硬脊膜切开长度亦大大缩小，手术创伤减少，术后发生脊柱不稳或畸形、感染、脑脊液漏、出血等较严重并发症的可能性大为降低。②以往的跳跃式限制性椎板切除虽可减少骨切除范围，但同时也使手术显露受到限制，在这种情况下行后根部分切断有可能造成对脊神经的过度牵拉，并可能损伤脊髓圆锥，导致术后肌力下降、感觉缺失、膀胱功能障碍等并发症的发生；使用软性内镜探查硬脊膜下，确认脊神经后根后用特制加长显微神经拉钩伸入硬脊膜下将其钩住，顺着神经向头端捋至手术野内再行手术，不会对脊神经造成过度牵拉，避免了副损伤。一组53例患者术后无1例尿失禁及尿潴留发生。③应用软性内镜探查硬脊膜下可以更准确识别脊神经的前后根，发现神经共干、出口异常等变异。

但在内镜辅助下显微SPR术的实践中也发现一些缺点：①经内镜监视屏观察到的是二维图像，与直视下或手术显微镜的三维图象相比，缺乏深度感和距离感。②内镜镜头容易被血液、组织等所污染而妨碍观察。③神经外科医师要熟练地在一狭窄通道内同时使用内镜和手术器械需经过一段时间的手术训练；④手术时间明显延长。相信以后随着三维立体内镜、高分辨率电视监视系统等的应用，这项技术将日趋完善，得到更为广泛的应用。

37.2.7 几种特殊痉挛状态的微创神经外科处理

（1）严重痉挛状态的神经外科治疗选择

临床常可遇到痉挛极其严重的患者，不但运动功能完全丧失，严重痉挛本身往往给患者带来巨大痛苦，严重影响其生活质量。有的严重痛性痉挛患者终日忍受疼痛和痉挛的双重折磨。对于此类患者，如估计运动功能恢复的可能性不大，为其解除严重痉挛带来的痛苦则成为手术的主要目地。此时可酌情行SPR+选择性脊神经前根部分切断术（selective anterior rhizotomy，SAR）。注意行SPR+SAR术时脊神经前、后根切断比例均宜适当缩小。

（2）痉挛性截瘫

痉挛性截瘫以青少年时期发病的缓慢进行性发展的双下肢上运动神经元性瘫痪为主要特点，多有家族史。目前尚无有效药物治疗。近年笔者尝试采用腰骶部SPR术（辅以SAR术）对该病进行治疗，早期缓解痉挛效果良好，但缺乏病例积累和长期随访，暂不提倡实施。

（3）脑瘫合并脊髓栓系综合征

脊髓栓系综合征以内外终丝增粗紧张、低位圆锥为病理特征，大小便障碍和下肢痉挛性瘫为其临床特征。对于脑瘫性痉挛性下肢瘫合并脊髓栓系综合征的病例可一期手术，腰骶段手术切口向下延至S_3水平以下以利充分显露硬脊膜囊尾端，行L_3、L_5、S_{1-3}跳跃式限制性椎板切除，硬脊膜切开后在手术显微镜下松解其下脊髓圆锥与周围组织的粘连，内终丝一般明显增粗并张力高，在S_{2-3}水平将内终丝结扎后切断，切断后即可见内终丝及圆锥向头端回缩，进而松解硬脊膜囊尾端与周围组织的粘连，此时应使用电刺激方法鉴别脊神经根与粘连的纤维索带，然后将增粗的外终丝结扎后切断，即可见硬脊膜囊尾端向头端回缩。最后根据下肢痉挛情况酌情行SPR术，此时后根切断比例宜适当缩小。对于单纯脊髓栓系综合征致较严重痉挛性下肢瘫的病例也可一期行上述手术而获良效。

(4)痉挛性斜颈

痉挛性斜颈发病率约为15/30万,多见于成年人,平均发病年龄30~40岁,男女比例大致相等。少部分脑瘫病例可合并痉挛性斜颈。该病发病后呈缓慢进展,少数病人可自愈。该病本身不会致死,但严重痉挛常给患者身心带来巨大痛苦。药物治疗对本病疗效不佳。肉毒毒素局部注射是一种行之有效的方法,但肯定复发而需重复注射,反复注射后部分患者体内产生抗体而无效,少部分患者开始首次注射即无效,对于复杂混合型患者该方法治疗困难。对于保守治疗(至少半年以上)无效的复杂重度难治性痉挛性斜颈,则需外科手术介入。

痉挛性斜颈的外科手术治疗方法经多年的沿革,目前主要包括:①立体定向脑深部结构(苍白球内侧,丘脑腹外侧)毁损术:该术式对部分患者有效,但有复发可能,且有可能带来偏瘫、失语等严重并发症,应用有减少趋势;②脑深部结构(苍白球内侧)或颈髓慢性电刺激术:近年来应用日广,疗效肯定,但花费大,且缺乏大宗病例经验总结和长期随访资料;③选择性周围神经(副神经,颈部脊神经)切断术(加颈肌切除术):为常用术式,疗效确切,手术创伤较大,有时痉挛缓解不彻底或复发,术后感觉缺失、吞咽困难等并发症常会影响患者生活质量;④Foerster-Dandy手术:为沿用数十年的传统神经外科术式,即枕后正中入路硬膜下双侧副神经根、C_1~C_4脊神经前根切断术,疗效肯定,尤其对于复杂重度难治性患者可获良效,但双侧C_4前根切断后会导致膈肌麻痹,术后相当一部分患者丧失头部自主旋转能力和(或)肩部活动能力,或出现吞咽困难、颈肩痛、颈围变细等并发症,肌阵挛大于C_1~C_4范围时疗效不彻底,且手术创伤及风险均较大,多数神经外科医师对此术式持保守态度。

笔者近年来对传统Foerster-Dandy术式进行改良,主要基于以下几点考虑:①对于复杂重度难治性痉挛性斜颈,Foerster-Dandy术式疗效相当确切,在某些方面是其他术式所不能替代的;近年国外有作者尝试将Foerster-Dandy术式与选择性周围神经切断术结合起来加以改良并取得较好效果。②对于肌阵挛局限于C_1~C_3范围的患者,传统Foerster-Dandy术式可获优良疗效,术后不会出现膈肌运动障碍,但如前述之颈肩肌运动障碍并发症多有出现;对于肌阵挛大于C_1~C_3范围的患者,该术式要获彻底疗效,需切断C_4及以下的脊神经前根,除了会导致颈肩肌运动障碍并发症,还势必会影响膈肌运动,且切除的颈椎椎板范围过大,日后有导致颈椎不稳之虞,术后还有影响上肢运动功能的可能;手术操作区域位于枕大孔区、延髓、上颈髓,涉及重要神经血管结构,稍有不慎可导致严重并发症发生,手术创伤亦较大;以上是妨碍传统Foerster-Dandy术式应用的主要问题,对其的改良也是从这几点出发来考虑。③根据笔者近5000例SPR手术治疗各种原因引起的四肢痉挛状态病例的经验,其中近50例痉挛型脑瘫患者上肢痉挛状态,全部采用颈部SPR显微手术治疗,痉挛缓解率达90%以上;SPR在痉挛状态外科治疗中的安全性和有效性已广获肯定;由此笔者考虑对于痉挛性斜颈患者行相应颈部脊神经后根选择性部分切断也应该能缓解痉挛,配合前根选择性部分切断,即可保证疗效,又可避免全部前根切断的弊端。④不同临床分型的痉挛性斜颈患者痉挛的责任肌肉是不同的,尤其是复杂混合型病例,有时单纯靠术前查体和经验常并不能准确判定,这时术前肌电图检查至关重要,准确判定痉挛责任肌肉(包括主要和次要责任肌肉)是改良的一个关键步骤。⑤针对痉挛责任肌肉的神经支配(包括主要和次要神经支配)及病情轻重,决定切断前根还是后根及切断比例;一般而言,主要责任肌肉的主要支配神经如为C_3以上则行前根全切或大部切断(75%~90%)加相应后根部分切断(15%~30%),如为C_3以下则行前根部分切断(30%~50%)加相应后根部分切断(50%~70%),次要责任肌肉的主要支配神经和主要责任肌肉的次要支配神经则以相应后根部分切断(15%~50%)为主;脊神经后根选择性部分切断的方法已如前述,注意手术过程中不用肌松剂以免影响对责任肌肉收缩情况的观察。⑥手术如需切除C_3及其以下的椎板,则行椎板成形复位术,以避免切除椎板范围过大;术中保留C_1以下颈髓齿状韧带以免影响颈髓稳定性。

除对痉挛性斜颈患者施行改良Foerster-Dandy术之外,对于脑瘫合并痉挛性斜颈的患者采用相同术式亦可获良效。

手术方法:采用气管内插管全身麻醉,插管时应用短效肌松剂,此后手术过程中不用肌松剂。麻醉成功后取俯卧位,Mayfield头架固定头部。枕颈后正中入路显露枕后及上颈椎，行部分枕鳞、枕大孔后缘、寰椎后弓、枢椎棘突椎板切除，根据所需切断脊神经的节段决定是否切除 C_3 棘突椎板，如需切除 C_3，则行 $C_{2\text{-}3}$ 椎板成形复位术。切开硬膜后操作即在手术显微镜下进行。根据临床分型主要责任肌肉的主要神经支配及病情轻重决定切断副神经根及脊神经前根情况，切断比例 30%～100%。以神经肌电生理刺激仪刺激需选择性部分切断的脊神经后根小束，观察相应责任肌肉的收缩并记录阈值，小的刺激电流即可引发相应肌肉收缩为阈值低，选择阈值低的后根小束予以切断，切断比例根据临床分型、病情轻重及相应前根切断情况决定，一般为 15%～70%。完成显微操作后常规关闭切口。

改良 Foerster-Dandy 手术的要点有三：准确判定每例患者的痉挛责任肌肉和相应神经支配以实施个体化治疗方案、SPR 手术原理的应用、强调显微操作等微创原则的重要性。术后患者虽不可避免会发生不同程度的转颈无力、耸肩无力、双臂外展受限等，但经康复训练后可见好转，不会因颈肩肌力弱而影响生活质量。笔者曾遇 1 例复杂混合型患者发生头颈部支撑困难和颈围变细，主要因涉及主要神经支配较多而前根切断比例较大导致，而且与该患者术后未加强康复训练也有关系。脊神经后根部分切断后颈肩局部会有麻木感，这种感觉异常在一些病例可很轻微，稍重者也会慢慢有所恢复，不会对患者生活质量构成影响。另外再次强调，熟悉局部显微解剖、掌握显微手术技巧是保证疗效、避免并发症的关键所在。

近年来我们采用二次改良的 Foerster-Dandy 手术，即术中不咬除枕骨鳞部及枕大孔，在硬性神经内镜辅助下行硬膜下双侧副神经根及颈 1 脊神经根切断术，其余步骤同初次改良 Foerster-Dandy 手术。回顾分析 2001 年 7 月至 2009 年 6 月手术治疗的 183 例痉挛性斜颈患者，其中 A 组 126 例采用初次改良 Foerster-Dandy 手术，B 组 57 例采用二次改良的 Foerster-Dandy 手术，全部患者平均随访 33.4 个月。两组 100%病人术后立即感痉挛状态明显缓解，随访期间缓解率分别为 92.9%（117／126）、94.7%（54/57），差异无统计学意义（$P>0.05$）；A 组随访期间痉挛状态不同程度复发 9 例，B 组随访期间痉挛状态不同程度复发 3 例，差异无统计学意义（$P>0.05$）；术后并发症：两组术后均发生不同程度转颈无力、耸肩无力、双臂外展受限，随访期间有所好转，A 组 2 例发生头颈部支撑困难，因此而影响生活质量，B 组无 1 例发生头颈部支撑困难，差异无统计学意义（$P>0.05$）；A 组 36 例发生不同程度吞咽困难，随访期间恢复正常 18 例，明显好转 11 例，无明显变化而影响生活质量 7 例，B 组 8 例发生不同程度吞咽困难，随访期间恢复正常 5 例，明显好转 2 例，无明显变化而影响生活质量 1 例（该例仅随访 1 个月），差异有统计学意义（$P<0.05$）；A 组颅内感染 10 例（7.9%），B 组颅内感染 2 例（3.5%），出院前均治愈，差异有统计学意义（$P<0.05$）；B 组手术时间（2 ± 0.4h）较 A 组手术时间（3.3 ± 0.6h）显著减少，差异有统计学意义（$P<0.05$）；A 组术中平均失血量约 200ml ± 15ml（ ± 标准差）。B 组术中平均失血量明显减少，约 50ml ± 6ml（ ± 标准差），差异有统计学意义（$P<0.05$）。二次改良的 Foerster-Dandy 手术在不降低疗效及不增加神经系统并发症的前提下，可进一步减少手术创伤，缩短手术时间，减少术中失血量，降低吞咽困难、颅内感染概率，增加寰枕部稳定性，明显降低并发症的发生率。

改良 Foerster-Dandy 手术事实上是个体化治疗的一个体现，真正从患者实际病情出发，而不是对不同的病例采用单一的术式来实施千篇一律的治疗。该术式肯定还需在实践中不断改进完善，大宗病例和长期随访资料尚需进一步积累完备。

对于单纯轻、中度痉挛性斜颈或已有受累肌肉挛缩的病例，可采用副神经周围支切断术加胸锁乳突肌切断或切除术。

37.2.8 PN 与 SPR 及矫形手术的关系

SPR 适用于同时存在下肢髋、膝、踝或上肢肩、肘、腕、指等关节多处痉挛（肢体肌群整体痉挛）的脑瘫患者，在整体解除痉挛上有任何其他手术所不具备的优越性，而 PN 适用于痉挛症状体征比较单一、局限的患者，如痉挛仅局限于某一肌群者。腰骶段椎管存在严重畸形或颈段椎管狭窄者不适合行 SPR，或患者（家属）不同意行 SPR 时，我们提出组合式 PN 的概念，即采用多根周围神经 PN 组合一次或分次手术治疗多部位痉挛，效果良好。

临床常可遇见首次神经术式术后无效或复发的脑瘫病例，对于此类病例的处理应具体情况具体分析，原则上应尽量选择第二次手术解除仍然存在的较重痉挛。首次 PN 术后无效或复发者，如痉挛较广泛可行 SPR 术，痉挛局限者可行原神经探查再次部分切断。首次 SPR 术后无效或复发者如痉挛仍较广泛可行二次 SPR 术,痉挛局限者可行相应周围神经 PN。原部位的第二次手术常因局部解剖关系紊乱及粘连而难度增大，术前应充分论证做好准备，术中应小心操作以尽量避免副损伤。

骨关节、肌肉、肌腱的矫形手术在脑瘫的外科治疗中占有重要作用。但目前在国内开展较多的矫形手术在手术时机和术式选择上有的尚不规范甚至存在误区。外科手术治疗痉挛状态的一个原则是先行解除痉挛的神经术式,然后后期(至少 6 个月后)根据情况(有无骨关节畸形、肌腱挛缩、神经术式疗效不佳等)再决定是否行矫形手术治疗,二者顺序不能颠倒。在严重痉挛持续存在的情况下,矫形手术只能暂时"掩盖"症状,其结果几乎肯定是复发。笔者认为对于已有肌腱挛缩的病人在肌肉、肌腱的矫形手术之前或之后采用神经术式对于预防痉挛症状复发有重要意义。对于已有骨关节畸形的患者,在行矫形手术之前或之后是否行神经术式则意义不大。

37.2.9 脊髓后根入口区微创外科手术

脊髓后根入口区的位置是在体感系统的周围部分与中枢部分相交界处,由于这种解剖特点允许人们在入口区及后角实施显微后根入口区手术(MDT),这种手术证明对脊髓调节功能,起有重要作用,对疼痛和肌肉张力具有特殊的抑制作用。

MDT 的目的是选择性切断(肌触性)单突触和(感受疼痛)多突触反射的输入部分。它们的节段上位抑制已被病理破坏,失去了在后角中的体感中间站中多数兴奋输入，而它们的节段性抑制（即丘系)、节段间(即缘束的外侧部)抑制及节段上抑制影响都受到保留。

到目前为止,MDT 手术限用于脑或脊髓病损伴发严重残废性肌张力过高病人,来消除有害的痉挛状态,例如偏瘫患者上肢伴发肘、腕及指间节关屈曲性畸形,适合作 C_5 至 T_1MDT 手术,截瘫病人双下肢屈曲性痉挛经康复治疗无效可作双侧 MDT 手术(L_2 至 $S_{2\sim5}$)。手术方法是依据解剖学基础,先暴露术前列入计划的脊髓各节段，在背外侧沟用尖刀或尖双极电凝镊作一 2mm 深显微切口，方向由外向内,自后向前,切口与脊髓水平面成 45 度角,深达后角顶,在镜下后角顶呈棕灰色。手术的目的是切断该节段及邻近节段入口区外侧部的细纤维(伤害感受性)及缘束(Lissauer 束,TL)内侧部(兴奋)。

严格选择病人是 MDT 手术取得优良疗效的关键,远期随访疗效超过 80%。MDT 手术有时需与矫形外科手术相组合方能取得更好的疗效,包括增进术前因肌张力过高而掩盖的随意运动。

（于炎冰　张 黎）

参 考 文 献

[1] Smyth MD,Peacock WJ. The surgical treatment of spasticity. Muscle Nerve,2000;23:153-163.

[2] Sindou MP,Mertens P. Neurosurgical management of spasticity. In Schmidek HH:Operative Neurosurgical Techniques. Indications,Methods,and Results. Elsevier Science. 2000. 4th Edition:2460-2473.

[3] Nolan J,Chalkiadis GA,Low J,et al. Anaesthesia and pain management in cerebral palsy. Anaesthesia,2000;55:32-41.

[4] Kim DS,Choi JU,Yang KH,et al. Selective posterior rhizotomy in children with cerebral palsy:a 10-year experience. Child's Nerv Syst,2001;17:556-562.

[5] Mittal S,Farmer JP,Al-Atassi B,et al. Long-term funcional outcome after selective posterior rhizotomy. J Neurosurg,2002;97:315-325.

[6] Chambers HG. The surgical treatment of spasticity. Muscle Nerve Sppl,1997;6:S121-128.

[7] Steinbok P,Reiner A,Beauchamp RD,et al. Selective functional posterior rhizotomy for treatment of spastic cerebral palsy in children. Pediatr Neurosurg,1992;18(1):34-42.

[8] Steinbok P,Schrag C. Complications after selective posterior rhizotomy for the spasticity in children with cerebral palsy. Pediatr Neurosurg,1998;28(6):300-313.

[9] 于炎冰,张黎,伍成奇,等. 显微神经外科手术治疗痉挛型脑瘫 738 例临床观察[J]. 中华神经外科杂志,2004,20(1):59-62.

[10] 于炎冰,张黎,马延山,等. 改良 Foerster-Dandy 手术治疗痉挛性斜颈[J]. 中华神经外科杂志,2005,21(2):88-90.

[11] Burke K. Spasticity as an adaption to pyramidal tract injury . Adv Neurol,1992,18(2):34-42.

[12] Benedetti A,Colombo F,Alexandre A,et al. Posterior rhizotomies for spasticity in children affected by cerebral palsy. J Neurosurg Sci,1982,26(3):179-84.

[13] 于炎冰,张黎,马延山,等. 1244 例痉挛状态的显微神经外科手术治疗[J]. 中华神经外科杂志,2005,21(9):542-54.

[14] 于炎冰. 脑性瘫痪的外科治疗进展[J]. 中国临床康复,2005,9(11):176-177.

[15] 于炎冰,张黎,马延山,等. 非脑瘫病因性痉挛状态的显微神经外科手术治疗[J]. 中国临床神经外科杂志,2006,11(5):260-262.

[16] 于炎冰,张黎,伍成奇,等. 神经内镜下腰骶段神经后根选择性部分切断术治疗脑瘫性下肢痉挛 [J]. 中华神经外科疾病研究杂志,2004,3(6):515-517.

[17] 张黎,于炎冰,王薇,等. 功能性电刺激对成人下肢解痉术后肌力恢复的影响[J]. 中国康复理论与实践,2004,10(2):94-95.

[18] Turi M,Kalen V. The risk of spinal deformity after selective dorsal rhizotomy. J Pediatr Orthopaed,2000;20(1):104-107.

[19] Abdennebi B,Bougatene B. Selective neurotomies for relief of spasticity focalized to the foot and to the knee flexors. Results in a series of 58 patients. Acta Neurochir,1996;138(8):917-920.

[20] Msaddi AK,Mazroue AR,Shahwan S,et al. Microsurgical selective peripheral neurotomy in the treatment of spasticity in cerebral-palsy children. Stereotact Funct Neurosurg,1997;69 (1-4 Pt 2):251-258.

[21] Decq P,Filipetti T,Feve A,et al. Selective peripheral neurotomy of the hamstring branches of the sciatic nerve in the treatment of spastic flexion of the knee.Apropos of a series of 11 patients. Neurochir,1996;42(6):275-280.

[22] Doutae DA,Sponseller PD,Tolo VT. Soleus neurotomy for dynamic ankle equinus in children with cerebral palsy. Am J Orthop,1997;26:613-616.

[23] Feve A,Decq P,Filipetti P. Physiological effects of selective neurotomy on lower limb spasticity. J Neurol Neurosurg Psychiatry,1997;63:575-578.

[24] Botte MJ,Abrams RA,Bodine_Fowler SC. Treatment of acquired muscle spasticity using phenol peripheral nerve blocks. Orthop,1995;18(2):151-159.

[25] Berard C,Sindow M,Berard J,et al. Selective neurotomy of the tibial nerve in the spastic hemiplegic child:an explanation of the recurrence. J Pediatr Orthop,1998;7B:66-70.

[26] 于炎冰,左焕琮,张黎,等. 选择性胫神经部分切断术治疗踝部痉挛状态[J]. 中华神经外科杂志,2002,18(5):306-308.

[27] 于炎冰,张黎,左焕琮,等. 选择性坐骨神经部分切断术治疗脑瘫患儿膝部屈曲痉挛[J]. 中华神经外科杂志,2003,19(5):388-390.

[28] 于炎冰,张黎,马延山,等. 选择性正中神经分支部分切断术治疗脑瘫性腕、指痉挛[J]. 中国临床神经外科杂志,2005,10(4):272-273.

[29] 于炎冰,张黎,马延山,等. 选择性肌皮神经分支部分切断术治疗脑瘫性肘痉挛[J]. 中国微侵袭神经外科杂志,2005,10(10):449-450.

[30] 张黎,于炎冰,左焕琮,等. 选择性坐骨神经分支部分切断治疗膝关节屈曲痉挛[J]. 中国临床神经外科杂志,2003,8(2):102-104.

[31] 张黎,于炎冰,徐晓利,等. 壳聚糖材料在神经导引管桥接周围神经缺损中的应用[J]. 生物医学工程研究,2005,24(3):183-185.

[32] 于炎冰,张黎,徐晓利,等. 选择性颈段脊神经后根切断术治疗脑瘫性上肢痉挛状态(附17例报告)[J]. 中国微侵袭神经外科杂志,2006,11(12):538-539.

[33] 于炎冰,张黎,徐晓利,等. 选择性闭孔神经切断术治疗脑瘫性大腿内收肌群痉挛[J]. 中国临床神经外科杂志,2007,12(2):68-69.

[34] 于炎冰. 脑性瘫痪的神经外科治疗 [J]. 中华神经外科杂志,2007,23(12):884-885.

[35] 张黎,张继武,于炎冰,等. 改良选择性腰骶段脊神经后根部分切断术治疗痉挛型脑瘫下肢痉挛状态 [J]. 中华神经外科杂志,2007,23(12):886-888.

[36] 徐晓利,于炎冰,许骏,等. 改良颈动脉外膜交感神经切除术治疗混合型脑瘫[J]. 中华神经外科杂志,2007,23(12):891-893.

[37] 韩光良,宗强,成立峰,等. 颅脑外伤后肢体痉挛状态的显微外科治疗[J]. 中华神经外科杂志,2009,25(6):553-555.

[38] 于炎冰,张黎,徐晓利,等. 改良选择性腰骶段脊神经后根部分切断术治疗痉挛性截瘫的初步疗效报告 [J]. 中华神经外科杂志,2009,25(7):601-603.

[39] 刘江,张黎,袁越,等. 两次改良 Foerster-Dandy 手术治疗痉挛性斜颈的对比研究[J]. 中华神经外科杂志,2011,27(5):540-543.

38. 癫痫的外科治疗

38.1 概 述

癫痫(epilepsy)是神经科常见疾病,是一种反复发作性的以意识障碍、抽搐、知觉障碍、感觉异常以至于精神、行为、情感以及内脏功能紊乱为基本特征的综合征。临床上对癫痫的诊断,必须有反复的癫痫发作,同时应有导致发作的脑电记录。世界各地流行病学调查,癫痫患病率在 1.5‰ ~ 15‰,一般为 4‰ ~ 6‰。我国多次流行病学调查结果表明,全国有癫痫病人约 489 万,年发病率为 3.5‰ ~ 3.7‰。癫痫的始发年龄多在 20 岁以前,占 70% ~ 74%,而 10 岁前始发者占 37% ~ 51.8%,多数癫痫病患儿在青春期前(11 ~ 19 岁)癫痫发作可停止或缓解。由于新的抗癫痫药的不断合成应用于临床,及抗痫药监测的普及,若癫痫病人能在医院或专科医师指导下正规服用抗癫痫药物,70% ~ 80%病人经治疗后发作可得到完全控制或显著减少,从而能正常工作、学习或生活。但有 20% ~ 30%病人虽经正规的各种药物治疗仍难以控制,转变为顽固性癫痫,这部分病人需要外科治疗手段的介入。所谓顽固性癫痫(intractable epilepsy),指癫痫发作频繁、应用适当的第一线抗癫痫药物正规治疗且药物血浓度在有效范围内两年以上、仍不能控制发作且影响日常生活及无进行性中枢神经系统疾病或占位性病变。容易导致顽固性癫痫的因素有①复杂部分性发作、婴儿痉挛及 Lennox-Gastaut 综合征等;②发作频繁,每天数次;③出现过癫痫持续状态;④对发作频率判断错误;⑤起病后延误治疗;⑥不适当的多种药物联合应用(包括中药);⑦同一期间内在几个医疗单位应用不同的治疗计划;⑧对合并的精神心理障碍认识不足;⑨有明确的病因,尤其是先天性代谢异常、颅内发育障碍及脑外伤等。顽固性癫痫在儿童以 Lennox-Gastaut 综合征为代表, 在成人以颞叶癫痫最为常见。20 世纪 80 年代以来随着影像学诊断技术的飞速发展,国内外神经外科医师们继往开来又把癫痫的外科治疗方法作为重点课题进行了深入研究, 使这部分难治顽固性癫痫病人通过手术,多数病人的发作可得到完全控制或显著改善,有的恢复了正常工作、学习或生活,取得了良好疗效,现在各国对癫痫的手术方法研究正在广泛开展,我国也在迅速普及。

38.1.1 原因

癫痫产生的原因就是脑内大群的神经细胞不

正常同步性过度放电造成的。很多种因素都会引起神经细胞的过度放电，比如先天性遗传因素，婴儿出生前后的脑损伤，脑炎、脑外伤、出血、脑肿瘤、先天畸形以及某些代谢疾病等等。从外源性病因起作用到癫痫临床症状的出现，可经历数月或数年，发做出现时病人的表现是多种多样的。不同的临床表现取决于发作放电的起源、传播范围和传播形式的差异。

在原发性癫痫的近亲中，患病率为 2%～6%；在继发性癫痫的近亲中，患病率为 1.5%，二者均高于一般人口的 0.5%～1%患病率。生理、生化和免疫学的研究已证实，遗传因素在原发性癫痫尤为突出。临床上一些病人在脑外伤后发生癫痫，而另一些病人在相同程度的脑外伤后并不发生癫痫，这一点也说明遗传背景在发病机制中的作用。

1983 年，我国六城市癫痫调查的结果显示，能找到发病原因的仅占 21%，前三位的病因依次是头部外伤、颅内感染和脑血管病，而 79%的病例仍找不到原因。Porter 认为儿童和成人的病因存在显著性差别。在能找到原因的儿童中，其主要病因依次是分娩损伤、新生儿损害、血管损害、先天性或代谢性疾病、脑外伤、感染、新生物、遗传等；而成人中则依次为脑血管疾病、颅脑外伤、药物或酒精（酗酒）、新生物、感染、遗传等（表 38–1–1）。

表38–1–1　儿童及成人癫痫的主要病因

儿童	成人
产前及围产期因素：窒息，颅内出血，产伤	头部外伤
先天性与后天发育性疾病：小头畸形，脑性瘫痪，脑穿通畸形，脑积水，脑血管瘤病，结节性硬化	颅内感染：脑炎，脑膜炎，脑脓肿，亚急性硬化性全脑炎，脑囊虫病，脑血吸虫病，钩体性脑动脉炎，疟疾，弓形体病
代谢、营养性疾病：低血钙，低血镁，低血糖，苯丙酮尿症，维生素 B_6 缺乏，各种脂质沉积病	脑血管病：先天性动脉瘤，脑动静脉畸形，慢性硬膜下血肿，各种急性缺血性及出血性脑血管病
头部外伤	脑肿瘤：神经胶质瘤，脑膜瘤
颅内感染：脑炎，脑膜炎，脑脓肿，亚急性硬化性全脑炎	中毒：药物，汞，CO
脑肿瘤：囊性肿瘤，胶质室管膜囊肿，神经节细胞胶质瘤等	代谢性疾病：低血糖，低血钙，脂质沉积病，脑白质营养不良
	变性及其他：脑萎缩，弥散性硬化，多发性硬化

38.1.2　发病机制

癫痫发作为脊椎动物脑的固有反应之一，发作起点在皮质的一定部位神经细胞有反复的异常放电，是一种超同步化兴奋性发放。其发作的活动机理及不同表现，已被动物实验模型及人体组织的研究所证实。患者的异皮质的海马和杏仁核比较新的同皮质容易发生癫痫发作。神经元的基本活动为兴奋和抑制，以电传递和释放递质等方式传播，当一种或多种因素使某群神经元的形态、结构发生改变，或内外生化环境发生变化时，局部神经元的放电频率可高达每秒数百次至数千次（正常情况下保持在 1～10 次/秒），并可蔓延到周围神经元或传导到其他部位神经元同时异常放电。大多数局灶性癫痫的放电活动都起源于大脑皮质。导致这种突然的异常放电，既有病理形态的变化，也有脑功能的异常。

（1）痫灶放电的产生

局灶性癫痫，是脑局部损害区异常放电活动，所致损害区成为发作间期局灶性棘波的起源，称为致痫灶。一般在病变中央部位的神经元坏死、缺失，而邻近部位显示神经元群结构紊乱，胶质增生，并可有血供障碍。受损神经元的树突缩短，其分支和棘突减少。动物实验证实，致痫灶的细胞内电记录说明，在发作间期棘波产生时，伴有大范围的细胞膜去极化，并相应出现一连串高频动作电位，继之常伴以膜的超极化抑制过程，随后恢复极化状态而结束。去极化是由于神经元兴奋性冲动，通过突触产生兴奋性突触后电位（excitatory postsynaptic potential，EPSP），降低膜电位差，促使神经元放电，产生去极化状态。超极化是由抑制性突触后电位（inhibitory postsynaptic potential，IPSP）形成，反映了钙离子依赖性的钾外流。痫灶处微电极描记发现，在发作间隙期神经元出现一种特殊的放电现象即发作性去极化波（paroxymal depolarization shift，PDS），这是脑电图上表现为棘波的局灶性发作间期放电的细胞学基础。棘波便是很多个 PDS 的总和表现。PDS 的产生是由于网络样突触输入巨大的兴奋性突触后电位反复去极化的结果。局限性发作间期引起放电的一个重要原因，可能是因抑制性突触递质 γ–氨基丁酸下降所致。或者是谷氨酸脱羧酶的活性降低，这也是癫痫动物模型癫痫发作时所观测到的生化改变。局灶性发作是由于发作间期放电增加，PDS后的超极化进行性减弱，IPSP进一步减弱，钙离子流入细胞内过多，而钾离子外流增加，使发作放电的神经元细胞膜电位呈去极化状态。当去极化发展到一定程度时，即形成棘波或棘慢综合波，临床表现为局灶性癫痫发作[3]。

全身性癫痫发作异常放电的起始部位，目前尚无定论。反复以低频刺激猫的间脑和中脑，在脑电图上可诱发出广泛性双侧同步化棘慢波，并伴有类似小发作的临床表现，提示起自中线核群。然而对猫的额叶皮质涂以低浓度青霉素可以产生纯3Hz棘慢波，而注入丘脑则不能诱发，棘慢波的记录也是皮质早于丘脑。

(2)痫性活动的传播

异常放电可能只局限于一个区域的大脑皮质细胞而不再扩散，引起临床上的局灶性发作。它偶然在局部突触内长期运转，造成连续性部分性癫痫。痫性活动也可由皮质通过输出纤维传播到丘脑和中脑网状结构，引起意识丧失，再由弥散性丘脑系统传播至整个大脑皮质，产生继发强直-阵挛性发作。痫性活动若起源于颞叶内侧或额叶眶部，再向边缘系统播散时，则表现为精神运动性发作(复杂性部分性发作)。原发性癫痫的放电始于何处尚有争论。有认为起源于额叶再传至上脑干网状结构，也有认为一开始即发生于上脑干网状结构，使与皮质间的联系紊乱，引起意识丧失。失神发作传至丘脑网状结构即被抑制，而大发作则再通过丘脑向各处扩散[4]。

(3)痫样放电的终止

癫痫发作时的异常放电通过负反馈而激活抑制性突触后电位，产生长时间细胞膜过度去极化，使放电终止。临床表现发作停止，意识呈抑制状态，脑电图描记痫样放电消失，出现弥散性慢波，随后慢波减少或消失，意识恢复。

38.1.3 诊断

详细的病史和头皮脑电图表现是诊断癫痫的两个基本要素。由于癫痫是一发作性疾病，患者就诊时一般处于发作间期，几乎与常人无异。而且常常发作时伴有意识障碍或者由于患者年龄较小，病史大多由家属或目击者提供，其描述常常带有主观性和片面性。所以详细询问病史及了解发作情况，对诊断是至关重要的。

头皮脑电图是诊断癫痫的有效手段，若在发作时检查，除大脑底部、脑沟深处和小型病变的局灶性放电可能记录不到外，一般均可获得确定性记录。但若在发作间期记录，将有20%~40%可能表现为正常或接近正常，出现阵发性放电的阳性率仅占30%~50%，故常规头皮脑电图的阳性诊断率并不理想，发作间歇期头皮脑电图正常并不能排除癫痫。近年来随着计算机技术的发展和应用，长程便携式脑电图可以24h或更长时间连续记录脑电，而且病人不必卧床，可以自由活动。还可以同步进行录像即录像脑电图，可以对发作时病人的表现与脑电进行同步分析，在癫痫的诊断以及至痫灶的定位方面有重要意义。

随着现代科技的发展，多种检查手段正越来越多地应用于癫痫的诊断和定位。CT及磁共振成像已能精细分辨解剖结构，近几年兴起的磁共振波谱分析以及功能磁共振也应用到癫痫领域。单光子发射断层扫描能够测定局部脑血流灌注，发作间期和发作期的检查在局灶性发作致痫灶定位中有极大价值。正电子发射断层扫描可以测定大脑葡萄糖代谢，在癫痫的诊断和定位也有重要参考价值。

38.1.4 分类

世界各国的癫痫学专家一直在努力寻找一个包含各种发作类型的癫痫分类法，不仅便于学科发展，也有利于国际间的学术交流。1981年国际抗癫痫联盟(international league against epilepsy，ILAE)分类和命名委员会第一次提出了分类方案，1985年进行了补充和修订，发表了国际公认的癫痫和癫痫综合征分类草案。此后ILAE又多次进一步修订，于1989年将新的分类方案发表在《Epilepsia》杂志上，这是目前国内癫痫学者们普遍接受的癫痫和癫痫综合征分类法。但随着对癫痫研究的不断进步，分类方法也不断修订与完善，2001年再次进行了新的分类划分，近10年来，该分类方法逐渐在癫痫专科医生当中得到普及。另外国际抗癫痫联盟(ILAE)分类和术语委员会于2010年在ILAE的官方杂志《Epilepsia》刊发了“发作和癫痫分类框架相关术语及概念的修订”报告。报告的内容反映了近年来有关癫痫领域的基础和临床研究进展，对临床一直沿用的1981年版的癫痫发作分类和1989年版的癫痫和癫痫综合征分类所使用的术语和概念进行了重要改动,并提出了一些新的概念和术语。如重新定义了全面性和局灶性发作的概念，对 1981 年版的发作分类进行了修改,修订了癫痫病因学的术语等。报告提倡从多个维度(dimension)来描述癫痫综合征的特征,并力求以"科学分类法"对发作和癫痫综合征进行分类,尽管目前我们临床实际工作中对癫痫的认识还未能达到这个目标。

外科治疗的病例多数属于症状性癫痫,根据不同的病灶部位,有不同的发作表现:

1)额叶:一般发作时间较短,不伴惊厥后期的精神症状。位于不同的皮质区可有相应的表现,如扣带回常有自动症、自主神经症状、尿失禁等;前额区有意识障碍、扭转发作、阵挛发作等;运动区可表现单纯部分性发作,语言障碍等。

2)颞叶:在继发性癫痫中最常见,也是目前外科治疗最多的类型。其中多数来源于颞叶内侧杏仁海马区,发作前常有先兆表现,胃气上升感、心慌、惊恐、幻觉等,多有自动症表现,发作后常有认知障碍等后遗症状。

3)顶叶:单纯感觉性部分性发作多为局部肢体发麻感、动作感等。

4)枕叶:常见的是视觉皮质起源的发作,患者发作前会有闪光、黑蒙等表现,一般不会引起全身性发作,但可向顶叶和颞叶蔓延。

附录:

2001 年癫痫国际分类:癫痫发作和癫痫患者诊断建议方案

(1)癫痫发作类型和诱发反射性发作的刺激因素

1)自限性发作类型

A. 全身性发作

强直—阵挛发作

阵挛发作(有、无强直成分)

典型失神发作

不典型失神发作

肌阵挛失神发作

强直发作

痉挛(婴儿痉挛)

肌阵挛发作

眼睑肌阵挛(伴或不伴失神)

肌阵挛失张力发作

负性肌阵挛

失张力发作

全身性癫痫综合征中的反射性发作

B. 局灶性发作

局灶性感觉性发作

表现为基本感觉症状

表现为体验性感觉症状

局灶性运动性发作

表现为单纯阵挛性运动症状

表现为不对称强直性运动发作

表现为典型的(颞叶)自动症

表现为过度运动自动症

表现为局灶性负性肌阵挛

表现为抑制性运动发作

痴笑发作

偏侧阵挛发作

继发全身性发作

局灶性癫痫综合征中的反射性发作

2)持续性发作类型

A. 全身性癫痫持续状态

全身强直阵挛性癫痫持续状态

阵挛性癫痫持续状态

失神性癫痫持续状态

强直性癫痫持续状态

肌阵挛性癫痫持续状态

B. 局灶性癫痫持续状态

Kojewnikow 部分性癫痫持续状态

持续性先兆

边缘叶癫痫持续状态

伴有轻偏瘫的偏侧抽搐状态

3)反射性发作的诱发刺激因素

A. 视觉刺激:闪光(如可能说明颜色)、图形、其他视觉刺激

B. 思考;

C. 音乐;

D. 进食;

E. 操作;

F. 躯体感觉;

G. 本体感觉;

H. 阅读;

I. 热水;

J. 惊吓。

(2)癫痫综合征分类举例

1)局灶性癫痫

A. 特发性婴儿和儿童局灶性癫痫

a. 良性非家族性婴儿发作

b. 伴中央颞区棘波的良性儿童癫痫

c. 良性早发性儿童枕叶癫痫(panayiotopoulos 型)

d. 迟发性儿童枕叶癫痫(Gastaut 型)

B. 家族性(常染色体显性遗传)局灶性癫痫

a. 良性家族性新生儿发作

b. 良性家族性婴儿发作

c. 常染色体显性遗传夜间额叶癫痫

d. 家族性颞叶癫痫

e. 不同病灶的家族性局灶性癫痫(尚待明确)

C. 症状性(或可能为症状性的)局灶性癫痫

a. 边缘叶癫痫

伴海马硬化的颞叶内侧癫痫

根据特定病因确定的颞叶内侧癫痫

根据部位和病因确定的其他类型癫痫

b. 新皮质癫痫

Rasmussen 综合征（慢性进行性儿童局限性癫痫持续状态）

偏侧抽搐—偏瘫综合征(HHS)

根据部位和病因确定的其他类型癫痫

婴幼儿游走性部分性发作

2)特发性全身性癫痫

A. 良性婴儿肌阵挛癫痫

B. 肌阵挛站立不能发作的癫痫

C. 儿童失神癫痫

D. 肌阵挛失神癫痫

E. 不同表型的特发性全身性癫痫

a. 青少年失神癫痫

b. 青少年肌阵挛癫痫

c. 仅有全身强直阵挛发作的癫痫

F. 全面性癫痫伴热性惊厥附加症(GEFS)

3)反射性癫痫

A. 特发性光敏性枕叶癫痫

B. 其他视觉敏感性癫痫

C. 原发性阅读性癫痫

D. 惊吓性癫痫

4)癫痫性脑病

A. 早发性肌阵挛脑病

B. 大田原综合征

C. West 综合征

D. Dravet 综合征(婴儿重度肌阵挛癫痫)

E. 非进行性脑病中的肌阵挛持续状态

F. Lennox-Gastaut 综合征

G. LKS(获得性癫痫性失语)

H. 慢波睡眠中持续棘慢波癫痫

5)进行性肌阵挛癫痫(见具体的疾病)

6)可不诊断为癫痫的癫痫发作

A. 良性新生儿发作

B. 热性发作

C. 反射性发作

D. 酒精戒断性发作

E. 药物或其他化学物质诱发的发作

F. 外伤后即刻或早期发作

G. 单次发作或单次簇性发作

H. 极少发生的重复性发作

38.1.5 顽固性癫痫的外科治疗适应证

癫痫的理想治疗是完全控制发作而不产生毒副作用。但实际上大多数病人由于抗癫痫药物的毒副作用和断续有癫痫发作而影响日常生活。近年来,随着外科治疗方法的飞速发展,有效率不断提高,而同时创伤和并发症正越来越少。外科治疗对病人的选择也不断完善。目前较一致的外科治疗适应证是:

(1)药物难治的顽固性癫痫

一般认为，符合以下条件即应属于顽固性癫痫:病程在 2 年以上;每月发作 1 次以上;在血药浓度监测下,经正规抗癫痫药物治疗无效;属致残性发作,严重影响工作、学习和生活者。

顽固性癫痫发生的危险因素包括:

复杂部分性癫痫;

多种癫痫发作类型;

癫痫持续状态;

跌倒发作;

丛集性癫痫发作;

经常引起外伤的癫痫发作;

精神发育迟缓;

脑电图背景异常;

有家族史;

婴儿期发病的某些类型癫痫(如婴儿痉挛);

长期抗癫药物治疗不当,或未经正规用药等因素,导致癫痫发作不能控制。

(2)伴有占位性病变

一般通过 CT 或磁共振成像检查可见明确的病变,包括肿瘤、血管畸形、囊肿、外伤后的软化灶、灰质异位、海马硬化等等。经多种检查证实为致痫灶,均可尽早行外科治疗，避免频繁的发作对患者造成更多的伤害。需要注意的是，有些病变本身即是致痫灶，如灰质异位等；而有些病变本身已无功能，继发影响了周围的脑组织导致癫痫，如囊肿、软化灶、部分肿瘤等；还有些病变本身可以引起发作，也可以影响周围的脑组织导致癫痫发作，如胶质瘤、血管畸形等。外科治疗前，必须进行充分的术前评估和定位检查。

38.1.6 致痫灶定位方法

对致痫灶的定位，是外科治疗顽固性癫痫的前提。若不能确定致痫灶，就谈不上手术治疗的准确目的，也不会有预期的疗效。由于近年来新的诊断技术的飞跃发展，特别是无创伤性的脑功能性检查手段在临床上的应用，有效地提高了对致痫灶的诊断能力。但目前尚无一种单一的检查方法可以提供决定性的定位信息，理想的检查手段应该是低风险性和高敏感性、高特异性。需要通过多种检查手段并结合临床进行综合分析后（由不同学科的医师在双盲的前提下分别得出结论）确定致痫灶的位置和范围，同时还要评价该区域的损害是否会引起不可接受的神经功能障碍。多数检查相当安全或有很小的危险性，但有些检查具有一定的风险，因此在选择的顺序上应首先选择安全度高的方法。当然，针对部分患者，也应考虑到经济承受能力的问题。

根据检查手段的风险不同，可简单分为非创伤性检查和创伤性检查，近年来的发展趋势正逐渐由非创伤性检查替代创伤性检查。某一种检查手段往往只能反映癫痫发作起源的某一侧面，综合起来包括发作的临床资料，电生理检查，脑功能检查，解剖结构检查（表 38-1-2）。几种常见的方法介绍如下：

表38-1-2 致痫灶定位方法

分类	常用方法
临床资料	发作先兆，发作描述，体征
解剖结构	头颅 X 线，CT，MRI
电生理检查	头皮 EEG，颅内 EEG，MEG
脑功能检查	fMRI，SPECT，PET，MRS，MSI

（1）癫痫发作的临床资料

大多数患者在不发作时与常人无异，而医生又很难亲眼看到患者发作时的状态，因此仔细询问病史是极其重要的。特别是病人发作前有无先兆和意识未丧失时的表现，这些内容往往可以直接提供癫痫起源灶的信息，对于发作开始即意识丧失的患者，应询问第一观察者的详细、客观地描述（要排除带有主观判断性的描述）

（2）脑电图（electroencephalography，EEG）

癫痫是由于大脑兴奋性过高的神经元过量放电而引起的阵发性大脑功能紊乱，发作间期，EEG 均可出现特异的癫痫发作波。头皮 EEG 是诊断癫痫最基本、最重要的检查方法，也是定位诊断必不可少的手段，致痫灶的特征性脑电异常为棘波、尖波等，其波幅最高和呈镜像波形处为致痫灶中心，可阵发出现。一般异常发放时可伴有临床发作表现，也可不伴有临床发作表现，棘波呈局限性或不对称性有定位意义（图 38-1-1），尤其在患者有发作先兆或无意识丧失的部分性发作中。部分病人在发作间期 EEG 表现可以为正常，而且发作间期 EEG 棘波也有 10%～20%的假定位率。为了发现更多的脑电异常以定侧、定位，可采用诱导发作的方法，常用的有：①过度换气；②闪光刺激；③睡眠或剥夺睡眠；④药物诱发等。由于头皮脑电图在脑底皮质区的信号采集上有一定缺陷，还可采用一些特殊电极，常用的有：①蝶骨电极（sphenoidal electrodes），用于记录颞叶前下和内下皮质，海马旁回的脑电活动，对颞叶内侧的致痫灶定位有重要意义，也是目前最常用的微创电极；②鼻咽电极（nasopharyngeal electrodes），用于记录颞极及内侧的脑电活动；③鼻筛电极（nasoethmoidal electrodes），用于记录额极、大脑半球内侧，特别是辅助运动区及扣带回的脑电

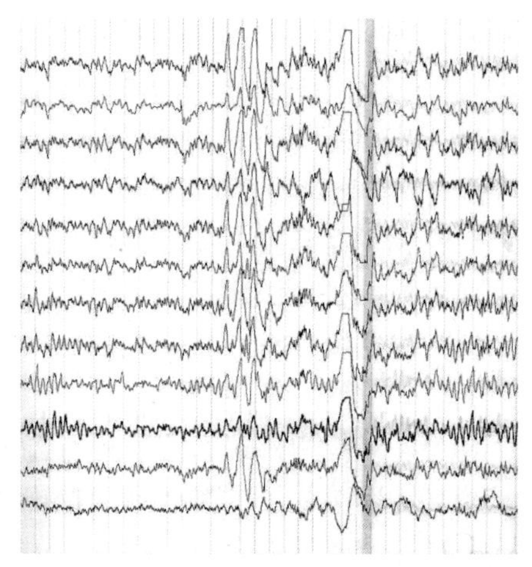

图38-1-1 以左额为主的部分性发作EEG表现

单数行为左侧，双数行为右侧，由上到下依次为：额极、额、中央、顶、枕、颞。可见放电以左侧为主，额部电压最高

活动;④眶上电极(supraorbital electrodes),记录额叶、额眶区的脑电活动;⑤卵圆孔电极(foramen ovale electrodes),用于记录颞叶内底面及边缘叶附近的脑电活动,优点是可以避免蝶骨和鼻咽电极的人为干扰。

由于常规EEG检查时间较短,往往不能正确反应患者的放电情况,近年来24h动态脑电图(active electroencephalography,AEEG)的出现大大提高了诊断和定位价值,患者可随身携带记录盒,活动方便,检查后重放电信号。还可同步进行录像监测,即录像脑电图(video electroencephalography,VEEG),能回顾性地同时分析发作时表现及同步脑电放电情况,近年来在无创检查手段中越来越受到重视,而且头皮电极由传统的20导发展到64导和128导,并应用计算机对脑电信息进行计算和分析,在致痫灶的定位方面有重要参考价值(图38-1-2)。

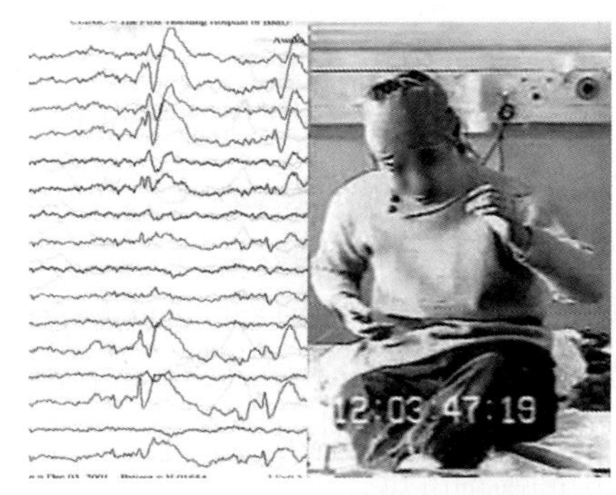

图38-1-2 右额起源的部分性发作VEEG表现,发作前先出现左上肢上举,异常放电以右额颞部为主

单数行为左侧,双数行为右侧,由上到下依次为:额极、额、中央、顶、枕、前颞、中颞、后颞

脑皮质电图(electrocorticography,EC_0G)是一种创伤性检查,能更准确地记录脑的异常放电部位,有助于致痫灶的定位,由于有创伤性,用于通过其他手段检查能粗略定位的情况下,记录方法有:①硬膜外;②硬膜下,脑皮质软膜上;③术中脑表面或致痫灶切除创面上等;④脑深部核团。

(3)磁共振成像(magnetic resonance imaging, MRI)

质子和中子统称为核子,核子具有自旋性,可产生自旋磁场。因为核子的排列是没有规律的,所以具有偶数核子的原子核其自旋磁场相互抵消,只有奇数核子的原子核在自旋时能产生自旋磁场。氢原子是人体内数量最多的物质,核内只含一个质子,在自旋时产生的磁场是杂乱无章的。如人体进入一个强大的均匀的静磁场,每个质子的磁矩将平行于外磁场的方向。此时在垂直于外磁场的方向加另外一个射频磁场,相当于氢质子的共振频率时,氢质子会吸收能量,并发生共振现象,磁矢量也偏离原先排列方向,一些原子核不仅相位发生变化,并且跃迁到高能级,射频停止后,原子核将恢复到初始状态,并释放能量,其信号可被接收,处于不同物理、化学状态下的质子在跃迁和恢复的时间不同,因此会将不同组织区分开来,经计算机重建后成像即为磁共振成像。

MRI的图像分辨率远高于X线或CT,尤其可以避免骨质的干扰,可清晰显示脑组织结构。对于由肿瘤、血管畸形、发育畸形、软化灶、囊肿等明显的结构性改变造成的继发性癫痫,MRI可以进行很好地定位。需要指出的是影像学结构异常和癫痫起源灶并不完全一致,而且范围大小也有差别,必须和其他检查手段进行综合分析定位。

大约60%的癫痫起源于颞叶,而其中大部分来自颞叶内侧,现代高场强的MRI可针对杏仁核、海马区域设计专门的扫描方法,并可测量海马体积,大大提高了颞叶内侧癫痫的定位准确率,一侧海马硬化的MRI表现如图38-1-3。Jack认为应用MRI技术测量海马是一种灵敏、特异的方法,用以测量非占位性病变,伴有一侧萎缩的颞叶癫痫,可准确定位,并对50例癫痫手术者进行海马体积测量,如表38-1-3所示。

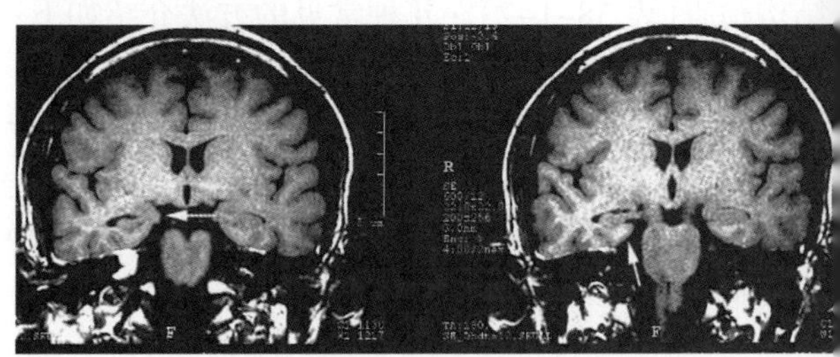

图38-1-3 复杂部分性发作患者,MRI示右侧海马硬化(箭头所指)

表38-1-3 癫痫手术者及对照组海马体积测量数据

手术侧及结果	n	右海马体积(cm^3)	左海马体积(cm^3)*	DHF(cm^3)*
右侧				
满意	18	1.6±0.4	2.1±0.3	-0.45±0.4
不满意	5	2.0±0.6	1.8±0.5	0.26±0.5
左侧				
满意	22	2.3±0.4	1.5±0.4	0.82±0.4
不满意	5	2.1±0.6	2.1±0.5 (P=0.008)	0.06±0.6 (P=0.003)
对照组	50	2.5±0.3	2.3±0.3	0.2±0.2

*P 值,满意病人与不满意病人之间的差异,满意不满意是指手术结果,术后发作的控制本表内海马值并未正常化或标准化(未被全颅内体积除)

DHF:海马体积之差(右侧减左侧海马)

(4)其他较新应用的定位方法

1)磁共振波谱分析(magnetic resonance spectroscopy,MRS):MRS 是测定组织内化学成分唯一的一种非损伤性技术。在高场强的磁共振设备中,加在原子核上的强磁场对所测原子核周围的电子及相邻原子中的电子都会产生影响,外加磁场对电子的作用会引起原子核位置的微小变化,即所谓"化学位移",使具有固定空间的共振原子核所产生的频率发生微小变化,这样在 MRS 的波谱中将会出现不同的波峰。

目前主要应用于对海马硬化的诊断。虽然 MRI 通过对海马容积的测定可有效诊断海马硬化,但对于轻微海马硬化或病理改变严重但体积变化不明显的病人以及海马神经元缺失后胶质细胞增生导致海马体积变化不大的情况,则不能有效确诊。研究证明,几乎所有氮-乙酰天门冬氨酸(NAA)均存在于神经元内,成熟的胶质细胞中不含 NAA,而肌酸(Cr)和胆碱复合物(Cho)主要位于胶质细胞内[11]。只要存在神经元缺失的病理改变,就会表现为 NAA/(Cr+Cho)的减少。MRS 可以探测出以上物质的含量,通过计算即可早期发现海马硬化。MRS 和 MRI 分别从不同角度反映海马硬化的特点,互相补充,提高海马硬化的诊断敏感性。

2)脑磁图(magnetoenophalography,MEG):生物和人体的磁场强度是相当微弱的,脑磁场的强度大约仅相当于地球磁场强度的一亿分之一,这样微弱的磁场淹没在地磁和环境磁噪声中很难测出。MEG 于 1987 年开始应用于临床,为无创伤性检查。头皮 EEG 只能反映头颅表面的电现象,并需要选定一个位置做参考点,而 MEG 是一种绝对的测量值,测量的是细胞内轴向电流所产生的磁场,另外颅骨对脑磁场是透明的,磁场受其他因素的影响也较小,MEG 可以提高对癫痫样活动的定位能力。Sutherling 等应用 MEG 与头皮 EEG 或 ECoG 共同对致痫灶进行定位分析,明显提高确诊率。

3)磁源成像(magnetic source imaging,MSI):将 MEG 检测出的脑磁场信息经计算机软件处理后与 MRI 图像进行融合,这样可在解剖结构上显示出致痫灶的位置,有利于外科医生进行术前评价。Smith 报告采用 MSI 技术定位致痫灶并使用伽马刀治疗 53 例病人,提出 MSI 可有助于致痫灶的准确定位。

(5)神经核医学

主要包括 SPECT 及 PET。癫痫病人 ^{18}F-FDG PET 显像与 SPECT rCBF 显像的目的不是为了诊断或排除癫痫,而是为形态学显像或电生理检查不能明确癫痫灶的具体位置,而又拟采用神经外科或功能神经外科治疗的病人进行癫痫灶的探测和定位。为提高 SPECT rCBF 显像对显示癫痫灶的特异性和可靠性,将发作期和发作间期两个影像减影并与 MRI 融合,更能确切显示病灶的精确解剖位置,对手术或放疗极为有利,这种技术称 SISCOM (subtraction ictal SPECT co-registered to MRI),是当今最应提倡的癫痫灶定位方法。^{18}F-FDG PET 目前常用的是进行发作间期扫描，局灶性的低代谢区对致痫灶对判定也有一定诊断价值。

(6)神经心理学检查

可用各种精神、心理学测试量表进行，以检查癫痫病人的智力、记忆力、定向力、判断力及语言功能。因在顽固性癫痫病人中约 1/3 有精神方面的障碍，故此项检查很重要。

38.1.7 疗效评定

一般来说，癫痫发作的程度和频率的改善是评价的主要手段。但综合文献报告来看，需要从多个方面来共同评价手术疗效，例如生活质量的改善、神经心理的影响、有无副作用以及手术本身的风险程度等等。

通过发作频率来评价的方法多使用 Engle's 评分，主要应用于外科手术后的评价，分为四级，Ⅰ、Ⅱ、Ⅲ级为有效。Ⅰ级(满意)；Ⅱ级(显著改善)；Ⅲ级(良好)；Ⅳ级(较差、无改善)：

Ⅰ级：癫痫发作消失，除外术后早期的癫痫发作(仅在第 1 周内)。

1）术后癫痫发作完全消失，或每年偶有 1～2 次发作。

2)术后仅有非致残的单纯部分性癫痫发作。

3)术后有致残性发作，但此后发作消失 2 年。

4)仅在停止使用抗癫痫药时有全身性惊厥。

Ⅱ级：致残性发作极少或几乎消失(每年不超过 2 次)。

1)术后初期消失，之后发作极少。

2)术后癫痫发作极少或减少 90%。

3)术后极少发作的情况至少 2 年

4)仅夜间癫痫发作。

Ⅲ级：有意义的改善(发作频率减少大于 75%，小于 90%)。

1)有意义的发作减少。

2)经长期随访，发作间歇期不少于 2 年。

Ⅳ级：不值得的改善(频率减少大于 50%，小于 75%)。

1)癫痫发作明显减少(但仍有致残性发作)。

2)无改变(癫痫发作频率减少小于 50%)。

3)癫痫发作更重。

38.1.8 鉴别诊断

癫痫应与以下疾病进行鉴别：

(1)癔症

发病前常有情绪变化与精神刺激因素，其发作缓慢，多在有人处发作，意识不完全消失，手足乱动，面色潮红，双眼紧闭，试作角膜反射检查可引起眼轮肌强烈收缩，瞳孔不散大，无舌咬伤或尿失禁，多伴有哭笑。癔症性抽搐非癫痫中的阵挛动作而系随意乱动，若在抽搐时进行仔细观察则易与癫痫相鉴别。

(2)小发作与晕厥相鉴别

晕厥常见于血管舒缩功能不稳定或因衰竭、出血而身体虚弱病人，晕厥发生常先有头昏、恶心、眼黑，随即昏倒。病人面色苍白，软弱无力，脉快细弱或摸不清，血压降低，全身出冷汗，多无肌肉抽搐，休息片刻多自行好转，一般与癫痫区别不困难。耳性晕厥有其他耳病症状如失听或耳鸣。

(3)自发性低血糖

可引起无力、疲劳、焦虑、出汗、眩晕、复视及精神错乱。在禁食时血糖低下，作血糖检查则可诊断。

(4)猝倒症

当病人情绪激动，过度大笑或紧张恐惧可突然全身肌肉软弱无力而跌倒，但无随意运动丧失或意识障碍，无肢体或全身性抽搐，待情绪稳定后则逐渐恢复正常。

38.1.9 治疗

分药物治疗和手术治疗两种。

(1)药物治疗

为癫痫病人主要的且必须进行的治疗方法，应在医师指导下进行，否则达不到控制发作的效果。近些年来随着科学技术的进步，分析仪器的发展，一些灵敏、特异的微量分析方法的建立和应用，使得抗痫药物在血液浓度的监测及药代动力学的研究成为现代癫痫治疗学的重要组成部分，指导临床合理用药，提高药物疗效，减少毒副作用，优化给药方案起了重要作用。

常用的药物有以下几种。

1)苯巴比妥(鲁米那，Luminal)：对大发作效果好，局限癫痫、精神运动性癫痫发作亦有效，对小发作则作用小。剂量：成人每日 60～80mg，儿童 3～8mg/kg，长期服用应减量，如 0.03g，一天 3 次。

2)苯妥英钠(大仑丁，Dilantin)：对大发作、局限性发作和精神运动性发作疗效好，对小发作无效。剂量：成人每日 300mg，儿童 4～7mg/kg，每日分 1～2 次服，长期服用时应减量 0.1g/d。

3）扑痫酮又名去氧苯巴比妥或麦苏林（Mysoline）：对大发作、局限性发作和精神运动性发作均有良好疗效。剂量：成人每日 500～1 500mg，儿童 10～25mg/kg，分 2～3 次口服。

4）丙戊酸钠（Valproate sodium）：具有广谱抗癫痫作用，毒副作用少，对大发作、精神运动性发作、失神发作疗效最好。剂量：成人每日 600～1 500mg，儿童 30～50mg/kg 分 3 次口服。

5）癫健安（丙缬草酰胺，Valpromode），同丙戊酸钠。

6）密那丁（Milontin）：对小发作有效。剂量：成人 0.5g，一日 3 次，儿童 30～50mg/kg 分 3 次服。

7）三甲双酮（Thidione）：对小发作有效，对其他类型发作无效。剂量：成人 0.5g，一天 3 次，儿童 10～20mg/kg，一天 3 次服。

8）安定（Diazepam）：可以控制大小发作，但主要用于癫痫持续状态时静脉注射，剂量：成人 10～30mg 分次静点，儿童 0.15～0.5mg/kg，分次静点。安定类药物，如硝基安定、氯硝安定、氧异安定皆可应用，但这类药应从小剂量开始，缓慢加量，以减少毒副作用，长期应用易产生耐药性。

应用抗癫痫药物治疗过程中，不可突然停药，以免癫痫复发。应经过长期服药观察，在一年的连续服药过程中，如无任何发作征象时，才可将药物缓慢减量，再经过 1～2 年逐渐减药观察，仍无癫痫发作，才可停药。若在减量过程中，又出现癫痫复发时，则应将药物适量增加，以控制癫痫无再发作。

一旦出现癫痫持续状态，必须尽快用药控制发作，否则，病人有死于呼吸、循环衰竭的危险。必要时可用硫喷妥钠、阿米妥钠或苯巴比妥钠以及安定、水合氯醛、副醛交替使用，一般可收到良好疗效，避免单用 1～2 种药物而致剂量过大引起中毒。

（2）手术治疗

1）手术病人的选择：具备下列条件可采用手术治疗：①长期服用抗癫痫药物或经正规服用抗癫痫药或经血药物浓度监测已达有效浓度，仍不能控制癫痫发作，发作频率每月两次以上，病程在 4 年以上者。②因癫痫发作不能正常工作、学习或生活，已引起一定的智力、精神与发育障碍者。③癫痫灶系一侧性，并局限某脑区，发作恒定，无自行缓解趋势，手术不会造成严重功能障碍者。④两侧大脑半球广泛性脑电图异常或痫灶放电位于脑主要功能区，药物控制无效可采用多软膜下横纤维切断或大脑半球间连合切断术。

2）麻醉：由于术中多需用皮质电极探测致痫灶，故最好用局麻，或先用全麻，当进行皮质电极探测时减少麻醉用量使病人清醒，探测完毕再加深麻醉；也可用硫喷妥钠诱导插管，然后用笑气加用肌肉松弛剂，这样很少影响脑皮质电活动而利于脑电检查。

3）脑皮质电极探测：手术部位的脑区显露后，将皮质电极支架固定在颅骨切口缘上，安装好皮质电极采用地毯式在手术野的皮质区探测，对发现棘波灶活动区域标以黑数字号码，然后绘出痫灶地域图，以确定手术切除范围。若当探测不到异常波时，则应用电刺激的诱发方法，一般使用双形波电流，1～2.5 伏，每秒 $50H_2$，刺激 3～5min，然后进行描记观察后放电的持续时间，如后放电持续时间 14 秒内，则属正常范围，如后放电持续时间超过 15 秒以及电刺激时产生先兆或发作与平时相似时，应考虑该区就是致癫痫灶。

4）致痫灶的切除，切除致癫痫灶，对治疗癫痫是最有价值的，但手术必须将癫痫连同致痫灶一并切除，致痫灶切除应采用软膜下切除的方法，切除后仍需用皮质电极进行复查，直到后放电呈现正常节律为止。对位于主要功能区的痫灶则应采用软膜下横纤维切断的方法，也可获得良好的癫痫发作控制疗效。

5）手术后治疗：术后应继续服用苯妥英钠或苯巴比妥等，观察 1 年如不发作则可减少服药量，再继续观察 1 年无发作后才能渐停药。

38.2 颞叶癫痫

以颞叶前内基底部痫灶为主引起的钩回发作称为颞叶癫痫，它占所有癫痫病人的半数，是局限性癫痫的代表。

38.2.1 病理及病因学

在颞叶的钩回、海马回、海马和杏仁核等都有硬化性改变。过去曾有人认为颞叶癫痫的痫灶在海马，现经大量颞叶痫灶切除的病理证明，海马只是颞叶受累的一部分，除发现海马硬化外尚发现颞叶的小血管病变、微小脓肿或肿瘤、局部萎缩、瘢痕及胶质细胞增生、神经细胞变性等。病理变化在病因上虽有各种各样，但小儿的致痫性惊厥被认为是最常见的原因，最近把围产期的诸多因素和分娩时疾病看成是引起颞叶癫痫的高危因素，特别是新生儿与胎盘分离进入新环境的代谢变化，经产道时可能发生的脑损伤。有研究发现10%~14%的颞叶癫痫与围产期并发症有关。一般认为成人的颞叶病变多是局限性的和单侧性的，而小儿热病性惊厥和产伤所致的颞叶损害多为广泛性和两侧性。另外，脑外伤时所引起的脑膜脑瘢痕、颅内感染、缺氧性、变性疾病所致脑萎缩等均可成为其病因。加拿大蒙特利尔大学对所做手术的1100例TLE的病因学分析如下：产伤24%，炎症和瘢痕15%，脑瘤和其他占位性病变15%，出生后头部外伤12%，其他原因12%，原因不明者22%。

38.2.2 临床表现

颞叶癫痫主要发生于青年人（10~20岁间），且62%病人首次发作在15岁以前。临床症状以精神运动发作和大发作为最常见，但小发作和混合性发作也可见到。有人把颞叶癫痫的临床表现分为6种主要发作类型：即①感觉性（听觉、味觉、嗅幻觉）。②情感性（烦躁不安、狂怒状态、攻击行为、恐惧、惊怕、狂躁、自杀观念）。③自律性（腹部的、心脏的）。④记忆障碍（遗忘、幻觉、错觉、怀念往事）。⑤自动症或精神运动发作（咽、口、单纯或复杂性运动）；⑥意识朦胧状态（精神错乱等）。在观察中应重视询问发作先兆，大约3/4 TLE病人存在各种先兆，除幻听、幻嗅外，人格解体，曾相识状态，缺乏任何目的的自主运动都可见到，兴奋、欣快、攻击行为、暴躁情绪、愤怒恐惧状态、狂躁不安、发作性精神错乱记忆力损害应与精神运动发作同等看待。当痫灶位于左颞叶时常伴幻听、遗忘和复杂性运动的自动症；当痫灶位于右颞叶时，情感性发作和人格解体多为主要表现，记忆力损害痫灶多在左颞叶。

38.2.3 辅助检查

在颞叶癫痫时可进行如下检查：

（1）颅骨X线平片

可发现颞叶发育不良，患侧中颅凹底变小，个别细长的颞叶小肿瘤可以发现病理钙化影等。

（2）脑室或蛛网膜下腔充气造影

颞叶萎缩病人可见侧脑室颞角扩大；也可见颞角因占位性病变受压移位、变形等。

（3）脑血管造影

对确定颞叶内血管性病变或占位性病变有帮助。

（4）影像学检查，CT及MRI检查

颞叶内占位性病变，发现脑室的变形、扩大、移位有很大帮助，曾有人报告：过去诊断为特发性癫痫的病人经影像学检查后找到了致病因，如囊肿、脑膜脑瘢痕形成和颞叶发育不全等。因此，应把影像学检查作为颞叶癫痫术前常规检查方法之一。

（5）脑电图检查（EEG）

是对本病定侧定位的主要手段。一般头皮电极的诊断率只可使1/4病人得到确诊，故应加用咽部或蝶骨电极以提高诊断的准确率。对TLE的病人EEG反复多次检查包括发作期与发作间歇期，停药前后，睡眠期或禁睡期，将会进一步提高诊断率。在TLE浅睡眠状态下记录EEG所发现的TLE的异常波比清醒状态可提高达80%。

在一侧颞叶病变引起两侧颞叶异常放电活动屡有报道，这主要是由海马经过边缘系统环路放电扩散的结果。在这种情况下如何确定痫灶侧，对手术治疗十分必要，如遇两侧颞叶都有放电，则应在一侧颈动脉注射阿米妥钠200mg后该侧癫痫放电消失，而另一侧继续存在，更换另一侧颈动脉注射阿米妥钠进行同上试验，当病侧注药后，则两侧颞叶痫性放电均消失，而对侧注药后只能使同侧消失，此乃镜面灶侧。最近有人采用深部埋藏电极，将电极置入杏仁核及海马，进行长时间（几天至几周）检查，可提供更有价值的结果。

38.2.4 治疗

颞叶癫痫的治疗可以分为药物治疗和手术治疗两种：

（1）药物治疗

是基本的治疗方法，每个病人必须首先经过药物治疗，常用药物有苯巴比妥、苯妥英钠、米苏林等单独或联合使用，当药物治疗无效时考虑手术治疗。

（2）手术治疗

1）手术适应证：①经长期药物治疗，癫痫发作频繁仍不能控制其发作者。②经脑电图检查证实痫灶位于一侧颞叶者。③双侧颞叶均有痫灶波，但经阿米妥钠颈动脉注射试验排除镜面灶而确定原始痫灶侧者。④CT、MRI或X线检查提示一侧颞叶有致痫原病变者。⑤一侧脑室下角扩大或变形显示有脑膜脑瘢痕痫灶者。

2)手术禁忌证：①两侧颞叶病变，痫性放电两侧差别不大者。②经长期痫性发作患儿智力低下严重或需要辅助生活，估计难以恢复自理生活能力。③超出颞叶范围的广泛性弥散性痫灶病变。

3）麻醉：除不能合作的病人与小儿使用全麻外，一般局麻下手术，以便术中应用脑皮质电极，探测致痫灶部位与范围。在左侧颞叶切除时尚可进行功能定位，以避免损伤重要功能区。

4)手术操作：采用颞叶及颞底部骨瓣开颅，将中央沟下部和外侧裂显露在手术野内，骨瓣尽量靠近中颅凹底及颞尖部，以便利于切除颞极及颞叶内基底部。切除痫灶可在皮质电极指导下进行，如不用脑皮质电极则可根据事先确定的范围切除颞尖及颞叶前部，如用皮质电极在切除这部分颞叶后应进行复查以无异常放电后才达手术目的。目前颞叶痫灶切除范围有四类方法，即①颞极部切除。②颞叶前部及内侧基底部切除(包括海马和杏仁核)。③切除下吻合静脉以前的大部颞叶。④颞下回及颞叶外侧面切除。颞叶的切除则多使用细的吸引器，从外侧裂下方颞上回开始，左侧切除时应保留颞上回上部防止感觉性失语，特别注意保护侧裂内血管，一般颞叶前后切除的长度以5~6cm为好，以不超过下吻合静脉为度，切除的脑叶应包括钩回、杏仁核和海马的前部，侧脑室下角前端常被打开，切除内侧基底部时要防止损伤动眼神经与后交通及大脑后动脉，如切除颞叶的长度超过6cm时要注意视放射的损伤。若痫灶放电超过颞叶范围波及外侧裂上方或额叶基底部时，在这些部位应补以软膜下横切手术以减少痫性放电的扩散。当痫灶位于右侧必要时可切除岛叶的下部。当把致痫灶切除后，应行皮质电极再探查，发现残留之棘波灶仍应再切除，直至痫灶放电波消失，脑电节律恢复正常，在切除痫灶边缘上要保留软脑膜，在软膜下把痫灶切除，这样使术后痫灶放电就会大大减少。

5)手术结果：当把颞叶痫灶切除后，不仅癫痫发作可以停止或减少，而且脑功能也可得到很大的改善。根据多数病例报告的分析，颞叶切除对精神运动发作，术后完全停止或显著减少者占80%以上；对癫痫大发作者，术后亦可停止或明显减少；颞叶癫痫性精神障碍术后可得到明显改善。

38.2.5 术后并发症与后遗症(complication and sequelae)

颞叶切除后可能出现同向性偏盲，应尽量避免，左侧颞叶内基底部切除有出现记忆力的影响，应进行长期观察。

38.2.6 预后

一般预后良好，多无重要功能的损害，对因长期癫痫发作而引起其他脑部的功能影响，术后可得到显著的改善。

38.3 额叶癫痫

额叶癫痫的发病率，仅次于颞叶癫痫，占第二位。多为继发性癫痫，少数为原因不明的特发性癫痫。

临床表现：多表现为癫痫大发作，且意识丧失较早，常伴有运动性先兆，如头部或双眼向对侧转动或凝视，对侧上肢或下肢出现抽搐，继之出现全身肌强直性痉挛大发作，发作后可出现对侧肢体一过性偏瘫或轻瘫无力，左侧多发生一过性运动性失语。

脑电图可发现一侧或双侧额部出现广泛性异常放电，反复检查可确定出致痫灶的部位与范围在一侧额叶局部。CT或MRI检查可发现病侧脑室呈局限性扩大，变形或脑室脑穿通畸形结合临床症状和发作过程分析则可确定额叶癫痫的诊断。

病人经过长期药物治疗无效者，痫灶只局限于额叶时可考虑额叶痫灶切除。

手术方法：采用痫灶侧额部骨皮瓣开颅，女性采用冠状皮瓣及小额骨瓣手术，一般采用全麻。手术显露额叶痫灶时常在脑表面看到萎缩性或瘢痕性变化，多有局限性蛛网膜粘连增厚。术中可用脑皮质电极探测痫灶范围，一般应将致痫灶连同病变前额叶一并切除，为保留一些精神功能与运动功能在痫灶周围可加用多软膜下横切术，额叶痫灶切除很少产生明显的脑功能障碍。

额叶癫痫的手术结果：约 1/3 病人发作可完全消失；1/3 发作次数明显减少，发作程度减轻；余 1/3 病人有的无变化，有的可使轻微发作频率减少，因此，手术疗效稍逊于颞叶癫痫。

38.4 外伤后癫痫

颅脑损伤后，由于脑膜、脑瘢痕或异物所引起的癫痫发作，称为外伤性癫痫。在闭合性颅脑损伤中的癫痫发生率为 5%左右，而战时的火器性颅脑损伤中特别在颅脑穿透伤，晚期癫痫的发病率可高达 30%～40%。CT 或 MRI 是诊断晚期性癫痫的最好方法，它可以发现脑膜脑瘢痕的部位和范围，脑室扩大，变形或牵拉移位的情况。脑电图是最可靠的诊断工具。外伤性癫痫病人，经抗癫痫药物治疗后大多数病人的发作次数可逐渐减少或变轻，可正常生活或工作，只需长期服药而不需手术治疗。火器性颅脑损伤并发的外伤性癫痫，由于脑损伤多比较局限，脑组织牵拉及瘢痕严重，若经药物治疗 2～3 年仍发作频繁者则可采用手术；对因癫痫发作引起精神症状或智力减退，影响生活或工作者，也可考虑手术治疗；对闭合性颅脑损伤并发的外伤癫痫，一般脑损伤的范围多较广泛，可采用多软膜下横纤维切断术治疗。外伤性癫痫手术需在皮质电极指导下进行，应将脑膜脑瘢痕连同致痫区一并切除，靠近功能区的痫灶行多软膜下横切，对缺损的硬膜进行修补，多数病人可获得根治或减轻。

癫痫手术病例选择（Rasmussen 1 450 例经验）：

1）药物治疗失败，影响病人的正常生活。

2）临床和脑电图检查表明发作为局限性。

3）切除癫痫灶不增加主要功能障碍。

4）长期癫痫发作，证明为症状性，是大脑某区损伤所致。

5）癫痫发作无自然缓解的可能。

6）病儿年龄超过 10 岁并能合作。

38.5 脑手术后癫痫

脑部手术后由于局部的瘢痕和致痫灶区的形成在术后一段时间（半年左右）而引起癫痫发作者并不少见，其中大脑半球凸面和矢状窦旁脑膜瘤术后癫痫发生率颇高，额顶叶胶质瘤脑脓肿和慢性硬脑膜下血肿等手术后也常发生。故在脑半球运动区及其附近病变手术后，应在术后 1 年内常规服用一定量抗癫痫药物，以预防与控制术后癫痫的发生；对术后已出现癫痫发作的病人，若经长期服用抗癫痫药物，发作仍很频繁或控制无效者，则可考虑用手术治疗。

脑手术后癫痫的手术操作一般按手术原切口入路，切开硬脑膜，充分显露出脑瘢痕区，这时脑瘢痕多与硬膜粘连，分离开后用皮质电极详细探测痫灶棘波区的位置与范围，在不影响脑主要功能的情况下把脑膜瘢痕及其致痫灶一并切除，切除后再用电极复查，如发现仍残留有棘波区再在软膜下将其切除，直至脑电节律正常为止。若致痫灶邻近脑主要功能区者，在把脑膜脑瘢痕切除后周围致痫区可采用多软膜下横纤维切断术，以切断痫灶放电的扩散。术后应常规继续服用抗癫痫药物。多数病人可获得发作消失或减轻的疗效。

38.6 婴儿性偏瘫伴顽固性癫痫

婴儿偏瘫是指出生后最初数年中所产生的偏瘫，6 岁以后发生少见。引起偏瘫的原因至今尚不明，但多是急性传染病的并发症。

38.6.1 临床表现

婴儿偏瘫常突然发生，偏瘫也可在发病后几天出现，还有的一直到疾病恢复期才出现偏瘫，偏瘫并伴随癫痫发作，发作时常有昏迷，时间不定，抽搐主要见于发生瘫痪的一侧。头痛、呕吐、谵妄和发热为发作的先驱症状。在昏迷期患侧上下肢呈完全弛缓瘫，病理反射阳性，当患儿从昏迷中苏醒后出现偏瘫，几周后由弛缓性变为痉挛性并伴有癫痫发作者占 50%以上，表现为偏瘫侧强直性抽搐或阵挛性抽动并且迅速扩散为全身性伴意识丧失。多数服用抗癫痫药物治疗无效，使患儿智力发育低下，性格发生异常变化，出现躁狂不安，严重者，甚至出现精神症状，使治疗更为困难。

自 1950 年 Krynauw 报告用大脑半球切除治疗婴儿偏瘫伴顽固性癫痫取得较好结果，引起人们的重视，因此，大脑半球切除成为治疗婴儿偏瘫伴顽固性癫痫的方法之一。

38.6.2 手术适应证

1)偏瘫始见于婴儿或 10 岁以前。

2)患儿癫痫发作同时伴有性格改变易冲动，躁狂不安，或智力明显减退。

3) 药物治疗不能控制其发作或药物引起副作用者。

4)病侧的大脑半球萎缩而对侧正常者。

38.6.3 手术方法

做较大的额顶颞骨大骨瓣开颅，皮瓣前缘切口在发际处，上缘在近矢状缘处，后缘在横窦的稍前方，皮瓣基底在颞部。颅骨作 6～8 个钻孔，上部和后部距矢状窦和横窦约 1cm，将骨瓣翻向颞侧硬膜翻向矢状窦外侧缘处。因硬膜常增厚，常规切开后其四边缘用丝线贯穿向四周牵开。大脑皮质常可见到萎缩变小，有的形成多发囊肿，脑实质变硬，变性区脑回狭小呈淡黄色，蛛网膜呈乳白色等改变。按局灶性癫痫先行皮质电极探测致痫灶范围区域，切除手术可采用分块切除法、整个大脑皮质切除法两种。现把半球整块皮质切除介绍如下：先从显露的皮质选点进行脑室穿刺，吸出脑脊液，使脑压显著降低，脑组织塌陷以利手术操作。首先控制半球的动脉供应，在大脑纵裂内前部结扎大脑前动脉，在前额部将进入矢状窦的皮质静脉电凝后切断。把额叶向外侧牵开，在胼胝体膝部下方，视神经交叉上方终板部将大脑前动脉主干用银夹夹闭后切断。为保留胼胝体部分血供可只电凝切断额极，胼周和胼缘动脉的分支，而不切断大脑前动脉的主干。

结扎大脑中动脉需经过大脑外侧裂，先在蝶骨嵴附近将大脑外侧裂向上下牵开，找到大脑中动脉的分支，沿其向近端解剖，显露动脉主干，在离起端 2～3cm，即大脑中动脉的底节内囊分支的远端，将该动脉夹闭后切断。结扎大脑后动脉需将颞叶后部从中颅凹底提起，先把 Labbe 静脉电凝后切断，显露出天幕裂孔，大脑后动脉从后交通动脉的远端夹闭后切断。这时大脑皮质动脉血供全部阻断，半球体积进一步缩小开始切除大脑皮质，将矢状窦旁的大脑上静脉电凝后切断，把大脑半球向外牵开显露出胼胝体，沿胼胝体沟将扣带回向外拉开从胼胝体切开进入侧脑室体部，将切口向前后扩大前达膝部后到压部，围绕丘脑后缘切开脑组织进入侧脑室三角部的内侧面，将大脑半球白质沿外囊和带状核与丘脑，尾状核和豆状核及岛叶分开直到脑室前角和下角前端，然后再沿侧脑室体部的外侧缘向后，绕丘脑外侧缘向下角逐渐切开白质，使整个丘脑、基底节与大脑半球皮质完全分离完成皮质切除术，当在切除尾状核头部与额叶底面时，此处有大脑中动脉的分支进入纹状体应注意保护，在处理下角内侧壁脑组织时应将海马与杏仁核一并切除，此处邻近的脑干与颅神经(Ⅱ、Ⅳ、Ⅵ)及海绵窦切勿损伤。在手术过程中避免血液流入第三脑室，术中应用棉片将室间孔覆盖，为了使术后脑脊液分泌减少可将侧脑室脉络丛电凝后切除。

充分止血后严密缝合硬膜,也可把硬膜在颅腔内折叠硬膜外填塞肌肉或脂肪减少无效腔,有的将硬膜内空腔用生理盐水或复方氯化钠溶液充满,不作引流,骨瓣复位,头皮缝合如常。

38.6.4 术后经过及处理

麻醉清醒后,可回答问话检查合作,原偏瘫肢体仍可自行活动但肌张力由原痉挛状态变弛缓。术后可有一度体温升高,多在1周左右恢复正常,术后应反复腰穿放出含血性脑脊液,以防止梗阻性脑积水的发生。最近有人报告用多软膜下横纤维切断术治疗婴儿偏瘫伴顽固性癫痫,取得消除癫痫保护偏瘫侧脑主要功能的疗效。方法是同大脑皮质切除方法开颅,用皮质电极探测出痫灶棘波活动范围,在大脑皮质表面脑回上行多软膜下横纤维切断,深度在4mm,两个横切道间距为5mm,两侧不越入脑沟,无损伤任何软膜上的血管,对切割道内少量出血用小棉片压迫片刻即可止血。术后处理同一般癫痫手术后。

(周文静　刘宗惠)

参考文献

[1] 刘宗惠,赵全军,李士月,等. 多处软膜下横纤维切断术治疗顽固性功能区癫痫的实验及临床应用 [J]. 中华神经外科杂志, 1994,10(1):38.

[2] 刘宗惠,严家灵,康桂泉,等. 胼胝体前部切开治疗顽固性癫痫50例临床分析[J]. 解放军医学杂志,1987,12(5):331.

[3] 陈小菡,刘宗惠,康桂泉,等. 颞叶癫痫的临床病理研究[J]. 中华医学杂志,1990,70(11):633.

[4] Lu Z,Tian Z,Kang,et al. Surgical therapy of temporal lobeseizures. Stereotact Funct Neurosurg,1992,58;194~199.

[5] Morrell F,Whisler WW,Bleck TP. Multiple subpinl transection:a new approach to the surgical treatment of focal epilepsy. J Neurosurg,1989,70(2):231.

[6] Penfield W,Flanigin H. Surgical therapy of temporal lobe seizures,ACTA Neurol Psychiatry,1950,64;491-500.

[7] Rsamussen TH. Surgical aspects of temporal lobe epilepsy: Results and Problems. ACTA Neurochir Suppl,1980,30;1323.

[8] Walsh GO,Delgade-Escueta AV. Complex partial seizures:poor results of anterior temporal lobectomy,Neuroeogy,1984,34:1-13.

[9] Wieser HG,Yasargel MG. Selective amygdalohip pocampectomy as a surgical treatment of mesiobasal limbic epilepsy. Surg Neurol,1982,17:446-457.

[10] Fischer C,Ryvlin P,Isnard J,et al. Long-term outcome of gamma-knife surgery in temporal lobe epilepsy. Epilepsy Res. 2008,80(1):23-9.

[11] Yen DJ,Chung WY,Shih YH,et al. Gamma knife radiosurgery for the treatment of recurrent seizures after incomplete anterior temporal lobectomy. Seizure. 2009,18(7):511-4.

[12] Lindquist C,Kihlstrom L,Hell Strand E. Functional neurosurgery:A future for the Gamma Knife. Stereotact Funct Neurosurg,1991,57:72-76.

[13] Schrottner O,Unger F,Eder HG,et al. Gamma-Knife radiosurgery of mesiotemporal tumour epilepsy observations and long-term results. Acta Neurochir Suppl. 2002,84:49-55.

[14] Ryvlin P. Beyond pharmacotherapy:surgical management[J]. Epilepsia. 2003,44 (Suppl 5):23-28.

[15] Regis J,Semah F,Bryan RN,et al. Early and delayed MR and PET changes after selective temporomesial radiosurgery in mesial temporal lobe epilepsy. AJNR, 1999,20(2):213-216.

[16] Kawai K,Suzuki I,Kurita H,et al. Failure of low-dose radiosurgery to control temporal lobe epilepsy. J Neurosurg, 2001,95(5):883-887.

[17] Kurita H,Suzuki I,Shin M,et al. Successful radiosurgical treatment of lesional epilepsy of mesial temporal origin. Minim Invasive Neurosurg,2001,44(1):43-46.

[18] Grabenbauer GG,Reinhold Ch,Kerling F,et al. Fractionated stereotactically guided radiotherapy of pharmacoresistant temporal lobe epilepsy. Acta Neurochir Suppl,2002,84:65-70.

[19] 周文静,胡泽勇,刘晓华,等. 伽马刀治疗颞叶内侧癫痫疗效分析[J]. 立体定向和功能性神经外科杂志,2005;18(6):346-349.

[20] 周文静, 方绍明. 伽马刀治疗神经外科疾病 [J]. 中国医刊, 2002;37(4):8-10.

39. 周围神经疾病

39.1 周围神经损伤

近年国内外对周围神经损伤的显微解剖学和手术学均有长足进展。此领域在我国多属骨科学范畴,少数神经外科正逐步开展,在此仅对其基础及某些进展作一简要介绍。

39.1.1 外周神经的解剖(anatomy of peripheral nerve)

神经纤维是外周神经的基本结构单位,神经内膜包裹于神经纤维之外。许多神经纤维组成神经束,包被神经束膜。神经束组成神经干,其外包被神经外膜。

轴突(axon)是核周质(perikaryon)向外的延伸,可达到 1 米长,其外被覆半透膜,称轴索膜(axolemma)。后者被基底膜(basement membrane)包被,基底膜外是 Schwann 细胞形成的髓鞘(myelinsheath),对神经的传导功能有重要意义,同时 Schwann 细胞也是产生神经营养因子的主要细胞,该因子在神经损伤时产生的数量为平时的 15 倍,整个轴索被神经内膜包裹,是外周神经结缔组织的最内层结构,许多轴索被结缔组织膜包裹成一根神经束(fascicle),此膜称为神经束膜,具有半透膜性质,可调节神经束内环境。许多神经束组合成一根外周神经(peripheral nerve),由神经外膜(epineurium)包被。

轴索的直径 1~20μm 不等。神经的传导速度(NCV)与其直径的平方根成正比。Gasser 根据传导速度和动作电位的形态将神经纤维分 A、B、C 三类。Lioyd 将其分成四类,两种分类对照如表 39–1–1。

表39–1–1 轴索的分类

Lioyd 分类	直径(μm)	成分	Gasser 分类
1~2 类	6~20	运动纤维	Aα
		大的感觉纤维	
3 类	1~6	痛觉纤维	Aδ
4 类		延迟性痛觉	C
		神经节前纤维	B

外周神经的血液供应:神经干是由神经纤维、血管、淋巴和结缔组织等组成的复合结构,含有营养需要各异的各种组织。神经纤维从轴浆流得到代谢底物,同时也需要神经内微循环提供的氧。神经是一个富于血管的结构,各层内均含血管丛。神经内的血管系有各自独立的两个完整系统:非固有系统和固有系统。前者为节段性分布的血管,数目和口径各异,呈螺旋状或迂曲状进入神经外膜内,然后向近侧和远侧同时发出分支,形成固有系统的一部分。后者是神经外膜内发育良好的血管丛,是由许多细小的血管分深、浅两层纵行走行于神经内,血流无一致方向。

实验表明,家兔坐骨神经—胫神经拉长 8%,神经内的血流变缓,拉伸 15%,血流停止,这说明作用在神经干上的张力对神经的微循环有很大损害。因此,神经的缺损应用移植物桥接的方法比勉强拉拢断端吻合的办法要好。

神经结缔组织鞘膜组成不同，其内容及机能也不同。见表 39-1-2。

表39-1-2　神经结缔组织鞘膜的比较

鞘膜	组成	内容	机能
神经外膜 Epineurium	疏散排列的长胶原纤维束、血管、淋巴和脂肪	神经束	编入和支持神经束形成，神经干
神经束膜 Perineurium	两层：外层致密结缔组织胶原纤维平行神经长轴走行，内层细胞层为多层的神经束膜上皮	神经束内含神经纤维血管神经内膜	主动运转扩散屏障正压，支持
神经内膜 Endoneurium	胶原纤维成成纤维细胞，血管	有髓和无髓纤维轴索 Schwann 氏细胞	参与弹性，神经 - 血液屏障

神经内环境有两层屏障：一是神经内毛细血管的内皮；二是神经束膜。后者对于隔离神经束内环境与周围环境，保证神经束的正常机能不受影响有重要作用。一旦屏障破坏，血管内的蛋白质渗透到神经束膜鞘内，造成神经束内的水肿。由于神经束膜的屏障作用，水肿液体不能扩散到神经束外，导致神经束内压力增高，其内的微循环进一步受损。水肿持续较久时引起神经束内的纤维化和瘢痕形成。同时，神经束膜对机械损伤有一定的抵抗力。一旦破裂，神经束内容膨出。神经束膜可耐受 24h 的缺血。

动物实验证明动物肢体神经遭受 30 ~ 90min 的压迫性缺血可造成神经功能完全丧失，但如果动脉缺血不超过 6h，当压迫性缺血解除后，神经内的微循环在 2 ~ 3min 内部分恢复。解除 1h 后，小动脉和毛细血管约有 50% 再通，神经的功能相应随之恢复。静脉在缺血不超过 4h，尚可恢复血运，否则，因血栓形成或栓塞很难恢复血流。神经内膜内的血管对蛋白的通透性在缺血 6h 内仍保持完好，但缺血 8h 后循环再通，神经内膜内的血管内皮屏障即遭破坏，蛋白沿轴索广泛地渗漏到神经内间隙中，神经遭受到不可逆性损害。因此，神经内膜内的水肿发生与神经功能损伤的不可逆性是一致的。与神经内膜内的血管相反，神经外膜的血管正常时就有少许蛋白通过。在再灌注后，水肿发生较早，但由于神经束膜的屏障作用，水肿被限局在神经束外间隙，蔓延不到神经内膜内的间隙中。

神经干内的神经纤维不断地在神经束间丛状穿梭、交织，致使同一种成分和功能的纤维，即在不同水平截面上的分布有很大区别。神经束按功能分为运动束、感觉束和混合束。在神经干的近端多数为混合束，在神经干的远端不同功能的神经束已分开。因此，通常神经干的近端宜选用外膜缝合，远端宜采用束膜缝合法为妥。我国学者对此有详尽的研究，可参阅朱盛修教授主编的《周围神经显微修复学》一书（科学出版社，1991）。

39.1.2　外周神经损伤的分类、原因、分级（classificationetiology and grading of peripheral nerve injury）

（1）外周神经损伤的分类

尽管显微神经外科进步已使外周神经损伤的治疗有很大的改善，但神经损伤的机理和范围仍旧对损伤的预后起重要作用。目前尚无满意的分类能兼顾到从损伤到治疗的时间、损伤的范围及神经元、运动终板和靶器官的变化等各方面。如损伤部位至靶器官的距离和损伤至处理的时间长短对同样严重程度的神经损伤可能有不同的预后结果。现介绍常用的分类。

外周神经损伤的 Saddon 氏分类是较早期的分类并被广泛采用。他将神经损伤按程度分为三类，见表 39-1-3。

神经失用（neurapraxia）：短暂的不完全的可逆性的神经功能丧失，在数小时或数周内恢复。轻者神经生物膜的离子通透性紊乱，重者节段性脱髓鞘，肌电图检查有纤颤电位。好发于臂丛、桡神经、尺神经、正中神经和腓神经。

轴索断裂（axonotmesis）：轴索和髓鞘完全断裂但膜性结缔组织结构尚保存，即轴索的基底膜、神经束膜和神经外膜尚完好。损伤近侧的神经尚可，但损伤处以远的神经的感觉、运动和自主神经功能立即全部丧失，随之发生 Waller 变性。肌电图检查肌肉随意动作电位消失，2 ~ 3 周后显示去神经状态。在损伤远侧残存的神经管道内，轴索再生和髓鞘形成自发进行。其再生能力取决于损伤部位到效应器间的距离、再生的速率和病人的年龄等因素。再生速度平均 1 ~ 2mm/d，临床上的精确判断很困

表39-1-3 三类神经损伤的比较

	神经失用	轴索断裂	神经断裂
常见原因	压榨	压榨	撕裂
	牵扯	牵扯	火器
	冻伤	火器	注射
	缺血	冻伤	缺血
病理	限局性脱髓鞘	轴索断裂	轴索和髓鞘均断裂
临床表现	无轴索损害运动完全瘫痪感觉部分丧失	运动和感觉均完全丧失	髓鞘完整完全性的运动和感觉丧失
肌电	鲜有纤颤，无自发动作电位	纤颤>3周，无自发动作电位	纤颤>3周，无自发动作电位
术中所见	神经连续性保存	连续性保持，偶见神经样肿胀需手术修复	解剖学上的缺损
恢复与时间	4～6周，神经化无次序	1mm/d，有次序	无恢复
恢复质量	正常	大体正常	手术后可能恢复正常

难。病史、临床表现和肌电的随访常有助于判别。

神经断裂(neurotmesis)：是指解剖学上的完全离断，或神经及其结缔组织成分的断裂的范围达到无法自发再生的程度。

另有 Sunderland 氏分级：

第一级：相当于 Saddon 的神经失用，在损伤部位有可逆性的局灶性的传导阻滞而无 Waller 变性。可能有局灶性的脱髓鞘改变。临床表现为运动和感觉的轻度的不完全性或完全性的瘫痪及麻痹，在数小时或数天内开始，4～6 周内就出现恢复征象。运动性的损伤常重于感觉性的损伤，感觉性损伤中有髓的较大纤维重于较小的无髓纤维。肌电检查显示传导阻滞仅发生在损伤部位，远端正常。

第二级：相当于轴索断裂、轴索和髓鞘断裂，但尚保留三层被膜和周围的结缔组织的完整性。轴索的断裂导致远侧 Waller 变性和运动、感觉及自主神经功能的完全丧失。由于神经内的鞘膜尚存，可望有较好的恢复，恢复速度取决于损伤部位至效应器官的距离。高位损伤的恢复较差，可能超过 18 个月才能使再生的轴索达到终末。次序是从近端向远端恢复，常需数月甚至是数年时间。由于轴索再生不完全，常在长期内遗有部分功能缺失。

第三级：除轴索和髓鞘断裂外，神经束内在结构也受到损害。神经内膜丧失完整性，神经束膜和外膜可保留。包括 Saddon 分类中的轴索断裂和神经断裂。恢复取决于神经束内的纤维化程度。后者是神经传导和再生的主要障碍。此级损伤常见于神经束内的损害如注射后，缺血，牵拉－压迫性损害等。尽管外观上未看到明显损伤，但内在的损害可能很严重。临床上神经的各种功能均丧失，肌电显示去神经状态。恢复取决于神经束内的纤维化程度，往往迟缓而且不完全，甚至全无神经再生的迹象。

第四级：除神经外膜外，所有神经及其支持组织均断裂，神经固有的束状外观丧失，呈薄片或散在的发束状，或呈神经瘤状。需要外科修复或神经移植。

第五级：神经连续性完全丧失，损伤远侧神经功能完全消失。再生的轴索从伤处长出形成神经瘤。即使有少数轴索穿过伤处达到远端，也全无功能可言。常见于撕脱伤和切割伤，也见于严重的牵拉或压榨伤。在最好的外科修复条件下，功能也很难实现完全性的恢复。

外周神经损伤的手术中分类：根据神经束损伤程度和从受伤到处理的时间长短，用于手术中神经损伤的分类如下：

1)离断性神经损害：①受伤至就诊时间在 3 周内；②受伤至就诊时间大于 3 周。

2)连续性尚保持的损害：①受伤至就诊时间在 3 周内；②受伤至就诊时间大于 3 周。

3)混合性损伤，部分离断，部分连续。

离断性神经类损伤神经束断裂，两段或分离或仅有结缔组织相连，相当于 Sunderland 分类的第五级。此类损伤均需要残端的切除及吻合，必要时须采用神经移植。受伤距就诊时间在 3 周以内者，其修复方法取决于损伤的范围。锐器的切割伤主要是即刻缝合断端。如伴有广泛的挫伤、牵扯或污染，需要延迟 3～4 周后等待病损范围可以明确判定时再作二期处理。

连续性尚保持的损伤平时常见，神经外观看来正常或直径变细或肿胀增粗，保持连续性的神经损伤的病理变化的严重程度常难确定。较明智的办法是等待一段时间，观察其运动或感觉的恢复与否。3 个月后无恢复迹象，应二次手术探查。术中有时仅凭外观不足以判别神经的功能和再生能力。神经的色泽、直径、质地和神经束的连续性在术中可以沿神经追踪观察。触诊发现的硬结常是纤维化的结果，提示神经束已断裂。在手术显微镜的放大观察下损伤处两侧神经外膜和神经束膜间的游离有助于判别神经束的连续性和神经外膜，神经束膜间和神经束膜内的瘢痕范围。术中的电生理学的检测能精确确定受损神经的功能，对手术方案的确定极有帮助。如果神经束的连续性仍然存在，受伤部位两端的电生理测验有电位反应或对应肌肉有收缩反应，则应避免做切除或广泛的松解术。连续性尚保持的损伤在12～16周后仍无电位反应或在细致的显微解剖探查发现神经束的完整性已丧失，可判定为神经断裂，作适当切除及吻合处理。

4)类损伤应细心显微解剖及松解，辅以电生理学检测有助于判定神经束的完整性及是否有不可逆性损伤存在。

(2)外周神经损伤机理和原因

肢体因锐器切割而造成的开放性损伤中，合并神经损伤的发生率很高。损伤程度从完全的断裂到不完全性的离断差异很大。裂伤如果是完全的，归入离断性神经损伤类。如果是不完全性的，归入连续性尚保持类的神经损伤。处理神经裂伤时重要的是致伤性质。神经损伤是仅由于锐性的切割还是伴随广泛的捻挫、撕脱等情况？对于切割伤，损伤部位的长径和横径的范围是明确的，仅需缝合。如同时伴有广泛的捻挫或撕脱，应进行清创术，神经损伤留待3～4周损伤范围明确后二期处理。因锐器切割造成的神经损伤的位置往往与表面的创口有一段距离，术中应耐心寻找，并且很可能伴随其他组织的损伤，因此，手术方案在术前应周密计划。骨折复位时术中暴露的牵拉、压迫、电凝时的过热温度均可造成神经的继发损害。

火器伤时尽管神经功能即刻丧失，但不一定就是神经断裂，常是连续性尚保持的神经损伤，半数可望有部分神经功能的恢复，因此，并不急于做一期吻合处理。由骨折引起的裂伤虽常可造成广泛的神经挫伤，造成广泛的功能障碍，但仍可望有较好的功能恢复。钝器伤，闭合性骨折等造成的神经挫伤常采取非手术的疗法。

牵张性损伤(表39-1-4)：可造成广泛的神经损伤。当外在的牵张超过神经的耐受力，如骨折、脱位时神经可受到不同程度的损伤，神经失用或轴索断裂。骨折或手术牵拉造成的轻度的牵张性损伤预后良好，但严重的牵张性损伤常伴随广泛的神经内的纤维化，需要手术切除纤维化的神经，代之以神经的移植。此类机制的损伤常见于臂丛、桡神经和腓神经。股神经和坐骨神经有时因困难的臀部手术也造成牵张性损伤。伴有轻度移位的肱骨骨折80%可自行恢复。因此，由于很难判定损伤是原发的神经损伤或继发于骨折或脱位后的牵张性损害，最初，较明智的作法是选择保守治疗，多数在3～4个月神经功能自行恢复。恢复不佳者多是由于神经在骨折部位被绞窄或被骨折断端锐性切割造成裂伤。骨折后还可因为手术时过度牵拉，缝合错位或盲目电凝造成神经损伤，这样的损伤区别于牵张性损伤的广泛性，具有局灶性特征，两者同时存在时，就形成了两处损伤中间夹有一段正常神经节段的病变分布特点。伴有其他损伤机制的神经牵张性损伤需要有完整详尽的记录和临床与电生理学的密切随访，如无神经再生征象，3～4个月后行二期手术探查。

压迫性缺血：对神经组织压迫的同时，对神经的血运也造成损害。后者是短暂的可逆性损害，持续性的机械性的压迫是造成神经压迫性麻痹的主要原因，但局部缺血在受压神经局部损伤中也起一定作用。严重或持续的缺血可使神经产生广泛的纤维化，造成广泛的脱髓鞘和Waller变性。中度缺血性损伤因大的有髓纤维的中断造成神经纤维数目的减少。四肢神经压迫性缺血形成不可逆性损伤的时间阈值大约为8h。在神经外膜、神经束膜和神经内膜的纵行血管间有丰富的侧支吻合，允许松解很长一段的神经而不造成缺血，但对无经验的外科医

表39-1-4 外周神经常见的牵张性损伤的原因

部位	原因
臂丛	
婴儿	产伤
成人	交通肇事
腋神经	肩部的骨折或脱位
桡神经	肱骨骨折
腰骶神经	骨盆骨折或脱位
股神经	疝修补术或臀部手术时误伤
坐骨神经	臀部骨折、脱位或手术误伤
腓神经	膝关节骨折或脱位，腓骨骨折

生在神经内过度操作造成神经内的微循环障碍,常可导致神经的缺血性损害,尤其是神经横断或受到张力作用时对缺血变得十分敏感。因此,神经吻合不应过多破坏微循环,并应避免张力下的吻合。神经的压迫性损伤的病理主要是有髓纤维的变化,髓鞘结节化,轴索变薄,节段性脱髓鞘,严重时产生Waller变性。神经的压迫缺血性损伤在某些临床情况下可以预测神经的恢复程度。多数麻醉状态下由于体位不当引起的或因止血带造成的压迫缺血性神经损伤多可自行恢复。臂丛、尺神经、坐骨神经和腓神经易发生压迫性缺血损伤。在另外一些情况,如清除血肿或解除动脉瘤对神经的压迫后,因有许多因素影响其预后,神经功能恢复的预后很难断定。例如,损伤的神经及损伤的平面,病人年龄、损伤的严重程度和手术时机等。严重的钝性挫伤,骨折伴有血管损伤等造成的筋膜腔隙内压力增高的闭合性筋膜腔隙综合征常会导致神经和其他组织的严重缺血性损害,应立即进行减压术。

注射性损伤:是医疗工作中时常见到的神经损伤。其机制推测有注射针头的直接损伤,瘢痕挛缩引起的继发损害和化学药物对神经纤维的毒性作用。损伤后果轻重不等。治疗包括保守治疗,立即手术冲洗,早期神经松解,延期神经切除及松解。坐骨神经最易遭受此类型损伤。症状包括立即发生的注射部位的剧烈疼痛并沿神经走行放射,随之是感觉和运动的完全或不完全性损害。神经损伤的后果取决于注射部位及注射剂的成分。神经功能的恢复与损伤的神经的种类、范围和受伤平面有关。由于此类损伤发生迅猛,即刻手术治疗似乎少有价值。最初应按保持连续性的神经损伤的原则进行保守治疗,密切随访时如发现未能按预料的时间恢复,即考虑手术治疗。大宗病例的随访表明,多数病人都遗留不同程度的运动功能缺失。最易引起注射性损伤的药物是青霉素钾盐、苯唑青霉素、安定、氯丙嗪等。

39.1.3 外周神经损伤的病理生理学(pathophysiology of peripheral nerve injury)

轴索损伤后染色质溶解、核偏心、核仁扩大和细胞肿胀是退变的最常见的形态学改变。这些变化伴随着胞质RNA的增加,蛋白重组以及轴浆的重建和轴索连续性的恢复。重建过程从DNA转换为RNA开始,RNA转换氨基酸以获得适当的多肽来合成轴浆的蛋白质,用于递质功能的物质减少而再生需要的物质增多。如肾上腺能神经元内的单胺氧化酶、多巴胺脱羧酶和酪氨酸羧化酶减少,同样,胆碱能神经元内的胆碱脂酶也减少。相反,6-磷酸葡萄糖脱氢酶这一核酸和磷质生物合成的关键酶活性却显著升高。这些蛋白从神经元核周体内产生,经轴浆流运送到轴索。神经元细胞再生在其生物合成中伴随显著的水解过程,与神经递质贮存颗粒的消化有关。

神经再生的代谢受很多因素影响。病人年龄是一显著因素,可能与不同年龄病人的去轴索神经元在细胞分化调控能力的区别有关。

胶质细胞参与调节神经元外的代谢过程。在轴索损伤后不久小胶质细胞增生,反映了损伤神经元周围的胶质细胞代谢活动的增加。

外周神经损伤后的反应首先是退变,而后是再生。损伤的轴索需要大量的脂类和蛋白质,神经元合成这些物质并通过运输系统运送到轴索。这些物质运送的速度不同,运输慢的成分与被神经干内的胞质调节而运输快的成分参与微管系统的活动。在伤后24h内运输物质在损伤部位形成终泡,进而形成生长锥,后者是因肌原和肌凝样蛋白的收缩而能运动,最终使轴索的尖端再生。快速运输的蛋白经过受伤部位进入再生的神经芽速度为400mm/d。这些物质在神经芽处固化。与轴索的其他部位不同,轴索再生尖端的流动性大,对钙离子的通透性大、能量消耗较高。神经元胞体内用于合成递质的蛋白减少而用于修复过程的蛋白增多。伤后1周可见轴索旺盛的芽生现象;1~3周后,轴索芽胞开始穿过神经吻合处并在此延缓数日。在神经再生的高峰期是神经吻合的理想时机。

神经和靶组织间存在相互作用以促进神经的再生。普遍认为靶组织产生某些物质促进神经的芽生,这种物质又被轴浆流运送到神经的终末,对神经生长因子的释放起负反馈作用。此假说用于解释"去神经芽生"和侧支芽生现象。

为维持再生所必需的轴索延长和化学物质的运送是神经再生研究的中心课题。轴索的延长从尖端的生长锥开始,轴索显示的分支及数量受细胞表面的黏性和生长物质的影响。因此,轴索的延长也涉及细胞表现的变化。

生长锥近旁的环境因素不仅包括理化过程,还有促进生长和抑制生长的因子参与。去神经的肌肉组织释放增生因子,死亡的细胞、坏死组织等释放抑制因子。

在有先前受损的轴索再生的背景下，第二次损伤后的再生将加速进行。这说明神经元代谢因前次轴索再生已作调整。

当轴索断裂数小时后，损伤区附近的Schwann细胞开始吞噬髓鞘，数天后变得更明显。损伤2～3d后轴索两断端的所有细胞成分均有增生。Schwann细胞，神经束膜的上皮细胞及神经外膜的代谢活动都增强。细胞的这些反应在某种程度上与损伤的严重性成正比。

损伤部位两端的支持细胞对损伤早期的轴索再生代谢反应有重要影响。坏死的Schwann细胞清除后，中胚层细胞增生的趋势取决于创伤部位和局部条件而不是趋化性。众所周知，细胞结构可被索带或管腔约束成纵向形状。

神经的修复将引起远近两端的肿胀，可超出正常神经截面积的三倍。硅胶管可使神经沿着其长轴生长。较大的硅胶管为神经的肿胀留有余地并能使之沿其长轴生长。神经外膜的谨慎吻合也有这样的作用。神经外膜的精细吻合胜过外加套管的优点。水肿消退后，神经元发芽并伸入细胞间隙。需要强调的是支持细胞对损伤立即做出反应，伤后3周就有厚层胶原形成，但损伤部位的神经元的反应却很迟缓，直到轴索发芽时才开始再生。因此，良好的手术修复计划应能使神经元的再生与支持组织的再生同步。

断裂神经的神经元的远端发生Waller变性，但神经干的部分成分尚存活。而近端则不发生这样的变化。伤后1周轴索内的消化酶就将神经元成分消化掉，Schwann细胞也将髓鞘破坏成碎片。伤后6周末，吞噬细胞将坏死细胞清除净。远侧神经束膜的结构存在。整个神经皱缩，随时间的流逝这种皱缩逐渐变得不可逆，将影响过分延迟的神经修复的预后。神经上皮和中胚层成分部分依靠神经纤维来维持其解剖及代谢。

伴随轴索延伸，Schwann细胞的代谢活性增强，新生髓鞘围绕轴索形成，原始解剖得以重建，外周神经生长速度为1mm/d，在轴索通过吻合口断端时延迟。在某些情况下再生速度有时可达3mm/d。当神经与效应器官连接时，则再度变缓。

外周神经干再生所有代谢物质都是通过轴浆流来自核周体，在损伤后核周体的体积变大，代谢活动增强，达到高峰，当完成髓鞘连接时再度达到高峰。这是因形成神经突触、构筑感觉器等活动的需要所致。

外周神经影响肌肉的代谢和电活动。神经损伤后，神经的营养作用丧失、肌内膜和肌束膜增厚、静息膜电位降低、磷酸肌酸减少等。这些变化的时程取决于神经断裂水平和肌肉去神经的类型。动物实验表明，通常在伤后头三天开始，2～16周后肌肉开始萎缩。两年后肌纤维断裂丧失完整性，无论如何进行物理治疗或电刺激，肌肉去神经性萎缩由于肌鞘的增厚阻碍了终板的形成，周围纤维组织的形成也妨碍了神经再生和肌肉收缩。神经与肌肉的联系建立得越快，肌肉将越可能得到保存。肌肉的再神经化延迟1年，其功能恢复不良，延迟两年，肌细胞变化不可逆，即使神经再生，也很难指望运动功能的恢复。

与肌肉不同，终末感觉器对再度神经化的依赖较小，它不受神经损伤的恢复时间的影响。

影响神经恢复的一般因素；病人年龄、创伤类型、受损神经的种类均可影响神经的再生。其中，最重要的是病人的年龄。甲状腺素促进神经再生。创伤类型如火器伤会引起伤口延期愈合并缺血。多发性损伤因分解代谢的增强引起神经再生的延迟。

另外一个因素是生理的种系越高级，再生过程越难取得好的效果。

局灶性的神经损伤也可像脑损伤那样，分成震荡(concussion)、挫伤(contusion)和裂伤(laceration)。神经震荡是指无器质性改变的一过性功能障碍；神经挫伤是指轴索在受伤部位断裂，尽管神经束断裂，但外观可以正常，此类损伤需要再生才能恢复神经功能；神经裂伤是指物理学上的完全离断，如果未行吻合术，神经根本无法再生。

压迫性和缺血性神经损伤可由许多机理引起，其再生取决于损伤程度和持续时间。

神经创伤的治疗必须同时考虑中央和外周局部的病理生理反应及其相互间的作用，所有这些对治疗效果均有重要影响。

39.1.4 外周神经损伤的诊断及伤情评估(diagnosis and degree of peripheral nerve injury)

病史调查：外周神经的损伤常因麻醉而掩盖或因患其他严重的复合伤而被忽视。有时不能在受伤的当时即刻检出，因此，病史中除受伤当时的情况外,还有必要追问从受伤到就诊被检出这段时间内运动和感觉功能的变化情况。肢体伴随的其他损伤和造成的后果严重影响神经的再生，病人的职业，先前的功能,受伤的环境和机制和有无疼痛等均应记入病史中。

临床检查:伤口位置、瘢痕的特征、组织的类型,关节的活动范围和挛缩程度等。记录应详尽、准确、标准。

外周神经损伤后的功能丧失及恢复程度的评估通常采用下述 BMRC 记分法(见表 39-1-5)。

表39-1-5 神经功能恢复的分级评估
(British Medical Research Council,BMRC)

分级	描述
运动功能的恢复	
M_0	肌肉无收缩
M_1	近端肌肉有可察觉的收缩
M_2	远近两端有可察觉的收缩
M_3	远近两端肌肉收缩达到主要肌肉可以对抗阻力的程度
M_4	同上，另外，有协同肌群和独自的运动
M_5	完全恢复
感觉功能的恢复	
S_0	支配区感觉丧失
S_1	支配区皮肤深部感觉恢复
S_2	支配区皮肤温痛觉和触觉恢复
S_3	同上，外加该部原有的任何感觉过敏反应的消失
S_3 +	同 S_3，外加该部两点辨别觉的恢复
S_4	完全恢复

电生理检查:包括肌电图,神经传导速度的测定及体感诱发电位(SEP)。

辅助检查:包括 X 线平片、CT 和 MRI,必要时血管造影以明确合并的其他损伤。

39.1.5 神经修复技术(neuroplasty tech niques)

历史：神经修复的历史长而曲折。在第 9—10 世纪阿拉伯医生就曾尝试将断裂的神经用缝合方法再接。虽然中世纪西方医学开始发展,但对神经吻合的有关知识所知甚少,19 世纪中叶才了解到神经可以自行再生,手术和缝合会影响神经功能的恢复。20 世纪中期,Waller 等学者的对外周神经解剖和病理学的研究为神经修复奠定了基础。Hueter 在 1873 年描述了缝合神经外膜的修复技术,但由于感染等原因,结果很不满意。直到第一次世界大战人们开始认识到切除损伤的神经直到健康的部分,在无张力下端 - 端吻合等原则的重要性。1916 年 Foerster 首次进行神经移植术。神经束间吻合虽在 1917 年就已提出，但到 1953 年 Sunderland 进行神经束内的局部解剖研究才引起重视,但由于器械的原因尚无法付诸实际,1961 年我国成功地进行了世界第一例断手再植。此后,我国学者在此领域中有诸多世人瞩目的成就。1964 年 Smith 将手术显微镜应用到外周神经外科,Bora 在 1967 年首先用猫完成了神经束间吻合。Millesi 在 1960 年指出结缔组织对神经吻合的不良影响并证实其增生程度与张力有关。至此,神经修复的技术发展为神经外膜吻合,神经束及神经束膜吻合,神经束间移植等。

神经修复:在神经修复中,损伤神经的特殊性,损伤节段的水平,损伤的严重程度和范围,伴随其他组织损伤的严重程度,病人年龄,神经细胞对损伤的反应，所有这些因素在损伤的当时就已决定,无法人为干预。外科医生仅能控制两个因素:手术的时机和手术技术。

与神经修复有关的有三个基础问题:神经干内在的解剖,轴索的生长和再生,神经内的结缔组织对损伤的反应。简言之,神经内在的解剖不是均一的,是由许多轴索和结缔组织组成的,后者占神经干的断面面积的 20% ~ 40%,轴索被神经束膜包裹成神经束。每个神经束约含 10 000 根轴索,在神经干内不规则穿梭走行,集合成丛,通过连接支与其他束结合,因此,在不同节段水平上同一轴索的位置有很大不同。我国学者对此有详细研究,为神经吻合提供了极有价值的解剖学基础。

在神经断裂后，外周神经需要复杂的修复过程。严重神经损伤后的 72h 内,远端的传导性丧失,轴索和髓鞘崩溃并开始被巨噬细胞和 Schwann 细胞吞噬。这一主动的过程称之为 Waller 变性。Schwann 细胞和神经内的纤维细胞增生造成近侧断端的膨大。随时间的推移,受损神经的远侧细胞数目的减少和神经内管道的收缩和胶原分解使损伤远侧的神经直径变细。同时,神经元胞体也发生了不同程度的变化。通常 RNA 制造增加为再生作准备。轴浆流溢出髓鞘,胶原无序性分布最后在损伤的近侧端形成神经瘤。如两断端一期吻合,远侧的支持组织纵向取向生长,Schwann 细胞和成纤维细胞也可达到近侧端。Schwann 细胞管的开放可保持 6 个月的时间,但随时间的延长,其直径和数量逐渐减少。在去神经期间,运动和感觉终末器官均发生退变,肌肉去神经后功能恢复的时间阈为 18 个月,感觉的时间阈较长,年轻人在伤后 5 年进行修复术也是值得的。从近端再生的轴索必须通过吻合接口,寻找远端的神经内鞘,然后沿其内鞘到达其对应的终末器官——感受器或运动终板。如果错误地到达终末器官或结缔组织内, 仍旧达不到功能恢复。损伤神经内的结缔组织的增生与损伤的严重性有关,也与手术的精细程度和缝合张力相关。在断裂的两端均有结缔组织形成,凡结缔组织过度增生均可使轴索再生发生阻挡或变形。

手术修复的目的是提供损伤神经的近端到远端目的地的最佳连接,使再生的轴索获得功能上的连接和恢复, 并使错构性的连接减少到最少的程度,最佳的技术因不同的临床情况而不同。

修复时机:外周神经损伤的最佳修复时机尚有争议。有人主张伤后即刻修复,有人主张延期到伤后 3 周再修复,主张延期修复的经验是从战伤的治疗中获得的,这类损伤多伴随严重的软组织损伤和污染,延期治疗是妥当的。但和平期的神经损伤多为切割伤,断端整齐,创口污染不重,伴随的软组织伤也不严重,因此,可以一期缝合,由此看来,神经创伤的修复时机的选择与创伤的类型有密切关系,神经损伤为清洁而不超过 24h 的锐器伤,应考虑一期修复。因手术无须在瘢痕中解剖,断端锐利,回缩很少, 不用过度分离即可使断端在无张力下吻合。一期修复有两个优点:一是可使轴索再生较早地通过吻合口, 二是轴索可进入正常大小的神经鞘内。Crabb 业已证明对同一神经的损伤一期修复的结果优于二期修复。当然,一期修复也有某些缺点:难以准确判断神经两断端的损伤程度,如果吻合的是挫伤的断端将导致吻合处瘢痕组织的过多形成。臂丛和坐骨神经损伤一旦满足一期修复条件即应即刻修复。因在二期手术时其断端的回缩很难拉拢,另外,损伤平面距效应器官很远,只有早期修复才能保证末梢器官的有功能的神经化。延期手术的理由:①损伤的远近端需要时间来鉴别,以便辨识神经内的瘢痕组织,明确切除的范围,以便修复;②伴随的损伤有恢复的可能,感染已被控制,病人在修复前学会运用肢体;③神经鞘膜增厚,便于吻合。

手术指征:①开放性损伤,特别是锐器伤,神经断裂不可能自行恢复。②损伤平面较高,即使有自行恢复可能,但因再生到终末器官耗时过长,应行手术修复,防止其去神经后的不可逆性退变。③未做手术经保守治疗不见好转或手术后经观察不见恢复,或恢复到一定程度后即停止。④损伤部位痛性神经瘤引起明显的临床症状。

手术禁忌证:①保持连续性的神经损伤有自限性恢复的可能或仅为不完全性功能丧失者。②经观察有逐步恢复征象者。③损伤部位严重污染或软组织挫伤严重者。

上述手术适应证和禁忌证是相对的,实际选择时还应考虑病人的多方面因素, 如肌肉严重萎缩,修复时间与上述时间阈相去甚远;感觉存在或功能并不重要,运动功能部分存在,其余功能可用肌腱转移的方法替代, 此点尤适合于手内在肌群的麻痹;某些预后不良的损伤,如成人外侧膝副韧带断裂伴随的腓神经牵扯性损伤,较明智的作法是观察一段时间视其恢复情况再作决定;有时做肌腱转移术或某些矫形手术会更好些,如老年病人患桡神经的高位撕裂伤时可从肌位转移术立即获得伸腕和伸指功能,远比神经吻合和神经移植为佳。但正中神经损伤多年的年轻病人尽管神经修复后可能恢复不了运动功能, 由于正中神经的感觉功能更重要,因此,即使距伤后 5 年也应手术修复。

儿童神经损伤经神经修复后的功能恢复较成人为佳,因此,应积极修复。

损伤肢体的局部条件也很重要,如软组织覆盖将会形成过多瘢痕,影响神经的再生。

伴随骨折或关节脱位的神经损伤分为两类:闭合性损伤,骨折是造成神经损伤的原因;开放性损伤, 骨折和神经损伤可能由同一致伤原因引起,前者的神经损伤少有神经断裂,可观察治疗,后者的神经损伤常需手术治疗。

此外, 病人的职业和心理因素等均应综合考虑,最后做出恰当判断。

手术分类: 按伤后到手术的时间长短分为一期手术、早二期手术和晚二期手术。伤后 3 个月内的吻合称为早期的二期缝合,3 个月后为晚期二期缝合。有人将伤后 1 ~ 3 周内的手术称为延迟一期手术。

Schwann 细胞管的开放可保持 6 个月的时间,

但随时间的延长，其直径和数量逐渐减少，在去神经期间，运动和感觉终末器官均发生退变，肌肉去神经后功能恢复的时间阈限为 18 个月。感觉器的时间阈限较长，年轻人在伤后 5 年进行修复术也是值得的。

按手术方法分类如下。

神经松解术：手术从正常的部位开始，然后向病变部位解剖，这样才能找到正确的解剖层次和结构并利于识别正常与病变组织的界线。手术主要是切除神经外膜和束膜间的瘢痕组织并应注意保存神经的血运。

神经缝合术：神经完全断裂，或切除两端瘢痕后缺损 <2cm，远近两端游离后端—端对位的无张力缝合。可分为外膜缝合、束膜缝合和外束膜联合缝合（表 39-1-6）。

表39-1-6 外膜缝合与束膜缝合的选择

神经	外膜缝合	束膜缝合
桡神经	上臂上，中 1/3段	上臂下 1/3
尺神经	上臂段，前臂中 1/3，腕部以下	前臂上 1/3，前臂下 1/3
正中神经	上臂段，前臂中 1/3，腕部以下	前臂上 1/3，前臂中 1/3

神经外膜缝合：断端应在轴位上准确对位。神经外膜上的血管可作为解剖对位标记。180° 两定点对位神经外膜的全层缝合，如有张力，断端可做少许松解。避免缝线穿入神经束膜下。打结时注意张力恰好使断端对合即可。过分的结扎张力会使神经束变形或堆积。创口闭合后，肢体用夹板固定 3～4 周，夹板拆除后，关节每周伸开 10～15° 。用手术放大镜完成上述手术，如用手术显微镜更好。

神经束的修复：根据外周神经不同水平断面的不同性质和成分的神经束分布位置，将两断端的同一性质的神经束按单根神经束或多个神经束组分别对位缝合。

缝合方法的选择视神经束的性质、神经干的部位、神经组织与结缔组织的比率而定。混合束，神经干的近侧，结缔组织含量少则宜采用神经外膜缝合方法；较单纯的运动或感觉束，神经干的远侧，结缔组织含量多则采用束膜缝合为佳。

神经移植：视其移植物来源不同分为异种、同种异体神经移植和自体神经移植。前两种方法因目前尚未能克服免疫排斥问题尚未广泛应用于临床，下面仅介绍自体神经移植方法。

游离神经移植：神经缺损超过 2cm，两断端的勉强吻合会因张力过大而影响再生。宜采用游离神经移植。通常取材于感觉皮神经，如隐神经、腓肠神经、肋间神经等。

带血管蒂的神经移植：可采用与神经伴行的动静脉血管蒂的吻合以提供神经移植体的供血，如桡神经浅支与桡动静脉（Tayler 1976）、腓浅神经和腓浅动静脉（钟汉柱，1985），也可采用静脉动脉化的方法，顾玉东（1980）报告用小隐静脉动脉化的游离腓肠神经移植。

非神经性组织的桥接术：血管桥接和肌肉桥接。国内钟世镇等人将缺损的神经两断端植入就近的健康的肌束内，观察到骨骼肌内有再生的神经纤维生长，结果有待进一步观察。

神经植入术：在神经的远侧和肌肉的近侧均已毁损的情况下将神经的近侧断端分成若干束植入肌肉内，或接长后分束植入。

神经移位替代术：用一功能相对次要的神经切断后缝合于近侧已损毁的重要神经的远侧断端，以期替代其功能。

手术治疗的辅助措施：除显微外科技术外，下列辅助措施对于手术的成功也是不能忽视的因素。术前应有充分时间规划手术，特别是与肌腱、骨骼和血管损伤合并存在时。选择恰当的体位，应用显微外科的设备和座椅以克服因手术时间过长引起术者的疲劳。皮肤的准备和上止血带时应考虑手术范围，包括移植物取材部位。应用气带止血带使术野无血，以便辨认各精细结构对于瘢痕区尤其重要，但合并血管损伤者避免应用。通常，上肢气囊压力为 33.33～50kPa（250～375mmHg），下肢气囊压力为 46.66～73.33kPa（350～550mmHg），同时应结合系统血压和肢体的大小作适当调整。对于上肢气囊压迫时间不应超过 2.5h。如术中需做神经电刺激应在气囊松解后 20～30min 进行，连续性尚保存的神经损伤应用术中电刺激和其他如诱发电位等电生理学检查十分必要。

影响神经修复结果的因素：除术者的经验和技术外，下列因素显著影响神经的修复结果：①年龄：儿童的神经生长和调整的潜能远大于成人。②损伤的性质：一般来说，钝挫伤对神经的损伤大于锐器伤。③缺损或切除的长度：越长，神经束截面上的解剖定位的差异越大，越需要精细的操作，结果也相对较差。④损伤到修复的时间:通常在损伤3个月后修复,修复越推延,结果越差。⑤损伤的部位及平面:越靠近脊髓或损伤的平面越高,预后越差。如前所述,神经的逆行退变,轴浆流产生的衰竭,终末器官的萎缩均影响预后。损伤部位到神经元的距离越远,再生速度越慢。尺神经损伤,如是在腋窝部,再生速度3mm/d,如是在腕部损伤,则为0.5mm/d。

神经再生早期征象的检查:最近侧肌肉的功能恢复是该支配神经再生的最初和最好的标志。临床的肌肉的自主运动功能检查应用神经电刺激方法证实。肌肉自主运动的缺失同样需要神经电刺激的证实,因为生理学的恢复和病人实际能够活动之间尚有一段间隔时间。

神经刺激:金属针置于靠近肌肉的神经支配点的皮下,相距1cm,采用低强度的电流刺激该神经。

肌电:可以作为动态观察神经再生的常规检查方法。神经再生时,纤颤和去神经电位减少,代之以新生的动作电位。这是肌肉再度神经化的最早的电学变化。应间隔一段时间再检查。由于各神经纤维达到所支配的肌肉的距离不同,它们也不能同时到达所支配肌肉的终板,造成了单个肌肉纤维放电的不同步,呈多相性和低电压的运动电位。肌电检查比临床肌肉运动恢复要早数周乃至数月。

神经电图:记录运动电位通过病损的情况。

神经的恢复以运动功能的恢复为标志,在运动功能恢复后有时还需要神经电刺激试验。感觉功能的恢复需要了解分布区域的感觉恢复情况。电生理检查示跨越损伤部位的神经电位出现。

再生的时间限度:受损的神经显示再生不良或断裂的神经是否需要切除并吻合?需要了解自发再生的恢复时间是多少。肌肉去神经后发生不可逆变化的时间各异,通常为12个月。损伤部位远离重要肌肉时,应尽早手术治疗。

39.1.6 臂丛及其他外周神经损伤(injury of brachial plexus and other peripheral nerve)

臂丛损伤是近年周围神经损伤研究热点,也是临床处理困难的问题。“臂丛损伤”这一名词包括了程度差异很大的非常广泛的传入和传出性损害。应用时应精确限定采用手术的种类及手术的范围才能便于总结交流,学术界对于臂丛损伤的态度形成了保守和积极的两大观点,对其有效的治疗和争议的最终统一,有待于神经再生的生物学研究成果。

臂丛损伤的诊断:

病史:受伤后即刻发生的症状,伤后第一天的运动和感觉障碍,以便比较。

查体:精确确定损伤部位。臂丛的哪些成分损伤?这些损伤是部分性的,还是完全性的?

电生理学检查:神经动作电位和运动及体感诱发电位。

其他检查:X线平片用于骨折,血管造影用于血管损伤。

臂丛神经损伤的诊断分四层考虑:①有无损伤?②损伤部位是在锁骨上抑或锁骨下?③进一步明确该损伤是根、干、束、支的损伤?④如果根性损伤,在节前抑或节后?

耸肩无力,斜方肌萎缩提示上干节前的根性撕脱伤;Horner征提示下干的节前性损伤,电生理学检查有助于节前和节后损伤的鉴别,在决定手术是否对臂丛损伤有益时,判定损伤是否累及神经根及是背根神经节前或节后是十分必要的。损伤部位椎间孔内的根性损伤还是椎间孔外的脊神经或神经丛损伤,抑或同时存在?神经根的撕裂往往造成入口处的脊髓损伤。这种损伤常是慢性疼痛的原因。如近侧神经根受累,损伤可能很难恢复,至少造成椎旁肌、前锯肌(C_5,C_6,C_7—胸长神经)、菱形肌(C_5,C_6—肩胛背神经)和膈肌(C_2,C_3,C_4—膈神经)麻痹,Horner氏综合征常提示T_1和C_8的节前损伤,正中、桡、尺神经分布区的感觉丧失,但这些神经的感觉诱发电位存在提示节前损伤。如感觉诱发电位也消失,节前和节后双重损伤不能除外。一般说来,累及C_8和T_1神经根,下干,和内侧索的损伤手术效果较臂丛上部成分的损伤差。

臂丛损伤的预后与多种因素有关,主要取决于神经损伤部位距离所支配的肌肉距离,损伤的严重性和损伤范围。在考虑损伤范围时,除损伤水平外,还与累及的特定结构有关。如C_6神经根、中干或后索。当决定手术适应证和手术时机时,应具体研究在臂丛不同水平上的不同成分神经的连续性,功能丧失的完全性的损伤的局限性如何。锐性切割伤适合一期手术吻合,钝性撕裂伤适合二期修复,火器伤或外科意外的损伤适合临床和肌电随访数月后,视其恢复情况再作决定。牵拉伤常无局限性损伤,应随访更长时间,如4~5个月。此外,从受伤到手术的间隔时间对预后也有严重影响,迁延时间很长的去神经状态造成终板和肌肉的不可逆性变化。由于神经再生由近至远缓慢地进行,远侧的结构遭受较长的去神经状态。丧失感觉的手,即使运动功能恢复,也很难使用。这一时间距离概念对于臂丛损伤的治疗尤其重要,手术应在伤后尽早进行。

臂丛损伤的症状:

臂丛神经损伤多为上臂过度牵拉所致损伤,如产伤。按受累的范围分为,

臂丛完全性损伤:手、前臂和上臂全瘫,感觉除上臂部分保留外其余也全部丧失。

臂丛上部损伤:$C_5 \sim C_6$受累,上肢下垂,内收,不能外展。前臂不能旋前旋后和屈曲,手的运动保留。

臂丛中部损伤:C_7受累, 肱三头肌和前臂伸肌瘫痪。

臂丛下部损伤:$C_8 \sim T_1$受累, 前臂屈肌和手的内在肌群瘫痪。

外科治疗计划:神经损伤后应立即进行临床检查,常规X线检查,并制定康复治疗计划,第8周时应有电生理的检查。第12周时病人应达到恢复的高峰。这样的病人可以随访6个月,每月检查一次。如果在伤后第12周仍无恢复表现提示手术探查指征。入院病人进行病史、临床及电生理检查,必要时进行椎管造影或MRI检查。比较臂丛的手术能够解决什么问题?骨骼和软组织的再建又能解决什么问题?如果是多个神经根的撕裂,就没有必要进行神经再建而应考虑矫形科手术重建其功能。

肌皮神经损伤:肱二头肌、喙肱肌和肱肌瘫痪,前臂不能屈曲和旋后。

桡神经损伤:常见于肱骨中段骨折,应用止血带和麻醉术后的并发症。高位损伤在肱三头肌支之上,整个桡神经完全瘫痪。表现为上肢各伸肌全部瘫痪。损伤位于上臂中部, 肱三头肌功能保留,垂腕,损伤在上臂下1/3至前臂上1/3,肱桡肌、旋后肌和腕伸肌运动功能保留。损伤在前臂中部,伸掌指关节功能的丧失,无垂腕。在腕部的损伤不造成运动功能的缺失。桡神经损伤不影响由骨间肌及蚓状肌控制的指间关节动作。桡神经支配大块肌肉并且距离损伤部位较近, 自发神经再生和手术修复均可获较好结果。在肱骨中段的损伤伴随功能的完全丧失应随访,如无好转,伤后2~3个月手术暴露,远端易位吻合或移植。肘关节水平的损伤常累及后骨间神经,手术较近侧损伤要复杂,手术效果仍较好。但拇长伸肌的功能较难恢复。前臂背侧损伤常累及后骨间神经的分支,造成手术修复的困难。

正中神经损伤:常见于前臂的切割伤。在上臂的损伤前臂不能旋前,前三指无力,拇指和示指不能过伸和对掌在前臂的损伤拇指不能外展、屈曲和对掌。大鱼际萎缩,桡侧三个半指掌面的感觉丧失或减退,尤其是示指和中指远端实体觉丧失是正中神经损伤的重要特征。多数正中神经的损伤都需要手术修复。即使是近侧水平的损伤,这样拇指和食指的感觉和对掌功能可望恢复,前臂和腕关节水平的损伤均应修复,此神经有较强的再生倾向。

尺神经损伤:肘以上的损伤拇指外展掌指关节过伸末节屈曲小鱼际萎缩小指不能对掌骨间肌萎缩,指间不能开合形成爪形手状,如合并正中神经损伤出现“猿手”。尺神经近侧的损伤较难获得手的功能恢复,但在肘关节及以下水平的损伤应手术修复,以避免尺侧的爪形手畸形。

胫神经损伤: 跟腱反射消失足和趾不能屈曲,不能内收行走时足跟着地, 骨间肌萎缩呈爪形足。小腿后面,足及足跟外侧,足底感觉障碍。

腓总神经损伤: 在同一或同等致伤条件下,较之胫神经更易受损。症状为足和趾的背屈功能丧失,呈内翻垂足状,行走时呈跨阈步态,小腿的前外侧,足背感觉障碍。

坐骨神经损伤:后果严重。除兼有上述两个神经损伤的症状外,膝关节强直性过伸,大腿外旋无力。髋关节骨折和脱位或此区的手术意外损伤由于极靠近端,手术困难,自发再生因过长,也很难获得良好功能。发生在臀部水平的注射性损伤,如果其分支或全部神经的功能永久性丧失,或是非灼性神经痛经药物治疗不见好转,均应早期手术探查。坐骨神经的锐器损伤最好的治疗是手术修复。钝性的断裂伤最好在伤后2~4周手术, 端-端吻合常难以实现,需神经移植。

股神经损伤:极少见,多因手术损伤,支配髂腰肌、股四头肌、缝匠肌和部分耻骨肌,损伤后屈胯和伸膝,功能丧失。通常采取较积极的态度手术修复。

(戴钦舜　刘恩重)

39.2 外周神经的肿瘤

39.2.1 外周神经肿瘤的分类(classification of peripheral nerve tumors)

外周神经肿瘤尚无统一分类。目前较通用者为Willer分类(表39-2-1)。

表39-2-1 Willer(1977)分类

非肿瘤性的增生	
	创伤性神经瘤
	限局性增生性神经病
	血管周围Schwann细胞增生
	假性神经囊肿
神经鞘的肿瘤	
	神经鞘瘤
	颗粒细胞性神经瘤
	神经纤维瘤
	多发性黏液性神经瘤
	恶性肿瘤
神经细胞源性肿瘤	
	神经母细胞瘤
	神经节母细胞瘤
非神经源性肿瘤	
	嗜铬细胞瘤

39.2.2 外周神经肿瘤的临床诊断(diagnosis of peripheral nerve tumors)

临床症状:肿块和疼痛,或功能缺失,鉴别诊断相当困难。区别于其他组织来源的皮下肿块是肿物垂直于神经走行的方向上有良好的活动度,在平行方向上活动度差。触诊有疼痛或麻木感,可向肢体远端放散。

辅助检查:CT、MRI有助于确定肿瘤的范围,个别情况下需血管造影或椎管造影。对于脊柱附近的疑诊为神经肿瘤者,对其向内侧的延伸尤要注意,哑铃形的神经纤维瘤常需与脊柱外科配合处理。

术中诊断:肿物与神经结构的解剖关系,是否随肌肉收缩而运动?有无波动?是传导性抑或膨胀性波动?以资与肌肉、肌腱和血管的肿瘤鉴别。对于判断不明者,不应盲目地采取活检,以免造成神经损伤。

39.2.3 外周神经鞘瘤(peripheral neurilemmoma)

常发生于感觉性的颅神经、脊神经的后根和外周大的神经干的屈侧。据国内资料,发生于颅神经者,占颅内肿瘤的9.5%,居第三位。发生于椎管内者,占椎管内肿瘤的47.13%,居首位。发生于外周神经者,占外周神经肿瘤的46.4%。女性多于男性,约为2∶1,颅内最常见于位听神经(前庭支),偶见于三叉神经,最常见的部位在颅内是桥小脑角,在脊柱是感觉神经根,均为神经外膜肿瘤,鲜有穿越软膜者。多发者,也可能是Von Recklinghausen氏病的表现之一。

肉眼外观:坚实,圆形,有时呈分叶状,境界清楚,有被膜。肿瘤较大时可发生囊变。切面呈黄色橡胶样韧性,有时与脑膜瘤在肉眼上难以区分。

镜下病理:神经鞘瘤在解剖上由致密性和疏松性组织构成。致密区由长形双极细胞索条编织而成,栅栏状排列的肿瘤细胞(Verocay小体),是神经鞘瘤的特征性表现,在脊神经比在颅神经多见。疏松组织有多形性,通常为星形细胞组成,彼此分离,其间隔以蜂巢样伊红基质。典型的泡沫样吞噬细胞散布其间。囊变多发在疏松区。

发生于四肢者,多分布在关节的腹侧面,局部表现:限局性肿块,局部有压痛并沿神经干向远端放散。在与神经长轴方向上不活动,与其垂直的方向有良好的活动度。发生在位听神经者表现为典型的桥小脑角综合征。

神经鞘瘤属良性肿瘤,外科切除可获良好结果。

39.2.4 神经纤维瘤(neurofibroma)

神经纤维瘤起源于外胚层,但可累及中胚层和内胚层,性质属错构瘤。据黄文清统计,神经纤维瘤占神经系统肿瘤的11.5%,占周围神经肿瘤的31.76%,发病年龄从新生儿到老年人均可发生。身体任何部位的皮下组织,周围神经干和神经根均可发生。罕见于颅内神经根,常见于外周神经。

病理:镜下以神经纤维(被膜)为主,神经轴索为辅,Schwann 细胞、结缔组织也参与其间,境界不清,无被膜。肿瘤本身为梭形膨大的神经干。

神经纤维瘤,对于大多数病例来说,切除后将导致该神经的功能障碍。术中通常不能发现明显的肿块,见到的是神经纤维的梭形肿胀,可区分出肿瘤的两极。实质性的病变不如神经鞘瘤多见。沿神经长轴切开神经外膜后,可见肿胀的神经束,直径各不相同,选择一根半透明的光亮肿胀的神经束,切取 5mm 长快速切片病检。少数情况下,肿瘤成肿块状,可以切除,保留较为正常的神经束。如神经必须切断,可应用隐神经移植。

肿块型的神经纤维瘤是否应该切除,可有如下选择:①做神经束活检。此一选择应是神经功能良好,病变无恶性征兆。神经纤维瘤生长极缓慢,更多表现为缺陷性病变特性而不是真正的肿瘤特性。这样的病人可随访 6 个月,如无肿块明显生长和神经功能缺失,即不作进一步的外科处理。受累神经干的切除和神经移植不能获得更满意的结果。②显微外科切除肿块型的神经纤维瘤,尽可能地保留神经的完整性。③肿块切除并神经移植。适用于不重要的小的神经。

39.2.5 多发神经纤维瘤(neurofibromatosis)

又称 Von Recklinghausen 氏病,属常染色体显性遗传病,为神经皮肤综合征之一。占神经系统肿瘤的 3.04%,周围神经肿瘤的 8.4%。女:男 =1.85:1,从新生儿到老年均可发生,16~40 岁占 64.9%,10~20 岁和 50~70 岁为两个发病年龄高峰。Schenkein 报告此类病人血清内神经生长因子活性增高。

病理表现为成纤维细胞和 Schwann 细胞增生,12%的病人可能恶变,神经干的近端和深部病变易恶变。

临床表现为多发的皮肤结节,皮肤色素斑(牛奶咖啡色斑)和神经纤维瘤样的象皮病,多发的周围神经纤维串珠样增生,有的还伴有智能低下或其他疾病。

根据累及的成分和范围分如下类型:

区域性神经瘤病:以丛状神经瘤为特征,受累区域的皮肤呈象皮样增厚,变形。

全身性神经纤维瘤病:多发性皮肤结节并常有色素沉着。颅神经干和深部脊神经干也可受累。

深部周围神经干型:周围神经干受累,皮肤表现轻微。

颅神经干型:常与上型同时存在,颅内、颅外段均可受累,常累及位听神经且以双侧性者为多,比单纯神经鞘瘤的发病年龄低。

并发脑瘤和脑瘤样病变,如脑膜瘤、胶质瘤等。

对于多发神经纤维瘤病,外科医生必须确定病人的症状是由该神经受累引起的。如果是单一肿块,应手术探查并作病检以确定是神经鞘瘤、神经纤维瘤或恶性的神经瘤,然后视其性质再作进一步处理。多发神经纤维瘤病也可是广泛的编织成丛状的肿块形病变,这累及与神经干的神经纤维瘤有明显不同。如为避免复发,或因肿块、疼痛或神经症状有时需做根治性切除。

39.2.6 其他外周神经肿瘤(other peripheral nerve tumors)

外周神经元肿瘤:此肿瘤由成熟的神经元、神经突起、Schwann 细胞和胶原组成。多见于儿童和青年。应与神经鞘瘤和神经纤维瘤鉴别。

神经节母细胞瘤,多发于纵隔和后腹膜、肾上腺、腰背部的脊神经节。较大,圆形,均一发生于脊神经者多为哑铃形或形状与正常的神经节相似,但体积较大。颅底肿瘤中也有少数报道。

神经元母细胞瘤:是一种胚胎性的神经元肿瘤。通常发生于 4 岁以下的儿童。是具有局部浸润和转移性质的恶性肿瘤。肾上腺和腹部交感神经节为好发部位。外观呈灰色,有被膜,大而软常呈分叶状,境界清楚,常伴有囊变,出血,甚至钙化。镜下可见由未成熟的原始神经元组成。据说有转变为神经节母细胞的可能。患有神经节母细胞瘤的病人尿内可发现儿茶酚胺类分泌增多。此肿瘤也可发生靠近筛窦的鼻腔内,可波及到脑,多为年轻人。生长缓慢但可复发或转移。

神经节—神经元母细胞瘤:兼有两者的特性。

化学感受器瘤:以颈静脉球瘤相对多见。

嗜铬细胞瘤:多发生在肾上腺髓质,详见泌尿外科。

39.2.7 恶性外周神经肿瘤(malignant peripheral nerve tumors)

外周神经的恶性肿瘤多为极其危险的肿瘤。5

年生存率很低，肿瘤沿神经干扩展并血行转移到肺和肝脏。放射治疗和化疗鲜有帮助。因此,一旦发现,应积极做广泛的根治性切除。

据一组 43 例外周神经恶性肿瘤病例报告,其表现见表 39-2-2。

恶性神经瘤如无转移应手术切除,术式如下选择:①距神经干两侧 3 ~ 4cm 做整块性根治性切除。②截肢,适用于位于肢体近端的恶性神经肿瘤。

（戴钦舜　刘恩重）

表39-2-2

临床表现	病例数	百分比
无痛性肿块	24	55%
痛性肿块	12	28%
神经功能障碍	12	28%
肢体手术史	12	28%
伴随多发神经纤维瘤病	12	28%

40. 脑 积 水

脑积水(hydrocephalus)是指由各种原因引起的脑脊液分泌过多、循环受阻或吸收障碍而导致脑脊液在颅内过多蓄积。其部位常发生在脑室内,也可累及蛛网膜下腔。临床上常伴有颅内压升高。

脑积水在人群中的总发病率尚不清楚,在新生儿的发病率为 0.3% ~ 0.4%。在婴幼儿中脑积水作为单一先天性病变发生率为 0.09% ~ 0.15%;伴有脊柱裂和脊膜膨出者中,其发生率为 0.13% ~ 0.29%。获得性(后天性)脑积水有各种明确病因,其发生率因原发病不同而各异。

脑积水可以按照多种方法分类。如按年龄可分为儿童脑积水和成人脑积水;按压力可分为高颅压性脑积水和正压性脑积水;按部位可分为脑室内脑积水和脑外脑积水(即蛛网膜下腔扩大);按发病时间长短可分为急性(数天)、亚急性(数周)和慢性(数月至数年);按临床症状有无可分为症状性脑积水和无症状性脑积水;按脑积水病性发展与否分为活动性脑积水和静止性脑积水。

脑脊液动力学障碍性脑积水是指脑脊液的产生或吸收过程中任何原因的失调所产生的脑脊液蓄积。如脑积水是由于脑脊液循环通道阻塞,引起其吸收障碍,即脑室系统不能充分地与蛛网膜下腔相通,出现梗阻部位以上脑室系统扩大,称为非交通性脑积水。如阻塞部位在脑室系统以外,蛛网膜下腔或脑脊液吸收的终点,称为交通性脑积水,也称非梗阻性脑积水,其特点是脑室系统普遍扩大,且与蛛网膜下腔相交通。

由于儿童和成人之间的脑积水在临床分类、病理生理和治疗等方面都有所不同,本章将分别进行论述。

40.1 成人脑积水

40.1.1 高颅压性脑积水(high intra cranial pressure hydrocephalus)

高颅压性脑积水和正常颅压脑积水一样均是人为的临床上分类。两者均可由脑室系统或脑表面的蛛网膜下腔阻塞引起,只是表示脑脊液循环系统阻塞程度和脑组织顺应性不同,不能说明产生脑积水的病因。高颅压性脑积水实质上是由于脑脊液循环通路上的脑室系统和蛛网膜下腔阻塞,引起脑室内平均压力或搏动性压力增高产生脑室扩大,以致不能代偿。

其病因如下:阻塞脑室系统的常见肿瘤;①侧

脑室:脉络丛乳突状瘤、室管膜瘤、室管膜下巨细胞性星形细胞瘤、胶质瘤、转移癌和脑膜瘤、透明隔神经细胞瘤。②第三脑室内的肿瘤;脑室内有星形细胞瘤、室管膜瘤、脉络丛乳突状瘤、脑膜瘤及胶样囊肿和寄生虫性囊肿。第三脑室前后区:松果体区肿瘤、生殖细胞瘤、颅咽管瘤、垂体腺瘤、异位松果体瘤、下丘脑和视神经胶质瘤、脊索瘤、畸胎瘤、鞍结节脑膜瘤和转移癌。③中脑导水管本身的肿瘤少见，但该部位胶质瘤多产生继发性导水管阻塞,中脑导水管阻塞最常见的病因是先天性中脑导水管阻塞。④第四脑室。室管膜瘤、髓母细胞瘤、脉络丛乳突状瘤、血管网状细胞瘤、表皮样囊肿和寄生虫性囊肿。小脑肿瘤可阻塞第四脑室,产生脑积水,如小脑星形细胞瘤、血管网状细胞瘤和转移癌。桥小脑角肿瘤压迫第四脑室,如听神经瘤和脑膜瘤。蛛网膜下腔阻塞原因有:头外伤性和动脉瘤性蛛网膜下腔出血,各种细菌性脑膜炎、脑膜癌瘤病及其他一些蛛网膜下腔和部分脑凸面占位性病变,包括半球胶质瘤、胶质瘤病、硬膜下血肿和蛛网膜囊肿等。

(1)临床表现

蛛网膜下腔出血和脑膜炎并发的高颅压性脑积水,常在发病后 2～3 周内发生,这些病人多能预料,有些特殊病因的脑积水病人可只有脑积水症状而没有局部定位症状,特别是脑室内肿瘤。

脑积水症状、体征有头痛、恶心、呕吐、共济失调和视物不清。头痛以双额部疼痛最常见。由于卧位时,脑脊液回流较少,故头痛在卧位或晨起时较重,坐位时可缓解,病情进展,夜间有痛醒,出现全头持续性剧痛,颈部疼痛,多与小脑扁桃体凸入枕大孔有关。恶心、呕吐常伴有头痛,与头部位置无关,其特点是在早晨头痛严重时呕吐,这可与前庭性呕吐区别,共济失调多属躯干性,站立不稳,宽足距,大步幅,而小脑半球病变产生的脑积水,可表现肢体性共济失调。视力障碍,包括视物不清,视力丧失和外展神经麻痹产生的复视,后期病人可有近期记忆损害和全身不适。视乳突水肿是颅高压的重要体征,外展神经麻痹提示颅内高压而不能做定位诊断,中脑顶盖部位受压有上视和调节受限。脑积水本身可伴有躯体性共济失调,也可提示小脑蚓部病变。其他局灶性体征可能预示特殊病变位置。

(2)诊断

对有颅高压脑积水临床表现的病人头颅 CT 扫描是重要的检查方法，在平扫同时应做增强扫描，这既可观察脑室扩大的程度，也可进一步明确病因。核磁共振检查对脑积水的诊断和鉴别诊断均有意义,尤其是对低级星形细胞瘤、脑室内囊肿的诊断更有意义，同时,MRI 可作为脑脊液动力学的检查,这对局限脑室扩大者,可与囊肿区别。

(3)治疗

对颅高压性脑积水引起视力急剧减退或丧失者,应急症处理,行脑脊液分流术,暂无分流条件,应在病房重症监护室内行脑室穿刺，持续外引流。常用穿刺部位:在鼻根后 10cm,中线右侧旁开 3cm(即额部),头皮局部浸润麻醉,颅骨钻孔或锥孔,穿刺额角,可以留置穿刺针,置入硅胶管更好,并在出头皮切口以前在头皮下穿行 3～5cm，这可减少颅内感染。这种引流可持续 5d。

在脑积水病人病情允许情况下,应选择脑室分流术或切除颅内原发病变解除脑积水。近年来,随着神经影像的发展和显微外科技术的进步,更多地提倡切除原发病灶解除梗阻性脑积水。

曾有文献提出，肿瘤引起的梗阻性脑积水,可在肿瘤切除前做脑室分流术,可防止出现术前颅高压和术后脑室系统阻塞不缓解产生的危险，但是,也有研究表明:对肿瘤产生的脑积水,在肿瘤切除前分流与否,术后结果相近似,并且小脑中线部位肿瘤较大时，分流后有出现小脑幕裂孔上疝的可能。如病灶属于恶性肿瘤,有肿瘤细胞沿分流管扩散到其他部位的危险。在肿瘤切除手术时,先做脑室穿刺,放出脑脊液,这有利于术中的肿瘤暴露,并穿刺骨孔,也可为术后急性脑室穿刺放液,持续性外引流提供方便。

40.1.2 正常颅压性脑积水(normal intracranial pressure hydrocephalus)

正常颅压脑积水是指脑室内压力正常,有脑室扩大。临床表现步态不稳、反应迟钝和尿失禁为主要症状,在分流治疗后对步态不稳和智力障碍有一定效果。

(1)病因

该病因可分为两类，一类是有明确病因的,如蛛网膜下腔出血和脑膜炎等。另一类是散发性无明显病因。该病主要的病理改变是脑室系统扩大,脑凸面或脑底的蛛网膜下腔粘连和闭塞。最常见的病因是蛛网膜下腔出血,其次是颅内肿瘤,也有家族性正常颅压性脑积水。Page 氏病有时产生脑底面的蛛网膜下腔广泛性阻塞。脑膜感染，如结核性脑膜炎，在病变后期易产生蛛网膜粘连；外伤性蛛网膜下腔出血和颅内手术出血流入蛛网膜下腔等均可产生脑积水。近来有人认为，中脑导水管狭窄也是一种较常见的病因。

(2)病理生理

正常颅压情况下，脑室扩大的机理尚不能完全清楚。目前，主要是脑脊液动力学变化学说。①脑内压力梯度形成，在蛛网膜颗粒内阻塞时，并不产生脑积水，而是发生良性颅压增高。脑脊液在脑室系统和蛛网膜下腔流动阻力增加时，产生脑室扩大——脑积水。因而提出脑室和脑皮质表面压力梯度形成，是产生脑室扩大的原因。已有人用白陶土诱导的猫脑积水实验模型证明了这种压力梯度形成学说。②脑脊液搏动压增高，有人测定正常颅内脑积水平均脑脊液压不增高，但可有脑脊液搏动压增高，使脑室扩大。提出在正常情况下，脑实质中的小静脉、细胞间隙蛋白质和脂质有类似海绵样的弹性物质，其中的液体成分在颅压升高时可被挤出。在一定程度的压力下脑实质可被压缩，这种压力称脑组织生物弹性值。在该值以下的脑内压力只作用于脑组织内，而没有任何脑实质内的液体挤出，但脑室周围承受的压力比脑实质内的压力要大，这就产生脑室扩张。图 40-1-1 表明在脑室内压力和脑实质之间的关系。③密闭弹性容器原理，有人提出，正常颅压脑积水病人最初颅压增高，产生脑室扩大，根据 Lapace 原理，即在密闭弹性容器的液体压力(P)与容器壁的面积(A)的乘积等于容器壁承受力(F)，(F=P·A)。这样，一旦脑室扩大后，虽然脑压恢复到正常，但作用于脑壁的压力仍增加。也有提出正常颅压脑积水是由于脑组织顺应性改变所表现的脑室扩大。Welch 等报告，高血压动脉硬化脑血管病比同龄组病人高 3 倍以上，推测脑血管壁弹性的变化使脑组织顺应性增加，并可出现脑表面的压力梯度发生明显改变。目前，研究正常颅压脑积水的脑组织病理生理改变主要有：①脑组织受压产生的脑血流减少。②脑组织内神经生化物质异常，如胶质纤维蛋白增加和血管肠肽类的减少。③继发性神经元损害。

(3)临床表现

主要症状是步态不稳、记忆力障碍和尿失禁。多数病人症状呈进行性逐渐发展，有些在病情出现后，其病程为数月或几年。病人没有明显头痛，但有行为改变、癫痫或帕金森综合征。查体时，虽然眼外肌活动充分，但可有眼震、持续恒定走路困难，肢体活动缓慢，腱反射略增高，可有单侧或双侧 Babinski 征，晚期可出现摸索现象和强握反射。步态不稳常是首要的症状，多先于其他症状几个月或几年，有些病人步态不稳和智力改变可同时发生，也有在其他症状以后发生。其表现有从轻度走路不稳，到不

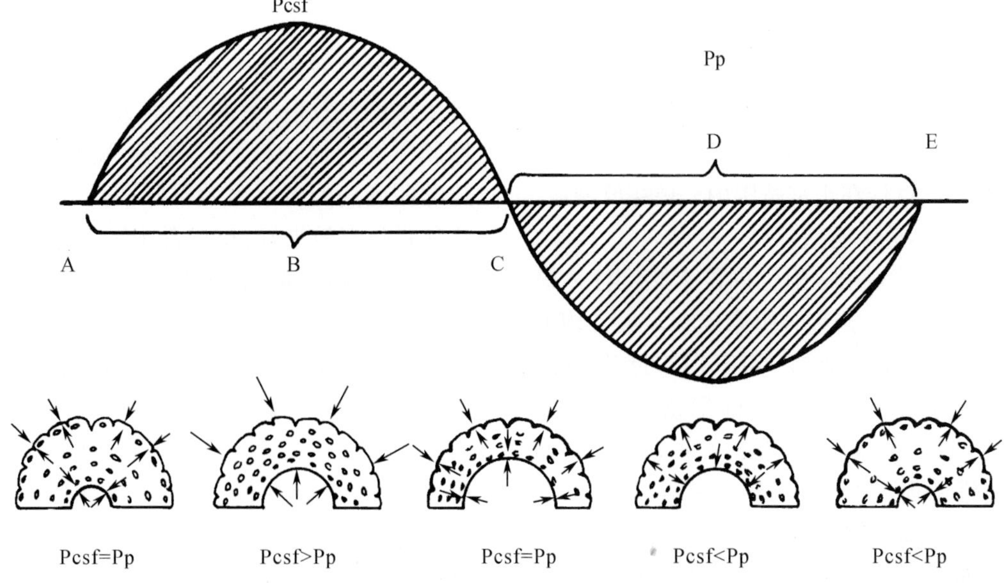

图40-1-1 Hakim正常颅内压脑积水脑组织张力与脑室内脑脊液压力之间关系示意图

A. 为正常脑室大小时，脑组织张力与脑室内脑脊液处于平衡状态；B. 脑室内压力大于脑组织张力，脑室进行性扩大；C. 脑组织变性后再次与脑室内压力达到平衡；D、E. 表示分流后脑室内压力下降，脑室缩小。Pcsf 表示脑室内脑脊液压力，Pp 为脑实质静脉压力

能走路，甚至不能站立，并常有摔倒病史。病人抬腿困难，不能做抗重力活动，步幅小，步距宽，走路失衡，不能两足先后连贯顺序活动。Romberg 试验表现摇摆，但没有小脑共济失调。智力障碍在每个病人中差异较大，近期记忆丧失是最明显的特点，病人常表现呆滞，自发性或主动性活动下降，谈话、阅读、写作、爱好和创造性减弱，对家庭不关心、淡漠或冷淡、孤僻、工作效率差。有人把这些复杂活动异常，称为意志丧失性格。有试验发现，病人运用词汇能力基本保留，而非词汇运用能力，如画画、拷贝、表格排列以及难题的测试都有很大程度障碍，随着病情进展，对周围人提出的问题无反应，只做简短或部分回答，自主活动缓慢或延迟。在某些早期病人智力损害中，有焦虑和复杂性智力功能紊乱，如狂妄、幻想和语无伦次，也可有行动缓慢、动作僵硬，酷似帕金森病症状、尿失禁在某些病人表现尿急，但多数病人表现为对排尿知觉或尿起动作的感觉减退，大便失禁少见。

（4）影像学检查

头颅 CT 检查是正常颅压脑积水检查重要手段，它可确定脑室扩大和皮质萎缩的程度及引起脑积水的病因，同时，也是观察术后分流效果及并发症的手段。典型的 CT 扫描表现为脑室扩大而皮质萎缩不明显。MRI 影像可从矢、冠、水平全方位观察较小的颅内病变并优于 CT，同时，通过 MRI 可观察脑脊液的动力学变化，对脑积水进行评价。脑室周围 T_1 加权像低信号改变可表明脑积水呈进展趋势。

（5）腰椎穿刺

病人侧卧位时，脑脊液压力通常不高于 180mmH_2O，在不伴有颅内其他病变时，脑脊液的糖、蛋白和细胞计算均在正常范围内。腰穿放液后，如症状改善可提示分流有效。

同位素脑池造影：用放射性同位素腰穿注入蛛网膜下腔，在进入脑和脑室时照像观察。最常用的是 ^{131}I 标记人体血清蛋白（RISA），近来有用铟——二乙胺五醋酸（DTPA）作标记物，约 500UC 注入蛛网膜下腔，分别在 4h、24h、48h 和 72h 扫描观察。扫描可见到三种情况：①正常型：放射性同位素在大脑凸面，而不流入脑室内。②正常颅压脑积水：放射性同位素进入脑室内并滞留，72h 内脑凸面不能显示。③混合型：多数病人为此型，即脑室和脑凸面在分期扫描均可显示。由于放射性同位素扫描对判断分流效果没有肯定的关系，这种检查对评价正常颅压脑积水没有太大的帮助，目前临床并不常用。

（6）其他检查

颅骨平片一般无慢性颅高压征象；脑电图可见持续性广泛慢波；在正常颅压脑水病人中 ^{131}Xe 可显示脑血流量的减少，脑血管造影侧位像可见大脑前动脉格外伸直，大脑中动脉侧裂点向外移位。有脑萎缩时，在毛细血管期见到小血管与颅骨内板之间距离增宽，气脑造影见全部脑室和不同程度的脑池扩大，以上这些在脑积水的临床检查中已不常用。

鉴别诊断：正常颅压脑积水主要与脑萎缩相鉴别。两者症状相似，前者可有自发性蛛网膜下腔出血史（如突然剧烈头痛、恶心、呕吐，颈强）、头外伤、脑膜炎和脑瘤术后等病史。病人症状多在发病后几周到几个月内出现，多数小于 1 年，后者发病年龄多在 50 岁左右，症状发展缓慢，有些见于腔隙性脑梗死或脑出血后病人，多数无明显病因。有时两种病可同时出现，脑活检对阿尔茨海默病及其他脑病有鉴别诊断价值。

（7）治疗

根据正常颅压性脑积水基本发病机制是脑脊液循环途径阻塞，脑脊液聚积于脑室系统，从理论上讲，分流手术会有一定临床效果。目前，多以侧脑室腹腔分流术为首选，而脑室右心房分流术只有在病人因腹部病变不适合行腹腔分流时才实行，而其他的分流术临床应用甚少。根据正常颅压脑积水的脑压特点选择 60～90mmH_2O 中压分流管为宜。术前应对分流效果给以估计，谨慎评价手术指征，达到手术最大效果。一般而言，对有明确病因者，如蛛网膜下腔出血、脑膜炎、外伤、颅脑手术后发病者，比非明确病因者手术效果好；病程短者（半年以内）比病程长者效果好；年轻者比年老者手术效果好。

（8）分流指征判定

1）临床症状评价：走路不稳是评价分流效果的重要指征。步态不稳先于智力障碍者，对分流手术反应良好，而单纯以智力障碍为主要症状者，分流效果较差。有人认为，有 74%的走路不稳者分流后可恢复，并把走路不稳作为正常颅压脑积水分流指征的基本条件，87.5%病人分流后症状明显恢复。也有作者将脑室扩大和步态不稳作为分流的标准，83%的病人在分流后可取得良好效果。

2）颅压测定：正常颅压脑积水病人几次腰穿测压均在正常值上限者，24h 连续监测颅压有波动性升高或腰穿放液后病人症状改善者,分流后多有明显的效果。有报告连续性监测颅内压有 B 波频繁活动,24hB 波活动多于 50%者,分流术后可明显改善症状。

3）腰椎灌注试验：以腰椎穿刺连接一个三通管，管的两头分别接压力连续描记仪和注射器,以脑脊液正常分泌两倍的速度(每分钟约 1.5ml)向腰部蛛网膜下腔注入盐水,正常时压力上升每分钟不高于 $20mmH_2O$,而正常颅压脑积水因脑底的蛛网膜下腔阻塞和吸收功能减退，其压力上升高于此值。也用腰穿灌注同时做脑室引流方法预测分流术效果,其方法是先做侧脑室穿刺置管确定脑脊液流出初压,然后以该压力值向腰穿灌注生理盐水,如果脑脊液流出阻力大于每分钟每 mmHg12.5ml，则分流术可有较好效果。

4)头颅 CT 扫描:脑沟变浅,脑回缩小,蛛网膜下腔不宽,而脑室扩大明显和脑室周围水肿严重者分流后效果明显。

(9)分流失败分析

对正常颅压脑积水选择合适压力的分流管至关重要,只有分流后使脑压尽可能降低才能达到脑室缩小、症状改善的效果。但脑压下降过度则会引起术后一些并发症。

1)硬膜下积液:分流后发生硬膜下积液的机制有:①分流后因颅压下降,由于虹吸效应引起颅压持续下降或皮质小静脉撕裂。②分流管压力过低使颅压下降太低。③脑脊液沿分流管周围渗入蛛网膜下腔。预防方法:应选择合适压力和附有抗虹吸装置的分流管，术中封闭分流周围的蛛网膜下腔防止脑脊液外渗。也有人提出,分流后的硬膜下积液并非与分流后虹吸现象和沿分流管外渗有关，硬膜下积液多发生在腰椎腹腔分流后和分流脑室的对侧,80%的病情可得到缓解。如 CT 扫描显示脑室扩大或有临床症状加重,则需结扎或更换较高压力分流管。

2)分流不足:分流后脑室缩小不明显或临床症状不缓解提示分流不足,可用腰穿测压估计分流功能,如果脑脊液的压力接近分流管的压力,可推测分流管功能正常。此时,如脑室仍扩大,临床症状不改善,可换低压分流管。另外,正常颅压脑积水由于脑损伤的病因不同，并且是某些疾病过程的最后结果,有些病人因分流不足或分流过度而加重病情,因此,分流失败并不可认为原始诊断有误。除此以外,尚有以下并发症:分流管阻塞或分流无效、感染、引流过度引起的硬膜下血肿、癫痫和脑内血肿等。

正常颅压脑积水的治疗一般过程见如下。

对痴呆、步态不稳、尿失禁和脑室扩大或只有步态不稳和脑室扩大的病人腰穿：如脑脊液压力高于 24kPa(180mmHg),无须进一步检查,可行分流手术。

抽出 20ml 以上脑脊液,如走路不稳好转,则可行分流手术,症状不改善,则另行考虑。

24h 颅内压监测,如有搏动性升高活动优势,可行分流手术。

如腰穿灌注试验阳性或放射性同位素和碘苯酯等脑脊液动力检查,脑室没能显影,则可行分流治疗。

分流效果评价:腰穿或颅内压监测确定颅压下降,三个月后复查 CT,如症状无改善,脑室仍扩大,则可考虑更换较低压分流管。

40.2 儿童脑积水

40.2.1 发病机理(pathogenesis)

儿童脑脊液产生过程和形成量与成人相同,平均每小时 20ml。但其脑积水临床特点有所不同。儿童脑积水多为先天性和炎症性病变所致,而成人脑积水以颅内肿瘤、蛛网膜下腔出血和外伤多见。从解剖学上看,脑脊液通路上任何部位发生狭窄或阻塞都可产生脑积水。从生理功能上讲,脑积水是由于脑脊液的吸收障碍所致,这种脑脊液的形成与吸收失衡,使脑脊液增多,颅内压增高使脑组织本身的形态结构改变,产生脑室壁压力增高,脑室进行性扩大。有人用腰穿灌注方法研究交通性脑积水病人发现,在正常颅内压范围内,高于静息状态下的颅内压,脑脊液的吸收能力大于生成能力,称脑脊液吸收贮备能力。脑室的大小与脑脊液吸收贮备能力无关,而是脑室扩张引起,脑组织弹性力增加,继而产生脑室内脑脊液搏动压的幅度增大,这种搏动压产生脑室的进行性扩大。脑组织的弹性力和脑室表面积的增加与脑室扩张密切相关，另外，瞬间性脑室内搏动压增高冲击导水管部位，出现脑室周围组织损伤，产生继发性脑室扩大。正常颅压性脑积水主要原因是脑室内和蛛网膜下腔之间压力差不同，而非颅内压的绝对值增高，该类脑积水阻塞部位在脑脊液循环的末端，即蛛网膜下腔，这种情况虽有脑脊液的生成和吸收相平衡，但是，异常的压力梯度作用在脑层表面和脑室之间，仍可发生脑室扩张，如果损伤在脑脊液吸收较远的部位，矢状窦内，脑皮质没有压力梯度差，脑室则不扩大。这种情况表现在良性颅高压病人，此时，有脑脊液的吸收障碍和颅内压升高，没有脑室扩大。上矢状窦压力升高可产生婴幼儿外部性脑积水，此时，表皮质表面的蛛网膜下腔扩大，这是由于压力梯度差不存在于皮质表现，而是在脑室内和颅骨之间，产生颅骨的扩张，临床上巨颅症的患儿常伴有蛛网膜下腔扩大。有报告，儿童的良性颅高压和脑积水多与颅内静脉压升高有关，良性颅高压病人全部为3周岁以上，颅骨骨缝闭合儿童。在婴幼儿中，即使脑内严重积水，脑室扩大明显，前囟/穿刺压力仍在20～70mmH_2O的正常范围之内，在容纳异常多的脑脊液情况下，颅内压变化仍很小，这与婴幼儿脑积水的颅骨缝和前囟未闭有关，有人认为这种代偿能力对保护婴幼儿的智力有重要意义。也提示婴幼儿脑积水不能以颅内压改变作为分流治疗的指征。脑积水一旦开始则会继发脑脊液的循环和吸收障碍。另外，多数伴有脊柱裂的脑积水患儿多由于原发性导水管狭窄引起，阻塞主要的部位在第三脑室下部，尤其是出口处，伴随脑室扩张，从外部压迫中脑，产生中脑的机械性扭曲，产生继发性中脑导水管阻塞。这种现象在脊髓畸形和其他原因的脑积水患儿中均可发生。交通性脑积水的儿童在分流一段时间后，由于脑组织本身的变化也会发生中脑导水管阻塞。

40.2.2 病理(pathology)

脑积水的程度决定脑组织形态变化。由于枕、顶部脑室弧形凸度较大和额角的核团较多、组织较韧等形态结构特征，积水后的顶部脑组织选择性变薄(图40-2-1)。先天性脑穿通畸形的脑积水表现脑内局部囊性扩大，在囊壁的顺应性超过脑室顺应性时，囊性扩大更加明显，这时病人可表现局灶性神经功能缺失和癫痫发作。

儿童脑积水活检发现，在早期阶段，脑室周围水肿和散在轴突变性，继而水肿消退，脑室周围胶质细胞增生，后期，随着神经细胞的脱失、脑皮质萎缩，并出现轴突弥散变性。同时，脑室周围的室管膜细胞易受到损伤，早期室管膜细胞纤毛脱落，呈扁平状，以后细胞连接断裂，最后室管膜细胞大部分消失，在脑室表面胶质细胞生长，这些变化往往同脑室周围水肿和轴索髓鞘脱失伴行，胼胝体的髓鞘形成延迟。皮质的神经原受累，锥体细胞树突分枝减少，树突小棘也少，并出现树突曲张，这些组织学变化导致儿童的智力低下，肢体的痉挛和智能的改变等临床表现。

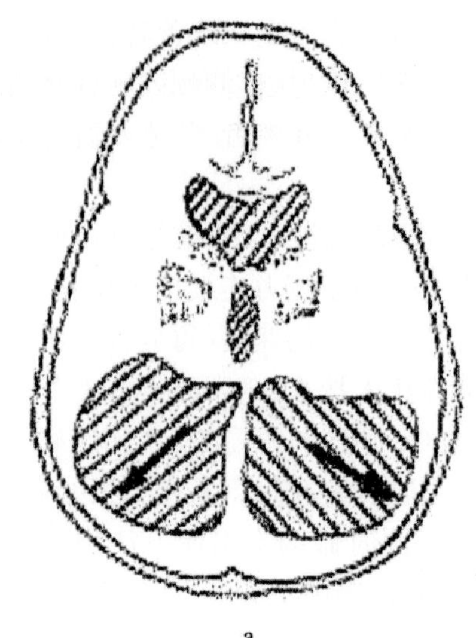

a

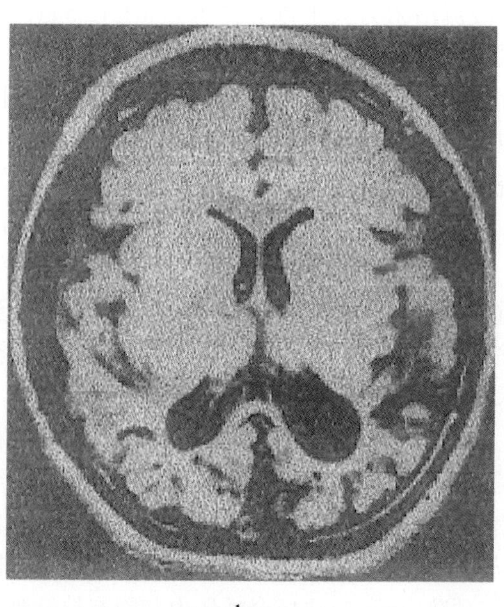

b

图40-2-1 a为脑积水枕叶受累示意图；b为MRI示儿童脑积水后枕角扩大皮质变薄

脑脊液的生化分析有助于判断脑积水的预后。

免疫电泳测定脑脊液中的总蛋白增加，提示脑室内、外梗阻，同时，也与脑室周围白质损伤和血脑屏障破坏有关，而没有变性疾病；脑脊液中脂肪酸的浓度与颅高压成比例升高，梗阻性脑积水解除后，脂肪酸浓度下降，如术后持续性升高，多提示预后不佳。黄嘌呤和次黄嘌呤在脑脊液中的浓度能反应颅高压性脑室扩大后脑缺氧的情况，在颅高压纠正后，次黄嘌呤浓度下降；神经节苷脂与儿童脑积水后严重智力障碍有关，智力正常的脑积水儿童，脑脊液中的神经节苷脂正常，环磷腺苷与脑积水儿童脑室内感染有关。

40.2.3 临床表现(clinical manifestation)

与成人相比，儿童脑积水的临床表现是根据病人的发病年龄而变化。在婴儿急性脑积水，通常颅高压症状明显，骨缝裂开，前囟饱满、头皮变薄和头皮静脉清晰可见，并有怒张，用强灯光照射头部时有头颅透光现象。叩诊头顶，呈实性鼓音即"破罐音"称 Macewen 氏征。病儿易激惹，表情淡漠和饮食差，出现持续高调短促的异常哭泣，双眼球呈下视状态，上眼睑不伴随下垂，可见眼球下半部沉落到下眼睑缘，部分角膜在下睑缘以上，上睑巩膜下翻露白，亦称日落现象。双眼上、下视时出现分离现象，并有凝视麻痹、眼震等，这与导水管周围的脑干核团功能障碍有关。由于脑积水进一步发展，脑干向下移位、外展神经和其他颅神经被牵拉，出现眼球运动障碍。在 2 周岁以内的儿童，由于眼球活动异常，出现弱视。视乳突水肿在先天性脑积水中不明显并少见，但视网膜静脉曲张是脑积水的可靠征。

运动异常主要有肢体痉挛性瘫，以下肢为主，症状轻者双足跟紧张，足下垂，严重时呈痉挛步态，亦称剪刀步态，有时与脑性瘫痪难以区别。由于三室前部和下视丘、漏斗部受累，可出现各种内分泌功能紊乱，如青春早熟或落后和生长矮小等及其他激素水平下降症状。另外，脊髓空洞症伴有脑积水者多出现下肢活动障碍，而脊髓空洞症状伴脊髓发育不全时，常有脊柱侧弯。

40.2.4 诊断(diagnosis)

在婴幼儿期间，脑积水的诊断是头颅异常增大，头围的大小与年龄不相称为主要体征。定期测量婴儿的头围将有助于早期发现脑积水，并能在典型的体征出现前明确诊断，及时治疗(图 40-2-2)。典型的体征是头大脸小、眼球下落、常有斜视。头部

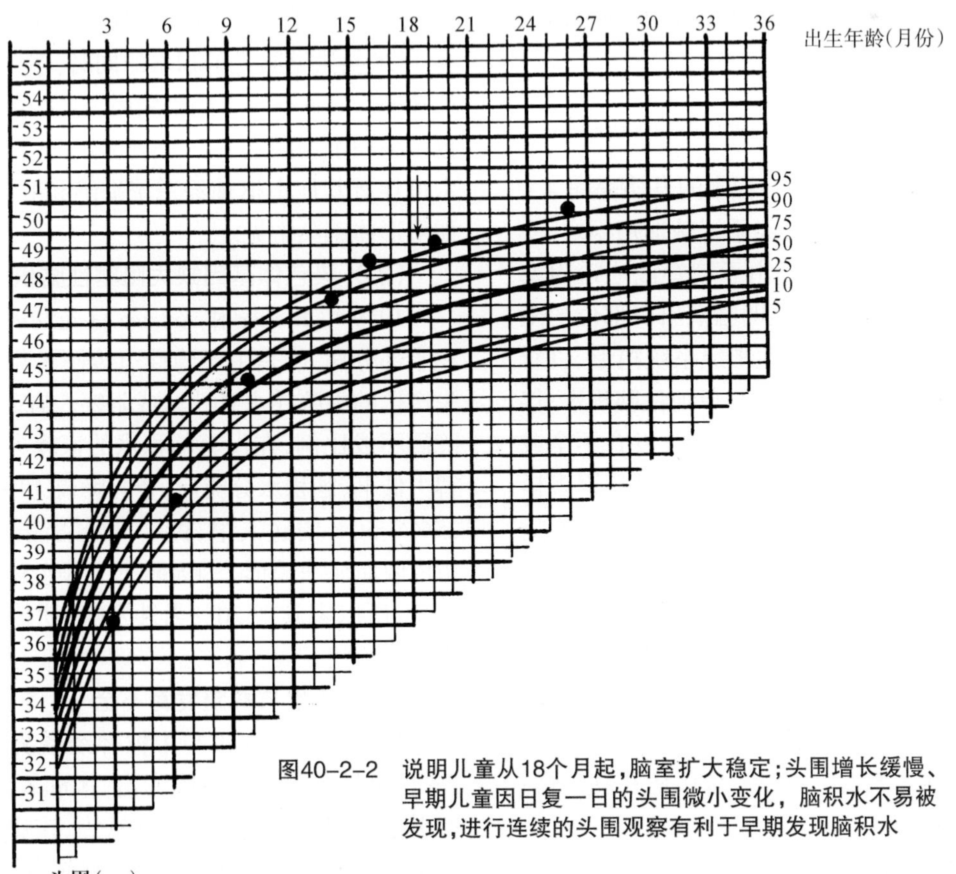

图40-2-2 说明儿童从18个月起，脑室扩大稳定；头围增长缓慢、早期儿童因日复一日的头围微小变化，脑积水不易被发现，进行连续的头围观察有利于早期发现脑积水

皮肤光亮紧张，前额静脉怒张，囟门和骨缝呈异常的进行性扩大。除智力发育迟缓外，因为日复一日的很微小变化，父母可能注意不到非正常的迹象。病情进行性发展，即所谓活动型脑积水，如不采取措施，许多婴儿将死亡。自然生存者转变静止型脑积水，表现为智力迟钝，出现各种类型痉挛，视力障碍，包括失明和许多其他异常。

在新生儿，虽然有脑室扩大或脑积水，前囟仍可陷入，特别是出生后体重较轻的婴儿，由于病儿脱水，可有头颅小于正常。另外，早产儿易有脑室内出血，常在新生儿期过后6～14周内脑室扩大，头围异常增大，但这个过程也有自限性。儿童的头围异常增大虽是脑积水的重要体征，但是，两者之间没有绝对关系，尚要了解包括胎儿围产期在内的临床全过程后，对脑室扩张连续观察，B超是观察脑积水病人简单易行，无创伤和可重复的可靠方法，它能精确测量两个额角及整个侧室的大小，出生前胎儿的宫内超声检查脑积水仍是一种有效的早期诊断方法。

在进行性脑积水诊断确立后，可做头颅CT和磁共振（MRI）的神经影像学检查，排除颅内肿瘤、先天性畸形和脑脊液阻塞性病变，水溶性造影剂和放射性同位素扫描有助于阻塞性脑积水的诊断，但一般要限制应用。

40.2.5 先天性脑积水（congenial hydrocephalus）

国外资料报告，先天性脑积水的发病率在4～10/10万，是最常见的先天神经系统畸形疾病之一，所有先天性脑积水几乎都是由于脑脊液通道阻塞所致，尤其是中脑导水管和第四脑室出口部位的阻塞。先天性脑积水可伴有其他神经系统畸形，以脊柱裂多见。该病可存在以下情况：单纯性脑积水；伴有软骨发育不全的全身性疾病、胼胝体发育不全或Dandy-Walker综合征等神经系统疾病，其病因多样复杂，其中散在发病、宫内感染、出血和血管内疾病占绝大多数，这类病因的死胎率可达24%～60%。小部分是由遗传所致，如X染色体遗传产生的导水管狭窄。另外，也有人认为母亲的年龄、孕期的精神状态和环境对发病有一定关系。有家族脑积水的儿童中，男女之间均有同样高的发病率。先天性脑积水可与各种其他先天性疾患或遗传疾病并发，但病因关系尚未证实。

（1）宫内胎儿脑积水

由于宫内胎儿临床观察困难，应用超声波技术做产前检查，是胎儿宫内脑积水的诊断可行性方法，这对脑积水的早期诊断有一定意义。研究证明：胎儿宫内脑积水的病因有异质性，约75%的宫内脑积水胎儿合并中枢神经系统疾病，约有2/3患脑积水的胎儿出生后死亡。只有7.5%的宫内脑积水的胎儿出生后可正常生长发育。超声波产前检查出胎儿宫内脑积水后，MRI和CT扫描有助于进一步确定诊断：宫内胎儿脑积水常引起严重的神经系统功能的损害，如智力低下，语言障碍和发育异常，出生后的早期分流能防止和减轻神经系统继发损害，对宫内脑积水的胎儿，一旦离开母体能生存时，应行剖宫产术使胎儿娩出，给予及时分流治疗。目前尚未见有关胎儿脑积水在宫内治疗的报告。Click等人报告11例宫内胎儿脑积水，1例出生后进行性发展，1例出生后脑积水消失，8例脑室扩大但无明显进展。

（2）宫内感染与先天性脑积水

母亲妊娠期间弓形体感染是胎儿脑积水常见病因，该病原体感染母体后穿过胎盘到胎儿中枢神经系统，产生脑实质内的血管炎性肉芽肿和室管膜炎，血管闭塞和导水管阻塞，产生脑积水，多与妊娠3个月时弓形体感染有关。并伴有其他神经系统损害。CT扫描见胎儿脑积水的同时，多伴有脑组织结构缺损。柯萨奇病毒感染脑膜炎产生的蛛网膜粘连也是脑积水病因之一。病毒感染发生的先天性脑积水可伴有其他中枢神经系统缺陷和颅内钙化，但不如弓形体感染常见。

（3）X染色体基因缺失阻塞性脑积水

1949年Bicker和Aclams首先发现在先天性脑积水部分病人，是由于隐性遗传性X染色体基因缺失产生的中脑导水管狭窄或阻塞。脑室扩大与智力障碍不成比例，在没有脑积水的家族男性中也可有智力低下，脑积水分流后，智力障碍无明显恢复。有25%～50%的病人中，由于神经功能缺失，产生拇指内收肌屈曲畸形。因为属于X染色体隐性遗传性疾病，所以家族中50%男性发病，遗传基因咨询预防重于治疗。

（4）脑积水与脊髓发育不全

先天性脑积水多与中枢神经系统发育异常有关，最常见是合并脑髓膜膨出。Chiari Ⅱ畸形为典型引起脑积水的病因。以往认为，该病形成原发性导水管狭窄是脑积水的原因，目前多认为，由于原发性脑室扩大,压迫中脑扭曲,引起导水管继发性改变。Yamacla 报告 54 例脑脊膜膨出新生儿脑室造影表明,所有病儿中脑导水管均开通。而枕骨大孔水平的第四脑室下段疝入椎管内引起出口处狭窄或阻塞,其狭窄程度与脑室扩大相一致。并认为这是由于小脑扁桃体粘连阻塞枕骨大孔所致。脑积水与脑脊膜膨出有关,统计表明胸椎病变有 95%脑积水,腰骶椎约 60%。

(5)脑积水与 Dandy-Walker 畸形

1941 年 Dandy 等首先描述后颅窝囊肿和小脑蚓部畸形与脑积水的关系，以后 Taggart 和 Walker 报告第四脑室中孔和侧孔闭锁,因此,第四脑室囊状或憩室样扩大,缺乏第四脑室中孔和两侧孔及伴有闭塞或全部闭塞,导水管及各脑室均明显扩大为基本特征称 Dandy-Walker 畸形。该病占儿童先天脑积水的 2% ~ 4%,但有些病也可没有脑积水。有些 Dandy-Walker 畸形也可发生其他发育异常,如胼胝体发育不全、腭裂、眼畸形和心脏病等,病人脑积水可在出生时存在，但多在出生后 1 周岁时发病,这与扩大的第四脑室与蛛网膜下腔之间不能充分交通有关。脑室造影和同位素扫描证明,约 80%的病人属于交通性脑积水。为此在治疗方面用切除囊肿壁的方法不能缓解脑积水,而多数病人采取侧脑室分流方法。如发生小脑扁桃体上疝尚需要做囊肿分流术。

(6)非遗传性导水管狭窄

在先天性脑积水中,有些发生在儿童期或以后出现导水管狭窄性脑积水。多为散发性,病因不清。通常组织学上可见导水管分叉或有胶质增生,分叉的导水管形成两个狭小的管腔,中间被正常组织分开,管腔不规则,多伴有脊髓发育异常。神经胶质增生表现为纤维胶质过度增生，围绕在导水管内,并伴有导水管内室管膜细胞脱落,这种改变在导水管腹侧端明显。也有人提出,病变可能在胎儿时期已经发生。散发性导水管狭窄,也可在儿童期或青春期出现进行性脑积水,临床表现有头痛、呕吐和视乳突水肿等颅高压症状。如有头围增大,提示在儿童早期已有无症状脑积水存在。诊断依据主要为影像学显示第四脑室大致正常而第三脑室扩大。

(7)外部性脑积水

随着 CT 和 MRI 影像学的发展,临床发现有些头颅较大的儿童，伴有明显的蛛网膜下腔扩大,没有或仅有轻度脑室扩大，这种现象称外部性脑积水。这与颅外静脉阻塞引起颅内静脉压力增高,产生蛛网膜颗粒水平的脑脊液吸收障碍有关。绝大部分为良性病程,在出生后 12 ~ 18 个月,病情转归,一般不需要手术治疗，如有颅压增高症状可用多次腰穿放液缓解症状,但有必要用 B 超连续观察网膜下腔和脑室变化。也有报告认为外部性脑积水是交通性脑积水的早期阶段。总之该病原因不十分清楚。

40.2.6 获得性脑积水(acquired hydrocephalus)

儿童获得性脑积水是指出生后有明确病因产生的脑积水,常见以下几种情况:

(1)脑室出血后脑积水

在脑室内出血的儿童中,有较高的脑积水发生危险,发病率为 25% ~ 74%,早产儿脑室内出血发病率高于正常儿童,患呼吸窘迫症的婴儿脑室内出血发病率更高。

出血部位多在侧脑室内室管膜下或脑实质出血破入脑室,继而发生闭塞性蛛网膜炎,引起交通性脑积水。严重的脑室内出血也可因凝血块和碎组织阻塞脑室系统发生梗阻性脑积水。

出血后脑积水的病儿常有脑室扩大,但病情趋向稳定,有些病儿即使脑室扩大,颅压也可不高。对进行性脑室扩大，颅压较高和临床症状恶化者,可考虑为进行性脑积水。

(2)感染性脑积水

颅内感染后,特别是细菌性脑膜炎如结核性脑膜炎,在任何年龄的儿童中均可引起脑积水。脑脊液循环阻塞部位多在脑底蛛网膜下腔,少数化脓性脑室炎,可见脑室内分隔成腔,有些腔隔可互相交通,内含脑脊液。

形成多腔脑室,有些即使感染已控制,但腔隔化仍可持续发展,当腔隔内脑脊液回流受阻塞时出现多腔性脑积水。这种情况，单纯 CT 扫描很难发现,脑室造影可做出诊断。如果分隔大而少、互不相通可做各腔分流,或在安置分流管时,穿破分隔使各腔相通。也有报告在分流术前用脑窥镜剥离分隔,但由于小儿脑皮质层薄,扩大脑室分流后有使皮质塌陷的危险。

(3)外伤后脑积水

一般性头颅外伤引起的脑积水,其机制是颅内出血后引起脑底或凸面蛛网膜下腔粘连或腔室阻塞。

(4)与肿瘤有关的脑积水

中枢神经系统肿瘤阻塞脑室系统产生的脑积

水依病变性质而定。典型病例为三脑室前胶质瘤可阻塞Monor孔发生脑积水，相应的鞍上区肿瘤，如视神经胶质瘤、颅咽管瘤向上发展也可阻塞Monor孔，产生双侧脑室脑积水。丘脑或下丘脑肿瘤可发生第三脑室阻塞；松果体区肿瘤或鞍上肿瘤向后生长到导水管部位使之阻塞。中脑导水管周围较小胶质瘤和大脑大静脉瘤也可阻塞中脑导水管。常见阻塞第四脑室的脑瘤有：小脑的髓母细胞瘤、星形细胞瘤和室管膜细胞瘤，脑干外生性肿瘤突到第四脑室内，有时可产生脑积水。由脑瘤产生梗阻性脑积水，理想的方法应切除肿瘤解除梗阻。但在少数病例中，即使肿瘤切除后，脑室系统畅通、颅内压不高，病人仍可表现持续性脑积水，其机理尚不清楚，推测与术后无菌性脑膜炎有关。在后颅凹肿瘤切除术中，有19%～25%的病儿有持续性脑积水。曾有人建议，对后颅凹肿瘤有脑积水者，术前常规做分流手术，以便在切除肿瘤前解除颅高压，稳定病情。目前随着对后颅窝肿瘤诊断和治疗技术的提高，人们对常规术前分流提出疑议，美国儿童神经外科协会研究132例后颅凹肿瘤病儿，发现术前分流没有益处，认为术前分流有造成肿瘤转移、颅内出血和小脑幕裂孔上疝的危险。但是对有脑积水威胁病人生命，需延迟手术及肿瘤切除仍不能缓解脑积水者，术前分流仍是合理治疗。

(5)颅骨异常性脑积水

在颅软骨发育异常的巨颅症儿童中，常不伴有脑室扩大即脑积水。但是脑凸面蛛网膜下腔有扩张，仅有脑室轻度或中度扩大，属于外部性脑积水，目前认为，这种脑积水与颅底骨增生，包绕出颅静脉，引起静脉压升高有关，但随着颅底骨的增长，出颅静脉可开放，因此，该类型脑积水可有一定自限性，绝大多数病人无须分流。在少数颅骨软骨发育不良的病人中，由于颅底变形，枕骨大孔狭窄，第四脑室出口阻塞，产生非交通性脑积水，有严重的颅高压，则需要分流治疗。颅底骨过度生长的骨硬化病人也可产生类似的外部性脑积水。

40.2.7 儿童脑积水的治疗(treatment of children hydrocephalus)

(1)药物治疗

①抑制脑脊液分泌药物：(如醋氮酰胺，每日100mg/kg)是通过抑制脉络丛上皮细胞Na^+-K^+ATP酶，减少脑脊液的分泌。②利尿剂(速尿，每日1mg/kg)。以上方法对两周岁以内有轻度脑积水者应首选，约有50%的病人能够控制病情。③渗透利尿剂：山梨醇和甘露醇。前者易在肠道中吸收并没有刺激性，半衰期为8h，每天1～2g/kg。该药多用于中度脑积水，作为延期手术短期治疗。另外，除药物治疗外，对于脑室出血或结核和化脓感染产生的急性脑积水，可结合反复腰椎穿刺引流脑脊液的方法，有一定疗效。对任何试图用药物控制脑积水者，都应密切观察神经功能状态和连续检查脑室大小变化。药物治疗一般只适用于轻度脑积水，虽然，有些婴儿或儿童没有脑积水症状，但病人可有进行性脑室扩大，这样一些儿童虽然有代偿能力，但终究也会影响儿童的神经系统发育。药物治疗一般用于分流手术前暂时控制脑积水发展。

(2)非分流手术

1918年Dandy首先用切除侧脑室脉络丛方法治疗脑积水，但是，由于产生脑脊液并非只限于脉络丛组织，而且第三脑室和第四脑室脉络丛没有切除，手术效果不确切，故停止使用。第三脑室造瘘术是将第三脑室底或终板与脚间池建立直接通道用来治疗中脑导水管阻塞。有开颅法和经皮穿刺法，前者由Dandy首先施行。术中将第三脑室底部穿破与脚间池相通或将终板切除使第三脑室与蛛网膜下腔形成直接瘘口。经皮穿刺法是Hoffman等(1980)首先用定向方法进行三脑室底切开，术中先做脑室造影显示出第三脑室底，在冠状缝前方做颅骨直径10mm孔，用立体定向方法导入穿刺针，当第三脑室底穿开时可见造影剂流入脚间池、基底池和椎管内。由于这类病人蛛网膜下腔和脑池中缺乏脑脊液，因而手术不能使造瘘口足够大，常有术后脑脊液循环不充分，脑积水不能充分缓解，目前应用这种方法不多。

(3)脑室分流术

Torkldsen(1939)首先报告用橡皮管做侧脑室与枕大池分流术，主要适用于脑室中线肿瘤和导水管闭塞性脑积水。以后Dandy对中脑导水管发育不良的患者施行扩张术，用橡皮导管从第四脑室向上插到狭窄的中脑导水管，由于手术损伤导水管周围的灰质，手术死亡率高。内分流术是侧脑室和矢状窦分流，这种方法从理论上符合脑脊液循环生理，但在实际中应用不多。

脑室颅外分流：该手术方法原则是把脑脊液引流到身体能吸收脑脊液的腔隙内。目前治疗脑积水

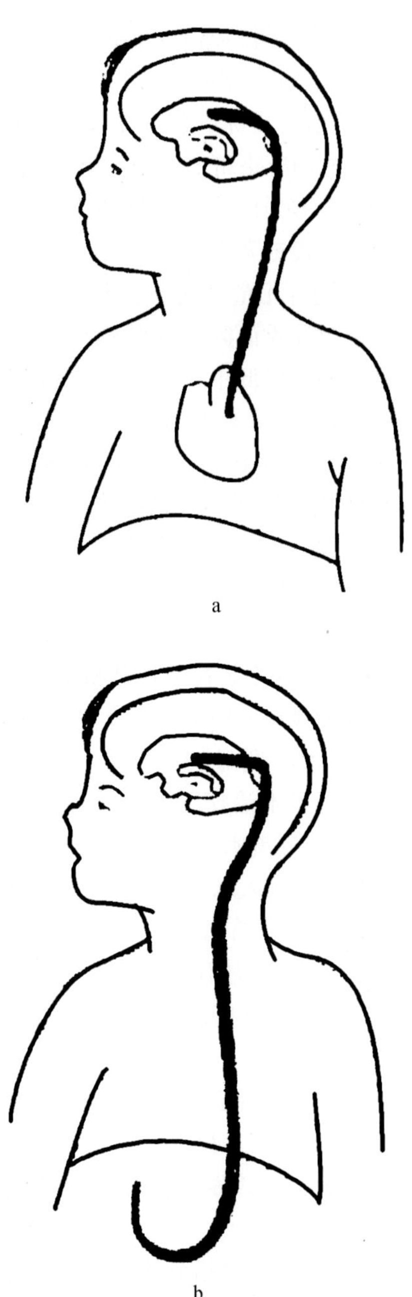

图40-2-3 两种主要侧脑室分流示意图
a 为脑室—心房分流；b为脑室—腹腔分流

常用的方法有脑室—腹腔分流术、脑室—心房分流术和脑室—腰蛛网膜下腔分流术，由于脑室心房分流术，需将分流管永久留置于心脏内，干扰心脏生理环境，有引起心脏骤停危险及一些其他心血管并发症，目前，只用于不能行脑室腹腔分流术病人。脊髓蛛网膜下腔—脑室分流只适用于交通性脑积水。目前仍以脑室—腹腔分流是首选方法。另外，既往文献报告，脑室—胸腔分流、脑室与输尿管、膀胱、胸导管、胃、肠、乳突和输乳管分流等方法，均没有临床应用价值，已经放弃。

脑室分流装置由三部分组成。①脑室管；②单向瓣膜；③远端管。但脊髓蛛网膜下腔—腹腔分流则是蛛网膜下腔管。近几年来一些新的分流管配有抗虹吸、贮液室和自动开闭瓣等附加装置，见图40-2-3。

手术方法：病人仰卧头转向左，背下垫高，暴露颈部，头部切口，从右耳轮上4～5cm向后4～5cm，头颅平坦部切开2cm长口，牵开器拉开，钻孔，将脑室管从枕角插入到达额角10～12cm长。一般认为分流管置入额角较为理想，其理由为额角宽大无脉络丛，对侧脑脊液经Monor氏孔流向分流管压力梯度小。并将贮液室或阀门置入头皮下固定。远导管自颈部和胸部皮下组织直至腹壁。腹部切口可在中腹部或下腹部正中线旁开2.5～3.0cm或腹直肌旁切开。把远端侧管放入腹腔。另有，用套管针穿刺腹壁，把分流管从外套管内插入腹腔。腹部管上端通过胸骨旁皮下组织到达颈部，在颈部与阀门管相接。禁忌证：①颅内感染不能用抗生素控制者；②脑脊液蛋白过高，超过50mg%或有新鲜出血者；③腹腔有炎症或腹水者；④颈胸部皮肤有感染者。

40.2.8 分流术常见并发症及其处理

（1）分流系统阻塞

为最常见并发症，可发生在从手术室到术后数年的任何时间内，最常见于术后6个月。

1）分流管近端（脑室端）阻塞：可因血凝块阻塞、脉络丛粘连或脑组织粘连所致。

2）分流管远端（腹腔端或心房端）阻塞：常见原因有：①导管头端位置放置错误（如位于皮下），未进入腹腔；②多次置换分流管及腹腔感染易形成腹腔假性囊肿，发生率为1.7%～4.5%。可出现腹痛、分流装置处皮下积液。③导管头端裂隙被大网膜、血凝块等堵塞。

3）脑室内出血、脑室炎和脑手术后的脑脊液蛋白或纤维素成分增高，可阻塞分流管阀门；导管连接处脱落等也是分流阻塞的常见原因。

一旦发生分流阻塞，病人的脑积水症状、体征就会复发，CT检查示脑室再度扩大。主要表现为头痛、恶心、呕吐和嗜睡。起病的症状多种多样，可突然剧烈起病，也可缓慢起病，颅内压快速、严重升高可导致病人昏迷。慢性症状包括易激动、在学校的表现变差或生理发育期迟缓等。偶见新发癫痫或癫痫次数增加。

分流系统阻塞引起的体征与临床颅内压增高和分流管功能异常有关。对于脑室分流术后影像学检查显示脑室缩小的病人，复查显示脑室再次扩大时，提示分流系统阻塞。对于没有先期影像学资料的病人，虽然可能存在分流管阻塞，但脑室正常或轻度增大，此时判断是否存在分流系统阻塞较为困难。这种情况多见于处于生长发育期的病儿，由于先天畸形的因素，看似正常的脑室其实不正常。此时应先判断分流系统阻塞部位，再更换分流装置或加以矫正。判断方法：穿刺贮液囊抽不出脑脊液或压下阀门后不能再充盈，提示脑室端不通；若难于压瘪阀门，代表阀门本身或腹腔或心房端梗阻。对于因脑脊液蛋白及纤维素含量过高引起的分流系统阻塞应注意预防，如控制出血、炎症等，先进行脑脊液外引流，待化验正常后再进行分流术。疑有腹腔假性囊肿者，经腹部B超确诊后，应拔除引流管，切除假性囊肿，在腹腔其他部位重置引流管；若假性囊肿为感染所致，应在感染控制后再行分流术。

(2)感染

感染仍然是脑脊液分流术后主要的并发症之一。感染可造成病人的智力损害、脑室内形成分隔腔，甚至死亡。尽管经过几十年的努力，许多医疗中心报道的感染率仍为5%～10%。

依据受累部位将感染分为：伤口感染、脑膜炎、腹膜炎、分流管感染。多数感染发生在分流术后2个月内。

临床表现与感染的部位有关，伤口感染有发烧、切口或分流管皮下红肿，感染时间长时可有伤口流脓。对于慢性伤口感染，分流管可外露。婴幼儿皮肤薄，分流管易将皮肤磨破造成伤口感染。切口的脑脊液漏常引起污染，后形成感染。

脑膜炎或脑室炎的病人有发烧、头痛、易激惹和颈强直。腹膜炎比较少见，典型的表现有发烧、厌食或呕吐和腹部压痛。

常规血液检查常为多形核白细胞增高。对于脑室外腹腔分流术的病人做血培养无明确的意义，但对发烧的病人应做血培养。同时应做尿或其他感染部位如伤口的细菌培养。头颅CT或MRI检查可以明确脑室的大小，不仅可以判定分流管是否有阻塞，而且可以决定是否取出分流管或做脑室外引流。

对于所有没有伤口感染或皮下分流管外露的病人，应穿刺分流储液泵抽取脑脊液做细胞计数、革兰染色涂片或培养以明确感染的诊断。一旦确诊，应立即去除分流装置，改作脑室外引流，或经腰穿引流，并全身抗感染治疗或抗生素脑室内、鞘内用药。此外，还应考虑真菌感染可能。待感染控制后，重行分流术。术中严格无菌操作是预防感染的关键环节。

(3)分流过度或不足

1)分流过度：儿童多见。病人出现典型的体位性头痛，立位时加重而卧位后缓解。CT扫描显示脑室小，脑脊液测压可低于0.59kPa(60mmH_2O)。此时最有效的治疗方法是将低压阀门更换成高压阀门(较原先高出0.196～0.294kPa(20～30mmH_2O))。

2)慢性硬膜下血肿或积液：多见于正压性脑积水病人术后，原因多为应用低阻抗分流管导致脑脊液引流过度、颅内低压。常无明显的临床表现，复查CT或MRI时显示皮质塌陷和硬膜下血肿或积液。应用较大阻抗的分流装置或加装抗虹吸阀，避免过度引流，有可能预防本并发症。轻度硬膜下血肿或积液，可保守治疗；明显的或有症状的硬膜下血肿或积液，应进行手术治疗，前者可行钻孔引流，后者可行积液—腹腔分流术。

3)分流不足：病人术后症状无改善，影像学检查发现脑室扩大依然存在或改善不明显。主要原因是使用的分流管阀门压力不适当，导致脑脊液排出不畅。需更换合适压力的阀门。术前判断病人的实际需要，选择合适压力的阀门是预防本并发症的关键。

(4)裂隙脑室综合征

裂隙脑室综合征(slit ventricle syndrome)发生率为0.9%～55%，可以发生在交通性或非交通性脑积水病人的术后。

裂隙脑室综合征是指分流手术后数年(平均为4.5～6.5年)出现颅内压增高的症状，如头痛、恶心、呕吐以及共济失调、反应迟缓、昏睡等，CT检查可发现脑室形态小于正常，检查分流管阀门为按下后再充盈缓慢，提示分流管脑室端阻塞。

发病机制是由于脑脊液长期过度引流所致：当脑脊液大量引流后，脑室缩小，分流管脑室端发生功能性阻塞。在脑室顺应性较好时，脑脊液积聚可引起脑室的扩大，从而解除了阻塞，恢复分流管功能；长期反复的分流管功能性阻塞可导致脑脊液向脑室周围室管膜下渗出和沿分流管外渗，受损的室管膜纤维化、室旁充血和胶质增生等，使得患者的脑室顺应性逐渐降低，这时尽管脑脊液不断产生，颅内压不断增高，但脑室不再扩大，分流管阻塞不能解除，而导致高颅内压。

使用抗虹吸装置、更换分流管对预防裂隙脑室综合征并无积极意义。有报道颞肌下减压可缓解病人的症状，减少其发生率。

(5)其他并发症

1)脑室端的并发症：分流管脑室端误插入视神经通路旁时，可引起单眼失明、同向偏盲或双颞侧偏盲等。也有脑室端移到视交叉背部和脑干等处的报道。应用神经内镜，在直视下放置分流管，可以避免误插。如分流术后出现视乳突水肿等急性颅内高压征，或出现视野、视力改变，应考虑脑室端分流管移位可能。一旦明确诊断，需重置分流管脑室端。

2)腹腔端的并发症：①脏器穿孔：多为结肠穿孔，可引起腹膜炎、脑膜炎或脑脓肿；也可刺破胃、阴道、膀胱等，可以不表现腹膜刺激征，而仅表现为分流管堵塞，或由于脑脊液流失引起的水、电解质失衡。如发现脏器穿孔，应立即手术拔除分流管，并更换分流方式。②分流管移位：可移位至胸、腹壁及颈部皮下，或头皮帽状腱膜下。偶见穿破横膈，移到胸腔、心包，引起胸腔积液，甚至刺破心脏，造成心脏功能障碍。分流管移到皮下或帽状腱膜下时，可致分流管堵塞，应更换分流管或行分流矫正术；若胸部X线平片证实分流管移到胸腔或心脏，需立即手术取管。为预防移位可在分流管易活动处加以固定。③其他：脑脊液肚脐漏、分流管腹腔端缠绕并引起肠梗阻等。

3)癫痫：发生率约为5%，额角穿刺者多于枕角穿刺者。应用抗癫痫药物控制发作，同时应排除颅内出血、炎症、脑积水复发颅内压增高等可能原因，并作相应处理。

40.3 颅内静脉窦闭塞性颅高压

40.3.1 概述(introduction)

特发性颅高压是临床表现以高颅压为主，脑脊液化验正常和神经放射学检查无颅内占位病变和脑积水为特征的一组疾病。病人的主要表现为无明确病因的头痛和视乳突水肿。该病目前的诊断应符合以下条件：①确定有颅内压增高；②除视乳突水肿和少数病人有外展神经麻痹外无其他颅神经功能异常，神经系统检查正常；③CT或MRI检查无颅内占位或脑室扩大；④脑脊液化验正常。

典型的特发性颅内高压以中年女性多见，约有25%的病人产生严重视力损害。该病是由多种原因引起，慢性中耳炎继发静脉窦血栓形成是最常见的原因。也可由一些全身疾病引起，如颅外肿瘤、血液疾患、代谢障碍和服用某些药物等。目前，有人认为该病与月经失调、妊娠、口服避孕药、维生素A过多症及用四环素、呋喃类药、萘啶酮酸和皮质激素等药物后引起。流行病学调查报告身体过重、肥胖人群发病率高于正常体重人群。特发性颅高压大多数有一定自限性，病程多在1年左右。临床治疗主要以降低颅内压和对症治疗为主，包括碳酸酐酶抑制剂、利尿剂和糖皮质激素等，当保守治疗失败，病人有急剧视力恶化，应进行外科治疗，如脑脊液分流术或颞肌下减压，视力损害严重者，可行视神经鞘减压。另外，近年来随着神经影像学技术，如CT、MRI和数字减影脑血管造影的广泛应用和实验室检查项目的精确和增加，对特发性颅高压病人，除仔细询问病人和体格检查外，还应进行有针对性的影像学和实验室检查，以发现有关病因。我们曾对18例无明显诱因颅高压病人行数字减影全脑血管造影检查，4例证实颅内主要静脉闭塞，其中，1例上矢状窦闭塞，2例单侧横窦闭塞，1例双侧大脑内静脉闭塞。

40.3.2 颅内静脉窦闭塞性颅高压

颅内静脉窦及静脉血栓形成是引起脑静脉回流和脑脊液吸收障碍的主要原因，其结果是产生颅高压，本书把此种特殊类型的颅高压称为静脉窦闭塞性颅高压。

静脉窦闭塞性颅高压多发生在上矢状窦、直窦、横窦、海绵窦血栓形成。血栓形成的症状因部位而不同。临床上可分为感染性和非感染性两大类，后者多由颅脑外伤、消耗性疾病(如晚期癌症、恶病质)、某些血液病(白血病、红细胞增多症、严重贫血)及严重脱水等引起。前者多继发于头部、面部感染以及化脓性脑膜炎、脑脓肿、败血症等。

(1)病因

70%~80%的脑血容量存在于脑静脉系统内,它对正常颅内压的维持和快速调节均十分重要。脑静脉系统与身体其他部位的静脉不完全相同,脑静脉和静脉窦无静脉瓣,静脉内血流方向可以逆流,并与颅外静脉之间有丰富的吻合。海绵窦经眼静脉与面静脉相通,穿过卵圆孔和颈静脉管的导静脉与翼状静脉丛和咽静脉丛相通,并经基底静脉丛与脊髓静脉相通;横窦经乳突导静脉与枕静脉相通;上矢状窦经顶部导静脉与颅外顶后静脉相通。这些静脉交通是颅外的化脓性感染向颅内蔓延的潜在途径。后颅窝静脉与脊椎静脉丛相连,并由此再与身体其他部位的静脉相通。这些吻合支是肿瘤转移至中枢神经系统内的一个重要通道。另外,还有逆行性栓塞的可能性,人类存在有子宫—阴道静脉、椎静脉、颅内静脉和硬脑膜静脉窦之间的解剖上的连续性。当腹压增高,小的栓子有可能从盆腔沿上述静脉通路进入颅内静脉和硬脑膜静脉窦,并在颅内静脉系统形成更大的栓子。

原发性静脉窦闭塞多见于出生后婴儿,特别多见于先天性心脏病或胃肠道感染并发消瘦和衰弱的婴儿。成人多发生在营养不良、脱水、感染性疾病、结核、癌症、心脏病右心衰竭、手术后高凝状态、头颅外伤、大脑动脉闭塞、白血病、严重贫血等。也见于口服避孕药、妇女妊娠期、产后或流产之后及其子宫内滴注高渗盐水治疗流产所致的高钠血症。原发性栓塞的机理尚不十分清楚,贫血、低血压、脱水等可能是主要的诱发因素,血液的黏度增加和循环减慢,血浆纤维蛋白原增加、血小板和血液黏度增高,这些因素都起重要作用。

继发血栓形成,可由颅骨骨折直接损伤静脉窦或在婴儿行上矢状窦穿刺后引起;也可见于局部或远隔部位化脓性感染的一种并发症。在局部感染中比较常见的是额窦感染引起的上矢状窦血栓形成;乳突气窦或中耳感染引起横窦血栓形成;面部特别是上唇附近、鼻、颊、上颌部、眼及筛窦和蝶窦感染引起的海绵窦血栓形成。血栓可沿引流静脉延伸入静脉窦内,化脓性细菌感染产生静脉窦炎时,脓性栓子可延伸到静脉分支或其他静脉窦;如横窦病变可延伸到颈内静脉。化脓性病灶靠近静脉窦时,窦壁的炎症也可产生窦内血栓,其栓子可以是炎性或非炎性,炎性血栓质脆易碎,随血流进入心脏和肺部,引起脓毒血症和全身多处脓肿。静脉窦血也可伴有硬膜外、硬膜下、软脑膜和脑内脓肿。

(2)病理

大脑皮质表面有丰富的静脉吻合支进入静脉窦,故局限于某一部位静脉窦血栓,不一定会引起脑静脉很大的回流障碍,血液往往能经其他通道绕过静脉窦闭塞部位回流。较为广泛的静脉窦血栓形成时,静脉回流将受到严重阻碍,受累的皮质部位及皮质下的白质可有充血、肿胀及多灶性出血,在静脉性梗塞时,白质内有点状或大片状出血,而且大量的血液迅速流入梗塞表面的蛛网膜下腔,这是静脉阻塞性梗塞与动脉闭塞性梗塞区别的特征。肉眼见刚形成血栓的静脉窦和静脉为坚硬的凝血块扩张,大部分凝血块呈浅蓝色,并夹杂一些白色质斑,坏死的皮质和白质迅速崩解而被吸收,以后病灶皱缩,囊性变,呈黄色。当静脉窦和静脉内的血栓迅速机化和再通以后,肉眼检查就难以发现明显异常,尸检时脑表静脉充血,脑肿胀,脑回变平。外表及切面上均未见出血或梗塞灶,镜检脑皮质有广泛的缺血性损害。神经细胞皱缩或脱失。皱缩的细胞质浅染,核深染呈三角形,少突胶质细胞呈空泡性肿胀,毛细血管内皮细胞也肿胀。

产妇的上矢状窦和皮质静脉血栓形成时,可见皮质细静脉与梗阻的皮质静脉交界处有甚多的细小出血区,以及严重的脑水肿、脑内出血或缺血性脑梗死。若系中耳或鼻旁窦感染则可并发硬膜、硬膜下、大脑和小脑的脓肿。横窦、上矢状窦与皮质静脉内均含有红色血栓。在皮质和白质内可散见有出血性和非出血性脑梗死。横窦血栓形成常继发于中耳炎和乳突炎,可分为炎性或非感染性,同时,如有左右侧横窦在窦汇处互不相通,左侧横窦的血栓形成就可阻塞大脑大静脉和直窦回流引起基底节梗塞。

(3)临床表现

1)上矢状窦闭塞:多属非感染性,常与血流动力学异常有关。急性起病者,早期症状有头痛、呕吐、谵妄和抽搐。头皮和外部鼻静脉可有怒张和充血,婴儿囟门紧张与隆起,有时可有视乳突水肿与斜视。也可产生双侧皮质偏瘫,或局灶性癫痫。慢性起病者,因皮质静脉侧支循环的建立和部分代偿的结果,可仅有头痛、视乳突水肿或继发性视神经萎缩。

2)横窦血栓形成:多由于中耳炎或乳突炎持续

几周后，病人有头痛，头转动时加重，可有呕吐，耳后皮肤静脉充血，若静脉炎已延伸至颈内静脉，则颈部有触痛、视乳突水肿，多局限于病侧，程度亦不重，局灶性脑炎症状则抽搐与对侧轻偏瘫。当左侧横窦血栓形成时可表现失语症，多数病人有鼓膜穿孔流脓，一部分病人鼓膜发红，耳后红肿，即为 Griesingo 征。

3)海绵窦血栓形成：多继发于眼眶周围，鼻、面部等处感染，临床表现以眼、面部症状为突出，主要系颅神经、交感神经和静脉回流障碍。动眼、滑车、外展及三叉神经第 1、2 支损害，颈动脉交感神经丛受损引起 Horner 征，眼底可出现视网膜出血，视乳突水肿和视神经萎缩，静脉回流障碍可造成眼球突出和眼睑水肿。

4)脑内静脉血栓形成：因硬脑膜静脉窦或脑皮质静脉血栓而引起的脑内静脉血栓形成以儿童多见，其后果是该静脉分布区域发生出血性梗塞，最突出的部位是透明隔、纹状体、丘脑、胼胝体的腹侧部、枕叶的侧面以及每侧小脑的内上面，临床表现出相应的症状。

(4)影像学检查

1)数字减影脑血管造影(DSA)是目前诊断静脉窦闭塞的准确方法，当主要静脉窦阻塞时，血管造影的静脉期可见循环时间延长和闭塞静脉窦不显影。有些广泛静脉窦闭塞时可见静脉逆流现象。

2)CT 扫描提示静脉窦闭塞可能性，平扫 CT 可见阻塞静脉窦分布区有灶状出血，一部分病人增强扫描时，矢状窦呈“△”形增强，“△”形中央被血栓充填，造影剂不能进入，窦内血栓注药后不增强呈低密度，而血栓形成后的静脉窦壁强化明显，显示高密度三角形影，出现 CT 扫描特征性改变，即“△”征。Viraponges 报告 76 例静脉窦闭塞 CT 特征，28.6%增强扫描可见“△”征，20%可见静脉窦旁多发性出血。也有报告皮质静脉阻塞时，脑表面可有条索样改变。约 10%的病人可呈现 CT 扫描正常。

3)MRI 对静脉窦阻塞的征象与 CT 扫描特征相似，即矢状窦旁出血、静脉窦梗塞和静脉注入顺磁性造影剂后脑回增强。闭塞的静脉窦在 T_2 像上显示高信号，其附近的动脉和静脉则显示流空信号见图 40-3-1、图 40-3-2、图 40-3-3。MRA 对颅内静脉窦闭塞有一定的诊断意义，但它在血管显像上有一定伪迹，不如 DSA 血管造影清晰。

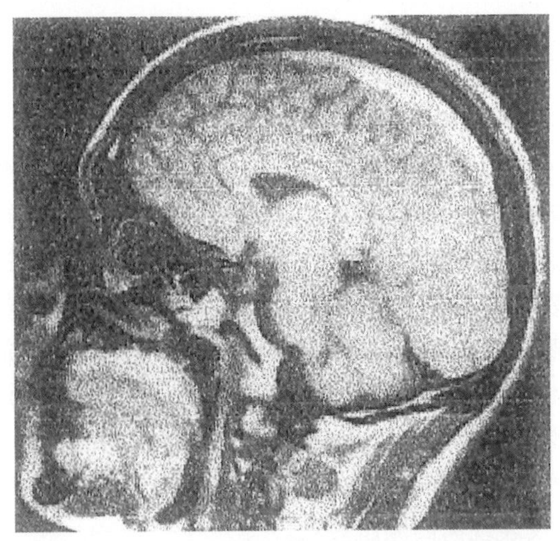

图40-3-1 矢状面下加权像示上矢状窦高信号

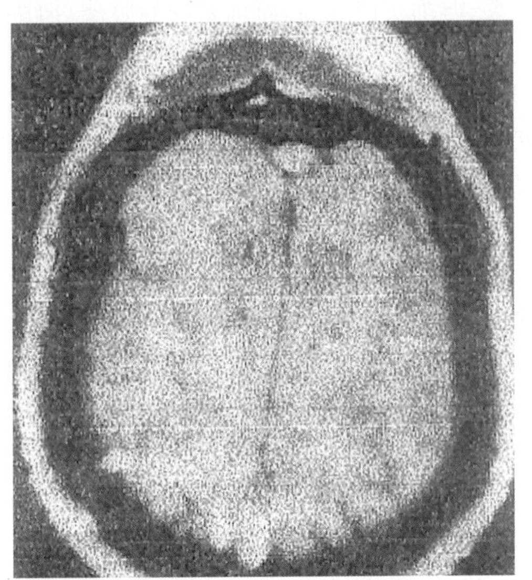

图40-3-2 横断面下加权像示上矢状窦高信号

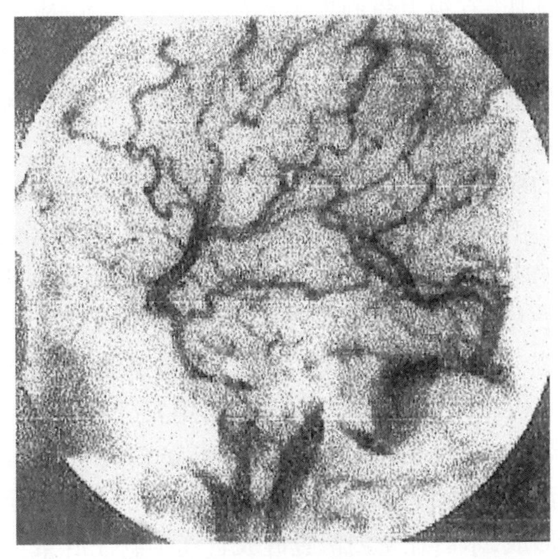

图40-3-3 右颈动脉血管造影静脉期示上矢状窦未显影，皮质静脉流经大脑中浅静脉和大脑下静脉引流

(5)诊断与鉴别诊断

颅内静脉窦闭塞诊断多依赖临床表现头痛、恶心、呕吐和视乳突水肿的颅高压症状,局部神经定位体征以及静脉窦血栓有关的局部感染病灶和有关的全身因素。腰穿压力增高,脑脊液清亮或微黄色,急性闭塞发生出血性梗塞时,蛋白定量和白细胞数增加。CT扫描显示"△"征,特别是血管造影静脉期可见静脉窦闭塞即可诊断。近年来,由于抗生素的大量、广泛应用,由局部感染引起的静脉窦血栓形成多趋向于亚急性和慢性起病,有些病人只有慢性颅高压症,而缺乏静脉窦血栓的其他典型表现,仅表现为高颅压症状。

静脉窦血栓形成常需与眼眶(眶内、球后)蜂窝组织炎、海绵窦内肿瘤、海绵窦动静脉瘘、海绵窦内炎性肉芽肿相鉴别。上矢状窦血栓形成需与窦旁脑膜瘤相鉴别。尤其是跨越中线者,亦可出现类似上矢状窦梗塞的临床表现,血管造影可出现静脉窦闭塞或狭窄,头颅CT扫描有助于鉴别。

(6)治疗

1)药物治疗:对于头、面部的感染,无论是急性或慢性,应积极治疗,并应查明与静脉血栓形成的有关病因给予纠正,对于炎症引起的急性静脉窦闭塞,应用高效广谱大剂量抗生素治疗,防止血栓形成和减少复发。文献资料提示,肝素抗凝治疗明显降低静脉血栓形成死亡率(由36%下降到12%)。目前有关抗凝药物的应用仍有争论。对有颅高压者应给脱水降颅压治疗,地塞米松20mg/d有减轻脑水肿的疗效。

2)外科治疗:对于颅内静脉窦急性闭塞引起的颅高压,有视力急剧损害和颅高压危象者,应考虑去骨瓣减压,目前尚有以下再通静脉窦方法。①静脉窦血栓清除术:多选择静脉窦侧角切开,硬脑膜静脉窦为硬脑膜折叠而成的静脉回流管道,上矢状窦的横断面呈三角形,这种形态保持了静脉血液回流。由于矢状窦两侧角的硬膜较坚韧,易于承受缝线的牵拉,手术切开后,对静脉窦腔损伤小,而且切口处易压迫止血,具体方法:术前确定血栓形成的部位,暴露闭塞的静脉窦段,在静脉窦外侧角处2cm切开,用缝线牵拉切口两侧,用大口径吸引器伸入切口内,吸除血栓,必要时离断窦腔内Willis索,血流恢复后结扎缝线,关闭缝口,为了防止血栓再次形成,术后在窦内留置硅胶管连续滴注肝素。②静脉窦插管溶栓法:在上矢窦前部切开一小口,用微导管插入窦内,先用4 000u/min尿激酶灌注,随着血栓的溶解,当导管伸向窦汇,尿激酶速度减少到1 000u/min,可用导丝把导管逐渐导向矢状窦后方,直至窦汇,根据血栓溶解的快慢调整尿激酶灌注速度。也有报告,在窦汇处切开1cm长的小口,把小儿胃管从窦汇插入向左、右侧横窦和矢状窦,注入链激酶,直至静脉窦血栓溶解,颅压下降,窦汇切口处血流增加,再封闭切口。Persson报告链激酶局部灌注24h,剂量分别为:250万/h,60万/6h,和30万/17h,总计340万/24h,灌注时监测颅内压,给巴比妥类药镇静治疗,静脉窦再通可使颅内压恢复正常。重复脑血管造影了解静脉窦开通情况,可用5万单位尿激酶溶于250ml生理盐水中,如果一个剂量不够,可再另用一个全量或半量,最大剂量可在3~6h内连续使用7.5万~22.5万,用尿激酶可有体温升高和伤口出血并发症。③Sindou横窦搭桥术:对双侧横窦和主侧横窦闭塞病人,Sindou报告了横窦—颈静脉之间用大隐静脉搭桥治疗横窦闭塞病人。手术方法:先暴露闭塞横窦的近端,将闭塞处横窦两侧硬膜切开,用Heifetz临时阻断夹暂时阻断从枕叶和小脑等处进入静脉窦的血流,切开横窦与大隐静脉做成45° 角的端—侧吻合。尽可能向上分离颈内静脉出颅的远端,然后切断,与搭桥的大隐静脉另一端做端—端吻合,见图40-3-4。

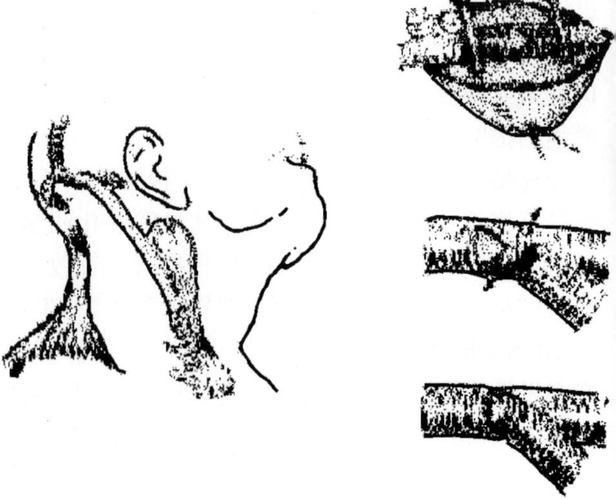

图40-3-4 颈内静脉与横窦之间用大隐静脉搭桥术示意图

吻合结束前用肝素盐水冲洗吻合口和静脉管腔,为了防止搭桥移植静脉过度牵拉和扭曲,要使移植静脉略长于两吻合口的距离,搭桥静脉要置入颈部肌肉内,咬除横窦下端吻合口处颅骨,防止缝合头皮后该处的搭桥静脉受压,George用该方法曾对 10 例横窦闭塞引起颅压增高病人手术治疗，其中，横窦血栓 3 例，先天性横窦异常 5 例，医源性横窦闭塞 2 例。全部病人术后颅压下降，视乳突水肿消退，视力好转。8 例术后 2～5 年脑血管造影显示搭桥横窦通畅。Saiki 等报告 1 例中耳炎横窦闭塞病人，用大隐静脉外套硅胶管做闭塞横窦搭桥术，术后病人头痛消失，颅压由 4.9kPa 降至 3.0kPa，血管造影证明搭桥横窦畅通。

40.4 脑积水的内镜治疗

内镜在脑积水的手术治疗中可以发挥良好的作用，常见的手术包括三脑室底造瘘、导水管成形、透明隔造瘘、脉络丛烧灼、不对称性脑积水、脑室脑池内囊肿引起的继发性脑积水的内分流。

40.4.1 三脑室底造瘘术

梗阻性脑积水是实行三脑室底造瘘最常见的适应证。本症可由多种因素引起。例如导水管狭窄可以导致幕上脑积水。导水管狭窄的原因包括先天遗传因素；后颅凹、三脑室后部占位性病变(包括肿瘤、血肿)；脑室系统的炎症粘连(可有细菌性、化学性)。MRI、CT 可以明确诊断，MRI 头扫描可鉴别梗阻为膜性还是实质性，即狭窄的部位可能较长，占据部分或全部导水管。另外四脑室正中孔和侧孔阻塞可引起脑室扩大，MRI 可见导水管增宽，四脑室也扩大，部分病人同时伴有小脑扁桃体下疝，此类也适合采用三脑室底造瘘治疗。一般认为交通性脑积水不适合采用本手术。有放疗病史的应当慎重考虑。解剖学特征对选择手术适应证十分重要，例如三脑室底应足够宽，一般最好大于 7mm；中间块不宜过大，脑底池没有粘连闭塞。严重的三室底下疝可能致脚间池粘连，空间过小，使手术危险增加。(图 40-4-1)

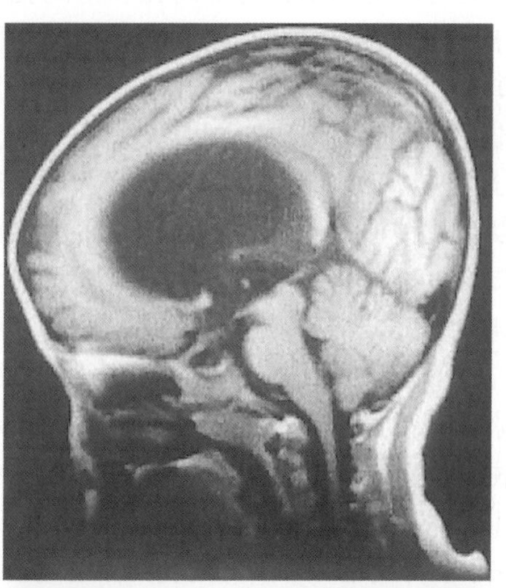

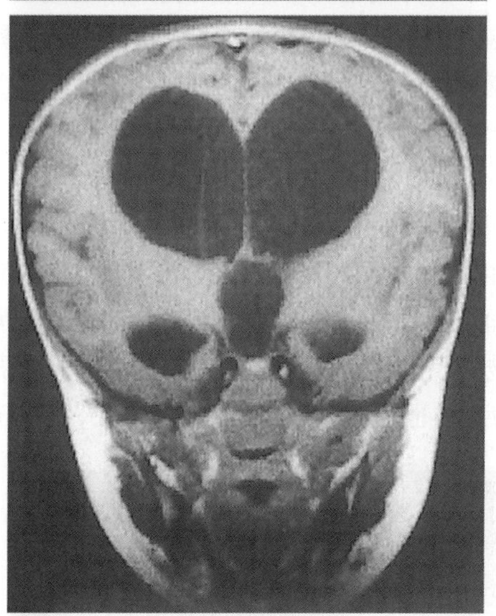

图40-4-1 梗阻性脑积水，幕上脑室扩大，第三脑室底较宽大

(1)手术方法

早期的三脑室底造瘘为直接经皮穿刺，因并发症、死亡率极高，已经被废弃。应用立体定向穿刺的方法其死亡率也高于 5%。近年来应用神经内镜施行本手术，由于视野清晰、操作简单，体现出了明显的优势。手术的定位结合 MRI 头扫描，依据脑室变形的情况、室间孔的位置、大小来判断。通常是按体表标记测量定位，在冠状缝前 1～2cm，中线旁 2～3cm，钻骨孔直径 1cm，穿刺方向为两外耳孔假想连线略指向中线。内镜置入脑内的深度应依据脑室扩张的情况决定。

用于施行三脑室造瘘术的内镜有多种，常用的为硬性腔道式工作镜。内镜的关键性技术要求是良好的清晰度，通畅的工作腔道，顺利进出水流。与内镜相应的手术器械也很重要。内镜专用双极电凝，最好是单长杆手柄，剪式头端，在水中电凝性能仍良好；内镜专用的活检钳、剪刀；扩张瘘口专用的球囊导管。是否需要固定支持臂来固定内镜，依据操作者的习惯和技术水平来决定。

手术切口与病人年龄、头皮状况有关。成年人一般选用直接切口并钻骨孔即可。儿童常常头皮颅骨很薄，如硬膜缝合不完整，易引起脑脊液漏，因此可采用小皮瓣，用铣刀做小骨瓣，硬膜用弧形口，以便于严密缝合。

在内镜下完成脑室内的操作是手术的关键。按穿刺针引导的方向置神经内镜于脑室内，经额角穿刺首先面对的解剖结构为室间孔和室间孔内上的隔静脉，外上的丘纹静脉，以及向后延伸的脉络丛(图 40-4-2)。在室间孔完全阻塞时，这些静脉和脉络丛的走行方向就是识别室间孔的标记。越过室间孔，直达三脑室底。梗阻性脑积水病人的三脑室底常可以有几种形式：①三脑室底下疝，突出向下过鞍结节，也可以向鞍背后方突出至脚间池和桥前池，三脑室底部与这些结构可能粘连；②三脑室底平展，甚至薄而透明，有时可隐约见到下方的大脑后动脉，基底动脉的末端部，此类造瘘最容易；③三脑室底松弛呈皱褶样，此时操作应考虑到造瘘的足够大，以防粘连。要根据解剖标记选择造瘘部位，一般应位于前方的漏斗和后方的乳突体之间。可以通过三脑室底前部淡红色的血管网染色来定位漏斗，在三脑室底后方有两个乳白色椭圆型突起为乳突体。手术前认真研究 CT 和 MRI，对正确施行手术操作十分有益。入路应足够靠近中线，以利于顺利通过室间孔，在中线处抵达三脑室底。(图 40-4-3)

如果术者入路太偏侧方，则可能因损伤三脑室侧方而增加动眼神经的损伤机会。造瘘工具可用内镜持物钳(或活检钳)轻轻扩张一个开口，然后小心逐渐扩大，也可以用球囊导管来扩张，偶尔有少量的漏口边缘出血，可以双极电凝止血。切记应避免动作粗暴，以免损伤穿通动脉，造成严重后果。瘘口直径不应小于 5mm，边缘不宜毛糙，可用双极电凝将毛糙的边缘烧灼平坦。通过瘘口可检查其下方蛛网膜情况，务必用钳子或球囊穿通蛛网膜，保证在镜下可清晰辨别基底动脉分支，斜坡(图 40-4-4)。如果没有打开蛛网膜，将影响手术的效果，甚至造成手术的失败。造瘘后用 30° 或 70° 镜向后方探查可了解导水管状况。认真冲洗脑室系统，尤其是将穿刺和造瘘形成的组织残渣冲洗出来，以减少术后发烧和粘连的机会。皮质穿刺隧道用制成烟卷状的明胶海绵填塞。认真封堵硬膜(或缝合硬膜)骨孔(或复位骨瓣)，防止脑脊液漏。

术后次日应腰穿适量放脑脊液(20 ~ 30ml)，采用半坐位，以利新的脑脊液循环通路的建立。

(2)手术效果的评价

手术前后神经系统症状体征的变化是主要依据，术后 CT 和 MRI 检查也是确认造瘘成功与否的指标。但大约有 60%的病人表现为术后神经系统症状体征改善，而无脑室大小的变化和改善不明显。术后效果与脑脊液的吸收能力有关，超过 2/3 的病人在行三脑室底造瘘术后，不需要再行分流术。

(3)手术并发症及防治

因造瘘口的位置不当或操作失误引起的并发症较多。造瘘口过于偏前，术后可能出现短暂尿崩；瘘口过于靠后，或电凝损伤乳突体，可能引起术后记忆力缺失；瘘口太偏外侧，易引起动眼神经麻痹；术中打通蛛网膜，沿着斜坡深在部位操作，有损伤外展神经的危险。50%的病人术后有程度不同的头痛、头晕，快速变换体位时较明显，可能是由于病人对脑脊

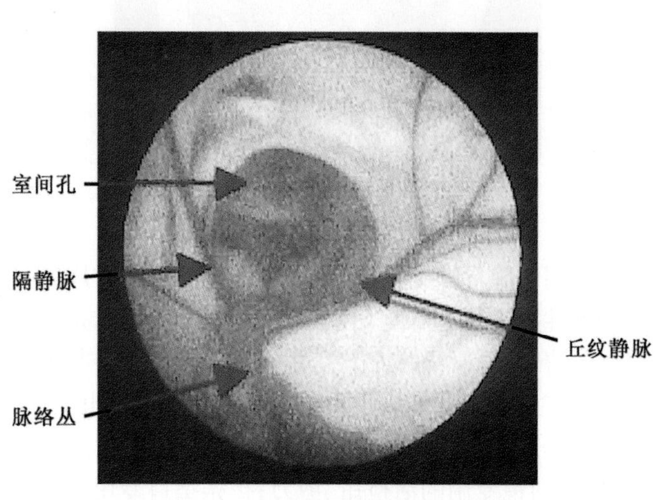

图40-4-2　内镜下侧脑室重要的结构

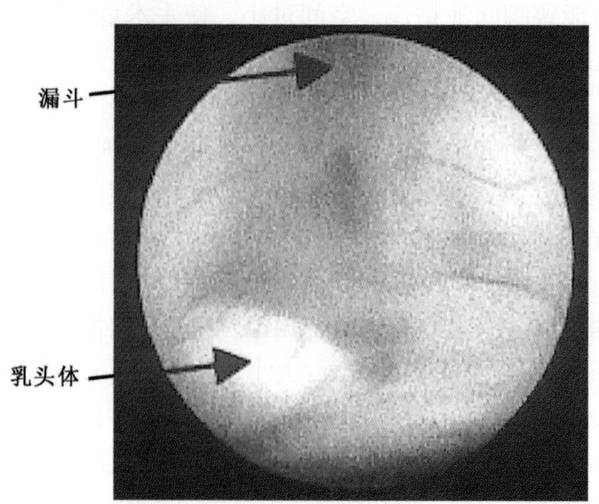

图40-4-3　内镜下经室间孔观察三脑室底

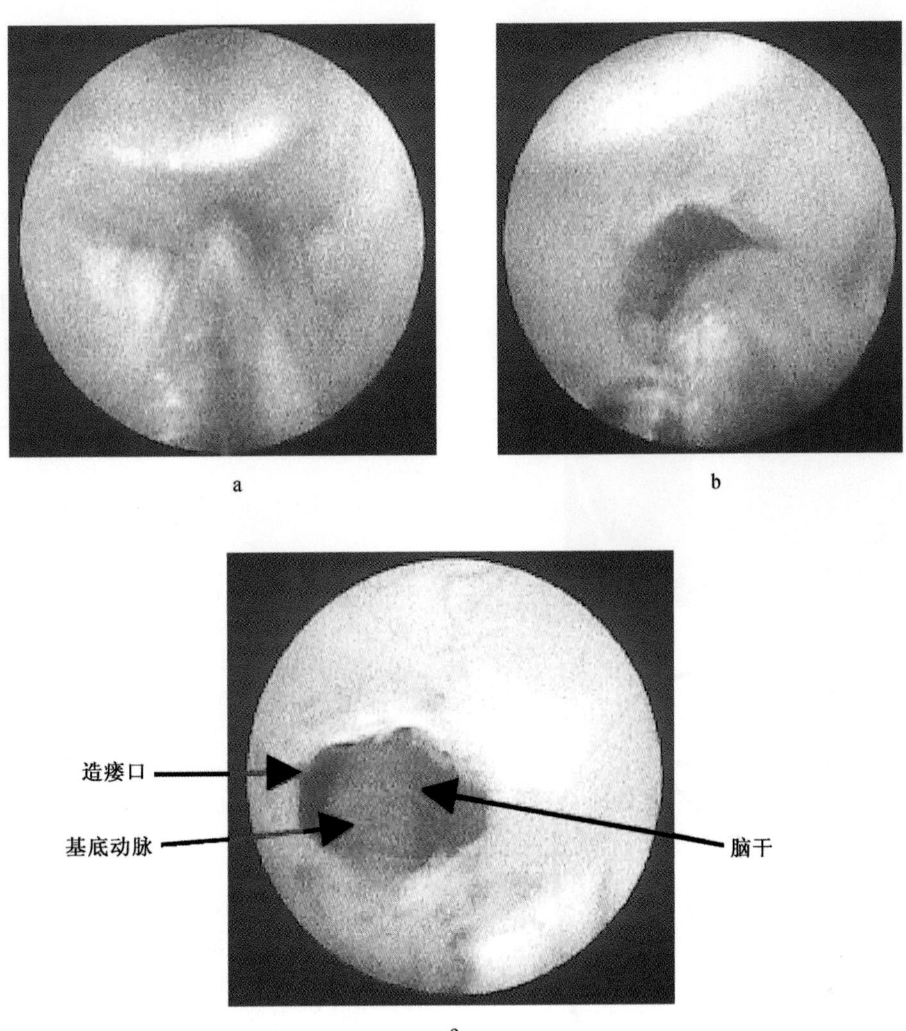

图40-4-4 a三脑室底造瘘;b三脑室底造瘘;
c 三脑室底造瘘后可见基底动脉、脑干

液动力学的改变还未适应，一般休息 1 周左右可以恢复。约 52%的病人术后体温偏高,个别病人有高热,经对症治疗,多数可自行降温。头皮切口愈合不良是继发感染的重要原因。认真封堵穿刺隧道,硬膜、颅骨头皮各层对防止这一并发症十分重要。

40.4.2 脉络丛烧灼术

以脑脊液吸收障碍为特征的交通性脑积水,可采用降低脑脊液分泌来控制。脉络丛烧灼是治疗方法之一。从技术上讲可以做到电灼整个侧脑室的脉络丛。在顶枕做双侧颅骨钻孔,经侧脑室体部达额角和颞角,用双极电凝烧灼脉络丛。应小心保护脉络丛附着的组织,因为其下方均为重要结构,如穹隆、丘脑、海马。烧灼脉络丛之后,应用大量的林格氏液冲洗,尤其应注意冲出烧灼脉络丛后的细胞碎屑。术后一般不置脑室引流管。由于脑脊液的分泌不单纯是由脉络丛产生，也可以由室管膜分泌,同时四脑室的脉络丛可分泌脑脊液,因此治疗效果常因此受到影响。

40.4.3 几种特殊类型脑积水的处理

(1)非对称性脑积水

非对称性脑积水多是由于左右侧脑室之间没有交通的时候(如单侧室间孔阻塞),可以在内镜引导下,选择透明隔上的无血管区,做透明隔造瘘。只要瘘口足够大小(5 ~ 10mm 直径),一般术后效果均较好(图 40-4-5)。

(2)特殊类型脑积水的治疗

1)脑室内、脑室旁的囊性病变:位于脑室内、脑室旁的囊性病变，可以引起脑脊液循环通路的梗阻,常见的有源于深在部位的蛛网膜囊肿,如四叠体池、视交叉池、桥前池,这些囊肿常常无任何症状,可终生不用治疗。但是对于出现局灶性症状,或产生高颅压,神经系统非特异性症状,癫痫等则应

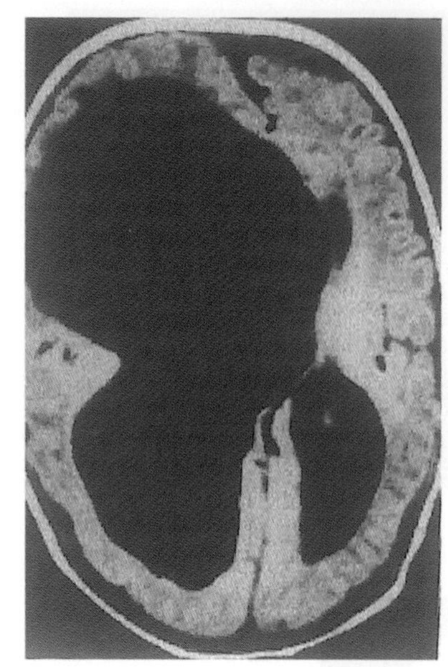

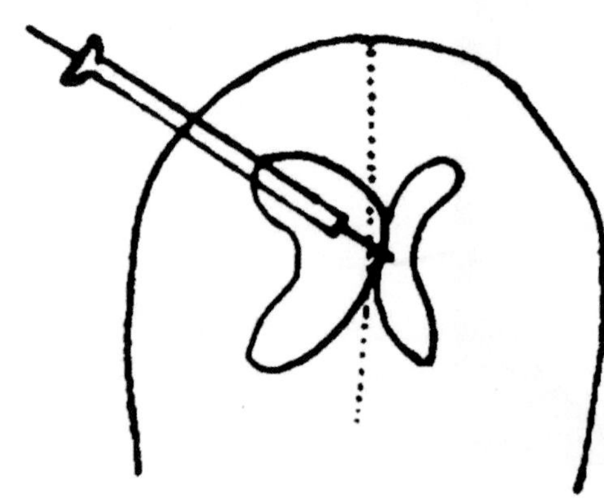

图40-4-5 不对称性脑积水，透明隔造瘘

当手术治疗。治疗方式应结合CT、MRI定位，明确手术入路，以减轻囊肿压迫，恢复脑脊液循环为目的。常可施行内镜引导下的囊肿脑室造瘘和囊肿脑池造瘘。瘘口应在不损伤重要结构的情况下，尽量开大，以便于使囊液进入正常脑脊液循环，防止早期闭塞。

2）炎症粘连致脑室分隔：各种原因的炎症粘连致脑室内分隔形成多腔，脑室系统不规则扩张，在治疗上很困难，手术原则是在神经内镜下尽可能打通分隔，恢复脑脊液循环。手术中应格外小心，因为炎症后的脑组织新生小血管多，结构质脆，操作中的撕、刮均易引起出血。

40.4.4 脑室内寄生虫

脑室内寄生虫尤其是脑囊虫，可以引起脑脊液循环通路的梗阻。多数情况下脑室内囊虫是游离的囊泡，头节位于囊壁，随着体位漂浮，阻塞脑脊液循环。内镜下取出囊虫，可以达到治疗目的。但操作中务必防止囊泡破溃，引起化学性脑膜炎，更应仔细寻找头节，防止其遗落于脑室内。

40.4.5 内镜在脑室分流术中的辅助作用

在脑室腹腔分流术中，将脑室端的分流管置于正确的位置是手术成功的关键。以往的手术中造成分流管位置不佳的发生率很高。在内镜的引导下置管可以克服这一缺点。另外，神经内镜在脑室端分流管的调整中也可以发挥好的作用。

（张亚卓　石祥恩　张鹏飞）

参考文献

[1] 曹国祥，李润林，徐恩相，等. 颅内静脉窦损伤的治疗[J]. 中华神经外科杂志，1993，9：34-36.

[2] 李招贤. 人造血管搭桥治疗后段上矢状窦断裂[J]. 中华神经外科杂志，1985，1：39.

[3] 李继星，韩哲生. 婴儿外伤性脑积水的诊断和治疗[J]. 中国神经精神病学杂志，1994，20（1）：11.

[4] 罗小平，刘皖军. 新生儿窒息后脑损伤的早期诊断及预后随访[J]. 中华医学杂志，1992，72（9）：556-558.

[5] 石祥恩，于春江，王忠诚. 颅内静脉窦病变与外科治疗[J]. 中华神经外科杂志，1993，9（1）：50-52.

[6] 石祥恩，王忠诚，戴建平，等. 颅内静脉窦闭塞引起颅高压4例报告[J]. 中国神经精神病学杂志，1993，19：361-326.

[7] 曾幼鲁. 外部性脑积水的CT和临床 [J]. 中华放射学杂志，1990，5：289.

[8] Aimard G，Vighetto，Gabet JY，et al. Acetazolamibe：an alternative to shunting in normal pressure hydrocephalus? Preliminary results. Res Neurol.（Paris）1990，146：437-439.

[9] Aldright AL，Haines SJ，Taylor FH. Function of parietal and frontal shunt in childhood hydrocephalus. J Neurosurg，1988，69：883-886.

[10] Anwar M，KadamS. Hiatt IM，et al. Serial lumbar punctures in prevention of posthemorrhagic hydrocephulars in pretern infants. J Pediatr. 1985，107：446-450.

[11] Avman N，Gokalp HZ，Arasil E，et al. Symptpmalology，evaluation and treatment of aqueductal stenosis. Neuro Res. 1984，6：194-198.

[12] Barlow CF. CSF Dynamics in hydrocephalus with special attention to external hydrocephalus. Brain Dev. 1984，5：119-127.

[13] Beyerl B，Black PMCL. Post traumatic hydrocephalus. Neurosurgery 1986，18：12-16.

[14] Black PMCL. Hydrocephalus and vasospasm after subarachnoid hemorrhage from rupture intracranial aneurysm，Neurosurgery 1984，15：257-262.

[15] Borgesen SB. Conductance to outflow of cerebrospinal fluid in normal pressure hydrocephalus. Acta Neurochir. 1984，71：1-45.

[16] Bradley WG Jr, Whittemore AR, Kotrman KE, et al. Marked CSF flow void: Indicator of sucessful shunt in patients with suspected normal pressure hydrocephalus. Radiology 1991, 178: 459-466.

[17] Casmiro M, Alessandro R, Cacciatore FM, et al. Risk factors for the syndrome of ventricular enlargement with gait apraxia (idiopathic normal pressure hydrocephalus): A carecontrol study. J Neurol Neurosurg Psychiatry 1989, 52: 847-852.

[18] Click PL, Harrison MR, Nakayama DK, et al. Management of ventriculomegaly in the fetus. J Pediatry, 1984, 105: 97-105.

[19] Cochrane DD and Myles T. Management of intrauterine hydrocephalus. J Neurosurg 1982, 57: 590-596.

[20] Culley DJ, Berge MS, Shaw D, et al. Analysis of factors determining the need for ventriculoperitoneal shunt after posterior fossa tumor surgery in children. Neurosurg 1994, 34: 402-408.

[21] Del Bigo MRS, Bruni JE, Fewer HD. Human neonatal hydrocephalus. An electron microscopic study of the periventricular tissue. J Neurosurg 1985, 63, 5663.

[22] George B, Sainte Rose C, Sindou M, et al. Lateral sinus reconstructive surgery: Treatment of intracranial hypertension by venous anastomosis. Neurological Research 1984, 6: 203-206.

[23] Giuseffi V, Wall M, Siegel P, et al. Symptoms and disease associations in idiopathic intracranial hypertension (Pseudotumorcerebri) a cases control study. Neurology 1991, 41: 239-244.

[24] Haan J, Thomer RTWM. Predictive value of temporary external lumbar drainage in normal Pressure hydrocephalus. Neurosurgery 1988, 22: 388-391.

[25] Hakim S, Venegas JC, Burton JD. The physics of the crainal cavity, hydrocephalus, and normal pressure hydrocephalus: Mechanical interpretation and mathematical model. Surg Neurol, 1976, 5: 187-210.

[26] Hiratsnka H, Tabata H, Tsuruoka S, et al. Evaluation of periventriclar hypodensity in experimental hydrocephalus by metrizamide computed tomographic Ventriculography. J Neurosurg 1982, 56: 235-240.

[27] Hirsch JF, Pierre kahn A, Renier D, et al. The Dandy Walk malformation. A review of 40 cases. J Neurosurg 1984, 61: 515-522.

[28] Johnston IH, Whittle IR, Besser M, et al. Vein of Galens malformation: diagnosis and management. Neurosurgery 1987, 20: 747-785.

[29] Kapp JP and Schmidek HH. Surgery of the cerebral venous system In kapp JP and schmidek HH (eds) The cerebral venous system and its disorders, New York, Grune and strtahon, 1984, PP597-623.

[30] Kaye JA, Grady CL, Haxby JV, et al. Plasticity in the aging brain. Reversibility of anatomic, metabolic, and cognitive deficits in normal pressure hydrocephalus following shunt surgery. Arch Neurol 1990, 47: 1336-1341.

[31] Laws ER Jr and Mokri B. Occult hydrocephalus: Results of shunting correlated with diagnostic test. Clinic Neurosurg 1977, 24: 326-333.

[32] Lefkowitz D. Cortical thrombophlebitis and sinovenous disease in Handbook of clinical Neurology Vol. 10 (54): Vascular Disease Part Ⅱ, Tacle J. R(eds). Elsevier Science Publishers B. V. 1989, 395-422.

[33] Metzemaekers JDM, Beks JWF, Van Pppta JS. Cerebrospinal fluid shunting of hydrocephalus: a Retrospective analysis. Acta Neurochir 1987, 88: 75-78.

[34] Nagpal RD. Dural sinus and cerebral venous thrombosis. Neurosurg Rev 1983, 6: 155-160.

[35] Persson L, Lilja A. Extensive dural sinus thrombosis treated by surgical removal and local streptokinase infusion. Neurosurgery 1990, 26: 117-121.

[36] Radhakrishnan K, Ahlskog JE, Gross SA, et al. Idiopathic intracranial hypertension (Pseudotrmor Gerebri) Descriptive epidemiuology in Rochester, Ninn, 1976 to 1990. Arch Neurol 1993, 50: 78-80.

[37] Renier D, Lacvube J, Pierre Kahn A, et al. Factors causing acute shunt infection: computer analysis 1174 operations. J Neurosurg 1984, 61: 1072-1078.

[38] Salmon J H and Timperman AL. Cerebral blood flow in post traumaticencephalopathy. The effect of ventriculoperitoneal shunt. Neurology 1971, 21: 33-42.

[39] Sindous M, Mercier P, Bokor J, Brunon J. Bilateral thrombosis of the transverse sinuses: Microsurgic revascularization with venous by pass. Surg Neurol 1980, 13: 215-220.

[40] Smith JL. Where pseudotumor cerebri Clin Opthalmol 1985, 5: 55-56.

[41] Stringer WL, Peerless SJ, Superior sagittal sinus thrombosis after closed head injury. Neuro surgery 1983, 12: 95-97.

[42] Torkildsen A. A follow up study 14 to 20 years after ventriculocisternostomy. Acta Psychiar Neurol Scand 1960, 35: 114-121.

[43] Vassilonthis J: The syndrome of normalpressure hydrocephalus J Neurosurg. 1984, 61: 501-509.

[44] Vanneste J, Augustijin P, Davies GA, et al. Normal pressure hydrocephalus, Is cisternography still useful in selecting patients for a shunt? Arch Neurol 1992, 49: 366-370.

[45] Virapongse, Gazenave C, Quisling R et al. The Empty Delt sign: Frequrency and significance in 76 cases of dural sinus thrombosis. Radiology 1987, 162: 779-785.

[46] Drake JM, Kestle J, Milner R, et al. Randomized trial of cerebrospinal fluid shunt valve design in pediatric hydrocephalus. Neurosurgery 43: 294-305, 1998.

[47] Drake JM, Kulkarni AV: Cerebrospinal fluid shunt infections. Neurosurg Q 3: 283-294, 1993.

[48] Borgbjerg BM, Gjerris F, Albeck MJ, et al. Risk of infection after cerebrospinal fluid shunt: An analysis of 884 first time shunts. Acta Neurochir 136: 1-7, 1995.

[49] Grant JA: Victor Darwin Lespinasse: A biographical sketch. Neurosurgery 39: 1232-1237, 1996.

Ⅷ 脊髓脊柱外科篇

41. 脊柱脊髓肿瘤

41.1 总　论

脊髓肿瘤、脊柱肿瘤、椎管内肿瘤、椎管外肿瘤等名称均在不同书籍和文献中出现，但难准确涵盖所有侵及脊椎的肿瘤。本文作者试图用“脊柱脊髓肿瘤”(spine and spinal cord tumors)名称，替代以往的“椎管内肿瘤”。

根据肿瘤位置相对于脊髓所侵及脊柱内分隔不同的空间，脊柱脊髓肿瘤大致分为三类，即：硬膜外肿瘤、硬膜内髓外肿瘤及硬膜内髓内肿瘤。确定肿瘤的临床类型对病人的治疗十分重要。肿瘤的鉴别诊断，肿瘤所致的病理生理机制与临床症状的相互关系，直接决定相应的治疗方案。

41.1.1 转移性硬膜外肿瘤

(1)背景

转移性脊柱肿瘤比原发性脊柱肿瘤更为普遍，脊柱骨质是转移性肿瘤好波及的部位，其中胸椎是最常受累部位，高发年龄为40～60岁间，男性多于女性。脊柱转移瘤的两个最常见转移源为乳腺癌和肺癌，转移至脊柱的两个最常见机制为血行途径和直接侵犯。

(2)临床表现

脊柱骨质的破坏的数量，神经结构压迫的程度和肿瘤生长的速度，与病情明显相关。体检重要发现包括相应的神经功能障碍，疼痛和可触及的肿块。病史询问中有高危因素(如抽烟等)，疼痛是最常见的初始症状，可分为根性疼痛(由神经根受压或椎间孔狭窄所致)，轴性疼痛(由椎体或邻近结构受累引起压迫及其脊柱不稳定所致)及局灶性疼痛。运动和自主神经调节功能障碍是转移性硬膜外肿瘤压迫脊髓的第二常见体征。感觉功能障碍体征如麻木、感觉减退、感觉过敏等为第三常见体征。如果脊髓损害，病人常主诉有束带样感觉异常分布。累及肠道及膀胱功能并丧失运动功能通常是预后危重的征兆。其他重要体征包括肿瘤的系统损害表现，如明显的体重下降，恶病质等。

(3)实验室及神经影像

常规血样检查包括癌胚抗原测定、血生化及血细胞计数等。转移性脊柱肿瘤影像诊断的金标准是平扫和增强的 MRI 表现，可以清楚分辨出骨性和软组织之界面，压迫性或侵袭性骨破坏，神经及椎旁结构受累程度。T_2 加权像及 T_1 增强影像最具有诊断价值。CT 扫描能详细了解骨质破坏的程度，如果 MRI 扫描禁忌时，可行脊髓造影检查，全身 CT 扫描便于发现肿瘤的起源。X 线平片检查相对不敏感，但可以发现脊柱病理骨折、疏松、畸形和较大的肿块。

(4)治疗

绝大多数情况下，治疗目标是缓解症状，挽救及保留神经功能，恢复脊柱稳定性，只有少数选择性病例能达到治愈（如孤立性肾细胞癌脊柱转移，有望治愈）。手术前应对全身及其神经系统功能状况（预后判断的重要指标）、年龄、生存期（至少三个月）等进行综合评估。

手术目标包括获得理想的肿瘤切除，充分的减压，稳定性的恢复（破坏的椎体重建或经椎弓根内固定）等。姑息性治疗包括化疗（瘤内或全身）与放疗（普通常规放疗，立体定向放射外科治疗，射波刀及质子治疗等）。虽然手术对病人非常重要，但这些病人由于存在肿瘤系统播散，既往使用激素，曾行过放疗波及术野等因素，通常切口愈合能力非常差。正因如此，伤口缝合需要非常仔细，有时需要皮肤整形科医生的协助。

41.1.2 原发性硬膜外肿瘤

(1)背景

原发硬膜外肿瘤大约占脊柱脊髓肿瘤的 10%，男性比女性更易发病。最常见的原发性硬膜外肿瘤为脊索瘤、软骨肉瘤、骨肉瘤、尤文氏肉瘤。脊索瘤生长缓慢，约占原发脊柱肿瘤的 1%。软骨肉瘤占 7%～12%，骨肉瘤不常见，但是起源于骨组织的最恶性肿瘤。某些易感因素如青春期，视网膜母细胞瘤家族史及既往解除电磁辐射。在儿童期，嗜酸性粒细胞肉芽肿及尤文肉瘤分别是最常见的原发脊柱良性及恶性肿瘤。在成年期，血管瘤及浆细胞瘤分别为最常见的原发性脊柱良、恶性肿瘤。其他罕见的原发性脊柱肿瘤有，骨巨细胞瘤、动脉瘤样骨囊肿、骨细胞瘤及骨母细胞瘤等。

(2)临床表现

脊索瘤，最常见症状是背痛或颈痛，近三分之一病人显示神经功能缺失，有时体检可以发现可触及肿块。软骨肉瘤，常见根性疼痛于体征，脊髓或马尾神经综合征，夜间局灶疼痛加重较常见。骨肉瘤，最常见的表现系潜在的夜间背痛。尤文肉瘤，最常见的症状是局部疼痛和炎症变现，因此常误诊为炎症感染。系统性疾病的症状如消瘦、发热等较为常见。浆细胞瘤，除疼痛和神经功能缺失外，最常见的表现是弥漫性骨质疏松，骨折，溶骨性破坏。

(3)实验室检查和神经影像研究

针对每一类型肿瘤，组织病理学结果对选择不同治病方案十分重要，直接决定化疗及其放疗敏感性及预后。MRI 是诊断脊索瘤和软骨肉瘤的金标准。两者在 T_2 加权像上均表现高密度信号，但增强扫描后则能鉴别开来，软骨肉瘤是呈典型的环状—弧状强化环表现。由于 PET-CT 骨扫描检查可以敏感识别出骨代谢高转化率，它是诊断骨肉瘤的金标准。高无机物化肿瘤通常表现的高 T_1 信号，而低无机物化肿瘤则在 T_2 加权像上表现为高信号。尤文肉瘤通常在常规 X 线平片或 CT 重建中表现出斑驳或虫蚀样改变，因此，很容易诊断，全身 CT 扫描可以排除原处转移性肿瘤。如果怀疑多发骨髓瘤，应该检查血细胞计数，血生化及血尿电解质。这些检查结果可以显示出肾功能障碍，感染，高钙血症，贫血或本周（Bence-Jones）蛋白。骨髓穿刺活检极有价值。这些病变通过 CT 或 MRI 的 T_2 加权像高信号表现获得诊断，通常脊柱扫描无高吸收峰，呈不热反应。

(4)治疗

原发性脊柱肿瘤的预后因素包括：肿瘤部位，大小，其中组织病理学结果分级最为重要。理想的结果是沿着肿瘤的边界完整的切除肿瘤，避免肿瘤块破裂。术中肿瘤破裂，细胞脱落游走与肿瘤局部复发有直接相关性。肿瘤局部复发可以通过术后放疗或化疗得到控制，但骨肉瘤和软骨肉瘤对放疗是不敏感的。尤文肉瘤治疗可以首选化疗，特别是四种化疗药物联合治疗（阿霉素、环磷酰胺、长春新碱、放线菌素 D），同时，对放疗亦较为敏感。浆细胞瘤常不需要手术干预，行放疗联合化疗，常可获得良好效果，只有脊柱稳定性受到破坏时方需要手术。原发性硬膜外脊柱肿瘤中，对放疗不敏感的肿瘤，完整切除肿瘤侵及的椎体或椎板结构是金标准。这些相关的手术操作应该由经验丰富的外科医生完成，经常需要和胸科、骨科或普外科等相关学科合作完成。

41.1.3 硬膜内髓外肿瘤

(1)背景

硬膜内髓外肿瘤是脊柱脊髓第二常见肿瘤。原发性髓外肿瘤主要起源于神经根的神经鞘膜或脊膜,因此,神经鞘瘤、脊膜瘤、神经纤维瘤和副神经节细胞瘤是常见的髓外脊髓肿瘤。绝大多数髓外肿瘤为良性,但它们通常引起显著的神经功能障碍。

最常见的硬膜内髓外肿瘤是神经鞘瘤(图41-1-1),占脊柱脊髓肿瘤的30%~40%。男性发病率略高于女性,各年龄段均可发病,以50~70岁年龄段多见。

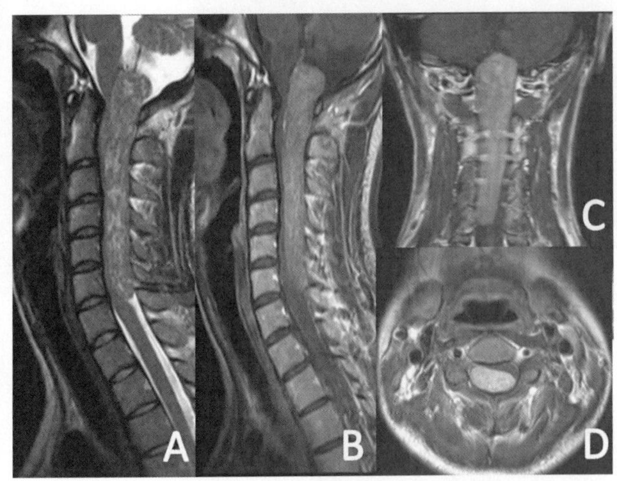

图41-1-1 硬膜内髓外肿瘤:延髓-颈髓神经鞘瘤

A. T_2WI矢状位,不均匀高信号;B. T_1WI矢状位增强检查,欠均匀强化;C. 冠状位所见肿瘤偏向一侧;D. T_1WI轴位,肿瘤位于髓内背侧偏右侧,髓外生长,脊髓明显受压

脊髓神经鞘瘤可分为雪旺细胞瘤和神经纤维瘤两大类。雪旺细胞瘤的主要组成是分化异常的雪旺氏细胞,一般起源于外周神经的鞘膜。神经纤维瘤由分化异常的雪旺氏细胞、神经周围组织样细胞、成纤维细胞等成分组成。神经纤维瘤内穿插外周神经纤维或浸润生长于神经外周,与神经纤维连接紧密。恶性神经鞘瘤罕见,约占其发病的1~3%。

脊柱脊髓神经鞘瘤多起源于脊髓背侧神经根,所以该病以脊髓背侧多发。颈段的神经鞘瘤多通过椎间孔与椎管内外沟通生长(图41-1-2),这与胸腰段的神经鞘瘤有所不同。这一特性决定颈段神经鞘瘤在神经根硬膜处的肿瘤实体较为短小,而硬膜外的肿瘤明显较大。神经鞘瘤侵润脊髓实质的病例亦有报道,多起源于神经根部,向髓内生长。

脊膜瘤亦是硬膜内髓外常见良性肿瘤(图41-1-3),约占脊髓肿瘤的20%。男女发病率约为1∶3。以40~60岁年龄组人群多见。目前认为脊膜瘤是来源于异常分化的蛛网膜帽状细胞,脊膜瘤实体多坚硬,有明显边界,呈扁平状或斑块样生长。该病多为良性病变,间变性及恶性脊膜瘤罕见。

颈段及颈胸段脊膜瘤的发病率低于胸段,但明显高于腰骶部的发病率。约50%的脊膜瘤位于脊髓两侧,约25%的病例位于脊髓背侧。尽管多数脊膜瘤位于硬膜内生长,仍有10%的病例位于硬膜外或向硬膜外浸润生长。

(2)临床表现

临床上常隐匿性起病,最常见的症状是局部或根性疼痛,其他症状和体征包括步态不稳,肢体乏力,感觉减退,阳痿或大小便障碍等。发生急性头痛通常怀疑是由肿瘤卒中出血进入蛛网膜下腔所致。体检常可发现脊髓半切综合征及长束征,如病理征阳性、阵挛、反射亢进等。

疼痛是硬膜内髓外病变患者最为常见的症状,疼痛可能为局部疼痛,也可能是神经根性疼痛。其他感觉障碍包括麻木、共济失调步态、本体感觉障碍等。运动障碍的出现预示着脊髓皮质脊髓束受压迫,最初表现为力弱,随后会出现痉挛、僵硬和肌张力增高等上运动神经元损伤症状。

多数病人的临床症状及体征与病变所在脊髓节段相关。高颈髓节段病变可表现为四肢的力弱,低颈髓及胸腰髓节段的病变可能只影响下肢功能。位于脊髓一侧病变还可能会出现Brown-Sequard综合征的症状。脊髓背侧占位,若压迫脊髓后柱还可能会出现本体感觉障碍的体征。

就诊前相关症状持续的时间可为数周、数月及数年,有明显差异。漫长的病史常预示着肿瘤生长缓慢,为偏良性病变。恶性肿瘤患者临床症状常常进展迅速,病史较短。

(3)神经影像研究

MRI是最有效的检查手段。如果禁忌做MRI检查,CT增强扫描亦可以作为补充选择手段。

脊膜瘤,神经鞘瘤,神经纤维瘤,副神经节细胞瘤在T_2加权像上均表现为高信号,在T_1像上等信号或低信号。神经鞘瘤往往表现出多囊变,增强检查量呈不均匀强化,哑铃型亦较为常见。相比之下,脊膜瘤少有囊变,常呈均匀强化,脊膜常有强化反应,即所谓"硬膜尾征"。副神经节细胞瘤常常呈显著均匀强化。

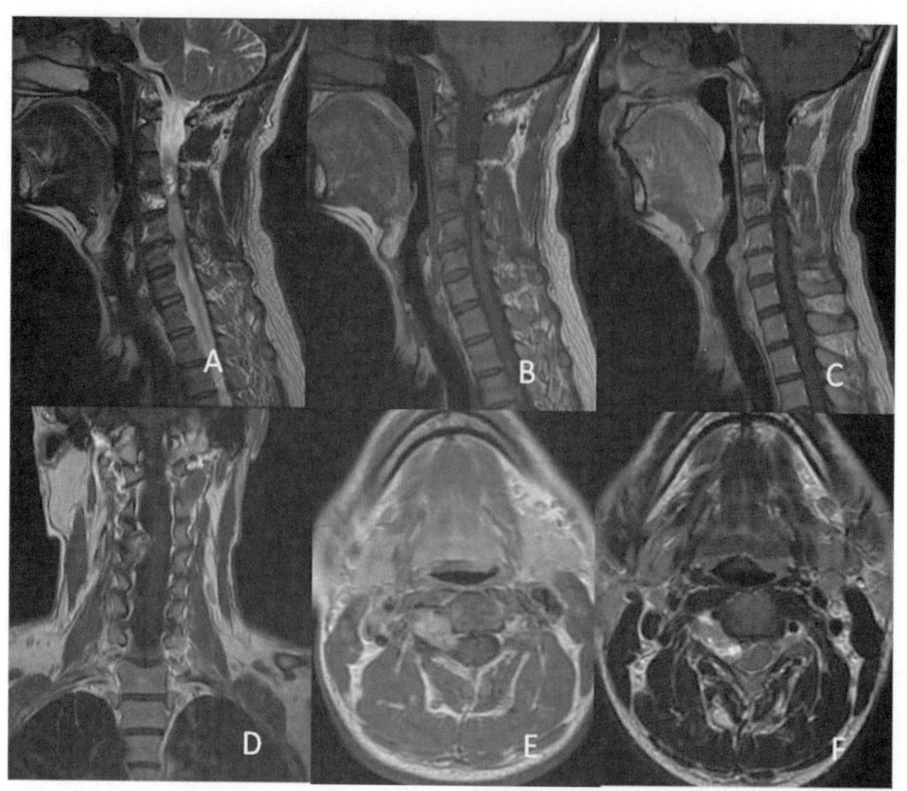

图41-1-2 椎管内外神经鞘瘤

A. T_2WI 矢状位，C_3–C_4 椎管内外硬膜下不均匀高信号；B. T_1WI 矢状位，C_3–C_4 硬膜内髓外均匀等信号；C. T_1WI 矢状位，增强检查可见 C_3–C_4 硬膜内髓外不均匀强化；D. 冠状位，可见椎管内外硬膜内，偏右侧，不均匀强化灶；EF. 轴位可见肿瘤通过椎间孔椎管内外沟通

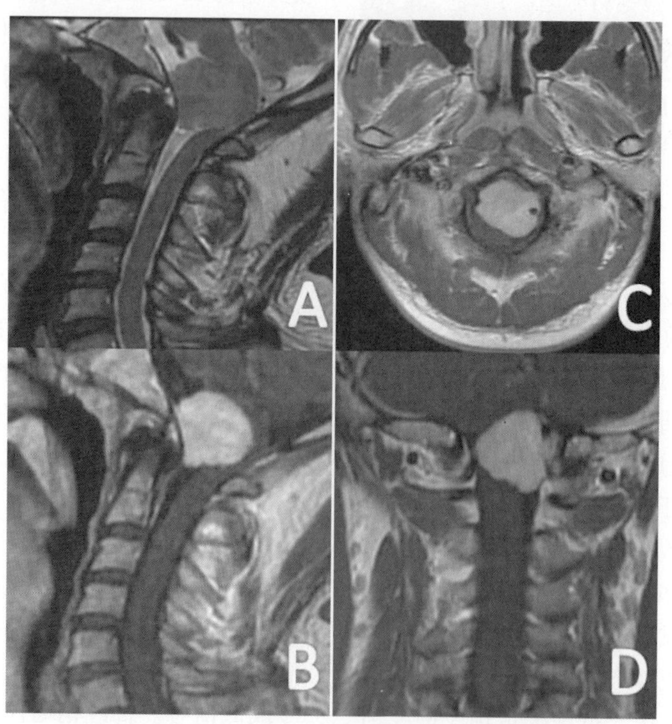

图41-1-3 硬膜内髓外肿瘤：枕大孔区腹侧脊膜瘤

A. T_2WI 矢状位，呈均匀略高信号；B. T_1WI 矢状位增强检查，均匀强化，可见脊膜尾征；C. 轴位观，肿瘤明显强化，腹侧生长，脊髓被压迫至背侧，界限清楚，肿瘤包绕双侧椎动脉位；D. 冠状位，肿瘤位于髓外，偏于一侧局限生长

当行增强扫描时,较小的脊髓肿瘤亦可被其发现。脊髓病变在 MRI 上有特征性表现,不同脊髓肿瘤在不同 MR 加权像上,信号强弱不同,增强扫描病灶强化不同,脊髓空洞症、囊肿、脊髓退行性变等伴随表现也不同。

脊髓肿瘤多在 T_1WI 上呈低信号,T_2WI 呈高信号。尤其是硬膜内髓外肿瘤,增强扫描时,多明显强化,如常见的硬膜下肿瘤脊膜瘤和神经鞘瘤膜瘤多表现为明显强化。髓内室管膜瘤可表现为均匀强化,而星形细胞瘤则为不均匀强化。

硬膜内髓外肿瘤有独特的影像学表现,有利于髓内外的区分。硬膜内髓外肿瘤可压迫相应节段脊髓使其向肿瘤的对侧偏离,同侧蛛网膜下腔扩大。脊膜瘤可因瘤体钙化形成而在 MRI 上表现为局灶不强化,与其毗邻的硬脊膜可在增强扫描时呈现硬脊膜尾征。神经鞘瘤可由于瘤体出血、坏死囊变等而呈现不均匀强化。髓内病变可引起脊髓弥漫性增粗,导致相应节段脊髓周围蛛网膜下腔缩小或消失。室管膜瘤位于脊髓中央部位,常伴有头侧或尾侧的脊髓空洞或囊腔形成。星形细胞瘤则多为偏心性生长。

除了原发病灶部位的 MRI 外,颅脑、脊柱其他部位仍需做 MRI 检查,以排除多发病变可能。颈椎的前后位及侧位 CR 可以诊断颈椎椎体及颅颈交界区骨骼有无异常,必要时可行 CT 检查。对于因为体内有金属移植物等原因不能行 MRI 检查的患者,可行 CT 检查,以明确有无脊髓占位性变。对怀疑脊髓血管畸形或动脉瘤的患者需行脊髓血管造影,以明确诊断。

(4)治疗

绝大多数硬膜内髓外肿瘤在显微操作下操作,可以获得理想的全切除,预后良好。但一些因素如肿瘤的部位,累及脊髓的程度,依然影响到肿瘤的切除及预后。如果要保留神经功能不损伤很难做到肿瘤全切除时,部分或大部分切除肿瘤依然可行。特别是多发性神经纤维瘤或哑铃型椎管内外的肿瘤,手术依然存在较大挑战。术后肿瘤复发的处理应根据肿瘤的性质及其化放疗敏感性等因素再决定具体方案。

41.1.4 硬膜内髓内肿瘤

(1)背景

髓内肿瘤占中枢神经系统肿瘤的 6%~8%。两大最为常见的肿瘤为室管膜瘤和星形细胞瘤。低级别的星形细胞瘤在儿童多见,而成人以低级别的室管膜瘤更为常见。高级别的星形细胞瘤在脊髓内呈浸润性生长,无明确边界,难以全切除,预后差,复发率高。

起源于脊髓内神经上皮组织的髓内肿瘤如星形细胞瘤、室管膜瘤、少突胶质细胞瘤、神经节胶质细胞瘤等是髓内常见肿瘤,约占脊髓肿瘤的 25%。男女发病率无明显差异。

髓内肿瘤可见于各年龄段,但不同性质的肿瘤,其高发年龄段有明显差异。21 岁以下的人群中,星形细胞瘤为最常见髓内肿瘤,约占髓内肿瘤的 40%,其次为神经节胶质细胞瘤,约占 30%,室管膜瘤约占 15%。在成年人群中,室管膜瘤最为常见(图 41-1-4),约占髓内肿瘤的 50%,其次是星形细胞瘤(25%),神经节胶质细胞瘤(少于 10%)。脊髓髓内肿瘤多为高级别分化的肿瘤,像间变星形细胞瘤、多形性胶质母细胞瘤等恶性肿瘤不超过髓内肿瘤发病的 10%。

由于髓内肿瘤起源于脊髓实质本身,多呈弥散性生长,可沿脊髓纵轴及传导束扩散至外周。星形细胞瘤和室管膜瘤一般无明显包膜。其中星形细胞瘤呈侵袭性生长,罕有明显边界,与正常脊髓组织分界不清,肿瘤两端可有脊髓空洞或囊腔形成(图 41-1-5)。室管膜瘤恶性程度略低于星形细胞瘤,绝大部分与脊髓实质有明显边界,且脊髓空洞或囊肿的发生率明显高于星形细胞瘤。

其他的脊髓髓内占位病变包括肿瘤性、血管性或者炎症性等。血管网状细胞瘤和海绵状血管瘤占脊髓占位的 5%以下,部分可沿神经根生长(图 41-1-6)。

(2)临床表现

髓内肿瘤早期无特异性症状,起病常隐匿。病程进展一定程度,表现出根性疼痛或局灶性疼痛,感觉障碍(麻木,感觉减退等),肌痉挛或无力,严重者可表现为脊髓半切损害。

髓内肿瘤和髓外肿瘤在症状学上常有所不同,髓内肿瘤通常先影响到后索功能,而髓外肿瘤常先影响到感觉功能。

脊髓髓内肿瘤及硬膜内髓外肿瘤临床表现常无明显特异性,不同病人,症状可有明显差异。部分病人可检查偶然发现肿瘤,无明显临床症状,也有一部分病人可表现为不同程度的疼痛、感觉异常、运动障

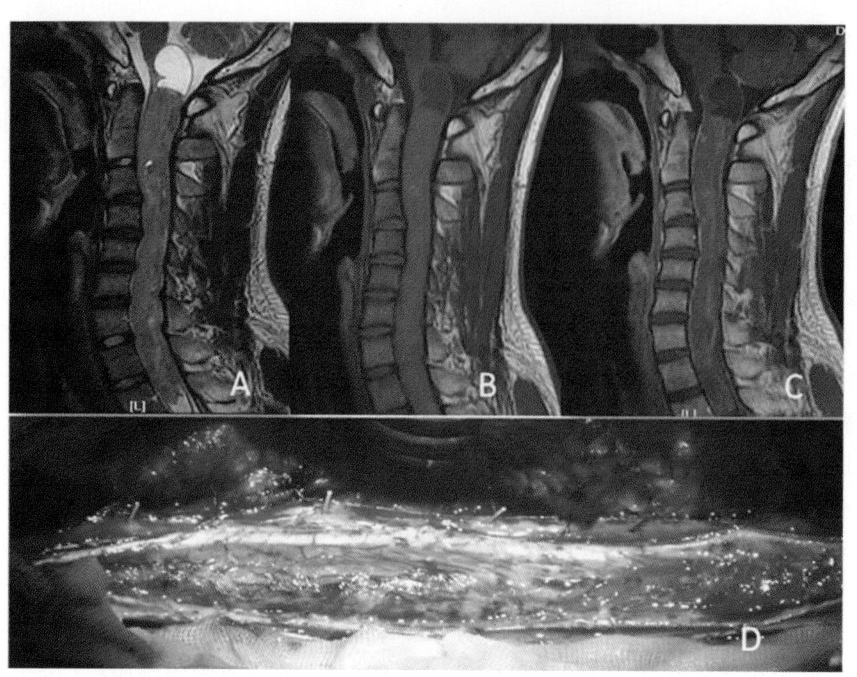

图41-1-4 硬膜内髓内肿瘤：延髓-颈胸髓髓室管膜瘤

A. T_2WI 矢状位，C_1–T_2 髓内均匀略高信号，肿瘤两端有空洞形成；B. T_1WI 矢状位，C_1–T_2 髓内均匀等信号；C. T_1WI 矢状位，增强检查可见 C_1–T_2 髓内略为强化；D. 术中切开脊髓软膜，可见肿瘤为灰红色，质地韧，脊髓受压菲薄

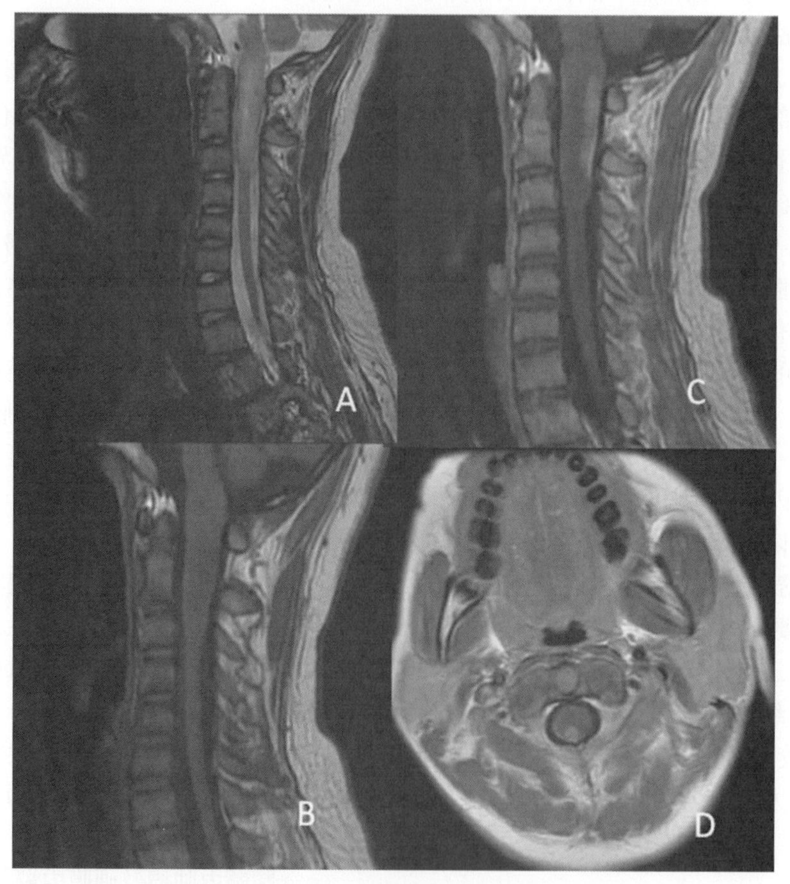

图41-1-5 硬膜内髓内肿瘤：延颈髓星形细胞瘤

A. T_2WI 矢状位，C_1–C_3 髓内不均匀高信号，脊髓弥漫肿胀；B. T_1WI 矢状位，C_1–C_3 脊髓明显增粗，髓内等信号；C. T_1WI 矢状位，增强检查可见 C_1–C_3 髓内不均匀强化；D. 轴位，可见髓内背侧明显强化灶

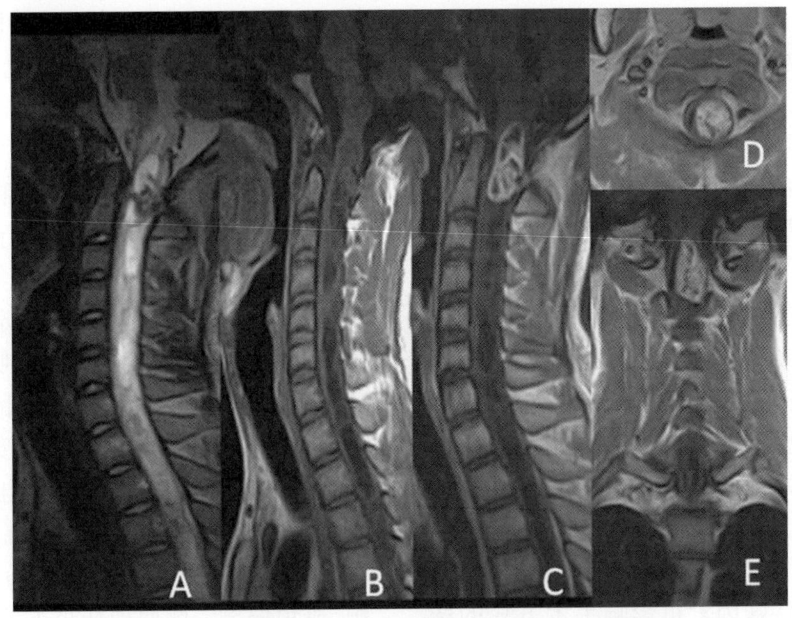

图41-1-6 硬膜内髓内肿瘤：颈髓髓内血管网状细胞瘤瘤

A. T_2WI 矢状位，C_{1-2} 髓内混杂信号，有血管流空影，颈胸髓脊髓空洞；B. T_1WI 矢状位，C_{1-2} 髓内低信号，颈胸段分隔样脊髓空洞；C. T_1WI 矢状位，增强检查可见 C_{1-2} 髓内不均匀强化，瘤内含有囊变；D. 冠状位，T_1WI 轴位，肿瘤位于髓内偏左侧生长，瘤内有流空影

碍、大小便及性功能障碍等。也可能导致脊柱侧弯，儿童尤为多见。根据肿瘤累及脊髓的水平，可表现出相应症状。如呼吸循环、大小便等功能障碍。

(3)神经影像研究

MRI 检查为主要手段，T_1 加强像平扫或增强常可以显示肿瘤实体，T_2 加强像可更加显示空洞或囊变。星形细胞瘤轴位观，T_1 像上常显示偏心性生长，不均匀性强化。而室管膜瘤则为等中心性生长，均匀强化为主要表现。如果肿瘤生长过程中出现卒中，肿瘤通常显示信号不均匀，T_2 加强像上常显示特征性含铁血黄素沉着改变。

(4)治疗

肿瘤组织学类型和术前神经功能状况是决定预后的关键。星形细胞瘤外观灰黄色，鱼肉状，浸润型生长，与脊髓边界不清楚，可先从瘤内切除，再向周边进展，力求切到正常组织界限。室管膜瘤，常有良好的边界，力求完整切除，减少分块切除，通常可获得较为理想的手术切除，预后良好。术中使用激光，可以减少对脊髓的损伤。术中监测 SEP 及 MEP，有助于提醒术者加强对脊髓功能的保护。

41.1.5 合并神经皮肤综合征的脊髓肿瘤

部分神经皮肤综合征可合并脊髓肿瘤。神经纤维瘤病 1 型(NF_1)与 2 型(NF_2)为多发神经鞘瘤，NF_2 亦可合并脊膜瘤等髓外肿瘤和室管膜瘤等髓内肿瘤。髓内血管网状细胞瘤可发生于 Hippel-Lindau 病的患者。髓内海绵状血管瘤往往多发，且有家族病史。

神经皮肤综合征的发现有助于脊髓肿瘤的诊断。当怀疑神经皮肤综合征时，应对整个中枢神经系统进行 MRI 检查，明确有无中枢神经系统占位性变。对于确诊神经皮肤综合征的患者应定期复查，跟踪随访，以防肿瘤浸润生长及出现新生肿瘤。神经皮肤综合征的确诊不仅需要掌握患者基因及家族遗传信息，还需要综合评估各系统可能出现的临床症状。

41.1.6 脊髓肿瘤治疗策略与技术

(1)术前评估

对于病人的治疗，要以充分掌握患者详细的发病史及体征为前提。年龄等基本信息如同患者的主诉一样至关重要，主诉以外的伴随症状，主要症状持续的时间，有无家族病史，感觉障碍、疼痛、脊髓长束损害等体征的严重程度亦应详细分析。除以上信息外，还需仔细分析影像学特点，如病灶处有无钙化、出血，病变位置需仔细分辨(髓内外，腹背侧，向心偏心性等)，病变大小及有无伴随囊肿、空洞等，对于多发占位，应仔细标记每个病灶的位置。伴随的脊髓脊柱退行性变及病灶以外异常的影像学变化均需记录分析。

综合病史、查体和影像学检查，不仅可以鉴别诊断，亦有助于制定治疗方案。除常规的 MRI 检查外，若鉴别诊断或骨性疾病诊断需要，也可行头颅 MRI、CR、CT，脊髓血管造影等检查。对于怀疑脊髓脱髓鞘、炎症、感染等可能性的脊髓病变，可酌情请神经内科会诊，若有家族病史，可行遗传病检查。

对于行手术治疗的脊髓肿瘤患者，可能难以全切病变，但至少要有足够的标本行病理检查。对于偶然发现，无临床表现的患者，可行定期复查（每半年或一年），若出现临床症状或影像学显示肿瘤进行性生长，则需手术治疗。对于脊髓转移性肿瘤患者应采取姑息治疗，不管有无临床症状，该类患者预后差，生存期短。

术前患者自身特殊因素可影响手术方式的选择。这些特殊因素包括，患者全身及其神经系统功能状况、肿瘤性质、大小及部位等。这些因素有时决定着是否行全切，是否影响脊柱的稳定性而需行内固定治疗等。术中常规需开通动脉通路监测血压变化，术中应该使用神经电生理监测技术。对于影像学出现潜在脊柱不稳定表现的患者，应考虑行前路或后路内固定和融合术。尽管可能存在影响肿瘤切除的很多因素，但手术的理想目标仍是全切病变。

（2）术中监测

术中诱发电位监测已成为脊髓肿瘤，尤其是髓内肿瘤手术安全、有效的不可或缺的辅助技术。诱发电位监测包括脊髓感觉传导通路的诱发电位（体感诱发电位，SEPs）和运动诱发电位（MEPs）。SEPs 可以监测脊髓后柱的感觉传导通路异常变化，但其精确度较运动诱发电位差。另外，在脊髓髓内肿瘤术中，脊髓切开后，SEPs 常无法监测到。而术中通过电刺激进行脊髓运动诱发电位监测可弥补这一缺陷。

运动诱发电位可通过脊髓运动神经纤维束（皮质脊髓束等）进行传导，可在硬膜外（eMEPs）及周围肌肉（mMEPs）监测到。术中 MEPs 随着刺激强度的改变而出现波峰、时象的变化，这与神经功能的预后密切相关。其可时时监测脊髓传导通路的完整与缺失，术者可根据监测改变，及时调整手术操作，避免脊髓损伤。

术中麻醉与神经电生理监测密切相关。卤化类麻醉剂可降低 SEPs 的信号传导，特别是在神经肌结合部位，应避免使用。可应用丙泊酚及芬太尼基础麻醉后，适量使用一氧化二氮（N_2O）吸入。口服药物应慎用，避免人为干扰 MEPs 因素，瘫痪患者仅在麻醉诱导期给予适量该类药物。

（3）手术入路与手术技术

脊髓肿瘤入路以后入路为主，体位可选择侧卧位或俯卧位，如果侧卧位，则肿瘤侧在上方。颈段脊髓肿瘤患者摆手术体位后，需行头架固定。对于固定部位有颅骨骨折、开颅术后等禁忌证的患者，可用马蹄形头托或无损伤头架固定。

麻醉师需及时检查患者呼吸，确保通气管道畅通，需在呼吸管道及胸壁之间留 2 指空隙，以免压迫通气管道。患者与手术床直接接触部位需用棉垫等保护，避免局部血供不足。电生理检测探头需在手术开始前安放，并术前给予抗生素预防。

后正中入路，切开皮肤，沿中线仔细分离软组织，避免偏离一侧而损伤小关节、脊神经等，尽可能少的切开棘突及椎板周围软组织，以防术后脊柱稳定性降低或脊柱后凸，尽量保留椎间韧带，充分暴露相应节段的椎板和棘突。用器械标记所暴露的棘突，行术中脊柱 CR 检查，确认病变所在位置是否与所暴露位置吻合。可以用微钻或超声骨刀，切开椎板，保留与之相连的韧带，完整取下后，待肿瘤完全切除后再以钛片固定复位。

剪开硬脊膜前可先行术中超声探查，多数硬膜内肿瘤呈强光团影，若合并囊肿，可呈低回声影。应切除足够多的椎板，充分暴露肿瘤实质部分，可在必要时行两端椎板的扩大切除。对于合并囊肿的肿瘤，两端的囊肿可不完全暴露，但合并囊肿壁强化的病例，则应充分暴露至囊肿两端。

肿瘤位置确诊后，显微镜下沿中线打开硬脊膜，仔细操作，避免伤及蛛网膜，悬吊硬膜，对于既往手术后、放疗后的患者可能需松解与硬膜粘连的蛛网膜。若打开硬脊膜后出现脊髓急剧膨出，应及时行肿瘤切除减压，避免灾难性的脊髓缺血坏死。

显微镜下，背侧髓外肿瘤易分辨，而腹侧及两侧的肿瘤可能需剪开齿状韧带，甚至背侧神经根才能充分暴露。活检标本应全部送检，然后分离肿瘤与周围组织，充分电凝止血，显微剪刀剪开电凝组织，用超声吸引刀充分切除肿瘤实质，对肿瘤进行充分减压，最后分离肿瘤残腔及包膜，予以切除。

脊膜瘤起源于脊膜，与瘤体相连的硬脊膜需充分切除或烧灼。位于背侧的脊膜瘤可行相连脊膜切除，人工硬膜修补；位于脊髓腹侧或两侧的肿瘤，因硬膜切除及修补较为困难，可行相连脊膜烧灼。

髓内肿瘤多为弥漫性生长，与脊髓实质难以区分，在不损伤正常脊髓组织的情况下，行肿瘤活检或切除。正常的脊髓结构可因髓内肿瘤而移位，如脊髓运动传导神经束可向前及两侧移位。若肿瘤浸润软脊膜，可以此为打开脊髓的进口，后正中裂及脊髓背根进入脊髓的背外侧裂为入口可减小对脊髓的损伤。当髓内肿瘤过大而致脊髓正常结构扭曲时，这些解剖结构难以辨别。神经电生理监测或许可以通过确定脊髓后柱而确定后正中裂的位置。

一旦确定脊髓切开点，可行脊髓切开，肿瘤通常位于脊髓切开处的浅部。通过颜色、质地、成分构成等可区分肿瘤与正常脊髓组织。星形细胞瘤常为黄灰色，室管膜瘤多为红灰色。暴露肿瘤后，可先行活检。脊髓恶性肿瘤的过度切除并不能改变这类肿瘤的侵袭性，若术中病理示恶性肿瘤，原则上应行肿瘤减压切除，活检明确诊断，扩大缝合硬膜充分减压；但有时恶性髓内胶质瘤往往血供丰富，单纯活检或切除部分肿瘤，难以止血，因此，术中应酌情力求切除肿瘤至正常组织交界区。星形细胞瘤是侵袭性肿瘤，与正常脊髓组织无明显边界，在肿瘤实体内应分块零星切除病灶，可行激光刀、超声吸引刀等辅助治疗，伴随的囊腔可打开，在 MEPs 无明显改变前提下，尽可能多的切除病灶。

髓内室管膜瘤往往有清晰的肿瘤 - 正常脊髓组织边界，分辨边界对全切肿瘤至关重要。可以根据肿瘤大小，对瘤体内部行减压切除，减小肿瘤容积，然后在 MEPs 无明显改变情况下，在边界处仔细分离瘤腔，以期达到全切肿瘤。肿瘤两端有空洞时，可以沿空洞处分离肿瘤，完整切除之。

在肿瘤切除过程中，应全程监测诱发电位，尤其是 eMEPs 和 mMEPs。如果肿瘤切除中，eMEPs 波峰消失意味着脊髓运动传导束损害，术后患者可能会出现肢体运动缺失，当出现这种变化时应改变手术操作，防止进一步损害。术中在硬膜外放置电极记录诱发的 MEPs 可以提供互补的信息，当皮质脊髓束受损时，检测到该波幅会逐渐压低，但很少突然消失，这些信息提示运动传导束损害，当波幅将至原来的 50%以下时，意味着运动传导束永久性损害。当出现电生理监测的明显变化时，需改变术中操作，如可提高平均动脉压，温水灌注，凝胶海绵填塞瘤腔，在肿瘤的其他部位进行操作或者终止操作等。肿瘤切除后，应完全充分止血并冲洗手术视野，硬膜严密缝合，必要时可行人工硬膜修补，生物胶涂抹于硬膜缝合处。切除椎板复位，用钛钉钛片固定。

(4)术后监护

术后第一个 24h 在 ICU 监护，多次检查神经症状及体征，若较术前明显加重或出现新的神经症状体征，需及时行 MRI 或 CT 检查，排除血肿压迫可能。评估患者呼吸功能，确保呼吸通畅，必要时行呼吸机辅助。若无并发症，24h 后转移至普通病房监护。术后卧床 24h 不仅可以促进伤口愈合，还可以通过减少硬膜、筋膜、刀口的静水压而降低脑脊液漏的发生。对于手术复发或放疗后的病人，刀口处血供差，愈合差，可延长卧床时间至 72h。患者下床活动后应积极行康复治疗及其他后续治疗。

(5)并发症

脊髓肿瘤术后可并发多种并发症。术后常规系统并发症包括意外死亡、毒血症、心肌梗死、肺栓塞等。术后特殊的并发症包括神经功能恶化、切口感染、脑脊液漏、脑积水、呼吸功能不全及延迟性脊柱稳定性降低等。脊髓肿瘤围手术期死亡率约为 1%。多种因素可导致围手术期死亡，可与麻醉等相关，亦可与肺炎、心梗、肺栓塞等相关。

预防导致患者死亡的各种因素可降低围手术期死亡率。充分掌握患者的疾病史及诊疗极为重要。通过穿弹力袜、皮下注射低分子肝素等可预防下肢深静脉血栓的形成。密切关注患者术后病情，及早发现并发症，在相关科室指导下，尽早治疗。

当损坏脊髓脊柱正常解剖结构后，会出现脊髓肿瘤术后特殊的并发症。几乎所有的髓内肿瘤患者因术中切开脊髓而有肢体麻木等感觉异常的症状，经过积极的康复理疗部分病人症状可缓解。更加影响患者生活质量的是运动障碍。50%的髓内肿瘤患者术后可出现不同程度的肢体运动障碍。这可能与皮质脊髓束损伤或脊髓血管性梗死有关。多数病人为轻度一过性的运动障碍，多在围手术期恢复。术后瘫痪的病例约占髓内肿瘤的 10%，多在术后数周有不同程度恢复。

与髓内肿瘤相比，髓外肿瘤术后神经功能损害发病率较低。约有 10%的患者术后神经功能会恶化。进行性神经功能恶化并不意味手术中神经损害所致，该类病人应在发现早期，行急诊 MRI 或 CT 检查，排除脊髓受压迫可能。

术后切口感染偶有发生，可为表浅部位亦可为深部感染。对于怀疑切口感染的患者应行 MRI 检查，血常规，血沉，CRP 等实验室检查。表浅感染可根据细菌培养等口服抗生素治疗，深部感染则需清创术，根据细菌培养和药敏，持续几周的抗生素治疗。

术后清亮脑脊液自切口漏出也有发生。脑脊液漏以卧床休息为主，若发病位置特殊，可行脑脊液漏部位加压。长期脑脊液漏易导致脑膜炎。若卧床休息 72h 后及瘘口部位加压无明显疗效，可行再次手术修补瘘口。行二次手术前应排除脑积水形成的可能，必要时考虑脑脊液永久性引流。

呼吸功能不全是罕见的术后并发症，是高颈段脊髓前角神经元损伤或脊髓运动传导束受压迫或坏死所致。呼吸肌瘫痪导致血氧不足，二氧化碳潴留，可在手术当时发病亦可延迟发病。该类病人应及早行机械通气，气管切开。

术后脊柱稳定性降低亦有报道。儿童多见，可术后数月或数年后发病。最常见的症状就是进行性脊柱侧凸，可无临床症状。术中应尽可能缩小椎板切除范围，避免损伤脊椎小关节及韧带。对于进行性脊柱后凸患者，应根据脊柱不稳定的位置及程度行枕颈、颈段、颈胸段等内固定治疗。

(6)其他手术治疗

通常取后正中入路，行脊髓肿瘤切除或活检。对于腹侧或脊髓两侧的肿瘤，术中常需切开齿状韧带或高颈髓神经根，松解脊髓，充分暴露肿瘤，以利于切除病变。有人提出可行前外侧入路或前入路切除脊髓腹侧或两侧的肿瘤。颈前入路手术最常用于通过椎间孔椎管内外交通的神经鞘瘤。该入路视野广，可避免椎动脉损伤，保护脊柱后柱维持脊柱稳定的小关节。前入路手术可用于切除脊髓腹侧肿瘤，通过切除部分椎体并行椎体重塑以暴露腹侧肿瘤。这种入路可直视肿瘤，避免牵拉脊髓。

颈段脊柱的内固定仅用于一些特殊情况。儿童、青少年由于术后脊柱畸形发生率较高，需行内固定，而成年人多不需内固定。对于合并脊椎退行性病变或肿瘤引起的脊柱发育不对称的患者，在切除肿瘤后可行内固定治疗。根据病变位置及大小，可行颈枕、颈段、颈胸段、胸段等内固定。对于明显脊柱后凸畸形或者椎间盘退行性变得患者应首先矫正适当脊柱前后凸畸形，然后再考虑肿瘤切除及后路融合。

脊髓肿瘤手术的目标是全切除肿瘤。低级别肿瘤常可以做到全切，不需术后放疗。也有部分病例因术中运动诱发电位明显异常改变，而停止肿瘤切除。对于高级别恶性髓内肿瘤，由于扩大切除肿瘤并不能改变其恶性侵袭，所以手术仅活检即可，术后需放疗。有部分神经外科医生建议对于髓内肿瘤，不管是良恶性，均可行手术活检 + 硬膜扩大修补 + 术后放疗治疗方案。这一治疗方案的支持者认为试图全切病变往往导致太高的死亡率及严重的神经功能损害。对于慢性生长或低度恶性肿瘤而言得不偿失。笔者认为，髓内室管膜瘤、血管网状细胞瘤、海绵状血管瘤等，均有相对良好的边界，仔细的显微操作，术中的电生理监测，基本可以获得理想全切除，神经功能损害控制在最小程度，预后良好。

(7)临床随访和辅助治疗

术后患者病情稳定后常规复查 MRI，明确病变有无残余，有无血肿，有无脑脊液积聚等。在随访中应定期复查 MRI，与前期 MRI 对比，可及早发现肿瘤有无复发。根据复发肿瘤的生长快慢制定治疗方案。

临床随访与肿瘤的性质相关。良性的髓外肿瘤如脊膜瘤若术中全切病变，在无新症状体征前提下，可术后 1 年随访。对于浸润性生长偏良性的肿瘤，若术中全切，可 1 年后复查 MRI，明确肿瘤是否复发；若近大部切除，则术后前 2 ~ 3 年应每 6 个月复查一次。恶性肿瘤至少每 6 个月复查一次。无论良恶性肿瘤，只要术后出现新的症状及体征均应及时复查 MRI。对于合并神经皮肤综合征的患者，应每年复查 MRI，评估肿瘤有无复发，有无新生肿瘤。

对于全切的良性硬膜内肿瘤，可不行术后放疗。对于切除 80%以上肿瘤的患者，亦不需术后放疗。对于术后复查发现肿瘤复发或出现新的症状及体征时，可能需再次手术。对大部分肿瘤仍残余的良性肿瘤患者，术后可选择辅助放疗。对于多次手术后仍有残余的良性肿瘤亦可放疗。恶性肿瘤患者需术后放疗。化疗对脊髓肿瘤疗效甚微。

（王贵怀）

41.2 椎管内神经鞘瘤

神经鞘瘤是椎管内最常见肿瘤，绝大多数位于髓外硬膜内，可以通过常规的椎板切开及显微技术得到很好的切除，对于受累及的神经根需要切断方能达到全切除。对累及椎间孔及椎旁的肿瘤，术中暴露范围有时需要扩大到椎间孔外及椎旁附属结构。极少数神经鞘瘤呈恶性改变，手术切除后需要辅助放疗以巩固疗效，达到长期控制肿瘤复发的目的。

41.2.1 神经鞘的解剖

中枢神经系统向周围神经系统过渡变化的组织学结构改变发生在奥－雷二氏带(后根入脊髓处无髓鞘的窄区，Obersteiner-Redlich Zone)。在此处，中枢神经系统的基质支持细胞如星形细胞、少枝胶质细胞、小胶质细胞由组成周围神经的雪旺细胞、神经元周细胞及纤维细胞所替代。周围神经在横截面上，是由许多成束的纤维组成，谓之神经束。在每一神经束内，每一单个神经纤维均由雪旺细胞包裹。雪旺细胞镶嵌在一层疏松的结缔组织上，称为神经内膜，其细胞膜被基膜包裹，在神经损伤时，基膜即成为轴突再生及髓鞘再形成的模板，引导神经再生。每一神经束周围均有另外一层结缔组织包裹，称之为神经周膜，其作半透膜屏障作用，类似中枢神经系统的血脑屏障。雪旺细胞有助于调节神经束内的体液交换，并防止绝大多数免疫细胞进入神经内膜。神经外膜是一层致密的结缔组织，将多个神经束包绕于一体，组成周围神经。供应神经的营养血管均行走在神经外膜层里，在椎间孔部位，神经根袖套处硬膜与脊神经的外膜相融合。每一个节段的神经前根及后根的神经小枝，在鞘内行走过程中缺少神经外膜，比周围神经更加娇嫩。

41.2.1 神经鞘瘤的分类

神经鞘瘤的概念一直存有争议。现代有关神经鞘瘤的分类包括两种良性类型，雪旺细胞瘤和神经纤维瘤。虽然雪旺细胞和神经纤维瘤均被认为是起源于雪旺细胞，但它们仍表现出独立的组织学及其大体形态学的特征。

(1)雪旺细胞瘤

雪旺细胞瘤是最常见的神经鞘瘤。可发生于任何年龄组，但以40～60岁为高峰发病年龄组。无明显性别差异，虽然可以发生在周围神经的任何部位，但最常见部位是椎管内脊神经感觉根。

脊神经鞘瘤趋向于呈球状，包膜完整，完全占居神经小枝的起源部位。在髓外硬膜内，特别是神经周围部，肿瘤形状直接与其所在的空间相适应。如在椎间孔部位，可以呈球形，哑铃形。由于含有脂肪类物质，外观呈黄色，较大的肿瘤经常呈囊性变。组织学上，雪旺细胞瘤经典的分为Antonni A和B型。Antonni A型，细胞致密排列成束状，多为双极细胞，胞核呈纺锤形，细胞质界限不分明，这些细胞平行成行排列。Antonni B型，细胞相对不规则，含有更圆更加浓缩的细胞核，背景呈现空泡样及微囊改变，偶见多核聚细胞和泡沫样脂肪沉积的巨噬细胞，血管过度增生常存在，但这并不意味恶性行为。免疫组化检查显示，雪旺细胞瘤因含S-100蛋白和Leu-7抗原，常浓染。

(2)神经纤维瘤

神经纤维瘤常见于多发性神经纤维瘤病1型(NF_1)病人，发生于硬膜内时，像雪旺细胞瘤，最常起源于脊神经感觉根。在硬膜外，其比雪旺细胞瘤更少形成囊变，经常表现为受累脊神经梭形膨大。呈串状的神经纤维瘤可波及多个邻近的神经小枝。由于神经纤维瘤经常广泛分布于神经纤维上，因此要完全保留受累神经功能，完全切除肿瘤往往极为困难。神经纤维瘤常由菱状雪旺细胞，编织成束排列，细胞外基质中富含胶原及黏多糖，在Antonni区常缺乏规则的细胞构型，可见散在的轴突，成纤维细胞及其神经周围细胞亦常可见、免疫组化常见S-100蛋白强阳性反应。

(3)恶性神经鞘瘤

目前恶性周围神经鞘瘤的概念是指包涵一组起源于周围神经的一组不同类的肿瘤，有明确的细胞恶性变的证据，如多形性细胞、非典型细胞核及异形体，高度有丝分裂指数、坏死形成及血管增生等组织学形态多变特征，可以包括菱形、箭尾形及其上皮样等不同细胞构型，亦偶见定向分化为横纹肌肉瘤，软骨肉瘤、骨肉瘤。组织化学染色 S-100，Leu-7 抗原及其髓基蛋白的反应亦是不稳定的。在超微结构水平，某些肿瘤显示出形成不良的微管及其雪旺细胞线性排列形成的基板结构。主要的鉴别诊断应考虑细胞型雪旺细胞瘤、纤维肉瘤、恶性纤维组织细胞瘤、上皮样肉瘤和平滑肌肉瘤等。

41.2.3 神经鞘瘤的分子生物学表现

相当多的观点认为肿瘤的发生及生长主要系基因水平的分子改变所形成。许多癌症形成被认为是由于正常肿瘤抑制基因丢失及其癌基因激活所致。两种类型的神经纤维瘤病已被广泛研究。遗传学研究认为 NF_1 和 NF_2 基因分别定位于第 17 号和 22 号染色体长臂上。两种类型的神经纤维瘤病均以常染色体显性遗传，具有高度的外显率。NF_1 发生率大约为 1/4 000 出生次，其中一半为散在病例，由更新的突变所引起。除脊神经纤维瘤外，NF_1 临床表现包括咖啡色素斑、皮肤结节、骨骼异常、皮下神经纤维瘤、周围神经丛状神经瘤，并发某些儿童常见肿瘤，如视神经及下丘脑胶质瘤、室管膜瘤。椎管内神经纤维瘤远比发生在椎管外的神经纤维瘤少。NF_1 基因编码的神经原纤维，是属于 GTP 酶激活蛋白家族的分子（220-KD），GTP 蛋白由其配体激活参与 ras 癌基因的下调。目前推断 NF1 基因突变导致变异的基因产物形成，从而不能有效地引起 GTP 的脱氧反应，因此促进 ras 基因上调，加强了生长因子通路的信号，最终导致 NF_1 肿瘤的特征产物出现，形成了 NF_1 肿瘤。

NF_2 首次被公认独特的肿瘤类型始发于 1970 年。其发生率相当于 NF_1 的 10%。双侧听神经瘤是其定义的特征，但其他颅神经、脊神经和周围神经的雪旺细胞瘤亦很常见。皮肤表现较少发生，与 NF_1“周围性”相比较，NF_2 似乎更加“中枢性”。NF_2 基因编码的蛋白质似乎是介导细胞外基质和细胞内构架之间的相互作用，有助于调节细胞分布与迁徒。这种肿瘤抑制功能的丧失似乎是隐性特征，需要在每个 NF_2 等位基因上包含有匹配的突变。零星发生的雪旺细胞瘤及脑膜瘤常在 22 号染色体上产生细胞行为异常。肿瘤形成的确切机制至今仍在研究中。某些恶性同围神经鞘瘤的形成可能与 17 号染色体短臂上的 TP53 肿瘤抑制基因的失活相关。

41.2.4 临床表现和诊断

椎管内神经鞘瘤的患者常表现出局部疼痛、根性症状及与病变大小部位相关的脊髓损害综合征，由神经鞘瘤所引起的神经根性损害与脊柱退行性病变所致的损害临床上难以分辨。因为肿瘤经常位于椎管的侧方，脊髓半切综合征（Brown-Sequard 综合征）相对常见，大约 50%的神经鞘瘤发生于胸段脊柱（图 41-2-1），其余分布在颈段至腰骶部椎管内。男女性别无明显差异，症状通常发生在 40～60 岁年龄组。自产生症状至初步诊断平均时间为 2 年，当神经鞘瘤发生在年轻患者或者有多个病变时，应该高度怀疑存在神经纤维瘤的可能。在核磁

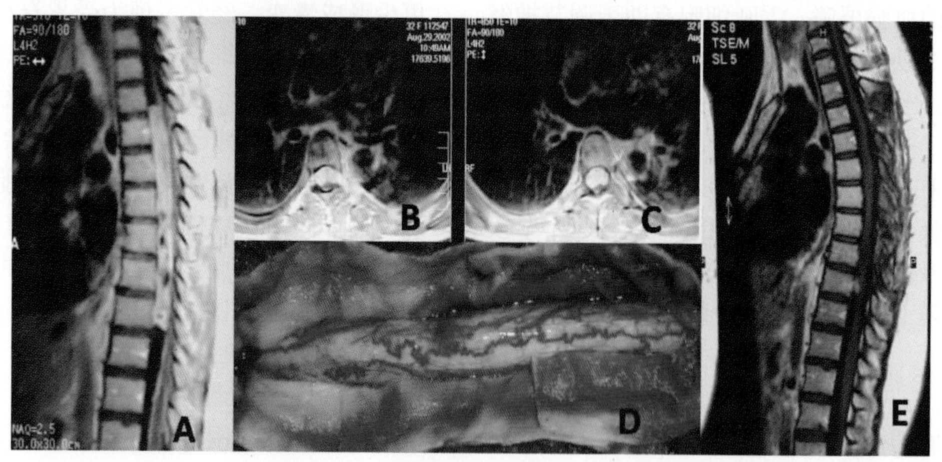

图41-2-1 病例1（胸3-9水平腹侧面神经鞘瘤切除）患者，女，25岁，因双下肢麻木无力一年余入院

A. MRI，T_1WI 增强检查，可见肿瘤位于 T_{3-9}，不均匀强化；BC. T_1WI 轴位，肿瘤位于硬膜内髓外腹侧，脊髓被压迫至对侧，脊髓菲薄；D. 术中可见暴露脊髓后，未见肿瘤，探查发现肿瘤完全位于脊髓腹侧面；E. 术后 MRI 显示肿瘤全切除，椎板复位，脊髓形态良好

共振影像上，神经鞘瘤 T_1 加权像常表现为等密度信号，T_2 加权像为高密度信号。注入强化剂后，病变明显增强，边界清楚，内部可呈现多囊变。侵袭性和破坏性变化不是肿瘤的特点，其存在提示有恶性倾向或其他诊断可能。部分鞘瘤生长缓慢，对椎体及其附属结构产生压迫及侵蚀，甚至破坏脊柱稳定性。在颈椎部位，肿瘤和椎动脉的关系十分重要，因此可以在常规的 MRI 扫描同时，加作 MRA 或 CTA 检查，显示椎动脉血管与肿瘤关系。虽然 CT 检查总体上比 MRI 包含的信息量要少，但在显示肿瘤钙化及其脊柱的骨性解剖结构时，仍具有优越性。这些检查优势在鉴别神经鞘瘤与脊膜瘤或起源于骨结构的肿瘤时尤为重要。在测量椎弓根大小、椎管直径及其椎体高度为植入硬件进行脊柱内固定时，CT 断层常为必需的检查。平片检查虽然能发现 50%的病人有异常表现，但已不作为椎管神经鞘瘤的常规检查。放射学异常发现，如脊柱侧弯、椎间孔扩大、椎弓根或椎板变薄及椎体塌陷等，常缺乏特异性。

对硬膜内神经鞘瘤，主要的鉴别诊断是脊膜瘤。脊膜瘤常好发于胸椎部位。但发病率女性明显高于男性。肿瘤很少生长至椎间孔或椎旁。对于肿瘤中心位于神经孔或椎旁的病变，鉴别诊断应考虑到起源于交感链或背根神经节的神经节细胞瘤、神经母细胞瘤、副神经节细胞瘤、椎管内硬膜外海绵状血管瘤，或起源于局部的骨肉瘤等病变。

41.2.5 外科治疗

(1)病人选择

术前仔细分析肿瘤位于硬膜内外、椎旁及其多少个节段的定位是十分必要的。术前得出准确结论有时比较困难，但上述评估有助于外科医生决定是否扩大手术暴露或计划分期手术及其联合入路等方案。对于无症状的偶然通过影像学检查发现的肿瘤，通常采取一系列的临床及放射学跟踪监测，这种情况在 NF_2 病人中较为常见。较大的肿瘤压迫脊髓变形或在监测之下进行性增大，尽管病人无症状，但仍应该考虑手术治疗。除非特殊例外情况，有症状的肿瘤患者，应该考虑手术治疗。迄今认为良性脊神经鞘瘤对放疗和化疗均无效果，手术为最佳选择。

凡确诊或拟诊为脊髓神经鞘瘤者，均适宜手术切除。多发性神经鞘瘤者，可根据肿瘤部位，可通过一个切口或多个切口一期切除多个肿瘤，或分期切除肿瘤。哑铃型神经鞘瘤力求一期切除，亦可分期切除，但初次手术应该首先切除椎管内肿瘤，解除对脊髓的压迫。神经鞘瘤也可偶发出血卒中，导致神经功能障碍急剧发生，应行急诊手术，解救脊髓功能。

系统功能严重障碍者（如冠心病、糖尿病、高血压等），肿瘤严重压迫脊髓，导致完全截瘫 3 个月以上者，恶性神经鞘瘤晚期，已导致完全截瘫者，手术应慎重，应征求家属和患者意愿，决定是否手术。虽然有个别报道良性神经鞘瘤引起截瘫数月，手术切除后仍有部分功能恢复，但此类病例极为罕见。

(2)手术技术

绝大多数神经鞘瘤表现为硬膜内髓外病变，没有硬膜外扩展。通过常规的椎板切开，硬膜下探查，显微技术分离，肿瘤均能得到全切除。可采用俯卧位或侧卧位。侧卧位可以保证血流动力学稳定，减少脑脊液的流失，手术助手易于参与等优点。对于巨大的颈髓部位的肿瘤，在运送病人过程中，要特别注意姿势，防止引起脊髓损伤。鼓励在清醒状态下使用纤维光导引导下行麻醉诱导。病人俯卧位时，应保持颈椎中立位。我们习惯使用三钉头架固定头颅。防止眼球及其面部在较长时间的操作中受压。胸部和腹部中央应该悬空保持最佳通气状况并减少硬膜外静脉丛的压力。在颈部操作过程中，手术床的头部可轻度提高，有助于静脉回流。使用能透放射线的手术床便于在行胸椎及腰椎的操作过程中使用术中透视进行术中肿瘤定位及其放置脊柱植入材料。在脊柱暴露的过程中，使用适量的肌松剂是有益的，但在分离邻近的神经组织时，应避免使用肌松剂，便于评估自发的肌肉收缩及其术中刺激所诱发的反应。术中监测感觉及运动诱发电对处理巨大的肿瘤有损害脊髓功能的潜在风险时具有一定价值。

在切开椎板之前准确的术中定位十分重要。在上颈椎，由于第 2 颈椎棘突特别明显，定位不存在困难。在下颈椎水平及脊柱的其他水平，术中拍片或透视，识别标志为：第 1 肋或第 12 肋或腰骶联合部，比较术野中的节段水平与术前的定位是否相符合。椎板切除范围应该在嘴侧及尾侧涵盖整个肿瘤。脊椎侧块及其关节面连接应保留，除非需要作椎间孔探查时，才有可能作部分切除。较小的病变，位于椎管侧方者，可以通过单侧椎板切开，完成肿瘤的切除。在剪开硬膜之前，准确充分对硬膜外止血，便于有效使用手术显微镜。硬膜切开范围，应超过肿瘤两极，仔细的缝合固定于椎旁肌肉将有利于硬膜外的止血。尽量减少对脊髓的牵拉及旋转。用较小的棉片分别置入肿瘤两极处的硬膜下腔。减少硬膜下腔的刺激。神经鞘瘤的起源是背侧感觉根，肿瘤不断生长，侵入侧方及侧前方的硬膜下腔，蛛网膜产生粘连增厚反应，包裹肿瘤，应尽力保留蛛网膜的完整。

一般很容易找到肿瘤与脊髓的界面，而在分离肿瘤与脊神经前根的界面时，当肿瘤巨大时，比较困难。背侧神经根进入肿瘤，需要切断之，偶尔可引起神经功能缺失。

较大的肿瘤或粘连紧的肿瘤可以使用吸引、电凝、超声波及激光等技术，先作瘤内切除，再分离肿瘤与脊髓之间的粘连。通过不断改变瘤内瘤外的操作，即使较大的肿瘤亦易切除。在高颈椎操作过程中，术者应注意保护嘴侧副神经的脊神经根，这些神经根往往位于肿瘤的前面。当证实肿瘤全切除后，获得绝对的硬膜下止血，严密缝合硬膜。

呈哑铃状生长的肿瘤进入椎间孔内外，通常需要较为广泛的暴露，甚至切除部分或全部的关节面，硬膜切开可呈"T"型，暴露受累的神经根及其硬膜。某些病例，通过显微分离可以将受累的和未受累的神经束分离开，尤其对于侵犯臂丛或马尾神经的肿瘤，应仔细分离存在重要功能的神经根。术中使用神经刺激器直接刺激神经根，有助于对有功能的神经辨认。虽然有部分学者认为对受累的神经根如有重要功能，可采取保守的措施，保留神经根，但由于存在肿瘤复发的可能，因此在术前对于存在神经潜在损伤的危险时，应该对病人充分解释，力争全切除肿瘤。对硬膜内外肿瘤完全切除后，术后硬膜缝合是一项挑战，严密的缝合难以达到，有时在神经根水平的硬膜袖套处近端缝合后，用游离的筋膜组织或肌肉附上纤维蛋胶粘贴在硬膜缺损处。其余层次的缝合一定要对位良好，防止术后脑脊液漏，如果术中修补特别不够严密，则可以放置腰大池引流数日。

起源于 C_1，和 C_2 神经根的神经鞘瘤由于其与椎动脉的关系，常出现特殊并发症，椎动脉走行在环椎横突孔，在颈 1 侧块后方的椎动脉切迹内走行，在枕骨大孔区硬膜内进人颅内。颈神经根向远端行走通过横突，通过椎动脉内侧，神经根和椎动脉的近端极易受损，术前应该仔细评估，尤其在颈 1 和颈 2 水平，椎动脉常被肿瘤挤压或包裹，术中分离肿瘤时，以刮匙沿肿瘤包膜探查，力求完整切除肿瘤不用锐器分离或牵拉肿瘤，防止椎动脉损伤。

(3)椎旁和椎管内外肿瘤

硬膜下和椎间孔内肿瘤通过椎板切除和椎间孔切开均能有效地获得手术切除。肿瘤侵及颈部、胸腔或后腹膜时需要前侧方、侧方，或扩大的侧后方入路进行。如果较大的硬膜下肿瘤同时合并存在椎旁肿瘤，则可考虑联合入路或分期手术切除之。一般而言，对绝大多数病例，我们选择常规后正中人路首先切除硬膜内病变，这样保证脊髓和神经根能和残留的肿瘤分开，这样可减少随后的椎管外肿瘤手术切除时所造成的牵拉损伤。

在高颈椎，椎旁肿瘤没有显著压迫前方的椎动脉时，可以通过正中（或旁正中）切口，暴露中心为 C_1 和 C_2 棘突和横突中点。暴露 C_1 的半侧椎板，及其 C_2 半椎板，切除少许椎板，便可暴露肿瘤，位于 C_1 或 C_2 神经根的鞘瘤均可以获得良好切除，必要时亦可行侧方入路全切除肿瘤（图 41-2-2）。不需行枕颈固定。切除肿瘤后要严密缝合神经根袖套处的硬膜，防止脑脊液漏。

对胸椎椎间孔外的较大肿瘤，可以通过前侧方，经胸腔入路、胸膜外入路或改良的肋骨横突部分切除的后侧方路进行肿瘤切除。对相邻的胸膜要仔细保护，常规不需要放置胸管引流，除非合并相应部位的肺损伤时，导致了气胸，应作胸腔闭式引流：如果胸膜破损，可以显微镜下缝合，这样做可以减少胸腔 CSF 漏。进入椎体内的肿瘤内容物可以使用剥离子将肿瘤完全刮除。由于一侧肋骨切除合并一侧椎旁切除及关节突切除，易形成侧弯畸形，因此，需要作后路钉棒内固定术，恢复相应部位的脊柱稳定性。

腰椎旁病变可以采用后腹膜外入路，但由于椎旁肌肉深，髂骨覆盖，对腰骶部肿瘤的暴露显得较为困难（图 41-2-3）。通过对椎旁肌肉的仔细分离能够保证其内侧及侧方均能牵引开，并且切除部分髂嵴骨质等措施，均能增加暴露。我们比较赞同采用直接后路暴露椎管内及椎间孔内外哑铃形的肿瘤进行手术切除。对于较大的椎旁肿物，可采用联合的常规的后腹膜入路。通常首先进行后正中入路操作切除椎管内肿瘤及其完成相应的脊柱固定术。然后将病人去除消毒敷料，重新摆体位，侧屈俯位，保持椎旁肿瘤位于最高点。这入路可以直视上、中腰椎区域病变，如果切除第12肋，将有助于暴露L_1，椎体和膈肌附着点结构，将腰大肌向后游离，便于暴露椎体前侧方和椎间孔。腰丛通常位于腰大肌深面，如果椎旁肌肉与肿瘤粘连紧密或者分离困难，通常容易引起神经损伤。如果肿瘤浸润在腰大肌，则通过囊内切除与囊外分离，阻断肿瘤与腰大肌的粘连结构。术中神经电刺激对于鉴别因肿瘤压迫变薄或拉长的神经组织与肌纤维组织有一定价值。

神经鞘瘤亦可位于骶管或骶管前。原发于骶管内病变，可通过后路骶管椎板切除，暴露肿瘤。肿瘤充满整个骶管并不常见，如果这样，则术中对未侵犯的神经根辨认和保留非常困难。术中直接电刺激诱发括约肌肌电图将有助于保护上述所波及的神经功能。如果S_2–S_4神经根受到肿瘤侵犯，至少保留一侧神经完整，则膀胱及直肠括约肌功能将有维持的可能。较小的骶骨远端病变可以通过后路经骶骨入路切除。在正中切开骶骨椎板后，识别并切除骶管内病变成分，然后切断肛尾韧带，这样便可以用手指分离远端骶前间隙，在分离好骶尾部肌肉后，切除尾骨与远端骶骨，用手指钝性分离，游离肿瘤与直肠结构基底周围的疏松组织，然后根据肿瘤大小和特征进行整块切除或块状切除。

（4）恶性神经鞘瘤

当脊柱脊髓发生恶性神经鞘瘤侵犯时，控制肿瘤的生长通常难以达到。如前所述，恶性神经鞘瘤可以散发，或为放疗的后期并发症，外科治疗目的主要为姑息性治疗，缓解疼痛和维持功能，然而由于肿瘤具有局部恶性破坏倾向，因此最佳治疗措施仍为大部切除加局部放疗。化疗无肯定疗效，病人的生存率为数月到1年左右。

41.2.6　结论

椎管内良性神经鞘瘤是最常见肿瘤。绝大多数通过椎板及椎间孔切开能得到肿瘤切除。肿瘤全切除为治疗目的。椎旁神经鞘瘤可以通过不同的手术入路得到切除，在颈椎，可经扩大后侧方入路；在胸椎，可经后侧方胸膜外或侧方胸膜内入路；在腰椎，可经腹膜后入路。脊柱恶性神经鞘瘤的治疗仍具挑战性，外科治疗不是治愈性的，但仍为最有效的治疗手段。对恶性神经鞘瘤患者，手术对缓解疼痛与维持功能仍存在积极意义。

（王贵怀）

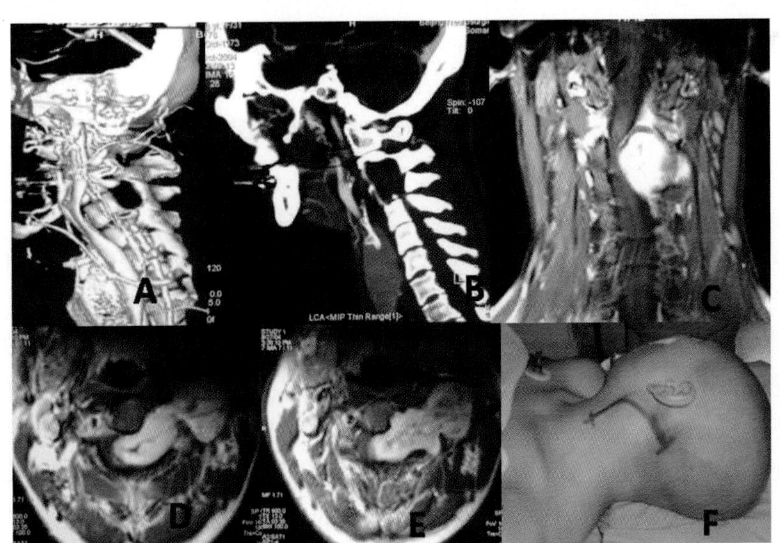

图41-2-2　病例2（颈2–3水平哑铃状神经鞘瘤切除）女性患者，28岁，左侧颈2–3椎间孔哑铃型肿瘤，经左颈侧方入路全切除肿瘤，术后病理为神经鞘瘤。术后症状明显减轻

A、B. 颈椎三维重建和CT矢状位肿瘤破坏部分邻近椎板骨质；C. MRI，冠状位观，可见肿瘤明显强化，椎管内外沟通，压迫脊髓；D、E. 肿瘤位于椎管内左侧，呈哑铃型，椎管内外沟通，脊髓菲薄；F. 患者仰卧位，头偏向非肿瘤侧，经左颈侧方入路切除肿瘤

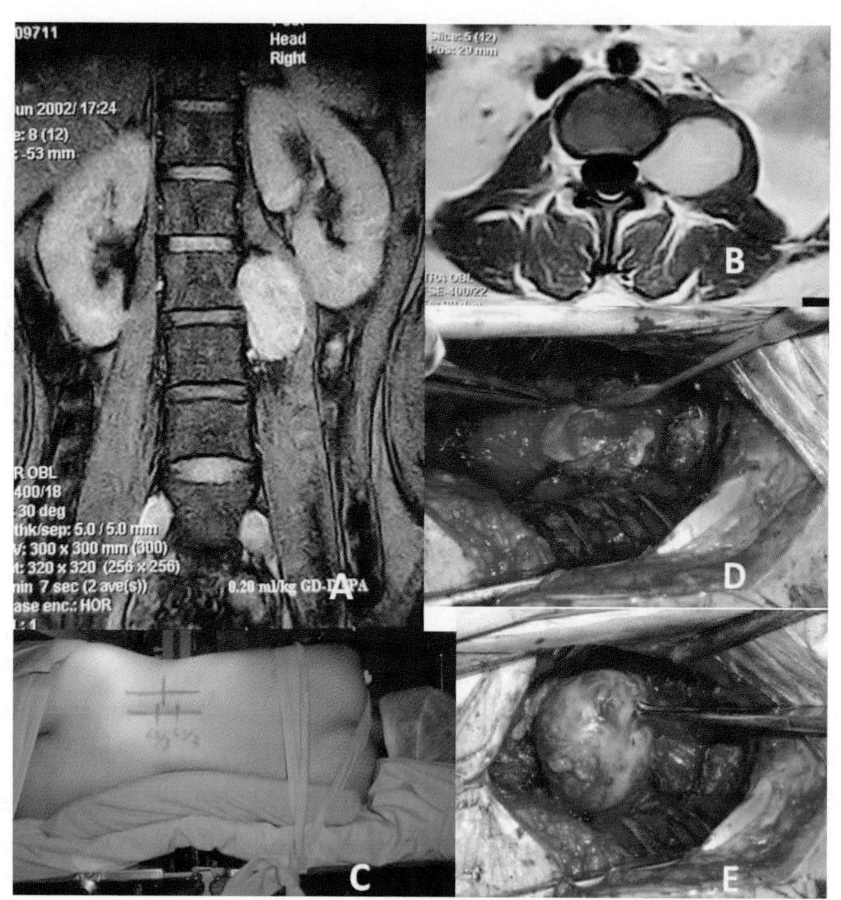

41-2-3 病例3(后腹膜外入路切除胸腰椎椎旁神经鞘瘤) 女性患者,33岁

A. 术前MRI,冠状位,肿瘤位于左侧椎旁腹膜外,均匀强化;B. 轴位观可见肿瘤起源于左侧椎间孔神经根鞘膜,向腹腔生长,均匀强化;C. 术中取右侧卧位,肿瘤侧旁正中切口;D、E. 术中仔细剥离,完整切除肿瘤

41.3 椎管内脊膜瘤

41.3.1 背景

脊膜瘤通常起源于神经根袖套处的蛛网膜帽状细胞,多位于脊髓侧方,嵌入神经根袖套处的硬膜。其他特异的细胞如硬膜或软膜结构中的成成纤维细胞亦可发生脊膜瘤,这也是部分脊膜瘤位于脊髓腹侧或背侧的原因。脊膜瘤是椎管内第二常见的硬膜内髓外肿瘤,仅次于雪旺细胞瘤。椎管内脊膜瘤约占整个椎管内肿瘤的25%,占整个脑膜瘤的12%。脊膜瘤可发生于任何年龄段,但以40~70岁年龄段更加多见。有75%~85%的脊膜瘤发生于女性。脊膜瘤可发生于脊髓任何水平,但以胸椎最为多见(图41-3-1),约占80%。上颈椎或枕骨大孔区亦较为常见,该部位的脊膜瘤通常位于腹侧或侧方,与椎动脉进入硬膜内处的硬膜关系紧密,肿瘤可以包绕椎动脉生长。下颈椎及腰椎部位脊膜瘤不常见。绝大多数脊膜瘤在髓外硬膜内生长,大约10%的肿瘤位于硬膜内外或完全位于硬膜外生长。一般脊膜瘤系单一生长,包膜完整,边界清晰,生长缓慢,但亦可见于多发性神经纤维瘤病(NF_2)或Von Hippel-Lindau氏病中,系常染色体显性遗传病,表现出肿瘤的多样性。组织学上,脊膜瘤以内皮型或纤维型较常见,偶见微小钙化成分。硬膜附着处,通常宽基底,骨性破坏少见。绝大多数肿瘤初次手术全切除后很少复发,但在较年轻的患者,脊膜瘤可表现为侵袭性生长行为。现代神经影像学的发展和显微外科技术的应用,脊膜瘤均能获得早期诊断和治疗,预后良好。

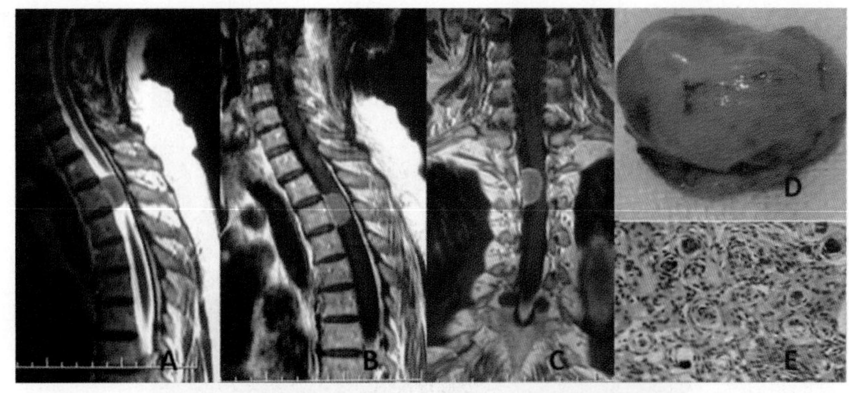

图41-3-1 病例1(胸部脊膜瘤切除)女性患者,45岁,因右侧肢体无力4月余入院

A. 术前 MRI T_2WI 矢状位,肿瘤位于硬膜内髓外,呈均匀等信号,边界清楚;B. 术前 MRI 矢状位,肿瘤均匀强化,可见硬脊膜尾征;C. 冠状位,肿瘤位于脊髓右侧,脊髓压迫至对侧;D. 完整切除的肿瘤标本;E. 术后病理确诊为脊膜瘤

41.3.2 临床表现与诊断

脊膜瘤常见症状为局限性背疼痛和肢体无力,感觉异常,导致姿态不稳。神经系统检查常表现为肌痉挛性偏瘫或四肢瘫。脊膜瘤很少像神经鞘瘤引起神经根性疼痛。15%~40%的病人在晚期可发生括约肌功能障碍。脊髓半切综合征很少发生。脊膜瘤偶尔可引起颅压增高的症状和体征,表现为头痛和眼底水肿,推测可能为肿瘤引起脑脊液蛋白含量增高,阻塞脑脊液的吸收,从而引起颅内压增高。此外,静脉阻塞或反复性出血可能是颅内压增高的其他机制。

核磁共振检查是脊膜瘤的首选检查手段,它可以准确判断肿瘤的水平与特征。CT 及 X 线平片的诊断价值极为有限,但对有骨质破坏的肿瘤具有一定的价值。MRI 表现为等 T_1 和等 T_2 信号,注入对比剂后常呈均一强化,并伴硬脊膜尾征(图41-3-1,41-3-2)。脊膜瘤有时难以单纯从 MRI 上与神经鞘瘤相鉴别。

对于中年女性,肢体乏力伴颈背部局灶性疼痛,MRI 检查发现胸椎椎管内硬膜内髓外占位,均匀强化并伴有硬脊膜尾征者,则高度怀疑脊膜瘤。

41.3.3 手术治疗

(1)适应证与禁忌证

凡拟诊为脊膜瘤者,均适于手术治疗。如果系 NF_2 或 Von Hippel-Lindau 氏病合并脊膜瘤者,应考虑切除主要引起症状的肿瘤。如果系肿瘤复发者,神经功能状况良好,但进行性加重,仍应考虑再次手术。如肿瘤复发且神经功能障碍严重,影像学显示肿瘤侵袭性生长并破坏椎体或椎板结构并引起脊柱稳定性破坏时,如果肿瘤依然不能全部切除,可考虑适当切除部分肿瘤,充分减压,硬膜扩大修补,并行脊柱内固定,恢复脊柱稳定性。

脊膜瘤系良性肿瘤,一般无绝对禁忌证。如果系统功能不良,神经功能障碍严重,或肿瘤系复发或恶性变者,应综合各种因素及患者意见,慎重决定。

(2)手术操作

1)术前准备:术前一天或当日及术后早期使用糖皮质激素,有助于保护脊髓功能,减轻水肿。外科手术的主要并发症包括短期或永久的神经功能缺失(10%)和系统并发症,如肺动脉栓塞等(2%~3%)。如果系多发脊膜瘤或多发性神经纤维瘤应该进行相应的遗传学分析,并对脑及全脊髓进行 MRI 扫描,以发现可能存在的肿瘤,便于决定手术方案。

2)麻醉与体位:所有脊膜瘤患者手术时应采用气管内插管全身麻醉。根据术中神经电生理检测要求,选用对感觉诱发电位及运动诱发电位抑制较小的药物,尤其是在椎板切开后,要与手术医生及电生理人员保持实时联系。如果病人麻醉过浅,可以适当使用起效快、代谢快的药物。

绝大多数医生采用侧卧位,肿瘤侧在上方。如果肿瘤侵犯椎体或椎板附属结构,影响到脊柱稳定性,需要行后路固定时,则宜采用俯卧位。颅颈交界区或上颈椎水平的脊膜瘤,最好头架固定,保持颈椎受牵引,便于暴露椎板。

3)手术步骤

A. 切口:肿瘤平面的确定主要依据棘突的解

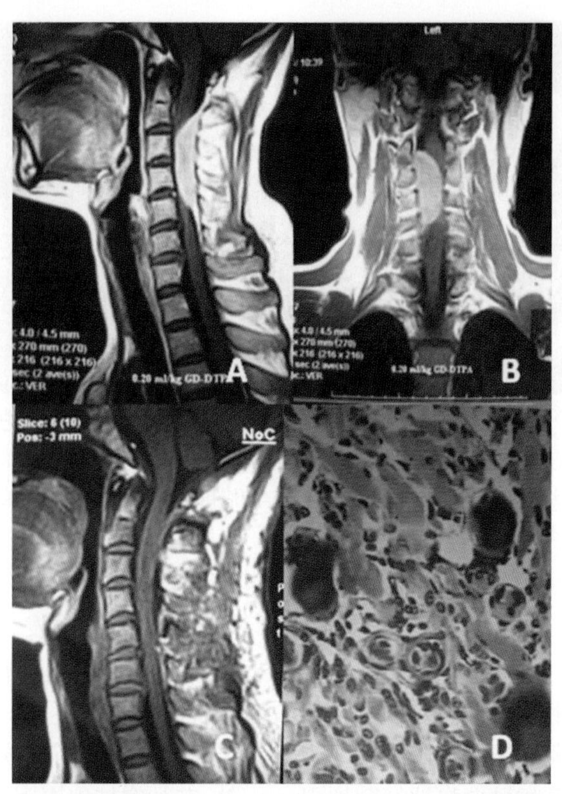

图41-3-2 病例2(颈部脊膜瘤切除)男性患者,47岁,因右侧肢体无力1年余入院

A. 术前 MRI T_1WI,矢状位,肿瘤位于硬膜内髓外,边界清楚,均匀强化,两端可见硬脊膜尾征;B. 术前 MRI 冠状位,肿瘤位于硬膜内髓外偏左侧,脊髓压迫至对侧;C. 术后 MRI T_1WI,矢状位,肿瘤全切除,脊髓形态恢复良好;D. 术后病理确诊为脊膜瘤

剖特征。椎体平面的体表对应水平,术前或术中拍片或X线透视结果。通常于背部中线棘突上作纵行切口。切口长度,要超过肿瘤上极或下极各一个椎板。

B. 椎板切开:绝大多数脊膜瘤位于脊髓侧前方或腹侧面,因此单纯行椎板切除时,肿瘤侧应尽量向外侧扩宽,椎关节面尽量保留,有时为了增加侧方暴露,可以用高速磨钻磨除部分椎关节内侧面。使用高速微钻在两侧椎关节面内侧,切断椎板,切断上下端的棘上韧带,将几个椎板整块掀起,切除肿瘤后,再将其复位固定,称之为椎板成形术。如果肿瘤完全位于腹侧面,亦可行侧后方入路,切除半侧椎板和关节面及部分椎弓根,为防止脊柱稳定性受破坏,有时需作后路内固定手术(图41-3-3)。

C. 硬脊膜蛛网膜切开:椎板切开后,观察硬脊膜搏动,张力大小和硬膜外脂肪及静脉丛情况,如遇硬膜外出血,一般以明胶海绵压迫和双极电凝止血。在中线处剪开硬膜,如与蛛网膜粘连,以神经剥离子钝性分离,力求不撕破蛛网膜。有时肿瘤起源于脊髓背侧硬膜且有钙化,切开硬膜很困难,可以沿肿瘤较硬边缘处硬膜弧形切开。以丝线间断缝合硬膜边缘固定于椎旁肌肉。此时可见透明蛛网膜,脊髓形态及肿瘤。在显微镜下,剪开蛛网膜,脊髓、神经根、齿状韧带、肿瘤等结构便充分暴露。

D. 切除肿瘤:脊膜瘤多位于脊髓侧前方或腹侧,因此打开蛛网膜后,首先向肿瘤上下两极探明相应节段的齿状韧带,并予以剪开,此时脊髓与肿瘤交界处的蛛网膜可以完全游离。为了减少术中对脊髓的牵拉,可以用7-0细丝线将肿瘤侧的齿状韧带缝合,轻轻牵拉脊髓并固定于对侧的硬膜缘,起到增加暴露肿瘤的作用。此时,对肿瘤基底处硬膜予以探查,一般神经根均位于肿瘤两端或腹侧面,肿瘤血供来源于根动脉的分支,可以双极电凝对肿瘤基底处予以电灼,以减少血供。如果肿瘤局限于1~2个椎体水平,游离肿瘤和脊髓交界处的粘连后,再处理肿瘤基底处,以持瘤钳夹住肿瘤,可以完整切除。如果肿瘤基底附着处宽,不能完全游离,在阻断部分血供后,行肿瘤包膜内分块切除,当肿瘤缩小后,再处理基底处,达到完全切除。如果肿瘤质地韧,使用超声吸引刀(CUSA),将有利于肿瘤分块切除,并把肿瘤对脊髓的影响控制到最小。肿瘤完全切除后,对受侵袭的硬膜予以电灼,硬膜外的骨破坏较罕见,腹侧硬膜外的静脉丛出血往往较汹

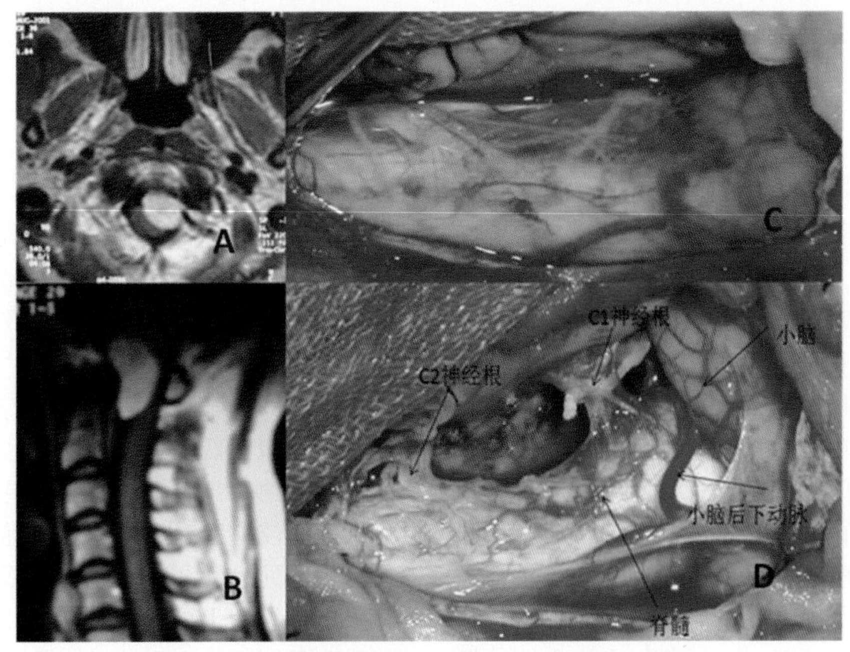

图41-3-3 病例3(远外侧入路切除颅颈交界区脊膜瘤)

A、B. 术前 MRI T_1WI 增强检查,肿瘤位于延颈髓前侧方,边界清楚,均匀强化;C、D. 术中充分暴露肿瘤并完全切除

涌,难以电凝止血,通常予以明胶海绵压迫。

E. 缝合:肿瘤完全切除后,受压变薄的脊髓往往能恢复原位。严密缝合硬膜,如果缝合困难,应以人工硬膜或自体筋膜扩大缝合。椎板复位,可以钛片固定之,有助于减少硬膜外瘢痕形成和加强脊柱稳定性。

41.3.4 术后并发症

若手术中对脊髓不适当牵拉过度,可引起脊髓损伤,加重神经损害症状,一般为暂时性,使用类固醇激素及神经营养药物或高压氧康复治疗,数周内均有较好恢复。脊髓永久性损害发生率低。

肿瘤残留:如果肿瘤与脊髓交界处形成显著的蛛网膜增厚粘连,或侵及脊髓软膜内,或腹侧硬膜基底处肿瘤切除未充分,则易复发。少数脊膜瘤硬膜外侵袭性生长时,由于血供丰富及其生长活跃等生物学行为,常为预后差的指标。

41.3.5 随访与复发

脊膜瘤患者术后 3 个月应行 MRI 复查,此时评价肿瘤的切除程度较为准确,此时 MRI 影像学检查结果将作为以后再次 MRI 检查的基线。一般术后十年内,每隔 1~2 年进行一次 MRI 检查,或直到出现新的神经损害症状。以后随访,根据患者的具体情况而定。脊膜瘤的复发率在 6%~15%。恶性脊膜瘤发生率极低,不足 1%。但部分肿瘤表现恶性生长倾向,或既往已行手术而复发,再次手术仍存在较高的复发率。

41.3.6 辅助治疗

放射治疗对生长缓慢的脊膜瘤而言,疗效有限。对次全切除的脊膜瘤辅以术后长期放疗后复查,很难见到肿瘤缩小。因此,放疗应以个体肿瘤具体情况而定。对有恶性临床特征或组织学生长活跃的脊膜瘤应辅以适量的放疗。我们建议对复发的脊膜瘤可以再次手术治疗,对初次手术后很快就复发的肿瘤患者存在较大的手术风险或其他并发症者可以行放疗。放射外科治疗技术射波刀(Cyberknife),对脊柱脊髓肿瘤具有较好的治疗效果,值得进一步研究。

41.3.7 结论

外科手术切除是脊膜瘤的最佳选择。初次手术能获得全切除将会获得治愈的机会,并预后良好。如果脊膜瘤有硬膜外侵袭性生长,则有较高的复发率。密切随访是评估肿瘤早期是否复发所必需的。放射治疗对生长缓慢的脊膜瘤作用有限,而对具有恶性特征的脊膜瘤则有一定价值,射波刀放射外科治疗技术对复发或残留的脊膜瘤具有较好的治疗效果。

(王贵怀)

41.4 脊髓髓内肿瘤

41.4.1 背景

原发性脊髓胶质瘤大约占髓内肿瘤的80%，包括最为常见的星形细胞瘤、室管膜瘤以及较为少见的神经节胶质细胞瘤、少枝星形胶质细胞瘤和室管膜下瘤。髓内血管网状细胞瘤占髓内肿瘤的3%~6%，髓内海绵状血管瘤又称海绵状血管畸形，是脊髓髓内出血性占位，这两种血管性肿瘤，均为良性肿瘤，手术效果良好，可达治愈。神经管胚胎源性肿瘤如畸胎瘤、表皮样囊肿、皮样囊肿好发于脊髓圆锥和终丝，生长缓慢，多为良性。脊髓髓内转移癌、神经鞘瘤、黑色素瘤为较罕见的髓内肿瘤，脊髓髓内转移瘤发生率低以肺癌及乳腺癌最为常见。

脊髓内非肿瘤性占位病变在临床上及放射学上亦可以表现为髓内肿瘤。例如脊髓炎症如细菌性脓肿、结核性肉芽肿等，呈急性或亚急性发病为其特征，全身系统受累证据更加有助于鉴别诊断。髓内肿瘤的鉴别诊断应包括脊髓的炎性病变与脱髓鞘病变，如多发性硬化，病毒性脊髓炎等。这些病变发病快速，往往在数小时至数天，很少有较长时间，症状严重，较多产生横断性脊髓损害症状与体征，慢性进行性或反复性病理过程在脱髓鞘病变中偶有发生。这些病变在核磁共振影像上的表现迥异，急性多发性硬化脱髓鞘性损害，通常表现为脊髓变粗大，MRI T_1像呈等或低信号，T_2高信号，波及多个节段，发生片状强化是病毒性脊髓炎或类感染性病变的特征表现。急性起病伴有严重神经功能缺失，缺乏显著脊髓粗大，为与外科疾患相鉴别的主要特点。对这些病人的手术应该慎重进行，因为细小的活栓标本通常只产生非特异性的炎性反应，很难提供准确诊断及合理的治疗，并且加重症状。

41.4.2 髓内肿瘤发生学

（1）星形细胞瘤

大约3%的中枢神经系统星形细胞瘤起源于脊髓内，这些肿瘤可发生于任何年龄，但以50岁年龄组居多，儿童组髓内肿瘤中最为常见。大约60%的肿瘤发生于颈椎和颈胸交界部位的脊髓内。胸椎、腰骶椎或脊髓圆锥部位均可发生，终丝部位较为少见。

脊髓星形细胞瘤在组织学较多表现为异型性。这些肿瘤包括低级别纤维性和毛细胞型星形细胞瘤，较为常见；高级别的间变性星形细胞瘤和胶质母细胞瘤较少见；神经节胶质细胞瘤与少枝星形胶质瘤较罕见。大约90%的儿童星形细胞瘤系良性，其中以纤维型Ⅰ级、Ⅱ级为主，大约1/3幼稚的毛细胞型星形细胞瘤和神经节段胶质细胞瘤病人均不伴有疼痛病史。大约10%儿童胶质细胞瘤，系恶性星形细胞瘤或胶质母细胞瘤。纤维型星形细胞瘤以成年人居多。幼稚型毛细胞型星形细胞瘤和神经节胶质瘤较为罕见（图41-4-1，图41-4-2），通常主要多见于青年期。成人毛细胞型星形细胞瘤，通常富含毛细胞的特殊结构，尚不清楚是否富含毛细胞特征预示病变预后良好。

（2）室管膜瘤

室管膜瘤系成人最为常见的髓内肿瘤。它可发生于任何年龄组，但以中年人最为常见。男女比例几乎均等。存在一系列的组织学亚型，细胞型室管膜瘤是最常见的类型，但上皮型、纤维型、室管膜下瘤型、黏液乳突型或混合型也较为常见。大部分组织学上为良性。虽然无明显包膜形成，这些胶质细胞衍生的肿瘤通常有较好的边界，较多伴有脊髓空洞形成，很少浸润邻近的脊髓组织。

（3）血管网状细胞瘤

血管网状细胞瘤约占脊髓髓内肿瘤的3%。多为单发，也可在小脑、脑干、脊髓内多发。15%~25%的患者伴有Von-Hippel-Lindau氏综合征，可合并眼底血管瘤、肝脏、胰腺、脾脏等器官内囊肿等。系常染色体异常缺陷性疾患。可有明显家族史。这些肿瘤可发生于任何年龄，但青少年较为罕见。血管网状细胞瘤系血管源性良性肿瘤，边缘清晰，包膜完整，常伴有空洞，一般肿瘤位于脊髓髓内偏向一侧，富含血管，为良性，预后良好。

（4）海绵状血管瘤

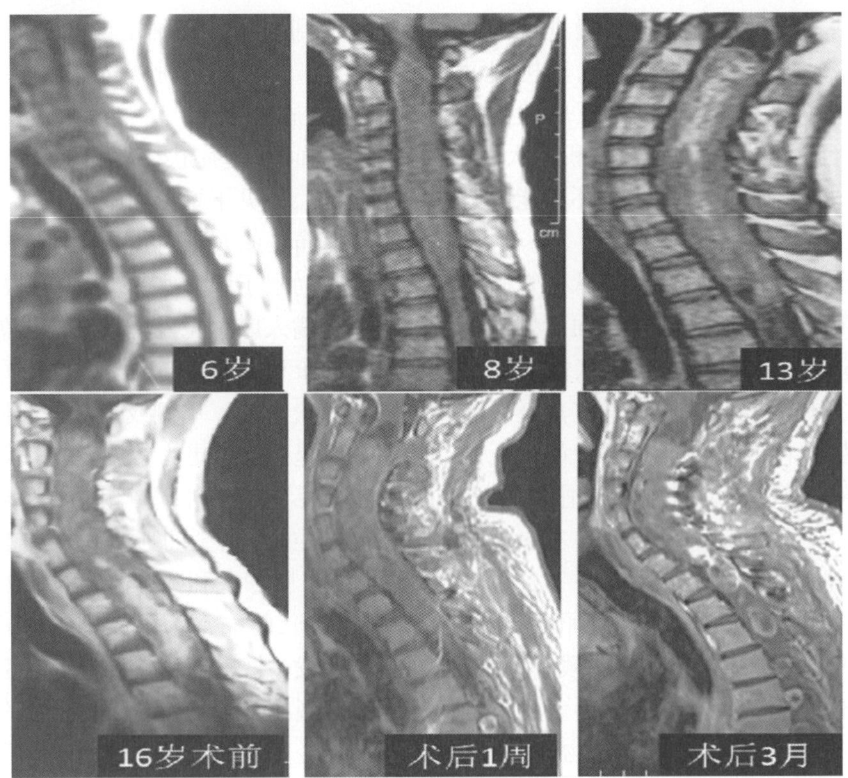

图41-4-1 病例1（脊髓神经节胶质细胞瘤）

患者6岁确诊髓内肿瘤，因手术风险顾虑，坚持定期随访，发现病情进行性加重。MRI检查，脊髓弥漫增粗，肿瘤沿脊髓纵轴生长，16岁时行手术治疗，术中发现肿瘤硬韧，血供丰富，只做肿瘤部分切除减压，病理确诊为神经节胶质细胞瘤，术后复查MRI示肿瘤残留复发，术前疼痛明显缓解，运动略微改善

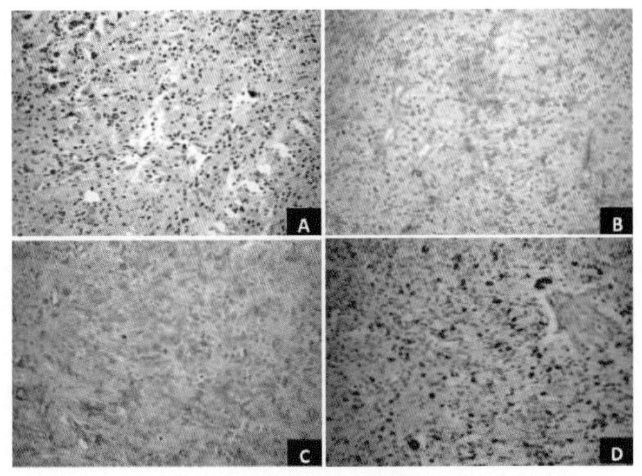

图41-4-2 病理

A.（HE×200）弥漫增生的神经节细胞，肿瘤细胞形态多样，胞质多少不一，细胞核不规则，可见双核；B、C、D. 免疫组化标记：GFAP(+)，NSE(+)，Syn(+)

海绵状血管瘤亦称为海绵状血管畸形，属于血管畸形的一种。与颅内海绵状血管瘤较常见不同，脊髓海绵状血管瘤较少见，椎管内海绵状血管瘤占脊髓血管性疾病的5%～12%。男女性别差异不明显。文献报道椎管内海绵状血管瘤有家族史。发病高峰年龄段为30～49岁，平均年龄为38岁。椎管内海绵状血管瘤可发生在脊髓各个节段但以颈胸段多见。症状性椎管内海绵状血管瘤的年出血率为1.6%～4.5%。按病情进展方式患者可分为三种类型：①急性型：急性起病并逐渐加重，与病变短时间内出血相对较多有关，表现为急性神经功能损伤，适宜尽快手术，解除压迫症状；②缓解复发型：急性起病后症状有缓解，以后又突然加重。符合中枢神经系统海绵状血管瘤出血特点，少量多次，反

复出血；③进行性加重型：症状呈缓慢进行性加重，病人在数周或数月内症状逐渐加重，其机理可能是反复小量出血和出血后病变周围反应性胶质增生，再钙化、血管腔机化等，使病灶体积增大，压迫症状明显，并与由此引起的脊髓微循环功能失调有关。

随着MRI检查的普及，椎管内海绵状血管瘤的诊断变得相对简单。由于椎管内海绵状血管瘤以髓内型最多见，少部分位于硬膜外，海绵状血管瘤因常有出血发作，出血代谢物含铁血黄素在其表面形成的一层软膜性结构，构成MRI影像学上的特征性含铁血黄素环表现。髓内海绵状血管瘤适时手术，疗效良好。

(5)胚胎源性肿瘤

椎管内先天性胚胎源性肿瘤发生于胚胎5～6周的神经管闭合期，起源于异位的胚胎残余细胞。表皮样囊肿和皮样囊肿均起源于外胚层，前者仅含表皮组织与角化物，后者除表皮与角化物外，还有真皮及皮肤附件如毛囊、汗腺与皮脂腺等。畸胎瘤包含三个以上胚层组织，有毛发、脂肪和骨性成分等。脂肪瘤发病机制不清楚，有些学者认为是脊椎神经管闭合时包含一些移位的脂肪组织所致。根据脂肪的沉淀方式分为四种类型：圆锥脂肪瘤、终丝脂肪瘤、髓内脂肪瘤、硬脊膜外脂肪瘤。

椎管内先天性肿瘤大部分发生于脊髓圆锥与终丝部位，向腰骶部生长，由于该部位解剖上空间较大，加之肿瘤生长缓慢，故在临床上起病缓慢，病程长，神经系统损害及压迫症状较轻。结合病人年轻，病史长，腰背部正中有皮肤异常，脊柱畸形及反复颅内感染应考虑椎管内先天性肿瘤之可能，并作MRI、CT、及X线平片等检查。

(6)其他肿瘤

转移瘤约占髓内肿瘤的2%，肺癌及乳腺癌是最常见的原发肿瘤来源。颅内生殖细胞瘤及髓母细胞瘤种植转移较少见，往往沿着脊髓软膜浸润性生长，手术难以全切除，预后不良。黑色素细胞瘤极为罕见，常累及脊髓、蛛网膜、硬脊膜甚至椎板，手术只能起到减压效果，预后很差。

41.4.3 髓内肿瘤临床特征

不同性质的髓内肿瘤临床特征各不相同。绝大多数原发于脊髓内的肿瘤，早期症状通常无特异性，病程缓慢进展，感觉、运动、自主神经系统功能均可受到损害，在确定诊断之前往往症状持续达2～3年。恶性髓内肿瘤或转移性肿瘤通常病程较短，为数周到数月。肿瘤生长过程中可以发生特发瘤内出血，引起症状突然加重，多见于室管膜瘤(图41-4-3)，偶见于星形细胞瘤。

疼痛是成人髓内肿瘤最为常见的临床症状。疼痛通常局限于肿瘤水平，很少有根性疼痛发生。大约1/3病人以感觉及运动功能缺失为初始症状，症状的分布和进展是与肿瘤部位相关的。颈髓肿瘤以四肢症状为主，单侧或不对称的症状为典型表现，感觉减退比麻木更为常见。中央束综合征在查体时比较常见。胸髓肿瘤产生感觉障碍居多，麻木为最常见的主诉，典型的症状为从腿的远端开始，向近端进展。腰膨大和圆锥部位的肿瘤经常存在腰背疼痛及腿痛，腿痛常为根性疼痛，排尿及排便障碍趋于早期发生。就绝大多数病例而言，在诊断之时均存在客观的神经功能缺失。显著的脊髓粗大伴有轻微的神经功能缺失是良性髓内肿瘤的主要特征。相应地，中等度脊髓粗大伴有相对较短的病程，诊断恶性肿瘤的可能性大。随着核磁共振影像学的应用，极其轻微的神经缺失出现之时，髓内肿瘤就可能被确诊。

所有髓内病变的诊断均依据核磁共振的检查。绝大多数髓内肿瘤在T_1像上为等密度和轻微低密度表现，T_2像上判断肿瘤更为敏感，因为大部分肿瘤表现为高信号。非强化的T_2像，常无特异性，通常不能将实体肿瘤和囊性病变相鉴别。室管膜瘤通常均一强化，轴位观，呈等中心并对称分布在脊髓内，大部分病例两极有空洞形成，特别是颈髓和颈胸交界区。不均匀强化系由于瘤内囊肿形成或坏死所致。星形细胞瘤的核磁共振影像表现更加多变，比室管膜瘤显得缺少边界、不规则、强化欠均一，异形性强化更多见，有时可见斑片状及不规则边缘可以延伸到数个脊髓节段。髓内血管网状细胞瘤边界清楚，T_2像常见明显的血管流空影和脊髓空洞形成，强化明显均匀(图41-4-4)。

先天性椎管内肿瘤患者易并发椎体发育异常如椎体融合、半椎体和脊椎裂等。X线片显示除肿瘤局部骨破坏外，多呈骨质压迫性损害，相应椎管增宽，椎弓根变窄，根间距加大等。CT扫描示椎管内边界清楚的低密度病变，脊髓受压移位，增强时病灶无强化。MR可确定病变的部位和范围，但对表皮样囊肿与皮样囊肿不易鉴别，瘤内液态脂肪或胆

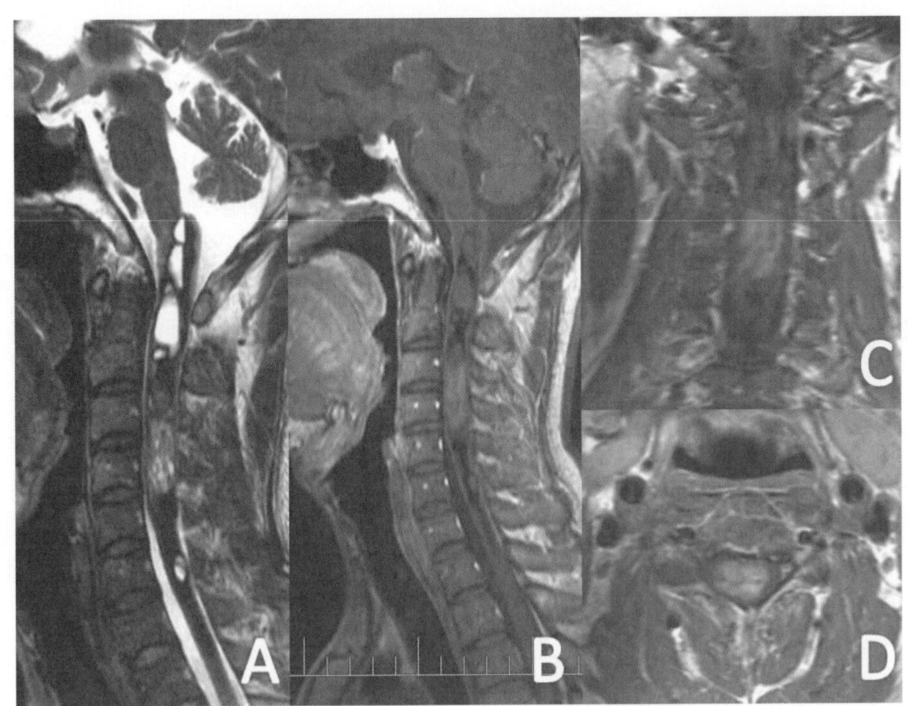

图41-4-3 病例2(延髓-颈髓室管膜瘤)
男性,37岁,肢体麻木乏力半年,突发加重2周入院。术前神经功能障碍评价为McCormick Ⅱ级

A. T_2WI 矢状位,髓内占位,呈不均匀略高信号,两端有囊性变,并有含铁血黄素沉积,形成瘤周特征性低信号;B. T_1WI 矢状位增强检查,瘤体轻度均匀强化,两端囊腔形成;C、D. 轴位及冠状位观,肿瘤向心性生长,界限清楚

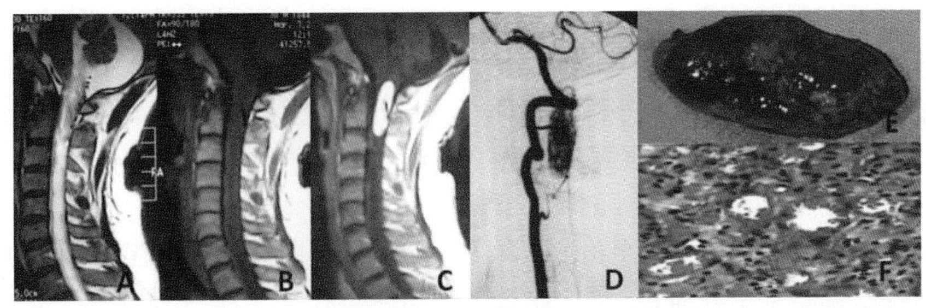

图41-4-4 病例4(脊髓血管网状细胞瘤)
男性,38岁

A. 术前MRI,T_2WI 矢状位,上颈髓髓内椭圆形的等信号,瘤周有血管流空影,合并巨大脊髓空洞形成;B. T_1WI 矢状位,肿瘤为等信号,相应髓节稍有增粗;C. T_1WI 矢状位增强检查,肿瘤见均匀强化,背侧可见蜿蜒流空的血管影;D. 脊髓血管造影,示椎动脉颈2、3根动脉分支供血,肿瘤浓染;E. 术后肿瘤标本,全切除肿瘤;F. 术后病理为血管网状细胞瘤

固醇较高时,T_1 与 T_2 像呈高信号或混杂信号；如角化蛋白及固态胆固醇高时,T_1 与 T_2 像均为低信号,故信号强度与上述成分所含比例有关。畸胎瘤可为实质性或部分囊性,如无骨性成分,MRI表现与皮样囊肿也不易区别,但典型的在 T_1 像和 T_2 像均为混杂信号。脂肪瘤的MRI均呈高信号,脂肪抑制时为等或低信号。MRI增强时,除少数表皮样囊肿囊壁有轻度强化外,余均无强化,是椎管内先天性肿瘤的共同特点。

41.4.4 髓内肿瘤外科治疗

(1)手术策略

20世纪70年代以前,脑干脊髓髓内肿瘤曾被称为“手术禁区”。对脊髓髓内肿瘤的治疗,由于顾及肿瘤切除会加重脊髓的损伤,一般多倾向于切除椎板减压、活检,再辅以放疗。如果肿瘤较小又接近脊髓背侧,则可争取切除;如果肿瘤较大,切除肿瘤可能会导致瘫痪、大小便障碍及呼吸功能障碍,因此,许多神经外科医师望而却步。

随着CT/MRI等多种医学影像学技术的发展及显微外科技术的广泛应用,脊髓内肿瘤的手术治疗取得了很大的进展。国内北京天坛医院王忠诚、上海华山医院徐启武等分别较早报道了脊髓髓内肿瘤的显微微外科术治疗,疗效显著。随着术中神经电生理监测技术与显微技术的长足进步,目前,绝大多数脊髓髓内肿瘤均能得到较好的治疗效果。

髓内肿瘤的手术效果在很大程度上取决于手术时脊髓的功能状态。为了便于评价病情严重程度与手术疗效,对术前神经功能状态进行分级较为重要,国际上较多的采用McCormick分级(表41-4-1)。

因此,早期诊断,及时手术将会获得较好的疗效,如果等肿瘤几乎占满整个椎管,受损害的脊髓功能可能已近衰竭,稍加手术干扰或损伤,便会出现严重的功能障碍,预后较差。

表41-4-1 McCormick分级

分级	
Ⅰ	轻度神经功能障碍,但不影响受累肢体功能,轻度强直或反射异常,步态正常
Ⅱ	感觉运动障碍,影响受累肢体功能,轻至中度步态困难,疼痛严重影响病人的生活质量,但病人生活仍能自立和独立行走
Ⅲ	严重神经功能障碍,行走需要拐杖或支架,明显的双上肢功能受损,生活能自理或不能自理
Ⅳ	严重神经功能障碍,需要轮椅,拐杖或支架,双上肢功能受损,生活不能自理
Ⅴ	截瘫或四肢瘫

外科治疗对绝大多数髓内肿瘤是最有的治疗选择。手术切除程度主要是由肿瘤和脊髓交界的界面情况决定的。如果良性肿瘤边界清楚,则手术全切除应为追求目标,使用显微神经外科技术将致残率控制在最小程度已成为现实。单纯的外科治疗对血管网状细胞瘤,几乎所有的室管膜瘤及某些边界清楚的星形细胞瘤(毛细胞型星形细胞瘤和神经节细胞型胶质瘤)可以获得长期的控制,甚至治愈。合理的充分地切开脊髓,暴露整个肿瘤,应避免通过微小的脊髓切开作活检,因为小标本的诊断结果可靠性难以保证。恶性髓内肿瘤的手术作用为姑且性的。虽然可获得显著的症状缓解,但远期疗效不佳。此外,侵袭性手术治疗恶性胶质瘤常常并发显著的致残率,在术中确诊组织学的恶性结果时,应该适时停止进一步手术。

多数神经管胚胎源性肿瘤与脊髓组织界面粘连难以分离,尽管系良性肿瘤,手术亦难以全切除。如果不能获得清晰的分离界面,则不必追求手术全切除,避免加重脊髓损害。皮样及表皮样囊肿、畸胎瘤的部分残留,将存有复发的危险。对髓内脂肪瘤通常作纵形切开软膜,作部分内减压,起姑息性治疗作用。良性髓内肿痛的放射治疗作用尚不确定。大部分文献报告,由于缺乏足够的病人数量及其对照组,和不充分的随访结果,因而对放疗效果评价难以广泛接受。总的说来,放射治疗对低级别的室管膜瘤和星形细胞瘤能起到一定的延缓复发的作用。目前,普遍认为髓内室管膜瘤手术全切除、次全切除或大部切除后,保持随访,如果肿瘤复发,适当时机再次手术,单纯放疗不敏感,疗效不佳。

脊髓内星形细胞瘤的治疗由于其发生学及其生物学的多样性难以评估。年龄似乎是最有效的预后评估因素。儿童星形细胞瘤常伴有特别的无痛性隐匿性行为,主要是由于其组织学相对呈良性的结果。成人髓内星形细胞瘤通常显示侵袭性,对于边界不清的髓内星形细胞瘤,根治性全切除不作为手术的基本目标,治疗目的主要为获得较长时间的控制并保留神经功能(图41-4-5),这样的治疗策略同样适用于儿童患者及其低级别的星形细胞瘤。由于放射治疗使得未来手术复杂化,因此对于边缘较清的肿瘤已行充分的手术切除,术后一般不主张进行放疗而进行临床及其系列MRI随访,根据临床病情发展,在确诊为肿瘤复发的时候,可以考虑再次手术。

(2)室管膜瘤的手术技术

室管膜瘤是脊髓髓内肿瘤中最为常见的类型之一,占30%~40%。脊髓内室管膜瘤通常沿着脊髓中央管生长,脊髓被压向四周,肿瘤两极常伴有空洞,有明显的外科界面,早期诊断并尽早手术往

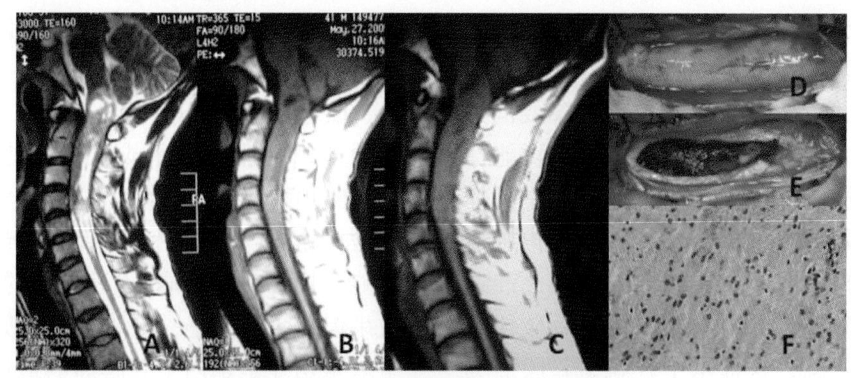

图41-4-5 病例5(脊髓星形细胞瘤)
男性,41岁,肢体麻木乏力1年入院

A. 术前 MRI,T_2WI 矢状位,上颈髓增粗,肿瘤弥漫生长,信号混杂;B、C. T_1WI 矢状位观,肿瘤为等信号,相应髓节明显增粗,增强检查,轻度不均匀强化,肿瘤无明显边界;D. 剪开硬膜,见脊髓增粗水肿明显;E. 后正中切开脊髓软膜,近全切除肿瘤;F. 术后病理为星形细胞瘤Ⅰ级

往可获得良好的预后。因各节段脊髓解剖学特点不同,神经组织对肿瘤压迫和手术耐受性也不同,手术效果及其预后有所差异。发生在延髓和高颈髓时,当肿瘤巨大,可出现严重肢体瘫痪、呼吸困难等表现,手术依然存在着高风险。发生在胸段的脊髓室管膜瘤,因脊髓较细、血运较差,有较高的致残率。发生于脊髓圆锥马尾和终丝部位的髓内室管膜瘤,形态不规则,肿瘤质地脆软,往往与马尾神经根粘连在一起,全切除率很低,病理诊断多为黏液乳突型室管膜瘤,有较高的复发率。

1)麻醉与体位及电生理监测:全身麻醉,侧卧位,常规行后正中切口,暴露椎板与椎管内结构。术中根据肿瘤的具体位置调整手术床和显微镜,达到最佳操作舒适度。术中进行神经电生理监护,重点监测 SEPs 和 MEPs,当这些指标变化可以及时提醒术者,有利于脊髓的保护。

2)椎板切开要点:传统上用系列棘突、椎板咬骨钳,咬除骨质,切除椎板减压,充分暴露硬膜囊,至今在许多单位依然使用这种操作。目前,绝大多数医师采用高速微钻或摆动锯切开椎板,把握好切开椎板的宽度和深度及角度非常重要。宽度不超过双侧的关节面内缘,过窄暴露肿瘤不充分,微钻深度难以把握,应从椎板皮质层逐步加深,防止损伤硬膜与脊髓。由于微钻有伤及脊髓或神经的风险较大。新近,超声骨刀问世,超声波在骨质层有能量释放,切开骨质同时流动水降温带走热量,而对软组织几乎无损害,对切开椎板带来更安全的保障。

3)肿瘤切除要点

A. 术中力求从后正中线切开脊髓,防止术后产生严重的感觉缺损。因肿瘤巨大或扭曲,辨认中线可能困难,术中以两侧神经后根及脊髓背侧中央静脉为参考。

B. 术中力求最小程度牵拉脊髓,防止对菲薄的脊髓造成新的损害。作者的经验是,如果术中有 B 超定位,应在切开硬膜之前,先行 B 超确定肿瘤实体和伴随空洞所在位置。正中切开硬脊膜并缝合固定于椎旁肌肉后,沿中线剪开蛛网膜,并以银夹将蛛网膜固定于硬脊膜上,以低电流细双极电凝脊髓软膜正中沟处血管,切开脊髓软膜后,先沿肿瘤和脊髓界面纵行分离,剪断粘连的纤维丝状带,至肿瘤两极,此时以 7-0 丝线将脊髓软膜缝合固定于硬脊膜上,再分离肿瘤时,脊髓相对固定,助手可以用精细的剥离子只对肿瘤进行轻轻牵拉,而对脊髓的干扰可控制在最小程度。

C. 术中对动脉出血可用尖细的双极电凝止血。脊髓室管膜瘤的血运常较为丰富,供应血管往往来自脊髓腹侧面的脊髓前动脉分支,电凝应精准,勿误伤主干血管。由于肿瘤压迫,受压的脊髓血供非常差,因此,对于小的渗血用止血纱布或海绵也可以获得很好的效果。

D. 术中力求完整完全切除肿瘤。肿瘤虽然巨大,只要有明显界面,质地不硬与脊髓粘连不紧,一般均可以完整分离肿瘤;因为分块切除肿瘤,术野常因出血不清,对脊髓的干扰大,并容易造成肿瘤细胞脱落而随脑脊液种植转移。对于肿瘤周径过大者,应先行瘤内切除,以缩小瘤的体积,降低术中对脊髓牵拉,再沿肿瘤与脊髓相对界面分离切除。边界不清的部位,或与脊髓粘连严重者,可在电生理诱发电监测下在不致造成严重神经损伤情况下,尽量多切除肿瘤。术中电生理 MEPs 波幅下降或消失常预示运动传导束损害,术后肢体瘫痪的可能性较大,因此,应根据术前神经功能状态及术中具体情况决定是否结束手术。作者经验,部分髓内肿瘤病例术中 SEPs 和 MEPs 消失,脊髓腹侧面已经通透,清晰可见脊髓腹侧面蛛网膜,术后患者肢体运动依然恢复良好状态,这提示了脊髓室管膜瘤为压迫性而非侵袭性,但这种局面非常挑战,应慎重操作。

E. 肿瘤切除后,要以 7-0 丝线间段缝合脊髓软膜、蛛网膜与硬脊膜,多节段的椎板应复位。虽然髓内肿瘤术后导致感觉功能异常的因素很多,但术中切开脊髓的损害及其术后脊髓粘连是感觉异常的主要原因之一,缝合脊髓软膜、蛛网膜、硬脊膜及多节段的椎板复位有利于防止术后脊髓粘连。

F. 椎板复位成形有利于减少硬膜外瘢痕形成,保持脊柱稳定性等作用,从而提高病人远期治疗效果。

G. 脊髓室管膜瘤的手术中监测已经成为常规,在一般麻醉下,实施运动诱发电位(MEPs)和体感诱发电位(SEPs)的监测用以评价运动和感觉传导通路的功能可行并且可信,但在临床实践中存在的分歧是:术中电生理监测的确能够提醒术者,避免过度切除所导致的神经受损;但是过分地依赖电生理监测可能有相当多的病例不能做到肿瘤全切除。我们对位于危险部位的肿瘤进行术中 SEP 监测,结果显示绝大多数病例多个数值均明显下降,切除肿瘤后又逐渐恢复,术后病人均恢复良好;但术中 MEP 记录数值,潜伏期延长 10%以上,波幅下降 50%以上者,我们发现术后患者症状多会较术前有所加重,故术中电生理检测对脊髓肿瘤手术有一定的参考价值。

4)术后并发症

A. 因肿瘤位于脊髓髓内,术中切开脊髓或对脊髓不适当牵拉,可引起脊髓功能损伤,加重神经损害症状。术后感觉麻木、疼痛或感觉缺损发生率较高,一般 3 个月后至 1 年半,大部分患者功能有良好的恢复。

B. 如果肿瘤位于高颈髓,术后可发生呼吸障碍及四肢瘫痪;肿瘤位于胸髓及其腰骶髓,术后可双下肢瘫痪及其大小便障碍。上述并发症的发生比例不一,这主要取决于患者术前神经功能状态及其手术医生的操作技巧有关。

C. 如果肿瘤与脊髓粘连紧密,无法作到手术全切除,则术后肿瘤残留或复发,远期效果不佳。

5)预后:对于已经达到手术全切的室管膜瘤术后常规随访,不推荐术后放疗,远期疗效满意。对于不能全切的室管膜瘤,术后局部的放疗有着一定的效果但疗效有待进一步评价。积极的显微外科治疗争取全切才是髓内室管膜瘤的最佳选择,才能获得长时间的缓解,甚至治愈。

(3)星形细胞瘤的手术技术

脊髓星形细胞瘤的发病率相当地低,大约每年 0.8~2.5 例/10 万人,是颅内星形细胞瘤的 1/10。临床上通常将胶质瘤分为星形细胞瘤、少枝胶质细胞瘤、胶质母细胞瘤等不同病理类型。世界卫生组织(WHO)目前推荐的分类系统,I 级代表毛细胞型星形细胞瘤,更为典型的星形细胞瘤被分为Ⅱ~Ⅳ级,Ⅱ级为星形细胞瘤(低级别),Ⅲ级为间变星形细胞瘤,Ⅳ级多形性胶质母细胞瘤。约 30%的星形细胞瘤却因边界和正常组织难以辨清,很少能做到完全切除,但积极的手术治疗仍然是髓内星形细胞瘤的首选。

脊髓星形细胞瘤手术目的在于明确诊断,实现脊髓减压,为进一步放疗提供基础。手术操作技术基本同室管膜瘤。由于,星形细胞瘤多以浸润性生长为主,仅分化较好的毛细胞型星形细胞瘤(WHO 分级Ⅰ级)和低分级的星形细胞瘤(WHO 分级Ⅱ级)与周围正常组织的界限清楚,呈实质性,质地软,可以分块切除至相对边界;恶性度高且界限欠清者不宜勉强全切除,应尽可能行瘤内切除减压,肿瘤导致的空洞、血肿和囊变也应减压,并且硬脊膜做人工硬膜修补减张缝合,这样既能达到内减压作用,又能达到外减压目的。术中使用激光切除肿瘤,比单纯显微操作切除,更加减少对脊髓的干扰。仔细缝合硬脊膜防止脑脊液漏,亦可放置硬膜外引流数日。根据肿瘤切除的程度,确定椎板去除与复位。术后使用激素和甘露醇以减轻脊髓水肿。术后 1 周行 MRI 检查确定手术切除程度和下一步治疗方案。

当肿瘤不能全切时,应考虑术后放疗或化疗。尽管随机化的综合治疗还不足以提供足够的证据来确立指南,并且到目前依然没有明确的证据表明星形细胞瘤的术后放疗是多么的行之有效,然而考虑到肿瘤的组织分级和手术的不尽如人意,术后的放疗还是可取的。亦有学者报道在放疗后化疗也可以考虑，主要参考脑胶质瘤的化疗指南，疗效也不确定。

脊髓星形细胞瘤神经功能改善及其预后主要取决于肿瘤分级（细胞形态和分化状况）和手术切除程度。术后早期症状加重明显，术前已有的神经功能障碍很难以因手术而显著改善。总的预后也不佳，低级别（WHO 分级Ⅱ级）的 5 年生存率为 70%；而高级别（WHO 分级Ⅲ-Ⅳ）的 5 年生存率约为 30%；也有报道称高级别星细胞瘤生存率，在儿童是 13 个月，在成人 6 个月。高级别的肿瘤易复发，并且近一半会向颅内发展。

（4）血管网状细胞瘤的手术技术

血管网状细胞瘤是血供丰富的良性肿瘤，可伴有 von Hippel-Lindau 病（VHL），好发于颅后窝，发生在椎管内者少见，约占所有脊髓髓内肿瘤的 3%。天坛医院神经外科报告 38 例血管网状细胞瘤患者，占同期椎管内肿瘤 877 例的 4.3%，占同期收治各种髓内肿瘤的 10.5%。Roonprapunt 等统计的男女比例为 1.8 : 1.0，平均年龄 35.5 岁。可见髓内血管网状细胞瘤好发于中青年男性。脊髓血管网状细胞瘤最常见的发生部位是脊髓颈段和胸段，尤其是在男性病人。肿瘤常位于髓内，少数为硬膜内硬膜外型，极个别为硬膜外型。其临床表现与其他脊髓髓内肿瘤的临床表现相同，为脊髓神经功能的缺失，最常见的症状是感觉的异常和肌力的下降。病情的进展形式有 3 种类型:①缓慢进行型:在数月或数年内症状逐渐加重，病变体积的增大及引流静脉的迂曲，致椎管内压力升高，脊髓微循环功能失调可能是症状恶化的原因。②双峰型;急性起病，但症状较轻，后有一定程度的缓解，数周或数月后症状又加重。最初症状与出血有关，但第 2 次的加重是由于再出血，还是由于椎管内高压引起脊髓微循环变化使脊髓缺血，这还有待于进一步研究。③急性起病型: 发病后症状迅速加重，严重的可以出现完全截瘫。原因可能为病变的出血量较大，造成对脊髓的破坏，这在文献中较少见报道，原因有可能是引流静脉的破裂和肿瘤本身的出血。

MRI 已成为目前最重要的诊断辅助手段。平扫检查，肿瘤在 T_1 像上多表现为等信号或稍高信号；在 T_2 像上，多表现为圆形或椭圆形的等信号，常可见到血管流空影。病变的两端常可见脊髓空洞。病灶经 Gd-DTPA 增强扫描后常可见明显强化，T_1 增强像上，实体型肿瘤见均匀强化的肿瘤影像，可伴头端或尾端囊性变，背侧可见蜿蜒流空的血管影像；T_2 像上，可见肿瘤周围水肿和脊髓空洞形成，具有较强的特征性（图 41-4-4 至图 41-4-6）。肿瘤多发性是血管网状细胞瘤的另一个特点，因此应该同时行头颅 MRI 检查。部分病例经超声波检查可发现多发肝或肾的小囊肿。脊髓血管网状细胞瘤多是实体肿瘤，这与小脑血管网状细胞瘤多为囊性的特点不同。脊髓 CTA 血管成像或 DSA 血管造影对于手术方案的制订是必需的，它可以显示肿瘤的供血动脉，引流静脉，能判定供血动脉的数目、部位、来源和方向，便于术中控制出血（图 41-4-4）。

手术切除是髓内血管网状细胞瘤的最佳治疗选择，手术目的是切除病变，保护脊髓功能，总的治疗效果良好。但因肿瘤的部位不一，手术存在不同的风险。位于高颈髓的病变手术存在四肢瘫痪、呼吸功能障碍及其生命危险。位于胸髓的病变存在双下肢瘫痪或大小便障碍的风险。因此，必须掌握严格的手术适应证。

1）肿瘤切除要点：椎板切开技术与硬膜切开悬吊于椎旁肌肉操作同前所述。暴露脊髓后，有术中荧光显微镜条件者，此时，首先静脉输注 ICG 药物，行术中脊髓荧光血管造影，确定脊髓肿瘤血管供应情况，然后再进行肿瘤分离切除。

髓内血管网状细胞瘤常位于脊髓内，偏向一侧，深嵌软膜下。肿瘤呈暗红色，质地较软，背侧有脊髓后动脉与脊髓外侧动脉的分支供血动脉及迂曲粗大的引流静脉；腹侧也有小的供血动脉和引流静脉，血供十分丰富。在术中荧光造影辅助下，对实体性血管网状细胞瘤应先显露、电凝、离断肿瘤背、外侧部的供血动脉，对肿瘤表面及其邻近区域粗大的引流静脉应暂时保留，此时可见肿瘤体积明显缩小；从脊髓空洞处进入瘤周包膜与胶样增生带之间仔细分离。用棉片覆盖保护分离开的肿瘤表面，用细小的剥离子轻轻牵拉肿瘤，防止瘤体破裂出血，自下而上向腹侧分离，仍遵循先离断供血动脉的原则。当肿瘤与周围组织完全游离后，便能离断引流静脉，完整切除肿瘤。手术中避免瘤内操作，否则肿瘤丰富的血供，将引起难以控制的出血。肿瘤突入延髓的部分，需用牵开器轻抬小脑半球或扁桃体，清晰暴露肿瘤后，按上述原则分离切除。肿瘤全切后，其两端的脊髓空洞无须行引流或分流。

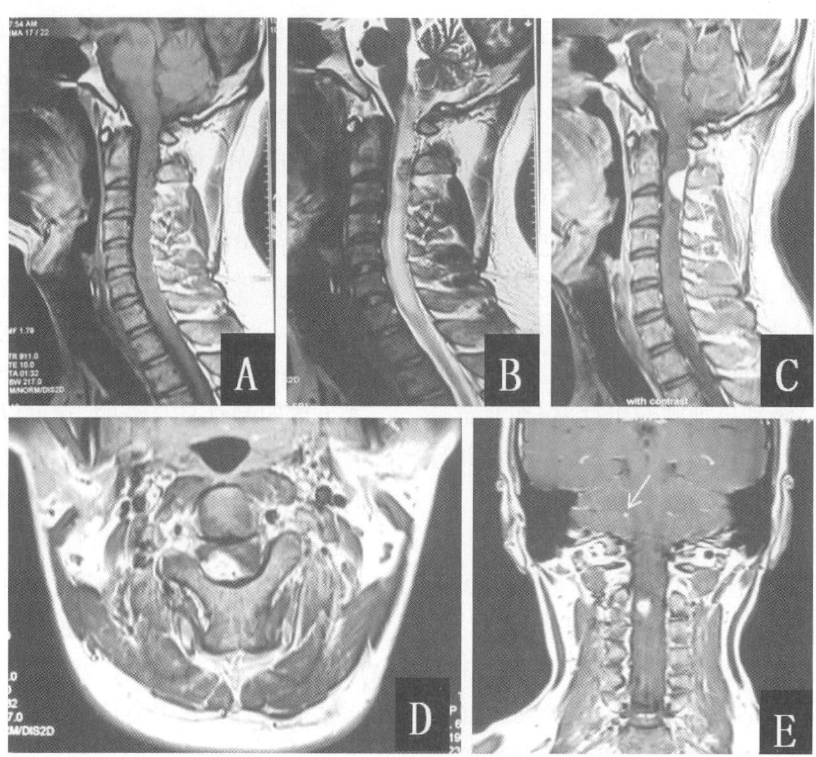

图41-4-6a　脊髓血管网状细胞瘤

术前 MRI A. T_2WI 矢状位，上颈髓髓内椭圆形的低信号，瘤周有血管流空影；B. T_1WI 矢状位，肿瘤为低信号，髓周可见流空影；C. TIWI 矢状位增强检查，肿瘤见均匀强化；D. 轴位；E. 冠状位提示肿瘤位于脊髓内外，偏心性生长

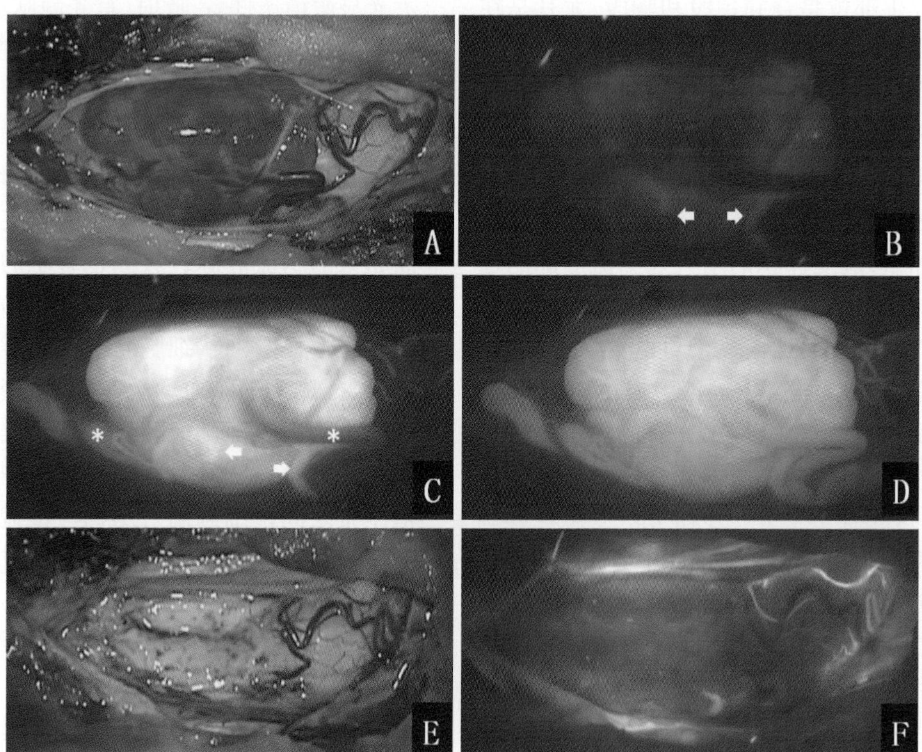

图41-4-6b　脊髓血管网状细胞瘤

术中荧光造影 A. 打开硬膜后可见肿瘤位于脊髓被侧面，可见供血及引流血管；B、C、D. 术中荧光造影显示动脉早期、毛细血管期、静脉期，清晰确认供血动脉及引流血管（箭头示供血动脉，星号示引流静脉）；E. 肿瘤完全切除；F. 切除肿瘤后，荧光造影示肿瘤切除部位无血流通过，肿瘤完全切除

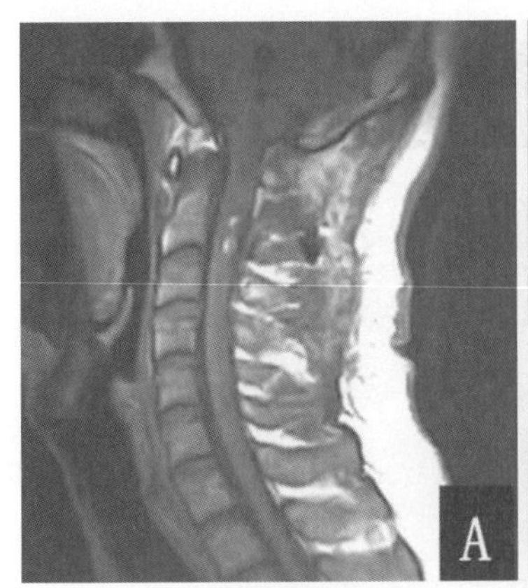

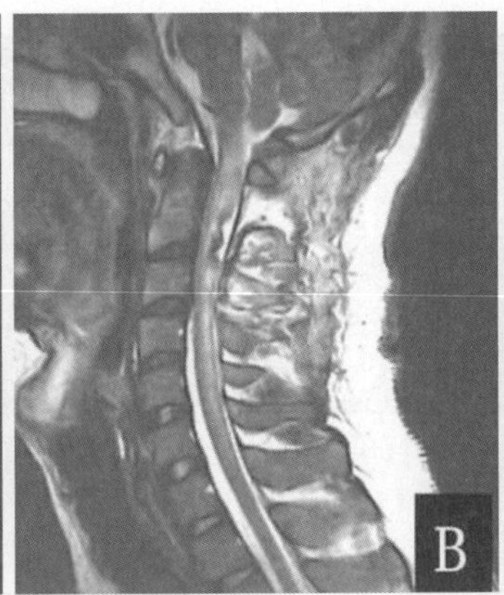

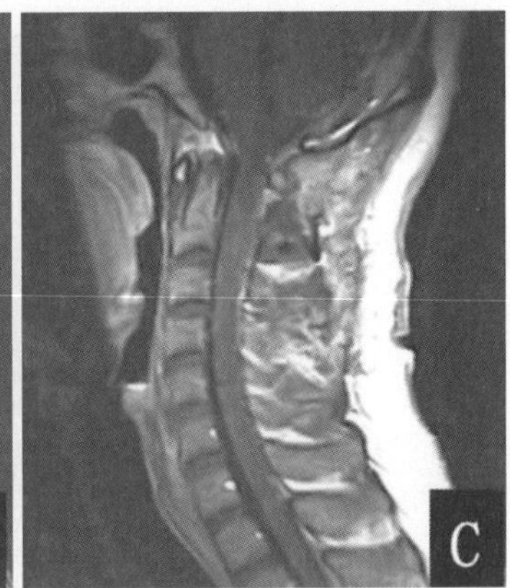

图41-4-6c 脊髓血管网状细胞瘤

术后 1 周 MRI 显示脊髓形态恢复可，未见肿瘤残余

术前栓塞的主要目的是减少血管网状细胞瘤的血液供应，为手术创造条件。栓塞的适应证为：①影像学检查考虑为血管网状细胞瘤，经 DSA 证实；②DSA 上有明确粗大的供血动脉，角度合适；③供血动脉不与正常脊髓供血动脉共干，栓塞不会减少正常脊髓动脉血供，造成正常脊髓损伤。禁忌证为：①供血动脉细小，插管困难者；②供血动脉与正常脊髓供血动脉共干，栓塞可减少正常脊髓动脉血供，造成脊髓缺血者；③供血动脉成角明显，插管困难者。

髓内血管网状细胞瘤是一种少见肿瘤。MRI 对肿瘤的定位、定性诊断具有重要意义。显微外科手术是目前治疗脊髓髓内血管网状细胞瘤最有效的方法；如果术中有荧光脊髓血管造影技术辅助，可以明确肿瘤主要供血来源，便于术中控制出血，手术更加安全有效。术中在显微镜下沿正确的界面进行分离，先离断动脉后处理静脉，避免分块切除而力争全切，是减轻术中出血和避免神经功能损害的关键。术前 DSA 可以更准确地了解肿瘤的血供情况，栓塞可以有效地减少肿瘤血供，缩小病变体积，减少手术出血及脊髓损伤。术中神经电生理监测下手术可以更好地保留脊髓功能。手术效果良好，基本达到治愈。

（王贵怀）

41.5 先天性椎管内肿瘤

椎管内胚胎组织异位性肿瘤，系胚胎发育过程中残存的胚层细胞发展而成。依据组织结构不同可分为表皮样襄肿、皮样囊肿及畸胎瘤。前两种是由外胚层组织发生而成，皮样囊肿仅含表皮组织及其角化物，表皮样囊肿除表皮及角化物外，还有真皮及其皮肤附件如汗腺、皮脂腺、毛囊等。畸胎瘤则含有三个胚层结构。肠源性囊肿组织学上以内胚层结构为主，可以认为属于畸胎样囊肿。椎管内脂肪瘤实际上并非真性肿瘤，其组织学真正来源尚不清楚，通常合并其他先天畸形，如脊柱裂及脊髓膨出等。椎管内蛛网膜囊肿起源于脊髓的蛛网膜，常发生于神经根鞘膜处，这些囊肿相对不常见，但是必须与椎管内其他先天性囊性肿瘤及其炎症粘连所形成的囊肿相鉴别。

41.5.1 表皮样囊肿、皮祥囊肿及畸胎瘤

此类肿瘤准确发病率不清楚，北京天坛医院一组数据此类肿瘤占同期椎管内肿瘤的 10%～15%，男女比例相近。在任何年龄可发生临床症状。可发生于椎管内任何部位，但以胸腰段、脊髓圆锥和马尾神经处多见，较少部分位于髓内。

椎管内畸胎瘤是由起源于三个胚层的细胞混合而成的。由组织学上畸胎瘤可分为成熟的、幼稚的及恶性畸胎瘤三类型。畸胎瘤可以发生在全身许多部位，但发生在中枢神经系统者很少见，倾向于发生在青少年，绝大多数在中线部位，包括松果体区、鞍上和鞍旁区及第四脑室，在椎管内畸胎瘤一般多见于骶尾部(图 41-5-1)，通常伴有脊柱裂。脊

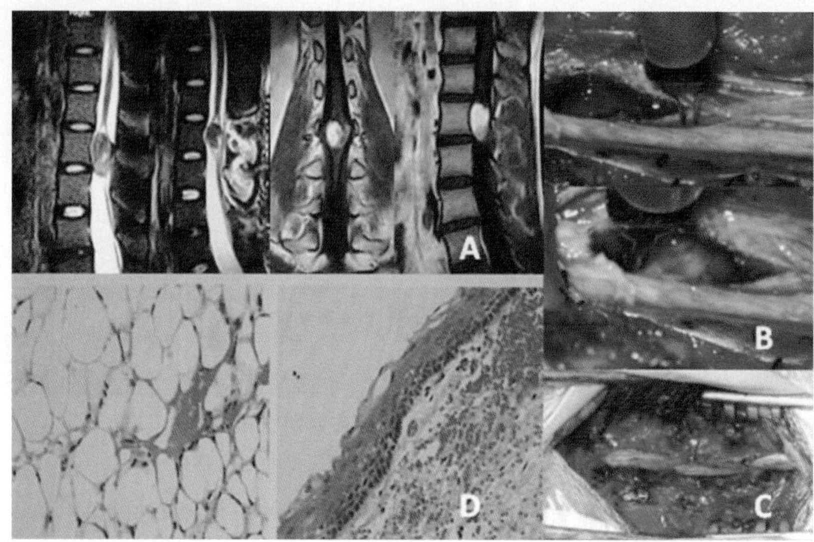

图41-5-1 病例1(畸胎瘤,术中电极刺激马尾神经)

A. 术前MRI,示腰段硬膜内占位,T_1T_2呈混杂信号,散在脂肪高信号;B. 术中可见肿瘤位于硬膜内,与神经根粘连紧密,肿瘤切除时,术中电极刺激马尾神经;C. 完全切除肿瘤后,行椎板复位,钛钉钛片固定;D. 术后病理示畸胎瘤

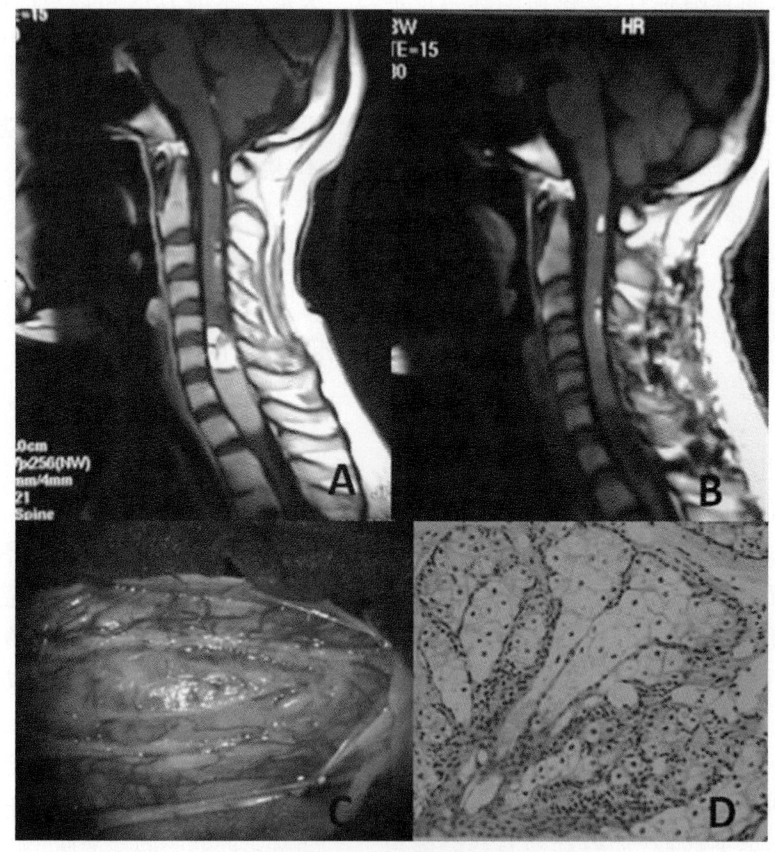

图41-5-2 病例2(畸胎瘤)
女性患者,28岁,四肢无力一年伴麻木

A. 术前MRI,T_1WI矢状位,示颈5-7,胸1-2髓内混杂信号,上端系脂肪,并散在有高信号;B. 术后1周,颈椎MRI显示肿瘤近全切除,脊髓形态良好;C. 术中后正中切开脊髓,脂肪组织位于脊髓髓内,并含皮脂腺样组织和钙化;D. 病理为畸胎瘤

髓髓内畸胎瘤则更极为少见(图 41-5-2),文献报道31 例椎管内畸胎瘤其中只有 2 例为髓内畸胎瘤,且为幼稚型和恶性畸胎瘤。椎管内畸胎瘤的起源尚存有争议。有的病人可以在畸胎瘤邻近部位皮肤处出现成簇丛状生长的毛发,或伴有脊柱裂,这样表现的最可能为胚胎形成早期幼稚的生殖细胞错位所致。

此类肿瘤如果较小或无功能,通常无特异性临床症状。早期症状主要包括腰背疼痛、双下肢运动感觉及其反射异常、男性阳痿及膀胱与直肠括约肌功能障碍等。与椎管内其他肿瘤相比较,此类肿瘤患者除发病年龄较轻,病程较长等情况外,还有如下特点:①因为肿瘤主要位于脊髓下段,圆锥和马尾部较多,所以腰腿疼痛者较多,常呈钝痛或剧烈神经根性疼痛;②直肠膀胱功能障碍者较多,约80%以上的病人有排尿排便功能障碍;③运动系统损害可不典型,当肿瘤合并腰骶部脊柱裂时,常伴有脊髓低位拴系综合征;④若合并皮毛窦时,常可以引发颅内感染;⑤通常合并其他先天畸形如脊柱裂、腰背部皮肤和软组织异常,少数可有内脏畸形。

CT 与 MRI 对诊断椎管内皮样囊肿、表皮样囊肿或畸胎瘤具有明显优势,能较好地显示肿瘤的异源性。在核磁共振影像上,表皮样囊肿及皮样囊肿均表现为 T_1 高信号或等信号,信号较均匀,而畸胎瘤则表现为混杂信号,常有完整的囊壁,内富含脂肪信号,可伴有或无瘤内强化结节,通常除发现肿瘤外,多伴有脊柱裂或椎体发育异常(图 41-5-3,41-5-4)。

椎管内表皮样囊肿、皮样囊肿及畸胎瘤的诊断在核磁共振影像学技术发展的时代并不困难,MRI 能够准确确定肿瘤的位置、大小、肿瘤特征及邻近脊柱脊髓发育情况,对于手术方案的拟定及预后的判断具有重要意义。对于有颅内炎症表规,特别是反复发作、腰背部有皮毛窦者,应该首先考虑本病的诊断。对于存在腰背痛、病史较长、年龄较轻且以双下肢运动、感觉障碍及大小便功能不良为主要表现者,应警惕本病的可能,尽早行胸腰骶椎核磁共振检查,以便明确诊断。

本病治疗的最佳选择是手术切除。术中可以使用神经电生理监测 SEPs 和 MEPs 及其括约肌电位变化,减少损伤脊髓与神经功能。椎板切除或复位与否尚无共识。作者的观点是,先完整取下椎板,术中如果肿瘤及其囊壁切除满意,以人工材料扩大缝合硬膜后作椎管扩大成形椎板复位,这样对减少术后脊柱畸形及神经粘联或肿瘤复发再手术有益。如果切除不充分,则去除椎板,并作硬膜扩大缝合。切除肿瘤过程中,应尽量清除囊内容物,尽可能切除囊壁,对与脊髓或神经根粘连较紧的部分囊壁不宜勉强切除。皮样囊肿和表皮样囊肿全切除后,预后较好,复发率较低。对于部分切除的病例,症状亦可以得到较好的缓解。良性畸胎瘤手术切除后预后亦较好。对于椎管内成熟型的畸胎瘤产生的类癌瘤,预后尚不明确。如果病理提示生物学行为有恶性特征,则手术切除后应辅助放疗。对于椎管内恶性畸胎瘤,手术切除后辅助放疗或化疗的综合治疗方案,仍有待于进一步研究。

41.5.2 肠源性囊肿

椎管内肠源性囊肿是罕见的胚胎源性占位性病变,囊肿起源于内胚层上皮组织。囊肿壁为多个有纤毛结构的单层柱状上皮排列而成的致密的纤

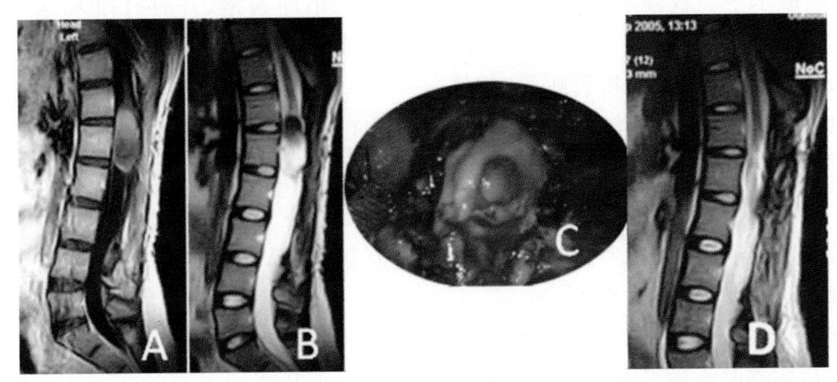

图41-5-3 病例3 (表皮样囊肿)

A. 术前 MRI,T_1WI 矢状位,示胸 12- 腰 1 圆锥内高信号下端有囊腔形成;B. T_2WI 矢状位圆锥内高信号,与皮下脂肪组织信号相似;C,术中后正中切开脊髓,可见表皮,角化物等;D. 术后 1 周复查 MRI 显示肿瘤全切除,脊髓形态良好

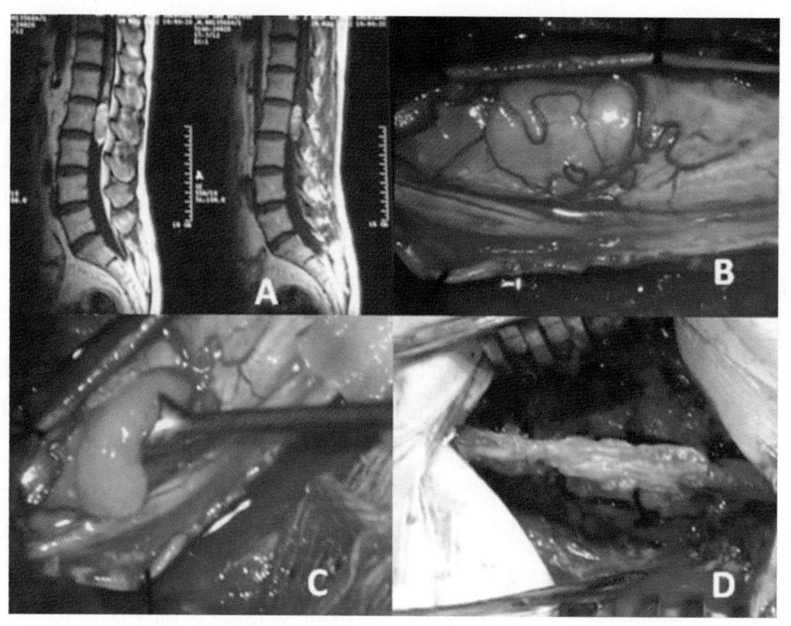

图41-5-4 病例4(皮样囊肿)

A. 术前 MRI,T_1WI 矢状位，示腰 2-3 硬膜内椭圆形高信号;B. 术中可见肿瘤位于硬膜内，硬膜张力高;C. 打开硬膜，表皮组织及其角化物;D. 完全切除肿瘤后，行椎板复位，钛钉钛片固定

维样囊肿，其下为基底膜和结缔组织，囊内容物多为黏稠液体，内富含有糖蛋白或黏液蛋白沉积物形成。癌胚抗原抗体染色呈阳性反应。

肠源性囊肿可见于从新生儿到 50 岁左右的任何年龄组，以男性居多，男女发病率，大约为 3∶2。通常除可合并脊柱畸形外，还可以伴有肠管憩室或肠管异位等畸形。肠源性囊肿以青壮年发病居多见，脊髓或神经根受压的症状与椎管内其他占位相似。局灶性疼痛最为常见。病程较长时，常可引起运动及感觉障碍，波动性发作，被认为与囊肿破裂，囊液产生与吸收相关。囊肿发生最常见部位是颈椎硬膜内髓外，其次为圆锥水平。较多发生在脊髓腹侧面，背面或髓内少见。

X 线平片检查通常可见脊柱裂、椎管扩大、椎体缺损、椎体分裂或脊髓裂等。若合并有肠源性囊肿时，胸腹部平片可见，直肠移位或小肠内容物转移等情况。MRI 检查是肠源性囊肿最好的检查手段：T_1 像上呈等密度或稍高或稍低密度，T_2 像上为稍高密度。注药增强检查，囊壁不强化(图 41-5-5)。

肠源性囊肿系良性病变，手术切除是首选方法。由于肠源性囊肿多位于脊髓腹侧，在暴露脊髓后多需剪断一侧齿状韧带将脊髓牵向对侧，先穿刺囊内减压后再分离切除囊壁，囊壁上富含血管，基底常与脊髓前纵裂相连，不能强行牵拉，以免损伤脊髓前动脉。有时无法做到全切除囊壁，术后易复发。

肠源性囊肿病人术后症状均能显著改善，预后往往较好。但由于难以作到全切除，故术后对不完全切除的病例仍需要长期随访，定期复查核磁共振。

41.5.3 椎管内脂肪瘤

椎管内脂肪瘤是一种较少见的先天性肿瘤，常合并有其他先天性畸形，如脊柱裂和脊膜膨出等。关于硬脊膜内脂肪瘤的来源尚不确定，硬膜内各种组织中除在软脊膜上发现少量成熟的脂肪组织外，别无其他脂肪组织存在。硬脊膜内脂肪瘤与脊髓软脊膜粘连紧密，并有纤维隔穿入髓内，要完全切除肿瘤，几乎不可能。

脂肪瘤可位于颈胸腰椎各个水平，可以单发，也可多发。较多发生于脊髓背侧硬脊膜内软膜下或髓内，较少发生于硬膜外，如特发性硬膜外脂肪异常增生症，多数认为不是脂肪瘤，而认为是正常的脂肪增生。罕见硬膜外脂肪肉瘤报告。

椎管内脂肪瘤生长较缓慢，由于较多位于脊髓背侧，故以肢体麻木及感觉性共济失调为常见症状。当肿瘤较大严重压迫脊髓时，可以出现脊髓横贯性损害症状。

X 线平片检查，可见椎体及其附属结构受侵蚀或伴有脊柱裂、脊膜膨出等畸形，CT 检查，肿瘤呈均匀

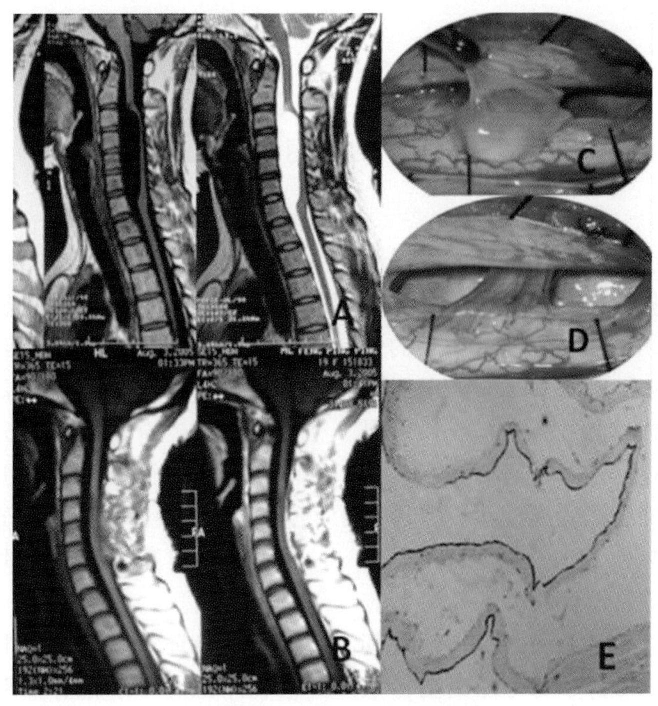

图41-5-5 病例5(肠源性囊肿)
女性患者,12岁,四肢无力两年余

A. 术前 MRI,颈 3-7,T_1 像均为低信号,T_2 像为高信号;B. 术后 MRI 显示肿瘤全切,颈髓形态恢复良好;C、D. 剪开齿状韧带,轻轻牵拉脊髓,完整切除肿瘤,脊髓保护良好;E. 术后病理结果为肠源性囊肿

的低密度改变,CT 值为 70 ~ 120HU,边缘清楚,增强后无强化。MRI 呈典型的脂肪信号,呈高短 T_1 高 T_2 信号,通过脂肪抑制成像,可以证实脂肪瘤与否。MRI 检查是椎管内脂肪瘤诊断最佳手段(图 41-5-6)。

位于颈髓或胸髓的脂肪瘤,手术依然充满加重危险。如肿瘤与脊髓软膜或脊神经粘连紧密,则不宜勉强行全切除,以免损伤神经组织。在显微镜下切开脊髓软膜,可见黄色的脂肪组织,肿瘤质地硬韧,血供丰富,常规显微操作很难切除肿瘤,最好以电磁刀或接触式激光更有利于肿瘤切除,避免伤及脊髓及神经根。虽然只作部分或大部分切除,加之去除椎板硬膜扩大修补充分减压后,往往临床症状均能得到一定程度的改善。腰骶脂肪瘤,常合并脊柱裂,椎管内脂肪瘤随硬膜一起脱出脊柱裂口处,与皮下脂肪组织相连,手术切除后,硬膜难以严密缝合,术中可用人工替代材料或自体筋膜仔细缝合,术后建议患者多俯卧位,利于伤口愈合。

(王贵怀)

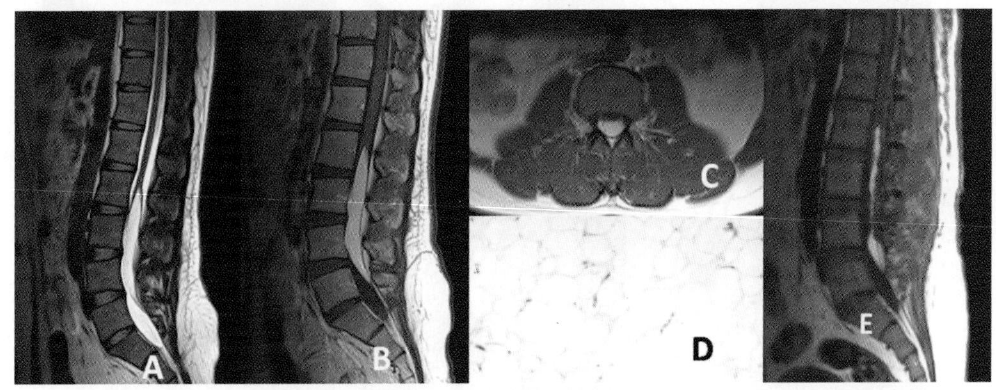

图41-5-6 病例6(脂肪瘤)
女性患者,19岁,发现左侧肢体变细3年,大小便困难1年入院

A. 术前 MRI,T_2WI 矢状位,$L_{2\text{-}5}$ 椎管内异常高信号;B. T_1WI 矢状位,腰段椎管内脂肪样高信号,肿瘤上端达脊髓圆锥;C. 轴位观可见脂肪组织占据整个腰椎椎管,马尾神经被压迫至腹侧;D. 术后病理示脂肪瘤;E. 术后 1 周复查 MRI,示脂肪瘤大部切除,有部分残余

41.6 椎管内脊索瘤

脊索瘤起源于胚胎残余，是累及斜坡与骶尾部骨质的硬膜外肿瘤。脊索瘤总的发病为 0.2 ~ 0.5 人/(10 万·年)。这些肿瘤可发生于沿脊柱中轴的任何部位，但以斜坡嘴侧和骶尾部最常见（图 41-6-1）。发生在骶管的脊索瘤约占 40%，将骶骨侵犯后，向前可侵入盆腔，向后可侵入椎管内，压迫马尾神经根，引起相应部位神经根受损症状。脊柱其他部位亦可以发生，但较少见。

脊索瘤可分为二个类型，即经典型和软骨型。一般认为软骨型脊索瘤预后较好。Heffelfinger 及其同支报道软骨型脊索瘤平均生存期为经典型脊索瘤病人的 4 倍。在他们的资料中，只有 1 例经典型脊索瘤患者，生存期超过 10 年，而大约 50%的软骨型脊索瘤患者生存期超过 10 年以上。

大体观，脊索瘤形态呈分叶状、凝胶样肿块，通常周边有假性囊包绕。显微镜下，可见肿瘤细胞由三种类型组成，空泡细胞、星状细胞和过渡型细胞。其中星状细胞有分裂象，提示其为主要的肿瘤细胞，一般认为星状细胞经过过渡阶段变化，最终演变为空泡细胞（成熟期）。组织学上发现染色过度和多核聚合和核分裂象，但并不影响预后。在较少情况下，脊索瘤可以分化为恶性肿瘤如软骨肉瘤、纤维肉瘤或骨肉瘤。所有脊索瘤的转移发生率为 9% ~ 60%。骶管内脊索瘤似乎比颅内脊索瘤转移发生率要高。最常见的转移部位为皮肤、骨、肺和淋巴结。

虽然脊索瘤组织学上行为良性，生长很缓慢，但临床上应以恶性肿瘤对待，这些恶性倾向以肿瘤局部侵犯、高复发率及其偶发远处转移等为特征表现。

绝大多数椎管内脊索瘤在诊断之前往往经历了相关症状数月至数年。发生在骶尾部者，常以骶尾部疼痛为主要症状，肿瘤较大时，可出现便秘、小便障碍及其下肢与臀部麻木或疼痛。发生在椎管其

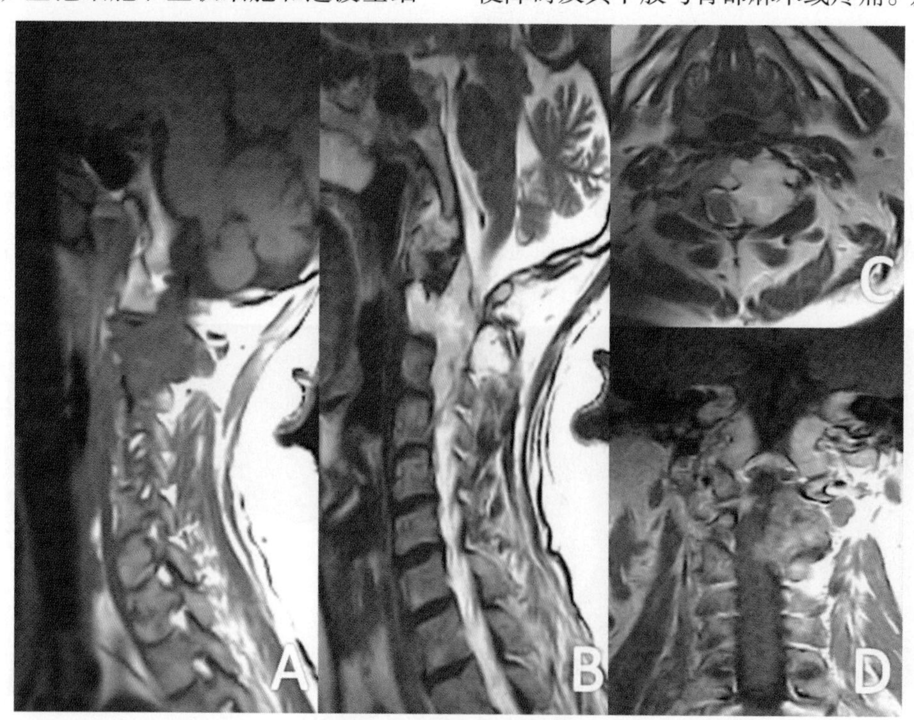

图41-6-1 病例1(脊索瘤)

A. 术前 MRI，T_1WI 矢状位，斜坡下端至颈 3 椎管内硬膜外占位，肿瘤形态不规则，呈略低信号，部分椎体及椎板结构破坏；B. T_2WI 矢状位，肿瘤为均匀高信号；C、D. 轴位和冠状位观显示肿瘤位于硬膜外，明显强化，肿瘤包绕双侧椎动脉，脊髓受压明显

他部位者,以相应部位局部疼痛为常见症状。发生在斜坡下端及颅颈交界处者,常以头痛、枕部或枕颈交界区域疼痛为常见症状,头部体位改变时可以诱发症状加重;发生在胸椎者,肿瘤可侵犯相应部位椎体结构,经过椎间孔突入胸腔,破坏肋间神经可引起节段性灼性神经痛。甚至可引发肺部胸膜刺激症状,作者曾遇见一例发生在胸 11 至 12 椎旁脊索瘤,实为罕见。

骶管脊索瘤临床查体时,可见骶部饱满,肛诊可触及肿瘤呈圆形、光滑,有一定弹性。X 线平片可见骶骨局部破坏及其钙化斑块。CT 和 MRI 扫描对确定肿瘤具有定位和定性价值,并可指导手术。CT 发现肿瘤有钙化或斑块形成,静脉注药后能够明显强化,有助于阐明肿瘤的内容物及其周边包膜特征。核磁共振检查是评价脊索瘤非常有益的手段,当 CT 扫描发现骨性破坏后应常规进行核磁共振检查。脊索瘤 T_1 像上呈低信号或等信号,T_2 像上呈高信号。

单纯手术治疗很难治愈脊索瘤。因为起源于骨的肿瘤,通常就排除了全切除的可能性,即使在肿瘤根治性切除后,肿瘤复发率仍很高。术前对脊索瘤的上述特征应该充分考虑,以便拟定适宜的手术方案。平均来看,在第一次手术及放疗后,2 ~3 年便产生第一次复发。虽然,有极少数作者报告脊索瘤术后最短者 1 个月内即可以复发但究其主要原因可能与残余的微小肿瘤进行性生长有关。

根治性手术切除在治疗脊索瘤过程中起主要作用。肿瘤部位决定手术入路。颅颈交界区脊索瘤可通过远外侧方、后方入路或经口前方入路,获得肿瘤满意的切除。骶管脊索瘤,主要通过后方入路,由于盆腔结构复杂,血供丰富,肿瘤呈浸润性,难以全切除。骶 2 以下肿瘤切除时,保护好骶神经防止术后排尿排便功能障碍。术中对盆腔大血管与静脉丛一定要仔细保护,并防止术中大出血,引起失血性休克。

术后放疗常有不同的结果,对于分块切除肿瘤或非根治性切除者, 绝大多数术后需辅以放疗,然而脊索瘤对放疗不敏感,因此,术后放疗的理想剂量是临床敏感的话题。Phillip 和 Newman 认为放射剂量大于 6 000rad,效果较好,然而,某些研究者认为高剂量放疗和生存期长短之间无相关性。新近放疗技术进展显著,质子治疗系统不同于传统放疗原理,临床治疗显示质子束能量集中在肿瘤内,对周围的神经结构损害非常小,具有诱人的前景。

在脊索瘤切除后, 尽早进行 CT 或 MRI 检查,以证实肿瘤切除程度与是否有肿瘤残余,对拟定术后辅以放疗与否或定期随访有重要指导价值,总的预后不佳。

(王贵怀)

42. 脊髓血管病变

42.1 概 论

脊髓血管畸形(scavm)是一种少见病,平均发病年龄在20岁左右,50%以上的病人发生在16岁以前。最常见的表现是蛛网膜下腔出血或脊髓出血。其他神经系统症状,如腰痛或根性疼痛占15%~20%。感觉运动障碍33%,并常伴有括约肌功能障碍,有时还可有脊柱侧弯或后凸畸形。一旦发生出血,在第一个月内再出血率约为10%。一年内再出血率约40%,直接死于出血者至少为17.6%。SCAVMs可以发生在脊髓任何节段,但最常见为颈段和圆锥。近年来,随着脊髓碘水造影、MRI、选择性脊髓血管造影技术和介入神经放射学的飞速发展,椎体及脊髓血管畸形的研究越来越受到重视。许多新的发现,纠正了以往的片面认识,使治疗效果有了长足的提高。

42.1.1 分类(classification)

早期人们仅根据尸检的结果,认为大多数AVM都是在脊髓表面的静脉血管瘤。选择性血管造影、显微神经外科的发展,使许多学者从不同的侧面进行分类。如根据病变部位、畸形供血方式、术中所见等,但均侧重某方面。我们综合各家所长,从治疗的角度分类为:

(1)椎管内动静脉畸形

1)髓内动静脉畸形。

2)硬脊膜下髓周动静脉瘘。

3)硬脊膜动静脉瘘向脊髓静脉引流。

(2)海绵状血管瘤

1)椎体。

2)髓内。

(3)复合性动静脉畸形

1)节段性血管瘤病(Cobb's综合征)。

2)播散性血管瘤病(Osler-Weber-Rendu综合征)。

42.1.2 脊髓血管影像解剖(imaging anatomy of spinal vessels)

(1)脊髓的动脉

脊髓的供血动脉来自三大组。

第一组:来自锁骨下动脉的椎动脉、颈升动脉(甲状颈干)、颈深动脉和第一肋间动脉(肋颈干)。锁骨下动脉左侧略长于右侧,左侧直接起自主动脉弓,右侧起于头臂干,其主要分支从内向外依次有椎动脉、胸廓内动脉、甲状颈干、肋颈干等,除胸廓内动脉外均参与椎体脊髓的供血。

甲状颈干(truncus thyrocervicalis)为一短干,在前斜角肌内侧缘附近起始后立即分为数支,主要有:①甲状腺下动脉:向上内供应甲状腺侧叶下端及咽、喉和食管上部等。②肩胛上动脉:营养岗上肌、冈下肌和肩胛骨。③颈升动脉:有时与甲状腺下动脉共干,向上行,营养颈部肌肉,此支多参与脊髓及脊膜的供血。

肋颈干(truncus costocervicalis)亦为一短干,主要分支为颈深动脉和第一肋间动脉,两者均参与脊髓颈段的供血。

脊髓血管造影时,椎动脉、甲状颈干、肋颈干均不得忽略。

第二组:来自主动脉的肋间动脉和腰动脉。起于胸主动脉的肋间动脉约 7～11 对,左侧多起于主动脉后中壁,右侧多起于后外侧壁。其起点 2～4 肋间动脉平 T_5 椎体,5～11 肋间动脉依次降低 1 个椎体,肋下动脉平 T_{12} 与 L_1 椎体之间。各肋间动脉起点间距离 13.5～22.5mm,自上而下逐渐增宽。

腰动脉多为 4 对,左侧多起自腹主动脉左后外侧壁和后中壁,右侧则以起于右后外侧壁者多见。上下相邻两支腰动脉起点相距约一个椎体。

第三组:来自髂内动脉的髂腰动脉,外侧骶动脉。

在胚胎期,上述三组动脉共发出 31 对根动脉沿神经根穿过椎间孔进入椎管内,又分为前根动脉和后根动脉(Lazorthes 动脉),这些根动脉有三种不同的分布(图 42-1-1):①供应神经根和硬脊膜;②供应软膜和脊髓的周边部分;③供应脊髓实质内。这后一部分根动脉称根髓动脉。到成人时,大部分已退化,前根髓动脉仅 6～8 支,后根髓动脉仅 10～23 支。

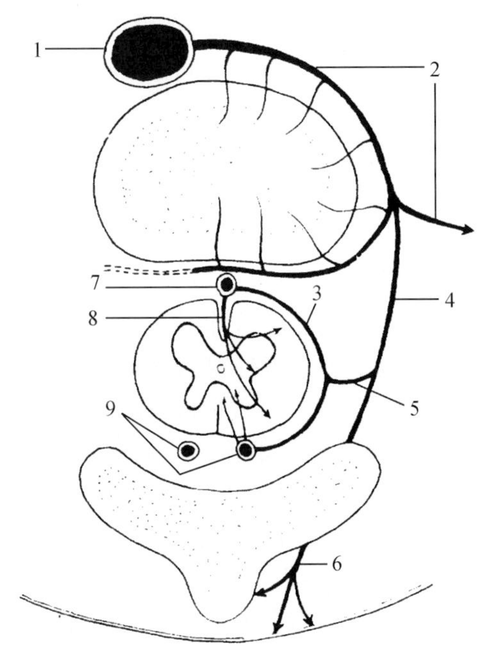

图42-1-1　根动脉的髓外行程

1. 主动脉　2. 肋间动脉　3. 前根动脉　4. 脊髓背侧动脉　5. 根髓动脉　6. 骨与肌肉动脉　7. 脊髓前动脉　8. 沟联合动脉　9. 脊髓后动脉

1)根髓动脉:根髓动脉又分为前根髓动脉和后根髓动脉,前者较后者粗大,但数目少。其中,最大的一支为根髓大动脉(Adamkiewicz 动脉)。

根髓动脉在神经袖套的前方进入椎间孔(图 42-1-2),穿过硬脊膜,在齿状韧带的前方向上行,然后形成一锐角返折向下,同时发出一分支向上,类似发卡样,前支走行在前正中裂,后支走行在两侧的后正中沟,这向上和向下的动脉称脊髓动脉。

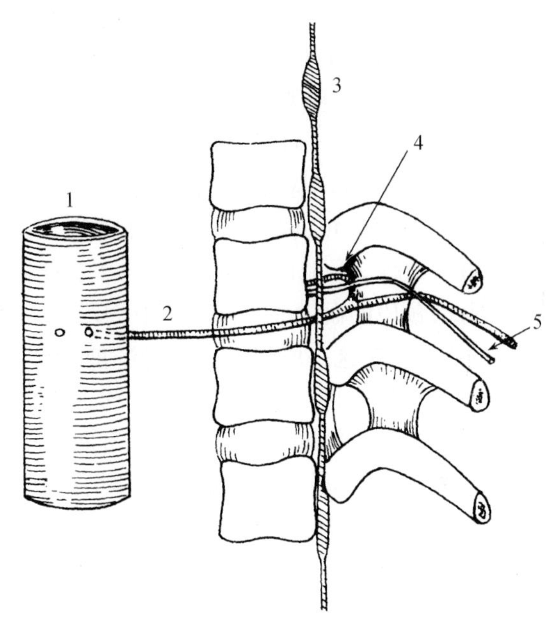

图42-1-2　Adamkiewicz动脉在椎间孔处的起源

1. 腹主动脉　2. 肋间动脉　3. 交感神经节　4. Adamkiewicz 动脉　5. 肋间神经

2)脊髓动脉及其纵轴:前、后根髓动脉发出的脊髓动脉分别为脊髓前动脉和脊髓后动脉。①脊髓前动脉:最上者由双侧椎动脉在汇合为基底动脉之前发出。在颈髓 2～3 水平处合为一根动脉向下走行在前正中裂,逐个与不同节段根髓动脉发出的脊髓动脉的上升支相吻合,纵贯脊髓全长,直达圆锥形成脊髓供血的前纵轴。在血管造影上,可见典型发卡样血管影,有的根髓动脉与脊髓前动脉之间的夹角较大,其下降支较上升支粗,位于椎管的正中,除颈、腰膨大动脉略呈波纹状外,一般呈直线样。侧位像示脊髓前动脉紧贴椎体后缘,其间隙不超过 2mm。前纵轴在中胸段最窄,甚至,可能中断。②脊髓后动脉:双侧脊髓后动脉分别起于左右椎动脉,向下走行在脊髓左右背外侧沟内,与不同节段根髓动脉发出的脊髓后动脉上升和下降支相吻合,形成两条脊髓供血后纵轴。在血管造影上,也呈发卡样血管影,但根髓动脉与脊髓后动脉之间的夹角较脊髓前动脉小,甚至,有时相互靠拢。位于椎管的两侧,走行略呈波纹状,管径较脊髓前动脉细。侧位示脊髓后动脉与椎体后缘有一段距离,为 10 ~ 13mm。

前后纵轴在圆锥下 1.5cm 处相吻合,形成十字形血管吻合弓。脊髓周围有冠状丛连接各纵轴。

3)脊髓的功能供血区:根据脊髓的血供特点,可分为三个区域:①颈段:包括全颈髓和上两节胸髓。约有三支脊髓前动脉供血,第一支起于椎动脉的根髓动脉,与颈 3 的神经根伴行。第二支起于颈深动脉,与颈 6 神经根伴行,该支又称为颈膨大动脉。第三支起于肋颈干或第一肋间动脉,与颈 8 神经根伴行。这些根髓动脉穿过椎间孔硬脊膜进入脊髓时,走行的距离较短,斜度不大,与脊髓前动脉的夹角为 60° ~ 80° 。颈髓的各节段有 1 ~ 2 支脊髓后动脉。因此,颈段的血供最丰富。②中胸段:为上 7 个节段的胸髓。在这一段仅有一支脊髓前动脉,与 T_4 或 T_5 的神经根伴行。在此平面之上约 15%的人没有脊髓后动脉, 在此平面之下平均每两节段有一支脊髓后动脉。本段的血供最差,有时脊髓前纵轴可以不连接。③胸腰段:自 T_8 至圆锥。脊髓前动脉主要来源于根髓大动脉(Adamkiewicz 动脉),该动脉 80%来自于左侧,75%在 T_9 ~ T_{12} 之间,15%在 T_5 ~ T_8 之间,10%在 L_1 ~ L_2 之间, 随神经根发出。当其起点较高时,脊髓的下部将有其他动脉代偿。Adamkiewicz 动脉的行程最长,到达脊髓前正中裂分成上升支和下降支, 后者较粗大且略有迂曲, 在圆锥下方与两侧的脊髓后动脉形成十字吻合,腰骶段的根髓动脉也止于此。马尾的终丝常有 1 ~ 2 支来源于腰动脉、髂腰动脉或骶外侧动脉的根动脉伴随。胸腰段的脊髓后动脉也很丰富,但该段的血运主要靠脊髓前动脉。④各供血区的代偿循环:由于脊髓供血的两个来源,有些节段两个来源衔接不佳或血供不够充分, 如第 1 至第 4 节胸髓(特别是第 4 胸节)和第 1 腰髓的腹侧面,称为危险区。临床上这些节段容易受到损害。在颈髓和胸腰段,一旦脊髓前纵轴中断或供血不足,可形成侧支吻合网。

颈髓: 若动脉主干 (锁骨下动脉或椎动脉)闭塞,颈髓上 1/3 的血运可由椎动脉肌支、颈深动脉肌支、颈升动脉、枕动脉以及小脑后下动脉形成的环枢吻合逆行充盈。下 1/3 的血运则来自甲状腺上、下动脉、颈深动脉和内乳动脉。

胸腰段:一旦 Adamkiewicz 动脉闭塞,脊髓血运可由前后腰骶根髓动脉通过圆锥部吻合弓供给。

4)脊髓内的血液供应:可分成中央和周围两部分。①中央动脉(沟联合动脉):起源于脊髓前动脉,穿过前正中裂,发出分支直接供应腹侧皮质束。在前正中裂的底部,分支向左右两侧分布,终止在两侧前角之间灰质的深部。供应的区域包括:前角灰质、中央管周围区、后角的底部、Clarke's束、皮质脊髓侧束、脊髓丘脑侧束以及薄束、楔束的腹侧等脊髓前 4/5 的血运。②周围动脉:起于周围冠状动脉丛,除了一些不规则的、长短不一的动脉外,一些主要较恒定的动脉沿后正中沟、后中间沟和前、后角走行,主要供应后角的外部、大部分白质特别是后索。动脉冠多来自脊髓前、后纵轴,有人就将脊髓后动脉供应的区域归入周围动脉的供血范畴。中央动脉和周围动脉都是终动脉,但从解剖学的观点看,还有部分重叠供血,特别是在毛细血管的水平。

(2)脊髓的静脉引流

从脊髓内的毛细血管床,通过髓内静脉引流到髓周静脉(静脉血管冠),然后再通过根静脉到椎静脉丛和脊柱外静脉网。

1)髓内静脉:这些静脉在髓内呈放射状排列,在前正中裂汇成前正中静脉,在后正中沟汇成后正中静脉,在前、后联合静脉之间存在吻合,其中往往有一支静脉较为粗大。

2)髓周围静脉(静脉血管冠):除了一些不规则的前外侧和后外侧静脉外,在前正中裂脊髓前动脉之后的为脊髓前静脉,中央静脉引流入内。其在脊髓膨大处较粗,在颈髓和上胸髓有时为双干。在后正中沟内的为脊髓后静脉,较脊髓前静脉粗大。

3)根静脉:与根动脉一样,分布不甚规则,而且不一定与根动脉伴行。Suh 和 Alexander 统计约有 14 支根静脉,7 支前根静脉,7 支后根静脉。其部位相对恒定:颈 3、颈 5 水平各 1 支,上胸部 1 支,中胸部 1 支,下胸部 2 支,腰段 2 支。

4)静脉的回流:根静脉和椎—髓静脉联合形成椎管内静脉丛,前后各两条纵轴,由前、后两侧 4 条横丛相连。椎管内静脉丛与椎管外前、后静脉丛和椎间静脉丛相连。在腰段,椎管外静脉丛引流入腰升静脉,在胸段,入半奇静脉和奇静脉;在下颈段,入上肋间静脉,然后入奇静脉弓。在上颈段,引流入椎静脉丛和颈静脉;在颈延交界的前方,脊髓前静脉可与延髓前静脉相连;在后方,脊髓后静脉在闩的水平与延髓后静脉相连,均经颅内静脉途径回流。

42.1.3 脊柱、脊髓动静脉畸形的诊断(diagnosis of intraspinal AVM)

(1)平片

椎体血管瘤可见椎体有栅状疏松；髓内 AVM 可见椎管及椎弓根间距增宽，类似髓内肿瘤。Cobb's综合征可见椎体及椎弓根破坏。

(2)脊髓造影

这是判断脊髓病变最重要的第一个检查步骤，不仅能提供脊髓本身的非直接影像，而且还能显示髓周血管的直接影像。造影时应使用非离子性水溶性造影剂，其副作用少，可以较好地在蛛网膜下腔弥散，充分显示病变。同时，还能很快吸收，不影响再次行血管造影。必要时可加行 CT 扫描或脊髓断层造影。

1)髓周正常血管影：正常脊髓造影片上常可见到髓周和髓后的血管影，直线为脊髓前静脉，弯曲的为脊髓后静脉，多位于 $T_4 \sim T_8$ 节段。正位断层可在胸腰段见到发针样根髓引流静脉。

2)病变的脊髓造影影像：脊髓增粗，提示髓内 AVM，脊髓表面的静脉团可致梗阻。椎体血管瘤可造成硬膜外压迫。另外，在脊髓周围或椎管圆锥部可见扩张或迂曲的血管影。

(3)CT 扫描

在脊髓造影明确病变节段后，再行 CT 扫描，对病变将会有一个更全面的认识。平扫可检出髓内血肿和钙化。鞘内注射造影剂可见蛛网膜、硬膜下腔有异常的充盈缺损。造影增强后，可显示髓内、外异常的血管团。

(4)磁共振成像

可以从矢状、冠状、横断三维断层图像全面认识髓内 AVM 的部位、血管团的大小、有无静脉血栓形成，并做手术后或造影后的随访用，逐步代替了脊髓碘水造影。除海绵状血管瘤外，各型的 AVMs 在 MRI 的影像中，都显示为蜿蜒迂曲的低信号流空现象，分布在蛛网膜下腔或脊髓髓内。有静脉充血时，可显示脊髓膨大，信号或强或弱，髓内海绵状血管瘤则在 T_1 加权像时表现为较典型的"黑环"征，即中间是高信号，提示出血后正铁血红蛋白沉积，周围为低信号。

(5)脊髓血管造影

是目前确诊和分类脊髓 AVM 的唯一方法，同时亦可为治疗提供极有价值的信息。

1)脊髓动脉造影技术：除儿童用全麻外，成人均在神经安定镇痛麻醉下进行。造影前在病人胸前壁贴上相应椎体的铅号码，以便在透视下辨认椎体和肋间动脉。可连续摄片或点片，最好做减影片，必要时可行血管断层造影。

脊髓血管造影应包括所有供应脊髓的根动脉，计有：双侧椎动脉、甲状颈干、肋颈干、各肋间动脉、腰动脉、髂内动脉。在有数字减影装置的情况下，可以先做主流造影，显示胸腰段血管，做双侧肱动脉逆行注射，显示颈部血管，双侧股动脉同时注射显示腰骶段血管，然后再有目的地选择性插管。

常用 4～5F 导管，椎动脉、甲状颈干可用一般脑血管造影导管，肋间动脉和腰动脉造影导管远端则应塑成一定形状。插管的操作应轻柔，术者可体会到导管尖端进入肋间动脉开口的感觉，此时在电视下可见稍插入导管，导管尖端的弯度则加大。然后少量注射造影剂，以确定位置。每个病人自体肋间动脉的开口与椎体的关系都是恒定的。因此，确定第一支肋间动脉的插管十分重要。习惯上我们都从 T_{12} 肋间动脉左侧或右侧开始，导管尖指向后方，小幅度上下移动，一旦进入后，则保持这个方向，移动导管头找到上一支肋间动脉，直至最后一支。然后换另一侧，如法仿效。T_6 以上的肋间动脉开口之间的距离都较短，有的甚至只有几毫米。有时可以经一支肋间动脉的开口同时显影 2～3 个节段的肋间动脉，即所谓二分叉或三分叉肋间动脉。在腰段，腰动脉开口往往在腰主动脉的中间，且左右开口距离很近，有时一次注射双侧显影。L_1 水平因有腹腔动脉、双侧肾动脉的开口，第一腰动脉有时较难插管。最后则分别将导管放入双侧髂内动脉造影。

根动脉的选择性造影常规注射量是 1ml/s，共 2～5ml。点片摄片程序为：蒙片 1 张，动脉期 1 张(3 秒)，静脉期 1 张(6 秒)，数字减影则为 1 张/秒，共 8 秒。当显示出 Adamkiewicz 动脉时，摄片时间应延长 10～20 秒，以研究回流静脉。

2)正常脊髓动脉造影。①颈段：脊髓前动脉(ASA)起自双侧椎动脉近汇合处，首先斜向内侧，在 $C_2 \sim C_3$ 水平双侧汇合沿中线向下，形成一各向上和向下的分支，形状如发夹，下降支比较粗大，与颈深动脉发出的颈膨大动脉相接，成为一脊髓前动脉轴。还有 1～2 支起自椎动脉的根动脉参与该轴。侧位片上，ASA 紧贴椎体后缘，卧位时，可见一狭窄间隙。脊髓后动脉(PSA)在正位片上位于中线旁，起始于椎动脉和颈深动脉，常很细，有时很难看到。②上胸段：在胸 $T_3 \sim T_5$ 水平左或右可发出根髓动脉加入脊髓动脉前轴。上升支极细，下降支稍粗，因此，段动脉很细，有时很难在造影片上辨认，甚至缺如，而由起点较高的 Adamkiewicz 动脉替代。③胸腰段：脊髓动脉前轴由 Adamkiewicz 根髓大动脉发出。其影像特征是在正位，向上内方行走直至中线，呈发夹样转向下，下降支开始段粗大笔直，近末端处略有弯曲；上升支则细得多，在 $T_6 \sim T_9$ 处发出的 Adamkiewicz 动脉其根髓段较短，$L_1 \sim L_4$ 处发出的根髓段则较长。圆锥的吻合袢和腰骶根动脉在常规血管造影中不能看到。

脊髓后动脉也呈发夹样改变，但其角度更小，管径比脊髓前动脉细得多，正位像上位于中线旁，侧位像远离椎体，在脊髓的后方。

(6)脊髓静脉循环的影像研究

脊髓实质内的静脉用常规血管造影不可能看到。正常情况下，Adamkiewicz 动脉造影的静脉期（10″），可以看到发夹样静脉，15～20″ 可见引流的根髓静脉。

在胸腰骶段，可以研究脊髓血管的循环和循环时间。静脉是从低向高回流，也就是从圆锥向上直到发夹样静脉处，经根髓静脉向外引流（在胸腰段有 2～3 支根髓静脉），穿过硬膜时有时显得狭窄，最后注入椎管静脉丛。

为显示椎管内、椎间孔、椎管外静脉丛，可行选择性腰升静脉或骶静脉造影，也可用球囊暂时闭塞下腔静脉行双侧股静脉同时造影。

如果要研究椎管静脉丛的异常回流，如椎管内静脉高压的原因，可经股静脉行选择性奇静脉、左肾静脉、左无名静脉、颈内静脉和椎静脉造影。插管技术与动脉相同，注射量为 4ml/s，总量为 12～20ml，视不同静脉而定。

42.1.4 脊柱、脊髓动静脉畸形的病理生理（pathophysiology of intraspinal arteriovenous malformations）

脊髓内血液盗流、脊髓缺血是公认的病变机理，其他可能发生的病理改变为：

1)髓内出血、血肿。

2)大的血管畸形或血管瘤压迫脊髓。

3)椎管内静脉高压。

从如前所述脊髓静脉回流的特点看，有两条向外的输出通路：①注入硬膜外静脉丛，当其先天缺如或后天闭塞时，静脉回流受阻，即可引起明显的脊髓静脉压力增高；②向下经终丝静脉入骶静脉丛，向上与后颅凹静脉组成颈延汇合。同样颅内血管畸形的引流静脉也可沿后颅凹静脉逆行向脊髓回流，另外，由于脊髓静脉中几乎不存在静脉瓣，在腔静脉异常（如髂静脉、奇静脉、左肾静脉狭窄）血液分流时，部分血液可以不受阻碍地通过侧支涌入椎管内外静脉系统。特别是当左肾静脉与下腔静脉的吻合处狭窄时，每分钟约有 600ml 血液通过肾—椎静脉吻合支注入硬膜外静脉丛，进而引起脊髓静脉高压。

（凌　锋）

42.2 椎管内动静脉畸形

42.2.1 髓内动静脉畸形（intramedullary arteriovenous malformations，AVM）

(1)定义

为先天胚胎发育异常所致，是脊柱、脊髓 AVM 中最常见的一种。特点是有多个供血动脉和引流静脉，脊髓前动脉（ASA）和脊髓后动脉（PSA）均可参与畸形血管团和正常脊髓的双供血，1 个或 2 个独立的畸形血管团埋在脊髓内部或软膜内，常见于颈、上胸或胸腰段（图 42-2-1）。

(2)临床症状

发病年龄多见于 40 岁以下，平均 20 岁，男女发病率相等。主要临床表现为：①脊髓蛛网膜下腔出血，同时伴有瘫痪或根性疼痛约占 50%，44% 的髓内 AVM 中伴有动脉或静脉性血管瘤，是导致出血的主要原因。②进行性运动感觉障碍，为另一半病人的症状，血流盗流是其主要病因。

(3)血管造影

血管造影对治疗的指导意义甚大，是必不可少的检查，造影时应摄正、侧位，必要时放大摄影或断

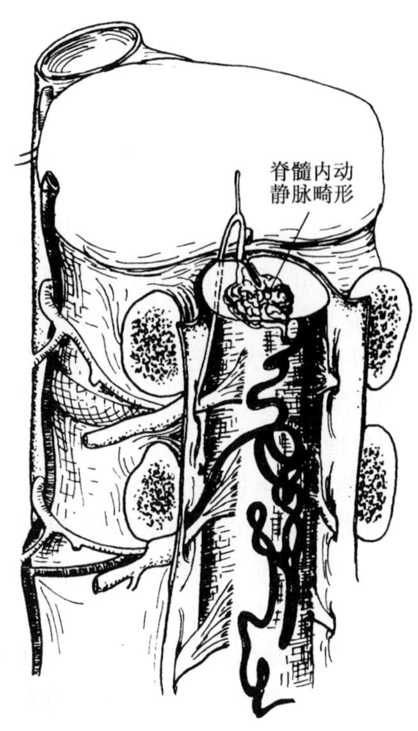

图42-2-1

球状髓内动静脉畸形的病灶是一个局限于较短的脊髓节段内的紧密包裹的血管团。这些动静脉畸形通常位于脊髓的前部，是由脊髓内动脉供血

层造影。导管必须进入所有的供血动脉，以及畸形上、下的根髓动脉，以确切地了解 AVM 的体积、流速、形态、纵向或横向的伸延，供血动脉来源、引流静脉的方向和有无静脉瘤样扩张。所有这些发现都应与脊髓造影或 MRI 中的所见相符，这样才能对治疗措施的选择有重要的指导作用。

(4)治疗

1)手术治疗：手术治疗的适应证为：①畸形血管团边界清楚，呈团块状。②病变范围在两个椎体以内。③病变位置靠后，与脊髓前动脉距离远(即沟联合动脉长)，手术便于处理而不损伤动脉主干。④引流静脉不阻挡手术入路。⑤手术可接近扩张的瘤样血管，便于处理，解除压迫。

显微手术要点：髓内 AVM 切除术的方法大致与胸 AVM 同，但要求更精细，更轻柔。从手术显露阶段即应彻底止血，以保证术野干净。椎板切除的范围要在病变上下至少半个椎板。切开硬脊膜时蛛网膜应保持完整，暂勿使脑脊液流出。曾发生过蛛网膜下腔出血的病人，其蛛网膜与硬脊膜可有粘连，分离时应避免撕破蛛网膜及其相连的畸形血管。硬脊膜固定于椎旁肌肉，蛛网膜从中线切开用银夹固定在硬脊膜上，根据血管造影片找到明确的供血动脉，双极电凝处理切断，紧贴畸形血管团分离连接的蛛网膜条索及胶质细胞层，用微量输出的双极电凝灼断供应畸形的小血管，小心谨慎地收缩畸形血管团，有时用 8/0 缝合线轻轻缝吊软膜有助于暴露，直至畸形团逐渐抬起，从脊髓腹侧分离开，自始至终要保留至少一根引流静脉。术后均需做脊髓血管造影复查。

栓塞治疗：栓塞的适应证为，①AVM 主要由脊髓后动脉供血。②脊髓前动脉的供应蒂常扩张，较少迂曲。③供血动脉直接进入畸形。④在畸形血管的上下有正常脊髓前动脉的侧支循环。

栓塞的原则是经过较安全的途径，循序渐进地减慢脊髓动静脉间的异常血流，改善脊髓功能，减少出血机会，逐渐形成血栓，最终使 AVM 完全栓塞。应用显微导管，可能将导管一直送到畸形的边缘，避开主要功能动脉，注入液体胶（IBCA 或 NBCA)，可使部分或全部畸形血管团消失。一般的导管技术很难送到每支纤细而又迂曲的供血动脉内直接到达畸形团的边缘，大部分栓塞仍是通过主血流趋向性，将栓子送到畸形血管团内。注入过多的栓子，可能造成脊髓动脉主干的闭塞，引起脊髓缺血。所以，当大部分畸形血管影消失，即应适可而止，不宜一味追求畸形血管团在影像上的完全消失。一般来说，经脊髓后动脉栓塞是较安全的途径。

栓塞以固体栓子(干燥硬膜、Ivalon、微球)为宜，可根据供血动脉的直径、血流速度制成不同的微粒，但不应小于 100μ。因为脊髓动脉在行程中发出许多细小的沟联合动脉(直径 100μ 左右)供应脊髓组织，小于 100μ 的栓子可能在到达畸形血管之前先将部分沟联合动脉闭塞，这时从影像上看脊髓动脉主干仍完好，但实际脊髓已处于缺血状态，致术前的功能障碍不但难以恢复，反而可能加重。固体栓子的缺点是易松动，造成畸形再循环。为此，在栓塞前我们有时用无水酒精浸泡栓子，可促使畸形血管团内形成无菌性炎症和粘连，巩固栓塞效果。

用 IBCA 或 NBCA 栓塞时应极慎重，导管必须进入畸形血管团，确认在导管前方无脊髓动脉，并根据血流速度调制好比例。防止 IBCA 流到引流静脉内。

目前栓塞已成为治疗脊髓 AVM 的首选方法，一般来说，栓塞后应隔 3 个月、6 个月、1 年、2 年、5 年定期造影复查，发现畸形再通可立即再次栓塞，直至治愈。

作者治疗 49 例，其中，痊愈（双下肢及括约肌功能基本恢复，重返工作岗位）14 例，好转 32 例，无变化或加重 2 例。

42.2.2 硬脊膜下髓周动静脉瘘（subdural perimedullary AVF）

（1）定义

脊髓前或脊髓后动脉与静脉之间的直接交通，可位于从颈髓到马尾的任何节段，以圆锥和马尾居多。血流速度因瘘口大小而异（图 42-2-2）。

（2）临床表现

髓周 AVF 常见于 14～42 岁，性别无差异。病程呈进行性加重，主要症状为不对称性根 - 脊髓综合征。可无明显蛛网膜下腔出血史。病程进展 7～9 年可能发生截瘫。

（3）辅助检查

平时腰椎穿刺脑脊液基本正常，X 线平片有时可见椎管扩大。脊髓造影可显示异常血管影，或在有血管瘤的水平出现梗阻或充盈缺损，但脊髓的直径正常。

脊髓血管造影可清楚地显示 AVF 瘘口的部位、大小、供血动脉、引流静脉、循环速度等。为更好地选择治疗方法，根据造影分为三型：

Ⅰ型：纤细的供血动脉和引流静脉之间仅有一小瘘口，血流速度缓慢，常见在马尾部，引流静脉轻度扩张，行走迂曲，常可上升至颈胸段。较小的病变脊髓造影时往往被忽略（图 42-2-3）。

Ⅱ型：有多根供血动脉，ASA 可扩张迂曲，瘘口处血流速度较快，静脉端可有静脉球样扩张，引流静脉也有迂曲扩张（图 42-2-4）。

Ⅲ型：瘘口往往很大，流速极快，有多支供血动脉，引流静脉呈瘤样扩张。

（4）病理生理

本病的主要病理生理是血液偷流，临床观察体征节段往往与脊髓病变的平面不相符，Ⅲ型的病人并不见得比Ⅰ型的更重。所有这些都提示，由于短路，远隔的脊髓节段内血液向压力低的瘘口处流动，造成该部位脊髓缺血，髓内循环缓慢以及静脉淤滞。Ⅲ型中的引流静脉扩张可能造成对脊髓的压迫，髓内出血现象很少出现。

（5）治疗

治疗的目的是闭塞瘘口，动、静脉都应保留，否则会加重髓内循环缓慢的现象。

手术仅适合于可能辨认清楚而又能达到的Ⅰ型

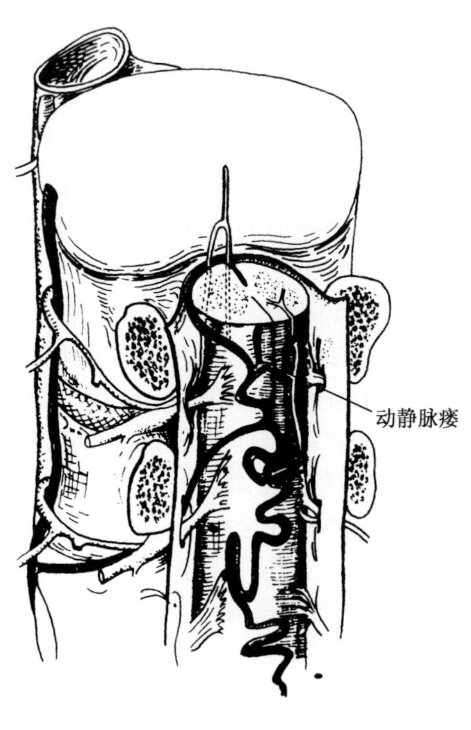

图42-2-2
位于软脊膜内的硬膜下动静脉瘘，供血动脉为脊髓动脉

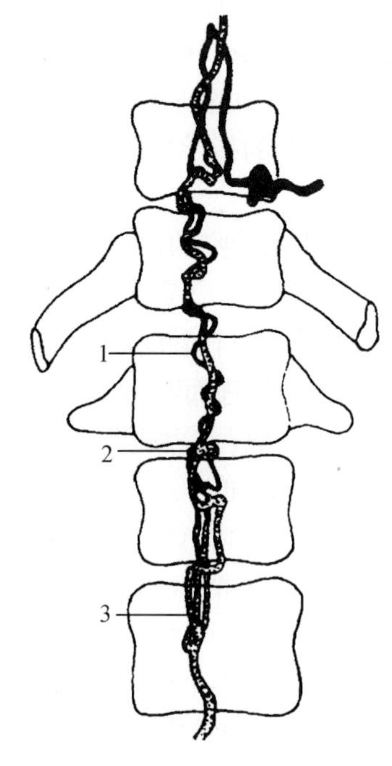

图42-2-3
1. 脊髓前动脉　2. 在圆锥部与静脉直接交通　3. 引流静脉

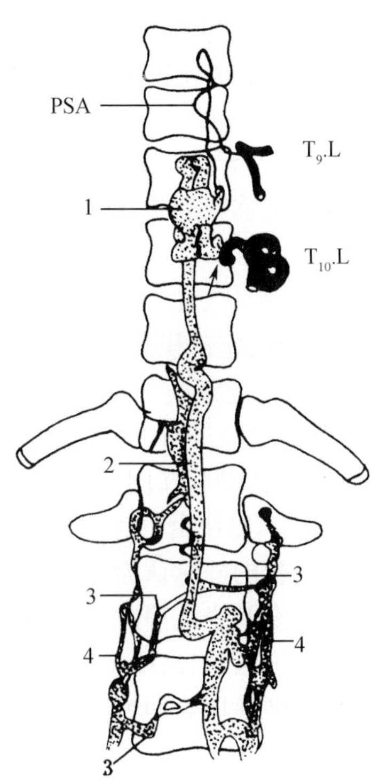

图42-2-4 髓周动静脉瘘

女性33岁，双下肢进行性瘫痪，T_{10}左肋间动脉选择性造影显示粗大的根动脉直接与髓周静脉交通。1.箭头指向瘘口处，静脉向下引流 2.并经根静脉 3.向硬膜外静脉丛 4.回流

及部分Ⅱ型病变。脊髓前动脉的AVF则难以手术，即使病变位于脊髓后方，但因为血管多而复杂，手术亦非易事，需要在血管造影的指导下予以辨认手术夹闭。

瘘口很小的病例（如Ⅰ型）主要应用固体栓子（Ivalon、干燥硬膜、微球）很小心地栓塞。必须保留脊髓动脉的通畅。由于血流动力学的改变而致进行性神经功能障碍的病人，症状可能因此得到改善。

供血动脉和瘘口均粗大的病例，如Ⅲ型或部分Ⅱ型，可用球囊或微弹簧圈栓塞。作者曾治疗24例，痊愈6例，好转16例，无变化1例，加重1例。好转率达90.9%。

42.2.3 硬脊膜动静脉瘘（dural AVF）

（1）定义

在硬脊膜动静脉之间存在微小的瘘口（约140μ），供血动脉为硬脊膜动脉，静脉反向引流至脊髓。病变位于髓外增厚的硬脊膜内，血流速度缓慢。常伴有硬膜外正常的引流静脉（特别是胸腰段）消失及脊髓引流静脉的紊乱（图42-2-5）。

（2）临床表现

男性多发，男∶女为7∶1，40岁以上多见。表现为在6个月至2年中，胸腰段水平以下的进行性自下而上的感觉障碍及性功能障碍，2～4年则发生截瘫。起病缓慢，开始常表现为单一的感觉、运动或括约肌功能障碍，如双下肢不对称性烧灼感或蚁走感（$L_{4\sim5}$或S_1神经根平面），间歇性跛行等。亦有以大小便及性功能障碍为首发症状，逐渐发展而伴有其他症状者。病程为进行性加重，某些病例可以自发或诱发（突然改变体位、久坐、腰椎穿刺等）而突然加重。病人就诊时的主诉症状最多见为圆锥综合征，其次为马尾症状，第三为痉挛性截瘫，由于脊髓损伤和AVF的水平主要在胸腰段，感觉受累平面一般在T_{10}以下。

（3）辅助检查

脑脊液蛋白增高，达600～1 500mg/L，细胞数正常。平片没有特殊异常。脊髓碘水造影特别是薄层正、侧位断层，能非常清楚地显现出本病的典型特征：全脊髓后方从颈至腰段均为扩张迂曲的静脉血管影。不典型的表现可有：①当引流静脉位于脊髓前方时，仅在断层时可见到不同程度的扩张血管影；②病变分别位于上、中胸段或腰段时，仅在2～3个节段见到扩张的血管影，另外还可能伴随腰椎椎管狭窄，腰椎间盘脱出等。在临床表现和脊髓造影特征的基础上，血管造影可以确认AVF的位置、瘘口的大小（借助血管造影断层）以及引流静脉的特

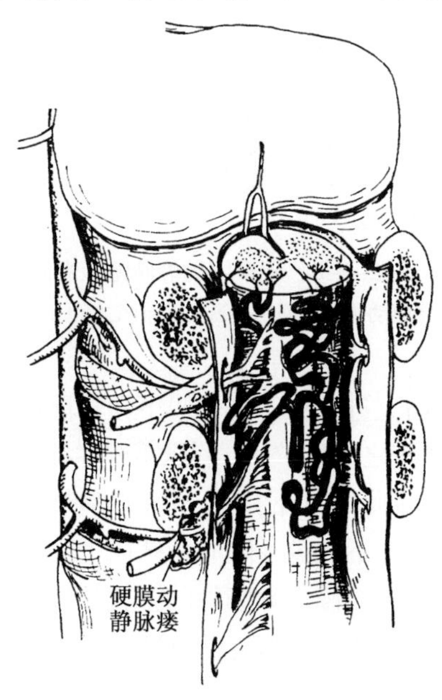

图42-2-5

硬脊膜动脉静瘘由硬脊膜动脉供血引流入脊髓静脉并逆流入冠状静脉丛。其血管迂回弯曲扩张，静脉压增高，波及脊髓组织引起脊髓病变

征。同时还可以显示出脊髓前动脉与 AVF 供血动脉的关系。

血管造影特征:AVF 瘘口常见一个，有时为多个,可位于胸腰骶段的任何水平,常见 $T_{5\sim7}$ 和 T_{12} ~ L_3 水平,瘘口位于颈段者尚未见报告。供血动脉可来自肋间动脉、腰动脉或骶动脉。造影时可见血流缓慢地从一至数根纤细的硬脊膜动脉通过硬膜内微小的瘘口,引流到一根迂曲而扩张的静脉内(图 42-2-6)。通过血管断层造影,可看清瘘口多位于椎间孔硬膜的外侧面,有时(特别是在腰骶段时)位于硬脊膜的前或后面。

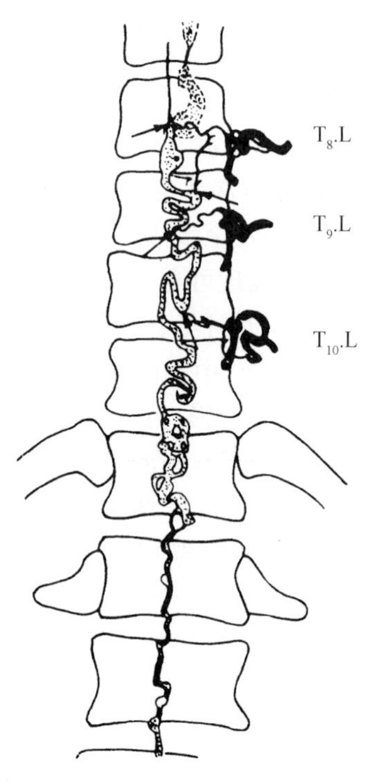

图42-2-6 硬脊膜动静脉瘘示意图

不同肋间的脊膜动脉参与静脉交通的示意图,箭头指向不同的瘘口

静脉向上进入椎管硬脊膜下参与前或后髓周静脉系统,并使之明显扩张。静脉系统往往先向下到达圆锥水平,从此处向外引流。正常的胸腰骶段硬脊膜外静脉丛一般不充盈（除非特殊向上引流的病例)。其循环时间相当慢，脊髓静脉全充盈需 40 ~ 60 秒。正常脊髓前动脉到静脉显影则只需 15 ~ 20 秒。

(4)病理生理

病因不明,是否为先天性疾病尚待研究,本病的进行性脊髓损害与脊髓静脉高压、慢性脊髓缺血有关。静脉高压使髓内正常动静脉压力梯度紊乱，导致脊髓间质水肿、髓内静脉扩张,最终引起缺血坏死。但静脉高压的机制并不能解释所有的问题,例如,硬脊膜 AVF 的瘘口如此之小,血流又很慢,静脉扩张为什么那么明显? 治疗后胸腰骶部硬脊膜外引流静脉仍未出现，但临床症状已有明显好转,其机理也不甚明了。

(5)治疗

本病治疗效果满意,应持积极态度,否则,任其自然发展注定要导致完全瘫痪。由于栓塞简单易行,且可在造影诊断的同时进行,应作为首选方法。只有当 ASA 与 AVF 供血动脉在同一水平时或栓塞失败后,才行手术夹闭。以往由于对本病认识不清,误将脊髓表面曲折蜿蜒的静脉认为是血管畸形,施行广泛的椎板切除及脊髓表面静脉切除术,结果并不理想。正确的手术方法是,夹闭瘘口的起始端或再将含有瘘口的大块硬膜切除即可,保留尚有正常功能的扩张静脉。

若定位准确,椎板切除的范围只是瘘口部位的半侧椎板,由于瘘口位于椎间孔内,手术应将椎间孔广泛打开以获充分暴露神经根及引流静脉穿硬脊膜处，硬脊膜应向椎间孔外切开至神经根袖套,辨认清楚引流静脉。在穿硬脊膜处与扩张的冠状静脉丛之间烧灼切断,再将硬膜处的瘘口烧灼。但彻底清除瘘口并非易事。有时根髓动脉与脊膜供血动脉发自同一肋间动脉时,两者之间十分靠近,烧灼瘘口时极易损伤根髓动脉。此时,只能仅处理引流静脉穿硬脊膜处,大部分病人可获椎管内静脉压降低,术中见引流静脉变紫,若无变色,则可能存在别的瘘口,应仔细对照影片查找。

栓塞方法则需做选择性插管。栓塞物质应使用 IBCA 或 NBCA。在肋间或腰动脉造影时,应避开或确认没有与脊髓前动脉同干发出时方能注射 NBCA。根据循环时间调制比例,栓塞要求恰好闭塞在瘦口处和静脉起始端,否则,附近其他动脉会很快与瘘口相吻合。数日后应再做选择复查,以确认有无再通。如果栓塞不确实,应立即手术夹闭。

一旦瘘口消失，恢复之快往往是出乎意外的。一般在治疗后第一天或几周内即有明显好转,如果 3 个月后仍无改善,则须做造影复查,以寻找新的瘘口。为防止脊髓静脉继发性血栓形成，手术后 24h 或栓塞后,应行抗凝治疗 3 ~ 6 周。作者治疗 24 例除 1 例未治外,治愈 7 例,显效 8 例,好转 4 例,无变化 3 例,加重 11 例,总有效率 82.6%。

42.2.4 椎旁动静脉畸形(paravertebral AVM)

椎旁动静脉畸形较少见,可独立存在或伴有脊髓 AVM。其范围常很大,且血流速度快,给治疗带来一定的困难。

(1)临床表现

年青女性多见,病变常位于胸椎或胸腰椎。临床症状多种多样:既可以进行性脊髓功能障碍症状为主,也可以心功能不全或椎旁皮下肿块表现为主。脊髓功能障碍的原因可能为:①伴有脊髓 AVM;②通过扩张的硬脊膜外静脉丛直接压迫神经结构;③继发性脊髓静脉高压;④血流动力学因素,肋间或腰动脉大量血运供应 AVM,致根髓动脉血液偷流,脊髓供血不足。

有时在椎旁可触及软性包块,局部听诊有持续性杂音。

(2)辅助检查

为检出本病,同时要确定其延伸范围及其产生的全身影响,应从以下几个方面进行检查:

1)X 线平片可见多个节段椎体、椎弓及其附件的骨溶解或破坏。

2)在横断面上 CT 扫描见其延伸的范围,在胸部,可累及胸壁外棘突旁、肋间隙、椎间孔,甚至可延伸到胸腔内。在腰段,主要向腹膜后延伸。因腰段有马尾神经,故一般 CT 很难检出该段椎管内的延伸。

3)当病变侵犯到椎管内时,脊髓造影可表现为梗阻征象。

4)开始可先行主动脉造影,然后再行选择性动脉造影。应一一确认各支供血动脉,并认真研究其血管结构学,特别注意有无直接的 AVF,静脉引流的形式和是否伴有脊髓 AVM。

5)由于 AVM 的血流速度快,流量大,常加重心脏负担,故要测定心功能及心输出量。

(3)治疗

根据临床和辅助检查,将本病分为两型:

1)无神经或心功能障碍,而仅有局部体征的病例。如果肿块局限,可在栓塞后手术切除。病变广泛者,亦可暂时不处理,定期追访。

2)AVM 伴有神经或心功能障碍,则必须治疗。由于病情的复杂性,常应由外科和放射科医生合作治疗。首先要用不可吸收性物质进行栓塞,如可脱性球囊、NBCA、弹簧圈等。在栓塞中,不仅要注意同侧供血动脉,还应注意对侧可能存在的侧支吻合,一旦发现应一并栓塞。栓塞往往需进行多次,当心输出量和血管造影所见均显示好转,条件允许时可手术切除。术后应再次行 CT 和血管造影复查。

(凌 锋)

42.3 海绵状血管瘤

定义:海绵状血管瘤(cavernoma)是由一些薄壁的、血管样的组织构成,其间没有神经细胞,可发生在髓内和椎体内。后者又分为活动性椎体血管瘤,压迫脊髓和静止性椎体结构不良性血管瘤病两种。

活动性椎体血管瘤的临床及影像学特点:除 10 岁以内极少见外,该病可发生于任何年龄,但多为年轻人。男女发病无明显差别,受损部位多在 T_3 ~ T_9,颈段少见。

临床症状为进行性脊髓功能障碍,常因感觉或运动异常前来就诊。在此之前可有几个月或几年的局部疼痛或束带样神经根痛。10%的女性在怀孕期可突然发生截瘫。

影像学典型征象为多囊性或蜂窝状改变。分三个方面:

1)多囊性蜂窝状结构,表示病变是活动性。

2)整个椎体及后弓受累,提示病变已累及椎管内。

3)病变向外扩展侵及肋骨、硬膜外以及部分椎旁结构。增强后的 CT 扫描可清楚显示病变延伸范围。

脊髓造影可显示硬膜外占位征象。脊髓血管造影的特征是:椎体血运丰富伴有扩张的小动脉,血流速度快,密度增高,椎体内有多个血窦样结构,没有早期静脉引流,应注意辨认在病变水平有无 ASA。

治疗:手术切除是最有效的手段,术前栓塞可明显减少术中出血;某些病例单纯栓塞可获改善,然后辅以放射治疗。

髓内海绵状血管瘤中青年多见,常引起进行性或阶段性感觉运动障碍，主要由于反复发作少量出血所致。术中可见陈旧性血肿腔隙和组织黄染。影像学检查以 MRI 为最佳手段，表现为局部脊髓膨大，内有高低混杂的信号，血管造影正常。治疗只能在显微镜下小心切除，如手术损伤小，则预后较好。

（凌 锋）

42.4 复合性动静脉畸形

42.4.1 椎管节段性血管瘤病（Cobb 氏综合征，Cobb's syndrome）

脊柱某些节段性多组织受累的 AVM，首先由 Cobb 描述，因而命名为 Cobb 氏综合征。这是一种先天性疾病。从胚胎学的观点看，脊柱、脊髓的血液供应总起源于节段性后外侧动脉，当此部位发育不良时，相应节段皮肤、椎体、脊髓，甚至肌肉、内脏同时受累，均发生动静脉短路，这种病变可发生在某一个节段，亦可以发生在多节段。本病中脊髓 AVM 常位于髓内，也可见 ASA 供血的髓周 AVF。作者所行 400 例脊髓血管造影中，发现 7 例，治疗后达正常神经功能 5 例，好转 2 例。

（1）临床表现

临床表现必须包括以下三方面：

1）脊髓表现：为蛛网膜下腔出血、脊髓内出血及神经根刺激症状，由于椎体硬膜 AVM 及扩张的硬脊膜外静脉丛压迫导致的脊髓受压症状等。

2）表皮表现：为表皮的血管瘤，即所谓“假平面血管瘤”。其表面血供丰富，温度较高。

3）脊柱症状：为椎管内神经根硬脊膜血管瘤，一个或多个椎体骨血管瘤以及椎旁血管瘤，这些血管瘤可引起不同程度的脊髓压迫症状。

个别病例可出现半身肢体肥大、过度生长等。

（2）影像学所见

Cobb 氏综合征 X 线平片为椎体、椎板及附件破坏，有时可见血管钙化。CT 和 MRI 有助于判断病变延伸的范围。脊髓造影可显示脊髓膨大、髓周血管影及硬脊膜外占位征象。最后确诊需依靠血管造影，选择性血管造影则可以分别显示皮肤、脊柱及脊髓的病变（图 42-4-1）。诊断的成立应具备下列影像：

1）髓内 AVM：有时可以很小或根本没有症状。

2）脊膜和神经根的血管瘤：相对弥散，呈高血流，可有多个 AVF。

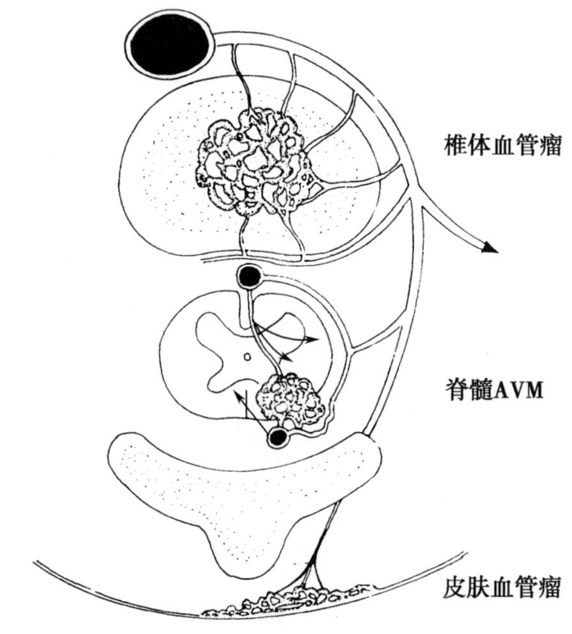

图42-4-1
Cobb 氏综合征（椎管分节性血管瘤病）

3）椎体血管瘤：多为动静脉交通型，而不同于前节所述栅状排列毛细血管—静脉型。

4）椎旁动静脉血管瘤，大小不定。

5）内脏血管瘤亦可出现，如肺支气管、消化道或泌尿系的血管瘤。

（3）治疗

由于病变涉及范围广而复杂，因此治疗上则要针对引起症状的那部分病变，例如，脊髓功能障碍，治疗就集中在脊髓和硬脊膜外的病变。对硬脊膜外椎体和椎旁血管瘤栓塞应用 NBCA，但要特别小心避开供应脊髓的动脉。脊髓 AVM 则用固体栓子，详见“髓内 AVM”一节。

42.4.2 播散性血管瘤病（Osler Weber Rendu syndrome）

Osler Weber Rendu 综合征（播散性血管瘤病）

可能伴有脊髓AVM，成年后可产生神经功能障碍。既往可有反复出血史，特别是鼻衄。另外，常伴有皮肤、黏膜的血管瘤，如口唇、颧部、舌、指腹、内脏，甚至脑组织。而脊髓血管瘤则可发生在颈、胸、腰、骶的任何节段，也可累及髓外。所有病变均可用栓塞治疗。

（凌 锋）

43. 脊柱和脊髓损伤

43.1 急性创伤性脊髓损伤

43.1.1 闭合性脊髓损伤(closed spinal cord injury)

闭合性脊髓损伤系指脊柱骨折或脱位造成的脊髓或马尾神经受压、水肿、出血、挫伤或断裂,不伴有与外界相通的伤道。脊柱骨折中14%合并脊髓损伤,绝大多数为单节段伤。

根据近年的统计,脊髓损伤在英、美两国的年发病率分别为12人/百万人口和30~32人/百万人口,另一组数据显示在美国每年有新增脊髓损伤病例7 600~10 000人,我国台湾省台北市为14.6人/百万人口,绝大多数为闭合性损伤。近年,国内外在脊髓损伤的基础研究和诊断、治疗上取得一些新进展。脊髓损伤后继发的病理改变与细胞膜上自由基介导的脂质过氧化反应有关,伤后8h内使用大剂量激素可以减轻继发损害。外科治疗方法是早期复位和固定,解除脊髓的压迫(主要来自前方)。胚胎组织、细胞脊髓移植、基因治疗等在脊髓损伤动物实验中观察到一定效果。目前就脊髓损伤而言,早期积极的救护是一方面,防治并发症和积极进行康复训练对于脊髓损伤已呈慢性化的患者则具有更加重要的意义。

(1)病因

闭合性脊髓损伤的原因是暴力间接或直接作用于脊柱并引起骨折和/或脱位,造成脊髓、马尾挤压、损伤。约10%的脊髓损伤者无明显骨折和脱位的影像学改变,称之为无放射影像异常的脊髓损伤(spinal cord injury without radiographic abnormality, SCIWORA),多见于脊柱弹性较强的儿童和原有椎管狭窄或骨质增生的老年人。

直接暴力致伤相对少见,见于重物击中颈后、背、腰部,相应部位椎板、棘突骨折,骨折片陷入椎管内。

间接暴力致伤占绝大多数,常见于交通事故、高处坠落、建筑物倒塌、坑道塌方和体育运动中。暴力作用于身体其他部位,再传导至脊柱,使之超过正常限度的屈曲、伸展、旋转、侧屈、垂直压缩或牵拉(多为混合运动),导致维持脊柱稳定性的韧带的损伤、断裂、椎体骨折和/或脱位、关节突骨折和/或脱位、附件骨折、椎间盘突出、黄韧带皱折等,造成脊髓受压和损伤。

闭合性脊髓损伤中,脊柱的稳定性多受影响。Denis1983年根据胸腰椎损伤的CT表现,提出脊柱分为前、中、后三柱(three column)的概念。前柱包括前纵韧带、椎体前部和椎间盘纤维环前部;中柱包括椎体后半部、纤维环后部、后纵韧带和椎弓部;后柱包括椎弓、小关节和后方韧带复合体(棘上韧带、棘间韧带、黄韧带、关节囊)(图43-1-1)。当有两柱或三柱受损时,才视为不稳定。关键在于是否保持中柱的完整性。此标准亦适用于下颈椎。

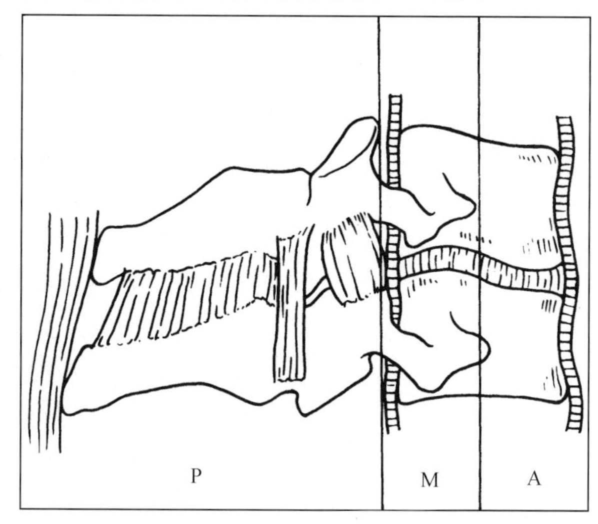

图43-1-1 Denis脊柱三柱结构

A. 前柱 M. 中柱 P. 后柱

影响脊柱骨折或韧带损伤类型的因素有:①外力的强度和方向。②外力的作用点。③受伤时身体的姿势。④不同节段的解剖和生物力学特点。

脊髓损伤通常发生在一个活动度较大的脊柱节段与一个活动度较小的节段的结合部。颈段和胸腰结合部(T_{11} ~ L_2)是脊髓损伤中最常受到影响的区域,胸段或者腰段区的发生率则紧随其后。不同节段常见损伤类型的原因如下:

颈段:机械稳定性差,比其他节段更易受损,合并脊髓损伤的比例亦高(40%),颈髓损伤占全部脊髓损伤的50%。

1)屈曲型损伤:多见于突然刹车或撞车,头部靠惯性向前运动,后部韧带复合体受损,椎体前部被压缩呈楔形,此时通常是稳定的。但过屈运动可造成包括椎间盘、关节囊在内的广泛损伤或关节突骨折、交锁,剪力使损伤水平上部的椎体向前滑移,脊髓受到下一椎体后上部的挤压,甚至断裂。

2)伸展型损伤:跌落时下颌或前额着地或坐车时被后面的车辆碰撞使头部后仰。损伤多在 C_4 ~ C_5 处。前纵韧带断裂,椎体前部可撕脱,椎弓可断裂。严重者损伤水平以上椎体向后脱位,脊髓受到前方椎体、椎间盘和后方的椎板、黄韧带的压迫。有颈椎病者易发生此类损伤。

3)垂直压缩型损伤:颈部伸直状态下头顶纵向受力,C_4、C_5 处可出现爆裂骨折或伴有椎弓骨折。

4)特殊类型骨折:Jefferson 骨折指寰椎受轴向压力作用,两侧前后弓同时骨折,因此处椎管较宽,一般无脊髓损伤。齿突骨折系颈部过屈或过伸引起,骨折发生在齿突尖、体或基底部。悬吊者骨折(La fracture du pendu)或绞刑者骨折(Hangman's fracture)是颈部极度后伸造成的枢椎椎弓根骨折,可伴有 C_2、C_3 椎体分离。

胸和腰段:T_1 ~ T_{10} 有肋骨保护,较为稳定,损伤发生率低,然而一旦发生则损伤较完全,因椎管较小、上胸段脊髓血运差。下胸段损伤若累及 Adamkiewicz 动脉,缺血平面可升至 T_4。腰椎关节面垂直,前后方向稳定性好,腰椎管较宽,L_1 ~ L_2 以下为马尾神经,故损伤多不完全。T_{12} ~ L_1 为相对稳固的胸椎与活动度大的腰椎相交汇处,最易受损。

1)屈曲型损伤:坠落时双足或臀部着地、弯腰时被重物砸中背部,常致胸腰段屈曲型损伤。轻者椎体前部压缩呈楔形,重者伴有脱位或后部结构的分离性损伤。

2)屈曲:旋转型损伤,由高处坠落,上背部和一侧肩部着地造成损伤,多同时累及前、中、后三柱结构,出现椎体前部压缩、椎体横断骨折、椎弓和横突骨折,常伴有脱位,导致严重脊髓损伤。

3)垂直压缩型损伤:落物砸中上胸段或坠落时双足或臀部着地,可引起 T_{10} ~ L_{12} 爆裂骨折。

4)屈曲 – 分离损伤:即安全带骨折(seatbelt or chance fracture)。老式的汽车安全带横系于腹前壁而无肩部保护,车祸时人上半身以此为轴过度前曲,严重时三柱结构可水平横断、脱位,并可合并腹腔内脏伤。

(2)病理及病理机制

急性脊髓损伤损伤机制包含原发性脊髓损伤和随之发生的继发性脊髓损伤。原发性损伤指由于局部组织变形和创伤能量传递引起的初始机械性的脊髓损伤;继发性的脊髓损伤则指的是原发性损伤激活的包括生化和细胞改变在内的链式反应过程,可以使神经细胞损伤进行性加重甚至死亡,并导致脊髓自体溶解破坏,髓内结构发生不可逆性的损害,脊髓损伤区域的进行性扩大。

1)原发性脊髓损伤。①脊髓震荡:在所有的脊髓损伤中最轻微的一种病理损伤,伤后出现短暂的可恢复的脊髓功能障碍。在镜下可以见到中央灰质的微灶性出血,少数的神经细胞或轴索退变,一般伤后数周可以恢复正常,出血吸收。②脊髓挫裂伤:早期的病理变化主要为出血、渗出、水肿和神经元的变性。镜下可以见到小血管的破裂,红细胞溢出,神经元肿胀、尼氏体消失,神经轴索与髓鞘之间间隙增大,髓鞘板层分离,随着病理进程的发展,逐渐出现神经元结构的坏死、崩解和消失,胶质细胞浸润和结缔组织细胞增生。完全性的损伤病理改变由中央灰质大片出血扩展到白质出血,由中央灰质坏死发展为全脊髓坏死;而不完全性的损伤主要为点状出血,局灶性神经细胞退变、崩解及少数轴索退行性改变,不发生中央坏死。二者的病理改变有质和量的差别。③脊髓压迫伤:动物实验观察到脊髓长时间受压会导致灰质出现空泡、空腔,空洞周围有纤维组织形成的吞噬细胞浸润而没有明显的出血。轻度受压者多无明显改变。

2)继发性脊髓损伤:继发性损伤的概念最初由 Allen 在 1911 年提出。他在动物实验中观察到急性脊髓损伤的狗在清除血肿后神经功能获得了一定的改善,并认为可能存在源于局部血肿及坏死物的生化物质会导致进一步的脊髓损伤。20 世纪 70 年代中期，Kobrine 和 Nelson 分别提出了导致脊髓继发损伤的神经源性理论和血管源性理论。前者认为神经膜的损伤诱发了一系列病理生理的代谢改变。后者认为脊髓微血管破裂、血管痉挛、血栓形成等引起脊髓缺血，最终导致中央性出血性坏死（Central hemorrhagic necrosis）。此后近 30 年的大量研究相继提出了各种与继发性脊髓损伤相关的因素，主要包括：①血管改变，包括局部缺血、微循环紊乱、血管痉挛、栓塞、血管自动调节机制的丧失；②离子紊乱，包括细胞内钙增加、细胞外高钾、钠离子通透性增加；③神经递质，诸如 5- 羟色胺、儿茶酚胺和兴奋性氨基酸的聚集，而后者可导致神经元的兴奋毒性损伤；④花生四烯酸的释放、自由基的产生和脂质过氧化反应；⑤内源性阿片样物质；⑥一氧化氮（NO）；⑦水肿；⑧炎性反应；⑨细胞能量代谢的异常；⑩程序性细胞死亡即凋亡等等。尽管如此，对于继发性脊髓损伤的机制的认识目前仍然不十分精确，在这些相关因素中最值得重视的仍然是局部微循环障碍带来的缺血改变和自由基引起的脂质过氧化反应。

图 43-1-1 简单归纳了继发性脊髓损伤可能的生理、生化改变机制。

由于继发性脊髓损伤具有严重的危害性，在伤后早期阻断、逆转这一进程对于脊髓损伤的救治有极其重要的意义，有效的治疗应针对继发性脊髓损伤的病理生理机制，保护尚未受损的白质传导束，从而达到保全部分神经功能的目的。

（3）临床表现

伤后立即出现损伤水平以下运动、感觉和括约肌功能障碍，脊柱骨折的部位可有后突畸形；伴有胸腹脏器伤者，可有休克等表现。

1）神经系统可出现如下表现：①脊髓震荡：不完全神经功能障碍，持续数分钟至数小时后恢复正常。②脊髓休克：损伤水平以下感觉完全消失，肢体弛缓性瘫痪、尿潴留、大便失禁、生理反射消失、病理反射阴性。这是损伤水平以下脊髓失去高级中枢控制的结果，一般 24h 后开始恢复，如出现反射等，但完全渡过休克期需 2～4 周。③完全性损伤：休克期过后，脊髓损伤水平呈下运动神经元损伤表现，而损伤水平以下为上运动神经元损伤表现，肌张力增高，腱反射亢进，出现病理反射，无自主运动，感觉完全消失。④不完全性损伤：可在休克期过后，亦可在伤后立即表现为感觉、运动和括约肌功能的部分丧失，病理征可阳性。

2）常见以下几种特殊类型的不完全损伤：①Brown-Sequard 综合征：即脊髓半侧损害综合征，可见单侧关节绞锁和椎体爆裂骨折，表现为同侧瘫痪及本体感觉、振动觉、两点分辨觉障碍，损伤水平皮肤感觉节段性缺失；而对侧在损伤水平几个节段以下的痛、温觉消失。典型者并不常见，多为一侧损伤比另一侧重。②脊髓前部综合征：多见于屈曲性楔形或泪滴骨折，亦可由脊髓前动脉损伤引起，表现为双侧运动障碍，可伴有痛温觉消失，本体感觉完好。③脊髓中央损伤综合征：常见于老年颈椎病患者颈部屈曲性损伤，其临床表现与外周部分传导束保留多少有关，轻者只有双上肢的感觉运动障碍。

（4）辅助检查

1）X 线平片：通常应摄正位、侧位和双斜位片，但应防止为追求好的影像结果而过度搬动病人。宜先摄侧位片。阅片时应观察：①脊柱的整体对线、排列；②椎体骨折、脱位的类型；③附件有无骨折；④椎间隙有无狭窄或增宽（分别揭示椎间盘突出和前纵韧带断裂），有无棘突间隙增宽（提示棘间韧带损伤）。其中前两项意义最大，但有时受伤瞬间脱位严重，过后可恢复对线。过伸过屈位可观察稳定性，但应慎用。

2）CT 扫描：轴位 CT 可显示椎管形态、有无骨折片突入。腰穿注入水溶性造影剂后再行 CT，可清楚地显示突出的椎间盘及脊髓受压移位情况。当脊髓水肿增粗时，环形蛛网膜下腔可变窄或消失。

3）脊髓碘水造影：可显示蛛网膜下腔有无梗阻、脊髓受压程度和方向、神经根有无受累。

4）磁共振成像：能直接观察脊髓形态（MRI），有助于了解脊髓受损的性质、程度、范围，发现出血的部位及外伤性脊髓空洞，有助于判断预后。脊髓损伤早期病变区磁共振信号特点与病理类型及预后的关系如表 43-1-1。表 43-1-1 显示 T_2 加权像上的信号在不同类型的损伤中有特征性改变。T_1 加权像往往仅表现为脊髓的增粗，有定位意义。不足之处是 MRI 对骨质结构的改变观察不清。

5）体感诱发电位：电刺激周围神经时，在大脑皮质相应的感觉区可记录到电位变化。脊髓损伤时可藉此项检查判断脊髓功能和结构的完整性。受伤 24h 以后检查，不能引出诱发电位，且经数周内连续

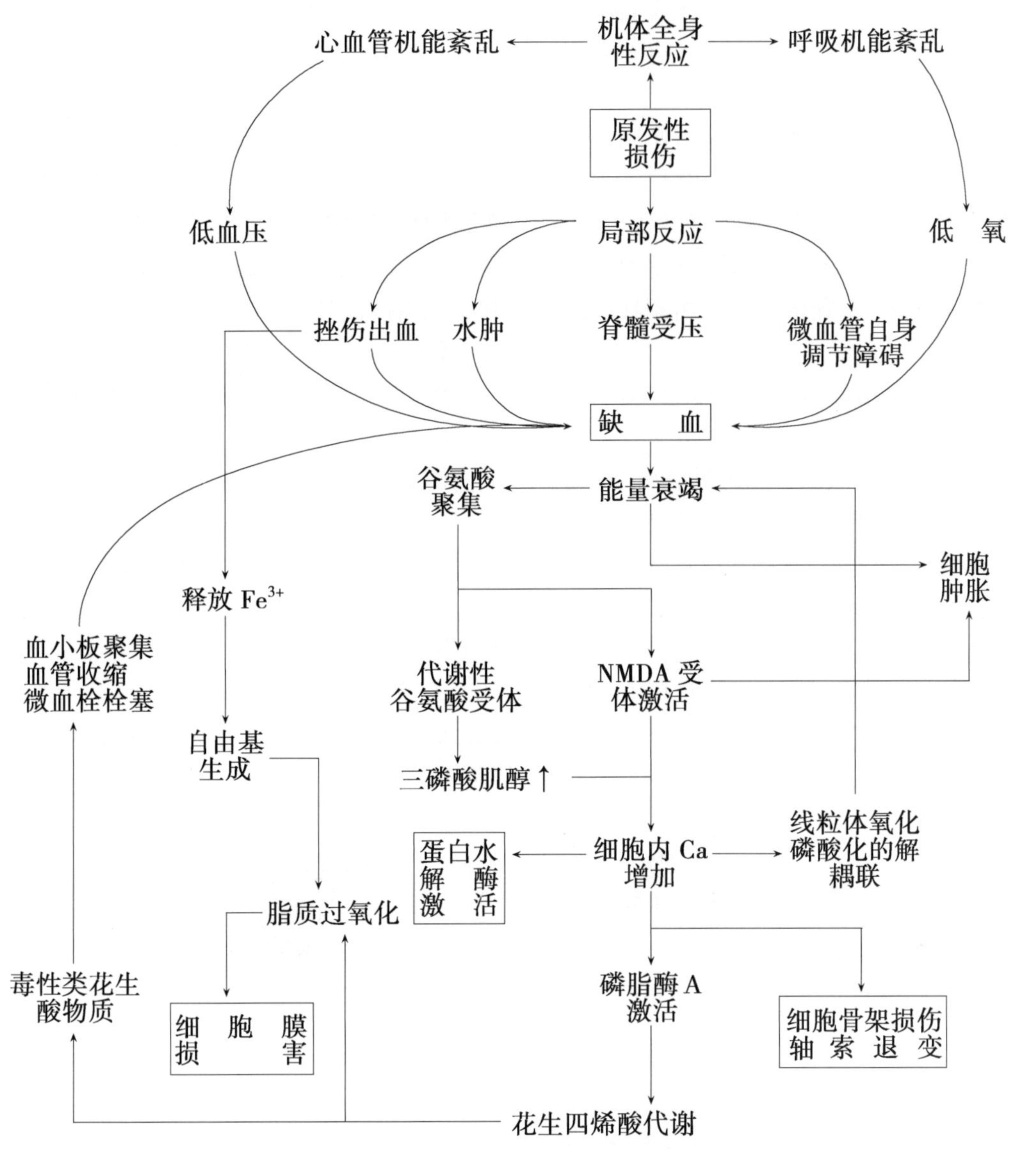

图43-1-1 继发性脊髓损伤发生机制

表43-1-1 脊髓损伤MRI特点与病理预后的关系

MRI 类型	T_1 加权像	T_2 加权像		病理	预后
		中心	周边		
Ⅰ	不均一	大片低信号	薄的环形高信号	髓内出血	差
Ⅱ	正常	高信号	高信号	水肿挫伤	好
Ⅲ	正常	小片低信号	厚的环形高信号	中央出血	较好

检查仍无恢复者，表明为完全性损伤；受伤后即能引出诱发电位，或者经过一段时间能够引出异常电位波者，表明为不完全性损伤。缺点是本检查仅反映感觉功能，无法评估运动功能。

(5)诊断

闭合性脊髓损伤的诊断应包括：①脊柱损伤的水平、骨折类型、脱位状况。②脊柱的稳定性。③脊髓损伤的水平、程度。

脊柱损伤的水平、脱位情况一般只需 X 线片即能判断，而骨折类型有时尚需参考 CT 片。

保持脊柱稳定性主要依靠韧带组织的完整。临床实际中所能观察到的、造成不稳定的因素综合起来有：①前柱：压缩 >50%（此时若中柱高度不变，则提示后方的韧带结构撕裂）。②中柱：受损（其他两柱必有一个结构不完整)。③后柱:骨质结构破坏:矢状向脱位 >3.5mm(颈)或 >3.5mm(胸、胸腰);矢状向成角 >11°(颈),>5°(胸、胸腰)或 >11°(腰)。④神经组织损伤:提示脊柱遭受强大外力作用而变形、移位、损伤。⑤原有关节强直:说明脊柱已无韧带的支持。⑥骨质异常。

寰枢椎不稳定的标准:①寰椎前结节后缘与齿状突前缘的间距 >3mm。②寰椎侧块向两侧移位的总和 >7mm。

脊髓损伤的水平是指保留有完整感觉、运动功能的脊髓的最末一节。

完全性损伤指包括最低骶节在内的感觉、运动功能消失。应检查肛门皮肤黏膜交界区的轻触觉和痛觉并指诊肛门括约肌的随意收缩功能。不完全损伤指损伤水平以下有部分感觉、运动功能保留,包括最低骶节。

脊髓损伤的分级标准仍不统一,较有权威性的是 Frankel 分级:①完全损伤:损伤水平以下感觉运动消失。②感觉、运动消失,仅存某些感觉(含骶区)。③无用运动:肌力微弱,无实际运动功能意义。④有用运动:借用拐杖或不用拐杖,可站立或行走。⑤完全恢复:神经功能正常,可有病理反射。

此分级不够细致,许多学者予以修正。1989 年美国脊柱损伤联合会(ASIA)对脊髓损伤的某些概念,特别是确定损伤水平的关键肌肉和关键感觉区做出了规定。1991 年又做了部分修正并说明了运动和感觉指数记分法。

代表运动水平的关键肌肉(Key muscles)是:

C_5 屈肘	L_2 屈髋
C_6 伸腕	L_3 伸膝
C_7 伸肘	L_4 踝背屈
C_8 屈指(中指远端)	L_5 伸拇趾
T_1 小指外展	S_1 踝跖屈

每块(组)肌肉力量分为 0 ~ 5 级(分),双侧共 100 分。

关键感觉区如图 43-1-2 所示。在每个皮节测试针刺痛觉和触觉,分别记为 0 ~ 2 分,28 个皮节双侧共 112 分。

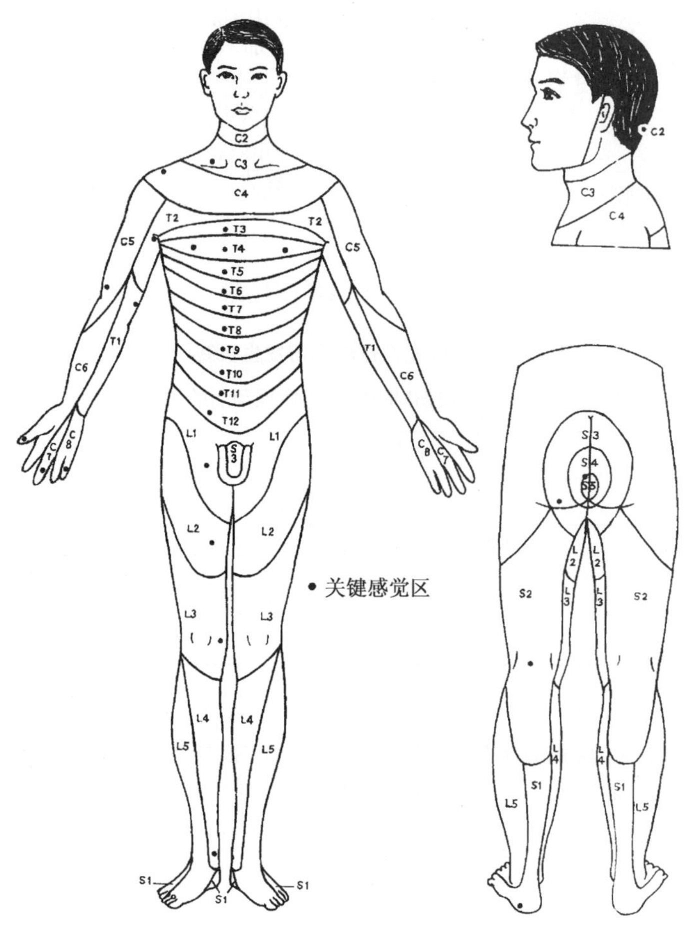

图43-1-2 体表感觉区

(6)鉴别诊断

1)椎管内出血:外伤,如高处坠落背部或臂部着地,背部直接受力等偶可引起椎管内血管破裂出血;原有血管畸形、抗凝治疗、血液病等病人轻度受伤即可出血(亦可为自发性)。血肿可位于硬膜外、硬膜下、蛛网膜下腔和髓内。起病较急,常有根性疼痛,亦可有脊髓压迫症状,往往累及几个节段。蛛网膜下腔和髓内出血时,腰穿脑脊液呈血性。轴位 CT 可见到相应部位有高密度影。MRI 则可显示异常信号,早期(2d)T_1 加权像改变不明显,T_2 加权像上呈低信号;此后随着血肿红细胞内正铁血红蛋白增多,使 T_1 时间缩短,在 T_1 加权像上出现高信号;约 1 周后红细胞破裂,出现细胞外正铁血红蛋白,使 T_2 时间延长,故 T_2 上变为高信号(T_1 上仍为高信号)。

2)脊髓栓系综合征:当腰背部受直接打击或摔伤时,可使原有脊髓栓系综合征患者的症状加重,出现双腿无力,行走困难,括约肌功能障碍。MRI 上可以看到圆锥低位、终丝增粗,多伴有脊柱裂、椎管内和(或)皮下脂肪瘤。

(7)治疗

现场急救时掌握正确的搬运方法对于防止加重损伤有极其重要意义。据统计,继发于脊柱损伤的神经功能损害中,25%是搬运不当引起的。未经专门训练者,不要单人搬动可能有脊柱脊髓损伤的病人,除非有危及病人生命的险情发生,例如病人躺在燃烧的汽车里或头面部浸没在水中。搬运截瘫病人的正确方法是:三人位于病人一侧,同时将其水平抬起,放在木板上,尽快送到专科医院。

闭合性脊髓损伤的现代治疗原则是早期治疗、综合治疗、复位与固定、解除压迫、防治并发症和康复训练。

1)非手术治疗。①颅骨牵引:适用于颈椎骨折、脱位或上胸段骨折、脱位的早期治疗,术中亦常需施行。常用 Crutchfield 牵引钳和 Gardner-Wells 牵引弓(两端为可旋入两侧骨板的螺钉,较为方便,不易滑脱)。开始的牵引重量为每个椎体 1kg 左右,每 10min 增加 2kg,最多不超过 20kg。经 X 线片证实复位后,若不需一步手术治疗,则以 5 ~ 8kg 维持 1 ~ 2 月,待纤维愈合后改用其他支具制动,如项圈、颈胸支架(又称颅背心,Halo vest),时间约 3 个月。②颈胸支架:适用于颈段不全损伤者,可使其早期下地活动,也用于颈椎融合术后外固定,国外广泛应用此法。③手法整复:适用于胸椎骨折和脱位。前后脱位者,取俯卧位,两下肢各由一人牵引并逐渐抬高,使脊柱后伸,然后按压背部使之复位,随后翻身仰卧,局部垫枕呈过伸拉。如伴有侧方脱位,取侧卧位(上位椎体移向的一侧在下),下方垫枕,由两人各牵一下肢向上方弯曲脊柱,术者按压下位脊椎,复位后改为俯卧,按前述方法整复前后脱位,最后仰卧保持过伸位。④姿势复位:适用于胸腰段脱位,英国著名脊髓损伤专家 Cuttmann 倡用此法。病人取仰卧位,背部骨折处垫以软枕,使脊柱呈过伸姿势,并逐步垫高,增加过伸,达到复位。一般需 2 个月才能使复位稳定,在此期间要定时翻身并维持过伸位。上述③、④法不适用于椎板和棘突骨折。

2)药物治疗。①甲基泼尼松龙(Methylprednisolone,MP):主要作用是抑制细胞膜的脂质过氧化反应,可以稳定溶酶体膜,提高神经元及其轴突对继发损伤的耐受,减轻水肿,以防止继发性脊髓损害,为手术治疗争夺时间。1990 年美国第二次全国急性脊髓损伤研究(NASCIS Ⅱ)确认:早期大剂量应用甲基泼尼松龙是治疗人类急性脊髓损伤的有效方法。损伤后 8h 内开始应用,首剂 30mg/kg,继之 5.4mg/(kg·h)×23h。而最近 NASCIS Ⅲ的研究显示在创伤发生后 3h 内给药的效果会有明显的提高。但大剂量激素的应用必须密切注意应激性溃疡等并发症的发生。21-氧基类固醇作为一种新型的制剂,其抑制脂质过氧化反应的能力强于甲基泼尼松龙,而不易引起激素所具有的副作用,在动物实验中显示出良好效果,已被列入美国急性脊髓损伤研究计划。②甘露醇、速尿等脱水药物可减轻脊髓水肿,宜早期使用。③GM-1:为神经节苷脂类(Ganglioside,Gg),Gg 是组织细胞膜上含糖鞘脂的唾液酸。GM-1 在哺乳类中枢神经系统的细胞膜上含量很高,特别是髓鞘、突触、突触间隙,能为受损脊髓(特别是轴突)提供修复的原料。在动物实验中具有激活 Na^+-K^+-ATP 酶、腺苷酸环化酶、磷酸化酶的活性,防止神经组织因缺血损伤造成的细胞水肿,提高神经细胞在缺氧状态下的存活率,并有促进神经细胞轴突、树突发芽再生的作用。Geisler 1992 年总结认为脊髓损伤后应用 GM-1 治疗组的 Frankel 评分平均提高 2 ~ 3 级,联合运用小剂量 MP 和 GM-1 效果比单用好。但关于 GM-1 的应用时机,给药时间,与 MP 的最佳配伍剂量仍需进一步的研究。④其他:尚有众多的药物诸如兴奋性氨基酸拮抗剂(MK-801)、阿片肽受体拮抗剂、自由基清除剂等仍处于动物实验阶段，并被认为具有一定的应用前景。

3)高压氧和局部低温疗法:高压氧疗法可以提高血氧分压,改善脊髓缺血状况。局部低温可降低损伤部位的代谢,减少耗氧,可采用开放或闭合式,硬脊膜外或硬脊膜下冷却液灌洗,温度 5～15℃。

4)手术治疗。①切开复位和固定:由于关节绞锁或骨折脱位严重,闭合复位困难,需行手术复位。整复关节绞锁有时需切除上关节突。脊柱固定方法和材料有多种,途径可经前路或后路,最近有多部专著对此有详尽描述,总的要求是固定牢靠,操作中防止脊髓损伤。值得提及的是,对于骨折脱位严重,脊髓横断,瘫痪已成定局者,复位和固定依然十分重要,它可以减轻疼痛并为全面康复训练打好基础;某些韧带损伤如不经有效固定,可发生晚期不稳定(late instability),出现渐进性神经功能障碍。②椎板切除术：传统上试图用此法来迫使脊髓后移,躲避前方的压迫,结果是无效的。此外,椎板广泛切除增加了脊柱的不稳定性,实验证明可能减少脊髓供血。但遇下列情况,可行椎板切除术:a. 棘突、椎板骨折压迫脊髓;b. 合并椎管内血肿;c.行脊髓切开术(myelotomy);d. 行马尾神经移植、缝合术。为保持脊柱的稳定性,防止晚期出现驼背畸形,可行内固定术或将切除的椎板复位、成形(去除椎板之时应保持其完整)。③脊髓前方减压术:脊柱骨折引起的脊髓损伤，大多来自压缩和脱位的椎体或其后上角、粉碎骨折块、突出的椎间盘,有效的方法是解除来自脊髓前方的压迫。a. 颈髓前路减压术:此入路,包括经口咽行齿状突骨折切除术的入路已逐渐为神经外科医生掌握。为减少操作加重脊髓损伤,尽量不用 Cloward 钻或骨凿，理想的方法是用高速小头钻磨除压迫物，减压后取髂骨行椎体间融合术。术前、术中和术后需行颅骨牵引。b. 胸段前方减压术:包括经胸(腔)入路、经椎弓根入路和经肋骨横突入路。后两种入路神经外科医生较为熟悉,是经过椎管的侧方进入,对脊髓的牵拉较小。但近年一些学者尚嫌暴露不够满意,特别是对严重的爆裂骨折,需要彻底减压和植骨融合,故主张经胸前路手术(经胸膜外或胸腔),此手术需要术者有胸外科知识和技巧。减压后应行椎体间植骨融合,必要时加用固定器。c. 胸腰段前方减压术:McAfee 等在 20 世纪 80 年代中期开始应用经腹膜后入路。通常从左侧进入以避开肝脏和下腔静脉。由第 12 肋床进入腹膜后间隙,可暴露 L_{11}～L_3 椎体;稍向下方作皮肤切口,即可显露 L_4 椎体。切除横突、椎弓根,去除骨折块和突出的椎间盘,充分减压后行椎骨间植骨融合术(取同侧髂骨)。d. 腰段前方减压术:除上述腹膜后入路外,仍有人采用侧后方入路,切除半侧椎板和椎弓根,显露出硬膜囊的外侧,稍向后方牵开(马尾神经有一定游离度),用弯的器械夹取前方的骨折片、突出的椎间盘,或用小钻磨除突出的椎体后缘。经此入路暴露前方不满意,优点是可同时行椎板内固定。创伤和脊柱手术都可能影响脊柱的稳定性,应行正确的器械内固定。合理的脊柱内固定可以纠正脊柱畸形,减轻神经组织受压,融合不稳定的脊柱节段,保护附近正常活动的脊柱节段。后路器械固定及融合术是最常采用的治疗方案,一般的适应不同的脊柱节段采用不同的固定系统。钩杆系统(CD,TSRH,ISOLA)常用于颈椎、中胸段区域的固定。颈段椎体因椎弓根直径狭窄,经椎弓根固定较少采用,而代之以椎板下的钢丝;中胸段区域则通常采用横突钩及椎弓根钩固定。胸腰连接部椎弓根宽大,椎弓根螺丝容易插入,故常使用固定杆和椎弓根螺丝(TSRH、CD、ISOLA)。L_2～L_4 的内固定目的在于减少融合节段的数目及维持腰椎的生理曲度,可以利用椎弓根螺丝固定,固定杆按生理弯曲塑形，实行短节段（二或三个运动节段)融合。对于 L_5 和骶骨骨折,固定是必需的,通常采用经后路椎弓根螺丝固定，术后患者应戴腰骶矫形支架。有时为了避免二期后路融合,某些病例行前路减压术后可以直接行前路器械固定及融合术。目前常用的前路固定牵引装置可以被分为下列几类:金属板、椎体外侧固定杆和椎体间装置。值得引起重视的是脊柱内固定的成功与否在于成功的关节融合术,而不在于器械治疗应用与否,这依赖于良好的组织清创、皮质剥除和大量的髂骨或同种异体移植骨。

5)脊髓损伤的治疗前景:随着对脊髓损伤病理生理变化特点和中枢神经再生能力认识的深入,目前开展的脊髓损伤后细胞和组织移植修复的实验研究已经取得许多新进展。在保护损伤神经元,增强轴索再生能力方面，神经营养因子(neurotrophic factor,NTF）已被用于增强中枢神经系统神经元极其有限的内在再生能力;而为了建立更有效、更持久的分泌并发挥这些营养因子的作用,目前开展的采用转基因技术的分子水平的研究已经在试图向脊髓内植入可分泌神经营养因子的基因修饰细胞（离体靶细胞基因治疗）或者直接以神经营养因子基因转染（通常通过病毒载体）宿主原位组织细胞（在体靶细胞基因治疗）。除此以外，在克服抑制轴突再生的中枢环境及损伤局部胶质瘢痕形成对轴索再生的抑制方面，也有了新思路，可以应用不同的细胞移植物，包括胚胎组织、干细胞、雪旺细胞及嗅鞘细胞等，桥接（bridge）脊髓断端并促进轴突长过损伤区。这些细胞移植的开展在大鼠或灵长类动物的动物实验中已经取得了值得兴奋的成果。虽然这些实验取得的进展离临床治疗的应用还有一段距离，但可以预料，随着医学转化的进一步发展，将会给脊髓损伤的患者带来福音。

（8）并发症及处理

1）压疮：每 2h 翻身 1 次，保持皮肤干燥，骨突出部位垫以气圈或海绵。国外最新研制的可持续缓慢左右旋转的病床（Roto-Rest bed）可有效地防止压伤。压疮一旦发生，应予以积极护理。3、4 度压疮若久治不愈，可行转移皮瓣覆盖。

2）尿路感染：患者入院后一般均予以留置导尿。导尿管应每周更换 1 次，并进行膀胱冲洗。

3）肺部感染：C_4 以上脊髓损伤可导致呼吸困难、排痰不畅，较容易并发肺部感染。应加强吸痰，雾化吸入治疗。

4）深静脉血栓形成（DVT）：此症日益受到重视。据统计，有临床症状的 DVT 发生率为 16.3%，倘做其他检查，如静脉造影等，DVT 的发生率为 79%。DVT 可能与下列因素有关：缺乏大组肌群收缩产生的泵作用，静脉血淤滞；创伤后纤维蛋白原增多，血液黏滞度高；脱水；血浆蛋白原激活抑制因子释放增多，纤溶障碍；下肢不活动、受压导致血管内皮的损伤等。DVT 常发生在伤后头几个月，表现为下肢水肿、疼痛、皮肤颜色改变、局部或全身发热。最严重的并发症是肺梗死致死。诊断方法有多普勒超声、静脉造影等。预防措施主要是活动下肢，应用抗血栓长袜（antiembolic stocking）等。一旦出现 DVT，应行抗凝等治疗。

（9）预后

高位完全截瘫者死亡率 49%～68.8%，死亡原因主要为呼吸衰竭、呼吸道梗阻、肺炎。脊髓功能的恢复程度主要取决于受损的严重程度和治疗情况。完全横断者，神经功能不能恢复。马尾神经受压解除后恢复良好。对完全截瘫者的脊柱骨折脱位采用闭合复位，其功能有 10%恢复，采用手术方法治疗者有 10%～24%恢复；对不完全截瘫者治疗后功能恢复率为 80%～95%。

43.1.2 脊髓火器伤（missile injuries of spinal cord）

20 世纪 90 年代以来，脊髓火器伤在国外，特别是在美国的大都市中，有明显增多的趋势，有报道称火器伤导致的脊髓损伤实际上已成为除交通事故、跌落伤外的第三大病因，在我国这方面的报道也不少见。脊髓火器伤是由枪弹或弹片造成的脊髓开放性损伤，每因合并颈、胸和腹部重要脏器损伤，使伤情趋于复杂，加之脊髓本身损伤多为完全性，预后较差。

（1）损伤机制及病理

在脊髓火器伤，子弹的致伤能力是直接由它的质量和速度所决定（$E=1/2MV^2$），而相对于质量而言，速度的作用更为明显。致伤物在战时多为高速子弹或弹片，其飞行速度大于 1 000m/s，而平时则以低速子弹为主。低速飞行物造成脊髓损伤相对较轻，常见的是直接撞击、挤压和挫裂。高速飞行物呈滚动式前进，对组织的直接毁损更为严重，当其击中骨质时，可使之成为继发投射物，尤为突出的是，其在伤道内形成的强大侧方冲击力，可达 135kg/cm²，殃及远离伤道的脊髓。高速弹造成的脊髓损伤，甚至可以不直接击中脊柱，在不发生脊柱骨折，穿通或者弹片存留的情况下引起脊髓挫伤。此外，特殊的受伤机制是枪弹击中臂从神经的瞬间撕扯脊髓的后索和侧索。

胥少汀等根据枪伤动物的实验结果，全面、系统地分析了脊髓火器伤的病理改变。

1）贯通伤：高能量弹丸穿过椎体或椎管时造成脊髓损伤，分为以下几种：①横断：致伤物贯通椎管，击断脊髓，或贯穿椎体后，能量传递到脊髓，使之断裂。缺损 1～1.5cm，断端不整，硬膜多有破损。断端 1～2cm 范围内灰质中心出血，逐渐向周围扩展，42h 后整个断面坏死。②完全性挫裂伤：飞弹穿过椎管壁或相邻部位，冲击波挫伤脊髓，但其外观尚完整，脊硬膜多无损，常伴有骨折。改变类似上述横断面，但较之更为严重，进展更快。③不完全挫伤：弹丸通过椎旁、椎间盘，冲击波作用于脊髓。其外观正常。镜下见灰质中多处出血灶，白质改变不明显，或仅有少许退变。④轻度挫伤：弹道距椎管稍远(如穿过棘突),脊髓大体无改变,镜下见灰质中央点状出血。

2)非贯通伤:飞弹速度较慢时,可停留于椎管内或椎管壁上,其脊髓损伤的程度比相同部位的贯通伤低一级别。

(2)临床表现

1)伤口情况:多位于胸段,其次位于腰、颈段,最次位于骶段,这与各部位节段的长度相关。伤口污染较重,可有脑脊液或脊髓组织流出。

2)脊髓损伤特征:由于火器伤在原发创道外还存在的震荡区和挫伤区效应,受伤当时表现出的神经系统功能损害的平面可高出数个节段,随着此种病理改变的恢复,受损平面可能下降。因此,伤后早期行椎板切开脊髓探查术时对此应有所考虑。与脊髓刃器伤相仿,完全性损伤占多数。

3)合并伤:颈部可伴有大血管、气管和食道损伤,胸腹部有半数合并血、气胸、腹腔内脏损伤或腹膜后血肿,休克发生率高。

(3)诊断

鉴于脊髓火器伤或并伤的高发性,首先强调不能遗漏危及生命的合并伤的诊断,必要时应行血管造影明确有无大血管的损伤。脊髓火器伤一般根据枪弹伤的入(出)口和伤道的方向及脊髓损伤的神经系统症状可做出初步诊断。受伤当时神经系统损伤程度同样需要采用 Frankel 分级或者 ASIA 评分进行记录和评价,伤情允许时,有选择的辅助检查,判断脊髓受损的确切平面和严重程度。

1)X 线平片:观察子弹或弹片在椎管内、椎旁的滞留位置,有无骨折。根据脊椎骨受损的部位估计脊髓受损的严重程度。

2)CT 扫描:当 X 线片上脊柱受损的情况显示不清时,行轴位 CT 扫描可提示骨折的部位,椎管内有无骨折片突入或金属碎片。注意有无椎管内血肿。

3)MRI:MRI 能够准确地显示脊髓受损的情况,具有不可替代的优势,但在脊髓火器伤时是否采用 MRI 检查,特别是可能有弹片位于髓内时,应慎重分析。MRI 扫描时产生的强大磁场可能使位于髓内的弹片发生移位,引起更严重损伤,并且金属异物本身也可以使检查产生伪影。伤道内,特别是椎管内无金属弹头或弹片存留时,MRI 检查能最准确地显示脊髓受损状态。作者曾遇一例意外事故所致颈段枪弹贯通伤,MRI 示 $C_5 \sim C_6$ 以椎板、棘突为中心的 4cm 大小空腔,为低信号,脊髓缺损,上部断端向后上方卷翘(图 43-1-3)。

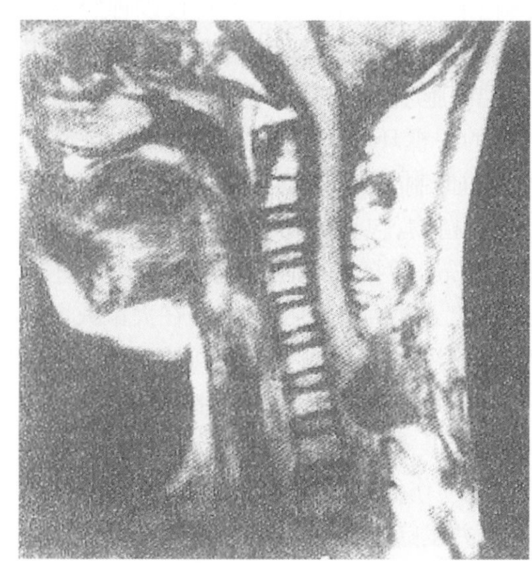

图43-1-3 本例MRI所显颈髓火器伤系5.4式手枪3米内近射所致

(4)鉴别诊断

1)脊髓闭合损伤:病员被枪弹或弹片击中后,可发生翻滚、坠落,引起脊柱骨折、脱位、压迫脊髓。X 线检查多可发现椎体压缩,呈楔形变,常伴有脱位。火器伤一般只见椎骨局部的破坏,不会影响脊柱稳定性。

2)腰骶神经丛损伤:与单侧的圆椎和马尾神经的火器伤有时不易鉴别,后者腰穿有血性脑脊液。

(5)治疗

1)开放性脊髓损伤一般不影响脊柱稳定性,对搬运无特殊要求。

2)优先处理合并伤,积极抗休克治疗。

3)早期全身大剂量应用广谱抗生素、TAT,预防感染。

4)伤后早期实行清创术,应争取伤后 6~8h 内进行。原则是沿伤道消除坏死组织和可见异物、游离骨片。胸壁上伤口清创仅限于软组织内,不进入胸腔。

5)椎板切除术的适应证:①椎管内异物、骨片压迫脊髓或存在易引起感染因子(如子弹进入椎管前先穿透肠管);②椎管内有血肿压迫脊髓;③脑脊液漏严重; ④不完全损伤者在观察过程中症状恶化,奎肯氏试验提示椎管内有梗阻。一般应另作切口。手术目的是椎管内清创,去除椎管内异物、骨片、血块,如硬膜未破损,一般不应切开,以免污染脊髓组织;已破损者,应扩大切开,探查脊髓,清除异物,碎烂的脊髓可轻轻吸除。清除后,缝合修补硬膜。

6) 继发于低速弹火器伤的脊柱不稳定是很少见的, 发生不稳定的原因多数是医源性原因引起的,常常是由于不正确或者过分追求减压效果的多个椎板切除减压导致。因此在椎板切除术前应对此有足够的认识。

(6)并发症

脊髓火器伤的突出并发症是感染。感染可发生在伤口、椎管内(硬膜外或硬膜内),防治方法重在彻底清创、充分引流和全身大量应用抗生素。

子弹的存留有引起铅中毒的可能,特别是在弹片直接与脑脊液或者形成的假性囊肿液相接触时,弹片中含的铅成分可能发生分解而引起慢性铅中毒,主要表现为:腹痛、痴呆、头痛、记忆力丧失、肌无力等。治疗可以采用乙二胺四乙酸(EDTA),二巯丙醇(BAL)等金属螯合剂。

(7)预后

脊髓火器伤常伴有危及生命的内脏损伤和休克。据英国脊髓损伤专家 Ludwig Guttmann 统计,第一次世界大战期间,死亡率高达 70%~80%。此后由于抗休克治疗的加强,抗生素的广泛应用,后送条件改善及脊髓损伤中心的建立,死亡率逐渐下降,至第二次世界大战后期已低于 15%。

43.1.3 脊髓刃器伤(stab injuries of spinal cord)

脊髓刃器伤是指由尖锐、锋利的器械戳伤脊髓造成的开放性损伤。南非是世界上发生此类损伤最多的国家。Peacock1977 年报告了 13 年内发生的 450 例脊髓刃器伤, 占同期脊髓损伤的 1/4。Lipschitz 也报告了 314 例, 为研究本病提供了丰富的资料。脊髓刃器伤多为不完全性,预后较好。

(1)病因

脊髓刃器伤多由犯罪导致, 被害者遭受来自背后的袭击。最常见的致伤器为匕首,其次为斧头,尚有螺丝刀、自行车辐条、镰刀和削尖的竹、木棍等。伤后刃器有立即被拔出的, 也有滞留或部分折断于体内的。

1)刃器戳伤脊髓的途径有,①经椎板间隙:最为常见。脊椎的棘突向后方突出,横突向侧后方突出,两者之间形成一纵形沟槽,刃器从背后刺入后易在此沟中进入椎板间隙或遇椎板后上下滑动,再进入此间隙。因此,脊髓刃器伤近半数为半切性损伤。②经椎间孔:由此途径进入椎间的几乎均为细长的锐器,可造成脊髓、神经根和血管损伤。③经椎板:用猛力将锋利的刃器刺入椎板后,刃器本身及椎板骨折片损伤脊髓。

2)脊髓受伤的方式分为两种,①直接损伤:刃器或骨折片直接刺伤脊髓、神经根或血管。②对冲性损伤:刃器进入椎管一侧,将脊髓挤向对侧,造成对侧的撞击伤。

(2)病理

单纯的脊髓刃器伤很少致死, 多无须手术探查,故早期的病理资料来源较少。对死于合并伤者进行尸检,可观察到脊髓部分或全部被切除,或仅为挫伤,断面水肿、外翻,硬膜可破损,椎管内可有血肿。根动脉损伤者,脊髓坏死、软化。致伤物愈锐利,损伤血管的可能性愈大。

(3)临床表现

1)伤口特点:伤口几乎均在身体背侧,1/3 在中线处或近中线处。可为单发,亦可多发,但一般只有一个伤及脊髓。伤道的方向在胸段多朝上,在颈段和腰段多为水平或向下。伤口的大小与刃器的种类有关,最小者仅为一小洞,需仔细检查方能发现。

2)脑脊液漏:4%~6%的伤口脑脊液漏,多在 2 周内停止。

3)神经系统症状:根据 Peacock 的 450 例资料统计,损伤部位在胸段占 63.8%,颈段占 29.6%,腰段占 6.7%。完全损伤仅占 20.9%, 不完全损伤占 70%,表现为典型或不典型的 Brown-Sequard 征。脊髓休克一般于 24h 内恢复。有动脉损伤者,症状多较严重。损伤平面以下可因交感神经麻痹、血管扩张而体温升高。

4)合并损伤:多伴有其他脏器的损伤。腹腔脏器有损伤时,可因缺乏痛觉和痛性肌紧张而漏诊。

(4)诊断

根据背部刀伤史和随即出现的脊髓半侧损害症状,即可明确诊断。

X 线平片上可能发现较大的骨折片,亦可根据滞留刃器的尖端位置或折断后残留部分的位置判明损伤的节段。应常规拍摄正、侧位片。与投照方向平行的细长刃器可仅为一点状影, 若重叠于椎骨上,不易发现。胸片和腹平片上注意有无气胸、胸腔积液和膈下游离气体。

为明确伤道与椎管的关系,可采用伤道水溶性碘剂造影。

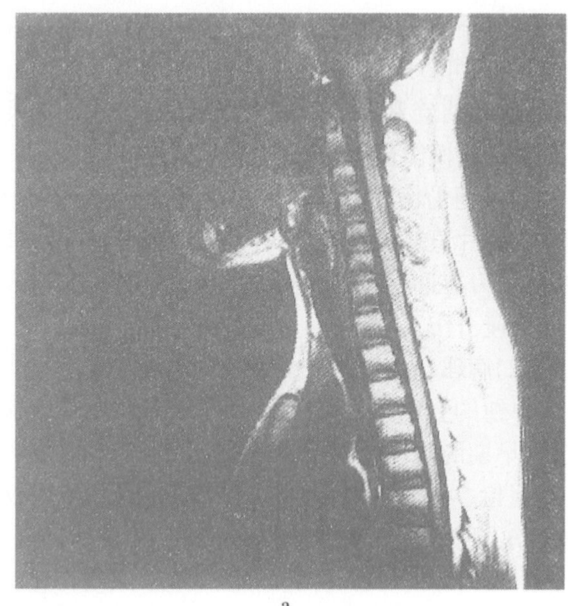

a

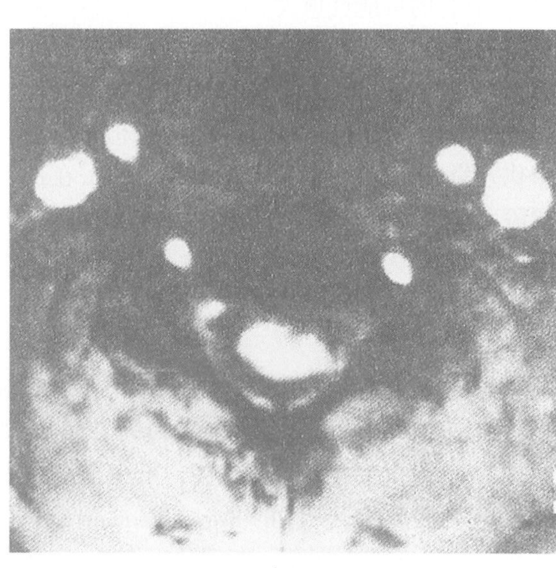

b

图43-1-4 颈髓刃器伤

匕首从患者左颈部刺入。MRI 矢状位显示颈 5～6 椎间盘后方，脊髓腹侧一长信号(a)，轴位显示病变累及脊髓左前半侧(b)

轴位 CT 可明确显示残留刃器或骨折片的部位或发现椎管内血肿、脓肿等需要手术的占位病变，但金属异物产生的伪影常影响观察。

磁共振可清楚显示脊髓损伤的程度。典型的半切损伤在冠状位上为脊髓一侧的横行缺损，缺损区为长 T_1、长 T_2 信号。图 43-1-4 为 1 例不典型者。有金属异存留时，一般不做此项检查。

当神经系统症状恶化，需手术探查，然又不便行 CT 或 MRI 时，应行脊髓碘水造影，了解有无受压或梗阻。

(5)治疗

1)优先处理颈、胸、腹部重要脏器的损伤。

2)早期静脉应用大剂量抗生素、肌注 TAT。

3)伤口的处理：小的伤口，若无明显污染，可只冲洗其浅部，然后将其缝合。较大的伤口，有组织坏死或污染较重者，需行伤道清创。与火器伤相比，刃器伤的伤口处理偏于保守，但前提是应用大量的广谱抗生素。

4)手术指征：遇下列情况，可考虑行椎板切除术：①影像学证实椎管内异物，骨片存在，需清除；②进行性神经功能障碍，CT 或 MRI 证实椎管内有血肿；③脑脊液伤口漏超过 3 周不愈，需缝合修补硬膜；④椎管内有脓肿或慢性肉芽肿形成，造成脊髓压迫症状。

(6)并发症

Brodie 脓肿：残留在椎体内的折断的刃器尖引起的慢性椎体脓肿，需手术清除。

(7)预后

刃器伤的预后比火器伤为佳，原因是脊髓切缘整齐，挫伤范围小，利于神经组织修复。Peacock 报告的 450 例中，65.6%恢复良好，无须或略加支持即能行走，17.1%需拄拐行走；17.3%无恢复，16 例死亡者中，9 例早期死于脑膜炎或肺栓塞。

(余新光)

参考文献

[1] Blesch A, LuP, Tuszynski MH. Neurotrophic factors, gene therapy, and neural stem cells for spinal cord repair. Brain Res Bull 2002;57(6):833-8.

[2] Trivedi JM. Spinal trauma: therapy-options and outcomes. Eur J Rodiol 2002;42(2):127-34.

[3] Kirshblum SC, Groah SL, McKinley WO, et al. Spinal cord injury medicine. 1. Etiology, classification, and acute medical management. Arch Phys Med Rehabil 2002;83 (3 Suppl1):S50-7, S90-8.

[4] Poulsen DJ, Harrop JS, During MJ. Gene therapy for spinal cord injury and disease. J Spinal Cord Med 2002;25(1):2-9.

[5] Lu J, Ashwell K. Olfactory ensheathing cells: their potential use for repairing the injured spinal cord. Spine 2002;27(8):887-92.

[6] Fehlings MG, Sekhon LH, Tator C. The role and timing of decompression in acute spinal cord injury: what do we know? What should we do? Spine 2001;26(24 Suppl):S101-10.

[7] Kwon BK, Tetzlaff W. Spinal cord regeneration: from gene to transplants. Spine 2001;26(24 Suppl):S13-22.

[8] Sekhon LH, Fehlings MG. Epidemiology, demographics, and pat-

hophysiology of acute spinal cord injury. Spine 2001;26(24 Suppl):S2-12.

[9] Dumont RJ,Okonkwo DO,Verma S,et al. Acute spinal cord injury,part Ⅰ:pathophysiologic mechanisms. Clin Neuropharmacol 2001;24(5):254-264.

[10] Dumont RJ,Verma S,Okonkwo DO,et al. Acute spinal cord injury,part Ⅱ:contemporary pharmacotherapy. Clin Neuropharmacol 2001;24(5):265-279.

[11] Buxton N. The military medical management of missile injury to the spine:a review of the literature and proposal of guidelines. J R Army Med Corps 2001;147(2):168-172.

[12] Isiklar ZU,Lindsey RW. Gunshot wounds to the spine. Injury 1998;29 Suppl 1:SA7-12.

[13] Jallo GI. Neurosurgical management of penetrating spinal injury. Surg Neurol 1997;47(4):328-330.

[14] Aarabi B,Alibaii E,Taghipur M,Kamgarpur A. Comparative study of functional recovery for surgically explored and conservatively managed spinal cordmissile injuries. Neurosurgery 1996;39(6):1133-1140.

[15] Alaca R,Yilmaz B,Goktepe AS,et al. Military gunshot wound-induced spinal cord injuries. Mil Med 2002;167(11):926-928.

[16] Manzone P,Domenech V,Forlino D. Stab injury of the spinal cord surgically treated. J Spinal Disord 2001;14(3):264-267.

[17] Kulkarni AV,Bhandari M,Stiver S,et al. Delayed presentation of spinal stab wound:case report and review of the literature. J Emerg Med 2000;18(2):209-213.

VIIII

头皮和颅骨疾病篇

44. 头皮肿瘤

44.1 头皮血管瘤

血管瘤是起源于血管的良性肿瘤，或发生于全身皮肤，亦见于肝、脑等脏器及肌肉组织。按其结构和外形可分为三类：

44.1.1 毛细血管瘤（capillary hemangioma）

又称草莓状痣，多见于女婴，一般在出生后数天出现，逐渐增大，一年内可长到极限，之后常停止生长或自行消失。损害为一个或数个，直径 2～4cm，高出皮肤，呈草莓状分叶，边界清楚，质软，呈葡萄酒色或鲜红色，压之色退，生长在发际内者因受密集的毛囊影响呈暗色。

1）病理：此瘤多为错构瘤，瘤内毛细血管和内皮细胞均有明显增生。瘤细胞胞体较大呈圆形或椭圆形，细胞排列不止一层，呈条索状，因而有的仅见窄小而不清楚的管腔，可发生纤维化。

2）治疗：一般先观察数年，如不消退或影响美容可 5% 鱼肝油酸钠溶液或 1%～10% 硫酸盐溶液，注射于血管瘤底部，每次 0.1～0.5ml，需用数次方见效。①冷冻疗法：常用液态氮，选择适当治疗。②硬化剂适用于小血管瘤。③激光治疗。④^{32}磷贴敷或 X 线照射，使毛细血管栓塞，瘤体萎缩。⑤皮质激素治疗用于发展快或范围较大者，可抑制血管瘤扩大。⑥手术切除适用于瘤体较大者，效果好但留有瘢痕。

44.1.2 海绵状血管瘤（cavernoma）

常在出生时或生后不久发生，成人较少见，损害多见于睑裂附近，随小儿成长而增长，局部呈隆起肿块，边界不清楚，质软有弹性感，呈紫红色，压之可缩小，释手后可恢复原状。瘤体较大时可有沉重感或隐痛。本病可伴有血小板减少症和紫癜。

1）病理：海绵状血管瘤一般由小静脉和脂肪组织构成，多生长在皮下组织，镜下可见大小不等，形状不一的血窦，窦内壁衬以单层内皮细胞，外周由分布不均的疏松胶原纤维和少量平滑肌细胞组成的厚壁包绕。窦内可有血栓形成或钙化。

2）治疗：对较大肿瘤宜先做血管造影，自供血动脉内或局部注入造影剂，以了解其确切范围，利于术中控制出血和彻底切除。术后若留有残余，可辅以放疗和硬化剂局部注射。

44.1.3 蔓状血管瘤（angioma arterial racemosum）

由于粗大的迂曲扭曲的血管构成，外观呈蚯蚓状或条索状，大多属静脉血管，亦可有动脉或动静脉瘘。常发生在皮下或肌肉内，亦可侵及颅骨，范围较大，甚者遍及全头皮。触之柔软，有膨胀和搏动感，可在皮下滑动，有弹性，压迫后瘤体可缩小，解压后即恢复原状，听诊时可有吹风样杂音。

治疗：宜尽早施行手术切除，术前须做血管造影，若造影显示与颅内血管沟通者，术前应做好充分准备。必要时做一侧颈外动脉结扎或在瘤周边做头皮全层连续缝扎。范围较大涉及头皮全层者，术前需做植皮术。

（罗其中）

44.2 黑色素瘤

黑色素瘤（melanama）恶性程度极高，尽管占皮肤肿瘤比例不到10%，却占皮肤肿瘤死亡病例的极大部分。多发生于皮肤或接近皮肤的黏膜，也见于软脑膜和脉络膜。黑色素瘤于19世纪初由Garswell命名，1894年Paget提出来源于黑痣。白种人比有色人种多见。好发于成年人，并随年龄增长发病数增加。肿瘤起源于外胚叶的神经嵴，黑色素细胞位于表皮质与基底细胞间排列，细胞产生色素后，通过树状突将黑色素颗粒输送到基底细胞和毛发内。

黑色素细胞瘤可由表皮黑色素细胞，痣细胞或真皮成黑色素细胞组成。根据Mishima的分类，见表44-2-1。

44.2.1 病因（etiology）

正常黑色素细胞瘤变的真正原因尚不清楚，与下列因素可能有关：

（1）良性黑色素斑块

即黑痣，其中交界痣最易恶变，混合痣较少，而内皮痣则极少恶变。但头皮黑色素瘤多数并非黑痣转变而来，故有人认为本病不完全与黑痣有关。

（2）阳光和紫外线照射

头皮黑色素瘤多见于曝光部位，根据以色列统计，农业工人的发病率每年15.4/10万，较城市者高，居住在沿海地区的居民则比居住在山区者高。20世纪80年代以来黑色素瘤发病率增长一倍以上，估计与大气臭氧层破坏以及皮肤受到紫外线过度照射有关。

（3）种族

白人比有色人种发病率高，如美国白种人的发病率高达每年42/10万，而黑人仅为每年0.8/10万。

（4）其他

遗传、外伤、慢性机械刺激等因素，也可为致病因素。

44.2.2 临床过程与分期

病变部位头皮如有黑色素斑或黑痣，因理发、洗头、搔痒的反复刺激或长期戴帽压迫摩擦，表皮糜烂，依附的毛发脱落，并逐渐增大发生瘤变。

（1）按其形态分为二型

1）结节型黑色素瘤：病变呈结节状高出皮面，颜色多呈黑色，也可为褐色，蓝黑色，灰白色和淡红色，周围绕以红晕，表面光滑，呈息肉样或菜花样，发展迅速可自行溃破而渗血。此型很早发生转移，出现预警区域性淋巴结肿大，并常转移至肺、脑、肝等脏器。转移前接受治疗者，5年生存率为50%～60%。

2）浅表型黑色素瘤：或称湿疹样癌，生长较慢，转移也较迟。5年生存率为70%。

（2）临床分期

根据原发灶的范围、淋巴结转移的情况和影像学检查有否远隔转移等结果来估测病期。

Ⅰ期：无区域淋巴结转移。

Ⅱ期：伴有区域淋巴结转移。

Ⅲ期：伴有远处转移。临床分期方法简单明了，但较粗糙。

美国癌症协会根据临床及病理检查结果制订

了 TNM 的临床病理分期法（T 代表原发灶,N 代表淋巴结,M 代表远处转移),则更能精确地反映病期和预后,但繁琐复杂。见图 44-2-1。

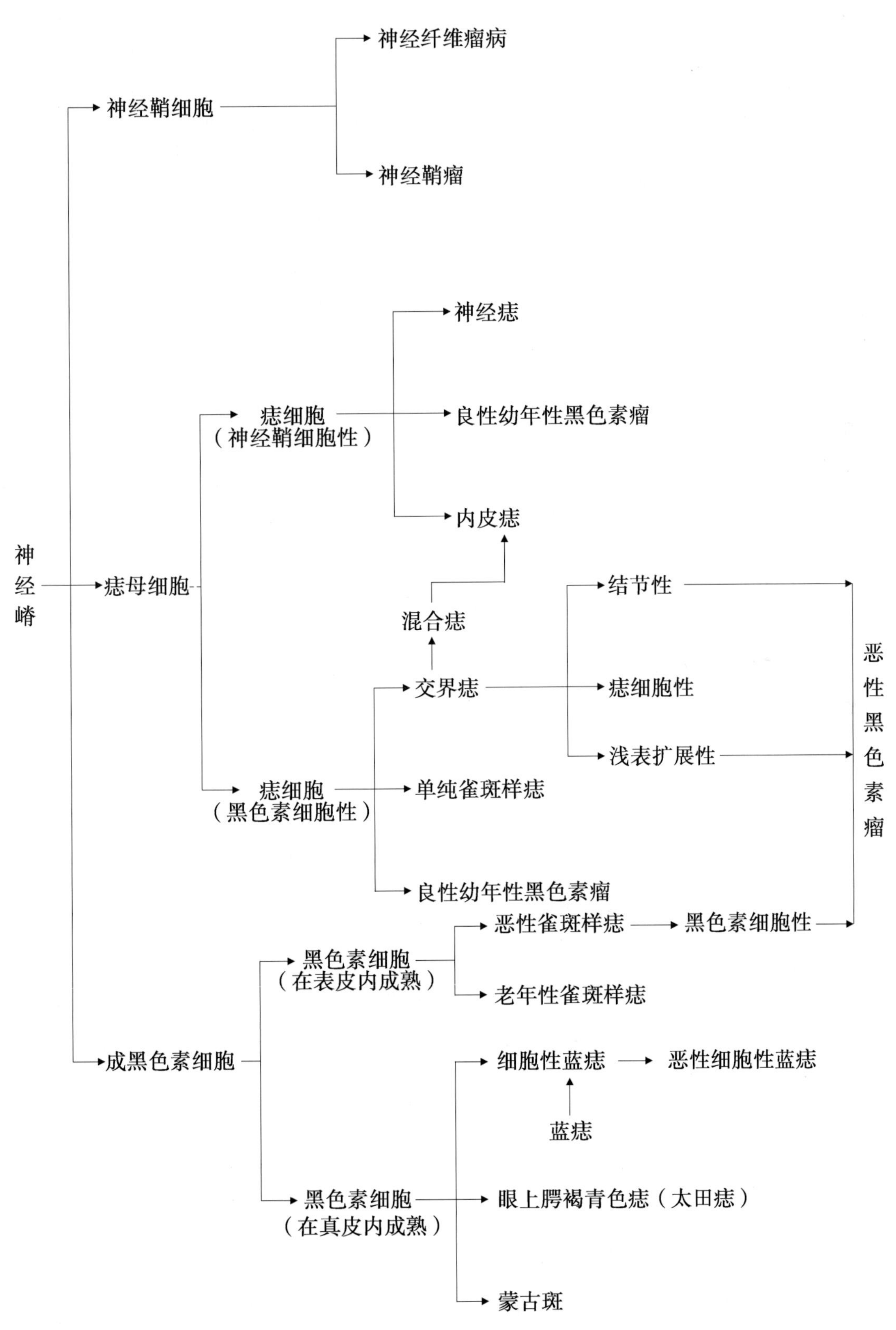

图44-2-1 黑色素瘤Mishima分类

44.2.3 病理(pathology)

病变多发生于真皮和表皮交界处，瘤细胞类似痣细胞，但明显异型，细胞间质和细胞内充满黑色素，根据细胞形态和黑色素量的不一，可分5型：①大上皮样细胞：多见，细胞呈多边形。②小上皮样细胞：核大而不典型。③梭形细胞：胞质呈原纤维样，核大染色深。④畸形细胞：为单核或多核。⑤树枝突细胞：比正常黑色素细胞大，胞核异型，瘤细胞对酪酶呈强阳性反应，含黑色素少时，在HE切片内难以证实，故有“无黑色素性黑色素瘤”之称，但若用银染色，在少数细胞内仍可检出黑色素。

44.2.4 诊断(diagnosis)

黑色素瘤诊断一般不难，少数不典型者，要靠病理检查证实。下述检查有助诊断：

1）抗人黑色素瘤血清作间接免疫荧光标记黑色素组织，当抗血清稀释为1∶2时，最高阳性率可达89%。

2)用Vacca双PAP免疫酶标记法标记测定，当抗血清稀释度为1∶400时，82.14%呈阳性反应。

以上方法对“无色素”或少色素黑色素瘤的诊断，以及鉴别良性痣细胞瘤及其是否恶变均有帮助。

3)色素原检查：黑色素原经肾排出后氧化，使尿液呈暗褐色，称黑色尿。若在尿液中加入氯化铁、重铬酸钾、硫酸，可促进其氧化，再加硝酸钠，尿液呈紫色；先加醋酸，再加氢氧化钠，尿液呈蓝色。

44.2.5 鉴别诊断(differential diagnosis)

(1)具有黑色素性的病变

①幼年性蓝色素瘤，为良性，呈紫红色豆粒大小结节，色素分布均匀，边缘光滑，无毛发，局部皮肤变薄，切片检查黑色素缺如。②色素性基底细胞癌。③头皮纤维瘤，生长缓慢，表面常有均匀色素，界限清楚，瘤质常较硬，与表皮粘连紧密。④日光性雀斑样痣，多见于老年人，日光暴晒部位，色素均匀，边缘整齐。⑤某些血管性疾病，如头皮血管瘤、栓塞性毛细血管性动脉瘤等。

(2)非色素性病变

与无色素性黑色素瘤类似，如化脓性肉芽肿，有局部炎症史，鉴别不难。

44.2.6 治疗(treatment)

(1)手术切除

宜早期施行对原发瘤的切除，若冰冻切片证实为黑色素瘤，则手术应做扩大切除。传统理论认为切除范围应包括瘤外5cm区域。但近年来倾向于同意Mohs的观点，认为面部只需切除瘤外1cm区域，其他部位黑色素瘤切除瘤外2cm区域即已足够。术后4～6周，可根据头皮淋巴结引流方向作区域性头颈部淋巴清除，有利于提高生存率。

(2)物理治疗

适用于浅表型和早期病变，可用激光或液氮，术后辅以放射治疗。

(3)化学治疗

对已转移者，化疗可延缓病情恶化。①抗黑色素瘤素（三嗪咪唑胺，简称DIC或DTIC），每日2.5mg/kg加入150ml 5%葡萄糖液或生理盐水中快速静脉滴注(10～15min)，连用10天为一疗程，三周后可做第二疗程。具有抑制骨髓和胃肠道反应及感冒样症状。应用第二疗程前须做白细胞数检查。对晚期患者可试行同侧颈外动脉插管，便于多次连续注射治疗，以提高疗效。②双氢氯乙亚硝脲(BCNU)，每日2.5mg/kg加入250～500ml葡萄糖液或生理盐水中静脉滴注，每周二次，连用三周为一疗程。③氯乙环己亚硝脲(CCNU)200mg一次口服，每六周一次，服药前注射灭吐灵以防呕吐。CCNU亦具有抑制骨髓作用，需反复检查白细胞数。

(4)免疫治疗

应用自身肿瘤制成的疫苗，皮内注射，每周1～2次。此外，可选用白细胞介素Ⅱ(每天2万U,20天为一疗程)、卡介苗接种、转移因子、左旋咪唑、LAK细胞、中草药等以提高免疫力。

本病复发和转移率均较高，预后差。影响预后的因素。①与肿瘤浸润深度有关，根据世界卫生组织对一组恶性黑色素随访的结果，预后与肿瘤厚度有密切关系，肿瘤≤0.75mm者5年生存率为89%，≥4mm者仅25%。②淋巴结转移情况：无淋巴结转移者5年生存率为77%，而有淋巴结转移者仅31%。生存率还与淋巴结转移的多少有关。③病灶部位：恶性黑色素瘤的发生部位与预后有关。发生于躯干者预后最差，5年生存率为41%；位于头部者次之，5年生存率为53%；四肢者则较好，下肢者5年生存率为 57%，上肢者 60%；发生于黏膜的黑色素瘤预后则更差。④年龄与性别，一般认为女性病人明显好于男性，年轻者比年老者为好。⑤手术方式：即肿瘤厚度与切除范围有关，厚度≤0.75mm，切除范围距肿瘤边缘 2～3cm；>4mm 者距离肿瘤边缘 5cm 范围的广泛切除。此外不符合规格的区域淋巴结清除术，常会促进肿瘤向全身播散。

（罗其中）

44.3 神经纤维瘤

头皮的神经主要有来自枕区的枕神经，属周围神经，和颞区、额区的耳颞神经末梢分支至真皮乳突，真皮网状层及皮下组织，而运动神经末梢则支配毛囊周围的立毛肌和大、小汗腺。肿瘤可发生在头皮各部位，或发自神经干或起源于其末梢，但均依附于上述神经上。神经纤维包括神经纤维索内的神经轴及轴外的神经鞘细胞与纤维细胞，故神经纤维瘤可包括神经鞘和神经纤维瘤，前者由鞘细胞组成，后者为特殊软纤维，曲折光的神经纤维细胞与少量神经索组成。

44.3.1 分类（classification）

（1）神经纤维瘤（neurofibroma）

常为单发，瘤体较小，边界清楚，可在皮下活动，实质性，呈弹性硬度，圆形或梭状，长轴与神经干方向一致，表面皮肤一般正常。切面呈乳白色，镜下可见细胞染色较深，含多量 S 形细胞，杂乱排列，有散在的肥大细胞，用 Bodian 染色可显示细长的神经索。另一类型主要由神经轴索组成，谓之丛状神经纤维瘤，亦多见于面部，瘤体较大，界限不清，常致皮肤色素沉着粗糙而称之为神经瘤性橡皮病，类似法兰西帽或狮臀。如生长在面部呈巨面症。肿瘤由许多扭曲、增生、变性或萎缩的神经轴组成，瘤体内有血管窦，手术时因血窦开放，渗血不易控制，因此，切除肿瘤时应从瘤外正常组织切入，创面大者常需植皮。

（2）多发性神经纤维瘤病

本病常遍布于躯干、四肢和颅神经，乃至内脏器官，亦累及头皮。肿瘤发生于皮内表浅的神经丛或神经过敏干内，瘤体大小不等，呈肉色或粉红色，触之柔软，如同触及腹部疝。切面呈灰白色，质较韧。界限常清楚，但无明显包膜，由神经鞘细胞和神经内膜组成。本病于 1882 年由 Von Recklinghausen 首先描述，故又称 von Recklinghausen 病，具有以下特征：①多发性皮肤结节。②范围和形态不一的皮肤咖啡牛奶色素斑最早出现，此斑若直径在 1.5cm 以上并超过 6 个者，可考虑本病。神经纤维瘤病常有家族史，可能与染色体显性遗传有关。发病多在幼年期开始，逐渐发展，常无自觉症状，故其发病数比一般统计的 1/2 500～1/3 000 可能要高。

（3）神经鞘瘤

又称雪旺细胞瘤、神经膜纤维瘤。沿周围神经或颅神经分布，多为单发。常见于头皮和四肢皮下，偶见于躯干和内脏。根据肿瘤和载瘤神经干的关系，可分为两型：①中内型，肿瘤在神经干中内，其包膜即为神经纤维，瘤呈梭形，手术切除时应沿神经纵轴切开，以免过多损害神经纤维。②边缘型，源于神经干边缘，神经干沿肿瘤侧面而行。肿瘤生长缓慢，质地较坚，有完整的包膜，可在皮下活动，有压痛。组织病理呈两型结构，即致密型（Antoni A 型）和网状型（Antoni B 型）。致密型者神经鞘细胞呈梭状，排列紧密，互相交织成旋涡状或栅栏状，胞核呈杆状，多呈栅状排列，栅行之间隔以无核区，谓之 Verocay 小体，此系肿瘤常见特征；网状型，细胞较小，呈星状或多角状，排列疏松，无一定方向，间质有明显水肿，常形成微小囊腔，坏死常见，血管较丰富。Bodian 染色极少或无神经纤维可见。

44.3.2 临床表现（clinical manifestation）

神经纤维瘤，男性发病略高于女性，除神经纤维瘤病外，肿瘤多为单个，生长缓慢，常无症状，需与头皮纤维瘤、脂肪瘤相鉴别。如有疼痛者，还应与平滑肌瘤、血管球体瘤、小汗腺瘤等相鉴别。少数神经纤维瘤和神经鞘瘤可以恶变。

44.3.3 治疗（treatment）

以手术切除为主。凡局部有疼痛或位于枕、额部影响功能和美容者宜早日施行切除术。头皮神经纤维瘤切除与四肢者不同，无须顾及功能障碍，因此，一般能彻底切除。对巨大肿瘤则应尽量减少术中失血，并需行植皮手术。

（罗其中）

44.4 基底细胞癌

基底细胞癌（basaloma），又称基底细胞上皮瘤、侵蚀溃疡，简称“基癌”，是皮肤癌最常见类型之一，好发于头面部位，多见于户外工作者和老年人。本病由 Jacob 于 1827 年首先描述，但到 1902 年才由 Krompecher 将其与其他上皮性肿瘤明确区分。肿瘤源于皮肤或附件尤其是毛囊的基底细胞，是一种低度恶性肿瘤。其特点是发展缓慢，呈浸润性生长，但很少有血行或淋巴道转移。

44.4.1 临床表现（clinical manifestation）

基癌早期表现为局部皮肤略呈隆起、淡黄色或粉红色小结节，仅有针头或绿豆大小，呈半透明结节，质硬，表皮菲薄，伴有毛细血管扩张，但无疼痛或压痛。病变位于表皮深层者，表面皮肤略凹陷，失去正常皮肤的光泽和纹理，经数月或数年后，出现鳞片状脱屑，以后反复结痂、脱屑，表现溃烂、渗血。当病灶继续增大时，中间形成浅表溃疡，其边缘参差不齐，似虫蚀样。表面形成多种多样，大致可分为以下几种类型：

（1）结节溃疡型

较常见，损害为单个，自针头大小至绿豆大小，呈半透明结节，质硬，表面菲薄，伴毛细血管扩张，稍受外伤即出血。其后渐增大，中央凹陷，表面糜烂或溃破，溃疡底部呈颗粒状或肉芽状、菜花样，覆以浆液性的分泌物；边缘继续扩大，可见多数浅灰色呈珍珠样外观的小结节，参差不齐向内卷起。这是此癌典型的临床形态，称之为侵蚀性溃疡。

（2）浅表型

少见。多见于男性，发病年龄较早，头部极少。

（3）局部性硬化型

极少见，好发于面部、额部、颧部、鼻部和眼眦等处。损害为单发，表现为扁平或稍隆起的浸润块，呈不规则或匍行状，大小自数毫米至占据整个前额部，灰白至淡黄色，表面光滑，可透见毛细血管扩张。生长缓慢，触之较硬，多有破溃，类似局限性硬皮病。

（4）瘢痕性癌

罕见，多发生于面部，损害为浅表性结节状斑块，生长缓慢。

（5）色素化基癌

是以上各型中出现色素沉着者。

44.4.2 病理（pathology）

基癌起源于表面或皮肤附件的多能性基底样细胞，可分多方向分化。癌细胞似基底细胞呈卵圆形或梭形，胞核染色深，胞质少，胞界不清楚。瘤实质与间质之间有对 PAS 染色呈阳性反应的基底带。间质结缔组织内成纤维细胞增生。间质因含大量酸性黏多糖而呈黏液样，当标本经固定脱水后，间质内粘蛋白皱缩，导致部分或全部与瘤实质分离。可借这种现象在病理学上与鳞癌等肿瘤相区分。

44.4.3 诊断与鉴别诊断（diagnosis and differential diagnosis）

当基癌有典型特征时，如结节超过数毫米时容易识别。但早期色素增加的基癌与传染性软疣，老年性皮腺增生则难区别，后者可见在损害中央有充以角蛋白的点状凹陷。当基癌表面有明显结痂或鳞屑时，应与寻常疣、角化棘皮瘤和鳞癌等相鉴别。而色素性基癌，可被误诊为黑色素瘤。基癌边缘内卷，有毛细血管扩张，色泽呈褐色，周围无色素晕。浅表型基癌则颇似湿疹、扁平苔藓、银屑病，但要注意其线形边缘不清楚，可与局限性硬皮病相鉴别。但最终往往靠病理检查来确定。

44.4.4 治疗（treatment）

基癌生长缓慢，很少发生淋巴结节转移，预后较好。其对放射线敏感，故一般采用放射治疗。

（1）放射疗法

剂量与照射范围视病灶大小而定：凡病灶直径<1cm，较表浅的，可采用 50kV 接触治疗，总剂量 22GY；病灶直径<5cm，厚度<0.5cm 者用 120～

140kV 中度 X 线分割治疗，疗程 2～3 周或 3～5 周；病灶直径 >5cm，浸润较深者用 160～180kV 分割治疗，疗程 3～5 周，总剂量 45～60GY。放射治疗的优点是疗效佳，头面部不留瘢痕。但对局部硬皮病样基癌则不适用。

（2）化学治疗

凡无淋巴转移者，头面部基癌一般不主张全身性化疗，多应用局部搽敷抗癌药。①1%～5%5-氯尿嘧啶软膏涂抹，早晚各 1 次，持续 2～3 周。局部可能发生糜烂，改用抗生素油膏涂擦。②20%赡酥软膏，皮癌净，全身用平阳霉素 15mg，每日 1 次，总剂量 600～900mg，对较大病灶则局部用药治疗，应慎用。

（3）冷冻治疗

适用于富于纤维成分，病灶不大的基癌。以病灶中心及周围 2～5cm 正常组织作为治疗区域，用液氮喷射到癌中央，一般持续 30s 左右，使局部温度降到 -20℃，然后缓慢解冻。如无精确温度计测试，临床上可按停止使用液氮后到解冻需要的时间来粗略估计冷冻是否足够。一般头颈面、面部的小病灶至少 1.5min，还常需重复进行，解冻 2 次，第 2 次可据第一次治疗程度作适当调整。当肿瘤组织坏死脱落后用生理盐水冲洗，并涂以抗生素油膏，每日 2 次，3～4 周伤口可完全愈合。据报道，冷冻治疗后，头皮基底癌复发率高，故多认为不宜采用。

（4）激光治疗

常用 CO_2 激光及 Nd：YAG。用高能量切割，低能量凝固，适用较浅表肿瘤，优点是损伤小，修复好，缺点是缺乏边缘组织病理检查。

（5）手术治疗

对病灶＞1cm 者，手术仍是主要疗法，必要时可结合放疗联合应用。

1）刮除手术：适用于浅表、较小的基癌。在局麻下先用 3～4mm 大小刮匙刮除周边和基底残余瘤组织，最好用电凝烧灼。伤口涂以抗生素油膏，优点是伤口小。适用于面部和额部。

2）化学外科：美国医师 Mohs 首创，原先用氯化锌糊剂固定肿瘤后，将其水平削下送病理检查，每削一次送检一次，直至送检组织无癌组织为止。目前已无须用氯化锌糊剂，直接水平方向切削新鲜组织。此法适用于较大肿瘤，治愈率达 99%，其技术难度较大。有人认为，此法与手术切除，送冷冻切片检查，并无本质区别。

3）手术切除：根据灶大小，有无转移来决定切口范围和操作深度。当肿瘤深入颅骨时，应将累及的颅骨甚至硬脑膜一并切除，再做修复与植皮手术。

（罗其中）

44.5 鳞状细胞癌

鳞状细胞癌（简称鳞癌 squamous carcinoma），亦称表皮样癌、棘细胞癌，系起源于表皮或附件如皮脂腺导管、毛囊、汗腺管等的角朊细胞。多见于老年男性，好发于头皮、面部、颈和手背等暴露部位。

44.5.1 病因（etiology）

自从 1775 年 Percival Pott 首次报告扫烟囱工人因接触煤烟发生阴囊鳞癌以来，鳞癌的发病机理为人们所注意，其中，环境因素中的阳光、湿度、烟雾和气候，种族因素的遗传、肤色等被视为与鳞癌的发生有密切关系。

（1）阳光中的紫外线

1948 年 Blum 证明致癌射线是太阳光谱中波长为 290～320mm 的部分。

（2）化学因素

某些化学物质如砷、沥青等可致皮肤鳞癌。与沥青接触的工人皮肤鳞癌的发病数比一般工人高出 12 倍左右。

（3）种族因素

有色人种的发病数比白种人高。国内孙绍谦等 1956 年报告 191 例皮肤癌，其中，鳞癌占 78.5%；而德国 Bosenberg1953 年报告 133 例皮肤癌中鳞癌仅占 15%。

（4）癌前期皮肤病

癌前期皮炎（Bowen's 病）、X 线和镭射线性皮炎、光化性角化病、砷剂性角化病等均易致鳞癌。

（5）瘢痕

各种创伤性瘢痕，尤其烧伤性瘢痕更易发生

鳞癌。

44.5.2 临床表现(clinical manifestation)

原发性鳞癌少见,早期为一小的丘疹,结节状或呈疣状突起,淡红色,表面粗糙,生长迅速易破溃并向周围浸润,多见于头顶部。继发性鳞癌多见,常在原有头皮的慢性溃疡、瘢痕等损害基础上癌变所致。按临床形态,通常有两型:①菜花型:初为浸润型小斑块、小结节或溃疡,之后呈乳突状至菜花样隆起,淡红色,基底较宽,质硬,表面可见毛细血管扩张,伴有鳞屑和结痂,中心区常有钉刺样角质,若将其剥离则底部易出血,此型面部和四肢多见。②深在型:初为淡红色坚硬结节,表面光滑,逐渐增大,中央出现脐凹陷,周围有新结节形成,破溃后形成火山样溃疡,边缘隆起外翻,质硬,溃疡底面高低不平,创面有污垢坏死组织和脓样分泌物,散发恶臭。病变发展较快并向深层浸润可达颅骨,可有早期区域性淋巴结转移。亦有经血道转移者,但罕见。

根据国际 TNM (Tumor,Lymph-node metastasis)分类,鳞癌可分为:

T　肉眼所见原发病灶

T_{1s}　上皮内癌

T_0　初发肿瘤

T_1　肿瘤最大直径为 2cm 以下

T_2　肿瘤最大直径为 2cm 以上,5cm 以下(浸润至真皮浅层)

T_3　肿瘤最大直径为 5cm 以上(浸润至皮肤深层)

T_4　肿瘤侵犯至其他组织(软骨、肌肉、骨骼)

N　肉眼所见淋巴结转移

N_0　未扪及淋巴结

N_1　扪及同侧所属淋巴结

N_2　扪及两侧淋巴结,同侧淋巴结固定

N_3　扪及两侧淋巴结,对侧淋巴结固定

M　有无远处转移

M_0　无远处转移

M_1　有远处转移

以上分类中,T_1 ~ T_4 处于 N_0M_0 者很少引起死亡,反之,处于 N_1M_1 者预后不良。

44.5.3 病理(pathology)

鳞癌一般分化较好,高分化的鳞癌约占 75%,癌细胞呈乳突状、巢状、条索状或腺样结构,可浸润至真皮质或皮下组织,按癌细胞分化程度分 4 级:

Ⅰ级分化成熟的鳞癌,具有细胞间桥和癌珠。癌珠为鳞癌特征性结构,是由同心性排列的角癌细胞组成。

Ⅱ级以棘细胞为主要成分,并具有明显的异形性,包括癌细胞体增大,核大小不等,染色深浅不一,核分裂多见,癌珠少,且其中央有角化不全。

Ⅲ级细胞分化差,皮表层大部分细胞排列紊乱,细胞体积增大,核大异形明显,核分裂多见,无癌珠,但有个别细胞呈角化不良,病变在表皮内呈辐射状扩展,浸润真皮较晚。

Ⅳ级为未分化型,无棘细胞,无细胞间桥和癌珠,癌细小呈梭形,核细长染色深,并有坏死和假腺样结构,少数呈鳞状细胞和角化细胞,可作为诊断依据。

44.5.4 诊断(diagnosis)

本病多见于 50 岁以上病人,病变部位常原有损伤瘢痕或溃疡。病变质地较硬,呈结节或斑块,边缘隆起,增长较快。应同良性慢性溃疡和结核性溃疡相鉴别,早期与基癌相似,病理检查可以确诊。

44.5.5 治疗(treatment)

根据病变大小、病期以及病人年龄和全身性情况而定,选择适当治疗方法。

(1)手术治疗

头皮鳞癌宜采用一次手术切除。切口应距肿瘤周围边缘 1 ~ 2cm,深度则应按肿瘤侵犯程度来确定,原则是尽可能作广泛根治。未侵及颅骨者,作头皮全层切除,已侵犯颅骨者应切除颅骨并扩大到正常颅骨 1cm,若已累及板障和内板,则切除范围还应更大些。缺损颅骨范围不大者,一般不作修补。头皮作松解转移皮瓣缝合,缺损较大者作植皮术。有患侧枕部、耳后和颈部淋巴结转移者,亦应行清除术,术后应辅以放射治疗。

(2)放射治疗

凡不适宜手术或有手术禁忌者,可选用 X 线或镭 γ 线治疗。根据病灶大小、深浅来决定剂量与疗程,小于 2cm 的浅表病灶采用 50kV 接触治疗 2 ~ 3 周;小于 5cm、厚度不超过 0.5cm 者采用 120 ~ 140kV 中度 X 线治疗 2 ~ 3 周;大于 5cm,厚度超过 5cm 以上者用 160 ~ 180kV 深度 X 线治疗 3 ~ 5 周,总剂量为 4 500 ~ 6 000rad。

(3)激光治疗

适用于小而浅表病灶。

(4)药物治疗

①局部用药:外用三氯醋酸、足叶草脂或5—Fu软膏,疗效较差,易复发。以皮癌净为主结合中草药治疗。②全身用药:肌肉或静脉注射争光霉素,每日1次,每次15mg,总剂量为600～900mg。

(罗其中)

44.6 肉瘤

头皮肉瘤(sarcoma)起源于皮下组织,比起源于头皮的癌少见。

44.6.1 纤维肉瘤(fibrosarcoma)

纤维肉瘤,一般来自皮下纤维组织或筋膜,多见于四肢和躯干。发生于头部者,则枕颈部和眼眶部多见。病人多为中年人。开始为局部出现硬而无痛的结节,生长迅速,隆起明显并压迫头皮,使其萎缩发生溃疡。触之瘤质较硬,不活动,不痛,有胀感。

(1)病理

肉瘤切面呈均匀灰红色,湿润具有光泽,似鱼肉状。较大的肉瘤可见水肿、出血、坏死和囊腔形成,周围可有假包膜而界限清楚。镜下组织学变化很大,按瘤细胞核分裂多少、异型性程度,胶原纤维和网状纤维的数量及排列特点,可分为分化好的、分化差的和高度未分化的三种。

此外,一种偶见于头面部的隆起性皮肤纤维肉瘤,与纤维肉瘤不同,是从皮肤的成纤维细胞发生而来。初为一个或数个小结节,与皮肤附着固定,但与皮下筋膜不固定,故检查时肿瘤可移动。数个瘤结节可相互融合形成不规则的隆起结节,瘤质较硬,可破溃。切面呈灰白色,有光泽,无包膜,出血坏死少见。镜下细胞为梭形幼稚的成纤维细胞,大小形态较一致,异形性较轻。其特征是瘤组织由紧密的梭形细胞与胶原纤维围绕一个中心作放射状排列的车辐状结构。

(2)诊断与鉴别诊断

本病无特殊临床征象,需与头皮各种肿块相鉴别。确切的诊断有赖于病理检查。

(3)治疗

纤维肉瘤对放射线敏感性差,故多采用根治性手术。其转移和复发率因肿瘤分化程度和切除早晚而有不同。预后一般较差。

44.6.2 横纹肌肉瘤(rhabdomyosarcoma)

横纹肌肉瘤是一种比较常见的恶性度较高的肿瘤,但原发于头部者极少,且仅见于颞部和枕部。

(1)临床表现

多见于青少年,胚胎性横纹肌肉瘤病人则多为10岁以下的儿童。肿瘤质硬不活动,发展迅速,常显著侵袭颅骨,肿瘤血供丰富。作者曾遇到3例,2例为儿童在枕部,1例为成人在颞部,切除时出血多,均见局部颅骨大片被侵袭破坏。术后半年内复发,从发病到死亡仅1年。

(2)病理

肿瘤由不同程度未分化的横纹肌细胞组成,根据形态和临床特点分为三型:

1)多形性横纹肌肉瘤:其特点是瘤细胞多形性,可能由成熟的横纹肌细胞退化而来。

2)胚胎性横纹肌肉瘤:恶性度高,肉眼观肿瘤呈葡萄状,亦称葡萄状肉瘤,易侵袭颅骨,早期即可经血道和淋巴道转移,以枕颈部多见,也可发生于原来没有横纹肌的部位。

3)腺泡状横纹肌肉瘤:恶性度极高,是三型中预后最差一型,瘤组织主要由小圆形细胞组成,有腺泡状排列倾向。

(3)治疗

以早期手术切除为主,术后辅以放疗或化疗。预后恶劣。

44.6.3 脂肪肉瘤(liposarcoma)

发生于头部的脂肪肉瘤少见。肿瘤起源于深部软组织,脂肪细胞分化的不同阶段的间叶细胞的一种恶性肿瘤,极少从皮下脂肪发生,也极少由脂肪瘤恶变而来,通常一开始即为恶性。

(1)临床表现

病人以中、老年居多,常无明显症状,或偶有压

瘤。肿瘤呈浸润性生长，瘤质较软，不活动，可累及头皮和颅骨。少数病人局部有外伤史。近年来注意到病毒与脂肪肉瘤的发生有关，已证明有特殊抗原和病人中分离出特殊抗体。

(2)病理

脂肪肉瘤形态随其组织成分不同，瘤细胞有近似成熟的脂肪细胞，脂肪母细胞，黏液样细胞，多形或圆形细胞和多核巨细胞等以及纤维组织和血管成分。表面有一薄层纤维组织构成的假包膜。切面呈分叶状、黄色或淡灰蓝色，有光泽。

(3)诊断与鉴别诊断

脂肪肉瘤不具特殊性，X 线摄片对诊断有参考意义。术前应与浸润性脂肪瘤、肌间黏瘤、恶性间叶瘤、恶性纤维瘤以及横纹肌肉瘤等鉴别，最终有赖于病理检查证实。

(4)治疗

手术切除，术中宜作冰冻切片，确诊后作广泛根治术，并应避免撕破瘤表面假包膜。复发率较高，但较少转移。

44.6.4 平滑肌肉瘤(leiomyosarcoma)

软组织的平滑肌肉瘤，主要发生于皮肤和皮下组织，发生于头皮者罕见。本病多见于中老年人，男女复发率相近。肿瘤呈圆形或结节状，浸润性生长，但边界清楚，可有假包膜，切面呈灰红色、鱼肉样，可有液化囊变和出血坏死。瘤细胞因分化程度不同而有很大差异，分化好的似平滑肌瘤，其预后好。

治疗为手术切除，并送活检，一期完成手术。对恶性度较高的平滑肌肉瘤，应将瘤周筋膜、肌肉作适度切除。

（罗其中）

44.7 转移性肿瘤

头皮转移性肿瘤较少见，转移途径包括：由邻近组织的恶性肿瘤直接侵犯头皮以及由远隔组织器官的恶性肿瘤经血道和淋巴道转移而来。前者包括颅内恶性脑膜瘤、颅骨及头皮下组织的恶性肿瘤，如颅骨成骨肉瘤、头皮汗腺肿瘤、颞肌横纹肌肉瘤等。远隔组织器官的恶性肿瘤由血道转移者如肺癌、乳腺癌、肾癌等。经血道转移者总是颅内多见，极少发生单纯转移至头皮者，这与颈总动脉的血流大部分分流到颈内动脉有关。此外，颈部的淋巴肉瘤，亦可转移到同侧头皮，有报告自口腔咽部唾液腺肿瘤转移至头皮者。

44.7.1 诊断(diagnosis)

头皮转移肿瘤本身，可无任何症状，其临床表现取决于原发病灶引起的不同征候。对早期即发生头皮转移者，难以及时做出诊断，而当发现原发病灶后，头皮出现迅速增大的肿块时，则应考虑转移的可能。

44.7.2 治疗(treatment)

转移至头皮的肿瘤，以手术切除为主，一般无困难，局部也极少复发。治疗的着眼点在于对原发病灶的处理。因此，预后取决于原发病灶是否早发现，能否彻底切除，以及对放疗、化疗是否敏感等。

（罗其中）

参考文献

[1] 汤钊猷. 现代肿瘤学 [M]. 上海：上海医科大学出版社，1993：1066-1075.

[2] 杨国亮. 皮肤病学[M]. 上海：上海医科大学出版社，1992：807-853.

[3] Argenyi ZB, Nguyen AV, Balogh K, et al. Malignant eccrine spiradenoma: a clinicopathologic study. Am J Dermatopathol. 1992;14:381-390.

[4] Cataldo PA, Stoddard PB, Reed WP: Use of frozen section analysis in the treatment of basal cell carcinoma. Am. J. Surg. 1990;159(6):561-563.

[5] Crowley NJ, Seigler HF. Late recurrence of malignant melanoma. Analysis of 168 patients. Ann Surg 1990;212:173-177.17.

[6] Morton DL. Current management of malignant melanoma. Ann Surg 1990;212:123-124.

[7] Harris, AO, Levy ML, Goldberg LH, et al. Nonepidermal and appendageal skin tumors. Clin Plast Surg, 1993;20:115-130.

[8] Haustein UF: Angiosarcoma of the face and scalp. Int J Dermatol, 1991;30:851-856.

[9] Green HA and Drake L: Aging, sun damage, and sunscreens. Clin Plast Surg, 1993;20:1-8.

[10] Shumate CR, Carlson GW, Giacco GG, et al: The prognostic implications of location for scalp melanoma. Am J Surg, 1991; 162: 315-319.

[11] Goldberg DJ and Kim YA: Angiosarcoma of the scalp treated with Mohs micrographic surgery. J Dermatol Surg Oncol, 1993; 19: 156-158.

[12] Bielamowicz S, Smith D, Abemayor, E: Merkel cell carcinoma: An aggressive skin neoplasm. Laryngoscope, 1994; 104: 528-532.

45. 颅骨肿瘤

颅骨肿瘤是少见的疾病，以往文献中缺少系统性的报告，在神经外科的病人中很难确定准确的发病率。其中包括良性肿瘤、恶性肿瘤和颅骨类肿瘤疾病。

45.1 颅骨良性肿瘤

45.1.1 颅骨骨瘤(osteoma of skull)

(1)概述

颅骨骨瘤是一种常见的肿瘤，许多骨瘤较小，又没有明显的症状，易于忽略，故很难有确切的发病率。颅骨骨瘤多生长在额骨和顶骨，其他颅骨及颅底少见。有一部分生长在额窦和筛窦内，枕外粗隆亦可见到，个别与外伤有关。

(2)病理

骨瘤可分为骨密质性骨瘤和骨松质性骨瘤。骨密质性骨瘤多起源于骨外板，内板多保持完整。显微镜下与正常骨质相似，有的可见成骨性结缔组织，内有新骨组织。骨松质性骨瘤起源于板障，在其中含有较多的纤维组织，有时也含有红骨髓或脂肪性骨髓。

(3)临床表现及诊断

好发于20～30岁青壮年额顶部，男女之间无明显差别。亦有少数见于老年和儿童。病程多较长，可达10年以上。骨瘤依其生长部位表现不同。多数病人生长在外板，可从蚕豆大小到鸡蛋大小。局部隆起与头皮无粘连、无压痛。多无不适感，生长缓慢，有的可自行停止生长。板障型多为膨胀性生长，范围较广，颅骨凸出较圆滑，可出现相应部位的局部疼痛。内板型多向颅内生长，临床上少见，如骨瘤较大时可引起颅内压增高和相应的局部受压等神经系统体征。位于额窦和筛窦内的骨瘤，较小时多无症状，为偶然发现。部分出现鼻旁窦炎症状。

在颅骨X线平片上，一般可见到圆形或椭圆形、局限性高密度影。骨松质型骨瘤内部疏松，密度不均匀，骨小梁内可有钙化。骨密质型骨瘤一般生长在颅骨外板上，向外隆起，内部结构致密均匀。发生在额窦和筛窦内骨瘤常呈分叶状(图45-1-1)。

(4)鉴别诊断

内板上向颅内生长的骨瘤应与脑膜瘤鉴别，脑膜瘤多累及颅骨全层，骨瘤一般仅累及内板。脑膜瘤可见脑膜血管沟增宽及颅内压增高改变，切线位可见颅骨放射状针样增生，血管造影可见肿瘤染色，CT检查可见肿瘤增强明显。

颅骨骨纤维异常增殖症的病变范围广泛，以眼眶顶部多见，有面容改变，累及颅骨全层，并可有全

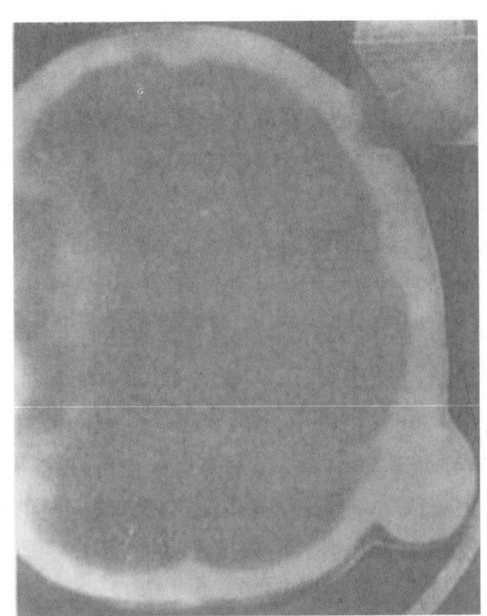

图45-1-1　颅骨骨瘤的CT影像

身其他扁骨的改变。

(5)治疗

骨瘤治疗以手术为主,个别停止生长或生长缓慢的小骨瘤可以不处理。对生长快、影响美容及有症状的骨瘤应手术切除。外生型没有累及内板的骨瘤,也用骨凿切除,或用骨钻钻孔,不钻透内板,然后用咬骨钳或骨凿切除。对大的、累及颅内的骨瘤需行骨瓣切除,然后修补颅骨,除用人工材料外还可利用原骨瓣,将骨瓣上骨瘤剔平,再煮沸 20min,然后放回位,这样可保证外形并且无不良反应。对鼻旁窦内的骨瘤可与耳鼻喉科合作,经颅或鼻手术切除骨瘤。对骨松质的骨瘤需要全部切除,以免复发。一般手术预后良好,很少复发。

45.1.2　颅骨骨化性纤维瘤(ossifying fibroma of skull)

(1)概述

颅骨骨化性纤维瘤亦称纤维性骨瘤,临床上罕见,多起源于颅底,亦可发生在上颌骨及额部。

(2)病理

病理表现如纤维瘤,但有骨小梁,骨小梁周围有小量成骨细胞,形似骨纤维异常增殖症,但与周围骨组织有明显界限。

(3)临床表现和诊断

此病多起源于颅底,可产生相应部位的神经系统症状,常见是颅神经受压。X 线平片可见蛋壳样圆形肿瘤影。此肿瘤比较局限,与四周有明显的界限,可与颅骨纤维异常增殖症鉴别。(图 45-1-2)

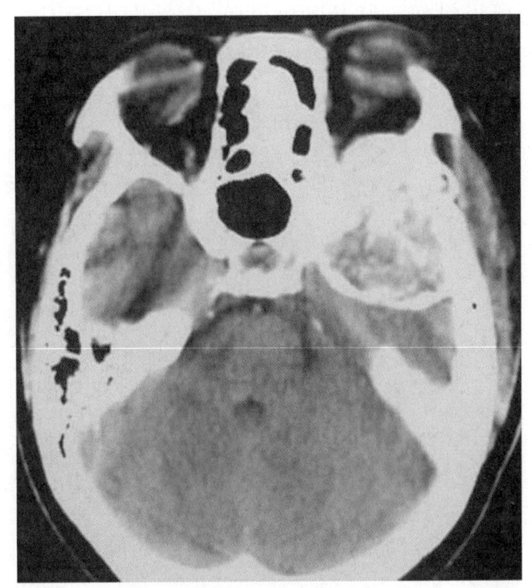

图45-1-2　颅骨骨化性纤维瘤

(4)治疗

此肿瘤常位于颅底,虽属较局限之良性肿瘤,因部位所限很难全切除,只能部分切除减压。此肿瘤对放射治疗不敏感。对于复发的肿瘤可再次手术。

45.1.3　颅骨软骨瘤(chondroma of skull)

(1)概述

颅骨软骨瘤见于中颅窝底、蝶鞍旁或岩骨尖端的软骨联合部。生长缓慢、体积大者可累及中颅窝和小脑脑桥角。

(2)病理

表面与骨膜延续,为胶原结缔组织;中层为软骨组织;基层为肿瘤主体部分,与颅骨相连,内含脂肪组织,血管较少。

(3)临床表现与诊断

因肿瘤多位于中颅窝底、岩骨尖、蝶枕骨的软骨结合部和颅骨裂孔部,可出现第Ⅲ、Ⅳ、Ⅴ、Ⅵ颅神经受压症状,如眼球运动障碍,面部感觉减退等。肿瘤大时可出现小脑脑桥角症状及颅内压增高。如肿瘤生长快,病情进展迅速多是恶变为软骨肉瘤。

颅骨平片可见密度增高的骨性肿块,边界多不规则,在其周围多有骨破坏。CT 检查一般扫描可见颅底高密度肿块,呈分叶状,边界清,有钙化,肿瘤基底宽且与颅底相连。增强时肿瘤非钙化部分有强化(图 45-1-3)。MRI 检查 T_1 加权为低信号,T_2 加权为高信号。

本病需与颅底脑膜瘤、脊索瘤鉴别。脑膜瘤血管造影可见供血动脉及肿瘤染色，软骨瘤血运不丰富。脊索瘤多位于斜坡和鞍区，钙化呈散在、不定型。

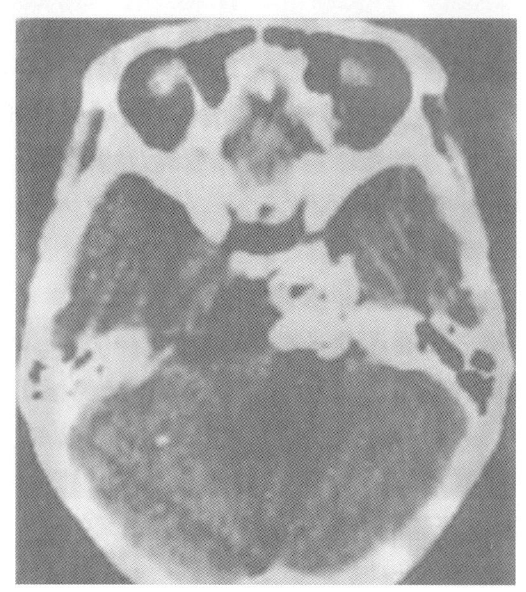

图45-1-3 颅骨软骨瘤

(4)治疗

因软骨瘤多位于颅底，基底较广，故很难做到彻底切除，一般只能做部分切除，以达到减压的目的。对一般岩尖和中颅窝底的肿瘤做颞叶开颅，必要时切除部分颞叶，因肿瘤血运不丰富，术中出血不多，但要注意保护颈内动脉、颅神经等。对主要仅次于小脑脑桥角的肿瘤可行后颅窝开颅。一般预后较好，反复再发的预后不良。

45.1.4 颅骨巨细胞瘤(giant cell tumor of skull)

(1)概述

巨细胞瘤又称破骨细胞瘤，典型的发生在长骨，颅骨巨细胞非常少见，多发生颅底软骨化骨的蝶骨、颞骨和枕骨。巨细胞瘤可以恶变。

(2)病理

与长骨的巨细胞瘤相同，一般认为是来自中胚叶组织的破骨细胞，也有人认为它不属于真正的肿瘤，而是由于炎症、出血、外伤等刺激引起的破骨细胞增生。肿瘤无包膜，呈暗红色，质脆而软，少数可稍硬。显微镜下主要为梭形或椭圆形的单核瘤细胞和胞体较大而核多的巨细胞，核20~100个。肿瘤内血管丰富，是巨细胞瘤的特点，如单核细胞核分裂多，巨细胞胞体小而核少，属恶性。

(3)临床表现和诊断

好发于20~40岁青壮年。早期可无临床症状，局部可有胀感和疼痛感。如发生在蝶骨或鞍区附近，可出现视力、视野障碍，或有动眼神经、外展神经及三叉神经症状。位于颅盖者很少，侵入外板可在局部触及骨性肿物，侵入颅内及生长较大时可出现相应部位的神经系统体征和颅内压增高。

在颅骨X线平片上可有三种表现，一种是多囊型，可见边缘锐利，周围有密度增高的线状阴影，可见多房状骨质破坏区，内有残存的粗大骨梁。病变位于板障可表现为内外板分离。二是单囊型：有一边缘锐利的骨破坏，周围有高密度的硬化带，区内无骨小梁间隔，病变呈膨胀性生长，使内外板分离，X线表现如骨囊肿。三是单纯骨破坏型：只表现为颅骨破坏，无囊肿样表现，如发生在蝶骨体部与鞍内垂体瘤相似。CT扫描呈均匀一致高密度影，无明显强化。脑血管造影表现为局部无血管区，并无肿瘤染色(图45-1-4)。

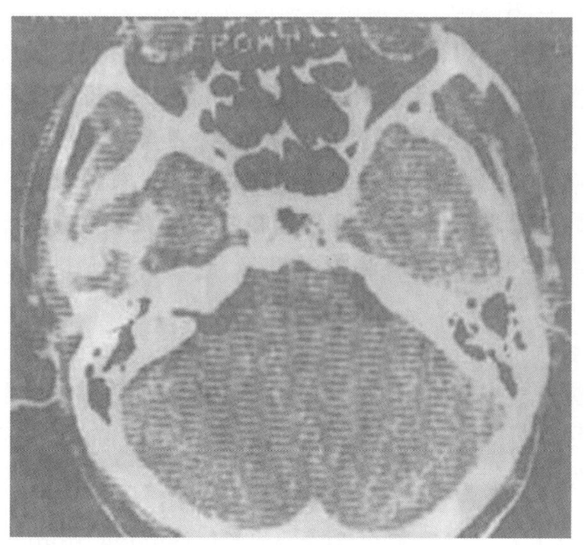

图45-1-4 左颞骨巨细胞瘤

(4)治疗

治疗以手术为主，尽可能切除肿瘤。如颅顶部有骨缺损可行颅骨成形术。但由于肿瘤多生长在颅底，血运又较丰富，很难全部切除。可做部分切除减压，但要保存颅神经功能。对手术困难的必须做病理检查，因为巨细胞瘤在良性和恶性之间有部分重叠。对不能全切的病人可以放射治疗，此肿瘤对放射线较敏感，总量为2 000~3 000rad，效果较好。有人认为放射治疗可诱发肿瘤恶变，因此对良性肿瘤病人是否采取放射治疗尚无定论。多数人还是选择手术后加放射治疗。预后较好。

45.1.5 板障内脑膜瘤(diploetic meningioma)

脑膜瘤是成年人常见的肿瘤，它的发生与蛛网膜有关。脑膜瘤多与硬脑膜相粘着,但也有不与硬脑膜相连的,如侧脑室内脑膜瘤,其可能来自脉络丛组织。板障内脑膜瘤很少见,占脑膜瘤总数不足 1%,可能发生于胚胎期残留在颅骨内的蛛网膜细胞。

(1)病理

脑膜瘤的病理一般可分为内皮细胞型、成纤维细胞型、血管瘤型、化生型和恶性脑膜瘤。板障内脑膜瘤多属于内皮细胞型内的砂粒型。瘤组织内血运丰富,组织较脆质软。也有的板障内脑膜瘤是内皮型或软骨化生型。

(2)临床表现和诊断

本病多发生在青壮年,肿瘤生长缓慢,多向颅骨外板方向发展。早期多不累及内板。除局部有一骨性肿块外,一般无疼痛及神经系统症状。如发生在眶顶部则可出现眼球突出及眼球活动障碍。在颅盖部突破外板时,肿块为半球型,质韧,基底部宽而固定。头颅的 X 光平片可显示板障和外板骨化,增厚,或有放射状骨针形成。晚期可见到骨质坏死溶解造成的骨破坏及钙化。还可见到相应部位脑膜动脉沟变粗大,同侧棘孔变大。但正常人也有两侧棘孔不对称的,故意义不大。CT 扫描可见骨质受压破坏或增生、边界清楚的肿块。强化扫描时肿瘤明显增强。本病累及颅骨基底部时,应与颅骨纤维异常增殖症鉴别。骨纤维异常增殖症累及范围广,在血管造影时无明显的供血及肿瘤染色,可与脑膜瘤鉴别。

(3)治疗

治疗是以手术切除为主,尤其是在颅骨凸面板障脑膜瘤。对较小的可将肿瘤与颅骨一起咬除,为防止出血可边咬骨边用骨蜡止血。一直到正常骨组织为止。对较大的肿瘤,可以肿瘤为中心,做骨瓣切除,如骨瓣范围不够,可继续向四周咬除。骨瓣缺损可行一期修补成形术。对颅底的多数只能部分切除行减压术。

(杨玉山)

45.2 颅骨恶性肿瘤

45.2.1 颅骨多发性骨髓瘤(multiple myeloma of skull)

(1)概述

本病多发者常见,也可单发。可同时发生在颅骨、肋骨、椎体、骨盆、胸骨、锁骨等处,是来自骨髓组织浆细胞的肿瘤,又称浆细胞性肉瘤。约占骨肿瘤的 3%,多发生在 40 ~ 70 岁的男性,男性发病为女性的 1.5 倍。由于骨髓瘤蛋白的免疫、生化性质与正常蛋白 IgG、IgA、IgE、IgD 十分近似，骨髓瘤也分成上述四种主要类型。血清中无异常蛋白仅尿中有本 - 周氏(Bence-Jones)蛋白的为凝溶蛋白型。IgG 型占 50% ~ 60%,IgA 型占 17% ~ 24%,凝溶蛋白型占 16% ~ 17%,IgE 及 IgD 型很少。分泌骨髓瘤蛋白的约占 99%,非分泌型骨髓瘤很少见。

(2)病理

肿瘤为实质性,较脆软,暗红色或灰色,富于血管。显微镜下主要成分为圆形或椭圆形,间质少、胞核偏位、核膜清晰的未成熟浆细胞即瘤细胞。胞质为嗜酸性染色。电镜下观察,当瘤细胞成熟能合成丙种球蛋白时,胞质内多数粗面内质网含有大量的无定形细丝或柔毛样物质,这种物质与骨髓瘤蛋白有密切关系。

(3)临床表现和诊断

病人从发病到就诊，一般是 3 个月至 1 年,在头部可出现扁平形,稍隆起的肿物,肿物无波动,压疼明显。多数病人除颅骨外同时侵犯椎体、肋骨、胸骨及骨盆等。疼痛为主要症状,常有剧烈疼痛,开始为间歇性,以后为持续性。晚期可以累及股骨和肱骨的两端,但极少累及肘及膝以下的骨骼。有的可引起病理性骨折。当病变侵犯到硬脑膜外时,可出现相应部位的神经系统症状和体征及颅内压增高。

血液检查多有进行性贫血,血红蛋白低,血小板减少,一般在 100×10^7/L 以下。白细胞数目变化不明显,但淋巴细胞比例相对增高。高球蛋白血症为骨髓瘤的主要表现,可使白蛋白与球蛋白比例倒置。70%的病人尿中出现本 - 周氏蛋白，骨破坏可出现血钙增高。由于蛋白沉积于肾小管引起细胞变性,除尿蛋白为细胞生长活跃,少数病人有大量未成熟的浆细胞。颅骨平片检查可见多数散在、大小不一的低密度区，这种溶骨性破坏骨缘没有硬化带。偶可见单发颅骨病灶。多数病人同时侵犯肋骨、脊柱椎体等。此病诊断一般不难,有时需要与颅骨转移瘤、骨肉瘤等鉴别。

(4)治疗

目前对骨髓瘤尚无根治的办法。除颅骨上较大单发病灶外,一般不适于手术治疗。主要应用化学治疗。本病化疗方法较多,主要是烷化剂治疗为主,可以缓解病情。现用口服氯乙环己亚硝脲，每天100mg/m^2(体表面积),每周一次。还可用环磷酰胺200mg/日,一疗程5天,静脉输入。静脉给争光霉素15μm/kg滴入,连续4天为一疗程。给化疗药物的同时给适量激素短期应用,对病情有一定的缓解作用。有人主张联合用药,把几种化疗药物2~3周内先后应用,以后休息两周为一疗程。这样反复给7~8个疗程。也有人主张病情缓解后停药,病情反复时再重新化疗。因骨髓瘤可产生骨髓瘤蛋白,血清中骨髓瘤蛋白的含量代表骨髓瘤细胞多少和生长情况,在化疗过程中对骨髓瘤蛋白定期检查,可判定其疗效及有无耐药性。也有人用免疫治疗。对疼痛剧烈者又试用X线局部照射,部分病人可缓解。

45.2.2 颅骨成骨细胞瘤(osteoblastoma of skull)

(1)概述

颅骨成骨细胞瘤即成骨肉瘤,是颅骨较常见的一种原发恶性肿瘤。好发于青少年,肿瘤多发生在颅盖部,少数可在颅底。肿瘤生长速度快,血运十分丰富,头皮及板障血管均扩张,故有人称之为“骨性动脉瘤”。肿瘤恶性程度高,预后差。

(2)影像学表现

骨局限膨胀,肿瘤基底高信号,周围骨组织呈不规则低信号强度影像。肿瘤组织T_1像为中等信号,T_2像为高信号,恶性者T_1像较良性者更低。骨母细胞瘤由多血管的结缔组织基质、骨样组织、编织骨组织组成,较少见。

(3)病理

肿瘤内含有骨母细胞,细胞分化不良,大小不一,细胞界限不清,胞核大染色深,可见核分裂。在肿瘤内有散在的新骨形成,并有坏死出血和毛细血管扩张,血管十分丰富,可汇合成血窦。

(4)临床表现和诊断

在颅盖部可发现肿块，多有局部疼痛和压痛。因肿瘤生长迅速,头皮多紧张发亮,并与肿瘤粘连。肿瘤血运丰富，肿瘤及周围皮下可有静脉曲张,有时可摸到搏动或听到血管杂音,皮肤呈青紫色。病人常有贫血,血清碱性磷酸酶常有增高。颅骨平片可见大小不等、边缘不清的骨质破坏。局部有软组织影,溶骨型在其周围颅骨有骨针样反应;成骨型沿颅板可有骨质增生和粗大的骨针,局部为硬性骨母细胞增殖之包块。

(5)治疗

如肿瘤无肺等其他部位转移,颅盖部肿瘤可行手术切除。因成骨细胞瘤血运十分丰富,为防止手术中大出血,术前需行动脉造影以了解肿瘤的血运情况,必要时先行予外动脉结扎,手术时尽可能较广泛地切除颅骨。因此肿瘤侵犯颅骨的范围大,并多累及硬脑膜，所以肉眼下全切肿瘤仍不能根治。成骨细胞瘤对放射治疗不敏感,可行化疗。常用化疗药物为更生霉素，每日6~8μg/kg,10天为一疗程。更生霉素应用时需溶于5%的葡萄糖溶液中,在4~6h内滴入。间隔2周可再次化疗,一般需2~3个疗程。本病也可用环磷酰胺化疗,但是远期疗效不佳。

45.2.3 颅骨网织细胞肉瘤(retethelioma of skull)

(1)概述

此肿瘤是由颅骨板障骨髓网织细胞发展而成,临床上少见。一般多发生于青壮年,男性多于女性。颅骨网织细胞肉瘤占全身网织细胞肉瘤的10%。一般此肿瘤多数穿破颅骨外板向颅外生长,早期治疗预后较好。

(2)病理

肿瘤内以网织细胞为主。胞质甚多,HE染色呈浅红色,具有吞噬能力。胞核多呈圆形或椭圆形,亦可呈肾形或分叶状。用网织纤维染色可发现细胞间有丰富的网织纤维。

(3)临床表现和诊断

本病早期在颅骨上可发现一小肿物,局部可有疼痛感。偶可有头痛。外板穿破后可有一质韧、基底部固定、与皮肤无粘连肿物。头颅平片检查可见不规则的骨破坏区,一般无放射状骨针。

(4)治疗

以手术切除为主。因网织细胞肉瘤多发生在颅盖部，早期行范围略广的手术切除预后较好。如颅骨缺损大可同时行颅骨修补术。手术后还需使用化疗和放射治疗。化疗一般用更生霉素和环磷酰胺。更生霉素每日 6～8mg/kg，溶于 5%葡萄糖溶液中静脉缓慢滴入，10 天为一个疗程。休息两周后再做第 2、3 个疗程。在两个疗程中间可加用环磷酰胺每日 200mg 4～5 天静脉滴入。

45.2.4 颅骨纤维肉瘤(fibrosarcoma of skull)

(1)概述

颅骨纤维肉瘤是起源于颅骨板障和骨膜的成纤维细胞肿瘤。临床上很少见。起源于成纤维结缔组织，可发生于髓腔或骨膜。肿瘤可位于颅盖或颅底，多发生在青壮年。多为原发恶性，少数可继发于骨巨细胞瘤、骨纤维异常增殖、畸形性骨炎、放射性损伤或多年不愈的慢性骨感染。不伴有软骨、骨或骨样组织的产生。多见于青年及成年人，主要症状是疼痛和局部肿胀，手术后易复发。一般发展较慢，是肉瘤中预后较好的一种。

(2)影像学表现

X 线表现为进行性的溶骨性病灶，很少伴有骨硬化或骨膜反应。发生于骨髓腔内者表现为局部骨轻度膨胀，皮质变薄，病灶区密度减低，其内可见高密度点状钙化。CT 增强扫描可有不同程度的增高。在 MR 像上，T_1 呈稍低至稍高于正常肌肉组织信号，T_2 像强度不显著，但也可明显增高。

(3)病理

肿瘤主要成分为梭形瘤细胞，比正常纤维细胞大，大小形态较一致，胞膜不清，胞质较丰富，间质中有较多的胶原纤维。胞核细长，染色较淡。恶性度低者核分裂和间变不明显，胶原纤维多。恶性度高者间变明显，瘤细胞较小呈圆形，椭圆形，胞质少，核染色也较深。

(4)临床表现和诊断

此病进展较快，颅盖部的肿瘤早期局部可出现肿块及疼痛。发生在颅底的可出现相应的颅神经症状和神经系统体征及颅内压增高。位于眶顶部的可出现突眼等。

(5)治疗

肿瘤容易向肺内转移，如有转移预后很差。对颅盖部的肿瘤可行手术切除，往往肉瘤侵犯硬脑膜，术后可复发，亦可再次手术。因此，肿瘤对放射治疗不敏感，术后应以化疗为主。更生霉素和环磷酰胺有效，具体使用方法同前所述。

45.2.5 颅骨软骨肉瘤(chondrosarcoma of skull)

(1)概述

本病罕见，主要位于颅底，多见于成人及老年患者。软骨肉瘤是原发于骨的恶性软骨肿瘤。可发生于骨髓的间叶组织或骨膜，亦可由软骨瘤、骨软骨瘤恶变而来。起自骨髓腔为中心型，起源于骨膜或骨表面为边缘型。临床上软骨肉瘤的发病率比成骨肉瘤低。男性发病率高于女性，男女比例 6∶1。患者多为成年，病情发展缓慢，预后较差。组织学上，肿瘤的主要成分为分化程度不同的瘤软骨细胞。肿瘤内常含有钙化和瘤骨。

(2)X 线表现

中心型软骨肉瘤表现为轻度膨胀，多叶型溶骨性病灶，还可见到散在的条状钙化影，外周型软骨肉瘤表现为骨软骨瘤的软骨帽增厚，软骨帽内有散在钙化。

(3)CT 表现

CT 平扫中央型软骨肉瘤表现为骨髓腔内高低混合密度病灶。周围型软骨肉瘤可出现与中央型软骨肉瘤相似的表现，但它的整个病灶有蒂与相应骨皮质的相连，也可伴有散在斑点状钙化。强化 CT 扫描可见肿瘤周边强化。

(4)MR 表现

MR 像上，T_1 呈等或低信号，信号越低，其恶性度越高；T_2 像可见低恶性者为分叶状均匀一致的高信号，高度恶性者为不均匀的等信号。部分骨外肿瘤软组织影 T_1 较软高，T_2 较低，瘤骨内部中等强化，软组织肿块明显强化。

(5)治疗

Haberer 等曾报道，13 例颅底的低度恶性的骨肉瘤患者，经放射性碳元素放射治疗后，随访两年无死亡病例，其中部分患者症状得到改善，因而认为通过放疗，有望改善本病预后。

45.2.6 颅骨转移瘤(metastatic tumors of skull)

(1)概述

颅骨转移瘤主要来源于肺癌、乳腺癌、宫颈癌、前列腺癌、肾上腺癌、甲状腺癌和胃肠道癌。肉瘤转移少见。常见骨转移顺序依次为脊椎骨、盆骨、肋骨和颅骨。多以血行播散,也可淋巴转移。颅骨的转移瘤并不少见。一般转移瘤分为成骨细胞型和破骨型两种。成骨细胞型多来自前列腺癌、乳腺癌、膀胱癌、肾癌,偶有来自肾上腺的肿瘤。破骨细胞型或溶骨细胞型转移瘤多见,可来自肺、子宫、胃肠道、甲状腺的癌肿及黑色素瘤。典型转移瘤为多发性,但也有单发病灶。

(2)临床表现和诊断

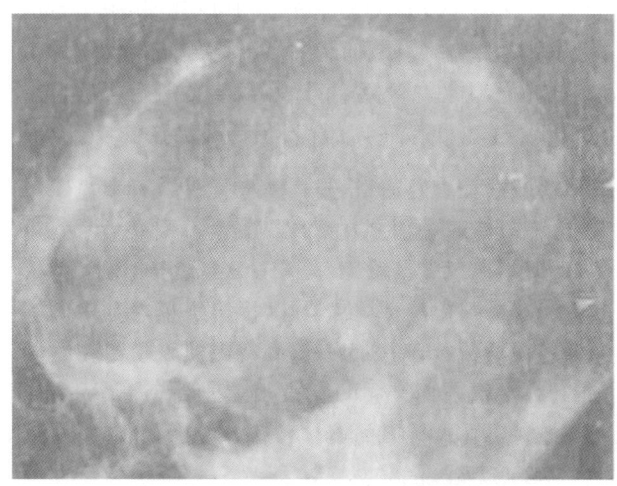

图45-2-1 颅骨转移瘤的颅骨破坏

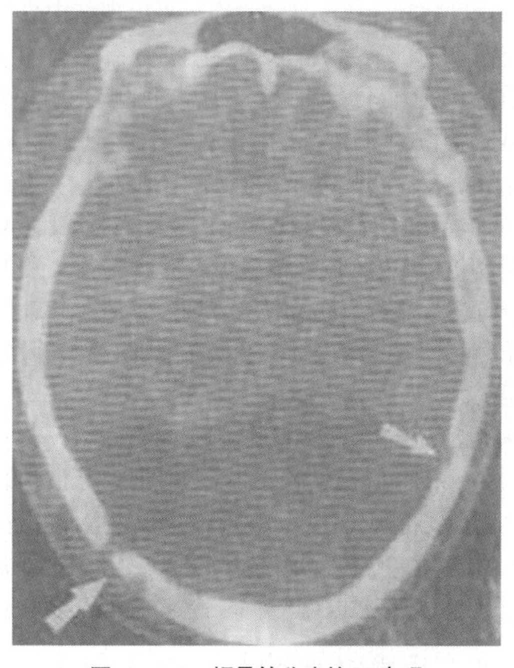

图45-2-2 颅骨转移瘤的CT表现

开始在颅骨上有一个或数个小肿块,生长迅速,肿块长大同时伴有疼痛。多数肿块都较硬、基底宽。各种不同的转移瘤与原发癌有密切的关系。表现也不尽相同,甲状腺癌转移瘤血运十分丰富,可见头皮血管迂曲怒张及听到血管杂音,肿块有压缩性。有的转移瘤肿块内可发生坏死,触之有波动感,穿刺可抽出坏死组织,并可检出瘤细胞。黑色素瘤转移至颅骨时,局部呈青色。前列腺转移瘤血清碱性,磷酸酶明显增高,成骨细胞型转移瘤因骨反应在肿瘤浸润的周围发生硬化,头颅平片表现为局部骨硬化,呈高密度影。破骨细胞型或溶骨细胞型转移瘤因骨质被吸收及破坏,头颅平片表现为颅骨破坏,局部有密度减低区,界限不清,骨破坏周围没有硬化带(图 45-2-1),对于原发肿瘤已确定的患者,结合颅骨平片所见,一般诊断并不困难。对于未发现原发肿瘤的病人,多需要做肿块的病理检查才能确诊,并有助于找出原发肿瘤。对于未发现原发肿瘤,头部颅骨仅单一转移灶的病人诊断比较困难。转移瘤还可以发生在颅底,特别常常发生在鞍背。发生在鞍背的转移瘤表现与慢性颅内压增高时鞍背脱钙吸收相同。大的转移瘤破坏斜坡上部及其附近的岩尖中部,检查并无颅内压增高,类似于脊索瘤的表现。头部 CT 扫描,对颅底转移瘤诊断有意义。主要表现临近脑组织水肿明显,而出现肿瘤四周脑组织有大片低密度区(图 45-2-2)。

头颈部肿瘤可直接扩散转移至颅骨,最常见的是鼻咽癌,颅底的癌都可以直接扩散到蝶骨,X 线检查可见蝶窦腔内有软组织肿块。神经系统也可相应地出现局限体征,鼻咽癌向颅底转移常见的体征是外展神经麻痹等。

(3)治疗

对于原发肿瘤已手术或较小者,颅骨转移为单发并在颅盖者,可行手术切除。对多数转移瘤只能采用放射治疗和化疗。一般应根据原发肿瘤的性质或转移癌病理检查的结果,确定放射治疗和化疗的种类、方法等。如甲状腺癌转移瘤用碘,对乳腺转移瘤用雄性激素或切除卵巢等方法,抑制雌激素分泌可控制肿瘤生长。

(杨玉山)

45.3 颅骨类肿瘤疾病

45.3.1 颅骨嗜酸性肉芽肿(eosinophilic granuloma of skull)

(1)概述

颅骨嗜酸性肉芽肿是一种原因不明的全身性骨病。全身除指骨和趾骨外均可被侵犯,但多见于扁平骨,颅骨为好发部位,多数病例为多发,单发于颅骨者预后较佳。

有人认为本病属于网状内皮细胞增多症或肉芽肿。也有人认为本病是由于感染引起的一种免疫变态反应性疾病。

(2)病理

嗜酸性肉芽肿为灰褐色或灰黄色,质地较脆,在病理发生上大致可分为四个阶段。

早期:有大量组织细胞出现,其间尚有少量浆细胞、淋巴细胞和嗜酸性细胞。

肉芽期:出现富有血管的肉芽,有大量的嗜酸性粒细胞及大单核吞噬细胞,有时可见泡沫细胞,同时有局限性坏死或出血。

黄色肿块期:特点为出现大量含有脂质的细胞。

晚期:肉芽组织被结缔组织所代替,有纤维化现象和新骨形成。

(3)临床表现和诊断

此病多发于小儿和青年,男性多于女性。病人常有头痛、低热及体重减轻。颅骨好发于额骨、顶骨及颞骨,而枕骨少见。颅盖都可发现小肿物,逐渐增大。局部可有疼痛,但不剧烈。

实验室检查可发现白细胞总数略增高,嗜酸性粒细胞增多,血沉加快。头颅X检查,可见圆形或椭圆形溶骨性破坏,边缘不规则与正常骨分界清楚。此病单发性病变需与结核、骨髓炎和颅骨表皮样囊肿相鉴别,而多发性病变需与骨髓瘤、转移瘤和黄脂瘤病等相区别。

(4)治疗

激素和抗肿瘤药物可以控制病情发展。本病对放射治疗较敏感,对多发病变广泛者,经活检证实后应进行放射治疗,一般用6~9GY小剂量照射即可。病变较小者可行手术切除治疗,一般预后较好。

45.3.2 黄脂瘤病(hand-sehüller-christai)

(1)概述

黄脂瘤病亦称黄色脂病,是一种网织内皮细胞系统的类脂沉积的代谢疾病,又称充脂性网织内皮细胞增殖症。其病因不明,无家族史。多见于3~5岁儿童,偶发生在成人。多发生在颅骨,也可累及其他扁骨如骨盆、肩胛骨、肋骨、上下颌骨和脊椎骨。

(2)病理

病变处充以大量的黄色或灰黄色肉芽组织,质脆。显微镜下为大量含有胆固醇的网状内皮细胞,呈圆形或多角形,胞体大,胞质为泡沫状,称之为泡沫细胞。此外还有嗜酸性粒细胞、淋巴细胞和浆细胞。组织内可见针状胆固醇结晶和巨核细胞。晚期可发生纤维组织增生。

(3)临床表现和诊断

该病病程缓慢,典型病人可有尿崩,眼球突出和颅骨地图样缺损组成的Christian三主征。此外尚有低热,关节疼痛,无力,贫血,齿龈炎,淋巴结肿大,脾肿大,侏儒症及肢端肥大症等。实验室检查可发现血糖及血脂高,但胆固醇正常。

颅骨平片在颞和顶部可见单发或多发的典型的地图样缺损,边缘清楚,锐利而无硬化带。在骨缺损区内有时可见正常骨片。

该病应与骨髓炎,骨髓瘤,嗜酸性肉芽肿及转移瘤相鉴别。

(4)治疗

本病对放射线较敏感,放射治疗可阻止病变发展,促使骨缺损区骨质修复。对病灶范围不大的可行手术切除。而颅骨缺损较大者手术切除同时需修补颅骨。手术后也应行放射治疗。该病对于2岁以下小儿预后不良,常在2~3个月死亡。成年人病程较长,在数月至1年死亡。

45.3.3 颅骨纤维异常增生症(fibrous dysplasia of skull)

(1)概述

颅骨纤维异常增生症在临床上并不少见。是一种病因不明,多发性骨纤维增殖性疾病。有人认为该病是由于胚胎期形成骨质的间质生长异常所致,也有人认为是与代谢和内分泌障碍有关。

(2)病理

骨质被破骨细胞破坏,破坏部分由纤维结缔组织所填充。由未成熟的骨小梁和纤维性间质所构成。骨小梁的大小不一。纤维间质主要为梭形细胞呈囊状排列,有胶原形成。本病恶变者很少,恶变时出现大量软骨组织,而转变为软骨肉瘤。

(3)临床表现和诊断

病人多为青年及儿童,女性多于男性。除颅骨外四肢骨骼亦可受累。颅骨多发生于额眶、颞和顶部,颅骨可明显增厚。一般多向颅外突出,很少向颅内突出。一般没有脑受压症状。前颅窝及眶板部受累较多见,因眼眶缩小而眼球突出,在内部膨起明显畸形称之为"骨性狮面"。病变一般仅位于一侧。病变位于鞍区的可出现性早熟。累及视神经孔的,可出现视神经萎缩,视力减退以致失明(图45-3-1)。

X线检查可有三种表现:在颅盖部和早期为囊肿型,颅骨的骨板变薄,板障增宽,呈圆形或卵圆形。在颅底和晚期为硬化型,病变多广泛,常出现畸形,骨密度大呈硬化改变,多见于前颅窝底和蝶骨。混合型是居囊肿型与硬化型两者之中,同时存在,多见于颅骨穹隆部。CT检查能显示病变的范围及邻近器官组织受累情况及边界。在调节窗宽时可见骨质变化。远比骨质平片分辨率及诊断率高。

该病可通过血管造影与脑膜瘤相鉴别。

(4)治疗

对病变侵犯眼眶视神经孔,引起眼球突出及视力障碍的可行眶板切除及视神经孔减压术。对面部畸形严重的可行局部骨切除或凿平突出部分,也可用磨钻磨平突出部分,以达整容之目的。对位于颅盖部分,可做颅骨切除,以后做颅骨修补成形术。放射治疗及药物治疗无明显效果。

此病在青春期前发展较快,一般成年后病变自行停止,本病极少恶变,预后良好。

45.3.4 颅骨皮样囊肿和表皮样囊肿(dermoid and epidermoid of skull)

(1)概述

是由于胚胎发展过程中残余的外胚叶组织异位于颅骨内而发生。一般多在颅骨板障内。表皮样囊肿即胆固醇,是上皮组织角化不断脱落形成,内含有珍珠样光泽,灰色角化片状组织或干酪样物,内含有胆固醇结晶。皮样囊肿内除上述物质外还含有皮肤的其他结构如皮脂腺、汗腺、毛囊、毛发等。有人认为外伤可能是该病发生的原因之一,是由于外伤时上皮组织种植在颅骨内,以后逐渐形成囊肿所致(图45-3-2)。

(2)病理

囊壁由复层鳞状上皮和一层结缔组织构成。上皮质在囊内,表面附有角化细胞,在其间有淋巴细胞和巨细胞浸润。囊内容为环状或片状排列的脱落的角化上皮细胞。皮样囊肿内含有汗腺,皮脂腺,毛囊及毛发等皮肤其他结构。

(3)临床表现和诊断

此肿瘤可发生在任何年龄,好发于颞前及额顶部。肿瘤在板障内生长缓慢,颅骨未破坏之前,多无任何症状。向外板突出者可发现橡胶样肿物及骨缺

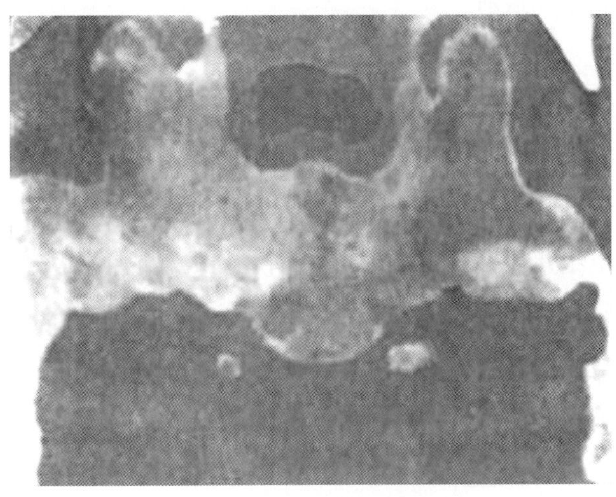

图45-3-1 颅骨纤维异常增生症

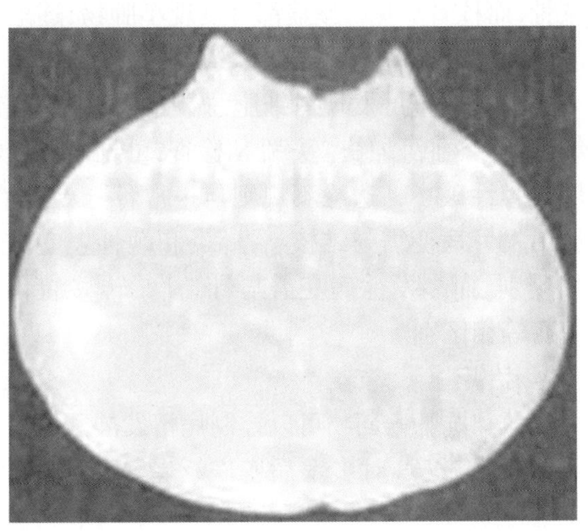

图45-3-2 颅骨表皮样囊肿

损。有的可破溃有干酪样物流出,可感染而形成一窦道。向内生长者压迫脑组织,可出现癫痫和颅内压增高及相应的神经系统体征。

X 线可见局部有密度减低区及软组织阴影,多呈边缘光滑的圆形或不规则形状。边缘有明显的骨硬化区。CT 检查可见骨破坏,肿瘤为低密度影,密度可低于脑脊液,边界清楚。偶可有钙化。强化扫描,肿瘤无增强。

(4)治疗

以手术治疗为主。对肿瘤尽可能全切除。与硬膜粘连紧密者可切除硬膜,然后修补硬膜。部分骨破坏广泛者可行骨瓣成形术。将骨与肿瘤一起切除。然后根据情况放回骨瓣或修补颅骨。对在静脉窦上的肿瘤,尽可能刮除囊壁,为防止复发可用电灼囊壁或用 75%酒精或 20%福尔马林涂抹。一般手术治疗预后良好,多无恶变。

45.3.5 外伤性颅骨囊肿(traumatic bone cyst)

(1)概述

外伤性颅骨囊肿很少见,一般发生在颅脑外伤以后,由于板障内出血而形成。形成以后很少再发展。

(2)病理

多为囊性,囊内有陈旧血性液体,囊壁骨质变薄。镜下,囊壁为纤维结缔组织和骨小梁,有时有胶原组织。囊中有黄色含铁血红素沉着,内有吞噬细胞,吞噬脂质的泡沫细胞和巨细胞。

(3)临床表现及诊断

在过去外伤部位有一与皮肤无粘连的无压痛的骨性肿物。X 线平片检查可见肿块处有一圆形或椭圆形低密度区,边界清楚锐利,周围有轻度硬化。切线位,可见内外板变薄,外板向外膨出。

(4)治疗

一般无须处理。对肿块过大或影响美容者,可凿平突出骨质或作整个囊肿切除,然后再行颅骨一期修补成形术。

45.3.6 畸形性骨炎(osteitis deformans)

(1)概述

畸形性骨炎又名 Paper 病,是一种原因不明的慢性进行性骨病。多发生在中年男性,可有家族倾向,在我国较少见。其多发生在颅骨,也可发生在骨盆、股骨和脊椎等处或同时发生在这些部位。其特征是在病变发生过程中,同时存在骨质破坏和增殖现象。

(2)病理

早期可见血管和破骨细胞增多。骨小梁有不规则的破坏。以后成骨细胞活动生成类骨质及骨化。因此可以同时见到骨质破坏和骨再生现象。这样形成的新骨很脆,故可发生骨性畸形。晚期因有钙质沉着,使骨硬化。

(3)临床表现和诊断

早期一般无症状。以后可有头部沉重感。当病情发展出现颅底陷入等骨性畸形时,可出现颅内压增高,视力下降,听力障碍等颅神经症状。

血清检查可发现碱性磷酸酶明显增高。

头颅 X 线平片检查,早期显示有单发或多发局限骨质疏松,周围无硬化带,范围不一。以后颅骨的正常结构消失。骨板增厚出现多处大小不等由钙化斑引起的絮状影。一般先侵犯板障和外板,逐步累及内板使之硬化。如发现局限性骨破坏或有放射针状骨质增生及软组织阴影为并发肉瘤的征象。颅底可因骨质疏松畸形而发生凹陷。颅底骨孔和骨裂缩小或无法看清其结构。

本病应与骨纤维异常增殖症及转移瘤相鉴别。

(4)治疗

目前尚无特效疗法。早期可试用放射治疗,如因有枕骨颅底陷入而发生颅内压增高时,可行枕下入路后颅窝减压。如视神经管受压,出现视力障碍时,可行视神经减压术。

(杨玉山)

参 考 文 献

[1] 王集生,罗世祺. 颅内软骨瘤[J]. 中华神经外科杂志,1993,4:219.

[2] 薛庆澄. 神经外科学 [M]. 天津:天津科技出版社,1990:567-581.

[3] Salazar J,Vaquero J,Arands. JF,et,al. Choroidplexus papilloma with chondroma:case report. Neurosurgery,1986,18:781.

[4] Shibata Y,Yoshi Y,Tsukads A,et al. Radio lucentosteoma of the skull:casereport. Neurosurgery,1991,29:776.

[5] Traflet RF,Babaria AR,Barolat G,et al. Intracranial chondroma in a patient with Ollier′s disease:case report. J Neurosurg,1989,70:274.

[6] Volle E,Trasch C,Claussen C,et al. Lessions of skull base observed on high resolution computed tomography:a comparison with magnetic resonance imaging Acta Radiol,1989,30:129.

46. 颅骨其他疾病

46.1 颅骨炎症性疾病

46.1.1 颅骨结核(tuberculosis of skull)

(1)概述

颅骨结核是因全身各部位的活动性结核病灶的结核杆菌由邻近组织或通过淋巴系统和血行播散侵入颅骨而引起的一种特异性炎症反应,致使颅骨破坏并向周围组织蔓延,炎症的扩散因骨缝的限制,一般不超出该块颅骨范围,如治疗不及时可引起一系列严重的并发症,造成不良后果。在发现结核杆菌和抗结核药物应用于临床之前,尤其是在生活贫困的人群中发病率较高,而近几十年来由于科技进步、生活水平提高及卫生知识的普及,本病现已显著减少,但在临床上仍偶有所见。

(2)病因

颅骨结核是因结核杆菌侵入颅骨引起的特异性炎症反应。其感染途径主要是由身体其他部位的活动性结核病灶中的结核杆菌,通过淋巴系统和血行播散或由邻近病灶蔓延侵入颅骨引起的炎症反应,致使颅骨及其周围组织发生破坏等一系列的病理改变。

(3)病理

大体可见在与受累的颅骨相应部位的头皮下有寒性脓肿,内含干酪样坏死组织及至脓肿破溃后形成的窦道。颅骨呈棕灰色,无光泽,质松软,常有形状不同的骨缺损或死骨。镜下可见皮下及窦道内和硬脑膜外有大片干酪样坏死及纤维结缔组织增生,颅骨的骨小梁正常结构遭到破坏,分辨不清。

(4)临床表现

多发生在青少年的额顶骨,多为单发,也有多发者。起病缓慢,病程较长,可在发病后很长时间或疾病进一步发展才引起病人的重视,但也有急性发作者,此时体温可高达 38~39℃,局部头皮有红肿热痛,经一段时间稳定,局部渐出现寒性脓肿,破溃后形成反复发作或经久不愈的慢性窦道。颅骨结核同身体其他部位的结核性感染一样,病人可有长时间的低热,午后明显,体温在 37~38℃之间,面色苍白,两颊潮红,食欲不振,消瘦,体重减轻,乏力,盗汗,女性闭经等全身症状。初起局部头皮可肿胀,继之发生无痛性但有波动感的寒性脓肿,穿刺脓肿可抽出干酪样坏死脓液。脓肿破溃后形成经久不愈的慢性窦道,经常向外排出灰白色干酪样脓液,时而夹杂小碎骨片,单纯药物治疗难以奏效,病程往往迁延达数月或数年之久。在颅骨被侵蚀穿破后炎症可向硬脑膜外蔓延,日久硬脑膜也可被侵犯甚至穿透,结核杆菌即可侵入颅内,导致各种颅内并发症及其一系列的症状与体征,如常见的结核性脑膜炎、脑积水、癫痫、颅内结核瘤等。颅骨结核较少单独发生,多同时伴有肺部、骨关节结核病灶及颈部、腋下、腹股沟等处的淋巴结核,表现为淋巴结肿大或破溃后形成长期不愈的慢性窦道。化验检查:周围血象中白细胞增多可达 $15\times10^9\sim20\times10^9$/L(15 000~20 000/$mm^3$),其中,以淋巴细胞的增多显著。血沉加快可在 20~30mm/h 以上。如病变尚未侵入颅内时可在腰椎穿刺检查时,脑脊液压力正常或略高,常规和生化检查可无明显变化。影像学检查:X 线颅骨平片上可见额顶骨或其他部位有单发或多发的病灶，表现为边缘较整齐或穿凿样的圆形、椭圆形片状低密度区或骨缺损（图 46-1-1），其中有大小及形状不等、游离的块状高密度死骨。CT 及 MRI 检查也可有病灶区的骨缺损及游离死骨表现，其主要特点是可以发现硬脑膜外、下及颅内的病变部位、范围，MRI 影像上更可清楚分辨出硬脑膜外或下的病变。

（5）诊断

在青少年或老年人中如有身体其他部位的结核性感染，或有与患结核病人密切接触史，发现头皮有波动性寒性脓肿或有向外排出干酪样物及小块死骨经久不愈的慢性窦道。结合病人的症状及体征和身体其他部位有结核病灶，如颅骨、肺部及骨关节等的影像学检查发现有颅骨破坏或缺损等结核病灶，辅以周围血象中的淋巴细胞增多及血沉加快等实验室检查，诊断多无困难。如再行干酪样物涂片染色镜检查到结核杆菌或动物接种时有阳性发现，则更有助于确诊。

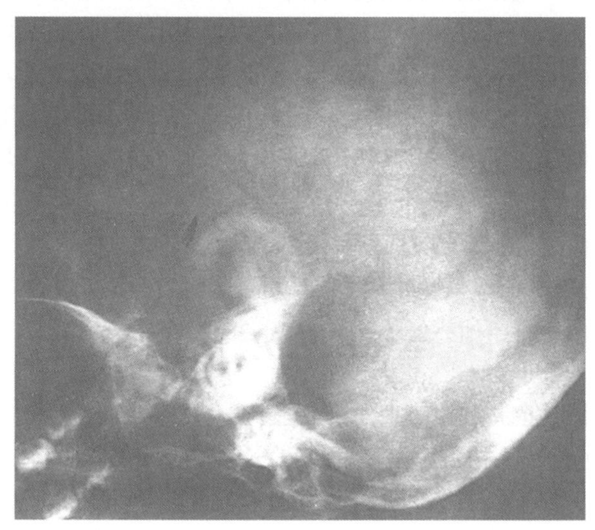

a

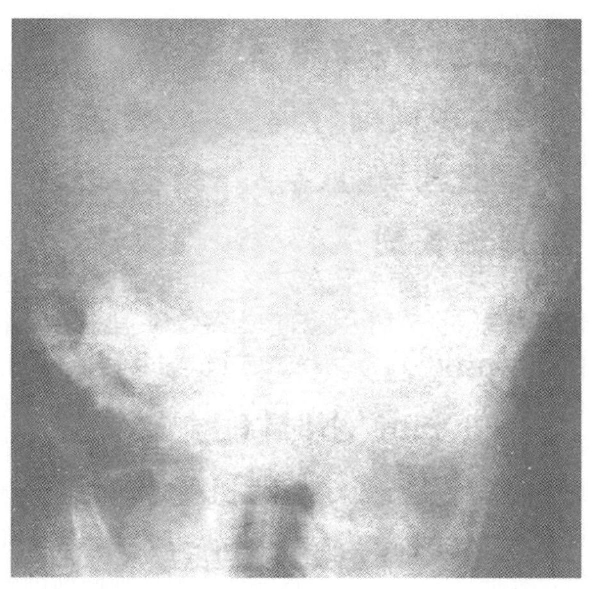

b

图46-1-1 顶枕骨结核显示病变边界清楚，低密度阴影，呈穿凿样(a)侧位像(b)正位像

（6）鉴别诊断

颅骨结核主要需与化脓性颅骨骨髓炎鉴别。后者起病较急，病程较短，先有头部伤口感染或头面部疖肿、鼻旁窦炎等其他部位的化脓性感染。病初为突然高热伴较严重的全身中毒症状，如乏力、全身酸痛、精神不振、嗜睡等。局部表现为头皮有红肿热痛的炎症反应，进而形成头皮下脓肿，穿刺可抽出黄色黏稠脓液而无干酪样物，涂片染色镜检及细菌培养可发现葡萄球菌等化脓性细菌而无结核杆菌。慢性窦道中均可经常排出脓液及死骨，但结核性者为灰白色干酪样物，化脓性者为黄色黏稠脓液。颅骨 X 线平片上均可有骨缺损，其中可有游离死骨。但化脓性者骨缺损的边缘模糊不清，慢性者在骨缺损缘处还可有高密度骨质增生带，或病灶区呈虫蚀状或地图状低密度，而结核性者骨缺损缘则呈穿凿样，边缘较整齐，有时在骨边缘处也可有高密度骨增生带。

（7）治疗

颅骨结核的治疗原则是，在应用抗结核药物进行系统治疗的同时尽早地施行彻底的病灶清除术。全身治疗主要应用的抗结核药物有链霉素、新福林、雷米封、对氨基水杨酸钠(PAS-Na)等，还需配合良好的休息，加强营养以增强抗病能力。局部病变如已有头皮慢性窦道或颅骨破坏，应尽早手术彻底清除病灶。在病变较早阶段仅有头皮下寒性脓肿而颅骨侵蚀轻微者，可切开头皮清除干酪样物，搔刮皮下增生的肉芽组织及受累的颅骨，放入抗生素及引流条部分缝合伤口后换药，或将伤口全部缝合。如已形成头皮窦道，但颅骨破坏不严重，可通过窦道搔刮受累的颅骨，窦道壁及头皮下引流后换药。但上述方法如效果不佳，仍需及时做病灶彻底清除术。对颅骨破坏严重者，应尽早采取彻底的病灶清除术。可沿窦道切开，并将其一并切除，充分暴露病灶区颅骨，排出干酪样脓液及死骨，如有颅骨缺损则从缺损处咬除病变颅骨，如无颅骨缺损则于受累颅骨上钻颅后咬除之，切除范围必须达健康颅骨处，其后刮除硬脑膜外及头皮下增生的肉芽组织，伤口冲洗干净后放入链霉素及引流条，伤口大部全层缝合后换药。如并发脑膜炎时应在全身应用抗TB治疗外，还可在病灶清除后每3～5天经腰穿行抗生素和激素鞘内注射。如有癫痫发作则根据发作类型不同，应用苯妥英钠、鲁米那、丙戊酸钠、卡马西平等抗癫痫药物治疗。如并发颅内结核瘤引起颅内压力增高及神经系统功能障碍时，除应用抗结核治疗及病灶清除术外，需做脑血管造影或CT、MRI检查以明确病变的位置及范围，根据病情再开颅作结核瘤切除术。

(8)并发症与后遗症

颅骨结核进一步发展，病变向硬脑膜外蔓延，当炎症穿透硬脑膜后结核杆菌侵入颅内，引起颅内并发症，最常见的是结核性脑膜炎和颅内结核瘤，二者均可使病情加重，危及病人的生命。当并发结核性脑膜炎时，病人突然发生剧烈头痛、喷射性呕吐、高热、体温可达39℃以上，抽搐、昏迷。查体可发现项强，克匿格(Kernig)氏征阳性。外周血象检查：白细胞增多可达15×10^9/L(15 000～20 000/mm^3)，以淋巴细胞增多为明显。血沉加快，可在20～30mm/h以上。腰椎穿刺检查时脑脊液压力明显增高，可达2.45kPa(250mmH_2O)以上，脑脊液化验检查可见略混浊呈毛玻璃状，静置数小时后可有薄膜形成，白细胞增多但常在0.5×10^9/L(500/mm^3)以下，以淋巴细胞为主，糖及氯化物含量降低，蛋白含量明显增高。脑脊液涂片染色镜检有时可查到结核杆菌，动物接种可有阳性发现。此时应采取降温，抗癫痫药物，静脉输入20%甘露醇250ml 3～4次/d降颅压及氟美松20mg/d；每3～5d行鞘内注射菌必治40mg及氟美松5mg等治疗措施。并发颅内结核瘤时表现为进行性颅内压增高及颅内占位病变的症状与体征。CT及MRI检查可显示圆形或椭圆形均匀一致高密度或混杂密度区，脑室受压变形，中线结构向对侧移位，可明确病变部位及范围，在局部病灶清除前或术后伤口尚未愈合时，可先行抗结核药物及降颅压药物治疗，待伤口愈合后颅内占位仍不好转再行开颅切除。如原伤口尚未愈合而颅内病变恶化，可先钻颅抽脓，如必须开颅手术时，应尽量避开原伤口开颅，或暂时作颞肌下减压术以缓解病情。颅骨结核如早期作彻底病灶清除咬除颅骨时，术后仅遗有颅骨缺损。但如并发脑膜炎则甚易造成颅底脑池及脑表面蛛网膜粘连，即使炎症被控制，也常遗留癫痫及交通性或梗阻性脑积水。结核瘤切除术后也可遗留一些神经系统功能障碍。

(9)预后

颅骨结核多数经及时病灶清除术及抗结核治疗预后较好。但有少数病人发生颅内压并发症，可引起高热、抽搐、昏迷、颅内压增高，严重时导致脑疝危及生命，即使经治疗得以挽留生命，但常遗留不同程度的神经系统功能障碍、癫痫和脑积水等后遗症。

46.1.2 化脓性颅骨骨髓炎(suppurative osteomyelitis of skull)

(1)概述

化脓性颅骨骨髓炎在抗生素问世及广泛应用于临床之前颇为多见，但其后尤以近20多年来在我国已明显减少，然而在临床上仍时而可见。引起颅骨化脓性的炎症是化脓性细菌通过三个途径：①身体其他部位的化脓性病灶或菌血症经血行播散；②头皮、面部、颈部和五官的疖肿、炎症经淋巴或直接蔓延；③头部外伤特别是开放性颅脑损伤初期清创不彻底或开颅术中的污染，导致伤口感染引起颅骨细菌性感染所致。

细菌及毒素导致颅骨血供障碍引起炎症发展，极易向周围扩散，向外膨胀破坏颅骨外板，可致局限于该块颅骨的骨膜下脓肿，穿破骨膜可导致广泛头皮下脓肿，破溃后形成慢性窦道；向下可胀破颅骨内板，可致硬膜外脓肿，再向下可侵蚀穿破硬脑膜可致脑膜炎及脑脓肿，使病情加重，如诊断处理不及时可导致不良后果。但如能早期诊断积极治疗，尤其是在发生颅内并发症之前，采取有效治疗措施则预后较好，故临床上需高度重视早诊早治。

(2)病因

化脓性颅骨骨髓炎为致病菌通过多种途径侵入颅骨内引起的一种非特异性炎症反应，以金黄色葡萄球菌、链球菌、大肠杆菌为多见，其他尚有绿脓杆菌、白色葡萄球菌、厌氧菌等，也有多种致病菌混合感染的。常是因患有头面部疖肿、鼻旁窦炎、口腔咽喉炎及身体其他部位及头部的伤口化脓性感染灶，细菌经蔓延及血行播散侵入颅骨，再经导静脉进入板障形成血栓及化脓，阻断内外板及板障的血供，炎症进一步发展使板障内压力增加向周围膨胀，导致骨板破坏以致崩离形成死骨，从而使炎症向骨膜下及颅内扩散，引起头皮下炎症，进一步发展形成脓肿，破溃后形成慢性窦道及向颅内侵犯引起颅内并发症。但临床上最多的原因是颅脑开放伤后的初期清创不彻底及开颅术中或术后伤口被污染所引起。

(3)病理

从形态学上可分为破坏性和增殖性两类，分为暴发型及局限型两种。大体可见局部头皮肿胀，有波动感的头皮下脓肿和慢性窦道，在其邻近的部位有单发或多发的形状及大小不等的颅骨缺损，其中，有游离的碎骨片，也可见颅骨呈凹凸不平的虫蛀样破坏改变。病变颅骨呈灰黄色，无光泽，质松软内含脓液。窦道内及硬脑膜外有大量黄色黏稠脓液，肉芽组织增生及硬脑膜增厚变脆。镜下可见病变组织中有大量脓球渗出及白细胞浸润，纤维结缔组织及血管增生，骨小梁破坏，正常结构模糊不清。

(4)临床表现

颅骨骨髓炎可发生于颅骨的任何部位，但以颅盖的额、顶骨最为多见。起病有急有缓，急性期多为毒力较强的致病菌所致，可呈暴发型，起病急骤，病人突然高热寒战，体温可高达40℃左右，全身中毒症状严重，如精神萎靡、周身酸痛、乏力、嗜睡，外周血象中的白血细胞增高 $15\sim20\times10^9$/L(15 000～20 000/mm^3)以上，其中多形核白细胞占90%以上。与此同时，局部颅骨发生炎症性浸润，与其相应的头皮可表现为红肿热痛，进而出现有波动感的头皮下脓肿，其破溃后经常向外排出黄色、灰色、绿色等黏稠或稀薄的脓液及小块死骨，形成反复发作经久不愈的窦道，渐转为慢性过程。在毒力较弱的致病菌侵入颅骨后，引起病人的全身及局部反应均较轻，呈慢性发展过程，可表现低热，外周血象中的白细胞中度增高 $12\times10^9\sim15\times10^9$/L(12 000～15 000/$mm^3$)，以中性粒细胞为主。局部头皮有中度红肿热痛，并逐渐发展成为有波动感的脓肿，在其破溃后形成慢性窦道。在头部外伤及颅脑手术后的病人中，多因伤口感染扩散，引起颅骨炎症反应，病变进一步发展，伤口破溃流脓形成慢性窦道。本病多在形成头皮下脓肿或窦道后才就诊，一般于起病后1个月以上甚至有数月和数年者。如炎症不能及时得到控制，则可穿破硬脑膜向颅内扩延，引起颅内并发症，据文献报道约占30%，其中主要为脑脓肿，余为硬膜外和硬膜下脓肿和脑膜炎。可因其侵犯的部位、范围及严重程度不同而引起不同的神经系统症状和体征，如头痛、呕吐、高热、谵妄、抽搐、昏迷、脑膜刺激征及颅内压增高，肢体瘫痪，失语等表现，严重时导致脑疝而危及生命。故应针对不同情况及时诊治。

(5)诊断

典型的颅骨骨髓炎诊断并不困难。在被污染的开放性颅脑损伤或颅脑手术伤口的病人，术后体温升高，外周血象中白细胞增多，伤口红肿热痛或裂开流脓经久不愈和有头面部疖肿或周身其他部位化脓性感染的同时体温升高，伴有头部局限性红肿热痛，逐渐成为有波动性的头皮下脓肿，进而破溃并经常向外排出黄色或黄绿色黏稠的脓液及小块死骨等表现，辅以颅骨X线平片、CT、MRI检查，急性期2周以上才可发现在X线平片上显示有单发或多发的大小不一的边缘不整齐的低密度骨缺损或圆形或椭圆形地图状或虫蚀样低密度区（图46-1-2），其中约有50%存在小块死骨或在被破坏的颅骨边缘有明显的反应性骨质增生的高密度骨硬化带。CT检查可早于X线平片得到阳性发现，显示局部颅骨低密度，还可发现颅内并发症，如硬膜外或下半月形高密度灶及圆或椭圆形边界高密度环，中央为低密度区，周边伴有低密度水肿的脑脓肿，中线结构向对侧移位。MRI不能显示颅骨，但可发现硬膜外、下及脑实质内占位病变。后二者均可迅速做出诊断，为当今最佳的无创性诊断方法。脓液涂片染色，镜下检查可找到化脓性细菌，培养时可发现化脓性细菌生长，结合病史、病程及临床表现和颅骨影像学检查，多可明确诊断。当炎症侵入颅内引起化脓性脑膜炎、硬脑膜下或外脓肿及脑脓肿时，可表现出相应的神经系统症状与体征，如头痛、呕吐、高热、抽搐、昏迷、颅内压增高、肢体瘫痪

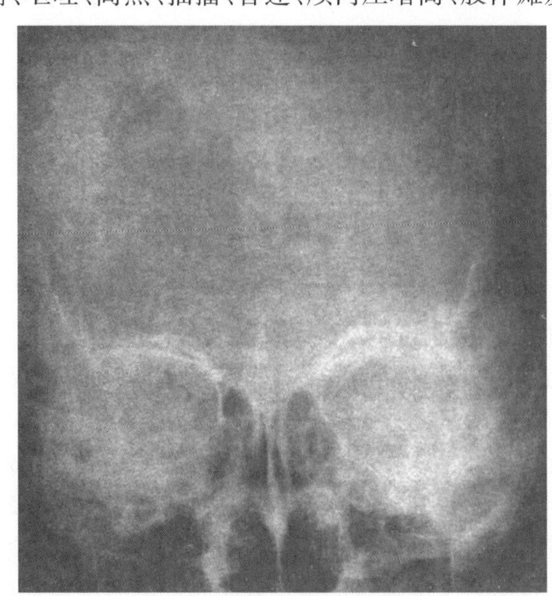

图46-1-2a

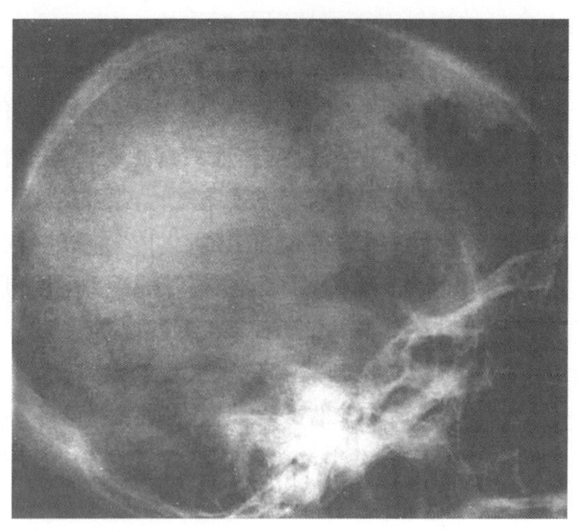

图46-1-2b

额骨化脓性骨髓炎，示边界不规则低密度区，呈虫蚀状(a)正位像(b)侧位像

等。脑脊液压力正常或增高，白细胞增多以中性粒细胞为主，在并发化脓性脑膜炎时脑脊液压力可明显增高，色浑浊，白细胞可多达每立方毫米数百或数千，蛋白明显增高，糖和氯化物均降低。结合腰穿及影像学检查，大多均可做出明确诊断。

(6)鉴别诊断

临床上应与单纯的头皮下脓肿鉴别。单纯的头皮下脓肿脓液主要在帽状腱膜下而非在骨膜下。也应与颅骨结核相鉴别，病人无与结核病人的接触史，周身亦无结核病灶发现。窦道排出之脓液中无干酪样物，涂片染色镜检及动物接种均无结核杆菌发现。化脓性脑膜炎及结核性脑膜炎时的脑脊液检查已于前节中叙述。如并发脑脓肿时应与结核瘤相鉴别，脑脓肿于CT及MRI检查时可显示圆形高密度环，中央为低密度区，而结核瘤则显示为圆或椭圆形均匀一致的高密度影，或混杂密度区，静脉注入对比剂后病灶可明显增强。颅骨平片的区别已在前节中叙述。

(7)治疗

颅骨骨髓炎如早应用强广谱抗生素治疗，使炎症及时得到控制不再发展，效果较好。但在颅骨已遭到严重破坏及头皮形成慢性窦道时，则很难仅用抗生素及换药和简单的窦道搔刮术等方法治愈。因此对于那些已发展有慢性窦道及颅骨缺损的病人，需先行颅骨X线平片、CT、MRI检查，了解颅骨破坏的位置及范围，而后尽早采取手术治疗。手术中既要注意到头皮血管的走行方向和窦道的位置，也要使头皮切口够大，一般做直线或S形切口，尽量将病灶区暴露充分，由骨缺损缘或行颅骨钻孔后用咬骨钳彻底咬除已被破坏的松软而含有脓液的病变颅骨，直到达正常颅骨处为止，清除游离的坏死骨碎片，并将窦道一并切除，硬膜外增生的纤维及肉芽组织，需用刮匙彻底刮除，但应小心勿将硬脑膜刮破，以免将炎症扩散到颅内，伤口内用无菌盐水冲洗干净，再用双氧水冲洗后放入抗生素，如庆大霉素8万U，并置油纱条予以引流，最后全层缝合部分头皮或敞开伤口引流，包扎。术后根据伤口分泌物多少来决定换药时间。对因严重的头皮及颅骨电灼、烧伤及外伤造成的较大面积的头皮缺损，长时间不愈而形成的暴露性颅骨骨髓炎，应先行伤口换药，经2周后于暴露的颅骨外板上，用颅钻钻多个骨孔，只钻透外板达板障保留内板，以便术后肉芽自板障中长出覆盖颅骨，在其完全覆盖颅骨达到近头皮高度时再予以植皮。以上各类手术均应于术中在伤口内取脓液涂片染色，镜检及细菌培养和敏感试验，以便术后有针对性地选用最敏感的抗生素，术后还需加强营养及支持疗法。在合并硬脑膜下脓肿时，则需在病灶清除术后，切开部分硬脑膜达脓肿腔，吸除脓液后冲洗干净，放入抗生素及油纱条，不缝伤口，行开放引流，于术后经多次换药，使新鲜肉芽组织自伤口底部向外生长，直至伤口愈合。如并发脑脓肿应先行CT或MRI检查，了解脓肿的位置及大小，尽早行穿刺抽脓，如经多次抽脓无效时，应行开颅脓肿切除术，如脓肿为多房者，宜一次开颅切除。在并发化脓性脑膜炎时，除全身应用大剂量抗生素外，还应每2～3天行腰椎穿刺，了解脑脊液压力及细胞数，并行鞘内注射抗生素治疗。

(8)并发症和后遗症

化脓性颅骨骨髓炎最常见的并发症是化脓性脑膜炎硬脑膜外或下脓肿及脑脓肿。其症状体征及治疗方法已如前所述。上述并发症均有一定生命危险，即使经积极治疗而抢救了生命，但术后仍常留有一些神经系统功能障碍，如智力降低、肢体瘫痪及癫痫发作、脑积水等后遗症。然而单纯的化脓性颅骨骨髓炎如及时治疗，除术后遗有颅骨缺损外，很少发生其他的后遗症。

(9)预后

单纯的化脓性颅骨骨髓炎经早期病灶清除术及抗生素治疗，预后较好，对已形成死骨及慢性窦道者，如处理不及时得当，除可复发外，还可致颅内并发症，预后较差。但如发生并发症尤以疾病进入晚期病情危重时,虽经积极治疗但仍有部分病人最终死亡。据文献报道,在107例患化脓性颅骨骨髓炎的病人中,单纯性者73例,经治疗后除1例死于其他疾病,另1例因手术不彻底而未治愈外,其余结果均良好。而在伴有颅内并发症的34例中死亡8例。可见有否颅内并发症,其结果相差悬殊,因此对本病早期诊断和治疗有重要的作用。

(刘敬业)

46.2 动脉瘤性骨囊肿

本病少见,是一种病因和发病机理均不明的非肿瘤性骨畸形,又称为骨化性血肿、骨动脉瘤、骨膜下巨细胞瘤和非典型巨细胞瘤等。1942年Jaffe和Lichtenstein认为此种骨病变的轮廓似动脉瘤壁和囊腔内充满血液,为一种独立的疾病,命名为动脉瘤性骨囊肿。

临床表现:本病多见于青少年,无性别差异。病史常呈慢性过程,颅骨的动脉瘤性骨囊肿常以头皮下肿块和疼痛为多见,肿物生长缓慢,大小不一,为硬性肿物,也可有波动感和压痛,穿刺可吸出血性液体,但肿物不随之缩小,反而可增大,外伤可使病情加重,听诊无血管杂音。病变可向颅内突入,呈气球样膨胀,特别是在较薄的颅骨更易发生,从而引起脑组织受压和颅内压增高的症状与体征。典型的病例颅平片检查可见低密度区,周围骨壳完整,病变内可见到骨性间隔。CT检查显示颅骨的多房性改变,增强扫描可见病变强化。

病理:病变位于硬脑膜外,分为囊性和骨性两种类型。囊性者有囊壁,呈多房性,含有暗红色血液。骨性表现为砂砾样,切面呈蜂窝状。显微镜下可见大小不等的充满血液的血窦,窦壁厚薄不一,缺乏血管壁,血窦由成纤维结缔组织分开。亦可见骨样组织,有骨小梁形成,骨小梁周围可绕以骨母细胞和破骨细胞。

诊断和治疗:典型病例诊断不难,可根据特征性的放射学影像得出正确的诊断,但应与其他颅骨疾病如骨肉瘤、骨转移瘤、破骨细胞瘤、巨细胞瘤、骨髓炎、骨囊肿、骨化性纤维瘤,以及成骨细胞瘤和骨纤维结构不良相鉴别,因本病在发展过程中,常与其他疾病的影像有相同之处。本病以手术治疗为主,全切除后可治愈。手术中主要是控制出血,为减少出血也可咬除部分正常颅骨,整块切除,累及大静脉窦和颅内重要结构时,应仔细分离粘连。不能全切者也可以行刮除术,术后辅以放射治疗,但效果不如全切除者,有复发的可能。

(靳永恒)

46.3 颅骨骨膜窦

46.3.1 概述(introduction)

颅骨骨膜窦是发生在颅骨膜上或骨膜下的无肌层静脉血管组成的血管团,该血管团借许多粗细不等的板障静脉、导血管与颅内大静脉窦沟通。本病也称血囊肿、局限性静脉曲张、骨血管瘘等,见图46-3-1示。

颅骨骨膜窦多见于30岁以下青少年,个别发病年龄较大。发病部位最常见于额顶部,借引流静脉与上矢状窦相通,少数发生于枕部,可与横窦沟通。此外,个别也有发生于颅底的报道。本病通常为

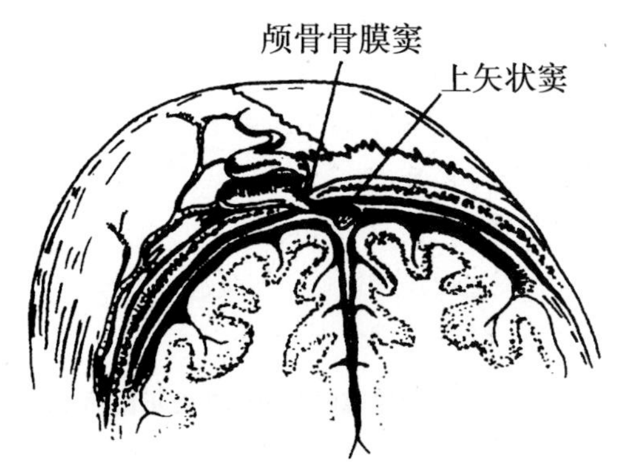

图46-3-1 颅骨骨膜窦与上矢状窦交通

单发,极少数病人可能多发。以往按照颅骨骨膜窦的发生原因将其分为三型:先天型、自发型和外伤型。但由于本病进展缓慢、隐匿,有些属于先天型的病人在后天偶然发现,故将其归纳分为二型:①自发型:比较多见,可由于先天性血管发育异常,颅骨的慢性疾病,静脉瘤病或遗传缺陷所致的导静脉异常增多等的基础上,再因咳嗽、呕吐等动作使静脉破裂等原因形成。有些病例同时伴有其他部位的血管异常如海绵状血管瘤或颅内静脉畸形,个别还伴有先天性颅骨发育异常。②外伤型:头部外伤后,骨膜下发生血肿,血肿经导血管与颅内静脉窦相通,或因颅骨外板骨折,加之凝血机制障碍以及蛛网膜颗粒压迹较深,从而促进本病的发生。有人认为颅骨骨折造成颅外异常血管和静脉窦同时损伤,或因颅骨骨折兼有静脉撕裂并引起硬脑膜外血肿,在此基础上发生本病。此外,也有人按照病变区的血流情况,分为闭合型和引流型,闭合型是指病变只与颅内静脉窦相通;引流型是指病变额外还与头皮静脉相通。

46.3.2 临床表现和诊断(clinical manifestation and diagnosis)

大多数病人可无症状,有些病例只是偶然被发现,当肿物增大时,局部可有膨胀感。一般在头皮上可见一可压缩的软性肿物,无搏动,局部头皮可呈微红色或青蓝色,有时在头皮表面还有小的血管瘤,毛细血管扩张或血管痣,任何能增加颅内压的因素均能使肿物增大,当直立和坐位时,肿物消失,此时,压迫双侧颈静脉肿物又复出现。当处于仰卧、俯卧或低头时,肿物明显增大,见图 46-3-2 示。在病变处可触及颅骨的孔隙或破坏。X 线检查,有的

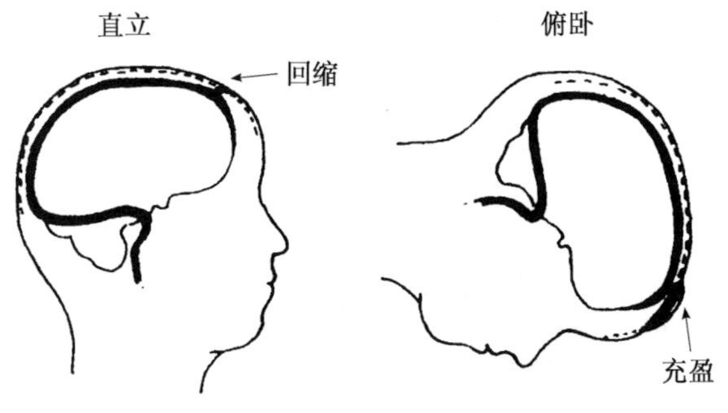

图46-3-2 颅骨骨膜窦的充盈随头位不同而变化

可见局部颅骨外板密度稍低和几个大小不等的骨孔。颈动脉造影的静脉期有时能显示出病变,而通过病变部位直接穿刺造影则能清楚地显示出病变的全貌及引流静脉。头颅 CT 显示病变呈略高密度影,局部颅骨有不同程度的破坏和缺损,增强扫描,病变呈明显的增强效应,近似于颅内静脉窦的增强效果,但有时也由于引流静脉的狭窄或血栓的形成,而致增强反应不大。磁共振扫描见病变区为混杂信号影。组织学检查可见病变由许多毛细血管和扩张的无肌层的静脉组成。

一般根据病人临床表现、查体及辅助检查不难诊断此病,但须与海绵状血管瘤、脑膜膨出、皮样囊肿等鉴别,可用压迫颈静脉法来判断是否为本病,即压迫双侧颈静脉时见肿物明显增大,而其他性质肿物几乎不出现上述征象,X 线造影、CT、磁共振扫描有助于进一步鉴别诊断。诊断外伤型颅骨骨膜窦的根据有:①明确外伤史并有明显的头皮挫伤或颅骨骨折。②病变部位与受伤部位一致。③病变区在受伤前未见异常。④外伤与肿物的出现有一段时间间隔。⑤组织学检查,自发型的腔内壁有一层较完整的内皮,而外伤型的缺乏之。

46.3.3 治疗(treatment)

以往有人曾向局部注射硬化剂或放射治疗,但因疗效不明显而被遗弃。目前多以手术治疗为主,手术前可适当抬高头位,使肿物既能呈现轮廓,又不致血液过度充盈为宜,以防手术出血过多。手术通常在靠近肿物处瓣状切口,从骨膜下剥离,然后缝扎皮瓣上的出血静脉,对外板骨孔,用骨蜡涂抹止血,也可先将皮瓣与病变分离,然后再从骨膜下剥离,切除病变。用骨蜡封堵骨孔。一般经上述处理的效果良好,并发症少。如果病变部位颅骨破坏、缺损严重或经上述处理后又复发者,可考虑开颅将病变及引流静脉全部切除。手术应注意将病变尽量全切除,否则有很快复发的危险,术中注意避免空气进入静脉窦,以免气栓发生。有人报告一例第一次手术仅用骨蜡将连接上矢状窦的引流静脉闭塞,但术后很快复发,又行开颅术,发现病变不仅与上矢状窦相通,而且还与蛛网膜血管沟通,遂将引流血管及病变彻底切除,随诊 10 年未见复发。

(刘佰运 王忠诚)

46.4 颅骨海绵状血管瘤

46.4.1 概述(introduction)

颅骨海绵状血管瘤比较常见,占颅骨良性肿瘤的 10%,起源于颅骨的板障,生长缓慢。可发生在任何年龄,青少年多见,女性多于男性,有人报告男女之比为 1∶3。

与其他部位的海绵状血管瘤相同,多为数个扩张的血窦,窦内壁覆盖内皮细胞,窦之间有疏密不等的纤维组织。按肿瘤形状可分为扁平型和球型。扁平型多局限在板障内生长,内外板变薄。球型多向内外板延伸,突出外板或穿透内板,但是很少累及硬脑膜。

46.4.2 临床表现和诊断(clinical manifestation and diagnosis)

本病发展缓慢,除局部肿胀感和可能触及肿块外,多无其他症状。如外板已破坏者,在局部可触及非骨性肿块。肿块在压迫时变小,有压缩性。在头低位时肿大,张力增高,头高位时见肿块张力下降并缩小。

头颅 X 线平片可见颅骨上有圆形、椭圆形或蜂窝状低密度区,边界整齐,多有硬化带。越近中心部骨小梁越不明显是本病的特征。在切线位片上可见有放射状的骨针排列。但一般没有迂曲的血管压迹,借此可以与脑膜瘤鉴别。血管压迹加深明显可能是肿瘤发生恶变。血管造影有时可以看到肿瘤染色。CT 扫描可见到明显增强的肿块。MRI 检查可在 T_1 加权像上呈低信号肿瘤影。T_2 加权像肿瘤周围是含铁血黄素的低信号“黑环”,为海绵状血管瘤特征性表现。

46.4.3 治疗(treatment)

海绵状血管瘤以手术治疗为主。早期手术,病变多局限,手术难度小,预后也好。一些大型肿瘤手术中出血较多。有的只能取一部分病理组织而终止手术。为此对较大的海绵状血管瘤手术前最好先行脑血管造影,了解肿瘤供血的情况,在术前或手术开始时先阻断供血动脉,必要时可先阻断供血动脉,以减少手术中出血。对颅骨缺损过大者,需行颅骨成形术。对不能全切除的肿瘤可用小剂量放射治疗,总量需 10 ~ 20Gy(1 000 ~ 2 000rad),本病多数预后较好。

(杨玉山)

参考文献

[1] 薛庆澄. 神经外科学 [M]. 天津: 天津科学技术出版社,1990: 581-582.

[2] Ballar A,Allut AG,Prieto A,et al. Sinus pericranial:radiological and etiopathological considerations,J Neurosurg,1992,77:469.

[3] Nishio A,Sakagachi M,Murata K,et al. Lateral situated sinus pericranial,case report. Surg Neurol,1989,32:382.

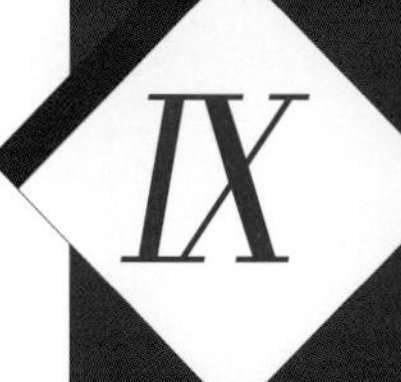

颅内感染性疾病篇

47. 颅内非特异性感染

颅内非特异性感染是指由化脓性细菌所致的颅内感染。常见的致病菌为脑膜炎双球菌、肺炎球菌、嗜血流感杆菌、葡萄球菌、链球菌、肺炎杆菌、大肠杆菌、厌氧杆菌、变形杆菌、沙门菌属及绿脓杆菌等。感染途径,①直接感染:细菌通过开放性颅脑损伤(包括颅脑火器伤)或开颅手术的创口直接进入颅内。②病灶感染:细菌由颅骨骨髓炎、鼻旁窦炎、中耳炎或乳突炎等与脑相邻近的感染病灶向颅内侵入。③血行感染:如继发于败血症、菌血症或身体其他部位的化脓性病灶,细菌经血行播散。④经由脑脊液径路所引起的感染:如腰椎穿刺、脑室穿刺或鞘内注射药物等操作所引起的感染。根据病变的主要部位与性质,临床上常见的颅内化脓性感染有化脓性脑膜炎、脑脓肿以及硬脑膜下和硬脑膜外脓肿。鉴于颅内化脓性感染多数为急性发病,病情危急,加上神经功能遭到损害后恢复也较难,所以早期、正确的诊断与及时恰当的处理,对于挽救病人的生命和使其神经功能得到较满意的恢复,都是至关重要的。

47.1 化脓性脑膜炎

化脓性脑膜炎(purulent meningtis)指的是由化脓性细菌所引起的脑膜炎。由于此类感染主要波及蛛网膜下腔,所以脑、脊髓、颅神经以及脊神经均可受累,而且还常伴有脑室壁及脉络丛的炎症。

47.1.1 病因(etiology)

化脓性脑膜炎可由任何化脓性细菌引起。最常见的致病菌为脑膜炎双球菌、嗜血流感杆菌和肺炎球菌。其次为金黄色葡萄球菌、链球菌、大肠杆菌、变形杆菌、沙门氏菌及绿脓杆菌等。其他较为少见。新生儿脑膜炎以大肠杆菌和溶血性链球菌为多见。开放性颅脑损伤所引起的多数为葡萄球菌、链球菌和绿脓杆菌。感染途径:①由邻近的化脓性病灶所引起的,包括鼻旁窦炎、中耳炎、乳突炎、扁桃体炎、颈部的化脓性病灶、颅骨骨髓炎、硬脑膜外、硬脑膜下脓肿以及脑脓肿等。②由颅脑损伤所引起的,包括开放性颅脑损伤和颅底骨折等。③由远离的化脓性病灶经血行感染所引起的,包括细菌性心内膜炎、肺部的化脓性感染、菌血症以及其他远处的化脓性病灶。④某些先天性的病变,如脑膨出或脊膜、脊髓膨出破溃时,感染也可直接进入蛛网膜下腔。皮样囊肿如果与外界相沟通时,也可引起直接感染。⑤由于神经外科手术后感染所引起，包括颅脑和脊髓的手术。

47.1.2 病理(pathology)

各种致病菌所致的化脓性脑膜炎的病理变化大体上相似。早期只有大脑表面的血管扩张、充血，随之炎症迅速沿蛛网膜下腔扩展，且有大量脓性渗出物覆盖于脑表面和沉积于脑沟、脑池和脑的基底部。有时炎症也可波及脑室内。脓液的颜色与致病菌种类有关，如脑膜炎双球菌、金黄色葡萄球菌、大肠杆菌及变形杆菌的脓液常为灰或黄色；肺炎双球菌脓液为淡绿色；绿脓杆菌的脓液为草绿色等。发病数周后，由于脑膜粘连致使脑脊液的吸收障碍和循环受阻，从而引起交通性或非交通性脑积水。如并发脑动脉炎，可引起脑缺血或脑梗死。此外，还可引起颅内静脉窦血栓形成、硬脑膜外、硬脑膜下脓肿或脑脓肿等。显微镜下可见脑膜甚至室管膜及脉络丛有炎症细胞浸润，以中性粒白细胞为主。有时还可发现致病菌。此外，还可见脑膜及脑皮质的血管充血或血栓形成，脑组织有水肿、神经元变性及神经胶质细胞增生等表现。

47.1.3 临床表现(clinical manifestation)

本病通常为爆发性或急性起病，少数为隐袭性发病。初期常有全身感染症状，如畏冷、发热、全身不适等。并有咳嗽、流涕、咽痛等上呼吸道症状。头痛比较突出，伴呕吐、颈项强直、全身肌肉酸痛等。精神症状也较常见，常表现为烦躁不安、谵妄、意识朦胧、昏睡甚至昏迷。有时可出现全身性或局限性抽搐，在儿童尤为常见。检查均可发现明显的脑膜刺激征，包括颈项强直、克氏征及布鲁金斯基征阳性。视乳突可正常或充血、水肿。由于脑实质受累的部位与程度不同，可出现失语、偏瘫、单瘫，及一侧或双侧病理征阳性等神经系统的局灶性体征。由于脑基底部的炎症常累及颅神经，故可引起睑下垂、瞳孔散大固定、眼外肌麻痹、斜视、复视、周围性面瘫、耳聋及吞咽困难等。颅内压增高也较常见，有时可致脑疝形成。

47.1.4 诊断(diagnosis)

化脓性脑膜炎的诊断除根据病史和临床表现外，实验室检查也十分重要。急性期间周围血象中白细胞总数增高，中性粒细胞占80%～90%。脑脊液检查早期即有炎症性改变，压力增高，外观混浊，甚至为脓性，细胞数可高达$(1\,000 \sim 10\,000) \times 10^6/L(1\,000 \sim 10\,000/mm^3)$以上，且以中性粒细胞为主。恢复期才以淋巴细胞为主。脑脊液中蛋白含量增高，但糖与氯化物明显降低。50%病例经过脑脊液涂片检查及细菌培养可查到致病菌。脑脊液的免疫蛋白测定可发现IgG或lgM均明显增高。乳酸脱氨酶含量也增高。特别是免疫荧光抗体染色、免疫对流电泳测定抗原及乳酸凝集实验等均有助于病原等的诊断。放射学检查：虽然头颅X线拍片及各种造影很少发现阳性改变，头颅CT扫描在病变早期也可无异常发现，但随着病变的进展，CT增强扫描时可见脑膜呈线状强化。如并发硬脑膜下积液，CT片上可见于颅骨内板下方出现新月形低密度区。包膜形成时，其内膜可被强化。炎症波及室管膜及脉络丛时，可显示脑室壁线状强化。如并发脑积水则可见脑室扩大等。如脑实质受累则显示低密度区和占位效应。MRI检查依病变的不同阶段而有不同表现，在病变早期可见脑膜及脑皮质呈条状信号增强、脑组织广泛水肿、脑沟裂及脑回变小。在病变中期，可在皮质及皮质下出现缺血性病灶以及脑室周围出现间质性水肿。后期，可见脑积水、硬脑膜下积液或脑萎缩。

47.1.5 鉴别诊断(differential dagnosis)

根据发热、头痛、脑膜刺激征以及脑脊液中多形核白细胞增多为主的炎症性变化等，诊断不难。但应与下列疾病相鉴别。

(1)非化脓性脑膜炎

因为不论是结核性、病毒性、真菌性和其他病原体所引起的非化脓性脑膜炎也会出现发热、头痛及脑膜刺激征，所以应鉴别，非化脓性脑膜炎的脑脊液细胞反应多为淋巴细胞，而化脓性脑膜炎的脑脊液中细胞增多以中性粒白细胞为主，加上糖含量降低和乳酸脱氢酶增高可排除非化脓性脑膜炎。

(2)机械、化学、中毒性脑膜损害以及癌性脑膜病

这些情况也会出现与化脓性脑膜炎类似的临床表现，但通常凭详细的病史、原发病的确定，对疾病转归的观察以及试验性治疗等可使诊断得以澄清。

(3)出血性脑血管病

出血性脑血管病，特别是蛛网膜下腔出血往往突然发病，也可有发热、头痛及脑膜刺激征等，但腰椎穿刺脑脊液呈血性可证实诊断。

47.1.6 治疗(treatment)

化脓性脑膜炎的诊断一经确定,即应立即采用相应的抗生素进行治疗。若病原体明确者应针对病原菌选用敏感的药物。若一时无法明确者,可按一般发病规律选用药物,如脑膜炎双球菌、肺炎双球菌感染可首选青霉素G;嗜血流感杆菌应首选氨苄青霉素及四环素;肺炎球菌首选头孢菌素、氯霉素或卡那霉素; 大肠杆菌首选氨苄青霉素及头孢菌素; 厌氧杆菌和变形杆菌首选卡那霉素及庆大霉素;沙门菌属则首选氨苄青霉素及氯霉素;绿脓杆菌首选多黏菌素及庆大霉素。如果全身给药效果欠佳,可结合鞘内给药。若临床上考虑为多种致病菌混合感染,则需联合用药。使用抗生素的同时尚须注意营养,水是解质平衡,防治脑水肿和加强护理。在充分使用抗生素的情况下投予肾上腺皮质激素类药,有助于控制脑水肿和减轻炎症反应。

47.1.7 并发症及后遗症(complication and sequelae)

化脓性脑膜炎的常见并发症包括硬脑膜下积液、积脓、脑脓肿、脑梗死、静脉窦血栓形成等颅内化脓性感染性疾病以及细菌性心内膜炎、肺炎、化脓性关节炎、肾炎、眼睫状体炎甚至弥漫性血管内凝血等颅外病变。后遗症包括癫痫、脑积水、失语、肢体瘫痪以及颅神经麻痹。

47.1.8 预后(prognosis)

本病的预后在磺胺类药特别是抗生素问世以后已大为改观。若诊断及时、治疗恰当,预后均较好。但年老或新生儿以及存在严重并发症和神志昏迷者预后则较差。

47.2 脑 脓 肿

脑脓肿(intracerebral abscess)是化脓性细菌侵入脑内所形成的脓腔。由于脑组织直接遭到严重的破坏,所以这是一种严重的颅内感染性疾病。在经济落后,卫生条件差的国家和地区,脑脓肿的发生率明显较高。在以往脑脓肿也是我国各地常见的一种疾病, 但近20年来随着医疗卫生条件的改善和诊治水平的提高, 其流行病学也发生了很大的变化,发病率有明显下降的趋势。特别是病因学方面,过去一直认为邻近病灶感染是脑脓肿的主要原因,其中以耳源性脑脓肿占据首位。但近些年来隐源性和血源性脑脓肿的发病率明显提高,这可能是中耳炎和乳突炎已得到了及时的根治。

47.2.1 病因(etology)

脑脓肿最常见的致病菌为葡萄球菌、链球菌、肺炎杆菌、大肠杆菌和变形杆菌等。有时为混合感染。致病菌往往因感染源的不同而异。

47.2.2 感染途径(routes of infection)

①直接来自邻近的感染病灶:由中耳炎、乳突炎、鼻旁窦炎、颅内静脉窦炎以及颅骨骨髓炎等感染病灶的炎症直接波及邻近的脑组织,所以此类脑脓肿多位于感染原发病灶的邻近部位。如耳源性脑脓肿约2/3位于病灶同侧的颞叶, 约1/3位于小脑半球。而鼻旁窦炎所致的脑脓肿多位于额叶底面。颅内静脉窦炎及颅骨骨髓炎所致的脑脓肿也均发生在原发病灶的邻近部位。②血行感染:由肺部的各种化脓性感染、胸膜炎、细菌性心内膜炎、膈下脓肿、胆道感染、盆腔炎、牙周感染以及皮肤的痈、疖等经血行而播散的。此类脑脓肿常位于大脑中动脉分布区的脑白质或白质与皮质的交界处,而且常为多发性脑脓肿。婴幼儿先天性心脏病所致的脑脓肿也属血行感染。由于伴有发绀的先天性心脏病的患儿往往有红细胞增多症以及血液凝固机能亢进,所以容易在其脑部发生小的梗塞灶,使该部脑的抵抗力下降。同时由于动静脉的沟通使得周围静脉血中的化脓性细菌不经过肺毛细血管的过滤而直接进入脑部形成脓肿。③由于开放性颅脑损伤,化脓性细菌直接从外界侵入脑部。特别是当开放性颅脑损伤有异物或碎骨片存留在脑内时,或由于清创不及时、不彻底时可在数周内形成脑脓肿。此类脑脓肿的部位多在伤道或异物所在处。少数可在伤后数月或多年后才引起脑脓肿,临床上称之为晚发性脑脓肿。其发病机理可能是毒力较低的细菌在损伤处较

长期的潜伏，待机体的抵抗力下降时，则发展成脓肿，或由于细菌经血循环传播到受伤的脑组织而引起脑脓肿。④病因不明确者称之为隐源性脑脓肿，指在临床上无法确定其感染来源的。这可能是由于原发感染的症状不明显或短期内自愈而被忽略或由于原发的感染病灶深隐而未被发现。此类脑脓肿在脑脓肿中所占的比率有逐步增高的趋势。

47.2.3 病理(pathology)

脑脓肿的病理过程一般包括三个阶段。

(1)急性脑炎阶段

病变部位有炎性细胞浸润，由于小血管的脓毒性静脉炎和动脉被感染性栓子的阻塞，使局部脑组织发生软化坏死，继而出现多数小的液化区，附近的脑组织有水肿表现。

(2)化脓阶段

局部液化区扩大互相融合形成脓腔。开始有小量脓液，周围为薄层不规则的炎症性肉芽组织。邻近脑组织严重水肿和胶质细胞增生。

(3)包膜形成阶段

脓腔外周的肉芽组织同血管周围结缔组织、神经胶质细胞增生逐步形成脓肿包膜。包膜形成的快慢取决于炎症性质和机体的反应程度。一般在感染后 7~14d 初步形成。而完全形成需要 4~8 周。脑脓肿常为单个，但可以是多房的，散在不同部位的多发性脑脓肿较少见。本病常合并有化脓性脑膜炎、硬脑膜下或硬脑膜外脓肿。

47.2.4 临床表现(clinical manifestation)

脑脓肿发病可缓可急。通常有以下三方面的临床表现：①全身感染症状：如畏冷、发热、头痛、呕吐、全身乏力、脑膜刺激征等，周围血象显示中性粒细胞增多。②颅内压增高症状：可在急性脑炎阶段急剧出现，然而多数在脓肿形成后出现，此时头痛呈持续性，伴阵发性加重，头痛剧烈时伴呕吐、脉缓、血压升高以及眼底水肿等。③局灶性症状：根据脑脓肿所在部位的不同而出现各种相应脑受压的症状，如颞叶脓肿常有感觉性或命名性失语(优势半球)、对侧偏盲及轻度偏瘫等。额叶脓肿常出现性格改变，表情淡漠、记忆障碍、局限性或全身性癫痫发作、对侧肢体瘫痪、运动性失语(优势半球)等。顶叶脓肿可有深浅感觉障碍或皮质感觉障碍，优势半球病变可有失语、失写、失认症或计算不能等。小脑脓肿常出现水平性眼球震颤、肢体共济失调，强迫头位等。此外，脑脓肿在临床上还容易发生两种危象，即脑疝和脑脓肿破裂。二者均可使病情急剧恶化甚至死亡。颞叶脓肿容易引起钩回疝，小脑脓肿容易引起枕骨大孔疝。各种原因引起颅内压增高或腰穿放出脑脊液时均可促进脑疝形成。当脓肿靠近脑室或脑表面时可因用力、造影或不恰当穿刺等使其突然破溃，造成急性化脓性脑炎或脑膜炎。此时病人突然昏迷、寒战、高热，全身抽搐，甚至角弓反张，脑脊液细胞数增多，甚至呈脓性。出现上述危象时，若不及时抢救，多数死亡。少数所谓“爆发性脑脓肿”的病例，由于细菌的毒力很强，或机体的抵抗力很差，因而起病急骤、病情发展迅速，脑组织发生较大范围的坏死和严重水肿，很快出现颅内压增高和局灶症状，多数病例在脓肿包膜形成之前引起死亡。

47.2.5 诊断(diagnosis)

脑脓肿的诊断主要依据病史及临床表现，但下列各种辅助检查均有一定的价值：

(1)腰穿及脑脊液化验

本病脑脊液压力多数增高。在急性脑炎阶段，脑脊液细胞数明显增多，糖及氯化物可在正常范围内或降低。当脓肿形成时细胞数可逐渐减少，甚至正常，糖及氯化物也会恢复正常，但蛋白含量多数增高。此项检查有一定的参考意义，但为防止脑疝形成，腰穿时应小心谨慎。若测压时发现压力明显增高，只放少量脑脊液供化验检查。

(2)头颅 X 线拍片

头颅 X 线拍片法，可以发现脓肿的原发病灶，如耳源性脑脓肿可发现颞骨岩部骨质破坏和乳突气房消失。鼻源性脑脓肿可显示额窦、筛窦或上颌窦的炎症性改变。慢性脑脓肿还可显示颅内压增高的头颅 X 线改变以及钙化的松果体移位。偶尔可见脓肿壁的钙化。外伤性脑脓肿有时可发现颅内碎骨片或残留的异物。如由厌氧菌所引起的脑脓肿，偶尔可见脓肿内的液平面。

(3)脑超声波检查

大脑半球脓肿可发现中线波向对侧移位，有时可出现脓肿波。小脑半球脓肿可有侧脑室对称性扩大，可出现侧脑室波。

(4)脑血管造影

根据脑血管移位的情况以及在脓肿形成部位出现无血管区等，有助于诊断。

(5)脓腔造影

在施行脓肿穿刺时向脓腔内注入适量的造影剂，如硫酸钡微粒混悬液或碘苯脂或其他碘油溶液，经头颅X线拍片以观察脓肿的大小范围及确切的位置。以后多次拍片复查有助于了解脓肿缩小的情况。

(6)头颅CT扫描

脑脓肿的CT扫描依病变的发展阶段而异。在急性脑炎阶段，非增强扫描可显示一边缘模糊的低密度病灶并有占位效应，而增强扫描低密度区不发生强化。在化脓阶段，非增强扫描仍表现为低密度病灶，而增强扫描在低密度区的周围可轻度强化，表现为完整但不规则的浅淡的环状强化。脓肿完全形成阶段非增强扫描约5%病例在低密度区的周边可显示脓肿壁，增强扫描可见完整、厚度均一的明显环状强化。绝大多数病例，脑脓肿周围会出现明显不规则的脑水肿，而且有占位效应。大脑半球的脑脓肿可引起病变对侧的侧脑室扩大，而小脑半球脓肿可出现双侧侧脑室与第三脑室的扩大。若为厌氧菌的感染，还可在脓肿腔内见到气体和形成液平面。CT扫描不仅可以确定脑脓肿的存在及位置，而且还有助于了解其大小、数目和形态。CT对脑脓肿不仅有诊断价值，而且还有助于选择手术的时机和确定治疗的方法。

(7)MRI检查

MRI诊断脑脓肿，依脓肿形成的时间不同，其表现不同。在脓肿包膜未形成时，仅表现脑内不规则，边界不清的长 T_1 长 T_2 信号影，占位征象明显，需结合病史进行诊断，并注意与胶质瘤、转移瘤相鉴别。当包膜形成完好时，T_1 像则显示边界清楚，信号均匀的类圆形低信号影或等信号影。T_2 像显示高信号，有时可见圆形点状的血管流空影，为脓肿包膜的血管反应性增生。通常在注射GD-DTPA后5～10min即可显示明显的异常对比增强。若作延迟扫描，增强环的厚度向外进一步扩大，提示了脓肿血脑屏障的损害。此外，脓肿壁的内缘无结节状异常信号向脓腔内突入，此为绝大多数典型脓肿的MRI所见。

47.2.6 鉴别诊断(differential dagnosis)

(1)化脓性脑膜炎

在脑脓肿的早期阶段，两者几乎无法鉴别。因为两者均可有明显的全身感染症状及脑膜刺激征，脑脊液检查均提示细胞数增高，蛋白增高及糖、氯化物降低。但脓肿一旦形成，将出现明显颅高压及局灶性体征。脑超声波、脑血管造影及头颅CT与MRI检查均有助于鉴别诊断。

(2)硬脑膜外及硬脑膜下脓肿

因病程与脑脓肿相似，而且常合并脑脓肿，所以鉴别比较困难。脑血管造影若为硬脑膜外或硬脑膜下脓肿，造影片上将显示颅骨与脑之间有一无血管区，CT及MRI检查更有助于鉴别诊断。

(3)颅内静脉窦栓塞

慢性中耳炎、乳突炎常引起侧窦的炎性栓塞，可出现全身感染症状及颅内压增高，但脑局灶症状与脑膜刺激征不明显，而腰穿时行Tobey-Ayer试验对侧窦栓塞的诊断有帮助。但有颅高压时应谨慎，可借助脑超声波、脑血管造影、CT和MRI加以鉴别。

(4)耳源性脑积水

由于慢性中耳炎、乳突炎或由其所引起的横窦栓塞均可产生脑积水，临床表现为头痛、呕吐等颅内压增高症状。但耳源性脑积水的病程一般较长，全身症状较轻，无局灶性体征。脑超声、CT及MRI只显示脑室扩大。

(5)化脓性迷路炎

由于眩晕、呕吐，且可出现眼震、共济失调，甚至强迫头位等酷似小脑脓肿，但少有头痛，无脑膜刺激征，颅内压正常，各种造影、CT及MRI检查均为阴性。

有些隐源性脑脓肿或慢性脑脓肿由于在临床上缺乏明显的全身感染症状及脑膜刺激征，所以与脑肿瘤不易鉴别，甚至仅在手术时才能得到证实。但如果仔细分析病史，加上各种化验检查，特别是借助于各种造影、CT及MRI检查，一般是可以鉴别的。

47.2.7 治疗(treatment)

当脓肿尚未局限时一般只采用抗生素及降低颅内压的药物，包膜形成后可行手术治疗。手术方法包括：

(1)穿刺法

该方法简单、安全，适用于各部位单发的脓肿，特别是适用于脓肿部位较深或位于语言中枢、运动中枢等主要功能部位，或由于年老体弱或患有其他严重疾病或病情危重不能耐受开颅手术者。但不适用于多发性或多房性脓肿或脓肿腔内有异物者。操作时力求精确定位，除根据临床表现外还可借助各种造影、CT 扫描和 MRI 检查。穿刺成功后应设法将脓肿腔内脓液彻底抽净，并注入抗生素，还应行脓腔造影，以作为观察或再次抽脓的标志。临床上有一次性穿刺获得成功的经验，但有时需要反复几次的抽脓。手术后应严密观察病情变化，若多次穿刺无效或病情有所加重，应改用其他方法。随着医学科学的进展，脑脓肿的治疗也取得了显著进步，除了 CT 和 MRI 检查在临床上的应用使诊断水平大为提高外，还采用了在 CT 引导下施行脑立体定向进行穿刺的方法，不仅使定位更加精确，效果更好，而且还可用于其他方法治疗极为困难的深部或多发脑脓肿。该方法目前已被认为是治疗深部及多发性脑脓肿的首选方法。

(2)引流法

这是指采用钻颅或锥颅穿刺抽脓之后在脓肿腔留置引流管的方法。这也是比较简单安全的方法。其治疗原理与穿刺抽脓相同，但可以免去反复进行穿刺所带来的不便。其适用范围与上述穿刺法基本上相类似。通常用于脓肿壁较厚的单发性脓肿，估计通过一次性穿刺抽脓无法解决的病例。操作时应根据造影或 CT 扫描的结果精确定位。当穿刺成功后拔出脑针，记下深度及穿刺的方向，将一端剪有多个侧孔，内径约 4mm 的硅胶管沿脑针所穿刺的方向插入，当脓液从管中流出，再送入 1～2cm，并予以固定。然后用加入抗生素的生理盐水反复冲洗至无脓液为止。冲洗时注入的液体量应与抽出的液体量相当。术后将引流管接在引流瓶上，每日冲洗一次，至第三天冲洗抽脓后复查造影或 CT，以便观察脓肿缩小的情况。若脓肿已缩小，病情也有好转，则可根据细菌对药敏试验的结果，选取合适的抗生素配制冲洗液，再隔天冲洗一次，通常 4～6 次后冲洗液可转为清亮，若无引流液即可拔管。

(3)脓肿切除术

这是指通过开颅的方法将脓肿予以切除。一般要在脓肿的包膜完全形成后进行。尽管也有人在脑脓肿的急性脑炎阶段就进行开颅，吸除感染、坏死和水肿的脑组织直至暴露其周围正常的组织，但此时造成脑组织损伤较为严重，此法只适用于少数所谓“暴发性脑脓肿”，由于积极的非手术治疗，不见脓壁形成，病变的范围继续扩大，症状也不见好转，反而急剧恶化甚至危及生命的情况下才进行，一般很少采用。脑脓肿切除适用于病人的一般状况较好，能耐受开颅手术，脓肿又位于脑的非主要功能区且较表浅者。或由于脓肿壁较厚，估计通过穿刺抽脓或引流无法解决者，或通过穿刺和引流后症状不见好转者。临床上对多房性脑脓肿一般都主张进行开颅手术切除。对于脓肿已破入脑室或出现脑疝危象经脱水及穿刺抽脓后症状未见好转时也应紧急行脓肿切除术。

上述手术各有优缺点，应根据每个病例的具体情况选择适当的方法。一般是先采用穿刺法或引流法，然后再根据需要而施行脓肿切除术。少数病例需直接进行脓肿切除术。

在脑脓肿的治疗中还值得注意的是术后脓肿复发问题。一般认为脑脓肿的复发原因除了手术治疗不彻底，有残留的脓腔或未发现的小脓肿以后逐渐扩大而引起脓肿再发外，还可能是由于原发感染病灶未处理或未彻底处理以致感染仍继续不断地向颅内侵入或在手术时脓肿破溃、脓液外渗而污染了创口以致日后形成新的脓肿。一般人认为脑脓肿的复发只是发生在穿刺或引流术后，而脓肿切除术后不致复发，实际上并非如此。事实上脓肿的复发不仅见于穿刺或引流术后，即使脓肿完全切除后也可发生，这是由于在脓肿切除的过程中常难免发生脓肿破溃与脓液外渗。虽用大量的抗生素溶液进行冲洗，但由于某些细菌，特别是金黄色葡萄球菌，所以仍无法将污染的细菌完全清除，从而导致脓肿的复发。为此，在切除脓肿时务必精细操作，力求彻底切除脓肿，并防止脓肿壁的破损和脓液的外渗，创口四周一定要用棉片加以保护，防止污染。除手术外还应进行细菌培养及药敏试验，以便选择有效的抗生素。术后抗生素的使用不应少于 2～4 周。对原发性病灶也应及时根治，以降低脓肿的复发率。此外，手术前后都应给予脱水治疗，并注意水、电解质的平衡。

47.2.8 并发症及后遗症(complication and sequelae)

脑脓肿常见的并发症包括化脓性脑炎及脑膜炎，硬脑膜下积液、积脓、感染性颅内静脉窦血栓形成以及细菌性心内膜炎、肺炎、肾炎、化脓性关节炎、败血症及弥漫性血管内凝血等。后遗症包括癫痫、脑积水、肢体瘫痪等。

47.2.9 预后(prognosis)

脑脓肿的预后取决于许多因素：

1)年龄:儿童病例较成人预后差,老年人预后较差。

2)机体的免疫力:机体免疫力较差者预后不好。

3)脓肿的性质:多发脓肿预后较单发者差,多房性脓肿预后较单房者差。爆发性脑脓肿预后最差。

4)脓肿的部位:位于脑深部或脑主要功能区者预后较差,如脑干或丘脑脓肿预后均较差。

5)病因:肠源性及心源性脑脓肿预后较其他类型者差。

6)并发症:脑脓肿若并发有颅内外其他并发症者预后较差。若脑脓肿破入脑室或蛛网膜下腔,则预后更差。

7)治疗情况:包括抗生素的选用,手术方式的选择以及各种对症处理。如果处理不及时,不恰当,预后必然也较差。

47.3 硬脑膜下脓肿和硬脑膜外脓肿

47.3.1 硬脑膜下脓肿(intradural abscess)

硬脑膜下脓肿是指颅内发生化脓性感染后脓液聚积于硬脑膜和蛛网膜之间的硬脑膜下腔。虽然这是一种比较少见的颅内感染性疾病,但由于硬脑膜下腔缺乏任何间隔的解剖特点,致使一旦发生硬脑膜下脓肿,脓肿的扩展范围常比较广泛,脓液不仅沿一侧大脑表面扩展,有时还可通过大脑脚下缘蔓延到对侧,甚至侵犯到脑底面,从而产生严重的后果,所以值得引起高度重视。

(1)病因

硬脑膜下脓肿常见的致病菌为链球菌和葡萄球菌,但婴幼儿常为流行性感冒杆菌或肺炎球菌所致。感染途径多数为邻近感染病灶扩展的结果, 尤其是鼻旁窦炎、中耳炎或乳突炎和慢性颅骨骨髓炎,偶尔也发生在开放性颅脑损伤,或硬脑膜下血肿手术后。脑脓肿自行破溃或手术所引起的破溃也可引起硬脑膜下脓肿。由败血症和菌血症以及远处的感染经血行播散所引起的硬脑膜下脓肿较为少见。

(2)病理

硬脑膜下脓肿的病理变化主要是硬脑膜的内层发生炎症性改变,所以过去也常被称作硬脑膜内层炎。早期即可见硬脑膜的内面有纤维脓性渗出液,渗出液多位于大脑凸面,先在额叶,然后向内扩展到顶部和向下到大脑外侧裂。病变更广泛时可继续向下侵犯额叶。但此种脓性渗出物不易在额叶眶面发现,因为额叶眶面与眶顶紧附。脓性渗出物亦可沿外侧裂扩展到视交叉区,亦可沿大脑镰扩展到额叶内侧面,甚至到对侧的大脑凸面。当脓性渗出物积聚到相当数量时,不仅使脑受压,同时还会引起颅内压增高,当炎症扩展到其下面的软脑膜和脑组织时则更有临床意义。进入慢性期,在硬脑膜和蛛网膜之间,在蛛网膜和脑之间形成粘连,而且硬脑膜下脓肿具有较厚的包膜,此时抗生素很难进入脓肿包膜内。

(3)临床表现

硬脑膜下脓肿的临床表现除原发性感染灶的症状外,病人常有头痛、畏冷、发热、恶心、呕吐、嗜睡,甚至昏迷以及明显的脑膜刺激征。由于硬脑膜下脓肿压迫脑皮质的功能区或由于感染引起大脑表面静脉的血栓性静脉炎等,可造成失语、偏瘫、癫痫或癫痫持续状态等。两侧性硬脑膜下脓肿可引起两侧性神经系统症状。如硬脑膜下脓肿范围较大可引起颅内压增高,甚至引起脑疝。若硬脑膜下脓肿位于大脑镰旁,则较早出现偏瘫,且以下肢为重,来源于额窦炎和颅骨骨髓炎者,可见病灶部位的头皮有浮肿及压痛。婴幼儿化脓性脑膜炎并发的硬脑膜下脓肿,常在脑膜炎发病后 1~2 周内发生,经抗生素治疗,脑脊液细胞数趋向正常,但神经症状不见改善,反而出现癫痫、呕吐、头颅增大、前囟膨隆等。

(4)诊断

本病的诊断除根据病史和临床表现外,还可借助于各种辅助检查。腰椎穿刺除发现颅内压增高外,脑脊液检查可见细胞数增多,蛋白含量增高,糖和氯化物正常或稍降低。脑血管造影可显示颅骨与脑之间的无血管区。头颅 CT 扫描,若为一侧大脑凸面的硬脑膜下脓肿则表现为靠近颅骨内板范围广泛的, 可跨越颅缝的新月形或豆状形的低密度区, CT 值为 0~16Hu,为硬脑膜下脓肿的早期脓液。常伴有邻近脑组织水肿或白质内梗塞所引起的大片低密度区。有时硬脑膜下积脓范围较小，而脑水肿区却很大，占位效应显著，中线结构移位较多。但累及两侧大脑凸面的硬脑膜下脓肿，中线结构移位不显著。增强后 CT 扫描可出现边界清楚、厚度均匀的细强化带，位于硬脑膜下积脓处和脑表面之间，这是由于脓肿所处的软脑膜表面有肉芽组织形成，加之脑皮质感染所致。当伴有静脉栓塞和脑炎时，脓肿处的脑表面出现脑回状强化，此时可使脓肿内缘的强化带变得密度不均匀，厚度不规则。大脑半球内侧面纵裂的硬脑膜下脓肿，多呈梭形。MRI 检查：大脑凸面的硬脑膜下脓肿在 T_1 像上为信号低于脑实质而高于脑脊液，T_2 像上信号高于脑实质而略低于脑脊液，覆盖于大脑半球表面，呈新月形，偶为长梭形，并向脑裂特别是外侧裂延伸，新月形的内缘不出现低信号的弧形带。冠状面图像可显示脑底部的硬脑膜下积脓，病灶邻近脑组织可显示脑水肿的信号。

若在婴幼儿施行前囟穿刺时在硬脑膜下抽出脓液或成人经钻孔探查在硬脑膜下发现脓肿，便可确定诊断。

(5)鉴别诊断

硬脑膜下脓肿除了应与其他颅内感染性疾病相鉴别外，还应着重与硬脑膜外脓肿相鉴别。一般说来，脑膜外脓肿症状轻，CT 扫描病灶局限，呈梭形，增强扫描脓肿内缘的强化带显著。脓肿内缘在 MRI T_1 或 T_2 像上均为低信号的弧形环带。而硬脑膜下脓肿症状重、CT 扫描病灶范围较广泛，覆盖于大脑半球表面，常向大脑纵裂延伸，增强扫描脓肿内缘的强化带纤细，呈新月形，MRI 图像不出现低信号的环带，鉴别并不难。但当硬脑膜外脓肿位于一侧大脑半球表面而硬脑膜下积脓较局限时，鉴别就会发生困难。

(6)治疗

硬脑膜下脓肿的治疗除了全身使用抗生素外，还应当及时进行脓肿引流手术，必要时应行开颅切除脓肿的包膜。待病情稳定后施行原发病灶的根治手术。

(7)并发症及后遗症

硬脑膜下脓肿常见的并发症为脑血栓性静脉炎与静脉窦炎，有时可穿破蛛网膜而引起化脓性脑膜炎或脑脓肿。后遗症包括癫痫、失语、偏瘫及脑积水等。

(8)预后

硬脑膜下脓肿的预后取决于病情的严重程度与病变波及的范围。大脑镰旁的硬脑膜下脓肿，由于手术处理较难，所以预后较差。由于不断出现各种新的，更加有效的抗生素以及 CT 和 MRI 检查在临床上的应用，使本病的预后有了明显的改善。

47.3.2 硬脑膜外脓肿(epidural abscess)

硬脑膜外脓肿亦称硬脑膜外层炎，是较为少见的一种颅内感染。脓肿局限于颅骨与硬脑膜之间。

(1)病因

硬脑膜外脓肿的致病菌与硬脑膜下脓肿相类似。常见的为葡萄球菌和链球菌，有时为革兰氏阴性杆菌。感染途径：①直接感染：如颅骨骨髓炎破坏颅骨内极，额窦炎破坏额窦的后壁，中耳炎和乳突炎破坏岩骨的鼓室盖，岩骨尖或乙状窦部的骨质等均可引起各相应部位的硬脑膜外脓肿。②血行感染：如头面部的感染，细菌可通过颅骨导静脉进入颅内而发生硬脑膜外脓肿。也可由全身各处的感染或败血症等，细菌经血行播散而引起，但均较为少见。

(2)病理

硬脑膜外脓肿的病理改变取决于细菌的毒力、机体的抵抗力和感染的期限。其立即反应为硬脑膜外层轻度充血和渗出液的局部受累，继而纤维蛋白的沉积或脓肿形成。若细菌毒力小和机体抵抗力强时，局部可形成肉芽组织，甚至转变成致密的纤维组织瘢痕。

(3)临床表现

急性期常有周身不适、畏冷、发热和局限性头痛。局限性头痛的位置与硬脑膜外脓肿所在的部位往往是一致的。严重感染者有寒战、高热、谵妄、抽搐和脑膜刺激症状。颅内压增高的症状常不明显，脑脊液检查多无改变。进入慢性期症状反而减轻。各种原因所引起的硬脑膜外脓肿均具有一定的临床特点。如继发于颅骨骨髓炎者局部常形成脓肿或窦道。当脓液大量排出后症状可获明显好转。继发于额窦炎者常有额部头皮浮肿以及额部头痛与叩打痛。继发于中耳炎、乳突炎者，可有乳突部皮肤的浮肿与压痛。若脓肿较大而压迫脑皮质运动区可发生对侧偏瘫。若病变累及岩骨尖，可引起同侧三叉神经和外展的损害。

(4)诊断

硬脑膜外脓肿的诊断主要根据病史与上述的临床表现。对有颅骨骨髓炎、额窦炎、中耳炎、乳突炎或颅腔邻近部位感染的病人，若出现全身感染症状、局限性头痛、局部皮肤肿胀压痛，甚至出现脑膜刺激症状或脑部症状时，应考虑本病的可能。脑血管造影可显示本病的无血管区。CT 扫描在颅骨内板下方、脑外出现梭形低密度区，范围比较局限，增强扫描其内缘有明显的带状强化，同时伴有邻近脑水肿及占位效应。此外，还可发现颅骨骨髓炎等原发感染病灶。MRI 检查显示颅骨内板下边界清楚的梭形异常信号区，T_1 像呈介于脑组织与脑脊液之间的信号，T_2 像呈高于脑组织的信号。若脓肿的蛋白含量高，则信号加强，梭形区的内缘在 T_1、T_2 像均呈高信号的弧形带，为内移的硬脑膜。若脓肿内含有气体，则出现液平面，上方的气体在 T_1 及 T_2 像上均为黑色的低信号区。必要时行钻孔探查可获确诊。

（5）鉴别诊断

本病除了应与其他颅内化脓性感染性疾病进行鉴别外，应着重与硬脑膜外血肿和硬脑膜外积液进行鉴别。硬脑膜外血肿一般可追问到外伤病史，CT 表现急性期血肿为高密度病灶，CT 值在 40～70Hu 之间，比脓液的 CT 值高。亚急性期血肿可为高、低或混合密度，但增强后无包膜样强化。血肿在 MRI T_1、T_2 像上均呈高信号，而积脓在 T_1 像上呈低或中等信号，T_2 像呈略高信号。硬脑膜外积液一般无临床症状，水样密度，CT 值为 -5～+15Hu 之间，增强扫描无强化；MRI T_1 像呈低信号，T_2 像呈高信号，周围脑组织信号正常。而积脓 CT 值偏高，MRI T_1 像的信号显著高于积液的信号。

（6）治疗

硬脑膜外脓肿的治疗也应当进行钻孔引流术以彻底排除脓肿。由于外伤或开颅术后引起的，若发现有碎骨片或异物残存者应当手术予以去除。对颅骨骨髓炎引起的应当切除死骨，对其他各种原发病灶同样应当进行根治手术。详见 46.1.2 化脓性颅骨骨髓炎。

（7）并发症及后遗症

硬脑膜外脓肿也可并发其他各种颅内感染，但由于硬脑膜对化脓性炎症的扩散有阻挡作用，所以多数炎症只局限在硬脑膜外间隙，其后遗症也较硬脑膜下脓肿少见。如果脓肿较大，有肉芽组织形成并压迫脑组织时也可后遗癫痫及其他局限性神经症状。

（8）预后

硬脑膜外脓肿如果处理及时、恰当，一般预后较好。

（黄克清）

参 考 文 献

[1] 王忠诚. 神经外科学[M]. 北京：人民卫生出版社，1974.

[2] 史玉泉. 中国医学百科全书：神经外科学[M]. 上海：上海科学技术出版社，1984.

[3] 薛庆澄. 神经外科学[M]. 天津：天津科学技术出版社. 1990.

[4] Beau JL，Gelssard P，Harispe L，et al. Surgical treatment of brain abscess and Subdural empymema. J Neurosurg. 1973，38(2)：198.

[5] Stephanov S. Experience with multiloculated brain abscess，J Neurosurg 1978，49：199.

48. 颅内特异性感染性疾病

48.1 脑结核瘤

48.1.1 概述(introduction)

颅内结核瘤即颅内结核性肉芽肿，是脑实质或脑膜的一种局灶性结核，多数由身体其他部位的结核病灶播散到颅内形成的肉芽肿性病变，少数为弥散性结核性脑膜炎残留感染所致。近年来，由于生活水平的提高和抗结核药物的应用，脑结核瘤的发病率呈下降趋势，据京、津、沪等地的统计占同期颅内占位性病变的1%~2.5%。多见于青少年和儿童，男女比例相当。

48.1.2 病理(pathology)

本病常继发于肺部、骨或泌尿系统结核病。结核菌经血液播散至脑引起三个相关的发展过程，即局灶性结核性脑炎、结核瘤、结核性脑脓肿。结核是一个小的上皮细胞核，围以淋巴细胞。局灶性结核性脑炎含有数个小的结核。真正的结核瘤由许多结核结节组成，中心为干酪性坏死区，周围为朗格罕氏巨细胞及异物巨细胞，再外为上皮样细胞、纤维组织囊及反应性胶质增生形成的包膜，围绕以脑水肿。少数有钙化。极少数结核瘤进展为厚壁结核性脑脓肿，机理为免疫功能缺陷，脑内结核瘤呈干酪样改变，继之病灶软化伴有多核白细胞侵润及大量结核杆菌生长，最后形成脓肿。

颅内任何部位均可发生，多数位于大脑或小脑半球的浅皮质内或略深处，表面呈结节状或较硬质肿块，血供少，偶见于脑干。单发多见，小儿幕下发生率高，常合并结核性脑膜炎。成人则以幕上多见。

48.1.3 临床表现(clinical manifestation)

临床上脑结核瘤可以分为全身型和局限型两类。①全身型，病人同时有其他脏器活动性结核病灶，如肺、淋巴结甚至全身粟粒性结核。结核瘤往往多发，常伴有结核性脑膜炎。因此，全身状况比较差，出现发热、咳嗽、盗汗、消瘦等征象。此型病例少见，应以抗结核治疗为主，慎行手术。②局限型，只有颅内结核瘤而无其他器官结核病表现，易被诊为脑肿瘤。常常表现为颅内压增高和局限性病征。幕上结核瘤的首发症状常为头痛和癫痫，然后出现进行性局灶症状和颅内压增高症状。幕下结核瘤常以颅内压增高为首发症状，继而出现小脑症状，严重时可有小脑性强直发作。大多数病人全身情况尚可，少数表现结核病的全身征象如低热、盗汗、消瘦和血沉快等。

48.1.4 诊断（diagnosis）

（1）实验室检查

部分患者红细胞沉降率加快。脑脊液检查压力可有不同程度升高，其他指标多正常或轻微改变。结核菌素试验阴性并不能排除结核瘤，只表明其可能性小。

（2）CT 检查

分期及结果如下。①早期（炎症反应期）：胶原纤维少，呈等密度，不显示肿块，周围为低密度脑水

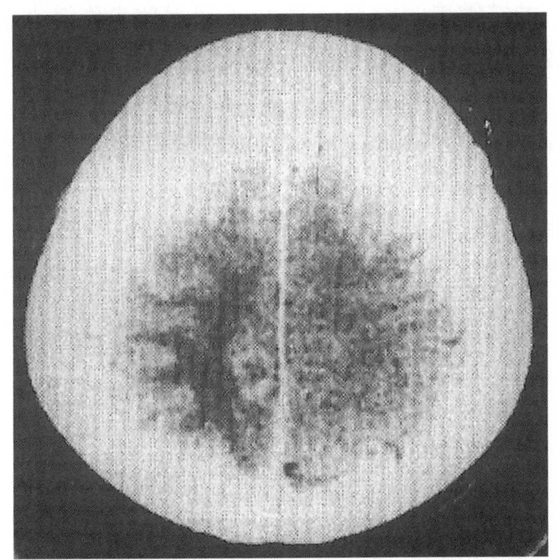

图48-1-1 颅内结核瘤的CT平扫

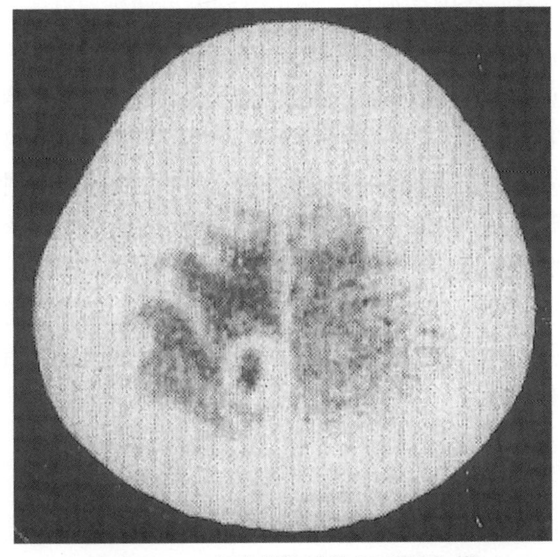

图48-1-2 颅内结核瘤的CT增强扫描

肿，在额叶呈"漏斗状"，在颞枕顶区呈"三手指状"，强化不均匀。②中期（炎症消退期），胶原组织增殖，内含干酪样物质，呈小盘状高密度，周围是低密度脑水肿，呈明显环状强化。③晚期（结核瘤钙化结节期）：病变呈圆形或卵圆形，平扫为高密度影，无脑水肿；增强后呈现"靶征"，即环形强化包绕着中心结节状钙化或增强的病灶，这是典型的结核瘤的表现。④硬脑膜结核瘤可导致颅骨过度骨化，很像脑膜瘤。⑤结核性脑脓肿，中心区表现为典型的低密度区。见图 48-1-1、图 48-1-2。

（3）MRI 检查

结核瘤在 T_1 加权图像上表现为低信号或略低信号，T_2 加权图像上多数为信号不均，呈低、等或略高信号；包膜在 T_1 加权像上呈等或略高信号；在 T_2 加权像上呈低信号，结核性脑脓肿的 MRI 同一般化脓性脑脓肿。

48.1.5 治疗（treatment）

目前多数作者主张在获得临床诊断的基础上，应首先试用抗结核药物治疗 4～8 周，并采用 CT 或 MRI 随诊复查，如症状不改善、结核瘤不缩小，再考虑活检以确定诊断或外科手术切除。

（1）药物治疗

1）异烟肼：为治疗的首选药物，成人剂量为 300～400mg/d，严重病例用 600～900mg/d，儿童一般为 10～15mg/(kg·d)，重者为 20～25mg/(kg·d)。可采用口服、顿服、肌注等给药方式。病情严重的病人还可用 5%的异烟肼静点或静推，成人剂量为 600mg/d，用 5%的葡萄糖溶液稀释至 20～40ml 静推。昏迷病人还可鞘内注射，成人剂量为 100mg/d，3～6 次/周。为预防发生周围神经病变，在用药期间应加用维生素 B_6，口服 3 次/日，每次 20mg，或每日肌注 100mg。

2）利福平：也是首选药物。易从胃肠道吸收，杀菌能力强。成人剂量 900mg/d，儿童一般为 15mg/(kg·d)。适合于治疗初期与异烟肼合用，用药期间注意肝脏功能。

3）链霉素：适合于脑结核瘤的急性炎症反应期，成人剂量 1g/d，小儿 20～30mg/kg，分两次肌注，疗程不少于 6 个月，开始每日注射，2 个月后改为隔日 1g 或每周 2g 肌注。应密切观察毒性反应，以便及时停药。

4）乙胺丁醇：其在治疗中的主要作用是"防止结

核菌发生抗药性”。因此本药不能单独使用。成人剂量为15~25mg/(kg·d),儿童15mg/(kg·d),口服。其毒性作用主要是引起球后视神经炎，导致视力减退、中央暗点和绿色视觉丧失,最好不用于13岁以下儿童。

常规的治疗方案仍然以异烟肼为主要药物,联合采用链霉素和利福平或乙胺丁醇,或异烟肼、利福平和乙胺丁醇,如果治疗后症状减轻,3个月后改为二联疗法,如异烟肼和乙胺丁醇,其总疗程为1.5~2年。由于肾上腺素具有减轻脑水肿、抗炎、溶解渗出物等作用,故可以与抗结核药物同时应用。对于有严重颅内压增高的病例同时给予甘露醇静点。

在抗结核药物治疗过程中,发现个别病例在临床症状及脑脊液变化改善的同时,反而颅内病变体积增大,有时还伴有体表淋巴结增大,称为“反常性膨胀”,认为是免疫功能异常所致,或肾上腺皮质激素调理了结核杆菌的敏感性所致,或可能在治疗过程中,类似合成的肽聚糖和粘肽糖或异物蛋白从结核杆菌的细胞壁上释放出来,引起颅内病灶和体表淋巴结膨胀。此类病人不需要改变治疗方案,但可恢复停用的肾上腺皮质激素或调整某些抗结核药物,病变最终可治愈,但有的病例延至1年后病变才消失。

(2)手术治疗

采用开颅术切除脑结核瘤的方法。手术指征是有严重的颅内压增高症状、视力减退或威胁生命者,在CT或MRI上结核瘤体积过大,且为成熟的结核瘤,抗结核药物治疗不易取得效果者。

1)手术前准备:病情允许时,术前应用抗结核药物治疗2周,以减少术后发生结核性脑膜炎的可能性。

2)手术方法:争取完整摘除结核瘤,分块切除易造成结核杆菌的扩散并发结核性脑膜炎;对多发性脑结核瘤，只切除引起颅内高压的主要病变;对位于重要功能区的脑结核瘤可做部分切除或仅做活检,残余的病变可望使用抗结核药物治愈,但应根据病情需要做到充分减压,手术结束前术野用稀释的链霉素溶液彻底冲洗,并可保留少许链霉素溶液于瘤床内,链霉素溶液的浓度为0.5mg/ml。

脑积水是脑结核瘤最常见的并发症,它可以是并存的结核性脑膜炎或脑结核瘤梗阻脑室系统所引起,在治疗脑结核瘤时,对脑积水应同时行脑室腹腔分流术以缓解颅内压增高。

(罗毅男)

48.2 霉菌性肉芽肿

48.2.1 概述(introduction)

中枢神经系统的真菌感染属于深部真菌感染,按照其致病条件分为两类:①原发性致病:真菌直接造成人的局部或播散性真菌感染，如新型隐球菌、球孢子菌等可直接感染后致病;②机会致病:正常健康人中感染后不致病，但在一定条件下可发病,如新生儿、手术后体质差、器官移植、长期应用抗生素和免疫抑制剂和激素等,如毛霉菌、放线菌、念珠菌、隐球菌等。新型隐球菌是隐球菌属中唯一的致病菌,对中枢神经系统有特殊的亲和力,也是颅内真菌感染中最常见的一种,所以本节主要介绍新型隐球菌肉芽肿。

48.2.2 病理(pathology)

真菌常由呼吸道侵入人体内形成病灶,在由肺部经血液循环播散到脑及脑膜。少数真菌如毛霉菌、放线菌可经五官、颅骨、脊椎骨病灶直接侵入脑脊膜。个别病例可经腰椎穿刺发生感染。

颅内新型隐球菌感染在临床上可有不同类型,包括真菌性脑膜炎、脑膜脑炎、真菌性肉芽肿、真菌性脓肿等,其中脑膜炎最常见。脑膜的病理改变为局限性或广泛性的、小而不规则的、灰色肉芽肿结节,沿血管周围软脑膜下侵入脑内形成多房性肉芽肿或囊肿病灶，囊内含有霉菌体和胶冻状渗出物。肉芽肿常为多发,相邻的肉芽肿和囊肿周围可有包膜。镜下可见脑膜有炎性渗出物,以淋巴细胞和单核细胞为主,其中夹杂隐球菌。

48.2.3 临床表现(clinical manifestation)

颅内新型隐球菌感染多见于青壮年,呈亚急性或慢性起病,起初有轻度间歇性头痛,以后转变为持续性头痛、恶心、呕吐，伴有轻度或中度的发热、畏光、视力模糊、反应迟钝、颈项强直、克氏征、布鲁金斯基征阳性等，但是，脑膜刺激征与头痛的程度不一定相称，一般是病程短者脑膜刺激征明显。少数病例有较大肉芽肿而出现颅内占位病变征象和局灶性体征，并可出现其他颅神经损害症状，严重者可因迅速发展的颅内压增高而导致脑疝，使病人于短期内死亡。脑积水是较常见的并发症。病程数周至半年，偶有1年或更长时间者。

48.2.4 诊断(diagnosis)

1)脑脊液压力正常或增高，外观澄清或微浊，白细胞数轻至中度增多$(20\sim700)\times10^6$/L以上，以淋巴细胞和中性粒细胞为主。蛋白质含量增高，糖含量降低，氯化物轻至中度降低，一般不低于85mmol/L。50%～80%的病例脑脊液墨汁染色可见带有荚膜的圆形隐球菌。应用酶联免疫吸附试验大约90%以上的病例血清或脑脊液中可以查出荚膜抗原。乳胶颗粒凝集试验有相当高的特异性，在诊断上有很高的价值。

2)影像学检查:CT表现为，①脑基底池及外侧裂失去正常低密度，密度增高，为渗出物占据，明显强化；②脑动脉炎引起脑梗死，呈低密度灶；③脑膜粘连致交通性或梗阻性脑积水；④基底节与丘脑多发囊性灶，不强化，有特异性。⑤脑实质内的肉芽肿CT平扫时呈等或高密度影像，增强后显示大小不一，多发的、边界锐利、明显强化的结节，或呈不均匀强化、环形强化，周围伴有或不伴有水肿。MRI表现为:脑基底池的T_1和T_2弛豫时间缩短，增强后表现为明显强化，与低信号的脑组织间形成良好的对比。脑实质的肉芽肿在T_2加权像上呈等或略低信号，T_2加权像上脑表面表现为多发的、直径约5mm的低信号。

48.2.5 鉴别诊断(differential diagnosis)

与结核性脑膜炎及肉芽肿相鉴别。

48.2.6 治疗(treatment)

(1)手术治疗

新型隐球菌肉芽肿或脓肿形成占位病变，引起颅内压增高及局灶症状者，应进行开颅手术切除，术后继续使用药物治疗。

(2)药物治疗

1)两性霉素B:为中枢神经系统隐球菌病的首选治疗药物，采用静脉点滴。首次剂量为1mg/d，以后可根据病人的耐受性每日增加2～5mg，直至每日剂量达到1mg/(kg·d)，所注射的药物浓度绝对不应超过0.1mg/ml。每次静点时间不应少于6h，并避光。最好经常变换注射部位，以免引起静脉炎。切忌溶于生理盐水。一次静点血内有效浓度可维持24～48h，故可每日或隔日给药一次。治疗期间每周进行一次脑脊液培养，待培养转为阴性后治疗至少再持续4周。如两性霉素B静点疗效不显著或肾功能很差，需要减量时，可以改为鞘内或脑室内注射，以0.1mg两性霉素B溶于1～2ml注射水中，用脑脊液5ml稀释，缓慢注入时还应反复用脑脊液稀释，以后每次剂量可适当增加，直到每次剂量达0.5mg。每周可重复2～3次，但总剂量不超过15mg。因新型隐球菌合成荚膜时需要硫胺，在两性霉素B治疗过程中应避免使用硫胺，并维持低硫胺饮食3个月以上。

2)5-尿嘧啶:口服有效，且能通过血脑屏障，剂量为50～150mg/kg，分次每6h服用1次。本药最好以每日150mg/kg与两性霉素B 0.3mg/(kg·d)的剂量合用，既可以减少两性霉素B的毒性，还可以减少霉菌耐药性的出现，全疗程共6周。最严重的副作用为骨髓抑制，此时可以单独使用两性霉素B治疗。

3）双氯苯嘧唑或咪康唑：是广谱抗真菌药，毒性低，较安全，开始用200mg溶于50～100ml静脉注射用溶液中，15～30min内滴完。常用剂量1 200～2 400mg/d，分3次每8h注入1次，加入5%葡萄糖或生理盐水溶液250～500ml中，半小时以上滴完，3～12周为一个疗程。对病人最好做心电图监测，以保证不发生不良的心脏反应，严重病例可同时鞘内注射，每次20mg，3～7d一次。

（罗毅男　索敬贤）

48.3 脑蛛网膜炎

48.3.1 概述(introduction)

脑蛛网膜炎是常见的颅内非化脓性感染性疾病,发病率大约为颅内肿瘤的1/10。好发于青年和中年人,性别上无大差异。主要病变是局限或多发的蛛网膜增厚与粘连。此外,炎症变化还见于软脑膜、室管膜、脑组织和脑血管,又被称为浆液性脑膜炎、粘连性蛛网膜炎、假性脑瘤和良性颅内压增高症等。

48.3.2 病因(etiology)

脑蛛网膜炎的常见原因如下:

1)感染。①颅内感染:由细菌、病毒和寄生虫等感染所致的各种类型脑膜炎、脑脊髓膜炎、脓肿等均可能引起蛛网膜炎。其中,结核性脑膜炎是最常见的病因。②颅外感染:中耳炎、乳突炎、鼻旁窦炎是比较常见的病因。另外,颜面感染、盆腔炎、口腔炎等也可以成为致病因素。

2)颅脑损伤或手术:也是脑蛛网膜炎的重要病因。

3)某些鞘内注射的药物:抗生素、抗毒素、麻醉剂、造影剂和蛛网膜下腔出血均可能成为致病因素。

4)颅内原发性病变:如脑肿瘤、脱髓鞘疾病和脑血管硬化等均可并发局部蛛网膜炎。

48.3.3 病理(pathology)

主要病变是局限或多发的蛛网膜及软膜的增厚和粘连,此外,部分脑组织、脑血管、室管膜等均可并发局部蛛网膜炎。可分为三种类型:①斑点型:蛛网膜单纯增厚、浑浊、有白色斑点或花纹。蛛网膜未与邻近的脑组织粘连,蛛网膜下腔通畅。此型在蛛网膜炎中普遍存在。②粘连型:蛛网膜不但有不规则增厚,而且与邻近软脑膜、脑血管、脑表面和颅神经之间有条索状或片状粘连。粘连可广泛可局限,使蛛网膜下腔不通畅或闭塞。③囊肿型:蛛网膜粘连形成囊肿,内含清亮或黄绿色囊液,有时形成间隔或逐渐增大,易压迫脑组织和颅神经。此三种类型的共同的组织学改变为:小圆细胞和炎性细胞浸润,蛛网膜内皮细胞增殖,网状层的纤维化,使蛛网膜正常结构受到破坏。

48.3.4 临床表现(clinical manifestation)

发病有急性、亚急性或慢性的不同过程。故病人表现程度不同的发热和全身症状。由于脑蛛网膜炎主要侵犯的部位是后颅凹、视交叉和大脑半球凸面等处,现分述如下:

(1)视交叉部蛛网膜炎

是脑底部蛛网膜炎最常见的类型。炎症主要侵犯视神经颅内段及视交叉周围,形成致密或微细的结缔组织网将其包围,视神经常显苍白、缺血、萎缩状态,与周围结构难以分离。在视交叉部形成压迫神经的蛛网膜囊肿者也不少见。病人常有鼻旁窦炎病史,少数有前颅凹骨折病史。一般颅内压增高征不明显。最早期和主要的症状是慢性头痛和视力障碍。头痛多在前额、颞部或眼眶部。常伴有一眼缓慢进行性视减退,数月后波及对侧,少数两侧同时减退,仅累及一侧视神经者较少。视力减退大多早期出现并发展较快,往往有反复,经抗炎等药物治疗后可好转,而在劳累、感冒、鼻旁窦炎发作、过量饮酒后又再发而逐渐加重,严重者1~2周内失明。视缺损方面,由于粘连损害视神经的部位和程度不同,视野可出现多样化和不典型改变。其特点是早期出现中心暗点或旁中心暗点。周边视野不规则,如向心性视野缩小,两颞侧偏盲和鼻侧视野缩小等不典型改变。眼底检查早期可无改变,逐渐出现原发性或继发性视神经萎缩、视神经乳突炎和一侧原发性视神经萎缩与另一侧视乳突水肿等改变。较广泛的脑底部蛛网膜炎,还可出现1~6对颅神经损害的征象,少数下丘脑受累者可有尿崩症、嗜睡症、肥胖、性机能减退等症状。

(2)颅后凹蛛网膜炎

此区蛛网膜粘连很常见。大约占所有蛛网膜炎的三分之一,与颅后凹肿瘤的比例大约为7∶1。颅后凹蛛网膜炎容易使脑脊液循环障碍,引起颅内压增高症状。按病变的不同部位,又可分为三种类型。①中线型:在颅后凹中最常见。主要粘连病变在正中孔、侧孔、枕大池和枕骨大孔区。最易引起梗阻性脑积水和早期颅内压增高症状。病人早期头痛显著，继而出现呕吐和视力减退等症状。神经系统检查除视乳突水肿或继发性萎缩、外展神经麻痹、颈项强直等颅内压增高的症状和体征外，局限病征多不明显。但发病较快、病情较重，少有缓解。②小脑凸面型：病程较缓慢，一般为 1～3 年。蛛网膜炎所形成的囊肿可压迫小脑半球出现一侧小脑共济失调和眼球震颤，但不如小脑肿瘤那样显著。③小脑脑桥型：主要病变在脑干腹侧区。常有一侧不同程度的颅神经损害，包括三叉神经、面神经、听神经的不全麻痹和偶有面肌抽搐。同侧小脑性共济失调和眼球震颤较轻或缺如。颅内压增高症状出现较晚。当炎症粘连波及颈静脉孔区时，则可有同侧舌咽、迷走和副神经损害的征象。此型病情发展较慢，症状可有较长期缓解，病程可长达数年。

(3)大脑半球凸面蛛网膜炎

炎症病变常在大脑外侧裂周围，少数在大脑半球之间、胼胝体前上方或大脑表面其他部位。最早期的主要症状是头痛、癫痫发作或精神症状。头痛属持续弥漫性钝痛，程度较轻。癫痫多为局限性发作。很少出现偏瘫、偏身感觉障碍、失语等病征，即使存在也较轻。视乳突水肿较少见。一般病程较长，发展缓慢，时好时坏，长达数月至数年。颅内压增高出现慢，且远比颅后凹型为轻。

48.3.5 诊断(diagnosis)

各种类型的脑蛛网膜炎都有其病变主要部位的独特的临床表现，但是临床上有以下共同特点可作为诊断上的参考：①病人多有全身性或脑邻近结构感染的病史或颅脑外伤史；②急性或亚急性起病，逐渐转为慢性，病程中有较长的症状缓解期或经抗炎等药物治疗好转，遇一定诱因如感冒、感染、疲劳等而再发加重，但部分病人属慢性起病。③颅内压增高症状为主，局灶症状轻微或呈多灶性或弥漫性，脑或颅神经损伤程度多不完全；④脑脊液压力在有明显梗阻性脑积水者可显著增高，早期压力可正常，细胞数常在 50×10^6/L(50 个/mm^3)以下，且以淋巴细胞增多为主，蛋白定量可稍微增高。⑤颅骨 X 线片在慢性颅内压增高者可显示鞍背骨质吸收，脑回压迹增多等一般颅内压增高征象，年轻病人可有骨缝分离。脑血管造影仅显示脑积水征或正常血管影像。CT 或 MRI 显示脑室系统缩小，正常或一致性扩大，局部囊肿形成者可有特殊表现。

48.3.6 鉴别诊断(differential diagnosis)

各种类型的脑蛛网膜炎还需要与相应部位其他疾病做出鉴别诊断。①视交叉部蛛网膜炎与该区疾病鉴别：视神经炎和球后视神经炎的视力减退均迅速且严重，眼球常有压痛及转动痛，无颅内压增高症状。垂体瘤和多数颅咽管瘤的视野及眼底改变比较典型，绝大多数有内分泌障碍且出现早而明显。颅咽管瘤儿童多见，多有鞍上钙化斑。鞍结节脑膜瘤长期表现视神经受压引起的视力减退和视野障碍，后期出现视乳突原发性萎缩。鞍部 X 线片、颈动脉造影、CT 及 MRI 均有独特的改变。②颅后凹中线型蛛网膜炎与该区肿瘤的鉴别：小脑蚓部或近中线肿瘤、第四脑室肿瘤多见儿童，病程进行性发展，颅内压增高症状如头痛、呕吐明显，早期出现小脑半球及蚓部损害的体征，严重者可出现脑干受压征象，呈现两侧锥体束征。③桥小脑角蛛网膜炎与该区肿瘤的鉴别：后者大多为听神经瘤，早期耳鸣、听力下降、眩晕等第 8 颅神经损害症状，随后出现面神经、三叉神经及小脑损害症状。颅骨平片可见内听道破坏与扩大，脑脊液蛋白高。脑血管造影、CT 或 MRI 可确定诊断。

48.3.7 治疗(treatment)

(1)非手术治疗

一般早期或急性期病例应先采用各种药物或措施进行综合治疗，其目的在于控制蛛网膜炎症、松解炎性粘连和降低颅内压力，并对原发感染病灶进行治疗。①抗生素：对非特异性蛛网膜炎不是特效的，但在治疗可能存在于颅内或身体其他部位的隐性或显性细菌性感染，特别在蛛网膜炎活动期，可收到一定效果。②肾上腺皮质激素：对防治蛛网膜粘连和炎症有较好的效果，初期应用效果较好。用药期间应注意补充氯化钾。如经过一个疗程有效，必要时可重复使用。③降低颅内压力：可以采用 20%的甘露醇、甘油果糖、利尿药等。④其他药物：如神经营养药和血管扩张剂等。

(2)手术治疗

①后颅凹探查术：对小脑半球和桥小脑角的蛛网膜粘连和囊肿进行剥离和切除，可收到一定效果。对中线型第四脑室正中孔和小脑延髓池的粘连和囊肿可行剥离和切除，并使中孔开放。如第四脑室中孔保持通畅，以保证正中孔畅通。如枕大池广泛粘连影响脑脊液循环吸收，可先行枕肌下减压

术,以后再考虑做脑室腹腔分流术。②视交叉部探查术;适用于视交叉部蛛网膜炎视力减退和视野缺损,经积极对症治疗不见好转甚至不断恶化时,可施行粘连与囊肿分离和切除。按常规垂体手术入路,最好在手术显微镜下小心地分离视神经和视神经交叉部的蛛网膜粘连,切除绞窄性的纤维带和压迫性的蛛网膜囊肿,使视神经和视交叉部得到缓解,但不可强行分离,以免增加损害。一般有效率为 30%~40%,故术后仍应继续各种综合治疗。③幕上开颅探查术。大脑凸面蛛网膜炎经过长期的综合治疗,症状无好转,相反有进行性的颅内压增高和视力逐渐减退、有失明危险者,可开颅分离粘连和切除囊肿,应用双侧颞肌下减压或去骨瓣减压,常可使颅内压力得到缓解,视力获得稳定或好转。④对不典型的弥漫性脑蛛网膜炎,出现较明显的梗阻性或交通性脑积水时,均可先行脑室腹腔分流术,术后继续前述非手术疗法。

(罗毅男　索敬贤)

48.4 艾滋病的神经系统损害

48.4.1 概述(introduction)

AIDS(theacquired immunodeficiency syndrome)又称获得性免疫缺陷综合征,是由人类免疫缺陷病毒(human immunodeficiency virus,HIV)引起的具有传染性的疾病。1981 年美国发现首宗 AIDS 病人,我国两例病人是在 1989 年和 1991 年先后报告的。通常将已经发病者称为 AIDS 病人,而未发病者称为 AIDS 感染者。他们都是本病的传染源。

HIV 感染可以累及全身各器官和组织,10%~20%的 AIDS 病人首发症状为神经系统损害,30%~40%的病人随病情进展而出现中枢神经系统症状,AIDS 死亡者尸检中 90%以上有神经病理异常。即使对于没有神经系统异常主诉者,经过详细的神经系统检查也常能发现 HIV 感染者中枢或周围神经功能异常的证据。而且,HIV 感染后神经系统病变范围广,任何部位的神经都可以被累及。

48.4.2 病理(pathology)

HIV 是逆转录病毒科慢病毒亚科中的一种,包括 HIV-1 和 HIV-2 两种,HIV-1 的毒性与致病性均较 HIV-2 为强,是主要的病原微生物。目前,HIV-2 感染主要限于西非一些国家的 AIDS 患者,而且引发 AIDS 的机制仍然不清楚。HIV-1 病毒本身和其代谢产物均具有直接的致病作用。HIV-1 活性的主要特点是将染色体组的 RNA 逆转录成双链 DNA,然后移入宿主细胞核内,通过整合酶将它整合入宿主染色体中成为长久的构筑,机体无法将其清除。它可以没有活动保持静止,也可具有较高的基因表达性能而积极参与病毒生产。HIV-1 还具有嗜神经的特点,可依靠突变而获得亲神经的特异性变种。HIV 可在中枢神经系统内长期存活,并直接感染而造成许多损害。同时,HIV-1 不总导致细胞死亡,因此神经组织可以作为病毒储存的地方。

AIDS 的特征性的病理生理变化是重度的免疫功能缺陷,HIV-1 通过其膜上的一种糖蛋白 gp120 与 CD4 阳性的细胞结合,CD4 是 gp120 的受体。在人类 CD4 阳性的细胞主要为辅助性 T 细胞(TH)。HIV-1 进入该种细胞后,随着病毒的不断复制,通过细胞凋亡机制使之破坏,导致体内 TH/TS 比例倒置,造成严重的免疫缺陷,使机体对许多机会性感染和某些肿瘤的易感性增加,最终病人死去。

目前证实只有血液、精液和宫颈分泌物可以传染 AIDS,所以主要传播途径为:①性接触传播;②经血液传播;③母婴传播。其中,同性恋和静脉药瘾者占绝大多数。

48.4.3 临床表现(clinical manifestation)

HIV 是嗜神经性病毒,在疾病的早期就可侵犯神经系统,所以 AIDS 的中枢神经系统表现主要是 HIV 直接侵犯造成的;其次,HIV 感染后人体免疫机制受抑制或免疫缺陷后造成病毒、细菌、真菌等易感染或产生继发性肿瘤。以上两种原因合并在一起则更容易罹患疾病。

(1)AIDS 的原发性神经疾病

HIV 所引起的中枢神经系统可以是炎症性的、脱髓鞘性的或退行性的,其中有几种被认为是 AIDS 的确定性病变。

1)HIV 无菌性脑膜(脑)炎：见于 AIDS 早期为多，也见于晚期。病人的主要症状为头痛、怕光、恶心、呕吐、发热、咽痛、食欲不振、腹泻等，有的尚可有明显的脑炎症状，如抽搐、失语等，常有全身强直—阵挛发作。脑脊液中可有淋巴细胞增多，蛋白质增高，糖正常。EEG 显示弥漫性异常。有的病人可有脑神经麻痹，最多见的为面神经，其次为三叉神经或听神经。

2)AIDS 痴呆综合征：以前又称为亚急性或慢性 HIV 脑炎，在临床上最常见。一般发生于本病晚期，主要表现为进行性认知功能减退，注意力不集中，记忆力减退，时间及空间定向障碍，运动功能减弱，行为异常。由于共济失调及震颤使步履困难，书写不能。平衡功能不良等。如脊髓受累时，可出现肌张力增高，腱反射亢进，感觉障碍。晚期可出现大小便失控，行为改变如淡漠、缺乏兴趣、消沉、缄默等。随着病情发展，病人逐步向植物性生存方向发展。与中毒或代谢障碍引起的痴呆不同的是以上症状的出现都是在意识清醒的情况下发生的。本综合征无特殊诊断标准，对病人轻微的认知力减弱能较早察觉很重要。头部 CT 和 MAI 检查常见脑萎缩。脑脊液中查到 HIV 病毒可确诊。本综合征无特效治疗。

3)急性肉芽肿性脑血管炎：广泛的大脑前、中、后动脉及其近端分支呈肉芽肿炎症改变，引起多数脑梗死灶，涉及基底结、内囊、皮质下白质、顶叶及枕叶皮质以及脑桥被盖部。临床症状有高热、精神症状、阵发性意识障碍及相应的局灶症状。CT 显示有进行性脑萎缩及多发性低密度病灶。脑脊液和脑活检 HTLV-Ⅲ培养阳性。但是血培养和三次血清 HTLV-Ⅲ抗体阴性，提示感染只限于中枢神经系统。

4)空泡性脊髓病：可单独发生也可与 AIDS 痴呆综合征合并发生，特点是脊髓白质发现空泡，主要侵及侧索及后索，以胸髓为最明显，表现为类似亚急性联合变性，为进行性痉挛性截瘫、共济失调和尿失禁。部分病人在脑部亦有空泡样改变，临床上有进行性痴呆表现。

5)周围神经病(多发性神经根炎、多发性神经炎和神经病)：AIDS 中约 15% 合并有周围神经损害。常表现为远端对称性感觉运动性神经病，可有痛性感觉异常，也有表现为慢性格林 - 巴利型神经病者，部分病例伴亚急性脑病。脑脊液正常或蛋白增高，肌电图显示肢端感觉运动神经病，以脱髓鞘为主者，有轻度神经传导速度减慢。

(2)继发于 AIDS 的中枢神经系统机会性感染

中枢神经系统是除肺以外的第二个易受条件感染侵犯的器官。

1)脑弓形体病：弓形体是细胞内的原虫，可以造成中枢神经系统的多灶性、散在的坏死和炎性脓肿，基底结处多见。为潜伏于中枢神经系统内的弓形体再激活所致，在其他免疫抑制状态时也可出现。表现为低热、意识状态改变、抽搐和局限性体征。但是症状和体征不典型，须与其他颅内占位性病变和淋巴瘤鉴别。影像学发现增强的多发性环状病灶，周围有水肿和占位效应，基底结受累最常见。血清学诊断常无特异性，但是滴度<1∶4 时应考虑其他诊断。MRI 最敏感，但不能用以鉴别诊断。脑组织活检可迅速确诊。每日用乙胺嘧啶和磺胺嘧啶并辅以叶酸(防止贫血)进行治疗；慎用激素，因为它能抑制已经受损的免疫功能。

2)巨细胞性脑炎和视网膜炎：发病率不确定，在临床表现上可与 HIV 脑炎混淆。但病情进展快，出现明显的脑室周围炎或在巨细胞病毒性视网膜炎和全身播散性感染的条件下出现脑炎症状时应考虑。病理改变程度不一，从只有少量巨细胞病毒包涵体到明显的脑炎和脑膜脑炎。活检能够发现脑内有病毒存在的证据，但很少能分离出，脑脊液培养也常阴性。影像学检查显示脑室周围白质的异常，增强扫描可显示皮质及皮质下病灶。巨细胞性视网膜炎是 AIDS 病人常见的眼科感染，20% 出现出血性视网膜炎，60% 为双侧性，不经治疗可导致失明。

3)新隐球菌脑膜炎：该菌经肺入全身，最后到达脑部。临床表现为进行性头痛加重及意识障碍，伴发热和癫痫大发作，颈强直不常见。脑脊液细胞常不增高。CT 所见为非特异性，轻至中度脑室扩张，无脑膜增强，有时可见脑萎缩、肉芽肿或脓肿的影像。诊断依靠脑脊液墨汁染色找到病原菌，如不治疗可在数周内死亡。如能早期诊断，可用两性霉素和 5- 氟胞嘧啶联合治疗。

4)细菌感染：以分枝杆菌感染稍多见。现已认识到，结核病是血清 HIV-1 阳性病人最常见的机会性感染。在合并感染 HIV 和结核的病人，其临床表现异常。结核进展加快，但肺结核常无痰。由于反应能力减弱，HIV 病人对结核菌素试验无反应者明显增加，其肺外结核类型与一般结核病人不同，以淋巴结肿大及粟粒性结核最常见。

(3)继发于AIDS的中枢神经系统肿瘤

1)原发性中枢神经系统淋巴瘤:原发性中枢神经系统恶性淋巴瘤极为少见,正常人群发病率估计为0.000 1%,而AIDS病人却高达2%,美国原发性中枢神经系统淋巴瘤每年约有225例,因此,该病将成为AIDS病人的主要疾病,瘤细胞浸润脑实质血管周围间隙或软脑膜。临床表现多为亚急性起病,有精神状态改变、头痛、意识模糊、视觉障碍、局灶性神经功能障碍等。脑膜转移者可有颅神经损害以多发性神经根损害等。CT显示脑深部、脑室周围有间质性结节或环形增强病变,与其他肿瘤或感染难以鉴别。侵及脑膜者可有脑膜增厚及增强。通常需要脑活检确诊。最近的实践证明,该肿瘤对放疗敏感,故应尽早行积极的放射治疗,可延长病人的生存期。

2)Kaposi肉瘤:为AIDS病人最常见的恶性肿瘤,但是中枢神经系统很少发生。中枢神经系统受累时多已合并其他内脏受累及肺部广泛转移。临床上可有局灶症状。CT有局灶性损害,而且易合并中枢神经系统感染。虽然它对放射线敏感,但病人最终死亡于广泛转移的Kaposi肉瘤。

(4)继发性脑血管意外

10%~20%的AIDS病人可有脑血管意外。最多见的是多发性局灶性缺血性脑梗死,也可表现为出血性脑梗死、肿瘤内出血、短暂性脑缺血发作及硬脑膜外、硬脑膜下血肿、蛛网膜下腔出血、脑出血等。最近从某些AIDS感染者的血中分离出可产生高凝状态的血液因子,它可能是造成这些年轻的AIDS病人频发缺血性脑梗死的原因。

48.4.4 诊断(diagnosis)

美国疾病控制中心对AIDS的申报标准为:

既往健康,除HIV感染外无已知的潜在因素而发生细胞免疫缺陷,以致并发机会性感染(卡氏肺囊虫或其他特定的机会性感染)或某些恶性肿瘤(最常见的为Kaposi肉瘤)。换言之,一个完全的AIDS除了有HIV感染造成细胞免疫缺陷外,病人必须具备一至数项由细胞免疫缺陷造成的继发疾病才能诊断。临床上还常有一些患者,虽然具备了HIV感染和细胞免疫缺陷的一些表现,例如不明原因的发热、隐袭的体重下降、严重的口咽部念珠菌病等,但尚无其他继发疾病,称作获得性免疫缺陷相关综合征(AIDS related complex,ARC)或AIDS前期。

1990年我国卫生部的诊断标准为:

(1)HIV感染者

受检血清经过出筛试验,如免疫酶法或间接免疫荧光试验等方法检出阳性,再经过Western blot等方法复核确诊。

(2)确诊病例

1)HIV抗体阳性,又具有下述任何一项者,可为实验确诊的艾滋病病人:①近期(3~6个月)体重减轻10%以上,且持续发热38℃以上至少1个月;②近期(3~6个月)体重减轻10%以上,且持续腹泻(每天达3~5次)1个月以上;③卡氏肺囊虫肺炎,卡波氏肉瘤;④明显的霉菌或其他条件致病菌感染。

2)如抗体阳性者体重减轻,发热,腹泻症状接近上述第一项标准且具有以下一项时,可为实验确诊的艾滋病病人:①CD^+_4/CD^+_8淋巴细胞计数比值<1,CD^+_4细胞计数下降;②淋巴结肿大;③明显的中枢神经系统占位性病变的症状和体征,出现明显痴呆,辨别能力丧失,或运动神经功能障碍。

主要的实验室检查有:①HIV抗体的检测:HIV感染后最早表达P24抗原,持续数周后逐渐消失,但逐渐出现针对P24和gP41等病毒表面蛋白的抗体,当检查到抗体时即可认为有病毒存在。②抗原检测:ELISA双抗夹心法可检测血清和脑脊液中P24抗原,前者有利于确定急性感染者的抗原血症,后者有利于痴呆综合征的诊断。此外,PCR技术可检测出微量的病毒DNA,放射自显影方法还可以观察到病毒存在的部位。

48.4.5 治疗(treatment)

(1)药物治疗

目前尚未发现能够治愈HIV感染的特异性的治疗药物。主要针对HIV感染、复制、结合T辅助细胞和引起其死亡的各个环节的不同机制来进行治疗和预防。

主要药物有:①叠氮脱氧胸苷(Azidothymidine, AZT)可以减少血浆中的HIV-1的P24抗原,使CD^+_4细胞短暂增加,延长患者的生存期,早期应用可减少痴呆的发生。应用指征是:HIV/AIDS患者的$CD^+_4<500\times10^9/L$时,剂量是300~600mg/d。主要不良反应为白细胞和中性粒细胞减少、贫血和肌炎等。②双脱氧肌苷(ddI)可减少HIV-1的P24抗原,增加CD^+_4细胞数,可持久增加白细胞和中性粒细

胞。应用指征为:对 AZT 不能耐受或治疗后病情加重者,发生耐药较 AZT 少,剂量为 250mg,每天 2 次。不良反应为胰腺炎和周围神经炎,后者停药后可逆转。③双脱氧胞苷(ddC)的活性与 AZT 和 ddI 相似,但疗效较 AZT 差,应用指征为对 AZT 和 ddl 耐药的患者,可和 AZT 联合应用,剂量为 0.75mg,每天 2~3 次。不良反应为周围神经炎,与剂量有关,停药后可逆转。上述药物单独应用容易产生耐药性,联合应用可减少剂量,不良反应也降低,且有协同抗病毒的作用。目前倾向于 AZT 加 ddI 或 ddC 治疗。④Zidovudine,本药是胸腺嘧啶核苷的同类药物,进行长期小剂量治疗可以减少感染和神经系统的并发症,增加 CD^{+}_{4}T 淋巴细胞的数量,减少血液中 HIV-1 抗原的增加。

HIV 是一种慢性感染过程,病毒可出现比较明显的变异,所以单一药物治疗容易产生耐药性并需要大剂量。1996 年加拿大的何大一医生提出 AIDS 的鸡尾酒疗法,把大部分的治疗 AIDS 药物联合应用,可以大大提高疗效。

(2)外科治疗

颅脑手术对于 AIDS 的中枢神经系统损害并非是主要的治疗手段。对于单发的无颅外转移的淋巴瘤、Kaposi 肉瘤及 AIDS 相关病原体感染造成的肉芽肿或脓肿可行开颅手术切除。感染造成的脑积水也可考虑作脑室腹腔分流术。应用立体定向活检对于明确诊断有重要的意义。

(3)放射治疗

与 AIDS 相关的颅内肿瘤对放射线相当敏感,因此放射治疗是重要而有效的手段。

48.4.6 预后(prognosis)

AIDS 中枢神经系统损害的预后不容乐观。尽管采用综合治疗,但在明确诊断后大多数 AIDS 病人的生存期不超过 2 个月。单纯中枢神经系统感染似乎好一些,少数合并弓形体病的 AIDS 病人可存活 1 年。

(罗毅男　索敬贤)

参考文献

[1] 罗毅男,付双林.颅内结核瘤[J]. 中华结核与呼吸杂志,1996,19(1):49-51.

[2] 刘春生,黄楹,祖广智,等. 颅内结核瘤的诊断与治疗[J]. 中华结核与呼吸杂志,1996,19(3):155-157.

[3] 罗毅男,付双休. 颅内结核瘤 20 例临床与 CT 分析[J]. 中风与神经疾病杂志,1996,13(1):42-44.

[4] 孟亚丰,李坤成,张念察,等. 颅内结核瘤的 MRI 诊断[J]. 中华放射学杂志,1999,33:680-683.

[5] 隋邦森,吴恩惠,张雁冰主编. 磁共振诊断学[M]. 北京:人民卫生出版社,1994.

[6] 薛庆澄. 神经外科学(湘荣.脑蛛网膜炎)[M]. 天津:天津科学技术出版社,1990,418-421.

[7] 陈清棠. 临床神经病学. 见袁锦楣,李海峰.人类免疫缺陷病毒的神经系统表现[M]. 北京:北京科学技术出版社,2000,295.

[8] 田增民综述. AIDS 病人颅内病变立体定向活检. 国外医学[J]. 神经病学、神经外科学分册,1995,22:148-151.

[9] Tandon PN. Brain biopsy in tuberculoma:the risks and benefits. Neurosurgery 1992,30:301.

[10] Basoglu OK,Savas R,Kitis O. Conventional and diffusion-weighted MR imaging of intracranial tuberculomas. Acta Radiol,2002,43(6):560-2.

[11] Desai K,Nadkarni T,Bhatjiwale M,Goel A. Intraventricular tuberculoma. Neurol Med Chir(Tokyo)2002;42(11):501-3.

[12] Gupta RK,Jena A,Singh AK,et al. Role of magnetic resonance in the diagnosis and management of intracranial tuberculomas[J]. Clin Radiol,1990,41:120-127.

[13] Jamjoom AB,al-Hedaithy SA,Jamjoom ZA,et al. Intracranial mycotic infections in neurosurgical practice. Acta Neurochir (Wien),1995,137(1-2):78-84.

[14] Janssen RS,Comblath DR,Epstein LG,et al. Nomenclature and research case difinitions for neurological manifestations of human immunodeficiency virus type -1 (HIV -1)infection. Report of a working group of the American Academy of Neurlolgy AIDS Task Force. Neurology,1991,41:778-785.

[15] Guiloff RJ,Malessa R and Pifster,HW. Human immunodeficiency virus infections neurological manifestations. In:Neurological disorders,Cause and treatment,edited by Brandt T,Caplan L R J et al. Academic Press,New York,1996,455-476.

[16] Havilir DV,Marschner IC,Hirsch MS,et al. Maintenance antiretroviral therapies in HIV -infected subjects with undetectable plasma HIV RNA after triple-drug therapy. N Engl J Med,1998,339:1261-1268.

[17] Bollinger RC,Brookmeyer RS,Mchendale SW,et al. Risk factors and clinical presentation of acute primary HIV infection in India. JAMA,1997,278:2085-2089.

[18] Dean M,Carrington M,Winkler C,et al. Genetic restriction of HIV-1 infection and progression to AIDS by a deletion allele of the CKR5 structural gene. Science,1996,273:1856-1862.

[19] Whiteman ML. Neuroimaging of central nervous system tubrculosis in HIV-infected patients. Neuroimaging Clin N Am, 1997,7(2):199-214.

49. 脑寄生虫感染

脑寄生虫病是全身性寄生虫病的一部分,但是随着国民生活水平的提高和环境的改善,脑寄生虫病的发生有下降的趋势。目前,我国比较常见的脑寄生虫病主要有脑猪囊虫病、脑肺吸虫病、脑型血吸虫病等。

49.1 脑 囊 虫 病

脑囊虫(brain cysticercosis)是猪绦虫(链状绦虫)的幼虫(囊尾蚴)寄生于人体组织中所引起的疾病。本病发生率高,占囊虫病的50%~80%。囊虫病广泛分布于世界各地,以南美洲和远东地区为主。我国主要流行于东北、华北、西北和华东等地区。

49.1.1 感染途径(routs of infection)

人类是链状绦虫唯一的终末宿主,而猪是主要的中间宿主。人体被感染有三个途径:①外源性异体感染,即食入被绦虫感染的猪肉以及被其虫卵污染的食物;②外源性自身感染,即病人手指污染虫卵,自己吞食而感染;③内在自身感染,即患者肠道发生逆向蠕动,使肠内绦虫的妊娠节片回流于胃内而致感染,绦虫卵经小肠消化液作用,六钩蚴脱囊逸出而穿入肠壁,随血液循环及淋巴液到达体内各组织,逐渐发育成囊尾蚴。寄生于脑部者为脑囊虫。囊尾蚴能存活3~10年。存活的囊尾蚴可引起较轻的脑组织反应,当濒死时释放大量抗原物质,导致机体免疫状况急剧变化,引起较强的脑组织反应。由于其在脑内寄生的部位及局部脑组织的反应程度不同,临床表现则复杂多样。

49.1.2 病理(pathology)

根据囊虫在脑内寄生的部位可以分为三型:

1)脑实质型:最常见,约占脑囊虫的一半。囊虫数目少则几个多则数百个。大小如豌豆,在灰质者较在白质为多,可能与灰质内血管较丰富有关。光镜下可见囊虫壁分三层:内层为纤维结缔及囊虫固有的体壁;中层为炎性细胞层,主要是淋巴细胞、嗜酸性细胞、浆细胞等;外层邻近脑组织,有胶质细胞增生,血管内膜增生与淋巴细胞浸润,有时形成血栓使管腔闭塞,成为癫痫发作的病理因素。

2)脑室型:一般较大,单发多见,直径可达1~3cm,乃因囊虫内液高渗作用,不断吸入脑脊液使囊腔变大(图49-1-1、图49-1-2)。透过乳白色半透明的囊虫壁可见腔内虫头。囊虫多在脑室内游动,有时与脑室壁相连,引起室管膜炎和室管膜下胶质及结缔组织增生,从而阻塞正中孔、外侧孔、导水管,甚至室间孔。

3)脑池蛛网膜下腔型:发生率仅次于脑实质型,存在于脑底池和蛛网膜下腔的软脑膜上,常多发,并聚集成葡萄状黏附脑底诸池,可以引起蛛网膜炎、蛛网膜的粘连和增厚,产生颅神经损害和梗阻性脑积水。

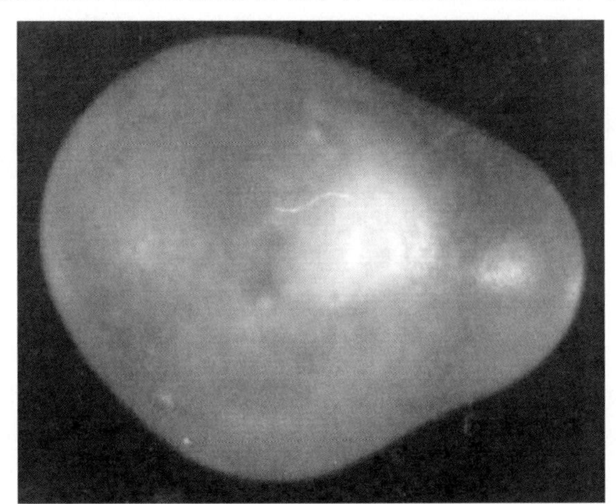

图49-1-1 脑室内囊虫的大体形态

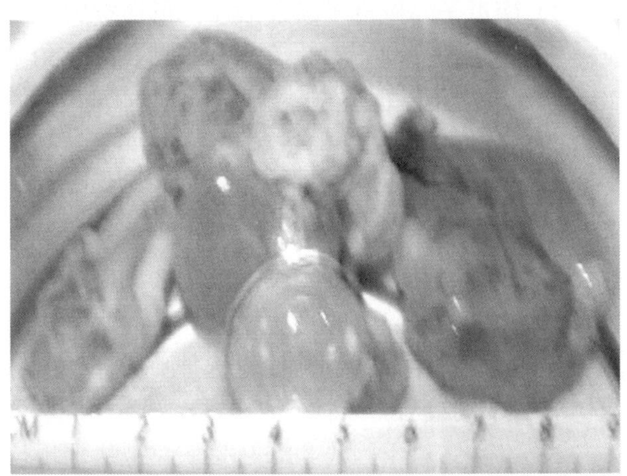

图49-1-2 手术取出的脑室内囊虫

49.1.3 临床表现(clinical manifestation)

由于囊虫侵入神经组织的数目、部位不同,故临床症状极为复杂。而且,囊虫的发育过程不一,死亡先后不一,病情时有波动。一般情况下,本病病程缓慢,多在5年以内,按病变部位可分为下列类型:

1)脑实质型:根据症状可以分为三个亚型:①癫痫型:可以表现为各种类型的癫痫发作,约半数表现为大发作。同一病人可以具有两种以上的发作形式,且极易转换。发作形式的多样性及易转换性为本病的特征之一。②脑瘤型:此型患者由于脑内多发或较大的囊虫病灶引起周围脑组织炎性反应造成脑水肿,可导致颅内压升高。出现类似颅内占位性病变的症状和体征。查体可见眼底有视乳突水肿及局灶的脑组织损害。③精神障碍型:有进行性加剧的精神异常及智力减退,晚期可表现为痴呆,与囊虫引起广泛脑组织破坏和脑皮质萎缩有关。

2)脑室型:大多数在第四脑室。由于囊虫沉着于脑室壁上或浮游于脑脊液中,导致脑室变形、脑脊液循环障碍,同时由于脉络丛受到囊虫毒素的影响分泌增加,故产生严重的颅内压增高与脑积水。病人在急速转动头部时出现眩晕、恶心、呕吐及循环呼吸功能紊乱,即Bruns综合征。部分病人有轻度眼震和共济失调。

3)脑池和蛛网膜下腔型:根据症状可以分为两个亚型:①颅内压增高型,因囊虫阻塞脑池或蛛网膜下腔导致交通性脑积水和慢性颅内压增高。②脑膜炎型:以急性或亚急性脑膜刺激症为特点,长期持续或反复发作。是由于寄生于软脑膜或蛛网膜的囊虫死亡或囊壁破溃而引起。起病时有发热,一般在38℃左右,持续3~5d。有脑膜刺激征。易被误诊为结核性脑膜炎或病毒性脑膜炎。③颅神经受损型,按囊虫侵犯部位出现不同颅神经损害,如桥小脑角区则产生5~8颅神经轻瘫。

49.1.4 检查(examination)

1)查体:皮下结节。一般皮下或肌肉结节如黄豆大小,触诊较硬,可移动,切除活检可证实诊断。

2)常规化验:①血常规,末梢血嗜酸粒细胞计数增加,超过正常的20%时高度怀疑寄生虫感染。②大便常规,可发现脱落的成虫节片,光镜下可以查到绦虫卵。

3)脑脊液检查:压力常增高。细胞计数白细胞增多,以淋巴细胞和嗜酸粒细胞为主。细胞学检查呈变态反应性改变。生化检查可见蛋白轻度或中度增高,糖含量低,氯化物正常或减低。

4)免疫学检查:脑囊虫病人细胞免疫异常与体液免疫异常并存。常用两种方法检测病人血或脑脊液中抗囊虫抗体:①间接血细胞凝集试验,血清 <1∶128 为阴性,脑脊液 <1∶8 为阴性。②酶联免疫吸附试验:血清 <1∶64 为阴性,脑脊液 <1∶8 为阴性。尽管这两种方法有很高的敏感性和特异性,阳性率可达到 90%左右。

5)影像学检查:CT 和 MRI 能清晰地显示出囊虫的形态、大小、数量、分布范围等(图 49-1-3、图 49-1-4),检出率在 90%以上。在 MRI 上常常可以看到脑室内囊虫的头节,据此可以做出比较准确的定性诊断。

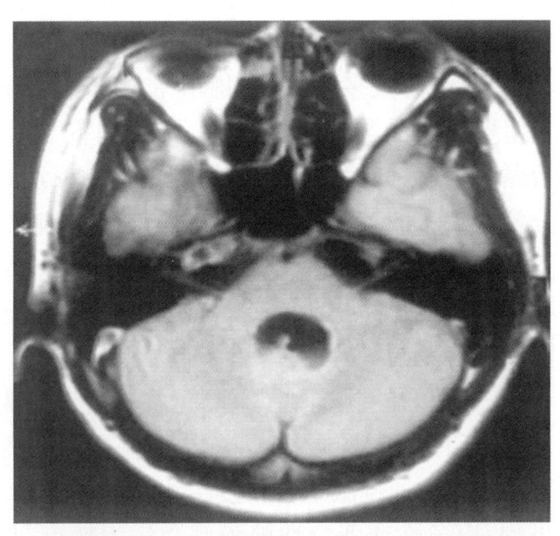

图49-1-3 脑室内囊虫的MRI(水平位)

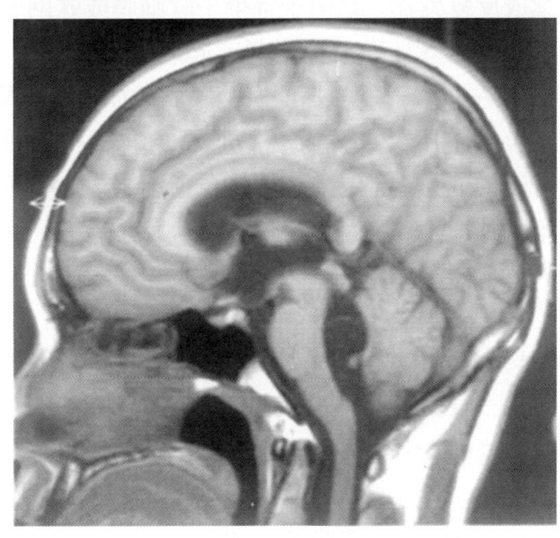

图49-1-4 脑室内囊虫的MRI(矢状位)

49.1.5 诊断(diagnosis)

具备下列三项中的两项者可以诊断为脑囊虫病。①有局灶或弥散的脑症状和体征,如头痛、癫痫发作、颅内压增高、精神症状者,并排除了其他原因所造成的脑损害;②脑脊液囊虫免疫学试验阳性;③头部 CT、MRI 显示有典型的囊虫改变。

如果仅具备上述第一项,则应具备下列三项中的两项:①病理检查证实皮下结节为猪囊尾蚴,或者眼内、肌肉内发现囊虫,或血囊虫免疫学试验阳性;②脑脊液淋巴细胞增多或蛋白含量增高,或找到嗜酸粒细胞;③头颅 X 线平片显示多数典型的囊虫钙化影。

49.1.6 治疗(treatment)

(1)药物治疗

1)吡喹酮(Praziquantel,简称 PZQ):为广谱抗寄生虫药,对全身各部位的囊虫均有杀灭作用。能通过血脑屏障直接杀死囊虫。但是本药在脑脊液中浓度较低,故对脑室系统囊虫疗效较差。给药方法有两种,一是小剂量给药:总量 120 ~ 180mg/kg,3 ~ 6d 服完,3 次/d;二是大剂量给药:200 ~ 300mg/kg,每日 50mg/kg。应注意,在用药过程中,由于颅内囊虫大量死亡,囊液和虫体蛋白释出,引起周围脑组织反应,出现颅内压增高、癫痫等局灶性脑组织受损害,因此应联合应用皮质类固醇。

2)丙硫咪唑:能抑制囊尾蚴对葡萄糖原的吸收,导致虫体糖元耗竭。用法:15 ~ 18mg/d,分两次吞服,10d 为一疗程。间隔 15 ~ 20d 再进行下一个疗程,可用 2 ~ 3 个疗程。用药过程中注意颅内压增高反应,如出现可用皮质类固醇和甘露醇。

3)南瓜子与槟榔子联合治疗:早晨空腹口服 50 ~ 90g 南瓜子粉,经 2h 后加服槟榔煎剂 150 ~ 200ml,又过半小时再服 50%硫酸镁 50 ~ 60ml。一般在 3h 有完整虫体排出。

4)中药雷神丸或囊虫丸疗效也很好。

(2)手术治疗

1)颞肌下减压术:脑实质内多发性囊虫因个数太多,无法一一摘除,如果并发颅内压增高,危及病人生命或影响视力而又不能用药物控制时,根据情况可施行一侧或双侧颞肌下减压术。

2)分流术:对于脑池和蛛网膜下腔型病例出现交通性脑积水者,可按病情行三脑室或终板造漏术和侧脑室腹腔分流术。

3)囊虫摘除术:①内窥镜囊虫摘除术:内窥镜适合摘除脑室系统的囊虫,尤其适合于侧脑室内的多发囊虫,近年来应用较多,疗效较好。②开颅囊虫摘除术:对于脑室内囊虫尤其是四脑室的囊虫、脑实质中单发并形成占位效应的囊虫可以采用开颅摘除。摘除囊虫时尽量将其完整取出,切忌使其破裂,摘除后还要反复冲洗。

49.1.7 预防(prevention)

切熟食和生食的砧板要分开;烹饪时猪肉要熟透;提倡圈养猪,而不是散养。

(罗毅男)

49.2 脑型肺吸虫

肺吸虫(brain paragonimiasis)侵入人体脏器主要在肺部,脑组织占第二位。根据国内资料,脑型肺吸虫占活动性肺吸虫病的10%~20%。多见于我国东北、华北、华东和四川等地,但现在已少见。

49.2.1 感染途径(routs of infection)

肺吸虫虫卵经宿主(人或其他动物)的痰和粪便排出,到水中长为毛蚴,寄居于第一中间宿主淡水螺内,发育成尾拗后进入第二中间宿主(淡水蟹和喇蛄)内变为囊蚴,此时为传染期。当人食入带有肺吸虫囊蚴的蟹或喇蛄后,囊蚴在肠腔脱囊,穿过肠壁入腹腔,幼虫可侵入纵隔,沿颈动脉周围软组织上行,经颈动脉管和破裂孔入颅腔,侵犯附近脑组织。病变多位于大脑颞枕叶内侧面的底部,还可累及邻近的白质、基底结等结构。

49.2.2 病理(pathology)

脑内病变根据其发展过程可以分为三期:一是浸润和组织破坏期,不仅虫体在脑内迁移对脑组织造成直接损害,而且虫体代谢或分解产物对脑组织的刺激还可引起脑膜炎、脑炎;二是肉芽肿或囊肿期,大量虫卵沉积引起异物反应,形成界限不清的肉芽肿,在肉芽外周形成包膜,其中心逐渐发生坏死,形成青灰色或棕褐色黏稠液,内部可有虫体和虫卵;三是机化钙化期,此期虫体已经死亡或迁移他处,囊液被吸收,肉芽组织机化或钙化。受累的皮质或皮质下结构出现脑萎缩、脑沟及脑室扩大。由于虫体的迁移,在脑内可以发现不同时期的病理改变同时存在。

49.2.3 临床表现(clinical manifestation)

感染肺吸虫后最早出现的是腹部症状,如腹痛、腹泻等;然后是肺部症状,持续最久,有咳嗽、吐铁锈样痰、胸痛等,在2个月至5~6年后才发生脑部病变,其症状很凶险,需要及时处理。按临床表现可以分为如下四型。

1)脑膜炎型:急性起病,以头痛、呕吐、发热、颈强直等为主要表现,克氏征阳性。有时脑脊液检查可查到虫卵。相当于虫体刚侵入颅内阶段。

2)脑瘤型:表现为局限性瘫痪、偏瘫、偏身感觉障碍等,为脑组织中虫体和虫卵的沉积形成占位性肉芽肿所致。

3)癫痫型:本病可有各种癫痫发作,其中以部分性发作和全身大发作多见,早期癫痫的发生为虫体迁移所致,晚期癫痫与脑组织坏死、神经胶质细胞增生形成致病灶有关。

4)萎缩型:主要表现为智能衰退、精神症状。相当于疾病的晚期。

49.2.4 诊断(diagnosis)

1)病史和症状:生食淡水蟹或喇蛄的经历。先有肺部症状,然后出现头痛、呕吐、癫痫、视乳突水肿等中枢神经系统症状和体征。

2)脑脊液异常:在病变活动期,脑脊液中嗜酸性粒细胞增多,蛋白含量增高,偶可检出虫卵。在组织破坏期可出现血性脑脊液。在囊肿形成期脑脊液压力升高、蛋白增加等。

3)周围血中嗜酸粒细胞百分比绝对值增高,白细胞增多，血沉加快等为脑型肺吸虫活动期的征象。

4）在痰液、大便、胃液及其他体液中可发现虫卵，或在任何组织标本中发现肺吸虫，可供诊断。

5）CT平扫在急性期主要为脑水肿，脑实质中可见到大小不一、程度不等的低密度水肿区、脑室狭小、不强化。在肉芽肿囊肿形成期，出现高密度的占位性表现。机化钙化期，头颅X线片可见到钙化斑。

49.2.5 预防与治疗（prevention and treatment）

（1）预防

避免生食淡水蟹和喇蛄，切断传播途径。

（2）治疗

1）药物治疗：①阿苯达唑，每天8mg/kg，分1～2次口服，连用7d；②吡喹酮，每天25mg/kg，分3次口服，连服3d。③硫氯酚，每天50mg/kg，分三次口服，连服10～15d。有严重肝病、肾病和心脏病及孕妇应暂缓应用。

2）外科治疗：病变呈占位性，有颅内压增高可以施行一侧或双侧颞肌下减压术，若头部CT扫描显示病灶局限或已有包膜形成的囊肿和肉芽肿，可施行开颅术切除病灶。

49.3 脑型血吸虫

血吸虫病（brain schistosomiasis）多发生在亚洲和热带地区，在我国流行的血吸虫为日本血吸虫。血吸虫病人中有2%~4%出现脑部症状。

49.3.1 感染途径（routs of infection）

随粪便排出的血吸虫卵在水中孵化成毛蚴，进入中间宿主钉螺体内发育成尾蚴后，离开钉螺，在水面游动。人接触到这种疫水后，尾蚴可经皮肤钻入人体内，成虫主要寄生于门静脉系统，排出大量虫卵，使肝脏及肠系膜的静脉阻塞而产生一系列消化系统受损的临床症状，还可以在其他部位引起病变，以脑和肺常见。

49.3.2 病理（pathology）

寄生在门静脉系统的血吸虫排出的虫卵随血流沉积于脑组织和脑膜中，引起脑血吸虫病，病变主要集中在大脑，引起脑组织炎症细胞浸润，组织水肿、变性、血管炎，伴有胶原纤维增生，形成单个或多个黄色或灰白色小肉芽肿，以及神经细胞退变和干酪样坏死，有时形成钙化。寄生在门静脉系统的成虫和虫卵还可以分泌毒素或代谢产物作用于中枢神经系统，导致中枢神经系统发生中毒或过敏反应。

49.3.3 临床表现（clinical manifestation）

感染血吸虫后数周至数年出现脑部症状。根据临床表现可分为急性和慢性两大类。

1）急性型：潜伏期为6周左右，常见于青壮年人初次进入流行区，多次与疫水接触，表现为弥散性脑炎症状，可有高热、畏寒、持续性头痛、呕吐，定向力障碍、意识不清、精神症状等。重者可昏迷，瘫痪、锥体束征、脑膜刺激征等。随着体温恢复正常，这些症状一般都能逐渐好转或完全恢复，极少有后遗症。应注意与其他感染性疾病引起的中毒性脑病相区别。

2）慢性型：多发生于感染后3～6个月，最长可达4年，多见于流行区居民。临床上分三型：①癫痫型：临床最多见。临床上可出现各种类型的癫痫发作，但以部分性发作Jackson型最多见。②脑瘤型：系由颅内血吸虫肉芽肿占位和弥漫性脑水肿所致。以颅内压增高伴局限性定位体征为主要表现。③脑卒中型：系由脑血管急性虫卵栓塞引起。主要表现为，起病急，突然昏迷、偏瘫、失语。

49.3.4 实验室检查（laboratory test）

1）粪便检查：粪便中可找到虫卵或孵化出毛蚴。

2）血常规检查：患者的白细胞总数多在（10～30）$\times 10^9$/L之间，可见类白血病反应。嗜酸粒细胞明显增多，一般占20%～40%，嗜酸粒细胞增多为本病的特点之一。

3）脑脊液检查：有时在脑脊液中可以找到虫卵。白细胞数在每升几亿至几十亿之间，以淋巴细胞为主。

4）免疫学检查：皮内试验、环卵沉淀试验

(COPT)、间接血凝试验(IHA)、酶联免疫吸附试验(ELISA)等检查都可以应用,其中 COPT 是国内最常用的方法,有较高的敏感性和特异性。而 ELISA 为免疫学中最敏感和特异的方法,阳性率为 95%。

49.3.5 影像学检查(imaging examination)

CT 平扫在急性型主要为脑水肿,于脑实质内可见大小不一、程度不等的低密度灶,无强化表现。慢性型表现为局限性肉芽肿,呈等密度或略高密度,有占位表现,边界不清,周边水肿,增强扫描可见病灶有强化现象。

49.3.6 诊断(diagnosis)

诊断标准有:

1)首先确定患过日本血吸虫,可根据,①疫源接触史;②临床特点;③粪便检查;④免疫学检查。

2)脑部症状出现于血吸虫感染之后。

3)排除其他疾病引起的脑部症状。

4)锑剂、吡喹酮治疗有效。有时需要在手术中发现虫卵方能确诊。

49.3.7 预防与治疗(prevention and treatment)

(1)预防

加强粪便管理、水源管理,消灭中间宿主钉螺,避免接触疫水。加强疫区劳动保护和检查治疗病人。

(2)治疗

杀虫治疗普遍采用锑剂。锑剂以小剂量长程疗法为宜,或从小剂量开始逐渐增加至足量。用药期间应注意肝、肾功能。手术治疗的适应证为:大的肉芽肿,有明显的临床症状者,可施行开颅手术切除。对脑部炎症水肿反应,造成急性颅内压增高,有脑脊液循环阻塞或脑疝形成,而脱水降压疗效不能持续或无效时,根据病情可施行一侧或双侧颞肌下减压术。术后仍然要用锑剂治疗。

(罗毅男 索敬贤)

49.4 脑包虫病

49.4.1 概述(introduction)

人体感染包虫病(brain Echinococcosis)是细粒棘球绦虫棘球蚴引起的一种慢性脑、肝、肺、心肾等部位的寄生虫病,脑包虫占包虫病病人的 1%左右。本病为自然疫源性疾病,分布广泛,遍及全世界,主要流行于畜牧区。国外见于澳大利亚、新西兰、阿根廷、蒙古、日本、印度尼西亚、菲律宾等地。在我国则主要分布于甘肃、宁夏、青海、新疆、内蒙古等畜牧地区和西藏、四川西部、陕西、河北等地。儿童多见,约为成人的 7 倍,通常男性比女性多。临床表现与一般颅高压相同,因此,在包虫流行区对颅压增高的病例应警惕本病。

49.4.2 病因(etiology)

感染方式,本病的传染源为狗。在流行地区的羊群常感染有包虫病,当地人们常以羊或其他家畜的内脏喂狗,包虫在狗的小肠内发育为成虫即细粒棘球绦虫。虫卵随狗粪排出体外,人和狗接触密切,借污染的手指或饮食吞入虫卵而感染。

49.4.3 发病机理(pathogenesis)

细粒棘球绦虫的虫卵随狗的粪便排出,污染牧场、蔬菜、饮水、土壤、皮毛。人吞食污染虫卵的食物后,虫卵在十二指肠孵化成六钩蚴,经肠内消化,六钩蚴脱壳逸出,借助六个小钩吸附于肠黏膜,然后穿过肠壁静脉而进入门静脉系统,随血流到肝脏及肺中发育成包虫囊。

由于颈动脉较粗,因此,幼虫常易进入颅内,特别在大脑中动脉分布区,其中,以顶叶、额叶为最多,小脑、脑室及颅底少见。包虫囊有微白色半透明包膜,其中充满无色透明的囊液,外观与脑脊液极为类似。

49.4.4 病理(pathology)

包虫囊分内外两层,内囊即包虫囊,外囊为脑组织形成的一层纤维包膜,二者之间轻度粘连,其中含有血管,供给营养。多数幼虫 5 年左右死亡,但不少则继续生长成巨大囊肿,容积从数百至数千毫升不等。囊壁由角皮质与生发层两层组成,前者具弹性，状如粉皮，由生发层分泌物组成，起保护生发层细胞，吸收营养物质等作用。生发层由一排细胞组成，实属寄生虫本体，具明显繁殖能力。生发层向囊内长出许多育囊、子囊（脱落的育囊）和原头蚴。子囊内部结构与母囊相似，又可产生原头蚴。包虫囊穿破而囊液溢出时，原头蚴可在附近组织形成新囊肿。生发层偶亦可通过囊壁较弱处芽生囊肿，是为外生囊，如此祖孙三代可见于同一包虫囊内。囊液含有毒白蛋白，囊肿破裂、囊液漏出时，常产生不同程度过敏性反应。包虫死亡后，囊液浑浊，囊壁钙化。

颅内包虫有两种类型：①原发棘球蚴，幼虫经肝、肺、颈内动脉至颅内产生包虫囊。②继发棘球蚴，系原发包虫破裂，包虫囊碎片、子囊、原头蚴等进入循环系统而到达颅内种植。此型一般多发。

包虫囊壁四周脑组织胶质增生，形成胶质性假囊壁，这层假囊壁与包虫囊极少粘连，手术时很易分离。

49.4.5 临床表现（clinical Manifestation）

（1）原发型

棘球蚴逐渐增大，造成颅内占位效应，并对脑室系统压迫和梗阻，以致颅内压增高。由于包虫囊肿扩张性生长，刺激大脑皮质，引起癫痫发作，囊肿较大的出现头痛、恶心、呕吐，视力减退和视乳突水肿等。依囊肿所在部位产生局灶性症状如偏瘫、失语、偏身感觉障碍等。主要的临床特点是颅内压增高和癫痫发作。

（2）继发型

症状比较复杂，一般分原发棘球蚴破入心内期，潜伏静止期和颅压增高期。继发棘球蚴破入心内，由于大量棘球蚴的内容物突然进入血流，可出现虚脱，呼吸急迫，心血管功能障碍以及过敏性反应等症状。由于棘球蚴不断长大，且系多个，分布广泛，所以该型临床特点与脑转移瘤相似。

血液：半数病人嗜酸性白细胞增多，偶可达70%。包虫囊肿破裂或手术后，嗜酸粒白细胞常可显著增高。

皮内试验：囊液抗原0.1ml注射前臂内侧，15～20min后观察反应，阳性者局部出现红色丘疹，可有伪足（即刻反应）。若血内有足量抗体，延迟反应不出现。皮内试验阳性率在80%～95%之间，但可出现假阳性。

补体结合试验：70%～90%包虫病呈阳性反应，人或羊包虫囊液作为抗原（含头节的包虫囊液效果较好），囊液抗原性较低或包虫囊外膜甚厚至抗原不易溢出时，可呈假阴性反应。囊肿穿破、手术近期或继发感染，阳性率可提高。囊肿完全摘除后数月补体结合试验即可转阴。如果包虫囊手术摘除后一年，本试验仍阳性，可视为复发。

本病与血吸虫病及囊虫病之间存在着交叉反应。

头颅X线平片：颅骨包虫病病变从板障开始，破坏颅骨，并且容易破出骨板，形成颅内、外软组织肿块。颅骨为局限或广泛的多囊或单囊形态的膨胀性病变。多囊型葡萄串样，单囊型内板移位、硬脑膜移位及钙化，囊肿本身也可钙化。局限于颅底者缺少单囊或多囊特点，而呈骨质硬化表现，一般均无骨膜反应。

脑包虫囊肿产生颅内压增高，后床突骨质吸收，蝶鞍扩大，小儿尚可出现指压痕，颅骨菲薄，甚至可致颅骨缺损，包虫囊肿疝出颅外。还可见松果体移位。浅表囊肿致邻近颅骨局限外凸，骨板变薄。有时平片上显示弧线状、环形或蛋壳状及团块状钙化，如发现这种征象，可以定性。

脑血管造影：脑包虫囊肿常见于大脑中动脉供应区，尤以顶叶多，脑血管造影最能显示这种幕上的囊肿病变，造成周围血管弧状移位。一般表现为：①囊肿部位无血管区。②囊肿周围血管弧形受压、移位、环绕无血管区呈“手抱球”征象。③脑血管牵直变细，管径一致，似“蜘蛛足”样征。④颅内压增高。对中线及幕下包虫定位征不如脑室造影。

随着科学技术发展与进步，CT扫描和MRI检查已取代了气脑和脑室造影，尤其是CT，甚至于西部边远地区的县医院都装备了这种设备。CT扫描对脑包虫的检查，影像清晰，定性、定位准确，费用也能被广大患者所接受。

脑CT扫描：脑内圆形或类圆形囊肿。边界锐利（偶尔有不完整的薄壳状钙化）。无囊周水肿，无周边强化，占位征象明显，囊内容物水样密度，一般不能分辨子囊（若感染，母囊液与子囊液密度不一，子囊则粒粒可数，子囊密度低于母囊具有诊断意义）。邻近部位出现多个囊肿应考虑囊肿破裂（图49-4-2）。

MRI扫描检查：MRI的图像质量比CT扫描更加清晰，其影像特点是：断层形态同CT，壳状钙化无信号，囊内液体信号同脑脊液或稍高于脑脊液。含有较大子囊的包虫囊肿，因子囊液较母囊液密度低，显示出母囊内子囊的数量及排列情况，可以确诊。MRI在密度的分辨上优于CT（图49-4-1，图49-4-3）。

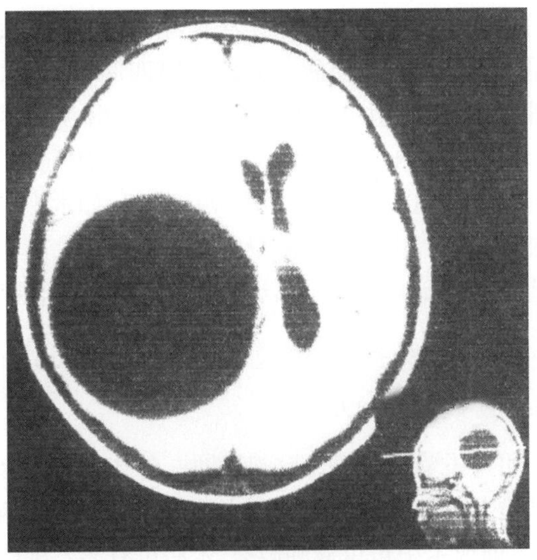

图49-4-1 单囊性脑包虫(MRI)

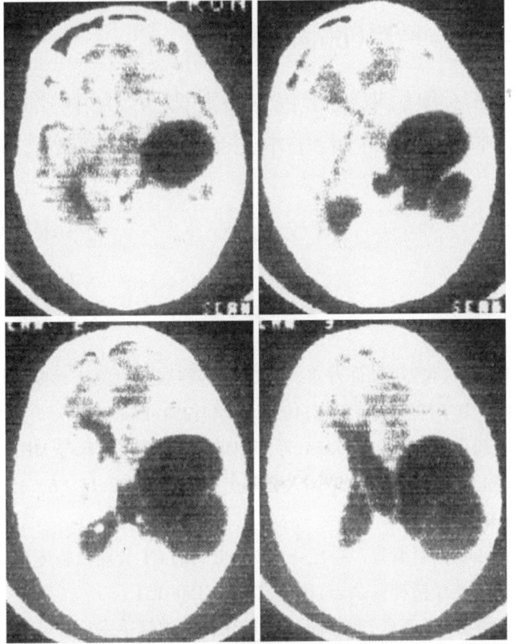

图49-4-2 多囊性脑包虫(CT)

49.4.6 诊断(diagnosis)

多见于牧区,病人有与狗、羊密切接触史,临床症状以慢性颅内压增高和癫痫为特征。血象嗜酸粒白细胞增多,皮内试验阳性率 80%～95%,但可有假阳性。补体结合试验及间接血凝试验阳性及脑血管造影的特征性表现有助于诊断。CT 或 MRI 检查是确诊脑包虫病的最好方法。

49.4.7 鉴别诊断(differential diagnosis)

(1)颅内肿瘤

脑包虫病所致的颅内压增高和定位征状与颅内肿瘤相似,故常误诊为颅内肿瘤而手术,故对来自流行区有颅内压增高的病人,应提高警惕,须作详细而全面的体检,特别应注意有否伴发肝脏或肺脏包虫。必要时作包虫卡松尼皮内试验和各种免疫学检查。CT 及 MRI 检查可以确定诊断。

(2)颅内蛛网膜囊肿

蛛网膜囊肿一般认为是胚胎期蛛网膜发育不良所致,在儿童和青壮年中发病率高,常好发于脑池相关部位,如侧裂池等,CT 和 MRI 检查表现为边界光滑的低密度、低信号囊性病变,密度或信号与脑脊液相同,无钙化,囊内长 T_1 长 T_2,无强化。

(3)脑部其他寄生虫病

1) 脑囊虫病一般具有共同的临床症状如颅内压增高、癫痫发作和定位性体征等。但本病可伴发皮下结节,切取标本进行切片镜检便明确诊断。粪便检查到节片、虫卵,亦可作为诊断的佐证。脑 CT 及 MRI 检查对绝大部分囊虫能做出准确的诊断。但对于囊泡型脑囊虫,尤其是巨大的单发囊泡型囊

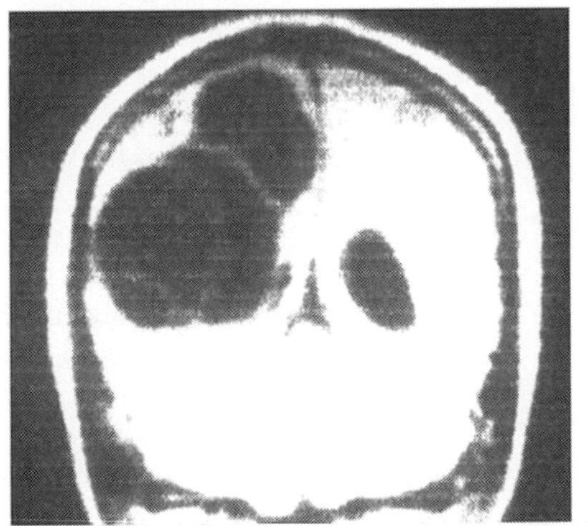

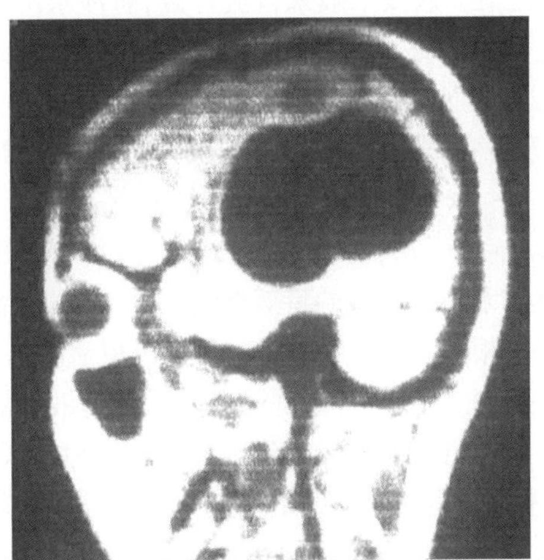

图49-4-3 多囊性脑包虫(MRI)

虫，因其 CT 及 MRI 的表现与脑包虫基本一致，容易误诊为脑包虫(图 49-4-3)。但囊泡型脑囊虫有时可见合并有其他类型囊虫影像。脑包虫囊肿较囊虫囊肿形状更圆,几成正圆形。术中可见脑包虫囊壁呈乳白色、粉皮样,厚约 2mm 左右,脑囊虫囊泡壁菲薄、透明(图 49-4-4)。

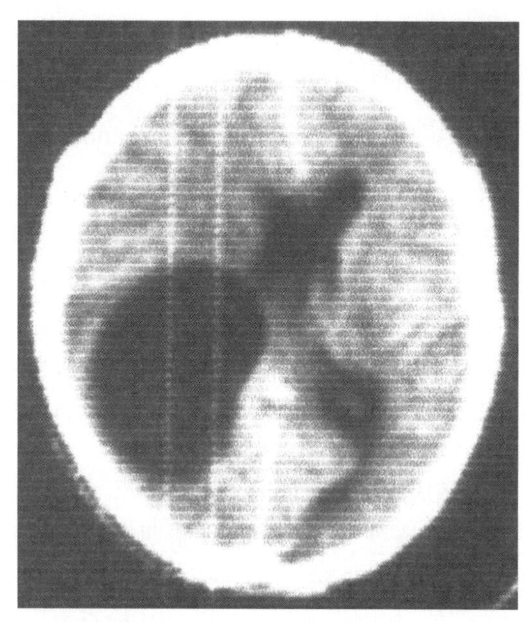

图49-4-4 囊泡型脑囊虫(CT)

2)脑肺吸虫病大都伴有肺及其他部位的病变。通常腹部症状出现最早,肺部症状次之。而肺部的症状持续时间较长,常受到病人及医师的重视。从铁锈色痰中可找到虫卵和夏克雷登氏结晶,结合肺部 X 线片,块状典型肺吸虫改变,不难鉴别。

3)脑血吸虫病:晚期病人表现为血吸虫性肉芽肿,及其反应性广泛性脑水肿。颅内压明显增高,常伴有偏瘫、偏身感觉障碍、失语等定位体征,有类似脑包虫病之处。病人一般来自流行区,有涉水历史,肝及肠道受累较著。粪便沉淀和孵化可查到虫卵和毛蚴。乙状结肠镜检查可见结肠黏膜浅表溃疡、息肉、瘢痕等病变。取活组织,查到虫卵阳性率极高。

49.4.8 治疗(treatment)

目前尚无杀灭包虫的特效药物。手术为根治的唯一疗法。根据 CT 或 MRI 定位,将包虫囊小心分离后完整摘除。注意勿将囊壁弄破,以免囊液外溢,使囊内头节种植造成复发或过敏性休克。为保证手术成功,术前定位精确,手术切口和骨窗要足够宽大。硬脑膜张力高时要用脱水剂,分离囊壁前用棉条仔细保护周围组织,分离时必须轻柔小心,以防囊肿破裂,必要时可用漂浮法切除,即将病人头位放低,用洗创器轻轻插入分离囊壁四周,冲注大量生理盐水,可将包虫囊漂浮起来,完整摘除。手术残腔过大时,腔内留置一根硅胶管,关闭硬膜前,注满生理盐水,防止术后脑移位及颅内积气。如术中包虫囊肿破裂,可用过氧化氢、大量盐水冲洗,术后应用吡喹酮或丙硫咪唑口服,以防止种植病灶的出现。

49.4.9 并发症及后遗症(complication and sequelae)

可并发囊内感染,造成脑脓肿。外伤可引起脑包虫破裂，导致过敏性休克死亡。棘球蚴可引起脑梗死。术前或术中包虫囊肿破裂,术后可有多发种植病灶出现。后遗症可有轻偏瘫或单瘫、失明、癫痫等。

49.4.10 预后(prognosis)

临床预后取决于包虫囊肿多少、大小、部位以及手术是否及时,若手术完全摘除可以根治,预后良好。

(宋家仁)

参考文献

[1] 罗毅男,付双林,许寿水,等. 巨大泡样脑囊虫临床诊断与治疗[J]. 中华神经外科杂志,1999,15(4):251-252.

[2] 罗毅男,付双林,陈大玮,等. 第四脑室内囊虫临床与 MRI 分析(附 22 例报告)[J]. 中国人兽共患病杂志,1999,15 (6),15(6):103-104.

[3] 朱廷敏，李淑芳，潘桂芬. 脑囊虫病的 CT 分期及临床意义[J]. 中华神经精神科杂志,1994,27(3):150-151.

[4] 高鲜红,张亚卓,刘丕楠,等. 应用神经内镜手术治疗脑囊虫[J]. 中华神经外科杂志,2001,17(4):214-216.

[5] 谢奇峰,肖述生. 新型隐球菌脑膜炎预后的影响因素[J]. 中国神经精神疾病杂志,1995,21(1):16-18.

[6] 薛庆澄. 神经外科学 [M]. 天津：天津科学技术出版社，1990,422-427.

[7] 隋邦森,吴恩惠,陈雁冰. 磁共振诊断学[M]. 北京:人民卫生出版社,1994.

[8] 彭红罗,朱达斌,易哲生,等. 脑型血吸虫病的 CT 诊断与分型[J]. 临床放射学杂志,1992,11(1):36.

[9] 周淑君,徐麟鹤,连惟能,等. 左旋吡喹酮对日本血吸虫皮质损害的透射电镜观察[J]. 中国寄生虫学病防治杂志,1994,7:25-27.

[10] Henry T,Arthur E,Vemon J. MR Imaging apperarance of intracerebral schistosomiasis. AJR,1994,162:693.

[11] Udaka F. Okuda B. Okada M et al. CT findings of cerebral paragonimasis in the chronio stte. Neuroradioiogy,1998,30(1):30-34.

[12] Talukdar B,Saxena A,Popli VK,Choudhury V. Neurocysti－cercosis. Pediatr Infect Dis J. 2003;22(2):181–2.

[13] Intraventricular neurocysticercosis. J Neurosurg. 2003;98(3):648.

[14] Neurocysticercosis in children:clinical characteristics and out-come. Ann Trop Paediatr. 2002;22(4):333–9.

[15] Wedley JP. Diagnosis of neurocysticercosis. Br J Neurosurg. 2002 Jun; 16(3):313.

[16] 宋家仁,朱国玲,张银富,等. 脑包虫 17 例临床分析[J]. 宁夏医学院学报,1983,119.

[17] 李国放,宋军,宋家仁. 囊泡型脑囊虫病的诊断与治疗分析[J]. 中国寄生虫病防治杂志,2003,16(2):82.

[18] 李明洙,富春雨,罗力,等. 颅脑包虫病 X 线、CT、MRI 影像特点[J]. 中华神经外科杂志,1997,13(6):356–358.

[19] Li Mingzhu et al. X–ray,CT and MRI image characteristics of craniocerebral echinococciasis. China Medical Abstracts Surgery 1988,7(1):30.

[20] Hashimoto T,Takashimoto,IwabuChi "K",et al. Cerebral Cys-ticercosis Presenting as a Solitary Cyst:Diagnosis and Treatment with CT–guided Stereotactic biopsy–Case report, Neurologia–media–Chirurgica,TOKYO,1989,29(6):520.

[21] 吴统远,王凯,张文华,等. 巨大囊性脑猪囊虫病 1 例报告[J]. 中国神经精神疾病杂志,1984,110(4):201.

[22] 战其民,邵军,刘阿力. 吡喹酮治疗脑囊虫病的疗效[J]. 中华神经精神科杂志,1987,20(4):195.

[23] Vaui janonta S,Bunnag D,Riganti M. The treatment of neu－rocysticercosis with Praziquantel,ment of neurocysticercosis with Praziquantel,Southeast –Asian Tropical Medicine of Public Health 1991,22:275.

[24] Fandino J,Bolana C,Fandino C,et al. Clinical and radiogr－aphic response of fourth ventricle cysticercosis to prazignantel therapy Acta Neurochirurgery,1991,111(3):135.

[25] 吴礼顺.脑型血吸虫病,中枢神经系统 CT 和 MRI[M]. 上海:上海医科大学出版社,1992,268.

[26] 张惠信,臧旭. 脑棘球蚴病 3 例[J]. 中华内科杂志,1984,23:433.

[27] 孟广远. 神经外科疾病诊断和鉴别诊断[M]. 北京:人民卫生出版社,1990.

[28] Ozgen T,Bertanv,Kansu T,and Akalin S. Intrasellar,hydatid cyst,case reort. J Neurosurg,1984,60(3):647.

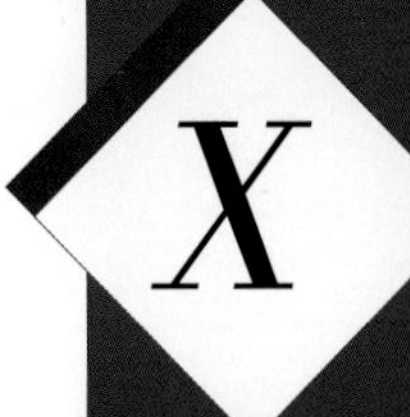

其他篇

50. 用科学发展观指导中国神经外科事业发展

科学发展观是党中央十六届三中全会提出的“坚持以人为本，树立全面、协调、可持续的发展观，促进经济社会和人的全面发展”，按照“统筹城乡发展、统筹区域发展、统筹经济社会发展、统筹人与自然和谐发展、统筹国内发展和对外开放”的要求推进各项事业的改革和发展。新中国神经外科事业经过50多年的发展，目前全国有约13 000名神经外科医师，约2 200个神经外科科室，形成了以临床实践为特色的中国神经外科事业。但是，由于经济和文化的区域不平衡发展，中国神经外科在不同地区存在巨大的水平差异[1]。中国地域广大，要使全体中国人民得到比较一致的、有较高水平的医疗服务，就要以提高全体神经外科医师的医疗水平和文化水平为主要发展目标，这是21世纪要解决的一个重大课题。

(1)执行国家卫生政策，提高中国神经外科水平

在计划经济时代，国家在卫生政策和经济等多方面重点支持了北京、天津、上海、江苏、山东等东部沿海省区和各省会城市的卫生事业发展，使得这些地区的神经外科发展很快、水平较高、人才济济。如今，国家的卫生工作重点转向基层医院和农村卫生建设，原先得到国家支持地区的神经外科医师（特别是学科带头人）要树立为基层医院和医师服务的意识，要回报国家和人民，要主动贡献出自己的知识和时间到中西部地区做不计报酬的巡回讲学。要加大对西部12省和东北3省神经外科和医师的支持力度，提高这些省区的神经外科水平。中国医师协会神经外科医师分会和中华医学会神经外科学分会要配合国家卫生政策做工作，要出资支持基层医院和医师，学术会议的注册费对来自中西部地区的神经外科医师要实行优惠。要利用协会和学会的影响力，与医药/医疗器械设备的厂商和公司建立和谐的互动关系，促使医药和医疗器械设备厂家/公司多做社会公益事业，支持中国神经外科事业发展，降低医疗成本。

中国医师协会神经外科医师分会和中华医学会神经外科学分会要树立为全国神经外科医师服务的思想，要以提高中国神经外科整体水平和提高全体神经外科医师的综合素质为最终目标。两个协会和学会要团结合作，要坚决反对不利于两会团结的言行和做法，在上级卫生管理部门的领导下，依据国家的法律和法规开展工作，根据各自组织的宗旨来为全国神经外科医师服务。目前，协会主要承担国家毕业后医学教育的任务（专科医师培养），学会主要承担国家继续医学教育的任务。各项工作要符合法律和法规的要求，要符合当前经济社会的发展要求，坚决反对不符合中国实际国情和违背医学发展规律的思想和做法[2]。近几年学术会议增多，这是社会经济发展和学术活跃的表现。但是，每个学术会议要有实际内容，要使参会医师得到真正的提高。要在学术会议上开辟住院医师学术专场，邀请专家、学者针对年轻医师进行讲课和交流。邀请国外学者要选择确有助益的，要多方面支持国内的基层医师参加学术会议。

(2)建设中国神经外科的学术文化

学术文化是学术思想、学术风气、学术风格、学术行为、学术道德等方面的综合体系，医师的文化修养是学术文化的基础，要“知书达理”，我们所说的“做事先做人”就是指医师要有文化修养。中国几千年的传统文化是我们加强个人修养的宝库，对于学术有“学者，习也，术者，行且传也”，“学者术之体，术者学之用”和“博学、审问、慎思、明辨、笃行”等等论述；对于文化有“礼、乐、射、御、书、数”的论述。当我们面临许多学术困难深陷迷茫时，根本问题是文化修养的问题，我们不要求现在的年轻医师都去学习古文，但要知道珍惜中国的传统文化。每一名神经外科医师在提高自己的医疗水平、学术水平的同时，要努力提高自己的文化素质和一般科学知识素质，从而提高判断学术问题和解决学术困难的能力。改革开放以来，我国神经外科学术研究领域呈现出前所未有的繁荣发展势头，广大医师秉承严谨的学风，以科学的探索精神推出了许多重大理论及临床应用价值的学术成果，使中国神经外科学术研究成果不断积累，学术水平显著提高。

神经外科医师要树立学习的风气，科室主任要做学习的榜样，要将“读万卷书、行万里路”赋予新的含义。要多读书、好读书、读好书,要看专业书籍,加强专业基础知识;要订阅专业杂志,以了解专业新动态;要经常阅读社科、文学、哲学等方面的书籍,以增加医师在社会和人文方面的素质。要多参加学术会议、进行学术交流,医院和科室的领导要鼓励下级医师参加全国性的学术会议,培养医师学习交流的能力;要改变只是上级医师有机会出来开会,而下级医师很少有机会出来学习交流的做法,要强行规定住院医师和主治医师每年必须参加全国学术会议,鼓励参加国外学术会议和学术交流。科室主任要树立培养后备人才的思想观念,要强化人才培养的机制,这样才能避免因科室主任的转换而影响科室水平,保持科室发展的连续性,使中国神经外科事业的发展后继有人。

在学术飞速发展的同时,我们也要清醒地看到中国神经外科学界存在的学术造假、学术垃圾、学术腐败等问题,要警惕少数学术骗子的欺骗行为。这些问题国外有,国内也有;有个人行为,也有集体行为。在发表学术文章方面,《科学》《自然》等国际知名杂志都不免有过造假的学术文章,国内文章也存在一稿两投、一稿多人用、拼凑文章、病例数字造假、修改实验数据、伪造和剽窃学术成果、抄袭论文等等。《中华神经外科杂志》要保持学术的纯洁性,要将她营造成中国神经外科学术界的一片净土。在出版学术专著方面,我们有踏踏实实著书立说的传统,20世纪70年代,因出版《实用神经外科学》牺牲了数名解放军系统的专家,使这本书成为传世经典。而现今有学者为了获取学术地位及相应待遇,一年可以出版数本专著,这不符合学术规律。这些学术腐败行为像病毒一样传播,侵蚀着中国神经外科学界多年传承下来的好传统、好学风。学术腐败的问题是关系中国神经外科事业能否健康发展的大问题,不能掉以轻心。我们应该在全国神经外科领域建立声讨学术腐败的环境,彻底揭露学术骗子,对学术造假要人人喊打,每一名医师都有权利拒绝学术垃圾。要大力宣传优秀的神经外科医师[3],弘扬正气,尊重知识,树立正确的学风[4]。只有如此才能净化中国神经外科的学术环境,再创中国神经外科事业发展的新局面。

(王忠诚)

参考文献

[1] 陈玉平,刘岩红.《中华神经外科杂志》21年发表文章分布[J].中华神经外科杂志,2005,21:706-708.

[2] 张玉琪. 三论微创神经外科学 [J]. 中华神经外科杂志,2006,22:197-198.

[3] 张玉琪. 向优秀的神经外科医师学习 [J]. 中华神经外科杂志,2006,22:1-2.

[4] 王忠诚. 中青年神经外科医师应树立正确的学风[J]. 中华神经外科杂志,2002,137-138.

51. 王忠诚神经外科学术思想

王忠诚院士是我国自己培养的第一代神经外科专家，是我国神经外科创始人之一，他是医学家、理论家和教育家，是我国老一辈神经外科专家的杰出代表。在长达60年的医学实践中，王忠诚院士始终将个人事业与发展中国神经外科事业紧密联系在一起，并为之奋斗。王忠诚院士著书立说丰硕，尤其是学术评论性文章，学术观点鲜明，反映出他博大精深的学术思想。其鲜明的学术思想主要表现在：哲学性、时代性、创新性、实用性、前瞻性和连续性。

从哲学的高度探讨中国神经外科的发展，从中获得解决问题的新思路和新方法，这是王忠诚学术思想的重要特色之一。他在认真分析中国神经外科发展存在的问题基础上，借鉴国内外的经验和教训，进行深入思考，积极稳妥的开展多方面的探索和实践，具有鲜明的时代性。创新是学术发展的基石和灵魂，在历史发展的过程中，他多次开创了中国神经外科的新领域。他在临床实践中善于发现新问题，进行分析总结，不断升华自己的学术思想，将理论与实践相结合，最终应用于临床。他博览群书，临床经验丰富，对许多前沿热点和发展方向具有深刻的洞察力和准确的预见性，在许多重大学术问题上引领了学科的发展方向，占领了学术制高点。他的每一个学术思想从萌发到成熟，从探索到实践验证往往经历数年、数十年，他的许多科学研究在不同的发展时期具有很强的连续性，并在临床实践中得到印证。深入研究王忠诚学术思想，将为我国神经外科事业的可持续发展与创新提供强有力的理论支持。

(1)发展中国神经外科事业的思想和实践

中国的神经外科经历了20世纪50年代和60年代的创业阶段，70年代和80年代的发展阶段，90年代以后的提高阶段。在中国神经外科事业发展的不同时期，王忠诚院士始终站在全局的高度，他结合当时的实际情况采取不同的方式方法加强中国神经外科的学科建设。在以王忠诚院士为代表的老一辈神经外科专家的共同努力下，建立了以人才培养为核心，以学术交流平台为载体，以及建设有中国特色的神经外科为方向的学术思想体系，从而引领中国神经外科事业的正确发展方向。

1)人才培养是根本：王忠诚院士提出，中国神经外科事业发展应该具备三方面的条件：明确的哲学理论思想、丰富的实践经验和人才培养体系[1]，培养高水平的人才是事业发展的根本。王忠诚院士非常注意人才的培养，从1953年卫生部举办的第一届神经外科学习班，他就积极参与培养全国进修医生的工作，他一面学习，一面做着教学的辅助工作，在全国范围内培养了一批学术带头人，促进了全国神经外科的发展。从20世纪80年代以来，王忠诚院士着重研究生的培养，使他们学有所成，成绩突出，在众多神经外科学术领域成为新的学术带头人。

王忠诚院士对中国医学教育体系进行了深入的思考，提出要从立法的角度进行体制改革[2]，第一，要统一全国医学本科教育的学制；第二，取消医学硕士教育；第三，建立专科医师培训制度。要参照先进国家的医学教育体系，争取在最短的时间内建立起符合中国国情的医学教育体系，为国家培养合格的高级医学人才。现在，北京大学正在进行统一医学本科教育学制的改革，中国神经外科学界正在积极配合卫生部组织的专科医师培养的试点工作。

从王忠诚院士的人才培养实践和理论思想不难看出，他始终坚持人的因素是事业发展的核心要素，高素质人才的培养是学科建设成败的关键[3]，确实对推动我国的神经外科发展起到了至关重要的作用。

2)搭建全国性学术交流平台：高水平的学术交流是学科发展的重要推动力，王忠诚院士积极搭建神经外科学术交流平台，使全国的神经外科医师具有自己的学术活动天地。1960年，王忠诚院士协助赵以成教授创建了新中国第一个神经外科学术研究机构：北京市神经外科研究所，他任副所长。1980年，他重新组建了北京天坛医院，使其成为亚洲乃至世界最大的神经外科中心。1985年，在薛庆澄教授、史玉泉教授和段国升教授的积极参与下，创办《中华神经外科杂志》，王忠诚院士任总编辑，使中国的神经外科医师有了属于自己的第一本专业杂志。1986 年,“中华医学会神经外科学分会”成立,王忠诚院士任主任委员,使中国的神经外科医师有了属于自己的第一个学术组织。2002 年,创建了“世界华人神经外科联合会”,王忠诚院士任主任委员,此举团结了世界各地的华人神经外科医师。2004 年,王院士组建了“中国医师协会神经外科医师分会”,他任会长,使中国的神经外科医师有了自己的行业组织。2004 年,王院士创办了中国医学界第一个专科医师培训机构:北京神经外科学院,他任院长。上述的每一个事件在中国神经外科的发展进程中都具有里程碑的作用,构建了中国神经外科发展的整体框架和交流平台。

3)走中国特色的神经外科发展道路:中国是发展中国家,病人众多,病种齐全,而全国神经外科整体水平较其他发达国家有一定的差距。但中国神经外科医师勤于动手,精于手术,实践机会多,临床经验丰富。根据中国的国情出发,中国神经外科的发展要突出临床特色,要看好每一个病人,要做好每一例手术。基础研究要为临床服务。目前,中国的神经外科医师已经做到了在脑内没有手术禁区的水平,如脑干肿瘤、丘脑肿瘤、多发性颅内复杂动脉瘤、脊髓髓内肿瘤等可以做到安全地手术切除。

中国的神经外科是世界神经外科的一个重要组成部分,中国的神经外科要融入世界神经外科之中,成为具有中国特色的神经外科力量,中国神经外科医师要以自己的临床治疗水平赢得世界神经外科界的尊敬。我们具有多方面的优势,中国人具有智慧的头脑和灵巧的双手,具有丰富的病例积累和手术经验。中国经济的飞速发展为中国神经外科事业发展提供了物质保障,中国的神经外科医师要团结、努力、相互帮助,谋求共同的发展和提高。

(2)临床研究的学术思想和实践

1)坚持走神经外科亚专业的发展道路:在 1960 年北京市神经外科研究所成立之时,神经外科就进行了亚专科分组:小儿神经外科组、脑肿瘤组、脑血管病组和颅脑外伤组。从 20 世纪 80 年代起,进一步分出:脊髓脊柱组、幕上肿瘤组、幕下肿瘤组、功能神经外科组和血管内介入组。从 90 年代起,再细分出:颅底肿瘤组、颅底内外沟通肿瘤组、放射神经外科组、脑胶质瘤组和神经内镜组。这种亚专业分组的优势在于:使病种集中、利于人才培养和占领学术制高点,最终使病人得到最好的医疗服务。这种分亚专业发展道路, 是中国神经外科的独有特色,并为世界神经外科学界所仰慕。

2)以显微手术为基础的多学科发展:神经外科学经历了在肉眼直视下做手术的传统神经外科时代和在显微镜下做手术的显微神经外科时代,随着科学技术的进步,边缘学科技术应用到神经外科当中,不断扩展神经外科治疗领域,以显微手术为主的多学科协作是今后神经外科的发展方向。在王忠诚院士领导下, 北京天坛医院神经外科中心有 13 个亚专科分组,在一个神经外科治疗中心有如此精细的亚专业分组,400 张治疗床位, 为中国独有、世界首创。虽然有亚专业分组,但各学科专业并非独立存在、相互排斥和互不交往,而是在以手术治疗的基础上,多专业的相互借鉴、共同发展。这种多学科协作精神保证了神经外科整体学术水平的提高。

3)临床研究的创新发展:神经外科的创新表现在思想创新和技术创新,思想创新是前提,不接受新思想,再好的技术也不可能得到最好的发挥。在 20 世纪 50 年代和 60 年代,神经外科疾病的主要诊断工具是脑血管造影和气脑造影,王忠诚院士身体力行地做此工作。自 70 年代后期,头颅 CT 和 MRI 是神经外科的主要诊断工具,王忠诚院士在国内首先进行引进。从提倡和实践脑血管造影,到引进头颅 CT 和 MRI, 极大地促进了中国神经影像学的发展。从 50 年代后期手术显微镜开始应用于神经外科手术[4],王院士在 70 年代初就敏锐地捕捉到此信息,分析后认为是神经外科的新方向,和国内其他神经外科医师积极提倡使用手术显微镜。此举使中国的神经外科治疗水平提高到了一个新高度。

在新世纪开始,医学界提出微创问题,王忠诚院士就对微创神经外科学提出了精辟的见解,认为:微创是一种医学理念,是哲学思想、技术进步和人才培养的统一体。一切医学治疗都要遵循微创的理念,内科用药要遵循微创的理念,外科手术更要遵循微创的理念。从而提出了:神经外科手术应该是不流血手术的思想观点。

由于拥有了正确的学术思想,使得王忠诚院士对许多新出现的事物有非常准确地判断。在 80 年代的脑移植研究和现今的神经干细胞研究,他冷静地指出这些研究在没有经过基础研究证实安全和有效的前提下,不能应用于临床病人的治疗。后来的学科发展证明此观点是非常正确的。王忠诚院士在积累了丰富脑干肿瘤治疗的经验后,提出了脑干可塑性理论和脑干肿瘤可以全切除的观点,经过大宗临床病例和动物实验后，被证实是正确的理论，这是世界神经外科的重大突破和宝贵财富。在80年代以前，对于脊髓髓内肿瘤的治疗存在比较保守的观点，王忠诚院士在大量手术实践的基础上，并通过动物试验，提出了脊髓缺血预处理的理论和髓内肿瘤可以全切除的观点。他在大量观察小脑扁桃体下疝手术后病人随访的情况后，提出：单纯后颅窝减压不能从根本上解除下疝问题，切除下疝的小脑组织是治疗的关键。在以后的临床实践中被证实是完全正确的观点。对于危害广大人民群众的脑血管疾病，王忠诚院士于80年代就领导了全国性的流行病学调查，为国家制定卫生政策提供了科学根据。对神经影像学、显微神经外科解剖学、脑血管病的介入治疗、神经内镜治疗、放射神经外科等等许多新学科的发展，王忠诚院士都表现出了准确的预见性，并给予了大力支持，这些学科的发展极大地丰富了中国神经外科学的内涵。

(3)基础研究的学术思想和实践

在从事临床工作的同时，王忠诚院士非常注重开展基础研究。根据中国是发展中国家的国情出发，他指出：神经外科是临床实践性学科，神经外科学的基础研究要为临床一线服务，以解决临床中的实际问题为基础研究方向。

在王忠诚院士领导下，北京市神经外科研究所先后成立了细胞生物室、神经病理室、神经生理室、神经解剖室、神经生化室、神经电生理室、神经药理室、神经干细胞室和神经病学流调室等十余个研究室，开展了大量神经外科基础研究工作，取得了丰硕的研究成果。他对基础研究的许多领域都有自己独到的见解。在20世纪60年代和70年代，北京市神经外科研究所建立了具有自主知识产权的胶质瘤瘤株BT325，随后又建立了标准化小鼠胶质母细胞瘤细胞株G422和动物模型，现今又建立了诸多胶质瘤细胞库，为以后开展多方面的科研工作打下了良好的基础。在90年代初期，针对中国在显微神经外科解剖研究薄弱问题[5]，他派遣学生到研究显微神经外科解剖最好的美国佛罗里达大学神经外科去学习，将最好的技术和思想带回到中国，极大地促进了中国神经外科医师临床手术水平的提高。

(4)学风建设的思想和实践

王忠诚院士高度重视神经外科的学风建设问题，他严肃地指出：能否保持良好的学术风气事关中国神经外科能否健康持续发展，事关广大人民群众的生命安全，在这个问题上决不能有一点含糊，学术造假行为决不能容忍。他提出：科学的最大敌人是弄虚作假，在临床工作和科学研究中要坚决反对浮躁、浮夸、好大喜功、急功近利等等不良行为。树立良好的、正确的学风和医风是中国神经外科医师必须坚持的原则[6]。要做好每一个实验，看好每一个病人，做好每一例手术。在学术上要提倡争鸣和讨论，真实的东西越辩越明，虚假的东西经不起提问和讨论。王忠诚院士提倡中国神经外科医师一定要树立正确的学风和医风，树立全心全意为病人服务的思想，提倡终身学习的风气，提倡团结合作的精神，一心为公，为了中国的神经外科事业，少考虑个人得失，多为病人做有益的工作。这些思想必将成为中国神经外科，乃至世界神经外科的宝贵精神财富。

他认为：一个医师的一切经验来自病人，病人就是我们最好的老师，是他们用自身的病痛、甚至是生命来传授给我们医学知识，我们丰富的临床经验和精湛的手术技术均来自病人，我们没有理由不尊敬这些老师、爱护这些老师、关心这些老师，虚心地向这些老师学习。有了错误不可怕，但是要从中吸取教训，不断进步。所犯的错误只能是技术上的，绝不能是责任心不强造成的错误，责任错误是不可原谅的。

(5)王忠诚学术思想是集体智慧的结晶

中国神经外科事业从20世纪50年代初期起步，到现今的飞速发展，是几代神经外科医师共同奋斗的结果，我们一定不能忘记他们的名字，一定要牢记他们的功绩，一定要学习他们的精神。他们当中的有些人已经过世，如赵以成教授、薛庆澄教授、易声禹教授、索敬贤教授、王忠诚教授、段国升教授；有些人仍然健在，如涂通今教授、史玉泉教授、赵雅度教授，以及许许多多为中国神经外科事业做出巨大贡献的神经外科医师。他们具有精湛的医术、崇高的医德、渊博的知识和严谨的治学态度，他们永远是中国神经外科医师学习的榜样。王忠诚院士就是这些优秀中国神经外科医师的杰出代表，王忠诚学术思想是这些中国神经外科大师集体的思想智慧，代表着中国神经外科几十年发展奋斗的结果，“发展中国神经外科事业”是王忠诚学术思想的精髓，是今后中国神经外科事业前进的指导思想[7]。

（张玉琪　贾 旺）

参 考 文 献

[1] 王忠诚. 二十一世纪的神经外科学-微创神经外科学 [J]. 中华神经外科杂志,2001,17:1-3.

[2] 王忠诚. 中国神经外科专科医师培养的法律依据[J]. 中华神经外科杂志,2004,20:433-436.

[3] 王忠诚. 神经外科医师的学习[J]. 中华神经外科杂志,1994,10:298-300.

[4] Kriss TC,Kriss VM. History of the operating microscope: from magnifying glass to microneurosurgery. Neurosurgery,1998,42:899-908.

[5] 王忠诚，石祥恩. 应重视显微神经外科解剖学研究[J]. 中华神经外科杂志,1999,15:195.

[6] 王忠诚. 中青年神经外科医师应树立正确的学风[J]. 中华神经外科杂志,2002,18:137-138.

[7] 王忠诚. 用科学发展观指导中国神经外科事业发展[J]. 中华神经外科杂志,2006,22:709-710.

52. 提高中国神经外科医师的人文素质

在传统医学教育体系下，在学校教育和毕业后教育两个阶段，我们得到的是医学知识和临床能力等的教育，而缺乏的是人文素质的教育。"科学"教会我们如何去做事，"人文"是教育我们如何去做人，"做事先做人"就是要求我们要努力提高自身的人文素质。中国神经外科医师应追求科学素质和人文素质的共同提高。任何学历的人都有人文素质培养的问题，与十多年前相比较，当前中国神经外科医师的学历在快速提高，研究生学历已经成为年轻医师进入神经外科领域的基本条件。但我们也要特别注意到许多年轻医师高学历、低临床能力和低人文素质等问题。当我们自豪地宣称：中国医生的手术技术是世界水平的时候，我们是否也能宣称：中国医生的人文素质也是世界水平？我们一定要清醒地认识到：与国外先进国家神经外科医师的真正差距在哪里？

(1)人文素质的基本内涵

人文素质是指一个人成其为"人"和发展为"人才"的内在品质，是构成人的气质、风度和人格的内在因素，是一种植根于一个人内心的素养，表现在一个人的举止行为和言谈话语中。人文素质包括四个方面的内容：人文知识（历史、文学、艺术、语言、哲学、道德、政治、法律、宗教）、人文思想、人文方法（认识方法和实践方法）和人文精神（世界观和价值观）。人文精神是核心，在人与社会、人与自然和人与人之间的关系中，突出人的重要性，强调以人为本、人人平等的原则，它体现的是人类文明、民族精神和时代精神的真谛所在。人文素质的形成主要依赖于我们后天的人文教育，包括人文学科教育、文化教育（应强调民族文化的教育）、人类意识教育和精神修养教育。人文素质和科学素质是一个统一体，没有人文的科学不是真正意义上的科学，而没有科学的人文也不是真正意义上的人文。对一个国家、一个民族或一个人来讲，没有科学素质，一打就垮；而没有人文素质，则不打自垮。

(2)医师人文素质教育的重要性

中国古代的医学家称"医术乃仁术"，医生是"仁爱之士"。古希腊医学家希波克拉底称"医术是一切技术中最美和最高尚的"，医生应具备哲学家的全部最好的品质：无私、谦虚、高尚、判定力、知识和不迷信。当我们面临许多学术困难深陷迷茫时，根本问题是人文素质的问题[1]，是科学素质和人文素质相互脱离的结果。在理论与实践的问题上，有人讲：知易行难，也有人讲：知难行易。明代思想家王阳明强调：知行合一。知是指理论，行是指实践，"知行合一"就是讲理论联系实际，没有实践基础的理论是空洞的理论，缺乏理论指导的实践是盲目的实践。懂得道理是重要的，要有崇高伟大的志向，而实际应用同样是重要的，要有切实可行的方法并脚踏实地去实践。在学校教育阶段可以讲"知而后行"，就是先学习书本知识；在毕业后的临床工作中，就一定要讲"知行合一"，在继续学习书本知识的同时，要注重临床实践。在临床工作中，要有不断提出问题的能力，同时也要有提出解决此问题的方法。不能只有提出问题的能力，而没有解决问题的能力，甚至这两个能力都没有。毛泽东和邓小平在中国现代历史发展过程中都是理论联系实际的光辉典范，近代教育家陶行知将"知行合一"作为自己终生的行为准则。

医师人文素质的提高有赖于社会大环境和医师自身努力两个方面。我国已经将全民素质教育提高到国家战略的高度，卫生部和中国医师协会已经在全国范围内开展做"人文医师"的活动，宗旨就是要提高200万中国医师的综合素质，包括医学科学素质和人文素质。可喜的是，现在我们许多神经外科医师开始注意医师的人文素质问题了[1-3]。人文素质就是做人的素质，要做到专业知识丰富、思维清晰、人格高尚，提高中国神经外科医师的人文素质，做一个有良知、有智慧和有修养的医师。人文素质如同人的血液浸透在人体的每个部位，人文素质低下如同患贫血症，最终会影响医师的全面发展。在西方，神经外科处在医学金字塔尖端，神经外科医师是最受社会尊敬的职业群体。造成目前社会医患矛盾不断加剧的原因有社会因素、患者因素和医学因素，而我们能做的是从自身做起，中国神经外科医师要树立职业的荣誉感，要不断提高自身的职业素质,以我们的高素质表现来赢得社会和患者的尊敬。

中国神经外科医师要不断提高自身的综合素质,要“致良知”,通过提高自身的修养和知识水平,去除自己的私欲和不良杂念,从而达到社会和谐目的。中国古代的知识分子对于实现人生理想(价值)的最高境界是“立德、立言、立功”,我们现代的中国神经外科医师在提高医术水平的同时,更要承担社会责任,要做到“先天下之忧而忧,后天下之乐而乐”,要做有社会责任感的神经外科医师。在中国医疗改革的过程中,通过学习加强自身修养,不断提高自身的医学科学水平和人文水平,从而得到社会的认可,体现医师的人生价值、实现医师的人生理想。

(3)中国神经外科医师人文素质的体现

对于中国神经外科医师而言,努力学习和不断实践是提高人文素质的重要途径。知识是素质的基础,能力是素质的表现,没有知识就没有形成良好素质的基础,也就不会有强大的能力。在学习医学知识以外,要多学习中国传统文化和国内外医学发展史,要学习哲学和文学,要培养对艺术的兴趣,以及其他社会知识。宋代思想家朱熹就讲:格物穷理,就是说人要树立终生学习的态度,只有不断地学习,才能明白事理。唐代医学家孙思邈强调:欲为大医,除医学知识外,还要学习五经三史、诸子庄老。在 2007 年 5 月欧洲一次学术会议开幕晚筵上,一个 2 岁的欧洲小女孩将手中的废物主动扔到了垃圾桶内,其表现出的良好行为使到会的中国医学专家颇受感动。在提高医师人文素质上,只要我们认识到这个问题的重要性,树立活到老学到老的精神,在我们一生的医学实践过程中,在任何时间开始学习都不为晚。

赵以成[4]、史玉泉[5]、段国升、薛庆澄和王忠诚[6]等等神经外科医师,在他们的医学生涯中既有坚实的医学理论,又有丰富的临床实践,为中国神经外科事业的发展做出了杰出贡献,是全体中国神经外科医师的光辉榜样。在他们成功的背后是:教育、学习、实践、经历、文化等等综合因素,特别是他们的人文素质非常高,每个人都具有鲜明的性格魅力,是科学素质和人文素质的统一体,体现了老一辈专家的绝代风采。我们年轻医师在看到大师们成功一面的同时,一定要去探求和学习他们成功背后的东西,要明白:他们为什么能成功?是什么决定了他们的成功?我们如何去成功?

人文素质的高低决定不同的个性表现,我们应该从外在表现和内在素质这两个方面来提高自身的人文素质。外在表现体现了内在素质,一个人是否有修养往往表现在他的言谈举止中,但根子却在他的人文素质中。我们的言行仪态是内在素质的反映,没有内在素质,外表就无法表现,有了内在素质,外在自然而然就能表现出来。当我们努力提高自身的人文素质时,要从一点一滴小事做起,要从身边最简单事情做起:来医院上班衣着要正式,不能穿短裤;白衣要干净、平整,不能有血渍和污渍;保持病房安静,医护人员不大声讲话;医生办公室要整洁,不乱放置杂物;病房环境卫生要整洁,走廊、卫生间和杂物间没有异味。在医疗活动中医生要有感情地对待病人,“人非草木,孰能无情?”,我们应该尽最大努力去解除病人的痛苦。

现在有些研究生和医生的论文写作水平较低,主要表现在逻辑思维不清、文字表达欠妥、标点符号和语法错误、词句修饰不优美等,这些都反映了语文水平不高。因此,要多看好的文学作品,甚至重新学习中学、高中的语文课本,努力提高语文、文学水平是当前医学生和研究生的主要学习任务。从语文能力来看,一个人是否有智慧主要体现在思维上,科学研究需要严密的逻辑思维,而思维是通过语言文字来表达的。语言文字修养的高低,直接影响到人的思维能力强弱,文学修养又能影响到人的语言表达能力。民族语言是民族自信心的表现[7],中国神经外科医师应该具有精确而优雅的使用中文的能力,语言素质好,就具有较高的口语和书面语言表达能力;文学素质好,就具有较高的理解力、欣赏力和创造力,就能明确地表达自己的学术思想和观点。科研成果需要运用准确生动的语言表达出来,一个连语言都不能很好运用的人是很难写好科学论文的。在论文的讨论中,要多引述国内其他学者论文的数据、结果和观点,不要只引述自己的文章,赞美他人是一种美德。

我们许多医师经常去国外参加学术会议和到国外留学,在学习国外先进医学知识的同时,也要注意学习国外医师的人文素质。在国外学术会场中,极少有人无故不断进出会场,极少有手机铃声响动,极少有人台下大声私语,极少有人穿便装参会和上班,等等。所有这些都体现了他们的人文素质:既尊重别人,更尊重自己。而在学术上他们具有极大的进攻性,表现在积极提问和交流,勇于表达自己的观点。我们总是在讲要与国外医学接轨，在硬件条件接轨的同时，更要注重软件条件的接轨。随着中国经济实力的不断提高，现在我们开会场所的硬件条件在不断改善，甚至有超过国外的趋势，而我们的软件条件是否提高了呢？最重要的软件条件表现在中国神经外科医师的综合素质，要不断提高我们的综合素质，要真正达到与国外接轨，我们要走的路还很长，可能是 10 年、20 年、30 年，甚至更长。

（张玉琪）

参考文献

[1] 王忠诚. 用科学发展观指导中国神经外科事业发展[J]. 中华神经外科杂志，2006，22：709–710.

[2] 李新钢，郭媛，王东海. 青年医师必备的素质和能力[J]. 中华神经外科杂志，2006，22：133–134.

[3] 王忠诚. 神经外科医师的学习 [J]. 中华神经外科杂志，1994，10：298–300.

[4] 薛庆澄. 赵以成教授—新中国神经外科的开创人[J]. 中华神经外科杂志，1987，3：1–2.

[5] 史玉泉. 史玉泉医学生涯[M]. 上海：上海科技教育出版社，2007.

[6] 宋家仁. 王忠诚院士与中国神经外科[M]. 北京：人民卫生出版社，1995.

[7] 张玉琪，游苏宁. 正确认识 SCI 对学术论文的评价作用. 中华神经外科杂志，2007，23：1–3.

53. 中国神经外科医师队伍的现状和发展

(1)国际神经外科现状

根据世界神经外科学会联合会（The World Federation of Neurosurgical Societies, WFNS）的初步统计[1]，当前中国和国外主要国家神经外科医师情况统计如下(表 53-1-1)：

表53-1-1 世界主要国家人口/神经外科医师比率(PNR)

国家	总人口(百万)	神经外科医师数	PNR
中国	1 300	3 000	433 000
日本	130	7 900	17 000
韩国	48	1 800	27 000
印度	1 200	1 700	705 000
孟加拉国	150	40	3 750 000
澳大利亚	20	200	100 000
美国	300	2 850	105 000
巴西	200	3 000	67 000
加拿大	32	180	180 000
德国	90	800	113 000
法国	66	270	244 000
俄罗斯	160	780	205 000
意大利	55	800	69 000
英国	60	120	500 000

说明：PNR(Population Neurosurgeon Ratio)为人口/神经外科医师数比率，即每一名神经外科医师需要服务的人口数。表中神经外科医师人数是以在 WFNS 各成员国(协会)交纳会员费人数来计算的，故实际人数应该多于此数字

PNR 数字越小，说明神经外科医师人数在国家总人口中的比率越高。在西方主要发达国家，最好的是日本，每 1.7 万人口有一名神经外科医师；美国每 10 万人口有一名神经外科医师；英国每 50 万人口有一名神经外科医师。在亚洲国家如越南、菲律宾和印度尼西亚，每 100 万 ~ 200 万人口有一名神经外科医师，最低的是孟加拉国，每 375 万人口有一名神经外科医师。在金砖四国中，巴西最好，每 6.7 万人口有一名神经外科医师；印度每 8.8 万人口有一名神经外科医师，俄罗斯每 20 万人口有一名神经外科医师，中国每 43 万人口有一名神经外科医师(关于中国的统计数字不正确，见下文)。

(2)中国神经外科医师现状

根据中国医师协会神经外科医师分会的统计(至 2009 年底)，中国现有神经外科医师人数约 13 000 名，PNR 实际为 100 000，即中国每 10 万人口有一名神经外科医师，而非 WFNS 统计的每 43 万人口有一名神经外科医师。但是，按照西方国家神经外科专科医师的标准，我国目前的神经外科医师有少部分并非真正意义上的专科医师，总人数少于 13 000 名。因此，按照 2/3 为神经外科专科医师计算，我国 PNR 实际为 149 000，即中国每 15 万人口有一名神经外科医师。

2008 年，在王忠诚院士的领导下，由《中华神经外科杂志》编辑部和中国医师协会神经外科医师分会共同组织的全国七省市神经外科疾病流行病学调查，历时一年半顺利完成，并各自撰写了调查报告[2-8]。参与调查的省市包括了经济发达省区(北京、山东)，东北省区(吉林)，中部省区(河南)，西部省区(四川、新疆、甘肃)。从综合统计结果来看，神经外科床位数占医院床位总数的 6%左右，每名神经外科医师管理 4.5 张床。不同省区诊治神经外科的疾病谱有较大差别，北京地区(代表神经外科水平较高地区)前三位疾病分别是：脑肿瘤、颅脑创伤和脑血管病，其他省区(代表神经外科稍滞后地区)则为：颅脑外伤、脑出血和脑肿瘤。从全国情况分析，颅脑外伤和脑出血占全部治疗病种的 60% 以上，并呈逐年增高的趋势，成为中国神经外科医师的主要治疗对象。这些统计数字对于了解全国的神经外科现状有极大的帮助，并可以指导各地区神经外科的发展、神经外科医疗资源的配置和神经外科医师的培训等诸多方面的问题。希望有更多的省市进行神经外科方面的流行病学调查，为医疗卫生管理部门提供可靠的统计数据，进一步提高中国神经外科的整体水平，从而造福于广大的神经外科疾病患者。

由于中国发达地区和欠发达地区神经外科水

平差距很大，神经外科医师的工作情况也不相同。以北京天坛医院、上海华山医院和四川华西医院为代表(表 53-1-2)，说明东部地区和西部地区的神经外科现状。

表53-1-2 2009年中国三大神经外科中心工作情况

医院	医师人数/床位数	门诊数/急诊数	住院人数/每名医师管理病人	手术人数/每名医师手术数
北京天坛医院	127/300	114 700/903	8 500/67	7 800//61
上海华山医院	103/200	71 100/690	5 000/49	6 300/61
四川华西医院	27/166	29 500/1100	4 100/152	3 800/141

说明：数据统计不包括神经介入和伽马刀治疗的病人。

北京天坛医院神经外科病人来源于全国各地，外地病人约占 75%左右，主要为东北、华北和内蒙古地区。每名神经外科医师承担的年工作量：管理床位 2.4 床，门诊/急诊 903 人，管理住院病人 67 人，参加手术 61 台次。上海华山医院神经外科主要承担华东广大地区的病人来源，每名神经外科医师承担的年工作量：管理床位 1.9 床，门诊/急诊 690 人，管理住院病人 49 人，参加手术 61 台次。北京天坛医院和上海华山医院的进修医师和研究生不能单独管理病人，因此，此统计较准确。两家医院的 90%以上神经外科医师具有研究生学历，综合素质较高，各有一名中国工程院的院士，代表了中国神经外科的最高水平。四川华西医院神经外科主要承担西南地区病人来源，每名神经外科医师承担的年工作量：管理床位 6.1 床，门诊/急诊 1 100 人，管理住院病人 152 人，参加手术 141 台次。华西医院神经外科编制人数 27 名，科室接收进修医师多名，也在承担科室正式编制医师的工作。因此，每名医师实际工作量要低于上述统计数字。

(3)学校教育和医师培养现状

目前存在的主要问题是神经外科医师培养的体系和培训内容有缺陷。我国的医学教育体系与西方先进国家有巨大差异，主要体现在三个方面：医学本科教育、研究生教育和毕业后专科住院医师培训。国外的医学本科教育统一为 8 年，前 4 年为非医学课程教育，后 4 年为医学院教育。西方国家医学没有硕士生培养过程，8 年学校教育毕业后即为医学博士，毕业后可以有两种选择：①申请进入医院的专科住院医师培训，经过若干年培训、考核和认证后成为正式的专科医生。负责培训医院的资格和接收专科医师的数量由国家卫生行政部门审批。②继续深入进行科学研究，即接受哲学博士的教育，毕业后可进入医院当医生(同样要先进入专科住院医师培训)，或到科研机构从事基础科学研究。我国的医学教育采用医学学士、硕士和博士的三级教育体系，医学本科教育的年限不统一，而硕士和博士培养也不是到临床进行正规的培训，主要是完成大量的基础实验研究，临床能力和实验研究能力之间存在脱节。不管是学士、硕士或博士毕业后，即可进入医院当一名医生，而没有经过专科医师的培训。

目前，中国神经外科医师的来源主要是大学本科生和研究生，在毕业后没有经过专科培训就进入医院的神经外科，可以通过几个途径成为一名神经外科医师：①医院内部住院医师 5 年培养，此非严格意义上的专科住院医师培训。一名刚毕业的学生分配到神经外科，做过一台最简单的脑外科手术，他即可被称为“神经外科医生”。其实，这种“神经外科医师”并非真正意义上的神经外科医师，他们需要经过多年的科内行医经历，才能成为神经外科医师。由于各地区医学水平的不一致，在大医院神经外科中心培养的神经外科医师的执业水平明显高于一般医院培养的神经外科医师，造成各地区和各医院所培养的神经外科医师水平有很大的差距。②到上级医院神经外科进修，上级医院的神经外科是否具有高水平师资队伍和具有一定数量的病人来源，这直接关系到进修医师能否达到进修目的。③改革开放以后，又增加了研究生的培养形式，考神经外科研究生成为重要途径。

(4)政策建议

随着我国现代化进程的快速推进，在科学技术领域需要造就出一大批高素质的科技人才队伍。在医学领域，国家要大力培养高级医学专科医师，要从立法的高度，建立神经外科专科医师培训机制和强化培训内容[9]。好的培养机制才能培养出好的人才。医学这个特殊行业与人的生命密切相关，培养高级专科医师体现了对人类生命的尊重。这就要求对神经外科医师进行专业培养，国家卫生行政主管部门应该在有完善条件（包括人力资源、设备条件、病源、学术成就）的单位成立"神经外科专科医师培训中心"，建立正规化培养神经外科医师的基地。将医学院毕业的学生（本科生和研究生）进行专科医师的规范化培养，使他们成为合格的神经外科医师，为他们今后的事业发展奠定坚实的基础。根据我国医学教育和人事管理的现状，一定要将研究生学历教育（硕士学位和博士学位）与毕业后专科医师培训相结合，对于通过 3+X 年专科医师培训的医师，由卫生部和教育部共同授予"专科医师"资格和博士学位，以此解决目前专科医师培训和研究生教育脱节的状况。将这些经过正规化培养的专科医师分配到全国各级医院，为中国神经外科事业的可持续发展提供人才保障，从而实现人才强国的战略思想。

从神经外科专科医师培训内容上，我国已经制订了《神经外科专科医师培养标准（草案）》和《神经外科专科医师培训基地标准（草案）》，制定了培训对象的选择条件、培训内容与时间、要求与方式、考核形式的办法。应该对《执业医师法》进行必要的修改，增加专科医师培训的规定。神经外科医师的培养过程要经过法定程序，这也是对"医师法"所规定的"执业类别、执业范围"的进一步细化。目前的"医师资格证书"和"执业证书"规定：医师在规定的执业范围进行执业。执业范围只规定到二级学科（如外科专业），没有到三级学科（如神经外科专业）。对经过神经外科专科医师培训的医师颁发"神经外科专科医师资格证书"，这是对"医师资格证书"的进一步细化。要从立法上保证只有经过正规培训的神经外科医师，才能在各级医院行使一名神经外科医师的行医权。专科医师培养制度应该成为中国神经外科医师成长唯一的途径，各级医院只能聘用经受专科医师培训并获得资格证书的医师，并与职称晋升和待遇挂钩，确立专科医师培训的法律地位[10]。

（5）中国神经外科医师队伍发展方向

随着人民就医条件的不断改善、神经影像检查的普及和社会经济快速发展（例如机动车数量的快速增长），神经系统疾病的发现率和发生率会越来越高，神经外科系统疾病正逐渐成为威胁人民群众健康的主要疾病。在现有的教育和培养体系内，争取在 10～15 年时间内，将我国神经外科专科医师总人数达到 2 万～2.5 万名左右，PNR 达到全国每 5 万人口拥有 1 名神经外科医师的水平，特别是增加基层医院神经外科医师的数量，以适应广大病患者（特别是颅脑外伤和高血压脑出血）对神经外科医师数量的需求。在不断增加全国神经外科医师队伍数量的同时，要不断提高中国神经外科医师的素质[11]，要把素质教育放在重要位置。只有高素质的神经外科医师，才能为病人提供高质量的医疗服务。提高我国神经外科医师队伍的整体素质水平，并把本行业自身的利益同国家利益、人民利益结合起来，促进医疗卫生事业改革的顺利推进。

当前医患矛盾比较严峻，社会、政府和医疗部门都要共同努力来维护神经外科医师的合法权益，要尊重医师的劳动和人格尊严。医师和患者同处于一个利益共同体，医师的医疗行为在医患关系中处于主导地位，没有医师的权益就不可能有患者的权益。充分调动和发挥医师的创造性，才能有科学技术的进步，才能更好地为人民健康服务。在社会变革时期，行业协会和学会要发挥行业协会服务、协调的作用，协助卫生行政部门加强行业自律性管理，用国家的相关法律、法规和行业服务规范来规范医师的医疗活动，对医师队伍从重"身份"管理到重"行为"管理。要进一步提高医师的医疗诊治水平，尊重患者的生命权力，用先进的诊治技术和丰富的医疗经验救治患者，以崇高的专业素质和人文修养来赢得社会大众对我们的尊敬，树立中国神经外科医师队伍的无私奉献形象。

（张玉琪　毛　颖　游　潮）

参 考 文 献

［1］Choi JU. J Korean Neurosurg Soc，2008:1-4，www.jkns.or.kr.
［2］张玉琪，王忠诚，张扬，等. 北京地区神经外科状况的调查报告[J]. 中华神经外科杂志，2008，24：4-7.
［3］张建生，李强，定永忠，等. 甘肃省神经外科状况的调查报告[J]. 中华神经外科杂志，2008，24：8-10.
［4］刘文科，游潮，马潞. 四川省神经外科疾病构成及诊治情况调查报告[J]. 中华神经外科杂志，2008，24：11-13.
［5］李新钢，朱树干，李刚，等. 山东省神经外科现状分析[J]. 中华神经外科杂志，2008，24：14-16.
［6］赵刚，邬巍，刘兴吉，等. 吉林省神经外科状况的调查报告[J]. 中华神经外科杂志，2008，24：16-18.
［7］柳琛，汪永新，杜郭佳，等. 新疆维吾尔自治区神经外科疾病的调查报告[J]. 中华神经外科杂志，2008，24：19-21.
［8］宋来君，庞长河. 河南省神经外科状况调查报告[J]. 中华神经

外科杂志,2008,24:21–23.
[9] 王忠诚. 中国神经外科专科医师培养的法律依据[J]. 中华神经外科杂志,2004,433–436.
[10] 王向宇,徐如祥,张玉琪. 中国实行神经外科专科医师培训与颁证的可行性[J]. 中华神经外科杂志,2005,21:577–578.
[11] 张玉琪. 提高中国神经外科医师的人文素质 [J]. 中华神经外科杂志,2008,24:1–3.

54. 神经外科专科医师培养细则

(1)神经外科医师培养原则

神经外科学是运用外科学的基本原则和方法，诊治中枢神经系统和外周神经系统疾病的医疗实践科学，是外科学的一个重要分支。神经外科学的主要亚专科有：神经肿瘤、神经创伤、脑血管病、脊髓脊柱病、功能神经外科、小儿神经外科、放射神经外科等。由于神经外科学是处理人体最高中枢问题的科学，因此对神经外科医师的培训标准要有更高的要求。

应该在有完善条件(包括人力资源、设备条件、病源、成就)的单位成立“中国神经外科医师培训基地”，以达到正规化培养合格的神经外科专业医师的目的。神经外科医师的培训为连续性5年制，将医学院毕业的学生培养成掌握神经外科及相关学科基本知识和技能的神经外科医师，为他们今后的事业发展奠定坚实的基础。。要求达到能独立诊治神经外科常见病和多发病的水平，能独立做颅脑外伤、大脑和小脑凸面肿瘤、脊髓外肿瘤、简单型脑动静脉畸形等的手术。

(2)培训对象

大学本科毕业(和/或硕士、博士研究生毕业)，经过至少一年以上的基本外科轮转的医师，且经过卫生行政主管部门考核取得医师资格证书。硕士或博士毕业生根据在学期间的学习内容，可直接进入神经外科学的培训。

(3)培训内容及时间

1)培训内容

A. 神经科学基础：神经内科学、神经影像学、神经解剖学、神经病理生理学、神经电生理学、神经分子生物学等等。

B. 神经外科学。

2)培训时间：培训总的年限为5年(60个月)。具体内容及时间分配如下。

A. 神经外科：45个月。主要的亚科轮转33个月，然后选择两个专业亚科做住院总医师12个月(每个亚科6个月)。主要的亚科有：

a. 颅脑外伤：6个月，手术量不少于40台次。能独立完成头皮清创术、颅骨修补术、颅内血肿(硬膜外血肿、硬膜下血肿和脑内血肿)清除术和去骨瓣减压术。

能独立完成脑室－腹腔分流术。

b. 脑肿瘤：12个月，手术量不少于60台次。能独立完成大脑表面脑膜瘤和非功能区胶质瘤的显微手术切除术。

基本掌握脑深部肿瘤的手术入路和处理原则。

c. 脑血管病：6个月，手术量不少于40台次。能独立完成翼点手术开颅术。基本掌握脑动静脉畸形的手术原则和各部位脑动脉瘤的手术入路。

d. 脊髓疾病：4个月，手术量不少于20台次。能独立完成脊膜脊髓膨出修补术、椎板切开术、椎板复位术和髓外病变切除术。

e. 监护病房：2个月。抢救病人数不少于20名。掌握围手术期病人的基本处理原则。

f. 急诊：3个月。熟练掌握各种神经外科疾病的抢救方法和处理程序。

g. 功能神经外科：2个月(选修)。掌握立体定向技术和癫痫手术的适应证。

h. 小儿神经外科：2个月(选修)。了解小儿神经外科疾病特点和处理原则。

j. 麻醉科：1个月(选修)。了解神经麻醉的基本过程，熟悉麻醉复苏的过程。掌握气管插管的技术。

k. 血管内介入：1个月(选修)。了解血管内介入治疗的适应证，掌握血管(颈动脉和股动脉)插管的技术。

B. 神经内科：4个月。

C. 神经影像科：2个月。

D. 与神经外科有关的实验研究：6个月。如神经解剖、动物显微外科训练、病理生理学、神经电生理、神经分子生物学等，以增加受训医师对神经外科最新知识的了解。要求学习二种实验技术。

机动和/或休假：3个月。

(4)临床培训要求及方式

1)熟悉神经外科的特点和常见疾病的诊治过程。

2)准确、完整地病历采集和书写，以及神经系统检查(包括全身体检)。

3)培养与病人和病人家属的沟通能力。

4)能独立完成临床的基本操作和基本手术操作。

5)对每一名培训医师指定专门的带教老师。高年住院医师(培训第4、5年)可协助带教、指导低年住院医师(培训第1、2、3年)。

6)学习方式:

A. 临床实践。

B. 自学书籍及专业杂志。

C. 聆听讲课和讲座。

D. 参加上级医师(或其他研究生)的课题研究。

E. 参加学术会议(2次)。

F. 撰写译文及综述。

G. 基本操作:脑室穿刺、腰穿、伤口换药和拆线、静脉穿刺、动脉穿刺、气管切开、气管插管等。数量要求:不少于15次/月。

H. 基本手术操作:体位的摆放、切口设计、开颅和关颅操作(以硬膜切开前和缝合后为界)、手术显微镜下的简单辅助性操作等。

I. 基本显微手术技术:以缝合大鼠颈总动脉(或股动脉)为标准。

J. 管理病人数量:不少于5名/月。

Q. 参加手术数量:不少于7台/月(第一、二助手)。

L. 详细记录"中国神经外科专科医师培训手册"。

(5)理论培训内容

1)神经内科学。

2)神经外科学(主要参考书籍和杂志见附录2)。

3)神经病理学(包括读片)。

4)神经影像学(包括读片)。

5)神经解剖学。

相关的理论学科:医学统计学、分子生物学、实验动物学,等等。

(6)结训考核内容

1)全程参加了60个月的培训,有记录完整的"中国神经外科专科医师培训手册"。每个培训中心要对受训的专科医师进行各个学习阶段的考试,其成绩记录入"中国神经外科专科医师培训手册"。

2)能准确地查体、采集病史,病历书写合格。

3)能比较正确地分析X光片、CT、MRI、DSA影像片。

4)基本操作和基本手术操作准确和熟练。

5)动物血管(≤1毫米)显微缝合合格。

以第一作者撰写(或发表)综述3篇、个案病例报告5篇和论文1篇,以第二或第三作者撰写科研论文1篇。

(7)结训考核方式(程序)

1)由中国医师协会神经外科分会所属的"中国神经外科医师教育和考试委员会"对受训人员进行考核。

2)建立"中国神经外科专科医师考试题库",并定期进行更新和补充。

3)考试参加对象为经过5年神经外科专科培训的受训医师。

4)考试分为笔试和口试两种,笔试不合格者不能参加口试,口试不合格者,其笔试成绩保留两年。

5)笔试考核内容为神经外科学及相关的神经科学(见第七项)。考试成绩采用百分制,以60分为及格。

6)口试考核内容为神经外科的基本理论和常见疾病的处理原则(程序),并进行具体临床病例的分析。口试由数位"中国神经外科医师教育和考试委员会"的委员主持。口试结果以"通过"或"不通过"表示,经超过半数考试委员的同意为"通过"。

7)考试每年举行一次,其时间、地点和相关事宜在考试前4个月发出公告。

8)笔试和口试均通过者,由中国医师协会神经外科医师分会颁发"中国神经外科专业医师"资格证书。

9)所有参加考试者的试卷和申请证明等材料的保存,根据中国医师协会的相关规定进行保存和查询。

标准起草专家组:(以姓氏拼音为序)

组长:王忠诚,中国工程院院士

成员:王忠诚院士　赵雅度教授　只达石教授
戴钦舜教授　罗其中教授　周定标教授
周良辅教授　任祖渊教授　王宪荣教授
凌　峰教授　张玉琪教授

执笔:张玉琪

55. 神经外科医师培训基地标准

（1）“中国神经外科医师培训基地”资格认定标准

由于神经外科是诊治人的中枢神经系统疾病的学科，为保证神经外科医师的培训质量，应该在有完善条件（包括人力资源、设备条件、病源、成就）的单位成立“中国神经外科医师培训基地”，所有从事神经外科临床诊疗活动的医师，必须要在经过此基地的正规培训，以达到正规化培养合格的神经外科专业医师的目的。要从法律法规的高度来保证培训基地的高质量和可持续发展。将这些经过正规化培养的医师分配到全国各级医院，为中国神经外科事业的发展提供人才保障。

1）基地医院的基本条件：

A. 三级甲等医院，具备基本实验条件的实验室（可依托医学院或研究所）。

B. 有一名院级领导分管专科医师培养和培训中心的工作。

C. 有用于专科医师培养的必要经费保证。

D. 能为受训医师提供必要的（如住宿等）生活保障。

2）神经外科基本条件：

A. 神经外科病床数量不少于 60 张，并有基本的疾病分组。保证每名受训医师在病房工作期间能够管理 6 张以上病床。

B. 每年收治神经外科病例不得少于 500 例。

C. 每年手术病例数不得少于 200 例次，其中脑肿瘤 80 例，脑血管病 30 例，颅脑外伤 50 例，脊髓病变 30 例。

D. 有神经外科重症监护室。

E. 是教育部认定的硕士研究生和/或博士研究生培养科室。

3）人力资源和学术要求

A. 师资人数：有正式神经专科医师 10 名以上，其中至少有 3 名具备博士学历和/或主任医师（或教授）职称的人员。作为神经外科专的专科培训指导医师应具有本科以上的专业学历、副高级以上职称（含副高级职称），从事外科专业的医疗、科研和教学工作超过 10 年，在相关学术领域做出一定的成绩。专科指导医师与受训医师的比例等于或大于 2 : 1。

B. 科室应具有 3 名或 3 名以上不同研究方向的正高职称人员，正高与副高与中级人员的比例为 1 : 2 : 4。

C. 作为神经外科专科医师培训基地的科室的学科带头人应具有研究生以上的专业学历、正高级职称，从事神经外科专业的医疗、科研和教学工作超过 15 年，在相关学术领域有突出贡献。

D. 神经外科每年发表论文或综述不少于 5 篇。至少有 1 项省部级以上级别的科研项目。

4）基本设备条件：磁共振成像仪（MRI）、CT 扫描仪、脑电图、DSA 造影系统、层流手术间、手术显微镜、配套的手术显微器械和手术录像监视系统。

5）教学设备：会议室（教室）、数字投影系统、配备上网的计算机、图书馆等，并配备有专人管理（教学秘书）。

6）相关科室：神经内科、神经影像科、神经病理科、实验动物室。

7）制订有完整的“神经外科专科医师培训计划”文件。

8）基地每年可招收受训人员数量：每 60 张病床招收 2 名。

（2）专科医师培训基地对培训的组织、实施和管理

1）科室有教学秘书专人、专职管理与专科医师培训有关的事宜，制定相应的规章制度，负责组织和协调工作。

2）制定具体的神经外科培训计划、实施计划、相应的培训时间表、

应为专科医师培养开设的讲座或课程等。

3）查房制度和带教条件。每天早交班，每周一次临床学术活动和读书报告会，每周一次理论讲课。

4）考核评价方式方法：

A. 按规定填写“神经外科专科医师培训手册”；

B. 受所在科室的日常考核管理；

C. 转科时应有考核记录，并有科室主任签字。

（3）“中国神经外科医师培训基地”资格认定程序

1）基地资格认定机构为中国医师协会所属的：专科医师培训基地认定委员会。

2）凡具备条件的单位向中国医师协会神经外科医师分会提交申请。

3)填写“中国神经外科医师培训基地认定申请书”,一式 15 份。

4）中国医师协会神经外科医师分会组织专家对申请资格认定的单位进行书面和实地考察,并形成书面意见提交给中国医师协会“专科医师培训基地认定委员会”。经认定委员会审查后做出认定结论,并上报卫生部主管部门。

5)上述规定的最终解释权在中国医师协会。

参与本细则编写人员:

执　笔:

张玉琪　北京天坛医院

审　议:(以姓氏拼音为序)

王忠诚	中国工程院院士
赵雅度	北京神经外科研究所
只达石	天津医科大学总医院
戴钦舜	哈尔滨医科大学附属第一医院
罗其中	上海第二医科大学仁济医院
周定标	解放军总医院
周良辅	复旦大学附属上海华山医院
任祖渊	北京协和医院
王宪荣	第三军医大学西南医院
凌峰	首都医科大学附属宣武医院